Langenbecks Archiv für Chirurgie

Gegründet 1860
Kongreßorgan der Deutschen Gesellschaft für Chirurgie

Supplement II · Kongreßband 1998
Redigiert von W. Hartel

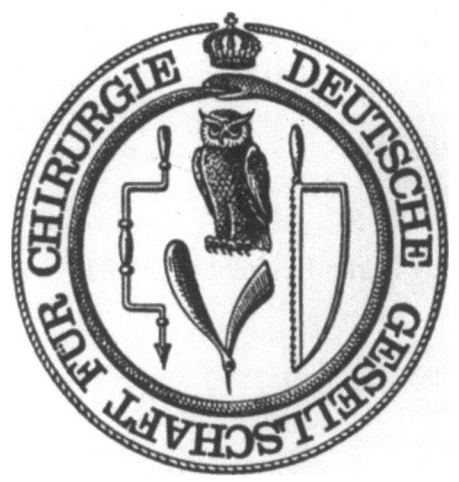

Springer-Verlag Berlin Heidelberg GmbH

Vielfalt und Einheit der Chirurgie

Humanität und Wissenschaft

115. Kongreß der Deutschen Gesellschaft für Chirurgie
28. April – 2. Mai 1998, Berlin

Präsident: Ch. Herfarth
Redigiert von W. Hartel

Mit 358 Abbildungen und 378 Tabellen

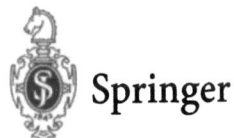 Springer

Langenbecks Archiv für Chirurgie

Ab Band 120 Kongreßorgan der Deutschen Gesellschaft für Chirurgie. „Archiv für klinische Chirurgie" begründet 1860 von B. v. Langenbeck. Herausgegeben von Th. Billroth, E. Gurit, E. v. Bergmann, W. Körte, A. v. Eiselsberg, A. Bier, F. Sauerbruch, E. Payr, A. Borchard, O. Nordmann u. a. Bis Band 117 (1921) Berlin, A. Hirschwald, ab Band 118 Berlin, Springer.

Seit 1948 (Band 207/260) unter dem Titel „Langenbecks Archiv für klinische Chirurgie" vereinigt mit: Deutsche Zeitschrift für Chirurgie. Begründet 1872 von A. v. Bardeleben, W. Baum u. a. Herausgegeben von H. v. Haberer und F. Sauerbruch. Bis Band 254 Leipzig-Berlin, F. C. W. Vogel, ab Band 255 (1941) Berlin, Springer.

Ab Band 324 (1969) unter dem Titel „Langenbecks Archiv für Chirurgie".

Ab Band 338 (1975) vereinigt mit Bruns' Beiträge für Klinische Chirurgie. München, Urban & Schwarzenberg.

Professor Dr. Ch. Herfarth
Präsident der Deutschen Gesellschaft für Chirurgie 1997/98
Direktor der Chirurgischen Klinik der Universität Heidelberg
Kirschnerstraße 1 (INF 110), D-69120 Heidelberg

Professor Dr. W. Hartel
Generalsekretär der Deutschen Gesellschaft für Chirurgie
Steinhölzle 16, D-89197 Westerstetten-Vorderdenkental

Unter redaktioneller Mitarbeit von Frau Renate Bauer, München

ISSN 1432-9328
ISBN 978-3-540-65144-4   ISBN 978-3-642-45774-6 (eBook)
DOI 10.1007/978-3-642-45774-6

Die Deutsche Bibliothek – CIP-Einheitsaufnahme
[Langenbecks Archiv für Chirurgie / Supplement / 02] Langenbecks Archiv für Chirurgie : Kongressorgan der Deutschen Gesellschaft für Chirurgie. Supplement. 2, Kongressband. – Berlin ; Heidelberg ; New York ; Barcelona ; Budapest ; Hongkong ; London ; Mailand ; Paris ; Santa Clara ; Singapur ; Tokyo : Springer
   Reihe Supplement / 02 zu: Langenbecks Archiv für Chirurgie. –
   Früher u.d.T.: Langenbecks Archiv für Chirurgie / Kongressband
   ISSN 1432-9328
   1998. Deutsche Gesellschaft für Chirurgie: ... Kongress der Deutschen Gesellschaft für Chirurgie
   115. Vielfalt und Einheit der Chirurgie. – 1998

Deutsche Gesellschaft für Chirurgie: ... Kongress der Deutschen Gesellschaft für Chirurgie. – Berlin ; Heidelberg ; New York ; Barcelona ; Budapest ; Hongkong ; London ; Mailand ; Paris ; Santa Clara ; Singapur ; Tokyo : Springer
   (Langenbecks Archiv für Chirurgie : Supplement : 2, Kongreßband ; ...)
   115. Vielfalt und Einheit der Chirurgie. – 1998

Vielfalt und Einheit der Chirurgie : Humanität und Wissenschaft ; Berlin, 28. April – 2. Mai 1998 ; mit 378 Tabellen / Präsident: C. Herfarth. Zsgest. von W. Hartel. – Berlin ; Heidelberg ; New York ; Barcelona ; Budapest ; Hongkong ; London ; Mailand ; Paris ; Singapur ; Tokyo : Springer, 1998
   (... Kongress der Deutschen Gesellschaft für Chirurgie ; 115)
   (Langenbecks Archiv für Chirurgie : Supplement : 2, Kongreßband ; 1998)

Dieses Werk ist urheberrechtlich geschützt. Die dadurch begründeten Rechte, insbesondere die der Übersetzung, des Nachdrucks, des Vortrags, der Entnahme von Abbildungen und Tabellen, der Funksendung, der Mikroverfilmung oder der Vervielfältigung auf anderen Wegen und der Speicherung in Datenverarbeitungsanlagen, bleiben, auch bei nur auszugsweiser Verwertung, vorbehalten. Eine Vervielfältigung dieses Werkes oder von Teilen dieses Werkes ist auch im Einzelfall nur in den Grenzen der gesetzlichen Bestimmungen des Urheberrechtsgesetzes der Bundesrepublik Deutschland vom 9. September 1965 in der jeweils geltenden Fassung zulässig. Sie ist grundsätzlich vergütungspflichtig. Zuwiderhandlungen unterliegen den Strafbestimmungen des Urheberrechtsgesetzes.

© Springer-Verlag Berlin Heidelberg 1998
Ursprünglich erschienen bei Springer-Verlag Berlin Heidelberg New York 1998

Die Wiedergabe von Gebrauchsnamen, Handelsnamen, Warenbezeichnungen usw. in diesem Werk berechtigt auch ohne besondere Kennzeichnung nicht zu der Annahme, daß solche Namen im Sinne der Warenzeichen- und Markenschutz-Gesetzgebung als frei zu betrachten wären und daher von jedermann benutzt werden dürften.

Produkthaftung: Für Angaben über Dosierungsanweisungen und Applikationsformen kann vom Verlag keine Gewähr übernommen werden. Derartige Angaben müssen vom jeweiligen Anwender im Einzelfall anhand anderer Literaturstellen auf ihre Richtigkeit überprüft werden.

Herstellung: PRO EDIT GmbH, D-69126 Heidelberg
Satz,

Das Profil einer neuen Chinolon-Generation!

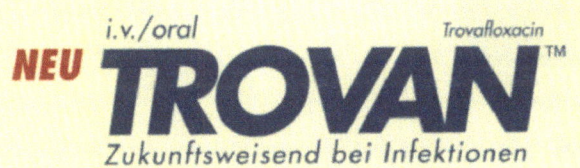

i.v./oral Trovafloxacin
NEU TROVAN™
Zukunftsweisend bei Infektionen

Bei Atemwegs-infektionen!
Bei chirurgischen Infektionen!

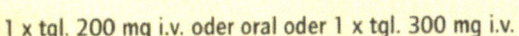 1 x tgl. 200 mg i.v. oder oral oder 1 x tgl. 300 mg i.v.   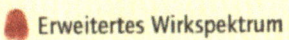 Erweitertes Wirkspektrum   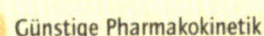 Günstige Pharmakokinetik

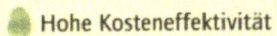 Hohe Kosteneffektivität   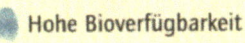 Hohe Bioverfügbarkeit   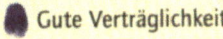 Gute Verträglichkeit

TROVAN™/TROVAN™ IV **Wirkstoff: Tabletten:** Trovafloxacinmesilat; **i.v.:** Alatrofloxacinmesilat (Prodrug, Bis-Alanin-Derivat). **Zusammensetzung: Arzneilich wirksamer Bestandteil:** Filmtabletten: Jede Filmtablette enthält 246,3 mg Trovafloxacinmesilat, entsprechend 200 mg Trovafloxacin. Konzentrat zur Herstellung einer Infusionslösung: 1 Durchstechfl. (40 ml/60 ml) enthält 314,5 mg/ 471,7 mg Alatrofloxacinmesilat (entspr. 200 mg/300 mg Trovafloxacin). **Sonstige Bestandteile:** Filmtabletten: Mikrokristalline Cellulose, Croscarmellose-Natrium; Magnesiumstearat. Der Filmüberzug enthält: Hypromellose, Hydroxypropylcellulose, Titandioxid (E171), Macrogol, Indigocarmin (E132). Konzentrat zur Herstellung einer Infusionslösung: Wasser f. Injektionszwecke, HCl/NaOH q. s. **Anwendungsgebiete: i.v. und oral:** Ambulant erworbene Pneumonie, nosokomiale Pneumonie (leicht, mäßig, schwer, die Wirksamkeit bei Patienten mit sehr schweren Pneumonien wurde noch nicht nachgewiesen), komplizierte intraabdominelle Infektionen und akute Beckenentzündungen, komplizierte Haut- und Weichteilinfektionen. **Nur oral:** Akute Exazerbationen der chronischen Bronchitis, akute Sinusitis, Salpingitis, unkomplizierte Gonokokken-Urethritis und -Zervizitis, Chlamydien-Zervizitis. Offizielle Empfehlungen zur fachgerechten Antibiotikatherapie beachten. **Gegenanzeigen:** Überempfindlichkeit gegen Chinolone und verwandte Verbindungen, Schwangerschaft und Stillzeit, Anwendung bei Kindern bis zum Ende der Wachstumsphase, Patienten, bei denen Sehnenschäden unter Fluorchinolonen bereits auftraten, Patienten mit Glucose-6-phosphat-Dehydrogenase-Mangel, Patienten mit stark eingeschränkter Leberfunktion. **Anwendungsbeschränkungen:** Vorsicht bei Patienten mit bekannten oder vermuteten psychischen Leiden oder ZNS-Erkrankungen oder bei für psychische Leiden oder Krampfanfälle prädisponierenden Faktoren. Am häufigsten traten in Studien Benommenheit oder Leichtigkeitsgefühl im Kopf als Nebenwirkung auf (i. A. schwach ausgeprägt, vorübergehend und bei wiederholter Gabe verschwindend, häufiger bei Frauen), deshalb Vorsicht bei aktiver Straßenverkehrsteilnahme und dem Bedienen von Maschinen. Längere Einwirkung von zu starkem Sonnenlicht oder UV-Strahlung meiden. Bei ersten Anzeichen von Schmerzen oder Entzündung an Sehnen Medikament absetzen und Gelenk ruhig stellen. Bei Durchfall muss eine pseudomembranöse Kolitis in Betracht gezogen werden. Patienten mit Granulozytopenie wurden nicht untersucht. Die Verträglichkeit ist nur für die empfohlenen Dosierungen gesichert, längere Anwendung oder höhere Dosen können zum häufigeren Auftreten von Nebenwirkungen führen. Bei i.v. zusätzlich: Schnelle Infusion (≤ 30 Min.) kann zu Krämpfen führen. **Nebenwirkungen:** Schwindelgefühl oder Leichtigkeitsgefühl im Kopf, Kopfschmerzen, Parästhesie, Tremor, Vertigo und Gesichtsröte, Übelkeit, Durchfall, Erbrechen, Bauchschmerzen, Obstipation, Verdauungsstörungen, Blähungen sowie Gastritis, selten pseudomembranöse Kolitis, Asthenie, Müdigkeit, Tendinitis, Appetitlosigkeit, Nervosität, Schlaflosigkeit, Schläfrigkeit, Verwirrtheit, Hautausschlag (Rash), Pruritus, Urticaria, Photosensibilisierung, Augenschmerzen, Photophobie, Sehstörungen, verändertes Geschmacksempfinden, vorübergehende asymptomatische Erhöhung der hepatischen Transaminasen. Für i.v.: Tonische Krämpfe bei schneller Infusion. Phlebitis, Thrombophlebitis, Reaktionen an der Infusionsstelle. **Abgabestatus:** Verschreibungspflichtig. **Pharmazeutischer Unternehmer:** Pfizer Limited, Ramsgate Road, Sandwich, Kent CT13 9NJ, Vereinigtes Königreich, Repräsentant in Deutschland: PFIZER GmbH, 76139 Karlsruhe

Packungsgrößen: Trovan 200 mg Filmtabletten: Packung mit 5 Filmtabletten (N1), Packung mit 7 Filmtabletten (N1), Klinikpackungen mit 30, 100 Filmtabletten. Trovan i.v. 40 ml/60 ml Konzentrat zur Herstellung einer Infusionslösung: Klinikpackungen mit 1 x 1 und 40 x 1 Durchstechflasche. Bitte beachten Sie außerdem unsere Fachinformation (SPC).

Stand: August 1998

Sicherheit *mit jedem* Schnitt

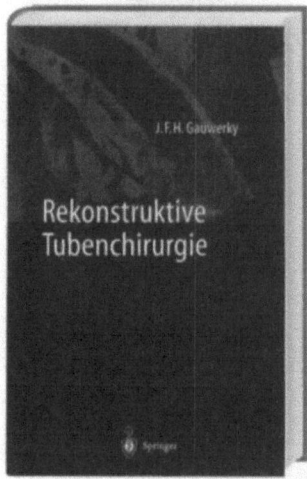

J.F.H. Gauwerky, Dachau

Rekonstruktive Tubenchirurgie

1998. Etwa 250 S. 120 Abb., 60 in Farbe. Geb. **DM 249**,-; öS 1818,-; sFr 225,- ISBN 3-540-62970-X

Diese praktische Anleitung stellt umfassend Physiologie, Pathologie und alle operativen Korrekturmöglichkeiten der Tuba uterina vor.

- **Mikrochirurgie und operative Endoskopie**, Lasertechniken
- Behandlung der **Extrauteringravidität, Endometriose** und tubaren Sterilität, Reanastomosierung
- Präoperative Abklärung und postoperative Betreuung

Direkt auf Ihre Belange in der **klinischen Praxis und Ausbildung** zugeschnitten:

- Alle Operationstechniken sind **präzise und verständlich** beschrieben, ergänzt durch Hinweise zum Stellenwert der Verfahren.
- Die Kapitel sind klar gegliedert und **einheitlich strukturiert**. Eine Konzeption zum leichten Lernen und schnellen Nachschlagen.
- **Speziell für Anfänger** enthält das Buch ein Trainingsprogramm, das sie in den chirurgischen Techniken schnell fit macht.

Inhalt: Geschichte der Tubenchirurgie • Funktionelle Anatomie der Tube • Distale Tubenpathologie - Morphologie der Hydrosalpinx • Tubenanastomose - Pathomorphologie und Heilung • Sterilitätsabklärung vor tubenchirurgischen Eingriffen • Nomenklatur und Klassifizierung • Mikrochirurgische Tubenchirurgie • Endoskopische Tubenchirurgie • Mikroendoskopische Intraluminaldiagnostik • Indikationen zur Tubenchirurgie und der Stellenwert tubenchirurgischer Maßnahmen • Behandlung der Extrauteringravidität • Behandlung der Endometriose • Intraabdominelle Adhäsionen - Ursachen, Vorbeugung, Behandlung • Postoperative Betreuung.

Das praxisorientierte Methodenbuch für alle chirurgisch tätigen Gynäkologen

✔ aktuell
✔ umfassend
✔ sofort griffbereit

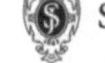 Springer

Springer-Verlag · Postfach 14 02 01 · D-14302 Berlin
Tel.: 0 30 / 82 787 - 2 32 · http://www.springer.de
Bücherservice: Fax 0 30 / 82 787 - 3 01 · e-mail: orders@springer.de
Zeitschriftenservice: Fax 0 30 / 82 787 - 4 48 · e-mail: subscriptions@springer.de

Preisänderungen (auch bei Irrtümern) vorbehalten. d&p · 5624/MPP/V1

Inhaltsübersicht

Inhaltsverzeichnis	VII
Verzeichnis der Erstautoren	LXXI
Begrüßungsansprachen, Totenehrung, Eröffnungsansprache, Ehrungen und Preise, Mitgliederversammlung	1
Festvortrag	47

Hauptthema: Neue Ansätze in der Chirurgie — 53

Neue Ansätze in der Chirurgie einzelner Organgebiete	53
Themenschwerpunkt: Veränderung chirurgischer Taktik und Strategie durch molekulare Erkenntnisse	79
Themenschwerpunkt: Virtuelle Operationsplanung	93
Themenschwerpunkt: Minimale/minimal-invasive Chirurgie – Weitere Entwicklungen	108

Hauptthema: Kodisziplinäre Arbeit in der Chirurgie — 129

Chirurgische Onkologie	129
Metastasenchirurgie: Der spezielle chirurgische und der interdisziplinäre kooperative Aspekt	134
Chronisch-entzündliche Darmerkrankungen: Eine Kooperationsverpflichtung zwischen Viszeralchirurgie und Gastroenterologie	148
Colondivertikulitis	166
Transplantationschirurgie und Transplantationsmedizin	178
Chirurgie des differenzierten Schilddrüsenkarzinoms	200
Die Chirurgie und Anästhesie – auf dem Weg zu neuen Kooperationsformen	212
Kooperation zwischen Kinderchirurgie und Viszeralchirurgie	221
Kooperation zwischen Viszeralchirurgie, Urologie und Gynäkologie	234
Eingriffe im Bereich des kleinen Beckens	246

Hauptthema: Fortschrittsberichte

Der überragende Fortschritt der bildgebenden Diagnostik – die Wertung für die tägliche Arbeit	255
Ösophaguskarzinom	281
Barrett-Karzinom und Magenkarzinom	295
Kolonkarzinom	318
Rektumkarzinom	331
Primäre maligne Leber-/Gallenwegstumoren	342
Seltene Tumoren	356
Mammakarzinom	374
Multimodale Therapiekonzepte für Weichteiltumoren	388
Pankreaskarzinom – Möglichkeiten eines Erfolgsrezeptes trotz schwieriger onkologischer Ausgangslage	405
Akute Pankreatitis – Status quo der Therapiemöglichkeiten	421
Portale Hypertension und Varizenblutung	443
Die restorative Protektomie (coloanale Anastomose)	454
Die restorative Proktokolektomie (ileoanale Anastomose)	468

Analsphinkterinsuffizienz, Verlust und Ersatz	482
Thoraxchirurgie	498
Gefäßchirurgie – Supraaortische und abdominelle Gefäßrekonstruktionen	517
Gefäßchirurgie I – Periphere Gefäßrekonstruktionen	528
Plastische Chirurgie – Rekonstruktionsmöglichkeiten bei der Plexus-brachialis Lähmung	547
Unfallchirurgie – Osteosynthese, Knorpeldefekte, Frakturen bei Kindern, Osteitis	568
Unfallchirurgie – Gelenkfrakturen, Beindeformität, Knochenersatz, Beckenverletzungen	581
Aktuelle Konzepte der Ernährungstherapie	587
Jetziger Stand der Sepsistherapie in der Chirurgie – Begleitende Maßnahmen zur Fokussanierung	612

Hauptthema: Das spezielle Thema

Coloproktologie – eine Spezialität oder sogar ein möglicher Schwerpunkt!	619
Nervenkompressionssyndrome an der oberen Extremität	627
Perioperatives Risiko	647
Perioperative Schmerztherapie in der Chirurgie	661
Wundverschluß und Wundheilung	678
Die amerikanische Erfahrung – Triebfeder und Anregung zum Nachdenken	702
Unser chirurgischer Nachbar Polen – Erfahrungsaustausch und Planung	705
Vermittlung und Akkumulation von Wissen	724
Forschungsförderung in der Chirurgie	732
Prozedurenklassifikationen: Stand und Perspektiven	744

Forum Junge Chirurgie 767

Perioperative Therapieprobleme	767
Aus- und Weiterbildung – Eine gemeinsame Veranstaltung der DGC und des BDC	789
Arbeitszeitgesetz: Zeitliche und wirtschaftliche Grenzen!	795
Spezialisierung	820
Weiterbildung im Ausland	822
Ökonomie/Qualitätssicherung	847
Multimedia	877
Internet	888

Plenarsitzungen: 909

Humanität und Wissenschaft	909
Intensivkurse für Technik	951
Freie Vorträge	973

Video 1575

Poster 1599

Sachverzeichnis 1773

Blutstillung und Dissektion mit maximaler Präzision.

Die neuen Ultraschall-Instrumente von Ethicon Endo-Surgery.

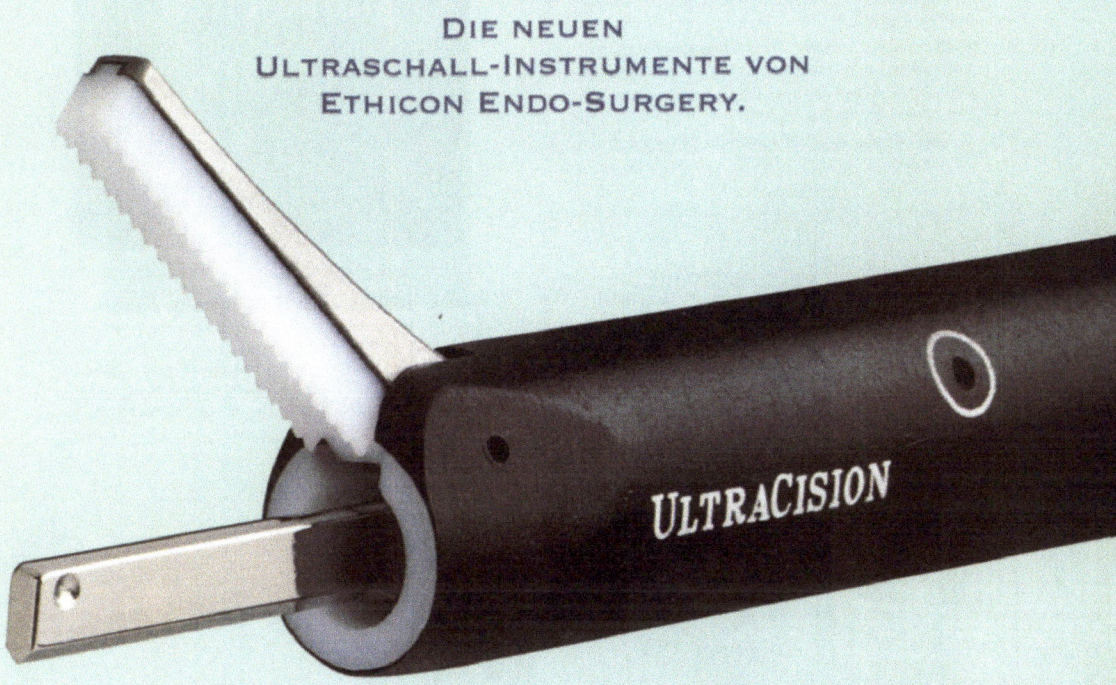

Ultraschall-Instrumente gewährleisten eine bisher ungekannte Präzision und Kontrolle beim Schneiden und Koagulieren von Gewebe. Penetrationstiefe und seitliche Gewebeschädigung lassen sich jetzt exakter denn je dosieren.

Darüberhinaus fließt bei der Verwendung von Ultraschall-Instrumenten im Operationsgebiet kein elektrischer Strom. Die damit einhergehenden Risiken für den Patienten entfallen gänzlich, und es findet keine sichtbehindernde Rauchentwicklung statt.

Ultraschall-Instrumente definieren neue Standards für Ihre Sicherheit bei endoskopischen Eingriffen!

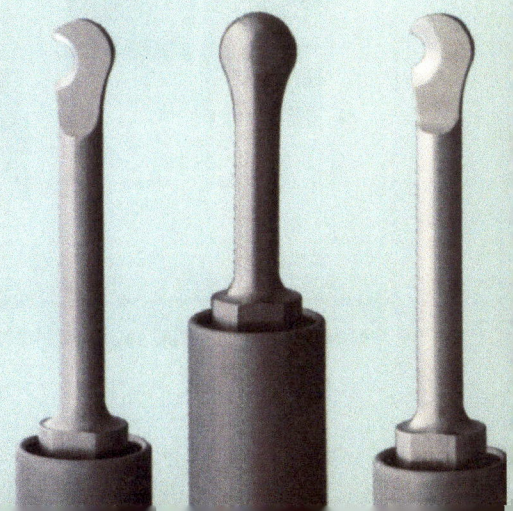

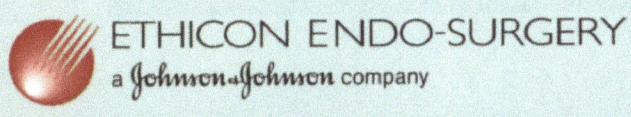

Qualität, die überzeugt

Einzigartig in Inhalt und Optik

Praxiswissen in Perfektion

C. Diehm, Karlsbad; J.-R. Allenberg, Chirurgische Universitätsklinik Heidelberg; K. Nimura-Eckert, Sinsheim

Farbatlas der Gefäßkrankheiten

1998. 450 S. 1043 Abb. in Farbe Geb. Etwa DM 298,-
ISBN 3-540-60262-3

Dieser opulente Farbatlas bietet Ihnen das ganze Spektrum der Gefäßkrankheiten in einem einzigartig umfassenden und aktuellen Überblick.

→ Renommierte Autoren beschreiben ausführlich die **Grundlagen** der Gefäßanatomie, die **Diagnose** der Gefäßerkrankungen sowie die operativen und konventionellen **Therapien**.

→ Über 1000 hervorragende **Farbabbildungen** veranschaulichen eindrucksvoll die Krankheiten der Arterien, Venen und Lymphgefäße.

→ Die Darstellung ist **übersichtlich** und **klar**, die Texte sind **prägnant** und **verständlich**.

→ Abbildungen und Text werden **anschaulich** in topographisch-didaktischer Weise zusammengeführt.

→ Zahlreiche Fallbeispiele aus dem angiologischen und herzchirurgischen Klinikalltag unterstützen den **Praxisbezug**.

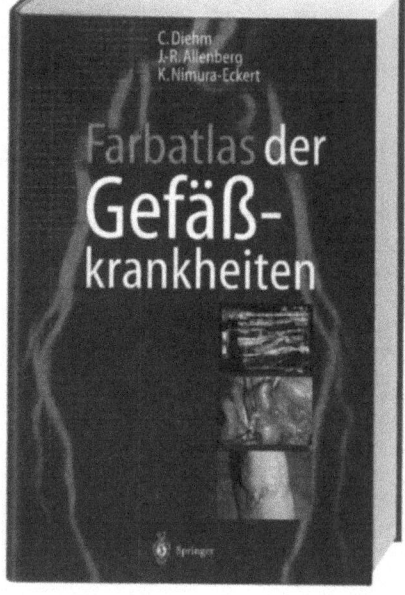

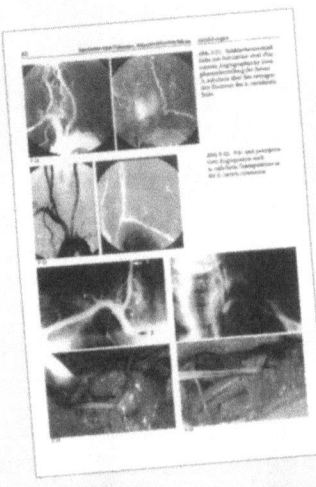

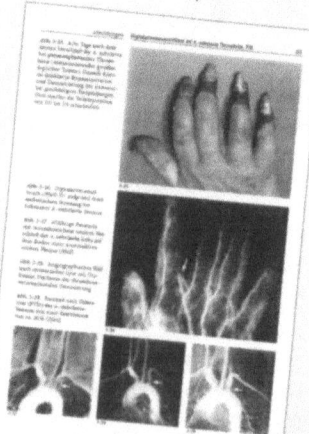

Inhalt: Arterielles System • Krankheiten des arteriellen Gefäßsystems • Hirnversorgende Arterien. Arterien der oberen Extremität • Thorakale und abdominelle Aorta • Arterien der abdominellen Organe • Arterien der unteren Extremität • Das diabetische Fußsyndrom, der diabetische Fuß • Das BUERGER-Syndrom (Thrombangiitis obliterans, TAO) • Funktionelle Durchblutungsstörung und Systemkrankheiten mit Gefäßbeteiligung • Venöses System • Krankheiten des venösen Gefäßsystems • Lymphsystem • Krankheiten des Lymphgefäßsystems.

Springer-Bücher erhalten Sie in jeder Buchhandlung.

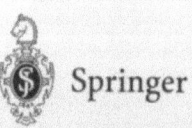

BLUTSTILLUNG UND DISSEKTION MIT MAXIMALER PRÄZISION.

DIE NEUEN ULTRASCHALL-INSTRUMENTE VON ETHICON ENDO-SURGERY.

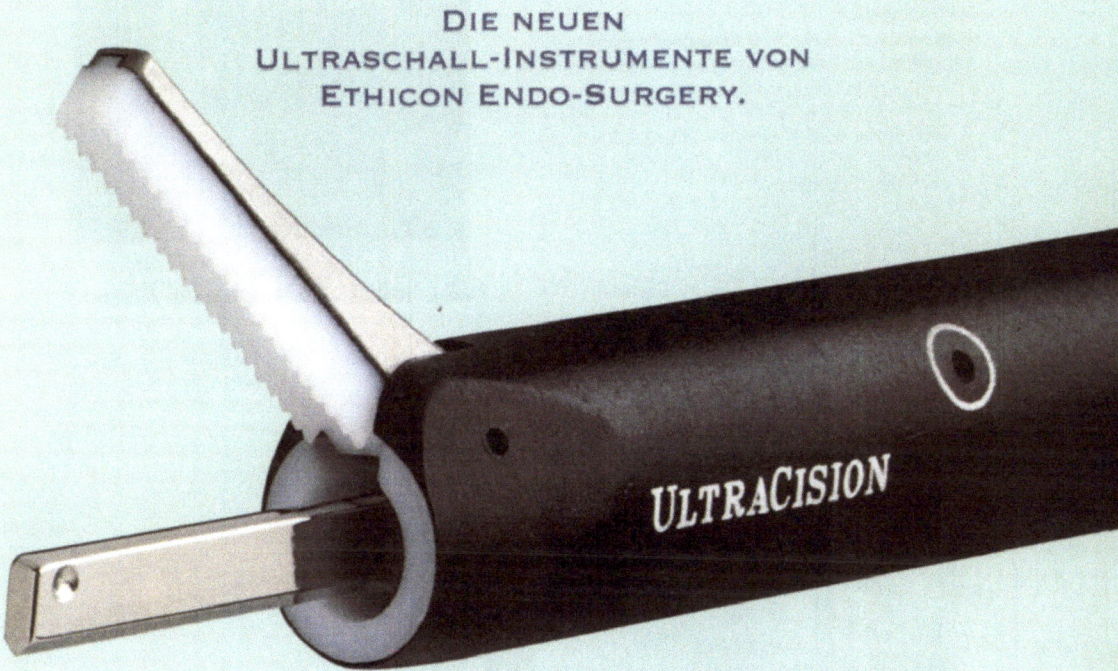

Ultraschall-Instrumente gewährleisten eine bisher ungekannte Präzision und Kontrolle beim Schneiden und Koagulieren von Gewebe. Penetrationstiefe und seitliche Gewebeschädigung lassen sich jetzt exakter denn je dosieren.

Darüberhinaus fließt bei der Verwendung von Ultraschall-Instrumenten im Operationsgebiet kein elektrischer Strom. Die damit einhergehenden Risiken für den Patienten entfallen gänzlich, und es findet keine sichtbehindernde Rauchentwicklung statt.

Ultraschall-Instrumente definieren neue Standards für Ihre Sicherheit bei endoskopischen Eingriffen!

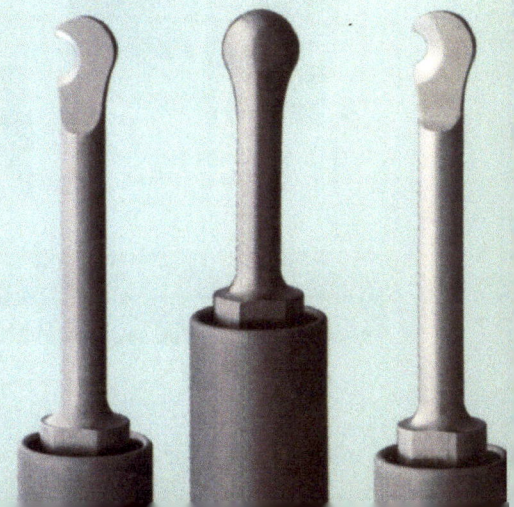

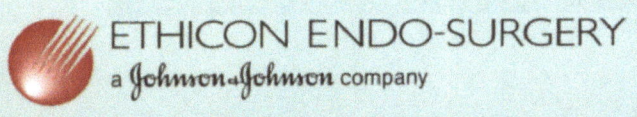

Qualität, die überzeugt

Einzigartig in Inhalt und Optik

Praxiswissen in Perfektion

C. **Diehm**, Karlsbad; **J.-R. Allenberg**, Chirurgische Universitätsklinik Heidelberg; **K. Nimura-Eckert**, Sinsheim

Farbatlas der Gefäßkrankheiten

1998. 450 S. 1043 Abb. in Farbe Geb. Etwa DM 298,-
ISBN 3-540-60262-3

Dieser opulente Farbatlas bietet Ihnen das ganze Spektrum der Gefäßkrankheiten in einem einzigartig umfassenden und aktuellen Überblick.

→ Renommierte Autoren beschreiben ausführlich die **Grundlagen** der Gefäßanatomie, die **Diagnose** der Gefäßerkrankungen sowie die operativen und konventionellen **Therapien**.

→ Über 1000 **hervorragende Farbabbildungen** veranschaulichen eindrucksvoll die Krankheiten der Arterien, Venen und Lymphgefäße.

→ Die Darstellung ist **übersichtlich** und **klar**, die Texte sind **prägnant** und **verständlich**.

→ Abbildungen und Text werden **anschaulich** in topographisch-didaktischer Weise zusammengeführt.

→ Zahlreiche Fallbeispiele aus dem angiologischen und herzchirurgischen Klinikalltag unterstützen den **Praxisbezug**.

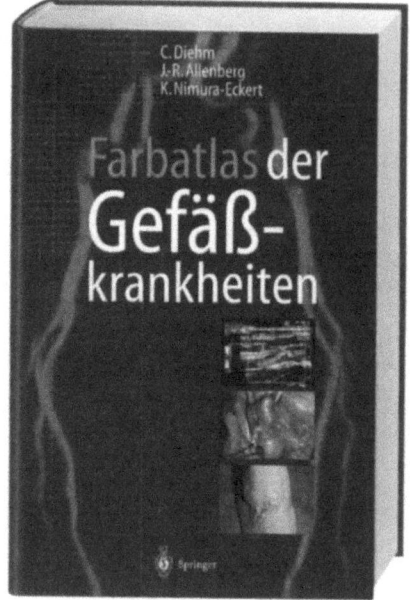

Inhalt: Arterielles System • Krankheiten des arteriellen Gefäßsystems • Hirnversorgende Arterien. Arterien der oberen Extremität • Thorakale und abdominelle Aorta • Arterien der abdominellen Organe • Arterien der unteren Extremität • Das diabetische Fußsyndrom, der diabetische Fuß • Das BUERGER-Syndrom (Thrombangiitis obliterans, TAO) • Funktionelle Durchblutungsstörung und Systemkrankheiten mit Gefäßbeteiligung • Venöses System • Krankheiten des venösen Gefäßsystems • Lymphsystem • Krankheiten des Lymphgefäßsystems.

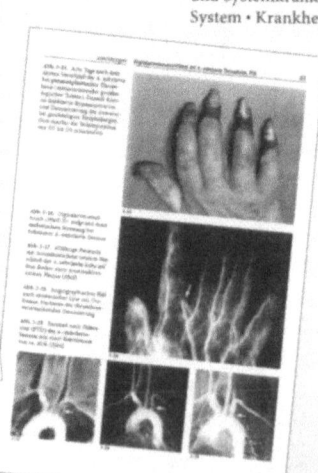

Springer-Bücher
erhalten Sie
in jeder
Buchhandlung.

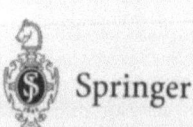

Preisänderungen (auch bei Irrtümern) vorbehalten • d&p.5529.MPP/E1

Springer-Verlag • Postfach 14 02 01 • D-14302 Berlin ▶▶▶ Bücherservice Fax 0 30 / 82 787 - 3 01 • e-mail: orders@springer.de
Tel.: 030 / 82 787 - 232 • http://www.springer.de   Zeitschriftenservice Fax 0 30 / 82 787 - 4 48 • e-mail: subscriptions@springer.de

Inhaltsverzeichnis/Contents

Hauptvorträge, die im Kongreßband fehlen, sind bis zur Drucklegung nicht vorgelegt worden.

Begrüßungsansprachen, Totenehrung, Eröffnungsansprache, Ehrungen und Preise, Mitgliederversammlung

Begrüßungsansprachen	1
Totenehrung	10
Ansprache des Präsidenten	12
Ehrungen und Preisverleihungen	19
Mitgliederversammlung (Erster Teil)	22
Mitgliederversammlung (Zweiter Teil)	25
Preisträger und Stipendiatensitzung	36
Schlußveranstaltung	46
Festvortrag	47

Hauptthema

Neue Ansätze in der Chirurgie

Neue Ansätze in der Chirurgie einzelner Organgebiete

Neue Ansätze für die Chirurgie – Viszeralchirurgie im Spannungsfeld zwischen Zugangstrauma und Radikalität (J. R. Siewert und H. Feussner)	New Approaches in Surgery: Visceral Surgery Caught Between Trauma from the Surgical Access and Radicality	53
Die biologische Osteosynthese (S. Weller)	Biological Osteosynthesis	61
Das ileo-coecale Segment als Magenersatz (F. Harder, M. von Flüe, C. H. Hamel, L. Degen und J. Metzger)	Gastric Replacement by Ileocoecal Interposition Between the Esophagus and the Duodenum	66
Das Verständnis der Mikrozirkulationsstörung als Schlüssel für die operationstaktische Planung in der Viszeralchirurgie (E. Klar)	Understanding of Microcirculatory Disorders as the Key to Operative Concepts in Visceral Surgery	72
Sauerstoffradikale – ihre Bedeutung für chir. Erkrankungen (M. H. Schoenberg)	The Relevance of Oxygen Radicals in Surgical Diseases	78

Themenschwerpunkt: Veränderung chirurgischer Taktik und Strategie durch molekulare Erkenntnisse

Synopsis moderner Tumortherapie mit molekularbiologischen Verfahren (H. Kalthoff und D. Henne-Bruns)	Synopsis of Modern Cancer Therapy with Molecular Biological Approaches	79

Die Bedeutung der molekularbiologischen
Forschung für die Unfallchirurgie am
Beispiel der Wund- und Knochenheilung
(R. G. Hanselmann und W. E. Mutschler)

The Significance of Molecular Biology
for Traumatological Research

86

Das humane Genomprojekt und seine
Konsequenzen für die Chirurgie
(H. K. Schackert, Ch. Kruppa
und M. Hahn)

The Human Genome Project –
Implications for Surgery

90

Themenschwerpunkt: Virtuelle Operationsplanung

Prinzipien und derzeitige Möglichkeiten
virtueller Szenarien für die operative
Therapieplanung
(K.-H. Englmeier, M. Haubner
und C. Krapichler)

Principles and Current Options
for Planning Surgery Using Virtual
Scenarios

93

Virtuelle Operationen am realen Patienten
(P. M. Schlag, G. Graschew, G. Bellaire
und F. Engel-Murke)

Virtual Operations on Real Patients

101

Computergesteuerte Evaluation der
Aortenaneurysma-Morphologie zur Wahl
des Therapieverfahrens
(J. R. Allenberg, H. Schumacher
und P. Robbie)

Computer Guided Evaluation
of Aortic Aneurysm Morphology
for Planning Endovascular
or Open Surgery

105

Themenschwerpunkt: Minimale/minimal-invasive Chirurgie – Weitere Entwicklungen

Thorakoskopische Versorgung
von Frakturen der Brust-
und Lendenwirbelsäule
(V. Bühren)

Thoracoscopic Treatment for Fractures
of the Thoracic and Lumbar Spine

108

Minimal-invasive Nebennierenentfernung –
Vergleich der Zugangswege
(M. K. Walz)

Minimally Invasive Adrenal Gland
Surgery: Comparison of Surgical
Approaches

113

Diagnostik des nicht tastbaren Hodens:
Stellenwert eines neuen, miniaturisierten
Laparoskops
(S. Siemer, U. Humke, M. Uder
und D. Kreissler-Haag)

Diagnosis in Nonpalpable Testes: Status
of a New Miniaturized Laparoscope

116

Laparoskopie des Neugeborenen –
Indikation und Durchführung
(Th. Doede, K. Hoffmann,
K. Graffmann-Weschke
und J. Waldschmidt)

Laparoscopy of the Newborn:
Indications and Practice

120

Laparoskopie bei Verdacht
auf Morbus Crohn im Kindesalter
(F. Schier, G. Kähler und E. Kauff)

Laparoscopy for the Diagnosis
of Crohn's Disease in Children

124

Hauptthema

Kodisziplinäre Arbeit in der Chirurgie

Chirurgische Onkologie

Die Aufgaben der Chirurgen in der Therapieplanung bei soliden Tumoren (J. R. Siewert und R. Bumm)

The Tasks of Surgeons when Planning Therapy for Solid Tumors ... 129

Metastasenchirurgie: Der spezielle chirurgische und der interdisziplinäre kooperative Aspekt

Knochenmetastasen – Stabilisierung als Ziel (M. Schulte und L. Kinzl)

Bone Metastasis – Stabilisation as a Goal ... 134

Lungenmetastasen: Tumorreduktion als onkologisches Konzept (H. Dienemann, H. Hoffmann, C. Trainer und T. Muley)

Pulmonary Metastases: Tumor Reduction as an Oncological Concept ... 138

Lebermetastasenresektion – Möglichkeiten einer Kuration (B. Kremer, I. Vogel und D. Henne-Bruns)

Liver Resection – Possibility for Curative Treatment ... 143

Chronisch-entzündliche Darmerkrankungen: Eine Kooperationsverpflichtung zwischen Viszeralchirurgie und Gastroenterologie

Colitis ulcerosa, Dauer der konservativen Therapie und chirurgische Folgerungen (H. J. Buhr und A. J. Kroesen)

Maintenance of Conservative Therapy and Their Surgical Sequelae in Ulcerative Colitis ... 148

Colitis ulcerosa, Dauer der konservativen Therapie, internistischer Standpunkt (E.-O. Riecken, J. D. Schulzke und N. Buergel)

Ulcerative Colitis, Duration of Conservative Treatment ... 153

Komplikationen in Verbindung mit der Chirurgie bei der Colitis ulcerosa, die Pouchitis, besondere Folgekrankheiten – internistischer Standpunkt (M. Zeitz)

Complications after Surgery in Ulcerative Colitis: Pouchitis – the Gastroenterologist's Viewpoint ... 154

Morbus Crohn – Das Prinzip der longitudinalen Therapieplanung mit rechtzeitiger Operationsindikation (K. W. Jauch, M. Rentsch und J. Schölmerich)

Crohn's Disease – an Example of Longitudinal Interdisciplinary Management ... 160

Colondivertikulitis

Colondivertikulitis – Therapiekonzepte aus chirurgischer Sicht (W. Stock, O. Hansen und F. Graupe)

Diverticulitis of the Colon – Therapeutic Strategies from the Surgeon's Point of View ... 166

Die Diagnostik der Divertikulitis in der täglichen Routine: Fortschritt durch das Becken-CT? (O. Hansen, F. Graupe und W. Stock)	The Diagnosis of Diverticulitis in Daily Practice: Pelvic Computed Tomography? 170
Die primär verzögerte Indikation zur einzeitigen Kontinenzresektion bei 300 Patienten mit akuter Colondivertikulitis (S. v. Bary und Ch. Bacher)	Delayed Indication for Resection with Primary Anastomosis in 300 Patients with Acute Colonic Diverticulitis 174

Transplantationschirurgie und Transplantationsmedizin

Risiko und Nutzen der Pankreastransplantation (U. T. Hopt)	Risks and Benefits of Pancreas Transplantation 178
Ist die Nierentransplantation ein gelöstes Problem? (W. Land)	Is Kidney Transplantation a Problem Already Solved? 184
Der Kupfferzell-abhängige Reperfusionsschaden nach Lebertransplantation: Neuer klinisch relevanter Einsatz von Glycin (R. G. Thurman, P. Schemmer, Z. Zhong, H. Bunzendahl, M. von Frankenberg und J. J. Lemasters)	Kupffer-Cell-dependent Reperfusion Injury in Liver Transplantation: New Clinically Relevant Use of Glycine 185
Intensivierung der Organspende durch Regionalisierung (G. Gubernatis)	Increasing Donation Rates by Regionalization 191
Verteilungsgerechtigkeit in der Transplantationsmedizin (H. Kliemt)	Distributive Justice in Transplantation 197

Chirurgie des differenzierten Schilddrüsenkarzinoms

Geographische Differenzen des Schilddrüsenkarzinoms und molekulare Grundlagen (P. E. Goretzki, J. Witte, C. Dotzenrath, K. M. Schulte, D. Simon und H.-D. Röher)	Geographical Differences in Differentiated Thyroid Cancer and Molecular Basics 200
Das differenzierte Schilddrüsenkarzinom p-T_2/T_3 – Ausmaß der Lymphadenektomie (R. A. Wahl, I. Rimpl, A. Luther und J. Schabram)	Differentiated Thyroid Carcinoma p-T_2/T_3 – Extent of Lymphadenectomy 203

Die Chirurgie und Anästhesie – auf dem Weg zu neuen Kooperationsformen

Langzeiterfolg nach operiertem gastro-oesophagealem Reflux im Säuglings- und Kindesalter (K.-L. Waag, K. Heller und R. Eberhard)	Postoperative Longterm Results After Gastro-esophageal Reflux in Infancy and Childhood 212
Perioperative Therapie – Möglichkeiten der Rationalisierung (F. W. Schildberg)	Perioperative Therapy – Possibilities for Streamlining 215

Hauptthema

Kodisziplinäre Arbeit in der Chirurgie

Chirurgische Onkologie

Die Aufgaben der Chirurgen in der Therapieplanung bei soliden Tumoren (J. R. Siewert und R. Bumm)	The Tasks of Surgeons when Planning Therapy for Solid Tumors	129

Metastasenchirurgie:
Der spezielle chirurgische und der interdisziplinäre kooperative Aspekt

Knochenmetastasen – Stabilisierung als Ziel (M. Schulte und L. Kinzl)	Bone Metastasis – Stabilisation as a Goal	134
Lungenmetastasen: Tumorreduktion als onkologisches Konzept (H. Dienemann, H. Hoffmann, C. Trainer und T. Muley)	Pulmonary Metastases: Tumor Reduction as an Oncological Concept	138
Lebermetastasenresektion – Möglichkeiten einer Kuration (B. Kremer, I. Vogel und D. Henne-Bruns)	Liver Resection – Possibility for Curative Treatment	143

Chronisch-entzündliche Darmerkrankungen: Eine Kooperationsverpflichtung zwischen Viszeralchirurgie und Gastroenterologie

Colitis ulcerosa, Dauer der konservativen Therapie und chirurgische Folgerungen (H. J. Buhr und A. J. Kroesen)	Maintenance of Conservative Therapy and Their Surgical Sequelae in Ulcerative Colitis	148
Colitis ulcerosa, Dauer der konservativen Therapie, internistischer Standpunkt (E.-O. Riecken, J. D. Schulzke und N. Buergel)	Ulcerative Colitis, Duration of Conservative Treatment	153
Komplikationen in Verbindung mit der Chirurgie bei der Colitis ulcerosa, die Pouchitis, besondere Folgekrankheiten – internistischer Standpunkt (M. Zeitz)	Complications after Surgery in Ulcerative Colitis: Pouchitis – the Gastroenterologist's Viewpoint	154
Morbus Crohn – Das Prinzip der longitudinalen Therapieplanung mit rechtzeitiger Operationsindikation (K. W. Jauch, M. Rentsch und J. Schölmerich)	Crohn's Disease – an Example of Longitudinal Interdisciplinary Management	160

Colondivertikulitis

Colondivertikulitis – Therapiekonzepte aus chirurgischer Sicht (W. Stock, O. Hansen und F. Graupe)	Diverticulitis of the Colon – Therapeutic Strategies from the Surgeon's Point of View	166

Die Diagnostik der Divertikulitis in der täglichen Routine: Fortschritt durch das Becken-CT? (O. Hansen, F. Graupe und W. Stock)	
The Diagnosis of Diverticulitis in Daily Practice: Pelvic Computed Tomography?	170
Die primär verzögerte Indikation zur einzeitigen Kontinenzresektion bei 300 Patienten mit akuter Colondivertikulitis (S. v. Bary und Ch. Bacher)	
Delayed Indication for Resection with Primary Anastomosis in 300 Patients with Acute Colonic Diverticulitis	174

Transplantationschirurgie und Transplantationsmedizin

Risiko und Nutzen der Pankreastransplantation (U. T. Hopt)	
Risks and Benefits of Pancreas Transplantation	178
Ist die Nierentransplantation ein gelöstes Problem? (W. Land)	
Is Kidney Transplantation a Problem Already Solved?	184
Der Kupfferzell-abhängige Reperfusionsschaden nach Lebertransplantation: Neuer klinisch relevanter Einsatz von Glycin (R. G. Thurman, P. Schemmer, Z. Zhong, H. Bunzendahl, M. von Frankenberg und J. J. Lemasters)	
Kupffer-Cell-dependent Reperfusion Injury in Liver Transplantation: New Clinically Relevant Use of Glycine	185
Intensivierung der Organspende durch Regionalisierung (G. Gubernatis)	
Increasing Donation Rates by Regionalization	191
Verteilungsgerechtigkeit in der Transplantationsmedizin (H. Kliemt)	
Distributive Justice in Transplantation	197

Chirurgie des differenzierten Schilddrüsenkarzinoms

Geographische Differenzen des Schilddrüsenkarzinoms und molekulare Grundlagen (P. E. Goretzki, J. Witte, C. Dotzenrath, K. M. Schulte, D. Simon und H.-D. Röher)	
Geographical Differences in Differentiated Thyroid Cancer and Molecular Basics	200
Das differenzierte Schilddrüsenkarzinom p-T_2/T_3 – Ausmaß der Lymphadenektomie (R. A. Wahl, I. Rimpl, A. Luther und J. Schabram)	
Differentiated Thyroid Carcinoma p-T_2/T_3 – Extent of Lymphadenectomy	203

Die Chirurgie und Anästhesie – auf dem Weg zu neuen Kooperationsformen

Langzeiterfolg nach operiertem gastro-oesophagealem Reflux im Säuglings- und Kindesalter (K.-L. Waag, K. Heller und R. Eberhard)	
Postoperative Longterm Results After Gastro-esophageal Reflux in Infancy and Childhood	212
Perioperative Therapie – Möglichkeiten der Rationalisierung (F. W. Schildberg)	
Perioperative Therapy – Possibilities for Streamlining	215

Kooperation zwischen Kinderchirurgie und Viszeralchirurgie

Endokrine Chirurgie aus der Sicht
des Kinderchirurgen
(J. Bennek und R.-B. Tröbs)

Endocrine Surgery:
a Pediatric Surgical View

221

Chronisch entzündliche Darmerkrankungen
in der Kinderchirurgie
(K.-L. Waag und A. Würfel)

Chronic Inflammatory Bowel Disease
in Pediatric Surgery

228

Kooperation zwischen Viszeralchirurgie, Urologie und Gynäkologie

Retroperitoneale Eingriffe

Der Cavazapfen beim Nierenkarzinom –
ein typisches Beispiel zum
multidisziplinären chirurgischen Vorgehen
(G. Staehler und D. Brkovic)

Renal Carcinoma Extending Into
the Vena cava – The Role of a
Multispeciality Surgical Approach

234

Die chirurgische Therapie der Tumorembolie der V. cava bei Nierenzellkarzinom
(R. I. Rückert, D. Schnorr, H. Türk
und J. M. Müller)

Surgical Management of Renal Cell
Carcinoma with Inferior Vena cava
Tumor Thrombus

240

Eingriffe im Bereich des kleinen Beckens

Die pelvine Exenteration
aus chirurgischer Sicht
(P. E. Goretzki, P. J. Goebell, T. Vogel,
H. G. Schnürch, H.-D. Röher)

Pelvic Exenteration –
the Surgical Viewpoint

246

Die pelvine Exenteration als multimodales,
interdisziplinäres Konzept aus gynäkologi-
scher Sicht
(P. G. Knapstein, M. Höckel, S. Hawighorst-
Knapstein und S. O. Hoffmann)

The Pelvic Exenteration: a Multimodal
Interdisciplinary Concept as Seen
in Gynecologic Oncology

250

Die Rektumresektion im Rahmen
der multivisceralen interdisziplinären
Resektion im kleinen Becken
(M. Kruschewski, N. Runkel,
Ch. Becker, E. Riede, F. Opri,
R. Heicappell und H. J. Buhr)

Rectal Resection in
Multivisceral Interdisciplinary
Resectioning in the Lesser Pelvis

251

Hauptthema

Fortschrittsberichte

Der überragende Fortschritt der bildgebenden Diagnostik – die Wertung für die tägliche Arbeit

Fortschritt der bildgebenden Diagnostik im
Bereich des Thorax (CT, MRT, Intervention)
– Bedeutung und Wertung für den Chirurgen
(F. W. Schildberg und H. Fürst)

Progress in Radiological Diagnostic
Procedures of the Thorax (CT Scan, MRI,
Intervention Techniques) – Significance
and Value for the Surgeon

255

Die Rolle der F-18-FDG-Positronen-Emissions-Tomographie für chirurgische Fragestellungen (Ch. Franzius, J. Sciuk und O. Schober)	The Role of F-18-FDG Positron Emission Tomography in Surgery

261

Fortschritte der bildgebenden Diagnostik im Bereich des Kolons und Rektums (Hydro-CT, MRT, virtuelle Endoskopie) (G. W. Kauffmann und L. Grenacher)	Advances in Diagnostic Imaging of the Colon and Rectum (Hydro-CT, MRI, Virtual Endoscopy)

270

Bedeutung und Wertung für den Chirurgen – Die Rolle der chirurgischen Untersuchung. Endosonographie im Bereich der Kolon- und Rektumchirurgie (H. Lippert)	Endosonography in Rectal Cancer – Evaluation for Surgery

271

Fortschritt der bildgebenden Diagnostik im Bereich des Pankreas (CT, MRT, MR-Angio, Hydro-CT, MRCP) (P. Gerhardt)	Advances in Diagnostic Pancreas Imaging (CT, MRT, MR-Angio, Hydro-CT, MRCP)

274

Ösophaguskarzinom

Stadiendefinition und notwendige präoperative Diagnostik (N. Senninger)	Stage Definition and Essential Preoperative Diagnostics

281

Oesophaguskarzinom: Die Leitlinien der chirurgischen Therapie (B. Kremer, J. Marxsen, H. Grimm, C. Stoffregen, A. Schmid und D. Henne-Bruns)	Esophageal Cancer: Guidelines for Surgery

284

Oesophaguscarcinom – Rückfallrisiko systematisch oder lokal – welche perioperativen Maßnahmen haben einen Erfolg gebracht? (J. R. Siewert, B. L. Brücher, H. J. Stein und U. Fink)	Esophageal Cancer – Risk of Recurrence, Systematic or Local – Which Perioperative Measures Have Been Successful?

290

Barrett-Karzinom und Magenkarzinom

Das Barrett-Karzinom als Krankheitseinheit mit spezieller Therapiekonsequenz (K.-H. Fuchs)	Barrett's Carcinoma and Its Special Therapeutic Consenquences

295

Obligate und fakultative Maßnahmen zur Diagnostik und zum Staging des Magenkarzinoms (B. Rau, M. Hünerbein und P. M. Schlag)	Mandatory and Optional Tools for Diagnosis and Staging of Gastric Cancer

300

Barrett- und Magenkarzinom: Chirurgische Leitlinien (A. H. Hölscher, E. Bollschweiler, K. T. E. Beckurts und P. M. Schneider)	Surgical Guidelines for Barrett's Carcinoma and Gastric Carcinoma

304

Hypothetisches und Gesichertes zur prae-, intra- und postoperativen Zusatztherapie des Magencarcinoms (H.-J. Meyer, G. J. Opitz, J. Jähne und H. Wilke)	Gastric Cancer: Data of Pre-, Intra- and Postoperative Treatment Modalities 312

Kolonkarzinom

Molekularbiologisches Grundlagenwissen zum Kolon- und Rektumkarzinom – Wann muß differenziert diagnostiziert werden? (H. K. Schackert, Ch. Kruppa und M. Hahn)	Molecular Basis of Colorectal Cancer – Implications for Differential Diagnosis 318
Eine kritische Analyse der unterschiedlichen Ergebnisse der Kolonkarzonomchirurgie (P. Hermanek)	A Critical Analysis of Different Results of Colon Cancer Surgery 323
Multiviszerale Resektion beim kolorektalen Karzinom (Ch. Gebhardt)	Multivisceral Resection of Colorectal Carcinoma 327

Rektumkarzinom

Anteriore Rektumresektion und abdominoperineale Rektumexstirpation: Richtlinien für die Entscheidungsfindung (G.-M. Fleischer, A. Rennert und M. Rühmer)	Anterior Rectal Resection and Abdominoperineal Rectal Extirpation: Guidelines for Decision-making 331
Chirurgie des Rektumkarzinoms als multiviszeraler Eingriff (R. Kasperk, M. Rau, K.-P. Riesener und V. Schumpelick)	Surgery of Rectal Cancer as a Multivisceral Procedure 337
Erweiterte Resektion lokal fortgeschrittener primär und rezidivierender Rektum- karzinome durch interdisziplinäre Zusammenarbeit verschiedener chirurgischer Fachrichtungen (C. Jürgens, K. Peitgen, M. K. Walz, S. Krege und F. W. Eigler)	Extended Resections on Locally Advanced Primary and Recurrent Rectal Cancer by Cooperation of Different Surgical Specialists 338

Primäre maligne Leber-/Gallenwegstumoren

Jetcutting versus Ultraschallaspirator bei Leberteilresektionen (H. G. Rau, E. Buttler, S. Zimmer, M. Schardey und F. W. Schildberg)	Jetcutting Versus Ultrasonic Aspirator in Liver Surgery 342
Primäre Leber- und Gallenwegstumoren: Ansätze zur konservativen Therapie (D. Henne-Bruns und H.-G. Marks)	Primary Liver and Cholangiocellular Carcinomas: Principles of Conservative Therapy 343
Operation oder Intervention beim fortgeschrittenen Gallenblasenkarzinom? (R. Schauer, H.-G. Rau, H. Grundner und F. W. Schildberg)	Open Surgical Procedure or Percutaneous Intervention in Patients With Locally Advanced Gallbladder Cancer? 348

Wie risikoreich ist die Resektion der rechten Leberarterie bei der Resektion eines zentralen Gallengangskarzinoms? (F.-M. Hasse, H. van Tits, G. Blumhardt und D. Löhlein)	Are There any Risks in the Resection of the Right Hepatic Artery as Part of the Radical Resection of a Central Cholangiocarcinoma? 352

Seltene Tumoren

Analkarzinom, neuroendokrine Tumoren, mesenchymale Tumoren

Gastrointestinale Stromatumoren – eine spezielle Entität mit besonderen Radikalitätsprinzipien (T. Lehnert, M. Schwarzenbach, F. Willeke und C. Herfarth)	Gastrointestinal Stromal Tumors – Principles of Radical Treatment for a Specific Entity 356
Die Klassifizierung der neuroendokrinen Tumoren und der Einfluß auf das chirurgisch-taktische Vorgehen (G. Schürmann und M. Brüwer)	A New Classification of Neuroendocrine Tumors and its Implications for Surgical Therapy 359
Therapie von Fernmetastasen neuroendokriner Tumoren (H. Witzigmann, F. Geißler, D. Uhlmann, S. Kietzmann, J. Mössner, C. Josten und J. Hauss)	Treatment of Metastases of Neuroendocrine Tumors 362
Besonderheiten des Analkarzinoms mit therapeutischer Konsequenz (P. Hohenberger und B. Rau)	Peculiarities of Anal Carcinoma – Impact for Operative Treatment Planning 363
Primäre Liposarkome des Mediastinums (M. Meyer, H.-J. Holzhausen, H. Neef und H.-R. Zerkowski)	Primary Liposarcomas of the Mediastinum 369

Mammakarzinom

Stereotaktische Tumorbiopsie und Tumorexstirpation (K.-J. Winzer, S. Filimonow, H. Guski, B. Hamm und J. M. Müller)	Stereotactic Biopsy and Tumor Extirpation 374
Erste Erfahrungen mit der Advanced Breast Biopsy Instrumentation (ABBI), einem System zur stereotaktischen Exzision nicht-palabler Mammabefunde (D. Oertli, M. Zuber, D. Müller, W. R. Marti, O. R. Köchli, J. Torhorst und F. Harder)	Initial Experience with the Advanced Breast Biopsy Instrumentation, a System for Excision of Non-palpable Mammary Lesions 379
Die Sentinel Node Detektion beim Mammakarzinom (Th. Reuhl und P. M. Schlag)	Sentinel Node Detection in Breast Cancer 384

Multimodale Therapiekonzepte für Weichteiltumoren

Chirurgie der ausgedehnten retroperitonealen Weichteilsarkome (Th. Junginger)	Surgical Treatment of Extensive Retroperitoneal Soft-Tissue Sarcomas 388

Wo liegt der Stellenwert neuer molekularbiologischer Erkenntnisse für die chirurgisch-onkologische Therapie der Weichteilsarkome? (F. Willeke)	Recent Advances in Molecular Biology of Soft-Tissue Sarcomas and Their Implication in Surgical Oncology	393
Die transkutane und laparoskopische Laseranwendung zur Behandlung ausgedehnter retroperitonealer Lymphangiome im Kindesalter (D. Cholewa, J. Waldschmidt und L. Stroedter)	Transcutaneous and Laparoscopic Laser Treatment of Extensive Retroperitoneal Lymphangiomas in Childhood	399

Pankreaskarzinom – Möglichkeiten eines Erfolgsrezeptes trotz schwieriger onkologischer Ausgangslage

Pankreaskarzinom: Schlüssige klinische Konsequenzen aus molekularbiologischen Kenntnissen für die Therapie (K. Ketterer, H. Friess und M. W. Büchler)	Pancreatic Cancer: Conclusive Clinical Concepts Based on Molecular Findings	405
Pankreaskarzinom – Schlußfolgerungen und Perspektiven (M. Trede, K. Wendl und A. Richter)	Carcinoma of the Pancreas – Conclusions and Perspectives	411

Akute Pankreatitis – Status quo der Therapiemöglichkeiten

Die Rolle der Proteasenaktivierung in der Pathophysiologie der akuten Pankreatitis (M. M. Lerch, B. Krüger, W. Tessenow und W. Domschke)	The Role of Protease Activation in the Pathophysiology of Acute Pancreatitis	421
Definition von Prädiktoren der komplizierten Verlaufsform der Akuten Pankreatitis (W. Uhl, Ch. Müller und M. W. Büchler)	Definition of Predictors of Severe Acute Pancreatitis	427
Akute Pankreatitis: Gesichertes und Perspektiven der konservativen Therapie (J. Schmidt und J. Werner)	Acute Pancreatitis: Current and Future Conservative Treatment	434
Pathogenese der pankreatogenen Sepsis (N. Runkel)	Pathogenesis of Pancreatic Sepsis	439

Portale Hypertension und Varizenblutung

Portale Hypertension und Varizenblutung: Shunt bei zusätzlichem oder alleinigem prähepatischen Block (A. Hirner, A. Ulrich und M. Wolff)	Portosystemic Shunt for Variceal Bleeding in Patients with Thrombosis of the Portal System with and without Cirrhosis	443
Einfluß eines Shunts auf eine spätere Lebertransplantation (G. Otto)	Impact of Prior Portasystemic Shunts on Liver Transplantation	451

Die restorative Protektomie (coloanale Anastomose)

Indikation zur restorativen Rektumentfernung beim Karzinom – komplette vs. partielle und lokale Resektion
(E. H. Farthmann, H. J. Mappes und G. Ruf)

Indication for Restorative Rectal Resection in Cancer: Complete vs. Partial and Local Resection ... 454

Funktionskontrollen vor und nach sphinktererhaltender Rektumexstirpation
(A. Thiede, M. Sailer, S. Freys und K.-H. Fuchs)

Functional Evaluation Before and After Sphincter-Saving Excision of the Rectum ... 459

Funktionelle und onkologische Resultate der sphinktererhaltenden Rektumresektion
(G. W. Kolbert, G. Müller, P. Kujath und H.-P. Bruch)

Functional and Oncologic Results of Sphincter-Preserving Resection of Rectal Cancer ... 462

Langzeitergebnisse der perinealen kontinenten Kolostomie bei Rektumkarzinom
(R. Torres)

Long Term Results of Perineal Continent Colostomy for Rectal Cancer ... 467

Die restorative Proktokolektomie (ileoanale Anastomose)

Indikation zur restorativen Proktokolektomie bei Dickdarmsystemerkrankungen (Colitis ulcerosa und familiäre adenomatöse Polyposis coli)
(N. Senninger und M. Brüwer)

Indications for Restorative Proctocolectomy in Systemic Colonic Diseases (Ulcerative Colitis and Familial Adenomatous Polyposis Coli) ... 468

Komplikationen und Spätergebnisse nach restaurativer Proktokolektomie
(J. Stern, U. Heuschen, G. Heuschen und Ch. Herfarth)

Complications and Functional Results After Restorative Proctocolectomy ... 472

Komplikationen bei Kindern mit Colitis ulcerosa nach totaler Kolektomie und J-Pouch-Anlage
(P. Szavay, M. Melter, O. Hubert, I. Pasternak und C. Petersen)

Complications in Children with Ulcerative Colitis After Proctocolectomy and Ileoanal-J-Pouch Procedure ... 478

Analsphinkterinsuffizienz, Verlust und Ersatz

Analsphinkterinsuffizienz – Versuch der anorektalen Wiederherstellung
(H.-P. Bruch und U. J. Roblick)

Anal Sphincter Insufficiency – Surgical Techniques in Anorectal Reconstruction ... 482

Die dynamische Gracilisplastik als letzte therapeutische Möglichkeit bei anorektaler Inkontinenz
(A. Köhler, A. Ommer und S. Athanasiadis)

The Dynamic Graciloplasty as a Final Chance in the Treatment of Fecal Incontinence ... 488

Behandlung der Analsphinkterinsuffizienz durch sakrale Spinalnervenstimulation mit implantierten Neurostimulatoren
(K. E. Matzel, U. Stadelmaier, M. Hohenfellner und W. Hohenberger)

Treatment of Anal Sphincter Insufficiency with Implantable Sacral Spinal Nerve Stimulators ... 494

Thoraxchirurgie

Behandlungsstrategie
beim Pleuramesotheliom
(J. Schirren, Th. Muley, P. Schneider,
C. Trainer, H. Bülzebruck, H. Dienemann
und I. Vogt-Moykopf)

Strategies in the Treatment
of Pleural Mesothelioma

498

Plastische Rekonstruktion
der bestrahlten Thoraxwand
(P. M. Vogt, K. Busch, F. W. Peter,
Ch. Möcklinghoff, A. Torres
und H. U. Steinau)

Plastic Reconstructive Surgery
of the Irradiated Chest Wall

507

Resektion der Trachea und Bifurkation
im Neugeborenen- und Kindesalter
(P. Schneider, H. D. Becker, Th. Muley,
J. Schirren und I. Vogt-Moykopf)

Resection of the Trachea and Main
Bronchi in Neonates and Children

512

Gefäßchirurgie – Supraaortische und abdominelle Gefäßrekonstruktionen

Carotischirurgie –
Gesichertes und Spekulatives
(H.-J. Florek)

Carotid Surgery –
Definite and Questionable

517

Indikationen zur dringlichen
Carotisrekonstruktion
(H.-H. Eckstein, H. Schumacher, J. Korgitta,
G. Weiss und J.-R. Allenberg)

Indications for Urgent Carotid Surgery

521

Kombiniertes offenes/endovaskuläres
Verfahren bei der supraaortischen
Gefäßchirurgie
(H. Schweiger)

Combined Open and Endovascular
Procedure in Supra-aortic Vascular
Surgery

527

Gefäßchirurgie I – Periphere Gefäßrekonstruktionen

Ergebnisse nach 31 laparoskopischen
Eingriffen an dem aorto-iliakalen
Gefäßabschnitt wegen arterieller
Verschlußkrankheit
(L. Barbera, M. Kemen, A. Mumme
und V. Zumtobel)

Results of 31 Laparoscopic Procedures
on Aortoiliac Vessels for Occlusive
Disease

528

Simultane vaskuläre und endovaskuläre
Chirurgie der komplexen
Gefäßerkrankungen
(B. Steckmeier, A. Parzhuber, F. Verrel,
W. Kellner und C. Reininger)

Simultaneous Vascular and
Endovascular Surgery of Complex
Vascular Disease

532

Langzeitergebnisse nach distalem Bypass
(J. Largiadèr)

Long-term Results
of Distal Bypass Grafts

538

Der periphere Prothesen-Bypass
zum Extremitätenerhalt
(U. Stockmann und C. Albiker)

PTEE Tibial Bypass for Limb Salvage

544

Plastische Chirurgie – Rekonstruktionsmöglichkeiten bei der Plexus-brachialis Lähmung

Grundlagen und „direkte nervale" Rekonstruktion bei Plexus brachialis Lähmung (P. F. Graf)	Fundamentals of Anatomy, Diagnostic and Plexoplexal Reconstruction of Brachial Plexus Lesions	547
Rekonstruktionsmöglichkeiten bei der Plexus-brachialis-Lähmung: Neurotisationen (M. Frey, W. Girsch und P. Giovanoli)	Reconstructions in Brachial Plexus Palsy: Neurotizations	550
Muskuläre Ersatzoperationen bei der Plexus brachialis-Lähmung (H.-E. Schaller und A. Berger)	Motor Restoration in Brachial Plexus Injury	554
Geburtsbedingte Plexus brachialis Lähmungen (G. Ingianni)	Obstetrical Brachial Plexus Palsy	560

Unfallchirurgie – Osteosynthese, Knorpeldefekte, Frakturen bei Kindern, Osteitis

Knorpeldefektbehandlung (N. M. Meenen, B. Rischke, P. Adamietz, M. Dauner, J. Fink, C. Göpfert und J. M. Rueger)	Transplantation Therapy for Articular Cartilage Defects	568
Frakturversorgung am wachsenden Skelett (W. Schlickewei, M. Seif El Nasr und H. P. Friedl)	The Treatment of Fractures of the Growing Skeleton	577

Unfallchirurgie – Gelenkfrakturen, Beindeformität, Knochenersatz, Beckenverletzungen

Analyse der Beingeometrie (W. Strecker, P. Keppler und L. Kinzl)	Analysis of Leg Geometry	581

Aktuelle Konzepte der Ernährungstherapie

Optimierte postoperative Ernährung: Pro und Contra der enteralen und parenteralen Ernährung (U. Bolder und K.-W. Jauch)	Optimized Postoperative Nutrition: Advantages and Disadvantages of Enteral and Parenteral Nutrition Concepts	587
Relevanz präoperativer Ernährungstherapie für postoperative Ergebnisse (V. Zumtobel und M. Senkal)	Effects of Preoperative Nutrition on Postoperative Outcome	592
Pankreatitis und Translokation – Ansätze für nutritive Stategien (Th. Foitzik)	Bacterial Translocation in Acute Pancreatitis – Benefits of Nutritive Factors	596
Entwicklung einer immunneutralen Lipidemulsion zur optimalen postoperativen Therapie intensivmedizinischer Patienten (H. Grimm, J. Schott und K. Schwemmle)	Production of an Immunoneutral Lipid Emulsion for the Optimal Postoperative Therapy of ICU Patients	599

Einfluß von Alanyl-Glutamin bei der postoperativen totalen parenteralen Ernährung auf die postoperative Immunsuppression und die Morbidität. Vorläufige Ergebnisse einer prospektiv randomisierten Studie
(C. A. Jacobi, J. Ordemann, H. Zuckermann, W. Döcke, H. D. Volk und J. M. Müller)

The Influence of Alanyl-Glutamine in Postoperative Total Parenteral Nutrition on Immune Functions and Morbidity: Preliminary Results of a Prospective Randomized Trial

605

Jetziger Stand der Sepsistherapie in der Chirurgie – Begleitende Maßnahmen zur Fokussanierung

Fokussanierung, Überlegungen und Tatsachen zur Dauer der Antibiotikatherapie
(D. Lorenz)

Duration of Postoperative Antibiotic Administration

612

Spezielle Therapieansätze zur Durchbrechung der Kaskade – Von SIRS zu MOF
(H. Bartels, N. Zantl, B. Holzmann und J. R. Siewert)

Strategies of Treatment to Block the Cascade – from SIRS to MOF

615

Hauptthema

Das spezielle Thema

Coloproktologie – eine Spezialität oder sogar ein möglicher Schwerpunkt!

Kolorektale Chirurgie – ein integraler Bestandteil der Allgemeinchirurgie!
(P. Renzulli, C. A. Maurer und W. Büchler)

Colorectal Surgery – an Integral Part of General Surgery!

619

Nervenkompressionssyndrome an der oberen Extremität

Sitzung der Arbeitsgemeinschaft für Handchirurgie (CAH)

Pathophysiologie der Nervenkompression
(H. Krimmer)

Pathophysiology of Nerve Compression

627

Nervenkompression im seitlichen Halsdreieck
(A. Wilhelm)

Compression Neuropathies in the Lateral Cervical Neck Region

630

Ulnariskompression im Bereich der Handwurzel
(H. Haferkamp)

Compression of the Ulnar Nerve at the Wrist

635

Rezidiveingriffe nach Karpaltunnelspaltung
(Chr. Wulle)

Follow-up Surgery After Carpal Tunnel Release

641

Perioperatives Risiko

Das Problem der Interaktionen von perioperativen Prophylaxen: Risikominderung oder Risikomehrung? (W. Lorenz, B. Stinner, D. Duda, I. Celik, W. Dick und M. Rothmund) — Problems of Perioperative Prophylaxes with Interactions: Risk Reduction or Risk Augmentation? ... 647

Einfluß der Mortalitäts- und Morbiditätskonferenz auf klinischen Erfolg und klinische Atmosphäre (M. Rothmund und W. Lorenz) — Influence of Mortality- and Morbidity Conferences on Clinical Success and Clinical Atmosphere ... 655

Perioperative Schmerztherapie in der Chirurgie

Zusatzbezeichnung „Spezielle Schmerztherapie" – Auch für Chirurgen sinnvoll? (H. Bauer) — Additional Qualification for "Special Pain Treatment" – Does it also Make Sense for Surgeons? ... 661

Empfehlungen und Leitlinien zur perioperativen Schmerztherapie in Deutschland (E. Neugebauer und H. Wulf) — Recommendations and Guidelines for Perioperative Pain Therapy in Germany ... 666

Akutschmerzdienst (ASD) in einer chirurgischen Klinik – Notwendigkeit oder Luxus? (H. Zirngibl und S. Stehr-Zirngibl) — Pain Service in a Surgical Department – Necessity or Luxury? ... 672

Effizienz eines Akuten Schmerzdienstes – Eine kontrollierte Krankenhausvergleichsstudie (M. Lempa, P. Gerards, G. Koch, S. Sauerland, J. Dietrich, E. Vestweber und E. Neugebauer) — Efficiency of an Acute Pain Service. A Comparison of Two Hospitals ... 673

Postop. Schmerzmanagement als interdisziplinäre Aufgabe – erste Erfahrungen (M. Butters, T. Vögele und C. Kaden-Bode) — Postoperative Management of Pain as an Interdisciplinary Task – First Experiences ... 677

Wundverschluß und Wundheilung

Molekularbiologische Kenntnisse zur Wundheilung und praktische Folgerung (S. Werner und B. Munz) — Molecular Mechanisms of Wound Repair and Practical Implications ... 678

Biologische Wundklebesysteme in der Wundheilung (G. B. Stark, R. E. Horch, M. Voigt und E. Tanczos) — Biological Tissue Glues in Wound Healing ... 683

Lokalchirurgische Maßnahmen bei chronischen Wunden (J. Raunest) — Surgical Management of Chronic Wounds ... 689

Einfluß von Verbandmaterialien auf die Wundheilung (R. Linder) — Effects of Surgical Dressings on Wound Healing ... 694

Interdisziplinäre Behandlungskonzepte bei chronischen Wunden (S. Coerper, A. Kerber, M. Schäffer und H. D. Becker)	Interdisciplinary Concepts of Wound Care	698

Die amerikanische Erfahrung – Triebfeder und Anregung zum Nachdenken

Typische Erfahrung eines früheren Forschungsassistenten in den USA (E. Klar)	Typical Experience of a Former Research Fellow in the USA	702

Unser chirurgischer Nachbar Polen – Erfahrungsaustausch und Planung

Einführung: Das gemeinsame chirurgische Erbe (A. Encke und M. Sachs)	The Common Surgical Heritage	705
Entwicklung und Bedeutung der chirurgischen Onkologie in Deutschland (A. Encke)	Development and Impact of Surgical Oncology in Germany	707
The Prospective Multicenter Trial of Gastric Cancer (T. Popiela, J. Kulig, J. Berner, M. Drews, A. Gabryelewicz, A. Karwowski, P. Kołodziejczyk, M. Krawczyk, K. Marlicz, P. Misiuna, Z. Piotrowski, Z. Puchalski and Z. Wajda)		710
Die deutsche EORTC-Studie zur neoadjuvanten Therapie des Magenkarzinoms (J. R. Siewert, Ch. Schuhmacher und U. Fink)	The German EORTC Trial: Neoadjuvant Chemotherapy for Gastric Cancer	717
Das Konzept der „mikrochirurgischen" Technik beim medullären Schilddrüsenkarzinom (B. Mann, H. J. Buhr und J. Faulhaber)	The Concept of "Microsurgical" Technique in Medullary Thyroid Carcinoma	720

Vermittlung und Akkumulation von Wissen

DER CHIRURG und das LANGENBECKS ARCHIV FÜR CHIRURGIE – zwei verschiedene Stoßrichtungen chirurgischer Publikationen (J. R. Siewert und R. Bumm)	DER CHIRURG and LANGENBECKS ARCHIV FÜR CHIRURGIE – Two Different Directions in Surgical Publications	724
Richtlinien und Ratschläge für ein aussichtsreiches Kongreß-Abstract (N. Senninger und Ch. Seiler)	Guidelines for a Successful Congress Abstract	728

Forschungsförderung in der Chirurgie

Die Stellung der Deutschen Gesellschaft für Chirurgie in der Gemeinschaft der wissenschaftlichen Fachgesellschaften (W. Hartel und F. Gebhard)	The Role of the German Surgical Society Among Other Scientific Societies	732

Forschungsförderung in der Chirurgie durch den Schweizerischen National Fonds (U. Winkler)	Promotion of Research Projects in Surgery by the SNSF	738
Forschungsförderung in Deutschland (B. Konze-Thomas)	Research Funding in Germany	741

Prozedurenklassifikationen: Stand und Perspektiven

Klassifikation chirurgischer Eingriffe in Deutschland (J. Stausberg)	Classification of Surgical Procedures in Germany	744
OPS-301/ICPM: Erfahrungen und Probleme (R. Thurmayr und G. R. Thurmayr)	Coding of Procedures with OPS-301 or ICPM: Experience and Problems	748
Europäische Vornorm: Struktur zur Klassifikation und Kodierung chirurgischer Prozeduren (C. Kolodzig)	European Prestandard: Structure for Classification and Coding of Surgical Procedures	752
Procedure Coding System: Hintergrund und Aufbau (A. M. Messing-Jünger)	Procedure Coding System: Background and Structure	757
Procedure Coding System (PCS): Bewertungsverfahren beim BMG (A. Zaiss)	Procedure Coding System (PCS): State of Evaluation by the Ministry of Health	764

Forum Junge Chirurgie

Perioperative Therapieprobleme

Medizinische Grundlagen einer Thromboembolieprophylaxe (S. Haas)	Medical Considerations on Prevention of Venous Thromboembolism	767
Rechtliche Aspekte der Thromboseprophylaxe (K. Ulsenheimer)	Legal Aspects of Thrombosis Prophylaxis	779
Die Intensivmedizin aus der Sicht der Patienten, deren Angehörigen und des Pflegepersonals (W. Wahl, R. Küchle, S. Schrapers und Th. Junginger)	Intensive Care Medicine from the Point of View of the Patients, Their Family Members, and the Nursing Staff	785

Aus- und Weiterbildung – Eine gemeinsame Veranstaltung der DGC und des BDC

Berufsweg ohne Grenzen

Europäisierung der Ausbildung (J. Witte und H. Mayer)	European Surgical Education	789

Operationskatalog und klinische Realität, Analyse einer wachsenden Divergenz und mögliche Auswege (W. Wayand und W. Feil)	Operating Lists and Clinical Reality: Analysis of Growing Divergence and Possible Solutions	790
Ist die Weiterbildung zum Facharzt für Chirurgie ausreichend? Ergebnisse einer Umfrage unter chirurgischen Assistenten in Berlin-Brandenburg (J. Sauer)	Is Surgical Training for Registrars Sufficient? Results of an Inquiry Among Surgical Registrars in Berlin-Brandenburg	791

Arbeitszeitgesetz: Zeitliche und wirtschaftliche Grenzen!

Arbeitszeitgesetz: Zeitliche und wirtschaftliche Grenzen (H. F. Kienzle)	Employment Act: Consequences for Clinical Work	795
Realisierung des Arbeitszeitgesetzes an einer Universitätsklinik – „Chirurgische Forschung im illegalen Zeitraum" (P. Dohrmann)	Realisation of the Federal Regulations of Working Times by Law at University Hospitals	799
Das Arbeitszeitgesetz aus der Sicht des nicht-leitenden Chirurgen (P. Decker, P. Stratmann, D. Decker und A. Hirner)	The Law of Labor Time: A Surgeon's Point of View	802
Arbeitszeitgesetz – Auswirkungen für den jungen Chirurgen (W. Albert, M. Freitag und K. Ludwig)	Law of Working Hours (Arbeitszeitgesetz) – Consequences for the Young Surgeon	806
Die endoskopische Cholezystektomie als Kostenfallpauschale – Noch ein Ausbildungseingriff? (G. Eibl, Th. Foitzik, C. T. Germer, D. Albrecht und H. J. Buhr)	Endoscopic Cholecystectomy as a Package Deal – Another Training Intervention?	813
Klinische Anatomie in der Chirurgischen Aus- und Weiterbildung (T. Berns, E. Peuker, T. Filler und N. Senninger)	Clinical Anatomy: An Element in Surgical Education	816

Spezialisierung

Lohnt sich die Selbständigkeit? Die Sicht des Chefarztes (K. Junghanns)	The Value of Professional Independence	820

Weiterbildung im Ausland

Aktueller Stand und Zukunftsperspektiven der Spezialisierung in der Chirurgie im vereinten Europa (J. A. Gruwez und C. C. Pohland)	Current Situation and Future Perspectives of Specialisation Within Surgery in the European Union	822
Ausbildung von Gastärzten aus Entwicklungsländern (M. Richter-Turtur und L. Schweiberer)	Surgical Training for Guest Doctors from Developing Countries	832

Der Forschungsaufenthalt im Ausland im
Berufsweg des akademischen Chirurgen
(G. Schürmann, C. Anthoni, R.-J. Fischer,
P. Hintze und N. Senninger)

Research Abroad in the CV
of an Academic Surgeon

836

Die Weiterbildung zum Facharzt
für Chirurgie in den USA – Aspekte für den
jungen deutschen und amerikanischen Arzt
(C. M. Seiler, W. Esch, K. Hohmann
und N. Senninger)

Residency in Surgery in the USA –
Prospects for German and American
Residents

840

Lohnt sich ein dreimonatiger
USA-Aufenthalt für einen deutschen
Universitätschirurgen?
(A. Woltmann, E. Th. Rietschel
und H.-P. Bruch)

Is Three Months Stay in USA
Worthwhile for a German
Academic Surgeon?

845

Ökonomie/Qualitätssicherung

Online-Infektionserfassung im Rahmen
des Total Quality Management
(M. Ehlebracht, M. Birth, M. Hilbert
und H.-F. Weiser)

Online Recording of Nosocomial
Infections as a Part of Total Quality
Management

847

Controlling in einer Chirurgischen
Universitätsklinik am Beispiel der
beidseitigen Schilddrüsenresektion
(B. Mann, O. Skowronnek und H. J. Buhr)

Controlling in Patients with Bilateral
Thyroid Resections: Data Obtained
in a Surgical University Department

850

Prospektive Untersuchung des spontanen
ärztlichen Umganges mit Antibiotika auf der
chirurgischen Normalstation – rationale und
ökonomische Aspekte
(A. Schmidt-Matthiesen, J. Schellmann
und A. Encke)

Prospective Examination of the Use
of Antibiotics on Normal Surgical Wards –
Rational and Economical Aspects

854

Ambulante kodisziplinäre risikoadaptierte
Operationsvorbereitungen
(G. Stöhr, W. Weyland, S. Post
und H. Becker)

Outpatient Codisciplinary
Risk-Adjusted Premedication

861

Schätzverfahren zur Budgetfindung
und Bewertung chirurgischer Leistungen
im Rahmen eines Krankenhausbetriebs-
vergleiches. Wertigkeit von LKA-, PPR-,
und DRG-Systemen
(R. Pinnau, K. Rostock, R. Gudath,
Th. Mansky und U. Meyer-Pannwitt)

Evaluation Process for Budgeting
and Rating of Surgical Performances
Within a Hospital Comparison:
Significance of LKA, PPR
and DRG Systems

864

Einsatz von Geographischen
Informationssystemen (GIS) bei der
strategischen Planung des chirurgischen
Leistungsangebotes innerhalb eines
Krankenhausverbundes
(U. Meyer-Pannwitt, R. Pinnau,
A. Mündemann-Hahn und W. Schirmer)

Geographic Information System (GIS)
for the Planning of Surgery Work
in a Hospital Corporation

870

Multimedia

CD-ROM: Tonbildschau, Lehrbuch-Ersatz oder neues Medium?

Computer-based Training am Beispiel der A. carotis (H.-H. Eckstein, A. Dörfler, K. Klemm, H. Schumacher, R. Winter, H.-J. Bardenheuer, M. Weigand, U. Werner, A. Mehrabi, H. Schwarzer, F. Kallinowski und J.-R. Allenberg)	Computer-Based Training (CBT) for Education in Carotid Surgery	877
Multimedia CD-ROM: Ein neues Medium zur Verbesserung der Wissensvermittlung (K. A. Gadwad, A. Mehrabi, Ch. Staff, C. Blöchle, J. R. Izbicki, F. Kallinowski und C. E. Broelsch)	Multimedia CD-ROM: A New Medium to Improve Actual Knowledge Availability	880
Entwicklung eines computergestützten Lernprogrammes für die Lebertransplantation (M. Golling, A. Mehrabi, H. Schwarzer, E. Klar, F. Kallinowski und Ch. Herfarth)	Development of a Computed-Aided Training Program for Liver Transplantation	882
Entwicklung einer multimedialen CD-ROM-Reihe zur Verbesserung der chirurgischen Aus- und Weiterbildung (F. Kallinowski, A. Mehrabi, H. Schwarzer und Ch. Herfarth)	Development of a Multimedia CD-ROM Series for the Improvement of Surgical Training and Education	885

Internet

Akzeptanzanalyse der Internetpräsentation des 115. Kongresses der Deutschen Gesellschaft für Chirurgie (M. Mieth, S. Dresen, J. Schmidt, R. Schall, H. Meyer und Ch. Herfarth)	Analysis of Acceptance of the World Wide Web Presentation of the 115th Annual Meeting of the German Society of Surgery	888
Informationsaustausch via Internet-Möglichkeiten, Grenzen, Zukunft (S. Schmiedl, M. Geishauser, M. Klöppel und E. Biemer)	Information Exchange by the Intenet: Opportunities, Limitations, Future Developments	892
Datensammlung in multizentrischen klinischen Studien mit WWW und Internet (C. Ohmann und H. Sippel)	Data Collection in Multicenter Clinical Trials with WWW and the Internet	896
Telechirurgie – Erfahrungen aus den USA (M. Stelzner und D. C. Lynge)	Telesurgery – Experience from the United States	897
Telekommunikation im chirurgischen Alltag (P. Balanou, B. Rau, F. Engel-Murke, G. Graschew und P. M. Schlag)	Telecommunication in Surgical Routine	900
Nutzen von PC-basierten Videokonferenzsystemen in der Chirurgie (W. Gnann, S. P. Stieglitz, U. Schächinger und M. Nerlich)	Use of PC-Based Videoconferencing – Systems in Surgery	904

Plenarsitzungen

Humanität und Wissenschaft

Humanität und Wissenschaft (W. Frühwald)	909
Von der Humanität in der Medizin (J. Horn)	916

Klinische Forschung und Grundlagenwissenschaften

Die Klinische Forschung – ein unverzichtbares Bindeglied zu den Grundlagenwissenschaften (H.-D. Röher)	921

Strategische Krankenhausführung und Qualitätsvergleich

Erfolgsfaktoren der Krankenhausführung (M. Heberer)	926
Krankenhausvergleich – Status quo und Perspektiven (M. Betzler und P. Haun)	938
Das Bild der Chirurgie in der Öffentlichkeit The Public Image of Surgery (H. Bauer)	944

Intensivkurse für Technik

Chirurgische Anatomie und technische Konsequenz

Oesophagusresektion und Magenhochzug

Chirurgische Anatomie des Oesophagus und Magens zum Verständnis für den Magenhochzug (D. Liebermann-Meffert) Surgical Anatomy of Esophagus and Stomach in View of the Gastric Pull-Through	951
Die chirurgischen Techniken des Magenhochzugs und der Ösophagusresektion (J. Jähne) Surgical Techniques of Gastric Interposition and Oesophageal Resection	955

Operationen an der Lunge

Chirurgische Anatomie resezierender Verfahren an der Lunge (C. Engelmann) Surgical Anatomy of Lung Resections	956

Leistenhernienchirurgie (konventionell, laparoskopisch)

Die chirurgische Anatomie der Leiste für die konventionelle und endoskopische Hernien-Operation (R. Kunz) Surgical Anatomy of the Groin for Classic and Minimally Invasive Hernia Repair	963

Behandlung des Weichteilschadens

Behandlung des Weichteilschadens – Definitivversorgung
(V. Heppert und A. Wentzensen)

Definitive Treatment of Soft Tissue Lesions

964

Wiederherstellung der schwer geschädigten Hand

Chirurgische Anatomie unter besonderer Berücksichtigung der Rekonstruktionsmöglichkeiten bei schweren Handverletzungen
(P. F. Graf)

Functional Anatomy and Fundamentals of the Treatment of Severe Hand Injuries

968

Wiederherstellung der weiblichen Brust mit dem freien queren Unterbauchlappen als Perforator-flap (DIEP-flap)
(A.-M. Feller)

Breast Reconstruction with the Deep Inferior Epigastric Perforator Free Flap (DIEP flap)

971

Freie Vorträge

Kolon/Rektum/Anus – gutartig

Lebensqualität bei Patienten mit einer Stuhlinkontinenz
(M. Sailer, D. Bussen, K.-H. Fuchs und A. Thiede)

Quality of Life in Patients with Faecal Incontinence

973

Die passive Elektrostimulationstherapie des Analsphinkters ist dem aktiven Biofeedbacktraining unterlegen
(St. Surh, P. Kienle, J. Stern und Ch. Herfarth)

Biofeedback Training Yields Better Results than Electrostimulation of the Anal Sphincter in the Treatment of Anal Incontinence

976

Megacolon beim Erwachsenen – das Spektrum zugrundeliegender intestinaler Innervationsstörungen
(T. Wedel, J. Gleiß, T. Schiedeck, A. Herold und H. P. Bruch)

Megacolon in the Adult: The Range of Underlying Disorders of Enteric Innervation

979

Sepsis/Peritonitis

Vermeidung von Abdomenröntgenaufnahmen bei akuten Bauschmerzen – Evaluation einer einfachen klinischen Entscheidungsunterstützung
(H. Böhner, Q. Yang, K. Franke und C. Ohmann)

Avoiding Plain Abdominal X-Rays in Acute Abdominal Pain: Evaluation of a Simple Clinical Decision Aid

982

Chirurgische Laparoskopie beim akuten Abdomen
(A. J. Coburg, Th. Carus, U. Kempf und W. Grebe)

Surgical Laparoscopy in Acute Abdomen

985

Der abdominelle Notfall nach kardiochirurgischen Eingriffen
(D. Wolken, K. Hellberg und K. P. Thon)

Acute Abdominal Complications After Heart Surgery

988

Chronisch entzündliche Darmerkrankungen

Risikofaktoren für den postoperativen Verlauf nach Resektionen wegen M. Crohn (A. J. Kroesen, N. Runkel und H. J. Buhr)	Risk Factors for the Postoperative Course After Surgery for Crohn's Disease	991
Transforming Growth Factor-βs steuern die Pathogenese des Morbus Crohn (H. Friess, F. F. di Mola, B. Egger, A. Scheuren, J. Kleeff, A. Zimmermann und M. W. Büchler)	Transforming Growth Factor-β Affects the Pathogenesis of Crohn's Disease	994
Therapieplanung und Operationsindikation Crohn-assoziierter Analfisteln (W. U. Schmidt, F. P. Müller, A. Wolmershäuser, R. Hesterberg, H.-D. Röher und P. R. Verreet)	Therapy Planning and Indications for Surgery in Anal Fistulas Associated with Crohn's Disease	998
Rektovaginale Fisteln bei Patienten mit M. Crohn – Therapie und Prognose (L. Herzog, A. Herzog, F. Glaser und Ch. Herfarth)	Treatment and Prognosis of Rectovaginal Fistulas in Patients with Crohn's Disease	1002

Adipositaschirurgie

Adipositaschirurgie: Modeerscheinung oder ernst zu nehmendes Spezialgebiet? (A. M. Wolf, U. Nellessen, B. Kortner und H. W. Kuhlmann)	Surgery of Adipose Disease: A Passing Trend or a Speciality To Be Taken Seriously?	1004
Patientenselektion zur laparoskopischen „gastric banding" Operation (J. Heimbucher, H. Tigges, K.-H. Fuchs, A. Benecke-Timp und A. Thiede)	Patient Selection in Laparoscopic Gastric Banding	1007
Laparoskopisches Gastric Banding zur Behandlung morbiditärer Adipositas (R. Weiner, H. Bockhorn und D. Wagner)	Laparoscopic Gastric Banding for Morbid Obesity	1010
Laparoskopische Gastric-Banding-Operation: Technik, Ergebnisse und Komplikationen in 370 Fällen (A. Pier, G. Abtahi, S. Wolff und H. Lippert)	Laparoscopic Gastric Banding: Technique, Results, and Complications in 370 Cases	1013
Reduzierung der Begleiterkrankungen einer pathologischen Adipositas nach Gastric Banding (S. Wolff, A. Pier, G. Abtahi und H. Lippert)	Reduction of Metabolic Syndrome Diseases After Gastric Banding	1017

Hernien I

Lebensqualität nach Leistenhernienoperation – Ergebnisse einer prospektiven Studie (Shouldice, Lichtenstein, TAPP) (D. Stengel und V. Lange)	Quality of Life After Inguinal Hernia Surgery: Results of a Prospective Survey (Shouldice, Lichtenstein, TAPP)	1020

Leistenhernienchirurgie in Lokalanaesthesie – Technik und Ergebnisse eines „minimal invasiven" Verfahrens (H. M. Rau, G. Arlt, C. Peiper und V. Schumpelick)	Use of Local Anesthesia in Hernia Surgery: Technique and Results of a Minimally Invasive Procedure	1024
Die Rekonstruktion von Narbenhernien unter definierter, tensiometrisch gemessener Spannung – Eine Möglichkeit zur anatomisch korrekten Wiederherstellung der Bauchwand (P. Klein, O. Schmidt, B. Reingruber und W. Hohenberger)	Repair of Incisional Hernias Under Defined Tension: The Potential of an Anatomic Reconstruction of the Abdominal Wall	1027

Hernien II

Laparoskopischer Bruchlückenverschluß von Rezidiv-Hernien (V. Götzen und I. Baca)	Laparoscopic Treatment of Recurrent Hernia	1031

Endokrine Chirurgie I

Die intraoperative isotopengeführte Sondenlokalisation nach Somatostatin-Rezeptorszintigraphie für okkulte neuroendokrine Tumoren (N. Runkel, M. Bäder, B. Wiedenmann und H. J. Buhr)	Intraoperative Detection of Occult Neuroendocrine Tumors Following Somatostatin Receptor Scintigraphy	1034
Die subtotale retroperitoneoskopische Nebennierenresektion – eine Alternative zur Adrenalektomie? (M. K. Walz, K. Peitgen, B. Saller, K. Mann und F. W. Eigler)	Subtotal Retroperitoneoscopic Adrenal Gland Resection: An Alternative to Adrenalectomy?	1038
Einfluß der primären chirurgischen Therapie auf den Verlauf des C-Zell-Karzinoms der Schilddrüse (M. Colombo-Benkmann, J. Raff, F. Frank, E. Klar und Ch. Herfarth)	The Effect of Primary Surgical Treatment for Medullary Thyroid Carcinoma on Outcome	1041

Endokrine Chirurgie II

Benigne Schilddrüsenerkrankungen im Kindes- und Jugendalter – Frühzeitige Indikation zur operativen Therapie? (B. Mann, E. Riede, N. Runkel und H. J. Buhr)	Benign Thyroid Diseases in Childhood and Adolescence – Early Indication for Operative Therapy?	1044
Operatives Vorgehen bei Hyperthyreosen von Kindern und Jugendlichen (J. Witte, P. E. Goretzki und H. D. Röher)	Surgical Strategy of Hyperthyroidism in Children and Adolescents	1048

Selektive (=morphologiegerechte und funktionskritische) Chirurgie der Knotenstruma: Abhängigkeit des Risikos der Recurrensparese von Darstellung und Manipulation des Nerven
(R. A. Wahl und I. Rimpl)

Selective Surgery for Nodular Goiter: Dependence of Risk of Recurrent Laryngeal Nerve Palsy on Identification and Manipulation of the Nerve 1051

Kontinuierliches Monitoring des Nervus laryngeus recurrens
(W. Lamadé, R. Brandner, M. Brauer, E. Hund, E. Klar und Chr. Herfarth)

Continuous Monitoring of the Recurrent Laryngeal Nerve 1055

Intraoperatives Neuromonitoring des Nervus laryngeus recurrens – routinemäßiger Einsatz in der Schilddrüsenchirurgie
(A. Kienast, C. Richter und H.-J. Neumann)

Intraoperative Neuromonitoring of the Recurrent Laryngeal Nerve – a Routine Procedure During Thyroid Surgery 1058

Ergebnisse der zweizeitigen Thyreoidektomie beim differenzierten Schilddrüsenkarzinom
(H. M. Rau, J. Faß und V. Schumpelick)

Results of the Two-Step Total Thyroidectomy in the Treatment of Differentiated Thyroid Carcinoma 1061

Endokrine Chirurgie III

Chirurgie der Knotenstruma: Postoperative Hypocalcaemie in Abhängigkeit von Resektionsausmaß und Handhabung der Nebenschilddrüsen
(I. Rimpl und R. A. Wahl)

Surgery for Nodular Goiter: Dependence of Postoperative Hypocalcemia on Extent of Resection and Manipulation of the Parathyroids 1063

Chirurgische Intensivmedizin I: Sepsis, MOV

Induktion der frühen Endotoxin-Toleranz mit atoxischem Endotoxin – ein neuer Weg der Sepsis-Prophylaxe
(K. H. Staubach, H. Weber, H. Brade und H.-P. Bruch)

Induction of Endotoxin Tolerance by Atoxic Endotoxin – a New Prophylatic Concept to the Septic Syndrome 1067

Kausalorientierte Prophylaxe der nosokomialen Pneumonie: der HI-LO EVAC Tubus
(G. Stöhr, M. Kunze, C. Ohmann, H. D. Röher und H. Becker)

Causal Prophylaxis of the Nosocomial Pneumonia: the HI-LO EVAC Tube 1071

Frühextubation vs. Spätextubation nach Oesophagusresektion: eine randomisierte, prospektive Studie
(H. Bartels, H. J. Stein und J. R. Siewert)

Early Extubation versus Prolonged Ventilation after Esophagectomy: a Randomized, Prospective Study 1074

Immunstimulation durch G-CSF (Neupogen®) bei septischen Patienten mit Immunparalyse
(A. Agnes, K. Zippel, H. Zuckermann, W. D. Döcke, H. D. Volk und J. M. Müller)

Immune Stimulation with G-CSF (Neupogen®) for Sepsis Patients with Immune Paralysis 1077

Plasmaseparation kombiniert mit CVVHF in Sepsis- und SIRS-Patienten
(J. Schmidt, V. D. Mohr, R. Lampert, P. Metzger und H. Zirngibl)

Plasmapheresis Combined with Hemofiltration in Patients with Sepsis and SIRS 1080

Ist eine Beeinflussung von SIRS und MOV durch Ernährungstherapie möglich?
(L. Bastian, A. Weimann, G. Regel und H. Tscherne)

Can SIRS and MOF Be Influenced by Dietary Therapy?

1083

Chirurgische Intensivmedizin II: Polytrauma

Prädiktive Rolle von IL-6 für das Multiorgan-Dysfunktionssyndrom (MODS) bei schwerverletzten Patienten in der frühen Intensivpflegephase
(M. Keel, M. Birchler, G. A. Wanner, U. Steckholzer und W. Ertel)

The Predictive Value of IL-6 for the Multiple Organ Dysfunction Syndrome (MODS) in the Early Period After Severe Trauma

1086

Eingriffsadaptierte intraoperative Volumensubstitution – Beispiel chirurgisch-anästhesiologischer Kooperation
(H. Wenk, K. Hankeln, R. Senker und J. Träger)

Adapting Intraoperative Volume Substition to Intervention – An Example of Surgical-Anesthesiological Cooperation

1088

Einfluß der kinetischen Therapie auf den Behandlungsverlauf bei Patienten mit posttraumatischem Lungenversagen
(J. Erhard, C. Waydhas, S. Ruchholtz, S. Schmidbauer, D. Nast-Kolb, K. H. Duswald und L. Schweiberer)

The Effect of Kinetic Therapy on the Treatment of Patients with Post-traumatic Respiratory Failure

1091

Chirurgische Intensivmedizin III

Frühpostoperative Ernährung nach elektiver Kolonchirurgie
(S. Brönnimann, M. Studer and H. E. Wagner)

Immediate Postoperative Oral Feeding After Elective Colorectal Surgery

1094

Enterale Ernährung bei Problempatienten: Ersatz der operativen Katheterjejunostomie durch endoskopisches Konzept
(D. Stüker, K. E. Grund und H. D. Becker)

Enteral Nutrition in Problematic Cases: Replacement of Operative Catheter-Jejunostomy by the Endoscopic Concept

1096

Postoperative Komplikationen Therapieumkehr durch Lungenwassermessung
(H. Mothes, U. Schotte, M. Hommann und J. Scheele)

Postoperative Complications by Therapeutic Reversal Lung Fluid Measurement

1099

Die endoskopische Therapie der gastro-jejunalen Dissoziation in der Intensivmedizin
(E. Shang, G. Kähler und J. Scheele)

Endoscopic Treatment of Gastro-jejunal Dissociation in Critical Care Patients

1102

Perioperatives Risiko, Wundheilung

Thrombophlebitis profunda bei Patienten nach der konventionellen und laparoskopischen Gallenblasenentfernung
(Z. Krasinski, M. Gabriel, G. Oszkinis, L. Dzieciuchowicz und B. Begier-Krasinska)

Deep Venous Thrombosis After Conventional and Laparoscopic Cholecystectomy

1105

Perioperative Therapie bei HIV-Infektionen
(F. P. Müller, W. P. Schecter, H. Jablonowski, W. U. Schmidt und P. R. Verreet)

Perioperative Therapy
for HIV Infections
.... 1107

Strahlenbelastung des Chirurgen durch
intraoperatives Röntgen:
Risiken und Dosismanagement im OP
(M. Fuchs, A. Schmid, T. Eiteljörge,
H. Modler und K. M. Stürmer)

Radiation Exposure of Surgeons
from Intraoperative X-rays:
Risk and Dose Management in OP
.... 1111

Appendizitis

Ist die Ultraschalluntersuchung bei der
akuten Appendizitis verzichtbar?
(C. Franke, C. Ohmann, H. Böhner,
H.-D. Röher und die Studiengruppe
akute Bauchschmerzen)

Is Ultrasound Dispensable
in Acute Appendicitis
.... 1114

Einfluß der Sonographie auf Appendektomie
und Laparoskopiefrequenz
(M. Wüstner, F. Horst, T. Neufang
und H. Becker)

Influence of Sonography on
Appendectomy and Frequency
of Laparoscopy
.... 1117

Die diagnostische Wertigkeit der rektalen
Untersuchung von Patienten mit akuter
Appendizitis
(K. Kremer, M. Kraemer, K.-H. Fuchs
und C. Ohmann)

The Diagnostic Value of a Rectal
Examination in Patients with Acute
Appendicitis
.... 1120

Leber, Galle, Pankreas, gutartig

Der unklare Pankreaskopftumor –
Ein therapeutisches Dilemma?
(Th. Böttger)

Uncertain Carcinoma of the Head
of the Pancreas – A Therapeutic
Dilemma?
.... 1123

Diagnostik und Therapie von Pankreaspseudozysten bei chronischer Pankreatitis
(W. Schlosser, A. Klein, M. Siech
und H. G. Beger)

Diagnosis and Therapy of Pancreatic
Pseudocysts in Chronic Pancreatitis
.... 1127

Biliäre Pankreatitis – Epidemiologie, Fortschritt durch ein neues Therapiekonzept?
(M. Ulrich, K. Kraft, B. Leibl
und R. Bittner)

Biliary Pancreatitis – Epidemiology,
Progress with a New Therapeutic
Procedure?
.... 1130

Chirurgischer Ultraschall – Indikation
zum „therapeutischen Splitting" beim
komplizierten Gallenstein
(P. Sungler, F. Mayer, H. W. Waclawiczek
und O. Boeckl)

Surgical Ultrasound – Indication for
Therapeutic Splitting of Complicated
Gallstones
.... 1133

Chirurgische Endoskopie

Transorale videoendoskopische Oesophago-
Diverticulotomie des Zenker'schen
Divertikels mit dem Endo-GIA-Gerät
(H. van Tits, F. Hasse, G. Bertram
und D. Löhlein)

Transoral Endoscopic Staple-assisted
Esophagodiverticulotomy of Zenker's
Diverticulum
.... 1136

Differentialtherapie der Achalasie
(J. H. Schneider, K. Manncke, K. E. Grund
und H. D. Becker)

Differential Therapy of Achalasia

1139

Kombinierte pH-Metrie und Multiple
Impedanzvariometrie – Validierung eines
neuen Verfahrens zur Erkennung von
nichtsaurem Reflux in der Speiseröhre
(B. Dreuw, J. Faß, P. Büchin, J. Silny,
G. Rau und V. Schumpelick)

Combined pH Monitoring and the
Multiple Impedance Technique –
Validation of a New Procedure
for Detection of Non-acid Reflux
into the Esophagus

1143

Diagnostik der Nahtinsuffizienz im
Gastrointestinaltrakt „Suffizienz"
von Radiologie und Endoskopie
(K. E. Grund und D. Stüker)

Diagnosis of Anastomotic
Insufficiencies in the Gastrointestinal
Tract: Adequacy of Radiology
and Endoscopy

1146

Fas/FasLigand mRNA sind in *Helicobacter-pylori*-infizierter Mukosa exprimiert
(F. Meyer und S. P. James)

The Expression of Fas/FasLigand
mRNA in *Helicobacter pylori*-Infected
Mucosa

1150

Kinderchirurgie I

Differenzierung von Sphinkterinsuffizienz
und Obstipation nach operierter Analatresie:
Wertigkeit eines neuen Kontinenzscores
(L. Wessel, K. Rippel, S. Hosie
und K.-L. Waag)

Distinguishing Sphincter Insufficiency
and Constipation Following Operated
Anal Atresia: Introducing a New
Continence Score

1153

Die verbesserte Kontinenzleistung
nach Pena-Operationen bei anorektalen
Mißbildungen
(G. Benz und P. Kienle)

Improved Continence Following
the Pena Procedure for Anorectal
Malformations

1157

Die elastische Markraumschienung –
ein Konzept zur Behandlung der instabilen
Unterarmschaftfraktur im Kindesalter
(D. Richter, A. Ekkernkamp, G. Muhr
und M. P. Hahn)

Elastic Intramedullary Nailing –
a Concept for the Management
of Unstable Fractures of the Forearm
in Children

1160

Elektronenmikroskopischer Nachweis der
Effektivität intraoperativer Laseranwendung
bei Rezidivoperationen juveniler Knochenzysten
(C. M. Meier, J. Tsokas und G. H. Willital)

Electron Microscopic Proof of the
Effectivity of Intraoperative Laser
Application in Surgery for Juvenile
Bone Cyst Recurrence

1163

Langzeitergebnisse nach restaurativer
Proktokolektomie und ileoanaler
Pouchanlage (IAP) bei Kindern mit FAP
(M. Kadmon, A. Tandara
und Chr. Herfarth)

1165

Kinderchirurgie II

Bedeutung der pränatalen Diagnostik
in der interdisziplinären Behandlung
sakrococcygealer Teratome
(K. Schaarschmidt, F. Louwen, B. Specht,
A. Saxena, Kolberg-Schwerdt, Ch. Becker
und G. H. Willital)

Significance of Prenatal Diagnosis
in the Interdisciplinary Treatment
of Sacrococcygeal Teratoma

1168

Eine Methode zur Reduktion des Sepsisrisikos bei Neu- und Frühgeborenen mit Stomata (K. Schäfer, H. Roth, M. Aulmann und O. Linderkamp)	A method to Minimize the Risk of Sepsis in Neonates and Prematures with Stomas 1172
Neue Ansätze für Gewebemanagement auf dem Gebiet minimal invasiver Kinderchirurgie (R. Th. Carbon, M. Thias, M. Schreiber, S.-I. Simon, H. Mughrabi und H. P. Huemmer)	New Methods of Tissue Management in Minimally Invasive Pediatric Surgery 1175

Unfallchirurgie I

Die minimalinvasive, percutane Ventrikulostomie in der Therapie des schweren Schädel-Hirn-Traumas (S. Ruchholtz, C. Waydhas, D. Nast-Kolb, A. Müller und L. Schweiberer)	Percutaneous Ventriculostomy in Therapy for Severe Traumatic Brain Injury 1179
Der retrograde Tibianagel bei proximalen Tibiafrakturen – eine biomechanische Untersuchung (A. Pommer, M. P. Hahn, A. Dávid und G. Muhr)	The Cephalograde Tibial Nail for Proximal Tibial Fractures – A Biomechanical Investigation 1182
Chirurgisch induzierte Angiogenese als Grundlage der Behandlung hypovaskularisierter Wunden – der nutritive Lappen (K.-J. Walgenbach, M. Voigt, R. Horch und G. B. Stark)	Surgically Induced Angiogenesis as a Basis for Treating Hypovascularized Wounds – The Nutritive Flap 1186
Das abdominale Kompartmentsyndrom (AKS) nach schwerem Bauch- und/oder Beckentrauma (W. Ertel, A. Oberholzer, A. Platz, R. Stocker und O. Trentz)	The Abdominal Compartment Syndrome after Severe Abdominal and/or Pelvic Trauma 1189

Unfallchirurgie II

Der Classic Nagel nach Richards (Intramedullary Hip Screw, IMHS) als unaufgebohrter Marknagel bei der osteosynthetischen Versorgung pertrochanterer Frakturen (C. Weiß, K. Brockmann, A. Quentmeier und Th. Fritz)	Use of the Richards Classic Nail in the Treatment of Pertrochanteric Fractures: a Clinical, Prospective Study 1191
Der freie „Notfall" – rectus-abdominis-Transfer zur Defektdeckung bei komplexen Handverletzungen (R. E. Horch, K. J. Walgenbach, M. Voigt und G. B. Stark)	The Free-Flap "Emergency" Rectus Abdominis Transfer to Cover Defects in Complex Hand Injuries 1194
Instillationsvakuumversiegelung – Ein erster Erfahrungsbericht (D. Moch, W. Fleischmann und A. Westhauser)	Instillation Vacuum Sealing – A Report of First Experiences 1197

Neue Wege einer effektiveren Thromboembolieprophylaxe in der operativen Medizin am Beispiel der Unfallchirurgie (C. Chylarecki, G. Hierholzer und B. Kretschmann)	New Ways to Effective Thromboembolism Prophylaxis in Operative Medicine via the Example of Trauma Surgery	1200

Unfallchirurgie III

Regeneration von hyalinem Knorpel im Kniegelenk durch Behandlung mit autologen Chondrozytentransplantaten – Erste klinische Ergebnisse (J. Löhnert)	Regeneration of Hyaline Cartilage in the Knee Joint by Treatment with Autologous Chondrocyte Transplantation – First Clinical Results	1205
Ursachen zerebraler Perfusionsstörungen bei Patienten mit schwerem Schädel-Hirn-Trauma (J. Deneke, G. Fröschle, P. Schmitt, J. V. Wening und K.-H. Jungbluth)	Causes of Impaired Cerebral Perfusion in Patients with Severe Head Injury	1208
Die dislozierte proximale Humerusfraktur – Ergebnisse nach Stabilisierung mit Doppelplatte (G. A. Wanner, J. Romero, O. Hersche, A. v. Smekal und W. Ertel)	The Displaced Proximal Humerus Fracture – Results After Internal Fixation With Two One-Third Tubular Plates	1211

Unfallchirurgie IV

Verbesserung der postoperativen Thromboseprophylaxe in der Unfallchirurgie durch Dosisanpassung niedermolekularen Heparins anhand TAT- und D-Dimer-Verlauf (M. Hansen, A. Mayer, D. Peetz, G. Hafner, W. Prellwitz und P. M. Rommens)	Improvement of Postoperative Thrombosis Prophylaxis in Trauma Surgery by Dosage Adjustment of Low-Molecular-Weight Heparin on the Basis of TAT and D-Dimer-Traces	1213
Die perkutane minimal invasive autologe Spongiosatransplantation (M. Maghsudi, C. Neumann, R. Hente und M. Nerlich)	Minimal Invasive Technique in Percutaneous Autologous Bone Grafting	1218
Indirekte traumatische Zwerchfellrupturen nach stumpfem Bauch- oder Thoraxtrauma (J. C. Limmer, W. T. Knoefel, P. Pogoda, C. Schneider, J. R. Izbicki und C. E. Broelsch)	Diagnosis of Diaphragmatic Rupture after Blunt Thoracic or Abdominal Trauma	1221
Die Bedeutung der Klingengeometrie für die Verankerungsstabilität bei kurzem Verriegelungsnagelsystem des proximalen Femurendes (Gleitnagel) (W. Friedl, Ch. Anthoni, Th. Fritz, H. Schmotzer und M. Wipf)	The Significance of Blade Geometry for Fixation Stability in Short Locking Nail Systems of the Proximal Femur (Gliding Nail)	1224

Gefäßchirurgie I

Endovaskuläre Rekonstruktion des
infrarenalen Bauchaortenaneurysmas (BAA)
– Erfahrungen mit 3 Systemen
endovaskulärer Stentprothesen
(B. Zipfel, G. Biamino, A. Vogt, T. Diebold
und R. Hetzer)

Endovascular Reconstruction of
Infrarenal Abdominal Aortic Aneurysms
Using Three Different Endovascular
Stent Prostheses

1227

Endovaskuläre infrarenale Aortenaneurysmachirurgie selektionierter Patienten: 3-Jahres-
ergebnis und Komplikationsmanagement
(H. Schumacher, M. Richter, H. H. Eckstein
und J. R. Allenberg)

Endovascular Surgery for Infrarenal
Aortic Aneurysms in Selected Cases:
Outcome and Complication
Management After 3 Years

1230

Der Stellenwert der stentgestützten
Aneurysmabehandlung
(K. H. Orend, R. Pamler, J. Goerich,
X. Kapfer und L. Sunder-Plassmann)

Outcome of Endovascular Treatment
of Aneurysm

1234

Gefäßchirurgie II

Aszendierende Varikophlebitis –
Klassifikation und Therapie
(F. Verrel, B. Steckmeier, A. Parzhuber,
G. Rauh und F. Tato)

Classification and Treatment
of Ascending Varicophlebitis

1237

Varicosis und ascendierende Thrombophlebitis – Operationsplanung zur Notfallcrossektomie durch Duplexsonographie
(F. Graupe, O. Hansen, K. Zarras,
H. G. Mackrodt und W. Stock)

Varicosis and Ascending
Thrombophlebitis: Decision
for Crossectomy According
to Duplex Sonography

1240

Die frühe plastische Deckung erhöht
die Heilungsrate venöser Ulcera
(M. Schäffer, S. Coerper, I. Flesch
und H. D. Becker)

Early Mesh Graft Improves
the Outcome of Venous Ulcer Healing

1243

Gefäßchirurgie III

Besteht bei Patienten mit Veränderungen
an den Vertebralarterien ein erhöhtes Risiko
bei der Carotisdesobliteration?
(A. Hoffmann und W. Lang)

Does Vertebral Artery Involvement
Represent an Increased Risk
in Carotid Artery Obliteration?

1246

Der kurze distale Venenbypass zum
Extremitätenerhalt beim diabetischen Fuß
(A. Neufang, W. Schmiedt, E. Küstner
und H. Oelert)

Short Distal Venous Bypass
for Limb Salvage in Diabetic Patients

1249

Über die Kombination von Profundaplastik
und Pharmakotherapie bei PAVK
im Stadium III/IV
(J. D. Gruss)

Combination of Profundaplasty and
Pharmacotherapy in the Treatment
of Stage III/IV PAVK

1252

Ein neues Konzept für Ersatzmaterialien
in der Gefäßchirurgie
(O. E. Teebken, A. Bader, G. Steinhoff
und A. Haverich)

A New Concept for Substitutes
in Vascular Surgery

1256

Thoraxchirurgie

Funktionelle Resultate nach bilateraler thorakoskopischer Lungenvolumenreduktionschirurgie beim Emphysem
(U. Stammberger, J. Hamacher, K. E. Bloch, R. A. Schmid, E. W. Russi und W. Weder)

Functional Outcome Following Bilateral Thoracoscopic Lung Volume Reduction Surgery in Emphysema
1260

Nachweis unerwarteter extrathorakaler Metastasen beim präoperativen Staging des nicht kleinzelligen Bronchialkarzinoms (NSCLC) mittels Positronenemissionstomographie (PET)
(R. A. Schmid, S. Hillinger, H. Bruchhaus, H. C. Steinert, G. K. von Schulthess, F. Largiadèr und W. Weder)

Detection of Unknown Extrathoracic Metastases by Positron Emission Tomography (PET) in Non-Small Cell Lung Cancer (NSCLC)
1264

Die videoassistierte Thorakoskopie zur effektiven Palliation maligner Pleuraergüsse. Pleurodese – Pleuroperitonealer Shunt
(A. S. Böhle, R. Kurdow und P. Dohrmann)

Video-Assisted Thoracoscopy for Effective Palliation of Malignant Pleural Effusions: Pleuroperitoneal Shunt – Pleurodesis
1268

Plastische Chirurgie

Bleibt die Gewebeperfusion nach freier mikrovaskulärer Gewebetransplantation autonom?
(H. G. Machens, P. Mailänder, P. Brenner, J. Pasel, J. Liebau, M. Funke und A. Berger)

Does Tissue Perfusion Stay Autonomous Following Free Microvascular Tissue Transplantation?
1271

Mittelfristige Resultate nach STT-Arthrodese zur Behandlung der aseptischen Lunatumnekrose im Stadium IIIa/b
(M. Sauerbier, B. Bickert, S. Kluge, D. Erdmann und G. Germann)

Mid-term Results with STT Arthrodesis in the Treatment of Kienböck's Disease (Stage IIIa/b)
1274

Gentechnische Methoden in der experimentellen Xenogenen Nerventransplantation
(D. Hebebrand, D. Wagner, N. F. Jones und H. U. Steinau)

Genetic Engineering Techniques in Experimental Xenogenic Nerve Transplantation
1279

Chirurgische Therapie der Gynäkomastie und ihre Ergebnisse
(M. Colombo-Benkmann, B. Buse, J. Stern und Ch. Herfarth)

Surgical Treatment of Gynaecomastia and Its Results
1282

Überbrückung langstreckiger Knochen- und Gelenkdefekte durch allogene vaskularisierte Transplantate
(G. O. Hofmann, M. H. Kirschner, O. Gonschorek und V. Bühren)

Allogenic Vascularized Grafts in Reconstruction of Diaphysial and Joint Defects
1285

Ambulante Chirurgie in der Praxis

Prä- und postoperative Sonographie bei Fingerbeugesehnenrekonstruktionen in der Zone 2
(M. Holch, S. Rammelt, B. Pflugk und H. Zwipp)

Pre- and Postoperative Sonography in Reconstruction of Zone 2 Flexor Tendon Injuries of the Fingers
1288

Morbus Dupuytren – Formalpathogenese ohne Kontraktion und ein neues operationstaktisches Konzept (A. Meinel)	Dupuytren's Contracture: Pathogenesis Without Contraction and a New Surgical Management ... 1292

Varia, Gefäße

Simultanes oder schrittweises Vorgehen bei der Kombination von minimalinvasiven und konventionellen Operationsmethoden in der Gefäßchirurgie (E. U. Voss, G. Mürrle, Th. Dahm und G. Sannwald)	Simultaneous or Stepwise Procedure in the Combination of Minimally Invasive and Conventional Vascular Surgical Techniques ... 1295
Ist die Art der Gefäßwandveränderungen in Risikofaktor bei Implantation von Prothesen im aortofemoralen Abschnitt? Dilatative versus obliterierende Arteriopathie (U. Wolters, Th. Schmitz-Rixen, K. Diemer, D. Wasmut und K. Büchler)	Is the Type of Vessel Wall Alteration a Risk Factor in the Aortofemoral Segment? Dilating vs. Obliterating Arteriopathy ... 1299
Die allogenen Arterientransplantate als aorto-iliako-femoraler Gefäßersatz bei Protheseninfektionen (M. Gabriel, F. Pukacki, S. Zapalski und K. Pawlaczyk)	Allogenic Arterial Transplants as Aorto-iliac-femoral Substitute in Infections of Prostheses ... 1302
Eine Vergleichsstudie über die minimalinvasive Gewinnung von Vena-saphena-magna-Segmenten (M. Dangel, B. Löwe, S. Pfeiffer, V. Gulielmos und S. Schüler)	A Comparative Study of Minimally Invasive Harvesting of Saphenous Vein Segments ... 1305
Kontrolle der Offenheit von Koronarbypässen mittels kontrastverstärkter Magnetresonanzangiographie (P. Brenner, B. J. Wintersperger, V. Agirov, E. Kreuzer, M. Reiser und B. Reichart)	Detection of Coronary Artery Bypass Graft Patency by Contrast-Enhanced Magnetic Resonance Angiography ... 1308

Onkologie: Haut, Weichteile, Sarkome

Morbidität und Tumorkontrolle gliedmaßenerhaltender Resektion mit intraoperativer Radiotherapie im multimodalen Therapiekonzept von Weichgewebesarkomen (M. Schwarzbach, F. Willeke, M. Eble, M. Wannenmacher, T. Lehnert und C. Herfarth)	Morbidity and Control of Extremity Soft Tissue Sarcoma by Limb-Saving Surgery and Intraoperative Radiotherapy in a Multimodality Treatment Approach ... 1312
Nachresektion von Weichteilsarkomen im Rahmen des multimodalen Therapiekonzeptes (M. Peiper, H. J. Weh, R. Schwarz und C. Zornig)	Re-excision of Soft Tissue Sarcomas in the Framework of Multimodal Therapy ... 1316

Löst die sentinel-node-Biopsie (SNB) das Problem der elektiven Lymphknotendissektion beim malignen Melanom? (J. Göhl, T. Meyer und W. Hohenberger)
Sentinel Node Biopsy: Does It Solve the Problem of Elective Lymph Node Dissection in Malignant Melanoma?
1319

Primär maligne Tumore des Sacrums (R. J. Wirbel, M. Schulte und W. Mutschler)
Primary Malignant Tumors of the Sacrum
1324

Onkologie: Leber, Galle, Pankreas I

Magnetresonanztomographie in der Diagnostik von Gefäßinfiltrationen bei malignen Pankreastumoren (K. Wendl, A. Richter, J. Gaa, J. Sturm und M. Trede)
Magnetic Resonance Imaging in Detecting Vessel Invasion in Pancreatic Cancer
1328

Stellenwert der diagnostischen Laparoskopie bei primären malignen Lebertumoren (M. Wolff, A. Ulrich, A. Müller und A. Hirner)
Role of Diagnostic Laparoscopy in Primary Hepatic Malignancy
1331

Onkologie: Leber, Galle, Pankreas II

Technik, Risiko und Ergebnisse der zusätzlichen Pfortaderresektion bei der chirurgischen Therapie des proximalen Gallengangscarcinoms (T. Lorf, U. Hanack, B. Sattler, R. Canelo und B. Ringe)
Technique, Risk and Outcome of Additional Portal Vein Resection in Surgical Therapy of Proximal Bile Duct Carcinomas
1335

Erweiterte partielle Duodenopankreatektomie nach Kausch-Whipple durch Resektion tumorinfiltrierter Gefäßabschnitte (J. M. Langrehr, Th. Steinmüller, V. Henneken und H. Keck)
Extension of Kausch-Whipple Partial Duodenopancreatectomy by Resection of Tumor-Infiltrated Vessel Segments
1338

Das Radikalitätsprinzip bei Zystadenomen des Pankreas – Langzeiterfahrungen mit 34 Patienten (M. Siech, B. Schmidt-Rohlfing, T. Mattfeldt und H. G. Beger)
The Radicality Principle in Cystadenoma of the Pancreas: Long-Term Experience in 34 Patients
1341

Onkologie: Leber, Galle, Pankreas III

Lokoregionäre und systemische Therapie beim fortgeschrittenen Pankreaskarzinom (T. Gebauer, K. Ridwelski, J. Fahlke und H. Lippert)
Locoregional and Systemic Therapy in Advanced Pancreatic Carcinoma
1344

Hormontherapie des postoperativ rezidivierten Pankreaskarzinoms mit Octreotid und Tamoxifen (F. A. Wenger, H. U. Zieren, C. A. Jacobi und J. M. Müller)
Hormone Therapy of Recurrent Pancreatic Carcinoma with Octreotide and Tamoxifen
1348

Isolierte hypoxische Perfusion mit
Mitomycin C bringt keinen Benefit
für Patienten mit fortgeschrittenem
Pankreaskarzinom
(H. Petrowsky, S. Heinrich, E. Staib-Sebler,
C. Gog, G. Janshon und M. Lorenz)

Isolated Hypoxic Perfusion with
Mitomycin C Confers No Benefit
for Patients with Advanced Pancreatic
Carcinoma

1351

Onkologie: Ösophagus, Magen I

Präoperatives Staging stenosierender
Ösophaguskarzinome – Prospektiver
Vergleich der Mini-Sondensonographie
mit der konventionellen Endosonographie
(J. Menzel, H. Nottberg, N. Hoepffner,
N. Senninger und W. Domschke)

Preoperative Staging of Stenosing
Esophageal Malignancies: Prospective
Comparison of Miniprobe Sonography
and Conventional Endosonography

1354

Achalasie und Carcinom des Oesophagus:
Inzidenz, Prävalenz und Prognose
(B. L. D. M. Brücher, H. J. Stein,
H. Feussner, H. Bartels und J. R. Siewert)

Achalasia and Carcinoma of the
Esophagus: Incidence, Prevalence
and Prognosis

1357

Prognostische Bedeutung von Apoptose-
Induktoren/Inhibitoren in Magenkarzinom
mit/ohne adjuvanter intraoperativer Radiotherapie (IORT)
(R. Kopp, H. J. Krämling,
C. Cramer, J. Diebold, G. Baretton
und F. W. Schildberg)

Prognostic Implications of Apoptosis
Inducers/Inhibitors in Gastric Cancer
Patients Following Curative Resection
With or Without Adjuvant Intraoperative
Radiotherapy

1360

Ergebnisse der intraperitonealen Aktivkohle
– Mitomycintherapie des Magenkarzinoms
mit Serosainvasion
(J. Faß, M. Jansen, K. Zengel, Th. Reinecke,
G. Asshoff und V. Schumpelick)

Outome of Intraperitoneal Activated
Charcoal – Mitomycin C Therapy
for Castric Carcinoma with Serosal
Invasion

1363

Onkologie: Ösophagus, Magen II

Wertigkeit der Magnetresonanztomographie beim präoperativen Staging
des Magencarcinoms
(C. T. Germer, G. Eibl, A. Heiniche,
T. Zimmer, U. Mannsmann, K. J. Wolf
und H. J. Buhr)

Value of Magnetic Resonance
Tomography for Preoperative Staging
of Stomach Carcinomas

1367

Perioperatives Immunmonitoring beim
Magenkarzinom – Sinnvolle diagnostische
Ergänzung zur Erkennung komplikations-
gefährdeter Patienten?
(J. Ordemann, C. A. Jacobi, R. Stößlein,
H. U. Zieren und J. M. Müller)

Perioperative Immune Monitoring
for Stomach Carcinoma –
Useful Diagnostic Tool for Detecting
Complications in Patients?

1370

Diagnostische und therapeutische
Strategien beim Lokalrezidiv des Magen-
karzinoms
(I. K. Schumacher, J. Bernhardt,
J. Petermann und D. Lorenz)

Diagnostic and Therapeutic Strategies
for Recurrent Gastric Cancer

1373

Beeinflußt der Pouch den Nahrungstransit
nach Gastrektomie?
(B. Hoksch, K. Zippel, D. Sandrock,
B. Kettner, H.-U. Zieren und J. M. Müller)

Does a Jejunal Pouch Influence
Alimentary Transit after Gastrectomy?

1377

Onkologie: Kolon, Rektum I

Beta-Catenin Expression und ihre
Bedeutung für die Metastasierung
beim kurativ operierten Rektumkarzinom
(K. Günther, Th. Brabletz, O. Dworak,
M. A. Reymond, F. Köckerling,
W. Ballhausen und W. Hohenberger)

Beta-Catenin Expression
and Its Importance for Metastasis
in Curatively Operated Rectal Cancer

1380

Die fraktionierte, interstitielle postoperative HDR-/PDR-Brachytherapie
über intraoperativ plazierte Sonden –
erste Erfahrungen mit einer neuen Strah-
lentherapiemodalität in der Behandlung
rezidivierter oder nicht curativ resezierbarer
colorektaler Karzinome
(A. Schmid, M. Löhnert,
A. Papachrysanthou, G. Kovacsz, R. Galalae
und B. Kremer)

Perioperative Fractionated Interstitial
HDR/PDR Brachytherapy (BT)
by Intraoperatively Placed Plastic Tubes –
First experience with a New Irradiation
Modality in the Treatment of Recurrent
or noncuratively Resected Colorectal
Cancer

1383

Prognostische Faktoren nach multiviszeralen
Resektionen kolorektaler Karzinome
(A. Schaible, M. Methner, T. Lehnert
und Ch. Herfarth)

Prognostic Factors after Multivisceral
Resection for Colorectal Cancer

1386

Onkologie: Kolon, Rektum II

Die chirurgische Dickdarmobstruktion –
Wandel in der Behandlung in den letzten
10 Jahren
(G. Zlatarski, D. Loultchev, Pl. Stevanov
und R. Tuschev)

Developments in the Surgical
Treatment of Large Bowel Obstruction
in the Past 10 Years

1389

Frühpostoperative Komplikationen
nach unterschiedlichen Verfahren der
Darmrekonstruktion bei tiefer anteriorer
Rektumresektion – eine prospektive Studie
(A. Peters, P. Palma, E. Berg
und J. Girona)

Early Postoperative Complications
after Different Techniques
for Gut Reconstruction in Deep
Anterior Rectal Resection –
A Prospective Study

1393

Adjuvante Radiochemotherapie mit
5-FU und Folsäure beim Rektumkarzinom
des Stadiums Dukes B und C:
Zwischenanalyse
(E. Hagmüller, G. Hartung, J. Sturm,
P. Diezler, W. Queisser)

Adjuvant Radio-Chemotherapy
in Rectal Cancer Dukes B and C:
Interim Analysis

1397

Ergebnisse der interdisziplinären
Sakrumresektion beim sakralen Rezidiv
des Rektumkarzinoms
(B. Teleky, J. Zacherl, R. Kotz
und R. Jakesz)

Results of Interdisciplinary Sacral
Resection for Sacral Recurrence
of Primary Rectal Carcinoma

1400

Onkologie: Kolon, Rektum III

Vergleichende Diagnostik des lokal fortgeschrittenen Rektumkarzinoms nach präoperativer Therapie (C. Barth, B. Rau, M. Hünerbein und P. M. Schlag)	Comparative Diagnosis of the Local of Rectal Carcinoma After Preoperative Treatment	1404
Beeinflussung der operativen Strategie beim HNPCC durch molekulare und klinische Aspekte (H.-P. Wüllenweber, C. Sutter, M. Kadmon, J. Gebert, M. von Knebel-Doeberitz und Ch. Herfarth)	Influence of Operative Strategy for HNPCC: Molecular and Clinical Aspects	1408
Heidelberger Polyposisregister Erfahrungen mit der ileonalen Pouchanlage bei familiärer adenomatöser Polyposis coli (FAP): Problemzone ileoanale Anastomose (A. Tandara, M. Kadmon, J. Stern und Ch. Herfarth)	Heidelberg Polyposis Register Experiences with Ileoanal Pouch for Familial Adenomatous Polyposis (FAP): The Problem of Ileoanal Anastomosis	1411

Onkologie: Seltene Tumoren

Die interskapulothorakale Resektion nach Tikhoff-Linberg bei kompartmentüberschreitenden Tumoren des Schultergürtels (G. Voggenreiter, St. Assenmacher und K. P. Schmit-Neuerburg)	The Interscapulothoracic Resection (Tikhoff-Linberg Procedure) in Extracompartmental Tumors of the Shoulder Girdle	1414
Prognoseunterschiede primärer Dünndarmmalignome (G. Winde, B. Glodny, T. Berns und N. Senninger)	Prognostic Differences in Malignant Tumours of the Small Intestine	1417
Aktuelle therapeutische Strategie des primären Intestinalen Non-Hodgkin-Lymphoms (W. U. Schmidt, W. Heise, S. Daum, F. P. Müller, T. Steinke, D. R. Wassenberg, P. R. Verreet)	Therapeutic Strategy for Primary Intestinal non-Hodgkin's Lymphoma	1421
Prognostische Faktoren bei kombinierter Radiochemotherapie des Analkanalkarzinoms (I. Schneider, G. Grabenbauer, K. Matzel, R. Sauer und W. Hohenberger)	Prognostic Factors for Combined Radiochemotherapy for Anal Canal Carcinoma	1426

Metastasentherapie I

Prognosefaktoren und sich daraus ergebende Operationsindikationen bei pulmonaler Metastasierung des Nierenzellkarzinoms (H.-S. Hofmann, H. Neef und H.-R. Zerkowski)	Prognosis Factors and Resulting Operation Indicators for Pulmonary Metastases from Renal Cell Carcinoma	1429

Das maligne Melanom der Haut: Gibt es einen kurativen chirurgischen Therapieansatz bei lokoregionärer Metastasierung? (O. Schmidt, S. Merkel, Th. Meyer, J. Göhl und W. Hohenberger)
Malignant Melanoma: Is Curative Surgery Possible for Locoregional Metastases? 1432

Peritonektomie und intraperitoneale Chemotherapie – Neue Wege zur multimodalen Therapie der Peritonealkarzinose (J. Jähne und P. Piso)
Peritonectomy and Intraperitoneal Chemotherapy – New Multimodal Therapies for Peritoneal Carcinomatosis 1435

Metastasentherapie II

Die Optimierung der Laserinduzierten Thermotherapie zur Behandlung von Lebermetastasen colorectaler Carcinome, eine interdisziplinäre Aufgabe – Eine klinische Studie (D. Albrecht, C. T. Germer, A. Roggan, C. Isbert, J. P. Ritz und H. J. Buhr)
Optimization of Laser-Induced Thermotherapy for Treatment of Colorectal Liver Metastasis Tumors: A Clinical Study 1438

Multizentrische Phase II – Studie der Arbeitsgruppe Lebermetastasen zur wöchentlichen intraarteriellen 24 h Hochdosistherapie mit 5-FU und Folinsäure (FA) bei Lebermetastasen kolorektaler Tumoren (E. Staib-Sebler, H.-H. Müller, P. Mattes, T. Junginger, H. D. Saeger und M. Lorenz für die Arbeitsgruppe Lebermetastasen (Studienleiter M. Lorenz))
Multicenter Trial of Continuous 24 h Hepatic Arterial Infusion of High-Dose 5-FU and Folinic Acid for Colorectal Liver Metastasis Tumors 1441

Metastasentherapie III

Dosimetrie thermischer Laseranwendungen zur Behandlung von Lebertumoren – Korrelation optischer Gewebeparameter mit der in-vivo-Temperaturverteilung bei VX-2-Tumoren und gesundem Lebergewebe (J.-P. Ritz, C. Isbert, A. Roggan, C. T. Germer, D. Albrecht und H. J. Buhr)
Dosimetry of Laser-Induced Thermotherapy for Treatment of Liver Tumors – Correlation of Optical Tissue Parameters with In Vivo Temperature Distribution for VX-2 Tumors and Healthy Liver Tissue 1445

Unterschiede in den Eigenschaften interstitieller Verfahren und deren Einfluß auf die klinische Anwendung (C. Brunken, X. Rogiers, S. Topp, J. R. Izbicki und C. E. Broelsch)
Differences in the Properties of Interstitial Techniques and Their Influence on Clinical Application 1448

Lokoregionäre Rezidive von Extremitätenmelanomen nach hyperthermer Extremitätenperfusion: Sind Re-Perfusionen sinnvoll? (T. Meyer, J. Göhl und W. Hohenberger)
Locoregional Recurrence of Limb Melanomas After Hyperthermal Limb Perfusion: Do Reperfusions Make Sense? 1452

Der Metastasendurchmesser ist entscheidend für das lokale Behandlungsergebnis nach Kryotherapie colorectaler Lebermetastasen (J. K. Seifert, Th. Junginger und D. L. Morris)
Metastasis Diameter is Decisive for the Results of Cryotherapy for Colorectal Metastases 1455

Intraarterielle (5-FU/FA bzw. FUDR) versus systemische Chemotherapie (5-FU/FA) nicht-resektabler kolorektaler Lebermetastasen
(H.-J. Gassel, H. H. Müller, P. Mattes, R. Stieger, H. Schramm und M. Lorenz)

Hepatic Arterial Infusion (5-FU/FA and FUDR rsp.) Versus Systemic Chemotherapy for the Treatment of unresectable Liver Metastases from Colorectal Carcinoma 1458

Onkologie: Molekularbiologie

Untersuchung der Proteinexpression von hMSH2 und hMLH1 bei HNPCC: Evaluation einer Prescreening-Methode
(S. Vossen, G. Möslein, M. Katzer, H. E. Gabbert, W. Müller, C. Wirtz, P. E. Goretzki und H. D. Röher)

Investigating the Protein Expression of hMSH2 and hMLH1 for HNPCC: Evaluation of a Prescreening Method 1461

Mutationslokalisation als Wegweiser zur operativen Taktik bei FAP?
(M. Kadmon, A. Tandara, C. Dupon, J. Gebert, M. von Knebel-Doeberitz und Ch. Herfarth)

Mutation Localization as Guide to Operative Tactic for FAP? 1464

Rektumkarzinome bei HNPCC (Hereditary nonpolyposis colorectal cancer)
(G. Möslein, H. Nelson, S. Thibodeau und R. R. Dozois) 1467

Zytokinregulierte Expression von Fas-Ligand durch Kolonkarzinomzellen
(S. Wimmenauer, P. K. Baier, A. Steiert, K. D. Rückauer und E. H. Farthmann)

Cytokine Regulated Expression of Fas Ligand by Colorectal Carcinoma Cells 1470

Ribozym-targeting als gentherapeutisches Verfahren zur Behandlung maligner Tumore
(H. Juhl, F. Czubayko und D. Henne-Bruns)

Ribozyme-targeting for Genetherapy of Malignant Tumors 1474

Onkologie: Bildgebung

Volumetrie umschriebener Leberveränderungen mit der 3-D-Sonographie im Vergleich zur 3-D-Computertomographie
(H. Lang, G. K. Wolf, M. Prokop, A. Weimann, R. Pichlmayr und W. G. Zoller)

Volume Measurement of Focal Hepatic Lesions: Comparison of Three-Dimensional Ultrasound with Three-Dimensional Computed Tomography 1478

Perspektiven der virtuellen Kontrolle viszeralchirurgischer Eingriffe im offenen MRT
(F. P. Müller, E. Delmes, V. Fiedler, M. Schröder, W. U. Schmidt und P. R. Verreet)

Perspectives on Virtual Control of Visceral Surgery in Open MRI 1481

Kann die Dignität von Pankreastumoren durch die Positronen-Emissions-Tomographie (PET) sicher genug beurteilt werden?
(A. Sendler, N. Avril, J. D. Roder, M. Schwaiger und J. R. Siewert)

Can the Malignancy of Pancreatic Tumors be Judged Well Enough by Positron Emission Tomography (PET)? 1485

Einfluß der MR-Mammographie auf das chirurgische Vorgehen bei der operativen Behandlung des Mammakarzinoms
(W. Gatzemeier, T. Liersch, A. Stylianou, A. Buttler, U. Fischer und H. Becker)

Influence of MR Mammography on the Surgical Procedure for the Operative Treatment of Breast Cancer
1488

Interdisziplinäre Onkologie

Kann die nichtinvasive Gadolinium 3D-MR-Subtraktionsangiographie der Viszeralarterien die konventionelle intraarterielle Katheterangiographie ersetzen?
(C. F. Krieglstein, T. Allkemper, C. Anthoni, E. Rummeny, P. Reimer und N. Senninger)

Can Noninvasive 3D gadolinium MR Subtraction Angiography of the Visceral Arteries Replace Conventional Intra-Arterial Catheter Angiography?
1491

Strategie und Ergebnisse der interdisziplinären Therapie von Ovarialkarzinomen
(Ch. Ruf, E. Kohlberger, T. Bauknecht und E. H. Farthmann)

Strategy and Results in the Interdisziplinary Therapy of Ovarian Cancer
1494

Urologische Rekonstruktionen im Rahmen einer interdisziplinären pelvinen Exenteration zur Behandlung organüberschreitender Tumoren des kleinen Beckens
(M. Aleksic, U. v. Heyden, B. Ulrich und B. J. Schmitz-Dräger)

Urological Reconstruction in the Context of an Interdisciplinary Pelvic Exenteration for the Treatment of Multiorganic Tumors of the Lesser Pelvis
1497

Organübergreifende Karzinome des Hypopharynx mit Oesophagusbefall – multidisziplinäres Behandlungskonzept
(M. K. Schilling, P. Zbären, R. Greiner und M. W. Büchler)

Multiorganic Hypopharyngeal Cancer Including the Esophagus – Multidisciplinary Treatment Plan
1499

Interdisziplinäre multimodale Therapie fortgeschrittener hypopharynx- und proximaler Oesophaguskarzinome
(J. Faß, B. Dreuw, B. Korves, S. von Saldern, B. Andreopoulos und V. Schumpelick)

Interdisciplinary Multimodal Therapy for Advanced Cancer of the Hypopharynx and Cervical Esophagus
1502

Resektion und Ersatz der cervikalen Speiseröhre und des Hypopharynx – eine interdisziplinäre Aufgabe für Viszeral-, Mikro- und HNO-Chirurgen
(J. Kiene, A. Jung, N. Grünewald, F. Vossmann und I. Klempa)

Resection and Replacement of the Cervical Esophagus and the Hypopharynx – an Interdisciplinary Task of Visceral-, ENT- and Microsurgery
1505

Minimal invasive Chirurgie I: Herz, Thorax, Magen

Minimal-invasiv-chirurgische Behandlung der koronaren Mehrgefäßerkrankung
(V. Gulielmos, M. Knaut, R. Cichon, T. Jost und S. Schüler)

Minimally Invasive Surgical Treatment of Coronary Artery Multivessel Disease
1509

Minimal-invasive Thoraxchirurgie – Bilanz nach 5 Jahren
(B. Passlick, C. Born und O. Thetter)

Minimally Invasive Thoracic Surgery – Results after 5 Years
1513

Bedeutung der Herz-Lungen-Maschine
für das Konzept der minimal-invasiven
Herzchirurgie
(F. Redling, R. Prondzinsky, R. Witthaut,
P. Fraunberger, K. Werdan
und H.-R. Zerkowski)

Significance of Heart-Lung Machines
for Minimally Invasive Heart Surgery

1516

Laparoskopische Antirefluxchirurgie
bei gastroösophagealer Refluxkrankheit.
Diagnostik, Operationstechnik und
Ergebnisse bei 143 Patienten
(E. Kleimann und H. J. Halbfaß)

Laparoscopic Antireflux Surgery
for Gastroesophageal Reflux Disease.
Diagnosis, Operational Technique
and Results for 143 Patients

1520

Wiederentdeckte Verfahren –
Die laparoskopische Gastrostomie nach
Janeway im Vergleich zur Witzel-Fistel
(J.-P. Ritz, C. T. Germer, D. Albrecht
und H. J. Buhr)

Rediscovered Techniques –
Laparoscopic Gastrostomy According
to Janeway Compared to the Witzel
Fistula

1523

Ergebnisse nach laparoskopischer
Fundoplikatio zur Behandlung
der gastroösophagealen Refluxkrankheit
(R. Raakow, J. Langrehr, H. Keck
und P. Neuhaus)

Results of Laparoscopic Fundoplication
for Therapy of Gastroesophageal Reflux
Disease

1526

Minimal-invasive Chirurgie II: Kolon, Rektum, Varia

Laparoskopisch-colorektale Resektion –
ein Routineverfahren?
(L. Köhler und H. Troidl)

Laparoscopic Colorectal Resection –
A Routine Procedure?

1529

Laparoskopische kolorektale Resektionen:
Indikation, Operationstaktik und Ergebnisse
bei 410 prospektiv untersuchten Fällen
(E. P. M. Lorenz, J. Konradt, G. Ehren
und F. Ernst)

Indications, Surgical Strategies
and Results in a Prospective Study
of 410 Cases of Laparoscopic
Colorectal Resection

1532

Erste Anwendungen eines neuen
Trokarsystems zur nichtlaparoskopischen
intraluminalen Chirurgie
(S. Benz, J. Gabriel, F. Pfeffer
und U. T. Hopt)

First Clinical Application of a
New Trocar System for Non-
laparoscopic Intraluminal Surgery

1535

Die endoskopisch assistierte
Lipomentfernung
(A. Berger und U. Tanzella)

Endoscopically Assisted Removal
of Lipomas

1538

Minimal-invasive Chirurgie III: Galle

Chirurgisch-interventionell endoskopisches
Behandlungskonzept von Gallenwegsläsionen nach laparoskopischer Cholecystektomie
(R. Raakow, S. Schmidt, M. Knoop
und P. Neuhaus)

Interdisciplinary Management
of Bile Duct Injuries Following
Laparoscopic Cholecystectomy

1541

Therapie und Verlauf von Verletzungen
nach laparoskopischen Operationen
(P. Lübke, H. Witzigmann, M. Otto,
B. Klötzer, J. Mössner und J. Hauss)

Treatment and Outcome of Injuries
After Laparoscopic Surgery

1544

Die laparoskopische Sonographie
als Standard der intraoperativen
Gallenwegsevaluierung im Rahmen
der laparoskopischen Cholecystektomie
(H.-F. Weiser und M. Birth)

Laparoscopic Sonography as a Standard
Means of Intraoperative Bile Duct
Assessment During Laparoscopic
Cholecystectomy
1547

Neue Aspekte der laparoskopischen
Cholangiographie
(St. Klima und B. Schyra)

New Aspects of Laparoscopic
Cholangiography
1550

Die intraoperative Routine-Cholangio-
graphie bei der laparoskopischen
Cholecystektomie
(K. Ludwig und D. Lorenz)

Intraoperative Routine Cholangiography
in Laparoscopic Cholecystectomy
1554

Transplantation: Leber, Herz

Chronische Leber-immunologische
Faktoren bei Ischemic type lesions
(ITBL) → reduzierte Th1- und verstärkte
Th2-Antwort
(M. Golling, S. Zipperle, R. Weimer,
G. Otto, Ch. Herfarth, G. Opelz und E. Klar)

Chronic Immunological Factors
in Ischemic Type Biliary Lesions
(ITBL): Decreased Th1
and Increased Th2 Response
1557

Ätiologische Faktoren und Inzidenz der
ITBL nach Lebertransplantation
(J. M. Langrehr, A. Schneller, R. Neuhaus,
T. Vogl, R. Hintze und P. Neuhaus)

Etiological Factors and Incidence
of ITBL After Liver Transplant
1560

Plasmaseparation und Bilirubinadsorption
zur Therapie der excessiven
Hyperbilirubinämie nach Lebertransplantation
(R. Ott, G. Born, V. Müller
und F. Köckerling)

Plasma Separation and Bilirubin
Adsorption for Treatment of Excessive
Jaundice After Liver Transplantation
1563

Durchflußzytometrie-gesteuerte
Induktionstherapie mit ATG und
nichtinvasives Abstoßungsmonitoring –
ein modernes Managementkonzept
nach Herztransplantation
(F. M. Wagner, S. M. Tugtekin,
K. Matschke, U. Platzbecker, V. Gulielmos
und S. Schüler)

Flow Cytometric ATG Induction
Therapy and Noninvasive Monitoring
of Graft Rejection: A New Treatment
Concept After Heart Surgery
1566

Transplantation: Niere, Pankreas

33 Jahre Nierentransplantation in Zürich
(F. Largiadèr, M. Weber, D. Inderbitzin,
R. Schlumpf und D. Candinas)

The Zurich Experience with 33 Years
of Renal Transplantation
1568

Nieren-Retransplantation im Zeichen
des Organmangels
(D. Candinas, M. Weber, D. Inderbitzin,
R. Schlumpf und F. Largiadèr)

Kidney Retransplantation
and Organ Shortage
1571

Video

Hernien

Präperitoneale Netzplastik
bei beidseitigen Hernien
(F. Hoch und G. Müller) — Open Technique for Preperitoneal Repair of Bilateral Hernias ... 1575

100 total extraperitoneale Hernioplastiken der Leiste. Technik und Ergebnisse eines Kreiskrankenhauses in der Einführungsphase
(D. Schröder, D. Futtig, J. Klag und Ch. Krause) — One Hundred Cases of Total Extraperitoneal Hernia Repair. Technique and Results of a Basic Surgical Department (Kreiskrankenhaus) at the Beginning ... 1576

Die Rekonstruktion der Bauchdecke bei Narbenhernien
(F. Hoch und G. Müller) — Prosthetic Materials for Repair of Major Incisional Hernias ... 1576

Die laparoskopische Reparation ventraler Bauchwandhernien
(E. Bärlehner) — Repair of Ventral Abdominal Hernias by the Laparoscopic Procedure ... 1577

Die extraperitoneale Hernioplastik mit dem Videoskop
(F. Schütze und J. Limmer) — The Extrapertioneal Hernio Repair with the Videoscope ... 1578

Ösophagus, Magen

Laparoskopische Magenresektion
(L. Grzybowski, I. Baca und V. Götzen) — Laparoscopic Gastric Resection Techniques ... 1579

Die thorakoskopische Exstirpation benigner Oesophagustumore mit assistierter Oesophagoskopie
(M. Pross, Th. Manger, S. Wolff und H. Lippert) — Thoracoscopic Enucleation of Benign Esophageal Tumors Combined with Esophagoscopy ... 1580

Technik der laparoskopischen Versorgung eines perforierten Duodenalulcus (10 min 30 s)
(S. Brönnimann und H. E. Wagner) — Technique of Laparoscopic Repair of a Perforated Duodenal Ulcer (10 min, 30 s) ... 1580

Leber, Galle, Pankreas

Virtuelle 3D-Operationsplanung in der Leberchirurgie
(G. Glombitza, W. Lamadé, M. R. Göpfert, A. M. Demiris, H.-P. Meinzer, Th. Lehnert und G. Otto) — Virtual 3D Operation Planning for Liver Surgery ... 1582

Duodenumerhaltende Pankreaskopfresektion: Chirurgische Therapie der Wahl bei chronischer Pankreatitis mit entzündlichem Pankreaskopftumor
(W. Uhl, G. Curti, H. U. Baer und M. W. Büchler) — Duodenum-Preserving Pancreatic Head Resection: Operative Procedure of Choice in Patients with Chronic Pancreatitis and Inflammatory Enlargement of the Pancreatic Head ... 1583

Sonographisch gestützte Drainage
einer infizierten Pseudozyste nach
nekrotisierender Pankreatitis
(W. Albert, M. Freitag und K. Ludwig)

Ultrasound Guided Drainage of Infected
Pseudocysts after Necrotisizing
Pancreatitis

1584

Kolon, Rektum

Technik der totalen Entfernung
des Mesorektums zur radikalen Therapie
des Rektumkarzinoms
(R. Heald, Th. Junginger, A. Heintz
und M. Konerding)

Total Mesorectal Excision for Treatment
of Rectal Cancer

1585

ABS – Artificial Bowel Sphinkter. Eine neue
Methode zur Kontinenzwiederherstellung
(R. Ruppert, F. Glass und D. Staimmer)

ABS Artificial Bowel Sphincter.
A New Method of Treating Fecal
Incontinence

1585

Technik der Proktokolektomie (IPAA) mit
double-stapling-Technik und Erhaltung der
anal transitional zone
(R. Ruppert, F. Glass und D. Staimmer)

Restorative Proctocolectomy and
Stapled Ileal Pouch Anal Anastomosis
(IPAA) with Preservation
of the Anal Transitional Zone

1586

Endoskopische Therapie
großer kolorektaler Polypen
(J. M. Doniec, M. Löhnert, T. Birkner
und H. Grimm)

Endoscopic Therapy of Large
Colorectal Polyps

1587

Allgemein-, Endokrine Chirurgie

Standardisierte Untersuchungstechnik zum
laparoskopisch-sonographischen Staging
von Tumoren der Peritonealhöhle
(M. Birth, K. Delinikolas und H. F. Weiser)

Standardized Intraoperative Ultrasound
Examination Technique During
Diagnostic Laparoscopy
for Tumor Staging

1588

Ultra Cision Harmonic Scalpel:
Möglichkeiten und Vorteile für die
laparoskopische Chirurgie
(V. Lange)

Harmonic Scalpel: Possibilities
and Advantages in Laparoscopic Surgery

1589

Die retroperitoneoskopische Adrenalektomie-
Technik und Ergebnisse eines neuen
Operationsverfahrens
(M. K. Walz, K. Peitgen, R. Giebler
und F. W. Eigler)

Retroperitoneoscopic Adrenalectomy:
Technique and Results of a New
Surgical Method

1589

Unfallchirurgie

Die Gleitnagelosteosynthese (GN)
als universelles Implantat bei per-
und subtrochanteren Femurfrakturen
(W. Friedl)

The Gliding Nail Osteosynthesis:
A Universal Implant for Stabilisation
of Per- and Subtrochanteric Femur
Fractures

1591

Was ist ein SLAC-Wrist?
(M. Peter und W.-G. Steinmetz)

What is a SLAC Wrist?

1592

Komplikationen nach endoskopischer
Karpaltunnelspaltung
(M. Peter, W.-G. Steinmetz
und H.-P. Keller)

Complications Seen in Endoscopic
Carpal Tunnel Release

1592

Gefäßchirurgie

Laparoskopische Thrombendarteriektomie
der Aorta im infrarenalen Abschnitt
(L. Barbera, A. Mumme, M. Kemen
und V. Zumtobel)

The Laparoscopic Thrombendarterectomy
of the Infrarenal Aorta

1594

Die endoskopische Gewinnung
der Vena Saphena Magna
(G. Gillrath, Ch. Schmitz, H. Vetter
und B. Reichart)

Endoscopic Saphenous Vein Harvesting

1595

Plastische Chirurgie

Die endoskopische Entnahme
des Nervus suralis
(B. Rieck, U. Tanzella, A. Krause-Bergmann
und A. Berger)

Endoscopic Harvesting
of the Sural Nerve

1596

Prinzipien, Anatomie und Technik des distal
gestielten Arteria-suralis-Insellappens
(O. Kauder, W. G. Steinmetz und M. Peter)

The Distally Based Sural Artery Flap:
Anatomy, Principles and Technique

1597

Indikation, Durchführung und Technik
der Mammareduktionsplastik in vertikaler
Narbentechnik
(W.-G. Steinmetz, M. Peter und P. Eckert)

Indications and Technique for Vertical
Scar Reduction Mammaplasty

1597

Einsatz resorbierbarer Materialien
in der Oberbauchchirurgie
(W. Mokros und J. Roßmüller)

Application of Absorbable Materials
in the Upper Gastrointestinal Tract

1598

Poster

Allgemeines

Das Syndrom des Fünften Tages
(Th. Doede, K. Hoffmann,
K. Graffmann-Weschke
und J. Waldschmidt)

The Syndrome of the Fifth Day

1599

Gastrointestinale Tumoren
bei Morbus Recklinghausen
(S. Frick)

Gastrointestinal Tumors Associated
with Recklinghausen's Disease

1600

Pneumatosis cystoides intestinalis:
Endoskopische Zystenpunktion
zur Sicherung der Diagnose und eine neue
Theorie zur Pathohistogenese
(J. Höer, S. Truong, N. Virnich, L. Füzesi
und V. Schumpelick)

Pneumatosis Cystoides Intestinalis:
Endoscopic Puncture of Endoluminal
Cysts – A Safe Way to Diagnosis
and a New Theory of Histopathogenesis

1600

Laparoskopische Splenektomie
(M. W. Wichmann, G. Meyer, H.-G. Rau
und F. W. Schildberg)

Laparoscopic Splenectomy

1601

Allgemeinchirurgische Eingriffe nach
Herztransplantation (HTX) –
Risiken und Grenzen
(A. Tittel, J. Höer und V. Schumpelick)

General Surgical Operations
After Heart Transplantation (HTX) –
Risks and Limits

1602

Prophylaxe und Therapie rezidivierender
Adhäsionen mit einer Silikon-Folie –
vorläufige Mitteilung
(H. R. Willmen und B. Mies)

Implantation of a Silicone Film
to Prevent and Treat Recurrent
Adhesions: Preliminary Information

1602

Einfaches und effizientes Erfassungssystem
für internes Qualitätsmanagement
chirurgischer Abteilungen
(B. Röhrich, H. Liebner und R. Kunz)

A Simple and Efficient Data System
for Internal Quality Management
in Surgical Departments

1603

Rekonstruktionsmöglichkeiten kombinierter
Defekte durch Variation des freien Dünndarmtransfers
(A. Frick, R. G. H. Baumeister
und K. Mees)

Reconstruction of Combined Defects
by Variation of Free Bowel
Transplantation

1604

In memoriam Prof. Dr. Rudolf Pichlmayr
(E. Göksoy, H. Kalafat, A. Altintaş,
L. Kaptanoğlu und C. Gökdoğan)

Surgery in Turkey from the Beginnings
to the Present Time

1604

Qualität klinischer Studien an Patienten
mit chronischen Wunden
(S. Coerper, M. Schäffer, G. Köveker
und H. D. Becker)

Quality of Clinical Studies on Patients
with Chronic Wounds

1605

Laparoskopisch gestützte peritoneo-venöse
Shunt-Implantation
(A. J. Coburg, Th. Carus
und Th. Sarwas)

Laparoscopically Assisted Implantation
of Peritoneo-Venous Shunt

1606

Die isologe intraperitoneale Mesothelzelltransplantation zur Verbesserung
der mesothelialen Wundheilung
(P. Bertram, M. Hoopmann, L. Tietze,
K.-H. Treutner und V. Schumpelick)

Intraperitoneal Isologous Mesothelial
Cell Transplantation for Mesothelial
Wound Healing Improvement

1607

Die Oberflächen-Ultrastruktur
des chirurgischen Handschuhs –
eine ultrastrukturelle Studie
(G. Röper, C. Willy und H. Gerngroß)

The Ultrastructure of
Operation Gloves:
An Experimental Study

1608

Molekularbiologie

Molekulare Diagnostik beim hereditären
und sporadischen colorectalen Carcinom –
Erste eigene Ergebnisse
(C. Bulitta, J. Plaschke, M. Hahn,
H. K. Schackert und Th. Junginger)

Molecular Diagnostic Testing in Patients
with Hereditary and Sporadic Colorectal
Cancer: First Results

1609

Die Bedeutung der Image-DNA-Zytometrie
des Mammakarzinoms für seine operative
Therapie
(H. Stratmann, A. Hirner
und R. Bollmann)

The Importance of Image DNA
Cytometry for Operative Management
of Breast Cancer

1610

Platelet Derived Wound Healing Factors
(PDWHF®) in der Therapie chronisch
venöser Ulzerationen
(S. Gregor, F. Schellhammer, A. Gaitzsch
und H. Troidl)

Platelet-Derived Wound Healing
Factors (PDWHF) in the Treatment
of Chronic Venous Ulcers
   1610

Prävalenz disseminierter Tumorzellen
im Knochenmark bei Patienten mit
gastrointestinalen Karzinomen –
Korrelation mit klinischen Parametern
(T. Kerner, T. Hauzenberger, W. Dietmaier
und K.-W. Jauch)

Prevalence of Disseminated
Tumor Cells in Bone Marrow of Patients
with Gastrointestinal Cancer –
Correlation with Clinical Parameters
   1611

Pseudocarzinomatöse Dysplasien als Folge
der Chemoembolisation der Leber
(U. Wolters, R. Metzger, R. Fischbach,
Th. Zirbes und A. H. Hölscher)

Relevant Gastric Cell Dysplasia
After Hepatic Chemoembolisation
   1612

Xenogene Nerventransplantation
nach Gentransfer
(D. Hebebrand, M. Lehnhardt, D. Wagner
und H. U. Steinau)

Xenogeneic Nerve Transplantation
After Gene Transfer
   1613

Neue Strategie zur Identifizierung
von Tumorantigenen gastrointestinaler
Karzinome
(B. Weber, M. Schirle, W. Keilholz,
H. D. Becker, H. G. Rammensee
und S. Stevanovic)

A Novel Strategy for Identification
of Tumor Antigens of Gastrointestinal
Carcinomas
   1614

Hernien

Trokarkomplikationen in der
laparoskopischen Hernienchirurgie
und Aspekte der Prävention
(R. Weiner, H. Bockhorn und D. Wagner)

Trocar-Related Complications During
Laparoscopic Hernia Repair and Aspects
of Their Prevention
   1615

Erste Erfahrungen mit der laparoskopischen
total extraperitonealen Hernienplastik (TEPP)
(D. Grothe, N. Yücel und H.-D. Schmidt)

First Experiances with Laparoscopic
Total Extraperitoneal
Hernia Repair (TEPP)   1616

Hängt das postoperative Schmerzniveau
nach Shouldice-Reparation von den
induzierten Spannungskräften ab?
(Ch. Peiper, A. Füting, K. Junge
und V. Schumpelick)

Is There Any Relation Between the
Traction Force and the Postoperative
Pain Level in Shouldice Repair?
   1617

Diagnostik von Leistenhernien
bei laparoskopischen Eingriffen
(C. M. Seiler, M. Imhof, J. Zacherl, K. Paya,
R. Függer und N. Senninger)

Diagnosis of Inguinal Hernias During
Laparoscopic Procedures
   1617

Laparoskopie bei gedeckter Zwerchfellruptur
(O. Horstmann, T. Neufang, S. Post
und H. Becker)

Laparoscopy for Blunt Diaphragmatic
Rupture
   1618

Hohes Alter – Indikation oder Kontraindikation für die laparoskopische colorektale
Chirurgie?
(O. Schwandner, T. H. K. Schiedeck
und H.-P. Bruch)

Advanced Age – Indication
or Contraindication for Laparoscopic
Colorectal Surgery?
   1619

Sepsis

Analyse der stationären Behandlungskosten bei diffuser sekundärer Peritonitis
(K. Welcker, J. Lederle, M. Schorr, C. Waydhas, M. Jochum und M. Siebeck)
Cost of Care for Secondary Peritonitis
1620

Ungewöhnliche Ursache der purulenten Mediastinitis (Fallbesprechung)
(S. Smutný und Z. Jech)
Unusual Cause of Purulent Mediastinitis: Case Discussion
1621

Sepsistherapie durch sonographiegeführte perkutane Drainage abdomineller Abszesse
(H. P. Heistermann, R. Horstmann, H.-W. Krawzak und G. Hohlbach)
Sepsis Treatment by Ultrasound Guided Percutaneous Drainage of Intraabdominal Abscesses
1621

Zwei-Phasen-Konzept zur Therapie des infizierten Sinus Pilonidalis
(U. Konrad und H.-H. Lauterbach)
Two-Step Treatment of Inflamed Pilonidal Sinus
1622

Perioperative Therapie

Messungen des Energiebedarfs und der Körperzusammensetzung beim kritisch Kranken auf der Intensivstation
(L. Bastian, A. Weimann, O. Selberg, C. Stan und G. Regel)
Measurements of Energy Expenditure and Body Composition in Critically Injured Patients
1623

Substitutionstherapie beim funktionellen und organischen Kurzdarmsyndrom
(Ch. J. Decker-Baumann, J. Stern, F.-X. Huber und Ch. Herfarth)
Home Parenteral Nutrition in Patients with Short Bowel Syndrome After Proctocolectomy
1624

Patientenorientierte, risikoadaptierte Tumornachsorge bei Patienten mit kolorektalem Karzinom
(M. Schorr, M. Siebeck und W. G. Zoller)
Colorectal Cancer: a Rational Follow-Up Program Adapted to Patients' Individual Risk of Recurrence
1624

Prospektiv-randomisierte Studie zu Effektivität und Ökonomie der Eindosis-Antibiotikaprophylaxe bei penetrierenden Traumen von Abdomen, Thorax und Extremitäten
(A. Schmidt-Matthiesen, A. Encke, H. Röding und J. Windolf)
A Prospective Randomized Comparison of Single Versus Multiple Dose Antibiotic Prophylaxis in Penetrating Trauma. Effectiveness and Economics
1625

Prospektive, randomisierte Magensonden- und Kostenaufbaustudie bei kolorektalen Eingriffen
(H. Hofheinz, K. Oestreich, A. Richter, E. Hagmüller, J. Sturm und M. Trede)
Prospective Randomized Study on the Use of the Nasogastric Tube and Postoperative Feeding After Colorectal Surgery
1626

Akutes Abdomen

Sicherung der Ulcusperforation durch Ultraschall-Darstellung vereinfacht chirurgischen Handlungsablauf
(M. Wüstner und H. Becker)
Visualizing Ulcer Perforation by Sonography Facilitates Preoperative Diagnosis
1627

Dünndarm/Kolon/Rektum, gutartig

Laparoskopisch assistierte restorative Proktokolektomie (L. Köhler und H. Troidl)	Laparoscopically Assisted Restorative Proctocolectomy	1628
M. Crohn: Minimale Chirurgie bei Dünn- und Dickdarmbefall – Einfluß auf die Rezidivrate? (A. Hofmeister, C. Adam, H.-J. Mappes und G. Ruf)	Minimal Resection Versus Stricture Plastic of the Small Bowel and Large Bowel in Crohn's Disease Patients – Does It Make a Difference?	1629
Der Pfannenstielschnitt als alternativer Zugang bei der laparoskopischen oder konventionellen Sigmaresektion (K. Wellmann, O. Deling und R. Kolvenbach)	The Pfannenstiel Incision: An Alternative Access for Open and Laparoscopically Assisted Resection of Colon and Rectum	1629
Das zystische Hamartom als seltene Differentialdiagnose eines retrorektalen Tumors – Eine Fallbeschreibung (J. Hondyk, C. Peiper, I. Stamm, K. Küchemann und S. Horsch)	The Cystic Hamartoma – A Rare Differential Diagnosis of a Retrorectal Tumor	1630
Morbus-Crohn-Rezidiv im neoterminalen Ileum nach Ileozökalresektion (M. Rentsch, A. Fürst, M. Anthuber und K.-W. Jauch)	Recurrence of Crohn's Disease in the Neoterminal Ileum After Ileocecal Resection	1631
Die rechtzeitige Operationsindikation bei der akuten Sigmadivertikulitis: Die frühe elektive Resektion! (O. Hansen, F. Graupe und W. Stock)	The Opportune Surgical Indication in Acute Sigmoid Diverticulitis: Early Elective Resection	1632
Ergebnisse der transanalen, endoskopischen Operationstechnik beim benignen Rektumpolypen (A. Heintz, M. Mörschel und Th. Junginger)	Results of Transanal Endoscopic Microsurgery in Benign Polyps of the Rectum	1633
Ergebnisse der chirurgischen Behandlung des Morbus Crohn (K. Welcker, M. Siebeck, K. Loeschke und W. Zoller)	Results of the Surgical Treatment of Crohn's Disease	1633
Chirurgische Therapie hoher anorektaler und rektovaginaler Fisteln mittels transanaler endorektaler Verschiebelappenplastik (S. Willis, M. Rau, E. Schippers und V. Schumpelick)	Surgical Therapy of Anorectal and Rectovaginal Fistulae by Endorectal Advancement Flap	1634
Laparoskopie: ein dehnbarer Begriff der Kolonresektion (O. Schöb, D. Candinas, R. Schlumpf, F. Hetzer und F. Largiadèr)	Laparoscopy: An Adaptable Understanding for Colon Resection	1635
Laparoskopische Sigmaresektion wegen Divertikulitis (Th. Carus, W. Grebe, D. Hekers und A. J. Coburg)	Laparoscopic Sigmoid Resection for Diverticulitis	1635

Ösophagus/Magen, gutartig

Laparoskopische Resektion von Magenwandtumoren (K. Böttcher, H. Feussner, H. J. Dittler, M. Etter, J. D. Roder und J. R. Siewert)	Laparoscopic Wedge Resection of Gastric Stroma Tumors	1637
Die Lernkurve bei laparoskopischer Fundoplicatio (J. Miholic, M. Remzi, G. Bischof, R. Függer und G. Stacher)	Laparoscopic Fundoplication: The Learning Curve	1638
Erste klinische Erfahrungen mit der laparoskopischen Refundoplikatio (M. Fein, K.-H. Fuchs, S. M. Freys und J. Heimbucher)	First Clinical Results of Laparoscopic Refundoplication	1638
Ulkusrezidiv nach Magenresektion – Ist eine erneute Resektion sinnvoll? (F. Seidel, J. W. Heise, C. Schroeders und H.-D. Röher)	Recurrent Ulcer After Gastric Resection – Does Re-Resection Make Sense?	1639
Die anteriore Hemifundoplikatio in der Behandlung der gastroösophagealen Refluxkrankheit (G. Meyer, T. P. Hüttl, D. Arck, C. Otahal, M. Kaps und F. W. Schildberg)	The Anterior Hemifundoplication in the Treatment of Gastroesophageal Reflux Disease	1640
Ergebnisse nach laparoskopischer Fundoplikatio (C. W. Kley, T. Neufang, I. Leister und H. Becker)	Results After Laparoscopic Fundoplication	1641

Leber, Galle, Pankreas, gutartig

Dynamik bei Proteasen-Aktivierung bei milder vs. schwerer experimenteller akuter Pankreatitis (H.-U. Schulz, Si-Feng Chen, W. Halangk und H. Lippert)	Activation of Pancreatic Proteases in Mild Versus Severe Experimental Acute Pancreatitis	1642
Die Choledochusstenose als lokale Komplikation bei chronischer Pankreatitis – ein prognostischer Fehler? (W. Schlosser, M. H. Schoenberg und H. G. Beger)	The Common Bile Duct Stenosis as a Local Complication of Chronic Pancreatitis with Inflammatory Mass in the Head of the Pancreas – A Prognostic Factor?	1643
Chirurgische Therapie der Folgen der chronischen Pankreatitis (H. Witzigmann, D. Uhlmann, R. Schwarz, K. Kohlhaw, F. Geißler, V. Keim und J. Hauss)	Surgical Management of Chronic Pancreatitis	1644
Entwicklung der konventionellen Gallengangschirurgie zwischen 1977 und 1996 (B. Gebhard, R. Resch, P. Goetzinger und R. Fuegger)	Common Bile Duct (CBD) Surgery – Development From 1977 To 1996	1644

Die Wertigkeit der Pankreoskopie in der Abklärung zystischer Pankreasprozesse (F. J. Zender, F. U. Zittel, J. F. Riemann und K. Schönleben)	Value of Pancreoscopy in Diagnosis of Cystic Tumors of the Pancreas

1645

Lebensqualität und Organfunktion nach schwerer Pankreatitis (H. Hofheinz, A. Joos, K. Wendl, J. Gaa und A. Richter)

Quality or Life and Organ Function After Severe Pancreatitis

1646

Minimal-invasive Chirurgie im Kindesalter: Simultane Cholezystektomie und Milzexstirpation (Th. Jacobi, U. Wehrmann, P. Göbel, D. Roesner und H. D. Saeger)

Minimally Invasive Surgery in Childhood: Simultaneous Laparoscopic Splenectomy and Cholecystectomy

1647

Intraoperative Cholangiographie bei der laparoskopischen Cholecystektomie: ja oder nein? Vergleichende Untersuchungen bei 2600 Patienten (F. J. Zender, F. U. Zittel und K. Schönleben)

Intraoperative Cholangiography During Laparoscopic Cholecystectomy: To Do or Not to Do? Comparative Examinations in 2600 Patients

1648

Das komplizierte Gallensteinleiden in der Schwangerschaft – Laparoskopische und endoskopische Therapie (P. Sungler, H. Steiner, J. Holzinger, H. W. Waclawiczek und O. Boeckl)

Complicated Gallstone Disease During Pregnancy – Laparoscopic and Endoscopic Therapy

1649

Kongenitale Pankreaspseudozyste – die Rarität unter den zystischen Tumoren im Neugeborenenalter (P. Büchin, G. Steinau, K.-P. Riesener und V. Schumpelick)

Congenital Pancreatic Pseudocyst: the Rarity of Cystic Tumors in a Neonate

1650

Eine Differentialdiagnostik der Pancreatitis acuta in der Koexistenz mit der Choledocholithiasis (Z. Krasiński, G. Oszkinis, M. Gabriel, D. Strzelecka und F. Pukacki)

Differential Diagnosis of Biliary Pancreatitis

1651

Laparo-endoskopische Therapie der biliären Pankreatitis (P. Sungler, J. Holzinger, H. W. Waclawiczek und O. Boeckl)

Laparoendoscopic Therapy of Biliary Pancreatitis

1651

Laparoskopische versus offene Behandlung von Patienten mit akuter Cholezystitis (M. Kisser, T. Koperna und F. Schulz)

Laparoscopic Versus Open Treatment of Patients with Acute Cholecystitis

1652

Laparoskopische Entdeckelung von Leberzysten – Ergebnisse nach 5 Jahren (T. Strauss, G. Meyer, H. G. Rau und F. W. Schildberg)

Laparoscopic Deroofing of Liver Cysts – Results After 5 Years

1653

Die Cholezystektomie seit Einführung der minimal-invasiven Chirurgie (R. Peterli, U. Herzog, J. P. Schuppisser und P. Tondelli)

Cholecystectomy Since the Introduction of the Minimal Invasive Technique

1654

Technik und Ergebnisse der intraoperativen Cholangiographie bei laparoskopischer Cholezystektomie (G. Görtz, B. Overhage und H. Senyurt)

Technique and Results of Intraoperative Cholangiography in Laparoscopic Cholecystectomy

1654

Ökonomische Beurteilung der Therapie
der Pankreatitis LKF versus tatsächliche
Kosten
(G. Malekpour, R. Bauer, P. Muckenhuber
und R. Zwrtek)

Economic Criteria of the Therapy
of Pancreatitis LKF System
Versus Real Costs

1655

MIC

Infektionen und Infektionsprävention
in der MIC
(H.-D. Czarnetzki, S. Schulz
und M. Jantschulev)

Infection and Prevention of Infection
During Minimally Invasive Surgery
(MIS)

1656

Unfallchirurgie

Validisierung einer Technik zur Erzeugung
und intramedullären Stabilisierung
standardisierter, geschlossener Frakturen
an der Rattentibia
(A. Probst, H. Jansen, U. Bick
und H. U. Spiegel)

Validation of a Closed Fracture Model
in Rats

1657

Der proximale Femurnagel (PFN) der AO –
erste Erfahrungen und Nachkontrolle
in der Gerontotraumatologie
(P. Holzman und R. Ruckert)

The Proximal Femoral Nail (PFN)
of the AO in Geriatric Traumatology –
Experience and Follow-Up

1658

Intra- und postoperative Komplikationen
bei der Stabilisierung von Femurmetastasen
(J. Schmidt, U. Petereit
und K. H. Winkler)

Intra- und Postoperative Complications
During Stabilization of Femur Metastasis

1659

Fortschritte bei der bildgebenden Diagnostik
der Tibiakopffraktur durch MR und CT.
Eine prospektive, vergleichende
Untersuchung
(A. Prokop, R. Fischbach, C. Burger,
U. Hahn und K. E. Rehm)

Advances in the Diagnosis of Tibial
Head Fracture with MRI and CT Scan.
A Prospective Study

1659

Die externe patello-tibiale Transfixation –
Ein neues Behandlungskonzept bei
Rekonstruktionseingriffen am distalen
Kniestreckapparat
(B. Ishaque, E. Ziring, J. Petermann,
S. Hohe und L. Gotzen)

The External patello-tibial Transfixation –
A New Method for Reconstruction of the
Distal Extensor Mechanism

1660

Kernspintomographie und Kernspinarthrographie im Spiegel der Arthroskopie des
Handgelenkes
(M. Peter, W. Nickels, W.-G. Steinmetz
und W. Kenn)

MRI and MRI Arthrography Compared
to Arthroscopy of the Wrist

1661

Metaanalyse einer verheerenden
Traumafolge
(H. Rieger, K.-H. Dietl, A. Probst
und H.-S. Neumann)

Statistical Analysis
of a Devastating Injury

1662

Der Einfluß postoperativer Bestrahlung auf die Suppression heterotoper Ossifikationen – enzymatische Untersuchungen und histologische Beobachtungen in vivo (St. A. Esenwein, S. Sell, G. Herr und W. Küsswetter)	Influence of Postoperative Irradiation on the Suppression of Heterotopic Ossifications – Enzymatic Examinations and Histological Observations in Vivo

1662

Die operative Versorgung dislozierter Calcaneusfrakturen nach Schellmann/Palmer unter Einsatz von Keramik aus boviner Spongiosa
(R.-K. Homayoun, W. Wesemann, R. Kayser und K. Kürten)

Operative Treatment of Displaced Calcaneal Fractures According to Schellmann and Palmer with Bovine Cancellous Bone Grafting

1663

Fixateur externe an der Hand – nur am Knochen indiziert?
(R. Slodicka, I. Birnich, H. Göbel und A. Ekkernkamp)

Fixateur Externe On the Hand – Only for Osseal Indications?

1664

Laserbehandlung degenerativer Knorpelschäden
(H. Rudolph, V. Studtmann und R. R. Lehmann)

Laser Treatment of Degenerative Cartilage Lesion

1664

Ergebnisse und Rezidivprophylaxe nach ankylosierenden heterotopen Ossifikationen in der Hüftchirurgie
(E. J. Müller, M. Wick, M. P. Hahn und G. Muhr)

Heterotopic Bone Formation in total Hip Replacement: Operative Treatment and Prophylactic Measurements

1665

Die Planung der operativen Strategien bei rheumatischen Erkrankungen mit Hilfe der Kernspintomographie
(U. Schmidbauer, D. Wagner, G. Bachmann, A. Berger und W. S. Rau)

The Influence of MRI on the Surgical Strategy in Rheumatoid Arthritis

1666

Die monosegmentale Instrumentation und Fusion als minimal-invasives Verfahren in der Behandlung instabiler Verletzungen der thorakolumbalen Wirbelsäule
(A. Junge, K. Giannadakis, T. von Garrel und L. Gotzen)

One-Level Internal Fixator Instrumentation as a Minimally Invasive Procedure in Fractures of the Thoracolumbar Spine

1666

Knorpelersatzoperationen bei begrenzten Verletzungen und osteochondralen Defekten des Kniegelenkes
(U. Göhring und W. Friedl)

Cartilage Replacement Operation in Limited Injuries and Osteochondral Defects of the Knee

1667

Gefäßchirurgie

Ökonomie der Carotisendarteriektomie: Eine Kosten-Nutzwert-Analyse
(E. Jakubowski, J. O'Sullivan, R. Busse, F. Sassi und F. W. Schwartz)

Economics of Carotidendarterectomy: A Cost-Utility-Analysis

1668

Die endoskopische Perforansdissektion – Ein Fortschritt in der Klinik?
(K. Zarras, F. Graupe, O. Hansen, H. G. Mackrodt und W. Stock)

The Endoscopic Perforans Dissection – Progress in the Clinic?

1669

Die endoskopische Entnahme der Vena saphena magna zur peripheren Gefäßrekonstruktion (A. Meyer, G. Omlor, J. Fischbein und C. Alemdar)	Endoscopic Vein Harvesting in Peripheral Bypass Surgery	1670
Intraabdominelle Simultaneingriffe bei gefäßchirurgischen Patienten – Zukunftsperspektive? (C. Tonus, D. Debertshäuser, P. Heinisch und H. Nier)	Future Perspective of Intraabdominal Simultaneous Operative Procedures in Vascular Surgical Patients	1670
Bundespflegesatzverordnung und Aneurysmachirurgie: Unter welchen Voraussetzungen ist die Patientenverordnung kostendeckend? (M. Walter, J. Overhaus, J. Heckenkamp und H. Erasmi)	*"Bundespflegesatzverordnung"* and Surgery of Abdominal Aortic Aneurysm: Under Which Circumstances Is Treatment Balanced?	1671
Staphylococcus-aureus-Arteriitis nach PTA und Stent (H. Stöckmann und G. Müller)	*Staphylococcus aureus* Arteritis Following PTA and Stent Implantation	1672
Chirurgische Eingriffe des Bauchaortenaneurysmas bei hohem Alter (über 80 Jahre alt) (M. Okada, T. Sugimoto, M. Yoshida, K. Ataka und Y. Maniwa)	Operative Management for Abdominal Aortic Aneurysm (AAA) in Patients Over 80 Years	1673
Die Aortenruptur als seltene Komplikation der Salmonellose (H. Bergert, M. Nagel, D. Ockert und H.-D. Saeger)	Aortic Rupture as an Uncommon Complication of Salmonellosis	1674
Die Rolle der Entzündungsprozesse bei Entwicklung der aorto-iliakalen Aneurysmen (G. Oszkinis, M. Gabriel und Z. Krasinski)	The Role of Inflammation in the Pathogenesis of Abdominal Aortic and Iliac Artery Aneurysms	1675
Die Takayasu-Arteriitis – Seltene Ursache für Gefäßverschlüsse im Jugendalter (F. Adili und M. Gawenda)	Takayasu's Arteritis – A Rare Cause of Vascular Occlusion in Young Adults	1676
Die Vena femoralis superficialis als Gefäßersatz bei der chirurgischen Therapie eines mykotischen Aneurysmas der A. iliaca communis; ein Fallbericht (A. Schütz, W. R. Marti, L. Gürke und P. Stirnemann)	Reconstruction of a Mycotic Aneurysmatic Common Iliac Artery Using a Superficial Femoral Vein Graft	1677
Management von Bypassverschlüssen am Bein (H. Bergert, M. Nagel, D. Ockert und H.-D. Saeger)	Management of Failing Bypass Grafts in the Lower Limb	1677
Biokompatibilität von autolog Endothelzell-beschichteten 4-mm-PTFE-Prothesen zur Koronar-Revaskularisation (H. R. Laube, J. Duwe, W. Rutsch und W. Konertz)	Biocompatibility of Autologous Endothelial Cell Seeded 4-mm PTFE Vascular Grafts for Coronary Artery Revascularization	1678

Das primäre Sarkom der Vena cava inferior – Diagnostik und Therapie
(S. Rudolph, K. Ridwelski, P. Buhtz, J. Fahlke, Th. Manger und H. Lippert)

Diagnosis and Therapy of Primary Sarcoma of the Inferior Vena Cava 1679

Gestörte Wundheilung bei paVK IV: lokaler Mangel an Wachstumsfaktoren?
(E. Kollig, U. Eickhoff, M. Kemen, V. Zumtobel und G. Muhr)

Impaired Wound Healing in AOD Stage IV: Local Deficiency of Growth Factors? 1680

Appendizitis

Qualitätskontrolle in der Kinderchirurgie – Meßsonde-Appendektomie ($n = 289$)
(L. Meyer-Junghänel, R. Götte, R. Kunz und J. Waldschmidt)

Quality Control in Pediatric Surgery – Indicator Appendectomy ($n = 289$) 1681

Reduziert die laparoskopische Appendektomie die Dauer der Rekonvaleszenz und der Arbeitsunfähigkeit? Ergebnisse einer prospektiv-randomisierten Studie
(K. Bauwens, W. Schwenk, B. Böhm, O. Hasart und J. M. Müller)

Convalescence and Time to Return to Work After Laparoscopic and Open Appendectomy: Results of a Prospective Randomized Study 1682

Laparoskopische versus offene Appendektomie – eine Meta-Analyse randomisierter kontrollierter Studien
(S. Sauerland, U. Holthausen, R. Lefering und E. Neugebauer)

Laparoscopic vs. Open Appendectomy: A Meta-Analysis of Randomized Controlled Trials 1683

Entwicklung der laparoskopischen Appendektomie zur Standardmethode der Appendicitisbehandlung in einem Schwerpunktkrankenhaus von 1994–1997
(T. J. Krawczyk, M. Schirmbeck und M. M. Linder)

Development of Laparoscopic Appendectomy to Standard Procedure in the Therapy of Appendicitis from 1994 to 1997 1683

Die laparoskopische Appendektomie mit resorbierbaren Clips – eine Anfängeroperation
(D. Sievers, S. Barkhausen und E. Gross)

Laparoscopic Appendectomy with Resorbable Clips – An Operation for Beginners 1684

Laparoskopische Appendektomie: Eine Ausbildungsoperation?
(D. Gianom, O. Schöb, R. Schlumpf und F. Largiadèr)

Laparoscopic Appendectomy: A Beginner's Operation? 1685

Thoraxchirurgie

Klinische Erfahrungen der beiderseitigen thorakalen Sympathektomie durch KTP-Laser für Hyperhidrosis
(Y. Maniwa, M. Okada, H. Yamamoto und M. Yoshida)

Clinical Experience of Bilateral Thoracic Sympathectomy by KTP Laser for Hyperhidrosis 1686

Paraösophageale bronchogene Zysten
(G. Aydemir, M. Wolff, N. Hortling und A. Hirner)

Bronchogenic Cysts of the Esophagus 1687

Erweiterte Lungenresektionen – sind sie sinnvoll? (M. Frenken und B. Ulrich)	Extended Pulmonary Resections: Are They Worth Doing?	1687
Stellenwert der thorakoskopischen Chirurgie bei Patienten mit Verdacht auf Lungenmetastasen (E. Stoelben, D. Ockert, U. Wehrmann und H. D. Saeger)	Clinical Relevance of Thoracoscopic Surgery for Lung Metastases	1688
Pulmonale Aspergillome – klinische und operative Therapie (M. Kästel, W. Meyer und Ch. Gebhardt)	Pulmonary Aspergilloma – Clinical Manifestations of Operative Therapy	1689
Rezidive und Defekte im Thoraxbereich bei onkologischen Erkrankungen – eine interdisziplinäre Herausforderung (H. Menke, K. Schultheis, D. Borquez und R. R. Olbrisch)	Recurrent Tumor and Thoracic Wall Defects – An Interdisciplinary Challenge	1690
Wertigkeit ausgedehnter chirurgischer Resektionen in der Behandlung von Pancoast-Tumoren (Ch. Kugler, S. Schießer, T. Muley, D. Latz, J. Schirren und H. Dienemann)	Value of Extended Resections in the Treatment of Pancoast Tumors	1690
Chirurgisches Vorgehen und eigene klinische Erfahrungen bei Defekten der Thoraxwand (G. Holle, N. Kania, A. Peek, B. Dippe und K. Exner)	Surgical Management and Our Own Clinical Experience with Complex Chest-Wall Defects	1691
Lungenblastom: Ein klinisch und pathologisch extrem seltener Tumor im multimodalen Therapiekonzept (W. Meyer, M. Kästel, H. O. Mittelmeier und Ch. Gebhardt)	Pulmonary Blastoma: Multimodal Treatment of a Clinical and Pathological Rare Tumor	1692

Bildgebung

Die MR-Cholangiopankreaticographie (MRCP) zur Operationsplanung (R. Kabelitz, F. Eder, H. Putzki, F. Fronzeck und U. Risch)	MR-Cholangiopancreaticographie in the Preoperative Planning of Operations	1693
Die diagnostische und therapeutische Wertigkeit der Magen-Darm-Passage mit Gastrografin (MDP-G) bei der Verdachtsdiagnose eines Ileus (I. Schlüper, K.-P. Riesener, P. Haage und V. Schumpelick)	The Diagnostic and Therapeutic Role of Oral Gastrografin in Diagnosis of Bowel Obstruction	1694
Unterschiedliches Staging durch Anale Endosonographie und Kernspintomographie in der Therapieüberwachung des Anal-Karzinoms (A. J. Kroesen, T. Wiegel, T. Vogl, W. Hinkelbein und H. J. Buhr)	Different Staging by Anal Endosonography and MRI in the Surveillance of Therapy of Anal Carcinomas – New Diagnostic Approaches?	1695

Risikominimierung durch Ultraschall: Pleurapunktion unter permanent sonographischer Sicht
(M. Freitag, W. Albert, S. Tempel und K. Ludwig)

Minimization of Risks by Ultrasound: Puncture of the Pleura Continuously Monitored by Ultrasound ... 1696

Endokrine Chirurgie

Metastasenchirurgie, Palliation und Tumorreduktion bei Patienten mit Karzinoiden – der Stellenwert chirurgischer Maßnahmen
(S. Schmidbauer, K. Hallfeldt, A. Trupka, H. Vukoja und L. Schweiberer)

Surgery of Metastases, Palliation and Debulking Surgery in Patients with Carcinoid – The Value of Surgical Procedures ... 1697

Lernkurve bei retroperitoneoskopischer Adrenalektomie
(A. Heintz und Th. Junginger)

Learning Curve After Retroperitoneoscopic Adrenalectomy ... 1698

Chirurgische Therapie des primären Hyperparathyreoidismus. Ergebnisse einer 10jährigen prospektiven Beobachtungsstudie
(S. Walgenbach, C. Hommel, G. Bernhard und Th. Junginger)

Surgical Therapy for Primary Hyperparathyroidism: Results of a 10-year Prospective Follow-up Study ... 1698

Hard- und Softwareentwicklung für eine echtzeitfähige Verarbeitung der Biosignale beim intraoperativen Monitoring des Nervus laryngeus recurrens
(R. Brandner, W. Lamadé, R. Schall und Ch. Herfarth)

Hardware and Software Development for Real-Time Procesing of Biosignals During Intraoperatively Monitoring the Recurrent Laryngeal Nerve ... 1699

Häufigkeit und klinische Symptomatik der doppelseitigen Recurrensparese nach Schilddrüsenoperation
(Th. Friedrich, U. Eichfeld, U. Hänsch, I. Dähnert, M. Steinert und M. Schönfelder)

Frequency and Clinical Symptoms of Bilateral Vocal-Cord Paralysis in Thyroid Gland Surgery ... 1700

Langzeitergebnisse der chirurgischen Therapie der Immunthyreopathie
(E. Möbius, A. Zielke, B. Niermann und M. Rothmund)

Long-Term Results of Surgical Therapy of Graves' Disease ... 1701

Chirurgische Therapie des Insulinoms – eine Komplikationsanalyse
(W. F. A. Hiller, J. H. Simanowski und F. Schuppert)

Analysis of the Complications of Surgical Therapy of Insulinoma ... 1702

Zum Einfluß der Recurrensdarstellung und der Ligatur der A. thyreoidea inferior auf die Komplikationsrate in der Schilddrüsenchirurgie
(N. Nikolov und A. Lachmann)

The Influence of Recurrent Treatment and the Ligature of A. thyreoidea on the Rate of Complications for Thyroid Surgery ... 1703

Wertigkeit der Aspirationszytologie in der Diagnostik des Schilddrüsenkarzinoms
(E. Brune und G. Hohlbach)

Value of Aspiration Cytology as a Diagnostic Tool in Cancer of the Thyroid Gland ... 1704

Veränderter Operationszeitpunkt durch molekularbiologisches Screening der MEN II-assoziierten medullären Schilddrüsenkarzinome
(H. G. Hotz, N. Runkel und H. J. Buhr)

MEN II-Associated Medullary Thyroid Carcinoma: Does Molecular Genetic Screening Change the Time of Operation?

1704

Laparoskopische transperitoneale Adrenalektomie
(S. Piatek, T. Manger, M. Pross, D. Kunz und H. Lippert)

Laparoscopic Transperitoneal Adrenalectomy

1705

Vergleich der Komplikationen zwischen alternativen Operationsverfahren in der Therapie benigner Schilddrüsenerkrankungen
(T. Steinmüller, N. Rayes, J. Klupp und P. Neuhaus)

Comparison of Complications Between Alternative Surgical Approaches for Benign Thyroid Disease

1706

Komplettierungs- und Wiederholungsoperationen beim differenzierten Schilddrüsencarcinom
(N. Runkel, S. C. Neu-Schrag, H. G. Hotz, H.-T. Dress und H. J. Buhr)

Completion Thyroidectomy and Reoperation for Differentiated Thyroid Cancer

1707

Diagnostik und Therapie des Gastrinoms – eine Herausforderung für die endokrine Chirurgie
(W. F. A. Hiller, B. Nashan und F. Schuppert)

Diagnosis and Therapy of Gastrinoma – a Challenge for Endocrine Surgery

1708

Transplantation

Hepatozytentransplantation unter Einsatz dreidimensionaler hochporöser Matrices. Ergebnisse nach dem ersten Jahr der Implantation.
(P. M. Kaufmann, U. Kneser, H. Fiegel, J. Pollok, H. Herbst, D. Kluth, X. Rogiers und C. E. Brölsch)

Hepatocyte Transplantation Using Three-dimensional Highly Porous Matrices. Results After the First Year of Transplantation

1709

Das Infektionsrisiko und die Rolle der Spurenelemente bei Niereninsuffizienz und nach Nierentransplantation
(B. Matthies, H. Lippert, K.-H. Neumann und R. Kielstein)

The Risk of Infection and the Role of Trace Elements in Renal Failure and After Kidney Transplantation

1710

Langzeitverlauf nach Nierentransplantation bei Morbus Fabry
(D. Inderbitzin, M. Weber, R. Schlumpf, F. Largiadèr und D. Candinas)

A Single-Center Experience of Renal Transplantation in Fabry's Disease

1710

Postoperative Verlaufskontrolle nach Nierentransplantation: Kontrastmittelverstärkte Farbduplexsonographie oder Szintigraphie?
(O. Richter, J. Müller, R. Schwarz, K. Kohlhaw, S. Richter und J. Hauss)

Follow-up After Kidney Transplantation: Contrast Enhancement Agent Color Doppler Sonography or Scintigraphy?

1711

Mitteldeutscher Transplantationsverbund: 2-Jahres-Bilanz der Regionalisierung am Beispiel Herztransplantation
(F. Rüter, M. Grapow, H. Lilie und H.-R. Zerkowski)

Mid-German Transplant Region: 2-Year Results of Regionalization of Heart Transplantation

1712

Transplantatnierenarterienfluß bei offener und bei verschlossener Beinstrombahn
(B. Wittrin, M. Arlt, K.-H. Dietl und N. Senninger)

Blood Flow in Kidney Graft During Transplantation – Effects of Clamping the A. iliaca externa Distal to the Arterial Anastomosis

1713

Diagnostische Relevanz von Procalcitoninspiegeln nach Lebertransplantation (LTX)
(M. Pross, Th. Manger, D. Kunz, W. König und H. Lippert)

Diagnostic Relevance of Procalcitonin after Liver Transplantation

1713

Lebertransplantation bei hepatopulmonalem Syndrom
(M. Pross, Th. Manger, T. Welte, S. Klauck und H. Lippert)

Liver Transplantation by Hepatopulmonary Syndrome

1714

Eine neue Technik zur Arterialisierung der Pfortader bei der orthotopen Rattenlebertransplantation
(V. Müller, T. Reck, R. Ott, W. Hohenberger und F. Köckerling)

A New Technique for the Arterialization of the Portal Vein in Orthotopic Rat Liver Transplantation

1715

Onkologie – Allgemein

Riesenleiomyom des Ovars – 5-Jahres-Follow-Up
(D. Khaffaf, H. Khaffaf und K. Dittrich)

Giant Ovarian Leiomyoma – 5-Year Follow-up

1716

Inwieweit kann ABBI* System die radiologisch markierte PE ersetzen?
(Ch. Tausch, F. Kugler und M. Aufschnaiter)

The Role of ABBI* System in Comparison With the Open Biopsy by Radio-Guided Wire Localisation

1717

Onkologie – Ösophagus/Magen

Kann durch die präoperative Immunfunktion die postoperative Morbidität abgeschätzt werden? Eine prospektive Analyse bei Patienten mit einem Magenkarzinom
(C. A. Jacobi, J. Ordemann, R. Stößlein und J. M. Müller)

Does Preoperative Immune Function Correlate With Postoperative Morbidity? A Prospective Analysis of Patients With Gastric Carcinoma

1718

Endosonographie im diagnostischen Konzept von Ösophagustumoren
(P. Kienle, Ch. Kuntz, K. Buhl, T. Lehnert und Ch. Herfarth)

Endosonography in the Diagnostic Concept of Esophageal Tumors

1719

Goseki-Klassifikation beim Magenkarzinom: Vergleich mit etablierten histopathologischen Klassifikationen.
(S. P. Mönig, S. E. Baldus, T. K. Zirbes, W. Schröder, H. P. Dienes und A. H. Hölscher)

Goseki Histological Grading of Gastric Cancer: Comparison with Existing Systems of Grading

1720

Postoperative Letalität und Komplikationsrate nach erweiterter D3-Lymphknotendissektion beim in kurativer Intention resezierten Magenkarzinom (K. Günther, T. Horbach, S. Merkel und W. Hohenberger)	Postoperative Mortality and Complications Following D3 Lymph Node Dissection in Gastric Cancer Operated on With Curative Intent	1721
Einfluß der Pouchrekonstruktion auf die Lebensqualität und das Körpergewicht nach Gastrektomie (B. Hoksch, K. Zippel, S. Promnitz und H. Zieren)	Influence of a Pouch-Reconstruction on Quality of Life and Body Weight After Gastrectomy	1722
Stenosierender Granularzelltumor (Abrikossoff) des Ösophagus. Diagnostik und Therapie anhand eines Fallbeispiels (L. Backheuer, N. Huschitt und M. Weber)	Obstructing Granular Cell Tumor (Abrikossoff) of the Esophagus. A Case Report and Discussion of Management Treatment	1722
Maßgeschneiderter Ansatz bei der chirurgischen Therapie des Magenkarzinoms (J. Petermann, I. K. Schumacher, H. Thomas, A. Hoene und D. Lorenz)	Tailored Approach to Surgical Therapy of Gastric Cancer	1723
Vergleich der Lebensqualität des resezierten und interventionell behandelten Ösophaguscarcinoms (G. Brünagel, K. Boeder, A. Hirner und Th. Riemenschneider)	Comparison of the Quality of Life in Operatively and Interventionally Treated Patients with Esophageal Cancer	1724
Effekte einer längerfristigen, postoperativen, proteinreichen Substratzufuhr nach Ösophagus- und Magenresektion (M. Elbers, D. Drücke, E. Awwad und D. Löhlein)	Effects of a Long-Term Postoperative Protein-Enriched Liquid Diet Following Esophageal and Gastric Resection	1724
„Single-Shot"-Prophylaxe mit Ceftriaxon in der elektiven Magenkarzinomchirurgie (K.-J. Bauknecht, A. Lachmann und N. Nikolov)	Antibacterial Chemoprophylaxis in Surgery for Gastric Carcinoma	1725
Perioperatives Risiko der Gastrektomie beim alten Patienten (A. Schwarz, M. Jung, M. H. Schoenberg und H.-G. Beger)	Perioperative Risk of Total Gastrectomy in Old Patients	1726
Chirurgische Therapieergebnisse beim Adenokarzinom des Ösophagus (P. Piso and J. Jähne)	Esophageal Adenocarcinom – Results of Surgical Therapy	1727
Hat der Stent den Tubus in der palliativen, endoskopischen Therapie inoperabler Ösophagus- und Kardiakarzinome abgelöst? (S. A. Müller, S. N. Truong, M. Jansen und V. Schumpelick)	Is There a Place for Plastic Tubes in the Therapy of Incurable Cancer of the Esophagus and Esophagogastric Junction?	1728
Mesenchymale Tumoren des Magens (W. Mokros, G. Schönfeld und J. Roßmüller)	Mesenchymal Stomach Tumours	1728

Langzeitergebnisse nach multimodaler Therapie des lokal fortgeschrittenen Ösophaguscarcinoms (M. K. Walz, M. Stahl, H. Wilke, M. Stuschke und F. W. Eigler)	Long-Term Results After Multimodal Treatment of Locally Advanced Esophageal Carcinomas 1729
Abdomino-thorakoskopische Ösophagusresektion – eine tierexperimentelle Studie (F. Marusch, A. Koch und I. Gastinger)	The Abdomino-thoracoscopic Oesophagectomy – A Study Based on Animal Trials 1730
Intraoperative hypertherme Chemotherapie des fortgeschrittenen Magenkarzinoms (S. Stephan, A. Singal, H. Becker und S. Post)	Intraoperative Hyperthermic Peritoneal Chemotherapy (IHPC) for Gastric Cancer 1730
Mehrmalige erfolgreiche operative Resektion eines Kardia-Karzinom-Rezidivs (T. Zinner, L. Baron und A. Holzgreve)	Multiple Successful Surgical Treatment for Cardia Carcinoma Recurrence 1731
Multiviscerale Resektionen beim Magenkarzinom (S. Repše, M. Omejc, R. Juvan und F. Jelenc)	Multivisceral Resections in Gastric Cancer: Early and Late Results of Our Series, 1983–1992 1732

Onkologie – Kolon/Rektum

Erfassung der deutschen Patienten mit Peutz-Jeghers-Syndrom und familiärer juveniler Polyposis (T. Vogel, G. Möslein und H. D. Röher)	Registration of German Patients with Peutz-Jeghers Syndrome and Familial Juvenile Polyposis 1733
Radioimmuntherapie mit 131-I-markiertem Anti-CEA-IgG nach kurativer Resektion hepatisch rezidivierter kolorektaler Karzinome (T. Liersch, T. Behr, S. Post, W. Becker, W. Gatzemeier und H. Becker)	Radioimmunotherapy with 131-I-Anti-CEA-IgG of Relapsed Colorectal Cancer After Resection of Liver Metastases 1734
Die Anastomoseninsuffizienz nach tiefer anteriorer Rektumresektion – Eine retrospektive Analyse (A. Weimann, D. Neugebauer und R. Raab)	Anastomotic Dehiscence After Low Anterior Rectal Resection – A Retrospective Analysis 1735
EORTC/MRC: intravenöse vs. intraarterielle Chemotherapie bei kolorektalen Lebermetastasen, Information über eine randomisierte Studie (F. Roelofsen, J. P. Arnaud, D. Kerr und C. McArdle)	EORTC/MRC: Intravenous vs. Intraarterial Chemotherapy for Colorectal Liver Metastases – Information on a Randomized Trial 1736
Stellenwert des 18-FDG-PET für die Diagnostik und Therapie des kolorektalen Karzinomrezidivs/-metastasen (A. Imdahl, M. J. Reinhard, E. Nietzsche, A. Dingeldei, P. Baier und G. Ruf)	Impact of 18-FDG-PET for Diagnostic Therapy of Colorectal Cancer Recurrence 1737
Lebensqualität beim Rektumkarzinom: Ein Parameter der Ergebnisqualität in der onkologischen Chirurgie: Erste Daten (Ch. Schmidt, M. Löhnert, P. Rzehak, Th. Küchler und B. Kremer)	Quality of Life (QoL) in Colorectal Cancer: An Outcome Parameter in Oncological Surgery – First Data 1738

Notfallseingriffe bei Coloncarzinomen im Alter (T. Koperna, M. Kisser und F. Schulz)	Emergency Surgery for Colon Cancer in the Aged 1739
Antithrombin III und lokale Serumgabe als adjuvante Therapie bei Patienten mit diffuser, sekundärer Peritonitis (M. Schorr, N. Zügel, M. Jochum und M. Siebeck)	Antithrombin III Intravenously and Fresh Frozen Serum Intraperitoneally as Adjuvant Therapy in Patients with Diffuse, Secondary Peritonitis 1740
Frühergebnisse nach laparoskopischer kolorektaler Resektion beim Karzinom (V. Götzen, I. Baca, Ch. Schultz und L. Grzybowski)	Early Results of Laparoscopic Colorectal Surgery in Carcinoma 1740
Einfluß der neoadjuvanten Radiochemotherapie auf operative Therapie und postoperative Komplikationen beim fortgeschrittenen Rektumkarzinom – präliminäre Ergebnisse einer prospektiv randomisierten Studie. (C. H. Schick, A. Altendorf-Hofmann, R. Sauer, R. Fietkau und W. Hohenberger)	The Influence of Neoadjuvant Radiochemotherapy on Surgical Therapy and Postoperative Complications in Advanced Rectal Cancer – Preliminary Results of a Prospective Randomized Clinical Trial 1741
Der zirkuläre mesorektale Resektionsrand, ein wichtiger Faktor zur Beurteilung der R0-Situation rektaler Karzinome (M. Mörschel, H. K. Wolf, N. Simiatònaki, A. Heintz und Th. Junginger)	The Circumferential Resection Margin – An Important Factor in the Evaluation of the Curative Resection of Rectal Carcinomas 1742
Staging des Rektumkarzinoms mit Doppelkontrast-MRT Korrelation mit Endosonographie und Histologie (L. Rothmeier, B. A. Kersting-Sommerhoff, K. H. Dittler, A. Annweiler und P. Gerhardt)	Staging of Rectal Cancer with Double-Contrast Enhanced MR Imaging – Correlation with EUS und Histological Findings 1743
Die lokoregionäre Rezidivrate nach kontinenzerhaltenden Eingriffen beim T4-Rektumkarzinom (C. Boos, M. Melullis, A. Weigel, U. Roblick und H.-P. Bruch)	Local Recurrence Rate after Low Anterior Resection of T4-Stage Rectal Cancer 1743
Die Effektivität ambulant und stationär durchgeführter Diagnostik beim Rektumkarzinom (U. Wolters, B. Krug, S. Wichmann und A. H. Hölscher)	Resection of Rectal Carcinomas: A Prospective Analysis of Preoperative Diagnostics in Out- and In-Patients 1744
Der Colon-Pouch als Neorektum nach tiefer anteriorer Rektumresektion (N. Runkel, A. Kroesen, E. Riede, M. Kruschewski und H. J. Buhr)	Colon Pouch as Neorectum after Low Anterior Resection 1745
Nachsorgeschema des Kolonkarzinoms: Einsparungsmöglichkeiten ohne Qualitätsminderung (S. Merkel, K. E. Matzel, I. Schneider und W. Hohenberger)	Protocol for Follow-up Care of Colon Carcinoma: Saving Without Reduction of Quality 1746
Lynch-II-Syndrom – 39-jähriger Patient mit Adenokarzinom des Dünndarmes als Indexpatient (D. Krenz, M. Jungck, K. Selbach und H. Feustel)	Lynch-II-Syndrom – A 39-year-old Patient with Small Bowel Adenocarcinoma as a Member of a HNPCC Family 1746

Onkologie – Leber/Galle/Pankreas

Palliative chirurgische und Chemotherapie bei inoperablem Pankreas-Karzinom
(T. Wilhelm, A. Charles, N. Niederle und M. Siedek)

Palliative Surgical and Chemotherapy of Inoperable Pancreatic Carcinoma

1748

Erfahrungen mit der Pankreatikogastrostomie bei der partiellen Duodenopankreatektomie mit Implantation des Restpankreas in die Magenhinterwand
(A. Lachmann, K.-J. Bauknecht und N. Nikolov)

Experiences with Pancreaticogastrostomy Concerning Partial Duodenopancreatectomy with Implantation of the Remaining Pancreas into the Back Wall of the Stomach

1749

Ein neues Modell zur in vivo Untersuchung radiogener Effekte auf die Tumormikrozirkulation des experimentellen Pankreaskarzinoms
(E. Ryschich, J. Schmidt, T. Löffler, M. Eble und E. Klar)

A New Model for In Vivo Analysis of the Radiogenic Effects on Tumor Microcirculation of Experimental Pancreatic Cancer

1750

Fraglicher Nutzen palliativer Resektionen beim Pankreaskarzinom?
(R. Kasperk, K.-P. Riesener und V. Schumpelick)

Questionable Benefit of Palliative Resections for Pancreatic Cancer

1750

Gallenblasenkarzinom: Aggressive Chirurgie ja oder nein?
(R. Canelo, Th. Lorf, B. Sattler und B. Ringe)

Gallbladder Carcinoma: Aggressive Surgery, Yes or No?

1751

Reduzierung von Komplikationen nach Kausch-Whipple Operation durch modifizierte Technik der Pankreatojejunostomie
(J. M. Langrehr, H. Keck, M. Knoop und P. Neuhaus)

Reduction of morbidity After Kausch-Whipple Procedure by Modified Suture Technique for Pancreatojejunostomy

1752

Das übersehene Pankreaskarzinom – ein Problem der laparoskopischen Cholecystektomie?
(G. Klaebisch, M. Mory, D. Lorenz, A. Richter und M. Trede)

Missed Carcinoma of the Pancreas – A Pitfall in Laparoscopic Cholecystectomy?

1752

Frühergebnisse der chirurgischen Behandlung des hepatozellulären Karzinoms (HCC) bei Patienten mit Leberzirrhose
(D. Ockert, R. Hofmann, E. Stoelben, M. Nagel und H. D. Saeger)

Early Results after Resection of Hepatocellular Carcinoma in Non-cirrhotic Livers

1753

Stellenwert und Nutzen von MRT, CT und CTAP in der Diagnostik maligner Lebertumoren bei Leberzirrhose: eine Nachuntersuchung an lebertransplantierten Patienten
(N. Schwarz, A. Mueller, M. Born und A. Hirner)

The Value of Magnetic Resonance Imaging (MRI), Computed Tomography (CT) and CT Arterial Portography (CTAP) in Detecting Malignant Liver Lesions in Patients with Cirrhosis: An Analysis in Liver Transplanted Patients

1754

Pankreaskarzinom: Was ist die adjuvante Standardtherapie beim resezierten Tumor?
(H. Friess, H. G. Beger, J. Neoptolemos, C. Bassi, L. Fernandez-Cruz, M. W. Büchler und die Mitglieder der ESPAC-1 Studiengruppe)

Pancreatic Cancer: What is the Standard Adjuvant Therapy in Resected Tumors?

1755

Palliative operative Therapie des nicht resektablen Pankreaskarzinoms (W. Meyer, D. Regnet, K.-H. Schultheis und Ch. Gebhardt)	Palliative Surgical Procedures in Non-resectable Pancreatic Carcinoma
	1756
Tumore der Papilla Vateri – Wertigkeit der Minisonden-Sonographie beim präoperativen Staging (J. Menzel, U. Sulkowski, N. Hoepffner, W. Domschke und N. Senninger)	Tumors of the Papilla of Vater – Miniprobe Sonography in Preoperative Staging
	1756

Metastasentherapie

ICG vermittelte, lokale photochemische Therapie von Hautmetastasen – Erste Erfahrungen einer palliativen Behandlung (W. E. Thasler, C. Abels, S. Karrer, W. Bäumler, S. Ruf, R.-M. Szeimies und K.-W. Jauch)	ICG-Mediated Local Photochemical Therapy of Cutaneous Metastasis. Evaluation of a Palliative Treatment
	1758
Prognosefaktoren nach Resektion colorectaler Lebermetastasen (J. K. Seifert, T. F. Weigel, U. Gönner und Th. Junginger)	Prognostic Indicators Following Resection of Colorectal Liver Metastases
	1759
Chirurgische Therapie des Lokalrezidivs in der Leber nach Leberresektion wegen kolorektaler Metastasen (A. Ulrich, M. Wolff und A. Hirner)	Surgical Therapy of the Local Recurrence After Liver Resection for Colorectal Metastases
	1760
Kryotherapie des Schnittrandes nach Resektion colorectaler Lebermetastasen mit inadequatem (<1 cm) oder fehlendem Sicherheitsabstand (J. K. Seifert, Th. Junginger und D. L. Morris)	Cryotherapy of the Resection Edge Following Liver Resection of Colorectal Metastases with Inadequate (<1 cm) or Involved Resection Margin
	1761
Leberteilresektion wegen Metastasen verschiedener Primärtumoren (J. Fuhlroth, J. Fahlke, K. Ridwelski, Th. Manger und H. Lippert)	Partial Liver Resection Due to Metastases of Different Primary Tumors
	1762
Ergebnisse der Metastasenchirurgie des Nierenzellkarzinoms (F. Dobrowolski, E. Stoelben, D. Ockert und H. D. Saeger)	Results of the Surgical Treatment of Metastatic Renal Cell Carcinoma
	1762
Effektivität und Kostenanalyse der Tumornachsorge unter besonderer Berücksichtigung der Metastasenresektion bei gastrointestinalen Karzinomen in einem Allgemeinkrankenhaus (M. Ketteniß, B. Schellen, B. Ulrich und M. Aleksic)	Efficiency and Analysis of Costs Caused by Follow-Up in Cancer with Special Regard to Resection of Metastasis in Gastrointestinal Carcinoma
	1763
Wertigkeit und Aufwand präoperativer Diagnostik zur Prüfung der Resektabilität von Lebermetastasen colorektaler Carcinome (R. Imig, P. Heinz, D. Wagner, T. Forer und H. Bockhorn)	Value and Expenditure of Preoperative Diagnostics to Predict Resectability of Liver Metastasis in Colorectal Cancer
	1764

Die pelvine Exenteration aus urologischer Sicht (R. Hartung)	Pelvic Exenteration: Viewpoint of the Urologist ... 1765
Die simultane Resektion von colorektalem Primärkarzinom und synchronen Lebermetastasen (F. Del Bello, I. Vogel, D. Henne-Bruns und B. Kremer)	Simultaneous Resection of Colorectal Cancer and Synchronous Liver Metastases ... 1765
Resektion von Lebermetastasen bei Weichgewebssarkomen (R. Seelos, M. Schwarzbach, F. Willeke, T. Lehnert und Ch. Herfarth)	Resection of Liver Metastases from Soft Tissue Sarcoma ... 1766
Intraarterielle Chemotherapie kolorektaler Lebermetastasen – Langzeitresultate (H. P. Klotz, W. Weder, U. Metzger und F. Largiadèr)	Intraarterial Chemotherapy for Colorectal Liver Metastases – Long-Term Results ... 1767
Magnetresonanztomographie der Leber zur prä- und postoperativen Beurteilung kryotherapierter Lebertumoren (G. Schneider, G. Schüder, D. Gohl, G. Pistorius, R. Seidel, G. Feifel und B. Kramann)	Pre- and Postoperative Magnetic Resonance Imaging of Liver Tumors in Patients Undergoing Cryotherapy ... 1768
Kryochirurgie primärer und sekundärer Lebertumore – Technik und Stellenwert der MR-Bildgebung (H. P. Klotz, D. Gianom, P. Hilfiker, S. Wildermuth, F. Largiadèr)	Cryosurgery of Primary and Secondary Liver Tumors – Technique and Value of MR Imaging ... 1769
Adjuvante Chemotherapie nach R0-Resektion kolorektaler Lebermetastasen (K.-P. Riesener, R. Kasperk, Li Cheng und V. Schumpelick)	Adjuvant Chemotherapy Following R0 Resection of Colorectal Hepatic Metastases ... 1769
Adjuvante intraarterielle Chemotherapie nach R0-Resektion kolorektaler Lebermetastasen: Eine prospektiv-randomisierte Studie (C. Rudroff, A. Altendorf-Hofmann, R. Stangl und J. Scheele)	Prospective Randomized Trial on Adjuvant Hepatic Artery Infusion Chemotherapy After R0 Resection of Colorectal Liver Metastases ... 1770
Sachverzeichnis	Subject Index ... 1773

Verzeichnis der Erstautoren

Adili, F. 1676
Agnes, A. 1077
Albert, W. 806, 1584
Albrecht, D. 1438
Aleksic, M. 1497
Allenberg, J. R. 105
Aydemir, G. 1687

Backheuer, L. 1722
Balanou, P. 900
Barbera, L. 528, 1594
Bärlehner, E. 1577
Bartels, H. 615, 1074
Barth, C. 1404
Bastian, L. 1083, 1623
Bauer, H. 661, 944
Bauknecht, K.-J. 1725
Bauwens, K. 1682
Bennek, J. 221
Benz, S. 1157, 1535
Berger, A. 1538
Bergert, H. 1674, 1677
Berns, T. 816
Bertram, P. 1607
Betzler, M. 938
Birth, M. 1588
Böhle, A. S. 1268
Böhner, H. 982
Bolder, U. 587
Boos, C. 1743
Böttcher, K. 1637
Böttger, Th. 1123
Brandner, R. 1699
Brenner, P. 1308
Brönnimann, S. 1094, 1580
Bruch, H.-P. 482
Brücher, B. L. D. M. 1357
Brünagel, G. 1724
Brune, E. 1704
Brunken, C. 1448
Büchin, P. 1650
Buhr, H. J. 148
Bühren, V. 108

Bulitta, C. 1609
Butters, M. 677

Candinas, D. 1571
Canelo, R. 1751
Carbon, R. Th. 1175
Carus, Th. 1635
Cholewa, D. 399
Chylarecki, C. 1200
Coburg, A. J. 985, 1606
Coerper, S. 698, 1605
Colombo-Benkmann, M. 1041, 1282
Czarnetzki, H.-D. 1656

Dangel, M. 1305
Decker, P. 802
Decker-Baumann, C. 1624
Del Bello, F. 1765
Deneke, J. 1208
Dienemann, H. 138
Dobrowski, F. 1762
Doede, Th. 120
Doedet, Th. 1599
Dohrmann, P. 799
Doniec, J. M. 1587
Dreuw, B. 1143

Eckstein, H.-H. 521, 877
Ehlebracht, M. 847
Eibl, G. 813
Elbers, M. 1724
Encke, A. 705, 707
Engelmann, C. 956
Englmeier, K.-H. 93
Erhard, J. 1091
Ertel, W. 1189
Esenwein, St. A. 1662

Farthmann, E. H. 454
Faß, J. 1363, 1502
Fein, M. 1638
Feller, A.-M. 971

Fleischer, G.-M. 331
Florek, H.-J. 517
Foitzik, Th. 596
Franke, Ch. 1114
Franzius, Ch. 261
Freitag, M. 1696
Frenken, M. 1687
Frey, M. 550
Frick, A. 1600, 1604
Friedl, W. 1224, 1591
Friedrich, Th. 1700
Friess, H. 994, 1755
Frühwald, W. 909
Fuchs, K.-H. 295, 1111
Fuhlroth, J. 1762

Gabriel, M. 1302
Gassel, H.-J. 1458
Gatzemeier, W. 1488
Gawad, K. A. 880
Gebauer, T. 1344
Gebhard, B. 1644
Gebhardt, Ch. 327
Gerhardt, P. 274
Germer, C. T. 1367
Gianom, D. 1685
Gillrath, G. 1595
Glombitza, G. 1582
Gnann, W. 904
Göhl, J. 1319
Göhring, U. 1667
Göksoy, E. 1604
Golling, M. 882, 1557
Goretzki, P. E. 200, 246
Görtz, G. 1655
Götzen, V. 1031, 1740
Graf, P. F. 547, 968
Graupe, F. 1240
Gregor, S. 1610
Grimm, H. 599
Grothe, D. 1616
Grund, K. E. 1146
Gruss, D. 1252
Gruwez, J. A. 822

Grzybowski, L. 1579
Gubenatis, G. 191
Gulielmos, V. 1509
Günther, K. 1380, 1721

Haferkamp, H. 635
Hagmüller, E. 1397
Hanselmann, R. G. 86
Hansen, M. 1213
Hansen, O. 170, 1632
Harder, F. 66
Hartel, W. 732
Hartung, R. 1765
Hasse, F.-M. 352
Heald, R. 1585
Hebebrand, D. 1279, 1613
Heberer, M. 926
Heimbucher, J. 1007
Heintz, A. 1633, 1698
Heistermann, H. P. 1621
Henne-Bruns, D. 243
Heppert, V. 964
Hermanek, P. 323
Herzog, L. 1002
Hiller, W. F. A. 1702, 1708
Hirner, A. 443
Hoch, F. 1575, 1576
Höer, J. 1600
Hoffmann, A. 1246
Hofheinz, H. 1626, 1646
Hofmann, G. O. 1285
Hofmann, H.-S. 1429
Hofmeister, A. 1629
Hohenberger, P. 363
Hoksch, B. 1377, 1722
Holch, M. 1288
Holle, G. 1691
Hölscher, A. H. 304
Holzman, P. 1658
Homayoun, R.-K. 1663
Hondyk, J. 1630
Hopt, U. T. 178
Horch, R. E. 1194
Horn, J. 916
Horstmann, O. 1618
Hotz, H. G. 1704

Imdahl, A. 1737
Imig, R. 1764
Inderbitzin, D. 1710
Ingianni, G. 560
Ishaque, B. 1660

Jacobi, C. A. 605, 1718
Jacobi, Th. 1647

Jähne, J. 955, 1435
Jakubowski, E. 1668
Jauch, K. W. 160
Juhl, H. 1474
Junge, A. 1666
Junghanns, K. 820
Junginger, Th. 388
Jürgens, C. 338

Kabelitz, R. 1693
Kadmon, M. 1165, 1464
Kallinowski, F. 885
Kalthoff, H. 79
Kasperk, R. 337, 1750
Kästel, M. 1689
Kauder, O. 1597
Kauffmann, G. W. 270
Kaufmann, P. M. 1709
Keel, M. 1086
Kerner, T. 1611
Ketteniß, M. 1763
Ketterer, H. 405
Khaffaf, D. 1716
Kienast, A. 1058
Kiene, J. 1505
Kienle, P. 1719
Kienzle, H. F. 795
Kirchhof, P. 47
Kisser, M. 1652
Klaebisch, G. 1752
Klar, E. 72, 702
Kleimann, E. 1520
Klein, P. 1027
Kley, C. W. 1641
Kliemt, H. 197
Klima, St. 1550
Klotz, H. P. 1767, 1769
Knapstein, P. G. 250
Köhler, A. 488
Köhler, L. 1529, 1628
Kolbert, G. W. 462
Kollig, E. 1680
Kolodzig, C. 752
Konrad, U. 1622
Konze-Thomas, B. 741
Koperna, T. 1739
Kopp, R. 1360
Krasiński, Z. 1105, 1651
Krawczyk, T. J. 1683
Kremer, B. 143, 284, 1120
Krenz, D. 1746
Krieglstein, C. F. 1491
Krimmer, H. 627
Kroesen, A. J. 991, 1695

Kruschewski, M. 251
Kugler, Ch. 1690
Kunz, R. 963

Lachmann, A. 1749
Lamade, W. 1055
Land, W. 184, 1478
Lange, V. 1589
Langrehr, J. M. 1338, 1560, 1752
Largiadèr, F. 538, 1568
Laube, H. R. 1678
Lehnert, T. 356
Lempa, M. 673
Lerch, M. M. 421
Liebermann-Meffert, D. 951
Liersch, T. 1734
Limmer, J. 1221, 1578
Linder, R. 694
Lippert, H. 271
Löhnert, J. 1205
Lorenz, D. 612
Lorenz, E. P. M. 1532
Lorenz, W. 647
Lorf, T. 1335
Lübke, P. 1544
Ludwig, K. 1554

Machens, H. G. 1271
Maghsudi, M. 1218
Malekpour, G. 1655
Maniwa, Y. 1686
Mann, B. 720, 850, 1044
Marusch, F. 1730
Matthies, B. 1710
Matzel, K. E. 494
Meenen, N. M. 568
Meier, C. M. 1163
Meinel, A. 1292
Menke, H. 1690
Menzel, J. 1354, 1756
Merkel, S. 1745
Messing-Jünger, A. M. 757
Meyer, A. 1670
Meyer, F. 1150
Meyer, G. 1640
Meyer, H.-J. 312
Meyer, M. 369
Meyer, T. 1452
Meyer, W. 1692, 1756
Meyer-Junghänel, L. 1681
Meyer-Pannwitt, U. 870
Mieth, M. 888

Miholic, J. 1638
Möbius, E. 1701
Moch, D. 1197
Mokros, W. 1598, 1728
Mönig, S. P. 1720
Mörschel, M. 1742
Möslein, G. 1467
Mothes, H. 1099
Müller, E. J. 1666
Müller, F. P. 1107, 1481
Müller, S. A. 1728
Müller, V. 1715

Neufang, A. 1249
Neugebauer, E. 666
Nikolov, N. 1703

Ockert Saeger, D. 1753
Oertli, D. 379
Ohmann, C. 896
Okada, M. 1673
Ordemann, J. 1370
Orend, K. H. 1234
Oszkinis, G. 1675
Ott, R. 1563
Otto, I. G. 451

Passlick, B. 1513
Peiper, Ch. 1617
Peiper, M. 1316
Peter, M. 1592, 1661
Peterli, R. 1654
Petermann Hoene, J. 1723
Peters, A. 1393
Petrowsky, H. 1351
Piatek, S. 1705
Pier, A. 1013
Pinnau, R. 864
Piso, P. 1727
Pommer, A. 1182
Popiela, T. 710
Probst, A. 1657
Prokop, A. 1659
Pross, M. 1580
Pross, M. 1713
Pross, M. 1714

Raakow, R. 1526
Raakow, R. 1541
Rau, B. 300
Rau, H. G. 242
Rau, H. M. 1024, 1061
Raunest, J. 689
Redling, F. 1516
Rentsch, M. 1631

Renzulli, P. 619
Repse, S. 1732
Reuhl, T. 384
Richter, D. 1160
Richter, O. 1711
Richter-Turtur, M. 832
Rieck, B. 1596
Riecken, E.-O. 153
Rieger, H. 1662
Riesener, K.-P. 1769
Rimpl, I. 1063
Ritz, J.-P. 1445, 1523
Roelofsen, F. 1736
Röher, H.-D. 921
Röhrich, B. 1603
Röper, G. 1608
Rothmeier, L. 1742
Rothmund, M. 655
Ruchholtz, S. 1179
Rückert, R. I. 240
Rudolph, H. 1665
Rudolph, S. 1679
Rudroff, C. 1770
Ruf, Ch. 1494
Runkel, N. 439, 1034, 1707, 1745
Ruppert, R. 1585, 1586
Rüter, F. 1712
Ryschich, E. 1750

Sailer, M. 973
Sauer, J. 791
Sauerbier, M. 1274
Sauerland, S. 1683
Schaarschmidt, K. 1168
Schackert, H. K. 90, 318
Schäfer, K. 1172
Schäffer, M. 1243
Schaible, A. 1386
Schaller, H.-E. 554
Schauer, R. 248
Schick, C. H. 1741
Schier, F. 124
Schildberg, F. W. 215, 255
Schilling, M. K. 1499
Schirren, J. 498
Schlag, P. M. 101
Schlickewei, W. 577
Schlosser, W. 1127, 1643
Schlüper, I. 1694
Schmid, A. 1383
Schmid, R. A. 1264
Schmidbauer, S. 1697
Schmidbauer, U. 1666

Schmidt, Ch. 1738
Schmidt, J. 434, 1080, 1659
Schmidt, O. 1432
Schmidt, W. U. 998, 1421
Schmidt-Matthiesen, A. 854, 1625
Schmiedl, S. 892
Schneider, G. 1768
Schneider, I. 1426
Schneider, J. H. 1139
Schneider, P. 512
Schöb, O. 1635
Schoenberg, M. H. 78
Schorr, M. 1624, 1740
Schröder, D. 1576
Schulz, H.-U. 1642
Schumacher, H. 1230
Schumacher, I. K. 1373
Schürmann, G. 359, 836
Schütz, A. 1677
Schwandner, O. 1619
Schwarz, A. 1726
Schwarz, N. 1754
Schwarzbach, M. 1312
Schweiger, H. 527
Seelos, R. 1766
Seidel, F. 1639
Seifert, J. K. 1455, 1759, 1761
Seiler, C. M. 840, 1617
Sendler, A. 1485
Senninger, N. 281, 468, 728
Shang, E. 1102
Siech, M. 1341
Siemer, S. 116
Sievers, D. 1684
Siewert, J. R. 53, 129, 290, 717, 724
Slodicka, R. 1664
Smutný, S. 1621
Staehler, G. 234
Staib-Sebler, E. 1441
Stammberger, U. 1260
Stark, G. B. 683
Staubach, K. H. 1067
Stausberg, J. 744
Steckmeier, B. 532
Steinmetz, W.-G. 1597
Steinmüller, T. 1706
Stelzner, M. 897
Stengel, D. 1020
Stephan, S. 1730
Stern, J. 472

Stock, W.   166
Stöckmann, H.   1672
Stockmann, U.   544
Stoelben, E.   1688
Stöhr, G.   861, 1071
Stratmann, H.   1610
Strauss, T.   1653
Strecker, W.   581
Stüker, D.   1096
Sungler, P.   1133, 1649, 1651
Surh, St.   976
Szavay, P.   478

Tandara, A.   1411
Tausch, Ch.   1717
Teebken, O. E.   1256
Teleky, B.   1400
Thasler, W. E.   1758
Thiede, A.   459
Thurman, R. G.   185
Thurmayr, R.   748
Tittel, A.   1602
Tonus, C.   1670
Torres, R.   467
Trede, M.   411

Uhl, W.   427, 1583
Ulrich, A.   1760
Ulrich, M.   1130
v. Bary, S.   174
van Tits, H.   1136
Verrel, F.   1237

Vogel, T.   1733
Voggenreiter, G.   1414
Vogt, P. M.   507
Voss, E. U.   1295
Vossen, S.   1461

Waag, K.-L.   228
Wagner, F. M.   1566
Wahl, R. A.   203, 1051
Wahl, W.   785
Walgenbach, K.-J.   1186
Walgenbach, S.   1698
Walter, M.   1671
Walz, M. K.   113, 1038, 1589, 1729
Wanner, G. A.   1211
Wayand, W.   790
Weber, B.   1614
Wedel, T.   979
Weimann, A.   1735
Weiner, R.   1010, 1615
Weiser, H.-F.   1547
Weiß, C.   1192
Welcker, K.   1620, 1633
Weller, S.   61
Wellmann, K.   1629
Wendl, K.   1328
Wenger, F. A.   1348
Wenk, H.   1088
Werner, S.   678
Wessel, L.   1153
Wichmann, M. W.   1601
Wilhelm, A.   630

Wilhelm, T.   1748
Willeke, F.   393
Willis, S.   1634
Willmen, H. R.   1602
Wimmenauer, S.   1470
Winde, G.   1417
Winkler, U.   738
Winzer, K.-J.   374
Wirbel, R. J.   1324
Wittrin, B.   1713
Witzigmann, H.   362, 1644
Wolf, A. M.   1004
Wolff, M.   1331
Wolff, S.   1017
Wolken, D.   988
Wolters, U.   1299, 1612, 1744
Woltmann, A.   845
Wulle, Chr.   641
Wüllenweber, H.-P.   1408
Wüstner, M.   1117, 1627

Zaiss, A.   764
Zarras W.   1669
Zeitz, M.   154
Zender, F. J.   1645, 1648
Zinner, T.   1731
Zipfel, B.   1227
Zirngibl, H.   672
Zlatarski, G.   1389
Zumtobel, V.   592

Begrüßungsansprachen, Totenehrung
Eröffnungsansprachen, Ehrungen und Preise
Mitgliederversammlung

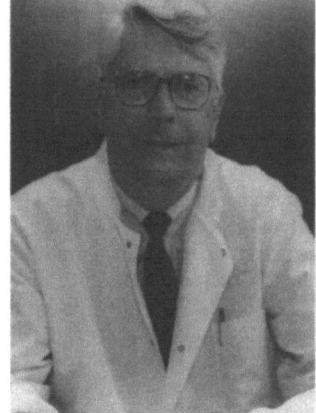

Musikalische Einleitung:
Suite aus „Abdelazar" von Henry Purcell

Begrüßungsansprachen

Präsident Prof. Dr. Herfarth: Beschwingt und erfüllt durch die Klänge von Henry Purcell, gespielt von den Blechbläsern der Berliner Philharmoniker unter Leitung von Konradin Groth, eröffne ich den 115. Kongreß der Deutschen Gesellschaft für Chirurgie.

Wir treffen uns in der Staatsoper Unter den Linden, vor 355 Jahren eingeweiht, von von Knobelsdorff in drei Jahren auf Anordnung von Friedrich II., später Friedrich dem Großen erbaut, mehrfach zerstört, Mitte des 19. Jahrhunderts durch Brand und während des Zweiten Weltkrieges gar zweimal durch Bomben komplett zerschlagen und schließlich 1955 zu Zeiten der DDR prachtvoll wieder aufgerichtet.

Mit der Lindenoper folgte Friedrich der Große seiner Vision eines deutschen Athen an der Spree. Das Theater galt als der Ausdruck des aufgeklärten Zeitalters neben dem kultischen Ort der St.-Hedwigs-Kathedrale im Schlagschatten hinter dem Opernhaus. Mozarts „Zauberflöte", Beethovens „Fidelio", Webers „Freischütz" erlangten hier durch die Berliner Aufführung ihre weltweite Berühmtheit. Hier wirkten die berühmten Dirigenten Kleiber, Klemperer, Strauß, Furtwängler und jetzt Daniel Barenboim. An den letzteren Dank, daß wir uns hier treffen können. Wir sind glücklich, hier zu sein, nachdem der uns schon vertraute Ort des Schauspielhauses belegt war. Eigentlich wäre jedoch für uns der schönste und geeignetste Platz zur Eröffnung der Saal des Von-Langenbeck-Hauses, den selbst die Volkskammer der DDR als attraktivsten Treffpunkt in Berlin 1949 bis 1976 wählte. Hoffen wir, daß wir das Von-Langenbeck-Haus in den Kongreß zur Jahrtausendwende mit einbeziehen können.

Meine sehr verehrten Ehrengäste! Meine sehr verehrten Damen und Herren! Hochverehrte Ehrenmitglieder und Senatoren! Liebe Mitglieder unserer Gesellschaft! Lassen Sie mich zu Beginn meiner überaus großen Freude und meinem Dank Ausdruck geben, daß ich hier stehen darf. Man hat in diesem Moment ein vielleicht manchmal nur scheu erträumtes Ziel, aber einen nur selten erreichbaren Gipfel erklommen. Bewußt bin ich mir wohl, daß viel Glück, viel Förderung und eine gnädige Fügung hierzu notwendig sind.

Heute möchte ich daher ganz besonders meinem hochverehrten Lehrer Herrn Prof. Dr. Max Schwaiger für sein Vorbild und seine Führung danken. Als brillanter Operator – er hat mich begeisternd und überzeugend in das Handwerk des Faches eingeführt. Er vermittelte mir die Kunst der Führung durch Respektierung und Anerkennung der Leistungen aller in der Gemeinschaft einer Klinik und mit seinem überzeugenden Einsatz für den Patienten. Seine Klinikführung war geprägt durch sein Vorbild und die Integrität seiner Persönlichkeit. Er führte die Klinik in einem offenen akademischen Stil und verstand es, schöpferische Ideen zu pflegen und zur unermüdlichen Arbeit zu ermutigen. Herr Prof. Schwaiger kann heute leider nicht bei uns sein. Ich weiß aber, daß er in dieser Stunde sehr intensiv an uns denkt.

Es begeisterte mich in meiner Ausbildung zum Chirurgen seinerzeit in Marburg der Internist Prof. H. E. Bock mit seinem einmaligen sportlichen und anfeuernden Stil der Kooperation mit uns Chirurgen. Die Leitidee dieser Zusammenarbeit schwingt auch heute noch mit. In Heidelberg zog mich der Pathologe Prof. Wilhelm Doerr mit seinem olympischen und humanistischen Krankheitsverständnis und als unübertroffener, beinahe verkündender Lehrer für Studenten, Assistenten, aber auch für ältere, schon gestandene Akademiker in seinen Bann. Seine freundschaftliche Zuneigung hat mir sehr viel gebracht.

Daß ich überhaupt Chirurg wurde, verdanke ich meinem Vater, der mich von Kind an in sein Chirurgenleben mit einbezog. Schon als Elfjähriger durfte ich und mußte ich 1945 in Plauen (Vogtland) im OP-Betrieb mitarbeiten. Die Not der Jahre nach dem Krieg prägte. Ein fast vierjähriges Leben in verschiedenen Krankenhäusern als kleiner Mitaktiver bleibt unvergessen.

Nun freue ich mich, Ehrengäste anzusprechen. Ein Grußwort des Herrn Minister Seehofer im Namen des Ministeriums für Gesundheit und Familie ist in dem Programm zu lesen. Ich freue mich ganz besonders darüber, daß die Parlamentarische Staatssekretärin Frau Dr. Sabine Bergmann-Pohl zu uns gekommen ist und ein Grußwort überbringen wird. – Frau Staatssekretärin, bitte!

Staatssekretärin Dr. Sabine Bergmann-Pohl: Sehr geehrter Herr Präsident! Sehr geehrte Ehrengäste! Meine sehr verehrten Damen und Herren! Liebe Kolleginnen und Kollegen! Zunächst einmal ein ganz herzliches Dankeschön für die Einladung zu diesem Kongreß.

Natürlich werden Sie von einer Berlinerin nichts anderes hören und erwarten, als daß sie sagt, daß Sie genau den richtigen Ort und natürlich auch genau die richtige Stadt für Ihren Kongreß ausgesucht haben. Ich habe gehört, Herr Professor, Sie haben die Absicht, diese Stadt zum ständigen Sitz Ihrer Kongresse zu machen, zumindest zur Jahrtausendwende. Ich würde das sehr begrüßen. Ich würde Sie dabei auch sehr unterstützen, auch nach dem 27. September, meine Damen und Herren!

Das Protokoll ist heute unerbittlich. Ich habe nur knapp zehn Minuten Zeit für meine Rede und werde mich deshalb auf einige wenige Punkte konzentrieren, die für Sie wie für uns gleichermaßen wichtig sind.

Mein erstes Thema: Ich habe auch deshalb Ihre Einladung sehr gern angenommen, weil mir die Bedeutung der Deutschen Gesellschaft für Chirurgie in der Gegenwart und der Zukunft bewußt ist. Man kann es eigentlich gar nicht oft genug wiederholen: Sie ist ein unverzichtbarer, weil nicht zuletzt auch integrativer Faktor. Ich denke, darauf kommt es ganz besonders in einer Zeit an, in der die rasante Entwicklung in der Chirurgie auch zu einer wachsenden Spezialisierung führt. So notwendig die Spezialisierung aus fachlichen Gründen auch sein mag, man darf darüber den Blick für die Gemeinsamkeiten nicht verlieren, gerade wenn es um die Leistungsfähigkeit und nicht zuletzt um die politische, fachliche und wissenschaftliche Akzeptanz geht. Ich glaube – und verstehen Sie das bitte nicht als Einmischung in Ihre Angelegenheiten –, daß der Chirurgie in unserem Gesundheitswesen kein Gefallen getan wird, wenn eine immer weiter gehende Spezialisierung dazu führt, daß jeder sein Spezialgebiet als das wichtigste ins Feld führt. Nicht nur mit dem Blick auf die Finanzierbarkeit, sondern vor allem mit Blick auf die Patienten – und darauf kommt es schließlich zuallererst an – ist es notwendig, wieder zu mehr Gemeinsamheit zu finden. Deshalb sage ich es hier und betone es auch noch einmal: Die Deutsche Gesellschaft für Chirurgie ist unverzichtbar, weil sie ein starker Partner mit großen integrativen Fähigkeiten ist und auch bleiben soll.

Zu einem Teil dieser Integrationsaufgaben gehört es auch, mit Hilfe von Leitlinien für eine finanzierbare, moderne und sachgerechte Versorgung der Patienten zu sorgen. Wie Sie vielleicht wissen, habe ich über die Arbeitsgemeinschaft der Wissenschaftlich-Medizinischen Fachgesellschaften die Erarbeitung von Leitlinien gefördert und versucht, auch in einer gemeinsamen Sitzung der AWMF, der Bundesärztekammer und der Kassenärztlichen Bundesvereinigung sowie dem Ministerium die Leitlinien auch über den Aspekt der Finanzierbarkeit voranzubringen. Die von der Deutschen Gesellschaft für Chirurgie erarbeiteten Leitlinien liefern dazu einen ganz entscheidenden Beitrag. Als wissenschaftlich begründete und praxisorientierte Handlungsempfehlungen sind sie für ärztliche Entscheidungsfindung eine große Hilfe, während sie gleichzeitig zu einer effektiven Versorgung beitragen.

Zu meinem zweiten Thema: Dabei geht es – das wird Sie nicht wundern können, wenn Sie eine Vertreterin des Gesundheitsministeriums einladen – auch noch einmal um finanzielle Aspekte. Was für alle anderen Bereiche zutrifft, gilt selbstverständlich auch für die chirurgische Versorgung, daß nämlich Wirtschaftlichkeit eine unverzichtbare Voraussetzung ist, wenn wir den medizinisch-technischen Fortschritt auch in Zukunft weiter finanzieren wollen. Es ist jetzt bereits absehbar, daß durch den globalen Strukturwandel, den internationaler gewordenen Wettbewerb, die demographischen Veränderungen und den sozialen Wandel in unserer Gesellschaft weiterer Finanzbedarf für das Gesundheitssystem entsteht. Sie wissen, die Meinungen gehen etwas auseinander. Die einen sagen, es gibt noch Reserven, die anderen sagen, es gibt keine Reserven mehr. Selbst mein Minister hat letztlich gesagt: „Irgendwann sind die Reserven erschöpft."

Aber der Finanzbedarf ist unweigerlich vorhanden. Deshalb müssen kostensparende Innovationen konsequent genutzt werden. Solche Innovationen hat die Chirurgie ohne Zweifel vorzuweisen. Dazu gehören die Möglichkeiten des ambulanten Operierens. Auf den ersten Blick hat sich auch hier einiges verändert. Die Zahl der ambulanten Operationen ist in den neunziger Jahren deutlich gestiegen. 1993 wurden noch ca. 460 Millionen DM für ambulante Operationsleistungen der niedergelassenen Ärzte ausgegeben. 1996 waren es bereits mehr als 880 Millionen DM. Dazu kommen noch einmal 60 Millionen DM für ambulante Operationen in Krankenhäusern. Diese Entwicklung, daß medizinisch notwendige Leistungen unter ambulanten Bedingungen erbracht werden, ist grundsätzlich positiv. Solche Entwicklungen sind zu beobachten etwa in der Augenchirurgie, aber auch in vielen anderen Bereichen. Leider – das muß ich hier auch ganz offen sagen – geht aber der Zuwachs beim ambulanten Operieren mit keiner merklichen Verringerung der Zahl der Operationen im Krankenhaus einher. Das heißt, die eigentlich mögliche Substitution von stationär erbrachten Leistungen hat nicht so stattgefunden, wie sie aus unserer Sicht eigentlich hätte stattfinden können. Es ist die Frage, ob hier eine medizinisch fragwürdige Mengenausweitung in einzelnen Operationsgebieten stattgefunden hat. In dieser medizinisch kaum nachvollziehbaren Leistungsausweitung – jedenfalls konnte uns bisher keiner glaubhaft erklären, warum diese Leistungsausweitung im ambulanten Bereich stattgefunden hat und im stationären Bereich nicht im gleichen Maße ein Rückgang zu verzeichnen war – liegt natürlich auch ein Grund für die schwierige Finanzsituation bei den ambulanten Operateuren. Diesem Problem kann nur mit konsequenter Qualitätssicherung und natürlich auch einer strengeren Indikationsstellung wirksam begegnet werden, und ich meine, die Indikationsstellung ist die entscheidende Komponente.

Qualitätssicherung allein reicht aber nicht, um die Finanzierungsmisere beim ambulanten Operieren zu beheben. Ich sehe die Lösung nur in der Vereinbarung fester Punktwerte. Nur so ist das Leistungsspektrum auch kalkulierbar. Ich weise ausdrücklich darauf hin, daß der Gesetzgeber seit Beginn des Jahres auch feste Punktwerte vorsieht. Die Umsetzung freilich liegt in den Händen der Selbstverwaltung.

Lassen Sie mich zum Schluß noch in aller Kürze auf ein Thema zu sprechen kommen, das Minister Seehofer schon in seinem schriftlichen Grußwort an Sie angesprochen hat. Es geht um die Transplantationsmedizin. Ich bitte Sie ausdrücklich, den Appell von Minister Seehofer zu beherzigen. Es hängt entscheidend von Ihnen ab, wie die Krankenhäuser ihren gesetzlichen Verpflichtungen nachkommen, mit den Transplantationszentren zusammenzuarbeiten und mögliche Organspender auch mitzuteilen. Hier liegt ein entscheidender Schlüssel zu einer noch besseren Hilfe für viele schwerkranke Menschen und damit letztlich auch für den Erfolg des Transplantationsgesetzes.

Meine Damen und Herren, wenn ich auf meine Uhr schaue, stelle ich fest, daß ich Ihre Tagesordnung und Ihren Zeitplan nicht durcheinandergebracht habe. Ich wünsche Ihnen einen erfolgreichen Kongreß, alles Gute für die Zukunft und vor allen Dingen Gesundheit. – Vielen Dank.

Präsident Prof. Dr. Herfarth: Sehr herzlichen Dank, Frau Staatssekretärin. Ich danke Ihnen besonders herzlich auch für die ersten Worte. Sie stellen heraus, daß in einer modernen, demokratischen Gesellschaft mit vielen Interessengruppen diejenigen überzeugen können, die belegen, daß sie aus der Vielfalt ihres Bereichs heraus durch Einigkeit klar die Rolle ihres Berufes und ihrer Ziele vertreten können. Nur diese wissenschaftlichen Gesellschaften werden in Zukunft Erfolg haben in den schweren Zeiten, die uns sicherlich bevorstehen. Noch einmal sehr herzlichen Dank.

Der Regierende Bürgermeister der Stadt Berlin, Herr Eberhard Diepgen, hat auch ein Grußwort für das Programmheft verfaßt. Er hat auf die Tradition der Chirurgie hier in Berlin hingewiesen. Hierfür möchte ich ihm besonders danken.

Besonderen Dank schulde ich aber auch Herrn Innensenator Schönbohm. Er hat auf meinen ausdrücklichen Wunsch hin sich bereit erklärt, hier zu sprechen. Wir kennen ihn als einen der großen ausgleichenden Führer aus der Zeit nach der Wende. Ich darf Sie um Ihre Grußworte bitten.

Jörg Schönbohm, Innensenator von Berlin: Sehr geehrte Frau Staatssekretärin Bergmann-Pohl! Herr Präsident Herfarth! Verehrte Mitglieder und Ehrenmitglieder der Deutschen Gesellschaft für Chirurgie! Sehr geehrte Herren Präsidenten der Bundesärztekammer und des Berufsverbandes der Chirurgie in Deutschland! Ich fühle mich geehrt und freue mich, Sie in Berlin, dem alten Sitz der Deutschen Gesellschaft für Chirurgie, zur feierlichen Eröffnung Ihres 115. Kongresses im Namen des Senats von Berlin herzlich begrüßen zu können. Mancher wird sich fragen, was der Innensenator damit zu tun hat. Ich darf Ihnen aber verraten: Ich war auch Operateur, verantwortlich für die Operationsführung des deutschen Heeres.

Ich bin Ihnen dankbar und beglückwünsche Sie dazu, daß Sie Ihren Kongreß in der Mitte Berlins und vor allem an diesem kulturvollen Ort abhalten, in der Staatsoper Unter den Linden. (Ihr Präsident hat hierzu schon einige Ausführungen gemacht.) Seit der deutschen Wiedervereinigung haben hier schon einige Festveranstaltungen stattgefunden, aber mit Ihrer Gesellschaft findet zum erstenmal eine wissenschaftliche Veranstaltung an diesem Ort statt. Bereits dieses Novum ist ein hervorragender Anlaß zur Feier. Doch ebenso ermutigt es zu einem hoffnungsvollen Blick nach vorn. Wenn ich richtig informiert bin, sind Sie und ich auch deswegen hier zusammengekommen.

Berlin ist nicht nur wegen seiner Funktion als Bundeshauptstadt ein einzigartiger Ort in Deutschland. In keiner anderen Stadt ist es möglich und sogar zwangsläufig gegeben, die praktischen Aufgaben zukunftsweisender Politik aus der Geschichte heraus zu erschließen. Sie werden sogar fast davon vorgegeben, und ich gehöre zu den Menschen, die das respektieren, um neu gestalten zu können. Deswegen möchte ich mit einigen Worten Historisches und Geschichtliches, also einerseits Vergangenes, andererseits aber auch nach wie vor Aktuelles, ansprechen: das, was uns gemeinsam interessiert.

Die von Friedrich dem Großen errichtete Oper zählt nicht nur zu den schönsten Opernhäusern der Welt, sie ist hier in Berlin unser Prachtstück. Die an diesem Ort wirkende Staatskapelle Berlin wurde bereits zu kurfürstlicher Zeit, im Jahre 1570, gegründet. Sie ist damit der älteste Klangkörper dieser Stadt. Zusammen mit einem der besten Opernchöre der Welt und dem hervorragend geschulten Ballett wird man hier immer wieder musikalische Hochkultur erleben. Mendelssohn Bartholdy, Richard Strauß, Bruno Walter, Otto Klemperer oder Herbert von Karajan haben als Dirigenten und künstlerische Leiter dieses Haus geprägt. Webers „Freischütz" oder Nicolais „Lustige Weiber von Windsor" wurden hier uraufgeführt, ebenso ein Musikstück des Schöpfers der deutschen Volksoper, von Albert Lortzing, der übrigens 1851, in seinem letzten Lebensjahr, in der Luisenstraße 53 wohnte, nur einen Steinwurf von Ihrem Stammhaus entfernt. – Sie merken, ich arbeite mich langsam in diese Richtung vor. Mit diesem Ort nationaler Kultur und weltbürgerlicher Geltung verbinden meine Frau und ich ganz persönliche Erlebnisse. Wir beide sind Kinder der Mark Brandenburg. Meine Frau hat hier 1953 zum erstenmal eine Oper gesehen, bevor sie nach Westdeutschland floh. Am 18. Oktober 1990 hatten wir dann gemeinsam bei der Aufführung der „Carmina Burana" ein besonderes Gefühl, wieder nach Hause zurückzukehren.

1990 war ich als Kommandeur des Bundeswehrkommandos Ost beruflich nach Hause gekommen, um die Bundeswehr in den neuen Ländern aufzubauen und die Nationale Volksarmee des untergegangenen Unrechtsstaates aufzulösen. 1956 wurde diese DDR-Armee genau in der Luisenstraße 58/59 proklamiert, im Stammhaus der Deutschen Gesellschaft für Chirurgie, das damals von der DDR-Volkskammer okkupiert war.

Der Volksmund behauptet gelegentlich, daß sowieso alles mit allem zusammenhängt. Ich bin selber erstaunt, wie dicht gerade hier kulturelle, politische und auch persönliche Verwandtschaften geknüpft sind; aber die Geschichte geht noch weiter. Seit 1990 wächst Berlin mit Elan und trotz zuweilen schwerer Geburten in seine alte und doch wieder so junge Rolle als Hauptstadt der Deutschen. Hauptstadt und Brennpunkt der Nation im sich einigenden Europa kann und wird Berlin nicht allein durch den Sitz der Bundesregierung oder durch seine große Einwohnerzahl sein. Nur wenn Berlin wieder zu einem internationalen Zentrum des Wirtschaftslebens, der Künste, der Wissenschaft und Forschung heranreift, wird es wirklich Hauptstadt sein. Dazu gehören unabdingbar auch die in anerkannten Verbänden organisierten gesellschaftlichen Eliten Deutschlands. Nur mit diesen wirtschaftlichen, kulturellen und wissenschaftlichen Vordenkern kann Berlin seinen Dienst als Mikrokosmos für Deutschland und auch als Weltstadt in Europa erfüllen.

Wenn wir zurückblicken auf das Jahr 1872, das Gründungsjahr der Gesellschaft, so haben wir eine vergleichbare Situation wie 1990: Deutschland war geeint, und Berlin wurde Hauptstadt. Die Hauptstadt erwarb diesen Rang nicht nur deshalb, weil sich aus der Verwaltung Preußens die Ministerien des Nationalstaates entwickelten und der Reichstag seine Arbeit am Leipziger Platz aufnahm. Nein, Berlin wurde Hauptstadt auch und gerade deswegen, weil sich die wissenschaftlichen Fachkräfte und Eliten hier sammelten, weil unter anderem die deutschen Chirurgen ihre Erfahrungen bündelten und mit der neugegründeten Gesellschaft in der Hauptstadt ihren Sitz nahmen. Alles im übrigen mit finanzieller Unterstützung der Kaiserin, man würde heute sagen, der First Lady. Ihr langjähriger Schriftführer Trendelenburg hat dies treffend und in heute mehr denn je aktueller Weise beschrieben – ich zitiere auszugsweise –; er sagte:

„Die Gründungsväter wollten aus dem lebhaft gefühlten Bedürfnis bei dem stets wachsenden Umfang unserer Wissenschaft die chirurgischen Arbeitskräfte einigen, den persönlichen Austausch der Ideen erleichtern und gemeinsame Arbeit fördern." Damals fand die chirurgische Wissenschaft unter ihrem großen ersten Vorsitzenden, dem Nestor der modernen Chirurgie in Deutschland, Bernhard von Langenbeck, gerade erst richtig Kraft und Entfaltung. Denn erst wenige Jahre zuvor war die Vollnarkose entdeckt und die Antiseptik eingeführt worden. Um wieviel mehr gelten Ansprüche wie Bündelung der Kräfte, Austausch der Ideen und internationale Verbindungen heute, am Ausgang unseres Jahrhunderts. Denn gerade durch die überragenden Leistungen der aus Ihrer Gesellschaft hervorgegangenen Mitglieder hat sich die Chirurgie zu einer der Kronen der medizinischen Wissenschaft mit vielen Fachrichtungen entfaltet. Die bahnbrechenden Forschungen zur Erkrankung der Schilddrüse durch Nobelpreisträger Theodor Kocher, die Leistungen des Mitbegründers des Deutschen Krebsforschungszentrums Prof. K. H. Bauer oder die Pionier- und Wegbereitungsarbeit zur Lebertransplantation von Prof. Rudolf Pichlmayr haben Ihre Gesellschaft über die Grenzen der medizinischen Wissenschaft hinaus bekannt gemacht.

Vieles davon verbindet und verband sich mit Ihrem angestammten Sitz, dem Langenbeck-Virchow-Haus in der Luisenstraße 58/59. Darum darf ich Ihnen versichern, daß wir den Beschluß, Sitz und Geschäftsführung der Deutschen Gesellschaft für Chirurgie nach Berlin zurückzuverlegen, mit Dankbarkeit begrüßen und unterstützen wollen. Selbstverständlich hat die politische Führung dieses Landes großes Verständnis dafür, daß dabei das Langenbeck-Virchow-Haus in der Luisenstraße für Sie, aber auch für uns eine wichtige Rolle spielt. Wie wichtig und interessant dies für Ihre Gesellschaft und für Berlin ist, möchte ich kurz vervollständigen.

Die Luisenstraße ist mit der Straße Unter den Linden nicht zu vergleichen. Sie war ein bescheidener Boulevard, aber keinesfalls von geringer Berühmtheit. Der Genius der Luisenstraße war künstlerischer und wissenschaftlicher Anfang, Aufbruch, Experimentierfeld und Werkstatt. Die Beispiele sind beeindruckend. Als Theodor Fontane, dessen 100. Todestag wir in diesem Jahr begehen, 1840 seine Apotheke in Neuruppin aufgab, um Schriftsteller zu werden, zog er nach Berlin, in die Luisenstraße 12. Leopold von Ranke, der Begründer der quellenkritischen Geschichtswissenschaft, wurde 1844 von Frankfurt (Oder) an die Berliner Universität berufen und bezog seine Wohnung in der Luisenstraße 24 a. Adolf Menzel, der große Maler der friderizianischen Zeit und des Kaiserreichs, wohnte zwischen 1866 und 1871 gleich nebenan, in der Nummer 24. Gegen Ende des vorigen Jahrhunderts schrieb Christian Morgenstern zwei seiner weltbekannten Gedichtbände in seiner Berliner Wohnung, Luisenstraße 67. Und nicht zuletzt gehörte die Charité mit den großen Gelehrten Virchow, Koch und Sauerbruch zur Luisenstraße. Virchow und Koch sind – wie Ranke und Menzel – Ehrenbürger Berlins. Mit dem Opernkomponisten Albert Lortzing waren wir ja geistig von der Staatsoper zur Luisenstraße aufgebrochen. Durch sein Wohnhaus mit der Nummer 53 waren wir bereits sehr nahe an das Langenbeck-Virchow-Haus mit der Nummer 58/59 herangerückt, das 1915 als Ihr wissenschaftliches Zentrum in Partnerschaft mit der Berliner Medizinischen Gesellschaft errichtet worden ist. Photos zeigen dies in schlichter Schönheit und großzügiger Zweckmäßigkeit. Ich bin heute einmal vorbeigefahren. Es gibt noch viel zu tun, aber es wird sehr schön werden; davon bin ich überzeugt. Wenn ich Sie daran erinnere, daß kein anderer als Karl Marx von 1838 bis 1839 und ausgerechnet als Jurastudent gleich nebenan, in der heutigen Nummer 60, logiert hat, dann sind wir nicht nur direkt im Nebenhaus, sondern im Zentrum des juristischen und – wie ich denke – politischen Problems. Die marxistische Weltanschauung stand an der Wiege der DDR; nur durch sie konnte der erste Arbeiter-und-Bauern-Staat erklärt und manifestiert werden. Dieser Staat hat Ihre Gesellschaft 1953 aus Berlin vertrieben und dort das Scheinparlament namens Volkskammer untergebracht.

Wir sollten uns jedoch nicht von dieser tragikomischen Historie länger hypnotisieren lassen. Diese Zeiten sind – Gott sei Dank – Vergangenheit. Denn Tragik ist kein Moment souveräner oder schon gar nicht aktiver Politik, zu der wir 1990 in Berlin endlich wieder aus eigener Kraft zurückkehren konnten. Wir sollten uns eher darüber freuen, daß uns die Ironie der Geschichte nach 1990 die Möglichkeiten zu Genugtuung und courgagiertem Handeln gegeben hat. Sollten wir dies nicht gemeinsam beherzt tun können?

Herr Präsident! Sehr geehrte Mitglieder und Ehrenmitglieder! Lassen Sie mich nach diesem Streifzug anhand meiner Erfahrungen folgende These wagen: So wie die Volkskammer und die Nationale Volksarmee samt der DDR vergangen und damit Historie geworden sind, sollte und könnte die Deutsche Gesellschaft für Chirurgie nebst der Berliner Medizinischen Gesellschaft wieder eine gemeinsame Zukunft in Berlin haben. Und warum sollte dies nicht auch mit der Charité gelingen, mit der es nicht nur fachliche Verbindungen, sondern auch gemeinsame Traditionen gibt? Genau diese Symbiose ist nicht nur Historie, sondern sie verkörpert lebendige Geschichte, die uns durch die Wiedervereinigung zurückgegeben und erneut geschenkt worden ist.

Der Regierende Bürgermeister und der Senator für Wissenschaft haben mich wissen lassen, daß Sie sich persönlich um die Angelegenheiten kümmern werden, um die Ampel für die Rückkehr Ihrer Gesellschaft auf Grün zu stellen. In Berlin sind Sie nicht nur willkommen, nein, wir brauchen und wollen Sie hier in der Metropole unserer Nation. Und ich meine, daß nicht nur natürliche Personen wieder nach Hause kommen dürfen. Wenn es sich um das Bundesgebiet handelt, sollten auch juristische Personen wie die Deutsche Gesellschaft für Chirurgie ihr Recht auf Heimat mit den politisch Verantwortlichen in Anspruch nehmen können.

Ich möchte Ihnen und Ihrer Gesellschaft einen guten Verlauf Ihres Kongresses wünschen. Mögen Sie mit Gottes Segen weiterhin Mut, Kraft und Erfolg haben, auch für Ihren schwierigen Beruf! Oder lassen Sie mich mit einem aufrichtigen „Auf Wiedersehen in Berlin" noch einmal auf den Komponisten Albert Lortzing zurückkommen. Im ersten Akt seiner populären Oper „Zar und Zimmermann", die Sie auch hier sehen können, wird mit fröhlicher Tatkraft ausgerufen: „Auf, Gesellen, der Gigantenbau kann nur gelingen, wenn sich alle Kräfte einigen, ihn zu vollbringen." – Vielen Dank.

Präsident Prof. Dr. Herfarth: Hochverehrter Herr Senator! Sie haben nicht nur den Vorstand der Deutschen Gesellschaft für Chirurgie und dem Präsidium, sondern dem ganzen Auditorium – und das ist im wesentlichen die Gesellschaft – aus dem Herzen gesprochen. Ich danke Ihnen ganz besonders dafür.

Es ist wirklich ein besonderer Moment, der festgehalten werden muß: daß ein Spitzenvertreter des Berliner Senats hier erklärt, daß die Spitze der Berliner Regierung hinter unseren Bemühungen steht und sich dafür einsetzen wird, daß die skurrile Situation der Enteignung – und Aneignung durch andere – unserer Heimstätte, des v. Langenbeck-Hauses, behoben wird. Noch einmal sehr herzlichen Dank.

Bevor ich den nächsten Begrüßungsredner bitte, möchte ich noch einen besonderen Gast herzlich begrüßen. Ich begrüße seine Exzellenz, Herrn Professor Huber, Bischof von Berlin und Brandenburg. Ich danke Ihnen ganz besonders, daß Sie gekommen sind. Uns verbindet eine alte Freundschaft aus Heidelberg. Herr Prof. Huber war Mitglied der Theologischen Fakultät in Heidelberg, einer der geistigen Führer unserer Universität. Und auch hier in Berlin/Brandenburg ist er ein geistiger Führer, und ich bin stolz und glücklich, daß Sie heute abend zu uns gekommen sind. Vielen Dank, Herr Bischof!

Ich darf nun den Präsidenten der Bundesärztekammer und des Deutschen Ärztetages, Herrn Kollegen Karsten Vilmar, bitten, sein Grußwort zu übermitteln.

Dr. K. Vilmar: Herr Präsident! Meine sehr verehrten Damen, meine Herren! Sehr verehrte Frau Staatssekretärin Bergmann-Pohl! Allen Teilnehmerinnen und Teilnehmern dieses 115. Kongresses der Deutschen Gesellschaft für Chirurgie wünsche ich interessante Tage, dem Kongreß, der Vielzahl der Veranstaltungen einen guten Verlauf und dem Kongreß insgesamt eine große Resonanz über Deutschland hinaus in der Chirurgie, aber auch in Berlin und in ganz Deutschland.

„Vielfalt und Einheit der Chirurgie" heißt Ihr Motto. Von der Vielfalt kündet das Problem. Die Vielfalt ist ja auch leicht erreichbar. Viele interessante Wissensgebiete eröffnen sich, viele persönliche Interessen sind mit Vielfalt verbunden und durch Differenzierung realisierbar. Mit der Einheit wird es dann schon schwerer. Die Einheit, meine ich aber dennoch, müssen wir trotz oder gerade wegen der Vielfalt gemeinsam vorleben, in der Chirurgie wie in der Medizin generell. „Humanität und Wissenschaft" ist das weitere Motto. Für dieses gilt das gleiche, gerade in schwierigen gesundheitspolitischen Zeiten, die keineswegs in Zukunft leichter werden müssen, eher schwerer werden können. Mit Inkrafttreten der beiden KGV-Neuordnungsgesetze sind zwar wichtige Reformen möglich geworden; es ist aber damit der Reformbedarf nicht erschöpft. Dennoch sollten wir die Chancen jetzt nutzen.

Ein ganz wichtiges Thema ist das Thema Qualitätssicherung, in dem die Ärzteschaft nun nach langen Bemühungen endlich etwas mitzureden hat. Und zur Qualitätssicherung gehören auch, wenngleich dies unterschiedliche Gebiete sind, Leitlinien. Sie, Frau Staatssekretärin, haben schon darauf hingewiesen, daß wir uns im Ministerium im letzten Sommer über die Notwendigkeit der Entwicklung von Leitlinien unterhalten haben. Diese Erarbeitung der Leitlinien ist zweifellos Aufgabe der medizinisch-wissenschaftlichen Fachgesellschaften und ihrer Dachorganisation, der AWMF. Andererseits müssen wir aber auch in Zeiten begrenzter Ressourcen darauf achten, was notwendig, nützlich, wünschenswert und was vielleicht überflüssig ist. Deswegen ist eine enge Zusammenarbeit auch der AWMF und der wissenschaftlichen Fachgesellschaften mit der verfaßten Ärzteschaft erforderlich, um diesem Ziel näherzukommen. Ganz klar muß aber auch gesagt werden: Leitlinien sind kein Mittel zur Kostensenkung. Es kann mehr Wirtschaftlichkeit, mehr Rationalität dadurch erreicht werden, aber sie müssen wissenschaftlich orientiert bleiben, denn sonst wird es letzten Endes eine reine Kochbuchanweisung nach Vorstellungen der Krankenkassen, und die kann weder der Wissenschaft noch der Versorgung der Patienten dienen.

Ich unterstreiche auch, was der Bundesgesundheitsminister am Mittwoch vergangener Woche in einem größeren Kreis betont hat: daß das Gesundheitswesen der Zukunft mehr medizinisch orientiert sein muß und weniger fiskalisch bestimmt sein darf. Das gilt auch für die Leitlinien. Man muß immer wieder sagen, daß hier die Dynamik auch durch die Wissenschaft aufgefangen und dargestellt werden muß. Denn es ist der Erkenntnisstand keineswegs abgeschlossen.

Eine Vokabel, die weitere Wunder verspricht, ist die „evidence based medicine". Aber auch davon sind keine Wunder zu erwarten, und die Dynamik kann von der evidence based medicine noch weniger aufgefangen werden als von ein für allemal festgeschriebenen Leitlinien. Wir bemühen uns in Kooperation um eine vernünftige Gestaltung der Medizin auf der Basis wissenschaftlich begründeter Leitlinien.

Die verfaßte Ärzteschaft hat aber auch die Aufgabe, der Differenzierung und Spezialisierung Rechnung zu tragen, die zweifellos Ursache des Fortschritts war. Auch hier gilt, Vielfalt und Einheit der Chirurgie und der Medizin zu beachten. Wir müssen uns davor hüten, in eine völlige Zersplitterung aller Fachgebiete einzutreten. Das gilt auch für die Chirurgie, und ich freue mich, daß das heute mittag schon Gegenstand des Gesprächs des Konvents der Lehrstuhlinhaber mit dem Vorsitzenden der Weiterbildungsgremien der Bundesärztekammer, dem Vizepräsidenten Prof. Jörg Hoppe, war.

Zweifellos muß auch die Weiterbildungsordnung genau durchdacht werden. Es müssen Kenntnisse, Fertigkeiten und Fähigkeiten vermittelt werden, in der Chirurgie naturgemäß chirurgische Kenntnisse, Fertigkeiten und Fähigkeiten. Wir sollten aber nicht glauben, daß das dann alles ist. Was in der Weiterbildungsordnung nicht geregelt ist, ist, ärztliches Verständnis und menschliches Mitgefühl zu entwickeln. Und erst alles zusammen macht ärztliche Kompetenz. Und auch um ärztliche, chirurgische Kompetenz sollten wir uns gemeinsam bemühen – trotz der Vielfalt in der Einheit der Medizin. Wir sollten uns nicht zu Organtechnikern oder Korporalingenieuren herabwürdigen lassen, und wir sollten auch die psychische – „biopsychosoziale Betreuung" heißt es ja heute so schön – nicht einfach anderen überlassen, ebensowenig wie die Diskussion über ethische Probleme, auf die ich hier jetzt nicht eingehen kann und will.

In Europa werden andere Dinge auch noch mit auf uns einwirken. Von daher müssen wir auch sehen, daß wir die Migrationsfreiheit auch der Chirurgen in der Weiterbildungsordnung wahren. Dies wird noch wichtiger nach der heutigen Entscheidung des Europäischen Gerichtshofes, die sich daran orientiert, daß künftig in Europa die vier großen Freiheiten der Europäischen Union – Migrationsfreiheit von Menschen und Dienstleistungen, von Waren und Kapital – gewahrt bleiben. Das heißt, daß auch die Krankenkassen in Deutschland Leistungen, die andernorts in Europa erbracht werden, bezahlen müssen – und auch die anderen sozialen Sicherungssysteme analog und umgekehrt. Das wird natürlich Konsequenzen haben für die Bedarfsplanung, für unser Sachleistungssystem, für die Budgetierung. Dennoch meine ich, es gibt keinen anderen Weg. Wenn wir uns zu Europa bekannt haben und demnächst eine gemeinsame Währung einführen, muß man auch diese Konsequenzen ziehen.

Weitere Reformen sind zweifellos notwendig. Dazu ist es vor allem von Bedeutung, die herkömmliche sektorale Betrachtungsweise der verschiedenen Bereiche unseres Gesundheitswesens zu überwinden und das Gesundheitswesen als ein gemeinsam funktionierendes Ganzes zu begreifen, sowohl in der niedergelassenen Praxis als auch im Krankenhaus, als auch in Rehabilitation und Prävention. Wir müssen als Ärzte darauf hinwirken, daß das Gesundheitswesen nicht parteipolitischen Dogmen und Glaubenskämpfen geopfert wird, und wir müssen darauf hinwirken, daß die notwendigen Reformen durchgeführt werden, selbst wenn sie jetzt durch die politische Blockadesituation nicht möglich waren. Wir sollten dabei auch immer daran erinnern, wer hier die Blockade durchgeführt hat, und diejenigen enttäuschen, die einfach darauf spekulieren, daß die Menschen ein so kurzes Gedächtnis haben. Wenn ich heute höre, daß die Parteitaktik nicht dem Allgemeinwohl übergeordnet werden darf, gilt das für alle politische Parteien, nicht nur für die, die sich jetzt daran stoßen.

Wegen der Kompetenzen im Gesundheitswesen in Bund und Ländern stehen wir zweifellos vor schwierigen Regelungen, die kompliziert werden auch noch durch die europäischen Regelungen, durch die Veränderung des Maastricht-Vertrages. Wir werden uns gemeinsam, wissenschaftliche Gesellschaften und verfaßte Ärzteschaft, um sachgerechte Lösungen bemühen. Dennoch müssen wir die Politik darauf hinweisen, daß Selbstverwaltung allein nicht alle Probleme regeln kann, und die Politik muß wissen, daß sie das Schreiben der roten Zahlen nicht allein der Selbstverwaltung überantworten darf, sondern sie ist in erster Linie gefordert, erträgliche und gute Rahmenbedingungen für alle Bürgerinnen und Bürger zu schaffen, zu denen ein funktionsfähiges Gesundheitswesen zwingend gehört. Die Ärzteschaft wird sachgerecht mitwirken; wir haben viele sachgerechte Vorschläge gemacht.

Vor allen Dingen scheint es mir wichtig zu sein, bei der sich entwickelnden Vollkaskomentalität wieder daran zu erinnern, daß zu Lasten der Solidargemeinscahft nur das finanzierbar und bezahlbar ist, was wirklich notwendig, zweckmäßig und ausreichend ist. Auch im Rahmen der gesetzlichen Krankenversicherung hat deshalb nicht jeder Anspruch auf alles, sondern nur der Bedürftige hat Anspruch auf die Solidarität der anderen.

Möge auch dieser Kongreß der Deutschen Gesellschaft für Chirurgie ein Zeichen dafür setzen, daß wir uns einsetzen für Stärkung der Eigenverantwortung, für Subsidiarität und Solidarität. Wenn wir das gemeinsam tun, muß es uns trotz vieler politischer Fährnisse gelingen, Leistungsfähigkeit und Finanzierbarkeit unseres Gesundheitswesens zu erhalten und damit sowohl für erträgliche Arbeitsbedingungen für die Ärztinnen und Ärzte und insbesondere für die Chirurgen zu sorgen als auch vor allen Dingen eine fachgerechte und sachgerechte individuelle Behandlung aller Patienten zu sichern nach dem jeweiligen Stand medizinisch-wissenschaftlicher Kenntnisse und technischer Möglichkeiten. Möge dieser 115. Kongreß nicht nur dazu beitragen, sondern dafür ein weithin hörbares Signal setzen! – Danke sehr.

Präsident Prof. Dr. Herfarth: Sehr herzlichen Dank, Herr Präsident Vilmar. Die Verhandlungen mit der Bundesärztekammer vor allen Dingen über die Fragen der Weiterbildung gehören zu den Höhepunkten meines Präsidentenjahres. Ich habe ausgesprochen positive, weiterführende Erfahrungen in dieser Zeit gemacht. Noch einmal sehr herzlichen Dank für Ihre Rede und für die verständnisvolle Kooperation von seiten der Bundesärztekammer gegenüber der Deutschen Gesellschaft für Chirurgie.

Ich möchte an dieser Stelle Herrn Prof. Reinauer, Präsident der wissenschaftlichen Medizinischen Fachgesellschaften, ganz besonders herzlich begrüßen. Er ist mit den Leitlinien angesprochen. Herr Prof. Reinauer hat für die Schaffung der Leitlinien zusammen mit unserer Gesellschaft und den anderen wissenschaftlichen Gesellschaften katalysatorische Kraft gezeigt und uns erheblich weitergeholfen. Daß wir mit der Leitlinienformulierung bereits derart weit gekommen sind, verdanken wir vor allen Dingen auch ihm. Sehr herzlichen Dank und sehr herzlich willkommen hier in Berlin!

Freundschaftlich und komplementär fühlt sich unsere Gesellschaft mit dem Berufsverband der Deutschen Chirurgen verbunden. Ihr Präsident, Herr Prof. Hempel, hat mit seinen Ratschlägen diesen Kongreß bereichert. Auf vielen Sitzungen finden Sie die typischen Kooperationsachsen zwischen dem Berufsverband und der Deutschen Gesellschaft für Chirurgie. Ich glaube, diese beiden sind eigentlich ganz unzertrennlich. Ich darf Herrn Prof. Hempel um sein Grußwort bitten.

Prof. Dr. Hempel: Herr Präsident! Frau Staatssekretärin! Herr Innensenator! Meine Damen und Herren! „Vielfalt und Einheit der Chirurgie" ist das Motto dieses Kongresses. Dieses Motto beinhaltet unter anderem aber auch, daß das Gesamtinteresse der Chirurgie und der Chirurgen mehr sein muß als die Summe der einzelnen Interessen. Die Deutsche Gesellschaft für Chirurgie und der Berufsverband der Deutschen Chirurgen haben gemeinsame Aufgaben. Es ist wichtiger, über Grundsatzfragen nachzudenken und sie zu beantworten als zu lamentieren. Veränderungen in der Chirurgie müssen als Chance begriffen werden statt nur als Angriffe auf sogenannte Besitzstände, und die Furcht vor dem Wandel muß verschwinden. Eine zukunftsorientierte Berufspolitik muß formuliert werden, statt sich bis zur Erschöpfung gegenseitig zu streiten. Es wird nicht darum gehen, meine Damen und Herren, die Uhr zurückzustellen, sondern sie richtig zu stellen.

Zwangsläufigkeiten einer Entwicklung, wie man oft hört, sind meiner Meinung nach ein Mythos, nicht die Wirklichkeit. Unheil und Nachteil erwachsen meist aus eigener Schuld. Für die Zukunft ist wichtig, daß weiterhin eine enge, sehr enge Zusammenarbeit, ich möchte sagen, Verzahnung mit der Deutschen Gesellschaft für Chirurgie besteht. Gedankenaustausch und auch strategische Planung sollten noch enger sein als bislang. Für die Chirurgie wichtige Aktionen müssen gemeinsam unternommen werden. Schwierige Aufgaben stehen vor uns, Herr Präsident, packen wir sie gemeinsam an! – Vielen Dank.

Präsident Prof. Dr. Herfarth: Herzlichen Dank, Herr Präsident Hempel. Meine Damen und Herren, Sie sehen, die Kooperation zwischen Berufsverband und unserer Gesellschaft ist frisch, kurz, knapp, klar, intellektuell und nach vorwärts weisend.

Immer war es die Repräsentanz ausländischer Chirurgen, ausländischer Fachgesellschaften, die unseren Kongreß äußerst bereichert haben. Auch diesmal habe ich die große Freude, eine Reihe von Vertretern besonders zu begrüßen. Als Beispiel für die vielen möchte ich einige Namen nennen. Zwei Länder haben wir auf diesem Kongreß besonders herausgestellt, einmal unsere chirurgischen Nachbarn in Polen, deren Vertreter ich besonders begrüße, Herrn Prof. Kulakowski aus Warschau, Herrn Prof. Popiela aus Krakau und Herrn Prof. Wajda aus Danzig. Ich freue mich ganz besonders darüber, daß Sie gekommen sind.

Zweitens haben wir die transatlantische Freundschaft mit den amerikanischen Chirurgen in den Vordergrund gestellt, die über hundert Jahre alt ist. Sie hat in den letzten drei bis vier Jahrzehnten für uns eine entscheidende Dimension angenommen. Wir haben viel gelernt, wir haben auch viel gegeben. Wir haben beide gewonnen, und immer wieder ist die Freude über den gegenseitigen Austausch groß, der zu Zeiten von William Hallsted und Simon Flexner mehr von Ost nach West und seit fünfzig Jahren mehr von West nach Ost erfolgt. Es ist mir eine ganz besondere Freude, Herrn Prof. S. T. Schwarz, Präsident des American College of Surgeons, Herrn Prof. S. A. Wells, ab Juli dieses Jahres Direktor des American College of Surgeons, ehemals Bixby Professor und Chairman des Department of Surgery an der Washington University of St. Louis, Herrn Prof. J. L. Cameron, Chairman des Department of Surgery des John Hopkins Hospital in Baltimore, und Herrn Prof. A. L. Warshaw, Chairman des Department of Surgery des Massachusetts General Hospital Harvard Medical School in Boston, sehr herzlich zu begrüßen.

Besonders eng sind auch unsere freundschaftlichen Verbindungen nach Österreich. Ich begrüße Herrn Primarius Dr. Stöger, Präsident der Österreichischen Gesellschaft für Chirurgie, Herrn Prof. Dinstl, Generalsekretär der Österreichischen Gesellschaft für Chirurgie; ferner für die Schweizer Chirurgen den Präsidenten der Schweizer Chirurgischen Fachgesellschaften, Herrn Prof. Jürg Fred Ammann, sowie Herrn Prof. Zlatarski, Präsident der Chirurgischen Gesellschaft Bulgariens, und Herrn Prof. Gökdogan, ehemaliger Schüler von Prof. Linder in Heidelberg, jetzt in Istanbul, Prorektor der Universität Istanbul und ehemaliger Mitarbeiter unserer Heidelberger Klinik.

Ein ganz besonders freundschaftlicher und herzlicher Gruß gilt Herrn Prof. Moshe Feuchtwanger, der schon ein traditioneller Gast unseres Kongresses ist. Eine herzliche Freundschaft verbindet uns. Ein sehr herzliches Willkommen!

Ich darf nun Herrn Prof. Wells um die Grußworte bitten. Herr Prof. Wells ist Ehrenmitglied unserer Gesellschaft seit dem Kongreß von Herrn Prof. Pichlmayr. Ich freue mich ganz besonders, daß er gekommen ist. Dear Professor Wells, may I ask you to come to the podium.

Prof. Dr. S. A. Wells: Sehr geehrter Herr Präsident! Meine sehr geehrten Damen und Herren! Im Namen der heute anwesenden ausländischen Mitglieder entbiete ich unseren aufrichtigen Dank für die Einladung nach Berlin zur 115. Tagung der Deutschen Gesellschaft für Chirurgie.

Wir nehmen teil an diesem wissenschaftlichen Kongreß in Erkenntnis der Wichtigkeit intellektueller Anregung, des Austausches von Ideen und herzlicher Gemeinschaft. Die Wichtigkeit des Lernens von anderen wird uns bewußt, während wir uns ständig um die Verbesserung der Ausbildung junger Chirurgen der Kliniken und unserer Forschungslaboratorien bemühen. All dies in dem Versuch, die Versorgung der uns anvertrauten Patienten zu verbessern.

Mit der Zunahme technologischer, wirtschaftlicher und politischer Kräfte, die uns immer näher zusammenbringen, eröffnen sich Möglichkeiten wie dieser Kongreß, um gemeinsam für die Zukunft zu planen und das Gebiet der Chirurgie voranzubringen. – Danke schön.

Präsident Prof. Dr. Herfarth: Thank you very much indeed, dear Professor Sam Wells that you have spoken in German. It was quite a surprise, it was a real stimulating message of friendship across the Atlantic between the United States and Germany. Thank you very much indeed.

Wir haben das große Glück, eine Vielzahl von Spektabilitäten und Direktoren verschiedener Universitäten hier begrüßen zu können, vor allen Dingen auch die medizinischen Fakultäten aus Berlin. Diese traditionsreichen Fakultäten und die zugehörigen großen chirurgischen Häuser in Berlin, auch neben den Universitäten, sind immer ganz entscheidende Träger der Kongresse unserer Gesellschaft in dieser Stadt gewesen. Es ist deshalb ganz besonders dafür zu danken, daß sich die Kliniken bereit erklärt haben, ein „Forum für Alle" am kommenden Donnerstag in der Urania abzuhalten, zusammen mit dem Sender Freies Berlin, um moderne Chirurgie im Sinne unseres Kongresses interessierten Laien zu vermitteln.

Ein Willkommensgruß gilt auch den Spektabilitäten – und das ist wieder etwas ganz Persönliches – anderer medizinischer Fakultäten. Ich begrüße ganz speziell Herrn Prof. Klaus Peter, Dekan der Medizinischen Fakultät der LMU München, Herrn Prof. Sonntag, Dekan der Medizinischen Fakultät Heidelberg,

Herrn Prof. Eike Martin, Direktor des Klinikums der Universität Heidelberg; und ganz besonders freut es mich, daß der Kaufmännische Direktor – und das ist eine ganz wesentliche Person unseres Klinikums – extra für diesen Abend nach Berlin gekommen ist, Herr Leitender Ministerialrat Dr. Rummer, auch hier ein herzliches Willkommen!

Unsere großen wissenschaftlichen Partner, klinischen Helfer und kritischen Begleiter, kurz unsere konstruktiv mitarbeitenden Nachbargesellschaften seien sehr herzlich gegrüßt. Herr Prof. Hempelmann, Präsident der Deutschen Gesellschaft für Anästhesiologie und Intensivmedizin, gleichzeitig Präsident des Europäischen Kongresses für Anästhesiologie und Intensivmedizin, ist unter uns. Ein sehr herzliches Willkommen, Herr Hempelmann. Ihnen danke ich besonders für Ihre Mitwirkung bei der Sitzung für neue kooperative Strukturen zwischen Chirurgie und Anästhesiologie, die am Freitag zum erstenmal hier bei uns stattfinden wird.

Auch einen ganz besonders herzlichen Willkommensgruß an Herrn Prof. Volker Diehl, Präsident der Deutschen Gesellschaft für Innere Medizin seit genau acht Tagen. Lieber Volker Diehl, die Kooperation – jetzt auf präsidialer Ebene – bereitet mir ganz besondere Freude. Nachdem wir bei der General Motors Research Foundation in New York, bei der Deutschen Krebsgesellschaft und bei vielen onkologischen Foren immer wieder zusammen waren, gemeinsame Ziele verfolgten und auch durchsetzten, ist es jetzt ein ganz besonderer Moment für mich, daß du zu diesem Kongreß gekommen bist. Ich habe durchaus den Eindruck gewonnen, daß die Deutsche Gesellschaft für Innere Medizin sich auf einem ähnlichen Weg befindet wie unsere Gesellschaft, nämlich mit dem Konzept der Vielfalt und Einheit, der Bindung und Bündelung der Kräfte und des Ausgleichens der Widersprüche in einer großen wissenschaftlichen Fachgesellschaft unter Achtung der Identität der einzelnen.

Ich begrüße sehr die Vorsitzenden und Vorstandsmitglieder und alle Mitglieder der chirurgischen Arbeitsgemeinschaften, der Sektion Chirurgische Forschung, der Videokommission und des Chirurgischen Forums. Diese Denkfabriken und Orte der vorwärtsdrängenden Umsetzung und Weiterentwicklung sind für unsere Gesellschaft unverzichtbar. Sie bilden den Kern für zukünftige Planungen unserer Gesellschaft im Sinne der klinischen Forschung. Man kann sie fast als das schlagende Herz unserer Gesellschaft bezeichnen. Sie geben Anstoß für weitere Spezialisierung und neue Initiativen. Auf unserem Kongreß finden Sie auf dem neu eingerichteten Chirurgentreff eine gute, übersichtliche Zusammenfassung über die verschiedenen Aktivitäten.

Ich darf gleichzeitig sehr herzlich begrüßen die Präsidenten der wissenschaftlichen Gesellschaften unserer Schwerpunkte, an der Spitze meinen engen Mitarbeiter Herrn Prof. Allenberg, Präsident der Deutschen Gesellschaft für Gefäßchirurgie, Herrn Prof. Kinzl, ehemaliger enger Mitarbeiter in Ulm, jetzt Präsident der Deutschen Gesellschaft für Unfallchirurgie, Herrn Prof. Sunder-Plaßmann, Präsident der Thoraxchirurgie, auch in Ulm. Und einen besonders herzlichen Willkommensgruß an den gerade einige Stunden alten Präsidenten der Deutschen Gesellschaft für Viszeralchirurgie, Herrn Prof. Rüdiger Siewert. Gleichzeitig einen Glückwunsch zu dieser Wahl!

Ich begrüße weiterhin sehr herzlich die Kollegen aus meinem Department in Heidelberg: den Herzchirurgen Herrn Prof. Hagl, die experimentelle Chirurgin Frau Martha Gebhard, den Strahlentherapeuten aus Heidelberg – jetzt habe ich ihn schon in die Chirurgie mit einbezogen – Herrn Prof. Wannenmacher, Herrn Prof. Staehler, den Urologen, Herrn Prof. Kauffmann, den Radiodiagnostiker, und Herrn Prof. Meeder, den Unfallchirurgen, alle aus unserem Department.

Traditionell sind die Pflegeberufe auch in diesem Kongreß integriert. Dieses Jahr macht sich zum erstenmal eine neue Entwicklung der Pflege bemerkbar. Die Zeit des Pflegenotstandes ist vorbei, aber auch die Zeit des Überflusses, so daß die großzügige Unterstützung für einzelne zur Teilnahme an Fortbildungsveranstaltungen nachläßt – eine allgemeine Beobachtung. Es darf auf keinen Fall dazu kommen, daß mit der fehlenden Not quantitativ ausreichender Nachwuchs nicht mehr qualitativ ausreichend ausgebildet wird.

Ein ganz besonderer Gruß gilt denjenigen, die uns ehrenamtlich bei unserer Tätigkeit helfen, an der Spitze der Verband der ehrenamtlichen Krankenhaushilfe mit Frau Trull aus Bonn. Ganz besonders herzlich sei auch Frau Karin Emmer aus Heidelberg, die Sprecherin der Ökumenischen Krankenhaushilfe am Universitätsklinikum in Heidelberg, begrüßt. Wir werden mit der Ökumenischen Krankenhaushilfe und auch mit Herrn Bischof Huber eine gemeinsame Sitzung am Freitag früh haben. Sehr herzlichen Dank, daß Sie gekommen sind.

Großartig ist die Teilnahme der Industrie, einmal im Rahmen der Ausstellung, zum anderen aber auch in der Unterstützung für diesen Kongreß. Nach anfänglichem Zögern, nach anfänglicher kritischer Stellungnahme gegenüber Berlin im Vergleich mit dem attraktiven und so charmanten München hat sich doch jetzt auch die Begeisterung für die intellektuelle, herausfordernde und spannende Atmosphäre Berlins ergeben. Die Industrie hat mitgemacht und die Voraussetzungen dafür gegeben, daß der Kongreß erfolgreich durchgeführt werden kann.

Viele weitere wären zu begrüßen. Noch einmal ein sehr herzliches Willkommen! Wir freuen uns auf einen dynamischen, bewegten und informationsreichen, von zwei Leitlinien getragenen Kongreß, der Humanität und der Wissenschaft, und dem Prinzip der Vielfalt unter dem Dach der Einheit. Noch einmal ein herzliches Willkommen!

Totenehrung

Musikalische Totenehrung:
Schlußchoral aus der Johannespassion von Johann Sebastian Bach

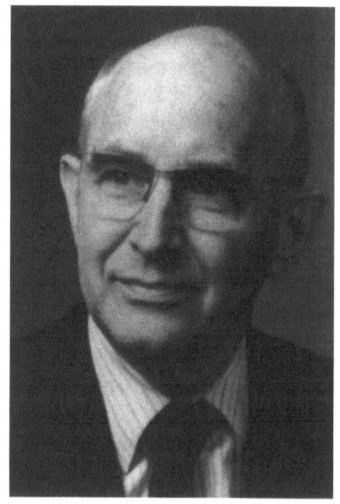

Meine sehr verehrten Damen und Herren! Wir wollen gemeinsam unserer Toten gedenken. Dieses Bild des Schmerzensmannes über dem Hauptportal des Ulmer Münsters, das Hans Multscher 1429 geschaffen hat, hat mich bei meinem ersten Besuch im Ulmer Münster 1973 zutiefst beeindruckt und ergriffen. Es hat mich seitdem begleitet. Multscher entschied sich für eine Darstellung des Auferstandenen mit den Merkmalen seiner Geißelung und Kreuzigung. Anstelle des Jüngsten Gerichtes über dem Hauptportal, wie es normalerweise üblich ist, schuf er einen Christus, der tröstend und wegweisend für uns alle steht.

Es erreichte uns die Nachricht von 35 verstorbenen Mitgliedern unserer Gesellschaft. Hinter den Namen verbergen sich Schicksale, Freude, Tränen, Erfolg, Stellung, Glück und Leid, häufig allein von der chirurgischen Arbeit geprägte Leben mit der Hoffnung noch auf einen ruhigen und erfüllten Lebensabschnitt außerhalb des Berufes.

Stellvertretend für alle gedenken wir eines Mannes, dem die Deutsche Gesellschaft für Chirurgie, nein, eigentlich alle Chirurgen in Deutschland und weit über die Grenzen hinaus zu großem Dank verpflichtet sind: Prof. Rudolf Pichlmayr. Er kam bei einem tragischen Unfall während des Kongresses der Internationalen Gesellschaft für Chirurgie in Mexiko am 29. August 1997 ums Leben. Rudolf Pichlmayr hat in einmaliger Weise die deutsche und auch die internationale Chirurgie beeinflußt. Er trug entscheidend zur Transplantationschirurgie klinisch und wissenschaftlich bei. Er war klinischer Forscher, Basiswissenschaftler und gleichzeitig ein glänzender Chirurg. Ihm war es ein Anliegen, die Grenzen der Medizin so zu sehen, daß die Hilfe für den einzelnen auf keinen Fall in irgendeiner Form eingeschränkt wird. Unvergessen bleibt seine Ausstrahlung als Präsident unserer Gesellschaft vor zwei Jahren mit seinem großartigen Kongreß hier in Berlin zum Thema „Wahrung des Bestandes, Wandel und Fortschritt der Chirurgie". Ihm war es ein Anliegen, die verschiedenen Bereiche der Chirurgie, aber auch die Gebiete der Geisteswissenschaften, Jurisprudenz und Theologie, Industrie, Staat und Standesorganisation zusammenzubinden in einer gemeinsamen Verantwortung für Humanität, medizinische Versorgung und Forschung. Er hatte sich eine gewaltige Aufgabe gestellt, die eigentlich nur er hätte ideal lösen können. Wir werden ihn nicht vergessen, wir werden versuchen, seine Zukunftsvisionen weiter zu verfolgen.

Ich darf Sie bitten, sich im Gedenken der verstorbenen Kollegen zu erheben. – Ich danke Ihnen.

Liste der Verstorbenen

Jürgen HOFMANN	21.02.1997	Werner BRUNNER	20.03.1997
Heinz REICHERT	26.03.1997	Barakat KUSSEBI	15.06.1997
Gerd BREUER	28.03.1997	Hans SCHRÖDER	12.03.1997
Georg ARNDT	04.04.1997	Hans HEITING	14.06.1997

Wilhelm MARGGRAF	27.01.1997	Jakob HERBRAND	20.11.1997
Ahmed MALAK	16.06.1997	Walter VÖLKER	02.01.1998
Karl-Heinz MÜLLER	28.06.1997	Heribert KEITEL	08.12.1997
Walther DEUTSCHMANN	16.06.1997	Arno GERHART	26.01.1998
Günter MUẞGNUG	24.07.1997	Luise UMBACH	06.12.1997
Herm. KOSCHITZ-KOSIC	18.08.1997	Heinz CZAPEK	28.11.1997
Michael ERTTMANN	08.07.1997	Wilhelm HEIM	15.12.1997
Rudolf PICHLMAYR	29.08.1997	Friedrich GEIẞ	07.03.1998
Gerhard MÜLLER-CLAUS	18.07.1997	Hans-Albert DEGE	14.03.1998
Herberg LANG	Juli 1997	Klaus BONK	05.07.1997
Hans-Dieter LEHMANN	12.05.1997	John C. GOLIGHER	18.01.1998
Arnold PETRY	29.10.1997	Ernst SCHLOSSER	07.03.1998
Willibald-Matthias HAẞLINGER	12.11.1997	Walter STENZL	06.04.1998
Peter DAHM	10.11.1997		

Ansprache des Präsidenten

„Humanität und Wissenschaft: Basis und Triebfeder der Chirurgie trotz wechselndem Umfeld"

Meine Damen und Herren! Es fällt uns sicherlich allen schwer, in diesem Moment weiterzusprechen, da wir noch an den Kongreß vor zwei Jahren hier denken und diesen Kongreß noch genau in Erinnerung haben; er schwingt bei uns mit.

Es gehört zu den Aufgaben, zu den Pflichten, aber auch zur Freude eines Präsidenten, daß er einmal unserer Gesellschaft gegenüber Meinungen vertreten und etwas über seine Ansichten sagen darf. Ich möchte mich nach den Leitideen des Kongresses richten.

Humanität braucht nicht unbedingt Wissenschaft, Wissenschaft ohne Humanität verliert ihren Sinn. Denken Sie an das faszinierende Schauspiel über Robert Oppenheimer und das Dilemma der Kernphysik zwischen purer Forschung und verzweifelter bzw. gezielter Nutzanwendung. Mit der Herstellung der Atombombe ist der Mensch in das Unmenschliche eingedrungen. Das Unmenschliche schlug auf ihn zurück. Die Antwort auf solche „Fehlschläge" gibt eine neue Beziehung zur wissenschaftlichen Erkenntnis. Eine Wissenschaft, die nicht zugibt, daß sie politische, ethische und moralische Dimensionen hat und wer für diese Wissenschaft Verantwortung trägt, ist unmenschlich. Der Arzt ist durch seine Arbeit gezwungen, die Verantwortung der Wissenschaft einzugestehen. Er muß Wissenschaft nach Bedarf umsetzen.

Technisch Mögliches dient nicht immer dem Patienten; man denke an die problematischen Grenzsituationen, vor allem bei alten Patienten auf unseren Intensivstationen. Wie schwer fällt uns auch immer wieder die Entscheidung des Verzichtes auf einen Eingriff in aussichtsloser Situation. Hier hilft nur das sorgfältige Abwägen der Möglichkeiten, Aussichten und Grenzen im Gespräch mit dem Arzt als Chirurgen, dem Patienten und den Angehörigen. Nüchterne, vorsichtige, abwägende, analysierende Betrachtung und die Würde des Menschen im Blickfeld zeigen den Weg: zum Wohle des Patienten!

Der Chirurg im Spannungsbogen der Begriffe „Humanität" und „Wissenschaft" bezieht beide in seine Tätigkeit ein. Erwartet wird von ihm eine exakte, nach den Grundregeln der Wissenschaft geleistete Arbeit zur Gesundung, Glück und Wohlbefinden oder zumindest Erleichterung für den Patienten. Das ist aber nicht alles, da er sich den wirtschaftlichen, sozialen und ästhetischen Folgen seines Eingreifens nicht entziehen kann. Der Chirurg steht somit mit einem Fuß auf dem Boden der Humanität, durch den zweiten ist er mit der Wissenschaft verankert.

Wissenschaftlichkeit in der Chirurgie

Wissenschaftlich begründete Medizin bzw. Chirurgie entsprechend dem modernen Begriff, wie von Herrn Präsident Vilmar eben angesprochen, *evidence based medicine* bzw. *evidence based surgery* trifft nicht ohne weiteres die gesamte klinische Wahrheit. Die Ergebnisse der klinischen Forschung werden sicherlich mit ehrlichem Eifer und Beflissenheit befolgt. Ich erinnere an die Leitlinien. Trotzdem wird immer wieder gefragt, ob die therapeutischen Möglichkeiten rationell eingesetzt werden. Von vielen Seiten werden persönliche Erfahrung des Arztes und Intuition gefordert.

Ein klassisches nichtmedizinisches Beispiel zur Intuition: Der Großmeister im Schachspiel, der wie seine Gegner alle standardisierten Züge und Paraden kennt, gewinnt nur durch den Einsatz der Variationen, das heißt, seine persönliche Intuition, basierend auf der Erfahrung, greift ein. Das Beispiel hat die Klarheit eines grundlagenwissenschaftlichen Experimentes, deshalb funktioniert der Schachcomputer manchmal auch gut. In der Humanmedizin und bei vielen chirurgischen Entscheidungsfindungen sind mehr Faktoren einzubeziehen als beim Schachspiel, so daß der Computer bei dieser Situation meistens auch versagt!

In der onkologischen Chirurgie zum Beispiel können gesicherte Prognosefaktoren neben tendenziellen wissenschaftlichen Ergebnissen über die Therapiewahl entscheidend helfen: neben Alter, Stadium der Erkrankung, Tumortyp, Tumoraggressivität mit einer Vielzahl von bedingt sicheren Prognosefaktoren biologisches Alter, psychologische Vitalität, psychosozialer Hintergrund, Lebensplanung für die Familie, mögliche Zusatztherapien und deren Begleitaggressivität, Zeitaufwand bzw. Nutzung oder Vergeudung noch verbleibenden Lebens. Alles kommt in die Waagschale.

Erkannt ist, daß Wissenschaftlichkeit **allein** Intuition und Erfahrung aushöhlen kann. Man muß diese Gefahr erkennen, aber gleichzeitig um so mehr für kontrollierte Studien sich einsetzen, die vielfach erweitert werden müssen, dazu Datenaustausch und durchgehende Information zwischen den Fachgebieten unter Einbeziehung der Grundlagenwissenschaften, kurz: mehr Informatik in der Chirurgie, mehr klinische Studien, mehr wissensbasierte Systeme, aber auch immer Beachtung des einzelnen Kranken in seiner Würde.

Moderne Wissensentwicklung und Chirurgie

Hubert Markl, der Präsident der Max-Planck-Gesellschaft und früher der DFG, hat die fachübergreifende Wirkung und Leistung der Wissenschaft beschworen. Er analysierte die Einflüsse auf die jetzige Situation: Schrankenabbau, Grenzüberschreitung, Dahinschwinden gewohnter Ordnungen im Wissenschaftssystem. Für die Zukunft verlangt er die Anerkennung der Internationalität, flexiblere Ressourcen, Mehrsprachenkompetenz, Medienkompetenz und eine Kultur der Anstrengung, eine Anstrengungs-, eine Leistungskultur.

Der Chirurg – der Handwerker – mitten in diesem System. Welches ist seine Rolle, seine Aufgabe, seine Perspektive? Der Chirurg als Instrument der Therapie selbst setzt konservative Behandlung operativ fort und nützt verschiedene Zusatzmöglichkeiten, Kombinationstherapien, Verkleinerung des Eingriffs durch interventionelle Methoden oder Minimalisierung des Zugangweges ohne Veränderung des Therapieziels. Das Wissen selbst entwickelt sich weiter, und wir entwickeln uns mit dem Wissen. Wir können uns als Chirurgen nicht ausschließen. Zur Erweiterung und Einschränkung der Indikation und zur technischen Verfeinerung führt der Wandel.

- Als ein historisches Beispiel das Ulcus pepticum:
  Mehr als fünf Jahrzehnte Reduktion der säureproduzierenden Zellmasse
  – die Magenresektion –
  Für zwei Jahrzehnte auf dem Boden vielfacher Studien organerhaltend
  – die Vagotomie
  – Die Revolution durch pharmakologische Säureblockade
  Wiederentdeckung der Beobachtung von Konietzny über eine bakterielle Besiedlung – mit der Erradikationstherapie des Helicobacter pylori übernimmt die Chirurgie nur noch die häufig schwierige Notfalloperation bei Blutung und Perforation.
- Einen revolutionären Technikwechsel bringt die Intervention für die portale Hypertension: TIPPS, der interventionelle portosystemische Stent. Die Chirurgie muß sich umstellen. Sie hat die wesentliche Aufgabe selektiver Shunts und der indizierten Lebertransplantation.
- In den letzten 1½ Jahrzehnten führte Verfeinerung der rekonstruktiven und restaurativen Methoden am Kontinenzorgan beim tiefsitzenden Rektumkarzinom und den systemisch neoplastischen und entzündlichen Erkrankungen des Dickdarmes zu einem Umbruch der Dickdarmchirurgie.
- Der interventionelle Stent beim Gefäßaneurysma, besonders beim abdominellen Aortenaneurysma oder bei Stenose, führt zu einem neuen Indikationsspektrum.
- Mit der Berücksichtigung der computerassistierten Osteosynthese – und Implantattechnik nutzt die Unfallchirurgie überzeugend neue Verfahren bis hin zum minimalisierten Einsatz.
- Noch vor 5 Jahren war es kaum vorstellbar, daß es eine molekulargenetisch begründete Chirurgie geben könnte: Die besonders anspruchsvolle präventive Chirurgie des C-Cellkarzinoms – und jetzt, noch unter ganz bestimmten Bedingungen – der erweiterte Dickdarmeingriff beim Kolonkrebs des hereditären nicht-polypösen Dickdarmkarzinoms. Nichts ist aber gefährlicher, als die klinische Einsatzfähigkeit molekularer Methoden zu überschätzen.
- Die Erkenntnis erscheint revolutionär, daß während der Operation gewonnenes Gewebe Basis für künftige chirurgisch-konservative Kombinationstherapien werden kann.

Man muß sich also immer wieder fragen, ob die Erkenntnis von gestern dem Wissen von heute wirklich entspricht, und sich gleichzeitig darüber klarsein, daß die Wahrheit von morgen ganz anders sein kann.

Nichts beschreibt die Situation besser als das eben gebrachte Zitat über Grenzüberschreitung und Dahinschwinden gewohnter Ordnungen im Wissenschaftssystem.

Nicht Abschottung oder sogar Chaos – das ist Abschottung –, sondern Kooperation zwischen Schwerpunkten, Gebieten, Nachbardisziplinen und Grundlagenwissenschaften soll die Weiterentwicklung für das operative Fach mit seinen fast unbegrenzten Möglichkeiten bestimmen. Mehr Wissen, genauere Indikation, exaktere und adäquatere Zeitpunktwahl zur Operation, der richtige Kombinationstherapieeinsatz und die systematische technische Standardisierung, Verfeinerung und Weiterentwicklung sind Stichworte. Hierzu gehört natürlich auch die wissenschaftliche Langzeitanalyse, wie sie Paul Hermanek so gut vorgenommen hat. Die überragende Rolle der Qualität der chirurgischen Technik wurde überzeugend belegt.

Vielfalt und Einheit

Meine sehr verehrten Damen und Herren! Mein Präsidentenjahr war geprägt durch intensive Informationsgespräche mit den Schwerpunkten, Erfahrungsaustausch und schließlich Entscheidung zur Frage, ob die Deutsche Gesellschaft für Chirurgie die verschiedenen Schwerpunkte der Chirurgie – Gefäß-, Thorax-, Unfall- und Viszeralchirurgie – unter ihrem Dach beherbergen soll. Ohne auf die Einzelheiten jetzt hier eingehen zu wollen: Es gab gute und begründete Überlegungen, alle Schwerpunkte in Gebiete umzuwandeln und sie zu verselbständigen. Am Ende setzte sich jedoch die klare Überzeugung durch, daß die **gemeinsame** Schwerpunktlösung den Weg in die Zukunft öffnet. Das Präsidium der Deutschen Gesellschaft für Chirurgie hat diesen Weg überzeugend unterstützt. Eine entsprechende Satzungsänderung ist vorgeschlagen. So kann dieser Kongreß vielleicht der Start für eine gemeinsame Zukunft einer mit ihren einzelnen Disziplinen starken Chirurgie in Deutschland sein. Und die anderen chirurgischen Gebiete sind herzlich aufgefordert.

Die Vielfalt unseres Faches ist das Ergebnis der brisanten Weiterentwicklung in den letzten drei Jahrzehnten. Es geht jetzt nicht darum, die einzelnen Ursachen und Einflüsse aufzuzählen. Es beginnt bei der Technik und endet bei der Molekularbiologie. Nichts anderes heißt es, als daß gewachsene Hierarchien zwischen den Fächern nicht mehr gelten, sondern die freie Zusammenarbeit, aber auch der freie Zusammenschluß unter Erhaltung der Identität der vielen und sicherlich wachsenden Spezialitäten notwendig sein wird. Die gemeinsame Bemühung muß die Triebfeder sein. In ihr steckt der Gedanke der Einheit. Die Einheit wird durch die breite Basis der gemeinsamen Ausbildung gesichert und auch durch gemeinsame wissenschaftliche Methoden; sie vereinen, und es vereint zusätzlich noch ganz entscheidend der gemeinsame ärztliche humanitäre Auftrag.

Im Blickfeld liegt nicht ein erkranktes Organ, sondern ein Patient. Nur die isolierte und letzthin dann auch sterile Organmedizin, die Reparaturmedizin, bedeutet Zersplitterung. Die Chirurgie wird sich dann logisch weiterentwickeln, wenn Gebiete, Schwerpunkte, aber auch wieder weitere Spezialisierungen und Subspezialitäten sich entfalten können und offen mit den Nachbarbereichen zusammenarbeiten. Ist es nicht häufig so, daß der Fortschritt an den Grenzzonen zwischen Spezialistenbereichen stattfindet, wie schon eben mit den interventionellen und Kombinationsverfahren angedeutet? Weniger sind es aber die Strukturen als die Persönlichkeiten, die zum Erfolg oder Mißerfolg führen – die „Figuren und nicht die Strukturen" bestimmen den Fortschritt, um mit Hubert Markl zu sprechen.

Karl Jaspers hat den Begriff der Zersplitterung ausgezeichnet beschrieben. Er prangerte die intensive Abgrenzung zwischen Einzel- und doch verwandten Fächern an und sprach vom Provinzialismus. „Das Versacken im Spezialistischen", so folgerte er, tritt auf, je länger, je spezialisierter und je begrenzter das Fach ist; es wird am Ende nur verwaltet und das schöpferische Miteinander verhindert. Schließlich gibt es sozusagen das spezialistische Gefühl auf der „Insel der Seligen" unter Ausklammerung aller angrenzenden Probleme – bis zum plötzlichen bösen Erwachen durch die Erkenntnis, die Weiterentwicklung verpaßt zu haben. Und wir haben hierfür aktuelle Beispiele.

Auch die jetzt bestehenden Bereiche brauchen weitere Vertiefung. So wird die Viszeralchirurgie nicht den Weg zur Spezialisierung im oberen Gastrointestinaltrakt, im hepatobiliären-pankreatischen oder im kolorektalen Bereich und selbst in der Proktologie verhindern. Binnenstrukturierungen müssen den einzelnen hochspezialisierten Gruppen Raum geben, jedoch die Breite der Klinik und Ausbildung, die Gemeinsamkeit des Faches muß bewahrt bleiben.

Weiterbildung und Generationsvertrag

Ein Generationenvertrag verpflichtet uns. Einengung und Fokussierung einer chirurgischen Facharztausbildung auf einen umgrenzten Organbereich, auf ein Organgebiet allein kann zu deprimierenden Engpässen für den Nachwuchs führen. Auch hier gibt es Beispiele. Wir müssen dem chirurgischen Nachwuchs eine Weiterbildung vermitteln für das Fach Chirurgie als ganzes, um ihm später die Möglichkeit zu geben, auch von einem zum anderen Schwerpunkt zu wechseln, wenn er es persönlich wünscht, wenn es durch äußerliche Zwänge erforderlich wird oder aus bestimmten Tätigkeitszielen eingeplant werden sollte.

Mit dem Stichwort – Generationenvertrag – sei auf eine drohende weitere Entwicklung hingewiesen, in die aus historischen Gründen die Deutsche Gesellschaft für Chirurgie eigentlich nur am Rande mit einbezogen war: die Planung der Weiterbildung und die beschränkten Kapazitäten für die einzelnen Fächer. Es gibt Berechnungen von seiten der Bundesärztekammer, daß weitaus zu viele Fachärzte ausgebildet werden. Während aber in den sogenannten kleineren Fächern wie der Ophthalmologie und der Dermatologie die Fachgesellschaften durch Begrenzung von Ausbildungsplätzen die Überproduktion von Fachärzten vermeiden, ist dies für die chirurgischen Fächer nicht erfolgt. Es kann aber nicht angehen, weiter Fachärzte zu produzieren, für die kein Bedarf besteht, die ihren Beruf dann handwerklich nicht ausüben können und damit die Basis ihrer Tätigkeit verlieren. Der Beruf muß dauernd ausgeführt werden, man kann ihn nicht unterbrechen. Schon jetzt gibt es den Begriff des schwarzen Loches in der Weiterbildung. Gerade im Sinne des Generationenvertrages ist es unsere Aufgabe, auf diesen Mißstand hinzuweisen und für klare Begrenzungen zu plädieren. Fast alle anderen europäischen Länder haben limitierende Zahlen festgelegt. Warum fordern wir nicht als wissenschaftliche Gesellschaft Entscheidungsbeteiligung? Wir müssen sie fordern.

Ich habe Themen angesprochen, in denen wir gesetzte Ziele – und das sage ich auch für die Weiterbildung – **aus eigener Kraft** erreichen können und müssen. Die eigene Kraft steht auf der soliden Basis eines wissenschaftlich begründeten und von der Erfahrung geprägten Berufes und auf der Erkenntnis der Gemeinsamkeit der chirurgischen Disziplinen. Unser kräftiger befreundeter Nachbar, der Berufsverband der Deutschen Chirurgen, ist hier mit einzubeziehen. Ein Schulterschluß zwischen diesen beiden Institutionen kann uns bei unseren jetzigen gemeinsamen Zielen für den chirurgischen Nachwuchs nur helfen. Wenn ich am Anfang bei der Begrüßung das Von-Langenbeck-Haus erwähnte – und der Senator Schönbohm stimulierte so positiv, daß wir es irgendwann übernehmen können –, so auch deshalb, weil ich hier die ideale Heimstatt für einen derartigen Verbund sehe – zusammen mit den anderen Schwerpunkten.

Das gelenkte Gesundheitssystem und andere rechtliche Maßnahmen

Wir leben auch in einer anderen Umwelt. Die Umwelt ist verändert: zum einen die Gesundheitspolitik, das gelenkte Gesundheitssystem, zum zweiten die Hochschulpolitik, das Dilemma der Universitäten, zum dritten die Forschungspolitik, ein Paradigmenwechsel, und die „kantige", d. h. harte Forschungsförderung.

Hier sei als erstes die Gesundheitspolitik kurz angesprochen. Wir steuern auf ein Gesundheitssystem zu, das von den Kostenträgern und den Krankenhausverbänden gelenkt wird. „Effizienz und Ökonomie in der Chirurgie" wurde beispielhaft unter der Präsidentschaft meines verehrten Vorgängers, Herrn Hartwig Bauer, angesprochen. Die Änderung des Gesundheitswesens führt – man muß hier ganz genau aufpassen – von einem Verkäufer- zu einem Käufermarkt. Nur: der Käufer ist nicht der Kunde, der Patient, sondern der Käufer ist der Kostenträger, er kauft die Krankenhausleistung ein, der Patient unterwirft sich dem Versicherer. So gibt es jetzt schon typische Entscheidungen in verschiedenen Sparten und Schwerpunkten. Das ist ein Unglücksweg, gegen den man angehen sollte.

Wir sollen aber darüber nachdenken, warum in Deutschland – wie auch z. B. ganz ähnlich in den USA – vielfach Krankenhausverbände und Kostenträger mehr Vertrauen von ihrer Umgebung ernten hinsichtlich ihrer Kompetenz für ihre neuen medizinischen Versorgungsformen, als unserem Stand Vertrauen geschenkt wird, dem doch traditionell das Mandat der Vertretung der Patienteninteressen zukommt.

Und noch etwas Wichtiges: Haben wir wirklich die kompetitiven Arbeitsstrukturen, um international bestehen zu können? Oder ist uns nicht ein System aufoktroyiert, das uns von vornherein benachteiligt? Sie merken schon, es handelt sich um eine rein rhetorische Frage; es geht nämlich um das Arbeitszeitgesetz!

Von der Öffentlichkeit kaum erkannt, vom Gesetzgeber in Alltagsroutine eingeführt – es waren zwischen 15 und 20 Bundestagsabgeordnete bei dem Beschluß anwesend –, hat eine Arbeitszeitvorstellung vor zwei Jahren Gesetzeskraft erlangt, die eine Langzeitentwicklung mit zweifelhaftem Erfolg verspricht. Krankenversorgung an Krankenhäusern und Kliniken, vor allen Dingen im Bereich der chirurgischen Fächer, aber auch die Verpflichtung zu Forschung und Lehre wird dramatisch beeinflußt, wenn das Gesetz mit „teutonischer" – und das tun wir Deutschen leider – Exaktheit durchgesetzt wird. Grundtenor des Gesetzes ist die Gleichschaltung der Arbeitszeitstrukturen für alle Berufe, ausgenommen sind nur leitende Positionen, also der Chefarzt und der leitende Oberarzt. Die Frage der Ausbildung, der speziellen Anforderungen eines Berufes, die besonderen Herausforderungen des Faches **Chirurgie** werden nicht beachtet.

Der Hauptleidtragende ist der Patient, dem die pflegerische und ärztliche Beziehungsperson vorenthalten wird. Es gibt schon Berichte aus einzelnen Krankenhäusern, in denen eine persönliche Übergabe aus Zeitgründen nicht mehr möglich ist. Die Anwesenheit der ärztlichen Mitarbeiter ist teilweise auf weniger als 40 Prozent reduziert; ein Patient sieht in durchregulierten Krankenhäusern seinen Stationsarzt durchschnittlich zweimal pro Woche. Keiner fragt nach der Ausbildung bei 60prozentiger Abwesenheit.

Aufgrund des Arbeitszeitgesetzes wurden sicher einige falsch konzipierte Arbeitsstrukturen verbessert. Trotzdem ist bei der Arbeitsgestaltung auch der Charakter eines Faches und das Besondere der chirurgisch Kranken mit zu berücksichtigen. Die Vorschriften müssen so sein, daß das Prinzip der Kontinuität für den Patienten besser und humaner eingesetzt werden kann.

Ganz skurril ist die Situation der Arbeitszeitregelung für die Forschung, die für die Medizin ausdrücklich mit einbezogen ist. In der internationalen Forschungskonkurrenz ist eine derartige Zeitregelung undenkbar und müßte, falls dem Gesetzgeber gefolgt wird, zu einem erheblichen Wettbewerbsnachteil der deutschen akademischen Medizin und vor allem der akademischen Chirurgie führen.

Was ist zu tun? Oskar Lafontaine hat unterschieden zwischen teilbaren und nichtteilbaren Arbeiten. Chirurgische Arbeit ist unteilbar – der Humanität wegen für den Patienten und der Verantwortung wegen für Ausbildung und Qualität. Auch wir Chirurgen brauchen einen zeitlichen Arbeitsrhythmus, der aber den besonderen Anforderungen unseres Berufes angepaßt ist. Natürlich brauchen wir auch Ruhe und Zeit für Entspannung, Regeneration, Familie und schöpferische Tätigkeit. Eine Gleichschaltung in der Arbeitszeit erfüllt diese Forderung nicht. Für die Forschung ist die Antwort ganz einfach und klar: Jede Arbeitszeitregelung ist auszusetzen, da sie schöpferische wissenschaftliche Tätigkeit beschränkt.

Europäisierung und Internationalisierung

Ein Schlagwort, das uns immer wieder berührt, ist der Begriff „Globalisierung". Er beherrscht unsere Phantasie und das momentane wirtschaftspolitische Denken. Gilt dieses allgemeine Schlagwort auch für die Medizin und speziell die Chirurgie? Können wir daraus lernen? Müssen wir uns anpassen? Wo haben wir ganz andere Aufgaben?

Der Begriff der Globalisierung betrifft die Krankenversorgung auf keinen Fall. Die Krankenversorgung ist durch Einflüsse und Traditionen bestimmter Regionen geprägt. Medizin ist eben nicht Wirtschaft, wenn sie auch wirtschaftlich betrieben werden muß. Von einer Globalisierung weltweit in der Medizin zu sprechen ist reiner Hohn, da ein Großteil der Weltbevölkerung medizinisch unterbetreut und gerade chirurgisch inadäquat versorgt ist.

Die „westliche" Krankenversorgung (europäisch und von Nordamerika geprägt), gleichgültig aus welchen Struktursystemen heraus, bietet im Gegensatz zur Medizin in den Entwicklungsländern und den anderen großen Bereichen der Welt mit niedrigerem Versorgungsniveau beste Möglichkeit für eine gute Medizin und Chirurgie. Immer wieder ist voller Bewunderung und Achtung das Engagement von einzelnen herauszustellen, die sich aus unserem Wohlstand heraus für die Medizin und speziell Chirurgie in den Entwicklungs- und Schwellenländern persönlich einsetzen und kostbare Ausbildungszeit oder später auch Freizeit und Urlaub opfern. Die Franzosen mit ihren *Medicins sans Frontières* haben hier Maßstäbe gesetzt. Es gibt unter uns einzelne, die vieles auf diesem Gebiet gegeben haben und jetzt auch ihr Wissen akademisch vermitteln. Engagierter Einsatz in den Entwicklungs- und Schwellenländern muß als Bonus für die Aufnahme in Ausbildungsprogramme gewertet werden. Vielleicht ist es nur eine eigene Beobachtung, daß die Zahl der Bewerber mit derartiger Vorgeschichte in den letzten Jahren abgenommen hat. Dies ist aus der Sorge um Tätigkeitsanschluß bei der Rückkehr verständlich. Wir müssen aber dieser Entwicklung entgegenarbeiten und derartiges Engagement fördern.

So wenig die Globalisierung für die Krankenversorgung zutrifft, so wenig gilt sie auch für die akademische Medizin im engeren Sinne. Im Augenblick ist die akademische Medizin und auch die Chirurgie internationalisiert und vergleicht sich auf dem weltweiten Markt durch den Gradmesser der qualifizierten Publikation unter Hinterlassung monströser weißer Flecken der Nichterfassung. Hierzu gehören einmal, wie schon angesprochen, die Dritte Welt und die Schwellenländer, aber auch die Länder, bei denen die Sprachbarriere den direkten Informationsaustausch verhindert. Selbst der deutschsprachige Bereich ist teilweise ausgeschlossen. Wir sind hier gehalten, von seiten der Universitätskliniken und der akademischen Häuser eine Doppelstrategie zu verfolgen:

Zum einen müssen wir entsprechend dem Beispiel der Grundlagenforschung Spitzenforschung international vergleichen und herausstellen. Wir müssen uns der Konkurrenz stellen. Erleichtert wird das für die Basiswissenschaften durch ausgezeichnet redigierte basiswissenschaftliche, methodisch orientierte Zeitschriften. Aber auch in der Chirurgie hat sich in den letzten Jahrzehnten, nicht zuletzt durch das Stipendienprogramm der Deutschen Forschungsgemeinschaft, eine internationale Kooperation entwickelt, die sich glänzend bewährt hat. In vielen führenden internationalen Zeitschriften finden sich deutsche Chirurgen in den oberen Leitungsgremien. Der Wissensaustausch zwischen einzelnen Zeitschriften wird gefördert, wie z. B. das *Digest British Journal of Surgery* und *Der Chirurg*, und immer mehr deutsche Arbeiten passieren die Klippen des Peer Reviews der internationalen Zeitschriften, nicht zuletzt trainiert durch gleich hohe Ansprüche bei unseren führenden Zeitschriften.

Warum noch Doppelstrategie? Es gilt, gleichzeitig die chirurgische Publikationskultur im deutschsprachigen Raum zu pflegen, um damit neues Wissen nicht nur als Sekundär-, sondern als Primärliteratur zu verbreiten. Die breite Information im deutschsprachigen Bereich darf nicht allein auf dem inhomogenen Weg der Fortbildung erfolgen. Die akademischen Einrichtungen dürfen sich nicht in eine „splendid isolation" begeben.

Das Umfeld – die Universität und die Krankenhäuser

Sie können es allerorts lesen: Die Universitäten befinden sich in einer Krise. So sagte – und ich muß wieder einen SPD-Politiker zitieren – Peter Glotz:

„Wegen der Überlast der Studenten ähnelt manche Alma mater jenen rostenden Fähren im Chinesischen Meer, von denen hin und wieder eine spektakulär untergeht. Trotzdem ist die durchschnittliche deutsche Universität nicht schlechter als die durchschnittliche amerikanische, englische oder französische – vielleicht sogar noch besser. Mit Spitzeninstitutionen können dagegen nur vereinzelte deutsche Institutionen, nicht aber ganze Universitäten mithalten."

Allein mit der zitierten „Kultur der Anstrengung" kann ein seit drei Jahrzehnten widersinnig Gewachsenes an den Universitäten behoben werden. Schaut man nach Beispielen, so findet man eine vorbildliche Leistung bei Harvard Medical School mit ihrem Konzept des problemorientierten Lernens durch die new pathways. Gleich schreckt man aber zurück, denn um ein derartiges Studium zu ermöglichen, müßte die Studentenzahl bei uns um die Hälfte bis zwei Drittel reduziert und die Zahl der Lehrpersonen vervielfacht werden. Das gleiche gilt für Quadratmeter und Räume. Trotzdem ist mit Hochachtung zu registrieren, daß eine Fakultät wie die der Ludwig-Maximilians-Universität in München jetzt diesen Weg versucht und zumindest in einem Modellprogramm für einzelne Themen die interaktive Ausbildung erprobt. Gleichzeitig kann es auch nicht dabei bleiben, daß die Medizinische Hochschule einer Universität nur 20 Prozent ihrer Studierenden selbst aussucht und der Rest zugeteilt wird. Nicht die zentrale Zuteilung, sondern die Liberalisierung und Kompetition der Ausbildung, die Auswahl der Studenten direkt, aber auch die Entscheidung eines Studenten für eine bestimmte Universität muß möglich werden. Die medizinischen Fakultäten haben sich um dieses Problem auch herumgedrückt. Man muß sich darüber klarsein, daß man dies verfolgen muß. Es ist eine gewaltige Arbeitsaufgabe, die man anpacken muß.

Der Qualitätsvergleich zwischen Krankenhäusern und auch Universitäten wird kommen. Es gibt hierfür Zielvorstellungen. In einer Plenarveranstaltung am Freitag wird dieses Thema auf unserem Kongreß behandelt werden. Für die Universitätskliniken hat die Deutsche Forschungsgemeinschaft jüngst zum erstenmal einen Hochschulvergleich durch Reihung der Forschungsaktivitäten mit Drittmittelaufkommen der DFG nach qualifizierter Begutachtung durchgeführt. Es ergaben sich Listen, die zumindest für die Hochschulen treffender, härter, weiterführender, substanzreicher und bitterer sind als die zweifelhaften Umfragelisten von Publikumsjournalen – ich möchte die Namen nicht nennen. Die Differenzen fallen extrem aus. Wir müssen jetzt den Mut haben, nach den Ursachen zu suchen und auch zu akzeptieren, daß es eben Abstufungen gibt. Engländer und Amerikaner oder Franzosen haben immer mit einem Reihungssystem gelebt. Wir können mit einem anonymen Qualitätsvergleichssystem nicht zufrieden sein. Greifen wir nicht dieses Thema auf, so werden es die anderen für uns tun. Auch hier ist unsere Gesellschaft gefordert.

Auf den ersten Blick, wenn ich an diesen Qualitätsvergleich der Deutschen Forschungsgemeinschaft denke, kommt die Chirurgie gar nicht so schlecht weg, aber die Förderung befindet sich in einem Sinkflug. Es kann passieren, daß durch Neuordnung der Zuschüsse für die Universitäten und für die Forschung die Chirurgie in den Strudel einer automatischen Beurteilung kommt – für nicht ausreichend hohe Drittmittel. Dadurch werden Reiche reicher – Grundlagenwissenschaftler, Internisten, Pädiater –, während die Armen, und das sind die Chirurgen, die operativen Fächer mit Drittmitteln, ärmer werden. Sie verzeihen mir diese Überspitzung. Ich möchte nur noch einmal betonen, daß es die Aufgabe von wissenschaftlichen Fachgesellschaften wie der Deutschen Gesellschaft für Chirurgie ist, in Zukunft darauf einzugehen und hier gekonnt und gezielt Akzente für die chirurgische klinische Forschung zu setzen. Die Deutsche Gesellschaft für Chirurgie muß ein sogenanntes virtuelles Studienhaus oder eine Kommission für klinische Studien schaffen, um ein Gremium zu haben, das bei sicher kommenden Begutachtungen, eben der Zertifizierung, hilft und berät. Das gilt nicht allein für die Universitäten, das gilt auch für die Krankenhäuser, für die nichtuniversitären Einrichtungen. Wir haben eine derartige Kommission auf der gestrigen Präsidiumssitzung gegründet.

Die Probleme der sinkenden Ressourcen für die Chirurgie gelten nicht nur bei uns, sondern sie sind auch ein Phänomen in den USA und in der Schweiz. Ich bin daher sehr glücklich, daß es möglich war, eine Sitzung zu gestalten, in der Vertreter der großen Forschungsorganisationen aus USA, England, Schweiz und Deutschland ihre Arbeit, und gerade die chirurgische, darstellen können.

Die Institute für klinische Forschung oder experimentelle Chirurgie in Deutschland sind ausgezeichnete Einrichtungen. Sie liefern das grundlagenwissenschaftliche, theoretische und experimentelle Know-how. Sie geben Achsen für die Grundlagenforschung frei. Der Klinimetrie kommt ganz entscheidende Bedeutung zu. Marburg ist ein Schwerpunkt. Man findet die Klinimetrie in Deutschland in der Chirurgie jedoch leider recht selten. Neu und überaus wichtig erscheint mit jedoch die Frage, wie man Grundlagenforscher und akademische Chirurgen aneinanderkoppelt, sei es für eine Frage der Molekularbiologie, Zellbiologie oder Immunologie. Es wird für einen Chirurgen kaum möglich sein, führende Expertise auf diesem Gebiet zu erlangen. Er soll es auch gar nicht, sondern er muß in der Lage sein, Forschungserkenntnisse aus den erwähnten Gebieten in die Praxis umzusetzen. Der Lösungsvorschlag ist eine Tandemlösung. Die Eckpunkte seien nur kurz dargestellt:

In einer akademisch-chirurgischen Ausbildung soll eine mindestens zweijährige theoretische Ausbildung in dem entsprechenden Grundlagenfach erfolgen. Diese Forderung ist eigentlich alt, jedoch gerade für die Kooperationen mit den hochtheoretischen Grundlagenfächern von großer Bedeutung. Es geht dabei nicht um den Brückenbau zwischen Labor und Klinik, sondern zwischen Personen, dem Grundlagenwissenschaftler und dem Kliniker. Wir sind auf diese engen Kooperationsachsen angewiesen.

Voraussetzung für effiziente chirurgische Forschung und entsprechende strukturelle Gestaltung ist auch eine Modernisierung und Vergleichbarkeit der Habilitation zwischen den Medizinischen Fakultäten. Gleichberechtigte Autorenschaften zwischen Klinikern und Grundlagenwissenschaftlern in den führenden wissenschaftlichen Zeitschriften müssen möglich sein. Glücklicherweise gibt es hierfür von seiten der großen Zeitschriften schon klare Vorstellungen und auch volle Akzeptanz.

Was können wir für die Zukunft erwarten?

Große Veränderungen, viele Aufgaben für unsere chirurgische Gesellschaft, Anpassung und Gestaltung – lassen Sie uns jedoch nicht Propheten sein, sondern halten wir uns an die sichtbaren Aufgaben! Sie stellen sich jetzt, sie werden jetzt bearbeitet werden müssen.

Wie sieht der Jüngere, wie sieht der Nachwuchs seine Zukunft? Er wünscht eine möglichst perfekte Ausbildung, nicht eng, sondern breit, mit weltweiten Kontakten, nicht zuletzt durch die Datenvernetzung. Er erhofft eine vernünftige gesundheits- und wissenschaftspolitische Führung in unserem Fach. Er benötigt bewegliche Strukturen in einem engen Verbund, um bei dynamischer Wissensentwicklung und sich ändernden berufspolitischen Situationen auf einem festen Fundament zu stehen.

Man wird die gleichen Eigenschaften vom Chirurgen erwarten wie bislang: Selbstdisziplin, Selbstbewußtsein aufgrund des hohen persönlichen Einsatzes sowie der Ausbildung und soziales Verhalten. Offenheit zur Kooperation und lebenslanges Lernen werden wesentliche neue Voraussetzungen sein. Die Zeiten für die nachwachsende Chirurgengeneration werden schwerer und herausfordernder. Die Kräfte des Wettbewerbs werden unser System ergreifen, nicht schonen und Schwächen offenlegen. Aber es bleibt auch bei der überbrachten Aussage wie z. B. von Sir William Osler: Intelligenz und Begeisterung müssen darauf konzentriert sein, die Arbeit von heute auch heute vorzüglich zu leisten – die einzige Methode, sich auf die Zukunft vorzubereiten.

Humanität und Wissenschaft müssen bei aller Überlegung, Mühe und Anstrengung weiterhin aber die Basis und Triebfeder unserer Tätigkeit sein. – Ich danken Ihnen.

Ehrungen und Preisverleihungen

Ich komme jetzt zum wirklich erfreulichsten Teil unserer Eröffnungsveranstaltung, zu den Ehrungen und Preisen. Es ist mir eine ganz besondere Freude, Ehrungen und Preise zu überreichen – zusammen mit Herrn Prof. Hartel als Generalsekretär. Ich spreche hierbei im Namen des Vorstands und des Präsidiums unserer Gesellschaft.

Ich bitte Herrn Prof. Hempel, nach oben zu kommen. – Herr Prof. Hempel ist zum Ehrenmitglied unserer Gesellschaft ernannt. Sie ehrt damit einen Chirurgen, der mit einem beispielhaften Führungsstil und lösungsorientierten Problembewußtsein die Arbeit für viele Chirurgen erleichtert und mit großem Einfühlungsvermögen gefördert hat. Der Brückenschlag zur Deutschen Gesellschaft für Chirurgie führte zu einer fruchtbaren Kooperation zwischen der berufspolitisch orientierten und der wissenschaftlich ausgerichteten Gesellschaft. Die Zusammenarbeit und die äußere Stärke der deutschen Chirurgie wurden durch diese Kooperation und nicht zuletzt durch Sie und Ihren Einsatz vermehrt. Sehr herzlichen Dank!

Ich habe weiterhin die Freude, Herrn Prof. Tadeusz Popiela aus Krakau noch oben zu bitten. – Herr Prof. Popiela ist vielen von uns bekannt, vor allem denjenigen, die in Krakau waren, und die Spitzen der Chirurgie waren in Krakau. Die Deutsche Gesellschaft für Chirurgie ehrt mit der Verleihung der Ehrenmitgliedschaft an ihn einen Chirurgen, der die große Tradition der akademischen Chirurgie in Krakau weiterentwickelt hat. Seine Hauptleistungen liegen auf dem Gebiet der chirurgischen Onkologie und hier in der multimodalen Kombinationstherapie des Magen- und Ösophaguskarzinoms. Frühzeitig haben Sie enge Beziehungen zur deutschen Chirurgie gepflegt, in früheren und in jetzigen Zeiten. Wir spüren eine herzliche Verbundenheit nach Krakau und durch Sie nach ganz Polen. Herzlichen Dank und herzlichen Glückwunsch!

Ich darf nun Herrn Prof. A. Warshaw auf das Podium bitten. – Herr Prof. A. Warshaw ist Surgery Chief und Chairman am Massachusetts General Hospital und W. Gerald Austen Professor of Surgery at Harvard Medical School. Er hat als Chirurg an Harvard Medical School von Anfang an gearbeitet, von Anfang an auch am Krankenhaus Massachusetts General Hospital. Er ist zusätzlich Chef des Cancer Centers in Boston. Die Deutsche Gesellschaft ehrt mit ihm einen Chirurgen, der außergewöhnliche Leistungen in der Chirurgie des Gastrointestinaltraktes und hier besonders in der Chirurgie des Pankreas erbrachte. Seine Untersuchungen zur akuten und chronischen Pankreatitis sind richtungsweisend. Das Konzept der Chirurgie des Pankreaskarzinoms wurde durch ihn entscheidend beeinflußt. In seinem Forschungslabor wurden äußerst erfolgreich eine Vielzahl von jungen Chirurgen aus Deutschland und der Schweiz gefördert und enge Bindungen zu einer Reihe von Kliniken unterhalten. Es besteht eine sehr enge Verbindung zwischen Ihrer Klinik und deutschen Kliniken nicht nur auf dem Gebiet der Pankreaschirurgie, sondern ganz allgemein eine chirurgische Freundschaft, die wir mit der Ehrenmitgliedschaft der Deutschen Gesellschaft für Chirurgie unterstreichen wollen.

Ich darf Herrn Prof. Gall auf das Podium bitten. – Lieber Herr Kollege Gall! Jeder erinnert sich an Ihren großartigen Kongreß 1992 in München, er bleibt unvergessen. Ihre Rede auf die chirurgische Onkologie war damals bahnbrechend. Es ist mit jetzt als Präsident eine ganz besondere Freude, daß ich Ihnen in Anerkennung Ihrer langjährigen Verdienste für die Gesellschaft die Ernennung zum Senator auf Lebenszeit überreichen darf.

Ich darf Herrn Prof. Trede bitten. – Lieber Professor Michael Trede! Für mich ist es ein ganz besonderes Glück, daß ich als Nachbar und Freund den Jubiläumspreis 1998 im Namen der Deutschen Gesellschaft für Chirurgie verleihen darf. Weltweit sind Ihre Kenntnisse in der Pankreaschirurgie bekannt. Ihr Textbuch über die Pankreaschirurgie hat keine Konkurrenz. Jeder von uns kennt dieses so persönliche Skizzenbuch zu Ihrer chirurgischen Arbeit. Dieses Skizzenbuch ist nicht nur die Schilderung von Operationen und Patientenschicksalen, sondern es ist eine Autobiographie eines vorbildlichen chirurgischen Lebens. Noch einmal sehr herzliche Glückwünsche verbunden mit dem Ausdruck meiner Freude, daß ich diesen Jubiläumspreis überreichen darf.

Ich darf Herrn Prof. Hoppe nach oben bitten. – Sehr verehrter Herr Prof. Hoppe! Der Präsident der Bundesärztekammer hat es schon erwähnt: Herr Prof. Hoppe hat wesentlichen Anteil an den Verhandlungen mit der Bundesärztekammer zur weiteren Prägung und Planung der Gebiete, Schwerpunkte und der allgemeinen Weiterbildung. Ich selbst bin sehr beeindruckt von Ihrer Form der konstruktiven Verhandlungsführung, die ich in den letzten Jahren erleben durfte. Die Deutsche Gesellschaft für Chirurgie verleiht Ihnen die *Werner-Körte-Medaille* in Gold. Sie möchte Sie damit als herausragenden Vertreter der deutschen Ärzteschaft ehren, der mit besonderer Sensibilität und breiter Kenntnis der Materie in den schwierigen Strukturfragen des Gebietes Chirurgie vermittelt und uns mit den richtigen Weg in die Zukunft gewiesen hat. Herzlichen Dank!

Der höchste wissenschaftliche Preis, den unsere Gesellschaft vergeben darf, ist der Von-Langenbeck-Preis, diesmal der *Von-Langenbeck-Preis 1998*. Herr Privatdozent Dr. Dr. Eckhard Nagel ist der Preisträger des Langenbeck-Preises; ich darf ihn nach oben bitten. – Er erhält den Preis für seinen wissenschaftlichen Beitrag „Mehrdimensionale Evaluation chirurgischer Behandlungsverfahren – Entwicklung eines Evaluationsmodelles für die klinische Forschung am Beispiel der Analyse und Bewertung der Nieren- und Lebertransplantation". Diese Arbeit ist unter der Leitung, geistigen Führung, Stimulierung und erheblich beeinflußt von Herrn Prof. Rudolf Pichlmayr entstanden. Ich freue mich deshalb besonders, daß es auch ganz eindeutig war, daß Ihre Arbeit wirklich die beste war und diesen Preis verdient hat. Wir ehren damit Sie, aber wir ehren damit auch Ihre Schule. Ganz herzlichen Glückwunsch!

Privatdozent Dr. Dr. Nagel:
Hochverehrtes Präsidium! Meine sehr verehrten Damen und Herren! Liebe Frau Professor Pichlmayr! Der Herr Präsident hat mir gestattet, einige kurze Worte des Dankes zu sagen. Der Dank gilt zuallererst unserer Gesellschaft und den Repräsentanten unserer Gesellschaft, die meine Arbeit für preiswürdig befunden haben.

Wie sehr ich als heutiger Preisträger, aber ja nur stellvertretend für die Mühen vieler, ausgezeichnet werde, ist jedem hier im Saal bewußt. Auch wenn ich nicht alle hilfsbereiten Kolleginnen und Kollegen, die mich häufig selbstlos unterstützt haben, nennen kann, möchte ich doch Herrn Dr. Michael Niechzial aus unserer Klinik besonders erwähnen, der wesentlichen Anteil an dieser Arbeit hat.

Neben dem professionellen Bezugsrahmen möchte ich mein Augenmerk aber auch auf den persönlichen richten; der Herr Präsident hat das gerade getan. Ich möchte meinen Eltern für die herzensgute Förderung danken, für die Zuwendung, Liebe und Treue meiner Frau und meinen Kindern. Sie hätten manchmal mit mir verzweifeln können, und sie haben es nicht getan; ihnen gehört eigentlich dieser Preis.

Ich habe gesagt, meine sehr verehrten Damen und Herren, ich freue mich sehr, und ich bin bewegt. In dieser Freude schwingt aber zugleich ein tiefer Schmerz. Es ist der Stich, der viele und auch mich jeden Morgen daran erinnert, daß unser Lehrer, unser hochgeachtetes Vorbild, unser väterlicher Freund, Herr Prof. Dr. Rudolf Pichlmayr nicht mehr unter uns weilt und nicht mehr mit uns das Tagwerk in seiner Schule verrichtet. Wie stolz hätte es mich gemacht, in seiner Anwesenheit diesen Preis entgegennehmen zu dürfen, verdanke ich ihm doch im Hinblick auf meine professionelle Karriere und die Möglichkeit meiner Aus- und Weiterbildung in den letzten zehn Jahren so ungeheuerlich viel. Ich bin tief dankbar, daß Sie, liebe Frau Professor Pichlmayr, und du, liebe Kati Pichlmayr, den Weg nach Berlin, der mit so vielen besonderen Bildern, Erinnerungen und Momenten behaftet ist, nicht gescheut habt und deutlich macht, wie sehr Eure Familie die Chirurgie und Anästhesiologie weiterentwickelt hat und auch weiterentwickeln wird.

Mit der heute ausgezeichneten Forschungsarbeit wird zum wiederholten Male eine Idee Rudolf Pichlmayrs geehrt, die er einem Schüler übertragen hat. Darum möchte ich zum Abschluß noch einmal betonen, wie Rudolf Pichlmayrs Schüler ihrem Lehrer auch in Zukunft folgen werden – in hoher Achtung vor seiner Persönlichkeit, im Staunen über seine Phantasie und Weitsicht, in tiefem Respekt vor seiner Menschlichkeit, in Zuneigung zu der ihn auszeichnenden Herzenswärme. – Vielen Dank.

Präsident Prof. Dr. Herfarth:
Ich wollte noch etwas Persönliches zu Herrn Nagel sagen. Ich hatte die große Freude, genau vor zehn Jahren seinerzeit als Präsident der Deutschen Gesellschaft für Gastroenterologie ihm den BOAS-Preis für die beste Promotionsarbeit in Deutschland in der Gastroenterologie zu überreichen. Für mich ist das auch wieder ein wunderschönes Jubiläum, eine Steigerung. Ich bin begeistert, und ich freue mich über eine derartige Entwicklung und eine derartige Konstanz.

Ich bitte jetzt Herrn Dr. Wolfgang Schwenk und seine Koautoren aus Berlin (Charité) nach oben. – Ich darf Herrn Dr. Wolfgang Schwenk und seinem Mitarbeiter Herrn Böhm und seinem Chef Herrn Prof. Müller den *Mikulicz-Kelling-Preis* für seine Arbeit überreichen „Prospektiv-randomisierte Untersuchung klinisch relevanter Unterschiede im postoperativen Verlauf nach laparoskopischen und konventionellen Resektionen kolorektaler Tumoren". Diese Arbeit hat den Rang 1 in der Begutachtung bekommen, und es freut mich, Ihnen den Preis überreichen zu dürfen.

Meine sehr verehrten Damen und Herren! Unsere Geschäftsstelle in München ist seit Jahren unermüdlich mit sehr aufopfernder Arbeit für unsere Gesellschaft tätig. Vergangenes Jahr wurde Frau Bauer geehrt; dieses Jahr möchten wir Frau Irmgard Blaschke ehren. – Frau Irmgard Blaschke ist seit vielen Jahren Leiterin der Buchhaltung, einer wesentlichen Institution unserer Gesellschaft. Diese Vertrauensstellung hat sie mit besonderem Pflichtbewußtsein und unter Anpassung an den jeweiligen modernen Stand der Datenverarbeitung glänzend erfüllt. Die Gesellschaft schuldet Frau Blaschke großen Dank. Ich darf Ihnen dafür die Körte-Medaille in Silber überreichen.

Ich habe jetzt den letzten Preis direkt persönlich zu vergeben an Herrn Kollegen Dr. Ertel, Privatdozent an der Unfallchirurgischen Klinik in Zürich. – Ich habe Herrn Ertel kennengelernt, als ich den letzten Kongreß der Unfallchirurgen besuchte, und ich war beeindruckt von seinen Kenntnissen in der Allgemeinen Chirurgie. Mir wurde erst da wieder richtig klar, lieber Herr Kinzl oder lieber Herr Weller, daß wir eine gemeinsame Chirurgie verfolgen, wir Viszeralchirurgen und Sie Unfallchirurgen. Die Intensivmedizin ist gleich, der posttraumatische Stoffwechsel ist gleich, die Probleme sind gleich, die Problembetrachtungen sind gleich, und die Methoden sind gleich. – Sie, lieber Herr Ertel, waren aber jetzt der Beste. Unter den eingesandten Arbeiten ist Ihre Arbeit ausgezeichnet worden mit dem Förderpreis *„Chirurgische Intensivmedizin 1998"*. In Anerkennung Ihrer wissenschaftlichen Arbeiten, insbesondere der Studie mit dem Titel „Dysregulation der Apoptose von neutrophilen Granulozyten – ein neuer Mechanismus als Ursache des Organversagens bei Intensivpatienten". Herzlichen Glückwunsch!

Das letzte, aber nicht das geringste: Wir haben ein ganz traditionsreiches Stipendium, das nach einem großen Chirurgen benannt ist, Das Geißendörfer-Stipendium nach Prof. Geißendörfer, Schüler von Karl-Heinrich Bauer in Heidelberg, später in Frankfurt. Die Tochter von Herrn Prof. Geißendörfer, Frau Ranghild Niemeyer, geb. Geißendörfer, hat zusammen mit ihrem Mann, Herrn Dr. Horst Niemeyer, die Geißendörfer-Stiftung gegründet. Diese Stiftung vergibt einen Preis in Höhe von 10.000 DM pro Jahr für ein Reisestipendium. Dieses Reisestipendium hat diesmal Herr Oberarzt Dr. Christoph Nies aus der Allgemeinen Chirurgischen Universitätsklinik Marburg erhalten. Ich darf Herrn Nies sehr herzlich dazu beglückwünschen.

Wir sind damit am Ende unserer Eröffnungsveranstaltung. Sie ersehen aus dem Programm, daß ein musikalischer Ausklang erschallen wird, wiederum vom Blechbläserensemble der Berliner Philharmoniker. – Dies ist der richtige Moment, um Ihnen zu zeigen, wie es in Zukunft weitergeht. Wir haben versucht, es Ihnen vielfach zu vermitteln. Wir möchten es Ihnen auch mit Maß und Zahl zeigen. Fast 400 Mitglieder sind seit dem letzten Kongreß im vergangenen Jahr in die Deutsche Gesellschaft für Chirurgie aufgenommen worden. Die Ursache hierfür ist nicht zuletzt die Initiative vor allen Dingen von Herrn Prof. Wolff und Herrn Prof. Lippert bei den Chirurgen aus den neuen Ländern. Herzlich willkommen. Die Namen sind unwesentlich (und auf der Leinwand unleserlich), die Zahl macht es, und die Zahl ist gut.

Nach dem musikalischen Ausklang bitten der Bürgermeister und die Deutsche Gesellschaft für Chirurgie zu einem Empfang im Apollosaal und im Foyer. Herzlich willkommen anschließend zum Empfang!

Musikalischer Ausklang:
„Festlicher Einzug der Königin von Saba" von Georg Friedrich Händel

Mitgliederversammlung (Erster Teil)

Mittwoch, 29. April 1998

Präsident Prof. Dr. Herfarth: Die erste Mitgliederversammlung ist immer die viertel oder halbe Stunde des Generalsekretärs. Der Generalsekretär ist die Seele dieser Gesellschaft. Er sorgt sich um alles. Ich habe gelernt, ihn zu bewundern mit seinem unwahrscheinlichen Einsatz, mit seiner Reisetätigkeit, mit seiner Begeisterungsfähigkeit, mit seinem modernen Denken, mit seinem Verstehen der weiteren Entwicklungen. Ich möchte ihm an dieser Stelle noch einmal sehr herzlich für dieses Jahr danken. Es ist gleichzeitig ein ganz besonderer Moment, nämlich der Generalsekretär Herr Prof. Hartel hat heute Geburtstag, und ich möchte in Ihrer aller Namen Ihn sehr herzlich beglückwünschen, Ihm alles Gute, Gesundheit und Glück wünschen.

Ich übergebe jetzt das Wort an Prof. Hartel. Nach seinen Mitteilungen und Hinweisen werde ich noch kurz einen Kommentar zu Organisationsfragen geben.

Prof. Dr. Hartel: Herr Präsident! Liebe Kolleginnen und Kollegen! Dies ist üblicherweise eine Kurzsitzung. Meine Aufgabe ist es, auf zwei Punkte hinzuweisen. Ich gebe immer an dieser Stelle die Stipendiaten bekannt (die schon unterrichtet sind), die auf Kosten der Gesellschaft für 10.000 DM in der Welt reisen dürfen, und ich weise auf das hin, was sich am Freitag abspielt: einerseits auf die Wahlen; aber wir haben diesmal nicht nur die Wahlen, sondern beachten Sie, daß wir auch über eine wichtige Satzungsänderung abzustimmen haben. Diese Satzungsänderung könnte der Gesellschaft und den Schwerpunkten einen großen Schritt nach vorne ermöglichen, Freiraum und Entwicklung für die Zukunft bedeuten. Deswegen lade ich Sie sehr herzlich zu dieser zweiten Sitzung ein, zu der dann natürlich die Mitgliederausweise erforderlich sind.

Ich komme zunächst zu den 4 Stipendien als Fortbildungsbeihilfe á 10.000 DM. Die Gratulation ist verbunden mit der Bitte um einen Bericht nach der Heimkehr. Die 4 Kollegen sind:

1. Dr. P. Heckt, Chirurgische Universitätsklinik Ulm.
   Herr Heckt interessiert sich für das Kurzdarmsyndron und besucht die Uni-Kliniken Pittsburg, Omaha und Miami.
2. PD Dr. Nagel, Chirurgische Universitätsklinik Dresden.
   Herr Nagel möchte sich weiterbilden in hepatobiliärer und Pankreaschirurgie. Dazu sind vorgesehen Besuche in Johns Hopkins, in Harvard und der Universitätsklinik Seattle.
3. Dr. H. Lindemann, Chirurgische Klinik Augsburg.
   Interstinale Motilitätsstörungen sind sein Interessensgebiet. In Edinburgh und London sowie in der Cleveland Clinic und in Lauderdale sollen die Kenntnisse erweitert werden.
4. PD Dr. Runkel, Chirurgische Universitätsklinik Steglitz.
   Geplant ist der Besuch von Kliniken mit onkologischer Ausrichtung und sphinkterrekonstruierendem Schwerpunkt.

Zum Japanischen Chirurgenkongreß in Tokyo vom 8.–10.04.1998 konnten auf Kosten der Japanischen Gesellschaft nach Auswahl durch den Vorstand unserer Gesellschaft fahren:

1. Herr OA Dr. Kaufmann, Chirurgische Universitätsklinik Hamburg.
2. Herr Dr. Schwarz, Chirurgische Universitätsklinik Ulm.
3. Frau Dr. Lang, BG-Klinik Murnau.

Von Japan kommen mit einem Zuschuß von jeweils 6.000 DM zum Besuch unseres Kongresses und einiger Krankenhäuser nach Auswahl durch die Japanische Gesellschaft die Herren

1. Miamoto, Osaka
2. Kume, Kyoto
3. Hashino, Tokyo

Aus Nigeria besuchen uns nach Auswahl aus 8 Bewerbern durch den Vorstand mit einer Unterstützung von je 10.000 DM die Herrn

1. Adebamovo und
2. Bolajoko

Sie sind an onkologischer und rekonstruierender Chirurgie interessiert.

Ich gehe jetzt zu den Wahlen über:

Das Präsidium hat in seiner Sitzung am 26./27. September 1997 beschlossen, folgende Persönlichkeiten für die Wahl vorzuschlagen und in Heft 1 und 2 bekanntgegeben:

1. Zweiter Stellvertr. Präsident (1998/99), dann Präsident 1999/2000 (lt. Satzung 11.1.1):
   A. ENCKE, Frankfurt/M.
2. Vertreter aus dem deutschsprachigen Ausland (lt. Satzung 11.1.4)
   E. BODNER, Innsbruck
3. Vertreter des Berufsverbandes deutscher Chirurgen (lt. Satzung 11.1.4)
   J. WITTE, Augsburg
4. Niedergelassene Ärztin für Chirurgie (lt. Satzung 11.1.10)
   B. UNGEHEUER, Bad Wörishofen
5. Oberarzt in nichtselbständiger Stellung einer chirurgischen Universitätsklinik (lt. Satzung 11.1.8)
   I. K. SCHUMACHER, Greifswald
6. Vertreter des Gebietes Kinderchirurgie (lt. Satzung 11.1.12)
   O. A. FESTGE, Greifswald
7. Vertreter des Gebietes Herzchirurgie (lt. Satzung 11.1.12)
   S. HAGL, Heidelberg
8. Vertreter des Schwerpunktes Thoraxchirurgie (lt. Satzung 11.1.12)
   H. TOOMES, Gerlingen
9. Vertreter des Schwerpunktes Viszeralchirurgie
   K. SCHÖNLEBEN, Ludwigshafen (lt. Satzung 11.1.12)

Letztlich ist aufmerksam zu machen auf die Abstimmung über eine evtl. Satzungsänderung. Sie wurde in Heft 2 unserer Mitteilungen öffentlich gemacht.

Bitte kommen Sie zur 2. Mitgliederversammlung am Freitag, den 01.05.1998 von 14:00–15:30 Uhr. Auch sie findet hier in Saal 3 statt. Legen Sie dann bitte einen gültigen Mitgliedsausweis vor.

Präsident Prof. Dr. Herfarth: Vielen Dank, Herr Generalsekretär, für den Bericht und für die Hinweise, vor allen Dingen für die Einladung zur zweiten Mitgliederversammlung, der entscheidenden Versammlung unserer Gesellschaft im Jahr.

Erlauben Sie mir noch wenige Bemerkungen zur Tagung. Sie steht ja unter dem Titel „Humanität und Wissenschaft – Vielfalt und Einheit". Vielfalt und Einheit spiegeln sich natürlich im Programm wider, sonst würde ich dem Leitmotiv untreu werden, sie spiegeln sich wider durch zwölf Parallelsitzungen, die aber thematisch durchstrukturiert sind, so daß wir Überschneidungen weitgehend vermieden haben. Wir haben die Sitzungen auch schwerpunktmäßig strukturiert: nach Technikkursen, Fortschrittsberichten und speziellen Themenschwerpunkten. Die Fortschrittsberichte sollen Ergänzungen zu Leitlinien, eine Art Postgraduiertenkurs bieten. Vor allem das Forum „Junge Chirurgie" liegt uns am Herzen und dann natürlich die vielen Themenschwerpunkte und die freien Sitzungen.

Man kann sich im Tagungsführer gut orientieren. Man bekommt sofort, wenn man auf „Blau" schaut, Übersicht über Tag und Sitzungsart. An dem roten Punkt kann man sich sehr schnell über den Zeitrahmen orientieren. „Rot" sind Themen, die alle angehen, Onkologen aus allen Bereichen, aus Schwerpunkten und Gebieten. „Blau" ist Viszeralchirurgie, natürlich ein Schwerpunkt unserer Gesellschaft, „Gelb" ist Unfallchirurgie, „Grün" Gefäßchirurgie und „Lila" Thoraxchirurgie. Man kann sich leicht orientieren, trotzdem muß man sich einarbeiten. Es gibt einen Index, wo man nach Namen und Seitenzahlen suchen kann, und man braucht nicht stundenlang das Programm durchzublättern. Sie sehen auch die unterschiedlichen Aktivitäten der einzelnen.

Hierzu noch die Bemerkung, daß alle freien Vorträge – 1700 Einsendungen insgesamt – von jeweils mindestens vier Gutachtern, die Forumsbeiträge von sechs Gutachtern beurteilt worden sind. Am Ende haben rund 45 Prozent reüssiert und sind in das Programm aufgenommen worden – als Poster oder als Vorträge.

Eine Erleichterung – und das ist auch wieder ein Schritt in die Zukunft – ist, daß man ins Internet gehen oder sich im ICC an die PCs setzen kann. Im Chirurgentreff finden Sie zehn PCs und Mitarbeiter, die Sie einweisen können. Mit Hilfe der PCs können Sie sich ganz schnell orientieren. Das wollen wir Ihnen kurz demonstrieren. Der Kongreßsekretär, Herr Dr. Schmidt, sowie Herr Dr. Mieth, der mit einer Gruppe von Mitarbeitern die EDV-Ausarbeitung gemacht hat, werden dies kurz zeigen. Sie sehen, wie man sich modern orientieren kann, und zwar schon vier oder sechs Wochen vorher. Die Jugend hat es schon getan, ich lerne es mühsam, und der Kongreßsekretär zeigt es Ihnen.

Dr. Schmidt: Ich will versuchen, Ihnen die Scheu vor dem Internet zu nehmen, und Ihnen zeigen, daß es sehr einfach und für jeden, auch den Nichtcomputerexperten, innerhalb weniger Minuten anwendbar ist. Wir laden Sie nochmals herzlich ein, im Chirurgentreff Ihren persönlichen Kongreßplan auszudrucken.

Das ist die Internet-Präsenz unseres Kongresses in diesem Jahr: In der Kopfzeile sehen Sie die verschiedenen Stichpunkte, die man ausdrucken kann. Ich möchte nicht auf die Einzelheiten eingehen, sondern gleich zum wissenschaftlichen Programm übergehen, da sich viele von Ihnen für morgen z. B. für das wissenschaftliche Programm bereits orientieren wollen. Wenn man das Programm aufruft, sieht man das Menü der einzelnen Tage. Der schnellste Weg, sich ein Sitzungsprogramm zusammenzustellen, ist die Funktion „Schnellplaner". Wir klicken diese Funktion an und wählen den „Donnerstag". Sie sehen eine dem Programm nachempfundene Farbtabelle mit den einzelnen Sitzungen. Wir interessieren uns für Operationstechniken, deswegen würden wir uns den Intensivkurs für Technik, Ösophagusresektion, notieren wollen. Wir interessieren uns weiterhin für den Fortschrittsbericht „Ileoanale Anastomose" und würden diese Sitzung anklicken. Dann würden wir noch den Fortschrittsbericht „Pankreaskarzinom" in unser Programm aufnehmen. Wir interessieren uns aber auch für die akute Appendizitis und wollen dies aus den freien Vorträgen mit aufnehmen. Nicht zuletzt wollen wir von den „Themenschwerpunkten" die Sitzung „Minimalinvasive Chirurgie" besuchen. Wenn wir jetzt auf die Funktion „Planer" drücken, haben wir in Sekundenschnelle eine Zusammenstellung der einzelnen Referate bzw. Sitzungen, die wir besuchen wollen, mit Datum, Uhrzeit, Saal und Sitzungsart. In Rot gibt der Computer sofort an, daß bei dieser Auswahl eine zeitliche Überschneidung vorliegt; wir müssen daher die eine Sitzung löschen. Wir können selbstverständlich eine beliebige Anzahl von Sitzungen hinzufügen. Wenn wir genau wissen wollen, was in dieser Sitzung behandelt wird, klicken wir die Sitzung an, und wir sehen, welche Referate gehalten werden. Es ist möglich, das Abstrakt von einzelnen Referaten einzusehen. Wir gehen auf den Titel des Referats, und das hinterlegte Abstrakt dieses speziellen Referats öffnet sich. Wir können alle diese Dinge in Sekundenschnelle ausdrucken lassen. Ich meine, daß ich damit die wesentliche Funktion des Kongreßplaners erläutert habe. Sie haben ferner die Möglichkeit, sich Ihr Programm nach Suchworten zusammenzustellen. Nehmen wir die Funktion „Stichwortsuche". Wenn wir z. B. das Stichwort „Ulcus" eingeben, wird das gesamte wissenschaftliche Programm des Kongresses nach diesem Stichwort durchsucht, und es erscheinen zwei Beiträge, die sich mit dem Thema „Ulcus" befassen. Wir können auch eine Personensuche durchführen und uns ein Programm nach Autoren zusammenstellen. Damit ist sicher eine gute Übersicht gegeben. – Ich danke Ihnen für Ihre Aufmerksamkeit und möchte Sie nochmals herzlich zum Chirurgentreff einladen.

Präsident Prof. Dr. Herfarth: Wollen Sie eine Frage an Herrn Schmidt richten? – Nochmals vielen Dank. Man sieht hier auch gleichzeitig chirurgische Geschichte. Auf einem Chirurgenkongreß mit insgesamt 1000 Beiträgen nur zwei Ulcus-Themen – wie schnell verändert sich die Chirurgie!

Ich möchte noch etwas erwähnen, was erst für die Mitgliederversammlung am Freitag vorgesehen ist; aber ich halte es für so wichtig, daß ich es gleich sage. Wir haben durch die Else-Kröner-Fresenius-Stiftung 20.000 DM erhalten, die wir noch aufgebessert haben, für Reisestipendiaten aus den Oststaaten. Wir haben es in allen Zeitschriften ausgeschrieben, vor allen Dingen im „Chirurg", und dafür über 50 Bewerbungen bekommen. Es war sehr schwer auszuwählen, weil wir auch mit Zusammenkratzen anderer Gelder nur 14 Reisestipendiaten finanzieren konnten. Wir haben 14 ausgewählt aufgrund der Gutachten aus den Heimatländern, die sehr sorgfältig waren, ob es die baltischen Länder, die Ukraine, Kasachstan oder Tschechien war. 14 Stipendiaten sind ausgewählt und sind hier, und wir werden am Samstag im Rahmen der Preisverleihung für Poster, für freie Vorträge – wir haben einen Preis für die besten freien Vorträge eingeführt – vor der Abschlußplenarveranstaltung diese 14 Stipendiaten vorstellen. Die Stipendiaten, die von der Gesellschaft ausgewählt sind, sind auch sehr herzlich dazu eingeladen, um hier einen gewissen Korpsgeist zu zeigen mit den neuen Gästen des Kongresses. Noch einmal einen sehr herzlichen Dank an Dr. Manfred Specker.

Noch einen Hinweis auf die Plenarveranstaltungen in Saal 2: Wir haben den Saal 2 ausgewählt wegen der Größe und wegen der Nähe zum Zuhörer, heute über „Humanität und Wissenschaft", morgen über „Grundlagenforschung und klinische Forschung", übermorgen „Qualitätsvergleich zwischen Krankenhäusern" (beste Organisation eines Krankenhauses und PR-Arbeit) und am Samstag der Festvortrag von Herrn Prof. Paul Kirchhof, Bundesverfassungsrichter und Mitglied unserer juristischen Fakultät in Heidelberg; deshalb habe ich ihn auch in alter freundschaftlicher Verbundenheit eingeladen. Er wird noch einmal eine Rückschau auf unseren Kongreß halten hinsichtlich der Erwartung des Patienten und der Enge der Finanzierbarkeit. – Vielen Dank und noch einmal die Einladung zu den Plenarsitzungen.

Mitgliederversammlung (Zweiter Teil)

Freitag, 1. Mai 1998

Präsident Prof. Dr. Herfarth: Meine sehr verehrten Mitglieder der Deutschen Gesellschaft für Chirurgie! Liebe Kolleginnen und Kollegen! Ich habe nur einen kurzen Bericht zu geben. Wir hatten die allgemeine Philosophie in der Oper Unter den Linden, das Methodische, Formale in der ersten Mitgliederversammlung am Mittwoch, und bei der zweiten Mitgliederversammlung hören Sie Berichte vom Generalsekretär, vom Schatzmeister und von mir.

Zuerst noch einmal zu diesem Kongreß. Dieser Kongreß scheint von der Quantität Echo gefunden zu haben. Das bestätigt uns alle in dem Gefühl, daß wir nicht dem Zeitgeist gefolgt sind, sondern der Notwendigkeit der historischen Entwicklung, daß Gemeinsamkeiten gefunden werden müssen zwischen einzelnen Gebieten, zwischen Schwerpunkten und Spezialitäten, daß wir Strukturen ausfüllen müssen, die wirklich tragen. Dabei sind es drei Instrumente, die wir benutzt haben: einmal bei der Auswahl der Vorträge die Beurteilung durch mindestens vier Gutachter, in den chirurgischen Foren durch sechs Gutachter. Es wurden 32 Prozent der Forumsbeiträge angenommen; auf die Gesamtbeiträge bezogen, mit Postern, liegt die Annahmequote bei 45 Prozent. Eingeladene Vorträge haben den Duktus für den Kongreß festgelegt, die Generallinie, was uns am Herzen liegt. Das ist aber nicht nur auf eigenem Mist gewachsen, sondern aus vielen Gesprächen mit vielen von Ihnen. Das wurde zu einem Kondensat geführt, um einmal zu definieren: Wie kann es sich weiterentwickeln, wo sind Schwachpunkte, wo sind Kooperationspunkte, wo sind offene Flanken, in welche Richtung geht die Pfeilspitze? Das Ganze wurde dann umformuliert in das Vorprogramm. Das Vorprogramm hat alle eingeladenen Vorträge enthalten, auch einige eingereichte, vor allen Dingen im Bereich des Forums Junge Chirurgie. Mit dem Vorprogramm war folgendes beabsichtigt:

Erstens. Der Chirurg hat wenig Zeit. Es gibt den schönen Spruch: Der Chirurg liest nicht, der Chirurg liest erst dann, wenn es notwendig wird. Mit dem Vorprogramm haben wir uns beschränkt auf die Botschaft, die vermittelt werden soll, auf die Gedanken, die führen sollen, und welche Schwerpunkte der Kongreß verfolgen soll.

Zweitens. Wir wollten damit die Industrie informieren. Wenn die Industrie einen für Fachleute dicken Band bekommt mit tausend Beiträgen, geht das irgendein Referent durch, und der interessiert sich nicht dafür, der legt es weg. Das Vorprogramm wurde gelesen. Ich habe das von vielen Firmen gehört, und eine zunächst mangelnde Anmeldung hinsichtlich der Quadratmeterzahl im ICC, was dem Herrn Generalsekretär und mir erhebliche Kopfschmerzen wegen der Finanzierung des Kongresses machte, der hier im ICC extrem teuer ist, wurde kompensiert. Das zeigte Wirkung. Ich wurde von seiten der Industrie angesprochen. Man sagte: „Jetzt wissen wir, was ihr wollt; das und das interessiert uns." Und dann kam das Echo.

Aber das Vorprogramm wurde auch an die Medien verschickt. Wir haben festgestellt, daß auch die Medien dies verarbeiten und durchdenken, so wie Sie es auch getan haben. Sie haben sich darin vertieft und sind nicht auf Einzelheiten eingegangen. Die Einzelheiten kommen später. Sie haben dann die Akzente feststellen können. Die Informationen hinsichtlich der Einzelheiten haben wir entsprechend Beispielen aus großen wissenschaftlichen Gesellschaften in das Internet verlegt. Die Informationen über den einzelnen Namen, über das Abstrakt, über die Teilnehmer, über den Ort gingen in das Internet, und jetzt konnte man sich über das Internet in den letzten sechs bis acht Wochen informieren. Die Informationen stiegen an. Am Anfang fehlten noch einige Abstrakts von den eingeladenen Vorträgen; die Hauptvorträge waren nicht in den Abstrakts. Der Beweis für die Richtigkeit dieses Schrittes ist auch dadurch erbracht worden, daß es auf das Programm im Internet bis Mitte vergangener Woche insgesamt etwa 46.000 Zugriffe gab. Das Programm im Internet wurde so konstruiert, daß jedes Thema einsehbar war, daß die Abstrakts abrufbar waren. Es waren also Abrufe eines einzelnen Vortrags, einzelner Sitzungen und auch persönlicher Register möglich. Sie können auch feststellen, wie viele Anmeldungen das Marienhospital in Düsseldorf hat, oder Sie können feststellen, daß sich aus den Berliner Kliniken insgesamt 180 Beiträge, Poster usw. im Programm finden. Das alles ist innerhalb von Sekunden möglich. Diese schnelle Information ist extrem gut benutzt worden. Sie ist so gut benutzt worden auf der Basis des Vorprogramms, sodaß wir auch, der internationalen wissenschaftlichen Kultur folgend, das definitive Tagungsprogramm erst zur Tagung vorgelegt haben. Um Bescheid zu wissen, geht man ins Internet – nur wir Älteren müssen es erst teilweise lernen. Aber eine große Zahl tut es schon. Zum Kongreß lag das Programm vor. Seit Februar wußte aber jeder Redner, jeder Vorsitzende über Zeit und Ort Bescheid.

Ich wollte nur noch einmal das Konstrukt schildern: Vorbereitung des Kongresses und gleichzeitig Medienarbeit und Industriearbeit. Ein Abstrakt-Band ist vorhanden; er enthält gleichzeitig eine Diskette. Mit der Diskette können Sie durch den ganzen Kongreß surfen und sich alles zusammenstellen und sehr schnell auf einzelne Abstrakts zugreifen oder nach Namen suchen.

Wir haben die Farbkodierung eingeführt, um es auch denen, die nicht das Internet benutzen, leichter zu machen. Ich habe mich nach der Farbkodierung gerichtet, es hat mir sehr geholfen, obwohl ich das Programm natürlich beherrsche, weil ich es oftmals umgestellt habe – zum Leidwesen meiner Mitarbeiter.

Ich möchte noch etwas zur Pressearbeit sagen, weil ich mich da bei der Plenarsitzung persönlich angegriffen fühlte. Wir haben mit Herrn Schreiber, Herrn Steinert zusammen und mit Frau Pfaff von der Deutschen Krebsgesellschaft 1500 Journalisten benachrichtigt. Wir haben mit 60 Journalisten Telefonkontakte aufgenommen, die großes Interesse zeigten, haben 20 Interviews vermittelt. Zum Beispiel habe ich Herrn Röher angerufen, der dann das entsprechende Interview beim Westdeutschen Rundfunk in Köln übernommen hat.

Wir haben mit den Fernsehsendern RTL, Sat1, n-tv, ZDF, ARD (vergeblich), Kontakt aufgenommen, sind im SFB zweimal in Themen aufgetreten, einmal im „Qui vive" life am Mittwoch, und Herr Röher hat n-tv in Berlin übernommen. Alle Themen wurden noch einmal an zehn tagesaktuelle Medien in Berlin gegeben. Die einzelnen Pressemeldungen und das Echo waren an sich gut; die Pressekonferenz lief gut. Ich wollte damit nur sagen, daß wir versucht haben, das Öffentlichkeitsinteresse der Gesellschaft sehr intensiv zu vertreten, und zwar immer auf breiter Basis unter Mitarbeit von vielen. Ich bedanke mich ganz herzlich dafür.

Zum Ablauf des Programms habe ich noch zwei besondere Bitten. Im Anschluß an diese Sitzung findet die Tagung über die amerikanische Erfahrung statt. Sam Wells spricht über „The surgeon as scientist", John Cameron über die Spezialisierung, Andrew Warshaw über die Kooperation und Herr Broelsch über die Früchte der transatlantischen Kooperation, gelenkt durch die DFG. Besonders neugierig sind wir natürlich auf den Beitrag von Sam Wells, der schon publiziert ist. Er hat ihn vor der American Surgical Association, als er Präsident war, vorgetragen; aber er hat inzwischen wieder Neues eingebracht, wie er auch gestern in der Sitzung wieder ganz neue Informationen herüberbrachte. John Cameron hat gesagt, unser Versuch einen gemeinsamen Weg zu finden, sei auch der Weg, wie er an anderen Stellen versucht werde. Es ist vielleicht sehr gut, wenn man sich das anhört. Ich wollte sehr werben, dahin zu gehen, ohne natürlich jemand von anderen Sitzungen abbringen zu wollen.

Auf der Abschlußveranstaltung wird der Bundesverfassungsrichter Prof. Paul Kirchhof sprechen. Er wird einen Rückblick auf das geben, was wir auch heute in der Plenarsitzung diskutiert haben: „Der Behandlungsanspruch des Patienten und der Vorbehalt des Finanzierbaren". Wer den olympischen Geist von Herrn Kirchhof kennt, wird sicherlich kommen. Es ist natürlich anspruchsvoll, aber es ist sicherlich hochinteressant; und ich wäre Ihnen sehr dankbar, wenn Sie kommen würden. – Soviel zum Kongreß.

Ich möchte jetzt auf einen wesentlichen Kongreßinhalt eingehen, nämlich die Zusammenarbeit mit den anderen Spezialitäten, sei es im Bereich unserer Chirurgie, so wie sie – noch amorph – in der Deutschen Gesellschaft für Chirurgie angesiedelt ist, aber speziell natürlich mit den Schwerpunkten und den Gebieten. Es ist nicht mein Verdienst, daß wir damit angefangen haben. Schon im vergangenen Jahr haben Herr Hartel und Herr Bauer mit Herrn Probst Gespräche für die Unfallchirurgie und Diskussionen über die Kooperation geführt, die ich dann mit dem gesamten Vorstand fortgesetzt habe, immer auf dem Frankfurter Flughafen. Ich möchte kurz kondensieren, wie der Ablauf dieser Gespräche war und wie das Präsidium darauf reagierte. Das Ergebnis davon kennen Sie aus Heft 2 der Mitteilungen der Deutschen Gesellschaft für Chirurgie. Es ist der Vorschlag einer Satzungsänderung.

Die Schwerpunkte haben sich zweimal im Juli getroffen, sehr intensiv, und sie haben bestimmte Eckpunkte festgehalten für eine Kooperation in der Deutschen Gesellschaft für Chirurgie. Die Grundpunkte waren gemeinsame Mitgliedschaft, gemeinsamer Kongreß, gemeinsam gewählter Präsident, nicht nach Proporz, weil das bei so einer großen Gesellschaft nicht möglich ist. Man muß diejenigen wählen, die perfekt durchziehen, nicht nach irgendeiner Reihung. Die Heimstatt sollte möglichst das von-Langenbeck-Haus sein. Ich habe dieses Haus in der Oper Unter den Linden erwähnt. Der Innensenator hat das sehr ermutigend erwähnt und herausgestellt, daß eigentlich – Herr Müller, Sie sind eine Schlüsselfigur, und deswegen spreche ich Sie jetzt an – die Kooperation mit der Charité das Entscheidende ist. Der Senat steht hinter der Restitution; aber die Charité muß auch noch mitarbeiten. Wir sind uns freundschaftlich einig, aber der Punkt muß noch über den Wissenschaftssenator geklärt werden.

Aber wir wollen ja gar nicht das ganze von-Langenbeck-Haus kaufen, das können wir gar nicht, sondern wir wollen es in Kooperation mit allen erwerben. Der Berufsverband hat mehrfach seine Bereitschaft dazu erklärt, und er hat auch den finanziellen Hintergrund. Auch wir haben den finanziellen Hintergrund, einen Teil zu übernehmen. Ganz klar ist es von den Schwerpunkten signalisiert, noch nicht ganz klar von den Thoraxchirurgen, aber von der Gefäßchirurgie, von der Viszeralchirurgie, die damals noch nicht existierte, aber abstrakt, und von der Unfallchirurgie wurde betont: „Wir machen mit." Damit ist auch die materielle Substanz da. Ein chirurgisches Haus, ähnlich dem American College of Surgeons in Chicago, zu haben, dazu sind wir ohne weiteres in der Lage; das ist keine Geldverschwendung. Darüber waren wir uns einig.

Das Präsidium hat die Vorschläge, die teilweise erhebliche Änderungen bedeuten, akzeptiert, auch den Vorstand umzugestalten in der Form, daß der Vorstand durch die vier Schwerpunkte ergänzt wird, und zwar jeweils durch Präsident und Generalsekretär.

Das wurde einstimmig bestätigt. Es kam noch eine Unsicherheit Ende Oktober und im November dazu. Es gab Gespräche, Herr Hartel hatte das sehr verdienstvoll initiiert, daß auch die Herzchirurgie wieder ein Schwerpunkt wird, aufbauend auf der Tatsache, daß der herzchirurgische Nachwuchs nicht in der Herzchirurgie unterzubringen ist und eine gegenseitige Austauschbarkeit gegeben ist. Das wurde dann später von der Herzchirurgie wieder zurückgezogen; die Herzchirurgie möchte zunächst einmal als Gebiet unabhängig bleiben. Das war eine klare Entscheidung, wir mußten das akzeptieren, aber wir haben das auch anerkannt.

Aber auch bei den Schwerpunkten gab es entgegen dem anfänglichen Beschluß Überlegungen hinsichtlich Europäisierung: ob es nicht besser ist, doch Gebiet zu werden. Hierfür gab es sehr gute Argumente; sie sind sehr intensiv diskutiert worden. Es gab eine Sitzung bei der Bundesärztekammer zu diesem Thema mit Herrn Prof. Hoppe. Ich möchte das zusammenfassen. Am Ende ist aufgrund der europäischen Lage, der Aussage von Herrn Prof. Hoppe, aber auch der freien Entscheidung der Schwerpunkte im Februar – auch wieder bei einer Sitzung auf dem Flughafen in Frankfurt – einstimmig von den verschiedenen Schwerpunkten und der „virtuellen" Viszeralchirurgie, vertreten durch Herrn Encke, die Entscheidung gefallen: Wir bleiben Schwerpunkte, und wir bleiben Mitglieder der Deutschen Gesellschaft für Chirurgie; wir stimmen dieser Satzungsänderung, wie sie geplant ist, zu, wir stehen dahinter. Das wurde noch einmal in der Präsidiumssitzung behandelt, auch wieder in Gegenwart der Vertreter der Schwerpunkte. Das Ergebnis ist in Heft 2/98 der MITTEILUNGEN als Satzungsänderung festgehalten. Das sieht sehr lang aus, beinhaltet aber nichts anderes, als daß anstelle der Delegierten der Schwerpunke – ich lasse für den Moment immer noch Viszeralchirurgie weg – Gefäßchirurgie, Unfallchirurgie und Thoraxchirurgie jeweils die gewählten Präsidenten und Generalsekretäre im Vorstand bzw. Präsidium der Deutschen Gesellschaft für Chirurgie vertreten sind und damit die Delegierten ersetzen, so daß das Präsidium um vier Personen vergrößert wird. Das wurde akzeptiert, alles einstimmig, immer nach langer Diskussion. Es war immer ein Konsensbeschluß, das ist das Tolle. Das kann auch nur mit Konsens gehen. Parallel lief die Entwicklung der Viszeralchirurgie. Sie kennen die Mitgliederversammlung vor einem Jahr. Das Präsidium hat am Montag dieser Woche schon getagt und den Dienstag der Gründungssitzung der Viszeralchirurgie überlassen. Die Viszeralchirurgie ist also am Dienstag gegründet worden, der Vorstand ist gewählt worden mit Herrn Kollegen Siewert als Vorsitzenden oder Präsidenten der Deutschen Gesellschaft für Viszeralchirurgie und Herrn Gastinger als Stellvertreter, so daß jetzt auch der vierte Schwerpunkt und die entsprechende Vertretung im Präsidium vorhanden ist.

Wir werden nachher die Satzungsänderung zur Abstimmung stellen. Es gibt dazu noch eine Ergänzung, die Herr Weißauer aus rechtlichen Gründen anschließend noch vorstellen muß. Wir glauben, daß es allgemeine Meinung nicht nur in diesem Vorstand, auch nicht allein im Präsidium, sondern mit allen – auch die Gespräche waren vielfältigst – ist, daß das der richtige Weg ist. Ich habe das auch den Amerikanern geschildert. Sie haben gesagt, es sei der einzige Weg, den neuen Entwicklungen entgegenzutreten und eine kräftige Gesellschaft zu werden mit einer klaren Vertretung nach außen, aber mit Freiraum für weitere Spezialisierungen. Es bleibt ja nicht bei der jetzigen Spezialisierung, sondern es geht weiter. Aber sie gibt damit Schutz für weitere Entwicklungen. Ich muß dafür noch einmal Reklame machen; aber es ist an sich nicht notwendig. Dies wird nachher noch einmal zur Debatte und dann zur Abstimmung gestellt werden. – Damit bin ich am Ende meines Berichts. Falls Sie keine Fragen haben, würde ich das Mikrophon sofort an den Herrn Generalsekretär übergeben.

Generalsekretär Prof. Dr. Hartel: Herr Präsident! Meine Damen und Herren! Wir müssen, weil das Auditorium sehr groß ist, sofort mit der Wahl beginnen, damit die Stimmen noch in dieser Sitzung ausgezählt werden können. Ich würde deswegen darum bitten, die Wahlzettel einzusammeln und so schnell wie möglich mit der Auszählung zu beginnen.

Ich darf noch einen kleinen Hinweis geben. Herr Bodner wird als Sprecher der deutschsprachigen Ausländer hoffentlich gewählt. Er kann nicht anwesend sein. Er hat mehrmals mit uns in Kontakt gestanden. Sie wissen, daß er im Augenblick einen prominenten Patienten hat, der wahrscheinlich im Laufe des heutigen Tages entlassen wird. Er kann, wenn er nachher gefragt wird, ob er zur Wahl steht, nicht ja sagen; aber er hat schon im voraus ja gesagt für den Fall, daß er gewählt wird.

Herr Präsident! Meine sehr verehrten Damen und Herren! Die Zeit der Wahl möchte ich benutzen, Ihnen den traditionellen Bericht des Generalsekretärs vorzutragen. Ich habe über sechs Punkte zu berichten:

1. unsere Immobilien
2. die Mitgliederbewegung
3. unsere Aktivitäten bei der AWMF
4. sowie im wissenschaftlichen Beirat der BÄK
5. über die Gründung einer Weiterbildungskommission und
6. unsere Auslandsaktivitäten

1. Unsere Immobilien können in aller Kürze abgehandelt werden: am 13.05.1998 soll der Kaufvertrag für das Billroth-Haus unterschrieben werden. Es hatte vertragliche Hindernisse bei der Zufahrt zum 3.000 qm großen Grundstück gegeben, die beseitigt werden konnten. Danach müßte die Sanierung des Objektes begonnen werden.
Durch den Artikel von Herrn Peiper in Heft 2 unserer Mitteilungen konnten Sie sich über den aktuellen Stand unserer Bemühungen um das Langenbeck-Virchow-Haus orientieren. Akut droht der Umbau des historischen Hörsaals, gegen den natürlich juristisch Einspruch erhoben wurde. Für diesen Artikel haben wir Herrn Peiper herzlich zu danken.
Exemplare des Heftes gingen auch an die Herren Diepgen und Schönbohm sowie an die Frau Gesundheitssenatorin. Auch der Dekan der Charité, Herr Dietel sowie Herr Flöhl von der FAZ erhielten je ein Heft. Herr Flöhl hat uns ja wiederholt versichert, daß er gerne über Probleme unserer Gesellschaft berichten würde.

2. Ich komme nun zu der Mitgliederbewegung:
Die Mitgliederbewegung verläuft gegenwärtig stark positiv. Seit 10 Jahren wurden 1.600 Mitglieder neu dazugewonnen. In den letzten Jahren haben wir eine jährliche Zuwachsrate von 160–180 neuen Mitgliedern zu verzeichnen.
Im letzten Jahr sind 192 Mitglieder in die Gesellschaft eingetreten. Eine weitere Steigerung ist in diesem Jahr absehbar. Sie dürfte etwa 600 betragen.
Die Gesamtzahl liegt bei 5261 im Februar 1998.

3. Unsere Gesellschaft engagiert sich weiterhin stark in der AWMF, die bisher 400 Leitlinien ins Internet gebracht hat. Ihr gehören über 100 medizinisch wissenschaftliche Gesellschaften an. Das Gebiet Chirurgie hat bisher 47 Leitlinien beigesteuert. Der monatliche Zugriff beträgt 20.000, vor einem Jahr waren es 8.000.

4. Gestern wurde auch über unsere Tätigkeit im wissenschaftlichen Beirat der BÄK berichtet. Die wesentliche Tätigkeit besteht darin, von Experten vorbereitete Themen zu diskutieren und abzuschließen.

5. Berichtet werden soll auch über die Gründung einer neuen Weiterbildungskommission, deren Leiter Herr Eigler ist. Sie ist aus der Videothek hervorgegangen. Darüber wurde ausführlich in Heft 1/98 berichtet. Aufgaben sind Fortschreibung der Weiterbildungsinhalte, Fortbildung der Weiterbilder, Betreuung von Weiterbildungshilfen, Aufbau eines Multimediaprogramms. Darin ist auch der BDC integriert.

6. Mit den Auslandsaktivitäten komme ich zum Schluß:
Im nächsten Sommer werden wir in Kyoto das 4. deutsch-japanische Joint-Meeting haben. Die Vorbereitungen mit Herrn Yoshi Yamaoka sind angelaufen. Themen und Zahl der erbetenen deutschen Referenten werden uns in Kürze mitgeteilt.
Ein weiteres Joint-Meeting wird im November 1999 in Santiago de Chile zu Ehren von Alexander von Humboldt stattfinden. Als Themen sind aus Chile: Transplantation, lap. Chirurgie, Onkologie und Trauma genannt worden.
Vor 5 Wochen wurde anläßlich eines Vortrages an der militärärztlichen Universität Bethesda, Maryland, ein Vertragsentwurf für den Austausch zwischen amerikanischen und deutschen Sanitätsoffizieren überreicht. Das Angebot ist großzügig. Es wäre nicht zu verstehen, wenn es in der deutschen Bürokratie steckenbliebe.

Letztlich wird Herr Eigler ein deutsch-österreichisch-schweizerisches Treffen organisieren, um Möglichkeiten eines Ausgleiches in den verschiedenen Weiterbildungspraktiken zu sondieren.

Meine Damen und Herren. Alle Aktivitäten lassen sich aus Zeitgründen nicht aufführen. Allein das vergangene Jahr erforderte genau 120 Sitzungen und Aktivitäten außerhalb des Wohnsitzes.

Präsident Prof. Dr. Herfarth: Vielen Dank, Herr Generalsekretär, lieber Herr Hartel. Diese Zahl, 120mal, ist schon gewaltig: ein Drittel des Jahres. Aber es ist ja noch viel mehr. Es heißt eben, früh um fünf Uhr abfahren und nachts spät ankommen, in schlechten Hotelbetten oder was weiß ich wo zu nächtigen. Dazu gehören auch unangenehme Reisen, z. B. bei Schneefall und Nebel nach Rügen, mit zweifelhaften Maschinen, nur um den Termin zu erledigen. Es ist ein unwahrscheinlich anstrengender Beruf, den Herr Hartel hier für uns alle verfolgt. Wir müssen ihm ganz extrem dafür dankbar sein. Noch einmal ein extra Applaus für ihn.

Bevor ich das Wort an Herrn Junghanns, den Schatzmeister, übergebe, möchte ich noch wenige Punkte nachtragen.

Wir haben im Präsidium beschlossen, eine Kommission Klinische Forschung einzurichten. Das ist keine direkte Nachfolge der chirurgischen Arbeitsgemeinschaft Klinische Studien. Die Kommission ist notwendig, da Finanzierungsstrukturen in Deutschland für die klinische Forschung von seiten der DFG und des BMWF und möglicherweise auch von den großen Stiftungen auf das Know-how großer wissenschaftlicher Fachgesellschaften zurückgreifen. Wenn die wissenschaftlichen Fachgesellschaften nicht die Grundstrukturen schaffen, die wirklich darauf vorbereitet sind – und es gibt für diese Struktur wieder verschiedene Möglichkeiten –, wird man das Nachsehen haben, und es werden andere Gesellschaften genommen anstelle unserer Chirurgie. Wir haben unsere Kommission noch nicht vollständig besetzt, sondern wir haben Herrn Rothmund, Herrn Lorenz und Herrn Büchler gebeten – ich werde wahrscheinlich daran beteiligt sein –, die Vorarbeiten zu leisten. Die Schwerpunkte würden dann mit einbezogen werden. Damit hätten wir dann ein schlagkräftiges Instrument für die Durchführung klinischer Forschung nicht nur an Universitäten, sondern auch an den akademischen Krankenhäusern und Einrichtungen bis hin zu Niedergelassenen, bis zur Versorgungsforschung, und auch die gehört dazu, um hier handlungsfähig zu sein und die Voraussetzungen unserer Gesellschaft zu bündeln.

Ich hatte am Mittwoch kurz erwähnt – das wollte ich noch einmal herausheben –, daß wir von einer Stiftung, der Else-Kröner-Stiftung, Geld für zehn Stipendiaten aus den Ostländern bekommen haben. 50 Bewerbungen sind eingegangen, 14 haben wir ausgewählt, weil das Geld für mehr nicht ausreicht. Es wurde von uns noch zugeschossen. Für alle Stipendiaten, auch für die Stipendiaten der Deutschen Gesellschaft für Chirurgie (die anderen sind ja Stipendiaten nur für diesen Kongreß) und für die Preisträger – Poster, Video und freie Vorträge – wird morgen um 10:30 Uhr eine Preisträger- und Stipendiatensitzung stattfinden. Sie sind sehr herzlich dazu eingeladen. Eingeleitet wird diese Ehrungssitzung durch Herrn Kollegen Troidl, der über klinische Forschung reden wird. Er hat mir versprochen, nicht die ganze Zeit auszufüllen. Aber Sie können sich vorstellen, was Sie da an Positivem und Interessantem erwartet. – Ich übergebe das Wort an den Herrn Schatzmeister.

Prof. Dr. Junghanns: Lieber Herr Herfarth! Liebe Kolleginnen und Kollegen! Bei aller positiven Entwicklung unserer Gesellschaft, von der wir hier sehr ausführlich gehört haben, ist es leider meine Aufgabe als Schatzmeister, alle Beteiligten immer wieder auf den Boden der finanziellen Möglichkeiten zurückzuführen. Ich darf berichten, daß wir im Jahr 1997 ein negatives Betriebsergebnis von etwa 133.000 DM hatten, obwohl der Kongreß in München einen Gewinn von 100.000 DM erbracht hat – dank Herrn Prof. Bauer und den vielleicht niedrigeren Preisen in Bayern.

Dank möchte ich zunächst auch Frau Blaschke sagen, die am Dienstag die Medaille für ihre ausgezeichnete, immer aktuelle und sehr gute Buchführung erhalten hat. Ich möchte auch Herrn Dr. Mihm danken, der es immer wieder schafft, ganz pünktlich unseren Jahresabschlußbericht zusammenzustellen, der in der Geschäftsstelle zu Ihrer Einsicht ausliegt.

Bitte, erlauben Sie, daß ich kurz auf einige Zahlen eingehe. Wir haben insgesamt jährlich Ausgaben von etwa 900.000 DM. Davon sind ca. 500.000 DM Personalkosten; wir geben 200.000 DM für Stipendien und Preise aus, und der Rest sind Kosten für Kommissionssitzungen, für das Anmieten von Räumen, für Reisen, Beiträge, Druck- und Versandkosten.

Den oben erwähnten Verlust von 133.000 DM gleichen wir wie in den letzten Jahren durch Einnahmen aus unserem Vermögen aus. Aufgrund leichter Umschichtungen in Richtung Aktien konnten wir das Vermögen durch Kursanstiege etwas vermehren, wobei wir aber grundsätzlich eine sehr konservative Anlagepolitik betreiben müssen. Da wir unser Vermögen, wie Sie gehört haben, wieder vermindern werden – es handelt sich um die Rückstellungen für das Langenbeck-Virchow-Haus und für das fast gekaufte Billroth-Haus –, hoffen wir, 1998 durch die lange überfällige und im letzten Jahr beschlossene Beitragserhöhung auf einen ausgeglichenen Haushalt zu kommen.

Der Berliner Kongreß bleibt in seinem finanziellen Ergebnis – das andere Ergebnis ist sehr positiv von allen aufgenommen worden – noch ein Fragezeichen. Bis heute mittag, 12:00 Uhr, haben etwa 1800 Mitglieder ihre Karten abgeholt, Nichtmitglieder waren es rund 1200. Das ist noch etwas weniger als im letzten Jahr; es ist aber jetzt noch kein Abschluß. Insgesamt haben wir jetzt schon fast 4000 Besucher.

Ich bitte Sie auch von meiner Seite aus, das, was der Herr Präsident gesagt hat, zu berücksichtigen: Die Industrie ist ein wesentlicher Sponsor, und nur sie erlaubt uns eigentlich, diese Kongresse durchzuführen. Daher immer wieder mein Appell: Besuchen Sie auch die Industrieausstellungen!

Die Einzelheiten des Jahresabschlusses können Sie der Zusammenstellung entnehmen, die im Kongreßbüro ausliegt. Wir werden weiter daran arbeiten, daß wir unsere Kosten im Bereich des Büros reduzieren. Wir haben schon etwas Personal reduziert. Die Mehrarbeit, die auf das Personal zukommt, falls die **Schwerpunktintegration**, die hier angesprochen wurde, Fortschritte macht, wird wahrscheinlich mit dem vorhandenen Personal aufzufangen sein. Falls es zu dieser **Reintegration** in vermehrtem Ausmaß kommt, müssen wir die Beiträge für eine gemeinsame Mitgliedschaft absenken. Dies darf aber nicht zu Mindereinnahmen und damit Funktionsstörungen unserer Gesellschaft führen. Unser Steuerberater, Herr Dr. Mihm, hat hierzu schon Berechnungen angestellt, deren Ergebnis aber wesentlich davon abhängt, wie viele neu hinzukommende Mitglieder wir dann in unsere Gesellschaft **integrieren** können. Eine gemeinsame Mitgliedschaft wird natürlich billiger sein müssen als zwei Einzelmitgliedschaften. Je vollständiger die **Reintegration** der Schwerpunkte wird, desto mehr Geld läßt sich durch die Synergieeffekte dann natürlich sparen. Von seiten des Schatzmeisters ist diese **Reintegration** also auch aus finanzieller Hinsicht zum Nutzen aller Mitglieder sehr zu begrüßen.

Vielen Dank. Mehr wollte ich zunächst nicht sagen. Falls noch Fragen sind, stehe ich Ihnen gerne zur Verfügung.

Präsident Prof. Dr. Herfarth: Ich bitte die Kassenprüfer, Herrn Schumpelick und Herrn Zumtobel, um ihren Bericht.

Prof. Dr. Dr. Schumpelick: Ich habe den Bericht geprüft und keine Fehler gefunden. Ich möchte nur ergänzen, daß die Aufwendungen des Generalsekretärs in keinem Verhältnis zu der langen Absenz von zu Hause stehen.

Prof. Dr. Zumtobel: Auch ich habe den Jahresbericht sehr sorgfältig durchgearbeitet und mit dem mir zur Verfügung stehenden Sachverstand keinerlei Unregelmäßigkeiten feststellen können. Ich bitte daher das Auditorium, den Schatzmeister zu entlasten.

Präsident Prof. Dr. Herfarth: Vielen Dank. Es steht die Entlastung des Schatzmeisters zur Abstimmung. Wer ist gegen die Entlastung? – Enthält sich jemand der Stimme? – Damit sind Sie entlastet. Vielen Dank, Herr Junghanns, für den Bericht und für die gute Kassenführung.

Falls Sie keine Fragen an Herrn Junghanns haben, kommen wir jetzt – da das Wahlergebnis noch nicht vorliegt – zum Punkt Satzungsänderung. In meinem Bericht hatte ich die Weiterentwicklung unserer Gesellschaft als eine tragende Gesellschaft auch für die Schwerpunkte geschildert. Die Hauptphilosophie – um den modernen Begriff zu nehmen – ist dabei, die Identität der Schwerpunkte zu erhalten, aber Wissen und Aktivität in die Deutsche Gesellschaft für Chirurgie zu integrieren. Natürlich behalten die Schwerpunkte ihre eigene Aktivität; aber Ziel ist in der gemeinsamen Abmachung – das ist hier noch nicht Satzung –, daß wir den Hauptkongreß gemeinsam durchführen.

Der Identifikationsprozess der Schwerpunkte des Deutschen Chirurgenkongresses findet also während dem Kongreß der deutschen Chirurgen statt; das sind Unfallchirurgen, Gefäßchirurgen, Thoraxchirurgen und Viszeralchirurgen. Herzlich eingeladen sind in Zukunft auch die anderen.

Zur Satzung würde ich jetzt Herrn Prof. Weißauer um einen Kommentar bitten. Die Satzungsänderung sieht sehr ausgedehnt aus; die Essenz ist aber nur die Erweiterung des Präsidiums um die vier Generalsekretäre der Schwerpunkte, während die Präsidenten gegen die Delegierten ausgetauscht werden.

Prof. Dr. Weißauer: Herr Präsident! Meine Damen und Herren! Ich habe die Satzungsänderung erst kurz vor der Publikation gesehen. Es war wenig Zeit, vorher noch juristische Meinungen einzuholen. Die Grundfragen der Satzung sind rein fachpolitischer Natur. Dazu brauche ich nichts zu sagen. Ich kann mich darauf beschränken, festzustellen, daß aus meiner Sicht keine Änderungen nötig sind – außer in zwei Punkten, bei denen ich etwas zu ändern vorschlagen würde.

Punkt 11.2.2 sagt:
„Alle Mitglieder des Präsidiums werden von der Mitgliederversammlung gewählt" – mit der Ausnahme der Vertreter von 11.1.6.

11.1.6 sind die vier Präsidenten der Schwerpunkte und die vier Generalsekretäre. Die werden selbstverständlich nicht von dieser Mitgliederversammlung gewählt, sondern von den Mitgliederversammlungen ihrer Gesellschaften; das ist richtig. Aber ich würde vorschlagen, hier auch noch 11.1.16 und 11.1.17 anzufügen. Bei 11.1.17 ist es klar, da heißt es, „zwei vom Senat gewählte Mitglieder". Das müßte man anfügen. Bei 11.1.16 könnte man darüber diskutieren, ob nicht, weil sie früher gewählt worden sind, die ehemaligen Präsidenten der letzten drei Jahre hier aufgeführt werden müßten. Aber zur Klarstellung, um jede Diskussion auszuschalten, meine ich, wir sollten 11.1.16 plus 11.1.17 bei 11.2.2 zitieren.

Das andere ist von größerer Bedeutung. Beim Vorstand, in den nun die Präsidenten und die Generalsekretäre der Schwerpunkte aufgenommen werden, hat sich also die Zusammensetzung geändert. In Punkt 12.3.0 hat sich bei den Aufgaben, um die es geht, in dem vorliegenden Änderungsvorschlag nichts geändert. Es ist wie in der Satzung. In 12.3.0 heißt es „Aufgaben", in 12.3.1 „Aufgaben des Vorstandes: Führung der Geschäfte der Gesellschaft" und 12.3.2 „Verwaltung des Vermögens", hier hat sich nichts geändert, das ist alte Satzung. Hier wird auch keine Satzungsänderung vorgesehen. Aber im Vorfeld dieser Bestimmung, unter 12.1.0 „Zusammensetzung" ist bei 12.1.1 eine Änderung vorgesehen. Bisher hieß es:

„Dem Vorstand gehören an (11.1.1 bis 11.1.5) der Präsident, die beiden Vizepräsidenten, der Generalsekretär und der Schatzmeister der Gesellschaft."

Durch die Satzungsänderung wird jetzt 11.1.6 ergänzt; das sind die erwähnten Präsidenten und Generalsekretäre der Schwerpunkte. Das führt meines Erachtens zu einem Ungleichgewicht bei den Aufgaben. In 12.3.1 ist der bisherige Text „Führung der Geschäfte der Gesellschaft" und in 12.3.2 „Verwaltung des Vermögens". Ich meine, der Einbeziehung der vier Präsidenten und der vier Generalsekretäre in diese Aufgabe, also den fünf Mitgliedern, hier von der Gesellschaft gewählt (1 Präsident, 2 Vizepräsidenten, Generalsekretär und Schatzmeister), stehen nun acht Präsidenten und Generalsekretäre der Schwerpunkte gegenüber. Sie würden bei der Verwaltung des Vermögens und bei der Führung der Geschäfte gewissermaßen das Schwergewicht haben, also auch den Hauptteil der Verantwortung tragen. Das kann meines Erachtens nicht gemeint sein. Ich meine, daß man die Verantwortung für das Vermögen, also Kauf eines Hauses und ähnliche Dinge, doch der engeren Kernmannschaft der Gesellschaft selbst überlassen muß. Die Generalsekretäre der anderen Schwerpunkte haben ja ihre eigenen Aufgaben wahrzunehmen. Denen wird man gar nicht zumuten können, die Verantwortung für solche Geschäfte zu übernehmen. Bei diesen beiden Punkten liegt auch eine erhebliche rechtliche Verantwortung; denn man hat ja dafür einzustehen. Ich würde deshalb vorschlagen, die Punkte 12.3.1 und 12.3.2 zusammenzufassen, und man sollte sich begrenzen auf die von der Mitgliederversammlung gewählten fünf Vorstandsmitglieder, also es bei 11.1.5 insoweit belassen. Bei 11.3.2 bisher sollte man etwas Substantielles einfügen, was die Präsidenten und Generalsekretäre hier im Gesamtvorstand zu leisten haben. Ich meine, es wäre die Kooperation, die hier betrieben werden müßte.

Mein Vorschlag wäre also, Dinge, die zu belastend sind für die acht zusätzlichen Mitglieder, mit denen sie meines Erachtens überfordert werden, weil sie überhöhte Verantwortung bedeuten, ohne daß sie sonst voll in den Geschäften sind, zu ersetzen durch eine Bestimmung, die von der Sache, von der Substanz her vielleicht eine Lücke auffüllen würde.

Präsident Prof. Dr. Herfarth: Die Formulierung lautet also:
„Der Gesamtvorstand berät und beschließt über Grundsatzfragen der Kooperation zwischen der Deutschen Gesellschaft für Chirurgie und den wissenschaftlichen Gesellschaften der chirurgischen Schwerpunkte."

Prof. Dr. Weißauer: So, meine ich, wäre das auch substantiell gewollt. Das wäre der Sinn: daß man enger zusammenarbeitet. Und das sollte man zum Ausdruck bringen – statt eine Überforderung mit den täglichen Geschäften.

Präsident Prof. Dr. Herfarth: Jawohl, vielen Dank. Ist das verstanden worden? – Man muß sich darüber klarsein, daß sich der Vorstand auch im Laufe der Zeit ändert. Man muß eine Regelung für den Übergang finden.

Wenn es keine Fragen gibt und keine Debatte darüber gewünscht wird, würde ich diese Satzungsänderung mit dem Änderungsvorschlag von Herrn Prof. Weißauer zur Abstimmung stellen. Ich würde diejenigen, die für diese Satzungsänderung stimmen, bitten, den Arm zu heben. – Gegenprobe: Wer ist dagegen? – Eine Gegenstimme. Enthaltungen? – Drei.

Damit wäre diese Satzungsänderung beschlossen und ein wesentlicher Schritt unserer Gesellschaft in die Zukunft getan, der natürlich richtig ausgefüllt werden muß. Die Struktur ist nur eines; das Entscheidende sind die Figuren, die dahinterstehen, und das, was sie daraus machen. Da müssen wir alle als Mitglieder darauf achten, daß die richtigen Figuren da sind, die uns richtig in die Zukunft führen.

Noch einmal vielen Dank für diesen Vertrauensbeweis in eine intensive Arbeit des Vorstands, aber vor allen Dingen auch der Schwerpunkte, die sich ungeheuer eingesetzt haben, und vielen Dank für die äußerst objektiven, ehrlichen und offenen Diskussionen, die zum Erfolg geführt haben – ein wesentlicher Schritt.

Das Wahlergebnis liegt noch nicht vor. Gibt es Fragen?

Frage: Ich möchte die Frage stellen, wann diese Satzungsänderung in Kraft tritt.

Generalsekretär Prof. Dr. Hartel: Sie wird jetzt von uns schriftlich neu formuliert. Wir werden das, was besprochen ist, Herrn Prof. Weißauer vorlegen. Dann sind wir verpflichtet, das dem Senator für Justiz in Berlin vorzulegen. Wir müssen genau offenlegen, wie die Abstimmung zustande gekommen ist. Deswegen war auch der Notar Böttcher zugegen. Dann wird sie nach den Erfahrungen vom letzten Mal – das war 1994 – wahrscheinlich im August in Kraft treten.

Präsident Prof. Dr. Herfarth: Aber ideell ist die Änderung schon während dieses Kongresses vollzogen worden. – Weitere Wortmeldungen zu anderen Themen?

Frage: Wir haben vorhin den Schatzmeister entlastet. Nach meiner Kenntnis müßte auch der restliche Vorstand entlastet werden. Es müßte eigentlich in unserem Interesse sein, das zu tun.

(Präsident Prof. Dr. Herfarth: Stellen Sie bitte den Antrag auf Entlastung des Vorstands!)

Ich möchte hiermit den Antrag stellen, den Vorstand zu entlasten.

Präsident Prof. Dr. Herfarth: Der Antrag steht. Ich bitte um Abstimmung. Wer ist gegen Entlastung? – Enthaltungen? –

(Die Vorstandsmitglieder enthalten sich der Stimme.)

Weitere Fragen? – Wenn das nicht der Fall ist, möchte ich die Zeit mit einer Bemerkung ausfüllen. Wir haben Kleinigkeiten beim Kongreß hinzugefügt. Eine solche Kleinigkeit sind die Frühstückssitzungen. Ich konnte mich heute persönlich nicht überzeugen, wie gut diese Sitzungen besucht waren. Von der Voranmeldung waren sie eigentlich fast alle ausgebucht. Soviel ich weiß, waren bei den Frühstückssitzungen immer mindestens fünfzig Anwesende. Die Diskussion in der Frühstückssitzung gestern jedenfalls was sehr positiv; heute konnte ich das nicht verfolgen, weil ich bei einer anderen Sitzung war. Wie ist die Meinung dazu: Soll man das weiter verfolgen? Soll man das für den nächsten Kongreß empfehlen?
  Gegenmeinungen? – Es ist jetzt kein richtiger Enthusiasmus da, aber das ist natürlich verständlich in einer solchen Sitzung. In anderen Gesellschaften hat sich das sehr bewährt.

Prof. Dr. Becker: Ich möchte vorschlagen, daß im wesentlichen diese Technikkurse erhalten bleiben. Man sollte mehr Raum zur Diskussion geben und sich weniger auf – ich möchte sagen – längere anatomische Ausführungen beziehen; denn das kann man im Anatomiebuch nachlesen. Was wir brauchen, sind Hinweise aus der Praxis von erfahrenen Referenten.

Präsident Prof. Dr. Herfarth: Vielen Dank. An sich waren immer nur zwei Redner vorgesehen, einmal der Anatom oder auch ein Chirurg, der chirurgische Anatomie vertritt. Zum Beispiel bei der Rektumsitzung hat sich das ungeheuer bewährt, weil es da anatomisch aus dem engen Kontakt mit dem Chirurgen heraus dargestellt wurde. Aber sicherlich ist in Zukunft die Entwicklung so, daß man nicht nur die Technik bringt, sondern Pathophysiologie und ähnliches und das ausbaut.

Prof. Dr. Rühland: Ich habe das zur Kenntnis genommen. Ich möchte nur darauf aufmerksam machen, daß sich aufgrund der neuen Zusammenarbeit die Struktur des nächsten Chirurgenkongresses grundsätzlich ändern muß. Wir sollten dann auch im wesentlichen gemeinsam beschließen, wie wir diese Dinge weiterentwickeln. Deswegen wäre es nicht gut, wenn wir hier einen kleinen Mosaikstein einbauen, der uns vielleicht ein Bein stellt, wenn wir andere Organisationsformen einbringen.

Präsident Prof. Dr. Herfarth: Alle Argumente dafür und dagegen werden abgewogen. – Weitere Fragen? – Wir können die Zeit, bis das Wahlergebnis hier ist, nutzen, um noch Meinungen zu einzelnen Sitzungen zu hören. Die Idee der Fortschrittsberichte ist die, daß man zu den Leitlinien, die ja feststehen, vieles immer wieder ergänzt und sich fragt: Was ist neu, was kommt dazu? Wo ist das Ende des Korridors, oder soll man ihn erweitern? Gibt es Nebenausgänge? Das ist der Sinn der Fortschrittsberichte. Ist das so akzeptiert worden? Oder gibt es Gegenargumente, die man sagt, das könnte man anders machen?
  Das Forum „Junge Chirurgie" war ganz gezielt in das Programm aufgenommen worden, erstens, um den Nachwuchs anzusprechen – der Nachwuchs muß mit seinen Problemen erkannt und angesprochen werden, gerade hinsichtlich der Inhalte der Weiterbildung, aber auch hinsichtlich der Weiterbildungsprobleme an

sich – und, zweitens, um die aktuellen Fragen in der Chirurgie, die anstehen, vor allen Dingen auch für die zukünftige Generation anzusprechen (Arbeitszeitgesetz u. ä.).

Prof. Dr. Junghanns: Dürfte ich eine Frage an alle hier Anwesenden stellen? Wie viele von Ihnen haben im Vorfeld dieses Kongresses selber das Internet benutzt? Nur, damit wir einmal eine Information bekommen, wie das bei Ihnen verteilt ist. (Zuruf: Benutzen lassen!)

Sehr erfreulich, danke.

Präsident Prof. Dr. Herfarth: Wenn ich es richtig abschätze, sind es mindestens 50 Prozent.

Dr. Jung: Ich habe in einer Berliner Zeitung gelesen, Herr Prof. Herfarth, daß Sie beklagt haben, daß die neue Chirurgengeneration schlecht ausgebildet sei. Ich habe dann leider auch vermißt, welche Vorschläge der Vorstand der Gesellschaft hat, um die Chirurgenausbildung zu verbessern. Das hätte man dann vielleicht auch rüberbringen müssen.

Präsident Prof. Dr. Herfarth: Ich kenne diese Meldung nicht. Das einzige, was ich hinsichtlich Ausbildungsfragen gelesen habe, bezog sich auf das Arbeitszeitgesetz. Wir haben ganz klar gesagt, schon in Bonn damals und auch jetzt, daß durch das Arbeitszeitgesetz mit 60 Prozent der Abwesenheit in den normalen Arbeitszeiten, in den Zeiten, wo die Musik gespielt wird, also die Operationen durchgeführt werden, die elektive Arbeit gemacht wird, eine Klinik, ein Krankenhaus läuft, die Weiterbildung begrenzt wird. Hier besteht die Gefahr einer Langzeitwirkung, indem die Ausbildung verschlechtert wird im Gegensatz zu den anderen Ländern – wie mehrfach auch von Herrn Witte betont, auch bei der Pressekonferenz hier –, die z. B. festlegen, daß über sechs Jahre mindestens 48 Stunden während der normalen Arbeitszeit in der Chirurgie geleistet werden müssen, um eine Weiterbildung zu erlangen. Bei uns sind es 38,5 Stunden, 40 Prozent, da bleiben ungefähr 15 Stunden übrig, das ist, wenn man es klar sieht, eine ungeheure Benachteiligung unseres Nachwuchses. Das ist angesprochen worden.

Nicht, daß wir eine schlechte Chirurgenausbildung haben. Das ist also falsch kolportiert worden. Wir können das ohne weiteres in der Zeitung korrigieren lassen, aber das bringt natürlich nicht sehr viel. Aber dieses Problem muß angesprochen werden, das ist von vitaler Bedeutung für uns, vor allen Dingen in der internationalen Konkurrenz. Nichts ist schlimmer, als wenn z. B. in zehn oder fünfzehn Jahren das greift, was man jetzt weiß: daß die Franzosen und die Engländer dann sagen: Die deutschen Chirurgen nehmen wir bei uns nicht auf, weil sie nicht ausreichend ausgebildet sind. – Das kann kommen. Ich erinnere an eine Analyse aus „Archive of Surgery" vor drei oder vier Jahren über die akademische Ausbildung bei uns, die dort sehr angegriffen wurde. Wir leben da internationalisiert, nicht globalisiert, diesen Begriff lehne ich ab, weil es viel, viel Schlechteres gibt als Globales, viel mehr als nur westliche Medizin. Wir leben international kompetitiv und müssen unsere Ausbildung genauso gut machen wie die anderen. Aber im Moment sind die Schilder auf schlechtere Ausbildung hin gerichtet, ganz klar: weniger Eingriffe als die anderen, weniger Zeit als die anderen. Das ist nicht gut, das muß man sehen. Deshalb haben wir auch die Kommission Weiterbildung; sie muß das aufgreifen. Deshalb habe ich das auch programmatisch in der Eröffnungsrede gesagt. Das aufzugreifen ist unsere Pflicht und die Pflicht auch dieser Gesellschaft. Wir müssen die Finger in die Wunden legen und nicht nur von Kongreß zu Kongreß arbeiten. – Gibt es weitere Fragen oder Bemerkungen?

Zuruf: Die Poster auf dem Kongreß hängen nur einen Tag, wenn man Glück hat, und das ist schade.

Präsident Prof. Dr. Herfarth: Das haben wir uns überlegt. Es ist so: Wir haben insgesamt 270 Poster, also dreimal 90, und diese Poster wieder in Gruppen unterteilt, die dann begangen werden. Sie werden diskutiert und ausgewählt, und daraus sollen auch die Posterpreise bestimmt werden. Wir haben mit Absicht die Zahl auf 270 gebracht. Ich hatte gesagt, daß alles, was eingesandt wurde, von mindestens vier Gutachtern beurteilt wurde. Wir haben die freien Vorträge, die gehalten wurden (etwa ab Punkt 3,4, 3,5), und dann die Poster genommen (das sind noch einmal 0,2–0,3 nach unten), und damit kamen wir auf 270 Poster.

Die Unterteilung in 3×90 auf drei Tage erlaubt eine gezielte Diskussion, da die Posterautoren während des entsprechenden Tages präsent sein können. Dies ist zeitlich zumutbar und erlaubt für die an den Postern mit Autoren Interessierten eine bessere Planung.

Dr. Becker: Herr Präsident, Sie haben darum gebeten, den Finger in die Wunde zu legen. Darf ich noch einmal das Forum ansprechen? Viele von uns sind in diesem Forum groß geworden. Wir alle haben das akzeptiert als wesentliche wissenschaftliche Basis dieses Kongresses. Nach meinem Eindruck – und ich denke, der wird von vielen geteilt – wird dies immer mehr ein Randbereich auch durch die vielfältigen parallelen Aktivitäten. Welche Aktivitäten unternehmen Sie, um diesen Mißstand nun endlich zu beheben?

Präsident Prof. Dr. Herfarth: Dieser Mißstand ist ein internationaler. Wenn Sie, Herr Becker, auf das chirurgische Forum gehen, das – wie in Chicago oder wie vorletztes Jahr in San Francisco – wirklich ausgezeichnet ist, so sind diese Forumssitzungen immer nur von 30 bis maximal 40 Personen besetzt, manchmal nur von 20. Herr Broelsch, Sie werden es aus Ihrer Erfahrung bestätigen. Es gibt natürlich manche, die deutlich besser besetzt sind, und so war es immer. Seit dies Prof. Linder eingeführt hat, haben die Forumssitzungen immer 30 bis 60 Teilnehmer. Man sagt, man könnte die Forumssitzungen reduzieren. Darum würden Sie aber nicht mehr Forumsbesucher kriegen; denn Forumsbesucher sind immer nur die, die an der Thematik interessiert sind. Die Parallelsitzungen betreffen die verschiedenen klinischen Spezialitäten. Wenn Sie die Parallelsitzungen durchgehen, sehen Sie, daß hier relativ wenig thematische Überschneidungen vorliegen. Es gab natürlich Konkurrenz, aber auf keinen Fall Konkurrenz zur chirurgisch orientierten oder grundlagenwissenschaftlich orientierten Forumssitzung. Aber, Herr Beger, ich würde Sie um Ihre Meinung bitten.

Prof. Dr. Beger: Herr Präsident! Ich halte die Frage von Herrn Becker für völlig berechtigt. Es ist der diesjährige Eindruck, daß die Forumssitzungen besonders leer sind. Ich muß das im Vergleich mit den Vorjahren feststellen. Ich denke, man muß jetzt herausfinden, woran es liegt. Sicher sind die vielen Parallelsitzungen ein Grund, aber nicht der einzige Grund, warum zwei Dinge festzustellen sind: Einmal ist der Besuch der Jüngeren zurückgegangen. Und was früher schon feststellbar war, aber dieses Jahr besonders auffällt: Auch die älteren Kollegen mit ihrem großen klinischen Erfahrungswissen sind in den Forumssitzungen kaum vertreten. Leider sind auch die Diskussionen von den Kliniken damit weniger vorangetrieben, als es wünschenswert ist für die Forumssitzungen. Bisher war es so, daß die großen Forumssitzungen – Transplantation, Onkologie und perioperative Pathophysiologie – so besetzt waren, daß in München im K 3 die Türen offenstehen mußten, weil nicht genügend Sitzplätze vorhanden waren. Die Sitzungen über Molekularbiologie sind naturgemäß weniger besucht. Das sind Fragen der sehr speziellen Methodik. Aber wir müssen überlegen, wie wir in die Forumssitzungen und in die Diskussion die älteren, erfahrenen Chirurgen einbinden können und auch die Jüngeren mehr motivieren, die Forumssitzungen zu besuchen. Die Forumssitzungen sind ein ganz wichtiger Teil für den Fortschritt in der Chirurgie. Und damit sind auch die Kliniker gefragt, die Forumssitzungen zu besuchen.

Präsident Prof. Dr. Herfarth: Herr Beger, Sie haben vielen oder uns allen aus dem Herzen gesprochen, vielen Dank. – Ich möchte Herrn Notar Böttcher vorstellen, der die Wahl überwacht hat. – Wenn Sie keine weiteren Bemerkungen haben, möchte ich das Wahlergebnis mitteilen. Es wurden gewählt:

als stellvertretender Präsident für das Jahr 1998/99, dann Präsident 1999/2000 Herr Prof. Dr. Albrecht Encke. – Herzlichen Glückwunsch!

Prof. Dr. Encke: Herr Präsident! Hohes Präsidium! Sehr geehrte Mitglieder unserer Gesellschaft! Ich danke Ihnen sehr herzlich, daß Sie mich durch dieses Votum mit der ehrenvollen und verantwortungsvollen Aufgabe der Präsidentschaft unserer Gesellschaft ausgestattet und mir das nötige Vertrauen gegeben haben. Ich freue mich sehr darüber und, obwohl ich nicht gefragt wurde, nehme ich die Wahl an.
Gestatten Sie mir, daß ich in diesem Augenblick, sicher aus guter Tradition, mich besonders bei denen bedanke, die mich hierher geführt haben: meinen Eltern und Lehrern und ganz zuvorderst meinem chirurgischen Lehrer Fritz Linder, dessen Persönlichkeit vielen noch hinreichend bekannt ist. Seine Ausstrahlung hat uns Schüler geprägt und sein Vorbild. Und ich selbst habe ihm neben der klinischen und wissenschaftlichen Meisterschaft, die er mir vermittelt hat, auch eine langjährige persönliche und vertrauensvolle Freundschaft zu verdanken. Ich möchte aber auch vielen Kollegen innerhalb und außerhalb der eigenen Chirurgenschule für ihre langjährige kollegiale Freundschaft danken.
Die Deutsche Gesellschaft für Chirurgie steuert gegen Ende des Jahrhunderts in unruhigem Fahrwasser. Dies scheint sich allerdings, wie wir gerade gehört haben, durch die Satzungsänderung, auch durch die Neugründung einer Schwerpunktgesellschaft, zu beruhigen. Dennoch betrachte ich diese Wahl auch als eine besondere Verpflichtung, mich um den Erhalt der Gesellschaft als lebendiges Zentrum und nicht nur als eine Holding der verschiedenen Schwerpunkte und Arbeitsgebiete zu bemühen. Dabei erbitte ich Ihre tatkräftige Unterstützung und freue mich auf die gemeinsame Aufgabe. Nochmals herzlichen Dank für Ihr Vertrauen!

Präsident Prof. Dr. Herfarth: Der Gang zum Podium mit dieser Rede ist mehr als das Ja. Vielen und sehr herzlichen Glückwunsch noch einmal!
Als Vertreter aus dem deutschsprachigen Ausland ist Herr Bodner mit überragender Mehrheit gewählt worden. Herr Prof. Bodner hat uns seine Zustimmung bereits mitgeteilt; er kann jetzt nicht anwesend sein.

Als Vertreter des Berufsverbandes ist Herr Prof. Witte gewählt worden. Herr Kollege Witte, nehmen Sie die Wahl an?

Prof. Dr. Witte: Ich danken Ihnen und nehme die Wahl mit Freude an.

Als niedergelassene Ärztin für Chirurgie ist Frau Dr. Ungeheuer aus Bad Wörishofen gewählt worden. Auch sehr herzlichen Glückwunsch – wenn Sie annehmen!?

Frau Dr. Ungeheuer: Sehr gerne.

Als Oberarzt in nichtselbständiger Stellung einer chirurgischen Universitätsklinik ist Herr Schumacher, Greifswald, gewählt worden. Herr Schumacher, nehmen Sie die Wahl an?

Dr. Schumacher: Ich bedanke mich und nehme die Wahl an.

Als Vertreter des Gebietes Kinderchirurgie ist Herr Feske, ebenfalls aus Greifswald, gewählt worden. Herr Feske, nehmen Sie die Wahl an?

Dr. Feske: Ich bedanke mich und nehme die Wahl gerne an.

Als Vertreter des Gebietes Herzchirurgie ist Herr Hagl aus Heidelberg gewählt worden. Herr Hagl, nehmen Sie die Wahl an? – Ich kann nur sagen: Er hat mir das vorweg absolut bestätigt – da wir uns tagtäglich beim Waschen sehen. Ich darf es in seinem Namen jetzt sagen; aber wir werden es natürlich noch offiziell nachfragen. Aber ich freue mich ganz besonders darüber, daß er gewählt worden ist.

Als Vertreter des Gebietes Thoraxchirurgie ist Herr Toomes aus Gerlingen bei Stuttgart gewählt worden. Herr Toomes, nehmen Sie die Wahl an?

Dr. Toomes: Ich danke Ihnen für das Vertrauen und nehme die Wahl an.

Als Vertreter des Schwerpunktes Viszeralchirurgie ist Herr Schönleben nominiert worden. Herr Schönleben ist mit überwältigender Mehrheit gewählt worden. Herr Schönleben, nehmen Sie die Wahl an?

Prof. Dr. Schönleben: Ich bedanke mich sehr für das Vertrauen, nehme selbstverständlich die Wahl an, und ich werde für einige Wochen begeistertes Mitglied des Präsidiums sein.

Perfekter Leiter des Wahlprozesses war Herr Loeprecht. Herzlichen Dank, Herr Loeprecht, Ihnen als altem Mitstreiter für diese Arbeit.

Mit dieser Wahl ist, wenn nichts weiter ansteht, die Mitgliederversammlung geschlossen. – Vielen Dank.

Preisträger und Stipendiatensitzung sowie Abschlußveranstaltung

Samstag, 2. Mai 1998

Präsident Prof. Dr. Herfarth: Liebe Mitglieder der Deutschen Gesellschaft für Chirurgie! Wir sind ein wenig Opfer unserer Überorganisation geworden, da die letzten Preisträgervorlesungen gerade erst stattgefunden haben. Deshalb entstand diese Verzögerung, die ich zu entschuldigen bitte. Herr Rühland wird das dann alles besser machen.

Ich hatte nur ein Ziel – das muß ich noch sagen, ich muß ja immer werben –: Auf keinen Fall deutsches Freizeitdenken am Samstag! Am Samstag muß in allen Sälen voll durchgezogen werden.

Sie haben es vielleicht festgestellt: In allen Sälen sind hochinteressante Themen behandelt worden. Selbst die Technikkurse heute früh sollen – ich war in der Herausgebersitzung vom *Chirurgen* und habe es nicht selbst prüfen können – gut besucht gewesen sein. Nun sagen Sie einmal selbst: Sind wir nicht eine vitale Gesellschaft? Samstag früh so rege Aktivitäten, ist das nicht toll? Auch der Nachwuchs und andere Interessierte waren da. Die Vorlesungen waren allgemein gut besucht, und wir sind nicht beim Allgemeinen hängengeblieben, sondern haben weiter vertieft.

Ein Ziel der Kongreßplanung war entsprechend einem von vielen geäußerter Wunsch, die Preisverleihung nicht in die Mitgliederversammlung zu integrieren. Das hätte zwar den Vorteil gehabt, daß alle anwesend gewesen wären, aber auch der anderen Seite wollten wir die Preisverleihung mit Würde begehen. Wir haben zwar keine Musik hier, aber wir wollen es herausheben mit einer speziellen Vorlesung, die vorweg und zeitlich limitiert stattfindet, damit wir noch genügend Zeit haben, die Stipendiaten der Gesellschaft auf diesem Kongreß entsprechend zu würdigen. Dies ist eine wunderschöne Möglichkeit, die Kooperation nach außen zu betonen und das Ganze vor der Abschlußveranstaltung in einen angemessenen Rahmen zu stellen. Man kann es vielleicht noch etwas besser organisieren, als wir es jetzt getan haben, aber ich glaube, daß das Prinzip gut ist. – Soviel vorweg als Erklärung für diese Neueinführung, die getragen ist vom Vorstand und vom Präsidium, aber auch ganz wesentlich von den entscheidenden Leuten in der chirurgischen Forschung.

Ganz besonders herzlich möchte ich jetzt meinen lieben Freund, Herrn Kollegen Troidl, danken, daß er die Aufgabe übernommen hat, die Einführungsvorlesung zur Forschung zu halten. Das Thema, das ich vorgegeben habe, lautet: „Forschung – Lebensader und Daseinsbeleg eines chirurgischen Bereiches".

Was steckt dahinter? Chirurgie ist Handwerk und wird es immer sein. Nur, ohne Forschung ist es nichts, es geht nicht weiter. Es geht nur durch interaktive Forschung, und zwar nicht allein in dem einzelnen Fach, sondern auch zwischen den Fächern. Über die Grenzlinien habe ich am Anfang schon gesprochen. Grenzmembranen sind entscheidend beim chirurgischen Eingriff. Aber die Grenzmembranen in der Forschung sind Dinge, die eingerissen werden müssen, und damit dynamisiert sich alles. – Herzlichen Dank, Herr Troidl, daß Sie die Vorlesung übernommen haben.

Prof. Dr. Dr. Troidl: Sehr verehrter Herr Präsident! Meine sehr verehrten Damen und Herren! Liebe Kolleginnen und Kollegen! Unser Präsident ist, wie viele, die in unserer Gesellschaft Verantwortung übernommen haben und sie auch praktizieren, der Überzeugung, daß wir Sorge haben müssen, bestimmte Bereiche zu verlieren, wenn wir sie nicht mit Ergebnissen aus überzeugender Forschungsarbeit belegen und damit unsere Berechtigung für diese unterschiedlichen Bereiche begründen. Beispiele sind die Mammachirurgie, Intensivmedizin und nicht zuletzt auch die Onkologie, etc. Mit Recht ist er der Überzeugung, wie auch viele seiner Vorgänger, wenn wir *Chirurgen hier nicht kompetent sind, haben wir keine Berechtigung und werden dann auch in wichtigen Gebieten der Chirurgie, aber auch in der Weiterentwicklung der Chirurgie an Boden verlieren.*

```
┌─────────────┐
│  Wissen     │
│             │
│  Können     │
│             │
│   n. Billroth│
│  ─────────  │
│  Machen     │
└─────────────┘
```

Abb. 1.
Mögliches Konzept für chirurgische Kompetenz/Effizienz

Um hier meiner Verpflichtung gerecht zu werden, werde ich mich zunächst der Erfahrung und der Konzeption eines Großen unseres Faches bedienen. Theodor Billroth hat vor 100 Jahren konstatiert, daß zur Kompetenz eines Chirurgen *„Wissen und Können"* gehören (Abb. 1). Ich möchte diese Konzeption um den Begriff *„Machen"* erweitern! Es gibt Leute, die wissen alles und können nichts; es gibt Leute, die können viel (oder meinen dies zumindest) und wissen nichts, oder wenn sie beides – Wissen und Können – haben, machen sie nichts. Die unterschiedlichsten Kombinationen habe ich in meiner 20-jährigen Position als Klinikchef erfahren (besser ausgedrückt: erlitten).

Wissen

Was versteht man unter Wissen? Wie immer, wenn man nachdenkt, oder sogar versucht, zu definieren, kommt man in Schwierigkeiten. Jahrhunderte haben Philosophen darüber gegrübelt. Da gibt es den Vorschlag: Wissen ist einerseits wahre + fundierte Überzeugung, dazu gehört, wahre + fundierte Meinung. Das entscheidende, aber auch problematische bei diesem Vorschlag ist das Wort „fundiert", eine enorme Forderung, die in den seltensten Fällen einzulösen ist. Der Physiker und Philosoph Gerhard Vollmer schlägt hier vor: „Wissen ist wahre Überzeugung + wahre und gesicherte Überzeugung". Wahrheit hat ein objektives Element und Überzeugung ein subjektives Element und wenn wir wieder auf die Fundiertheit kommen, dann ist hier die Qualitätssteigerung festgelegt. Wird man etwas oberflächlicher, dann kann man mit der Beschreibung „Fachwissen" leben; dies ist hier mein Vorschlag. Im übrigen muß man auch noch realisieren, daß unser Erkenntnisapparat extrem limitiert ist.

Auf alle Fälle gilt der Satz des Philosophen und Erkenntnistheoretikers, Sir Karl Popper: „wir sind nie sicher; „wir raten" (we are never certain)". Also, intellektuelle Bescheidenheit ist angesagt und dies gerade bei „wissenschaftlichen" Aussagen.

Nun stehen wir natürlich vor der Frage, wie komme ich zu Wissen? Ohne groß nachzudenken, wird man hier folgende Möglichkeiten aufzählen: man kann fragen (Experten, erfahrene Chirurgen), man kann beobachten. Mittels Beobachtung und zwar reiner Beobachtung haben große Frauen und Männer Paradigmen gesprengt, die Welt verändert. Semmelweiß hat beobachtet. Flemming hat den Pilz beobachtet. Auch dies ist etwas vereinfacht erklärt, denn warum hat nur Flemming den Pilz realisiert und nicht auch noch andere? Ich werde hier nicht auf die Beobachtung als Basis des Empirismus eingehen. Hierher gehört auch Lernen, als Möglichkeit, fundiertes Wissen zu erlangen. Hier gibt es viele Nuancierungen, so z. B.: wer kann etwas lernen? Wann kann man etwas lernen? Wieviel kann man lernen? Warum kann man überhaupt etwas lernen? Die Evolutionsbiologen haben hier bereits viele Antworten und Theorien vorgelegt.

Dann gibt es auch noch das Lesen. Nun werden viele von Ihnen sagen: „das ist ja nun wirklich nicht neu oder besonders". Ich erwähne es dennoch hier aus drei Gründen:

1. Nicht nur ich bin der Überzeugung, daß Chirurgen zu wenig lesen und auch nicht „richtig" lesen. So lautet meine utopische Forderung: „ein akademischer Chirurg muß mindestens 2 Arbeiten pro Tag lesen".
2. Er muß „richtig" lesen und dafür die richtige Zeitschrift abonnieren; er muß Studiendesigns verstehen, um zu entscheiden, ob die Methode adäquat ist und Minimalkenntnisse in Statistik.
3. Ich fordere sogar, daß er entsprechende Kenntnisse in Erkenntnistheorie und Wissenschaftstheorie hat.

Nun bleibt als nächste Möglichkeit, Wissen zu erreichen, *die Forschung*. Was man unter dem Begriff Wissenschaft verstehen kann, habe ich in meinem Buch versucht zu erklären. Forschung ist *nur der Weg* zur *Wissenschaft* und Wissenschaft ist nur ein Weg, um die Realität systematisch zu ordnen und zu verstehen. Unsere Vorstellung von Wissenschaft geht zurück auf Aristoteles. Sie wurde in der Renaissance neu orientiert. Wenn im Mittelalter Dogmen, Autorität und Glaube wissenschaftliches Denken dominiert haben, hat

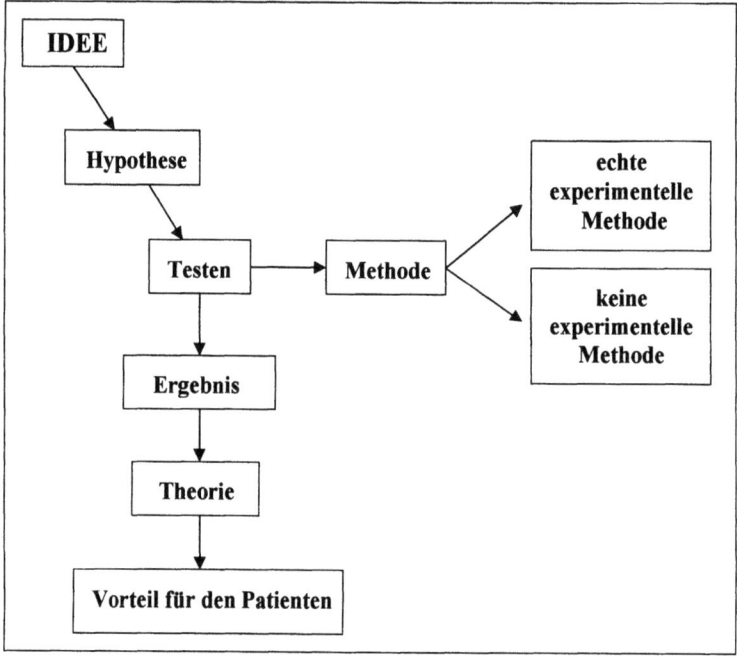

Abb. 2. „Wissenschaftliches" Vorgehen nach unserer westlichen Wissenschaftskonzeption, „Wissenschaftstheoretisches Dogma"

René Descartes 1644 oponiert, reagiert in seinem berühmten kleinen Buch „Descours de la Method" und unter anderem kompromißlos den methodischen Zweifel und bestimmte Regeln für wissenschaftliches Vorgehen gefordert. *Das methodische Vorgehen war etabliert.*

Dieses wissenschaftstheoretische Konzept ist bis in unsere Zeit bestimmend. Heute wissen wir allerdings, daß er einen enormen Fehler gemacht hat, der derzeit korrigiert wird. Sein Fehler ist die totale Trennung von „Leib und Seele". *Eine andere Gefahr ist der oft erkennbare Methodenfetischismus.* In Abb. 2 ist unser derzeit favorisiertes wissenschaftliches Vorgehen schematisch dargestellt. Es ist das im Westen bevorzugte wissenschaftstheoretische Dogma, das wir mit den – sicher auch wahren – „Erfolgen der Technologie" als erfolgreich, vielleicht auch als richtig, propagieren. Wie in Abbildung 2 skizziert, gibt es hier zunächst *die Idee*. Dabei gibt es viele Möglichkeiten, auf eine Idee zu kommen. Man hat immer wieder zu verstehen versucht, warum bestimmte Leute Ideen haben, warum Mozart, Beethoven, Einstein oder Semmelweiß etwas anderes gedacht, etwas anderes gesehen, oder das gleiche anders gesehen haben. Man hat versucht zu verstehen, warum manche Menschen nie eine Idee haben. Warum sie im Formalismus, in Struktur- und Organisationsdebatten, oder reinem Aktivismus hängen bleiben. *Churchill soll einmal gesagt haben: „viele oder fast alle Menschen stolpern in ihrem Leben über eine Idee, aber ganz wenige bemerken dies, noch weniger heben die Idee auf und bringen sie durchs Ziel".* Letzteres sind die echten Pioniere. Um in unserem westlichen wissenschaftstheoretischen Schema zu bleiben, beginnt die Geschichte also mit einer Idee. Um die Idee nun zu testen, gilt es, eine Hypothese zu formulieren. *Eine Hypothese ist der Vorentwurf einer Theorie,* vielleicht besser verständlich: unbewiesene Voraussetzung/Annahme für eine Theorie.

„Minimal-invasiv", oder „minimal access surgery" bei der Endoskopischen Chirurgie sind Namen, Nuancen, aber keine Konzepte; es ist schwierig daraus eine Hypothese zu formulieren. *Deshalb spreche ich von patienten-freundlicher Chirurgie. Hier kann ich die Hypothese formulieren, die heißt: „endoskopische Chirurgie bringt mehr Komfort, weniger Trauma und ist deshalb von größerem Vorteil für den Kranken".* Hier ist die unbewiesene Annahme erkennbar; die Hypothese ist formuliert. Nach Popper sind wir nun unbedingt aufgefordert, diese Hypothese zu verwerfen (zu falsifizieren). Sie gilt so lange, wie sie Gegenargumenten standhält. Im übrigen hat Bryan Jeannet sicher recht, wenn er feststellt, „daß in der Medizin weniger häufig getestet wird, ob die Hypothese falsch oder richtig ist, sondern das meist auf Unterschiede getestet wird, z. B. ob eine Methode besser oder schlechter ist". Beides kann falsch sein.

Nun sind wir also bei der Prüfung. Wir kommen zurück zu Descartes. Zum testen, *zum prüfen benutzen wir also systematisches Vorgehen, die Methode.* Die Methode kann nun rein experimentell, oder annähernd, oder nicht experimentell sein. Mittels Benutzung einer Methode, eines Experimentes erhält man ein Ergebnis. Entscheidend ist, daß das Ergebnis immer abhängig ist von der benutzten Methode. Das Problem ist, daß das Experiment Limitierungen unterliegt, wegen: 1. Standardisierung, 2. Reduzierung der Wirklichkeit, 3. Manipulation der Wirklichkeit. Die Wirklichkeit, das Leben, der Mensch sind aber komplexe Systeme. *Rupert Riedel konstatiert: „ein Experiment ist umso erfolgreicher, je einfacher das System ist; ein Experiment ist umso erfolgloser, je komplexer ein System ist".* In diesem Zusammenhang ist noch zu erwähnen, daß wir aufgrund der Evolution selten oder nie in Systemen denken. Lineares Denken ist einfacher und ökonomischer, aber für komplexe Systeme völlig ungeeignet.

Zurück zu unserem Schema. Viele Ergebnisse benutzen wir zur Definition einer Theorie. *Unter Theorie verstehen wir ein System wissenschaftlich begründeter Aussagen zu einem Problem.* Nun ist es eine Tatsache, daß eine Theorie immer vorläufig ist, nie endgültig. Sie gilt solange bis sie von einer nächsten Theorie abgelöst wird. Dies gilt in der Physik genauso, wie in der Medizin. Die Magenchirurgie ist hier ein deutliches Beispiel (erst haben wir „weggeschnitten", heute ist es eine Infektionskrankheit).

Hier wird noch ein anderer Weg zum Wissen gefordert, nämlich Wissen erlangen, über das Erkennen von Irrtümern. *Es ist eine Tatsache, daß wir in der Evolution als Spezies angelegt sind, Fehler zu machen.* Es geht nun darum, diese Tatsache zu realisieren und aus den Fehlern zu lernen. Die Fehleranalyse – darüber habe ich häufig geredet und publiziert - ist ein entscheidender Weg, den Patienten besser zu behandeln. Sowohl Sir Karl Popper, als auch Gerhard Vollmer fordern uns Mediziner auf, die Fehleranalyse als Methode zu benutzen. In der Industrie ist sie bereits die Methode der Wahl. Man sollte hier Paul Feyerabend zu Wort kommen lassen, der einerseits den Methodenfetischismus anprangert und andererseits fordert, alles zu versuchen, um Wissen zu bekommen („anything goes").

Nachdem ich mich mit dem Begriff und der Vorstellung **Forschung** auseinandergesetzt habe, wollte ich doch noch zur Definition **Wissenschaft** etwas sagen. Dabei sollte ich erinnern, daß Definitionen für Sir Karl Popper grundsätzlich ihre Limitierungen haben. Er bezeichnet Definitionen geradezu als Nonsense. Natürlich haben sich auch darüber viele Philosphen und Wissenschaftstheoretiker Gedanken gemacht. Karl Jaspers meint: „Wissenschaft ist die methodische Erkenntnis, deren Inhalt zwingend gewiß und allgemein gültig ist". Der Physiker und Philosoph Gerhard Vollmer ist kürzer in seiner Aussage: „Wissenschaft ist die Gesamtheit mit Methoden der Forschung gewonnener Erkenntnisse". Wolfgang Böcher, der Philosoph, Arzt und Ethnologe definiert: „Wissenschaft ist die systematische Vermehrung, Erweiterung und Vertiefung von Wissen und Einsicht, verbunden mit dem Bemühen vermeintliches Wissen aufzudecken".

Diesen anspruchsvollen Versuchen, Wissenschaft zu definieren, hält Thomas S. Kuhn in seinem revolutionären Buch „Die Struktur wissenschaftlicher Revolutionen" (Suhrkamp, Frankfurt, 1973) entgegen: „Aufräumtätigkeiten sind das, was die meisten Wissenschaftler während ihrer gesamten Laufbahn beschäftigt und sie machen das aus, was ich hier normale Wissenschaft nenne". Er schreibt weiter: „In keiner Weise ist es das Ziel der normalen Wissenschaft, neue Phänomene zu finden". Wenn man nun jahrzehntelang „wissenschaftliche" Kongresse besucht und tagelang zuhört, kommt man zu der Überzeugung, daß an der Vorstellung von Thomas Kuhn mehr als ein Körnchen Wahrheit ist.

Ich komme nochmals auf die Hypothese zurück. Hypothesen sind der Beginn wissenschaftlicher Tätigkeiten, genauer gesagt wissenschaftlicher Testung (siehe Abb. 2). Tatsache ist aber, daß nicht nur auf den „wissenschaftlichen" Olympiaden, die „Main Speakers" im Laufe ihres Vortrages immer von der Vorläufigkeit, also ihrer Hypothese abkommen und immer mehr dem Dogmatismus verfallen, indem sie konstatieren: „so ist es". Sie verwechseln die Hypothese mit Doktrin, oder gar mit Ideologie. Ich bin davon überzeugt, daß der Unterschied überhaupt nicht begriffen wird. *Da gibt es auch den Ausspruch des großen Chirurgen, John Goligher: „es gibt manche Kollegen, die so gut und so schnell formulieren können, daß sie nicht nachdenken brauchen. Das Ergebnis ist allerdings, daß sie meist puren Unsinn verkünden".*

Hierzu paßt eine interessante Beobachtung, die ich von dem Ethnologen und Verhaltensforscher, H. Eibl-Eibersfeld habe. Sie geht zurück auf seinen Kollegen Ertel; es handelt sich um den *„Dogmatismus-Index".* Ertel erarbeitete eine Liste von Worten und Wortkombinationen, die dogmatische Grundhaltung ausdrücken, wie z. B. „immer", „das ist so", „das ist Standard", „das ist klar", „so muß es sein", „das ist absolut sicher". Dagegen stehen Ausdrucksformen, die Persönlichkeiten mit offenem Denkstil charakterisieren, die Nachdenklichkeit, oder gar intellektuelle Bescheidenheit demonstrieren, die Wissen, daß wir eigentlich nichts wissen, daß wir (wie Sir Karl Popper immer wieder konstatiert) raten, wie etwa: „so könnte es sein", „möglicherweise ist es so", „die Daten sprechen dafür", etc. Um den Dogmatismus-Index zu berechnen, zählt man in einer Rede oder Veröffentlichung die Ausdrucksformen, die Dogmatismus kennzeichnen und setzt sie in Relation zu Formulierungen der Nachdenklichkeit, der angemessenen Selbstkritik. Ermittelt wurde der Dogmatismus-Index bereits bei Philosophen und Politikern. Bei Nietzsche z. B. stieg der Dogmatismus-Index bei jedem Schub seiner Syphilis-Erkrankung, bei Politikern wurde dies z. B. durch den Beifall im Parlament ausgelöst. *Ich schlage vor, doch mal den Dogmatismus-Index auf dem Deutschen Chirurgenkongreß zu ermitteln.*

Ein weiterer Punkt, den es hier anzusprechen gilt und der in die Kategorie der Wissenschaftstheorie gehört ist folgender: Auf diesem Kongreß wurden wieder schöne Ergebnisse und Ideen zur endoskopischen

Chirurgie vorgestellt. Fakt ist allerdings, daß Enthusiasmus, Begeisterung und vor allem Machbarkeit, noch schlimmer Plausibilität wenig bis nichts mit Richtigkeit zu tun haben. Das Wort „logisch" ist enorm gefährlich; jetzt bin ich dogmatisch. Machbarkeit hat absolut nichts mit Evidence zu tun. Es ist verständlich und nachvollziehbar, daß man als junger Wissenschaftler ein vermeintliches Ergebnis, eine vermeintliche Idee mit Enthusiasmus und Begeisterung vorträgt. Dennoch ist hier Vorsicht geboten. Man sollte sich erinnern, daß wir Chirurgen über 40 Jahre die Sympatektomie durchgeführt und dies sogar wissenschaftlich begründet haben, um den Blutdruck zu senken. Ähnliche Irrtümer waren die Operation wegen Ptosis, Abgeschlagenheit etc. Machbarkeit und jahrelange Anwendung, bedeuten nicht, daß es richtig ist.

Viel wird heute über *„evidence-based medicine"* gesprochen; evidence, als gesicherte Basis, Wissen für unser chirurgisches/medizinisches Handeln, wird gefordert. Diese natürlich vernünftige Forderung geht auf auf David Sackett, einen Epidemiologen aus Kanada zurück. Zunächst hat Sackett seine Konzeptionen auf Aussagen kontrollierter klinischer Studien aufgebaut; leider eine Utopie. Dabei stimmen wir natürlich mit ihm überein, daß eine kontrollierte Studie, wenn sie methodisch und realitätsnah ist, das Experiment chirurgischer Forschung darstellt und mit der Einschränkung des Experiments für die Abbildung der Wirklichkeit komplexer Systeme einen entsprechend hohen Evidence-Grad hat. Im übrigen hat David Sackett mittlerweile seine Konzeption „evidence-based medicine" erweitert und geändert. Für „evidence" läßt er mittlerweile die Kompetenz und Erfahrung des Klinikers zu und nicht zuletzt akzeptiert er zusätzlich die Preferänz des Kranken.

Kommen wir zurück zu dem goldenen Kalb „kontrollierte Studie", das auch ich seit über 20 Jahren verehre, allerdings mit entsprechenden Vorbehalten. Deshalb ist für mich nachvollziehbar, daß bei 26 „randomisierten klinischen Studien" über die Frage endoskopische Appendektomie, oder konventionelle Appendektomie, für jeden normal denkenden Chirurgen keine Aussage möglich war und die „berühmt-berüchtigte" Metaanalyse nicht einmal anwendbar war. Nun habe ich das Problem, wesentliche Limitierungen oder gar defekte kontrollierte klinische Studien anzusprechen; dabei laufe ich Gefahr, *vom Paulus zum Saulus zu werden* und jeder Kollege, der noch nie eine kontrollierte Studie gemacht hat, wird sagen: „das habe ich sowieso gewußt! was soll dieser Aufwand?".

Es scheint relativ sicher, daß ganz allgemein *nur* etwa 40% chirurgischer Probleme mit der Methode der randomisierten Studie anzugehen und zu klären sind. Neben methodischen Fehlern, die eine kontrollierte klinische Studie praktisch wertlos machen, gibt es zwei wesentliche Aspekte, die einer Studie wissenschaftliche Aussagen ermöglichen. *Hierzu gehört die klare Definition des Zielkriteriums.* Das Zielkriterium ist die Variable, die für die anstehende Fragestellung eine überzeugende Beantwortung zuläßt. Bei vielen kontrollierten Studien wird dieser wesentliche Aspekt nicht beachtet. Ich habe dazu in meinem Buch Stellung genommen. So kann z. B. bei der Frage nach der derzeit besten Therapie der Leistenhernie das altbekannte und sicher wichtige Kriterium „Rezidiv" die falsche Orientierung sein, wenn jede Methode gleiche oder fast gleiche Daten über Rezidive liefert. Das Zielkriterium ist dann möglicherweise die Belästigung des Patienten durch Schmerzen, oder die Beeinträchtigung der normalen täglichen Aktivitäten. Andererseits ist der immer wieder angeführte Krankenhausaufenthalt genauso ein Unsinn, wie die Arbeitsfähigkeit. Diese Variablen, diese Kriterien hängen vom jeweiligen System eines Landes, oder vom Beruf des Patienten ab. Selbst Schmerzintensität wird vom Beruf des Patienten (selbständig oder angestellt) mehr beeinflußt, als durch die Operation selbst.

Ein weiterer wesentlicher Punkt bei der Planung einer kontrollierten klinischen Studie ist der *Aspekt der Übertragbarkeit, der Verallgemeinerung* der Ergebnisse. Dieser enorm wichtige Punkt hängt von der „Power" (Anzahl der Patienten) einer Studie ab und was noch wichtiger ist, davon ob das Patientengut der Wirklichkeit entspricht. Wenn z. B. nur 7 % der Patienten der eigenen Klinik in eine Studie aufgenommen werden, dann ist dieser Anspruch ad absurdum geführt. Um diesem Problem zu entgehen, muß die Patientenselektion für jeden nachvollziehbar beschrieben werden. Und nun noch ein Wort zur Statistik. Die Aussage „das Ergebnis ist signifikant" muß mit großer Zurückhaltung und Gelassenheit aufgenommen werden. Fred Mosteller, Professor in Harvard und Nestor klinischer Forschung und Statistik hat zur Demaskierung dieses Problems folgendes Beispiel benutzt: „Blutkalziumspiegel von 1000 männlichen Bewohnern von Boston ermittelt ergab eine Gruppe mit einem Kalziumwert von 4,2 und eine andere Gruppe mit einem Kalziumwert von 4,4. Laut Statistik eindeutig signifikant; klinisch völlig irrelevant. Messung der Schmerzintensität mit der numerischen Skala, z. B. bei unserer kontrollierten Studie zur Bewertung der Appendektomie, endoskopisch oder offen war der Unterschied mit einer Punktzahl von 4 und 5 signifikant; für mich ein Blödsinn. *In der chirurgischen Forschung muß die Signifikanz klinisch relevant sein und nicht mathematisch richtig.* Deshalb müssen wir etwas von Statistik verstehen.

Können

Ich habe diesem meinem Vortrag den Gedankengang *„Wissen, Können, Machen"* vorgegeben. Ich habe schon diskutiert, daß Billroth (Über das Lehren und Lernen der Medicinischen Wissenschaften an den Univeristäten der Deutschen Nation, Wien, 1876) festgestellt hat, daß es in der Chirurgie beizeiten Beispiele für „viel wissen und nur wenig können" gab. Dies hat sich seit Billroth nur wenig geändert. Ich beobachte immer wieder, daß es Kollegen gibt, die über die unterschiedliche Wirkung von Mediatoren bei der Sepsis oder beim Polytrauma diskutieren, publizieren, aber auf der Intensivstation vor einem Kranken, einem Schwerverletzten mit diesem, ihrem theoretischen Wissen, nichts anfangen können. Das ist der eine Aspekt unter der Überschrift „Können".

Weitere, vielleicht entscheidendere, Aspekte der Chirurgie sind natürlich, daß Chirurgie nach wie vor auch ein Handwerk ist, das technisches Können eine conditio sine qua non ist. *Die Chirurgie definiert sich immer noch durch technische Exzellenz, wenn auch nicht vergessen werden darf, daß man „mit der besten Technik die falsche Operation machen kann".* Können basiert weitgehend auf geistigen und physischen Gegebenheiten, die entweder angeboren, oder im Laufe der Zeit erworben, erlernt, worden sind. Ich werde hier nicht auf die interessante Frage eingehen: „was ist erworben, was ist angeboren?, was können wir lernen? wann können wir lernen? wie können wir etwas lernen?" Dazu hatte ich bereits beim Chirurgenkongreß 1997 Stellung genommen.

Für mich ist Können als Chirurg also vielschichtig. Dazu gehört auch Kranke in ihrer Situation, in ihrer Erkrankung verstehen zu können, ja gar zu erfühlen. Die Kunst des Verstehens (hermeneutic) ist hier angezeigt. Ich muß in der Lage sein, die richtige Sprache zu finden, anzuwenden und muß die adäquate Körpersprache beherrschen. Ich muß dem Patienten Sicherheit, Sorgfalt und Kompetenz auch mit der Körpersprache und mit meinem Verhalten demonstrieren können. Hier war Professor Zenker ein Meister des Faches. Wenn er vor einem Patienten stand, Kompetenz und Sorgfalt ohne zu reden demonstrierte, dann meist lediglich sagte: „ich operiere Sie", fühlte sich der Patient beruhigt und in sicheren Händen. *Ein wirklich wichtiger Aspekt unseres Berufes als Arzt, über den leider auf unseren Tagungen nie gesprochen und diskutiert wird.* Angepaßtes, schnelles, verantwortungsvolles Risikoverhalten ist auch Können im Sinne unseres Berufes. Hier entscheidet sich für mich, wer ein „großer" oder ein „normaler" Chirurg" ist! *Manche meiner Kollegen, die sich dazu aufgrund ihrer Kompetenz äußern können, sind überzeugt, daß die Fähigkeit, die richtige Entscheidung im richtigen Moment treffen zu können, den Chirurgen ganz grundsätzlich ausmacht.*

Dennoch, das technische Geschick, Koordinationsvermögen, die Kunst mit Instrumenten an unterschiedlichsten Gewebestrukturen in unterschiedlichen Situationen agieren zu könne, das ist ebenfalls entscheidend. Vielleicht könnte hier eine spezielle Auswahl helfen, wie es in anderen Berufen bereits üblich ist (Piloten).

Bevor ich den Aspekt Können verlasse, muß ich noch einen wesentlichen Punkt ansprechen. Es ist das notwendige Verantwortungsbewußtsein, oder deutlicher, die Ethik. Hier werden sicher einige Kollegen aufschreien: „auch das noch". Für mich allerdings ein äußerst wichtiges Thema in unserem Beruf. Ich möchte hier eine Studie anführen mit der ich vielleicht für meine Einstellung etwas Sympathie gewinne; eine Studie (die leider „nur" im Stern publiziert wurde). *Hier wurde festgestellt, daß die häufigsten Operationen, die wir den Patienten zumuten, selten an Chirurgen selbst durchgeführt werden.*

Auf einem Weltkongreß in Oslo war das Thema „endoskopische Dickdarmchirurgie"; hier war ich Chairman. Nach der 2-stündigen Sitzung, auf der internationale Experten endoskopische Chirurgie diskutieren und mehr oder weniger die Vorteile darstellten, fragte ich am Ende: „wer der anwesenden Kollegen würde sich ein rechtsseitiges Kolon-Carzinom endoskopisch operieren lassen?". An meinen 10 Fingern konnte ich die Bereitschaft dazu bequem abzählen. Eine Tatsache, die zum nachdenken zwingt.

Machen

Somit komme ich zum letzten Punkt meiner Trias, dem „Machen". Was hilft es dem chirurgisch Kranken, wenn ein Chirurg glücklicherweise viel weiß, sogar viel kann und er nichts macht. Hier müßten z. B. die *Professoren Schreiber und Kümmerle meine Zeugen sein. Beide haben jahrelang versucht, Chirurgen in Deutschland für flexible Endoskopie bzw. Intensivmedizin zu interessieren.* Fakt war und ist, daß z. B. ein chirurgischer Chef sich um die Leitung der der Intensivstation bemüht, sich Feinde schafft (ähnlich bei der Abteilung für flexible Endoskopie) und die jungen Kollegen Tätigkeiten in diesen so wichtigen Entwicklungsbereichen als Strafversetzung empfinden. Immer wieder wird der dumme Spruch angeführt: *„egal, wer es macht, Hauptsache, es funktioniert".* Professor Schreiber hat gegen diese verhängnisvolle Einstellung immer wieder Stellung genommen und man kann ihm sicher keine Polemik anlasten, oder auch reine Standespolitik. Gerade mit letzterem wird immer wieder argumentiert. Harmonie wird plötzlich entdeckt. *Wissenschaft und Kompetenz am Patienten* wird heuchlerisch mit Höflichkeit und *Harmoniestreben verwechselt.* Hierzu mahnt Professor Schreiber: „Dies kann nur eine vorübergehende Notlösung und keine bequeme Dauerlösung sein. In Wirklichkeit bedeutet dies unter Umständen einen Verzicht auf indikatorisch oder therapeutisch notwendiges Detailwissen, mit Sicherheit auch einen unvertretbaren Verlust von Existenzmöglichkeiten."

Wenn mein alter Freund und Mitstreiter Gernot Feifel hier Diplomatie anmahnt, so ist das in Ordnung. Sollte jemand das Glück oder das Geschick haben, wichtige Ziele und wichtige Aktivitäten mit Diplomatie und Harmonie zu erreichen, ist das beneidenswert und beglückwünschenswert. Ich kann aber auf keinen Fall akzeptieren, daß richtige Handlungsweisen und Entscheidungen für den chirurgisch Kranken, oder für das chirurgische Fach naivem Harmoniestreben geopfert wird. Ich bin eher davon überzeugt, daß hier der wahre Grund Bequemlichkeit und Inkompetenz sind.

Beispiele für die Konzeption: Wissen – Können – Machen

Als Beispiele habe ich Mamma-Carzinom, Intensivstation und flexible Endoskopie gewählt.

Mamma-Carcinom:
Wissen: Diagnose/Risikogruppen
Tumor-Biologie
Stadienabhängige Therapie
Vor-/Nachteile „adjuvanter" Therapie
Können: Resektion je nach Tumorerkrankung
Resektion je nach Situation
Resektion und Kosmetik
Aufbauplastik
Machen: Operieren/Therapie nach Vorgabe
Sprechstunde
Follow-up
Onkologische Therapie

Intensiv-Station:
Wissen: O_2-Transport-Gewebsoxygenierung
Stellenwert von Volumen vasoaktiver Substanzen
SIRS oder Sepsis: Antibiotikagabe
Beatmungstechniken
Können: Beatmung
Dosierung von Volumen gegen vasoaktive Substanzen
Bronchoskopie
Reoperation
Machen: Intensiv-Station organisieren/führen
mit oder gegen andere Disziplinen
Therapieren, Endoskopieren

Flexible Endoskopie:
Wissen: Prämedikation
Indikation (Blutung, Polypen, Galle, etc.)
„Ich sehe nur, was ich weiß"
Morbus Crohn: „die richtige Stelle"
Können: Geschick, Kunst (ohne Schreie des Kranken die Blutung bei Magentamponade schonend und schnell finden)
Morbus Crohn: „tiefe Biopsie"
Machen: mit oder gegen die Zustimmung der Kollegen
endoskopieren
sich die Struktur schaffen
Morbus Crohn: „keine Perforation"

Hiermit komme ich zum Schluß.
Ich bin überzeugt, daß die Kompetenz eines modernen Chirurgen unter den Aspekten „Wissen, Können, Machen" gut zu beschreiben ist. Sie muß durch die ethisch-moralische Seite ergänzt werden, d.h. *„sollen und dürfen, wenn wir können"*.
Mit dem oft zitierte Spruch: „mit bestem Wissen und Gewissen", kann ich nicht leben. Man kann diese Haltung auch verdeutlichen mit: „die Dummen schlafen besser" (auch etwas schönes).
Nicht so bei unseren heutigen Preisträgern; sie haben sich gequält und ihren Preis erhalten. Sie haben sich um mehr Wissen erfolgreich bemüht. Ihnen gilt unser Dank und unser Respekt.

Präsident Prof. Dr. Herfarth: Lieber Hans Troidl, ich möchte Ihnen ganz, ganz herzlich für diese großartige Vorlesung danken. Sie haben uns allen aus dem Herzen gesprochen. Es war ein Volltreffer, es war die richtige Entscheidung für diesen Samstag früh. Es ist für uns Ältere genauso wichtig wie für die Jüngeren.

Ich komme jetzt zusammen mit dem Herrn Generalsekretär zur Preisverteilung. Ich möchte zunächst die Posterpreise verleihen. Die Poster sind, wie die freien Vorträge auch, nach einem Ratingsystem mit anonymer Begutachtung ausgesucht worden. Es gab 270 Poster. Es sind zwei Poster von insgesamt 36 Posterdiskutanten, also von erfahrenen Älteren, die die einzelnen Poster diskutiert haben, ausgewählt worden. Das Interessante dabei ist: Die Betreffenden wußten nichts von dem Ratingsystem für die primäre Auswahl. Exakt diejenigen, die von den 270 Postern die höchste Punktzahl im Auswahl-Rating hatten, haben auch den Preis bekommen. Daß die beiden Preisträger aus 270, durch 36 Diskutanten ausgesucht, den höchsten Punktzahlen, entsprechen, ist ein schöner Beweis für die Richtigkeit dieser Wertung.

Wir haben also zwei gleichwertige Preise.

Die Preisträger sind – in alphabetischer Reihenfolge – Herr Dr. Esenwein mit seinen Koautoren Sell, Herr und Küßwetter(?) aus den BG Kliniken, Bergmannsheil, zu dem Thema „Der Einfluß postoperativer Bestrahlung auf die Suppression heterotoper Ossifikationen – enzymatische Untersuchungen und histologische Beobachtungen in vivo". Sind die Preisträger anwesend? – Ich fürchte, nicht.

Der zweite Preisträger ist Herr Dr. Tsokas mit seinem Koautor Prof. Willital aus Münster zu dem Thema: „Die anorektale Elektrostimulation bei Kindern – ein operatives und konservatives Behandlungsprogramm in der Prävention analer Kontinenzstörungen". Die Preisträger sind nicht anwesend. Aber es wird sich herumsprechen; diese Samstagssitzung wird als etwas Wesentliches erkannt werden. Ich weiß, daß Herr Kollege Willital gestern weggefahren ist. Wir konnten ihn nicht vorwarnen; es ist ja auch erst frisch entschieden worden.
Das waren also die beiden Preisträger, gleichzeitig sozusagen auch Preisträger des Ratings im Punktesystem vor dem Kongreß. Jeder Posterpreis beinhaltet 3000 DM. Der Herr Generalsekretär hat den Preis nicht geteilt, sondern jeder bekommt 3000 DM. Meinen sehr herzlichen Glückwunsch!

Ich komme zum *Videopreis*. Der Videopreis ist von der Videokommission vorweg ausgewählt worden. Der Videofilmpreis wird verliehen an Herrn Dr. Med. Klaus Peitgen zusammen mit den Herren Hellinger, Walz und Erhard aus der Klinik in Essen zu dem Thema „Bedeutung, Entstehung und Behandlung der iatogenen Gallengangsläsion bei laparoskopischer Cholezystektomie". Auch hierzu meinen herzlichen Glückwunsch! Unterschrift vom Generalsekretär und von mir, der Scheck: 3000 Mark.

Als nächstes kommen wir zu dem *Fritz-Linder-Preis*. Ich nenne zunächst die beiden Preisträger, und Herr Kollege Beger wird dann die kurze Würdigung und Erklärung des Preises vornehmen, der im Rahmen der Forumskommissionssitzung festgelegt worden ist. Es sind zunächst die Herren Saad, Minor, Nagelschmidt, Fu, Kötting und Paul aus Köln zu dem Thema „Revitalisierung von Spenderlebern nach Kreislaufstillstand mittels venöser Sauerstoffpersufflation".
Der zweite, parallele Preis (mit gleicher materieller Auszeichnung) geht an die Herren Celik, Stinner, Lorenz, Sauer, Duda und Sitter aus Marburg mit dem Thema „Verminderung kardiovaskulärer Störungen durch perioperative Antihistaminikaprophylaxe in die Allgemeinchirurgie, sind die Medikamente austauschbar?" Meinen herzlichen Glückwunsch!

Bevor ich den Preis überreiche, möchte ich Herrn Kollegen Beger bitten, als Vorsitzender der Forumskommission die Arbeiten zu würdigen.

Prof. Dr. Beger: Herr Präsident! Herr Generalsekretär! Liebe Kollegen! Meine Damen und Herren! Dieses Jahr war das Jahr mit den meisten Einsendungen für die Forumssitzungen: 460. Wir haben 116 in das Programm genommen und zwölf in die Preisträgersitzung. Die beiden Ausgezeichneten sind zwei von zwölf sehr guten Beiträgen. Es war nicht leicht, weil enorm viel auf dem Sektor molekularbiologischer Daten geboten wurde, und das auch von Chirurgen. Wir wollten mit diesen beiden kliniknahen Serien ein Zeichen setzen, und zwar „Revitalisierung von Spenderlebern nach Kreislaufstillstand mittels venöser Sauerstoffinsufflation" beinhaltet, daß bei Warmischämie die Spenderorgane nach einer Zeit von mehr als 30 Minuten nur noch zu weniger als einem Drittel revitalisierbar, nicht mehr verwertbar sind. Die Rate bei Lebertransplantationen liegt bei 20 Prozent nach längerer Zeit, 30 Minuten Überschreitung. Die Kölner Gruppe hat unter Nutzung eines ganz einfachen Prinzips methodisch sauber, überzeugend und mit kliniknaher Anwendung durch Sauerstoffinsufflation retrograd in die Leber und dann Herauslassen der luftembolischen kleinen Verschlüsse durch Akupunkturpunktion der Leber bewiesen, daß die Kaltischämiezeit verlängerbar ist. In dem Experiment haben das alle Schweine überstanden und sind erfolgreich transplantiert worden. Das ist eine kliniknahe Anwendung, und die Anwendung wird als Folge haben, daß man mehr Spenderorgane verwenden kann.

Präsident Prof. Dr. Herfarth: Ich möchte kurz unterbrechen, das Kuvert an Herrn Saad überreichen und festhalten, daß die Klinik unseres Festredners damit heute absolut verdienstvoll geehrt worden ist. Meinen sehr herzlichen Glückwunsch!

Der Preis ist geteilt, gleichwertig. Die Arbeit der Gruppe Celik, Stinner, Lorenz, Sauer, Duda und Sitter, Marburg, „Verminderung kardiovaskulärer Störungen durch perioperative Antihistaminikaprophylaxe in der Allgemeinchirurgie" ist eine Riesenarbeit gewesen, aus einer klinischen Beobachtung der lebensbedrohlichen Komplikation durch Gabe von Antihistaminika und auch anderen Stoffen, also Infusionsstoffen, bei der Narkoseeinleitung in das Tierexperiment, belegt durch eine randomisierte Studie im Tierexperiment mit der Konsequenz der klinischen Anwendung. Diese Arbeitsgruppe bearbeitet dieses Thema seit mehreren Jahren und kommt jetzt zum erfolgreichen Abschluß mit der Konsequenz, perioperative, vor allem perianästhesiologische Kompilationen signifikant zu reduzieren, sowohl die lebensbedrohlichen wie die regionalen Komplikationen, vor allem kardiopulmonale Komplikationen, indem immer eine bestimmte Gruppe von Antihistaminika dazugegeben wird bei der Narkoseeinleitung, um die Histaminfreisetzung zu blockieren. Wir wollten ein Zeichen setzen. Das ist eine bis in die klinische Konsequenz durchgeführte Forschungsserie, weil hier die klinische Anwendung mittels eines kontrollierten Tierversuchs bestätigt worden ist – eine Methode, die Schule machen sollte.

Präsident Prof. Dr. Herfarth: Sie bemerken es an der Laudatio bzw. am Inhalt der Arbeit: So wie die eine Arbeit typisch aus der Kölner Schmiede von Herrn Troidl kommt, ist das andere typisch für die akademische Schmiede Lorenz-Rothmund oder Rothmund-Lorenz, also typisch Marburg. Herzlichen Glückwunsch an alle Marburger!

Wir haben damit die Forums-, die Video- und die Posterpreise verteilt. Aber wir haben für die freien Vorträge auch zwei Preisträger ausgewählt. Ich habe mich ganz besonders darüber gefreut, daß Vorstand und Präsidium zugestimmt haben, auch aus den freien Vorträgen auszuwählen. Wir standen vor einem gewissen Dilemma. Es sind etwas über 300 freie Vorträge gehalten worden. Wir haben deshalb bei den freien Vorträgen als Selektionsprinzip, weil wir den Mechanismus der Beurteilung noch nicht so durchorganisieren konnten, die Begutachtung vorweg von vier, teilweise fünf Gutachtern genommen, und wir haben aus den eingesandten Abstrakts für freie Vorträge, deutlich über tausend, diejenigen ausgewählt, die absolut in der Spitzengruppe liegen oder die die beste Benotung haben. Die eine hatte die Benotung 4,8 oder 4,9 was ganz selten ist, und die zweite lag bei 4,5 oder 4,6. Es sind gleichberechtigte Preise. Die beiden ersten Preise gehen an – ich gehe alphabetisch vor –:

Herrn Steffen Ruchholtz zusammen mit den Herren Waydhas, Nast-Kolb, Müller und Schweiberer aus dem Innenstadtklinikum München für den freien Vortrag „Die minimal-invasive perkutane Ventrikulostomie in der Therapie des schweren Schädel-Hirn-Traumas".

Meinen herzlichen Glückwunsch!

Privatdozent Dr. Andreas Schmidt-Matthiesen zusammen mit Herrn Schellmann und Herrn Encke für den freien Vortrag „Prospektive Untersuchung des spontanen ärztlichen Umganges mit Antibiotika auf der chirurgischen Normalstation – rationale und ökonomische Aspekte": Ist jemand von der Gruppe anwesend? Ein Vertreter der Frankfurter Klinik? – Wir werden die beiden Preise weitergeben. Die Preise sind gut dotiert. Herzlichen Glückwunsch an die beiden Kliniken! Gerechter kann auch die Lostrommel nicht sein, hier wurde eine sehr klare, objektive, gerechte Auswahl durch viele getroffen.

Ich möchte als nächstes die Reisestipendiaten vorstellen. Ich hatte Ihnen bei der Mitgliederversammlung berichtet, daß wir durch die Else-Kröner-Stiftung/Fresenius 20.000 DM erhalten haben, was wir noch deutlich vermehrten. Dadurch haben wir ein Reisestipendium an 14 Bewerber aus den Bereichen im Osten auswählen können. Wir haben uns ganz besonders darüber gefreut, daß aufgrund der Ausschreibungen in den *Mitteilungen*, im *Chirurgen* und im Anschreiben der entsprechenden Gesellschaften in den baltischen Ländern, in Rußland, in der Ukraine, in Kasachstan, Bulgarien, Ungarn und Rumänien 50 Bewerbungen eingegangen sind. Voraussetzung für die Bewerbung war – erstens – ein Zeugnis und eine Stellungnahme des verantwortlichen Leiters der entsprechenden Einheit, Abteilung, Klinik, Institut und – zweitens – ein Curriculum, ein gewisses Kriterium über die abgelaufenen Aktivitäten. Wir haben nicht das Alter beachtet, sondern wir haben auf besondere Initiativen und Aktivitäten geachtet. Wir haben folgende 14 ausgewählt – ich würde die Stipendiaten bitten, auf die Bühne zu kommen –: Herr Borz, Rumänien; Herr Gavrankapetanovic, Bosnien; Herr Jech, Tschechien; Herr Kolodziejczyk, Polen; Herr Micunek, Slowakei; Herr Omejc, Slowenien; Herr Pavkov, Rumänien; Herr Pidmurnjak, Ukraine; Herr Richter, Polen; Herr Ryschich, Rußland; Herr Sipos, Ungarn; Herr Strupas, Litauen; Herr Tivtchev, Bulgarien; Herr Smiltans, Lettland; Herr Trott, Rußland; Herr Zalucki, Polen; Herr Damjanovich, Ungarn.

Herzlichen Glückwunsch!

Als Chirurgen beherrschen Sie ja die Phänomenologie, Sie kennen die Körpersprache. Wenn Sie sich die Bewerber ansehen, wissen Sie, das sind und werden gute Chirurgen. Wir freuen uns, daß Sie zu uns gekommen sind. Wir hoffen auf ein Stipendium im kommenden Jahr für die nächsten Bewerber. Wir werden darum werben.

Wir sind damit am Ende der Sitzung. Ich möchte Sie damit recht herzlich einladen zur Schlußveranstaltung im Saal 2.

Schlußveranstaltung

Präsident Prof. Dr. Herfarth: Sehr geehrte Senatoren und Ehrenmitglieder! Liebe Mitglieder unserer Gesellschaft! Meine sehr verehrten Damen und Herren! Ich möchte ganz speziell Frau Kirchhof und Herrn Kirchhof als Festredner für diese Abschlußveranstaltung begrüßen.

Herr Prof. Kirchhof ist Mitglied der Universität Heidelberg, er ist Mitglied der Juristischen Fakultät, er ist Bundesverfassungsrichter. Das ist schon für die zweite Periode im Augenblick seine Hauptaufgabe.

Herr Prof. Kirchhof war Ordentlicher Professor für Jurisprudenz an der Universität Münster, und zwar damals im Alter von 32 Jahren. Er erhielt 1981 den Ruf an die Juristische Fakultät der Universität Heidelberg. Im gleichen Jahr, zum gleichen Tag wie ich und meine Familie zog seine Familie in das gleiche Gebäude ein, nur durch ein Stockwerk getrennt, er mit vier Kindern, ich mit drei Kindern und meiner Mutter. Wir lebten jeweils in drei oder vier Zimmern in einem Neubau, in den wir jetzt vielleicht gar nicht mehr so gern einziehen würden.

Früh zwischen sechs und sieben oder kurz danach trafen wir uns an der Tür. Er ging in sein Büro und ich in meins. Es war der 1. Oktober 1981. Wir sahen uns, die Frauen sahen sich, die Kinder sahen sich. Und es ist daraus eine sehr nette, sehr ausgeprägte, herzliche Verbundenheit entstanden, aber auch immer wieder erfüllt in unserer Familie mit Achtung vor der unwahrscheinlichen juristischen Kapazität und Ansammlung an Wissen, die sich in der Familie von Herrn Prof. Kirchhof findet. Wir freuen uns, daß uns eine Freundschaft verbindet.

Herr Prof. Kirchhof ist Herausgeber des Handbuches des Staatsrechts der Bundesrepublik Deutschland, das ist ein „olympisches" Werk von zehn Bänden. Das Ganze ist auch komplett EDV-verarbeitet. Er ist Herausgeber des großen Kommentars zum Einkommensteuergesetz. Er hat viele wesentliche Vorsitze; er ist unter anderem Vorsitzender des Wissenschaftlichen Beirates der Deutschen Steuerjuristischen Gesellschaft, und er ist auch Mitglied des Vorstandes des Deutschen Juristentages. Ich möchte all die anderen Dinge gar nicht aufzählen; es ist auch für Sie gar nicht so wesentlich. Sie können jetzt einem der ganz Großen der Jurisprudenz lauschen. Das Thema lautet: „Der Behandlungsanspruch des Patienten und der Vorbehalt des Finanzierbaren" – nichts anderes als Themen, aber aus einer ganz anderen Sicht, die wir auf unserem Kongreß angesprochen haben. – Recht herzlichen Dank, daß Sie gekommen sind, und ich bitte um Ihre Vorlesung.

Festvortrag

Der Behandlungsanspruch des Patienten und der Vorbehalt des Finanzierbaren

P. Kirchhof, Heidelberg, Bundesverfassungsrichter

Herr Präsident, lieber Herr Herfarth! Meine Damen und Herren!
　Als Dornröschen aus dem Schlaf erwachte, kehrte ihr gesamter Hofstaat zu den Tätigkeiten zurück, die er vorher begonnen hatte: Das Spinnrad begann sich wieder zu drehen, das Zimmermädchen entstaubte den Spiegel, der Koch gab dem Lehrling die ihm seit langem zugedachte Ohrfeige. Wenn wir heute aus dem Tiefschlaf eines Traums von grenzenlos wachsendem Wohlstand als vermeintlich ausreichende Grundlage allgemeinen Wohlergehens aufwachen, laufen wir Gefahr, uns in der Rolle des Lehrlings wiederzufinden, der die Arbeitsanstrengung als Bedingung des Wohlstandes und die Ergänzungsbedürftigkeit des Ökonomischen durch kulturellen Reichtum nicht verstanden hat.
　Die Fähigkeit und Bereitschaft des Menschen zur Arbeit ist begrenzt. Deshalb muß die Arbeitsleistung gerecht auf die Nachfrager verteilt werden. Das Verteilungsprinzip ist die Nachfrage auf eigene Rechnung. Wer ein Auto kaufen will, beurteilt die verschiedenen Leistungsangebote in der Perspektive seiner Entgeltfähigkeit und Entgeltbereitschaft und bestimmt so die Dringlichkeit seines Bedarfs nach einem Auto etwa im Vergleich zur neuen Wohnung, zur Reise, zur Kleidung oder zum Opernbesuch. Braucht derselbe Mensch in Deutschland eine ärztliche Leistung, so prüft er nicht deren Preis, sondern bestimmt seinen Bedarf nach dem Motto „Das Beste ist gerade gut genug". Die Leistungsauswahl und Leistungskontrolle durch die Entgeltpflicht des Betroffenen entfällt, weil die Krankenversicherung die wirtschaftliche Last einer Krankheit in der Solidarität von Pflichtversicherten vergemeinschaftet, damit den Leistungstausch durch Leistungszuteilung ersetzt hat. Die Kaufkraft des Patienten ist im vorhinein durch eine Zwangsversicherung abgeschöpft worden und wird dann im Krankheitsfalle durch die Solidargemeinschaft bereitgestellt.
　Dieses Versicherungssystem anerkennt eine Statusgleichheit jedes Menschen, der unabhängig von seiner Zahlungskraft den Schutz von Leben und Körperintegrität beansprucht. Armut rechtfertigt nicht vermeidbare Gebrechlichkeit oder einen vorzeitigen Tod, Reichtum nicht ein Behandlungsprivileg in einem System allgemeiner Krankenversorgung. Die Zuteilung von Gesundheitsleistungen ohne individuelles Entgelt schwächt aber die persönliche Anstrengung für das Rechtsgut Gesundheit und die Sparsamkeit bei der Inanspruchnahme von Gesundheitsleistungen. Deshalb sind innerhalb dieses Systems Rechtsbedingungen verstärkter Verantwortlichkeit des Patienten, des Arztes, der Patientenfamilie und letztlich der Rechtsgemeinschaft für die nur begrenzt verfügbaren ärztlichen Leistungen zu entwickeln.

1. Verfassungsrechtliche Verteilungsmaßstäbe

Das Grundgesetz regelt vier Eckpunkte für die Verteilung medizinischer Leistungen: Zunächst schützt die Garantie der Unverletzlichkeit der Menschenwürde jeden Menschen als Person und Persönlichkeit allein deshalb, weil er existiert. Mag ein Mensch in der Bewertung der Gesellschaft ein Taugenichts oder ein Wohltäter sein, mag seine Geburt den Eltern willkommen oder unwillkommen sein, mag er handlungsunfähig oder zu Spitzenleistung fähig sein, die Rechtsordnung heißt ihn als Mitglied dieser Rechtsgemeinschaft stets willkommen. Die Frage nach Wert und Würdigkeit zu leben darf nicht gestellt werden, sobald menschliches Leben existiert. Insoweit enthält die Garantie der Menschenwürde ein Differenzierungsverbot. Eine unterschiedliche Zuteilung medizinischer Leistungen etwa nach Alter, Geschlecht, Lebensführung und Verdiensten ist deshalb ausgeschlossen.

Diese Würde des Menschen ist nicht die eines bloßen Lebewesens, sondern die einer zur freien Entfaltung begabten und berechtigten Persönlichkeit. Diese Freiheitsgarantie greift über die bloße Existenzsicherung hinaus und berechtigt dazu, sich von anderen unterscheiden zu dürfen. Wer sich sportlich ertüchtigt, verfügt über besondere Körperkraft; wer Risikosportarten pflegt, ist bereit zu akuter Selbstgefährdung. Wer sich im Erwerbsleben anstrengt, gewinnt Einkommen und Reichtum, kann aber auch in der Erwerbsanstrengung seine Gesundheit gefährden. Wer den Müßiggang bevorzugt, mag lange Phasen der Erholung erleben, kann aber auch in seiner Leistungskraft erlahmen. All diese freiheitsrechtlich gerechtfertigten Unterschiede begründen jeweils andere Sozialverhältnisse, insbesondere in der Höhe des Einkommens, des Bildungsstandes und des Grades individueller Selbstgefährdung, die sich wiederum auf den jeweiligen Gesundheitszustand auswirken. Diese Freiheit zur Verschiedenheit teilt die Lebensführungsrisiken unterschiedlich zu, sie weist die Folgen gesundheitsverträglichen oder -unverträglichen Verhaltens in die Verantwortung des Freiheitsberechtigten und schließt insoweit besondere Finanzierungslasten bei der Inanspruchnahme von Gesundheitsleistungen nicht aus.

Diese Finanzierungsverantwortung berechtigt Arzt und Krankenhaus jedoch nicht zur Verweigerung medizinisch notwendiger Leistungen. Das Grundrecht auf Leben und körperliche Unversehrtheit verpflichtet den Staat, sich schützend und fördernd für diese Rechtsgüter einzusetzen. Dieses Individualrecht auf Gesundheit verbietet jede Einschränkung notwendiger Behandlung nach der Mitverursachung und Mitverantwortung des Betroffenen. Möglich bleibt das Einfordern einer finanzwirtschaftlichen Mitverantwortung etwa durch Sonderzuschläge auf die allgemeinen Beitragspflichten zur Krankenversicherung, eine Selbstbeteiligung wegen Risikoerhöhung oder die prohibitiv abgabenrechtliche Verteuerung gesundheitsschädlichen Konsums, der bei der Tabak- und Alkoholsteuer zugunsten des allgemeinen Staatshaushalts geläufig ist.

Erst wenn dieses Jedermannsrecht auf Teilhabe an den medizinischen Leistungen gesichert ist, stellt sich die Frage der Tauschgerechtigkeit, die medizinische Leistungen von der Zahlung eines Entgelts abhängig macht. Der Eigentümer kann sein Geld einsetzen, um – oberhalb des medizinisch Notwendigen – vermehrte und verbesserte medizinische Leistungen zu honorieren. Daneben schützt die Eigentumsgarantie auch den durch Leistung erworbenen Anspruch gegen die Sozialversicherung auf Verschaffung medizinischer Leistungen. Dieser Anspruch kann vom Gesetzgeber jeweils gegenwartsgerecht neu definiert und dabei auf Allgemeininteressen, insbesondere die Leistungsfähigkeit und Finanzierbarkeit der Krankenversicherungen abgestimmt werden. Dabei bewährt sich der Sozialstaat darin, daß er jedermann einen solchen eigentumsrechtlich erworbenen Versicherungsanspruch zu verschaffen sucht, der ihn an der medizinischen Normalversorgung teilhaben läßt. Die Dazugehörigkeit jedes Menschen zur Solidargemeinschaft des Sozialstaates gilt auch und insbesondere für die medizinische Versorgung.

2. Die individuell verschuldete Krankheit

Krankheit ist nicht immer schicksalhaft, sondern oft durch gesundheitsbewußte Lebensführung vermeidbar. Wer maßvoll und sportlich lebt, die Risikozonen der Infektionskrankheiten meidet, auf Selbstgefährdung im Straßenverkehr und bei Risikosportarten verzichtet, ist jedenfalls im statistischen Mittel weniger krankheitsanfällig und damit Verursacher geringerer Kosten. Eine engagierte Gesundheitspolitik könnte deshalb auf den Gedanken kommen, derartige Gefährdungslagen um der Gesundheit des Menschen und damit auch der Kostenminderung willen zu verbieten. Der Unfallchirurg wäre entlastet, wenn nur noch Fahrzeuge mit einer Spitzengeschwindigkeit von 30 km/h gebaut würden; der Gefäßchirurg müßte seltener in Anspruch genommen werden, wenn ein allgemeines Rauch- und Alkoholverbot bestünde und durchgesetzt würde; der Kardiologe brauchte nur weniger Patienten zu betreuen, wenn ein Übergewicht untersagt und durch Kontrolle eines staatlichen Gewichtskommissars durchgesetzt würde.

Der Preis für eine derartige vorbeugende Gesundheits- und Kostenpolitik wäre allerdings ein wesentlicher Verlust an Freiheit. Viele Menschen wollen ihre Freiheit gerade dadurch ausüben, daß sie sich schnell fortbewegen, Tabak und Alkohol bewußt genießen, die Freuden des Lukull der Askese vorziehen. Die Tugend des Maßes ist der Freiheit überantwortet und heute jedenfalls im Wirtschaftsleben einem Streben nach stetigem Mehr gewichen. Mit diesem Inhalt ist die Wirtschaftsfreiheit zum Prosperitätsprinzip ständigen Wachstums geworden. In diesem Rahmen will auch der Arzt nicht entlastet werden, sondern bemüht sich um eine steigende Zahl von Behandlungen oder jedenfalls um ein steigendes Leistungsvolumen, um aus seiner Arbeit möglichst viel an Honor und Honorar zu erzielen.

Dennoch ist diese Freiheit des Menschen nicht grenzenlos, sondern stets Freiheitsrecht, also im Rahmen der gewährten Rechtsposition definiert. Zudem steht die Freiheit unter dem Vorbehalt gesetzlicher Beschränkungen. Der Gesetzgeber kann die Lebensführungsfreiheit des Menschen auf eine gesundheitsverträgliche Verhaltensweise einschränken. Das Straßenverkehrsrecht bindet die Beliebigkeit des Fortbewegens in einer strengen Disziplin. Die Europäische Tabakrichtlinie hat die Tabakwerbung eingeschränkt.

Die Alkoholsteuer ist als gesundheitspolitische Prohibitivsteuer konzipiert. Der Impfzwang ersetzt die selbstverantwortliche Vorsorge durch ein staatliches Vorsorgediktat.

Auch bei diesen rechtlichen Vorgaben bleibt die verfassungsrechtliche Freiheitsgarantie gesundheitspolitisch aber ein Lebensführungsrisiko, das dem Einzelnen grundsätzlich die Gestaltung seines Lebens selbstbestimmt überläßt. Überlegungen zur Selbstbeteiligung des Patienten an den Kosten selbstverschuldeter Krankheiten müssen deshalb auf diese Freiheitsgarantie abgestimmt werden.

3. Freiheitliche Kostenverantwortlichkeit oberhalb des medizinischen Minimums

Nach diesem Maßstab richten sich die Reformbemühungen weniger darauf, den Patienten für die Kosten bestimmter Krankheiten wegen gesundheitsabträglicher Lebensführung haften zu lassen. Vielmehr geht es vorrangig um die Frage, ob der Patient zur Zahlung für bestimmte ärztliche Leistungen verpflichtet werden kann. Schuldet er individuelle Zuzahlungen, die ihm nicht die medizinisch unerläßliche Leistung vorenthalten, ihm aber doch eine Teilentscheidung über die Dringlichkeit der Gesundheitsleistung auferlegen, so findet die unbegrenzte Nachfrage nach medizinischen Leistungen wieder ein individuelles Maß in der je nach Zahlungsfähigkeit und Zahlungsbereitschaft abwägenden Nachfrage. Entscheidet der Patient auf eigene Rechnung, was ihm seine Gesundheit wert ist, so wird die Nachfrage nach medizinischen Leistungen im Vorbeigehen – aus Gründen der Übervorsicht, zur Bereitstellung einer Reiseapotheke, aus Langeweile an Regentagen, zum Erleben neuer oder neuartig ausgestatteter Ärzte – deutlich vermindert werden.

4. Schicksalhafte und therapierbare Krankheiten

Die Statusgleichheit jedes Menschen fordert, die Kostenentlastung in einer Überprüfung des Auftrags der Medizin zu suchen, die Leistungen der Medizin aber nicht allein nach Maßstäben des Finanzwirtschaftlichen zurückzuschneiden. Ein großer Teil der Medizinkosten fällt in den letzten sechs Lebensmonaten des Patienten an. Wenn deshalb Wirtschaftlichkeitsüberlegungen gerade diese Phase medizinischen Leistens betreffen, so führen diese zu der ärztlichen Frage, wann die Bestimmung des schwerkranken und altersgebrechlichen Menschen zum Tod medizinische Eingriffe erübrigt oder verbietet. Der Arzt hat Leben zu retten, aber auch die vorgegebene Normalität von Geburt, Heranwachsen, Erwachsensein, Altern und Tod zu achten. Kann der Arzt nur Leben verlängern, ohne daß der Patient das Bewußtsein wiedererlangt oder ohne daß seine Schmerzen und Leiden auf das Zumutbare begrenzt werden könnten, so ändert sich der Auftrag der Medizin vom Eingriff zur Hilfe und Pflege bei der Persönlichkeitsentfaltung während der Krankheit zum Tod.

Diese Frage ist bei der Aufklärung über die Krankheit zum Tod geläufig, die den Patienten zur Entscheidung über weitere medizinische Eingriffe befähigt, ihm aber auch das bisher nur dem Arzt verfügbare Wissen vermittelt, sich nunmehr von seiner Familie zu verabschieden, erbrechtliche Dispositionen zu treffen und von seiner Religionsfreiheit Gebrauch zu machen. Maßstab bleibt auch hier der humanitäre Auftrag der Medizin.

Dies gilt auch für Nach- und Fernwirkungen medizinischer Eingriffe, die nicht nur Leben verlängern, sondern auch Schmerz, Leiden, Gebrechlichkeit, Pflegebedürftigkeit und Arbeitsunfähigkeit zur Folge haben und damit Kosten für Arbeitsunfähigkeit, Pflege, Schmerzlinderung, Rente oder Pension verursachen. Die Grundsatzproblematik dieser Frage ist bereits von Platon formuliert worden, der darauf hinweist, daß es dem Menschen nicht nur auf ein langes, dabei aber elendes Leben ankomme. Die sachgerechte Definition des ärztlichen Heilauftrags trifft hier auf Kernfragen der Humanität und der ethischen Deutung der menschlichen Existenz.

5. Das Minimum, das Notwendige, das Hilfreiche, Zusatzleistungen

Die Knappheit der Ressourcen fordert vor allem eine Abstufung medizinischer Leistungen je nach Erforderlichkeit. Im breiten Spektrum der Leistungsangebote zwischen der Notversorgung des Unfallopfers und der Schönheitsoperation ist zu unterscheiden zwischen der medizinischen Mindestversorgung im Existenzminimum, der medizinischen Normalversorgung im Notwendigen, dem medizinisch Hilfreichen und darüber hinausgreifend den Zusatzleistungen. Das medizinische Existenzminimum zielt auf die Wiederherstellung oder Bewahrung der Vitalfunktionen. Diese kann – unabhängig von Versicherung und Zahlungsfähigkeit – jeder Mensch beanspruchen, mag in diesem Bereich wegen der Fortschritte der Medizin auch eine besondere Verteuerung eingetreten sein. Das medizinisch Notwendige umschließt die Leistungen zur Wiederherstellung eines heilbaren Zustandes und zur Linderung erheblicher Schmerzen. Diese Leistungen darf jeder Versicherte verlangen. Zwar schützt die verfassungsrechtliche Garantie der körperlichen Unversehrtheit nicht nur die Gesundheit im Sinne von körperlicher Normalität, sondern schließt wegen der in der Menschenwürde angelegten Einheit von Leib und Seele auch den weiten Gesundheitsbegriff der Weltgesundheitsorganisation nicht aus, der als Gesundheit den „Zustand des vollständigen körperlichen, geistigen und sozialen Wohlbefindens" umfaßt. Dieser weite Schutz aber ist nicht allein der Medizin anvertraut, sondern der Rechtsgemeinschaft insgesamt aufgegeben. Deshalb können Leistungen, die für eine Heilung hilfreich sind, aber nicht notwendig von der Medizin erbracht werden müssen, von den ärztlichen Pflichtleistungen ausgenommen werden.

Leistungen, die den Patienten langfristig stabilisieren, seine Bewegung trainieren, ihn durch Zuwendung und Ermutigung festigen, ihn auf seine Arbeitssituation vorbereiten, ihn durch Beratung und Erziehung zu gesundheitsverträglichen Verhaltensweisen anhalten, sind medizinisch hilfreich, können aber vielfach durch familiäre Pflege, Betreuung und Zuwendung erbracht werden. Ein Teil der Kostenexplosion in der Medizin beruht auf einem Mangel an persönlicher Zuwendung, Hilfsbereitschaft und praktischer Vernunft in der Erwerbsgesellschaft der Gegenwart. Oft ersetzen medizinische Einrichtungen die eheliche Zuwendung, den familiären Trost, die Stütze der Kinder im Alter. So mündet die Frage nach der Finanzierbarkeit in der allgemeinen gesellschaftlichen Aufgabe, die Familie wieder in ihrer freiheitsstützenden Funktion zu stärken und die kulturellen Freiheiten um der Persönlichkeitsentfaltung willen wieder mehr zur Wirkung zu bringen.

Die Therapie ist nach bestem wissenschaftlichen Wissen, allerdings arbeitsteilig je nach Ausstattung der Klinik zu bestimmen. Dabei ist die Leistungskapazität verschiedener Ärzte und Krankenhäuser deutlicher auf die jeweils besondere Leistungsfähigkeit der Leistungserbringer abzustimmen. Wie die Haftung für ärztliches Leisten aus dem Gedanken der risikogeneigten Tätigkeit zu definieren und zu begrenzen ist, so muß ebenso die Organisation des Arzt- und Krankenhauswesens nach Risikogruppen abgestuft werden. Die Sorge, eine solche Risiko- und Organisationsverantwortlichkeit könnte ein „Weiterreichen" von Risikopatienten zur Folge haben, ist unbegründet, wenn der riskante Eingriff durch ein höheres Entgelt für die Risikobereitschaft honoriert wird. Der zur Bewältigung des Risikos fähige Arzt wird sich zu einem derartigen Eingriff bereitfinden, der ungeeignete Arzt hingegen die Finger vom Risiko lassen. Insoweit gehen Qualitätsverbesserung und Kostensenkung Hand in Hand.

6. Das Übermaßverbot

Schließlich fordert das Übermaßverbot, den medizinischen Eingriff möglichst schonend zu gestalten. Auch in diesem ärztlichen Prinzip ist ein Wirtschaftlichkeitspostulat angelegt. Wenn eine kostenaufwendige Medizin absichernder Vorsicht auch die entferntesten Risiken vorsorglich abklären und überflüssige diagnostische Maßnahmen vornehmen will, so ist dieses zugleich ein Behandlungsfehler und ein Verstoß gegen das Wirtschaftlichkeitsprinzip. Die Doppelerhebung von Befunden, die Wiederholung diagnostischer Maßnahmen, der Eingriff statt der ausreichenden konservativen Pflege sind medizinisch nicht indiziert und wirtschaftlich unvertretbar. Das Verdoppelungsverbot betrifft auch die ärztliche Aufklärungs- und Dokumentationspflicht und wird ergänzt durch das Erfordernis, übersteigerte Anforderungen beim Datenschutz und bei den Nachweis- und Aufbewahrungspflichten zurückzuführen. Eine Rückbesinnung auf den Auftrag der Medizin wirkt wiederum zugleich als Kostenentlastung.

Im Ergebnis kann eine Überprüfung des ärztlichen Auftrags der Medizin auch die Wirtschaftlichkeit steigern:

(1) Das Recht des Patienten auf sachgerechte Heilbehandlung verbietet, den ärztlichen Sorgfaltsmaßstab zu vermindern und den Anspruch auf Behandlung nach gegenwärtigem wissenschaftlichen Erkenntnisstand zurückzunehmen.
(2) Die Unterscheidung zwischen der medizinischen Mindestversorgung, der Normalversorgung, dem medizinisch Hilfreichen und den Zusatzleistungen bestimmt, in welchen Aufgabenbereichen ein Leistungsangebot allein wegen begrenzter Ressourcen zurückgenommen werden kann.
(3) Im Bereich der medizinischen Normalversorgung ist die behandlungsbedürftige von der schicksalhaft verlaufenden und deshalb hinzunehmenden Krankheit zu unterscheiden.
(4) Durch sachgerechte Zuordnung des Behandlungsbedarfs zur Behandlungskapazität von Arzt und Krankenhaus kann das Leistungsangebot rationalisiert und zugleich seine medizinische Effektivität gesteigert werden.
(5) Diagnostik und Therapie sind nach dem Prinzip der schonenden Belastung zu bemessen, das mit der Belastung des Patienten auch die Kosten mäßigt.
(6) Eine finanzielle Selbstbeteiligung des Patienten – ohne eine Verweigerung medizinisch notwendiger Leistungen – stärkt die individuelle Kontrolle von Leistung und Gegenleistung.

Unser Aufwachen aus dem Dornröschenschlaf vermeintlich unbegrenzter Möglichkeiten zu medizinischer Behandlung und Daseinsvorsorge braucht nicht zu einem Rückfall in alte Gewohnheiten zu führen, sondern bietet die Chance eines Neuanfangs: Wir werden nicht mehr das Spinnrad drehen, sondern die moderne Technik der Neurochirurgie pflegen. Im entstaubten Spiegel sehen wir nicht mehr das lähmende Wohlbehagen stets fremdverantworteter Versorgung, sondern die anspornende Verantwortlichkeit sozialabgestützter Freiheit. Wir werden dem Koch zwar erlauben, Untätigkeit und Fehlleistungen des Lehrlings zu rügen, ihm aber vor allem helfen, die Qualität der eigenen Suppe kostenbewußt zu verbessern. Auslöffeln müssen wir sie allemal gemeinsam.

Präsident Prof. Dr. Herfarth: Sehr verehrter, lieber Herr Prof. Kirchhof, sehr herzlichen Dank für diese abschließende Festvorlesung!

Wir sind am Ende dieses Kongresses. Dieses Ende ist immer die Minute des Dankes: Ich möchte an der Spitze dem Vorstand und dem Präsidium der Deutschen Gesellschaft für Chirurgie danken, daß sie den Weg in diese neue Zukunft der Chirurgie voll unterstützt haben, in den entscheidenden Momenten, wo Satzungsänderungen anstanden, einmütig den Weg erkannten und das Richtige entschieden.

Ich möchte ganz speziell Herrn Generalsekretär Prof. Hartel danken, daß er mit mir zusammen, durch dick und dünn, teilweise mit Ohrenanlegen, mitgekämpft hat, daß wir nach vorne gegangen sind, er mit einem unwahrscheinlichen Arbeitseinsatz.

Ich möchte allen Kollegen, Freunden, Fachvertretern, vor allen Dingen aber den Vertretern der verschiedenen Gesellschaften danken, daß sie mich beraten haben bei allen Gesprächen, die sich über zwei Jahre entwickelt hatten, mit Briefen und vielen Telefonaten. Ein Beispiel waren die Gespräche mit meinem Anästhesisten, mit Herrn Prof. Martin, über die Sitzung zur Intensivtherapie, Schmerztherapie und peroperativen Management.

Wir sagten, wie es am besten geht, bestimmten die Paarkombination. Ganz besonderen Dank! Dieses Beispiel nur als Pars pro toto.

Ich möchte aber auch sehr, sehr herzlich der vielfältigen Infrastruktur danken, an der Spitze Herr Krämer vom Barth-Verlag, der zusammen mit d-Punkt uns phantastisch unterstützt hat in der Planung, in der Öffentlichkeitsarbeit, in der Vermittlung, im Wissen, wie man so ein Programm neu gestaltet.

Ich möchte vor allem aber auch dem Brain trust um d-Punkt und meinen Mitarbeitern um Herrn Mieth danken, daß sie dies unterstützt haben in der Datenverarbeitung, mit allem, was dazu gehört.

Ebenfalls ganz besonders danken möchte ich dem Kongreßsekretär Herrn Jan Schmidt für die großartige Arbeit, die er Tag und Nacht intensivst geleistet hat.

Aber das ist nur ein Aspekt. Aus sieben verschiedenen Kliniken Berlins haben insgesamt 40 – mit dem vielen Wechsel wahrscheinlich 60 oder 70 – Assistenten der Kliniken mitgearbeitet. Sie haben geholfen beim Saaldienst, bei der Dia-Projektion etc. An der Spitze aber stand der „Dompteur", Herr Dr. Germer, Oberarzt im Benjamin-Franklin-Klinikum, der es geschafft hat, diese dynamische, aber sehr individuelle Gruppe zu leiten, wir haben ein Gruppenbild, das in den Mitteilungen erscheinen wird.

Sie sind klar auf einer ganz loyalen Arbeitslinie für diesen Kongreß geblieben, und sie haben durch ihre Arbeit ganz entscheidend zum Erfolg dieses Kongresses beigetragen. Sehr herzlichen Dank an die verschiedenen Mitarbeiter, aber auch an die Klinikchefs von sieben Krankenhäusern hier in Berlin, die das ja unter Verlust von Arbeitskapazität unterstützt haben.

Einen Dank auch an den kommenden Präsidenten, Herrn Prof. Rühland, weil er zwei Mitarbeiter, Herrn Dr. Holtappels und Herrn Dr. Schiele, zur Verfügung gestellt hat, die ihre Aufgabe – die Posterorganisation – phantastisch bewältigt haben, ein Meisterwerk, das glänzend gelungen ist.

Dank auch an Herrn Weidringer und Herrn Dietz von Audi für all das, was den Fahrservice betraf.

Aber jetzt möchte ich kurz etwas zu den Damen sagen: An der Spitze möchte ich Frau Bauer von der Deutschen Gesellschaft für Chirurgie danken als Pars pro toto für die anderen Mitarbeiterinnen der Deutschen Gesellschaft für Chirurgie.

Ich möchte Frau Straub vom ICC danken, die hier so ausgezeichnet die Infrastruktur von seiten der Organisation geregelt hat. Frau Straub hat es auch geschafft, gerade auch durch die Einwirkung des Generalsekretärs, zu sparen, Sie hat außerdem heute Geburtstag, zu dem wir sehr herzlich gratulieren.

Dann herzlichen Dank an Frau Hechler, die natürlich an der Seite ihres Mannes, Herrn Hechler steht, verantwortlich für die Industrieausstellung. Aber Sie haben gemerkt, Frau Hechler ist auch eine Seele dieses Kongresses gewesen. Sie war ab 7:00 Uhr früh bis spät abends hier anwesend,

Herzlichen Dank!

Herzlichen Dank an Frau Schwarz vom MCN. MCN hat hier in Berlin – sozusagen als Probe für München – schon voll mitgearbeitet.

Dann ist noch zu nennen Frau Schäfer vom Kongreßsekretariat, die mit Herrn Schmidt und mit dem ganzen Team, mit Herrn Mieth und den vielen anderen, das Kongreßsekretariat in Heidelberg betreut hat und hier immer anwesend war.

Last but not least Frau Pfaff. Frau Pfaff ist Pressereferentin der Deutschen Krebsgesellschaft. Ich habe sie dort „ausgeliehen". Sie hat zusammen mit Herrn Schreiber und Herrn Steinert das Pressebüro geführt. Sie hat das großartig gemacht, sie hat gezeigt, was eine Pressereferentin oder ein Pressereferent für eine Gesellschaft tun kann. Sie hat sehr viel für mich in der Krebsgesellschaft getan, hat hier wesentlich beigetragen zu den vielen Kontakten, die wir zu den Medien aufgebaut haben. Ich empfehle nur: Man sollte hier auch eine gewissen Kontinuität schaffen. Sie sehen, ich mache schon wieder Politik, aber das ist wichtig für die Zukunft, für die nächsten.

Also noch einmal herzlichen Dank!

Sie wissen, der Kongreß ist zwar offiziell gleich zu Ende, aber heute abend, um 18:00 Uhr findet die Preisverleihung für die Chirurginnen und Chirurgen statt, die die Ruderwettbewerbe gewonnen haben. Die Ausscheidungsläufe auf der Olympiastrecke in Berlin-Grünau beginnen um 14:00 Uhr. Es starten jeweils sechs in einer Viertelstunde über tausend Meter; wir hoffen, es gibt keine Kollisionen. Es sind 22 Achter. Wir wissen, daß zwei Mannschaften aus dem Norden favorisiert worden sind. Aber es gibt noch mehr Favoriten, so daß also für Spannung gesorgt ist. Wir sehen uns bei der Ruderregatta.

Prof. Dr. Rühland: Herr Präsident! Meine sehr verehrten Damen und Herren! Vielfalt und Einheit der Chirurgie, Humanität und Wissenschaft – unser Präsident hat das hohe Ziel, das er selbst diesem Kongreß vorgegeben hat, erreicht.

Lieber Herr Herfarth, Sie haben mit diesem Kongreß neue Maßstäbe gesetzt und neue Wege aufgezeigt. Frühstückssitzungen mit Intensivkursen für Technik, Internetanbindung, Chirurgentreff, Forum „Junge Chirurgie", Aktivitäten, die vollen Erfolg brachten.

Ihr Kongreß ist von 4400 Teilnehmern besucht worden. Das spricht für sich selbst. Einen wesentlichen Einfluß auf den Bekanntheitsgrad dieser Veranstaltung hat die Integration ins Internet gebracht. Fast 60.000 Zugriffe wurden gezählt, davon 25 Prozent aus dem Ausland, 17 Prozent aus den USA, also fast 10.000 – eine Verpflichtung, das in Zukunft fortzuführen. Der Chirurgentreff hat seinen Sinn voll erfüllt. Er hat auch die ruhigen Bereiche des Kongresses belebt und die in Berlin so schwierig zu gestaltende Industrieausstellung zu einem vollen Erfolgt werden lassen. Ich konnte das selber in zahlreichen Begegnungen feststellen.

In eindrucksvollen Plenarsitzungen wurden die humanitären Aspekte und wissenschaftlichen Probleme unserer Chirurgie hervorragend dargestellt. Das Niveau der wissenschaftlichen Sitzungen überzeugte durch hohe und höchste Kompetenz. Wer auf dem Forum „Junge Chirurgie" war und dort das Engagement unserer jungen Chirurgen kennengelernt hat, dem braucht um die deutsche Chirurgie für die Zukunft nicht bange zu sein.

Ich möchte aber auch die Atmosphäre dieses 115. Kongresses, den Sie durch Ihre Persönlichkeit geprägt haben, charakterisieren. Sie war geprägt durch ***Harmoniebedürfnis*** und Harmonie mit unseren Nachbarfächern, z.B. der Anästhesie, vor allem aber auch durch den Wunsch zur engeren Kooperation mit unseren chirurgischen Schwerpunkten. Das läßt für die Zukunft hoffen, daß unsere Vision einer gemeinsam getragenen Woche der Chirurgie Wirklichkeit werden kann.

Herr Präsident! Sie haben uns mit diesem Kongreß ein bleibendes Erlebnis beschert. Wir danken Ihnen von ganzem Herzen!

Hohes Präsidium! Liebe Kolleginnen und Kollegen! Wenn ich Sie nun zum 116. Chirurgenkongreß vom 6. bis 10. April 1999 in das neue Kongreßzentrum nach München einlade, so geschieht dies unter dem Eindruck dieser Tagung. Ich werde mich bemühen, unter dem Motto „Bilanz zur Jahrtausendwende" Ihren hohen Erwartungen gerecht zu werden. Ich freue mich auf Ihren Besuch in München 1999.

Hauptthema

Neue Ansätze in der Chirurgie

Neue Ansätze in der Chirurgie einzelner Organgebiete

Neue Ansätze für die Chirurgie – Viszeralchirurgie im Spannungsfeld zwischen Zugangstrauma und Radikalität

J. R. Siewert und H. Feussner

Chirurgische Klinik und Poliklinik, Technische Universität München, Ismaninger Straße 22, D-81675 München

New Approaches in Surgery: Visceral Surgery Caught Between Trauma from the Surgical Access and Radicality

Summary. The introduction of laparoscopic surgery (LS) and the circumstances under which LS could improve the prognosis of patients suffering from malignant diseases has made the development of abdominal surgery very important during the last decade. It also has heightened our awareness of operative trauma, which is not just relevant for cosmetic reasons, the consumption of pain killers, or the stay in hospital. It also seriously affects the immune system of the patient and, in itself, operative trauma can be determined to the patient's disease. A minimalization of operative trauma is one surgical goal, especially in oncologic patients, but a limitation of the surgical access leads to oncologic risks which arise from the subsequent "handling" of the tumor. The high risk of released tumor cells has already been proven by the evidence of tumor cells in the peritoneal lavage and the detection of so-called port-site metastasis. For oncologic surgery reducing the trauma caused by the tumor is more important than reducing the trauma caused by the surgical access.

Key words: Visceral surgery – Trauma of the operative access – Radicality

Zusammenfassung. Die Entwicklung der Viszeralchirurgie im letzten Jahrzehnt ist durch die Einführung der laparoskopischen Chirurgie (LC) und durch die Erkenntnisse, unter welchen Bedingungen Chirurgie zur Prognoseverbesserung krebskranker Patienten beitragen kann, gekennzeichnet. Die LC hat die Bedeutung des chirurgischen Zugangstrauma in unser Bewußtsein zurückgerufen. Das Trauma ist nicht nur für unbedeutende Parameter wie Kosmetik, Schmerzmittelverbrauch und Liegezeit relevant, sondern nimmt auch gravierend auf die Immunsituation des Patienten Einfluß und kann den Patienten damit gegenüber seiner Grundkrankheit kompromittieren. Eine Reduktion des Zugangstraumas wäre also ein verlockendes chirurgisches Ziel, gerade auch bei onkologischen Patienten. Leider beinhaltet dieser eingeschränkte Zugang onkologische Risiken, die aus dem „Handling" des Tumors herrühren. Die hohe Gefahr der Freisetzung von Tumorzellen ist durch den Nachweis von Tumorzellen in der Peritoneallavage und in Form sog. Port-Site-Metastasen hinreichend bewiesen. Die onkologische Chirurgie hat die Reduktion des Tumortraumas über das Zugangstrauma zu stellen.

Schlüsselwörter: Viszeralchirurgie – Zugangstrauma – Radikalität

Die Entität der in Deutschland noch jungen „Viszeralchirurgie" wird in Zukunft sicher nicht dadurch gefährdet, daß sich innerhalb dieses Schwerpunktes international bereits eine organbezogene Subspezialisierung im Sinne einer Chirurgie des „Oberen Gastrointestinaltrakts", des „Hepatobiliären Systems" und der „Colorectalen Chirurgie" entwickelt hat. Diese Entwicklung wird durch angelsächsische Krankenhausstrukturen, die nur kleine Einheiten kennen, gefördert.

Derzeit wird in Deutschland „Viszeralchirurgie" als Chirurgie des gesamten Truncus coeliacus und seiner Anhangsgebilde verstanden. Spätestens hier, am Truncus coeliacus, treffen sich alle Subspezialitäten wieder. Er ist gemeinsames Zentrum der Viszeralchirurgie. Ein Viszeralchirurg mit Schwerpunkt in einem der drei angesprochenen Bereiche ist durchaus vorstellbar und in die Struktur deutscher Krankenhäuser leicht integrierbar [7]. Organbezogene Spezialisierungen sind immer harmonischer und leichter integrierbar als methodische Spezialisierungen. Sie entwickeln leicht desintegrative Kräfte.

In diesem Sinne ist die laparoskopische Chirurgie (LC) eine viel interessantere Entwicklung in der Viszeralchirurgie, die in der Tat ihre Entität bereichern, aber zugleich auch in Frage stellen könnte. Tatsache ist, daß sie bislang nicht zu der Revolution geführt hat, die zunächst – zumindest in den Gutachten der Unternehmungsberater (Abb. 1) – vorhergesagt war. Immerhin hat sie quantitativ einen großen Teil der klassischen Viszeralchirurgie erobert und grundsätzlich verändert (Abb. 2). Die einer solchen methodischen Entwicklung innewohnende Dynamik wird nicht auf dem derzeit erreichten Niveau verharren, sondern die weitere Eroberung der Viszeralchirurgie anstreben.

Bereits jetzt hat die laparoskopische Chirurgie im Verständnis des chirurgischen Eingriffs einen Gesinnungswandel herbeigeführt. Sie hat das Zugangstrauma erneut ins wissenschaftliche Bewußtsein gerückt, denn der Vorteil der laparoskopischen Chirurgie resultiert in erster Linie aus der Reduktion dieses Zugangstraumas. Dies läßt sich an banalen Parametern wie dem Schmerzmittelverbrauch, der Liegedauer oder dem intraoperativen Blutverlust demonstrieren (Tabelle 1). Daß der Reduktion des Zugangstraumas aber sehr viel grundsätzlichere Bedeutung zukommt, zeigen die Untersuchungen zur Immunantwort bzw. Immunsuppression nach chirurgischen Eingriffen (Abb. 3) [1]. Insgesamt zeigen diese Daten, daß der Patient durch die laparoskopische Chirurgie eine geringere Immunsuppression erfährt und damit seiner Grundkrankheit gegenüber weniger kompromiert wird. Dies könnte auch ein großer Vorteil für onkologische Patienten sein [13]. Somit wäre eine Reduktion des Zugangstraumas absolut wünschenswert.

Diesem geschilderten Wandel steht die Entwicklung eines anderen Bereiches der Viszeralchirurgie, nämlich die onkologische Chirurgie, scheinbar diametral gegenüber. Die Analyse

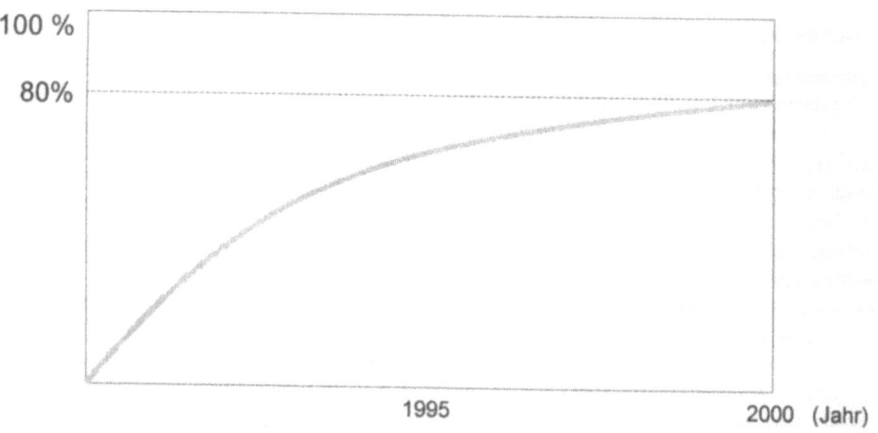

Abb. 1. Geschätzte Zunahme des Anteils minimal-invasiv durchgeführter Eingriffe bezogen auf die Gesamtzahl der Eingriffe. Prognose einer Unternehmensberatung 1991

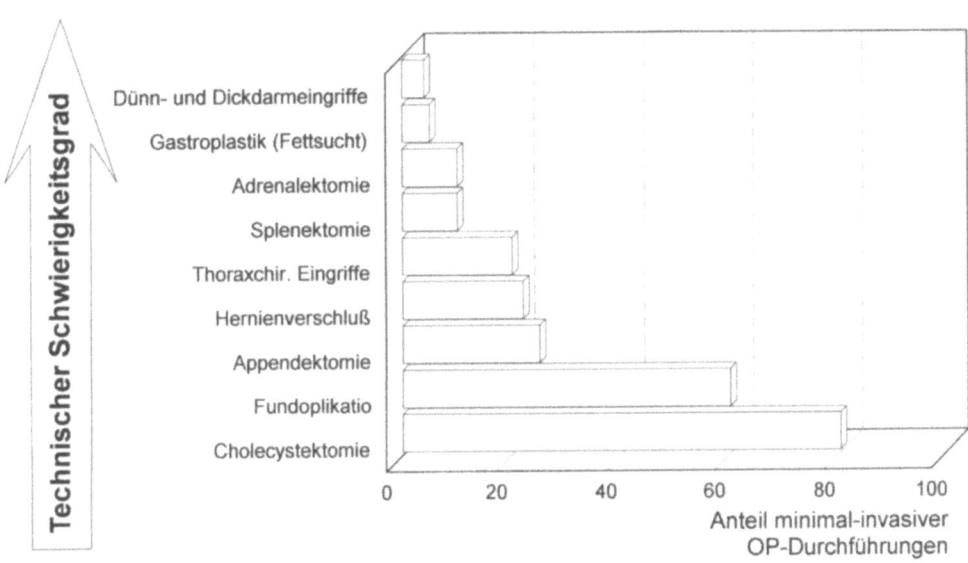

Abb. 2. Aktuelle Bedeutung minimal-invasiver Operationsverfahren bezogen auf die Gesamtzahl der Eingriffe. Schätzungen aus einem Industriereport 1998

Tabelle 1. Vergleich der laparoskopischen mit der offenen OP-Technik

	offen	laparoskopisch
Blutverlust		+
OP-Dauer	++	
Pop. Analgetikaverbrauch		+
Schmerz (VAS)		+
Hospitalisation		+
Rekonvaleszenz		+
Kosmetisches Ergebnis		++

unabhängiger Prognosefaktoren hat unstrittig gezeigt, daß nur der Eingriff, der sicher zur Residualtumorfreiheit mit eindeutigen, tumorfreien Sicherheitsabständen führt, die Prognose des Patienten verbessern kann. Palliative Eingriffe, die dieses Ziel nicht erreichen, werden unter diesen Gesichtspunkten besser nicht-chirurgisch, sondern z. B. endoskopisch ausgeführt.

Diese Forderung nach Residualtumorfreiheit hat einen Wandel im chirurgischen Denken initiiert und die sog. dritte Dimension des Tumors, d.h. das sog. Tumorbett, ins Bewußtsein der Chirurgen und vor allem der Pathologen gerückt. Onkologische Chirurgie erhält dadurch eine 3. Dimension. Eben erst beginnt die Pathologie darüber nachzudenken, wie diese dritte Dimension standardisiert evaluiert werden kann und welche Sicherheitsabstände hier zu gelten haben.

Unumstritten dürfte inzwischen auch sein, daß die gleiche Radikalität im Bereich des Lymphabflußgebietes des Primärtumors zu gelten hat. Die aktuellen Untersuchungen zum „microinvolvement" in den Lymphknoten belegen einmal mehr die Bedeutung des Sicherheitsabstandes auch in diesem Bereich; ausgedrückt als sog. Lymphknoten-Quotienten, der die Prognose günstig beeinflussen kann, wenn er unter 20% liegt, d.h. es besteht die Notwendigkeit, deutlich mehr Lymphknoten zu entfernen als in der Routine-Histologie befallen sind, um zu der notwendigen Residualtumorfreiheit auch im Lymphabflußgebiet zu kommen. Nur so kann die Prognose des Patienten nachhaltig verbessert werden.

Dieses Phänomen des „microinvolvements" bzw. der freien Tumorzellen betrifft auch die Bauchhöhle und das Knochenmark. Zweifellos wird die prognostische Bedeutung dieses Fak-

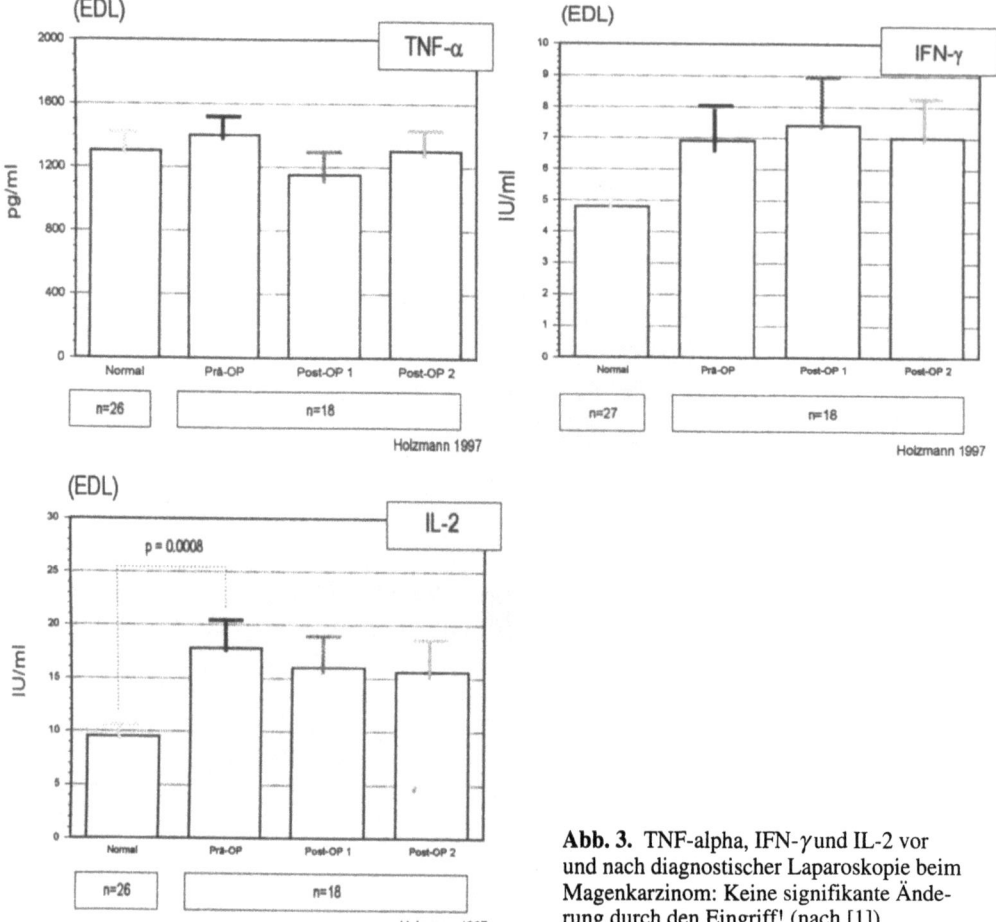

Abb. 3. TNF-alpha, IFN-γ und IL-2 vor und nach diagnostischer Laparoskopie beim Magenkarzinom: Keine signifikante Änderung durch den Eingriff! (nach [1])

tums zu einem Umdenken auch in der chirurgisch-onkologischen Therapie führen und neoadjuvante Therapieprinzipien zu neuer Bedeutung kommen lassen [9, 10] (Abb. 4).

Diese Erkenntnis, welche Bedeutung den freien Tumorzellen bzw. dem „microinvolvement" für die Prognose eines Patienten zukommt, hat aber auch für die laparoskopische Chirurgie große Bedeutung. Die laparoskopische Manipulation am Primärtumor unter den Bewegungseinschränkungen des minimalisierten Zugangs kann in einem hohen Umfang zum Freisetzen von Tumorzellen führen, wie die vorliegenden Untersuchungen eindeutig ausweisen [8, 12]. Eigene Untersuchungen bei diagnostischer Laparoskopie zeigen eindrucksvoll dieses Phänomen.

Daraus geht die besondere Problematik der laparoskopischen Chirurgie in der Onkologie hervor. Auf der einen Seite ermöglicht sie uns die auch für onkologische Patienten sehr wünschenswerte Reduktion des Zugangstraumas [3, 4]. Andererseits geht dieser Vorteil aber wahrscheinlich zu Lasten eines deutlich größeren Tumortraumas (bedingt durch die noch unzureichende Instrumentation, Schwierigkeit der Tumorbergung etc.) [5]. Genau umgekehrt ist die Philosophie der onkologischen Chirurgie. Im Zentrum steht die Minimalisierung des Tumortraumas (s. z. B. No-touch-Technik von Turnbull etc.). Das Zugangstrauma muß zwangsläufig demgegenüber zurücktreten. Die eher banalen Parameter wie Liegedauer und Kosmetik verlieren in der onkologischen Chirurgie auch in den Augen der Patienten deutlich an Bedeutung.

Viszeralchirurgie also im Spagat zwischen „high-tech-surgery" und „good-manual practice"?! Wie schwer diese beiden Aspekte z. B. allein schon in der Weiterbildung unter einen Nenner zu bringen sind, zeigt die tägliche Erfahrung. Meist erfolgt in den Köpfen junger Assisten-

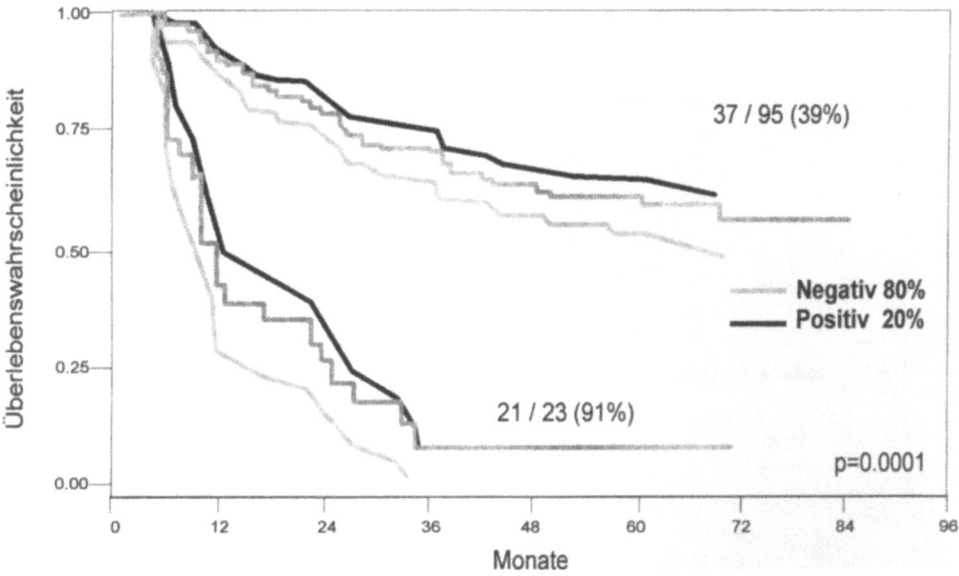

Abb. 4. Überlebensprognose in bezug von R0-resezierten Magenkarzinomen (n = 118) zum präoperativen immunzytologischen Nachweis (Staginglavage) von freien Tumorzellen in der Abdominalhöhle

ten bereits frühzeitig eine Interessensfokussierung entweder für die mehr technisch geprägte laparoskopische Chirugie oder die mehr manuell geprägte offene Chirurgie. Eine Weiterbildung, die beiden Aspekten gleichermaßen Rechnung trägt und die auch mental beide Aspekte der Viszeralchirurgie gleichermaßen in den Köpfen der Assistenten verankert, fällt schwer. Zentrifugale Kräfte sind programmiert und im Alltag unverkennbar.

Sicher wird es noch über lange Zeit möglich sein, auf der Ebene der Versorgungschirurgie beide Aspekte zusammen zu halten und sie zum Nutzen des Patienten in einer Abteilung und durch einen Chirurgen zu repräsentieren. Für Zentren, die dem Fortschritt in der Chirurgie verpflichtet sind, wird diese Situation aber zunehmend schwieriger.

Wohin wird die zukünftige Entwicklung gehen?

Die Methode „Laparoskopische Chirurgie" wird bevorzugt technologische Wege gehen, um ihr Eingriffsspektrum zu erweitern [11]. Das Indikationsspektrum der laparoskopischen Chirurgie kann am einfachsten durch Einbindung der intraluminalen Endoskopie erweitert werden. Bei sog. „wedge resections" oder bei Segmentresektionen im Bereich des Magens, Dünndarms und Colons werden diese Ansätze bereits erfolgreich praktiziert [6]. Auch die sog. transanale Mikrodissektion zur Exzision von Rektumläsionen weist in diese Richtung [2]. In einen weiteren Schritt wird man auch andere vorgegebene Wegesysteme wie z. B. das Gefäßsystem in diese Entwicklung einbinden müssen, so daß die moderne, sich gerade entwickelnde interventionelle Radiologie zu einem essentiellen Partner dieser Entwicklung werden wird.

Weiter wird klar werden, daß nicht alle theoretisch möglichen minimal-invasiven Eingriffe unter direkter Sicht ausführbar sein werden. Es gilt Navigatorsysteme zu entwickeln bzw. für die laparoskopisch-endoskopische Chirurgie zu nutzen. Hier bieten sich in erster Linie die Datensätze der Computertomographie und der Magnetresonanztomographie an. Die aus diesen Datensätzen zu entwickelnde virtuelle Realität wird zum Schrittmacher der weiteren Entwicklung werden (Abb. 5). Es bedarf nicht großer Phantasie vorauszusehen, daß daraus Zentren „minimal-invasiver Interventionen" entstehen werden, die die genannten Methoden zusammenführen und sie zum Nutzen des Patienten weiterentwickeln werden.

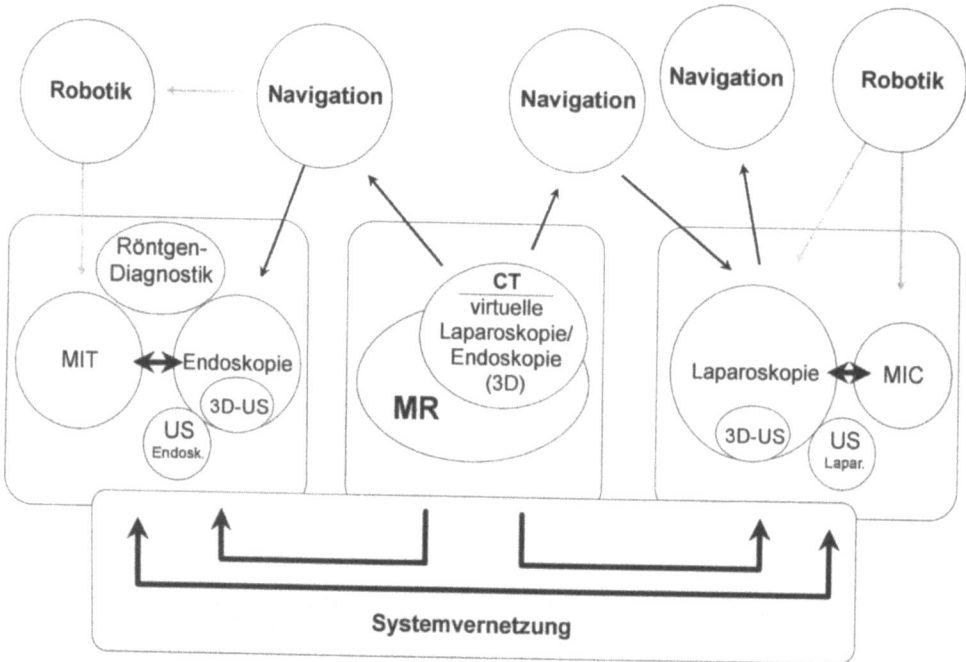

Abb. 5. Schematische Darstellung eines virtuell integrierten, interdisziplinären Arbeitsplatzes für die Diagnostik und Therapie gastrointestinaler Erkrankungen. MIT: minimal-invasive endoluminale Therapie; US-Endoskopie: Endosonographie; 3-D-US: 3-dimensionaler Ultraschall; MR: Magnetresonanztomographie; US-Lapar: laparoskopischer Ultraschall; MIC: minimal-invasive Chirurgie

Eine vergleichbare horizontale Entwicklung findet in der onkologischen Chirurgie statt. Onkologische Chirurgie wird derzeit mehr und mehr nur noch als einer der möglichen Wege zum Ziel oder als eine Facette onkologischer Therapie verstanden. Die Untersuchungen der letzten Jahre haben das sog. „chirurgische Fenster" besser definieren lassen, d.h. die Tumorsituation, in der Chirurgie sinnvoll und prognoseverbessernd ist. Wir müssen realisieren, daß dieses chirurgische Fenster kleiner als bisher gedacht ist. Außerhalb dieses Fensters wird die Chirurgie nur noch im Kontext mit anderen onkologischen Prinzipien im Sinne multimodaler Therapiekonzepte sinnvoll sein. Darüber hinaus gibt es auch erste Erkenntnisse, die selbst im chirurgischen Fenster vorgeschaltete neoadjuvante Therapieprinzipien als potentiell sinnvoll erkennen lassen (Phänomen „microinvolvement"). Dieser Entwicklung wird auch strukturell im Sinne der Horizontalvernetzung Rechnung getragen werden müssen (Krebstherapie-Zentren). Hinzu kommt, daß die notwendige Wirtschaftlichkeit großer Kliniken zu einer vermehrten Marktorientierung und damit zur Kundenfreundlichkeit führen wird. Dies wird bedeuten, daß man problemorientierte bzw. krankheitsorientierte, in diesem Fall onkologisch orientierte neue Funktionseinheiten bilden wird, die losgelöst von der traditionellen Fachstruktur sind.

Noch ein anderer Gesichtspunkt wird diese Entwicklung unterstützen. Wenn die Prognose so eindeutig durch die Residualtumorfreiheit geprägt ist, dann wird eine Weiterentwicklung der lokalen Radikalität notwendig werden. Erste Ansätze sind in Form der intraoperativen Strahlentherapie, der regionalen Kryotherapie etc. bereits erkennbar. Geradezu zwangsläufig wird es zur Bildung interdisziplinärer Tumortherapiezentren kommen. Der Patient mit seiner Erkrankung steht im Zentrum, um das sich die Ärzte und die von ihnen repräsentierten Methoden gruppieren (Abb. 6).

An dieser Entwicklung könnte die Viszeralchirurgie als Einheit zerbrechen. Die zentrifugalen Kräfte könnten so stark werden, daß sie die sich entwickelnde High-Tech-Chirurgie und die vermehrt interdisziplinäre onkologische Chirurgie auseinander treiben können. Eine ähnliche

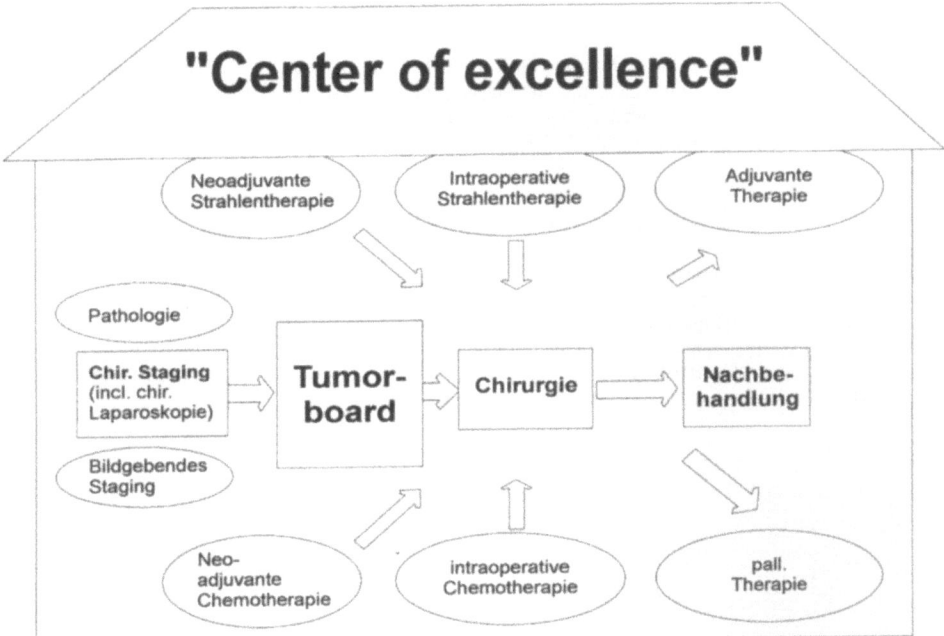

Abb. 6. Modell eines Centres of Excellence für die Onkologie

Entwicklung – um das Ausmaß der Gesamtproblematik deutlich zu machen – könnte sich auch für die Transplantationschirurgie ergeben. Andererseits gibt es viele gute Argumente, beide methodischen Facetten der Viszeralchirurgie zusammenzuhalten. Zum einen gilt es die Chancen der gegenseitigen Befruchtung zu nutzen. Technologien, die zunächst in der laparoskopischen Chirurgie entwickelt wurden, sind auch für die offene Chirurgie von Interesse und Nutzen (z. B. Ultraschall-Messer, moderne Methoden der Visualisation; in Zukunft sicher auch Navigationssysteme und Fortschritte in der Robotik). Auch die gelegentliche Notwendigkeit des Methodenwechsels während einer Operation läßt ein gemeinsames organisatorisches Dach sinnvoll erscheinen. Schließlich wird auch der Markt, d.h. die Gebote der Patientenfreundlichkeit, ein Angebot „alles aus einer Hand" als attraktiv empfinden und honorieren.

Nur wenn die Viszeralchirurgie diese Entwicklungen frühzeitig erkennt und dafür Sorge trägt, daß sie selbst zum Kondensationskern dieser Entwicklungen wird, wird sie erfolgreich überleben. Die Bildung von Zentren moderner High-Tech-Chirurgie muß von der Viszeralchirurgie ausgehen. Die Bildung großer Tumortherapiezentren muß von den Chirurgen betrieben werden. Für Pessimismus ist daher kein Anlaß. Vielmehr sollte eine Aufbruchstimmung die Szene beherrschen.

Literatur

1. Brune IB, Wilke W, Hensler T, Feussner H, Holzmann B, Siewert JR (1997) Normal T-lymphocyte and monocyte function after minimally invasive surgery. Surg Endosc 12: 1020–1024
2. Buess G (1993) Endoluminal rectal surgery. In: Cuschieri A, Buess G, Perissat J (eds) Operative manual of endoscopic surgery. Springer, Berlin Heidelberg New York
3. Feussner H, Kraemer SJM, Siewert JR (1996) Laparoskopische Chirurgie zur Palliation maligner gastrointestinaler Erkrankungen. Chir Gastroenterol 12: 235–240
4. Feussner H, Kraemer SJM, Siewert JR (1997) Staging laparoscopy. Chirurg 68: 201–209
5. Feussner H, Siewert JR (1998) Minimal invasive Tumorchirurgie. Onkologie 4: 341–349
6. Feussner H, Omote K (1998) Laparoscopic procedures. In: Allescher HD, Classen M (Hrsg) Endoscopy. Bailliers's Clinical Gastroenterology (in press)

7. Herfarth Ch (1997) Viszeralchirurgie und Koloproktologie – Dualismus oder Synergie? Mitteilungen Dt. Ges. Chir. 1:11–17
8. Mathew G, Watson DI, Ellis T, DeYoung N, Rofe AM, Jamieson GG (1997) The effect of laparoscopy on the movement of tumor cells and metastasis to surgical wounds. Surg Endosc 11:1163–1166
9. Nekarda H, Geß C, Stark M, Mueller JD, Fink U, Schenck U, Siewert JR (1998) Immunohistochemically detected peritoneal tumor cells (FPTC) are a strong prognostic factor in gastric carcinoma. Brit J Cancer (in press)
10. Pantel K, v Knebel Doeberitz M, Izbicki JR, Riethmüller G (1997) Disseminierte Tumorzellen. Diagnostik, prognostische Relevanz, Phänotypisierung und therapeutische Strategien. Chirurg 68:1241–1250
11. Perissat J, Collet D, Ledagenuel P (1997) Digestive surgery through the laparoscopic approach. State-of-the-Art and future prospects. Dig Surg 14:450–465
12. Reymond MA, Wittekind Ch, Jung A, Hohenberger W, Kirchener Th, Köckerling F (1997) The incidence of port-side metastases might be reduced. Surg Endosc 11:902–906
13. Siewert JR, Vogelsang H (1998) Grundlagen der onkologischen Chirurgie. In: Huber H, Hiddemann W, Bartram CR (Hrsg) Klinische Onkologie. Springer, Berlin Heidelberg New York (in press)

Die biologische Osteosynthese

S. Weller

Engelfriedshalde 47, D-72076 Tübingen

Biological Osteosynthesis

Summary. A historic review distinguishes three periods in the treatment of fractures: The **conservative period** (approximate reduction and immobilization in traction or plaster cast), **the mechanical and operative period** (exact anatomical reduction and stable – even rigid – fracture fixation), and **the biological and mechanical period** (stability with strict attention to the biological environment of the bone circulation). Biological fracture fixation means: conservation of bone perfusion, protection of the soft tissue envelope and reduction of systemic stress by strengthening the host-defense mechanism. For preoperative planning, the following points have to be considered: choice of fixation method, reduction technique (open, closed, additional aids), surgical tactics (approach), and intra- and postoperative adjuvant therapy.

Key words: Osteosynthesis – Biological – Preoperative planning

Zusammenfassung. Im Rückblick auf den Wandel in der Behandlung von Frakturen sind drei Entwicklungsphasen zu unterscheiden: 1. **konservativ-orientierte Phase** (grobe Reposition und Immobilisation im Streck- oder Gipsverband), 2. **mechanisch-orientierte Phase** (exakte anatomische Reposition und stabile Osteosynthese), 3. derzeit gültige: **biologisch-mechanisch orientierte Phase** (Stabilität unter strenger Berücksichtigung der Vitalität des Knochens). Biologische Osteosynthese bedeutet: Erhalt der Knochenperfusion, Schutz des Weichteilmantels, Verminderung der systemischen Belastung durch Stärkung der Abwehrleistung. Bei der präoperativen Planung einer Osteosynthese sind zu berücksichtigen: Repositionstechnik (offen, geschlossen, Hilfsmittel etc.), Wahl der Osteosynthesemethode, chirurgische Taktik (Zugänge, intra- und postoperative Begleittherapie).

Schlüsselwörter: Osteosynthese – biologisch – präoperative Planung

„Die biologische Osteosynthese"

Herr Präsident, meine Herren Vorsitzenden,
meine sehr verehrten Damen und Herren!

Die biologische Osteosynthese
- Ein aktuelles Schlagwort?
- Ein Modetrend?
- Eine operationstechnische Forderung?
- Ein Erinnerungs- oder Markstein am Weg der modernen Knochenbruchheilung?

Der Herr Präsident hat mir die Aufgabe übertragen, im Rahmen der Beiträge aus den einzelnen Schwerpunkten zu diesem Thema Stellung zu nehmen.

Die Erhaltung, Verbesserung und Wiederherstellung lebender Gewebestrukturen bilden die Grundlage jeder erfolgreichen Chirurgie.

Diese Binsenwahrheit wird von jedem Chirurgen für seine operative Tätigkeit täglich in Anspruch genommen und stillschweigend unterstellt – allerdings nicht selten auch sträflich mißachtet!

Am Ende dieses auch als Technik- oder Apparatezeitalter bezeichneten 20. Jahrhunderts muß unsere in vielen Bereichen so erfolgreiche Medizin zur Kenntnis nehmen, daß mit einer allzu mechanistischen Betrachtungsweise und Therapie nicht alle Probleme zu lösen sind. Gerade die Traumatologie hat in den vergangenen 50 Jahren ihrer stürmischen Entwicklung mit immer neuen Techniken, technischen Rafinessen und einer wachsenden Perfektion, zum Teil schmerzhaft erfahren müssen, daß man Knochen, Gelenke und Weichteile im Rahmen der Wiederherstellung nach Verletzungen nicht ungestraft vernachlässigen, strapazieren und malträtieren darf – ja, daß Unterlassungssünden im Rahmen unserer Behandlungsmaßnahmen mitunter zu deletären Störungen pathophysiologischer Gesamtabläufe mit all ihren unliebsamen Konsequenzen führen.

Dies hat dann auch zahlreiche kritische und prominente Chirurgen immer wieder veranlaßt, speziell die Osteosynthese als besonders fehler-trächtigen Bereich der Chirurgie anzusprechen – wie das zum Beispiel der bekannte Schweizer Chirurg Fehr (1960), aber auch viele vor und nach ihm getan haben:

„Auf keinem Gebiet der Chirurgie sind so viele Fehler gemacht worden wie in demjenigen der Osteosynthese!" (Fehr, Schweiz)

Alle haben wir in der Vergangenheit vielfältige Erfahrungen sammeln können und müssen diese nunmehr im Sinne der Verbesserung und des Fortschritts umsetzen. Diese Tatsache veranlaßte Judet zu seiner bekannten Definition:

„Erfahrung heißt, aus Fehlern lernen!"

Unter den chirurgischen Fachdisziplinen gelten die Unfallchirurgie, die Orthopädie u.a. als Gebiete und Schwerpunkte, die sich in ganz ausgesprochenem Maße mit Fragestellungen der Mechanik auseinanderzusetzen haben. Die Geschichte der Behandlung von Knochenbrüchen stellt hierfür ein sehr eindrucksvolles, weil bildlich dokumentiertes Beispiel dar.

Die „biologische Osteosynthese" hat nunmehr als neuer Ausdruck Eingang in das medizinische Vokabular gefunden und ist als Schlagwort gebraucht und vielfältig zitiert, auf dem besten Wege, die ohnedies babylonische Sprachverwirrung in Zusammenhang mit der Osteosynthese noch zu vergrößern.

Wie bei vielen solcher Neukreationen sind Interpretation und Verständnis mitunter sehr unterschiedlich. Da die Zahl der Bezeichnungen gerade in Zusammenhang mit der Knochenbruchbehandlung und entsprechenden Eingriffen am Skelettsystem immer größer wird und häufigen Trendänderungen unterliegt, könnte die Fragestellung – wie eingangs bereits angesprochen –, die in der Thematik meiner Ausführungen gleichsam mitschwingt, „ob es sich nämlich bei der biologischen Osteosynthese um einen Modetrend oder einen wichtigen operationstechnischen Aspekt handelt", durchaus gerechtfertigt sein.

Funktionelle Osteosynthese, dynamische Osteosynthese, funktionsstabile Osteosynthese, man könnte eine lange Liste ähnlicher Bezeichnungen nennen, sind alles Wort- und Ausdrucksschöpfungen, welche die Absicht und das Ziel haben, auf eine wichtige, weil determinierende Forderung an eine Osteosynthese hinzuweisen. So ist auch die Bezeichnung „biologische Osteosynthese" im Hinblick auf das Attribut „biologisch" lediglich der Hinweis auf eine Forderung, die jeder Osteosynthese immanent sein muß, d.h. eigentlich eine unverzichtbare Voraussetzung für einen ungestörten Heilverlauf darstellt.

Jeder Chirurg, der Osteosynthesen ausführt, weiß nur zu gut, was der Verstoß gegen dieses Prinzip für folgenschwere Konsequenzen haben kann. Zugegeben, die Mehrzahl der Chirurgen und ihre wissenschaftlichen und klinischen Mitarbeiter haben in der Vergangenheit das Hauptaugenmerk gezielt rein mechanischen Fragen und Bemühungen, vor allem der Stabilität einer Osteosynthese geschenkt und unter der Faszination einer anatomischen Reposition mit hoher Primärstabilität der Knochenfragmente übersehen, daß der Knochen ein lebendes Gewebe und kein toter Körper ist, welcher im Hinblick auf die Erhaltung dieser Stabilität der Biologie, d.h. der Vitalität, bedarf.

In bezug auf die Indikation für eine Osteosynthese und ihre hilfreiche Auswirkung auf den Heilverlauf sind neben mechanischen und klinischen Forderungen dem biologischen Aspekt, d.h. der Erhaltung bzw. Wiederherstellung pathophysiologischer Stoffwechselabläufe aller Gewebestrukturen, besondere Bedeutung beizumessen.

Der Erfolg einer Osteosynthese ist somit nicht von der Zahl und Größe der Implantate, d.h. allein der mechanischen Stabilität, abhängig. Die Bedeutung der Biologie für eine ungestörte Knochenbruchheilung läßt sich mit dem trivialen Satz unterstreichen:

„Der Knochen ist ein lebendes Gewebe, und nur ein lebender Knochen kann heilen!"

Wie viele andere vor ihr, so hat auch die Arbeitsgemeinschaft für Osteosynthesefragen (AO), die sich in den vergangenen 40 Jahren mit der Grundlagenforschung und der Klinik der Knochenbruchheilung sehr eingehend befaßt hat, eine Periode des vorwiegend „mechanistischen Denkens" durchlaufen und trotz Hinweis auf subtile, schonende Behandlungstechniken die Probleme der mechanischen Stabilität einer Osteosynthese vordergründig herausgestellt. Die Erkenntnis, daß die primäre Wiederherstellung der normalen Form des Knochens mit minuziöser Reposition aller Fragmente und Retention durch eine möglichst stabile Osteosynthese den höchsten Grad an primärer Belastungsfähigkeit für den Knochen darstellt, ist prinzipiell korrekt, und es ist dem „rein mechanisch" nichts hinzuzufügen.

Man hat sich dieser mechanistischen Betrachtungsweise sehr ausführlich gewidmet und viele interessante Aspekte, Varianten und Techniken entwickelt. Diese haben die Operateure fasziniert und schließlich dazu geführt, daß viele die Fragmente eines gebrochenen Knochens zum Teil anhand von Planungsskizzen ähnlich einem *„Puzzlespiel"* ohne Rücksicht auf die Weichteilverbindungen gedanklich und praktisch zusammengefügt haben. Das postoperative Röntgenbild war meist sehr eindrucksvoll und überzeugend, manchmal allerdings die Verwendung von Implantaten unverhältnismäßig und überdimensioniert. Immerhin hat die Bilddokumentation korrekt einliegender Metallteile den kritischen Blick des Chefs bei der morgendlichen Konferenz in früheren Jahren eher erhellt und zufriedengestimmt. Auch die Patienten und ihre Angehörigen – nicht zuletzt die kritischen Augen eines Richters – haben das technische Konstrukt beeindruckt, überzeugt und nicht selten begeistert.

Der weitere Heilverlauf aber gestaltete sich in vielen Fällen enttäuschend, nicht selten deletär. Zahlreiche Komplikationen und Fehlschläge im klinischen Bereich haben die Bedeutung der Biologie im Rahmen der Osteosynthese schließlich immer mehr in den Vordergrund gerückt.

Dies alles heißt nicht, daß die Gründer der AO und ihre Zeitgenossen nicht um die Bedeutung der Erhaltung der Weichteile bei einer Osteosynthese gewußt hätten. Ausdrücklich wurde unter den sog. AO-Prinzipien stets auf eine **weichteilschonende Operationstechnik** hingewiesen und in der Folge die Berücksichtigung dieser wichtigen Tatsache stillschweigend unterstellt. Unerfahrene und Anhänger der operativen Behandlung haben im buchstäblichen Kampf um eine möglichst exakte Reposition – dokumentiert, wie erwähnt, durch ein möglichst perfektes postoperatives Röntgenbild – nicht selten die *Weichteile* sträflich vernachlässigt und den ohnedies in seiner Vitalität traumatisch vorgeschädigten Knochen mit Zangen, Haken und Implantaten zusätzlich malträtiert.

Allgöwer u.a. haben bekanntlich die Osteosynthese von einem eher groben, knochenorientierten handwerklichen Tun zu einer sorgfältigen Chirurgie der Weichteile entwickelt. Auch die minimalinvasiven Repositions- und Stabilisierungstechniken der letzten Jahre haben im Verein mit neuen Implantatgenerationen diese Bemühungen um ein neues Verständnis der Knochenbiologie unterstützt.

Beeindruckt durch diese Erfahrungen hat man die biomechanische Betrachtungsweise in jüngster Zeit mehr betont und bei der Osteosynthese dem biologischen Aspekt der natürlichen Knochenbruchheilung mit oder ohne Callus, d.h. dem An- und Einbau von Fragmenten mit Remodelling des Knochens, Aufmerksamkeit geschenkt und diesen Gesichtspunkt vor allem didaktisch im Rahmen der klinischen Aus- und Weiterbildung erneut und nachdrücklich betont.

Drei Grundforderungen und Tatsachen müssen nach derzeitigem Kenntnisstand berücksichtigt werden:

1. Die **Stabilität** muß eine sogenannte funktionelle Weiterbehandlung möglichst ohne zusätzliche Ruhigstellung gewährleisten.
2. Reposition und Osteosynthese einschließlich des Implantates selbst dürfen die **Biologie** bzw. die Weichteilhülle und damit den natürlichen Ablauf der Knochenheilung möglichst wenig stören.
3. Je ausgedehnter der Knochen frakturiert, d.h. zertrümmert ist, desto weniger sollte der Trümmerzonenbereich berührt werden. Spontanes Remodelling mit Einbau der einzelnen Fragmente unter dem Bild der Sekundärheilung sind dann gefragt. (Siehe Beispiel: Verriegelungs-Nagel Osteosynthese.)

Diese Forderungen an ein Osteosyntheseverfahren lassen sich mit den heute üblichen Techniken und Implantaten erfüllen, wobei zweifellos die Osteosynthesen bei offener Reposition, zum Beispiel die Plattenosteosynthesen im Hinblick auf eine zusätzliche Zirkulationsschädigung, mit größeren Risiken belastet sind. Aber auch hier hat man mittlerweile gelernt, durch entsprechend schonende Repositionstechniken, eine sparsame aber dennoch stabile Osteosynthese mit minimaler Weichteilablösung (für sog. percutane, epiperiostale Osteosynthesen) und maximaler Erhaltung der Durchblutung oder durch frühzeitige Wiederherstellung des Weichteilmantels, einen ungestörten Heilverlauf zu sichern.

Im Rahmen der experimentellen Forschung und klinischen Entwicklung muß dementsprechend dem Einfluß der Repositions- und Implantationstechniken der Biologie des Knochens auch in Zukunft weiter höchste Aufmerksamkeit geschenkt werden.

Unter den heute zur Verfügung stehenden Stabilisierungsmethoden kommt unter dem dargestellten biologischen Aspekt den bildlich aufgeführten folgenden Osteosynthese-Techniken eine vorrangige Bedeutung zu:

Fixateur externe
gedeckte Marknageltechniken (mit Verriegelung und ggf. ohne Aufbohrung)
Percutane Plattenosteosynthese als Überbrückungs- und Neutralisationsplatte (Bio-buttress!) mit begrenztem Oberflächenkontakt nach dem LC-DCP-Prinzip
etc.

Obgleich der Ausdruck „biologische Osteosynthese" eigentlich eine Tautologie ist, d.h. jede erfolgreiche Osteosynthese per se biologisch ausgerichtet sein muß und somit prinzipiell nichts Neues bedeutet, mag aufgrund so mancher unglücklicher Erfahrungen der Vergangenheit der Hinweis und die Erinnerung an die Bedeutung der Biologie in der Medizin, in unserem Falle speziell im Rahmen der Osteosynthese im Sinne der Prävention, notwendig und nützlich sein.

Die einleitend aufgeworfene Frage, ob es sich beim Begriff „biologische Osteosynthese" um einen unfallchirurgischen Modetrend oder einen wichtigen operationstechnischen Aspekt handelt, muß dennoch eindeutig zu Gunsten des letzteren beantwortet werden.

Im historischen Rückblick auf den Wandel in der Behandlung von Frakturen lassen sich drei Entwicklungsphasen unterscheiden:

1. **Konservativ-orientierte Phase**
   (Grobe Reposition und Immobilisation im Streck- oder Gipsverband)
2. **Mechanisch-orientierte Phase**
   (exakte anatomische Reposition und stabile Osteosynthese)
3. Derzeit gültige: **Biologisch/bio-mechanisch orientierte Phase**
   (Stabilität unter strenger Berücksichtigung der Vitalität des Knochens)

Eine Reihe von Einzelursachen, wie sie in der Tabelle aufgeführt sind, prägen und unterstützen das heutige Konzept der Osteosynthese:

Die demographische Umstrukturierung unseres Patientengutes. Dazu gehören:
Änderungen von Verletzungsmustern
Erkenntnisse der Grundlagenforschung
Technische Weiterentwicklungen und Innovationen
Verbesserung diagnostischer Möglichkeiten
klinische, chirurgisch-technische Erfahrungen (Qualifikation)
Verbesserung der Infrastruktur aller Einrichtungen (Ausrüstung und Ausstattung)
Verbesserung der Behandlungsergebnisse (Qualitätssicherung)
usw.

Alle diese Einzelfaktoren münden ein in eine hohe, ständig wachsende Erwartungshaltung unserer Patienten im Hinblick auf das gewünschte Behandlungsergebnis.

Diese Fakten unterstreichen und erklären den Wandel, welcher sich im Laufe der Jahre in bezug auf die Knochenbruchbehandlung eingestellt hat. Daraus läßt sich heute ein Therapiekonzept ableiten, welches für die so wichtige präoperative Überlegung und Planung einer Osteosynthese folgende Punkte zu berücksichtigen empfiehlt:

1. Repositionstechnik (offen, geschlossen, Hilfsmittel etc.)
2. Wahl der Osteosynthesemethode
3. Chirurgische Taktik (Zugänge)
4. Intra- und postoperative Begleittherapie

Der Ausdruck „biologische Oseosynthese" nach heutigem Verständnis, von Trentz formuliert, bedeutet:

Erhalt der Kochenperfusion
Schutz des Weichteilmantels
Verminderung der systemischen Belastung durch Stärkung der Abwehrleistung

Die Abwehrleistung selbst richtet sich dabei gegen alle antigenischen Belastungen wie Schmerz/Streß, Blutung, Ischämie, Gewebezerstörung/Druck, bakterielle Besiedelung, Hungern, instabiles Skelett etc.

Meine sehr verehrten Damen und Herren!
Der Anatom R. Schenk/Bern hat den Ausdruck „bio-logische Osteosynthese" mit dem Satz

"If the surgeon does something 'logical' 'bio' does the rest!"

kommentiert und definiert.

Wenn also der Chirurg etwas sinnvolles tut, wird die Natur adäquat darauf reagieren und ihren Anteil dazu leisten.

Basiert der Nachdruck dieser Erklärung auf dem Attribut „sinnvoll", dann darf am Ende der gewünschte Erfolg nicht ausbleiben!

Das ileo-coecale Segment als Magenersatz

F. Harder, M. von Flüe, C. H. Hamel, L. Degen und J. Metzger

Departement Chirurgie, Universität Basel, Kantonsspital, Spitalstraße 21, CH-4031 Basel

Gastric Replacement by Ileocoecal Interposition Between the Oesophagus and the Duodenum

Summary. In clinical practice a long Roux-en-Y reconstruction is most often used for gastric replacement. Among various postgastrectomy symptoms, alcaline reflux is the most disturbing. A great variety of different pouch reconstructions with or without duodenal bypass only control reflux in part. The ileocoecal interposition has been placed between the oesophagus and the duodenum as a gastric substitute in 14 patients without postoperative mortality. This preliminary series demonstrates an excellent control of alcaline reflux and a good quality of life, according to the Eypasch score. Dysphagia or stasis in the distal oesophagus are absent as is gas bloating. This type of reconstruction, which is simpler than some of the pouch reconstructions, probably deserves more attention and may perhaps be perfected by varying the length of ileum and volume of ascending colon to be interposed.

Key words: Gastric replacement – Quality of life – Oesophageal reflux

Zusammenfassung. In der klinischen Praxis wird mehrheitlich eine lange Roux-Y-Rekonstruktion als Magenersatz benützt. Verschiedene Pouch-Rekonstruktionen mit oder ohne duodenalen Bypass kontrollieren Reflux nur teilweise so. Wie die ileo-coecale Interposition als Rectumersatz zwischen Colon descendens und Analkanal wurde dieses Segment analog erfolgreich bei 14 Patienten zwischen Oesophagus und Duodenum als Magenersatz ohne postoperative Mortalität eingesetzt. Dysphagie oder Stase des distalen Oesophagus fanden sich nicht, ebenso kein „gas bloat". Diese kleine Serie zeigt eine ausgezeichnete Kontrolle des alkalischen Reluxes durch die Ileocoecalklappe und eine gute Lebensqualität gemäß Eypasch. Diese Art der Rekonstruktion, welche einfacher ist als verschiedene Pouch-Rekonstruktionen, verdient wohl mehr Aufmerksamkeit. Diese Technik kann unter Umständen noch verbessert werden, indem die Ileumlänge und das Colonvolumen variiert werden.

Schlüsselwörter: Rekonstruktion nach Gastrectomie – oesophagealer Reflux – Lebensqualität

Summary

Mainly due to loss of reservoir function, loss of sphincter function and exclusion of the duodenal route, patients after gastrectomy suffer from many adverse effects. The ileocoecal interpositional graft appears as an attractive candidate for a gastric substitute after gastrectomy and eventually distal oesophagectomy. A pedunculated ileocecal graft is placed between the oesophagus and the duodenum. The coecum acts as a reservoir while the ileocoecal valve protects against enterooesophageal reflux. The duodenal passage is preserved. 14 patients underwent this operation. The technique related morbidity is low, the mortality zero and the quality of life is good. During mean follow-up of 6 months, severe dumping syndrome or reflux oesophagitis were not observed.

Die Entfernung eines der drei Hohlorgane mit ausgeprägter Reservoirfunktion, nämlich Magen, Rektum oder Harnblase, senkt die Lebensqualität merklich. Bei Harnblase und Rektum unterliegt der Entleerungsprozeß einer willkürlichen Kontrolle, deren operationsbedingte Beeinträchtigung (direkte oder indirekte Schädigung der Sphinkterfunktion) zusätzlich zum Reservoirverlust ins Gewicht fällt.

Mit der Gastrektomie gehen zusätzlich zum Reservoir zwei Sphinkterapparate (Pylorus, unterer Oesophagussphinkter) verloren, welche portionsweise Entleerung steuern und Reflux in den Magen resp. die Speiseröhre verhindern. Zudem entfällt eine erste Stufe der mechanischen, enzymatischen und säureabhängigen Nahrungsverarbeitung. Schließlich umgeht der Nahrungsbrei bei der am häufigsten angewendeten Rekonstruktionsform, der Roux-Y-Rekonstruktion, das Duodenum, wodurch Steuerungsmechanismen des Verdauungsprozesses und Resorptionsvorgänge gestört werden. Die Vielzahl der nach Gastrektomie beeinträchtigten Funktionen zeigt, daß umfassender Magenersatz noch höhere funktionelle Anforderungen stellt als Blasen- oder Rektumersatz. Umgekehrt tritt aber die Einbuße an Lebensqualität nach Gastrektomie im Alltag weniger offensichtlich in Erscheinung, selbst wenn lediglich die Kontinuität wiederhergestellt wird (Roux-Y), ohne daß andere der erwähnten Elemente der Magenfunktion mitberücksichtigt würden. Wenn trotzdem Varianten des Magenersatzes viel früher und in größerer Zahl in die Klinik eingeführt worden sind als nach Rektum- und Blasenexstirpation, so liegt das daran, daß nach Gastrektomie im Gegensatz zu Rektum- und Blasenexstirpation die Wiederherstellung der Kontinuität unverzichtbar ist.

Keiner der diversen Vorschläge des Magenersatzes kann alle Funktionen nachahmen. Die verfolgten Ziele in der Rekonstruktion nach Gastrektomie waren im Wesentlichen: Anastomosensicherheit, Optimierung des neogastrischen Volumens, Verlangsamung der Entleerung ohne Staseinduktion, Verhinderung des Refluxes und Erhalten der Duodenalpassage. Durch diese Maßnahmen sollten die Folgen der Gastrektomie, nämlich reduzierte Nahrungsaufnahme, Völlegefühl, Inappetenz, Sodbrennen, Dysphagie, Diarrhoe, Resorptionsstörungen und Gewichtsverlust verbessert werden.

Nur wenige klinische Studien haben prospektiv-randomisiert verschiedene Aspekte des Magenersatzes untersucht. Die Ergebnisse sind widersprüchlich. Teils liegt das wohl an zu geringen Fallzahlen, teils aber auch daran, daß klinisch relevante Vorteile gewisser Ersatzvarianten erst im Langzeitverlauf in Erscheinung treten [1]. Zudem sind diese wenigen Studien untereinander nicht vergleichbar, da sie unterschiedliche Magenersatzmodelle mit und ohne Duodenalpassage mit divergierenden Endpunkten und Parametern zu unterschiedlichen Zeiten im Follow-up vergleichen [2–6].

Fest steht heute, daß die Pouch-Rekonstruktion deklarierte Anhänger und Skeptiker hat. Sicher ist der chirurgische Mehraufwand zu einer Pouch-Konstruktion vertretbar, sofern das Verfahren mit wenig postoperativ spezifischen Pouch-Komplikationen belastet ist. Doch welches ist die überlegene Pouch? Welches wäre ihre ideale Form, ihre Länge und ihr Volumen? Wie kann der alkalische Reflux am besten beherrscht werden? Wie bedeutend ist die Duodenalpassage klinisch? Wie lassen sich Ernährungszustand und allgemeines Wohlbefinden durch eine Pouch verbessern und verläßlich messen? Im folgenden können all diese Fragen nicht beantwortet werden. Es soll nur auf eine, in Vergessenheit geratene Form der Magenrekonstruktion hingewiesen werden, die drei Elemente in sich vereinigt: technisch einfach zu variierendes und noch zu optimierendes Pouch-Volumen, integrierte Refluxbarriere und Duodenalpassage. Dieser Magenersatz fehlt als möglicher Reservoirtyp in den meisten Lehrbüchern, obwohl er 1951 von Lee [7] im Hundeexperiment und 1952 von Hunnicut [8] und von Szilagyi beim Menschen beschrieben worden ist [9]. Es handelt sich hier um ein Reservoir, das der Gastrointerstinaltrakt fertig vorgeformt und mit „Rückschlag-Ventil" ausgerüstet anbietet: das ileo-coecale Segment. Bei Druckerhöhung im Ileum öffnet sich die Bauhin'sche Klappe und erlaubt Entleerung von Chymus in das Coecum. Bei Druckerhöhung im Coecum verschließt sie sich ventilartig und verhindert Reflux ins Ileum. Das Coecum selbst ist sehr dehnbar und wurde 1931 von Hurst [10] auch als „Magen des Colons" bezeichnet. Das Ileum hat wichtige Resorptionsfunktionen und kann den gastro-intestinalen Transit beeinflussen. Zweifellos funktioniert die Einheit des Ileocoecalsegmentes als ein physiologischer Sphinkter. Man findet histologisch im Bereich der Bauhin'schen Klappe eine erhöhte Dichte elastischer Fasern [11]. Das Ileum wölbt sich ins Coecumlumen portioartig vor und wird in dieser Position mit externen Ligamenten festgehalten [12]. Dadurch widersteht das Ventil Drucken im Coecum bis zu 80 cm Wassersäule ohne Reflux ins Ileum. Die Durchtrennung der erwähnten Bänder hebt die Ventilwirkung auf. Die ganze Funktionseinheit wird extrinsisch und intrinsisch neural gesteuert. Lokale Kontrollmechanismen wie der Kontakt mit kurzkettigen Fettsäuren im Ileum und auch humorale Faktoren beeinflussen diesen Regelkreis [13–17].

Nach unseren eigenen guten Erfahrungen mit dem ileo-coecalen Interponat als Rectumersatz zwischen Colon descendens und Analkanal [18] lag es natürlich nahe, dieses selbe Segment als Magenersatz zwischen Oesophagus und Duodenum zu interponieren. Von Transitstudien nach Rectumersatz wußten wir, daß vor der Ileocoecalklappe kein Aufstau im Descendens entsteht, daß sich die Klappe nach Wunsch öffnet, und daß somit eine freie Passage aus dem Oesophagus ins Coecum zu erwarten wäre [19].

In dieser neuen anatomischen Position, sei es unterhalb des Zwerchfells, möglich aber auch intrathorakal, erwarteten wir eine Antirefluxbarriere, ein gutes Coecumreservoir, könnten die Duodenalpassage leicht wiederherstellen und würden über ein neurolymphovaskulär intaktes Transplantat verfügen.

Material und Methode [20]

14 Patienten erhielten einen ileo-coecalen Magenersatz mit Duodenalpassage, fünfmal mit intrathorakaler, neunmal mit abdominaler oesophago-ilealer Anastomose (Abb. 1 und 2). Die

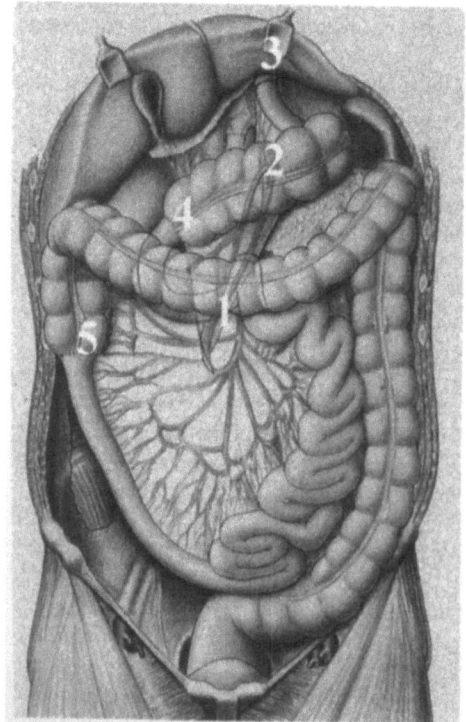

Abb. 1. Abdominale Rekonstruktion: Das ileocoecale Segment wird an der A. ileocolica gestielt (*1*) und in den Oberbauch rotiert (*2*). Das Ileum (*3*) wird End-zu-End mit dem distalen Oesophagus einreihig, fortlaufend anastomosiert. Das aborale Ende des Coecums wird mit dem Duodenum (*4*) anastomosiert. Eine Ileotransversotomie (*5*) stellt die Darmkontinuität wieder her

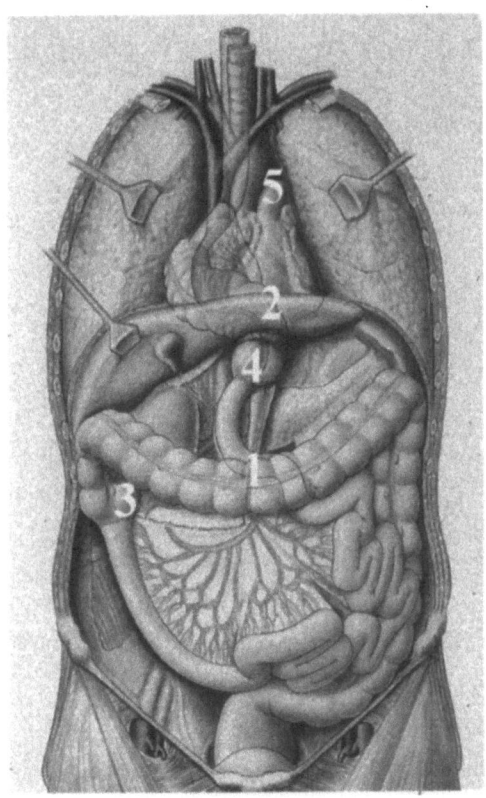

Abb. 2. Intrathorakale Rekonstruktion: Das ileocoecale Segment wird an der A. colica dextra gestielt (*1*), damit es spannungsfrei transhiatal (*2*) in den Thorax hochgeschoben werden kann. (*3*) Ileotransversostomie (*4*) Duodenocoecostomie (*5*) Ileooesophagostomie auf Höhe der Vena azygos

Gastrektomie, resp. distale Oesophagusresektion erfolgte einmal bei distalem Oesophaguscarcinom, viermal bei Cardia- und neunmal bei Magencarcinom. Die 9 Männer und 5 Frauen waren bei Operation im Durchschnitt 58-jährig und wiesen einen BMI von 25,4 auf. Die Nachkontrollen erfolgten nach 6 Monaten und umfaßten Gewichtsverlauf, Dumping- und Refluxsymptome, Lebensqualität [21] und Gastroskopie. Von den 14 Patienten konnten 11 nachkontrolliert werden. Die mittlere Nachbeobachtungszeit beträgt 6,5 Monate. Ein Patient starb 6 Monate postoperativ zuhause an einem Herzinfarkt, ein Patient hat ein stark progredientes Tumorleiden und 1 Patient ist noch zu früh postoperativ.

Ergebnisse

Keiner der 11 Patienten klagt über Dysphagie. Bei einem Patienten tritt gelegentlich leichtes retrosternales Brennen auf. Bei diesem wie bei den übrigen 10 Patienten findet sich endoskopisch nach 6 Monaten eine völlig reizlose Oesophagus-, Ileum-, Coecum- und Duodenalschleimhaut ohne Anzeichen von Reflux in den Oesophagus. Die Gewichtskurven verlaufen nach 12 Wochen flach oder leicht steigend. Nach Eypasch [21] gemessen liegt der Score als Ausdruck der Lebensqualität bei 9 von 11 Patienten über 100 (Abb. 3). Die maximale zu erreichende Punktezahl im Eypasch score beträgt 144 Punkte. Ein gesundes Normkollektiv, welches von Eypasch untersucht wurde, erreichte im Schnitt einen score von 125,7 Punkten [21]. Die beiden Patienten mit einem Wert unter 100 klagen mehrheitlich über allgemeine Symptome, die nicht direkt mit der Pouch-Rekonstruktion in Zusammenhang zu bringen sind, Symptome wie Streß, Ermüdbarkeit und Depression, die aber auch altersmäßig noch zu erklären sind.

Verglichen mit teils komplexen Pouch-Konstruktionen stellt das ileo-coecale Interponat als Magenersatz eine einfache, sichere „Monoblock"-Technik dar. Verfeinerungen, Optimierungen

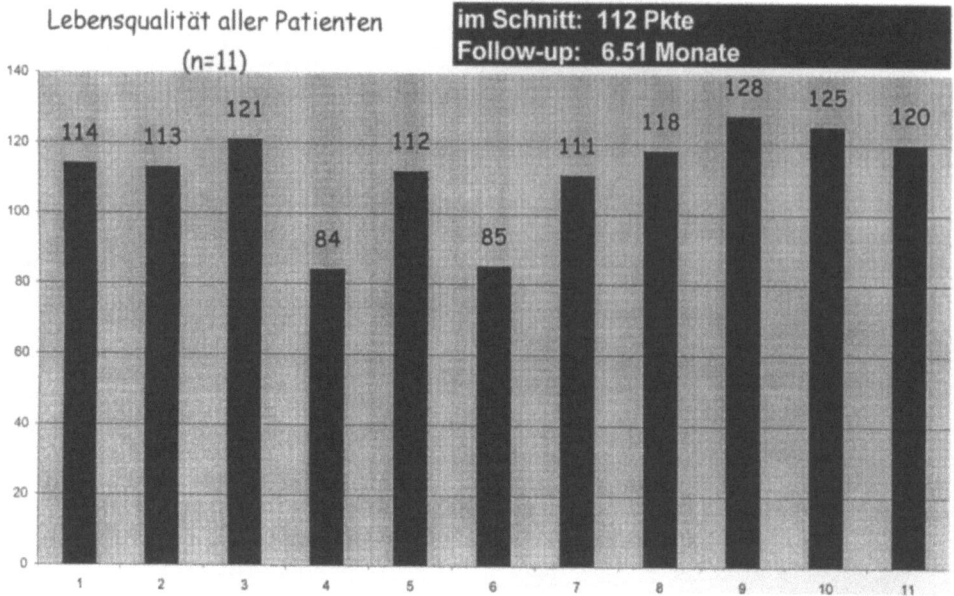

Abb. 3. Gastrointestinal Quality of Life Score nach Eypasch [21]. Score von minimal 0 – maximal 144 Punkten. Normwert: 125,7 Punkte

scheinen noch möglich, denn es stellen sich eine Reihe von Fragen, wie etwa die ideale Länge des ilealen Segmentes, um eine optimale Öffnung der Ileocoecalklappe zu gewährleisten, das beste Coecumvolumen, um Reservoirfunktion und Entleerung ohne Stase zu garantieren. Zwar beobachtet man in der Nachkontrolle gelegentlich vermehrte Flatulenz wie nach Fundoplicatio. Allerdings ist in allen Fällen Aufstoßen möglich. Wir wissen aber nicht, ob unter gewissen Umständen die Ileocoecalklappen auch superkontinent sein können (bisher nicht beobachtet) und somit eigentliches „gas bloat" verursachen würde. Und wie reagiert das Coecum auf dauernden Gallereflux direkt aus dem Duodenum? Bisher ließen sich keine Schleimhautveränderungen feststellen bei einer maximalen endoskopischen Nachbeobachtungszeit von bis zu 2 Jahren.

Allein schon eine effektive Refluxkontrolle kann aber eine vermehrte Anwendung dieses Interponats rechtfertigen. Technisch scheint dieses Verfahren sicher zu sein. Weder unsere kleine Serie noch jene größere mit 47 Patienten von Sakamoto [22] weisen eine postoperative Mortalität auf. Beide zeigen vergleichbare Vorteile auf. Mit nur zwei Anastomosen, ohne komplizierte zusätzliche Nahtreihen, lassen sich Schutz vor oesophagealem Reflux, Reservoirfunktion und Duodenalpassage vereinigen. Diese während 40 Jahren „vergessene" Technik verdient wohl eine gewisse Aufmerksamkeit und sollte direkt mit anderen Rekonstruktionsformen verglichen werden.

Literatur

1. Liedman B, Bosaeus I, Hugosson I, Lundell L (1998) Long-term beneficial effects of a gastric reservoir on weight control after total gastrectomy: a study of potential mechanisms. Br J Surg 85: 542–547
2. Iivonen M, Matikainen M, Nordback I (1997) Jejunal pouch reconstruction diminishes postoperative symptoms after total gastrectomy. Dig Surg 14: 260–266
3. Cuschieri A (1990) Jejunal pouch reconstruction after total gastrectomy for cancer: experience in 29 patients. Br J Surg 77: 421–424
4. Schwarz A, Buchler M, Usinger K, Rieger H, Glasbrenner B et al. (1996) Importance of the duodenal passage and pouch volume after total gastrectomy and reconstruction with the Ulm pouch: prospective randomized clinical study. World J Surg 20: 60–67

5. Nakane Y, Okumura S, Akehira K, Okamura S, Boku T et al. (1995) Jejunal pouch reconstruction after total gastrectomy for cancer. A randomized controlled trial. Ann Surg 222: 27–35
6. Svedlund J, Sullivan M, Liedmann B, Lundell L, Sjödin I (1997) Quality of life after gastrectomy for gastric carcinoma: controlled study of reconstructive procedures. World J Surg 21: 422–433
7. Lee MC (1951) Transposition of a colon segment as a gastric reservoir after total gastrectomy. Surg Gyn Obst 92: 456–465
8. Hunnicutt AJ (1952) Replacing stomach after total gastrectomy with right ileocolon. Arch Surg 65: 1–11
9. Szilagyi DE, Connell TH Jr, Fallis LS (1952) Observation on transposition of the ileocolic segment as a food pouch after total gastrectomy. Surgical Forum 62–68
10. Hurst AF (1931) In: Discussion of the functions of the sympathetic nervous system. Proc R Soc Med 25: 1597–1599
11. Carvalho CA, Ferraz DE, Faintuch JJ (1974) Functional value of the elastic fiber changes at the terminal segment of the human ileum. Acta Anat 89: 461–472
12. Kumar D, Phillips SF (1987) The contribution of external ligamentous attachments to function of the ileocolonic junction. Dis Col Rec 30: 410–416
13. Cohen S, Harris LD, Levitan R (1968) Manometric characteristics of the human ileocecal junctional zone. Gastroenterology 54: 72–75
14. Goyal RK, Rattan S, Said SI (1980) VIP as a possible neurotransmitter of noncholinergic inhibitory neurones. Nature 288: 378–380
15. Mir SS, Telford GL, Mason GR, Ormsbee HS (1979) Noncholinergic nonadrenergic inhibitory innervation of the canine pylorus. Gastroenterology 76: 1443–1448
16. McKirdy HC, Marshall RW, Taylor BA (1993) Control of the human ileocoecal junction: an in vitro analysis of adrenergic and non-adrenergic non-cholinergic mechanisms. Digestion 54: 200–206
17. Quigley EM, Phillips SF (1983) The ileocecal (ileocolonic) sphincter. Z Gastroenterol 21: 47–55
18. von Flüe MO, Degen LP, Beglinger C, Hellwig AC, Rothenbühler JM et al. (1996) Ileocecal reservoir reconstruction with physiologic function after total mesorectal cancer excision. Ann Surg 224: 204–212
19. Degen L, von Flüe M, Collet A, Hamel C, Beglinger C et al. (1997) Ileocecal segment transposition does not alter whole gut transit in humans. Ann Surg 6: 746–752
20. von Flüe M, Metzger J, Harder F (1997) Ileocecal interpositional graft as gastric replacement after total gastrectomy and distal esophagectomy. Arch Surg 132: 1038–1042
21. Eypasch E, Williams JI, Wood-Dauphinee S, Ure BM, Schmulling C et al. (1995) Gastrointestinal Quality of Life Index: development, validation and application of a new instrument. Br J Surg 82: 216–222
22. Sakamoto T, Fujimaki M, Tazawa K (1997) Ileocolon interposition as a substitute stomach after total or proximal gastrectomy. Ann Surg 2: 139–145

Das Verständnis der Mikrozirkulationsstörung als Schlüssel für die operationstaktische Planung in der Viszeralchirurgie

E. Klar

Chirurgische Universitätsklinik Heidelberg, Im Neuenheimer Feld 110, D-69120 Heidelberg

Understanding of Microcirculatory Disorders as the Key to Operative Concepts in Visceral Surgery

Summary. It was the aim of our investigation to analyse microcirculatory disorders in order to optimize surgical decision-making intra- and perioperatively. Acute pancreatitis: The surgical principle to operate less and later is based on an improved ICU therapy. Using intravital microscopic quantification of pancreatic microcirculation it could be shown experimentally that in the early phase pancreatic necroses can be limited by improvement of pancreatic microcirculation. Hemodilution with dextran is superior to other regimens. Liver resection: The expansion of liver resections requires a reduction of ischaemia/reperfusion injury. Preconditioning of the liver, i.e. induction of short-term ischaemia prior to the main ischaemic period, results in an induction of protective mechanisms with increased tolerance to ischaemia. Liver transplantation: Liver microcirculation is a reliable parameter to predict graft quality intraoperatively and to monitor therapeutic approaches to ischaemia/reperfusion injury. With the analysis of microcirculatory disorders, a basic understanding for organ dysfunctions which lead to operation or are a result of surgical therapy can be gained.

Key words: Microcirculation – Pancreatitis – Liver resection – Liver microcirculation

Zusammenfassung. Ziel unserer Untersuchungen war die Analyse von Mikrozirkulationsstörungen zur Optimierung der chirurgischen Handlungsweise hinsichtlich des intraoperativen Vorgehens und perioperativer Therapieentscheidungen. Akute Pankreatitis: Seltenere und spätere Nekrosektomie ist das Prinzip optimierter chirurgischer Therapie. Durch Quantifizierung der Pankreasmikrozirkulation mittels Intravitalmikroskopie konnten wir experimentell belegen, daß in der Frühphase eine Verbesserung der gestörten Pankreasmikrozirkulation durch Hämodilution mittels Dextran die Entstehung von Parenchymnekrosen bzw. die Progredienz bestehender Nekrosen verhindert. Leberresektion: Die Ausdehnung von Leberresektionen erfordert eine Reduktion des Ischämie-/Reperfusionsschadens. Die sog. Präkonditionierung der Leber (Kurzzeitischämie vor Einleitung der Hauptischämie) führt zur Induktion adaptiver Mechanismen mit deutlicher Erhöhung der Ischämietoleranz. Lebertransplantation: Die Lebermikrozirkulation ist ein valider Parameter zur Prädiktion der Transplantatqualität bereits intraoperativ wie auch zum Monitoring des Effektes gegen den Ischämie/Reperfusionsschaden gerichteter Therapie. Die Analyse der Mikrozirkulationsstörung resultiert in einem grundlegenden Verständnis für Organdysfunktionen, die zur Operation führen oder durch die chirurgische Therapie induziert werden.

Schlüsselwörter: Mikrozirkulation – Pankreatitis – Leberresektion – Lebertransplantation

Ein zunehmendes Verständnis der Organmikrozirkulation war über die letzten 20 Jahre mit einer Ausreifung der Untersuchungstechniken verbunden. Diese Entwicklung wurde 1978 durch den jetzigen Direktor des Institutes für Chirurgische Forschung der Ludwig-Maximilians-Universität München, Herrn Professor Messmer, in Zusammenarbeit mit M. Intaglietta und B. Zweifach initiiert und bestimmt. Der aktuelle Standard besteht in einer hohen Bildauflösung der intravitalen Videofluoreszenzmikroskopie in Verbindung mit computergestützter Bildanalyse. Es gelingt damit, die Angioarchitektur der meisten parenchymatösen Organe zu charakterisieren, die mikrovaskuläre Perfusion zu quantifizieren sowie die Interaktion zwischen Blutzellen und Endothelien darzustellen [1]. Der Stellenwert der Organmikrozirkulation für perioperative Therapie und Operationstaktik soll anhand von drei chirurgischen Entitäten beschrieben werden: Therapie der akuten Pankreatitis, Leberresektion und Lebertransplantation.

Akute Pankreatitis

In der Chirurgie der akuten Pankreatitis hat sich innerhalb der letzten 15 Jahre eine deutliche Veränderung ergeben: Es wird insgesamt seltener operiert und die Indikation zur Operation wird später im Krankheitsverlauf gestellt. Wir konnten an 129 Patienten mit akuter nekrotisierender Pankreatitis zeigen, daß in den Jahren 1980 bis 1985 insgesamt 68% der Patienten operiert wurden, hiervon wurden 73% der Eingriffe innerhalb der ersten 72 Stunden nach Klinikaufnahme durchgeführt. Demgegenüber war zwischen 1986 und 1996 nur in 40% die Indikation zur Operation gestellt worden; von diesen Patienten wurden lediglich 29% innerhalb der ersten drei Tage nach stationärer Aufnahme chirurgisch behandelt. Die Mortalität sank im gleichen Zeitraum von 39 auf 16% [2]. Die beschriebene Tendenz macht deutlich, daß der initialen Intensivtherapie in der Behandlung der akuten Pankreatitis ein zunehmender Stellenwert zukommt. Die Mikrozirkulationsstörung des Pankreas stellt in dieser Phase einen basalen Pathomechanismus für den Übergang vom Pankreasödem in die Nekrose dar (Abb. 1).

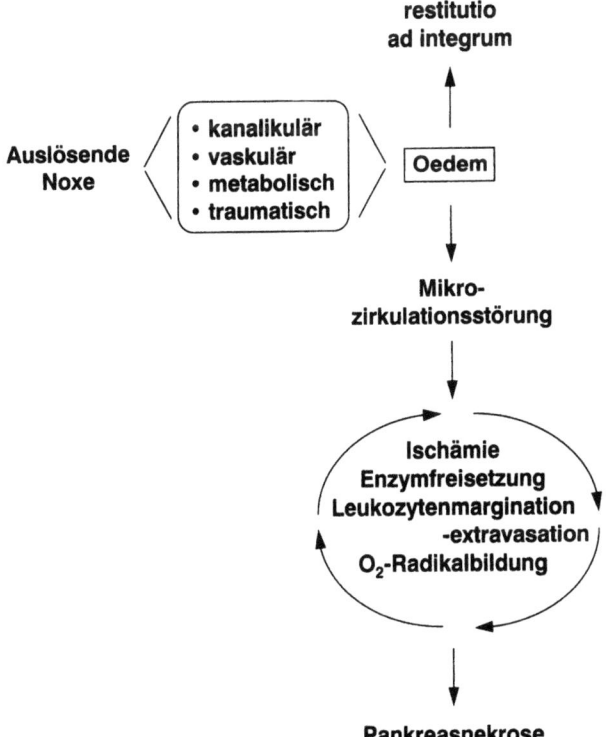

Abb. 1. Zentrale Stellung der Mikrozirkulationsstörung in der Pathogenese der nekrotisierenden Pankreatitis. Ein initiales Pankreasödem führt in 85% der Fälle zu einer Restitutio ad integrum. Bei Hinzutreten einer Mikrozirkulationsstörung kommt es unter Ausbildung eines Circulus vitiosus mit progredienter Ischämie zur Pankreasnekrose [aus 14]

Die Mikrozirkulationsstörung des Pankreas ist teilweise Sekundärfolge kardiovaskulärer Insuffizienz bei intravasalem Volumenmangel. Die von uns erhobenen experimentellen Daten zeigen jedoch, daß auch bei kompletter Stabilisierung von mittlerem arteriellem Druck, zentralvenösem Druck, Herzfrequenz und Hämatokrit im Normbereich der Ablauf der nekrotisierenden Pankreatitis durch eine dennoch auftretende Mikrozirkulationsstörung des Pankreas charakterisiert ist [3]. Diese Störung der Pankreasperfusion beruht auf spezifischen Mechanismen, die ein gezieltes Infusionsregime erforderlich machen. Die isovolämische Hämodilution erlaubt eine definierte Absenkung des durch Hämokonzentration erhöhten Hämatokrits innerhalb von Minuten experimentell sowie innerhalb einer Stunde unter klinischen Bedingungen. Der Zielhämatokrit beträgt 30% und definiert sich aus optimalem Kompromiß zwischen Erhöhung der Blutfluidität auf der einen Seite sowie Redukion der Sauerstoffträger auf der anderen Seite. Durch eine Erhöhung des Herzzeitvolumens resultiert ein erhöhtes Sauerstoffangebot peripher [4, 5]. Da sich Pankreasnekrosen innerhalb der ersten Stunden bzw. ein bis drei Tage nach Beginn der Beschwerdesymptomatik manifestieren oder eine Progredienz zeigen, scheint die sehr frühe effiziente Stabilisierung der Pankreasmikrozirkulation vordringlich. Dies ist mittels konventioneller Infusionstherapie nur deutlich verzögert möglich [5]. Die isovolämische Hämodilution mit Dextran resultiert in einer signifikanten Verbesserung der gestörten Pankreasmikrozirkulation auch bei Therapiebeginn bis zu 6 Stunden nach Induktion der nekrotisierenden Pankreatitis [3, 6]. Der Nachweis des positiven Effektes der beschriebenen Therapie wurde intravitalmikroskopisch am Kaninchenpankreas erbracht. Darüber hinaus konnte eindeutig nachgewiesen werden, daß die isovolämische Hämodilution mit Dextran gegenüber der alleinigen Infusion von Dextran oder der Infusion von Ringerlösung, Hydroxyäthylstärke oder Gelatine signifikant überlegen ist hinsichtlich der Verringerung azinärer Nekrose und Absenkung der Mortalität [6]. Der Mechanismus der Dextranwirkung liegt in einer therapeutischen Antagonisierung der verstärkten Leukozytenendothelinteraktion. Im Gegensatz zu den genannten Kolloiden oder Ringerlösung (4-faches Volumen) führt die intravenöse Applikation von Dextran 6 Stunden nach Induktion der nekrotisierenden Pankreatitis in der Ratte zu einer hochgradigen Verringerung der Leukozytenadhärenz am Endothel postkapillärer Pankreasvenolen. Das experimentelle Prinzip wurde in einer Phase-2-Studie mit gutem Ergebnis in die Klinik übertragen. Bei schwerer nekrotisierender Pankreatitis (Ranson-Kriterien Median 4,9) wurde eine Mortalität von nur 7% registriert [5]. Eine schlußendliche Aussage wird nach Abschluß der aktuell laufenden randomisierten Multicenterstudie möglich sein.

Leberresektion

Das Ausmaß von Leberresektionen hat durch eine aggressive Strategie in der Behandlung von Lebermetastasen in den letzten Jahren deutlich zugenommen. Dies führt zu einer Verlängerung der warmen Ischämie und einer Verkleinerung der Restleber. Der Ischämie-/Reperfusionsschaden kann somit limitierend für den Erfolg der chirurgischen Therapie werden. Zur Verminderung des Reperfusionsschadens haben wir den Mechanismus der ischämischen Präkonditionierung experimentell analysiert. Man versteht hierunter eine Kurzzeitischämie vor Einleitung der eigentlichen Ischämiephase mit dem Ziel der Induktion protektiver Mechanismen. Das experimentelle Protokoll an der Ratte umfaßte eine partielle Leberischämie des linken Lappens über 5 Minuten gefolgt von 10-minütiger Reperfusion. Daraufhin wurde die eigentliche Ischämiephase von 60 Minuten eingeleitet; eine intravitalmikroskopische Analyse der hepatischen Mikroperfusion erfolgte 30 Minuten nach erneuter Reperfusion. Es konnte hierbei dokumentiert werden, daß bei den Tieren mit ischämischer Präkonditionierung eine signifikant bessere sinusoidale Reperfusion im Sinne der Homogenität durchströmter Sinusoide erfolgte. Ein entscheidender Mechanismus hierfür liegt in der signifikanten Reduktion wandadhärenter Leukozyten in den postsinusoidalen Venolen und sekundär auch in den Sinusoiden selbst (Abb. 2). Der Mechanismus der Präkonditionierung wird in der Induktion von heat-shock-Protein (HSP 72) gesehen. Es kommt zusätzlich zur Freisetzung protektiver Mediatoren wie Adenosin und NO [7, 8].

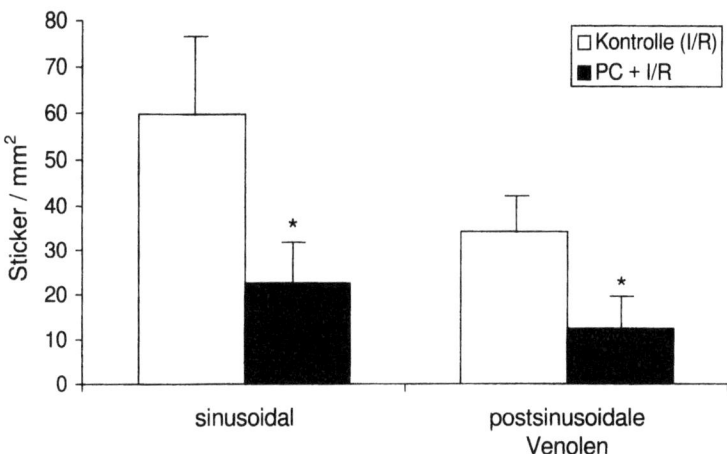

Abb. 2. Absenkung der Anzahl wandadhärenter Leukozyten durch ischämische Präkonditionierung (PC) im Modell der partiellen warmen Leberischämie der Ratte. Sowohl im Bereich der Sinuserzellen wie auch des Endothels postsinusoidaler Venolen wurde eine signifikant geringere Anzahl adhärenter Leukozyten registriert. Untersuchte Azini und Venolen pro Gruppe n = 75. I/R = Ischämie 60 min/Reperfusion

Lebertransplantation

Die Grundlage zum Verständnis der hepatischen Mikrozirkulationsstörung nach Lebertransplantation beruht auf experimentellen Daten, die mittels Intravitalmikroskopie an der Ratte erhoben wurden [9]. Durch Validierung der Thermodiffusion im Schweinemodell und Übertragung der Technik in die Klinik konnten durch unsere Gruppe Daten hinsichtlich der Mikroperfusion der Leber sowohl intraoperativ wie innerhalb der ersten Woche postoperativ erhoben werden [10]. Patienten mit normaler Transplantatfunktion und unauffälligem postoperativem Verlauf zeigten hierbei eine Verbesserung der hepatischen Mikrozirkulation innerhalb der ersten 12 Stunden postoperativ mit einer Stabilisierung in einem Bereich um 80 ml/100 g/min am postoperativen Tag 1 bis 7; demgegenüber waren Patienten mit primärem Transplantatversagen im engeren Sinn mit Notwendigkeit zur Retransplantation durch signifikant niedrigere Perfusionswerte gekennzeichnet. Eine postoperative Verbesserung der hepatischen Mikrozirkulation war nicht nachweisbar; ein Niveau von 60 ml/100 g/min wurde auch im weiteren Verlauf bis zur Retransplantation nicht überschritten (Abb. 3). Intraoperative Quantifizierung der hepatischen Mikroperfusion konnte als zuverlässiger Parameter zur Einschätzung der Transplantatqualität identifiziert werden. Alle acht untersuchte Patienten mit primärem Transplantatversagen zeigten intraoperativ eine Stunde nach Reperfusion eine Leberperfusion von weniger als 60 ml/100 g/min; demgegenüber lagen nur drei von 41 Patienten mit normaler Transplantatfunktion unterhalb dieses Schwellenwertes [11]. Eine Überlappung zwischen beiden Kollektiven wurde für Patienten mit primär schlechter Transplantatfunktion (Notwendigkeit der Substitution von Gerinnungsprodukten) nachgewiesen. Eine präzisere Auftrennung dieser Patientengruppe ist das Ziel weiterer Untersuchungen. Im Rahmen der postoperativen Quantifizierung der Leberperfusion konnte erstmalig auch die Wirkung von Prostaglandin E_1 auf die Leberperfusion näher charakterisiert werden. Wie aufgrund experimenteller Daten erwartet, führte die intravenöse Applikation von Prostaglandin E_1 auch unter klinischen Bedingungen zu einer Verbesserung der hepatischen Mikrozirkulation. Die Etablierung einer Dosis-Wirkungsbeziehung in dem üblichen Bereich von 0,2 bis 0,6 µg/kg/h machte jedoch deutlich, daß bereits ein therapeutischer Effekt von Prostaglandin E_1 im Bereich bis 0,3 µg/kg/h induziert wurde und durch eine Dosiserhöhung nicht signifikant gesteigert werden konnte. Hieraus folgt, daß die Gabe von Prostaglandin E_1 auch in niedriger Dosierung sinnvoll ist und höhere Dosisbereiche, die häufig zur makrohämodynamischen Destabilisierung des Patienten geführt haben, nicht notwendiger-

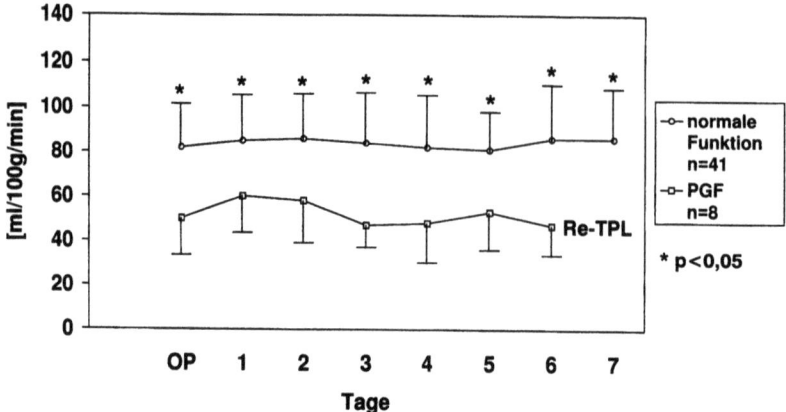

Abb. 3. Signifikant verminderte Leberperfusion bei Patienten mit primärem Transplantatversagen (PGF) gegenüber normaler Transplantatfunktion. Quantifizierung der hepatischen Mikrozirkulation beginnend eine Stunde nach Reperfusion über 7 Tage

weise angestrebt werden müssen [12]. Zusätzlich wurde deutlich, daß diejenigen Patienten besonders von einer Prostaglandin E_1-Therapie profitieren, die einen besonders schlechten Ausgangswert der Leberperfusion aufwiesen. Es scheint mittels Thermodiffusion somit möglich, eine Stratifizierung der Patienten nach Lebertransplantation hinsichtlich eines optimalen Ansatzes zur Therapie des Reperfusionsschadens durchzuführen [13].

Das Verständnis der Mikrozirkulationsstörung führt somit an den aufgeführten Beispielen zu folgender Modifizierung der chirurgischen Therapieplanung:

1. Einschränkung der Operationsindikation bei akuter Pankreatitis
2. Ausdehnung der chirurgischen Therapie bei Leberresektion
3. Perioperative Therapieoptimierung bei Lebertransplantation

K. Messmer beschreibt den zentralen Stellenwert der Mikrozirkulation in der chirurgischen Pathophysiologie durch die Charakterisierung als „einzige direkte Verbindung zwischen jeder Einzelzelle und dem Gesamtorganismus" [1]. Mikrozirkulationsforschung und Molekularbiologie repräsentieren die modernen Ansätze chirurgischer Forschung. Ausschließliche Analyse von Veränderungen der Mikrozirkulation bleibt zwangsläufig auf eine Phänomenologie beschränkt, wenn die Ursachen für die nachgewiesenen Veränderungen nicht definiert werden. Dies ist in den letzten Jahren mittels molekularbiologischer Methodik möglich geworden. Der kausale Zusammenhang zwischen der Interaktion von Blutzellen und Endothelien konnte bereits zu einem erheblichen Anteil definiert werden. Hieraus wiederum leiten sich spezifische Therapieansätze, wie z. B. die Antisensblockierung in der Expression von Adhäsionsmolekülen, ab. Umgekehrt ist beispielsweise in der Analyse der Immuntoleranz gegenüber Tumoren das Verständnis der Tumormikrozirkulation und hier insbesondere der Funktion der Endothelbarriere unerläßlich (Abb. 4).

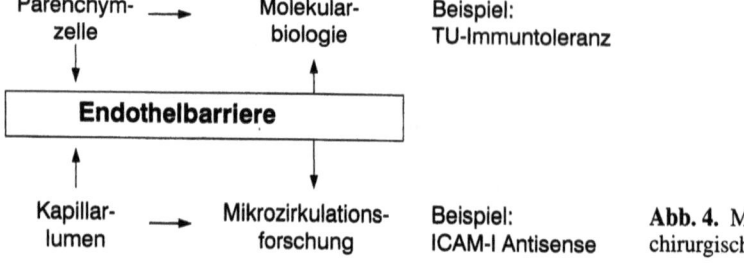

Abb. 4. Moderne Ansätze chirurgischer Forschung

Literatur

1. Messmer K, Krombach F (1998) Mikrozirkulationsforschung in der experimentellen Chirurgie. Chirurg 69: 333–338
2. Foitzik T, Klar E, Buhr HJ, Herfarth C (1995) Improved survival in acute necrotizing pancreatitis despite limiting the indications for surgical debridement. Eur J Surg 161: 187–192
3. Klar E, Mall G, Messmer K, Herfarth C, Rattner DW, Warshaw AL (1993) Improvement of impaired pancreatic microcirculation by isovolemic hemodilution protects pancreatic morphology in acute biliary pancreatitis. Surg Gynecol Obstet 174: 144–150
4. Messmer K, Kreimeier U, Intaglietta M (1986) Present state of intentional hemodilution. Eur Surg Res 18: 254–263
5. Klar E, Foitzik Th, Buhr H, Messmer K, Herfarth Ch (1993) Isovolemic hemodilution with Dextran 60 as treatment of pancreatic ischemia in acute pancreatitis. Clinical practicability of an experimental concept. Ann Surg 217/4: 369–374
6. Werner J, Schmidt J, Gebhard MM, Herfarth C, Klar E (1995) Specific advantages of dextran compared to other colloids in the treatment of acute necrotizing pancreatitis of the rat. Gut 37 (Suppl 2): 101
7. Kume M, Yamamoto Y, Saad S, Gomi T, Kimoto S, Shimabukuro T, Yagi T, Nakagami M, Takada Y, Morimoto T, Yamaoka Y (1996) Ischemic preconditioning of the liver in rats: Implications of heat shock protein induction to increase tolerance of ischemia-reperfusion injury. J Lab Clin Med 128(3): 251–258
8. Peralta C, Hotter G, Closa D, Gelpi E, Bulbena O, Rosello-Catafau J (1997) Protective effect of preconditioning on the injury associated to hepatic ischemia-reperfusion in the rat: role of nitric oxide and adenosine. Hepatology 25(4): 934–937
9. Post S, Menger MD, Rentsch M, Gonzalez AP, Herfarth Ch, Messmer K (1992) The impact of arterialization on hepatic microcirculation and leukocyte accumulation after liver transplantation in the rat. Transplantation 54: 789–794
10. Klar E, Kraus T, Bredt M, Osswald B, Senninger N, Herfarth C, Otto G (1996) First clinical realization of continuous monitoring of liver microcirculation after transplantation by thermodiffusion. Transpl Int 9/1: 140–143
11. Klar E, Bredt M, Kraus T, Angelescu M, Mehrabi A, Senninger N, Otto G, Herfarth C (1997) Early assessment of reperfusion injury by intraoperative quantification of hepatic microcirculation in patients. Transplant Proc 29: 362–363
12. Klar E, Bredt M, Kraus T, Mehrabi A, Senninger N, Otto G, Herfarth Ch (1996) Low-dose prostaglandin E1 improves hepatic microcirculation after clinical liver transplantation. Gastroenterology 110(4): A 1236
13. Klar E, Angelescu M, Zapletal C, Bredt M, Kraus T, Postema R, Herfarth C (1998) Die Verbesserung der hepatischen Mikrozirkulation durch Prostaglandin korreliert mit der Schwere des Reperfusionsschadens nach klinischer Lebertransplantation. Z Gastroenterol 36: 78
14. Klar E (1992) Etiology and pathogenesis of acute pancreatitis. Helv Chir Acta 59(1): 7–16

Sauerstoffradikale – ihre Bedeutung für chir. Erkrankungen

M. H. Schoenberg

Chirurgische Abteilung, Nymphenburger Straße 163, D-80634 München

The Relevance of Oxygen Radicals in Surgical Diseases

Summary. The enhanced generation of oxygen radicals is clinically relevant for reperfusion injury and in acute inflammatory diseases. Clinical studies have shown that the timely and adequate treatment of the reperfusion damage after vascular and transplantations surgery minimizes the lesions normally observed. Also in sepsis, oxidative stress seems to play a pivotal role in the pathophysiology of the disease. Despite numerous animal experiments which show a beneficial effect of antioxidative treatment, clinical studies concerning the effect of antioxidative treatment are still lacking. The reasons are: firstly, the complexity of the sepsis syndrome and, secondly, pharmacological problems concerning radical ablation therapy. Nevertheless, these new therapeutic options warrant further studies in order to improve the prognosis of these clinically relevant diseases.

Key words: Oxygen radicals – Reperfusion damage – Sepsis

Zusammenfassung. Bei chir. Erkrankungen ist die vermehrte Freisetzung von Sauerstoffradikalen im Rahmen des Reperfusionsschadens und bei entzündlichen Erkrankungen von erheblicher pathophysiologischer Bedeutung. Klinische Studien zeigen, daß die rechtzeitige und gezielte Behandlung des Reperfusionsschadens im Rahmen gefäßrekonstruktiver Eingriffe und der Transplantationschirurgie die Reperfusionsschäden verhindert. Auch bei septischen Krankheitsbildern spielt der oxidative Streß eine erhebliche Rolle. Trotz der in Tierexperimenten mehrfach nachgewiesenen pathophysiologischen Bedeutung von Sauerstoffradikalen fehlen jedoch gute klinische Studien zur Validierung einer antioxidativen Therapie. Die Gründe sind 1. die Komplexität des septischen Krankheitsbildes und 2. pharmakologische Probleme bei antioxidativer Therapie. Weitere Studien zur Pathophysiologie des oxidativen Stresses sind unabdingbar, um eine zeit- und zielgerichtete antioxidative Therapie durchzuführen.

Schlüsselwörter: Sauerstoffradikale – Reperfusionsschaden – Sepsis

Themenschwerpunkt:

Veränderung chirurgischer Taktik und Strategie durch molekulare Erkenntnisse

Synopsis moderner Tumortherapie mit molekularbiologischen Verfahren

H. Kalthoff und D. Henne-Bruns

Molekulare Onkologie, Klinik für Allgemeine Chirurgie und Thoraxchirurgie, CAU, Arnold-Heller-Straße 7, D-24105 Kiel

Synopsis of Modern Cancer Therapy with Molecular Biological Approaches

Summary. The therapy of gastrointestinal cancer is currently based on the surgical removal of the primary tumor or the metastases, respectively. A major improvement of the five year survival rate or an effective cure from advanced tumors will mainly depend on adjuvant therapeutic concepts even after surgical R0-resection. Such concepts can be developed nowadays with major expectations for success based on our advanced molecular biological knowledge on (i) increased proliferation, (ii) reduced apoptosis rate, (iii) the dissemination and (iv) the mechanisms of invasive growth of malignant cells.

Key words: Molecular biology – Gastrointestinal cancer – Adjuvant therapy

Zusammenfassung. Die Therapie gastrointestinaler Karzinome basiert derzeit in erster Linie auf der chirurgischen Entfernung des Primärtumors bzw. bereits etablierter Metastasen. Eine entscheidende Verbesserung der Fünf-Jahres-Überlebensraten bzw. eine wirkliche Heilung bei fortgeschrittenen Tumoren ist auch nach chirurgischer R0-Resektion nur dann zu erwarten, wenn rechtzeitig adjuvante Therapiekonzepte zum Einsatz kommen. Diese können heute mit großer Aussicht auf Erfolg auf der Grundlage neuer molekularbiologischer Erkenntnisse über die erhöhte Proliferation, die verringerte Apoptosefähigkeit, die Dissemination und die Mechanismen des invasiven Wachstums maligner Zellen erarbeitet werden.

Schlüsselwörter: Molekularbiologie – Gastrointestinale Karzinome – Adjuvante Therapie

Paradigmatisch für die Vielstufen-Karzinogenese gastrointestinaler Tumoren (Abb. 1) steht das Kolonkarzinom (z. Übersicht: [1]). Entsprechende Untersuchungen für das Pankreaskarzinom (z. Übersicht: [2]) sind angesichts der noch nicht abschließend geklärten Definition von Präkanzerosen in diesem System, respektive auch wegen der nur durch Mikrodissektion zu gewinnenden Vorläuferstadien, noch nicht so weit gediehen. Allerdings ist die molekulargenetische Charakterisierung genetischer Alterationen beim Pankreaskarzinom durchaus in den letzten Jahren erheblich weiter gekommen (vgl. Abb. 2): neben Mutationen im Ki-Ras Onkogen als typischem Progressionsfaktor in annähernd 90% der untersuchten Fälle gibt es mit fast ebenso häufiger Frequenz verschiedene genetische Alterationen im Zellzyklus-Inhibitor p16. In ca. 50% der duktalen Pankreaskarzinome ist das Tumorsuppressorgen p53 funktionell alteriert, gefolgt von Deletionen im DPC4 Gen. Dies hat wahrscheinlich einen Verlust der negativen Wachstumsregulation durch TGFβ in diesen epithelialen Zellen zur Folge, obwohl eigene (unveröffentlichte) Daten keine strikte Korrelation zwischen Genotyp und Phänotyp in dieser Hinsicht

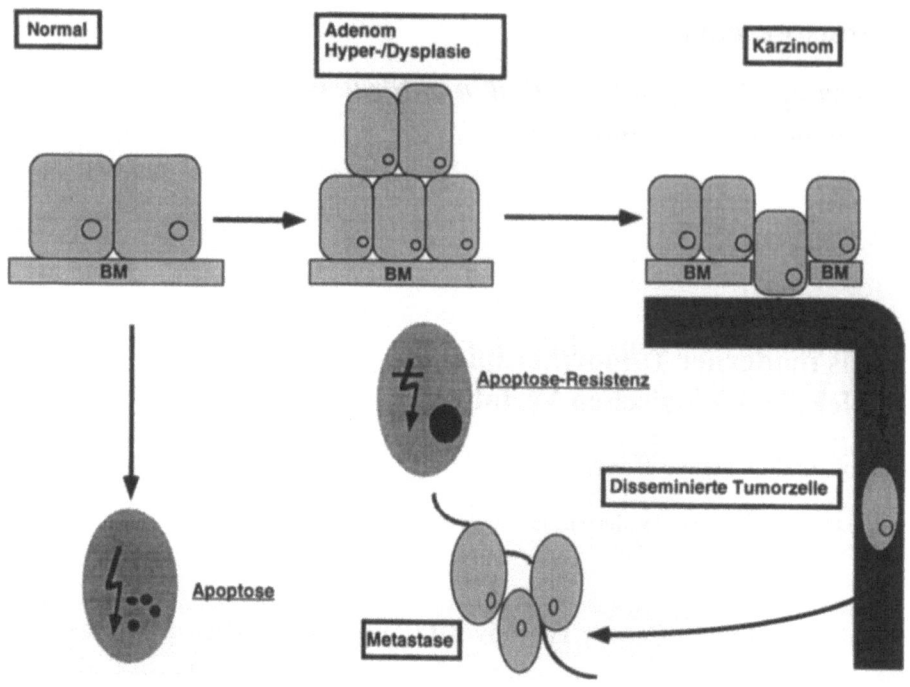

Abb. 1. Tumorgenese gastrointestinaler Karzinome

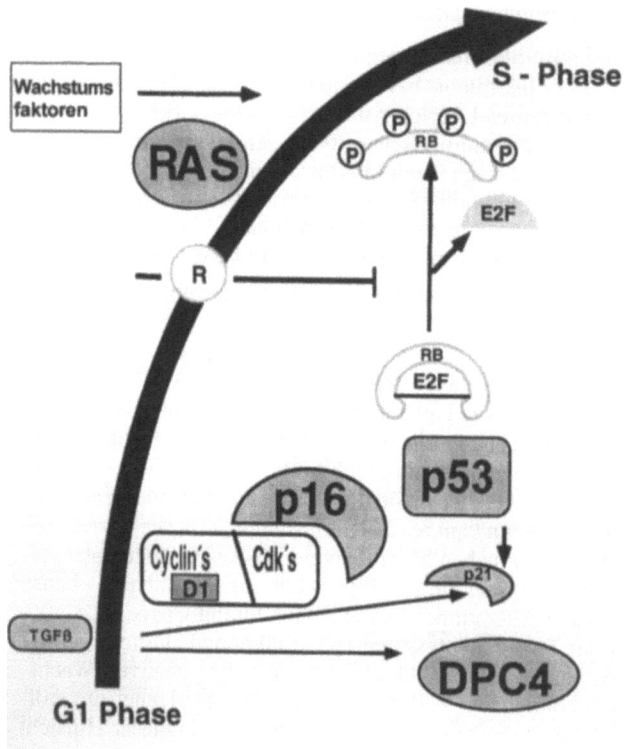

Abb. 2. Molekulargenetische Alterationen beim Pankreaskarzinom: Zellzyklus

erbrachten. Zusammen mit der ebenfalls sehr häufig auftretenden Überexpression des „Zellzyklus-Aktivators" Cyclin D1 ist die Gesamtheit dieser molekulargenetischen Alterationen geeignet, den Zellzykluskontrollpunkt („R" in Abb. 2) zu überkommen, der beim Übergang von der G1- in die S-Phase durch das Retinoblastomaprotein gesteuert wird. Dieses wird unter den aktivierten Bedingungen hyperphosphoryliert und setzt daraufhin eine Gruppe von Transkriptionsfaktoren (E2F) frei, die wiederum die für die DNA-Synthese (S-Phase) benötigten Gene aktivieren.

Die verstärkte Proliferation von Karzinomzellen geht typischerweise mit einer verringerten Apoptoserate einher (vgl. Abb. 1). Dies ist ein konstitutives Element in der Progression maligner Tumoren, da epitheliale Zellen zur Aufrechterhaltung der Gewebshomöostase unter normalen Bedingungen das intrinsische Suizidprogramm aktivieren, wenn einzelne Zellen aus ihrem typischen Gewebsverband herausgelöst werden. Entsprechend müssen disseminierende Tumorzellen und daraus sich entwickelnde Metastasen zumindest Teile des Apoptoseprogramms ausschalten, z. B. durch Hochregulation anti-apoptotischer Gene. Für das Pankreaskarzinom wurden dafür verschiedene Mechanismen identifiziert, bzw. vorgeschlagen (Abb. 3): die Überexpression der ‚Fas-associated phosphatase-1' kann die Fas-vermittelte Apoptose hemmen [3], entsprechendes gilt für die Überexpression des Anti-Apoptosegens Bcl-XL z. B. in der TNF-vermittelten Apoptose. Chemotherapeutika und Strahlen entwickeln ihre toxischen Effekte wahrscheinlich ebenfalls über die gleichen Apoptosesignalwege [4] und sind in vielen Fällen von der Wildtyp-Funktion des p53 Tumorsuppressors abhängig, die wiederum in der Mehrzahl der Fälle von Pankreaskarzinomen verloren gegangen ist. Die im Apoptoseprogramm früh einsetzende proteolytische Kaskade in Form der Aktivierung von Caspasen (z. Übersicht: [5]) kann möglicherweise durch einen neu von uns bei Pankreaskarzinomen beschriebenen Mechanismus blockiert werden [6]: 7/7 Pankreastumorzellinien synthetisieren das IL-1β-Vorläuferprotein, das als kompetitiver Inhibitor Apoptose-typische Substrate kompetieren kann [7].

Ein aktuelles Problem molekularbiologischer Untersuchungen im Hinblick auf eine Tumortherapie besteht in der detaillierten Ausarbeitung der komplexen Genotyp-Phänotyp Beziehun-

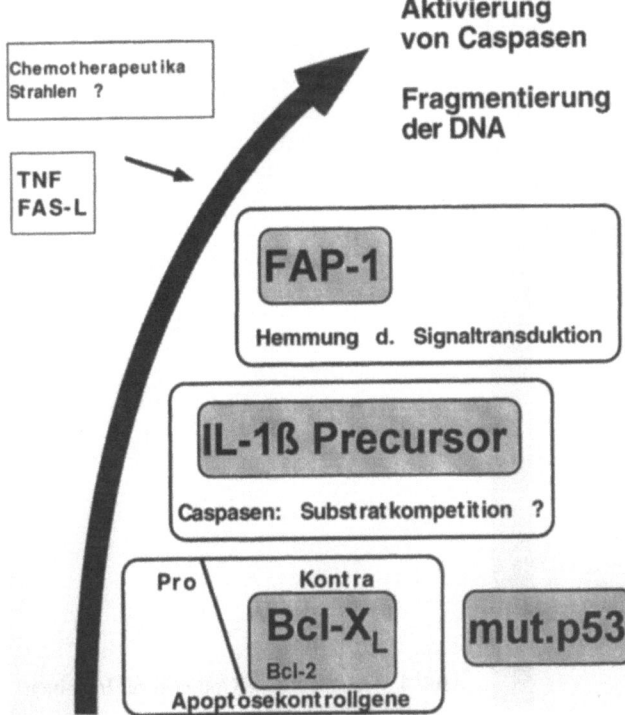

Abb. 3. Molekulargenetische Alterationen beim Pankreaskarzinom: Apoptose

gen in Tumorzellen, die beispielhaft kurz aufgezählt werden sollen:

a) Welche spezifischen genetischen Alterationen bestimmen das deregulierte Wachstum, wie es teilweise durch Überexpression von Tyrosinkinasen und Wachstumsfaktor-Rezeptor-vermittelte autokrine Stimulierungsmechanismen [8] bewirkt wird?
b) Welche genetischen Alterationen außer Mutationen im p53 Gen resultieren in der verstärkten Synthese angiogener Faktoren von Tumoren (z. Übersicht: [9]) und sind somit ‚rate-limiting' für die Größenzunahme sowohl von Primärtumoren als auch Metastasen?
c) Woraus resultiert die Hochregulation der Cyclooxygenase-2 [10] beim Übergang vom Adenom zum Karzinom und bietet somit einen Ansatzpunkt zur Chemoprävention durch entsprechend spezifische Enzyminhibitoren, z. B. aus der Gruppe der nicht-steroidalen Entzündungshemmstoffe?

Unabhängig von zusätzlichen, dezidierten molekulargenetischen Untersuchungen, die diese und zahlreiche weitere Fragen zu beantworten helfen werden, sind schon die bisherigen Erkenntnisse umfassend genug, um eine auf einem kausalen Verständnis von Pathomechanismen beruhende Therapiestrategie für gastrointestinale Tumoren zu entwickeln. Dabei konzentrieren sich diese Anstrengungen zur Inhibition der Tumorprogression auf vier Bereiche (vgl. Abb. 4):

1. (ad Proliferation): Ausgehend vom traditionellen Verständnis von Krebs als einem zellulären Ereignis mit verstärkter Proliferation befaßt sich die Mehrzahl der bisherigen chemotherapeutischen Ansätze mit der Inhibition direkt-proliferationsassoziierter Prozesse der DNA-Synthese. Basierend auf neuen molekularbiologischen Erkenntnissen über Fehlregulationen anderer Enzymsysteme ergeben sich „neue Achillesfersen" in Tumorzellen. Dazu gehören die Farnesyltransferase [11], die das Ras-p21 Protein sekundär modifiziert und dadurch die für die p21-Ras Funktion essentielle Interaktion mit der Zytoplasmamembran vermittelt. Die große Zahl von Tyrosinkinasen (vor allem Wachstumsfaktor-Rezeptoren aber auch Signalübertragungsmoleküle), die in Tumorzellen überexprimiert gefunden wurden, stimulierte die Suche nach spezifischen Inhibitoren, die als „Tyrphostine" inzwischen experimentell-klinisch untersucht werden.

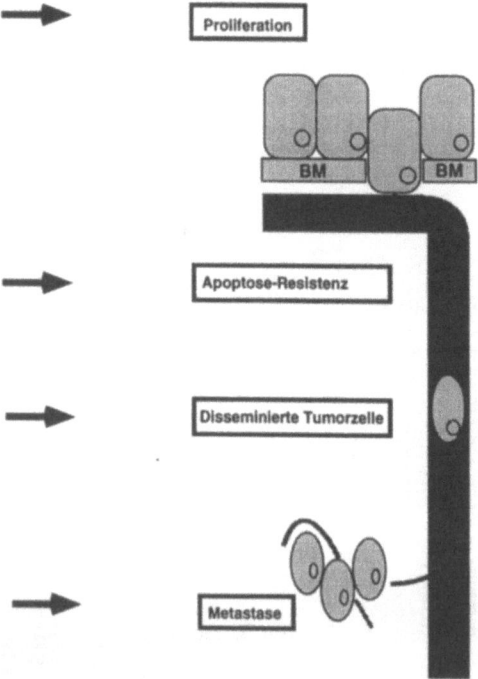

Abb. 4. Therapeutische Optionen zur Inhibition der Tumorprogression

Neben klassisch-pharmakologischen Inhibitoren kann auch die „Antisense"-Technik [12] entweder mit Hilfe von Oligonukleotiden [13] oder von Ribozymen [14] die gleiche Funktion der Proliferationsinhibition erfüllen, hier aber durch Verhinderung der Synthese von Tyrosinkinasen statt einer Substrat-Blockade. Neue Erkenntnisse zur Re-Aktivierung der Telomerase in Tumorzellen, die damit die „intrinsische Seneszenz-Uhr" zurückdrehen, stimulierten erheblich die Suche nach geeigneten blockierenden Substanzen.

Eine konzeptionell andere Strategie zur Proliferationsinhibition verfolgen die Ansätze, die eine Differenzierungsinduktion maligner Zellen zum Ziel haben. Dies kann durch Retinolsäurederivate, Zytokine oder auch durch extrazelluläre Matrix erfolgen [15].

2. (ad Apoptose-Resistenz): Als konzeptionelles Gegenstück zur Proliferationsinhibition und wahrscheinlich längerfristig im Sinne einer komplementierenden Strategie einzusetzende Verfahren versuchen, die Apoptosefähigkeit von Tumorzellen wiederherzustellen. Dies setzt eine Identifizierung von fehlgeschalteten Schlüsselfunktionen im Apoptoseprogramm maligner Zellen voraus (vgl. [3]). Als Beispiel für ein konzertiertes Vorgehen in diesem Bereich wurde unlängst für das maligne Melanom gezeigt, daß die Applikation von Antisense-Oligonukleotiden gegen das anti-apoptotische Gen bcl-2 die resistenten Tumorzellen vulnerabel für Chemotherapeutika machte [16]. In den Fällen, in denen die Apoptosefähigkeit durch den Verlust der Wildtyp-Funktion von Tumorsuppressorgenen in Tumorzellen abhängt, erscheint auch die „gene replacement" Strategie aussichtsreich, insbesondere wenn es gelingt, gleich zwei (z. B. p16 und p53) Gene zu übertragen [17]. Dies führt im Kontext einer Tumorzelle i.d.R. alleine schon zu einer Apoptoseinduktion, allerdings ist auch hier die Effizienz und die Spezifizierung des Gentransfers unter in vivo Bedingungen ein noch ungelöstes Problem. Ein von der p53 Wildtyp-Funktion unabhängiges Verfahren zur Apoptose-Induktion in Tumorzellen bietet die „Prodrug"-Strategie [18, 19]. Dabei wird ein virales (HSV-TK) oder bakterielles (Cytosindesaminase) Gen in Tumorzellen übertragen (mit den vergleichbaren Problemen der Gentherapie wie vorstehend aufgeführt) und führt dort zur ortsgebundenen Aktivierung einer systemisch applizierten (wenig toxischen) Substanz, z. B. von Ganciclovir oder Aciclovir, die nach Phosphorylierung durch die Herpes simplex Thymidinkinase und anschließende weitere Phosphorylierung durch zelluläre Enzyme zum toxischen Triphosphat metabolisiert werden. Die Attraktivität dieses Konzeptes beruht unter anderem darauf, daß durch einen „bystander" Effekt (im Wesentlichen durch „gap-junction" Kommunikation zwischen den Zellen vermittelt) die gentherapeutische Veränderung einer Minderheit der Tumorzellen ausreicht, um eine drastische Wirkung zu erzielen und zum anderen vor allem auf einem noch wenig erforschten immunologischen „bystander" Effekt, der – bei Erfolg – prinzipiell dazu geeignet ist, einen nachhaltigen therapeutischen Effekt zu erzielen, ein Ziel von hoher Priorität.

3. (ad Disseminierte Tumorzelle): Die Dissemination von Tumorzellen kann sowohl immunzytologisch [20] als auch molekularbiologisch [21] in verschiedenen Kompartimenten des Körpers (u.a. Knochenmark, peripheres Blut, Peritoneum, Lymphknoten) sensitiv und spezifisch erfaßt werden. Derartige Detektionssysteme – eventuell zur Frühdiagnose einer Tumorerkrankung bzw. von Rezidiven, insbesondere aber zur Verlaufskontrolle nach chirurgischer Intervention – stellen nicht noch einen weiteren „serum-assay", sondern die präzise Erfassung des unmittelbaren Ereignisses der malignen Dissemination dar.

Im Vergleich zu soliden Tumoren sind disseminierte Tumorzellen i.d.R. leichter zugänglich, ein großer Vorteil, den es durch geeignete adjuvante therapeutische Interventionsstrategien zu nutzen gilt. Dazu gehören aus immunologischer Sicht (i) die Applikation von Effektorantikörpern (z. B. 17-1A, 425), die eine „ADCC" (Antikörper-vermittelte zelluläre Zytotoxizität)-Reaktion vermitteln [22, 23] sowie (ii) die Vakzinierung mit Peptiden (z. B. 17-1A, Muc-1 und p53, die aktuell in den Universitäten Ulm, Kiel und Mainz klinisch erprobt werden), die neben einer humoralen Reaktion auch eine CTL-Reaktion bewirken können.

4. (ad Metastase): Zur Verhinderung des Auswachsens von soliden Metastasen (und natürlich auch von invasiven Primärkarzinomen) gibt es sehr aktuelle und intensiv diskutierte Ansätze zur Inhibition der Tumor-Angiogenese. Diese Strategie gründet sich interessanterweise auf z.T.

schon sehr lange in der Diskussion befindliche Überlegungen, die „Tumoren als Wunden, die nicht heilen" beschreiben [24] und schon früh das peritumorale Stroma als therapeutischen Ansatzpunkt vorschlugen. Die Substanz TNP-470 [25] inhibiert Endothelzellen und wird z. Zt. von uns auch in einem orthotopen Pankreastumormodell in der SCID Maus untersucht. Angiostatin, ein Fragment von Plasminogen, und Endostatin, ein Fragment von Kollagen XVIII, sind die z. Zt. prominentesten Vertreter der immer größer werdenden Gruppe von Angiogeneseinhibitoren [26]. Auch Zytokine kommen für diese noch überwiegend experimentelle Strategie in Betracht, so inhibiert z. B. IFN-α die Synthese von FGF, das selbst wiederum die Angiogenese fördert.

Synoptisch ausgedrückt, stellen die vorstehend sehr knapp charakterisierten Erkenntnisgewinne über die molekularbiologischen Veränderungen gastrointestinaler Tumoren eine zunehmende Chance dar, moderne tumortherapeutische Behandlungsstrategien zu entwickeln.

Literatur

1. Vogelstein B, Kinzler KW (1993) The multistep nature of cancer. Trends Genet 9: 138–141
2. Hahn SA, Kern SE, Schmiegel WH (1997) Neue molekularbiologische Erkenntnisse aus der Pankreaskarzinom-Forschung. Deutsches Ärzteblatt 49: 2706–2712
3. Ungefroren H, Voss M, Jansen M, Roeder C, Henne-Bruns D, Kremer B, Kalthoff H (1998) Human Pancreatic Adenocarcinomas Express Fas and Fas Ligand Yet Are Resistant to Fas-mediated Apoptosis. Cancer Res 58: 1741–1749
4. Herr I, Wilhelm D, Böhler T, Angel P, Detatin KM (1997) Activation of CD95 (APA-1/Fas) signaling by ceramide mediates cancer therapy-induced apoptosis. The EMBO J 16: 6200–6208
5. Hirata H, Takahashi A, Koboyashi S, Yonehara S, Hirofumi S, Okazaki T, Yamamoto K, Sasada M (1998) Caspases Are Activated in a Branched Protease Cascade and Control Distinct Downstream Process in Fas-induced Apoptosis. J Exp Med 187: 587–600
6. Brand PA, Röder C, Kornahl V, Kremer B, Kalthoff H (1997) Interleukin-1β is expressed, processed, and secreted as bioactive cytokine by pancreatic tumor cells. 28th Annual Meeting 1997 of Immunobiology 24.–27.09: 379
7. Tatsuta T, Cheng J, Mountz JD (1996) Intracellular IL-β Is an Inhibitor of Fas-Mediated Apoptosis. J Immunol 3949–3957
8. Schmielau J, Kalthoff H, Roeder C, Schmiegel W (1996) The Role of Cytokines in Pancreatic Cancer. Int J Pancreatol 19: 157–163
9. Liotta LA, Steeg PS, Stetler-Stevenson WG (1991) Cancer Metastasis and Angiogenesis: An Imbalance of Positive and Negative Regulation. Cell 64: 327–336
10. Eberhart CE, Coffey RJ, Radhika A, Giardiello FM, Ferrenbach S, Dubois RN (1994) Up-regulation of Cyclooxygenase 2 Gene Expression in Human Colorectal Adenomas and Adenocarcinomas. Gastroenterology 107: 1183–1188
11. Müller C, Große Bockhorn A, Klusmeier S, Kiehl M, Roeder C, Kalthoff H, Koch OM (1998) Lovastatin inhibits proliferation of pancreatic cancer cell lines with mutant as well as with wild-type K-ras oncogene but has different effects on protein phosphorylation and induction of apoptosis. Int J Oncol 12: 717–723
12. Mercola D, Cohen JS (1995) Antisense approaches to cancer gene therapy. Cancer Gene Therap 2: 47–59
13. Fiedler A, Knorre C, Franke Y, Henne-Bruns D, Kremer B, Lüttges J, Maier M, Gerster M, Bleicher K, Bayer E, Kalthoff H (1998) Growth inhibition of pancreatic tumor cells by modified antisense oligodeoxynucleotides. Langenbeck's Arch Surg 383: 269–275
14. Juhl H, Downing SG, Wellstein A, Czubayko F (1997) HER-2/neu Is Rate-limiting for Ovarian Cancer Growth. J Biol Chem 272: 29482–29486
15. Kalthoff H, Löhr M, Röder C, Schmiegel W (1995) Pankreaskarzinom, in: Erkrankungen des exkretorischen Pankreas: 385–404. Gustav Fischer Verlag, Stuttgart
16. Jansen B, Schlagbauer-Wadl H, Brown BD, Bryan RN, v Elsas A, Müller M, Wolff K, Eichler HG, Pehamberger H (1998) bcl-2 antisense therapy chemosensitizes human melanoma in SCID mice. Nat Medicine: 232–234
17. Sandig V, Brand K, Herwig S, Bartek J, Strauss M (1997) Adenovirally transferred p16INK4/CDKN2 and p53 genes cooperate to induce apoptotic tumor cell death. Nat Medicine 3(3): 313–319
18. Freeman SM, Whartenby KA, Freeman JL, Abbout CN, Marrogi AJ (1996) In situ use of suicide genes for cancer therapy. Semin Oncol 23(1): 31–45
19. Dimaio JM, Clary M, Via D MM, Coveney E, Pappas T, Lyerly K (1994) Directed enzyme pro-drug gene therapy for pancreatic cancer in vivo. Surgery 116(2): 205–213

20. Schott A, Vogel I, Krueger U, Kalthoff H, Schreiber H-W, Schmiegel W, Henne-Bruns D, Kremer B, Juhl H (1998) Isolated tumor cells are frequently detectable in the peritoneal cavity of gastric and colorectal cancer patients and serve as a new prognostic marker. Ann Surgery 227(3): 372–379
21. Soeth E, Vogel I, Röder C, Juhl H, Marxsen J, Krüger U, Henne-Bruns D, Kremer B, Kalthoff H (1997) Comparative analysis of bone marrow and venous blood isolates from gastrointestinal cancer patients for the detection of disseminated tumor cells using reverse transcription PCR. Cancer Res 57: 3106–3110
22. Rietmuller G, Schneider-Gadicke E, Schlimok G, Schmiegel W, Raab R, Hoffken K, Gruber R, Pichlmaier H, Hirche H, Pichlmayr R, et al. (1994) Randomised trial of monoclonal antibody for adjuvant therapy of resected Dukes' C colorectal carcinoma. German cancer aid 17-1A Study group. Lancet 343(8907): 1177–1183
23. Schmiegel W, Schmielau J, Henne-Bruns D, Juhl H, Röder C, Buggisch P, Onur A, Kremer B, Kalthoff H, Jensen E (1997) Cytokine-mediated enhancement of epidermal growth factor receptor expression provides an immunological approach to the therapy of pancreatic cancer. Proc Natl Acad Sci USA 94: 12622–12626
24. Dvorak HF (1986) Tumors: wounds that do not heal. Similarities between tumor stroma generation and wound healing. N Engl J Med 315: 1650–1659
25. Fujimoto J, Hori M, Ichigo S, Hirose R, Sakaguchi H, Tamaya T (1997) Plausible novel therapeutic strategy of uterine endometrical cancer with reduction of basic fibroblast growth factor secretion by progestin and O-(chloroacetyl-carbamoyl) fumagillol (TNP-470, AGM-1470). Cancer Lett 113(1–2): 187–194
26. O'Reilly M, Boehm T, Shing Y, Fukai N, Vasios G, Lane W, Flynn E, Birkhead J, Olsen B, Folkman J (1997) Endostatin: An endogenous inhibitor of angiogenesis and tumor growth. Cell 88: 277–285

Die Bedeutung der molekularbiologischen Forschung für die Unfallchirurgie am Beispiel der Wund- und Knochenheilung

R. G. Hanselmann und W. E. Mutschler

Chirurgische Universitätsklinik, Abteilung für Unfall-, Hand- und Wiederherstellungschirurgie,
D-66421 Homburg/Saar

The Significance of Molecular Biology for Traumatological Research

Summary. During the past years molecular biology has become increasing interesting for medical research. These techniques allow the identification of intra-, extra- and intercellular mechanisms, which are important for physiological and pathophysiological processes. Because healing takes place at the cellular level, molecular biology is also relevant for traumatological research. As of yet, there are only a few papers which deal with molecular biological and traumatological problems. For this reason, we only have little knowledge of the function of genes and proteins during wound and fracture healing, for example. To demonstrate the possibilities of molecular biology, we present an experimental strategy by which these techniques can help to answer special traumatological questions.

Key words: Molecular biology – Traumatology

Zusammenfassung. Die Molekularbiologie hat in den vergangenen Jahren eine zunehmende Bedeutung für die medizinische Forschung erhalten. Durch den Einsatz der dabei verwendeten Methoden konnten neue intra-, inter- und extrazelluläre Mechanismen zur Physiologie und Pathophysiologie aufgedeckt werden. Da sich Heilung letztlich auf der zellulären Ebene abspielt, ist die Molekularbiologie prinzipiell auch für die Unfallchirurgie relevant. Bisher wurden nur wenige molekularbiologische Erkenntnisse zu unfallchirurgischen Fragestellungen publiziert. Das Wissen darüber, welche Gene und Proteine an der Wand- und Knochenheilung beteiligt sind, ist daher nur rudimentär. Anhand eigener Arbeiten wird eine Strategie aufgezeigt, wie molekularbiologische Experimente zur Klärung solcher unfallchirurgischer Fragen betragen kann.

Schlüsselwörter: Unfallchirurgie – Molekularbiologie

Die Molekularbiologie hat in den vergangenen Jahren eine weltweite Verbreitung gefunden. Ständig werden neue Gene identifiziert und charakterisiert, die für bestimmte Erkrankungen verantwortlich sind. Dabei handelt es sich z. B. um angeborene Erkrankungen, wie die zystische Fibrose, die Muskeldystrophie oder das Fragile X-Syndrom. Außerdem konnten Gene isoliert werden, deren Träger ein erhöhtes Risiko für Krankheiten haben, die bisher nicht als Erbkrankheiten bezeichnet wurden (z. B. bestimmte Formen des Mammakarzinoms). Im Zentrum der molekularbiologischen Forschung steht die Zelle mit ihren vielfältigen intra-, inter- und extrazellulären Funktionen. Da sich auch die Physiologie und Pathophysiologie der Heilung letztlich auf der zellulären Ebene abspielt, ist die Molekularbiologie prinzipiell für die Unfallchirurgie relevant. Bisher wurden allerdings nur wenige molekularbiologische Erkenntnisse zur Unfallchirurgie publiziert. Unser Wissen darüber, welche Gene und Proteine an der Wund- und Knochenheilung beteiligt sind, ist daher nur rudimentär. Auch die molekularen Prozesse sind bisher nicht geklärt. Dies mag daran liegen, daß das öffentliche Interesse an Tumorleiden und immunologischen Erkrankungen besonders groß ist und diese Forschungsbereiche besonders gefördert werden. Außerdem ist die molekularbiologische Forschung äußerst geräte- und zeitaufwendig und für einen operativ tätigen Kliniker nicht selbst realisierbar.

Wie könnte eine Strategie für molekularbiologische Experimente zur Klärung unfallchirurgischer Fragen aussehen? Als Ausgangsmaterial dienen menschliches oder tierisches Gewebe und kultivierte Zellen. An diesen Proben können Expressions- und Funktionsuntersuchungen von Genen und Proteinen durchgeführt werden, deren Bedeutung bereits aus anderen pathophysiologischen Prozessen bekannt sind und für die eine maßgebliche Rolle in der Wund- und Knochenheilung vermutet wird. Ein anderer Ansatz ist es, unmittelbar nach neuen und wichtigen Genen und Proteinen zu suchen. Drei Beispiele aus unserem Labor sollen diesen strategischen Ansatz verdeutlichen.

Beispiel 1: Die Bedeutung der Chromosomen für die Wundheilung

Untersucht man die Chromosomen in einer gut heilenden Wunde, stellt man fest, daß ein Teil der Zellen in einer bestimmten Phase der Wundheilung ihren Chromosomensatz verdoppelt haben, sogenannte tetraploide Zellen. Dieses Phänomen ist in chronischen Wunden und Kontrollen (nicht verletzte Hautfibroblasten) nicht vorhanden. Ein solcher Befund wirft viele Fragen auf. Welche Bedeutung hat diese Zelle für die Heilung? Um welchen Zelltyp handelt es sich? Wie entsteht diese Zelle?

Es konnte gezeigt werden, daß p53 (ein Zellzyklusprotein) in der frühen Anfangsphase der Wundheilung deutlich reduziert exprimiert wird. Da ferner bekannt ist, daß Zellen, denen das Gen für p53 gentechnisch entfernt wurde, vermehrt Tetraploidien ausbilden, ist ein Zusammenhang zwischen p53 und tetraploiden Zellen in der Wunde zu vermuten. Um diesen Zusammenhang aufzuklären haben wir folgendes Experiment durchgeführt. An p53 knockout Mäusen wurde eine standardisierte Defektwunde etabliert. Diesen Mäusen fehlen beide Allele für das p53-Gen. Als Kontrolle dienten normale, gesunde Mäuse. Das während der Wundheilung entstandene Granulationsgewebe wurde an den Tagen 0, 6, 12, und 15 entnommen und mit molekularen zytogenetischen Techniken untersucht. Dabei zeigte sich tatsächlich, daß nicht nur Zellen mit einem normalen Chromosomensatz (40 Chromosomen) vorhanden waren, sondern in einem hohen Prozentsatz tetraploide Zellen entstanden (80 Chromosomen). Darüber hinaus waren sogar hyperploide Zellen in den homozygot p53 knockout Mäusen nachzuweisen (bis > 400 Chromosomen). Im zeitlichen Verlauf der Wundheilung nahm bei normalen (p53 wild Typ) Mäusen der Anteil tetraploider Zellen zunächst deutlich zu, er erreichte jedoch am 15. Tag wieder seinen Ausgangswert. Im Gegensatz dazu blieb ein solcher Abfall bei knockout Mäusen aus. Hier zeigte sich sogar eine sukzessive Zunahme der hyperploiden Zellen. Diese Befunde lassen darauf schließen, daß tetraploide Zellen an der regelrechten Wundheilung und p53 an deren Regulation beteiligt sind. Aus molekularbiologischer Sicht kann somit das chirurgische Wunddebridement als eine Reaktivierung der Entzündungskaskade verstanden werden, die mit vermehrter Tetraploidie der Zellen einhergeht. Hierdurch wird die klinische Erfahrung bestätigt, daß ein adäquates chirurgisches Debridement in der Regel zu einer verbesserten Wundheilung führt. Ob ein Zusammenhang zwischen chronischen Wunden und dem Ausbleiben tetraploider Zellen besteht, ist Gegenstand derzeitiger Untersuchungen.

Beispiel 2: Identifizierung von wundheilungsassoziierten Genen

Für diesen experimentellen Ansatz gehen wir davon aus, daß auf zellulärer Ebene die normale und gestörte Wund- oder Knochenheilung auf unterschiedliche Genaktivitäten zurückzuführen

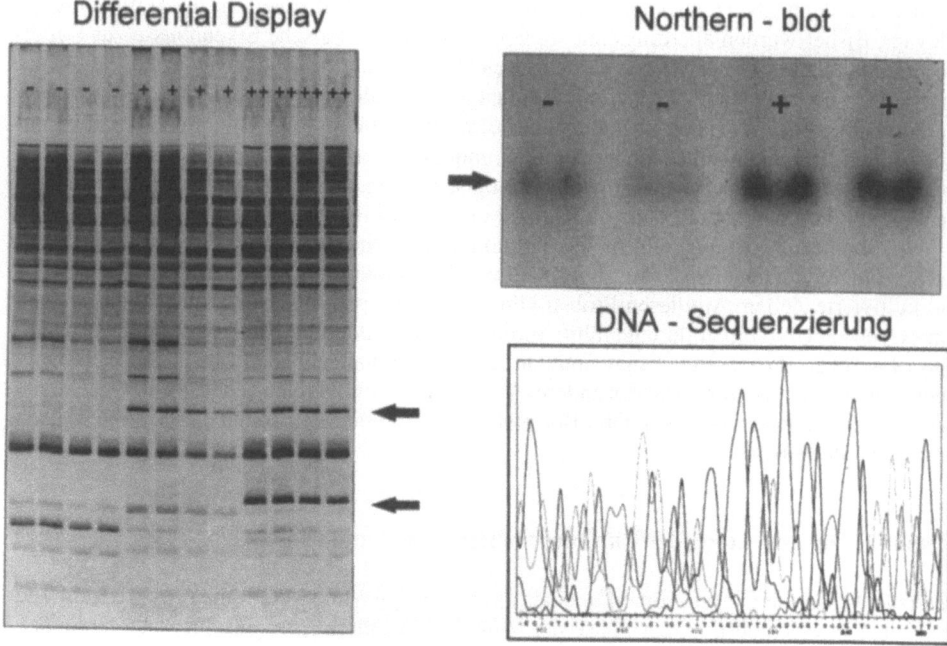

Abb. 1

sind. Mit der Differential-Display-Methode kann man z. B. unterschiedlich exprimierte Gene in gut und schlecht heilenden Wunden direkt miteinander vergleichen. Durch diese spezielle PCR-Technik werden alle aktiven Gene vermehrt, in einem Gel parallel aufgetrennt und anschließend gefärbt. Im Falle unterschiedlicher Genexpression ist in einem Gel eine Bande vorhanden, in dem anderen nicht. Falsch positive und falsch negative Banden werden durch das Northern-Blot-Experiment (Nachweis der entsprechenden RNA) ausgeschlossen. Bestätigt sich hier der Befund, wird das DNA-Fragment kloniert und sequenziert und mit den bereits bekannten DNA-Sequenzen einer internationalen Datenbank verglichen (siehe Abb. 1). Es ist zu hoffen, daß durch die Identifizierung und Charakterisierung dieser Gene das Verständnis über die regelrechte und gestörte Wundheilung erweitert werden kann und somit in Zukunft zur Verbesserung der Therapie beiträgt.

Beispiel 3: Identifizierung von knochenheilungsassoziierten Proteinen

Die kallusvermittelte Frakturheilung wird u.a. durch Mikrobewegungen im Frakturspalt erzeugt. Zuviel und zu wenig Bewegung im Frakturspalt verhindern die Knochenheilung. Ein Schlüssel zum Verständnis dieses Phänomens liegt darin, daß Osteoblasten in Abhängigkeit vom Ausmaß der Mikrobewegungen unterschiedlich aktiv sind und verschiedene Proteine sezernieren. Dies ist z. B. für die TGF-Wachstumsfaktorfamilie nachgewiesen worden. Neben diesen Wachstumsfaktoren müssen noch eine Reihe von anderen Proteinen beteiligt sein. Mit Hilfe der 2D-Gel-Elektrophorese ist man in der Lage, solche Proteine und ihre Expression in Abhängigkeit von Mikrobewegungen (Dehnung, Stauchung) nachzuweisen. In unserem Experiment kultivierten wir hierzu Knochenzellen in einer speziell angefertigten Apparatur, mit der ein definierter Dehnungsreiz ausgeübt wird. Zu bestimmten Zeitpunkten (Stunden, Tage) wurden der Zellüberstand entfernt und die darin enthaltenen Proteine isoliert und anschließend anhand ihres Isoelektrischen Punkts und ihrer Molekülgröße aufgetrennt. Vergleicht man die Ergebnisse der 2-D-Gelelektrophorese von gedehnten und nicht-gedehnten Zellen, erhält man verschiedene Proteinmuster (siehe Abb. 2), die sich aus sogenannten Proteinspots zusammensetzen. Solche Spots

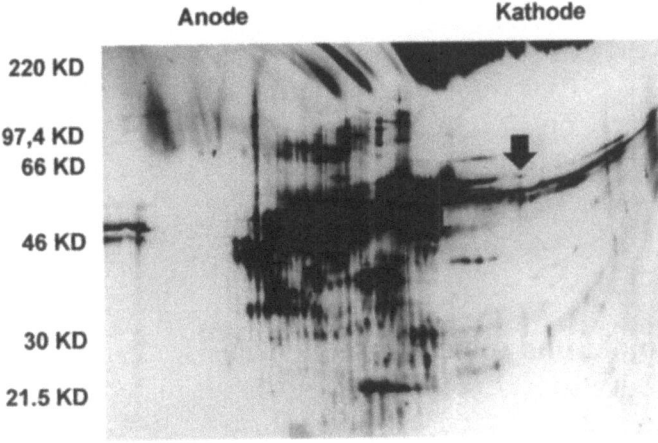

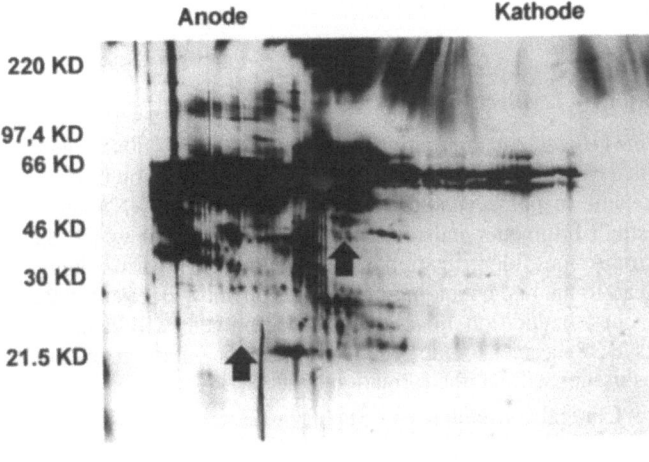

Abb. 2. 2D-Gel Elektrophorese

werden isoliert und sequenziert. Anhand der Aminosäuresequenz läßt sich die DNA-Sequenz ableiten und damit letztendlich das ganze Gen definieren und in bezug zur ausgeübten Dehnung setzen. Ziel ist die Charakterisierung von Proteinen, die nach Mikrobewegung sezerniert werden und die Kallusbildung initiieren oder verhindern.

Die molekularbiologische Forschung in der Unfallchirurgie steht noch ganz am Anfang. Aktuell durchgeführte Experimente sind vor allem quantitative und qualitative Expressionsstudien über Zytokine und Proteine der extrazelluären Matrix. Mit der hier dargestellten Strategie wollen wir dazu beitragen, daß die gesamte Palette der molekularbiologischen Methoden in die unfallchirurgische Forschung Einzug hält und dadurch das Verständnis der normalen und gestörten Heilung auf Zell- und Gewebeebene erweitert wird. Durch die Aufdeckung dieser Mechanismen könnte dann vielleicht in Zukunft eine gezielte, rationale Therapie möglich werden. Denkbar ist die Beeinflussung der gestörten Heilung durch gezielte Induktion oder Inhibition relevanter Gene und Proteine in Anlehnung der gentherapeutischen Bemühungen bei Tumorerkrankungen. Derzeit sind die dazu notwendigen Techniken noch in der Experimentierphase, so daß in der nächsten Zeit noch nicht mit einem klinischen Einsatz zu rechnen ist.

Literatur beim Verfasser.

Das humane Genomprojekt und seine Konsequenzen für die Chirurgie

H. K. Schackert, Ch. Kruppa und M. Hahn

Abteilung Chirurgische Forschung, Universitätsklinikum Carl Gustav Carus,
Technische Universität Dresden, Fetscherstraße 74, D-01307 Dresden

The Human Genome Project – Implications for Surgery

Summary. The Human Genome Project is an international effort to discover all 80.000 genes of the human genome and to determine the complete sequence of the three billion basepairs of the human DNA. Chromosome mapping enables fragmentation of large DNA pieces, sequencing of the resulting small fragments and realignment in the order in which they originally occurred in the chromosomes. Identification of genes involved in various benign and malignant diseases will lead to the understanding of their action and will result in prevention-based medical approaches. In addition, novel therapeutic regimens will be devised based on human gene products. Decipherment of the genetic programs of embryogenesis will enable regeneration of various tissues without the formation of scars.

Key words: Genome project – Clinical consequences – Surgery – Genes

Zusammenfassung. Das menschliche Genomprojekt ist eine internationale Unternehmung mit dem Ziel, die 80.000 Gene des menschlichen Genoms zu identifizieren und die komplette Sequenz der drei Milliarden Basenpaare der menschlichen DNA zu bestimmen. Die Kartierung der Chromosomen erlaubt die Fragmentierung großer DNA Bruchstücke, das Sequenzieren der entstehenden kleinen Fragmente und das Zusammenfügen der Sequenz in der ursprünglichen Reihenfolge. Die Identifizierung von Genen, die mit verschiedenen benignen und malignen Erkrankungen assoziiert sind, wird zum Verständnis ihrer Funktion und zu präventiven medizinischen Ansätzen führen. Darüber hinaus werden neuartige Therapiekonzepte auf der Grundlage menschlicher Genprodukte entwickelt. Letztendlich wird die Entschlüsselung der genetischen Programme, die eine Rolle bei der Embryogenese spielen, Geweberegeneration ermöglichen.

Schlüsselwörter: Genomprojekt – klinische Konsequenzen – Chirurgie – Gene

Das menschliche Genomprojekt (HGP) ist ein internationales Programm, das zum Ziel hat, die ungefähr 80.000 menschlichen Gene zu identifizieren und die gesamte Sequenz des menschlichen Genoms festzustellen. Ein Chromosomensatz, bestehend aus 23 Chromosomen, umfaßt ungefähr 3 Milliarden DNA-Basenpaare. Die 80.000 menschlichen Gene und speziell die für die entsprechenden Proteine kodierenden Regionen nehmen jedoch lediglich 5% der gesamten menschlichen DNA ein. Primär sollen die genetischen Marker auf den Chromosomen die einzelnen Unterabschnitte eindeutig identifizieren. Diese Markierungen sind die Voraussetzung für die geordnete Fragmentierung der Chromosomen in kleine Untereinheiten, die dann der DNA-Sequenzierung unterzogen werden können. Aufgrund der Überlappung der einzelnen Unterfragmente ist es möglich, die komplette Sequenz des Chromosoms letztendlich wiederherzustellen. Dreizehn hochspezialisierte Zentren, davon neun in den USA und jeweils ein Zentrum in England, Deutschland (Genom-Sequenzierzentrum Jena: http://www.genome.imb-jena.de), Frankreich und Japan, werden sich der Sequenzierung und Zusammensetzung der DNA-Sequenzen annehmen. Allgemeine Informationen sind im Internet unter http://www.ornl.gov/TechResources/Human_Genome erhältlich.

Finanziert wird das menschliche Genomprojekt in den USA vom Department of Energy (http://www.doe.gov) und von den National Institutes of Health (http://www.nih.gov). Die internationale Organisation zur Koordinierung des Projektes ist die Human Genome Organisation (HUGO) (http://www.hugo.gdb.org).

Akzeptiert man das Paradigma, daß die DNA-Sequenz eines Gens in ein Protein übersetzt wird, dessen spezifische Struktur in einer Funktion resultiert, dann ist die Aufklärung der DNA-Sequenz aller Gene und die Analyse ihrer Funktion die molekulare Basis aller phänotypischen Merkmale des Menschen. Variationen in der Gensequenz müssen demzufolge in unterschiedlichen Phänotypen resultieren. Dies ist die Voraussetzung für die prädiktive Diagnostik benigner und maligner Erkrankungen mit hoher und niedriger Penetranz. Die Prädiktion von Erkrankungen lange vor ihrem Ausbruch wird die medizinischen Bemühungen vom therapeutischen Ansatz zur präventiven Maßnahme verschieben, die deutlich effektiver und kostengünstiger sein wird. Erste Beispiele dafür sind die Prädiktion hereditärer kolorektaler Karzinome (familiäre adenomatöse Polyposis und Lynch-Syndrom) und damit assoziierte präventive Maßnahmen bis hin zur präventiven Chirurgie. Die Entdeckung von zahlreichen genetischen Risikofaktoren mit niedriger Penetranz bei fehlender familiärer Häufung ist im Rahmen des Human Genome Diversity Projects (HGDP) (http://paella.med.yale.edu/hgdpdb) zu erwarten und wird zukünftig die Prädiktion von sogenannten sporadischen benignen und malignen Erkrankungen erlauben.

Zahlreiche menschliche Genprodukte, die rekombinant in transgenen Tieren hergestellt werden, sind heute bereits peri- und intraoperativ im Einsatz. Dazu zählen zahlreiche Proteine des menschlichen Gerinnungssystems, aber auch rekombinante menschliche Proteine, die hochspezifisch die Bildung korpuskulärer Elemente des Blutes stimulieren, wie Erythropoetin, Thrombopoetin und GM-CSF. Solche morphogenen Proteine werden auch in anderen Bereichen der Chirurgie voraussichtlich eine bedeutende Rolle spielen. Erste klinische Phase-III-Studien mit Bone Morphogenetic Proteins (BMPs) sind abgeschlossen und zeigen, daß die lokale Verabreichung dieser Proteine einen ähnlichen Effekt wie Knochentransplantate bei Defektfrakturen haben. BMPs wandeln mesenchymale Zellen in Osteoblasten und Chondrozyten um und haben die Potenz, auch in großen Knochendefekten die Knochenregeneration zu stimulieren. Die Knochenheilung ist die einzige Gewebeheilung, die ohne Narbenbildung abläuft. Gewebeheilung ohne Narbenbildung entspricht einer echten Geweberegeneration. Erzeugung von Geweben aus entsprechenden Vorläuferzellen wird jedoch durch fein abgestimmte genetische Programme und die Expression von menschlichen Genen in der Embryogenese ermöglicht. Die Identifizierung der entsprechenden Gene und von spezifischen Regulationsprogrammen zur Regeneration von Gewebedefekten oder zur Erzeugung von Geweben oder Organen eröffnet der zukünftigen Chirurgie neue Möglichkeiten. Narbenlose Gewebeheilung im Bereich der Haut ist ebenso denkbar, wie die Heilung von chronischen Wunden oder die Überbrückung von großen Hautdefekten. Neben der BMP-gesteuerten Heilung von großen Knochendefekten sollte auch die Regeneration von Organen in situ oder die Erzeugung von Organen in vitro möglich sein, deren Replantation als autogenes Gewebe keinerlei Immunsuppression des Empfängerorganismus erfordert. Die Identifizierung entsprechender embryonaler Programme und Gene rücken in der fernen Zukunft die Regeneration von verletzten Nerven und die Regeneration von Gliedmaßen in den Bereich des Möglichen.

Die Entschlüsselung der molekularen Grundlagen des menschlichen Körpers ist mit erheblichen medizinischen Vorteilen aber auch Problemen behaftet. Die genetische Analyse und Prädiktion von Erkrankungen kann zur Diskriminierung und Benachteiligung der Betroffenen führen. Ein Begleitprojekt des menschlichen Genomprojektes ist deshalb ELSI, das von HUGO organisiert wird und für „ethical, legal and social implications" steht (http://www.ornl.gov/TechResources/Human_Genome/resource/elsi.html). Die Beachtung dieser Problematik wird es uns ermöglichen, die Schätze des Genoms, nämlich die Gene, für die Medizin und speziell die Chirurgie ohne Nachteile für das Individuum und die Gesellschaft nutzbar zu machen.

Literatur

Internetadressen sind als Links auf der Homepage der Chirurgischen Arbeitsgemeinschaft Molekulare Diagnostik und Therapie (CAMO) verfügbar (http://www.tu-dresden.de/medf/ag/camo/home.htm).

Themenschwerpunkt:

Virtuelle Operationsplanung

Prinzipien und derzeitige Möglichkeiten virtueller Szenarien für die operative Therapieplanung

K.-H. Englmeier, M. Haubner und C. Krapichler

GSF-Forschungszentrum für Umwelt und Gesundheit, Institut für Medizinische Informatik und Systemforschung, Ingolstädter Landstraße 1, D-85764 Neuherberg

Principles and Current Options for Planning Surgery Using Virtual Scenarios

Summary. This paper describes several new visualization and interaction techniques that enable the use of virtual environments for routine medical purposes. A new volume-rendering method supports shaded and transparent visualization of medical image sequences in real-time with an interactive threshold definition. Based on these rendering algorithms a segmentation approach offers intuitive assistance for a wide range of requirements in diagnosis and therapy planning. In addition, a hierarchical data representation for geometric surface descriptions guarantees optimal use of available hardware resources and prevents inaccurate visualization. Applications such as virtual endoscopy are described.

Key words: Virtual Reality – Surface reconstruction – Volume visualization – Virtual endoscopy

Zusammenfassung. Mit den Schwerpunkten dreidimensionale Präsentation und Benutzerinteraktion erhält die virtuelle Realität in der Medizin einen besonderen Stellenwert. Voraussetzung sind digitale Tomographieverfahren, die die dreidimensionale Anatomie erfassen und somit nach Verarbeitung mit digitaler Bildanalyse eine dreidimensionale Repräsentation und Modellierung erlauben. Vorgestellt werden Methoden der digitalen Bildverarbeitung und Computergraphik, die die Planung und Simulation von chirurgischen Eingriffen unterstützen. Beispiele aus der virtuellen Endoskopie werden gezeigt.

Schlüsselwörter: Virtuelle Realität – Oberflächenrekonstruktion – Volumenvisualisierung – Virtuelle Endoskopie

Einleitung

In die Gesundheitsversorgung werden immer wieder innovative technische Entwicklungen eingeführt. Insbesondere die Informationstechnologie leistet dabei heute einen entscheidenden Beitrag. In vielen Fällen ist dieser Prozeß auf einen Technologieschub zurückzuführen, der möglicherweise nicht auf einen medizinisch indizierten Bedarf trifft. Vor dem Hintergrund der Progression der Gesundheitskosten einerseits und der Notwendigkeit einer effektiven Verwendung von Forschungs- und Entwicklungsressourcen andererseits ist es wichtig, frühzeitig solche Entwicklungen zu identifizieren, von denen ein Beitrag zur Verbesserung von Qualität und Effizienz von Gesundheitsleistungen erwartet werden kann.

Eine aktuelle Entwicklung ist die Technik der virtuellen Realität, die auch unter dem Namen „Cyberspace" insbesondere im Bereich der Unterhaltungsindustrie eine zunehmende Verbreitung findet. Aber auch andere Anwendungen zum Beispiel in Architektur und Design sind heute bereits Realität.

Protagonisten dieser Technik diskutieren auch Einsatzmöglichkeiten im Gesundheitswesen. Potentielle Anwendungsgebiete sind die auf einem dreidimensionalen Abbild des individuellen Patienten basierende Operationsplanung und -durchführung oder auch die auf dreidimensionalen Atlanten beruhende Ausbildung von Medizinern. Unter anderem von diesen Anwendungen wird ein additiver Nutzen als Ergänzung vorhandener Techniken und Methoden erwartet.

Methode

Mit den Begriffen virtuelle Realität, Cyberspace, Artificial Reality oder Virtual Environment wird heute eine von Computern erzeugte und kontrollierte Umgebung für die Mensch-Maschine-Kommunikation bezeichnet. Wichtigste Grundlage der virtuellen Realität sind dreidimensionale Darstellungen und Interaktionstechniken, die dem Benutzer den Eindruck vermitteln sollen, er befände sich innerhalb des synthetisierten Szenarios. Die virtuelle Realität ist daher in der graphischen Datenverarbeitung verankert und als eine Weiterentwicklung von Visualisierungstechniken und Manipulationsverfahren von geometrischen Informationen mit Hilfe von Gesten und Körperbewegungen anzusehen. Damit wird der Benutzer in Anwendung der virtuellen Realität von der Beschränktheit bisheriger Präsentations- und Interaktionstechniken – nämlich der Pseudodreidimensionalität der zweidimensionalen Bildebene – losgelöst und agiert in einer vom Computer generierten Welt.

Mit den Schwerpunkten dreidimensionale Präsentation und Benutzerinteraktion erhält die virtuelle Realität in der Medizin einen besonderen Stellenwert: denn einerseits existieren in der Medizin eine Vielzahl von digitalen bildgebenden Verfahren, die die dreidimensionale Anatomie, die Funktion und Durchblutungsverhältnisse von Organen des Menschen als räumliche/zeitliche Bildfolge erfassen und somit nach der Verarbeitung mit Bildanalyseverfahren eine dreidimensionale Repräsentation und Modellierung erlauben. Als Beispiele seien hier die Röntgencomputertomographie (CT) mit den Neuerungen Spiral-CT und Ultrafast-CT, die Kernspintomographie und die Single-Photon-Emmissionstomographie genannt.

Andererseits sind heute die computergestützte Diagnostik und Therapie Anwendungsgebiete, die bei der Bearbeitung von Patientendaten eine Vielzahl verschiedener Interaktions- und Manipulationstechniken benötigen. Dazu gehören die dreidimensionale Planung eines chirurgischen Eingriffs, die Konstruktion individuell angepaßter Implantate, bzw. die prätherapeutische Simulation eines chirurgischen Eingriffs für Ausbildung und Training.

Um Techniken der virtuellen Realität in der Medizin anzuwenden, ist es erforderlich mit Methoden der digitalen Bildverarbeitung eine Segmentation und mit Verfahren der Computergraphik eine Volumen- und/oder Oberflächenvisualisierung durchzuführen.

1. Volumen-Visualisierung

Im Gegensatz zu industriellen VR-Anwendungen sind in der Medizin keine geometrischen Objektbeschreibungen als Ausgangsdaten verfügbar. Statt dessen stellt eine Sequenz von tomographischen Schichtbildern den Ausgangspunkt der Datenverarbeitung dar. Es existieren verschiedene CPU-basierte Verfahren zur dreidimensionalen Visualisierung solcher Datenvolumen, die jedoch – mit Ausnahme von massiv-parallelen Implementierungen – aufgrund der hohen Berechnungsintensität nicht echtzeitfähig sind.

Ein sehr effizientes Verfahren zur dreidimensionalen Volumenvisualisierung auf Standard-Architekturen stellt das sogenannte 3D Texture Mapping dar [1]. Es basiert auf der Fähigkeit verschiedener Graphik-Systeme der Firma Silicon Graphics, dreidimensionale Datenvolumen als Texturen zu definieren. Damit kann eine transparente Darstellung erzeugt werden, indem – wie in Abb. 1 rechts zu sehen ist – viele parallele, teilweise transparente Schnittflächen

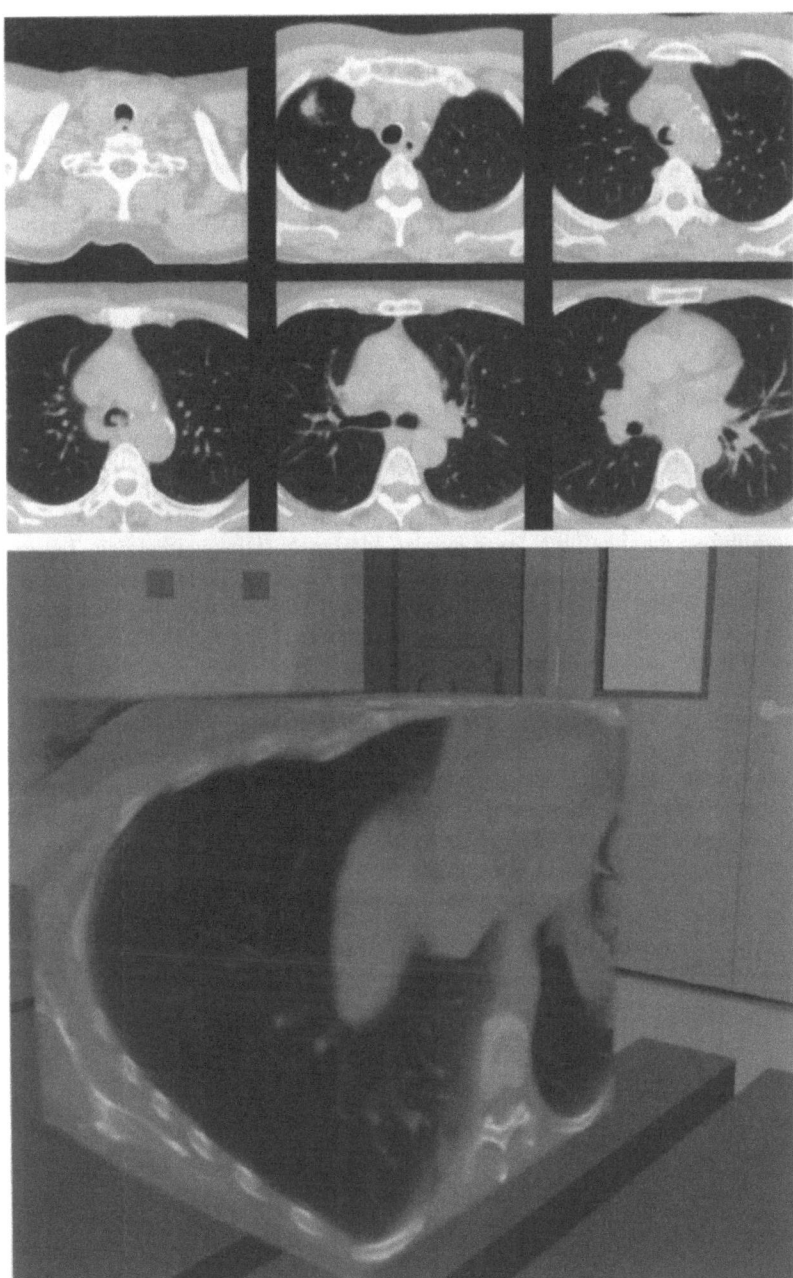

Abb. 1. Aufbereitung des Spiral-CT-Datensatzes mit volumenorientierter 3D-Visualisierung

durch den Texturquader gelegt werden. Der Grad der Transparenz läßt sich abhängig vom Grauwert durch den Einsatz von Lookup-Tabellen modifizieren, die auch die Fensterung kontrollieren.

Die Qualität der Darstellung hängt hauptsächlich von zwei Faktoren ab. Der erste ist die Ortsauflösung der 3D-Textur, die durch die Größe des installierten Textur-Speichers limitiert ist. Wenn der vorhandene Textur-Speicher nicht groß genug ist, um die vollständige Schichtbildsequenz aufzunehmen, so kann der Texturquader in kleinere Texturvolumen unterteilt werden, deren Auflösung an das Interesse des Benutzers angepaßt werden kann. Da zu einem Zeitpunkt nur eine Textur aktiv sein kann, muß dann für jede Sub-Textur die Schnittflächen-Sequenz dargestellt werden, was jedoch nur einen minimalen Performance-Verlust bedeutet. Der zweite Einflußfaktor auf Darstellungsqualität und -geschwindigkeit ist die Anzahl der erzeugten Schnittflächen und damit auch die Anzahl der zu texturierenden Pixel. Dieser Zusammenhang wird dazu verwendet, die Darstellungsqualität an die vorgegebene Bildaufbauzeit anzupassen.

Viele medizinische Anwendungsfälle lassen sich durch eine direkte 3D-Visualisierung unbearbeiteter Schichtbildsequenzen bereits ausreichend unterstützen; andere jedoch (z. B. Simulation minimalinvasiver Eingriffe) benötigen Objektinformationen (z. B. Organgrenzen) und setzen damit eine Segmentierungsphase voraus.

2. Segmentationstechniken

Auch während der Segmentation kann der Mediziner von stereoskopischen Darstellungen und den verbesserten Interaktionsmöglichkeiten der virtuellen Realität profitieren (Abb. 2).

Die Segmentierung von endoluminalen Strukturen (Bronchien, Colon, etc.) wird mit vollautomatischen Algorithmen durchgeführt. Dazu werden Merkmale (Grauwertbereich, Texturmerkmale, etc.) des Volumenausschnitts berechnet, der durch das Modellobjekt markiert wird. Diese Information läßt sich dann dazu verwenden, die Objektgrenzen durch lokale Wachstumsprozesse (des Objekts oder des Hintergrundes) genauer anzupassen. Die erste Methode ist damit für eine Segmentation relativ einfach strukturierter, groß abgebildeter Organe geeignet.

Diese Methode dient zur Segmentationsunterstützung komplex strukturierter Organe (z. B. Gefäßbäume). Sie basiert auf einem dreidimensionalen volume growing-Algorithmus [2], der durch interaktiv positionierbare Barrieren gesteuert werden kann. Dazu wählt der Benutzer als erstes durch das Verschieben der Volumen-Ränder ein möglichst kleines Sub-Volumen aus, in dem das zu segmentierende Objekt enthalten ist. Danach wird der Wachstums-Prozeß durch die Angabe des Startpunktes und evtl. eines Grauwertbereichs gestartet. Für den Fall, daß dabei ein zu großer Bereich segmentiert wird, läßt sich das Wachstum durch das Einsetzen dreidimensionaler (vordefinierter oder formbarer) Barrierekörper eingrenzen.

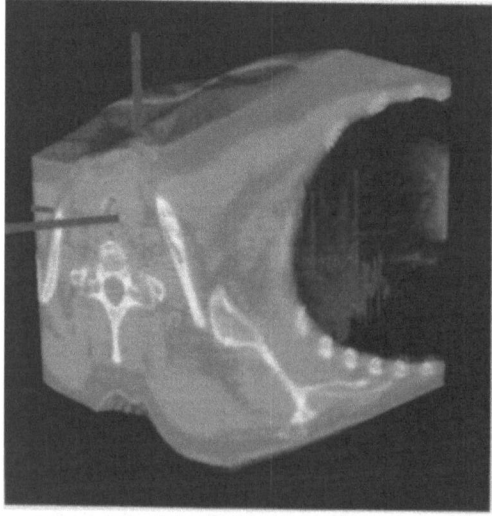
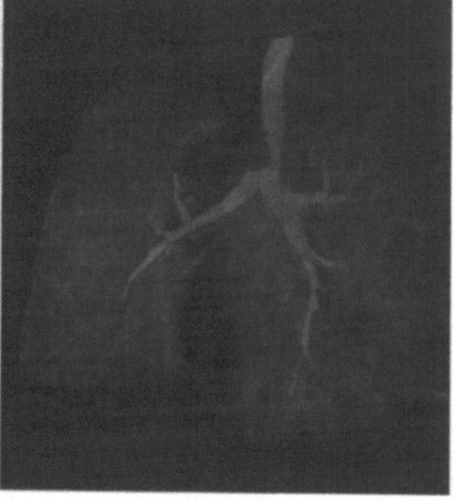

Abb. 2. Selektive Segmentation des Bronchialbaumsystems in virtueller Umgebung mit Hilfe eines Volumenwachstumsverfahrens und Konvergenzkontrolle

3. Oberflächen-Visualisierung

Zur schattierten Visualisierung segmentierter Objekte werden meistens oberflächenorientierte Verfahren eingesetzt. Dazu muß eine geometrische Beschreibung der Objektoberfläche generiert werden [3, 4]. Diese zeichnen sich durch eine hohe Genauigkeit aus, mit dem Nachteil, daß eine sehr große Anzahl geometrischer Primitive entsteht. Trotz der Leistungsfähigkeit moderner Graphik-Architekturen ist deshalb in den meisten Fällen eine Reduktion der Oberflächenkomplexität notwendig, um hohe Bildwiederholraten zu erzielen. Hohe Reduktionsfaktoren lassen sich dabei nur erreichen, wenn der Informationsgehalt stark verringert wird, was in der Medizin jedoch in den meisten Fällen nicht akzeptabel ist.

Diese Probleme lassen sich mit einer neu entwickelten Methode lösen, die es erlaubt, entlang der Oberfläche von Objekten den Reduktionsgrad und damit die Darstellungsgenauigkeit zu variieren. Damit wird es möglich, die Objektbereiche ohne Informationsverlust darzustellen, für die sich der Betrachter am meisten interessiert; die übrigen Bereiche werden durch weniger genaue Oberflächennetze angenähert (Abb. 3).

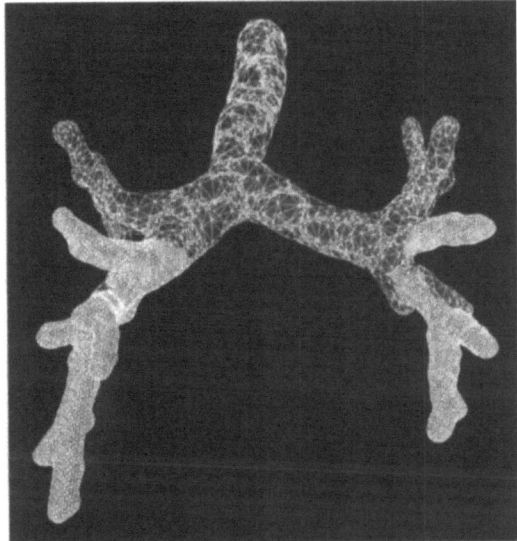

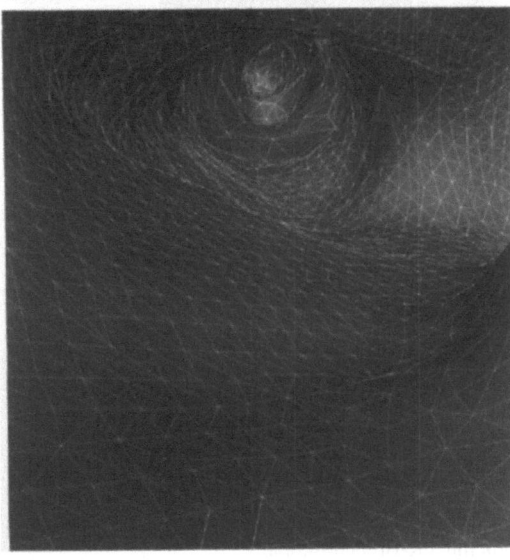

Abb. 3. Oberflächenmodellbildung mit geometrischen Primitiven und Datenreduktion nach dem Level of Detailkonzept

Das neue Verfahren verwendet eine hierarchische Datenstruktur, die während des Reduktionsvorgangs (z. B. nach [6]) aufgebaut wird. Die Strukturierung der Daten erlaubt es dann, die Reduktion während des Darstellungsprozesses für beliebige Teilobjekte rückgängig zu machen. Weiterhin ermöglicht die Datenstruktur eine Durchführung von Sichtbarkeitsentscheidungen für komplette Teilobjekte. So kann z. B. zu einem sehr frühen Zeitpunkt erkannt werden, daß ein Großteil des Objekts außerhalb des sichtbaren Bereichs liegt, was aufgrund der Pipeline-Architektur moderner Graphik-Systeme zu einem hohen Performance-Gewinn führt.

Insgesamt erlaubt es die neue Methode erstmals, verschiedene Genauigkeiten entlang der Objektoberfläche für die Echtzeit-Darstellung nahezu beliebig zu kombinieren. Damit lassen sich auch hochkomplexe Szenen in der virtuellen Realität verarbeiten, ohne dabei Reduktionsartefakte in Kauf nehmen zu müssen (Abb. 4a, b).

Anwendungsbeispiele

Chirurgische Eingriffe können heute bereits ganz wesentlich durch Planungsmaßnahmen unterstützt werden: Lokalisationsdiagnostik, die Weiterverarbeitung von räumlichen Bildfolgen aus

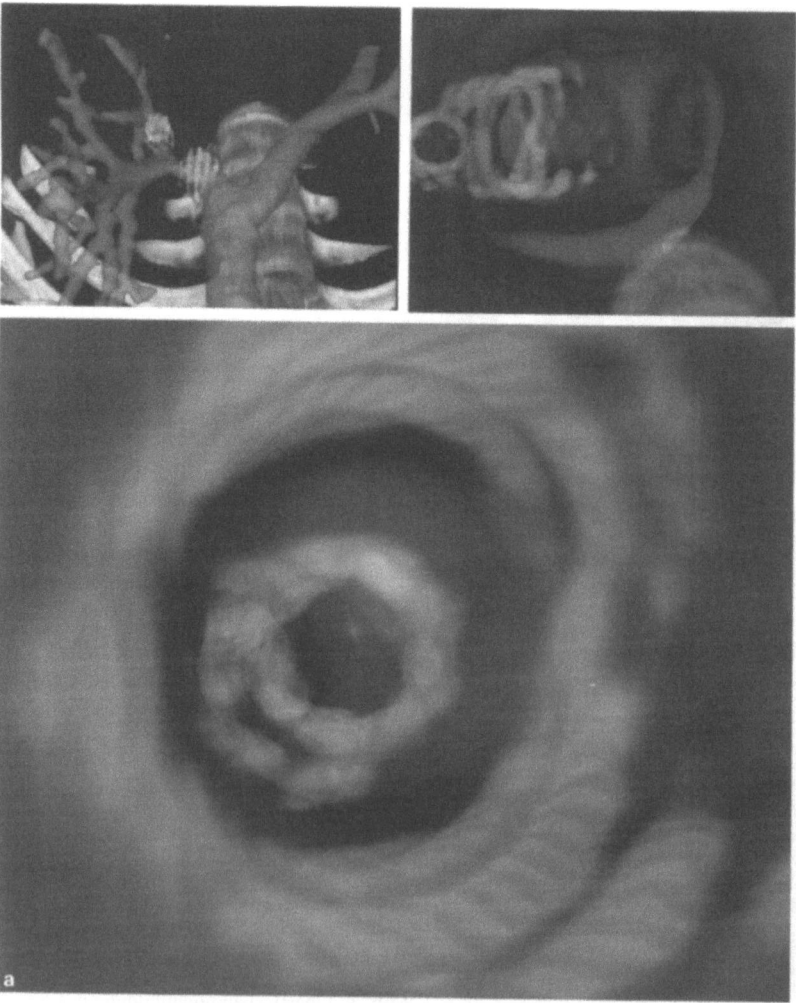

Abb. 4a. Therapiekontrolle nach Stentimplantation mit VR-Bronchoskopie

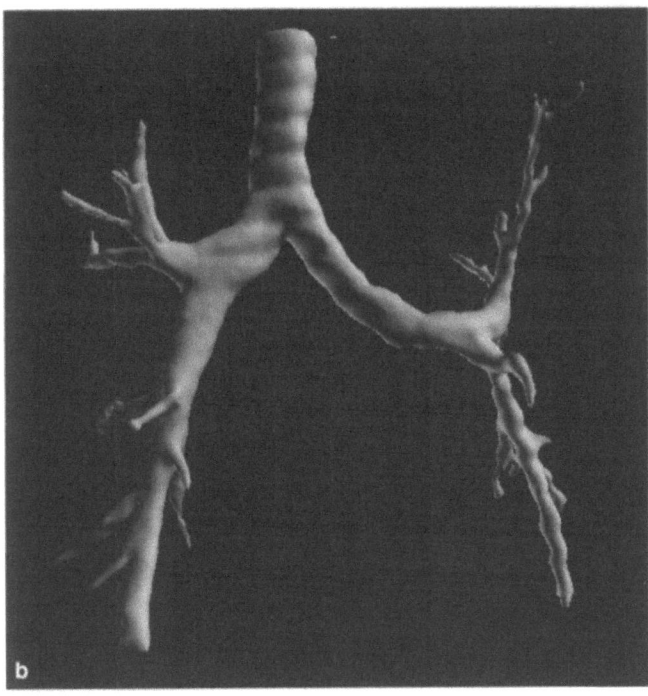

Abb. 4b. Therapiekontrolle nach Lungentransplantation mit virtueller Bronchoskopie zur Beurteilung der Stenose

der Tomographie im Sinne einer dreidimensionalen Darstellung bis hin zum realitätsnahen Modell, erzeugt mit Rapid-Prototyping-Methoden, dienen heute der Vorbereitung des operativen Eingriffs.

Einen wichtigen Bereich stellen heute VR-Endoskopiemethoden dar, die zur Vorbereitung, intraoperativen Unterstützung und Therapiekontrolle verwendet werden können. Auf der Basis oben genannter Auswerteverfahren von CT- oder MR-Bildern werden anatomische Strukturen, wie Bronchien oder Colon, etc., segmentiert und dreidimensional visualisiert. Eine automatisierte Pfadberechnung und Positionstrackingsysteme erlauben die Navigation durch das dreidimensionale Modell der zu untersuchenden anatomischen Struktur. Über Transparenzdarstellung kann nicht nur die Oberfläche, sondern auch die Infiltrationstiefe eines Tumors beurteilt werden. Nicht nur endoluminale, sondern auch extraluminale Anteile können über oben beschriebene Visualisierungssysteme ohne Informationsverlust dargestellt werden. Beispiele sind in Abbildung 4a und 4b aus dem Bereich der virtuellen Bronchoskopie dargestellt.

Schluß

Das kurz vorgestellte Verfahren ermöglicht eine durchgängige Unterstützung des medizinischen Bildverarbeitungsprozesses durch Methoden der virtuellen Realität. Daß dabei zu keinem Zeitpunkt Informationen verloren gehen bzw. unsichtbar bleiben, wird durch eine ständige Anpassung der Darstellung an das Interesse des Betrachters gewährleistet. Die Verwendung von Standard-Architekturen bei der Graphik-Hardware stellt dabei die Einsatzmöglichkeiten am medizinischen Arbeitsplatz sicher und erlaubt damit einen neuen Zugang zur 3D-Information individueller Patientendaten [7].

Um allerdings zu effektiven und effizienten, für den Routineeinsatz geeigneten VR-Systemen zu gelangen, sind bei allen beteiligten Technologien, angefangen bei den bildgebenden Verfahren bis hin zur Soft- und Hardware, weitere Fortschritte von Nöten. Ihr Ausmaß ist zwar vom jeweiligen konkreten Anwendungsfall abhängig, allen Einsatzgebieten ist jedoch gemein, daß ohne die Unterstützung durch die digitale Bildanalyse, virtuelle Realität in der Medizin nur eine zweitrangige Bedeutung erhalten wird. Hinzu kommt, daß heute entwickelte Systeme auf kostengünstige Hardwareplattformen zu portieren sind und eine Evaluation dieser Systeme im klinischen Betrieb vorzunehmen ist.

Literatur

1. Cabral B, Cam N, Foran J (1994) Accelerated volume rendering and tomographic reconstruction using texture mapping hardware. In: Proceedings of the 1994 ACM/IEEE Symposium on Volume Visualization, 91–97
2. Haralick RM, Shapiro LG (1992) Computer and robot vision. Addison-Wesley, Reading, Mass
3. Yun H, Park KH (1992) Surface modeling method by polygonal primitives for visualizing three-dimensional data. Visual Computer 8: 246–259
4. Lorensen WE, Cline HE (1987) Marching cubes: a high resolution 3-d surface construction algorithm. ACM Computer Graphics 21: 163–169
5. Schroeder WJ, Zarge JA, Lorensen WE (1992) Decimation of triangle meshes. ACM Computer Graphics, 26. July 1992
6. Haubner M, Krapichler C, Lösch A, Englmeier K-H, van Eimeren W (1997) Virtual Reality in Medicine – Computer Graphics and Interaction Techniques. IEEE Trans. on Information Technology in Biomedicine 1: 61–72

Virtuelle Operationen am realen Patienten

P. M. Schlag[1], G. Graschew[2], G. Bellaire[2] und F. Engel-Murke[2]

[1] Klinik für Chirurgie und Chirurgische Onkologie, Robert-Rössle-Klinik, Universitätsklinikum Charité, Lindenberger Weg 80, D-13125 Berlin
[2] Surgical Research Unit OP 2000, Robert-Rössle-Klinik am Max-Delbrück-Centrum, Lindenberger Weg 80, D-13125 Berlin

Virtual Operations on Real Patients

Summary. The tremendous amount of available medical digital data requires media for intuitive information perception. Virtual reality (VR) presents a technique for processing the visual data from various diagnostic modalities. From a synthetic patient model, the required compact information can be generated. The patient model is the basis for planning and processing of surgical procedures. Stereoscopically visualized 3-D reconstructions of, for example, tomographic scans are used for virtual operations. Today, prototypical tools for the virtual training of certain surgical procedures are known. Possible VR applications in surgery range from the combination of virtual and real data (augmented reality) and intraoperative computer assistance (navigation) to remotely performed operations (telerobotics). In particular, the optimization of the man–machine interface to integrate VR applications in operating theaters is required.

Key words: Virtual reality – Navigation – Interfaces – OP 2000

Zusammenfassung. Die Fülle zur Verfügung stehender digitaler medizinischer Daten erfordert ein Medium zur intuitiven Informationserfassung. Zur Verarbeitung visueller Informationen verschiedener Untersuchungsmodalitäten bietet sich die Virtuelle Realität (VR) an, da bei Generierung des erforderlichen synthetischen Patientenmodells eine Informationsverdichtung erfolgt. Das Patientenmodell dient als Grundlage für die Planung und die Durchführung operativer Eingriffe. Stereoskopisch visualisierte 3D-Rekonstruktionen basierend auf verschiedenen Schnittbilddaten (CT, MRT, US, etc.) sind somit der Ausgangspunkt virtueller Operationen. Heutzutage ist das Training bestimmter Operationstechniken mittels VR bereits möglich. Das Spektrum potentieller VR-Anwendungen in der Chirurgie reicht von der Kombination virtueller und realer Daten (Augmented Reality), der intraoperativen Unterstützung chirurgischer Eingriffe (Navigation) bis zur ferngesteuerten Operation (Telerobotik). Insbesondere die Optimierung der Mensch-Maschine-Schnittstelle zur Integration von VR-Anwendungen für den Operationssaal ist erforderlich.

Schlüsselwörter: Virtuelle Realität – Navigation – Mensch-Maschine Schnittstelle – OP 2000

Die stetige Zunahme medizinischer Daten führte zu einer enormen Informationsflut. Die Auswahl relevanter Daten wird hierdurch immer schwieriger und unübersichtlicher, so daß aus umfangreichen Informationen allein nicht notwendigerweise eine bessere, korrektere und individuellere Behandlung resultiert oder erhofft werden kann.

Virtuelle Realität als Ergebnis intuitiver Informationsverarbeitung

Bei der Bewältigung und Bewertung der Fülle zur Verfügung stehender Daten wächst der Bedarf an einem Medium zur intuitiven Informationsverarbeitung. Für den Bereich der Verarbeitung von Bilddaten bietet sich die Methode der Virtuellen Realität an, da hierdurch ein synthetisches Modell aus den gewonnenen Informationen generiert wird, welches den realen Gegebenheiten sehr nahe kommt. Die Beurteilung von insbesondere Bilddaten verschiedener Schnittbildverfahren (CT, MRT, Sonographie, SPECT) kann durch eine 3D-Darstellung beschleunigt und optimiert werden [1, 4]. Neben der diagnostischen Dimension einer dreidimensionalen Darstellung medizinischer Datenvolumen (z. B. aus der Computer- oder Kernspintomographie) wird auch eine gezielte anatomische Zuordnung ermöglicht [10].

Operationsplanung mittels virtueller Realität

Ein mittels virtueller Realität generiertes Patientenmodell kann sowohl für die Indikationsstellung als auch die Planung und Durchführung operativer Eingriffe sehr hilfreich sein. Es ermöglicht die Fülle der Informationen selektiv aufzunehmen, die geplante Behandlung zunächst am Rechnermodell zu erschließen bzw. alternative Strategien zu erproben und die operative Vorgehensweise anhand des Modells intraoperativ abzugleichen. Damit können mögliche Schwierigkeiten im Ablauf eines chirurgischen Eingriffes präoperativ bereits erkannt und intraoperativ durch einen Soll-Ist-Abgleich leichter vermieden werden. Eine Anbindung von VR-Methoden an hochkomplexe Technologien ist möglich, so daß das Arbeiten in einer virtuellen Umgebung den Umgang mit komplizierten Geräten im Operationssaal vereinfacht [6].

Operations-Training und Simulation durch virtuelle Realität

Vor allem die Minimal Invasive Chirurgie kann von Computersimulationen mittels virtueller Realität profitieren, weil hier ein großes Maß an Geschicklichkeit und räumlichem Orientierungsvermögen gefordert ist. Ausbildung und Training verschiedener Techniken [11], z. B. Endoskopie [3, 8], Arthroskopie [9] oder Bronchoskopie ist heute anhand von VR-Systemen bereits möglich, insbesondere falls eine Simulation basierend auf vorberechneten Beispieldaten durchgeführt wird. Applikationsmöglichkeiten ergeben sich durch Navigation des Betrachters, der chirurgischen Instrumente und durch eine Interaktion mit und in den virtuellen Szenarien. Zur gezielten Planung eines speziellen operativen Eingriffes ist die Simulation auf Basis der individuellen Patientendaten notwendig, derzeit aber erst in sehr beschränktem Umfang informationstechnologisch realisierbar. Durch die Anwendung der VR-Simulationssysteme kann eine neue Dimension der Qualitätssicherung durch Training und Objektivierung ärztlicher Fähigkeiten erreicht werden. Ein Beispiel hierfür ist die mehrfache Simulation operativer Eingriffe anhand virtueller Daten des jeweils individuellen Patienten. Durch die Möglichkeit der Telekommunikation ist der Zugriff auf Simulatordaten nicht ortsgebunden. Somit kann die Zusammenarbeit zwischen verschiedenen Operateuren, auch wenn diese räumlich getrennt sind, mittels interaktiver telemedizinischer Applikation [12, 13, 14], welche durch VR angereichert sind [2], weiter optimiert werden (Abb. 1).

Apparative Voraussetzungen für den intraoperativen Einsatz der virtuellen Realität

Durch die virtuelle Realität läßt sich zukünftig ein breites Spektrum operativer Eingriffe unterstützen. Möglichkeiten ergeben sich von der Einblendung relevanter Informationen auf das reale Operationsfeld (Augmented Reality) bis hin zur ferngesteuerten Operation (Telerobotik). Grundlage dafür ist eine intraoperative und echtzeitfähige 3D-Bilderfassung, die während des

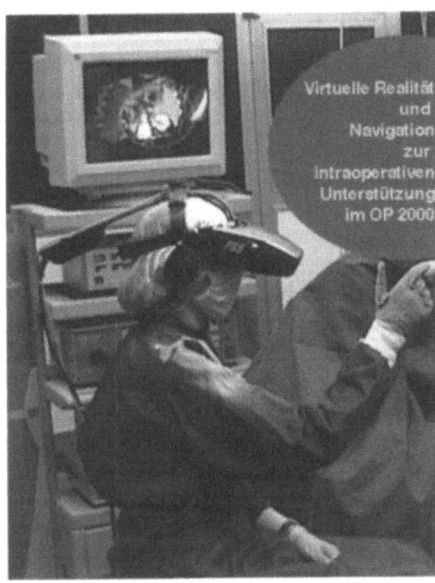

Abb. 1. Virtuelle Realität und Navigation zur intraoperativen Unterstützung im OP 2000 (Quelle SRU OP 2000, Robert-Rössle-Klinik, am MDC, Berlin)

Eingriffes eine Synchronisation zwischen der realen und der virtuellen Welt erlaubt. Da die hierfür prinzipiell geeigneten offenen MR- oder CT-Geräte weder operationstaktisch überall Einsatz finden können noch finanzierbar sein werden, eröffnet sich für den dreidimensionalen Ultraschall ein neues, wichtiges Einsatzgebiet. Neben der dreidimensionalen, bildlichen Erfassung anatomischer Strukturen wird zukünftig auch vermehrt den funktionellen Gesichtspunkten Rechnung zu tragen sein. Dieses Ziel kann nur durch vollautomatische Online-Segmentierung und Matching-Verfahren (Überlagerung multimodaler Informationen) erreicht werden. Hieraus resul-

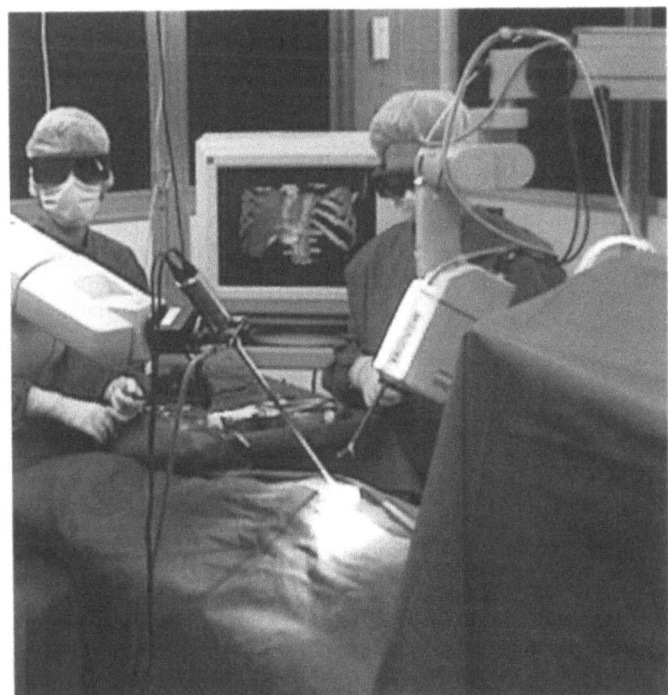

Abb. 2. Interaktive 3D-Rekonstruktion, 3D-Laparoskop und 3D-OP-Mikroskop gekoppelt mit Laserlicht zur Optimierung von Diagnose und Therapie (Quelle SRU OP 2000, Robert-Rössle-Klinik, am MDC, Berlin)

tiert eine kompakte intuitive Darstellung der Befunde in einem multimodalen Patientenmodell, das morphologische und funktionelle Parameter integriert. Die Möglichkeit einer stringenteren Integration von Diagnose und Therapie durch ein globales Patientenmodell bietet Ansätze zur effektiven Rückkopplung zwischen den an Diagnose und Therapie beteiligten Ärzten.

Multimodales OP-Instrumentarium und Virtuelle Realität

Wir stehen mit dem Einsatz von VR-Technologien in der Chirurgie erst am frühen Anfang einer zukunftsorientierten Entwicklung. Weiterentwicklungen in der Bilderfassung (MR, CT, 3D-Ultraschall), der Modellbildung (Anatomie, Organfunktion, Gewebeeigenschaften), der digitalen Bild- und Signalverarbeitung (Segmentation, Registrierung) sowie von Interaktionstechniken (Immersion, Mensch-Maschine-Schnittstelle) sind notwendig [5, 7]. Insbesondere sind für nicht visuelle virtuelle Umgebungen Systeme zu entwickeln, die ein zielgerichtetes Ansprechen sämtlicher Sinne ermöglichen (Multimodalität). Dabei ist zu beachten, daß die Interaktion intuitiv und auf natürliche Art geschehen muß, damit der Operateur nicht von seiner Hauptaufgabe, nämlich korrekt und zielstrebig zu operieren, abgelenkt wird. Hierzu ist insbesondere auch die Weiterentwicklung von chirurgischen Instrumenten notwendig, die in Zusammenarbeit mit Tracking-Systemen eine Verbindung zwischen Realität und virtueller Umgebung über intuitive Schnittstellen ermöglichen und letztendlich zu einem Dexterity-Enhancement (Verbesserung der Geschicklichkeit) führen (Abb. 2).

Literatur

1. Beier J, Oellinger H, Richter CS, Fleck E, Felix R (1997) Registered Image Subtraction for CT-, MRI- and Coronary Angiography. Eur Radiol 7: 82–89
2. Bellaire G, Graschew G, Engel-Murke F, Krauss M, Neumann P, Schlag PM (1998) Interactive telemedicine in surgery: Fast 3-D visualization of medical volume date. Min Inv Med 8: 3–6
3. Cotin S, Delingette H, Clément JM, Tassetti V, Marescaux J, Ayache N (1996) Volumetric Deformable Models for Simulation of Laparoscopic Surgery, CAR 96, Lemke HU et al. (ed) 793–798
4. Englmeier KH, Haubner M, Losch A, Eckstein F, Seemann MD, van Eimeren W, Reiser M (1997) Hybrid rendering of multidimensional image data, Methods-Inf-Med 36: 1–10
5. Göbel M, Dai P, Eckel G, Hasenbrink F, Lalioti V, Lechner U, Strassner J, Tramberend H, Wesche G (1997) Virtual Spaces – VR Projection System Technologies and Applications, Tutorial Notes of the 1997 Eurographics Conference, Budapest
6. Großkopf S, Hildebrand A, Malkewitz R, Müller W, Ziegler R, Graschew G (1996) Computer aided surgery. Vision and feasibility of an advanced operation theatre. Computer & Graphics 20: 825–838
7. Hasenbrink F, Göbel M, Wesche G (1997) Responsive „virtual environments". Interaktive Arbeitsumgebungen für Therapieplanung und Ausbildung, Onkologe 2: 148–153
8. Kühnapfel U, Kuhn C, Neisius B (1995) Endosurgery Simulations with KISMET: A flexible Tool for Surgical Instrument Design Operation Room Planning and VR Technology based abdominal Surgery Training, Proc. Virtual Reality World, Computerwoche Verlag 165–171
9. Müller W, Ziegler R, Bauer A, Soldner E (1995) Virtual Reality in Surgical Arthroscopic Training, Image Guided Surg 5, 1: 288–294
10. Neumann P, Faulkner G, Krauss M, Haarbeck K, Tolxdorff T, MeVisTo-Jaw (1998) A Visualization-based Maxillofacial Surgical Planning Tool, Proc. of the SPIE Medical Imaging 1998, Image Display, 3335, February 1998
11. Ota D, Loftin B, Saito T, Lea R, Keller J (1995) Virtual reality in Surgical Education, Comp Biol Medicin 2, 25: 127–137
12. Schlag PM, Graschew G, Engel-Murke F, Rakowsky S, Göbel M, Breide S (1996) Vision chirurgisch-onkologischer Eingriffe: Das Konzept OP 2000. Onkologe 2: 10–14
13. Schlag PM, Graschew G (1998) A vision of surgery: the concept OP 2000, Langenbeck's Arch Surg: 383: 194–197
14. Schlag PM, Engel-Murke F, Graschew G (1997) Telepräsenz in der onkologischen Chirurgie – aktuelle Konzepte und Entwicklungen. Onkologe 2: 157–161

Computergesteuerte Evaluation der Aortenaneurysma-Morphologie zur Wahl des Therapieverfahrens

J. R. Allenberg[1], H. Schumacher[1] und P. Robbie[2]

[1] Sektion Gefäßchirurgie, Chirurgische Universitätsklinik, Ruprecht-Karls Universität Heidelberg, Kirschnerstraße 1 (INF 110), D-69120 Heidelberg
[2] Interact Medical Technologies, Medical Media System, West Lebanon, New Hampshire, USA

Computer Guided Evaluation of AAA Morphology for Planning Endovascular or Open Surgery

Summary. Computeraided surgery planning software for AAA is a industry-standard software development for viewing patient-specific data on a personal computer through a unique approach, which improve visualization, navigation, and decision support capabilities for both open and endovascular surgery. Raw scan data is extracted from CT scans, and rendered into a three-dimensional format. This 3D modeling technology and user interface provides a patient-specific model with a rapid visual access to the full range of information, including accurate 3D assessment of AAA morphology and pathology, interactive multiplanar reconstructions, measurements, and views to assist the surgeon in understanding of complex 3D relationships. It provides an optimal system for patient evaluation and selection for endovascular repair of AAA and in the post-operative evaluation of stent deployment and/or complications, such as endoleaks.

Key words: Surgery planning software – 3D imaging AAA – Endovascular repair

Zusammenfassung. Die endovaskuläre Chirurgie des infrarenalen Aortenaneurysmas (AAA) hat die notwendigen bildgebenden Voraussetzungen zur exakten präoperativen Morphometrie des AAA grundlegend verändert. Die Evaluation der Indikation einer operativen Therapie und präoperative Planung der Operationsstrategie einer endoluminalen transfemoralen Aneurysmaausschaltung erfordert einen völlig neuen Datensatz an Bildinformation [1, 2]. Dieser Umstand war bisher für die traditionelle offene Gefäßprotheseninplantation nicht bedeutsam, da hier noch intraoperativ alle wesentlichen Entscheidungen insbesondere bezüglich der zu wählenden Prothesenkonfiguration korrigiert werden konnten. Rasante Fortschritte der Computertechnologie der letzten 5 Jahre erlauben es heute auch komplexe menschliche anatomische Strukturen exakt abzubilden und zu bearbeiten. Damit wird eine präoperative individuelle Planung des Eingriffes möglich. Medical Media Systems (MMS) hat in Zusammenarbeit mit dem Massachusetts Institute of Technology in Cambridge/USA eine spezielle Software für eine Hochleistungs-Graphic-Workstation entwickelt, die es erlaubt, eine anhand konventioneller Bildinformation (CTA, MRA) präoperative AAA Planung vorzunehmen und eine virtuelle Endoprotheseninplantation am eigenen Computer durchzuführen.

Schlüsselwörter: Computerunterstützte AAA Morphometrie – endovaskuläre Chirurgie – virtuelle Realität

Präoperative „Surgery Planning Software"

Digitale spezifische Patienten-Rohdaten eines konventionellen Spiral-Computertomographen nach kontrastmitteloptimierter intravenöser CT-Angiographie oder eines Kernspintomographen nach gadoliniumkontrastverstärkter MR-Angiographie werden mittels Optical Disk oder via Internet Transfer zu MMS gesandt. Dort wird aus diesen Daten eine patientenspezifische Software generiert, welche zwei- und dreidimensionale Ansichten der patientenspezifischen Anatomie der Aorta und aller relevanten Gefäße erlaubt. Das AAA Computermodell zeigt den Blutfluß der infrarenalen Aorta und ihrer Abgänge, den aortalen Thrombus und vaskuläre Plaquestrukturen kombiniert oder als isolierte Darstellung. Mit der Surgery Planning Software „Preview" lassen sich diese Daten, die auf einer CD-ROM verfügbar sind, auf dem eigenen Power Macintosh Computer oder PC Computer manipulieren, formatieren und beliebig neu berechnen. So z. B. axiale 1-mm Schnitte über die gesamte Länge, virtuelle coronare und sagittale Schnitte in allen Raumebenen, Vergrößerungen (Zooming) und Rotationen des Modells in allen Raumrichtungen, Berechnung von Abständen, Durchmessern, Winkeln und Volumen des gescannten Objektes, Herausrechnen von Thrombus und Plaqueanteilen zur besseren Visualisierung des durchströmten Lumens, und sogar virtuelle multiplanare Rekonstruktionen. Ebenso lassen sich alle viszerale Gefäßabgänge beurteilen, u.a. bezüglich einer relevanten Stenosierung. Durch die interaktive Software ist es möglich, virtuell Endoprothesen unterschiedlicher Dimension in das Modell zu implantieren und deren Konfiguration zu optimieren. Dies erfolgt durch Berechnung des Durchmessers und der optimalen Prothesenlänge unter Berücksichtigung von Winkeln und Gefäßkinking. Die vollständige proximale und distale Abdichtung der Endoprothese zu Aorten- bzw. Iliakalgefäß kann überprüft werden. Nach Implantation einer Endoprothese können die CTA-Daten aus den Nachsorgeuntersuchungen ebenfalls berechnet und bearbeitet werden. Dadurch lassen sich exakte Prothesenplazierung und mögliche Unrichtigkeiten, die sog. Endoleckagen sehr gut erkennen und die Strategie des Komplikationsmanagements festlegen. Durch einfache Berechnung des Aneurysmavolumens läßt sich eine Schrumpfung des AAA frühzeitig dokumentieren als wichtigster Parameter einer erfolgreichen AAA Behandlung im Langzeitverlauf (Abb. 1–3).

Systemvoraussetzungen an den eigenen Computer sind als minimale Hardware Anforderungen: CPU 120 MHz, 56 MB RAM, 24-bit Color Display, 17-Zoll-Monitor, double speed CD-ROM Laufwerk. Als Software Voraussetzungen neben dem installierten aktuellen Betriebssystem eine neuere Version von QuickTime™.

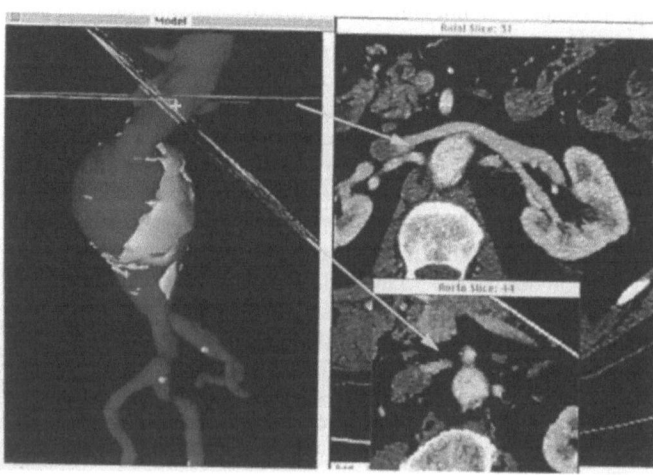

Abb. 1. Exakte Messungen des wahren Querschnittes des durchströmten Aortenlumens: CTA Daten des Aortenlumens mit reformatierten senkrecht zur zentralen Strömungslinie stehenden Schnittebenen (*unten*) im Vergleich zu axialen Ebenen (*oben*)

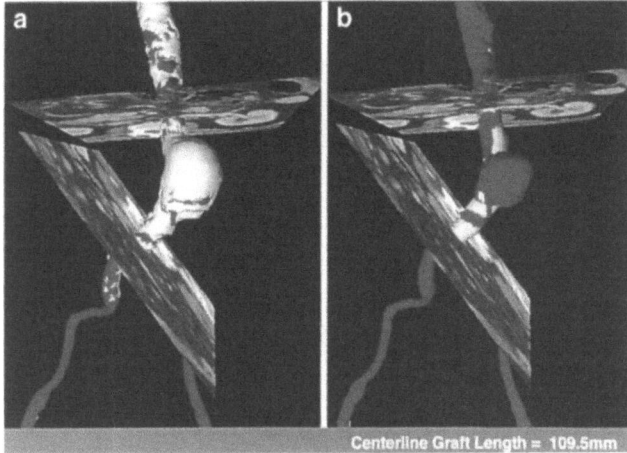

Abb. 2a, b. Berechnung der Prothesenlänge einer virtuellen Endoprothese: Auswahl der Schnittebene am obersten Ende des proximalen Halses, einer Ebene am distalsten Ende der Prothese. Die Software berechnet die Zentrallinie zwischen den beiden Ebenen (109,5 mm). Die Berechnung ist gezeigt als virtuelle Prothese (*weißer Tube*) rechte Seite

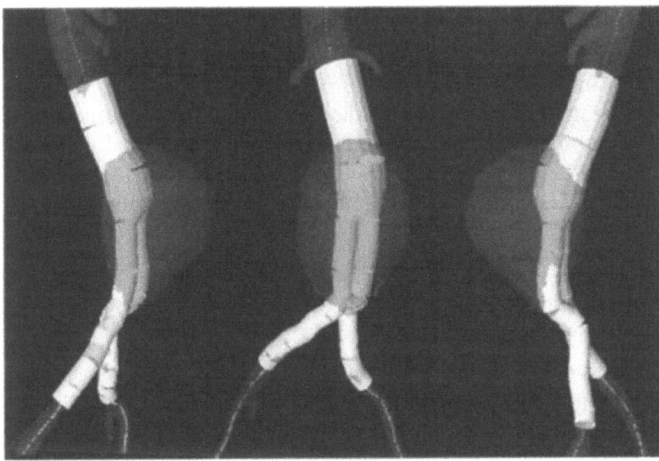

Abb. 3. Multiple Ansichten (*lateral rechts, AP, lateral links*) einer virtuell implantierten Endoprothese. Der Blutfluß erscheint transparent

Schlußfolgerung

Die computergesteuerte Evaluation der AAA Morphologie mittels der „surgery planning software" ersetzt die invasive und komplikationsträchtige intraarterielle Angiographie vollständig und liefert darüber hinaus eine Vielzahl weiterer entscheidender Daten, indem sie alle Bildinformationen der konventionellen Angiographie mit denen der Computertomographie bzw. Kernspintomographie in optimaler Weise kombiniert. Somit ist es in bisher nicht bekannter Weise erstmals möglich, den Therapieerfolg mit höchstmöglicher Sicherheit vorherzusagen. Ein völlig neuer Aspekt ist effiziente Fehleranalyse bei Mißerfolg und die sich daraus ergebenden Konsequenzen für die Behandlung dieses Mißerfolges. Die virtuelle Implantation von Endoprothesen kann notwendige Phase I Studien (technische Machbarkeit) für neue Produkte ersetzen.

Literatur

1. Allenberg JR, Schumacher H (1995) Endovaskuläre Rekonstruktion des infrarenalen abdominellen Aortenaneurysmas (AAA). Chirurg 66: 870–877
2. Schumacher H, Eckstein HH, Kallinowski F, Allenberg JR (1997) Morphometry and classification in abdominal aortic aneurysms: patient selection for endovascular and open surgery. J Endovasc Surg 4: 39–44

Themenschwerpunkt:

Minimale/minimal-invasive Chirurgie

Weitere Entwicklungen

Thorakoskopische Versorgung von Frakturen der Brust- und Lendenwirbelsäule

V. Bühren

BG-Unfallklinik Murnau, Prof.-Küntscher-Straße 8, D-82418 Murnau/Staffelsee

Thoracoscopic Treatment for Fractures of the Thoracic and Lumbal Spine

Summary. In 90 patients, stabilization of injuries of the thoracic spine and the thoracolumbar junction was performed using minimally invasive thoracoscopy. The method includes partial corporectomy with spinal decompression, interposition of a tricortical bone graft, and anterior spondylodesis by planting. Complications were rare and not severe, with only two conversions to open technique. Compared to the open, standard method benefits included reduced postoperative pain, shorter hospital stay and reduced morbidity.

Key words: Minimally invasive spinal fusion – Thoracoscopy – Endosopic spinal decompression – Anterior plate spondylodesis

Zusammenfassung. Bei 90 Patienten wurde die Versorgung von Verletzungen der thorakalen Wirbelsäule und des thorakolumbalen Überganges mit einer minimalinvasiven Methode unter Nutzung der Thorakoskopie vorgenommen. Die Methodik umfaßt eine partielle Korporektomie mit spinaler Dekompression, die Interposition eines trikortikalen Knochenblockes und die ventrale Plattenspondylodese. Komplikationen waren selten und nicht schwerwiegend mit lediglich 2 notwendigen Konversionen auf die offene Technik. Im Vergleich zur offenen Standardmethodik bestanden Vorteile im Hinblick auf eine Verminderung der postoperativen Schmerzen, einem kürzeren Krankenhausaufenthalt und einer reduzierten Morbidität hinsichtlich des operativen Zugangs.

Schlüsselwörter: Minimal invasive Wirbelsäulenfusion – Thorakoskopie – endoskopische spinale Dekompression – ventrale Dekompression – ventrale Plattenspondylodese

Komplikationsmöglichkeiten, Morbidität und Patientenbelastung nach transthorakalen Zugängen zur Wirbelsäule sind nicht zu vernachlässigen [1], vor allem wenn zur Instrumentation der am häufigsten verletzten Wirbel BKW 12 und LWK 1 eine Kombination mit Phrenicotomie und Lumbotomie notwendig wird [3]. Seit einigen Jahren werden kasuistisch endoskopisch kontrollierte ventrale Eingriffe an der thorakalen und lumbalen Wirbelsäule berichtet, wobei vorzugsweise degenerative Indikationen, wie z. B. Bandscheibenresektionen genannt werden [4]. Den Entwicklungen der minimalinvasiven Chirurgie folgend werden derzeit auch für den traumatologischen Indikationsbereich operationstechnische Lösungen gesucht, die Versorgungen unter Verringerung der zugangsbedingten Belastung erlauben [2, 6].

Im Folgenden wird anhand der klinischen Erfahrungen an 93 Patienten eine endoskopisch kontrollierte Technik zur Versorgung von Frakturen der Brust- und Lendenwirbelsäule geschildert, die methodisch eine Dekompression des Spinalkanals, eine stabile Knochenspanabstützung und eine Spondylodese mittels winkelstabiler Verplattung umfaßt. Die Durchführung des Eingriffes bedarf sowohl einer fundierten endoskopisch operativen Kompetenz, wie auch einer umfassenden Erfahrung in der traumatologischen Wirbelsäulenchirurgie. Apparativ wird eine Video-Fernsehkette mit 2 sich gegenüberstehenden Monitoren benötigt. Als Instrumente kommen gängige endoskopische Weichteilinstrumente sowie verlängerte Wirbelsäuleninstrumente zur Resektion von Bandscheiben und Knochen zum Einsatz. Die Plattenstabilisierung erfolgt modifiziert mit winkelstabilen Titanplatten.

Die Operation erfolgt in Seitenlage unter Doppellumenintubation, die eine selektive Ausschaltung der Lunge auf der Operationsseite ermöglicht. Bei den Eingriffen an der unteren BWS und im LWS-Bereich ist eine Teilbelüftung der linken Lunge unter Einsatz einer gesonderten Beatmungsmaschine möglich. Aufgrund der präformierten Thoraxhöhle ist für alle Operationsschritte keine Überdruckdistention des Operationsraumes notwendig. Benötigt werden insge-

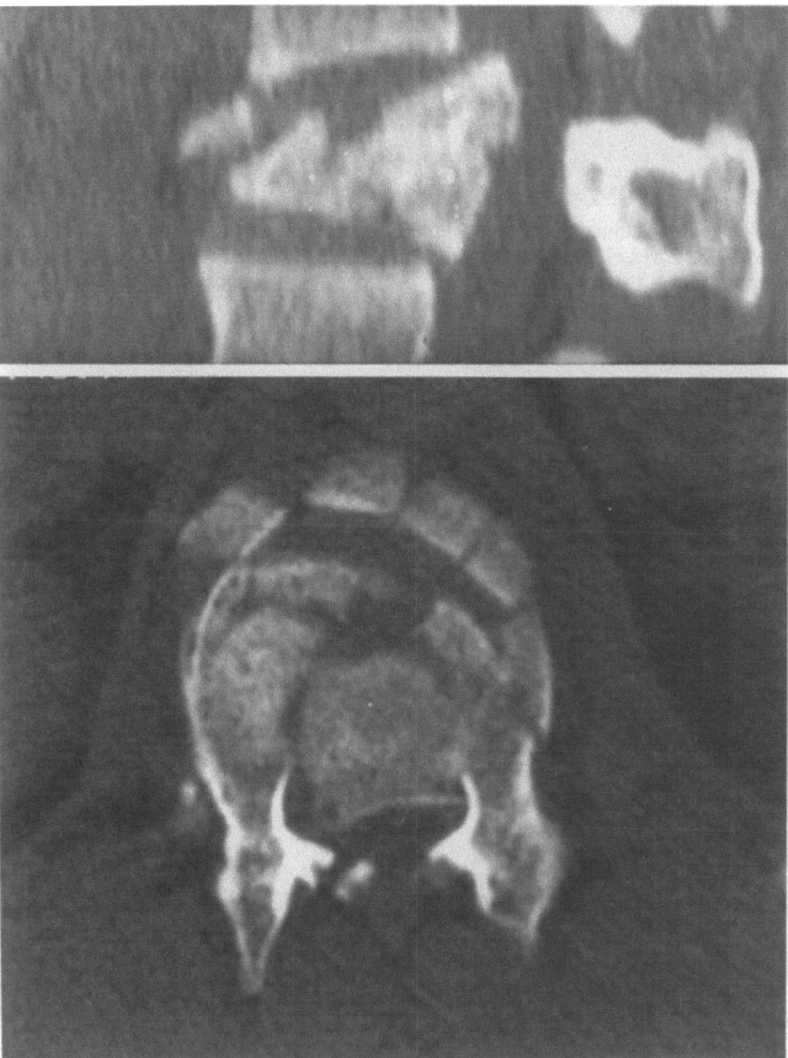

Abb. 1a, b. Flexions-Distraktions-Berstungsbruch des 1. Lendenwirbelkörpers mit erheblicher Spinalkanaleinengung und inkompletter Querschnittlähmung

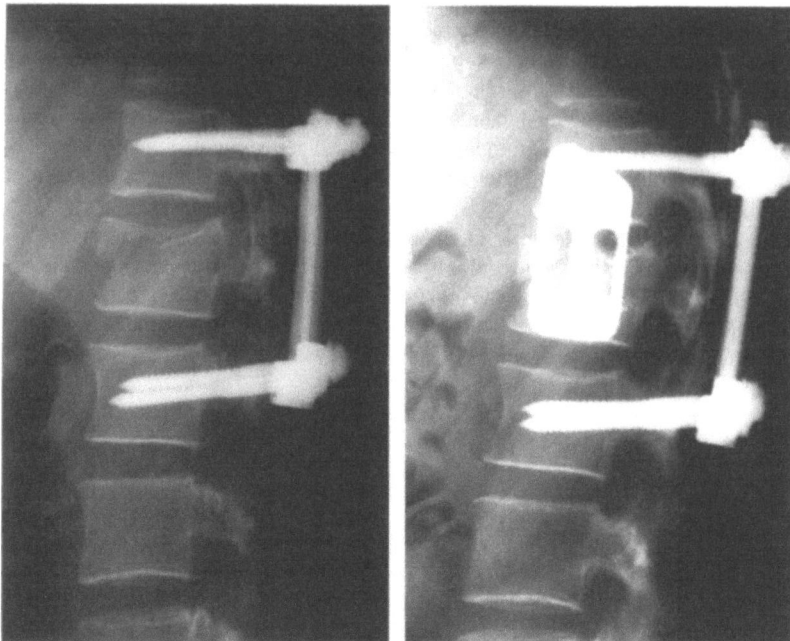

Abb. 2a, b. Notfallmäßige Reposition und Fixierung mittels Fixateur interne (**a**), komplette Rückbildung der neurologischen Ausfälle. Zweizeitig nach 4 Tagen ventrale, thorakoskopische Spanverblockung und Plattenspondylodese Th 12 auf L 1 (**b**)

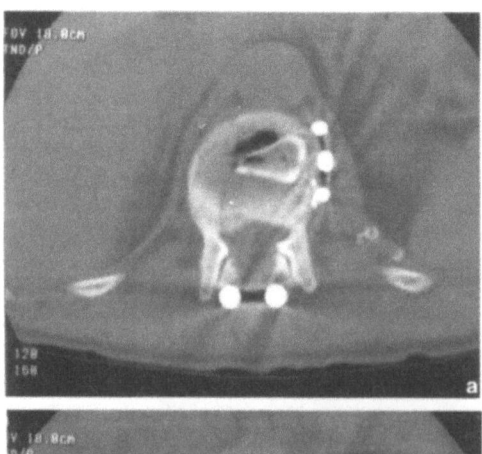

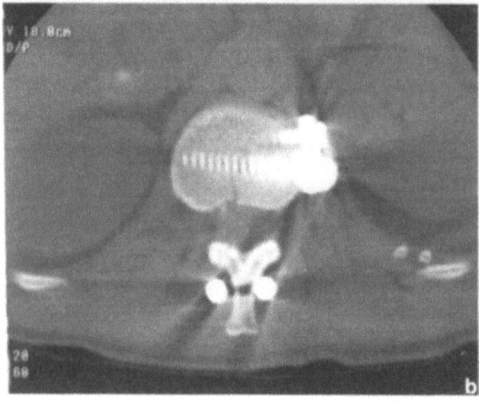

Abb. 3a, b. CT-Kontrolle zeigt eine zentrale Lage des eingebrachten trikortikalen Beckenkammspans (**a**) sowie eine korrekte Lage der ventralen Plattenschrauben (**b**)

samt 4 Inzisionen von 15 mm bis 20 mm Länge. Im ersten Operationsschritt wird unter thorakoskopischer Sicht die Pleura über den betroffenen Wirbeln inzidiert, sind lumbale Wirbelkörper in die Instrumentierung mit einzubeziehen, wird eine endoskopische Zwerchfellschlitzung vorgenommen. Unter dieser Technik können über den endoskopischen Zugang prinzipiell alle Wirbel von BWK 3 bis einschließlich LWK 3 erreicht werden.

Variierend zur sonstigen Standardtherapie werden zunächst unter Bildwandlerkontrolle die dorsalen Schrauben der geplanten Instrumentation gesetzt, die dann die Landmarken für die weitere endoskopisch geführte Operation bilden. Im nächsten Schritt wird eine Resektion der verletzten Bandscheibe und der Wirbelkörper entsprechend der Verletzungskonstellation durchgeführt. Bei Protrusionen in den Spinalkanal kann eine Dekompression mit vollständiger Ausräumung durchgeführt werden, wobei die endoskopische Sicht praktisch dem Blick durch ein Operationsmikroskop entspricht. Nach Vorbereitung der Wirbelsäule wird ein tricortikaler Beckenkammspan über einen herkömmlich offenen Zugang gewonnen, der anschließend paßgenau zugeschnitten in den Wirbelkörperdefekt eingepreßt wird. Im letzten Operationsschritt wird die Stabilisierung über die beiden eingebrachten Schrauben mit zusätzlich 2 ventralen Schrauben mittels einer winkelstabilen Titanplatte vorgenommen.

In einem Zweijahreszeitraum wurden insgesamt 90 Patienten mit 93 Frakturen versorgt. Traumatologisch typisch wurden 65 Männer und 25 Frauen versorgt. Das Durchschnittsalter beträgt 34,2 Jahre, mit einer Häufung in der Altersgruppe 30 bis 39 Jahre. Bisher wurden Frakturen aller Höhen von BWK 4 bis einschließlich LWK 3 instrumentiert. Das Maximum liegt typischerweise im thorakolumbalen Übergang, wobei L 1 mit 28 Fällen am häufigsten betroffen war. Thorakal findet sich eine Häufung im kyphotischen Scheitelpunkt TH 7 und TH 8.

Die Klassifikation der Verletzungstypen zeigt in der Hälfte der Fälle sogenannte A-Verletzungen, höhergradige Instabilitäten vom Typ B und Komplexinstabilitäten vom Typ C wurden in 14 bzw. 28 Fällen versorgt, 5 Läsionen bestanden rein discoligamentär. In 2/3 der Patienten fanden sich keinerlei neurologische Ausfälle, 18 Patienten wiesen neurologisch eine komplette Querschnittlähmung auf. 1/3 der Patienten, vorwiegend mit Läsionen im Brustwirbelbereich, wurden einseitig nur von ventral mittels der geschilderten Technik versorgt. 2/3 der Patienten, wobei es sich vorzugsweise um die Läsionen im thorakolumalen Übergang handelt, wurden kombiniert von dorsal und ventral instrumentiert. In der überwiegenden Zahl der Fälle erfolgte die notfallmäßige Versorgung mittels Reposition und Retention am Unfalltag mittels Fixateur interne. Zweizeitig wurde im Abstand einiger Tage die endgültige ventrale Stabilisierung angeschlossen. Bei 49 Patienten konnte die ventrale Fusion auf 1 Segment begrenzt werden, bei 4 Patienten war eine 3-segmentale Fusion notwendig. In exakt der Hälfte der Patienten wurde eine Zwerchfellschlitzung notwendig. Eine Resektion der Wirbelkörperhinterwand zur spinalen Dekompression mußte bei 20 Patienten durchgeführt werden. Der durchschnittliche Blutverlust betrug 450 ml, in 7 Fällen betrug der Blutverlust über 1000 ml. Die Operationszeit betrug im Schnitt 5 Stunden 30 Minuten mit einer Verringerung der Operationszeiten entsprechend einer Lernkurve im 2. Erfassungsjahr. Für eine Stabilisierung im Thorakolumbalbereich ohne Hinterkantenresektion werden derzeit 3 Stunden, mit Hinterkantenresektion 5 Stunden Operationszeit veranschlagt.

Bei 90 Patienten mußte zweimalig auf ein offenes Verfahren übergegangen werden. In einem Fall lies das Ausmaß einer Blutung aus der Knochenresektion eine offene Blutstillung ratsam erscheinen, im zweiten Fall kam es gegen Ende der Operation zu einer Verklemmung der Befestigungsmutter auf einer Plattenschraube, die endoskopisch nicht zu beheben war und eine Minithorakotomie erforderte. In 2 Fällen kam es zu Schraubenlockerungen, die jeweils nicht zu Redislokationen der Frakturen führten. In einem Fall wurde über thoraskopischen Revisionseingriff die Schraube erneut befestigt. 2 vorübergehende Nervenirritationen im Bereich des Nervus thoracodorsalis und der Wurzel L 1 wurden beobachtet. In einem Fall kam es zu einem anhaltenden Serothorax, der ebenfalls thorakoskopisch revidiert und behoben wurde. Tiefe Infekte waren in dieser Serie nicht zu beklagen.

Die vorliegende Operationsserie bestätigt die technische Machbarkeit und sinnvolle Einsatzmöglichkeit der Endoskopie für die Wirbelsäulentraumatologie. Die Nachteile liegen im erhöhten operationstechnischen und Zeitaufwand, wobei letzterer Nachteil mit steigender Übung offensichtlich vollständig kompensierbar ist. Entwicklungsbedarf besteht bezüglich einer vor allem für die thorakolumbalen Frakturen notwendigen minimal invasiven Repositionsmöglichkeit, die derzeit nur über einen konventionellen Fixateur interne gegeben ist.

Die Vorteile der Methode liegen in der geringen Zugangsmorbidität und einer entsprechend schnellen postoperativen Erholung des Patienten, meßbar an der verringerten postoperativen Beatmungs- und Intensivzeit sowie dem geringeren Schmerzmittelverbrauch. Die in dieser Serie zu registrierenden Komplikationen waren in Übereinstimmung mit der Literatur [5] selten und nicht schwerwiegend. Die Methode weist noch ein hohes Entwicklungspotential z. B. im Hinblick auf die Optimierung der Implantate auf.

Literatur

1. Bühren V, Beisse R, Potulski M (1997) Minimalinvasive ventrale Spondylodesen bei Verletzungen der Brust- und Lendenwirbelsäule. Chirurg 68: 1076
2. Bühren V, Braun Ch (1993) Ventrale Fusionsosteosynthese bei Frakturen der Brustwirbelsäule. Oper Orthop Traumatol 5: 245
3. Feil J, Wörsdörfer O (1992) Ventrale Stabilisierung im Bereich der Brust- und Lendenwirbelsäule. Chirurg 63: 856
4. Mack MJ, Regan J, Bobechko WP, Acuff TE (1993) Application of thoracoscopy for diseases of spine. Ann Thorac Surg 56: 736
5. McAfee PC, Regan JR, Zdeblick T, Zuckermann J et al. (1995) The incidence of complications in endoscopic anterior thoracolumbal spinal reconstructive surgery. Spine 10: 1624
6. Regan JJ, MacAfee P, Mack M (1995) Atlas of endoscopic spine surgery. Quality Medical Publishing, St. Louis

Minimal-invasive Nebennierenentfernung – Vergleich der Zugangswege

M. K. Walz

Abteilung für Allgemeine Chirurgie, Universitätsklinikum, Hufelandstraße 55, D-45122 Essen

Minimally Invasive Adrenal Gland Surgery: Comparison of Surgical Approaches

Summary. Nowadays, minimal invasive operating techniques are an essential part of adrenal gland surgery. Meanwhile four different methods are being used: laparoscopically in the supine or lateral position or retroperitoneoscopically as a prone or lateral method. Until now, it is not evident whether laparoscopy or retroperitoneoscopy should be preferred. Laparoscopy offers a familiar anatomical exposure but requires 4–6 trocars. For the retroperitoneoscopic methods only three trocars are needed, whereas orientation in the operating field is more difficult. All endoscopic procedures to the adrenal gland demand high surgical skills. They require expended experience in minimal invasive surgery as well as special knowledge in endocrine surgery.

Key words: Adrenalectomy – Laparoscopy – Retroperitoneoscopy

Zusammenfassung. Die minimal-invasiven Operationstechniken sind heute fester Bestandteil der Nebennierenchirurgie. Inzwischen kommen vier verschiedene Methoden zur Anwendung: laparoskopisch von vorne und von der Seite sowie retroperitoneoskopisch von hinten und von der Seite. Nicht entschieden ist, ob bevorzugt laparoskopisch oder retroperitoneoskopisch vorgegangen werden sollte. Erstere Zugänge bieten einen gewohnten operativen Situs, erfordern aber 4–6 Trokarzugänge. Die retroperitonealen Methoden kommen in der Regel mit 3 Trokaren aus, dafür ist die Orientierung im Operationsgebiet schwieriger. Unabhängig vom Verfahren gehören endoskopische Eingriffe an der Nebenniere zu den technisch anspruchsvollen Operationen, die neben den speziellen Kenntnissen der endokrinen Chirurgie auch große Übung in der minimal-invasiven Methodik erfordern.

Schlüsselwörter: Adrenalektomie – Laparoskopie – Retroperitoneoskopie

Analog den Vorgehensweisen der konventionellen, offenen Nebennierenchirurgie sind inzwischen verschiedene endoskopische Operationsverfahren zur Entfernung der Nebennieren beschrieben worden. Hier ist prinzipiell zwischen laparoskopischen Verfahren und retroperitoneoskopischen Techniken zu unterscheiden, wobei transperitoneal von ventral oder lateral, retroperitoneal von lateral oder dorsal vorgegangen werden kann (Tabelle 1). Keines dieser Verfahren kann derzeit als eindeutig überlegen angesehen werden, vielmehr wird die historische Diskussion um den „idealen" Zugang zur Nebenniere nunmehr auch auf endoskopischem Gebiet fortgesetzt.

Tabelle 1. Minimal-invasive Zugangswege zur Nebenniere in Abhängigkeit von der Lage des Patienten

Rückenlage	Seitlage	Bauchlage
transperitoneal	transperitoneal	
	retroperitoneal	retroperitoneal

Prinzipielle Vorteile der laparoskopischen Verfahren sind der vertraute Situs und die Möglichkeiten der Inspektion der freien Bauchhöhle sowie der Erweiterung des Eingriffs auf andere Organe oder Strukturen (z. B. laparoskopische Cholezystektomie). Allerdings erfordern diese Methoden bis zu 6 Ports. Dies gilt vor allem für den ventralen Zugang, der wegen dieser Kompliziertheit inzwischen von den meisten Operateuren verlassen worden ist.

Die retroperitoneoskopischen Operationsmethoden sind demgegenüber auch nach abdominalen Voroperationen uneingeschränkt möglich, der posteriore Zugang erlaubt zudem eine bilaterale Adrenalektomie ohne Umlagerung des Patienten. Die retroperitonealen Verfahren bieten einen direkten Zugang zur Nebenniere, ein Beiseitehalten intraperitonealer Organe entfällt. Deshalb kommen diese Methoden fast immer mit drei Trokarzugängen aus. Zwar ist die Orientierung anfänglich schwierig, nach einiger Übung gelingt die Darstellung der Nebenniere unmittelbar caudal des Zwerchfells recht rasch. Die Vorteile dieses Vorgehens werden auch anhand besonders kurzer Operationszeiten deutlich. So haben wir inzwischen mehrfach posteriore retroperitoneoskopische Adrenalektomien innerhalb von 40–50 Minuten durchgeführt [9], also in Zeiten, die auch von den laparoskopisch erfahrensten Operateuren bisher nicht annähernd erreicht wurden [5, 8]. Ein weiteres Argument für ein retroperitoneales Vorgehen ist auch die geringe intraoperative Beeinflussung der Hämodynamik. Der sonst übliche Anstieg des peripheren Widerstandes unter Laparoskopie bleibt bei der Retroperitoneoskopie aus [6]. Schließlich erlaubt der posterior-retroperitoneoskopische Zugang einen problemlosen Umstieg zur dorsalen-offenen Methode, die bis zur Einführung der endoskopischen Techniken als besonders schonend galt.

Bisher wurden in fünf kleinen Studien die laparoskopische und retroperitoneoskopische Adrenalektomie direkt miteinander verglichen (Tabelle 2). Hinsichtlich der Praktikabilität und Sicherheit ergaben sich keine Unterschiede [3, 4, 7], allerdings waren die Operationszeiten der Retroperitoneoskopie in zwei Untersuchungen kürzer [1, 2]. Darüber hinaus fand eine Arbeitsgruppe

Tabelle 2. Vergleichende Studien: laparoskopische vs. retroperitoneoskopische Adrenalektomie

Autor	Jahr	Adrenalektomien n	Zugang	Op-Dauer	Blutverlust	Analgesie postoperativ
Duh et al. [3]	1996	23	transperitoneal/Seitlage	n.s.	k.A.	k.A.
		14	retroperitoneal/Bauchlage			
Fernandez-Cruz et al. [4]	1996	10	transperitoneal/Seitlage	n.s.	n.s.	n.s.
		11	retroperitoneal/Seitlage			
Baba et al. [1]	1997	33	transperitoneal/Seitlage	s.[a]	s.[b]	n.s.
		5	retroperitoneal/Seitlage			
		13	retroperitoneal/Bauchlage			
Takeda et al. [7]	1997	27	transperitoneal/Seitlage	n.s.	n.s.	k.A.
		11	retroperitoneal/Seitlage			
Bonjer et al. [2]	1997	9	transperitoneal/Seitlage	s.#	s.#	s.#
		12	retroperitoneal/Seitlage			

[a] retroperitoneal/Bauchlage kürzer als Methoden in Seitlage (p<0,05)
[b] transperitoneal/Seitlage größerer Blutverlust als andere Methoden (p<0,05)
s.#: retroperitoneal besser (p<0,05); n.s.: nicht signifikant; k.A.: keine Angabe

einen geringeren Schmerzmittelbedarf nach retroperitonealem als nach transabdominalem Vorgehen [2]. Die laparoskopischen Methoden in Rückenlage bzw. Seitlage wurden bisher noch nicht vergleichend untersucht. Die bislang einzige Studie, in der die retroperitoneoskopische Adrenalektomie sowohl in Seitlage als auch in Bauchlage angewandt wurde, zeigte eine verkürzte Operationsdauer in Bauchlage [1].

Die minimal-invasive Nebennierenchirurgie ist bisher ganz überwiegend in spezialisierten Zentren durchgeführt worden. Inzwischen sind diese Verfahren weitgehend standardisiert, wobei heute vor allem die laparoskopisch-laterale und die retroperitonealen Techniken Anwendung finden. Wegen des relativ hohen operativen Schwierigkeitsgrades ist die entscheidende Voraussetzung für die erfolgreiche Umsetzung dieser Methoden eine große Erfahrung in der minimal-invasiven Chirurgie. Zudem ist der Besuch eines in der endoskopischen Nebennierenchirurgie tätigen Zentrums hilfreich und für die ersten Eingriffe eine Assistenz durch einen erfahrenen Chirurgen unbedingt empfehlenswert.

Literatur

1. Baba S, Miyajima A, Uchida A, Asanuma H, Miyakawa A, Murai M (1997) A posterior lumbar approach for retroperitoneoscopic adrenalectomy: assessment of surgical efficacy. Urology 50: 19–24
2. Bonjer HJ, Lange JF, Kazemier G, de Herder WW, Steyerberg EW, Bruining HA (1997) Comparison of three techniques for adrenalectomy. Br J Surg 84: 679–682
3. Duh QY, Siperstein AE, Clark OH, Schechter WP, Horn JK, Harrison MR, Hunt TK, Way LW (1996) Laparoscopic adrenalectomy. Comparison of the lateral and posterior approaches. Arch Surg 131: 870–875
4. Fernandez-Cruz L, Saenz A, Benarroch G, Astudillo E, Taura P, Sabater L (1996) Laparoscopic unilateral and bilateral adrenalectomy for Cushing's syndrome. Transperitoneal and retroperitoneal approaches. Ann Surg 224: 727–734
5. Gagner M, Pomp A, Heniford BT, Pharand D, Lacroix A (1997) Laparoscopic adrenalectomy: lessons learned from 100 consecutive procedures. Ann Surg 226: 238–246
6. Giebler RM, Walz MK, Peitgen K, Scherer RU (1996) Hemodynamic changes after retroperitoneal CO_2 insufflation for posterior retroperitoneoscopic adrenalectomy. Anesth Analg 82: 827–831
7. Takeda M, Go H, Watanabe R, Kurumada S, Obara K, Takahashi E, Komeyama T, Imai T, Takahashi K (1997) Retroperitoneal laparoscopic adrenalectomy for functioning adrenal tumors: comparison with conventional transperitoneal laparoscopic adrenalectomy. J Urol 157: 19–23
8. Terachi T, Matsuda T, Terai A, Ogawa O, Kakehi Y, Kawakita M, Shichiri Y, Mikami O, Takeuchi H, Okada Y, Yoshida O (1997) Transperitoneal laparoscopic adrenalectomy: experience in 100 patients. J Endourol 11: 361–365
9. Walz MK, Peitgen K, Hoermann R, Giebler RM, Mann K, Eigler FW (1996) Posterior retroperitoneoscopy as a new minimally invasive approach for adrenalectomy: results of 30 adrenalectomies in 27 patients. World J Surg 20: 769–774

Diagnostik des nicht tastbaren Hodens: Stellenwert eines neues, miniaturisierten Laparoskops

S. Siemer[1], U. Humke[1], M. Uder[1] und D. Kreissler-Haag[2]

[1] Klinik und Poliklinik für Urologie und Kinderurologie, [2] Chirurgische Klinik, Universität des Saarlandes, D-66421 Homburg/Saar

Diagnosis in Nonpalpable Testes: Status of a New Miniaturized Laparoscope

Summary. Laparoscopy and magnetic resonance imaging (MRI) are competitive tools in the diagnosis of nonpalpable testis. We investigated 29 boys for this indication with MRI. If MRI failed to locate the testis, laparoscopy was performed with a new, miniaturized set of pediatric instruments (1.9-mm optic). MRI revealed 10 inguinal and 7 abdominal testes. There was no false-positive finding. In 12 boys MRI showed no testis. Four cases were true negative, 8 false negative (32%). In these 8 MRI-negative patients, laparoscopy revealed 7 inguinal and 1 abdominal testis. The optical quality of the mini-telescope was sufficient for a 100% correct diagnosis. Laparoscopy-related complications did not occur. In summary, laparoscopic evaluation is the preferred method in pediatric cases of nonpalpable testes.

Key words: Nonpalpable testis – Laparoscopy in children – Magnetic resonance imaging

Zusammenfassung. Bei der Abklärung des nicht tastbaren Hodens sind Laparoskopie und Kernspintomographie die Methoden der ersten Wahl. 29 Knaben wurden mittels MRT untersucht. Bei fehlendem Hodennachweis erfolgte eine laparoskopische Abklärung mit einem neuen, miniaturisierten Laparoskop (1,9 mm Optik). Im MRT wurden 10 inguinal und 7 Abdominalhoden korrekt nachgewiesen. Mit Hilfe der Laparoskopie konnte bei 8 von 12 Patienten ohne Hodennachweis im MRT dennoch ein erhaltungswürdiger Hoden (1 Abdominalhoden und 7 Leistenhoden) diagnostiziert werden. Die korrekt positive Rate lag bei 100%. Komplikationen bedingt durch die Laparoskopie wurden nicht beobachtet. Die Laparoskopie ist mit hoher Sensitivität und Spezifität eine ideale, komplikationsarme Untersuchungsmethode beim nicht tastbaren Hoden im Kindesalter.

Schlüsselwörter: Nicht tastbarer Hoden – Kinderlaparoskopie – Kernspintomographie

Die Hodendystopie ist mit einer Inzidenz von 30% bei Frühgeborenen und 3–10% bei reifgeborenen Säuglingen die häufigste Erkrankung einer endokrinen Drüse. Neben Fertilitätsstörungen und psychischer Belastung wird ein erhöhtes Entartungsrisiko bei dystoper Hodenlage beschrieben. Therapieziel ist die Verlagerung des Hodens in das Skrotalfach.

Auf Grund der Ergebnisse experimenteller und klinischer Arbeiten hat sich der empfohlene Therapiezeitpunkt von der Pubertät bis in das frühe Säuglingsalter verschoben. Allgemein wird heute eine Verlagerung des Hodens bis Ende des ersten Lebensjahres postuliert. Eine Anpassung der unterschiedlichen diagnostischen Verfahren an die veränderten Körpergrößenverhältnisse war somit erforderlich. Nach klinischer Untersuchung und fehlendem Hodennachweis in der Sonographie werden als weiterführende diagnostische Methoden die Kernspintomographie (MRT) und die Laparoskopie diskutiert. Die Computertomographie, Angiographie und Venographie sind auf Grund der hohen Strahlenbelastung heute als obsolet anzusehen.

In einer prospektiven Studie sollte die Wertigkeit der Kernspintomographie und Laparoskopie beim nicht tastbaren Hoden untersucht werden.

Patienten und Methode

29 Knaben mit einseitigem, nicht tastbarem Hoden wurden berücksichtigt. Der kontralaterale Hoden war jeweils orthotop im Skrotalfach nachweisbar. Das Patientenalter lag zwischen 1 und 15 Jahren mit einem Durchschnittsalter von 4,5 Jahren. In 13 Fällen lag eine linksseitige, 16mal eine rechtsseitige Hodendystopie vor. Bei allen Patienten konnte auch mit der Sonographie der Hoden nicht lokalisiert werden. Eine Hormontherapie erfolgte zuvor bei 25 Patienten. Bei 4 Patienten konnten hierüber keine Angaben gemacht werden.

Eine kernspintomographische Untersuchung (MRT) mit einem 1.0 T Tomographen (Magnetom 1.0, Siemens, Erlangen) bzw. einem 1.5 T Tomographen (Magnetom Vision, Siemens, Erlangen) wurde bei allen Kindern in Sedierung durchgeführt. Dabei wurde entweder eine runde Oberflächenspule (Eye-Coil) über dem Leistenkanal oder eine Ganzkörperspule verwendet.

Konnte im MRT kein Hoden nachgewiesen werden, erfolgte zur weiteren Hodensuche eine Laparoskopie mit einem miniaturisierten Kinderinstrumentarium (Firma Richard Wolf GmbH, Knittlingen). In Vollnarkose konnte nach infraumbilikaler Stichinzision eine Veresskanüle, die mit einem Stützschaft armiert und verriegelt war, eingebracht werden. Nach Entfernung der Veresskanüle wurde über den verbliebenen Stützschaft eine 1,9 mm Optik eingebracht (Abb. 1). Noch vor Gasinsufflation konnte die Lage kontrolliert und ggf. korrigiert werden. Für die diagnostische Laparoskopie wurde ausschließlich eine Optik mit 1,9 mm Durchmesser verwendet.

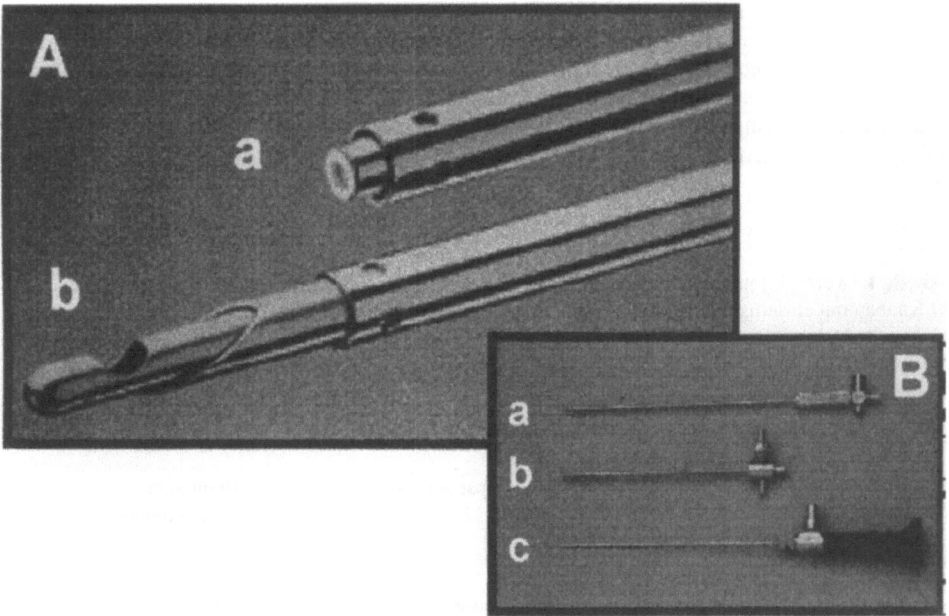

Abb. 1 A, B. Miniaturisiertes Kinderlaparoskop. **A**: Stützschaft mit eingeführter *a)* 1,9 mm Optik und *b)* Veresskanüle; **B**: *a)* Veresskanüle, *b)* Stützschaft 2,7 mm, *c)* Optik 1,9 mm

Ziel der Untersuchung war die Identifikation des Ductus deferens, der Spermatikagefäße und deren Beziehung zum inneren Leistenring. Eine weitere laparoskopische Manipulation wie Ochidopexie oder Orchiektomie erfolgte nicht. In gleicher Narkose wurde bei allen Kindern eine Leistenfreilegung mit Orchidopexie oder ggfs. Resektion rudimentärer Hoden- und Samenstranganteile durchgeführt.

Ergebnisse

Bei 29 Knaben mit nicht tastbarem Hoden erfolgte eine MRT-Untersuchung. Alle erhobenen Befunde wurden operativ kontrolliert. Im MRT konnte bei 17 Patienten (58,6%) ein Hoden (10 Leistenhoden, 7 Abdominalhoden) nachgewiesen (Tabelle 1), und nach operativer Freilegung bestätigt werden. Falsch positive Befunde wurden mit dem MRT nicht erhoben. Bei 12 Knaben war im MRT kein Hodennachweis möglich. Bei diesen Kindern erfolgte in zweiter Sitzung eine laparoskopische Untersuchung mit dem oben vorgestellten Instrumentarium. Bei einem Patienten war ein Abdominalhoden (Tabelle 1), bei 9 Knaben sowohl ein Duktus deferens als auch Spermatikagefäße, die in den inneren Leistenring zogen, laparoskopisch nachweisbar. Die operative Freilegung zeigte bei 7 dieser 9 Patienten einen unauffälligen Leistenhoden, wobei ein offener Processus vaginalis 5mal vorlag. Bei 2 Knaben zeigte sich trotz unauffälliger Samenstrangstrukturen am inneren Leistenring (V. a. Leistenhoden), daß sowohl der Duktus als auch die Gefäße im Sinnes eines vanishing testis blind in der Leiste endeten („50% falsch positiv", da kein Hoden nachweisbar war). Bei 2 weiteren Knaben zeigten sich laparoskopisch blind endende Spermatikagefäße bereits *vor* dem inneren Leistenring, wobei ein hypoplastischer Duktus deferens noch in den Leistenkanal zog. Die Verdachtsdiagnose eines vanishing testis wurde nach operativer Freilegung bestätigt (50% richtig negativ). Komplikationen bedingt durch die Laparoskopie wurden nicht beobachtet.

Zusammenfassend sind als Vorteile der Kernspintomographie das nicht invasive Verfahren und die relativ hohe Sensitivität und Spezifität zu nennen (Tabelle 2). Im Säuglings- oder Kindesalter ist jedoch in der Regel eine Sedierung bzw. Narkose erforderlich. Zudem ist die Rate an falsch negativen Befunden, das heißt, intakte Hoden werden übersehen, mit 0–38% hoch, so daß bei fehlendem Hodennachweis im MRT eine weitere Abklärung erforderlich ist. Ein weiterer Nachteil des MRT's stellen die repetitiven Kosten der Untersuchung dar.

Die Laparoskopie weist eine höhere Sensitivität und Spezifität auf (Tabelle 2). Zudem kann in einer Sitzung (eine Narkose) die laparoskopische Diagnostik und anschließend die definitive Therapie erfolgen. Falsch negative Befunde konnten ausgeschlossen werden. Da es sich bei der Laparoskopie um einen minimal invasiven Eingriff handelt ist dies als Nachteil zu werten. Komplikationen, bedingt durch die Laparoskopie traten jedoch in dem untersuchten Patientengut nicht auf.

Tabelle 1. Kernspintomographische und laparoskopische Ergebnisse mit operativer Befundkontrolle bei 29 Knaben mit einseitigem, nicht tastbarem Hoden

Kernspintomographie n=29	Laparoskopie n=12	operativer Befund n=29
17 Patienten mit Hodennachweis		
10 Leistenhoden 7 Abdominalhoden	keine Laparoskopie	10 Leistenhoden 7 Abdominalhoden
12 Patienten ohne Hodennachweis		
	9 V.a. Leistenhoden 1 Abdominalhoden 2 vanishing testis	7 Leistenhoden 1 Abdominalhoden 4 vanishing testis

Tabelle 2. Vor- und Nachteile der Kernspintomographie/Laparoskopie

	Kernspintomographie	Laparoskopie
Vorteile:	• nicht invasiv • Sensitivität: 80–95% • Spezifität: 60–75%	• in einer Narkose zusammen mit operativer Therapie durchführbar • Sensitivität: 90–100% • Spezifität: 80–100% • falsch negativ: 0% • richtig negative Befunde: keine weitere Abkl. erforderlich • einmalige Anschaffungskosten
Nachteile:	• zusätzliche Sedierung/Narkose • falsch negativ: 0–38% • negative Befunde: weitere Abkl. erforderlich • repetitive Kosten pro MRT	• minimal invasiv

Auf Grund der eigenen Resultate und der aktuellen Literaturangaben erscheint folgende Empfehlung für die weiterführende Diagnostik sinnvoll:

Nach Anamnese, körperlicher Untersuchung und Sonographie sollte in Kliniken, in denen eine laparoskopische Operationseinheit zur Verfügung steht, primär das miniaturisierte Kinderlaparoskop zur Hodensuche verwendet werden. In *einer* Narkose kann die Diagnostik *und* Therapie sicher durchgeführt werden. Während in vielen Kliniken die Verlagerung bzw. Resektion des Hodens offen, chirurgisch durchgeführt wird, erfolgt in einigen Zentren dieses Vorgehen laparoskopisch. Mit dem miniaturisierten Instrumentarium ist die Resektion von atrophen, intraabdominellen Hoden, oder der erste Schritt des Fowler Stephens-Manövers problemlos durchzuführen. In der Hand des Geübten kann dieses Instrumentarium sicher und komplikationsarm angesehen werden. In wieweit eine Verlagerung des Hodens in das Skrotalfach laparoskopisch jedoch durchführbar und sinnvoll ist, bleibt abzuwarten. Erste Studienergebnisse erscheinen vielversprechend. Ist kein Hoden oder Samenstranggewebe in der Laparoskopie nachweisbar, ist eine operative Freilegung auf Grund der hohen Sensitivität und Spezifität nicht notwendig.

Besteht keine Möglichkeit der Laparoskopie, ist die Kernspintomographie als sensitivstes, nicht invasives bildgebendes Verfahren zu empfehlen. Bei Hodennachweis im MRT kann mit hoher Wahrscheinlichkeit von einem korrekt positiven Befund ausgegangen und in einer zweiten Sitzung (zweite Narkose) die operative Freilegung geplant werden. Bei fehlendem Hodennachweis ist jedoch auf Grund der hohen Rate an falsch negativen Befunden eine weitere Abklärung erforderlich.

Literatur beim Verfasser.

Laparoskopie des Neugeborenen – Indikation und Durchführung

Th. Doede, K. Hoffmann, K. Graffmann-Weschke und J. Waldschmidt

Abteilung für Kinderchirurgie, Universitätsklinikum Benjamin Franklin, Freie Universität Berlin, Hindenburgdamm 30, D-12200 Berlin

Laparoscopy of the Newborn: Indications and Practice

Summary. The indications and technical features of minimal invasive surgery, which is of particular interest in neonates, are being discussed. Thirty-three laparoscopies had been performed as of 1997. The youngest child was 2 days old; the smallest one weighed 2150 g. The most frequent indications were clarification of cholestasis, cystic masses, pyloromyotomies and sigmoid resections. Three conversions were necessary (two choledochal cysts, splenic torsion). Complications were one postoperative incisional hernia and two rectal stenoses after sigmoid resection. Conclusion: Laparoscopy can even be performed in newborns and meets the requirements of minimally invasive surgery.

Key words: Laparoscopy – Newborn – Ovarian cysts – Cholestasis

Zusammenfassung. Indikationen und technische Besonderheiten zum gerade in der Neugeborenenperiode erstrebenswerten Prinzip der Minimal Invasiven Chirurgie sollen vorgestellt werden. Bis 1997 wurden 33 Laparoskopien durchgeführt. Das jüngste Kind war 2 Tage alt, das leichteste 2150 g schwer. Die häufigsten Indikationen waren Cholestase-Abklärungen, zystische Raumforderungen, Pyloromyotomien und Sigmaresektionen. 3 Konversionen waren erforderlich (2 Choledochuscysten, Milztorsion), als Komplikation wurden ein Narbenbruch sowie 2 Rektumstenosen nach Sigmaresektion beobachtet. Fazit: Die Laparoskopie ist schon im Neugeborenenalter gut durchführbar, sie wird dem Anspruch der Minimal Invasiven Chirurgie gerecht.

Schlüsselwörter: Laparoskopie – Neugeborenes – Ovarialzyste – Cholestase

In der Neugeborenenperiode – d.h. in den ersten 28 Lebenstagen – ist das Prinzip einer Minimal Invasiven Chirurgie besonders erstrebenswert. Dieses gilt natürlich noch mehr für Frühgeborene. Vorgestellt werden sollen deshalb Indikationen zur Laparoskopie in dieser Lebensphase sowie technische Besonderheiten.

Im Zeitraum vom 28. 4. 1978 bis zum 11. 4. 1997 wurden insgesamt 940 Laparoskopien in unserer Abteilung durchgeführt, davon 33 im Neugeborenenalter. Dies entspricht 3,51 %.

Das jüngste Kind war zwei Tage alt, das älteste 28 Tage. 5 Patienten waren Frühgeborene, d.h. die Geburt erfolgte vor der 37. Schwangerschaftswoche. 18 der Babys waren Mädchen, entsprechend 15 Jungen. Das leichteste Kind wog 2150 g zum Zeitpunkt der Operation, das schwerste 4250 g. Das arithmetische Mittel lag bei 3450 g, der Median bei 3300 g.

Folgende Indikationen konnten ermittelt werden: 10 Laparoskopien erfolgten diagnostisch zur Cholestase-Abklärung, 12 wegen zystischer Raumforderungen, je 3 zur Pyloromyotomie wegen hypertropher Pylorusstenose bzw. Sigmaresektion bei Morbus Hirschsprung. Seltene Indikationen waren Milztorsionen, Leberzysten, Hämangioendotheliome der Leber und Nabelzysten.

Von den 12 zystischen Raumforderungen entfielen 9 auf das Ovar, 2 auf Zysten des Ductus choledochus und 1 Darmduplikatur. In dieser Alterskategorie waren keine Mesenterialzysten – welche ebenfalls oft vertreten sind – nachweisbar. Alle zystischen Raumforderungen waren bereits pränatal bekannt, konnten aber vor der Laparoskopie nicht einem Organ zugeordnet werden. Die Ovarialzysten (Abb. 1) waren ausnahmslos laparoskopisch beherrschbar, eine Fensterung ist in dieser Lebensphase fast immer ausreichend. Sogar die Darmduplikatur – bei uns am Zoekalpol gelegen – konnte minimal invasiv behoben werden. Einer laparotomischen Korrektur aber bedürfen immer Choledochuszysten. Beide Kinder aus unserem Kollektiv wurden somit in gleicher Sitzung offen operiert!

Die neonatale Cholestase erzwingt die diagnostische Klärung in den ersten 6–8 Lebenswochen, später liegen bei Gallengangsatresien irreversible zirrhotische Umbauprozesse vor. Hier stellt die Laparoskopie – neben diversen Laborbestimmungen, Sonographie, Sequenz-Szintigraphie, ERCP etc. – einen sehr wertvollen diagnostischen Baustein dar (Abb. 2), da sie gezielte Leberbiopsien zuläßt, hepatische und biliäre Befunde ausgezeichnet visualisiert und eine direkte Cholangiographie ermöglicht [5].

Sicher noch nicht allgemeiner Bestandteil der kinderchirurgischen Routine ist die laparoskopische Sigmaresektion wegen eines Morbus Hirschsprung im Neugeborenenalter. Bei der von uns auch bereits publizierten Methode wird der zu resezierende Sigmaabschnitt laparoskopisch skelettiert und dann extrakorporal die Anastomose gebildet (Abb. 3) [1]. Anwendung finden die Methode nach Soave [3] oder Svensson [4]. Vorteil im Vergleich zur konventionellen Laparotomie ist neben der Kosmetik auch ein geringerer Analgetika-Bedarf, Nachteil die doch deutlich längere Operationszeit!

Als letztes Indikations-Beispiel sei die laparoskopische Pyloromyotomie genannt (Abb. 4). Die Operationsabfolge entspricht weitgehend der konventionellen Methode nach Weber [6] und Ramstedt [2]. Zum Spalten der hypertrophierten Pylorusmuskulatur hat sich allerdings die Anwendung des Neodym-YAG-Lasers bewährt. Die Vorteile liegen in der besseren Kosmetik, nachteilig ist neben der längeren Operationszeit die höhere Perforationsgefahr v.a. des Duodenums. Zugegebenermaßen kann aber auch das offene Vorgehen als minimal invasiv angesehen werden!

Als Komplikation der Neugeborenen-Laparoskopie wurde ein Frühgeborenes mit einem leichten Narbenbruch an der Trokareintrittsstelle registriert. 2 Kinder mit laparoskopischer

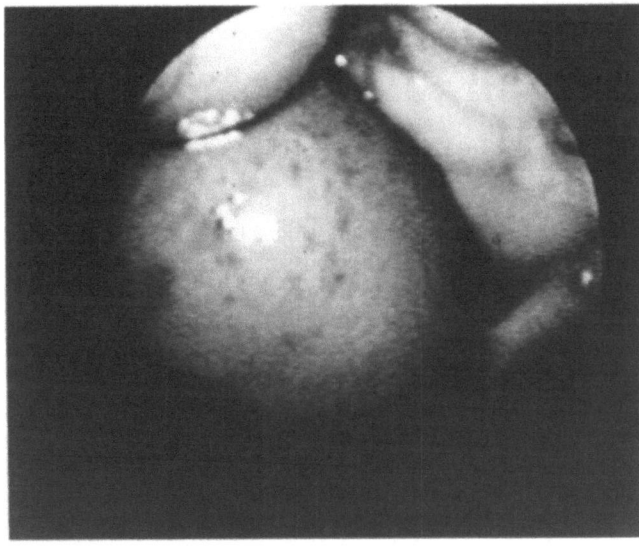

Abb. 1. Ovarialzyste bei einem 28 Tage alten Mädchen

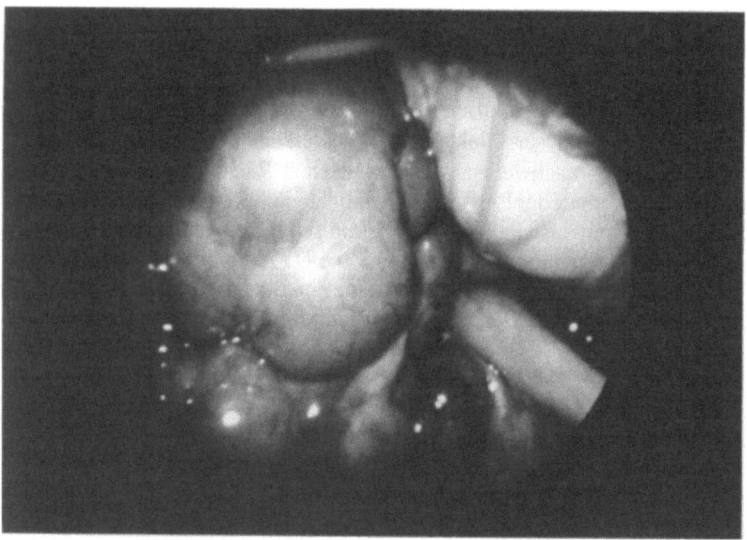

Abb. 2. Gallengangsatresie bei einem 26 Tage alten Jungen

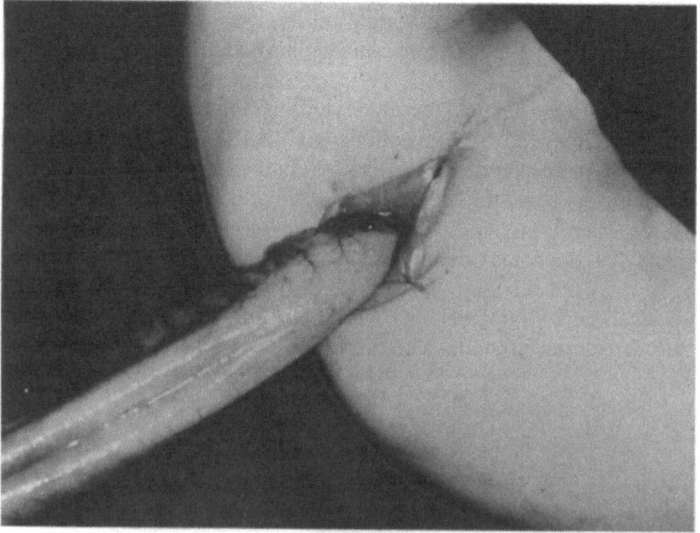

Abb. 3. Externe Anastomosenbildung nach laparoskopischer Sigmaresektion

Sigmaresektion wiesen zudem später eine Rektumstenose auf, welche bei einem einer späteren operativen Korrektur bedurfte. Beide Kinder wurden nach Svensson operiert, was Anlaß war, später die alternative Methode nach Soave zu bevorzugen. Bereits vorher wurde erwähnt, daß beide Kinder mit Choledochuszyten einer Konversion zugeführt wurden, gleiches gilt für den Jungen mit Milztorsion.

Laparoskopien in dieser Lebensperiode bedürfen einiger technischen Besonderheiten.

Neugeborene weisen einen sehr weiten Nabelring auf, so daß der sog. Munro-Punkt im linken Unterbauch als Zugangsweg zu bevorzugen ist. Zudem muß berücksichtigt werden, daß die Nabelgefäße in den ersten Lebenstagen oft noch nicht obliteriert sind!

Je jünger und leichter die Kinder sind, desto geringer ist das subkutane Fettgewebe ausgeprägt, so daß die Trokarfixierung an der Bauchdecke erschwert wird. Alternativ kommt hier eine

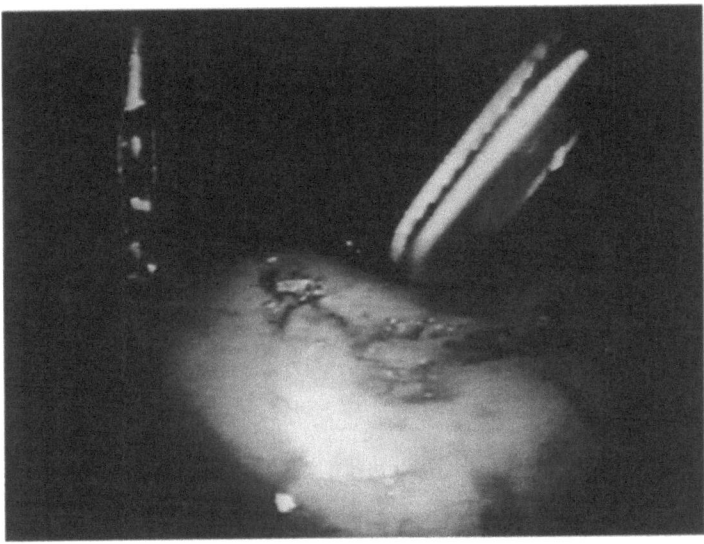

Abb. 4. Laparoskopische Pyloromyotomie bei hypertropher Pylorusstenose

Annaht in Frage, ggf. in Kombination mit einer Latexmanschette, welche vor Verrutschen schützt. Bewährt hat sich auch die Verwendung besonderer CO_2-Insufflatoren. Besonderer Wert muß auf die Möglichkeit eines vorgewählten, variablen intraabdominellen Druckes von etwa 15 mm Hg als Soll- und Maximaldruck gelegt werden. So sind starke Druckspitzen zu vermeiden!

Letztlich sei darauf hingewiesen, daß die Verwendung von Mini-Instrumentarien zu bevorzugen ist. Arbeitsinstrumente, welche ggf. durch Braunülen oder Punktionskanülen als Trokar einführbar sind, stellen eine besonders schonende Variante dar!

Zusammenfassend kann festgehalten werden, daß die Laparoskopie schon im Neugeborenenalter gut durchführbar ist und dem Anspruch einer Minimal Invasiven Chirurgie gerecht wird. Keines besonderen Hinweises bedarf, daß – wie immer – die beste Operationsmethode aber natürlich versagt, wenn die Indikation nicht stimmt!

Literatur

1. Hoffmann K, Schier F, Waldschmidt J (1996) Laparoscopic Swenson's procedure in children. Eur J Pediatr Surg 6: 15–17
2. Ramstedt C (1912) Zur Operation der angeborenen Pylorusstenose. Med Klin 8: 1702
3. Soave F (1964) Hirschsprung's disease: a new surgical technique. Arch Dis Childh 39: 116
4. Svensson O (1957) Follow up on 200 patients treated for Hirschsprung's disease during a ten year period. Ann Surg 146: 706–714
5. Waldschmidt J, El-Dessouky M, Charissis G, Ribbe R (1988) Validity of endoscopy in the diagnostics of biliary atresia. Z Kinderchir (43 Suppl) 1: 57–59
6. Weber W (1910) Über eine technische Neuerung der Operation der Pylorusstenose des Neugeborenen. Berl klin Wschr 47: 763

Laparoskopie bei Verdacht auf Morbus Crohn im Kindesalter

F. Schier[1], G. Kähler[2] und E. Kauff[3]

[1] Abteilung für Kinderchirurgie, [2] Abteilung für Viszeralchirurgie und
[3] Kinderklinik, Universität Jena, Bachstraße 18, D-07743 Jena

Laparoscopy for the Diagnosis of Crohn's Disease in Children

Summary. The traditional diagnostic tools for the diagnosis of Crohn's disease barely reach the terminal ileum. For coloileoscopy in children, anesthesia is required. We have used it for an additional and simultaneous laparoscopy, including biopsies from lymph nodes or the liver. In 11 children (mean age 11.8 years) laparoscopies were performed in order to establish the diagnosis Crohn's disease. In 9 children laparoscopy was performed simultaneously with coloileoscopy. A 5-mm laparoscope was advanced through the umbilicus and a 1.7-mm forceps through the left lower anterior abdominal wall. There were no complications. Laparoscopy provides a novel, direct image of the early stages of Crohn's disease and may initiate a more adequate medical treatment.

Key words: Laparoscopy – Crohn's disease

Zusammenfassung. Die üblichen Mittel in der Crohn-Diagnostik sind Röntgen, Endoskopie und Ultraschall. Für die Endoskopie wird bei Kindern meist eine Narkose benötigt. In dieser Narkose haben wir zusätzlich noch eine diagnostische Laparoskopie mit Leber- oder Lymphknotenbiopsien durchgeführt. Bei 11 Kindern mit Crohn-Verdacht wurde eine Laparoskopie durchgeführt; bei 9 Kindern simultan mit der Endoskopie. Ein 5 mm-Laparoskop wurde durch den Nabel eingeführt und ein 1,7 mm-Instrument in den linken Unterbauch. Komplikationen traten nicht ein. Laparoskopisch, endoskopisch und histologisch wurde jeweils 6 mal die Diagnose „M. Crohn" gestellt. Die Laparoskopie verschafft ein neues, direktes Bild früher M. Crohn-Stadien. Damit kann die medikamentöse Therapie adäquater gestaltet werden.

Schlüsselwörter: Laparoskopie – M. Crohn

Einleitung

Bei der Frühdiagnose des M. Crohn im Kindesalter spielte bisher die Laparoskopie keine Rolle. Die Koloileoskopie war das Hauptdiagnosemittel. Für die Koloileoskopie ist bei Kindern eine Narkose erforderlich. Wir haben diese genutzt, um zusätzlich noch einen laparoskopischen Überblick zu gewinnen. Bei Erwachsenen ist die Laparoskopie beim M. Crohn bereits eingesetzt worden [5, 6, 7], vereinzelt auch beim Kind [8].

Die Symptome des M. Crohn im Kindesalter sind uncharakteristisch. Am häufigsten sind Bauchschmerzen (75%), Durchfall (65%), Gewichtsverlust (65%), Wachstumsrückstand (25%), Übelkeit und Erbrechen (25%), peranaler Blutabgang (20%) usw. [2]. Auch bei Kindern ist beim

M. Crohn der ganze Gastrointestinaltrakt befallen. Am häufigsten scheinen der terminale Dünndarm und das aszendierende Kolon betroffen. Kaum ein intraabdominelles Organ bleibt unbeeinträchtigt. Ein Verzeichnis aller extraintestinalen Manifestationen des M. Crohn wäre endlos.

Ist der Verdacht auf M. Crohn bei einem Kind einmal erhoben, so bestehen die traditionellen Schritte der Diagnostik aus einer Kombination von Endoskopie incl. Histologie und Bakteriologie, radiologischen Techniken wie Abdomenübersicht, Kolon-Kontrasteinlauf und Dünndarmdarstellung (Sellink), sowie dem Ultraschall. Die Beschränkung auf diese drei Techniken, von denen zwei nur indirekte Bilder liefern, scheint vor diesem weiten symptomatischen Hintergrund wie eine unzulängliche Einschränkung, um so mehr als der Hauptmanifestationsort, das terminale Ileum, mit den herkömmlichen Mitteln kaum, und manchmal wegen Stuhlverschmutzung überhaupt nicht, zu erreichen ist. Hinzu kommt noch die unterschiedliche Erfahrung des Untersuchers und deren Einfluß auf die Untersuchung [9]. Bei jeder Laparoskopie wird der gesamte Untersuchungsgang auf Video aufgezeichnet und steht jederzeit für spätere Reevaluierungen zur Verfügung.

Ultraschalluntersuchungen erscheinen beim Verdacht auf M. Crohn im Kindesalter wenig treffsicher, sowohl nach den Erfahrungen anderer Untersucher als auch unseren eigenen [3, 10, 11]. Wir schlagen daher vor, zum herkömmlichen Protokoll auch die Laparoskopie mit Biopsien hinzuzufügen.

Patienten und Technik

Von Oktober 1996 bis März 1998 bestand bei 11 Kindern (5 Mädchen, 6 Jungen, Alter 8–15 J, Durchschnitt 11,8) der Verdacht auf M. Crohn (3 hatten peranale Blutabgänge, bei 4 Kindern wurde sonographisch der Verdacht erhoben). Bei 9 Kindern wurde in Narkose zuerst eine explorative Laparoskopie vorgenommen einschließlich einer Inspektion des gesamten intraabdominellen Gastrointestinaltraktes sowie der Leber und Milz, dann schloß sich eine Standard-Koloileoskopie an. Auf zwei parallelen Monitoren wurden jeweils der äußere und innere Aspekt des Darmes verglichen. Bei 2 weiteren Kindern wurden Laparoskopie und Koloskopie zeitversetzt vorgenommen. Neben den üblichen endoskopischen Biopsien wurden mit der Laparoskopie ebenfalls Biopsien aus auffälligen Lymphknotenregionen oder aus der Leber entnommen, wenn diese eine auffällige Struktur zeigte. Die Laparoskopie wurde immer zuerst begonnen, um die Trokare noch einbringen zu können, solange der Darm nicht von der Endoskopie gebläht war. Am Nabel wurde ein 5 mm-Laparoskop und im linken Unterbauch ein 1,7 mm-Instrument eingeführt. Erschien eine Biopsie angebracht, wurde dafür im rechten Unterbauch ein weiteres 1,7 mm-Instrument eingebracht. Die Laparoskopie kann dabei behilflich sein, das Endoskop in das terminale Ileum einzuführen und möglichst weit vorzuschieben.

Ergebnisse

Während der ersten Untersuchungen fiel es schwer, eine Übereinstimmung zwischen den endoskopischen und laparoskopischen Bildern herzustellen. Innerer und äußerer Aspekt des Darmes sind schwer zu vergleichen und scheinen sich mitunter zu widersprechen. Die präoperativen Ultraschalldiagnosen waren hinsichtlich der Lokalisationsangaben von Wandverdickungen unzutreffend. Lymphknotenvergrößerungen sind für die Sonographie anscheinend besser zu erkennen. Bei mehreren Kindern war die Leber induriert und gelblich marmoriert, mitunter an der Oberfläche eingezogen. Aus solchen Bereichen entnommene Biopsien wurden jedoch später histologisch nur als unspezifische entzündliche Reaktionen gedeutet. Bis jetzt ist nach einer Lymphknotenbiopsie noch keine enterokutane Fistel aufgetreten. Die Transillumination des Darms war bei der Bewertung unklarer Koloskopiebefunde hilfreich. Beim dritten Kind mußte die Koloskopie im Transversum abgebrochen werden wegen der Stuhlmassen; die Laparoskopie lieferte hier wenigstens einen äußeren Überblick über den Darm.

Insgesamt wurde die Diagnose „M. Crohn" laparoskopisch, ileokoloskopisch und histologisch jeweils 6mal gestellt. Bei 3 Kindern wurde als endgültige Diagnose schließlich Colitis

Tabelle 1. Übereinstimmung zwischen den Untersuchungsmethoden

	Lap./. Histo	Endoskopie./. Histo	Lap./. Endoskopie
Übereinstimmung	8	6[a]	6[a]
Widerspruch	3	4	4

[a] 1 Koloskopie im Transversum abgebrochen wegen Stuhl

ulcerosa, lymphatische Hyperplasie und Analfissur angenommen. Vergleicht man die Ergebnisse der einzelnen Techniken untereinander, so finden sich übereinstimmende Ergebnisse am häufigsten in der Laparoskopie und der Histologie (Tabelle 1).

Diskussion

Die Diagnose des M. Crohn im Kindesalter ist schwierig. Die Synopsis mehrerer Untersuchungsmethoden liefert schließlich den Verdacht. Keine der einzelnen Techniken hat beweisenden Charakter. Die daraus abgeleiteten therapeutischen Optionen aber sind keinesfalls harmlos. Sie richten sich nach dem vermuteten Stadium und dem Ausmaß der Erkrankung und werden individuell angepaßt [1].

Jede Verbesserung der diagnostischen Möglichkeiten erscheint daher wünschenswert. Wir wissen sehr wenig über das frühe makroskopische Erscheinungsbild des M. Crohn beim Kind. Der Radiologe bemüht sich, aus dem zweidimensionalen Beschlagbild der Darminnenwand einen Eindruck vom Ausmaß der Erkrankung zu erhalten. Am ehesten noch wird er deren massive Folgen erkennen. Sehr frühe Stadien erkennt er nicht [4]. Der Sonographiker erkennt zwar Wandverdickungen, kann sie aber nur schwer lokalisieren. Der Endoskopiker sieht nur den inneren Aspekt der Darmwand und gelangt nicht weiter als in das terminalste Ileum; oft nicht einmal so weit, weil Stuhlmassen ihn schon vorher aufhalten. Vom Hauptmanifestationsort des M. Crohn, dem terminalen Ileum, sieht er, genauso wie die anderen Untersucher, am wenigsten. Der Chirurg schließlich lernt den M. Crohn nur bei einer Komplikation kennen. Kaum ein Chirurg hat jemals Frühformen des M. Crohn gesehen, und wenn, hat er sie mangels Erfahrung nicht als solche erkannt. Alle drei Gesichtspunkte sind mangelhaft. Kinder benötigen für eine Koloileoskopie ohnehin eine Narkose. Es erscheint uns wegen der massiven Konsequenzen, die die Diagnose „M. Crohn" für ein Kind und die Eltern bedeutet, gerechtfertigt, mit der Laparoskopie mehr über die Frühformen dieser Erkrankung zu lernen, den Befall präziser zu bestimmen und damit auch eine solide Basis für eine adäquatere, stadienangepaßte medikamentöse Therapie zu schaffen. Belastet wird das Kind durch die Ausweitung des Eingriffs kaum, da beide Eingriffe weitgehend parallel erfolgen. Allerdings sind mitunter die intraabdominellen Drücke bis über 20 mm Hg angestiegen, da beide Untersucher „ihre" Höhle insufflieren. Hierauf müssen sie beide achten. Wir halten die Gefahr von Mikrogasembolien hierbei für realistisch. Kosmetisch entstehen durch 1,7 mm-Instrumente praktisch keine sichtbaren Narben.

Es fällt zunächst noch schwer, aus dem laparoskopischen Bild auf die Diagnose M. Crohn zu schließen. Eindeutige Wandverdickungen sind leicht zu erkennen, schwierig sind aber solche Befunde, bei denen auf dem Monitor der Endoskopie unzweifelhaft eine massive Erkrankung, äußerlich aber außer Rötungen kaum etwas wahrzunehmen ist. Hier wird noch mehr Erfahrung benötigt.

Schlußfolgerung

Die Kombination von Laparoskopie und Koloileoskopie könnte zu einer neuen Beurteilung des M. Crohn im Kindesalter führen. Durch den zusätzlichen Informationsgewinn ändern sich möglicherweise auch die therapeutischen Konzepte.

Literatur

1. Grand RJ, Ramakrishna J, Calenda KA (1996) Therapeutic strategies for pediatric Crohn disease. Clin Invest Med 19: 373–380
2. Hyams JS (1994) Extraintestinal manifestations of inflammatory bowel disease. J Pediatr Gastroenterol Nutr 19: 8–12
3. Fauré C, Belarbi N, Mougenot JF, Besnard M, Hugot JP, Cezard JP, Hassan M, Navarro J (1997) Ultrasonographic assessment of inflammatory bowel disease in children: comparison with ileocolonoscopy. J Pediatr 130: 147–151
4. Lipson A, Bartram CI, Williams CB, Slavin G, Walker-Smith J (1990) Barium studies and ileoscopy compared in children with suspected Crohn's disease. Clin Radiol 41: 5–8
5. Miller GG, Blair KG, Murphy JJ (1996) Diagnostic laparoscopy in childhood Crohn's disease. J Pediatr Surg 31: 846–848
6. Ludwig KA, Milsom JW, Church JM, Fazi VW (1996) Preliminary experience with laparoscopic intestinal surgery for Crohn's disease. Am J Surg 171: 52–55
7. Thibault C, Poulin EC (1996) Total laparoscopic proctocolectomy and laparoscopy-assisted proctocolectomy for inflammatory bowel disease: operative technique and preliminary report. Surg Laparosc Endosc 5: 472–476
8. Bauer JJ, Harris MT, Grumbach NM, Gorfine SR (1996) Laparoscopic-assisted intestinal resection for Crohn's disease. Which patients are good candidates? J Clin Gastroenterol 23: 44–46
9. Helper DJ, Rex DK (1996) Interobserver variation of colonoileoscopic findings in Crohn's disease. Gastrointest Endosc 43: 636–637
10. Maconi G, Parente F, Bollani S, Cesana B, Bianchi-Porro G (1996) Abdominal ultrasound in the assessment of extent and activity of Crohn's disease: clinical significance and implication of bowel wall thickening. Am J Gastroenerol 91: 1604–1609
11. Sarrazin J, Wison SR (1996) Manifestation of Crohn's disease at US. Radiographics 16: 499–520

Hauptthema

Kodisziplinäre Arbeit in der Chirurgie

Chirurgische Onkologie

Die Aufgaben der Chirurgen in der Therapieplanung bei soliden Tumoren

J. R. Siewert und R. Bumm

Chirurgische Klinik und Poliklinik, Technische Universität München, Ismaninger Straße 22, D-81675 München

The Tasks of Surgeons when Planning Therapy for Solid Tumors

Summary. Surgery is still the primary domain for patients suffering from solid cancers, although in many cases multimodal treatment will be required. If the surgeons want to retain this status, the interdisciplinary dialogue must be intensified, as treatment strategies are developed today in an interdisciplinary context. There is a unique chance for future surgeons to establish and lead "tumor boards" within their infrastructure. Tumor boards should be built up in almost every hospital to deal with surgical oncology throughout the entire country. If necessary, specialists from other hospitals or cancer centers must be involved, and modern information technology such as telecommunications should be used to obtain second opinions. Using this technique, smaller hospitals in the area can adapt to the progress and standards of dedicated cancer centers. Modern techniques of telecommunication allow for case presentations and discussions on treatment strategies over long distances, as well as virtual teleconferences in tumor boards meetings. The future role of surgeons in the treatment of solid cancers will depend largely on their ability to resolve the problems outlined here. The surgeon himself must become the modulatory core factor within this evolutionary process.

Key words: Multimodal treatment – Telecommunication – Tumor board – Second opinion

Zusammenfassung: Die Chirurgie ist derzeit noch erste Anlaufstelle für Patienten mit soliden Tumoren – obwohl schon heute viele dieser Patienten der multimodalen Therapie bedürfen. Wenn die Chirurgie diesen Zustand erhalten will, muß sie den interdisziplinären Dialog intensivieren. Onkologische Therapieentscheidungen werden heute interdisziplinär getroffen. Die Zukunft der Chirurgie liegt in der einmaligen Chance, ein derartiges „Tumor-Board" zu organisieren und zu leiten. „Tumor-Boards" sollten in jedem Haus und flächendeckend möglich sein. Gegebenenfalls muß man sich der konsiliarischen Mitbetreuung durch Nachbarkrankenhäuser versichern. Zunehmend mehr sollte für diese Konferenzen die Möglichkeit der Telekommunikation genutzt werden. Periphere Häuser können sich auf diese Art an den Fortschritt und den Wissensstand großer onkologischer Zentren ankoppeln. Die Möglichkeiten der modernen Telekommunikation erlauben Patienten- und Befundvorstellungen von hoher Qualität und sie ermöglichen die Teilnahme an den Tumorkonferenzen großer Zentren.

Schlüsselwörter: Multimodale Therapie – Telekommunikation – Tumor Board – „second opinion"

Eine Ist-Analyse der Situation der onkologischen Chirurgie ist Voraussetzung, um wünschenswerte Forderungen für die Zukunft zu formulieren. Eine derartige Ist-Analyse haben wir durch eine Fragebogenaktion an deutschen chirurgischen Kliniken erhoben (mit freundlicher Unterstützung des Berufsverbandes der Deutschen Chirurgen). Diese Fragebogenaktion hat eine hohe Akzeptanz gefunden. Derzeit sind ca. 900 beantwortete Fragebögen zurückgelaufen. Für diese erste Zwischenanalyse wurden bislang 400 Fragebögen ausgewertet. Eine detaillierte Analyse soll später veröoffentlicht werden („Der Chirurg", in Vorbereitung).

97% aller befragten Chirurgen haben angegeben, onkologische Chirurgie zu betreiben. Eine nähere Analyse zeigt allerdings, daß die onkologische Chirurgie in 75% der Fälle nur etwa 10–30% ihres Tätigkeitsspektrums ausmacht. Diese Information ist wichtig, zeigt sie doch, daß die onkologische Chirurgie offenbar nur ausnahmsweise die Existenzgrundlage chirurgischer Kliniken darstellt.

Natürlich war es von Interesse, auch die Inhalte der onkologischen Chirurgie zu erfragen. Dabei wollten wir in erster Linie wissen, welche Eingriffe regelmäßig und häufig (mehr als 10 Operationen/Jahr) durchgeführt werden. 83% der Chirurgen haben hier an erster Stelle die Colonchirurgie genannt. Überraschend ist, daß 66% der Chirurgen auch die Chirurgie des Magencarcinoms betreiben. Noch überraschender war, daß immerhin noch 46% aller Chirurgen auch die Therapie des Mammacarcinoms ausführen. Es darf vermutet werden, daß die große Mehrzahl dieser positiven Antworten zum Mammacarcinom aus den neuen Bundesländern kam. Wie zu erwarten wird die Chirurgie maligner Erkrankungen von Pankreas und Leber in knapp 30% ausgeführt. Die Therapie des Oesophaguscarcinoms steht mit 17% am Ende dieser Skala. Es ist insgesamt nicht überraschend, daß die Mehrzahl aller chirurgischen Eingriffe bei den auch aus epidemiologischer Sicht häufigsten Erkrankung durchgeführt werden. Offenbar ist es bei der Chirurgie von Pankreas, Leber und Oesophagus bereits zu einer Konzentration dieser Eingriffe auf wenige Zentren gekommen.

Eine erfolgreiche onkologische Chirurgie bedarf des onkologischen Umfeldes. Entsprechend wurde auch dieses erfragt. 21% der Chirurgen haben an ihrem Klinikum eine eigenständige Abteilung für Onkologie, in 61% der Fälle wird die Onkologie durch den Allgemeininternisten betrieben. 27% der Kliniken verfügen über eine eigene Strahlentherapie, 38% über eine eigene Pathologie. Dies bedeutet, daß nur ca. 1/3 der Kliniken über eine Ausstattung verfügt, die gehobene onkologische Chirurgie in interdisziplinärer Kooperation zuläßt.

Demgegenüber ist die diagnostische Ausstattung der Kliniken inzwischen offenbar sehr gut. 69% der befragten Chirurgen haben Zugang zu einem CT bzw. zur Angiographie, 71% verfügen über die Sonographie bzw. die Endosonographie. Interessant ist, daß 62% der befragten Chirurgen inzwischen die Staging-Laparoskopie durchführen und sie entsprechend gezielt zum Einsatz bringen.

Erfreulich gut ist inzwischen die Kooperation zwischen Chirurgie und Pathologie – eine ganz wesentliche Voraussetzung für eine qualitativ adäquate onkologische Chirurgie. Praktisch alle befragten Chirurgen (96%) haben die Möglichkeit einer Schnellschnittdiagnostik. Besonders erfreulich ist, daß in 99% die Pathologen sich der TNM-Klassifikation bedienen und sogar in 96% die Vollständigkeit der Lymphadenektomie durch das Zählen einzelner Lymphknoten und deren Befundung sichern. Verbesserungswürdig ist höchstens noch die gemeinsame Befundsynthese, die in gemeinsamen Gesprächen zwischen Chirurgen und Pathologen erfolgen sollte. Nur in 58% der Fälle wird diese gemeinsame Diskussion regelmäßig gepflegt.

Die Verfügbarkeit moderner diagnostischer Verfahren nutzen die Chirurgen in erster Linie für das präoperative Staging. Dies erscheint konsequent, gilt es doch in erster Linie präoperativ abzuschätzen, ob eine R0-Resektion bei dem individuellen Patienten möglich ist oder nicht. Hier ist der chirurgische Sachverstand von besonderer Bedeutung.

Verbesserungswürdig ist derzeit noch die interdisziplinäre Kooperation. So fallen die onkologischen Therapieentscheidungen häufig durch den Chirurgen allein oder bestenfalls durch interene Diskussion innerhalb der chirurgischen Klinik. Eine interdisziplinäre Tumorkonferenz wird regelmäßig nur in ca. 30% der Kliniken durchgeführt. Zu einem institutionalisierten und fest organisierten „Tumor-Board" bekennen sich sogar nur 10% aller Chirurgen. Besonders enttäuschend ist, daß die befragten Chirurgen sich nur ganz ausnahmsweise

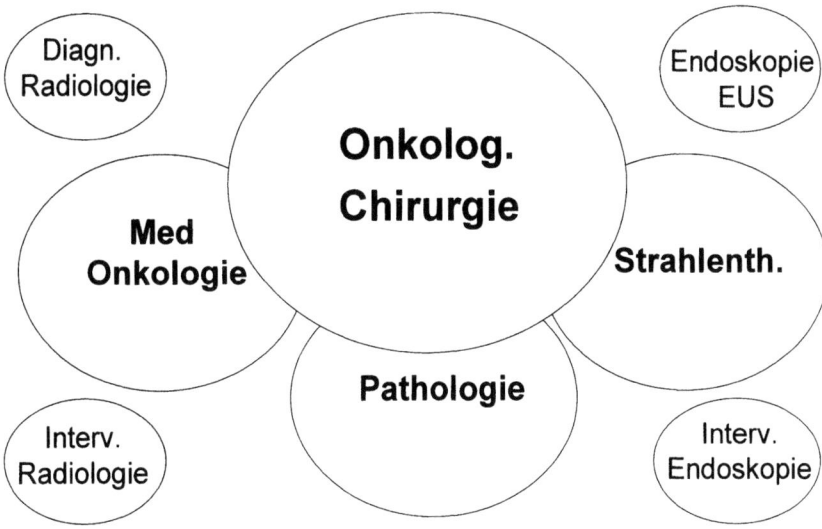

Abb. 1. Tumor-Board

der Möglichkeiten der modernen Telekommunikation bei der Therapieentscheidung bedienen. Konsequenterweise wird auch die „second-opinion" nur selten genutzt. Wenn überhaupt, erfolgt sie innerhalb der eigenen Klinik. Eine externe „second-opinion" wird nur von etwa ¼ der Chirurgen und auch nur im Ausnahmefall herangezogen. Auch hier werden die Möglichkeiten der modernen Telekommunikation nicht adäquat genutzt (11%).

Obwohl 83% der befragten Ärzte für sich in Anspruch nehmen, adjuvante oder neoadjuvante onkologische Therapieverfahren durchzuführen, sich also in der chirurgischen Onkologie zu betätigen und weitere 52% angeben, auch die Tumornachsorge bei ihren Patienten selbst durchzuführen, sprechen sich 62,5% der Chirurgen dagegen aus, eine Fachkunde „Chirurgische Onkologie" zu etablieren. Dieses Verhalten ist inkonsequent. Zweifellos wäre es für die weitere Entwicklung sinnvoll, eine solche Fachkunde zu etablieren, wenn die Chirurgen darauf Wert legen, in dieser perioperativen Therapie auch weiter aktiv tätig zu sein und vor allen Dingen diesen Anspruch nach außen erfolgreich zu vertreten.

Stellt man dieser Ist-Situation die wünschenswerte Soll-Situation gegenüber, so steht am Anfang die befriedigende Feststellung, daß die Chirurgie traditionell erste Anlaufstelle für Patienten mit soliden Tumoren ist. Damit kommt dem Chirurgen eine besondere Verantwortung in der Organisation der Therapie derartiger Patienten zu. Da immer klarer wird, daß außer im eigentlichen sog. chirurgischen Fenster die Therapie auch von soliden Tumoren mehr und mehr multimodaler Therapieprinzipien bedarf, muß die Chirurgie, um diesen Vorsprung zu halten, die Brücke zur interdisziplinären Onkologie schlagen. Die beste Möglichkeit, eine interdisziplinäre onkologische Kooperation zu sichern, ist ein organisiertes und strukturiertes Tumor-Board (Abb. 1). In Anbetracht der eingangs genannten Fakten erscheint der Chirurg besonders geeignet für die Leitung eines solchen Tumor-Boards [8]. Genuine Partner in einem derartigen Tumor-Board sind naturgemäß die medizinischen Onkologen und die Strahlentherapeuten, ein besonders wichtiger Partner ist auch die Pathologie. Darüber hinaus sollten unter diagnostischen Aspekten die Radiologie und die Endoskopie an derartigen Sitzungen teilnehmen, als Ergänzung im therapeutischen Spektrum, soweit vorhanden, interventionelle Radiologen oder interventionelle Endoskopiker.

Ein solches Tumor-Board ist auch geeignet, im Bedarfsfall eine externe „second opinion" einzuholen. Die derzeit noch bestehende Zurückhaltung, sich der „second opinion" mit externen Kliniken zu bedienen, erscheint unverständlich. Zum einen ist eine derartige „second opinion" vor schwerwiegenden Operationen bereits jetzt vom Gesetzgeber gefordert, zum anderen darf man getrost dem Grundsatz trauen, daß 4 Augen mehr sehen als 2 [4, 5]. Die Durchführung einer „second opinion" ist durch die modernen Möglichkeiten der Telekommunikation sehr einfach und praktikabel, zudem kostengünstig möglich geworden [2, 7]. Auf diese Weise kann auch die Kompetenz für kurative onkologische Therapie in der Peripherie erhalten bleiben, weil jederzeit das Know-how von Zentren genutzt werden kann. Zudem wird in Zukunft die „second opinion" immer wichtiger im Umgang mit den Kostenträgern sein; mögliche forensische Vorteile seien nur angedeutet. Insgesamt sprechen alle Argumente dafür, sich vermehrt der „second opinion" zu bedienen und dafür die eleganten und kostengünstigen Möglichkeiten der Telekommunikation zu nutzen [6].

Die internationale Entwicklung zeigt zudem auf, daß auf Dauer nur in sog. „high volume hospitals" onkologische Chirurgie in ausreichender Qualität erbracht werden kann. „High volume" bedeutet dabei, daß bestimmte Eingriffe in ausreichend großer Zahl und regelmäßig in der entsprechenden Klinik durchgeführt werden. Ab wann der Eingriff regelmäßig und häufig ausgeführt wird, ist noch in der Diskussion. Sicher wird die Anzahl jährlich durchgeführter Eingriffe sich zwischen 10 und 25 bewegen müssen. Die international, aber auch national vorliegenden Zahlen zeigen eindeutig, daß durch eine Konzentration auf wenige in ausreichender Zahl durchgeführte Eingriffe sowohl eine Senkung der Mortalität und Morbidität erreicht werden kann, als auch eine Einsparung von Krankenhaustagen und damit volkswirtschaftliche Gewinne erzielt werden können [1, 3, 9].

Zurecht wird die Qualitätssicherung von immer größerer Bedeutung. Nur wer Qualitätssicherung betreibt, wird auch in Zukunft den Anspruch auf onkologische Chirurgie erheben können. Derzeit gibt es noch keine festgelegten Richtlinien für die Qualitätssicherung. Aus der eigenen Erfahrung erscheint aber die enge Kooperation mit dem Pathologen in Form einer institutionalisierten pathologisch-anatomischen Konferenz ein entscheidender Beitrag zur Qualitätssicherung. In den pathologisch-anatomischen Konferenzen sollte ausgiebig Zeit für Präparate-Diskussion zur Verfügung stehen. Im Idealfall führt diese Präparate-Diskussion zu einer gemeinsamen Befundung, weil nicht nur pathologisch-anatomische Gesichtspunkte, sondern auch die chirurgischen Informationen in eine Endbefundung einfließen müssen. Zur onkologischen Qualitätssicherung gehört eine adäquate Rate an R0-Resektionen, das Zählen von Lymphknoten und die Festlegung der Relation zwischen der Anzahl entfernter und befallener Lymphknoten. Unsere Umfrageergebnisse zeigen, daß offenbar in hohem Umfang eine adäquate pathologisch-anatomische Versorgung der chirurgischen Kliniken flächendeckend sichergestellt ist, wenngleich nur ca. 40% der Kliniken über eine eigene Pathologie verfügen. Erfolgt eine Kooperation mit auswertigen Pathologen, sollte die Organisation einer gemeinsamen pathologisch-anatomischen Konferenz zur Voraussetzung einer derartigen Kooperation gemacht werden.

Weitere Beiträge zur Qualitätssicherung sind regelmäßig stattfindende Komplikationskonferenzen mit fortlaufender Dokumentation der jeweiligen Komplikationsraten und letztendlich die Überprüfung der eigenen Ergebnisse durch eine organisierte Nachsorge mit niedergelassenen Ärzten. Es darf davon ausgegangen werden, daß die Erfüllung dieser Qualitätssicherungskriterien in Zukunft wesentliche Voraussetzung für die Zulassung zur onkologischen Chirurgie sein wird und erst recht für die Berechtigung, auch im Bereich der kurativen onkologischen Chirurgie tätig zu sein (Tabelle 1).

Tabelle 1. Stellung der Chirurgie in der Krebstherapie

	IST '98
Präop. Staging	48%
Tumor-Board	15%
Second opinion	30,5%
Eingriffs-Spektrum	83% (z. B. Colon)
Pathologie	40%
Qualitätssicherung	?
Nachsorge/HA	65%

Tabelle 2. Aufgaben der Chirurgen in der Krebstherapie

SOLL
Verantwortung für Präop. Staging
Organisation eines Tumor-Board
Heranziehen einer Second Opinion
Konzentration auf spezielle Eingriffe
Einbindung der Pathologie
Qualitätssicherung
Organisation der Nachsorge über HA

Somit lassen sich die Aufgaben der Chirurgen in der Therapie solider Tumoren wie folgt zusammenfassen (Tabelle 2) und der Ist-Situation gegenüberstellen. Dabei wird klar, daß die Ist-Situation zwar nicht schlecht, aber doch durchaus noch verbesserungswürdig ist. Wer auch in Zukunft onkologische Chirurgie betreiben will, wird sich bemühen müssen, diese Vorgaben zu erfüllen.

Literatur

1. Böttcher K, Siewert JR, Roder JD, Busch R, Hermanek P, Meyer H-J (1994) Risk of surgical therapy of stomach cancer in Germany. Results of the German 1992 Stomach Cancer Study. Stomach Cancer Study Group ('92). Chirurg 65 (4): 298–306
2. Feussner H, Siewert JR (1996) Telemedizin – technische Möglichkeiten und sinnvolle Anwendung. Chirurg 10: 984–988
3. Hermanek P Jr, Wiebelt H, Riedl S, Staimmer D, Hermanek P (1994) Long-term results of surgical therapy of colon cancer. Results of the Colorectal Cancer Study Group. Chirurg 65 (4): 287–297
4. Hempel K, Siewert JR (1996) „Second Opinion" – Versuch einer Begriffsbestimmung. Chirurg 67 (4): 293–296
5. McSherry CK, Chen PJ, Worner TM, Kupferstein N, McCharthy EG (1997) Second surgical opinion programs: dead or alive? J Am Coll Surg 185 (5): 451–456
6. Nobel J (1995) Changes in health care: challenges for information system design. Int J Biomed Comput 39 (1): 35–40
7. Stitt JA (1998) A system of tele-oncology at the university of Wisconsin Hospital and Clinics and regional affiliate institutions. WMJ 97 (1): 38–42
8. Vetto FT, Richert Boe K, Desler M, DuFrain L, Hagen H (1996) Tumor board formats: „fascinating case" versus „working conference". J Cancer Edu 11 (2): 84–88
9. Yeo CJ, Cameron JL, Sohn TA, Lillemoe KD, Pitt HA, Talamini MA, Hruban RH, Ord SE, Sauter PK, Coleman J, Zahurak ML, Grochow LB, Abrams RA (1997) Six hundred fifty consecutive pancreaticoduodenectomies in the 1990s: pathology, complications, and outcomes. Ann-Surg 226 (3): 248–257

Metastasenchirurgie: Der spezielle chirurgische und der interdisziplinäre kooperative Aspekt

Knochenmetastasen – Stabilisierung als Ziel

M. Schulte und L. Kinzl

Abteilung für Unfallchirurgie, Hand- und Wiederherstellungschirurgie, Universität Ulm, Steinhövelstraße 9, D-89075 Ulm

Einleitung

Karzinompatienten weisen zu etwa 50% *klinisch* manifeste Knochenmetastasen auf; die Rate der *autoptisch* gesicherten Skelettdisseminierung beträgt beim Mammakarzinom 70%. Das Mammakarzinom zählt neben dem Prostatakarzinom, dem Bronchialkarzinom, dem Schilddrüsenkarzinom und dem Nierenzellkarzinom zur Gruppe der Primärtumoren, die 80% aller ossären Metastasen zugrunde liegen.

Am Skelettsystem werden mit absteigender Rangfolge die Wirbelkörper, das proximale Femur, das Becken, die Rippen, das Sternum und der proximale Humerus befallen.

Der *Altersgipfel* für die Manifestation einer ossären Filialisierung liegt im 6. Lebensjahrzehnt; die *Überlebenszeit*, die bei allen Skelettmetastasen durchschnittlich zwischen 9 und 15 Monaten liegt, kann gerade beim Mammakarzinom im Einzelfall 10 Jahre und länger betragen.

Der *vertebragene* Metastasierungstyp findet sich zwar bei 62% der Patienten mit ossärer Disseminierung, Metastasen des *proximalen Femur* erfordern dagegen aufgrund früher einsetzender statischer Probleme am häufigsten eine operative Intervention.

Wirbelsäulenmetastasen breiten sich überwiegend in der *ventralen* Säule sowie *peridural* aus; eine dorsale Lokalisation ist demgegenüber selten. Die Destruktion der Hinterwand bzw. Bogenwurzeln bedingt eine Instabilität. Die Dura stellt eine gute Tumorbarriere dar, eine *intradurale* Tumorexpansion ist nur bei 1–4% der Wirbelmetastasen zu erwarten. Die Metastasierungshäufigkeit beträgt für die Wirbelsäulenabschnitte HWS, BWS und LWS etwa 1:6:4; dabei ist die untere BWS häufiger als die obere betroffen.

Klinik

Leitsymptom einer ossären Disseminierung ist der Schmerz. Funktionseinschränkungen signalisieren einen bereits fortgeschrittenen Befall eines Skelettabschnittes. Pathologische Frakturen der langen Röhrenknochen führen zu weitgehenden Funktionseinbußen, an den unteren Extremitäten zum Verlust der Gehfähigkeit. Sie können zusätzlich zur schmerzhaften Bewegungsaufhebung durch äußerlich erkennbare Deformitäten charakterisiert sein. Im Bereich der Wirbelsäule kann es durch pathologische Frakturen zur Gibbusbildung kommen. Als Ausdruck einer geringeren mechanischen Belastung gegenüber dem thorakolumbalen Übergang gehen Metastasen der HWS und der oberen BWS häufig mit einem weniger gravierenden Beschwerdebild einher, oft stehen radikuläre Symptome im Vordergrund. Metastasen in den stärker belasteten Wirbelsäulenabschnitten führen dagegen nicht selten zu einer akut auftretenden Paraplegie. Bereits vor einer pathologischen Fraktur stellen sich bei 20–50% der Patientinnen Muskellähmungen, Sensibilitätsstörungen und Reflexabnormalitäten ein, bei etwa 25% der Fälle sind Beeinträchtigungen des vegetativen Nervensystems nachweisbar. Die Zeitspanne zwischen Schmerzbeginn und ersten neurologischen Symptomen stellt ein prognostisch bedeutsames Maß für die Wachstumsgeschwindigkeit des Tumors dar; sie schwankt zwischen 4 Wochen bei Bronchialkarzinomen und 6–12 Monaten bei differenzierten Schilddrüsenkarzinomen und liegt beim Mammakarzinom meist bei mehreren Monaten.

Indikation

Die Chirurgie von Skelettmetastasen stellt prinzipiell eine *Palliativmaßnahme* dar, bei der mit dem am wenigsten belastenden Eingriff ein möglichst großer Effekt erzielt werden muß. Das Therapieziel ist i. d. R. nicht die radikale Tumorentfernung, sondern Schmerzlinderung, Erhaltung oder Wiederherstellung von Funktion und Stabilität und damit Lebensqualitätsverbesserung bzw. Pflegeerleichterung. Die Indikationsstellung für einen operativen Eingriff setzt die Berücksichtigung der Gesamtsituation, d. h. Alter, Allgemeinzustand, psychosoziale Situation sowie Erwartungen und Kooperation seitens des Patienten, voraus.

Pathologische Frakturen des Femur, der Tibia und des Acetabulum stellen ebenso wie instabile pathologische Wirbelfrakturen und progrediente spinale oder radikuläre Kompressionen eine *absolute Operationsindikation* dar. Tumorbedingte Frakturen gerade der belasteten Skelettabschnitte heilen konservativ meist nicht aus und führen zu Fehlstellungen, statischen Funktionsstörungen und Instabilität; Schmerzen, Immobilität und die daraus resultierenden Sekundärkomplikationen nehmen zeitabhängig zu.

Neurologische Defizite basieren auf einer Kompression der neuralen Strukturen und einer spinalen Zirkulationsstörung; sie entstehen entweder direkt durch eine tumoröse Raumforderung oder indirekt durch eine metastasenbedingte Fehlstellung mit pathologischer Kyphosierung.

Pathologische Frakturen der unteren Extremitäten und akute spinale Kompressionssyndrome stellen eine Notfallsituation dar. Da die Prognose hinsichtlich einer neurologischen Erholung nach 24 Stunden sehr ungünstig wird, sollte die operative Versorgung bei eingetretenem Transversalsyndrom möglichst frühzeitig erfolgen.

Relative Indikationen bestehen bei pathologischen Frakturen im Bereich der oberen Extremitäten bei drohenden Frakturen des Femur, der Tibia, des Acetabulum oder eines Wirbelkörpers, bei Spinalkanalstenosen ohne Neurologie und bei Metastasenprogredienz nach Strahlentherapie. Die Frakturwahrscheinlichkeit am langen Röhrenknochen wurde von Mirels untersucht; sie korreliert mit der Lokalisation, der klinischen Symptomatik, dem Metastasentyp und der Größe der Läsion. Ein Patientenalter über 70 Jahre, eine zu erwartende Überlebenszeit von unter 6 Monaten, eine simultane viszerale Metastasierung und ein Karnofsky-Index unter 40% bedarf einer kritischen Indikationsstellung.

Kontraindiziert sind operative Maßnahmen bei moribunden, nicht narkosefähigen Patienten sowie einer erwarteten Überlebenszeit von unter 4 Wochen. Ein metastatischer Befall komplexer Skelettabschnitte oder eine diffuse ossäre Disseminierung, wie sie gerade beim Mammakarzinom nicht selten ist, kann die notwendige Implantatverankerung technisch erschweren oder unmöglich machen. Am Achsenskelett sollten asymptomatische Herde ohne Neurologie oder Stabilitätsgefährdung primär immer konservativen Behandlungsschritten wie Strahlen-, Chemo-, Hormon- und Bisphosphonattherapie zugeführt werden. Auf der anderen Seite stellt ein bereits über 24 Stunden bestehendes komplettes Transversalsyndrom ebenfalls eine Kontraindikation für ein operatives Vorgehen dar.

Diagnostik

Zur präoperativen Diagnostik gehört die übersichtsradiographische Darstellung der betroffenen Segmente. Die Skelettszintigraphie dient der Beurteilung des ossären Metastasierungsausmaßes und kann im Rahmen des Tumorstagings Grundlage für den Einsatz weiterer bildgebender Verfahren sein. Im Bereich des Beckens und der Extremitäten ermöglicht die farbkodierte Duplexsonographie eine Darstellung der Weichteilinfiltration und eine Beurteilung der Tumorvaskularität; letzteres kann Grundlage für eine präoperative selektive Tumorembolisation zur Senkung des Operationsrisikos sein.

Bei vertebragener Disseminierung stellen Schnittbildverfahren wie Computertomographie und Magnetresonanztomographie einen integralen Bestandteil der Therapieplanung dar; sie erlauben die exakte Darstellung des ossären Befalls, die Beurteilung der Nachbarsegmente sowie den Nachweis einer Tumorausbreitung in den Spinalkanal bzw. in die paravertebralen Weichteile und damit die Festlegung des operativen Zugangsweges.

Eine Myelographie bzw. eine Myelo-CT ist nur bei multifokalem Befall oder nicht eindeutigem neurologischem Befund erforderlich. Die DSA ermöglicht die Darstellung der tumoralen Gefäßversorgung und ist Voraussetzung für eine selektive Tumorembolisation.

Operationsziele und Zugangswege

Das onkologische Ziel in der Chirurgie von Skelettmetastasen ist überwiegend eine *intraläsionale* oder *marginale* Tumorresektion (R_2- oder R_1-Resektion). Eine weite oder kompartmentgerechte (R_0-)Resektion im Sinne von Enneking ist bei palliativer Therapieoption wegen der Größe des dafür erforderlichen Eingriffes häufig nicht sinnvoll und bei Wirbelmetastasen aufgrund der anatomischen Beziehung zum Rückenmark darüber hinaus i.d.R. nicht möglich. Generell sollten in der Metastasenchirurgie einfache, komplikationsarme und rasch durchführbare Techniken zum Einsatz kommen.

Neben der Metastasenresektion mit unterschiedlichen Margins kommen in der operativen Behandlung von manifesten oder drohenden pathologischen Frakturen auch allein stabilisierende Maßnahmen ohne Tumorreduktion in Betracht. Bei der Auswahl des angemessenen Verfahrens hinsichtlich der Radikalität sollten das Intervall zur Erstdiagnose, Grading und Rezeptorstatus des Primärtumors, die Anzahl der ossären Herde, das simultane Vorliegen einer viszeralen Metastasierung und die individuellen Chancen auf eine systemische Tumorkontrolle berücksichtigt werden.

Eine „radikale" Tumorentfernung unter kurativer Zielsetzung kann nur als Ausnahmeindikation bei einer solitären Knochenmetastase und relativ langem Intervall zwischen Primärtumorbehandlung und Metastasenmanifestation in Betracht kommen.

Bezüglich der Rekonstruktion der tumorbedingten oder operativ verursachten Knochendefekte kommen Verbundosteosynthesen, d.h. die Kombination von Osteosynthesematerial und Knochenzement, Standardendoprothesen und (Mega-)Tumorprothesen in Betracht. Im Bereich der Wirbelsäule werden Wirbelkörper durch Spezialimplantate ersetzt und durch Spondylodese stabilisiert. Während die Verbundosteosynthese mit Polymethylmetacrylat eine intraläsionale Tumorresektion impliziert, erlaubt der Einsatz von Tumorendoprothesen prinzipiell eine Metastasenresektion mit einem definierten Sicherheitsabstand.

Neben den onkologischen Gesichtspunkten müssen technische Aspekte bei der Auswahl des Rekonstruktionsverfahrens Berücksichtigung finden. Diaphysäre Metastasen lassen sich einfacher durch einen Verbund stabilisieren, während gelenknahe Läsionen überwiegend einen endoprothetischen Ersatz erforderlich machen. Langstreckige Destruktionen von Röhrenknochen erfordern häufig den Einsatz von modularen Tumorprothesen. Bei bifokalen Läsionen kommen alternativ eine intramedulläre Stabilisation oder eine Tumorprothese in Betracht, bei diffusem Befall eines Skelettabschnittes kann ausnahmsweise der Totalersatz von Femur oder Humerus einschließlich der benachbarten Gelenke in Betracht gezogen werden.

Bei Wirbelmetastasen sind die Ziele der operativen Intervention die Dekompression von Myelon, Cauda und Nervenwurzeln, was direkt durch Tumorresektion, indirekt durch Aufrichtung der Deformität geschieht, sowie die Beseitigung der tumor- und zugangsbedingten Instabilität, was durch Wirbelkörperersatz und differenzierte Stabilisationsverfahren realisiert wird. Eine Dekompression der neuralen Strukturen ist prinzipiell sowohl über eine Laminektomie als auch über eine Vertebrektomie mit Entfernung der angrenzenden Bandscheiben möglich. Da die alleinige Laminektomie einen weiteren Stabilitätsverlust bedeutet, ist besonders zervikal und am thorakolumbalen Übergang eine zusätzliche dorsale Verbundspondylodese erforderlich. Aufgrund des geringeren Funktionsverlustes sollte jede Spondylodese kurzstreckig in Form einer Fusion über 2–3 Segmente erfolgen, Belastungsstabilität muß wegen der Notwendigkeit einer raschen Patientenmobilisation gegeben sein.

Da Wirbelmetastasen überwiegend Wirbelkörper und Bogenwurzeln befallen, ist der ventrale Zugang grundsätzlich als das bessere Verfahren anzusehen. Bei der Entscheidung über den optimalen Zugangsweg muß allerdings neben der Metastasenlokalisation Alter und Allgemeinzustand des Patienten, Risikobewertung hinsichtlich der Grunderkrankung sowie das ossäre Metastasierungsmuster einbezogen werden.

Der Vorteil des ventralen Zugangs liegt in der Möglichkeit einer „radikaleren" Tumorentfernung, einer besseren Blutungskontrolle und einer suffizienteren Dauerstabilität. Als wesentlicher Nachteil muß die größere Belastung eines (Mehr-)Höhleneingriffs mit einer relativ hohen Inzidenz an pulmonalen Komplikationen und einer höheren Operationsletalität gesehen werden.

Ein *ventraler* Zugang sollte bei stabilisationspflichtiger Destruktion von höchstens 1–2 Wirbeln, bei gutem Allgemeinzustand und bei Vorliegen einer low-risk-Metastasierung mit einer erwarteten längeren Überlebenszeit gewählt werden.

Demgegenüber sollte der *dorsale* Zugang mit Laminektomie bei multifokalem Befall, bei Beteiligung der Wirbelbögen, bei tumoröser Infiltration von Aorta bzw. V. cava, bei schlechtem Allgemeinzustand und Vorliegen einer high-risk-Metastasierung mit relativ kurzer erwarteter Überlebenszeit favorisiert werden.

Ein *kombiniertes ventro-dorsales* Vorgehen kommt im Falle einer tumorbedingten Instabilität der ventralen und dorsalen Wirbelstrukturen bei Patientinnen mit gut kontrollierbarer Grunderkrankung und somit relativ günstiger Prognose in Frage.

Weiterführende Literatur

1. Boriani S, Biagini R, Lure F de, Bertoni F, Malaguti MC, Fiore M di, Zanoni A (1996) En bloc resections of bone tumors of the thoracolumbar spine. A preliminary report on 29 patients. Spine 21:1927
2. Eble MJ, Eckert W, Wannenmacher M (1995) Stellenwert der lokalen Strahlentherapie in der Behandlung ossärer Metastasen, pathologischer Frakturen und Myelonkompressionen Radiologe 35:47
3. Ewerbeck V, Friedl W (ed) (1989) Chirurgische Therapie von Skelettmetastasen. Springer, Berlin Heidelberg New York
4. Harrington KD (1997) Orthopedic surgical management of skeletal complications of malignancy. Cancer 80:1614
5. Hertlein H, Schurmann M, Piltz S, Kauschke T, Lob G (1993) Operative Behandlungsstrategien bei Femurmetastasen. Zentralbl Chir 118:532
6. Mirels H (1989) Metastatic Disease in Long Bones. Clin Orthop Relat R 249:256
7. Schulte M, Kinzl L, Mutschler W (1992) Chirurgische Therapie von Wirbelmetastasen. Chirurg 63:912
8. Sundaresan N, Steinberger AA, Moore F, Sachdev VP, Krol G, Hough L, Kelliher K (1996) Indications and results of combined anterior-posterior approaches for spine tumor surgery. J Neurosurg 85:438
9. Tomita K, Kawahara N, Baba H, Tsuchiya H, Fujita T, Toribatake Y (1997) Total en bloc spondylectomy. A new surgical technique for primary malignant vertebral tumors. Spine 22:324
10. Townsend PW, Smalley SR, Cozad SC, Rosenthal HG, Hassanein RE (1995) Role of postoperative radiation therapy after stabilization of fractures caused by metastatic disease. Int J Radiation Oncology Biol Phys 31:43

Lungenmetastasen: Tumorreduktion als onkologisches Konzept

H. Dienemann, H. Hoffmann, C. Trainer und T. Muley

Chirurgische Abteilung, Thoraxklinik Heidelberg-Rohrbach, Amalienstraße 5, D-69126 Heidelberg

Pulmonary Metastases: Tumor Reduction as an Oncological Concept

Summary. The principle of surgery for lung metastases is the removal of all lesions in the lung that are either visible or detectable by palpation. This may be combined with complete dissection of all ipsilateral lymph nodes. Therefore, "tumor reduction" rather than "complete" or "radical resection" may be an adequate description of this surgical approach. Since the *dissemination* of – macroscopically not detectable – tumor cells represents the major mannerism of every metastatic disease, any *local* therapy appears to be a discrepancy. However, in most cases the rationale of surgery for lung metastases is the lack of effective systemic therapy and the low morbidity of surgery, along with up to 60% 5-year survival rates.

Key words: Pulmonary metastases – Tumor reduction – Oncological concept

Zusammenfassung. Chirurgische Verfahren zur Behandlung von Lungenmetastasen beruhen auf dem Prinzip der Elimination aller *sicht- bzw. tastbaren* Läsionen in der Lunge, ggf. in Kombination mit einer vollständigen ipsilateralen Lymphknotendissektion. Folgerichtig wird diesem Eingriff der Terminus „Tumorreduktion" eher gerecht als Begriffe wie „komplette" oder „radikale Resektion", denn eine Dissemination von – makroskopisch nicht faßbaren – Tumoreinzelzellen bzw. Tumorzellverbänden ist das Wesen einer metastasierenden Erkrankung und läßt ein *lokales* Verfahren als Widerspruch erscheinen. Die Berechtigung zum *operativen Eingriff* bei Lungenmetastasen leitet sich jedoch vielfach ab aus einem Mangel an effizienten systemischen Verfahren bei niedriger Komplikationsrate und 5-Jahres-Überlebensraten bis zu 60%.

Schlüsselwörter: Lungenmetastasen – Tumorreduktion – onkologisches Konzept

Lungenmetastasen finden sich in 30% aller Autopsiefälle mit bösartigem Tumor als Todesursache, und bis zu 20% davon weisen ausschließlich Metastasen in der Lunge auf. Vor mehr als 40 Jahren wurden bereits Kriterien formuliert, nach denen die chirurgische Entfernung von Lungenmetastasen gerechtfertigt erscheint: (1) Primärtumor entfernt ohne Hinweis auf Residuum oder Lokalrezidiv, (2) keine Alternative zur Operation, (3) keine Metastasen in anderen Organen, (4) adäquate Lungenfunktion, (5) alle Metastasen technisch resektabel und (6) vertretbares allgemeines OP-Risiko. Diese Kriterien haben nach wie vor Gültigkeit und sind – mit den Fortschritten der systemischen Therapie – erweitert worden um die Indikation zur „Therapieüberwachung" unter Chemotherapie [1].

Es ist ein Widerspruch der Metastasenchirurgie, daß die Operation als ein *lokales* Verfahren für eine *disseminierte* Erkrankung zum Einsatz kommt. Insofern kann nicht überraschen, daß Heilungen die Ausnahme darstellen: Die Mehrzahl aller Patienten, die sich einer Metasektomie unterzieht, verstirbt schließlich unter den Zeichen einer Progression des Tumorleidens. Die Berechtigung zum operativen Eingriff leitet sich jedoch im Einzelfall aus der Tatsache ab, daß ein Ansatz für eine systemische Therapie nicht existiert oder ein systemisches Verfahren bei geringen Erfolgsaussichten mit einer hohen Rate an Nebenwirkungen belastet ist. Letztlich muß die Chirurgie aber den Beweis schuldig bleiben, daß mittels vollständiger Entfernung aller nachweisbaren Tumormanifestationen tatsächlich eine Lebensverlängerung zu erzielen ist. Einerseits ist eine Randomisation von Patienten (Operation vs. Beobachtung) ethisch unzulässig, andererseits sind die individuellen Faktoren, die im Einzelfall das Schicksal bestimmen, noch zu wenig konturiert, so daß derzeit jegliche Zuordnung von Patienten mit vermeintlich identischen Merkmalen letztlich willkürlich bliebe. Die Fragwürdigkeit chirurgischen Vorgehens bei Lungenmetastasen (zumindest unter methodisch-wissenschaftlichen, weniger unter klinischen Aspekten) verpflichtet daher um so mehr zu einer strikten Patientenselektion auf der Basis gesicherter und noch zu definierender „Prognosefaktoren", zu einem schonenden operativen Vorgehen unter Beachtung von Morbidität und Letalität sowie zu einer Verlaufsbeobachtung.

Wünschenswert sind Prognosefaktoren, die bereits vor Behandlungsbeginn eindeutig zu diskriminieren vermögen zwischen Patienten, die von einem Eingriff profitieren und jenen, deren Krankheitsverlauf nicht zu beeinflussen ist. Tendenziell scheinen Tumorcharakteristika wie das krankheitsfreie Intervall (Zeitspanne zwischen Primärtumor- und Metastasenmanifestation), Anzahl und Wachstumsgeschwindigkeit der Metastasen diese Forderung zu erfüllen, wenngleich auch Unterschiede zwischen den Tumorentitäten bestehen [2]. Besser nachvollziehbar in der Bedeutung für die Prognose, jedoch unvermeidlich mit der chirurgischen Intervention verknüpft, ist der begleitende Befall intrapulmonaler und mediastinaler Lymphknoten und schließlich die lokale Radikalität der Resektion. Somit ist die lokale Radikalität – abhängig von der Tumorausdehnung – als bedingt beeinflußbare, prognosebestimmende Größe zu werten. Tatsächlich dürfte aber die Resektabilität eines Befundes vorrangig Ausdruck der Beziehung zwischen dem Patienten und der Tumorerkrankung und weniger operationstaktischen und -technischen Schritten zuzuschreiben sein.

Abhängig von der Verfügbarkeit und Effizienz systemischer Therapieformen sind unter chirurgischen Aspekt prinzipiell drei Indikationsgruppen bei Lungenmetastasen abzugrenzen.
1) *Eine effiziente Chemotherapie steht zur Verfügung* (z.B. maligner, nicht-seminomatöser Keimzelltumor, Ewing-Sarkom, Osteosarkom). Die Operation hat diagnostischen bzw. additiven Charakter und beseitigt Restherde nach Chemotherapie, von deren Histologie (Narbe/Nekrose, benigne Tumoranteile, vitaler maligner Tumor) das weitere Vorgehen abhängt.
2) *Es steht keine systemische Therapie mit akzeptabler Ansprechrate zur Verfügung* (z.B. Nierenzell-Karzinom, kolorektales Karzinom, malignes Melanom, diverse Weichgewebe-Sarkome). Die Operation muß die Beseitigung aller nachgewiesenen Herde zum Ziel haben.
3) *Die Chemosensitivität ist eingeschränkt* (z.B. Mamma-Karzinom, bestimmte Weichgewebesarkome). Die Operation geht bei geringfügiger Lungenbeteiligung der Chemotherapie voran oder wird an die systemische Behandlung angeschlossen. Mitunter erklärt sich ein Nicht-Ansprechen der systemischen Behandlung aus dem Vorliegen entzündlicher oder benigner Lungentumoren.

Eigenes Krankengut

Im Zeitraum von 1985–1997 unterzogen sich 1119 Patienten 1361 Operationen mit dem Ziel der Entfernung von Lungenmetastasen (Tabelle 1 und 2). Das mittlere Nachuntersuchungsintervall beträgt 28 (0–125) Monate. Das Krankengut der Jahre 1985–1994 ist in Tabelle 3 bezüglich aller *kompletten* Eingriffe mit 5-Jahresüberlebensraten für die verschiedenen Primärtumorgruppen angegeben. Für Patienten nach kompletter Resektion von Lungenme-

Tabelle 1. Anzahl operierter Patienten bezogen auf die Art des Primärtumors (Krankengut 1985–1997)

Primärtumor	n (Patienten)
Hodenkarzinom	170
Mammakarzinom	112
Colorektales Karzinom	193
Nierenzellkarzinom	174
Osteosarkom	111
Weichgewebesarkom	125
malignes Melanom	65
sonstige	169
Gesamt	1119

Tabelle 2. Häufigkeit verschiedener Eingriffsarten, absolut und relativ

Eingriffsart	n	%
Enukleation, atyp./Segmentresektion	944	69,4
Lobektomie, Bilobektomie	310	22,8
Pneumonektomie	51	3,7
Kombinationseingriffe mit Thoraxwand/Mediastinum	56	4,1
Gesamt	1361	100

Tabelle 3. Anzahl Patienten nach kompletter Resektion und Langzeitüberleben bezogen auf die Art des Primärtumors (Krankengut 1985–1994). ([a] Anteil komplett operierter Patienten an Gesamtzahl Patienten mit entsprechendem Primärtumor; [b] 3-Jahres-Überlebensrate)

Primärtumor	n (Patienten)	(%)[a]	5-Jahres-Überlebensrate
Hodenkarzinom	88	76,5	75,6
Mammakarzinom	50	72,5	46,2
Colorektales Karzinom	91	86,7	42,1
Nierenzellkarzinom	95	79,8	43,2
Osteosarkom	60	72,3	43,7
Weichgewebesarkom	59	67,1	35,0
malignes Melanom	18	72	13,0[b]
sonstige	81	79,4	–
Gesamt	542	76,8	–

tastasen des Nierenzell-Karzinoms (Tumorentität mit primärer Indikation zur Operation von Lungenmetastasen, Krankengut 1985–1997, n = 134) wurde multivariat (Verfahren nach Cox) die prognostische Bedeutung des krankheitsfreien Intervalls (DFI, 0–18 Monate vs. >18 Monate), der Metastasenzahl (0–7 vs. >7) und des Lymphknotenbefalls (positiv vs. negativ) ermittelt. Der kritische Schwellenwert für die Zahl der Metastasen und das krankheitsfreie Intervall wurde mit dem Verfahren nach Abel [3] berechnet.

Ergebnisse

Die 30-Tage-Letalität beläuft sich unter Einschluß von Palliativeingriffen auf 2,2%. Das Überleben nach kompletter Resektion von Metastasen (Tabelle 3) ist abhängig von der Art des Primärtumors und im Fall der Chemotherapie-sensitiven Tumoren nur eingeschränkt der Chirurgie zuzuschreiben.

Für Patienten nach kompletter Resektion von Nierenzellkarzinom-Metastasen erwiesen sich ein langes DFI und eine geringe Metastasenzahl als signifikant prognostisch günstig (p<0,003 bzw. 0,0001), nur tendenziell dagegen der negative Lymphknotenstatus (p<0,053). In Abb. 1 ist der Einfluß des DFI und der Metastasenzahl kombiniert dargestellt. Bei langem DFI (bis 18 Monate) und einer Metastasenanzahl bis sieben ist mit der günstigsten Prognose nach Metastasenresektion (p<0,024) zu rechnen.

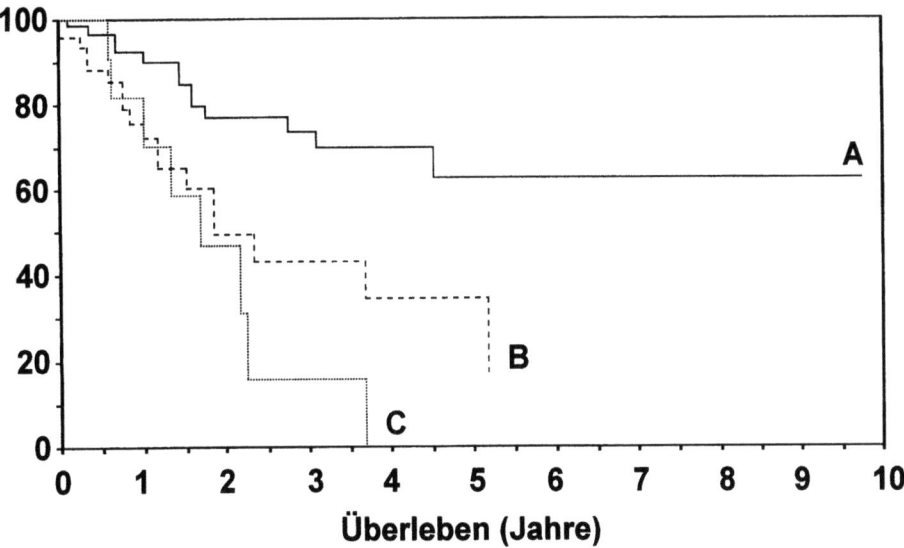

Abb. 1. Überlebensraten nach kompletter Entfernung von Lungenmetastasen nach Nierenzellkarzinom. **A** langes DFI + Metastasenzahl unter 8 (n = 68); **B** kurzes DFI oder Metastasenzahl über 7 (n = 50); **C** kurzes DFI + Metastasenzahl über 7 (n = 16). **A** vs. **B**: p < 0,003; **A** vs. **C**: p < 0,0003; **B** vs. **C**: p = 0,32

Zusammenfassung und Schlußfolgerung

Die chirurgische Behandlung von Patienten mit Lungenmetastasen ist – ungeachtet aller Bedenken in methodischer Hinsicht – unter entsprechender Indikation und Zielsetzung etabliert und potentiell kurativ. Die Indikation zur Operation muß dabei stets die aktuellen Entwicklungen auf dem Gebiet der systemischen Therapie berücksichtigen und die Rolle der Chirurgie („diagnostisch", „additiv", „therapeutisch") entsprechend zuordnen. Prognosefaktoren bzw. Risikofaktoren lassen sich zunehmend besser charakterisieren, sind aber z. T. Primärtumor-spezifisch. Am Beispiel der Lungenmetastasen des Nierenzell-Karzinoms ließen sich neben der Radikalität die Eigenschaften „Lymphknoteninfiltration", „krankheitsfreies Intervall (DFI)" und „Metastasenzahl" als prognoserelevant darstellen. Ähnliche Resultate wurden inzwischen durch das *International Registry of Lung Metastases* für verschiedene Tumorentitäten bestätigt [4].

Über die Abschätzung der Prognose hinaus wäre wünschenswert, diejenigen Patienten zu charakterisieren, die von einer Operation voraussichtlich *nicht* profitieren werden. Derzeit geben im wesentlichen die Wahrscheinlichkeit der technischen Resektabilität und die funktionelle Reserve den Ausschlag über die Entscheidung zur Thorakotomie. Die Bedeutung tumorspezifischer Faktoren wie etwa Östrogenrezeptoren bei Mamma-Karzinom, das Grading bei Sarkom oder das carcinoembryonale Antigen bei kolorektalem Karzinom und verschiedene molekularbiologische Eigenschaften u. a., wird widersprüchlich beurteilt.

Der aktuelle Stand in der Behandlung von Metastasen ist charakterisiert durch:
1) Kooperative Therapieentscheidung bei Chemosensibilität und Grenzfällen,
2) Beachtung der funktionellen Reserven vor dem Hintergrund von Metastasenzahl und -lokalisation,
3) Anwendung parenchymsparender Techniken einschl. Dissektion ipsilateraler Lymphknoten im Rahmen der Metastasenentfernung,
4) Identifikation relevanter Prognosefaktoren.

Literatur

1. Dienemann H, Piltz S, Schildberg FW (1995) Chirurgische Aspekte bei Lungenmetastasen. Dtsch Ärzteblatt 92 (50): 3555–3561
2. Holmes EC (1995) Pulmonary metastases. In: Pearson FG, Deslauriers J et al (Ed.): Thoracic surgery, pp 827. Churchill Livingstone, New York Edinburgh London Melbourne Tokyo
3. Abel U, Berger J, Wiebelt H (1984) Crit level. An exploratory procedure for the evaluation of quantitative prognostic factors. Methods Inf Med 23: 154–156
4. Pastorino U (1997) The International Registry of Lung Metastases. Long-term results of lung metastasectomy: Prognostic analyses based on 5206 cases. J Thorac Cardiovasc Surg 113: 37–49

Lebermetastasenresektion – Möglichkeiten einer Kuration

B. Kremer, I. Vogel und D. Henne-Bruns

Klinik für Allgemeine Chirurgie und Thoraxchirurgie, CAU Kiel, Arnold-Heller-Straße 7, D-24105 Kiel

Liver Resection – Possibility for Curative Treatment

Summary. Retrospective analysis of 167 liver resections in patients with liver metastases of colorectal carcinoma revealed the following prognostic factors: UICC stage of the colorectal carcinoma (stage I/II vs III/IV), number of liver metastases (1–3 vs >3 metastases), size of liver metastases (≤ 5 cm vs >5 cm). Most important for long-term survival was the curative (R0) resection with a histologically proven tumor-free resection margin of more than 1 cm ($P=0.0496$). Simultaneous resection of liver metastases and the primary colorectal carcinoma did not influence lethality and morbidity or long-term survival.

Key words: Liver metastases – Colorectal carcinoma – Liver resection

Zusammenfassung. Die Auswertung einer retrospektiven Analyse von 167 Leberresektionen bei Lebermetastasen colorektaler Karzinome ergab als prognostische Faktoren das UICC-Stadium des Primärtumors (Stadium I/II vs. III/IV), die Zahl der Lebermetastasen (1–3 vs. >3 Metastasen) sowie deren Größe (≤ 5 cm vs. >5 cm). Entscheidend für das Langzeitüberleben war aber insbesondere die Radikalität der kurativen Resektion (R0) mit einem histologisch freien Resektionsrand von mehr als 1 cm ($p=0{,}0496$). Die simultane Resektion von Lebermetastasen und Primärtumor beeinflußte weder die postoperative Letalität und Morbidität noch das Langzeitüberleben der Patienten.

Schlüsselwörter: Lebermetastasen – colorektales Karzinom – Leberresektion

Einleitung

Die therapeutische Bedeutung der Leberresektion in der Chirurgie von Lebermetastasen colorektaler Karzinome ist unumstritten. 20 bis 25% der resezierten Patienten erreichen ein rezidivfreies Überleben von mehr als 10 Jahren [1, 6, 8, 9]. Die perioperative Morbidität und Mortalität konnte durch standardisierte Techniken, Patientenselektion und detailliertere präoperative Diagnostik (Spiral CT, MRT) in den letzten Jahren deutlich verbessert werden [1, 6, 8, 9]. Schwieriger stellt sich die Einschätzung der Wertigkeit für Patienten mit Lebermetastasen anderer Primärtumoren dar. Relevante Verbesserungen der 5-Jahres-Überlebensraten finden sich in der Literatur lediglich für Wilms-Tumoren, Hypernephrome und Karzinoide ([2], Tabelle 1). Bei einigen Tumoren, wie dem Mammakarzinom oder dem Melanom, kann die Leberresektion als ein Teil eines multimodalen Therapiekonzeptes für sich gesehen nur eingeschränkt beurteilt werden. Zahlreiche Studien an Patienten mit Lebermetastasen colorektaler Primärtumoren belegen, daß sich prognostische Faktoren analysieren lassen, die das Langzeitergebnis der Resektion beeinflussen. Über den Stellenwert einzelner dieser Fak-

Tabelle 1. 2- und 5-Jahres-Überlebensraten nach Resektion von Lebermetastasen nicht colorectaler Primärkarzinome (modifiziert nach Foster et al. 1990)

Primärtumor	2-Jahres-Überlebensrate (%)	5-Jahres-Überlebensrate (%)	Anzahl der Patienten (n=)
Wilms Tumor	47,6%	28,5%	21
Melanom	15,7%	5,2%	19
Leiomyosarkom	26,3%	5,2%	19
Mamma-Karzinom	10,5%	0%	19
Nierenzell-Karzinom	35,7%	28,5%	14
Karzinoid	38,1%	12,7%	55
Ovarial-Karzinom	0%	0%	7
Uterus/Cervix-Karzinom	10%	10%	10
Pankreas-Karzinom	14,2%	0%	7
Magen-Karzinom	4%	0%	25
Verschiedene	25%	10%	20

toren wird kontrovers diskutiert, woraus Unterschiede in der Indikationsstellung und im operativen Vorgehen bei Leberresektionen in den einzelnen Zentren resultieren. Ziel der Analyse der eigenen 167 Leberresektionen bei Metastasen colorectaler Karzinome war die Ermittlung potentieller prognostischer Faktoren und deren Wertigkeit im Hinblick auf die Überlebenszeit der Patienten.

Patienten und Methoden

In der eigenen Serie von (Hamburg 1985–1992, Kiel 1992–1997) wurden 167 Leberresektionen bei 164 Patienten mit Metastasen colorectaler Karzinome durchgeführt. Bei 45 Patienten (27,4%) erfolgte die Leberresektion simultan mit dem Primärtumor, bei den übrigen 119 Patienten (72,6%) im Mittel 20,3 Monate (4–96 Monate) nach der Resektion des Primärtumors.

Die präoperative Diagnostik beinhaltete in den ersten Jahren CT und Angiographie, später Angio-CT bzw. Spiral-CT und/oder MRT zusätzlich zur obligaten Sonographie. Zum Ausschluß einer extrahepatischen Tumormanifestation erfolgten Coloskopie, Thorax-CT und Skelettszintigraphie. Die Nachuntersuchungen der Patienten wurden in dreimonatigen Abständen im ersten Jahr, in der Folge alle 6 Monate durch den Hausarzt oder in der Ambulanz durchgeführt. Die Analyse der Daten umfaßte folgende Parameter:
- Patientencharakteristika:
    Alter, Geschlecht
- Charakteristika des Primärtumors:
    Lokalisation, TNM-Stadium, Grading
- Charakteristika der Lebermetastasierung:
    Größe, Zahl, Lokalisation, Zeitpunkt der Metastasierung, erzielte Radikalität
- Größe des histologisch tumorfreien Resektionsrandes.

Ergebnisse

Von 164 Patienten verstarben 4 Patienten postoperativ (2,4%) (Lungenembolie n=1, Leberausfall n=2, Sepsis n=1). 26 Patienten (20,8%) wiesen relevante postoperative Komplikationen auf (Sepsis n=1, Wundinfekte n=3, Abszesse und/oder Galleleckagen im Resektionsgebiet n=18, relevante Leberfunktionsstörungen n=4).

Eine kurative Resektion (R0-Resektion) konnte bei 135 Patienten (82,3%) erzielt werden, bei 12 Patienten (7,3%) fand sich eine histologisch nachgewiesene Infiltration des Re-

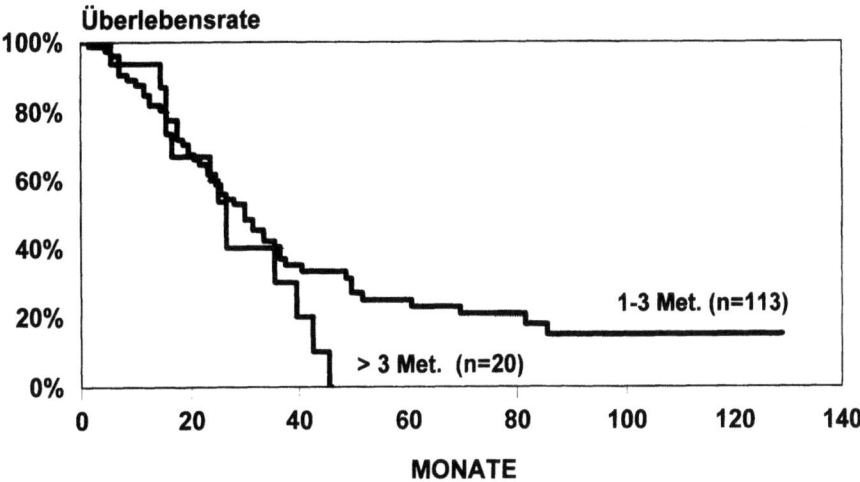

Abb. 1. Überlebensraten nach R0-Resektion von Lebermetastasen colorektaler Karzinome in Abhängigkeit von der Zahl der Lebermetastasen ($\leq$ 3 Metastasen/> 3 Metastasen (p=0,0472))

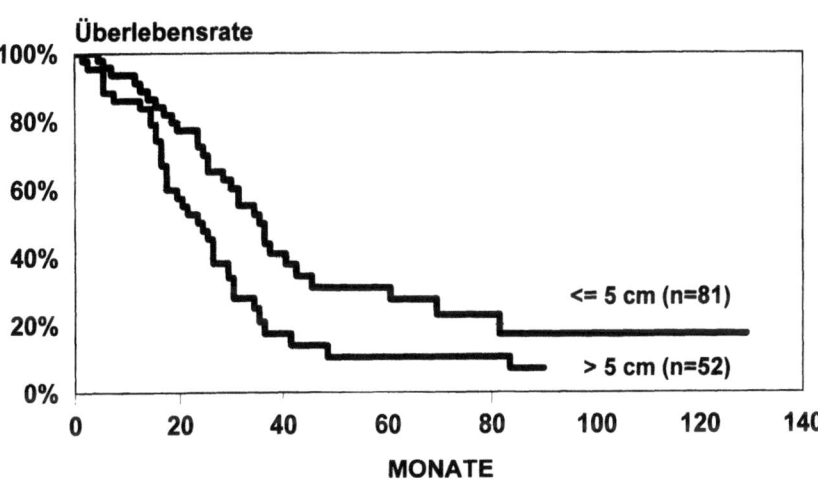

Abb. 2. Überlebensraten nach R0-Resektion von Lebermetastasen colorektaler Karzinome in Abhängigkeit von der Größe der Lebermetastasen ($\leq$ 5 cm/> 5 cm (p=0,0123))

sektionsrandes (R1-Resektion), bei 17 Patienten (10,3%) konnte die Resektion nur unter Belassung von makroskopisch sichtbarem Tumorgewebe beendet werden (R2-Resektion). Die 5-Jahres Überlebensrate für Patienten nach R0-Resektion betrug 21,4%.

In die Analyse der möglichen prognostischen Faktoren wurden nur Patienten mit kurativer Resektion (R0) eingeschlossen, da 2 dieser Patienten perioperativ verstarben (Lungenembolie n=1, Leberversagen n=1), erfolgte diese an 133 Patienten. In der univariaten Analyse der Überlebenszeiten nach Kaplan-Meier [4] ergaben sich dabei keine signifikanten Unterschiede für die Primärtumorcharakteristika: Lokalisation des Primärtumors, Grading des Primärtumors, Lymphknotenstatus des Primärtumors sowie für die Patientencharakteristika: Alter, Geschlecht. Ein statistischer Unterschied ließ sich für das Primärtumorstadium nach UICC nachweisen (p=0,0443).

Zwischen synchroner und metachroner Metastasierung und Lokalisation der Lebermetastasen war der Unterschied statistisch nicht signifikant. Hingegen beeinflußten Metastasenanzahl (<3, >3; p=0,0472, Abb. 1) und Tumorgröße ($\leq$ 5 cm, >5 cm; p=0,0122, Abb. 2) die Überlebensraten der Patienten signifikant.

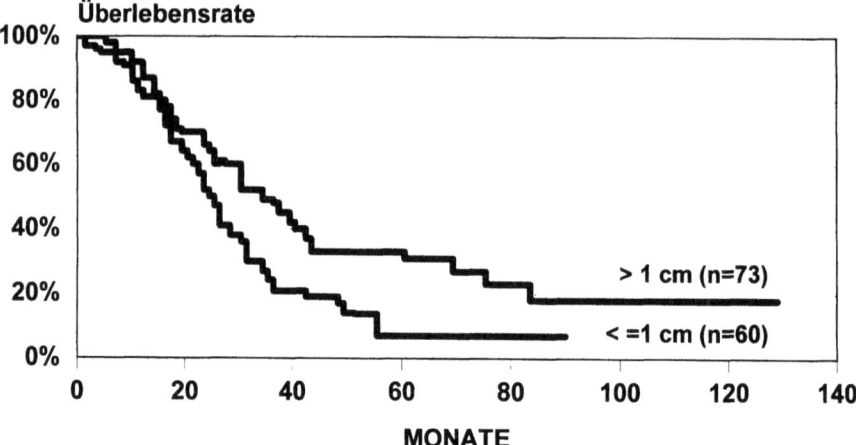

Abb. 3. Überlebensraten nach R0-Resektion von Lebermetastasen colorektaler Karzinome in Abhängigkeit vom Ausmaß des tumorfreien Resektionsrandes (>1 cm/≦1 cm (p=0,0496))

Für die Radikalität der Resektion konnte ein signifikanter Unterschied zwischen R0/R1/R2 Resektionen (p=0,0145), aber insbesondere auch für das Ausmaß des histologisch gesicherten tumorfreien Resektionsrandes bei R0-Resektion (>1 cm, <1 cm, p=0,0496, Abb. 3) nachgewiesen werden. Die 1-, 3-, 5-Jahres-Überlebensraten betrugen für Patienten mit einem tumorfreien Resektionsrand größer 1 cm 83%, 50% und 34%, bei Patienten mit tumorfreiem Resektionsrand kleiner oder gleich 1 cm 88%, 25% und 7%.

Die Analyse von 40 Patienten mit simultaner Resektion des Primärtumors und der synchronen Lebermetastasen ergab eine Letalität von 2,5% (1/40). 9 Patienten (22,5%) wiesen postoperativ Komplikationen auf (Anastomoseninsuffizienz n=1, Abszeß im Gebiet der Leberresektion n=3, Wundinfekt n=2, relevant reduzierte Leberfunktion n=2, postoperative Sepsis bei Abszeß n=1). Im Vergleich zu den metachronen Resektionen ergab sich damit kein signifikanter Unterschied bezüglich der Letalitäts- und Komplikationsrate.

Diskussion

Die Resektion von Lebermetastasen colorektaler Karzinome ist eine etablierte Behandlungsmethode, deren Letalität in großen Serien unter 5% liegt [1, 3, 5–9]. Die Ergebnisse der Untersuchung von prognostischen Faktoren anhand retrospektiver Analysen sind durch zum Teil kleine Fallzahlen, aber auch aufgrund unterschiedlicher Indikationsstellungen nicht direkt vergleichbar. In einer Reihe von Arbeiten [5, 7] konnte aber übereinstimmend gezeigt werden, daß die Radikalität der Resektion mit einem ausreichenden tumorfreien Resektionsrand (>1 cm) für die Prognose der Patienten einen entscheidenden Faktor darstellt (Tabelle 2). Ein Einfluß wurde in den meisten Studien zusätzlich für die Metastasengröße, die Metastasenzahl und die extrahepatische Tumormanifestation gezeigt [5, 7, 8]. Über die Relevanz anderer Größen, wie Primärtumoreigenschaften (Grading, N-Stadium) und Patientenmerkmale, (Alter/Geschlecht) besteht weiterhin keine einheitliche Meinung. Die Ergebnisse der vorliegenden Untersuchung sowie anderer Autoren [8] zeigen, daß die simultane Resektion von Lebermetastasen und Primärtumor weder mit einer Erhöhung der Komplikationsrate noch mit einer Erhöhung der perioperativen Letalität einhergeht.

Anhand unserer eigenen Daten sowie der vorliegenden Literatur sind aus unserer Sicht folgende Schlußfolgerungen abzuleiten:

1. Vor der Durchführung einer Leberresektion aufgrund von Metastasen colorectaler Karzinome ist eine exakte präoperative Diagnostik zum Ausschluß extrahepatischer Manifestationen und zur intrahepatischen Ausdehnung erforderlich, da die Überlebenszeit der Patienten bei einer nicht kurativen Operation nicht verlängert wird.

Tabelle 2. Vergleich der Analyse prognostischer Faktoren bei Leberresektionen colorectaler Karzinome zwischen unterschiedlichen Autoren

analysierter Faktor	Scheele et al. (n = 350) [5]	Ringe et al. (n = 119) [7]	eigene Daten (n = 133)
Grading Primärtumor (Grad 1/2/3)	*signifikant (p = 0,013)*	nicht analysiert	nicht signif. (p = 0,6343)
N-Stadium-Primärtumor (N0/N1/N2)	*signifikant (p = 0,0001)*	nicht analysiert	nicht signif. (p = 0,1112)
UICC-St. Primärtumor (I/II versus III/IV)	nicht analysiert	nicht signifikant (Dukes-Sta.)	*signifikant (p = 0,0443)*
Metastasierungszeitp. (synchr. versus metachr.)	*signifikant (p = 0,014)*	nicht signifikant	nicht signif. (p = 0,3285)
Metastasengröße (<5 cm versus ≧5 cm)	*signifikant (p = 0,003)*	*signifikant (p = 0,0004)* (<5/6 – 10/>10 cm)	*signifikant (p = 0,0122)*
Extrahep. Tumormanif. (ja versus nein)	*signifikant (p = 0,009)*	*signifikant (p = 0,005)*	nicht signif. (p = 0,4180)
Resektionsrand (≦ 1 cm versus > 1 cm)	*signifikant (p = 0,009)*	nicht analysiert	*signifikant (p = 0,0496)*

2. Bei der Resektion sollte ein histologisch tumorfreier Rand von mindestens 1 cm eingehalten werden, da Resektionen mit geringerem Abstand die Überlebenszeiten der Patienten nicht wesentlich verlängern.
3. Die Resektion von synchronen Lebermetastasen sollte, wenn möglich, simultan mit der Resektion des Primärtumors erfolgen, da für den Kombinationseingriff kein höheres operatives Risiko gezeigt werden konnte.

Literatur

1. Fortner JG, Silva JS, Goldeby RB, Cox EB, Maclean BJ (1984) Multivariate analysis of a personal series of 247 consecutive patients with liver metastases from colorectal cancer. Ann Surg 199: 306–316
2. Foster JH (1990) Surgical treatment of metastatic liver tumors. Hepato-gastroenterol 37: 182–187
3. Henne-Bruns D, Vogel I, Schröder S, Schreiber W, Kremer B (1993) Resektion von Lebermetastasen colorectaler Karzinome: Ergebnisse und prognostische Faktoren. Chirurg 64: 283–289
4. Kaplan EL, Meier P (1958) Non parametric estimations from incomplete observations. J Am Stat Assoc 53: 457–481
5. Scheele J, Strang R, Altendorf-Hofmann A, Paul M (1995) Resection of colorectal liver metastases. World J Surg 19: 59–71
6. Hohenberger P, Schlag P, Schwarz V, Herfarth CH (1988) Leberresektion bei Patienten mit Metastasen colorektaler Karzinome. Ergebnisse und prognostische Faktoren. Chirurg 59: 410–417
7. Ringe B, Bechstein WO, Raab R, Meyer HJ, Pichelmayr R (1990) Leberresektion bei 157 Patienten mit colorectalen Metastasen. Chirurg 61: 272–279
8. Taylor M, Forstner J, Langer B, Taylor B, Greig PD (1997) A study of prognostic factors for hepatic resection for colorectal metastases. Am J Surg 173: 467–471
9. Nakamura S, Suzuki S, Baba S (1997) Resection of liver metastases of colorectal carcinoma. World J Surg 21: 741–747

Chronisch-entzündliche Darmerkrankungen:
Eine Kooperationsverpflichtung zwischen Viszeralchirurgie
und Gastroenterologie

Colitis ulcerosa, Dauer der konservativen Therapie und chirurgische Folgerungen

H. J. Buhr und A. J. Kroesen

Chirurgische Klinik I: Allgemein-, Gefäß- und Toraxchirurgie, Universitätsklinikum Benjamin Franklin, Hindenburgdamm 30, D-12200 Berlin

Maintenance of Conservative Therapy and Their Surgical Sequelae in Ulcerative Colitis

Summary. Ulcerative colitis can be cured by surgery, and the question of how long conservative therapy should be maintained can be easily answered. It should last as long as there is no indication for surgery. In cases of a colitis-associated cancer, the indication is already the presence of low-grade dysplasia. Rectal cancer can be resected and reconstructed with an ileoanal pouch in UICC I and II down to 3 cm from the dentate line. In cecal tumors lymphadenectomy should be performed under preservation of the ileocolic artery. As for refractory colitis an active course of more than 2–4 episodes per year should not be tolerated and permanently active colitis for no more than 6 months. Surgery is also indicated in emergencies with intractable bleeding after a transfusion of more than 4 units of blood and in toxic courses after therapy-resistance for more than 48 h.

Key words: Ulcerative colitis – Surgery – Medical treatment

Zusammenfassung. Die Colitis ulcerosa ist chirurgisch heilbar. Entscheidend für die interdisziplinäre Langzeittherapie ist die Wahl des richtigen Operationszeitpunktes zwischen akuter Entzündung, Medikamentennebenwirkungen und Karzinomgefahr. Hinsichtlich der Problematik Colitis-Karzinom, Epitheldysplasien sollte bei einer entsprechenden Risikokonstellation und niedriggradigen Epitheldysplasien die Indikation zur Operation gestellt werden. Bei therapierefraktärem Verlauf und Nebenwirkungen sollte die Indikation zur Operation bei 2–4 Schüben pro Jahr bzw. einer Dauertherapie von mehr als ½ Jahr gestellt werden. Im Notfall sollte bei einer Blutung mit einem Erythrozytenverbrauch von mehr als 4 Konserven/24 h operiert werden. Im Falle eines toxischen Verlaufes hingegen sollte bei ausbleibender Remission von mehr als 48 h die Operationsindikation erfolgen.

Schlüsselwörter: Colitis ulcerosa – Chirurgie – Indikationen

Die Colitis ulcerosa gilt zumindest in Bezug auf ihre intestinale Manifestation als chirurgisch heilbar. Dennoch wird die Operation nur in ca. 20% aller Colitis ulcerosa Kranken durchgeführt. Eine gut abgestimmte medikamentöse Therapie kann dem Erkrankten über viele Jahre hinweg eine gute Lebensqualität bescheren. Entscheidend für die interdisziplinäre Langzeittherapie ist die Wahl des richtigen Operationszeitpunktes zwischen akuter Entzündung, Medikamentennebenwirkungen und Karzinomgefahr.

Hierbei sind vier Kernfragen von Bedeutung:
1. Wie lange darf konservativ behandelt werden?
2. Welches sind die limitierenden Faktoren?
3. Welche Besonderheiten gelten für den Notfall?
4. Wie sehen die chirurgischen Therapiestrategien aus?

Diese Problematik macht eine differenzierte Indikationsstellung zur Operation notwendig. Die Indikation muß bei 4 Problemkreisen der Erkrankung in enger Kooperation mit dem therapierenden Gastroenterologen gestellt werden:

A. Therapierefraktärer Verlauf

Die häufigste Operationsindikation stellt das Versagen einer konservativen Therapie mit chronisch rezidivierendem Verlauf dar. Hier sollte die Indikation großzügig gestellt werden, da die häufigen Klinikaufenthalte und die zunehmenden Medikamentennebenwirkungen die Lebensqualität erheblich beeinträchtigen, zu einer Desozialisierung führen und mit zunehmender Erkrankungsdauer das Karzinomrisiko steigt. Gerade bei einem chronisch rezidivierenden Verlauf kann durch die Wahl des richtigen Operationszeitpunktes zwischen zwei Schüben ein guter Therapieerfolg erzielt werden (Tabelle 1).

B. Medikamentennebenwirkungen

Neben den weniger ausgeprägten Nebenwirkungen der 5-Aminosalicylate führt besonders das Cortison bei Langzeit- und Hochdosisanwendung langfristig zu erheblichen Nebenwirkungen an Gewebe (Cushing-Habitus), Immunsystem, Magenschleimhaut und Skelettsystem (Deckplatteneinbrüche der Wirbelsäule).

Im Spiegel der aktuellen Literatur und in unserem eigenen Krankengut wird die Indikation zur IAP bei therapiefraktärem Verlauf und bei Medikamentennebenwirkungen in ca. 60% gestellt.

C. Colitis-assoziiertes Karzinom

Nach 10 Jahren erhöhen sich Colitis-Karzinome auf einen Anteil bis zu 1%, nach 30 Jahren Erkrankungsdauer steigt dieser Anteil auf bis 17%. Bei Vorliegen einer Pancolitis ist das Entartungsrisiko auf das 14,8-fache erhöht. Die Karzinome können in allen Abschnitten des Colons auftreten (Tabelle 2).

Verdächtig auf ein Karzinom ist das Vorliegen von Epitheldysplasien. Daher muß bei allen Patienten mit einer Risikokonstellation (Erkrankungsdauer >10 Jh., Pancolitis) eine jährliche Coloskopie mit Stufenbiopsien durchgeführt werden. Die Indikation zur Koloproktomukosektomie und ileoanaler Pouchanlage muß dann bereits bei Vorliegen von geringgradigen Epitheldysplasien gestellt werden, da eine einmal aufgetretene Epitheldysplasie durch die schlechte coloskopische Wiederauffindbarkeit der betroffenen Stelle nur schwerlich kon-

Tabelle 1. Therapierefraktärer Verlauf als Indikation zur IAP bei Colitis ulcerosa

Autor	Jahr	n	%
Buhr [1]	1993	327	79
Hurst [2]	1995	100	50
Mikkola [3]	1995	100	73
Fazio [4]	1995	812	46
UKBF	1997	53	75

Tabelle 2. Colitis-Karzinom-Risiko in Abhängigkeit von der Erkrankungsdauer

	Pat.	10 Jahre	15 Jahre	20 Jahre	25 Jahre	30 Jahre
Hendriksen et al. 1985 [9]	738	0,8	1,1	1,4		
Mir-Madjelessi et al. 1986 [28]	1248	0,1	0,6	7,7		16,1
Gyde et al. 1988 [8]	823	0,7	3,4	7,2	11,6	16,3
Gilat et al. 1988 [7]	1035	0,2	2,8	5,5		13,5
Lennard-Jones et al. 1990 [27]	401		3	5	9	
	n=4290	<1%	<4%	<8%	<12%	<17%

Tabelle 3. Colitis-Karzinom- und Epitheldysplasierate bei Colitis ulcerosa im Literaturüberblick

Autor	Jahr	n	Colitis-Ca	Dysplasie
Buhr [1]	1993	327	4,3%	–
Hurst [2]	1995	100	3%	8%
Mikkola [3]	1995	100	0%	0%
Fazio [4]	1995	812	1,6%	11,6%
UKBF	1997	53	3%	4%

Tabelle 4. Häufigkeit der Notfallcolectomie im Literaturspiegel

Autor	Jahr	n	%
Frykholm [10]	1989	185	14,0
Mikkola [3]	1992	307	22,5
Buhr [1]	1993	327	9,2
Hurst [2]	1995	100	39,0
Fazio [4]	1995	933	4,3
UKBF (seit 1.1.95)	1997	53	7,1
		1894	16,0

trollierbar ist, und der Übergang in schwerere Epitheldysplasien bzw. ein Karzinom so nicht erkannt werden kann.

Bei einer anamnestischen Risikokonstellation in Kombination mit einer Stenose, die bei der histologisch gesicherten Colitis ulcerosa immer hochgradig karzinomverdächtig ist, sollte die Indikation zur Colektomie gestellt werden.

In größeren publizierten Serien (Tabelle 3) wurde die OP-Indikation in 0–4,3% aufgrund eines Colitis-Carcinoms gestellt. Wesentlich höher ist hingegen die Indikationsstellung wegen Epitheldysplasien, die im großen Krankengut der Cleveland-Clinic [4] 11,6% beträgt. Dies verdeutlicht zusätzlich die besondere Problematik der Epitheldysplasien.

D. Notfallindikationen

Die Indikation zur Notfallcolectomie muß bei drei Situationen gestellt werden: Beim toxischen Verlauf, der therapierefraktären Blutung und einer colitisbedingten freien Colon-Perforation. Je nach Zentrum wird die Notfallindikation in zwischen 3,9 und 39% der Colitis ulcerosa Patienten gestellt (Tabelle 4).

Besondere Wertigkeit erlangen die Notfallindikationen unter Berücksichtigung ihrer perioperativen Morbidität und Letalität. Wie in Tabelle 5 angeführt, kommt es in 18,1% von

Tabelle 5. Morbidität und Mortalität bei Notfallcolectomien wegen Colitis ulcerosa im Literaturspiegel

Autor	Jahr	n	"Pelvic sepsis" n (%)	Ileus (%) n (%)	Nachblut. (%) n (%)	Mortalität (%) n (%)
Frykholm [6]	1989	25/185	8 (32)	2 (8)	7 (28)	6 (24)
Mikkola [27]	1992	19/307	3 (15,7)	–	1 (5,2)	2 (10,5)
Buhr [2]	1993	30/327	–	–	–	0
Heyvaert [12]	1994	12/30	3/25	1 (8,3)	0	0
Hurst [15]	1995	39/100	–	–	–	0
Fazio [5]	1995	41/933	–	–	–	4 (9,7)
UKBF (seit 1.1.95)	1997	4/53	0	0	0	0
		170/1935	18,1%	5,4%	8,3%	6,3%

168 Patienten zur Entwicklung eines Sepsiszustandes im kleinen Becken und es besteht eine Mortalität von 6,3%. Dies verdeutlicht, daß auch in der Ära einer deutlich verbesserten internistischen und Intensiv-Therapie für ein Krankengut mit hauptsächlich jungen Patienten eine außerordentlich hohe Morbidität und Mortalität besteht. Die Indikation zur Operation muß also gerade im Notfall früh genug erfolgen, um so die Morbiditäts- und Mortalitätsrate möglichst gering zu halten.

Toxischer Verlauf

Der toxische Verlauf ist eine gefährliche Notfallsituation. Es wird vom Pathomechanismus her postuliert, daß durch die schwere Entzündungsreaktion im Colon Bakterientoxine ungehindert in die Blutbahn gelangen, und es zu einer nicht mehr zu durchbrechenden Sepsis kommt. Die einzige Möglichkeit für eine effektive Therapie besteht in einer Colektomie mit Loop-Ileostomaanlage und Sigmaschleimfistel. Ein langdauernder konservativer Therapieversuch muß aufgrund der nach wie vor hohen Letalität des Krankheitsbildes unbedingt vermieden werden. Das früher angewandte sog. Turnbull-Verfahren, bei dem multiple Colostomata zur Entlastung des Colons angelegt wurden, ist heutzutage obsolet.

Colon-Perforation

Die freie Perforation des Colons erfordert ebenfalls eine sofortige Colektomie. Das Rektum wird entweder blind verschlossen oder als Sigmaschleimfistel im Hautniveau ausgeleitet. Nur bei gedeckten Perforationen mit Ausbildung eines intraabdominellen Abszesses kann zunächst eine interventionelle oder chirurgische Abszeßdrainage durchgeführt und erst im Intervall die definitive Versorgung in Form einer Colektomie angegangen werden.

Blutung

Erhebliche peranale Blutungen mit einem Konservenverbrauch von mehr als 4 Konserven/24 h erfordern ebenfalls eine Colektomie. Die ileoanale Pouchanlage kann dann je nach den lokalen Gegebenheiten und nach dem Allgemeinzustand zwei- oder dreizeitig folgen.

Operative Strategie

In der Regel wird die IAP zweizeitig durchgeführt. Das heißt: 1. Schritt: Coloproktomukosektomie, ileoanaler Pouch, Loop-Ileostoma; 2. Schritt: Ileostomarückverlagerung.

Für bestimmte Sonderkonstellationen wird ein dreizeitiges Verfahren angewandt.
1. Schritt: Colektomie mit Rektumblindverschluß nach Hartmann, Loop-Ileostomaanlage;
2. Schritt: Restproktomukosektomie, Ileoanale Pouchanlage; 3. Ileostomarückverlagerung.
Eine Indikation für ein dreizeitiges Vorgehen besteht bei toxischem Megakolon, hoher präoperativer Cortisondosis mit Cushing und bei erheblich reduziertem Allgemeinzustand des Patienten.

Zusammenfassend lassen sich für eine Indikation zur Operation und damit die Dauer einer konservativen Therapie folgende Leitlinien herausstellen:

Hinsichtlich der Problematik Colitis-Karzinom, Epitheldysplasien sollte bei einer entsprechenden Risikokonstellation und niedriggradigen Epitheldysplasien die Indikation zur Operation gestellt werden.

Bei therapierefraktärem Verlauf und Nebenwirkungen sollte die Indikation zur Operation bei 2–4 Schüben pro Jahr bzw. einer Dauertherapie von mehr als einem halben Jahr gestellt werden.

Im Notfall sollte bei einer Blutung mit einem Erythrozytenverbrauch von mehr als 4 Konserven/24 h operiert werden.

Im Falle eines toxischen Verlaufes hingegen sollte bei ausbleibender Remission von mehr als 48 h die Operationsindikation erfolgen.

Literatur

1. Buhr HJ, Heuschen U, Stern J, Herfarth C (1993) Continence preserving operation after proctocolectomy. Indications, technique and results. Chirurg 64: 601–613
2. Hurst RD, Finco C, Rubin M, Michelassi F (1995) Prospective analysis of perioperative morbidity in one hundred consecutive colectomies for ulcerative colitis. Surgery 118: 748–755
3. Mikkola K, Luukkonen P, Jarvinen HJ (1995) Long-term results of restorative proctocolectomy for ulcerative colitis. Int J Colorectal Dis 10(1): 10–14
4. Fazio VW, Ziv Y, Church JM, Oakley JR, Lavery IC, Milsom JW, Schroeder TK (1995) Ileal pouch-anal anastomosis complications and function in 1005 patients. Ann Surg 222: 120–127
5. Hendriksen C, Kreiner S, Binder V (1985) Long-term prognosis in ulcerative colitis – based on results from regional patient groups from the county of Copenhagen. Gut 28: 158–163
6. Mir-Madjelessi SH, Farmer RG, Easly KA, Beck GJ (1986) Colorectal and extracolonic malignancies in ulcerative colitis. Cancer 58: 1569–1574
7. Gyde SN, Prior P, Allan RH, Stevens A, Jewell DP, Truelove SC, Löfberg R, Broström O, Hellers G (1988) Colorectal cancer in ulcerative colitis: a cohort study of primary referals from three centers. Gut 29: 206–217
8. Gilat T, Fireman Z, Grossmann A, Hacohen D, Kadish U, Ron E, Rozen P, Lilos P (1988) Colorectal cancer in patients with ulcerative colitis in Israel. Gastroenterology 94: 870–877
9. Lennard-Jones JE, Melville DM, Moroson BL, Ritchie JK, Williams CB (1990) Precancer and cancer in extensive ulcerative colitis: findings among 401 patients over 22 years. Gut 31: 800–804
10. Frykholm G, Pahlman L, Enblad P, Krog M, Ejerblad S (1989) Early outcome after emergency and elective surgery for ulcerative colitis. Acta Chir Scand 155: 601–605
11. Heyvaert G, Penninnckx F, Filez L, Aerts R, Kerremans R, Rutgeerts P (1994) Restorative proctocolectomy in elective and emergency cases of ulcerative colitis. Int J Colorectal Dis 9,2: 73–76

Colitis ulcerosa, Dauer der konservativen Therapie, internistischer Standpunkt

E.-O. Riecken, J. D. Schulzke und N. Buergel

Medizinische Klinik I, Klinikum Benjamin Franklin, Freie Universität Berlin, Hindenburgdamm 30, D-12200 Berlin

Zusammenfassung. Die Colitis ulcerosa ist eine chronisch-entzündliche Darmerkrankung unklarer Ätiologie mit schubweisem Verlauf. Im akuten Schub besteht die Therapie in der Gabe von Glucocorticoiden. Im schubfreien Intervall werden antiinflammatorische Substanzen gegeben, die in der Regel 5-Amino-Salizylsäure (5-ASA) enthalten und zwar entweder als Reinsubstanz oder in Form von Salazosulfapyridin (SASP). Diese Therapie ist dabei als Dauertherapie anzusehen, wobei z. Z. Dosierungen im Bereich von 1,5 bis 4,5 g 5-ASA/d Verwendung finden. Diese Therapie hat neben der Remissionserhaltung auch den Effekt, die Häufigkeit von colorektalen Karzinomen in der Folge des chronischentzündlichen Prozesses zu senken. Als weitere Therapieoption steht neben der medikamentösen Schiene heute die chirurgische Intervention aus Colektomie mit Mucosektomie und Pouch-Anlage mit Pouch-analer Anastomosierung als Routineverfahren zur Verfügung. Da diese chirurgische Option in den meisten Fällen einer Sanierung der Colitis ulcerosa gleichkommt, sind alle internistischen Maßnahmen stets vor diesem Hintergrund zu diskutieren. Absolute Operationsindikation besteht in jedem Fall bei Therapie-refraktärem akuten Schub oder chronischer Aktivität der Colitis ulcerosa und natürlich immer, wenn Dysplasien – ob high grade oder low grade – oder eine maligne Entartung nachgewiesen werden. Vor diesem Hintergrund ist die generelle Empfehlung zu verstehen, Patienten mit Pancolitis nach 8 – 10jährigem Verlauf in ein Überwachungsprogramm mit jährlicher Coloskopie einzuschließen (Surveillance). Auch ist die Anwendung von Immunsuppressiva wie Azathioprin (Imurek®) und Cyclosporin A (Sandimmun®) in Anbetracht der chirurgischen Option bei Colitis ulcerosa nicht empfehlenswert und bleibt dem Morbus Crohn vorbehalten.

Schlüsselwörter: Colitis ulcerosa – Therapie

Komplikationen in Verbindung mit der Chirurgie bei der Colitis ulcerosa, die Pouchitis, besondere Folgekrankheiten – internistischer Standpunkt

M. Zeitz

Innere Medizin II, Medizinische Klinik und Poliklinik, Universitätskliniken des Saarlandes, D-66424 Homburg/Saar

Complications after Surgery in Ulcerative Colitis: Pouchitis – the Gastroenterologist's Viewpoint

Summary. There are indications that pouchitis after ileal pouch-anal anastomosis is a remanifestation of the underlying disease – ulcerative colitis – under different conditions. A small group (approximately 5–10% of the patients) develops chronic severe pouchitis with total villus atrophy. It has recently been shown that even high-grade dysplastic epithelial changes and DNA aneuploidy occur in chronic pouchitis. Thus, surveillance programs might be necessary for these patients. Pouchitis is a clinical model to study the pathogenesis of chronic destructive mucosal inflammation systematically.

Key words: Ulcerative colitis – Pouchitis – Dysplasia – Ileal pouch – Anal anastomosis

Zusammenfassung. Mehrere Befunde sprechen dafür, daß die Pouchitis nach ileoanaler Pouchanastomose eine Remanifestation der Colitis ulcerosa unter neuen Bedingungen darstellt. Eine kleine Gruppe (etwa 5 bis 10% der Patienten mit ileoanalem Pouch) entwickelt das Bild einer chronisch aktiven Pouchitis mit totaler Zottenatrophie. Kürzlich wurden in der Mukosa schwere Epitheldysplasien und DNA-Aneuploidie beschrieben, so daß Überwachungsprogramme sinnvoll erscheinen. Die Pouchitis stellt ein klinisches Modell dar, um die Pathogenese entzündlich destruierender Prozesse systematisch untersuchen zu können.

Schlüsselwörter: Colitis ulcerosa – Pouchitis – Dysplasie – ileoanaler Pouch

Einleitung

Neben den unmittelbar operativ bedingten bzw. anatomisch bedingten Störungen nach Proktokolektomie mit Anlage einer ileoanalen Pouchanastomose stellt die Pouchitis die wesentlichste Komplikation nach diesem Eingriff dar. Die Pathogenese der Pouchitis ist bisher nur sehr unvollständig geklärt [1]. Verschiedene Faktoren werden hierfür angeschuldigt. Hierzu gehören Durchblutungsstörungen durch den Eingriff selbst, ein verändertes intraluminales Milieu mit einer bakteriellen Besiedlung, eine vermehrte Gallensäurendekonjugation durch die bakterielle Besiedlung sowie nutritive Störungen, wie zum Beispiel ein Mangel an kurzkettigen Fettsäuren. Natürlich ist zu klären, ob nicht doch die zugrundeliegende Erkrankung, die die Indikation zur Proktokolektomie ergeben hat, ein Morbus Crohn war und es sich somit um eine Remanifestation des Morbus Crohn handelt. Ein weiterer wesentlicher Diskussionspunkt besteht in der Frage, ob es sich bei der Pouchitis um ein Wiederauftreten der Grunderkrankung (Colitis ulcerosa) unter neuen Bedingungen handelt.

Klinisches Bild der Pouchitis und Beurteilung des Schweregrades

Das klinische Bild der Pouchitis ist charakterisiert durch eine Zunahme der Stuhlfrequenz über das postoperative Niveau hinaus, zusätzlich die Beobachtung von Blut- und Schleimabgängen und einen imperativen Stuhldrang. Auch wird das Auftreten von Fieber und extraintestinalen Manifestationen beobachtet. Das Bild ist somit dem akuten Schub der Colitis ulcerosa sehr ähnlich. Vom endoskopischen Bild her stehen auch hier ähnliche Schleimhautveränderungen im Vordergrund wie vermehrte Granularität, Vulnerabilität, Ödem, verwaschene Gefäßzeichnung sowie schließlich das Auftreten von Exsudationen und Ulzerationen. Histologisch ist die Pouchitis gekennzeichnet zunächst durch eine Zottenatrophie unterschiedlichen Ausmaßes, dann durch akute Entzündungszeichen wie polymorphkernige und rundzellige Schleimhautinfiltrationen. Schließlich werden auch bei der Pouchitis Kryptenabszesse, Erosionen und Ulzerationen beobachtet.

Um eine Vergleichbarkeit des Schweregrades der Pouchitis für die klinische Beurteilung sowie für klinische Studien zu ermöglichen, wurde auch hier versucht, einen Index zu entwickeln, der die verschiedenen Teilaspekte der Pouchitis berücksichtigt. Ein Index, der sich bisher in klinischen Studien bewährt hat, ist der sogenannte PDAI (pouchitis disease activity index) nach Sandborn [1]. Die verschiedenen Parameter sind in der Tabelle 1 zusammengefaßt, bei einem Index >7 wird eine floride Pouchitis angenommen.

Ätiologie und Pathogenese der Pouchitis

Im Zusammenhang mit der Ätiologie und Pathogenese der Pouchitis sind folgende klinische und laborchemische Befunde von besonderer Bedeutung. Die erste wichtige klinische Beobachtung betrifft die Häufigkeit des Auftretens der Pouchitis in unterschiedlichen Patientenkollektiven. So wird bei Patienten, die einen Pouch wegen einer familiären adenomatösen Polyposis coli (FAP) erhalten haben, die Pouchitis nur extrem selten beobachtet (<5%), gute nachvollziehbare Beschreibungen einer aktiven Pouchitis bei Patienten mit FAP liegen in der Literatur faktisch nicht vor. Bei Patienten mit Colitis ulcerosa wird die Pouchitis jedoch in Abhängigkeit von den Studien und der Nachbeobachtungsdauer in einer Häufigkeit

Tabelle 1. Parameter zur Beurteilung des Schweregrades einer Pouchitis (pouchitis disease activity index – PDAI – nach [1]): Die zutreffenden Punkte werden addiert; bei einer Punktzahl >7 wird eine akute Pouchitis angenommen

A: Klinisch	
Stuhlfrequenz	normal postoperativ: 0; >1–2: 1; >3: 3
Blutung	nein: 0; vorhanden: 1
Stuhldrang	nein: 0; gelegentlich: 1; meist: 2
Fieber	nein: 0; vorhanden: 1
B: Endoskopie	Ödem: 1; Granularität: 1; Vulnerabilität: 1; fehlende Gefäßzeichnung: 1; Exsudat: 1; Ulzerationen: 1
C: Histologie	
Polymorphkerniges Infiltrat	gering: 1; mittel+Kryptenabszesse: 2; schwer+Kryptenabszesse: 3
Ulzerationen (% der Fläche) (Übersichts-VG)	<25%: 1; 25–50%: 2; >50%: 3

von 30 bis 50% beobachtet [2]. Von immunologischer Seite her ist die Pouchitis häufiger bei Patienten, die Autoimmunphänomene wie sogenannte p-ANCA's aufweisen [3]. Auch tritt die Pouchitis häufiger auf bei Patienten mit Colitis ulcerosa, die extraintestinale Manifestationen ihrer Grunderkrankung haben [4]. Eine hohe Assoziation besteht zum Beispiel bei der primär sklerosierenden Cholangitis, in einer Studie wurde gezeigt, daß Patienten mit gleichzeitig bestehender PSC in knapp 60% eine chronisch-rezidivierende Pouchitis aufweisen, während dies nur bei 15% der Patienten ohne PSC der Fall war [5].

Die Bedeutung der lokalen Darmflora in der Entstehung der Pouchitis wird unterstrichen durch die Tatsache, daß eine Therapie mit Metrodinazol sich als wirksam in der Behandlung der Pouchitis erwiesen hat. Kürzlich konnte auch nachgewiesen werden, daß Patienten mit Pouchitis eine erhöhte Frequenz der IL-1-Rezeptorantagonist Allele 2 aufweisen im Vergleich zu Patienten ohne Pouchitis [6]. Dieser genetische Marker wird auch bei Patienten mit schwerer Colitis ulcerosa häufiger beobachtet.

Alle diese Befunde weisen darauf hin, daß die Pouchitis mit hoher Wahrscheinlichkeit einen Zusammenhang mit der Grunderkrankung, der Colitis ulcerosa, besitzt und daß ähnliche Mechanismen zum Auftreten der Pouchitis führen.

Immunologische Veränderungen bei der Pouchitis

Das Infiltrat in der Schleimhaut von Patienten mit Pouchitis ist durch eine Zunahme polymorphkerniger Leukozyten sowie Lymphozyten charakterisiert. Immunhistologische Studien haben eine Zunahme IgG-positiver Plasmazellen sowie RFD-9-positiver Makrophagen gezeigt [7, 8]. Diese Veränderungen sind daher ähnlich wie bei der Colitis ulcerosa. In eigenen Untersuchungen fanden wir eine signifikante Zunahme CD4-positiver T-Lymphozyten mit einer entsprechenden Verschiebung des CD4/CD8-Quotienten bei Patienten mit Pouchitis im Vergleich zur pouchnahen Ileumschleimhaut im intraindividuellen Vergleich. Die CD4-positiven Zellen zeigten gleichzeitig eine Zunahme von T-Zellaktivierungsmarkern wie dem Interleukin-2-Rezeptor, es konnte eine vermehrte gamma-Interferonproduktion nachgewiesen werden [9]. Diese Befunde sind ein wichtiger Beleg dafür, daß aktivierte, CD4-positive T-Lymphozyten eine wesentliche Rolle in der Entstehung der Schleimhautschädigung spielen.

Morphologische Veränderungen in der Pouch-Mukosa

Die Ileumschleimhaut im Pouch erfährt charakteristische adaptive Veränderungen, die mit hoher Wahrscheinlichkeit durch das veränderte intraluminale Milieu bedingt sind [10, 11, 12]. In diesen sowie eigenen, bisher unpublizierten Untersuchungen konnten prinzipiell drei verschiedene Formen der Schleimhauttransformation im Pouch identifiziert werden: Bei Patienten ohne Pouchitis kommt es zu einer geringen Abnahme der Zottenhöhe und einer mäßig verlängerten Kryptentiefe. Patienten, die einzelne Episoden einer akuten Pouchitis durchlaufen haben, jedoch gut auf eine Therapie ansprechen, weisen eine Verstärkung der Zottenatrophie und Kryptenhyperplasie auf. Diese Patienten machen etwa einen Anteil von 30% am Gesamtkollektiv aus. Eine dritte kleine Gruppe (5 bis 10% aller Patienten nach ileoanaler Pouch-Operation wegen Colitis ulcerosa) entwickeln eine persistierende chronisch-aktive Pouchitis, das morphologische Korrelat entspricht einer subtotalen Zottenatrophie mit starker Kryptenverlängerung. Die Adaptation der Ileumschleimhaut bzw. die mukosale Schädigung der Ileumschleimhaut entspricht somit einem Sprue-ähnlichen hyperregenerativen Muster unterschiedlicher Ausprägung. Bei der akuten Pouchitis kommen als zusätzliche Veränderungen Schleimhauterosionen und Ulzerationen hinzu.

Dysplastische Veränderungen im Bereich der Pouch-Mukosa

In einer kürzlich erschienenen Untersuchung wurden sieben Patienten, die wegen einer Colitis ulcerosa einen ileoanalen Pouch erhalten haben, und die im weiteren Verlauf eine schwere aktive Pouchitis mit Zottenatrophie entwickelten, systematisch nachuntersucht mittels Endoskopie und multipler Biopsien zur Beurteilung eventueller neoplastischer Veränderungen [13]. Die Gruppe wurde mit einem Kontrollkollektiv, welches im postoperativen Verlauf keine Pouchitis entwickelte, verglichen. Dysplastische Veränderungen konnten bei fünf von sieben der Patienten mit chronischer Pouchitis und Zottenatrophie nachgewiesen werden, jedoch bei keinem der Patienten ohne Pouchitis. Vier dieser fünf Patienten hatten niedriggradige Dysplasien, ein Patient hatte hochgradige multifokale Epitheldysplasien. Die gleichzeitige Untersuchung auf DNA-Aneuploidie zeigte bei zwei Patienten eine Aneuploidie, ein Patient hatte histologisch niedriggradige Dysplasien, der weitere Patient hatte die beschriebenen hochgradigen Dysplasien. Diese wichtige Untersuchung zeigt erstmalig, daß Patienten mit chronisch-aktiver Pouchitis und Zottenatrophie möglicherweise dem Risiko unterliegen, erneut eine epitheliale Neoplasie zu entwickeln, ähnlich wie Patienten mit langdauernder totaler Colitis ulcerosa. In diesem Zusammenhang ist ebenfalls eine Kasuistik von Bedeutung, in der ein Patient beschrieben wurde, der im Rahmen einer chronischen Pouchitis im Pouch ein malignes großzelliges B-Zell-Lymphom entwickelte [14].

Schlußfolgerungen

Auf der Basis von vorliegenden Untersuchungen ist es sehr wahrscheinlich, daß die Pouchitis nach ileoanaler Pouchanastomose eine Remanifestation der Colitis ulcerosa unter neuen Bedingungen darstellt. Etwa 30 bis 50% der Patienten entwickeln eine akute Pouchitis, die auf eine konservative Therapie mit Metronidazol und/oder lokal angewendeten Kortikosteroiden gut anspricht. Eine kleinere Gruppe (etwa 5 bis 10% der Patienten mit ileoanalem Pouch) entwickelt das Bild einer chronisch aktiven Pouchitis mit totaler Zottenatrophie. Die letztere Gruppe scheint das Risiko dysplastischer Epithelveränderungen als Hinweis auf eine mögliche maligne Entartung zu besitzen. Es läßt sich somit folgendes hypothetisches Modell zur Pathogenese der Pouchitis postulieren: Das veränderte intraluminale Milieu im Pouch führt zu einer Schleimhautadaptation in Form einer gering ausgeprägten hyperregenerativen Zottenatrophie. Diese Veränderungen werden bei allen Patienten, unabhängig von der Grunderkrankung, beobachtet. Ein zusätzlicher immunregulatorischer Defekt bei Patienten mit Colitis ulcerosa bedingt wahrscheinlich eine vermehrte Aktivierung CD4-positiver Zellen in der Mukosa mit dem Bild einer destruierenden Schleimhautentzündung. Diese Veränderung ist die Pouchitis im engeren Sinne. Ein bisher unbekannter weiterer Faktor bzw. weitere Faktoren (genetische Faktoren?, Umweltfaktoren?) bedingen dann eventuell die Entstehung dysplastischer Veränderungen als mögliche Vorstufe einer malignen epithelialen oder lymphoproliferativen Erkrankung (Abb. 1).

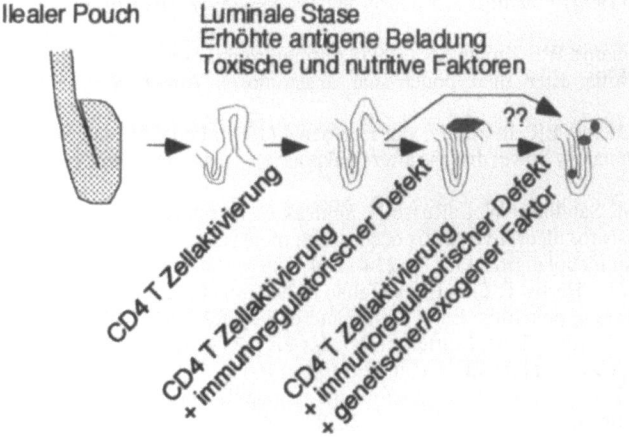

Abb. 1. Pathogenese der Pouchitis nach ileoanaler Pouchanastomose

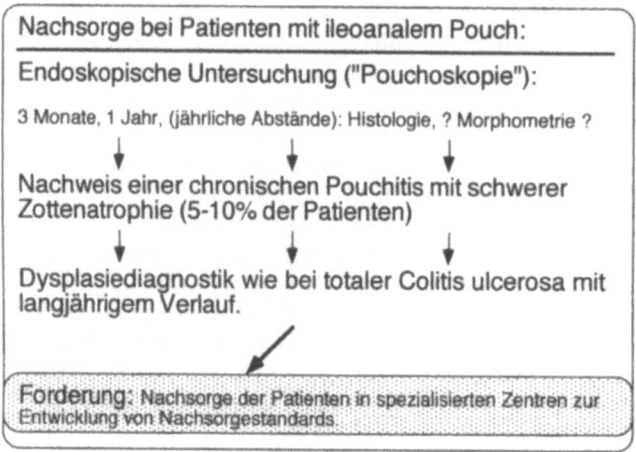

Abb. 2

Der Zusammenhang zwischen einer chronischen Entzündung und der Entstehung einer malignen epithelialen oder lymphoproliferativen Neoplasie im Gastrointestinaltrakt ist gut bekannt [15]. Beispiele hierfür sind die Entstehung des Magenlymphoms bei der Helicobacter pylori-Infektion (MALT-Lymphom), die intestinalen T-Zell-Lymphome bei der einheimischen Sprue sowie die mit dem Barrett-Syndrom assoziierten Neoplasien im Bereich des distalen Ösophagus. Auch die Colitis-assoziierten Kolonkarzinome sind ein wichtiges Beispiel hierfür.

Es ergibt sich die Frage, ob die ersten Hinweise auf dysplastische Veränderungen bei Patienten mit chronisch aktiver Pouchitis es rechtfertigen, ein Nachsorgeprogramm für Patienten nach ileo-analer Pouch-Operation zu etablieren. In diesem Zusammenhang sind jedoch noch zahlreiche Fragen offen. Zu fordern ist allerdings, daß bei der zeitlich immer noch limitierten Erfahrung mit der ileo-analen Pouch-Operation alle Patienten in spezialisierten Zentren betreut werden sollten, um Subgruppen für ein Nachsorgeprogramm hinsichtlich dysplastischer Veränderungen zu identifizieren (Abb. 2).

Literatur

1. Sandborn WJ (1994) Pouchitis following ileal pouch-anal anastomosis: definition, pathogenesis, and treatment. Gastroenterology 107: 1856–1860
2. Mignon, Phillips-SF M-MS-C (1995) Pouchitis – a poorly understood entity. Dis Colon Rectum 38: 100–103
3. Sandborn WJ, Landers CJ, Tremaine WJ, Targan SR (1995) Antineutrophil cytoplasmic antibody correlates with chronic pouchitis after ileal pouch-anal anastomosis. Am J Gastroenterol 90: 740–747
4. Lohmuller JL, Pemberton JH, Dozois RR, Ilstrup D, van Heerden J (1990) Pouchitis and extraintestinal manifestations of inflammatory bowel disease after ileal pouch-anal anastomosis. Ann Surg 211 (5): 622–627
5. Penna C, Dozois R, Tremaine W, Sandborn W, LaRusso N, Schleck C, Ilstrup D (1996) Pouchitis after ileal pouch-anal anastomosis for ulcerative colitis occurs with increased frequency in patients with associated primary sclerosing cholangitis. Gut 38: 234–239
6. Brett PM, Yasuda N, Yiannakou JY, Herbst F, Ellis HJ, Vaughan R, Nicholls RJ, Ciclitira PJ (1996) Genetic and immunologic markers in pouchitis. Eur J Gastroenterol Hepatol 8: 951–955
7. de Silva HJ, Jones M, Prince C, Kettlewell M, Mortensen NJ, Jewell DP (1991) Lymphocyte and macrophage subpopulations in pelvic ileal pouches. Gut 32: 1160–1165
8. Mahida YR, Patel S, Gionchetti P, Jewell DP (1989) Macrophage subpopulations in the lamina propria of normal and inflamed colon and terminal ileum. Gut 30: 826–834
9. Stallmach A, Schäfer F, Hoffmann S, et al. (1998) Increased state of activation of CD4-positive T cells and elevated interferon-gamma production in pouchitis. Gut, in press

10. Veress B, Reinholt FP, Lindquist K, Lofberg R, Liljeqvist L (1995) Long-term histomorphological surveillance of the pelvic ileal pouch: dysplasia develops in a subgroup of patients. Gastroenterology 109 (4): 1090–1097
11. de Silva HJ, Millard PR, Kettlewell M, Mortensen NJ, Prince C, Jewell DP (1991) Mucosal characteristics of pelvic pouches. Gut 32: 61–65
12. Apel R, Cohen Z, Andrews CJ, McLeod R, Steinhart H, Odze RD (1994) Prospective evaluation of early morphological changes in pelvic ileal pouches. Gastroenterology 107 (2): 435–443
13. Gullberg K, Ståhlberg D, Liljeqvist L, Tribukait B, Reinholt FP, Veress B, Löfberg R (1997) Neoplastic transformation of the pelvic pouch mucosa in patients with ulcerative colitis. Gastroenterology 112: 1487–1492
14. Nyam DC, Pemberton JH, Sandborn WJ, Savcenko M (1997) Lymphoma of the pouch after ileal pouch-anal anastomosis: report of a case. Dis Colon Rectum 40 (8): 971–972
15. Riecken EO, Zeitz M, Stallmach A, Heise W (Eds) (1995) Malignancy and chronic inflammation in the gastrointestinal tract – new concepts. Kluwer Academic Publisher; Dordrecht Boston London

Morbus Crohn – Das Prinzip der longitudinalen Therapieplanung mit rechtzeitiger Operationsindikation

K. W. Jauch, M. Rentsch und J. Schölmerich

Klinik und Poliklinik für Chirurgie und Innere Medizin, Universität Regensburg,
Franz-Josef Strauß-Allee 11, D-93042 Regensburg

Crohn's Disease – an Example of Longitudinal Interdisciplinary Management

Summary. Because of its unknown etiology the treatment of Crohn's disease is of a symptomatic nature. Therapeutic decisions mostly revolve around hour one can obtain the best quality of life for the patient. An active inflammatory flare-up is normally treated with steroids; there is no known remission maintenance therapy thereafter. In all other cases a surgical treatment option has to be considered, in particular with steroid dependency, refractory disease and the presence of complications. Deficiencies after surgery must be assessed. 5-Aminosalicylic acid helps in maintaining postoperative remission maintenance.

Key words: Crohn's disease – Surgery – Steroids – 5-Aminosalicylic acid

Zusammenfassung. Angesichts bislang ungeklärter Ätiologie ist die Therapie des Morbus Crohn symptomatischer Natur. Aspekte der Lebensqualität dominieren die therapeutischen Entscheidungen. Der akute entzündliche Schub wird mit Steroiden behandelt, eine wirksame Rezidivprophylaxe existiert nicht. In allen anderen Fällen muß auch ein operatives Vorgehen erwogen werden, insbesondere bei Steroidabhängigkeit, refraktärer Erkrankung und Komplikationen. Auf OP-Folgen ist zu achten, 5-Aminosalizylsäure trägt zur Remissionserhaltung postoperativ bei.

Schlüsselwörter: Morbus Crohn – Operation – Steroide – 5-Aminosalizylsäure

Die Ätiologie und Pathogenese des Morbus Crohn sind nach wie vor weitgehend unklar, auch wenn eine genetische Suszeptibilität, Umwelteinflüsse und eine wesentliche Rolle einer enorm gesteigerten Immunreaktion inzwischen Konsens sind. Bislang hat daher sowohl die konservative wie auch die operative Therapie symptomatischen Charakter.

Aus der amerikanischen Crohn-Studie [1], die 569 Patienten einschloß, wissen wir, daß 90% der Patienten im Verlauf von 30 Jahren operiert werden, die Wahrscheinlichkeit ist am höchsten bei Ileocolitis und Dünndarmbefall. Andererseits zeigen neuere Studien [2], daß bei praktisch allen Patienten relativ kurzfristig nach der Operation zumindest ein endoskopisches und mit zeitlicher Verzögerung auch symptomatische Rezidive auftreten (Abb. 1). Studien aus Deutschland [3] zeigen ähnliche Rezidivraten und Reoperationsraten von 30–60% nach 10 Jahren. Das höchste Risiko einer Reoperation besteht bei ileocolischem Befall und bei enterokutanen und perianalen Fisteln. Verschiedene Befunde weisen darauf hin, daß möglicherweise unterschiedliche Phänotypen eines Morbus Crohn existieren, wie z. B. der perfo-

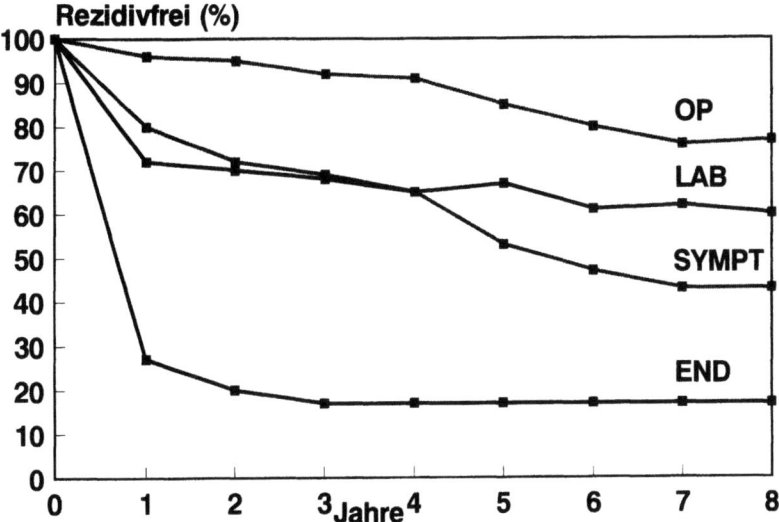

Abb. 1. Kumulative Wahrscheinlichkeit für Rezidivfreiheit bei Morbus Crohn-Rezidiven nach operativem Eingriff, aufgeteilt in endoskopische Rezidive (*END*), klinisch symptomatische Rezidive (*SYMPT*), laborchemisch nachweisbares Rezidiv (*LAB*) und operationspflichtiges Rezidiv (*OP*) (Rutgeerts, 1990)

rierende und der strikturierende Morbus Crohn. Die Phänotypen unterscheiden sich sowohl bezüglich der Zeit bis zur Reoperation, als auch bezüglich ihrer konservativen Therapieerfolge und bleiben bei etwa 75% der Patienten über Jahre identisch [4]. Interessanterweise finden sich unterschiedliche Muster bezüglich verschiedener Zytokine und anderer Parameter. Dies läßt daran denken, daß möglicherweise eine unterschiedliche Ätiologie und Pathogenese vorliegt und in Zukunft die Therapie differenzierter sein wird.

Dementsprechend sind beim Morbus Crohn verschiedene Verläufe möglich, die auch langzeitig ein individuell differenziertes Vorgehen erfordern. So kann ein Patient nach der primären Attacke langfristig in Remission verbleiben oder es kann zu einem Rezidiv kommen. Die Bildung einer narbigen Stenose oder die Ausbildung einer chronischen Krankheitsaktivität oder Steroidabhängigkeit sind ebenso wie die Durchführung einer Operation und die daraus gelegentlich resultierende „Mangelerkrankung" jedem Kliniker vertraut (Abb. 2).

Der initiale aktive Schub und das unkomplizierte entzündliche Rezidiv sind nach wie vor eine Domäne der medikamentösen Therapie. Die initiale Erfolgsquote einer Therapie mit Glucocorticosteroiden (GCS) liegt in den meisten Studien bei 70–80%, neuere nicht systemische Steroide weisen etwas geringere Erfolgsraten und drastisch weniger Nebenwirkungen auf (Tabelle 1) [5, 6, 7, 8].

Nach Erreichen einer medikamentös induzierten Remission existiert nach wie vor keine gesichert wirksame Rezidivprophylaxe. Weder die langfristige Gabe niedrig dosierter Steroide oder der neuen nicht systemischen Steroide noch die Gabe von 5-Aminosalizylsäure (5-ASA)-freisetzenden Präparaten ist wirklich erfolgreich. Die häufig zitierten Metaanalysen zur Rezidivprophylaxe mit 5-ASA haben die postoperative Situation mit der medikamentös induzierten Remission vermengt, der beobachtete positive Effekt ist praktisch ausschließlich den Studien zur postoperativen Rezidivprophylaxe zuzuschreiben.

Eine dänische Studie [9] zeigte, daß nach einer ersten Steroidtherapie bei 196 Patienten langfristig zur 44% eine Remission aufwiesen, 36% waren steroidabhängig und 20% steroidrefraktär. Ein steroidrefraktärer Morbus Crohn ist definiert als eine kontinuierliche Erhöhung des Aktivitätsindexes über 150 trotz Gabe von Prednisolon (>20 mg/d) für mehr als drei Monate, wobei eine narbige Stenose oder eine chologene Diarrhoe als Ursache der Krankheitsaktivität ausgeschlossen werden muß. Steroidabhängig ist ein Morbus Crohn, der unter

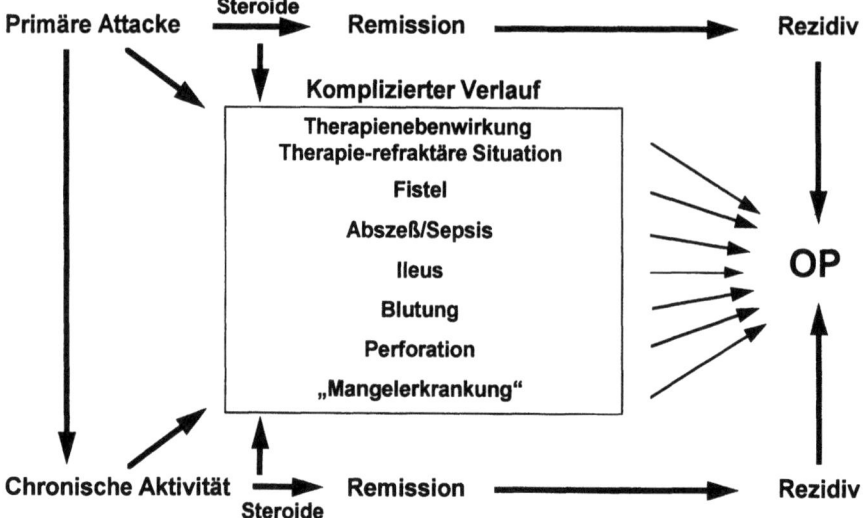

Abb. 2. Schematische Darstellung der Verlaufsmöglichkeiten des Morbus Crohn, die trotz Remission nach primärer Attacke oder chronisch fortschreitender Erkrankung häufig in der operativen Behandlung enden. Bei kompliziertem Krankheitsverlauf ist ein operatives Vorgehen frühzeitig indiziert

Tabelle 1. Remissionsraten und Nebenwirkungen verschiedener kontrollierter Studien mit 9 mg Budesonid bei aktivem Morbus Crohn

Autor	Remission (%)		Nebenwirkungen (%)[a]	
	BUD	Steroide	BUD	Steroide
Rutgeerts [5]	53	66	33	55
Greenberg [6]	51	–	26	–
Groß [7]	56	73	29	70
Campieri [8]	60/42	60	14/11[b]	38[b]

[a] Unterschiede bezüglich Nebenwirkungen immer signifikant
[b] nur Mondgesicht

einer Prednisolondosis von >20 mg/d inaktiv ist, bei dem aber nach Steroidreduktion unter dieser Dosis mindestens ein Rezidiv während der letzten sechs Monate aufgetreten ist.

Bei diesen Patienten hat sich die Gabe von Immunsuppressiva, insbesondere von Azathioprin als wirksam erwiesen. Diese Therapie muß dann langfristig durchgeführt werden und resultiert in einer deutlichen Veränderung der Rezidivrate. Ein Drittel der Patienten erweist sich aber auch gegenüber dieser Behandlung als refraktär. Hier muß nach Ausschluß einer narbigen Stenose oder chologenen Diarrhoe in jedem Fall ein anderes Vorgehen gewählt werden. Ob die neu entwickelten Anti-TNF-Antikörper hier weiter helfen, ist derzeit offen [10].

Ganz sicher ist bei diesen Patienten eine chirurgische Therapie zu erwägen. Die elektive Operationsindikation hat eine Risiko/Nutzenabwägung vorzunehmen. Dabei spielt heute die subjektive Einschätzung des Patienten hinsichtlich seiner Lebensqualität unter Therapie bzw. nach der Operation die entscheidende Rolle [11] (Abb. 3). Der Patient mit ausgeprägten Krankheitssymptomen, Medikamentennebenwirkungen, die unter Steroiden in über 73% auftreten, und einer hohen Operationswahrscheinlichkeit profitiert am meisten von einer frühzeitigen Operation. Dies vor allem, da gezeigt wurde, daß auch die Rezidivoperationen ohne erhöhtes OP-Risiko möglich sind und die Lebenserwartung der Patienten praktisch der ge-

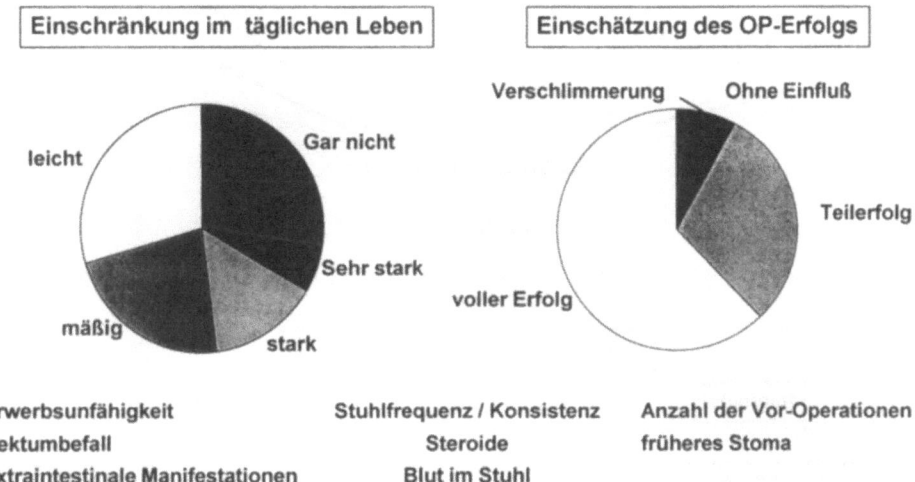

Abb. 3. Subjektive Einschätzung der Beeinträchtigung durch die Crohnsche Enteritis und des Erfolgs des operativen Eingriffs (nach [11]), Faktoren, die die subjektive Einschätzung stark beeinflussen

sunder Altersgenossen entspricht. Die entscheidende Frage, bei welchen Patienten ohne krankheitsassoziierte Komplikationen eine primär operative der konservativen Therapie vorzuziehen ist, bleibt durch klinische Studien noch zu überprüfen.

Nach retrospektiven Analysen der Heidelberger Klinik werden die Einschränkung der Lebensqualität und der subjektive Erfolg einer Operation von ganz ähnlichen Faktoren bestimmt [11]. Blutige, häufige und dünne Stühle sowie die Notwendigkeit einer Steroideinnahme sind unabhängige Faktoren, welche die Lebensqualität stark einschränken und einen Operationserfolg bezüglich der Lebensqualität wahrscheinlich machen. Ein Rektumbefall, Erwerbsunfähigkeit und extraintestinale Manifestationen beeinflussen die Lebensqualität negativ, haben jedoch keinen Vorhersagewert bezüglich des Operationserfolges.

Diagnostisches Vorgehen, präoperative Vorbereitung und Operationsverfahren sind heute weitgehend standardisiert. Eine sparsame Resektion und bei kurzstreckigen Stenosen bzw. bei Rezidiven eine Strikturoplastik haben sich etabliert. Inwieweit die laparoskopische Technik zusätzliche Vorteile bietet, wird evaluiert.

Ganz eindeutig ist die Operationsindikation bei Auftreten von Komplikationen, wobei Fisteln, Abszesse, Stenosen und Strikturen im Vordergrund stehen. Bei Auftreten eines Ileus oder Subileus oder Nachweis einer Stenose ist es von wesentlicher Bedeutung zu klären, ob die Stenose narbig oder entzündlich ist. Bei Stenosesymptomatik und fehlenden Entzündungszeichen sollte primär ein operatives Vorgehen erwogen werden. Bei Abszessen wird zunächst interventionell vorgegangen, um dann elektiv die Ursache zu beseitigen. Gerade bei Abszessen und Fisteln muß das Vorgehen individuell angepaßt werden und besteht in der Regel in kombiniertem medikamentösem, interventionellem und operativem Vorgehen [12].

Nach Durchführen einer Operation ist in jedem Falle an die möglichen Folgen, so beispielsweise eine Malabsorption von Gallensäuren und Vitamin B_{12} zu denken, die von der Länge der Resektion abhängig ist. Die Durchführung entsprechender Absorptionstests, zumindestens für Vitamin B_{12}, nach resektiven Maßnahmen im Bereich des terminalen Ileums, ist obligat. Die endoskopische und mit zeitlicher Latenz oft die symptomatische Rezidivrate nach operativen Maßnahmen ist hoch, ein endoskopisches Rezidiv findet sich bei praktisch jedem Patienten. Versuche, die postoperative Rezidivrate medikamentös zu reduzieren, haben lediglich für moderne 5-ASA-freisetzende Präparate einen, wenn auch begrenzten, Erfolg ergeben, während Sulfasalazin hier nicht wirksam ist. Dabei ist bei Dünndarmbefall Pentasa (zeitabhängige Freisetzung), bei ileocoecalem oder Kolonbefall vermutlich die Gabe von pH-abhängig freigesetztem 5-ASA vorzuziehen. Inwieweit sich Daten, die zeigen, daß die

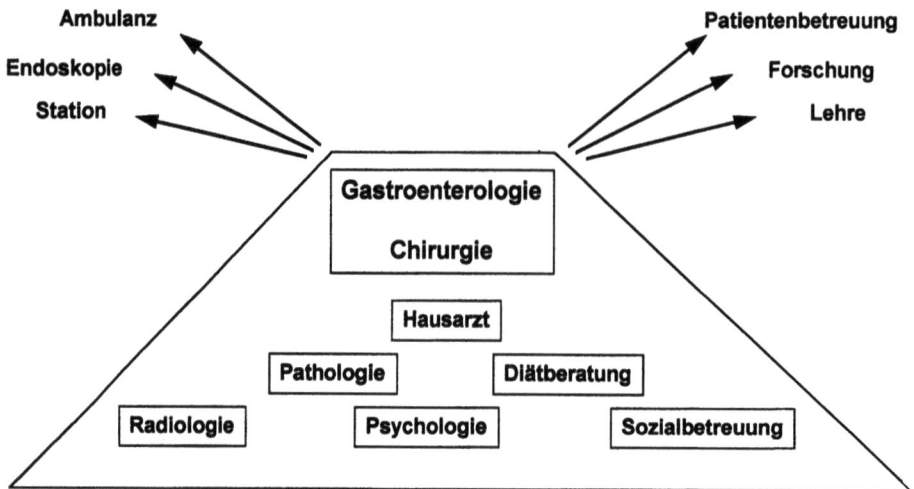

Abb. 4. Interdisziplinäre Zusammenarbeit behandelnder Fachbereiche wird durch Kooperation in der ambulanten und stationären Patientenversorgung, sowie Forschung und Lehre reflektiert

Gabe von 6-Mercaptopurin oder Metronidazol rezidivvermindernd ist, bestätigen, muß die Zukunft zeigen. Die Gabe von Steroiden in niedriger Dosis ebenso wie die Gabe von Budesonid sind nicht relevant wirksam.

Die Therapie bei chronisch entzündlichen Darmerkrankungen ist aufgrund des Gesagten prinzipiell interdisziplinärer Natur und hat symptomatischen Charakter. Vor einer Therapieentscheidung sollte immer definitiv die Diagnose, die Ausdehnung der Erkrankung, die Krankheitsaktivität und das Vorliegen von Komplikationen geklärt werden. Auch frühere Therapieefekte und -nebenwirkungen müssen für die Therapieplanung berücksichtigt werden. Der Ausschluß interkurrenter Erkrankungen ist obligat, dies gilt besonders für Infektionen. Die longitudinale Behandlung des Morbus Crohn stellt demzufolge ein exzellentes Beispiel einer interdisziplinären Kooperation dar, wobei neben Gastroenterologen und Chirurgen noch verschiedene andere Partner von Bedeutung sind (Abb. 4). Eine optimale Kooperation in der Patientenbetreuung wird hierbei auch die Zusammenarbeit in Forschung und Lehre, und weiter interdisziplinäre Ansätze in der Diagnostik, sowie der ambulanten und stationären Versorgung fördern.

Literatur

1. Mekhijan HS, Switz DM, Watts HD, Deren JJ, Katon RM, Beman FM (1979) National Cooperative Crohn's Disease Study. Factors determining recurrence of Crohn's disease after surgery. Gastroenterology 77:907–913
2. Rutgeerts P, Geboes K, Vantrappen G, Beyls J, Kerremans R, Hiele M (1990) Predictability of the postoperative course of Crohn's disease. Gastroenterology 99:956–963
3. Post S, Herfarth C, Bohm E, Timmermanns G, Schumacher H, Schurmann G, Golling M (1997) The impact of disease pattern, surgical management, and individual surgeons on the risk for relaparotomy for recurrent Crohn's disease. Ann Surg 223:253–260
4. Greenstein AJ, Lachman P, Sachar DB, Springhorn J, Heilmann T, Janowitz HD, Aufses AH Jr (1988) Perforating and non-perforating indications for repeated operations in Crohn's disease: evidence for two clinical forms. Gut 29:588–592
5. Rutgeerts P, Löfberg R, Malchow H, Lamers C, Olaison G, Jewell D, Danielsson A, Meyer H, Hodgson H, Persson T, Seidegard C (1994) A comparison of budesonide with prednisolone for active Crohn's disease. New Engl J Med 331:842–845
6. Greenberg GR, Feagan BG, Martin F, Sutherland L, Thomson A, Williams CN, Nilsson LG, Persson T (1994) Canadian Inflammatory Bowel Disease Study Group: Oral budesonide for active Crohn's disease. New Engl J Med 331:836–841

7. Gross V, Andus T, Caesar I, Bischoff SC, Lochs H, Tromm A, Schulz H-J, Bär U, Weber A, Gierend M, Ewe K, Schölmerich J and the German/Austrian Budesonide Study Group (1996) Oral pH-modified release budesonide versus 6-methylprednisolone in active Crohn's disease. Eur J Gastroenterol Hepatol. 8: 905–909
8. Campieri M, Ferguson A, Doe W, Persson T, Nilsson L-G, and the Global Budesonide Study Group (1997) Oral budesonide is as effective as oral prednisolone in active Crohn's disease. Gut 41: 209–214
9. Munkholm P, Langholz E, Davidsen M, Binder V (1994) Frequency of glucocorticoid resistance and dependency in Crohn's disease. Gut 35: 360–362
10. Targan SR, Hanauer SB, van Deventer SJ, Mayer L, Present DH, Braakman T, DeWoody KL, Schaible TF, Rutgeerts PJ (1997) A short-term study of chimeric monoclonal antibody cA2 to tumor necrosis factor alpha for Crohn's disease. Crohn's Disease cA2 Study Group. New Engl J Med 337: 1029–1035
11. Post S, Kunhardt M, Herfarth C (1995) Subjektive Einschätzung der Lebensqualität, Schmerzen und Operationserfolg nach Laparotomien wegen Morbus Crohn. Chirurg 66: 800–806
12. Schölmerich J (1996) Therapie chronisch entzündlicher Darmerkrankungen – Colitis ulcerosa und Morbus Crohn. In: Peter HH, Pfreundschuh M, Philipp T, Schölmerich J, Schuster HP, Sybrecht GW (Hrsg.) Klinik der Gegenwart 16: 1–44. Urban und Schwarzenberg: München

Colondivertikulitis

Colondivertikulitis – Therapiekonzepte aus chirurgischer Sicht

W. Stock, O. Hansen und F. Graupe

Chirurgische Abteilung, Marien-Hospital, Rochusstraße 2, D-40479 Düsseldorf

Diverticulitis of the Colon – Therapeutic Strategies from the Surgeon's Point of View

Summary. Colon diverticulitis showed a great variability in kind, intensity and course of disease. Time and surgical procedure are dependent on the stage of diverticulitis (emergency procedure, elective resection, early elective resection). In emergency cases non-resecting procedures should not be performed. Here the Hartmann procedure and in favorable conditions the primary resection should be chosen. Other patients with acute diverticulitis should have early elective resection after short-term medical treatment (5–7 days). Patients with a chronic-recurrent course of disease should have an elective one-sided resection. The surgical principles are mobilization of the splenic flexure as well as the widening of the distal resection limit into the upper rectum to avoid a recurrence.

Key words: Emergency operation – Elective resection – Early elective resection

Zusammenfassung. Die Colondivertikulitis zeigt eine beträchtliche Variabilität in Art, Intensität und Verlauf der Erkrankung. Zeitpunkt und Art des operativen Eingriffs sind dabei vom Stadium der Divertikulitis abhängig (Notfall-Operation, elektive Resektion, frühe elektive Resektion). Im Notfall sind alle nicht resezierenden Operationsverfahren obsolet, hier sind die Diskontinuitätsresektion nach Hartmann und bei günstigem Ausgangsbefund die einzeitige Resektion die Verfahren der Wahl. Die übrigen Patienten mit akuter Divertikulitis sollten nach kurzer konservativer Therapie (5–7 Tage) früh elektiv einzeitig reseziert werden. Patienten mit chronisch-rezidivierender Verlaufsform werden elektiv einzeitig reseziert. Operative Prinzipien sind die prinzipielle Mobilisierung der linken Kolonflexur sowie die Ausdehnung der distalen Resektionsgrenze in das obere Rektum zur Vermeidung eines Rezidivs.

Schlüsselwörter: Notfall-Operation – elektive Resektion – frühe elektive Resektion

Die chirurgische Strategie zur Behandlung der Colondivertikulitis kann in drei Punkten zusammengefaßt werden: 1. Sicherung der Diagnose; 2. Abklärung der Risikofaktoren des Patienten; 3. Durchführung der operativen Therapie bei erwiesenem Vorteil gegenüber der konservativen Therapie. Während die ersten beiden Punkte wenig Anlaß zur Diskussion bieten, bestehen in Punkt 3 Kontroversen über Zeitpunkt und Art der operativen Therapie. Ursache ist die große Variabilität der Divertikulitis in ihrem klinischen Erscheinungsbild (akuter oder chronisch-rezidivierender Verlauf, Phlegmone, Abszeß, gedeckte/freie Perforation, Stenose, Ileus, Blutung, Fistel).

Abhängig vom Stadium der Divertikulitis existieren heute drei Operationsindikationen: 1. die Notoperation; 2. die elektive Operation und 3. die frühe elektive Operation. Als operative Technik hat sich die Kontinuitätsresektion durchgesetzt, bei bestimmten Indikationen besitzen jedoch auch die Diskontinuitätsresektion nach Hartmann [1] und das dreizeitige Vorgehen nach Schloffer [2] ihre Berechtigung.

1. Not-Operation

Bei Patienten mit akutem Abdomen und dem Verdacht auf eine akute Divertikulitis ist die sofortige Laparotomie erforderlich. Zur Diagnostik genügt die Anamnese, die klinische Untersuchung, Röntgen-Abdomenübersicht (freie Luft?), evtl. Abdomensonographie (freie Flüssigkeit?) und das Routinelabor. Bei subakutem Abdomen kann ein Becken-CT Auskunft über das Ausmaß der Divertikulitis (Abszeß?) geben und so eine Notfalloperation vermeiden; diese Patienten können konservativ therapiert und anschließend früh elektiv reseziert werden.

Das wesentliche Prinzip der Notfallchirurgie ist die Resektion des septischen Divertikulitisherdes. Wie eine Metaanalyse bei perforierter Divertikulitis 1984 zeigen konnte [3], ist die Letalität nach „konservativer Chirurgie" (Stoma-Anlage und Drainage) um ein Mehrfaches höher als bei der primären Resektion der Divertikulitis, sei es nun als „Hartmann-Operation" oder als Kontinenzresektion. Heutzutage ist im Notfall die Diskontinuitätsresektion das Verfahren der Wahl bei perforierter Divertikulitis im Stadium Hinchey III und IV (d.h. freie eitrige oder fäkulente Peritonitis). Im Stadium Hinchey I und II (mesokolischer, perikolischer Abszeß oder Beckenbodenabszeß) ist dagegen in Abhängigkeit vom Allgemeinzustand des Patienten die Kontinuitätsresektion anzustreben. Für die übrigen Fälle einer Perforation mit lokaler Peritonitis sollte abhängig vom Ausgangszustand und von Vorerkrankungen des Patienten die Kontinuitätsresektion nach intraoperativer Darmspülung angestrebt werden. Natürlich sollte nach der operativen Erstversorgung die moderne Intensivtherapie ausgenutzt werden, bei Vorliegen einer Peritonitis sind programmierte abdominelle Revisionen zur Beherrschung der Entzündung angezeigt. Trotz aller operativer und intensivmedizinischer Verbesserungen der letzten Jahrzehnte ist die perforierte Divertikulitis mit der Notwendigkeit einer Notfalloperation auch weiterhin ein lebensbedrohliches Krankheitsbild, die Letalität beträgt auch in den seit 1990 veröffentlichten Arbeiten 10–15%!

Elektive Operation

Beim chronisch-rezidivierenden Verlauf der Colondivertikulitis ist die elektive Resektion nach standardisierter Diagnostik (Barium-Kolon-Kontrasteinlauf) die Methode der Wahl. Indikationen sind wiederholte Divertikulitisschübe, Stenosen, Fistel, Karzinomverdacht, wiederholte Blutungen sowie die Immunsuppression. Wichtige operative Prinzipien der elektiven Resektion sind in Tabelle 1 dargestellt. Die Morbidität und Letalität hat sich analog der onkologischen Kolonchirurgie in den letzten 20 Jahren verringert. Heute sollte die Letalität nach elektiver Resektion der Divertikulitis unter 1% liegen, die chirurgische Morbidität speziell der Anastomoseninsuffizienz sollte weniger als 2% betragen (Tabelle 2).

Tabelle 1. Operative Prinzipien der elektiven Resektion bei der Sigmadivertikulitis

- ▶ Resektion des entzündlich befallenen Darmes
- ▶ Resektion asymptomatischer divertikeltragender Abschnitte des oralen Darmes unnötig
- ▶ Mobilisierung der linken Flexur
- ▶ distale Absetzung im oberen Rektum
- ▶ spannungsfreie Anastomose
- ▶ evtl. Transverso- oder Ascendorektostomie
- ▶ evtl. zweizeitiges Vorgehen bei komplizierter Divertikulitis

Tabelle 2. Literaturübersicht der elektiven Resektion in bezug auf Anastomoseninsuffizienz und Letalität

Autor	Jahr	[n]	Insuffizienz	Letalität [%]
Reifferscheid	1977	121	–	0,8
Failes	1979	119	6,7%	1,7
Rodkey	1984	167	–	2,4
Gall	1988	170	–	0,6
Braun	1989	139	–	2,9
Raab	1989	119	–	1,7
Gravil	1991	143	2,2%	0,6
Karavias	1993	161	–	6,8
Moreaux	1994	226	0%	0
Siewert	1996	163	–	0,6
eig. Erg.	1998	507	1,4	0,8
Gesamt		2035	–	1,5

Mit Hilfe der laparoskopischen Sigmaresektion kann als Zukunftsperspektive der elektiven Resektion auch der Komfort und die Kosmetik dieses Eingriffes bei gleichbleibender Morbidität verbessert werden.

Frühe elektive Operation

Während die Indikation zur Notfalloperation und zur elektiven Resektion unumstritten sind, bestehen für den größten Teil der Fälle mit akuter Divertikulitis-Symptomatik noch immer kontroverse Ansichten zum weiteren Vorgehen. Für diese Patienten stellt sich die Frage: Wieviele Divertikulitisschübe müssen diese Patienten erleiden, bevor eine Resektion indiziert ist? Dabei hat bereits 1974 Reifferscheid eine Antwort auf diese Frage gefunden. Er wies nach, daß bereits bei Auftreten einer Peridivertikulitis irreversible Veränderungen an der Darmwand resultieren und schloß: „Die Frühoperation bei der Cholecystolithiasis ist eine Selbstverständlichkeit geworden. Sie wird sich für die Divertikulitis in gleicher Weise durchsetzen." [4] Leider ist dies auch heute noch nicht der Fall. Die Vorteile der frühen elektiven Resektion liegen auf der Hand [5]: Nur die Resektion der Divertikulitis kann zu einer Ausheilung und zur Vermeidung einer chronisch-rezidivierenden Krankheit führen. Einbußen der Lebensqualität, aber auch Belastungen der Volkswirtschaft (Arbeitsunfähigkeit, Krankenhausaufenthalte) können so vermieden werden. Voraussetzung von chirurgischer Seite ist natürlich eine sichere Beherrschung der Operationstechnik mit einer nachweisbaren Letalität unter 1%. Nachuntersuchungen bestätigen die frühe chirurgische Therapie. Während nach konservativer Therapie in 25–35% der Fälle Divertikulitisrezidive mit der Notwendigkeit einer Operation auftreten, ist dies nach chirurgischer Therapie nur in 1–3% der Fälle erforderlich.

Wir empfehlen daher in unserem Vorgehen die frühe elektive Resektion nach kurzer konservativer Therapie (5–7 Tage) nach stationärer Aufnahme mit akutem Beschwerdebild. Wesentlich ist hierbei die eindeutige Diagnose einer Darmwand-überschreitenden Divertikulitis. Für die Diagnostik der Ausdehnung der Divertikulitis (Stadieneinteilung) hat sich dabei das Computertomogramm des Beckens bewährt.

Schlußfolgerung

Die Therapiestrategien der Divertikulitischirurgie sind vom Stadium der Entzündung und vom Risikoprofil des Patienten abhängig.

Im Notfall muß bei der Divertikulitis immer die Resektion des septischen Herdes erfolgen. Das Verfahren der Wahl ist hier die Operation nach Hartmann, bei günstiger Ausgangssituation des Patienten ist eine Kontinenzresektion anzustreben.

In der elektiven Ausgangssituation im entzündungsfreien Intervall ist die einzeitige Resektion ohne protektives Stoma die Therapie der Wahl.

Die frühe elektive Resektion sollte – analog zur Cholecystektomie – bereits nach dem ersten schweren Schub durchgeführt werden.

Die prophylaktische Resektion einer Divertikulose ist in keinem Fall indiziert.

Literatur

1. Hartmann H (1921) Nouveau procédé d'ablation des cancers de la partie terminale de côlon pelvien. XXXe Congres français de chirurgie, Strasbourg: P. 411
2. Schloffer H (1903) Zur operativen Behandlung des Dickdarmkarzinoms. Dreizeitige Radikaloperation. Bruns' Beitr klin Chir 38:150
3. Krukowski ZH, Matheson NA (1984) Emergency surgery for diverticular disease complicated by general and faecal peritonitis. Br J Surg 71:921–927
4. Reifferscheid M (1974) Die Frühresektion der Divertikulitis. Langenbecks Arch Chir 342:439
5. Hansen O, Zarras K, Graupe F, Dellana M, Stock W (1996) Die chirurgische Behandlung der Dickdarmdivertikulitis – Ein Plädoyer für die frühe elektive Resektion. Zentralbl Chir 121:190–200

Die Diagnostik der Divertikulitis in der täglichen Routine: Fortschritt durch das Becken-CT?

O. Hansen, F. Graupe und W. Stock

Chirurgische Abteilung, Marien-Hospital, Rochusstraße 2, D-40479 Düsseldorf

The Diagnosis of Diverticulitis in Daily Practice: Pelvic Computed Tomography?

Summary. In a retrospective study 243 pelvic CTs in patients with acute sigmoid diverticulitis and elective resections were analyzed. A statistical correlation of radiological and histological findings was performed. The sensitivity of the CT in diagnosing sigmoid diverticulitis was 97.5%; the overall accuracy of the pelvic CT was 97.1% in acute diverticulitis. For the contrast enema the sensitivity was 71.6% and the accuracy rate ranked 71.3%. The pelvic CT in patients with clinical suspicion of acute sigmoid diverticulitis is well suited for a primary diagnostic tool and can precisely show the extraluminary extension of the inflammation.

Key words: Diverticulitis – Sensitivity – Accuracy

Zusammenfassung: In einer retrospektiven Studie wurden die Becken-CT's von 243 elektiv resezierten Patienten mit einer intraoperativ und histologisch bestätigten akuten Sigmadivertikulitis ausgewertet und eine Korrelation der Befunde durchgeführt. Die Sensitivität des Computertomogrammes zur Diagnose einer Sigmoiditis bei Divertikulitis betrug 97,5%, die overall accuracy des Becken-CT's lag bei der akuten Divertikulitis bei 97,1%. Für den Kolon-Kontrasteinlauf errechneten sich eine Sensitivität von 71,6% sowie eine accuracy von 71,3%. Das Computertomogramm des Beckens ist bei Patienten mit klinischem Verdacht auf eine akute Sigmadivertikulitis gut zur Primärdiagnostik geeignet und kann das extraluminäre Ausmaß der Entzündung ojektivieren.

Schlüsselwörter: Divertikulitis – Sensitivität – accuracy

Einleitung

Das Management der akuten Divertikulitis ruht auf zwei Fixpunkten: 1. der Diagnose und 2. dem Behandlungskonzept. Für die tägliche Routine sollte die Diagnose schnell und sicher, gleichzeitig aber differenziert gestellt werden. Und das Behandlungskonzept sollte patienten- und stadienorientiert sein, um zielgerichtet eine optimale Therapie einleiten zu können [1]. Die Hauptgruppe der Divertikulitispatienten in der täglichen Routine stellt die Patienten mit akuter Bauchsymptomatik bei akuter Divertikulitis dar, hier ist die Frage zu klären, ob das Becken-CT eine wesentliche Hilfe für das Staging und so für das weitere Procedere bietet. Für elektive, meist vordiagnostizierte, Patienten im entzündungsfreien Intervall oder für

Tabelle 1. Korrespondierende Befunde in der Computertomographie des Beckens und in der Histologie

Becken-CT	Histologie
▶ Divertikel	▶ Divertikulose
▶ Darmwandverdickung	▶ chron.-rezidiv. Divertikulitis
▶ Darmwandphlegmone	▶ Sigmoiditis
▶ Phlegmone, Infiltration im Mesokolon	▶ Perisigmoiditis, Peridivertikulitis
▶ Infiltration Nachbarorgane, extraintest. Luft, extraintest. Flüssigkeit, Fistelgang	▶ gedeckte Perforation, Abszeß, Fistel

Patienten mit akutem Abdomen mit der Notwendigkeit einer Notfall-Laparotomie spielt das CT sicherlich keine Rolle.

Besser als in der indirekten radiologischen Diagnostik des Kolon-Kontrasteinlaufes kann im Becken-CT präoperativ das gesamte Entzündungsausmaß der extraluminal verlaufenden Divertikelerkrankung objektiviert werden [2]. Analog zur Ausdehnung der Infiltrationen im CT kann im pathohistologischen Befund das Entzündungsausmaß beschrieben werden (Tabelle 1).

Studienaufbau

An der chirurgischen Abteilung des Marien-Hospitals Düsseldorf erfolgt seit 1987 bei allen Patienten mit klinischem Verdacht auf eine akute Sigmadivertikulitis zur Absicherung des Befundes innerhalb der ersten 24 Stunden ein Becken-CT als primäre Diagnostik. Zur Überprüfung der klinischen Effizienz analysierten wir retrospektiv folgendes Patientengut. Aufnahmekriterium: frühzeitiges Becken-CT, Kolon-KE innerhalb 5–10 Tage nach Aufnahme, intraoperative und histologische Sicherung der Divertikulitis. Ausgeschlossen wurden Patienten mit chronisch-rezidivierender Divertikulitis im entzündungsfreien Intervall. Das Becken-CT wurde ohne Vorbereitung mit intravenösem Kontrastmittel in 10 mm Schichtdicke und 10 mm Schnittdicke gefahren.

Histologisch wurden analog der Stadieneinteilung der akuten Divertikulitis folgende Ausprägungen unterschieden: 1. Divertikulose, 2. Zeichen der chronischen Entzündung, 3. Zeichen der Wandphlegmone ohne Umgebungsreaktion=Sigmoiditis, 4. Zeichen der Wandphlegmone mit Umgebungsreaktion=Perisigmoiditis mit evtl. lokaler Peritonitis, 5 Zeichen der gedeckten Perforation, Abszeß oder Fistelung. Diese Stadien der Divertikulitis wurden den radiologischen Vorhersagen im Becken-CT und im Kolon-KE gegenübergestellt und statistisch bewertet. Überprüft wurden die Sensitivität, der positive Vorhersagewert und die accuracy.

Ergebnisse

243 Patienten (149 Frauen, 94 Männer) wurden analysiert. Die Untersuchungsdauer betrug 10 min, Kontrastmittelreaktionen traten nicht auf. Bei 2% der Untersuchten waren nur eingeschränkte Aussagen bei Artefakten (Endoprothesen des Hüftgelenkes) möglich. Alle Patienten wurden innerhalb eines Zeitraumes von 5–10 Tagen nach der radiologischen Erstdiagnose (mittels Becken-CT) operiert. Bei allen Patienten bestätigte sich intraoperativ der Verdacht auf eine Divertikulitis, so daß in der gleichen Sitzung eine Kolonresektion (Sigmaresektion, Hemikolektomie links oder subtotale Kolektomie) durchgeführt wurde.

Pathohistologisch wiesen alle Patienten eine Divertikulitis auf; im einzelnen fanden sich bei 77,4% gedeckte Perforationen, Abszesse oder Fisteln. Weitere 11,9% wiesen eine Perisigmoiditis mit lokaler Peritonitis auf, 10,3% der Fälle zeigten eine phlegmonöse Divertiku-

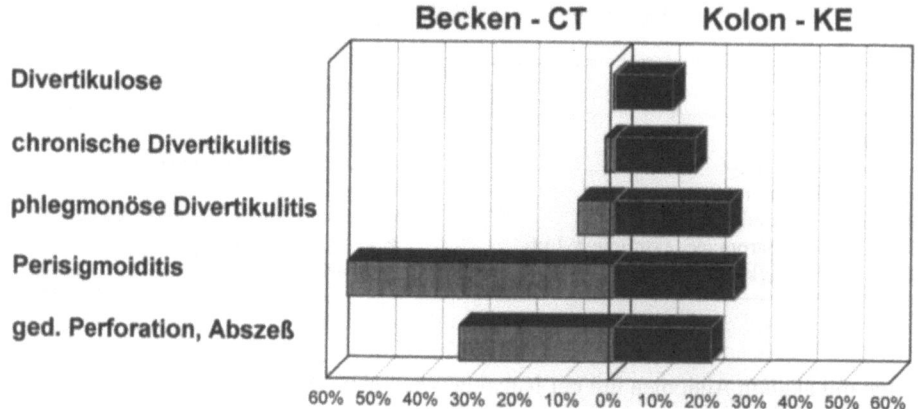

Abb. 1. Radiologische Vorhersagen der Schwere der Divertikulitis im Becken-CT und im Kolon-KE

litis. Nur 1 Patient wies histologisch allein Zeichen der chronisch-rezidivierenden Divertikulitis auf.

In der radiologischen Vorhersage wurde dieser meist schwere Divertikulitisbefund im Kolon-KE deutlich unterschätzt (Abb. 1). Die in 90% der Patienten vorliegenden wandüberschreitenden Divertikulitisprozesse wurden im KE nur bei etwa 40% erkannt. In 10% der Fälle wurde sogar nur die Diagnose einer Divertikulose gestellt. Im Becken-CT wurde deutlich öfter die Diagnose einer schweren Divertikulitis gestellt, nämlich in 90% der Fälle. Allerdings wurden die gedeckten Perforationen oder Abszesse mit 35% seltener als in der Histologie erkannt.

In der Statistik zeigen sich daher beim Becken-CT erheblich bessere Werte für die Sensitivität, pos. Vorhersagewert und für die accuracy als beim Kolon-Kontrasteinlauf. Nur für die spezifische Diagnose einer gedeckten Perforation oder eines Abszesses war die Sensitivität auf 39,8% reduziert, allerdings betrug die pos. Vorhersage für dieses Krankheitsbild 93,8%.

Diskussion

Das Becken-CT in der Diagnostik der akuten Divertikulitis ist eine schnelle, einfache und risikoarme Untersuchung. Gerade in den Anforderungen der täglichen Routine ist das Becken-CT gut geeignet, schnell, sicher und mit einer hohen Genauigkeit die klinische Verdachtsdiagnose einer akuten Divertikulitis zu präzisieren oder auszuschließen. Differenzierungen in der extraluminalen Ausprägung der Divertikulitis sind präzise und mit einem hohen positiven praediktiven Wert möglich. Lediglich in der Differenzierung der gedeckten Perforation/Abszeß mit einer ausgeprägten mesokolischen Fettgewebsinfiltration haben sich in unserem Krankengut Schwierigkeiten gezeigt, die zu einer niedrigen Sensitivität geführt haben. Gründe hierfür können zum einen in der Technik des CT's (z. B. der Auflösung) liegen, zum anderen natürlich in der Zeitspanne vom CT zur Operation. In diesen meist 5–7 Tagen können nen die im CT gesehenen entzündlichen Infiltrationen bereits eingeschmolzen sein und histologisch als Abszeß oder gedeckte Perforation imponieren.

Im Vergleich mit dem Kolon-KE zeichnet sich das CT durch eine höhere Genauigkeit (97,1% versus 71,3%) in der Darstellung der extraintestinal verlaufenden Erkrankung aus. Der Kolon-KE unterschätzt die Ausdehnung der Entzündung bei der Kolondivertikulitis [3] und kann so eine notwendige chirurgische Therapie unterlaufen. Daher ermöglicht das Becken-CT – bei bestehendem Behandlungskonzept – eine sofortige zielgerichtete Therapie zur Sanierung der Divertikulitis (Tabelle 2 und 3).

Tabelle 2. Sensitivität, positiver Vorhersagewert und accuracy des Becken-CT's für einzelne Stadien der Divertikulitis: 97,1%

Ausprägung	Sensitivität [%]	pos. Vorhersage [%]
Sigmoiditis	97,5	99,5
Perisigmoiditis	92,6	92,2
ged. Perforation, Abszeß	39,9	93,8

Tabelle 3. Sensitivität, positiver Vorhersagewert und accuracy des Kolon-KE's für einzelne Stadien der Divertikulitis: 71,3%

Ausprägung	Sensitivität [%]	pos. Vorhersage [%]
Sigmoiditis	71,6	99,3
Perisigmoiditis	50,2	93,5
ged. Perforation, Abszeß	22,7	84,6

Literatur

1. Detry R (1992) Acute localised diverticulitis: optimum management requires accurate staging. Int J Colorect Dis 7:38
2. Neff CC, van Sonnenberg E (1989) CT of diverticulitis: diagnosis and treatment. Radiol Clin North Am 27:743–751
3. McKee RF, Deignan RW, Krukowski ZH (1993) Radiological investigation in acute diverticulitis. Br J Surg 80:560–565

Die primär verzögerte Indikation zur einzeitigen Kontinenzresektion bei 300 Patienten mit akuter Colondivertikulitis

S. v. Bary und Ch. Bacher

Kreiskrankenhaus Marienhöhe, Mauerfeldchen 25, D-52146 Würselen

Delayed Indication for Resection with Primary Anastomosis in 300 Patients with Acute Colonic Diverticulitis

Summary. Since 1980, a total of 300 patients with colonic diverticulitis have undergone surgery. A vital indication forced us to do an emergency colostomy or Hartmann procedure in 22 cases. Except for 3 patients, the indication for resection was intentionally delayed by means of conservative treatment and a primary anastomosis was performed. Histological findings verified an inflammatory tumor, and abscess, a fistula or perforation in 50% and circumscript inflammation in 37%. The main complications were drainage problems (infection/retention of secretion, $n=18$) and anastomosis insufficiency ($n=5$), lethality was less than 2%. In general, we think that multistep surgery is not mandatory – even in advanced cases.

Key words: Colonic diverticulitis – Initial treatment – Primary anastomosis

Zusammenfassung. Seit 1980 wurden 300 Patienten wegen Colondivertikulitis operiert, 25 davon mehrzeitig (vitale Indikation $n=22$). Nur mit Ausnahme von 3 Patienten konnte die Indikation durch entsprechende Initialtherapie primär verzögert und die einzeitige Resektion durchgeführt werden. 50% wurden histologisch als entzündlicher Tumor, Abszedierung, Fistel oder freie Perforation verifiziert, 37% mit umschriebener Entzündung. Drainagekanalverhalt ($n=18$) und Anastomoseninsuffizienz ($n=5$) waren die Hauptkomplikationen, die Gesamtletalität lag unter 2%. Auch bei progredienten Befunden ist also der mehrzeitige Eingriff nicht zwangsläufig. Fazit: Einzeitig ist rechtzeitig!

Schlüsselwörter: Colondivertikulitis – Initialtherapie – einzeitige Resektion

Für die Chirurgie der Colondivertikulitis gilt: Möglichst nicht sofort, fast immer einzeitig! Mit Ausnahme der vitalen Indikationen Ileus und freie Perforation kann die Strategie der elektiven Chirurgie angestrebt werden, Ergebnisse wie wir sie vor über 20 Jahren vorstellten [1], sind heute so nicht mehr vorstellbar. Da ist zunächst die relativ niedrige Gesamtzahl ($n=174$) bei einem zusammengefaßten Krankengut der Universitätskliniken Köln/Lindenthal und München/Nußbaumstraße aus vier bzw. zwei Jahrzehnten. Nicht einmal die Hälfte der Patienten konnte einzeitig operiert werden. Die Gesamtletalität lag über 16%. Unsere heutige Erfahrung basiert auf den Daten von 300 Patienten mit operierter Colondivertikulitis der gesamten Indikationsbreite. Seit 1980 nahm die Gesamtzahl der Eingriffe stetig zu, die Verfahren nach Hartmann und Schloffer dagegen ab (Abb. 1); die Gesamtletalität lag unter 2%. In der *Diagnostik* führt das Leitsymptom der Linksappendicitis – als klinisches Synonym von Fritz de Quervain eingeführt.

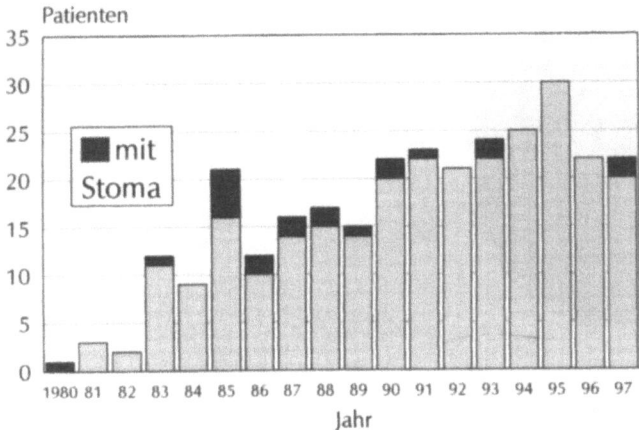

Abb. 1. Divertikulitisoperationen 1980–97: Anzahl pro Jahr (n = 300)

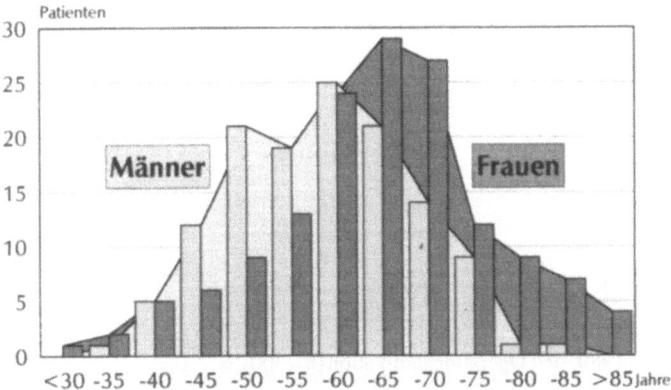

Abb. 2. Divertikulitisoperationen 1980–97: Altersverteilung (n = 300)

Die Topographie der Entzündung ergibt häufig eine Dysurie und muß bei der Sprachlosigkeit mancher Patienten anamnestisch nachgefaßt werden. Wie bei der Appendicitis scheint das CRP ein relevanter Laborparameter zu sein. Die Divertikulitis ist primär keine endoskopische Diagnose. Die morphologischen Veränderungen manifestieren sich jenseits der Mucosa – die Schleimhauttapete ist intakt, die Mauer morsch. Der Coloskopie kommt bei der Divertikulitis nicht die Aufgabe der Krankheitserkennung zu [2]. Bewährt hat sich bei uns das Sigmoidogramm mit wasserlöslichem Kontrastmittel. Neben dem Vollbild können auch diskrete Spiculaezeichen im Kontext mit Klinik und Labor Hinweis auf eine ausgeprägte Entzündung sein. Das Zustandsbild der Divertikulose wurde zum Krankheitsbild der Divertikulitis, die bei der von Martin Reifferscheid apostrophierten zwangsläufigen Progredienz [3] eine chirurgische Domäne ist. Als 'Colitis divertikulosa' spricht sie aber auf die konservative *Initialtherapie* an: Ein anaerobierwirksames Antibiotikum ohne Enterokokkenlücke – die Eisblase als einfache, jedoch nicht simple Maßnahme – Infusion und Nahrungskarenz als Basistherapie. Von vereinzelten Ausnahmen abgesehen tritt eine rasche klinische Besserung ein, die aber die Dringlichkeit der Operation nur verzögert.

Die Divertikulitis ist keine Erkrankung der Greise. Vor allem beim männlichen Geschlecht zeigt sich eine Linksverschiebung der Altersverteilung (Abb. 2). Entsprechend der dominierenden Klinik ist das Sigma die Prädilektionsstelle. Bei 85% der Patienten stellte sich eine dringliche, bei 7% eine vitale Operationsindikation (Abb. 3 a, b). In Zufallsbefunden wie Kar-

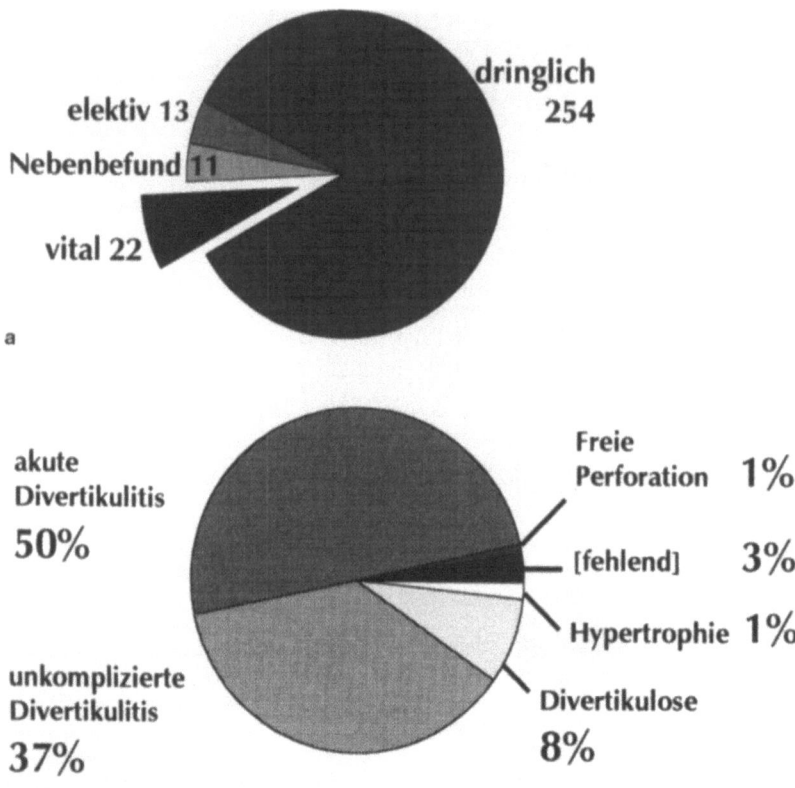

Abb. 3. a Divertikulitisoperationen 1980–97: Operationsindikation (n = 300), **b** Primär verzögerte Resektionen: Histologie (n = 263)

zinom und penetrierenden Fremdkörpern fanden sich Fisteln zu Dünndarm, Blase und Vagina (Abb. 4). Solche Bilder stehen für diagnostische Odyssee und therapeutischen Nihilismus.

Inwieweit stimmen nun Diagnose und Indikation mit *Operation und Histologie* überein? 92% aller Patienten konnten einzeitig operiert werden. Entsprechend der Lokalisation dominiert die Sigmaresektion, die je nach Ausdehnung zur anterioren Resektion bzw. Hemikolektomie links erweitert wurde (Tabelle 1). Die alleinige Myotomie bei intraoperativ nicht bestätigter Entzündung bleibt zu diskutieren. Ein Stoma, sei es nun protektiv oder entlastend im Rahmen mehrzeitiger Verfahren, konnte bei keinem Patienten mit vitaler Indikation wie Ileus und freier Perforation mit diffuser Peritonitis vermieden werden. Die Strategie des kontrollierten Zuwartens mit konsekutiver primärer Resektion ohne Colostomie bewährte sich bei 98% der Patienten mit dringlicher Operationsindikation. Nur dreimal griff die Initialtherapie nicht, zwei Sigmaresektionen mit protektivem Coecostoma und eine Hartmann-OP waren die Folge.

Das histologische Spektrum glich nahezu spiegelbildlich der zuvor gezeigten klinischen Indikation. Unter akuter Divertikulitis sind entzündlicher Tumor, Abszedierung, Fistelbildung und gedeckte Perforation subsumiert, unter Divertikulitis die umschriebenen Entzündungen (Abb. 3b). Auch bei fortgeschrittenen Befunden fand sich histologisch häufig ein unauffälliges Schleimhautbild. Bei den postoperativen Komplikationen stand lokal der Drainagekanalverhalt/WHST. (n = 18) sowie eine Anastomoseninsuffizienz mit spontan ausheilen-

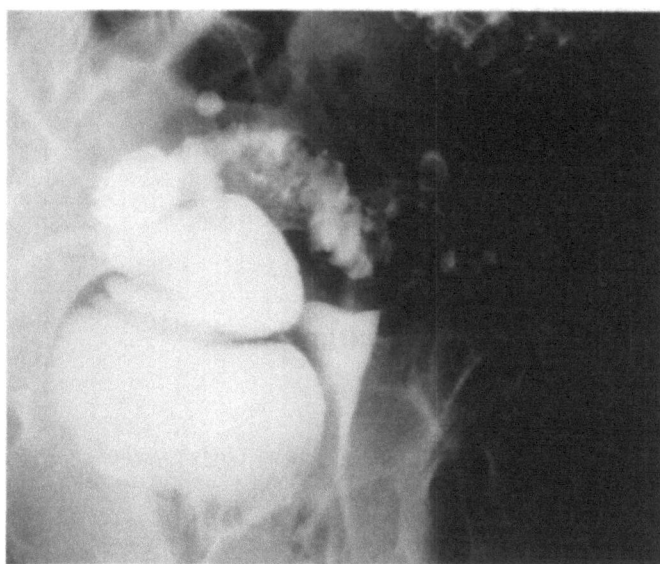

Abb. 4

Tabelle 1. Nicht-vitale Divertikulitisoperationen: OP-Verfahren ohne Stoma (n = 275)

• Sigmaresektion	223
• Anteriore Resektion	16
• Hemicolektomie links	15
• Hemicolektomie rechts	2
• Coecumresektion	1
• Divertikelabtragung	3
• nur Myotomie	15

den Stuhlfisteln (n = 5/3) im Vordergrund; zu einer Läsion von Milz und Ureter kam es je zweimal. Die Klinikletalität aller Patienten lag unter 2%.

Nach der Effizienz ein Wort zur Ökonomie: Die Gesamtliegedauer nahm im Laufe der Jahre ab. Die präoperative Phase war bei vorgegebener Initialtherapie konstant. Die postoperative Verweildauer konnte zwar auf durchschnittlich 16 Tage gesenkt werden, Nachbesserungen sind aber möglich.

In den 70er Jahren wurde bereits die frühe elektive Resektion gefordert und ist auch heute noch ein aktuelles Postulat [4]. Unsere Erfahrung zeigt, daß auch bei progredienten Befunden der mehrzeitige Eingriff nicht zwangsläufig ist.

Fazit ist vielmehr: Einzeitig ist rechtzeitig.

Literatur

1. Bary S v, Hoffman K, Heberer G (1976) Early operative indication for diverticular disease of the colon. Chir Gastroent (Gastroent Surg) 9: 221–226
2. Ottenjann R (1989) Endoskopische Diagnostik bei der Dickdarmdivertikulose und ihren Komplikationen. In: Häring R (Hrsg) Divertikel des Dünn- und Dickdarms. Ueberreuther Wissenschaft, Wien Berlin, S 67–71
3. Reifferscheid M (1967) Pathogenese der Sigma-Divertikulitis und die Indikation zur Resektionsbehandlung. Langenbecks Arch Klin Chir 318: 134
4. Hansen O, Graupe F, Stock W (1998) Prognosefaktoren der perforierten Dickdarmdivertikulitis. Chirurg 69: 443–449

Transplantationschirurgie und Transplantationsmedizin

Risiko und Nutzen der Pankreastransplantation

U. T. Hopt

Klinik und Poliklinik für Chirurgie, Universität Rostock, Schillingalle 35, D-18055 Rostock

Risks and Benefits of Pancreas Transplantation

Summary. Because of exocrine secretions of the gland, pancreas transplantation carries its own specific risks. Perioperative morbidity is significantly higher than after isolated kidney transplantation. The incidence, however, has been greatly reduced the last few years. The patient survival rate and graft function rate are excellent. By drainage of the graft into the small bowel and venous connection with the portal system, an almost completely physiological status can be restored. The effect on diabetic late complications vastly depends on the extent of damage induced by the long-standing diabetes mellitus. Physical capacity and quality of life increase dramatically in almost all patients after a successful pancreas transplantation. Thus, almost all patients urgently request retransplantation when the graft is lost.

Key words: Pancreas transplantation – Morbidity – Operative technique – Quality of life

Zusammenfassung. Die Pankreastransplantation hat ihre spezifischen Risiken, die auf die exokrine Sekretion des Transplantates zurückzuführen sind. Die perioperative Morbidität ist höher als nach isolierter Nierentransplantation, ihre Inzidenz ist aber deutlich zurückgegangen. Sowohl die Patientenüberlebensrate als auch die Transplantatfunktionsrate sind exzellent. Durch Dünndarmdrainagetechnik und portalvenöse Drainage des Transplantates wird jetzt erstmals ein fast physiologischer Zustand wiederhergestellt. Der Effekt auf die Spätschäden hängt ganz wesentlich von Ausmaß der diabetischen Spätkomplikationen ab. Entscheidend ist, daß nach einer erfolgreichen Pankreastransplantation die Leistungsfähigkeit und die Lebensqualität bei praktisch allen Patienten enorm zunimmt, so daß fast alle Patienten nach Verlust des Transplantates sich wieder transplantieren lassen möchten.

Schlüsselwörter: Pankreastransplantation – Morbidität – Operationstechnik – Lebensqualität

Risiko/Nutzenabwägung bei der Pankreastransplantation

Die Pankreastransplantation wird von der überwältigenden Mehrheit der Betroffenen, d. h. der pankreastransplantierten Patienten, enthusiastisch befürwortet. Dabei macht es erstaunlicherweise keinen Unterschied, ob die Pankreastransplantation letztlich erfolgreich war oder nicht. Im Gegensatz dazu gibt es unter den Ärzten und insbesondere unter den Diabetologen noch immer eine Fraktion, die die Pankreastransplantation mit den unterschiedlichsten Argumenten vehement ablehnt. Ein typisches Beispiel dafür ist der Kommentar von Chantelau,

Berger, Grabensee und Sandmann [1] auf den Artikel von Büsing [2] im Chirurgen mit dem Titel: „Kombinierte Pankreas-/Nierentransplantation als Standardverfahren in der Therapie niereninsuffizienter Typ I Diabetiker". Dies ist für Außenstehende doch überraschend und schwer verständlich. Im Folgenden soll deswegen eine aktuelle Übersicht gegeben werden über die Risiken, denen sich ein Patient im Rahmen einer Pankreastransplantation aussetzen muß, aber auch über die Vorteile, mit denen er im Erfolgsfalle rechnen kann.

1) Risiken der Pankreastransplantation:
Das schwerwiegendste Argument, welches von den Gegnern der Pankreastransplantation ins Feld geführt wird, ist die perioperative Morbidität und Mortalität. Bevor man dieses Thema aber näher analysiert, muß man sich vor Augen halten, daß niereninsuffiziente Diabetiker in aller Regel schwere Vorschäden aufweisen und damit eine negative Selektion für eine Organtransplantation darstellen. Die Daten von Eurotransplant zeigen dies ganz deutlich. Während die 1- und 5-Jahresüberlebensrate aller nierentransplantierten Patienten bei 95% und knapp 90% liegt, beträgt sie bei Diabetikern mit einer isolierten Nierentransplantation nur 88% und 70%.

Es ist unbestritten, daß eine Pankreastransplantation mit einem ganz spezifischen perioperativen Risiko verbunden ist. Auf dieses spezielle Risiko nimmt die Studie von Manske [3] im Lancet Bezug. Manske glaubte dabei, feststellen zu können, daß die Langzeitüberlebensrate nach kombinierter Pankreas-/Nierentransplantation wesentlich schlechter ist als nach isolierter Nierentransplantation. Beachtung hat diese Studie nur gefunden, weil sie im Lancet erschienen ist. Es gibt Dutzende von Berichten, die über eine viel höhere 1- und 5-Jahrespatientenüberlebensrate nach Pankreas-/Nierentransplantation berichten. Die 1-Jahrespatientenüberlebensrate, in die vor allem die perioperative Mortalität eingeht, liegt in spezialisierten Zentren zwischen 95% und 100% – in der Serie von Manske bei 85%. Die 5-Jahresüberlebensrate liegt in der Serie von Wisconsin [4] bei 78%, in unserer eigenen bei 82%. Bei Manske beträgt dagegen die 5-Jahresüberlebensrate um 68%. Es ist bekannt, daß der Artikel von mehreren Lancetgutachtern wegen fehlender Vergleichbarkeit der Patientenkollektive abgelehnt wurde. In der Studie von Manske war das Kollektiv der pankreastransplantierten Patienten mit 54 Patienten sehr klein. Im Vergleich dazu sind im International Pancreas Transplant Registry über den Zeitraum von 10/87 bis 11/96 die Daten von 5667 Patienten zusammengestellt. Die Überlebensrate der Patienten liegt hierbei nach 1 Jahr bei 91% und nach 5 Jahren immer noch bei etwa 80% (Abb. 1). Die hohe Früh- und Spätmortalität in der Studie von Manske entspricht also in keiner Weise den in den letzten 10 Jahren weltweit erzielten Ergebnissen. Es gibt in der Zwischenzeit sogar Hinweise darauf, daß eine Pankreastransplantation die Überlebensrate von Patienten, die an einer autonomen Neuropathie leiden, deutlich verbessert [5]. Insgesamt gesehen, ist also klar, daß das Risiko quoad vitam ganz bestimmt kein Argument gegen eine Pankreastransplantation sein kann.

Die perioperative Morbidität nach einer Pankreastransplantation war im Gegensatz dazu lange Zeit gravierend. Das Pankreas wurde ja auch in der normalen Abdominalchirurgie lange Zeit als chirurgenfeindlich angesehen. Dementsprechend ist das Spektrum der möglichen perioperativen Komplikationen ganz typisch und spezifisch für das Pankreas. Zu nennen sind hier die Transplantatthrombose, die Transplantatpankreatitis, gegebenenfalls mit sekundärer Infektion der Nekrosen und die Anastomoseninsuffizienz. Durch die enorme Fortentwicklung der chirurgischen Technik, des perioperativen Managements und der immunsuppressiven Strategie ist die Häufigkeit dieser Komplikationen in den letzten 5 Jahren aber drastisch zurückgegangen.

Die Inzidenz an Thrombosen liegt im Moment zwischen 7 und 12%. Sie führt zwar nicht zu einer wesentlichen Gefährdung der Patienten, ist aber immer mit dem Verlust des Transplantates verbunden. Eine schwere Transplantatpankreatitis entwickelt sich bei 10–20% der Patienten. Sie kann aber nach unseren Erfahrungen durch ein aggressives chirurgisches Vorgehen, d. h. durch eine gegebenenfalls wiederholte Nekrosektomie und Lavage, praktisch immer unter Erhalt der endokrinen Funktion des Transplantates beherrscht werden. Die Frequenz einer Anastomoseninsuffizienz im Bereich des Duodenalsegmentes liegt je nach Zen-

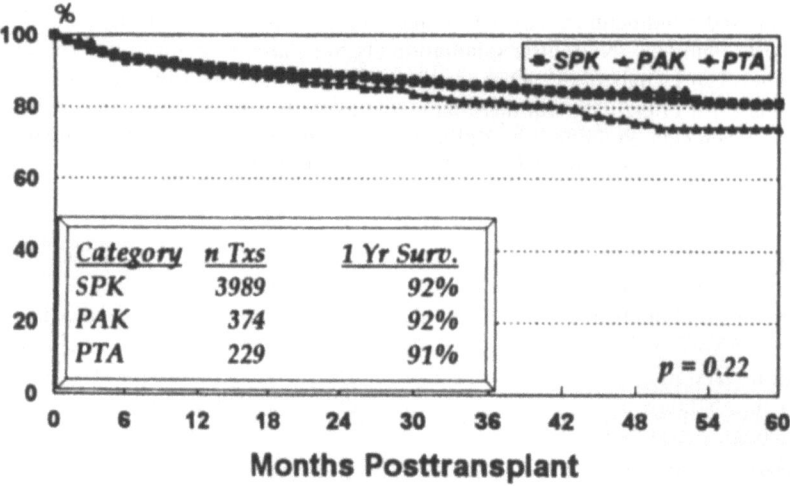

Abb. 1. Patientenüberlebensrate nach Pankreastransplantation; *SPK*: Simultane Pankreas-/Nierentransplantation, *PAK*: Pankreas- nach Nierentransplantation, *PTA*: alleinige Pankreastransplantation (IPTR: USA 10/87–11/96)

trum bei 0–15% [6]. Auch in diesen Fällen kann in der überwiegenden Mehrzahl der Fälle eine Ausheilung mit konservativen oder operativen Maßnahmen erreicht werden.

Die Blasendrainagetechnik war bis vor kurzem weltweit das Operationsverfahren der Wahl. Auch jetzt noch wird in den Vereinigten Staaten diese Technik in der Mehrzahl der Fälle eingesetzt. Die Blasendrainagetechnik ist ein sehr sicheres Verfahren. Perioperativ auftretende chirurgische Komplikationen sind selten und in der Regel ohne vitale Gefährdung der Patienten gut beherrschbar. Trotzdem führt die Blasendrainagetechnik natürlich zu einem unphysiologischen Zustand. Die Mehrzahl der Patienten toleriert zwar das aktivierte Pankreassekret in der Blase recht gut. Trotzdem ist klar, daß die Zahl der Harnwegsinfekte stark zunimmt, und daß bei 10–15% der Patienten wegen rezidivierender Hämaturien, Harnwegsinfekten oder Problemen im Bereich der Urethra auf längere Sicht eine chirurgische Auflösung der Blasendrainage und ein sekundärer Anschluß an den Dünndarm notwendig ist [7]. In Deutschland hat sich deswegen zwischenzeitlich bei der simultanen Pankreas-/Nierentransplantation der primäre Dünndarmanschluß durchgesetzt. Bei der Dünndarmdrainage entfällt zwar die Möglichkeit, über die Amylasemenge im Urin die Funktion des Pankreastransplantates zu überwachen. Auf Grund der zunehmenden Erfahrung und vor allem auf Grund der Fortschritte in der immunsuppressiven Behandlung spielt diese Überwachungsmöglichkeit aber keine so entscheidende Rolle mehr. Anders ist es bei der Pankreas- nach Nierentransplantation oder der isolierten Nierentransplantation. Hier halten wir die Blasendrainagetechnik noch für gerechtfertigt, da eine anlaufende Abstoßungsreaktion nicht über die Verschlechterung der Funktion der gleichzeitig transplantierten Niere erkannt werden kann. Die perioperative Komplikationsrate ist zumindest nach unserer Erfahrung und auch in der großen Serie von Büsing [8] gering.

Die immunsuppressive Therapie stellt bei jeder Art der Transplantation einen speziellen Risikofaktor dar. Neben den möglichen spezifischen Nebenwirkungen der einzelnen Immunsuppressiva, auf die hier nicht näher eingegangen werden soll, muß kurzfristig vor allem die erhöhte Infektanfälligkeit und längerfristig das erhöhte Tumorrisiko immer bedacht werden. Wiederholt notwendige Abstoßungstherapien insbesondere mit antilymphozytären Antikörpern führen zu einem signifikanten Anstieg dieser Risiken. Zumindest bei der Nierentransplantation ist aber anerkannt, daß die Risiken der Immunsuppression geringer wiegen als die Risiken einer Langzeitdialyse.

Das Pankreastransplantat führt zu einer wesentlich stärkeren Immunstimulation des Empfängers als z.B. ein Nierentransplantat. Dementsprechend lag in allen Zentren die Rate an

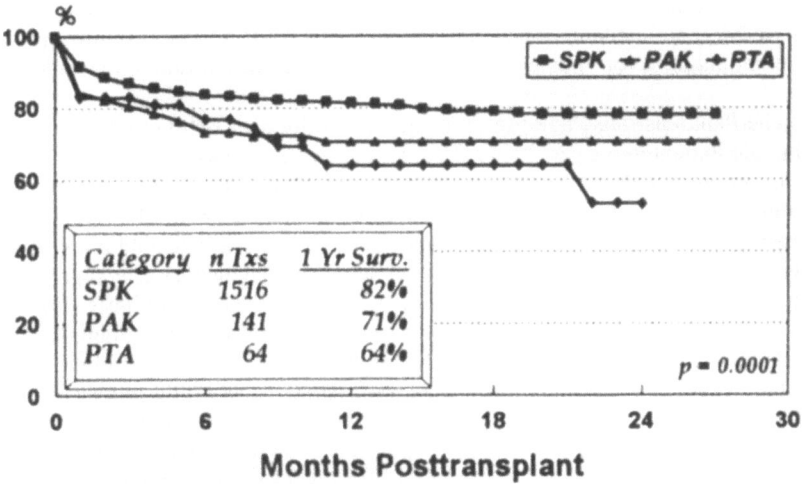

Abb. 2. Transplantatfunktionsrate nach Pankreastransplantation bei unterschiedlichen Patientengruppen; *SPK*: Simultane Pankreas-/Nierentransplantation, *PAK*: Pankreas- nach Nierentransplantation, *PTA*: alleinige Pankreastransplantation (IPTR: USA 10/87–11/96)

akuten Abstoßungen innerhalb des ersten halben Jahres bei 70–80% trotz primärer immunsuppressiver Quadrupeltherapie mit Cyclosporin-A, Azathioprin, Prednisolon und ATG [9]. Etwa die Hälfte dieser Patienten erlitt eine zweite oder gar dritte akute Abstoßungsreaktion. Viele dieser Abstoßungsreaktionen mußten mit antilymphozytären Antikörpern, z. B. OKT 3 behandelt werden. Die damit verbundene Morbidität war signifikant. Durch ein neues Timing der Immunsuppression, d. h. die von Büsing [2] eingeführte Neoquadrupeltherapie und den Einsatz von Tacrolimus, Neoral und vor allem Mycophenolat Mofetil konnte die Abstoßungsfrequenz schrittweise auf 10–15% gesenkt werden. Die Rate an Infektionen stieg dabei nicht an. Entscheidend ist aber, daß eine suffiziente Infektprophylaxe betrieben wird, d. h. neben einer kurzfristigen Antibiotikaprophylaxe eine längerdauernde Pilzprophylaxe in der Regel mit Fluconazol und eine Prophylaxe gegen CMV mit Gancyclovir. Gerade durch den Einsatz von Gancyclovir konnte die Inzidenz an schweren CMV-Infektionen drastisch reduziert werden.

Die Relevanz der Komplikationen eines chirurgischen Therapieverfahrens im Vergleich zu seinem Nutzen wird immer auch daran sichtbar, wie häufig ein solches Verfahren angewandt wird. Die Zahl der jährlich durchgeführten Pankreastransplantationen ist zwischenzeitlich alleine in den USA auf deutlich über 1000 gestiegen. Auch in Deutschland ist ein ähnlicher Trend zu verzeichnen. Im Jahre 1997 wurden hier 146 solche Transplantationen durchgeführt. Die Pankreastransplantation ist also ohne jeden Zweifel ein klinisch etabliertes Therapieverfahren.

2) Nutzen einer Pankreastransplantation:
Die erste Frage, die sich ein potentieller Transplantationskandidat stellt, lautet natürlich: *Wie sind die Chancen, daß ich insulinfrei werde und wie lange kann solch ein Zustand anhalten?* Die 1-Jahrestransplantatfunktionsrate, d. h. völlige Freiheit von exogenem Insulin, liegt in der Weltstatistik bei etwa 80%. Die 5-Jahreswerte liegen bei etwa 70%, d. h. die chronische Abstoßung spielt bei der Pankreastransplantation eine wesentlich geringere Rolle als bei der Nierentransplantation. In spezialisierten Zentren liegen die Werte in der Regel noch um 10% höher. Die Erfolgsaussichten für die Patienten sind also zwischenzeitlich hervorragend. Differenzieren muß man allerdings nach der Empfängerkategorie. Die besten Aussichten haben Patienten mit einer simultanen Pankreas-/Nierentransplantation (Abb. 2). Immer noch gut, aber doch signifikant schlechter sind die Langzeitergebnisse bei Pankreas- nach Nierentransplantation und bei der isolierten Nierentransplantation. Es ist deshalb völlig inakzepta-

bel, daß Transplantationszentren in Deutschland, die kein aktives Pankreasprogramm haben, immer noch isolierte Nierentransplantationen bei Typ I Diabetikern in gutem Zustand durchführen, ohne diese Patienten zuvor in einem Pankreastransplantationszentrum vorgestellt zu haben.

Eine erfolgreiche Pankreastransplantation führt qua definitione zu völliger Freiheit von exogenem Insulin. Die Patienten müssen keine Diät mehr einhalten, müssen sich nicht mehr kontinuierlich hinsichtlich des Blutzuckers kontrollieren und müssen keine Insulininjektionen mehr durchführen. Die bei manchen Patienten so gefürchteten und z. T. lebensgefährlichen metabolischen Entgleisungen im Sinne der Hypo- bzw. Hyperglykämie sind mit einem Schlage verschwunden. Im oralen Glukosetoleranztest sind die Blutzuckerwerte supernormal. Bei Analyse der Seruminsulinspiegel fällt aber eine basale und auch stimulierte Hyperinsulinämie auf. Diese kommt durch den systemisch venösen Anschluß des Transplantats und den damit wegfallenden „first pass" Effekt in der Leber zustande. Ob diese periphere Hyperinsulinämie tatsächlich einen atherogenen Risikofaktor darstellt, ist völlig unklar. Es ist aber sicher, daß bei exogener Insulininjektion das Ausmaß der Hyperinsulinämie bei weitem höher ist. Trotzdem hat die diesbezügliche Kritik dazu geführt, daß in den letzten Jahren von einzelnen Gruppen das Pankreastransplantat systematisch an den Pfortaderkreislauf, d.h. in der Regel an die V. mesenterica superior angeschlossen wurde. Neben der Gruppe um Garber [10] haben in Deutschland vor allem Büsing [8] und unsere Gruppe die portalvenöse Drainage vermehrt eingesetzt. Die ersten vorläufigen metabolischen Ergebnisse deuten darauf hin, daß damit die Regulation des Zuckerstoffwechsels auch in dieser Beziehung völlig normalisiert wird. Ob diese neue Technik auf lange Sicht allerdings einen klinisch relevanten Vorteil bringt, ist noch unklar.

Die Wirkung einer Pankreastransplantation auf die diabetischen Spätschäden ist weiterhin umstritten. Die DCCT-Studie hat bewiesen, daß eine Normalisierung des Blutzuckerspiegels die Inzidenz und Progredienz der diabetischen Spätschäden signifikant verringern kann. Die Pankreastransplantation führt selbstverständlich zu einer noch wesentlich besseren Blutzuckerkontrolle als dies durch die intensivierte Insulintherapie im DCC-trial möglich war. Es gibt dementsprechend zahlreiche Berichte, daß eine Pankreastransplantation positive Effekte auf die Spätschäden hat. Soweit die Spätschäden noch nicht zu weit fortgeschritten sind, ist dies sicher auch der Fall. Es muß aber berücksichtigt werden, daß viele Patienten mit einem weit fortgeschrittenen Spätsyndrom transplantiert werden. Da es für alle Spätschäden irgendwo einen „point of no return" gibt, ist klar, daß bei manchen Patienten trotz völliger Normalisierung des Blutzuckers keine Verbesserung oder Stabilisierung der Situation eintritt. Ein fast blinder Patient wird möglicherweise trotz funktionierendem Transplantat noch völlig blind. Das Risiko einer peripheren Amputation bleibt auch nach einer erfolgreichen Pankreastransplantation hoch. Innerhalb von 5 Jahren müssen trotz Normalisierung des Blutzuckers bei bis zu 25% aller Patienten periphere Amputationen durchgeführt werden [11]. Dies kann allerdings nicht der Pankreastransplantation per se angelastet werden. Das Ziel muß vielmehr sein, die Patienten zu einem früheren Zeitpunkt zu transplantieren. Aus diesem Grunde wird vor allem in den USA die Pankreas-/Nierentransplantation vielfach bereits vor Beginn der Dialysepflichtigkeit durchgeführt.

Ein ganz entscheidender Punkt in der Beurteilung der Pankreastransplantation ist ihr Effekt auf die Lebensqualität. Für viele Patienten ist es fast unglaublich, wenn sie nach 20 oder 30 Jahren an Diät, Blutzuckerkontrolle, Insulininjektionen und metabolischen Entgleisungen plötzlicher wieder ein völlig normales Leben leben können. Es gibt zahlreiche psychologische Studien zu dieser Frage. Der Zuwachs an Lebensqualität ist eindeutig. Praktisch alle Patienten, die ein wenn auch nur kurzfristig funktionierendes Pankreastransplantat hatten, möchten sich unbedingt wieder transplantieren lassen. Dies ist die einhellige Aussage aller Transplantationszentren in den USA und in Europa. Speziell dieses Faktum sollten sich die ärztlichen Kollegen vor Augen halten, die die Pankreastransplantation immer noch ablehnen. Es ist leicht, sich als Gesunder in seinem Sessel zurückzulehnen und zahlreiche akademische Gründe für oder gegen eine Pankreastransplantation zu diskutieren, um letztendlich festzustellen: *„Die perioperative Morbidität nach einer Pankreastransplantation ist immer noch hoch. Der Patient muß also mit seinem Diabetes weiterleben wie bisher. So schlimm* *ist es ja doch nicht. Schließlich ist der Patient mit seinem Zucker ja viele Jahre zurechtgekommen"*. Eine solche Aussage zeigt, daß sich die betreffenden Kollegen offensichtlich nicht in den schwierigen Zustand von diabetischen Patienten hineinversetzen können, und zeugt von erheblicher akademischer Arroganz. Letztendlich und Gott sei Dank muß der Patient selbst entscheiden, ob er die bekannten Risiken der Pankreastransplantation für das, was man mit ihr erreichen kann, in Kauf nehmen will oder nicht. Nach unserer Erfahrung fällt die Entscheidung der Patienten fast einhellig für eine solche Transplantation aus, falls sie die Gelegenheit haben, sich entsprechend zu informieren.

Zusammenfassend kann daher festgestellt werden, daß die Pankreastransplantation immer noch ein komplexes Therapieverfahren mit einer signifikanten postoperativen Morbidität darstellt. Die Langzeitergebnisse sind jedoch hervorragend, speziell was die Transplantatfunktionsrate, die Regulation des Glukosemetabolismus, die Entwicklung der Spätschäden und vor allem die Verbesserung der Lebensqualität angeht. Die Pankreastransplantation stellt demnach für alle niereninsuffizienten Typ I Diabetiker und für Typ I Diabetiker mit einem gut funktionierenden Nierentransplantat die optimale Therapieform hinsichtlich der Behandlung des Diabetes mellitus dar. Bei Typ I Diabetikern ohne wesentliche Spätschäden ist die isolierte Pankreastransplantation allerdings bisher nur in Ausnahmefällen, d. h. bei extremer Instabilität des Stoffwechsels indiziert.

Literatur

1. Chantelau EA, Berger M, Grabensee B, Sandmann W (1997) Kommentar zur „Kombinierten Pankreas-/Nierentransplantation als Standardverfahren in der Therapie niereninsuffizienter Typ-I-Diabetiker" von Büsing M et al.. Chirurg 68: 749–750
2. Büsing M, Martin D, Riege G, Schutz T et al. (1996) Die kombinierte Pankreas-/Nierentransplantation als Standardverfahren in der Therapie niereninsuffizienter Typ-I-Diabetiker. Chirurg 67: 1002–1006
3. Manske CL, Wang Y, Thomas W (1995) Mortality of cadaveric kidney transplantation versus combined kidney-pancreas transplantation in diabetic patients. Lancet 346: 1658–1662
4. Rayhill SC, Heimes M, Kirk AD, Sollinger HW (1996) Simultaneous pancreas–kidney transplantation: Recent experience at the University of Wisconsin. Exp Clin Endocrinol. Diabetes 104: 353–359
5. Navarro X, Kennedy W, Aeppli D, Sutherland D (1996) Neuropathy and mortality in diabetes: Influence of pancreas transplantation. Muscle & Nerve 19: 1009–1016
6. Gruessner R, Sutherland D, Troppmann C, Benedetti E, Hakim N, Dunn D, Gruessner A (1997) The surgical risk of pancreas transplantation in the cyclosporin era: An overview. Am Coll Surg 185: 128–144
7. Elkhammas E, Sethi P, Henry M, Williams P, Bennett W, Ferguson R (1997) Urologic complications following pancreas transplantation. Transplant Rev 11: 1–8
8. Büsing M, Martin D, Schulz T, Heimes M, Klempnauer J, Kozuschek W (1998) Pankreastransplantation in der Blasen- und Darmdrainagetechnik mit systemischvenöser und ersten Erfahrungen mit der portalvenösen Ableitung. Chirurg 69: 291–297
9. Hopt UT, Büsing M, Schareck WD, Becker HD (1992) Management der exokrinen Pankreassekretion – ein zentrales Problem der allogenen Pankreastransplantation. Chirurg 63: 186–192
10. Gaber A, Shokouh-Amiri M, Hathaway D, Hammontree L, Kitabchi A, Gaber L, Saad M, Britt L (1995) Results of pancreas transplantation with portal venous and enteric drainage. Ann Surg 221: 613–624
11. Kalker AJ, Pirsch JD, Heisey D, Sollinger HW, Belzer FO, Knechtle SJ, D'Allessandro AM (1996) Foot problems in the diabetic transplant recipient. Clin Transplantation 10: 503–510

Ist die Nierentransplantation ein gelöstes Problem?

W. Land

Abteilung für Transplantationschirurgie, Klinikum Großhadern, LMU München, Marchioninistraße 15, D-81377 München

Is Kidney Transplantation a Problem Already Solved?

Summary. In essence, the incidence of chronic transplant failure still represents the "bitter pill" in transplant medicine. Although we are dealing here with a chronic disease, the transplant surgeon is particularly responsible for this chronic allograft loss since many risk factors for its development occur within the early peri- and postoperative period (advanced donor age, HLA-mismatch, postischemic reperfusion injury, incidence of acute rejection episodes, etc.). In the future, it will be the main task of transplant surgeons to look for possibilities to avoid or minimize these risk factors with the aim of contributing to an improvement in the long-term graft outcome.

Key words: Kidney transplantation – Chronic graft failure

Zusammenfassung. Insbesondere das Ereignis des chronischen Transplantatversagens repräsentiert weiterhin die „bittere Pille" in der Transplantationsmedizin. Obwohl es sich hier um ein chronisches Geschehen handelt, ist gerade der Transplantationschirurg in der prä-/peri- und postoperativen Phase der Transplantation für diesen chronischen Transplantatverlust maßgeblich verantwortlich, da eine Reihe von Risikofaktoren für das spätere Organversagen bereits im Umfeld der Operation entsteht. Dazu gehören: Transplantation von Nieren alter Spender, Grad des HLA-matchings, Intensität des postischämischen Reperfusionsschadens, Auftreten akuter Abstoßungskrisen, etc. Es wird also in Zukunft gerade die Aufgabe des Transplantationschirurgen sein, nach Möglichkeiten zu forschen, diese Risikofaktoren auszuschalten, um so zur Verbesserung der Langzeitergebnisse nach Nierentransplantation beizutragen.

Schlüsselwörter: Nierentransplantation – chronisches Transplantatversagen

Der Kupfferzell-abhängige Reperfusionsschaden nach Lebertransplantation: Neuer klinisch relevanter Einsatz von Glycin

R. G. Thurman[1], P. Schemmer[1], Z. Zhong[1], H. Bunzendahl[3], M. von Frankenberg[1] and J. J. Lemasters[2]

[1] Lab. of Hepatobiology and Toxicology, [2] Dept. of Cell Biology and Anatomy, [3] Dept. of Surgery CB#7365, Mary Ellen Jones Bldg., University of North Carolina, Chapel Hill, NC 27599-7365, USA

Kupffer Cell-dependent Reperfusion Injury in Liver Transplantation: New Clinically Relevant Use of Glycine

Summary. Kupffer cell-dependent reperfusion injury occurs to the liver following transplantation, most often in fatty livers which fail most frequently due to primary nonfunction. Failure was largely blocked with Carolina rinse solution, which contains glycine, and prevents the activation of Kupffer cells. Furthermore, gentle *in situ* organ manipulation, which cannot be prevented using standard harvesting techniques, has a detrimental effect on survival. These effects were also prevented by glycine. Since proteolytic activity is increased in both fatty and manipulated livers, amino acids were measured in rinse effluents collected at harvest. A combination of four amino acids correlated with graft function. It is concluded that glycine could be beneficial in clinical liver transplantation to prevent reperfusion injury, and that amino acids measured at harvest may predict graft function.

Key words: Glycine – Liver transplantation – Reperfusion injury – Kupffer cells

Zusammenfassung. Kupfferzellabhängiger Reperfusionsschaden führt vor allem bei Fettlebern häufig zum primären Transplantatversagen. Glycin, ein Bestandteil der Carolina Rinse Solution, blockt Kupfferzellaktivierung und verhindert primäres Transplantatversagen. Vorsichtige Manipulation der Leber *in situ* reduziert das Transplantatüberleben ähnlich einer Spenderoperation in Standardtechnik. Dies wird ebenfalls durch Glycin verhindert. Proteolyse ist sowohl in Fettlebern als auch nach Manipulation erhöht. Die Zusammensetzung von Aminosäuren im Effluat einer Spenderleber korreliert mit späterer Transplantatfunktion. Während Glycin primäres Transplantatversagen verhindert, können vier bestimmte Aminosäuren im Effluat die Transplantatfunktion vorhersagen.

Schlüsselwörter: Glycin – Lebertransplantation – Reperfusionsschaden – Kupfferzellen

Endothelial Cell Killing and Kupffer Cell Activation After Liver Storage and Reperfusion

In animal models of liver preservation, reperfusion injury after prolonged liver storage has two prominent features: loss of viability of sinusoidal endothelial cells and activation of Kupf-

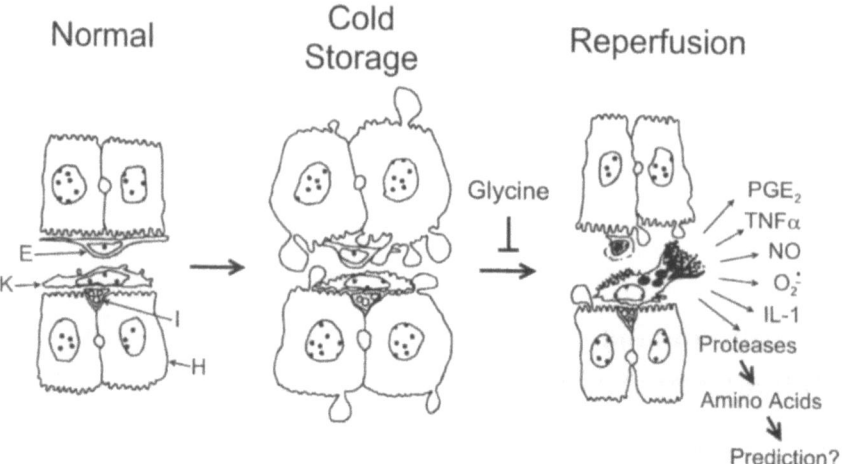

Fig. 1. Storage/reperfusion injury to liver. During cold storage, hepatocytes (*H*) swell and form cell surface protrusions called blebs. Some rounding of sinusoidal endothelial cells (*E*) and Kupffer cells (*K*) also occurs. Ito cells (fat-storing or stellate cells, *I*) change little in structure. After reperfusion, endothelial cells lose viability and stain with supravital dyes like trypan blue. Kupffer cells swell, ruffle and degranulate, indicating activation. Activated Kupffer cells can release a number of inflammatory mediators, including prostaglandin E_2 (*PGE_2*), tumor necrosis factor-alpha (*TNFα*), nitric oxide (*NO*), superoxide radical ($O_2^{\div}$), interleukin-1 (*IL-1*), and proteases. Amino acids are released by proteases and may predict the later fate of the graft. Hepatocyte structure recovers after reperfusion with resorption of blebs and recovery of volume regulation. Ito cells remain relatively unperturbed. Glycine prevents activation (indicated by ⊥) of Kupffer cells and subsequent reperfusion injury due either to cold storage or manipulation during harvest

fer cells, the hepatic macrophages (Fig. 1) [1, 2]. After liver storage for more than 24 hours in University of Wisconsin (UW) solution, reperfusion with warm aerobic medium precipitates killing of virtually all sinusoidal endothelial cells within minutes and causes denudation of the lining of hepatic sinusoids. Kupffer cell activation also occurs and is reflected by cell surface ruffling and degranulation and functionally by increased phagocytosis and release of hydrolytic enzymes and oxygen radicals. Similar changes to nonparenchymal cells also occur in human livers after storage and reperfusion [1]. Surprisingly, hepatic parenchymal cells resist injury after cold storage and reperfusion. Additionally, parenchymal cell structure and function are maintained well after the point when graft viability is lost.

Activated Kupffer cells release numerous inflammatory mediators, including oxygen radicals, tumor necrosis factor (TNFα), interleukins 1 and 6, prostaglandins and nitric oxide (NO) [2]. These mediators likely aggravate injury to the transplanted graft and may promote development of the systemic inflammatory response syndrome. Together with endothelial cell damage, these mediators likely cause the marked microcirculatory changes that are observed in transplanted liver grafts. These changes include leukocyte and platelet adhesion, diminished blood flow and a continuation of the ischemic process [3, 4]. Kupffer cell activation may also precipitate a „cytokine storm" after transplantation and promote development of the adult respiratory distress syndrome (SIRS) and the systemic inflammatory response syndrome (SIRS). Significantly, storage/reperfusion injury occurs in virtually every human liver transplantation, as documented by high serum transaminase levels in the first few postoperative days following surgery.

Graft Failure and Kupffer Cells

Endotoxin strongly stimulates TNFα formation by Kupffer cells. Several agents that suppress LPS-stimulated TNFα formation by Kupffer cells also improve graft survival after storage/reperfusion injury following rat liver transplantation [5]. These agents include nisoldipine, adenosine, pentoxifylline, prostaglandin E$_1$, and tirilazad. Suppression of the release of TNFα and possibly other proinflammatory cytokines by Kupffer cells may be the basis for the beneficial effect of graft recipient treatment with prostaglandin E$_1$ in clinical liver transplantation and pentoxifylline in rat liver transplantation [6].

Adhesion of leukocytes and platelets to the walls of hepatic sinusoids increases in failing liver grafts [7, 8]. It has been shown that neutrophil infiltration after warm ischemia and reperfusion increases injury to the liver [9]. Superoxide dismutase decreases leukocyte margination after both warm and cold ischemia, supporting the hypothesis that superoxide promotes leukocyte sticking to hepatic sinusoids [6, 10]. Liver storage and reperfusion also upregulates endothelial intercellular adhesion molecules (ICAMs) that mediate sticking of leukocytes, as also occurs in endotoxin shock. TNFα produced by activated Kupffer cells is likely responsible for increased expression and synthesis of these intercellular adhesion molecules after reperfusion.

LPS is a powerful stimulant of TNFα release by Kupffer cells. LPS in small, sublethal amounts injected into donor rats decreases graft survival and increases graft injury after rat liver transplantation [11]. LPS administration to donor animals shortly before liver harvesting decreases the time that grafts can be successfully preserved in a dose-dependent fashion. These findings suggest that translocation of bacterial cell wall products across the gut mucosa, which occurs frequently in brain-dead cadaver donors [12], may be a critical factor causing unexplained graft non-function and initial poor function in clinical liver transplantation.

Survival of Fatty Grafts From Ethanol-treated Animals

Human organ donors are largely brain-dead accident victims, and accidents are overwhelmingly associated with alcohol consumption. Another source of donors is suicide victims where alcohol is also heavily involved. Thus, a high percentage of the organ donor pool is derived from alcohol consumers who are at high risk for fatty liver. In human liver transplantation, steatosis in livers from obese and alcoholic donors is strongly associated with primary graft non-function [13]. In experimental transplantation, failure of fatty liver grafts is accompanied by disturbed microcirculation and increased leukocyte and platelet margination [14, 15]. Additionally, a new antioxidant-insensitive and as yet unidentified carbon-centered free radical is formed after transplantation of fatty livers from ethanol-treated donor rats [16]. Kupffer cells are the likely source of this radical since gadolinium chloride (GdCl$_3$) pretreatment, which selectively kills Kupffer cells, blocked radical formation and improved graft survival nearly to control levels [17]. Other antioxidants, including allopurinol (a xanthine oxidase inhibitor), catechin (a free radical scavenger) and Carolina rinse solution (see below), also decreased free radical production. Organic radicals are also formed in a model of warm low-flow, reflow injury to isolated perfused rat livers [18]. Also, ethanol was shown to contribute independently of fat to radical formation and lactate dehydrogenase release in a fashion blocked by GdCl$_3$. Taken together, these results indicate that ethanol increases free radical formation in fatty grafts after transplantation by activation of Kupffer cells.

Carolina Rinse Solution

Proof that endothelial cell killing and Kupffer cell activation are reperfusion events comes from experiments showing that modification of the conditions of reperfusion can block these changes. In particular, rinsing livers with Carolina rinse solution at the end of storage abolishes endothelial cell killing almost completely, suppresses Kupffer cell activation and radical formation, and improves hepatic sinusoidal microcirculation after transplantation [19, 20]. Moreover, Carolina rinse solution increases graft survival and reduces graft injury assessed by serum transaminases after transplantation [21, 22]. In recent clinical trials, Carolina rinse solution in various versions improved several indices of graft injury in the early postoperative period following liver transplantation, including serum bilirubin and hepatic enzymes [7].

Consistent with the multiple mechanisms contributing to reperfusion injury to stored livers, no single component of Carolina rinse solution accounts entirely for its benefit. Not all components have been studied in detail, but slightly acidic pH (6.5), adenosine, and antioxidants (allopurinol, desferal and glutathione) are each required for maximal improvement of graft survival *in vivo* [23, 24]. Other strategies to inhibit Kupffer cells also improve graft survival, including recipient treatment with pentoxifylline, an agent that suppresses cytokine formation by Kupffer cells, and storage with nisoldipine (see above) [25].

Glycine

The amino acid, glycine, protects renal tubular cells, hepatocytes and other cells against lethal hypoxic injury [26, 27]. Glycine is as effective as Carolina rinse solution in preventing reperfusion-induced killing of sinusoidal endothelial cells after storage of rat livers for 24 hours in UW solution. After 48 hours of storage, neither glycine nor Carolina rinse solution protects fully against endothelial cell killing, but the combination of glycine and Carolina rinse solution restores nearly full protection. Glycine addition to Carolina rinse solution also improves graft survival and decreases graft injury after orthotopic rat liver transplantation [28]. In these rinse strategies, direct infusion of cytoprotective rinse solutions into liver explants must be performed at the end of storage to achieve significant benefit.

Impact of Gentle *in situ* Graft Manipulation During Harvest

The etiology of primary graft nonfunction and dysfunction is unknown but most likely involves Kupffer cell-dependent reperfusion injury. However, the donor operation and surgical technique may also have an effect on outcome after transplantation. Since gentle manipulation of the liver during harvest cannot be prevented completely with standard procedures, its effect on survival was assessed recently. When grafts were manipulated during harvest, survival decreased dramatically while serum AST and liver necrosis increased after transplantation [29, 30]. Furthermore, proteolytic activity was elevated after harvest in the graft rinse solution and microcirculation was disturbed. This is important since manipulation of the liver during harvest cannot be prevented in clinical liver transplantation completely. The working hypothesis to explain the observed effects of manipulation during harvest is as follows: manipulation causes microcirculatory disturbances, creating hypoxia, followed by "priming" or activation of Kupffer cells which are known to play a principal role in reperfusion injury. This causes aggravated reperfusion injury which leads to poor initial graft function, early loss of the graft and death of the recipient. Treatment of the donor prior to harvest with glycine totally reversed these phenomena [29, 30]. If the effect of gentle manipulation is confirmed in humans, donor pretreatment would be important for liver transplantation to lower the rate of primary graft nonfunction and dysfunction, increase survival, and lead to more efficient utilization of scarce organs.

Prediction of Graft Survival

Based on the fact that activated Kupffer cells release proteases and proteolysis has been shown to reduce graft survival after transplantation, amino acids were measured in rinse solutions to see if they could predict the later fate of the graft. This is important since at present most transplant surgeons depend on the physical appearance of the donor liver as an indicator of organ viability. Many grafts that are evaluated as "poor in physical appearance" may function well on implantation. Providing a sensitive, reliable and objective measure for this critical decision process would decrease the risk of using an unacceptable marginal graft. Selected amino acids (alanine, valine, histidine, leucine; termed "Carolina Four") correlated well with post-transplant serum AST levels and survival. Thus, it was concluded that amino acid release from explants collected immediately after organ harvest could serve as a useful marker of subsequent graft viability and reliably predict survival [31]. Based on these data, clinical trials are warranted to determine if a similar set of criteria can be defined in human liver transplantation.

References

1. Caldwell-Kenkel JC, Thurman RG, Lemasters JJ (1988) Selective loss of nonparenchymal cell viability after cold ischemic storage of rat livers. Transplantation 45: 834
2. Bremer C, Bradford BU, Hunt KJ et al. (1994) Role of Kupffer cells in the pathogenesis of hepatic reperfusion injury. Am J Physiol 267: G 630
3. Takei Y, Gao W, Hijioka T et al. (1991) Increase in survival of liver grafts after rinsing with warm Ringer's solution due to improvement of hepatic microcirculation. Transplantation 52: 225
4. Takei Y, Marzi I, Gao W, Gores GJ, Lemasters JJ, Thurman RG (1991) Leukocyte adhesion and cell death following orthotopic liver transplantation in the rat. Transplantation 51: 959
5. Currin RT, Reinstein LJ, Lichtman SN, Thurman RG, Lemasters JJ (1993) Inhibition of tumor necrosis factor release from cultured rat hepatocytes by agents that reduce graft failure from storage injury. Transplant Proc 25: 1631
6. Marzi I, Knee J, Buhren V, Menger M, Trentz O (1992) Reduction by superoxide dismutase of leukocyte-endothelial adherence after liver transplantation. Surgery 111: 90
7. Sanchez-Urdazpal L, Gores GJ, Lemasters JJ et al. (1993) Carolina Rinse solution decreases liver injury during clinical liver transplantation. Transplant Proc 25: 1574
8. Cywes R, Brendan J, Mullen M et al. (1993) Prediction of the outcome of transplantation in man by platelet adherence in donor liver allografts. Transplantation 56: 316
9. Jaeschke H, Farhood A (1991) Neutrophil and Kupffer cell-induced oxidant stress and ischemia-reperfusion injury in rat liver. Am J Physiol 260: G 355
10. Koo A, Komatsu H, Tao G, Inoue M, Guth PH, Kaplowitz N (1991) Contribution of no-reflow phenomenon to hepatic injury after ischemia-reperfusion: evidence for a role of superoxide anion. Hepatology 15: 507
11. Peng X-X, Currin RT, Musshafen TL, Thurman RG, Lemasters JJ (1995) Lipopolysaccharide treatment of donor rats causes graft failure after orthotopic liver transplantation. In: Wisse E, Knook DL, Wake K (eds) Cells of the Hepatic Sinusoid. Leiden, The Netherlands, The Kupffer Cell Foundation 234
12. van Goor H, Rosman C, Grond J, Kooi K, Wubbels GH, Bleichrodt RP (1994) Translocation of bacteria and endotoxin in organ donors. Arch Surg. 129: 1063
13. Todo S, Demetris AJ, Makowka L et al. (1989) Primary nonfunction of hepatic allografts with pre-existing fatty infiltration. Transplantation 47: 903
14. Teramoto K, Bowers JL, Kruskal JB, Clouse ME (1993) Hepatic microcirculatory changes after reperfusion in fatty and normal liver transplantation in the rat. Transplantation 56: 1076
15. Hayashi M, Tokunaga Y, Fujita T, Tanaka K, Yamaoka Y, Ozawa K (1993) The effects of cold preservation on steatotic graft viability in rat liver transplantation. Transplantation 56: 282
16. Gao W, Connor HD, Lemasters JJ, Mason RP, Thurman RG (1995) Primary nonfunction of fatty livers produced by alcohol is associated with a new, antioxidant-insensitive free radical species. Transplantation 59: 674
17. Zhong Z, Connor H, Mason RP et al. (1996) Destruction of Kupffer cells increases survival and reduces graft injury after transplantation of fatty livers from ethanol-treated rats. Liver Transplant Surg 2: 383
18. Zhong Z, Connor HD, Mason RP et al. (1995) Role of Kupffer cells in reperfusion injury in fat-loaded livers from ethanol-treated rats. J Pharmacol Exp Ther 27: 1512
19. Currin RT, Toole JG, Thurman RG, Lemasters JJ (1990) Evidence that Carolina rinse solution protects sinusoidal endothelial cells against reperfusion injury after cold ischemic storage of rat liver. Transplantation 50: 1076
20. Gao W, Takei Y, Marzi I et al. (1991) Carolina Rinse solution: A new strategy to increase survival time after orthotopic liver transplantation in the rat. Transplantation 52: 417
21. Bachmann S, Caldwell-Kenkel JC, Oleksy I, Steffen R, Thurman RG, Lemasters JJ (1992) Warm Carolina Rinse solution prevents graft failure from storage injury after orthotopic rat liver transplantation with arterialization. Transpl Int 5: 108

22. Gao W, Currin RT, Lemasters JJ, Connor HD, Mason RP, Thurman RG (1992) Reperfusion rather than storage injury predominates following long-term (48 hrs) cold storage of grafts in UW solution: Studies with Carolina Rinse in transplanted rat liver. Transpl Int 5: S329
23. Gao W, Hijioka T, Lindert KA, Caldwell-Kenkel JC, Lemasters JJ, Thurman RG (1991) Evidence that adenosine is a key component in Carolina Rinse responsible for reducing graft failure after orthotopic liver transplantation in the rat. Transplantation 52: 992
24. Bachmann S, Caldwell-Kenkel JC, Currin RT et al. (1992) Protection by pentoxifylline against graft failure from storage injury after orthotopic rat liver transplantation with arterialization. Transpl Int 5: S345
25. Bachmann S, Caldwell-Kenkel JC, Currin RT et al. (1993) Ultrastructural correlates of liver graft failure from storage injury: studies of graft protection by Carolina rinse solution and pentoxifylline. TransplantProc 25: 1620
26. Weinberg JM, Davis JA, Abarzua M, Rajan T (1987) Cytoprotective effects of glycine and glutathione against hypoxic injury to renal tubules. J Clin Invest 80: 1446
27. Marsh DC, Vreugdenhil PK, Mack VE, Belzer FO, Southard JH (1993) Glycine protects hepatocytes from injury caused by anoxia, cold ischemia and mitochondrial inhibitors, but not injury caused by calcium ionophores or oxidative stress. Hepatology 17: 91
28. Bachmann S, Peng X-X, Currin RT, Thurman RG, Lemasters JJ (1995) Glycine in Carolina rinse solution reduces reperfusion injury, improves graft function, and increases graft survival after rat liver transplantation. Transplant Proc 27: 741
29. Schemmer P, Schoonhoven R, Swenberg JA, Bunzendahl H, Thurman RG (1998) Gentle in situ liver manipulation during organ harvest decreases survival after rat liver transplantation: Role of Kupffer cells. Transplantation 65 (8): 1009
30. Schemmer P, Bunzendahl H, Thurmann RG (1998) Donor pretreatment with glycine improves survival after liver transplantation in rats. Langenbecks Arch Chir 383 (S1): 589
31. Frankenberg M v, Forman DT, Frey W, Bunzendahl H, Lemasters JJ, Thurman RG (1997) Amino acids in storage solution predict primary nonfunction in fatty liver grafts. Transplant Proc 29: 1131

Intensivierung der Organspende durch Regionalisierung

G. Gubernatis

Deutsche Stiftung Organtransplantation, Regionalorganisation Niedersachsen, Stadtfelddamm 65, D-30625 Hannover

Increasing Donation Rates by Regionalization

Summary. According to the German transplantation law all hospitals are obliged to report potential donors. This obligation can only become effective with comprehensive support provided by an organ procurement organization. Together with additional tasks, e.g., in the field of information and motivation, the entire service requires a financial basis which is only available in a region of a certain minimum size, minimum activity and minimum reimbursement, respectively. The regionalization of organ donation has to be considered independently from questions of allocation.

Key words: Organ transplantation, – Organ donation – Procurement organisation – Health care

Zusammenfassung. Alle Krankenhäuser sind durch das neue Transplantationsgesetz verpflichtet, potentielle Organspender zu melden. Diese Verpflichtung kann nur dann wirksam werden, wenn die Krankenhäuser auch in die Lage versetzt werden, sich an dem gesamten Vorgang Organentnahme beteiligen zu können. Zur Unterstützung besonders der kleineren Krankenhäuser ist ein umfassendes Dienstleistungsangebot z.B. zur konsiliarischen Feststellung des Hirntodes erforderlich. Zusammen mit den weiteren Aufgaben z.B. auf den Gebieten Informationsvermittlung und Motivationsförderung läßt sich dies nur in einer Region erbringen, die aufgrund ihrer Größe eine Mindestrefinanzierung zur Verfügung hat. Das Maximum der Regionsgröße ist nicht klar bestimmbar. Die Regionalisierung des Spenderbereiches ist unabhängig von der Frage regionaler Organzuteilung zu betrachten.

Schlüsselwörter: Organtransplantation – Organspende – Gesundheitsökonomie

Die Organtransplantation ist ein etablierter Bestandteil unseres Gesundheitswesens. Mehr noch, sie ist auch ein ökonomischer Bestandteil: nach Berechnungen des Bundesministeriums für Gesundheit werden unter Einbeziehung aller Faktoren wie z.B. Nachsorge, Medikamente etc. durchschnittlich DM 55 000 pro Jahr bei jedem niereninsuffizienten Patienten gespart, wenn er transplantiert ist anstatt dialysiert zu werden. Ungeachtet aller medizinischen, psychologischen und sozialen Belange ist deshalb die Nierentransplantation auch aus rein ökonomischen Gründen das Therapieverfahren der Wahl. Könnten alle bedürftigen Patienten transplantiert werden, so würde dies insgesamt eine Ersparnis von mehreren 100 Mio. DM bedeuten – Geld, das an anderer Stelle eingesetzt werden könnte. Bei gegebener Indikation nicht zu transplantieren kann daher Rationierung im doppelten Sinne bedeuten: Für

Tabelle 1. Leistungsangebot an alle Krankenhäuser im Zusammenhang mit Organspende. Permanent (Tag und Nacht) verfügbare Dienstleistungen

- Telefondienst
- (Ärztlicher) Koordinationsdienst
- Umfassende Labordiagnostik einschließlich toxikologischem und virologischem Gutachten
- Mobiles Team für Hirntoddiagnostik:
  Neurologe, Neurochirurg, EEG-MTA
- Regionales Chirurgenteam für die Entnahme abdomineller und thorakaler Organe

die wartenden Patienten ebenso wie für andere Bereiche des Gesundheitswesens, denen die finanziellen Ressourcen zugunsten von Dialysepatienten entzogen werden müssen. Es muß deshalb im Interesse aller Beteiligten und Betroffenen im Gesundheitswesen sein, möglichst alle wartenden Patienten auch zu transplantieren.

Die langen Wartelisten sind durch den Mangel an Spenderorganen bedingt. Die Hauptursache dieses Mangels liegt – im Gegensatz zur landläufigen Meinung – nicht am zu geringen Spendewillen in der Bevölkerung, sondern ist darin begründet, daß potentielle Spender in den Krankenhäusern nicht erkannt bzw. nicht realisiert werden. Das seit dem 1. Dezember 1997 gültige Transplantationsgesetz verpflichtet alle Krankenhäuser, sich an der Organspende zu beteiligen. Diese Verpflichtung kann aber nur dann wirksam werden, wenn die Krankenhäuser überhaupt in die Lage versetzt werden, sich an dem Vorgang „Organentnahme" beteiligen zu können.

Regionales Konzept

Beteiligung an Organspenden bedeutet für jedes Krankenhaus immer einen zusätzlichen Aufwand. In manchen Krankenhäusern sind die notwendigen strukturellen Voraussetzungen, z. B. zur Hirntodbestimmung, gar nicht gegeben. Insbesondere für die kleineren Krankenhäuser ist deshalb ein umfassendes Dienstleistungsangebot notwendig, um den gesamten Vorgang überhaupt zu ermöglichen. Dieses Dienstleistungsangebot muß flächendeckend und in vollem Umfang ständig verfügbar sein und kann deshalb finanziell nur in einer Region mit einer bestimmten Mindestgröße erbracht werden.

Die Region Niedersachsen/Ostwestfalen, die bezüglich der Organspende bis 1994 durch die Transplantationszentren Hannover und Hann.-Münden betreut wurde, weist 6,2 Mio. Einwohner auf und umfaßt 125 Krankenhäuser, davon 100 der Grund- und Regelversorgung. Insgesamt existieren einschl. des Herzzentrums in Bad Oeynhausen 5 Transplantationsprogramme in dieser Region. 1994 wurde die Aufgabe der Organspende an die Deutsche Stiftung Organtransplantation (DSO) federführend übertragen. Es wurde ein umfassendes Dienstleistungsangebot einschl. mobiler Teams zur Hirntodbestimmung und regionaler chirurgischer Organentnahmeteams etabliert (s. Tabelle 1) [1, 2, 3]. Zur Evaluierung unserer Dienstleistung wurde 1997 eine Krankenhausbefragung an 1142 Personen in 73 Krankenhäusern durchgeführt, die in den letzten fünf Jahren einen Organspender realisiert haben [4].

Ergebnisse

Jedem Krankenhaus, das über eine Intensivstation verfügt, ist es möglich, sich an dem Vorgang Organentnahme zu beteiligen. Die Zahl der mindestens einen Spender pro Jahr meldenden Krankenhäuser der Grund- und Regelversorgung konnte von 17 auf 40 gesteigert und damit mehr als verdoppelt werden. Die meisten Organspender werden – im Gegensatz zur Situation in der übrigen Bundesrepublik – in den Krankenhäusern der Grund- und Regelversorgung realisiert (s. Abb. 1). Insgesamt kommen 80% aller in der Region realisierten Organspender aus nicht-universitären Krankenhäusern [5]. Die Spenderrate pro Million Einwohner liegt mit 17,7 deutlich über dem übrigen Niveau der Bundesrepublik von 13,1.

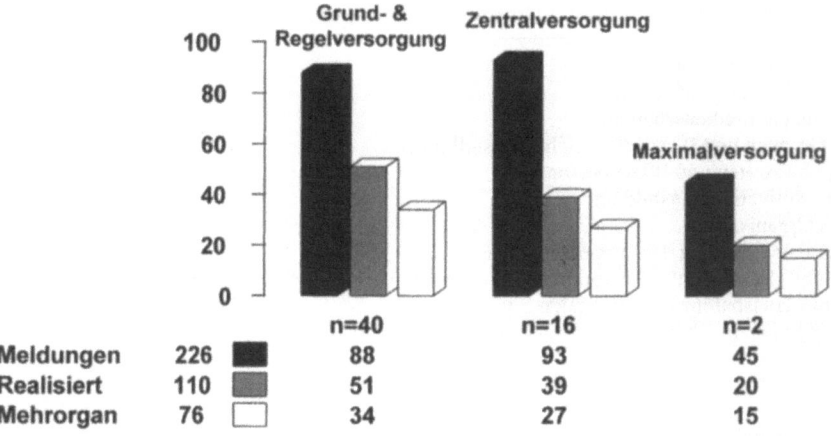

Abb. 1. Spendermeldungen und realisierte Organentnahmen 1997 in Abhängigkeit von den Versorgungsstufen der meldenden Krankenhäuser im Bereich Niedersachsen/Ostwestfalen

Tabelle 2. Inanspruchnahme von Dienstleistungen durch Versorgungskrankenhäuser 1997

Spendermeldungen	226
Toxikologisches Gutachten	99
Virale Diagnostik	104
Mobiles Team für Hirntoddiagnostik	42
Realisierte Spender	110

Das Dienstleistungsangebot wurde ständig in Anspruch genommen. Tabelle 2 gibt einen Überblick über spezielle Teilbereiche: So wurde z. B. das mobile Team für die Hirntoddiagnostik 42mal in Anspruch genommen. Die hohe Zahl von 110 realisierten Spendern wäre ohne Einsatz dieses Teams nicht möglich gewesen.

Trotz hoher Vorhaltekosten für die ständige Rufbereitschaft der verschiedenen Dienstgruppen konnte aufgrund der Regionsgröße die Gesamtdienstleistung „Organisation der Organspende" wirtschaftlich erbracht werden.

Bei der Krankenhausumfrage zur detaillierten Evaluierung unserer Dienstleistung hat sich insgesamt ein sehr gutes Ergebnis gezeigt: 99% sind mit unserer Dienstleistung zufrieden oder sehr zufrieden, 95% wollen mit unserem Zentrum auch weiter zusammenarbeiten, die Koordination wird von fast allen als kompetent, schnell, zuverlässig und freundlich beurteilt.

Konsequenzen für Art und Umfang der Regionalisierung

Das notwendige Dienstleistungsangebot für alle Krankenhäuser muß rund um die Uhr und rasch, jederzeit, jeweils nach den individuellen Wünschen des Krankenhauses, verfügbar sein. Dieses bedingt hohe Vorhaltekosten. Darüber hinaus kommen zu diesen Kernaufgaben für eine Organisation, die für die Organspende verantwortlich ist, weitere umfangreiche Aufgaben hinzu (s. Tabelle 3). Sie liegen u. a. auch auf dem Gebiet der Informations- und Motivationsförderung der Mitarbeiter/innen in den Krankenhäusern. Ergänzt werden diese Maßnahmen durch Fortbildungen und spezielle Schulungen. All diese Aufgaben müssen quantitativ, umfassend, flächendeckend erbracht werden, und sie sind deshalb nur in einer Region mit einer bestimmten Mindestaktivität und damit Mindestrefinanzierung realisierbar (s. Ta-

Tabelle 3. Aufgaben einer Organisation für Organspende/Organgewinnung

- Aufklärung und Information
  - allgemeine Öffentlichkeitsarbeit
  - Veranstaltungen, Medienarbeit etc.
  Spezielle Gruppen und Personen in Schlüsselstellungen
- Fortbildung von Ärzten und Pflegepersonal
  Information, Motivation, Ausbildung
- Logistik und Organisation
- Chirurgische Durchführung der Organentnahme
- Kontinuierliche „Betreuung" und Kommunikation mit den „Spender"-Krankenhäusern
  Rückmeldung, Transparenz der regionalen Situation
- Nachbetreuung von Angehörigen von Organspendern
- Administration
- Dokumentation
- Forschung und Entwicklung
  Medizinischer, organisatorischer und technischer Bereich
- Institutionalisierte Interessenvertretung

Tabelle 4. Effektivität in einer Region

- abhängig vom Gesamtkonzept
- abhängig vom Dienstleistungsangebot:
  - umfassend
  - ständig verfügbar
- Kostenintensiv
  z. B. hohe Vorhaltekosten für Rufbereitschaftsdienste
- wirtschaftlich realisierbar, wenn Region
  - Mindestaktivität aufweist
  - Mindestrefinanzierung zur Verfügung hat
- Bedingung:
  Mindestgröße
- Konsequenz:
  Regionalisierung

belle 4). Dies bedingt zwangsläufig die Zusammenfassung von bisher bestehenden kleineren Organspenderegionen, wie sie sich klassischerweise um kleinere Transplantationszentren gebildet haben, zu größeren Regionen. Gewachsene alte Verbindungen werden dabei bewahrt, weil die Regionen nicht neu etabliert, sondern nur zusammengefügt werden. Die Mindestgröße einer Region ist somit wirtschaftlich bestimmt. Die Chance der Regionalisierung besteht also in der Etablierung einer professionellen Struktur, die bei ökonomischer Vorgehensweise eine entsprechende Effektivitätssteigerung ermöglicht.

Die maximale Größe einer Region ist weniger gut zu bestimmen. Sie ist einerseits durch die Notwendigkeit, die praktischen Abläufe möglichst schnell, einfach und direkt zu organisieren, andererseits durch die Möglichkeit begrenzt, regionale Identität und damit auch regionale Motivation und Anreiz für die Beteiligung an der Organspende zu schaffen. Sofern dieser Anreiz nicht nur allgemeine Aspekte betrifft, sondern auch konkrete Belange der Organverteilung im Sinne einer – primären – regionalen Zuteilung von Organen berührt, steht dies im Gegensatz zu der vom Gesetzgeber festgelegten normativen Vorgabe einer bundesweiten Chancengleichheit für alle Patienten. Hinsichtlich der bundesweiten Eigenständigkeit der Organisation des Bereiches Organspende schreibt der Gesetzgeber zwar eine regionale Untergliederung vor; im Zweifelsfalle bzw. bei damit verbundener Auswirkung auf die Organverteilung dürfte aber die normative Vorgabe bundesweiter Chancengleichheit die Priorität haben. Die makabere Konsequenz beim Wegfall regionaler Motivation in dem Sinne, daß sich eine Beteiligung eines Krankenhauses an der Organspende auch für die Patienten der eigenen Region „auszahlt", wäre eine bundesweite Chancengleichheit auf niedrigerem Niveau, womit aber letztlich niemandem gedient wäre.

Ein Ausweg könnte darin liegen, daß man eine regionale Untergliederung der Art vornimmt, daß alle Regionen gleiche Aktivität aufweisen. Dies könnte man z.B. dadurch erreichen, daß alle Regionen eine gleiche Strukturqualität mit gleicher, z.B. auch von außen geprüfter Prozeßqualität für die Abläufe innerhalb der Regionen, erhalten. Restunterschiede im Spenderaufkommen zwischen den Regionen könnten durch einen Ausgleichsfaktor kompensiert werden. Um bundesweite Chancengleichheit für alle Patienten zu erreichen, müßte diese spenderbezogene Maßnahme noch durch entsprechende empfängerbezogene Korrekturmaßnahmen ergänzt werden: das regionale Spenderaufkommen als Faktor in der Organverteilung dürfte nicht auf die – artefiziellen – Regionen der Transplantationszentren bzw. auf das Kollektiv der Patienten, das an einem bestimmten Transplantationszentrum gemeldet ist, bezogen werden, sondern es müßte sich auf den individuellen Patienten beziehen, z.B. auf den Hauptwohnsitz. [Mit einer solchen Maßnahme könnte auch das bisher ungelöste Problem der sog. „Non-Residents" geregelt werden: Der Faktor „regionales Spenderaufkommen" würde nur denjenigen Patienten zugerechnet, die ihren Hauptwohnsitz länger als eine bestimmte festzulegenden Mindestzeit (z.B. 5 Jahre) in der BRD haben.] Durch die Kombination beider Korrekturfaktoren wären die beiden gesetzlichen Vorgaben einer freien Arztwahl bzw. freien Wahl des Transplantationszentrums einerseits und einer bundesweiten Chancengleichheit andererseits mit der Regionalisierung vereinbar.

Ob der unmittelbare regionale Bezug zwischen Organspende und Organzuteilung wirklich für die Motivation unabdingbar notwendig ist und daher die beschriebenen umfassenden Ausgleichs- und Korrekturmaßnahmen erforderlich macht, sei dahingestellt. Die Frage der regionalen Identitätsbildung bzw. des Zugehörigkeits- und Gruppengefühls orientiert sich jedenfalls weder an administrativ festgelegten Regionsgrößen noch an der ökonomisch notwendigen Mindestgröße einer Region. Entscheidend für die Motivation der Mitarbeiter/innen in den regionalen Krankenhäusern ist nicht der Umstand, daß die dort entnommenen Organe auch unmittelbar dort wohnenden Patienten transplantiert werden, sondern daß man einerseits eine rasche und gute Rückmeldung über den Verbleib der entnommenen Organe erhält und andererseits die in der Region wohnenden Patienten auch tatsächlich transplantiert werden. Hierfür ist aber nicht entscheidend, ob die in der eigenen Region wohnenden Patienten mit Organen aus der näheren oder weiteren Umgebung oder gar mit Organen aus dem Ausland transplantiert werden – entscheidend ist, daß sie überhaupt transplantiert werden. Diejenigen Kollegen, die sich hierdurch nicht motivieren lassen, werden nach meiner Ansicht auch nicht durch einen unmittelbaren Organverteilungsbezug innerhalb einer Region motivierbar sein.

Eine Regionalisierung, die sich auf den Bereich Organspende beschränkt und quasi „nur" eine innerorganisatorische Maßnahme der für die Organspende zuständigen Organisation darstellt, um die praktischen Abläufe schnell und direkt zu ermöglichen, die Organe insgesamt aber in einen bundesweiten Pool gibt, kommt ohne solche zusätzlichen und schwierigen Korrekturmaßnahmen aus. Genau diese Situation hat m.E. der Gesetzgeber gemeint, als er im § 11 eine bundesweite Organisation der Organspende in regionaler Untergliederung vorgesehen hat.

Schlußfolgerung

Die Regionalisierung in Niedersachsen/Ostwestfalen kann als erfolgreiches Pilotprojekt für die zukünftige, durch das Gesetz geforderte bundesweite Struktur von Transplantation und Organspende dienen. Die Regionalisierung kann das Organspendeaufkommen deutlich erhöhen. Eine offene Frage bleibt allerdings, ob bei ausreichend zur Verfügung stehenden Organen aufgrund der Deckelung alle transplantationsbedürftigen Patienten überhaupt transplantiert werden dürften bzw. aus Kapazitätsgründen transplantiert werden könnten.

Literatur

1. Gubernatis G, Vogelsang F, Kolditz M, Blädtke L, Plessen V, Schäfer H, Basse H, Smit H, Zickgraf T, Pichlmayr R, Ketzler K (1997) Professionalization of Service for Organ Donation at Peripheral Hospitals Including Total Quality Management has Nearly Doubled Organ Donation in 2 Years. Transpl Proc 29: 1489–1492
2. Gubernatis G, Oldhafer K, Rower K et al. (1997) Regional Organ Procurement Teams for Abdominal and Thoracic Organ Provide a Rapid and Personal Service for Organ Donation in Peripheral Hospitals. Transpl Proc
3. Gubernatis G, Schott W, Pichlmayr R, Basse H, Vogelsang F, Smit H, Zickgraf T, Ketzler K (1997) Umfassendes Dienstleistungsangebot für Versorgungskrankenhäuser im Bereich Organspende verdoppelt nahezu die Spenderzahlen in zwei Jahren bei gleichzeitig ökonomischer Vorgehensweise. Langenbecks Arch Chir Suppl II (Kongreßbericht)
4. Basse H, Gubernatis G, Moysich K, Vogelsang F, Smit H, Zickgraf T (1998) Organspende im Versorgungskrankenhaus – Zusatzkosten, Zusatzarbeit, Zusatzbelastung? Krankenhausumschau 3: 159–163
5. Gubernatis G, Vogelsang F, Basse H, Smit H (1997) Relevance of Small Hospitals for Increasing Donation Rates. Transpl Proc 29: 3091–3092

Verteilungsgerechtigkeit in der Transplantationsmedizin

H. Kliemt

Gerhard-Mercator-Universität, FB-1-/Philosophie, Lotharstraße 65, D-47048 Duisburg

Distributive Justice in Transplantation

Summary. Organ allocation according to medical criteria is unjust, incoherent and violates the autonomy of donors. Those who are not willing to donate do not act unjustly. However, those who allocate an organ to a person who is not willing to donate, while a person who has been willing to serve as a donor is left untreated, act unjustly. Respecting the autonomy of a potential donor to such an extent that organs may not be explanted even though this may cause the death of another person implies that the wish not to donate to those refusing to donate themselves, should be respected as well.

Key words: Organ allocation – Distributive justice – Reciprocity

Zusammenfassung. Organvergabe nach rein medizinischen Kriterien ist ungerecht, inkohärent und verletzt elementare Normen des Respektes vor den Willenserklärungen von Spendern. Wer nicht zur Organspende bereit ist, handelt nicht ungerecht. Wenn jedoch der Spendenwillige leer ausgeht, während der Spendenunwillige ein Organ erhält, so ist das ungerecht. Wer die Nothilfeentnahme ohne Einverständnis des Verstorbenen mit dem Argument von der Respektierung des Verstorbenenwillens abwehrt, der sollte die Autonomie des Verstorbenen auch bei anderen moralisch akzeptablen Willenserklärungen wie der „Spende nur für Spender" respektieren.

Schlüsselwörter: Organallokation – Verteilungsgerechtigkeit – Reziprozität

Es ist nicht ungerecht, wenn ich einen Lottokleingewinn von 50 DM lieber dafür ausgebe, meine Tochter ins Kino einzuladen, als den Hungernden in der dritten Welt zu helfen. Zwar ist es abscheulich, daß Menschen Hungers sterben. Zwar ist es in hohem Maße moralisch zu loben, wenn jemand Hungernden hilft. Die Gerechtigkeit gebietet „Fernstenhilfe" jedoch nicht. Solche Hilfe gehört in's moralische Kür- nicht in's moralische Pflichtprogramm.

Es ist auch nicht ungerecht, wenn sich jemand weigert, seine Organe im Fall des eigenen Todes zur Transplantation freizugeben. Moralisch wünschenswert ist die Organspende, aber sie ist keine Gerechtigkeitspflicht. Kein Organempfänger hat *Anspruch* darauf, daß andere ihm für den Fall ihres Todes ihre Organe spenden. Es würde im Gegenteil legitime Verfügungsrechte und damit die Gerechtigkeit verletzen, wenn anderen eine Pflicht zur Spende auferlegt würde.

Nicht spenden zu wollen, ist nicht ungerecht. Aber ist es gerecht, wenn derjenige, der selbst nicht spendenbereit war und möglicherweise auch für die Zukunft nicht spendenbereit ist, gleichberechtigt Anspruch auf ein Organ erhebt wie jeder Spender? Können wir gerecht sein und ihm doch diesen Zugriff ermöglichen?

Natürlich, früher war er gesund, nun ist er krank. Es wäre unbillig, jemanden für seine früheren Entscheidungen unbegrenzt zur Verantwortung zu ziehen. Und der Arzt in seiner Arztrolle kann das schon gar nicht. Aber ist es gerecht, daß von zwei vergleichbar geeigneten und bedürftigen Organempfängern ausgerechnet der ein bestimmtes Transplantat erhält, der selbst nicht spendenbereit ist?

Wie immer man die Vernachlässigung vorheriger Spendenbereitschaft bei der Organvergabe rechtfertigen mag, gerecht ist sie gewiß nicht. Unsere Praktiken der Organvergabe sind vielmehr nach allen plausiblen Gerechtigkeitsmaßstäben ungerecht.

Das heißt allerdings nicht, daß der einzelne Transplanteur, der an diesen Praktiken mitwirkt, ungerecht handelt. Die Pflichten des Arztes unter bestehenden gesetzlichen Regeln – oder de lege lata – sind eines, die Frage, welche Regeln wir uns als Gesellschaft insgesamt – oder de lege ferenda – geben sollten ein anderes. *Wir* sind ungerecht, nicht der Arzt, es sei denn als Bürger.

Im Rahmen einer grundsätzlich legitimen rechtsstaatlichen Ordnung wie der unseren ist es für den Arzt ein moralisches Gebot der Gerechtigkeit, die positiv rechtlichen Regeln einzuhalten. Soweit dem Arzt dann noch Entscheidungsspielräume bei der Allokation von Organen zu spezifischen Patienten bleiben, muß er diese durch sinngemäße Anwendung der ihm vorgegebenen rechtlichen und standesmoralischen Prinzipien im Einzelfall zu füllen suchen.

Allerdings führen die kürzlich in Form des Transplantationsgesetzes erlassenen Regeln der Organvergabe zu weitreichenden rechtlichen Inkohärenzen, die zur Klage vor den Obergerichten geradezu herausfordern.

Gesetzgeber und Rechtsprechung bestehen einerseits darauf, daß Nothilfe zu leisten sei. Untergeordnete Rechte Dritter sind im Zuge der Nothilfe zu verletzen. Die Entnahme von Leichenorganen gegen den Willen der Verstorbenen, um damit das Leben eines Menschen im Zuge der Nothilfe zu retten, erscheint von daher als gerechtfertigte Verletzung nachrangiger Rechte – zumal ja etwa im Falle des Verdachtes einer Straftat auch gegen den Willen des Verstorbenen obduziert werden kann.

Nur dann, wenn man – ich meine richtigerweise – den rechtlichen Respekt vor der individuellen Selbstbestimmung zu Lebzeiten als so überragenden Wert ansieht, daß davor die Überlebensinteressen Dritter zurücktreten müssen, kann man ein anderweitiges Vorgehen plausibel machen. Dieser hohe Stellenwert des Respektes vor autonomen Willenserklärungen des Bürgers endet jedoch unvermittelt, wenn der Bürger über die bloße Spendenerklärung hinaus weitere Verfügungen trifft. Wenn man aber den Willen des einzelnen, nicht zu spenden, so sehr respektiert, daß davor sogar das Überlebensinteresse Dritter zurücktreten muß, dann ist unverständlich, warum eine weiterreichende Willenserklärung nicht auch Respekt verdient.

Wenn etwa ein spendenwilliger Bürger, der den heutigen ungerechten Praktiken der Organvergabe nicht Vorschub leisten will, aus seinem Gerechtigkeitsempfinden heraus erklärte, er wünsche nur zugunsten von Empfängern, die selbst vor der Absehbarkeit eigener Bedürftigkeit spendenwillig waren, zu spenden, dann wird dieser moralisch höchst respektable Grund nach dem Willen des Gesetzgebers nicht respektiert. Damit wird nicht nur die medizinethische Forderung der Gerechtigkeit, sondern auch die des Respektes vor der Autonomie verletzt.

Der Gesetzgeber hat allen Einfluß der Betroffenen auf die Organallokation unter den Teppich einer Verteilung nach vorgeblich „rein" medizinischen Kriterien gekehrt. Aber auf Dauer kann das nicht gut gehen.

Unter medizinischen Kriterien einfach alle zu verstehen, die von Medizinern de facto benutzt werden, ist offenkundig abwegig. Und selbst wenn die Mediziner sich an einem medizinnahen Kriterium wie der Maximierung qualitätsbereinigter erwarteter Lebensjahre orientieren würden, so bedürfte es nach wie vor einer nicht-medizinischen Begründung, warum dieses und kein anderes Kriterium gelten soll.

Es ist überdies auch bei weitester juristischer Auslegung unmöglich, Faktoren wie etwa Austauschbilanzen zwischen Ländern, Transplantations-Zentren etc. als medizinische Kriterien durchgehen zu lassen. Soweit solche Faktoren wie etwa die Entfernung des Extransplantations- vom Implantationsstandort – wiewohl medizinisch maskiert – in der Allokationspraxis berücksichtigt werden, sind diese Praktiken mit Erlaß des Transplantationsgesetzes contra legem.

Wenn der Teppich der vorgeblich rein medizinisch bedingten Allokation von Organen einmal gerichtlich gelüftet werden sollte, wird sich die heutige Transplantationspraxis nicht halten lassen. Wenn die öffentliche Meinung sich auf den eigenen Kopf besinnt, dann wird sie unweigerlich zu dem Schluß kommen, daß unsere bisherigen, jegliche reziproke Gerechtigkeit unterbindenden Praktiken der Organallokation ungerecht sind.

Die gesetzeskonformen Praktiken der Organallokation entbehren schließlich der Rücksicht auf die allgemeine Wohlfahrt, weil sie jeglichen Anreiz zur Spende aktiv unterbinden und damit tendenziell das Organaufkommen vermindern. Anders als im Falle monetärer Anreize für die Spende ist es nämlich in einem System reziproker Solidarität keineswegs zu erwarten, daß es zu sogenannten „crowding out" Effekten kommt, bei denen der Appell an das Eigeninteresse die altruistische Spendenbereitschaft reduziert.

Chirurgie des differenzierten Schilddrüsenkarzinoms

Geographische Differenzen des Schilddrüsenkarzinoms und molekulare Grundlagen

P. E. Goretzki, J. Witte, C. Dotzenrath, K. M. Schulte, D. Simon und H.-D. Röher

Klinik für Allgemein- und Unfallchirurgie, Heinrich-Heine Universität Düsseldorf, Moorenstraße 5, D-40225 Düsseldorf

Geographical Differences in Differentiated Thyroid Cancer and Molecular Basics

Summary. Geographical differences have been demonstrated for the cancer incidence and histology of differentiated thyroid cancer. Iodine intake and specific external noxes, such as nitrosamine ingestion or external radiation are important factors. It is still questionable whether histologically identical differentiated thyroid cancers are prognostically different in low and rich iodine areas. Despite increased knowledge of molecular and genetic changes in differentiated cancer, the present therapy is primarily related to patient age, tumor stage and histology.

Key words: Differentiated thyroid cancer – Epidemiology – Molecular biology

Zusammenfassung. Geographische Differenzen sind bei differenzierten Schilddrüsenkarzinomen bezüglich der Häufigkeit und der histologischen Verteilung des Tumors nachgewiesen. Sie beruhen teilweise auf unterschiedlichem Jodangebot, teilweise auf spezifischen externen Noxen wie z. B. Nitrosaminen oder einer externen Bestrahlung. Inwieweit bei gleicher Histologie und gleichem Mutationsmuster ein unterschiedliches Jodangebot der Nahrung prognostische Bedeutung besitzt ist noch fraglich. Die zunehmende Information über spezifische Genmutationen beim differenzierten Schilddrüsenkarzinom kann jedoch nicht darüber hinwegtäuschen, daß sich zur Zeit die Therapie am Alter des Patienten, dem TNM-Stadium des Tumors und der Histologie des Tumors orientiert.

Schlüsselwörter: Differenziertes Schilddrüsenkarzinom – Molekularbiologie – Epidermologie

Einleitung

Differenzierte Schilddrüsenkarzinome zeigen eine eindeutige Abhängigkeit vom Jodmangel bezüglich des Verhältnisses von papillären zu follikulären Karzinomen. Inwieweit es sich dabei jedoch um die unterschiedliche Darstellung des selben Tumors bei Fehlen des Wachstumsinhibitos Jod handelt (R. Gärtner et al. 1997) oder um zwei unterschiedliche Tumortypen mit differenten aber spezifisch festgelegten Mutationen, ist heute zum Teil noch unklar. So gibt es nur wenige vergleichende Studien, die sich mit den molekularbiologischen Grundlagen differenzierter Schilddrüsenkarzinome beschäftigen, und der reine Prognosevergleich zwischen Patienten mit papillären und follikulären Karzinomen kann prinzipiell nicht als Beweis einer Unterschiedlichkeit beider Tumoren akzeptiert werden, da die Patientengruppen sich in vielen Einzelfaktoren unterscheiden, welches sich z. B. allein schon an dem unterschiedlichen Altersgipfel bei Diagnose des Tumors darstellt.

Verteilung differenzierter Schilddrüsenkarzinome und Jodangebot
Es können Staaten mit ausreichendem alimentärem Jodangebot (Japan, USA), solchen mit mittlerem Jodmangel (Schweiz, BRD) und solchen mit ausgeprägtem Jodmangel (Nordindien) gegenübergestellt werden. In der Verteilung zwischen papillären und follikulären Karzinomen nimmt hierbei mit Abfall des Jodangebotes in der Nahrung die Anzahl papillärer Karzinome gegenüber follikulären Karzinomen von bis zu 80% auf unter 30% ab. Ob eine in Nordindien gleichzeitig nachweisbare erhöhte Inzidenz aller anaplastischen Schilddrüsenkarzinome im Verhältnis zu differenzierten Schilddrüsenkarzinomen eine Darstellung bestehender medizinischer Unterversorgung und sozialer Probleme oder der Effekt langjährigen Jodmangels ist bleibt fraglich.

Die 1998 von Schlumberger et al. nachgewiesene schlechtere Prognose hoch differenzierter follikulärer Karzinome im Vergleich zu papillären Karzinomen muß teilweise dem höheren Alter der Patienten mit follikulären Schilddrüsenkarzinomen zugerechnet werden. Dies und die Tatsache, daß schon kleine follikuläre Schilddrüsenkarzinome eine höhere Rate synchroner und metachroner Fernmetastasen aufweisen als papilläre Karzinome (H.-D. Röher, P. E. Goretzki 1991) zeigt den unterschiedlichen Charakter beider Tumoren, der sich auch molekulargenetisch bzw. molekularbiologisch verifizieren lassen sollte.

Zytogenetische Unterschiede papillärer und follikulärer Karzinome
Zytogenetische Untersuchungen differenzierter Schilddrüsenkarzinome ergaben eine Vielzahl chromosomaler Veränderungen, die besonders bei follikulären Karzinomen ein sehr komplexes Bild aufwiesen. Ursachen für diese fehlenden spezifischen Veränderungen konnten L. S. Ward et al. 1998 darstellen, die bei LOH-Untersuchungen aller Chromosomen in 60% der follikulären Karzinome mindestens 1 LOH und in 50% 2 und mehr LOH auf verschiedenen Chromosomen nachwiesen. Papilläre Karzinome hatten weit weniger chromosomale Aberrationen, so daß follikuläre Karzinome als genetisch instabiler und damit auch als potentiell maligner angesehen werden müssen.

Spezifische genetische Veränderungen bei papillären und follikulären Karzinomen

GTP-bindende Proteine wie Ras und GSP nehmen in der Vermittlung physiologischer Stimulationen der Schilddrüsenfunktion und des Schilddrüsenwachstums eine zentrale Rolle ein. So war es nicht verwunderlich, daß Mutationen mit daraus resultierender Überaktivität dieser Proteine besonders in follikulären Tumoren gefunden wurden. Eine klinische Bedeutung kam diesen Befunden jedoch nie zu. Aufgrund des fehlenden Nachweises von GSP-Mutationen in späteren Arbeiten wurden erste Ergebnisse prinzipiell in Frage gestellt. Y. Kitahori et al. konnte jedoch 1997 an Hand eines experimentellen Schilddrüsenkarzinom-Modells darlegen, daß Mutationen in GSP, Ras und TSH-Rezeptor vermehrt in Karzinomzell-Linien zu finden sind, die durch Nitrosamin-Induktion entstanden waren. Inwieweit demnach geographische Unterschiede mit unterschiedlicher Prävalenz spezifischer Mutationen in GTP-bindenden Proteinen durch externe Gifte induziert werden, muß in Zukunft weiter untersucht werden.

Mutationen des Tumorsuppressor-Gens p53 in differenzierten Schilddrüsenkarzinomen

Vergleichbar zu Mutationen in GTP-bindenden Proteinen wurden relativ früh auch Mutationen im Tumorsuppressor-Gen p53 nachgewiesen, die aufgrund unterschiedlich verwendeter

Methoden und variabler Histologie oft nur schwer miteinander zu vergleichen waren. Insgesamt ergab sich jedoch, daß p53-Mutationen in gutartigen Tumoren nicht nachweisbar sind. In differenzierten papillären und follikulären Karzinomen sind in etwa 10% eine Überexpression des p53 und in über 5% spezifische Mutationen vorhanden. Wenig differenzierte und anaplastische Karzinome zeigen weitaus häufiger p53-Mutationen, die in etwa 40% dieser Tumoren zu finden sind. So kann insgesamt die p53-Mutation als seltenes Ereignis differenzierter Schilddrüsenkarzinome und dann als Marker für eine schlechte Prognose angesehen werden. Die Verschlechterung der Prognose gilt auch für Patienten die bei strahleninduziertem differenzierten Schilddrüsenkarzinom eine p53-Mutation aufweisen, ein Ereignis, das in etwa 20% dieser spezifischen Tumoren zu finden ist (L. Fogelfeld et al.).

Das strahleninduzierte papilläre Schilddrüsenkarzinom und die spezifischen Onkogene PTC I–III

Ein onkologisch herausragendes Beispiel spezifischer onkogener Aktivierung stellt die Translokation von RET dar. Da dieser Mechanismus der RET-Aktivierung bisher nur bei papillären Schilddrüsenkarzinomen gefunden wurde, kreierten Fusco et al. den Namen PTC (spezifisch für papilläre Schilddrüsenkarzinome). Weiterführende Untersuchungen an diesem Gen wiesen eine frühzeitige Aktivierung von RET bei Karzinomen mit guter Prognose auf. Im Gegensatz dazu zeigen papilläre Schilddrüsenkarzinome nach Bestrahlung, wie z.B. bei Kindern aus Weißrußland Jahre nach dem Tschernobyl-Unfall ebenfalls vermehrt PTC-Mutationen. Die Tumoren imponieren jedoch durch eine insgesamt schlechte Prognose. Diese Beobachtungen schlechter Prognose strahleninduzierter papillärer Karzinome wurden von mehreren Autoren beschrieben und gehen mit der Darstellung spezifischer histologischer Untertypen des papillären Schilddrüsenkarzinoms (solide, follikulär) einher. Weiterführende Untersuchungen wiesen schließlich nach, daß es sich bei PTC nicht um eine einzige gleiche Translokation des RET auf nur ein spezifisches Gen handelt, sondern auf 3 verschiedene Gene, die als PTC I–III bezeichnet wurden. Während Patienten mit PTC I–II und Translokationen auf das H4 und R1 alpha-Gen eine gute Prognose aufweisen, zeigen Tumoren mit PTC III und Translokation auf das Gen ELE eine prinzipiell schlechtere Prognose. Letzteres wird besonders nach externer Bestrahlung beobachtet und wurde bei Tumoren von weißrussischen Kindern mit papillärem Schilddrüsenkarzinom vermehrt festgestellt.

Literatur

1. Gärtner R, Schopohl D, Schaefer S, Dugrillon A et al. (1997) Regulation of transforming growth factor β1 messenger ribonucleic acid expression in porcine thyroid follicles in vitro by growth factor, iodine, or a-Iodolactone. Thyroid 7: 633
2. Schlumberger MJ (1998) Papillary and follicular thyroid carcinoma. N Engl J Med 338: 297
3. Röher HD, Goretzki PE (1991) Individualisierte Therapie des Schilddrüsenkarzinoms. Otorhinolaryngol Nova 1: 133
4. Ward LS, Brenta G, Medvedovic M, Fagin JA (1998) Studies of allelic loss in thyroid tumors reveal major differences in chromosomal instability between papillary and follicular carcinoma. J Clin Endocrinol Metab 83: 525
5. Kitahori Y, Naitoh H, Konishi N, Ohnishi T, Hiasa Y (1997) Genetic alterations in N-bis(2-hydroxypropyl)nitrosamine-induced rat transplantable thyroid carcinoma lines: analysis of the TSH-R, GSP, ras and p53 genes. Carcinogenesis 18: 265
6. Fogelfeld L, Bauer TK, Schneider AB, Swartz JE, Zitman R (1996) p53 gene mutations in radiation-induced thyroid cancer. J Clin Endocrinol Metab 81: 3039
7. Santoro M, Carlomagno F, Hay ID, Herrmann MA et al. (1992) RET oncogene activation in human thyroid neoplasms is restricted to the papillary subtype. J Clin Invest 89: 1517

Das differenzierte Schilddrüsenkarzinom p-T_2/T_3 – Ausmaß der Lymphadenektomie

R. A. Wahl, I. Rimpl, A. Luther und J. Schabram

Bürgerhospital Frankfurt, Nibelungenallee 37–41, D-60318 Frankfurt a. M.

Differentiated Thyroid Carcinoma p-T_2/T_3 – Extent of Lymphadenectomy

Summary. Systematic lymphadenectomy, which is compartment-orientated, from central node dissection to (modified) radical neck dissection, is not controversial in cases with intra-operative macroscopic node involvement. General "prophylactic" dissection, at least of the ipsilateral central compartment, is advocated due to a high incidence of "occult", microscopic positive nodes, and the elevated risk regarding recurrency and survival which is connected to node-positivity, and lowered recurrence rates with systematic lymphadenectomy. Nevertheless, the biological impact of *occult* positive nodes, as an independent risk-factor, is not yet clear, with important differences between papillary and follicular carcinoma ("marker" or "governor" of the disease?). Enhanced operative morbidity by extensive lymphadenectomy, especially hypoparathyroidism, must be taken into account.

Key words: Differentiated thyroid carcinoma – Occult nodes – Neck dissection

Zusammenfassung. Die Notwendigkeit einer systematischen, kompartmentorientierten Lymphadenektomie ist bei makroskopisch erkennbarem Lymphknotenbefall unumstritten. Sie umfaßt das befallene zentrale Kompartment und die jeweiligen Nachbarkompartments. Die Empfehlung zur grundsätzlichen „prophylaktischen" Dissektion des zentralen Kompartments in allen Fällen stützt sich auf die Häufigkeit „okkulter" Lymphknotenmetastasen, das erhöhte Risiko eines positiven N-Status im Hinblick auf Rezidiv und Überleben und die Senkung des Rezidivrisikos durch systematische Lymphadenektomie. Dabei ist die biologische Bedeutung der *okkulten* Lymphknotenmetastasierung als *unabhängiger* Risikofaktor noch nicht eindeutig geklärt, mit unterschiedlicher Gewichtung beim papillären und beim follikulären Karzinom. Eine durch die Lymphadenektomie erhöhte Morbidität, insbesondere hinsichtlich des postoperativen Hypoparathyreoidismus, muß berücksichtigt werden.

Schlüsselwörter: Differenziertes Schilddrüsenkarzinom – neck-dissection – okkulte Lymphknotenmetastasierung

Die Fragestellung ist in den Leitlinien der Deutschen Gesellschaft für Chirurgie [14] schon beantwortet: „Regeleingriff ist die totale Thyreoidektomie mit zentraler Lymphknotendissektion. Die laterale Lymphknotendissektion erfolgt bei palpablen und sonographisch verdächtigen lateralen Halslymphknoten (im Sinne einer modifiziert-radikalen Neck-Dissektion)". Im internationalen Schrifttum besteht zwar im großen und ganzen Einigkeit über das Vorgehen an der Schilddrüse selbst – mit wenigen wohlbegründet zulässigen Ausnahmen von der totalen Thyreoidektomie als Standardeingriff [7, 17, 21, 23, 25], aber keineswegs Übereinstimmung in bezug auf das Ausmaß der erforderlichen Lymphadenektomie [3, 4, 7, 8, 11, 17, 20, 21, 24, 28, 30, 31, 34, 35], vor allem nicht in bezug auf die „okkulte" Lymphknotenmetastasierung mit ihrer noch nicht ausreichend geklärten, insgesamt eher nachrangigen biologischen Bedeutung. In den USA überwiegt derzeit die Auffassung, daß extensive Lymphknotendissektion keinen Benefit bringe und in der Tat zu signifikant erhöhten Komplikationsraten führe [7], während bei uns unter dem Eindruck hoher Rezidivraten bei historisch oder selektionsbedingt sehr ungünstigen Kollektiven [3, 28, 30] in Anlehnung an japanische Erfahrungen [8, 20] sich ein deutlicher Trend zur Radikalisierung des Vorgehens an den Lymphknoten in den letzten 10 Jahren zeigt [3, 15, 28, 30], im Vergleich zu einem davor mehr stadien- und befundorientierten Vorgehen [4, 25]. Eine endgültige Klärung der bestmöglichen Chirurgie der differenzierten Karzinome – getrennt nach papillärem und follikulärem Karzinom und unter Ausschluß von morphologischen Sonderformen, wie Hürthle-Zell-Karzinom [6], großzelligen und insulären Varianten [27] könnte definitiv nur durch eine groß angelegte, langfristige, prospektiv-randomisierte Studie geklärt werden, wobei der Endpunkt Rezidiv eine mittlere Nachbeobachtungsdauer von 6 Jahren bei einer Patientenzahl von 400 bis 800 erfordern würde [32]. Zu klären wäre vor allem, was eine grundsätzliche „prophylaktische" Lymphknotendissektion zusätzlich zu der bei makroskopischem und ggf. durch histologische Schnellschnittuntersuchung zu sicherndem Lymphknotenbefall ohnehin durchzuführenden systematischen Dissektion [4, 24, 25] bringt, ob ggf. diese Dissektion bei okkulter Metastasierung auf das zentrale Kompartment begrenzt bleiben kann [3, 4, 14, 18, 31] oder grundsätzlich auf das laterale Kompartment, auf die Gegenseite oder ins obere Mediastinum auszudehnen ist [8, 20, 30], dies insbesondere auch unter dem Aspekt einer adjuvanten oder konkurrierenden Radiojodtherapie, welche auf nahezu risikolose Weise speichernde „Mikrometastasen" von ohnehin fraglicher klinischer Relevanz ausschalten kann [16, 17]. Erforderlich ist auch eine Terminologie unter Vermeidung gebräuchlicher, aber unlogischer Gegensatzpaare: Die Lymphknotendissektion soll grundsätzlich systematisch und kompartmentorientiert [3] erfolgen. Der Begriff der „selektiven Dissektion" [4, 25] wird oft unkorrekterweise als „Herauspicken" einzelner, befallen erscheinender Lymphknoten interpretiert [3], sollte aber auf die systematische Dissektion ausgewählter Kompartments und Lymphknotengruppen angewendet werden, als eine im Vergleich zur modifiziert-radikalen Neck-Dissektion stadienorientierte, weniger radikale Prozedur [33].

Häufigkeit von Lymphknotenmetastasen

Sie variiert beim papillären Karzinom von 20–90% [3, 4, 8, 13, 17, 18, 20, 28, 31]. Der Anteil okkulter Metastasen ist unterschiedlich, meist über 50% (bezeichnenderweise bei Tisell [31], dem Vorreiter der „Mikrodissektion" mit Hilfe der Lupenbrille, deutlich niedriger). Die Prävalenz manifester Lymphknotenmetastasen liegt beim papillären Karzinom bei etwa 15% (Reinwein 1989, zitiert bei [3]; [24]), beim follikulären Karzinom deutlich niedriger (5–10%). Die Prävalenz manifesten und okkulten Lymphknotenbefalls nimmt beim papillären Karzinom mit dem T-Stadium zu, korreliert beim follikulären Karzinom eher mit dem M-Stadium. Im *eigenen Krankengut* von 269 differenzierten (204 papillären, 65 follikulären) Karzinomen (Bürgerhospital Frankfurt am Main, 1985–1997) zeigt sich in zwei Zeiträumen mit dem Übergang von einer befundorientierten zu einer grundsätzlichen Lymphknotendissektion eine Zunahme der erkannten Häufigkeit von Lymphknotenmetastasen bei differenzierten Karzinomen von 12,5 auf 41%, darunter okkulter Metastasen von 7 auf 27% ($p<0,001$), wobei auch die Prävalenz der makroskopisch (Lupenbrille!) erkannten Metastasen auf das nahezu Dreifache zunahm. Da wir erst ab Juli 1994 die neue TNM-Klassifikation der UICC übernommen haben (wegen des Nachteils des Wegfalls des in unseren Augen wichtigen N_3-Stadiums), sind in Abb. 1a und b) die auf das Primärstadium bezogenen Häufigkeiten des Lymphknotenbefalls der 103 Fälle mit papillärem und 40 Fälle mit follikulärem Karzinom von Juli 1994 bis Dez. 1997 dargestellt:

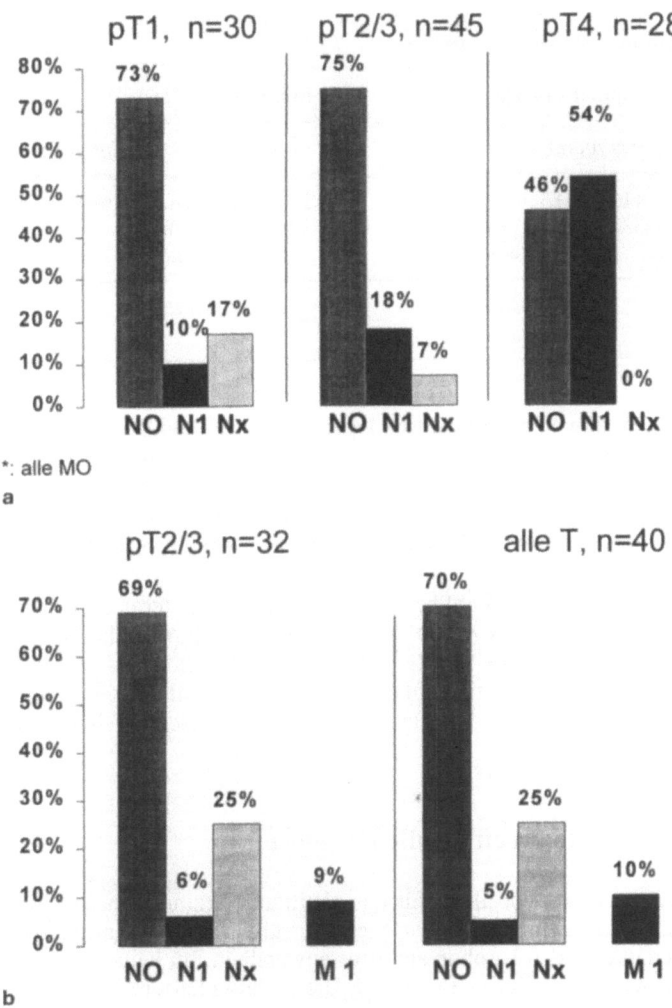

Abb. 1a,b. Differenzierte Schilddrüsenkarzinome 07/1994–12/1997; Erstbehandlung im Bürgerhospital Frankfurt. p-T Stadien-abhängiger N- und M-Status. **a** Papilläres Karzinom (n=103), **b** Follikuläres Karzinom (n=40)

Beim *papillären Karzinom* nimmt der Lymphknotenbefall von 10% bei p-T_1 über 18% bei p-$T_{2/3}$ auf 54% bei p-T_4 zu, wobei bei p-T_4 in allen Fällen, bei p-$T_{2/3}$ in 93% der Fälle die systematische Lymphknotendissektion durchgeführt wurde. Berücksichtigt sind nur Fälle, bei denen die Erstbehandlung in der eigenen Klinik durchgeführt wurde. Die Prävalenz des Lymphknotenbefalls liegt niedriger als im Krankengut anderer Zentren [3, 15, 30]. Der entscheidende, sprunghafte Anstieg findet nicht zwischen p-T_2 und p-T_3, welches bei uns in Übereinstimmung mit Tisell [31] beim papillären Karzinom kaum vorkommt (nur 3 Fälle), sondern beim Übergang ins Stadium p-T_4 statt. Fernmetastasen waren zum Zeitpunkt der Diagnose nicht vorhanden. Beim *follikulären Karzinom* befanden sich in unserem Krankengut 80% der Patienten im Stadium p-$T_{2/3}$, von diesen ein Viertel im Stadium p-T_3. Die Stadien sind zusammengefaßt und unterscheiden sich in bezug auf die Lymphknotenmetastasierung nicht voneinander und von der Prävalenz in der Gesamtgruppe der follikulären Karzinome (6% und 5%). Bei einem Viertel der follikulären Karzinome wurde keine Lymphknotendissektion durchgeführt (gekapselte Tumoren, bei „follikulärer Neoplasie", unsichere Schnellschnittdiagnostik, bei makroskopisch unauffälligen Lymphknoten unterlassene Dissektion im

Tabelle 1. Differenzierte Schilddrüsenkarzinome, Erstbehandlung 7/94 – 12/97 (Bürgerhospital Frankfurt). Ausmaß der Lymphadenektomie, papillär vs. follikulär bei p-T_2/T_2 (n = 77)

	papillär (n=45)		follikulär (n=32)	
	ipsilateral	*kontralateral*	*ipsilateral*	*kontralateral*
zentral	41 (91%)	5 (11%)	24 (75%)	4 (12,5%)
lateral	33 (73%)	1 (2%)	17 (53%)	0 (0)
mediastinal		2 (4,4%)		1 (3,1%)
keine Lymphadenektomie	3 (6,7%)			8 (25%)

$p < 0,05$

Rahmen der Komplettierungsoperation). Fernmetastasen lagen zum Zeitpunkt der Diagnose bei 10% der Fälle vor und waren, wie der Lymphknotenbefall, nicht korreliert mit dem T-Stadium, wie wir dies auch schon an einem früheren, größeren Krankengut festgestellt hatten [25]. Die Lymphknotenmetastasierung spielt beim follikulären Karzinom sicher eine andere Rolle als beim papillären und ist eher Indikator eines systemischen Krankheitsverlaufs [6, 7, 17, 18, 25].

Beim papillären Karzinom nimmt mit der Zahl befallener zentraler ipsilateraler Lymphknoten die Beteiligung weiterer Kompartments zu [20]. Dabei dominiert die Ausdehnung ins ipsilaterale laterale Kompartment (nach Dralle und Gimm [3] 52%, nach kontralateral immerhin 17%, nach mediastinal nur 3%). Dem entspricht etwa die kompartmentbezogene Ausdehnung der Lymphadenektomie, wie wir sie in den letzten Jahren systematisch durchgeführt haben (Tabelle 1).

Bedeutung von Lymphknotenmetastasen für die Prognose

Prognostische Scores [1, 11, 22] wurden vor allem für das papilläre Karzinom entwickelt, sind z. T. auch auf das follikuläre Karzinom anwendbar. Sie diskriminieren zuverlässig „low risk"- und „high-risk"-Gruppen und sind z. T. schon am Situs anwendbar. Bei keinem dieser Scores spielt der Lymphknotenstatus eine Rolle (Tabelle 2). Dies steht in hartem Gegensatz zur derzeitigen, vorwiegend altersbezogenen Stadieneinteilung der UICC [33], bei der Patienten unter 45 Jahre – unabhängig von allen übrigen Risikofaktoren – ein Stadium II nur beim Vorliegen von Fernmetastasen erreichen, Patienten ab 45 Jahre bei Nachweis von – auch okkulten – Lymphknotenmetastasen dem Stadium III zugeordnet werden, gleichermaßen beim papillären wie beim follikulären Karzinom. Die Inzidenz von Rezidiven korreliert beim papillären Karzinom zunächst mit dem Primärtumorstadium und mit den in Tabelle 2 aufgeführten Risikofaktoren, steigt sprunghaft mit dem T_4-Stadium und reicht von nahe 0 bei „low risk"-Gruppen bis über 75% bei „high risk"-Gruppen. Ein positiver Lymphknotenstatus ist meist mit einem bei univariater Analyse signifikant erhöhten Rezidivrisiko verbunden [3, 15, 17, 18, 19, 26, 30], auch, wenn das Stadium T_4 ausgeschlossen wird [3, 28]. Multivariate Analysen zeigen widersprüchliche Ergebnisse. Ein bei univariater Analyse klar negativer Einfluß von Lymphknotenmetastasen auf das Überleben ist beim follikulären Karzinom an ein M_1-Stadium gekoppelt, beim papillären Karzinom an T_4. Tumorbedingte Todesfälle sind fast ausschließlich an T_4- und M_1-Stadien gekoppelt [16, 31]. Beim follikulären Karzinom ist die Gefäßinvasion der entscheidende Risikofaktor [12]. Dennoch weisen einige multivariate Analysen größerer Serien auf einen unabhängigen prognostischen Einfluß der Lymphknotenmetastasierung hin [15, 17, 18, 26, 28]. Dieser negative prognostische Einfluß wird, z. B. in der großen Studie von Mazzaferri [17], durch lymphknotenunabhängige Therapiemodalitäten, in erster Linie totale Thyreoidektomie und Radiojodtherapie, kompensiert. Eine umfassende Metaanalyse hinsichtlich des Endpunkts Überleben liegt unseres Wissens bislang nur in bezug auf univariate Betrachtung vor, mit eindeutig erhöhtem Risiko beim Nachweis von

Tabelle 2. Prognostische Scores für das papilläre Schilddrüsenkarzinom

AGES:	Age (>/<40 J.)	Grading (Grad 1–4)	Extent (T4, M1)	Size (∅ I° Tu)
				[Grant et al. (1988), Surgery 104]
AMES: (pap.+foll. Ca)	Age (m>40, w>50)	Metastases (*M1*)	Extent (T4)	Size (>5 cm)
				[Cady (1988), Surgery 104]
DAMES:	Ames plus DNA-Ploidie			
				[Pasieka et al. (1992), Surgery 112]
MACIS:	Metastases (*M1*)	Age	Completeness of Resection	Invasion Size
				[Hay et al. (1993), Surgery 114]
SAG:	Sex	Age	Grade	
				[Aksien (1993), Cancer 72]

Lymphknotenmetastasen sowohl beim papillären wie beim follikulären Karzinom [35]. Es besteht keine Klarheit darüber, welche Rolle die okkulten, lediglich mikroskopisch nachweisbaren Metastasen als möglicher unabhängiger prognostischer Faktor spielen.

Einfluß der Lymphadenektomie auf die Prognose

Durch systematische, kompartmentorientierte Lymphadenektomie wird nachgewiesenermaßen das Rezidivrisiko beim papillären Karzinom verringert [3, 8, 15, 18, 20, 21, 24, 28, 30, 31], möglicherweise auch beim follikulären Karzinom [19]. Ob dies auch bei lediglich okkulter, mikroskopischer Lymphknotenmetastasierung und für eine grundsätzliche, prophylaktische, im Vergleich zu einer am makroskopischen Befund orientierten, systematischen Lymphadenektomie (Lupenbrille!) gilt, muß noch angezweifelt werden. Eine Überlegenheit der grundsätzlichen modifiziert-radikalen Neck-Dissektion [8, 20, 21, 30] über eine grundsätzliche Dissektion nur des ipsilateralen zentralen Kompartments, mit Ausweitung in die Nachbarkompartments nur bei nachgewiesenem zentralen Lymphknotenbefall [3, 4, 31], erscheint nur unter japanischen Verhältnissen ausreichend belegt. Durch extensive Lymphknotendissektionen die Radiojodtherapie überflüssig zu machen [31], ist unter Risikoabwägung wohl kein vorrangig erstrebenswertes Ziel [16]. Ein „Overtreatment" von „low risk"-Patienten sollte vermieden werden. Im eigenen Krankengut mit allerdings begrenzter, noch nicht repräsentativer bisheriger Nachbeobachtung (Tabelle 3) sind Rezidive und tumorbedingte Todesfälle ausschließlich bei Stadien T_4, früheren N_3, M_1 und R_2 aufgetreten, in Übereinstimmung mit den Beobachtungen anderer Autoren [4, 16, 31]. Ein Unterschied zwischen dem früheren Zeitraum mit befundorientierter, systematischer Lymphadenektomie und dem späteren Zeitraum mit grundsätzlicher, „prophylaktischer" Lymphadenektomie kann (noch) nicht gezeigt werden (Tabelle 3).

Komplikationen

Das Komplikationsrisiko hinsichtlich permanenter Recurrensparese (0–7%) und permanenter Hypokalzämie (1–14%) liegt bei Thyreoidektomie mit Lymphknotendissektion vor allem bezüglich der Hypokalzämierate höher als nach alleiniger Thyreoidektomie [3, 7, 13]. Spezifische Komplikationen durch Dissektion des lateralen Kompartments (Accessoriusparese, Lymphfistel, Horner-Syndrom) sind mit jeweils ca. 1% selten [21, 30]. Im eigenen Krankengut hatte die Lymphknotendissektion keinen Einfluß auf die Häufigkeit frühpostoperati-

Tabelle 3. Differenzierte Schilddrüsenkarzinome (Bürgerhospital Frankfurt). Bisherige, begrenzte Verlaufsbeobachtung

	Pat. 1985 bis 6/1994 NU 94/95 pT1 bis 4			Pat. 7/94 bis 97 NU 3/98 pT2 bis 3
	papillär	follikulär	Summe	papillär und follikulär
OP-Letalität	–	1[a] (4,5%)	1 (0,9%)	0
Zahl der NU	95	21	116	62
Beobachtungszeitraum	$\bar{x}$ 28 (2 bis 90) Monate			$\bar{x}$ 13 (2–40) Monate
Locoreg. Rezidiv	0	1[b] (4,5%)	1 (0,9%)	0
Tod am Tumor	1[c] (1,1%)	2['."] (9%)	3 (2,6%)	0
Tod aus anderer Ursache	0	1 (4,5%)	1 (0,9%)	0

[a] 85 J., w, T4 R2 - Rez, Apoplex (13. Tag).
[b] 69 J., w, T4 R2 (14 Mon).
[c] 71 J., m, T4 M1 (8 Mon).
['] 37 J., w, T3 M1 (39 Mon).
["] 70 J., m, T4 N3 R2 (5 Mon).

ver (7,2% vs. 6,7%) oder permanenter (2,4% vs. 3,3%) Recurrensparesen. Bei 77 Eingriffen der letzten 3½ Jahre mit grundsätzlicher, auch „prophylaktischer" Lymphadenektomie trat keine permanente Recurrensparese auf. Im Gegensatz dazu war das Risiko der langfristig substitutionspflichtigen Hypokalzämie nach Lymphknotendissektion mit 14% gegenüber 0% signifikant erhöht (Einschränkung: bei einem Teil der Patienten ist die tatsächliche Notwendigkeit der länger als ein Jahr durchgeführten Substitution nicht geklärt); (Abb. 2a: Recurrensparesen und 2b: Hypokalzämie).

Operatives Vorgehen

Daß eine systematische, kompartmentorientierte Lymphadenektomie bei intraoperativ verdächtigem Befund (palpatorisch, makroskopisch, bei Verwendung der Lupenbrille, ggf. Sicherung durch Schnellschnitthistologie) indiziert ist, ist unumstritten. Ein pathologischer Lymphknotenbefund wird dabei häufig erst bei der dissezierenden, systematischen Exploration erkannt. Dies stellt u. E. ein wesentliches Argument für eine Dissektion dar. Beim papillären Karzinom sollte die Dissektion des ipsilateralen, zentralen Kompartments durchgeführt werden, eine Ausdehnung in die Nachbarkompartments im Sinne einer modifiziert-radikalen Neck-Dissektion, einer kontralateral zentralen und transzervikal-mediastinalen Dissektion (bis zur oberen Begrenzung der Vena brachiocephalica) erscheint uns nur beim nachgewiesenen Befall der zentralen Lymphknoten angemessen. Aufgrund der Häufigkeit des okkulten Befalls des ipsilateralen lateralen Kompartments führen wir die grundsätzliche Dissektion der mittleren jugulären Lymphknotengruppe durch (Tabelle 4). Beim *follikulären Karzinom* beschränken wir die Dissektion beim Ersteingriff auf das zentrale Kompartment, aus überwiegend diagnostischer Intention (Lymphknotenstatus als „Marker" für das Risiko des systemischen Befalls).

Im folgenden sind die Argumente für und gegen eine grundsätzliche, „prophylaktische" systematisch kompartmentorientierte Lymphadenektomie zusammengefaßt.

Tabelle 4. Differenzierte Schilddrüsenkarzinome, $T_{2/3}$. Vorschlag zum Ausmaß der Lymphadenektomie (Kompartment-orientiert, systematisch)

	zentral	lateral
makroskopisch positiv	+	+
makroskopisch negativ	pap. + foll. (+)	pap. (+) foll. –

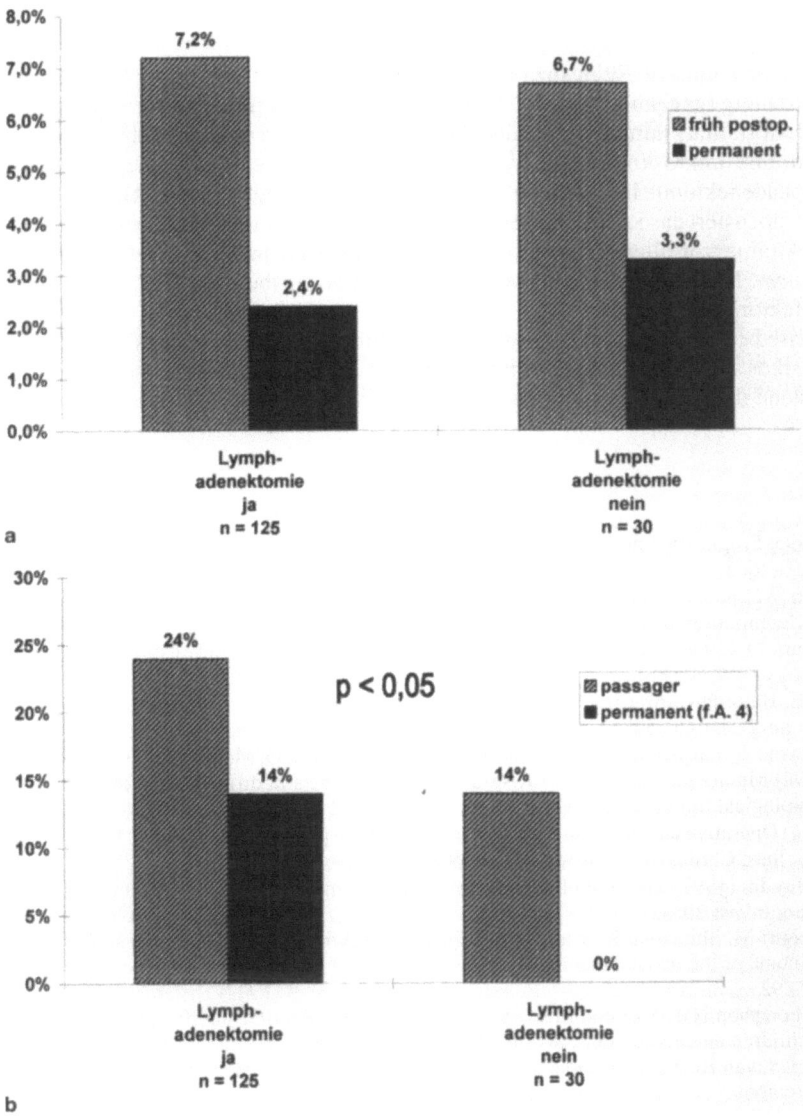

Abb. 2a,b. Differenzierte Schilddrüsenkarzinome 5/1985–12/1997; Erstbehandlung im Bürgerhospital Frankfurt. TTX einzeitig und zweizeitig. Abhängigkeit von Lymphadenektomie. **a** Postoperative Recurrensparese, **b** postoperative Hypokalzämie

Pro

Papilläres Karzinom: mikroskopisch N_1 bis zu 90%. Okkult positive Lymphknoten klinisch relevant in etwa 20%; höhere Rezidivrate N_1 vs. N_0 in allen Altersgruppen; höhere Mortalität N_1 vs. N_0 in „high risk"-Gruppen; Reduktion von Rezidivrate (evtl. auch Mortalität); Relativierung der Indikation zur Radiojodtherapie. *Folliculäres Karzinom:* Lymphknotenbefall mit 10% zu niedrig eingeschätzt; N_1 verbunden mit höherer Rezidivrate und Mortalität; N_1 als „Marker" für systemische Erkrankung.

Kontra

Papilläres Karzinom: Klinische Relevanz okkulten Lymphknotenbefalls fragwürdig; N_1 als Risikofaktor nachrangig (gegenüber T_4, M_1, Alter, Differenzierungsgrad); Verminderung der Rezidivrate (und Mortalität) durch Lymphadenektomie differenziert bislang nicht zwischen makroskopischem und mikroskopischem Lymphknotenbefall; Erweiterung einer „prophylaktischen" Lymphadenektomie ins laterale Kompartment ohne nachgewiesenen Benefit; Radiojodtherapie kompensiert das Restrisiko verbliebener Mikrometastasen; erhöhte Morbidität der Lymphadenektomie vor allem hinsichtlich Hypoparathyreoidismus. Zusätzlich für das *follikuläre Karzinom:* Noch keine ausreichende Evidenz für N_1, insbesondere N_{1a}, als *unabhängigen* Risikofaktor.

Möglicherweise bedeutsamer für die Erkennung des biologischen Verhaltens und des tumorbedingten Risikos sind Determinanten auf molekularer und molekular-genetischer Ebene, die Hauptgegenstand derzeitiger Forschungsbemühungen sind [2, 5, 22, 29, 34].

Literatur

1. Akslen LA (1993) Prognostic importance of histologic grading in papillary thyroid carcinoma. Cancer 72 (9): 2680–2685
2. Aust G, Eichler W, Laue S, Lehmann I, Heldin N-E, Lotz O, Scherbaum WA, Dralle H, Hoang-Vu C (1997) A differentiation marker in human thyroid carcinomas. Cancer Res 57: 1798–1806
3. Dralle H, Gimm O (1996) Lymphadenektomie beim Schilddrüsenkarzinom. Chirurg 67: 788–806
4. Gemsenjäger E, Heitz PhU, Martina B (1997) Selective treatment of differentiated thyroid carcinoma. World J Surg 21: 546–552
5. Goretzki PE, Lyons J, Stacy-Phipps S, Rosenau W, Demeure M, Clark O, McCormick F, Röher HD, Bourne H (1992) Mutational activation of RAS and GSP oncogenes in differentiated thyroid cancer and their biological implications. World J Surg 16: 576–582
6. Grant CS (1995) Operative and postoperative management of the patient with follicular and Hürthle cell carcinoma. Surg Clinics of North Am 75 (3): 395–403
7. Grebe SKG, Hay ID (1997) The role of surgery in the management of differentiated thyroid cancer. J Endocrinol Invest 20: 32–35
8. Harada T, Katagiri M, Shimaoka K, Yoshikawa K, Ohta K, Kiyono T (1993) Surgical strategy for papillary carcinoma of the thyroid in a iodine rich area: decision on the operation table. Thyroidol Clin Exp 5: 87–92
9. Harness JK, Thompson NW, McLeod MK, Pasieka JL, Fukuuchi A (1992) Differentiated thyroid carcinoma in children and adolescents. World J Surg 16: 547–554
10. Hay ID, Grant CS, van Heerden JA, Goellner JR, Ebersold JR, Bergstralh EJ (1992) Papillary thyroid microcarcinoma: A study of 535 cases observed in a 50-year period. Surgery 112 (6): 1139–1147
11. Hay ID, Bergstralh EJ, Goellner JR, Ebersold JR, Grant CS (1993) Predicting outcome in papillary thyroid carcinoma: development of reliable prognostic scoring system in a cohort of 1779 patients surgically treated at one institution during 1940 through 1989. Surgery 114 (6): 1050–1057
12. van Heerden JA, Hay ID, Goellner JR, Salomao D, Ebersold JR, Bergstralh EJ, Grant CS (1992) Follicular thyroid carcinoma with capsular invasion alone: a nonthreatening malignancy. Surgery 112 (6): 1130–1136
13. Henry JF, Gramatica L, Denizot A, Puccini M, Kvachenyuk A (1997) Morbidity of prophylactic central neck dissection in patients with papillary thyroid carcinoma. Acta Chir Aust Suppl 135 (3)
14. Junginger TH et al. (1996) Leitlinien der Therapie maligner Schilddrüsentumoren. Mitt. der Dt Ges. f. Chir., Heft 3 (Beilage)
15. Klupp J, Steinmüller T, Rayes N, Wenking S, Bechstein WO, Neuhaus P (1997) Prognostic factors in patients with differentiated thyroid carcinomas. Act Chir Aust Suppl 135 (4)
16. Lerch H, Schober O, Kuwert T, Sauer HB (1997) Survival of differentiated thyroid carcinoma studied in 500 patients. J Clinic Onc 15 (5): 2067–2075
17. Mazzaferri EL, Jhiang SM (1997) Long-term impact of initial surgical and medical therapy on papillary and follicular thyroid cancer. Am J of Med 418–428
18. McHenry CR, Rosen IB, Walfish PG (1991) Prospective management of nodal metastases in differentiated thyroid cancer. Am J Surg 162: 353–356

19. Müller-Gärtner HW, Tomic Brzac H, Rehpenning W (1991) Prognostic indices for tumor relapse and tumor mortality in follicular thyroid carcinoma. Cancer 7: 1903–1911
20. Noguchi S, Murakami N (1987) The value of lymph-node dissection in patients with differentiated thyroid cancer. Surg Clin of North Am 67 (2): 251–261
21. Noguchi S, Katev N, Miyazaki I (1996) Controversies in the surgical management of differentiated thyroid carcinoma. Int Surg 81: 163–167
22. Pasieka JL, Zedenius J, Auer G, Grimelius L, Hoeoeg A, Lundell G, Wallin G, Baeckdahl M (1992) Addition of nuclear DNA content to the AMES risk-group classification for papillary thyroid cancer. Surgery 112 (6): 1154–1159
23. Pasieka JL, Thompson NW, McLeod MK, Burney RE, Macha M (1992) The incidence of bilateral well-differentiated thyroid cancer found at completion thyroidectomy. World J Surg 16: 711–717
24. Pomorski L, Rybinski K (1996) Lymphadenektomie beim Schilddrüsenkarzinom – Staging und Therapie. Zentralbl Chir 121: 455–458
25. Röher HD, Goretzki PE, Wahl RA (1987) Chirurgische Therapie des Schilddrüsenkarzinoms. In: Schilddrüsenmalignome. Börner W, Reinders Chr (Hrsg) Schattauer, Stuttgart New York, 88–98
26. Rösler H, Birrer A, Lüscher D, Kinser J (1992) Langzeitverläufe beim differenzierten Schilddrüsenkarzinom. Schweiz med Wschr 122 (48): 1843–1857
27. Rüter A, Nishiyama R, Lennquist S (1997) Tall-cell variant of papillary thyroid cancer: disregarded entity? World J Surg 21: 15–20
28. Scheumann GFW, Gimm O, Wegener G, Hundeshagen H, Dralle H (1994) Prognostic significance and surgical management of locoregional lymph node metastases in papillary thyroid cancer. World J Surg 18: 559–568
29. Schröder S, Dralle H, Bay V, Böcker W (1989) Immunhistologie beim Schilddrüsenkarzinom. J Am Med Ass 1: 2
30. Simon D, Goretzki PE, Witte J, Röher HD (1996) Incidence of regional recurrence guiding radicality in differentiated thyroid carcinoma. World J Surg 20: 860–866
31. Tisell LE, Nilsson B, Mölne J, Hansson G, Fjälling M, Jansson S, Wingren U (1996) Improved survival of patients with papillary thyroid cancer after surgical microdissection. World J Surg 20: 854–859
32. Udelsman R, Lakatos E, Ladenson P (1996) Optimal surgery for papillary thyroid carcinoma. World J Surg 20: 88–93
33. Wagner G, Hermanek P (1995) Organspezifische Tumordokumentation 13 – Schilddrüsenkarzinom. Arbeitsgemeinschaft Deutscher Tumorzentren. Springer, Berlin Heidelberg New York
34. Walgenbach S, Sternheim E, Bittinger F, Junginger Th (1997) Operative Therapie bei differenziertem Schilddrüsenkarzinom. Zentralbl Chir 122: 252–258
35. Witte J, Schlotmann U, Simon D, Dotzenrath C, Ohmann C, Goretzki PE (1997) Bedeutung der Lymphknotenmetastasen differenzierter Schilddrüsenkarzinome und C-Zell-Karzinome für deren Prognose – eine Metaanalyse. Zentralbl Chir 122: 259–265

*Die Chirurgie und Anästhesie –
auf dem Weg zu neuen Kooperationsformen*

Langzeiterfolg nach operiertem gastro-oesophagealem Reflux im Säuglings- und Kindesalter

K.-L. Waag, K. Heller und R. Eberhard

Kinderchirurgische Klinik, Klinikum Mannheim gGmbH, D-68307 Mannheim

Postoperative Longterm Results After Gastro-oesophageal Reflux in Infancy and Childhood

Summary. In this series 99 out of 131 children have been operated upon gastroeosophageal reflux at an age of 2.5 years. They were reevaluated 4.5 years later for their longterm results in 1997. All patients have been primary free of reflux postoperatively. By questionaire, x-ray studies and 24 h/ph-metry signs of reflux could not be found in 88/99 children. 4 patients proved to suffer from a recurrant reflux and 3 out of these had to be reoperated. Another 7 showed a mild, not pathological reflux without needing medical treatment. Looking at the recurrencies especially preoperative peptic oesophagitis and stenoses as well as brachyoesophagus after oesophageal atresia turned out to be a problem in respect to prognosis. Control studies for longterm results should be done at least 1 year postoperatively.

Key words: Gastrooesophageal reflux – Childhood – Surgery – Longterm results

Zusammenfassung. In dieser Serie wurden 99 von 133 Kindern, die wegen eines gastrooesophagealen Refluxes im Alter von 2,5 Jahren operiert waren, 4½ Jahre postoperativ als Langzeitergebnis im Jahr 1997 nachuntersucht. Alle waren primär postoperativ nachweislich refluxfrei. Mit Hilfe eines Fragebogens, Röntgenstudien und 24 Stunden-pH-Metrie wurde bei 88 von 99 Patienten keine Reflux mehr nachgewiesen. 4 Patienten boten ein Refluxrezidiv, wovon 3 Kinder nachoperiert werden mußten. Weitere 7 Kinder zeigten wohl in der pH-Metrie einen milden, nicht therapiebedürftigen Reflux. Besonders die Kinder mit einer präoperativen peptischen Oesophagitis oder Stenose und die Kinder mit einem Brachyoesophagus nach Oesophagusatresie stellen die Problemgruppe für ein gutes Langzeitergebnis dar. Kontrollstudien nach operiertem gastrooesophagealen Reflux 1 Jahr postoperativ sind notwendig.

Schlüsselwörter: Gastro-oesophagealer Reflux – Kindesalter – Chirurgie – Langzeitergebnisse

Von 131 operierten Kindern aus den Universitätskliniken Mannheim und Frankfurt konnten 109 Patienten nachuntersucht und davon schließlich 99 mit Hilfe eines Fragebogens, einer klinischen und diagnostischen Nachuntersuchung mit Röntgen-Breischluck und 24-Stunden pH-Metrie ausgewertet werden. Von 1980 bis 1992 wurde diese Serie operiert und 1997 der Erhebungsstatus erstellt. Der Mindestabstand zur Operation war mit 1,5 Jahren angesetzt, die durchschnittliche Zeit nach der Operation der gesamten Serie betrug 4,5 Jahre. Im Schnitt waren die Kinder 2,6 Jahre alt zum Zeitpunkt der Operation, wobei die Indikation aus gastrointestinaler Symptomatik eher früher und aus pulmonaler Symptomatik eher später anzusiedeln war. Boix-Ochoa [2] betonte nach einer Auswertung von 37 europäischen Zentren, daß die pulmonale Indikation in Europa lediglich ca. 5% 1988 ausmachte, während in amerikanischen Zentren 45–65% Patienten wegen chronisch rezidivierender Bronchitiden einer gastro-oesophagealen Refluxoperation zugeführt wurden.

Es ist besonders hervorzuheben, daß alle diese 99 Patienten, die ausgewertet wurden, einer routinemäßigen Kontrolle ca. 10 Tage bis 6 Wochen postoperativ unterzogen waren und zu diesem Zeitpunkt radiologisch keinerlei Reflux aufwiesen.

Die Auswertung erfolgte durch einen Fragebogen, in dem Eltern und Kinder nach allen möglichen Symptomen abgefragt wurden, die möglicherweise im Zusammenhang mit einem neuerlichen Reflux oder mit der damaligen Operation stehen könnten, wie z.B.:

Probleme der Gewichtsentwicklung
Erbrechen oder Spucken
postoperative bronchitische oder pneumonische Symptomatik
Dysphagien oder eventuell andere Beschwerden mit hinweisender Natur;
ebenso wurde abgefragt, ob eine weitere klinische Aufnahme oder bisherige andere klinische Kontrollen durchgeführt wurden.

Von den 99 ausgewerteten Kindern wurden 63 als völlig unauffällig registriert; 31 wiesen einen anamnestischen Anlaß auf, nachuntersucht zu werden, während 5 Eltern jede Nachuntersuchung ablehnten; diese 5 Patienten sollten aus unserer Sicht aufgrund der Hinweise einer Diagnostik unterzogen werden, was die Eltern aufgrund der minimalen Symptomatik jedoch ablehnten.

Die Operationsverfahren in beiden kinderchirurgischen Kliniken unterschieden sich nicht. Das Prinzip der Operation war die Wiederherstellung der normalen kindlichen Anatomie mit Mobilisation und Verlagerung des distalen Oesophagus in das Abdomen, mit Einengung des retrooesophagealen Hiatusschlitzes auf altersadäquate Größe, so daß der spitze Hiss'sche Winkel wieder hergestellt wurde. Zur Fixation dieser Lage wurde entweder der Fundus an den intraabdominalen Oesophagus fixiert oder eine Gastropexie der kleinen Kurvatur an die vordere Bauchwand durchgeführt.

Die diagnostischen Nachuntersuchungen ergaben bei den Magen-Darm-Passagen zweimal eine peptische Stenose, aber auch zwei Anastomosenstenosen bei Z. n. Oesophagusatresie; bei einem Kind zeigte sich eine Passageverzögerung bei nur mäßiger Klinik, so daß keine Therapie erfolgt war und auch nicht erfolgen mußte.

Bei der 24-Stunden-pH-Metrie fanden sich insgesamt 11 Refluxe, wovon 4 pathologisch waren, so daß diese als Refluxrezidive deklariert wurden. Weitere 7 in der pH-Metrie geringe Refluxe waren kurzfristig und als nicht pathologisch einzustufen, so daß auch bisher bei diesen Kindern durchweg keine Therapiebedürftigkeit erkannt war.

Die Endergebnisse nach 4½ Jahren nach gastro-oesophagealer Refluxoperation ergaben bei 88 Patienten eine völlige Refluxfreiheit; 7 Patienten zeigten in der 24-Stunden-pH-Metrie klinisch nicht relevante und nicht pathologisch einzustufende Refluxe, während 4 definitive Versager der Refluxoperation nachzuweisen waren, von denen 3 sich einer Re-Operation unterziehen mußten.

Für den gastroenterologischen Anteil dieser Serie ergab sich ein deutlicher postoperativer Gewichtsanstieg. Waren präoperativ 34,3% unterhalb der Drittelpercentile mit ihrem Körpergewicht, so lagen zum Zeitpunkt der Nachuntersuchung lediglich 10% noch in diesem Bereich; 68% der Kinder waren präoperativ unter der 25. Percentile, während lediglich 36% postoperativ diese Linie nicht überschritten hatten.

Die Auswertung hinsichtlich der Gefahren für ein gutes Endergebnis erbrachte die Diskussion der 11 Patienten mit einem pH-metrisch und radiologisch nachgewiesenen Reflux. Hierbei fiel auf, daß 8 Patienten mit einer präoperativen peptischen Oesophagusstenose und/oder 8 Patienten mit einer nachgewiesenen peptischen Oesophagitis jeweils viermal bzw. dreimal bei den Rezidivpatienten beteiligt waren. Die präoperative Oesophagitis bzw. peptische Stenose verschlechtert also offensichtlich die postoperativen Ergebnisse.

Ebenfalls waren von den 5 Patienten mit einem Z. n. Oesophagusatresie 3 Patienten bei der Rezidivgruppe zu finden, so daß hier über den Brachy-Oesophagus die Aussichten für ein gutes Ergebnis als deutlich schlechter einzustufen sind. In unserer Serie operierten wir 21 Patienten von 99 Patienten mit einem neurologischen Grundleiden; diese Gruppe war lediglich mit 2 Patienten bei den Rezidiven beteiligt, so daß sich rechnerisch in dieser Serie keine schlechtere Prognose ableiten läßt. In der Literatur wird dies allerdings in anderen Serien different beurteilt [4].

Stellt man die Ergebnisse dieser Serie den Literaturergebnissen gegenüber, so fällt auf, daß offensichtlich auch eine präoperative Refluxoesophagitis oder refluxbedingte Stenose in den Ergebnissen der Literatur wiederzufinden sind. Sowohl in der Studie von Rehbein wie auch von Hecker ist bei einer postoperativen Refluxfreiheit von 79 bzw. 83% ein präoperativer Anteil von Oesophagitiden von 22,3% bei Rehbein bzw. 12,3% bei Hecker beinhaltet, was über dem Durchschnitt der übrigen Literatur liegt [3, 4].

Beim eigenen Patientengut lag dieser Anteil bei 8,1%, bei Turnage [7] bei 6,5%. Die erhöhten Anteile der präoperativ bekannten Oesophagitis verschlechterten also offensichtlich auch in diesen beiden Serien die postoperativen Ergebnisse.

Beim Vergleich mit der Literatur über die Nissen-Operation entsteht das Problem, daß die tatsächliche nachweisliche Refluxfreiheit in der Literatur oft nicht genannt wird, sondern ein Anteil von „refluxfrei" und „klinisch gebessert" nach rein klinischen Gesichtspunkten zusammen beurteilt wird, sowie auch bei Bettex [1] und Turnage [7]. Die Rezidivrate bei Nissen-Rosetti-Operationen schwankt zwischen 5,3 und 11%, wenn Spätergebnisse berücksichtigt werden, d. h. frühestens 1 Jahr postoperativ ausgewertet. Die Letalität bewegt sich um die 2% in großen Serien; wir selbst hatten keinen Todesfall zu beklagen.

Wir glauben daher insgesamt, daß die Wiederherstellung der physiologischen Anatomie im Kindesalter ausreichend ist und dieses operativ einfachere Verfahren im Vergleich zur Nissen-Rosetti-Operationstechnik wegen seines guten Ergebnisses empfehlenswert ist. Die Studie zeigt allerdings, daß eine Frühkontrolle nach wenigen Wochen postoperativ nicht ausreicht, sondern mit einer Rezidivrate von zusätzlich ca. 4% bei den Langzeitergebnissen zu rechnen ist. Die Problemgruppen stellen offensichtlich die präoperative peptische Oesophagusstenose bzw. peptische Oesophagitis und solche Patienten dar, die wegen einer Oesophagusatresie sekundär an einem Reflux operiert werden müssen. Aus dieser Serie war eine besondere Komplikationsrate bei neurologischen Grunderkrankungen mit diesem Operationsverfahren nicht nachweisbar. Für die Zukunft werden die Ergebnisse der laparoskopischen Eingriffe sich an solchen Langzeitergebnissen als Goldstandard evaluieren lassen müssen.

Literatur

1. Bettex M (1988) Operation for hiatus hernia and gastro-oesophageal reflux by fundoplication in children. In: Jamieson GG (Hrsg), Surgery of the oesophagus, 1. Aufl., S. 533. Churchill Livingstone, Edinburgh London Melbourne
2. Boix-Ochoa J (1988) Gastrooesophageal reflux in children. In: Jamieson GG (Hrsg), Surgery of the oesophagus, 1. Aufl., S. 521–532. Churchill Livingstone, Edinburgh London Melbourne
3. Hecker, WC (1985) Retrooesophageal hiatus plasty and gastropexy in the treatment of gastrooesophageal reflux with or without hernia in childhood. In: Wurning P, Klos I (Hrsg), Progress in pediatric surgery, Vol. 18, S. 101–107. Springer, Berlin Heidelberg New York
4. Pearl RH, Robie DK, Ein SH, Shandling B, Wesson DE, Supernia R, McTaggart K, Garcia VF, O'Connor JA, Filler RM (1990) Complications of gastroesophageal antireflux surgery in neurologically impaired versus neurologically normal children J Pediatr Surg 25: 1169–1173
5. Pesendorfer P, Höllwarth ME, Uray E (1993) Langzeitkontrollen bei Säuglingen mit pathologischem gastrooesophagealen Reflux. Klin Pädiatr 205: 363–366
6. Rehbein F, Lambrecht W (1986) Eingriffe am Magen und Duodenum im Kindesalter. In: Becker HD, Lierse W, Schreiber HW (Hrsg), Magenchirurgie: Indikationen, Methoden, Komplikationen, 1. Aufl., S. 294–299. Springer, Berlin Heidelberg New York
7. Turnage RH, Oldham KT, Coran AG, Blane CE (1989) Late results of fundoplication for gastrooesophageal reflux in infants and children. Surg 105: 457–464

Perioperative Therapie – Möglichkeiten der Rationalisierung

F. W. Schildberg

Chirurgische Klinik und Poliklinik, Klinikum Großhadern, LMU, Marchioninistraße 15,
D-81377 München

Perioperative Therapy – Possibilities for Streamlining

Summary. The complexity of daily clinical work requires a sophisticated collaboration between surgery and anesthesiology, since both departments are interwoven in a unique way. This can be accomplished by a rational approach to the following topics: clear appointment of areas of competence respecting the principle of mutual trust, integration of anesthesiologists in the basic physical examination and proposal of case-oriented preoperative diagnostics, agreement on necessary preoperative therapy, common consultational meetings for outpatient surgery, recovery room availability, instruction of surgical personnel in specific pain therapy, availability of co-workers who are competent and willing to cooperate, no one-sided renunciation of clinical knowledge, ability or execution, no renunication of organizational or structural decision-making and no monopoly on perioperative medicine.

Key words: Perioperative medicine – Rationalization – Cooperation anesthesiology/surgery

Zusammenfassung. In der Kooperationsvielfalt der täglichen Arbeit stellt die Zusammenarbeit zwischen Chirurgie und Anästhesie wegen der engen Verflechtung beider Disziplinen eine Besonderheit dar. Sie kann durch Beachtung folgender Punkte rationalisiert und erleichtert werden: Klare Zuordnung von Kompetenzen, Beachtung des Vertrauensgrundsatzes, Einbeziehung des Anästhesisten in Aufnahmeuntersuchung, Vorgabe zur bedarfsorientierten präoperativen Diagnostik, Absprache über notwendige präoperative Therapie, gemeinsame Indikationssprechstunde für ambulante Operationen, Aufwachraum für 24 Stunden, Unterweisung des Chirurgiepersonals in spezieller Schmerztherapie, Verfügbarkeit kompetenter und kooperationsfähiger Partner, kein einseitiger Verzicht auf klin. Wissen, Können und Ausübung, kein Verzicht auf organisatorische und strukt. Selbstbestimmung, kein Alleinvertretungsanspruch auf die perioperative Medizin.

Schlüsselwörter: Perioperative Medizin – Rationalisierung – Kooperation Anästhesie/Chirurgie

Unter Rationalisierung versteht man die zweckmäßige Gestaltung der Arbeitsvorgänge zur Steigerung der Wirtschaftlichkeit. Es handelt sich also um eine ökonomisch orientierte Definition. Diese reicht aber für die Betrachtung der Zusammenarbeit zwischen Anästhesie und Chirurgie nicht aus. Rationalisierung in unserem Sinne umfaßt mehr und muß zusätzlich andere Werte berücksichtigen: Therapeutische Effektivität, Sicherheit, Schnelligkeit und Einfachheit des Verfahrens, positives Langzeitergebnis, Patientenkomfort sowie Wirtschaftlichkeit. Es mag sein, daß Rationalisierung im genannten Sinne letztlich auch die Wirtschaftlichkeit steigert, dies darf jedoch kein Primat beanspruchen und muß von nachgeordneter Priorität bleiben.

Eine Zusammenarbeit mit anderen Disziplinen ist heute in der vielschichtigen und komplexen operativen Medizin unumgänglich. Man denke nur an die wichtigen diagnostischen Aufgaben des Radiologen, des Labormediziners, des Endoskopikers oder an die Beratungsfunktion des Internisten und Onkologen, an die immer häufiger werdenden Eingriffe, die eine unmittelbare intraoperative Kooperation zwischen zwei verschiedenen chirurgischen Disziplinen zur Voraussetzung haben und anderes mehr. An die Kooperationsbereitschaft und die Kooperationsfähigkeit des Chirurgen werden also hohe Anforderungen gestellt, er darf sie somit auch bei anderen erwarten.

In der Kooperationsvielfalt stellt die Zusammenarbeit zwischen Chirurgie und der Anästhesie eine Besonderheit dar, denn wo sonst wären zwei Disziplinen so eng miteinander verflochten und in der täglichen Arbeit so stark aufeinander angewiesen? Der Anästhesist ist der natürliche und engste Partner des Chirurgen. Beide müssen sich ergänzen und sind in ihrer Arbeit aufeinander angewiesen. Diese intensive gegenseitige Abhängigkeit macht stark, wenn Einigkeit besteht, sie paralysiert beide, wenn Defizite zu beklagen sind.

Präoperative Diagnostik

In der Zusammenarbeit zwischen Anästhesie und Chirurgie stellt die hier zu besprechende präoperative Phase nur einen Teilaspekt dar. In dieser Phase fallen Entscheidungen über Operationsindikation, Verfahrenswahl in Chirurgie und Anästhesie, Risikoabschätzungen und Maßnahmen zur Risikobegrenzung, Therapie von Komorbiditäten und anderes. Trotz ihrer Wichtigkeit soll diese Phase aber kurz gehalten werden und bei geplanten Operationen 24 Stunden nicht überschreiten, d. h. der Patient, welcher heute in die Klinik kommt, sollte morgen auch operiert werden können. Dies erscheint heute um so wichtiger, als davon auszugehen ist, daß zukünftig längere Vorbereitungszeiten als 24 Stunden von den Kassen nur noch in begründeten und vorher festgelegten Ausnahmefällen akzeptiert werden.

Das Ziel der eintägigen Vorbereitungen wird sich nicht immer verwirklichen lassen, wofür viele Gründe zu nennen sind. Nur in seltenen Fällen kann man das Problem auf Störungen in der Zusammenarbeit zwischen Anästhesie und Chirurgie zurückführen. Hierzu gehören in erster Linie unterschiedliche Beurteilungen des Operationsrisikos, unzureichende Abklärung von evtl. Komorbiditäten, Fehlen von präoperativen Untersuchungsergebnissen, Zweifel am Wert anderenorts durchgeführter Untersuchungen, unzureichende Nutzung präoperativer Behandlungsmöglichkeiten und vieles andere mehr. Untersucht man solche Situationen, um Fehler zu erkennen und zu analysieren, so trifft man auf relativ stereotype Defizite, die meist einfach zu vermeiden wären.

Wünschenswert und rationell wäre es, wenn der Chirurg zeitgleich mit der chirurgischen Diagnostik auch für die Bereitstellung der wichtigsten anästhesiologischen Daten Sorge tragen könnte. Dazu ist es notwendig, die Basisanforderungen gemeinsam und verbindlich festzulegen. Dieses muß zur Vermeidung überflüssiger Untersuchungen in Abhängigkeit von Alter, Erkrankung und Befund erfolgen [1, 3]. Bekanntlich geht die Tendenz heute dahin, auf aufwendige Untersuchungsverfahren nur dann zurückzugreifen, wenn bei der Anamnese bzw. bei der körperlichen Untersuchung Hinweise auf Zusatzerkrankungen gefunden werden. So fand Dick bei Patienten mit leerer Anamnese und unauffälligem Untersuchungsbefund nur in 8% anästhesierelevante EKG-Veränderungen, in 4% relevante Röntgenbefunde im Thorax und keine klinisch wichtigen Daten im Routinelabortest [1]. Daraus resultieren Empfehlungen zu einem reduzierten präoperativen Untersuchungsaufwand. Wilhelm und Larsen haben 1997 für die Deutsche Gesellschaft für Anästhesiologie und Intensivmedizin entsprechende Vorschläge erarbeitet, die sich zwischenzeitlich auch in unserem Klinikum bewährt haben [8]. Unter ökonomischen Aspekten ist allerdings ein eventuelles Zuviel an präoperativer Diagnostik letztlich trotz ungünstiger Kosten-/Nutzenrelation immer noch billiger als eine verschobene Operation und ein dadurch verlängerter Krankenhausaufenthalt oder gar eine Komplikation.

Diese Basisanforderungen sind entsprechend der individuellen Situation des Patienten, die sich aus Anamnese und Untersuchung ergibt, evtl. durch spezielle auch apparative Ergänzungsprogramme zu erweitern und mit den diagnostischen Bedürfnissen der Chirurgie abzustimmen. Auch hier sollten für häufige Konstellationen gemeinsame und begründete Absprachen bestehen. Wann ist z.B. zusätzlich zum EKG eine Ergometrie erforderlich, wann darüber hinaus ergänzende kardiologische Untersuchungen wie Herzecho, Myokard-Szintigramm, Herzkatheter? Wann und in welchem Umfang bedarf es präoperativ einer Überprüfung der Lungenfunktion, wann sind Hormon- oder Stoffwechseluntersuchungen angezeigt? Um hier individuell entscheiden zu können, muß der Anästhesist frühzeitig über die Besonderheiten eines Patienten informiert werden. Am besten wäre es, ihn in die Aufnahmeuntersuchung mit einzubeziehen. Werden Untersuchungsdefizite erst am Nachmittag vor der geplanten Operation bei der Prämedikationsvisite bemerkt, läßt sich eine Verschiebung des Operationstermins kaum noch verhindern.

Hilfreich ist auch die Forderung, daß Voruntersuchung, Prämedikation und Anästhesie möglichst vom selben Arzt vorgenommen werden. Informationsverluste, die für den Patienten gefährlich werden könnten und den Ablauf der Therapie stören und Beurteilungs- und Bewertungsunterschiede, die die Operationsplanung in Frage stellen könnten, müßten anderenfalls in Kauf genommen werden.

Indikationsambulanz

Eine spezielle Anforderung an die Zusammenarbeit stellt zweifellos das ambulante Operieren dar, da hier der Patient nur zum geplanten Operationstermin das Krankenhaus bzw. die Praxis aufsucht. Alle notwendigen Untersuchungen müssen also im Vorfeld durchgeführt und vom Chirurgen und Anästhesisten begutachtet werden. Um dem Patienten mehrfache Arzttermine zu ersparen, empfiehlt es sich, ihm einen gemeinsamen Untersuchungs- und Besprechungstermin anzubieten [2]. Dieser liegt dann zeitlich so weit vor der geplanten Operation, daß damit auch die Fristen für die Aufklärung in jedem Fall eingehalten werden können. Am Operationstag selbst ist dann nur noch eine präoperative orientierende Überprüfung erforderlich.

Die Einrichtung einer solchen Indikationsambulanz wird mancherorts auch für Patienten mit geplanter stationärer Behandlung gefordert. Aus den USA ist bekannt geworden, daß durch solche Einrichtungen – allerdings mit einem erweiterten Aufgabenspektrum – die Rate an Konsiliaruntersuchungen um 70% zurückging, entsprechend weniger waren auch die apparativen Untersuchungen [3]. Diese ökonomischen Argumente reizen natürlich zur Nachahmung, wobei man sich fragt, ob es tatsächlich notwendig ist, solche Bausteine des amerikanischen Systems in unser System zu verpflanzen. Ökonomie ist wichtig, kann aber nicht alleiniges Kriterium sein. Kostenersparnisse können wahrscheinlich auch in unserem System erzielt werden, wenn man sich das Prinzip „Labor- und Konsiliaruntersuchungen nur bei Bedarf!" zu eigen macht. Die Aufblähung einer Indikationsambulanz zu einem zentralen perioperativen anästhesiologischen Management-Center [2, 4], welches alle operativen Disziplinen in ihren Funktionen steuert, ist für mich kein wünschenswertes Szenario. Ein solches Center übernimmt die präoperative Diagnostik und evtl. Therapie, vermittelt die Kontakte zum Chirurgen, weist die Op.-Säle den einzelnen Fällen und Operateuren zu, organisiert den Operationstermin, übernimmt die perioperative Behandlung einschließlich der Schmerztherapie und setzt den Entlassungstermin fest usw. Für den Bereich des ambulanten Operierens könnte man sich hieraus tatsächlich Vorteile versprechen. Die vollständige Übernahme der perioperativen Betreuung auch im stationären Bereich durch *eine* Ärztegruppe bedingt notwendigerweise bei allen anderen Verluste an medizinischer Kompetenz und führt in die Abhängigkeit. Dies kann insbesondere an Kliniken mit umfangreichen Weiterbildungsaufgaben nicht im Sinne der Chirurgen und auch nicht im eigentlichen Interesse der Anästhesie sein. Die Philosophie unserer Kooperation ist es, Nachbardisziplinen zu stärken und nicht zu schwächen! Notwendig ist es, daß die operativen Disziplinen die Lösungen ihrer Probleme selbst in die Hand nehmen und gemeinsam mit der Anästhesie dem Modell des Management-Center ein eigenes, besseres und ökonomisch mindestens gleichwertiges Konzept für stationäre Patienten gegenüberzustellen.

Präoperative Therapie

Neben der präoperativen Diagnostik ist die präoperative *Therapie* ein wichtiges Feld der disziplinübergreifenden Zusammenarbeit, welche allerdings meist unter weniger großem Zeitdruck abläuft. Die Feststellung z. B. einer akuten Allgemeininfektion, einer entgleisten metabolischen Störung, einer verminderten Organfunktion von Lunge oder Herz sowie eines gestörten Elektrolyt- bzw. Säurebasenhaushaltes machen eine gewisse Vorbehandlung erforderlich, soweit diese Zustände nicht durch die zu operierende Krankheit verursacht sind und der operative Eingriff nicht akut oder dringlich indiziert ist. Im letztgenannten Fall, der z. B. in der Not- und Unfallchirurgie häufiger eine Rolle spielt, muß die Behandlung der defizitären Allgemeinsituation zeitgleich und in engster Absprache mit dem Chirurgen während der Operation stattfinden. Ansonsten muß Zeit eingeräumt werden für eine evtl. auch mehrtägige Vorbehandlung. Absprachen über Art, Dauer und wünschenswerten Endpunkt der Therapie können die Zahl an Konsiliaruntersuchungen reduzieren. So bestehen in unserem Klinikum beispielsweise abgesprochene Schemata für die Behandlung einer obstruktiven Bronchopathie oder auch kardialer Probleme. Auch für Patienten, deren operative Therapie eine Vorbehandlung erfordert, sollten klare Absprachen geschaffen werden. Beispielhaft darf ich auch auf die Vorbehandlung bei einer Hyperthyreose oder einem Phäochromozytom hinweisen.

Postoperative Behandlung

Postoperativ konzentriert sich die Aufgabe des Anästhesisten auf die eigentliche Aufwachphase, d. h. auf die Zeit zwischen dem Ende der Operation und dem Wiederkehren der vitalen Reflexe. In dieser Zeit, die meist 2–4 Stunden beträgt, befinden sich die Patienten im Aufwachraum unter anästhesiologischer Überwachung. Der Chirurg bleibt dennoch verantwortlich für seinen Patienten, dessen Grunderkrankung und für die evtl. postoperativen Komplikationen. Er muß sich darauf verlassen können, daß der Anästhesist ihn frühzeitig vom Auftreten operationsbedingter Störungen informiert (Vertrauensgrundsatz!) [6].
 Umgekehrt darf auch der Ansäthesist erwarten, daß der Chirurg ihn vom evtl. Auftreten anästhesiologischer Störungen in Kenntnis setzt. Diese Informationspflicht ist also eine wechselseitige Aufgabe, wie dies auch bereits bei der präoperativen Kooperation betont wurde. Aus diesem Grundsatz ergibt sich, daß bezogen auf die ganze perioperative Zeit der Patient Anspruch auf den gemeinsamen Beistand seines Chirurgen und seines Anästhesisten hat. Liegt der Patient auf einer Intensivstation unter anästhesiologischer Leitung, so hat der Chirurg dort Mitbehandlungsrechte und -pflichten. Er ist dort nicht etwa konsiliarärztlich tätig. Dies gilt umgekehrt auch für den Anästhesisten, wenn sich der Patient auf einer chirurgischen Station befindet.
 Für große Rationalisierungsmaßnahmen in der fächerübergreifenden Kooperation bietet die postoperative Phase – wenn man einmal von der Intensivmedizin absieht – insgesamt weniger Möglichkeiten. Für selbstverständliche Aufgaben wie die Überwachung der Aufwachphase muß natürlich auch dann gesorgt werden, wenn Operationen erst sehr spät enden oder Patienten z. B. als Notfall nachts aufgenommen und operiert werden. Ob es notwendig ist, einen Aufwachraum auch nachts geöffnet zu halten oder ob die Patienten auf einer Intensivstation bzw. unter spezieller Überwachung auf einer Normalstation aufwachen, ist dabei von sekundärem Interesse und muß auf Grund des jeweiligen Bedarfs von Ort zu Ort individuell entschieden werden. Bei hohem Operationsaufkommen wird ein ständig geöffneter Aufwachraum eine lohnende Investition sein. Alternativ oder zusätzlich wäre eine Intermediate Care Station wünschenswert und hilfreich.

Die neuartigen speziellen Schmerztherapien mit Hilfe des Periduralkatheters bzw. der patientenkontrollierten intravenösen Schmerzmittelapplikation PCA haben sich als segensreiche Erweiterungen des therapeutischen Spektrums erwiesen, die besonders in den ersten postoperativen Tagen eine weitgehende Schmerzfreiheit garantieren. Die Durchführung dieser Therapie obliegt bisher ganz dem Anästhesisten, der auch die Überwachung sicherstellen muß. Auf diesem Gebiet wären Rationalisierungsmaßnahmen in der Form denkbar und wünschenswert, daß Chirurgen und ihr Pflegepersonal in der Anwendung dieser Maßnahmen geschult würden, so daß sie den Anästhesisten zumindest teilweise entlasten und Unterbrechungen der Therapie z. B. bei Defekten, Katheterdislokationen, Undichtigkeiten des Systems und ähnliches verhindern könnten.

Insgesamt sind die hier aufgeführten Schwierigkeiten und Defizite überwiegend Ausdruck einer unzureichenden Organisation und manchmal auch des mangelnden Willens zur Lösung gemeinsamer Probleme. Die Lösungsmöglichkeiten selbst sind bekannt oder lassen sich unschwer erarbeiten. Sie bestehen in der präoperativen Phase darin, zum frühestmöglichen Zeitpunkt den Kontakt zwischen Patienten und Anästhesisten herzustellen, damit offene Fragen zeitgleich mit der chirurgischen Diagnostik geklärt werden können. In Anbetracht der Rechtsprechung zur Aufklärung, die bei elektiven Operationen eine ausreichende zeitliche Distanz zur Operation vorschreibt, empfiehlt es sich, zunehmend für den ambulanten Bereich eine gemeinsame Indikationsambulanz von Chirurgie und Anästhesiologie einzurichten, soweit die Zusammensetzung des Krankengutes dieses zuläßt. Große Entfernungen zum Wohnort, Dringlichkeit des Eingriffes, Notfälle, Verlegungen zwischen Krankenhausabteilungen und ähnliches müssen davon natürlich ausgenommen werden. Erleichtert wird die Arbeit durch klare Vorgaben zum Umfang der präoperativen Diagnostik, die sich mehr und mehr am Leiden und auch an eventuellen Komorbiditäten orientieren soll und Absprachen (auch mit anderen Fachgebieten!) über Art und Dauer eventueller Vorbehandlungen. Auch über die Definition der Operationsindikation mit Notfallindikation, dringlicher Indikation, geplanter Operation und elektiver Operation sollte Einigkeit herbeigeführt werden [5]. Die klare Zuordnung von Kompetenzen ist selbstverständlich, sie muß beachtet werden. Sie sind auch Gegenstand der Vereinbarung zwischen dem Berufsverband der Deutschen Anästhesisten und dem Berufsverband Deutscher Chirurgen in der Zusammenarbeit bei der operativen Patientenversorgung aus dem Jahre 1982 mit einer Ergänzung von 1987 [6]. Der Vertrauensgrundsatz, der festlegt, daß man sich auf die Aussagen, Befunderhebung und Diagnosen anderer in der Zusammenarbeit verlassen können muß und darf, ist die Grundlage für eine effektive und effiziente Zusammenarbeit. Wer gegen diesen Grundsatz mehrfach verstößt, z. B. durch eine unpräzise und nachlässige Arbeitsweise, ist letztlich für eine Zusammenarbeit ungeeignet und sollte von ihr ausgeschlossen werden.

Für die dargestellten Beobachtungen und Schwierigkeiten, die allen aus der täglichen Arbeit geläufig sind, habe ich Lösungsmöglichkeiten aufgezeigt, deren man sich bedienen sollte. Nur über ein wichtiges und besonders im Bereitschaftsdienst nicht seltenes Problem habe ich nicht berichtet, nämlich über die Schwierigkeiten, die auftreten, wenn zwei Probleme zwar zur Kooperation und engster Hand-in-Hand-Arbeit verpflichtet werden, aber dazu nicht geeignet sind. Eine Unvereinbarkeit zweier Charaktere muß zu atmosphärischen Störungen führen, die als Quelle kollegialer Disharmonien auch nach Beobachtung anderer häufiger sind als sachliche Differenzen [7]. Was macht man z. B., wenn sich einer der Partner verweigert und an der zügigen Erledingung der Aufgabe und der Lösung eines Problems offensichtlich desinteressiert ist? Was macht man mit Kollegen, die überall stets ihre Bedenken anmelden und nichts zur Lösung des Problems beitragen? Was macht man mit Mitarbeitern, denen der Sinn weniger nach Erledigung einer Aufgabe steht sondern denen es um Selbstverwirklichung geht und darum, dem jeweils anderen ihre Machtfülle zu demonstrieren und Abteilungsegoismen zu befriedigen? Auf diese Fragen, die die häufigsten Störungen der interdisziplinären Zusammenarbeit verursachen, kann ich Ihnen leider keine Antwort anbieten. Charakterliche Defizite bei einem oder beiden Partnern lassen sich eben nicht so einfach beseitigen und man wird viel Geduld und Mühe aufbringen müssen, um hier eine störungsfreie sachliche Kooperation zu erreichen.

Literatur

1. Dick W (1995) Präoperative Risikoabschätzung – Wieviel Diagnostik ist nötig. In: Grundlagen der Chirurgie – Beilage zu den Mitteilungen der Deutschen Gesellschaft für Chirurgie, Heft 2
2. Dick WF (1997) Die Anästhesieambulanz – Lösung des Problems? Anästhesist (Suppl 2) 46: 96–98
3. Fischer StP (1996) Development and Effectiveness of an Anesthesia Preoperative Evaluation Clinic in a Teaching Hospital. Anesthesiology 85: 196–206
4. Groh J, van Aken H, Peter K (1997) Der Anästhesist in der perioperativen Versorgungskette Anästhesist 46 (Suppl 2) S VIII–X
5. Hempel K (1991) Zusammenarbeit in der operativen Medizin. Der Chirurg – BDC 30: 177–179
6. Vereinbarung zwischen dem Berufsverband deutscher Anästhesisten und dem Berufsverband deutscher Chirurgen über die Zusammenarbeit bei der operativen Patientenversorgung. Informationen des Berufsverbandes deutscher Chirurgen e. V. Nr. 10/1982
7. Weißauer W (1989) Intensivmedizin – Forensische Probleme unter dem Gesichtspunkt geteilter Verantwortlichkeit. Langenbeck's Archiv Chir Suppl II: 809–811
8. Wilhelm W, Larsen R (1997) Präoperative Einschätzung für Narkosen. Anästhesist 46: 629–639

Kooperation zwischen Kinderchirurgie und Viszeralchirurgie

Endokrine Chirurgie aus der Sicht des Kinderchirurgen

J. Bennek und R. B. Tröbs

Klinik und Poliklinik für Kinderchirurgie, Universität Leipzig, Oststraße 21–25, D-04317 Leipzig

Endocrine Surgery: a Pediatric Surgical View

Summary. The extent of surgery for thyroid tumors is discussed. Prophylactic thyroidectomy in MEN II a and b is advocated. Pancreatic surgery is necessary in cases of nesidioblastosis, islet cell carcinoma, papillary-cystic neoplasia and pancreaticoblastoma. Gastrointestinal tumors with hormonal activity are very rare. "Incidental carcinoid" is occasionally found. Early detection of Zollinger-Ellison syndrome in childhood usually allows for complete removal of a gastrinoma. Benign and malignant neoplasms of the adrenals warrant radical surgery. We report one case of minimally invasive bilateral removal of the adrenals for nodular hyperplasia. Pheochromocytoma in childhood presents several peculiarities influencing perioperative management. It may occur as part of MEN II a.

Key words: Endocrine surgery – Childhood – Peculiarities

Zusammenfassung. Diskutiert wird über das Operationsausmaß bei Schilddrüsentumoren. Bedeutung hat die prophylaktische Thyreoidektomie bei MEN Typ II a und b. Die Indikation zur Operation am Pankreas ergibt sich bei der Nesidioblastose, Inselzellkarzinomen, papillär-zystischen Neoplasien und Pankreatoblastomen. Endokrine gastrointestinale Tumoren sind Raritäten. Als Zufallsbefund wird das sog. „Karzinoid-Inzidentalom" diagnostiziert. Die frühzeitige Diagnostik eines Zollinger-Ellison-Syndroms im Kindesalter läßt in der Regel die radikale Entfernung eines Gastrinoms zu. Adenome und Adenokarzinome der Nebennierenrinde müssen radikal exstirpiert werden. Über eine eigene minimal invasive bilaterale Adrenalektomie bei nodulärer Hyperplasie wird berichtet. Das Phäochromozytom weist im Kindesalter eine Reihe von Eigenheiten auf, die das perioperative Management bestimmen. Phäochromozytome treten auch im Rahmen einer MEN Typ II a auf.

Schlüsselwörter: Endokrine Chirurgie – Kindesalter – Besonderheiten

Einleitung

Die endokrine Chirurgie im Kindesalter ist anspruchsvoll und erfordert einen engen Verbund kompetenter Spezialisten. Anhand von Mitteilungen aus der Literatur und eigenen Erfahrungen wird über operationspflichtige, endokrine Krankheitsbilder aus kinderchirurgischer Sicht berichtet.

Schilddrüse

Seit 1977 beschäftigt sich an unserem Kinderzentrum ein „Konsilium" mit der Diagnostik und Therapie der Schilddrüsenknoten. Eigene Ergebnisse zur Histologie und Punktionszytologie von malignen Tumoren der Schilddrüse im Kindes- und Jugendalter wurden bereits veröffentlicht [4]. Die hohe maligne Inzidenz des Schilddrüsenknotens bis 30% (55%) im Kindesalter erfordert eine diagnostische Abklärung ohne Einschränkung [8]. Im Mittelpunkt steht die morphologische Diagnostik, die den Lokalbefund, das Ergebnis der Sono- und Szintigraphie sowie der Punktionszytologie beinhaltet. Die endokrine Diagnostik bleibt in der Regel ohne Aussagewert. Bei benigner Punktionszytologie ist meist unter der Therapie mit Schilddrüsenhormonen keine Rückbildungstendenz nachweisbar. Es besteht letztlich im Kindesalter immer eine Operationsindikation. Der Algorithmus des operativen Vorgehens ist klar definiert (Abb. 1). Punktionszytologie, intraoperative Schnellschnittdiagnose und postoperative Histologie bestimmen das Operationsausmaß, evtl. auch im Rahmen einer Reintervention nach dem Prinzip der Dringlichkeit.

Bis 12/1997 wurden 93 eigene Patienten im Alter von 4,4–18 Jahren (im Mittel 12,3 Jahre) mit einem Schilddrüsenknoten operiert. Histologisch lag in 57% eine Struma nodosa colloides vor, gefolgt von follikulären Adenomen in 27% und Tumoren in 16%. Im einzelnen handelte es sich um 8 follikuläre Karzinome, 6 papilläre Karzinome und 1 Sarkom als Leiomyosarkom histologisch klassifiziert. Im Kindesalter sind papilläre Schilddrüsenkarzi-

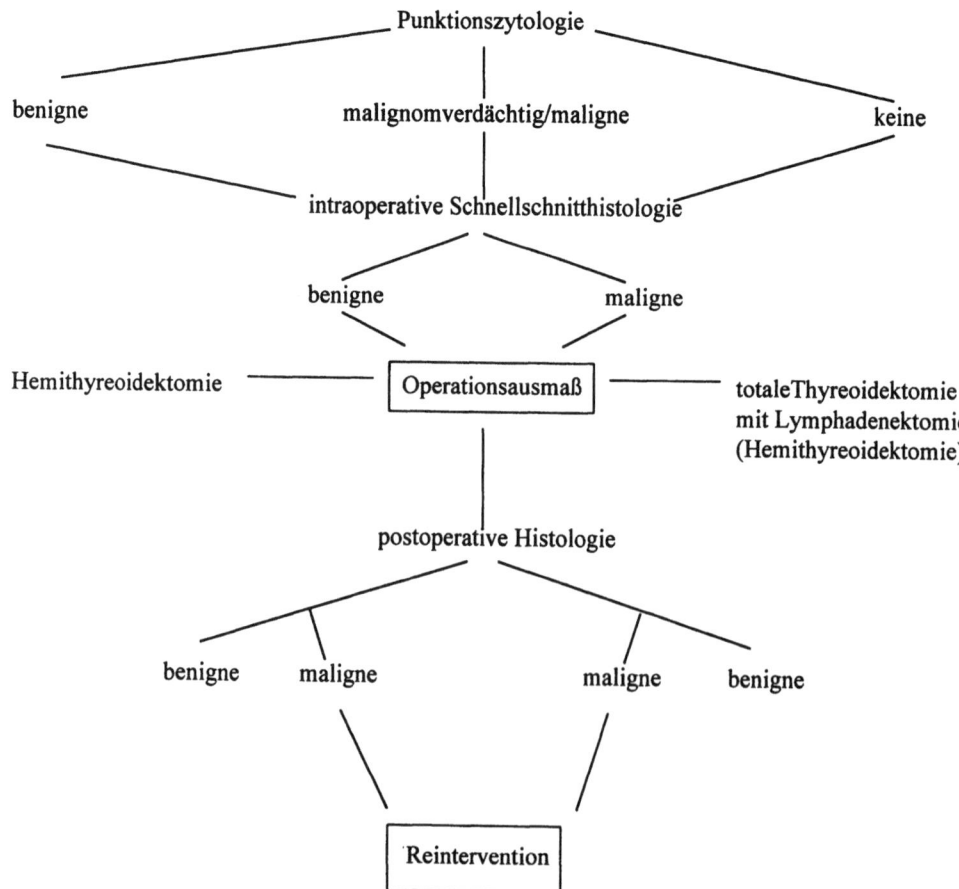

Abb. 1. Operative Strategie bei Schilddrüsenknoten und -tumoren

Tabelle 1. Häufigkeit der Schilddrüsentumoren im Kindesalter [5]

	Karzinom				C-Zell-Hyperplasie	Sarkom	Gesamt
	papillär	follikulär	medullär	undifferenziert			
Ceccarelli et al. (1988)	44	4	1				49
Desjardins et al. (1988)	11	4	8				23
Fassina et al. (1994)	43	9	2				54
Harness et al. (1992)	83	6					89
Jocham et al. (1994)	8	2		1			11
Gimm, Dralle (1996)		18			4		18 (4)
Bennek et al. (1996)	6	8			2	1	15 (2)

nome am häufigsten, follikuläre und medulläre Schilddrüsenkarzinome seltener, undifferenzierte Karzinome eine Rarität (Tabelle 1).

Hinsichtlich des Operationsausmaßes bei differenzierten Schilddrüsenkarzinomen stellt die totale Thyreoidektomie mit zentraler Lymphadenektomie die Methode der Wahl dar. Nach diesem Prinzip wurden in der „high-risk"-Gruppe 5 follikuläre und 3 papilläre Karzinome der Klassifikation T 1–3 mit regionären Lymphknoten-Metastasen N1 in 5 Fällen (33%) versorgt. Fernmetastasen traten nicht auf. Eine Ausnahme bilden Mikrotumoren <1 cm Größe der „low-risk"-Gruppe. Hier wird das Prinzip der sog. „individuellen" Radikalität vertreten. Entscheidend sind dabei die Tumorklassifikation und die Begutachtung des histologischen Invasionsgrades. Die „low-risk"-Gruppe der eigenen Patienten umfaßt 3 follikuläre und 3 papilläre Karzinome. Das Operationsausmaß reichte von der Keilresektion bis zur Hemithyreoidektomie. Beim follikulären Karzinom müssen die Merkmale der Mikroinvasion in die Gefäße und die Kapselinfiltration beachtet werden. Vielleicht stellt die e-Cadherin-Analyse für die Radikalität beim papillären Karzinom eine therapeutische Option dar [13]. Eine chirurgisch bedingte Morbidität trat nicht auf. Die Nachbeobachtungszeit beträgt in der „low-risk"-Gruppe 16 Jahre und in der „high-risk"-Gruppe 19 Jahre bei einer Überlebensrate in beiden Gruppen von zur Zeit 100% [1].

Wie ist nun die konkrete Situation in der Literatur hinsichtlich der Überlebenschancen und der chirurgisch bedingten Morbidität im Kindesalter in Abhängigkeit vom Operationsausmaß? Betrachtet man zunächst die Befürworter der totalen Thyreoidektomie, so liegt die Überlebensrate zwischen 92 und 100% bei unterschiedlichen Nachbeobachtungszeiträumen von 1–27 Jahren. An chirurgisch bedingter Morbidität fallen in 14% Rekurrensparesen und in 5% Hypokalzämien auf. Die weniger radikale Operationseinstellung zeigt die gleiche Überlebensrate bei einer Nachbeobachtungszeit bis maximal 18 Jahre. Hier werden keine Aussagen über Rekurrensparesen gemacht, in 1,7% traten Hypokalzämien auf. Unabhängig von statistischen Angaben läßt sich heute durch subtile Operationstechnik, evtl. unter Benutzung der Lupenbrille und eines Neuromonitoring, eine chirurgisch bedingte Morbidität weitestgehend vermeiden. Die in diesem Zusammenhang immer wieder aufkommende kontroverse Diskussion ist sicher nicht berechtigt. Das Operationsausmaß bestimmen Tumorklassifikation, Lymphknoten- und Fernmetastasen. Undifferenzierte (anaplastische) Karzinome, medulläre Karzinome (sog. C-Zell-Karzinome), Sarkome und maligne Lymphome erfordern immer die radikale Thyreoidektomie mit kompartment-orientierter Lymphadenektomie [5].

Einen hohen Stellenwert nimmt die prophylaktische Thyreoidektomie im frühen Kindesalter bei MEN Typ II a und b ein [10]. Bei Zwillingen einer MEN II a-Familie wurde im Alter von 5³⁄₁₂ Jahren nach genetischem Screening eine prophylaktische Thyreoidektomie vorgenommen. Histologisch war eine C-Zell-Hyperplasie als Vorstufe eines medullären Karzinoms nachweisbar.

Der Anteil der operierten Patienten mit einer Hyperthyreose an der Schilddrüsenchirurgie <18 Jahre beträgt 5,9–33,3%. Das Operationsausmaß im Sinne der subtotalen bis totalen Thyreoidektomie sollte ein Rezidiv vermeiden. Die Größe des verbliebenen Restgewebes muß altersabhängig kalkuliert werden. Nach subtotaler Thyreoidektomie wird eine Rezidivrate von 1,3–16,6% angegeben [16].

Nebenschilddrüse

Der Hyperparathyreoidismus, insbesondere in einem Viertel als Notfall bei Neugeborenen, erfordert die subtotale Parathyreoidektomie. In der Literatur sind < 130 Fälle im Kindesalter beschrieben worden. Nach totaler Thyreoidektomie kann mitreseziertes parathyreoidales Gewebe zur Vermeidung eines permanenten Hypoparathyreoidismus heterotop autotransplantiert werden [12].

Pankreas

Die Indikation zur Operation am Pankreas ergibt sich bei der Nesidioblastose, seltener bei Inselzellkarzinomen, papillär-zystischen Neoplasien und Pankreatoblastomen [14]. Die Nesidioblastose ist eine lebensbedrohliche, meist im Neugeborenenalter einsetzende, durch Hyperinsulinismus bedingte Hypoglykämieform, deren Ursache eine diffuse B-Zell-Hyperplasie bzw. B-Zell-Funktionsstörung ist. Selten liegt eine fokale Nesidioblastose zugrunde. Insgesamt gilt als Regel, daß die Frühdiagnose und Indikationsstellung zur Operation das Auftreten eines neurologischen Defizites und die Häufigkeit von Spätschäden begrenzt, die ausgedehnte Pankreasresektion Hypoglykämie-Rezidive vermeidet und eine sachgerechte Langzeitbetreuung eine ausreichende Allgemeinentwicklung der Kinder sichert. Es läßt sich eine eindeutige Korrelation zwischen Operationsalter und postoperativem Ergebnis herstellen. Je früher operiert wird, desto seltener treten ZNS-Schäden in den Vordergrund [15]. Verbleibende funktionelle Störungen des Pankreas lassen sich konservativ gut beherrschen. Wieviel sollte reseziert werden? Die „near-total"-Resektion bringt in 97% Erfolge, in 95% resultiert ein insulinpflichtiger Diabetes. Die Erfolgsrate nimmt mit abnehmendem Ausmaß der Pankreasresektion ab (Tabelle 2). Diskutiert wird gegenwärtig ein Stufenkonzept. Nach 75%iger Pankreasresektion erreicht man in 50% Normoglykämie. Bei verbliebener Hypoglykämie sollte zweizeitig die „near-total"-Resektion mit der Chance einer Normoglykämie angeschlossen werden [7, 11].

Das Zollinger-Ellison-Syndrom mit gastrinproduzierendem Tumor führt zu exzessiver Magensafthypersekretion und rezidivierenden Ulzera des Magen-Darm-Kanals. Eine Assoziation mit MEN Typ I ist möglich. Nur 5% der Gastrinome treten im Kindesalter auf. Bisher wurden 50 Patienten im Alter von 6–16 Jahren publiziert [2]. Durch standardisierte Verfahren ist eine Sicherung der Diagnose heute garantiert. Die Tumorlokalisation gelingt mitunter erst durch die explorative Laparotomie mit intraoperativer Sonographie. In einem eigenen Fall bei einem 11½ Jahre alten Knaben konnte durch Sonographie das Gastrinom lokalisiert werden (Abb. 2). Der intraoperativ paraaortal gelegene 20×15×15 mm große solide Tumor in der Bursa omentalis extrapankreatisch an der Pars ascendes duodeni und dorsal des Magens konnte in toto exstirpiert werden.

Tabelle 2. Persistierende neonatale hyperinsulinämische Hypoglykämie nach Pankreasresektion unterschiedlichen Ausmaßes [11]

Resektionsausmaß	n	persistierende Hypoglykämie
<95%	220	101 (46%)
95%	83	30 (36%)
„near total"	74	2 (3%)
Gesamt	377	133 (35%)

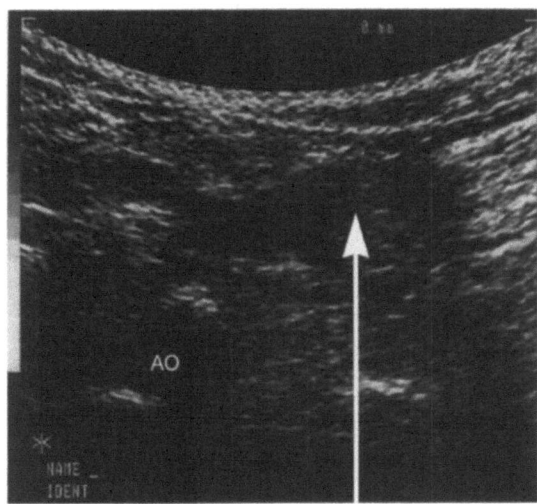

Abb. 2. Am Übergang vom Pankreaskorpus zur Kauda Darstellung eines 15 mm großen Gebildes von homogenem Echomuster. Das Gebilde liegt 1,5 cm lateral und ventral der Aorta

Endokrine gastrointestinale Tumoren sind Raritäten. Als Zufallsbefund wird das sog. „Karzinoid-Inzidentalom", meist nach Appendektomie, histologisch diagnostiziert. Nachresektionen sind von tumorbiologischen Faktoren abhängig.

Nebenniere

Adenome und Karzinome der Nebennierenrinde müssen radikal exstirpiert werden. Das zentrale Cushing-Syndrom erfordert die kurative Therapie des Hypophysenadenoms. Auch beim ektopen ACTH-Syndrom ist die vollständige Entfernung des ACTH produzierenden Tumors anzustreben. Die Inzidenz wird mit 0,2% der kindlichen Tumoren angegeben [6]. Conn-Adenome sind meist sehr klein und intraoperativ nur schwer zu lokalisieren. Kinder mit einem Nebennierenrindentumor <200 cm^3 oder <100 g haben eine exzellente Prognose, unabhängig vom histologischen Malignitätsgrad (Tabelle 3).

Die hormonaktiven Tumoren des Nebennierenmarkes, das meist benigne Phäochromozytom und das hochmaligne Neuroblastom, erfordern die Adrenalektomie, evtl. auch bilateral, oder die Tumorexstirpation. Phäochromozytome treten auch im Rahmen einer MEN Typ II a und b auf. Zur Vermeidung einer „endokrinen Katastrophe" ist ein spezielles perioperatives Management erforderlich.

Bis 12/1997 wurde bei 11 eigenen Patienten mit einem Nebennierentumor eine Adrenalektomie durchgeführt. 2 Kinder mit einem metastasierenden Nebennierenrindenkarzinom bzw. malignen Phäochromozytom sind verstorben. Die Seltenheit von Adrenalektomien macht es schwierig, offenes und minimal invasives Verfahren zu vergleichen. Die bisher publizierten Ergebnisse der minimal invasiven Adrenalektomie im Erwachsenenalter sind vielversprechend. Über laparoskopische Adrenalektomien im Kindesalter wird nur vereinzelt berichtet [3, 17]. Bei benigner Nebennierenläsion und beim Phäochromozytom stellt sicher das minimal invasive Verfahren die Methode der Wahl dar. In einem eigenen Fall bei einem 13^5/$_{12}$ Jahre alten Mädchen mit einer therapierefraktären Nebennierenrindenhyperplasie wurde transperitoneal eine laparoskopische Adrenalektomie bilateral vorgenommen [9]. Der Verlauf war komplikationslos. Gegenüber der offenen Adrenalektomie bringt das minimal invasive Verfahren Vorteile, insbesondere bei adipösen Patienten, auch in der postoperativen Erholung.

Letztlich darf das AGS nicht unerwähnt bleiben. Das intersexuelle Genitale und die Gynäkomastie erfordern die operativ-plastische Korrektur.

Tabelle 3. Selected Pathology and Clinical Features of 20 Children With Small Adrenocortical Tumors [6]

Patient #	Age	Interval* (months)	Clinical Type	Tumor Volume (cm^3)	Tumor Weight (g)	Histology Grade	Survival (months)
1	1	8	Mixed	72	42	ACC-low	74
2	3.3	27	Viril.	8	3.7	Adenoma	57
3	4	1	Mixed	38.7	30	ACC-high	58
4	1.9	6	Mixed	50	36	ACC-low	1
5	2.7	18	Viril.	9	6	Adenoma	46
6	0.9	1	Viril.	63.8	44	ACC-high	32
7	1.6	10	Viril.	181	90	Adenoma	44
8	0.9	4	Viril.	3.3	10	Adenoma	25
9[a]	1.3	3	Mixed	121	60	ACC-low	44
10[b]	3.5	40	Mixed	NA	60	ACC-nos	6
11	4	7	Viril.	40.5	40	ACC-low	19
12	1.8	4	Viril.	31.5	19	ACC-low	22
13	3.2	5	Viril.	11.5	8	ACC-high	33
14	2.6	6	Viril.	31.5	100	Adenoma	31
15	1.7	6	Mixed	107	NA	Adenoma	31
16	4.8	12	Viril.	26.2	15	Adenoma	19
17	2	3	Viril.	195	100	ACC-high	17
18	0.3	1	Viril.	95	100	ACC-low	14
19	0.8	5	Viril.	34	32	ACC-nos	7
20	3.5	2	Mixed	33	15	Adenoma	9

* Interval between symptom/sign onset and diagnosis, [a] Patient treated with 8 months of mitotane postoperatively, [b] Patient with lung metastasis. NA: Not available: nos: Not otherwise specified. Mixed = Cushing + Virilization; Viril. = Virilization; ACC = Adrenocortical carcinoma; high = high grade; low = low grade; nos = not otherwise specified.

Schlußfolgerungen

1. Das Konzept der endokrinen Chirurgie im Kindesalter ist komplex und erfordert einen hohen Grad an interdisziplinärer Kooperation.
2. Mit der GPOH-MET 97-Studie ist jetzt eine systematische und wissenschaftliche Auswertung maligner endokriner Tumoren im Kindesalter möglich.
3. Die Seltenheit operationspflichtiger, endokriner Krankheitsbilder zwingt zur multizentrischen Erfassung, um die Effektivität morbiditätsspezifischer Strategien beurteilen zu können.
4. Eine Konzentration auf bestimmte Zentren ist unabdingbar.

Literatur

1. Bennek J, Willgerodt H, Emmrich P, Otto L (1996) Zur chirurgischen Therapie bei Struma nodosa und Schilddrüsenmalignomen im Kindesalter. Zentralbl Kinderchir 5: 79–84
2. Croffie JM, Fitzgerald JF, Grosfeld JL, Chong SK, Heifetz SA (1994) Marked gastric mucosal hyperplasia without definitive peptic ulceration related to a multifocal hepatic gastrinoma. J Pediatr Gastroenteral Nutr 19: 315–321
3. Duh QY, Sperstein AE, Clark OH, Schecter WP, Horn JK, Harrison MR, Hunt TK, Way LW (1996) Laparoscopic adrenalectomy. Comparison of the lateral and posterior approaches. Arch Surg 131: 870–875
4. Emmrich P, Willgerodt H, Keller E, Bennek J, Fuchs U (1993) Beitrag zur Histologie und Punktionszytologie von malignen Tumoren der Schilddrüse im Kindes- und Jugendalter. Pathologe 14: 318–324

5. Gimm O, Dralle H (1996) Schilddrüsenkarzinome im Kindes- und Jugendalter. päd 2: 32–36
6. Michalkiewicz EL, Saudrini R, Bugg MF, Cristofani L, Caran E, Cardoso AS, Delacerda L, Ribeiro RC (1997) Clinical characteristics of small functioning adrenocortical tumors in children. Pediatr Oncol 28: 175–178
7. Parashar K, Upadhyay V, Corkery JJ (1995) Partial or near-total pancreatectomy for nesidioblastosis? Eur J Pediatr Surg 5: 146–148
8. Rallison ML (1990) Cohort study of thyroid disease near the Nevada test site: A preliminary report. Health Phys 59: 739–746
9. Schier F, Mutter D, Brock D, Bennek J (1997) Laparoskopische bilaterale Adrenalektomie bei einem Kind. Monatsschr Kinderheilkd 145: 63
10. Schmid Th, Mühlig HP, Spelsberg F (1994) Prophylaktische totale Thyreoidektomie bei Kindern mit MEN II a-Syndrom. Chirurg 65: 48–49
11. Shilyansky J, Fisher S, Cutz E, Perlman K, Filler RM (1997) Is 95% pancreatectomy the procedure of choice for treatment of persistent hyperinsulinemic hypoglycemia of the neonate? J Pediatr Surg 32: 342–346
12. Skinner MA, Norton JA, Moley JF, de Benedetti MK, Wells SA (1997) Heterotopic autotransplantation of parathyroid tissue in children undergoing total thyroidectomy. J Pediatr Surg 32: 510–513
13. Walgenbach S, Sternheim E, Bittinger F, Görges R, Andreas J, Junginger Th (1998) Prognostische Bedeutung des e-Cadherin beim papillären Schilddrüsencarcinom. Chirurg 69: 186–190
14. Willnow U, Willberg B, Schwamborn D, Körholz D, Göbel U (1995) Pancreatoblastoma in children – Case report and review of the literatur. Eur J Pediatr Surg 6: 369–372
15. Willnow U, Braunstein S, Göbel U (1996) Pankreastumoren. Monatsschr Kinderheilkd 144: 62
16. Witte J, Goretzki PE, Röher HD (1997) Surgery for graves disease in childhood and adolescence. Exp Clin Endocrinol Diabetes 105: 58–60
17. Yamamoto H, Yoshida M, Sera Y (1996) Laparoscopic surgery for neuroblastoma identified by mass screening. J Pediatr Surg 31: 385–388

Chronisch entzündliche Darmerkrankungen in der Kinderchirurgie

K.-L. Waag[1] und A. Würfel[2]

[1] Kinderchirurgische Klinik, Klinikum Mannheim gGmbH, D-68307 Mannheim
[2] Kinderchirurgische Klinik, Universität Mainz

Chronic Inflammatory Bowel Disease in Pediatric Surgery

Summary. Out of 147 children suffering from Crohn's disease (CD), 34 needed surgery (23%) at an age of 12.5 years, usually 4.5 years after conservative treatment. Besides acute and planned indications for surgery, the relative indication during puberty requires further knowledge of the influence of growth velocity rates for weight and height, bone retardation, Tanner stage, chronological age and open epiphysial plates. Expecting 2.3 years of postoperative remission, the chance is often missed to operate on the prepubertal child at an optimal time leading to growth failure, retardation of pubertal development and diminished quality of life.

Key words: Chronic inflammatory bowel disease – Childhood – Surgery

Zusammenfassung. Von 147 Kindern mit M. Crohn war nach 4½ Jahren konservativer Therapie ein chirurgischer Eingriff bei 34 Patienten (in 23%) indiziert – in einem Alter von ca. 12,5 Jahren. Neben akuter und geplanter Indikation verlangen vor allem die Faktoren zur relativen Operationsindikation in der pubertären Phase eine besondere Kenntnis über deren Interaktion: Jahresgeschwindigkeitsraten für Gewicht und Wachstum, Knochenalter-Retardierung und Tanner-Stadien, chronologisches Alter und offene Epiphysenfugen. Da postop. 2,3 Jahre Remission einzuplanen sind, sollte durch einen optimal plazierten Operationszeitpunkt diese Chance für den Jugendlichen nicht verpaßt werden, was andernfalls zu Minderwuchs, mangelnder Pubertätsentwicklung und verminderter Lebensqualität führt.

Schlüsselwörter: Chronisch entzündliche Darmerkrankung – Kindheit – Chirurgie

Die Zahl der operierten Crohn-Patienten im Kindesalter ist naturgemäß deutlich kleiner als in der Erwachsenenchirurgie. Die Anzahl der Operationen entspricht dafür der Patientenzahl. Aufgrund der sehr unterschiedlichen, sehr viel vehementeren und häufigeren akuten Entzündungsschübe ergibt sich jedoch eine völlig differente Patientengruppe im Vergleich zum Erwachsenenkollektiv. So stützt sich dieser Beitrag auf eine operativen Patientanteil von 34 aus ca. 147 Crohn-Kindern, d. h. 23%, wie er auch in der internationalen Literatur der Kinderchirurgie bekannt ist, und z.B. von McLane [1] 1992 beschrieben wurde. Das Durchschnittsalter der operierten Kinder betrug in dieser Serie 12,5 Jahre. Es war eine konservative Therapie bis zu 4½ Jahren nach Erstdiagnose vorausgegangen, die auch bei allen Kindern eine Phase mit Elementardiät beinhaltete. Aus diesen 34 Kindern mit Morbus Crohn soll auf die Besonderheiten der Op-Indikation des kindlichen Crohn anhand der eigenen Patienten und der Mainzer Kinder im ersten Teil eingegangen werden; im zweiten Teil werden die für das Kindesalter typischen Operationsverfahren und die Ergebnisse erläutert.

Die Indikationen zu einem operativen Eingriff sind im ersten Teil in 3 Bereiche zu unterteilen:

1. akute
2. geplante und
3. relative Indikationen.

Die akuten Situationen sind hier aufgelistet:
Bei einer intestinalen Massenblutung konnten wir in 3 Fällen mit hohen Cortison-Gaben die Blutung unter Kontrolle bringen, wie auch später beim akuten Ileus beschrieben wird. Selbstverständlich muß hier während der Blut- und Frischplasma-Transfusion jederzeit der chirurgische Einsatz abgesprochen sein, der sofort erfolgt, wenn nicht in kurzer Zeit die Blutung zum Stehen kommt. Eine freie Perforation war eher selten, nämlich nur bei 2 von 34 Kindern unserer Serie, da die wanddurchgreifende Entzündung bereits zu lokalen Adhäsionen geführt hatte, so daß die anschließende Perforation der Wand eher zu einer Fistel als zu einer freien Peritonitis führte. Eine toxische Enterokolitis ist im Zusammenhang mit lokalen, funktionell wirksamen Stenosen zu sehen; sie bedarf aufgrund der hohen Letalität bis zu 50% in der Literatur im Kindesalter einer akuten chirurgischen Intervention; meist dient in dieser Situation die Anlage eines doppelläufigen Anus praeter der intestinalen Entlastung. Ein akuter Ileus entsteht oft aus einem Subileus heraus. Wie bei der akuten Blutung konnten wir in 2 der 4 Fälle mit einer hochdosierten Cortison-Therapie einen akuten Verschluß erfolgreich lösen.

Dieser Versuch mit Cortisonstoß wird unter folgender Vorstellung praktiziert:
Die akute Obstruktion im Kindesalter entsteht nicht selten durch ein momentanes akutes Mukosaödem auf der Basis einer Stenose oder durch einen Nahrungsbolus. Hohe Cortisongaben können in dieser Situation das Ödem reduzieren und so die Obstruktion lösen. Ein solcher Versuch ist selbstverständlich nur unter Stand-by des Operateurs gerechtfertigt. Dieses Vorgehen vermeidet eine Notfalloperation, für die aus der Erwachsenenchirurgie 1993 ein Anstieg postoperativer Komplikationen von 12,6 auf 35,6% beziffert wurde [4]. Die Zeitspanne eines solchen Versuchs, den wir auf 24 – maximal 48 Stunden limitieren, erbringt wertvolle Zeit für genaue Diagnostik, für Op-Vorbereitung des Kindes im Sinne von Elektrolyt- und Säurebasenausgleich sowie Flüssigkeits-, Eiweiß- und Blutsubstitution.

Es erhebt sich zwangsläufig die Frage, ob in jedem Fall eine solch akute Obstruktion, die mit Cortisonstoßtherapie gelöst war, operativ angegangen werden muß. Erstaunlich oft wurde nach einer solchen klinischen intestinalen Passagestörung ein regulärer Nahrungsaufbau vertragen, so daß nach einer Phase der Obstruktion nur zu 1/3 wegen einem Zweitileus operiert werden muß.

Die Frage nach einem Subileus leitet über zur zweiten Gruppe der Operationsindikationen, nämlich dem geplanten Eingriff. An erster Stelle steht die funktionelle persistierende Stenose bei unserer Serie mit 25/34 Patienten weit im Vordergrund. Hierin einbezogen sind die 13 Fälle mit präoperativ bekannten Fisteln, die aufgrund gleichzeitiger lokaler Stenosen peristierten. Die Operationsindikation aufgrund isolierter Fisteln ins Retroperitoneum oder zum Urogenitaltrakt sahen wir in dem Kindesalter bisher nicht. Bei 9 Kindern lieferte ein Konglomerattumor bzw. eine Abszeßformation den Grund zum operativen Eingriff. Man muß aber hier sich klar vor Augen führen, daß alle 3 Indikationen vermischt sind. Fisteln und Abszesse entstehen bevorzugt im prästenotischen und dilatierten Crohn-Bereich, der auch unter Druck steht. Enteroenterale oder enterokutane Fisteln waren aber per se im kinderchirurgischen Bereich keine Operationsindikation.

Während bis hierher die Befunde klar zu deklarieren sind, stellen die Kriterien für eine relative Operationsindikation im Kindesalter durch die unterschiedliche Befundgewichtung ein Problem dar – speziell aus der Diskrepanz zwischen chirurgischer und pädiatrischer Sicht.

Gerade deshalb ist dieser Teil der wichtigste in diesem kinderchirurgischen Beitrag, weil er die Entwicklungsphase der Pubertät in die Wertung der Operationsindikation mit einbringt, die in der Erwachsenenchirurgie keine Bedeutung besitzt. Die Kriterien zur relativen Operationsindikation ergeben sich aus folgenden Faktoren:

- Verweigerung jeder weiteren konservativen Therapie inklusive Elementardiät
- zurückbleibende Körpergewichtsentwicklung
- zurückbleiben des Wachstums, mit bleibendem Minderwuchs des Jugendlichen.

Die Faktoren zur Endgröße differenzieren sich:

- im radiologischen Knochenalter und
- in dem zu erwartenden Epiphysenfugenverschluß unabhängig vom chronologischen Alter des Jugendlichen
- sowie nach den äußeren Geschlechtsmerkmalen im Sinne der Tanner-Stadien I bis IV.

Jeder Operateur kennt die Probleme der psychischen Patientenführung gleich welchen Alters. Erst recht Jugendliche im Zeitraum zwischen 14 und 18 Jahren erreichen in ihrer typischen Labilität leicht den Zeitpunkt, bei dem sie bei schlechtem Ausgangsstatus kaum mehr zu führen sind und dann konsequente, medikamentöse Therapie und Elementardiät ablehnen und einfach nicht mehr mitmachen. Hier muß die Operation mit der postoperativen Remissionsphase als Option den Patienten vor Augen geführt werden. Die relative Indikation ist nur individuell aus der Gesamtsumme der Faktoren zu beurteilen. Eine verpaßte Pubertätsentwicklung mündet in einer endgültigen Minderwüchsigkeit bei Jungen und bei Mädchen zusätzlich mit Amenorrhö und wenig ausgebildeten sekundären Geschlechtsmerkmalen. Im Resultat bedeutet dies Minderwertigkeitsgefühl und beeinträchtigte Lebensqualität. Die Maxime von Harris [3] ist sehr einprägsam. Er schreibt: „Ein Kind, das nicht an Gewicht zunimmt oder nicht wächst, kann nicht ausreichend therapiert sein." Man sollte sich meines Erachtens diesen Satz besonders für die Pubertät sehr merken.

Wachstum und Gewicht bedingen sich je nach Einfluß der übrigen Faktoren:
8 der 34 Patienten, also mehr als 50% der Kinder lagen zum Zeitpunkt der Op. für Gewicht und Körpergröße unter der Drittelperzentile. Da die jährlichen Raten für das Wachstums und das Gewicht zwischen 13 und 16 Jahren besonders ausgeprägt sind, eignen sich Charts mit Jahresgeschwindigkeitsraten wesentlich besser als die absoluten Zahlen von Körpergröße und Gewicht. Daraus wird sofort verständlich, daß gerade in dieser Zeit der maximalen Geschwindigkeiten das Kind möglichst in Remission sein sollte. Ist diese Zeit der hohen Jahreswachstumsgeschwindigkeitsraten therapeutisch bzw. operativ verpaßt, resultiert ein Minderwuchs, der allgemein in der Literatur in bis zu 80% angegeben wird [5].

Bei diesen Interaktionen spielt das radiologische Knochenalter eine Rolle. Es ist meist nach schlechten Krankheitsphasen retardiert. Dadurch ergibt sich allerdings nur bei gleichzeitiger Entwicklungsverzögerung des Geschlechtsstadiums nach Tanner die Chance, nach dem üblichen chronologischen Alter noch Wachstum aufzuholen, solange die Epiphysenfugen offen sind. Ist die Pubertät aber schon weiter fortgeschritten, können sich in der postoperativen Zeit der Remission die Epiphysenfugen schnell verschließen. Diese komplexe Verzahnung läßt sich an Beispielen mit klinischen Verläufen demonstrieren.

Die Abb. 1 und 2 zeigen hier einen Jungen, bei dem die Symptomatik mit 7 Jahren begann und die Diagnose mit 8 Jahren gestellt wurde. Die konservative Therapie bis 13 Jahre war recht erfolgreich. Ein Konglomerattumor erforderte die Cortison-Therapie nach dem Absturz des Gewichtes. Mit Hilfe der Operation konnte ein zeitgerechter Anstieg des Gewichtes erreicht werden. Der gleiche Junge wurde auch im Bereich seines Wachstums noch im Tanner-Stadium II bei um 4 Jahre retardiertem Knochenalter operiert und erreichte hier altersadäquate Wachstumsraten in der Pubertät; er konnte durch das retardierte Knochenalter auch noch mit 18 Jahren einige Zentimeter an Größe zulegen.

Insgesamt zeigte sich eine Korrelation der Op-Häufigkeit zur Lokalisation des kindlichen Crohn. Obstruktionen bzw. Stenose stehen besonders beim ileozökalen Befall mit 44% im Vordergrund. Beim Dünndarm fanden wir Stenosen in 35%, jedoch nur in 17% beim isolierten Kolonbefall. Ähnlich verhält es sich für die Fisteln, die zu 34% beim ileozökalen Crohn

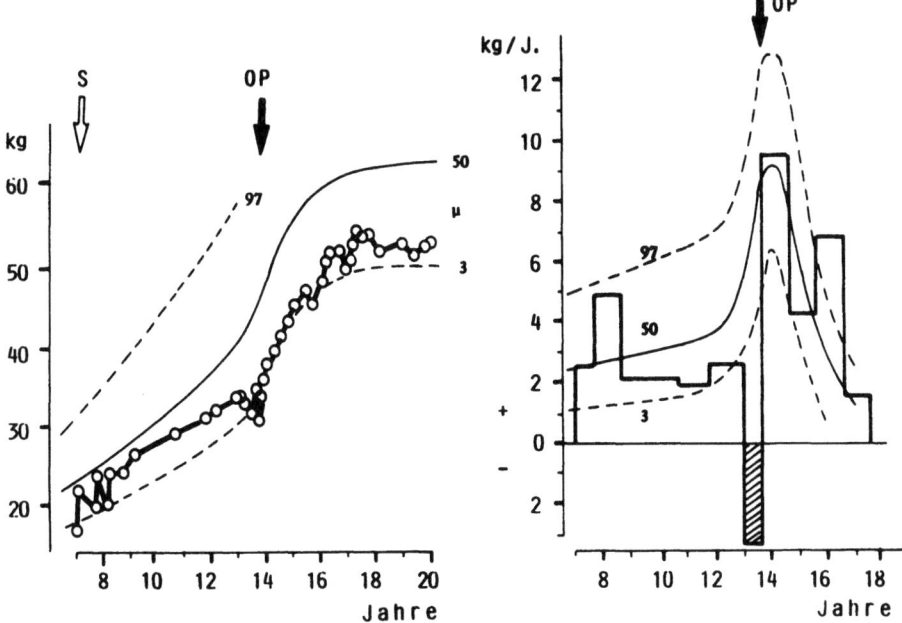

Abb. 1. Verlauf Morbus Crohn. Patient I. R. ♂. Gewicht

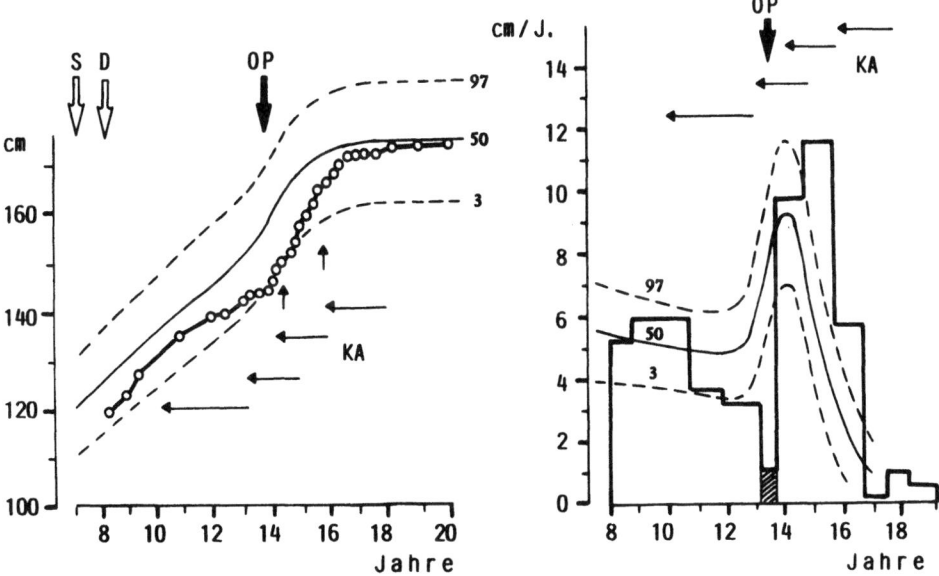

Abb. 2. Verlauf Morbus Crohn. Patient I. R. ♂. Wachstum

am häufigsten gefunden wurden, lediglich nur 17 bzw. 16% beim isolierten Kolon bzw. Dünndarmbefall. So führte der ileozökale Crohn am häufigsten zur Operation.

Nach diesem Abschnitt Indikation nun zum Teil II mit den kinderchirurgischen Operationsverfahren. Die kinderchirurgischen Operationsprinzipien sollen stichwortartig aufgelistet werden (Tabelle 1 und 2).

- Eine Loop-Enterostomie mit Hautläppchen als Unterlage ist ausreichend. Endständige Stomata sind nicht notwendig.

Tabelle 1. Morbus Crohn im Kindesalter. Kinderchirurgische Operationsprinzipien I

- Loop-Enterostomie statt endständiger Anus praeter
- kleinstmöglicher Eingriff (Min. Chirurgie)
- Resektion und Anastomose ohne Rücksicht auf Histologie
- Fistelbeginn incl. Stenosenresektion, Einschußfistel nur übernäht
- End-zu-End-/„end-to-back"-Anastomose
- einreihige mehrschichtige Einzelknopfnähte mit resorbierbarem Material

Tabelle 2. Morbus Crohn. Kinderchirurgische OP-Prinzipien II

keine:	– Drains (1 Fistel bei 2 Drains)
	– Bypass-Operation
	– Mesolymphknotenentfernung
	– Gelegenheitsappendektomie
	5× diagn. Nachweis
	2/11 postop. Fistel
	– primäre chirurgische Therapie bei perianalen Veränderungen

- Der kleinstmögliche Eingriff ist der beste. Strikturoplastiken nach Alexander Williams kamen beim Kind bisher nicht zur Anwendung, da eher hoch entzündliche Stenosen als ausgebrannte narbige für diesen Altersabschnitt typisch sind.
- Resektionen und Anastomose erfolgen im noch entzündlichen Bereich ohne Bezug zur Crohn-Histologie, wie dies auch Faszio [2] vertritt. Wir meiden jedoch Regionen mit Ulzerationen.
- Fisteltragende Darmabschnitte werden nur am kranialen Fistelbeginn inklusive Stenose reseziert. Die Fistelmündung distal, die sog. Einschußfistel, kann lokal exzidiert und übernäht werden.
- Anastomosen werden wie immer in der Kinderchirurgie auch hier End-zu-End oder End-to-back und nie Seit-zu-Seit wegen des sich dilatierenden Blindsackes angelegt.
- Anastomosen werden mit einreihigen und mehrschichtigen Einzelknopfnähten angelegt, wie dies der Routine der Kinderchirurgie entspricht; damit wird möglichst wenig Fremdmaterial versenkt.
- Auf Drainagen wird aufgrund der lokalen Fistelgefahr immer verzichtet. Es resultierte einmal eine Fistel nach 2 Drainagen aus der Anfangszeit.
- Wir führen keine Bypass-Operationen durch, da sie das entzündliche Konglomerat belassen und damit eine postoperative Erholungsphase blockieren.
- Die Mitnahme von mesenterialen Lymphknoten bei der Resektion erbringt keine Verbesserung der Ergebnisse.
- Wir verzichten bei bekanntem Crohn auf eine Gelegenheitsappendektomie. Zwar wurde in unserer Serie 5× die Diagnose erst aus diesem Präparat gestellt; es entwickelte sich aber aus 11 Appendektomien 2× eine postoperative Fistel.
- Perianale Fisteln und Abszesse werden möglichst konservativ therapiert.

Perianale Läsionen stellten sich in 36–38% immer dann ein, wenn Kolon beteiligt war, während bei Dünndarmerkrankungen solche Veränderungen nie gefunden wurden. Mit operativen Maßnahmen waren wir sehr zurückhaltend, um den Sphinkterapparat zu schonen, da auch mit der konservativen Therapie im allgemeinen mit einer Besserung der perianalen Veränderungen zu rechnen ist. Allenfalls waren Stichinzisionen nötig.

Durch unsere Anzahl Komplikationen und unsere Ergebnisse glauben wir, diese Vorgehensweise gerechtfertigt zu sehen. Innerhalb der ersten 30 Tage postoperativ entwickelte sich 2× von 34 Patienten eine lokale Wundinfektion und 1× eine Anastomoseninsuffizienz. Später kam noch eine kutane Fistel hinzu, was insgesamt 11% entspricht. Weitere Komplikationen wurden nicht beobachtet.

Bei allen unkomplizierten Verläufen mit postoperativer Remission war eine postop. Gewichtszunahme normalerweise zwischen 6 und 8 Wochen zu registrieren und das Wachstums folgte ca. 3 Monate postoperativ. Da diese Zeit sich als recht verläßlich erwies, mußte andernfalls nach einem neuen akuten Entzündungsschub gefahndet werden. 17 unserer Patienten waren präoperativ mit dem Gewicht unter der Drittelpercentile. 13 dieser 17 nahmen hier in den ersten 3 Monaten postoperativ im Schnitt 6,1 kg zu. 4 Patienten erlitten frühzeitige Rückfälle mit neuen Entzündungszeichen und blieben weiterhin unter der Drittelpercentile. Die postoperative Remission bei 32 auswertbaren Patienten betrug durchschnittlich 2,3 Jahre für diese Jugendlichen zwischen 12 und 17 Jahren.

Diese Untersuchung sollte die relative Operationsindikation in dieser hoch sensiblen peripubertären Phase betonen, die sich aus den Geschwindigkeitsraten für Wachstum und Gewicht, dem retardierten Knochenalter und den Tanner-Pubertätsstadien wie ein Puzzle zusammensetzen. Der Erfolg einer rechtzeitigen Op. verlangt die Kenntnis der Interaktion dieser Faktoren. Das Ziel stellt die Verhinderung von bleibendem Minderwuchs, von mangelnder Entwicklung und von subjektivem Minderwertigkeitsgefühl dar. Nur die zeitgerechte Operation läßt über eine gezielt geplante postoperative Erholungsphase die Chancen für die wachsenden Jugendlichen wahren. Wenngleich auch im Kindesalter eine Operation einen Morbus Crohn nicht heilt, so wird hier doch sehr deutlich, daß der korrekt entschiedene Operationszeitpunkt bei Morbus Crohn später nie mehr so wichtig wird, wie er in dieser Phase des Kindes- bzw. Jugendalters ist.

Literatur

1. McLain BI[1], Davidson PMN[2], Beasley SW[2], Campell PE[3], Stokes KB[3] (1992) Departments of [1]Gastroenterology, [2]Surgery and [3]Anatomical Pathology, Royal Children's Hospital, Parkville Vic 3052, Australia. Ped Surg Int 7: 165–170
2. Faszio VW, Farchetti F, Church JM, Goldblum BR (1996) Effect of resection margins on the recurrence of Crohn's disease in the small bowl – a randomized control trial. Am Surg 224 (4): 563–573
3. Harris BH, Hollabangh RS, Clathworthy Hw (1974) Surgery for developmental and growth failure in childhood for granulomatous enteritis. J Ped Surg 9: 301–304
4. Lorenz D, Lorenz U, Hagmüller E, Saeger HD (1993) Morbus Crohn: Resektionstherapie im Verlauf von 2 Jahrzehnten. Zentrabl Chir 118: 127–134
5. Saha MT, Runska T, Laippala P, Lenko HL (1998) Growth of prepuberal children with inflammatory bowel disease. J Ped Gastroent Nutr 26: 310–314

Kooperation zwischen Viszeralchirurgie, Urologie und Gynäkologie

Retroperitoneale Eingriffe

Der Cavazapfen beim Nierenkarzinom – ein typisches Beispiel zum multidisziplinären chirurgischen Vorgehen

G. Staehler und D. Brkovic

Abteilung für Urologie, Chirurgische Klinik, Im Neuenheimer Feld 110, D-69120 Heidelberg

Renal Carcinoma Extending Into the Vena cava – The Role of a Multispeciality Surgical Approach

Summary. Between 1987 and 1998, a total of 79 patients with renal cell carcinoma and venal caval thrombus underwent radical nephrectomy with removal of the tumor thrombus. Of these patients, nine had atrial thrombus extension. Actuarial 5 year survival for patients without metastasis was 39%. For patients with tumor thrombi not invading the right atrium (state I–III) the 5 year survival rate was up to 50% and was not related to the cranial extent of the tumor thrombus. We conclude that an aggressive multispeciality surgical approach is justified as it provides prolonged survival even in patients with large vena caval thrombi.

Key words: Renal carcinoma – Vena cava thrombus – Radical surgery

Zusammenfassung. Zwischen 1987 und 1998 wurden insgesamt 79 Patienten mit einem Nierenkarzinom und einem Tumorzapfen in der Vena cava operiert. Bei 9 Patienten erreichte der Cavazapfen den rechten Vorhof. Die aktuarische 5 Jahres-Überlebensrate des operierten Kollektivs ohne Fernmetastasen betrug 39%. Unter Ausschluß eines Vorhofbefalls (Stadien I–III) zeigten sich 5 Jahres Überlebensraten bis zu 50%, ohne daß die craniale Ausdehnung des Zapfens die Prognose beeinflußte. Die aggressive Chirurgie des lokal fortgeschrittenen Nierenkarzinoms im interdisziplinären Verbund erscheint sinnvoll und führt zu einer zufriedenstellenden Langzeitpalliation.

Schlüsselwörter: Nierenkarzinom – Vena cava-Thrombus – Radikale Chirurgie

Einleitung

Die zentrale Bedeutung der Chirurgie in der Behandlung des Nierenkarzinoms ist seit Jahrzehnten unumstritten. Bei organbegrenzten Nierenkarzinomen bedeutet die radikale Tumornephrektomie, Adrenalektomie und Lymphadenektomie für etwa 80% der Patienten eine kurative Behandlung. Aber auch bei lokal fortgeschrittenen Nierenkarzinomen – wie Nierenkarzinome mit Tumorpropagation in die Vena cava – muß wegen der enttäuschenden Ergebnisse von adjuvanten systemischen Therapieregimen für ein selektioniertes Patientengut ein radikalchirurgischer Ansatz in Erwägung gezogen werden. Die lokale Tumorausbreitung eines Nierenkarzinoms in die Vena cava wird in 4–10% aller Patienten mit Nierenkarzinom angetroffen, in etwa 10% dieser Patienten kann sich der Tumorzapfen bis in den rechten Vorhof erstrecken.

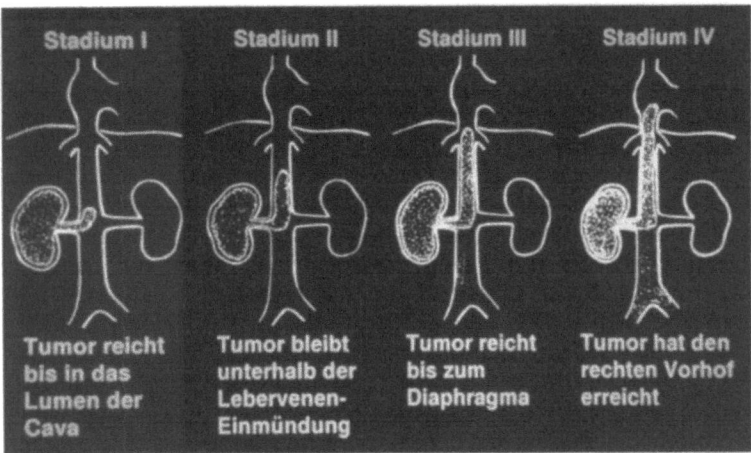

Abb. 1. Stadieneinteilung beim Cava-Thrombus

Die ersten Versuche einer operativen Lösung der tumorbedingten Cavainfiltration reichen zurück bis an die Anfänge dieses Jahrhunderts. 1913 führte Berg erstmals die Exstirpation eines infrahepatischen Kavazapfens nach Abklemmung der Vena cava durch. Rehn resezierte 1922 ein Cavasegment bei adhärentem Cavazapfen eines rechtsseitigen Nierenkarzinoms. Skinner führte 1972 die erste radikale Tumorentfernung eines Nierenkarzinoms mit Exstirpation eines Vorhofzapfens durch. Erst mit der Weiterentwicklung operativer Techniken – wie der venösen Okklusions- und Bypassmanöver sowie der Elaboration stadiengerechter operativer Strategien in den letzten 2 Jahrzehnten zeigte sich, daß die radikale Chirurgie des Nierenkarzinoms bei vertretbarem Operationsrisiko ihren onkologischen Stellenwert hat.

Wir haben uns seit Mitte der 70er Jahre an der Entwicklung operativer Modalitäten bei Nierenkarzinomen mit Vena cava Zapfen beteiligt und 1987 eine Einteilung der Cavazapfen in 4 Stadien empfohlen [1], welche sich ausschließlich an den operativen Erfordernissen orientiert (Abb. 1).

Stadiengerechte Operationsstrategien

Stadium I: Grundsätzlich gilt für alle Stadien, daß alle unnötigen Manipulationen am Nierenstil unterlassen werden, bevor durch geeignete Ausklemmmaßnahmen eine Zapfenembolie verhindert wird. Im Stadium I ragt der Cavazapfen nur wenige cm in das Lumen der Vena cava. In dieser Situation kann der Zapfen mit einer Sartinsky-Klemme ausgeklemmt werden. Erst nach Exstirpation des Zapfens erfolgt die weitere Mobilisation und Entfernung der Niere.

Stadium II: Im Stadium II reicht der Zapfen bis an die Lebervenenebene heran. Zunächst erfolgt die komplette Darstellung der Vena cava bis zu den Lebervenen. Das Kavasegment oberhalb des Zapfens wird angezügelt und gequengelt. Anschließend wird die contralaterale Nierenvene und die infrarenale Vena cava mit Torniquets versehen. Die Cavotomie erfolgt unter Einbeziehung der ipsilateralen Nierenvene, da häufig eine Manschettierung der Cava bei Wandinfiltrationen vorgenommen werden muß.

Stadium III: Überschreitet der Cavazapfen die Lebervenenebene, wird eine Sternotomie durchgeführt und die Vena cava intrapericardial umfahren und abgeklemmt. Die infradiaphragmale Unterfahrung der Vena cava ist wegen möglicher Varianten der Leberveneneinmündung wesentlich problematischer. Gleichzeitig wird der Leberhilus abgeklemmt, um den Bluteinstrom über die Lebervenen zu verringern.

Liegen breitflächige Adhärenzen des Zapfens vor, muß die Leber vollständig mobilisiert und nach medial verlagert werden. Trotz des großen operativen Aufwands ist die craniale Absicherung des Cavazapfens durch intrapericardiale Torniquet-Abklemmung wesentlich sicherer als Thombus-Extraktionen über subhepatisch eingeführte Foley- oder Fogarty-Katheter. Solche Extraktionsmanöver können an wandständigen Thromben zu partiellem Thrombusabriß und zur Lungenembolie führen.

Stadium IV: Im Stadium IV hat sich der Zapfen in den Vorhof geschoben. Die operative Entfernung eines solchen Tumorzapfens führen wir in Kooperation mit den Kardiochirurgen in Hypothermie mit extrakorporalem Kreislauf und Herzstillstand durch. Vena cava, contralaterale Nierenvene und Leberhilus werden angezügelt. Nach Anlegen der Torniquets erfolgt eine Perikardotomie und die Kanülierung der großen Gefäße. Nach Erreichen der Endtemperatur von ca. 18 °C stehen 40 Minuten in Blutleere zur Verfügung. Dieser Zeitraum genügt, um nach Vorhoföffnung die gesamte Cava auszuräumen und zu verschließen. Die Nephrektomie kann dann in der Aufwärmphase nachgeholt werden. Gegebenenfalls kann eine optische Überprüfung auf komplette Thrombusextraktion mittels intracavaler Spiegelung mit dem Pyeloskop erfolgen. In und nach der Aufwärmphase können in Folge der notwendigen Vollheparinisierung massive Gerinnungsstörungen resultieren, die bei der sehr großen Wundfläche zu erheblichen Blutungen führen können. In dieser Phase haben wir 2 Patienten im hämorrhagischen Schock bei sonst völlig glatt verlaufender Operation verloren. Eine Alternative zur Operation in Hypothermie stellt die cardiochirurgische Zapfenextraktion bei extrakorporalem Kreislauf dar, wobei der atriale Anteil reseziert und danach wie im Stadium III weiteroperiert wird.

Grundsätzlich muß jedoch bedacht werden, daß diese schematischen Operationsstrategien nicht selten individuellen Gegebenheiten unterzuordnen sind. Insbesondere die präoperativ nicht einzuschätzenden Wandadhärenzen und Infiltrationen erfordern fallweise angioplastische Maßnahmen wie Cava-Ersatzplastiken, die die beschriebenen Operationsverfahren beachtlich verlängern können. Bei ausgedehnten Tumorthromben liegen häufig auch infrarenale Appositionsthromben vor. In diesen Fällen ist der Verschluß der infrarenalen Vena cava aufgrund der Emboliegefahr erforderlich.

Ergebnisse

Patientengut: Zwischen 1987 und Januar 1998 haben wir insgesamt 91 Patienten mit einem Cava-infiltrierenden Tumor behandelt. 79 Patienten wurden operiert, bei 12 Patienten konnte aufgrund limitierender Vorerkrankungen oder ausgedehnter Fernmetastasierung kein chirurgischer Ansatz gewählt werden. Bei den 79 operierten Patienten (53 Männer, 26 Frauen; Durchschnittsalter: 65 Jahre) war die rechte Niere in 80% der Fälle tumortragend. 59 Patienten (75%) hatten zum Zeitpunkt der Operation keine Fernmetastasen. Tabelle 1 stellt die Aufteilung entsprechend der cranialen Ausdehnung des Tumorzapfens und der Fernmetastasierung dar. Man erkennt an diesen Daten, daß auch weitläufige lokale Tumorausdehnungen ohne die simultane Präsenz von Fernmetastasen vorliegen können. Die operierten Patienten mit Fernmetastasen wiesen überwiegend niedrige Tumorstadien auf. Der einzige Patient, der mit Fernmetastasen und einem Vorhofzapfen operiert wurde, hatte eine solitäre Lungenmetastase, die simultan in kurativer Intention ausgeräumt wurde.

Überlebensraten: Bei der statistischen Analyse unserer Überlebensdaten wurde eine Nachbeobachtungszeit von minimal 12 Monaten zugrunde gelegt, so daß insgesamt 70 operierte und 10 nicht operierte Patienten in der Auswertung berücksichtigt wurden. Vergleicht man die Überlebenskurven der operierten und nicht operierten Patienten (Abb. 2), zeigt sich ein hochsignifikanter Unterschied, der sicher auch einem bias aufgrund des Selektionsprozesses unterliegt, da der performance status des nicht-operierten Kollektivs deutlich niedriger war. Fallstudien und kleinere Übersichten in der Literatur bestätigen jedoch, daß Überlebensraten von über 2 Jahren ohne chirurgische Therapie nicht zu erwarten sind. Stratifiziert man die

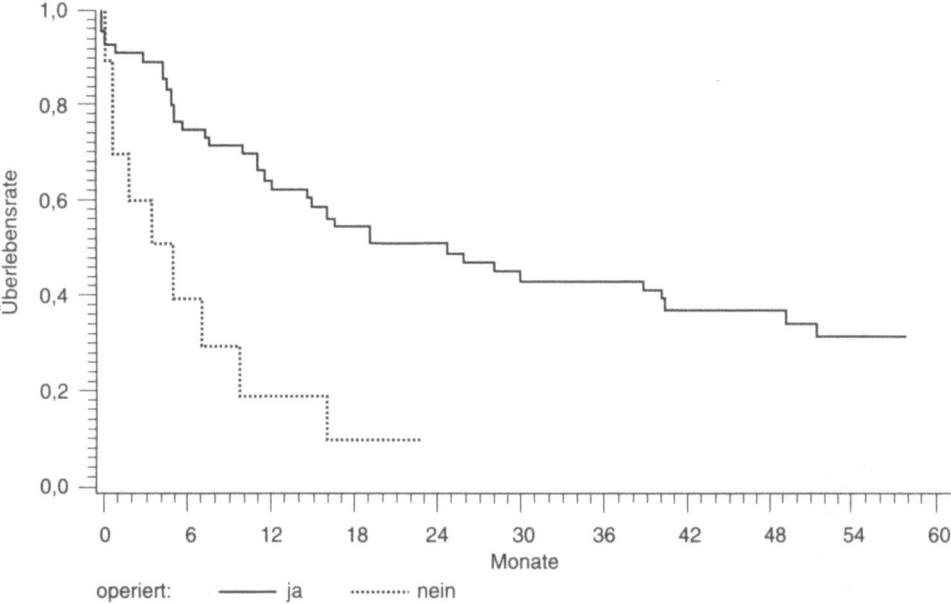

Abb. 2. Patienten mit Nieren-Ca und Cavazapfen

Tabelle 1. Nierentumoren mit Vena-Cava-Zapfen. Heidelberger Kollektiv 1987–1/1998

Tumorstadium (nach Staehler)	n	M+
I	19 (24%)	3
II	24 (30%)	10
III	27 (34%)	6
IV	9 (11%)	1
Gesamt	79 (100%)	20 (24%)

Tabelle 2. Nierentumoren mit Vena-Cava-Zapfen. Lymphknotenbefall (Reale Überlebensrate)

Stadium (M0)	1 Jahr	2 Jahre	3 Jahre
I–III (N0/+)	75%	52%	48%
I–III N0	80%	62%	58%
I–III N+	57%	15%	0

operierten Patienten im Hinblick auf das Vorhandensein simultaner Fernmetastasen (Abb. 3), zeigt sich, daß Patienten mit Fernmetastasen trotz weitgehender Tumorreduktion nicht von einer Operation profitieren, auch wenn die meisten Patienten eine adjuvante Immuntherapie erhielten.

Die 5 Jahres-Überlebensrate des Kollektivs ohne Fernmetastasen unter Einschluß aller Stadien beträgt annähernd 40%. Stratifiziert man das Patientenkollektiv ohne Fernmetastasen weiter hinsichtlich des Tumorstadiums (Abb. 4) zeigen sich für die Stadien I–III aktuarische 5 Jahres-Überlebensraten zwischen 40 und 50%. Hier besteht kein statistisch signifikanter Unterschied. Im Stadium IV war die Einschränkung der Überlebenswahrscheinlichkeit durch eine hohe perioperative Letalität bedingt. Wir haben insgesamt 4 Patienten in diesem Stadium unmittelbar perioperativ verloren. 2 Patienten starben aufgrund einer massiven Hämorrhagie unter der Vollheparinisierung in der Aufwärmphase, ein weiterer Patient erlitt eine letale Lungenembolie durch einen gelösten Tumorthrombus und ein Patient verstarb Sepsis-bedingt 2 Wochen nach der Operation. Ein negativer onkologischer Einfluß des Vorhofbefalls erscheint jedoch unwahrscheinlich, da die übrigen 3 Patienten ohne Fernmetastasen mindestens 4 Jahre lebten. Tabelle 2 zeigt den prognostischen Einfluß des histologisch gesicherten Lymphknotenbefalls für die Stadien I–III ohne Fernmetastasen. Im Gegensatz zur

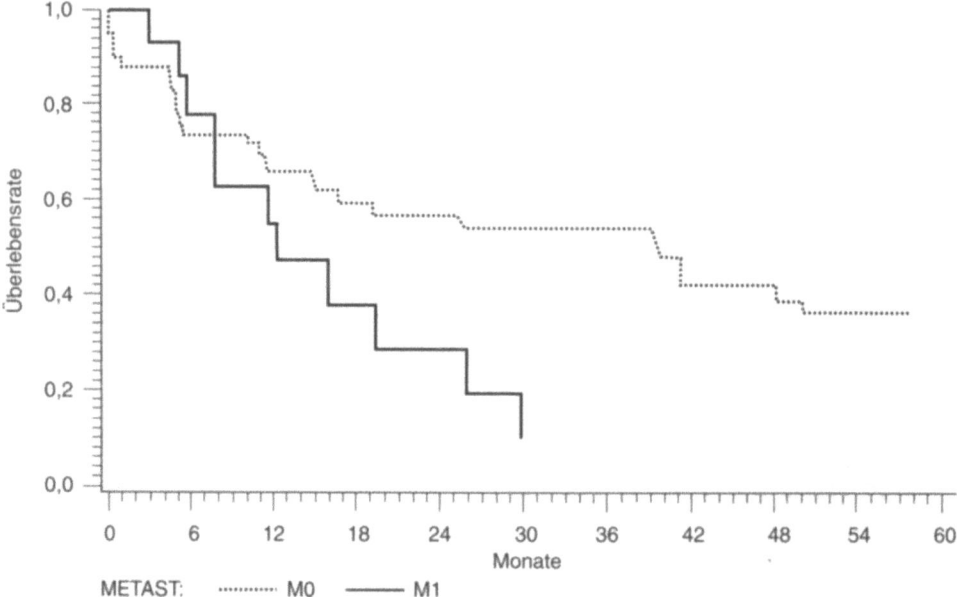

Abb. 3. Patienten mit Nieren-Ca und Cavazapfen

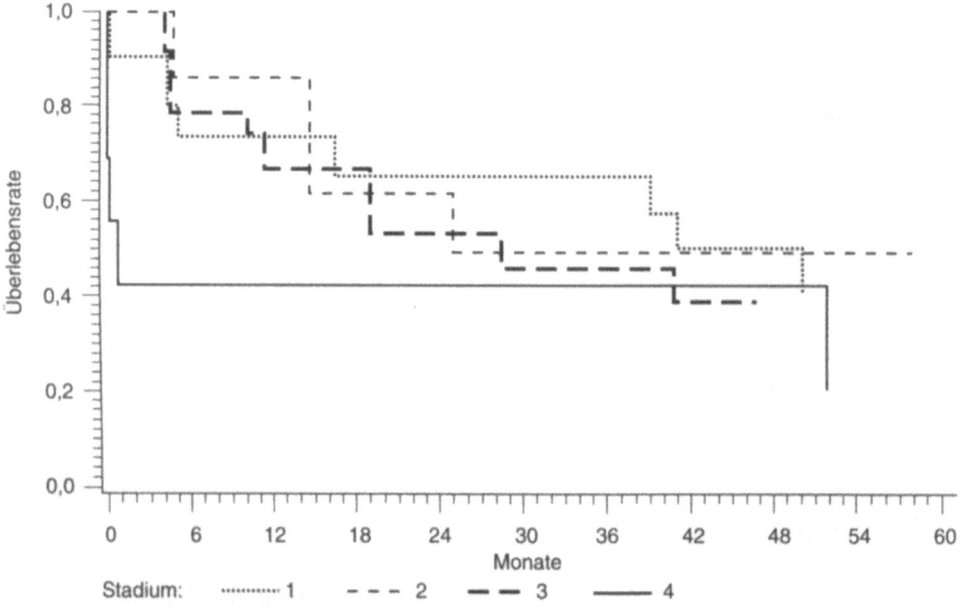

Abb. 4. Patienten mit Nieren-Ca und Cavazapfen (M_0)

cranialen Ausdehnung des Kavazapfens hat die Infiltration der regionalen Lymphknoten einen hochsignifikanten Einfluß auf den Überlebens-outcome. Ein ähnlicher Einfluß von Lymphknotenmetastasen ist auch bei lokalisierten Nierenkarzinomen bekannt.

Mortalitätsrate: Die perioperative Mortalitätsrate über alle Stadien betrug 5%. In den Stadien I–III ist die Letalität mit 1,4% niedrig und unterscheidet sich nicht von der Letalitätsrate einer Tumornephrektomie in einer Universitätsklinik mit einem hohen Anteil eines multimorbiden Patientenguts. Im Gegensatz dazu ist die perioperative Mortalitätsrate im Stadium IV mit 44% sehr hoch, die Ursachen sind oben genannt.

Schlußfolgerung

Stadienorientierte Operationsstrategien sowie die intraoperative Möglichkeit maschineller Umgehungskreisläufe haben dazu beigetragen, die Prognose von Patienten mit Cava-infiltrierenden Nierentumoren erheblich zu verbessern. Durchschnittliche 5 Jahres-Überlebensraten um ca. 40% [2, 3] weisen darauf hin, daß die operative Entfernung eines Nierentumors mit Cavazapfen für die meisten Patienten zwar keine echte Kuration bedeutet, daß jedoch eine zufriedenstellende Langzeitpalliation zu erwarten ist. Es gibt natürlich auch Grenzen der radikalchirurgischen Möglichkeiten: Die chirurgische Option bei metastasierenden Nierentumoren bringt dem Patienten trotz weitgehendem Debulking und adjuvanter Immuntherapie keinen Überlebensvorteil. Allerdings können palliative chirurgische Ansätze aufgrund konsekutiver Folgesymptome wie Blutung oder Alterationen der kardialen Pumpfunktion bei erniedrigtem preload für ein selektioniertes Patientengut in Erwägung gezogen werden. Unter Kenntnis der hohen operativen Mortalität bei Vorhof-infiltrierenden Tumoren muß die Indikation zur Operation trotz fehlender alternativer Therapieoptionen kritisch beurteilt und individuell getroffen werden. Die konzeptionelle Planung und operative Umsetzung in den höheren Stadien ist die Arbeit eines interdisziplinären Teams. Die Kooperation des Verbundes zwischen Urologen, Chirurgen und Herzchirurgen erfordert ein hohes Maß an Standardisierung sowie Erfahrung bei häufig individuell unterschiedlichen intraoperativen Gegebenheiten.

Literatur

1. Staehler G, Liedl B, Kreuzer E et al. (1987) Urologe A (26): 46–50
2. Skinner DG, Prichett TR, Lieskovsky G (1989) Ann Surg 210: 387–392
3. Montie JE, El Ammar R, Pontes JE (1991) Surgery Gynec Obstet 173: 107–115

Die chirurgische Therapie der Tumorembolie der V. cava bei Nierenzellkarzinom

R. I. Rückert, D. Schnorr, H. Türk und J. M. Müller

Klinik für Allgemein-, Gefäß-, Thorax- und Viszeralchirurgie, Humboldt-Universität, Campus Charité Mitte, Schumannstraße 20/21, D-10117 Berlin

Surgical Management of Renal Cell Carcinoma with Inferior Vena cava Tumor Thrombus

Summary. Radical nephrectomy (Nx) with vena caval thrombectomy represents the only realistic chance of cure for patients with renal cell carcinoma with extension into the vena cava inferior (VCI). For stage III, with tumor extension in the retrohepatic VCI up to the diaphragm, a venous bypass technique is described. From July, 1996 through April, 1998, Nx combined with thrombectomy of the VCI was performed by isolation of the VCI, temporary occlusion of the hepatoduodenal ligament, and temporary extracorporal femoral-axillary veno-venous bypass with the Biomedicus pump. Radical resection of tumor thrombus from the VCI was accomplished under direct vision with minimal blood loss and without cardiopulmonary complications. With a follow-up of 21, 16, 9, 2, and 1 months, respectively, all patients are so far free of complications and without recurrent or metastatic disease.

Key words: Renal cell carcinoma – Tumor cell thrombus – Vena cava inferior – Surgical technique

Zusammenfassung. Trotz Tumorzellembolie der V. cava inferior (VCI) ist bei R0-Resektion des Nierenzellkarzinoms eine Kuration möglich. Bei Ausdehnung des Tumors in der VCI proximal der Vv. hepaticae und distal des Atrium dextrum (Stadium III) wird die Anwendung eines temporären Venen-bypass beschrieben. Von 7/1996 bis 4/1998 wurde bei 5 Patienten die Tumornephrektomie samt Thrombembolektomie der VCI in folgender Technik vorgenommen: Isolierung der infradiaphragmalen VCI, temporäre Okklusion des Lig. hepatoduodenale, temporärer extrakorporaler femoro-axillärer veno-venöser Bypass mittels Biomedicus-Pumpe. Damit gelang jeweils die vollständige Tumorentfernung aus der VCI unter Sicht bei minimalem Blutverlust ohne kardiopulmonale Komplikationen. Bei einem Follow up von 21, 16, 9, 2 und 1 Monat sind die Patienten bisher komplikations-, rezidiv- und metastasenfrei.

Schlüsselwörter: Nierenzellkarzinom – Tumorzellembolie – Vena cava inferior – Chirurgische Technik

Das Nierenzellkarzinom mit intracavaler Tumorausbreitung stellt noch immer eine chirurgische Herausforderung dar. Unter allen retroperitonealen Tumoren weist das Nierenzellkarzinom mit 5 bis 10% am häufigsten eine Tumorausbreitung in die V. cava inferior (VCI) ohne

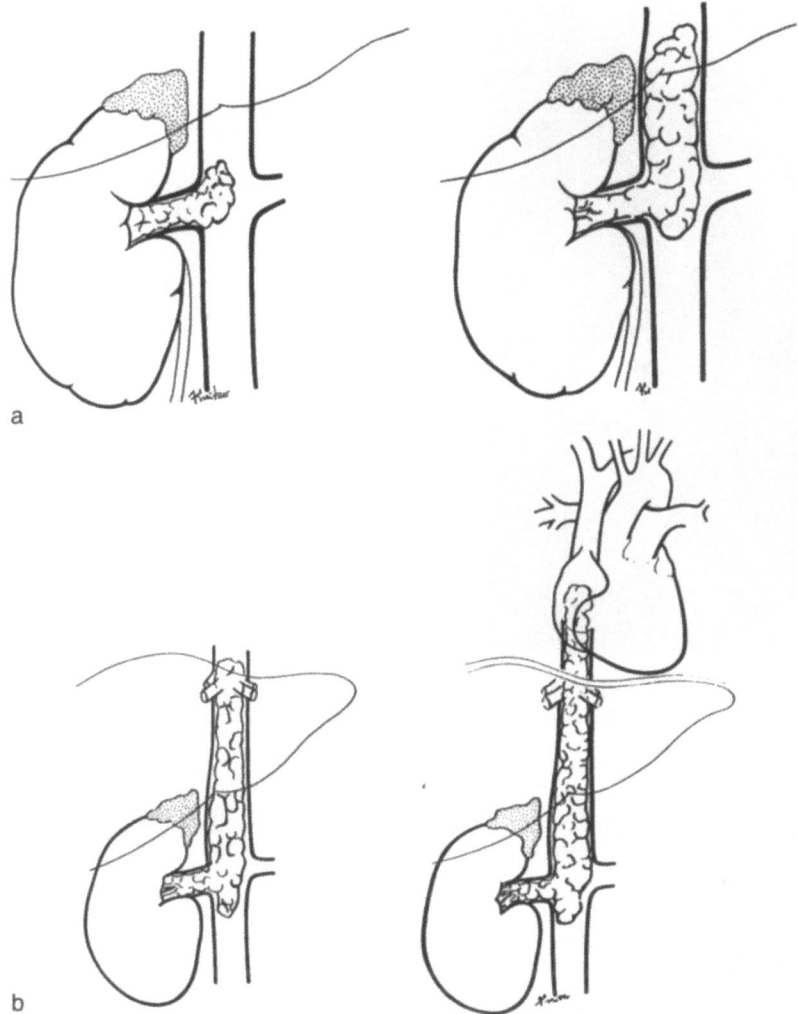

Abb. 1a,b. Stadien der Ausbreitung eines Nierenzellkarzinoms als Tumorthrombus der V. cava inferior (VCI) nach Staehler [3]. **a** Stadium I, links, mit Ausbreitung des Tumorzellthrombus in der V. renalis bis zur VCI; Stadium II, rechts, mit Begrenzung des Tumorthrombus infrahepatisch. **b** Stadium III, links, in dem der Turmorthrombus in der VCI retrohepatisch bis zum Diaphragma reicht; Stadium IV, rechts, mit Tumorausbreitung in den rechten Vorhof

Fernmetastasierung auf [1]. Die Prognose solcher Patienten wird neben dem Vorhandensein von Lymphknoten- oder Fernmetastasen durch die Infiltration des perirenalen Gewebes bestimmt. Die Ausbreitung des Tumorzellthrombus in der VCI hingegen stellt per se kein prognostisch relevantes Kriterium dar [1, 2]. Ein aggressives chirurgisches Vorgehen mit kurativer Intention erscheint aufgrund der akzeptablen perioperativen Morbidität und Mortalität sowie vorliegender Langzeitergebnisse mit 5-Jahres-Überlebensraten bis über 50% bei fehlender Tumorinvasion des perirenalen Fettgewebes und ohne Lymphknoten- oder Fernmetastasen gerechtfertigt [1–6].

Entsprechend des Ausbreitungsgrades des Tumorzapfens in der VCI, bestimmt anhand der Höhe des proximalen Randes des Tumorzellembolus, wurden mehrere Stadieneinteilungen vorgeschlagen, von denen die Einteilung in 4 Stadien nach Staehler unmittelbar therapierelevant und heute allgemein akzeptiert ist (Abb. 1) [3]. Für das Stadium III wird hier ein

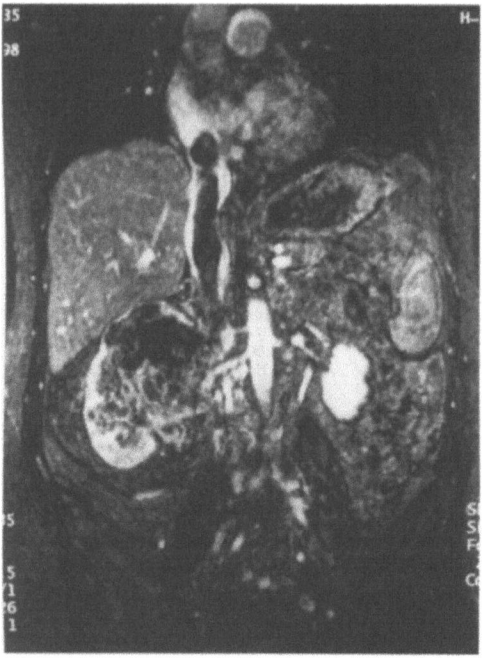

Abb. 2. MRT mit Darstellung eines Nierenzellkarzinoms rechts im Stadium IV der Tumorthrombuspropagation in der VCI. Deutlich ist der proximale Anteil des Tumorthrombus im rechten Vorhof erkennbar

spezielles chirurgisches Vorgehen unter Einsatz eines temporären extrakorporalen venösen Bypass mittels Biopumpe vorgeschlagen. Erste klinische Ergebnisse mit diesem Verfahren werden vorgestellt.

Material und Methoden

In einer prospektiven Beobachtungsstudie von 7/1996 bis 4/1998 wurden alle Patienten mit simultaner Tumornephrektomie wegen Nierenzellkarzinom und Tumorthrombektomie aus der VCI analysiert. Alle Patienten wurden präoperativ einem einheitlichen diagnostischen Procedere unterzogen, das einerseits Metastasen (M- oder N-Stadium) oder ein lokal fortgeschrittenes Tumorstadium (T4) ausschließen und damit die Indikation zur Operation mit kurativer Intention klären sollte. Andererseits mußte das Stadium der Tumorthrombusausdehnung in der VCI möglichst exakt bestimmt werden. Die bildgebenden Verfahren beinhalteten neben der farbcodierten Duplex-Sonographie die Computertomographie (CT), Magnetresonanztomographie (MRT), transösophageale Echokardiographie (TEE) und, fakultativ, die Cavographie. Die MRT wurde entsprechend ihrer diagnostischen Überlegenheit als obligate Untersuchung betrachtet (Abb. 2) [7]. Zum Ausschluß von Metastasen erfolgten zusätzlich Röntgen-Thorax, Skelettszintigraphie und cerebrale CT. Postoperativ wurden die Kontrolluntersuchungen in analoger Weise halbjährlich vorgenommen.

Das chirurgische Vorgehen für das Stadium III war in folgender Weise standardisiert: Zunächst wurden die Vv. femoralis et axillaris auf einer Seite dargestellt. Danach erfolgte der entsprechend der Tumorlokalisation gewählte Zugang über eine Chevron-Inzision oder Thorakolaparotomie bzw. mediane Laparotomie mit Sternotomie. Nach Abklemmen der A. et V. renalis wurde zuerst die radikale Tumornephrektomie vorgenommen. Nun erfolgte nach Anschlingen des Lig. hepatoduodenale die Isolierung der VCI einschließlich einer vollständigen Mobilisation der Leber (Abb. 3). Nach Kanülierung der Vv. femoralis et axillaris und

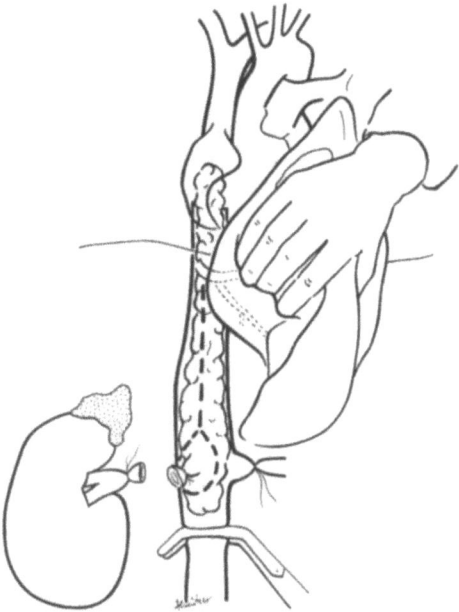

Abb. 3. Operatives Vorgehen im Stadium III und IV, mit Isolierung der VCI einschließlich einer vollständigen Mobilisation der Leber. Anterolaterale Cavotomie nach Tumornephrektomie

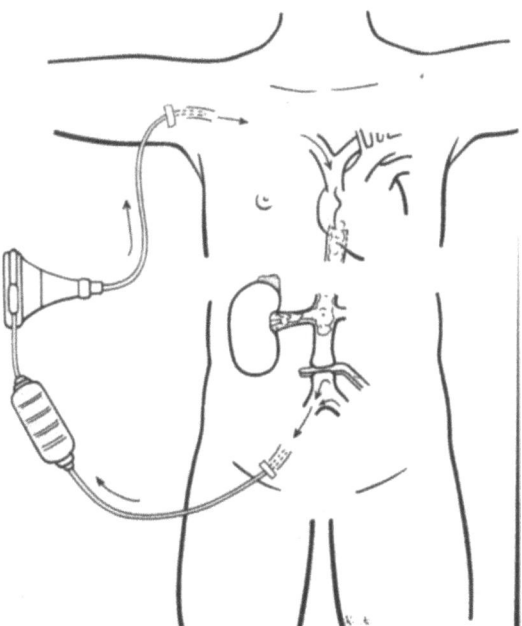

Abb. 4. Prinzip des Einsatzes der Biopumpe als femoro-axillärer veno-venöser Bypass während der Ausklemmung der V. cava inferior

Anschluß des extrakorporalen Bypass mittels Zentrifugalpumpe (RotaFlow, Jostra Medizintechnik AG, Hirrlingen) (Abb. 4) wurde das Lig. hepatoduodenale abgeklemmt (Pringle-Manöver). Danach wurde die VCI infrarenal und suprahepatisch ausgeklemmt. Simultan zum Clamping der VCI wurde der Bypass gestartet und auf ein maximal mögliches Flußvolumen geregelt. Die VCI wurde anterolateral geöffnet. Es schloß sich jetzt die Tumorexstirpation aus der VCI an. Der Tumorzellthrombus wurde en bloc und möglichst vollständig entfernt, wobei wandadhärente Thrombusanteile subtil und, wenn nötig, mittels Spateldissektor abgelöst wurden. Hierbei wurden alle tumorinfiltrierten Wandanteile der VCI einschließlich des Ostiums der betroffenen Nierenvene reseziert. Die Kontinuität der VCI wurde durch Direktnaht, PTFE-Patchplastik oder -Interponat wiederhergestellt. Unter temporärer Überdruckbeatmung erfolgte die stufenweise Freigabe des Blutstromes, zuletzt durch zentrales Declamping der VCI.

Ergebnisse

Es wurden bisher fünf Patienten in der Studie erfaßt, bei denen eine Ausbreitung des Nierentumors bis in die VCI nachweisbar war. Das Durchschnittsalter der Patienten (4 männlich, 1 weiblich) betrug 56 Jahre. Die Ausbreitung des Tumorzellthrombus entsprach dem Stadium II/III mit proximalem Thrombusrand in Höhe der Mündung der Venen des Lobus caudatus bei einem und dem Stadium III bei 4 Patienten. Entsprechend der Tumorthrombusausdehnung war in keinem Fall die Eröffnung des Atrium dextrum erforderlich. Das durch pathomorphologische Untersuchung einschließlich Histologie festgestellte Tumorstadium der in der Studie erfaßten Patienten war entsprechend TNM-Klassifikation in der Fassung von 1997 in 4 Fällen identisch pT3bpN0pM0pR0. Bei einem Patienten war jedoch ein interaortocaval lokalisierter Lymphknoten durch Tumormetastasen infiltriert, entsprechend pT3bpN1pM0pR0. Bei zwei weiteren, in dem Beobachtungszeitraum behandelten Patienten konnte wegen diffuser Lungenmetastasierung bei Stadium III bzw. wegen Kleinhirnmetastasen im Stadium IV keine Operationsindikation mehr gestellt werden.

Die Mortalität in dem betrachteten Krankengut betrug 0%. Komplikationen wurden bisher in zwei Fällen beobachtet. Bei einem Patienten trat im postoperativen Verlauf eine Thrombose der V. femoralis nach Kanülierung für die Biopumpe auf. Bei einem weiteren Patienten wurde eine temporäre Funktionsstörung der Restniere nach Rekonstruktion der Nierenvene durch PTFE-Interponat zur VCI beobachtet. Die Vene war bei der Entfernung des Tumorthrombus, der sich aus der kontralateralen Niere neben der VCI in beide Nierenvenen ausgebreitet hatte, lädiert worden. In beiden Fällen erfolgte eine konservative Therapie. Mit einem Follow up von 21, 16, 9, 2 und 1 Monat sind alle Patienten bisher rezidiv- und metastasenfrei.

Diskussion

Obwohl die erste Exstirpation eines Nierenzellkarzinoms mit Tumorthrombus der VCI bereits 1913 vorgenommen wurde und Rehn 1922 die VCI wegen Adhärenz eines Tumorthrombus resezierte, galt das Nierenzellkarzinom mit Tumorthrombus der VCI bis vor etwa 30 Jahren als inkurabel [8, 9]. Erst 1971 wurde erstmals ein Tumorthrombus aus dem rechten Vorhof entfernt [10]. Heute liegen relativ umfangreiche Erfahrungen über die Möglichkeiten einer radikalen Operation als der einzigen, aber realen Heilungschance für Patienten mit Nierenzellkarzinom und Tumorzellthrombus der VCI vor [1-6]. Eine der wesentlichen Erfahrungen besteht in der stadiengerechten Operationsstrategie. Einigkeit herrscht darüber, daß im Stadium IV, bei Ausdehnung des Tumorzapfens in den rechten Vorhof, die chirurgische Therapie nur unter Einsatz des kardiopulmonalen Bypass in Hypothermie bei Kreislaufstillstand vorgenommen werden sollte [1-6]. Besonders durch Verwendung des minimal-invasiven Zuganges zum rechten Vorhof kann diese Therapieoption weiter verbessert werden [11]. Als Vorteil der Methode gilt das blutfreie Operationsfeld während der Cavotomie. Eine einfache Alternative für das Stadium III stellt die Verwendung eines veno-venösen femoro-axillären Bypass dar, wenn der rechte Vorhof nicht eröffnet werden muß. Gegenüber dem kardiopulmonalen Bypass hat dieses Vorgehen den Vorteil, eine völlige kardiopulmonale Stabilität des Patienten während des Clampings der VCI ohne Kreislaufstillstand, Hypothermie oder Vollheparinisierung zu gewährleisten. Die nach cardiopulmonalem Bypass erhöhte Blutungsgefahr tritt bei diesem Verfahren nicht auf. Während die Stadien I und II in der Regel ohne den temporären Einsatz eines veno-venösen Bypass radikal operiert werden können, ist dieser Zusatz im Stadium III nach unserer bisherigen Erfahrung hilfreich und optimiert das Verfahren der Radikaloperation mit dem Ziel der R0-Resektion. Das blutarme Operationsfeld erlaubt die subtile Thrombembolektomie und gegebenenfalls auch die Resektion von tumorinfiltrierten Wandabschnitten der VCI bis zur eventuell notwendigen Cava-Resektion. Das Zentrifugalpumpen-Prinzip zum Betrieb des extrakorporalen Kreislaufes zeichnet sich durch einen hohen Wirkungsgrad bei minimaler Schädigung der Erythrozyten aus. Wichtig für eine Umleitung des Blutes aus beiden unteren Extremitäten zur V. axillaris ist die Kanülierung der V. femoralis unter Abdichten der Venotomie mittels Tabaksbeutelnaht, so daß kein distales Clamping der Vene erforderlich ist. Zweifellos kann im Stadium III, vor allem bei seit einiger Zeit bestehendem komplettem VCI-Verschluß mit suffizientem Kollateralkreislauf auch ohne den Einsatz der Biopumpe operiert werden. Wir halten aber den veno-venösen Bypass für unkompliziert und sicher genug, um bei geringfügigem zeitlichen Aufwand die Operation zu optimieren. Die prospektive Studie zur Anwendung des hier dargestellten Verfahrens im Stadium III sowie insgesamt zum stadiengerechten operativen Vorgehen bei Tumorausbreitung des Nierenzellkarzinoms in die VCI wird fortgesetzt.

Literatur

1. Skinner DG, Pritchett TR, Liesovsky G, Boyd SD, Stiles QR (1989) Vena caval involvement by renal cell carcinoma. Surgical resection provides meaningful long-term survival. Ann Surg 210: 387–394
2. Swierzewski DJ, Swierzewski JA (1994) Radical nephrectomy in patients with renal cell carcinoma with venous, vena caval, and atrial extension. Am J Surg 168: 205–209
3. Staehler G, Liedl B, Kreuzer E, Sturm W, Schmiedt E (1987) Nierenkarzinom mit Cavazapfen: Einteilung, Operationsstrategie und Behandlungsergebnisse. Urologe A 26: 46–50
4. Langenburg SE, Blackbourne LH, Sperling JW, Buchanan SA, Mauney MC, Kron IL, Tribble CG (1994) Management of renal tumors involving the inferior vena cava. J Vasc Surg 20: 385–388
5. Novick AC, Kaye MC, Cosgrove DM, Angermeier K, Pontes JE, Montie JE, Streem SB, Klein E, Stewart R, Goormastic M (1990) Experience with cardiopulmonary bypass and deep hypothermic circulatory arrest in the management of retroperitoneal tumors with large vena caval thrombi. Ann Surg 212: 472–476
6. Nesbitt JC, Soltero ER, Dinney CPN, Walsh GL, Schrump DS, Swanson DA, Pisters LL, Willis KD, Putnam JB (1997) Surgical management of renal cell carcinoma with inferior vena caval tumor thrombus. Ann Thorac Surg 62: 1592–1600
7. Goldfarb DA, Novick AC, Lorig R, Bretan PN, Montie JE, Pontes JE, Streem SB, Siegel SW (1990) Magnetic resonance imaging for assessment of vena caval tumor thrombi: a comparative study with venacavography and computerized tomography scanning. J Urol 144: 1100–1104
8. Berg AA (1913) Malignant hypernephroma of the kidney. Its clinical course and diagnosis, with a description of the author's method of radical operative cure. Surg Gynecol Obstet 17: 463–469
9. Rehn E (1922) Gefäßkomplikationen und ihre Beherrschung bei dem Hypernephrom. Z Urol Chir 10: 326
10. Ardekani RG, Hunter JA, Thompson A (1971) Hidden hypernephroma simulating right atrial tumors. Ann Thorac Surg 11: 371
11. Fitzgerald JM, Tripathy U, Svensson LG, Libertino JA (1998) Radical nephrectomy with vena caval thrombectomy using a minimal access approach for cardiopulmonary bypass. J Urol 159: 1292–1293

Eingriffe im Bereich des kleinen Beckens

Die pelvine Exenteration aus chirurgischer Sicht

P. E. Goretzki, P. J. Goebell, T. Vogel, H. G. Schnürch und H.-D. Röher

Klinik für Allgemein- und Unfallchirurgie und Klinik für Frauenheilkunde, Heinriche-Heine Universität Düsseldorf, Moorenstraße 5, D-40225 Düsseldorf

Pelvic Exenteration – the Surgical Viewpoint

Summary. Pelvic exenteration (PE) is associated with specific problems in the indication of excision and reconstructive surgery. Indication are colorectal cancer or cervical cancer recurrence. In each case intensive and early cooperation of gynecologist, surgeon and urologist is warranted. Thus, PE is indicated in some T3 N1 and T4 rectal carcinoma patients without distant metastases and may be superior to chemotherapy. In cervix carcinoma recurrence, PE with or without intestinal reconstruction is of specific importance. While intestinal reconstruction may improve the quality of life in R0 resected patients we reluctantly perform this in noncurative treated patients, since their expected survival time is limited and reconstructive surgery in these pretreated patients (radiation and surgery) increases the risk of morbidity.

Key words: Pelvic exenteration – Intestinal reconstruction

Zusammenfassung. Die pelvine Exenteration (PE) als Therapie lokoregionär ausgedehnter colorektaler Karzinome und des Cervixkarzinom-Rezidivs weist spezifische Probleme in der Indikationsstellung wie auch in der operativen Vorgehensweise auf. In jedem Fall ist die intensive und frühzeitige Kooperation zwischen Gynäkologen, Chirurgen und Urologen zwingend notwendig. So ist die PE als Primäroperation eines T3 N1 oder T4-Karzinoms des Rektums zu diskutieren. Bei ausgedehntem Cervixkarzinom-Rezidiv ohne Fernmetastasen ist die PE mit Rekonstruktion des Urogenital- und des Intestinaltraktes immer dann indiziert, wenn eine R0-Resektion möglich ist. Bei R1-Resektionen sollte hingegen von Rekonstruktionen weitgehend Abstand genommen werden, da bei diesen vorbestrahlten und voroperierten Patientinnen eine erhöhte Morbidität zu erwarten ist.

Schlüsselwörter: Pelvine Exenteration – Intestinale Rekonstruktion

Einleitung

Seit Brunschwig 1948 die ersten Ergebnisse pelviner Exenterationen beschrieb, hat sich ein umfassender Wandel in der Mortalität und Morbidität dieser Operation ergeben, wie auch mögliche Zusatz- und Alternativ-Therapien (Radio-Chemo-Therapie) entwickelt wurden. Deshalb muß gefragt werden, ob die totale pelvine Exenteration als Therapieprinzip beim Rektumkarzinom und bei Rezidiven des Cervixkarzinoms heute noch indiziert ist, wobei besonders die möglichen Komplikationen dieser Operation und die nach der Operation erhaltene Lebensqualität der Patientinnen im Vordergrund stehen.

Die pelvine Exenteration bei lokal fortgeschrittenen colorektalen Karzinomen

Bis zu 10% der Patienten mit lokal fortgeschrittenem colorektalem Karzinom können durch multiviszerale Eingriffe mit Entfernung des Rectums und des Os coccygis bzw. Os sacrum, der Vagina und des Uterus sowie Harnblase radikal im Sinne einer R0-Resektion behandelt werden (A. M. Cohen & I. D. Minsky 1990, R. S. Yeung et al. 1993, S. H. Meterissian et al. 1996). Nach allgemeiner Erfahrung wird bei der Primärtherapie des colorektalen Karzinoms in etwa 4% die Indikation zur multiviszeralen Chirurgie bei Infiltration des Tumors in die Nachbarorgane gestellt. Die Prognose der Patienten bezüglich des 2–5 Jahres-Überlebens wird dabei hauptsächlich durch die Möglichkeit einer R0-Resektion bestimmt. Hierbei zeigt sich, daß bei primär als irresektabel eingeschätzten colorektalen Karzinomen eine präoperative externe Vorbestrahlung in etwa 50% die Möglichkeit einer R0-Resektabilität eröffnet, so daß die Vorbestrahlung bei T4 und T3N1 Tumoren heute zur Standardtherapie dieses Tumors zählt.

Ist die Indikation zur pelvinen Exenteration aufgrund eines lokal ausgedehnten Rektumkarzinoms gegeben, kann bei radikaler Entfernung des Tumors ein vergleichbar gutes Ergebnis bezüglich des Überlebens der Patienten erreicht werden wie bei multiviszeralen Eingriffen ausgedehnter intraabdomineller Colonkarzinome. Eine Zusammenstellung von M. J. Lopes und W. W. Monafo 1993 zeigte, daß bei über 200 Patienten mit pelviner Exenteration aufgrund eines colorektalen Karzinoms eine 5-Jahres Überlebensrate von 64% bei fehlender Lymphknotenmetastasierung und eine von 32% bei Lymphknotenmetastasierung erreicht wurde. Dies ist den Ergebnissen intraabdomineller multiviszeraler Chirurgie bei Colonkarzinomen vergleichbar. Ein Unterschied besteht jedoch in der Morbidität und Mortalität des Eingriffs. Pelvine multiviszerale Operationen wiesen bei 60% der Patienten eine signifikante Morbidität auf und 12% Mortalität, während multiviszerale abdominelle Eingriffe eine Morbiditäts- und Mortalitäts-Rate von 27% bzw. 6% zeigten. Somit ist die Indikation zur multiviszeralen pelvinen Chirurgie beim kolorektalen Karzinom nur nach Vorbestrahlung und unter Voraussetzung einer möglichen R0-Resektion generell akzeptabel, bzw. für seltene Fälle spezifischer Komplikationen (Kloakenbildung, intraktable Schmerzen etc.) zu überlegen.

Inwieweit pelvine Exenterationen in der Therapie von Rektumkarzinom-Rezidiven erfolgversprechend sind, wird in der Literatur unterschiedlich angegeben. Eine Darstellung der 2–5-Jahres-Überlebensrate entsprechend langfristig beobachteter Patienten, ohne Berücksichtigung mathematisch extrapolierter Werte, ergibt ernüchternde Zahlen von unter 30% Jahres-Überlebensraten. Die fraglichen Langzeiterfolge und die Berücksichtigung der Morbidität pelviner Exenterationen im Rahmen von Rezidiveingriffen läßt uns die Indikation zur pelvinen Exenteration bei Rezidiven colorektaler Karzinome ausgesprochen zurückhaltend stellen. So wird auch von R. S. Jeung et al. (1993) die Indikation zur pelvinen Exenteration bei colorektalen Karzinom-Rezidiven nur bei nicht behandelbaren Schmerzen, der Entwicklung einer Kloake oder der einer rektovesikalen Fistel gestellt. Weitergehende Exenterationen bis hin zur Hemipelvektomie führen wir nicht durch, und hoffen hier vermehrt auf die Möglichkeiten einer kombinierten Radio-Chemotherapie.

Pelvine Exenteration bei Cervixkarzinomen und Cervixkarzinom-Rezidiven

Patientinnen mit Karzinom-Rezidiven des Uterus stellen 50–70% aller Patienten mit pelviner Exenteration. Die weiteren Indikationen zur pelvinen Exenteration sind Vagina- und Vulvakarzinome in 10–25%, Blasen- und Ureterkarzinome in 5–15% und colorektale Karzinome in 5–10%.

Da die primäre Therapie des Cervixkarzinoms in einer präoperativen externen und intrakavitären Radiatio mit nachfolgender Wertheim-Operation liegt, ist die multiviszeral durchgeführte Operation meist den Lokalrezidiven ohne Fernmetastasen (barrelshape-Tumore) vorbehalten. Die 5-Jahres-Überlebensrate ist bei R0-Resektion dieser Patienten mit 33–61% weitaus höher einzuschätzen als die von Patienten mit Rezidiven colorektaler Karzinome, und rechtfertigt somit das relativ häufige chirurgisch radikale Vorgehen (Monaghan JM 1997, Stanhope CR & RE Symmonds 1985).

Eine Einschränkung dieser positiven operativen Erfolge in der Therapie des Cervixkarzinom-Rezidivs ist jedoch immer dann gegeben, wenn der Tumor größer als 3 cm ist, oder eine periaortale Lymphknotenbeteiligung bzw. eine R1-Resektion vorliegen. In diesen Fällen sinkt die 5-Jahresüberlebensrate von 50–70% auf 24–10% ab.

Die Morbidität von 40–60% und Mortalitätsraten von 2–13% dieses Eingriffs werden oft summarisch angegeben, so daß sich die Frage stellt, unter welchen Voraussetzungen nach pelviner Exenteration eine Rekonstruktion von Harnblase, Vagina und Rektum mit dadurch bedingter zusätzlicher operativer Gefährdung des Patienten indiziert ist, und wann die Patientinnen von einer Exenteration ohne größere Rekonstruktionen profitieren.

Patientinnen und Ergebnisse

Von 1986 bis 1996 führten wir bei 45 Patientinnen eine hintere bzw. totale pelvine Exenteration durch, und es konnte bei 29 Patientinnen eine klinisch kurative Situation geschaffen werden. Bei 25 dieser Patientinnen wurde eine Rekonstruktion des Intestinaltraktes mit colorektaler Anastomose vorgenommen, wohingegen 4 aufgrund der Infiltration des Sphinkters eine perineale Extirpation mit Anlage eines endständigen Colostomas erhielten. Sechzehn weitere Patientinnen mit hinterer bzw. totaler pelviner Exenteration aufgrund eines Cervixkarzinom-Rezidivs zeigten intraoperativ eine eindeutige R1-Situation, so daß bei ihnen primär keine Re-Anastomosierung des Intestinaltraktes erfolgte. Postoperativ wiesen 11 der 25 potentiell kurativ operierten Patientinnen Infiltrationen des Tumors bis in die Absetzungsränder auf, so daß insgesamt 27 der 45 Patientinnen nur palliativ reseziert werden konnten. Bei 10 der 25 Anastomosen zeigte sich im weiteren Verlauf nach durchschnittlich 12 Tagen eine Leckage der Anastomose. Dies liegt weit über der Häufigkeit von Insuffizienzen bei anderen gefährdeten Colon- und Rectum-Anastomosen.

Insgesamt mag die Gefährdung colorectaler Anastomosen bei Patientinnen mit Cervix-Karzinom-Rezidiven durch eine Kombination von aktinischen Veränderungen aufgrund langfristiger Vorbestrahlung und Vorschädigung aufgrund vorangegangener Wertheim-Resektion beruhen. Die hier dargestellte hohe Komplikationsrate intestinaler Anastomosen bei Patienten mit Cervixkarzinom-Rezidiven veranlaßte uns, alle colorektalen Anastomosen durch ein vorgeschaltetes Colo- bzw. Ileostoma zu schützen und, falls möglich, die Anastomose zusätzlich mit einer Netzplombe zu sichern.

Bedeutung der Kooperation von Gynäkologen, Urologen und Chirurgen bei pelviner Exenteration

Besonders in der Therapie von Cervixkarzinom-Rezidiven zeigt sich der Vorteil frühzeitiger Kooperation aller beteiligten Fachgebiete, da nur durch gemeinsame Indikationsstellung und frühzeitige Kooperation die Belastbarkeit der Patienten, das genaue präoperative Staging und der intraoperative Befund aktinischer Vorschäden plus Ausdehnung des Tumors und Schäden durch die Voroperation exakt einschätzbar sind. Dies erscheint um so wichtiger, als der Chirurg teilweise nur zur Rekonstruktionsphase konsiliarisch hinzugezogen wird. Doch nur bei Kooperation während der gesamten Operationsphase von im Mittel etwa 8 Stunden ist die Indikation zur Rekonstruktion des Intestinaltraktes zu stellen. So wird verhindert, daß bei R1-Resektionen mit schlechter Prognose ein risikoreiches Rekonstruktionsverfahren zur Verbesserung der Lebensqualität eingegangen wird, welches letztendlich nur zu einer Verlängerung des Krankenhausaufenthaltes bei geringer Restlebenszeit führt.

Eigene Ergebnisse an 25 Patientinnen mit R1-Resektionen zeigten, daß keine der Patientinnen mehr als 3 Jahre überlebte, und trotz fehlender Operationsletalität einige Patientinnen mehr als die Hälfte ihrer Restlebenszeit auch aufgrund operativer Morbidität im Krankenhaus verbringen mußten (Abb. 1).

Nach den Daten aus der Literatur und unseren eigenen Ergebnissen bezüglich der pelvinen Exenteration von Rezidiven des Cervixkarzinoms kann die Indikation zur multiviszera-

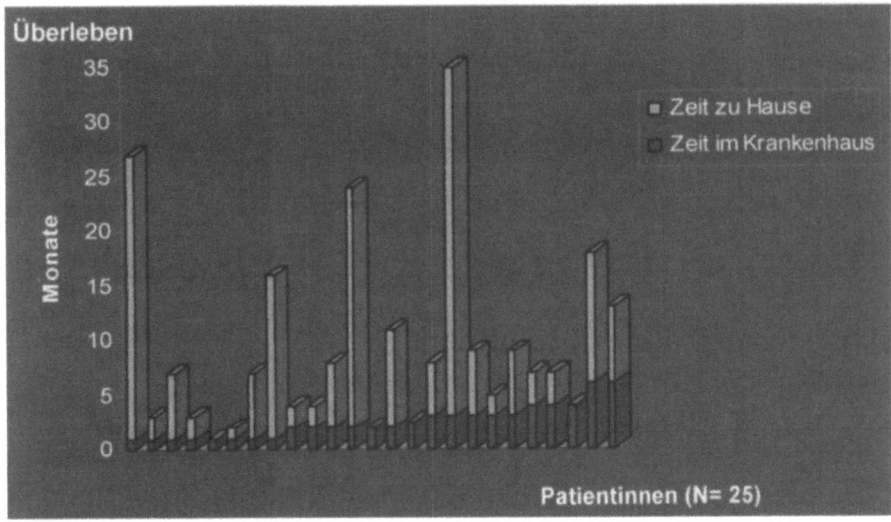

Abb. 1. Die pelvine Exenteration aus chirurgischer Sicht bei Cervix Ca-Rezidiv

len Chirurgie in Kombination mit einer Brachy-Therapie relativ weit auch für einige palliative Resektionen gestellt werden.

Eine intestinale Re-Anastomosierung dieser vorbestrahlten und voroperierten Patientinnen ist jedoch nur sinnvoll bei R0-Resektionen, fehlender Fernmetastasierung und gutem Allgemeinzustand der Patientin.

Literatur

1. Brunschwig A (1948) Complete excision of pelvic viscera for advanced carcinoma. Cancer July: 177
2. Cohen AM, Minsky BD (1990) Aggressive surgical management of locally advanced primary and recurrent rectal cancer. Dis Col Rect 33: 432
3. Yeung RS, Moffat FL, Falk RE (1993) Pelvic exenteration for recurrent and extensive primary colorectal adenocarcinoma. Cancer 72: 1853
4. Meterissian SH, Skibber JM, Giacco GG, El-Naggar AK, Hess KR, Rich TA (1996) Pelvic exenteration for locally advanced rectal carcinoma: factors predicting improved survival. Surgery 121: 479
5. Monaghan JM (1997) The assessment and surgical management of recurrent pelvic cancer of the female genitalia. Br J Urol 80: 62
6. Stanhope CR, Symmonds RE (1985) Palliative exenteration – what, when, and why? Am J Obstet Gynecol 152: 12

Die pelvine Exenteration als multimodales, interdisziplinäres Konzept aus gynäkologischer Sicht

P. G. Knapstein, M. Höckel, S. Hawighorst-Knapstein und S. O. Hoffmann

Klinik und Poliklinik für Geburtshilfe und Frauenkrankheiten, Universitätsklinikum, Langenbeckstraße 1, D-55131 Mainz

The Pelvic Exenteration: a Multimodal Interdisciplinary Concept as Seen in Gynecologic Oncology

Summary. The perioperative mortality rate in extended operations today should be less than 1%. The morbidity can be low by an optimal intensive care management. Longterm recurrence-free survival is 50% if the tumor together with the adjacent organs is resected with free margins. Organ reconstruction, i.e., neo-bladder, neo-vagina, colon reanastomosis, neo-vulva is performed using an interdisciplinary approach. For tumors infiltrating the pelvic wall, the CORT-procedure has been developed with good results. Intensive psychosocial support is mandatory.

Key words: Pelvic exenteration – Pelvic reconstruction – Gynecologic oncology

Zusammenfassung. Die perioperative Mortalität bei diesen ausgedehnten Beckeneingriffen sollte heute weniger als 1% betragen. Die Morbidität kann durch ein optimales perioperatives Management beherrscht werden. Das rezidivfreie Überleben nach 5 bzw. 10 Jahren beläuft sich etwa auf 50%, wenn der Tumor zusammen mit den infiltrierten Nachbarorganen in sano reseziert werden kann. Die Organwiederherstellung (Neoblase, Neovagina, Colonreanastomose, Neovulva) geschieht durch interdisziplinäre Zusammenarbeit mit den Urologen und den Abdominal-Chirurgen. Für Beckenwandrezidive wurde das CORT-Konzept mit guten Heilungsergebnissen an unserer Klinik entwickelt. Eine intensive psychosoziale Betreuung der Patientinnen ist unverzichtbar.

Schlüsselwörter: Pelvine Exenteration – pelvine Rekonstruktion – gynäkologische Onkologie

Die Rektumresektion im Rahmen der multivisceralen interdisziplinären Resektion im kleinen Becken

M. Kruschewski[1], N. Runkel[1], Ch. Becker[2], E. Riede[1], F. Opri[2], R. Heicappell[3] und H. J. Buhr[1]

[1] Chirurgische Klinik I, [2] Frauenklinik und [3] Urologische Klinik, Klinikum Benjamin Franklin, Freie Universität Berlin, Hindenburgdamm 30, D-12200 Berlin

Rectal Resection in the Frame of Multivisceral Interdisciplinary Resectioning in the Lesser Pelvis

Summary. Multivisceral resectioning is the only curative treatment for progressive carcinomas extending beyond the organ. The results of 25 consecutively operated patients are presented in this prospective observational study. Twelve patients underwent surgery for a primary tumor and 13 for a recurrence. Radical resectioning was achieved in 5 of 12 and in 3 of 13 patients. Restoration of continuity obtained in 11 of 12 and in 7 of 13 patients. Morbidity was 33% and 62%. None of the patients died from complications. An aggressive surgical approach is justifiable on account of the acceptable morbidity and mortality as well as the high rate of preserved continence through modern reconstruction procedures.

Key words: Multivisceral resectioning – Rectal resection – Interdisciplinary concept

Zusammenfassung. Eine Kuration fortgeschrittener, organüberschreitender Karzinome im Bereich des kleinen Beckens kann nur durch eine multiviscerale Resektion erreicht werden. In dieser prospektiven Beobachtungsstudie werden die Ergebnisse von 25 konsekutiv operierten Patienten dargestellt. 12 Patienten wurden wegen eines Primärtumors und 13 Patienten wegen eines Rezidivs operiert. Eine R0-Resektion konnte bei 5 von 12 bzw. bei 3 von 13 Patienten erreicht werden. Die Wiederherstellung der Kontinuität gelang bei 11 von 12 bzw. bei 7 von 13 Patienten. Die Morbidität betrug 33% bzw. 62%. Kein Patient verstarb infolge von Komplikationen. Bei vertretbarer Morbidität und Letalität sowie einer hohen Rate an Kontinenzerhalt durch Anwendung moderner Rekonstruktionsverfahren erscheint ein aggressives chirurgisches Vorgehen gerechtfertigt.

Schlüsselwörter: Multiviscerale Resektionen – Rektumresektion – interdisziplinäres Konzept

Einleitung

Die fortgeschrittenen, organüberschreitenden Karzinome im Bereich des kleinen Beckens stellen eine interdisziplinäre Herausforderung dar. Eine Kuration läßt sich häufig nur durch eine ausgedehnte Resektion (Exenteration) erreichen. Solche multivisceralen Resektionen im kleinen Becken gelten bei vielen als selten kurativ, mit einer hohen Komplikationsrate behaftet und verstümmelnd, da in der Regel keine Rekonstruktion der intestinalen Kontinuität durchgeführt wird. Vor diesem Hintergrund wurde das Krankengut der multivisceralen Rektumresektionen (hintere Exenteratio) der letzten Jahre prospektiv dokumentiert und unter folgenden Fragestellungen analysiert. Wie häufig läßt sich durch ausgedehnte Resektionen eine R0-Situation erzielen? Wie hoch ist die Rate an Kontinenzerhalt und mit welcher Morbidität und Letalität sind derartig umfangreiche Operationen verbunden?

Krankengut und Methode

Prospektive Beobachtungsstudie (1/1995 bis 3/1998) aller Patienten, bei denen im Rahmen einer multivisceralen Resektion im kleinen Becken eine Rektumresektion durchgeführt wurde.

Ergebnisse

Es wurden 25 konsekutive Patienten mit einem mittleren Alter von 59 Jahren (33–76), davon 23 Frauen in die Studie eingeschlossen. Bei den Tumoren handelte es sich in 12 Fällen um Primärtumoren und in 13 Fällen um Rezidive, wobei die gynäkologischen Tumorentitäten jeweils den überwiegenden Anteil bildeten (Tabelle 1). Neben den Rektumresektionen wurden somit auch überwiegend Resektionen am weiblichen Genitale durchgeführt (Tabelle 2). Bei den Primäroperationen konnte bei 5 von 12 Patienten eine R0-Resektion erzielt werden, dies war hingegen nur bei 3 von 13 Patienten mit einem Rezidiv der Fall (Tabelle 3). Die Wiederherstellung der Kontinuität gelang bei 11 von 12 Patienten beim Primäreingriff und bei 7 von 13 Patienten bei der Rezidivoperation (Tabelle 4). Als Indikationen für eine

Tabelle 1. Tumorentitäten

	Primär-Tumor (n)	Rezidiv (n)
Rektum-Ca	2	4
Anal-Ca	–	1
Vaginal-Ca	4	2
Tuben-Ca	–	1
Ovarial-Ca	6	5
	12	13

Tabelle 2. Resektion weiterer Organe

	Primär-Tumor (n)	Rezidiv (n)
Hysterektomie	10	4
+ Adnektomie		
+ Lymphadenektomie		
Omentektomie	6	–
Debulking	–	6
Kolpektomie	5	4
Cystektomie	1	2
Prostatektomie	–	2
Blasenteilresektion	–	4

Tabelle 3. Radikalität (R0-Resektion)

	Primär-Tumor (n)	Rezidiv (n)
Rektum-Ca	2/2	2/4
Anal-Ca	–	–/1
Vaginal-Ca	3/4	1/2
Tuben-Ca	–	–/1
Ovarial-Ca	–/6	–/5
	5/12	3/13

Tabelle 4. Kontinuitätswiederherstellung

	Primär-Tumor (n)	Rezidiv (n)
Rektum-Ca	1/2	2/4
Anal-Cal	–	–/1
Vaginal-Ca	4/4	1/2
Tuben-Ca	–	–/1
Ovarial-Ca	6/6	4/5
	11/12	7/13

Tabelle 5. Rekonstruktionsverfahren

	(n)	Kontinuitätswiederherstellung	(n)
Tiefer Rektumbefall	8	Tiefe Descendorectostomie	4
		Colopouchanale Anastomose	2
Sphincterinfiltration	5	Gracilisplastik + Neorectum	2
R1/2-Situation im kleinen Becken	4	Tiefe Descendorectostomie	1
	17		9

Tabelle 6. Komplikationen

	Primär-Tumor (n)	Rezidiv (n)
Anastomoseninsuffizienz	–	–
Blutung	–	1
Nachblutung	–	1
Wunddehiszenz	–	1
Subileus	–	1
Pelviner Abszeß	1	–
Wundinfekt	1	2
Pneumonie	1	2
Pankreatitis	1	–
	4/12	8/13

Diskontinuitätsresektion gelten häufig der tiefe Rektumbefall, die Sphincterinfiltration sowie eine R1/2-Situation im kleinen Becken. Dennoch konnte unter Anwendung moderner Rekonstruktionsverfahren bei 9 von 17 Patienten, bei denen diese Situation gegeben war, die Kontinuität wiederhergestellt werden (Tabelle 5). Die Morbidität betrug bei den Primäreingriffen 33% und bei den Rezidiveingriffen 62%, wobei major complications nur in der Rezidivgruppe auftraten. In dieser Serie kam es indes zu keiner Anastomoseninsuffizienz und kein Patient verstarb (Tabelle 6).

Diskussion

Das Krankengut der letzten 3 Jahre, mit Rektumresektion als zentralem Bestandteil der multivisceralen Resektion im kleinen Becken, setzte sich aus diversen Tumorentitäten zusammen, wobei in unserer Klinik gynäkologische Tumoren überwogen. Daher erfolgten neben der Rektumresektion vor allem Operationen am weiblichen Genitale im Sinne einer multivisceralen Resektion. Besonders der hohe Anteil an Ovarialcarcinomen, sowohl in der Primärgruppe als auch in der Rezidivgruppe, ist bei der Bewertung des Anteils an R0-Resektionen zu berücksichtigen. Denn bei fortgeschrittenen Ovarialtumoren ist das Ziel der Operation das ausgedehnte Debulking, da bei diesen Tumoren auch R1/2-Resektionen prognostisch sinnvoll sind [3]. In Übereinstimmung mit der Literatur kann bei soliden Primärtumoren häufig eine R0-Resektion durchgeführt werden, der Anteil bei den Rezidiven ist naturgemäß entsprechend geringer [1, 2, 4–6].

Von besonderer Bedeutung für die Patienten ist neben dem Erreichen der Kuration die Vermeidung eines permanenten Stomas. Bei knapp 70% der Patienten (17/25) fand sich entweder ein tiefer Rektumbefall, eine Sphincterinfiltration oder eine R1/2-Situation. Diese Situationen gelten häufig als Indikation für eine Diskontinuitätsresektion. Unter Anwendung moderner Rekonstruktionsverfahren (ultratiefe Stapler-Anastomose, Colopouchanale Anastomose sowie Bildung eines Neorektums mit Gracilisplastik) gelang es bei mehr als 50%

dieser Patienten die Kontinuität wiederherzustellen und so ein definitives Stoma zu vermeiden (Tabelle 5). Dabei scheint die Erweiterung des Eingriffs durch die Rekonstruktion nicht mit einer Erhöhung der Morbidität verbunden zu sein. In dieser kleinen Serie kam es zu keiner Anastomoseninsuffizienz und kein Patient verstarb infolge von Komplikationen.

Bei vertretbarer Morbidität und Letalität sowie einer hohen Rate an Kontinenzerhalt durch moderne Rekonstruktionsverfahren erscheint daher ein aggressives chirurgisches Vorgehen gerechtfertigt.

Literatur

1. Baigrie RJ, Berry AR (1994) Management of advanced rectal cancer. Br J Surg 81: 343–352
2. Eisenberg StE, Kraybill WG, Lopez MJ (1990) Long-term results of surgical resection of locally advanced colorectal carcinoma. Surgery 108: 779–786
3. Jänicke F, Schattenmann G, Kuhn W, Graeff H, Siewert JR (1994) Sekundäre Debulking-Operation beim Ovarialcarcinom. Chirurg 65: 10–17
4. Lopez MJ, Monafo WW (1993) Role of extended resection in the initial treatment of locally advanced colorectal carcinoma. Surgery 113: 365–372
5. Schultheis K-H, Ruckriegel S, Gebhardt C (1994) Multiviszerale Resektion des fortgeschrittenen kolorektalen Karzinoms. Langenbecks Arch Chir 379: 20–25
6. Schumpelick V, Braun J (1995) Das Sakralrezidiv des Rektumcarcinoms. Chirurg 66: 931–940

Hauptthema

Fortschrittsberichte

*Der überragende Fortschritt der bildgebenden Diagnostik –
die Wertung für die tägliche Arbeit*

Fortschritt der bildgebenden Diagnostik im Bereich des Thorax (CT, MRT, Intervention) – Bedeutung und Wertung für den Chirurgen

F. W. Schildberg und H. Fürst

Chirurgische Klinik und Poliklinik, Klinikum Großhadern, LMU, Marchioninistraße 15,
D-81377 München

Progress in Radiological Diagnostical Procedures of the Thorax (CT Scan, MRI, Intervention Techniques) – Significance and Value for the Surgeon

Summary. Among radiological diagnostical procedures, the conventional chest X-ray has retained its significance as a screening investigation up to the present. Digital imaging does not reveal any advantages. Due to its higher resolution the CT scan, particularly the spiral CT scan, has markedly increased radiological possibilities, thus influencing surgical oncology significantly. Tumor invasion of the mediastinum, heart, and thoracic wall has become detectable, as well as enlarged lymph nodes and metastases. CT angiography permits a better assessment of large vessels by aortic rupture or dissection and pulmonary embolism, to name a few. MRI is inferior to CT scan in this respect, displaying a slight advantage in terms of detecting tumor infiltration of the nerval plexus, i.e. pancoast syndrome.

Key words: Lung tumors – Mediastinal tumors – Aortic alterations – Radiological diagnostical procedures

Zusammenfassung. Unter den bildgebenden Verfahren hat die Thoraxübersichtsaufnahme ihre Bedeutung als Screening-Untersuchung bis heute behalten. Die digitale Aufnahme bringt demgegenüber keine Vorteile. Die CT, insbesondere die Spiral-CT hat dank ihres großen Auflösungsvermögens die Aussagefähigkeit der Radiologie deutlich erweitert und hat die Tumorchirurgie wesentlich beeinflußt. Tumorinvasion in das Mediastinum, das Herz und die Thoraxwand sind dadurch ebenso nachweisbar geworden wie LK-Vergrößerungen und Metastasen. Die Angio-CT erlaubt eine bessere Beurteilung der Gefäße z. B. bei Aortenrupturen, Aortendissektion und Lungenembolie. Die Wertigkeit der MRT ist der CT unterlegen, geringe Vorteile bestehen lediglich beim Nachweis von Tumoreinbrüchen in den Nervenplexus beim Pancoast-Syndrom.

Schlüsselwörter: Lungentumoren – Mediastinaltumoren – Aortenveränderungen – bildgebende Diagnostik

Die Technik der bildgebenden Diagnostik bei Erkrankungen des Thorax hat in den vergangenen Jahren zu ganz erheblichen Fortschritten geführt – bis hin zu dreidimensionalen Darstellungsmöglichkeiten z. B. von Lungentumoren oder Aortenbogenanomalien und auch zu virtuellen Explorationen von Hohlorganen wie der Trachea. Diese Entwicklungen sind teilweise noch in vollem Gange, so daß aktuelle Stellungnahmen zur klinischen Bedeutung derzeit nur in Form von „Momentaufnahmen" möglich sind. Dennoch ist es erforderlich, sich über die Aussagemöglichkeiten einer Methodik Klarheit zu verschaffen, damit der Einsatz unterschiedlicher Techniken gezielt erfolgen kann und überflüssige Untersuchungen vermieden werden.

Die Palette thoraxchirurgischer Erkrankungen, die der bildgebenden Diagnostik bedürfen, ist vielgestaltig und reicht von sogenannten Rundherden unklarer Genese über die verschiedenen Tumorformen in Lunge und Mediastinum bis hin zu den Anomalien des Aortenbogens (siehe Tabelle 1). Selbstverständlich hat jede dieser Erkrankungen ihre eigene diagnostische Problematik, so daß die Frage nach der klinischen Wertigkeit einzelner bildgebender Techniken sehr differenziert beantwortet werden muß. Vielen Fragestellungen ist dabei gemeinsam die Unsicherheit in der Dignitätsbeurteilung eines tumorösen Befundes, gerade hier haben sich jedoch bisher keine Methoden entwickeln lassen, die der bioptischen Beurteilung an Sicherheit gleich kämen.

Der Lungenrundherd

Hier handelt es sich meist um einen Zufallsbefund oder das Ergebnis einer Screening-Untersuchung. Form und Lage des Tumors können vielgestaltig sein. Die klinische Diagnostik gilt als schwierig, eindeutige Kriterien für einen benignen Prozeß existieren nicht, Größenzunahme und Neuauftreten sprechen eher für eine Malignität, beweisen diese aber ebenso wenig wie das vierteljährlich registrierte fehlende Wachstum eines Befundes auf Benignität schließen lassen darf. Flüssigkeitsspiegel und Luftsichel lassen eher an eine infektiöse Ursache denken, besonders wenn auch die Anamnese in diese Richtung weist. Eine Ergänzung des Thoraxübersichtsbildes in 2 Ebenen durch eine CT ist empfehlenswert. Diese erlaubt zusätzlich eine genaue Lokalisation der Tumorlage, was für die Wahl des Operationsverfahrens wichtig ist (offen, minimal invasiv), und vermag Mehrfachbefunde bis hinab zur Größe von 3 mm zu entdecken. Hinzu kommt, daß auch mediastinale Tumoren wie z. B. vergrößerte Lymphknoten zunehmend besser dargestellt werden können, obwohl – wie oben erwähnt – daraus sichere Rückschlüsse auf die Dignität eines Prozesses nicht gezogen werden dürfen. Das heißt, daß unverändert Lungenrundherde der histologischen Diagnostik zugeführt werden müssen.

Multiple Rundherde legen von Anfang an den Verdacht auf eine Metastasierung nahe. Nutzt man hier alle Möglichkeiten der Spiral-CT, so können vermutlich alle Metastasen bis hinunter zur Größe von 1–3 mm erfaßt werden. Dies hat in zweifacher Weise Auswirkungen auf die chirurgische Verfahrenswahl. Glaubte man früher, bei Metastasenbefall auch die kontralaterale Lunge explorieren zu müssen, so kann dies heute bei fehlendem radiologischen Metastasennachweis unterbleiben. Dadurch entfällt auch die Notwendigkeit zur grundsätzlichen Sternotomie. Darüber hinaus könnte man sich bei peripherem Sitz der Metastasen zur Resektion der minimal invasiven Operationstechnik im Sinne der videoassistierten Thora-

Tabelle 1. Bildgebende Diagnostik im Bereich des Thorax

- Lungenrundherd
- Metastasen
- Bronchialkarzinom
- Mediastinaltumoren
- Pleuratumoren
- Thoraxtrauma
- Pleuraempyem
- Gefäße

Tabelle 2. Metastasenchirurgie (Darstellung von Rundherden bis 3 mm)

- Operative Entfernung von Metastasen nur auf der Seite nachgewiesener Rundherde
- keine explorative Thorakotomie auf der Gegenseite bei unauffälligem CT-Befund
- Thorakoskopische Resektion von einzelnen, peripheren Rundherden möglich

Tabelle 3. Chirurgische Fragen und deren diagnostische Beantwortung beim Bronchialkarzinom

	Röntgen-Thorax	CT	MRT
Tumorgröße	+	+	
Tumorlokalisation	+	+	
Atelektase	+	+	
Mediastinalinfiltration		+	
Herzinfiltration		+	+
Lymphknotenvergrößerung		+	
Thoraxwandinfiltration		+	
Pancoast-Tumor		+	+

koskopie (VATS) bedienen. Bei diesem Vorgehen muß zwar zuvor auf die palpatorische Exploration der Lunge verzichtet werden, doch scheint uns dieses Vorgehen angesichts der modernen CT-Technik vertretbar. Unverzichtbar ist dagegen die radiologische Überwachung des weiteren Verlaufs, um evtl. neuauftretende Metastasen früh genug zu entdecken und zu entfernen. Für die Metastasenchirurgie ist also die CT die entscheidende Methode, die durch andere bildgebende Verfahren nicht ersetzt werden kann (Tabelle 2).

Bronchial-Carcinom

Das Bronchial-Carcinom (BC) kann besonders bei der häufigen zentralen oder parazentralen Lage auf dem Standard-Röntgenbild schwer oder kaum zu erkennen sein. Manchmal gibt lediglich eine gewisse Prominenz des Lungenhilus evtl. im Verein mit entsprechenden anamnestischen Angaben Hinweise zur weiterführenden Diagnostik. Mehr Aussage erlauben Sekundärveränderungen wie Atelektase und entzündliche Infiltrate. Periphere Bronchial-Carcinome imponieren als Rundherde und bedürfen der weiteren histologischen Abklärung (s. o.). Ein wesentlicher Fortschritt in der BC-Diagnostik stellt das CT dar, da es am besten geeignet ist, offenen Fragen für die Chirurgie zu beantworten: Lokalisation und Zugehörigkeit des Tumors, Stenosen, Atelektasen, Infiltrationen in das Mediastinum, Übergreifen auf benachbarte Strukturen wie z. B. das Herz, das Mediastinum, Lymphknoten, deren Größe und Lokalisation, Mitbeteiligung der Thoraxwand und Eindringtiefe des Tumors. Die genannten Fragen haben unmittelbaren Einfluß auf Indikationsstellung und Methodenwahl und sind deshalb von großer praktischer Bedeutung. Das MRT vermag der Aussage der CT nur wenig hinzuzufügen. Lediglich bei der Beurteilung einer Herzbeteiligung und beim Pancoast-Syndrom bietet sie evtl. marginale Vorteile. Ansonsten ist sie wegen der längeren Untersuchungszeiten und der dadurch vermehrten Bewegungsartefakte der Computertomographie eher unterlegen. Liegen bereits Metastasen in der Wirbelsäule vor, so kann die MRT die Kompression neurologischer Strukturen besser darstellen (Tabelle 3).

Pleuratumoren

Erkrankungen der Pleura lassen sich meist erst in den fortgeschrittenen Tumorstadien radiologisch diagnostizieren. Auch hier überwiegen die Vorteile der CT, die unregelmäßig verteilte Pleuraauflagerungen aufzeigt. Die Differentialdiagnose gegenüber anderen Pleuraaffektionen gelingt nur durch die Biopsie.

Thoraxtraumen

Bei Thoraxtraumen ist zwischen akuten und weniger dringlichen Situationen zu entscheiden. Grundsätzlich vermittelt die CT eine größere Fülle von Befunden, aber der Chirurg muß ab-

Tabelle 4. Thoraxtrauma

Diagnostik	
Spannungspneumothorax	Klinik, Röntgen-Thoraxaufnahme
Perikardtamponade	Klinik, Ultraschall
Pneumothorax	Klinik, Röntgen-Thoraxaufnahme
Hämatothorax akut	Klinik, Röntgen-Thoraxaufnahme
Koagulothorax	Röntgen-Thoraxaufnahme, CT
Lungenkontusion	Klinik, CT
Instabiler Thorax	Klinik
Wirbelkörperfraktur	CT, MRT

Tabelle 5. Thorakale Gefäße

Aortenaneurysma	CT
Aortendissektion	Angio-CT
Mißbildung der Aorta	3-D-Rekonstruktion
Aortenruptur	Angio/Angio-CT
Lungenembolie	Angio-CT

schätzen, ob in der Akutsituation der zeitliche Mehraufwand der CT gegenüber dem geringeren Aufwand und der ubiquitären Verfügbarkeit der Thoraxübersichtsaufnahmen gerechtfertigt ist. Die für die Notfallbehandlung notwendigen Informationen liefern auch – gemeinsam mit der Anamnese und der Klinik – die konventionellen Aufnahmen. Sie lassen Ergüsse, Pneumothoraces, Herzbeuteltamponaden etc. allgemein mit ausreichender Sicherheit erkennen und führen den Chirurgen zur richtigen Behandlung. Erst in zweiter Linie, z. B. im Rahmen der posttraumatischen Intensivmedizin erhalten feinere Befunde wie Atelektasen, Dystelektasen, gekammerte Ergüsse, partielle Pneumothoraces, intrapulmonale Hämatome etc. wichtige klinische Bedeutung, so daß in dieser Phase die CT der Übersichtsaufnahme auch im Hinblick auf die Therapieentscheidungen überlegen ist und häufiger durchgeführt werden sollte. Etwas anders liegt die Situation, wenn aus anderen Gründen – z. B. bei Schädel-Hirn-Verletzungen – eine CT ohnehin indiziert ist. In diesen Fällen entfallen die o. g. Überlegungen und eine Mituntersuchung des Thorax ist immer gerechtfertigt und sinnvoll. Dasselbe gilt auch bei der Verdachtsdiagnose einer Wirbelsäulenverletzung oder einer Gefäßruptur (s. u.) (Tabelle 4).

Thorakale Gefäße (Tabelle 5)

Die großen Gefäße des Brustraums können durch Fehlbildungen, Erkrankungen und Verletzungen für den Chirurgen bedeutungsvoll werden. Hinweise für Verletzungen ergeben sich bei entsprechender Vorgeschichte aus den raumfordernden Hämatomen im Mediastinum mit Verlagerung von Trachea und Oseophagus. Prädilektionsstellen sind die Aorta ascendens vor oder am Abgang des Truncus brachiocephalicus und die Aorta descendens am Isthmus aortae. Erstgenannte Lokalisationen sind klinisch von untergeordneter Bedeutung, da diese Unfallopfer meist das Krankenhaus nicht mehr erreichen. Bei Verletzungen der Aorta descendens kann der Verlauf protrahierter sein, da die Rupturstelle durch Pleura mediastinalis/parietalis abgedeckt sein kann (gedeckte Aortenruptur), so daß sich nur ein mediastinales Hämatom entwickelt. Kommt es nicht zur sekundären Ruptur der Pleura – was durch Verbluten in die linke Pleurahöhle rasch zum Tode führt – entwickeln sich aus Aortenrupturen später thorakale traumatische Aortenaneurysmen. Die radiologische Diagnostik der Aortenruptur ist nicht immer einfach. Mediastinale Hämatome und/oder erhöhter Blutdruck der oberen gegen der unteren Körperhälfte (Pseudokoarktationssyndrom) können Hinweise geben, der

Nachweis erfolgt durch Angiographie oder meist durch Angio-CT. Gelegentlich sind auch beide Untersuchungen erforderlich.

Die Darstellung von Aneurysmen ist demgegenüber weniger problematisch. Sie erfolgt überwiegend durch die CT. Wichtig ist es, Ursprung und Ende der Gefäßaussackung und deren Beziehung zu den Abgängen der großen Gefäße am Aortenbogen festzulegen. Bei Aneurysmen der mittleren Aorta descendens könnte es interessant sein, den Abgang der Arteria radikularis magna zu markieren, um deren eventuelle Reimplantation zu ermöglichen.

Anomalien des Aortenbogens sind nicht selten komplexer Natur. Ihre radiologische Diagnostik ist Voraussetzung für Indikation und Verfahrenswahl. Die Angiographie evtl. in Verbindung mit der Angio-CT erlauben dem Erfahrenen meist eine Diagnose. Für den in der Beurteilung weniger Erfahrenen könnte die dreidimensionale Aortenbogenrekonstruktion tatsächlich Vorteile im Verständnis der Fehlbildung und in der Beurteilung des Krankheitsbildes geben. Für die übrigen Krankheitsbilder ist diese Technik derzeit ohne informativen Zugewinn.

Aortendissektionen sind klinisch-anamnestisch schwer zu beurteilende Krankheitsbilder. In der wegen thorakaler Schmerzen angefertigten Thoraxübersichtsaufnahme sieht man meist keine diagnostischen Hinweise, gelegentlich erscheint die Aorta etwas erweitert. Im Angio-CT zeigt sich dann die Dissektion in Form einer Zweiteilung des Aortenlumens. Wichtig ist der Nachweis der Dissektionsstrecke und der Dissektionsausdehnung. Auch die Information über den Ursprung der großen Gefäßabgänge aus dem wahren oder falschen Lumen der Aorta ist von wichtigem klinischen Interesse. Zu ihrer Festlegung muß gelegentlich auf spezielle Formen der Angiographie zurückgegriffen werden.

Zum Nachweis von Lungenembolien der größeren Lungenarterien eignet sich besonders die Angiospiral-CT.

Interventionalle Radiologie

Punktion und Drainage von Flüssigkeiten wird durch exakte radiologische Lokalisation und Punktion unter radiologischer Kontrolle kalkulierbar durchgeführt. Die diagnostische Punktion mit zytologischer oder histologischer Untersuchung bringt insbesondere bei Mediastinalprozessen oft kein Ergebnis, da das so gewonnene Material meist nicht ausreicht. Wir ziehen deshalb in dieser Situation die parasternale Mediastinotomie vor. Die Einlage von Bronchus-Stents erfolgt nach radiologischer Stenosediagnostik.

Schlußbemerkung (Tabelle 6)

Die einfache Röntgenthorax-Aufnahme ist eine wesentliche Untersuchung, die an der Lunge als Screening-Methode die Früherkennung eines Bronchial-Carcinoms erleichtert.

Anforderungen an die bildgebende Diagnostik messen sich im wesentlichen an deren Konsequenz für weitere diagnostische und therapeutische Maßnahmen. Hier ist die Computertomographie im Bereich des Thorax ganz ohne Zweifel das wichtigste bildgebende Verfahren.

Tabelle 6. Zusammenfassung

1. Röntgen-Thoraxaufnahme bleibt wichtigste Screeninguntersuchung
2. Verbesserung der Computertomographie durch hohe Auflösung und kürzere Scanzeit
   - Einfluß auf die Therapie von Bronchialkarzinom, Lungenmetastasen
   - Interventionelle Möglichkeiten verbessert
   - keine Verbesserung der Diagnostik von Pleuratumoren
3. Wertigkeit des MRT in der Thoraxchirurgie dem CT unterlegen
   - Vorteile in der Beurteilung von Mediastinalinfiltration und des Pancoast-Tumors
4. Diagnostische Vorteile durch 3D-Darstellung noch nicht eindeutig definiert

Durch die hohe Auflösung wurde die Therapie von Bronchial-Carcinomen in vielen Punkten wesentlich beeinflußt, vor allem das verbesserte präoperative Staging und die Möglichkeit zur Durchführung von neoadjuvanten Therapien sind hier zu nennen. Eine Früherkennung von Pleuratumoren ist allerdings auch heute noch problematisch und kann auch mit der modernen Technik nicht befriedigend erreicht werden.

Die Wertigkeit des MRT in der Thoraxchirurgie ist generell dem Computertomographen unterlegen. Ausnahmen sind hier zentrale Tumoren mit mediastinalen- und Herzinfiltrationen sowie Pancoast-Tumoren, wobei das MRT die Weichgewebe- und Plexusinfiltration besser darstellen sollte.

Neue Rekonstruktionsmöglichkeiten, vor allem dreidimensionale Darstellung, sind heute durchführbar, ihr Wert ist jedoch – was diagnostische und therapeutische Konsequenzen anlangt – in der Thoraxchirurgie noch nicht eindeutig definiert. Vorteile ergeben sich durch die dreidimensionale Darstellung, vor allem bei Trachea- und Bronchusveränderungen sowie Gefäßmißbildungen der Aorta.

Literatur beim Verfasser.

Die Rolle der F-18-FDG-Positronen-Emissions-Tomographie für chirurgische Fragestellungen

Christiane Franzius, J. Sciuk und O. Schober

Klinik und Poliklinik für Nuklearmedizin, Westfälische Wilhelms-Universität Münster, Albert-Schweitzer-Straße 33, D-48149 Münster

The Role of F-18-FDG Positron Emission Tomography in Surgery

Summary. Positron emission tomography (PET) using F-18-fluorine-deoxy-glucose (FDG) as a metabolic marker is a non-invasive diagnostic tool that can distinguish malignant processes from normal tissue by means of increased glycolysis. Since the advent of whole-body scanning, its higher spatial resolution compared with conventional scintigraphic methods leads to widespread applications of FDG-PET in oncology. The clinical value of FDG-PET has been proven for a number of tumor entities. As will be shown in the following review for bronchial, colorectal and pancreatic malignomas, functional imaging with FDG-PET provides relevant diagnostic information complementary to morphologic imaging.

Key words: Positron emission tomography – F-18-FDG-PET – Oncology

Zusammenfassung. Die Positronen-Emissions-Tomographie (PET) mit dem Metabolismusmarker F-18-Fluor-Deoxyglukose (FDG) bietet als nicht-invasives diagnostisches Verfahren die Möglichkeit, maligne Prozesse aufgrund der gesteigerten Glykolyse von Normalgewebe abzugrenzen. Die Möglichkeit der Ganzkörperuntersuchung und die höhere Ortsauflösung im Vergleich zur konventionellen Szintigraphie führen zu einem breiten Einsatz der FDG-PET in der Onkologie. Die klinische Wertigkeit der FDG-PET ist für eine Vielzahl von Tumorentitäten gesichert. Für das Bronchial-Karzinom, die kolorektalen Neoplasien und das Pankreas-Karzinom wird exemplarisch gezeigt, daß die funktionelle Bildgebung mit der FDG-PET in Ergänzung zur morphologisch orientierten Bildgebung einen relevanten diagnostischen Zugewinn liefert.

Schlüsselwörter: Positronen-Emissions-Tomographie – F-18-FDG-PET – Onkologie

Die Positronen-Emissions-Tomographie (PET) ist ein nicht-invasives diagnostisches Verfahren zur Darstellung physiologischer und biochemischer Gewebsfunktionen in vivo. Im Vergleich zur konventionellen nuklearmedizinischen Funktionsdiagnostik ist die räumliche Auflösung der PET deutlich besser, und die Möglichkeit einer absoluten Quantifizierung ist gegeben [45]. Die großen axialen Meßfelder neuer Scannersysteme und die damit ermöglichte Ganzkörpermessung [8, 24, 49] sowie die flächendeckende Distribution der F-18-Fluor-Desoxyglukose (FDG) sind Voraussetzungen für den breiten klinischen Einsatz der PET bei onkologischen Fragestellungen.

Tabelle 1. 2. interdisziplinäre Konsensus-Konferenz „PET in der Onkologie" 1997 [34]: Angemessene (1a) und akzeptable (1b) Indikationen

„1a"-Indikationen (angemessen)

- *Differenzierte Schilddrüsen-Karzinome:*
  Vermutetes Rezidiv oder Metastasen (hTG-Erhöhung oder pathologische morphologische Bildgebung) und negativer Jod-Scan
- *Hirn:*
  Rezidivdiagnostik bei high-grade-Gliomen (FDG), bei low-grade-Gliomen (C-11-Methionin), Erkennung einer malignen Entdifferenzierung eines Gliomrezidivs (FDG), Bestimmung des Biopsieortes bei V. a. Gliom (FDG)
- *Kolorektale Karzinome:*
  Restaging (Lokalrezidiv, Lymphknotenmetastasen, Fernmetastasen) bei begründetem Verdacht (z. B. Tumormarkererhöhung oder pathologische Bildgebung)
- *Kopf – Hals:*
  Suche nach unbekanntem Primärtumor bei sonst negativer Bildgebung und vorliegender Histologie
- *Malignes Melanom:*
  Stadium II und III: Lymphknotenstaging, Fernmetastasenstaging
- *Nicht-kleinzelliges Bronchial-Karzinom:*
  peripherer Rundherd bei Risikopatienten, Lokalrezidiv, Lymphknotenstaging
- *Pankreas:*
  Primärtumor – Differentialdiagnostik

„1b"-Indikationen (akzeptabel)

- *Differenzierte Schilddrüsen-Karzinome:*
  Bei nachgewiesenem, jodspeichernden Rezidiv/Fernmetastasen zur Detektion weitere Tumormanifestationen, wenn ein Einfluß auf die Therapie zu erwarten ist
- *Hirn:*
  Biologische Aggressivität von Gliomen, Diagnostik von Gliomen (C-11-Methionin, F-18-Tyrosin)
- *Kolorektale Karzinome:*
  Therapiekontrolle nach Chemotherapie
- *Kopf – Hals:*
  Lymphknotenstaging (Primärtumor resektabel)
- *Maligne Lymphome:*
  Resttumor nach Therapie, Primärstaging
- *Nicht-seminöse Keimzelltumore des Mannes:*
  Therapiekontrolle, außer bei differenziertem Terratom
- *Pankreas:*
  Lokalrezidiv nur bei vorhandener therapeutischer Option

Der in der klinischen Onkologie meist verwendete Tracer ist der Stoffwechselmarker FDG. Analog zur Glukose wird FDG intrazellulär mit Hilfe der Hexokinase phosphoryliert. FDG-6-Phosphat ist jedoch – anders als Glukose-6-Phosphat – kein Substrat für weitere Stoffwechselschritte und wird daher intrazellulär proportional zur Glykolyserate gespeichert [26, 41]. Die pathologisch gesteigerte aerobe und anaerobe Glykolyse maligner Zellen [51] führt zu einer erhöhten FDG-Aufnahme im Vergleich zum Normalgewebe. Dies ermöglicht die Erkennung malignen Gewebes sowie die Diskriminierung zwischen vitalem Tumorrest und Narbe bzw. Nekrose [11, 46].

Mit anderen PET-Radiopharmaka können weitere Aspekte der Tumorbiologie und -pathophysiologie in vivo charakterisiert werden, wie z. B. Schritte der Proteinsynthese (C-11-Methionin, F-18-Tyrosin), der Proliferation (C-11-Thymidin), der Zytostatika-Aufnahme (5-F-18-Uracil) oder die Gewebsperfusion (N-13-Ammonium, O-15-Wasser).

Die klinische Wertigkeit der FDG-PET bei onkologischen Fragestellungen wurde in den letzten Jahren in einer Vielzahl von Studien belegt [6, 22, 25, 49]. Anhand der Studienergebnisse wurde in interdisziplinären Konsensus-Konferenzen [34, 42] der Nutzen für definierte Indikationen bei verschiedenen Tumorentitäten bewertet (Tabelle 1). Exemplarisch seien die folgenden genannt:

Bronchialkarzinom (Abb. 1)

Die *Dignität* singulärer pulmonaler Rundherde kann mit Hilfe der FDG-PET mit großer Genauigkeit beurteilt werden [9, 10, 12, 17, 19, 20, 27, 33, 39]. In den genannten Studien wurden an insgesamt 399 Patienten (Doppelnennungen nicht sicher auszuschließen) eine Sensitivität von 97% (Median, Spannweite 89–100), eine Spezifität von 82% (63–100) und eine Genauigkeit von 92% (88–100) ermittelt. Unterschiede bei zentralen und peripheren Prozessen ließen sich nicht herausarbeiten. Falsch positive Befunde wurden bei granulomatösen Veränderungen mit hoher entzündlicher Aktivität (z.B. Tuberkulose, Sarkoidose) erhoben. Einige maligne Raumforderungen mit einem Durchmesser kleiner als 10 mm stellten sich in der FDG-PET nicht hypermetabol dar und waren daher Ursache für falsch negative Ergebnisse.

Für die *Einteilung* des Bronchial-Karzinoms in das *T-Stadium* sind – wie auch für die meisten anderen Tumorentitäten – morphologische Kriterien (Tumorgröße, Durchbrechen von Organstrukturen) entscheidend. Bei dieser Fragestellung ist die PET im allgemeinen den morphologisch-bildgebenden Verfahren unterlegen.

Im *N-Staging* des Bronchialkarzinoms ist die FDG-PET der konventionellen morphologischen Bildgebung überlegen (Tabelle 2). Die Wertigkeit der PET beim Nachweis von Lymphknoten-Metastasen wurde an 175 Patienten untersucht [5, 17, 43, 47, 50] und hierbei eine Sensitivität von 80% (76–89), eine Spezifität von 98% (81–100) und eine Genauigkeit

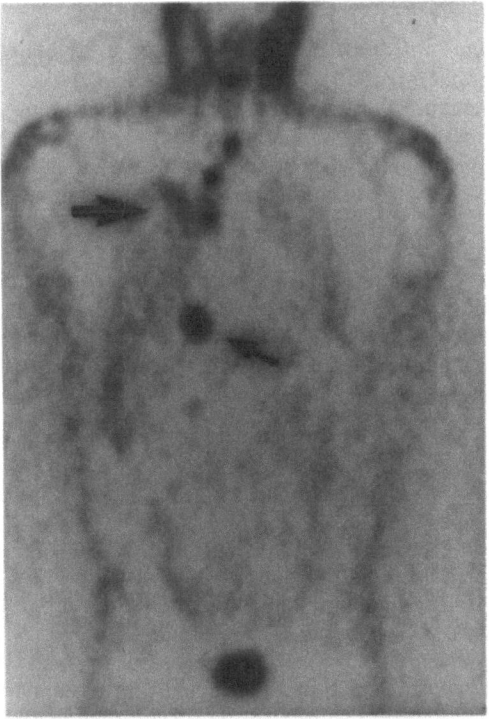

Abb. 1. FDG-PET (coronares Schnittbild) eines 44-jährigen Patienten mit einem nicht-kleinzelligen Bronchialkarzinom rechts apikal (*breiter Pfeil*), multiplen mediastinalen Lymphknoten-Metastasen und einer hepatischen Metastasierung (*schmaler Pfeil*)

Tabelle 2. Vergleich der FDG-PET mit der CT beim Lymphknoten-Staging des Bronchial-Karzinoms

Autor	n	FDG-PET		CT	
		Sens. (%)	Spez. (%)	Sens. (%)	Spez. (%)
Wahl 94 [50]	23	82	81	64	44
Chin 95 [5]	30	78	81	56	86
Sasaki 96 [43]	29	76	98	65	87
Steinert 97 [47]	47	89	99	57	94
Guhlmann 97 [17]	46	80	100	50	75
	175	80 (76–89) Median (Spannweite)	98 (81–100)	57 (50–65) Median (Spannweite)	86 (44–94)

von 88% (80–96) erzielt. Die entsprechenden Werte betragen – am gleichen Gesamtkollektiv ermittelt – für die CT 57% (50–65), 86% (44–94) und 77% (52–85).

Der Nutzen der PET bei Nachweis von *Fernmetastasen* (M-Staging) ist bisher nur unzureichend belegt [4, 36]. In einer Studie von Erasmus [13] wurde an 33 Patienten eine Sensitivität von 100% bei einer Spezifität von 80% bei der Identifizierung adrenaler Metastasen erreicht. Diese Daten deuten auf einen möglichen Einsatzbereich der FDG-PET beim Fernmetastasen-Staging hin.

Bei der *Identifizierung eines Lokalrezidivs* bzw. eines Resttumors ließen sich ähnlich gute Ergebnisse erzielen wie in der Dignitätsbestimmung unklarer Lungenrundherde. An insgesamt 90 Patienten [27, 30, 40] konnten die folgenden Werte für Sensitivität, Spezifität und Genauigkeit erreicht werden: 97% (75–100), 80% (62–100) und 87% (78–98).

Zur Beurteilung der FDG-PET in der *Therapiekontrolle* des Bronchial-Karzinoms gibt es zur Zeit noch keine ausreichenden Studienergebnisse [23, 35].

Bisher wurden die meisten der oben genannten Studien an Patienten mit nicht-kleinzelligen Bronchial-Karzinomen (NSCLC) oder an heterogenen Patientengruppen mit einem Überwiegen von NSCLC-Patienten durchgeführt. Unklar ist, ob sich an einem Patientenkollektiv mit kleinzelligen Bronchial-Karzinomen (SCLC) ähnliche Ergebnisse erzielen lassen.

In der 2. Konsensus-Konferenz „PET in der Onkologie" 1997 [34] wurde der gegenwärtige Stand der PET in der Diagnostik des Bronchial-Karzinoms an Hand der oben genannten Studienergebnisse klassifiziert: Für die Indikationen Dignität pulmonaler Rundherde, Lymphknoten-Staging (NSCLC) und Lokalrezidivdiagnostik (NSCLC) wurde die Klasse 1a (angemessen) vergeben. Das Fernmetastasen-Staging (NSCLC) und die Therapiekontrolle (NSCLC) wurden mit 2b (noch keine Bewertung möglich) beurteilt.

Kolorektale Karzinome (Abb. 2)

Die differentialdiagnostische Frage *Lokalrezidiv* eines kolorektalen Karzinoms oder Narbengewebe bzw. Nekrose kann mit der FDG-PET mit hoher Genauigkeit beantwortet werden. An insgesamt 167 Patienten [31, 32, 37, 44] wurden die folgenden Werte für Sensitivität und Spezifität ermittelt: 93% (91–100) und 98% (80–100).

Bei der Erkennung einer hepatischen *Metastasierung* beim Vorliegen eines Lokalrezidivs zeigten sich in zwei Studien ebenfalls hohe Werte für Sensitivität und Spezifität: 95% und 100% [37] bzw. 94% und 100% [44]. Für die Wertigkeit der FDG-PET in der *Primärdiagnostik* der kolorektalen Karzinome liegen bisher nur wenige Daten vor. In einer Studie von Gupta [18] wurde hier für die Detektion von Tumorlokalisationen eine Sensitivität von 90% und eine Spezifität von 66% mit der FDG-PET erzielt, mit der CT entsprechend von 60% und

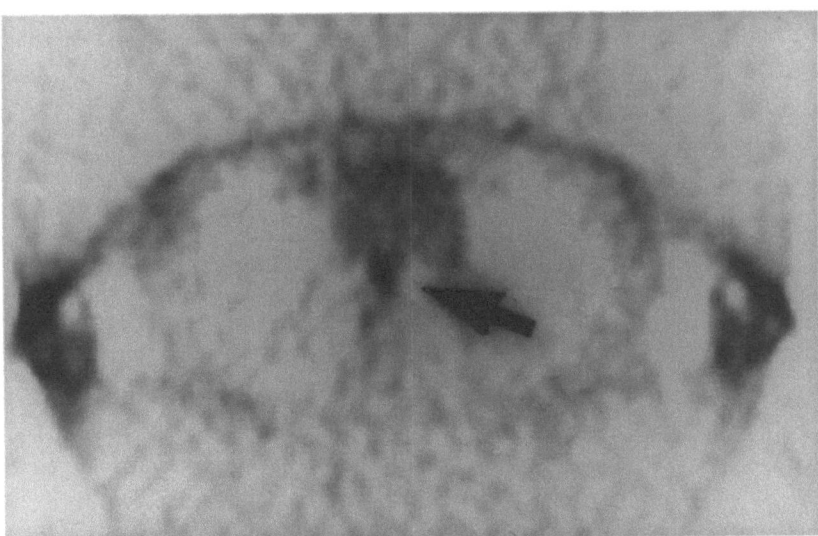

Abb. 2. FDG-PET (transversales Schnittbild) eines 59-jährigen Patienten mit einem Rezidiv eines Rektumkarzinoms

100%. In einer Arbeit von Falk [14] lagen die Werte für Sensitivität und Spezifität mit der FDG-PET bei 87% und 67%, mit der CT bei 47% und 100%.

Beim Einsatz der FDG-PET in der *Therapiekontrolle* zeigten sich gute Ergebnisse nach Chemotherapie [15], während in den ersten 6 Monaten nach Radiatio entzündliche Veränderungen im Bestrahlungsfeld die Beurteilung des Therapieansprechens erschweren [21].

In der 2. Konsensus-Konferenz „PET in der Onkologie" 1997 [34] wurde die Indikation Re-Staging (Lokalrezidiv, N- und M-Staging) bei begründetem Verdacht auf ein Rezidiv (Tumormarker oder morphologische Bildgebung) mit 1a (angemessen) bewertet. Der Wert in der Therapiekontrolle nach Chemotherapie wurde mit 1b (akzeptabel), nach Radiatio mit 2a (hilfreich) beurteilt. Für das praeoperative Primärstaging bei erhöhtem Tumormarker (CEA > 30 ng/ml) und negativer Bildgebung bezüglich Fernmetastasen wurde die Klasse 2b (noch keine Bewertung möglich) vergeben.

Pankreaskarzinom (Abb. 3)

Von mehreren Autoren konnte gezeigt werden, daß die FDG-PET bei der *Differentialdiagnostik* zwischen einem Pankreaskarzinom und einer chronischen Pankreatitis gute Ergebnisse erreicht [1, 3, 16, 53] und anderen bildgebenden Verfahren überlegen ist [2, 28, 29, 48]. An insgesamt 430 Patienten [1, 2, 16, 29, 48, 53] konnte eine Sensitivität von 93% (85–95) bei einer Spezifität von 84% (77–90) erzielt werden. Hauptursache für falsch negative Ergebnisse waren erhöhte Blutzuckerspiegel während der Untersuchung bei Patienten mit medikamentös therapiertem Diabetes mellitus [1, 2, 53]. Falsch positive Befunde waren mehrheitlich auf akut entzündliche Veränderungen zurückzuführen [1, 53].

In der Arbeit von Bares [1] konnten mit der FDG-PET bei 7 von 13 Patienten *Lebermetastasen* diagnostiziert werden. Mit der konventionellen bildgebenden Diagnostik wurde ebenfalls bei 7 Patienten eine Leberfiliarisierung festgestellt. *Lymphknoten-Metastasen* wurden bei 19 von 31 Patienten entdeckt, während durch die konventionelle Diagnostik nur bei 9 Patienten ein Lymphknoten-Befall korrekt vorhergesagt werden konnte.

In der 2. Konsensus-Konferenz „PET in der Onkologie" 1997 [34] wurde die Differentialdiagnostik Pankreas-Karzinom – Pankreatitis mit 1a (angemessen) klassifiziert, die Lokalrezidiv-Diagnostik (bei therapeutischer Option) mit 1b (akzeptabel). Für die Indikationen

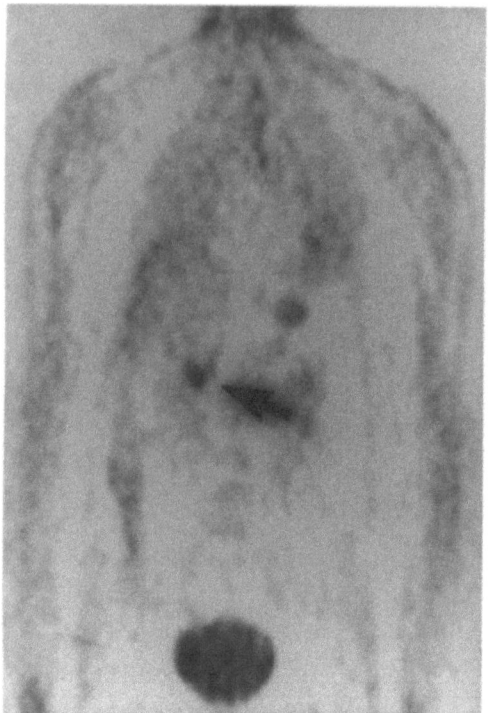

Abb. 3. FDG-PET (coronares Schnittbild) einer 65-jährigen Patientin mit einem Pankreaskopf-Karzinom

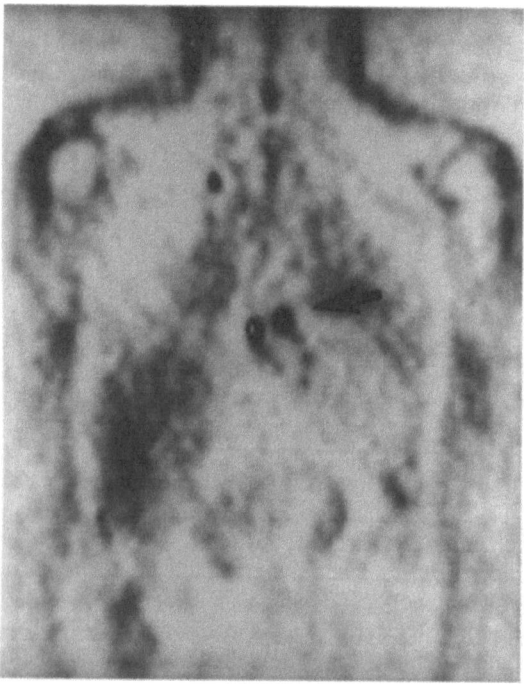

Abb. 4. FDG-PET (coronares Schnittbild) eines 55-jährigen Patienten mit rezidivierenden Fieberschüben unklarer Genese. Der Entzündungs-Fokus (Aortenklappen-Prothese) und ein entzündlich veränderter Lymphknoten im Mediastinum stellen sich hypermetabol dar

Lymphknoten- und Fernmetastasen-Staging wurde in 2b (noch keine Bewertung möglich) eingestuft, wobei hier die Peritoneal-Karzinose ein diagnostisches Problem darstellt.

Neben tumorbedingter Glukosestoffwechselsteigerung wird auch in einigen nicht malignen Prozessen, insbesondere in floriden Entzündungen, eine erhöhte FDG-Anreicherung beobachtet [7]. Ursächlich hierfür scheint die erhöhte Makrophagen-Aktivität zu sein [52]. Diese unspezifischen Anreicherungen können zum einen Ursache für falsch positive Befunde sein [21, 33]. Zum anderen ergibt sich hier ein neues Potential der FDG-PET in der Entzündungs-Diagnostik. Durch die Möglichkeit der Ganzkörperuntersuchung bieten sich Fragestellungen wie z. B. die Fokussuche bei Fieber unklarer Genese (Abb. 4) an. Der Wert der FDG-PET in der Entzündungs-Diagnostik im Vergleich zu anderen diagnostischen Verfahren (z. B. Leukozyten-Szintigraphie) ist bisher nur unzureichend untersucht [38].

Schlußfolgerung

Die metabolische Bildgebung der FDG-PET besitzt ein großes Anwendungspotential für chirurgisch onkologische Fragestellungen und liefert in Ergänzung zur morphologisch orientierten Schnittbilddiagnostik einen relevanten diagnostischen Zugewinn.

Literatur

1. Bares R, Dohmen BM, Cremerius U, Faß J, Teusch M, Büll U (1996) Ergebnisse der Positronenemissionstomographie mit Fluor-18-markierter Fluordeoxy-glukose bei Differentialdiagnose und Staging des Pankreaskarzinoms. Radiologe 36: 435–440
2. Bares R, Klever P, Hauptmann S, Hellwig D, Fass J, Cremerius U, Schumpelick V, Mittermayer C, Büll U (1994) F-18-Fluorodeoxyglucose PET in Vivo Evaluation of Pancreatic Glucose Metabolism for Detection of Pancreatic Cancer. Radiology 192: 79–86
3. Bares R, Klever P, Hellwig D, Hauptmann S, Fass J, Hambuechen U, Zopp L, Mueller B, Buell U, Schumpelick V (1993) Pancreatic cancer detected by positron emission tomography with 18F-labelled deoxyglucose: method and first results. Nucl Med Commun 14: 596–601
4. Bury T, Dowlati A, Paulus P, Hustinx R, Radermecker M, Rigo P (1996) Staging of non-small-cell lung cancer by whole-body fluorine-18 deoxyglucose positron emission tomography. Eur J Nucl Med 23: 204–206
5. Chin R, Ward R, Keyes JW, Choplin RH, Reed JC, Wallenhaupt S, Hudspeth AS, Haponik EF (1995) Mediastinal Staging of Non-Small-Cell Lung Cancer with Positron Emission Tomography. Am J Respir Crit Care Med 152: 2090–2096
6. Conti PS, Lilien DL, Hawley K, Keppler J, Grafton ST, Bading JR (1996) PET and (F-18)-FDG in Oncology: A Clinical Update. Nucl Med Biol 23: 717–735
7. Cook GJR, Fogelman I, Maisey MN (1996) Normal Physiological and Benign Pathological Variants of 18-Fluoro-2-Deoxyglucose Positron-Emission Tomography Scanning: Potential for Error in Interpretation. Semin Nucl Med 26: 308–314
8. Dahlbom M, Hoffman EJ, Hoh CK, Schiepers C. Rosenqvist G, Hawkins RA, Phelps ME (1992) Whole-Body Positron Emission Tomography: Part I. Methods and Performance Characteristics. J Nucl Med 33: 1191–1199
9. Dewan NA, Gupta NC, Redepenning LS, Phalen JJ, Frick MP (1993) Diagnostic Efficacy of PET-FDG Imaging in Solitary Pulmonary Nodules. Chest 104: 997–1002
10. Dewan NA, Reeb SD, Gupta NC, Gobar LS, Scott WJ (1995) PET-FDG-Imaging and Transthoracic Needle Lung Aspiration Biopsy in Evaluation of Pulmonary Lesions. Chest 108: 441–446
11. Di Chiro P, De La Paz RL, Brooks RA, Sokoloff L, Kornblith PL, Smith BH, Patronas NJ, Kufta CV, Kessler RM, Johnston GS, Manning RG, Wolf AP (1982) Glucose utilization of cerebral gliomas measured by (F-18) fluorodeoxyglucose and positron emission tomography. Neurology 32: 1323–1329
12. Duhaylongsod FG, Lowe VL, Patz EF, Vaughn AL, Coleman RE, Wolfe WG (1995) Detection of Primary and Recurrent Lung Cancer by Means of F-18-Fluorodeoxyglucose Positron Emission Tomography (FDG PET). J Thorac Cardiovasc Surg 110: 130–140
13. Erasmus JJ, Patz EF, McAdams HP, Murray JG, Herndon J, Coleman RE, Goodman PC (1997) Evaluation of Adrenal Masses in Patients with Bronchogenic Carcinoma using F-18-Fluorodeoxyglucose Positron Emission Tomography. AJR 168: 1357–1360

14. Falk PM, Gupta NC, Thorson AG, Frick MP, Boman BM, Christensen MA, Blatchford GJ (1994) Positron Emission Tomography for Preoperative Staging of Colorectal Carcinoma. Dis Colon Rectum 37: 153–156
15. Findley M, Young H, Cunningham D, Iveson A, Cronin B, Hickish T, Pratt B, Husband J, Flower M, Ott R (1996) Noninvasive Monitoring of Tumor Metabolism Using Fluorodeoxyglucose and Positron Emission Tomography in Colorectal Cancer Liver Metastases: Correlation With Tumor Response to Fluorouracil. J Clin Oncol 14: 700–708
16. Friess H, Langhans J, Ebert M, Beger HG, Stollfuß J, Reske SN, Buchler MW (1995) Diagnosis of pancreatic cancer by 2(18F)-fluoro-2-deoxy-D-glucose positron emission tomography. Gut 36: 771–777
17. Guhlmann A, Storck M, Kotzerke J, Moog F, Sunder-Plassmann L, Reske SN (1997) Lymph Node Staging in non-small cell lung cancer: evaluation by F-18-FDG positron emission tomography (PET). Thorax 52: 438–441
18. Gupta NC, Falk PM, Frank AL, Thorson AM, Frick MP, Bowman B (1993) Pre-operative staging of colorectal carcinoma using positron emission tomography. Nebr Med J 78: 30–35
19. Gupta NC, Frank AR, Dewan NA, Redepenning LS, Rothberg ML, Mailliard JA, Phalen JJ, Sunderland JJ, Frick MP (1992) Solitary Pulmonary Nodules: Detection of Malignancy with PET with 2-(F-18)-Fluoro-2-deoxy-D-glucose. Radiology 184: 441–444
20. Gupta NC, Maloof J, Gunel E (1996) Probability of Malignancy in Solitary Pulmonary Nodules Using Fluorine-18-FDG and PET. J Nucl Med 37: 943–948
21. Haberkorn U, Strauss LG, Dimitrakopoulou A, Engenhart R, Oberdorer F, Ostertag H, Romahn J, Kaick G van (1991) PET Studies of Fluorodeoxyglucose Metabolism in Patients with Recurrent Colorectal Tumors Receiving Radiotherapy. J Nucl Med 32: 1485–1490
22. Hawkins RA, Hoh C, Glaspy J, Choi Y, Dahlbom M, Rege S, Messa C, Nietzsche E, Hoffman E, Seeger L, Maddahi J, Phelps ME (1992) The Role of Positron Emission Tomography in Oncology and other Whole-Body Applications. Semin Nucl Med 22: 268–284
23. Herbert ME, Lowe VJ, Hoffman JM, Anscher MS (1996) Positron Emission Tomography in the Pretreatment Evaluation and Follow-Up of Non-Small Cell Lung Cancer Patients Treated with Radiotherapy: Preliminary Findings. Am J Clin Oncol 19: 416–421
24. Hoh CK, Dahlbom M, Hawkins RA, Glaspy JA, Yao WJ, Lee SH, Maddahi J, Phelps ME (1994) Basic principles of positron emission tomography in oncology: Quantitation and whole body techniques. Wien Klin Wochenschr 106: 496–504
25. Hoh CK, Hawkins RA, Glaspy JA, Dahlbom M, Tse NY, Hoffman EJ, Schiepers C, Choi Y, Rege S, Nitzsche E, Maddahi J, Phelps ME (1993) Cancer Detection with Whole-Body PET Using 2-(F-18)Fluoro-2-Deoxy-D-Glucose, J Comput Assist Tomogr 17 (4): 582–589
26. Horton RW, Meldrum BS, Bachelard HS (1973) Enzymic and cerebral metabolic effects of 2-deoxy-D-glucose. J Neurochem 21: 507–520
27. Hübner KF, Buonocore E, Singh SK, Gould HR, Cotten DW (1995) Characterization of Chest Masses by FDG Positron Emission Tomography. Clin Nucl Med 20: 293–298
28. Inokuma T, Tamaki N, Torizuka T, Fujita T, Magata Y, Yonekura Y, Ohshio G, Imamura M, Konishi J (1995) Value of Fluorine-18-Fluorodeoxyglucose and Thallium-201 in the Detection of Pancreatic Cancer. J Nucl Med 36: 229–235
29. Inokuma T, Tamaki N, Torizuka T, Magata Y, Fujii M, Yonekura Y, Kajiyama T, Ohshio G, Imamura M, Konishi J (1995) Evaluation of pancreatic tumors with positron emission tomography and F-18 fluorodeoxyglucose: comparison with CT and US. Radiology 1995: 345–352
30. Inoue T, Kim EE, Komaki R, Wong FCL, Bassa P, Wong WH, Yang DJ, Endo K, Podoloff DA (1995) Detection Recurrent or Residual Lung Cancer with FDG-PET. J Nucl Med 36: 788–793
31. Ito K, Kato T, Tadokoro M, Ishiguchi T. Oshima M, Ishigaki T, Sakuma S (1992) Recurrent Rectal Cancer and Scar: Differentiation with PET and MR Imaging. Radiology 182: 549–552
32. Keogan MT, Lowe VJ, Baker ME, McDermott VG, Lyerly HK, Coleman RE (1997) Local recurrence of rectal cancer: evaluation with F-18 fluorodeoxyglucose PET imaging. Abdom Imaging 22: 332–337
33. Knight SB, Delbeke D, Stewart JR, Sandler MP (1996) Evaluation of Pulmonary Lesions with FDG-PET. Chest 109: 928–988
34. Konsensus – Onko-PET, DGN-Nachrichten (1997) 2. interdisziplinäre Konsensus-Konferenz PET bei onkologischen Fragestellungen. Nuklearmedizin 36: 45–46
35. Kubota K, Yamada S, Ishiwata K, Ito M, Fujiwara T, Fukuda H, Tada M, Ido T (1993) Evaluation of the treatment response of lung cancer with positron emission tomography and L-(methyl-C-11)methionine: a preliminary study. Eur J Nucl Med 20: 495–501
36. Lewis P, Griffin S, Marsden P, Gee T, Nunan T, Malsey M, Dussek J (1994) Whole-Body F18-fluorodeoxyglucose positron emission tomography in preoperative evaluation of lung cancer. Lancet 344: 1265–1266

37. Ogunbiyi OA, Flanagan FL, Dehdashti F, Siegel BA, Trask DD, Birnbaum EH, Fleshman JW, Read TE, Philpott GW, Kodner IJ (1997) Detection of recurrent and metastatic colorectal cancer: comparison of positron emission tomography and computed tomography. Ann Surg Oncol 4: 613–620
38. Palmer WE, Rosenthal DI, Schoenberg OI, Fischman AJ, Simon LS, Rubin RH, Polisson RP (1995) Quantification of inflammation in the wrist with gadolinium-enhanced MR imaging and PET with 2-(F-18)-fluoro-2-deoxy-D-glucose. Radiology 196: 647–655
39. Patz EF, Lowe VJ, Hoffman JM, Paine SS, Burrowes P, Coleman RE, Goodman PC (1993) Focal Pulmonary Abnormalities Evaluation with F-18 Fluorodeoxyglucose PET Scanning. Radiology 188: 487–490
40. Patz EF, Lowe VJ, Hoffman JM, Paine SS, Harries LK, Goodman PC (1994) Persistant or Recurrent Bronchogenic Carcinoma: Detection with PET and 2-(F-18)-2-Deoxy-D-glucose. Radiology 191: 379–382
41. Phelps ME, Huang SC, Hoffman EJ, Selin C, Sokoloff L, Kuhl DE (1979) Tomographic measurement of local cerebral glucose metabolic rate in humans with (F-18) 2-fluoro-2-deoxy-D-glucose: validation of method. Ann Neurol 6: 371–388
42. Reske SN, Bares R, Büll U, Guhlmann A, Moser E, Wannenmacher MF (1996) Klinische Wertigkeit der Positronen-Emissions-Tomographie (PET) bei onkologischen Fragestellungen: Ergebnisse einer interdisziplinären Konsensuskonferenz. Nuklearmedizin 35: 42–52
43. Sasaki M, Ichiya Y, Kuwabara Y, Akashi Y, Yoshida T, Fukumura T, Murayama S, Ishida T, Sugio K, Masuda K (1996) The usefulness of FDG positron emission tomography for the detection of mediastinal lymph node metastases in patients with non-small cell lung cancer: a comparative study with X-ray computed tomography. Eur J Nucl Med 23: 741–747
44. Schiepers C, Penninckx F, De Vadder N, Merckx E, Mortelmans L, Bormans G, Marchal G, Filez L, Aerts R (1995) Contribution of PET in the diagnosis of recurrent colorectal cancer: comparison with conventional imaging. Eur J Surg Oncol 21: 517–522
45. Sokoloff L, Reivich M, Kennedy C, Des Rosiers MH, Patlak CS, Pettigrew KD, Sakurada O, Shinohara M (1977) The (C-11) deoxyglucose method for the measurement of local cerebral glucose utilization: theory, procedure, and normal values in the conscious and anestetized albino rat. J Neurochem 28: 897–916
46. Som P, Atkins HL, Bandopadhyay D, Fowler JS, MacGregor RR, Matsui K, Oster ZH, Sacker DF, Shiue CY, Turner H, Wan CN, Wolf AP, Zabinski SV (1980) A fluorinated glucose analog, 2-fluoro-2-deoxy-D-glucose (F-18): nontoxic tracer for rapid tumor detection. J Nucl Med 21: 670–675
47. Steinert HC, Hauser M, Allemann F, Engel H, Berthold T, von Schuldhess GK, Weder W (1997) Non-small Cell Lung Cancer: Nodal Staging with FDG PET versus CT with Correlative Lymph Node Mapping and Sampling. Radiology 202: 441–446
48. Stollfuß JC, Glatting G, Friess H, Kocher F, Berger HG, Reske SN (1995) 2-(fluorine-18)-fluoro-2-deoxy-D-glucose PET in detection of pancreatic cancer: value of quantitative imaging interpretation. Radiology 195: 339–344
49. Strauss LG, Conti PS (1991) The Applications of PET in Clinical Oncology. J Nucl Med 32: 623–648
50. Wahl RL, Quint LE, Greenough RL, Meyer CR, White RI, Orringer MB (1994) Staging of Mediastinal Non-Small Cell Lung Cancer with FDG-PET, CT, and Fusion Images: Preliminary Prospective Evaluation. Radiology 191: 371–377
51. Warburg O (1931) The metabolism of tumors. Richard R. Smith Inc.: New York, S. 129–169
52. Yamada S, Kubota K, Ido T, Tamahashi N (1995) High Accumulation of Fluorine-18-Fluorodeoxyglucose in Turpentine-Induced Inflammatory Tissue. J Nucl Med 36: 1301–1306
53. Zimny M, Bares R, Faß J, Adam G, Cremerius U, Dohmen B, Klever P, Sabri O, Schumpelick V, Buell U (1997) Fluorine-18-fluorodeoxyglucose positron emission tomography in the differential diagnosis of pancreatic carcinoma: a report of 106 cases. Eur J Nucl Med 24: 678–682

Fortschritte der bildgebenden Diagnostik im Bereich des Kolons und Rektums (Hydro-CT, MRT, virtuelle Endoskopie)

G. W. Kauffmann und L. Grenacher

Abteilung Radiodiagnostik, Universität Heidelberg, Im Neuenheimer Feld 110, D-69120 Heidelberg

Advances in Diagnostic Imaging of the Colon and Rectum (Hydro-CT, MRI, Virtual Endoscopy)

Summary. Recently, the role of computer tomography (CT) and MRI has been increasing in terms of diagnosis of colorectal diseases. The development of Colon-Hydro-CT (rectal instillation of water, helical CT) makes the examination of colonic wall tumors possible. In our study, 95% of all colonic tumors could be seen. The accuracy of T-staging was 78%, N-staging 36% and M-staging 89%. Hydro-MRI offers a nearly 100% sensitivity and specificity of the intestinal wall morphology in Crohns disease, e.g. inflammation and interenteric abscess. Furthermore, the MRI is a highly sensitive method in the diagnosis of pelvic fistulas in terms of activity or anatomic behavior. Three-dimensional CT and MRI data are being used for virtual endoscopy, although data acquisition is very time-intensive. Modern and highly advanced technical equipment is required. Future applications are not as yet foreseeable.

Key words: Hydro-CT – MRI – Virtual endoscopy – Cancer of the colon

Zusammenfassung. Die Computertomographie (CT) und Magnetresonanztomographie (MRT) haben in den letzten Jahren wachsende Bedeutung bei der Diagnostik kolorektaler Erkrankungen erlangt. Die Entwicklung der Hydro-CT des Kolons (rektale Wasserfüllung, Spiral-CT) ermöglicht erstmals die Diagnostik von auf die Darmwand beschränkten Tumoren. In einer eigenen Studie waren 95% aller Kolontumoren nachweisbar, wobei das T-Staging in 78%, das N-Staging nur in 36% und das M-Staging in 89% korrekt war. Die Hydro-MRT bietet nahezu 100%ige Sensitivität und Spezifität beim Nachweis Crohn-typischer Veränderungen des Darmes aufgrund der charakteristischen Morphologie der entzündlichen Wandveränderungen und der zuverlässigen Darstellung interenterischer Abszesse. Die MRT stellt zudem für die Fisteldiagnostik im kleinen Becken eine hochsensitive Methode dar, mit der der Fistelverlauf aber auch deren entzündliche Aktivität bzw. eine Abszeßbildung sicher nachgewiesen werden kann. Die virtuelle Endoskopie errechnet sich aus CT- und MRT-Datensätzen, deren Aquisition heute noch sehr zeitaufwendig ist und einen hohen gerätetechnischen Aufwand erfordert. Ihr zukünftiger Nutzen ist heute noch nicht absehbar.

Schlüsselwörter: Hydro-CT – MRT – virtuelle Endoskopie – Kolonkarzinom

Bedeutung und Wertung für den Chirurgen –
Die Rolle der chirurgischen Untersuchung.
Endosonographie im Bereich der Kolon- und Rektumchirurgie

H. Lippert

Klinik für Chirurgie, Medizinische Fakultät, Otto-von-Guericke-Universität Magdeburg,
Leipziger Straße 44, D-39120 Magdeburg

Endosonography in Rectal Cancer – Evaluation for Surgery

Summary. Because of its accuracy rate, flexible rectal endosonography is a standard examination in the preoperative staging of rectal tumors, especially for uT_3 tumors. Assessment of regional lymph node involvement is not as accurate as that of tumor invasion depth. The overstaging is caused by the presence of reactive swollen lymph nodes. Causes of understaging of lymph node status included the presence of metastasis solely in the extramesorectal node. The surgical strategy depends on the endosonographic tumor stage: EUS $T_1 N_0 G_1$: local transanal resection; EUS T_2: anterior resection, EUS T_3: preoperative radiochemotherapy. After preoperative radiochemotherapy no understaging of local tumor infiltration was observed. Numerous errors in rectal cancer staging by endosonography are possible.

Key words: Endosonography – Rectal cancer

Zusammenfassung. Die Endosonographie ist eine Standarduntersuchung für das präoperative Staging von Rektumtumoren, insbesondere für T_3-Tumoren. Die Genauigkeit bei der Bewertung des regionalen Lymphknotenbefalls ist mit 80% geringer als für das uT-Stadium. Ursachen für das Overstaging ist die reaktive Entzündung der Lymphknoten. Ursache für ein „Understaging" ist die Entfernung im extramesorektalen Bereich. Die chirurgische Strategie kann in Abhängigkeit vom Endosonographiebefund als lokale transanale Resektion (EUS $T_1 N_0 G_1$), als anteriore Resektion (EUS T_2) oder nach präoperativer Bestrahlung (EUS T_3) modifiziert werden. Ein „Understaging" nach Radiochemotherapie wird nicht beobachtet. Zahlreiche Fehler beim Endosonographie-Staging sind möglich.

Schlüsselwörter: Endosonographie – Rektumkarzinom – Kolonkarzinom

Zur präoperativen Diagnostik des Rektumkarzinoms gehören die Rekto- und Koloskopie mit der Tumorbiopsie, eine Sonographie, mit Bewertung der Leber und der Nieren, die Tumormarker und die konventionellen Blut- und Urin-Untersuchungen. Nach der Leitlinie der AWMF sind als ergänzende Untersuchungen die Endosonographie, das CT des Abdomen und Becken bei organüberschreitendem Tumorwachstum, die Zystoskopie bei Verdacht auf eine Blaseninfiltration sowie eine Sphinktermanometrie bei Kontinenzproblemen einzusetzen.

Die Diagnostik hat präoperativ die Tumorinvasion (Tiefe und Größe), den Befall regionaler Lymphknoten, die exakte Histologie und mögliche Fernmetastasen zu ermitteln. Ein so bestimmtes präoperatives Staging erlaubt differenzierte stadiengerechte Therapiekonzepte. In der Nachsorge sind Lokalrezidive und mögliche Stadienveränderungen zu erfassen. Die Wertigkeit der Diagnostikverfahren zur lokalen Tumorklassifikation ist nicht einheitlich. Die Spezifität der Hydro-CT für das Tumorstadium ist mit 33% der Endosonographie mit 81,2% dabei deutlich unterlegen (Kienle et al. 1997).

Bezüglich des Lymphknotenstadiums war die Sensitivität der Endosonographie mit 73,3% ebenfalls höher als die der Hydro-CT mit 45,4%. Sonst zeichnet sich ein eindeutiger Vorteil für die preisgünstige und weniger aufwendige Endosonographie gegenüber der CT-Untersuchung ab.

Es ergibt sich jedoch die Frage nach dem Wert der Endosonographie bei eindeutiger Histologie für die chirurgische Therapie.

Welche kritische Wertung hat die Endosonographie in der präoperativen Diagnostik für die Chirurgie?

Die Endosonographie ist nicht exakt aussagefähig bei stenosierendem Tumorwachstum und behinderter Darmpassage.

Im Tumorstadium T_1 ist die Differenzierung zwischen T_1 Malignom und Adenom nicht immer möglich. Ist der Tumor histologisch gesichert und eindeutig auf die Submukosa beschränkt, so ist die lokale Exzision möglich. Trotz dieser eindeutigen T_1-Zuordnung sind bei 5% der Patienten nach lokaler Abtragung innerhalb von 5 Jahren Lymphknotenmetastasen nachweisbar.

Die Unterscheidung von Mukosa oder Submukosabefall scheint für die mikroskopische Lymphknoteninvasion eine Rolle zu spielen.

Eine reaktive inflammatorische Reaktion um den Tumor herum kann dabei zur Fehlinterpretation im Sinne eines Overstaging führen. Die Bewertung von Lymphknoten in der pararektalen Region bezieht sich in erster Linie auf die Größe. Dieser indirekte Tumorhinweis ist mit einer Sensibilität von 80% belegt. Bei 23% wurde eine nicht korrekte Klassifikation im Vergleich zur Histologie gefunden (Akasu, T. 1997). Bei einer Größe zwischen 3 und 5 mm wiesen 59% der Lymphknoten Tumorzellen auf. Die Unterscheidung in hypo- bzw. hyperechogen als involvierter bzw. nicht involvierter Lymphknoten kann mit einer Spezifität von 83% hilfreich sein (Hildebrandt, 1990).

Dies bedeutet, daß die endosonographisch ermittelte Lymphknotengröße nur ein relativer Parameter für eine Tumorklassifikation ist. Lymphknoten der lateralen Beckenwand können nicht exakt mittels Endosonographie bewertet werden. Ein „Understaging" bezüglich des Lymphknotenstadiums ist bei extramesorektalem Befall möglich.

Eine besondere Problematik besteht in der endosonographischen Bewertung des lokal fortgeschrittenen Rektumkarzinoms nach präoperativer Radiotherapie. Die Auswirkungen der Radiochemotherapie auf den Tumor lassen sich exakt beschreiben, wenn vor und nach der präoperativen Therapie eine Endosonographie erfolgt. Im Vergleich von Histologie und Endosonographie ist ein „Understaging" nach Strahlentherapie nicht zu verzeichnen. Eine Prüfung des Verlaufes der Radiochemotherapie ist offenbar möglich, und die Endosonographie zur Bewertung der neoadjuvanten Therapie hat im Vergleich zur Histologie eine Genauigkeit von 75% (Kuntz, 1997).

Die Diagnostik des Rektumkarzinomrezidivs durch die Endosonographie gelingt nach einer anterioren Resektion. Im eigenen Krankengut wurde in 83% eine Übereinstimmung mit der Histologie erreicht. Ein Vergleich der MRT (85%), CT (78%) und der CEA-Radioimmunszintigraphie (89%) zeigt hier ähnliche Ergebnisse. Die Lokalisation und die Beziehung zur Anastomosenregion und zum muskulären Verschließapparat ist mittels Endosonographie besser.

Zusammenfassend läßt sich zur Endosonographie für den Chirurgen feststellen:

– die Endosonographie ersetzt nicht die Biopsie,
– sie ist kostengünstig gegenüber der CT und MRT,
– sie hat ihre höchste Genauigkeit im Stadium uT_3, wo eine präoperative Bestrahlung eingeleitet werden kann,

- eine Lokalisation von Abszessen und Fisteln pararektal ist möglich,
- das Lymphknotenstadium ist nicht zuverlässig, zu ermitteln
- nur bei großer Erfahrung ist die exakte Bewertung einer neoadjuvanten Therapie möglich.

Literatur

Hildebrandt U, Klein T, Feifel G, Schwarz HP, Koch B, Schmidt RM (1990) Endosonography of pararectal lymphnodes in vitro and in vivo evaluation. Dis Colon Rectum 33: 863–868

Kienle P, Glaser F, Kuntz C, Düx M, Herfarth Ch (1997) Endosonographie, CT und MRT im diagnostischen Konzept des Rektumkarzinoms. Langenbecks Arch Chir Suppl II: 477–479

Kuntz Ch, Glaser F, Lehnert Th, Herfarth Ch (1997) Endosonographische Diagnostik bei präoperativer Radiotherapie des lokal fortgeschrittenen Rektumkarzinoms. Chirurg 68: 57–62

Takayuki Akasu, Kenichi Sugihara, Yoshihiro Moriya, Shin Fujita (1997) Limitations and Pitfalls of Transrectal Ultrasonography for Staging of Rectal Cancer. Dis Colon Rectum Vol. 40 (Suppl N° 10): 510–515

Fortschritt der bildgebenden Diagnostik im Bereich des Pankreas (CT, MRT, MR-Angio, Hydro-CT, MRCP)

P. Gerhardt

Klinikum, Technische Universität München, Ismaninger Straße 22, D-81675 München

Advances in Diagnostic Pancreas Imaging (CT, MRT, MR-Angio, Hydro-CT, MRCP)

Summary. Advances in diagnostic pancreas imaging concern the MRCP and SCT. Both methods must be performed with the best possible strategy. For MRCP, this means the oral application of a superparamagnetic contrast medium and the i.v. injection of Sekretolin[R]. The SCT requires a two-phase technique with sufficient contrast medium and flow after bolus tracking. It is to be expected that MRCP will replace diagnostic ERCP. Although the results of MRI are similar to SCT, it still cannot replace this method due to the considerable costs and long examination times. The diagnostical procedure has to be applied prior to possible stent implantation to avoid artifacts caused by the manipulation.

Key words: Diagnosis of pancreatic disease – Magnetic resonance imaging – Dual-phase Helical CT

Zusammenfassung. Die Fortschritte der bildgebenden Diagnostik des Pankreas betreffen die MRCP and die Spiral-CT. Beide Verfahren müssen jedoch mit bestmöglicher Untersuchungsstrategie angewandt werden. Hierzu gehört für die MRCP die orale Gabe eines superparamagnetischen Kontrastmittels und die i.v.-Injektion von Sekretolin[R]. Die Spiral-CT muß in einer 2-Phasen-Technik mit ausreichender Kontrastmittelmenge und genügender Flußrate nach Bolustracking durchgeführt werden. Es ist zu erwarten, daß die MRCP die diagnostische ERCP ersetzen wird. Auch wenn die MRT ähnliche Resultate wie die Spiral-CT ermöglicht, ersetzt dieses Verfahren wegen der hohen Kosten und langen Untersuchungszeit die CT noch nicht.

Schlüsselwörter: Pankreasdiagnostik – Magnetresonanzcholangiopancreaticographie – 2-Phasen-Spiral-CT

Einleitung

Die Diagnostik bei Pankreaserkrankungen wurde mit den Schnittbildverfahren wesentlich verbessert, wenngleich die Differenzierung einer chronischen Pankreatitis von einem Karzinom und die Beurteilung der Resektabilität bei dem Vorliegen eines Malignoms nicht allen Erwartungen entspricht. Dies bedeutet, daß die Zahl diagnostischer Laparotomien nach wie vor zu groß ist.

In dieser kurzen Übersicht sollen die in letzter Zeit erarbeiteten Fortschritte in der Schnittbilddiagnostik dargelegt und eine Empfehlung für die Untersuchungsstrategie beim Verdacht auf das Vorliegen eines Pankreaskarzinoms gegeben werden.

Untersuchungsziele

Das primäre Ziel der Diagnostik ist die Aussage, ob ein pathologischer Befund vorliegt und wenn ja, ob es sich um ein Karzinom handelt. Dies ist der Fall, wenn klassische Tumorkriterien vorhanden sind oder die Summe der Kriterien einen malignen Prozeß wahrscheinlich macht. Diese Tumorkriterien sind die Raumforderung, der Aufstau von Ductus pancreaticus und/oder Ductus choledochus, die Infiltration des retropankreatischen Raumes, die Dichte oder/und Signalverminderung in der CT und MRT, Infiltrationen der peripankreatischen Gefäße, Leber- und Lymphknotenmetastasen, Peritonealkarzinose und Aszites. Entscheidend ist die Frage, ob eine Resektabilität möglich erscheint.

Untersuchungsstrategie

Für die Diagnostik beim Verdacht auf das Vorliegen eines Karzinoms empfehlen wir eine Untersuchungsstrategie, die entgegen dem bisher üblichen Vorgehen die ERCP nicht mehr vor den Schnittbildverfahren zum Einsatz kommen läßt.

Die *Sonographie* ist als Erstuntersuchung unverzichtbar. Mit ihr werden bei entsprechenden Erfahrungen des Untersuchers bei dem Vorliegen eines Tumors nutzbringende Informationen gewonnen, wenngleich die Grenzen der Methode berücksichtigt werden müssen.

Zur MRCP

Neuerlich gewinnt die *Magnetresonanz-Cholangio-Pankreatikographie* (MRCP) zunehmende Bedeutung, wie an dem Beispiel eines Pankreaskopfkarzinoms gezeigt wird (Abb. 1). Wir empfehlen ihren Einsatz unmittelbar nach der Sonographie und vor jedem anderen dia-

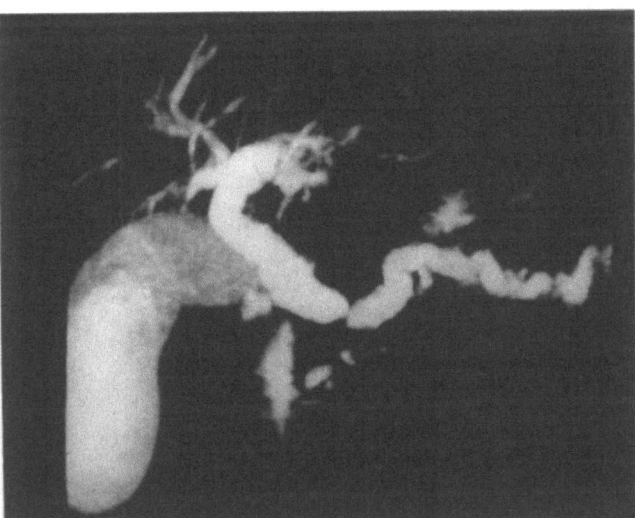

Abb. 1. MRCP mit 2D-Projektionsverfahren bei Pankreaskopfkarzinom. D. pankreaticus und D. choledochus hochgradig stenosiert und erheblich aufgeweitet

gnostischem Verfahren, da der Informationsgewinn außerordentlich groß ist. Dies war, offensichtlich methodisch bedingt, nicht immer der Fall, wie aus Tabelle 1 ersichtlich ist.

Takehara, Holzknecht und Hintze fanden im Vergleich mit der ERCP Treffsicherheiten zwischen 70 und 92%, Soto und Irie konnten dagegen bis zu 100% Genauigkeit erzielen [4, 5, 7, 13, 14]. Auch in einer jüngst erschienenen Arbeit von Fulcher et al. wird bei 265 Patienten im Vergleich mit der ERCP über gute Ergebnisse berichtet [2].

Die bisher erzielten Resultate werden deutlich verbessert, wenn die von uns genutzte Untersuchungsstrategie angewandt wird (Abb. 2).

Es ist von großem Vorteil, wenn die Signalgebung der Flüssigkeit im Magen und Duodenum durch die Gabe eines superparamagnetischen Kontrastmittels eliminiert [16] und gleichzeitig die Sekretion des Pankreas durch die i.v.-Injektion einer klinischen Einheit pro kg Körpergewicht Sekretolin^R angeregt wird [9].

Mit der stark T2-gewichteten 2D-Projektionsmethode in Atemanhaltetechnik wird zunächst die beste Abbildungsprojektion ausgewählt. Die kurze Meßzeit von 5–7 Sekunden erlaubt, die unterschiedlichsten Winkelungen sehr rasch durchzuführen. Nach der Sekretolin^R-Gabe erfolgt die Messung in der entsprechenden Projektion alle 30 Sekunden über einen Zeitraum von 5 Minuten. Dies bedeutet, daß die gesamte Untersuchung nach etwa 30 Minuten abgeschlossen ist. Die Vermeidung der Signalüberlagerung aus Magen- und Duodenum durch das superparamagnetische Kontrastmittel ist von so großem Vorteil, daß es auch

Tabelle 1. Literaturangaben zur MRCP

Autor	Indikation	N	Treffs.	Sens.	Spez.
Takehara 1994	Vergleich mit ERCP	39	70–92%		
Holzknecht 1996	Vergleich mit ERCP	34	83,3%	83,3%	90,9%
Hintze 1997	Vergleich mit ERCP	36	75%	77%	67%
Soto 1996	bei erfolgloser ERCP	37	100%		
	Dilatation			90–95%	
	Stenosen			90–95%	
Irie 1998	Vergleich mit ERCP	82			
	Stenosen		90%	73%	99%
	Cysten		99%	97%	99%
	benigne/maligne		74%	41%	91%

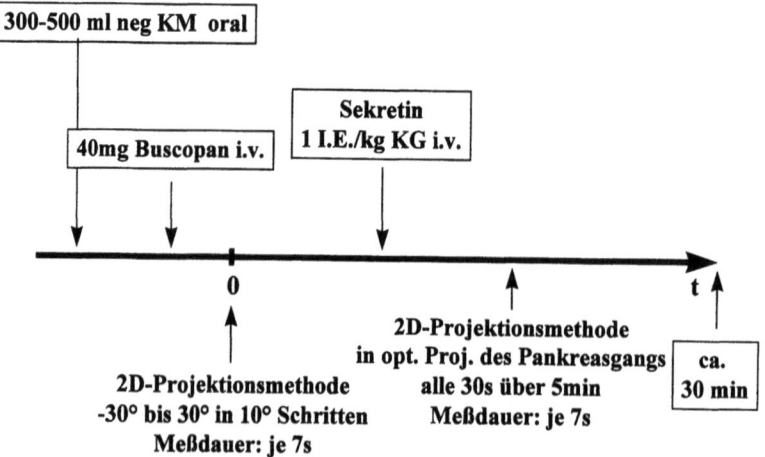

Abb. 2. MRCP Untersuchungstechnik

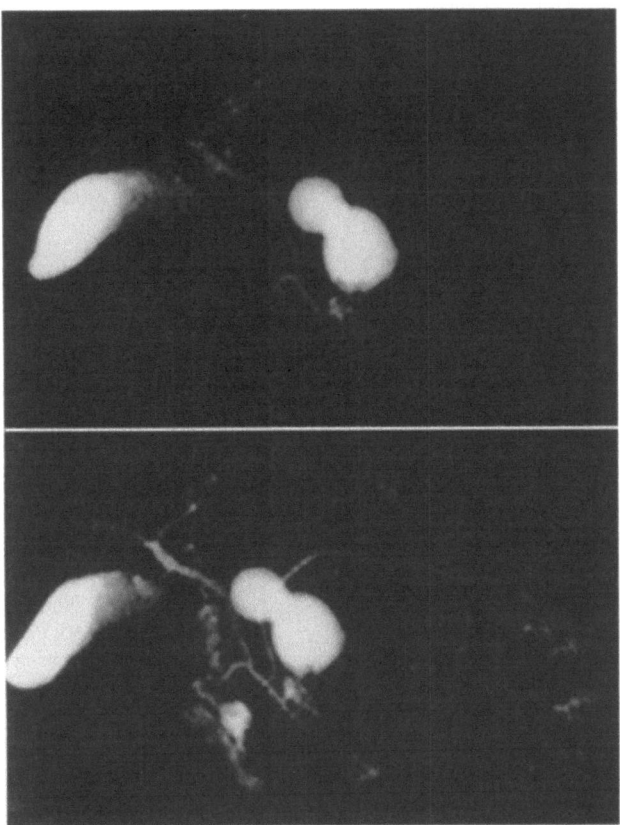

Abb. 3. (oben) MRCP ohne Sekretolin^R. Nur partielle Darstellung der Pankreasgänge. Nebenbefund: Cyste im Pankreaskopf. (unten) MRCP 3 Min. nach 70 E Sekretolin^R mit Darstellung einer Variante der Mündung des D. choledochus und D. pankreaticus in den Gang der primär vorderen Pankreasanlage. Keine Darstellung des D. Santorini. Im Vergleich zur Untersuchung ohne Sekretolin sehr gute Darstellung des D. pankreaticus bis in die Cauda pancreatis

dann angewandt werden sollte, wenn wegen einer möglichen Pankreatitis das Sekretolin^R kontraindiziert ist.

Die Gabe des Sekretolin^R führte bei den ersten 30 von uns untersuchten Patienten im Vergleich zur sogenannten Nativ-MRCP nach 2–3 Minuten zu einer deutlich besseren Darstellung der Pankreasgänge, wie dies am Beispiel einer anatomischen Gangvariante ersichtlich ist (Abb. 3).

Die gute Darstellung des Pankreas- und des Gallenganges in der MRCP läßt zweifelsfrei erwarten, daß dieses Verfahren die ERCP in der Diagnostik beim Verdacht auf das Vorliegen eines Pankreaskarzinoms ersetzen wird. Voraussetzung hierfür ist jedoch eine bestmögliche Untersuchungsstrategie.

Weiterhin ist es unverzichtbar, diese Diagnostik vor einer etwaigen Stent-Implantation durchzuführen, um die durch die Manipulation an der Papille und am Gangsystem entstehende Ödembildung und Hyperämie zu vermeiden. Letztere beeinträchtigen die Bildgebung in erheblichem Maße.

Zur 2-Phasen-Spiral-CT

Trotz großer Fortschritte in der Verbesserung der Magnetresonanztomographie ist die Computertomographie in 2-Phasen-Spiral-Technik neben der ERCP derzeit die wichtigste Unter-

Tabelle 2. Literaturangaben zur CT und MRT des Pancreas

Autor	Indikation		N	Treffs.	Sens.	Spez.
Müller 1994	alle Erkrankungen	DCT	49	67%	69%	64%
		MRT	25	84%	83%	100%
Megibow 1995	Resektabilität Adeno-Ca	CT	189	73%		
		MRT	189	70%		
	Lebermetastasen	CT		26%		
		MRT		42%		
Ichikawa 1997	Tumordetektion-überschreitung	SCT	21	76%		
		MRT		95,7%	93,3%	96,8%
	Gefäßinfiltration	SCT		79,5%	73,3%	85%
		MRT		89,1%	81%	96%
	Lebermetastasen	SCT		87,2%	71,4	90,6
		MRT		93,5%	100%	91,7%
Trede 1997	Organüberschreitung	SCT	58	74%	83,3%	70,4%
		MRT		95,7%	93,3%	96,8%
	Gefäßinfiltration	SCT		79,5%	73,3%	85%
		MRT		89,1%	81%	96%
	Lebermetastasen	SCT		87,2%	71,4	90,6
		MRT		93,5%	100%	91,7%

suchungsmethode zur Diagnostik und Beurteilung des Pankreaskarzinoms. Richter et al. teilen in einer jüngst erschienenen Arbeit mit, daß mit der Hydro-Spiral-CT eine Gesamtgenauigkeit in der Tumordetektion von 94,8% bei einer Sensitivität von 93,7% und einer Spezifität von 95,2% erzielt wurde [12]. Diese ausgezeichneten Ergebnisse stehen im Widerspruch zu früheren Veröffentlichungen, wie aus der Tabelle 2 ersichtlich ist. Beispielhaft sollen die Arbeiten von Müller, Megibow, Ichikawa und Trede genannt werden [6, 10, 11, 15].

Bei sorgfältiger Analyse der Veröffentlichungen wird deutlich, daß die Ergebnisse kaum vergleichbar sind, da erhebliche Unterschiede in der Untersuchungsstrategie bestehen bzw. das Krankengut nicht kompatibel ist. Die obengenannten Autoren fanden dagegen mit der MRT gleiche oder bessere Ergebnisse als mit der CT, so daß für den Einsatz der Magnetresonanztomographie argumentiert wurde.

Die Aussagen zur MRT bzw. die vergleichsweise schlechten Ergebnisse der CT werden von zahlreichen Autoren nicht bestätigt. Zweifelsfrei muß die CT als Doppelspirale nach einem Bolustracking mit 150–170 ml Kontrastmittel, einer Flußrate von 4 ml/sec, einer arteriellen Phase mit einem Delay von 20–30 sec und einer venösen Phase nach weiteren 20 sec durchgeführt werden, um die in letzter Zeit auch von Böttger, Lehmann und Gmeinwieser erzielten guten Ergebnisse zu erreichen [1, 3, 8]. Neben der Kontrastierung von Magen und Duodenum mit Paraphin oder Wasser, oral oder durch eine Sonde verabfolgt, ist die Gabe eines Spasmolytikums zur Reduktion der Peristaltik unverzichtbar.

Werden diese Voraussetzungen erfüllt, ist die Spiral-CT nach wie vor das beste Untersuchungsverfahren zum Nachweis und zur Beurteilung eines Pankreaskarzinoms.

Zur ERCP

Neben der CT ist die ERCP derzeit als wichtigste Untersuchungsmethode bei dem Verdacht auf das Vorliegen eines Pankreaskarzinoms zu bewerten. Wie zur MRCP ausgeführt, muß mit einem Wandel im diagnostischen Konzept gerechnet werden, um das mit möglichen Komplikationen einhergehende Verfahren in der Diagnostik zu ersetzen.

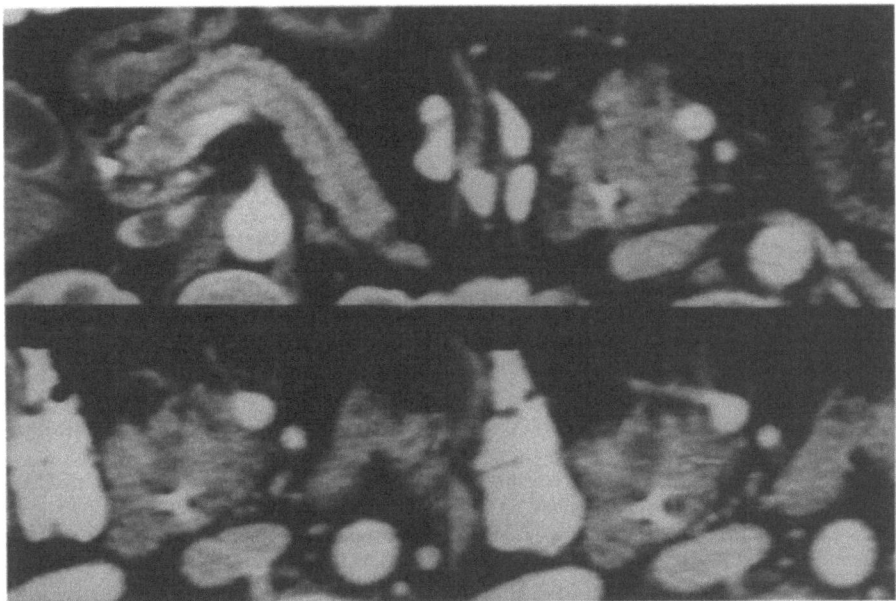

Abb. 4. Spiral-CT des Pankreas bei Pankreaskopfkarzinom und liegendem Stent im D. choledochus. In der Umgebung des Stent Artefakte, die die Beurteilung des Befundes erschweren

Vergleichende Studien über beide Methoden werden in absehbarer Zeit Aufschluß geben. Grundsätzlich muß jedoch gefordert werden, sowohl die CT wie die MRCP vor einer Stent-Implantation durchzuführen, um die hierdurch bedingten Artefakte in der Schnittbilddiagnostik zu vermeiden (Abb. 4).

Zur MRT

Die in Tabelle 2 enthaltenen Zahlen zur MRT machen deutlich, daß vergleichbare Resultate wie mit der CT erreicht werden können. Dies rechtfertigt jedoch noch nicht den primären routinemäßigen Einsatz vor der CT, da sowohl eine größere Belastung des Patienten durch die vergleichsweise lange Untersuchungszeit wie die erheblich höheren Kosten berücksichtigt werden müssen. Es ist jedoch zu erwarten, daß kürzere Meß- und schnellere Rechenzeiten eine Änderung bedingen werden.

Schon heute besteht die Möglichkeit, die MR-Angiographie mit guter Aussagekraft einsetzen zu können, wenngleich die Routineanwendung u.E. noch nicht realistisch ist.

Zusammenfassung

Die Fortschritte der bildgebenden Diagnostik des Pankreas betreffen die MRCP und die Spiral-CT. Beide Verfahren müssen jedoch mit bestmöglicher Untersuchungsstrategie angewandt werden. Hierzu gehört für die MRCP die orale Gabe eines superparamagnetischen Kontrastmittels und die i.v.-Injektion von Sekretolin®. Die Spiral-CT muß in einer 2-Phasen-Technik mit ausreichender Kontrastmittelmenge und genügender Flußrate nach Bolustracking durchgeführt werden. Es ist zu erwarten, daß die MRCP die diagnostische ERCP ersetzen wird. Auch wenn die MRT ähnliche Resultate wie die Spiral-CT ermöglicht, ersetzt dieses Verfahren wegen der hohen Kosten und langen Untersuchungszeit die CT noch nicht. Die Diagnostik muß vor einer etwaigen Stent-Implantation erfolgen, um eingriffsbedingte Artefakte zu vermeiden.

Literatur

1. Böttger TC, Boddin J, Düber C, Heintz A, Küchle R, Junginger T (1998) Diagnosing and Staging of Pancreatic Carcinoma – What is Necessary? Oncology 55: 122–129
2. Fulcher AS, Turner MA, Capps GW, Zfass AM, Baker KM (1998) Half-Fourier Rare MR Cholangio-pancreatography: Experience in 300 subjects. Radiology 207: 21–32
3. Gmeinwieser J, Feuerbach St, Hohenberger W, Albrich H, Strotzer M, Hofstädter F, Geissler A (1995) Spiral-CT in Diagnosis of Vascular Involvement in Pancreatic Cancer. Hepato-Gastroenterology 42: 418–422
4. Hintze RE, Adler A, Veltzke W, Abou-Rebyeh H, Hammerstingl R, Vogl T, Felix R (1997) Clinical Significance of Magnetic Resonance Cholangiopancreatography (MRCP) Compared to Endoscopic Retrograde Cholangiopancreatography (ERCP). Endoscopy 29: 182–187
5. Holzknecht N, Gauger J, Helmberger T, Sackmann M, Reiser M (1996) Techniken und Anwendung der MR-Pankreatikographie im Vergleich zur endoskopisch retrograden Pankreatikograpie. Radiologe 36: 427–434
6. Ichikawa T, Haradome H, Hachiya J, Nitatori T, Ohtomo K, Kinoshita T, Araki T (1997) Pancreatic Ductal Adenocarcinoma: Preoperative Assessment with Helical CT versus Dynamic MR Imaging. Radiology 202: 655–662
7. Irie H, Honda H, Tajima T, Kuroiwa T, Yoshimitsu K, Makisumi K, Masuda K (1998) Optimal MR Cholangiopancreatographic Sequence and Ist Clinical Application. Radiology 206: 379–387
8. Lehmann KJ, Diehl J, Lachmann R, Georgi M (1998) Wertigkeit der Doppelspiral-CT bei der präoperativen Diagnostik des Pankreaskarzinoms – eine prospektive Studie. Fortsch Röntgenstr 168, 3: 211–216
9. Matos C, Metens T, Devière J, Nicaise N, Braudé P, Yeren G van, Cremer M, Struyven J (1997) Pancreatice Duct: Morphologic and Functional Evaluation with Dynamic MR Pancreatography after Secretin Stimulation. Radiology 203: 435–441
10. Megibow AJ, Zhou XH, Rotterdam H, Francis IR, Zerhouni EA, Balfe DM, Weinreb JC, Aisen A, Kuhlmann J, Heiken JP, Gatsonis C. McNeil B (1995) Pancreatic Adenocarcinoma: CT versus MR Imaging in the Evaluation of Resectability – Report of the Radiology Diagnostic Oncology Group. Radiology 195: 327–332
11. Müller MF, Meyenberger C, Bertschinger P (1994) Pancreatic tumors: Evaluation with endoscopic US, CT and MR imaging. Radiology 190: 745–751
12. Richter GM, Wunsch C, Schneider B, Düx M, Klar E, Seelos R, Kauffmann GW (1998) Hydro-CT in der Detektion und im Staging des Pankreaskarzinoms. Radiologe 38: 279–280
13. Soto JA, Yucel EK, Barish MA, Chuttani R, Ferrucci JT (1996) MR Cholangiopancreatography after Unsuccessful or Incomplete ERCP. Radiology 199: 91–98
14. Takehara Y, Ichijo K, Tooyana N, Kodeira N, Yamamoto H, Tatami M, Saito M, Watahiki H, Takahashi M (1994) Breath-hold MR cholangiopancreatography with a long-echo-train fast spinecho sequence and a surface coil in chronic pancreatitis. Radiology 192: 73–78
15. Trede M, Rumstadt B, Wendl K, Gaa J, Tesdal K, Lehmann K-J, Meier-Willersen HJ, Pescatore P, Schmoll J (1997) Ultrafast Magnetic Resonance Imaging Improves the Staging of Pancreatic Tumors. Anals of Surgery Vol. 226, No. 4: 393–407
16. Wunsch CS, Richter GM, Noeldge G, Hansmann J, Kauffmann GW (1997) Improvement of diagnostic quality of MRCP (Magnetic resonance cholangiopancreatography) in breath-hold technique by oral administration of ferrite microparticles (Abdoscan). Radiology 205 (P): 505

Ösophaguskarzinom

Stadiendefinition und notwendige präoperative Diagnostik

N. Senninger

Klinik und Poliklinik für Allgemeine Chirurgie, Waldeyerstraße 1, D-48129 Münster

Stage Definition and Essential Preoperative Diagnostics

Summary. The routine examination in esophageal carcinoma includes the following established recommendations: endoscopy with biopsy – X-ray of the esophagus – endosonography – cervico-thoraco-abdominal CT scan – bronchoscopy in tumors of the upper half of the esophagus. Diagnostic laparoscopy is gaining increasing importance, especially with regard to the distal adenocarcinoma of the esophagus. Other new diagnostic tools directly influencing clinical practice are magnetic resonance tomography, positron emission tomography and possibly the detection of circulating or bone marrow tumor cells.

Key words: Esophageal carcinoma – Stage-dependent therapy

Zusammenfassung. Als Routineempfehlung kann folgende tumor- and stadienorientierte Diagnostik angesehen werden: Endoskopie mit Biopsie – Ösophagusbreischluck – Endosonographie – Cerviko-thorako-abdominelles CT – Bronchoskopie bei Sitz in der oberen Ösophagushälfte. Die diagnostische Laparoskopie gewinnt ihre zunehmende Bedeutung beim in der Regel distal gelegenen Adenokarzinom des Ösophagus. Wesentliche neue, die klinische Praxis unmittelbar betreffende Untersuchungen sind die Magnetresonanztomographie, Positronen-Emissions-Tomographie sowie möglicherweise der Nachweis von zirkulierenden oder im Knochenmark abgesiedelter Tumorzellen.

Schlüsselwörter: Ösophaguskarzinom – Stadiengerechte Therapie

Nach wie vor vergehen im Schnitt drei Monate zwischen Symptombeginn und korrekter Diagnose beim Ösophaguskarzinom. Hierbei ist festzustellen, daß zwar die Inzidenz des Plattenepithelkarzinoms gleichbleibend bis fallend, hingegen die des Adenokarzinoms steigend ist. Gegenüber der klassischen Einteilung in proximales bis distales Drittel beweist die Einteilung in obere und untere Hälfte eine höhere klinische Relevanz, da aufgrund der unmittelbaren Nachbarschaft von Trachea und Bronchialsystem die Möglichkeit einer R0-Resektion in der oberen Hälfte beschränkter ist als in der unteren.

Resektionen mit kurativer Intention sind bei weniger als 50% der Patienten möglich. Es muß somit das Ziel neoadjuvanter Therapiestrategien sein, die Zahl der R0-Resektionen zu erhöhen. Hierin fußt die wesentliche Bedeutung der präoperativen Stadiendefinition (s. Tabellen 1 und 2).

Tabelle 1. TNM-Klassifikation nach UICC (nach [2])

Tx	keine Beurteilung möglich
T0	keine Evidenz eines Tumors
Tis	Carcinoma in situ
T1	Infiltration der Lamina propria
T2	Infiltration der Muscularis propria
T3	Infiltration der Adventitia
T4	Infiltration der benachbarten Strukturen
Nx	keine Beurteilung möglich
N0	keine Evidenz von Lymphknotenbefall
N1	regionale Metastase
Mx	keine Beurteilung möglich
M0	keine entfernten Metastasen
M1	entfernte Metastasen
M1a	Lymphknotenmetastasen
M1b	hämatogene Metastasen

Tabelle 2. Stadiendefinition beim Ösophaguskarzinom (nach [2])

I	T1 N0 M0
IIa	T2 N0 M0
	T3 N0 M0
IIb	T1 N1 M0
	T2 N1 M0
III	alle restlichen T und N mit M0
IV	alle T und N mit M1

Etablierte Diagnostik [3, 5–8]

Unter die etablierte Diagnostik läßt sich tumorbezogen die Endoskopie mit Biopsie und die Kontrastmittelpassage einordnen. Das histologische Grading und die Identifizierung der entsprechenden Tumorbiologie ist zunächst für die Identifikation resektabler Patienten von nachgeordneter Bedeutung. Entscheidend hat sich in den letzten Jahren aber die Bedeutung der Endosonographie in den Vordergrund gestellt, mit der auch intramurales, extramukosales Wachstum verläßlich dargestellt werden kann.

Die Röntgenthoraxuntersuchung zum Screening bezüglich pulmonaler Filiae und zur präoperativen Vorbereitung des Patienten, die CT-Untersuchung von cervikal bis abdominell zur Identifikation von hämatogenen und lymphonodalen Metastasen sind als etablierte Diagnostik anzusehen. Die Bronchoskopie gilt als obligat für Tumorsitz in der oberen Ösophagushälfte.

Diagnostik in Überprüfung

In zunehmendem Maße scheint die diagnostische Laparoskopie zum Erkennen von M1a-Lymphknoten am Truncus coeliacus sowie von Peritonealkarzinose insbesondere beim Adenokarzinom von Bedeutung zu sein. Die Aussagekraft beim Plattenepithelkarzinom ist aufgrund der erheblichen perineuralen Tumorpropagation dieser Tumorform eingeschränkt.

In den Vordergrund getreten ist in der letzten Zeit die Evaluierung von Tumorzellen in Lymphbahnen und Lymphknoten als sog. Befall des micro-environment sowie sessilen Tumorzellen im Knochenmark. Die Eigenschaft als Metastasen ist hierbei nicht klar zu erkennen, allerdings ist zu erwarten, daß neoadjuvante und postoperative adjuvante Chemotherapiestrategien im wesentlichen von dieser Diagnostik beeinflußt werden. In der gleichen Richtung ist die Wertigkeit der derzeitigen Immunhistologie und Immunzytochemie zu sehen.

Wesentliche Fortschritte für Diagnostik und insbesondere Langzeitbeobachtung scheint die Positronenemissions-Tomographie zu bieten. Im Gegensatz zu den bildgebenden Verfahren untersucht sie den Metabolismus und nicht Strukturen. Bei eingeschränkter Verfügbarkeit und hohen Kosten der Untersuchung ist die Detektion von Lymphknotenbefall und hämatogenen Metastasen wahrscheinlich eine ideale Ergänzung für Computertomogramm und Kernspintomogramm. Die hohe Anfälligkeit gegenüber Artefakten bedingt aber, daß derzeit von einer Accuracy von 48 bis 93% gegenüber dem CT von 50 bis 60% ausgegangen werden muß, aber die PET-Sensitivität beträgt 100% [1, 4].

Unter bestimmten Voraussetzungen ist eine Sonderindikation für die Operation gegeben, die die Intensität des kompletten präoperativen Stagings relativiert. Hierzu gehören Blutungen, Perforationen sowie vollständige Obstruktion der Passage. In diesen Fällen ist häufig auch keine interventionelle Maßnahme sinnvoll einsetzbar, so daß hierbei eine palliative Operation durchgeführt werden muß.

Zusammengefaßt muß die notwendige präoperative Diagnostik insbesondere den Unterschied zwischen den fortgeschrittenen Primärtumorstadien, den Unterschied zwischen N0 und N1 und den Unterschied zwischen M0 und M1 darstellen können. Hierzu dienen etablierte Verfahren: Endoskopie mit Biopsie und Histologie – Kontrastmittelpassage – Endosonographie – Röntgenthorax – Cerviko-abdomino-thorakales CT bzw. MRT – fakultativ Bronchoskopie.

Die Bedeutung von diagnostischen minimalinvasiven Eingriffen, von Knochenmarksbiopsie und spezieller immunhistochemischer Labordiagnostik muß noch unter Beweis gestellt werden. Wesentliche Verbesserungen der Aussage sind aber von der Positronen-Emissions-Tomographie zu erwarten.

Weiterführende Literatur

1. Flanagan FL, Dehdashti F, Siegel BA, Trask DD, Sundaresan SR, Patterson GA, Cooper JD (1997) Staging of Esophageal Cancer with ^{18}F-Fluorodeoxyglucose Positron Emission Tomography. AJR 168: 417–424
2. Hermanek P, Scheibe O, Spiessl B, Wagner G (Hrsg.) (1997) TNM-Klassifikation maligner Tumoren. Springer-Verlag, Berlin-Heidelberg-New York, 5. Aufl.
3. Lightdale CJ, Botet JF (1993) Staging of Esophageal Cancer. Endoscopy 25 (Suppl.): 655–659
4. Luketich JD, Schauer PR, Meltzer CC, Landreneau RJ, Urso GK, Townsend DW, Ferson PF, Keenan RJ, Belani CP (1997) Role of Positron Emission Tomography in Staging Esophageal Cancer. Ann Thorac Surg 64: 765–769
5. Rankin S, Mason R (1992) Review: Staging of Oesophageal Carcinoma. Clinical Radiology 46: 373–377
6. Reeders JWAJ, Bartelsman JFWM (1993) Radiological Diagnosis and Staging of Oesophageal Malignancies. Endoscopy 25: 11–27
7. Siewert RJ, Dittler HJ (1993) Esophageal Carcinoma: Impact of Staging on Treatment. Endoscopy 25: 28–32
8. Ziegler K (1992) Endosonographische Diagnostik des Ösophaguskarzinoms. Z Gastroenterol 30: 808–817

Oesophaguskarzinom: Die Leitlinien der chirurgischen Therapie

B. Kremer[1], J. Marxsen[1], H. Grimm[1], C. Stoffregen[2], A. Schmid[1] und D. Henne-Bruns[1]

[1] Klinik für Allgemeine Chirurgie und Thoraxchirurgie, [2] I. Medizinische Klinik CAU Kiel, Arnold-Heller-Straße 7, D-24105 Kiel

Esophageal Cancer: Guidelines for Surgery

Summary. According to oncological criteria, resections for esophageal cancer require a combined abdominal and thoracic approach and should include two-field lymphadenectomy. The value of a three-field lymphadenectomy is still under discussion, because this extended lymph node dissection may provide better survival rates for patients with proximal esophageal cancer and positive lymph node stages on the one hand, but will cause increased morbidity, on the other.

A neoadjuvant radio- and/or chemotherapy allows down staging in about 50% of patients with advanced esophageal cancer (stage II B, III or IV). This leads to higher resectability rates, but is not necessarily associated with better survival rates.

Key words: Esophageal cancer – Surgery – Guidelines

Zusammenfassung. Unter onkologischen Gesichtspunkten bestehen keine Zweifel, daß beim Oesophaguskarzinom derzeit nur er abdomino-thorakale Zugang in Kombination mit einer 2-Feld-Lymphadenektomie den Anforderungen eines onkologischen Eingriffes entspricht. Noch offen ist die Wertigkeit der 3-Feld-Lymphadenektomie, die für Patienten mit einem suprabifurkal lokalisierten Oesophaguskarzinom im N1-Stadium mit einem Überlebensvorteil verbunden zu sein scheint, andererseits aber mit einer deutlich erhöhten postoperativen Morbidität vergesellschaftet ist.

Eine neoadjuvante Radio- und/oder Chemotherapie führt bei Patienten mit fortgeschrittenen Tumoren (Stadium II B, III oder IV) in etwa 50% der Fälle zu einem Down-Staging, was einerseits eine Verbesserung der Resektionsrate zur Folge hat, andererseits aber nicht zwangsläufig mit einer Lebensverlängerung im Vergleich zu nur resezierten Patienten führen muß.

Schlüsselwörter: Oesophagus-Ca – Chirurgie – Leitlinien

Einleitung

Die Leitlinien zur chirurgischen Therapie des Oesophaguskarzinom wurden 1996 von der Deutschen Gesellschaft für Chirurgie (Mitteilungen G 72) publiziert.
   Die Kernaussagen dieser Leitlinien sind die folgenden:

- Die chirurgische Methodenwahl richtet sich nach dem lokalen Tumorstadium und der supra- oder infrabifurkalen Lokalisation des Tumors.

- T1/T2-Karzinome werden primär reseziert, suprabifurkal mit kombinierter der 3-Feld-Lymphadenektomie, infrabifurkal verbunden mit einer 2-Feld-Lymphadenektomie.
- T3/T4-Karzinome sollten bei suprabifurkaler Lokalisation einer neoadjuvanten Therapie zum Down-Staging unterzogen werden, bei infrabifurkaler Lage kann die primäre Resektion oder eine neoadjuvante Therapie zum Down-Staging zur Anwendung kommen.
- Die Patienten sollten im Rahmen von Studienprotokollen erfaßt und behandelt werden.

Die genannten Kernpunkte sagen das Wesentliche, trotzdem ist die gestellte Thematik damit nicht ausreichend behandelt, da sich gerade hinter den Begriffen 2-Feld/3-Feld-Lymphadenektomie und neoadjuvante Therapie zum Down-Staging erhebliche Probleme und Variationen verbergen.

Chirurgisch-technische Aspekte der Lymphadenektomie

Die Wertigkeit der Lymphadenektomie beim Oesophaguskarzinom ist in prospektiven kontrollierten Studien bisher nicht untersucht [5, 9]. Schon bei der 2-Feld-Lymphadenektomie variiert das Ausmaß der unter diesem Begriff subsummierten Lymphknotendissektion von einer Standard-Lymphadenektomie über die erweitert radikale Lymphadenektomie bis hin zur totalen mediastinalen Lymphknotendissektion.

Erfahrungen mit der 3-Feld-Lymphadenektomie, also der zusätzlich cervikalen Lymphknotenentfernung, werden ganz überwiegend nur aus Japan berichtet [2, 11]. Die bisher mitgeteilten Daten weisen darauf hin, daß eine sehr begrenzte Zahl von Patienten von einer 3-Feld-Lymphadenektomie profitieren, nämlich Patienten mit einem oberhalb der Trachealbifurkationen lokalisierten Oesophagus-Ca im N1-Stadium (Tabelle 1). Dieser Benefit wird allerdings mit einer deutlichen Zunahme postoperativer Morbidität (z. B. einer 2–3-fach höheren Rate an Recurrensparesen) erkauft [2, 11].

Da die überwiegende Anzahl von Oesophaguskarzinomen im mittleren und distalen Drittel der Speiseröhre lokalisiert ist, ist hier die 2-Feld-Lymphadenektomie als adäquat anzusehen, da die 3-Feld-Lymphadenektomie bisher hier zu keinen überlegenen Überlebensvorteilen geführt hat. Dabei entspricht die abdominelle Lymphadenektomie der für das Magenkarzinom beschriebenen Technik mit Einschluß der Lymphknotenstation an der kleinen Kurvatur proximal des „Krähenfußes" und der Lymphknoten des Kompartimentes 2.

Die mediastinale Lymphadenektomie wird als en bloc Mediastinektomie und Oesophagektomie meist durch eine rechtsseitige Thorakotomie durchgeführt [12]. Dabei wird die V. azygos sowie das gesamte Lymph-, Fett- und Bindgewebe entlang der Aorta reseziert. Wird die Lymphadenektomie mit der Resektion der Trachealbifurkationslymphknoten proximal beendet, handelt es sich um eine Standard-Lymphadenektomie. Für eine totale mediastinale Lymphadenektomie muß die Lymphknotendissektion beidseits oralwärts über den Aortenbogen hinaus und hinter der Trachea unter Darstellung des linken N. recurrens fortgeführt werden.

Tabelle 1. 5-Jahresüberlebensraten von Patienten nach 2-Feld- bzw. 3-Feld-Lympadenektomie: Überlebensvorteil für N-positive Patienten nach 3-Feld-Lymphadenektomie

	2-Feld-LA (N=65)	3-Feld-LA (N=63)
1 Jahr	74%	87%
3 Jahre	44%	51%
5 Jahre	36%	40%
5-Jahresüberl.:		
N0 prox. ⅔	65%	48%
N1	10%	30%
N0 dist. ⅓	88%	100%
N1	26%	36%

Fujita et al., Ann Surg (1995)

Die wesentlichen möglichen Komplikationen der Lymphadenektomie sind die linksseitige Recurrensparese, der Chylothorax bei Insuffizienz der Ligatur der D. thoracicus und die Trachea- oder Bronchusverletzung.

Collare versus intrathorakale Anastomosierung

Will man Leitlinien zur chirurgischen Therapie des Oesophaguskarzinoms formulieren, bedürfen die Vor- und Nachteile der grundsätzlich möglichen collaren und intrathorakalen Anastomosierungsverfahren einer abwägenden Beurteilung [1, 6]. Diese technische Alternative stellt sich nur bei endosonographisch verifizierter proximaler Tumorgrenze distal der Trachealbifurkation, da hier die collare Anastomosierung gegenüber der hoch intrathorakalen Anastomose aus onkologischen Erwägungen keine Sicherheitsvorteile birgt.

Für die collare Anastomose spricht die geringere Letalität im Falle einer Anastomoseninsuffizienz. So erfolgte in der eigenen Klinik in den letzten fünf Jahren bei 62 resezierten Oesophaguskarzinomen die Anastomosierung bei 38 Patienten collar und bei 24 Patienten hoch intrathorakal. Obwohl die Rate an Anastomoseninsuffizienzen mit 13,2% nach collarer Rekonstruktion deutlich höher war als nach intrathorakaler (8,3%), spricht die Hospitalletalität nach collarer Anastomosierung von 2,6% gegenüber der von 12,5% nach intrathorakaler Anastomosierung für das collare Anastomosierungsverfahren. Da aber 80% der Patienten mit collarer Anastomose im postoperativen Verlauf mindestens einmal eine Bougierung der Anastomosenregion wegen stenosebedingter Schluckbeschwerden benötigten, 10,5% eine linksseitige Recurrensparese aufwiesen im Vergleich zu 0% nach intrathorakaler Rekonstruktion und da collar anastomosierte Patienten eine um 5,7 Tage verlängerte Intensivzeit benötigten, kann derzeit noch keine Aussage zugunsten der einen oder anderen Anastomosierungstechnik erfolgen [6].

Definitive Entscheidungshilfen können erst Langzeituntersuchungen unter Einschluß von Lebensqualitätsparametern unter Berücksichtigung des angewendeten Rekonstruktionsverfahrens bieten, da das Langzeitüberleben nach bisher vorliegenden Daten [6] durch das Rekonstruktionsverfahren nicht beeinflußt wird (Abb. 1).

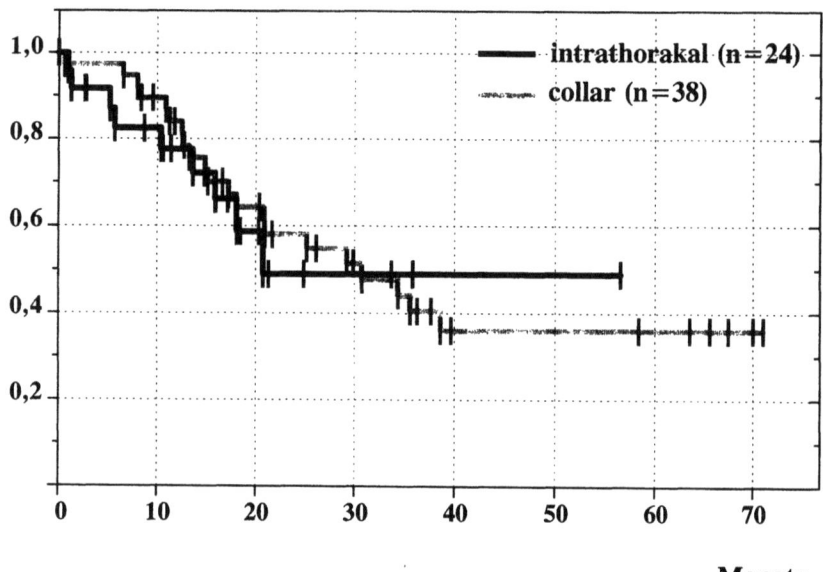

Abb. 1. Kalkuliertes Langzeitüberleben [3] von Patienten nach Resektion eines Oesophagus-Ca in Relation zum gewählten Rekonstruktionsverfahren

Down-staging von T3/T4 Oesophaguskarzinomen

Es steht heute außer Zweifel, daß das fortgeschrittene Oesophaguskarzinom durch eine neuadjuvanten kombinierte Radio-/Chemotherapie [8] oder auch ausschließliche Chemotherapie [4, 7, 13] günstig beeinflußt werden kann. Dabei werden Ansprechraten bis zu 80% angegeben, je nachdem ob WHO-Kriterien zur Definition von Therapieversagern bzw. „Respondern" in Studien angelegt wurden und ob eine „stabile Erkrankung" als Ansprechen auf die Therapie gewertet wurde.

Auffallend ist, daß das Ansprechen auf die Therapie in fast allen Protokollen zur neoadjuvanten Therapie des Oesophagus-Ca unabhängig vom histologischen Typ „Adeno-Ca" oder „Plattenepithel-Ca" zu sein schein [4, 7, 10, 13].

Da erstens alle effektiven neoadjuvanten Therapieprotokolle [4, 7, 8, 13] zum Down-staging von Oesophaguskarzinomen das Risiko einer postoperativ erhöhten Morbidität und Letalität in sich bergen, zweitens ein Überlebensvorteil neoadjuvant behandelter Patienten noch nicht durch prospektive randomisierte Studien belegt ist, enthalten die derzeitigen Leitlinien die wesentliche Empfehlung, derartige Therapiekombinationen nur im Rahmen von Studien anzuwenden.

In unserer eigenen Patientenserie von 62 Patienten mit einem Oesophaguskarzinom verbleiben 60 Patienten für eine relevante Auswertung, da zwei Patienten ein Sarkom bzw. einen hochmalignen Stromazelltumor aufwiesen. Bei 20 Patienten lag ein Adeno-Ca und bei 40 ein Plattenepithel-Ca vor. Es war das Ziel unserer prospektiven Beobachtungsstudie, endosonographisch praeoperativ als T3 und/oder N positiv eingestufte Patienten mit einem Oesophagus-Ca durch eine neoadjuvante Chemotherapie nach dem FLEP-Schema einem Downstaging zuzuführen. Das neoadjuvante Protokoll sieht 2 Kurse Chemotherapie nach dem FLEP-Schema vor, dann ein „Restaging" gefolgt von zwei weiteren Kursen FLEP bei Ansprechen bzw. Taxol bei Nichtansprechen.

Von 27 neoadjuvant behandelten Patienten wiesen 21 ein Plattenepithel-Ca und 6 ein Adeno-Ca auf. Das praeoperative endosonographische Restaging zeigte bei 13 Patienten (=48,2%) ein Tumorregress, bei 11 Patienten eine stabile Erkrankung (=40,7%) und bei 3 Patienten einen Tumorprogress (=11,1%). Wie in Abb. 2 wiedergegeben, findet sich im Vergleich zu Patienten mit einer „stabilen Erkrankung" bisher kein signifikanter Überlebens-

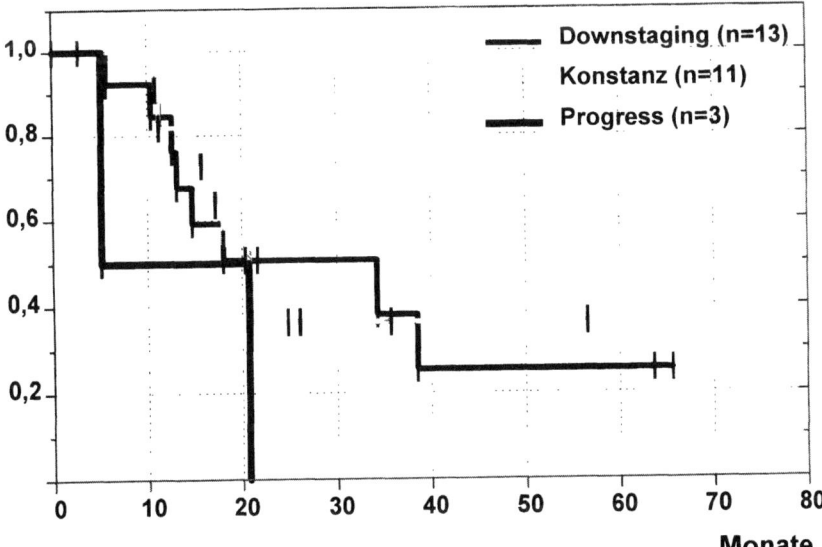

Abb. 2. Überlebensraten von 27 neoadjuvant behandelten Patienten nach Resektion des Oesophagus-Ca in Abhängigkeit vom Ansprechen auf die neoadjuvante Chemotherapie (FLEP-Schema)

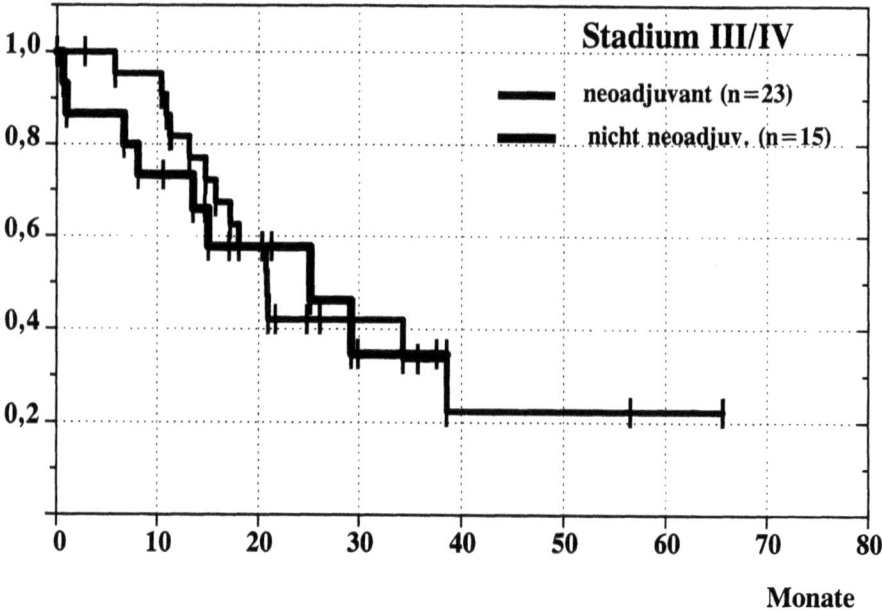

Abb. 3. Vergleich der Überlebensraten von Patienten mit einem Oesophagus-Ca im Stadium III/IV nach neoadjuvanter bzw. nicht neoadjuvanter Therapie und Resektion

Tabelle 2. Vergleich der stadiumsbezogenen 5-Jahresüberlebensraten nach Resektion eines Oesophagus-Ca.

	Siewert 92 (n=249)	Lerut 92 (n=198)	Roder 94 (n=186)	Sharpe 96 (n=562)	Kiel 98 (n=62)
Stadium I	66,7%	90%	62,5%	73%	52%
Stadium II		56%		15,8%	40%
St. II A	43,8%		35%		
St. II B	?		15%		
Stadium III	?	15,3%	8%	6%	30%
Stadium IV	?	0%	6%	0%	
alle Stadien		30%	22%	18%	37%
Adeno-Ca	30%	39%			36%
Pl.epithel-Ca	24%	24%	22%		38%
R0	38%				38%

vorteil für die Patienten, die auf die neoadjuvante Therapie mit einem Tumorregress reagierten. Die neoadjuvante Therapie selektioniert allenfalls mit unter der Therapie progredienten Patienten eine prognostisch besonders ungünstige Patientengruppe.

Da nicht alle Patienten im Stadium II A/II B oder einem höheren Stadium einer neoadjuvanten Chemotherapie zustimmten, können wir 23 Patienten im Stadium III/IV neoadjuvant vorbehandelt mit 15 Patienten des gleichen Stadiums vergleichen, die sofort operiert wurden. Wie Abb. 3 zeigt, findet sich kein Unterschied in den nach Kaplan-Meier [3] berechneten Überlebenskurven, eine Tatsache, die eine sehr vorsichtige Formulierung bei der Erstellung von Therapieleitlinien erfordert.

Zusätzlich zeigt ein Vergleich stadiumsbezogener 5-Jahresüberlebensraten (Tabelle 2), daß unsere Patienten im Stadium III/IV mit 30% sehr gut abschneiden, daß aber besonders Patienten im histologischen Stadium I (z.B. fast komplette Remission nach neoadjuvanter

Therapie) im Vergleich zu größeren Serien schlechter überleben, was dafür spricht, daß die Prognose eines Patienten nach erfolgreichem Down-staging nicht zwangsläufig seinem „neuen Tumorstadium" folgt.

Zusammenfassend bleibt festzustellen, daß folgende Fragen bezüglich der Diagnostik und Therapie eines Oesophaguskarzinoms letztlich noch offen sind:

1. Sicherheit der endosonographischen Stadienklassifikation als Voraussetzung der Therapieplanung;
2. Stellenwert einer neoadjuvanten Radio-/ und/oder Chemotherapie beim Plattenepithel-Ca bzw. Adeno-Ca des Oesophagus in Abhängigkeit von der Tumorlokalisation;
3. Einfluß chirurgischer Techniken (Radikalität der Lymphadenektomie, Rekonstruktionsverfahren) auf Morbidität, Letalität, Lebensqualität und Langzeitüberleben.

Literatur

1. Fok M, Law S, Stipa F, Cheng S, Wong J (1993) A comparison of transhiatal and transthoracic resection for oesophageal carcinoma. Endoscopy 25: 660–663
2. Fujita H, Kakegawa T, Yamana H, Shima I (1995) Mortality and morbidity rates, post-operative course, quality of life, and prognosis after extended radical lymphadenectomy for esophageal cancer. Ann Surg 222: 654–659
3. Kaplan EL, Meier P (1958) Non parametric estimations from incomplete observations. J Am Stat Assc 53: 457–481
4. Kok TC, Van der Gaast A, Dees J, Eykenboom WMH, Van Overhagen H, Stoter G, Tilanus HW, Splinter TAW (1996) Cisplatin and etoposide in oesophageal cancer: a phase II study. Br J Cancer 74: 980–984
5. Lanschot van JJB, Tilanus HW, Voormolen MHJ, van Deelen RAJ (1994) Recurrence pattern of oesophageal carcinoma after limited resection does not support wide local excision with extensive lymph node dissection. Br J Surg 81: 1320–1323
6. Lerut T, De Leyn P, Coosemans W, Van Raemdonk D (1992) Die Chirurgie des Oesophaguscarcinoms. Chirurg 63: 722–729
7. Melcher AA, Mort D, Maughan (1996) Epirubicin, cisplatin and continuous infusion 5-fluorouracil (EFC) as neoadjuvant chemotherapy in gastro-oesophageal cancer. Br J Cancer 74: 1651–1654
8. Nürnberger HR, Löffler Th, Hausamen TU, Theophil B, Löhlein D (1993) Ergebnisse der präoperativen Radio-Chemotherapie beim lokal fortgeschrittenen Plattenepithelcarcinom des Oesophagus. Chirurg 64: 701–708
9. Roder JD, Busch R, Stein HJ, Fink U, Siewert JR (1994) Ratio of invaded to removed lymph nodes as a predictor of survival in squamous cell carcinoma of the oesophagus. Br J Surg 81: 410–413
10. Sharpe DAC, Moghissi K (1996) Resectional surgery in carcinoma of the oesophagus and cardia: what influences long-term survival? Eur J Cardio-thorac Surg 10: 359–364
11. Siewert JR, Stein HJ, Böttcher K (1996) Lymphadenektomie bei Tumoren des oberen Gastrointestinaltrakts. Chirurg 67: 877–888
12. Skinner DB (1983) En bloc resection for neoplasms of the oesophagus and cardia. J Thorac Cardiovasc Surg 85: 59–71
13. Stahl M, Wilke H, Meyer H-J, Preusser P, Berns T, Fink U, Achterrath W, Knipp H, Harstrick A, Berger M, Schmoll H-J (1994) 5-Fluorouracil, folinic acid, etoposide and cisplatin chemotherapy for locally advanced or metastatic carcinoma of the oesophagus. Europ J Cancer 30A: 325–328

Oesophaguscarcinom – Rückfallrisiko systematisch oder lokal – welche perioperativen Maßnahmen haben eine Erfolg gebracht?

J. R. Siewert, B. L. Brücher, H. J. Stein und U. Fink

Chirurgische Klinik und Poliklinik, Technische Universit München, Ismaninger Straße 22, D-81675 München

Esophageal Cancer – Risk of Recurrence, Systematic or Local – Which Perioperative Measures Have Been Successful?

Summary. In patients with locally advanced esophageal cancer, a complete tumor resection is usually not possible. We report an interim analysis of an ongoing phase II trial with multimodal therapy. From February 1995 to November 1997, 50 patients, median age 54.9 years, with uT3N0/N+M0 tumors of the suprabifurcal esophagus, staged by endoscopy, EUS, and CT scan had neoadjuvant, simultaneous radiochemotherapy (RTx/CTx): total dose 30 Gy und 300 mg 5-FU m^2 day^1 continuous infusion. Surgery was performed 35 days after RTx/CTx. 43/50 (86%) had resection after RTx/CTx. Postoperative morbidity was 40%, 30-day mortality after reconstruction was 4.7%. Histopathological assessment showed a complete response in 3, subtotal in 12, and partial or no response in 28 patients. An R0 resection could be achieved in 28/43 (65.2%) patients. The median overall survival was 13.6 months, after R0 resection 20.6 months vs 9.8 months in R1 resections ($p=0.001$). Complete or subtotal response to RTx/CTx ($p=0.002$), complete tumor resection after RTx/CTx ($p=0.001$) and absence of vascular tumor invasion on histopathology ($p=0.0007$) were significant prognostic factors. Neoadjuvant RTx/CTx, although associated with substantial morbidity, is a promising approach for patients with locally advanced esophageal cancer located at or above the tracheal bifurcation in responding patients, provided an R0 resection can be achieved.

Key words: Esophageal cancer – Risk of recurrence – Perioperative measures

Zusammenfassung. Eine komplette Tumorresektion ist bei Patienten mit lokal fortgeschrittenem Oesophaguskarzinom meist nicht möglich. Wir geben einen Zwischenbericht einer noch laufenden Phase-II-Studie mit multimodalem Therapiekonzept. 50 Patienten, medianes Alter 54,9 Jahre, die endoskopisch und mit EUS und CT einen uT3N0/N+M0-Tumor des suprabifurkalen Oesophagus aufwiesen, wurden von Februar 1995 bis November 1997 mittels kombinierter Radio-/Chemotheraapie (RTx/CTx: Gesamtdosis von 30 Gray und kontinuierliche Infusion von 300 mg 5-FU/m^2/d) therapiert. Die Operation erfolgte 35 Tage nach RTx/CTx. 43/50 Patienten (86%) wurden nach RTx/CTx operiert. Die postoperative Morbidität betrug 40%, die 30-Tage-Mortalität nach Rekonstruktion 4,7%. Der histopathologische Response war bei 3 Patienten komplett und bei 12 subtotal. 28 Patienten zeigten einen partiellen oder no-change-Status. 28/43 (65,2%) konnten R0-reseziert werden. Die mediane Gesamt-Überlebenszeit betrug 13,6 Monate, nach R0-Resektion 20,6 Monate vs. 9,8 Monate bei R1-resezierten Patienten (p=0,001). Signifikante prognostische Faktoren waren ein kompletter oder subtotaler Response (p=0,002), eine R0-Resektion nach RTx/CTx (p=0,001) und das histopathologische Nicht-Vorhandensein einer Gefäßinvasion (p=0,0007). Die neoadjuvante Radio-/Chemotherapie ist zwar mit einer erhöhten Morbidität verbunden, aber bei suprabifurkal und mit Bezug zum Tracheobronchialsystem gelegenen lokal fortgeschrittenen Plattenepithelcarcinomen des Oesophagus ist die neoadjuvante RTx/CTx bei Respondern eine vielversprechende Therapie, falls eine R0-Resektion möglich ist.

Schlüsselwörter: Oesophaguscarcinom – Rückfallrisiko – perioperative Maßnahmen

Alle Bemühungen im präoperativen Staging gelten der Entscheidung, ob wohl eine residualtumorfreie Resektion im Individualfall möglich sein wird oder nicht. Für die Abklärung dieser Frage stehen heute sehr zuverlässige und aussagekräftige präoperative diagnostische Verfahren zur Verfügung. Immer bedarf diese Entscheidung aber auch des chirurgischen Sachverstandes.

Ergibt die präoperative Diagnostik, daß eine R0-Resektion möglich oder wahrscheinlich erscheint, ist die primäre Operation die derzeit unumstritten beste therapeutische Option. Dennoch gibt es Studien, in denen neoadjuvante Therapieprinzipien auch bei resektablen Oesophaguscarcinomen erprobt wurden. Bei praktisch allen Studien handelt es sich um Phase-II-Studien. In keiner konnten überzeugende Vorteile für die neoadjuvante Therapie aufgezeigt werden. Negativ beurteilt wird in Phase-II-Studien auch der Wert einer alleinigen präoperativen Strahlentherapie. Ebenso negativ wird der Wert der alleinigen präoperativen Chemotherapie beurteilt werden. In der aktuellen Diskussion sind nur noch Studien, die eine kombinierte Radio-Chemotherapie erproben. Hier hat die neueste französische Multizenterstudie – bei aller Kritik am Protokoll (z. B. zu geringe Strahlendosis von nur 20 GY etc.) – ebenfalls keinen Vorteil bezogen auf das Gesamtüberleben aufzeigen können [3]. Interessant ist allerdings, daß das rezidivfreie Überleben durch eine neoadjuvante kombinierte Radio-Chemotherapie offenbar günstig beeinflußt wurde, d. h. durch dieses Therapieprinzip können offenbar lokoregionale Rezidive in einem gewissen Prozentsatz der Fälle vermieden werden. Dieses Ergebnis ist interessant und bedarf der weiteren Evaluation. Insgesamt aber dürfen die bisherigen Versuche, eine neoadjuvante kombinierte Radio-Chemotherapie in die Therapie des Plattenepithelcarcinoms der Speiseröhre einzuführen, als nicht erfolgreich angesehen werden.

Die gleiche Aussage gilt für eine postoperative adjuvante Therapie, soweit sie an gesichert R0-resezierten Patienten erprobt worden ist. Die interessanteste Studie liegt derzeit aus Japan vor [1]. Sie zeigt eindeutig, daß eine postoperative Chemotherapie keine Verbesserung des Gesamtüberlebens erbringt, so daß auch die Option der adjuvanten Therapie als bislang unbelegt angesehen werden muß.

In Anbetracht der in Europa und auch in Deutschland immer noch relativ spät erfolgenden Diagnose besitzt eine andere Situation sehr viel mehr klinische Bedeutung. Hierbei handelt es sich um Patienten, die aufgrund des präoperativen Stagings nicht R0-resezierbar erscheinen. Viele in der Literatur vorliegenden Studien evaluieren diese Situation. Dabei besteht weitgehendst Einigkeit darüber, daß der klassische Weg der primären Debulking-Operation mit nachfolgender additiver Therapie als wenig sinnvoll angesehen werden darf. Eine postoperative Chemo- oder Radiotherapie findet extrem ungünstige Bedingungen vor, das Tumorbett und etwaig verbliebene Residualtumorreste sind durch die Narbenbildung bindegewebig eingekapselt. Darüber hinaus findet sich nicht selten auch noch ein lokaler Infekt. Die Durchblutungsverhältnisse sind schlecht, entsprechend schlecht ist die Sauerstoffsättigung des Gewebes. Unter diesen ungünstigen Voraussetzungen erscheint eine additive postoperative Therapie als nicht effektiv und nicht indiziert. Sie bleibt seltenen Individualfällen (z. B. Tumorrest am Tracheobronchialsystem) vorbehalten.

Ein derzeit interessantester Weg ist die neoadjuvante Therapie beim primär nicht R0-resektabel erscheinenden Plattenepithelcarcinom der Speiseröhre. Dies betrifft in allererster Linie Tumoren, die in Höhe oder oberhalb der Trachealbifurkation lokalisiert sind, die also in unmittelbarer räumlicher Nachbarschaft oder in Kontakt zum Tracheobronchialsystem wach-

Tabelle 1. Neoadjuvante Radio-/Chemotherapie

Plattenepithelkarzinom des Ösophagus	
Phase I (1986–1991; ‚OE-I' und ‚OE-III' Protokoll)	
Gesamtzahl:	n=57
Resektionsrate:	47/57 (82%)
R0-Resektionsrate *(alle Patienten)*	39/57 (68%)
R0-Resektionsrate *(alle resezierten Patienten)*	39/47 (83%)
Morbidität *(gesamt)*:	31/47 (66%)
Mortalität *(90 Tg)*:	10/47 (21%)

sen. Für diese Tumorsituation liegen einige Phase-II-Studien vor, die insgesamt zeigen, daß in etwa 50–60% der Fälle mit einem Tumoransprechen gerechnet werden darf. Hinsichtlich des Überlebens profitieren nur Responder unter der präoperativen Radio-Chemotherapie, die anschließend zudem R0-reseziert werden konnten, von diesem Therapieprinzip. Das grundsätzliche Problem derzeit ist, daß die Response durch keine Diagnostik vorhergesagt werden kann. Hier darf auf die molekularbiologische Diagnostik gehofft werden. Man darf sicher sein, daß in den nächsten 2–3 Jahren aufgrund der Konstellation von Onkogenen und Tumorsuppressorgenen vorausgesagt werden kann, ob ein Tumor auf eine präoperative Radio-Chemotherapie ansprechen wird oder nicht. Unter dieser Voraussetzung könnte man den Patienten, bei denen ein Response nicht zu erhoffen ist, den Aufwand und die Belastung durch eine kombinierte Radio-Chemotherapie ersparen.

In den letzten Jahren haben wir uns in der eigenen Klinik diesem Problem besonders gewidmet. Seit 1986 haben wir verschiedene Therapieprotokolle erprobt. Die ersten Protokolle (Ö1–Ö3) umfaßten unterschiedliche Chemotherapie-Regime, wobei initial Mytomycin, Cisplatin und 5-FU zur Anwendung kamen. Im letzten Protokoll Ö3 nur noch eine hochdosierte, kontinuierliche 5-FU-Applikation. Auch die Strahlenfelder und Strahlendosen variierten, je nach Protokoll. Faßt man die Erfahrungen der letzten 3 Protokolle zusammen (Tabelle 1), so kann man feststellen, daß entsprechend dem Protokoll fast alle Patienten operiert wurden. Ausgeschlossen von der operativen Therapie wurden nur Patienten mit deutlichem Tumorprogreß unter der Vorbehandlung. Dies ergab eine Resektionsrate von 82%. 68% aller Patienten konnten R0-reseziert werden. Das Gesamtüberleben konnte im historischen Vergleich durch die präoperative Behandlung, insbesondere bei Respondern und R0-resezierten Patienten deutlich angehoben werden [2]. Nachteil dieser ersten Protokolle war eine relativ hohe Morbidität und Mortalität. Die für dieses Krankengut relevante 90-Tage-Mortalität lag bei 21% (30-Tage-Letalität 10,5%). Aufgrund dieser Erfahrungen haben wir für das inzwischen abgeschlossene Ö4-Protokoll folgende wichtige Modifikationen vorgenommen:

- In das Protokoll wurden nur Patienten, die aufgrund der präoperativen Risikoanalyse den Risikoklassen I und II angehörten, aufgenommen [2].
- Nach Diskussion mit unseren Strahlentherapeuten haben wir die Strahlenfelder reduziert und sie ausschließlich auf den Primärtumor mit schmalem Sicherheitsabstand fokusiert, d. h. die Lymphabflußgebiete wurden nicht mehr mitbestrahlt.
- Während in den ersten Protokollen die Operation ca. 14 Tage nach Abschluß der Strahlentherapie erfolgte, wurde jetzt das Intervall entsprechend internationaler Erfahrung auf 4 Wochen verlängert.
- Aus der Erfahrung, daß vorbehandelte Patienten zwar keine anderen und auch nicht häufiger postoperative Komplikationen entwickeln, daß der Verlauf unter diesen Komplikationen aber besonders ungünstig ist, haben wir entschieden, eine sog. Sicherheitschirurgie durchzuführen. Dies beinhaltet vor allem eine zweizeitige Oesophagektomie. Im ersten Eingriff erfolgt allein die transthorakale en-bloc-Oesophagektomie. Ca. 14 Tage später nach Verklebung des hinteren Mediastinums wird die Rekonstruktion durch Magenschlauchinterposition im vorderen Mediastinum mit cervikaler Anastomose durchgeführt.

In dieser Studie (Ö4) wurden nur Patienten mit Plattenepithelcarcinom der Speiseröhre und Tumorbezug zum Tracheabronchialsystem aufgenommen. Das Tumorstadium war gemäß

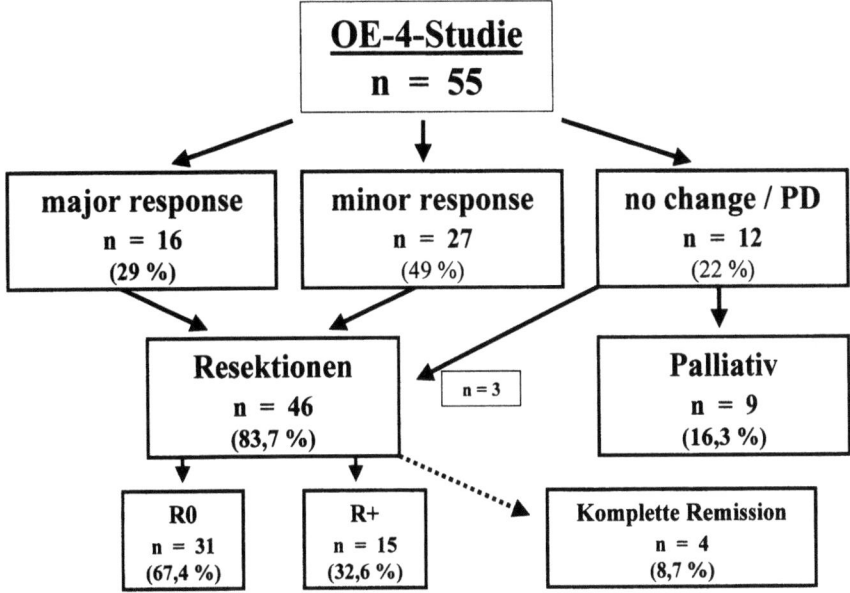

Abb. 1

präoperativem endoluminalem Ultraschalluntersuchung T3/T4N+. Eine R0-Resezierbarkeit war aufgrund der präoperativen Diagnostik ausgeschlossen, ebenso Fernmetastasen. Das Alter der Patienten mußte unter 70 Jahre sein.

Das Therapieprotokoll umfaßte eine Gesamtstrahlendosis von 30 Gy und eine kontinuierliche 5-FU-Gabe via Pumpe (300 mg/m^2 Körperoberfläche). Das Protokoll brauchte insgesamt 21 Tage.

In die Studie aufgenommen wurden 55 Patienten. Von diesen 55 Patienten wurden 9 nach der Vorbehandlung von der operativen Therapie ausgeschlossen, weil sie einen Tumorprogreß hatten. 46 Patienten wurden reseziert (83,7%). Davon konnten 31 (67,4%) R0-reseziert werden. Bei 4 Patienten (8,7%) lag eine komplette Remission vor (Abb. 1).

In diesem modifizierten Protokoll konnte die Morbidität günstig beeinfluß werden (41,3%), vor allem aber kam es zu einem deutlichen Rückgang der postoperativen Letalität, die in dem Studienprotokoll 4,4% betrug.

Besonders interessant ist die Analyse des Rezidivmusters. 22,6% aller nachbeobachteter Patienten entwickelten im Follow-up ein Rezidiv (entsprechend 7 Patienten). Diese waren dreimal lokoregionale Rezidive, einem im Bereich entfernter Lymphknoten und dreimal systemische Metastasen. Auch aus dieser Studie geht klar hervor, daß nur Patienten mit einer Response unter der neoadjuvanten Therapie und nachfolgender R0-Resektion von diesem Therapieprotokoll profitieren. Bei noch kurzem Follow-up liegen die 2-Jahres-Überlebensraten für diese Subgruppe bei 60%. In der Gruppe der Nicht-Responder bzw. nicht-R0-resezierten Patienten liegt zum gleichen Zeitpunkt die Überlebensrate bei 25%.

Zusammenfassend kann festgestellt werden,

- das hier vorgestellte Ö4-Protokoll ist praktikabel,
- aufgrund unserer Erfahrung muß dringend eine präoperative Risikoanalyse erfolgen,
- nur Patienten mit fehlendem oder geringem Risiko dürfen in derartige Protokolle eingeschlossen werden,
- die perioperative Morbidität und Mortalität sind gegenüber den ersten 3 Protokollen deutlich gesenkt worden und befinden sich jetzt in einem in Anbetracht des negativ selektionierten Krankengutes akzeptablen Bereich,
- die Gesamt-Resektionsrate im Ö4-Protokoll betrug 83,7%, die R0-Resektionsrate 67,4%.

Derzeit bereiten wir ein 5. Therapieprotokoll vor. Aufgrund der interdisziplinären Diskussion erscheint für dieses Protokoll eine Steigerung der Strahlendosis auf 39,6 Gy zur Besserung des lokalen Ansprechens sinnvoll. Darüber hinaus soll in einer Phase-III-Studie der zusätzliche Effekt der Hyperthermie erprobt werden.

Literatur

1. Ando N, Iizuka T, Kakegawa T, Isono K, Watanabe H, Die H, Tanako O, Shinoda M, Takiyama W, Arimori M, Ishida K, Tsugane S (1997) A randomized trail with and without chemotherapy for localized squamous carcinoma of the thoracic esophagus. The Japan Clinical Oncology Group Study. J Thoracic Cardiovasc Surg 114: 205–209
2. Bartels H, Stein HJ, Schömig A, Siewert JR (1997) Risikoerfassung. Chirurg 68: 654–661
3. Bosset JF, Gignoux M, Triboulet JP, Tiret E, Mantion G, Elias D. Lozac'h P, Ollier JC, Pavy JJ, Mercier M, Sahmoud T (1997) Chemoradiotherapy followed by surgery compared with surgery alone in squamous cell cancer of the esophagus. N Engl J Med 337: 161–167

Barrett-Karzinom und Magenkarzinom

Das Barrett-Karzinom als Kranheitseinheit mit spezieller Therapiekonsequenz

K.-H. Fuchs

Chirurgische Universitätsklinik und Poliklinik, Josef-Schneider-Straße 2, D-97080 Würzburg

Barrett's Carcinoma and Its Special Therapeutic Repercussions

Summary. The development of columnar lined epithelium with intestinal metaplasia in the distal esophagus is a possible, but not a necessary, end stage of advanced gastroesophageal reflux disease. Currently, research is focused on the carcinogenesis of Barrett's carcinoma and the metaplasia-dysplasia carcinoma sequence, since it is a malignoma with the highest increasing incidence in Western industrial countries. Possible causes of the above-mentioned sequence are excessive acid, duodenogastric reflux, and genetic factors. A curative surgical approach is the radical R-0 resection. Some centers prefer the transmediastinal esophagectomy. Others prefer the transthoracic en bloc esophagectomy. Reconstruction can be done with the stomach and the colon. Patients with advanced disease probably benefit best from multimodal therapy with neoadjuvant radiochemotherapy.

Key words: Barrett's esophagus – Barrett's carcinoma – Reflux disease

Zusammenfassung. Die Entwicklung des Zylinderepithels mit intestinaler Metaplasie im Bereich der distalen Speiseröhre ist ein mögliches, aber nicht zwingendes Endstadium der gastroösophagealen Refluxkrankheit. Die Entwicklung eines Barrett-Karzinoms aus diesem Epithel mit intestinaler Metaplasie wird mit großem Interesse untersucht, da das Adeno-Karzinom der distalen Speiseröhre in den westlichen Industrieländern die Krebsform mit der größten Häufigkeitszunahme darstellt. Für die Metaplasie-Dysplasie-Karzinom-Sequenz bestehen inzwischen ausreichend Beweise. Die Ursache dieser Entwicklung könnten exzessiver Säure-, Galle- und Pankreasreflux oder genetische Faktoren sein. Für den kurativen Ansatz mit dem Anspruch der R-0-Resektion wird die transmediastinale Ösophagektomie von vielen Zentren bevorzugt. Bei Ausdehnung des Tumors sowohl in die Speiseröhre als auch in den Magen kann eine Ösophagogastrektomie mit Colonrekonstruktion erforderlich werden. Patienten mit fortgeschrittenen Tumoren profitieren wahrscheinlich von einem multimodalen Therapiekonzept mit neoadjuvanter Radiochemotherapie.

Schlüsselwörter: Barrett-Ösophagus – Barrett-Ca. – Magen-Karzinom

Einleitung

Das Barrett-Karzinom hat in den letzten Jahren eine besondere Aktualität erlangt. Dies ist einerseits auf die auffallende Häufigkeitszunahme des Adenokarzinoms der unteren Speiseröhre zurückzuführen, die in den westlichen Industrieländern während der letzten 10–15 Jahre festgestellt wurde [3, 12, 22]. Andererseits gibt es eine Reihe von neuen pathophysiologischen Erkenntnissen, die den Zusammenhang zwischen dem Barrett-Ösophagus und der gastroösophagealen Refluxkrankheit beleuchten [7, 9, 19, 21, 23]. Letztere ist eine der häufigsten gutartigen Funktionsstörungen in unserer Bevölkerung [10]. In dieser Übersicht soll auf die gegenwärtig unterschiedlichen und zum Teil kontrovers geführten Definitionen des Barrett-Ösophagus hingewiesen werden, zweitens einige Überlegungen zur Metaplasie-Dysplasie-Karzinom-Sequenz dargestellt werden und die Diskussionspunkte der chirurgischen Therapie angesprochen werden.

Definitionen

Die Mucosaveränderungen in der distalen Speiseröhre, die dem heutigen Begriff Barrett- oder Endobrachy-Ösophagus entspricht, wurde erstmals fast zeitgleich 1950 von Norman Rupert Barrett beschrieben und von Lortat Jacob bearbeitet [2, 11, 20]. Obwohl Barrett die Zylinderepithelveränderungen in der unteren Speiseröhre zunächst für einen verkürzten Ösophagus hielt und erst 1957 von seiner Idee eines intrathorakalen Magenanteils Abstand nahm und das Konzept der Zylinderepithelauskleidung der unteren Speiseröhre, wie es Allison bereits 1953 beschrieben hatte, übernahm, trägt diese Veränderung bis heute den Namen von Barrett [1, 11]. Für die Chirurgen hat Skinner eine klassische Definition des Barrett-Ösophagus 1983 geprägt [27]. Danach liegt ein Barrett-Ösophagus vor, wenn in der Speiseröhre das Plattenepithel im distalen Bereich durch Zylinderepithel (columnar lined epithelium) auf einer Strecke von 3 cm oder mehr ersetzt ist. Später wurde von Gastroenterologen diese Definition auf 2 cm verändert [28]. Die Notwendigkeit zu diesen Definitionen geht auf die Tatsache zurück, daß bei vielen Patienten die präzise Bestimmung des gastroösophagealen Schleimhautübergangs durch zungenförmige Ausläufer des Zylinderepithels erschwert sein kann und somit eine endoskopisch genaue Differenzierung des Barrett-Epithels manchmal schwierig ist. Skinner wollte mit dieser Definition sichergehen, eine möglichst spezifische Definition des Barrett zu etablieren und mögliche Grenzformen in seiner Definition auszuschließen.

Im Laufe der letzten 10 Jahre wurde jedoch klar, daß viele der Dinge, wie pathologischer Säurereflux, fraglicher duodenogastroösophagealer Reflux und auch die Entwicklung von Adenokarzinomen auch bei Patienten mit kürzerer Zylinderepithelauskleidung in der distalen Speiseröhre vergesellschaftet sein können [4, 5, 25, 29]. Dies führte zur Prägung des sog. Begriffes „short segment Barrett esophagus", der erstmals 1992 von Schnell geprägt und schnell von anderen Autoren aufgegriffen wurde [25]. Der „short segment Barrett esophagus" liegt vor, wenn in der unteren Speiseröhre das Plattenepithel im unteren Abschnitt durch spezialisiertes Zylinderepithel mit intestinaler Metaplasie ersetzt ist, auch wenn dieses Segment kürzer als 2 oder 3 cm ist [5, 25, 29].

Gegenwärtig tauchen Begriffe wie „ultra short Barrett" oder „micro Barrett" auf, deren Bedeutung zu den Problemen, die sonst mit dem klassischen Barrett-Ösophagus assoziiert werden, noch nicht eindeutig geklärt sind. Es handelt sich bei dieser Form um eine willkürliche Definition enes Schleimhautbefundes, der noch weiterer Abklärung bedarf [29]. Einige Autoren sprechen von „ultra short Barrett", wenn histologisch eine intestinale Metaplasie an einer endoskopisch unauffälligen Cardia nachzuweisen ist [21]. Die Inzidenz der intestinalen Metaplasie bei endoskopisch unauffälligem gastroösophagealen Übergang wird von Spechler mit 8% beschrieben, in einer Autopsie-Studie bei Patienten mit hochsitzendem Plattenepithel-Ca. wurde von Cameron sogar in ⅔ der Fälle die intestinale Metaplasie festgestellt [4, 29, 30]. Gegenwärtig sollte man mit dem Begriff „Barrett-Ösophagus" im Zusammenhang mit intestinaler Metaplasie bei endoskopisch unauffälligem gastroösophagealen Übergang sehr vorsichtig sein und diese beiden Begriffe noch nicht im routinemäßigen Gebrauch verwenden. Es bestehen noch zu viele Unklarheiten bezüglich der Prävalenz dieses Befundes, des potentiellen Entartungsrisikos, der Pathogenese und therapeutischer Konsequenz.

In der angloamerikanischen Literatur findet sich häufig nicht der Begriff Barrett-Karzinom, sondern der Begriff Adenokarzinom der Speiseröhre und/oder der Cardia [3, 8, 13, 15, 16]. Diese Begriffe überlagern sich jedoch in Abhängigkeit von der gewählten Definition des

Tabelle 1. Beziehung Barrettkarzinom – Cardiakarzinom

Typeneinteilung nach Siewert	Siewert et al. 1996 (n=513)	Cameron et al. 1995 (n=43)	Clark/DeMeester 1994 (n=200)
Typ I	80,1%	100%	79%
Typ II	9,9%	42%	42%
Typ III	0,7%	–	5%

sog. Cardia-Karzinoms. Hierzu wurde von Siewert bereits 1987 eine Klassifikation des Cardia-Karzinoms angegeben, die inzwischen auch international anerkannt wurde [26]. Tabelle 1 zeigt die Häufigkeit des spezialisierten Zylinderepithels mit intestinaler Metaplasie in Korrelation zu den einzelnen Typen des Cardia-Ca. nach der Klassifikation von Siewert [4, 5, 26]. Hierbei ist zu beachten, daß die von Siewert angegebenen 9,9% Barrett-Inzidenz beim Typ 2-Cardia-Ca. auf der klassischen Barrett-Definition basieren, während die 40%-Inzidenz in amerikanischen Arbeiten auch „short segment" Barrett-Patienten enthalten. Hieraus läßt sich ableiten, daß beim Cardia-Ca. Typ 1, d.h. ein Adeno-Ca. der distalen Speiseröhre, in mindestens 80% spezialisiertes Zylinderepithel mit intestinaler Metaplasie gefunden wird und damit die Kriterien des Barrett-Karzinom erfüllt sind. Beim Typ 2, dem eigentlichen Cardia-Ca, hängt die Prävalenz des Barrett-Karzinoms selbstverständlich naturgemäß von der gewählten Definition des Barrett-Ösophagus ab und ist in Abhängigkeit von dieser zwischen 10 und über 40% festzustellen. Beim Typ-3-Cardia-Ca. oder hochgewachsenen Fundus-Ca. ist die intestinale Metaplasie im spezialisierten Epithel eher ein seltener Befund.

Die Metaplasie-Dysplasie-Karzinom-Sequenz

Der Barrett-Ösophagus ist eine nicht zwingende, aber durchaus mögliche Folge der gastroösophagealen Refluxkrankheit mit Entwicklung von intestinaler Metaplasie im spezialisierten Zylinderepithel [9, 17]. Aus diesem kann mit einem erhöhten Entartungsrisiko ein Karzinom entstehen. Hierbei ist die Metaplasie-Dysplasie-Karzinom-Sequenz inzwischen mehrfach nachgewiesen [14, 18, 24]. Ursachen für die Progression zum Karzinom sind multifaktoriell. Voraussetzung ist zunächst die Zerstörung des normalen Plattenepithels, vermutlich durch Reflux von Säure und Duodenalsaft mit Entwicklung einer Metaplasie. Endogene, exogene, co-karzinogene und gen-toxische Faktoren sowie Mutation mit klonaler Expansion führen von der Metaplasie zur low grade-Dysplasie und weiter zur high grade-Dysplasie [17]. Die maligne Progression zum Adeno-Ca. stellt den letzten Schritt in dieser Sequenz dar. Leider ist es bisher noch nicht gelungen, molekularbiologische Faktoren zu identifizieren, die die Marker der frühen genetischen Veränderung darstellen, um rechtzeitig vor Vollendung der Metaplasie-Dysplasie-Karzinom-Sequenz eingreifen zu können. Gegenwärtig haben Marker wie das P-53 nur prognostische Bedeutung, da sie Veränderungen in den späten Phasen dieser Sequenz charakterisieren und somit bei positivem Marker eine prophylaktische Therapiemaßnahme zu spät kommt [17]. Dies wird auch deutlich anhand der Karzinomprävalenz bei Patienten mit endoskopisch nachgewiesener high grade-Dysplasie im Barrett-Ösophagus. Nach der gegenwärtigen Literatursituation muß man davon ausgehen, daß meistens 40% der Patienten mit nachgewiesener high grade-Dysplasie bereits ein Karzinom im Präparat vorliegt und deswegen eine Resektion in dieser Situation durchaus empfohlen werden kann [6]. Dies findet nicht bei allen Autoren Zustimmung [18].

Zur chirurgischen Therapie sollen in dieser Zusammenfassung einige Diskussionspunkte herausgegriffen werden. Das Resektionsausmaß zusammen mit der Ausdehnung der Lymphadenektomie und damit dem erforderlichen Zugang sowie die Wahl der Rekonstruktion werden international durchaus gegenwärtig kontrovers diskutiert. Die Rahmenbedingungen für eine radikale Entfernung des Barrett-Karzinoms ergeben sich aus den Daten zur Lymphknotenmetastasierung und den Lymphknotenrezidiven [5, 15, 16]. Beim Studium dieser Da-

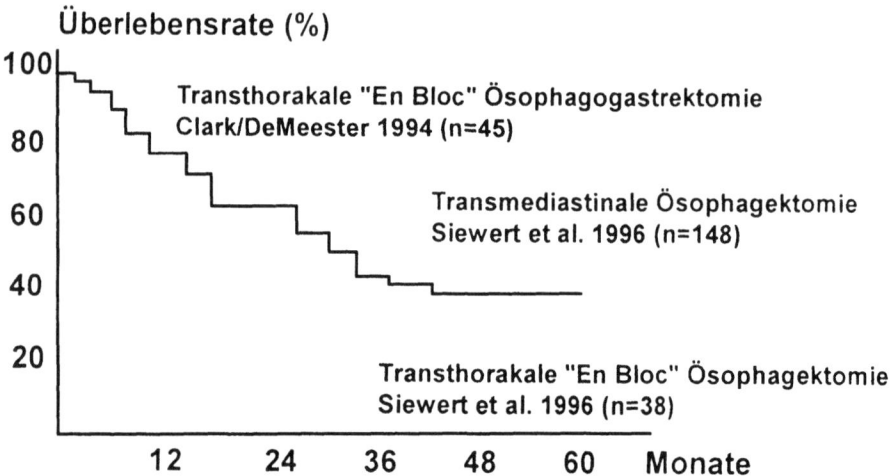

Abb. 1. Überlebensrate von Patienten mit Typ I Tumor in Abhängigkeit vom Resektionsverfahren. Siewert et al. 1996, Dis Eso 9: 173–182

ten wird deutlich, daß ein Großteil der befallenen Lymphknoten im Oberbauch und mittleren und unteren Mediastinum auftreten und nach distal bis zum Milzhilus und retroperitoneal sowie entlang der A. hepatica reichen, nach kranial bis in die zervikale Region. Nach Clark waren zervikale Rezidive bis 7,3% festzustellen und von den abdominellen Lymphknotenrezidiven hauptsächlich retropankreatisch [5]. Um auch in diesen beiden angegebenen Gebieten eine Radikalität zu erreichen, müßte man vom theoretischen Standpunkt eine zervikale Dissektion und retropankreatische Ausräumung aller Lymphknotenstationen fordern. Hierbei muß jedoch, wie immer, die zu erwartende Morbidität bei der Radikalität mit ins Kalkül gezogen werden, so daß gegenwärtig eine erweiterte Standard-Lymphadenektomie unter Mitnahme aller Lymphknotenstationen oberhalb des Truncus coeliacus sowie im mittleren und unteren Mediastinum vorgenommen wird. Die Kompromisse beginnen im oberen Mediastinum und letztlich zervikal, da hier auf eine vollständige Dissektion verzichtet wird, um eine vernünftige Lösung zwischen erreichbarer Radikalität und minimierter Morbidität zu erreichen.

Der Zugang kann einerseits transmediastinal bzw. transhiatal erfolgen oder transthorakal. Beim transthorakalen Vorgehen ist natürlich auch eine Lymphknotendissektion im oberen Mediastinum möglich. Die Überlebensraten bei Anwendung dieser beiden Prinzipien im Vergleich werden in Abb. 1 dargestellt. Hierbei sei darauf hingewiesen, daß die unterschiedlichen Vorgehensweisen keinen signifikanten Einfluß auf die Überlebensraten der Patienten haben.

Schlußbetrachtung

Das Barrett-Karzinom hat unter den Malignomen gegenwärtig die größte Häufigkeitszunahme, während Magenkarzinom und Plattenepithelkarzinom der Speiseröhre eher im Rückgang begriffen sind. Die Ursachen dieser Entwicklung sind letztlich noch nicht vollständig geklärt. Das spezialisierte Zylinderepithel mit intestinaler Metaplasie entsteht nach einem Schleimhautschaden durch pathologischen gastroösophagealen Reflux. Die nachfolgende Metaplasie-Dysplasie-Karzinom-Sequenz gilt gegenwärtig als gesichert. Diese Sequenz wird multifaktoriell beeinflußt und ist gegenwärtig Gegenstand umfangreicher Untersuchungen. Wünschenswert wäre die Entdeckung molekularbiologischer Marker, die die Wahrscheinlichkeit zur malignen Entartung früh anzeigen und damit eine rechtzeitige Therapiekonsequenz gezogen werden kann. Das Therapiekonzept für das Barrett-Karzinom muß ein multimodales sein, wobei die chirurgische Therapie durch eine radikale R-0-Resektion Tumorfreiheit gewährleisten sollte.

Literatur

1. Allison PR, Johnstone AS (1953) The esophagus lined with gastric mucous membrane. Thorax 8: 87
2. Barrett NR (1950) Chronic peptic ulcer in the esophagus and oesophagitis. Br J Surg 38: 175
3. Blot WJ, Devesa SS, Kneller RW, Fraumeni JR Jr (1991) Rising incidence of adenocarcinoma of the esophagus and gastric cardia. JAMA 265: 1287–1289
4. Cameron AJ, Lomboy CT, Pera M, Carpenter HA (1995) Adenocarcinoma of the Esophagogastric Junction and Barrett's Esophagus. Gastroenterology 109: 1541–1546
5. Clark GWB, Smyrk TC, Burdiles P et al. (1994) Is Barrett's metaplasia the source of adenocarcinomas of the cardia? Arch Surg 129: 609–614
6. Edwards MJ, Gable DR, Lentsch AB, Richardson DJ (1996) The Rationale for Esophagectomy as the Optimal Therapy for Barrett's Esophagus with High-Grade Dysplasia. Ann Surg 223: 585–591
7. Fein M, Ireland AP, Ritter MP, Peters JH, Hagen JA, Bremner CG, DeMeester TR (1997) Duodenogastric Reflux Potentiates the Injurious Effects of Gastroesophageal Reflux. J Gastrointest Surg 1: 27–33
8. Fok M, Wong J (1995) Cancer of the oesophagus and gastric cardia. Standard oesophagectomy and anastomotic technique. Ann Chir Gynaecol 84: 179–183
9. Fuchs KH, Engemann R, Thiede A (1994) Chirurgische oder konservative Therapie des Barrett-Ösophagus? Chirurg 65: 88–95
10. Fuchs KH, Freys SM, Heimbucher J, Fein M, Thiede A (1985) Pathophysiologic spectrum in patients with gastrooesophageal reflux disease in a surgical GI-function laboratory. Diseases of Esophagus 8: 211–217
11. Giuli R (1992) The story of a modern disease: Norman Barrett and Jean Louis Lortat-Jacob. Dis Esoph 5
12. Grunewald M, Vieth M, Kreibich H, Bethke B, Stolte M (1997) Untersuchungen zum Stand der Diagnostik des Barrett-Ösophagus. Dtsch med Wschr 122: 427–431
13. Hagen JA, Peters JH, DeMeester TR (1993) Superiority of extended en bloc esophagogastrectomy for carcinoma of the lower esophagus and cardia. J Thorac Cardiovasc Surg 1993: 850–885
14. Hameeteman W, Tytgat GNJ, Houthoff HJ, Van Den Tweel JG (1989) Barrett's esophagus: development of dysplasia and adenocarcinoma. Gastroenterology 96: 1249–1256
15. Hölscher AH, Bollschweiler E, Beckurts KTE, Siewert JE (1996) Extent of radical surgery in cardia carcinoma – esophagectomy or gastrectomy? Langenbecks Arch Chir Suppl II: 169–172
16. Hölscher AH, Bollschweiler E, Bumm R, Bartels H, Höfler H, Siewert JR (1995) Prognostic factors of resected adenocarcinoma of the esophagus. Surgery 118: 845–855
17. Ireland AP, Clark GWB (1998) Specialized Columnar Metaplasia in the Esophagus. In: Functional Foregut Disorders (Hrsg. Stein HJ, Fuchs KH, Bonavina L). Johann Ambrosius Barth 129–136
18. Levine DS, Haggitt RC, Blount PL, Rabinovitch PS, Rusch VW, Reid BR (1993) An endoscopic biopsy protocol can differentiate highgrade dysplasia from early adenocarcinoma in Barrett's esophagus. Gastroenterology 105: 40–50
19. Liebermann-Meffert D, Allgöwer M, Schmid P, Blum AL (1979) Muscular equivalent of the lower esophageal sphincter. Gastroenterology 76: 31–38
20. Lortat-Jacob JL (1957) L'endo-brachy-oesophage. Ann Chir 11: 1247
21. Öberg S, Peters JH, DeMeester TR, Chandrasoma P, Hagen JA, Ireland AP, Ritter MP, Mason RJ, Crookes P, Bremner CG (1997) Inflammation and Specialized Intestinal Metaplasia of Cardiac Mucosa is a Manifestation of Gastroesophageal Reflux Disease. Ann Surg 226: 522–532
22. Pera M, Cameron AJ, Trastek VF, Carpenter HA, Zinsmeister AR (1993) Increasing incidence of adenocarcinoma of the esophagus and esophagogastric junction. Gastroenterology 104: 510–513
23. Pera M, Trastek VF, Pairolero PC, Cardesa A, Allen MS, Deschamps C (1993) Barrett's Disease: Pathophysiology of Metaplasia and Adenocarcinoma. Ann Thorac Surg 56: 1191–1197
24. Reid BJ, Blount PL, Rubin CE, Levine DS, Haggitt RC, Rabinovitch, PS (1992) Flow-cytometric and histological progression to malignancy in Barrett's esophagus: prospective endoscopic surveillance of a cohort. Gastroenterology 102: 1212–1219
25. Schnell TG, Sonntag SJ, Chejfec A (1992) Adenocarcinomas arising in tongues or short segments of Barrett's esophagus. Dig Dis 37: 137–143
26. Siewert JR, Hölscher AH, Bollschweiler E, Stein HJ, Fink U (1994) Chirurgie des Barrett-Carcinoms. Chirurg 65: 102–109
27. Skinner DB, Walther BC, Riddell RH, Schmidt H, Iascone C., DeMeester TR (1983) Barrett's Esophagus. Ann Surg 198: 554–566
28. Spechler SJ, Goyal RK (1986) Barrett's esophagus. N Engl J Med 315: 362–371
29. Spechler SJ, Goyal RK (1996) The Columnar-Lined Esophagus, Intestinal Metaplasia, and Normal Barrett. Gastroenterology 110: 614–621
30. Spechler SJ, Zeroogian JM, Antonioli DA, Wang HH, Goyal RK (1994) Prevalence of metaplasia at the gastro-oesophageal junction. Lancet 344: 1533–1536

Obligate und fakultative Maßnahmen zur Diagnostik und zum Staging des Magenkarzinoms

B. Rau, M. Hünerbein und P. M. Schlag

Klinik für Chirurgie und Chirurgische Onkologie, Robert-Rössle-Klinik am Max Delbrück Zentrum, Universitätsklinikum Charitè, D-13122 Berlin

Mandatory and Optional Tools for Diagnosis and Staging of Gastric Cancer

Summary. A differential therapeutic regimen in gastric cancer requires exact staging. Criteria for accurate staging include exact localization of the tumor, the tumor depth, as well as the definition of local spread (lymph node metastases) and distant metastases (liver metastases, peritoneal carcinosis). Endoscopy, endoscopic ultrasound (EUS), laparoscopy and laparoscopic ultrasound provide the most precise information concerning T-, N- and M-categories in preoperative staging.

Key words: Gastric cancer – Staging – Laparoscopy

Zusammenfassung. Ein differenziertes therapeutisches Konzept beim Magenkarzinom setzt eine präzise Diagnostik voraus. Die Diagnostik beim Magenkarzinom beinhaltet die Beschreibung der Lokalisation und Ausbreitung des Tumors, die Definition der regionalen Tumorausbreitung (Lymphknotenbefall) und die Angabe einer Fernmetastasierung (Lebermetastasen, Peritonealkarzinose). Die höchste Vorhersagegenauigkeit der T-, N- und M-Kategorie wird durch die Endoskopie, den endoskopischen Ultraschall, die Laparoskopie und dem laparoskopischen Ultraschall erreicht, die daher als obligate Maßnahmen in der Diagnostik des Magenkarzinoms empfohlen werden.

Schlüsselwörter: Magenkarzinom – Staging – Laparoskopie

Einleitung

Zur individuellen Therapieentscheidung beim Magenkarzinom gehört die Kenntnis über die histologische Charakterisierung des Tumors (z. B. Lymphom-Karzinom, intestinaler-diffuser Typ) von der ggf. das Resektionsausmaß abhängig gemacht wird. Diese Information kann lediglich durch eine endoskopische Biopsie verifiziert werden und ist daher in der Diagnostik des Magenkarzinom unentbehrlich. Zur Einschätzung der Tiefeninfiltration als auch der Lymphknotenmetastasierung des Tumors werden verschiedene Untersuchungsverfahren (Magendarm-Passage, transkutane Sonographie, Computer- und Magnet-Resonanz-Tomographie, Endosonographie, etc.) eingesetzt, die allerdings in ihrer Aussagegenauigkeit variieren. Zur Detektion von intraabdominellen Fernmetastasen hat sich zunehmend die diagnostische Laparoskopie durchgesetzt, die kleinste intraabdominelle (oberflächige) Veränderungen nicht nur erkennen, sondern es auch ermöglicht, diese histopathologisch zu sichern. Intraparenchymale Raumforderungen können durch den Einsatz des laparoskopischen Ultraschalls zusätzlich aufgespürt, ultraschallgeschützt punktiert oder laparoskopisch exzidiert werden. Letztendlich kann bei geeigneter Indikation (z. B. Inkurabilität nach Ausschluß von Resektabilität) laparoskopisch ein palliativer Eingriff in Form einer Umgehungsanastomose oder Einlage von ableitenden Drainagen simultan durchgeführt werden.

Nachfolgend soll der Stellenwert der Diagnostik hinsichtlich der Voraussagegenauigkeit des Tumorstadiums bzw. der T-, N- und M-Kategorie herausgearbeitet werden.

T-Kategorie

Die korrekte Einschätzung der Tumorinfiltrationstiefe (T-Kategorie) unterzieht sich ständig einer Qualitätskontrolle, da die verschiedenen Untersuchungsmöglichkeiten miteinander verglichen werden. Zu den zur Zeit am häufigsten beschriebenen Untersuchungsverfahren zur Einschätzung der Tumortiefeninfiltration gehören die endosonographische Ultraschall Untersuchung (EUS), die Computer- (CT) und die Magnet-Resonanz-Tomographie (MRT). Die einzelnen diagnostischen Verfahren unterscheiden sich jedoch in der angegebenen Voraussagegenauigkeit. In Untersuchungen, in denen die Ergebnisse der CT und der EUS miteinander verglichen wurden, zeigt sich, daß die Vorhersagegenauigkeit zur korrekten Einschätzung der T-Kategorie mit der EUS der CT überlegen ist. Während die EUS eine präzise Aussage in über 80% der Fälle erreicht, erzielt die CT lediglich eine Genauigkeit von 40% [3, 4, 6, 11].

In der Differenzierung der einzelnen Infiltrationstiefen (T1–T4) zeigt sich, daß sowohl für die fortgeschrittenen T3 und T4 Karzinome als auch für die Magenfrühkarzinome (T1) eine Aussagegenauigkeit von über 80% mit der EUS erzielt wird. Lediglich die T2-Karzinome werden teilweise falsch interpretiert, insbesondere wenn sie an der kleinen Kurvatur lokalisiert sind. Tumore, die die Magenwand an dieser Stelle durchbrechen und den peritonealen Überzug respektieren sind nach der UICC-Klassifikation 1997 als T2-Karzinome zu werten. Diese Tumore werden allerdings mit der EUS in der Regel als T3-Karzinome eingeschätzt [3, 11].

N-Kategorie

Auch für die N-Kategorie hat sich gezeigt, daß die Einschätzung oder der Ausschluß eines metastatischen Lymphknotenbefalls mit der EUS besser möglich ist als durch die CT. Der US besitzt eine Voraussagegenauigkeit von 65% bis 79% wohingegen die CT eine Genauigkeit von 48% bis 51% erreicht [1, 4–6]. Die perkutane Ultraschalluntersuchung erwirkt keine adäquate Einschätzung von Lymphknotenmetastasen. Sie ist durch Darmgasüberlagerungen häufig überhaupt nicht aussagekräftig. Zur Charakterisierung von Lymphknoten beim Magenkarzinom gewinnt die Laparoskopie in Kombination mit dem laparoskopischen Ultraschall zunehmend Interesse. In einer prospektiven Untersuchung bei 34 Patienten mit einem Magenkarzinom konnte demonstriert werden, daß eine korrekte prädiktive Aussage von Lymphknotenmetastasen mit der Staginglaparoskopie in 91% der Fälle signifikant besser voraus bestimmt werden konnte, als durch die CT mit lediglich 62% Genauigkeit [2].

M-Kategorie

Zur Diagnostik von Fernmetastasen hat sich insbesondere für Tumoren im oberen Gastro-Intestinal-Trakt die Staginglaparoskopie in Kombination mit dem laparoskopischen Ultraschall bewährt. Die Detektion einer kleinknotigen Peritonealkarzinose oder oberflächiger Lebermetastasen kann durch die Laparoskopie nicht nur entdeckt, sondern auch bioptisch und histologisch gesichert werden [7, 8]. Die Laparoskopie erreicht im Vergleich zur CT eine mit über 90% deutlich höhere Genauigkeit gegenüber einer Verläßlichkeit von unter 65% mit der CT [2].

In einer eigenen Untersuchung wurden bei 178 Patienten mit einem Magenkarzinom bei 42 Patienten (24%) im Vergleich zum konventionellen Staging (transkutaner Ultraschall, CT, EUS, Magen-Darm-Passage) durch die Staginglaparoskopie zusätzlich neue Befunde erhoben. Bei 12 Patienten (29%) wurden zusätzliche Lebermetastasen, bei 27 Patienten eine vorher unbekannte Peritonealkarzinose und bei 2 Patienten Lymphknotenmetastasen an M1 (LYMPH) Position detektiert. Bei 9 Patienten wurde eine sichere R0-Resektabilität des Tumors ausgeschlossen, da der Tumor in den Pankreaskopf bzw. in die Mesokolonwurzel infiltrierte. Der bei 75 Patienten durchgeführte laparoskopische Ultraschall erbrachte bei 8 Patienten (11%) eine weitere Information. Bei 5 Patienten wurden M1-Lymphknotenmetastasen entdeckt und bei weiteren 3 Patienten eine R0-Resektabilität ausgeschlossen.

Konsequenz

Die Fragestellungen an die Diagnostik ergeben sich aus den daraus resultierenden Therapieentscheidungen. Beim Magenkarzinom ist die Tumorlokalisation, die Infiltrationstiefe und mit ihr die Resektabilität als auch die Kurabilität mit Vorhersage der Lymphknoten- und Fernmetastasen von Relevanz [10].

Als Konsequenz aus den dargestellten Daten der Literatur wird durch die endosonographische Ultraschall Beurteilung beim Magenkarzinom die höchste Präzision in der korrekten Vorhersage der Infiltrationstiefe als auch des Lymphknotenbefalls erreicht. Die Staginglaparoskopie unter Einsatz des laparoskopischen Ultraschalls beim Magenkarzinom bietet zusätzlich eine sensitive Technik zur Beurteilung der lokoregionären Tumorausdehnung. Eine deutliche Verbesserung wird in der Detektion von Fernmetastasen erreicht. Das Aufspüren von nicht regionalen Lymphknotenmetastasen (M1 LYMPH) wird durch den Einsatz des laparoskopischen Ultraschalls erleichtert. Eine durch chirurgische Maßnahmen allein nicht kurativ zu behandelnde Tumorausbreitung kann so ohne explorative Laparotomie abgeklärt werden. In geeigneten Fällen kann sich in einer solchen Situation unmittelbar die laparoskopische Palliation anschließen [9].

Als empfehlenswerter diagnostischer Algorhythmus beim Magenkarzinom sollte daher zu Beginn die Endoskopie mit Tumorbiopsie stehen, gefolgt von der endoskopischen Ultraschalluntersuchung. Handelt es sich um ein uT1–uT2a Karzinom, sollte der Patient zur Operation geführt werden. Ab uT2b-Tumoren wird die Staginglaparoskopie mit dem laparoskopischen Ultraschall empfohlen, um in Abhängigkeit vom Ergebnis ggf. ein multimodales Therapiekonzept zu erstellen.

Literatur

1. Akahoshi K, Chijiiwa Y, Sasaki I, Hamada S, Iwakiri Y, Nawata H, Kabemura T (1997) Pre-operative TN staging of gastric cancer using a 15 MHz ultrasound miniprobe. Br J Radiol 70: 703
2. Anderson DN, Campbell S, Park KG (1996) Accuracy of laparoscopic ultrasonography in the staging of upper gastrointestinal malignancy. Br J Surg 83; 1424
3. Grimm H, Binmoeller KF, Hamper K, Koch J, Henne-Bruns D, Soehendra N (1993) Endosonography for preoperative locoregional staging of esophageal and gastric cancer. Endoscopy 25: 224
4. Hunerbein M, Rau B, Schlag PM (1995) Laparoscopy and laparoscopic ultrasound for staging of upper gastrointestinal tumours. Eur J Surg Oncol 21: 50
5. Massari M, Cioffi U, De Simone M, Bonavina L, D'elia A, Rosso L, Ferro C, Montorsi M (1996) Endoscopic ultrasonography for preoperative staging of gastric carcinoma. Hepatogastroenterology 43: 542
6. Perng DS, Jan CM, Wang WM, Chen LT, Su YC, Liu GC, Lin HJ, Huang TJ, Chen CY (1996) Computed tomography, endoscopic ultrasonography and intraoperative assessment in TN staging of gastric carcinoma. J Formos Med Assoc 95: 378
7. Rau B, Hunerbein M, Schlag PM (1994) Laparoscopic sonography with an ultrasound endoscope. Chirurg 65: 400

8. Rau B, Hunerbein M, Schlag PM (1995) Laparoscopy and laparoscopic endosonography as staging examination of tumors of the upper gastrointestinal tract. Zentralbl Chir 120: 346
9. Rau B, Hunerbein M, Schlag PM (1996) Advantages of laparoscopic palliative surgery in upper GI tract cancer. Cancer Treat Rev 22 Suppl A: 109
10. Schlag P, Buhl K, Schwarz V, Moller P, Herfarth C (1989) The new TNM classification and its effect on surgical treatment of stomach cancer. Chirurg 60: 8
11. Sendler A, Dittler HJ, Feussner H, Nekarda H, Bollschweiler E, Fink U, Helmberger H, Hofler H, Siewert JR (1995) Preoperative staging of gastric cancer as precondition for multimodal treatment. World J Surg 19: 501

Barrett- und Magenkarzinom: Chirurgische Leitlinien

A. H. Hölscher, E. Bollschweiler, K. T. E. Beckurts und P. M. Schneider

Klinik und Poliklinik für Visceral- und Gefäßchirurgie, Universität zu Köln,
Joseph-Stelzmann-Straße 9, D-50931 Köln

Surgical Guidelines for Barrett's Carcinoma and Gastric Carcinoma

Summary. The aim of surgical therapy of adenocarcinoma in Barrett's esophagus and gastric carcinoma is an R0 resection of the infiltrated organ including regional lymphadenectomy. In Barrett's carcinoma these requirements can be achieved by radical transhiatal subtotal esophagectomy and lymphadenectomy of the lower mediastinum and compartment I and II. In case of adenocarcinoma of the thoracic esophagus, a transthoracic en bloc esophagectomy is indicated because of the probability of mediastinal lymph node metastasis. In gastric cancer the criteria for the luminal extent of resection are localization, depths of infiltration, and histological type according to Laurén. In carcinoma of the antrum of intestinal type and stage T1, T2 (T3) and in distal T1-carcinoma of diffuse type a subtotal gastric resection is possible. All other carcinomas require total gastrectomy which, in case of infiltration of the cardia, should be extended to the distal esophagus. A local excision of gastric carcinoma in curative intention can only be performed in mucosal carcinoma (pT1a) of intestinal type. As several studies have shown an improvement of prognosis by D2-lymphadenectomy, especially in UICC-Stages II and IIIa, a D2 lymphadenectomy is suggested in order to achieve, aside from a better staging, a possible prognostic gain for special subgroups of patients with beginning lymph-node metastasis. Principle splenectomy in case of gastrectomy increases morbidity and is more disadvantageous concerning prognosis. Therefore, splenectomy only is suggested in case of proximal gastric carcinoma because of the special type of lymph-node metastasis.

Key words: Barrett's carcinoma – Gastric carcinoma – Surgical therapy

Zusammenfassung. Das Ziel der chirurgischen Therapie des Adenocarcinoms im Barrett-Ösophagus und des Magenkarzinoms ist die Erreichung einer R0-Resektion des tumortragenden Abschnittes einschließlich des regionären Lymphabflußgebietes. Beim Barrett-Karzinom können diese Anforderungen durch eine radikale transhiatale subtotale Ösophagektomie mit Lymphadenektomie des unteren Mediastinums und des Compartments I und II erfüllt werden. Bei höhersitzenden Adenokarzinomen der Speiseröhre ist wegen der mediastinal zu erwartenden Lymphknotenmetastasierung die transthorakale en bloc Ösophagektomie indiziert. Beim Magenkarzinom richtet sich das luminale Resektionsausmaß nach der Lokalisation, der Infiltrationstiefe und dem Wachstumstyp nach Laurén. Danach kann beim Antrumkarzinom vom intestinalen Typ und Stadium T1, T2 (evtl. T3) und beim distalen T1-Karzinom vom diffusen Typ eine subtotale Magenresektion erfolgen. Alle anderen Karzinome erfordern die totale Gastrektomie, die bei Infiltration der Kardia auf den distalen Ösophagus erweitert werden muß. Die lokale Exzision des Magenkarzinoms ist in kurativer Absicht nur beim Mucosakarzinom (pT1a) vom intestinalen Typ zu vertreten. Da Hinweise bestehen, daß durch die D2-Lymphadenektomie eine Prognoseverbesserung insbesondere in den UICC-Stadien II und IIIa erreicht werden kann, ist eine D2-Lymphadenektomie zu empfehlen, um neben einem besseren Staging, zumindest für bestimmte Untergruppen von Patienten mit beginnender Lymphknotenmetastasierung, den möglichen Prognosegewinn zu nutzen. Die prinzipielle Splenektomie erhöht bei der Gastrektomie die Morbidität und wirkt sich eher nachteilig auf die Prognose aus, so daß die Milzentfernung wegen einer entsprechenden Lymphknotenmetastasierung nur beim proximalen Magenkarzinom einen Stellenwert besitzt.

Schlüsselwörter: Barrett-Karzinom – Magenkarzinom – Chirurgische Therapie

Das Ziel der chirurgischen Therapie des Adenokarzinoms im Barrett-Ösophagus und des Magenkarzinoms ist die Erreichung einer R0-Resektion des tumortragenden Abschnittes (luminal) einschließlich des regionären Lymphabflußgebietes (extraluminal). Nur durch eine R0-Resektion kann die Prognose des Patienten entscheidend verbessert werden, während R1- bzw. R2-Resektionen rein palliative Behandlungsmaßnahmen darstellen [9, 11, 12]. Im Bereich des Lymphabflußgebietes des Ösophagus bzw. Magens, ist ebenfalls eine „R0-Resektion" anzustreben, indem die möglicherweise befallenen regionären Lymphknoten zusammen mit dem Primärtumor im en bloc-Präparat entfernt werden. Ist der Anteil der befallenen Lymphknoten an den insgesamt entfernten Lymphknoten limitiert, d. h. <20 bzw. <30%, so kann durch diese Lymphadenektomie die Prognose günstig beeinflußt werden [9].

Barrett-Karzinom

Beim Barrett-Karzinom können diese Anforderungen am besten durch eine radikale, transhiatale subtotale Ösophagektomie mit Lymphadenektomie des unteren Mediastinums und des Compartments I und II erfüllt werden [1, 9, 19]. Die lokale Radikalität beim distalen Adenocarcinom des Ösophagus und Tumoren des gastro-ösophagealen Übergangs erfordert eine Inzision des Zwerchfells nach ventral und eine partielle Exzision der Zwerchfellschenkel auf beiden Seiten, so daß diese am Tumor verbleiben und einen ausreichenden Sicherheitsabstand gewährleisten. Dieses ist insbesondere bei fortgeschrittenen Tumoren notwendig, da sonst kein Sicherheitsabstand in der sogenannten dritten Dimension erreichbar ist [1]. Durch Einsetzen von langen Brunner'schen Haken kann das untere Mediastinum gut exponiert werden, so daß eine Auslösung des gesamten Lymphgewebes zwischen Pericard und Aorta zusammen mit der distalen Speiseröhre möglich ist. Von beiden Pleurablättern, die an die distale Speiseröhre angrenzen, werden im Rahmen der radikalen transhiatalen Ösophagektomie zwei etwa 5 cm lange Streifen mitexzidiert, um auch in diesem Bereich einen adäquaten Sicherheitsabstand zu gewährleisten. Distale Adenocarcinome des Ösophagus zeigen eine

Tabelle 1. Barrett-Karzinom und Lymphknotenbefall (nach [9])

Lymphknoten Lokalisation	% Patienten mit befallenen Lymphknoten	
	Ca. distaler Oesophagus OP transhiatal n=134	Ca. mittlerer Ösophagus OP transthorakal n=31
oberes Mediastinum, subcarinal	2	6
unteres Mediastinum	5	12
diaphragmal, paraoesophageal	38	52
paracardial	55	33
kleine Kurvatur	10	6
Kompartment II	24	20

Lymphknotenmetastasierung vorwiegend in distaler Richtung mit Hauptlokalisation der Metastasen diaphragmal, paraösophageal und paracardial (Tabelle 1). Bei höher sitzenden Adenocarcinomen der Speiseröhre ist wegen der zusätzlich zu erwartenden, mediastinalen Lymphknotenmetastasierung die transthorakale en bloc-Ösophagektomie indiziert [9, 11, 19] (Tabelle 1). Beim Adenocarcinom des gastro-ösophagealen Übergangs Typ II, dem Cardiakarzinom, und Typ III, dem subcardialen Karzinom, liegt der Hauptort der Lymphknotenmetastasierung im Bereich des Compartments I mit 70%, gefolgt von den paracardialen Lymphknoten mit 17% und den Lymphknoten im Compartment II mit 15% [10]. Daher ist bei diesen Karzinomformen die transhiatal erweiterte, totale Gastrektomie mit distaler Ösophagusresektion das Verfahren der Wahl [10].

Magenkarzinom

Lokale Therapie

Die lokale Therapie des Magenkarzinoms kommt in curativer Absicht nur beim Frühkarzinom zur Anwendung und wird vorwiegend nach submucöser Unterspritzung einer flachen Läsion als endoskopische Mucosaresektion ausgeführt [12]. Bei ungünstiger Lage für das Endoskop kann diese Schleimhautabtragung auch durch laparoskopische intragastrale Chirurgie vorgenommen werden, oder es wird eine laparoskopische, lokale Vollwandexcision unter gastroskopischer Kontrolle durchgeführt. Der Radikalität dieses lokalen Eingriffs sind Grenzen gesetzt durch die mögliche Multizentrizität und Lymphknotenmetastasierung des Karzinoms.

Die Multifokalität und die lymphogene Ausbreitung können weitgehend ausgeschlossen werden, wenn nur Karzinome vom intestinalen Typ nach Laurén mit niedrigem Malignitätsgrad (G1, G2) und Infiltration nur der Mucosa (pT1a) behandelt werden [8]. Japanische Autoren orientieren sich hinsichtlich der Indikationsstellung vorwiegend an dem Durchmesser (<2 cm) und dem Wachstumstyp des Tumors [13]. Die genaue histologische Aufarbeitung des Resektates muß die Radikalität in jedem Fall überprüfen.

Subtotale Resektion/Gastrektomie

Die Diskussion um die Gastrektomie de principe oder de nécessité ist durch die Erkennung des Primates der R0-Resektion des tumortragenden Abschnittes einschließlich des Lymphabflußgebietes beendet worden [11]. Die Sicherheit der luminalen R0-Resektion ist jedoch an bestimmte Kriterien gebunden, die sich aus der Lokalisation, der Infiltrationstiefe und dem Wachstumstyp des Magenkarzinoms ergeben [8]. Dabei spielt die Laurén-Klassifikation (intestinaler/diffuser Typ) eine wichtige Rolle. Da sich Karzinome vom intestinalen Typ jenseits der makroskopischen Tumorgrenzen wesentlich geringer ausbreiten als solche vom diffusen Typ, sind die einzuhaltenden Sicherheitsabstände unterschiedlich. Für Karzinome vom Intestinaltyp müssen bei der Resektion Sicherheitsgrenzen von in situ 4–5 cm, für solche vom diffusen Typ 8–10 cm berücksichtigt werden [8]. Eine Ausnahme stellt das T1-Karzinom vom diffusen Typ dar, das sich nicht weiter als 4–5 cm in die Umgebung ausbreitet. Damit kommt eine subtotale Resektion praktisch nur beim Antrumkarzinom vom intestinalen Typ mit Stadium T1 oder T2 (evtl. T3) oder beim distal sitzenden T1-Karzinom vom diffusen Typ in Betracht. Alle anderen Karzinome erfordern die totale Gastrektomie. Diese auf Lokalisation, T-Stadium und Laurén-Typ basierende Strategie verlangt die genaue pathohistologische Aufarbeitung des Präparates hinsichtlich freier Resektionsgrenzen, Multizentrizität des Karzinoms und Überprüfung des Wachstumstyps. Da die genannten Kriterien für die Festlegung des luminalen Resektionsausmaßes breite Akzeptanz gefunden haben, bestehen in dieser Hinsicht z. Zt. keine wesentlichen Kontroversen. Dazu hat auch der heute erreichte Sicherheitsstandard der totalen Gastrektomie beigetragen, der sich im Gegensatz zu früher praktisch nicht mehr von dem der subtotalen Resektion unterscheidet. Die zuletzt zu diesem Thema ausgeführte, prospektiv randomisierte Multicenterstudie mit der totalen Gastrektomie im Vergleich zur subtotalen Resektion beim T2/T3-Antrumkarzinom hatte zwar nicht den Wachstumstyp als Kriterium der Verfahrenswahl berücksichtigt, aber die o. g. Sicherheitsabstände wurden auch bei der subtotalen Resektion mit im Durchschnitt 7,5 cm in etwa eingehalten [7]. Dadurch fand sich in dieser Studie kein Prognoseunterschied und auch kein Unterschied in der Morbidität und Mortalität zwischen beiden Verfahren.

Erweiterte bzw. multiviscerale Resektion

Eine transhiatale Erweiterung der Resektion auf den distalen Oesophagus ist insbesondere beim proximalen Magenkarzinom bzw. bei Infiltration der Cardia zur Erreichung eines entsprechenden oralen Sicherheitsabstandes erforderlich [10, 11, 17]. Bei T4-Tumoren mit Infiltration von Nachbarorganen wie linker Leberlappen, Milz, Pankreas oder Colon, hat die multiviscerale en-bloc Resektion ihre individuelle Bedeutung, wenn sie ohne Residualtumor ausgeführt werden kann. Sie kann damit durchaus zur Prognoseverbesserung beitragen, auch wenn dazu keine großen Serien vorliegen.

D1- bzw. D2-Lymphadenektomie beim Magenkarzinom

Die aktuelle Kontroverse beim Magenkarzinom bezieht sich besonders auf das extraluminale Resektionsausmaß hinsichtlich des Stellenwertes der Lymphadenektomie. Es geht im wesentlichen um die Frage, ob durch die radikale (D2) gegenüber der einfachen (D1) Lymphadenektomie eine Prognoseverbesserung erreicht werden kann und ob dadurch die Morbidität oder Mortalität erhöht wird.

Die Gesamtauswertung der nicht-randomisierten Studien zum letztgenannten Punkt ergibt keine signifikanten Unterschiede in Morbidität oder Mortalität zwischen D1- bzw. D2-Lymphadenektomie (Tabelle 2). Dieses entspricht sowohl dem Resultat der prospektiven deutschen Magenkarzinomstudie, die die größte Patientenzahl aufweist, als auch der prospektiv randomisierten Studie von Dent, die allerdings die geringste Patientenzahl hat [5, 20] (Tabelle 3). Demgegenüber stehen signifikant höhere Morbiditäten und Mortalitäten für die D2-Lymphadenektomie der beiden großen prospektiv randomisierten Studien aus den Niederlanden und Großbritannien [3, 4] (Tabelle 3). Beide Studien beinhalten jedoch zwei eklatante Probleme, die für diese negativen Effekte der D2-Lymphadenektomie verantwortlich gemacht werden. Zum einen waren in den D2- gegenüber den D1-Gruppen hochsignifikant häufiger Splenektomien und Pankreaslinksresektionen ausgeführt worden (holländische Studie 32% vs. 3%, britische Studie 56,5% vs. 4%), die durch Pankreasfisteln in hohem Maße zur Morbidität und Mortalität beitrugen [14, 18]. Zum anderen war das durchschnittliche Training des Operateurs hinsichtlich der D2-Lymphadenektomie gering. In der holländischen Studie wurden 331 D2-Lymphadenektomien an 51 Zentren von 82 Operateuren ausgeführt, entsprechend 4 derartige Eingriffe pro Chirurg in 4 Jahren; in der britischen Studie waren 200 D2-Lymphadenektomien in 31 Zentren vorgenommen worden, entsprechend 6 Lymphadenektomien pro Zentrum in 7 Jahren. Die Erfahrung des einzelnen Operateurs ist aber ein entscheidender Faktor für die Qualität der Behandlung des Magencarcinoms [16]. Durch diese ungünstigen Konstellationen erscheinen die genannten Resultate trotz des prospektiv randomisierten Studiendesigns nicht repräsentativ, zumal die Ergebnisse anderer großer prospektiver Studien mit höherer Operationsfrequenz und ausgewogenerer Verteilung der Pankreas- und Milzresektion diesen widersprechen [6, 21].

Zu der holländischen Multicenterstudie liegen bisher 3-Jahres-Überlebenswahrscheinlichkeiten vor, die, genauso wie in der kleinen Studie von Dent, keinen signifikanten Unterschied zwischen D1- und D2-Lymphadenektomie zeigen (Tabelle 3). Die metaanalytische Auswertung der nicht-randomisierten Studien weist dagegen einen Prognosevorteil für die D2-Lymphadenektomie aus (Tabelle 4). Dieses wird repräsentiert durch signifikante Unterschiede in 7 von 10 Studien, in denen die D2- mit der D1-Lymphadenektomie verglichen

Tabelle 2. Vergleich der Morbidität und Mortalität bei nicht-randomisierten Studien zur D1- bzw. D2-Lymphadenektomie beim Magencarcinom (* = p < 0.05, n.s. = nicht signifikant) (nach Hölscher 1998), Literatur bei [12]

Studie	Jahr	Patienten (n)		Morbidität (%)		Mortalität (%)	
		D1	D2	D1	D2	D1	D2
Smith	1991	62	123	43	34	0	2
Pacelli	1993	163	157	22	28	7,4	3,8
Siewert	1993	558	1096	29	31	5,2	5
Gall	1993	383	162	32	31	6,8	9,3
Viste	1994	78	105	37	30	13	4*
Faß	1994	81	81	–	–	8,1	3,1*
Roukos	1995	31	43	19	37	3,2	7
Manzoni	1996	65	59	18	24	6	3
Zusammen		1421	1826	29	31	5,84	5,12
				Odds-Ratio = 1,07 n.s.		Odds-Ratio = 0,96 n.s.	

Tabelle 3. Morbidität, Mortalität und 3-Jahres Überlebenswahrscheinlichkeit (3 J-ÜLW) prospektiv randomisierter Studien im Vergleich der D1- und D2-Lymphadenektomie beim Magencarcinom (* = p < 0.05, ** = p < 0.01 für die Einzelstudien bzw. die Zusammenfassung der Studien. (nach Hölscher 1998), Literatur bei [12]

Studie	Jahr	Patienten (n)		Morbidität		Mortalität		3 J-ÜLW	
		D1	D2	D1	D2	D1	D2	D1	D2
Dent	1988	22	21	15%	30%	0	0	78%	76%
Bonenkamp	1995	380	331	25%	43%	4%	10%*	60%	55%
Cuschieri	1996	200	200	28%	46%	6,5%	13%*	–	–
Zusammen		602	552	26%	44%**	4,7%	10,5%**	–	–
				Odds-Ratio = 2,2		Odds-Ratio = 2,3			

wurde. Der Prognosevorteil durch die radikale Lymphadenektomie konzentriert sich besonders auf die UICC-Stadien II und IIIa [6, 20]. Die Tatsache, daß damit auch N0- und N1-Patienten von der D2-Lymphadenektomie profitieren, wird durch das Vorhandensein von isolierten Tumorzellen, dem sogenannten *microinvolvement* in den exstirpierten Lymphknoten erklärt, die durch die normale histologische Aufarbeitung nicht erkannt werden [2, 21]. Dieses ist gleichzeitig als Erklärung dafür anzusehen, daß auch bei Magenfrühkarzinomen ein signifikanter Prognosegewinn durch die radikale Lymphadenektomie in den großen Studien und bei der Gesamtauswertung der Studien nachweisbar ist [12].

D3-Lymphadenektomie

In Japan wird besonders bei den UICC-Stadien III und IV zunehmend die Ausdehnung der Lymphadenektomie auf nicht-regionäre Lymphknotengruppen in Form der D3- oder sogar D4-Lymphadenektomie propagiert [17, 22]. Dieses umfaßt in erster Linie die Lymphknoten des Lig. hepatoduodenale (Nr. 12), retroduodenal (Nr. 13) und paraaortal (Nrs. 14–16). Prospektive Studien zu diesem Verfahren haben bisher noch keinen prognostischen Vorteil dieser Radikalitätserweiterung zeigen können [12].

Tabelle 4. Vergleich der 5-Jahres-Überlebenswahrscheinlichkeiten (5 J-ÜLW) zwischen D1- und D2-Lymphadenektomie (LAD) aus nicht-randomisierten Studien (prospektiv, prolektiv, retrospektiv) (nach Hölscher 1998), Literatur bei [12]

		R0-Patienten n	D1-LAD n	D1-LAD 5 J-ÜLW (%)	D2-LAD n	D2-LAD 5 J-ÜLW (%)	p-Wert	Bemerkung
Pacelli	1993	320	163	50	157	65	p<0.01	
Siewert	1993	205	76	25	129	55	p<0.01	Stadium II
Gall	1993	100	70	39	30	61	p<0.05	Stadium II
Adachi	1994	185	102	49	83	53	p<0.01	nur N+
Viste	1994	183	78	31	105	47	p<0.05	
Faß	1994	162	81	40	81	42	n.s.	
Roukos	1995	74	53	66	21	58	n.s.	distale Ca.
Haßdenteufel	1995	260	107	37	153	56	p<0.02	nur T2
Volpe	1995	101	55	26	46	49	p<0.01	
Manzoni	1996	124	65	28	59	63	p<0.001	
Padberg	1996	157	61	56	96	51	n.s.	ohne postoperative Mortalität
Zusammen		1871	911	41	960	55	p<0.001	
					Odds-Ratio: D2-D1=1,82		p<0.01	

Tabelle 5. Vergleich von Morbidität, Mortalität und der 5-Jahres-Überlebenswahrscheinlichkeit (5 J-ÜLW) nach Gastrektomie mit und ohne Splenektomie (Spl) beim Magencarcinom ([a] p<0.05, [b] p<0,01)

	Jahr	Zahl Pat	Morbidität ohne Spl (%)	Morbidität mit Spl (%)	Mortalität ohne Spl (%)	Mortalität mit Spl (%)	5 J-ÜLW ohne Spl (%)	5 J-ÜLW mit Spl (%)
Brady	1991	392	20	45[b]	3	5	47	31[b]
Maehara	1991	2520	–	–	–	–	52	37[a]
Stipa	1994	646	–	–	–	–	42	31
Jatzko	1995	345	–	–	–	–	74	46[b]
Griffith	1995	195	14	41[b]	3	12[a]	71	45[b]
Otsuji	1996	245	37	56[a]	–	–	47	46
Kodera	1996	224	8,8	19	0	1	74	59[a]
Wanebo	1997	401	–	–	8,6	9,8	22	18
Kwon	1997	492	12,9	21,5[a]	0,4	2,7[a]	–	–
Alle		5460	17,2	31,5[b]	5,5	6,5	42	35[b]
			Odds-Ratio=2.25			=1,49		=0.57

Splenektomie/Pankreaslinksresektion

Die Entfernung der Milz und des linken Pankreas im Rahmen der Gastrektomie erfolgt außer bei direkter Infiltration dieser Organe mit dem Ziel die Lymphknoten des Milzhilus (Nr. 10) und am Pankreasoberrand (Nr. 11) en bloc mit dem Magen zu exstirpieren. Die Indikation zu der früher z. T. grundsätzlich bei jeder Gastrektomie durchgeführten Splenektomie wird zunehmend zurückhaltender gestellt. Dieses ist darin begründet, daß alle Studien zur Frage des Stellenwertes der Splenektomie sowohl eine höhere Morbidität und Mortalität als auch eine niedrigere 5-Jahres-Überlebensrate bei der Gastrektomie mit Splenektomie gezeigt haben (Tabelle 5). Beim proximalen Magenkarzinom ist aufgrund der höheren Lymphknotenmetastasierungsrate zum Milzhilus noch eine Indikation für die Splenektomie vorhanden [10, 15]. Die Milzentfernung sollte als sogenannte pankreaserhaltende Splenektomie (Zonensplenektomie) durchgeführt werden, um zum einen die angestrebte Lymphknotendissektion so radikal wie möglich zu halten und zum anderen Pankreasläsionen zu vermeiden [15].

Literatur

1. Alderson D, Courtney SP, Kennedy RH (1994) Radical transhiatal oesophagectomy under direct vision. Br J Surg 81: 404–407
2. Baba H, Maehara Y, Takeuchi H, Inutsuka S, Okuyama T, Yosuke A, Akazawa K, Sugimachi K (1994) Effect of lymph node dissection on the prognosis in patients with node-negative early gastric cancer. Surgery 117: 165–169
3. Bonenkamp JJ, van de Velde CJH, Hermans J (1997) Randomised trial of extended lymph node dissection for gastric carcinoma. In: Siewert JR (ed.) Progress in gastric cancer research, Monduzzi Editor, Bologna, S. 1111–1116
4. Cuschieri A, Fayers P, Fielding J, Craven J, Bancewicz J, Joypaul V, Cook P (1996) Postoperative morbidity and mortality after D_1 and D_2 resections for gastric cancer: preliminary results of the MRC randomised controlled surgical trial. Lancet 347: 995–999
5. Dent DM, Madden MV, Price SK (1988) Randomized comparison of R1 and R2 gastrectomy for gastric carcinoma. Br J Surg 75: 110–112
6. Gall FP, Hermanek P (1993) Die systematische erweiterte Lymphknotendissektion in der kurativen Therapie des Magencarcinoms. Chirurg 64: 1024–1031
7. Gouzi JL, Huguier M, Fagniez PL, Launois B, Flamant Y, Lacaine F, Paquet JC, Hay JM (1989) Total versus subtotal gastrectomy for adenocarcinoma of the gastric antrum. A French prospective controlled study. Ann Surg 209: 162–166
8. Hermanek P (1996) Differenziertes chirurgisches Vorgehen bei der kurativen Therapie des Magenkarzinoms. Leber Magen Darm 26: 64–72
9. Hölscher AH, Bollschweiler E, Bumm R, Bartels H, Höfler H, Siewert JR (1995) Prognostic factors of resected adenocarcinoma of the esophagus. Surgery 118: 845–855
10. Hölscher AH, Bollschweiler E, Siewert JR (1995) Carcinoma of the gastric cardia. Ann Chir Gynaecol 84: 185–192
11. Hölscher AH (1997) Das Radikalitätsprinzip in der operativen Therapie solider Tumoren des Gastrointestinaltraktes. In: Beger HG, Schwarz A, Brückner UB, Hartel W (Hrsg.): Forschung in der Chirurgie, Springer, Berlin Heidelberg New York, S. 115–125
12. Hölscher AH, Bollschweiler E (1998) Ausmaß von Resektion und Lymphadenektomie beim Magenkarzinom – eine anhaltende Kontroverse. Onkologe 4: 301–309
13. Kitamura K, Yamaguchi T, Taniguchi H, Hagiware A, Sawai K, Takahashi T (1997) Analysis of lymph node metastasis in early gastric cancer: rationale of limited surgery. J Surg Oncol 64: 42–47
14. Kodera Y, Yamamura Y, Shimizu Y, Torii A, Hirai T, Yasui K, Morimoto T, Kato T, Kito T (1997) Lack of benefit of combined pancreaticosplenectomy in D2 resection for proximal-third gastric carcinoma. World J Surg 21: 622–628
15. Maruyama K, Sasako M, Kinoshita T, Sano T, Katai H, Okajima K (1995) Pancreas-preserving total gastrectomy for proximal gastric cancer. World J Surg 19: 532–536
16. McCulloch P (1994) Should general surgeons treat gastric carcinoma? An audit of practice and results, 1980–1985. Br J Surg 81: 417–420
17. Nishi M (1993) Recent advances in early detection and treatment of gastric cancer. In: Takahashi T (ed.): Recent advances in management of digestive cancer. Springer, Tokyo Berlin Heidelberg New York, S. 123–129
18. Otsuji E, Yamaguchi T, Sawai K, Okamoto K, Takahashi T (1997) End results of simultaneous pancreatectomy, splenectomy and total gastrectomy for patients with gastric carcinoma. Br J Cancer 75: 1219–1223
19. Siewert JR, Hölscher AH (1989) Eingriffe beim Ösophaguskarzinom. In: Siewert JR (Hrsg.): Chirurgie des Abdomens 2, Oesophagus, Magen, Duodenum. Breitner, Chirurgische Operationslehre Band IV, S. 15–54

20. Siewert JR, Böttcher K, Roder JD, Busch R, Hermanek P, Meyer HJ and the German Gastric Carcinoma Study Group (1993) Prognostic relevance of systematic lymph node dissection in gastric carcinoma. Br J Surg 80: 1015–1018
21. Siewert JR, Kestlmeier R, Busch R, Böttcher K, Roder JD, Müller J, Fellbaum C, Höfler H (1996) Benefits of D_2 lymph node dissection for patients with gastric cancer and pN_0 and pN_1 lymph node metastases. Br J Surg 83: 1144–1147
22. Takahashi S, Takuda H, Matsushige H, Takenaka A (1993) Evaluation of superextenisve lymph node dissection (R4) for advanced gastric cancer. In: Takahashi T (ed.): Recent advances in management of digestive cancer. Springer, Tokyo Berlin Heidelberg New York, S. 153–161

Hypothetisches und Gesichertes zur prae-, intra- und postoperativen Zusatztherapie des Magencarcinoms

H.-J. Meyer, G. J. Opitz, J. Jähne und H. Wilke

Klinik für Allgemein- und Viszeralchirurgie, Städtisches Klinikum, Gotenstraße 1, D-2653 Solingen

Gastric Cancer:
Data of Pre-, Intra- and Postoperative Treatment Modalities

Summary. The results of surgical therapy of gastric cancer could not be improved in recent years. Therefore, different perioperative modalities were investigated for this tumor. A series of studies could not show any survival benefit using postoperative adjuvant radio- or chemotherapy after complete resection of the tumor. Data available about preoperative chemotherapy in locally advanced tumor stages may demonstrate an increased R0-resection rate after objective remission resulting in a prolonged survival compared to surgery alone. Furthermore, in others trials intraoperative radiation or intraperitoneal chemotherapy could decrease the incidence of locoregional recurrence or peritoneal carcinomatosis and improve the overall survival rate. These treatment modalities, above all preoperative chemotherapy, must be proven in precisely defined patient populations within prospective trials to achieve clearcut data in the future.

Key words: Gastric cancer – R0 resection – Perioperative treatment modalities

Zusammenfassung. Chirurgische Behandlungsergebnisse beim Magencarcinom konnten in den letzten Jahren insgesamt nur wenig verbessert werden, so daß verschiedene perioperative Zusatztherapien zur Anwendung kamen. Eine Vielzahl von Studien zeigte, daß in der westlichen Welt eine postoperative Strahlen- oder Chemotherapie nach kompletter Tumorresektion keine Verlängerung der Überlebensraten erbringen konnte. Vorliegende Daten zur präoperativen Chemotherapie bei lokal fortgeschrittenen Tumoren mit fraglicher Resektabilität ermöglichten nach Remission eine R0-Resektion mit resultierendem Überlebensvorteil. Der Einsatz der intraoperativen Strahlen- oder intraperitonealen Chemotherapie konnte in einigen Studien eine Reduktion der Rezidivrate bzw. Peritonealcarcinose mit verlängerter Überlebenszeit aufweisen. Diese Therapiekonzepte, vor allem die praeoperative Chemotherapie, müssen zukünftig in eindeutig definierten Tumorstadien in prospektiven Studien überprüft werden, um bisherige Hypothesen durch gesicherte Daten belegen zu können.

Schlüsselwörter: Magencarcinom – R0-Resektion – perioperative Zusatztherapien

In den letzten Jahren konnten die apparativen Untersuchungsverfahren zur Diagnostik und zum Staging des Magencarcinoms erweitert und bezügl. Sensitivität bzw. Spezifität verbessert werden. Ferner ließen sich Leitlinien zur chirurgischen Therapie definieren. Trotzdem haben die Behandlungsergebnisse der Monotherapie Chirurgie bei gesteigerten Resektions-

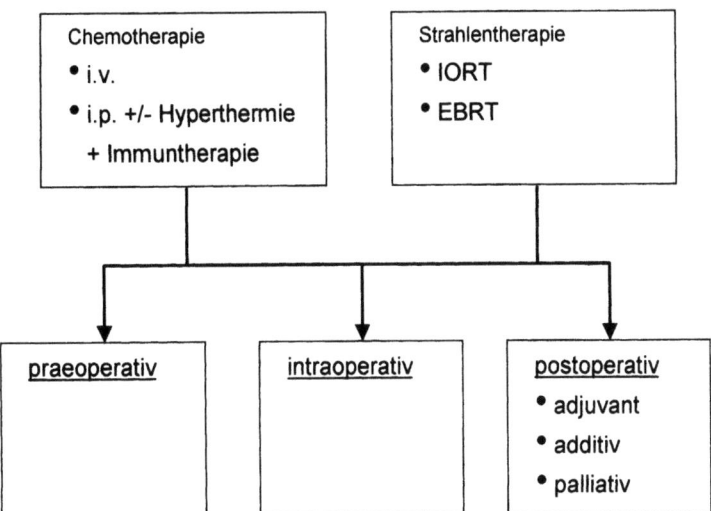

Abb. 1. Möglichkeiten der perioperativen Zusatztherapien. *i.v.*: intravenös, *i.p.*: intraperitoneal, *IORT*: intraoperative Strahlentherapie, *EBRT*: externe perkutane Strahlentherapie

raten und gleichzeitiger Senkung der postoperativen Morbidität und Letalität ein gewisses Plateau erreicht, d. h. generell konnte bei dem zum Zeitpunkt der Diagnosestellung hohen Anteil fortgeschrittener oder primär irresektabler Stadien keine Verbesserung der 5-Jahres-überlebensraten von insgesamt etwa 20% erzielt werden. Weiterhin versterben die meisten Patienten innerhalb der ersten zwei postoperativen Jahre an einem loco-regionären Rezidiv oder Fernmetastasen. Diese Tatsache belegen nachhaltig die Daten der deutschen Magencarcinomstudie, in der der Anteil der fortgeschrittenen Tumorstadien knapp 60% ausmachte. Bei gut der Hälfte dieser Patienten gelang eine komplette Tumorresektion, resultierend in einer medianen Überlebenszeit von 9 Monaten, mit einer Steigerung auf 16 Monate nach R0-Resektion [3, 4, 9–11, 15, 18]. Die Forderung zum Einsatz perioperativer Zusatztherapien mit den verschiedenen Applikationsmöglichkeiten von Chemo- oder Strahlentherapie erscheint deshalb nur zu berechtigt (Abb. 1), wobei allerdings auch bereits vor mehr als 100 Jahren Billroth seine Hoffnung bezügl. einer etwaigen Prognoseverbesserung auf die Chemotherapie setzte. In den letzten Jahren haben nun multimodale Behandlungskonzepte, besonders auch beim Magencarcinom, zunehmend an Interesse gewonnen. Ausgehend von den vorliegenden Daten einer Vielzahl von Studien soll exemplarisch dargestellt werden, was derzeit als hypothetisch zu bezeichnen ist oder als gesichert gelten kann [3, 6, 7, 11, 14, 15, 16, 18, 19].

Präoperative Zusatztherapie

Ausgehend von den Erfahrungen bei anderen Tumorentitäten wurde die Wirksamkeit einer präoperativen Chemotherapie beim Magencarcinom neben einigen Studien bei primär resektablen Stadien, also dem eigentlichen neoadjuvanten Ansatz, vor allem beim lokal fortgeschrittenen Carcinom mit fraglich möglicher kompletter Tumorresektion überprüft. In den meisten Studien wurde das lokal fortgeschrittene Stadium allein durch konventionelle bildgebende Verfahren oder durch eine explorative Laparotomie definiert, obligat kam zur Festlegung des Tumorstadiums lediglich in einer Studie die Endosonografie bzw. chirurgische Laparoskopie zum Ausschluß einer okkulten Peritonealcarcinose zum Einsatz. Ziel dieser überwiegend in einer Phase II durchgeführten Studien war es, durch die Chemotherapie mit ihren unterschiedlichen Kombinationen ein präoperatives Tumordebulking („down staging") zu erreichen, mit dem Ziel, eine komplette Tumorresektion durchführen zu können. Bei objektivierbaren Ansprechraten zwischen 40 und 80% lag der Anteil der R0-Resektionen zwi-

Tabelle 1

a. Präoperative Chemotherapie beim lokal fortgeschrittenen Magencarcinom (nach [3, 10, 18])

Autor		Pat. (n)	Chemotherapie	maj. Resp. (%)	R0-Res. (%)	ÜLZ med. (Mon.)
Phase II						
Findlay	(1994)	35	ECF	80	36	7
Rougier	(1994)	27	CDDP/5-FU	56	60	16
Alexander	(1995)	21	5-FU/FA/IFN	38	65	17
Fink	(1994)	30	EAP	63	78	18
Kelsen	(1996)	29	FAMTx	–	61	15,3
Phase III						
Yonemura	(1993)	29	PMUE	62	38	17
Kang	(1996)	59	PEF	–	79	42

b. Präoperative Chemotherapie beim irresektablen Magencarcinom (nach [10, 18])

Autor		Pat. (n)	Chemotherapie	maj. Resp. (%)	R0-Res. (%)	ÜLZ (%)
Phase II						
Wilke	(1989, 94)	35	EAP	69	47	20-7 Jahre
Plukker	(1991)	20	5-FU/MTx	–	45	10-4 Jahre
Popiela	(1997)	18	EAP	71	56	11-5 Jahre

schen 36 und 78%. Nach Ansprechen auf die vorgeschaltete Chemotherapie ist eine Prognoseverbesserung mit einer medianen Überlebenszeit bis zu 18 Monaten, aber auch Langzeitüberleben möglich; u. a. konnte eine 7-Jahresüberlebensrate von 20% nach durch Laparotomie gesicherter primärer Irresektabilität erreicht werden. Diese positiven Tendenzen zeigen sich auch in den beiden randomisierten Studien aus Asien, deren Ergebnisse allerdings kritisch zu beurteilen sind, da sie ausgesprochen gemischte Patientenpopulationen beinhalten (Tabelle 1a, b). Bezügl. des operativen Vorgehens in diesem Therapiekonzept muß das Ausmaß der resezierenden Verfahren am Magen und bei der Lymphadenektomie dem bei primärer Resektabilität entsprechen. Nach präoperativer Chemotherapie ist dann generell keine erhöhte postoperative Morbidität oder Letalität zu beobachten, allerdings verstirbt auch in diesem Therapiekonzept die Mehrzahl der Patienten weiterhin an einem loco-regionären Rezidiv oder Peritonealcarcinose bzw. Fernmetastasierung [3, 9, 10, 15, 18].

Intraoperative Zusatztherapien

Besonders unter dem Aspekt der hohen Rate von loco-regionären Rezidiven bzw. einer Peritonealcarcinose kamen beim Magencarcinom verschiedene intraoperative Therapiekonzepte zum Einsatz. Vor allem bei den fortgeschrittenen Tumorstadien, z. B. Serosainfiltration des Magens oder beim Nachweis von Zytokeratinkomponenten in der abdominellen Spülflüssigkeit, wurden u. a. die Möglichkeiten der intraoperativen Strahlentherapie sowie die intraperitoneale Chemotherapie, teilweise mit gleichzeitiger Hyperthermie oder als Aktivkohlegebundenes Mitomycin C, in verschiedenen Studien hinsichtlich ihrer Effektivität überprüft.

Die ersten Untersuchungen zur intraoperativen Strahlentherapie (IORT) mit einer grösseren Fallzahl wurde in Form einer sog. komparativen Studie von Abe durchgeführt. Dabei zeigte sich bei nur mäßigen Nebenwirkungen und fehlenden signifikanten Spätkomplikationen ab dem Stadium II eine Verbesserung der 5-Jahresüberlebensraten insgesamt. Demgegenüber weisen andere Berichte zwar eine Senkung der lokalen Rezidivrate auf, die Fernmetastasierung und auch die Gesamtüberlebenszeit konnte nicht positiv beinflußt werden.

Tabelle 2. Perioperative intraperitoneale Chemotherapie beim fortgeschrittenen Magencarcinom [16]

Autor		Chemotherapie	Applikation	Odds ratio
Hamazoe	(1994)	MMC	intraoperativ	1,63
Ikeguchi	(1995)	MMC	und	1,53
Yonemura	(1995)	MMC/CDDP	Hyperthermie	1,59
Hagiwara	(1992)	MMC-CH (carbon act.)	intraoperativ	5,49
Yu	(1994)	MMC/5-FU	1. postop. Tag	1,99
Sautner	(1994)	CDDP	verzögert	0,81

Tabelle 3. Kontinuierliche hypertherme Peritonealperfusion beim fortgeschrittenen Magencarcinom [5, 20]

Autor	Pat. (n)	Rezidiv-/Metastasenlok. (%)			ÜLZ (%) 3 Jahre
		Peritoneum	Leber	andere	
Hamazoe (1994)					
CHPP	42	39	17	27	83
nur chir. Th.	40	59	18	9	67
Yonemura (1995)					
CHPP	79	9	5	17	57
nur chir. Th.	81	22	17	12	35

Zur definitiven Bewertung der IORT müssen die Ergebnisse z. Z. noch laufender Studien abgewartet werden [1, 14, 17].

Unter der Hypothese des sog. „Tumor Cell Entrapment" kam die intraperitoneale Chemotherapie in verschiedenen, auch randomisierten Studien, zum Einsatz, teilweise kombiniert mit kontinuierlicher hyperthermer Peritonealperfusion oder als Aktivkohle-gebundenes Mitomycin C. Bei der Metaanalyse vorliegender Daten läßt sich insgesamt bei fortgeschrittenen Tumoren oder bei Vorliegen von regionalen Lymphknotenmetastasen ein positiver Einfluß auf die Prognose erkennen; dabei muß der Zeitpunkt der intraperitonealen Chemotherapieapplikation, direkt intra- bzw. in der frühen postoperativen Phase, als ganz entscheidend angesehen werden. Bei im späteren postoperativen Verlauf eingesetzter intraperitonealer Chemotherapie war keine Verbesserung der Überlebensrate zu beobachten (Tabelle 2). Bei Anwendung der kontinuierlichen hyperthermen Peritonealperfusion, unabhängig von den erheblichen apparativen und logistischen Anforderungen, konnte in ersten Untersuchungen eine Verbesserung der Überlebensraten bei signifikanter Reduktion der Inzidenz einer Peritonealcarcinose erreicht werden; unbeeinflußt blieb das Auftreten von Leber- oder Metastasen anderer Lokalisationen (Tabelle 3) [5, 16, 20].

In weiteren Studien wird derzeit die kombinierte präoperative systemische und postoperative intraperitoneale Chemotherapie eingesetzt. Nach ersten Zwischenanalysen erscheint im Vergleich zu historischen Kontrollen eine Senkung der loco-regionären und intraabdominellen Rezidivraten mit gleichzeitiger Verbesserung der Überlebensraten möglich [8].

Postoperative Zusatztherapien

Unabhängig von aktuellen Entwicklungen im TNM-System und der Beschreibung neuer, vor allem molekularer oder biologischer Prognosefaktoren, kam die therapeutische Option einer postoperativen adjuvanten Chemotherapie bereits seit Beginn der 70er Jahre zur Anwendung. Dies u. a. unter der Vorstellung, nach kompletter Tumorresektion einen vermeintlich vorhandenen minimalen Residualtumor zu therapieren. Zudem wurde auch die perkutane Strah-

Tabelle 4. Postoperative adjuvante Chemotherapie beim Magencarcinom im Stadium III [2]

Therapie	PFS (Mon.)	ÜLZ med. (Mon.)
Chirurgie n = 73	22	29
Chirurgie + Chemotherapie (MMC/TG) n = 75	53	67

lentherapie mit angestrebter Reduktion der lokalen Rezidivrate in ein adjuvantes Therapiekonzept eingebunden. Modifikationen der lange Zeit als Referenztherapie angesehenen Kombination FAM konnten in der westlichen Welt, wenn überhaupt, nur marginale Verbesserungen der Überlebensraten erbringen. Eine Metaanalyse von 11 randomisierten Studien, publiziert nach 1980, mit mehr als 2000 Patienten, kam dabei zu der Feststellung, daß die adjuvante Chemotherapie derzeit in der westlichen Welt keine Standardtherapie beim Magencarcinom darstellt [3, 6, 10, 11, 18, 19].

Nachdem z. B. eine Studie der British Stomach Cancer Group keinen Benefit der adjuvanten Chemotherapie mit Einsatz von Mitomycin C und 5 Fluorouracil erbracht hatte, wurde in einer Folgestudie die perkutane Strahlentherapie in das adjuvante Behandlungskonzept aufgenommen. Die erzielten 5-Jahresergebnisse konnten dabei weder durch die adjuvante Chemo- (FAM) noch durch Strahlentherapie (45 Gy) eine Verbesserung zu den Ergebnissen der Monotherapie Chirurgie aufweisen; zudem war auch nach Strahlentherapie die Inzidenz loco-regionärer Rezidive im Vergleich zur alleinigen chirurgischen Therapie nicht signifikant verringert worden [4].

Aktuell zeigt in der westlichen Welt lediglich eine einzige Studie einen Überlebensvorteil der adjuvanten Chemotherapie im Stadium III des Magencarcinoms. 4 Wochen postoperativ wurden Mitomycin C und anschließend Tegafur oral appliziert. Bei einer medianen Nachbeobachtung von 39 Monaten gelang dann eine signifikante Verbesserung des progressionsfreien Überlebens wie auch der medianen Überlebenszeit (Tabelle 4) [2].

Demgegenüber gilt in Japan seit über 30 Jahren die adjuvante postoperative Chemotherapie, frühzeitig systemisch oder oral appliziert, als Standardverfahren mit Einsatz von Mitomycin C, 5-Fluorouracil, Cytosin-Arabinosid oder Tegafur [12, 19]. Außerdem weisen einige Studien mit der sog. Immunochemotherapie (zusätzliche Applikation von proteingebundenen Polysacchariden oder OK-432, einer Streptokokkus-Pyoceaneus-Präparation) bezügl. der tumorfreien wie auch gesamten 5-Jahresüberlebensrate eine signifikante Verbesserung im Vergleich zur alleinigen Chemotherapie auf [7, 13].

Zusammenfassung

Die bisherigen Daten der perioperativen Behandlungsmodalitäten können nichts an der Tatsache ändern, daß der Chirurgie mit dem Ziel einer kompletten Tumorresektion weiterhin Priorität unter den Therapieverfahren zugestanden werden muß [3, 4, 7, 9, 11, 15, 18]. Als zusätzliche therapeutische Optionen können sowohl die Chemo- als auch Strahlentherapie u. U. in Zukunft an Bedeutung gewinnen, auch, wenn bisher gesicherte Ergebnisse, also solche mit signifikanten Verbesserungen der Überlebenszeiten und erhoben unter randomisierten Studienbedingungen, nur vereinzelt oder mit kleinen Fallzahlen vorliegen. Erfolgversprechende Daten von verschiedenen Phase II-/III-Studien, wie sie bei prä- oder intraoperativen Chemotherapieeinsatz zu erzielen waren, müssen, wie immer wieder gefordert, unter prospektiven, randomisierten Studienbedingungen weiter überprüft werden [3, 8, 11, 16, 18, 20]. Dies gilt auch für die postoperative adjuvante Immuno- und/oder Chemotherapie bzw. intraoperative Strahlentherapie [1, 2, 5, 6, 13, 19]. Dabei sind unter den zur Verfügung stehenden Maßnahmen allerdings auch die spezifischen Toxizitäten bzw. der teilweise erhebliche logistische Aufwand z. B. bei kontinuierlicher hyperthermer Peritonealperfusion, zu berücksichtigen. In zukünftige Studien müssen vor allem streng selektionierte Patienten mit jeweils individueller Indikation bezügl. der verschiedenen perioperativen Zusatztherapien eingebracht werden. Bereits laufende Untersuchungen mit Berücksichtigung molekularer Eigenschaften des Tumors müssen auch beim Magencarcinom als sog. „Translation Cancer Research" fortgeführt werden [8]. Analog der Hormonrezeptoranalyse beim Mammacarcinom können z. B. molekulare Parameter zur präoperativen Chemotherapiesensibilitätsüberprüfung bestimmt werden, so das Thymidylat-Synthase (TS)- oder „excision-repair-cross-complémenting" (ERCC)-Gen [3, 8]. Eine Überexpression des TS-Gens weist u. a. vermehrt Resistenzen gegenüber dem 5-Fluorouracil auf, während eine vermehrte Expression des ERCC-Gens zur Therapieresistenz gegenüber dem Cisplatin führen kann. Auch die Entwicklung und der Einsatz neuer Medikamente, u. a. in verschiedenen Dosierungen, Applikationszeitpunkten oder -formen, ist weiterhin zu fordern. Nur bei Fortführung und Intensivierung interdisziplinärer Forschungen und Therapiestudien kann es gelingen, hypothetische Hoffnungen auf die Effektivität perioperativer Zusatztherapien zukünftig auch durch gesicherte Daten zu bestätigen oder zu widerlegen.

Literatur

1. Abe M, Takahashi M, Ono K et al. (1988) Japan gastric trials in intraoperative radiation therapy. Int J Radiation Oncology Biol Phys 15: 1431–1433
2. Cirera I, Balil A, Batiste E et al. (1997) Efficacy of adjuvant mitomycin C plus tegafur in stage III gastric cancer. Proc. ASCO 16: 986
3. Fink U, Stein HJ, Siewert JR (1998) Multimodale Therapie bei Tumoren des oberen Gastrointestinaltrakts. Chirurg 69: 349–359
4. Hallissey MT, Dunn JA, Ward LC et al. (1994) The second British Stomach Cancer Group trial of adjuvant radiotherapy or chemotherapy in resectable gastric cancer: five-year follow-up. Lancet 343: 1309–1312
5. Hamazoe R, Maeta M, Kaibara N (1994) Intraperitoneal thermochemotherapy for prevention of peritoneal recurrence of gastric cancer. Cancer 73: 2048–2052
6. Hermans J, Bonenkamp JJ, Boon MC et al. (1993) Adjuvant therapy after curative resection for gastric cancer: metaanalysis of randomized trials. J Clin Oncol 11: 1441–1447
7. Kim JP, Kim YW, Yang HK et al. (1994) Significant prognostic factors by multivariate analysis of 3926 gastric cancer patients. World J Surg 18: 872–878
8. Leichman L (1997) Gastric cancer therapy: A translational research paradigm. Educ. Book ASCO: 262–271
9. Meyer HJ, Jähne J, Wilke H (1993) Perspectives of surgery and multimodality treatment in gastric carcinoma. J Cancer Res Clin Oncol 119: 384–394
10. Meyer HJ, Jähne J, Wilke H et al. (1995) Die präoperative (neoadjuvante) Chemotherapie im multimodalen Behandlungskonzept des Magenkarzinoms. Zentralbl Chir 120: 128–134
11. Meyer HJ, Jähne J, Wilke H et al. (1996) Adjuvante und neoadjuvante Methoden: Was bringen sie – ändern sie die Operationstaktik? Langenbecks Arch Chir Suppl II: 70–75
12. Nakajima T (1997) Adjuvant Chemotherapy in Gastric Cancer. Japanese Approach in: Progress in Gastric Cancer Research 1997; Siewert JR, Roder JD (Eds.), Monduzzi Ed., Bologna, 1451–1456
13. Nakazato H, Koike A, Saji S et al. (1994) Efficacy of immunochemotherapy as adjuvant treatment after curative resection of gastric cancer. Lancet 343: 1122–1126
14. Schendera A, Frommhold H, Bruggmoser G (1998) Gesicherte und überlegenswerte Indikationen zur Strahlentherapie beim Magenkarzinom. Onkologe 4: 324–331
15. Stahl M, Wilke H, Meyer HJ (1996) Perioperative Therapie beim Ösophagus- und Magenkarzinom. Med Klinik 91: 85–92
16. Sugarbaker PH, Averbach AM, Chang D (1997) Adjuvant perioperative intraperitoneal chemotherapy for resectable gastric cancer. In: Progress in Gastric Cancer Research 1997; Siewert JR, Roder JD (Eds.), Monduzzi Ed., Bologna, 1399–1405
17. Willich NA (1997) Intraoperative radiation therapy for gastric carcinoma. Onkologie 20: 442–447
18. Wilke H, Meyer HJ, Stahl M et al. (1998) Aktueller Stand der neoadjuvanten Chemotherapie beim Magenkarzinom. Onkologe 4: 310–316
19. Wils J (1997) Future directions in the treatment of localized gastric cancer. A western point of view. In: Progress in Gastric Cancer Research 1997; Siewert JR, Roder JD (Eds.), Monduzzi Ed, Bologna, 1441–1449
20. Yonemura Y, Ninomiya I, Kaji M et al. (1995) Prophylaxis with intraoperative chemohyperthermia against peritoneal recurrence of serosal invasion-positive gastric cancer. World J Surg 19: 450–455

Kolonkarzinom

Molekularbiologisches Grundlagenwissen zum Kolon- und Rektumkarzinom – Wann muß differenziert diagnostiziert werden?

H. K. Schackert, Ch. Kruppa und M. Hahn

Abteilung Chirurgische Forschung, Universitätsklinikum Carl Gustav Carus, Technische Universität Dresden, Fetscherstraße 74, D-01307 Dresden

Molecular Basis of Colorectal Cancer – Implications for Differential Diagnosis

Summary. Colorectal cancer (CRC) is one of the most common cancers in Western populations, striking both women and men at approximately equal rates. A genetic basis for the development of cancer has already been suggested by Karl Heinrich Bauer in 1928 but only since the advancement of molecular biology direct evidence has been obtained to support the notion that cancer is a genetic disease. Recent progress in our understanding of the molecular basis of the most prevalent colorectal cancer syndromes, such as hereditary nonpolyposis colorectal cancer (HNPCC) and familial adenomatous polyposis (FAP), is reflected by modifications in diagnosis and therapy. Identification of genetic risk factors for the development of adenomas and associated carcinomas of the colon and rectum results in predictive molecular diagnosis of malignant disease and enables preventive treatment.

Key words: Cancer – Colorectal – Molecular – Diagnosis

Zusammenfassung. Das kolorektale Karzinom stellt eine der häufigsten Krebsformen der westlichen Welt dar und betrifft Frauen und Männer nahezu gleich häufig. Eine genetische Grundlage für die Krebsentstehung wurde bereits im Jahre 1928 von Karl Heinrich Bauer vorgeschlagen, aber erst die Fortschritte in der molekularbiologischen Forschung erbrachten direkte Hinweise für die Vorstellung, daß Krebs eine genetische Erkrankung ist. Die Fortschritte bei der Aufklärung der molekularen Grundlagen der häufigsten kolorektalen Krebssyndrome, wie das hereditäre nichtpolypöse kolorektale Karzinom (HNPCC) und die familiäre adenomatöse Polyposis (FAP), spiegeln sich in veränderter Diagnostik und Therapie wider. Die Identifizierung von genetischen Risikofaktoren für die Entwicklung von Adenomen und damit assoziierten Karzinomen des Kolons und Rektums resultiert in einer prädiktiven molekularen Diagnostik maligner Erkrankungen und ermöglicht eine präventive Therapie.

Schlüsselwörter: Krebs – Kolorektal – Molekular – Diagnostik

„...heute aber schon sind wir fest davon überzeugt, daß der *Grundgedanke* der Arbeit – *die Gene der Zellen sind die Träger der Geschwulsteigenschaften* – die fruchtbarste und zugleich einfachste Betrachtungsweise des Geschwulstproblems darstellt ..." (Karl Heinrich Bauer: Mutationstheorie der Geschwulstentstehung 1928).

Vor 70 Jahren publizierte Karl Heinrich Bauer die Mutationstheorie der Geschwulstentstehung [1], deren Grundgedanke im Jahre 1990 in dem genetischen Modell der Entstehung kolorektaler Karzinome von Eric Fearon und Bert Vogelstein – nun auf dem Boden moderner molekularbiologischer Erkenntnisse – zum Ausdruck kam [2]. Fearon und Vogelstein zeigen, daß im Rahmen der Adenom-Karzinom-Sequenz normale Mukosazellen durch zahlreiche Tumorsuppressorgen-Inaktivierungen und Protoonkogen-Aktivierungen über mehrere adenomatöse Zwischenstufen in das Karzinom übergehen (Abb. 1). Die beiden Autoren bedienen sich dabei des von Fred Knudson in den 70er Jahren publizierten Zwei-Treffer-Modells (two hit model), das die komplette Ausschaltung des Tumorsuppressorgens erforderlich macht, um der betroffenen Zelle einen Wachstumsvorteil gegenüber anderen Zellen zu verschaffen (Abb. 2) [4]. Die Inaktivierung eines Allels kann dabei entweder autosomal dominant vererbt werden und ist dann die Ursache für ein hereditäres Tumorsyndrom oder findet in einer einzigen Zelle der Kolonmukosa als sogenanntes sporadisches somatisches Ereignis statt. Der Inaktivierung eines Allels folgt als zufälliges Ereignis die Deletion des zweiten Allels, was zur kompletten Ausschaltung des Tumorsuppressorgens führt.

In ihren im Jahr 1997 publizierten „Pathways to Neoplasia" stellen Kinzler und Vogelstein ein Modell vor, das zwei Wege der Entstehung von Tumoren aufweist [3]. Beide Wege sind auf die komplette Inaktivierung (two hit) der betroffenen Gene im Sinne des Knudsonschen Zwei-Treffer-Modells angewiesen. Gene, die dem ersten Weg angehören, kontrollieren den Zellzyklus und werden deshalb Gatekeeper genannt. Der Funktionsverlust eines Gatekeeperallels, bedingt durch eine sporadische somatische Mutation oder durch eine vererbte Keimbahnmutation, wird vom Verlust des Wildtyp-Allels gefolgt, was in der kompletten Ausschaltung der zellulären Genfunktion dieses Tumorsuppressorgens resultiert. In der Folge kommt es zur Tumorinitiation.

Ein typischer Gatekeeper-Weg der Tumorentstehung ist die vererbte Mutation eines Allels des *APC* Gens, die in zahlreichen Zellen der Tumormukosa vom Verlust des zweiten Allels gefolgt wird und dann zum charakteristischen Bild der familiären adenomatösen Polyposis führt. Gefolgt von weiteren Geninaktivierungen kommt es am Ende der Adenom-Karzinom-Sequenz zur Entstehung des kolorektalen Karzinoms. Da der Weg zur Tumorentstehung nur aus zwei genetischen Ereignissen besteht und das erste Ereignis bereits vererbt in allen Zellen der Mukosa vorliegt, ist der Weg zur Tumorinitiation kurz, was in einem frühen Auftreten der Adenome bereits in der Pubertät und in zahlreichen Ereignissen, nämlich der Polyposis, resultiert.

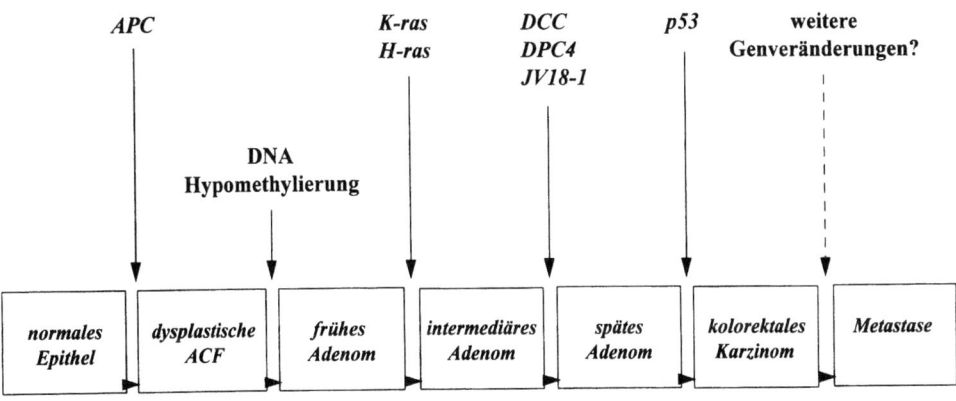

Abb. 1. Das genetische Modell der kolorektalen Tumorgenese (*ACF*, aberrant crypt foci). Modifiziert nach Kinzler und Vogelstein (1996) Cell 87: 159–170

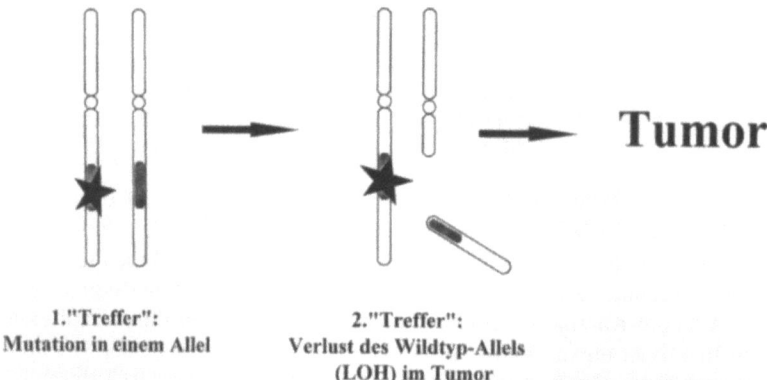

Abb. 2. Zwei-Treffer-Modell der Tumorentstehung. Zwei genetische Ereignisse führen zur Tumorentstehung bzw. Tumorprogression. Eine sporadische oder vererbte Mutation (★) in einem Allel eines Tumorsuppressorgens (*grau dargestellt*) und der Verlust des entsprechenden Wildtyp-Allels (*LOH*, loss of heterozygosity). Modifiziert nach Knudson, AG (1996) J Cancer Res Clin Oncol 122: 135–140

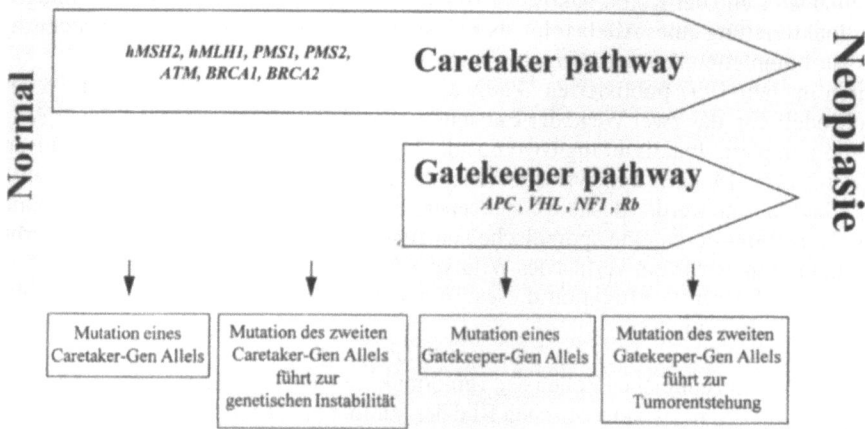

Abb. 3. Entsprechend dem Zwei-Treffer-Modell von Knudson führen zwei Mutationsereignisse in jeweils einem Gatekeeper-Gen Allel zur Tumorentstehung. Liegt eine Mutation in einem Caretaker-Gen Allel vor, so sind drei weitere genetische Ereignisse für die Tumorentwicklung erforderlich: der Verlust des zweiten Caretaker-Gen Allels, was über eine genetische Instabilität indirekt zu Alterationen in beiden Gatekeeper-Gen Allelen (Zielgenen) führt. Modifiziert nach Kinzler und Vogelstein (1997) Nature 386: 761–763

Der zweite Weg zur Tumorentstehung ist deutlich länger und besteht aus mindestens vier genetischen Veränderungen. Beim sogenannten Caretaker Pathway muß zuerst ein Gen inaktiviert werden, dessen Funktion es ist, Fehler in der DNA zu korrigieren. Diese Fehler treten speziell bei der Verdopplung der DNA im Rahmen der Zellteilung auf und werden normalerweise von Produkten der Mismatch Repair Gene erkannt und korrigiert. Werden die DNA Fehler aufgrund der Mutation eines Mismatch Repair Gens nicht erkannt und repariert, kommt es zu einer Anhäufung von Mutationen in dem entstehenden Zellklon. Auch in diesem Fall ist die Ausschaltung beider Allele des betroffenen Mismatch Repair Gens erforderlich. In der Folge kommt es zur zufälligen Inaktivierung von zwei Allelen eines Tumorsuppressorgens, was daraufhin in der Tumorinitiation resultiert. Der Weg zur Tumorentstehung ist damit deutlich länger als beim Gatekeeper Pathway, was vermutlich die Ursache für das spätere Auftreten von einzelnen Tumoren beim Hereditary Nonpolyposis Colorectal Cancer Syndrom (HNPCC), auch Lynch-Syndrom genannt, ist (Abb. 3).

Tabelle 1. Die von der International Collaborative Group on HNPCC im Jahr 1991 formulierten HNPCC-Einschlußkriterien [7]

Amsterdam-Kriterien

1. Innerhalb einer Familie sind mindestens drei Mitglieder an histologisch verifizierten kolorektalen Karzinomen erkrankt
2. Diese Mitglieder gehören mindestens zwei aufeinanderfolgenden Generationen an
3. Ein erkranktes Familienmitglied muß mit den beiden anderen erstgradig verwandt sein
4. Mindestens ein Erkrankter muß zum Zeitpunkt der Diagnosestellung jünger als 50 Jahre sein
5. Eine familiäre adenomatöse Polyposis (FAP) muß ausgeschlossen sein

Tabelle 2. Bethesda-Kriterien zur Auswahl von Patienten für die Analyse kolorektaler Karzinome auf Mikrosatelliteninstabilität [6]

Bethesda-Kriterien

1. Patienten mit Krebserkrankung in Familien, die die Amsterdam-Kriterien erfüllen
2. Patienten mit 2 HNPCC-assoziierten Karzinomen, einschließlich synchroner und metachroner kolorektaler Karzinome oder assoziierter extrakolonischer Karzinome[a]
3. Patienten mit kolorektalem Karzinom und einem erstgradigen Verwandten mit kolorektalem oder assoziiertem extrakolonischem Karzinom[a] und/oder einem kolorektalen Adenom; eine der Krebserkrankungen wurde im Alter <45 Jahren diagnostiziert, das Adenom <40 Jahren
4. Patienten mit kolorektalem Karzinom oder Endometriumkarzinom diagnostiziert im Alter <45 Jahren
5. Patienten mit rechtsseitigem Kolonkarzinom mit einem undifferenzierten (solid/cribriform) Zelltyp in der Histopathologie diagnostiziert im Alter <45 Jahren[b]
6. Patienten mit kolorektalem Karzinom vom Siegelring-Typ diagnostiziert im Alter <45 Jahren[c]
7. Patienten mit Adenomen diagnostiziert im Alter <40 Jahren

[a] Endometrium-, Ovarial-, Magen-, Dünndarm- oder hepatobiliäres Karzinom oder Übergangsepithelkarzinom des Nierenbeckens oder des Ureters
[b] Solid/cribriform – definiert als schwach differenziertes oder undifferenziertes Karzinom bestehend aus irregulären, soliden Ansammlungen großer eosinophiler Zellen, die kleine drüsenartige Bestandteile aufweisen
[c] Bestehend aus >50% Siegelringzellen

Diese theoretischen Überlegungen zur Tumorentstehung, die auf reproduzierbaren molekulargenetischen Beobachtungen basieren, finden ihren Ausdruck in zwei unterschiedlichen Phänotypen hereditärer kolorektaler Karzinomsyndrome. Während bei der familiären adenomatösen Polyposis ein eindeutiger Phänotyp bereits in der Pubertät entsteht und keinen Zweifel an einer autosomal dominant vererbten Erkrankung mit hoher Penetranz läßt, kann der Nachweis eines einzelnen Polypen sowohl ein sporadisches Ereignis sein, als auch im Rahmen eines hereditären Tumorsyndroms mit hoher Penetranz entstehen. Aufgrund des fehlenden Biomarkers ist es erforderlich, andere Kriterien zu definieren, die die Träger spontaner Polypen von Indexpersonen hereditärer kolorektaler Tumorsyndrome unterscheiden. Die Amsterdam-Kriterien definieren mit hoher Spezifität HNPCC-Familien mit Mismatch Repair Genmutationen (Tabelle 1) [7]. Dagegen schließen die Bethesda-Kriterien auch einzelne Personen ohne Familienanamnese ein, die ein junges Erkrankungsalter oder Mehrfachtumoren aufweisen (Tabelle 2) [6]. Demzufolge ist die Sensitivität der Bethesda-Kriterien für die Identifikation von Genmutationsträgern des Caretaker Pathways höher als die der Amsterdam-Kriterien. Weitere Hinweise für Keimbahnmutationen in Mismatch Repair Genen liefern sogenannte Mikrosatelliteninstabilitäten. Mit Hilfe von PCR-Abschriften von Mikrosatellitenmarkern des menschlichen Genoms lassen sich Unterschiede zwischen Tumorgewebe und Normalgewebe nachweisen, die aus der fehlenden Funktion des Mismatch Repair Systems resultieren und damit indirekt einen Hinweis auf den kompletten Ausfall eines Mismatch Repair Gens geben. In ungefähr 70% der Fälle sind bei HNPCC-Familien, die die Amsterdam-Kriterien erfüllen, die Mismatch Repair Gene *hMSH2* und *hMLH1* betroffen. Der immunhistochemische Nachweis der fehlenden Genexpression im Tumor im Vergleich zum prolifierierenden Gewebe der Kolonkrypten kann einen präzisen Hinweis auf das betroffene Gen geben. Die DNA-Sequenzierung nach Sanger erlaubt bei 60% der HNPCC Familien den Nachweis der vererbten Genmutation, die ursächlich für das Syndrom verantwortlich ist [5]. Die Identifizierung der familiären Mutation bei einer betroffenen Indexperson ermöglicht bei den noch nicht betroffenen Risikopersonen die Prädiktion des Tumorrisikos. Familienangehörige, bei denen die Mutation nachweisbar ist, haben ein Tumorrisiko von über 80% bei HNPCC und annähernd 100% bei FAP. Familienangehörige, die die familiäre Mutation nicht geerbt haben, haben ein Kolonkarzinomrisiko, das vermutlich geringer ist als das der Allgemeinbevölkerung, da bei ihnen das Tumorrisiko mindestens eines hereditären Tumorsyndroms bereits ausgeschlossen wurde. Familienangehörigen mit Mutationsnachweis wird ein striktes Vorsorgeprogramm oder die präventive chirurgische Maßnahme im Falle der FAP angeboten. Bei fehlendem Nachweis der familiären Mutation wird der entsprechende Familienangehörige aus dem Vorsorgeprogramm für das hereditäre Tumorsyndrom ausgeschlossen, jedoch zu gegebener Zeit in das Krebsvorsorgeprogramm der Allgemeinbevölkerung eingeschlossen.

Literatur

1. Bauer KH (1928) Mutationstheorie der Geschwulst-Entstehung. Übergang von Körperzellen in Geschwulstzellen durch Gen-Änderung. Julius Springer Verlag, Berlin
2. Fearon ER, Vogelstein B (1990) A genetic model for colorectal tumorigenesis. Cell 61: 759–767
3. Kinzler KW, Vogelstein B (1997) Gatekeepers and Caretakers. Nature 386: 761–763
4. Knudson AG, Strong LC, Meadows AT, Nichols WW, Hill R (1976) Chromosomal deletion and retinoblastoma. N Engl J Med 296: 1120–1123
5. Liu B, Parsons N, Papadopoulos N, Nicolaides NC, Lynch HT, Watson P, Jass JR, Dunlop M, Wyllie A. Peltomaki P, de la Capelle A, Hamilton SR, Vogelstein B, Kinzler KW (1996) Analysis of mismatch repair genes in hereditary non-polyposis colorectal cancer patients. Nature Med 2: 169–174
6. Rodriguez-Bigas MA, Boland CR, Hamilton SR, Henson DE, Jass JR, Khan M, Lynch H, Perucho M, Smyrk T, Sobin L, Srivastava S (1997) Commentary: A National Cancer Institute Workshop on Hereditary Nonpolyposis Colorectal Cancer Syndrome: meeting highlights and Bethesda guidelines. J Nat Cancer Inst 89: 1758–1762
7. Vasen HFA, Mecklin JP, Meera-Khan P, Lynch HT (1991) The International Collaborative Group on Hereditary Non-polyposis Colorectal Cancer (ICG-HNPCC). Dis Colon Rectum 34: 424–425

Eine kritische Analyse der unterschiedlichen Ergebnisse der Kolonkarzinomchirurgie

P. Hermanek

Chirurgische Universitätsklinik, Krankenhausstraße 12, D-91054 Erlangen

A Critical Analysis of Different Results of Colon Cancer Surgery

Summary. Five-year survival rates following colon carcinoma surgery are influenced by (1) type of survival rate calculation (observed, adjusted or cancer-related, relative or age-corrected), (2) definition of carcinoma (inclusion of Tis or high grade dysplasia?), (3) distribution of proven prognostic factors, in particular R, pTNM, grading and surgeon, and (4) carefulness of histopathologic tumor classification. The impact of the surgeon, i.e. the quality of surgery, is now proven by multivariate analysis. In adjuvant treatment studies, quality assurance of surgery and pathology is indispensable.

Key words: Colon carcinoma – Prognostic factors – Survival rate calculation – Treatment results

Zusammenfassung. 5-Jahres-Überlebensraten nach Kolonkarzinomchirurgie sind beeinflußt durch 1) die Art der Berechnung (beobachtet, adjustiert oder krebsbezogen, relativ oder alterskorrigiert), 2) die Definition des Karzinoms (Einschluß von Tis oder hochgradiger Dysplasie?), 3) die Verteilung der gesicherten Prognosefaktoren, insbes. bezüglich R, pTNM, Grading und Chirurg, 4) die Sorgfalt der histopathologischen Tumorklassifikation. Der Einfluß des Chirurgen, d. h. der Qualität der Chirurgie, ist heute durch multivariate Analysen gesichert. Bei Studien über adjuvante Therapie ist eine Qualitätssicherung der Chirurgie und der Pathologie unverzichtbar.

Schlüsselwörter: Behandlungsresultate – Kolonkarzinom – Prognostische Faktoren – Überlebensberechnung

Voraussetzung für die klinische Forschung, die Erfassung der Versorgungssituation unserer Krebskranken und das Qualitätsmanagement in der Onkologie sind die Langzeitverlaufsbeobachtung und die daraus resultierende Feststellung von Überlebensraten. Überblickt man die diesbezüglichen Angaben bei Patienten mit Resektion eines Kolonkarzinoms, so ergeben sich sehr auffallende Unterschiede mit 5-Jahres-Überlebensraten meist zwischen 40 und 80%, wobei sich dann die Frage erhebt, wie diese Unterschiede zu erklären sind.

Patientenselektion

Die Prognose nach Tumorresektion wird zunächst davon beeinflußt, ob es sich um einen Elektiveingriff oder eine dringliche Resektion wegen Tumorkomplikationen handelt, vor allem aber ist die Residualtumor-(R-)Klassifikation entscheidend. So betrugen in der SGKRK-(Studiengruppe Kolorektales Karzinom)-Studie die beobachteten 5-Jahres-Überlebensraten (postoperative Letalität nicht ausgeschlossen) bei allen Patienten mit Tumorresektion (n = 1117) 47% (95%-Vertrauensbereich 44–51%), bei Patienten mit elektiver Resektion (ohne Berücksichtigung der R-Klassifikation) (n = 918) 51% (47–54%), bei elektiver R0-Resektion (n = 732) jedoch 63% (59–67%). Dabei unterscheiden sich die Überlebensraten bei elektiver R0-Resektion hochsignifikant von den anderen beiden Gruppen (p < 0.001).

Unterschiedliche Ergebnisse bei gleichen Selektionskriterien

Für ein Krankengut, das identisch definiert ist, ergeben sich Unterschiede in den Überlebensraten aus drei Gründen:

1) unterschiedliche Methode der Berechnung der Überlebensraten,
2) unterschiedliche Definition des Karzinoms,
3) unterschiedliche Verteilung der Prognosefaktoren.

Bei Angaben über die *Berechnung von Überlebensraten* findet sich häufig lediglich der Passus „Die 5-Jahres-Überlebensraten wurden nach Kaplan-Meier berechnet". Dies ist völlig unzureichend. Es muß in jedem Fall gesagt werden, ob es sich um „beobachtete" Überlebensraten (Zielereignis Tod jeder Ursache), „adjustierte" oder „cancer-related" Überlebensraten (Zielereignis Tod mit Karzinom) oder um „relative" oder „alterskorrigierte" Überlebensraten (Zielereignis Tod jeder Art, Korrektur durch die sich aus der Bevölkerungsstatistik ergebende Sterblichkeit aller Menschen gleichen Alters und Geschlechts) handelt. Des weiteren ist jeweils anzugeben, ob bei der Berechnung die postoperative Letalität einbezogen ist oder ausgeschlossen wurde. Je nach den Berechnungsarten ergeben sich hochsignifikante Unterschiede zwischen beobachteten Raten einerseits und adjustierten und relativen Raten andererseits, während adjustierte und relative Raten sich in der Regel nicht signifikant unterscheiden. Tabelle 1 zeigt die entsprechenden Unterschiede an Hand der Daten der SGKRK-Studie.

Der *Begriff Karzinom* wird im Kolon (und Rektum) international nicht einheitlich gebraucht. Neoplastische Läsionen ohne Invasion der Submukosa metastasieren im Kolon und Rektum nicht und werden daher in den meisten europäischen Ländern als hochgradige Dysplasie bezeichnet und nicht in die Karzinomstatistik einbezogen. In Japan hingegen werden auch diese Veränderungen als Karzinome bezeichnet. Je nach Häufigkeit solcher Fälle im Krankengut steigen damit die Überlebensraten. Dieser Anstieg beträgt bei Einbezug von 10% hochgradiger Dysplasien etwa 2 Prozentpunkte, bei 20% Dysplasien etwa 5 Prozentpunkte. Berechnet auf die Daten der SGKRK-Studie würde dann in letzterem Falle die beobachtete 5-Jahres-Überlebensrate (einschließlich postoperativer Letalität) von 58% auf 63% ansteigen (Unterschied statistisch signifikant für p < 0.001).

Von wesentlicher Bedeutung ist schließlich die *Verteilung der gesicherten und wahrscheinlichen Prognosefaktoren* (Tabelle 2). Als gesichert werden dabei jene Faktoren bezeichnet, deren Signifikanz und Unabhängigkeit durch adäquate multivariate Analysen an

Tabelle 1. 5-Jahres-Überlebensraten nach R0-Resektion eines Kolonkarzinoms. In Klammern 95%-Vertrauensbereich. Daten der SGKRK-Studie

Art der Überlebensrate	Postoperative Letalität	
	einbezogen (n = 946)	ausgeschlossen (n = 920)
Beobachtet	58% (55–62%)	60% (57–63%)
Adjustiert (cancer-related)	73% (70–77%)	73% (70–77%)
Relativ (alterskorrigiert)	77% (73–81%)	79% (74–83%)

Tabelle 2. Prognosefaktoren bei R0-reseziertem Kolonkarzinom. Nach UICC 1995 [4]

	Gesichert	Wahrscheinlich
Tumorbezogen	pTNM (Stadium) Grading Veneninvasion	Tumorperforation/-obstruktion Lymphgefäß-/Perineuralinvasion Histologie des Tumorrandes Peritumoröse Entzündung
Patientenbezogen	–	Geschlecht Prätherapeutischer CEA-Serumspiegel
Therapiebezogen	Chirurg	Technik der Tumormobilisation Örtliche Tumorzelldissemination (iatrogene Tumorperforation/Schnitt durch Tumor)

mindestens 2 verschiedenen Datensätzen aufgezeigt wurde und die in der klinischen Praxis allgemein akzeptiert sind. Wahrscheinliche Prognosefaktoren sind als solche definiert, die wichtig erachtet werden, aber nur in einer einzigen multivariaten Studie nachgewiesen sind [4].

Der Chirurg als Prognosefaktor

Aufgrund von Beobachtungsstudien ist heute gesichert, daß der Chirurg die Prognose beim kolorektalen Karzinom wesentlich beeinflußt, und zwar auch innerhalb der Patienten, die R0 reseziert werden. Die diesbezüglichen Publikationen (Lit. bei [4]) fußen auf der gemeinsamen Analyse von Kolon- und Rektumkarzinompatienten, in einer Publikation [3] wurde gleiches aber auch für Kolonkarzinompatienten allein berichtet. Von Bedeutung für die Unterschiede in der Prognose sind

- das Ausmaß der Darmresektion (limitiert, radikal, erweitert);
- das Ausmaß der regionären Lymphadenektomie;
- die no-touch-Technik bzw. die Vermeidung einer örtlichen Tumorzelldissemination (en bloc-Resektion ohne Einriß im Tumor, kein Schnitt durch Tumorgewebe, keine Biopsie bei Kontakt mit Nachbarorganen).

Tabelle 3 zeigt an Hand des Krankengutes der SGKRK-Studie die Variationsbreite zwischen Institutionen und zwischen einzelnen Chirurgen. Die dabei aufgezeigten Unterschiede sind statistisch signifikant ($p < 0.01$) und konnten auch in multivariaten Analysen bestätigt werden. Grundsätzlich ist festzuhalten, daß der tatsächliche Einfluß des Operateurs, also der Qualität der Chirurgie, nur durch multivariate Analysen unter Einschluß aller gesicherten Prognosefaktoren zu beweisen ist, was natürlich auch für alle anderen in Diskussion stehende Prognosefaktoren gilt.

Tabelle 3. Elektive R0-Resektion eines Kolonkarzinoms. Beobachtete 5-Jahres-Überlebensraten, in Klammern 95%-Vertrauensbereich, postoperative Letalität nicht ausgeschlossen

Schwankungsbereich zwischen Kliniken:	
Gesamtkrankengut (n=732)	62,8% (59,1–66,5%)
Schwankungen zwischen den 7 teilnehmenden Kliniken	35–71%
Schwankungsbereich zwischen Operateuren:	
Gesamtkrankengut (n=508)[a]	68,2% (63,9–72,5%)
Schwankungen zwischen den Operateuren (mit 15 oder mehr Operationen)	56–79%

[a] Die Analyse bezüglich einzelner Operateure wurde nur für die 3 Kliniken mit den größten Patientenzahlen vorgenommen

Der Einfluß des Pathologen auf die Therapieergebnisse

Ungenaue R-Klassifikation und Stadieneinteilung führen zu einer Verschlechterung der Ergebnisse in den einzelnen R-Kategorien bzw. einzelnen Stadien. Der Einfluß der ungenauen Klassifikation seitens des Pathologen entspricht dem sog. Will-Rogers-Phänomen und wird vor allem von Chirurgen vielfach bei weitem überschätzt. Aufgrund der Daten der SGKRK-Studie konnte gezeigt werden, daß in den einzelnen R-Kategorien und in den einzelnen Stadien aber immerhin eine Verschlechterung der Ergebnisse bis zu 10 Prozentpunkten möglich ist [2].

Derartige Einflüsse sind gut dadurch zu erkennen, daß zwar die Ergebnisse in den einzelnen Kategorien bzw. Stadien verglichen mit anderen Statistiken ungünstiger sind, jedoch die Werte für alle Patienten (jedes R bzw. alle Stadien) sich nicht unterscheiden. Daher muß immer wieder gefordert werden, bei Darstellung von Therapieergebnissen die Überlebensraten nicht nur getrennt für R0, sondern auch für alle R-Kategorien und nicht nur für die einzelnen Stadien, sondern auch für alle Stadien anzugeben.

Konsequenzen für Studien zur adjuvanten Therapie

Weil der Operateur die Ergebnisse in der kurativen Kolonkarzinomchirurgie maßgeblich beeinflußt, muß bei Studien zur adjuvanten Therapie die Mitberücksichtigung des chirurgischen Vorgehens gefordert werden. Leider ist in nahezu allen bisher abgeschlossenen Studien zur adjuvanten Therapie weder eine Qualitätssicherung der Chirurgie noch der Pathologie durchgeführt worden. Die Angaben über das chirurgische Vorgehen sind durchwegs unzureichend, ebenso jene über die histopathologische Methodik der Untersuchung der Tumorresektate. Daher müssen in Zukunft auch die Chirurgie und die Pathologie einer Qualitätssicherung unterliegen, nach den Vorgaben des Internationalen Dokumentationssystems für kolorektale Karzinome [1] ist der Chirurg zumindest zu dokumentieren (natürlich als anonymer lokaler Code), wünschenswert ist eine Stratifikation nach Operateur.

Literatur

1. Fielding LP, Arsenault PA, Chapuis PH et al (1991) Clinicopathologic staging for colorectal cancer: An International Documentation System (IDS) and an International Comprehensive Anatomical Terminology (ICAT). J Gastroenterol Hepatol 6: 325
2. Hermanek P (1996) Will-Rogers-Phänomen – Fakt oder Fiktion? Chirurg 67: 769
3. Hermanek Jr P, Wiebelt H, Riedl St et al (1994) Langzeitergebnisse der chirurgischen Therapie des Coloncarcinoms. Chirurg 65: 287
4. UICC (1995) Prognostic factors in cancer (Hermanek P, Gospodarowicz MK, Henson DE, Hutter RVP, Sobin LH, eds) Springer, Berlin Heidelberg New York

Multiviszerale Resektion beim kolorektalen Karzinom

Ch. Gebhardt

Klinikum Nord, Klinik für Abdominal-, Thorax- und Endokrine Chirurgie, Flurstraße 17, D-90419 Nürnberg

Multivisceral Resection of Colorectal Carcinoma

Summary. Report of 173 patients with colorectal carcinoma, who were submitted to a multivisceral resection. After curative operation a histologically proven infiltration of neighbouring organs could be seen in 55% of cases, whereas in the other patients only inflammatory adhesions were identified. Postoperative surgical complications were observed in 11,4% and were identical with the level of complications in conventionally operated patients. Also comparable were the postoperative mortality rates (3,6%/3,4%). The 5-year survival rate of all multiviscerally resected patients was 42%, after curative resection 51%. The UICC-stage related survival rates were 58% and 43% in stage II and III, versus 60% and 41% after conventional resection. The identical operative risk and identical survival rates justify the application of multivisceral resection in the treatment of colorectal carcinoma.

Key words: Colorectal carcinoma – Multivisceral extended resection

Zusammenfassung. Bericht über 173 Patienten mit kolorektalem Karzinom und multiviszeraler Resektion. Bei den kurativ resezierten Patienten fand sich in 55% eine histologisch nachgewiesene Tumorinfiltration von Nachbarorganen, während bei den anderen nur peritumoröse entzündliche Verklebungen vorlagen. Chirurgische p.o. Komplikationen traten in 11,4% auf und waren mit der Komplikationshäufigkeit konventioneller Operationen identisch. Das gleiche galt für die p.o. 30-Tage-Letalität (3,6%/3,4%). Die 5 JÜR aller multivisceral resezierter Patienten betrug 42%, die der kurativ operierten 51%. Stadienbezogen waren die 5 JÜR im UICC Stadium II bzw. III 58% bzw. 43%, nach konventioneller Resektion 60% bzw. 41%. Gleiches Operationsrisiko und gleich gute Überlebenszeiten nach kurativer Resektion verglichen mit konventionellen Operationen rechtfertigen die großzügige Anwendung der multiviszeralen Resektion bei organüberschreitenden kolorektalen Karzinomen.

Schlüsselwörter: Kolorektales Karzinom – Multiviszerale erweiterte Resektion

Bei etwa 10% aller kolorektaler Karzinome finden sich Tumorinfiltrationen von Nachbarorganen oder Nachbarstrukturen im Sinne eines T4 Tumors oder zumindest entzündliche Adhäsionen, wobei makroskopisch bei dem bestehenden Konglomerattumor nicht sicher entschieden werden kann, ob es sich um eine echte Tumorinfiltration handelt oder nicht.

Aus diesem Grunde werden unter kurativem Ansatz ausgedehnte multiviszerale Resektionen erforderlich, bei denen die folgenden drei Fragen beanwortet werden müssen:

Welche Operationstaktik ist im einzelnen einzuschlagen? Ist ein entsprechend ausgedehntes operatives Vorgehen bezüglich der p.o. Komplikations- und Letalitätsraten vertretbar? Rechtfertigen die zu erzielenden Überlebensraten solche ausgedehnten multiviszeralen Eingriffe?

Um diese Fragen zu beantworten haben wir das Krankengut unserer Klinik aus den Jahren 1984 bis 1995 analysiert.

In diesem Zeitruam wurden aus einem Kollektiv von 2462 Resektionen wegen kolorektalen Karzinoms 173 Patienten multiviszeral reseziert, wobei die Eingriffe 140mal kurativ und 33mal palliativ waren. Im Gegensatz zu den nicht multiviszeral resezierten kolorektalen Karzinomen fand sich in diesem Krankengut ein leichtes Überwiegen des weiblichen Geschlechtes, was darauf zurückzuführen ist, daß bevorzugt Organe des weiblichen Genitale (z. B. Adnexe, Uterus, Vagina) Tumorkontakt hatten und im Sinne einer multiviszeralen Resektion mitentfernt wurden.

Die Lokalisation der von uns beobachteten Tumoren in diesem multiviszeralen Kollektiv ist der üblichen Verteilung der kolorektalen Karzinome entsprechend und betrifft damit bevorzugt Sigma und Rektum und nur in einem Drittel der Fälle das restliche Kolon. Bei den durchgeführten Operationen war auffallend, daß im Gegensatz zum konventionell operierten Rektumkarzinom abdomino-perineale Exstirpationen praktisch genauso häufig waren wie anteriore Resektionen (24 zu 30), was durch die Größe der entsprechenden Tumoren erklärt werden kann. Bezüglich der infiltrierten bzw. mitresezierten Organe sind die Strukturen des kleinen Beckens ganz im Vordergrund stehend (s. Tabelle 1). An zweiter Stelle stehen jedoch mit 61 Fällen schon Dünndarmresektionen. Bei 107 Patienten (60%) wurde nur ein Nachbarorgan mitreseziert, während bei den restlichen 51mal zwei, 13mal drei und 7mal vier und mehr Organe en bloc reseziert wurden. Die histologische Untersuchung der Operationspräparate ergab nur in 41% der Organe und 55% der Patienten eine echte tumoröse Infiltration, was in dieser Häufigkeit den Angaben der Literatur entspricht [2]. Man kann davon ausgehen, daß bei jedem zweiten Patienten gesunde Organe unter onkologischen Gesichtspunkten geopfert werden. Daß dieses Vorgehen richtig ist, zeigen die Untersuchungen von Hagmüller u. Mitarb. [1] und Hermanek Jr. [2], welcher die Ergebnisse der Studiengruppe „Kolorektales Karzinom" zusammengetragen hat. In beiden Publikationen findet sich in Folge Verletzung des Tumors und der daraus resultierenden intraoperativen Tumorzelldissemination eine hoch signifikante Verschlechterung der Prognose – etwa bei Hagmüller u. Mitarb. für das Kolonkarzinom von 65% auf 16% und für das Rektumkarzinom von 57% auf 11% ($p<0,001$). Diese Angaben zeigen, daß in jedem Fall versucht werden muß, die tumoröse Läsion en bloc im Gesunden zu entfernen.

Ein entsprechendes Vorgehen ist jedoch nur vertretbar, wenn dadurch p.o. Komplikations- und Letalitätsraten nicht ansteigen. Tatsächlich war im eigenen Krankengut die p.o. Morbidität und Sterblichkeit nicht höher als bei nicht multiviszeral operierten Patienten (s. Tabelle 2).

In Tabelle 3 findet sich eine Zusammenstellung der Tumorstadien der kurativ resezierten Karzinome.

Die beobachteten Überlebenszeiten unserer Patienten wurden nach Kaplan-Meier berechnet, Operationsletalität eingeschlossen, ohne Alterskorrektur. Dabei fand sich für kurativ operierte Patienten eine 5-JÜR von 51% während von den palliativ resezierten Patienten keiner fünf Jahre überlebte. Wird in der kurativ resezierten Gruppe das Überleben bezüglich der Lokalisation Kolon oder Rektum ermittelt, so finden sich 5-JÜR, die mit 52% und 48% praktisch identisch sind. Aus diesem Grunde wurden, um nicht zu kleine Gruppen zu erhalten, bei den folgenden Berechnungen die kolorektalen Karzinome als ein gemeinsames Kollektiv erfaßt. Dabei zeigte es sich, daß das T-Stadium von prognostischer Bedeutung ist, da pT3 Tumoren, also Tumoren ohne Infiltration von Nachbarorganen mit einer 5-JÜR von 64% deutlich über den pT4 Tumoren mit 44% lagen, der Unterschied war jedoch nicht statistisch signifikant. Die Überlebenswahrscheinlichkeit der multiviszeral resezierten pT4 Tumoren war vergleichbar mit nicht multiviszeral operierten pT4 Tumoren eines Vergleichskollektivs [3], das eine 5-JÜR von 38% aufwies. Wenn man die lymphogene Metastasierung mit einbezieht, so ergab sich für die Patienten mit pT3 Tumoren ohne Lymphknotenmetastasen eine

5-JÜR von 80% gegenüber 37% mit befallenen Lymphknoten. Dieser Unterschied war signifikant (p<0,05). Werden die Überlebensraten stadienbezogen ermittelt, so zeigt es sich, daß die Überlebenswahrscheinlichkeit in den Gruppen multiviszeral und nicht multiviszeral resezierter Patienten stadienbezogen völlig identisch war und zwar für das Stadium II 58% bzw. 60% und für das Stadium III 43% bzw. 41% (s. Tabelle 4).

Tabelle 1. Multiviszeral mitentfernte Organe (durchschnittlich 1,6 pro Patient)

	n
Harnblase	41
Prostata	5
Samenblase	5
Ductus deferens	6
Ureter	5
Adnexe	39
Uterus	25
Vagina	13
Ileum/Jejunum	55
Duodenum	6
Kolon/Appendix	6
Magen	10
Milz	3
Leber	2
Niere	6
Pankreasschwanz	1
Beckenwand	3
Bauchwand	37
Zwerchfell	3

Tabelle 2. Postoperative Komplikationen und Letalität nach kurativen kolorektalen Resektionen (A: nicht multiviszeral, n=828, 1984–1990, B: multiviszeral, n=140, 1984–1995)

	A	B
Postoperative chirurgische Komplikationen	11,5%	11,4%
Nachblutung	1,8%	1,3%
Nahtinsuffizienz	3,7%	3,9%
Wundheilungsstörung/Infektion	6,2%	6,2%
30 Tage-Letalität	3,4%	3,6%

Tabelle 3. pT-, pN- und UICC-Stadien bei kurativen multiviszeralen Resektionen (ohne Stadium 4) (TNM Classification of Malignant Tumors 1982)

Stadium	n = 140
pT1	0
pT2	2 (1,4%)
pT3	55 (39,3%)
pT4	83 (59,3%)
pN0	88 (62,9%)
pN1	35 (25,0%)
pN2	7 (5,0%)
pN3	10 (7,1%)
UICC I	2 (1,4%)
UICC II	86 (61,4%)
UICC III	52 (37,1%)

Tabelle 4. 5 JÜR nach kurativer multiviszeraler Resektion des kolorektalen Karzinoms

	n	5 JÜR	
Alle Patienten	173	42%	
Kurative Resektion	140	51%	p<0,001
Palliative Resektion	30	0%	
pT3	55	64%	n.s.
pT4	83	44%	
pT3N0	35	80%	p<0,05
pT3N+	20	37%	
pT4N0	51	42%	n.s.
pT4N+	32	47%	
1 Organ infiltriert		44%	
2 Organe infiltriert		49%	
≥3 Organe infiltriert		35%	

Schlußfolgerungen

Aus onkologischen Gründen sollte in jedem Falle eine en bloc Resektion durchgeführt werden, auch wenn in etwa 50% der Fälle hierdurch gesunde Organe oder Nachbarstrukturen

„geopfert" werden müssen. Die Ausweitung der Resektion führt bezüglich der zu erwartenden p.o. Komplikations- und Letalitätsraten zu keinem erhöhten Risiko.

Durch kurative multiviszerale Resektion lassen sich Überlebensraten erzielen, die stadienbezogen mit denen der konventionellen Resektion identisch sind.

Literatur

1. Hagmüller E, Lorenz D, Sturm J, Richter A, Trede M (1995) Langzeitüberleben nach chirurgischer Therapie von kolorektalen T4 Karzinomen. Zentbl Chir 120: 815–820
2. Hermanik P Jr (1992) Multiviszerale Resektion beim kolorektalen Karzinom. Erfahrungen der SGKRK-Studie. Langenbecks Arch Chir Suppl (Kongreßbericht) 13: 95–100
3. Schultheis K-H, Ruckriegel S, Gebhardt Ch (1994) Multiviszerale Resektion des fortgeschrittenen kolorektalen Karzinoms. Langenbecks Arch Chir 379: 20–25

Rektumkarzinom

Anteriore Rektumresektion und abdominoperineale Rektumexstirpation: Richtlinien für die Entscheidungsfindung

G.-M. Fleischer, A. Rennert und M. Rühmer

Chirurgische Klinik, Vogtlandklinikum Plauen GmbH, Röntgenstraße 2, D-08529 Plauen

Anterior Rectal Resection and Abdominoperineal Rectal Extirpation: Guidelines for Decision-making

Summary. Carcinomae of the upper third of the rectum are, almost without exception, and without loss of continence, resectable. The diagnosis of an intact sphincter function is significant in the pre-operative phase, when deciding whether to carry out an anterior rectum resection or an abdominoperineal rectum exstirpation. Concerning tumours as from G3 in the middle and distal thirds, a safety margin of at least 5 cm distal must be kept, thus making an anterior resection impossible. Stage IV tumours whose growth has infiltrated neighbouring organs or the pelvic wall are also not suitable for resection. Should anatomical circumstances such as excessive adipositae, very large carcinomae, narrow pelvis and enlargement of the uterus or prostata prevent the safe dissection of the mesorectum a sphincter-retaining operation is also not indicated. Oncologic safety is of the highest priority when considering such cases.

Key words: Rectal cancer – Sphincter preservation – Ultra short resection of the rectum – Anterior resection

Zusammenfassung. Karzinome des oberen Rektumdrittels können fast ausnahmslos kontinenzerhaltend reseziert werden. Für die präoperative Entscheidungsfindung zwischen anteriorer Rektumresektion und abdominoperinealer Rektumexstirpation ist die Feststellung einer intakten Funktion des Sphinkter ani bedeutungsvoll. Bei allen Tumoren im mittleren und distalen Drittel ab G3 muß nach distal ein Sicherheitsabstand von 5 cm eingehalten werden, so daß im distalen Drittel keine anteriore Resektion möglich ist. Infiltrativ wachsende Tumoren im Stadium IV unter Einbeziehung von Nachbarorganen oder der Beckenwand sind ebenfalls für eine Resektion nicht geeignet. Verhindern anatomische Gegebenheiten wie exzessive Adipositas, sehr große Karzinome, enger Beckeneingang und Vergrößerungen von Uterus oder Prostata eine sichere Dissektion des Mesorektum, ist gleichfalls eine sphinktererhaltende Operation nicht indiziert. Onkologische Sicherheit hat bei allen diesen Überlegungen absolute Priorität.

Schlüsselwörter: Rektumkarzinom – Sphinktererhaltung – Kontinenzresektion, knappe – Anteriore Resektion

Definitives Ziel jeder onkologischen Chirurgie ist die Heilung des Tumorleidens. Daneben hat in den letzten Jahren die Frage nach dem „Leben danach" zunehmend an Bedeutung gewonnen. Für das Rektumkarzinom ist der Begriff Lebensqualität gleichzusetzen mit der Er-

Tabelle 1. Differenzierung zwischen anteriorer Rektumresektion und intersphinktärer Rektumexstirpation

---

Anteriore und tiefe anteriore Resektion
  Distaler Tumorrand ca. 6 cm ab Linea anocutanea
  Anastomose oberhalb der Linea dentata
  Sphinkterapparat bleibt unberührt
  Kolorektale Anastomose

Intersphinktäre (transsphinktäre) Rektumexstirpation
  Distaler Tumorrand bis dicht an die Linea dentata
  Anastomose an der Linea dentata
  Sphinkter ani internus teilweise reseziert
  Koloanale Anastomose

---

haltung einer normalen analen Kontinenz. Damit ist die anteriore Rektumresektion der anzustrebende Eingriff für die operative Therapie des Rektumkarzinoms [18]. Kenntnisse über den nach zentral gerichteten Lymphabfluß [20] und damit zu vermindernden distalen Sicherheitsabstand sowie über die totale Dissektion des Mesorektum zur Vermeidung des Lokalrezidivs haben die Resektionsgrenzen immer weiter nach distal verlagert. Allerdings sollte nach praktisch-chirurgischen Gesichtspunkten unterschieden werden zwischen der klassischen anterioren Resektion und einer transsphinktären Rektumexstirpation mit koloanaler Anastomose [1], die eine andere Operationsform darstellt und der andere Kriterien zugrunde liegen (Tabelle 1). Neben der Sphinktererhaltung bietet die anteriore Rektumresektion onkologische Vorteile, da die Kontrolluntersuchungen über den erhaltenen Analkanal durchführbar sind [4]. Allerdings steht der Operateur in dem Dilemma, zwischen der Ausrottung des Rektum inklusive des Sphinkterorganes und einer sphinktererhaltenden Operation unter strikter Wahrung onkologischer Erfordernisse und Sicherheiten zu entscheiden.

Präoperative Entscheidungskriterien

1. Allgemeine Operabilität, Nebenleiden, Fernmetastasierung
Neben der allgemeinen Operabilität aus internistischer und anästhesiologischer Sicht, die den Patienten für einen größeren abdominalen und pelvinen Eingriff geeignet erscheinen lassen, sind Begleiterkrankungen der Herz-Kreislauforgane, des bronchopulmonalen Systems, von Nieren und Stoffwechsel sowohl für die Anastomosen- und Wundheilung als auch für die Gesamtletalität von überragender Bedeutung. Während in den vergangenen Jahrzehnten vorwiegend infektiöse Probleme für die postoperative Letalität verantwortlich waren, spielen heute die kardiopulmonalen Komplikationen die entscheidende Rolle [17]. Abdominelle Sonographie, Computertomographie und MRT dienen dem Ausschluß von Fernmetastasen und haben für die Entscheidungsfindung ebenfalls Gewicht. Einerseits ist gerade für Patienten mit begrenzter Lebenszeit die Erhaltung der Sphinkterfunktion und damit einer angemessenen Lebensqualität außerordentlich wichtig, andererseits müssen erst recht risikoreiche Anastomosen oder eine bleibende Sphinkterinsuffizienz unbedingt vermieden werden.

2. Höhenlokalisation
Für eine exakte Höhenlokalisation des Tumors ist starre Rektoskopie die Untersuchung der Wahl und für diese Aufgabe aufgrund der genaueren Aussage einer flexiblen Koloskopie vorzuziehen. Sie kann aber lediglich der Operationsplanung dienlich sein, die Entscheidung für oder gegen eine Sphinkterpräservation fällt letztlich intraoperativ nach onkologischen und operativ-technischen Gesichtspunkten.

3. Tumorstadium, Differenzierungsgrad, lokale Ausdehnung
Unerläßlich am Beginn aller Therapieplanungen ist eine genaue rektale Untersuchung. Tumoren des unteren Rektumdrittel und der unteren Teile des mittleren Drittels können palpiert

werden und so der klinischen Einteilung nach Mason [14] zugeführt werden. Ein korrektes staging ist nach einer Zusammenstellung von Herzog [11] in 71% der untersuchten Patienten möglich, wobei erfahrenere Untersucher aufgrund der nicht selten vorhandenen entzündlichen Fixation der Tumoren eher zu einer Überschätzung neigen [22]. Allerdings entziehen sich 20 bis 30% der Rektumtumoren der rektalen Beurteilung [12].

Die Beurteilung der Infiltrationstiefe der Rektumkarzinome gelingt mit der Endosonographie in etwa 90%, sie ist damit zu einem unverzichtbaren Bestandteil der präoperativen Entscheidungsfindung geworden [12, 13]. In der Feststellung des Lymphknotenstadiums ist die Aussagefähigkeit der Methode etwas geringer und wird zwischen 76% [10] und 83% [2] angegeben. Demgegenüber haben CT und MRT keine wesentliche zusätzliche Aussagefähigkeit erreicht, lediglich bei fortgeschrittenen Tumoren ist die Infiltrationstiefe und Einbeziehung von Nachbarorganen im CT besser zu beurteilen. Hildebrandt und Feifel [12] haben die therapeutischen Konsequenzen aus den Ergebnissen der endoluminalen Ultraschalluntersuchungen zusammengefaßt und eine Selektion für die lokale endoluminale Mikrochirurgie und sphinktererhaltende Operationen getroffen.

Mit der rektoskopischen Untersuchung gelingt in den meisten Fällen eine genauere Bestimmung der Tumorausdehnung. Ausgedehnte und besonders zirkulär wachsende Karzinome in mittleren und distalen Drittel eignen sich nicht für sphinktererhaltende Eingriffe. Die Entnahme einer repräsentativen Biopsie ist obligat, die histologischen Untersuchung sollte in jedem Fall eine Aussage zum Differenzierungsgrad des Tumors enthalten. Allerdings muß berücksichtigt werden, daß die aus der Biopsie getroffene Aussage nicht immer mit den Ergebnissen der Untersuchung des Operationspräparates übereinstimmen muß, da innerhalb des Tumors unterschiedliche Differenzierungen bestehen können [9]. Die Unterscheidung in „low grade"- und „high grade"-Karzinome ist von prognostischer Relevanz [8] und beeinflußt entscheidend die Indikationsstellung zur sphinktererhaltenden Operation: Wenig differenzierte Tumoren ab G3 im distalen Drittel sind für eine Resektion nicht geeignet.

4. Zur Beurteilung des Darmes proximal vom Tumor ist neben der Prokto-Rektoskopie eine koloskopische Inspektion des gesamten Darmes vorzunehmen. Die Suche gilt den relativ seltenen (2–4%) synchronen Zweitkarzinomen und wesentlich häufigeren gleichzeitig vorhandenen Polypen. Nach Möglichkeit sollten letztere präoperativ koloskopisch entfernt und histologisch untersucht werden. Das Auftreten eines Zweitkarzinoms oder bereits entarteter Polypen führt zu einer anderen Therapieplanung. Ist eine Sphinktererhaltung aus onkologischen Gründen möglich, muß je nach erforderlichen Resektionsausmaß am Kolon entschieden werden, ob eine einfache Anastomose mit dem Rektumstumpf ausreicht oder eine Pouchbildung, eventuell eine ileozäkale Interposition [7] erforderlich ist. Handnaht und Stapleranastomose sind dabei als gleichwertig anzusehen [3, 5, 6, 16]. Kann aufgrund einer bereits bestehenden inkompletten Stenose des Rektum die Koloskopie nicht durchführbar sein, führen wir nach Möglichkeit die herkömmliche Kolonkontrast-Untersuchung durch.

5. Die bereits präoperativ feststellbare Insuffizienz des Sphinkter ani macht eine sphinktererhaltende Operation unsinnig. Darum muß nach Anzeichen einer vordergründig nicht erkennbaren inkompletten Inkontinenz gefahndet werden, da sie von den betroffenen Kranken, die oft im hohen Lebensalter stehen, als solche nicht immer wahrgenommen oder aus Scham verschwiegen werden. In der Regel ist mit einer genauen Anamnese und gezielten rektalen Untersuchung durch einen erfahrenen Untersucher die präoperative Kontinenz ausreichend zu beurteilen [21]. Die Verwendung eines standardisierten Untersuchungsprotokoll ist dazu auch im klinischen Alltag zu empfehlen. Apparative Untersuchungsmethoden zur Objektivierung der analen Kontinenz sind wünschenswert, jedoch noch nicht überall verfügbar und werden daher vorerst im Rahmen der Durchführung klinischer Studien vorbehalten sein. Anamnestisch muß ganz klar evaluiert werden, ob der Patient auch dann von der Sphinktererhaltung profitiert, wenn eine Teilinsuffizienz des Sphinkters resultiert, die bei tiefer anteriorer Resektion nie ganz sicher ausgeschlossen werden kann. Damit sind vor allem pflegebedürftige Kranke gemeint, bei denen eine gut angelegte Kolostomie effektiver zu versorgen ist, als eine permanente anale Inkontinenz.

Intraoperative Entscheidungskriterien

Rektumkarzinome im oberen Drittel des Organes sind fast immer einer kontinenzerhaltenden Resektion zuzuführen. Die letzte Entscheidung, ob bei Karzinomen im mittleren oder unteren Rektumdrittel die Sphinktererhaltung möglich ist, muß intraoperativ gefällt werden. Voraussetzung für die Durchführung eines kontinenzerhaltenden Operationsverfahrens in den unteren zwei Rektumdritteln ist eine komplette Entfernung des Mesorektums bis zur Puborektalisschlinge. Folgende Kriterien können für die Entscheidungsfindung relevant sein:

1. Einhaltung eines ausreichenden Sicherheitsabstandes,
2. Tumorausdehnung
3. Anatomisch zuverlässige Entfernung des Mesorektum.

1. Einhaltung eines ausreichenden Sicherheitsabstandes
Proximal des Tumors stellt die Einhaltung eines ausreichenden Sicherheitsabstandes kein Problem dar. Die zulässigen Sicherheitsabstände nach distal sind durch die Sphinkterorgane begrenzt. In den Leitlinien der Deutschen Gesellschaft für Chirurgie zur Therapie des Rektumkarzinom sind die heute allgemein akzeptierten onkologischen Grundsätze formuliert. Gefordert sind für den „guten bis mäßigen Differenzierungsgrad" bei Karzinomen der unteren zwei Drittel ein aboraler Sicherheitsabstand von 2 cm, für die wenig differenzierten Karzinome von 5 cm in situ. In praxi ist bei Tumoren mit einem Differenzierungsgrad ab G3 im distalen Drittel diese Distanz nicht einzuhalten, daher kommt die anteriore Resektion für solche Fälle in der Regel nicht infrage. Die von einigen Arbeitsgruppen [1, 4, 18, 19] mitgeteilten Ergebnisse nach transsphinktärer Rektumresektion mit tiefer koloanaler Anastomose in Höhe der Linea dentata erscheinen geeignet, auch bei diesen Karzinomen den Sphinktererhalt zu ermöglichen, setzen allerdings spezielle operationstechnische Erfahrungen voraus. Ob die onkologischen Kriterien dabei ausreichend zu berücksichtigen sind, bleibt abzuwarten.

2. Tumorausdehnung
Organüberschreitende Karzinome im Stadium T4 mit Lokalisation im unteren Drittel des Rektum eignen sich in der Regel nicht für eine Sphinkterpräservation. Insbesondere zirkulär wachsende Tumoren und Krebse mit Infiltration oder Beckenwand haben eine deutlich schlechtere Prognose und weisen eine hohe Rezidivrate auf [7]. Durch Einbruch in die Beckenwand ist eine Schonung der autonomen Nerven meistens nicht möglich, so daß die Erhaltung der postoperativen Sphinkterfunktion immer fraglich ist.

3. Lokale Ausbreitung
Onkologische Voraussetzung für eine anteriore Rektumresektion im mittleren und distalen Drittel ist die komplette Exzision des Mesorektums. Diese kann erschwert oder nicht durchführbar sein, wenn anatomische Hindernisse eine exakte Präparation verhindern. Dazu zählen vor allem die exzessive Adipositas, sehr große Karzinome, die das kleine Becken vollständig ausfüllen, der extrem enge Beckeneingang, wie er gelegentlich bei Männern vorkommt und eine erhebliche Vergrößerung von Uterus oder Prostata [15, 18]. Bestehen unter diesen Umständen, von denen meistens mehrere gleichzeitig vorliegen, beim Operateur Zweifel an der Radikalität des Eingriffs, sollte die Kontinenzerhaltung der angemessenen Radikalität geopfert werden (Tabelle 2).

Eigenes Krankengut

1990 bis 1997 wurden 259 Rektumkarzinome stationär behandelt, davon konnten 145 Patienten (55,9%) einer geplanten Operation, bei der die Entscheidung zwischen anteriorer Rektumresektion und abdominaler Rektumexstirpation zu treffen war, zugeführt werden (Tabelle 3). In 92 Fällen (63,5%) wurde eine anteriore Rektumresektion, in 53 Fällen (36,5%)

Tabelle 2. Ausschlußkriterien zur Sphinktererhaltung im distalen Drittel

Wandfixation des Tumors
Zirkuläres Tumorwachstum
Fehlende Sicherheit bei anatomischen Hindernissen
- zu großer Tumor
- zu enges Becken (bei Männern)
- Vergrößerung von Uterus/Prostata
- exzessive Adipositas
- Voroperationen im kleinen Becken

Tabelle 3. Rektumkarzinom – Eigenes Krankengut 1990 bis 1997 (n = 259)

Operationsart	n	%
Lokale Exzision	10	3,9
Mehrzeitige Eingriffe	16	6,2
Notfalloperationen	17	6,6
Primär inkurabel	71	27,4
Geplante Operationen	145	55,9

Tabelle 4. Tumorstadien im eigenen Krankengut (n = 145)

Operation	T2	T3	T4
Abd. perin. Exstirpation	10	30	13
Anteriore Resektion	30	55	7
Gesamt	40	85	20
%	27,6	58,6	13,8

Tabelle 5. Differenzierungsgrad der Rektumkarzinome im eigenen Krankengut (n = 145)

Operation	G1/2	G3	G4
Abdominoperin. Exstirpation	3	44	6
Anteriore Resektion	59	33	–
Gesamt	62	77	6
%	42,8	53,1	4,1

Tabelle 6. Ausschlußkriterien für anteriore Resektion (abdomino-perineale Exstirpation n = 50)

Kriterien	Lokalisation*	
	mittl. Drittel	dist. Drittel
Präoperative Sphinkterinsuffizienz	1	3
Tumorsitz <6 cm ab Anokutanlinie		19
Tumorgröße/zirkulär wachsend	1	7
G3-Tumoren		9
Infiltration der Beckenwand	1	12
Anatomische Hindernisse	2	5
Adipositas	2	6
Gesamt-Patientenzahl	7	43

* Mehrfachnennungen

die abdominoperineale Rektumexstirpation vorgenommen. In den ersten 4 Jahren (1990 bis 1993) betrug der Anteil an Resektionen 53%, von 1994 bis 1997 stieg diese Zahl auf 72%. Die perioperative Letalität betrug 3,4%, die bisherige Rate an Lokalrezidiven 12,8%. Als untere Grenze für eine sphinktererhaltende Resektion wurde ein Abstand von 6 cm ab Anokutanlinie angesehen. Sowohl der Anteil fortgeschrittener Tumorstadien (Tabelle 4) als auch weitgehend entdifferenzierter Karzinome (Tabelle 5) waren in unserem Krankengut überdurchschnittlich hoch vertreten. Gründe für die Entscheidung zur abdominoperinealen Rektumexstirpation waren in erster Linie ein zu weit distal lokalisierter Tumor, Stadium und Differenzierungsgrad des Tumor und Infiltration von Nachbarorganen, in wenigen Fällen anatomische Hindernisse und exzessive Adipositas (Tabelle 6).

Literatur

1. Bruch HP, Kolbert G (1997) Ergebnisse der tiefen Rektumresektion und intersphinktären Rektumexstirpation. Chirurg 68: 689–692
2. Beynon J, Mortensen NJMcC, Channer JL, Rigby H, Virjee J (1989) Preoperative assessment of mesorectal lymph node involvement in rectal cancer. Br J Surg 76: 276–279
3. Docherty JG, McGregor Jr, Akyol AM, Murray GD, Galloway DJ (1995) Comparison of manually constructed and stapled anastomoses in colorectal surgery. Ann Surg 221: 176–184
4. Eigler FW (1991) Die peranale Anastomose nach tiefer Rektumresektion. Chirurg 62: 12–16
5. Fingerhut A, Elhadad A, Hay J, Lacaine F, Flamant Y (1994) Intraperitoneal colorectal anastomoses: Hand-sewn versus circular staples. A controlled clinical trial. Surgery 26: 843–847
6. Friend PJ, Scott R, Everett WG, Scott IHK (1990) Stapling or suturing for anastomoses of the left side of the large intestine. Surg Gynec Obstet 171: 373–376
7. Flühe M v, Harder F (1997) Rektumchirurgie – Sphinktererhaltung und Rektumersatz. Springer, Berlin Heidelberg
8. Freedman LS, Macaskill P, Smith AN (1984) Multivariate analysis of prognostic factors for operable rectal cancer. Lancet 29: 733–736
9. Girona J (1993) Das Mesorektum in der Chirurgie des Rektumkarzinoms. Chirurg 64: 549–551
10. Glaser F, Schlag P, Herfarth C (1990) Endorectal ultrasonography for the assessment of invasion of rectal tumors and lymph node involvement. Br J Surg 77: 883–887
11. Herzog U (1994) Das Rektumkarzinom – Diagnostik, Behandlung, Resultate. Verlag Hans Huber, Bern Göttingen Toronto Seattle, S 63
12. Hildebrandt U, Feifel G (1997) Preoperative staging: A critical analysis. In: Soreide O, Norstein J (eds) Rectal cancer surgery – optimisation – standardisation – documentation. Springer, Berlin Heidelberg, S 82–100
13. Junginger Th (1997) Chirurgische Therapie und adjuvante Maßnahmen bei kolorektalem Karzinom. Zentralbl Chir 122 (Suppl): 15–19
14. Mason AY (1976) Rectal cancer: the spectrum of selective surgery. Proc R Soc Med 69: 237–244
15. Maurer ChA, Goekenjan M, Krähenbühl L, Büchler MW (1996) Therapie des Rektumkarzinoms: Onkologisch adäquate Chirurgie ist entscheidend. Therap Umsch 53: 829–838
16. McGinn FP, Gartell PC, Clifford PC, Brunton FJ (1985) Staples or sutures for low colorektal anastomoses: a prospektiv randomized trial. Br J Surg 72: 603–605
17. Milsom JW, Ludwig KA (1997) Surgical management for rectal cancer. In: Wanebo HJ (ed) Surgery for gastrointestinal Cancer. Lippincott-Raven, Philadelphia New York, S 639–665
18. Paty PhB (1997) Straight colorectal and coloanal anastomosis. In: Soreide O, Norstein J (eds) Rectal cancer surgery – optimisation – standardisation – documentation. Springer, Berlin Heidelberg, S 297–311
19. Schumpelick V, Braun J (1996) Die intersphinktäre Rektumresektion mit radikaler Mesorektumexcision und coloanaler Anastomose. Chirurg 67: 110–120
20. Stelzner F (1992) Begründung, Technik und Ergebnisse der knappen Kontinenzresektion bei Rektumkarzinom. Zentralbl Chir 117: 63–66
21. Stern J, Kienle P (1996) Notwendige präoperative Funktionsdiagnostik zur tiefen anterioren Rektumresektion. Chirurg 67: 129–132
22. Williams NS, Durdey P, Quirke P, Robinson PJ, Dyson JED, Dixon MF, Bird CC (1985) Pre-operative staging of rectal neoplasm and its impact on clinical management. Br J Surg 72: 868–874

Chirurgie des Rektumkarzinoms als multiviszeraler Eingriff

R. Kasperk, M. Rau, K.-P. Riesener und V. Schumpelick

Chirurgische Universitätsklinik und Poliklinik, RWTH Aachen, Pauwelsstraße 30, D-52074 Aachen

Surgery of Rectal Cancer as a Multivisceral Procedure

Summary. The necessity to perform a multivisceral resection of rectal cancer derives from the inaccuracy to differentiate intraoperatively between inflammatory adhesions or malignant infiltration. Prognostically we have to differentiate between a primary rectal carcinoma invading neighbouring structures or a local recurrence. 60% of patients can be resected with preservation of continence. In 67% the resection can be classified as R0 and 41% of the patients are a N0 status. The prognosis of these patients does not differ from ordinary rectum resection. Adjuvant therapies do not improve survival according to our experience. Results reported in the literature differ significantly and with increasing aggressiveness of surgery indesirable side-effects with detrimental influence on the quality of life appear.

Key words: Rectal cancer – Resection – Multivisceral – Prognosis

Zusammenfassung. Die Notwendigkeit zur multiviszeralen Resektion eines Rektumkarzinoms ergibt sich aus der Unmöglichkeit intraoperativ zwischen echter maligner Infiltration oder entzündlicher Verklebung zu unterscheiden. Zwei prognostisch sehr unterschiedliche Ausgangssituationen müssen unterschieden werden: Eine organüberschreitend wachsende Primärmanifestation und das Rezidiv. Insgesamt kann bei ca. 60% der Patienten die Kontinenz erhalten werden. Eine R0-Resektion ist in 67% erreichbar und 41% der Patienten sind als N0 zu klassifizieren. Die Prognose dieser Patienten unterscheidet sich nicht von derjenigen konventionell rektumresezierter. Adjuvante Therapiemaßnahmen vermögen eigenen Erfahrungen zufolge die Überlebenschancen nicht signifikant zu verbessern. Die Literaturmitteilungen hierzu weisen eine breite Streuung auf und mit zunehmender Agressivität der Therapie wachsen die negativen Nebenwirkungen mit entsprechender Reduktion der Lebensqualität.

Schlüsselwörter: Rektumkarzinom – Resektion – multiviszeral – Prognose

Erweiterte Resektion lokal fortgeschrittener primär und rezidivierender Rektumkarzinome durch interdisziplinäre Zusammenarbeit verschiedener chirurgischer Fachrichtungen

C. Jürgens[1], K. Peitgen[1], M. K. Walz[1], S. Krege[2] und F. W. Eigler[1]

[1]Abteilung für Allgemeine Chirurgie, Chirurgische Klinik, [2] Klinik für Urologie, Universitätsklinikum, GHS Essen, Hufelandstraße 55, D-45122 Essen

Extended Resections on Locally Advanced Primary and Recurrent Rectal Cancer by Cooperation of Different Surgical Specialists

Summary. Multivisceral resections have been performed on 35 patients with primary and 45 with recurrent rectal cancer. Lethality was 3,7%, morbidity was 9%. Macroscopic adhesions were confirmed histologically as tumorous in 66% of the additionally resected organs. Tumor invasion, tumor recurrence and surgical radicality were found as statistically significant prognostic factors. In radically resected primary tumors 5-yr-survival was 49%. Multivisceral resection in rectal cancer is possible with low morbidity and lethality and potentially curative in primary tumors. In recurrent tumors multivisceral resections are frequently palliative.

Key words: Extended resection – Rectal cancer – Surgical cooperation

Zusammenfassung. Bei 35 Patienten mit primären und 45 Patienten mt rezidiverten Rektumkarzinomen wurden bei lokal fortgeschrittenen Tumoren multiviscerale Resektionen durchgeführt. Die Letalität betrug 3,7%, die Morbidität betrug 9%. Makroskopische Infiltrationen erwiesen sich bei 66% der mitresezierten Organe nach histologischer Begutachtung als tatsächlich tumorös. Die histologisch nachgewiesene Tumorinfiltration, das Vorliegen eines Rezidivtumors und die chirurgische Radikalität erwiesen sich als statistisch signifikant bezüglich der Prognose der Patienten. Patienten mit R0 resezierten Primärtumoren hatten eine 5 Jahres Überlebenswahrscheinlichkeit von 49%. Bei lokal fortgeschrittenen primären Rektumkarzinomen sind erweiterte Resektionen bei geringer Morbidität und Letalität aufgrund guter Heilungschancen immer indiziert. Bei Rezidivtumoren haben erweiterte Resektionen zumeist palliativen Charakter.

Schlüsselwörter: Erweiterte Resektionen – Rektumkarzinom – interdisziplinäre Zusammenarbeit

Einleitung

Literaturanalysen zeigen, daß bei bis zu 20% aller primären Rektumkarzinome und bei nahezu 55% aller rezidivierten Rektumtumoren zum Zeitpunkt der Diagnose bereits eine Infiltration der Nachbarorgane vorliegt. Diese Infiltrationen erweisen sich nach der histologischen Begutachtung bei fast 80% der Patienten als tatsächlich tumorös.

Eine Heilung kann beim kolorektalen Karzinom nur durch multiviscerale, radikale Resektionen unter Mitnahme der infiltrierten Organe erzielt werden. Hier muß die Frage geklärt werden inwieweit beim primären und rezidivierten Rektumkarzinom bei erweiterten Eingriffen eine lokale Tumorkontrolle und ein Gewinn an Lebenszeit und Qualität bei vertretbarer Morbidität und Letalität erzielt werden kann.

Material und Methode

Zu diesem Zweck wurden alle Patienten bei denen im Zeitraum zwischen 1978 und 1997 eine multiviscerale Resektion wegen eines lokal fortgeschrittenen Rektumkarzinoms durchgeführt wurde nachuntersucht. Anhand der histologischen Begutachtungen der Resektate, wurde die Radikalität des Eingriffes festgelegt und zwischen radikalen (R0) und palliativen Resektionen (R1+2) unterschieden. Gleichzeitig wurde festgehalten ob bei den mitresezierten Organen tatsächlich eine tumoröse oder aber lediglich eine entzündliche Infiltration vorlag. Die Überlebenszeiten der Patienten wurden bestimmt und mittels Kaplan Meier Analyse und Log Rank Test verglichen.

Ergebnisse

80 Patienten (54 Frauen/26 Männer, 58±11 (18–79) Jahre) wurden nachbeobachtet. Es handelte sich um 35 Primäreingriffe (57±14 (18–79) Jahre) und 45 Rezidivoperationen (59±9 (38–75) Jahre). Art und Dauer der onkologischen Zusatztherapie waren uneinheitlich. 28 Patienten wurden präoperativ bestrahlt, davon acht im Sinne einer kombinierten Radiochemotherapie. 22 Patienten wurden postoperativ bestrahlt, davon 12 in Kombination mit einer Chemotherapie. Drei Patienten wurden postoperativ einer alleinigen Chemotherapie unterzogen.

Die Resektionserweiterung betraf bei 34 Patienten die harnableitenden Organe (13 Exenterationen, 21 Blasen und/oder Ureterteilresektionen; 14 kurativ/14 palliativ), 36-mal (18 kurativ/18 palliativ) das innere weibliche Genitale und 16-mal Dünndarmabschnitte (7 kurativ/9 palliativ). 12 Patienten hatten zum Operationszeitpunkt bereits Fernmetastasen.

Wenn die entsprechenden Organe betroffen waren, wurden die Eingriffe in Zusammenarbeit mit den Kollegen der urologischen bzw. gynäkologischen Klinik vorgenommen.

Postoperativ verstarben zwei Patienten an primär kardialen Versagen und ein Patient an einer Sepsis auf dem Boden einer Anastomoseninsuffizienz.

Von 155 mitexstirpierten Organen waren 102, d.h. 66% tatsächlich karzinominfiltriert. Bei 43 Organen, d.h. in 44% bestanden lediglich entzündliche Adhäsionen. Bei 67 von 80 Patienten war neben dem Rektum mindestens ein weiteres Organ karzinombefallen (83%).

Retrospektiv gelang in 9 von 45 Fällen bei den Rezidvtumoren und in 23 von 35 Fällen bei den Primärtumoren eine R0 Resektion. Bei den Rezidivtumoren gelangen R0 Resektionen nur beim Erstrezidiv, beim Zweit- oder Drittrezidiv lag stets eine R1/2 Situation vor.

Weder Alter ($p=0,4$), Geschlecht ($p=0,1$), Art der mitresezierten Organe ($p=0,6$), das Operationsverfahren ($p=0,6$) noch ein Lymphknotenbefall bei Primärtumoren ($p=0,4$) hatten statistisch signifikanten Einfluß auf die Prognose. Von prognostischer Bedeutung war aber, ob eine histologisch nachgewiesene Infiltration von Nachbarorganen oder nur entzündliche Adhäsionen bestanden ($p<0,01$, Abb. 1) oder ob ein Primär- bzw. ein Rezidivtumor operiert wurde ($p<0,01$). Am eindrucksvollsten wurde die Prognose durch die Radikalität beeinflußt (Abb. 2). Während R0-resezierte Patienten durchschnittlich knapp 4½ Jahre überlebten, lebten nicht-radikal Operierte durchschnittlich weniger als 1 Jahr ($p<0,001$). Betrachtet man den weiteren Verlauf der 32 R0-resezierten Patienten, so wird deutlich, daß bei den Primärtumoren 3 von 23 Patienten ein lokoregionäres Rezidiv entwickelt haben, während dies bei den Rezidivtumoren in mehr als der Hälfte der Fälle, bei 5 von 9 Patienten, der Fall war. Den größten Profit von einer multivisceralen Resektion hatten somit die radikal resezierten primären Rektumkarzinome mit einer 5-Jahresüberlebenswahrscheinlichkeit von 49%.

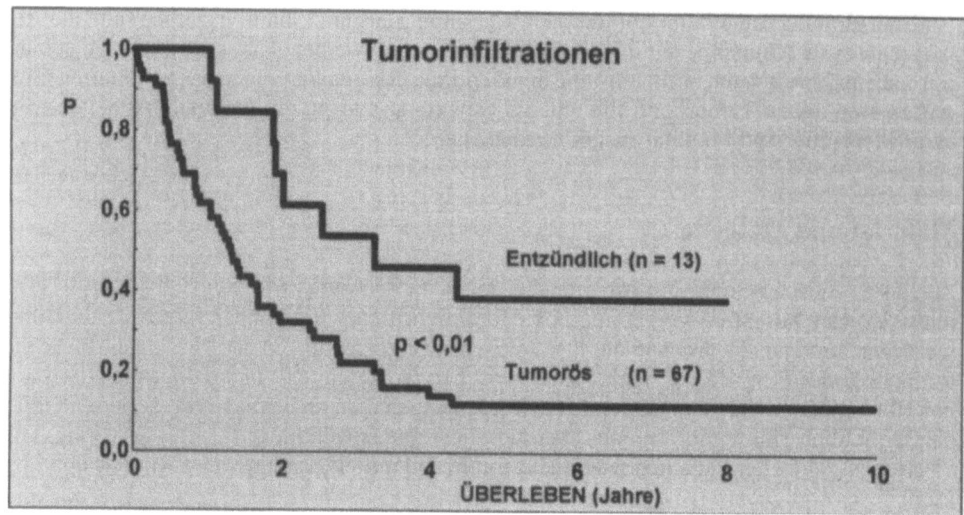

Abb. 1. Tumorinfiltrationen

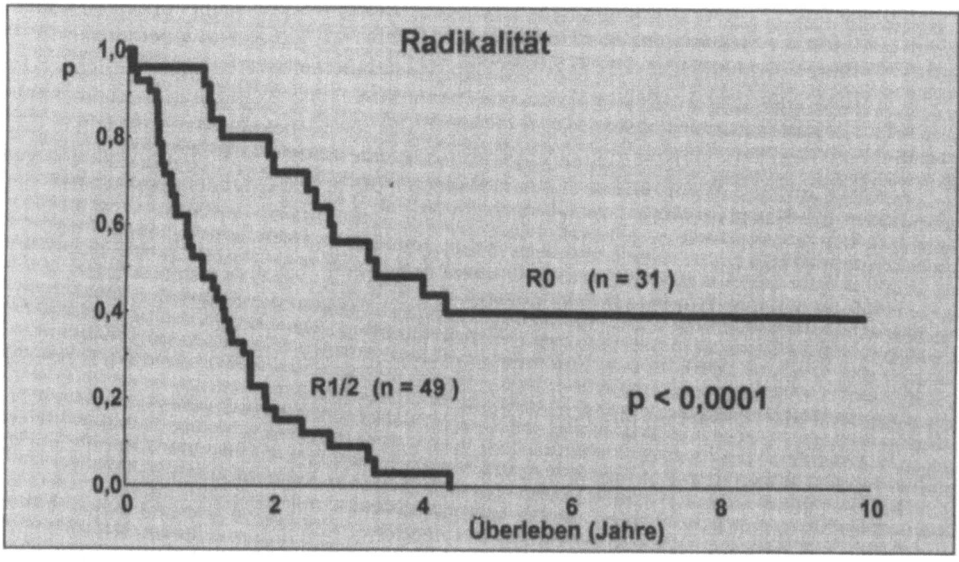

Abb. 2. Radikalität

Diskussion

Obwohl durch die anatomischen Verhältnisse im kleinen Becken multiviscerale Tumorresektionen technisch deutlich schwieriger als am übrigen Kolon sind, können sie auch beim fortgeschrittenen Rektumkarzinom mit vertretbarer Letalität und Morbidität durchgeführt werden, die nicht höher als bei multivisceralen Resektionen von Kolonkarzinomen sind [1–5].

Eine radikale Resektion kann nur erreicht werden, wenn alle sichtbar befallenen Strukturen entfernt werden, da eine Unterscheidung von entzündlichen und tumorösen Adhäsionen zum Operationszeitpunkt nicht möglich ist, eine tumoröse Infiltration aber bei unserem Patientengut mit einer Wahrscheinlichkeit von über 80% angenommen werden muß.

Beim Rezidivtumor sind diese Forderungen nur in seltenen Fällen zu erfüllen, R0-Resektionen sind hier retrospektiv betrachtet nur selten erreichbar, Heilungen aber in Einzelfällen möglich. Für die Zukunft müssen hier wirksame adjuvante Radio- oder Chemotherapiekonzepte oder Kombinationen dieser Therapien entwickelt werden, da die alleinige Chirurgie keine Heilung herbeiführen kann. Beim Primärtumor sollte unbedingt eine multiviscerale Resektion aller tumortragenden Organe angestrebt werden, da hier die Erfolgschancen für eine Heilung nur geringfügig unter denen vergleichbarer Tumoren ohne Nachbarorganinfiltration liegen [1, 3].

Literatur

1. Bonfanti G, Bozzetti F, Doci R (1982) Results of extended surgery for cancer of the rectum and the sigmoid. Br J Surg 69: 305–307
2. Curley SA, Grant WC, Shumate CR, Wishnow KI, Ames FC (1992) Extended resection for locally advanced colorectal carcinoma. Am J Surg 163: 553–559
3. Gall FP, Tonak J, Altendorf KA (1985) Multivisceral resections in colorectal cancer. Dis Colon Rectum 30: 337–341
4. Schultheis KH, Ruckriegel S, Gebhardt C (1994) Multiviscerale Resektion des fortgeschrittenen colorektalen Karzinoms. Lan Arch Chir 379: 20–25
5. Sugarbaker PH, Corlew S (1982) Influence of surgical techniques on survival in patients with colorectal cancer. Dis Colon Rectum 25: 545–557

Primäre maligne Leber-/Gallenwegstumoren

Jetcutting versus Ultraschallaspirator bei Leberteilresektionen

H. G. Rau, E. Buttler, S. Zimmer, M. Schardey und F. W. Schildberg

Chirurgische Klinik, Klinikum Großhadern, Marchioninistraße 15, D-81377 München

Jetcutting Versus Ultrasonic Aspirator in Liver Surgery

Summary. Vessels and bile ducts can be separated from the liver parenchyma almost without destruction during liver resections with both techniques, the ultrasonic aspirator (CUSA) and with the water jet dissector (jetcutting), and can then be ligated under control.

In this prospective randomized study we included between 1992 and 1997 61 patients (30 CUSA, 31 Jet) which had to undergo liver resection, due to metachronic liver metastases. Age, sex, and resection rate were evenly distributed in both groups.

Resection time, pringle time and transfusion were significantly different in the jet cutting group. No significant differences could be seen in blood loss and the blood parameters performed. Both techniques showed comparable complication rates. While the CUSA had a slightly better overview, the jet cutter technique showed a distinct shorter dissection time.

Key words: Jet-cutting – Ultraschallaspirator – Liver-Resection

Zusammenfassung. Mit dem Ultraschallaspirator (CUSA) und dem Wasserstrahldissektor (Jetcutting) können bei Leberresektionen Gefäß- und Gangstrukturen weitgehend unversehrt aus dem Parenchym isoliert und dann unter Sicht gezielt versorgt werden.

In dieser prospektiv randomisierten klinischen Studie wurden 61 Patienten (30 CUSA, 31 Jet) untersucht, die von 1992–1997 bei metachroner Leberfilialisierung leberteilreseziert wurden. Alter, Geschlecht und Resektionsausmaße der beiden Gruppen waren vergleichbar.

Signifikant unterschiedlich zugunsten der Jetcutting Technik waren Resektionszeit, Pringlezeit und Transfusionsbedarf. Blutverlust und Laborparameter waren nicht signifikant verschieden. Bei vergleichbaren Komplikationen steht der etwas besserer Übersicht des CUSA die deutlich höhere Dissektionsgeschwindigkeit des Jetcutter gegenüber.

Schlüsselwörter: Jetcutting – Ultraschallaspirator – Leberresektion

Primäre Leber- und Gallenwegstumoren: Ansätze zur konservativen Therapie

D. Henne-Bruns und H.-G. Marks

Klinik für Allgemeine- u. Thoraxchirurgie, CAU, Arnold-Heller-Straße 5, D-24105 Kiel

Primary Liver and Cholangiocellular Carcinomas: Principles of Conservative Therapy

Summary. In case of non-resectable primary liver cancer the following treatment modalities can be applied: ligation, embolization or balloon occlusion of the hepatic artery, locoregional chemotherapy, percutaneous ethanol or acetic acid injection, microwave application, and cryotherapy, as well as combined therapeutic modalities. The 3-year survival rates for patients with small hepatocellular carcinomas (HCCs) are comparable for the different procedures (resection, ethanol- or acetic acid injection, cryotherapy, microwave application) and range between 60–80%. In patients with larger HCCs the prognosis seems to be improved by a combination treatment of chemoembolization and ethanol injection compared to chemoembolization alone.

Key words: Hepatocellular carcinoma – Cholangiocellular carcinoma – Treatment modalities

Zusammenfassung. Bei gegebener Nichtresektabilität eines primären Lebertumors ergeben sich folgende Ansätze zur lokalen konservativen Therapie: Ligatur, Embolisation oder Ballonokklusion der A. hepatica, lokoregionale Chemotherapie, Äthanol- oder Essigsäureinjektion, Mikrowellenapplikation, Kryotherapie sowie Kombinationsverfahren. Bei Patienten mit kleinen HCC's liegen die 3-Jahresüberlebensraten nach Resektion, Äthanol- Essigsäureinjektion bzw. Kryotherapie oder Mikrowellenbehandlung bei ca. 60–80%. Bei großen HCC's zeigt sich eine Prognoseverbesserung bei Kombination der Chemoembolisation mit einer Äthanolinjektion.

Schlüsselwörter: Hepatocelluläres Karzinom – cholangiozelluläres Karzinom – Therapieverfahren

Bei primären Lebermalignomen (HCC, cholangiocelluläres Karzinom) besteht eine Indikation zur konservativen Therapie, wenn auf Grund der Tumorgröße/Tumorlokalisation oder der geschätzten Funktion des verbleibenden Restparenchyms eine Resektion nicht möglich ist.

Das Ziel der konservativen Behandlung ist die Tumorverkleinerung oder vollständige Tumoreinschmelzung bzw. das Erreichen eines resektablen Lokalbefundes [8, 17].

Als Therapieoptionen stehen folgende prinzipielle Verfahren einzeln oder in Kombination zur Verfügung:

Ischämieinduktion	• Ligatur der A. hepatica
	• Selektive Embolisation tumorversorgender Äste der A. hepatica mit/ohne lokale Zytostatikaapplikation
	• Angiographische Ballonokklusion mit lokaler Zytostatikaapplikation
Chemische Zellschädigung	• Lokoregionale Chemotherapie via A. hepatica
Lokale Nekroseinduktion	• Äthanolinjektion
	• Essigsäureinjektion
	• Kryotherapie
	• Mikrowellenapplikation
	• Lasertherapie
Immunologische Verfahren	• Radioimmuntherapie
Strahlentherapie	• Lokale Radiatio

Beim kritischen Vergleich der erzielten Ergebnisse der genannten Verfahren ist zu berücksichtigen, daß die einzelnen Studien hinsichtlich zahlreicher Parameter variieren, die zum einen patientenbedingt sind (Tumorgröße, Tumoranzahl, Child Stadium) und sich zum anderen aus den Therapievariationen innerhalb der einzelnen Verfahren oder den Kombinationsmöglichkeiten verschiedener Therapiemodalitäten ergeben. In den ausgewerteten Studien zum HCC fanden hauptsächlich Patienten im Stadium Child A und B Eingang, da sich die Anwendung der meisten Therapieregime bei fortgeschrittener Leberfunktionsstörung verbietet. Während das HCC ca. 90% der primären Lebertumoren ausmacht, ist das cholangiocelluläre Karzinom mit ca. 10% der Fälle deutlich seltener. Dies erklärt, warum größere aussagefähige Studien zu den verschiedenen oben gelisteten Methoden für die Behandlung des cholangiocellulären Karzinoms bisher nicht vorliegen.

Für hepatocelluläre Karzinome konnte jedoch gezeigt werden, daß mittels konservativer Therapiemaßnahmen eine Verlängerung der Überlebenszeit erzielt werden kann. So zeigt eine Studie von Livraghi et al [10] (Tabelle 1), daß die 3-Jahresüberlebensrate bei Patienten mit einem nicht resektablen HCC<5 cm nach Äthanolinjektion mit den Ergebnissen der chirurgischen Resektion vergleichbar und damit deutlich besser als die spontane Überlebenszeit ist.

Tabelle 1. Überlebensraten bei HCC <5 cm in Abhängigkeit vom Therapieverfahren (Livraghi [10])

Therapieverfahren	3-Jahres-Überleben Child A	3-Jahresüberleben Child B
keine Therapie, n=116	26%	13%
Äthanolinjektion, n=155	71%	41%
Resektion, n=120	79%	40%

Tabelle 2. Überlebensraten in Abhängigkeit von dem lokalen Therapieverfahren

Autor, Jahr	Verfahren	Anzahl	Tumorgröße	1-Jahres-Überl.	3-Jahres-Überl.
Ebara, 1992 [5]	Äthanolinjektion	n=112	<3 cm	94%	63%
Livraghi, 1992 [9]	Äthanolinjektion	n=162	<5 cm	90%	63%
Castells, 1993 [3]	Äthanolinjektion	n= 30	<4 cm	83%	55%
Isobe, 1994 [7]	Äthanolinjektion	n= 37	<2 cm	95%	70%
Livraghi, 1995 [10]	Äthanolinjektion	n= 89	<5 cm	93%	65%
Ohnishi, 1996 [13]	Essigsäureinjekt.	n= 91	<3 cm	95%	80%
Yamanaka, 1996 [20]	Mikrowellenapp.	n= 27	<5 cm	100%	86%
Zhou, 1992 [22]	Kryotherapie	n= 30	<5 cm	92%	67%

Vergleicht man beim HCC < 5 cm die verschiedenen Studien bezüglich der 1- und 3-Jahresüberlebensraten in Abhängigkeit von dem lokalen Therapieverfahren (Äthanolinjektion, Essigsäureinjektion, Kryotherapie, Mikrowellenapplikation), zeigt sich, daß umfangreichere Erfahrungen hauptsächlich für die Äthanolinjektionstherapie publiziert wurden, die anderen neueren Methoden jedoch vergleichbare Ergebnisse aufweisen, die alle im Bereich von 60–85% liegen (Tabelle 2).

Für heptatocelluläre Karzinome >5 cm und/oder multilokuläre Tumormanifestationen gibt es zahlreiche Arbeiten zu den Ergebnissen der transarteriellen Chemoembolisation. Die mitgeteilten Daten zeigen eine 3-Jahresüberlebensrate von ca. 20% und spiegeln damit sowohl das fortgeschrittenere Tumorstadium als auch die Grenzen des Verfahrens wider. Wird nämlich bei größeren Tumoren die Chemoembolisation mit einer lokalen Äthanolinjektion kombiniert, kann eine deutliche Verbesserung der 3-Jahresüberlebenszeit (50–85%) (Tabelle 3) erreicht werden.

1997 haben Ryu et al [15] die Daten der verschiedenen Therapieverfahren von 3225 Patienten, die zwischen 1985–1990 wegen eines HCC's behandelt wurden, ausgewertet (Tabelle 4). Hierbei wird deutlich, daß bei kleinen und wenigen Herden die Äthanolinjektion der Resektion gleichwertig ist. Die Behandlung mittels alleiniger Chemoembolisation bei größeren Tumoren resultiert mit 18% in einer ähnlichen 3-Jahresüberlebensrate bei Child A Pati-

Tabelle 3. Überlebensraten nach transarterieller Chemoembolisation mit und ohne Äthanolinjektion

Autor, Jahr	Verfahren	Anzahl	1-Jahres-Überl.	3-Jahres-Überl.
Nakamura, 1989 [12]	Chemoemb.	100	54%	18%
Hsieh, 1992 [6]	Chemoemb.	100	57%	21%
Yang, 1992 [18]	Chemoemb.	329	50%	15%
Yamamoto, 1992 [21]	Chemoemb.	240	68%	21%
Bronowicki, 1994 [2]	Chemoemb.	127	64%	27%
Mondazzi, 1994 [11]	Chemoemb.	84	62%	24%
Yamada, 1995 [19]	Chemoemb.	1061	51%	13%
Ohto, 1995 [14]	Chemoemb.	102	68%	17%
Yamamoto, 1997 [21]	Chemoemb.	50	92%	20%
Tanaka, 1992 [16]	Chemoemb. + Äthanol	61	100%	85%
Ohto, 1995 [14]	Chemoemb. + Äthanol	67	85%	60%
Yamamoto, 1997 [21]	Chemoemb. + Äthanol	50	95%	50%

Tabelle 4. Ergebnisse verschiedener Therapieverfahren beim HCC bei 2870 Patienten in Abhängigkeit vom Stadium der Lebererkrankung (nach Ryu et al [15])

Tumorausdehnung	3- und 5-Jahres-Überlebensraten		
Leberzirrhose Stadium I			
n = 1571	Resektion	Äthanolinjektion	Chemoembolisation
<3 Herde <3 cm	78%/55%	84%/54%	47%/17%
<3 Herde >3 cm	63%/45%	–	31%/21%
>4 Herde <3 cm	–	–	–
>4 Herde >3 cm	31%/17%	–	18%/4%
Leberzirrhose Stadium II			
n = 1299	Resektion	Äthanolinjektion	Chemoembolisation
<3 Herde <3 cm	59%/36%	65%/45%	35%/15%
<3 Herde >3 cm	58%/40%	–	27%/10%
>4 Herde <3 cm	–	–	–
>4 Herde >3 cm	38%	–	0%

enten wie in anderen Untersuchungen. Die Daten zeigen ferner, daß bei kleineren Tumoren das Verfahren der Chemoembolisation der Resektion bzw. der Äthanolinjektion deutlich unterlegen ist bezüglich der erzielten Überlebensrate.

Zusammenfassend lassen sich zur Behandlung des hepatozellulären Karzinoms nachfolgende Therapieempfehlungen ableiten:

- Bei Vorliegen einzelner (bis 3) kleinerer Herde (<5 cm) kann die Äthanolinjektionstherapie gleich gute Ergebnisse wie eine Resektion erzielen [3, 5, 7, 9, 10]. Dies gilt sowohl für Patienten im Zirrhosestadium Child A wie B. Bei schlechter Leberfunktion (Child C) ist diese Therapieform oft die einzige noch vertretbare therapeutische Option. Der grundsätzliche Vorteil der Äthanolinjektion ist in der geringeren Komplikationsrate [4] im Vergleich zur Resektion, der relativ einfachen Durchführbarkeit sowie in den geringen Kosten des Verfahrens zu sehen. Ein vergleichbarer Effekt scheint auch mittels anderer lokaler Maßnahmen wie der Essigsäureinjektion [13], der Mikrowellenapplikation [20], der Kryotherapie [23] und in Zukunft ggf. der Laseranwendung [1] erzielbar zu sein, wobei bei den Nichtinjektionsverfahren der größere technische Aufwand die vorgenannten Vorteile partiell wieder aufhebt.
- Bei Vorliegen einzelner (bis 3) größerer Herde (>5 cm) existieren bei Nichtresektabilität die meisten Erfahrungen mit der Chemoembolisation, wobei die erzielten Ergebnisse als nicht befriedigend betrachtet werden müssen [15, 18, 19]. Da gezeigt werden konnte, daß durch Kombination des Verfahrens mit einer Äthanolinjektion eine deutliche Prognoseverbesserung zu erzielen ist [14, 16, 21], sollte bei dieser Form der Tumorausdehnung eine Kombinationstherapie erwogen werden. Dieses gilt für die Stadien Child A und B gleichermaßen. Bei weiter fortgeschrittener Leberzirrhose ist die Durchführung der Einzel- wie Kombinationstherapie meist nicht mehr möglich.
- Bei Vorliegen mehrerer (>3) größerer Herde (>5 cm) kann von einem Therapieansatz mit lebensverlängernder Intention kaum mehr ausgegangen werden, auch wenn vereinzelt beeindruckende Therapieergebnisse mit der Kombinationsbehandlung aus Chemoembolisation und Äthanolinjektion erzielt wurden. Da bei Vorliegen dieser Tumorausdehnung keine alternativen Therapieoptionen bestehen, sollte jedoch, sofern es die Leberfunktion erlaubt, ein Behandlungsversuch diskutiert werden [15].

Literatur

1. Albrecht D, Germer C, Isbert C, Buhr H-J (1996) Die laserinduzierte Thermotherapie zur palliativen Behandlung maligner Lebertumore: Ergebnisse einer klinischen Studie. Langenbecks Arch Chir Suppl II, 136–138
2. Bronowicki J-P, Vetter D, Dumas F et al (1994) Transcatheter oily chemoembolization for hepatocellular carcinoma. A 4-year study of 127 French patients. Cancer 74: 16–24
3. Castells A, Bruix J, Bru C et al (1993) Treatment of small hepatocellular carcinoma in cirrhotic patients: a cohort study comparing surgical resection and percutaneous ethanol injection. Hepatology 18: 1121–1126
4. Di Stasi M, Buscarini L, Livraghi T et al (1997) Percutaneous ethanol injection in the treatment of hepatocellular carcinoma. A multicenter survey of evaluation practices and complication rates. Scand J Gastroenterol 32: 1168–1173
5. Ebara M, Kita K, Yoshikawa M et al (1992) Percutaneous ethanol injection for patients with small hepatocellular carcinoma. In: Tobe T, Kameda H, Okudaira T (eds) Primary liver cancer in Japan. Springer Verlag, Tokyo, 291–300
6. Hsieh MY, Chang WY, Wang LY et al (1992) Treatment of hepatocellular carcinoma by transcatheter arterial chemoembolization and analysis of prognostic factors. Cancer Chemother Pharmacol 31: 82–85
7. Isobe H, Sakai H, Imari Y et al (1994) Intratumour ethanol injection therapy for solitary minute hepatocellular carcinoma. A study of 37 patients. J Clin Gastroenterol 18: 122–126
8. Liu C-L, Fan S-T (1997) Nonresectional therapies for hepatocellular carcinoma. Am J Surg 173: 358–365
9. Livraghi T, Bolondi L, Lazzaroni S et al (1992) Percutaneous ethanol injection in the treatment of hepatocellular carcinoma in cirrhosis. A study on 207 patients. Cancer 69: 925–929

10. Livraghi T, Bolondi L, Cottone M et al (1995) No treatment, resection and ethanol injection in hepatocellular carcinoma: A retrospective analysis of survival in 391 cirrhotic patients. J Hepatol 22: 52
11. Mondazzi L, Bottelli R, Brambilla G et al (1994) Transarterial oily chemoembolization for the treatment of hepatocellular carcinoma: a multivariate analysis of prognostic factors. Hepatology 19: 1115–1123
12. Nakamura H, Hashimoto T, Oi H, Sawada S (1989) Transcatheter oily chemoembolization of hepatocellular carcinoma. Radiology 170: 783–786
13. Onishi K, Nomura F, Ito S, Fujiwara K (1996) Prognosis of small hepatocellular carcinoma (less than 3 cm) after percutaneous acetic acid injection: study of 91 cases. Hepatology 23: 994–1002
14. Otho M, Yoshikawa M, Saisho H et al (1995) Nonsurgical treatment of hepatocellular carcinoma in cirrhotic patients. World J Surg 19: 42–46
15. Ryu M, Shimamura Y, Kinoshita T et al (1997) Therapeutic results of resection, transcatheter arterial embolization and percutaneous transhepatic ethanol injection in 3225 patients with hepatocellular carcinoma: a retrospective multicenter study. Jpn J Clin Oncol 27: 251–257
16. Tanaka K, Nakamura S, Numata K et al (1992) Hepatocellular carcinoma: Treatment with percutaneous ethanol injection and transcatheter arterial embolization. Radiology 185: 457–460
17. Tang Z-Y, Yu Y-Q, Zhou X-D et al (1995) Treatment of unresectable primary liver cancer: with reference to cytoreduction and sequential resection. World J Surg 19: 47–52
18. Yang CF, Ho YJ (1992) Transcatheter arterial chemoembolization for hepatocellular carcinoma. Cancer Chemother Pharmacol 31: 86–88
19. Yamada R, Kishi K, Sato M et al (1995) Transcatheter arterial chemoembolization (TACE) in the treatment of unresectable liver cancer. World J Surg 19: 795–800
20. Yamanaka N, Tanaka T, Oriyama T et al (1996) Mikrowave coagulonecrotic therapy for hepatocellular carcinoma. World J Surg 20: 1076–1081
21. Yamamoto K, Masuzawa M, Kato M et al (1997) Evaluation of combined therapy with chemoembolization and ethanol injection for advanced hepatocellular carcinoma. Semin Oncol 24: 6.50–6.55
22. Zhou XD, Yu YQ, Tang ZY et al (1992) An 18-year study of cryosurgery in the treatment of primary liver cancer. Asian J Surg 15: 43–47
23. Zhou XD, Tang ZY (1997) Management of hepatocellular carcinoma: Long-term outcome in 2639 cases. Gan To Kagaku Ryoho 24: 9–16

Operation oder Intervention beim fortgeschrittenen Gallenblasenkarzinom?

R. Schauer, H.-G. Rau, H. Grundner und F. W. Schildberg

Chirurgische Klinik und Poliklinik, Klinikum Großhadern, LMU München,
Marchioninistraße 15, D-81377 München

Open Surgical Procedure or Percutaneous Intervention in Patients With Locally Advanced Gallbladder Cancer?

Summary. In a retrospective study of patients with locally advanced or metastatic gallbladder cancer, we tried to define patient groups, that profit either from extended resection, palliative surgery or intervention. 102 out of 160 operative treated patients (73,8%) had UICC-tumor stages III and IV. Depending on the T-stage, resection rates were 31% for T3-stage and 12,5% for T4-stage tumors. Corresponding median survival times were 20,2 and 18,1 month, respectively. Patients with T3/T4-tumor stages, where only palliative surgery was possible, had median survival times of 2,5 to 4,5 month. So, only radical tumor resection can result in better survival times and should be performed even in elderly patients in good condition. Palliative surgery does not improve survival and, moreover, often not life quality.

Key words: Gallbladder cancer – Prognostic factors – Palliative therapy

Zusammenfassung. In einer retrospektiven Analyse sollten bei Patienten mit einem fortgeschrittenen Gallenblasenkarzinom Kollektive ermittelt werden, die am ehesten von einer ausgedehnten Resektion, einer palliativen Operation, bzw. von einer interventionellen Palliation profitieren. Von 160 operativ behandelten Patienten befanden sich 102 Patienten (73,8%) in den UICC-Stadien III und IV. Abhängig von der lokalen Tumorinfiltration lagen die Resektionsraten bei T3-Tumoren bei 31%, bei den T4-Tumoren nur noch bei 12,5%. Die entsprechenden medianen Überlebenszeiten betrugen 20,2 bzw. 18,1 Monate. Falls keine Kuration gelang, lagen die medianen Überlebenszeiten nur noch bei 2,5 und 4,5 Monaten und unterschieden sich nicht mehr gegenüber rein palliativen Maßnahmen.

Schlüsselwörter: Gallenblasenkarzinom – Prognosefaktoren – Palliation

Einführung

Das Karzinom der Gallenblase ist noch immer ein Tumor mit einer sehr schlechten Prognose [1, 2]. Akzeptable Überlebenszeiten von mehreren Jahren erreichen nur diejenigen Patienten, bei denen der Tumor präoperativ unbekannt und erst in der histologischen Aufarbeitung der Gallenblase entdeckt wird. Besteht dagegen bereits präoperativ die Vermutung über das

Vorliegen eines Malignoms der Gallenblase, findet man nahezu ausschließlich Karzinome in fortgeschrittenen Tumorstadien. Angesichts der dann zu erwartenden eingeschränkten Überlebenszeiten von nur wenigen Monaten erfordert dies die Definition von Patientengruppen, die entweder von einer ausgedehnten Tumorresektion oder aber von einem Minimaleingriff, wie ihn die interventionellen Techniken bieten, am besten profitieren.

Patienten und Methoden

Im Zeitraum zwischen 1980 und 10/1997 wurden an unserer Klinik 160 Patienten wegen eines Gallenblasenkarzinoms operativ behandelt. Bei 139 dieser Patienten konnte ein Follow-up durchgeführt werden. Das Verhältnis Männer zu Frauen betrug 1:2,6 bei einem mittleren Alter von 66,3 Jahren (38–92 Jahre). Die 5-Jahres-Überlebensrate für das Gesamtkollektiv lag bei 6,6% mit einem medianen Überleben von nur 4,5 Monaten. Nur 37 der 139 ausgewerteten Patienten befanden sich in UICC-Tumorstadien, bei denen der Tumor auf die Gallenblasenwand beschränkt blieb (UICC I, n=13, UICC II, n=24). Alle anderen Patienten wiesen fortgeschrittene Tumoren mit lokal infiltrativem und/oder metastasiertem Stadium auf (UICC III, n=33, UICC IV, n=69), dies entsprach einen prozentualen Anteil von 73,8% aller evaluierten Patienten.

Ergebnisse

Operationsplanung: Bei 38 Patienten (27%) konnte die Tumordiagnose erst in der histologischen Aufarbeitung gestellt werden und erforderte, abhängig vom Tumorstadium, eine entsprechende Nachresektion im Zweiteingriff. Aus der Patientengruppe mit fortgeschrittenen Tumoren (UICC III/IV) konnte aufgrund fehlender spezifischer Symptomatik bei 35 Patienten (25%) der Tumor erst intraoperativ im Rahmen einer geplanten Cholezystektomie entdeckt werden, so daß durch eine der Situation entsprechende Erweiterung der Operation ein kurativer Ansatz direkt angestrebt werden konnte. Bei allen anderen Patienten mußte aufgrund des klinischen Bildes und der Diagnostik ein Tumor der Gallenblase angenommen werden (67 Patienten, 66%). Letztlich war es nur in diesem Kollektiv möglich, die Therapie entsprechend der Ausdehnung des Tumors zu planen. Betrachtet man die Überlebenszeiten, abhängig vom Zeitpunkt der Diagnose, ergeben sich signifikante Überlebensvorteile für die postoperativ entdeckten Karzinome gegenüber intra- bzw. präoperativ diagnostizierten Tumoren (mediane Überlebenszeiten 52,6 vs. 4,9 vs. 3,2 Monate) (log rank p<0,0001), wobei ebenfalls ein statistisch signifikanter Überlebensvorteil der intraoperativ gegenüber den präoperativ entdeckten Tumoren besteht (log rank p<0,05).

Resektabilität: Der Anteil an kurativen Resektionen ist stadienabhängig und bestimmt damit entscheidend die Prognose der Patienten. Im UICC-Stadium I und II konnte in 100 bzw. in 73 Prozent eine R0-Resektion durchgeführt werden. Obwohl diese kleinen Tumore meist erst in der postoperativen Histologie entdeckt wurden, lagen bereits bei 54,5% der Patienten Lymphknotenmetastasen und in nahezu 25% Fernmetastasen vor. Im Kollektiv der Patienten mit Tumorwachstum über die Gallenblasenwand hinaus, besteht nur noch in wenigen Fällen die Chance einer operativen Kuration (T3-Tumore 31% R0-Resektion, T4-Tumore 12,5% R0-Resektion). Neben einer lokalen Inoperabilität war dabei der hohe Anteil an lymphogener und systemischer Metastasierung wesentlich für die eingeschränkte Resektabilität (T3-Tumore: 75%, LK-pos., 38% M-pos., T4-Tumore: 86% LK-pos., 73% M-pos.). Allerdings konnten trotz dieser weit fortgeschrittenen Karzinome bei erfolgreicher R0-Resektion mediane Überlebenszeiten von 20,2 Monaten (Stadium T3), bzw. von 18,1 Monaten (Stadium T4) erreicht werden. Demgegenüber standen Überlebenszeiten von 4,5 bzw. 2,4 Monaten im Median (T3 bzw. T4) wenn eine nur unvollständige Tumorresektion gelang. Dabei spielte es keine Rolle, ob mikroskopisch oder makroskopisch Tumorreste zurückblieben; die Ergebnisse unterschieden sich nicht gegenüber dem Spontanverlauf ohne Therapie.

Tabelle 1. Primäre Operationsverfahren und Radikalität (T3/T4-Tumore)

	N	R0	Alter	Morbidität	Letalität
CHE+LR+LK-D	22	14 (64%)	67,2	13,6%	0
CHE+GG-RES	9	1 (11%)	66,8	22,2%	0
CHE+ERWEIT	6	0	64,2	16,7%	0
PALL. CHE	14	0	67,2	1%	0
PALL. GE	9	0	67,3	11%	0
DIAGN. LAP	34	0	66,5	11,7%	0
PALL. STENT	8	0	67,1	25%	0

Operationsverfahren (siehe Tabelle 1): In die Betrachtung gehen ausschließlich Patienten im UICC-Stadium III und IV ein. Von den 102 Patienten im fortgeschrittenen Stadium konnte nur in 37 Fällen (36,3%) eine potentiell kurative Operation durchgeführt werden. Dabei wurde bei 22 Patienten aufgrund der Infiltration in die Leber eine en-bloc Leberresektion unterschiedlichen Ausmaßes (Segmentresektion, Bisegmentresektion, Hemihepatektomie) inklusive einer Lymphknotendissektion durchgeführt. Dies führte bei 14 Patienten (64%) zur makroskopischen und mikroskopischen Tumorfreiheit. Bei Wachstum des Tumors entlang des D. cysticus und Infiltration des Gallenganges gelang nur in einem von 9 Patienten eine vollständige Resektion des Karzinoms. In den Fällen, in denen der Tumor umgebende Strukturen, wie Kolon oder Magen und Duodenum infiltrierten, war trotz ausgedehnter Resektionen eine radikale R0-Resektion in diesem Kollektiv nicht mehr möglich. Primär palliative Operationen hatten sowohl die Behandlung eines gleichzeitigen symptomatischen Steinleidens, als auch die Verhinderung einer gastrointestinalen Passagestörung zum Ziel. Eine diagnostische Laparotomie bzw. Laparoskopie als alleinigen Eingriff wurde insgesamt 34mal durchgeführt. Dabei stellten sich die Karzinome als absolut inoperabel, in über 80% mit Fernmetastasierung vorwiegend in die Leber dar, obwohl dies nicht immer bereits präoperativ entschieden werden konnte. Diejenigen Patienten, die bei nachgewiesenen inoperablem Tumorbefall bereits stark ikterisch waren, wurde eine vollständige biliäre Obstruktion durch die Einlage eines Gallengangstents verhindert. Wesentlich ist, daß die Operationsplanung unabhängig vom Alter der Patienten erfolgte. Wenn man die notwendigen Folgeeingriffe nach Primärtherapie betrachtet, wurde innerhalb der Gruppe der unter kurativer Intention operierten Patienten nur in einem Fall eine sekundäre Gallenableitung über einen Stent notwendig. Dagegen benötigten immerhin 10 Patienten aus der Gruppe der Palliation (15%) trotz der kurzen Überlebenszeiten einen weiteren Eingriff zur Sicherung der biliären Drainage. Die sekundäre Wiederherstellung der gastrointestinalen Passage spielte insgesamt eine untergeordnete Rolle (1 Patient).

Prognosefaktoren: Lediglich das UICC-Stadium und die Resektabilität des Karzinoms sind in der multivariaten Analyse signifikante Faktoren hinsichtlich des Überlebens ($p<0,001$). Dagegen spielten das Alter, Tumorgrading und die Bilirubinkonzentration keine Rolle in der Beurteilung der Prognose.

Diskussion

Sobald ein Tumor der Gallenblase durch diagnostische Maßnahmen entdeckt wird, besteht zum großen Teil Inkurabilität. Die Ursachen sind in der frühen lymphogenen und systemischen Metastasierung zu sehen. Falls präoperativ bereits Fernmetastasen nachweisbar sind, bzw. eindeutig eine lokale Inoperabilität besteht, sollte das Augenmerk auf eine Sicherung des Gallenabflusses gelegt werden, da in den frühen Stadien des Ikterus die Einlage eines Stents noch möglich ist und für den Patienten eine bessere Lebensqualität im Vergleich zur ggf. später nötigen PTC bedeutet. Dagegen scheint die prophylaktische Anlage einer Gastroenterostomie auch bei bereits offenem Abdomen und intraoperativem Zufallsbefund nicht indiziert zu sein und sollte daher nur bei manifester Magenausgangsstenose angelegt werden. In unserem Patientenkollektiv war die Resektabilität der Karzinome, die entlang der Gallengänge infiltrierten, deutlich eingeschränkt (11%) und dadurch die Prognose weiter limitiert. Dies sollte bei der Therapieplanung Berücksichtigung finden. Wesentlich scheint auch hier die frühzeitige Drainage der Galle zu sein. Wenn das Gallenblasenkarzinom in der präoperativen Diagnostik, bzw. intraoperativ operabel erscheint, sollten auch ausgedehntere Tumorresektionen angestrebt werden. Es konnten hierbei immerhin Überlebenszeiten von mehreren Jahren, im Median 18,1 und 20,2 Monate erzielt werden (T3- und T4-Tumore), vorausgesetzt eine R0-Resektion gelang. Wenn der Tumor nicht vollständig reseziert werden konnte, unterschieden sich dagegen die Überlebenszeiten im Vergleich zu einem unbehandelten Kollektiv nicht. Dies unterstreicht die Notwendigkeit einer exakten präoperativen Diagnose, um so einem kleinen Anteil von Patienten mit fortgeschrittenem Gallenblasenkarzinom adequate Überlebenszeiten zu ermöglichen. Alle übrigen Patienten profitieren nicht von einer Operation und sollten daher soweit möglich mit minimal invasiven Techniken palliativ behandelt werden.

Literatur

Bartlett DL, Fong Y, Fortner JF, Brennan MF, Blumgart LH (1996) Long-term results after resection for gallbladder cancer. Ann Surg 224 (5): 639–646

Pradeep R, Kaushik SP, Sikora SS, Bhattacharya N, Pandey CM, Kapoor VK (1995) Predictors of survival in patients with carcinoma of the gallbladder. Cancer 76 (7): 1145–1149

Wie risikoreich ist die Resektion der rechter Leberarterie bei der Resektion eines zentralen Gallengangskarzinom?

F.-M. Hasse, H. van Tits, G. Blumhardt und D. Löhlein

Chirurgische Klinik, Städtische Kliniken Dortmund, Akademisches Lehrkrankenhaus, WWU Münster, Beurhausstraße 40, D-44137 Dortmund

Are There any Risks in the Resection of the Right Hepatic Artery as Part of the Radical Resection of a Central Cholangiocarcinoma?

Summary. Between 1990 and 1994 we performed tumor resection on 21 patients with a cholangiocarcinoma of the porta hepatic. In 5 cases a segmental resection/ligature of the patent right hepatic artery was performed. The postoperative course of recovery in these 5 patients was compared to that of the other 16 patients.

We found no significant differences in either the postoperative course of recovery or the laboratory parameters of the two groups. There was no clinical liver necrosis or bile duct necrosis (which would have manifested itself as a leak in the anastomosis) in either group. On the basis of our experience, segmental resection/ligature of the right hepatic artery as part of a radical cholangiocarcinoma resection is possible provided that the right portal vein is patent.

Key words: Central cholangiocarcinoma – Resection of the right hepatic artery

Zusammenfassung. Von 1990 bis 1994 wurden 21 Patienten an einem zentralen Gallengangskarzinom (Bismuth II–IV) operiert. Bei 5 Patienten wurde im Rahmen der Tumorresektion eine Segmentresektion bzw. Ligatur der durchgängigen Arteria hepatica dextra durchgeführt. Der postoperative Verlauf dieser 5 Patienten wurde dem der anderen 16 Pat. gegenübergestellt. Die postoperativen Verläufe der Pat. sowie die Verläufe der Laborparameter (GOT, GPT, ALP, Gamma-GT, LDH, Alb, TP) wiesen keine wesentlichen Unterschiede auf. Klinisch trat in keiner Gruppe eine Lebernekrose auf. Auch eine Gallengangsnekrose, die sich als Anastomoseninsuffizienz hätte äußern müssen, wurde nicht festgestellt. Aufgrund dieser Erfahrung ist die Ligatur bzw. Segmentresektion der rechten Leberarterie zur Erhöhung der Radikalität einer Resektion eines Hepaticusgabelkarcinoms vertretbar. Voraussetzung ist die Durchgängigkeit des rechten Pfortderastes.

Schlüsselwörter: Hepaticusgabelkarcnom – Resektion der rechten Leberarterie

Methode

Retrospektive Analyse aller an einem Hepaticusgabelkarcinom operierten Patienten in dem Zeitraum von 1990 bis 1994.

Insgesamt handelte es sich um 21 Patienten. 5 Patienten wurde aus Radikalitätsgründen die noch durchgängige Arteria hepatica dextra reseziert bzw. ligiert.

Zielsetzung der Untersuchung war es, den postoperativen Verlauf dieser 5 Patienten den der restlichen 16 Patienten gegenüberzustellen.

Fragestellung: Gab es Veränderungen im Verlauf des postoperativen Routine-Labors? Traten zu erwartende Komplikationen nach Resektion der rechten Leberarterie wie Lebernekrosen oder Gallengangsnekrosen bzw. Anastomoseninsuffizienzen auf?

Patientengruppen

Bei allen Pat. wurde nach Resektion des Hepaticusgabelkarzinoms eine Hepatico-Jejunostomie durchgeführt (5.0 Vicryl-Einzelknopfnaht). Bei allen Pat. wurden transhepatische Drainagen plaziert. Die röntgenologische Darstellung erfolgte am 8.–14. postoperativen Tag.

Gruppe 1: (Resektion der Arteria hepatic dextra, n=5)
Bei 4 Pat. wurden 2 getrennte, bei 1 Pat. eine einfache Hepatico-Jejunostomie angelegt.

Gruppe 2: (ohne Resektion der arteriellen Versorgung der Restleber, n=16)
In dieser Gruppe 11 einfache und 4 getrennte Hepatico-Jejunostomien sowie eine Hepatico-Jejunoduodenostomie durchgeführt. Desweiteren wurden 4 Hemihepatektomien rechts und 2 Hemihepatektomien links durchgeführt.

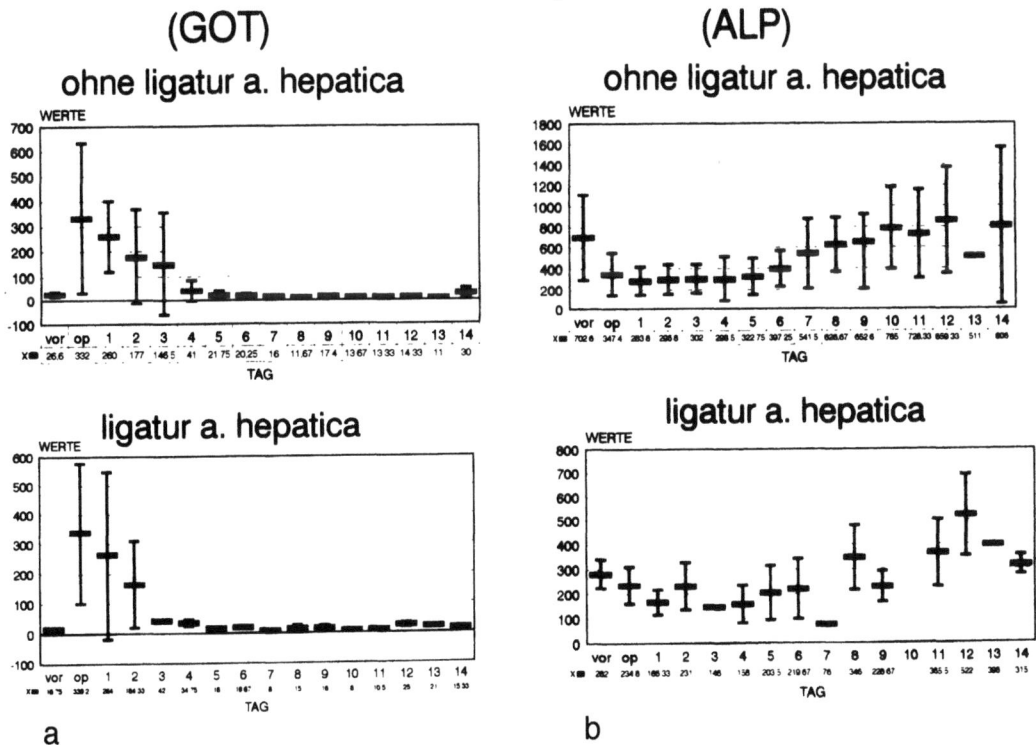

Abb. 1a, b. Die postoperativen Verläufe für die GOT und die ALP unterscheiden sich in beiden Gruppen kaum voneinander. In der Gruppe ohne Resektion der A. hep. dex. setzen sich die schon präoperativ um den Faktor 2–3 erhöhten Werte für die ALP bis zum 14. postoperativen Tag fort

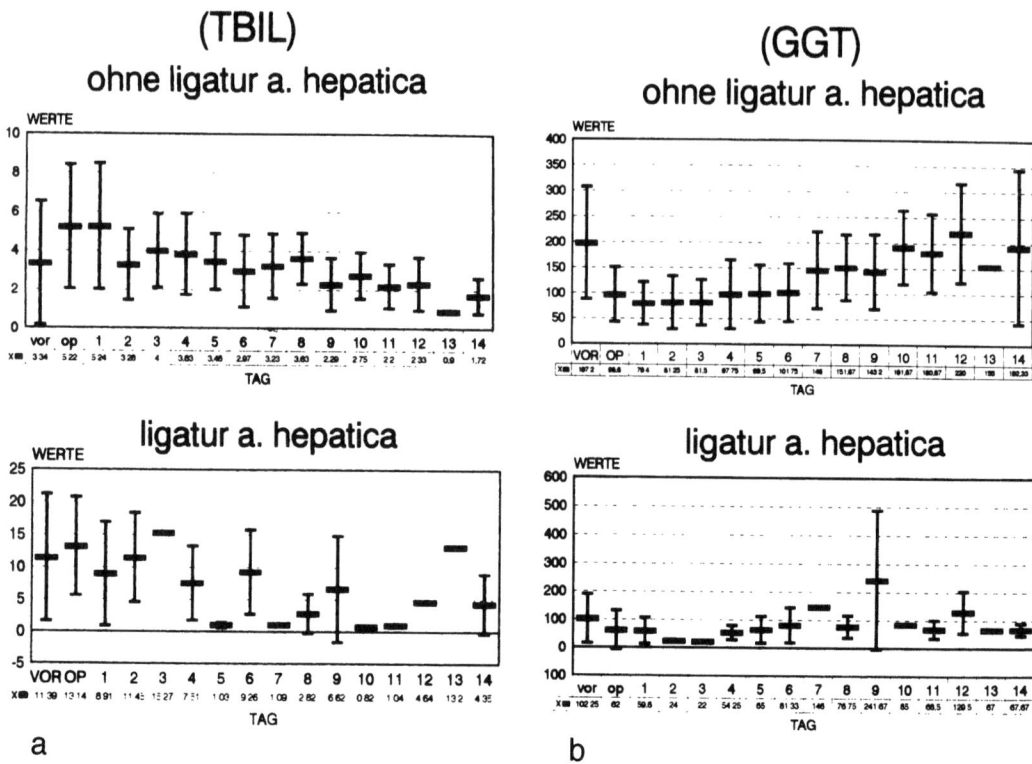

Abb. 2a, b. Der präoperativ um den Faktor 3 erhöhte Bilirubinwert in der Resektionsgruppe der A. hep. dex. setzt sich kontinuierlich bis 14. postoperativen Tag fort. Die Verläufe des T-bil ähneln sich jedoch in beiden Gruppen. Die Werte für die GGT waren in der Resektionsgruppe nach 14 Tagen wesentlich niedriger. Eine schon präoperativ vorhandene hepatozelluläre Ursache ist wahrscheinlich

Ergebnisse

In keiner der beiden Gruppen trat eine Lebernekrose auf. Auch eine Gallengangsnekrose bzw. Anastomoseninsuffizienz einer biliodigestiven Anastomose wurde nicht gesehen. Die routinemäßige Darstellung der transhepatischen Drainagen zeigten in allen Fällen eine suffiziente Anastomose. Die maximalen Transaminasen lagen für GOT am 1. postoperativen Tag bei 264 U/l in der Resektionsgruppe und bei 260 U/l in der Vergleichsgruppe. In dem weiteren Verlauf fielen die Werte von den beiden Gruppen bis zum 14. postoperativen identisch ab (Abb. 1a, b).

Auch die Verläufe für die GPT zeigten keine wesentlichen Unterschiede auf. Die am 1. postoperativen Tag für die Resektionsgruppe gemessenen Durchschnittswerte um 494 U/l lagen in der Vergleichsgruppe bei 349 U/l. Ab dem 4. postoperativen Tag waren in beiden Gruppen identische Verläufe vorhanden. Für die ALP zeigten sich im wesentlichen gleichförmige Verläufe. Allerdings waren die präoperativen Ausgangswerte in der Vergleichsgruppe um das Doppelte erhöht. Nach 14 Tagen fand sich diese Konstellation auch weiterhin (Abb. 1a, b). Auffällig war 14 Tage postoperativ ein Unterschied im Serum Bilirubin. In der Resektionsgruppe war dieses mit 4,3 mg% deutlich erhöht. In der Vergleichsgruppe lag es mit 1,7 mg% knapp oberhalb der Norm. Allerdings bestand auch schon präoperativ ein Unterschied um den Faktor 3 (Abb. 2a, b). Die Gamma-GT war in der Resektionsgruppe mit 68 U/l nach 14 Tagen gegenüber 192 U/l in der Vergleichsgruppe niedriger (Abb. 2a, b).

Die postoperativen Verläufe für LDH, Albumin und TP unterschieden sich ebenfalls nur unwesentlich voneinander.

Diskussion

Die engen anatomischen Beziehungen zwischen dem rechten Gallengang und der rechten Leberarterie können zu einer Infiltration der noch durchgängigen rechten Leberarterie führen [2, 3]. Durch die Resektion der rechten Leberarterie kann in derartigen Fällen die Radikalität bei der Hepaticusgabelresektion erhöht werden und in kritischen Situationen eine Leberresektion vermieden werden [5].

Der postoperative Verlauf bei der hier vorliegenden Pat. zeigt, daß Komplikationen wie Leber- bzw. Gallengangsnekrosen infolge verminderter Durchblutung nicht aufgetreten waren. Allerdings war bei allen Pat., bei denen die rechte Leberarterie reseziert wurde, der rechte Pfortaderast durchgängig.

Die Laborparameter der 5 Pat. unterschieden sich kaum voneinander. Lediglich die Bilirubin-Erhöhung in der Resektionsgruppe war auffällig. Hingegen waren die Gamma-GT-Werte deutlich niedriger, so daß ein mechanisches Abflußhindernis als Ursache der Bilirubinerhöhung als unwahrscheinlich anzusehen und eher hepatozellulären Ursprungs war. Dafür spricht auch die bereits präoperativ und in Faktor 3 erhöhten Bilirubinwerte in der Resektionsgruppe. Die postoperativen klinischen Verläufe der vorliegenden Pat. erlauben die Aussage, daß die Ligatur bzw. Segmentresektion der rechten Leberarterie bei nachgewiesener Durchgängigkeit des rechten Pfortaderastes bei der Resektion eines Hepaticusgabelkarzinoms vertretbar ist [1, 4].

Literatur

1. Balaseguram M (1972) Complete hepatic dearterialization for primary carcinoma of the liver. Am J Surg 124: 340–345
2. Kremer B, Henne-Bruns D, Soehendra N, Grimm H, Pieper F (1988) Zur Problematik der chirurgischen Therapie des Hepaticusgabel-Carcinoms. Chirurg 59: 472–477
3. Lygidukis NJ (1987) Kombinierte Rekonstruktion der Gallengänge und Lebergefäße bei Carcinomen der Hepaticusgabel. Chirurg 58: 282–285
4. Petrelli N, Barcewicz PA, Evans JT, Ledesma EJ, Lawrence DD, Mittelman A (1984) Hepatic artery ligation for liver metastasis in colorectal carcinoma. Cancer 53: 1347–1353
5. Plengvanit U, Chearani O, Sindhvananda K, Damrongsuk D, Tuchinda S, Viranuvatti V (1972) Colorectal arterial blood supply of the liver after hepatic artery ligation. Angiographic study of twenty patients. Ann Surg 175: 105–110

Seltene Tumoren

Analkarzinom, neuroendokrine Tumoren, mesenchymale Tumoren

Gastrointestinale Stromatumoren – eine spezielle Entität mit besonderen Radikalitätsprinzipien

T. Lehnert, M. Schwarzbach, F. Willeke und C. Herfarth

Chirurgische Universitätsklinik, Kirschnerstraße 1, D-69120 Heidelberg

Gastrointestinal Stromal Tumors – Principles of Radical Treatment for a Specific Entity

Summary. Gastrointestinal stromal tumors (GIST) are rare. Their malignant variety represents only 3 percent of all malignant GI tumors. These tumors are most frequently found in the stomach and in the small bowel, while tumors of the large bowel are rare. Notably in the rectum slightly more tumors are found, easy access possibly enhancing diagnosis of asymptomatic lesions. Preoperatively and intraoperatively it is difficult to distinguish benign and malignant lesions. Treatment requires complete removal with a two centimeter margin. Systematic lymphadenectomy is not required. Tumor grading has been determined as prognostic factor for malignant GIST. Overall 5 year survival following potentially curative resection was 69 percent in our series of 46 patients.

Zusammenfassung. Gastrointestinale Stromatumoren (GIST) sind selten. Ihre maligne Variante stellt nur 3 Prozent aller gastrointestinalen Malignome dar. Häufigste Tumorlokalisation sind Magen und Dünndarm. Tumoren im Colon sind selten, der etwas häufigere Nachweis asymptomatischer Tumoren im Rektum kann mit dem leichten Zugang erklärt werden. Die prä- oder intraoperative Differenzierung der Dignität ist schwierig. Die Behandlung erfordert die vollständige Tumorentfernung mit 2 cm Sicherheitsabstand ohne systematische Lymphadenektomie. Als prognostischer Faktor für maligne GIST wurde das Grading identifiziert. Das 5-Jahresüberleben von 46 Patienten betrug in unserer Erfahrung nach kurativer Operation 69 Prozent.

Mesenchymale Tumoren des Gastrointestinaltraktes werden heute als gastrointestinale Stromatumoren (GIST) bezeichnet. Insgesamt sind sie selten. Ihre maligne Variante macht in Magen und Dickdarm nicht mehr als 3 Prozent aller bösartigen Tumoren aus [1]. Klinisch manifestieren sie sich durch akute oder chronische Blutungszeichen, durch Schmerzen und durch Stenosesymptomatik. Tumoren des Dünndarmes können zur Invagination führen. Oft, insbesondere bei kleineren Tumoren, werden sie nur als Zufallsbefund bei der endoskopischen Abklärung anderer Erkrankungen oder intraoperativ erkannt.

Die Differenzierung zwischen gutartigen und malignen GIST ist bei Fehlen eindeutiger Malignitätszeichen wie Fernmetastasierung oder lokaler Invasion sowohl präoperativ und oft auch intraoperativ schwierig. Meist läßt sich präoperativ noch nicht einmal die Diagnose eines Stromatumors histologisch sichern, da die in der Lumenwand entstehenden Tumoren von intakter Schleimhaut überdeckt sind und durch die endoskopische Biopsie nicht erreicht werden können. Histologisch handelt es sich im oberen Gastrointestinaltrakt in den meisten Fällen um Tumoren, die von glattmuskulären Ursprungsgeweben abstammen [2]. In unserer Erfahrung kommen solche Leiomyome, Leiomyoblastome oder Leiomyosarkome im unteren Gastrointestinaltrakt seltener vor (Abb. 1). Hier dominieren lipogene oder neurogene Tumorformen. Gelingt der präoperative Nachweis eines Stromatumors kann in aller Regel anhand der Biopsie keine verläßliche Aussage über die Dignität gemacht werden.

Bei Fehlen von Fernmetastasen und lokaler Tumorinvasion kann – mit großen Einschränkungen – die Tumorgröße einen Hinweis auf den malignen Charakter eines GIST geben [3]. Im eigenen Krankengut (n=86; 1980–1997) fanden wir bei gutartigen Tumoren einen medianen Durchmesser von knapp 4 cm, während maligne GIST einen medianen Durchmesser von fast 8 cm hatten. Alle Tumoren mit einem Durchmesser von mehr als 15 cm wurden als maligne eingestuft. Bei einem Durchmesser von über 6 cm betrug die Spezifität für den Nachweis eines Malignomes 90 Prozent, die Sensitivität aber nur noch etwa 50 Prozent. Als – allerdings sehr subjektiver – Parameter kann das polycyclische Wachstum eines GIST als Hinweis auf ein malignes Geschehen gewertet werden. Bestimmte Prädilektionsstellen lassen sich nicht angeben. In unserer Erfahrung sind in allen Lokalisationen nur etwa die Hälfte der GIST als gutartig anzusehen (Abb. 1). Bis zum Nachweis des Gegenteils müssen daher alle GIST so behandelt werden, als seien sie maligne.

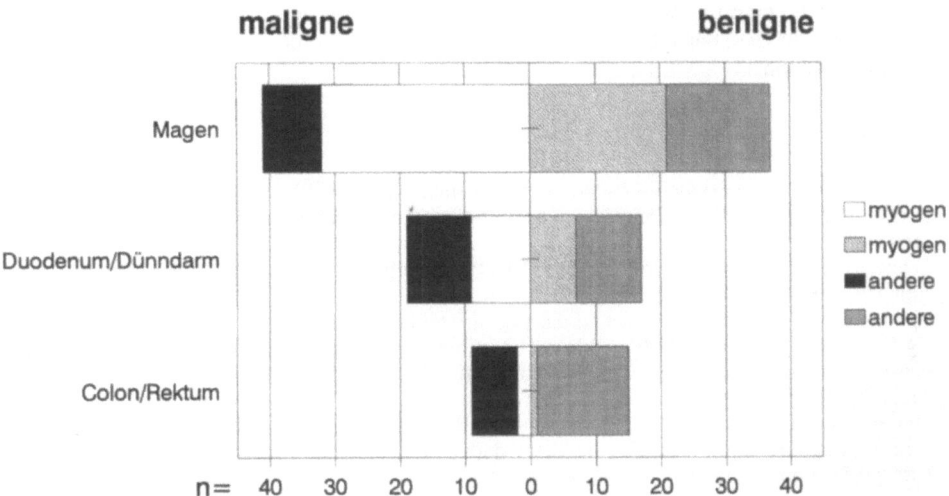

Abb. 1. Verteilung gastrointestinaler Stromatumoren (Heidelberg 1980–1997)

Tabelle 1. Lymphknotenmetastasen beim Magensarkom (mod. n. [1])

Autor	n=	LK-Metastasen (alle)	LK-Metastasen (isoliert)[a]
Lindsay	50	0	0%
Burgess	52	2%	?
Berg	24	4%	?
Bedikian	43	7%	?
Shiu	41	7%	0%
Grant	53	8%	7%
Carson	32	9%	0%
Garvie	9	11%	0%
Heidelberg	19	16%	0%

[a] Lymphknotenmetastasen ohne gleichzeitige Fernmetastasen oder lokale Tumorinfiltration

Über die notwendige Radikalität bei der chirurgischen Entfernung gibt es nur spärliche oder mittelbare Hinweise; größere, systematische und durch pathohistologische Befunde untermauerte Untersuchungen liegen nicht vor. Bereits 1969 wurde ein Sicherheitsabstand von 2 cm bei Magensarkomen empfohlen, da eine weitere mikroskopische Infiltration in die Magenwand bei 6 Patienten nicht beobachtet worden war [4]. Diese Empfehlung muß auf andere Organe extrapoliert werden. Für die Lymphadenektomie bei GIST gibt es ebenfalls keine systematischen Untersuchungen. Wir selbst haben sie nicht regelmäßig durchgeführt: bei Magensarkomen haben wir bei 19 von 32 Patienten Lymphknoten entnommen. Nur bei 3 von 19 Patienten waren Lymphknotenmetastasen nachzuweisen. Alle 3 Patienten hatten aber bereits Fernmetastasen oder eine lokale Tumorinvasion, die jeweils einen kurativen Therapieansatz verhindert haben. Die Literaturübersicht bestätigt, daß Lymphknotenmetastasen in Abwesenheit von Fernmetastasen oder lokaler Tumorinfiltration nur äußerst selten gefunden werden (Tabelle 1). Damit kann für maligne Stromatumoren die Tumorentfernung mit 2 cm Sicherheitsabstand ohne Lymphadenektomie derzeit als ausreichend angesehen werden.

Bei diesem Vorgehen haben wir beim Magensarkom (n=32), beim Dünndarmsarkom (n=8) und beim colorektalen Sarkom (n=6) nach potentiell kurativer Operation 5-Jahresüberlebensraten von 72, 50 und 80 Prozent nach Kaplan-Meier ermittelt. Isolierte Lymphknotenrezidive traten nicht auf. Als prognostische Faktoren konnten in multivariaten Analysen für alle malignen GIST das Tumorgrading und für Magensarkome auch der Tumordurchmesser identifiziert werden [5-7]. Für die adjuvante Chemotherapie oder Strahlentherapie ergibt sich keine Indikation, da bisher keine systematischen Untersuchungen durchgeführt wurden und die spärlich vorliegenden Literaturdaten keine Verbesserung der Überlebensraten anzeigen.

Literatur

1. Lehnert Th (1993) Spezielle Probleme gastrointestinaler Weichteilsarkome. Chirurg 64: 535-543
2. Berg J, McNeer G (1990) Leiomyosarcoma of the stomach. A clinical and pathological study. Cancer 13: 25
3. Lehnert Th, Sinn HP, Waldherr R, Herfarth Ch (1990) Surgical treatment of soft tissue tumors of the stomach. Eur J Surg Oncol 16: 352-359
4. Crocker DW (1969) Smooth muscle tumors of the stomach. Ann Surg 170: 239
5. Ng EH, Pollok RE, Munsell MF, Atkinson EN, Romsdahl MM (1992) Prognostic factors influencing survival in gastrointestinal leiomyosarcomas. Implications for surgical management and staging. Ann Surg 215: 68
6. Meijer S, Peretz T, Gaynor JJ, Tan C, Hajdu S, Brennan MF (1990) Primary colorectal sarcoma. A retrospective review and prognostic factor study of 50 consecutive patients. Arch Surg 125: 1163
7. Farrugia G, Kim CH, Grant CS, Zinsmeister AR (1992) Leiomyosarcoma of the stomach: Determinants of long-term survival. Mayo Clin Proc 67: 533

Die Klassifizierung der neuroendokrinen Tumoren und der Einfluß auf das chirurgisch-taktische Vorgehen

G. Schürmann und M. Brüwer

Klinik und Poliklinik für Allgemeine Chirurgie, Westfälische Wilhelms-Universität Münster, Waldeyerstraße 1, D-48149 Münster

A New Classification of Neuroendocrine Tumors and its Implications for Surgical Therapy

Summary. Neuroendocrine tumors of the gastrointestinal tract are heterogenous regarding hormone production and tumor biology and have a varying disease course and survival time. In 1995 Capella et al. proposed a new classification of neuroendocrine tumors combining characteristics of the primary (i.e. histological differentiation, size, extension into surrounding tissues, hormonal activity and angioinvasion) and its suspected biological behavior (benign, uncertain, low-grade malignant, high-grade malignant). The extent of surgical therapy depends on the malignant potential of the primary tumor. To evaluate the usefulness of this classification in practical work neuroendocrine tumors have to be categorized by this classification and these data have to be correlated with the individual long-term course of patients.

Key words: Neuroendocrine tumors – Classification – Therapy

Zusammenfassung. Die Heterogenität neuroendokriner Tumoren des Gastrointestinaltraktes mit verschiedenen Sekretionsprodukten und tumorbiologischem Verhalten bedingt einen unterschiedlichen Krankheitsverlauf mit unterschiedlich langen Überlebenszeiten. Capella et al. haben 1995 erstmals morphologische Daten des Primärtumors und prognostische Daten in einer Klassifikation zusammengefaßt. Neben der Einteilung nach Organen geht das biologische Wachstumsverhalten in die Klassifikation mit ein. Prognostische Faktoren sind v.a. Größe und Hormonaktivität des Primärtumors, Differenzierungsgrad sowie Tumorangioinvasion. Das Ausmaß der chirurgischen Radikalität richtet sich nach dem aus der Klassifikation ersichtlichen malignen Potential des Tumors. Um die Bedeutung dieser Klassifikation für die Praxis zu evaluieren, ist es notwendig, neuroendokrine Tumoren nach dieser Klassifikation zu kategorisieren und diese Daten mit den Langzeitverläufen am individuellen Patienten zu korrelieren.

Schlüsselwörter: Neuroendokrine Tumoren – Klassifikation – Therapie

Hintergrund

Neuroendokrine Tumoren des gastroenteropankreatischen Systems leiten sich von spezialisierten „neuroendokrinen" epithelialen Zellen ab und können eine Vielzahl von biogenen Aminen und Peptidhormonen synthetisieren und sezernieren. Die Heterogenität dieser Tumoren mit unterschiedlichen Sekretionsprodukten und tumorbiologischem Verhalten bedingt einen unterschiedlichen Krankheitsverlauf mit unterschiedlich langen Überlebenszeiten und stellt daher für den Chirurgen eine besondere Herausforderung dar. Bei den zytoplasmatischen und sekretorischen Produkten neuroendokriner Zellen kann zwischen unspezifischen Produkten, die nahezu von allen neuroendokrinen Zellen synthetisiert werden (sog. Breitspektrummarker) und spezifischen Peptiden/Hormonen unterschieden werden. Zu den Breitspektrummarkern zählen die im Zytosol neuroendokriner Zellen lokalisierten Proteine neuronspezifische Enolase (NSE), Protein gene product 9.5 (PGP 9.5) und 7B2. Weiterhin zählen dazu das in den Membranen kleiner zytoplasmatischer Vesikel gelegene Glykoprotein Synaptophysin und die in Granula neuroendokriner Zellen lokalisierten Granine (Chromogranin A, Sekretogranin I und II). Beispiele für spezifische hormonelle Produkte sind pankreatisches Polypeptid (PP), vasoactives intestinales Polypeptid (VIP), Insulin und Gastrin.

Neuroendokrine Tumoren können differenziert werden hinsichtlich Hormonaktivität (hormonaktiv/hormoninaktiv) und Dignität (benigne/maligne). Weiterhin werden sie nach ihrer Lokalisation eingeteilt. Hierbei klassifizierten Williams und Sandler 1963 die neuroendokrinen Tumoren des Gastrointestinaltraktes aufgrund ihrer Embryogenese in Tumoren des „Foregut", „Midgut" und „Hindgut" [1]. Die Lokalisation hat entscheidenden Einfluß auf die Metastasierungsrate zum Zeitpunkt der Diagnosestellung; z. B. findet sich extrem selten eine Metastasierung bei den zahlenmäßig am häufigsten vorkommenden neuroendokrinen Tumoren der Appendix, während die neuroendokrinen Tumoren des Kolon ein gegensätzliches Verhalten zeigen. Obwohl diese Klassifikation einige allgemeine klinisch-pathologische Unterschiede zwischen den verschiedenen Tumoren aufzeigt, ist die Anwendung dieser Klassifikation durch das Fehlen von histologischen, zytologischen und hormonellen Charakteristika limitiert.

Die neue Klassifikation

1994 haben Capella et al. [2, 3] in einer neuen Klassifikation versucht, durch eine klare Strukturierung und Neugliederung verbindliche Definitionen und eine neue Systematik zu liefern. Diese Klassifikation hat folgende Kategorisierungsprinzipien:

I) Einteilung nach Organen (Lunge, Pankreas, Magen, Duodenum, Jejunum und Ileum, Appendix, Kolon und Rektum.
II) Einteilung nach für das biologische Verhalten relevanten Parametern des Primärtumors (Tumorgröße, Angioinvasion, Hormonaktivität, histologischer Differenzierungsgrad).
III) Einteilung nach malignem Potential des Primärtumors („sicher gutartig", „unsicheres biologisches Verhalten", „niedriggradig bösartig", „hochartig bösartig"; resultierend aus II).

Dies bedeutet z. B. für neuroendokrine Tumoren des Pankreas (Tabelle 1), daß hormoninaktive, gut differenzierte, nicht angioinvasive Insulinome unter 2 cm sowie andere hormonaktive Tumoren unter 1 cm ein biologisch gleichartiges Verhalten haben („gutartig"). Insulinome sind also bei einer Tumorgröße von 1 bis 2 cm als gutartig einzustufen, während bei anderen hormonaktiven Tumoren, z. B. Glukagonomen oder Vipomen, ein Tumordurchmesser zwischen 1 und 2 cm schon eine höhere Malignitätsstufe bedeuten würde [4, 5]. Bei Einstufung des Tumors als gutartig würde eine Enukleation die Therapie der Wahl darstellen, während bei niedriggradig bösartigen Tumoren eine Enukleation oder Teilresektion anstehen würde. Bei neuroendokrinen Tumoren der Appendix ist neben der Größe des Primärtumors die Infiltrationstiefe in die Mesoappendix bedeutsam [5]. Die klinische Konsequenz wäre, daß, wenn im Rahmen einer Appendektomie postoperativ histologisch ein neuroendokriner Tumor diagnostiziert wird, es keiner weiteren Therapie bedarf, wenn die Tumorgröße <2 cm ist und der Tumor die Mesoappendix nicht infiltriert hat („gutartig"). Hat der hormoninaktive Appendixtumor einen Durchmesser von mehr als 2 cm und die Mesoappendix infiltriert, hat der Tumor ein „unsicheres biologisches Verhalten", so daß in zweiter Sitzung eine rechtsseitige Hemikolektomie nach onkologischen Kriterien durchgeführt werden sollte. Allerdings sind selbst bei einem derart ausdifferenzierten Klassifikationssystem Fehleinschätzungen des biologischen Wachstumsverhalten möglich. Es bestehen Mitteilungen über neuroendokrine

Tabelle 1. Neuroendokrine Tumoren des Pankreas (aus Capella [3])

Gutartig
  Hormonaktive, gut differenzierte kleine Tumoren ohne Gefäßinfiltration
    Insulinome (<2 cm)
    andere[b] (<1 cm)
  Hormoninaktive, gut differenzierte kleine Tumoren (<2 cm) ohne Gefäßinfiltration

Unsicheres Verhalten
  Hormonaktive, gut differenzierte Tumoren mittlerer Größe ohne Gefäßinfiltration
    Insulinome (2–3 cm)
    andere[b] (1–2 cm)
  Hormoninaktive, gut differenzierte Tumoren mittlerer Größe (2–3 cm) ohne Gefäßinfiltration

Niedriggradig bösartig[a]
  Hormonaktive, gut differenzierte große Tumoren und/oder mit Gefäßinfiltration
    Insulinome (>3 cm)
    andere[b] (>2 cm)
  Hormoninaktive, gut differenzierte große Tumoren (>3 cm) und/oder mit Gefäßinfiltration

Hochgradig bösartig
  Hormonaktive oder hormoninaktive niedrig differenzierte Karzinome intermediärer oder kleinzelliger Struktur

[a] Bei Vorliegen von Metastasen oder größerer Invasion sollten die Tumoren „niedriggradige neuroendokrine Karzinome" genannt werden
[b] Andere hormonaktive Tumoren: Gastrinome, Vipome, Glukagonome, serotoninproduzierende Tumoren und andere

Tumoren der Appendix unter 2 cm (mit/ohne Mesoappendix-Infiltration), bei denen im Hemikolektomiepräparat Lymphknotenmetastasen nachgewiesen wurden [6].

Schlußfolgerung

Es ist das große Verdienst der vorliegenden Arbeit, morphologische Daten des Primärtumors und prognostische Daten in einer Klassifikation zusammengefaßt zu haben [7]. Die nächsten Dezennien werden zeigen, inwieweit sich die neue Tumorklassifikation aus klinischer Sicht bewährt. Dazu ist es notwendig, prospektiv (und evtl. auch retrospektiv) neuroendokrine Tumoren nach der neuen Klassifikation zu kategorisieren und diese Daten mit den Langzeitverläufen am individuellen Patienten zu korrelieren. Erst dann wird sich zeigen, ob die für die neue Klassifikation wesentliche Einschätzung des biologischen Wachstumsverhaltens auch für größere Kollektive zutrifft. Zum jetzigen Zeitpunkt kann man alle mit neuroendokrinen Tumoren beschäftigten Kliniker und Pathologen zum Gebrauch der neuen Klassifikation anregen.

Literatur

1. Williams ED, Sandler M (1963) The classification of carcinoid tumors. Lancet 1: 238–239
2. Capella C, Heitz P, Höfler H, Solcia E, Klöppel G (1994) Revised classification of neuroendocrine tumors of the lung, pancreas and gut. Digestion 55 (Suppl. 3): 11–23
3. Capella C, Heitz P, Höfler H, Solcia E, Klöppel G (1995) Revised classification of neuroendocrine tumors of the lung, pancreas and gut. Virchows Arch 425: 547–560
4. La Rosa S, Sessa F, Capella C, Riva C, Leone B, Klersy C, Rindi G, Solcia E (1996) Prognostic criteria in nonfunctioning pancreatic endocrine tumours. Virchows Arch 429: 323–333
5. Klöppel G, Heitz P, Capella C, Solcia E (1996) Pathology and nomenclature of human gastrointestinal neuroendocrine (carcinoid) tumors and related lesions. World J Surg 20: 132–141
6. McGillivray D, Heaton KB, Rushin JM, Cruess DF (1992) Distant metastases from a carcinoid tumour of the appendix less than one centimeter in size. Surgery 111: 466–471
7. Schürmann G, Senninger N (1996) Die neue Klassifikation neuroendokriner Tumoren aus klinischer Sicht. Z Gastroenterol 34(6): 402–403

Therapie von Fernmetastasen neuroendokriner Tumoren

H. Witzigmann, F. Geißler, D. Uhlmann, S. Kietzmann, J. Mössner, C. Josten und J. Hauss

Chirurgische Klinik II, Universität Leipzig, Liebigstraße 20a, D-04103 Leipzig

Treatment of Metastases of Neuroendocrine Tumors

Summary. There is controversy about the treatment of metastases of neuroendocrine tumors (MNT). From 1994–1997 we treated 10 patients with MNT. The primary tumors were located in the pancreas (n=3), ileum (n=5), stomach (n=1) and bronchus (n=1). Seven patients showed MNT even at first diagnosis. Resection (R), chemoembolization (CE), octreotide (O) and interferon, chemotherapy or liver transplantation (LTx) were treatment modalities. One patient was cured with R, CE, O and LTx; in one patient a tumor rest was detected in the femur; four patients are alive with advanced tumors (median survival time 28 months); and four patients died. Due to a lack of randomized comparisons evaluation is limited. The therapy modalities should depend on the patient's age, symptoms, histology, and tumor size. The resection of the tumor for curative and palliative intent is safe, provides effective palliation, and probably prolongs survival.

Key words: Neuroendocrine tumors – Metastases – Therapy

Zusammenfassung. Die Behandlung von Metastasen neuroendokriner Tumoren (MNT) wird kontrovers diskutiert. Von 1994–1997 behandelten wir 10 Patienten mit MNT. Die Primärtumoren waren im Pankreas (n=3), Ileum (n=5), Magen (n=1) und Bronchialsystem (n=1) lokalisiert. 7 Patienten hatten bereits bei der Erstdiagnose MNT. Als Therapieverfahren wurden eingesetzt: Resektion (R), Chemoembolisation (CE), Octreotid (O) und Interferon, Chemotherapie und Lebertransplantation (LTx). 1 Patient wurde kurativ behandelt (in zeitlicher Reihenfolge durch: R, CE, O, LTx), bei einem Patienten findet sich ein Tumorrest im Femur, 4 Patienten leben mit fortgeschrittenen Tumoren (mittlere Überlebenszeit 28 Monate), 4 Patienten starben. Die Therapie richtet sich nach Alter, Klinik, Histologie und Ausdehnung, wobei die Tumorresektion in kurativer und palliativer Intention das Verfahren der ersten Wahl darstellt. Aufgrund fehlender randomisierter Vergleiche ist die Bewertung eingeschränkt.

Schlüsselwörter: Neuroendokrine Tumoren – Metastasen – Therapie

Besonderheiten des Analkarzinoms mit therapeutischer Konsequenz

P. Hohenberger und B. Rau

Klinik für Chirurgie und Chirurgische Onkologie, Robert-Rössle-Klinik am Max-Delbrück-Centrum für Molekulare Medizin, Universitätsklinikum Charité, Humboldt-Universität zu Berlin, Lindenberger Weg 80, D-13125 Berlin

Peculiarities of Anal Center – Impact for Operative Treatment Planning

Summary. Anal cancers have to be looked at either as cancers of the anal canal or those of the anal margin. During the past years, evidence has been obtained that human papilloma virus (HPV) contributes to the formation of cancers, particularly in homo-sexual males. Surgical treatment alone, may only be considered in tumors with less than 2 cm in size. Combined radio-chemotherapy (RCT) using 45 Gy of RT + 5-FU/Mitomycin C is the treatment of choice with superiority to RT alone proven in randomized trials. Abdominoperineal excision is indicated only in case of a tumor recurrence or with stable disease or progression after RCT. Multimodal treatment after discussion in an experienced tumor board may result in recurrence-free and colostomy-free survival at 5 years in up to 80% of our patients.

Key words: Anal cancer – Radiochemotherapy – Epidemiology – Operative treatment

Zusammenfassung. Beim Analkarzinom sind Analrand- und Analkanalkarzinom zu unterscheiden. Auffällig ist eine Häufung in den letzten Jahren bei Patienten die HIV-positiv sind. Offensichtlich ist eine Infektion mit humanen Papillomviren an der Entstehung von Tumorvorstufen und dem Analkarzinom beteiligt. Eine alleinige chirurgische Therapie durch lokale Exzision kann nur bei kleinen Tumoren <2 cm erwogen werden. Die kombinierte Radio-Chemotherapie (RCT) ist Behandlung der Wahl. In randomisierten Studien konnte eine Überlegenheit gegenüber alleiniger Strahlentherapie eindeutig belegt werden. Eine abdomino-perineale Rektumexstirpation kommt nur beim Tumorrezidiv nach Radio-Chemotherapie oder bei ungenügendem Ansprechen auf eine RCT in Betracht. Die multimodale Therapie nach Absprache im Tumorboard kann in der Primärtherapie bei bis zu 80% der Patienten ein rezidiv- und kolostomafreies Überleben nach 5 Jahren erreichen.

Schlüsselwörter: Analkarzinom – Epidemiologie – Radiochemotherapie – Operative Therapie

Das Analkarzinom gehört zu den seltensten Tumorentitäten, die zur Behandlung anstehen. Es werden etwa 6 Fälle pro 1 Million Einwohner gezählt. In der Nicht-Weißen-Bevölkerung der USA liegt die Inzidenz bei ca. 9 Fällen pro 1 Million, das Geschlechtsverhältnis wird mit 2 : 1 zugunsten der Frauen angegeben. Das Analkarzinom macht etwa 1–2% aller Malignome des Darmtraktes aus, wobei dies eine unrichtige Bezugsgröße darstellt, da Analkarzinome nicht vom Darm ausgehen.

Epidemiologisch fällt in den letzten Jahren eine Häufung bei homosexuellen Männern auf. Als wesentlicher bedingender Faktor wird das humane Papillomvirus (HPV) angesehen, wobei es gelang, DNA von HPV-16 bei analen Infektionen und in Analkarzinomen nachzuweisen [10]. Auffällig ist, daß auch in Präneoplasien wie dem Morbus Bowen oder Buschke-Löwenstein-Tumoren, aber auch beim analen Morbus Paget HPV bzw. Antikörper gegen HPV-Subtypen nachgewiesen werden konnten.

Besonderes Augenmerk verdient die Entwicklung von Analkarzinomen bei HIV-positiven Patienten [2, 6, 8]. Der Verlust der Immunkompetenz kann als prädisponierender Faktor für die Entwicklung eines Analkarzinoms bei vorbestehender oder neuauftretender HPV-Infektion angesehen werden [10]. Auch anale Infektionen mit Chlamydien, Herpes-Simplex-Viren, Condylomata accuminata oder Gonorrhoe gehen mit einer erhöhten Häufigkeit von Analkarzinomen einher. Ebenso können chronische Fisteln (primäre perianale Fistel oder postop. z. B. nach Rektumexstirpation) zum Fistelkarzinom führen.

Zu unterscheiden sind das Analrandkarzinom, das sich in der perinealen Kutis entwickelt und den Hautkarzinomen zuzurechnen ist. Dieser Tumortyp breitet sich vorwiegend flächig und ulzerös aus. Hiervon abzugrenzen ist das Analkanalkarzinom, das sich zwischen der Linia dentata und der Anocutangrenze entwickelt. Histologisch handelt es sich überwiegend um Plattenepithelkarzinome. Tumoren die vom Übergangsepithel ausgehen, werden als Transitionalzellkarzinome bezeichnet. Tumoren die sich von Resten der embryonalen Kloakenanlage ableiten, bilden den kloakogenen Typ. Cranial des Übergangsepithels kommen nur außerordentlich selten Plattenepithelkarzinome vor, vereinzelt wurden jedoch auch im Kolon Plattenepithelkarzinome beschrieben.

Ein dritter Tumortyp, der noch seltener als das Analkarzinom diagnostiziert wird, ist das maligne Melanom des Ano-Rektums. Die größten Beobachtungsserien hier umfassen 15 bis 80 Fälle über einen 20 bis 60-Jahreszeitraum [4, 12].

Staging: In der TNM- und AJCC-Klassifikation wird sowohl bezüglich der T- als auch N-Kategorie zwischen Analrand- und Analkanalkarzinom unterschieden (Tabelle 1). Bei lokal fortgeschrittenen Tumoren besteht ein Unterschied hinsichtlich der Infiltration als Voraussetzung für die Einstufung als T4-Tumor. Darüber hinaus wird die lymphatische Metastasierung unterschiedlich bewertet. Während beim Analkanalkarzinom ein Lymphknotenbefall iliacal oder inguinal das Kriterium für eine N2-Einstufung darstellt und mehrere befallene LK-Stationen als N3 eingeordnet werden, ist für das Analrandkarzinom nur eine N1 Kategorie (inguinale LK) vorgesehen.

Die Diagnostik umfaßt an aller oberster Stelle eine sorgfältige lokale Inspektion, Palpation, rektal-digitale Untersuchung, einschließlich Anoskopie, Proktoskopie und Rektoskopie. Ein seitlich offenes Proktoskop und die Untersuchung in Steinschnittlage unter Verwendung von Beinstützen sind besonders zu empfehlen. Eine bimanuelle Palpationstechnik zur Detektion von perirektalen Lymphknotenmetastasen entsprechend dem Empfehlungen von Papillon [11] ist ebenfalls sehr nützlich.

Unverzichtbar ist die Endosonografie zur Festlegung der Tiefenausdehnung und zur Detektion von Lymphknotenmetastasen. Die dreidimensionale Rekonstruktion des Ultraschallbefundes verbessert die Vorstellung von der lokoregionären Tumorausbreitung [7]. Methodisch aufwendiger, aber mit potentiell ähnlichem Informationswert ist die Magnetresonanztomografie mit endorektalen oder Oberflächenspulen (Endo-MRT) [13]. Die normale zonale Anatomie des Rektums und Analkanals ist in Endosonografie und Endo-MRT ähnlich präzise darstellbar. Die Erfordernisse des Staging richten sich nach der Detektion der Invasionstiefe des Tumors bzw. seiner lymphogenen Metastasierung. Die präzise Unterscheidung und Einordnung von Tumoren hinsichtlich ihrer lokalen und regionalen Ausbreitung hat weniger Konsequenzen hinsichtlich der einzuschlagenden Therapie. Vielmehr ist sie Ausgangspunkt zur Beurteilung der Effektivität einer kombinierten Radio-Chemotherapie. Spezielle Formen der Lymphknotendiagnostik (z. B. paramagnetische Kontrastmittel) können bei der MR-Tomografie die diagnostische Genauigkeit verbessern. Inwieweit die bisher am

Rektumkarzinom gewonnenen Erfahrungen auch auf die Diagnostik beim Analkarzinom übertragen werden können, muß angesichts der noch beschränkten Erfahrung offenbleiben.

Zur *Sicherung der Diagnose* eines Analkarzinoms im Rahmen der Primärtherapie gehört eine Inzisionsbiopsie. Bei allen Fällen eines vermeintlichen tiefsitzenden Rektumkarzinoms, bei dem endoskopisch-bioptisch ein adenosquamöses Karzinom, aber kein eindeutiges Adenokarzinom beschrieben wurde, ist eine Re-Biopsie zum Ausschluß eines Analkarzinoms angezeigt. Bei Biopsieindikationen nach Radio-Chemotherapie ist mindestens ein Zeitraum von 4, besser 6 bis 8 Wochen nach Abschluß der Behandlung einzuhalten, um eine Tumorrückbildung abzuwarten und ein optimal darstellbares und für eine Biopsie zugängliches Tumorsubstrat zu erhalten.

Eine wichtige Untersuchung für die Therapieplanung ist die *Sphinktermanometrie*. Dazu können sowohl eine Durchzugsmanometrie mit Bestimmung des Ruhe- und Kneifdruckes als auch eine Vektormanometrie vorgenommen werden. Der Vorteil der letzten Methode liegt in der besseren räumlichen Zuordnung kontraktionsschwacher Muskelareale. Dies kann tumorös oder durch Voreingriffe bedingt sein. Da die Funktionstüchtigkeit des Sphinkterapparates neben der Ausdehnung des Tumors ein entscheidender Baustein für die Indikationsstellung zur Operation darstellt, müssen auch hier prä- und posttherapeutische Befunde nachvollziehbar verglichen werden.

Das *Behandlungsziel* ist klar festgelegt. Es besteht in der Kuration des Patienten unter Erhaltung seiner Kontinenz. In der Primärtherapie ist ein rezidivfreies Überleben nach 5 Jahren für 65 bis 80% der Patienten möglich. Bei Patienten, die wegen eines Rezidivs behandelt werden, können 40–50% 5 Jahre rezidivfreie Überlebensrate erwartet werden.

Die abdomino-perineale Rektumexstirpation stellt nicht die Therapie der ersten Wahl des Analkarzinoms dar! Der Eingriff ist für ein Rektumkarzinom mit der für diesen Tumor typischen lymphogenen Ausbreitung im Mesorektum konzipiert. Der Lymphabfluß des Analkarzinoms zu den iliacalen und inguinalen Lymphknoten ist von Grund auf verschieden. Er wird gerade auch nicht durch die Technik der mesorectalen Excision erfaßt! Zusätzlich läßt sich belegen, daß die kombinierte Radio-Chemotherapie gegenüber der Rektumexstirpation eine morbiditätsärmere Methode mit identischer Rate regionaler Tumorkontrolle darstellt. Allerdings liegen hierzu keine randomisierten Studien vor. Auch eine laparoskopiegestützte Rektumexstirpation rechtfertigt diesen Eingriff nicht, selbst wenn die Morbidität durch Minimalisierung des abdominellen Zugangsweges geringer ist.

In der historischen Entwicklung der Therapie des Analkarzinoms berichteten Nigro et al. 1974 über 103 Patienten, bei denen nach Radio-Chemotherapie (RCT) eine Tumorresektion erfolgte [9]. Alle Patienten hatten eine Strahlentherapie von 30 Gy in Kombination von 5-FU und Mitomycin C erhalten. Bei 31 Patienten erfolgte die abdomino-perineale Rektumexstirpation, bei 62 Patienten erfolgte eine lokale Exzision des Residualtumors bzw. seiner Narbe. Bei nur 10 Patienten konnte Residualtumor nachgewiesen werden. Ausgehend von dieser Mitteilung hat sich in den letzten 20 bis 25 Jahren die RCT als Standardverfahren des Analkarzinoms durchgesetzt. Trotzdem werden auch heute noch Patienten nach Rektumexstirpation wegen eines Analkarzinoms mit der Frage einer postoperativen Zusatztherapie vorgestellt. Die RCT mit 45 Gy Strahlentherapie, 5-FU und Mitomycin C ist Therapiestandard!

Bei nur wenigen anderen Tumoren haben randomisierte Phase-III-Studien mit eindeutigen Resultaten und ausreichender statistischer Trennschärfe (Power) in den letzten Jahren zu einer Festigung der Erkenntnisqualität geführt (Level of Evidence Stufe I). Eindeutig konnte belegt werden, daß eine kombinierte RCT der alleinigen Strahlentherapie überlegen ist, was Lokalrezidivrate, 5-Jahres-Überleben und die Notwendigkeit der Rektumexstirpation als „Salvage-Operation" angeht (Tabelle 2). Zwar liegt die Nebenwirkungsrate der Behandlung signifikant höher in der RCT-Gruppe hinsichtlich der Spättoxizität finden sich jedoch keine signifikanten Unterschiede [1]. Auch eine EORTC Vergleichsstudie von alleiniger Radiotherapie und RCT mit geringfügig unterschiedlichen Dosierungen an 5-FU und Mitomycin C zeigte, daß sowohl der Anteil histologisch bestätigter kompletter Tumorremissionen, als auch die Anus praeter freie Überlebenszeit signifikant günstiger nach RCT waren (Tabelle 3). Der Anteil der von Grad III und IV Toxizität betroffenen Patienten war nicht signifikant höher

Tabelle 1. Besonderheiten des Analkarzinoms

UICC: Tiefeninfiltration
- T1: <2 cm Durchmesser
  T2: <5 cm Durchmesser
  T3: >5 cm Durchmesser
- Analkanal-Ca:
  T4: Infiltration Vagina, Urethra, Blase
- Analrand-Ca:
  T4: Infiltration Knochen, Skelettmuskulatur

Tabelle 2. Therapie: RT vs. RCT

	RT (45 Gy)	RCT (45 Gy/5 FU/ 12 mg MMC)
Toxizität früh	39%	48%*
spät	24%	25%
Lokalrezidivrate	61%	39%*
Salvage OP	40%	23%*
5-Jhr-ÜLR	61%	72%*

n = 585, Anal Cancer Trial Working Party, Lancet 348: 1049, 1996. * p<0.05

Tabelle 3. Therapie: RT vs. RCT

	RT (45 Gy)	RCT (45 Gy/5 FU/ 15 mg MMC)
Toxizität	24%	31%
CR	54%	80%*
AP-freies Überleben	46%	78%*
5-Jhr-Rezfreie ÜLR	47%	65%*

EORTC, n = 110, Bartelink und Roelofsen, J. Clin. Oncol. 15: 2040, 1997. * p<0.05

in der RCT, allerdings war die rezidivfreie 5-Jahres-Überlebensrate mit 65% gegenüber 47% signifikant verbessert [3].

Zur Frage der Notwendigkeit der Applikation von Mitomycin C im Rahmen der RCT liegt ebenfalls eine prospektiv randomisierte Phase-III-Studie vor [5]. Es zeigte sich, daß die Toxizität bei Verwendung von Mitomycin C signifikant stärker ausgeprägt war, jedoch war auch der Anteil histologischer kompletter Remissionen und das 4-Jahres-Überleben signifikant günstiger. Lediglich 9% der Patienten, die einer RCT mit Mitomycin C unterzogen wurden, hatten einen Anus praeter erhalten, im Gegensatz zu 22% der Patienten nach RCT mit 5-FU und 45 Gy. Auffällig ist beim Vergleich von Studien aus verschiedenen Kulturkreisen, daß die Anus praeter Häufigkeit generell im US-amerikanischen Sprachraum niedriger liegt als in Europa.

Die Indikation zum alleinigen operativen Vorgehen hat angesichts der Effektivität der kombinierten RCT nur wenige, klar umgrenzte Situationen. Die Indikation zur lokalen, weiten Exzision, mit ca. 1 cm Sicherheitsabstand ergibt sich beim Analrandkarzinom dann, wenn keine Infiltration der Skelettmuskulatur oder des Knochens vorliegt. Für Analkanalkarzinome kann die Indikation bei Tumoren der Kategorie T1, d.h. Durchmesser unter 2 cm gestellt werden. Eine Indikation zum ausgedehnt resezierenden Vorgehen ist zu stellen bei Patienten, die auf eine RCT nicht ansprechen. Hier muß in Abhängigkeit von der Tumorausdehnung und Lokalisation eine radikale chirurgische Maßnahme ggf. auch als abdomino-perineale Exstirpation vorgenommen werden. Problematisch ist die Situation eines Residualtumors nach RCT. Neben einem operativen Vorgehen kommen auch die Aufsättigung der Strahlendosis (Boost) durch Afterloading oder interstitielle Brachytherapie infrage. Demgegenüber ist ein Tumorrezidiv nach adäquat vorgenommener RCT immer eine Indikation zur Operation.

In Einzelfällen kann auch die Sphinkterinsuffizienz eine Indikation zur Rektumexstirpation darstellen, da das eigentliche Behandlungsziel der Kuration unter Erhaltung der Kontinenz nicht mehr erreicht werden kann. Es ist jedoch obligatorisch, auch in diesen Fällen der Rektumexstirpation eine RCT vorzuschalten, um eine radikale Resektion mit tumorfreien Resektionsrändern zu erzielen!

Erweiterte, mutilierende Operationsverfahren unter Einschluß einer Emaskulation, eines Ileumkonduits oder einer plastischen Rekonstruktion des Beckenbodens bzw. der Dammregion sind lediglich dann indiziert, wenn ein Tumorrezidiv nach Ausschöpfung aller kombinierter Behandlungsmaßnahmen (RCT unter Einschluß ggf. auch von Cisplatin) erfolgt ist. Bei einem Ansprechen auf eine RCT mit jedoch nur geringgradiger Tumorrückbildung sollte auf jeden Fall das Biopsieergebnis abgewartet werden.

Prognosefaktoren sind in erster Linie die Tumorgröße und Infiltrationstiefe sowie die Lymphknoten(LK-)metastasen. Bei Patienten mit LK-metastasen in der Leiste kann ein rezidivfreies 5-Jahres-Überleben nur in Ausnahmefällen erwartet werden. Die Leisten-LK müssen deshalb durch Biopsie (Feinnadel-, Stanz-, ggf. excisionale Biopsie) diagnostisch erfaßt werden und ggf. mit bestrahlt werden. Eine Indikation zur Leistendissektion besteht nicht. Allenfalls kann bei Exulceration oder bei lokaler Symptomatik eine Resektion erwogen werden.

Trotz einer Reihe randomisierter Studien sind Fragen der Therapie des Analkarzinoms offen. Dazu gehört insbesondere die Sequenzierung von Radio- und Chemotherapie und das Ausmaß der Strahlendosis. Ausgehend vom ursprünglichen Nigro-Schema mit 30 Gy wird der Standard der Strahlentherapie derzeit bei 45 Gy gesetzt. Randomisierte Studien zum Stellenwert einer höher dosierten Strahlentherapie mit gleichzeitiger Minimierung der Chemotherapie werden derzeit durchgeführt (EORTC 22953). Desweiteren ist die Behandlung minimalen Resttumors nach Radio-Chemotherapie bei weitgehender Tumorrückbildung unklar. Inwieweit die Indikation zur Tumorresektion durch lokale Excision günstigere Langzeitergebnisse bietet als eine lokale Boost-Strahlentherapie kann derzeit nicht entschieden werden. Auch über das Ausmaß der bioptischen Sicherung der Tumorrückbildung nach RCT gibt es strittige Auffassungen. Im Präparat einer Rektumexstirpation finden sich häufig noch minimale Tumorzellnester.

Zusammenfassend gehört die Therapie des Analkarzinoms innerhalb eines Tumorboards besprochen, in dem jedes einzelne Mitglied (chirurgischer Onkologe, medizinischer Onkologe, Strahlentherapeut, Pathologe) Erfahrung mit der Therapie und Diagnose dieser Tumoren haben muß. Die kombinierte RCT ist die Therapie der Wahl, in Frühstadien kann eine lokale Excision erwogen werden. Eine Rektumexstirpation läßt sich nur als Maßnahme beim Tumorrezidiv und bei ungenügendem Ansprechen auf eine RCT rechtfertigen. Stets soll vor mutilierenden Eingriffen erneut ein gemeinsames Konsil der Behandelnden erfolgen, um die für den Patienten bestmögliche Lösung zu finden. Unter diesen Bedingungen kann in Kombination der Behandlungsmodalitäten den Patienten ein langfristiges tumor- und kolostomafreies Überleben ermöglicht werden.

Das *anorektale Melanom* macht lediglich 1% aller Analkanaltumoren aus. Es besteht die Tendenz zu einer frühzeitigen lymphogenen Metastasierung [4, 12]. Aus Literaturberichten kann zusammengefaßt werden, daß kein Patient mit Lymphknotenmetastasen 5 Jahre überlebte. Lokale Tumorexcision und abdomino-perineale Exstirpation führen zu ähnlichen Überlebenszeiten. Das anorektale Melanom gilt im Allgemeinen als aggressiv wachsender und rasch metastasierender Tumor. Die Möglichkeiten der Beeinflussung durch eine Strahlen- oder Chemotherapie müssen nach den vorliegenden Literaturdaten als sehr begrenzt eingeschätzt werden. Die Rektumexstirpation ist deshalb auch für das Melanom des Anorektums nicht Therapie der ersten Wahl!

Literatur

1. UKCCCR (1996) Anal Cancer Trial Working Party results from the UKCCCR randomised trial of radiotherapy alone versus radiotherapy, 5-fluorouracil, and mitomycin. Lancet 348: 1049
2. Ablin RJ, Stein Werblowsky R (1997) Sexual behaviour and increased anal cancer. Immunol Cell Biol 75: 181
3. Bartelink H, Roelofsen F, Eschwege F, Roguier P, Bosset JF, et al. (1997) Concomitant radiotherapy and chemotherapy is superior to radiotherapy alone in the treatment of locally advanced anal cancer: results of a phase III randomized trial of the EORTC Radiotherapy and Gastrointestinal Cooperative Groups. J Clin Oncol 15: 2040

4. Brady MS, Kavolius JP, Quan SH (1995) Anorectal melanoma. A 64-year experience at Memorial Sloan-Kettering Cancer Center. Dis Colon Rectum 38: 146
5. Flam M, John M, Pajak TF, Petrelli N, Myerson R, et al. (1996) Role of mitomycin in combination with fluorouracil and radiotherapy, and of salvage chemoradiation in the definitive nonsurgical treatment of epidermoid carcinoma of the anal canal: results of a phase III randomized intergroup study. J Clin Oncol 14: 2527
6. Frisch M, Glimelius B, van den Brule AJ, Wohlfahrt J, Meijer CJ, et al. (1997) Sexually transmitted infection as a cause of anal cancer. N Engl J Med 337: 1350
7. Hünerbein M, Schlag PM (1997) Three-dimensional endosonography for staging of rectal cancer. Ann Surg 225: 432
8. Koblin BA, Hessol NA, Zauber AG, Taylor PE, Buchbinder SP, et al. (1996) Increased incidence of cancer among homosexual men, New York City and San Francisco, 1978–1990. Am J Epidemiol 144: 916
9. Nigro ND, Seydel HG, Considine B, Vaitkevicius VK, Leichman L, et al. (1983) Combined preoperative radiation and chemotherapy for squamous cell carcinoma of the anal canal. Cancer 51: 1826
10. Palefsky JM, Holly EA, Ralston ML, Jay N (1998) Prevalence and risk factors for human papillomavirus infection of the anal canal in human immunodeficiency virus (HIV)-positive and HIV-negative homosexual men. J Infect Dis 177: 361
11. Papillon J, Montbarbon JF (1987) Epidermoid carcinoma of the anal canal. A series of 276 cases. Dis Colon Rectum 30: 324
12. Rossetti C, Koukouras D, Eboli M, Andreola S, Bertario L (1997) Primary anorectal melanomas: an institutional experience. J Exp Clin Cancer Res 16: 81
13. Vogl TJ, Pegios W, Mack MG, Hünerbein M, Hintze R, et al. (1997) Accuracy of staging rectal tumors with contrast-enhanced transrectal MR imaging. AJR Am J Roentgenol 168: 1427

Primäre Liposarkome des Mediastinums

M. Meyer[1], H.-J. Holzhausen[2], H. Neef[1] und H.-R. Zerkowski[1]

[1] Klinik für Herz- und Thoraxchirurgie, [2] Institut für Pathologie, Martin-Luther-Universität Halle-Wittenberg, Ernst-Grube-Straße 40, D-06097 Halle/Saale

Primary Liposarcomas of the Mediastinum

Summary. Primary liposarcomas of the mediastinum are rare neoplasms comprising less than 1% of mediastinal tumors. While in early stages often asymptomatic they may grow to an enormous size and then exhibit various clinical symptoms mimicking lung or heart disease by compression of adjacent intrathoracic organs. Intention of surgical treatment is to relieve the symptoms and to establish the histological diagnosis. Surgery alone may be curative in some cases. The role of additional radio- and chemotherapy remains questionable. We report two cases of primary mediastinal liposarcomas that were treated surgically in our institution.

Key words: Mediastinal tumors – Liposarcomas

Zusammenfassung. Mit weniger als 1% aller Mediastinaltumoren sind primäre Liposarkome des Mediastinums seltene Neoplasien. Die Tumoren sind in frühen Stadien asymptomatisch. Bei Größenwachstum verursachen sie entsprechend ihrer Lokalisation im Mediastinum durch Kompression intrathorakaler Organe klinische Symptome. Radikale chirurgische Resektion stellt die Therapie der Wahl für diese Tumoren dar. Neben Sicherung der histologischen Diagnose können so Symptome gebessert oder beseitigt werden. In günstigen Fällen besteht ein kurativer Ansatz. Der Stellenwert adjuvanter Radio-Chemotherapie ist noch nicht geklärt. Wir berichten über zwei Patienten mit mediastinalen Liposarkomen, die an unserer Klinik operiert wurden.

Schlüsselwörter: Mediastinaltumoren – Liposarkome

Liposarkome stellen etwa 1% aller malignen Tumoren dar. Nach dem malignen fibrösen Histiozytom ist das Liposarkom der zweithäufigste Weichteiltumor im Erwachsenenalter [1]. Liposarkome können sich überall aus Fettstrukturen bilden. Häufig befallen sind vor allem die untere Extremität, das Retroperitoneum, die Glutearegion und das Mesenterium.

An unserer Klinik wurden zwei Patienten mit primären Liposarkomen des Mediastinums operiert.

Fall 1: Ein 62-jähriger Patient wurde wegen zunehmender Dyspnoe und leichtem Gewichtsverlust stationär aufgenommen. Eine thorakale Computertomographie zeigte einen großen Mediastinaltumor, der sich retrokardial zu beiden Seiten erstreckte. Aufgrund dieser ungünstigen Lokalisation wurde der Tumor zweizeitig im Abstand von 6 Wochen (Thorakotomie

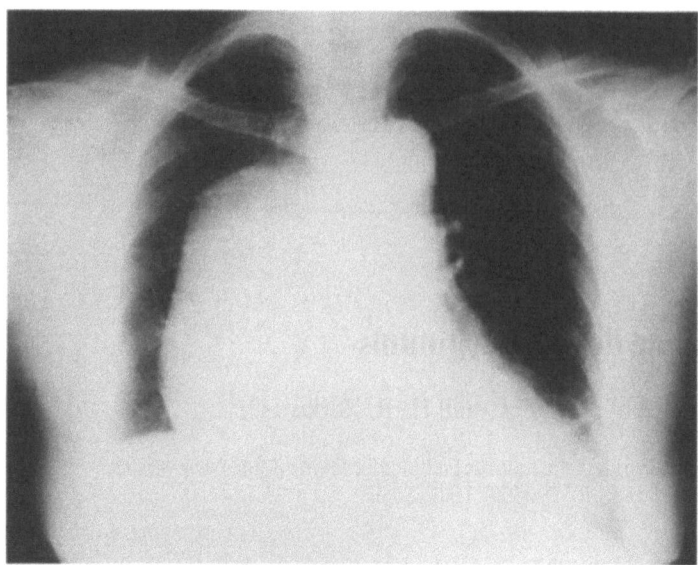

Abb. 1. Mediastinales Liposarkom (Rö)

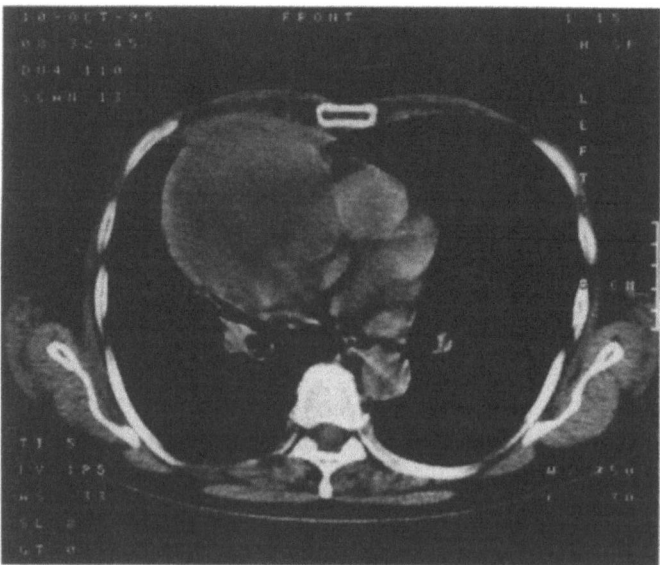

Abb. 2. Mediastinales Liposarkom (CT)

rechts Dezember 1991, Thorakotomie links Januar 1992) reseziert. Die histologische Diagnose ergab ein gut differenziertes abgekapseltes Liposarkom. Der Patient ist nun seit über 6 Jahren rezidiv- und beschwerdefrei.

Fall 2: Bei einer 69-jährigen Patientin lag als Hauptbeschwerde und einziges Symptom zunehmende Atemnot vor. Mittels Röntgenaufnahme der Thoraxorgane (Abb. 1) und CT (Abb. 2) wurde ein großer rechts-mediastinaler Tumor diagnostiziert. Im November 1995 wurde die Patientin sternotomiert. Es zeigte sich eine Infiltration des rechten Lungenober-

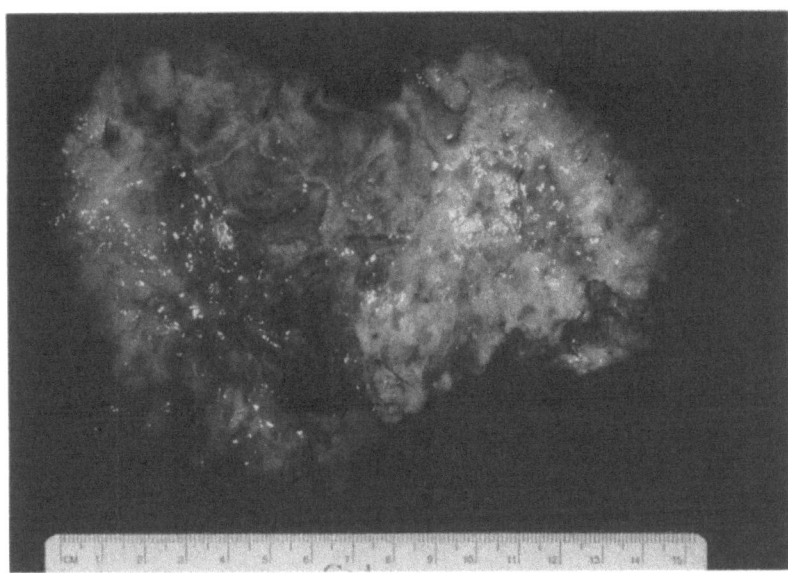

Abb. 3. Myxoliposarkom, OP-Präparat

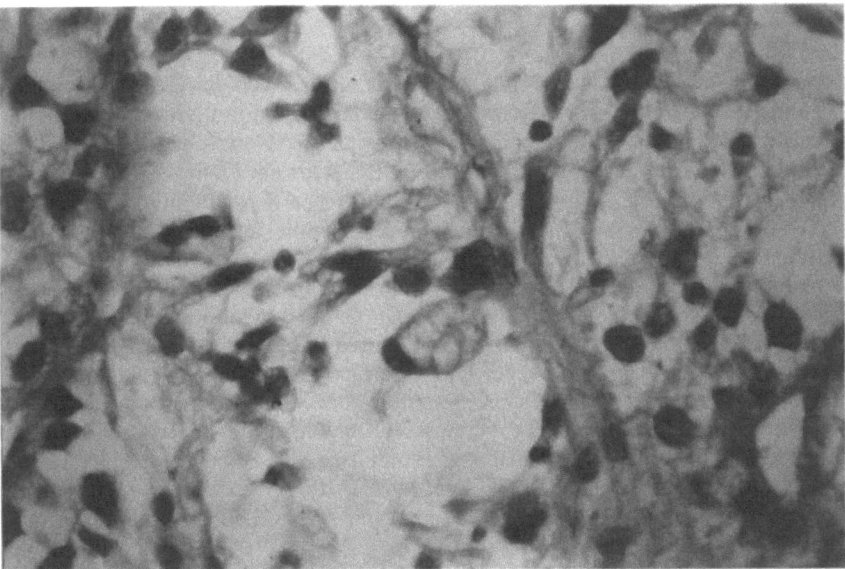

Abb. 4. Myxoliposarkom, Histologie

und -mittellappens und des Perikards. Tumor und infiltrierte Organe wurden reseziert, das Perikard mit einer Patch-Plastik rekonstruiert. Der postoperative Verlauf war unauffällig, die Patientin konnte am 14. postoperativen Tag beschwerdefrei entlassen werden. Auch in diesem Fall sind die Nachuntersuchungen bisher unauffällig gewesen.

Der Tumor war myxoid weich mit gelblicher Schnittfläche (Abb. 3). Die histologische Aufarbeitung ergab ein Myxoliposarkom, zellarm mit interzellulärer myxoider Matrix und mit Lipoblasten (Abb. 4). Im elektronenmikroskopischen Bild zeigt sich die typische plasmatische Einlagerung von Lipidtropfen (Abb. 5).

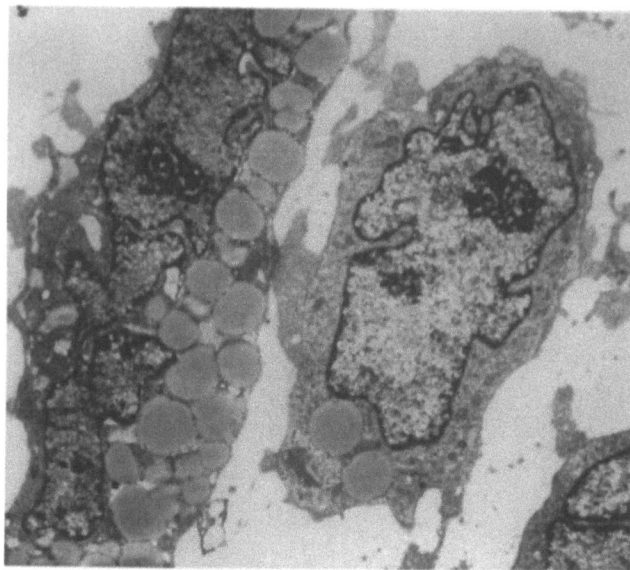

Abb. 5. Myxoliposarkom, Elektronenmikroskopie

Kommentar

Primäre Liposarkome des Mediastinums sind seltene Tumoren. Nach der Erstbeschreibung 1916 [2] sind in den letzten 3 Dekaden mehrere Übersichtsarbeiten mit zunehmender Fallzahl erschienen, wobei sich eine aktuelle Übersichtsarbeit von Alvarez-Sala und Mitarbeitern [9] auf lediglich 80 in der Fachliteratur gefundene Fälle bezieht (Tabelle 1).

Liposarkome des Mediastinums treten vorwiegend zwischen dem 2. und 7. Lebensjahrzehnt mit einem Gipfel im 5. Lebensjahrzehnt auf. Es besteht eine geringe Präferenz für das männliche Geschlecht.

Liposarkome können zu enormer Größe heranwachsen. Das größte in der Literatur erwähnte Operationspräparat wog annähernd 30 kg [7]. Durch Massenverdrängung können sie entsprechend ihrer Lokalisation im Mediastinum symptomatisch werden. Die meisten Patienten entwickeln unspezifische Symptome wie Dys- und Tachypnoe, Schmerzen oder Druckgefühl, Husten sowie Gewichtsverlust. Selten kommt es zum Vena cava superior-Syndrom oder zu Schluckbeschwerden, die Prognose ist dann sehr ungünstig [3, 4, 7].

In frühen Stadien sind die Patienten meist asymptomatisch, der Tumor wird dann als Zufallsbefund mit dem Röntgenbild entdeckt [4, 5, 7, 10]. Da der Dichtewert von Liposarkomen zwischen dem von Fett und Wasser liegt, kann anhand eines CTs bereits die Verdachtsdiagnose gestellt werden [3, 8]. Zur histologischen Diagnose sind Nadelbiopsien empfohlen worden [9, 11], jedoch wird dadurch die generelle Operationsindikation für diese Mediastinaltumoren nicht beeinflußt.

Das histologische Erscheinungsbild ist sehr variabel. Die verschiedenen Formen zeichnen sich durch unterschiedliche Malignität und entsprechend unterschiedlicher Prognose aus, die wesentlich vom Vorhandensein oder Fehlen einer Tumorkapsel beeinflußt wird [7]. Zur Diagnose ist der Nachweis maligner Lipoblasten erforderlich. Von Enzinger und Weiss [12] sind fünf Untergruppen des Tumors beschrieben worden:

1) gut differenziertes Liposarkom
2) Myxoliposarkom
3) rundzelliges Liposarkom
4) pleomorphes Liposarkom
5) entdifferenziertes Liposarkom

Tabelle 1. Primäre Liposarkome des Mediastinums, veröffentlichte Fallzahlen

Jahr	Autoren	Fallbeschreibungen
1971	Razzuk et al. [3]	44
1977	Schweitzer et al. [4]	50
1981	Standerfer et al. [5]	53
1981	Prohm et al. [6]	54
1989	Dogan et al. [7]	60
1993	Grewal et al. [8]	60
1995	Alvarez-Sala et al. [9]	80

Radikale chirurgische Resektion stellt die Therapie der Wahl dar [3, 4, 7, 8]. Hiermit wird die Diagnose gesichert und es werden Symptome palliiert. In günstigen Fällen besteht ein kurativer Ansatz. Zur symptomatischen Therapie inoperabler Fälle ist ein „debulking" mit anschließender Radiotherapie empfohlen worden [4, 5, 8].

Der Stellenwert adjuvanter Verfahren ist noch nicht eindeutig geklärt. Radiotherapie ist denkbar zur Verminderung der Rezidivrate oder bei unvollständiger Resektion. Bei bereits erfolgter Metastasierung kann auch eine Chemotherapie durchgeführt werden. Hierbei hat sich Doxorubicin als wirksames Agens erwiesen [13].

In bis zu 40% der Fälle treten Metastasen auf, gewöhnlich in der Lunge, Pleura oder Leber [3]. Auch nach multimodaler Therapie sind Lokalrezidive häufig. Klimstra et al. [10] berichten über eine Rezidivrate von 31,8%.

Generell ist die Prognose für gut differenzierte Formen vergleichsweise am günstigsten, was durch unseren Patienten bestätigt wird, der über 6 Jahre rezidivfrei lebt.

Literatur

1. Hashimoto H. Incidence of soft tissue sarcoma in Harms D, Schmidt D (eds), Soft Tissue Tumors. Springer Verlag
2. Pallase E, Roubier C (1916) Les tumeurs primitives de la pleure. Ann Med Interne 3: 243–268
3. Razzuk MA, Urschel HC, Race GJ, Kingsley WB, Paulson DL (1971) Liposarcoma of the mediastinum. Case report and review of the literature. J Thorac Cardiovasc Surg 61: 819–826
4. Schweitzer DL, Aguam AS (1977) Primary liposarcoma of the mediastinum. J Thorac Cardiovasc Surg 74: 83–97
5. Standerfer RJ, Armistead SH, Paneth M (1981) Liposarcoma of the mediastinum: report of two cases and review of the literature. Thorax 36: 693–694
6. Prohm P, Winter J, Ulatowski L (1981) Liposarcoma of the mediastinum. Case report and review of the literature. Thorac Cardiovasc Surgeon 29: 119–121
7. Dogan R, Ayrancioglu K, Aksu Ö (1989) Primary mediastinal liposarcoma. A report of a case and review of the literature. Eur J Cardiothorac Surg 3: 367–370
8. Grewal R, Prager K, Austin JHM, Rotterdam H (1993) Long term survival in non-encapsulated primary liposarcoma of the mediastinum. Thorax 48: 1276–1277
9. Alvarez-Sala R, Casadevall J, Caballero P, Prados C, Ortega B (1995) Long-term survival in a surgically treated non-encapsulated mediastinal primary liposarcoma. J Cardiovasc Surg 36: 199–200
10. Klimstra DS, Moran CA, Perino G, Koss MN, Rosai J (1995) Liposarcoma of the anterior mediastinum and thymus. A clinicopathologic study of 28 cases. Am J Surg Pathol 19: 782–791
11. Attal H, Jensen J, Reyes CV (1995) Myxoid liposarcoma of the anterior mediastinum. Diagnosis by fine needle aspiration biopsy. Acta Cytol 39: 511–513
12. Enzinger FM, Weiss SM (1995) Soft Tissue Tumors. Mosby
13. Mikkilineni RS, Bhat S, Cheng AW, Prevosti LG (1994) Liposarcoma of the posterior mediastinum in a child. Chest 106: 1288–1289

Mammakarzinom

Stereotaktische Tumorbiopsie und Tumorexstirpaton

K.-J. Winzer[1], S. Filimonow[2], H. Guski[3], B. Hamm[2] und J. M. Müller[1]

[1] Klinik für Allgemein-, Viszeral-, Gefäß- und Thoraxchirurgie, [2] Institut für Röntgen-Diagnostik, [3] Institut für Pathologie, Medizinische Fakultät, Humboldt-Universität zu Berlin, Campus Charité Mitte, Schumannstraße 20–21, D-10117 Berlin

Stereotactic Biopsy and Tumor Extirpation

Summary. Stereotactic procedures are indicated in nonpalpable breast lesions that are suspicious in mammography. Using the ABBI system all established procedures (stereotactic needle biopsy, fine needle biopsy, core needle biopsy) can be performed. Also the resection of cylindrical tissue specimen with a maximum diameter of 20 mm can be carried out, controlled by digital mammography. For the exact diagnosis of lesions with a diameter up to 15 mm, cylindrical extirpation is recommended. In several cases this can be considered as definitive lumpectomy. Neither lesions localized close to the thoracic wall nor retromamillary lesions can be treated by using the ABBI system. While digital mammography is the method of choice for the detection of microcalcifications, the visualization of opacifications may be difficult. Overall the ABBI system was used in 40.7% of our patients with nonpalpable breast lesions.

Key words: ABBI-System – Digital mammography – Lumpectomy – Breast cancer

Zusammenfassung. Stereotaktische Eingriffe an der Mamma sind bei klinisch okkulten Befunden indiziert, in denen nach den Kriterien der bildgebenden Diagnostik ein Malignitätsverdacht besteht. Mit dem ABBI-System können alle etablierten Eingriffe (stereotaktische Nadelbiopsie, Feinnadelaspiration, Core needle biopsy) und zusätzlich die Exstirpation eines Gewebezylinders bis zu einem Durchmesser von 20 mm unter digitaler Mammografiekontrolle durchgeführt werden. Zur sicheren Diagnostik eines Herdes mit einem Durchmesser bis zu 15 mm empfehlen wir die Zylinderexstirpation, die teilweise gleichzeitig eine definitive Lumpektomie darstellt. Brustwandnahe und retromamilläre Herde eignen sich nicht für diese Methode. Die digitale Mammografie erleichtert die Detektion von Mikrokalk, stellt aber Herdschatten schlechter dar. Das ABBI-System eignet sich nach unserem Krankengut für 40,7% aller okkulten Befunde.

Schlüsselwörter: ABBI-System – digitale Mammografie – Lumpektomie – Mammakarzinom

Problemstellung

Mit der verstärkten Inanspruchnahme mammografischer Basis- oder Screening-Untersuchungen wird sich der Anteil klinisch okkulter Befunde erhöhen. Gleichzeitig wächst die Forderung der Patientinnen nach einer Optimierung der Therapie. Grundsätzlich bestehen bei klinisch okkulten Tumoren in Abhängigkeit von dem detektierenden bildgebenden Verfahren verschiedene Orientierungsmöglichkeiten. Mammografische Methoden werden in der überwiegenden Anzahl benutzt, da sie wegen der Darstellung von suspektem Mikrokalk den größten Anteil von suspekten, aber klinisch okkulten Befunden detektieren und sollen daher hier besonders dargestellt werden. Sonografisch gesteuerte Verfahren sind einfach durchzuführen, haben keine Strahlenbelastung und sind daher, wenn immer möglich, den anderen Methoden vorzuziehen. Nur ausnahmsweise sind Markierungen unter Benutzung der Computer- oder Magnetresonanztomografie indiziert.

Zunächst wurden alle mammografisch suspekten Herde nur anhand je einer kraniokaudalen und einer mediolateralen Aufnahme durch Frei-Hand-Lokalisation markiert und die richtige Lage mammografisch kontrolliert. Als Sonderform sei hier noch die galaktografisch gesteuerte Lokalisationstechnik angeführt. Die eigentliche Markierung erfolgte dann durch Patentblau und ein nichtionisches Röntgenkontrastmittel zur Dokumentation. Bei der Markierung mit Patentblau mußte die Operation bald durchgeführt werden, weil der Farbstoff nicht lange sichtbar blieb. Daher ersetzte man das Patentblau durch Kohlepartikeln oder eine Drahtmarkierung verschiedenster Ausführung. Als Hilfen zur räumlichen Orientierung wurden dann markierte oder perforierte Kompressionsplatten eingeführt. Schließlich wurden computergestützte stereotaktische Markierungen entwickelt. Das ABBI (Advanced Breast Biopsy Instrumentation)-System vereint die Möglichkeiten der computergestützten, mammografisch gesteuerten, stereotaktischen Markierungen mit einer großvolumigen Tumorexstirpation und ständig digitaler Mammografiemöglichkeit.

Methodik

In eine prospektive Verlaufsbeobachtung wurden alle Patienten mit mammografisch suspektem Mikrokalk oder Herdschatten, aber klinisch okkultem Befund ambulant einer histologischen Abklärung mittels des ABBI-Systems (Lorad-Tisch) zugeführt. Der maximale Durchmesser des suspekten Areals sollte 15 mm betragen. In einer ersten bereits ausgewerteten Phase [3] eigneten sich 6 von 45 Patientinnen nicht, weil sich der suspekte Herdbefund sehr thoraxwandnah befand oder sich der Herd nicht mehr reproduzieren ließ. Ausgeschlossen wurden daher in einer zweiten Phase alle Patientinnen mit einem thoraxwandnahen oder direkt retromamillären Herdbefund bzw. jene, die einen ambulanten Eingriff in Lokalanästhesie ablehnten. Bei einem In-Brust-Rezidiv empfahlen wir den Patientinnen die Mastektomie. Multizentrizität oder eine extensive intraduktale Komponente waren ebenso wie eine R0-Resektion Kontraindikationen für eine brusterhaltende Operation. Daher erfolgte standardmäßig in gleicher Sitzung eine Nachresektion, wenn intraduktale oder invasive Herde den Resektionsrand erreichten.

Da das ABBI-Prinzip bereits von uns dargestellt [3] wurde, beschränken wir uns auf folgendes: Die Patientin liegt in Bauchlage auf dem Lorad-Tisch und die nach unten hängende Mamma wird in der je nach Befund um die Achse drehbaren digitalen Mammografieeinrichtung komprimiert. Durch die Öffnung von 50×55 mm im Kompressionsschild kann man mit der ABBI-Kanüle sowohl die T-Drahtmarkierung als auch die Zylinderexstirpation durchführen. Stereotaktische Mammografiekontrollen sind jederzeit möglich.

Ergebnisse

In der Abb. 1 werden alle mit dem ABBI-System durchgeführten 66 stereotaktischen Eingriffe unter dem Aspekt möglicher Voroperationen und dem histologischen Ergebnis dargestellt. In der Abb. 2 werden die 16 Patientinnen mit einer ipsilateralen Erstmanifestation eines invasiven oder intraduktalen Karzinoms entsprechend der letztlich daraus resultierenden Operationsmethode und des Anteils der in der gleichen Sitzung durchgeführten Nachresektion dargestellt. Nach unserem Therapiekonzept ergab sich bei 7 Patientinnen eine absolute oder relative Indikation zur Mastektomie. 9 Patientinnen konnten brusterhaltend im Sinne ei-

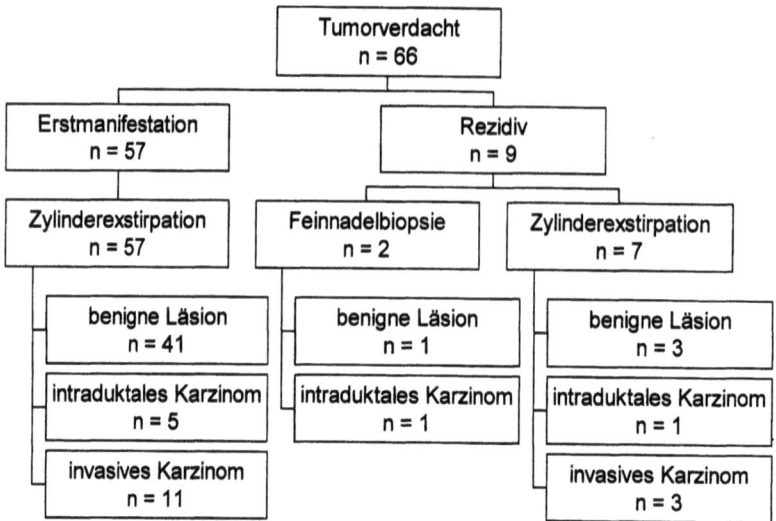

Abb. 1. Übersicht der stereotaktischen Mammabiopsien mit dem ABBI-System

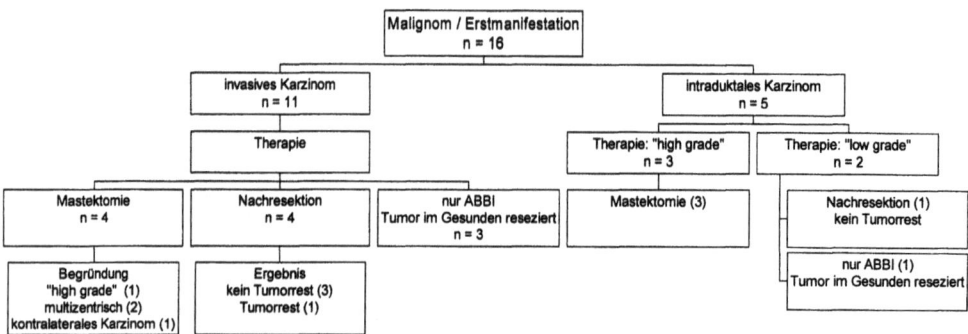

Abb. 2. Anteil der brusterhaltenden Operationsverfahren nach histologischer Sicherung eines intraduktalen oder invasiven Karzinoms durch eine stereotaktische Mammabiopsie mit dem ABBI-System

ner Lumpektomie operiert werden. Dabei konnte bei 2 Patientinnen auf eine axilläre Lymphonodektomie wegen eines intraduktalen Karzinoms vom low grade-Typ verzichtet werden. Bei diesen 9 brusterhaltend operierten Patientinnen reichten in 5 Fällen invasive oder intraduktale Tumorausläufer bis an den Resektionsrand. Nur in einem Fall, bei dem auch mammografisch ein verbliebener Herdanteil sichtbar war, konnte histologisch im Nachresektat ein entsprechender Tumorrest nachgewiesen werden. Bei je einem intraduktalen Karzinomherd vom low grade- bzw. vom high grade-Typ konnte die Diagnose im Schnellschnitt nicht sicher gestellt werden. Unter Beachtung der Ausschlußkriterien eigneten sich von insgesamt 162 klinisch okkulten Befunden 40,7% für diesen Eingriff.

Diskussion

Um die Möglichkeiten des ABBI-Systems mit seinen Vor- und Nachteilen abzuwägen, müssen die hier kombinierten Schritte der stereotaktischen Markierung und der Gewinnung einer aussagekräftigen Histologie bzw. der Durchführung einer definitiven R0-Tumorexstirpation mit den herkömmlichen Methoden verglichen werden.

Der Vorteil der Stereotaxie gegenüber einer Frei-Hand-Lokalisation mittels Mammografie ist die millimetergenaue Einstellung des Herdes. Benutzt man statt der Frei-Hand-Lokalisation eine Markierungshilfe in Form einer perforierten oder markierten Kompressionsplatte bzw. ein Gerät zur stereotaktischen Markierung, so wird die damit verbundene größere Genauigkeit mit operationstechnischen Nachteilen erkauft. Bei der Frei-Hand-Lokalisation liegt der Nadeleinstich direkt ventral vom Befund. Er könnte idealerweise auch paramamillär gelegt werden, jedoch ist bei der stereotaktischen Markierung oder beim ABBI-System nicht immer der kürzeste direkte oder kosmetisch günstigste Zugang möglich. Eine Fehlplazierung in der komprimierten Brust kann in der entspannten Brust eine erhebliche Abweichung bewirken. Außerdem zeigen die stereotaktischen Aufnahmen keinesfalls dieses Ausmaß der Abweichung. Der Lokalisationsdraht kann das festere Brustgewebe vor sich herschieben. Da man während des Eingriffs jederzeit eine mammografische Kontrolle durchführen kann, ist bei einer Fehlplazierung eine erneute Markierung möglich. Beim Problem der Verdrängung des Brustdrüsengewebes kann die Nadel einfach tiefer geschoben werden. So erscheinen alle bisher bekannten Schwierigkeiten der präoperativen Markierung klinisch okkulter Mammabefunde gelöst.

Die digitale Mammografie besitzt als wesentlichen Vorteil die schnellere Verfügbarkeit der Aufnahmen. Diese Geschwindigkeit wird durch die fehlende Gesamtübersicht bei den mit der digitalen Technik einzig verwendbaren 50×55 mm großen Spot-Aufnahmen erkauft. Obwohl sich Mikrokalk durch Modulation des Kontrastes mittels „Kantenanhebung" besser darstellt, ist die digitale Bildqualität insbesondere bei den Herdschatten etwas schlechter als bei der konventionellen Mammografie. Die Detektion und der Ausschluß multizentrischer Herde muß also immer vorher mit konventioneller Diagnostik erfolgen.

Neben der stereotaktischen Markierung und großvolumigen Zylinderbiopsie könnte man auch eine Aspirationszytologie und eine Feinnadelbiopsie („Core needle biopsy") durchführen. Die Aspirationszytologie ist in der Aussagekraft mit der Histologie nicht vergleichbar und wird daher von uns kaum angewendet. Durch eine Feinnadelbiopsie mit nicht vollständiger Entfernung des mammografisch suspekten, aber histologisch benignen Befundes ist der Malignitätsverdacht nicht ausgeräumt [2]. Deshalb bevorzugen wir die vollständige Exstirpation eines suspekten Herdbefundes.

Letztlich bleibt die Frage zu beantworten, ob der Eingriff mit dem ABBI-Instrumentarium eine brusterhaltende Operation verhindert. Bei klinisch okkulten Herden bringt weder die Präparatradiografie noch der intraoperative Schnellschnitt eine definitive Sicherheit über die Tumorfreiheit und vollständige Entfernung des suspekten Areals [1]. Deshalb besteht unser interdisziplinäres Konzept darin, die vollständige Entfernung des suspekten Areals gegebenenfalls durch Nachresektion in einer Operation anzustreben. Der histologische Schnellschnitt soll uns dabei die vollständige Entfernung bestätigen und nicht unbedingt die endgültige Diagnose sichern. Mit anderen, ähnlichen stereotaktischen Geräten kann man nur Stanzbiopsien oder eine „Ausschabung" des mammografisch suspekten Areals erreichen, aber keine Aussage zu den Schnitträndern treffen. Die Orientierung für den Pathologen ist durch die T-Markierung am ABBI-Präparat gegeben. Außerdem ermöglicht der Eingriff mit dem ABBI-Instrumentarium erstmals die Mammografie unmittelbar nach der Tumorexstirpation, so daß sich eine Präparatradiografie erübrigt. Mögliche Nachresektionen resultieren bei dieser Methode daraus, daß bei sehr knapp im Gesunden exstirpierten Herden das umgebende Fettgewebe beim Herausschieben aus der Kanüle abgestreift wird.

Schlußfolgerungen

Der Vorteil der stereotaktischen großvolumigen Biopsie mittels des ABBI-Instrumentariums besteht in der millimetergenauen Lokalisation eines mammografisch suspekten, aber klinisch okkulten Herdes und in der ständigen mammografischen Kontrollmöglichkeit während der gesamten Prozedur. Somit ist eine nicht präzise Markierung (z. B. weil die Nadel das zu markierende Gewebe verschob) ebenso korrigierbar wie die nicht ausreichende Umschneidung in der Längsachse. Durch die digitale Bildwiedergabe wird die Operationszeit wesentlich verkürzt. Eine brusterhaltende Therapie wird nicht verhindert. Außerdem werden gleichgute kosmetische Ergebnisse wie bei der konventionell durchgeführten Lumpektomie erreicht. Nachteile bestehen im Ausschluß brustwandnaher und unmittelbar retromamillärer Tumoren, in dem nicht immer günstigsten Zugangsweg und in der schlechteren Erkennung von Rundherden aufgrund der digitalen Technik. Trotzdem besitzt das ABBI-System unter den zur Zeit verfügbaren Geräten offenbar das breiteste Anwendungsspektrum für stereotaktische Eingriffe an der Mamma.

Literatur

1. Lee CH, Carter D (1995) Detecting Residual Tumor After Excisional Biopsy of Impalpable Breast Carcinoma: Efficacy of Comparing Preoperative Mammograms with Radiographs of the Biopsy Specimen. AJR 164: 81–86
2. Parker SH, Burbank F, Jackmann RJ, Aucreman CJ, Cardenosa G, Cink TM, Coscia Jr JL, Eklund GW, Ewans III WP, Carver PR, Gramm HF, Haas DK, Jacob KM, Kelly KM, Killebrew LK, Lechner MC, Perlman SJ, Smid AP, Tabar L, Tabar FE, Wynn RT (1994) Percutaneous Large-Core Breast Biopsy: A Multi-institutional Study. Radiology 193: 359–364
3. Winzer K-J, Madeja C, Guski H, Filimonow S, Hamm B, Müller JM (1997) Minimal invasive Chirurgie beim klinisch okkulten Mammakarzinom: Langenbecks Arch Chir Suppl Kongressbd. II 114: 1215–1218

Erste Erfahrungen mit der Advanced Breast Biopsy Instrumentation (ABBI), einem System zur stereotaktischen Exzision nicht-palpabler Mammabefunde

D. Oertli[1], M. Zuber[1], D. Müller[2], W. R. Marti[1], O. R. Köchli[2], J. Torhorst[3] und F. Harder[1]

[1] Departement Chirurgie, [2] Frauenklinik, [3] Institut für Pathologie, Universität Basel, Spitalstraße 21, CH-4031 Basel

Initial Experience with the Advanced Breast Biopsy Instrumentation, a System for Excision of Non-palpable Mammary Lesions

Summary. The advanced breast biopsy instrumentation (ABBI) allows the radiologically guided stereotactic excision of non-palpable radiodense lesions with high accuracy. Forty-six patients with suspicious clusters of microcalcifications ($n=37$) and with round lesions ($n=9$) of the breast were investigated using the ABBI. Tissue cylinders were successfully removed in 98% of cases. No wound complications occurred and cosmesis was excellent. Histopathology revealed 35 benign (76%) and 11 malignant (24%) lesions. With the ABBI system, non-palpable breast lesions can be precisely localized and excised.

Key words: Breast cancer – Stereotactic guided biopsy

Zusammenfassung. Die ABBI ermöglicht die radiologisch-stereotaktisch gesteuerte Lokalisation und Entfernung nicht-palpabler Herde mit einer hohen Genauigkeit. Bei 46 Patientinnen mit verdächtigen Mikrokalzifikationen ($n=37$) und unklaren Rundherden ($n=9$) wurde dieses Verfahren angewendet. Die Gewebszylinder konnten in 98% der Fälle erfolgreich entfernt werden. Wundkomplikationen traten nicht auf, und das kosmetische Resultat war einwandfrei. Die histopathologische Untersuchung fiel in 35 Fällen (76%) benigne und in 11 Fällen (24%) maligne aus. Mit der ABBI können nicht-palpable Herde in der Mamma präzise lokalisiert und entfernt werden.

Schlüsselwörter: Mammakarzinom – stereotaktische Biopsie

Einleitung

Die steigende Zahl von Mammographien läßt immer häufiger nicht-palpable Läsionen in der Brust entdecken. Bislang mußten verdächtige Herde mit einer Nadel unter radiologischer Kontrolle lokalisiert und offen chirurgisch exzidiert werden. Dieses Vorgehen ist jedoch relativ unpräzise und kann mit einer Fehlerquote bis 9% behaftet sein [1]. Mit der Advanced Breast Biopsy Instrumentation (ABBI) wurde eine Stereotaxietechnik entwickelt, die es ermöglicht, mit Hilfe von oszillierenden zylindrischen Messern (Abb. 1, mit Durchmesser wahlweise von 5, 10, 15, oder 20 mm), suspekte Herde in toto zu exzidieren. Gegenüber den ste-

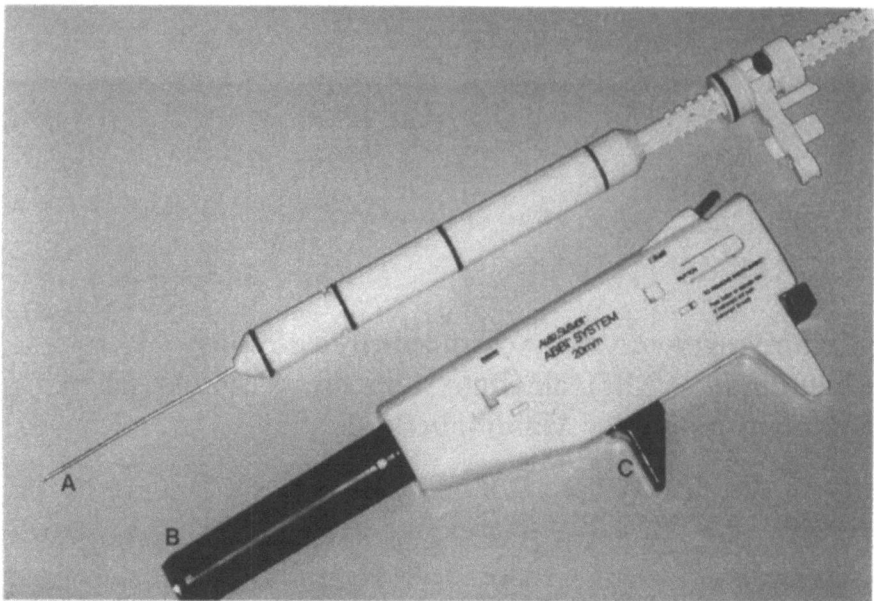

Abb. 1. ABBI Pistole mit kalbrierbarer Lokalisationsnadel (*A*), aus welcher in der Endposition ein Metall-T ausgefahren werden kann. Oszillierendes zylindrisches Messer (*B*) und für (*C*) für die Drahtschlinge, an welche Elektrokoagulationsstrom angelegt werden kann, um den Gewebezylinder in der Tiefe abzutrennen

reotaktischen Nadel- und Schneidbiopsien darf von der ABBI-Exzision eine höhere diagnostische Treffsicherheit erwartet werden, da der Herd nicht nur biopsiert, sondern exzidiert wird. Der vorliegende Kongreßbericht ergänzt unsere frühere Publikation, in welcher wir diese Exzisionstechnik detaillierter präsentiert haben [2].

Patienten und Methoden

Patientenselektion. Die Indikation zur ABBI sind mit radiologisch darstellbaren, jedoch klinisch nicht palpablen suspekten Läsionen innerhalb des Brustdrüsenparenchymes gegeben. Ganz brustwandnah oder direkt retromamillär gelegene Läsionen eignen sich allerdings nicht für die ABBI. Die komprimierte Brust sollte die Weite von 30 mm zwischen den Platten nicht unterschreiten.

Technik der ABBI. Die Patientin liegt auf dem Stereotaxiegerät und die betreffende Brust hängt durch die dafür vorgesehene runde Öffnung der Liege (Abb. 2). Darunter wird die Brust zwischen Filmebene und Kompressionsplatte positioniert. Mit Hilfe der stereoskopischen, digital verstärkten Röntgeneinheit und des Computersystems wird der verdächtige Mammaherd innerhalb der Brust lokalisiert, mit der Nadel aufgesucht und mit dem ausfahrbaren T-Markierungsdraht fixiert. Der Durchmesser der ABBI Pistole wird so gewählt, daß der Herd mit einem seitlichen Sicherheitsabstand von möglichst 5 mm entfernt werden kann. Nach Infiltration und Inzision der Haut wird mit dem oszillierenden zylindrischen Messer bis über den Herd hinaus gefahren. Der Gewebezylinder läßt sich dann in der Tiefe mit der Drahtschlinge unter Elektrokoagulation absetzen. Mittels Postexzisions- und Präparatemammografie wird die vollständige Entfernung des gewünschten Herdes kontrolliert (Abb. 3). Nach Abschluß des stereotaktischen Eingriffes wird die Patientin zur Blutstillung und Hautnaht auf den Rücken umgelagert.

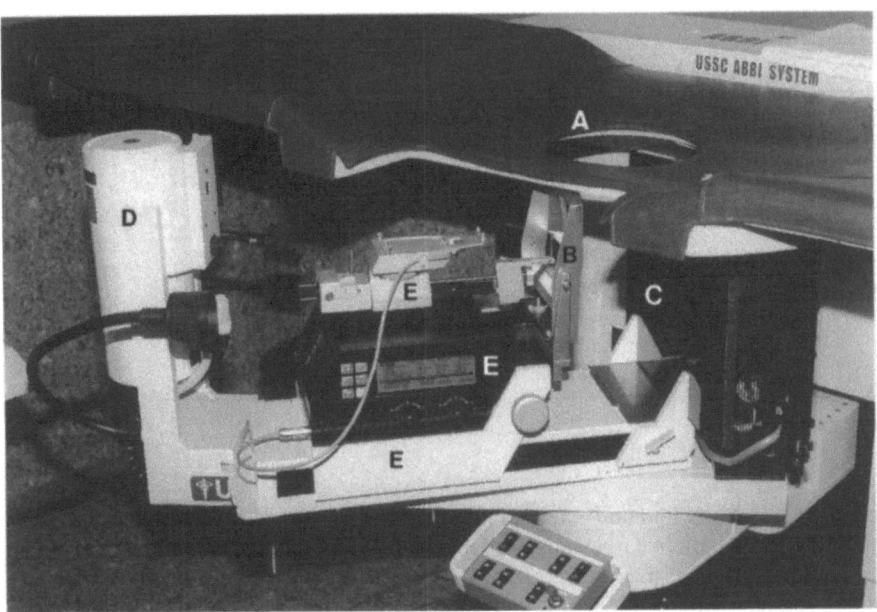

Abb. 2. Speziallige mit runder Öffnung (*A*), durch welche die Brust für den stereotaktischen Eingriff hängt und zwischen Kompressionsplatte (*B*) und Filmebene des digitalen Bildverstärkers (*C*) positioniert wird. Zwecks Erzeugung der Stereotaxie schwenkbare Röntgenquelle (*D*) und bewegliche Stereotaxieeinheit (*E*)

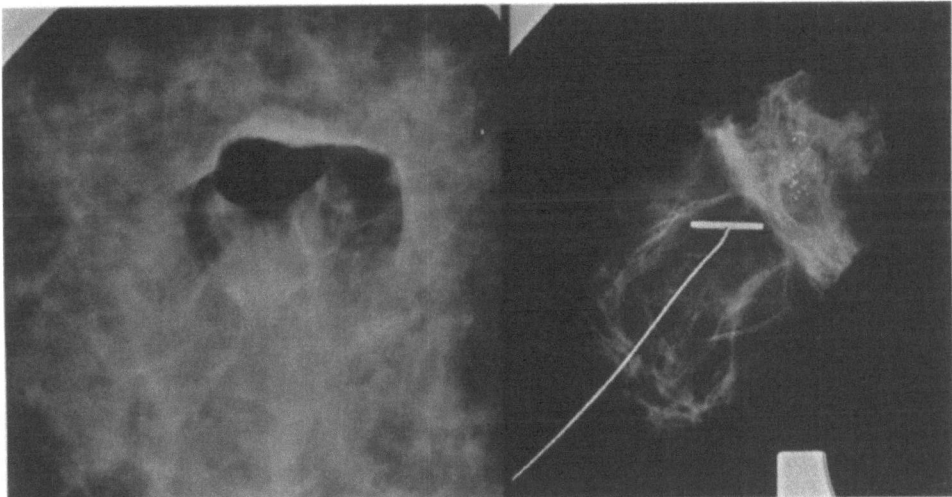

Abb. 3. *Links:* Die Postexzisionsmammografie bestätigt, daß keine Mikrokalzifikationen mehr im Mammaparenchym zurückgeblieben sind. *Rechts:* Präparatemammografie mit liegendem T-Lokalisationsdraht, die Mikrokalzifikationen markierend

Resultate

In einem Zeitraum von 11 Monaten qualifizierten sich 50 Patientinnen mit nicht-tastbaren Mammaläsionen für die ABBI Exzision. Bei 46 dieser Patientinnen (Alter median 55 Jahre, minimal 34, maximal 78 Jahre) konnte der Eingriff technisch realisiert werden. Zweimal war

Tabelle 1. Histologien

Indikationen	Histologische Befunde	Anzahl Fälle	%
Mikrokalzifikationen	Invasives Karzinom + DCIS[a]	4	9
	DCIS[a]	6	13
	atypische lobuläre Hyperplasie	1	2
	Mastopathie	19	41
	Milchgangspapillom	1	2
	Narbengewebe	6	13
Rundherde	Invasives Karzinom	1	2
	Fibroadenom	4	9
	lobuläre Hyperplasie	1	2
	Mastopathie	3	7

[a] ductales Karzinom in situ

die Brust für das Gerät zu klein und zweimal konnte der entsprechende Herd mit der Stereotaxieeinheit radiologisch nicht dargestellt werden. Die mediane Operationszeit betrug 90 min (±29 min, minimal 50 min, maximal 180 min). Der Stereotaxieablauf gestaltete sich in 42/46 Fällen problemlos (91%). Bei 3/46 Patientinnen (7%) war die Exzisionsbiopsie relativ unpräzise infolge Dislokation des Drüsenkörpers durch das sich vorschiebende oszillierende Zylindermesser. Die Gewebegewinnung genügte jedoch zur histologischen Beurteilung. In einem Fall (2%) wurde ein unscharfer Rundherd innerhalb eines radiologisch dichten mastopathischen Drüsenkörpers mit der ABBI verfehlt. Die histologischen Diagnosen der mit der ABBI Methode entfernten Zylinder sind in Tabelle 1 zusammengefaßt.

Alle Eingriffe wurden ambulant und in lokaler Infiltrationsanästhesie vorgenommen. Wundkomplikationen traten nicht auf. Das kosmetische Resultat war in allen Fällen ausgezeichnet. Bei den Patientinnen mit invasivem Karzinom und mit DCIS, das bis an den Resektionsrand reichte, wurden eine chirurgische Nachresektion des Tumorbettes sowie eine endoskopische axilläre Lymphadenektomie mit nachfolgender adjuvanter Bestrahlung der Brust durchgeführt. Zwei Patientinnen mit DCIS, welches mit der ABBI im Gesunden reseziert worden war, wurden nur nachbestrahlt.

Diskussion

Unsere bisherige Erfahrung mit der ABBI bei 46 Patientinnen zeigt, daß nicht-palpable Herde mit einer bioptischen Treffsicherheit von 98% entfernt werden können. 76% der Läsionen erwiesen sich als benigne und 24% als maligne. Die kleinen Karzinome und die gruppierten Herde von DCIS konnten sogar in einigen Fällen mit der ABBI histologisch im Gesunden entfernt werden. Gerade Patientinnen mit lokalisiertem DCIS, das im Gesunden entfernt worden ist, profitieren am meisten von der Methode, weil abgesehen von der Nachbestrahlung keine weitere Therapie erforderlich ist. Voraussetzung dafür ist, daß die Exzision des DCIS Herdes mit einem adäquaten Sicherheitsabstand erfolgt ist. Wünschenswert ist hier ein Abstand von 10-mm um die Lokalrezidivrate möglichst gering zu halten [3].

In ihrer ersten Veröffentlichung berichteten Ferzli und Hurwitz über eine erfolgreiche stereotaktische Exzision bei 27 von 28 Patientinnen (96%) [4]. In einer späteren Arbeit publizierten die gleichen Autoren über einen Erfolg in nur 47 von 58 Patientinnen [5]. Gründe für eine relativ hohe Konversionsrate von 30% zur offenen chirurgischen Biopsie waren verschiedene mechanische und Computer-technischer Probleme. Im Gegensatz dazu betrug die Konversionsrate in unserem Krankengut nur 2%. Ähnliche Resultate wurden auch von anderen Arbeitsgruppen berichtet [6, 7].

Obwohl die ABBI zur Zeit von der Food and Drug Administration in den USA nur für bioptische Zwecke zugelassen ist, könnten sich in Zukunft auch therapeutische Indikationen

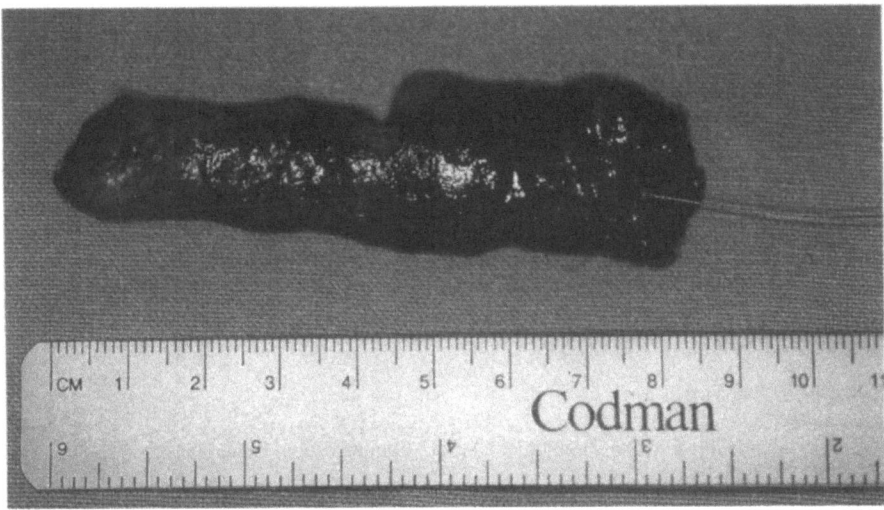

Abb. 4. Ansicht eines mit dem 20 mm Zylindermesser entfernten und drahtmarkierten Gewebezylinders

ergeben. Wir denken hier an gruppierte Herde von DCIS und von T1a invasiven Mammakarzinomen (bis und mit Maximaldurchmesser von 0,5 cm), welche mit Hilfe des 20 mm Zylinders histologisch im Gesunden mit einem adäquaten Sicherheitsabstand exzidiert werden können (Abb. 4). Durch das sehr langsame Vorschieben des oszillierenden Messers resultierten jedenfalls scharfe Schnittränder ohne jegliche Quetschartefakte. Dies erlaubt dem Pathologen eine einwandfreie histologische Beurteilung des Exzisates bis in die Peripherie des Gewebszylinders, welche häufig jene der offenen Exzision übertrifft. Die in der offenen Mammachirurgie geläufigen minimalen Sicherheitsabstände zum Resektionsrand [3] bedürfen hier bei der ABBI Exzision wohl einer Neuevaluation und Definition.

Schlußfolgerungen

Aufgrund unserer sehr günstigen ersten Erfahrungen mit der ABBI eignet sich dieses stereotaktische Gerät ausgezeichnet zur Exzision nicht-palpabler Herde aus der Brustdrüse.

Literatur

1. Norton LW, Zeligman BE, Pearlman NW (1988) Accuracy and cost of needle localization biopsy. Arch Surg 123: 947
2. Oertli D, Zuber M, Müller D, Marti WR, Köchli OR, et al. (1998) Die Advanced Breast Biopsy Instrumentation (ABBI), ein System zur stereotaktischen Exzision mammografisch verdächtiger nichtpalpabler Befunde der Brustdrüse. Schweiz Med Wochenschr 128: 811–816
3. Lagios MD, Silverstein MJ (1997) Ductal carcinoma in situ. The success of breast conservation therapy: a shared experience of two single institutional nonrandomized prospective studies. Surg Oncol Clin N Am 6: 385–392
4. Ferzli GS, Hurwitz JB (1997) Initial experience with breast biopsy utilizing the advanced breast biopsy instrumentation (ABBI). Surg Endosc 11: 393–396
5. Ferzli GS, Hurwitz JB, Puza T, Van Vorst-Bilotti S (1997) Advanced breast biopsy instrumentation: a critique. J Am Coll Surg 185: 145–151
6. D'Angelo PC, Galliano DE, Rosemurgy AS (1997) Stereotactic excisional breast biopsies utilizing the advanced breast biopsy instrumentation system. Am J Surg 174: 297–302
7. Winzer KJ, Madeja C, Guski H, Filimonow S, Hamm B, et al. (1997) Minimal invasive Chirurgie beim klinisch okkulten Mammakarzinom. Langenbecks Arch Chir Suppl II: 1215–1218

Die Sentinel Node Detektion beim Mammakarzinom

Th. Reuhl und P. M. Schlag

Klinik für Chirurgie und Chirurgische Onkologie, Charité, Campus Buch, Lindenberger Weg 80, D-13125 Berlin

Sentinel Node Detection in Breast Cancer

Summary. Sentinel node (SN) detection is a reliable method to detect lymph node metastases in breast cancer patients. While blue dye allows to follow the lympatic stream towards the sentinel node the use of radioactive marked protein allows a preoperative identification of the SN (e.g. internal mammary artery). Detection rate and predictive value depent on the tumor size, tumors of a diameter greater then 30 mm show a poor detection rate and a lower predictive value. With regard of the increased rate of detected micrometastases the SN principle has a higher predictive value for the nodal status then the axillary clearance. Since no long term results are available yet the advantage for the patients remain unclear.

Key words: Sentinel node – Breast cancer – Lymphoscintigraphy

Zusammenfassung. Die Sentinel node (SN) Detektion erlaubt eine zuverlässige Aussage zum Nodalstatus beim Mammakarzinom. Bei der Farbstoff-Markierung des Lymphabflusses muß der Lymphweg bis zum SN verfolgt werden, bei der Markierung mit radioaktiven Eiweißen kann nach einer präoperativen Lymphabflußszintigraphie der SN zielgerichtet aufgesucht werden (z. B. parasternal). Detektionsrate und Vorhersagewert sind bei Tumoren bis 3 cm Durchmesser sehr gut, für größere Tumoren deutlich schlechter. Durch die genauere Aufarbeitung des am wahrscheinlichsten befallenen Lymphknotens kann die Sensitivität für die Erkennung von Lymphknotenmetastasen erhöht werden. Da noch keine Langzeitergebnisse für die SN-Detektion vorliegen, sind derzeit keine Aussagen zur Reduktion der postoperativen Morbidität in der Mammachirurgie möglich.

Schlüsselwörter: Sentinel node – Mammakarzinom – Lymphabflußszintigraphie

Einleitung

Der Nodalstatus ist beim Mammakarzinom von entscheidender prognostischer und therapeutischer Bedeutung. Die Axilladissektion ist daher ein wichtiger Bestandteil der Mammakarzinomchirurgie. Auf Grund der geringen lymphogenen Metastasierungstendenz kleiner Tumoren und der mit der Axilladissektion verbundenen Morbidität bestehen Tendenzen, auf die Axilladissektion bei Tumoren bis 1 cm zu verzichten. Eine solche pauschalierte Vorgehensweise birgt aber die Gefahr eines „Understagings" und damit einer unzureichenden Therapie. Durch die Sentinel Lymphonodektomie ist unter Umständen ein Verfahren gegeben um die Patientinnen zu selektieren, die einer Axilladissektion zugeführt werden müssen.

Das Wort „Sentinel" kommt aus dem Englischen und bedeutet „Wächter oder Torwache". Der Begriff Sentinel node Detektion wurde erstmals im Zusammenhang mit dem intraoperativen Aufsuchen von Lymphknoten beim Peniskarzinom verwendet, die vorher in einer Lymphabflußszintigraphie dargestellt worden waren [1]. Der Sentinel Lymphknoten ist der Lymphknoten, welcher eine Tumorregion „bewacht" und im Falle eines Lymphknotenbefalls als Indikator die Metastasierung anzeigt.

Gelingt es diesen Lymphknoten zu identifizieren, so sollte anhand seines histologischen Ergebnisses der Nodalstatus vorhergesagt werden können.

Die ersten Untersuchungen beim Mammakarzinom wurden erstmals von Krag et al. [2] durchgeführt. Die Entwicklung kleiner Szintillationssonden, die im Operationssaal Anwendung finden konnten, führte u.a. zu einer weiteren Verbreitung, da hiermit die Möglichkeit gegeben war, die in der Lymphabflußszintigraphie dargestellten Lymphknoten auch intraoperativ zu identifizieren.

Es finden zwei unterschiedliche Verfahren Anwendung, die jedoch auf dem gleichen Grundprinzip beruhen, die Farbstoffmethode mit Lymphazurin/Patentblau und die radioaktive Markierung mit ^{99m}Tc Albumin.

Patienten und Methoden

In unserer Klinik wurden vom 1.11.1995–15.1.1998 123 Patienten mit dieser Methode untersucht, darunter 3 Männer.

Um die Tumorregion wurden 0,5 ml ^{99m}Tc-Nanocoll (50 MBq) injiziert, das in die Lymphbahnen aufgenommen wird und sich in dem die Tumorregion drainierenden Lymphknoten anreichert. Nach 15–17 Stunden wurde der Lymphabfluß mit einer Szintillationskamera aufgenommen, wobei parasternale oder axilläre Aktivitätsanreicherungen als Hinweis auf einen Sentinel Lymphknoten gewertet wurden.

Durch die Verwendung der radioaktiven Substanz konnte die Lokalisation des Sentinel Lymphknoten präoperativ bestimmt und zielgerichtet exploriert werden. Intraoperativ wurde nach Entfernung des Tumors mit einer Szintillationssonde der Sentinel Lymphknoten identifiziert, gesondert entnommen und histologisch untersucht. Fand sich in der HE Färbung keine Metastasierung, so erfolgte eine immunhistochemische Untersuchung des Sentinel Lymphknoten. Anschließend erfolgte die Dissektion der Level I und II der Axilla. Die Dissektion der Lymphknoten in Level I und II erbrachte im Mittel 24 Lymphknoten [11–50], die konventionell histologisch in 2–6 Schnitten und HE Färbung untersucht wurden.

Es handelte sich bei den untersuchten Tumoren um 114 Primärtumore und 9 Inbrustrezidive.

Ergebnisse

Histologisch fanden sich 82 invasiv duktale sowie 21 invasiv lobuläre Tumore, die verbleibenden 20 Tumoren verteilten sich auf 7 weitere histologische Typen. 89 Patienten hatten pT1 und pT2 Tumoren, 18 Patienten pT3 und pT4 Tumoren, bei 7 Patienten fand sich ein in-situ Karzinom, bei 9 Patienten bestanden Rezidive.

Bei pT1 und pT2 Tumoren konnte bei unseren Untersuchungen bei 84% der Patienten ein Sentinel Lymphknoten intraoperativ detektiert werden. pT3 und pT4 Tumoren zeigten eine intraoperative Detektionsrate von 61%.

Bei 72 Patienten (96%) mit pT1 und pT2 Tumoren konnte der Lymphknotenstatus an Hand des histologischen Ergebnisses des Sentinel Lymphknotens richtig vorhergesagt werden, wobei 26 mal in der HE Färbung ein metastatischer Befall des Sentinel Lymphknoten diagnostiziert wurde, bei 6 weiteren Patienten wurden immunhistologisch Tumorzellen im Sentinel Lymphknoten nachgewiesen. Bei 43 Patienten war der Sentinel Lymphknoten tumorfrei. Allerdings fanden sich bei 3 Patienten Lymphknotenmetastasen in Achsellymphknoten, die nicht als Sentinel Lymphknoten identifiziert worden waren. Bei den pT3 und pT4 Tumoren war die Vorhersagegenauigkeit ungünstiger, sie lag bei 64%.

Diskussion

Der Nodalstatus ist beim Mammakarzinom neben dem Rezeptorstatus und dem Alter der Patientin der entscheidende Faktor für die Prognose und damit für die Indikationsstellung zur adjuvanten Therapie.

Nur 6% der Tumorträgerinnen mit einem Karzinom kleiner als 0,5 cm weisen einen Lymphknotenbefall auf [3]. Die Häufigkeit von Lymphknoten Metastasen nimmt mit steigendem Tumordurchmesser zu. Bei Tumoren mit mehr als 5 cm Durchmesser findet sich in mehr als 90% axilläre Lymphknotenmetastasen.

Die Morbidität der Axilladissektion ist aber weitgehend unabhängig von der Tumorgröße und wird im wesentlichen von dem operativen und anschließenden Bestrahlungsregime bestimmt. Nach den Ergebnissen einer Studie von Schünemann und Willich [4] mit über 5800 Patientinnen nach Axilladissektion tritt bei bis zu 30% der Patientinnen ein signifikantes Lymphödem des Armes auf.

Bisher ist der Nodalstatus ein wichtiges Kriterium zur Indikationsstellung für eine Chemotherapie, da nodal negative Patientinnen von dieser adjuvanten Therapie in geringerem Ausmaß profitieren als nodal positive Patientinnen.

Die Sentinel Lymphonodektomie könnte auf Grund der vorliegenden Ergebnisse dazu dienen, die Patienten zu identifizieren, die einer Axilladissektion zugeführt werden müssen.

Ein weiterer, entscheidender Vorteil der Methode liegt darin, daß anstatt der üblichen 10–20 Lymphknoten nur 1-2 Sentinel Lymphknoten sehr viel genauer, z. B. in multiplen Stufenschnitten und ggf. zusätzlich immunhistologisch, untersucht werden können und damit der Nodalstatus exakter anzugeben ist.

Ein zusätzlicher Informationsgewinn im Vergleich zur konventionellen histologischen Aufarbeitung ist bei den Patienten gegeben, bei denen in der Immunhistologie Mikrometastasen nachgewiesen wurden.

Normalerweise wird bei einer Standard-Lymphknoten-Untersuchung bei ca. 10% der Patienten ein Lymphknotenbefall histologisch nicht erkannt [5]. Diese Patienten werden folglich als nodal negativ in eine zu günstige Prognosegruppe eingestuft und erhalten u. U. eine eigentlich indizierte adjuvante Therapie nicht. Ein weiterer Fehler entsteht durch die Beschränkung der Axilladissektion auf Level I und II. Bei parasternalem Befall oder „skip"-Metastasen wird ebenfalls eine Reihe von Patienten fälschlicherweise als nodal negativ eingestuft.

Legt man die Daten unserer Studie zugrunde, so ergibt sich folgendes Bild: Von 89 Patienten mit pT1 und pT2 Tumoren konnten wir bei 75 Patienten einen Sentinel Lymphknoten detektieren. Bei den 14 Patienten ohne Darstellung eines Sentinel Lymphknoten muß ebenso wie bei den Patienten mit tumorbefallenem Sentinel Lymphknoten eine Axilladissektion durchgeführt werden, wobei sich bei 4 von 14 Patienten ohne Sentinel Lymphknoten axilläre Lymphknotenmetastasen fanden.

Bei den 49 Patienten deren Sentinel Lymphknoten in der konventionellen HE Färbung tumorfrei war, könnte auf eine Axilladissektion verzichtet werden, dies entspricht 55% der Gesamtzahl der Patienten.

Die Ergebnisse sind vergleichbar mit den in der Literatur veröffentlichten Daten [3, 6, 7]. Zusammenfassend kann die Sentinel Lymphknoten Biopsie zur Individualisierung der Indikationsstellung zur Axilladissektion bei entsprechender individueller Erfahrung des Operateurs empfohlen werden. Nach den vorliegenden Daten [3, 4] besteht eine höhere Sensitivität für Lymphknotenmetastasen als bei der konventionellen Axilladissektion durch die eingehendere Aufarbeitung des Sentinel Lymphknotens. Es ist zu erwarten, daß die Morbidität der Mammachirurgie durch die Beschränkung der Axilladissektion auf Sentinel Lymphknoten positive Patienten reduziert werden kann.

Literatur

1. Cabanas RM (1977) An approach for the treatment of penile carcinoma. Cancer 39(2): 456–466
2. Krag DN, Weaver DL, Alex JC, Fairbank JT (1993) Surgical resection and radiolocalization of the sentinel node in breast cancer using a gamma probe. Surg Oncol 2(6): 335–339
3. Giuliano AE, Barth A, Spivack B, Beitsch PD, Evens SW (1996) Incidence and Predictors of axillary metastasis in T1 Carcinoma of the breast. J Am Coll Surg 183(3): 185–189
4. Schünemann H, Willich N (1997) Lymphödeme nach Mammakarzinom. Dtsch med Wschr 122: 536–541
5. Giuliano AE, Dale PS, Turner RR, Morton DL, Evans SW, Krasne DL (1995) Improved axillary staging of breast cancer with sentinel lymphadenectomy. Ann Surg 222(3): 394–401
6. Veronesi U, Paganelli G, Galimberti V, Viale G, Zurrida S, Bedoni M, Costa A, de Cicco C, Geraghty JG, Luini A, Sacchini V, Veronesi P (1997) Sentinel-node biopsy to avoid axillary dissection in breast cancer with clinically negative lymph-nodes. Lancet 349: 19864–19867
7. Albertini J, Lyman G, Cox C, et al. (1996) Lymphatic mapping and sentinel node biopsy in the breast cancer patient. JAMA 276: 1818–1822

Multimodale Therapiekonzepte für Weichteiltumoren

Chirurgie der ausgedehnten retroperitonealen Weichteilsarkome

Th. Junginger

Klinik für Allgemein- und Abdominalchirurgie, Johannes Gutenberg-Universität Mainz,
Langenbeckstraße 1, D-55101 Mainz

Surgical Treatment of Extensive Retroperitoneal Soft-Tissue Sarcomas

Summary. For retroperitoneal soft-tissue tumours the only treatment capable of having an impact on the course of the disease still is complete surgical resection. Therefore, the pre- and intraoperative assessment of resectability is of particular interest. MRT imaging has gained importance for preoperative imaging. Distant metastases and infiltration of non-resectable vascular or neural structures preclude resection. In approximately two thirds of patients with retroperitoneal soft-tissue tumors complete resection with clear margins (R0 resection) is feasible. The histological differentiation of the tumor is the most important predictor of prognosis following resection. For patients with non-resectable tumors new adjuvant and neo-adjuvant treatments are currently being reconsidered in an EORTC trial.

Key words: Retroperitoneal sarcoma

Zusammenfassung. Für die Behandlung retroperitonealer Weichteiltumore gilt unverändert, daß nur durch vollständige operative Tumorentfernung Einfluß auf den Krankheitsverlauf genommen werden kann. Der prä- und intraoperativen Beurteilung der Resektabilität kommt damit besondere Bedeutung zu. Bewährt im Rahmen der präoperativen Diagnostik hat sich neben dem Computertomogramm in zunehmendem Maße die MRT-Untersuchung. Die Resektabilität findet ihre Grenzen bei nachgewiesenen Fernmetastasen und Befall nicht resezierbarer vaskulärer und neuraler Strukturen. Bei etwa 2/3 der Patienten mit retroperitonealem Weichteiltumor ist eine R0-Resektion möglich. Die weitere Prognose ist vom Differenzierungsgrad des Tumors abhängig. Für Patienten mit nicht resezierbaren oder unvollständig resezierten Tumoren werden neue adjuvante und neo-adjuvante Verfahren in einer EORTC-Studie überprüft.

Schlüsselwörter: Retroperitoneale Tumoren

Für die Therapie der primären, retroperitonealen Weichteilsarkome gilt unverändert, daß (1) nur durch vollständige Tumorentfernung eine Heilungschance, zumindest ein längeres, rezidivfreies Intervall erreichbar ist und daß (2) adjuvante Therapiemaßnahmen oder nicht operative Therapiemodalitäten bisher das experimentelle Stadium nicht verlassen haben. Im folgenden sollen die präoperative Diagnostik, die intraoperative Strategie, adjuvante Maßnahmen und die Prognose retroperitonealer Weichteilsarkome dargestellt werden.

Präoperative Diagnostik

Aufgabe der präoperativen Diagnostik ist die Abgrenzung primärer Weichteilsarkome von retroperitonealen Lymphomen und Lymphknotenvergrößerungen, Organtumoren der Niere und Nebenniere oder von konservativ zu behandelnden Tumoren (z. B. extragonadales Seminom) sowie die Bestimmung der lokoregionären und systemischen Tumorausbreitung, um das Ausmaß des lokalen Eingriffs und ggf. die Notwendigkeit mitzuentfernender benachbarter Strukturen abschätzen und entsprechende Vorbereitungen (seitengetrennte Kreatinin-Clearance bei möglicher Nephrektomie, Darmvorbereitung) treffen zu können. Bei nachgewiesenen Fernmetastasen ist ein operativer Eingriff mit kurativem Ziel in der Regel nicht möglich; inwieweit eine Tumorreduktion zur Beseitigung von Symptomen sinnvoll ist, muß im Einzelfall entschieden werden.

Die prätherapeutische Diagnostik umfaßt neben der Anamnese die klinische Untersuchung (Tumorgröße und Lage, Aszites, Stauungszeichen an den Extremitäten, Lymphknoten), die Bestimmung blutchemischer Parameter und Tumormarker (Beta-HCG bei Verdacht auf extragonadalem Seminom, CEA u.a.) und zur Beurteilung der Tumorausbreitung ein Computertomogramm (Doppelspiraltechnik nach intravenöser Kontrastmittelgabe) oder in zunehmendem Umfang das Magnetresonanztomogramm, das mit einer Untersuchung Aussagen zur Lage des Tumors, zum Befall solider Organe und der Muskulatur, der Gefäße und des Spinalkanals bzw. der Foramina intervertebralia erlaubt. Die Beurteilung der lokalen Resektabilität ist aufgrund der präoperativen Diagnostik nur mit Einschränkung möglich. Immerhin war bei 18 von 33 (54%) der dem Sloan Kettering Hospital als nicht resektabel zugewiesenen Patienten eine vollständige Tumorentfernung möglich [5]. Im Zweifelsfall empfiehlt sich daher auch in Anbetracht der fehlenden therapeutischen Alternativen die explorative Laparotomie mit intraoperativer Überprüfung der Resektabilität.

Die präoperative mikroskopische Tumordiagnose ist bei einem potentiell resektablen, primären retroperitonealen Weichteilsarkom nicht erforderlich und mit dem Risiko der Tumorzellverschleppung belastet. Sie ist jedoch indiziert bei unklarer Diagnose, vor nicht operativer Therapie, (z. B. Abklärung von Lymphknotenvergrößerungen) oder zur Bestätigung nachgewiesener Fernmetastasen.

Intraoperative Strategie

Ziel der operativen Therapie ist die vollständige Tumorentfernung ggf. unter Mitentfernung befallener Organe oder Strukturen. Prognostisch wichtig ist es, Tumorfreiheit des Schnittrandes zu erzielen. Ob darüber hinaus ein bestimmter Sicherheitsabstand notwendig ist, ist derzeit offen. Bei der multidirektionalen Tumorausbreitung ist dieser in der Regel nicht nach allen Richtungen in gleicher Weise einzuhalten. Andererseits kann durch großzügige Mitentfernung nicht befallener Strukturen die Prognose nicht verbessert werden [1], so daß intraoperativ sehr sorgfältig zwischen den mitzuentfernenden befallenen und den nicht befallenen und damit zu belassenen Strukturen zu differenzieren ist.

Erste Schritte der Operation sind die Beurteilung der Tumorausdehnung und der Resektabilität. Dies setzt einen ausreichend großen Zugang zur Bauchhöhle, in der Regel die mediane Laparotomie, voraus. Nach Überprüfung des Vorliegens von Fernmetastasen, insbesondere in der Leber und am Peritoneum, erfolgt die Klärung der Lage des Tumors und seiner Beziehung zu den angrenzenden Strukturen. Retroperitoneale Tumoren liegen meist rechts oder links der Mittellinie [8]. Sind die unpaarigen Gefäße in der Mittellinie frei (Truncus coeliacus, Mesenterialwurzel), ist die Beziehung zur Wirbelsäule bzw. zum Wirbelkanal und zu den Foramina intervertebralia zu klären. Hierzu werden zunächst die Aorta bzw. die V. cava inferior freipräpariert und ggf. zum Tumor führende Gefäße durchtrennt. Dann erfolgt die orientierende Präparation nach dorsal in Richtung Wirbelsäule. In einem weiteren Schritt werden das Retroperitoneum sowie die Bauchwand lateral des Tumors inzidiert und dorsal des Tumors in Richtung Wirbelsäule vorpräpariert. Kann der Tumor nun bimanuell umfahren werden, ist er in der Regel resektabel [8]. Verbindungen zum Wirbelkanal sollten bereits präoperativ bekannt sein, damit dann gemeinsam mit dem Neurochirurgen die Tumorentfernung erfolgt. An die orientierende Freipräparation des Tumors schließt sich die Klärung der infolge Tumorbefalls oder aus operationstaktischen Gründen zu entfernenden Organe an. Am häufigsten werden Niere, Dickdarmabschnitte, Pankreassegmente und die Milz entfernt [5]. Die Beurteilung des Organbefalls ist makroskopisch schwierig. Nach Jaques und Mitarbeiter [5] waren von 30 Nieren, die bei der Resektion retroperitonealer Tumoren entfernt wurden, nur 2 tumorinfiltriert. Gefäße und Nerven sind meist nicht befallen und lassen sich unterhalb der Adventitia bzw. dem Perineurium freipräparieren und erhalten. Andererseits kann bei Infiltration der Aorta oder der Cava durch Mitresektion und Gefäßersatz im geeigneten Fall eine vollständige Tumorentfernung möglich werden, wobei bei Verschluß der infrarenalen V. cava und ausreichender Kollateralisierung die Resektion auch ohne Gefäßersatz möglich ist [8]. Retroperitoneale Tumoren sind nicht selten gut vaskularisiert, so daß es sich empfiehlt, wenn immer möglich, frühzeitig tumorversorgende Gefäße z. B. aus der Aorta zu unterbinden. Die Grenze für eine vollständige Tumorentfernung ergibt sich bei Nachweis nicht resektabler Fernmetastasen, nicht resektabler Gefäße und ausgedehntem Befall des Rückenmarkkanals. Ist abzusehen, daß der Tumor nicht komplett entfernt werden kann, empfiehlt sich die Entnahme einer ausreichend großen Gewebeprobe und die Durchführung einer neoadjuvanten Chemotherapie im Rahmen der derzeit laufenden EORTC-Studie. Sofern von seiten der Symptome keine Indikation zur Tumorverkleinerung besteht, erscheint dieses Vorgehen nach dem derzeitigen Wissensstand sinnvoller als die partielle Tumorentfernung und anschließende radio-chemotherapeutische Nachbehandlung. Andererseits gibt es insbesondere bei retroperitonealen Liposarkomen auch nach unvollständiger Tumorentfernung lange Überlebenszeiten (9–167 Monate, [5]).

Eine intraoperative Schnellschnittuntersuchung hat eine geringere Aussagekraft als die präoperative Tumorpunktion oder die Exzisionsbiopsie [2]. Die Schnellschnittuntersuchung ist indiziert zum Nachweis von Fernmetastasen, zur Sicherung des Tumorbefalls nicht resektabler Strukturen (z. B. Mesenterialwurzel) und bei unklarer Differentialdiagnose. Biopsien sollten nach sorgfältiger Abdeckung der Umgebung und der Grundränder erfolgen, um eine Zellverschleppung zu vermeiden. Auch empfiehlt es sich die Tumorkapsel sparsam zu resezieren, um die Ränder wieder adaptieren zu können und eine Blutstillung der Tumorfläche zu erreichen. Bei vollständig resektablem, retroperitonealem Weichteilsarkom ist der Verzicht auf eine intraopertive Schnellschnittdiagnose vertretbar.

Prognose

Bei etwa 50–70% der Patienten mit retroperitonealem Weichteilsarkom ist eine vollständige Entfernung möglich [8]. Dieser Prozentsatz hat sich auch in der vor kurzem begonnenen CAO-Weichteiltumorstudie bestätigt [4, 6] (Tabelle 1). Bei Tumorrezidiven ist bei etwa der Hälfte der Patienten von einer kompletten Entfernbarkeit auszugehen [2]. Nach kompletter Resek-

Tabelle 1. CAO-Weichteiltumor-Registerstudie, R-Klassifikation (11/97–4/98)

	Periphere Weichteile	Retro-peritoneum
R0-Resektion	37 (71%)	4 (67%)
R1-Resektion	3 (5%)	2 (33%)
R2-Resektion	7 (12%)	–
RX	3	–
k. A.	2	–
n	52	6

Tabelle 2. Verteilung der histologischen Tumortypen bei retroperitonealen Sarkomen

	Jaques et al. [5] n=114	Storn et al. [8] n=449	Singer et al. [7] n=83
Liposarkom	50%	23%	15%
Fibrosarkom	6%	19%	5%
Leiomyosarkom	29%	16%	47%
Neurosarkom	4%	12%	8%
Undiff. Sarkom	–	16%	–
Andere	11%	14%	25%

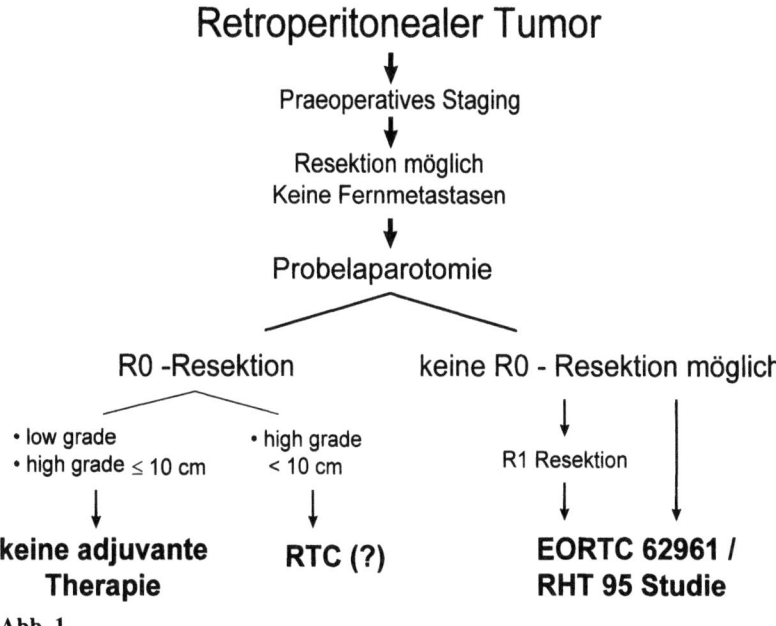

Abb. 1

tion beträgt die 5-Jahresrate nach einer Sammelstatistik 53%, nach unvollständiger Resektion 19% [8]. Wesentlicher Faktor für die Prognose nach R0-Resektion ist weniger der in den einzelnen Statistiken schwankende histologische Tumortyp (Tabelle 2) als der Differenzierungsgrad des Tumors [17]. Allerdings ist die 5-Jahresrate nicht mit der Heilung des Tumorleidens gleichzusetzen. Bei 40% der Patienten, die 5 Jahre überlebten, ist innerhalb der nächsten 5 Jahre ein Rezidiv zu erwarten [4], so daß früher (high grade Tumor) oder später (low grade Tumor) bei 90% der zunächst erfolgreich operierten Patienten ein lokales Rezidiv auftritt [8]. Nur ein Drittel dieser Patienten entwickelt Fernmetastasen [8]. Daraus ergibt sich die Frage nach der Effektivität adjuvanter Therapiemaßnahmen.

Adjuvante Therapie

Zur adjuvanten Therapie bei retroperitonealem Tumor kommen die externe Strahlentherapie, die hiermit kombinierte intraoperative Strahlentherapie (IORT) und die Chemotherapie zur Anwendung. Bisher konnte durch externe Radiatio weder die Rezidivrate noch das Überleben beeinflußt werden [8], bei einer nicht unerheblichen Komplikationsrate der Strahlentherapie von etwa 20%. Die IORT hat in einer prospektiven, randomisierten Studie der NCI im Vergleich zur alleinigen Strahlentherapie keine Prognoseverbesserung bei jedoch erhöhter neurologischer Komplikationsrate erbracht [6]. Auch die adjuvante Chemotherapie hat bisher keine Verbesserung erzielen können [3, 8]. Der Wert einer präoperativen Radiochemotherapie wurde bisher bei retroperitonealen Tumoren nicht erprüft und ist Gegenstand der laufenden EORTC-Studie. Ob Modifikationen der IORT einen Einfluß auf den Krankheitsverlauf besitzen [2] bleibt abzuwarten. In jedem Fall sind adjuvante Therapiemodalitäten bei retroperitonealen Weichteiltumoren nur innerhalb von Studien zu rechtfertigen [4, 7]. Ein mögliches Therapiekonzept bei retroperitonealem Weichteilsarkom zeigt (Abb. 1).

Literatur

1. Bevilacqua Ruy G, Rogatko A, Hajdu I, Brennan MF (1991) Prognostic Factors in Primary Retroperitoneal Soft-Tissue Sarcomas. Arch Surg 126: 328–334

2. Brennan MF, Casper ES, Harrison LJ (1997) Soft Tissue Sarcoma in Cancer, Principles and Practice of Oncology, 5th Edition. Hrsg. De Vita VT Jr, Heckmann S, Rosenberg StA, Lippincot-Raven, Philadelphia New York
3. Glenn J, Sindelar WF, Kinsella T, Glatstein E, Brennan MF, Seipp CRN, Wesley R, Young RC, Rosenberg S (1985) Results of multimodality therapy of resectable soft-tissue sarcomas of the retroperitoneum. Surgery 97:316–324
4. Heslin MJ, Lewis JJ, Nadler E, Newman E, Woodruff JM, Casper ES, Leung D, Brennan MF (1997) Prognostic Factors Associated With Long-Term Survival for Retroperitoneal Sarcoma: Implications for Management. J of Clin Oncol 15:2832–2839
5. Jaques DP, Coit DG, Hajdu SI, Brennan MF (1990) Management of Primary and Recurrent Soft-issue Sarcoma of the Retroperitoneum. Ann Surg 212:51–59
6. Sindelar WF, Kinsella TJ, Chen PS, DeLaney TF, Tepper JE, Rosenberg SA, Glatstein E (1993) Intraoperative Radiotherapy in Retroperitoneal Sarcomas Final Results of Prospective, Randomized, Clinical Trial. Arch Surg 128:402–410
7. Singer S, Corson JM, Demetri GD, Healey EA, Marcus K, Eberlein TJ (1995) Prognostic Factors Predictive of Survival for Truncal and Retroperitoneal Soft-Tissue Sarcoma. Ann of Surg 221:185–195
8. Storm KF, Mahvi DM (1991) Diagnosis and Management of Retroperitoneal Soft-Issue Sarcoma. Ann Surg 214:2–10

Wo liegt der Stellenwert neuer molekularbiologischer Erkenntnisse für die chirurgisch-onkologische Therapie der Weichteilsarkome?

F. Willeke

Chirurgische Universitätsklinik Heidelberg, Kirschnerstraße 1, D-69120 Heidelberg

Recent Advances in Molecular Biology of Soft-Tissue Sarcomas and Their Implication in Surgical Oncology

Summary. While clinical progress in the treatment of soft-tissue sarcoma is rather slow, some major contributions to the understanding of oncogenesis of these rare tumors have been achieved in the last decade. The central role of cell cycle regulation has been demonstrated in hereditary (p53, RB) and somatic mutations or variant expression of genes associated with cell cycle regulation (p53, BCL2, MDM2). For a subset of soft tissue sarcomas harboring chromosomal translocations, fusion genes resulting from these specific translocations were cloned and characterized. The clinical use of these fusion genes may not be restricted to diagnosis and prognosis, since these may serve as specific targets for molecular and immunologic therapy approaches.

Key words: Soft tissue sarcoma – Molecular biology – p53 – Fusion transcript

Zusammenfassung. Das Verständnis der Onkogenese von Weichteilsarkomen hat in den letzten Jahren erhebliche Fortschritte gemacht. Die zentrale Bedeutung der Zellzyklusregulation konnte durch die Beteiligung von unterschiedlichen Genen nachgewiesen werden, die sowohl Keimbahnmutationen (p53, RB), wie auch somatische Mutationen (p53, BCL2, MDM2) oder variante Expressionen in Weichteiltumoren aufweisen. Als Besonderheit unter den soliden Tumoren lassen sich in einem Teil der Weichteilsarkome stabile Chromosomentranslokationen mit resultierenden Fusionsgenen nachweisen, deren klinische Nutzung, insbesondere hinsichtlich einer spezifischen Therapie, in besonderem Maße verfolgt wird.

Schlüsselwörter: Weichteilsarkom – Molekularbiologie – p53 – Fusionstranskripte

Status quo – kein wesentlicher therapeutischer Progreß in der Therapie von Weichteilsarkomen seit Etablierung der Extremitätenerhaltenden Chirurgie

In den letzten 20 Jahren konnten für die Therapie der Weichteilsarkome Erwachsener Standards etabliert werden, die fraglos zu einer verbesserten lokalen Tumorkontrolle bei weitgehendem Verzicht auf Amputationen bei an den Extremitäten lokalisierten Tumoren geführt haben [1]. Trotz Evaluierung multimodaler Therapien ist eine durchgreifende Verbesserung des Gesamtüberlebens von Erwachsenen Patienten mit Weichteilsarkomen in den letzten 15 Jahren jedoch nicht erkennbar [2, 3]. In geradezu auffälligem Kontrast hierzu stehen die Erkenntnisse, die hinsichtlich der Onkogenese der Weichteilsarkome im gleichen Zeitraum erzielt werden konnten. Die für den onkologisch tätigen Chirurgen relevanten Aspekte dieser Erkenntnisse herauszuarbeiten ist Ziel dieser Arbeit.

Genetische Diagnostik – hereditäre und somatische Mutationen bei Patienten mit Weichteilsarkomen

Li-Fraumeni-Syndrom

Wenn auch das Auftreten dieser Tumoren in der Regel sporadisch ist, können jedoch in einigen Fällen genetische Prädispositionen nachgewiesen werden. Dieses gilt vor allem für das Li-Fraumeni-Syndrom, welches durch eine angeborenen Mutation eines Allels des p53 Gens charakterisiert ist [4]. Dieses auf Chromosom 17p31 gelegene Tumorsuppressorgen führt bei Vorliegen von Keimbahnmutationen gehäuft zu epithelialen und mesenchymalen Malignomen, letztere insbesondere nach zusätzlicher Exposition gegenüber Bestrahlung [5]. Bei Vorliegen der klassischen Li-Fraumeni Konstellation: Patient unter 45 Jahren mit einem direkten Familienangehörigen mit einem Malignom vor dem 45. Lebensjahr und einem Familienmitglied (1° oder 2°), der vor dem 45. Lebensjahr ein Malignom entwickelt hat, oder altersunabhängig an einem Sarkom erkrankt ist, läßt sich in 70% eine p53 Keimbahnmutation nachweisen [6]. Die Seltenheit dieses Tumorsyndroms bedingt jedoch, daß der effektive klinische Nutzen eher klein ist, da durch präsymptomatische molekulare Diagnostik von Risikopersonen nur ein sehr kleiner Kreis von Patienten profitieren könnte. Weitere familiäre Syndrome, die mit einer erhöhten Erkrankungsrate an Sarkomen belastet sind, sind Patienten mit hereditären Retinoblastomen [7], die Neurofibromatose 1 (neurogene Sarkome) [8] und selten auch das Gardner Syndrom, bei dem neben grundsätzlich gutartigen mesenchymalen Läsionen wie den Desmoiden und den aggressiven Fibromatosen auch Fibrosarkome auftreten können [9].

Zellzyklus als zentrale Schaltstation

Während Keimbahnmutationen wie aufgezeigt mit dem Auftreten einiger Weichteilsarkome assoziiert sind, wurden definierte genetische Veränderungen für die überwiegende Gruppe der sporadischen Tumoren in den Tumorgeweben selbst definiert (somatische Mutationen). Eine ganz zentrale Bedeutung kommt hier dem Zellzyklus zu, dessen Schlüsselfunktionen kontrollierter Zellwachstum oder geordneter Zelltod (Apoptose) an sogenannten Restriktionspunkten kontrolliert werden. Eine Vielzahl bei Weichteilsarkomen entdeckter somatischer Mutationen betrifft Gene, die mittelbar oder unmittelbar an der Kontrolle dieser Restriktionspunkte beteiligt sind.

p53 – somatische Mutationen

Die Assoziation von Keimbahnmutationen im p53 Gen mit Weichteilsarkomen legte nahe, daß bei Fehlen einer Keimbahnmutation gehäuft somatische p53 Mutationen im Tumor selber vorliegen. In einer Analyse von Taubert et al. [10] konnten somatische Mutationen in 10,3% von 145 analysierten Weichteilsarkomen nachgewiesen werden. In der weiteren Analyse fand sich hinsichtlich eines Mutationstyps, nämlich einer Mutation ohne Verschiebung des Protein-Leserahmens, eine signifikant schlechtere Prognose im Vergleich zu Patienten ohne p53 Mutationen und jenen mit Mutationen, die zu einem Abbruch des Leserahmens oder zur Entstehung von Neopeptiden oder -proteinen aufgrund einer Verschiebung des Leserahmens führen [10]. Fraglos müssen diese Ergebnisse noch an größeren Patientenzahlen auf ihre Validität überprüft werden, sie weisen jedoch darauf hin, daß den p53 Mutationen im Tumor selber ebenfalls eine Schlüsselstellung in der Onkogenese einer Subgruppe von Patienten mit Weichteilsarkomen zukommen.

Bausteine weiterer prognostischer Faktoren

Neben den bisher erwähnten Analysen hereditärer und somatischer Veränderungen in Weichteilsarkomen sind eine Fülle weiterer Analysen erfolgt, um sowohl diagnostische wie prognostische Abtrennungen zu evaluieren. So zeigte sich, daß bei Nachweis des BCL2 Proteines (Zellzyklusregulation durch Blockade von Apoptose durch chemische Noxen, Strahlung, p53) über immunhistochemische Verfahren eine verbesserte Prognose von Patienten mit Proteinexpression im Tumor gefunden wurde [11]. Hierzu muß angemerkt werden, daß diese Daten noch durch DNA Analysen untermauert werden müssen, um festzustellen, wieviele Mutationen des BCL2 Gens in den Tumoren vorliegen, die das unterschiedliche Färbeverhalten in diesen Tests erklären können. Weitere Analysen wiesen nach, daß mit einer Expression von MDM2 (Murine double minute-2), bei Nachweis einer p53 Ko-Expression, ein signifikant erhöhtes Risiko eines Versagens der Therapie bei Patienten mit Weichteilsarkomen verbunden ist [12]. Das MDM2 Gen inaktiviert in einem Feedback-Mechanismus p53, der dezidierte pathogenetische Ablauf in der Wechselwirkung dieser beiden Gene, deren gemeinsame Expression mit einer schlechteren Prognose behaftet sein soll, bleibt indes noch unklar. Weitere bestimmte Gene mit erhöhten Expressionen in Weichteilsarkomen sind das gli Gen (Chromosom 12q13–14.3) und Cyclin-abhängige Kinasen, die ebenfalls in die Zellzykluskontrolle eingebunden sind [13, 14]. In einer Untergruppe von Patienten werden Modulationen der Therapieeffizienz durch Veränderungen des MDR1 (Multidrug Resistence) Gens und seines Produktes p-Glykoprotein angenommen [15].

Schlüsselereignis chromosomale Translokationen

Neben den hämatopoetischen Tumoren konnten gerade auch bei Weichteilsarkomen chromosomale Translokationen nachgewiesen werden [16]. Hierbei kommt es durch einen Bruch in einem oder zwei Chromosomen zu einer Umgruppierung von Chromosomenanteilen, die sich durch Anlagerung an die jeweils andere Bruchstelle neu formieren. Auswirkungen dieser Chromosomen-Rearrangements können ein Genverlust (Deletion) oder eine deregulierte Expression sein. Eine weitere Möglichkeit besteht darin, daß diese Translokationen zum Auftreten von Fusionstranskripten führen, die aus Genabschnitten neu benachbarter Gene bestehen. Durch die Kopplung von sonst auf unterschiedlichen Chromosomen benachbarten Genen weisen die Fusionstranskripte eine einzigartige Basensequenz auf, die in der Normalzelle nicht angetroffen wird, in der Regel für ein neues Polypeptid kodiert und damit eine ideale Abtrennung einer Tumorzelle von einer Normalzelle ermöglicht [17]. Die Klonierung und Charakterisierung der an den spezifischen Translokationen beteiligten Gene gelang zuerst für die Ewing-Sarkome und die Gruppe der PNET (Primitive neuroektormale Tumoren) [18], im folgenden für eine Reihe weiterer mit Translokationen assoziierten Tumoren [16] (Tabelle 1). Anhand der t(12;16)(q13;p11) Translokation bei Liposarkomen mit dem resultierenden FUS-CHOP (syn. TLS-CHOP) Fusionstranskript [16, 19, 20] sowie den ebenfalls im erwachsenen Alter auftretenden Synovialsarkomen t(X;18)(p11;q11)) sollen die Besonderheiten dieser Genfusionen erläutert werden. Zur Funktion des FUS-CHOP Fusionstranskriptes ist bekannt, daß die Eigenschaft von CHOP, bei zellulärem Streß eine Apoptose zu induzieren, verloren geht. Das Fusionsprodukt supprimiert weiterhin die noch vorhandene Restaktivität von CHOP, die durch das eine noch vorhandene Allel weiter theoretisch aktiv sein könnte [21]. Diese Analysen der funktionellen Konsequenz der molekularen Verschiebungen belegen die onkogene Aktivität dieser Fusionstranskripte und untermauern, daß den chromosomalen Translokationen eine zentrale Rolle in der Onkogenese der jeweiligen Tumoren

Tabelle 1. Zusammenfassung der stabilen chromosomalen Translokationen, die in Weichteilsarkomen beobachtet wurden, und deren Fusionsgene cloniert wurden [16]. PNET, Primitive neuroektodermale Tumoren; myx., myxoides

Histologie	Translokation	Frequenz	Fusionstranskript	Charakterisierung
Ewing-Sarkom/PNET Gruppe	t(11;22)(q24;q12)	85%	EWS-FLI1	1992
	t(21;22)(q22;q12)	5–10%	EWS-ERG	1993
	t(7;22)(p22;q12)	vereinzelt	EWS-ETV1	1995
Klarzellsarkom	t(12;22)(q13;q12)	>65%	EWS-ATF1	1993
Alveoläres Rhabdomyosarkom	t(2;13)(q35;q14)	68%	PAX3-FKHR	1993
	t(1;13)(p36;q14)	14%	PAX7-FKHR	1994
Liposarkom	t(12;16)(q13;p11)	40%	FUS-CHOP	1993
(myx. und rundzelliges)	t(12;22)(q13;q11–12)	<5%	EWS-CHOP	1996
Synovialsarkom	t(X;18)(p11;q11)	>90%	SYT-SSX1/2	1995

zukommt. Sie werden dementsprechend auch als Fusionsonkogene beschrieben [17]. Im Falle der Synovialsarkome läßt sich in mehr als 90% der Patienten eine t(X;18)(p11;q11) Translokation nachweisen. Die Klonierung der beteiligten Fusionsgene zeigte, daß hierbei das SYT Gen an eines von zwei nah beieinander positionierten Genen des X Chromosoms, SSX1 und SSX2, fusioniert ist. Über die Funktion der beteiligten Gene ist bisher weniger bekannt, als dieses für das FUS-CHOP Fusionstranskript der Fall ist. Vor kurzem konnte aber gezeigt werden, daß das SYT Gen eine Aktivierung der Transkription zur Folge hat, und es ist zu erwarten, daß dem SYT-SSX1/2 Fusionstranskript eine ähnlich zentrale Rolle zukommt, wie dieses für andere Fusionsonkogene bereits gezeigt ist.

Diagnostischer und prognostischer Nutzen

Diagnostisch können chromosomale Translokationen zur Verifizierung histologischer Befunde bei zweideutigen morphologischen Befunden, wie sie zum Beispiel bei monophasischen Synovialsarkomen vorkommen, herangezogen werden. Technisch existieren verschiedene Möglichkeiten, die Translokationen nachzuweisen. Neben der Kurzzeitkultur und dem Anfärben der chromosomalen Banden kann der Nachweis der Translokation auch über spezifische Fluoreszenz- in situ Hybridisierung (FISH) erfolgen. Diese Technik hat den Vorteil eines schnelleren Nachweises, weiterhin ist dieses Verfahren weniger Aufwendig als die Kurzzeitkulturen, die darüber hinaus nicht in allen Fällen erfolgreich sind. Eine weitere Möglichkeit besteht in einem Nachweisverfahren über Reverse Transkription (RT) und Polymerase Kettenreaktion (PCR). Durch Wahl spezifischer Oligonukleotide für die beteiligten Fusionsgene kann direkt das Fusionstranskript nachgewiesen werden. Da dieses spezifisch nur in den translokationstragenden Tumoren angetroffen wird, ist eine Differenzierung gegenüber morphologisch ähnlichen Tumoren auch mit dieser Technik möglich. Neben einem diagnostischen Nutzen könnte dem Nachweis von Fusionstranskripten aber auch ein Erkenntnisgewinn hinsichtlich der Prognose inneliegen. Während dieses für das FUS-CHOP Fusionstranskript bisher nicht gezeigt wurde, konnten Kawai und Koautoren für ein bestimmtes Fusionstranskript des Synovialsarkoms, das SYT-SSX2 Transkript, eine bessere Prognose bei Patienten mit nicht metastasiertem Tumor zum Zeitpunkt der Therapie nachweisen [22]. Ein möglicher weiterer prognostischer Informationsgewinn könnte durch den Nachweis residualer Tumorzellen zum Zeitpunkt der Therapie erfolgen. Über den Nachweis spezifischer Fusionstranskripte durch RT-PCR Verfahren, die Tumorzellen in einer 10^6 bis 10^7 Verdünnung mit Normalzellen detektieren können, haben sich residuale Tumorzellen in verschiedenen Körperkompartimenten (peripherem Blut, Knochenmark, Resektionsrändern) auch in der potentiell kurativen Therapiesituation nachweisen lassen [23–25]. Während für hämatopoetische Erkrankungen dieser Nachweis bereits ein etablierter Prognosefaktor ist, steht der Beweis für eine Analogie bei den Weichteilsarkomen noch aus.

Somatischer Gentransfer bei Patienten mit Weichteilsarkomen – Klinische Realität und potentielle Konzepte

Die somatische Gentherapie bei Weichteilsarkomen steht noch ganz am Anfang ihrer Entwicklung. Da auch in der potentiell kurativen Therapiesituation bis zu 40% der Patienten Lokalrezidive und Fernmetastasen entwickeln, werden in der Zukunft vermehrt Konzepte mit molekularbiologisch veränderten Therapeutika evaluiert werden. Zum jetzigen Zeitpunkt liegen noch keine Studienberichte zu systematisch gentherapierten Patienten mit Weichteilsarkomen vor. Im Rahmen der Publikation aller geprüften gentherapeutischen Studien ist 1997 ein Protokoll zu einer Phase I Studie zur Immunisierung autologer Tumorzellen mit Granulocyten-Makrophagen-Colony-Stimulating Factor (GM-CSF) vorgestellt worden [26]. Es soll die Verträglichkeit von physikalischer Transfektion immortalisierter autologer Tumorzellen mit der Gene-Gun überprüfen. Die Ratio der Applikation begründet sich in experimentell erhobenen Daten, die die Hypothese stützten, daß GM-CSF transfizierte Tumorzellen zu einer Protektion gegenüber einer späteren Exposition mit nicht transfizierten Tumorzellen führen. Ein weiterer Ansatz wäre in der Transfektion von Wildtyp p53 (viral vermittelt) in p53 negative Weichteilsarkome zu erkennen. Dieses Konzept wurde in der Behandlung von Lungentumoren verfolgt, neben fehlender Nebenwirkungen der Applikation von rekombinanten Retroviren ließen sich kasuistisch Tumorregressionen nachweisen [27]. Als Target für eine molekularbiologisch-immunologische Intervention stellen schließlich die Fusionstranskripte hochspezifisch prägende Charakteristika der Tumorzelle dar. Bei soliden Tumoren sind bisher keine klinischen Ansätze publiziert, experimentell wurden diese Schlüsselabschnitte des Tumorgenoms jedoch schon für das Targeting bei Rhabdomyosarkomen genutzt [28].

Zusammenfassend besteht aktuell ein erheblicher Erkenntnisgewinn in der molekularen Pathogenese der Weichteilsarkome, der sich primär auf eine verbesserte Möglichkeit der Prognoseeinschätzung niederzuschlagen scheint. Verbesserungen in der Präsentation und Aufnahme genetisch veränderter Therapeutika sollten in der Zukunft auch zu meßbaren Therapieerfolgen führen.

Literatur

1. Williard WC, Collin C, Casper ES, Hajdu SI, Brennan MF (1992) The changing role of amputation for soft tissue sarcoma of the extremity in adults. Surg Gynecol Obstet 175: 389–396
2. Mertens WC, Bramwell VW (1993) Soft tissue sarcoma in adults. Curr Opin Oncol 5: 678–684
3. Taub RN (1997) Introduction: A chronicle of progress in sarcoma research. Semin Oncol 24: 503
4. Li FP, Fraumeni JF, Mulvihill JJ, et al. (1988) A cancer family syndrome in twenty-four kindreds. Cancer Res 48: 5358–5362
5. Zahm SH, Fraumeni JFJ (1997) The epidemiology of soft tissue sarcoma. Semin Oncol 24: 504–514
6. Varley JM, Evans DGR, Birch JM, Li-Fraumeni syndrome – a molecular and clinical review. Br J Cancer 76: 1–14
7. Sanders BM, Jay M, Draper GJ, Roberts EM (1989) Non-ocular cancer in relatives of retinoblastoma patients. Br J Cancer 60: 358–365
8. Bader JL (1987) Neurofibromatosis and cancer: An overview. Dysmorph Clin Gen 1: 43–48
9. Rustgi AK (1994) Hereditary gastrointestinal polyposis and nonpolyposis syndromes. N Engl J Med 331: 1694–1702
10. Taubert H, Meye A, Würl P (1996) Prognosis is correlated with p53 mutation type for soft tissue sarcoma patients. Cancer Res 56: 4134–4136
11. Nakanishi H, Ohsawa M, Naka N, Uchida A, Ochi T, Aozasa K (1997) Immunohistochemical detection of bcl-2 and p53 proteins and apoptosis in soft tissue sarcoma: their correlation with prognosis. Oncology 54: 238–244
12. Würl P, Meye A, Schmidt H, et al. (1998) High prognostic significance of Mdm2/p53 co-overex-

pression in soft tissue sarcomas of the extremities. Oncogene 16: 1183–1185
13. Robert WM, Douglass EC, Peiper SC, Houghton PJ, Look AT (1989) Amplification of the gli gene in childhood sarcomas. Cancer Res 49: 5407–5413
14. Khatib ZA, Matushime H, Valentine M, Shapiro DN, Sherr CJ, Look AT (1993) Coamplification of the CDK4 Gene with MDM2 and GLI in Human Sarcomas. Cancer Res 53: 5535–5541
15. Stein U, Shoemaker RH, Schlag PM (1996) MDR1 gene expression: Evaluation of its use as a molecular marker for prognosis and chemotherapy of bone and soft tissue sarcomas. Eur J Cancer 32A: 86–92
16. Rabbitts TH (1994) Chromosomal translocations in human cancer. Nature 372: 143–149
17. Rabbitts TH (1998) The clinical significance of fusion oncogenes in cancer. N Engl J Med 338: 192–194
18. Delattre O, Zucman J, Plougastel B, et al. (1992) Gene fusion with an ETS DNA-binding domain caused by chromosome translocation in human tumours. Nature 359: 162–165
19. Crozat A, Aman P, Mandahl N, Ron D (1993) Fusion of CHOP to a novel RNA-binding protein in human myxoid liposarcoma. Nature 363: 640–644
20. Rabbitts TH, Forster A, Larson R, Nathan P (1993) Fusion of the dominant negative transcription regulator CHOP with a novel gene FUS by translocation t(12;16) in malignant liposarcoma. Nature Genet 4: 175–180
21. Barone MV, Crozat A, Tabaee A, Philipson L, Ron D (1994) CHOP (GADD153) and its oncogenic variant, TLS-CHOP, have opposing effects on the induction of G1/S arrest. Genes Dev 8: 453–464
22. Kawai A, Woodruff J, Healey JH, Brennan MF, Antonescu CR, Ladanyi M (1998) SYT-SSX gene fusion as a determinant of morphology and prognosis in synovial sarcoma. N Engl J Med 338: 153–160
23. Kelly KM, Womer RB, Barr FG (1996) Minimal disease detection in patients with alveolar rhabdomyosarcoma using a reverse transcriptase-polymerase chain reaction. Cancer 78: 1320–1327
24. West DC, Grier HE, Swallow MM, Demetri GD, Granowetter L, Sklar J (1997) Detection of circulating tumor cells in patients with Ewing's sarcoma and primitive neuroectodermal tumor. J Clin Oncol 15: 583–588
25. Willeke F, Ridder R, Mechtersheimer G, et al. (1998) Analysis of FUS-CHOP fusion transcripts in different types of soft tissue sarcoma and their diagnostic implication. Clin Cancer Res, in press
26. Mahvi DM, Sondel PM (1997) Clinical protocol: Phase I/IB study of immunization with autologous tumor cells transfected with the GM-CSF gene by partial-mediated transfer in patients with melanoma or sarcoma. Hum Gene Ther 8: 875–891
27. Roth JA, Nguyen D, Lawrence DD, et al. (1996) Retrovirus-mediated wild-type p53 gene transfer to tumors of patients with lung cancer. Nat Med 2: 985–991
28. Massuda ES, Dunphy EJ, Redman RA, et al. (1997) Regulated expression of the diphteria toxin A chain by a tumor-specific chimeric transcription factor results in elective toxicity for alveolar rhabdomyosarcoma cells. Proc Natl Acad Sci USA 94: 14 701–14 706

Die transkutane und laparoskopische Laseranwendung zur Behandlung ausgedehnter retroperitonealer Lymphangiome im Kindesalter

D. Cholewa, J. Waldschmidt und L. Stroedter

Abteilung für Kinderchirurgie, Universitätsklinik Benjamin Franklin, Freie Universität Berlin, Hindenburgdamm 30, D-12200 Berlin

Transcutaneous and Laparoscopic Laser Treatment of Extensive Retroperitoneal Lymphangiomas in Childhood

Summary. Retroperitoneal lymphangiomas are rare congenital vascular malformations. They cannot always be completely excised and are associated with high recurrence, complication and morbidity rates. We therefore utilize an alternative treatment concept in some cases. We excise the cystic types laparoscopically with a Nd:YAG laser (wavelength 1064 nm). Residual tissues are percutaneously managed by interstitial laser therapy under MRI monitoring. The high soft-tissue contrast of the MRI enables exact positioning of the laser fiber. The examination is thermosensitive and provides online and noninvasive demonstration of the interstitial tissue coagulation. We have treated four infants laparoscopically and three other children percutaneously.

Key words: Retroperitoneal lymphangiomas – Laparoscopy – Interstitial laser therapy – MRI monitoring

Zusammenfassung. Retroperitoneale Lymphangiome sind seltene angeborene vaskuläre Fehlbildungen. Die vollständige Exzision ist nicht immer möglich, die Rezidiv-, Komplikations- und Morbiditätsraten sind beachtlich. Deshalb wenden wir in bestimmten Fällen ein alternatives Behandlungskonzept an. Die zystischen Formen exzidieren wir mit Hilfe des Nd:YAG Laser 1064 nm laparoskopisch. Residuen werden perkutan unter MRT-Kontrolle interstitiell gelasert. Der hohe Weichteilkontrast des MRTs ermöglicht eine exakte Positionierung der Laserfaser. Die Untersuchung ist thermosensibel und zeigt die interstitielle Gewebekoagulation online und nicht invasiv an. Wir haben vier Säuglinge laparoskopisch und drei weitere Kinder perkutan behandelt.

Schlüsselwörter: Retroperitoneale Lymphangiome – Laparoskopie – interstitielle Lasertherapie – MR-Kontrolle

Einteilung

Lymphangiome sind angeborene vaskuläre Fehlbildungen. Aus der Fehlanlage resultieren mit Endothel ausgekleidete Räume unterschiedlicher Ausdehnung. Der Durchmesser dieser Räume variiert zwischen Mikro- bis zu mehreren Zentimetern. Bei Ausdehnung der Hohlräume im Mikrometerbereich sprechen wir von kapillaren oder einfachen Lymphangiomen. Messen sie einige Millimeter, sprechen wir von kavernösen Formen. Bei Räumen, die mehrere Zentimeter messen, liegen zystische Lymphangiome vor [1, 2]. Andere Klassifikationen berücksichtigen stärker die embryonale Genese [3]. Demnach würde man von trunkulären oder extratrunkulären Fehlbildungen vorwiegend lymphatischen Charakters sprechen. Der Begriff „vorwiegend" verdeutlicht die Problematik der Einteilung, da immer Mischformen, sogar mit arteriellen und venösen Formen, vorkommen.

Embryologie

Das Lymphsystem entwickelt sich aus primitiven prävertebralen Säcken [4]. Neben den paarigen Säcken in Höhe der Jugularvenen und der Iliakalregion findet sich eine unpaarige Anlage am Truncus coeliacus. Sowohl bei der zentrifugalen Ausbildung des Kapillarbettes als auch bei dem Wiederanschluß an das zentrale System können vaskuläre Fehlbildungen auftreten. Im ersten Fall entsteht eine extratrunkuläre Form ohne Anschluß an das zentrale Bett, im zweiten Fall die trunkuläre Form mit partieller Anbindung an das Gefäßbett. Bei der trunkulären Form enthält das Lymphangiom Chylos, bei der extratrunkulären Form serös-lymphatische Flüssigkeit.

Klinische Symptomatik

Lymphangiome werden in 30 bis 50% bei Geburt und in 80 bis 90% der Fälle vor dem zweiten Geburtstag erkannt. Der Großteil findet sich am Kopf, am Hals oder in der Axilla [5]. Nur 0,0005% der lymphatischen Fehlbildungen liegen retroperitoneal. Lymphangiome treten im Retroperitoneum erst später klinisch in Erscheinung. Die Symptomatik ist uncharakteristisch und entsteht vorwiegend durch Kompression oder Verlagerung benachbarter Organe. Einblutungen und Blutverluste durch mitbefallene Organe kommen gelegentlich vor. Bei Neugeborenen und Säuglingen werden sie meist bei einer Herniotomie oder einer Hydrocelenspaltung entdeckt oder bei einer Routineuntersuchung palpiert. Bei älteren Kindern stehen die Bauchschmerzen im Vordergrund, doch treten auch Rückenschmerzen oder Gehbeschwerden auf. Harnwegsinfekte und Hydronephrose waren, trotz Verlagerung und Kompression von Nieren und Harnwegen, erstaunlich selten Grund der Erstvorstellung.

Diagnostik

Die Abdomenübersicht und die Kontrastdarstellungen des Darmes zeigen die extraluminale Kompression. Auf diese Untersuchungen kann im allgemeinen aber heute verzichtet werden. Die primäre Diagnostik ist die Ultraschalluntersuchung. Besonders die zystischen Formen werden immer früher erkannt, in einigen Fällen bereits pränatal. Charakteristisch ist die dünne Wand mit echofreien Zysten. Die genaue Ausdehnung wird durch die Kernspintomografie erkannt, die dem CT durch den besseren Weichteilkontrast überlegen ist (Abb. 1). Die Differentialdiagnostik entspricht der von mesenterialen Zysten. Bestehen nach den bildgebenden Verfahren noch Zweifel, werden diese durch die diagnostische Laparoskopie beseitigt (Abb. 2). Mit der Bauchspiegelung kann häufig die Therapie verbunden werden.

Therapie

Die chirurgische Therapie von Lymphangiomen ist nicht unproblematisch. Nur etwa ein Drittel aller Lymphangiome können komplett reseziert werden. Nach kompletter Resektion beträgt die Rezidivrate 11,8%, nach inkompletter Resektion 52,9%. Die Gesamtkomplikationsrate liegt bei 31,3%, die Mortalität bei 3–6% [5]. Aus diesen Gründen wurden alterna-

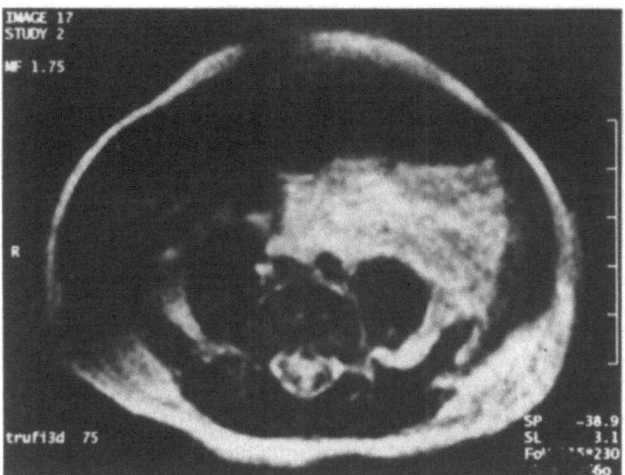

Abb. 1. Bei diesem zwei Monate alten Jungen war bei einer Herniotomie eine Zyste mit serös-lymphatischer Flüssigkeit im Bruchsack entdeckt worden. Die T2-Wichtung des MRT zeigt das signalintensive, zystische und retroperitoneal links gelegenes Lymphangiom. Der M. psoas, die Aorta und die untere Hohlvene sind umschlossen

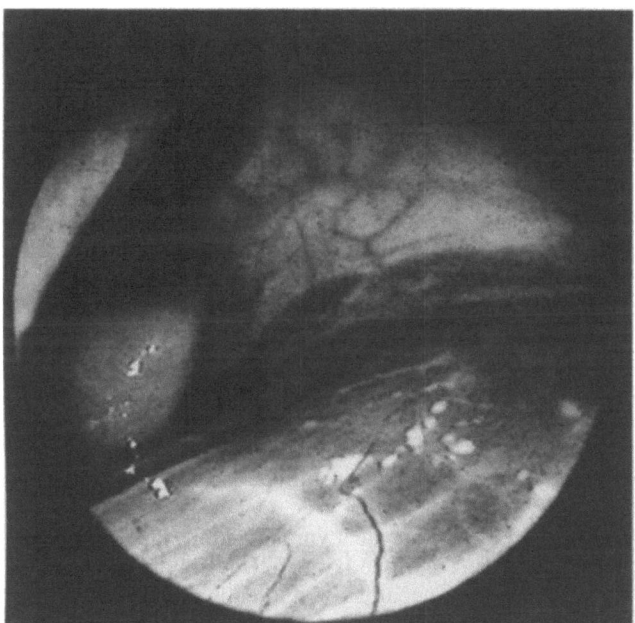

Abb. 2. Das laparoskopische Bild bei demselben Jungen wie in Abb. 1. Im Vordergrund die lymphatische Fehlbildung, im Hintergrund die Milz und das Zwerchfell

tive Behandlungen wie die Sklerosierung angewandt. Wir halten bei bestimmten Formen und Lokalisationen ein minimalinvasives mulimodales Vorgehen für sinnvoll. Dabei werden retroperitoneale Lymphangiome zunächst laparoskopisch exzidiert und anschließend unter MRT Kontrolle perkutan behandelt. Bei beiden Methoden wenden wir den Nd:YAG Laser 1064 nm (fibertom 5100, Dornier, Germering, Germany) als Instrument an.

Tabelle 1. Applikation und Parameter der Laserbehandlung retroperitonealer Lymphangiome

Verfahren	mode	Applikation	Leistung	Dauer	Intervall
Exzision	Fibertom	kontakt	30 Watt	kontinuierlich	nein
Devitalisation Zystengrund	Standard	nonkontakt	30 Watt	0,3 Sek.	0,5 Sek.
Interstitielle Lasertherapie	ITT	kontakt	7–12 Watt	kontinuierlich	nein

Laparoskopische Laserbehandlung

Die 0,6 mm dünne Laser „bare fiber" kann durch Punktionskanülen oder durch speziell dafür entwickelte Handapplikatoren eingeführt werden. Die 14-Gauge-Kanülen werden ohne Inzision nahe dem Zielorgan eingestochen, so daß stets ein günstiger Arbeitswinkel und Arbeitsabstand gewählt werden kann. Die Kanülentechnik wurde vor allem für Neugeborene und Säuglinge entwickelt, sie ergänzt aber auch ideal das Instrumentarium für die Mini-Laparoskopie bei größeren Kindern. Für die Präparation eignet sich die Nadeltechnik allerdings nicht. Hier müssen Handapplikatoren für die Laserfaser verwendet werden. Dabei sind Multifunktionseinheiten zur gleichzeitigen Spül- und Sauganwendung sowie abwinkelbare 5-mm-Instrumente erhältlich. Grundsätzlich müssen wir bei der Laseranwendung zwischen der Kontakt- und Nonkontakttechnik unterscheiden. Die Gewebetrennung erfolgt in der Kontakttechnik, das Nonkontaktverfahren wird zur Koagulation und Blutstillung angewandt. Die Laserexzision retroperitonealer Lymphangiome erfolgt in der Kontaktbestrahlung. Die Laserfaser wird dabei direkt auf das Gewebe aufgesetzt. Durch die hohe Energiedichte an der Faserspitze und die 30-Watt-Laserleistung kommt es zu einer blutungsfreien Resektion mit einem ausreichend breiten Koagulationssaum. Der Koagulationssaum versiegelt die Schnittfläche komplett. Dadurch werden Lymphfisteln vermieden. Ziel ist es, soviel wie möglich der Fehlbildung zu exzidieren. Um benachbarte Organe nicht zu gefährden, ist eine großzügige Fensterung mit anschließender Devitalisierung des verbleibenden Zystenepithels bei dem benignen Charakter des Lymphangioms gerechtfertigt. Bei der laparoskopischen Zystenfensterung retroperitonealer Lymphangiome, also der inkompletten Exzision, ist am verbleibenden Zystengrund Epithel zu erwarten, das weiterhin Lymphe produzieren würde. Der Zystengrund muß deshalb anschließend in der Nonkontaktbestrahlung devitalisiert werden. In einem Abstand von 5 bis 10 mm bestrahlt die Laserfaser bei 30 Watt Leistung das Epithel (Tabelle 1). Durch diese Distanz wird eine flächenförmige Koagulation von 2 bis 5 mm Tiefe erreicht. Da die punktuelle Energiedichte dadurch nicht so hoch ist, ist die Gefahr einer unbeabsichtigten Durchtrennung der Wand gering. Beim Fibertom mode wird durch optische Rückkoppelung die Temperatur an der Faserspitze gemessen und adaptiert. Beim Fibertom + C mode sind kurze Einzelimpulse aufgesetzt, die die Faser von Abbrandresten befreien. Diese Entwicklung ermöglicht es, daß das Lasermesser immer scharf ist. Die laparoskopische Exzision wird damit sicherer.

Wir exzidierten bei vier Säuglingen retroperitoneale Lymphangiome laparoskopisch, zweimal subtotal, zweimal komplett. Alle hatten zystische Formen. Der Befund wurde zweimal bei einer Herniotomie, einmal bei einer Routinepalpation und einmal durch den Ultraschall erhoben. Keiner der Säuglinge hatte klinische Beschwerden. Die Niere war in zwei Fällen nach oben verdrängt, der Darm war einmal komprimiert. Zweimal lagen die Fehlbildungen links, zweimal rechts retroperitoneal. In einem Fall breitete sich die Fehlbildung bis ins Mesosigma aus. Intraoperative Komplikationen sahen wir nicht. Die Rauchentwicklung war minimal, die Übersicht deshalb immer gut. Die Operationszeit lag zwischen 50 und 150 Minuten. Die Kinder wurden nach zwei bis fünf Tagen entlassen. Rezidive sind Residuen. Die Mehrzahl wird in den ersten 3 Monaten nachgewiesen. Bei den Kontroll-MRTs nach 3 Monaten zeigte sich einmal nach subtotaler Exzision eine Restzyste. Sie wurde mit OK-432 perkutan sklerosiert. Die Kinder sind jetzt beschwerdefrei, die sonographischen Kontrollen bisher ohne Progredienznachweis. Der Nachbeobachtungszeitraum von 8 bis 48 Monaten ist allerdings kurz, und die Patienten werden weiterhin kontrolliert.

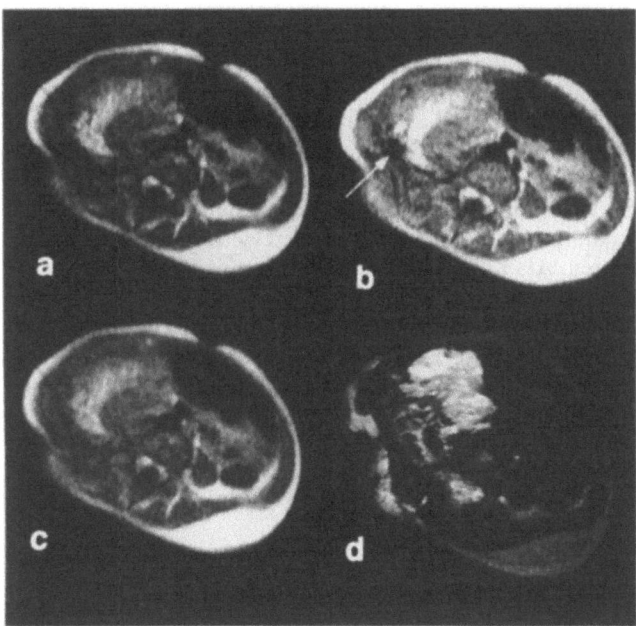

Abb. 3a–d. Reversible thermische MR-Veränderung bei der interstitiellen Lasertherapie. Einjähriges Mädchen mit einer lymphatischen Fehlbildung des Retroperitoneums rechts. (**a**) T1: Punktion oberhalb der Beckenschaufel und Einführen der bare fiber (**b**) T1: 80 Sekunden LITT bei 5 Watt. Der Pfeil zeigt die thermisch bedingte Reduzierung der Signalintensität. (**c**) T1: 200 Sekunden später ist die Signalintensitätsminderung nicht mehr zu erkennen. (**d**) T2: Die Kontrolle 6 Wochen nach Lasertherapie zeigt eine abgeschwächte Signalintensität im behandelten dorsalen Bereich der CVD.

Perkutane MRT-gesteuerte Laserbehandlung

Die zystischen Formen sind noch am besten zu behandeln. Bei kapillären und kavernösen Lymphangiomen entfällt die Fensterung und die Sklerosierung. Bei der Palpation imponieren sie eher als solide Raumforderung. Sie wachsen infiltrativer als die zystischen Formen. Die Schnittfläche ist feinporig, und es tritt Lymphe aus. Residuen nach Voroperationen können mit der interstitiellen Lasertherapie (ILT) behandelt werden. Dabei wird der Laserlichtleiter über eine Punktionsnadel in die Fehlbildung eingebracht. Je nach Gewebeeigenschaft wird ein spezifischer Diameter zentrifugal der Faser photodynamisch und thermisch geschädigt. Die Prozeßkontrolle erfolgt entweder dopplersonographisch oder besser im offenen MRT. Die Untersuchung ist thermosensibel und erlaubt ein nichtinvasives Online-Monitoring [6]. Das Lasergerät, selbst ein Magnet, befindet sich im Kontrollraum. Die Laserfaser wird durch die Wand des Untersuchungsraums geleitet. Operateur und Radiologe verständigen sich über eine Gegensprechanlage. Im Untersuchungsraum befindet sich ein zweiter Monitor, so daß der Operateur die Punktion und das Behandlungsmonitoring mitverfolgen konnte. Durch das horizontal offene Design des Niederfeldes ist ein Patientenzugang direkt im Magnetfeld möglich. Das Umpositionieren der Faser ist deshalb schneller, und es können größere Volumen behandelt werden, als wenn der Patient jedesmal die Spule erst wieder verlassen müßte. Die Nickeltitannadel wird durch sogenanntes Defekttracking in genauem Abstand zur gefährdeten Struktur gebracht. Abbildung 3 zeigt die thermischen Veränderungen der interstitiellen Lasertherapie im MRT-Niederfeld 0,2 Tesla bei einem einjährigen Mädchen mit einem retroperitonealem Lymphangiom rechts.

Wir behandelten drei Kinder perkutan durch die interstitielle Lasertherapie im MRT. Zweimal lag die Fehlbildung rechts, einmal links. Das jüngste Kind war 18 Monate, das älteste 14 Jahre als. Alle hatten infiltrativ wachsende kapilläre und kavernöse Formen, die zur Verdrängung anderer Organe führten. Zwei Mädchen hatten ausgeprägte Skoliosen, die zu Rücken- und Gehbeschwerden führten. Ein Junge war bereits fünfmal zuvor operiert. Bei allen Kindern wurde an mehreren Stellen interstitiell behandelt, pro Kind zwischen 8 und 20 Applikationen. Die Laserleistung lag je nach Thermosensibilität des Gewebes zwischen 7 und 12 Watt. Sie wurde je nach Signalintensitätsänderung intraoperativ modifiziert. Die Applikationszeiten lagen zwischen 3 und 7 Minuten. Traten über 2 Minuten keine weiteren Signalintensitätsminderungen ein, wurde die Behandlung an dieser Stelle beendet. Bei den gewählten Parametern konnten Volumina von 2 bis 10 ml koaguliert werden. Doch auch diese perkutane Behandlung birgt Gefahren. Als Komplikation sahen wir eine Parese des Nervus femoralis nach interstitieller Laserbehandlung, die sich nur teilweise zurückbildete. Mehrere Sitzungen sind erforderlich, da nur Teile der oft sehr voluminösen Fehlbildung behandelt werden können. Die T2-gewichteten Kontrollen nach 6 Wochen zeigten eine Volumenreduktion von 5 bis 15%. Der Erfolg der Therapie sollte an der Abnahme der Beschwerden, die wir bisher in einem Fall erreichten, und nicht an der Restgröße des Lymphangioms gemessen werden.

Schlußfolgerung

Retroperitoneale lymphatische Fehlbildungen gehören zu den therapeutischen „Crux" der Kinderchirurgie. Die vollständige Exzision ist die einzige kurative Therapie. Dennoch sollte sie nicht erzwungen werden. Alternative minimalinvasive Behandlungen, wie die laparoskopische Exzision oder die perkutane Laserbehandlung, sind unseres Erachtens in der Strategie zu berücksichtigen.

Literatur

1. Galifer RB, Pous JG, Juskiewenski S, Pasquie M, Gaubert J (1983) Intro-abdominal cystic lymphangiomas in childhood. Prog Pediatr Surg 11: 173–238
2. Koshy A, Tandon RK, Kapur BM, Rao KV, Joshi K (1978) Retroperitoneal lymphangioma. A case report with review of the literature. Am J Gastroenterol 69: 485–490
3. Belov S (1993) Anatomopathological classification of congenital vascular defects. Semin Vasc Surg 6: 219–224
4. Siegel MJ, Glazer HS, Amour TES, Rosenthal DD (1989) Lymphangiomas in children: MR Imaging. Radiology 170: 467–470
5. Dubois J, Garel L, Abela A, Laberge L, Yazbeck S (1997) Lymphangiomas in children: percutaneous sclerotherapy with an alcoholic solution of zein. Radiology 204: 651–654
6. Jolesz FA, Bleier AR, Jakab P, Ruenzel PW, Huttl K, Jako GJ (1988) MR imaging of laser-tissue interactions. Radiology 168: 249–253

Pankreaskarzinom – Möglichkeiten eines Erfolgsrezeptes trotz schwieriger onkologischer Ausgangslage

Pankreaskarzinom: Schlüssige klinische Konsequenzen aus molekularbiologischen Kenntnissen für die Therapie

K. Ketterer, H. Friess und M. W. Büchler

Klinik für Viszerale und Transplantationschirurgie, Universität Bern, Inselspital, CH-3010 Bern

Pancreatic Cancer: Conclusive Clinical Concepts Based on Molecular Findings

Summary. Molecular research techniques developed in recent years have increased our knowledge of the pathophysiology of pancreatic cancer tremendously. We now know that the malignant phenotype of pancreatic cancer is defined by the expression of growth stimulatory factors, their receptors and gene alterations. To translate molecular knowledge into new clinical therapy will be the challenge of the future. Although we have not yet developed direct clinical applications for our molecular findings, new diagnostic and therapeutic approaches are in development. Gene therapies such as antisense technology, pro-drug activation and the transfer of non-functioning growth factor receptors are potential new therapeutic options for the future. Wider clinical use can be expected in upcoming years.

Key words: Pancreatic cancer – Molecular biology – Gene therapy – Therapy

Zusammenfassung. Die molekularbiologische Forschung, welche sich in den vergangenen Jahren etablierte, hat unser pathophysiologisches Wissen beim Pankreaskarzinom wesentlich bereichert. Wir wissen heute, daß über die verstärkte Expression von wachstumsstimulierenden Faktoren und ihren Rezeptoren sowie über Genalterationen der maligne Phänotyp des Pankreaskarzinoms definiert wird. Die Umsetzung dieser molekularen Erkenntnisse für die zukünftige Behandlung des Pankreaskarzinoms stellt eine weitere Herausforderung an die molekularbiologische Forschung dar. Wenngleich momentan noch keine direkten klinischen Konsequenzen aus diesen Resultaten gezogen werden, steht die klinische Umsetzung in bessere Diagnostik und effektivere Therapien bevor. Erste gentherapeutische Ansätze, basierend auf Antisense-Technologie, Prodrug-Aktivierung und Einschleusen von defekten Wachstumsfaktor-Rezeptoren, stellen neue Therapieoptionen für die Zukunft dar. Jedoch ist die Entwicklung von diesen Verfahren noch nicht ausgereift, und mit einer breiten klinischen Anwendung kann erst in den nächsten Jahren gerechnet werden.

Schlüsselwörter: Pankreaskarzinom – Molekularbiologie – Gentherapie – Therapie

Die Entwicklung der Molekularbiologie

Die Molekularbiologie erfaßt Lebensvorgänge eines Organismus auf molekularer Ebene. Über Millionen von Jahren hat die Evolution biochemische Systeme hervorgebracht, die genetische Informationen speichern (DNA), in RNA umschreiben und als Proteine oder Polypeptide dem Organismus zur Verfügung stehen. Dieses generelle Schema der Informationsübertragung wird auch als „zentrales Dogma der Molekularbiologie" bezeichnet.

Mittlerweile versteht man einen begrenzten Teil der Grundlagen und Prinzipien dieser überaus komplexen molekularen Prozesse. Zu verdanken haben wir dies den bahnbrechenden Erkenntnissen der Molekularbiologie des vergangenen halben Jahrhunderts. Die Meilensteine in der Geschichte der Molekularbiologie seien hier kurz aufgezeigt:

Im Jahre 1953 klärten die späteren Nobelpreisträger Watson und Crick die Struktur der DNA-Doppelhelix auf. Sie erkannten, daß die DNA Träger der genetischen Information ist, und konnten den biochemischen Mechanismus erklären, durch den Zellen ihre biologischen Eigenschaften bei der Zellteilung exakt weitergeben können. Entscheidend für das Verständnis von Transkription (Kopie der DNA) und Translation (Synthese eines Proteins über eine RNA-Sequenz), waren die Arbeiten von Brenner, Jacob und Meleson. Sie erkannten 1961, daß die mRNA als Übermittler der DNA-Information für die Proteinbiosynthese dient. Fünf Jahre später wurde schließlich von Nirenberg und Khorana der genetische Code entschlüsselt: 3 Nukleotide codieren für eine Aminosäure. Mit diesen Entdeckungen waren die Grundlagen für die modernen molekularbiologischen Analysetechniken geschaffen: 1975 beschrieb Southern, die nach ihm benannte Methode der DNA-Hybridisierung: Spezifische Nukleotidsequenzen eines DNA-Extraktes können nach Gelelektrophorese und Transfer auf eine Membran durch komplementäre Gensonden nachgewiesen werden. Analoge Methoden wurden später auch für RNA und Proteine entwickelt und als Northern- bzw. Western-Blot bezeichnet. Die derzeit wertvollste Entdeckung in der angewandten Molekularbiologie ist die 1985 von Mullis beschriebene Polymerase Kettenreaktion (PCR), mit der man kleinste Mengen von DNA maschinell vervielfältigen kann. Dank einer Vielzahl an weiteren gut etablierten Techniken ist es heute möglich DNA und RNA zu sequenzieren und synthetisch herzustellen. Daneben kann RNA mittels in situ Hybridisierung am histologischen Gewebeschnitt nachgewiesen und zellulären Strukturen zugeordnet werden. In der Proteinanalytik dominieren vor allem die Immunassays, die alle auf dem spezifischen Bindungsvermögen von Antikörpern gegen das jeweilige Protein basieren. Mittlerweile kann man Proteine analysieren (Western Blot), quantifizieren (ELISA) und lokalisieren (Immunhistochemie). Der Einfluß der Molekularbiologie auf die klinische Medizin ist in den vergangenen Jahren zunehmend größer geworden. Der folgende Artikel soll beim Pankreaskarzinom derzeit schlüssige klinische Konsequenzen aus molekularbiologischen Kenntnissen aufzeigen, die zugrundeliegenden Prinzipien erklären und die zukünftigen Perspektiven aus dem molekularen Wissen darstellen.

Molekulare Veränderungen beim Pankreaskarzinom

Das Pankreaskarzinom hat in den vergangenen Jahren an onkologischer Bedeutung gewonnen, da es mittlerweile die fünft- beziehungsweise vierthäufigste Todesursache bei Tumorerkrankungen darstellt. Seine Prognose ist schlecht und eine mediane Überlebenszeit von 4–6 Monaten nach Diagnosesicherung spiegelt das überaus aggressive Wachstumsverhalten dieser Tumorerkrankung wieder. Standardonkologische Therapieverfahren wie die Chemotherapie, die Radiotherapie oder deren Kombination zeigen beim Pankreaskarzinom eine sehr limitierte Wirkung und daher besitzen diese, bei anderen Tumorerkrankungen effektiven Therapien, beim Pankreaskarzinom eine untergeordnete Rolle. Die Mechanismen, die zum aggressiven Wachstumsverhalten des Pankreaskarzinoms beitragen, waren lange Zeit unbekannt und dies ist einer der Gründe warum in den vergangenen Jahren wenig neue innovative Behandlungsstrategien bei Pankreaskarzinom erarbeitet wurden. Der Einsatz von modernen molekularbiologischen Untersuchungstechniken hat in den vergangenen 10 Jahren wesentlich zu einer besseren Charakterisierung des Pankreaskarzinoms beigetragen [1, 2]. Wir wissen heute, daß das Pankreaskarzinom eine starke Überexpression von Wachstumsfaktoren (z. B. EGF, TGF-α, Amphiregulin, Cripto, TGF-β, FGFs, PDGF, IGF etc.) und ihrer Rezeptoren (EGFR, c-erbB-2, c-erbB3, TGF-β Rezeptoren Typ I und II, PDGF Rezeptoren, etc.) aufweist

[1, 2, 3]. Für einen Teil dieser Faktoren konnte aufgezeigt werden, daß ihre Präsenz auf bzw. in Tumorzellen mit einer Prognoseverschlechterung (EGFR mit EGF, TGF-α, Amphiregulin; c-erbB-3, etc.) assoziiert ist. Daneben konnten bei Pankreastumoren eine Vielzahl von biologisch relevanten Genmutationen (p53, k-ras, DCC, DPC etc.) nachgewiesen werden [1]. Wenngleich aus diesen neuen pathogenetischen Erkenntnissen bisher noch keine schlüssigen klinischen Konsequenzen abgeleitet werden können, darf deren potentielle Bedeutung für neue Diagnostik- und Therapieverfahren nicht unterbewertet werden.

Einsatz der Molekularbiologie in der Klinik

Der klinische Einsatz der Molekularbiologie beim Pankreaskarzinom ist in den Bereichen Prävention, Diagnostik, Prognose und Therapie möglich. Anhand von Beispielen sollen diese vier Bereiche näher illustriert werden.

Prävention

Es ist bekannt, daß die chronische Pankreatitis, welche in ca. 80% der Fälle alkoholisch bedingt ist, einen Risikofaktor für Pankreaskarzinome darstellt. Unter den seltenen Ursachen findet sich die hereditäre chronische Pankreatitis, eine autosomal dominant vererbte Krankheit mit einer Penetranz von ca. 80% und inkonstanter Expressivität. Klinisch ist sie nicht von der chronischen Pankreatitis anderer Ätiologie unterscheidbar, jedoch kennt man heute den verantwortlichen Gendefekt auf Chromosom 7q35, und kann eine spezifische Mutation auf dem Gen des kationischen Trypsinogens nachweisen [4]. Das mutierte Trypsinogen wird nach intrazellulärer Aktivierung insuffizient abgebaut, was über Autodigestion zur chronischen Pankreatitis führt. Das Außergewöhnliche dieser Form der chronischen Pankreatitis ist die enorm hohe Inzidenz von 40%, im Verlaufe eines Lebens an einem Pankreaskarzinom zu erkranken. Derartige epidemiologische Konstellationen mit relativ kleiner Patientenpopulation, aber zugleich hohem Karzinomrisiko sind ideal für ein effizientes aber auch ökonomisches Vorsorgescreening [4]. Eine Prävention durch den Einsatz der Molekularbiologie ist hier durch die Definition von hoch gefährdeten Risikogruppen möglich.

Diagnostik

Die Diagnostik des Pankreaskarzinoms stützt sich derzeit vor allem auf die bildgebenden Verfahren wie Computertomographie und ERCP, welche beide aber vor allem beim fortgeschrittenen Tumor eine hohe Sensitivität besitzen. Selbst in Kombination mit einer Feinnadelbiopsie kann jedoch präoperativ bei ca. 20% der Patienten die Diagnose nicht gestellt werden, so daß erst intraoperativ die Karzinomdiagnose gesichert werden kann. Da aber gerade beim Pankreaskarzinom die Frühdiagnose entscheidend für eine erfolgreiche kurative Resektion ist, wäre durch eine nichtinvasive Frühdiagnostik eine Prognoseverbesserung zu erzielen [5].
Tumormarker erfüllen diese Anforderungen nicht, da sie nicht tumorspezifisch sind, und ihre Sensitivität vor allem beim kleinen Tumor gering ist.
In der molekularen Tumorgenetik gibt es zwei Gengruppen, denen bei der Krebsentstehung eine Schlüsselfunktion zukommt: Tumor-Suppressor-Gene und Onkogene [1]. Onkogene entstehen aus in normalen Zellen vorkommenden Protoonkogenen, wenn sie durch Mutation oder andere Einflüsse (Viren, Translokation) verändert werden. Protoonkogene spielen physiologischerweise eine wichtige Rolle bei der normalen zellulären Wachstumsregulation. Im Gegensatz dazu fördern Onkogene das unkontrollierte Wachstum einer Zelle. Tumor-Suppressor-Gene wirken physiologischerweise hemmend auf das Zellwachstum, und führen dann zu Krebs, wenn sie deletiert oder anderweitig inaktiviert werden. Der Einsatz molekularer Diagnostikverfahren hat allerdings beim Pankreaskarzinom noch zu keiner Ver-

besserung der Frühdiagnostik beigetragen, da die Sensitivität und Spezifität der bisher identifizierten Faktoren zu niedrig ist. Die Sensitivität von p53 Tumor-Suppressor-Gen Mutationen liegt beim Pankreaskarzinom zwischen 30–70%, bei einer Spezifität von 90%. Auch beim DPC-4 Gen (deleted in pancreatic cancer), einem weiteren interessanten Tumor-Suppressor-Gen beim Pankreaskarzinom können Mutationen nur bei ca. 50% der Karzinome gefunden werden, was den diagnostischen Nutzen dieses Faktors stark einschränkt. Ähnlich ist die Datenlage bei Mutationen des K-ras Onkogens, wo diagnostische Sensitivitäten von 70% und Spezifitäten von 80% beim Pankreaskarzinom berichtet wurden.

Aus diesen Daten ergibt sich, daß die Sensitivität von Mutationsversuchen von Tumorsuppressorgenen oder Onkogenen zu gering ist, um in der Routinediagnostik Anwendung zu finden. Aufgrund der relativ hohen Spezifität ist es aber durchaus sinnvoll, p53 und K-ras Bestimmungen als zusätzliche Kriterien bei der zytologischen Untersuchung einzusetzen, um die Zahl der falsch negativen Zytologieresultate zu verkleinern. Diagnose-Assays basierend auf p53 Antikörper oder K-ras Mutationen kommen heute in die klinische Erprobung.

Die Somatostatinrezeptorszintigraphie ist in den letzten Jahren zur Diagnostik und Lokalisation von neuroendokrine Tumoren des Pankreas etabliert worden. Leider kann man dieses Verfahren bei den weitaus häufigeren exokrinen Pankreaskarzinomen nicht anwenden, da diese den Somatostatinrezeptor nicht oder nur schwach exprimieren. Derzeit wird nach anderen Rezeptoren kleiner Peptide gesucht, die spezifisch in Pankreaskarzinomen mit hoher Dichte exprimiert werden. Ein möglicher Kandidat ist der Neurotensinrezeptor, der in vitro bei 75% der untersuchten Adenokarzinome, nicht aber bei chronischer Pankreatitis, neuroendokrinen Tumoren oder normalem Pankreas gefunden wurde. In vitro zeigt der Neurotensinrezeptor also eine Spezifität von 100% beim Pankreaskarzinom! Die klinische Anwendung als Neurotensinrezeptorszintigraphie ist vielversprechend und befindet sich derzeit in der klinischen Prüfung.

Prognose

Die Prognose des Pankreaskarzinoms ist im allgemeinen schlecht. Die 5-Jahresüberlebensrate nach Tumorresektion liegt im Durchschnitt bei 5–10%. Lediglich wenn im Stadium T1 N0 M0 reseziert wird, liegt sie bei 30%. Es gibt eine Reihe von Studien, die verschiedene Wachstumsfaktoren oder Tumorgene mit dem Tumorstadium oder der postoperativen Überlebenszeit korrelieren. Die Erkenntnisse aus diesen Studien können nicht nur prognostisch angewendet werden, sondern geben auch Einblick in die Tumorbiologie.

Beim Pankreaskarzinom konnten eine ganze Reihe von Wachstumsfaktoren und Wachstumsfaktorrezeptoren identifiziert werden, die mit der Prognose des Patienten korrelieren. Hier gilt EGF (Epidermal Growth Factor), sein Rezeptor EGFR und c-erbB-3 hervorzuheben. Vergleichbare Befunde liegen für TGF-α (Transforming Growth Factor), TGF-β, bFGF (basic Fibroblast Growth Factor) mit Rezeptor, Amphiregulin, Cyclin D1 und bcl-xL vor. Ähnliches gilt auch für das Tumor-Suppressor-Gen p53 [1, 2, 3]. Werden hier Mutationen gefunden, spricht dies für ein aggressiveres Wachstumsverhalten und eine kürzere Überlebenszeit im Vergleich zu p53 negativen Karzinomen.

Diese Untersuchungen haben zwar noch keine direkte klinische Relevanz für den Patienten mit Pankreaskarzinom, was vor allem daran liegt, daß keine effektiven adjuvanten Therapieoptionen vorliegen, mit welchen Tumoren mit molekular nachgewiesener schlechter Prognose therapiert werden können. Es ist aber durchaus vorstellbar, daß diese Art des molekularbiologischen Stagings die derzeitige klinisch-pathologische Stadieneinteilung ergänzen wird, und eventuell die Therapieschemata daran ausgerichtet werden.

Neue Therapieansätze

Die derzeitigen Therapieoptionen für das Pankreaskarzinom sind nicht befriedigend. Die Erarbeitung neuer Strategien, basierend auf den Erkenntnissen der Molekularbiologie, hat daher höchste klinische Relevanz. Ziel ist es hierbei, näher an den pathogenetischen Wurzeln der Karzinomentstehung einzugreifen. Im Idealfall könnte man molekulare Veränderungen, die zum unkontrollierten Wachstum der Tumorzelle führen, über Gentherapie rückgängig machen. Das Prinzip der Gentherapie besteht darin, fremde DNA in eine Zielzelle einzubringen. Diese wird dann entsprechend der zelleigenen DNA zur mRNA transkribiert und an den Ribosomen das Protein synthetisiert. Fehlt einer Tumorzelle zum Beispiel ein funktionstüchtiges Tumor-Suppressor-Gen, weil es durch Mutation verändert ist, könnte man es ihr über diesen Gentransfer wieder zur Verfügung stellen. Ein anderes Prinzip ist die Sensibilisierung von Tumorzellen gegenüber systemisch nicht toxischen Substanzen (Prodrug Aktivierung), mit dem Ziel einer selektiven Tumorzellzerstörung.

Das größte Problem, was sich in der Gentherapie stellt, ist das Einbringen der DNA in die Zielzelle. Viren bieten sich hier als Genvektoren an, da sie aufgrund ihres physiologischen Zyklus auf Nukleinsäuretransfer in die Wirtszelle spezialisiert sind. Als Alternative sind auch Liposomen geeignet. Hier kommt es durch Membranverschmelzung der Zielzelle und des Liposoms passiv zum DNA Transfer.

Erste Versuche über Gentherapie die Tumorbiologie zu beeinflussen sind vielversprechend.

Wie bereits ausgeführt, spielen bFGF und der FGF Rezeptor 1 (FGFR-1) eine wichtige Rolle bei der Entstehung von Pankreaskarzinomen. Die Überexpression von bFGF korreliert dabei negativ mit der Überlebenszeit von Patienten. Kürzlich wurde in vitro gezeigt, daß eine Blockade des FGF Rezeptors das Zellwachstum von Pankreaskarzinomen bedeutend einschränkt. Dazu wurden Pankreaskarzinomzellen mit einem trunkiertem FGF-Rezeptor transfiziert. Das heißt den Zellen wurde über Gentherapie die DNA eines funktionsuntüchtigen FGF Rezeptors eingeschleust, was dazu führt, daß sie neben dem normalen Rezeptor auch einen biologisch nicht funktionierenden Rezeptor besitzen. Hierdurch läßt sich bei genmanipulierten Krebszellen das Zellwachstum signifikant verlangsamen.

Ein weiterer potentieller Therapieansatz beim Pankreaskarzinom ist die sogenannte Antisense-Expression, die am Beispiel des Cyclin D1 erläutert werden kann. Cyclin D1 gehört in die Familie der Proteinkinasen, die den Zellzyklus regulieren. Cyclin D1 ist in Pankreaskarzinomen hoch exprimiert. Ein cDNA-Antisensstrang von Cyclin D1 wurde in Karzinomzellen transfiziert. Im Gegensatz zum vorhergehenden Beispiel, dient dieser DNA-Strang nicht der Proteinbiosynthese, sondern hybridisiert mit dem mRNA-Sensstrang der Tumorzelle, und wirkt somit der zelleigenen Cyclin D1 Synthese entgegen. Tatsächlich waren die mRNA sowie Proteinmengen des Cyclins in diesem Experiment deutlich vermindert. Das Zellwachstum war stark eingeschränkt, die Verdoppelungszeit der transfizierten Zellklone signifikant verlängert.

Ein weiterer vielversprechender Therapieansatz ist die Infektion von Tumorzellen mit Viren, um sie selektiv auf Virustatika sensibel zu machen. Es ist gelungen Herpes Simplex Viren in Pankreaskarzinomzellen zu transfizieren. Die infizierten Zellen bilden mit Hilfe der Herpes Simplex-Thymidinkinase aus nicht-toxischem Gancyclovir durch Phosphorylierung eine toxische Substanz, die als falsches Nukleotid in die DNA der Tumorzellen eingebaut wird. Dies unterbricht die weitere DNA-Synthese, wirkt dadurch antiproliferativ und führt zum Absterben der Karzinomzelle.

Ein weiterer interessanter Forschungsansatz, bei dem das Prinzip der Prodrug Aktivierung Anwendung findet, ist die Kopplung von in Tumoren aktiven Genen mit Cytosindeaminase. Die Einschleusung von beispielsweise Cytosindeaminase gekoppelt an den CEA Promoter über Gentransfer führt dazu, daß in allen CEA produzierenden Tumorzellen auch Cytosindeaminase synthetisiert wird. Bei Gabe des nicht-toxischen 5-Fluorocytosin, wird dieses in den transfizierten Zellen durch die Cytosindeaminase zum toxischen Zytostatikum 5-Fluorouracil umgebaut, und die Karzinomzellen gehen zugrunde.

Bei dem Prinzip der Prodrug Aktivierung kann man sich außerdem den sogenannten bystander-Effekt zu Nutzen machen. Das heißt, nicht nur transfizierte Tumorzellen sterben ab, sondern auch alle benachbarten Zellen werden durch die hohen Konzentrationen der toxischen Form des Medikaments wirkungsvoll bekämpft.

Die klinische Aktualität wird durch eine unlängst publizierte erste und zukunftsweisende klinische Studie zur Gentherapie am Menschen klar [6]. Mit Hilfe eines retroviralen Vektors, der das Wildtyp Gen für p53 unter der Kontrolle eines β-Aktin Promoters enthält, wurden therapierefraktäre Bronchialkarzinome durch direktes Einspritzen in den Tumor therapiert. Von bisher 9 behandelten Patienten zeigten drei Patienten eine deutliche Tumorregression, und bei drei weiteren war eine Tumorstagnation zu verzeichnen [6]. Hieraus wird ersichtlich, daß über die Gentherapie Fortschritte in der Karzinomtherapie zu erwarten sind.

Schlußfolgerung

In der Pathogenese des Pankreaskarzinoms spielen molekulare Veränderungen eine wichtige Rolle. Das Ziel der derzeitigen Forschung ist es, aus den bekannten Veränderungen klinische Konsequenzen zu ziehen, um die Prävention, die Diagnostik, Prognose und nicht zuletzt die Behandlung des Pankreaskarzinoms zu verbessern. Besonders in der Diagnostik – und daran eng verknüpft die Prävention und Prognose – erhält die Molekularbiologie nach und nach Einzug in den klinischen Alltag. Auch im Bereich der Gentherapie sind die bisherigen Erfolge hoffnungserweckend, aber klinisch noch nicht breit einzusetzen. Realistisch kann mit dem breiten klinischen Einsatz der Gentherapie in 5 bis 10 Jahren gerechnet werden.

Literatur

1. Friess H, Berberat P, Schilling M, Kunz J, Korc M, Büchler MW (1996) Pancreatic cancer: the potential clinical relevance of alterations in growth factors and their receptors. J Mol Med 74: 35–42
2. Korc M, Chandrasekar B, Yamanaka Y, Friess H, Büchler MW, Beger HG (1992) Overexpression of the epidermal growth factor receptor in human pancreatic cancer is associated with concomitant increases in the levels of epidermal growth factor and transforming growth factor alpha. J Clin Invest 1352–1360
3. Lu Z, Friess H, Graber HU, Guo XZ, Schilling M, Zimmermann A, Korc M, Büchler MW (1997) The presence of two signaling TGF-β receptors in human pancreatic cancer correlates with advanced tumor stage. Dig Dis Sci 42: 2054–2063
4. Whitcomb DC, Preston RA, Aston CE, Sossenheimer MJ, Barua PS, Zhang Y, Wong-Chong A, White GJ, Wood PG, Gates LK Jr, Ulrich C, Martin SP, Post JC, Ehrlich GD (1996) A gene for hereditary pancreatitis maps to chromosome 7q35. Gastroenterology 110: 1975–1980
5. Friess H, Uhl W, Beger HG, Büchler MW (1994) Surgical Treatment of pancreatic cancer. Dig Surg 11: 378–386
6. Roth JA, Nguyen D, Lawrence DD, Kemp BL, Carrasco CH, Ferson DZ, Hong WK, Komaki R, Lee JJ, Nesbitt JC, Pisters KM, Putnam JB, Schea R, Shin DM, Walsh GL, Dolormente MM, Han CI, Martin FD, Yen N, Xu K, Stephens LC, McDonnell TJ, Mukhopadhyay T, Cai D (1996) Retrovirus-mediated wild-type p53 gene transfer to tumors of patients with lung cancer. Nat Med 2: 985–991

Pankreaskarzinom – Schlußfolgerungen und Perspektiven

M. Trede, K. Wendl und A. Richter

Chirurgische Klinik, Klinikum Mannheim, Theodor-Kutzer-Ufer 1-3, D-68167 Mannheim

Carcinoma of the Pancreas – Conclusions and Perspectives

Summary. Whereas no progress has been made in the diagnosis of early tumors, the staging of pancreatic cancer has improved, mainly through the introduction of ultrafast MRI, resulting in a higher resection rate. The early results of standard pancreatectomy are now excellent (operative mortality <2.5%). The late results after R0 resections are improving (>30% 5-year survival), but they are poor overall. So far, extended surgical techniques have not brought any improvement here. Unfortunately, so far adjuvant radiochemotherapy has not proved effective in a recent randomized controlled trial. Molecular and genetic research has deepened our understanding of the cancerogenesis of pancreatic cancer without leading to clinical consequences so far.

Key words: Pancreatic carcinoma – Ultrafast NMR – Lymphadenectomy – Radiochemotherapy

Zusammenfassung. *Bildgebung und Staging.* Zwar ist die Diagnose eines Pankreasfrühkarzinoms noch immer ein Zufall. Dafür hat das ultraschnelle NMR ein viel genaueres Staging ermöglicht mit entsprechend höheren Resektionsquoten.
Standard und erweiterte Resektion. Die Frühergebnisse der Standardpankreatektomie sind heute gut (Operationsletalität <2,5%). Die Spätergebnisse nach R0-Resektionen werden zwar besser (>30% 5-Jahres-Überlebenszeit) – sind aber insgesamt unbefriedigend. Bislang haben erweiterte Resektionen mit ausgedehnter Lymphadenektomie keine Verbesserung gebracht.
Adjuvante Strategien. Leider ist auch die Wirksamkeit der adjuvanten Radiochemotherapie in jüngsten randomisiert kontrollierten Studien ausgeblieben.
Die molekularbiologische Forschung hat zwar unser Verständnis der Kanzerogenese vertieft, ohne daß bislang klinische Konsequenzen für die Pankreaskarzinomtherapie erkennbar wären.

Schlüsselwörter: Pankreaskarzinom – ultraschnelles NMR – Lymphadenektomie – Radiochemotherapie

1. Imaging und Staging

You are familiar with this flow-chart for staging pancreatic cancer (Fig. 1). Its aim is to separate the operable from the inoperable patients, so as to save the latter an unnecessary laparotomy (Trede 1997).

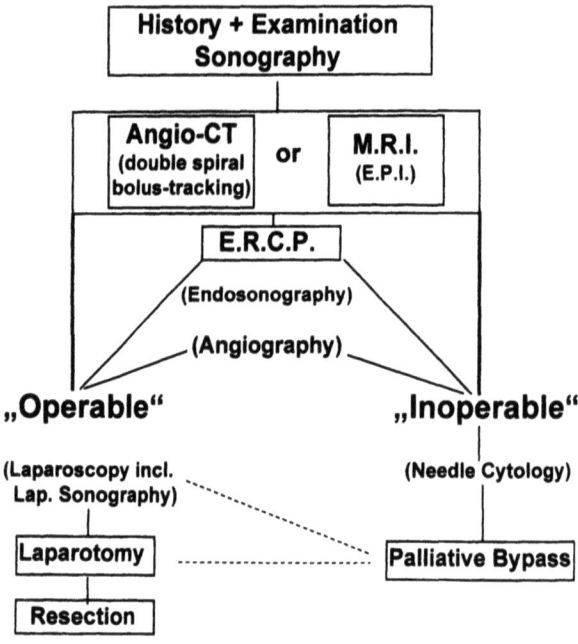

Fig. 1. Flow chart: Diagnosis and staging of pancreatic cancer (1997)

Table 1

a. Invasive imaging and diagnostic modalities for staging pancreatic cancer
1. Sonography   a: laparoscopic
                             b: endoscopic
                             c: intraportal
2. Angiography
3. ERCP
4. Laparoscopy- incl. peritoneal cytology
5. Fine needle cytology
6. Immuno-cytochemical exam. of blood + bone marrow

b. Noninvasive imaging and diagnostic modalities for staging panceatic cancer
1. transabdominal US
2. CT – contrast enhanced, helical
3. Ultrafast MRI incl.   a: MRCP
                             b: MRA
                             c: EPI-MR
4. Positron emission Tomography
5. Tumor marker: CA 19-9
6. (History + clinical exam.)

This program is time-consuming, often invasive (with complications for the patient) and it is expensive.

But actually, this isn't the whole story.

This is a fairly complete list of the imaging and other diagnostic modalities that are used today (Table 1). I cannot go through them all, some are invasive – some still experimental.

Others are non-invasive and at least as effective – including that much neglected "history and clinical examination".

Furthermore you will agree with me, that none of these modalities – not one! – is anywhere near to 100% accurate in the assessment of resectability.

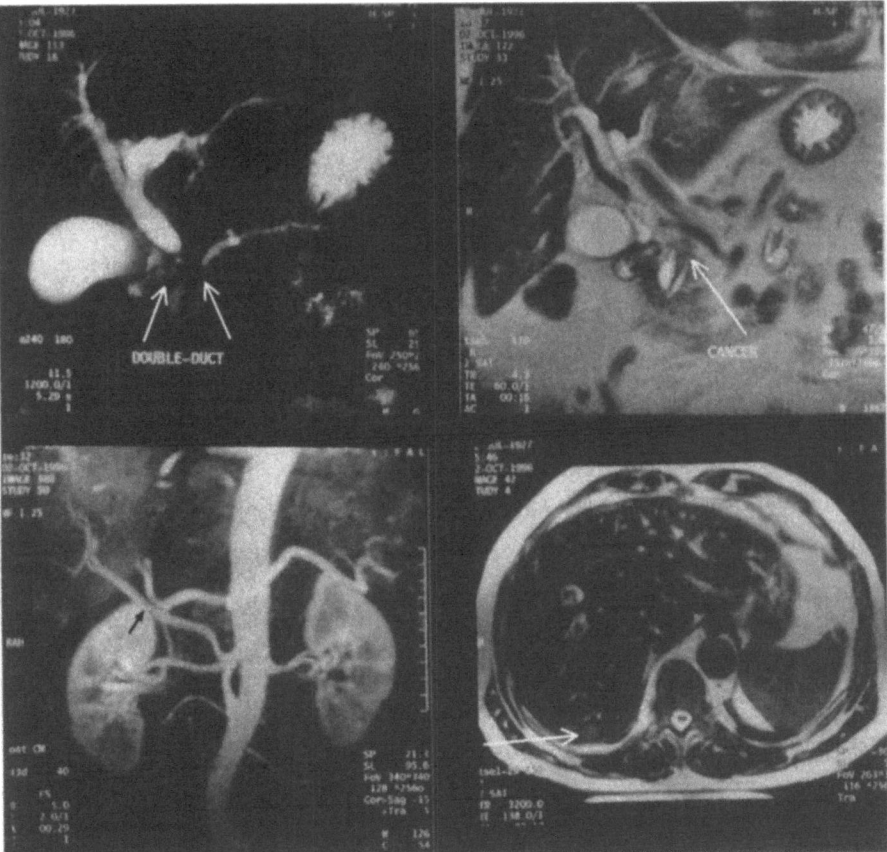

Fig. 2. Ultrafast MRI image of a pancreatic cancer showing a "double-duct sign" (MRC, *upper left*), the tumor itself (*upper right*), an aberrant hepatic artery (MRA, *lower left*) and a 5 mm liver metastasis (*lower right*)

Therefore, if I were allowed one shot only, I would opt for ultrafast MRI. It may be the most expensive, but it is the non-invasive, all-in-one modality that can replace most of the others (Trede 1997).

Here is one example (Fig. 2): In expert hands, MRI will show up the tumor itself. You can dispense with an ERCP (here is the double-duct sign).

You can dispense with angiography (here is an aberrant right hepatic artery).

And you can detect liver metastases down to 5 mm in diameter.

A comment on *laparoscopy* for staging pancreatic carcinoma. This has been pioneered in a series of brilliant papers by Professor Warshaw (Warshaw 1990) and by Murray Brennan's group at Sloan Kettering (Conlon 1996).

Convincing as their results appear to be, I am disturbed by one question: If the rate of discovery of unexpected liver metastases by laparoscopy is so high (in 20 to 40% of the patients), could it be that the non-invasive imaging for these metastases was not what it might have been? Let me illustrate this with one example (Fig. 3a, b):

A seventy-two-year-old gastroenterologist had vague epigastric discomfort. The Cat scan on the left (performed at another University Clinic) showed a small liver cyst – that was all. And so he was referred for resection of his pancreatic cancer.

Our own MRI with echoplanar imaging confirmed the cyst – but at least 7 small liver metastases as well.

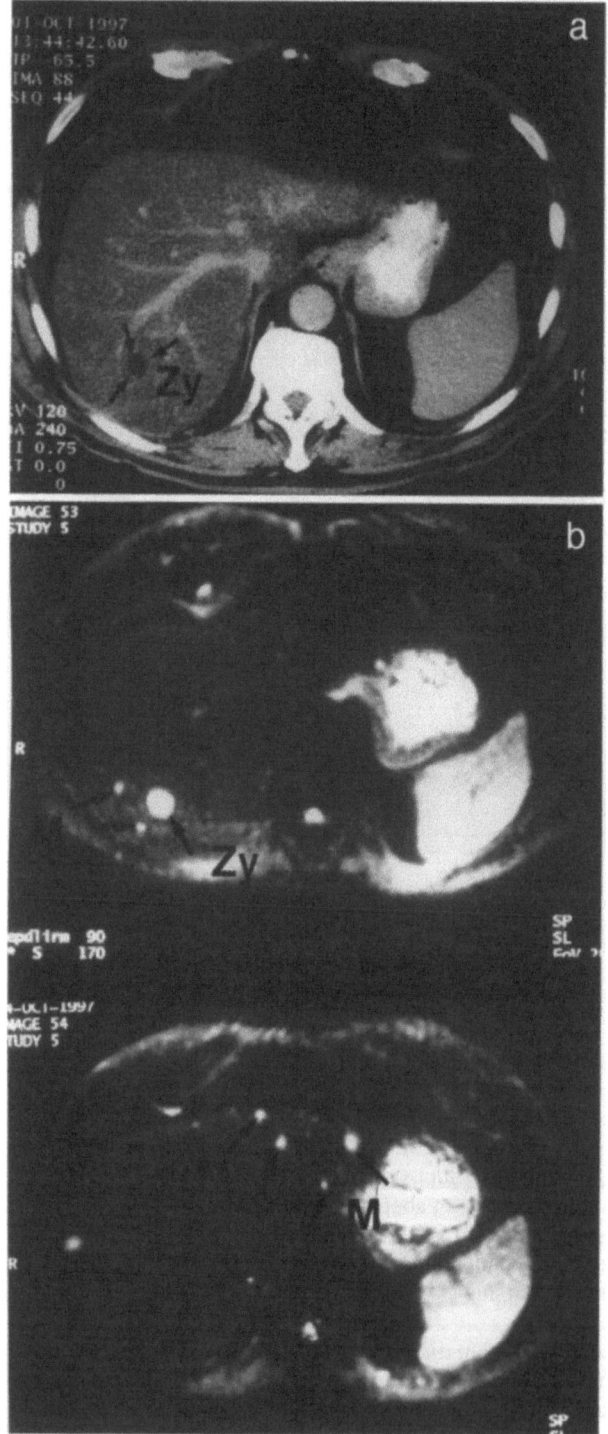

Fig. 3. a Small liver cyst (Cat scan). **b** Small liver cyst and seven metastases of pancreatic cancer (MRI)

Table 2. Indications for laparoscopy in staging pancreatic cancer

1. Hepatic (or other) metastases suspected in MRI
2. No biliary or duodenal obstruction
   No surgical palliation required
3. General signs of inoperability (CA 19-9 >1000 kU/l)

This patient was not jaundiced – he did not require any palliative procedure. So we considered him an ideal candidate for diagnostic laparoscopy only – by which indeed we were able to biopsy and confirm the metastases.

Thus, whilst laparoscopy is not part of our staging routine, we have used it repeatedly with benefit to the patient, if the criteria listed here are fulfilled (Table 2).

But even laparoscopy including laparoscopic ultrasound and peritoneal cytology is not 100% perfect – especially when it comes to assessing resectability at the mesenteric root or venous confluence.

Therefore it is our policy that the patient must be explored surgically by an expert, if there is the slightest doubt about the resectability of his pancreatic tumor, so as to give him that last chance, however slim (Trede 1997).

The detection of residual minimal disease in blood and bone marrow of pancreatic cancer patients by means of immunocytochemical and molecular assays is an exciting and also disturbing new development (Pantel 1997).

Although skeletal metastases are rare even in advanced pancreatic cancer, the detection of endothelial cells (with cytokeratin expression) in the bone marrow may be an indicator for early systemic tumor dissemination.

Preliminary studies from Professor Kremer's group in Kiel did suggest some correlation between the presence of such cells and survival after pancreatic resection for cancer (Juhl 1994).

Of course the numbers are small, the follow-up short; statistics and clinical significance are at least open to debate.

For the individual patient it boils down to the question of whether we would refuse to resect an otherwise operable and mobile tumor in "a fit 44-year-old father of two", if the peritoneum, the blood or bone marrow analyses were positive. Clearly we would not. The evidence is not strong enough at present.

So what are the perspectives of this first problem?

First, we are still looking in vain for some simple screening tests to detect asymptomatic early cancer of the pancreas.

However, once the diagnosis has been made, progress with staging of the disease has led to simplification (at least in our institution) and at the same time the resection rate has had another boost towards the 50% mark (within the limits of our prospective study).

2. Standard Surgical Approach and Extended Techniques

If we look once again at the surgical options, it seems that the standard (and realistic) approach, is the Kausch-Whipple-resection for tumors of the pancreatic head, a left hemipancreatectomy for tumors of the tail and total pancreatectomy for larger (but still resectable) tumors, that lie somewhere in between.

The *early* results of this approach are excellent, as witness our own figures from Mannheim with an operative and hospital mortality of 2,4% and
    a remarkable 190 consecutive pancreatoduodenectomies without any mortality at Johns Hopkins (Yeo 1997).

But the *late* results (long-term survival) are poor all over the world – apart from a few selected series.

And this has led to a demand for more extended, supraradical surgery: Total or regional pancreatectomy and extended lymphadenectomy.

Table 3. Results of extended resection and lymphadenectomy for ductal pancreatic cancer

Author	Period of Observation	Nr. of Pats.	OP. Mortality (%)	5-year Survival (%)
Hanyu	1978–90	167	3	8
Henne-Bruns	1988–91	17	17	40 (3 y.)
Andersen	1976–91	117	12	15
Takahashi	1974–92	149	10	9
Nagakawa	1973–92	210	9	27
Ishikawa	1971–94	85	5	29
Kawarada	1976–95	121	n.s.	12,4
Pedrazzoli	1991–94	81	5	7,4 (4 y.)

The assumption is, that pancreatic cancer is a surgical disease, which logically might be controlled by extending the limits of resection.

This is not a new idea, as shown by the development of this approach over the last 50 - years: From total pancreatectomy, the removal of neighbouring organs and regional pancreatectomy right up to liver resection or transplantation along with the Whipple.

Even if one espouses a more conservative approach (as we do) some form of extended resection – even regional pancreatectomy – may have to be done for one third of the cases – if that is the only way to remove an otherwise resectable pancreatic cancer (Fuhrmann 1996, Harrison 1996). Furthermore this can be done with a reasonable mortality of under 4%.

Thus in our series, en-bloc resection of part or all of the portal confluence was required 67 times. Mostly, portal infiltration was at least hinted at by the preoperative MR-angio. But often it was discovered late in the course of an otherwise straight forward resection – too late for retreat.

In a few others, we were obligated to explore the tumor surgically in spite of obvious vascular involvement in the MR-angio. One example happened to be that fit, 44-year-old father of two, who benefited greatly to this very day by an R0-total pancreatectomy including portal vein resection.

But the proponents of extended resection are after more, namely: Wide lymphadenectomy and soft tissue clearance reaching from the hepatic hilum and diaphragmatic hiatus above, with circumferential clearing of the coeliac trunk and superior mesenteric artery and reaching down to the inferior mesenteric below and laterally to both renal hila (Ishikawa 1988; Pedrazzoli 1998).

Unfortunately to this day none of the studies summarized in Table 3 have demonstrated convincing improvement in long-term survival (Table 3).

Most of the studies are retrospective, cover long periods of accrual (during which time many prognostic factors have improved). With one exception, none of them were randomized and controlled.

But even if we choose to ignore these methodical deficits – what about the results themselves?

Mortality is higher and the actuarial (calculated) five-years survival rate is by no means better than the actual figures that we and others have seen with standard resection and lymphadenectomy.

The first multicenter, prospective, randomized study on the subject was presented earlier this month by Michelassi at the American Surgical in Florida (Pedrazzoli 1998). Overall 4-years-survival among these 6 centers was only 7.4% and extended lymphadenectomy brought no improvement whatsoever. But at least – in contrast to most other studies – these authors found that the extended resection did not lead to a significant increase in morbidity (like intractable diarrhoea).

The best explanation for this disappointment is provided by Ishikawa himself (Ishikawa 1997). When analysing 5-year actuarial survival after extended pancreatectomy, according to the distribution of lymph node involvement, he found that 14 patients with lymph node metastases confined to the anterior and posterior pancreatoduodenal regions fared almost as well as those 22 without any lymph node involvement at all.

But those 32 patients, who had metastases in any one of the other more distant lymph node groups did not benefit from the extended procedure.

This only confirms our policy of standard pancreatectomy with standard lymphadenectomy. This is indeed adequate, since it includes removal of both anterior and posterior pancreatoduodenal groups as well as those along the hepato-duodenal ligament, the common hepatic artery, the interaorto-caval group and all tissue along the right half of the superior mesenteric.

If one can catch a metastasis in one or two parapancreatic nodes, then such a resection might be compatible with long-term survival – as witness those (admittedly few) patients with N1-disease who survive 5 years and longer.

And so, in summary of this section, we conclude that surgical treatment is "as good as it gets" („besser geht's nicht"). Results cannot be improved by extended techniques. But the results are not good enough. And there is little room for complacency. That leads us on to the third chapter:

3. Adjuvant Strategies

Oncologic strategies for the treatment of pancreatic carcinoma are as old as the surgical efforts themselves. And there has been no lack of hopeful reports, such as the one from Boston, reporting "disappearance of disseminated pancreatic carcinoma with combined chemotherapy". But I have to disillusion you: The co-author told me personally that this particular patient had died before the article actually appeared in print (!) (Lokich 1973).

In 1985 adjuvant treatment received a big boost by that famous publication of the Gastrointestinal Tumor Study Group on the effect of combined radiation and chemotherapy following curative resection of ductal adenocarcinoma of the pancreas (Kalser 1985). The improvement of survival of the treatment arm – particularly after 2 years, seemed so convincing that at an American College Postgraduate Course in Chicago in October 1994, radiochemotherapy was declared to be the obligatory standard adjuvant treatment after every curative resection. (And none of those present demurred!).

On taking a second look at this paper, I was not so convinced:

The numbers are small;

the accrual time covered more than 8 years.

11 different centers were involved, which meant that each center contributed one case every two years.

The trial was stopped too early (when less than half of the accrual goal of 50 patients per arm was reached). The reason was not only the apparently impressive difference in survival at two years, but also "the clear impossibility of completing the trial with the desired number of patients":

Furthermore, the disease-free survival of 11 months in the treatment group was not significantly better than the 9 months for the controls.

The final message is: that the actuarial (statistical) five-year-survival for 21 patients receiving adjuvant radiochemotherapy was 18%.

And that should be compared to the actual five-year-survival of 31% for 121 patients treated in Mannheim by surgery alone (Table 4).

The same criticism must be applied to all but one of the numerous studies supplementing resection with adjuvant, intraoperative or neoadjuvant modalities (Table 5).

These are recent studies, involving many centers, with small number, long accrual periods, short follow-ups, involving historical control groups, not randomized and mostly without any statistical significance.

The one exception is the multicenter EORTC study modelled on the 1985 GITSG protocol. Hans Jeekel gave me the abstract of this paper submitted to the New England Journal of Medicine (Jeekel 1998).

Table 4. Actual survival after R0-pancreatectomy for cancer

Nr. of patients operated before Jan. 1993		Nr. of 5-year survivors as of Jan. 1998		
head of pancreas	121	37	(31%)	(−20)[a]
papilla	71	38	(54%)	(−17)[a]
choledochus + duodenum	41	10	(24%)	(−7)[a]
Total	233	85	(36%)	(−44)[a]

Surg. Univ. Clinic Mannheim 01.10.72–01.01.98
[a] died >5 years post-op

Table 5. Adjuvant strategies for resectable pancreatic cancer (ns = not significant)

Author	Year	n	Modality	Survival with therapy	Survival without therapy	Remarks
GITSG	1985	21	adjuvant	42%	15% (2 y.)	sign., random.
Whittington	1991	17	adjuvant	47%	(3 y.)	ns, not random.
Bosset	1992	14	adjuvant	23 mo.		ns
Bakkevold	1993	30	adjuvant	23 mo.	11 mo.	sign., random.
Willet	1993	14	adjuvant	29%	18% (5 y.)	ns, not random.
Ishikawa	1994	20	adjuvant, regional	54%	38% (3 y.)	sign., not random.
Yeo	1995	56	adjuvant	35%	0% (2 y.)	sign., not random.
Gansauge	1996	18	adjuvant, regional	18 mo.	9 mo.	sign., not random.
Yeo	1997	99	adjuvant	44%	30% (2 y.)	sign., not random.
Jeekel	1998	60	adjuvant	34%	26% (2 y.)	ns, random., EORTC
Beger	1998	19	adjuvant, regional	43%	5% (3 y.)	sign., not random
Hiroaka	1990	15	IORT	33%	(3 y.)	ns
Zerbi	1994	43	IORT	10%	7% (3 y.)	ns, not random.
Yeung	1993	14	neoadjuvant	58%	0% (5 y.)	sign., not random.
Ishikawa	1994	17	neoadjuvant	22%	26% (5 y.)	ns, not random.
Coia	1994	27	neoadjuvant	43%	(3 y.)	ns
Hoffmann	1995	11	neoadjuvant	40%	(5 y.)	ns, not random.
Staley	1996	39	neoadjuvant	19%	19% (4 y.)	ns, not random.
Hoffmann	1998	24	neoadjuvant	15 mo.		ns, East. Oncol. Group

In 8 years 114 patients with T1–2 ductal adenocarcinoma were randomized: 60 for treatment, against 50 for controls.

The estimated 2-years-survival rates were 34% and 26% – a difference that obviously was not significant. Furthermore, there was no reduction of local regional recurrence rates.

Let me summarize chapter 3 by admitting that surgical resection alone is certainly not adequate. That is why we must look for effective adjuvant strategies. But the efficacy of these must pass the same quality controls as those applied to surgery. The least we can expect from adjuvant therapy – with its attendant inconvenience and possible side-effects – is that it significantly prolongs survival over and above that achieved by surgery alone in randomized controlled studies.

4. Molecular Oncology in Pancreatic Carcinoma

This last chapter is both fascinating and bewildering.

For the surgeons in this room, I have attempted to summarize the main avenues of molecular research that have begun to shed a little light on the genesis and aggressiveness of pancreatic cancer.

It appears that overexpression of growth factors, growth factor receptors and adhesion molecules leads to an aberrant growth advantage of pancreatic cells. The presence of these factors in pancreatic cancer cell correlates with aggressive growth and poor survival of patients.

Point mutations of the K-ras oncogene occur early in the development of human pancreatic cancer. They have been detected in pancreatic juice, peripheral blood and stools of more than 75% of advanced cases.

Inactivation of the p53 tumor suppressor gene by mutation leads to disregulation of cell proliferation and it is found in some 50% of cancer patients.

Finally, of all tumor-associated antigens expressed from cancer cells, only Ca 19-9 is useful as a tumor marker. With a sensitivity of 83% and specificity of 73% it correlates well with tumor size and stage.

Fascinating as this young branch of scientific research is – it is beset with problems:

The current assays are not sensitive – not specific enough for clinical consequences. The mutations described are also found in some patients with chronic pancreatitis and in healthy volunteers.

The assays are at present too complicated and expensive for routine clinical use.

In view of the vast complexity of the whole, it appears unlikely that the genetic manipulation of one single factor can alter the whole process of cancerogenesis.

It is of course too early to answer the final question concerning "clinical consequences". At present noone would advise a prophylactic pancreatectomy for that "symptom-free 44-year-old father of two", whose stool shows k-ras mutation.

Nevertheless, those of you who spend their professional lives in collecting the innumerable genetic mosaic stones, that go to make up this dread disease, deserve our unstinted admiration. May be your great-grandchildren will see (and benefit from) the whole picture.

I shall not. I retire on Monday!

Literatur

1. Colon KC, Dougherty E, Klimstra DS, Coit DG, Turnball ADM, Brennan MF (1996) The value of minimal access surgery in the staging of patients with potentially resectable peripancreatic malignancy. Ann Surg 223: 134–140
2. Fuhrmann GM, Leach SD, Staley CA, Cusack JC, Charnsangavey C, Clearly KR, El-Naggar AK, Fenoglio CJ, Lee JW, Evans DB (1996) Rationale for en bloc vein resection in the treatment of pancreatic adenocarcinoma adherent to the superior mesenteric-portal vein confluence. Ann Surg 223: 154–162
3. Harrison LE, Klimstra DS, Brennan MF (1996) Isolated portal vein involvement in pancreatic adenocarcinoma. Ann Surg 224: 342–349
4. Ishikawa O, Ohigashi H, Sasaki Y, et al. (1988) Practical usefulness of lymphatic and connective tissue clearance for carcinoma of the pancreas head. Ann Surg 208: 215–220
5. Ishikawa O, Ohigashi H, Sasaki Y, Kabuto T, Furukawa H, Nakamori S, Imaoka S, Iwanaga T, Kasugai T (1997) Practical grouping of positive lymph nodes in pancreatic head cancer treated by an extended pancreatectomy. Surgery 121: 244–249
6. Jeekel H (1998) EORTC-study of adjuvant therapy after Whipple's resection for pancreatic cancer. New Engl J Med, in press
7. Juhl H, Kalthoff H, Krüger U, Schott A, Schreiber H-W, Henne-Bruns D, Kremer B (1994) Immunocytologischer Nachweis disseminierter Tumorzellen in der Bauchhöhle und im Knochenmark von Pankreascarcinom-Patienten. Chirurg 65: 1111–1115
8. Kalser MH, Ellenberg SS (1985) Pancreatic cancer. Arch Surg 120: 899–903
9. Lokich JJ, Brooks JR (1973) Disappearance of disseminated pancreatic carcinoma with chemotherapy. Ann Surg 177: 13
10. Pantel K, von Knebel Doeberitz M, Izbicki JR, Riethmüller G (1997) Disseminierte Tumorzellen: Diagnostik, prognostische Relevanz, Phänotypisierung und therapeutische Strategien. Chirurg 68: 1241–1250
11. Pedrazzoli S, DiCarlo V, Dionigi R, Mosca F, Pederzoli P, Pasquali C, Klöppel G, Dhaene K, Michelassi F (1998) Standard versus extended lymphadenectomy associated with pancreatoduodenectomy in the surgical treatment of adenocarcinoma of the head of the pancreas: A multicenter, prospective, randomized study. Personal communication

12. Trede M, Rumstadt B, Wendl K, Gaa J, Tesdal K, Lehmann K-J, Meier-Willerson H-J, Pescatore P, Schmoll J (1997) Ultrafast magentic resonance imaging improves the staging of pancreatic tumors. Ann Surg 226: 393–407
13. Warshaw AL, Zhuo-yun G, Wittenberg J, Waltman AC (1990) Preoperative staging and assessment of resectability of pancreatic cancer. Arch Surg 125:230–233
14. Yeo CJ, Abrams RA, Grochow LB, Sohn TA, Ord SE, Hruban RH, Zahurak ML, Dooley WC, Coleman JA, Sauter PK, Pitt HA, Lillemoe KD, Cameron JL (1997) Pancreatoduodenectomy for pancreatic adenocarcinoma: Postoperative adjuvant chemoradiation improves survival. Ann Surg 225: 621–636

Akute Pankreatitis – Status quo der Therapiemöglichkeiten

Die Rolle der Proteasenaktivierung in der Pathophysiologie der akuten Pankreatitis

M. M. Lerch, B. Krüger, W. Tessenow und W. Domschke

Medizinische Klinik B, Westfälische Wilhelms-Universität Münster, Albert-Schweitzer-Straße 33, D-48129 Münster und Abteilung Med. Biologie, Universität Rostock

The Role of Protease Activation in the Pathophysiology of Acute Pancreatitis

Summary. For over a century it has been assumed that acute pancreatitis represents an autodigestion of the pancreas by its own, physiologically inactive proteases. Whether, how and where digestive proteases are being activated in the pancreas has remained the topic of much controversy and speculation. We review a number of recent studies that have been undertaken to elucidate the mechanisms and identify the initial subcellular localization of this process. These studies suggest that a premature and intrapancreatic protease activation does, indeed, occur early in pancreatitis and can be experimentally induced in vivo and in vitro. Activation begins within minutes of the induction of pancreatitis and is initially confined to cytoplasmic vacuoles at the apical pole of acinar cells. From here trypsin activity as well as its activation peptide are transferred to the cytosol of acinar cells where autodigestion may begin.

Key words: Pancreatitis – Protease activation – Trypsin – Trypsinogen Activation Peptide

Zusammenfassung. Seit einem Jahrhundert wird angenommen, daß die akute Pankreatitis einer Selbstverdauung der Bauchspeicheldrüse durch ihre eigenen Proteasen entspricht. Ob, wie und wo diese Verdauungsproteasen im Pankreas aktiviert werden, ist bis heute umstritten. Wir berichten hier über kürzlich durchgeführte Versuche zur Klärung der beteiligten Mechanismen und der intrazellulären Lokalisation dieser Proteasenaktivierung. Diese Studien zeigen, daß es tatsächlich in der Frühphase der akuten Pankreatitis zu einer intrapankreatischen Proteasenaktivierung kommt, und daß diese sowohl in vivo als auch in vitro induzierbar ist. Sie beginnt wenige Minuten nach Induktion der Pankreatitis und ist zunächst auf die zytoplasmatischen Vakuolen in Azinuszellen beschränkt. Von hier gelangt sowohl die Aktivität des Trypsins als auch sein Aktivierungspeptid ins Zytosol der Zellen, wo möglicherweise die Selbstverdauung beginnt.

Schlüsselwörter: Pankreatitis – Proteasenaktivierung – Trypsin Trypsinogen-Aktivierungspeptid

Einleitung

Seit mehr als 100 Jahren wird angenommen, daß die akute Pankreatitis eine Selbstverdauung der Bauchspeicheldrüse durch ihre eigenen Verdauungsenzyme darstellt [1]. Unter physiologischen Bedingungen liegen die Proteasen des Pankreas als inaktive Vorläuferenzyme vor und werden erst nach der Sekretion ins Duodenum aktiviert. Im Dünndarm trennt das Bürstensaumenzym Enteropeptidase ein N-terminales Aktivierungspeptid (TAP) vom Trypsinogen und aktiviert dadurch dieses Enzym. Aktives Trypsin kann dann in einer kaskadenartigen Reaktion die übrigen Proteasen aktivieren. Wenn es sich bei der akuten Pankreatitis tatsächlich um eine Selbstverdauung der Bauchspeicheldrüse durch ihre eigenen Proteasen handeln würde, dann müßte es in der Initialphase der Pankreatitis zu einer vorzeitigen und intrazellulären Aktivierung dieser Proteasen kommen. Patienten mit akuter Pankreatitis werden im klinischen Alltag erst Stunden bis Tage nach Beginn der Erkrankung ins Krankenhaus aufgenommen. Dadurch ist eine Untersuchung dieser Aktivierungsmechanismen beim Menschen nicht möglich, und es muß auf Tiermodelle der Erkrankung ausgewichen werden. Im folgenden geben wir eine Übersicht über eine Reihe kürzlich durchgeführter Experimente, mit denen versucht wurde, diese sehr frühzeitigen Zusammenhänge zwischen Proteasenaktivierung und Pankreatitisentstehung zu charakterisieren und auch intrazellulär zu lokalisieren.

Experimentelle Proteasenaktivierung im Pankreas

Im ersten Experiment haben wir bei Laborratten über einen Jugularvenenkatheter das Pankreas durch eine supramaximale Stimulation mit Caerulein (10 µ/kg/h) stimuliert. Diese supramaximale Stimulation führt zu einer gut etablierten, ödematösen Verlaufsform der akuten Pankreatitis [2]. Nach Tötung der Tiere wurde in sehr kurzen Abständen bis 180 Minuten nach Induktion das Pankreas entnommen, auf Eis homogenisiert und mit einem trypsinspezifischen Substrat (Boc-Gln-Ala-Arg-MCA) die Aktivität dieses Enzyms im Gewebehomogenat bestimmt. Abbildung 1 zeigt, daß es bereits 10 Minuten nach Induktion der experimentellen Pankreatitis zu einer signifikanten Aktivierung von Trypsin in der Bauchspeicheldrüse kommt und daß diese Aktivierung bis 180 Minuten nach dem Start der Infusion zunimmt [3].

Aus diesem Experiment läßt sich zwar eine intrapankreatische Proteasenaktivierung ableiten, es sagt aber nichts über die Lokalisation der Aktivierung im Organ aus. Denkbar wäre zum Beispiel eine Aktivierung im Interstitium, im Gangsystem, in Azinuszellen und hier wiederum in verschiedenen subzellulären Kompartimenten der Azinuszellen. Um dies näher zu differenzieren, wurde in der gleichen Versuchsanordnung das Pankreas entnommen, auf Eis in kleine Stücke zerteilt und das Gewebe mit einem Teflonhomogenisator homogenisiert. Die Homogenate wurden dann durch Dichtegradientenzentrifugation in ihre subzellulären Bestandteile zerlegt [4]. Nach Abzentrifugation von intakten Zellen und Kernen ($150 \times g \times 10$ Minuten) wurde der postnukleäre Überstand erneut zentrifugiert und ergab bei $1\,300 \times g \times 15$ Minuten ein Pellet, das überwiegend Zymogengranula und zytoplasmatische Vakuolen enthielt. In einem weiteren Zentrifugationsschritt ($12\,000 \times g \times 13$ Minuten) wurde ein ‚Pellet' gewonnen, das Lysosomen und Mitochondrien enthielt, und ein mit Mikrosomen und löslichen Bestandteilen des Zytosols angereicherter Überstand. In diesen subzelluären Fraktionen wurde wieder, wie oben beschrieben, die Trypsinaktivität bestimmt. Abbildung 2 zeigt deutlich, daß sich im Zeitverlauf der Caerulein-induzierten Pankreatitis die ganz überwiegende Trypsinaktivität zunächst in der „High density"-Fraktion befindet, die Zymogengranula und Vakuolen enthält. Im weiteren Verlauf der Pankreatitis bis 210 Minuten nimmt in dieser Fraktion die Trypsinaktivität kontinuierlich ab, während sie in der löslichen Fraktion im gleichen Umfang zunimmt. Somit können wir folgern, daß die Aktivität in den Organellen der „High density"-Fraktion beginnt und sich aktives Trypsin im Verlauf der Pankreatitis in zunehmend höherem Maße im Zytosol wiederfindet.

Zur experimentellen Kontrolle dieser Ergebnisse wurde neben der Aktivität des Trypsins auch das Aktivierungspeptid des Trypsinogens, das bei der Aktivierung abgespalten wird,

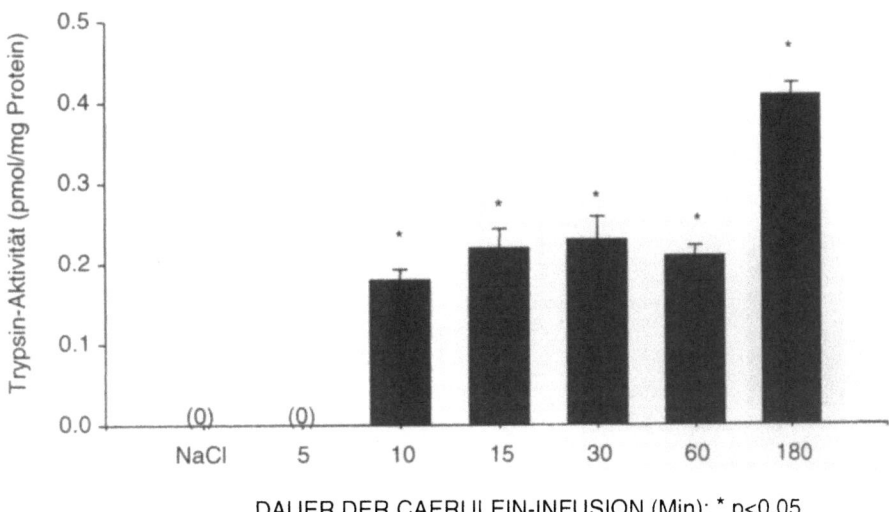

Abb. 1. In Pankreashomogenaten wurde zu verschiedenen Zeitpunkten nach Induktion der akuten Pankreatitis (supramaximale Caeruleinstimulation der Ratte) die Aktivität von freien Trypsin bestimmt

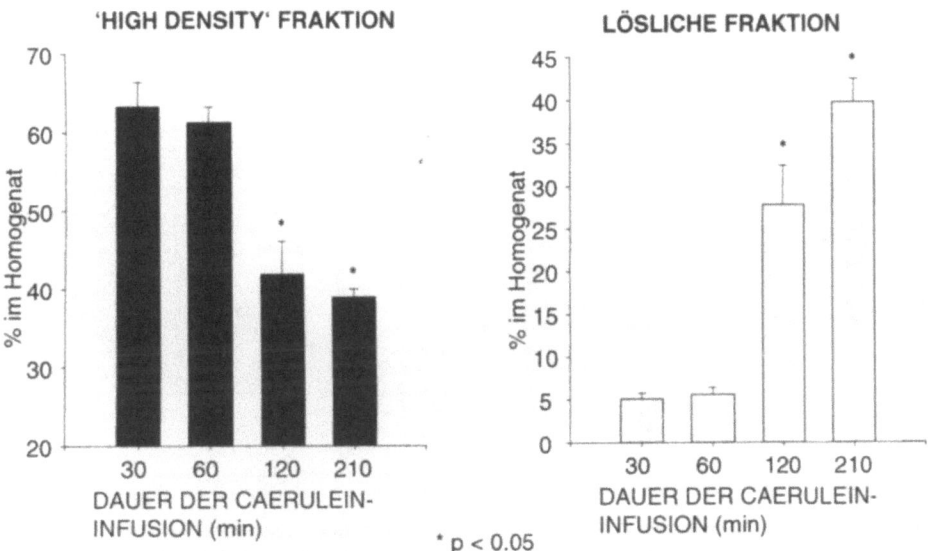

Abb. 2. In subzellulären Fraktionen (Dichtegradientenzentrifugation siehe Text) wurde die Trypsinaktivität im Zeitverlauf der experimentellen Pankreatitis bestimmt

mittels ELISA gemessen und quantifiziert. Auch hier fand sich in genau paralleler Weise zunächst der größte Anteil des Trypsinogenaktivierungspeptids in der „High density"-Fraktion und im weiteren Verlauf der Erkrankung zunehmend in der löslichen Fraktion, die das Zytosol der Zellen enthält, wieder (Abb. 3). Somit muß davon ausgegangen werden, daß tatsächlich sowohl aktives Trypsin als auch das bei der Aktivierung abgespaltene TAP aus dem subzellulären Kompartiment mit Zymogengranula und Vakuolen zunehmend ins Zytosol der Azinuszellen gelangt.

Um diese Vorgänge genauer zu charakterisieren, wurde ein System entwickelt, mit dem sich diese Mechanismen auch in vitro untersuchen lassen [5]. Zunächst wurden aus dem Pan-

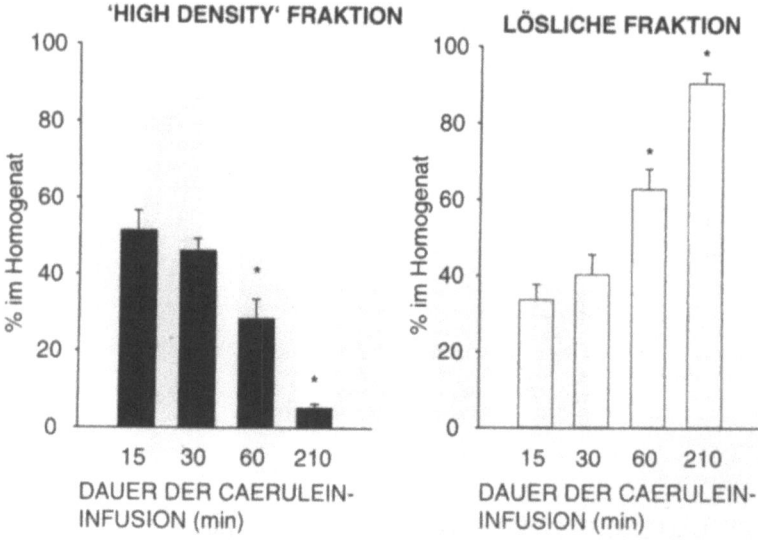

Abb. 3. In der gleichen subzellulären Fraktionen wie in Abb. 2 wurde das Trypsinogen-Aktivierungspeptid mittels ELISA im Zeitverlauf gemessen

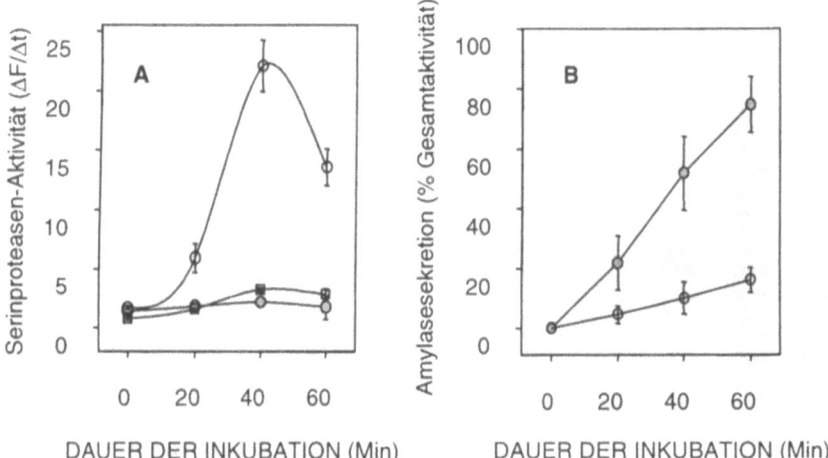

Abb. 4. In isolierten Azini wurde die Aktivierung von Serin-Proteasen durch ein spezifisches fluorogenes Substrat bestimmt (**A**) und im gleichen Ansatz die Amylasesekretion der Azini (**B**) gemessen (Beschreibung der Gruppen siehe Text)

kreas isolierte Azini (funktionell intakte, sekretorische Einheiten von 20 bis 50 Zellen) durch Kollagenaseverdauung gewonnen. Diese Azini wurden dann mit einem spezifischen Serinproteasesubstrat (CBZ-Ile-Pro-Arg, 10 µM) inkubiert, das mit dem Fluorochrom Rhodamin-110 markiert war. Wurden die Azini dann über 1 Stunde inkubiert, ließ sich mit einem Zytofluorometer unter verschiedenen experimentellen Bedingungen die Spaltung des Substrats durch Serinproteasen direkt und in ihrer zeitlichen Kinetik bestimmen. Stimulierte man die Azini mit einer maximalen sekretorischen Konzentration von Caerulein (0,1 nM), so resultierte daraus keine meßbare Spaltung des Substrats und somit keine Aktivierung des Trypsins (Abb. 4A, gefüllte Kreise). Stimulierte man dagegen mit einer supramaximalen Konzentration Caerulein (10 nM), so kam es zu einer raschen und zeitabhängigen Spaltung des

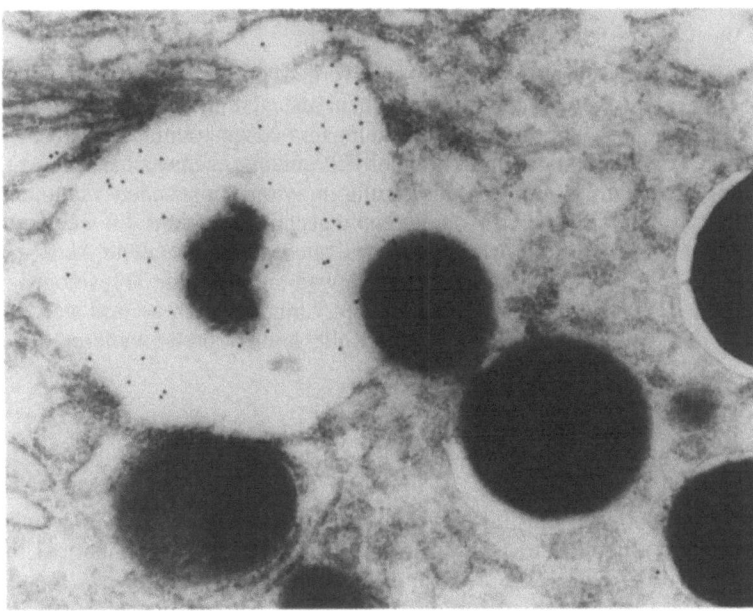

Abb. 5. Elektronenmikroskopische Aufnahme von einem Dünnschnitt des Pankreas (30 min nach Beginn der supramaximalen Stimulation). Die 15 nm Goldpartikel entsprechen der intrazellulären Lokalisation des Trypsinogen-Aktivierungspeptids, die zu diesem Zeitpunkt überwiegend in den zytoplasmatischen Vakuolen und weder im Interstitium, noch in den Zymogengranula nachzuweisen ist (Vergrößerung ×25 000)

Substrats und damit zur Aktivierung von Serinproteasen (Abb. 4A, offene Kreise). Erfolgte diese supramaximale Stimulation in Anwesenheit des spezifischen Serinproteaseninhibitors Pefabloc SC (Abb. 4A, offene Vierecke), dann wurde diese Proteasenaktivierung vollständig unterdrückt. Die im gleichen Versuchsansatz gemessene Amylasesekretion konnte zeigen, daß die niedrigere Caeruleinkonzentration (Abb. 4B, gefüllte Kreise) eine maximale Sekretionsleistung der Azini induzierte, während die supramaximale Caeruleinkonzentration (Abb. 4B, leere Kreise), die zur Serinproteasenaktivierung geführt hatte, mit einer fast vollständigen Blockade der Sekretion einherging. Die Spaltung des fluorogenen Substrates konnte gleichzeitig fluoreszenzmikroskopisch am apikalen Pol der lebenden Zellen beobachtet werden.

Die bisherigen Ergebnisse zeigen erstens, daß es nach supramaximaler Stimulation zu einer vorzeitigen und intrapankreatischen Aktivierung von Serinproteasen bzw. Trypsin kommt; zweitens, daß diese Aktivierung sowohl in vivo als auch in vitro induzierbar ist; und drittens, daß sie in membranumschlossenen Organellen am apikalen Pol der Azinuszellen beginnt und sich von dort ins Zytosol ausbreitet. Das subzelluläre Organell, in dem die initiale Aktivierung stattfindet, blieb dagegen unbekannt. Wir haben deshalb das Pankreas von Ratten nach dreißigminütiger, supramaximaler Caeruleinstimulation entnommen und davon ultradünne Gefrierschnitte angefertigt. Diese wurden mit spezifischen Antikörpern gegen das Trypsinogenaktivierungspeptid inkubiert und mittels Immunogoldpartikeln (15 nm) für die Elektronenmikroskopie sichtbar gemacht. Die elektronenmikroskopische Aufnahme in Abb. 5 zeigt eindeutig, daß reife Zymogengranula nicht das Organell darstellen, in dem die Aktivierung beginnt. Der Immunogold-Label von TAP findet sich dagegen nach 30 Minuten ganz überwiegend in den zytoplasmatischen Vakuolen, die in charakteristischerweise am Beginn der Erkrankung sowohl bei der Ratte als auch bei der klinischen Pankreatitis des Menschen entstehen. Hierdurch konnten erstmals die zeitliche Kinetik, wie auch das subzelluläre Kompartiment, in dem die Aktivierung von Verdauungsproteasen beginnt, charakterisiert bzw. identifiziert werden.

Zusammenfassung

In den hier vorgestellten Untersuchungen konnte geklärt werden, daß es tatsächlich in der Frühphase der akuten Pankreatitis sowohl im Tierexperiment als auch in vitro zu einer vorzeitigen und intrapankreatischen Aktivierung von Verdauungsproteasen kommt. Diese Aktivierung ist bereits 10 bis 20 Minuten nach Induktion der Erkrankung nachweisbar. Die experimentellen Daten zeigen weiterhin, daß die Aktivierung in zytoplasmatischen Vakuolen der Azinuszelle und nicht im Interstitium oder in den Pankreasgängen beginnt. Im weiteren Verlauf der Pankreatitis finden sich die Trypsinaktivität wie auch das abgespaltete Aktivierungspeptid zunehmend im Zytosol der Zellen wieder. Inwieweit diese initiale Trypsinogenaktivierung tatsächlich für den letztendlichen Zelluntergang verantwortlich ist und welche Mechanismen hierbei in der klinischen Pankreatitis eine Rolle spielen, bleibt weiteren Studien vorbehalten.

Danksagung

Mit Unterstützung des Bundesministeriums für Forschung und Technologie (01ZZ9102) und (01 KS9604-IKF-D9-Münster), des Bildungsministeriums Mecklenburg-Vorpommern (UR 41-1996-997015 KUMI) und der Deutschen Forschungsgemeinschaft (DFG Le 625/5 und KR 1274/2).

Literatur

1. Chiari H (1896) Über die Selbstverdauung des menschlichen Pankreas. Z Heilk 17: 69–96
2. Lerch MM, Lutz MP, Weidenbach H, Müller-Pillasch F, Gress TM, Leser J, Adler G (1997) Dissociation and reassembly of adherens junctions during experimental acute pancreatitis. Gastroenterology 113: 1355–1366
3. Hofbauer B, Saluja AK, Lerch MM, Bhatia M, Lee HS, Frossard JL, Adler G, Steer ML (1998) Intra-acinar cell activation of trypsinogen during caerulein-induced pancreatitis in rats. Am J Physiol 275: G352–G362
4. Lerch MM, Saluja AK, Dawra R, Saluja M, Steer ML (1993) The effect of chloroquine administration on two experimental models of acute pancreatitis. Gastroenterology 104: 1768–1779
5. Krüger B, Lerch MM, Tessenow W (1998) Direct detection of premature protease activation in living pancreatic acinar cells. Lab Invest 78: 763–764

Definition von Prädiktoren der komplizierten Verlaufsform der akuten Pankreatitis

W. Uhl, Ch. Müller und M. W. Büchler

Klinik für Viszerale und Transplantationschirurgie, Universitätsklinik Bern, CH-3010 Bern

Definition of Predictors of Severe Acute Pancreatitis

Summary. It is of utmost importance to assess the severity of acute pancreatitis immediately in order to identify patients with severe or necrotising disease who can benefit from early intensive care therapy. Additionally, in face of new therapeutic concepts (e.g. antibiotic therapy) and for the evaluation of new drugs (e.g. PAF antagonist) patients should be staged as soon as possible into mild and severe disease. At hospital admission it is not possible to assess the severity on a clinical basis. The "gold standard" up to now has been imaging procedures (contrast-enhanced CT and MRI) which should be preserved for the severe cases to estimate the extent of pancreatic necrosis. The ideal predictor in blood/ urine should be objective, reliable, cheap, easy to measure, and available every time and should have on hospital admission a high efficacy and independence from other diseases. As single factors there are a variety of mediators of the "systemic inflammatory response syndrome" which are elevated in this disease (C-reactive protein, antiproteases, enzyme activation peptides, PMN-elastase, complement factors, interleukines and chemokines, etc.). Among all these prognostic indicators, C-reactive protein is now the best analyzed parameter. However, one should take into account that its highest efficacy is reached 3–4 days after onset of disease.

Key words: Acute pancreatitis – Prognosis – Predictors

Zusammenfassung. Die initiale Schweregrad-Einschätzung ist bei Patienten mit akuter Pankreatitis wichtig, um Patienten mit schwerer Verlaufsform zu identifizieren, da diese von einer früh eingeleiteten Intensivtherapie profitieren. Auch angesichts neuerer Therapie-Konzepte (z. B. Antibiotika) und in der Evaluation befindlicher Medikamente (z. B. PAF-Antagonist) ist das möglichst frühzeitige Staging von großer Bedeutung. Bei Klinikaufnahme kann die akute Pankreatitis klinisch nicht unterschieden werden, sodaß sich als „Gold Standard" zur Schweregrad-Einschätzung kontrastmittelverstärktes CT und MRI etabliert haben, deren Anwendung aber auf die schweren Fälle zur Darstellung des Nekrose-Ausmaßes beschränkt werden sollte. Ein idealer Prädiktor im Blut/Urin sollte objektiv, reproduzierbar, billig und einfach in der Bestimmung, jederzeit verfügbar, möglichst bei Klinikaufnahme eine hohe Aussagekraft besitzen und unabhängig von anderen Erkrankungen sein. Als singuläre Faktoren im Blut eignen sich Mediatoren des „systemic inflammatory response syndrome" (z. B. C-reaktives Protein, Antiproteasen, Enzymaktivationspeptide, PMN-Elastase, Komplementfaktoren, Interleukine/Chemokine, etc.). Unter all diesen prognostischen Faktoren kommt dem CRP bislang die größte Bedeutung zu, dieser Faktor erreicht aber seine höchste Treffsicherheit erst um den 3.–4. Tag nach Erkrankungsbeginn.

Schlüsselwörter: Schweregradeinschätzung – Prädiktoren – Akute Pankreatitis

Während die Diagnosestellung der akuten Pankreatitis durch die Bestimmung von Pankreasenzymen im Blut heutzutage keine wesentlichen Schwierigkeiten bereitet, ist die richtige und frühe Einschätzung des Schweregrades dieser Erkrankung ein zentrales Problem. Anhand klinischen und pathomorphologischen Kriterien kann die akute Pankreatitis in zwei Verlaufsformen eingeteilt werden, die es zu unterscheiden gilt ([5], Lit. in [20]): einmal in eine selbstlimitierende Erkrankung, morphologisch charakterisiert durch ein interstitielles Ödem in der Bauchspeicheldrüse, gelegentlich auch mit peripankreatischen Fettgewebsnekrosen einhergehend, und zum anderen in die nekrotisierende Verlaufsform, die allgemein anerkannt die Prognose der Patienten determiniert. Trotz Einführung neuer Therapieregime hat diese Verlaufsform eine hohe Morbidität und Letalität; auch in größeren Zentren der Pankreatologie wird die Klinikletalität mit bis zu 50% für die nekrotisierende Pankreatitis angegeben, wobei diese heute im wesentlichen durch die bakterielle Infektion der Nekrosen über eine stattfindende Translokation mit sich daraus entwickelnden septischen Komplikationen und Multiorganversagen in der Spätphase der Erkrankung bedingt ist.

Für den klinisch tätigen Arzt ist es außerordentlich wichtig, den Schweregrad der akuten Pankreatitis frühzeitig und korrekt einzuschätzen, da Patienten mit ernsten und lebensbedrohlichen Komplikationen im Rahmen der nekrotisierenden Pankreatitis von einer Intensivtherapie und chirurgischen Intervention zweifelsfrei profitieren [5]. Auch angesichts neuerer Therapie-Konzepte (z. B. Antibiotika-Therapie bei nekrotisierendem Verlauf) und in der Evaluation befindlicher innovativer Medikamente (z. B. PAF-Antagonist) sollten Patienten in der frühen Hospitalisationsphase einem der beiden Formen zugeteilt werden. Leider ist mit Hilfe der Bestimmung der Pankreasenzyme keine Differentialdiagnose zwischen milder und schwerer Pankreatitis möglich – so gut diese Enzyme für die Diagnostik sind, so schlecht sind diese für die Schweregradeinschätzung [20]. Die in der Literatur erwähnten paradoxen Werte, d.h. niedrige Amylase-Aktivitäten bei schwerer Pankreatitis im Gegensatz zu hohen bei milder Pankreatitis sind Folge der falschen Beurteilung der Enzymaktivitäten bei Klinikaufnahme und nicht korrekterweise in Relation zum Erkrankungsbeginn.

Die klinische Präsentation der akuten Pankreatitis verhält sich wie ein „Chamäleon", so daß durch die Beurteilung der Symptomatologie bei Aufnahme der Patienten durch den Kliniker keine Unterscheidung zwischen den Verlaufsformen möglich ist [17, 20]. Nimmt man die in der Tabelle 1 genannten Studien zusammen, so läßt sich über die initiale klinische Beurteilung eine Sensitivität von 37% und Spezifität von 94% für die richtige Schweregradeinschätzung berechnen. Auch die bei schwerer Verlaufsform anzutreffenden Hautzeichen (Grey-Turner und Cullen), die mit einer hohen Letalität von 37% einhergehen, können nur in 1–3% der Fälle gefunden werden [7].

Aus all diesen Gründen hat sich das kontrastmittelverstärkte Computertomogramm zum „Gold Standard" zum Staging der akuten Pankreatitis etabliert [5, 20, 23], deren Anwendung aber auf die schweren Fälle beschränkt werden kann, da mittlerweile Laborparameter zur Verfügung stehen, die eine gleich hohe Wertigkeit haben wie das CT. Dieses bildgebende Verfahren ist aber unentbehrlich, um beispielsweise das Nekroseausmaß darzustellen oder eine Feinnadelpunktion zur Frage nach Nekroseinfekt vorzunehmen.

In der Vergangenheit wurden verschiedene Staging-Systeme entwickelt, wie Ranson-, Glasgow- und Apache II-Score [17, 20]. Der mit 11 Punkten umfassende Ranson-Score fand bislang die weiteste Verwendung, um den Schweregrad der akuten Pankreatitis richtig zu prognostizieren. Dieses System besitzt aber in der praktischen Handhabung 3 wesentliche Nachteile: 1. es umfaßt zu viele Faktoren, 2. werden die laborchemischen Parameter wesentlich von den therapeutischen Maßnahmen beeinflußt und 3. zur Beurteilung ist eine 48-stündige Verlaufsbeobachtung notwendig. Das heute am besten untersuchte Score-System ist der Apache II-Score, der jeden Tag berechnet werden kann, aber auch nur zur Charakterisierung des Patientengutes wissenschaftlich eine größere Bedeutung erlangt hat, da auch für dieses System die ersten beiden Nachteile zutreffen. In einer Metaanalyse erreichten diese Score keine Sensitivitäten und Spezifitäten von größer 80% [12, 13], so daß diese keine große klinische Bedeutung haben (Tabelle 2).

Parallel zu den kombinierten Staging-Systemen wurden prognostische Einzelfaktoren entwickelt, wie die Ribonuklease und das Methämalbumin im Serum oder die Farbe des pan-

Tabelle 1. Schweregradeinschätzung der akuten Pankreatitis durch die initiale klinische Erstbeurteilung (modifiziert nach [17])

	n	Sensitivität	Spezifität
McMahon et al. 1980	79	39%	100%
Mayer et al. 1985	322	38%	95%
Corfield et al. 1985	435	34%	90%
Wilson et al. 1989	72	38%	96%
Larvin et al. 1989	290	44%	95%

Tabelle 2. Schweregradeinschätzung der akuten Pankreatitis durch Score-Systeme (modifiziert nach [17])

	n	Sensitivität	Spezifität
Ranson	747	72%	78%
Glasgow	1369	63%	84%
Apache II	447	65%	74%

Tabelle 3. Anforderungen an einen idealen Prädiktor der schweren akuten Pankreatitis

objektiv
reproduzierbar
einfache Bestimmungsmethodik
allzeit verfügbar (Notfall-Labor)
bei Aufnahme hohe Aussagekraft
keine Beeinflussung durch Begleiterkrankungen
geringe Kosten

Tabelle 4. Meta-Analyse von Einzelfaktoren zur Schweregradeinschätzung der akuten Pankreatitis (modifiziert nach [20])

	Sensitivität	Spezifität
Methämalbumin	58% (11–88)	83% (72–97)
Ribonuklease	59% (31–92)	88% (85–92)
α_1-Antitrypsin	64% (50–73)	72% (68–78)
α_2-Makroglobulin	75% (70–82)	77% (75–84)
Komplementfaktoren	71% (69–73)	70% (67–73)
PMN-Elastase	85% (70–92)	89% (80–100)
Interleukin-6	85% (70–100)	87% (71–79)
C-reaktives Protein	84% (60–100)	86% (71–100)

kreatogenen Ascites [20]. Keiner dieser Parameter fand aber einen breiten Eintritt in die klinische Routine. An einen idealen Prädiktor im Blut oder Urin sollten die in Tabelle 3 genannten Anforderungen gestellt werden. Als Prädiktoren eignen sich im besonderen Maße die Mediatoren des „systemic inflammatory response syndrome" (SIRS), die bei der schweren oder nekrotisierenden Pankreatitis in der Frühphase dieser Erkrankung eine große Rolle spielen. Folgende Parametern wurden in der Vergangenheit hinsichtlich ihrer prognostischen Aussagekraft untersucht: Akutphaseproteine, wie das C-reaktive Protein (CRP), Antiproteasen, Komplementfaktoren, PMN-Elastase, Enzymaktivationspeptide, Interleukine/Chemokine, Adhäsionsmoleküle, Procalcitonin und G-CSF, u.v.a.m.). Eine eigene Metaanalyse von prospektiven klinischen Studien über die am meisten und damit am besten untersuchten Faktoren gibt Tabelle 4 wider. Dabei erreichen die PMN-Elastase, die Interleukine und das C-re-

Tabelle 5. Prospektive Studien zur prognostischen Wertigkeit des C-reaktiven Proteins

	n	Sensitivität	Spezifität
Büchler et al., Int J Pancreatol 1986	35	95%	95%
Wilson et al., Br J Surg 1989	72	83%	85%
Gudgeon et al., Lancet 1990	55	53%	55%[a]
Leser et al., Gastroenterology 1991	50	83%	62%
Chen et al., J Gastroenterol Hepatol 1992	54	94%	76%
Vesentini et al., Br J Surg 1993	59	58%	82%[a]
Dominguez-Munoz et al., Dig Dis Sci 1993	182	73%	71%[a]
Pezzilli et al., Dig Dis Sci 1995	38	87%	95%
Stoelben et al., Chirurg 1996	23	82%	82%

[a] innerhalb 48 Stunden

aktive Protein gleich hohe Treffsicherheiten für das Vorliegen von Pankreasnekrosen, wie sie für die CT-Untersuchung angegeben werden.

C-reaktives Protein

Das von Tillet und Francis 1930 im Serum von Pneumoniepatienten entdeckte C-reaktive Protein (CRP) erfüllt als von der Leber synthetisiertes Akutphase-Protein zahlreiche Funktionen in der Infektabwehr. Auf die besondere Bedeutung des CRP für die Differentialdiagnose zwischen milder und schwerer akuter Pankreatitis wies als erster Mayer und McMahon 1984 hin [12]. Die Ergebnisse dieser Pilotuntersuchung und die herausragende Stellung des CRP wurden in den letzten 10 Jahren mehrfach [3, 6, 8, 9, 11, 14, 18, 23, 25] bestätigt (Tabelle 5). Das unspezifische Entzündungsprotein CRP stellt deshalb derzeit unter den Prognoseeinzelfaktoren nach Diagnosestellung der Erkrankung den Referenzparameter dar. Das CRP kann einfach und schnell bestimmt werden (Laser-Nephelometrie). Dies, sowie seine hohe prognostische Aussagekraft mit einer Sensitivität und Spezifität um 85% bei cut-off-Werten zwischen 120–170 mg/l (abhängig von im Notfall-Labor benutzten Test) machen das CRP zu einem wertvollen Parameter in der Überwachung der Patienten mit akuter Pankreatitis, an dem sich die anderen Prognosefakoren messen müssen. Darauf hinzuweisen ist, daß die höchste Treffsicherheit erst nach 3–4 Tagen nach Erkrankungsbeginn vom CRP erreicht wird, so daß die Anforderungen an einen idealen Nekrosemarker nicht ganz erreicht werden (Abb. 1). Da aber Patienten mit dieser Erkrankung mit einer zeitlichen Verzögerung von 1–2 Tagen hospitalisiert werden, wird dieser Nachteil nahezu aufgehoben.

Zytokine

Eine wesentliche Wirkung der Zytokine ist die Induktion der Akutphaseprotein-Synthese in der Leber. Da die erhöhten CRP-Spiegel bei akuter Pankreatitis Folge einer Hepatozytenstimulation durch freigesetzte Zytokine sind, erklärt dies die zeitliche Verzögerung des Anstieges des CRP bei akuter Pankreatitis im Vergleich zum Interleukin-6-Anstieg [11, 14, 15, 18, 20, 24]. Die Maximalwerte des Interleukin-6 z.B. werden 48–72 Stunden im Vorfeld der CRP-Peaks gefunden. Obwohl mit Hilfe der Interleukine (Il-6, Il-8) eine gute Differenzierung zwischen milden und schweren Verlaufsformen der akuten Pankreatitis getroffen werden können, haben sich diese Marker aufgrund des methodologischen Aufwandes und Kosten für die Bestimmung in der Klinik noch nicht etablieren können (Tabelle 6).

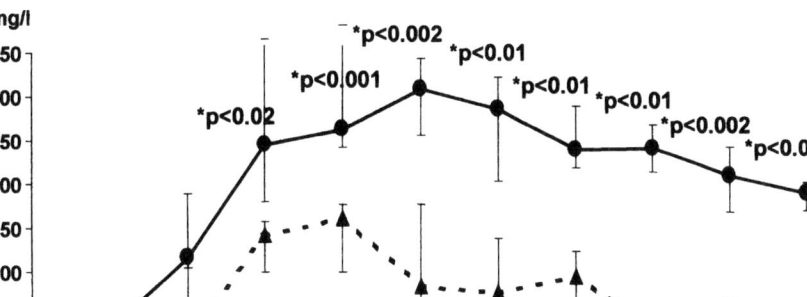

Abb. 1. Kurvenverlauf des C-reaktiven Proteins bei Patienten mit ödematöser und nekrotisierender akuter Pankreatitis

Tabelle 6. Peaks und klinische Wertigkeiten der besten Nekrosemarker

	Peak	Klin. Wertigkeit
CRP	3–4 Tage	+++ nach 48 h
IL-6	24 h	++ 24–48 h
IL-8	12–24 h	+++ <24 h–72 h
PMN-Elastase	12–24 h	+ 24–48 h

PMN-Elastase

Die systemische Entzündungsantwort spielt eine wichtige Rolle im Verlauf der akuten Pankreatitis. Eine der ersten Folgen nach Induktion der akuten Pankreatitis ist die Einwanderung von Entzündungszellen, wie polymorphkernige Granulozyten und Makrophagen in das interstitielle pankreatische Gewebe. Unter den von den polymorphkernigen Granulozyten (PMN) freigesetzten Substanzen, ist die PMN-Elastase am besten untersucht. In verschiedenen Studien korrelierte die im Plasma gemessene PMN-Elastasekonzentration mit dem Schweregrad der Erkrankung; der Anstieg geht dem des CRP voran [19, 20]. Die prognostische Aussagekraft ist dem des CRP aber nicht überlegen und es bestehen methodologische Probleme des Assays zur Automatengängigkeit.

Interessante neue Parameter (PLA_2, TAP, PCT und CAPAP)

In der Pathogenese der akuten Pankreatitis wird insbesondere der Enzymgruppe der Phospholipasen eine entscheidende Rolle bei der Entstehung intra- und extrapankreatischer Nekrosen sowie für das Auftreten systemischer Organkomplikationen zugeschrieben [4, 10, 21, 22]. Bei der akuten Pankreatitis können im Serum mindestens zwei verschiedene Phospholipasen $A_2(PLA_2)$-Typen unterschieden werden. Bei dem Typ I handelt es sich um die pankreatische PLA_2 und beim Typ II um eine sekretorische nicht-pankreatische PLA_2, deren Quelle noch unbekannt ist. Diskutiert werden als Ursprungsorte Entzündungszellen oder die Leber (Akutphaseprotein?). Klinische Studien der letzten Jahre zeigten, daß mit der Typ I-PLA_2 keine Unterscheidung zwischen milden und schweren Pankreatitisverläufen möglich ist. Demgegenüber zeigte die Typ II PLA$_2$ deutliche Unterschiede in ihren katalytischen Serumaktivitäten und es wurde ein Zusammenhang zwischen der Höhe und der pulmonalen Insuffizienz (Zerstörung des Surfactant) gefunden. Einzig limitierendes Problem für die routinemäßige klinische Anwendung der PLA$_2$ als Prognosefaktor ist die Tatsache, daß derzeit noch kein Routineassay zur Verfügung steht.

„Typsinogen activation peptide" (TAP) ist ein aus 5 Aminosäuren bestehender Anteil des Trypsinogens, das bei dessen Aktivierung freigesetzt wird [9]. Im Gegensatz zum freien Trypsin wird TAP nicht sofort an Proteaseinhibitoren gebunden, sondern mit dem Urin rasch ausgeschieden. Die präliminären guten Ergebnisse mit einer Sensitivität und Spezifität von 80% und 90% für die richtige Schweregradeinschätzung wurden aber bislang in weiteren Studien nicht überprüft.

Das Procalcitonin (PCT) zeigte bei Intensivpatienten eine gute Unterscheidung zwischen einem SIRS und einer bakteriellen Sepsis [13, 15]. Obwohl über dessen genauen Ursprungsort wenig bekannt ist, zeigte auch das PCT bei der akuten Pankreatitis eine signifikante Unterscheidung zwischen milden und schweren Verläufen, und dies bereits in der Initialphase. Interessant ist der Parameter als „Sepsismarker" mit dem die infizierte Pankreasnekrose als der Letalitätsfaktor Nr. 1 in einer früheren Behandlungsphase nachgewiesen werden könnte. Eine erste Untersuchung konnte für das PCT schon zu Behandlungsbeginn diesbezüglich eine hohe Wertigkeit zeigen, die in einer größeren Untersuchung unter Einbezug der Maximalwerte im Verlauf aber nicht bestätigt werden konnte. Da der Nekroseinfekt heute unter antibiotischer Therapie der schweren akuten Pankreatitis erst nach 2-3 Wochen auftritt, ist es eher unwahrscheinlich, daß das PCT schon zu Erkrankungsbeginn die später mögliche Infektion der Nekrosen anzeigt.

Nach wie vor interessant wäre ein Parameter, der sowohl die Diagnose als auch die Prognose der akuten Pankreatitis gleichzeitig anzeigt, wie dies zum Beispiel für die Creatinkinase beim Herzinfarkt der Fall ist. Hierzu wäre ein Teststreifen wie etwa für die Blutzuckerbestimmung in der Notfallaufnahme von großem Vorteil. Bislang wurde aber in klinischen Studien bei der akuten Pankreatitis gezeigt, daß die aus der Bauchspeicheldrüse stammenden Enzyme für die Schweregradeinschätzung dieser Erkrankung keine Rolle besitzen. Ob in dieser Hinsicht die jüngst untersuchten Parameter, das humane Pankreasspezifische Protein (hPASP), die Carboxylesterhydrolase (CEH) und das „activation peptide of carboxypeptidase B" (CAPAP) eine Bedeutung für die Klinik erlangen werden [1, 2, 16], muß abgewartet werden. Aus diesem Grund müßte als Zwischenlösung für die Notfall-Diagnostik ein Blutstick zweigeteilt sein, und zwar mit einem Pankreasenzym für die spezifische Diagnosestellung und einem der Prädiktoren (CRP oder Interleukin) für das Staging dieser Erkrankung.

Literatur

1. Appelros S, Thim L, Borgström A (1998) The activation peptide of carboxypeptidase B (CAPAP) in serum and urine in acute pancreatitis. Gut 42: 97–103
2. Blind PJ, Büchler M, Bläckberg L, Andersson Y, Uhl W, Beger HG, Hernell O (1991) Carboxylic ester hydrolase: a sensitive marker and indicator of severity of acute pancreatitis. Int J Pancreatol 8: 65–73
3. Büchler M, Malfertheiner P, Schoetensack C, Uhl W, Beger HG (1986) Sensitivity of antiproteases, complement factors and C-reactive protein in detecting pancreatic necrosis: results of a prospective study. Int J Pancreatol 1: 227–235
4. Büchler M, Malfertheiner P, Schädlich H, Nevalainen TJ, Friess H, Beger HG (1989) Role of phospholipase A2 in human acute pancreatitis. Gastroenterology 97: 1521–1526
5. Büchler M, Uhl W, Malfertheiner P (1996) Pankreaserkrankungen: akute Pankreatitis – chronische Pankreatitis – Pankreastumore. Karger Verlag
6. Chen C-C, Wang S-S, Chao Y, Lu C-W, Lee S-D, Tsai Y-T, Lo K-J (1992) C-reactive protein and lactate dehydrogenase isoenzymes in the assessment of the prognosis of acute pancreatitis. J Gastroenterol Hepatol 7: 363–366
7. Dickson AP, Imrie CW (1984) The incidence and prognosis of body wall ecchymosis in acute pancreatitis. Surg Gynecol Obstet 159: 343–347

8. Dominguez-Munoz JE, Carballo F, Garcia MJ, De Diego JM, Gea F, Yang ela J, De La Morena J (1993) Monitoring of serum protease-antiprotease balance and systemic inflammatory response in the prognostic evaluation of acute pancreatitis: results of a prognostic multicentre study. Dig Dis Sci 38: 507–513
9. Gudgeon AM, Heath DJ, Hurley P, Jehanli A, Patel G, Wilson C, Shenkin A, Austen BM, Imrie CW, Herman-Taylor J (1990) Trypsinogen activation peptides assay in the early prediction of severity of acute pancreatitis. Lancet 335: 4–8
10. Kortesuo PT, Nevalainen TJ, Büchler M, Uhl W (1992) Characterization of two Phospholipases A2 in serum of patients with sepsis and acute pancreatitis. Europ J Clin Chem Clin Biochem 30: 263–269
11. Leser HG, Gross V, Scheibenbogen C, Heinisch A, Salm R, Lansen M, Rückauer K, Andreesen R, Farthmann EH, Schölmerich J (1991) Evaluation of serum interleukin-6 concentration precedes acute-phase response and reflects severity in acute pancreatitis. Gastroenterology 101: 782–785
12. Mayer AD, McMahon MJ, Bowen M, Cooper EH (1984) C-reactive protein: an aid to assessment and monitoring of acute pancreatitis. J Clin Pathol 37: 207–211
13. Müller Ch, Uhl W, Printzen G, Vogel R, Reber P, Schmied B, Büchler MW (1997) Procalcitonin (PCT) and granulocyte colony-stimulating factor (G-CSF) as predictors of infected pancreatic necrosis. Digestion 58: A20
14. Pezzilli R, Billi P, Miniero R, Fiocchi M, Cappelletti O, Morselli-Labate AM, Barakat B, Sppovieri G, Miglioli M (1995) Serum interleukin-6, interleukin-8, and beta2-microgubulin in early assessment of severity of acute pancreatitis. Dig Dis Sci 40: 2341–2348
15. Rau B, Steinbach G, Gansauge F, Mayer JM, Grünert A, Beger HG (1997) The potential role of procalcitonin and interleukin-8 in the prediction of infected necrosis in acute pancreatitis. Gut 41: 832–840
16. Schmid StW, Uhl W, Steinle A, Rau B, Seiler Ch, Büchler MW (1996) Human pancreas-specific protein. A diagnostic and prognostic marker in acute pancreatitis and pancreas transplantation. Int J Pancreatol 19: 165–170
17. Steinberg WM (1990) Predictors of severity of acute pancreatitis. Gastroenterology Clinics of North America 19: 849–861
18. Stoelben E, Nagel M, Ockert D, Quintel M, Scheibenbogen C, Klein B, Saeger HD (1996) Klinische Bedeutung der Cytokine IL-6, IL-8 und des C-reaktiven Proteins im Serum von Patienten mit akuter Pankreatitis. Chirurg 67: 1231–1236
19. Uhl W, Büchler M, Malfertheiner P, Martini M, Beger HG (1991) PMN-Elastase in comparison with CRP, antiproteases, and LDH as indicators of necrosis in human acute pancreatitis. Pancreas 6: 253–259
20. Uhl W, Büchler MW (1995) Akute Pankreatitis: Labordiagnostik und Prognosefaktoren. In: Erkrankungen des exkretorischen Pankreas. Herausgeber: Adler, Fölsch, Mössner, Singer, Gustav Fischer Verlag, Jena 262–271
21. Uhl W, Schrag H-J, Schmitter N, Nevalainen TJ, Aufenanger J, Wheatley AM, Büchler MW (1997) The pathophysiological role of secretory type I and II Phospholipase A_2 in acute pancreatitis. An experimental study in the rat. Gut 40: 386–392
22. Uhl W, Nevalainen TJ, Büchler MW (1997) Phospholipase A2: Basic and Clinical Aspects in Inflammatory Diseases, Progress in Surgery, Karger Verlag, Basel
23. Vesentini S, Bassi C, Talamini G, Cavallini G, Campedelli A, Pederzoli P (1993) Prospective comparison of C-reactive protein level, Ranson score and contrast-enhanced computed tomography in the prediction of septic complications of acute pancreatitis. Br J Surg 80: 755–757
24. Viedma JA, Perez-Mateo M, Dominguez-Munoz JE, Carballo F (1992) Role of interleukin-6 in acute pancreatitis: comparison with C-reactive protein and phospholipase A. Gut 33: 1264–1267
25. Wilson C, Heads A, Shenkin A, Imrie CW (1989) C-reactive protein, antiproteases and complement factors as objective markers of severity in acute pancreatitis. Br J Surg 76: 177–181

Akute Pankreatitis: Gesichertes und Perspektiven der konservativen Therapie

J. Schmidt und J. Werner

Chirurgische Universitätsklinik, Im Neuenheimer Feld 110, D-69120 Heidelberg

Acute Pancreatitis: Current and Future Conservative Treatment

Summary. The management of acute pancreatitis is complex. Although numerous medical therapies have been proposed, few interventions have been shown to benefit patients with severe disease. Volume resuscitation, total parenteral nutrition and an adequate analgesia is the unspecific management of acute pancreatitis. Prophylactic antibiotic treatment should be performed in patients with necrotizing disease. Selective decontamination of the digestive tract has shown beneficial effects only in combination with systemic antibiotic therapy. ERCP and endoscopic sphincterotomy should be performed in severe gallstone pancreatitis. Somatostatin, protease inhibitors, hemofiltration and peritoneal lavage are some of the many medications now proven to be of no efficacy. Two clinical prospective trials are now under way to investigate the effects of two promising agents on the course of severe necrotizing pancreatitis: lexipafant, a platelet factor antagonist, and isovolemic hemodilution with dextran.

Key words: Pancreatitis – Treatment – Review

Zusammenfassung. Die akute Pankreatitis wird primär konservativ und bei der nekrotisierenden Verlaufsform intensivmedizinisch behandelt. Eine spezifische kausale Therapie ist bisher nicht verfügbar. Die unspezifische Therapie besteht aus einer ausreichenden Volumensubstitution und Analgesie. Zusätzlich ist eine Antibiotikaprophylaxe/therapie bei der nekrotisierenden Verlaufsform indiziert. Die selektive Darmdekontamination zeigte bisher nur in Verbindung mit einer systemischen Antibiotikaprophylaxe eine positive Wirkung. Die Papillotomie ist bei Gallengangsobstruktionen indiziert. Nicht gesichert oder unwirksam sind Somatostatin und dessen Analoga, Proteaseninhibitoren, Hämofiltration und die Peritoneallavage. Ein Antagonist des Plättchen-aktivierenden Faktors und die isovolämischen Hämodilution mit Dextran werden momentan in klinischen prospektiven Studien überprüft. Diese Therapieformen haben eine Normalisierung der reduzierten Pankreasmikrozirkulation und der gesteigerten lokalen und systemischen Leukozytenaktivierung zum Ziel.

Schlüsselwörter: Pankreatitis – Therapieverfahren – Übersichtsreferat

Einleitung

Der Behandlungserfolg der akuten Pankreatitis ist vom initialen Schweregrad der Pankreatitis, von persistierenden Ursachen und der Entwicklung von Komplikationen der Erkrankung abhängig [1, 2]. Die initiale Therapie der akuten Pankreatitis ist unabhängig von ihrem Schweregrad konservativ, wobei schwere Fälle intensivmedizinische Überwachung erfordern. Diese besteht hauptsächlich aus supportiven Maßnahmen, da eine spezifische Therapie der akuten Pankreatitis bislang nicht existiert. Die vorliegende Arbeit faßt die gesicherte konservative Therapie der akuten Pankretitis zusammen und stellt einige vielversprechende Therapieoptionen der Zukunft vor.

Supportive Therapie

Die ausreichende Volumentherapie zur Vermeidung von massiven und lebensbedrohlichen hämodynamischen Instabilitäten, sowie der Ausgleich von Elektrolytverlusten steht primär im Vordergrund [4]. Der Flüssigkeitsbedarf liegt bei mindestens 6 l/die, kann jedoch in Einzelfällen ein vielfaches betragen. Ziel ist es eine ausreichende Diurese bei einem ZVD von 5–10 aufrecht zu erhalten. Dextran reduziert im Vergleich zu Kristalloiden und anderen Kolloiden als Volumenersatz in experimentellen Studien sowohl Morbidität als auch Mortalität [5, 6] und ist sicher bei Patienten einsetzbar [7]. Daneben zeigt es eine Reihe von spezifischen Therapieeffekten, die anderen Kolloiden (HAES, Gelatine) nicht innewohnen (s. Abschnitt: Erfolgreiche experimentelle Therapieformen). Ziel ist es sekundäre Komplikationen der akuten Pankreatitis wie pulmonale, kardiozirkulatorische und renale Dekompensationen zu vermeiden.

Die parenterale Ernährung hat keinen positiven Effekt bei milder Pankreatitis, ist jedoch bei schwerer nekrotisierender Pankreatitis bei hohem Kalorienbedarf und Atonie des Intestinums notwendig [8]. Die Zusammensetzung der parenteralen Ernährung scheint keinen Einfluß auf den weiteren Krankheitsverlauf zu haben, dennoch sollte die Fettsubstitution bei bekannter Hypertriglyzeridämie limitiert werden [9].

Die Verwendung einer Magensonde hatte in allen kontrollierten Studien keinen positiven Effekt [10, 11], jedoch ist in diesen Studien nicht klar wieviele der Patienten tatsächlich an einer schweren Pankreatitis erkrankt waren. Patienten mit rezidivierendem Erbrechen, Übelkeit oder einem paralytischen Ileus sollten auf jeden Fall wegen der Aspirationsgefahr eine Magensonde erhalten.

Die Schmerztherapie kann mit Pentazocin oder Buprenorphin gut durchgeführt werden. Auch die systemische Applikation von Prokain oder Lidokain mittels Perfusor, oder Bupivakain über einen Periduralkatheter sind bewährte Therapieformen [12]. Obwohl ein erhöhter Sphinkter Oddi Druck nach Morphingabe nur im tierexperimentellen Modell nachgewiesen ist, sollte Morphin auch klinisch zur Schmerztherapie der akuten Pankreatitis vermieden werden.

Nicht gesicherte oder unwirksame Therapieformen

Obwohl die Mechanismen, die letztendlich zur Pankreaszellnekrose führen nicht vollständig klar sind, wurde eine Vielzahl von Medikamenten zur Therapie der akuten Pankreatitis untersucht, die die Sekretion des Pankreas reduzierten. Die Therapie mit Glucagon, Calcitonin, pankreatischem Polypeptid, Antagonisten der Cholezystokinin Rezeptoren, Atropin oder von H_2-Blockern zeigten zwar vereinzelt positive Effekte in tierexperimentellen Studien, klinisch kontrollierte Studien waren jedoch ohne Therapieeffekt. Auch Somatostatin und dessen Analoga zeigten zwar positive Effekte in einzelnen tierexperimentellen Studien, wenn das Hormon prophylaktisch appliziert wurde, war in klinischen kontrollierten Studien allerdings ohne Effekt [13]. Eine große Multizenter-Studie [14] bestätigte 1997 anhand von Ergebnissen bei 302 Patienten mit einer schweren nekrotisierenden Pankreatitis, daß Somatostatin keinerlei Auswirkungen auf den Krankheitsverlauf hat.

Die Idee schon freigesetzte Enzyme zu neutralisieren wurde auch durch die Gabe von verschiedenen Proteaseinhibitoren untersucht. Verschiedene Tierstudien zeigten eine Reduktion der Nekrosen und der Mortalität nach Aprotinin, Camostat (Foy 305) und E3123.

Aprotinin (Trasylol) zeigte nur in einer Studie von 1974 einen positiven Effekt auf den Verlauf der akuten Pankreatitis beim Menschen [15], während alle nachfolgenden Studien mit Aprotinin keine Reduktion der Komplikationsrate oder der Mortalität zeigen konnten [16, 17]. Das gleiche gilt für Gabexate Mesilate (Foy) [18, 19].

Auch die Ausschwemmung der aktiven Verdauungsenzyme und entstandener Metabolite mittels Peritoneallavage reduziert nicht die Krankenhausmorbidität oder Mortalität der akuten Pankreatitis [20], obwohl ein Artikel über die Reduktion von Schmerzen und kardiopulmonalen Komplikationen durch die Peritoneallavage berichtete [21].

Erfolgreiche experimentelle Therapieformen

Lexipafant, ein Plättchen-Aktivations-Faktor (PAF) Antagonist reduzierte den experimentell induzierten Pankreasschaden nach Ischämie-Reperfusion des Pankreas [24] und wies in einer ersten klinischen Studie einen signifikanten Abfall des Multiorganversagens auf, während die Mortalität nicht gesenkt werden konnte [25].

Dextran hat neben seinen Volumeneffekten eine hemmende Wirkung auf die Leukozyten-Endothel Interaktionen [26]. Es bewirkt zusätzlich eine Normalisierung der bei akuter Pankreatitis pathologisch gesteigerten Blutgerinnung und wirkt daher antithrombotisch in Mikrogefäßen. Dextrane konnten tierexperimentell sowohl die Erkrankungsschwere als auch die Mortalität der schweren nekrotisierenden Pankreatitis der Ratte auch nach einem deutlichen verzögertem Therapiebeginn von 6 Std. signifikant reduziert werden [5, 6]. Die isovolämische Hämodilution mit Dextran wird momentan in einer klinischen Studie untersucht [7].

Die Therapie mit NO hat ebenfalls einen positiven Effekt auf die Mikrozirkulationsstörung und reduziert die Leukozyteninfiltration bei akuter schwerer experimenteller Pankreatitis [27, 28]. Ähnliche Effekte sind durch einen spezifischen Endothelin-1 Antagonisten im experimentellen Modell zu erzielen [29].

Die Antagonisierung von Zytokinen zielt auf die Reduktion der systemischen inflammatorischen Reaktion des Körpers ab. Therapie der akuten experimentellen Pankreatitis mit Anti-interleukin-1 oder Anti TNF-α zeigen bei nekrotisierender Pankreatitis (CDE Diät) von Mäusen eine Reduktion der Nekrosen und der Mortalität [30]. Die Kombination der Antagonisierung der beiden Zytokine hat keinen additiven Effekt, so daß die Inhibition eines zentralen Zytokins ausreichend zu sein scheint [31]. Auch die Therapie der experimentellen milden Pankreatitis mit dem natürlichen Antizytokin Interleukin-10 reduziert die histologische Schädigung des Pankreas [32].

Ein sehr vielversprechender Therapieansatz der akuten Pankreatitis scheint die Applikation von monoklonalen Antikörpern gegen ICAM-1 zu sein. In experimentellen Studien werden bei Applikation nach einem langen therapiefreien Intervall von 6 Std. sowohl die lokalen als auch die systemischen Organschäden reduziert und die Mortalität gesenkt [33]. Da Anti ICAM-I Therapie in einen sekundären Schritt der Entzündungskaskade eingreift ist eine Therapiemöglichkeit auch nach abgelaufener Enzymkaskade noch möglich.

Effektive klinische Therapiestrategien

Sekundäre Infektionen von Pankreasnekrosen sind eine Hauptursache der weiterhin hohen Mortalität der schweren Pankreatitis. Eine Ulmer Studie, die Antibiotikakonzentrationen im Blut und Pankreas evaluierte, konnte zeigen, daß Ciprofloxazin, Ofloxazin und Imipenem die höchsten Konzentrationen im Pankreas aufzeigten, und zusätzlich exzellent gegen die üblicherweise in Pankreasnekrosen vorkommenden Keime wirksam sind [34]. Pederzoli et al. führte aufgrund dieser Ergebnisse eine randomisierte, prospektive Multizenterstudie mit einer Imipenemprophylaxe durch und konnte zeigen, daß durch die Antibiose sowohl die pankreatisch als auch die nicht-pankreatisch ausgelöste Sepsis signifikant vermindert wurde, während die Mortalität nicht beeinflußt wurde [35]. Eine weitere Studie zur Evaluierung von Cefuroxim bei nekrotisierender Pankreatitis zeigte eine verminderte Urosepsisrate und Mortalität, während die Pankreasinfektrate unbeeinflußt blieb [36]. Einen positiven Effekt auf den klinischen Verlauf beschreibt auch eine Kombinationsstudie von Metronidazol und Ofloxazin [37]. In dieser prospektiven randomisierten Studie wurde die bakterielle Infektion des nekrotischen Pankreas nicht verhindert, jedoch zu einem weniger virulenten Keimspektrum verschoben.

Da die Infektion der Pankreasnekrosen sekundär nach Bakterientranslokation aus dem Darm entsteht, überprüfte Luiten et al. [38], ob eine selektive Darmdekontamination (SDD) einen positiven Effekt hat. Die Spätmortalität war in der SDD-gruppe signifikant reduziert. Da bei dieser Studie jedoch auch gleichzeitig eine systemische Antibiose gegeben wurde, ist der Therapieeffekt durch die Kombination von systemischer und lokaler Antibiose zu erklären.

Die akute Pankreatitis war lange Zeit eine Kontraindikation für eine Papillotomie. In Gallenstein induzierter Pankreatitis reduzierte die ERCP und die endoskopische Sphinkterotomie im Vergleich zur rein konservativen Therapie jedoch die Morbidität signifikant und die Patienten wurden eher aus dem Krankenhaus entlassen [39]. Fan et al. [40] zeigte 1993, daß die endoskopische Papillotomie den gestauten Gallengang gut entlasten konnte und dadurch die Morbidität und Sepsis signifikant abnahmen. Eine 1997 veröffentlichte Multizenterstudie zeigte, daß Patienten mit einer biliären Pankreatitis nicht von einer ERCP und Papillotomie profitieren, wenn nicht gleichzeitig eine Obstruktion oder eine Cholangitis vorliegt [41].

Neben der symptomatischen Basistherapie sind die Antibiotikaprophylaxe bei nekrotisierender Pankreatitis und die Papillotomie bei biliärer Pankreatitis mit Obstruktion gesicherte Therapieverfahren der akuten Pankreatitis. Ob neue, die Mikrozirkulation des Pankreas verbessernde Therapeutika einen positiven Effekt auf den Verlauf der akuten Pankreatitis haben, bleibt abzuwarten.

Literatur

1. Corfield AP, Cooper MJ, Williamson RCN (1985) Acute pancreatitis: a lethal disease of increasing incidence. Gut 26: 724–729
2. Ranson JHC (1984) Acute pancreatitis: pathogenesis, outcome and treatment. Clin Gastroenterol 13: 843–863
3. Steer ML, Meldolesi J (1988) Pathogenesis of acute pancreatitis. Annu Rev Med 39: 95–105
4. Beger HG, Bittner R, Büchler M (1986) Hemodynamic data pattern in patients with acut pancreatitis. Gastroenterology 90: 74–79
5. Schmidt J, Huch K, Mithöfer K, Sinn P, Buhr HJ, Warshaw AL, Herfarth C, Klar E (1996) Benefits of various dextrans after delayed therapy in necrotizing pancreatitis of the rat. Intensive Care Med 22: 1207–1213
6. Werner J, Schmidt J, Langer C, Gebhard MM, Herfarth C, Klar E (1995) Superiority of dextran compared to crystalloids and other colloids in the treatment of acute necrotizing pancreatitis. Pancreas 11: 452
7. Klar E, Foitzik T, Buhr H, Messmer K, Herfarth C (1993) Isovolemic hemodilution with dextran 60 as treatment of pancreatic ischemia in acute pancreatitis. Ann Surg 217: 369–374
8. Sax HC, Warner BW, Talamini MA, Hamilton FN, Bell RH, Bower RH (1987) Early total parenteral nutrition in acute pancreatitis: lack of beneficial effects. Am J Surg 153: 117–123
9. Sitzmann JV, Steinborn PA, Zinner J, Cameron JL (1989) TPN and alternative substrates in the treatment of severe acute pancreatitis. Surg Gynecol Obstet 168: 311–317
10. Naeije R, Salingret E, Clumeck N, DeTroyer A, Devis G (1978) Is nasogastric suction necessary in acute pancreatitis? Br Med J 2: 659–660
11. Sarr MG, Sanfey H, Cameron JL (1986) Prospective, randomized trial of nasogastric suction in patients with acute pancreatitis. Surgery 100: 500–504
12. Creutzfeld W, Lankisch PG (1981) Intensive medical treatment of severe acute pancreatitis. World J Surg 5: 341–350
13. D'Amico D, Favia G, Biassiato R, Cassacia M, Falcone F, et al. (1990) The use of somatostatin in acute pancreatitis: results of a multicenter trial. Hepatogastroenterology 37: 92–96
14. Uhl W, Malfertheiner P, Adler G, Bruch HP, Lankisch PG (1997) A randomized controlled multicentric trial on the role of octreotide in human acute pancreatitis. Gastroenterology 112: 488

15. Trapnell JE, Ribgby CC, Talbot CH, Duncan EH (1974) A controlled trial of Trasylol in the treatment of acute pancreatitis. Br J Surg 61: 177–182
16. Imrie CW, Benjamin IS, Ferguston JC, McKay AJ, Mackenzie I, et al. (1978) A single centre double blind trial of Trasylol therapy in primary acute pancreatitis. Br J Surg 65: 337–341
17. Goebel H, Ammann R, Herfarth C (1979) A double blind trial of synthtic salmon calcitonin in the treatment of acute pancreatitis. Scand J Gastroenterol 14: 881–884
18. Freise J, Melzer F, Schmidt W, Horbach L (1986) Gabexate mesilate in der Behandlung der akuten Pankreatitis. Z Gastroenterol 24: 200–211
19. Büchler M, Malfertheiner P, Uhl W, Schölmerich J, Stöckmann F, et al. (1993) Gabexate mesilate in acute pancreatitis. Gastroenterology 104: 1165–1170
20. Mayer AD, McMahon MJ, Corfield AP, Cooper MJ, Williamson CN, et al. (1985) Controlled clinical trial of peritoneal lavage for the treatment of severe acute pancreatitis. N Engl J Med 312: 399–404
21. Ranson JH, Berman RS (1990) Long peritoneal lavage decreases pancreatic sepsis in acute pancreatitis. Ann Surg 211: 708–718
22. Werner J, Dragotakes SC, Fernandez-del Castillo C, Rivera J, Ou J, Rattner DW, Fischman AJ, Warshaw AL (1998) Technetium-99m-labeled white blood cells: a new method to define the local and systemic role of leukocytes in acute experimental pancreatitis. Ann Surg 227: 86–94
23. Klar E, Messmer K, Warshaw AL, Herfarth C (1990) Pancreatic ischemia in experimental acute pancreatitis: mechanism, significance and therapy. Br J Surg 77: 1205–1210
24. Formela LJ, Wood LM, Whittaker M, Kingsnorth AN (1994) Amelioration of experimental acute pancreatitis with a potent platelet-activating factor antagonist. Br J Surg 81: 1783–1785
25. McKay CJ, Curran F, Sharples C, Baxter N, Imrie CW (1997) Prospective placebo-controlled randomized trial of lexipafant in predicted severe acute pancreatitis. Br J Surg 84: 1239–1243
26. Werner J, Schmidt J, Gebhard MM, Herfarth C, Klar E (1996) Überlegenheit von Dextran gegenüber HAES und Kristalloiden in der Leukozyten-Endothel Interaktion bei experimenteller Pankreatitis. Langenbecks Arch Chir Suppl I: 469–472
27. Molero X, Guarner F, Salas A, Mourelle M, Puig V, Malagelada JR (1995) Nitric oxide modulates pancreatic basal secretion and response to caerulein in the rat. Gastroenterology 108: 1855–1862
28. Werner J, Rivera J, Fernandez-del Castillo C, Warshaw AL (1997) Differing roles of nitric oxide in the pathogenesis of acute edematous versus necrotizing pancreatitis. Surgery 121: 23–30
29. Foitzik T, Faulhaber J, Hotz HG, Kirchegast M, Buhr HJ (1997) Endothelin-1 triggert die Ausbildung der schweren akuten Pankreatitis. Langenbecks Arch Chir 1: 749–753
30. Hughes CB, Grewal HP, Gaer LW, Kotb M, Mann L, Gaber AO (1996) Anti-TNF therapy improves survival and ameliorates the pathophysiologic sequelae in acute pancreatitis in the rat. Am J Surg 171: 274–280
31. Denham W, Yang J, Fink G, Denham D, Carter G, Ward K, Norman J (1997) Gene targeting demonstrates additive detrimental effects of interleukin 1 and tumor necrosis factor during pancreatitis. Gastroenterology 113: 1741–1746
32. Rongione AJ, Kusske AM, Kwan K, Ashley SW, Reber HA, McFadden DW (1997) Interleukin 10 reduces the severity of acute pancreatitis in rats. Gastroenterology 112: 960–967
33. Werner J, Hartwig W, Schmidt E, Gebhard MM, Herfarth C, Klar E (1988) Reduktion lokaler und systemischer Komplikationen der akuten Pankreatitis durch monoklonale Antikörper gegen ICAM-1. Langenbecks Arch Chir 1: 725–729
34. Büchler M, Malfertheiner P, Friess H, Isenmann R, Vanek E, et al. (1992) Human pancreatic tissue concentration of bactericidal antibiotics. Gastroenterology 103: 1902–1903
35. Pederzoli P, Bassi C, Vesentini S, Campedelli A (1993) A multicenter clinical trial of antibiotic prophylaxis of septic complications in acute necrotizing pancreatitis with imipenem. Surg Gynecol Obstet 176: 480–483
36. Sainio V, Kemppainen E, Puolakkainen P, Taavitsainen M, Kivisaari L, et al. (1995) Early antibiotic treatment in acute necrotizing pancreatitis. Lancet 346: 663–667
37. Schwarz M, Büchler M, Isenmann R, Meyer H, Berger HG (1997) Antibiotika bei nekrotisierender Pankreatitis. Dtsch Med Wschr 122: 356–361
38. Luiten EJT, Hop WCJ, Lange JF, Bruining H (1995) Controlled clinical trial of selective decontamination for the treatment of severe acute pancreatitis. Ann Surg 222: 57–65
39. Neoptolemos JP, Carr-Locke DL, London NJ, Bailey IA, James D, Fossard DP (1988) Controlled trial of urgent endoscopic retrograde cholangiopancreatography and endoscopic sphincterotomy versus conservative treatment for acute pancreatitis due to gallstones. Lancet 2: 979–983
40. Fan ST, Lai ECS, Mok FPT, Lo CML, Zheng SS, Wong J (1993) Early treatment of acute biliary pancreatitis by endoscopic papillotomy. N Engl J Med 328: 228–232
41. Fölsch UR, Nitsche R, Lüdtke R, Hilgers RA, Creutzfeld W (1997) Early ERCP and papillotomy compared with conservative treatment for acute biliary pancreatitis. N Engl J Med 336: 237–242

Pathogenese der pankreatogenen Sepsis

N. Runkel

Chirurgische Klinik I, Universitätsklinikum Benjamin Franklin, Hindenburgdamm 30, D-12200 Berlin

Pathogenesis of Pancreatic Sepsis

Summary. The intestinal tract is the motor of sepsis in the "gut-MOF hypothesis". Acute pancreatitis causes an early severe reduction of intestinal microcirculation with consequent production of radicals and cytokines damaging intestinal integrity. The intestinal organ dysfunction syndrome results in a breakdown of barrier function and a loss of propulsive activity. This leads to microbial overgrowth and bacterial translocation. This liberates cytokines and causes secondary pancreatic infection after lymphatic and systemic bacterial dissemination. Infected pancreatic necrosis by enteric microorganisms is the main cause of pancreatic sepsis.

Key words: Acute pancreatitis – Sepsis – Bacterial translocation

Zusammenfassung. Die „Darm-MOV Hypothese" stellt den Intestinaltrakt in den Mittelpunkt der Sepsisgenese. Die akute Pankreatitis führt schon in der Frühphase der Erkrankung zu einer schweren Mikrozirkulationsstörung des Darms. Die Bildung von Radikalen und Zytokinen schädigt die Darmwand und verursacht ein intestinales Organdysfunktionssyndrom mit Zusammenbruch der Barrierefunktion und Hemmung der intestinalen Motilität. Die Dysbalance der Darmflora und konsekutive bakterielle Translokation aktivieren die Mediatorkaskade (SIRS) und führen nach lymphogener und hämatogener Disseminierung zu Sekundärinfektionen wie Pankreasnekrosen. Infizierte Pankreasnekrosen durch enterogene Keime sind die Hauptursache der pankreatogenen Sepsis.

Schlüsselwörter: Akute Pankreatitis – Sepsis – bakterielle Translokation

Mit dem Begriff der „pankreatogenen Sepsis" wird das klinische Bild der generalisierten Entzündungsreaktion infolge infizierter Pankreasnekrosen bezeichnet, der schwerwiegendsten Komplikation der akuten Pankreatitis. Für eine effiziente Prophylaxe und Therapie sind genaue Kenntnisse über die Mechanismen der Sepsisentstehung bei akuter Pankreatitis wichtig. Die „Darm-Sepsis-Hypothese" basiert auf der Beobachtung, daß die meisten Erreger der pankreatogen Sepsis typische Darmkeime sind. Der Darm ist als Reservoir pathogener Keime ein zentraler pathogenetischer Faktor für die Entwicklung des Multiorgandysfunktionssyndroms (MODS). Die Migration von Mikroorganismen und/oder deren Toxinen aus dem Darmlumen, bezeichnet als bakterielle Translokation, soll einerseits die Mediatorkaskade aktivieren und andererseits über eine Bakteriämie eine endogene Infektion von Pankreasnekrosen verursachen.

Der Darm als Reservoir von Bakterien

Der Gastrointestinaltrakt stellt das größte Bakterienreservoir des Körpers dar. Die intestinale Flora kann als ein offenes Ökosystem im „steady-state" Zustand betrachtet werden. Im oberen Magen-Darm-Trakt überwiegen Laktobakterien und gram-positive Mikroorganismen, im unteren Anaerobier und Enterobacteriazeen. Reguliert wird dieses empfindliche Ökosystem durch Interaktionen zwischen den Bakterienpopulationen einerseits und Wirt und Bakterien andererseits und durch Ernährung, Medikamente (Antibiotika) und Stoffwechselleistungen der Enterocyten. Die orthograde Darmperistaltik reinigt den Darm, hält so die Populationsdichte stabil und vermindert die Kontaktzeit zwischen Bakterien und Darmwand. Die Mukosa stellt für große Moleküle und Mikroorganismen eine funktionelle (Verschlußleisten) und morphologische (Schleim, Mucosa) Barriere dar. Das ortsständige intestinale Immunsystem (MALT) übernimmt die Aufgaben der Erkennung und Abtötung translozierter Bakterien.

Bakterielle Translokation-Sepsis Hypothese

Kleine Mengen von luminalen Bakterien und Toxinen können auch unter normalen Bedingungen bei Gesunden translozieren, aber offenbar rasch eliminiert werden. Diese „physiologische" Translokation scheint für die Reifung des MALT wichtig zu sein. Unter pathologischen Bedingungen (z. B. Verbrennung, traumatischer Schock, parenterale Ernährung, Bestrahlung, Endotoxin) kommt es zu einem massiven Übertritt von Bakterien in die Darmwand bzw. mesenterialen Lymphknoten und in extraintestinale Organe. Die Translokationsrate ist für verschiedene Bakterienspezies unterschiedlich und bei Nagern am stärksten für Pseudomonas aeruginosa, Klebsiella pneumoniae, E. coli und Proteus mirabilis. Quantität (Zahl der Bakterien) und Qualität (in mesenteriale Lymphknoten oder generalisiert) der bakteriellen Translokation hängen vom Ausmaß der Schädigung ab.

Die Rolle der bakteriellen Translokation für die Entstehung und Perpetuation des Sepsissyndroms wird in der Literatur kontrovers diskutiert. Die Gegner der Darm-MODS-Hypothese halten die bakterielle Translokation nicht für den Induktor und Promoter des SIRS, sondern für ein Epiphänomen, weil klinisch der Nachweis disseminierender Darmkeine beim SIRS nur selten oder gar nicht gelingt. Zudem korreliert der Endotoxinspiegel nicht mit der Konzentration proinflammatorischer Cytokine oder dem späteren Auftreten von SIRS/MODS. Die Protagonisten der Translokations-Sepsis-Hypothese führen ins Feld, daß die Translokation von lebensfähigen Bakterien und Endotoxin extraintestinale Infektionen verursacht und Makrophagen aktiviert, die durch TNF Produktion die Cytokinkaskade in Gang setzen und das SIRS/MODS triggern. Bei Überlastung des retikulendothelialen Systems wird eine generalisierte Immunantwort provoziert („spill over"). Eine solche Filterfunktion wird auch dem intestinalen lymphatischen System zugeschrieben.

Bei akuter Pankreatitis ist die Darm-MODS-Hypothese durch experimentelle und klinische Beobachtungen wesentlich besser abgesichert als bei anderen Situationen, denn die Folge der bakteriellen Translokation, die Superinfektion von Pankreasnekrosen, und deren klinische Bedeutung sind unumstritten. Als wichtiges Argument für die Pankreatitis-Darm-MODS Theorie kann der klinische Nachweis der Effizienz der selektiven Darmdekontamination beim Menschen herangezogen werden [1].

Intestinale Ursachen der bakteriellen Translokation

Motilität und Mikroflora: Die experimentelle Pankreatitis bewirkt eine massive Reduktion der propulsiven Aktivität des Dünndarms mit konsekutiver aszendierender Fehlbesiedlung des Gastrointestinaltraktes [2]. Der Anstieg der Bakterienzahl und die Verlängerung der Kontaktzeit zwischen Bakterien und Darmwand verursachen eine progressive bakterielle Translokation in die mesenterialen Lymphknoten und in den systemischen Kreislauf auf. Der Pathomechanismus der Motilitätsreduktion bei akuter Pankreatitis ist nicht bekannt. Die Unterbrechung der Sekretion von Galle und Pankreassaft scheint dabei eine untergeordnete Rolle zu spielen [3]. Im Organbad (in-vivo) ist die Kontraktilität bei nekrotisierender, nicht aber bei ödematöser Pankreatitis massiv reduziert, was darauf hinweist, daß extrinsische (neurohumorale) und intrinsische (myogen, parakrin, intracellulär) Regulationsebenen der Darmmotilität unterschiedlich betroffen sind [4]. Welche Mediatoren die Motilitätshemmung vermitteln, ist unbekannt. Eigene Untersuchungen deuten auf eine Mediatorrolle von NO bei der Pankreatitis-induzierten Darmparalyse hin, denn NO-Agonisten verstärken die Kontraktilitätsminderung, während NO-Antagonisten die Kontraktilität normalisiert.

Mukosabarriere: Die Permeabilität der Darmwand ist bei akuter Pankreatitis für große und kleine Moleküle erhöht [5]. Weil bei akuter Pankreatitis weder licht- noch elektronenmikroskopisch morphologische Schäden der Darmwand gefunden wurden, handelt es sich am ehesten um funktionelle Veränderungen, z. B. an den Verschlußleisten. NO scheint dabei als endogenes Molekül ein wichtiger Regulator für die Aufrechterhaltung der Barrierefunktion zu sein und wirkt möglicherweise durch Zellkontraktion und Aufweitung der Interzellularspalten. Cytotoxische Sauerstoffradikale, die bei Hypoxie aus Leukozyten, Makrophagen und Endothelzellen freigesetzt werden, können die Permeabilität beeinflussen. Die Aminosäure Glutamin ist für Darmepithel neben Glucose und Ketonkörpern das wichtigste Energiesubstrat. Bei akuter Pankreatitis ist der Glutaminverbrauch gesteigert, die Glutaminzufuhr bei parenteraler Ernährung jedoch unterbrochen. Im Experiment hat die Glutamin-Supplementierung einen protektiven Effekt auf die intestinale Integrität, reduziert die bakterielle Translokation und senkt die Prävalenz von Pankreasinfektionen [6]. Unsere Klinik hat deshalb kürzlich eine prospektiv-randomisierte Multizenterstudie zum Glutamineffekt bei Patienten mit nekrotisierender Pankreatitis begonnen.

Immunalteration: Kennzeichnend für das SIRS ist einerseits die generalisierte und übersteigerte Entzündungsreaktion und andererseits eine schwere Paralyse der zellvermittelten Immunabwehr. Man nimmt an, daß beim SIRS die Störung der Makrophagen-T-Zell Interaktion mit Depression der zellulären Abwehr von zentraler Bedeutung ist. Ein ausgedehnter Gewebeuntergang führt über zahlreiche Stimuli, wie z. B. Phagocytose, Immunkomplexe, Complement-Produkte, Endo- und Exotoxine, zu einer exzessiven Makrophagenaktivierung. Das von diesen Zellen freigesetzte Prostaglandin PGE2 ist ein sehr effektiver endogener Immunsuppressor. Inwieweit diese Vorstellungen auch auf die akute Pankreatitis zutreffen, und Immunveränderungen die Kompartmentierungsfunktion des Darms beeinflussen und die Entwicklung der pankreatogenen Sepsis begünstigen, ist derzeit noch nicht abzuschätzen.

Pankreatitis-Darm Hypothese

Die akute Pankreatitis führt zu einer ausgeprägten Hypovolämie mit kritischer Einschränkung der Mikrozirkulation, wovon das Splanchnikusgebiet und insbesondere der stoffwechselaktive Darm besonders stark betroffen sind. Die exzessive Ausschüttung proinflammatorischer Mediatoren spielt eine weitere wichtige Rolle. Dadurch wird der Intestinaltrakt zu einem zentralen Schockorgan mit Hemmung der Motilität, bakterieller Fehlbesiedlung und Integritätverlust der Darmwand. Die konsekutive bakterielle Translokation kann somit als Ausdruck des intestinalen Organversagens bewertet werden. Die Folgen der Translokation werden durch weitere Einflußgrößen moduliert, wie z. B. Immunantwort oder RES-Funktion, was erklären könnte, warum die bakterielle Translokation bei einem Patienten folgenlos bleibt und bei einem anderen in eine letale pankreatogene Sepsis mündet.

Klinische Konsequenzen der „Pankreatitis-Darm-MOF" Theorie

Der Gastrointestinaltrakt wurde bisher von der Intensivmedizin kaum beachtet und dann meist nur unter den Aspekten Resorption und Ausscheidung. Aus intensiv-medizinischer Sicht ist aber vor allem die Rolle des Darms für die Kompartmentierung des intraluminalen Bakterienpools und für die Infektionsabwehr von Bedeutung. Die Prävention des intestinalen Schocks und die Stabilisierung einzelner Organfunktionen, insbesondere die Aufrechterhaltung einer effektiven Barriere, sind wichtige Therapieziele. Das „Ruhigstellen" des Intestinums bei akuter Pankreatitis durch Magensonde und parenterale Ernährung ist überholt. Ob die Glutamin-Substitution protektiv wirkt, muß die derzeit laufende Multizenterstudie zeigen. Frühe enterale Kostzufuhr schützt vor Mukosaschaden und fördert die Peristaltik. Die Restitution der bilio-pankreatischen Sekretion bei eingeklemmten Papillenstein erfordert eine therapeutische ERCP. Die intestinale Fehlbesiedlung kann effektiv durch selektive Darmdekontamination verhindert werden. Die mechanische Stimulation durch Einläufe ist ein probates, aber nicht ausreichendes Mittel zur Darmstimulation. Der therapeutische Nutzen einer orthograden Darmlavage ist ebenso wie die Anlage eines Ileostomas noch nicht geprüft worden. Die pharmakologische Stimulation der Motilität ist problematisch, denn die gängigen Medikamente (z. B. Prostigmin) haben gleichzeitig auch einen sekretagogischen Effekt auf das Pankreas. Noch gilt das Diktum, das entzündete Organ nicht zu belasten.

Literatur

1. Luiten EJ, Hop WC, Lange JF, Bruining HA (1995) Controlled clinical trial of selective decontamination for the treatment of severe acute pancreatitis. Ann Surg 222: 57–65
2. Runkel N, Moody FG, Smith GS, Rodriguez LF, LaRocco MT, Miller TA (1991) The role of the gut in the development of sepsis in acute pancreatitis. J Surg Res 51: 18–23
3. Runkel N, Meistermann M, Senninger N, Buhr HJ, Herfarth C (1995) Bakterielle Translokation durch Hemmung der bilio-pankreatischen Sekretion. Langenbeck's Archiv Chir (Suppl I) 112: 33–36
4. Rieger H, Runkel N, Spröder J, Buhr HJ (1988) Unterschiedliche Mechanismen der Darmparalyse bei ödematöser und nekrotisierender Pankreatitis. Langenbeck's Archiv Chir (Suppl I) 115: 409–412
5. Hotz HG, Foitzik T, Rohweder J, Schulzke JD, Fromm M, Runkel N, Buhr HJ. Intestinal microcirculation and gut permeability in acute pancreatitis. Early changes and therapeutic implications. J Gastrointest Surg (im Druck)
6. Foitzik T, Stufler M, Hotz HG, Klinnert J, Wagner AL, Warshaw AL, Schulzke JD, Fromm M, Buhr HJ. Glutamine stabilizes intestinal permeability and reduces pancreatic infection in acute experimental pancreatitis. J Gastrointest Surg (im Druck)

Portale Hypertension und Varizenblutung

Portale Hypertension und Varizenblutung: Shunt bei zusätzlichem oder alleinigem prähepatischen Block

A. Hirner, A. Ulrich und M. Wolff

Klinik und Poliklinik für Chirurgie, Rheinische Friedrich-Wilhelms-Universität Bonn, Sigmund-Freud-Straße 25, D-53105 Bonn

Portosystemic Shunt for Variceal Bleeding in Patients with Thrombosis of the Portal System with and without Cirrhosis

Summary. Thrombosis of the portal system should be ruled out in all patient with esophagogastric varices. Such patients with no evidence of concomitant liver disease and with a high risk of rebleeding (e.g. gastric varices, low platelet counts, endoscopic criteria) should be referred to decompressive shunt surgery. The type of shunt is dictated by the patent segments of the portal system. Splenectomy should be avoided. The results show a low operative mortality, a zero encephalopathy and a low rebleeding rate. Patients with prehepatic thrombosis and liver cirrhosis represent a more severe problem since the risk and mortality of variceal hemorrhage is high and on the other hand TIPS procedure and liver transplantation may be impossible. In case of a high risk of rebleeding or endoscopic therapy failure we advocate surgical shunting as the risk of encephalopathy appears to be low when portal flow diversion already exists.

Key words: Portosystemic shunt – Portal hypertension – Portal vein thrombosis

Zusammenfassung. Eine Thrombose des Pfortadersystems sollte bei allen Patienten mit ösophagogastrischen Varizen ausgeschlossen werden. Solche Patienten mit fehlender Lebererkrankung und hohem Rezidivblutungsrisiko sollten eine drucksenkende Shuntoperation erhalten. Der Shunttyp hängt von dem noch offenen Segment des Pfortadersystems ab. Eine Splenektomie sollte vermieden werden. Die Ergebnisse zeigen eine niedrige operative Mortalität, eine Null-Enzephalopathie- und eine geringe Rezidivblutungsrate. Patienten mit prähepatischer Thrombose und Leberzirrhose sind sehr viel gefährdeter, da das Blutungsrisiko und die Blutungsmortalität hoch sind und TIPS bzw. Lebertransplantation unmöglich sein können. Bei hohem Rezidivblutungsrisiko und endoskopischem Therapieversagen favorisieren wir frühzeitig einen Shunt, da das de-novo-Enzephalopathierisiko aufgrund der schon vorbestehenden Pfortaderblutumleitung gering ist.

Schlüsselwörter: portosystemischer Shunt – portale Hypertension – Pfortaderthrombose

Im Falle einer Varizenblutung muß ursächlich in zumindest 5%, wahrscheinlich sogar höher, mit einem ausschließlich prähepatischen oder bei Zirrhose zusätzlich prähepatischen Block gerechnet werden. Diese Untergruppe der Varizenbluter gilt es mittels eines stringent eingehaltenen diagnostischen Flußschemas rasch zu erkennen [13].

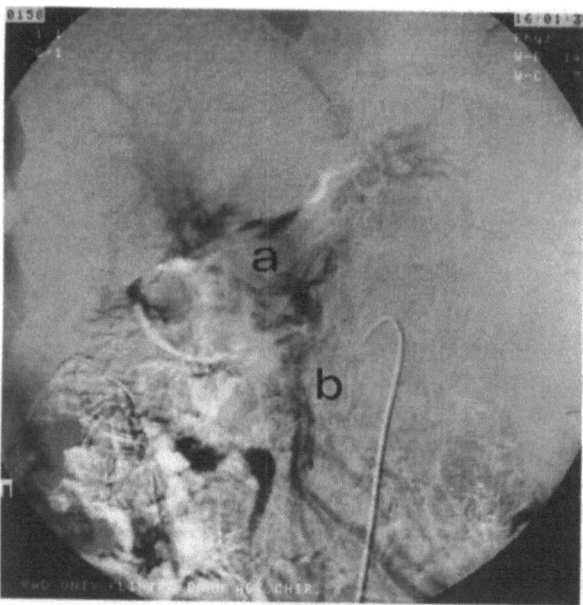

Abb. 1. 35jährige Patienten mit Panthrombose des Pfortadersystems: kavernöse Transformation der V. portae (*a*) und der V. mes. sup. (*b*). Intraoperativ war die V. coronaria ventriculi offen und weitlumig (siehe Text)

Die Diagnostik nach akuter Blutung umfaßt also nicht nur die Blutungsquelle bzw. das Blutungsrisiko (Ösophagus- und Fundusvarizen, Gastropathia hypertensiva, Blutungszeichen) und nicht nur die Leberfunktion (Anamnese, Child-Pugh-Score, Hepatitisserologie, ERCP, Leberhistologie), sondern auch die Morphologie des Pfortadersystems mittels Ultraschall, Duplexsonographie, Angiographie, gegebenenfalls auch Magnetresonanz-Angiographie. Manchmal erbringt auch erst der intraoperative Befund die Klärung, ob bestimmte Segmente des Pfortadersystems noch offen, d.h. shuntfähig sind, wie bei der in Abb. 1 gezeigten 35jährigen Patientin mit frischer Varizenblutung bei Polycythämia vera. Angiographisch wurde ein Totalverschluß der großen Pfortaderäste diagnostiziert; intraoperativ fand sich jedoch überraschend eine weitlumige Vena coronaria ventriculi, die direkt mit der Vena cava inferior, durch das kleine Netz hindurch, End-zu-Seit anastomosiert werden konnte.

Ausschließlicher prähepatischer Block

Die Differentialätiologie von Thrombosen im Pfortadersystem bei gesunder Leber umfaßt

- hämatologische Erkrankungen, z. B. myeloproliferatives Syndrom [23], Polycythämia vera, essentielle Thrombozytose: ggf. Knochenmarksbiopsie,
- Gerinnungsstörungen (APC-Resistenz, Protein S-, -C- und AT III-Mangel): dann ist postoperativ oft eine Antikoagulation notwendig,
- chronische Pankreatitis [24],
- die Splenektomie, aus welchen Gründen auch immer durchgeführt, kann zur Pfortaderthrombose führen,
- bei der Pylephlebitis dominierte früher die Nabelvenensepsis (bei ausländischen Patienten noch heute an erster Stelle), ansonsten z. B. nach Appendicitis, M. Crohn usw.,
- idiopathisches Pfortaderaneurysma (extrem selten) und
- maligne Tumoren (HCC, CCC, Pankreas): Diese haben als Ursache einer Varizenblutung geringe Bedeutung.

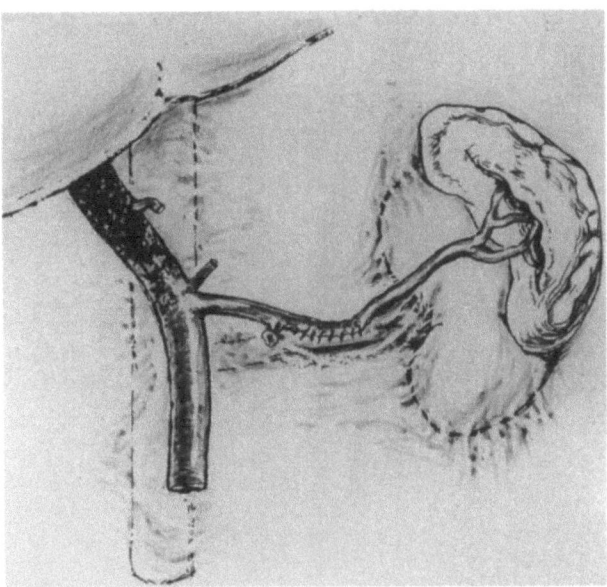

Abb. 2. Schematische Darstellung des laterolateralen splenorenalen Shunts (Cooley) bei Pfortaderthrombose: Die Milzvene wird zu beiden Seiten hin entlastet

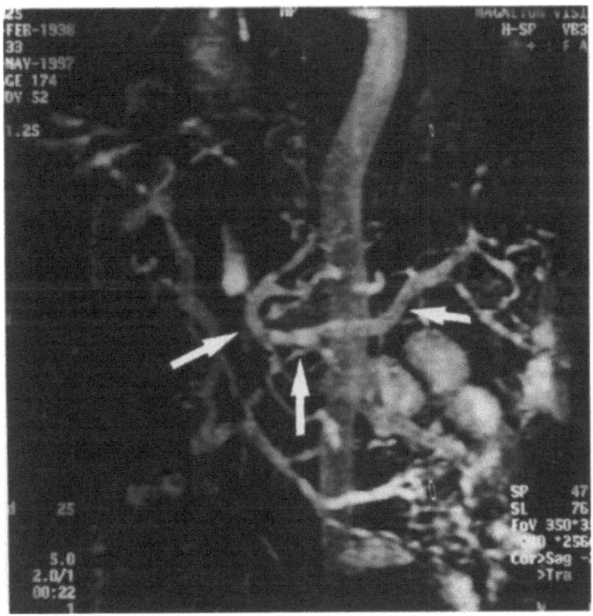

Abb. 3. Präoperative Magnetresonanz-Angiographie bei einem 60jährigen Patienten mit Zirrhose und Panthrombose des Pfortadersystems (partielle Rekanalisationen der V. mes. sup. und der V. portae). Z.n. rezidivierender Varizenblutung. Die V. coronaria ventriculi erscheint offen und weitlumig (*Pfeile*)

Gesicherte Daten hinsichtlich des Blutungsrisikos bei prähepatischem Block und gesunder Leber gibt es nur wenige. Die neuere Literatur spricht von einem kumulativen Risiko von 30% pro 5 Jahre [16], und die meisten Autoren sind sich einig, daß alle Patienten innerhalb von 20 Jahren bluten. Möglich ist es, daß das Blutungsrisiko bei spontanen splenorenalen Shunts geringer ist und daß das Blutungsrisiko mit zunehmendem Alter abnimmt.

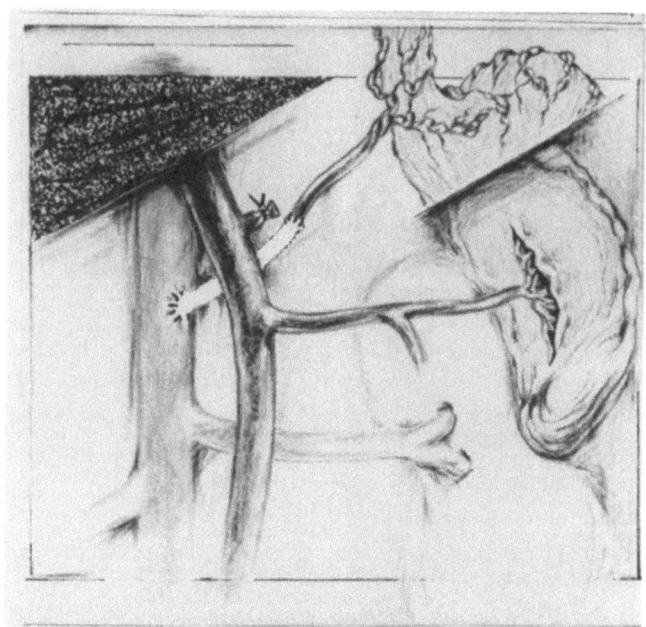

Abb. 4. Schematische Darstellung des coronariocavalen Shunts (hier mit Interposition einer 6mm ringverstärkten PTFE-Prothese): superselektiver Shunt

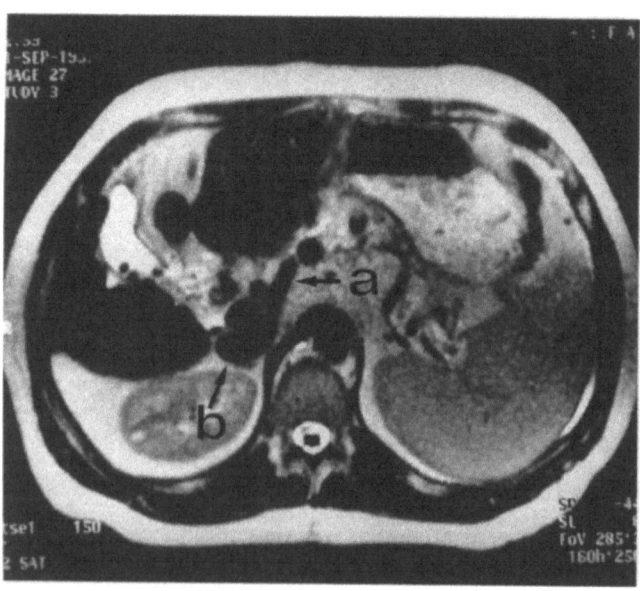

Abb. 5. Postoperative Magnetresonanz-Angiographie bei dem Patienten von Abb. 4: Der coronariocavale Interpositionsshunt (*a*) ist offen und mündet in die V. cava inf. (*b*)

Früher hieß es, die Letalität einer Varizenblutung sei wegen der gesunden Leber gering. Die neuere Literatur gibt jedoch Letalitätsraten von 5% [15] bis 14% [16] an.

Bei großer Milz besteht häufig ein Hypersplenismus mit Thrombopenie, Leukopenie und Anämie. Der Hypersplenismus stellt unseres Erachtens jedoch per se keine Indikation zum operativen Eingriff dar. Bei hohem Rezidivblutungsrisiko nach primärer Hämostase

(z. B. Fundusvarizen, Thrombopenie, Varizenmorphologie) oder nach Redizidvblutung trotz adäquater endoskopischer Therapie sollte eine Dekompression der Varizen erfolgen.

Die pathophysiologisch sinnvollste Antwort auf diese lebensbedrohliche Erkrankung ist zweifellos ein Shunt, in welchem unter Hochdruck stehenden Pfortadersegment er auch immer angelegt werden kann. Am besten ist die kürzeste Verbindung hin zum Niederdrucksystem:

- bei Pfortaderthrombose und kavernöser Transformation:
  - mesocavaler Kunststoff-Interpositionsshunt (sog. H-Shunt) oder
  - laterolateraler splenorenaler Shunt nach Cooley (Abb. 2, ohne und mit Kunststoff-Interposition) mit Druckentlastung zu beiden Milzvenenseiten hin,
- bei Panthrombose des Pfortadersystems, aber noch offener Vena coronaria ventriculi (Abb. 3) coronariocavaler Shunt (mit und ohne Interposition, siehe Abb. 4); die postoperative Magnetresonanz-Angiographie (Abb. 5) ist nach unserer Erfahrung gut geeignet, die Offenheit des Shuntes zu überprüfen,
- beim zentralen Pfortaderaneurysma (und intrahepatischer Thrombose der vom Aneurysma abgehenden Pfortaderäste) portocavale End-zu-Seit-Anastomose,
- in Einzelfällen End-zu-Seit-Shunt zwischen Vena mesenterica inferior und linker Nierenvene.

Die Shunt-Ergebnisse sind ausgezeichnet [1, 2, 4, 5, 9,11, 15, 18, 19, 25 und eigene Ergebnisse]: perioperative Mortalität 0–1%, Shunt-Thrombose 1–8% (bei Kindern im oberen Bereich, bei Erwachsenen im unteren Bereich), konsekutiv die Rezidivblutungsrate zwischen 0 und 15% und keine portosystemische Enzephalopathie. Ebenso günstig ist die Beeinflussung des Hypersplenismus: Anstieg der Thrombozyten auf das Dreifache und Anstieg der Leukozyten auf das Doppelte: auf 108000 bzw. ca. 4000 nach einem Jahr [6]. Die Langzeit-Überlebensrate ist bei gesunder Leber und offenem Shunt vor allem durch die Grunderkrankung, z. B. Polzyzythämia vera, bestimmt.

Prähepatischer Block mit Zirrhose

Die Patienten mit Zirrhose und zusätzlichem prähepatischen Block [20] stellen ein sehr viel problematischeres Kollektiv dar. Diese Situation ist erstaunlich häufig: 16% [3] und 21% [20] aller Zirrhose-Patienten mit Varizenblutung haben eine zusätzliche Pfortaderthrombose. Dagegen haben Zirrhosepatienten ohne stattgehabte Varizenblutung eine Thromboserate von nur 0,6% [17]. Bei Transplantationskandidaten liegt die Rate immerhin zwischen 2,1% [22] und 4,9% [21]. Die Kombination von intra- und prähepatischem Block (Zirrhose und vorgeschaltete Thrombose) verstärkt die Blutungsinzidenz also ganz enorm, und auch die Langzeitsklerosierung bzw. -bändelung zeigt bei diesen Patienten sehr hohe Rezidivblutungsraten.

Die Ursachen der sekundären Pfortaderthrombose bei vorbestehender Zirrhose sind heterogen:

- Gesichert erscheint die portale Flußverlangsamung:
  - Allein bei 8 bis 30% der Zirrhosepatienten besteht ein stagnierender bzw. retrograder Pfortaderfluß [7, 8 und 13], oder
  - es kommt nach Anlage eines peripheren portosystemischen Shunts z. B. nach Warren-Shunt zu einer portalen Flußverlangsamung bzw. portalen Flußumkehr mit der Möglichkeit der Pfortader-Thrombosierung [12, 14].
- Die Splenektomie, bei zunächst offenem Pfortadersystem aus welchen Gründen auch immer durchgeführt, kann zur aszendierenden Thrombosierung führen.
- In Einzelfällen führen TIPS, transhepatische Embolisation der Vena coronaria ventriculi und vielleicht auch eine Langzeitsklerosierung zur Pfortaderthrombose.
- Selten führt eine Transfusionshepatitis B/C bei vorbestehendem prähepatischen Block zur (sekundären) Zirrhose.
- Hepatozelluläre Karzinome können zum intrahepatischen Verschluß der Pfortader führen.

Gerade bei Zirrhose mit prähepatischem Block besteht eine frühe Indikation zur Shuntoperation, auch wenn die zur Verfügung stehenden Segmente des Pfortadersystems kurzstreckig sein mögen. Solche Shunts bringen bessere Ergebnisse hinsichtlich Rezidivblutungsrate und Gastropathia hypertensiva mit chronischer Anämie als die endoskopische Therapie. Sperroperationen sollten der letzte Ausweg sein. Sogenannte „Studien-gesicherte Behandlungsstrategien" bestehen jedoch nicht: Dazu sind die stets retrospektiven Studien allzu unvergleichbar, sie umfassen ganz unterschiedliche Patientenselektionen, und die Zusammenstellungen gehen oft über sehr lange Zeiträume.

Eines aber kann als gesichert gelten: Man sollte alles daran setzen, eine Splenektomie als alleinige operative Maßnahme zu vermeiden.

- Der Pfortaderhochdruck persistiert mit einem hohen Rezidivblutungsrisiko,
- spontane splenorenale Shunts fallen weg,
- es kommt meist zu einer behandlungswürdigen Thrombozytose,
- sollte noch ein genügend langes Segment der Milzvene offen gewesen sein, dann nimmt man sich die letzte Chance für einen Shunt im Bereich der Milzvene,
- und es besteht die Gefahr des OPSI.

Es gibt eine einzige Ausnahme, wo die Splenektomie angezeigt ist: bei ausschließlicher Milzvenenthrombose wegen Linkspankreatitis bei gesunder Leber (lienale oder segmentale portale Hypertension).

Eigene Ergebnisse

Abbildung 6 zeigt das Bonner Patienenkollektiv, das seit 1989 wegen portaler Hypertension operiert worden ist. Die Abnahme bis zum Jahr 1993 ist vornehmlich durch die Einführung des TIPS bedingt. Seit 1993 verzeichnen wir jedoch wieder einen Anstieg, allerdings zunehmend wegen Patienten mit zusätzlichem oder alleinigem prähepatischem Block, in den letzten Jahren rund zwei Drittel aller Operationen wegen portaler Hypertension.

Tabelle 1 beinhaltet unsere Detailergebnisse: Wir operierten 44 Patienten mit prähepatischem Block, 23mal bei gesunder Leber, 21mal bei Zirrhose. Bei gesunder Leber verteilen sich Shunt- und Sperroperationen ungefähr gleichmäßig, bei Zirrhose überwiegt die Sperroperation. Entsprechend der Literatur sind die Patienten mit ausschließlich prähepatischem Block ca. drei Jahrzehnte jünger: bei uns durchschnittlich 32 gegenüber 58 Jahre.

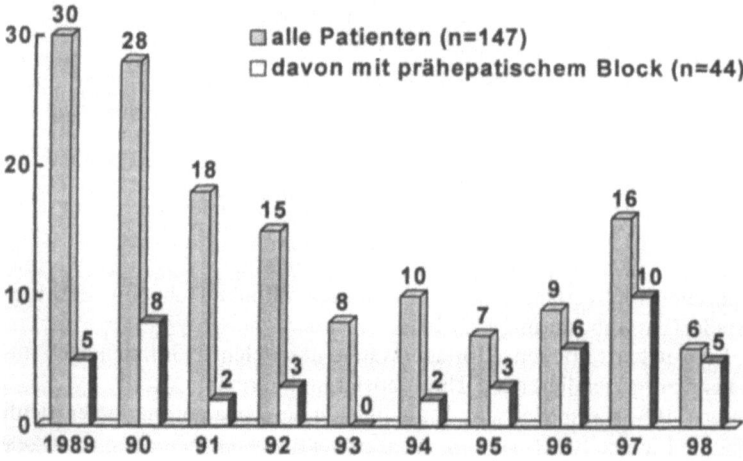

Abb. 6. Operationen wegen Varizenblutung: Shunt- und Sperroperationen (Klinik und Poliklinik für Chirurgie, Universität Bonn, II/89 bis III/98)

Tabelle 1. Operationen wegen prähepatischen Blocks (Klinik und Poliklinik für Chirurgie, Universität Bonn, II/89 bis III/98)

	bei gesunder Leber (n = 23)		bei Zirrhose (n = 21)	
	Shunt (n = 13)	Sperr-Op. (n = 10)	Shunt (n = 6)	Sperr-Op. (n = 15)
Alter	32 (10–63) Jahre		58 (32–71) Jahre	
Op-Zeitpunkt	3 dringlich 20 elektiv		12 dringlich 9 elektiv	
30 Tage-Mortalität	0	1 (LE)	1	5
Langzeitrezidivblutung	0	1	1	9

Leider haben wir einen Patienten nach Sperroperation bei gesunder Leber an einer Lungenembolie (LE) verloren, ein weiterer Patient hat nach Sperroperation wieder geblutet. Ansonsten besteht bei den 13 Shuntpatienten bis heute keine Rezidivblutung bei offenem Shunt.

Bei zugrundeliegender Zirrhose sind die Ergebnisse natürlich schlechter: Einer von sechs Shuntpatienten ist innerhalb der ersten 30 Tage verstorben, dagegen fünf der 15 durch Sperroperation versorgten Patienten, meist dringliche Indikationen als ultima ratio Eingriffe. Die Rezidivblutung nach Sperroperation bei Zirrhose ist mit neun von initial 15 Patienten erschreckend hoch.

Zusammenfassung

Zusammenfassend ergeben sich für den prähepatischen Block bei gesunder Leber folgende taktische und therapeutische Gesichtspunkte:

- Ausschluß prähepatischer Blockformen bei jedem klinisch relevanten Pfortaderhochdruck,
- nach jeder Indexblutung gezielte Rezidivblutungsprophylaxe (nach massiver Erstblutung durchaus rasch Entscheidung zum Shunt),
- die Shuntoperation zeigt eine geringe Mortalität, eine fehlende Enzephalopathierate und eine geringe Rezidivblutungsrate,
- Wahl des Shunttyps je nach offenem Pfortadersegment,
- Vermeidung einer Splenektomie und
- Sperroperationen nur bei Panthrombose des Pfortadersystems.

Der (zusätzliche) prähepatische Block bei zugrundeliegender Leberzirrhose ist häufiger als angenommen. Diese Situation stellt eine große Herausforderung für die Führung des Patienten dar. Nach primärer Blutungskontrolle sollten solche Patienten in entsprechend ausgerüsteten und mit diesem Krankheitsbild vertrauten Kliniken konzentriert werden. Es sollten folgende Gesichtspunke beachtet werden:

- Wahrscheinlich besteht ein höheres Blutungsrisiko als bei offenem Pfortadersystem,
- möglicherweise besteht eine höhere Blutungsletalität wegen verstärkter Blutungsintensität,
- der Shunt ist frühzeitig bei Versagen der endoskopischen Therapie indiziert,
- nach Shunt besteht nur ein geringes de-novo-Enzephalopathierisiko (wegen der Pfortaderthrombose hatte die Leber ohnehin nur noch eine geringe bis fehlende portale Restperfusion),
- nach Sperroperationen besteht ein hohes Rezidivblutungsrisiko, und
- natürlich ist bei jeder zugrundeliegenden Zirrhose auch beim zusätzlichen prähepatischen Block die Indikation zur Lebertransplantation zu prüfen [10].

Literatur

1. Alagille D, Carlier JC, Chiva M, Ziadé R, Ziadé M, Moy F (1986) Long-term neuropsychological outcome in children undergoing portal-systemic shunts for portal vein obstruction without liver disease. J Pediatr Gastr Nutr 5: 861–866
2. Alvarez F, Bernard O, Brunelle F, et al. (1983) Portal obstruction in children. II. Results of surgical portosystemic shunts. J Pediatr 103: 703–743
3. Belli L, Sansalone CV, Aseni P, Romani F, Rondinara G (1986) Portal thrombosis in cirrhotics. Ann Surg 203: 286–291
4. Bismuth H, Franco D, Alagille D (1980) Portal diversion for portal hypertension in children: the first ninety patients. Ann Surg 192: 18–24
5. Boles PF Jr, Wise WE (1986) Extrahepatic portal hypertension in children: long term evaluation. Am J Surg 151: 734–739
6. El-Khisken MA, Henderson JM, Millikan WJ, Kutner MH, Warren WD (1985) Splenectomy is contraindicated for thrombocytopenia secondary to portal hypertension. Surg Gynecol Obstet 160: 233–238
7. Foster DN, Herlinger H, Miloszewski KJA, Losowsky MS (1978) Hepatofugal portal blood flow in hepatic cirrhosis. Ann Surg 187: 179–182
8. Gaiani S, Bolondi L, Li Bassi S, Zironi G, Siringo S, Barbara L (1991) Prevalance of spontaneous hepatofugal portal flow in liver cirrhosis. Gastroenterology 100: 160–165
9. Gauthier F, Valayer J, Montupet Ph (1989) H-type shunt with an autologous venous graft for treatment of portal hypertension in children. J Pediatr Surg 24: 1041–1043
10. Gonzáles ME, García I, Gómez Sanz R, González-Pinto I, Loinaz Segurola C, Romera JC (1993) Liver transplantation in patients with thrombosis of the portal, splenic or superior mesenteric vein. Brit J Surg 80: 81–85
11. Henderson JM, Millikan WJ, Galambos JT, Warren WD (1984) Selective variceal decompression in portal vein thrombosis. Brit J Surg 71: 745–749
12. Henderson JM, Warren WD, Millikan WJ, Galloway JR, Kawasaki S, Kutner MH (1989) Distal splenorenal shunt with splenopancreatic disconnection. Ann Surg 210: 332–341
13. Hirner A, Wolff M (1996) Portosystemische Shunt-Chirurgie wegen Ösophagusvarizenblutung. Deutsches Ärzteblatt 93: 893–898
14. Lacy AM, Navasa M, Gilabert R, et al. (1992) Long term effects of distal splenorenal shunt on hepatic hemodynamics and liver function in patients with cirrhosis: importance of reversal of portal blood flow. Hepatology 15: 616–622
15. Maksoud G, Gonçalves PME (1994) Treatment of portal hypertension in children. World J Surg 18: 251–258
16. Merkel C, Bolognesi M, Bellon St, Sacerdoti D, Bianco S, Amodio P, Gatta A (1992) Long-term follow-up study of adult patients with non-cirrhotic obstruction of the portal system: comparison with cirrhotic patients. J Hepatol 15: 299–303
17. Okuda K, Ohnishi K, Kimura K, Matsutani S, Sumida M, Goto N, Musha H, Takashi M, Suzuki N, Shinagawa T, Suzuki N, Ohtsuki T, Arakawa M, Nahashima T (1985) Incidence of portal vein thrombosis in liver cirrhosis. Gastroenterology 89: 279–286
18. Orloff MJ, Orloff MS, Rambotti M (1994) Treatment of bleeding esophagogastric varices due to extrahepatic portal hypertension: results of portal-systemic shunts during 35 years. J Pediatr Surg 29: 142–154
19. Pande GK, Reddy VM, Kar P, et al. (1987) Operations for portal hypertension due to extrahepatic obstruction: results and ten years follow up. Br Med J 295: 1115–1117
20. Sarfeh IJ (1979) Portal vein thrombosis associated with cirrhosis. Arch Surg 114: 902–905
21. Seu Ph, Shackleton ChR, Shaked A, Imagawa DK, Olthoff KM, Rudich StR, Kinkhabwala M, Busuttil RW (1996) Improved results of liver transplantation in patients with portal vein thrombosis. Arch Surg 131: 840–845
22. Stieber AC, Zetti G, Todo S, et al. (1991) The spectrum of portal vein thrombosis in liver transplantation. Ann Surg 213: 199–206
23. Valla D, Casadevall N, Huisse MG, Tulliez M, Grange JD, Muller O, Binda B, Varet B, Rueff B, Benhamou JP (1988) Etiology of portal vein thrombosis in adults. Gastroenterology 94: 1063–1069
24. Warshaw AL, Gongliang J, Ottinger LW (1987) Recognition and clinical implications of mesenteric and portal vein obstruction in chronic pancreatitis. Arch Surg 122: 410–415
25. Webb LJ, Sherlock S (1979) The aetiology, presentation and natural history of extrahepatic portal venous obstruction. Q J Med 192: 627–639

Einfluß eines Shunts auf eine spätere Lebertransplantation

G. Otto

Abteilung für Transplantationschirurgie, Universität Mainz, Langenbeckstraße 1, D-55101 Mainz

Impact of Prior Portasystemic Shunts on Liver Transplantation

Summary. Recurrent bleeding from esophageal varices may be prevented by TIPS or surgical shunts. Both treatment options bear potential risks for a consecutive liver transplantation. TIPS may lead to severe encephalopathy, hepatic functional deterioration, shunt occlusion or dislocation. Following surgical shunts, technical difficulties during transplantation and portal vene thromboses may be encountered. Patients with foreseeable indication for liver transplantation are best treated by TIPS. In Child A and stable Child B patients surgical shunts are preferable.

Key words: Shunt – Portasystemic shunt – Liver transplantation

Zusammenfassung. Das Ziel eines portosystemischen Shunts vor Lebertransplantation ist die Behandlung der Ösophagusvarizenblutung. Das Vorgehen ist mit potentiellen Risiken behaftet. Für den TIPS bestehen diese in der relativ hohen Enzephalopathierate, der möglichen Leberdekompensation, des Shuntverschlusses und der Stent-Dislokation. Chirurgische Shunts bedingen einen erhöhten Schwierigkeitsgrad bei Lebertransplantation und eine evtl. Pfortaderthrombose. Patienten, bei denen die Notwendigkeit der Transplantation dringlich erscheint, sollten als überbrückende Maßnahme einen TIPS erhalten. Bei Child-A-Patienten führen chirurgische Shunts zu sehr guten Langzeitergebnissen, so daß diese Patienten möglichst nicht einer TIPS-Behandlung zugeführt werden sollten.

Schlüsselwörter: Shunt – portosystemisch – Lebertransplantation

Einleitung

Ziel der Anlage eines portosystemischen Shunts bei Kandidaten zur Lebertransplantation ist es, Blutungen aus Ösophagusvarizen oder bei hypertensiver Gastropathie zu vermeiden. Portosystemische Shunts können außerdem zur Verringerung eines schwer therapierbaren Aszites eingesetzt werden. Die durch Shunts herbeigeführte portale Drucksenkung könnte zudem das Vorgehen bei der Explantation des zirrhotischen Empfängerorgans bei Lebertransplantation erleichtern. Diesen Vorteilen stehen potentielle Risiken gegenüber. Verwachsungen durch die Voroperation, hämodynamische Alterationen im Splanchnikusgebiet und eine vermehrte Dekompensationsneigung der erkrankten Leber. Die Prognose hinsichtlich des Überlebens wird durch einen portosystemischen Shunt – gleichgültig ob TIPS oder chirurgischer Shunt – nicht nennenswert beeinflußt. Sie hängt in erster Linie vom Stadium der Grunderkrankung ab: Das Fünfjahresüberleben liegt bei Child-A-Patienten zwischen 60 und 90%, bei Child-B-Patienten zwischen 50 und 60%, bei Child-C-Patienten zwischen 20 und 30%.

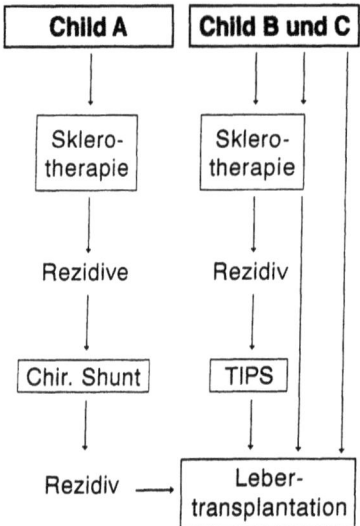

Abb. 1. Behandlungsschema zur Therapie von Ösophagusvarizenblutungen bei Transplantations-Kandidaten. Stabile (*Child-A*) Transplantations-Kandidaten erhalten danach einen chirurgischen Shunt (Warren-Shunt, mesocavaler Shunt, Sarfeh-Shunt). Patienten, bei denen die Transplantation absehbar ist, sollten durch TIPS versorgt werden

Im Folgenden werden wesentliche Aspekte des Nutzens und der Risiken portosystemischer Shunts vor Lebertransplantation abgehandelt (Abb. 1).

TIPS

Als nichtchirurgischem Verfahren werden mit dem TIPS keine intraabdominalen Verwachsungen provoziert, wodurch das Vorgehen bei Lebertransplantationen nicht zusätzlich erschwert wird. Der TIPS ist daher allein aus diesem Grund ein günstiges Verfahren vor der Lebertransplantation. Die Rezidiv-Blutungsrate (2 Jahre) liegt bei 20%, der Aszites wird in 50% verbessert [4]. Die technischen Vorteile, die man durch einen vor der Lebertransplantation eingelegten TIPS erhoffte, konnten jedoch in der amerikanischen Multicenter-Studie nicht bestätigt werden: Erythrozytenkonzentrat- und FFP-Verbrauch, Operationszeiten und Krankenhausaufenthalt unterschieden sich nicht von den Kontrollen [5]. Die Nachteile, die die Anlage eines TIPS brachte, liegen vor allem in der relativ hohen Okklusionsrate mit entsprechender Reintervention (ca. 50% innerhalb eines Jahres bei Berücksichtigung aller Child-Stadien), einer Enzephalopathie von 20 bis 40% und technischen Komplikationen, die jedoch bei einer ausreichenden Erfahrung 10% nicht überschreiten sollten. Hier sind vor allem falsch plazierte Stents mit Positionierung in die V. cava oder die Pfortader zu nennen. Hervorzuheben ist, daß aufgrund des in jedem Fall verbesserten orthograden Flusses in der Pfortader einer Pfortaderthrombose vor Lebertransplantation vorgebeugt wird, was einen eindeutigen Vorteil des TIPS gegenüber chirurgischen Shuntformen darstellt.

Chirurgische Shunts

Die Ergebnisse einer Lebertransplantation nach vorausgegangenem chirurgischem Shunt sind nicht schlechter als bei Patienten mit Ösophagusvarizenblutungen ohne Shunt. Von der Mehrzahl der Autoren wird jedoch auf die technischen Probleme bei der Hepatektomie, die mit der Auflösung des Shunts verbunden sind, hingewiesen. Der Erythrozytenkonzentrat-Verbrauch ist signifikant höher als bei nicht geshunteten Patienten [1, 5]. Andere wesentliche

Parameter, wie postoperative Komplikationen, Operationsletalität und Krankenhausaufenthalt, sind jedoch im Vergleich zu Patienten ohne Shunt ähnlich. 30–40% aller Patienten nach chirurgischem Shunt haben bei Lebertransplantationen eine Pfortaderthrombose, die durch die hämodynamischen Veränderungen der Splanchniskuszirkulation bedingt werden [3]. Bei distalem splenorenalem Shunt, vor allem aber mesocavalem Shunt, kann ein reduzierter und hepatofugaler Pfortaderfluß provoziert werden, der einer solchen Thrombose Vorschub leistet. Beim Warren-Shunt ist darüber hinaus der in jedem Fall um etwa 50% reduzierte Pfortaderfluß eine zumindest theoretische Ursache für eine Pfortaderthrombose im Transplantat. Sie wurde im eigenen Patientengut bei einem Patienten beobachtet, blieb jedoch klinisch inapparent. Das Langzeitüberleben von Patienten mit vorausgegangenem chirurgischem Shunt ist nach Lebertransplantation nicht schlechter. Nur im Pittsburger Krankengut war die Überlebensrate nach portocavalem Shunt und proximalem splenorenalem Shunt tendenziell geringer. Aufgrund der relativ kleinen Zahl von Patienten wurde jedoch keine statistische Signifikanz erreicht [2]. Der Erythrozytenkonzentrat-Verbrauch und die technischen Schwierigkeiten bei Lebertransplantation waren im Krankengut der Chirurgischen Universitätsklinik Heidelberg in den Jahren 1991 bis 1994 nach chirurgischen Shunts (n = 8) höher als bei Patienten mit TIPS (n = 10) (28 versus 13,5). Im Langzeitüberleben waren die Patienten jedoch vergleichbar.

Schlußfolgerungen

Jede Shuntform birgt hinsichtlich einer Transplantation Risiken in sich. Den idealen Shunt gibt es nicht. Der TIPS führt jedoch gegenüber chirurgischen Shunts zu insgesamt weniger Problemen, wenn man das erschwerte Vorgehen durch Verwachsungen, die Notwendigkeit der Shuntauflösung und die potentielle Pfortaderthrombose berücksichtigt. Chirurgische Shunts führen jedoch besonders bei Child-A-Patienten hinsichtlich ihrer Langzeitfunktion zu ausgezeichneten Ergebnissen. Ob der TIPS bei solchen Patienten eine vergleichbare Option darstellt, bedarf einer randomisierten Behandlung von Patienten. Eine aussagekräftige Studie steht noch immer aus. Für Lebertransplantations-Kandidaten bietet sich nach dem gegenwärtigen Kenntnisstand bei schwer beherrschbarer Ösophagusvarizenblutung das in der Abbildung wiedergegebene Vorgehen an.

Literatur

1. Langnas AN, Marumo WC, Strata RJ, Donovan JP, Sorrell MF, Rikkers LF, Shaw BW (1992) Influence of a prior porta-systemic shunt on outcome after liver transplantation. Am J Gastroenterol 87: 714–718
2. Mazzaferro V, Todo S, Tzakis AG, Stieber AC, Makowka L, Starzl TE (1990) Liver transplantation in patients with previous portassystemic shunt. Am J Surg 160: 111–116
3. Nonami T, Yokoyama I, Iwatsuki S, Starzl TE (1992) The incidence of portal vein thrombosis at liver transplantation. Hepatology 16: 1195–1198
4. Sauer P, Theilmann L, Herrmann S, Bruckner T, Roeren T, Richter G, Stremmel W, Stiehl A (1997) Phenprocoumon for prevention of shunt occlusion after transjugular intrahepatic portosystemic stent shunt (TIPS): a randomized trial. J Gastroenerol
5. Somberg KA, Lombardero MS, Lawlor SM, Ascher NL, Lake JR (1995) Impact of transjugular intrahepatic portosystemic shunts on liver transplantation: a controlled analysis. Transpl Proc 27: 1248–1249
6. Turrion VS, Mora NP, Cofer JB, Solomon H, Morris CA, Gonwa TA, Goldstein RM, Husberg BS, Klintmalm GB (1991) Retrospective evaluation of liver transplantation for cirrhosis: a comparative study of 100 patients with of without previous portosystemic shunt. Transpl Proc 23: 1570–1571

Die restorative Proktektomie (coloanale Anastomose)

Indikation zur restorativen Rektumentfernung beim Karzinom – komplette vs. partielle und lokale Resektion

E. H. Farthmann, H. J. Mappes und G. Ruf

Abteilung Allgemeine Chirurgie mit Poliklinik, Chirurgische Universitätsklinik Freiburg, Hugstetter Straße 55, D-79106 Freiburg

Indication for Restorative Rectal Resection in Cancer: Complete vs. Partial and Local Resection

Summary. Rectal continence preservation became feasible in treatment of cancer of the lower third of the rectum based upon technical evolutions and better understanding of tumor biology. Absolutely necessary precondition is correct preoperative staging. Operative strategy is determined by tumor stage, localization, grade and continence function. In most cases the total mesorectal excision leads to tumor-free circumferential resection margins. Distal safety margins are assured by intraoperative frozen sections. Restorative approaches are contraindicated in case of sphincter infiltration. If continence function is impaired preoperatively, restorative procedures lead to a worse functional result. The local recurrence remains the most important problem in rectal cancer surgery. Safety in resection is achieved by total mesorectal excision. The presence of distal satellite metastasis or lymph node metastasis bear a certain risc for local recurrence after partial resections of middle or upper third rectal cancer. Local resection in T1-Tumors with G1- or G2-Grading may produce comparable results.

Zusammenfassung. Veränderungen der chirurgischen Technik und ein neues Verständnis der Tumorbiologie erlauben, auch Karzinome des unteren Rektumdrittels kontinenzerhaltend zu operieren. Voraussetzung hierzu ist ein exaktes präoperatives Staging. Tumorlokalisation, Tumorstadium, Malignitätsgrad und Sphinkterfunktion bestimmen das operative Verfahren. Die komplette Entfernung des Mesorektums führt zur Erhaltung des lateralen Sicherheitsabstandes. Der distale Sicherheitsabstand, dessen Bedeutung in den letzten Jahren relativiert wurde, wird durch intraoperative Schnellschnittuntersuchung gesichert. Als Kontraindikation zur restorativen Rektumentfernung gilt die Infiltration des Sphinkterapparates. Bei präoperativ eingeschränkter Kontinenz führt die restorative Rektumentfernung zu einer Verschlechterung der Kontinenzsituation. Das wesentliche Problem stellt die Verhinderung des Lokalrezidivs dar. Während die komplette Resektion durch die Exstirpation des Mesorektums größtmögliche Sicherheit erreicht, stellen distale Tumorsatellitenknoten im Mesorektum bei partiellen Resektionen ein Risiko dar. Die Lokalexzision von Rektumkarzinomen kann bei T1-Tumoren der Differenzierungsgrade G1 und G2 und korrekter Technik vergleichbare Ergebnisse liefern.

Einleitung

Veränderungen der chirurgischen Technik und insbesondere ein besseres Verständnis der Tumorbiologie erlauben, auch Karzinome des unteren Rektumdrittels kontinenzerhaltend zu operieren. Dies ist möglich durch eine komplette Rektumresektion (=tiefe anteriore Resektion). Sie beinhaltet die anatomiegerechte Entfernung des Mesorektums. Bei höher sitzenden Tumoren kommt die partielle Resektion (anteriore Resektion) zum Einsatz. Hier wird die Resektionsgrenze durch den Sicherheitsabstand am Darm vorgegeben. Die Möglichkeit distaler Tumorsatelliten im Mesorektum macht es erforderlich, distal ausreichend mesorektales Fettgewebe zu entfernen. Als Ausnahmeindikation kommen lokale Resektionen bei kleinen und gut differenzierten Tumoren zum Einsatz.

Prognosefaktoren des Rektumkarzinoms

Trotz des verbesserten Verständnisses der Tumorbiologie und des Einsatzes neuer Techniken hat sich die Gesamtprognose des Rektumkarzinoms in den letzten Jahren wenig geändert [8]. Als gesicherte Prognosefaktoren gelten Tumorstadium, Differenzierungsgrad, die erreichte Radikalität der Operation und perineurale Invasion [7].

Das wesentliche Problem stellt das Lokalrezidiv dar. Seine Verhinderung steht somit im Zentrum des chirurgischen Interesses. Die lokale Rezidivrate liegt nach der Sammelstatistik von McCall [14] median bei 18,3%. Die Schwankungsbreite beträgt 4 bis 50%. Zu einem ähnlichen Ergebnis kam die deutsche Studiengruppe kolorektaler Karzinome. Bei 651 Patienten nach tiefer anteriorer Resektion und abdomino-perinealer Rektumextirpation, die auch unsere Patienten enthalten, wurden Lokalrezidive in einer Häufigkeit zwischen 1,7 und 52,4% gesehen [10].

Die Rate der lokoregionären Rezidive kann durch adäquate chirurgische Technik, d.h. Methodenwahl und Durchführung, vermieden werden. Somit muß der Chirurg als ein wesentlicher Prognosefaktor des Lokalrezidives angesehen werden [10, 13]. Der Stellenwert lokal adjuvanter Maßnahmen tritt dahinter zurück.

Anatomische Voraussetzungen der operativen Therapie

Überlegungen zur operativen Therapie gehen von embryologisch-anatomischen Voraussetzungen aus, die die chirurgische Anatomie des Rektums bestimmen. Das Rektum ist mit anderen Organen in das knöcherne Becken eingelassen. In seiner Nachbarschaft verlaufen die autonomen Nerven für Blasen- und Sexualfunktion sowie für die Kontinenz.

Stelzner hat die tumordichten Grenzlamellen des Rektums beschrieben. Im Konzept der totalen mesorektalen Exzision definieren sie als „holy plain" die Resektionsschichten [9,19]. Sie können lange Zeit dem Tumorwachstum Widerstand leisten. Ihre Schonung bei der Operation erlaubt eine blutarme Präparation.

Die Anordnung der autonomen Plexus für Blase und Sexualorgane außerhalb der beschriebenen Grenzlamellen erlaubt bei adäquater Operationstechnik eine sichere Schonung dieser Nervenstrukturen.

Die Metastasenstraßen des Rektumkarzinoms sind seit den grundlegenden Arbeiten von Westhues bekannt und Bestandteil der onkologischen Operationsprinzipien [20]. Grundlage ist die nach kranial gerichtete Metastasierung der Rektumkarzinome. Nur in wenigen Fällen ist auch mit einer Absiedlung von Tumorsatelliten bzw. von Lymphknotenmetastasen nach distal zu rechnen [9, 11, 12, 16–18].

Kriterien der Methodenwahl

In die Methodenwahl gehen anatomische, onkologische und funktionelle Kriterien ein. Anatomisch ist die Tumorlokalisation, d.h. der Abstand zum Analkanal von besonderer Bedeutung. Als onkologische Kriterien beeinflussen das TNM-Stadium, der Differenzierungsgrad des Tumors und der erforderliche Sicherheitsabstand die Methodenwahl.

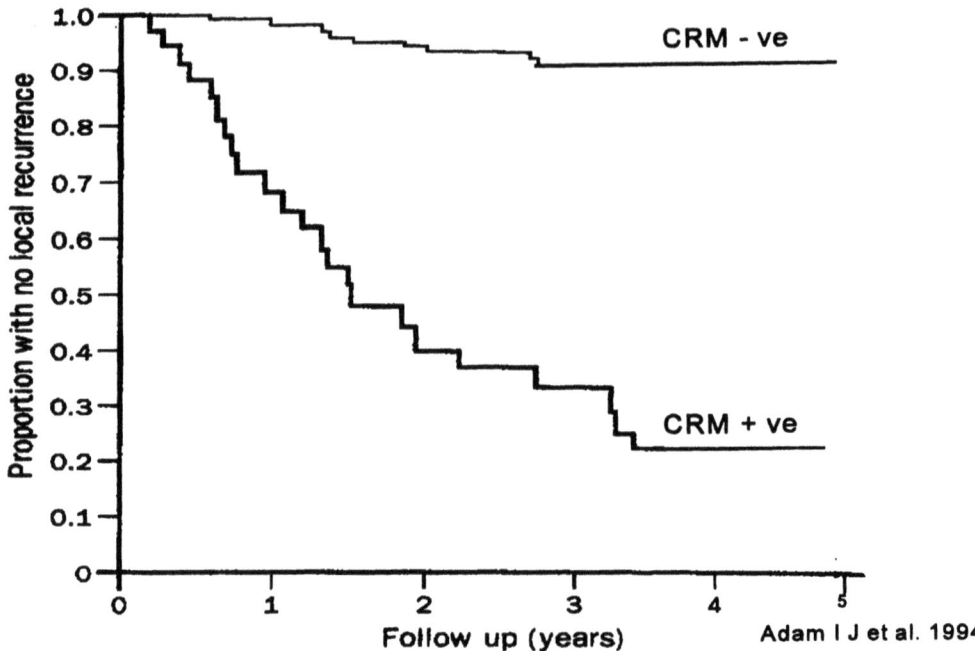

Abb. 1. Lokalrezidivrate in Abhängigkeit vom Befall der seitlichen Resektionsränder

Unter Berücksichtigung der Lebensqualität wird funktionell dem Kontinenzerhalt die größte Bedeutung beigemessen. Dieser ist bei intakter Sphinktermuskulatur möglich. Durch die Techniken der koloanalen Anastomose wird zwar keine ungestörte, jedoch eine ausreichende Kontinenz erreicht. Bei Tumorfreiheit der Sphinkteren kann auf die Rektumampulle verzichtet werden. Entscheidend ist die Erhaltung des Analkanales mit seinen somatischen und viszeralen Elementen.

Der am Präparat gemessene distale Abstand vom Tumorunterrand zur Resektionsebene war über lange Jahre Gegenstand der Diskussion. In den letzten Jahren rückte die dritte Dimension durch die Betrachtung der seitlichen Resektionsränder in das Zentrum des Interesses [1, 15]. Die Aufarbeitung der Resektionspräparate in transversaler Schnittrichtung erlaubt eine Beurteilung der lateralen Tumorausdehnung. Befall oder Nichtbefall dieser seitlichen Resektionsränder wurden als wichtige Prognosefaktoren für das Lokalrezidiv identifiziert (Abb. 1).

Dieser Befund gab den Anstoß zur Entwicklung der totalen Entfernung des Mesorektums [9]. Dies gelingt durch die Exstirpation des Rektums in der Ebene seiner Hüllfaszien oder Grenzlamellen. Die knappe Kontinzresektion nach Stelzner [19] entspricht der totalen Resektion des Rektums mit dem Mesorektum.

Bei Beachtung dieses Prinzips unterscheidet sich die tiefe vordere Rektumresektion hinsichtlich der Radikalität nicht von der abdomino-perinealen Rektumexstirpation. Verschiedene Autoren zeigten, daß die Lokalrezidivraten bei korrekter Operationstechnik nach abdomino-perinealer Rekrumextirpation und tiefer anteriorer Resektion vergleichbar unter 12% liegen [2, 5, 6].

Nach den vorliegenden Daten ist die totale Entfernung des Mesorektums nur bei Tumoren des mittleren und unteren Rektumdrittels erforderlich. Karzinome des oberen Drittels erfordern eine Durchtrennung des Mesorektums in ausreichendem distalen Abstand zum Tumor, um Mikrosatellitenmetastasen sicher zu erfassen.

Die Lokalexision von Rektumkarzinomen sollte als Totalbiopsie verstanden werden. Über die definitive Therapie kann erst nach Vorliegen der histologischen Aufarbeitung des Exzidates entschieden werden. Voraussetzung ist die Aufarbeitung des Präparates in toto mit räumlicher Zuordnung.

Tabelle 1. Rezidive nach lokaler Exzision (eigene Ergebnisse)

	n	G1	G2	G3	
T1	38	0/13	2/24	1/1	3/38 (7,9%)
T2	36	1/19	1/13	2/4	4/36 (11,1%)
		(3,1%)	(8,1%)	(60%)	7/74 (9,5%)

Die Indikation zur Lokalexzision richtet sich nach Patienten- und Tumordaten. Als Therapie mit kurativem Ansatz kommt sie nur bei T1-Tumoren der Differenzierungsgrade 1 und 2 in Betracht, da in dieser Tumorgruppe die Wahrscheinlichkeit der Lymphknotenmetastasierung unter 3% und somit unter dem zu erwartenden Operationsrisiko liegt [3].

Wir sahen bei 2 von 38 Patienten, die im Stadium T1 und bei den Differenzierungsgraden G1 und G2 operiert wurden, ein Lokalrezidiv. Dies entspricht einer Rezidivhäufigkeit von 5,4% (Tabelle 1).

Ergebnisse der stadiengerechten Therapie

Die Prognose des Rektumkarzinoms wird durch tumorbezogene und therapiebezogene Faktoren bestimmt. Innerhalb bestimmter Grenzen ist das operative Vorgehen richtungsweisend für die Prognose. Durch eine exakt stadiengerechte Therapie kann die lokale Rezidivrate unter 10% gehalten werden [2, 4, 6, 9].

Somit sind identische Heilungsraten bei Einhaltung der methodenspezifischen Indikationskriterien sowohl durch totale partielle und lokale Resektion des Rektums zu erzielen.

Literatur

1. Adam IJ, Mohamdee MO, Martin IG, et al. (1994) Role of circumferential margin involvement in the local recurrene of rectal cancer. Lancet 344: 707–711
2. Amato A, Pescatori M, Butt A (1991) Local recurrence following excision and anterior resection for rectal carcinoma. Dis Colon Rectum 34: 317–322
3. Bleday R, Breen E, Jesup JM, Burgess A, Sentovich SM, Steele G (1997) Prospective evaluation of local excision for small rectal cancers. Dis Colon Rectum 40: 388–392
4. Bokey EL, Chapius PH, Dent OF, Newland RC, Koorey SG, Zelas PJ, et al. (1997) Factors affecting survival after excision of the rectum for cancer. Dis Colon Rectum 40: 3–10
5. Dixon AR, Maxwell WA, Thornton Holmes J (1991) Carcinoma of the rectum: a 10-year experience. Br J Surg 78: 308–311
6. Enker WE, Thaler HT, Granor ML, Polyak T (1995) Total mesorectal excision in the operative treatment of carcinoma of the rectum. J Am Coll Surg 181: 335–346
7. Fielding LP, Arsenault PA, Chapius PH et al. (1991) Clinico-pathological staging for colorectal cancer: an international documentation system (IDS) and an international comprehensive anatomical terminology (ICAT). J Gastroenterol Hepatol 6: 325–344
8. Gall FP (1991) Die tiefe Rectumresektion – transabdominaler Zugang. Chirurg 62: 1–7
9. Heald RJ, Husband EM, Ryall RDH (1982) The mesorectum in rectal cancer surgery – the clue to pelvic recurrence? Br J Surg 69: 613–616
10. Hermanek PJ, Wiebelt H, Riedl S, Staimmer D, Hermanek P (1994) Long term results of surgical therapy for colon cancer. Results of the German Study Group for Colorectal Cancer (SGCRC). Chirurg 65: 287–297
11. Hida J, Yasutomi M, Maruyama T, Fujimoto K, Uchida T, Okuno K (1997) Lymph node metastases detected in the mesorectum distal to carcinoma of the rectum by the clearing method: justification of total mesorectal excision. J Am Coll Surg 184: 584–588
12. Joyce WP, Dolan J, Hylan J (1993) The mesorectum: re-appraisal of its morphology and its unique importance in rectal cancer. Int J Colorect Dis 8: 235
13. McArdle CS, Hole D (1991) Impact of variability among surgeons on post-operative morbidity and mortality and ultimate survival. BMJ 302: 1501–1505

14. McCall JL, Cox MR, Wattchow DA (1995) Analysis of local recurrence rate after surgery alone for rectal cancer. Int J Colorect Dis 10: 126–132
15. Quirke P, Dixon MF, Durdey P, Williams NS (1986) Local recurrence of rectal adenocarcinoma due to inadequate surgical resection. Lancet ii: 996–999
16. Reynolds JV, Joyce WP, Dolan J, Sheahan K, Hyland JM (1996) Pathological evidence in support of total excision in the management of rectal cancer. Br J Surg 83: 1112–1115
17. Scott N, Jackson P, Finan PJ (1991) Total mesorectal excision and local recurrence: a study of tumor spread in the mesorectum distal to rectal cancer. Gut 32: A1234
18. Scott N, Jackson P, Al-Jabert T, Dixon MF, Quirke P, Finan PJ (1995) Total mesorectum excision and local recurrence: a study of tumor spread in the mesorectum distal to rectal cancer. Br J Surg 82: 1031–1033
19. Stelzner F, Hansen H (1984) Begründung und Ergebnisse der knappen Rectumkontinenzresektion beim Carcinom. Langenbecks Arch Chir 363: 17–30
20. Westhues H (1934) Die pathologisch-anatomische Grundlagen der Chirurgie des Rectumcarcinomes. Thieme Verlag Leipzig

Funktionskontrollen vor und nach sphinktererhaltender Rektumexstirpation

A. Thiede, M. Sailer, S. Freys und K.-H. Fuchs

Chirurgische Universitätsklinik, Josef-Schneider-Straße 2, D-97080 Würzburg

Functional Evaluation Before and After Sphincter-Saving Excision of the Rectum

Summary. Prior to sphincter-saving rectal surgery an in-depth evaluation of the patient's anorectal physiology is of paramount importance to avoid poor functional outcome. A detailed history comprising all previous operations and childbirths as well as a precise proctological examination are the most important steps in the diagnostic work-up. A standardized continence score is easy to obtain and can be used as a guideline preoperatively as well as during follow-up. Furthermore, endosonography, manometric studies and quality of life assessment can add valuable information before and after surgery. Electrophysiologic studies are generally not necessary and can therefore not be regarded as routine investigations.

Key words: Sphincter-saving excision of the rectum – Functional evaluation

Zusammenfassung. Vor einer geplanten sphinktererhaltenden Rektumexstirpation muß eine detaillierte Untersuchung des Anorektums durchgeführt werden, damit ein befriedigendes funktionelles Resultat erzielt werden kann. Die wesentlichen Eckpfeiler sind eine standardisierte Kontinenzanamnese mit Erstellung eines Kontinenzscores, das gezielte Befragen nach relevanten Voroperationen und Geburten sowie eine genaue proktologische Untersuchung mit rektal-digitaler Beurteilung der Schließmuskelfunktion. Die anale Endosonographie und manometrische Untersuchungen liefern wichtige Zusatzinformationen. Die Erfassung der Lebensqualität qualifiziert kontrollierte Studien. Elektrophysiologische Studien sind aufwendig und nicht als Routineuntersuchungen anzusehen.

Schlüsselwörter: Sphinktererhaltende Rektumexstirpation – Funktionskontrollen

Einleitung

Das chirurgische Vorgehen bei Karzinomen des mittleren und unteren Rektumdrittels hat sich in den letzten Jahren grundlegend gewandelt. Während zuvor häufig ablative Verfahren angewandt wurden, konnte von verschiedenen Arbeitsgruppen gezeigt werden, daß die sphinktererhaltende, tiefe anteriore Rektumresektion, unter Berücksichtigung onkologischer Kriterien, gleichwertige Ergebnisse bezüglich Rezidivfrequenz und Überleben aufweist. Die alleinige Tatsache einer sphinktererhaltenden Operationstechnik darf jedoch nicht per se mit einer Kontinenzerhaltung gleichgesetzt werden. Die Inzidenz der frühen postoperativen Funktionsstörungen, auch unter dem Begriff des „Anterioren-Resektion-Syndroms" bekannt, liegt zwischen 60–90% [3]. Die Symptomatik ist sehr variabel und beinhaltet die manifeste Inkontinenz für Gase, flüssigen oder geformten Stuhl, eine erhöhte Stuhlfrequenz oder veränderte Stuhlkonsistenz, das häufige Absetzen kleiner Stuhlmengen („fraktionierte Defäkation") oder den sog. imperativen Stuhldrang. Auch ein Jahr nach der Operation wird bei bis zu 50% der Patienten eine signifikante Kontinenzeinbuße mit entsprechender Beeinträchtigung der Lebensqualität beobachtet [3]. Besonders betroffen sind davon vor allem Patienten mit einer koloanalen Anastomose, da hier jegliche Rektumreservoirfunktion fehlt. Mit Hilfe neuer Operationsverfahren, etwa dem koloanalen Pouch, der ileozökalen Transposition oder der transanalen endoskopischen Mikrochirurgie (TEM) können teilweise bessere funktionelle Resultate erzielt werden. Sowohl die herkömmlichen als auch die neuen Verfahren erfordern in jedem Fall eine individuelle Patientenevaluierung, damit entsprechende Risikofaktoren, die zu einem erheblichen Funktionsverlust führen können, präoperativ erkannt und ggf. therapiert werden können. Ist eine Korrektur therapeutisch oder aufgrund des Zeitfaktors nicht möglich, muß von einer sphinktererhaltenden Operation Abstand genommen werden.

Präoperatives Risikoprofil

Ziel der präoperativen Diagnostik ist die Erstellung eines individuellen Risikoprofils bezüglich einer postoperativen Funktionsstörung. Die wesentlichen Eckpfeiler sind eine standardisierte Kontinenzanamnese mit Erstellung eines Kontinenzscores, das gezielte Befragen nach Voroperationen im Bereich des Anorektums, Perineums oder weiblichen Genitale zur Beurteilung einer latenten Sphinkterinsuffizienz sowie eine genaue proktologische Untersuchung mit rektal-digitaler Beurteilung der Schließmuskelfunktion. Mit Hilfe der analen Endosonographie können präoperativ asymptomatische Sphinkterdefekte dargestellt werden, die möglicherweise mit einer Sphinkterplastik behoben werden können [4]. Neuere Untersuchungen an großen Patientenkollektiven haben gezeigt, daß postpartal morphologische Veränderungen des Sphinkterapparats häufiger angetroffen werden als bisher vermutet [5]. Neben der ohnehin geringeren Sphinkterleistung von Frauen im Vergleich zu Männern muß diesem Sachverhalt besonders Rechnung getragen werden. Ältere weibliche Patienten mit stattgehabten Geburten stellen somit ein besonderes Risikokollektiv bezüglich postoperativer Kontinenzstörungen dar.

Die anorektale Manometrie wird nach wie vor von einigen Autoren zur prä- und postoperativen Dokumentation, auch aus forensischen Gründen, gefordert. Eigene Untersuchungen haben jedoch eine erhebliche inter- und intraindividuelle Varianz dieser Untersuchungsmethode aufgezeigt. Hierbei zeigte sich lediglich eine konstante Reproduzierbarkeit für die Messung der Sphinkterlänge und des Ruhetonus. Willkürdruck, Internusrelaxation sowie rektale Compliance wiesen hingegen eine erhebliche intraindividuelle Streubreite auf. Zudem korrelieren oft Symptome (Inkontinenz) und Meßwerte (Ruhe- und Willkürdruck) nur unzureichend. Analoge Ergebnisse haben sich auch für die Vektorvolumenmanometrie ergeben, so daß der Wert der Manometrie zur Beurteilung und Prognose der Kontinenzleistung insgesamt kritisch betrachtet werden sollte. Von wissenschaftlichem Interesse sind die prä- und postoperativen Messungen des rektoanalen Inhibitionsreflexes und der anorektalen Sensibilität als Nachweis von Deinnervierungs- bzw. Reinnervierungsphänomenen.

Elektrophysiologische Untersuchungen sind vor einer geplanten tiefen anterioren Rektumresektion verzichtbar. Sie mögen ihren Stellenwert in der gezielten Diagnostik einer benignen analen Inkontinenz haben, sind aber für den Routineeinsatz ungeeignet und nur an wenigen spezialisierten Zentren verfügbar. Mit Hilfe der Elektromyographie (EMG) können beispielsweise neurogene Schädigungen nachgewiesen und diese von myogenen abgegrenzt werden. Des weiteren eignet sich das EMG zur Differenzierung zentraler von peripheren sowie akuter von chronischen Läsionen.

Der Lebensqualitätsmessung vor und im weiteren Verlauf nach einem chirurgischen Eingriff wird zunehmend mehr Bedeutung beigemessen. Hieraus können sich wichtige Informationen ergeben, insbesondere wenn alternative Rekonstruktionsverfahren (z. B. gerade

Anastomose vs. Pouch) miteinander verglichen werden sollen. Wichtig ist, daß nur validierte Fragebögen (z. B. GILQI, EORTC C 30 oder EORTC CR 38) verwendet werden, damit eine reliable Aussage getroffen werden kann.

Postoperatives Risikoprofil

Alle genannten Untersuchungsmethoden und Meßverfahren zur präoperativen Patientenevaluierung dienen ebenso zur postoperativen Beurteilung des anorektalen Funktionskomplexes. Das postoperative Risikoprofil bezüglich einer Kontinenzstörung wird entscheidend vom Resektionsausmaß beeinflußt [1]. Kann ein Restrektum von mehr als 4 cm belassen werden, so sind die Voraussetzungen für ein gutes funktionelles Ergebnis günstig. Entscheidende Faktoren sind weiterhin Anastomosenkomplikationen wie Insuffizienz oder Stenose und eine etwaige adjuvante Strahlentherapie, welche die Reservoirkapazität (Compliance) des Rektums bzw. Neorektums negativ beeinflußt, was sich in einer erhöhten Stuhlfrequenz und Inkontinenzrate niederschlagen kann [1]. Iatrogen können Sphinkterläsionen durch den Einsatz von Analspreizern oder Staplerinstrumente gesetzt werden.

Auch die Wahl des Rekonstruktionsverfahrens nach sphinktererhaltender Rektumexstirpation hat einen Einfluß auf das funktionelle Resultat. Randomisierte Studien haben gezeigt, daß die Wiederherstellung eines Reservoirs in Form eines kolonalen J-Pouches der geraden koloanalen Anastomose funktionell überlegen ist [2].

Literatur

1. Graf W, Ekström K, Glimelius B, Pahlman L (1996) A pilot study of factors influencing bowel function after colorectal anastomosis. Dis Colon Rectum 39: 744–749
2. Hallböök O, Pahlman L, Krog M, Wexner SD, Sjödahl R (1996) Randomized comparison of straight and colonic J pouch anastomosis after low anterior resection. Ann Surg 224: 58–65
3. Ortiz H, De Miguel M, Armendariz P, Rodriguez J, Chocarro C (1995) Coloanal anastomosis: are functional results better with a pouch? Dis Colon Rectum 38: 375–377
4. Sailer M, Leppert R, Fuchs K-H, Thiede A (1996) Die endoanale Sonographie in der Diagnostik der Stuhlinkontinenz. Zentralbl Chir 121: 639–644
5. Sultan AH, Kamm MA, Hudson CN, Thomas JM (1993) Anal sphincter disruption during vaginal delivery. N Engl J Med 329: 1905–1911

Funktionelle und onkologische Resultate der sphinktererhaltenden Rektumresektion

G. W. Kolbert, G. Müller, P. Kujath und H.-P. Bruch

Klinik für Chirurgie, Medizinische Universität zu Lübeck, Ratzeburger Allee 160, D-23538 Lübeck

Functional and Oncologic Results of Sphincter-Preserving Resection of Rectal Cancer

Summary. Most of the patients with a carcinoma of the middle and distal third of the rectum can now be operated on with a low anerior resection in consideration of all aspects of cancer surgery. Our experience with 59 resections with coloanal or low colorectal anastomosis was reviewed. The mean distance of the distal edge of the tumor to the L. anocutanea was 5.7 ± 1.9 cm. Within the first 30 days the postoperative mortality rate was 3.4% (2/59). The most common postoperative complication was urinary retention, which affected 13.5%. The insufficiency rate of the anastomosis was 13.5%. Fecal continence was complete in 85% of the patients: we observed minor leaks in 6% and major leaks in 9%. Local recurrence occurred in 2 cases (3.8%), metastasis was noted in 6 cases (11.3%). Sphincter-preserving rectal resection is in our opinion an excellent treatment for low rectal cancer.

Key words: Rectal cancer – Coloanal anastomosis – Intersphincteric resection – Recurrence

Zusammenfassung. Die Mehrzahl der Patienten mit einem Karzinom des distalen Rektums kann heute unter Berücksichtigung der tumorchirurgischen Radikalität mit einer tiefen anterioren Resektion sicher behandelt werden. Es wird über 59 Resektionen mit coloanaler oder tiefer colorektaler Anastomose berichtet. Der mittlere Abstand des Tumorunterrandes zur Anocutanlinie lag bei 5,7 ± 1,9 cm. Während der ersten 30 Tage verstarben 2 Patienten (3,4%). Häufigste Komplikation war die Harnretention mit 13,5%. Die Anastomoseninsuffizienzrate lag bei 13,5%. Volle Kontinenz wiesen postoperative 85% der Patienten auf, 6% waren teilkontinent, 9% inkontinent. Ein Lokalrezidiv trat bei 2 (3,8%), eine Fernmetastasierung bei 6 (11,3%) Patienten auf. Die sphinktererhaltende Rektumresektion stellt somit ein excellentes Behandlungsverfahren zur Therapie des tiefsitzenden Rektumcarcinomes dar.

Schlüsselwörter: Rektumcarcinom – coloanale Anastomose – intersphinktäre Resektion – Rezidiv

Mit einer tiefen anterioren Resektion kann heute die Mehrzahl der Patienten mit einem Karzinom im mittleren und unteren Rektumdrittel adäquat und sicher behandelt werden. Nur noch bei einer Infiltration des äußeren Schließmuskels oder des Beckenbodens ist die Durchführung einer abdominoperinealen Rektumexstirpation notwendig. Zur Einhaltung der tu-

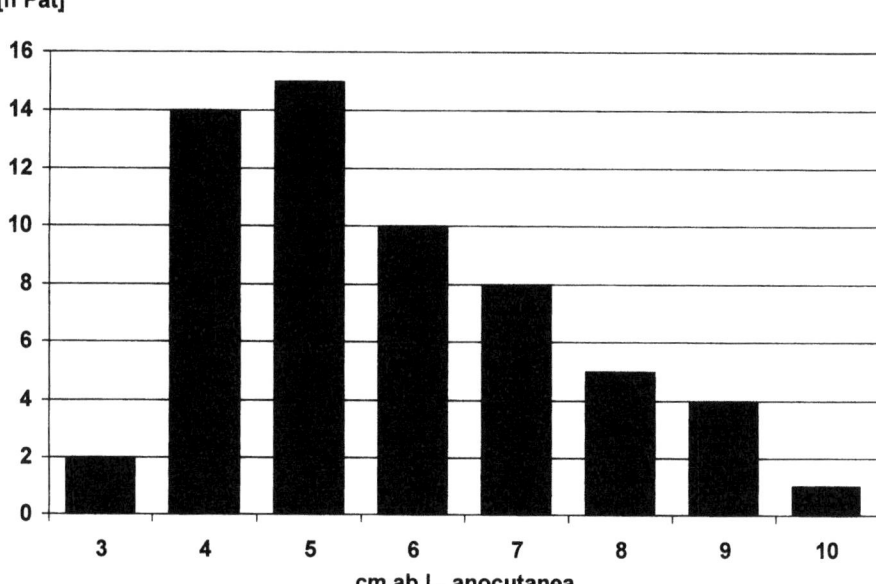

Abb. 1. Verteilung des Abstanes distaler Tumorrand zu L. anocutanea

morchirurgischen Radikalität ist ohne Nachteile für die Rezidiv- und Überlebensrate ein distaler Abstand von 1–2 cm ausreichend [2, 3].

Patienten und Methode

Von Dezember 1990 bis Juli 1997 wurden 59 Patienten mit einem Karzinom des mittleren und unteren Rektumdrittels durch eine tiefe anteriore sphinktererhaltende Rektumresektion behandelt. Sämtliche Anastomosen lagen im Bereich zwischen 0 und 2 cm ab der L. dentata. Der mittlere Abstand von der Anocutanlinie zum distalen Tumorrand betrug 5,7 cm ± 1,9 cm. 31 Tumoren lagen tiefer als 5 cm ab der L. anocutanea, 28 höher als 5 cm (Abb. 1). Es handelte sich um 21 Frauen und 38 Männer, das Durchschnittsalter betrug 66 Jahre ± 13,3 Jahre, der jüngste Patient war 25 Jahre, der älteste 86 Jahre. Die mittlere Klinikverweildauer lag bei 26,4 ± 11,2 Tagen, mit einer Schwankung zwischen 13 und 64 Tagen, wobei auf die präoperative Diagnostik im Mittel 7 Tage und auf den postoperativen Aufenthalt 19,4 Tage entfielen. Der als Maß für die präoperative Morbidität routinemäßig erhobene Karnofsky-Index lag im Durchschnitt bei 90%. Zur exakten Tumorlokalisation und Bestimmung der Tumorausbreitung wurde eine ausführliche präoperative Diagnostik durchgeführt. Insbesondere sind hier die Proktorektoskopie und die endorektale Sonographie hervorzuheben, womit die Tumorlokalisation und die Frage der intraluminalen Tumorausbreitung geklärt werden konnte. Weiterhin wurde routinemäßig eine abdominelle Sonographie, eine Thoraxübersichtsaufnahme und ein abdominelles Computertomogramm angefertigt, um eine Fernmetastasierung auszuschließen. Wurde der entsprechende Verdacht geäußert, folgten noch ein Computertomogramm des Thorax bzw. eine abdominelle Magnetresonanzuntersuchung.

Ergebnisse

In allen 59 Fällen konnte lokal eine R0-Resektion erreicht werden. Der distale Resektionsabstand wurde am nicht aufgespannten Operationspräparat zwischen dem makroskopischen Tumorunterrand und dem Absetzungsrand gemessen. Im Mittel lag dieser bei 2,7 ± 1,5 cm mit einer Schwankungsbreite von 0,5 bis 7,0 cm. Beim Grading lag bei 50 Patieten eine mittelgradig differenziertes Adenokarzinom, bei 8 Patienten ein wenig differenziertes, bei einem Patienten ein hochdifferenziertes Karzinom vor. In 18 Fällen wurde eine coloanale Anastomose gefertigt, in 23 Fällen wurde eine tiefe colorektale Anastomose 1 cm oberhalb, in 18 Fällen 2 cm oberhalb der L. dentata angelegt. Alle Anastomosen lagen zwischen 0 und 2 cm bezogen auf die L. dentata.

Pathohistologische Befunde

Die feingewebliche Aufarbeitung der Präparate ergab in 24 Fällen das Stadium Dukes A, in elf Fällen Dukes B. In 20 Fällen war bereits eine lymphonoduläre Tumoraussaat diagnostiziert worden. In 2 Fällen war eine Lebermetastase präoperativ bekannt, einmal wurde diese zeitgleich resiziert, einmal in zweiter Sitzung. Eine Patientin wies intraoperativ eine disseminierte Lebermetastasierung aus, ein Patient paraaortale Lymphknoten (Tabelle 1).

Tabelle 1. Pathohistologische Befunde und histologische Differenzierung (n = 59)

Stadium	n (gesamt)	TNM	n (TNM)
Dukes A	24	$T_1N_0M_0$	7
		$T_2N_0M_0$	17
Dukes B	11	$T_3N_0M_0$	11
Dukes C	20	$T_2N_1M_0$	5
		$T_3N_1M_0$	9
		$T_2N_2M_0$	2
		$T_3N_2M_0$	4
Dukes D	4	$T_3N_2M_1$	4

Komplikationen

Häufigste allgemeine Komplikation waren urologische Probleme wie Harnverhalt oder Harnwegsinfekte mit 13,5%. Insgesamt traten bei 22% der Patienten (13/59) allgemeine Komplikationen auf. Zwei Patienten verstarben binnen 30 Tagen, die Letalitätsrate liegt somit bei 3,4%. Beide Patienten, 67 und 72 Jahre alt, erlagen einem Multiorganversagen, einmal am sechsten, einmal am achtzehnten Tag postoperativ. Eine dieser Patienten hatte bei bestehender Leberzirrhose, KHK, C2-Abusus und Diabetes mellitus einen Karnofsky-Index von nur 60% präoperativ.

Bei den lokalen Komplikationen traten in 5 Fällen ein präsakraler Verhalt auf. Dreimal handelte es sich hierbei um ein Hämatom, einmal um einen Abszeß und einmal um ein Serom. In drei Fällen wurde CT-gesteuert eine Drainage eingebracht, in zwei Fällen konservativ therapiert. Eine Anastomoseninsuffizienz sahen wir bei insgesamt 8 Patienten, entsprechend einer Insuffizienzrate von 13,5%. Hierunter haben wir auch minimale, klinisch nicht relevante Insuffizienzen subsummiert. Es handelt sich hier um 2 Frauen und 6 Männer, was die technisch anspruchsvollere Präparation beim Mann zum Ausdruck bringt. Drei Anastomosen lagen coloanal, fünf colorektal. Alle coloanalen Anastomosen waren von Hand genäht und waren von einem protektiven Stoma geschützt, wogegen nur bei zwei der fünf colorektalen insuffizienten Anastomosen ein Stoma vorgestellt war. Therapeutisch wurde in einem Fall hier ein Stoma vorgeschaltet und in vier Fällen transanal die Leckage übernäht. In den restlichen vier Fällen kam die insuffiziente Anastomose unter lokaler Spülbehandlung ohne weiteren operativen Eingriff zur Ausheilung.

Als sogenannte Spätfolge sahen wir bei vier weiblichen Patientinnen eine rektovaginale Fistel, einmal bei coloanaler, dreimal bei colorektaler Anastomose. Ursache war in einem Fall eine Anastomoseninsuffizienz, einmal ein in die Vagina rupturierter Abszeß. In einem weiteren Fall trat die Fistel erst nach erfolgter Radiatio auf. Bei allen Patienten konnte die Fistel nach lokaler Sanierung mittels einer Mukosaläppchenplastik von rektal und vaginal unter dem Schutz eines protektiven Stomas zur Ausheilung gebracht werden.

Funktionelle Ergebnisse

Bei den funktionellen Ergebnissen zeigten sich im follow up von den 53 nachgesorgten Patienten 45, entsprechend 85%, als voll kontinent. Drei Patienten (6%) waren teilinkontinent speziell für flüssigen Stuhl, 5 Patienten (9%) konnten sowohl flüssigen als auch festen Stuhl nicht einhalten. Von den teilkontinenten Patienten wurden zwei konservativ durch Stuhlregulation behandelt, ein Patient erreichte volle Kontinenz nach Sanierung einer Anastomosenfistel. Bei den drittgradig inkontinenten Patienten wurde in einem Fall ein doppelläufiges Transversostoma vorgeschaltet, ein Patient mußter unter anderem wegen eines großen tubulovillösen Adenoms dann doch exstirpiert werden, ein weiterer Patient wurde wegen einer disseminierten Metastasierung nicht weiter therapiert. Letztlich konnte in einem Fall durch ein ‚post anal' repair und einmal nur durch konservative Maßnahmen eine deutliche Verbesserung der Kontinenzleistung erreicht werden.

Rezidive

Die mittlere Nachbeobachtungszeit der 53 Patienten im follow up beträgt inzwischen $19,0 \pm 16,5$ Monate mit einer Schwankung zwischen 0,9 und 65,3 Monaten. Bei keinem Patienten, der im Stadium Dukes A und B operiert wurde trat ein Lokalrezidiv auf. Zwei von 53 nachgesorgten Patienten, entsprechend 3,8%, im Stadium Dukes C operiert, entwickelten ein lokales Rezidiv. In beiden Fällen wurde das Rezidiv 9 Monate postoperativ diagnostiziert. Das TNM-Stadium war in einem Fall $T_3N_1M_0G2$, in einem anderen Fall $T_3N_2M_0G3$. Beide Patienten wurden zum einen wegen des hohen Alters zum anderen aufgrund multipler Filiae keiner weiteren operativen Therapie zugeführt. Eine Fernmetastasierung trat bei 6 der 53 nachgesorgten Patienten entsprechend 11,3% auf. In vier Fällen konnte hier eine solitäre Lebermetastase durch Resektion therapiert werden. In zwei Fällen lag eine generalisierte Metastasierung vor, so daß einer nicht operativen Therapie der Vorzug gegeben wurde. Die Fernmetastasen wurden zwischen 7 und 42 Monaten postoperativ diagnostiziert. In fünf der sechs Fälle lag zum Zeitpunkt der Primäroperation ein transmurales Wachstum im Sinne eines T_3 Tumors vor, in vier Fällen war es bereits zu einer lymphonodulären Metastasierung gekommen. Beide Patienten die eine generalisierte Metastasierung zeigten wiesen bei der Primäroperation ein Stadium T_3N_2 auf.

Diskussion

Die tiefe bzw. intersphinktäre Rektumresektion mit coloanaler oder knapper colorektaler Anastomose hat dazu geführt, daß 80% der Rektumcarcinome einer potentiell kurativen Operation zugeführt werden können [6]. Die Sphinkterleistung ist bei schonender Präparation und primärer Heilung der Anastomose in der Regel ausreichend um eine adäquate Kontinenz zu garantieren. Nur 5–10% sind in ihrer Kontinenzleistung im Alltag dauerhaft beeinträchtigt [5]. Als Kontraindikationen zur tiefen Resektion müssen die Tumorinfiltration des Sphinkterapparates oder des Beckenbodens, die bereits präoperativ bestehende Stuhlinkontinenz und eine die Operation verbietende Multimorbidität angesehen werden [4]. Werden diese Kriterien beachtet, so stellt die tiefe Resektion mit coloanaler oder knapper colorektaler Anastomose eine adäquate Therapie des tiefsitzenden Rektumkarzinomes dar. Die Lokalrezidivquote ist gering und wesentlich durch die operative Technik beeinflußt [1]. Letztendlich bewahrt die sphinktererhaltende Resektion den Patienten eine adäquate Kontinenzleistung und damit eine erhöhte Lebensqualität. So würden über 90% unserer behandelten Patienten in einer retrospektiven Umfrage im Rahmen der Nachsorgeuntersuchung diesem Operationsverfahren erneut den Vorzug geben.

Literatur

1. Abulafi AM, Williams NS (1994) Local recurrence of colorectal cancer: the problem, mechanisms, management and adjuvant therapy. Br J Surg 81: 7
2. Bruch HP, Kolbert G (1997) Ergebnisse der tiefen Rectumresektion und intersphinctärer Rectumexstirpation. Chirurg 68: 689
3. Paty PB, Enker WE, Cohen AM, Lauwers GY (1994) Treatment of rectal cancer by low anterior resection with coloanal anastomosis. Ann Surg 219: 365
4. Schiessl R, Karner-Hanusch J, Herbst F, Teleky B, Wunderlich M (1994) Intersphincteric resection for low rectal tumors. Br J Surg 81: 1376
5. Schumpelik V, Braun J (1996) Die intersphinctäre Rectumresektion mit radikaler Mesorectumexcision und coloanaler Anastomose. Chirurg 67: 110
6. Stelzner F (1995) Ergebnisse und Erkenntnisse bei 328 Radikaloperationen des Rectumcarcinoms durch einen Operateur. Chirurg 66: 1230

Langzeitergebnisse der perinealen kontinenten Kolostomie bei Rektumkarzinom

R. Torres

Lavalle 522, 3400 Corrientes, Argentinien

Long Term Results of Perineal Continent Colostomy for Rectal Cancer

Summary. Due to good functional results with the Schmidt abdominal continent colostomy in 13 patients, since 1986 we have selected patients for an implant of this kind of colostomy in the perineum. Between 1986 and 1997 we operated on 12 patients with this technique, 9 of them with open surgery and 3 laparoscopically assisted. There were 2 postoperative parastomal abscesses with relapse of the colostomy. One of the patients received a new perineal continent colostomy and the other, who did not accept this reoperation, received a standard abdominal colostomy. All patients had a follow-up from 2 to 11 years. Between 2 and 4 years, 6 patients died from cancer. The other 5 are alive and free of cancer. From the total of 12 patients, 11 had complete continence for a minimum of 24 hours. They enjoy a physiological condition with voluntary defecation after a small enema, seated on a toilet and carrying the colostomy in the natural site of the anal orifice.

Key words: Perineal colostomy – Rectal cancer

Zusammenfassung. Seit 1986 haben wir 13 Patienten mit Rektumkarzinom selektiert und mit guten funktionellen Ergebnissen mit der abdominellen kontinenten Kolostomie nach Schmidt perineal versorgt. Von 1986–97 haben wir 12 Patienten mit dieser Technik operiert, von denen 9 offen und 3 laparoskopisch assistiert versorgt wurden. Wir hatten 2 postoperative parastomale Abszesse mit Versagen der Kolostomie. Einer dieser Patienten bekam später eine neue perineale kontinente Kolostomie, der andere verweigerte diese Methode und erhielt eine Standard-Kolostomie abdominal. Alle Patienten wurden zwischen 2 und 11 Jahren nachuntersucht. Zwischen 2 und 4 Jahren sind 6 Patienten ihrem Krebsleiden erlegen, die anderen 5 sind karzinomfrei am Leben. Von allen 12 Patienten zeigten 11 eine völlige Kontinenz über mindestens 24 Std. Sie zeigten eine physiologische Kondition mit Defäkation zum gewählten Zeitpunkt nach einem kleinen Einlauf, auf der Toilette sitzend und ihr Kolostoma tragend in der natürlichen Lokalisation der Analöffnung.

Schlüsselwörter: Perineale Kolostomie nach laparoskopischer Exstirpation – Rektumkarzinom

Die restorative Proktokolektomie (ileoanale Anastomose)

Indikationen zur restorativen Proktokolektomie bei Dickdarmsystemerkrankungen (Colitis ulcerosa und familiäre adenomatöse Polyposis coli)

N. Senninger und M. Brüwer

Klinik und Poliklinik für Allgemeine Chirurgie, Westfälische Wilhelms-Universität, Waldeyerstraße 1, D-48149 Münster

Indications for Restorative Proctocolectomy in Systemic Colonic Diseases (Ulcerative Colitis and Familial Adenomatous Polyposis Coli)

Summary. Restorative proctocolectomy is now the procedure of choice for patients suffering from ulcerative colitis (UC) and familial adenomatous polyposis coli (FAP). The majority of patients with UC require surgery for failure or development of side effects of medical therapy. Other indications include dysplasia, carcinoma and complications from either medical therapy or the disease, such as massive bleeding or perforation. In the adolescent patient, resection may be necessary owing to growth retardation. In patients with FAP the 100% risk of developing colorectal carcinoma can be avoided only by proctocolectomy. Crohn's colitis and carcinoma of the lower rectum represent absolute contraindications. A relative contraindication exists in indeterminate colitis, patients with poor sphincter function, mesenteric desmoids, obesity and an age above 65 years.

Key words: Restorative proctocolectomy – Ulcerative colitis – Familial adenomatous Polyposis coli

Zusammenfassung. Die restorative Proktokolektomie stellt heutzutage das Standardverfahren in der chirurgischen Therapie der Colitis ulcerosa (CU) und der familiären adenomatösen Polyposis coli (FAP) dar. Bei CU handelt es sich vornehmlich um Patienten mit Aggravation der Symptomatik sowie zunehmender Ausbildung von Nebenwirkungen der konservativen Therapie. Daneben stellen Dysplasien mit dem Risiko maligner Entartung bei beiden Erkrankungen sowie bei CU die therapierefraktäre Entzündung bzw. deren Komplikationen wie Blutung und Perforation Operationsindikationen dar. Eine prinzipielle Kontraindikation zur Pouchbildung besteht bei der Colitis Crohn und beim fortgeschrittenen tiefen Rektumkarzinom, als Relative gelten die Colitis indeterminata, anale Sphinkterdysfunktionen mit schlechter Kontinenz, Adipositas, das Vorhandensein von mesenterialen Desmoidtumoren sowie Alter über 65 Jahre.

Schlüsselwörter: Restorative Proktokolektomie – Colitis ulcerosa – Familiäre adenomatöse Polyposis coli

Historisches

Die chirurgische Therapie der Colitis ulcerosa (CU) und der familiären adenomatösen Polyposis coli (FAP) erfordert die radikale Entfernung des erkrankten Kolorektums, was in der Vergangenheit gleichbedeutend war mit der Anlage eines permanenten Ileostomas. Hinsichtlich Radikalität ist dieses Verfahren ausreichend, es stellt jedoch für die vorwiegend jüngeren Patienten eine ausgeprägte psychische Belastung dar. Den ersten Versuch des Kontinenzerhaltes beschrieb Nissen 1933 mit der direkten ileoanalen Anastomose; unerträglich hohe Stuhlfrequenzen und Inkontinenzraten waren die Folge. In den 50–60er Jahren beschäftigte sich v. a. Aylett mit der subradikalen Entfernung des Kolorektums, der ileorektalen Anastomose. Der Vorteil dieser Methode ist der Erhalt des Schließmuskelsystems und damit der natürlichen Kontinenz, andererseits wird erkrankte Schleimhaut belassen. Erste Erfolge, das natürliche Stuhlreservoir durch ein artifizielles Substitut zu ersetzen, hatte Kock in den 60er Jahren mit dem kontinenten Ileostoma. Eine hinsichtlich Radikalität und Kontinenzfunktion befriedigende Lösung erreichte man erst mit der Methode des Ileumpouches, wie er erstmals 1978 von Parks und Nicholls beschrieben wurde.

Indikationsbereiche zur restorativen Proktokolektomie

Neben den klassischen Indikationen – CU und FAP – wird dieses Verfahren zunehmend bei Mehrfachkarzinomen im Rahmen des „hereditary non polyposis colorectal cancer" (HNPCC) angewendet. Seltene Indikationen sind das Vorhandensein multipler Hämangiome des Dickdarmes, die juvenile Polypose, die therapierefraktäre chronische Obstipation und der Morbus Hirschsprung.

Trotz aller Fortschritte in der medikamentösen Therapie muß bei 20–30% aller Patienten mit CU die Indikation zur operativen Entfernung des Dick- und Mastdarmes gestellt werden [1]. Hauptsächlich handelt es sich dabei um Patienten mit zunehmender Aggravation der Symptomatik unter der medikamentösen Therapie oder um Patienten mit Ausbildung von Nebenwirkungen unter der konservativen Behandlung. Daneben ist das Risiko, an einem kolorektalen Karzinom im Rahmen einer CU zu erkranken, erhöht [2]. Als anerkannte Risikofaktoren gelten insbesondere der Befall des gesamten Dickdarmes (Pankolitis), das frühe Erkrankungsalter mit entsprechend langjährigem Verlauf (>10 Jahre) und der bioptische Nachweis von präkanzerösen Vorstufen (Dysplasien). Dabei besteht ähnlich wie bei der Adenom-Karzinom-Sequenz beim sporadischen Kolonkarzinom eine enge Korrelation zwischen dem Vorhandensein von Dysplasien und dem späteren Auftreten eines Kolonkarzinoms. Da in der Koloskopie Dysplasien schwer erkennbar sind und nur unvollständig erfaßt werden können, sehen wir die Indikation zur restorativen Proktokolektomie beim einmaligen Auftreten von Dysplasien unabhängig vom Grad der dysplastischen Veränderungen („low-grade" – „high-grade"). Nach Angaben der Literatur liegt das kumulative Risiko, bei einer CU an einem Kolonkarzinom zu erkranken, zwischen 5 und 20% bei 20-jähriger Erkrankungsdauer und steigt nach 30 Jahren Erkrankung auf bis zu 60% an. Daneben ist das Karzinomrisiko bei Patienten mit einer zusätzlichen primär sklerosierenden Cholangitis erhöht.

Während die genannten Indikationen meist die elektive Pouchbildung beinhalten, stehen bei den nachfolgend genannten Komplikationen der Erkrankungen meist die Notfallsituationen im Vordergrund, die ein mehrzeitiges Vorgehen (zunächst Resektion, später Pouchbildung) erforderlich machen [3]. Die massive Blutung (0,1–4,5%) tritt meistens in Verbindung mit einem akuten Schub auf und ist nicht unbedingt korreliert mit der Erkrankungsdauer. Eine Perforation des Kolon stellt eine absolute Indikation zur chirurgischen Intervention dar. Die Inzidenz liegt unter 4% beim ersten Auftreten der CU. Sie ist direkt abhängig von der Schwere des ersten Schubes und dem Ausmaß der Entzündung. Selten tritt eine akute Obstruktion in Verbindung mit einer CU auf, häufiger kommt es zum toxischen Megakolon (6–13%).

Im Rahmen dieser Notfalleingriffe, insbesondere beim Vorliegen septisch-toxischer Situationen oder bei präoperativ erheblich reduziertem Allgemeinzustand, empfiehlt sich ein dreizeitiges Vorgehen. Zunächst wird eine Kolektomie mit endständigem Ileostoma und Rektumblindverschluß durchgeführt, in zweiter Sitzung erfolgt die Anlage des ileoanalen Pouches mit protektivem Ileostoma und in dritter Sitzung die Ileostomarückverlagerung. Von entscheidender Bedeutung ist dann jedoch, daß bereits beim Ersteingriff das angestrebte funktionelle und rekonstruktive Endziel bedacht werden muß. Insbesondere ist darauf zu achten, daß das Sphinkterorgan nicht verletzt wird und bei der Resektion des rechten Hemikolon die A. ileocolica als später pouchversorgende Arterie zu schonen ist.

Selten stellt sich die Indikation zur chirurgischen Intervention beim Vorhandensein extraintestinaler Manifestationen der Grundkrankheit, welche in bis zu 25% aller CU-Patienten auftreten. Während Patienten mit einer Pyoderma gangraenosum, einem Erythema nodosum, peripheren Arthritis, Uveitis und Episkleritis von der Entfernung des Dickdarms profitieren, hat diese Therapie keinen Einfluß auf die primär sklerosierende Cholangitis und die Spondylitis ankylosans.

Bei gesicherter FAP besteht prinzipiell die Indikation zur restorativen Proktokolektomie aus karzinomprophylaktischen Gründen [4]. Die Karzinominzidenz im FAP-Krankheitsverlauf wurde in zahlreichen Studien mit 60–70% angegeben, beträgt aber unbehandelt letztlich 100%. Strittig ist allein die Frage nach dem günstigsten Operationszeitpunkt. Hierbei spielt die Anzahl und das Verteilungsmuster der Polypen eine wichtige Rolle. Bei frühem Auftreten hunderter von Polypen und/oder Malignitätsverdacht muß in Einzelfällen die Operationsindikation bereits in der ersten Lebensdekade gestellt werden. In der Mehrzahl der Fälle wird die Indikation um das 20. Lebensjahr gestellt.

Kontraindikationen zur restorativen Proktokolektomie bestehen unter folgenden Begleitumständen [3]: Jeder Verdacht auf eine Colitis Crohn stellt eine absolute Kontraindikation aufgrund des hohen Rezidivrisikos gerade im pouchbildenden terminalen Ileum für die restorative Proktokolektomie dar. Beim Vorliegen eines kolorektalen Karzinoms muß nach klassischen Radikalitätsprinzipien ohne Rücksicht auf das Sphinkterorgan operiert werden. Daher ist beim fortgeschrittenen tiefen Rektumkarzinom ab Tumorstadium T3 mit geringerem Abstand als 5 cm zur Linea dentata eine restorative Proktokolektomie onkologisch nach derzeitigen Erkenntnissen nicht zu rechtfertigen. Eine relative Kontraindikation besteht beim Vorliegen einer Colitis indeterminata, d. h. einem Mischbild zwischen CU und MC, die in 7–15% der Fälle diagnostiziert wird. Hier sollte primär eine subtotale Kolektomie mit ileorektaler Anastomose durchgeführt werden [5]. Nach histologischer Aufarbeitung und weiterem Follow-up kann die restorative Proktokolektomie zu einem späteren Zeitpunkt indiziert sein. Die wichtige Frage des Alters wird immer noch kontrovers diskutiert. Auch wenn häufig eine Altersgrenze von 65 Jahren gefordert wird, sollte die Indikation hauptsächlich auf den Grad der Kontinenz, das operative Risiko und altersbedingte Einschränkungen gestützt sein. Besteht präoperativ eine eingeschränkte Sphinkterfunktion, kann die postoperativ vermehrte Belastung des Sphinkterapparates durch die häufigeren Dünndarmstühle zur manifesten Inkontinenz führen. Bei der schweren Proktitis ulcerosa bestehen oft begleitende perianale Fistelleiden oder ausgedehnte Vernarbungen. Auch in diesen Fällen kann eine relative Kontraindikation bestehen. Andererseits kann die restorative Proktokolektomie gerade die Therapie des Fistelleidens darstellen. Nicht zu unterschätzen sind technische Probleme, die aufgrund einer Adipositas oder Desmoid-Tumoren im Mesenterium auftreten können.

Alternativ kommt zur restorativen Proktokolektomie die subtotale Kolektomie und ileorektale Anastomose in folgenden Situationen zur Anwendung: Beim Vorliegen von Kontraindikationen, bei Ablehnung der restorativen Proktokolektomie durch den Patienten selbst und bei präoperativ eingeschränkter Kontinenz. Insbesondere wird die ileorektale Anastomose momentan im Rahmen von Studien mit medikamentösen Zusatztherapien angewendet. Hierunter sind neben der endoskopischen Kontrolle der Rektumpolypen und der endoskopischen Abtragung derselben die Laserbehandlung von Rektumpolypen und die photodynamische Therapie von Rektumpolypen zu nennen. Weiter wurde vereinzelt über Rückbildung von FAP-Polypen unter Acetylsalicylsäure berichtet. Größere Beachtung fanden die Chemoprävention und Chemotherapie mit Sulindac, einer antiproliferativen Substanz [6]. Über einen Rückgang der Polypen unter oraler bzw. rektaler Medikation wurde mehrfach berichtet, aber es sind auch hier Einzelfälle bekannt, bei denen sich nach ileorektaler Anastomose trotz laufender Sulindac-Therapie und regelmäßig durchgeführter Endoskopie ein Rektumkarzinom entwickelte. Daher sollten nur Patienten ohne oder nur wenigen Polypen im Rektum und ohne Dysplasien in diese Studien einbezogen werden.

Indikationen zur Proktomukosektomie und protektivem Ileostoma

Man unterscheidet heute Verfahren mit und ohne Proktomukosektomie (PME) sowie mit und ohne protektives Ileostoma [7]. Durch die PME wird die krankheitsbefallene Schleimhaut komplett entfernt. Der Verzicht auf die PME dagegen wirkt sich vorteilhaft auf die Kontinenzfunktion aus, da die transitionale Zone intakt bleibt. Die anale transitionale Zone enthält Nervenendigungen, die für die Differenzierung zwischen flüssigem und festem Stuhl und Gas verantwortlich sind. Als Indikationen zur PME sehen wir bei der FAP das Vorhandensein von Polypenrasen bis zur Linea dentata oder der Nachweis von Dysplasien, auch wenn nur vereinzelt Polypen im Rektum vorhanden sind, bei der CU eine schwere Entzündung bis zur Linea dentata oder das Vorhandensein von Dysplasien im Kolorektum. Dementsprechend verzichten wir auf die PME unter folgenden Voraussetzungen: Bei FAP, wenn nur vereinzelte Polypen im Rektum ohne Dysplasien bestehen, bei CU, wenn keine Dysplasien nachweisbar sind, ferner, wenn zum Operationszeitpunkt die entzündlichen Veränderungen im Rektum nur schwach ausgeprägt sind.

In der elektiven Situation ist die restorative Proktokolektomie zumeist die definitive Behandlungsmethode. Routinemäßig erfolgt bei uns eine PME und Handnaht der pouchanalen Anastomose, die durch ein konventionelles Loop-Ileostoma geschützt wird. Die Ileostomarückverlagerung erfolgt in der Regel 2–3 Monate später nach sorgfältiger Überprüfung der Sphinkterfunktion. Bei sicherer Pouchanlage scheint der Verzicht auf ein protektives Ileostoma zunehmend möglich. Hierbei verzichten wir in der Regel auf die PME, die pouchanale Anastomose wird in „double-stapling" Technik durchgeführt.

Weiterführende Literatur

1. Weiss EG, Wexner SD (1995) Surgical therapy for ulcerative colitis. Surg Clin North Am 24 (3): 559–575
2. Lennard-Jones JE, Melville DM, Morson BC, Ritchie JK, Williams CB (1990) Precancer and cancer in extensive ulcerative colitis: findings among 401 patients over 22 years. Gut 31: 800–806
3. Buhr HJ, Heuschen UA, Stern J, Herfarth Ch (1993) Kontinenzerhaltende Operation nach Proktokolektomie. Chirurg 64: 601–613
4. Schürmann G, Krieglstein CF, Senninger N (1997) Diagnostik und Therapie der familiären adenomatösen Polyposis coli. Dtsch Med Wschr 122: 935–939
5. Bodzin JH, Klein SN, Priest SG (1995) Ileoproctostomy is preferred over ileoanal pull-through in patients with indeterminate colitis. Am Surg 61: 590–593
6. Winde G, Schmid KW, Brandt B, Müller O, Osswald H (1997) Clinical and genomic influence of sulindac on rectal mucosa in familial adenomatous polyposis coli. Dis Colon Rectum 40 (10): 1156–1168
7. Gorfine SR, Gelernt IM, Bauer JJ, Harris MT, Kreel I (1995) Restaurative proctocolectomy without diverting ileostomy. Dis Colon Rectum 38: 188–194

Komplikationen und Spätergebnisse nach restaurativer Proktokolektomie

J. Stern, U. Heuschen, G. Heuschen und Ch. Herfarth

Chirurgische Universitätsklinik Heidelberg, Im Neuenheimer Feld 110, D-69120 Heidelberg

Complications and Functional Results After Restorative Proctocolectomy

Summary. The restorative proctocolectomy with ileoanal pouch is a sophisticated operative procedure with considerable postoperative complications. The main problems are postoperative ileus (11%), anastomotic stricture (9%), local septic complications (13%) and pouchitis (29%). A variety of other complications also occur. Most of the problems can be successfully managed by conservative or surgical treatment. In only 2.5% ($n = 15/593$) was final pouch extirpation necessary. Postoperative function showed elevated stool frequency (6 per day) and slightly compromised stool continence. Most patients confirm good quality of life.

Key words: Restorative proctocolectomy – Ileoanal pouch – Complications – Functional results

Zusammenfassung. Die restaurative Proktokolektomie mit ileoanalem Pouch ist ein komplexes operatives Verfahren, mit einer wesentlichen Rate an postoperativen Komplikationen. Die vier häufigsten sind der postoperative Ileus (11%), die Anastomosenstenose (9%), lokalseptische Probleme im kleinen Becken (13%) und Pouchitis (29%). Daneben wird eine ganze Reihe seltenerer Komplikationen beobachtet. Die überwiegende Mehrzahl der postoperativen Probleme kann erfolgreich beherrscht werden und eine definitive Pouchexstirpation war nur in 2,5% der Fälle ($n = 15/593$) notwendig. Die postoperative Funktion ist gekennzeichnet durch eine bleibend erhöhte Stuhlfrequenz ($f = 6$/die) und eine partiell eingeschränkte Kontinenz. Die postoperative Lebensqualität wird von den Betroffenen weit überwiegend als positiv beurteilt.

Schlüsselwörter: Restaurative Proktokolektomie – ileoanaler Pouch – Komplikationen – Spätergebnisse

Die restaurative Proktokolektomie mit ileoanalem Pouch (IAP) ermöglicht den Kontinenzerhalt auch bei maximal resezierenden Eingriffen. Sie hat sich als „Goldstandard" in der chirurgischen Behandlung der Colitis Ulcerose (CU) und Familiären Adenomatösen Poliposis coli (FAP) weltweit durchgesetzt [5, 6]. Das komplexe chirurgische Verfahren ist naturgemäß mit einer ganzen Reihe mehr oder weniger typischer Komplikationen behaftet [3, 5]. Der Verlust des Colonrektums mit seinen metabolen Konsequenzen hat zusammen mit den Folgen der ultratiefen Resektion und der pouchanalen Anastomose wesentlichen Einfluß auf die postoperative Funktion. Wir analysierten unser Krankengut hinsichtlich aufgetretener Komplikationen und der Spätergebnisse.

Patienten und Methode

Im Zeitraum 01/82 bis 12/97 wurden 593 restaurative Proktokolektomien mit ileoanalem Pouch durchgeführt. Davon litten 441 Patienten (69% der wegen CU operierten) an einer Colitis ulcerosa, 152 Patienten hatten eine Familiäre Adenomatöse Polyposis (¾ der bei dieser Indikation chirurgisch behandelten). Bis auf 4 Patienten mit Colitis Ulcerosa (3× S-Pouch und 1× Reservoirbildung durch Längsmyotomie) wurde die Rekonstruktion jeweils mit einem J-Pouch ausgeführt. Alle Patienten wurden konsequent restproktomukosektomiert mit kurzem Rectummuskelcuff. Alle Patienten wurden prospektiv erfaßt und konsequent nachgesorgt. Die Untersuchungen zu den metabolen Konsequenzen der Proktokolektomie wurden an speziellen Stichproben vergleichend zwischen den häufigsten Operationsmethoden bei obiger Indikation (ileoanaler Pouch, ileorektale Anastomose und konventionelle Colonproktektomie mit terminalem Ileostoma) durchgeführt.

Komplikationen nach restaurativer Proktokolektomie

a) Häufigere Komplikationen
Die vier häufigsten Komplikationen nach ileoanaler Pouchoperation sind der postoperative Ileus, Stenosen an der pouchanalen Anastomose, lokalseptische Probleme im kleinen Becken sowie die Entzündung des Neostuhlreservoirs (Pouchitis) (Abb. 1).
– Einen Ileus im postoperativen Verlauf beobachteten wir bei 65 von 593 Patienten (11%). 51% dieser Patienten konnten allein durch konservative Maßnahmen behandelt werden, bei 49% war ein erneuter chirurgischer Eingriff mit Bridenlösung oder Adhäsiolyse notwendig. Das Krankheitsbild ist von sehr unterschiedlicher Intensität und läßt sich wie nach anderen Eingriffen gleicherweise in der Regel unproblematisch beherrschen.
   Die Indikation zur Relaparotomie sollte eher großzügig gestellt werden, da bei diesen Patienten ein eventueller Dünndarmverlust von erheblicher Bedeutung ist.
– Anastomosenstenosen traten in 53 Fällen (9%) auf. Die überwiegende Mehrzahl war einer einfachen Bougierungsbehandlung zugänglich (66%), ⅓ erforderte eine chirurgische Intervention. In der Regel liegt dann eine begleitende lokalseptische Problematik vor. Ohne konsequente Behandlung und Beherrschung der lokalseptischen Problematik ist eine Beherrschung der Anastomosenenge nicht zu erwarten.
– Pelvine Fisteln und Abszesse wurden bei 13% der Patienten beobachtet. Sie stellen als Gruppe die gravierendste Komplikation dar und erfordern zwingend eine konsequente, in der

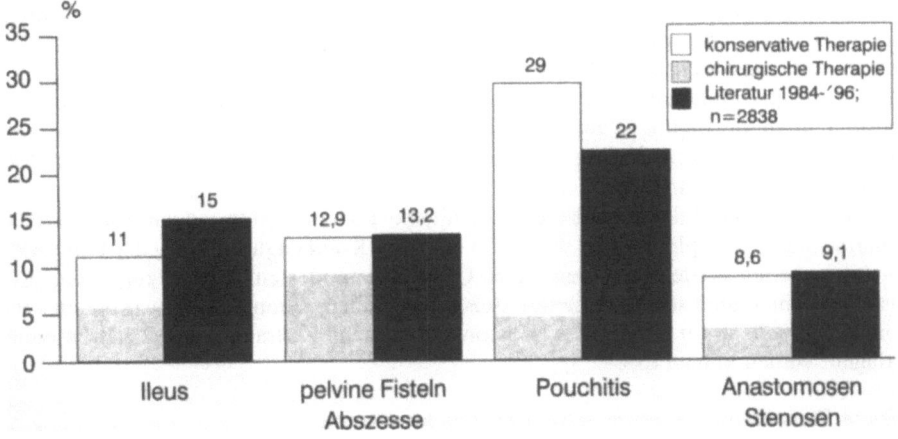

Abb. 1. Komplikationen nach restaurativer Proktokolektomie. Dargestellt ist die relative Häufigkeit der vier häufigsten Komplikationen, im Vergleich zu einer ausgedehnten Literaturanalyse. Unterschiedlich häufig sind bei den einzelnen Problemen operative Korrektureingriffe notwendig

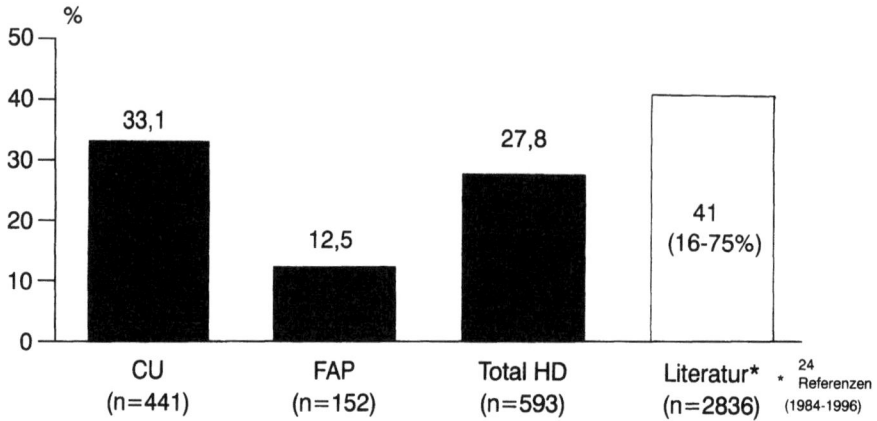

Abb. 2. Vergleich der Gesamtkomplikationsrate abhängig von der Grunderkrankung. Das Risiko von Colitis Ulcerosa-Patienten eine postoperative Komplikation zu erleiden ist fast dreifach so hoch wie bei FAP

Tabelle 1. Pouchversager nach restaurative Proktokolektomie

	CU n=441	FAP n=152	HD 82–97 n=593	Literatur[a] n=2838
Pouch Exstirpation	3,2%	0,7%	2,5%	7,6% (3–14%)
Relative Versager (Loop-IST > 2 J.)	3,7%	1,4%	3,1%	8,5% (2–19%)

[a] 24 Referenzen (1984–96)

Regel chirurgische Therapie. Das Behandlungsverfahren ist je nach Situation individuell zu wählen und reicht von der einfachen transanalen Fistelspaltung oder transabdominellen Abszessdrainage bis zu aufwendigen Vorgehensweisen wie Pouchexstirpation mit Fistelsanierung und Reimplantation des Reservoirs oder der Fistelsanierung über einen dorsalen Zugang (entsprechend einer Rektotomia posterior). Nicht selten ist hierbei die Neuanlage oder Persistenz eines protektiven Loopileostomas notwendig. Nicht beherrschbare lokalseptische Probleme sind häufigster Grund einer definitiven Pouchexstirpation mit Anlage eines terminalen Ileostomas.
– Eine Pouchitis (29%) wird weit überwiegend bei Colitis Ulcerosa-Patienten beobachtet. Ihre Entstehung ist in den meisten Fällen ungeklärt und wahrscheinlich als Remanifestation der Grunderkrankung anzusehen. Die Therapieansätze sind pragmatisch. Die Exstirpation eines Pouches wegen intraktabler Pouchitis ist nur in seltenen Ausnahmefällen notwendig.
– Die postoperative Morbidität ist abhängig von der Grunderkrankung (siehe Abb. 2). So haben Colitis Ulcerosa-Patienten fast dreimal so häufig wie FAP Patienten mit dem Auftreten einer Komplikation zu rechnen.
– Pouchversager (siehe Tabelle 1). Eine letztendliche Pouchexision wegen gravierender nichtbeherrschbarer Komplikationen wurde im eigenem Krankengut in 2,5% der Fälle notwendig. Ausgewertet wurden Patienten, deren Operation mindestens 2 Jahre zurücklag. Allerdings müssen hier auch solche Patienten Beachtung finden, deren Pouch zwar in situ verblieb, bei denen jedoch ein protektives Ileostoma über einen Zeitraum von >2 Jahren nicht rückverlagert werden konnte (3%).

b) Seltenere Komplikationen nach ileoanaler Pouchoperation
Eine Reihe seltenerer Komplikationen sind durch die Operationsmethode oder die Grunderkrankung bedingt. Desweiteren werden selbstverständlich allgemeine Komplikationen wie nach anderen großen Eingriffen beobachtet. Sie sind in Tabelle 2 zusammengefaßt. In Ein-

Tabelle 2. Seltenere Komplikationen nach IAP

IAP – spezifisch:	belassene Rectummukosa
	Pouchsteg
	Pouchrohr/blinder Schenkel
	lange Auslaß
Tiefe Resektion – spezifisch:	Sphinkterinsuffizienz
	Potenzstörung
	Mitionsstörung
CU – spezifisch:	PSC
	Arthritis
FAP – spezifisch:	Desmoide
	duodenal-/periampulläre Polypen
	andere Karzinome
andere:	Phlebothrombose
	Kompartmentsyndrom

zelfällen werden Probleme beobachtet, die ganz besondere therapeutische Schwierigkeiten bereiten. So wurde bei einem Patienten auswärts – nach durchgeführter ileoanaler Pouchanlage bei FAP im Hause – ein mesenteriales Desmoid reseziert. Dies führte zu einer Unterbrechung der Blutversorgung des Pouches mit konsekutiver ischämischer Pouchitis. Eine Korrekturoperation war auf Grund weiterer Desmoidbildung nicht möglich und ein notwendiges Loopileostoma konnte nicht wieder rückverlagert werden. Bei einer jungen Colitis Ulcerosa-Patientin bestand zum Zeitpunkt der ileoanalen Pouchoperation ein colitisassoziiertes fortgeschrittenes Mehrfachkarzinom. Die Lage der Tumore erlaubte problemlos die Durchführung einer Pouchoperation. Im weiteren Verlauf kam es jedoch zum Auftreten einer Peritonealcarcinose, wobei im kleinen Becken gefangener Ascites zu schweren Funktionsstörungen des Pouches führte.

Die kritische Analyse des eigenen Krankengutes vor allem in Bezug auf die Vermeidung bzw. Beherrschung postoperativer septischer Komplikationen belegt den Stellenwert eines erfahrenen Zentrums durch zunehmende routinemäßige Beherrschung sowie Verfeinerung der Operationsmethodik.

Spätergebnisse nach restaurative Proktokolektomie

Im Vordergrund der funktionellen Folgen nach ileoanaler Pouchoperation steht die lebenslang erhöhte Stuhlfrequenz. Sie liegt direkt postoperativ im Mittel bei 6 Stuhlgängen tags und 2 nachts und reduziert sich im Laufe der Monate auf eine mittlere tägliche Stuhlfrequenz von 6 (dabei einmal nachts). In Einzelfällen – vor allem Colitis Ulcerosa-Patienten betreffend – kann sie jedoch auch persistierend erhöht sein und umgekehrt – vor allem FAP-Patienten betreffend – auch deutlich unter 5 Stühlen/die liegen. Dies muß jedoch in Relation zu der präoperativen Stuhlfrequenz gesehen werden, die vor allem bei Colitis Ulcerosa-Patienten im Mittel 11,4 Stühle tags und 3,4 nachts (eigenes Krankengut) beträgt! Die Kontinenz ist nach pouchanaler Anastomose auch direkt postoperativ tagsüber weit überwiegend gut, nachts jedoch vor allem in der ersten postoperativen Zeit, bei etwa 40% der Patienten partiell eingeschränkt. Nach 5 Jahren ist jedoch statistisch gesehen die präoperative Ausgangssituation wieder erreicht mit 67% perfekter Kontinenz, 18% gelegentlichem Stuhlschmieren (1–2/Woche), 12% leichte Inkontinenz (3–7/Woche) und 3% schwere Inkontinenz (>7/Woche).

Wesentlich für die erhöhte Stuhlfrequenz und partiell eingeschränkte Inkontinenz sind neben der tiefen Anastomose und der Kapazität des Neostuhlreservoirs die durch die Proktokolektomie bedingten voluminösen Dünndarmstühle (siehe Abb. 3). Sie werden unabhängig von der angewandten Operationsmethode in gleicher Weise beobachtet und betragen im Mittel 600 ml/die. Ursächlich hierfür ist vor allem die eingeschränkte Rückresorption von

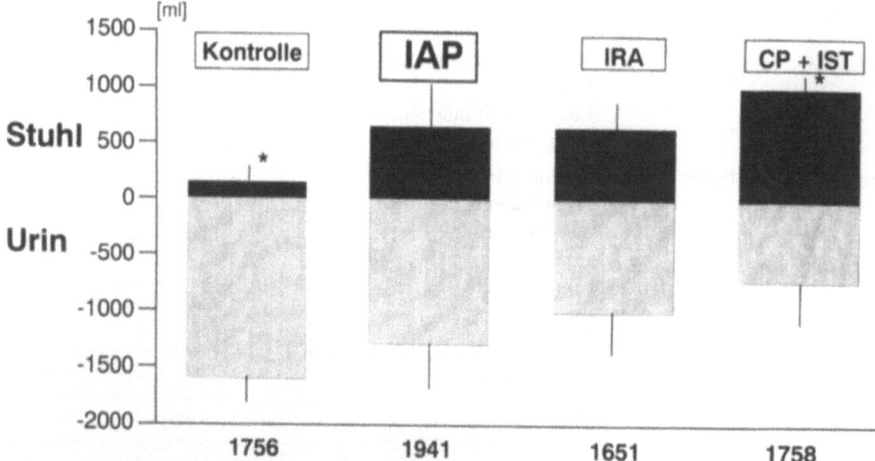

Abb. 3. Stuhl- und Urinvolumen nach Proktokolektomie. Untersucht wurden Patienten nach 3 verschiedenen chirurgischen Eingriffen (*IAP*, ileoanaler Pouch; *IRA*, ileorektale Anastomose; *CP+IST*, konventionelle Coloproktektomie mit terminalem Ileostoma) im Vergleich zu Kontrollen. Deutlich wird das erhöhte postoperative Stuhlvolumen (bei IAP und IAA im Mittel 600 ml/die), das durch Einsparungen der Niere ausgeglichen wird. Der Gesamtflüssigkeitsverlust über Stuhl und Urin bleibt unabhängig vom operativen Verfahren gegenüber Kontrollen im wesentlichen gleich

Natriumionen aus dem Darminhalt und die Verluste müssen durch Einsparungen der Urinsekretion ausgeglichen werden [2].

Gegenüber Kontrollen ist auch ein begleitender erhöhter Gallensäureverlust über den Stuhl zu beobachten. Nach eigenen Untersuchungen ist dieser jedoch weniger auf eine Einschränkung der Rückresorption im terminalen Ileum (Einbeziehung in die Pouchkonstruktion!) denn als Folge des erhöhten allgemeinen Stuhlverlustes zu sehen [1].

Die Lebensqualität nach restaurativer Proktokolektomie ist gut und wird auch von den Patienten bei Befragung entsprechend bewertet. Mißt man mit dem gastrointestinalen Lebensqualitätsindex [4], läßt sich eine deutliche Verbesserung zur präoperativen Situation vor allem bei Colitis Ulcerosa Patienten nachweisen. Allerdings ist die Verbesserung weniger auf das angewandte Operationsverfahren als auf die Entfernung des erkrankten Colorektums zurückzuführen.

Es ist selbstverständlich, daß eine postoperative Komplikation die Einschätzung negativ beeinflußt. Vergleicht man CU- und FAP-Patienten so fällt auf, daß letztere ihre Lebensqualität tendenziell etwas schlechter beurteilen als jene mit entzündlicher Darmerkrankung, obwohl sie in der Regel seltener Komplikationen und einen tendenziell besseren funktionellen Verlauf haben. Dies erklärt sich vor allem durch die unterschiedliche Krankheitssituation vor der Operation.

Schlußbemerkung

Die restaurative Proktokolektomie mit ileoanalem Pouch ist ein komplexes Operationsverfahren, das natürlicherweise mit einer erhöhten Komplikationsrate behaftet ist. Allerdings ist auch festzustellen, daß 58% der Patienten keinerlei postoperative Komplikationen erfuhren und nur in 2,5% der Fälle im Verlauf eine definitive Pouchexstirpation notwendig wurde. Können die Komplikationen erfolgreich beherrscht werden, ist die Einschätzung der Lebensqualität im weiteren denen der Patienten mit unkompliziertem Verlauf identisch! Die funktionellen Konsequenzen der Operation sind tolerabel, wenngleich kein Idealzustand erreicht wird.

Neben der zunehmend sicherer werdenden Routine in der Durchführung der ileoanalen Pouchoperation spricht vor allem auch das zum Teil sehr individuelle und komplexe postoperative Management möglicher postoperativer Probleme für die Betreuung dieser Patienten in spezialisierten Zentren.

Literatur

1. Brüwer M, Stern J, Stiehl A, Herfarth Ch (1996) Veränderungen der fäkalen Gallensäurenexkretion nach Proktokolektomie. Z Gastroenterol 34: 105–110
2. Brüwer M, Stern J, Schmidt-Gayk H, Senninger N, Herfarth Ch (1998) Einfluß der Proktokolektomie auf die Flüssigkeitsbilanz – konventionelle Ileostomie, ileorektale Anastomose und ileoanale Pouch-Operation im Vergleich. Z Gastroenterol 36: 201–208
3. Buhr HJ, Heuschen U, Stern J, Herfarth Ch (1994) Technik und Ergebnisse des ileoanalen Pouches nach Proktokolektomie. Zentralbl Chirurgie 118: 867–877
4. Eypasch E, Wood-Dauphinée S, Williams J, Ure B, Neugebauer E, Troidl H (1993) Der gastrointestinale Lebensqualitätsindex (GLQI). Ein klinischer Index zur Befindlichkeitsmessung in der gastrointestinalen Chirurgie. Chirurgie 64: 264–274
5. Herfarth Ch, Stern J, unter Mitarbeit von A. von Herbay (1990) Colitis Ulcerosa – Adenomatosis coli. Funktionserhaltende Therapie. Springer, Berlin, Heidelberg, New York.
6. Stern J, Buhr HJ, Herfarth Ch (1991) Chirurgische Therapie der Colitis Ulcerosa – Neue technische und pathophysiologische Aspekte. Internist 32: 540–548

Komplikationen bei Kindern mit Colitis ulcerosa nach totaler Kolektomie und J-Pouch-Anlage

P. Szavay[1], M. Melter[2], O. Hubert[1], I. Pasternak[2] und C. Petersen[1]

[1]Abteilung für Kinderchirurgie, [2]Abteilung für Pädiatrische Nephrologie und Gastroenterologie, Medizinische Hochschule Hannover, Carl-Neuberg-Straße 1, D-30625 Hannover

Complications in Children with Ulcerative Colitis After Proctocolectomy and Ileoanal-J-Pouch Procedure

Summary. Our experience with proctocolectomy and the J-pouch procedure in eigth children with ulcerative colitis is reported. The mean age at diagnosis was 8.4 years, and the mean time between diagnosis and colectomy was 2.2 years. We decided on a three-stage operation. The protective ileostomy was removed after approximately 4 months pouchtraining. Two patients suffered pouchitis as a specific complication. An ileus ocurred in two patients, one patient had a serious eosinophilic enteritis, and two children had multiple abdominal wall abscesses. All patients showed a significant increase in height velocity and the prepubertal patients experienced catch-up growth after the colectomy. All patients are continent during the day. Our experience suggests that proctocolectomy and the ileoanal-J-pouch procedure provide improved growth, continence and a low incidence of surgical complications.

Key words: Ulcerative colitis – Children – Proctocolectomy – J-pouch

Zusammenfassung. Wir berichten von insgesamt 8 Patienten mit der Grunderkrankung einer Colitis ulcerosa, die wir zwischen 1988 und 1996 total kolektomiert und mit einem J-Pouch versorgt haben. Das mittlere Alter betrug zum Zeitpunkt der Diagnose 8,4 Jahre, der Zeitraum zwischen Diagnosestellung und Kolektomie betrug im Mittel 2,2 Jahre. Bei 5 Patienten wurde die Operation 3-zeitig durchgeführt. Die mittlere Pouchtrainingszeit betrug 4 Monate. Die Stuhlfrequenzrate nach Abschluß des Pouchtrainings lag bei ca. 5/Tag. An Komplikationen sahen wir Bauchdeckenabszesse (n=2), Pouchitis (n=2), Ileus (n=2) und eine schwere eosinophile Enteritis. Alle Patienten zeigten eine signifikante Zunahme der Wachstumsgeschwindigkeit nach Kolektomie. Zusammenfassend ist die Proktokolektomie mit kontinenzerhaltender J-Pouch-Anlage im Kindesalter ein Verfahren mit niedriger Komplikationsrate und guten funktionellen Ergebnissen.

Schlüsselwörter: Colitis ulcerosa – J-Pouch – Kolektomie – Kinder

Einleitung

Mit der Verbesserung der diagnostischen Möglichkeiten und dem breiteren Wissen um die vielgestaltige Manifestation von chronisch entzündlichen Darmerkrankungen, wird heute auch bei pädiatrischen Patienten eine Colitis ulcerosa deutlich häufiger diagnostiziert. Circa

25% aller Patienten mit chronisch entzündlichen Darmerkrankungen werden bereits im Kindes- und Jugendalter diagnostiziert. Nach neueren Daten findet sich die Colitis ulcerosa in der Population der 10 bis 19jährigen in einer Inzidenz von 2,3 auf 100 000. Die Inzidenz der unter 10jährigen ist ungeklärt, wird aber in einzelnen Zentren mit einem Anteil bis 20% beziffert. Prinzipiell entsprechen Symptome, Zeichen und Verlauf der Colitis ulcerosa im Kindesalter denen bei Erwachsenen. Extraintestinale Manifestationen sind dabei seltener, der Verlauf oft aber aggressiver. Bei allen Patienten kommt es zu eineer Chronifizierung, die bei über 60–80%, je nach Studie, schon im Kindesalter zu einer Pancolitis führt. Bei 5–15% kann nicht sicher zwischen Colitis ulcerosa und M. Crohn differenziert werden. Ca. ¾ der Patienten haben unter einer medikamentösen Dauertherapie einen relativ milden Verlauf und bezeichnen ihren Gesundheitszustand langfristig als gut. Dennoch ist die Colitis ulcerosa per se, ebenso wie ihre medikamentöse Therapie, oft mit einer erheblichen individuellen Morbidität assoziiert. Eine absolute Indikation zur Kolektomie besteht bei Darmperforation, „unstillbarer" intestinaler Blutung und bei toxischem Megacolon. Eine Notfalloperation ist aber im Vergleich zu einem Elektiveingriff mit einer 10–20fach erhöhten Letalität und einer ca. doppelt so hohen Morbidität vergesellschaftet. Deshalb sollte, wenn immer möglich, eine Kolektomie elektiv durchgeführt werden. Bei auf konservative Therapie „non- oder mal-respondern", bei Patienten mit hoher „Steroidabhängigkeit", Kleinwuchs oder schwerer körperlicher Entwicklungsverzögerung ist nach unserer Erfahrung die Indikation zu einer Kolektomie „frühzeitig" zu stellen. Schon länger ist bei Erwachsenen die operative Versorgung mit einem J-Pouch als „Goldstandard" zu betrachten. Berichte über die Versorgung von Kindern und Jugendlichen mit Colitis ulcerosa mit einem J-Pouch nach Kolektomie sind begrenzt. Unser Anliegen war es, mit dieser Arbeit retrospektiv den Erfolg einer kontinenzerhaltenden ileoanalen Anastomose nach Kolektomie bei Kindern mit Colitis ulcerosa aufzuzeigen. Dies soll sowohl mit objektiven wie auch subjektiven Parametern belegt werden.

Patienten und Methoden

Von 1988 bis 1997 behandelten wir 8 Kinder mit einer Colitis ulcerosa. Alle Patienten wurden in diesem Zeitraum kolektomiert und mit einem J-Pouch versorgt. Indikationen zur Kolektomie waren in 7 Fällen eine therapieresistente Colitis ulcerosa, z. T. mit erheblicher Wachstumsverzögerung, einem akut fulminanten Verlauf bei Erstmanifestation, oder schweren und häufigen Rezidiven. Bei einem Kind kam es zur Ausbildung eines toxischen Megacolons. Die Operation erfolgte bei 5 Kindern dreizeitig:

1. Kolektomie und Ileostoma-Anlage
2. Mukosektomie, J-Pouch und protektive Ileostoma-Anlage
3. Anus praeter-Rückverlagerung

Bei zwei Patienten wurde 2-zeitig operiert. Zum Zeitpunkt der Kolektomie waren die Kinder im Median 11,6 Jahre alt (5,4–16,6 Jahre). Die Zeitdauer zwischen Erstdiagnose und Operation betrug im Median 2,2 Jahre (13 Tage–9,5 Jahre). Bei dreizeitiger Operation lagen zwischen 1. und 2. Eingriff im Median 13,5 Monate (8–36 Monate). Vor Rückverlagerung des Anus praeters wurde ein Kontinenz-Training des J-Pouches mit steigenden Flüssigkeitsvolumina durchgeführt, im Median über einen Zeitraum von 4,3 Monaten (6 Wochen–13 Monate).

Ergebnisse

Alle Operationen verliefen ohne Probleme. Der akute postoperative Verlauf war komplikationslos. Im weiteren Verlauf sahen wir bei unseren Patienten folgende Komplikationen: eine Pouchitis bei 2 Patientinnen, eine Analstenose und transanalen Blutabgang bei je einem Patienten; in einem Fall trat eine schwere eosinophile Enteritis auf. Bei zwei Patienten kam es zu einem Bauchdeckenabszeß, dabei in einem Fall mehrfach zu Rezidiven und erst nach der Anus praeter Rückverlagerung zur endgültigen Ausheilung. Ein Ileus trat in zwei Fällen auf. In einem Fall wurde die Wiederanlage einer Ileostomie notwendig. Die Stuhlfrequenz pro Tag betrug nach AP-Rückverlagerung im Mittel 4–6 (1–30). 6 Patienten gaben in einer durchgeführten Fragebogenaktion an, tagsüber kontinent zu sein und kontrolliert abzuführen. 2 Patienten berichteten über eine nächtliche Stuhlinkontinenz. Nur ein Patient nahm Loperamid zur besseren Stuhlkontrolle ein. Alle 6 Patienten verneinten Schmerzen bei der Defäkation, halten keine Diät ein, fühlen sich subjektiv wohl und bezeichnen ihre postoperative Lebensqualität als gut. 5 Patienten gaben an, mit dem Operationsergebnis zufrieden zu sein, 1 junge Frau verneinte dies. Im Vergleich zur Erwartung gegenüber der operativen Therapie und dem tatsächlichen Ergebnis gaben 4 Patienten an, das Ergebnis sei besser als erwartet, bei 2 Kindern blieb die Realität hinter der Erwartung zurück. Als wichtigsten objektiven Parameter verglichen wir die Wachstumsgeschwindigkeiten der Kinder prä- und postoperativ. Jeweils bezogen auf die 50. Perzentile der altersentsprechenden Perzentilenkurven war die Wachstumsgeschwindigkeit im Median 1 Jahr vor Kolektomie −1,7 Standardabweichungen (+0,1 bis −4,6). Ein Jahr nach Operation betrug sie im Median +1,5 Standardabweichungen (−1,0 bis +3,8).

Diskussion

Bei oft aggressivem Verlauf der Colitis ulcerosa im Kindesalter, den auch wie bei unserem Patientengut sahen, wird die Indikation zur Kolektomie absolut gestellt. Eine relative Indikation zur operativen Therapie besteht in besonderem Maße bei Kindern, bei Dystrophie oder einer Entwicklungsverzögerung [1]. Hier liegt ein ganz wesentliches Morbiditätspotential der Colitis ulcerosa. Daher ist gerade beim Kind eine Indikation zur Kolektomie früh zu stellen. Dies fiel in der Vergangenheit schwerer, da in der Konsequenz ein permanentes Ileostoma angelegt wurde. Dies bedeutete für Kinder erneut Leidensdruck, Probleme in der sozialen Integration, v.a. in Pubertät und Adoleszenz. (Oft wurde daher in der Vergangenheit spät die Indikation zur Kolektomie gestellt, auf Kosten der Elektivität des Eingriffes und verbunden mit einer entsprechend höheren Komplikationsrate.) Bei Erwachsenen ist die kontinenzerhaltende ileoanale Anastomose mit Pouch-Anlage etabliert. In der Kinderchirurgie wurde diese Methode lange mit Skepsis betrachtet. Sie bietet aber große Vorteile. Mit dem Wegfall einer permanenten Ileostomie, dem Schaffen eines beinahe normalen, kontinenten Defäkationsschemas bietet sie sich gerade im Kindesalter an. Dies erlaubt eine elektive Wahl des OP-Zeitpunktes, und so kann bei einer Wachstumsverzögerung, bzw. einem Wachstumsstillstand noch vor der Pubertät, d.h. vor dem Epiphysenschluß operiert werden, und ein Aufholwachstum [1] erreicht werden. Bei unseren Patienten konnten wir eine signifikante Zunahme der Wachstumsgeschwindigkeit im ersten postoperativen Jahr beobachten. Dabei zeigten vor allem die präpubertär operierten Patienten ein „catch-up growth" [2]. Die beobachteten allgemeinen Komplikationen wie Abszesse oder ein Darmverschluß sind chirurgisch zu behandeln. Eine außergewöhnliche Komplikation bedeutete in unserem Patientengut die eosinophile Enteritis mit protrusen Durchfällen und Flüssigkeits- sowie Gewichtsverlust bei einem Jungen. Sie wurde erst durch den Einsatz von Kortikosteroiden beherrschbar. Besonderes Augenmerk muß auf die Pouchitis gerichtet werden, die auch in der Literatur als die häufigste, in bis zu 50% der Fälle, auftretende Komplikation beschrieben wird [3]. Sie trat auch bei unseren Patienten in 2 Fällen auf. Bei einem der Mädchen war sie konservativ, aber erst unter Steroidmedikation zu beherrschen. Bei der anderen Patientin wurde die erneute Anlage einer Ileostomie notwendig. Die Pouchitis tritt häufiger bei langen oder S-förmigen Pouchen auf. Wie bevorzugen daher die J-förmige Pouch-Anlage [1], [4], [5]. Aber auch eine nur teilweise Entleerung, z.B. bei Analstenose, pathologische bakterielle Überwucherung oder eine unvollständig durchgeführte Mukosektomie können ursächlich sein. Bei erneutem Auftreten entzündlicher Krankheitsbilder stellt sich zudem auch die Frage nach der richtigen Diagnose. Grundsätzlich ist bei rechtzeitigem Erkennen eine entsprechende Therapie, konservativ oder chirurgisch, möglich.

Schlußfolgerung

Zusammenfassend bedeutet die Kolektomie mit J-Pouch-Anlage eine operative Therapie der Colitis ulcerosa im Kindesalter mit niedriger Komplikationsrate. Sie erlaubt den betroffenen Kindern nicht nur ein krankheitsfreies Leben, sondern bei erhaltener Kontinenz [6] eine gute Lebensqualität, soziale Integration und ein normales Wachsen und Gedeihen [2].

Literatur

1. Fonkalsrud EW (1994) Surgical Management of Ulcerative Colitis in Childhood. Semin Pediatr Surg 3: 33–38
2. Nicholls S, Vieira MC, Majrowski WH, Shand WS, Savage MO, Walker-Smith JA (1995) Linear Growth after Colectomy for Ulcerative Colitis in Children. J Pediatr Gastroenterol Nutr 21: 82–86
3. Hurst RD, Molinari M, Chung TP, Rubin M, Michelassi F (1996) Prospective Study of Incidence, Timing and Treatment of Pouchitis in 104 Consecutive Patients after restorative proctocolectomy. Arch Surg 131: 497–500
4. Fonkalsrud EW (1996) Long-term Results after Colectomy and Ileoanal Pull-through procedure in Children. Arch Surg 131: 881–885
5. Rintala RJ, Lindahl H (1996) Restorative Proctocolectomy for Ulcerative Colitis in Children – is the J-pouch better than straight Pull-through? J Pediatr Surg 31: 530–533
6. Nicholls S, Vieira MC, Majrowski WH, Shand WS, Savage MO, Walker-Smith JA (1995) Linear Growth after Colectomy for Ulcerative Colitis in Children. J Pediatr Gastroenterol Nutr 21: 82–86

Analsphinkterinsuffizienz, Verlust und Ersatz

Analsphinkterinsuffizienz – Versuch der anorektalen Wiederherstellung

H.-P. Bruch und U. J. Roblick

Klinik für Chirurgie, Medizinische Universität zu Lübeck, Ratzeburger Allee 160, D-23538 Lübeck

Anal Sphincter Insufficiency – Surgical Techniques in Anorectal Reconstruction

Summary. Continence is highly appreciated in society and is a precondition for human socialization. Thus, in the history of surgery there have been numerous attempts to develop repair techniques for incontinence. They can roughly be divided into three groups: actively inflatable implants (plastic prosthesis), transfer of smooth muscles or transfer of striated, conditioned muscles. In the majority of cases these techniques may well prevent the strains associated with colostomy; however, the patients will remain incapable of recognizing and discriminating the cue of rectal distension. Consequently, repair of sphincter defects will continue to be of major concern in surgery.

Key words: Anal incontinence – Sphincter repair – Sphincter reconstruction

Zusammenfassung. Kontinenz ist als hohe soziale Leistung und Voraussetzung für die Sozialisation des Menschen zu verstehen. So hat es in der Geschichte der Chirurgie nicht an Versuchen gefehlt, kontinenzwiederherstellende Techniken zu entwickeln. Hierbei handelt es sich im wesentlichen um 3 Verfahren: aktiv füllbare Implantate, glattmuskulären Sphinkterersatz und Sphinkterersatz durch quergestreifte, konditionierte Muskulatur. Mit Hilfe dieser Techniken gelingt es zwar, in der Mehrzahl der Fälle das belastende Stoma zu vermeiden, die Diskriminationsfähigkeit und Perzeption für andrängende Faeces bleiben jedoch meist verloren. Somit wird das Problem der Rekonstruktion des Kontinenzorgans die Chirurgie weiter beschäftigen.

Schlüsselwörter: Anale Inkontinenz – Rekonstruktion – Sphinkterersatz

Einleitung

Die Kontinenz stellt ein immer noch nicht ganz verstandenes Phänomen dar und hängt im wesentlichen von Reflexmechanismen ab, die willentlich zu beeinflussen sind. Das Kontinenzorgan umfaßt die Ampulla recti, die Corpora cavernosa recti, den Musculus sphincter ani internus, die quergestreifte Puborektalisschlinge, den M. sphincter ani externus, ebenfalls quergestreift, und die rektale/anale Mucosa mit ihrem hochempfindlichen Rezeptorsystem. An der Bildung der muskulären Hochdruckzone sind der M. sphinkter ani internus zu 60%, der M. sphinkter ani externus zu 25% beteiligt. Die übrigen 15% werden durch einen suffizienten Hämorrhoidalplexus gewährleistet. Bei größerer Dehnung des Analkanals generiert der M. sphincter ani internus immer weniger Druck, während die passiven Strukturelemente, d. h. die plastischen und viscoelastischen Stellkräfte zunehmen. Die Gesamtheit all dieser Komponenten bildet den angiomyomatösen Dehnverschluß, der die Kontinenz für Flüssigkeit und Gas garantiert. Es handelt sich nicht um einen gummi-elastischen Abschlußmechanismus, vielmehr wird das komplexe Zusammenspiel von Perzeption, Reflexmechanismen, aktiver und passiver Kontraktion sowie Relaxation während der frühkindlichen Phase trainiert und langsam dem Willen unterworfen.

Rekonstruktionsverfahren

Jedwede Rekonstruktion, allein der Hochdruckzone, kann – wenn überhaupt – nur eine der Komponenten vollständig ersetzen oder imitieren. Da die Kontinenz für den Menschen von so entscheidender Bedeutung ist, hat es in der Geschichte der Chirurgie nicht an Versuchen gefehlt, verlorene Kontinenzleistung wiederherzustellen.
Sichtet man die Weltliteratur, kristallisieren sich einige wenige Methoden heraus, die derzeit erfolgreich praktische Anwendung finden. Dabei werden im wesentlichen drei verschiedene Wege beschritten:

1. Die aktiven füllbaren Implantate [2–4, 11, 16],
2. Glattmuskulärer Sphinkterersatz [7, 8, 13, 14],
3. Sphinkterersatz durch quergestreifte, konditionierte Muskulatur [5, 6].

1. Aktive füllbare Implantate:
Christiansen et al. entwickelten eine aufblasbare Ballonprothese, die ursprünglich für die Urethra konzipiert war und auf den Sphinkter adaptiert wurde [2–4]. Das Verschlußsystem besteht aus drei Anteilen: Einer Pumpe, mit Hilfe derer der Pat. einen künstlichen Schließmuskel füllen und entleeren kann, dem Sphinktersystem selbst, und einem für die Druckregulation notwendigen Ballon (Abb. 1). Die Pumpe wird in der Regel in das linke Skrotalfach oder die linke große Schamlippe subkutan versenkt. Ebenfalls subkutan verlaufende Silastic-Schläuche verbinden die Pumpe mit dem artefiziellen Schließmuskel einerseits und einem ca. 40 ml fassenden Reservoir andererseits, das extraperitoneal im links-lateralen Anteil des Cavum retzii liegt. Die Ergebnisse der Implantation sind sehr ermutigend, allerdings läßt sich

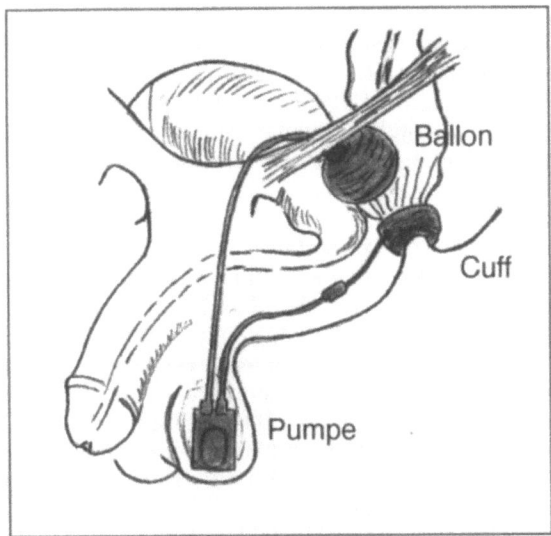

Abb. 1. Aufblasbare Ballon-Prothese n. Christiansen et al.

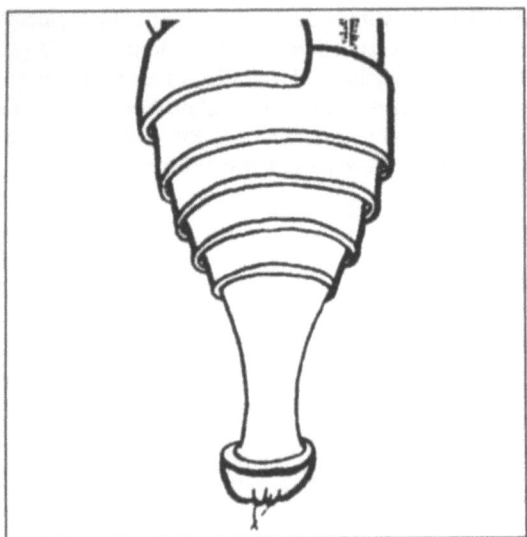

Abb. 2. Glatt-muskuläres Sphinkterrekonstruktionsverfahren n. Fedorov et al.

gelegentliches Stuhlschmieren nicht vermeiden. Häufig muß die Defäkation ähnlich wie bei der Sphinkterplastik durch ein Laxativum bzw. ein Klysma oder eine Irrigationsbehandlung in Gang gebracht werden [11].

2. Glatt-muskuläre Verschlußsysteme:
Die Funktion des glatt-muskulären Sphinkter ani internus kann bis zu einem gewissen Grade durch gestielt transplantierte, glatte Muskulatur imitiert werden. Federov u. Mitarbeiter haben [9], nachdem es um die von Schmidt und Bruch entwickelte Methode lange Zeit ruhig geworden war, über ermutigende Ergebnisse der Sphinkterplastik bei der perinealen Colostomie nach Rektumexstirpation berichtet [7–8, 13–14] (Abb. 2). Vorteil der Sphinkterplastik ist es, daß die gestielt oder frei transplantierten Muskellappen innerhalb von 48 Std. revaskularisiert werden, die Muskulatur weist die Zeichen der Hyperplasie und Hypertrophie auf, der Plexus mesentericus überlebt in der Regel, und es entsteht somit ein Verschlußmechanismus, der den Vorteil besitzt, auf Dehnungsreize adäquat, nämlich durch Kontraktion, reagieren zu können. Außerdem kann eine solche glatt-muskuläre Sphinkterplastik jederzeit durch quergestreifte Muskelplastiken ergänzt werden. Da die Sphinkterplastik eine elastische ‚Stenose' induziert, ist es in der Regel notwendig, die Defäkation durch ein morgendliches Klysma einzuleiten. Die Ergebnisse der glatt-muskulären Sphinkterplastik sind im besten Falle befriedigend. Da die sensible Perzeption fehlt, kann nur eine relative Kontinenz erzielt werden.

3. Sphinkterersatz durch quergestreifte, konditionierte Muskulatur:
In den letzten Jahren wird mehr und mehr über die Musculus gracilis- bzw. dort, wo sie beherrscht wird, auch über die stimulierte Gluteusplastik berichtet [5–6, 15].
Gracilisplastik: Über mehrere kleine Hilfsinzisionen wird der M. gracilis an der Medialseite des Oberschenkels identifiziert und freigelegt. Das hauptversorgende Gefäßnervenbündel wird geschont. Der Nerv entstammt dem vorderen Ast des Obturatorius und tritt gemeinsam mit den Gefäßen nahe dem Muskelursprung medial an den Muskel heran. Der gesamte Muskel wird nach distal vorsichtig freipräpariert und die Sehne wird hinter der Sartorius-Sehne durchtrennt. Der Gracilis wird nun nach proximal umgeschlagen. Im Bereich des Perineum ventral und dorsal des Rektum werden zwei Hilfsinzisionen angelegt, der Muskel wird über einen subkutanen Tunnel entsprechend der Technik, die von Pickrell [12] angegeben wurde und vergleichbar dem Stelzner'schen Silastic-Ring um das Neorektum herumgeführt (Abb. 3).

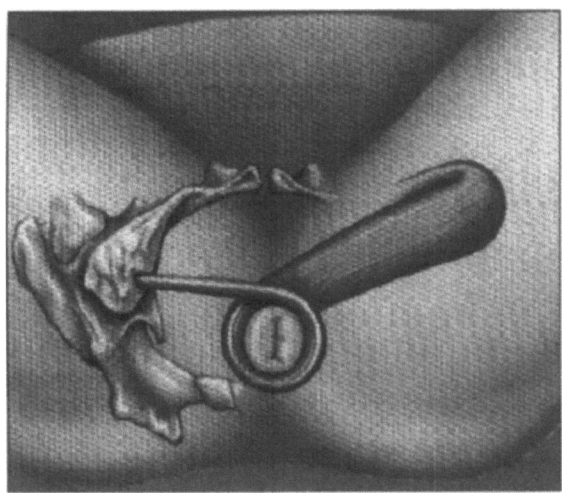

Abb. 3. Gracilisplastik – Herumführen des Muskels um das Neorektum

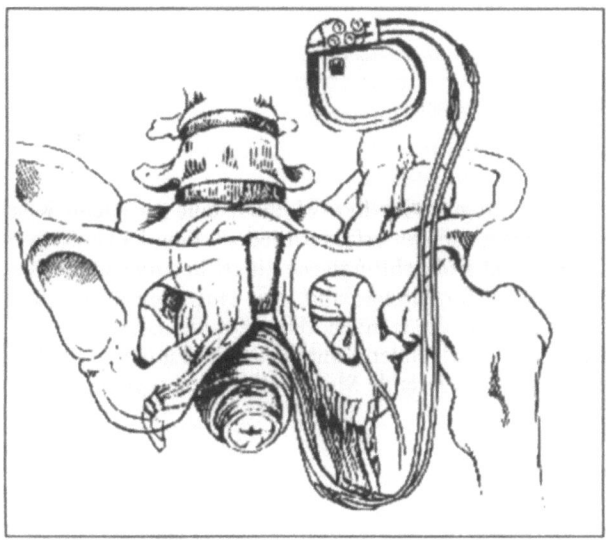

Abb. 4. Dynam. Gracilisplastik. Implantiertes Stimulationsgerät

Die Gracilisplastik kann unilateral oder bilateral angelegt werden, der M. gracilis der einen Seite kann bei unilateraler Gracilisplastik etwa zur Rekonstruktion der Puborectalisschlinge verwandt werden. Die Wiederherstellung der Kontinenz durch die Gracilisplastik ist jedoch unbefriedigend. Daher erscheint es sinnvoll, wie dies für die Gracilis-Plastik von Baeten et al. beschrieben wurde [5–6], der Phase 1, nämlich der Verlagerung des M. gracilis, eine Phase 2 folgen zu lassen, während derer Elektroden an das hauptversorgende Nervenbündel angelegt werden, die mit einem Elektrostimulator konnektiert sind (Abb. 4). Es schließt sich nun eine 6–8 wöchige Trainingsphase an.

Während dieser Trainingsphase wird der Skelettmuskel zum konditionierten Muskel umgewandelt. Dies läßt sich histologisch verifizieren. Die Zahl der sehr ermüdbaren Typ-II-Fasern nimmt ab, und die ermüdungsbeständigen Typ-I-Fasern nehmen auf über 60% der Muskelmasse zu. Nach dieser Stimulierungsphase kann der Elektrostimulator auf Dauerbetrieb umgestellt werden. Die Defäkation wird durch Abschalten des Elektrostimulators eingelei-

Tabelle 1. Ergebnisse nach Rekonstruktion mit Gracilisplastik

Autor	Methode	Patienten	Alter	Komplikationen	Kontinenz	Manometrie
Simonsen 1976	Gracilisplastik einfach einseitig	24 (22)	(22–70)	27% 6/22	36%	n. obj.
Mercati 1991	Gracilisplastik einfach u. doppelt ein- u. zweizeitig	7 (7)	49 (32–64)	14% 1/7	n. obj.	12 mmHg 70 mmHg
Santoro 1994	Gracilisplastik doppelt ein- o. zweizeitig	14 (12)	61 (32–73)	50-1 6/12	n. obj.	15–20 mmHg 100 mmHg
Cavina 1994	Gracilisplastik doppelt einzeitig	81 (81)	62 (32–85)	37% 30/81	52%[a]	22,4 mmHg 109 mmHg
Baeten 1995	Gracilisplastik doppelt einzeitig	11 (11)	55 (28–71)	18% 2/11	63%[a]	38 mmHg 90,8 mmHg

[a] Anzahl postoperativ vollkontinenter Patienten in Prozent

tet. Mindestens zwei Drittel der Patienten erlangen über diese Methode eine suffiziente Kontinenzleistung. Alle Muskeltranspositionsmaßnahmen erfordern jedoch eine Deviationsenterostomie. Um die Muskeln zu verlagern, sind große chirurgische Eingriffe notwendig. Diese Eingriffe werden im stets kontaminierten Gebiet durchgeführt, was eine doch noch relativ hohe Komplikationsrate mit einer nicht zu unterschätzenden Versagerquote nach sich zieht. Ganz wesentlich ist es, sich präoperativ von der mentalen Compliance der Patienten zu überzeugen, und sicherzustellen, daß die zu transponierende Muskulatur keine myogenen bzw. neurogenen Defizite aufweist (Tabelle 1).

Zusammenfassung

In den letzten beiden Dekaden wurde eine Vielzahl unterschiedlicher Operationen weiterentwickelt oder neu eingeführt, die zum Ziel hatten, eine Rekonstruktion des Kontinenzorgans, z. B. nach Rektumexstirpation, zu erreichen. Die Fortentwicklung solcher Operationstechniken, die technischen Hilfsmittel wie künstliche Schließmuskeln und Elektrostimulatoren verbessern die Funktion des anorektalen Neoverschlußorgans und ermöglichen den Patienten, den Defäkationsprozeß zumindest partiell wieder zu kontrollieren. Es gelingt so in der Mehrzahl der Fälle, das für den Patienten extrem belastende Stoma auf Dauer zu vermeiden und, wie dies Abercrombie ausdrückt, den Anus praeter naturalis in die Analen der chirurgischen Geschichte zu verbannen [1]. Alle Erfolge dürften jedoch nicht darüber hinwegtäuschen, daß die Kontinenz aus dem Zusammenspiel motorischer, sensorischer und sensibler Komponenten erwächst. Die motorischen Komponenten können rekonstruiert werden. Das Perzeptionsvermögen für die andrängenden Faeces und die Diskrimination zwischen fest, flüssig und gasförmig bleiben jedoch meist verloren. Außerdem stehen dem Benefit der perinealen Kontinenz erhebliche operative Risiken gegenüber.
Das Problem der Rekonstruktion des Kontinenzorgans wird die Chirurgie also auch weiterhin beschäftigen.

Literatur

1. Abercrombie JE, Williams NS (1995) Total anorectal reconstruction. Br J Surg 82: 438–442
2. Christiansen J, Lorentzen M (1987) Implantation of artificial sphincter for anal incontinence. Lancet 1: 244–255
3. Christiansen J, Lorentzen M (1989) Implantation of artificial sphincter for anal incontinence: report of five cases. Dis Colon Rectum 32: 432–436
4. Christiansen J, Lorentzen M (1992) Treatment of anal incontinence by an implantable prothetic anal sphincter. Ann Surg 215: 383–386
5. Baeten C, Spaans F, Fluks A (1988) An implanted neuromuscular stimulator for fecal incontinence following previously implanted gracilis muscle: report of a case. Dis Colon Rectum 31: 134–137
6. Baeten C, Geerdes BP, Adang EM, et al. (1995) Anal dynamic graciloplasty in the treatment of intractable fecal incontinence. N Engl J Med 332: 1600–1605
7. Bruch HP (1989) Das kontinente Stoma. Langenbecks Arch Chir Suppl II (Kongreßbericht 1989), 729–733
8. Imhof M, Schmidt E, Bruch HP, et al. (1985) Myoelektrische Aktivität an der Colostomie mit Schließmuskelersatz. Chirurg 56: 105–108
9. Fedorov VD, Odaryuk TS, Shelygin YA (1989) Results of Radical Surgery for Advanced Rectal Cancer. Dis Col & Rect 32: 567–571
10. Fedorov VD, Shelygin, YA (1989) Treatment of Patients with Rectal Cancer. Dis Col & Rect 32: 138–145
11. Lehur PA, Michot F, Denis P, Grise P, Leborgne J, Teniere P, Buzelin JM (1996) Results of artificial sphincter in severe anal incontinence. Dis Colon Rectum 39: 1352–1355
12. Pickrell KL, Broadbent TR, Masters FW, Metzger JT (1952) Construction of rectal sphincter and restoration of anal continence by transplanting the gracilis muscle: report of 4 cases in children. Ann Surg 135: 853–862
13. Schmidt E, Bruch HP, Greulich M, et al. (1979) Kontinente Colostomie durch freie Transplantation autologer Dickdarmmuskulatur. Chirurg 50: 96–100
14. Schmidt E, Bruch HP (1982) Kontinente Colostomie. Chirurg 53: 551–555
15. Starke J, Braun J, Gruwez J, Schumpelick V (1992) Transposition des Musculus gluteus maximus zum Sphinctersatz bei analer Inkontinenz. Chirurg 63: 56–61
16. Wong WD, Jensen LL, Bartolo DC, Rothenberger DA (1996) Artificial anal sphincter. Dis Colon Rectum 39: 1345–1351

Die dynamische Gracilisplastik als letzte therapeutische Möglichkeit bei anorektaler Inkontinenz

A. Köhler, A. Ommer und S. Athanasiadis

St. Joseph-Hospital Laar, Coloproktologische Klinik, Ahrstraße 100, D-47139 Duisburg

The Dynamic Graciloplasty as a Final Chance in the Treatment of Fecal Incontinence

Summary. Six patients (five women, one man with an average age of 63 years) underwent a dynamic graciloplasty. Three patients had a three- or two-stage procedure; the past three patients were treated by a one-stage procedure without any negative consequences. None of the patients received a protective stoma. Complications: Complications, needing surgical intervention occurred in two patients. In one of these patients a positive final result may still fail. Results: Five patients are subjectively continent and satisfied. Four are able to retain a clysma without any problem. As a result of stimulation, three patients developed optimal anal pressures. In two patients the pressure values are satisfactory. Three patients developed evacuation problems, which up to now have been managed by laxatives. Conclusion: The dynamic graciloplasty is a new hope for carefully chosen patients, in whom other methods have failed.

Key words: Dynamic graciloplasty – Fecal incontinence – Sphincter reconstruction

Zusammenfassung. 6 Patienten (5 weibl., 1 männl.; mittl. Alter 63 J.) wurden einer dynamischen Gracilisplastik unterzogen. 3 Patienten wurden mehrzeitig operiert, die letzten 3 Patienten einzeitig ohne nachteilige Folgen. Komplikationen: Bei 2 Patienten traten operationsbedürftige Komplikationen auf. Bei einem Patienten ist ein gutes Endresultat dadurch in Frage gestellt. Ergebnisse: 5 Patienten sind subjektiv kontinent und zufrieden. 4 können ein Klysma problemlos halten. 3 Patienten haben durch die Stimulation gute anale Druckwerte entwickelt, bei 2 sind diese zufriedenstellend. Entleerungsstörungen entwickelten 3 Patienten. Mit leichten Laxantien waren diese Probleme bislang zur Zufriedenheit lösbar. Schlußfolgerung: Für sorgfältig ausgewählte Patienten mit drittgradiger anorektaler Inkontinenz, bei denen andere Methoden gescheitert sind, bietet die dynamische Gracilisplastik Hoffnung.

Schlüsselwörter: Dynamische Gracilisplastik – Inkontinenz – Schließmuskelrekonstruktion

Anorektale Inkontinenz belastet betroffene Patienten auf das Äußerste und führt bei der III. gradigen Inkontinenz in der Regel zur völligen sozialen Isolation. Die dynamische Gracilisplastik bietet eine Behandlungsoption für diejenigen Patienten mit traumatischen Läsionen, denen konservativ oder durch lokal-chirurgische Maßnahmen nicht mehr zu helfen ist. Während die herkömmliche Gracilisplastik zu enttäuschenden Ergebnissen führt [10], zeigt

Tabelle 1. Schließmuskelrekonstruktionsverfahren von 1985–1997 (n = 164)

posteriore Rekonstruktion nach Parks	44
anteriore Levatorplastik	80
anteriore und posteriore Levatorplastik	11
Schließmuskelraffung	25
dynamische Gracilisplastik	6

Tabelle 2. Inkontinenz- und Defäkationsscore

	nie	selten	gelegentlich	oft	immer
Inkontinenzscore (0–20)					
Inkontinenz für festen Stuhl	0	1	2	3	4
Inkontinenz für flüssigen Stuhl	0	1	2	3	4
Inkontinenz für Luft	0	1	2	3	4
Nachschmieren	0	1	2	3	4
Vorlagen	0	1	2	3	4
Defäkationsscore (0–24)					
Lax.-Einnahme Klysmen	0	1	2	3	4
Unvollständige Entleerung (subj.)	0	1	2	3	4
digitale Hilfe/digitale Entleerung	0	1	2	3	4
Defäkation mit starkem Pressen	0	1	2	3	4
Stuhlfrequenz	0		2		4
	täglich		<3 Tage		>3 Tage
Stuhlgangsdauer	0		2		4
	<5 min.		5–10 min.		>10 min.

selten:	weniger als 1× pro Monat
gelegentlich:	weniger als 1× pro Woche aber häufiger als 1× pro Monat
oft:	weniger als 1× pro Tag aber häufiger als 1× pro Woche
immer:	mehr als 1× am Tag

sich bei elektrischer Stimulation des Muskels eine deutliche funktionelle Verbesserung [7]. In den letzten Jahren haben mehrere Arbeitsgruppen zum Teil hervorragende Ergebnisse publiziert [2, 3]. Manche Arbeitsgruppen wiesen auf eine erhebliche Komplikationsrate hin [8] (Tabelle 1).

Patienten und Methodik

Für dieses Operationsverfahren muß eine sehr sorgfältige Patientenauswahl vorgenommen werden. Geeignet erscheinen Patienten mit drittgradiger Inkontinenz infolge eines vorwiegend muskulären Schadens. Alle herkömmlichen konservativen und lokal-chirurgischen Behandlungsmöglichkeiten sollten ausgeschöpft sein. Relevante Entleerungsstörungen sollten nicht vorliegen, die Stuhlkonsistenz sollte fest sein. Eine hohe Motivation der Patienten ist eine wichtige Voraussetzung für das Gelingen des Verfahrens.

Operationstechnik: Die Operation gliedert sich in drei Schritte: Devaskularisation des M. gracilis, Transposition des Muskels um den Anus, Einbringen der Muskelelektroden sowie des Neurostimulators. Die Operationstechnik wurde eingehend von Baeten und Mitarbeitern [4] beschrieben und von uns entsprechend übernommen.

Dokumentation: Zur Dokumentation des subjektiven Befindens der Patienten wurde ein entsprechender Inkontinenz- und Defäkationsscore zur Beurteilung des prae- und postoperativen Statusses verwandt, dargestellt in Tabelle 2. Die Tonometriewerte wurden mit einem Ballonkatheter mit einem Durchmesser von 5 mm ermittelt.

Ergebnisse

Seit März 1996 wurden 6 Patienten (5 Frauen und 1 Mann) mit einem Durchschnittsalter von 63 Jahren einer dynamischen Gracilisplastik unterzogen. Die Patientendaten, Ursache der anorektalen Inkontinenz und bisherige Behandlungsversuche gehen aus Tabelle 3 hervor.

Die ersten Patienten wurden zwei- bzw. dreizeitig operiert, die letzten drei Patienten einzeitig ohne nachteilige Folgen. 5mal erfolgte die Transposition als Gamma-Schlinge, einmal in Form einer Epsilon-Schlinge. Ein protektives Stoma wurde bei keinem Patienten angelegt. Bei einer Patientin lag praeoperativ eine Hartmann-Situation vor. An postoperativen Komplikationen entstand einmal eine persistierende Sensibilitätsstörung des linken Unterschenkels, einmal ein revisionsbedürftiges Hämatom in der Muskelloge des linken Oberschenkels und einmal eine bisher nicht heilende Wunde der Fossa ischiorektalis rechts 6 Monate postoperativ. Bei dieser Patientin besteht der Verdacht einer entzündlichen Darmerkrankung, den wir bislang nicht beweisen konnten. Ein Kabelinfekt entstand bisher nicht. Die Neurostimulatoren arbeiten bis derzeit problemlos.

Kontinenz (Tabelle 4)
Es bestand bei allen Patienten vor der Gracilistransposition eine komplette Inkontinenz mit einem Inkontinenzscore von 20. Praeoperativ bestanden ein durchschnittlicher Ruhedruck von 22 cm Wassersäule und ein Kontraktionsdruck von 41 cm Wassersäule. Diese Druckwerte liegen sowohl beim Ruhe-, als auch beim Kontraktionsdruck um zwei Drittel unterhalb der Norm (Normalwerte >60 cm H_2O, Kontraktionsdruck >120 cm H_2O) (Tabelle 5). Nach alleiniger Gracilistransposition ohne Stimulation stieg der Ruhedruck auf durchschnittlich 51 cm H_2O an (um 231%). Ein Klysma wird von den Patienten ohne Stimulation nicht gehalten. Der weitere Anstieg der Druckwerte hängt direkt von der Stromspannung ab, d.h. der Stimulation des Muskels. Die entsprechenden Veränderungen gehen aus Tabelle 4 hervor. Bei einer Stimulation von 4 Volt steigen die Tonometriewerte durchschnittlich auf das Doppelte ihres Ausgangswertes (Ausgangswert: nach Gracilistransposition ohne Stimulation). Unter Neurostimulation des Muskels wird ein Klysma von 4 Patienten problemlos gehalten. Nur ein Patient kann dies trotz Stimulation nicht. Die sechste Patientin ist diesbezüglich noch nicht beurteilbar, da der Stimulator derzeit auf Grund des oben bereits genannten Wundin-

Tabelle 3. Patientendaten

Name	Alter	Ursache	bisherige Therapie	Inkontinenz-status
Z. E.-M.	62	Pfählungsverletzung (Sphinkter, Rektum, Vagina)	4× Rekonstruktion von AK, Rectum, Vagina (Stoma)	komplett
K. M.	65	mediane Episiotomie Altersinvolution?	Biofeed, Schwellstrom, anteriore Levatorplastik mit Externusraffung	komplett
L. M.	61	4× Episiotomie, HOP, Fistelspaltung	Biofeed, Schwellstrom	komplett
R. E.	33	Dammriß IV	Schließmuskelrekonstruktion, Biofeed	komplett
G. A.	61	7× operierte Analfistel	Analfistelrevisionen, Schließmuskelrekonstruktion	komplett
W. S.	38	8× operierte Analfisten	Analfistelrevisionen, 2× Schließmuskelrekonstruktion	komplett

Tabelle 4. Prae- und postoperative Kontinenzleistung im Vergleich

Name	prae OP (Score)	post OP (Score)	Klysma-Test	Stuhlkonsistenz
Z. E.-M.	20	0	nicht gehalten	fest
K. M.	20	0	gehalten	fest
L. M.	20	0	gehalten	weich
R. E.	20	0	gehalten	fest
G. A.	20	0	gehalten	fest
W. S.	20	16[a]	derzeit nicht gehalten	flüssig

[a] Stimulator nicht aktiviert

Tabelle 5. Tonusveränderungen in cm Wassersäule durch Elektrostimulation (0–6 Volt)

Name	Prae OP	Post OP							
	Ruhe	Kontr.	0 V	1 V	2 V	3 V	4 V	5 V	6 V
Z. E.-M.	0–5	15	24	24	31	52	53	55	Schmerz
K. M.	24	54	75	80	96	116	128	137	136
L. M.	25	54	30	33	42	50	52	53	Schmerz
R. E.	16	25	34	41	132	176	185	188	Schmerz
G. A.	22	35	64	70	69	78	131	157	171
W. S.	40	65	80	Stimulator nicht aktiviert					

Tabelle 6. Entleerungsstörungen prae- und postoperativ im Vergleich

Name	Defäkationsscore prae OP	Defäkationsscore post OP	Gefühl von Entleerungsstörungen
Z. E.-M.	Stoma	7	ja
K. M.	0	2	ja
L. M.	0	0	nein
R. E.	0	3	ja
G. A.	0	0	nein
W. S.	0	0	nein

fektes nicht aktiviert ist. Der subjektive postoperative Kontinenzstatus ist bei den erstgenannten 5 Patienten gut mit einem postoperativen Inkontinenzscore von 0. Die sechste Patientin ist inkontinent (postop. Inkontinenzscore 16).

Entleerungstörungen (Tabellen 2 und 6)
Zur Beurteilung auftretender Entleerungsstörungen wurde ein Defäkationsscore verwandt, wie in Tabelle 2 dargestellt. Der Score rangiert von 0–24 und umfaßt die Laxantieneinnahme, das Gefühl des Entleerungsumfangs, die digitale Entleerungshilfe, die Defäkation unter starkem Pressen, die Stuhlgangsfrequenz und die Stuhlgangsdauer. Neben dem subjektiven Empfinden der Patienten erfolgte eine entsprechende Beckenbodendiagnostik zum Ausschluß relevanter Entleerungsstörungen (Latenzzeit, Sensitivitätstest des Rektums, Elektromyographie der Mm. sphincter ani externus und puborectalis, Evakuationstest). Bei keinem Patienten bestanden klinisch und funktionsanalytisch Hinweise auf Entleerungsstörungen. Praeoperativ wiesen 5 Patienten einen Score von 0 aus, eine Patientin hatte ein Stoma. Postoperativ haben 3 Patienten das Gefühl von Entleerungsstörungen bei einem durchschnittlichen Defäkationsscore von 2. Diese Probleme wurden weitestgehend mit leichten Laxantien behoben.

Diskussion

Den meisten Patienten, die unter anorektaler Inkontinenz leiden, kann geholfen werden durch Ernährungsumstellung, stuhlfestigende Medikamente oder durch eine Biofeed-Training. Greifen diese konservativen Maßnahmen nicht, sind lokal-chirurgische Verfahren möglich, wie der Sphinkterrepair [6], die anteriore Levatorplastik [1], die posteriore Raffung nach Parks [5] oder in wenigen Fällen die Kombination dieser Verfahren [1]. Bei schwerem analen Trauma oder multifokalen Läsionen jedoch ist durch diese Maßnahmen eine ausreichende Kontinenz nicht erzielbar. Bei dieser Patientengruppe bestand bisher lediglich die Option auf ein Stoma. Durch die Entwicklung der dynamischen Gracilisplastik besteht nun für diese Patienten die Hoffnung auf eine Verbesserung der Lebensqualität ohne Stoma. Bisher wird die Gracilstransplantation nur in wenigen Zentren durchgeführt. Die Operationstechnik ist bisher nicht vereinheitlicht. Das gesamte operative Prozedere wird von einigen in drei Teilschritten vorgenommen [8, 9]. Zunächst erfolgt die Devaskularisation des Muskels, ohne den Muskel zu verlegen. Der Vorteil soll in einer günstigeren Durchblutungssituation liegen, so daß hierdurch eine Nekrose des Muskels nach Transposition vermieden werden kann. Nach wenigen Wochen wird der so vorbereitete Muskel um den Anus transponiert. Nach Einheilung erfolgt im dritten Schritt die Implantation der Elektroden und des Stimulators. Andere verzichten auf den ersten Schritt der Devaskularisation und führen die Operation zweizeitig durch [2].

Bei den ersten drei Patienten gingen wir ebenfalls drei- bzw. zweizeitig vor. Auf Grund der damit verbundenen Belastung der Patienten haben wir die letzten drei Patienten einzeitig operiert, ohne nachteilige Folgen. Ein Stoma wurde bei keinem Patienten angelegt. Andere Arbeitsgruppen hielten bisher die Anlage eines protektiven Stomas für notwendig [8].

Auch in Bezug auf die Elektrodenimplantationstechnik besteht noch kein einhelliger Konsens. Manche plazieren die Elektroden direkt auf den in den Muskel hineinziehenden Nerven [8, 9]. Diese Autoren beschreiben gehäuft Fibrosierungen des Kabels und des neurovaskulären Bündels, die das funktionelle Ergebnis erheblich beeinträchtigen können. Wir plazieren wie auch Baeten die Elektroden im Muskel in Nervennähe. Bisher haben wir durch dieses Vorgehen noch kein Problem bezüglich einer Fibrose gesehen. Auch andere Kabel- und Stimulatorprobleme sahen wir bisher nicht. Diese Probleme führten bei Wexner zur Enttäuschung bei der Einführung dieses Behandlungsprinzips in seiner Klinik. Wir können uns dieser pessimistischen Haltung keinesfalls anschließen. Bei der Behandlung dieses speziellen, häufig noch jungen Patientengutes ist zu bedenken, daß für diese Patienten nur noch eine Colostomie in Frage kommt. Unseres Erachtens lohnt der hohe technische Aufwand, denn bei entsprechend strenger Patientenauswahl ist der Erfolg beeindruckend.

Aus der Sicht der Patienten stellt sich das Operationsverfahren folgendermaßen dar: Durch die Gracilisposition konnte bei 5 der 6 Patienten ein subjektiv gutes bis sehr gutes Ergebnis erzielt werden. Diese Patienten empfinden sich als voll kontinent. Dieses Ergebnis ist auch klinisch bei 4 dieser 5 Patienten durch Testung mittels eines Klysmas, das gehalten werden soll, nachvollziehbar. Die eine Patientin, die das Klysma nicht halten kann, hat regelhaft feste Stühle, so daß das Defizit, flüssige Stühle nicht halten zu können, in ihrem Alltag nicht relevant wird. Diese Patientin gehört auch zu der Patientengruppe, die tonometrisch nicht so stark ansteigt. Drei der fünf Patienten weisen durch die elektrische Stimulation des Muskels sehr starke Verbesserungen der Tonometriewerte auf.

5 der 6 Patienten sind mit ihrem Ergebnis sehr zufrieden und würden diese Operation erneut bei sich durchführen lassen. Eine Patientin ist unzufrieden auf Grund der bisher nicht erreichten Kontinenz.

Bisher traten bei 2 der 6 Patienten operationsbedürftige Komplikationen auf. Bei einer dieser Patienten ist ein gutes Endresultat dadurch in Frage gestellt. Bei dem anderen Patienten war die Komplikation für das postoperative Ergebnis folgenlos.

Entleerungsstörungen sind in der frühen postoperativen Phase das häufigste und für den Patienten belastendste Problem. Durch entsprechende Beratung und Diätetik bzw. Medikation leichter Laxantien sind diese Probleme bislang zur Zufriedenheit lösbar gewesen.

Literatur

1. Athanasiadis S (1996) Chirurgie der primären Sphinkterinkontinenz. Chirurg 67: 483–490
2. Baeten CG, Geerdes BP, Adang EMM, Heineman E, Konsten J, Engel GL, Kester ADM, Spaans F, Soeters PB (1995) Anal dynamic graciloplasty in the treatment of intractable fecal incontinence. New Engl J Med 332: 1600–1605
3. Cavina E (1996) Outcome of restorative perineal graciloplasty with simultaneous excision of the anus and rectum for cancer: a ten-year experience with 81 patients. Dis Colon Rectum 39: 182–190
4. Konsten J, Baeten CG, Spaans F, Havenith MG, Soeters PB (1993) Follow-up of anal dynamic graciloplasty for fecal continence. World J Surg 17: 404–409
5. Parks AG, Porter NH, Hardcastle J (1966) The syndrome of the descending perineum. Prog R Soc Med 59: 477–482
6. Parks AG, McPartlin JF (1971) Late repair of injuries of the anal sphincter. Proc R Soc Med 64: 1187–1189
7. Pickrell KL, Broadbent TR, Masters FW, Metzger JT (1952) Construction of a rectal sphincter and restoration of continence by transplanting the gracilis muscle. Ann Surg 135: 853–862
8. Wexner SD, Gonzalez-Padron A, Rius J, Teoh T-A, Cheong DM, Nogueras JJ, Billotti VL, Weiss EG, Moon HK (1996) Stimulated gracilis neosphincter operation. Colon Rectum 39: 957–964
9. Williams NS, Patel J, George BD, Hallan RI, Watkins ES (1991) Development of an electrical stimulated neoanal sphincter. Lancet 338: 1166–1169
10. Yoshioka K, Keighley MR (1988) Clinical and manometric assessment of gracilis muscle transplant for fecal incontinence. Dis Colon Rectum 31: 767–769

Behandlung der Analsphinkterinsuffizienz durch sakrale Spinalnervenstimulation mit implantierten Neurostimulatoren

K. E. Matzel[1], U. Stadelmaier[1], M. Hohenfellner[2] und W. Hohenberger[1]

[1] Chirurgische Klinik mit Poliklinik, Universität Erlangen, Krankenhausstraße 12, D-91052 Erlangen;
[2] Urologische Klinik, Universität Mainz, Langenbeckstraße 1, D-55131 Mainz

Treatment of Anal Sphincter Insufficiency with Implantable Sacral Spinal Nerve Stimulators

Summary. The feasibility of permanent electrostimulation of the sacral spinal nerves was studied in patients with fecal incontinence and no detectable morphological lesions and thus not amenable to conventional surgical management. Applying acute percutaneous stimulation with needle electrodes, the most relevant sacral spinal nerve for striated sphincter muscle function was identified (sacral spinal nerve S3 or S4). The therapeutic potential of stimulation was tested by subchronic stimulation with temporary wire electrodes and, if effective, permanent electrodes were implanted in four patients. Long-term sacral spinal nerve stimulation persistently improved anal continence and increased the function of the striated muscular anal sphincter.

Key words: Anus - Fecal incontinence – Neurostimulation – Sacral spinal nerves

Zusammenfassung. Die Anwendbarkeit der sakralen Spinalnervstimulation zur Behandlung der Stuhlinkontinenz wurde bei inkontinenten Patienten mit Analsphinkterinsuffizienz ohne einen klaren morphologischen Defekt untersucht. Mittels akuter perkutaner Stimulation der sakralen Spinalnerven mit Nadelelektroden wurde der im Hinblick auf die Funktion der quergestreiften Beckenbodenmuskulatur funktionell relevantesten Spinalnerv (S3, S4) identifiziert und, um die therapeutische Potenz der Sakralnervstimulation zu prüfen, mit Drahtelektroden temporär stimuliert. Bei vier Patienten wurden Elektroden zur permanenten Stimulation implantiert. Die chronische Stimulation der sakralen Spinalnerven verbesserte die anale Kontinenz und die Funktion der quergestreiften Analsphinktermuskulatur anhaltend.

Schlüsselwörter: Inkontinenz – Neurostimulation – Sakralnerven – Anus

Die vorgestellte Untersuchung diente dazu die therapeutische Anwendbarkeit chronischer Elektrostimulation der sakralen Spinalnerven mittels implantierbarer Neurostimulatoren bei Patienten mit Stuhlinkontinenz infolge von Funktionsdefiziten der quergestreiften Sphinktermuskulatur zu untersuchen. Die Aktivierung funktionell insuffizienter Analsphinkter- und Beckenbodenmuskulatur ohne nachweisbaren morphologischen Defekt mittels Elektrostimulation erscheint sinnvoll, da sie sich existierende anatomische Strukturen zunutze macht. Die vorgestellte Applikation der Elektrostimulation orientiert sich weg von der direkten lokalen Stimulation der quergestreiften Analsphinktermuskulatur, hin zu dessen peripheren Innervation: den sakralen Spinalnerven. Diese anatomische Lokalisation ist diagnostisch und therapeutisch gut zugänglich und funktionell sinnvoll, da sie die letzte gemeinsame Wegstrecke der peripher zweigeteilten somatomotorischen Nervenversorgung der quergestreiften Muskulatur des analen Kontinenzorgans ist [1].

Patienten und Methode

Alle behandelten Patienten litten unter erheblicher Stuhlinkontinenz. Das klinische Bild der Dranginkontinenz dominierte. Die zugrunde liegende Ursache war in allen Fällen ein funktionelles Defizit der quergestreiften Analsphinktermuskulatur. Dies ließ sich klinisch und manometrisch bestätigen.

Das Ausmaß und die Art des Inkontinenzleidens wurde mit standardisierten Fragebögen erfaßt (Prozentsatz der inkontinenten Stuhlentleerungen, Wexner Score). In keinem Fall konnte mittels klinischer Untersuchung, analer Endosonographie, EMG und PNTML ein Defekt der Mukosa, der Sphinktermuskulatur oder der Sphinkterinnervation nachgewiesen werden. Klinische Untersuchungen – die Provozierbarkeit des anocutanen Reflexes, die Fähigkeit des Patienten zur Willkürkontraktion des externen analen Sphinkters und das Vorhandensein perianaler Sensorik – waren hinsichtlich der anatomischen Lokalisation der Läsion, die das Leitsymptom der reduzierten Sphinkterfunktion verursacht, richtungsweisend.

Bei den Patienten kam in modifizierter Weise eine Technik zum Einsatz, die für urologische Anwendung entwickelt wurde: es wurde ein dreigeteiltes Verfahren eingesetzt, bestehend aus einer Akuttestung (perkutane Nervevaluation [PNE]), einer temporären Testung (subchronische PNE) und einer Phase der chronischen Stimulation. Im Akutversuch werden durch perkutane Stimulation mit Nadelelektroden die einzelnen sakralen Spinalnerven S2–S4 stimuliert [2]. Die Positionierung der Stimulationselektrode erfolgt im Akutversuch von dorsal durch die sakralen Foramina. Durch Applikation steigender Stimulationsstärken lassen sich Kontraktionen der quergestreiften Beckenboden- und Analsphinktermuskulatur auslösen. Die visuelle Kontrolle der Kontraktion und die manometrische Registrierung der provozierten Steigerung des Analkanalverschlußdruckes ermöglichen es, das periphere Innervationsmuster, das individuell unterschiedlich sein kann, und den hinsichtlich des Analkanalverschlußdruckes jeweils funktionell relevantesten sakralen Spinalnerv zu identifizieren.

Dieser Nerv wurde anschließend mittels einer temporären Elektrode, die mit einem externen Impulsgeber verbunden ist, mindestens 7 Tage niederfrequent stimuliert. Während dieser Phase wird geprüft, inwieweit die Sakralnervstimulation eine therapeutische Wirkung zeigt. Der Patient dokumentiert während dieser Phase das Stuhlverhalten mit Hilfe des standardisierten Stuhltagebuchs. Gegen Ende der Testsimulation führten wir manometrische Kontrolluntersuchungen durch.

Vorgestellt werden vier Patienten mit Insuffizienz der quergestreiften Sphinktermuskulatur unterschiedlicher Genese bei denen aufgrund der Ergebnisse der temporären Testung die Indikation zur Implantation eines permanenten Schrittmachersystems gestellt wurde und die Nachbeobachtungsdauer 3 Monate übersteigt.

Die Indikation erfolgt, wenn es zum einen während der Phase der temporären Stimulation zu einer deutlichen Besserung des Inkontinenzleidens kommt, und wenn nach Beendigung der Teststimulation die Beschwerden wieder aggravieren.

Implantation von Neurostimulatoren

Bei drei Patienten wurde operativ über die sakralen Foramina unilateral Elektroden, sogenannte quadripolare Elektroden, die für die Schmerzbehandlung entwickelt worden waren, an den funktionell effektivsten sakralen Spinalnerven (zwei Pat.: S3, ein Pat.: S4) [3], bei einem Patienten über eine dorsale sakrale Laminektomie bilateral um die Spinalnerven der Ebene S3 Cuffelektroden implantiert. Die Elektroden wurden mit einem im Bereich des Unterbauches subkutan plazierten Impulsgeber konnektiert. Die Aktivierung des Impulsgebers erfolgte an den Tagen nach der Implantation (Frequenz 15 Hz, Impulsbreite 210 μsec, An/Aus-Modus: 5 sec/1 sec, Stromstärke nach der Wahrnehmung von Muskelkontraktionen des Anus und des Beckenbodens). Wiederholte Anpassungen der Stimulationsparameter waren während der ersten 4–6 Wochen notwendig. Die kontinuierliche Niederfrequenzstimulation wird durch externe Magnetauflage nur zur Defäkation und Miktion unterbrochen.

Die Miktion war bei allen Patienten unbeeinflusst. Die Nachbeobachtungszeit Follow-up bei den Patienten mit Formamenelektroden beträgt mittlerweile 45 Monate, bei dem Patienten mit den Cuffelektroden 8 Monate.

Ergebnisse

Drei Patienten erlangten vollständige Kontinenz, bei einem Patienten verbesserte sich die Inkontinenz zu gelegentlichem Stuhlschmieren. Die Verbesserung der Kontinenzleistung spiegelt sich sowohl bei der Betrachtung des prozentualen Anteils der unkontrollierbaren Stuhlabgänge, als auch des Inkontinenzscores wieder.

Nach Beendigung der perkutanen Teststimulation war die erzielte Verbesserung der Inkontinenz reversibel. Die mit der Teststimulataion erzielten funktionellen Ergebnisse konntem mit chronischer Stimulation reproduziert und übertroffen werden. Für die Dauer der Stimulation konnte der erzielte Effekt aufrecht erhalten werden [4].

Unter temporärer und chronischer Sakralnervstimulation stellte sich bei allen Patienten eine anhaltende Steigerung der Leistung der quergestreiften Sphinktermuskulatur ein, die ihren Ausdruck in einem Anstieg des maximalen und mittleren Willkürdruckes fand: Maximaler und mittlerer Willkürdruck vor und unter Stimulation [Durchschnittswerte, Willkürdruck entspricht der Drucksteigerung über maximalem Ruhedruck]: Pat. 1: 56 auf 159, 42 auf 94; Pat. 2: 76 auf 135, 44 auf 90; Pat. 3: 71 auf 91, 44 auf 79; Pat. 4: 29 auf 52, 22 auf 46 mmHg.

Schlußfolgerung

Durch chronische Niederfrequenzstimulation der sakralen Spinalnerven mit implantierbaren Neurostimulatoren ist es bei einer spezifischen Gruppe inkontinenter Patienten möglich, funktionelle Muskelreserven zu aktivieren und so die Sphinkterinsuffizienz erfolgreich zu behandeln. Bislang beschränkte sich die Anwendung dieser Technik auf die Gruppe derjenigen Patienten, die klinisch und manometrisch ein Leistungsdefizit der quergestreiften Sphinktermuskulatur zeigten.

Die Technik der akuten Sakralnervstimulation ermöglicht es erstmals die individuell unterschiedliche, periphere somatomotorische Innervation des analen Sphinkters zu klären.

In therapeutischer Hinsicht ist die Sakralnervstimulation eine Ergänzung zu lokal rekonstruierenden Techniken, die bei limitierten morphologischen Läsionen mit intakter Innervation indiziert sind und zu aufwendigen Supplementierungen bei ausgedehnten muskulären und neurologischen Substanzdefekten, wie z. B. der dynamischen Gracilisplastik.

Die klinische Beobachtung der Patienten macht deutlich, daß die erzielte therapeutische Wirkung der Sakralnervstimulation nicht nur auf einer Stimulation somatomotorischer Nervenfasern beruht, sondern daß auf einer Änderung der Perzeption der Beckenbodenmuskulatur durch den Patienten, was Verhaltensänderungen nach sich zieht. Potentiell wird zudem durch Aktivierung von Reflexbögen eine Beeinflußung der vegetativen Innervation des Rektums und der Interaktion von Enddarm-Sphinkter erzielt.

Literatur

1. Matzel KE, Schmidt RA, Tanagho EA (1990) Neuroanatomy of the Striated Muscular Anal Continence Mechanism: Implications for the Use of Neurostimulation. Dis Col Rect 33: 666–673

2. Matzel KE, Stadelmaier U, Gall FP (1995) Direkte Elektrostimulation der sakralen Spinalnerven im Rahmen der anorektalen Funktionsdiagnostik. Langenbecks Arch Chir 380: 184–188
3. Hohenfellner M, Matzel KE, Schulz-Lampel B, Dahms S, Schmidt RA, Tanagho EA, Thüroff JW (1997) Sacral neuromodulation for treatment of micturition disorders and fecal incontinence in: Hohenfellner R, Fichtner J, Novick A: Innovation in Urology, 129–138, ISIS Medical Media, Oxford
4. Matzel KE, Stadelmaier U, Hohenfellner M, Gall FP (1995) Electrical Stimulation of Sacral Spinal Nerves for Treatment of Faecal Incontinence. Lancet 246: 1124–1127

Thoraxchirurgie

Behandlungsstrategie beim Pleuramesotheliom

J. Schirren, Th. Muley, P. Schneider, C. Trainer, H. Bülzebruck, H. Dienemann und I. Vogt-Moykopf

Chirurgische Abteilung, Thoraxklinik, Amalienstraße 5, D-69126 Heidelberg

Strategies in the Treatment of Pleural Mesothelioma

Summary. The developement of diffuse malignant pleural mesothelioma is associated with exposure to asbestos. The surgical treatment comprises a radical pleuropneumonectomy with resection of the pericardium and diaphragm (P3D) or palliative pleurectomy/decortication of the tumor. The prognosis in general is poor. P3D is most effective in patients with epithelial mesothelioma at an early stage. Complete resection has the best prognosis. Palliative tumor decortication is restricted to symptomatic patients with acceptable performance status. The prognosis of patients after radical resection is not significantly different from patients with pleurectomy/decortication. Preliminary results of multimodal therapy concepts, including additional chemo- and/or radiotherapy, suggest an improvement in survival. Nevertheless, so far treatment has been focused on the palliation of clinical symptoms like pain and dyspnee.

Key words: Pleural mesothelioma – Pleuropneumonectomy – Resection of pericardium and diaphragm (P3D) – Palliative tumor decortication – Adjuvant therapy

Zusammenfassung. Als chirurgische Behandlungsoptionen des diffusen malignen Pleuramesothelioms kommen die Pleuropneumonektomie mit Perikard- und Diaphragmaresektion (P3D) und die palliative Tumorpleurektomie/Dekortikation zum Einsatz. Die Prognose ist allgemein ungünstig. Für die potentiell kurative P3D ist das epitheliale Pleuramesotheliom bei niedriger Tumorformel geeignet. Die R0-Resektion hat die beste Prognose. Zur palliativen Tumordekortikation werden nur symptomatische Patienten bei gegebener Operabilität vorgesehen. Die P3D weist keine signifikanten Überlebensvorteile gegenüber der palliativen Tumordekortikation auf. Multimodale Therapie mit zusätzlicher Chemo/Radiotherapie zeigen erste Trends, die zu einer Verbesserung im Überleben führen könnten. Die Linderung der klinischen Symptome wie Schmerzen und Dyspnoe steht zur Zeit im Vordergrund der Behandlung.

Schlüsselwörter: Pleuramesotheliom – Pleuropneumonektomie mit Perikard- und Zwerchfellresektion (P3D) – Palliative Tumordekortikation – Adjuvante Therapieverfahren

Das diffuse maligne Pleuramesotheliom ist eine anerkannte beruflich bedingte Krebserkrankung. Es besteht ein ätiologischer Zusammenhang zwischen Asbestexposition und Pleuramesotheliom. Bei einer ca. 30 Jahre langen Latenzzeit zwischen Exposition und Krankheitsmanifestation, wird man heutzutage im klinischen Alltag immer häufiger mit dieser Tumorerkrankung konfrontiert, die auf eine weit verbreitete Asbestexposition in den 50er und 60er Jahren zurückgeführt werden kann. Bei eingeschränkter Wirksamkeit alternativer Behandlungsverfahren (z. B. Radio/Chemotherapie) kommt der chirurgischen Therapie eine besondere Bedeutung zu.

Das ausgedehnte Tumorwachstum, die klinischen Symptome (rezidivierende Ergüsse und Schmerzen), die späte Fernmetastasierung und das schlechte Ansprechen auf Chemo- und Radiotherapie stellen eine besondere Herausforderung an den Chirurgen. Die zur Verfügung stehenden operativen Verfahren unterscheiden sich erheblich in Hinsicht auf Invasivität und perioperatives Risiko. Die vorliegende Arbeit hat das Ziel, die klinischen Merkmale des Pleuramesothelioms, seine pathologischen Charakteristika sowie den aktuellen Stand therapeutischer Möglichkeiten darzustellen.

Morphologie, Beschwerdebild und klinische Befunde

Beim malignen Pleuramesotheliom handelt es sich um eine schwartenartige Tumorentwicklung der Pleura mit bis zu mehreren Zentimetern Stärke, die den Brustkorb mantelförmig auskleiden und die Lunge komprimieren kann [1]. Das klinische Bild ist zunächst unspezifisch. Frühstadium können durch das Vorhandensein von Dyspnoe und Pleuraergüssen gekennzeichnet sein. Das schwartenartige Tumorwachstum kann eine Schrumpfung des Brustkorbes mit erheblicher Schmerzensymptomatik zur Folge haben. Sobald der Tumor die Fascia endothoracica durchbricht und die Brustwand und Muskulatur infiltriert, können diese Schmerzen noch zunehmen. Greift der Tumor auf das Mediastinum über oder infiltriert er das Perikard, kommt es häufig zu Ergußbildung mit entsprechender klinischer Symptomatik [2]. Charakteristisch für diese Tumorform ist die relativ geringe Wachstumsgeschwindigkeit. Bei expansivem Tumorwachstum findet man wohl eine mediastinale Lymphknotenmetastasierung, eine hämatogene Disseminationen wird dagegen erst relativ spät beobachtet [1].

Diagnostik

Die Mehrzahl aller Pleuramesotheliome neigt dazu Pleuraergüsse zu entwickeln. Die Ergußpunktion mit entsprechender cytologischer Untersuchung ist der primäre Ansatz zur histologischen Diagnosesicherung. Die Thorakoskopie ermöglicht die Diagnosesicherung bei 80% der Patienten [3]. Die Abgrenzung vorwiegend epitheloid wachsender primärer Mesotheliome zur Pleurakarzinose anderer maligner Lungentumoren, insbesondere vom Typ der Adenokarzinome, ist schwierig [1]. Primärtumoren mit häufig sekundärer Beteiligung von serösen Häuten der Brusthöhle, des Herzbeutels und der Bauchhöhle sind primäre Bronchialkarzinome, Mammakarzinome sowie bösartige Tumoren von Ovarien, Gebärmutter, Magen-Darm-Trakt, Bauchspeicheldrüse und Niere [4]. Durch Thorakoskopie kann makroskopisch keine sichere Abgrenzung zwischen primären malignen diffusen Pleuramesotheliomen und fortgeschrittenen Metastasierungsphasen anderer Primärtumore erzielt werden, die sich durch Ausbildung breiter pleuraler Tumorschwarten auszeichnen. Histochemische und immunhistochemische Zusatzuntersuchungen können bei der differentialdiagnostischen Abgrenzung hilfreich sein. Ein spezifischer Tumormarker für Mesotheliome ist allerdings nicht bekannt [1]. Für den Fall, daß der Tumor den Pleuraspalt obliteriert und eine Thorakoskopie nicht möglich ist, muß eine offene Pleurabiopsie in Betracht gezogen werden. Da beim Pleuramesotheliom ein besonders hohes Risiko für Impfmetastasen besteht, sollte die Biopsiestelle so gelegt werden, daß sie bei einer eventuellen späteren Thorakotomie mitexcidiert werden kann, um das Risiko weiterer Impfmetastasen in die Brustwand gering zu halten. Die Tumorausdehnung wird anhand der Computertomographie des Thorax beurteilt. Für den Chirurgen sind die Aspekte wichtig, ob die Brustwand und das Mediastinum infiltriert sind und ob das Perikard oder Zwerchfell durchbrochen ist. Bei der Beurteilung eines eventuellen Befalls von Zwerchfell und/oder Perikard kann der Ultraschall heute weitere wichtige Hinweise zur Tumorinfiltrationen geben.

Tabelle 1. Stadieneinteilung des Pleuramesothelioms nach UICC 1992 (ICD-0 C38.4)

Klassifizierung, UICC 1992	
T1	Ipsilaterale Pleura
T2	Ipsilaterale Lunge, Fascia endothoracica, Diaphragma, Perikard
T3	Ipsilaterale Brustwandmuskulatur, Rippen, mediastinale Organe oder Gewebe
T4	Direkt Ausdehnung zur kontralateralen Pleura, Lunge, Peritoneum, intra-abdominale Organe, zervikale Gewebe
N1	Ipsilateral peribronchial, ipsilateral hilär
N2	Ipsilateral mediastinal
N3	kontralateral mediastinal, supraclaviculär oder Scalenus-LK

Tabelle 2. Stadieneinteilung der International Mesothelioma Interest Group (verändert nach Rusch 1996)

	Resektion kurativ möglich
T1a	ipsilateraler parietaler Pleurabefall
T1b	ipsilateraler parietaler, geringer visceraler Pleurabefall
T2	ipsilateraler parietaler + visceraler Pleurabefall Befall von Diaphragma, Lunge und Lappenspalt
	Resektion eingeschränkt
T3	ipsilateraler parietaler + visceraler Pleurabefall Befall von Fascia endothoracica, Brustwand, Pericard, Mediastinum
	Resektion ausgeschlossen
T4	ipsilateraler parietaler + visceraler Pleurabefall mit Durchbruch in Brustwand, Diaphragma, Pericard, Mediastinum, Wirbelsäule, kontralateraler Tumorbefall

Stadieneinteilung

Das TNM-System ist die Basis der Stadieneinteilung der UICC von 1992 (Tabelle 1). In den Frühstadien ist das Pleuramesotheliom auf die beiden Pleurablätter beschränkt. Parietale und viscerale Pleura stellen in diesem Stadium sozusagen eine Kapsel dar (T1-Tumor). Im weiteren Verlauf breitet sich der Tumor auf die ipsilaterale Lunge, die endothorakale Fascie, Zwerchfell und Perikard aus (T2). Bei weiterem Vorwachsen in die ipsilaterale Brustwandmuskulatur, die Rippen, mediastinale Organe oder Gewebe, wird das Tumorgeschehen als T3-Tumor beschrieben. Bei T4-Tumoren können die nachfolgenden Strukturen befallen sein: kontralaterale Pleura, kontralaterale Lunge, Peritoneum, intraabdominelle Organe und das Weichteilgewebe des Halses. Der Lymphknotenstatus wird analog dem Bronchialkarzinom vorgenommen. Die Stadieneinteilung der International Mesothelioma Interestgroup [5, 6] orientiert sich an den Möglichkeiten der chirurgischen Resektionsbehandlung (Tabelle 2).

Therapiestrategie

Die Behandlungsmaßnahmen schließen neben dem chirurgischen Vorgehen die Strahlentherapie, die systemische zytostatische Therapie, die intrapleurale Applikation von Zytostatika sowie die Kombination dieser Behandlungsarten ein.

Chirurgie

Operation mit kurativem Ziel im Stadium I/II bei ausreichenden Funktionsreserven. Palliative Chirurgie in jedem Stadium nach interdisziplinärer Absprache.

Strahlentherapie

Vorwiegend palliativ symptomorientiert, adjuvant nach maximaler Tumorreduktion, intraoperative Brachytherapie und externer Radiatio.

Chemotherapie

Adjuvant nach kurativer Radikaloperation bei jungen Patienten, palliativ in allen Tumorstadiem.

Die chirurgische Therapie ist die einzige Behandlungsmaßnahme, die Aussicht auf eine Lebensverlängerung bieten kann. Dies kann bei epithelialem Tumortyp gelingen, wenn das Tumorwachstum noch auf die Pleura beschränkt ist und weder hämatogene noch lymphogene Metastasierung stattgefunden hat. Bedingt durch das flächenförmige Wachstum mit rascher Infiltration in die benachbarten Strukturen trifft dies jedoch nur für einen sehr ausgewählten kleinen Patientenkreis zu. Zwei Operationsstrategien kommen in Betracht.

1. Die radikale Pleuropneumonektomie mit Perikard- und Diaphragma-Resektion (P3D) mit anschließender Defektdeckung von Zwerchfell und Perikard mittels Goretex-Membran.
2. Die palliative Tumorpleurektomie und Dekortikation.

Pleuropneumonektomie mit Perikard- und Diaphragma-Resektion (P3D)

Das Ziel der P3D ist die komplette Entfernung des Tumors. Hierbei muß nicht nur die parietale Pleura, sondern die gesamte Lunge, das Zwerchfell und das Perikard mitentfernt werden. Dies geschieht über eine Doppelthorakotomie im 5./6. und 9./10. Intercostalraum (ICR). Eine breite, ausgedehnte Freilegung ist notwendig, da sich der Tumor nach caudal entlang der Zwerchfellschenkel, manchmal bis zum 2. und 3. Lendenwirbelkörper ausdehnt. Um diesen Tumoranteil sicher entfernen zu können, benötigt man die zusätzliche Thorakotomie im 9./10. ICR. Das gesamte Tumorgeschehen wird en bloc in einer Schicht mit der Fascia endothoracica von der Brustwand gelöst. Im Apexbereich wird beginnen, um die lokale Inoperabilität bereits im oberen Mediastinum ausschließen zu können. In einer Grenzschicht entlang der Vena cava superior unter Hinwegnahme des Nervus phrenicus wird hier das Tumorgeschehen gelöst. Es muß darauf geachtet werden, daß in der Thoraxkuppe die Gefäße und der Plexus brachialis nicht verletzt werden. Nachdem über die basale Thorakotomie das Tumorgeschehen tief im costodiaphragmalen Recessus gelöst ist, wird der Zwerchfellmuskel in diesem Bereich incidiert und mit der tumorösen Pleura en bloc reseziert. Das Peritoneum sollte nicht eröffnet werden, um einer intraperitonealen Tumoraussaat vorzubeugen. Es wird schrittweise das gesamte Zwerchfell reseziert. Die Präparation auf der rechten Seite geht entlang der Vena cava inferior und den einmündenden Lebervenen. Anschließend wird der rechte Hauptbronchus reseziert, nachdem die Pleura mediastinalis vom Oesophagus gelöst ist. Das Perikard wird von dorsal eröffnet und die Resektion der Lungenvenen intraPerikardial vorgenommen. Danach wird der Hauptstamm der Pulmonalarterie intraPerikardial abgesetzt. Nun kann von dorsal her das Perikard der entsprechenden Thoraxhälfte sicher reseziert werden. Mit dieser Präparationstechnik kann es gelingen, den Tumor en bloc zu entfernen. Eine systematische Lymphknotendissektion im Mediastinum ist Bestandteil der Operation. Die Rekonstruktion des Perikards und des Zwerchfells ist von besonderer Bedeutung. Bei der Rekonstruktion des Perikards ist darauf zu achten, daß der Zustrom von Vena cava superior und inferior nicht eingeengt wird. Der Perikard-Patch muß so eingenäht sein, daß eine Herzluxation verhindert werden kann. Es ist weiter darauf zu achten, daß die Herzachse bei der Rekonstruktion des Perikards mit Goretex-Membran nicht verdreht wird. Durch die Rekonstruktion des Zwerchfells mit 1 mm Goretex-Membran wird der Übertritt von abdominellen Organen in den Thorax vermieden.

Dieser ausgedehnte Eingriff ist nur Patienten mit guter Lungenfunktion, gutem Allgemeinzustand ohne wesentliche Begleiterkrankung bei begrenztem Tumorwachstum (T1-2, N0-1, M0 UICC 1992) und epithelialer Tumorhistologie anzuraten. Die Präparationsschichten zwischen Fascia endothoracica und Brustwand, den Mediastinalorganen (Vena cava, Aorta, Oesophagus) Zwerchfell und Peritoneum ist so eng, daß sie den sonst üblichen geforderten Sicherheitsabständen in der onkologischen Chirurgie nicht gerecht werden. Hier ist es auch für den Pathologen praktisch unmöglich, entlang dieser großen Resektionsstrecken in der histologischen Aufarbeitung eindeutig eine R0-Resektion zu bestätigen.

Tumorpleurektomie und Dekortikation

Bei symptomatischen Patienten (Schmerzen, rezidivierende Ergüße, Dyspnoe), die für eine Radikaloperation aber nicht geeignet sind, kann die palliative Tumorpleurektomie/Dekortikation vorgeschlagen werden. Ziel der Operation ist es die vollständige Ausdehnung der Lunge nach Dekortikation des parietalen und visceralen Pleurablattes zu erreichen. Dies ist immer eine R2-Resektion, da die Pleura mediastinalis und das Diaphragma ausgespart bleiben.

Für den Asbestkörpernachweis ist eine diagnostische Keilresektion notwendig. Kleinere, oberflächliche Parenchymfisteln verschließen sich in der Regel innerhalb der ersten 8 Tage. Um den Verschluß von Parenchymfisteln zu beschleunigen ist eine frühzeitige Extubation des Patienten anzustreben. Dieser Eingriff ist nur Patienten in einem ausreichenden Allgemeinzustand zuzumuten.

Ergebnisse im eigenen Krankengut

In der Thoraxklinik Heidelberg-Rohrbach wurden von 1984–1995 insgesamt 232 Patienten mit immunhistologisch gesichertem Pleuramesotheliom behandelt. Dieses Kollektiv wurde retrospektiv analysiert. Es handelt sich um 205 Männer und 27 Frauen mit einem medianen Alter von 58 Jahren. Histologisch herrschte der epitheliale Typ mit 146 Fällen (63%) vor, ge-

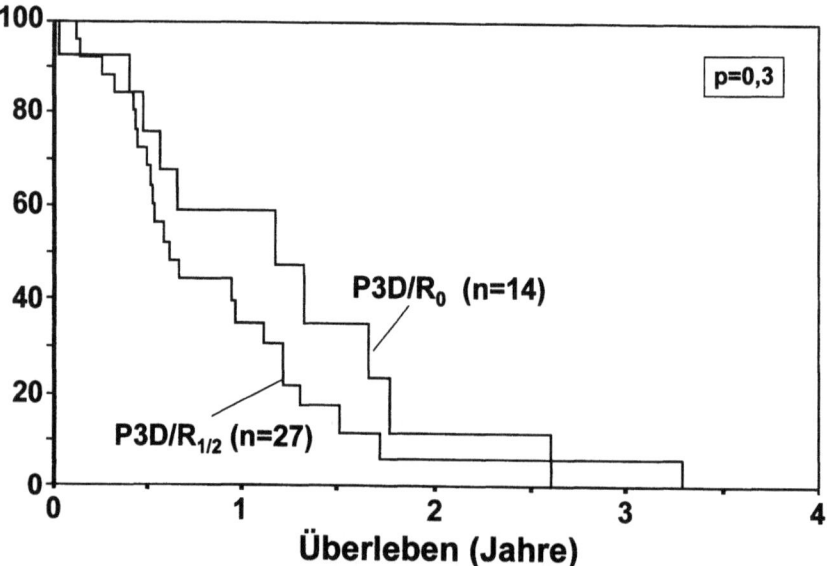

Abb. 1. Überlebenswahrscheinlichkeit bei Patienten mit P3D (n=41) in Abhängigkeit von der Radikalität des Eingriffs

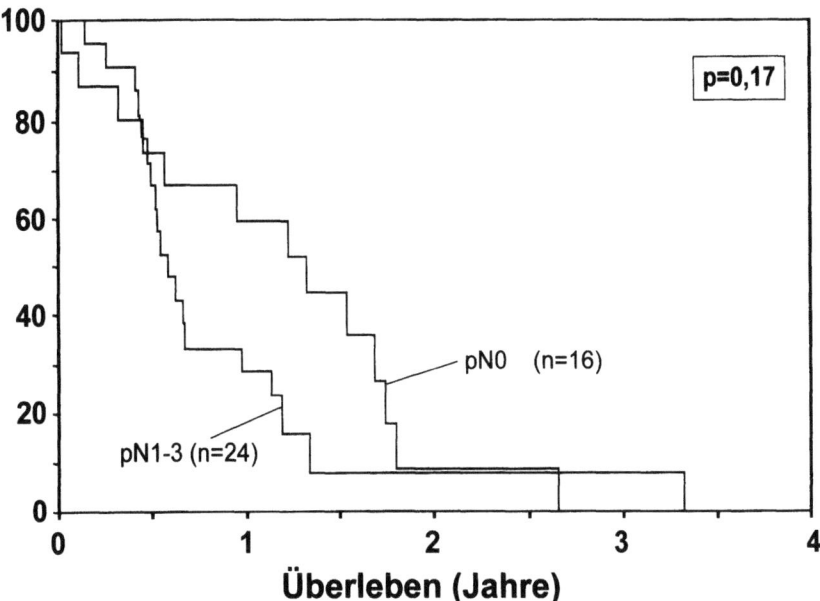

Abb. 2. Überlebenswahrscheinlichkeit bei Patienten mit P3D (n=41) in Abhängigkeit vom Lymphknotenstatus (N0=kein Befall, N1–3=Befall lokaler und/oder mediastinaler Lymphknotenstationen, ein Patient mit Nx)

folgt vom biphasischen (n=43; 18%) und sarkomatösen (n=16; 7%). Bei 27 Mesotheliomen (12%) war eine Klassifizierung nicht möglich. Fast alle Patienten wiesen einen erhöhten Asbestfasergehalt im Lungengewebe auf. 129 Patienten (55%) wurden pleurektomiert und dekortiziert, in 41 Fällen (18%) wurde eine P3D durchgeführt, 32 Patienten (14%) erhielten lediglich eine Thoraxsaugdrainageneinlage mit chemischer Pleurodese. 30 Patienten (13%) konnten nur symptomatisch behandelt werden. Die 30-Tage-Letalität lag bei Pleurektomie/Dekortikation bei 6,2%, nach P3D 2,4% und bei Drainageneinlage mit chemischer Pleurodese bei 18,8%. Das Überleben nach pT (UICC 1992) betrug für pT1 (n=20), im Median 427 Tage, für pT2 (n=70) 260 Tage, für pT3 (n=71) 231 und für pT4 (n=9) bei 115 Tage. Für diese Berechung wurden nur Patienten mit palliativer Pleurektomie/Dekortikation oder P3D (insgesamt n=170) berücksichtigt. Das Überleben der palliativ dekortiziert und pleurektomierten Patienten (n=129) betrug im Median 271 Tage und hatte eine 3-Jahres-Überlebensrate von 10%. Das Überleben nach P3D (n=41) betrug im Median 241 Tage und konnte eine 2-Jahres-Überlebensrate von 7,8% erzielen. In dieser Behandlungsgruppe konnten weitere Untergruppen analysiert werden. Bei radikaler P3D (R0) konnten ein medianes Überleben von 427 Tagen erzielt werden. Im Trend findet man einen Überlebensvorteil für Patienten mit begrenzter Tumorausdehnung (pT1/2; n=26) sowie bei Patienten ohne Lymphknotenmetastasierung (N0; n=16) (Abb. 1, 2). Insgesamt erwies sich die Tumorhistologie als einzigster signifikanter Prognosefaktor. Der epitheliale Tumortyp hatte die beste Prognose, gefolgt vom Mischtyp und dem sarkomatösen Typ. Hierbei betragen die medianen Überlebenstage 284, 186 und 123 Tage (Abb. 3).

Diskussion

Die bildgebende Diagnostik zur Beurteilung der Tumorausdehnung weist Unsicherheiten auf. Sie weist dieselben Probleme auf wie sie bei der Beurteilung der T3/T4 Tumoren des Bronchialkarzinoms bekannt sind [7]. Besondere Bedeutung hat daher das intraoperative Staging.

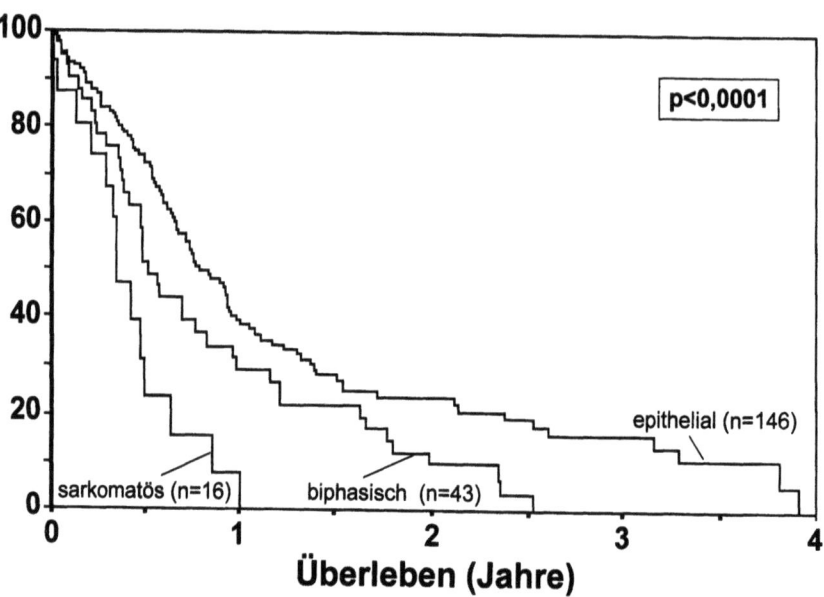

Abb. 3. Überlebenswahrscheinlichkeit bei Patienten mit Pleuramesotheliom in Abhängigkeit von der Tumorhistologie (Gesamtkollektiv, n = 232)

Als operative Verfahren kommen die extrapleurale Pleuropneumonektomie mit Perikard- und Zwerchfellresektion, die potentiell kurativen Anspruch hat sowie die palliative Tumorpleurektomie und Dekortikation mit palliativem Ansatz in Frage. Die gewählte Form des operativen Vorgehens richtet sich nach der Ausdehnung des Tumors, dem Allgemeinzustand und der klinischen Symptomatik. Die erweiterte Pleuropneumonektomie mit Perikard- und Zwerchfellresektion war anfänglich mit einer hohen Letalität verbunden [8]. In der weiteren Folgezeit konnte aber die perioperative Sterblichkeit auf 5–6% gesenkt werden [9, 10]. Sie beträgt in unserem Kollektiv zur Zeit 2,4%. Diese Verbesserung ist auf den Ausbau der Intensivmedizin sowie auf die Auswahl der Patienten zurückzuführen. Die P3D birgt ein höheres Risiko als die erweiterte Pleuropneumonektomie. Deshalb ist die P3D nur für Patienten mit ausreichenden Funktionsreserven von Herz und Lung geeignet. Die mittlerweile geringe Letalität der P3D hat dazu geführt, daß dieser Eingriff einen festen Stellenwert in der Behandlung des Pleuramesothelioms hat. Allerdings sollte dieser Maximaleingriff Zentren vorbehalten sein, die über eine hinreichende Erfahrung verfügen.

Enttäuschend sind allerdings die publizierten 2-Jahres Überlebensraten von 10–30% mit einer medianen Überlebenszeit von 10–14 Monaten [6, 8, 9, 10].

Das Spätschicksal dieser Patienten wird in der Regel durch lokales Tumorrezidiv und weniger durch hämatogene Fernmetastasierung beeinflußt. Die hohe lokale Tumorrezidivrate liegen im Tumorwachstum und der Tumorbiologie begründet. Diese Faktoren bedingen die geringen Sicherheitsabstände zwischen Fascia endothoracic und Brustwand, mediastinaler Pleura und den darunter enthaltenen mediastinalen Organen (Vena cava, Aorta, Oesophagus, Mediastinalgewebe). Diese geringen Sicherheitsabstände sind mit den sonst üblichen Abständen in der onkologischen Chirurgie nicht vergleichbar.

Aus diesem Grund kann weder der Chirurg intraoperativ noch der Pathologe am Resektionspräparat eindeutig eine R0-Resektion bestätigen. Deshalb wurde von Rusch und Venkatraman (1996) [6] eine an der Operabilität festgemachte Klassifizierung für das Pleuramesotheliom vorgeschlagen.

In einem Kollektiv von 131 Patienten fanden sie für das Tumorstadium I deutliche Überlebensvorteile. Kritisch muß aber angemerkt werden, daß ein ipsilateraler und nur parietaler

Pleurabefall mit geringem visceralen Tumorbefall im klinischen Alltag die Ausnahme darstellt.

Allerdings schneiden in diesem Kollektiv hinsichtlich der Überlebensrate die Patienten mit Tumordekortikation besser ab als diejenigen Patienten mit P3D-Behandlung.

Sugarbaker und Mitarbeiter haben in einer Multicenterstudie mit 120 Patienten mit P3D 5-Jahres-Überlebensquoten von 22% erzielt. Die Patienten wurden postoperativ einer zusätzlichen Chemo/Radiotherapie zugeführt [14]. Dieses Ergebnis läßt hoffen, daß mit multimodalem Therapieansatz eine Verbesserung des Überlebens erzielt werden kann. Allerdings sind jedoch nicht alle Patienten nach einem solchen ausgedehnten Eingriff für eine zusätzliche adjuvante Chemo/Radiotherapie geeignet. Ferner ist die Bestrahlung eines kompletten Hemithorax mit einer erheblichen Strahlentoxizität belastet [11].

Die weniger invasive Tumorpleurektomie und Dekortikation hat das Ziel, eine möglichst komplette Entfernung der Tumorschwarte zu erzielen. Hiermit wird eine Tumordekompression und eine Minderung der Ergußbildung, nachdem die Lunge sich ausgedehnt hat, erzielt. Die palliative Tumordekortikation sollte bei gegebener Operabilität dem Patienten angeboten werden, der durch das Tumorleiden – sei es Schmerzen oder Ergußbildung – belastet ist. Im eigenen Patientengut beträgt das Überleben der dekortizierten Patienten im Median 271 Tage mit einer 3-Jahres-Überlebensquote von 10%. Dieser Befund spiegelt sich auch in den Ergebnissen anderer Untersucher wider [6].

Mit der palliativen Tumordekortikation wird die klinische Symptomatik des Patienten schnell gebessert, jedoch die Überlebensrate nicht wesentlich beeinflußt. Auch hier muß diskutiert werden, inwieweit über eine zusätzliche Chemotherapie ein Gewinn für den Patienten erzielt werden kann. Systemisch appliziertes Cisplatin erwies sich als unwirksam, jedoch sind Tumorremissionen durch intrathorakale Applikationen von Cisplatin dokumentiert [12]. Als aktivste Substanz wird weithin das Doxorubicin angesehen [13].

Die Ergebnisse im eigenen Krankengut sowie die Ergebnisse von Sugarbaker et al. 1996 [14] und Rusch und Venkatrman 1996 [6] weisen als prognostisch günstige Gruppe Radikaloperierte mit einem niedrigen Tumorstadium (T1-T2-Tumoren), ohne (mediastinalen) Lymphknotenbefall bei kompletter Resektion aus. Dennoch ist die Prognose des Pleuramesothelioms auch bei kurativer Resektion schlecht. Die adjuvanten Therapieansätze von Sugarbaker und Mitarbeitern zeigen erste Trends, wie die Prognose verbessert werden kann. Hierzu werden jedoch weitere prospektive Studien benötigt, in denen das Tumorstadium einheitlich klassifiziert, die Resektion nach gleichen Radikalitätsprinzipien durchgeführt und auch das Präparat von einem Referenzpathologen untersucht worden ist.

Literatur

1. Müller KM (1997) Mesotheliome. Pneumologie 51: 335–344
2. Manegold C, Latz D, Schirren J, Schneider P, Schraube P, Drings P, Vogt-Moykopf I, Wannenmacher M (1997) Das diffuse maligne Pleuramesotheliom. Diagnostik, Therapie, Prognose. Onkologie 20: 64–69
3. Boutin C, Rey F (1993) Thorascopy in pleural malignant mesothelioma. A prospective study of 188 consecutive patients. Part 1: Diagnosis. Cancer 72: 389–393
4. Schlittenbauer M (1996) Sekundäre pleuraassoziierte Tumoren – Pathologische Anatomie, Heterogenität und Differentialdiagnose. Inaugural-Dissertation. Ruhr Universität Bochum, Medizinische Fakultät.
5. Rusch VW (1996) A proposed new international TNM staging system for malignant pleural mesothelioma from the International Mesothelioma Interest Group. Lung Cancer 14: 1–12
6. Rusch VW, Venkatraman E (1996) The importance of surgical staging in the treatment of malignant pleural mesothelioma. J Thorac Cardiovasc Surg 111: 815–826
7. Bülzebruck H, Krysa S, Bauer E, Probst G, Drings P, Vogt-Moykopf I (1991) Validation of the TNM classification (4th edn) for lung cancer. First results of a prospective study of 1086 patients with surgical treatment. Eur J Cardio-Thorac Surg 5: 536–542
8. Butchart EG, Ashcroft T, Barnsley WC, Holden MP (1976) Pleuropneumonectomy in the management of diffuse malignant mesothelioma of the pleura. Experience in 29 patients. Thorax 31: 15–24

9. Vogt-Moykopf I. Etspüler W, Bülzebruck H (1987) Das diffuse maligne Pleuramesotheliom: Diagnostik, Therapie und Prognose. Z Herz Thorax Gefäßchir 1: 67
10. Sugarbaker DJ, Heher EC, Lee TH, et al. (1991) Extrapleural pneumonectomy, chemotherapy, and radiotherapy in the treatment of diffuse malignant pleural mesothelioma. J Thorac Cardiovasc Surg 102: 1–9
11. Hilaris BS, Dattatreyudu N, Kwong E, Kutcher GK, Martini N (1984) Pleurectomy and intraoperative brachytherapy und postoperative radiation in the treatment of malignant pleural mesothelioma. Int J Radiat Oncol Biol Phys 10: 325–331
12. Kirmani S, Cleory SM, Mowry J, Hawell SB (1988) Intracavitary cisplatin for malignant mesothelioma, an update. Proc Asco 7: 273
13. Henß H, Fiebig HH, Schildge J, Arnold H, Hass J (1988) Phase-II study with the combination of cisplatin and doxorubicin in advanced malignant mesothelioma of the pleura. Onkologie II: 118–120
14. Sugarbaker DJ, Gracia JP, Richards WG, et al. (1996) Extrapleural pneumonectomy in the multimodality therapy of malignant pleural mesothelioma. Results in 120 consecutive patients. Ann Surg 224: 288–294, discussion 294–296

Plastische Rekonstruktion der bestrahlten Thoraxwand

P. M. Vogt, K. Busch, F. W. Peter, Ch. Möcklinghoff, A. Torres und H. U. Steinau

Universitätsklinik für Plastische Chirurgie und Schwerbrandverletzte, BG-Kliniken Bergmannsheil, Ruhr-Universität Bochum, Bürkle-de la Camp Platz 1, D-44789 Bochum

Plastic Reconstructive Surgery of the Irradiated Chest Wall

Summary. Chest-wall reconstruction following irradiation requires a surgical approach that addresses the specific healing disorders associated with irradiation: (1) biopsy of any open wound to rule out recurrence or persistence of tumor; (2) aggressive debridement of all necrotic or infected tissue, especially osteonecrosis of the chest wall; (3) reconstruction with well-vascularized muscle or musculocutaneous flaps. Coverage with muscle flaps provides a very reliable and effective single-stage reconstruction. Most types of flaps employed involve the latissimus, rectus abdominis and pectoralis muscle or musculocutaneous flaps. Rarely, stabilization of the thoracic wall is required, mostly facilitated by nonresorbable mesh. Respecting these principles, the irradiated chest wall can be reconstructed safely and with low morbidity. Plastic reconstructive techniques may also be employed safely to reconstruct the breast simultaneously in irradiated tissue by use of latissimus or rectus abdominis flaps.

Key words: Chest wall – Radiation necrosis – Reconstruction

Zusammenfassung. Strahlenfolgen am Thorax umfassen oftmals Bezirke tiefreichender Gewebsschäden, die an die plastisch-rekonstruktive Chirurgie erhebliche Anforderungen stellen. Eine chirurgische Therapie beinhaltet ein radikales Debridement, möglichst bis in gesundes unbestrahltes Gewebe und anschließend die Defektdeckung mit gut vaskularisierten Lappenplastiken, wobei sich in den letzten Jahren gestielte muskulokutane Lappenplastiken (M. pectoralis major, M. latissimus dorsi, Rektus-abdominis-Myokutan Lappen) durchgesetzt haben. Bei der präoperativen Planung ist sorgfältiges Augenmerk auf das Vorliegen von Lokalrezidiven oder Zweitmalignomen zu legen. Das Debridement muß kompromißlos durchgeführt werden, um rekurrenten Infekten und Fisteln vorzubeugen. Die Wahl des plastischen Deckungsverfahrens hat die Lokalisation sowie Ausdehnung des Defektes insbesondere nach Debridement zu berücksichtigen. Mit diesen Prinzipien lassen sich nicht nur ausgedehnte radiogene Defekte sicher verschließen, sondern in ausgewählten Fällen auch simultane Mammarakonstruktionen durchführen.

Schlüsselwörter: Thoraxwand – Strahlenfolgen – Rekonstruktion – Methoden

Einleitung

Strahlenfolgen am Thorax umfassen oftmals Bezirke tiefreichender Gewebsschäden, die die Patienten erheblich beeinträchtigen und an die plastisch-rekonstruktive Chirurgie erhebliche

Anforderungen stellen [1]. Die oft jahrelang erfolglos konservativ behandelten Wunden sind superinfiziert und weisen ausgedehnte Nekrosen auf, die sich abhängig von der applizierten Strahlenart und Dosis unterschiedlich weit und tief an der Thoraxwand ausdehnen können. Nutzen und Schaden ionisierender Strahlen gehen auf ein allgemein-physikalisches Wirkungsprinzip zurück. Sie sind abhängig von der Strahlensensibilität der Zellen, der absorbierten Dosis, der Fraktionierung, der Strahlenart und patientenspezifischen Faktoren wie z. B. operativer und chemotherapeutischer Vorbehandlung. Gewebesensibilität oder Sauerstoffpartialdruck im bestrahlten Gewebe [2].

Die früheren Erfahrungsberichte etablierter Zentren zeigen, daß eine sichere Sanierung dieser Defekte mit einem radikalen Debridement, möglichst bis in gesundes unbestrahltes Gewebe und anschließend die Defektdeckung mit gut vaskularisierten Lappenplatiken bei geringer Morbidität und Mortalität möglich ist [3].

In der vorliegenden Arbeit werden die Erfahrungen unseres Zentrums während der letzten 7 Jahre mit den aktuell zur Verfügung stehenden plastischen Rekonstruktionsmöglichkeiten vorgestellt.

Patienten und Methoden

Patienten: Von Januar 1991 bis Januar 1998 wurden insgesamt 54 Patienten (Alter 62±12 Jahre, 52 Frauen, 2 Männer) wegen Strahlenfolgen der Thoraxwand operiert.

In 50 Fällen war die Grunderkrankung ein Mammakarzinom, in 2 Fällen lag ein malignes fibröses Histiozytom (MFH) und in 2 Fällen ein Chondrosarkom der Thoraxwand als Grunderkrankung vor.

Die Operation erfolgte zwischen einem und 31 Jahren nach durchgeführter Radiatio (durchschnittlich 15,6±9,6 Jahre) (s. Tabelle 1).

Die primären Indikationen, die zur Sanierung der Strahlenfolge Anlaß gaben, sind in Tabelle 2 wiedergegeben.

Dabei waren bei den insgesamt 54 Patienten das Strahlenulkus und das Radioderm, bzw. Kontrakturen der Axilla die führende Motivation für die Patienten, sich dem Eingriff zu unterziehen. In 5 Fällen bestand ein Tumorrezidiv.

Chirurgisches Vorgehen

1. Radikales Debridement: Der erste Schritt beinhaltet ein radikaler Debridement, möglichst bis in gesundes unbestrahltes Gewebe, wobei sämtliche Knorpel- und Knochenanteile bis zum Auftreten punktförmiger Blutungen subchondral bzw. subperiostal entfernt werden. Aufgrund der besonderen Rigidität des bestrahlten Thorax können komplette Sternektomien und Resektionen von bis zu 6 Rippen [3] durchgeführt werden, ohne daß eine wesentliche Instabilität auftritt. Bei allen 54 Patienten wurden ausgedehnte Weichteilresektionen und bei insgesamt 15 Patienten zusätzliche knöcherne Resektionen bis zur Entfernung von 4 Rippen, Clavikula und Sternumteilresektionen durchgeführt.

2. Plastische Rekonstruktion: Nur bei 3 Patienten war eine Stabilisierung der Thoraxwand durch ein Prolenenetz erforderlich. Zur Defektdeckung wurden bei den 54 Patienten insgesamt 74 Lappenplastiken durchgeführt, wobei in der Mehrzahl der gestielte Latissimus dorsi Myokutanlappen (n=31), der Rektus abdominis-Lappen (n=17) mit transversaler (TRAM) oder vertikaler (VRAM) Hautinsel zur Anwendung kamen. Wegen der Ausdehnung und Komplexizität der Defekte mußten in 20 Fällen kombinierte Lappenplastiken gewählt werden (s. Tabelle 3).

Die Lappenplastiken wurden gestielt, nur in einem Fall ein freier mikrochirurgisch angeschlossener Rektus abdominis Myokutanlappen (TRAM) verwendet. Bei zwei Patientinnen wurde bei strahlen-induziertem Plexusschaden und funktionslosem Arm sowie massiver Plexusneuralgie eine Exartikulation des Armes und Defektdeckung mittel mikrochirurgisch

Tabelle 1. Demographische Daten von n = 54 Patienten mit Strahlenfolgen der Thoraxwand (1991–1998)

Patienten: n = 54, (52w:2m, 62 ± 12 (38–82) Jahre)	
Grunderkrankung	
– Mammakarzinom	n = 50
– MFH	n = 2
– Chondrosarkom	n = 2
Intervall Operation nach Radiatio 15,6 ± 9,6 Jahre (1–31 Jahre)	

Tabelle 2. Indikation zur Operation bei n = 54 Patienten mit Strahlenfolgen der Thoraxwand

Strahlenulkus	n = 32
Radioderm/Kontraktur	n = 22
Osteomyelitis/Radionekrose	n = 9
Plexusneuralgie	n = 6
Kontraktur Axilla	n = 4
Tumorrezidiv	n = 5

Tabelle 3. Methoden der plastischen Defektdeckung radiogener Thoraxwanddefekte

Defektdeckung	N	(davon kombiniert)[c]
– Latissimus dorsi	31	3
– Omentum majus	2	1
– TRAM/VRAM/Anker-TRAM	17	5[b]
– Pectoralis major/Deltopectoral	8	5
– Filet of arm	1	
– Kontralaterale Mamma (mit Pectoralis und Latissimusarkade)	2	
– Rektus femoris/TFL	1	
– Fasziokutane Lappen	9	5
– Spalthaut	3	1
	74	20

[a] n = 20 (33%)
[b] freier TRAM n = 1
[c] Prolenenetz n = 3

Tabelle 4. Postoperativer Verlauf nach plastischer Rekonstruktion radiogener Thoraxwanddefekte

Letalität:	0
Postop. Stationär Aufenthalt:	20,2 ± 9,8 Tage
Komplikationen:	
Lappenrandnekrosen (Revision)	5 (9%)
(konservativ)	4 (7%)
Rezidiv-Fistel oder Ulkus	3 (6%)
Wundrandnekrosen bestrahlter Haut	3 (6%)
Nachblutung	2 (4%)
Heilungsstörung Hebestelle	1 (2%)
Phantomschmerzen	1 (2%)
Reflexdystrophie (Lymphödem)	1 (2%)
Linksherzinsuffizienz	1 (2%)

angeschlossenem Unterarmfilet-Lappen sowie mit einem gestielten fasziokutanen Epaulette-Lappen durchgeführt.

Ergebnisse

Die postoperative Behandlungsdauer erstreckte sich von 5 bis auf 51 Tage (20,2 ± 9,8 Tage). Alle Patienten wurden voll mobilisiert und mit stabilen Wundverhältnissen entlassen. Kein Patient verstarb während des stationären Aufenthaltes.

Bei 20 Patienten traten Komplikationen auf (s. Tabelle 4). In neun Fällen (n = 4 TRAM-Lappen, n = 1 Pektoralis-Lappen, n = 1 Verschiebelappen der kontralateralen Mamma) kam es zu einer Lappenrandnekrose, die bei 5 Patienten eine operative Revision und Sekundärnaht erforderte, in den übrigen Fällen heilten diese unter konservativen Maßnahmen ab. Bei 3 Patienten entwickelten sich ein Rezidiv des Ulkus infolge verbliebener Rippensequester, das mit Debridement und Lappenadvancement saniert werden konnten.

Diskussion

Die durch Radiatio entstehenden spezifischen Gewebsveränderungen im Gewebe umfassen:
1. Die Schädigung von Stammzellen, z.B. in der Epidermis und Haarfollikeln
2. Gefäßschäden wie Lumenverengung, Dilatation des kapillären Strombettes, Endarteriitis mit chronischer Minderdurchblutung der Weichteile und des Knochens, sowie Verminderung der Proliferationsleistung
3. Daraus resultierende Begleiteffekte auf Bindegewebszellen und Parenchymzellen mit konsekutiver Fibrose
4. Zellfunktionsstörungen von Wundfibroblasten und Granulozyten [4]
5. Onkogene Effekte mit Entstehung sekundärer Malignome [5]

Das klinische Bild ist insbesondere am Thorax geprägt durch akute (z.B. Strahlenerythem) und später chronische Strahlenfolgen (Radioderm), wobei sich die chronischen Strahlenfolgen zunehmend mit der modernen Hochvolt- oder Neutronen-Therapie auch in der Tiefe manifestieren [6].

Strahlenfolgen nach Radiatio des Mammakarzinoms stellten die häufigste Indikation dar. Hier ist mit Osteoradionekrosen der Rippen in einer Häufigkeit von ca. 7% zu rechnen [7]. Die gefürchtete maligne Entartung in ein strahleninduziertes Sarkom wird in einer Inzidenz von 0,03 bis 0,8% angegeben [8].

Hinsichtlich der Lebensqualität bedeutet ein radiogenes Ulkus der Thoraxwand für die Patienten ein erhebliches Stigma, Einschränkung der Lebensqualität, aber auch eine vitale Gefährdung.

Damit ergibt sich eine klare Indikation für eine operative Sanierung zum frühestmöglichen Zeitpunkt auch unter palliativen Aspekten. Bei der Planung des operativen Vorgehens sind insbesondere die folgenden Punkte zu klären:
1. Art, Dosis, Eintrittspforte und Feldgröße der applizierten Strahlen
2. Vorhandensein eines Tumorrezidivs oder Zweitmalignoms
3. Lokalisation des geschädigten Areals und Ausdehnung des Defektes vor und nach Debridement
4. Voroperationen im Bestrahlungsgebiet und potentiellen Lappenspendegebieten
5. Belastung der in der Regel schon betagten Patienten durch die geplante Operation

Mit den Maßnahmen eines radikalen Debridements und der anschließenden Defektdeckung läßt sich der Defekt bei niedriger Komplikationsrate zuverlässig decken und den Patienten neben der vitalen Stabilität auch in kurzer Zeit ein größerer Teil der Lebensqualität zurückgeben. In der eigenen Serie konnten die Patienten nach durchschnittlich 20 Tagen nach Hause entlassen werden. Nur bei 5 Patienten mußte wegen einer postoperativen Lappenrandnekrose revidiert werden.

Das klinische Spektrum der Lappenplastiken bietet heute in der Thoraxregion eine Reihe von Muskel- und Muskel-Hautlappen, die aufgrund ihres Rotationsbogens entweder gestielt [9] oder bei fehlenden Spenderarealen der Thoraxregion, bzw. strahlengeschädigten Gefäßstielen auch frei mit mikrochirurgischem Gefäßanschluß transferiert werden können [10]. Im eigenen Vorgehen wurde am häufigsten der Latissimus-Lappen sowie der Rektuslappen, z.T. in Kombination mit anderen Verfahren eingesetzt. In geeigneten Fällen kann damit auch eine unmittelbare (simultane) Rekonstruktion der Mamma mit Eigengewebe erfolgen. Verfahren unter alleiniger Verwendung alloplastischer Implantate, wie sie sonst üblich sind (Expander, subkutane Mammaimplantate) sind wegen des hohen Risikos für Wundheilungsstörungen und Perforationen kontraindiziert.

Nur noch selten ist die Omentumplastik indiziert, die wegen der erforderlichen Laparotomie und anschließenden Spalthautdeckung als primäre Maßnahme hinsichtlich ihrer Patientenbelastung den anderen Verfahren unterlegen ist. Stabilisierende Maßnahmen der knöchernen Thoraxwand sind wegen der Rigidität der bestrahlten Thoraxwand kaum erforderlich, im eigenen Patientengut nur in 3 Fällen. Bei funktionslosem Arm und schwerer Plexusneuralgie kann bei der dann oftmals indizierten Ablatio des Armes unter Verwendung des Oberarmhautmantels oder filettierter mikrochirurgisch angeschlossener Unterarmanteile eine ausreichende Weichteildeckung der Schulterregion erfolgen [11].

Der Vergleich der eigenen mit den publizierten Ergebnissen der letzten 2 Jahrzehnte zeigt [3, 6, 9, 11], daß sich auch ausgedehnte Strahlenfolgen der Thoraxwand erfolgreich verschließen und die oftmals jahrelangen quälenden physischen und psychischen Belastungen für die Patienten beseitigen lassen.

Literatur

1. Robinson DW (1975) Surgical problems in the excision and repair of radiated tissues. Plast Reconstr Surg 55: 41
2. Rubin PG Casarett (1968) Clinical radiation pathology. 38–119
3. Arnold PG, Pairolero PC (1986) Surgical management of the radiated chest wall. Plast Reconstr Surg 77: 605–612
4. Gabka CJ, Benhaim P, Mathes SJ, Scheuenstuhl H, Chan A, Fu KK, Hunt TK (1995) An experimental model to determine the effect of irradiated tissue on neutrophil function. Plast Reconstr Surg 96: 1676–1688
5. Souba WW, McKenna RJJ, Meis J, Benjamin R, Raymond AK, Mountain CF (1986) Radiation-induced sarcomas of the chest wall. Cancer 57: 610–615
6. Granick MS, Larson DL, Solomin MP (1993) Radiation-related wounds of the chest wall. Clin Plast Surg 20: 559–571
7. Montague ED (1968) Experience with altered fractionation in radiation therapy of breast cancer. Radiology 90: 962–966
8. Mark RJ, Poen J, Tran LM, Fu YS, Selch MT, Parker RG (1993) Postirradiation Sarcomas. Cancer 73: 2653–2662
9. Olivari N (1976) The latissimus flap. Br J Plast Surg 29: 126–128
10. Steinau HU, Jaeger K, Soeder H, Encke A, Reuther J, Schnabel K (1974) Mikrochirurgischer Muskellappentransfer zur Deckung ausgedehnter Strahlenulzera. Chirurgie der Strahlenfolgen, Lemperle G und Koslowski L (Eds) 71–79
11. Steinau HU, Germann G, Klein W, Josten C (1992) Der Epaulette-Lappen: Replantation osteomyokutaner Unterarmanteile bei interscapulo-thorakaler Amputation. Chirurg 63: 368–372

Resektion der Trachea und Bifurkation im Neugeborenen- und Kindesalter

P. Schneider[1], H. D. Becker[2], Th. Muley[3], J. Schirren[3] und I. Vogt-Moykopf[3]

[1] Abteilung für Allgemein-, Gefäß- und Thoraxchirurgie, Klinikum Benjamin Franklin, Freie Universität Berlin, D-12200 Berlin
[2] Endoskopie, [3] Thoraxchirurgie, Thoraxklinik Heidelberg-Rohrbach, Amalienstraße 5, D-69126 Heidelberg

Resection of the Trachea and Main Bronchi in Neonates and Children

Summary. From 1973 to 1994, 38 tracheal and/or bifurcation resections were performed in 37 children aged 1 month to 18 years. Twenty-four children had an acquired stenosis, 8 a congenital and 5 a combined stenosis. In 16 children, the stenosis was located in the lower trachea or bifurcation. Other malformations were found in 12 children. The most common intervention was the trachea segment resection in 30 patients; resection of the cricoid cartilage was performed in another 6 cases. The resection was expanded to the bifurcation 5 times, 1 being a left sleeve pneumonectomy. The extent of resection was between 10 and 50 mm. In the 22 children with resections of the upper and middle trachea, 96% werde decannulated with 0% morbidity. In the 15 children with distal resections, decannulation was performed in 87% with 6% morbidity. There were no recurrent stenoses caused by growth disorder. With interdisciplinary cooperation, single-session resection is a safe procedure.

Key words: Trachea – Airway obstruction – Surgery – Child

Zusammenfassung. Von 1973 bis 1994 wurden bei 37 Kindern im Alter von 1 Monat bis 18 Jahre 38 Resektionen der Trachea und/oder der Bifurkation durchgeführt. Bei 24 Kindern lag eine erworbene, bei 8 eine angeborene und bei 5 lag eine kombinierte Stenose vor. Bei 16 Kindern war die Stenose in der unteren Trachea oder in der Bifurkation lokalisiert. Die Tracheasegmentresektion war mit 30 Eingriffen der häufigste Eingriff, in 6 Fällen wurde zusätzlich eine Kehlkopferweiterungsplastik durchgeführt. In 5 Fällen mußte die Resektion auf die Bifurkation erweitert werden. Das Resektionsausmaß betrug zwischen 10 und 50 mm. Von den 22 Kindern mit Resektionen der oberen und mittleren Trachea sind 96% dekanüliert bei 0% Morbidität. Von den 15 Kindern mit distalen Resektionen sind 87% dekanüliert bei einer Morbidität von 6%. Spätstenosen durch Wachstumsstörungen sind nicht aufgetreten. Die einzeitige Resektionsbehandlung ist in der interdisziplinären Kooperation ein sicheres Verfahren.

Schlüsselwörter: Trachea – chirurgische Therapie – Kindesalter

Die Stenosen der zentralen Atemwege stellen eine Lebensbedrohung dar. Besonders bei Kindern und Kleinkindern kann eine minimale Verlegung der Atemwege zu einem lebensbedrohlichen Atemnotzustand führen. Bei langzeitintubierten Kindern ist eine normale Kommunikation mit Gleichaltrigen und Eltern nicht möglich, so daß sie immer unter deutlichen Entwicklungsstörungen leiden.

Die Entwicklung der intensivmedizinischen Behandlung mit Langzeitbeatmung auch bei Kleinkindern und Frühgeborenen, hat zu einer deutlichen Zunahme der Trachealstenosen in den letzten 20 Jahren geführt. Denn als häufigste Ursache werden erworbene Stenosen gesehen, besonders nach Langzeitbeatmung mit und ohne Tracheotomie. Auch Intubationstraumen besonders unter Notfallbedingungen führen zu Stenosen der Trachea meist im subglottischen Bereich. Seltener sind Traumen im Hals-/Thoraxbereich sowie Tumoren als Ursache zu sehen.

Viel seltener sind die angeborenen Stenosen der zentralen Atemwege. Man unterscheidet die subglottische Stenose, die umschriebene Tracheomalazie und die Ring-Malformation. Oft sind die angeborenen Stenosen mit weiteren Mißbildungen vergesellschaftet, i. bes. cardiovaskuläre Mißbildungen. Häufig ist der sog. pulmonary artery sling, d. h. die linke Pulmonalarterie entspringt aus der rechten und verläuft hinter der Trachea. Sie führt zu einer Kompression der distalen Trachea. In 50% der Fälle ist diese Malformation mit einer Mißbildung der Trachea i. S. einer Ring-Malformation kombiniert, der sog. ring-sling complex [2].

Die Behandlung der Tracheastenose im Kindesalter stellt somit eine besonders komplexe Problematik dar:

– der Eingriff erfolgt beim wachsenden Organismus
– oft liegen schwerwiegende Malformationen oder Begleiterkrankungen vor
– die operationstechnischen Schwierigkeiten wegen der kleinen Lumen

Die Behandlung soll in einem möglichst einzeitigen Verfahren die Stenose beheben und die Larynxfunktion erhalten bzw. wiederherstellen.

Patienten und Methoden

Im Zeitraum von 1973 bis 1994 wurden bei 37 Kindern im Alter von 1 Monat bis 18 Jahre 38 Resektionen der Trachea und/oder der Bifurkation durchgeführt. 7 Kinder waren unter einem Jahr alt. Bei 24 Kindern lag eine erworbene Stenose im Rahmen einer Langzeitbeatmung bzw. eines Intubationstraumas oder in einem Fall eine tumorbedingte Stenose vor (adenoidcystisches Karzinom des linken Hauptbronchus). 8 Kinder hatten eine kongenitale Stenose und bei 5 lag eine kombinierte Ätiologie vor. Die Stenose kann in allen Etagen lokalisiert sein, wobei die obere Trachea am häufigsten betroffen ist. Bei 12 Kindern fanden sich weitere Mißbildungen, bzw. relevante Begleiterkrankungen, wobei der cardiovaskulären überwiegen. 14 Kinder waren bereits vorbehandelt im Sinne einer Resektion (n=6), Tracheaplastik (n=5), endoskopische Dilatation (n=4), Laserbehandlung (n=4), konservativen Therapie (n=4). Die Tracheasegmentresektion war mit 30 Eingriffen der häufigste Eingriff, in 6 Fällen wurde zusätzlich eine Kehlkopfplastik nach der von Pearson [13] beschriebenen Methode durchgeführt. 5× mußte die Resektion zusätzlich auf die Bifurkation erweitert werden, davon 1 linksseitige Manschettenpneumonektomie. Lediglich 3 Keilresektionen der Trachea wurden durchgeführt. Das Resektionsausmaß betrug zwischen 10 und 50 mm. Intraoperativ kam es zu einer Blutung aus dem Aortenbogen bei einem 3× voroperierten Kind. Die postoperativen Komplikationen waren in erster Linie Sekretverhalt (n=8), die bronchoskopisch behandelt werden mußten. 2 Kinder mußten temporär reintubiert werden (Glottiskrampf, Larynxödem). Weiter wurden jeweils eine Rekurrensparese, ein Pneumothorax, eine therapiebedürftige Nachblutung, eine Mediastinitis beobachtet. 1 Kind ist während des Krankenhausaufenthaltes an den Folgen einer Lungenembolie verstorben (Kombinationseingriff eines ring-sling complex und Ventrikelseptumdefekt). Lediglich 4 Kinder entwickelten eine behandlungsbedürftige Restenose (1 endoskopische Granulationsabtragung, 1 Reintervention, 1 definitives Tracheostoma mit Montgomery-Röhrchen, 1 Stent). Die Spätergebnisse sind in Tabelle 1 und 2 zusammengefaßt.

Tabelle 1. Ergebnisse der proximalen Trachearesektion

	n	Morbidität	Funktion
Halsband et al. (1997)	8	0%	88% dekanüliert
Monnier et al. (1995)	26	0%	96% dekanüliert
Cotton et al. (1995)	16	0%	92% dekanüliert
HD-Rohrbach	22	0%	96% dekanüliert

Tabelle 2. Ergebnisse der distalen Resektion

	n	Morbidität	Funktion
Cotton et al. (1995)	23	39%	45% dekanüliert
Krandick et al. (1992)	16	50%	37% dekanüliert
Heimansohn (1991)	8	12%	87% dekanüliert
Loeff et al. (1987)	22	69%	?
HD-Rohrbach	15	6%	87% ohne Schienung

Die Langzeitergebnisse konnten bei 34 Kindern durch Befragen der Eltern oder Kinderärzte erhoben werden. Das Datum der letzten Erhebung ist der 31.12.1995. Funktionelle Spätstenosen sind nicht aufgetreten. Ein Kind ist nach 8 Jahren am metastasierenden Tumorleiden verstorben. 1 Kind ist geistig retardiert im Rahmen seiner Grunderkrankung.

Diskussion

Zur Behandlung zentraler Atemwegsstenosen stehen verschiedene Methoden zu Verfügung. Diese reichen von der CPAP-Beatmung mit oder ohne Tracheostoma über die interventionell endoskopischen Verfahren bis hin zu den chirurgischen plastischen und rekonstruktiven Verfahren. Die Beatmung über Tracheostoma bei einer kongenitalen distalen Stenose führt jedoch häufig zu einer zusätzlichen Stenosierung im Tracheostomabereich, so daß eine kombinierte Stenose proximal und distal vorliegt. Diese Situation wurde 5mal in unserer Klinik beobachtet. Das Tracheostoma selbst erschwert jedoch die Mobilisation der Trachea und impliziert oft eine Erweiterung des Resektionsausmaßes auf das Tracheostoma und den Kehlkopfausgang.

Kurzstreckige narbige Strikturen oder Granulationen werden mit dem Ballonkatheter durch das starre Bronchoskopierohr bougiert [1]. Kombinierte entzündliche malazische Stenosen rezidivieren meistens nach endoskopischer Dehnung, so daß sie einer definitiven chirurgischen Sanierung zugeführt werden müssen. Stentapplikationen sind nach eigener Erfahrung bei Kleinkindern sehr problematisch. Die engen Lumina führen häufig zu lebensbedrohlichen Komplikationen bei Sekretverhalt. Auch zwingen Granulationsbildungen zu wiederholten bronchoskopischen Granulationsabtragungen, so daß der Einsatz des Stents bei Kleinkindern nicht zu empfehlen ist [1].

Laserabtragungen beschränken sich ebenfalls auf oberflächliche Strukturveränderungen wie Granulationen, narbige Segel nach Langzeitbehandlung, Papillomatosen oder benigne Tumoren wie Hämangiome. Geringgradige subglottische Stenosen werden auch mit Laser erweitert. Es wird über erfolgreiche endoskopische Laserresektionen kurzstreckiger angeborener Bronchusstenosen berichtet [14]. Stenosen, welche die komplette Trachealwand miteinbeziehen wie Malazien und Ringmalformationen oder externe Kompressionen durch eine Gefäßmißbildung, sind der Laserbehandlung nicht zugänglich [1, 3, 6].

Die chirurgischen Verfahren unterscheiden sich in dekomprimierende Verfahren (Aortopexie) bei der Tracheomalazie, in plastische Verfahren (langstreckige Stenosen) und in resezierende Verfahren.

Bei der Resektion wird das betroffene Segment der Trachea reseziert. Um eine spannungsarme Anastomose zu gewährleisten, muß eine ausgedehnte Mobilisation der Trachea durchgeführt werden. Dabei ist besonders auf die von posterolateral einmündende arterielle Versorgung der Trachea zu achten. Bei ausgedehnten Resektionen, die bis zu zwei Drittel der Tracheallänge betragen kann, muß der rechte und linke Hilus mobilisiert werden und das Pericard umschnitten werden. Durch dieses Verfahren kann der gesamte Hilus en bloc nach kranial angehoben werden und so die Spannung auf der Anastomose verringert werden. Der

Kehlkopf wird bei proximaler Resektion mobilisiert, ohne daß beim Kind das Zungenbein durchtrennt wird.

Die Anastomosierung erfolgt im Sinne einer End/End Anastomose mit Einzelknopfnähten. Nach der Durchtrennung der Trachea wird das Kind mit der Hochfrequenz-Jet-Beatmung oxygeniert. Der Einsatz der Herz-Lungen-Maschine kam nur bei den Kindern zum Einsatz, bei denen eine kombinierte Operation am Herzen oder großen Gefäßen durchgeführt wurde [10].

Die Ergebnisse in der Literatur sind schwer zu interpretieren. Durch das sehr heterogene Patientenkollektiv sind Vergleiche nur bedingt zulässig. Aber man kann zwei deutliche Trends erkennen. Die proximalen Stenosen haben eine gute Prognose mit niedrigem perioperativen Risiko. Halsband [4], Monnier [12] und Cotton [11] berichten jeweils bei einer Mortalität von 0% über sehr gute funktionelle Ergebnisse (86% bis 96% der Kinder sind dekanüliert). Wir können diese guten Ergebnisse bei 96% dekanülierter Kinder ohne Morbidität bestätigen (nur 1 Kind mit definitivem Tracheostoma).

Bei den distalen Tracheastenosen sind die Ergebnisse schlechter. In der Literatur wird die Morbidität von 12 bis 69% angegeben [5, 7, 8, 11]. Zu beachten ist jedoch, daß bei diesen Arbeiten unterschiedliche Behandlungsverfahren zum Einsatz kommen. Erschwerend bei dieser Gruppe kommt dazu, daß es sich oft um Kinder handelt, die weitere schwere Mißbildungen haben oder bereits Voroperationen am Herz oder zentralen Atemwegen hatten. Direkte Vergleiche sind daher nur bedingt möglich. Unsere Erfahrungen bei 15 distalen Resektionen einschließlich 5 Bifurkationsresektionen zeigen, daß wir drei Probleme an Anastomosen hatten, zwei heilten nach Granulationsabtragungen bzw. Reintervention aus, ein Kind ist definitiv nach Doppelresektion bei kombinierter Stenose geschient. Ein Kind aus dieser Gruppe ist verstorben.

Wir konnten keine klinisch relevanten Spätstenosen durch narbige Schrumpfung oder Wachstumsverzögerung im Anastomosenbereich nachweisen. Diese Tatsache bestätigt die experimentellen Untersuchungen von Maeda und Grillo [9].

Zusammenfassung

Die Resektion mit End/End Anastomose in der Therapie zentraler Atemwegsstenosen ist ein etabliertes Verfahren. Dabei sind die Ergebnisse bei der proximalen Resektion sehr gut. Bei der distalen Resektion zeigt sich jedoch im Einklang mit der Literatur eine erhöhte Morbidität und Mortalität. Zur Indikationsstellung ist eine interdisziplinäre Absprache mit den Kinderkardiologen, Herzchirurgen, HNO-Ärzten, Endoskopiker und Intensivmediziner Voraussetzung. Funktionelle Spätstenosen durch den wachsenden Organismus wurden nicht beobachtet.

Literatur

1. Becker HD, Trainer C, van Bodegom P, Zilow E, Tröger J, Vogt-Moykopf I (1994) Bronchoskopische Therapie im Kindesalter. Monatsschr Kinderheilkd 142: 609–615
2. Berdon WE, Baker DH, Wung JT, Chrispin A, Kozlowski K, de Silva M, Bales P, Alford B (1984) Complete cartilage-ring tracheal stenosis associated with anomalous left pulmonary artery: the ring-sling-complex. Radiology 152: 57–64
3. Dumon JF, Meric B, Guillen JC, Soyez F (1989) Endoscopic Nd-YAG laser resection in bronchology. In: Thoracic Surgery: Frontiers and uncommon neoplasms. Eds Martine N and Vogt-Moykopf I. The CV Mosby Company. St. Louis-Baltimore-Toronto, pp 37–42
4. Halsband H, Sigge W (1997) Langstreckige Trachea-Kontinuitätsresektion im Kindesalter. Journal DGPW 14: 32–38
5. Heimansohn DA, Kesler KA, Turrentine MW (1991) Anterior pericardial tracheoplasty for congenital tracheal stenosis. J Thorac Cardiovasc Surg 102: 710–715
6. Johnson DG (1991) Tracheal Stenosis in Pediatric Thoracic Surgery. Eds Fallis JC, Filler RM, Lemoine George. Elsevier – New York-Amsterdam-London-Tokyo, pp 151–162

7. Kandrick G, Mantel K, Schiller C (1992) Severe lower tracheal stenosis in infancy. J. Pediatr Surg 2: 259–264
8. Loeff DS, Filler RM, Vinograd I, Ein SH, Williams WG, Smith CR, Barhoric A (1988) Congenital tracheal stenosis: a review of 22 patients from 1965 to 1987. J Pediatr Surg 23: 744–748
9. Maeda M, Grillo HC (1972) Tracheal growth following anastomosis in puppies. J Thorac Cardiovasc Surg 64 (2): 304–313
10. Männle C, Layer M, Vogt-Moykopf I, Becker HD, Zilow EP, Wiedemann K (1997) Hochfrequenz-Jet-Beatmung während Trachearesektionen bei Kindern und Säuglingen. Anasthesiol-Intensivmed-Notfallmed-Schmerzther 32 (1): 21–26
11. Molter DW, Cotton RT (1995) Management of tracheal stenosis in children. Acta othorhinolaryngol Belg 49 (4): 383–387
12. Monnier P, Savary M, Chapius G (1995) Cricotracheal resection for pediatric subglottic stenosis: update of the Lausanne experience. Acta Otorhinolaryngol Belg 49 (4): 373–382
13. Pearson FG, Cooper JD, Nelems JM, Van Nostrand AWP (1975) Primary tracheal anastomosis after resection of the cricoid cartilage with preservation of recurrent laryngeal nerves. J Thorac Cardiovasc Surg 70 (5): 806–816
14. Waldschmidt J, Schier F (1990) Diagnostik und Therapie bei Fehlbildungen der Lunge: Aktueller Stand. Langenbecks Arch Chir Suppl 827–831

Gefäßchirurgie –
Supraaortische und abdominelle Gefäßrekonstruktionen

Carotischirurgie – Gesichertes und Spekulatives

H.-J. Florek

Klinik für Gefäßchirurgie, Städtisches Klinikum Dresden Friedrichstadt, Friedrichstraße 41, D-01067 Dresden

Carotid Surgery – Definite and Questionable

Summary. The current status of endarterectomy in carotid artery stenosis is evaluated in prospective randomized studies. The results are very good and high quality. Endovascular therapy is in feasibility studies, and the complication rate is too high compared with the gold standard endarterectomy.

Key words: Carotid surgery – Endarterectomy – Endovascular therapy

Zusammenfassung. Der gegenwärtige Status der Endarteriektomie bei der Carotischirurgie ist durch randomisierte Multicenterstudien gesichert und durch sehr gute Ergebnisse in hoher Qualität ausgezeichnet. Die endovasculäre Therapie befindet sich noch im Stadium der Pilotstudien. Bisher vorliegende Ergebnisse sind im Vergleich zur Operation schlechter.

Schlüsselwörter: Carotischirurgie – Endarteriektomie – Endovasculäre Therapie

Nach gerontologischen Studien erleiden in Deutschland jährlich ca. 200 000 Menschen einen Schlaganfall. In über 80% der Fälle handelt es sich um einen ischämischen Insult. Ab dem 45. Lebensjahr verdoppelt sich das Schlaganfallrisiko alle 10 Jahre. 20 bis 40% der Patienten versterben innerhalb eines Monats. 25% aller Schwerbehinderten sind Schlaganfallpatienten.

Diese Zahlen verdeutlichen bereits die große soziale und medizinische Bedeutung der Erkrankung. Rechtzeitige Erkennung der Warnsymptome, optimale Behandlung der Risikofaktoren, besonders des Hypertonus, welcher das Risiko auf das 18fache steigert und schließlich optimale Therapie der Verschlußprozesse an den hirnversorgenden Gefäßen können hier eine Verbesserung bringen. Hierunter verstehe ich die beste medikamentöse Therapie und die invasiv-operative Therapie.

1951 wurde durch Shimizu und Sano zum ersten Mal der Versuch unternommen, die Arteria carotis interna zu desobliterieren. Sie führten den Eingriff von der geopferten Arteria carotis externa aus durch. Es wurde eine „leichte Verbesserung" festgestellt. Bei einem zweiten Patienten wurde die Carotisbifurkation reseziert und durch ein venöses Homoiotransplantat ersetzt, wobei ebenfalls die Arteria carotis externa geopfert wurde. Postoperativ konnte keine Durchgängigkeit des Transplantates festgestellt werden. Die erste erfolgreiche Desobliteration der Carotisgabel gelang am 7. August 1953 De Bakey in Houston. Die erste Publikation über eine erfolgreich verlaufene Rekonstruktionsoperation erfolgte durch Eastcott, Pickering und Rob in London im Jahre 1954. Sie führten die Resektion des Anfangsteiles der stenosierten Arteria carotis interna mit anschließender End-zu-End-Naht in 28° Hypothermie durch.

Neben der Standardisierung der Operationsverfahren war es wichtig, infolge ausufernder Operationszahlen (in den 80iger Jahren wurden in den USA jährlich über 100 000 Carotiden operiert) konkrete Indikationen festzustellen.

Zu diesem Zweck wurden international mehrere große Studien aufgelegt. Die wichtigsten und sichersten Ergebnisse lieferten die NASCET (North American Symptomatic Carotid Endarterektomy Trial)-, ECST (European Carotid Surgery Trial)- und ACAS (Asymptomatic Carotid Artherosklerosis Study Group)-Studie. Risiko und Prognose jeder einzelnen Patientengruppe können ohne ein Klassifikationsschema nicht abgeschätzt werden. Jede Klassifikation hat Nachteile, da sie Zwischengruppen und fließende Übergänge nicht erfaßt. Einer Stadieneinteilung kommt eine besondere Bedeutung zu, weil nur so Dringlichkeit und Risiko der Operation sowie die weitere Prognose der operierten Patienten beurteilt werden können.

Bewährt hat sich das von Vollmar inaugurierte Einteilungsschema in vier klinische Stadien. Bei den Studien war außerdem der Stenosegrad von ausschlaggebender Bedeutung. Die NASCET- und die ECST-Studien befaßten sich mit neurologisch symptomatischen Patienten im Stadium II nach Vollmar.

Zwei Gruppen von Patienten wurden jeweils verglichen.

A. konservativ beste medikamentöse Therapie
B. beste medikamentöse Therapie plus Operation

Als wichtigstes Ergebnis beider Studien läßt sich festhalten, daß die Carotisendarteriektomie bei symptomatischen Patienten mit Stenosen von 70–99% eindeutig und erheblich das Schlaganfallrisiko senkt. In der medikamentös behandelten Gruppe der NASCET-Studie erlitten 26% der Patienten einen Schlaganfall innerhalb 2 Jahre Beobachtungszeit. Wurden transitorisch-ischämische Attacken mit einbezogen, so hatte die Hälfte der Patienten ein neurologisches Ereignis. Bei den medikamentös plus operativ behandelten Patienten erlitten lediglich 9% einen Schlaganfall innerhalb des gleichen Zeitintervalls. Die relative Risikoreduktion beträgt somit 65%. Die ECST bestätigte diese Ergebnisse mit hoher Signifikanz.

1659 Patienten wurden in die ACAS-Studie aufgenommen. Ziel war die Beantwortung der Frage, ob die Carotisdesobliteration trotz gegebenem perioperativen Risiko tödliche und nichttödliche ipsilaterale Schlaganfälle bei asymptomatischen Patienten mit Stenosen über 75% in einem Zeitintervall von 5 Jahren reduziert. Zwei Gruppen wurden verglichen mit jeweils ca. 800 Patienten.

A. best medical treatment
B. best medical treatment plus Operation

Nach einer mittleren Beobachtungszeit von 2,7 Jahren und statistischer Hochrechnung ergibt sich eine Morbiditäts- und Letalitätsrate von 11% bei Gruppe A und 5,1% bei Gruppe B. Die absolute Risikominderung beträgt auch hier 53%.

Zur Zeit läuft die ACST-Studie (Asymptomatic Carotid Surgery Trial). Bisher sind fast 2000 Patienten aus 25 Ländern randomisiert worden. Ergebnisse liegen aber noch nicht vor.

Aus den o. g. Studien sowie weiteren hier nicht genannten Ergebnissen kann als gesichert gelten und deshalb best medical treatment plus Operation empfohlen werden für

1. *symptomatische Stenosen*
   – Stenosegrad 70% oder höher
   – die Arteria-carotis-interna-Stenose muß als Ursache der Symptome hinreichend sicher sein
   – die kombinierte Morbiditäts- und Letalitätsrate der Arbeitsgruppe muß unter 6% liegen

2. *asymptomatische Stenosen*
   – Stenosegrad 75% oder höher

- rasche Progredienz einer hämodynamisch wirksamen Stenose
- ausreichende Lebenserwartung des Patienten
- kombinierte Morbiditäts- und Letalitätsrate der Arbeitsgruppe unter 3%

Nachdem endlich Anfang der 90iger Jahre gesicherte Daten zur Carotischirurgie vorlagen und der Goldstandard festgelegt werden konnte, wurden erste Mitteilungen und Daten über die interventionell endovasculäre Therapie der Carotisstenosen bekannt. Dabei handelt es sich überwiegend um kleine Serien einzelner Arbeitsgruppen, womit lediglich die Machbarkeit in sogenannten Pilotstudien festgestellt wird. Die Durchsicht der Veröffentlichungen offenbart aber vor allem einen sehr inhomogenen Datenpool. Studienprotokolle existieren nicht oder sind so unterschiedlich bei den einzelnen Arbeitsgruppen, daß sie nicht summiert oder verglichen werden können. Obwohl überwiegend optimistische Berichte vorliegen, sind glücklicherweise auch von routinierten Anwendern mahnende Stimmen zu hören. Die Intervention an der Arteria carotis interna ist kein problemloses Manöver mit geringem Risiko (Dietherich, Phoenix).

Die Indikation zur endovasculären Behandlung überhaupt muß die gleiche sein wie für das operative Vorgehen. Zusätzlich sollte nach Kachel die Beschränkung bestehen für

- circuläre und kurzstreckige Stenosen
- ohne schwere Verkalkungen und Ulcerationen und
- ohne vorliegende Gefäßelongationen (Kinking, Coiling)

Als Vorteile des endovasculären Vorgehens werden genannt:

- äußerst geringe Belastung des polymorbiden Patienten
- keine Allgemeinanästhesie bei Patienten mit pulmonalen und kardialen Begleiterkrankungen
- sehr kurze Unterbrechung der Blutzufuhr zum Gehirn
- Wiederholbarkeit bei Restenosen ohne erhöhtes Risiko
- Einsatz bei supraaortalen Mehrgefäßbefall in einer Sitzung
- bei nicht erfolgreicher Dilatation kann die gefäßchirurgische Korrektur erfolgen

Exemplarisch sollen einige Daten betrachtet werden. Bei der alleinigen PTA der Arteria carotis interna werden sehr häufig sogenannte Reststenosen beschrieben. Solche von 0–20% werden als sehr gut eingeschätzt, 20–30% als gut, 30–50% als befriedigend. Das ist aus gefäßchirurgischer Sicht nicht akzeptabel. Bessere Ergebnisse liefert die Einbringung eines Stentes in die Arteria carotis interna. Aber auch dadurch wird das grundsätzliche Problem des Plaques nicht beseitigt. Er wird lediglich wandfixiert und kann damit auch zukünftig Quelle für Embolie und Restenosierung sein. Die Bedeutung der Reststenosen ist noch unklar, denn Langzeitergebnisse liegen bisher noch nicht vor. Der Fakt wird heruntergewertet, da der Verlauf angeblich nicht vom Restbefund sondern der Schwere der Begleiterkrankungen limitiert wird.

Bisherige Ergebnisse sind in Tabelle 1 dargestellt.

Bis auf Mathias sind die Ergebnisse der anderen Autoren wesentlich schlechter als die der Carotisdesobliteration. Um valide Aussagen treffen zu können, ist es dringend erforder-

Tabelle 1. Ergebnisse Arteria-carotis-Stent

	Anzahl Stent	Erfolg %	Letalität %	Morbidität %	Komplikationen lokal und allg. %
Kachel 1997 Sammelstatistik	269	95,1	0	1,1	9,3
Yadav 1997	189		1,8	sympt. 11 asympt. 4	9,3
Diethrich 1996	129		1,8	6,4	12,7
Mathias 1997	428	99	0,2	1,9	3,9

lich, kontrollierte randomisierte Studien nach strengem Protokoll durchzuführen. Zu prüfen ist Operation versus Intervention mit Stentimplantation. Stent gegen best medical treatment ist nach den eindeutigen Ergebnissen von NASCET, ECST und ACAS nicht mehr vertretbar.

Die zur Zeit laufende CAVATAS-Studie (Carotid And Vertebral Artery Transluminal Angioplasty Study) wird in ihren Aussagen beschränkt bleiben, da das Studiendesign zu inhomogen ist. Die CAST-I-Studie (Carotid Artery Stent Trial) ist eine europäische *nichtrandomisierte* Multicenterstudie, welche ebenfalls in Kürze nur bedingt aussagefähige Daten erbringen wird.

Bezüglich der Carotischirurgie besteht die günstige Situation, daß deren Indikation im Vergleich zum Spontanverlauf unter best medical treatment statistisch signifikant abgesichert ist. Somit können Argumente, wie die Vermeidung einer Operation, die Einfachheit und geringe Invasivität allein keine Überzeugung bringen. Nur eine niedrige Rate ischämischer Komplikationen und bessere Ergebnisse könnten den Weg zum endovaskulären Vorgehen ebnen. Diese sind aber nur in randomisierten Studien nachzuweisen.

Sicher ist zur Zeit die Chirurgie der Carotis bei Einhaltung der obengenannten Richtlinien. Sicher ist meines Erachtens auch, daß sich die endovasculäre Therapie der Carotisstenosen etablieren wird. Welches selektierte Patientengut aber davon ein echtes Benefit haben wird, ist noch sehr spekulativ.

Literatur

1. ACAS (1994) Asymptomatic carotid arteriosclerosis study group. Study design for randomized prospective trial of carotid endarterectomy for asymptomatic arteriosclerosis. Stroke 20: 844–849
2. Balzer K (1995) Technik und Ergebnisse der lokalen Desobliteration der A. carotis. In: Husfeld KJ, Roth FJ (Hrsg) Konkurrierende Verfahren in der Gefäßchirurgie. Steinkopff, Darmstadt, S 15–24
3. Diethrich EB, Ndiaye M, Reid DB (1996) Stenting in the carotid artery: initial experience in 110 patients. J Endovasc Surg 3: 42–62
4. Kachel R (1995) Die perkutane transluminale Angioplastie (PTA) der Arteria carotis – ein neues Therapiekonzept? In: Husfeld KJ, Roth FJ (Hrsg) Konkurrierende Verfahren in der Gefäßchirurgie. Steinkopff, Darmstadt, S 25–36
5. Mathias K (1996) Perkutane Rekanalisation der supraaortalen und zerebralen Arterien. In: Günther RW, Thelen M (Hrsg) Interventionelle Radiologie. Thieme, Stuttgart New York, S 112–123
6. Maurer PC (1997) Behandlung schlaganfallgefährdeter Patienten mit Stenosen der A. carotis – ist ein endovaskuläres Vorgehen gerechtfertigt? Gefässchirurgie 2: 175–178
7. Torsello G für die Kommission Qualitätssicherung der Deutschen Gesellschaft für Gefässchirurgie (1997) Projekt Qualitätssicherung Karotischirurgie – Zwischenauswertung nach 7534 Rekonstruktionen. Gefässchirurgie 2: 187–195
8. Vollmar JF (1996) Rekonstruktive Chirurgie der Arterien, 4. Aufl. Thieme, Stuttgart New York, S 322–325
9. Yadav JS, Roubin GS, Iyer S, King P, Jordan WD, Fisher WS (1997) Elective stenting of the extracranial carotid arteries circulation. 95: 376–381

Indikationen zur dringlichen Carotisrekonstruktion

H.-H. Eckstein, H. Schumacher, J. Korgitta, G. Weiss und J.-R. Allenberg

Chirurgische Universitätsklinik Heidelberg. Im Neuenheimer Feld 110, D-69120 Heidelberg

Indications for Urgent Carotid Surgery

Summary. Diagnostic methods and indications for carotid surgery must be coordinated with the individual carotid-related stroke risk. The indication for urgent carotid reconstruction within a few days after the initial event should always be evaluated when a clinical and/or morphological unstable and therefore risky carotid lesion is present and the 30-day stroke risk without surgery is >5%. Patients with high-grade symptomatic carotid stenoses fulfill these criteria as do patients with recurrent carotid-related TIA, patients with hemipheric TIA, patients with symptomatic carotid stenosis and contralateral carotid occlusion and patients after a non-disabling carotid-related stroke. The clinical significance of sonographic carotid plaque criteria and intracranial emboli detected by TCD must be further evaluated in prospective studies.

Key words: Urgent carotid endarterectomy – Stroke – Natural history

Zusammenfassung. Diagnostik und Indikation zur Carotis-TEA müssen auf das individuelle carotis-bedingte Apoplex-Risiko abgestimmt werden. Die Indikation zur dringlichen Carotisrekonstruktion innerhalb weniger Tage sollte immer dann gestellt werden, wenn von einer klinisch und/oder morphologisch instabilen und damit apoplex-gefährdeten Carotisläsion ausgegangen wird und das 30-Tage-Apoplex-Risiko in der „natural history" >5% liegt. Dies betrifft Patienten mit höchstgradigen symptomatischen Carotisstenosen, Patienten mit rezidivierenden TIAs, Halbseiten-Symptomatik und/oder kontralateralem Carotisverschluß und Patienten nach einem nicht-invalidisierenden Apoplex. Ob sonographisch echoleere und/oder inhomogene Carotisläsionen mit einem erhöhten Apoplex-Risiko assoziiert sind, ist nicht bewiesen.

Schlüsselwörter: Dringliche Carotis-TEA – Apoplex – Natural history

Hintergrund

Die Überlegenheit der Carotisdesobliteration hochgradiger extracranieller Carotisstenosen in der Prophylaxe des carotisbedingten ischämischen Schlaganfall gegenüber der alleinigen Therapie mit Thrombozytenaggregationshemmern ist in prospektiv-randomisierten Multi-Center-Studien (NASCET, ECST, ACAS) nachgewiesen worden. Das Apoplex-Risiko im natürlichen Verlauf („natural history") wird durch verschiedene klinische und morphologische Kriterien (z. B. vorausgegangene klinische Symptomatik, Stenosegrad der extracraniellen Carotisstenose, kontralateraler Carotisverschluß, Pseudoocclusion u. a.) beeinflußt. Basierend auf Ergebnissen der o. g. Multi-Center-Studien lassen sich Patientensubkollektive abgrenzen, die einem 30-Tages-Apoplex-Risiko ohne OP von ≥5% ausgesetzt sind und deshalb einer dringlichen Carotis-TEA innerhalb weniger Tage nach Diagnosestellung zugeführt werden sollten.

1. Rezidivierende zerebrale Ischämie

Aus prospektiven Studien ist bekannt, daß das Apoplex-Risiko nach transitorisch-ischämischen Attacken (TIA) durch *Anzahl und Zeitpunkt der TIAs* beeinflußt wird. In einer italienischen Multi-Center-Studie betrug das Risiko eines erneuten cerebrovaskulären Ereignisses (TIA, Apoplex) nach einer TIA knapp 10% innerhalb von 3 Monaten, bei anamnestisch multiplen TIAs hingegen sogar knapp 20% innerhalb von 3 Monaten [1]. Evans et al. fanden in einer Längsschnitt-Untersuchung der Mayo-Klinik an 330 TIA-Patienten, daß eine Vorgeschichte von ≥5 TIAs mit einem Apoplex-Risiko von 20% innerhalb von 14 Tagen nach Diagnosestellung assoziiert ist [2]. Neben der Anzahl der TIAs ist auch der Zeitpunkt der letzten TIA von Bedeutung: sowohl in der NASCET-Studie als auch im Oxford Community Stroke Project war eine kürzlich aufgetretene TIA mit einem deutlich höheren Apoplex-Risiko innerhalb von 30 Tagen verbunden als TIAs, die bereits mehrere Monate zurücklagen [3].

2. Symptomatologie und Stenosegrad der Carotisstenose

Ein weiterer wichtiger Prädiktor des ipsilateralen Apoplex-Risikos stellt die *vorausgegangene neurologische Symptomatik* dar. Streifler et al. konnten für den konservativen Behandlungsarm der NASCET-Studie zeigen, daß 2 Jahre nach einer carotisbedingten Amaurosis fugax 16,6% der Patienten einen ipsilateralen Apoplex erlitten hatten im Gegensatz zu 43,5% der Patienten nach einer passageren Halbseiten-Symptomatik. Das 2-Jahres-Apoplex-Risiko wurde darüber hinaus durch den jeweiligen Stenosegrad der Carotisstenose beeinflußt und betrug bei 70–79%igen Stenosen 37,4%, bei 80–89%igen Stenosen 60% und bei >90%igen Stenosen sogar 96,3%. Da über die Hälfte dieser Schlaganfälle innerhalb der ersten 2 Monate auftraten, kann für Patienten mit 70–99%iger Carotisstenose und vorausgegangener Halbseitensymptomatik ein ipsilaterales Apoplex-Risiko von mindestens 20%, bei höchstgradigen Carotisstenosen sogar von 40–50% innerhalb der ersten Monate angenommen werden [4].

ECST und NASCET konnten darüber hinaus zeigen, daß der *Stenosegrad* auch unabhängig von der klinischen Symptomatik der wichtigste Prädiktor des carotisbedingten Schlaganfall-Risikos ist. In der NASCET Studie betrug das Risiko bei 70–79%igen Stenosen im konservativen Behandlungsarm 19,9%, bei 80–89%igen Stenosen 28,5% und bei ≥90%igen Stenosen 34% innerhalb von 2 Jahren. Morgenstern et al. konnten in einer weiteren Subgruppenanalyse der NASCET-Daten zeigen, daß 90–94%ige Stenosen einem 1-Jahres-Apoplex-Risiko von 35% ausgesetzt sind. Bei Stenosen >95% bzw. Pseudooclusionen betrug das Risiko im natürlichen Verlauf 18% (ohne „string sign") bzw. 11% (mit „string sign") [15, 16]. Da das OP-Risiko bei diesen Patienten nicht höher war als bei anderen Stenosegraden profitierten Patienten mit ≥90%igen Stenosen überproportional von der Operation. Aufgrund der unmittelbaren Verschlußgefährdung 90%iger Carotisstenosen werden diese Patienten im eigenen Vorgehen nach Diagnosestellung sofort stationär aufgenommen, heparinisiert (Perfusor) und innerhalb weniger Tage der Carotis-TEA zugeführt. In diesem Zusammenhang muß bedacht werden, daß auch initial asymptomatische Carotisverschlüsse weiterhin mit einem mindestens 5%igen ipsilateralen Apoplex-Risiko/Jahr assoziiert sind [17]. Dies betrifft insbesonders Patienten mit inkomplettem Circulus arteriosus Willisi, die im Rahmen eines Blutdruckabfall oder bei Auftreten von Herzrhythmusstörungen unzureichend kollateralisiert sind und dann einem deutlich erhöhten Risiko eines hämodynamisch bedingten Hirninfarkts ausgesetzt sind.

3. Symptomatische Carotisstenose mit kontralateralem Carotisverschluß

Eine weitere dringliche Indikation zur Carotis-Desobliteration stellt der Patient mit *70–99%iger symptomatischer Carotisstenose und kontralateralen Carotisverschluß* dar. Entsprechend eines Subkollektiv's in der NASCET-Studie waren diese Patienten im konservativen Behandlungsarm einem ipsilateralen Apoplex-Risiko von 25% nach 6 Monaten und von ca. 69% nach 24 Monaten ausgesetzt. Die operativ behandelten Patienten hatten ein statistisch hochsignifikant geringeres Risiko mit 16% bzw. 22%. Die Indikation zur dringlichen Carotis-TEA ergibt sich aus der Tatsache, daß nach 30 Tagen bereits 8% der konservativ behandelten Patienten einen ipsilateralen Apoplex erlitten hatten [5].

4. Carotis-TEA nach einem nicht invalidisierendem Schlaganfall

Prospektive Längsschnittuntersuchungen wie z.B. das Oxfordshire Community Stroke Project zeigen, daß das *Re-Apoplex-Risiko nach einem ischämischen Apoplex* im vorderen Hirnkreislauf innerhalb von 30 Tagen zwischen 5% und 9% liegt und nach einem Jahr ca. 17% beträgt [6–9]. Da Re-Apoplexien häufiger invalidisierend oder sogar tödlich sind kommt eine revaskularisierende Therapie nach einem erneuten Schlaganfall zumeist nicht mehr in Betracht. Zur Prophylaxe des Re-Apoplexes wird im eigenen Vorgehen nach Erreichen einer neurologischen Besserung (=Plateauphase) möglichst frühzeitig die Carotisdesobliteration durchgeführt (Abb. 1). Möglicherweise kann innerhalb der ersten Wochen hierdurch auch eine Verbesserung der Durchblutung im Randgebiet des Hirninfarktes („Penumbra") erzielt werden. Das von vielen Neurologen und Gefäßchirurgen als hoch eingeschätzte Risiko einer Einblutung in den primär ischämischen Hirninfarkt wird möglicherweise überschätzt, im eigenen Krankengut ist im Zeitraum 1980 bis 1995 bei 56 Patienten die innerhalb von 4 Wochen nach einem PRIND oder nach einem Apoplex einer Carotis-TEA zugeführt worden sind, in keinem Fall eine parenchymatöse Hirnblutung beobachtet worden. Die Apoplexrate (im Sinne von Verschlechterung des präoperativ bestehenden Defizits) betrug in diesem Zeitraum 3,6%, die Letalität 0% [10]. Da in der Literatur jedoch nur vereinzelte prospektive Daten zu dieser Frage vorliegen [11–14], führen wir seit 1997 eine von der Deutschen Gesellschaft für Gefäßchirurgie unterstützte multizentrische prospektive Beobachtungsstudie durch (CASIS=Carotid Surgery for Ischemic Stroke).

5. Echoleerer/echoinhomogener Plaque bei hochgradigen symptomatischen Carotisstenosen

Die *Sono-Morphologie von Carotisstenosen* wird in zahlreichen Publikationen als isolierter Prädiktor eines erhöhten Risiko eines carotisbedingten Apoplex dargestellt. Leider existieren derzeit keine Geräte- und Untersucher-unabhängigen Kriterien, die eine objektive und nachvollziehbare Zuordnung zu einer Hoch- bzw. Niedrig-Risikogruppe zulassen. Nach Literaturangaben ist die sonographische Differenzierung von Carotis-Plaques relativ unzuverlässig und sollte nur dann zur Indikationsstellung herangezogen werden, wenn die Ultraschalluntersuchung von einem sehr erfahrenen Untersucher durchgeführt worden ist [18].

Ähnliches gilt für die *Embolie-Dedektion* mit Hilfe der transcraniellen Dopplersonographie (TCD). Während in einigen Untersuchungen bei symptomatischen Patienten und bei Patienten mit einem histologisch nachgewiesenen Ulcus und/oder einem intraluminalem Thrombus signifikant häufiger Mikroembolien nachweisbar waren [19], konnten diese Ergebnisse in anderen Studien nicht nachvollzogen werden. In weiteren Untersuchungen an größeren Patientenzahlen wird zu klären sein, ob die Embolie-Detektion in der präoperativen Patientenselektion einen wirklichen Zugewinn darstellen kann [20].

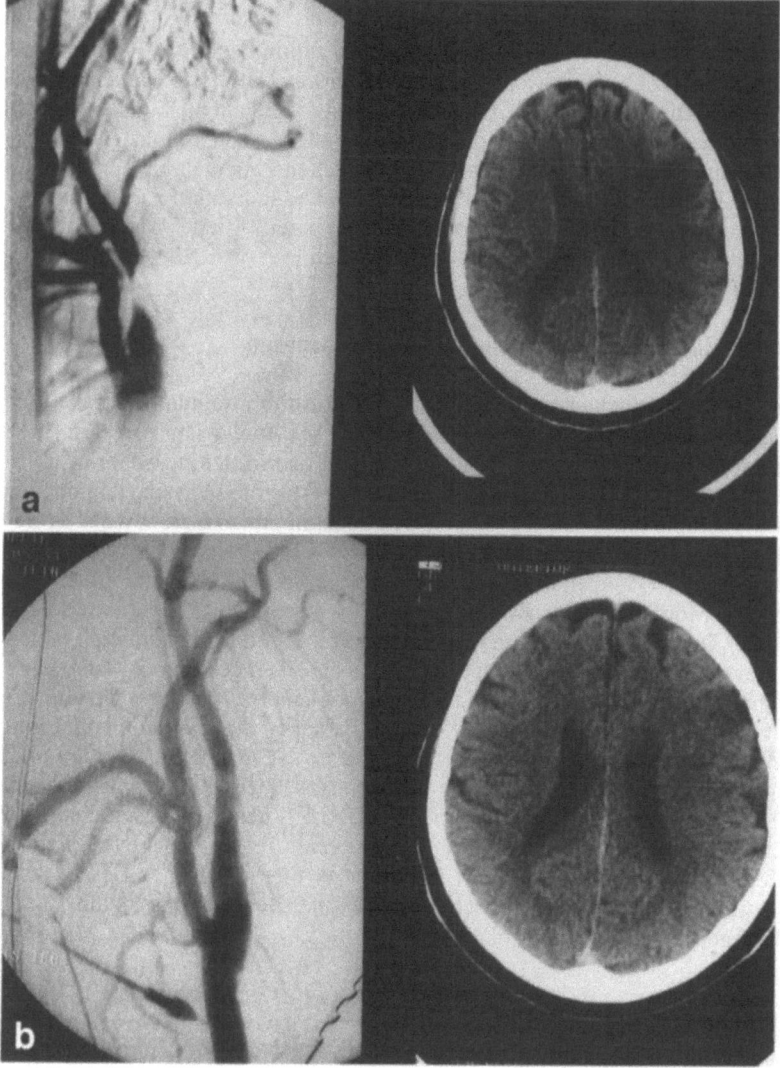

Abb. 1 a 68-jähriger Patient mit höchstgradiger >90%iger Stenose der A. carotis interna mit Mediateilinfarkt (motorische Aphasie, leichte brachiofacial betonte Parese, nicht-invalidisierend). **b** Intraoperative Kontroll-Angiographie nach Carotis-Eversions-TEA (10 Tage nach Apoplex), unverändertes postoperatives CCT, klinisch komplikationsloser Verlauf

Schlußfolgerungen

Die Indikation zur dringlichen Carotis-Desobliteration einer hochgradigen Carotisstenose sollte immer dann gestellt werden, wenn ein statistisch mindestens 5%iges ipsilaterales Apoplex-Risiko innerhalb der nächsten 30 Tage bei konservativer Therapie zu erwarten ist. Dies betrifft Patienten mit rezidivierenden TIA's innerhalb der letzten Wochen, Patienten mit symptomatischen hochgradigen Carotisstenosen und Hemisphären-Symptomatik, Patienten mit symptomatischer Carotisstenose und kontralateralem Carotisverschluß sowie Patienten nach einem nicht-invalidisierendem carotisbedingten Apoplex. Aufgrund der unmittelbaren Verschlußgefährdung sollten Patienten mit ≥90%igen symptomatischen Carotisstenosen ebenfalls dringlich einer Carotisrekonstruktion zugeführt werden. Trotz zahlreicher positiver Li-

Tabelle 1. Indikationen zur dringlichen Carotisrekonstruktion

- 30-Tages-Apoplex-Risiko >5%
- Verschlußgefährdung bei höchstgradiger Carotisstenose/Pseudoocclusion
- 70–99%ige symptomatische Carotisstenose:
  - rezidivierende TIA (mit/ohne Heparinisierung)
  - kontralateraler Carotisverschluß
  - Halbseiten-Symptomatik (insbesonders bei >90%iger Carotisstenose)
  - nicht-invalidisierender Apoplex nach neurologischer Besserung („Plateau")
- >90%ige symptomatische Carotisstenose/Pseudoocclusion

nicht bewiesen:
  - symptomatische Stenose mit sonographisch echoleeren/inhomogenem Plaque
  - symptomatische Stenose mit multiplen Embolien in der TCD

teraturmitteilungen stellt der Nachweis eines echoleeren bzw. echoinhomogenen Plaques bislang keine eindeutig belegten Prädiktor eines erhöhten Apoplex-Risikos dar. In ähnlicher Weise muß der Stellenwert der Embolie-Dedektion in der Transcraniellen Doppler-Sonographie (TCD) in weiteren prospektiven Studien evaluiert werden (Tabelle 1).

Literatur

1. Candelise L, Vogotti M, Fieschi C, Brambilla GL, BonoG, Conforti P, DeZanche L, Inzitari D, Mariani F, Prencipe M, et al. (1986) Italian multicenter study on reversible cerebral ischemic attacks: prognostic factors and follow-up. Stroke 17: 842–848
2. Evans BA, Wiebers DO, Barnett HJM (1996) The importance of symptoms in predicting risk for subsequent stroke following an initial transient ischemic attack or minor stroke. In: Surgery for cerebrovascular disease (end ed.), Moore MS (Hg.), Saunders Philadelphia, 16–19
3. Dennis M, Bamford J, Sandercock DM, Warlow C (1990) Prognosis of transient ischemic attacks in the Oxfordshire Community Stroke Project. Stroke 21: 848–853
4. Streifler JY, Eliasziw M, Benavente OR, Harbison JW, Hachinski VC, Barnett HJ, Simard D (1995) The risk of stroke in patients with first-ever retinal vs hemispheric transient ischemic attacks and high-grade carotid stenosis. North American symptomatic Carotid Endarterectomy trial. Arch Neurol 52: 246–249
5. Gasecki AP, Eliasziw M, Ferguson GG, Hachinski V, Barnett HJ (1995) Long-term prognosis and effect of endarterectomy in patients with symptomatic severe carotid stenosis and contralateral carotid stenosis or occlusion: results from NASCET. J Neurosurg 83: 778–782
6. Burn J, Dennis M, Bamford J, Sandercok P, Wade D, Warlow C (1994) Long-term risk of recurrent stroke after a first-ever stroke. The Oxfordshire Community Stroke Project. Stroke 25: 333–337
7. Dosick SM, Whalen RC, Gale SS, Brown OW (1985) Carotid endarterectomy in the stroke patient: computerized axial tomography to determine timing. J Vasc Surg 2: 214–219
8. Sacco RL, Foulkes MA, Mohr JP, Wolf PA, Hier DB, Price TR (1989) Determinants of early recurrence of cerebral infarction. The Stroke Data Bank. Stroke 20: 983–989
9. Hier DB, Foulkes MA, Swiontoniowski M, Sacco RL, Gorelick PB, Mohr JP, Price TR, Wolf PA (1991) Stroke recurrence within 2 years after ischemic infarction. Stroke 22: 155–161
10. Eckstein HH, Schumacher H, Laubach H, Ringleb P, Forsting M, Dörfler A, Bardenheuer H, Allenberg JR. Early carotid endarterectomy after non-disabling ischaemic stroke: adequate therapeutical option in high-selected patients. Eur J Vasc and Endovasc Surg (im Druck)
11. Piotrowski JJ, Bernhard VM, Rubin JR, McIntyre KE, Malone JM, Parrent FN, Hunter GC (1990) Timing of carotid endarterectomy after acute stroke. J Vasc Surg 11: 45–52
12. Giordano JM, Trout III HH, Kozloff L, DePalma RG (1985) Timing of carotid endarterectomy after stroke. J Vasc Surg 2: 250–254
13. Whittemore AD, Ruby ST, Couch NP, Mannick JA (1984) Early carotid endarterectomy in patients with small, fixed neurological deficits. J Vasc Surg 1: 795–799
14. Gasecki AP, Ferguson GG, Eliasziw M, Clagett GP, Fox AJ, Hachinski V, Barnett HJM (1994) Early endarterectomy for severe carotid arter stenosis after a non-disabling stroke: Results from the North American symptomatic Carotid Endarterectomy Trial. J Vasc Surg 20: 288–295

15. Barnett HJM (1998) An update on NASCET and ECST. In: New Trends and developments in carotid artery disease, Brancherau A, Jacobs M (Hg.), Futura, Armonk, 117–132
16. Morgenstern LB, Fox AJ, Sharpe BL, Eliasziw M, Barnett HJM, Grott JC for the North American symptomatic carotid Endarterectomy Trial (NASCET) Group (1997) The risks and benefits of carotid endarterectomy in patients with near occlusion of the carotid artery. Neurology 48: 911–915
17. Cote R, Barnett HJM, Taylor DW (1983) Internal carotid occlusion: a prospective study. Stroke 14: 898
18. Hayward JK, Davies AH, Lamont PM (1995) Carotid plaque morphology: a review. Eur J Vasc Endovasc Surg 9: 368–374
19. Sitzer M, Müller W, Siebler M, Hort W, Kniemeyer HW, Jäncke L, Steinmetz H (1995) Plaque ulceration and lumen thrombus are the main sources of cerebral microemboli in high-grade internal carotid artery stenosis. Stroke 26: 1231–1233
20. Ringelstein EB, Droste DW, Babikian VL, Evans DH, Grosset DG, Kaps M, Markus HS, Russell D. Siebler M (1998) Consensus on microembolus detection by TCD. Stroke 29: 725–729

Kombiniertes offenes/endovaskuläres Verfahren bei der supraaortischen Gefäßchirurgie

H. Schweiger

Herz- und Gefäß-Klinik, Salzburger Leite 1, D-97616 Bad Neustadt

Combined Open and Endovascular Procedure in Supra-aortic Vascular Surgery

Summary. Progress in endovascular techniques has changed the type of reconstructive procedures in the supra-aortic vessels. Combining both endovascular and open surgery, the risk of endovascular methods inducing emboli can be reduced when proximal clamping of the artery or a back-flush maneuver is performed. Under these circumstances, balloon angioplasty is a safe procedure in re-opening occlusive lesions at the origin of the supra-aortic vessels, as well as in the intracranial part of the internal carotid artery.

Key words: Supra-aortic arteries – Endovascular surgery

Zusammenfassung. Die Weiterentwicklung interventioneller Techniken hat die klassischen Operationsverfahren an den supraaortischen Arterien teilweise ersetzt, zum überwiegenden Teil jedoch die therapeutischen Optionen erweitert. Bei Freilegung der Arteria carotis communis, z.B. anläßlich einer Carotis-TEA, können aortenbogennahe Verschlußprozesse zwanglos und mit kleinstmöglichem Risiko interventionell korrigiert werden. Im Bereich der kranialen Strombahn können arteriosklerotische Läsionen an der Schädelbasis, jedoch auch intrakraniell mit geeigneten Ballon-Kathetern beseitigt werden. Der Vorteil des kombinierten Verfahrens liegt dabei in der Vermeidung von Embolien (proximales Clamping, retrogrades Flushen) und dem einfacheren technischen Handling bei kurzer Vorlaufstrecke.

Schlüsselwörter: Supraaortale Arterien – Endovaskuläre Chirurgie

Gefäßchirurgie I – Periphere Gefäßrekonstruktionen

Ergebnisse nach 31 laparoskopischen Eingriffen an dem aorto-iliakalen Gefäßabschnitt wegen arterieller Verschlußkrankheit

L. Barbera, M. Kemen, A. Mumme und V. Zumtobel

St. Josef-Hospital, Chirurgische Klinik der Ruhr-Universität, Gudrunstraße 56, D-44791 Bochum

Results of 31 Laparoscopic Procedures on Aortoiliac Vessels for Occlusive Disease

Summary. *Objective:* To report our clinical experience with laparoscopic vascular surgery. *Materials and methods:* Since October 1995 we have performed 31 procedures for aortoiliac occlusive disease. A transperitoneal approach with pneumoperitoneum is preferred. *Results:* Seven iliofemoral (IFB), 5 aortofemoral (uAFB), 16 aortobifemoral (AFB) bypasses, two thrombendarterectomies (TEA) of the infrarenal aorta, and one obturator bypass were performed totally by laparoscopy. Patients experienced a very comfortable postoperative course; all grafts were patent. Five conversions to open surgery were necessary because of a severe calcified aorta ($n=2$), bleeding ($n=1$), suture stenosis ($n=1$), and fatty retroperitoneum ($n=1$). *Conclusions:* Laparoscopic vascular surgery for occlusive disease is feasible, safe, and effective. However, further technical and instrumental improvement is necessary before the new surgical technique can be recommended.

Key words: Arterial occlusive disease – Aortic surgery – Laparoscopy

Zusammenfassung. *Ziel:* Erfahrungsbericht über die laparoskopische Gefäßchirurgie. *Methode:* Zwischen Oktober 95 und April 98 führten wir 7 iliofemorale, 5 aortofemorale, 16 aortobifemorale Bypässe sowie 2 Thrombendarteriektomien der Aorta und ein Obturator-Bypass laparoskopisch durch. Ein transperitonealer Zugang mit Anlage eines Pneumoperitoneums wurde gewählt. *Ergebnisse:* 26 Eingriffe konnten vollständig laparoskopisch durchgeführt werden. Fünf Konversionen waren wegen Nahtfehler, Venenverletzung, Klemmprobleme (zweimal) und Adipositas erforderlich. Die Mehrzahl der Patienten erfuhr eine schnelle Rekonvaleszenz, sämtliche Bypässe waren durchgängig. *Schlußfolgerung:* Die laparoskopische Gefäßchirurgie ist bei selektionierten Patienten technisch möglich, sicher und effektiv. Sie bedarf jedoch noch weiterer apparativer und technischer Ausreifung.

Schlüsselwörter: AVK – Bifurkationsprothese – Aortenchirurgie – Laparoskopie

Einleitung

Für langstreckige Verschlußprozesse im aorto-iliakalen Gefäßabschnitt ist die Gefäßrekonstruktion mit einer Aortenbifurkationsprothese heute Standard [1]. Der guten Langzeitfunktion steht allerdings eine nicht unbeträchtliche Morbidität gegenüber [2]. Pulmonale Komplikationen, postoperative Darmatonie, Nahtdehiszenz und Verwachsungsbeschwerden resultieren dabei weniger aus dem eigentlichen Gefäßeingriff als vielmehr aus dem doch recht stark traumatisierenden Zugangsweg. Mit dem Ziel, das Operationstrauma des Zugangsweges zu minimieren, haben wir in unserer Arbeitsgruppe seit 1995 bei ausgewählten Patienten eine laparoskopischen Zugangsweg zu den aorto-iliakalen Gefäßen gewählt. Dabei verwendeten wir ein spezielles laparoskopisches Gefäßinstrumentarium, an dessen Entwicklung Said beteiligt war [3]. Bei der Entwicklung der neuen Operationstechnik berücksichtigten wir den Grundsatz, daß der eigentliche Gefäßeingriff nach denselben Prinzipien erfolgen sollte wie sie in unserer Klinik für die konventionelle Gefäßchirurgie gelten.

Methode und Patientengut

Die Indikation zum rekonstruktiven Eingriff wird bei einer symptomatischen diffusen aortoiliakalen Verschlußkrankheit gestellt. Patienten mit isolierten, bis 5 cm langen Stenosen oder Verschlüssen der Beckenschlagadern werden einem interventionellen Verfahren zugeführt. Größere abdominalchirurgische Eingriffe sowie schwere begleitende kardiopulmonale Erkrankungen in der Vorgeschichte gelten als Kontraindikationen für das laparoskopische Vorgehen. Im Rahmen der präoperativen digitalen Substraktionsangiographie wird eine laterale Aortographie zur Höhenlokalisation der Lumbalarterien durchgeführt. Darüber hinaus veranlassen wir eine Computertomographie des Abdomens in Spiraltechnik zur Beurteilung der Aortenverkalkung. Für die laparoskopische Aortenchirurgie verwenden wir 6 Zugänge mit Durchmessern von 5 bis 12,5 mm. Nach Anlage eines Pneumoperitoneums wird eine 30° Optik infraumbilikal eingeführt, wonach die weiteren 5 Arbeitstrokare in einem Abstand von 10–15 cm vom Nabel positioniert werden. Der Eingriff beginnt mit der Verlagerung des großen Netzes und des Dünndarmes in den Oberbauch, was durch den mit Gas kuppelförmig aufgeblähten Bauch und durch eine Kopftieflage erleichtert wird. Das Retroperitoneum wird zwischen A. mesenterica inferior und der kreuzenden Nierenvene in typischer Weise eröffnet. Die Abgänge der Lumbalarterien in diesem Abschnitt werden dargestellt und mit Titanclips versorgt. Nach systemischer Gabe von 5000 I. E. Heparin wird die Aorta ausgeklemmt. Die 3,5 cm lange Längsarteriotomie erfolgt mit dem Skalpell und mit der Winkelschere. Dann wird eine beschichtete Dacron-Prothese End-zu-Seit-ständig mit der Arteriotomie verbunden. Die Nahttechnik unterscheidet sich nicht von der bei uns gebräuchlichen fortlaufenden konventionellen Technik. Ein 30 cm langer, mit Trokar-Nadeln doppelt armierter Polypropylene Faden der Stärke 3-0 wird verwendet. Nach Fertigstellung der Anastomose werden die Prothesenschenkel zu den inzwischen freigelegten Leistenarterien extraperitoneal durchgezogen. Die distalen Anschlüsse erfolgen in konventioneller Weise. Die Technik zum iliakofemoralen Bypass unterscheidet sich nur hinsichtlich der Anzahl und Positionierung der Trokare, wobei die Gefäßabklemmung mittels laparoskopischer Bulldog-Klemmen erfolgt. Als Sonderfall wurde ein Cross-Over-Obturator-Bypass angelegt, der aber nicht transperitoneal, sondern extraperitoneal angeschlossen wurde. Ähnlich dem Vorgehen beim extraperitonealen minimal-invasiven Leistenbruchverschluß erfolgte die Präparation des Retroperitoneums mit einem Ballondissektor. Sämtliche Bypassanlagen wurden mit einem bildgebenden Verfahren nachkontrolliert.

Ergebnisse

Unsere Arbeitsgruppe überblickt inzwischen 31 video-assistierte Gefäßoperationen. Siebenmal wurde ein iliako-femoraler Bypass implantiert, 5 Bypässe verliefen aorto-femoral. 16 Bifurkationsprothesen wurden implantiert. Zweimal wurden eine Thrombendarteriektomie (TEA) der Aorta und einmal ein Cross-Over-Obturator-Bypass vorgenommen. Die Dauer der Eingriffe sowie der Blutverlust sind in der Tabelle 1 wiedergegeben. In 5 Fällen mußten wir zu konventionellen Technik konvertieren, bei einem iliako-femoralen Bypass aufgrund eines

Tabelle 1. Laparoskopische Eingriffe an der aortoiliakalen Gefäßetage: Eingriffsart, Operationsdauer und intraoperativer Blutverlust

	Op-Dauer (Min)	Konversionen	Blutverlust (ml)
iliako-fem. Bp (n=7)	258±49	1	92±49
aorto-fem. Bp (n=5)	218±54	–	390±316
aorto-bifem. Bp (n=16)	292±60	3	566±430
TEA Aorta (n=2)	290	–	100
	475	1	1900
Obturator Bp. (n=1)	220	–	235

Nahtfehlers an der proximalen Anastomose. Bei Aortenbifurkationsprothesen mußten wir 3 Mal umsteigen. In einem Fall war die technisch noch nicht ausgereifte Aortenklemme zu schwach, um die Aorta adäquat zu okkludieren. Bei einem weiteren Patienten war die Präparation aufgrund einer ausgeprägten Adipositas zu langwierig. Bei dem dritten Patienten hatten wir eine ernste Komplikation. Nach Anlage der proximalen Anastomose und dem bereits erfolgten Durchzug des rechten Prothesenschenkels riß beim Durchzug des linken Schenkels im Bereich einer früher erfolgten offenen TEA die V. iliaca communis ein, so daß notfallmäßig umgestiegen werden mußte. Die Blutung konnte mit einer Übernähung problemlos gestillt werden. Von den zwei Thrombendarteriektomien der infrarenalen Aorta mußte bei einer umgestiegen werden. Auch mit der offenen Technik gelang dann aber die Thrombendarteriektomie nicht, so daß ein Verfahrenswechsel erforderlich wurde. Es wurde schließlich eine Bifurkationsprothese aortobiiliacal interponiert. Darüber hinaus sahen wir nach Anlage einer Bifurkationsprothese 2 vorübergehende Lagerungsschäden am Armplexus sowie eine Thrombosierung der gegenseitigen Beckenetage bei der Anlage eines aortofemoralen Bypasses, welche eine transfemorale Thrombektomie erforderlich machte. Ein weiterer Patient mußte wegen einer pulmonalen Insuffizienz zwei Tage nachbeatmet werden. Der Kostaufbau konnte bei 25 Patienten am ersten postoperativen Tag begonnen werden, der zentralvenöse Zugang wurde einen Tag später entfernt. Auffällig war bei den Patienten nach erfolgreichem laparoskopischen Eingriff die schnelle postoperative Rekonvaleszenz. Der durchschnittliche postoperative Aufenthalt nach aortobifemoraler Bifurkationsprothese betrug 7 Tage, also 8 Tage weniger als in einem Kollektiv, das im selben Zeitraum konventionell operiert worden war. Bei einer kürzlich erfolgten Nachuntersuchung im nichtinvasiven Gefäßlabor waren sämtliche Rekonstruktionen durchgängig. Dennoch wies eine Patientin eine symptomatische Einengung proximal eines iliakofemoralen Bypasses auf, bei einem weiteren Patienten konnte drei Monate nach Anlage einer Bifurkationsprothese eine Nahtstenose am linken femoralen Anschluß nachgewiesen werden. Jeweils eine perkutane Angioplastie bzw. eine Erweiterungsplastik wurden durchgeführt.

Diskussion

Zu den klassischen Behandlungstechniken der aortoiliakalen Verschlußkrankheit gehört neben der Ausschälplastik die Rekonstruktion mittels Anlage von Kunststoffbypässen. In einer kürzlich publizierten Metaanalyse konnten De Vries und Hunnink eindrucksvoll belegen, daß nach 5 Jahren 91% und nach 10 Jahren 86,8% aller Bypassrekonstruktionen frei durchgängig waren [2]. Demgegenüber steht allerdings eine kombinierte Morbidität und Mortalität von etwa 11%, was in vielen Fällen auf das zugangsbedingte Operationstrauma zurückzuführen ist. Mit dem Ziel das Gewebetrauma zu verringern und zeitgleich bewährte gefäßchirurgische Verfahren anzuwenden, beschäftigen sich Dion sowie Behrens und Herde mit minimal-invasiven Techniken am aortoiliakalen Gefäßabschnitt [4, 5]. Nach deren ermutigenden Fallberichten widmete sich unsere Arbeitsgruppe, aus zwei Gefäßchirurgen und einem Laparoskopiker bestehend, der vollständig laparoskopisch ausgeführten Bypassanlage [6]. Die neue Operationstechnik ist gekennzeichnet durch den transperitonealen Zugangsweg sowie durch die Anwendung eines speziellen Instrumentariums. Wenngleich die Operationstechnik standardisiert werden konnte und die Mehrzahl der Patienten einen komfortablen postoperativen Verlauf erfahren haben, muß die bislang technisch anspruchsvolle Operation noch weiter verbessert werden. Die Probleme bestehen derzeit in der Retraktion des Dünndarmes sowie in der zeitintensiven Gefäßnaht. Die Operationsdauer, die Anzahl der Konversionen zum offenen Verfahren sowie die noch erforderliche Patientenauswahl kennzeichnen das frühe Entwicklungsstadium der Methode ähnlich der Entwicklung minimal-invasiver Verfahren in der Viszeralchirurgie Anfang der 90er Jahre. Nach unserer Einschätzung hat die laparoskopische Gefäßchirurgie dennoch eine gute Perspektive. Sicher wird es zu einer weiteren Verbesserung des Instrumentariums kommen, auch das Problem der Dünndarmretraktion erscheint uns lösbar. Die interessanteste Perspektive ergibt sich aus der Entwicklung automatischer Klammernahtapparate für die aortale Anastomose. Solche Apparate werden bald verfügbar sein und das laparoskopische Operieren erleichtern.

Schlußfolgerung

Aus den bisherigen Erfahrungen ist die laparoskopische Gefäßchirurgie bei selektionierten Patienten technisch möglich, sicher und effektiv. Sie bedarf jedoch noch weiterer apparativer und technischer Ausreifung, um eine Standardmethode werden zu können.

Literatur

1. Brewster DC (1997) Current controversies in the management of aortoiliac occlusive disease. J Vasc Surg 25: 365–379
2. De Vries SO, Hunnink MG (1997) Results of aortic bifurcation grafts for aortoiliac occlusive disease: A meta-analysis. J Vasc Surg 26: 558–569
3. Said S, Benhidjeb T, Müller JM (1996) Video endoscopic vascular surgery at the pelvic level in the animal experiment: introduction of a new surgical method and development of laparoscopic vascular surgery instruments. Langenbecks Arch Chir Suppl Kongressbd 113: 882–884
4. Dion YM, Kathkouda N, Rouleau C, Aucoin A (1993) Laparoscopy-Assisted Aortobifemoral Bypass. Surg Laparosc Endosc 3: 425–429
5. Behrens ES, Herde JR (1995) Laparoscopic vascular surgery: Four case reports. J Vasc Surg 22: 73–79
6. Barbera L, Mumme A, Senkal M, Zumtobel V, Kemen M (1998) Operative results and outcome of twenty-four totally laparoscopic vascular procedures for aortoiliac occlusive disease. J Vasc Surg (in press)

Simultane vaskuläre und endovaskuläre Chirurgie der komplexen Gefäßerkrankungen

B. Steckmeier, A. Parzhuber, F. Verrel, W. Kellner und C. Reininger

Chirurgische Klinik und Chirurgische Poliklinik, Klinikum Innenstadt, LMU München,
Pettenkoferstraße 8a, D-80336 München

Simultaneous Vascular and Endovascular Surgery of Complex Vascular Disease

Summary. Complex vascular disease requires combined, intraoperative endovascular and reconstructive therapy. Hereby, transprosthetic, transluminal angioplasty is particularly well suited for this purpose. The 5-year patency rate after combined inguinal patch plasty and femoral balloon dilation ($n=58$) was 70%. The 5-year patency rates following transgraft angioplasty, with subsequent stent implantation and cross-over bypass ($n=46$) and after transprosthetic, popliteal-crural dilation was 83% and 63%, respectively. Three patients with a type IIb (after Allenberg) aneurysm were treated with an aortoiliac stent prosthesis, combined with a cross-over bypass. The follow-up examinations at 2, 16 and 36 months were uneventful.

Key words: Transprosthetic angioplasty

Zusammenfassung. Die intraoperative Kombinationstherapie definiert die endovaskuläre und rekonstruktive Behandlung komplexer Gefäßerkrankungen. Dabei hat sich die transprothetisch-transluminale Angioplastie einen besonderen Platz erobert. Die Offenheitsrate der femoralen Ballondilatation simultan zu Patchplastiken in der Leiste (n=58) betrug 70% nach 5 Jahren. Die transprothetische Angioplastie beim Cross-over-Bypass mit iliakalem Stent (n=46) und jene beim femoro-poplitealen Bypass mit transprothetisch-poplitealer-cruraler Dilatation (n=52) zeigten nach 5 Jahren Durchgängigkeitsraten von 83% bzw. 63%. 3 Pat. mit Aneurysma Typ IIb (nach Allenberg) erhielten eine aorto-uni-iliakale Stentprothese mit Cross-over-Bypass ohne Komplikationen nach 36, 16 und 2 Monaten.

Schlüsselwörter: Transprothetische Angioplastie

Konventionelle gefäßchirurgische Eingriffe werden zunehmend mit katheterassistierten, endovaskulären Angioplastieverfahren kombiniert [3–6]. Die interventionelle Gefäßchirurgie ermöglicht die Optimierung des Zu- und/oder Abstroms fern vom Ort der eigentlichen gefäßchirurgischen Rekonstruktion.

Ziel dieser Arbeit ist es, Indikationen und Ergebnisse aufzuzeigen, bei denen die zweizeitige Vorgehensweise aus perkutaner, transluminaler Angioplastie und Operation durch ein einzeitiges kombiniertes Verfahren verlassen werden kann. Dies erleichtert die Behandlungsstrategie und die Organisation für den Patienten, verlangt aber auch die Ausbildung der Gefäßchirurgen in den speziellen Techniken der Intervention.

Indikationen und Methodik der Kombinationsverfahren

Eine der Hauptindikationen für das einzeitige angioplastische und rekonstruktive Kombinationsverfahren liegt dann vor, wenn die Leistengefäße durch arteriosklerotische Obliterationen verändert sind und gleichzeitig additive proximale bzw. iliakale oder distale, femoropopliteo-crurale Engstellen vorliegen. In diesen Fällen versagt die PTA, da eine erfolgreiche Punktion der Leiste zur Einbringung der Katheter aufgrund der Obstruktion im Bereich der Femoralisgabel nicht möglich ist. Es muß deshalb zunächst die chirurgische Freilegung der Femoralisgabel erfolgen und eine Desobliteration der Leistengefäße durchgeführt werden. Häufig zeigen sich arteriosklerotische Wandveränderungen im Bereich der gesamten Femoralisbifurkation, so daß wir nach Desobliteration eine Y-PTFE-Patchplastik bevorzugen. Die Schleuse zur Aufnahme der speziellen Angioplastiekatheter wird dann unter Freigabe des Profundakreislaufes in ein noch offen belassenes Ende des Patches im Bereich der proximalen A. femoralis superficialis eingeführt (Abb. 1). Damit werden distale femoro-popliteale Einengungen zur endovaskulären Korrektur – z. B. zur Dilatation – erreicht. Nach Beendigung der Angioplastie erfolgt die Qualitätskontrolle des dilatierten Segmentes mittels Angiographie und die Vollendung der Patchplastik. Dieses Verfahren kann auch transiliakal angewandt werden. Dazu muß ein proximales Areal der Patchplastik im Bereich der A. femoralis communis zum Einführen der Angioplastieschleuse benutzt werden.

Die intraoperative Angioplastie kann auch transprothetisch in der Bypasschirurgie breite Anwendung finden, zur Optimierung des Zu- und/oder Abstroms. Besteht ein dem Cross-

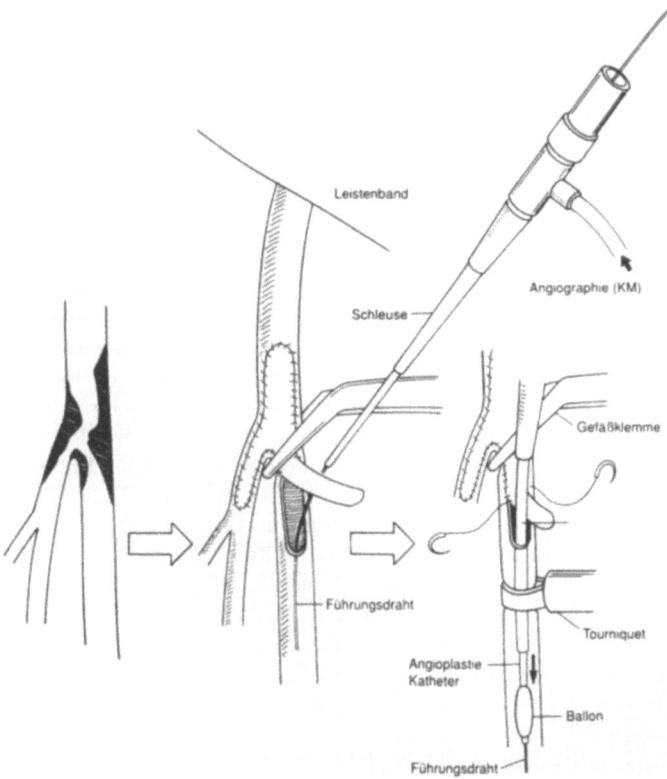

Abb. 1. Transfemorale Schleusenimplantation zur distalen Angioplastie nach Desobliteration der Femoralisgabel mit Y-Patchplastik

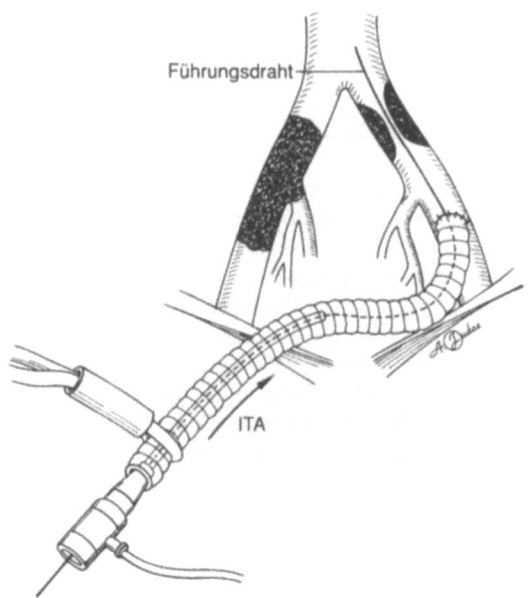

Abb. 2. Retrograde transprothetische Angioplastie von aorto-iliakalen Stenosen beim Cross-over-Bypass

over-Bypass vorgeschaltetes aortales oder iliakales Strömungshindernis, so kann dieses durch retrograde transprothetische Angioplastie über den Bypass beseitigt werden (Abb. 2). Dazu wird zunächst über eine kleine suprainguinale Inzision, parallel zum Leistenband, die distale A. iliaca externa freigelegt und mit der Prothese (8 mm ringverstärktes PTFE) anastomosiert. Über das noch offene distale Ende des Cross-over-Bypasses erfolgen dann die weiteren Maßnahmen. Zunächst wird eine Angioplastieschleuse (10 F) eingeführt und passager mittels Ligatur fixiert. Darüber kann dann ein Führungsdraht (gerader oder gebogener Terumo) retrograd transprothetisch bis in die distale Aorta abdominalis vorsichtig unter Durchleuchtungskontrolle vorgeschoben werden. Bei höhergradigen Engstellen kann der hydrophile flexible Draht auch kontrolliert mittels „Road map-Technik" plaziert werden. Dazu muß allerdings vorher Kontrastmittel über die Schleuse transprothetisch injiziert werden. Es ist in diesen Fällen sehr zweckmäßig. die A. iliaca externa distal der Anastomose passager zu klemmen, um ein rasches Abfließen des Kontrastmittels nach distal zu verhindern. Der Volumenstrom ist dann nach kranial gerichtet und erlaubt in den meisten Fällen die Darstellung der iliakalen Stenose. Nach Plazierung des Führungsdrahtes im Bereich der Aorta abdominalis wird ein Pigtailkatheter darüber geschoben, dessen Krümmung ebenfalls im Bereich der distalen Aorta abdominalis ca. 2 cm bis 3 cm oberhalb der Aortenbifurkation liegen sollte. Nach Entfernen des Führungsdrahtes erfolgt dann über den Pigtailkatheter die Angiographie. Durch dieses Verfahren kommt die Aortenbifurkation besser zur Darstellung, als durch die retrograde Injektion des Kontrastmittels. Nach Dokumentation der Gefäßverhältnisse durch DSA und Fertigung eines „Road-map-Bildes" während eines kurzen Atemstillstandes, können dann die entsprechenden katheterassistierten Maßnahmen retrograd transprothetisch über die Schleuse bzw. den Bypass erfolgen. Somit lassen sich Stenosen der A. iliaca communis im Einstromgebiet eines Cross-over-Bypasses erfolgreich angioplastisch behandeln. Durch dieses Verfahren ist es auch möglich, komplexe Stenosen im infrarenalen Abschnitt der Aorta abdominalis zu erreichen und zu korrigieren.

Die transprothetische Angioplastie kann auch beim femoro-poplitealen Bypass erfolgen, wenn Stenosen im Abflußbereich vorliegen (Abb. 3). Dazu wird zunächst die distale Bypassanastomose im P1-, P2- oder P3-Segment der A. poplitea gefertigt. Danach erfolgt die passagere Fixierung der Angioplastieschleuse (9 F) im proximal noch offenen Ende des Bypas-

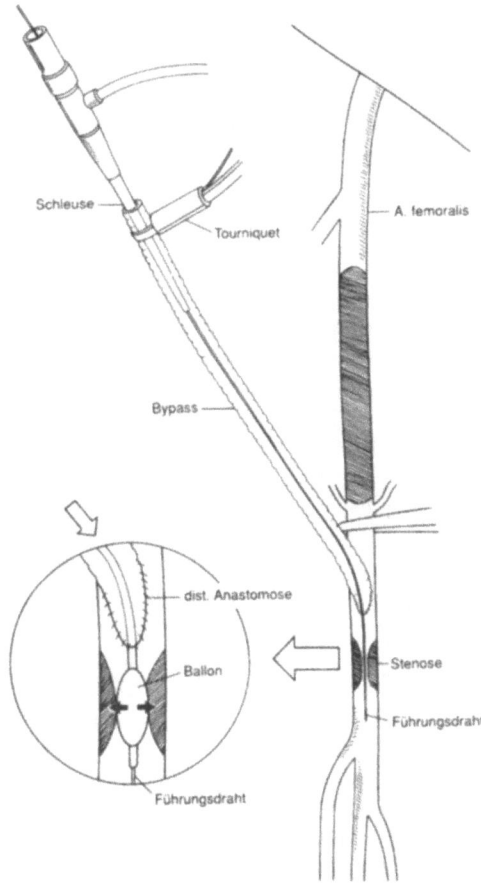

Abb. 3. Antegrade transprothetische Angioplastie über einen femoro-poplitealen Bypass zur Dilatation popliteo-cruraler Stenosen

ses. Nach Angiographie können distale Stenosen (P2, P3 oder crural) selektioniert und dilatiert werden. Nach Beendigung der distalen angioplastischen Maßnahmen wird der Bypass anatomisch nach proximal zur Leiste geführt und dort anastomosiert.

Das transprothetische Verfahren kann beim femoro-poplitealen Bypass auch zur Beseitigung iliakaler Stenosen eingesetzt werden. Dazu wird zunächst die proximale Bypassanastomose im Bereich der Leiste angelegt. Darüber erfolgt dann retrograd wiederum über eine Schleuse (10 F) das Einbringen des Pigtailkatheters in die Aorta abdominalis und nach Darstellung der Stenose in „Road-map-Technik" die entsprechende Dilatation bzw. Stentimplantation. Nach Optimierung des iliakalen Zustroms wird der Bypass von proximal nach distal zur entsprechenden Anschlußstelle im Bereich P1, P2 oder P3 geführt und dort anastomosiert.

Ergebnisse der transprothetischen Angioplastie

Die primäre Offenheitsrate der intraoperativen Ballondilatation simultan zur Femoralisgabelpatchplastik beträgt bei Angioplastie nach distal (n=58) 73% nach 5 Jahren. Nach proximal-iliakal (n=28) werden Durchgängigkeitsraten von 85% nach 5 Jahren erreicht.

Die transprothetische Angioplastie beim Cross-over-Bypass mit Stentimplantation im Bereich der A. iliaca communis (n=56) erreichte nach 5 Jahren sekundäre Offenheitsraten von

83%. Dabei wurden retrograd über den Bypass 44 Palmaz- und 5 Nitinol-Stents implantiert. Ein Wallstent fand in 4 Fällen und ein Perflex-Stent bei 3 Patienten Anwendung.

Die transprothetische antegrade Angioplastie beim femoro-poplitealen Bypass zur Verbesserung des Ausstroms (n=52) betrug 63% nach 5 Jahren. Dabei wurden die P2- und P3-Popliteasegmente insgesamt bei 34 Patienten und crurale Stenosen im Bereich der Unterschenkelarterien bei 18 Patienten dilatiert.

Diskussion

Einzeitige Verfahrensweisen mit der Kombination von Angioplastie und gefäßchirurgischer Rekonstruktion erweitern nicht nur das Behandlungsspektrum in der Gefäßchirurgie, sondern optimieren auch die Behandlungsstrategie. Der Patient wird vom Gefäßchirurgen in einer Sitzung bei entsprechenden Indikationen therapiert. Es entfallen bei den gezeigten Indikationen die perkutanen Verfahren. Damit lassen sich auch alle punktionstypischen Komplikationen vermeiden, wie z.B. Dissektion im Leistenbereich, AV-Fistel und Aneurysma spurium. Durch das Einbringen der Angioplastieschleuse am offenen Ende des Bypasses besteht eine optimale Handlungsfreiheit für den Chirurgen ohne Traumatisierung der Arterie. Bei Auftreten vom Komplikationen können diese in einer Sitzung unmittelbar in Vollnarkose kontrolliert korrigiert werden. Es sollten im wesentlichen nur Stenosen transprothetisch behandelt werden. Bei Okklusionen sollte die Angioplastie intraoperativ nicht erfolgen, da das Ergebnis häufig nicht kalkulierbar bzw. vorhersehbar ist. Mit der retrograden transprothetischen Angioplastie beim Cross-over-Bypass werden Offenheitsraten erreicht, die den perkutanen Verfahren gleichzusetzen sind [7, 8]. Durch die transprothetische Angioplastie beim Cross-over-Bypass entfällt die Freilegung des stenosierten Gebietes. Damit werden die Ziele der minimalen Gefäßchirurgie erreicht. Dieses Verfahren ist wenig traumatisierend und für den Patienten komfortabel. Zur besseren Katheterpassage sollte eine S-förmige Anlage des Cross-over-Bypasses mit iliako-femoralen Anastomosen geplant werden. Damit lassen sich die entsprechenden transprothetischen Manöver problemlos durchführen, im Gegensatz zum femoro-femoralen Bypass. Bei den einzelnen Verfahren muß die Länge des prothetischen Materials bedacht werden, um die richtigen Angioplastiekatheter auszuwählen. Ein zu kurzer Katheter reicht nicht bis zu den entsprechenden proximalen oder distalen Engstellen. Die transprothetische Angioplastie optimiert die Offenheitsrate in der Bypasschirurgie. Beim Cross-over-Bypass wird durch die transprothetische Angioplastie der Einstrom rasch und zuverlässig optimiert. Dazu muß nicht wie bei den herkömmlichen Verfahren ein aortales oder iliakales Clamping durchgeführt werden. Bei später auftretenden Verschlüssen im Angioplastiesegment kann im proximalen Bereich immer noch zu einem späteren Zeitpunkt ein retroperitoneales oder transperitoneales direktes traditionell-chirurgisches Vorgehen im nicht voroperierten Gebiet erfolgen. Auch beim femoro-poplitealen Bypass werden die Offenheitsraten durch transprothetische Angioplastie optimiert. In speziellen Fällen ersetzt der kurze femoro-popliteale Bypass mit distaler Angioplastie den gelenküberschreitenden Bypass. Damit wird Zeit gewonnen für ein späteres kniegelenküberschreitendes femoro-popliteales oder femoro-crurales Verfahren mit autologer Vene oder Kunststoff.

Bezüglich des Zeitpunktes der Angioplastie können wir uns der Meinung von Brewster [1, 2] nicht anschließen. Brewster [2] empfiehlt die iliakale PTA ein oder zwei Tage vor distaler Chirurgie, da seiner Meinung nach das Equipement im Bereich der interventionellen Radiologie demjenigen im Operationsraum überlegen ist. Dies entspricht natürlich nicht den heutigen Bedingungen im Operationsraum bei Vorhandensein einer modernen Röntgenanlage mit digitaler Subtraktionsangiographie. Des weiteren gibt Brewster [2] zum Ausdruck, daß die schnelle Verfügbarkeit einer Vielfalt unterschiedlicher Typen von Führungsdrähten und Angioplastiekatheter in einem Department für interventionelle Radiologie wesentlich höher sei als im Operationsraum. Dies ist natürlich einfach korrigierbar, durch entsprechende Ausbildung der Chirurgen, bzw. durch die Bereitstellung eines gut sortierten Kathetersets im Operationsraum. Inwieweit die isolierte iliakale PTA ohne gleichzeitige distale gefäßchirurgische Rekonstruktion ein ausreichendes Manöver darstellt, ist im wesentlichen eine Frage der Indikation und nicht vom ein- oder zweizeitigen Vorgehen abhängig. Brewster [2] führt des weiteren an, daß in 10% bis 15% die iliakale PTA scheitert. Die dort angegebene Komplikationsrate ist unserer Erfahrung nach viel zu hoch. Werden Stenosen und nicht Okklusionen therapiert, so ist der Primärerfolg der transprothetischen retrograden iliakalen Angioplastie mit Stentimplantation nahezu 100%. Die technischen Versagerquoten bei der iliakalen Angioplastie bedingt durch elastisches Recoil oder lokalisierte Plaquedissektion können umgangen werden durch die unmittelbare morphologische Kontrolle des Dilatationsergebnisses und bei Auftreten von Residualstenosen, durch das Einbringen der entsprechenden Stents. Bei komplexen Stenosen hat sich auch die primäre Stentimplantation bewährt. Die Erfahrung hat gezeigt, daß Stenosen intraoperativ nahezu immer mit einem Führungsdraht passiert werden können. Dies gilt nicht von Okklusionen, die deshalb von diesen Maßnahmen ausgeschlossen bleiben sollten. In diesem Zusammenhang muß auch noch erwähnt werden, daß die Bestimmung des Druckgradienten als Gradmesser einer erfolgreichen Dilatation, wie sie von Brewster [2] wiederum empfohlen wird, keineswegs ausreicht, um den Fluß über ein etwaiges Strömungshindernis zu definieren. Der absolute Wert des Druckgradienten alleine ist unter anderem vom Blutdruck abhängig und charakterisiert in keinem Falle die Engstelle in einem arteriellen Gefäß. Hier müßten aufwendige hämodynamische Impedanzmessungen zur Anwendung kommen [5].

Das Konzept der intraoperativen transprothetischen Angioplastie ist eine Bereicherung für den Patienten und erweitert die Möglichkeiten der gefäßchirurgischen Behandlung.

Literatur

1. Brewster DC (1997) Current controversies in the management of aortoiliac occlusion disease. J Vasc Surg 25: 365–372
2. Brewster DC (1997) When is iliac PTA and stenting required with an infrainguinal bypass: Should it be one stage procedure in the operating room or a two stage procedure? 24th Annual Symposium on Current Critical Problems. New Horizons and Techniques in Vascular and Endovascular Surgery. New York, Nov. 1997, Abstractbook VII 2.1–VII 2.3
3. Fogarty TJ, Chin A, Shoor PM, Blair G, Zimmermann JJ (1981) Adjunctive intraoperative arterial dilatation. Arch Surg 116: 1391–1398
4. Steckmeier B (1997) Die Technik der Schleusenimplantation zur intraoperativen Angioplastie. Gefäßchirurgie 2: 35–42
5. Steckmeier B (1997) Stellenwert des peripheren Abflußwiderstandes und der hydraulischen Impedanz. VASA 26: 41–49
6. Steckmeier B, Reininger C, Spengel FA, Wolfertz C, Küffer G (1995) Combined endoluminal and surgical vascular reconstruction. In: Horsch S, Claeys L, Critical Limb Ischemia, Steinkopff, Darmstadt, S. 105–114
7. Vorwerk D, Günther RW (1996) Stentimplantation in periphere Arterien. In: Günther RW, Thelen M: Interventionelle Radiologie. Stuttgart, New York: Thieme S. 161–171
8. Vorwerk D, Günther RW, Schurmann K, Wendt G, Peters H (1995) Primary stent placement for chronic iliac artery occlusions: follow up results in 103 patients. Radiology 194: 745–749

Langzeitergebnisse nach distalem Bypass

J. Largiadèr

Angio Bellaria, Zentrum für Gefäßkrankheiten, Bellariastrasse 40, CH-8038 Zürich

Long-term Results of Distal Bypass Grafts

Summary. Although 30 years age reconstructive surgery on crural arteries was technically not feasible, primary successful revascularization is now possible in 95% of arterial occlusive diseases in the lower leg. If untreated, reocclusion of the graft occurs in 40 to 60% during the first postoperative year. With a close, morphologically oriented follow-up routine, an assisted primary patency of up to 80% and an even higher secondary patency can be achieved. Myointimal proliferation is mostly responsible for bypass failure in the early postoperative period especially at the site of the distal anastomosis.

Key words: Infrapopliteal arterial reconstructions – Angiomorphology – Myointimal hyperplasia

Zusammenfassung. Vor 30 Jahren waren krurale Rekonstruktionen technisch nur in Ausnahmefällen möglich (Indikationstabelle Heberer et al. 1966) Heute ist eine primär erfolgreiche Revaskularisation bei über 95% aller Verschlußmorphologien am Unterschenkel durchführbar. Im ersten Jahr treten unbehandelt zwischen 40% und 60% Rezidivverschlüsse auf. Durch engmaschige morphologisch ausgerichtete Nachkontrollen kann nur eine primär assistierte Durchgängigkeitsrate von gegen 80% und eine sekundäre Durchgängigkeitsrate, die noch etwas höher liegt, erzielt werden. Hauptursache dieser Frühverschlüsse sind myointimale Proliferationen, vorwiegend im Bereich der distalen Anastomose.

Schlüsselwörter: Infrapopliteale Arterienrekonstruktion – Angiomorphologie – Myointimale Hyperplasie

Bei der chronisch kritischen Ischämie (Stadium III und IV) der unteren Extremitäten sind die Kruralarterien nahezu immer im ateriosklerotischen Prozeß mitinvolviert. Trotzdem waren noch vor 30 Jahren Gefäßrekonstruktionen mit distalem infrapoplitealem Gefäßanschluß selbst bei der amputationsgefährdeten Extremität nur selten möglich (Indikation Tab. Heberer et al. 1966), so daß zur Behandlung dieser zermürbenden Schmerzen oft nur die Unterschenkel- oder gar Oberschenkel-Amputation blieb.

Verschiedene Gründe sind für den höheren operativen Schwierigkeitsgrad kruraler Gefäßrekonstruktionen verantwortlich. Dieselben Gründe sind zum Teil auch für die schlechteren Langzeit-Resultate, verglichen mit Rekonstruktionen in den vorgeschalteten Gefäßetagen, verantwortlich.

1. Ist das Ausflußbett, je peripherer die distale Anschluss zu liegen kommt, immer kleiner und dadurch wird der Abflußwiderstand am Graft-Ende höher. Ein hoher Abfluß-Wider-

stand wiederum führt zu einer Verlangsamung der Flußgeschwindigkeit in den oft langen Transplantaten, was die Gefahr einer Stagnationsthrombose erhöht. Der Mangel an autologem Material für die oft sehr langen Rekonstruktionen verschlechtert die Ausgangssituation zusätzlich.
2. Liegt das distale Operationsfeld im ischämisch vorgeschädigten Gewebe. Die unmittelbare Nähe gangränöser Veränderungen und auch die postischämische Schwellungsneigung gefährden die primäre Wundheilung. Folge sind Wundinfekte mit oft katastrophalem Ausgang.
3. Wirken sich bei den kleinen Dimensionen distal der A. poplitea schon geringste technische Fehler folgenschwer auf das Früh- und Spätresultat aus.
4. Führt die biomechanische Irritation durch die Kniegelenksbewegung zu einer zusätzlichen Traumatisierung des Bypasses und kann zu lokaler Thrombose und peripherer Embolisation führen.

Fortschritte in der Narkose-Führung und insbesondere auch Verbesserung der Operationstechnik, sowie die Integration mikrochirurgischer Techniken in die allgemeinen Prinzipien der Gefäßchirurgie haben es möglich gemacht, daß heute eine primär erfolgreiche Revaskularisation der Unterschenkeletage in mehr als 95% der Patienten mit chronisch kritischer Ischämie möglich ist. Selbst sehr distale und sogar pedale Anschlüsse können einen primären Extremitäten-Erhalt ermöglichen und eine große Amputation über Jahre verhindern.

Resultate

Die primäre Durchgängigkeitsrate infrapoplitealer Arterienkonstruktionen im ersten Jahr liegt zwischen 30% und 70% je nach Statistik und je nach verwendetem Bypass-Material.

In einer eigenen Studie (Thoracic and cardiovascular Surgery 1985) fanden wir eine primäre Durchgängigkeitsrate für Venen-Bypässe von 76%, für Kunststoff-Bypässe von 34%. Die primäre Durchgängigkeitsrate aller Rekonstruktionsverfahren zusammengefaßt lag bei 67%, die sekundäre Durchgängigkeitsrate, die in etwa dem Extremitäten-Erhalt entsprach, bei etwa 80%.

Die primäre Durchgängigkeitsrate, aller Rekonstruktionsverfahren zusammengefaßt nach 4 Jahren, lag bei 44%, die sekundäre Durchgängigkeitsrate bei 62%. Mehr als die Hälfte dieser Patienten waren nach dieser Zeit bereits verstorben.

In einer neueren prospektiven Studie von 1993 bis 1997, bei der 528 Patienten mit amputationsgefährdeter Extremität behandelt wurden, fanden wir eine primäre Durchgängigkeitsrate nach 1 Jahr von 65%, eine primär assistierte Durchgängigkeitsrate von 78%. Die sekundäre Durchgängigkeitsrate lag bei 82%.

Diskussion

Angiomorphologische Veränderungen gehen in der Regel einem Rezidivverschluß voraus. Solche angiomorphologische Veränderungen beobachten wir im Bypass-Verlauf, an den Anastomosen, sowie in der vor- und nachgeschalteten Strombahn. Diese angiomorphologischen Veränderungen haben entsprechend ihrem chronologischen Auftreten verschiedene aetiologische Ursachen.

Von einem *Sofortverschluß* sprechen wir, wenn dieser innerhalb der ersten 3 Mon. auftritt. In der Regel liegt diesem Sofortverschluß ein technischer Fehler bei der Operation zugrunde (Abb. 1). Selten führt eine falsche Indikationsstellung, beispielsweise bei fehlendem Abstrom mit entsprechend hohem Abflußwiderstand, zu einem Frühverschluß. Aus diesem Grund sind morphologische Qualitätskontrollen unerläßlich. Am besten werden diese intraoperativ oder kurz postoperativ durchgeführt (Duplexsonographie, Angiogramm oder Endoskopie). Dabei festgestellte Fehler müssen auf operativem oder endovaskulärem Weg korrigiert werden (Abb. 1). Liegt der Grund des Sofortverschlusses in einem zu eingeschränkten

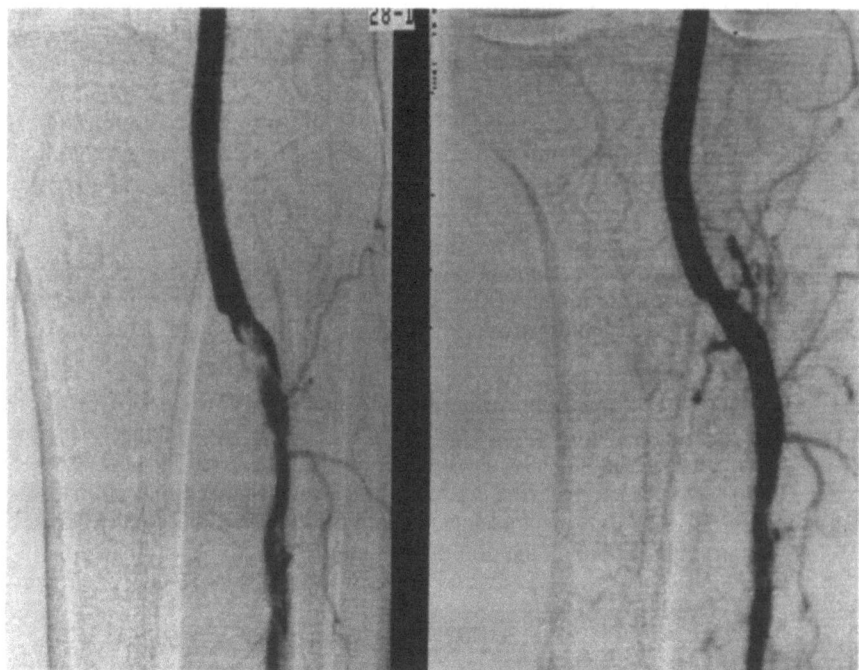

Abb. 1. Dissektion einer arteriosklerotischen Plaque mit subintimaler Einblutung und partieller Thrombose (*links*). Korrektur durch offene Endarterektomie und Patchplastik (*rechts*)

Ausflußbett, so müssen Maßnahmen zur Senkung des Abfluß-Widerstandes in Erwägung gezogen werden (adjuvante AV-Fistel, interventionelle Maßnahmen zur Verbesserung des Abstromes, Thrombolyse, Sympathektomie, etc.). Die meisten *Frühverschlüsse* treten zwischem dem 3. und 12. Mon. auf. Sie haben ihre Ursache in einer myointimalen Proliferation. Diese finden sich vorwiegend im Bereich der distalen Anastomose und im unmittelbar daran anschließenden Ausflußbett. Etwas seltener sitzen sie im Bereich der proximatöens Anastomose.

Die Ursache dieser myointimalen Proliferation ist nicht restlos geklärt. Insbesondere wissen wir nicht, wieso sie bei einigen Patienten auftritt, bei anderen wiederum nicht. Gehäuft sieht man solche myointimale Proliferationen nach Rekonstruktionen mit Kunststoff-Materialien oder aber bei Anastomosen, die stärkere Turbulenzen erzeugen (z. B. End-zu-Seit-Anastomose). Da bei den kleinen Dimensionen im kruralen Segment solche Proliferationen naturgemäß zu einer prozentual starken Einengung des Lumens führen, stellen sie eine hohe Gefahr für einen Rezidivverschluß dar (Abb. 2–6).

Engmaschige morphologisch ausgerichtete Nachkontrollen sollen diese Veränderungen rechtzeitig aufdecken, damit sie rechtzeitig einer entsprechenden Therapie zugeführt werden können (Service-Operation, interventionelle Therapie), bevor ein definitiver Bypass-Verschluß die Extremität gefährdet.

Die Ursache des *Spätverschlusses* liegt in erster Linie in der Progression des Grundleidens. Andere Ursachen sind Biodegeneration, Materialermüdung, Turbulenzen im Anastomosen-Bereich. Spätveränderungen treten nach 1 Jahr und später auf. Solche Spätveränderungen können die Einflußbahn, die Ausflußbahn und den Bypass-Verlauf betreffen. Die Ursache der Spätveränderungen im Bereich der Einflußbahn und des Ausflußtraktes ist in der Regel die Progression des Grundleidens. Für aneurysmatische Ausweitungen und thrombotisch narbige Veränderungen im Bypass-Verlauf sind Material-Ermüdung und die Biodegeneration verantwortlich.

Zweifellos schlägt die Progression der Arteriosklerose in der Ätiologie der Spätveränderungen am meisten ins Gewicht. Am stärksten davon betroffen ist die Ausflußbahn, etwas

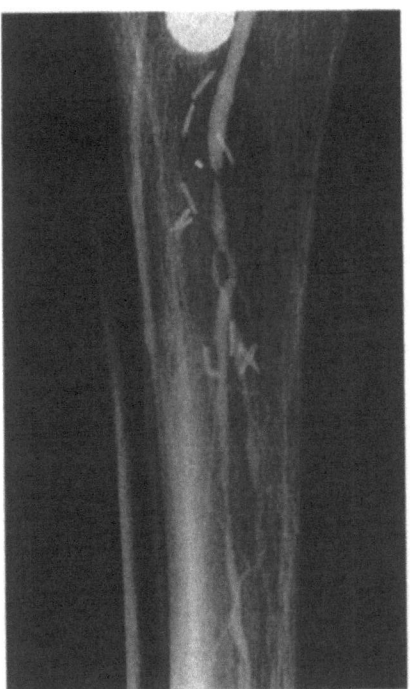 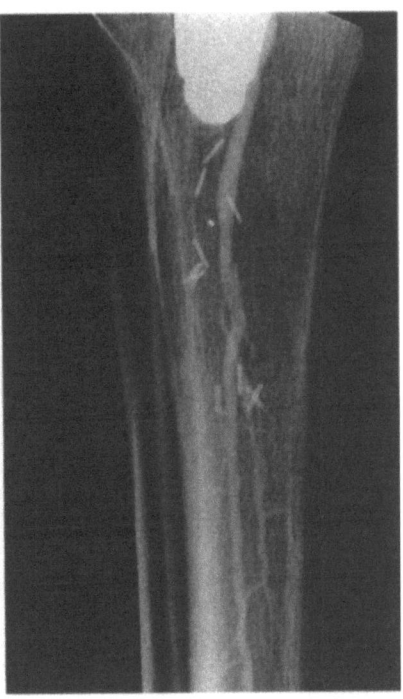

Abb. 2. (Abb. 2, 3, 4 und 5 gleicher Patient) Myointimale Hyperplasie nach femorokruraler Rekonstruktion im Bereiche der Anastomose und der proximalen Ausflußbahn 6 Mon. nach der Operation

Abb. 3. Erfolgreiche Korrektur der Stenosen in Bereiche der Anastomose und der proximalen Ausflußbahn durch PTA vor Auftreten eines Rezidivverschlusses

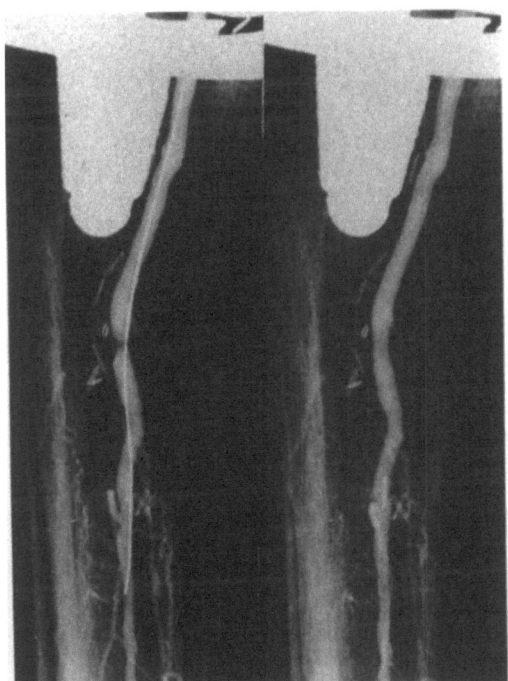

Abb. 4. Kurzstreckige auf dem Anastomosen-Bereich beschränkte sehr umschriebene myointimale Hyperplasie 12 Mon. nach der Operation und 6 Mon. nach der ersten PTA (*links*). Wiederum erfolgreiche Korrektur durch PTA (*rechts*)

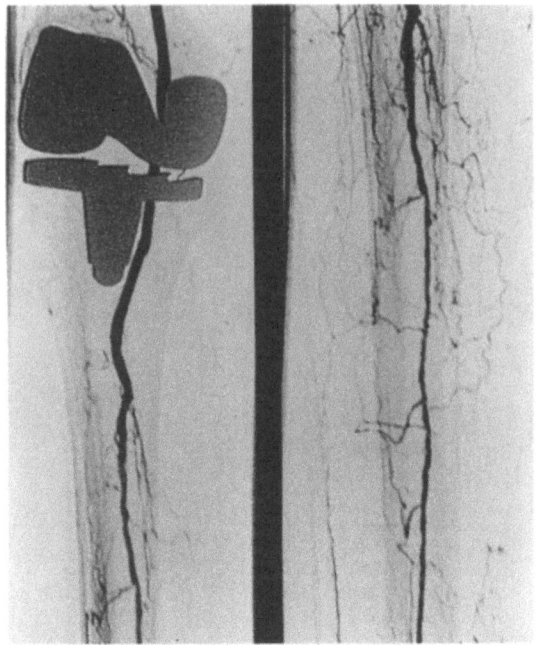

Abb. 5. Verlaufsangiogramm 2 Jahre nach primärer Rekonstruktion und 1 Jahr nach der letzten PTA. Obwohl zwischenzeitlich keine Änderung der Rezidivprophylaxe durchgeführt wurde, trat keine neue myointimale Hyperplasie auf

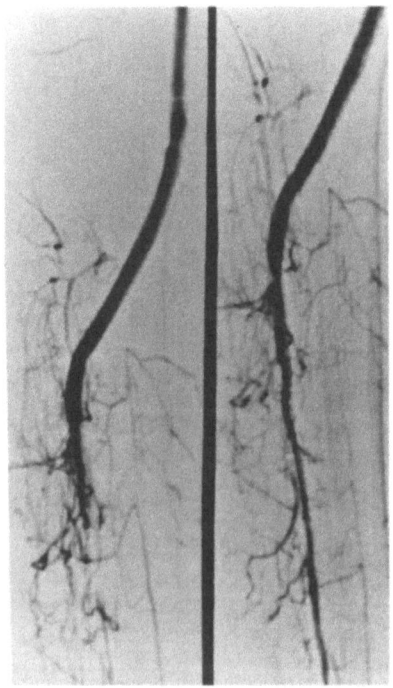

Abb. 6. *Links:* Verlaufsangiogramm 2 Jahre nach femorokruraler Rekonstruktion zur A. tibialis anterior mit autologer Vene. Progression im Bereiche der distalen Ausflußbahn. *Rechts:* Erfolgreiche Wiedereröffnung der Ausflußbahn durch PTA, und damit Senkung des Abfluß-Widerstandes und Verbesserung der Langzeitprognose für den Bypass

weniger aber auch der Einflußtrakt. Rechtzeitig erfaßt, können diese Veränderungen in der Regel einer perkutanen Angioplastie zugeführt werden, und damit die Bypass-Funktion für weitere Jahre erhalten werden.

Aus diesem Grunde müssen schon geringgradige klinische Verschlechterungen einer morphologischen Abklärung zugeführt werden. Goldstandard für die Untersuchung der Spätveränderungen ist sicher die Angiographie, die die Einflußbahn von der Aorta bis zum Bypass und die Ausflußbahn vom Bypass bis zum Fuß erfaßt.

Zusammenfassend kann festgestellt werden, daß verschiedene Ursachen im chronologischen Ablauf für die angiomorphologischen Veränderungen verantwortlich sind. Quantitativ am meisten ins Gewicht fällt die myointimale Hyperplasie, die im ersten Jahr für einen Ausfall von 40% bis 60% der kruralen Rekonstruktion verantwortlich ist. Entsprechend engmaschig und nach einem festen Algorhythmus müssen die angiomorphologischen Nachkontrollen im ersten Jahr festgelegt werden. Im späteren Verlauf werden die angiomorphologischen Nachkontrollen durch eine Verschlechterung der Klinik indiziert.

Eine longitudinale Überwachung der Patienten mit kruralen Rekonstruktionen von der Operation bis zum Tode ist unerläßlich, da ein definitiver und verpaßter Rezidivverschluß häufig eine Amputation nach sich zieht.

Literatur

1. Bandyk DF, Bergamini TM, Towne JB, Schmitt DD. Seabrook GR (1991) Durability of vein graft revision: The outcome of secondary procedures. J Vasc Surg 13: 200–210
2. Green RM, McNamara J, Ouriel K, Deweese JA (1990) Comparison of infrainguinal graft surveillance techniques. J Vasc Surg 11: 207–215
3. Largiader J, Peter M (1987) A surgical strategy for femoro-crural reconstruction. Eur J Vasc Surg 1: 205–212
4. Lundell A, Linbald B, Bergqvist D, Hansen F (1995) Femoro-popliteal-crural graft patency is improved by an intensive surveillance program: a prospective randomized study. J Vasc Surg 21: 26–34
5. Perler BA, Osterman FA, Mitchell SE, Burdick JF, Williams CM (1990) Balloon dilatation versus surgical revision of infrainguinal autogenous vein graft stenoses: Long-term follow-up. J Cardiovasc Surg 31: 656–661

Der periphere Prothesen-Bypass zum Extremitätenerhalt

U. Stockmann und C. Albiker

Chirurgische Abteilung, Franziskus-Krankenhaus, Budapester Straße 15–19, D-10787 Berlin

PTFE Tibial Bypass for Limb Salvage

Summary. We report the results of more than 1000 PTFE tibial bypass implantations during the last 20 years. An extra-anatomic lateral bypass to the peroneal or tibial artery prevents angulation problems. Using the Linton patch technique, early results improved to 85%. In the context of redo-operations long-term results are enhanced through the consistent use of PIDDA catheter. In 57% we achieved our purpose: limb salvage until the death of the patient or for 3–7 years (3.8 years in the middle) at the time of reexamination. Two examples of lateral tibial bypasses are given that have been functioning for 18 years.

Key words: Limb salvagae – PTFE prothesis – Tibial bypass

Zusammenfassung. Erfahrungen mit über 1000 PTFE-Prothesen werden berichtet. Der extraanatomische Bypass auf Fibularis und Tibialis anterior erlaubt eine knickarme Prothesenführung. Das Frühergebnis konnte mit dem Linton-Patch auf 85% verbessert werden. Das Langzeitergebnis kann durch konsequente Revision mit Einsatz des PIDDA-Katheters günstig beeinflußt werden. In 57% erreichen wir unser Ziel: Beinerhalt bis zum Tod des Patienten oder voll funktionstüchtiges Bein (3 bis 7 Jahre; im Mittel 3,8 Jahre). Die Angiogramme von 2 Patienten mit lateralem Anteriorbypass, der bereits 18 Jahre funktioniert, demonstrieren die Möglichkeit, mit einer PTFE-Prothese auch für lange Zeit das Bein zu bewahren.

Schlüsselwörter: Beinerhalt – PTFE-Prothese – cruraler Bypass

Der femoro-crurale Bypass ist immer die letzte Möglichkeit, eine bedrohte Extremität zu bewahren – ein Erhaltungsversuch. Alle anderen interventionellen oder operativen Möglichkeiten müssen vorher durchdacht sein. Ein einwandfreier Zustrom von der Beckenetage und eine nicht verbesserungsfähige Profunda sind Voraussetzung. Ich will unsere 20jährige Erfahrung mit über 1000 PTFE-Prothesen schlagwortartig umreißen.

Die *Indikation* ist immer gegeben – es sei denn, daß das Bein aus anderen Gründen nicht mehr benutzbar ist, z. B. Kontraktur oder zu ausgedehnter Gewebeverlust.

Der laterale extra-anatomische Bypass mit PTFE hat im Vergleich zum Venen-Bypass etliche Vorteile (s. Tabelle 1). Unbestrittener Nachteil der PTFE-Prothese ist die verminderte Knickresistenz im Vergleich zur autologen Vene. Die Kunststoffprothese wird daher beim lateralen cruralen Bypass – d.h. beim Bypass auf A. tibialis oder A. fibularis – in der Längsachse zwischen Patella und Fibulaköpfchen hindurchgeführt und knickt dann nicht nennenswert ab.

Tabelle 1. Lateraler extraanatomischer Bypass mit Prothese

- zeitsparend
- blutsparend
- schont Lymphkollektoren
- gute Exposition der Arterien
  A. tibialis anterior
  A. fibularis
- primäre Wundheilung am Unterschenkel

Tabelle 2. Frühergebnis cruraler Bypass Franziskus-Krankenhaus

1982–1987	n = 301	70,7 Jahre
PTFE	n = 140	23 AV-
PTFE als Composite (Vene oder Solco II.)	n = 100	77 Fistel
PTFE mit Lintonpatch	n = 61	
Gesamtkollektiv	62%	
Lintonpatch	80%	

(Promotionsarbeit M. Formanek)

Tabelle 3. Cruraler Bypass – PTFE mit Lintonpatch Franziskus-Krankenhaus

1987–1990	n = 205	73,0 Jahre
Frühergebnis:		85%
Spätergebnis:		57% Beinerhalt
(2,5 J. mittlere Nachbeobachtungszeit)		43% Amputation
50% gestorben nach 27 Monaten		
20% mindestens 3–7 Jahre offener Bypass		

(Promotionsarbeit Martina Sender)

Immer wieder bemüht man sich, durch Veränderungen des Bypass-Materials die Ergebnisse zu verbessern. Wir haben eigene Erfahrungen mit der PTFE-Prothese auch als Composite graft, mit und ohne AV-Fistel und haben Anfang der achtziger Jahre den Linton-Patch wieder in Erinnerung gebracht. In den letzten Jahren haben wir uns mit relativ großen Kontingenten an Multicenterstudien über den Taylor-Patch und über die karbonisierte PTFE-Prothese beteiligt, die Ergebnisse werden in Kürze publiziert.

Die entscheidende Verbesserung im Frühergebnis ist uns durch den Linton-Patch gelungen (s. Tabelle 2). Inwieweit die wachsende Routine oder eine geänderte Indikation bzw. Selektion das Ergebnis verfälscht, vermögen wir nachträglich nicht zu beurteilen, wir sind uns aber dessen zumindest nicht bewußt.

Wir glauben, daß die Beinerhaltungsrate durch den PIDDA verbessert werden konnte, den wir Anfang der achtziger Jahre in die crurale Chirurgie eingeführt haben. Es ist ein kleiner intraluminärer Katheter, der in die Prothese im Bereich der distalen Anastomose plaziert wird. Dies geschieht bei sehr schlechter primärer Prognose oder regelhaft beim Rezidiveingriff. Die Vorteile des PIDDA liegen nicht nur in der additiven Pharmakotherapie, wie Streptokinase oder Prostaglandin, sondern vor allem in den optimalen Angiogrammen der Peripherie, so daß man eine Vorstellung gewinnt, was man bei der Revision besser machen kann.

Die Ursachen des Frühverschlußes sind mannifaltig, die Indikation zur Revision ist immer gegeben, wenn die Indikation zum Primäreingriff gut begründet war. Anders sieht es beim Spätrezidiv aus, das wir als Verschluß nach 3 Monaten Funktionsdauer definieren. In 10–15% ist nicht zwangsläufig wieder eine bedrohliche Ischämie gegeben; dies scheint auch von der Funktionsdauer abzuhängen. Der Spätverschluß liegt am häufigsten an der Progression des Leidens in der Peripherie. In etwa 10% hat sich der Zustrom verschlechtert. Der Zustand der Peripherie diktiert also Taktik bei der Revision. Vier Möglichkeiten sind gegeben: Patchplastik der distalen Anastomose, Verlängerung des Bypass weiter nach distal, der ipsicrurale Sequenz-Bypass und der Umsteige-Bypass auf eine andere crurale Arterie.

Immer wieder werden wir gefragt, was wir mit unserer Therapie erreichen. Das Einzelschicksal ist sicherlich wichtiger als eine Tabelle mit der cumulativen patency-rate. In den achtziger Jahren mußte sich jedoch die crurale Chirurgie sehr oft fragen lassen, ob nicht die

Salamitaktik mit einem unsinnigen Bypass für den Patienten qualvoller und für die Gesellschaft teurer ist, als die primäre Amputation. Mit der Doktorarbeit von Martina Sender haben wir versucht, diese Frage zu beantworten (siehe Tabelle 3). Von den 205 operierten Patienten konnten bei der Nachuntersucung 173 erfaßt werden. Wenn ich das Ergebnis positiv formuliere, so ist es uns in etwas über der Hälfte (57%) gelungen, das Bein bis jetzt oder bis zum Tode der Patienten zu bewahren. Auffällig ist die hohe Sterblichkeit der Patienten innerhalb der ersten zwei Jahre. Richtig freuen kann man sich über 20%, bei denen der Bypass zum Zeitpunkt der Nachuntersuchung funktioniert und die bislang mindestens 3 bis 7 Jahre (3,8 Jahre im Mittel) von der Operation profitieren.

Meine Damen und Herren, ich habe Ihnen überhaupt nichts erzählt, was Sie nicht schon längst wüßten. Ich habe mich ein wenig gewundert, warum der Herr Präsident mich aufforderte, unter der Rubrik „Fortschrittsbericht" über dieses Thema zu referieren. Aber der entscheidende Fortschritt ist in der Tat darin zu sehen, daß Vorträge über die crurale Chirurgie nicht mehr zu den Kolibris auf unseren Symposien gehören, sondern daß diese Technik Eingang in den klinischen Alltag gefunden hat. Gegen Ende meines Referates möchte ich noch einige Fragen aufwerfen:

Warum finden wir bei Revisionseingriffen so gut wie nie den Fehler in der PTFE-Prothese – wo sie doch soviel schlechter als die Vene ist?
Warum können wir keine zutreffende Prognose über die Funktionsdauer abgeben?
Ich meine nicht nur eine Schätzung über die Geschwindigkeit der Progression der Arteriosklerose, sondern auch des Frühergebnisses?

Es gibt Erhaltungsversuche für die der Operateur selber nicht einen Pfifferling geben würde, die jahrelang funktionieren und andere, wo man ganz sicher ist, verschließen sich immer wieder und führen im Endeffekt zur Amputation. Für mich ist das Allerwichtigste bei diesem Problem, die Wandbeschaffenheit der cruralen Arterie, d. h. wie gut nähbar sie ist. Bei den sehr kleinen Kalibern kann das Lockern eines arteriosklerotischen Plaques zu einer Katastrophe führen. Diese lokalen Gegebenheiten, die wir nicht ändern können, aber mit denen wir umgehen müssen, sind meiner Ansicht nach der Grund, warum unsere Kollektive eigentlich nicht miteinander vergleichbar sind. Ein cruraler Bypass auf eine „Kalkröhre" aufgenäht, erfordert ein großes Quentchen Glück, um die Extremität damit bewahren zu können. Als weiteres Beispiel, das uns erstaunt, möchte ich Ihnen einen Anterior-Bypass zeigen, der von der linken Axillaris über einen axillo-femoralen Bypass und femoralen Cross-Bypass gespeist wird und nunmehr schon über 2 Jahre funktioniert. Zum Schluß möchte ich Ihnen die peripheren Angiogramme von zwei Patienten zeigen, die wir 1980 operiert haben. Lateraler Anterior-Bypass mit PTFE ohne irgendeine adjuvante Maßnahme an der distalen Anastomose. Mindestens 18 Jahre Funktionsdauer eines Kunststoff-Bypass. Das grenzt für mich an ein Wunder und eine Erklärung habe ich infolgedessen nicht.

Literatur

Böhmig HJ, Zeider G, Schmöller F (1991) Orthograder Venenbypass mit infrapoplitealer distaler Anastomose: Technik und Ergebnisse. Angio 13: 145–154
Franke S, Gießel I (1997) Femoro-krurale Rekonstruktionen. Chir Gastroenterol 13 (Suppl 2): 6–11
Freys SM (1997) Bypassmaterialien in der kruralen Chirurgie – eine Standortbestimmung. Chir Gastroenterol 13 (Suppl 2): 31–39
Stockmann U (1983) PIDDA – ein Novum in der cruralen Gefäßchirurgie. angio 5, 2: 67–71
Stockmann U (1990) Die extraanatomische femoro-crurale Rekonstruktion. In: Zehle A (ed) Der crurale Gefäßverschluß. München, Zuckschwerdt 175–177
Stockmann U (1991) Krurale Rekonstruktionen. In: Sperling M (ed) Gefahren, Fehler und Erfolge in der vaskulären Chirurgie und ihre Wirklichkeit. München, Karger 107–111
Wölfle KD, Bruijnen H, Morski A, Fitz C, Kugelmann U, Loeprecht H (1997) Bewertung des Run-off bei femorodistalen Rekonstruktionen – Korrelation von Abflußwiderstand (R), Flowindex (FI) und duplexsonographischem Resistanceindex (RI) VASA 26: 29–32

Plastische Chirurgie – Rekonstruktionsmöglichkeiten bei der Plexus-brachialis-Lähmung

Grundlagen und „direkte nervale" Rekonstruktion bei Plexus brachialis Lähmung

P. F. Graf

Abteilung für Plastische Chirurgie, Klinikum rechts der Isar, Technische Universität München, Ismaninger Straße 22, D-81675 München

Fundamentals of Anatomy, Diagnostic and Plexoplexal Reconstruction of Brachial Plexus Lesions

Summary. An exact knowledge of the complex anatomy of the brachial plexus is absolutely necessary to carry out this treatment. The most important diagnostic steps are: case history, examination, investigation of muscle function and sensivity, myelo-CT, MRI, and neurophysiological investigations. The best time for operative revision is between the 6th week and the 3rd month. An individual therapy protocol must be established that includes a large spectrum of reconstructive options like nerve reconstructions, neurotizations, muscle and tendon transposition, muscle transplantation, arthrodesis, orthesis and others.

Key words: Brachial plexus lesions – Anatomy – Diagnostic reconstruction – Therapy

Zusammenfassung. Absolute Voraussetzung für die Behandlung von Verletzungen des Plexus brachialis sind fundierte Kenntnisse seiner komplexen Anatomie. Die wichtigsten diagnostischen Maßnahmen sind: Anamnese, Inspektion, Muskelfunktionsprüfung, Sensibilitätsprüfung, Myelo-CT, MRT, Neurophysiologie. Der optimale Operationszeitpunkt liegt zwischen der 6. Woche und dem dritten Monat. Die Behandlung der Plexus brachialis Paresen ist komplex, langwierig und technisch aufwendig. Deshalb sollte die Therapie von Plexus brachialis Verletzungen in Zentren gebündelt werden. Gemäß dem Verletzungsmuster müssen individuelle Behandlungskonzepte Anwendung finden, welche das große Spektrum aller zur Verfügung stehenden plastisch-rekonstruktiven Maßnahmen beinhalten (Nervenrekonstruktionen, Neurotisationen, Muskel-, Sehnentranspositionen, Muskeltransplantationen, Arthrodesen, Orthesen).

Schlüsselwörter: Plexus brachialis Paresen – Therapiegrundlagen

Anatomie

Absolute Voraussetzung für die Diagnostik und Therapie von Verletzungen des Plexus cervicobrachialis ist eine fundierte Kenntnis der komplexen makroskopischen und mikroskopischen Anatomie dieses Nervengeflechtes. Der Plexus brachialis entsteht in der Regel aus den fünf Spinalnerven C5 bis Th1, die sich jeweils aus den vorderen und hinteren Wurzeln zusammensetzen. Durch Verflechtung und Neugruppierung bilden sich hieraus drei Primärstränge (Trunci), drei Sekundärstränge (Fasciculi) und schließlich die langen Armnerven. Neben diesen „Endästen" gehen aus dem Plexus brachialis wichtige, diagnostisch als auch therapeutisch relevante Nervenäste zur Hals- und Schultermuskulatur ab [2, 3]. Der Plexus brachialis verläuft von der Halswirbelsäule bis zum Oberarm in einem sanduhrförmigen Raum, dessen engste Stelle zwischen Clavicula und erster Rippe liegt. Die in der Regel aufgrund stumpfer Traktionstraumen entstehenden Läsionen sind in etwa drei Viertel der Fälle supraclaviculär und in etwa einem Viertel retro- oder infraclaviculär lokalisiert.

Diagnostik

Begleitverletzungen (Frakturen, Gefäßläsionen, SHT, etc.) treten relativ häufig auf und müssen ausgeschlossen oder ggf. behandelt werden. Vom erstbehandelnden Arzt sollte allerdings unbedingt darauf geachtet werden, daß diese Maßnahmen die Therapie der Plexusparese nicht verzögern. Die klinische Untersuchung (Horner-Zeichen, Hoffmann-Tinel-Zeichen, Schweißsekretion, Sensibilität u. Muskelfunktionsprüfung) gibt in der Regel wertvolle Hinweise auf Verletzungslokalisation und -ausmaß. Die speziellen bildgebenden Verfahren Myelo-CT bzw. MRT liefern zusätzliche Informationen.

Neurophysiologische Untersuchungsverfahren welche ab der 3.–4. Woche sinnvollerweise in regelmäßigen Abständen präoperativ wiederholt werden sollten, geben entscheidende Hinweise insbesondere für die OP-Indikation aber auch für den weiteren postoperativen Verlauf der Reinnervation.

Therapie

Der Operationszeitpunkt sollte optimalerweise zwischen der sechsten Woche und dem dritten Monat gelegen sein. Später durchgeführte Plexusrevisionen führen aufgrund der langen Reinnervationszeit zu deutlich schlechteren Ergebnissen und müssen unbedingt vermieden werden! *Daraus folgt, daß Patienten mit Plexusparesen, auch wenn in den ersten Wochen nach dem Unfall Teilremissionen eintreten, unbedingt frühzeitig einem Behandlungszentrum zur Beurteilung vorgestellt werden sollten.*

Die Behandlung der Plexus brachialis Paresen ist komplex, langwierig und technisch aufwendig.

Gemäß dem Verletzungsmuster müssen individuelle Behandlungskonzepte entwickelt werden, welche das große Spektrum aller zur Verfügung stehenden plastisch-rekonstruktiven Maßnahmen beinhalten (Nervenrekonstruktionen, Neurotisationen, Muskel-, Sehnentranspositionen, Muskeltransplantationen, Arthrodesen, Orthesen). Nur derjenige, der das gesamte Behandlungsspektrum überblickt und beherrscht kann u. E. ein optimales Behandlungskonzept „maßgeschneidert" anbieten. Aus diesem Grund sollte die Therapie von Plexus brachialis Verletzungen in Zentren gebündelt werden.

Obwohl häufig, gerade bei Wurzelausrißen, eine Restitutio ad integrum nicht mehr möglich ist, können mit diesen rekonstruktiven Maßnahmen regelmäßig wertvolle Funktionen (Schulterstabilisierung, Schulterab- bzw. -adduktion, Ellenbogenbeugung, Sensibilität etc.) wiederhergestellt werden. Die grundlegenden Therapiemöglichkeiten welche uns am peripheren Nervensystem zur Verfügung stehen sind: Neurolysen, Nervennähte und Nerventransplantationen [4, 5].

Für die Nerventransplantation können bislang in der klinischen Routine nur autologe Transplantate von folgenden Spenderregionen verwendet werden: N. suralis, Nn. cutanei brachii und antebrachii, R. superficialis n. radialis, N. ulnaris (nur bei Ausriß C8-Th1), u. a. Die beschränkte Quantität an autologen Nerventransplantaten stellt nach wie vor ein großes Problem in der Chirurgie des Plexus brachialis dar.

Im Rahmen der Plexusrevision muß unter Berücksichtigung der individuellen Ausfälle im Zweifelsfalle stets der gesamte Plexus brachialis C5-Th1 von supraclaviculär bis hin zu den Armnerven freigelegt und inspiziert werden. Die Nervenrekonstruktion richtet sich dann nach dem jeweiligen pathomorphologischen Befund. Bei Neuromen in Kontinuität kommt in ausgewählten Fällen die Neurolyse in Frage. Bei Kontinuitätsunterbrechungen des Nervens ist beim Erwachsenen eine direkte Nervennaht im Rahmen der sekundären Revisionsoperation meist nicht mehr möglich. Hier müssen Nerventransplantate verwendet werden. Diese sollten nach adäquater Kürzung der fibrotischen Nervenstümpfe in mikrochirurgischer Nahttechnik ausgeführt werden. Die avaskulären Nerventransplantate sollten in einem möglichst gut durchbluteten, narbenfreiem Wundbett plaziert werden.

Bei Zerreißungen der oberen Plexusanteile (C5/C6) bzw. (C5/C6/C7), die häufig supraclaviculär lokalisiert sind gelingt eine funktionell brauchbare Rekonstruktion der ausgefallenen Schulterabduktion und Ellenbogenbeugung bzw. Ellenbogenstreckung mit diesen Methoden in ca. 80%–90% der Fälle. Bei kompletten Plexusparesen besteht aufgrund vorhandener Wurzelausriße regelmäßig ein Mißverhältnis zwischen proximalen Nervenstümpfen (plexalen Axonspendern) und distalen Nervenstümpfen. Ein sehr häufiges Verletzungsmuster stellt der Abriß des Spinalnervs C5 mit Ausriß von C6-Th1 dar. (Die Ursache für den Abriß des Spinalnervs C5 liegt u. a. in einer bandartigen Struktur, dem Lig. transversoradikulare, welches den Spinalnerv am Querfortsatz fixiert und so einem Wurzelausriß entgegenwirkt) [1].

In diesen Fällen ist es regelmäßig notwendig die „wenigen" vorhandenen Axone aus den proximalen Nervenstümpfen für die Rekonstruktion zumindest der wichtigsten bereits oben erwähnten Armfunktionen zu bündeln. Darüber hinaus ist es in diesen Fällen sinnvoll extraplexale Axonspender (N. accessorius, Intercostalnerven, motorischer Cervicalplexus u. a.) zu rekrutieren. Siehe hierzu nachfolgendes Referat.

Literatur

1. Alnot J-Y, Narakas A (1996) "Traumatic brachial plexus injuries" Monographie de la societe francaise de la chirurgie de la main (GEM). Expansion scientifique francaise, Paris
2. Mumenthaler M, Schliack H (1987) Läsion peripherer Nerven – Diagnostik und Therapie. Georg Thieme Verlag, Stuttgart New York
3. Wolock B, Millesi H (1991) Brachial plexus – Applied anatomy and operative exposure. In: Gelberman RH (ed) Operative nerve repair and reconstruction. J. B. Lippincott Company, Philadelphia
4. Lundborg G (1988) Nerve injury and repair. Churchill Livingstone, Edinburgh London
5. Sunderland S (1991) Nerve injuries and their repair – A critical appraisal. Churchill Livingstone, Edinburgh London

Rekonstruktionsmöglichkeiten bei der Plexus-brachialis-Lähmung: Neurotisationen

M. Frey, W. Girsch und P. Giovanoli

Abteilung für Wiederherstellende und Plastische Chirurgie, Universitätsklinik für Chirurgie, Währinger Gürtel 18–20, A-1090 Wien

Reconstructions in Brachial Plexus Palsy: Neurotizations

Summary. Reinnervation by nerves other than the brachial plexus are necessary if avulsion of the roots prevents neural reconstruction of the brachial plexus itself, or if functional recovery is unsatisfactory and further reconstruction is necessary for improvement. The foreign nerves mostly used today for these neurotizations are the accessory nerve, the deep cervical plexus, the intercostal nerves and, more and more, the contralateral C7 spinal nerve. Our own experimental studies have demonstrated future concepts for reconstructions in very desperate cases to improve the final functional outcome in the useless extremity: cross-over reinnervation from the contralateral side, end-to-side nerve coaptation, and induction of sprouting by offering free muscle transplants to the regenerating nerve.

Key words: Brachial plexus palsy – Reconstruction - Neurotization

Zusammenfassung. Wurzelausrißverletzungen ohne neuraler Rekonstruktionsmöglichkeit und unbefriedigende Ergebnisse nach neuralen Rekonstruktionen erfordern die Verwendung fremder Nerven außerhalb des Armgeflechtes zur Reinnervation. Die heute meist für solche Neurotisationen verwendeten Fremdnerven sind der N. accessorius, der tiefe Plexus cervicalis, die Intercostalnerven und der kontralaterale Spinalnerv C7. Unsere eigenen experimentellen Untersuchungen zeigen erfolgversprechende Zukunftsperspektiven für die Funktionsverbesserung bei besonders schwierigen Fällen auf: Cross-over Reinnervation von der kontralateralen Seite, End-zu-Seit Koaptation der Nerven und Induktion verstärkten Sproutings im regenerierenden Nerven durch Anbieten von freien Muskeltransplantaten.

Schlüsselwörter: Plexus-brachialis-Lähmung – Rekonstruktion – Neurotisation

Ausrißverletzungen des Plexus brachialis sind insofern eine besondere Herausforderung an die rekonstruktive Nervenchirurgie, als keine Möglichkeit für die Rekonstruktion der ursprünglichen Nervenbahnen, z. B. durch Überbrückung mit Nerventransplantaten verblieben ist und für eine Reinnervation gelähmter Muskeln bzw. für eine Resensibilisierung auf fremde Nerven zurückgegriffen werden muß. Die Transposition eines für diesen Zweck geopferten Fremdnerven zu einem distalen Nervenabschnitt eines im proximalen Abschnitt irreversibel geschädigten Nerven wird *Neurotisation* genannt, und kann entweder durch direkte Nervenkoaptation oder unter Interposition eines Nerventransplantates erfolgen. Neben Wurzelausrißverletzungen können auch unbefriedigende Ergebnisse nach direkten nervalen Rekonstruktionen oder die Innervation für ein freies Muskeltransplantat die Indikation für dieses Vorgehen ergeben.

Bislang wurden als *Spendernerven* verwendet: N. Hypoglossus (XII), N. accessorius (XI), N. phrenicus, Intercostalnerven, der tiefe Plexus cervicalis, N. dorsalis scapulae, N. thoracicus longus, der ipsilaterale C7 Spinalnerv, und kontralaterale Extremitätennerven, wie die Nn. pectorales oder der kontralaterale Spinalnerv C7.

Um klinisch relevante funktionelle Ergebnisse besonders nach den schweren und komplexen Läsionen des Armnervengeflechtes zu erhalten, ist es notwendig bei der Planung des rekonstruktiven Konzeptes jene Faktoren zu berücksichtigen, die zu einer möglichst weitgehenden *Optimierung der erzielbaren Ergebnisse* führen:

1) Eine *frühe Rekonstruktion* ist wahrscheinlich der wesentlichste Beitrag, um die Irreversibilität der Muskellähmungen zu verhindern. Der denervierte Muskel hat dann noch größere Chancen von den regenerierenden Nervenfasern reinnerviert zu werden.
2) Jede *Abkürzung der nervalen Regenerationsstrecke* verkürzt auch die für die Nervenregeneration notwendige Zeit, so daß die regenerierten Axone noch eher einen reinnervierbaren Muskel vorfinden. Als Beispiel kann die ektope freie Muskeltransplantation angeführt werden, bei welcher der in den weiter proximal gelegenen Bereich des Armes transplantierte Muskel auch über zusätzliche Gelenke hinweg seine Funktion ausüben kann, aber eine günstigere topographische Beziehung zur reinnervierenden Nervenquelle einnimmt.
3) Stehen unzureichend Reinnervationsquellen aus dem proximalen Plexusabschnitt zur Verfügung können ipsilaterale oder kontralaterale *Fremdnerven zur Reinnervation* herangezogen werden.
4) Durch *Vermeidung der Interposition von Nerventransplantaten* können die oft spärlich zur Verfügung stehenden Populationen regenerierender Nervenfasern mit besserer Effizienz genützt werden. So kann z. B. ein etwas geringerer Gehalt an motorischen Fasern im distalen Intercostalnerven durch die Erübrigung einer Transplantatüberbrückung sehr wohl aufgewogen werden.
5) Das Ausbleiben eines klinisch brauchbaren Rekonstruktionsergebnisses kann nicht nur im nervalen Bereich begründet sein, sondern genauso gut im muskulären, wenn die regenerierenden Nervenfasern auf einen in der Zwischenzeit völlig atrophierten, nicht mehr reinnervierbaren Muskel treffen. Dann kann ein Ersatz auch des muskulären Zielorganes alleine, also eine zusätzliche freie, funktionelle *Muskeltransplantation mit mikroneurovaskulären Anastomosen* ein relevantes Ergebnis in Aussicht stellen. Dieses Vorgehen kann Teil der primären Planung vor allem bei bereits länger bestehenden Lähmungen sein, oder sekundär bei guter Nervenregeneration aber ausbleibender Muskelfunktion notwendig werden. Müssen zunächst Innervationsquellen mit Nerventransplantaten zur betroffenen Extremität geleitet werden, so ist unbedingt ein zweizeitiges Vorgehen zu bevorzugen, um nicht wieder ein Risiko verminderter Reinnervierbarkeit des Muskels durch die für das Vorwachsen der Nervenfaserregenerate im Nerventransplantat notwendige Zeit einzugehen.
6) Schließlich kann die nach abgeschlossener Nerven- und Muskelregeneration erreichte Gesamtfunktion oft noch ganz wesentlich durch *tendomuskuläre Transpositionen und durch Arthrodesen sowie Osteotomien* verbessert werden.

So haben sich in der klinischen Erfahrung folgende *nervale Faktoren* als wesentlich für das zu erwartende Ergebnis nach Rekonstruktion des Plexus brachialis herausgestellt:

1) Die Zahl der *regenerierenden Axone* mit einer zumindest für die prämuskuläre Endstrecke des Muskelnerven linearen Abhängigkeit des Krafterbegnisses.
2) Je besser eine *sensomotorisch differenzierte Rekonstruktion* der lädierten Nervenbahnen gelingt, desto besser ist auch das zu erwartende funktionelle Ergebnis. Neben Kenntnis topographischer Anordnungen können auch differenzierende, histochemische Färbemethoden, wie z. B. die Acetylcholinesterase-Färbung technisch Hilfestellung gewähren. Insbesondere können Biopsien das Regenerationsergebnis motorischer Fasern vor einer Mus-

keltransplantation klären, und bei fehlenden Regeneraten ein aussichtsloser Eingriff verhindert werden.
3) Neben der Quantität regenerierender Axone spielt offensichtlich auch die *Qualität der regenerierenden Axone* eine ganz entscheidende Rolle. Durch ihr überraschendes Sprouting-Potential z.B. kann die funktionell kompetente Reinnvervation einer Muskelfaserpopulation übernommen werden, die über den ursprünglichen Zuständigkeitsbereich einer Nervenfaser weit hinausgehen kann.

Wenn ihnen auch bislang nicht gleiche Bedeutung zugemessen wurde wie den nervalen Faktoren, so zeigt sich jetzt immer mehr, welch wesentlichen Anteil die *muskulären Faktoren* am erzielbaren Ergebnis haben. Aus einer rein nervalen Rekonstruktion des Plexus brachialis wurde zusehends eine neuromuskuläre, der muskulären Seite wird erst in den letzten Jahren adäquate Beachtung geschenkt.

1) Die *Zeit seit der Läsion* ist von grundsätzlicher Bedeutung. Ist sie länger als 6–9 Monate, so ist zumindest für die Rekonstruktion von Muskelfunktionen die verminderte Reinnervierbarkeit des Zielorgans für die Erstellung operativer Konzepte in Betracht zu ziehen.
2) Im selben Kontext ist die für lange Regenerationsstrecken meist erhebliche *nervale Regenerationszeit* zu sehen. Wartezeit auf Reinnervation ist von kontinuierlicher Reduktion der funktionellen Erfolgsaussichten begleitet.
3) Gleichmäßige Verteilung von limitierten Innervationspotential hat sich als ungünstig erwiesen, da wohl in vielen Zielorganen geringe aber jeweils klinisch nicht relevante Funktionen entwickelt werden können. Weitaus günstigere Resultate sind zu erwarten, wenn das zur Verfügung stehende Innervationspotential ganz gezielt auf einzelne funktionelle Einheiten konzentriert wird.
4) Manche Muskeln bzw. Nerven dürften per se eine günstigere oder ungünstigere Regenerationsprognose haben. Diese *organspezifische Disposition* kann als einer der Faktoren unterschiedlicher Funktionsrückkehr bei sonst vergleichbaren Bedingungen angesehen werden (*muskelspezifische Funktionsrückkehr*).

Bei Berücksichtigung aller dieser funktionell relevanter Faktoren sind die heute erreichbaren Ergebnisse wesentlich besser als früher, aber lassen nach wie vor für den Patienten große Wünsche offen. Es muß also Aufgabe unserer klinischen und experimentellen Forschung sein, nach Ansätzen zur weiteren Verbesserung der Rekonstruktionsergebnisse nach Plexus brachialis-Schäden zu suchen. Solche Ansätze zeichnen sich nicht nur als Ergebnis tierexperimenteller Studien ab, sondern finden auch erste Bestätigung im klinischen Einsatz. Folgende *Zukunftsperspektiven* eröffnen sich dadurch:

1) Bereits Ende der achtziger Jahre konnten wir im Rahmen ausgedehnter Untersuchungen an Schafen die Tauglichkeit auch *langer Nerventransplantate* zur Überleitung von regenerierenden motorischen Nervenfasern *zur kontralateralen Extremität* nachweisen. Ein zweizeitiges Vorgehen, also ein um mehrere Monate verzögerter distalen Nervenanschluß erwies sich als günstiger [1, 2, 3].

Diese Überlegungen können zunehmend zur Neurotisation der gelähmten Seite meist über den vaskularisierten N. ulnaris der gelähmten Seite als langes Nerventransplantat aus dem gesamten oder nur Teilen des C7-Spinalnerven der gesunden Seite angewendet werden. Bei in den ersten Wochen geringer Sensibilitätsminderung am Zeige- bzw. Mittelfinger, sind nach 3–4 Monaten bislang keine bleibenden Defizite beschrieben worden, insbesondere nicht bei Verwendung eines Teiles von C7. Besonders eine wertvolle Schutzsensibilität scheint so an der gelähmten Hand rekonstruierbar.

2) Obwohl bereits Anfang unseres Jahrhunderts inauguriert hatte die *End-zu-Seit Nervennaht* bislang keine klinische Bedeutung erlangt. Die Gewinnung zusätzlicher, aussprossender Axone aus einem sonst intakten benachbarten Nerven über einen End-zu-Seit Anschluß ohne jeden funktionellen Verlust des angezapften Nervs wäre theoretisch ein optimales Rekonstruktionsverfahren insbesondere im Bereich des Plexus brachialis.

Nach erfolgversprechenden morphologischen Berichten über das suffiziente Faseraussprossen in den seitlich angenähten Nervenast in Tierexperimenten, haben wir zuletzt auch am bewährten Modell des M. rectus femoris des Kaninchens exzellente funktionelle Ergebnisse durch Kraftmessungen im so reinnervierten M. rectus femoris nachweisen können. Dabei ist es zu keiner Funktionsminderung in dem vom Spendernerven innervierten M. vastus medialis gekommen [4]. Seit dieser Klärung beginnen wir, denervierte distale Plexusabschnitte oder Stammnerven End-zu-Seit an erhaltene Plexusanteile anzuschließen, bzw. nützen wir dieses Reinnervationspotential zur Reinnervation freier funktioneller Muskeltransplantate durch End-zu-Seit Anschluß des Muskelnerven.

3) Zusätzliche Dimensionen eröffnen Ergebnisse einer unserer letzten experimentellen Untersuchungen: Offensichtlich durch *Axonsprossung* kann das *Reinnervationspotential* bei Angebot überdimensionierter Muskeln gesteigert werden Dieses Phänomen konnte beobachtet werden, als der M. scutuloauricularis des Kaninchens durch doppelt so große freie Muskeltransplantate mit mikroneurovaskulären Anastomosen ersetzt wurde. Das doppelt so große Muskeltransplantat lieferte letztlich auch doppelt so viel Kontraktionskraft [5]. Es macht also Sinn, einen zahlenmäßig unzureichend erscheinenden proximalen Nervenfaserinput für die Reinnervation vergrößerten Volumens von Muskulatur zu verwenden, sei es bei der nervalen Rekonstruktion oder auch beim Ersatz des motorischen Endogans bei der Muskeltransplantation.

4) Zusätzlich werden in Zukunft voraussichtlich auch *Wachstumsfaktoren oder molekular- bzw. zellbiologische Verfahren* bei der Plexusrekonstruktion zum Einsatz kommen. Hier bleibt der Entwicklungsschritt zur Anwendung am Menschen noch abzuwarten, zu klären ist auch noch welche Faktoren nur topisch und welche durch systemische Gabe angewendet werden.

Zusammenfassend ist selbst bei der schwierigen Rekonstruktion ausgedehnter Plexus brachialis Läsionen eine positive Bilanz zu ziehen. Die breite operative Behandlung auch dieser zunächst als hoffnungslos imponierenden Fälle hat vor allem in den letzten dreißig Jahren doch für den Patienten sehr nützliche Ergebnisse erbringen können. Zusätzlich zeigen uns die Ergebnisse der derzeit im Umbruch befindlichen Nervenregenerationsforschung hoffnungsvolle Zukunftsperspektiven der weiteren Verbesserung der erzielbaren funktionellen Ergebnisse unserer Plexus brachialis Rekonstruktionen.

Literatur

1. Frey M, Gruber H, Happak W, Girsch W, Gruber I, Koller R (1990) Ipsilateral and cross-over elongation of the motor nerve by nerve grafting: An experimental study in sheep. Plast Reconstr Surg 81/1: 77–89
2. Koller R, Rab M, Todoroff BP, Neumayer Ch, Haslik W, Stöhr HG, Frey M (1997) The influence of the graft length on the functional and morphological result after nerve grafting – an experimental study in rabbits. Br J Plast Surg 50: 609–614
3. Frey M, Koller R, Liegl Ch, Happak W, Gruber H (1996) Role of a muscle target organ on the regeneration of motor nerve fibres in long nerve grafts: A synopsis of experimental and clinical data. Microsurgery 17: 80–88
4. Giovanoli P, Koller R, Frey M, Meyer VE (1997) End-zu-Seit Nervenkoaptation zur Muskelreinnervation – Präliminäre Ergebnisse. DAM 19. Jahrestagung Bern – Abstracts: 3
5. Frey M, Giovanoli P, Meuli-Simmen C (1998) The qualification of different free muscle transplants to reconstruct mimic function: An experimental study in rabbits. Plast Reconstr Surg 101: 1774–1783

Muskuläre Ersatzoperationen bei der Plexus brachialis-Lähmung

H.-E. Schaller und A. Berger

Abteilung für Plastische, Hand- und Verbrennungschirurgie, BG-Unfallklinik,
Eberhard-Karls-Universität Tübingen, Schnarrenbergstraße 95, D-72076 Tübingen

Motor Restoration in Brachial Plexus Injury

Summary. Regeneration after surgical treatment of fresh or delayed brachial plexus injuries is often incomplete, with remaining sensory and motor loss. The aim of reconstructive surgery for these patients is to regain subordinate motor function. Therefore, reconstructive surgery should emphasize the restoration of elevation abduction and external rotation of the shoulder, elbow flexion and flexion of the fingers for basic grasping.

Key words: Brachial plexus – Motor restoration

Zusammenfassung. Sowohl veraltete Plexus brachialis-Läsionen sowie operativ rekonstruierte Plexus brachialis-Verletzungen bieten häufig das Problem fehlender Regeneration von wichtigen motorischen und sensiblen Funktionen des Armes. Die Wiederherstellung dieser wichtigsten motorischen Funktionen, um einen gebrauchsfähigen Hilfsarm zu erlangen, ist das Ziel muskulärer Ersatzoperationen. Die wichtigsten motorischen Funktionen liegen in einer aktiven Schulterabduktion und Außenrotation, einer aktiven Ellenbogengelenksbeugung sowie einer aktiven Fingerbeugung als Grobgriff.

Schlüsselwörter: Plexus brachialis – motorische Ersatzoperationen

Sowohl operativ, wie nicht behandelte Patienten mit Plexus brachialis-Lähmungen bieten häufig das Problem der ungenügenden motorischen und sensiblen Reinnervation der gelähmten Gliedmaßen. Andererseits regenerieren motorische Funktionseinheiten, die für die Hauptfunktion des Armes nur eine untergeordnete Rolle spielen. Die oben genannte Problematik führt in diesen Fällen zur Indikationsstellung muskulärer und in zweiter Linie sensibler Ersatzoperationen, um den gelähmten Arm wenigstens als Hilfsarm wieder einsetzen zu können.

Unter der Voraussetzung, eine grobe Greiffunktion wiederherstellen zu können, liegen die wichtigsten motorischen Funktionen im Bereich der Schulter und des Oberarmes in der Wiedererlangung von Motoren, die der passiven Null-Stellung des Gelenkes und der Richtung der Schwerkraft entgegenwirken. Wichtigste Schulterfunktionen sind daher die Abduktion und die Außenrotation. Sowohl die Adduktion, wie die Innenrotation können bei funktionierender Ellenbogenbeugung und Schulterabduktion passiv ausgeführt werden.

Im Bereich des Ellenbogengelenkes ist die wichtigste Funktion in einer aktiven Beugung zu sehen, wohingegen die Streckung ebenfalls passiv durchgeführt werden kann.

Die wichtigste Funktion der Hand liegt in der Ausführung eines Grobgriffs. Dieser kann sowohl aktiv durch Betätigung der Unterarmbeugemuskulatur erreicht werden, wie auch passiv bei funktionierender Streckfunktion durch einen Tenodeseeffekt. Ebenso wichtig wie diese motorische Funktion der Hand ist allerdings auch ihre sensible Funktion. Nachfolgend werden die einzelnen Operationsverfahren beschrieben, die zur Erlangung dieser wichtigsten Funktionen gebräuchlich sind. Wichtigste Voraussetzung zur Durchführung solcher Ersatzoperationen sind natürlich funktionsfähige Motoreinheiten der Muskulatur und/oder von Nerven. Die besten funktionellen Ergebnisse mit der größten Kraftentwicklung und dem besten Bewegungsausmaß haben in erster Linie Ersatzplastiken bzw. Umsetzungen von Muskeln ohne vorangegangene Läsion, Degeneration und Regeneration. Die zweite Wahl bilden Umsetzplastiken regenerierter Muskelgruppen oder frei transplantierte mikrovaskulär angeschlossene Muskeln mit einem motorischen Anschluß an einen funktionierenden Motornerven, entweder direkt oder über ein Transplantat.

Deltoideus-Ersatzplastik

In erster Wahl erfolgt der Deltoideusersatz über die Umsetzung des Trapeziusansatzes, distal vom Tuberculum majus. Hierzu wird der Ansatz des oberen und teilweise des mittleren Trapeziusanteiles in ihrer Insertion im Bereich der Spina scapulae sowie der Clavicula und des Acromions mit einer Knochenlamelle vom Acromioclaviculargelenk abgelöst.

Dieser Muskelansatz mit seiner Knochenlamelle wird sodann in Höhe des Collum chirurgicum distal des Tuberculum majus durch Drahtcerclage oder Schraubenosteosynthese inseriert. Die postoperative Ruhigstellung erfolgt 6 Wochen in einem Thoraxabduktionsgips in 90 Grad-Abduktion und danach nochmals 6 Wochen aus einer 70-grädigen Abduktion mit beginnenden krankengymnastischen Übungen aus der Schiene heraus (Abb. 1). Auf diese Weise ist eine Schulterabduktion zwischen 30° bis 60° erreichbar.

Bei fehlendem Musculus trapezius bleibt die Möglichkeit anderer Muskelumsetzungen wie z. B. des Levator scapulae und letztendlich die Schulterarthrodese. Die als ultima ratio bereits aus der Klinik für plastische Hand- und Wiederherstellungschirurgie der Medizinischen Hochschule Hannover beschriebene Möglichkeit eines freien Latissimus dorsi-Transfers an eine funktionierende motorische Einheit ist nur in seltenen Fällen möglich. Er ist auch nur dann indiziert, wenn keine weiteren motorischen Einheiten mit Verwendung dieses Muskels benötigt werden.

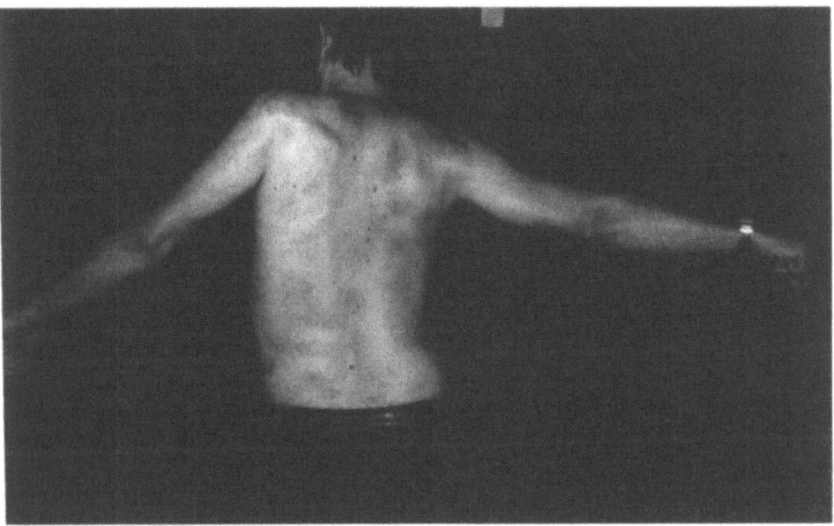

Abb. 1. Deltoideus-Ersatzplastik durch Umsetzung des Musculus trapezius 6 Monate postoperativ

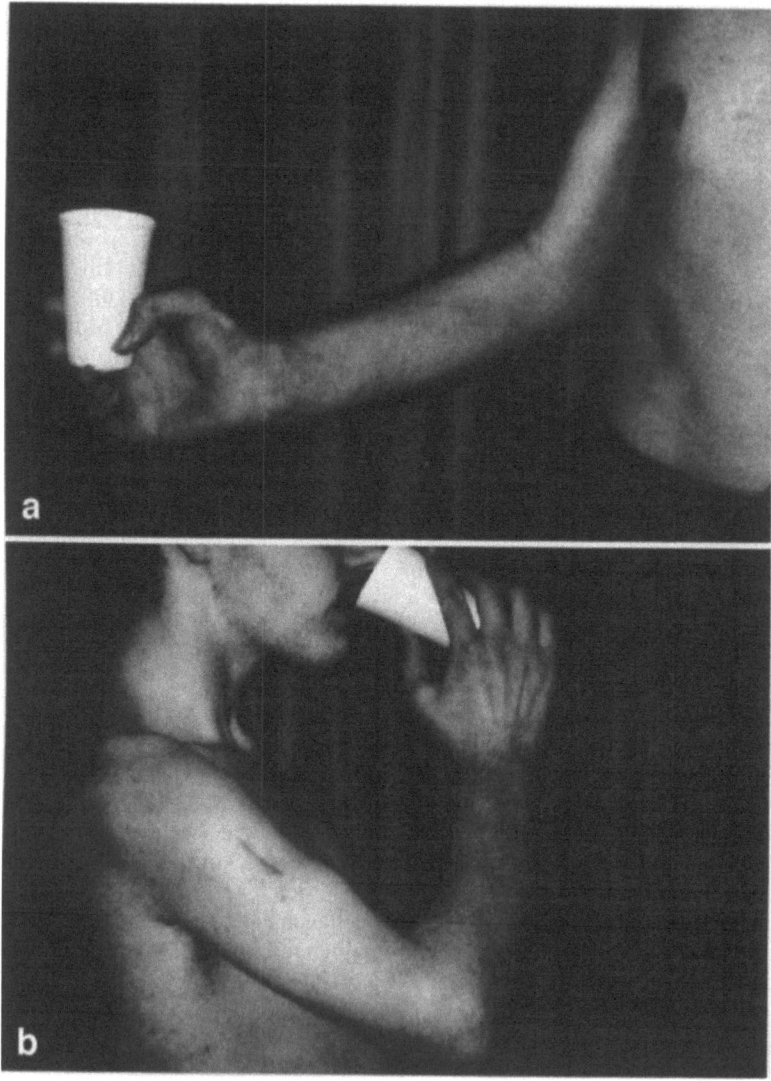

Abb. 2. a Umsetzung des M. latissimus dorsi zur Außenrotation. **b** Nach Ersatzoperation ist es für den Patienten 3 Monate nach der Operation möglich, einen Becher zum Mund zu führen

Außenrotatorenersatz des Oberarms

Eine weitere wichtige Funktion der Schulter liegt in der Außenrotation. Diese wird besonders dann benötigt, wenn Unterarm und Hand zum Mund geführt werden sollen, da bei dieser Bewegung der Oberarm in einer Außenrotationsbewegung stabilisiert werden muß, um nicht den Unterarm passiv der Schwerkraft folgend in die Innenrotation fallen zu lassen. Als Ersatz für diese Bewegung eignet sich zum einen die Umsetzung des Musculus Latissimus dorsi und zum anderen die Umsetzung des Musculus pectoralis major.

Bei der Latissimus dorsi-Umsetzung wird der mediale Ansatz des Muskels abgetrennt und über die Dorsalseite des Oberarmes im Bereich des Deltoideusansatzes neu verankert (Abb. 2a und b).

Bei Umsetzung des Musculus pectoralis major wird dieser an der Lateralseite ventral des Oberarmes abgetrennt, über die Dorsalseite herumgeführt und ebenfalls in Höhe des Deltoideusansatzes verankert.

Fehlt jedoch zusätzlich eine Ellenbogenbeugung, so ist die Verwendung des Latissimus oder des Pectoralis major zum Außenrotationsersatz neu zu überdenken. Gegebenenfalls muß die Verwendung dieser Muskeln zu Gunsten des Ersatzes der Unterarmhebung aufgegeben werden, um sie für einen Bicepsersatz zu nutzen.

Bicepsersatz

Zum Bicepsersatz kommen mehrere motorische Einheiten in Frage:
1. Der Musculus triceps
2. Der Musculus latissimus dorsi
3. Der Musculus pectoralis major
4. Die Proximalisierung der Unterarmmuskulatur nach Steindler und
5. Ein freies Muskeltransplantat mit motorischem Anschluß an die Intercostalnerven oder an andere noch funktionierende Motornerven.

Die Umsetzung des Musculus triceps erfolgt über einen geraden Schnitt im Bereich des Olecranons, wo die Sehne des gesamten Triceps abgesetzt wird. Sodann erfolgt über eine bogenförmige Schnittführung im Bereich der Ellenbeuge die Freilegung der Insertion der Bicepssehne, mit der schließlich die Sehne des Musculus triceps durchflochten und vernäht wird, nachdem dieser über das distale Drittel des Humerus mobilisiert wurde und über die Außenseite des Oberarmes zur Bicepssehne herumgeführt wurde.

Die Umsetzung des Musculus latissimus dorsi erfolgt sowohl zur cranialen Insertion des Biceps, wie zur distalen Insertion. Nach kompletter Freipräparation des zuvor durch einen Faden in seinem Grundtonus markierten Muskels wird dieser im Bereich des Acromions proximal fixiert und mit seinem distalen Anteil im Bereich der Bicepssehne. Ein so umgesetzter Muskel kann eine Kraftentfaltung zwischen 5 und 15 kg erreichen (Abb. 3a und b).

Sowohl die Umsetzung des Pectoralis major wie auch die Steindlersche Operation mit Proximalisierung des Ursprunges der Unterarmbeugemuskeln sind weniger gebräuchlich und werden seltener angewandt, weil diese Muskelersatzplastiken erfahrungsgemäß eine geringere Kraftentfaltung aufbringen.

Die Umsetzung und der Anschluß eines frei transplantierten Musculus latissimus dorsi erfolgt in der Regel der Fälle nur bei einem kompletten motorischen Ausfall der gesamten Oberarmmuskulatur und der gleichzeitigen Lähmung von Pectoralis major und Latissimus dorsi der erkrankten Seite.

Die Indikation eines alleinigen Bicepsersatzes durch freie Latissimus dorsi Transplantation ist gegeben, wenn motorische Einheiten der Unterarmmuskulatur intakt sind. Bei zusätzlicher kompletter Lähmung der Unterarmmuskulatur sollte erwogen werden, ob der Latissimus nicht sowohl für die Ellenbogenbeugung, wie für den Funktionsersatz der Fingerbeugung gleichzeitig verwendet werden kann. Der nervale Anschluß des Latissimus erfolgt entweder an die Intercostalnerven, oder an vorgelegte Nerventransplantate zu anderen motorisch funktionierenden Einheiten, wie z. B. dem halben Nervus accessorius oder einen anderen Nervenstamm. Ebenfalls muß die Gefäßversorgung von Ober- und Unterarm problemlos funktionieren, um den Latissimus dorsi mikrovaskulär im Oberarmbereich oder an die Axillargefäße anschließen zu können.

Beim reinen Bicepsersatz erfolgt die Verankerung des frei transplantierten Muskels in gleicher Weise wie beim gefäßgestielten. Anders verhält sich der Anschluß bei Verwendung des Muskels für den gleichzeitigen Ersatz von Biceps und Unterarmbeugemuskulatur. War beim reinen Bicepsersatz noch der direkte Anschluß an die Intercostalnerven möglich, so erfolgt bei dem bifunktionalen Latissimus dorsi der nervale Anschluß prinzipiell über ein Nerventransplantat. Erst nach Regeneration des Nerventransplantates erfolgt die mikrovaskuläre Transplantation mit Anschluß an dieses Regenerat. Die muskuläre Verankerung erfolgt im

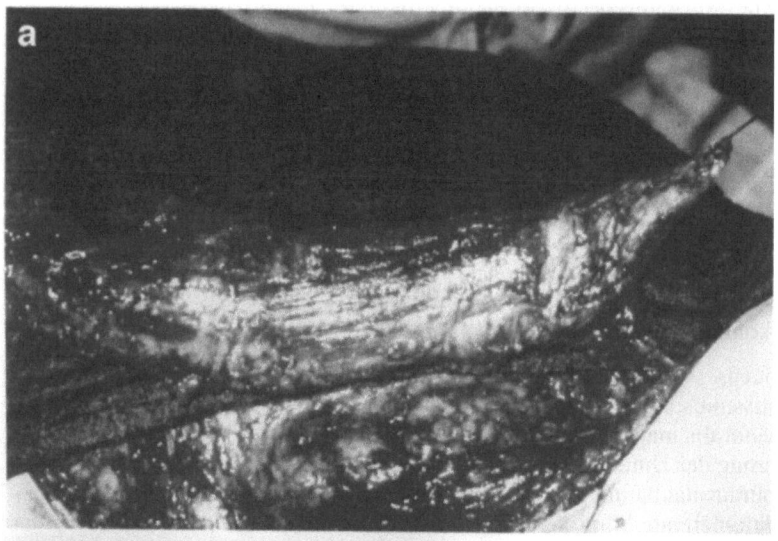
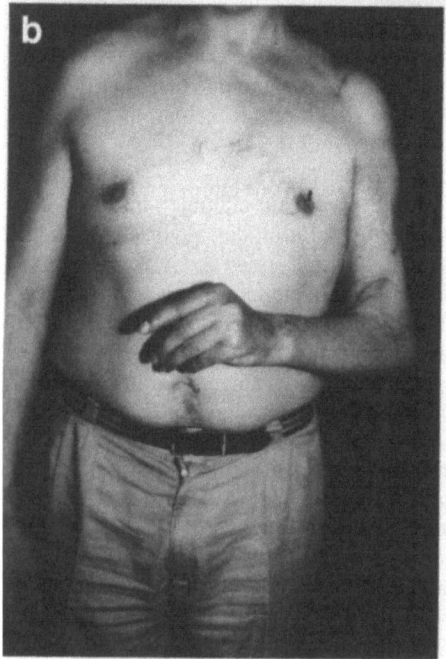

Abb. 3. a Freipräparierter Musculus latissimus dorsi an seinem Gefäßnervenstiel hängend. **b** Bizeps-Ersatz durch Latissimus dorsi-Umsetzung

Sinne einer Steindlerschen Operation im mittleren Drittel des ehemaligen atrophierten Biceps sowie im Bereich des sehnigen Überganges der Fingerbeuger. Um einen möglichst optimalen Wirkungsgrad zu erzeugen, muß der Muskel hierbei unter ein Hypomochlion gelegt werden. Hierzu wird entweder der Musculus brachio-radialis oder der M. flexor carpi radialis oder auch der Musculus flexor carpi ulnaris verwendet, indem die Sehne des Muskels abgelöst wird und der gesamte Muskelbauch mit seinem Sehnenspiegel über den Latissimus dorsi gelegt wird und auf der Gegenseite dann verankert wird.

Der Erfolg dieser Operation ist nicht immer optimal, da häufig Verklebungen im Unterarmbereich zu einem verminderten Operationserfolg führen. Außerdem erfolgt bis zur nervalen Regeneration eine starke Muskelatrophie. Die gleichzeitige Kraftentwicklung für Biceps und Unterarmbeuger ist für beide Einzelfunktionen zusammen wesentlich geringer, als wenn nur eine dieser Funktionen allein zu betätigen wäre. Das beschriebene Operationsverfahren ist daher wegen Verklebungen und Muskelatrophie sehr kritisch zu betrachten.

Sowohl bei der Tricepsumsetzung, wie bei allen Varianten von gestielten Umsetzungen des M. latissimus dorsi erfolgt eine 6-wöchige Gipsruhigstellung in 90°-Position. Danach wird über 6 Wochen mit Bewegungsübungen aus der Schiene heraus begonnen.

Nicht so häufig wird ein isolierter Ausfall der gesamten Unterarmmuskulatur gesehen. Selten ist daher der selektive Ersatz der Unterarmfunktionen vorzunehmen. In solchen Fällen muß dann aber in gleicher Weise wie oben beschrieben eine motorische funktionierende nervale Einheit geschaffen werden. Es ist in diesem Fall möglich, einen motorischen Anschluß des M. latissimus dorsi zu verwenden. Hierdurch ist ein Ersatz der vorher völlig fehlenden Fingerbeugung zum Grobgriff gegeben.

Differenzierte Ersatzoperationen der Unterarmmuskulatur sind eher bei weiter peripheren Nervenläsionen anzuwenden. Daher werden sie bei dieser Thematik nicht weiter erläutert.

Bei der Durchführung von Muskelersatzplastiken bei Plexus brachialis-Läsionen ist eine strenge Indikationsstellung erforderlich. Diese berücksichtigt erstens eine Anpassung an die individuellen Bedürfnisse des Patienten, zweitens den pathophysiologischen Zustand der funktionierenden muskulären und nervalen Einheiten, drittens eine wohlüberlegte Auswahl von funktionierenden Muskelgruppen auf dem Boden eines großen plastisch-chirurgischen Spektrums und viertens die Möglichkeit einer lückenlosen physio-, ergotherapeutischen sowie orthetischen Versorgung über einen langen Zeitraum.

Literatur

1. Berger A (1985) Ersatzoperationen nach Plexus brachialis-Verletzungen. In: Hase U, Reulen HJ (Hrsg.) Läsionen des Plexus brachialis. De Gruyter, Berlin, S. 107–120
2. Berger A, Flory PJ, Schaller E (1990) Muscle Transfers in Brachial Plexus Lesions, J Reconstr Microsurg 6: 113–116
3. Berger A, Schaller E, Mailänder P (1991) Brachial Plexus Injuries: An Integrated Treatment Concept. Ann Plast Surg 26: 70–76
4. Brüser P, Noever G (1988) Welches Ergebnis können wir nach einer Bizeps-Ersatzoperation erwarten? Handchir Mikrochir Plast Chir 20: 211–217
5. Millesi H (1985) Indikation und Auswahl der Operationstechnik im Rahmen der chirurgischen Behandlung des Plexus brachialis. In: Hase U, Reulen HJ (Hrsg.) Läsionen des Plexus brachialis. De Gruyter, Berlin, S. 91–105
6. Rudigier J (1991) Motorische Ersatzoperationen der oberen Extremität. In: Buck-Gramcko D, Nigst H (Hrsg.) Bibliothek für Handchirurgie. Hippokrates, Stuttgart
7. Steindler A (1946) The Traumatic Deformities and Disabilities of the Upper Extremity. Thomas, Springfield
8. Tetsuya, Hara, et al. (1986) Combined Surgery of Free Muscle Transplantation and Intercostal Nerve Crossing as a Reconstructive Procedure for Elbow Flexion and Wrist Extension in Brachial Plexus Injuries. J Jpn Soc Surg Hand 3: 238–242
9. Zancolli E, Mitre H (1973) Latissimus Dorsi Transfer to Restore Elbow Flexion. J Bone Jt Surg 55-A: 1265–1275

Geburtsbedingte Plexus brachialis Lähmungen

G. Ingianni

Klinik für Plastische und Handchirurgie, Ferdinand Sauerbruch Klinikum, Klinikum Wuppertal GmbH, Arrenbergerstraße 20, D-42117 Wuppertal

Obstetrical Brachial Plexus Palsy

Summary. According to the literature, in Europe 0.4–1.2 cases of obstetrical plexus brachial paresis occur per 1000 births. A 4–6 times higher energy in axial delivery of the newborn leads to a neurotmesis of the plexus. If the energy used is more than 10 times higher, root avulsion occur. Early operative therapy for obstetrical plexus paresis is mandatory. The best period for an operation is between the 3rd and 6th months of age. CT and MRI imaging as well as electrophysiological investigations are of the utmost importance. Birch, Gilbert and Gu think there is an indication for operation if no active elbow flexion can be performed at the age of 6 months. Primary coaptation is easier in babies than in adults. However, large defects have to be a bridged by autologous nerve grafts. For root avulsions, neurotization with the accessory and phrenic nerves (Gu) is being used more and more. In 362 children with 52 operated cases, after a follow-up from 2 to 10 years, we found 37 functional, useful recoveries. Nine operations were unsatisfactory and two had poor results. In four cases the operation was unnecessary.

Key words: Obstetrical plexus palsy

Zusammenfassung. In Europa entstehen in 0,4–1,2 Fällen pro 1000 Lebendgeburten geburtstraumatische Plexusparesen. Wenn Extraktionskräfte vom 9 bis 12-fachen einer Normalgeburt entstehen, muß mit einem Abriß der Plexusfaszikel gerechnet werden. Ein Ausriß der Wurzeln entsteht durch mehr als das 10-fache der natürlichen Extraktionskräfte. Obwohl 9 von 10 Kindern eine spontane Remission mit einer suffizienten Funktion entwickeln, müssen die Weichen für eine frühe operative Revision zwischen dem 3. und 6. Lebensmonat gestellt werden. Nicht nur bildgebende Verfahren (CT, MRT) und eine exakte neurophysiologische Untersuchung, sondern auch das Fehlen einer aktiven Ellenbogenbeugung im Alter von 6 Monaten führen zu einer Indikation zur Operation. Häufiger als bei Erwachsenen kann eine primäre Koaptation der Plexusfaszikel erreicht werden, ansonsten werden autologe Transplantate zur Defektüberbrückung verwendet. Zunehmend gewinnen an Bedeutung Neurotisationen mit N. n. accessorius und Phrenicus (Gu) bei oberen Wurzelausrissen. In unserer Kasuistik von 362 Fällen und 52 operierten Kindern mit einer Nachbeobachtungszeit von 2–10 Jahren zeigten sich 37 funktionell nützliche, 9 unzureichende und 2 schlechte Ergebnisse. In 4 Fällen bestand eine falsche Operationsindikation.

Schlüsselwörter: Geburtsbedingte Plexuslähmung

Tabelle 1. Epidemiologie in Europa der geburtstraumatischen Plexusparese

	0,38‰ bis 1,19‰ Lebendgeburten
	ca. 90% spontane nützliche Funktionswiederkehr
1996	ca. 800 000 Lebendgeburten in Deutschland
	bei Inzidenz von 0,6‰ ca. 480 Kinder mit Plexusparese
	48 (10%) bieten eine Operationsindikation

Einleitung

Die Erstbeschreibung einer geburtsbedingten Armplexusparese erfolgte durch Duchenne im Jahre 1872 [1].

Erb beschrieb [2] die obere Plexusparese beim Erwachsenen lokalisiert in Höhe des Truncus primarius superior (C5 und C6). Später beschrieb er noch eine geburtsbedingte obere Plexusparese. Erst 1885 beschrieb Klumpke [3] die untere Armplexusparese mit besonderen Hinweisen auf die Beteiligung des Sympatikus (Horner Syndrom).

In Bezug auf die Häufigkeit der geburtsbedingten Armplexusparesen befinden sich sehr diskordante Angaben in der Literatur [4–9, 11–14, 19]. Eine gezielte statistische Erfassung dieser Verletzung findet nicht statt. Verschiedene Autoren in Europa geben eine Häufigkeit zwischen 0,4–1,2 Fälle auf 10 000 Lebendgeburten an. Aus der Literatur ist ebenfalls zu entnehmen, daß 9 von 10 dieser Kinder eine gute spontane Erholung der Paresen und eine suffiziente Funktion bereits im Kleinkindesalter zeigen [9]. Die angenommene Häufigkeit dieser proximalen Nervenläsion liegt in Deutschland bei ca. 0,6 auf 10.000 Lebendgeburten.

Im Jahre 1996 fanden in Deutschland knappe 800 000 Lebendgeburten statt, so daß etwa 480 geburtsbedingte Armplexusparesen vorgekommen sein dürften. Wenn die Angaben von Greenwald [9] als noch zutreffend gelten, müssen mindestens 48 dieser Kinder mit einer erheblichen Schädigung des Plexus brachialis geboren worden sein, bei denen eine Indikation zur Operation bestand (Tabelle 1).

Die am meisten betroffenen Bereiche liegen im oberen und mittleren Plexus, während eine Läsion sämtlicher Etagen ca. 10–15% der gesamten Plexusparesen ausmachen.

Verschiedene Faktoren werden in Zusammenhang mit der Entstehung einer geburtstraumatischen Plexusparese gebracht. Darunter befinden sich eine geburtsanomale Lage, wie z.B. eine Hinterhauptlage bei übergewichtigen Kindern, die Schulterdystochie. Wie aus der Literatur zu entnehmen ist [15, 16], sind die Traktionskräfte bei der Geburt in direkten Zusammenhang mit der Art und Lokalisation der Schädigung zu bringen. Z.B. um einen rückbildungsfähigen Dehnungsschaden, Neuropraxie oder Axonotmesis, des oberen Plexus (C5, C6) müßten Traktionskräfte die 7 bis 9mal der Traktionskräfte einer normalen Geburt sich auswirken.

Kommt es zu einer Kontinuitätsunterbrechung des C5 und C6 und eine axonale Schädigung (Axonotmesis) des C7, werden das 9 bis 12-fache der normalen Traktionskräfte angenommen. Wenn ein Ausriß der Wurzel C5, C6 sowie eine Kontinuitätsunterbrechung von C7 und C8, also wenn alle Bereiche des Plexus betroffen werden, dürften die Kräfte weit über das 12-fache der Norm übersteigen.

Gegenüber der Plexusparesen des Erwachsenen ergeben sich bei der geburtsbedingten Plexusläsion einige spezielle Merkmale:

Die meisten Läsionen im Erwachsenenalter erfolgen im Straßenverkehr. Es handelt sich meistens um Fahrer oder Beifahrer von Zweikrafträdern, die einer hohen kinetischen Kraft im Bruchteil von Sekunden ausgesetzt werden. Es resultieren dadurch außer Wurzelausrißen auch langstreckige Zerreißungen verschiedener Plexusanteile, nicht selten aus Läsionen an 2 Etagen, die immer größere Defektstrecken hinterlassen.

Bei der geburtsbedingten Plexusparese ist die Entstehung der Traktionskräfte auf den Faszikeln deutlich langsamer, so daß häufig inkomplette Wurzelläsionen entstehen. Kontinuitätsunterbrechung der Nervenstämme sind kurz, so daß sich oft kleinere Neurome in Kontinuität ausbilden.

Ein weiteres Merkmal der geburtsbedingten Plexusparese ist, daß vorwiegend der obere Plexus (Erbsche Lähmung) betroffen ist. Isolierte untere Plexusparesen stellen dagegen eine Rarität dar. Im Straßenverkehr beim Erwachsenen sind isolierte Läsionen des unteren Plexus bei Erhaltung oder guter Wiederherstellung der Funktion der oberen und mittleren Bereiche häufig anzutreffen. Auch in Bezug auf die spontane Heilungstendenz ergeben sich deutliche Unterschiede zwischen Erwachsenen und kindlichen Plexusparesen. Beim Kind findet ein hoher Anteil an kollateraler Einsprossung statt, so daß nicht selten bei Wurzelläsionen Funktionen, die von diesen Wurzeln abhängig sind, spontan wieder auftreten können.

Die relativ kurzen Neurome in Kontinuität ermöglichen, daß auch viele kollaterale Einsprossungen stattfinden, so daß Muskelantagonisten häufig zugleich innerviert werden. Wenn Kokontraktionen den Antagonisten auftreten, findet eine Aufhebung der Funktion statt.

Es gibt weitere Besonderheiten: im Falle der Kinder ist die Reinnervation aufgrund der Kürze der Extremität deutlich schneller. Die sehr gute Regenerationsfähigkeit und axonaler Einsprossung der Nerven ermöglicht eine quantitativ und qualitativ bessere Reinnervation. Nicht zu vernachlässigen ist die Wachsungsdynamik des Kindes. Beim Fortbestehen von gravierenden Paresen bleibt die Extremität deutlich verkürzt und unterentwickelt.

Methode

Bei der Diagnostik der geburtsbedingten Plexusparese spielen die klinisch neurologische Erfassung und die elektrophysiologische Diagnostik eine übergeordnete Rolle. Bei der klinischen Erfassung ist ein hohes Maß an persönlicher Erfahrung des Neuropediaters erforderlich. Das gleiche gilt auch in Bezug auf die Evaluation der Axon-Reflexe und des mapping bei dem Histamintest. Die elektrophysiologische Untersuchung wie EMG und SEP erfordern ebenfalls eine exakte Deutung, um die einsetzende spontane Regeneration kritisch zu beurteilen. Diese Untersuchungen sollten möglichst genau zwischen prä- und postganglionären Läsionen differenzieren. Bildgebende Verfahren wie CT und MRT haben leider heute noch eine relativ hohe Zahl an falsch positiv und negativen Befunden, so daß sie das Gesamtkrankheitsbild vervollständigen, jedoch nicht Einfluß auf die Operationsindikation haben.

In Bezug auf die *Indikation zur Operation* muß unterschieden werden zwischen Früh- und Spät-Revision.

Es herrscht derzeit Konsens, daß der günstigste Zeitpunkt eine Frührevision durchzuführen, um den 6. Lebensmonat oder noch etwas früher liegt [17–21]. Bis dahin haben sich die meisten spontanen funktionellen Erholungen eingestellt, so daß die voraussichtliche spontane Regeneration abgeschätzt werden kann. Wenn bis zum 6. Lebensmonat keine oder bereits früher eine viel zu geringe Rückbildung der Lähmungen festzustellen ist, oder wenn bereits früher klare elektrophysiologische Hinweise auf Wurzelläsionen, oder/und Kontinuitätsunterbrechungen der Axonen oder der Nerven vorliegen, sollte eine Revision durchgeführt, und nicht weiter abgewartet werden. Durch verschiedene Nachuntersuchungen, voran die von Gilbert [21], wurde bereits hingewiesen, daß bei einer wesentlichen Überschreitung dieses Zeitraumes eine deutlich schlechtere Prognose zu erwarten ist.

Eine späte Revision bis zum 2. Lebensjahr ist dann in Erwägung zu ziehen, wenn eine bereits gut eingesetzte spontane Reinnervation zum Stillstand oder zu einer Verschlechterung kommt. Meistens wird dabei eine Kompression der Nervenstämme, die den Stillstand oder die Verschlechterung verursacht, vermutet. Eine Neurolyse mit Dekompression durch Epineurotomie ist dann sinnvoll. Jenseits des zweiten Lebensjahres sind Revisionen mit autologen Transplantaten am Plexus selbst nicht mehr mit einer ausreichenden Funktion zu erwarten. Nach diesem Zeitpunkt sind Planungen von sekundären Eingriffen an Gelenken, Sehnen und Muskeln vorzuziehen.

Der *operative Zugang* der heute bevorzugt wird, ist ein kollarer Schnitt (Abb. 1) der ggf. etwas weiter nach dorsal und lateral ausgedehnt werden kann, wenn z. B. eine Neurotisation mit dem N. accessorius durchgeführt werden soll. Es können weitere Zugänge in der Axilla oder in der vorderen deltopectoral Grube und Axilla gesetzt werden.

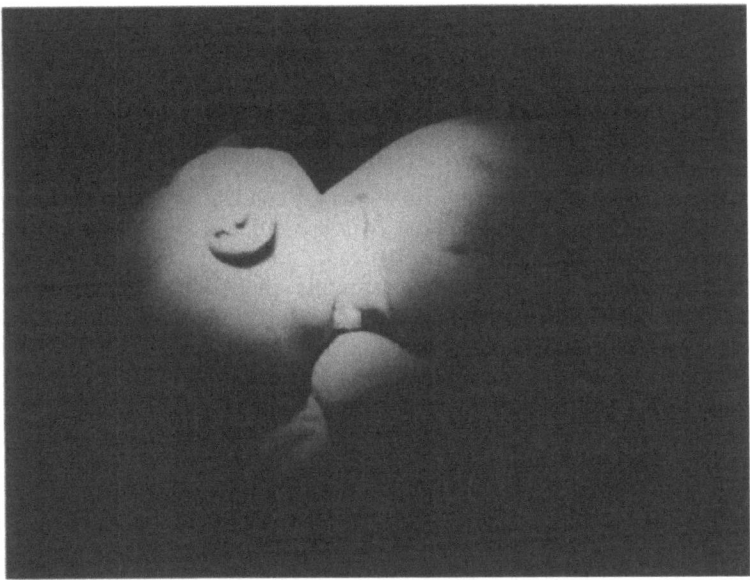

Abb. 1. Operativer Zugang supraklavikulär durch kollaren Schnitt

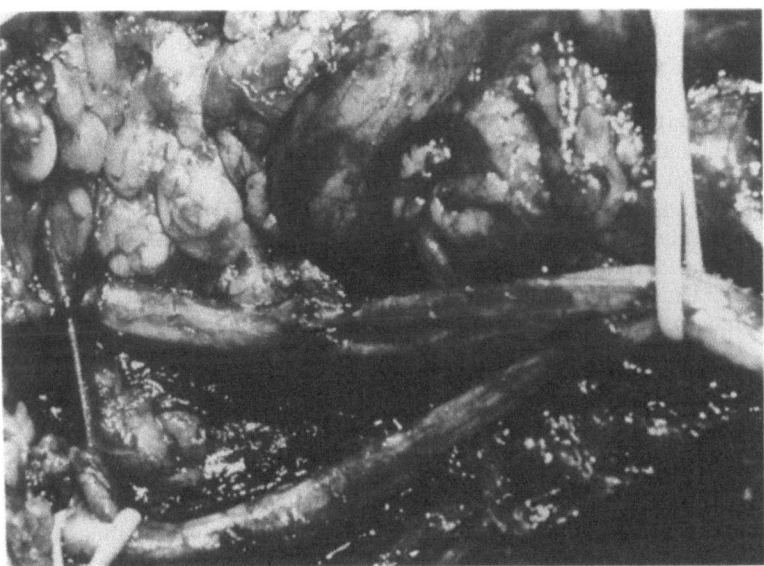

Abb. 2. In der Bildmitte primäre Koaptation nach Resektion eines kleinen Neuroms in Kontinuität

Von großer Bedeutung ist die Ableitung der intraoperativen evozierten Potentiale, wenn eine preganglionäre Läsion vermutet wird.

Kontinuitätsunterbrechungen beim Säugling führen häufig zur Bildung von kleinen Neuromen mit kurzer Defektstreckung. Dies ermöglicht auch durch die gute Mobilität des Gewebes eine Resektion des Neuroms mit primärer mikrochirurgischer Koaptation der Plexusfaszikel (Abb. 2). Dadurch können autologe Transplantate und das Sanduhrphenomen, in dem nur eine kleine Anzahl von Axonen über die wenigen Transplantate ihr peripheres Pendent erreichen, vermieden werden. Die primären Koaptationen führen zu einer excellenten Reinnervation mit guten funktionellen Ergebnissen. Nicht immer ist es jedoch möglich, die primäre

Koaptation durchzuführen, so daß auch bei der geburtstraumatischen Plexusparese autologe Nerventransplantationen im Bündel erforderlich sein können.

In der operativen Taktik hat sich beim Säugling die Plexo-Plexuelle Überbrückung durch Transplantate bewährt. Beim Erwachsenen dagegen werden oft Verbindungen zwischen Plexus und peripheren Nerven vorgenommen, wegen der langen Defektstrecke und um eine Dispersion der Axonen zu verhindern. Wegen der begrenzten Anzahl an Axonen in den Transplantaten muß beim Erwachsenen eine Triage stattfinden.

Da beim Säugling Wurzelläsionen meistens in Höhe von C5 und C6 lokalisiert sind, ergeben sich gute Möglichkeiten für eine Neurotisation zwischen einem Ast des N. accessorius und dem N. supraskapularis. Die Koaptation erfolgt lateral genug, um diese primär und ohne Transplantate durchzuführen. Da der M. supraspinatus, die Abduktion des Armes etwa bis zur Waagerechten ermöglicht, kann durch die Neurotisation mit dem IX Spinalnerv eine ausreichende Abduktionsbewegung und Stabilisierung des Schultergelenkes erreicht werden.

In Bezug auf die Neurotisation zum N. muskulokutaneus sind bislang die Interkostalnerven 2 bis 5 empfohlen worden. Die Ergebnisse waren jedoch meistens sehr bescheiden. Gu [22] beschreibt gute funktionelle Ergebnisse, wenn eine Neurotisation des N. frenicus mit den N. muskulokutaneus vorgenommen wird. Der N. muskulokutaneus kann an seinem proximalsten Abgang mit dem N. frenicus ohne Interponate neurotisiert werden. Erstaunlicherweise ergeben sich relativ geringe Einschränkungen der Atemmechanik nach dieser Prozedur. Der N. frenicus ist oft doppelt angelegt, so daß in dem peripheren Anteil Abzweigungen noch das Zwerchfell erreichen. Die Kombination zwischen Neurotisation des N frenicus für den M. biceps und der Interkostalnerven für die M. triceps wird von chinesischen Autoren favorisiert. Dadurch kann jedoch eine erhebliche Störung der Atemmechanik entstehen.

Ergebnisse

Unsere eigene Kasuistik erfaßt über einen Zeitrauam von 10 Jahren (1987–1997) 372 Kinder mit einer geburtstraumatischen Plexusparese. Eine Operationsindikation fand sich in 52 Fällen. Nur 14 Kinder (27%) konnten bis zum 6. Lebensmonat operiert werden, die restlichen 38 konnten nur spät oder zu spät operiert werden. Ein erhebliches Problem ergibt sich in der Evaluation der funktionellen Ergebnisse, da in der Literatur keine einheitlichen Bewertungsmaßstäbe zu finden sind. Hier werden deshalb keine detaillierten Vergleichs-Bewertungen der einzelnen Kinder aufgeführt. Funktionell konnte jedoch bei 37 (71%) Kindern eine deutliche Besserung der Funktion nach einer Nachbeobachtungszeit von 2–10 Jahren festgestellt werden (Tabelle 2).

Diskussion

Die Verfeinerung der peripheren Nervenchirurgie in Zusammenhang mit der Einführung mikrochirurgischer Techniken haben zu einer sehr niedrigen Morbidität nach dem Eingriff geführt. Heute ist nicht zu befürchten, daß eine inkomplette Armplexusparese nach dem ope-

Tabelle 2

1987–1996	Fälle 362	Operation 52
14	Op bis 6 Mo.	
31	Op nach 6 Mo. vor 2 J.	
7	Op später als 2 J.	
4	kein Gewinn durch die Op	
2	schlechte Ergebnisse	
9	unbefriedigend	
37	deutliche Besserung	

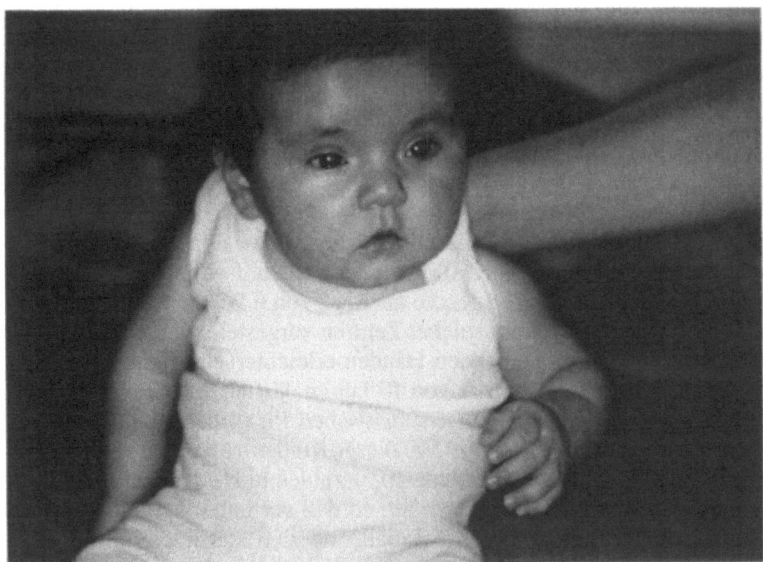

Abb. 3. Komplette rechtzeitige Armplexusparese bei einem 6 Monate alten Mädchen. Rechts besteht ein Horner-Syndrom

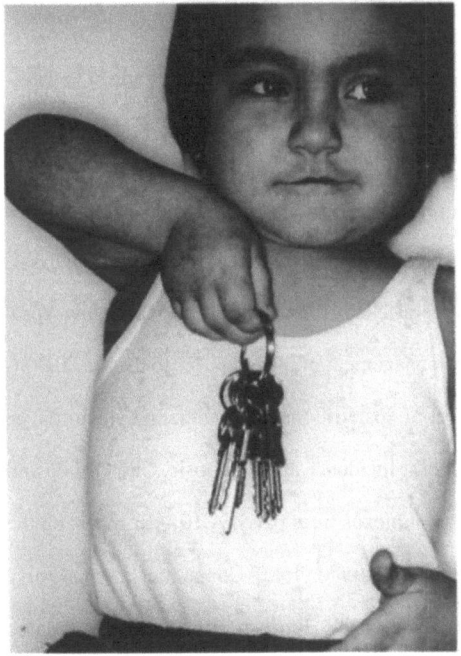

Abb. 4. Das gleiche Kind von Abb. 3 nach einer Accessorius-n. Supraskapularis Neurotisation und Plexo-Plexuelle Transplantate. Jetzt im Alter von 3½ Jahren

rativen Eingriff sich verschlechtern kann. Auch die Narkoseverfahren, die postoperative Überwachung, die präoperative Diagnostik ermöglichen eine sichere mehrstündige chirurgische Behandlung. Viele Autoren bestätigen, daß eine frühe Plexusrevision bei den Kindern mit einer zu schwachen Spontanreinnervation sehr lohnend ist. Gilbert gibt an, daß als Kennmuskel für eine frühere Operationsindikation der M. biceps brachii dient, so daß er bei fehlender aktiver Ellenbogenbeugung bis zum Alter von 6 Monaten eine Operation empfiehlt. Nach unserer Erfahrung rekrutieren sich die 29% befriedigenden und schlechten Ergebnisse aus der späten (6 Monate–2 Jahre) oder zu späten (über 2 Jahre) Revisionsgruppe. 44% aus der späten Gruppe hatten dennoch ein positives Ergebnis, während bei ca. 8% (4 Kindern) die Indikation zur OP falsch gestellt worden war. Es besteht kein Zweifel, daß nur eine intensive Interaktion zwischen Neuropädiater und Chirurgen zu guten Ergebnissen wegen der subtilen Selektion der Patienten führt (Abb. 3 und 4). Es empfiehlt sich deshalb die Behandlung der plexusverletzten Kinder auf wenige Zentren zu konzentrieren, die einen Team approach der Diagnostik der klinischen Erfahrung und des operativen Know-How anbieten können. Die fatalistisch abwartende Haltung, die Natur wird alles wieder richten, ist abzulehnen.

Sehr sinnvoll ist dagegen, daß alle Säuglinge, die im Alter von 6 Wochen noch eine Plexusparese haben, den Referenzneuropädiatern solcher Zentren vorgestellt werden. Eine kontinuierliche Nachbeobachtung in gleichbleibenden Händen erleichtert die Beurteilung und die Entscheidung. Im Zeitraum unserer Kasuistik von 10 Jahren dürften in Deutschland zwischen 4.000 und 5.000 Kinder mit einer geburtstraumatischen Plexusparese zur Welt gekommen sein. 10% davon, also zwischen 400 und 500 dieser Kinder hätten von einer frühen operativen Revision profitiert. Die angegebenen Operationszahlen in Deutschland erreichen bei weitem nicht die theoretisch mögliche Gesamtzahl, so daß vermutet werden muß, daß viele dieser Kinder unbehandelt geblieben sind. Die Zahl der operierten Kinder in Europa beschränkt sich auf wenige Hundert pro Jahr, so daß das Ziel unserer Bemühungen eine Intensivierung der multizentrischen Kooperation in Europa sein muß.

Literatur

1. Duchenne GBA (1872) De léléctrisation localisée et de son Application à la pathologie et la thérapeutique. Paris: J. B. Ballière et fils, 357–362
2. Erb W (1874) Über eine eigentümliche Localisation von Lähmungen im plexus brachialis. Verhandlungen des naturhistorischen Vereins von Heidelberg 2: 130–137
3. Klumpke A (1885) Contribution a létude des paralysies radiculaires du plexus brachial: Paralysies radiculaires totales: Paralysies radicularies interieures: De la participation des filets sympatiques oculo-pupillaires dans ces paralysies. Rev Med (Paris) 5: 591–616
4. Adler JB, Patterson RL Jr (1967) Erb's palsy. Long-term results of treatment in eighty-eight cases. J Bone Joint Surg (Am) 49A: 1052–1064
5. Seddon HJ (1975) Surgical Disorders of the Peripheral Nerves. Edinburgh, London, New York: Churchill Livingstone
6. Bennet GC, Harrold AJ (1976) Prognosis and early management of birth injuries to the brachial injuries to the brachial plexus. BMJ 1: 1520-I
7. Sjoberg I, Erichs K, Bjerre I (1988) Cause and effect of obstetric (neonatal) brachial plexus palsy. Acta Paediatr Scand 77: 357–364
8. Specht EE (1975) Brachial plexus palsy in the newborn. Incidence and prognosis. Clin Orthop and Related Research 110: 32–34
9. Greenwal AG, Schute PC, Shiveley JL (1984) Brachial plexus birth palsy. A 10-year report on the incidence and prognosis. J Pediatr Orthop 4: 689–692
10. al-Rajeh S, Corea JR, al-Sibai MH, al-Umran K, Sankarankutty M (1990) Congential brachial palsy in the eastern privice of Saudi Arabia. J Child Neurol 5: 35–38
11. Camus M, Vauthier D. Lefebvre G, Veron P, Darbois Y (1988) Retrospective study of 33 cases of obstetric paralysis of the brachial plexus (French). J Gynecol Obstet Biol Reprod (Paris) 17: 220–228
12. Birch R (1993) Surgery for brachial plexus injuries. J Bone Joint Surg 75: 346–348
13. Kay SPJ (1998) Obstetrical brachial palsy. Br J Pl Surg 51: 43–50
14. Birch R. Obstetrical Brachial Plexus Palsy. In: Gupta A, Kay SP, Scheker LR. The Growing Hand. Diagnosis and Management of Conditions in the Pediatric Upper Extremity. London: Mosby-Wolfe (in press)
15. Harrenstein (1927) Experimental and practical experience with paralysis of arm. Ned Tijdeschr Gen 71: 830–836
16. Taylor AS (1920) Brachial birth palsy and injuries of similar type in adults. Surg Gynecol Obstec 30: 424–438

17. Terzis JK, Liberson WT, Levine R (1987) Our experience in obstetrical brachial plexus palsy. In: Terzis JH. Microreconstruction of nerve injuries. Philadelphia: W. B. Saunders & Co.
18. Gilbert A, Razaboni R, Amar-Khodja S (1988) Indications and results of brachial plexus surgery in obstetrical palsy. Orthop Clin North Am 19: 91–105
19. Boome RS, Kaye JC (1988) Obstetric traction injuries of the brachial plexus. Natural history, indications for surgical repair and results. J Bone Joint Surg (Br) 70
20. Kawabata MD, Masada MD, Tsuyuguchi MD, Kawai MD, Ono MD, Tada MD (1987) Early Microsurgical Reconstruction in Birth Palsy. Clinic Orthopaedics 215: 233–242
21. Gilbert A, Brockman R, Carlioz H (1991) Surgical Treatment of Brachial Plexus Birth Palsy. Clinical Orthop and Rel Research No. 264: 39–47
22. Gu YD (1989) Phrenic Nerve Transfer for Brachial Plexus Motor Neurotisation. Microsurgery 10: 287–289

*Unfallchirurgie – Osteosynthese, Knorpeldefekte,
Frakturen bei Kindern, Osteitis*

Knorpeldefektbehandlung

N. M. Meenen[1], B. Rischke[3], P. Adamietz[2], M. Dauner[4], J. Fink[1], C. Göpfert[1] und J. M. Rueger[1]

[1] Abteilung für Unfall- und Wiederherstellungschirurgie, [2] Institut für Physiologische Chemie, Universitätskrankenhaus Eppendorf, Martinistraße 52, D-20246 Hamburg
[3] Unfallchirurgische Abteilung, Kreiskrankenhaus Pinneberg
[4] ITV Textilforschungsinstitut, Denkendorf/Stuttgart

Transplantation Therapy for Articular Cartilage Defects

Summary. Articular surface defects will not heal spontaneously. Localized defects, e.g., in the knee joint, should be treated with transplantation of autologous cells containing material of different composition. For transplantation of osteochondral pegs they are grafted from minor loaded joint areas and implanted into highly loaded defect regions. For autologous cartilage cell transplantation they are proliferated in vitro and then implanted into the defect zone under an periostal flap, harvested from the proximal tibia and sutured into the cartilage level around the defect. Autologous paste of cartilage and cancellous bone is transplanted into aggressively prepared defects with the concept of regrowing articular cartilage out of the transplanted cells and the subchondral bone.

Key words: Articular cartilage defects – Autologous osteochondral peg transplantation – Autologous cartilage cell transplantation – Autologous osteochondral paste transplantation

Zusammenfassung. Bei Gelenkflächendefekten besteht keine spontane Heilungsfähigkeit. Große lokalisierte Defekte z. B. im Kniegelenk sollten mit einer der Formen autologer Transplantation verschlossen werden: Autologe Osteochondrale Transplantation, bei der Knorpel-Knochenzylinder aus wenig belasteten Gelenkarealen in die Defektzone transplantiert werden. Bei der Autologen Chondrozytentransplantation werden in-vitro vermehrte Knorpelzellen unter einem in der Defektzone fixierten Periostlappen implantiert. Die Transplantation Autologer Osteochondraler Paste erreicht die Reparatur durch zerkleinerte Stanzen aus dem Femurkondylus. Besteht eine ausgeprägte knöcherne Beteiligung der Gelenkknorpelläsion, muß ein Verfahren verwendet werden, das durch Knorpel-Knochen-Transplantation eine umfassende Therapie anbietet.

Schlüsselwörter: Knorpeldefektbehandlung – Autologe Knorpel-Knochen-Transplantation – Autologe Knorpelzeltransplantation – Autologe Knorpel-Knochen-Paste

Der Chirurg und Experimentalforscher Hunter stellt 1743 anhand eines Knorpelschadens der Patella fest [8]:

- Gelenkknorpeldefekte sind ein sehr problematisches Leiden.
- Die Behandlung ist schwieriger als bei zerstörtem Knochen.
- Wenn der Knorpel zerstört ist, erholt er sich nie.

Diese ernüchternden Feststellungen kann man heute noch uneingeschränkt unterstreichen.

Tatsächlich ist die Fähigkeit von Gelenkknorpel, Defekte zu reparieren, minimal. Knorpelverletzungen heilen nicht und führen üblicherweise zu weitergehender Zerstörung der Gelenkoberfläche (Abb. 1).

Ursachen für die ausbleibende gewebsspezifische Regeneration sind der permanante Ruhezustand bei Gelenkknorpelzellen Erwachsener und die schädigungsnahe Lage der Knorpelzellen, die fehlende Gefäßversorgung, und die Ernährung über eine lange, störanfällige Diffusionsstrecke. Nur bei spezifischer Proteoglycan- und Collagenproduktion genügt das Gewebe den biomechanischen Anforderungen [4, 14, 15, 17].

Es gibt zwar kurzfristige Gewebereaktionen auf Läsionen, z. B. Clusterbildungen von Chondrozyten, die aber qualitativ und quantitativ nicht einmal ausreichend Zellen und Matrix erzeugen, um auch nur oberflächliche Defekte definitiv zu verschließen.

Nur Gelenkflächenläsionen, die auch die subchondrale Lamelle eröffnen, können durch subchondrale Stimulation aus dem Markraum repariert werden, wobei differenzierbare Mesenchymzellen nicht organspezifisch Faserknorpelregenerate bilden.

Deshalb wird eine solche Eröffnung der subchondralen Markräume therapeutisch für kleine Knorpeldefekte unter 2 cm^2 bei Patienten als Pridie-Bohrung, als sog. Microfracture oder als Abrasionsarthroplastik mit einigem Erfolg eingesetzt. Interessant ist die schmerzlindernde Wirkung durch Druckentlastung der subchondralen Spongiosa. Darüber hinaus werden Lavage und ein Debridement der lockeren Knorpelschuppen und -zotten angewandt. Alle diese Maßnahmen werden meist arthroskopisch durchgeführt, Langzeiterfolge sind allerdings die Ausnahme [6].

Größere Läsionen der Gelenkfläche haben einen so entscheidenden Einfluß auf unser Mobilität und Lebensqualität, daß eine Vielzahl von Konzepten zur Behandlung entwickelt worden sind.

Besondere Bedeutung hat bei den das Gesamtgelenk betreffenden Knorpelschäden der radikale Gelenkersatz durch Endoprothesen, weil mit einem Standardeingriff die Funktionsfähigkeit der Extremität wiederhergestellt werden kann. Die Lebensdauer solcher Konzepte ist wegen Lockerungstendenz und verschleißbedingtem Abrieb der Komponenten begrenzt,

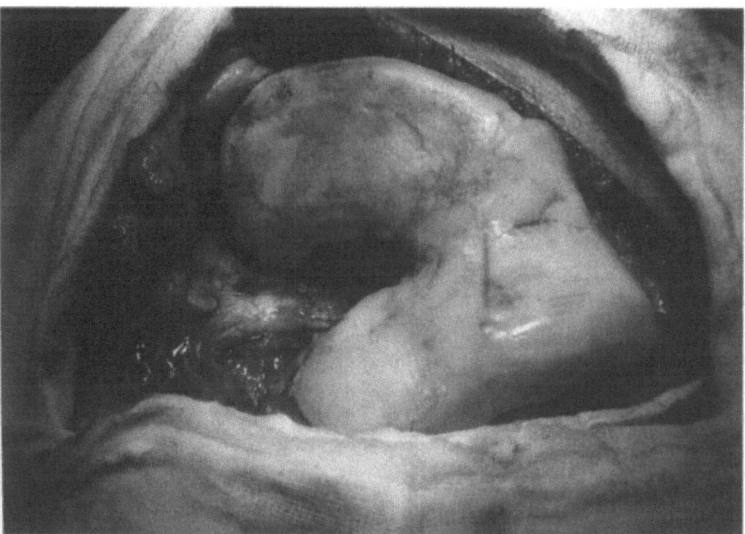

Abb. 1. Großer lokalisierter Knorpelschaden von über 6 cm^2 in der Hauptbelastungszone des medialen Femurcondylus einer 47-jährigen Frau (Operationsbild)

weshalb sich die Verwendung bei jungen Patienten generell verbietet. Arthrodesen, die auch bei jungen Patienten anwendbar sind, erreichen nur um den hohen Preis des Funktionsverlustes eines Gelenkes Schmerzfreiheit, Gelenkstabilität und Belastbarkeit einer Extremität [11].

Knorpelschäden finden sich am häufigsten am Kniegelenk auf den Femurkondylen, an der Patella und auf dem Tibiakopf. Nächsthäufig finden sich frische traumatische, degenerative und osteochondrotische Läsionen an der Talusrolle.

Wir wollen im Folgenden nur auf regionale Knorpeldefekte eingehen, die mindestens die gesamte Knorpeldicke (full-thickness) oder auch den subchondralen Knochen ergreifen, aber nur Areale der gesamten Gelenkoberfläche betreffen.

Eine Sonderstellung solcher Gelenkflächendefekte nehmen frische osteochondrale Fragmente ein. Bei Patellaluxationen resultieren sie z. B. als Abscherungen vom lateralen Patellagleitlager oder der Patellakante als Knorpel-Knochen-Flakes. Auch an Taluskanten, Femurköpfen und an Ellengelenken treten osteochondrale Läsionen auf. Diese werden frisch problemlos direkt mit resorbierbaren PDS®-Pins[1] oder Minischrauben aus der Handchirurgie sowie indirekt mit Kleinfragmentschrauben anatomisch refixiert.

Biologische Konzepte als Therapie der übrigen Gelenkflächendefekte bringen vitales, ortstypisches Gewebe an den Ort der Schädigung. Damit kann vor allem die zelluläre Fähigkeit zur Adaptation an die funktionelle Beanspruchung und zur physiologischen Regeneration des Knorpels erhalten werden. Damit kann auch die mechanische Gelenkfunktion wiedererlangt werden.

Die alleinige Anwendung von Wachstumsfaktoren zur Stimulation der Regeneration hat sich im Gegensatz zu den genannten mechanischen Verfahren wie der Pridie-Bohrung bisher nicht bewährt.

Die Bedingung für eine erfolgreiche Knorpeldefektbehandlung ist vielmehr die organtypische Struktur des Reparaturgewebes mit spezifischer Matrix aus Knorpelkollagen und knorpeltypischen Proteoglycanen. Knorpelzellen garantieren die Regenerationsfähigkeit. Ein solches Ersatzgewebe garantiert die mechanische Kompatibilität mit dem übrigen Gelenk [14, 15, 17, 18, 21].

Entscheidend für die Wirksamkeit von Behandlungskonzepten ist die Frage, ob der Regenerationseffekt dauerhaft ist und ob ein Fortschreiten des lokalen Knorpelschadens zu einer Arthrose verhindert werden kann.

Autologe Osteochondrale Transplantation

Nur in der Frühphase von Gelenkflächenschäden handelt es sich um reine Knorpelläsionen. Daher wurde ein Verfahren entwickelt, das dieser Tatsache Rechnung trägt: Es werden osteochondrale Zylinder gesunder Gelenkflächen von weniger belasteten Gelenkarealen entnommen und in die Defekte der Hauptbelastungszonen implantiert. Die Entnahmedefekte werden mit Zylindern aus dem Beckenkamm aufgefüllt, deren periostaler Überzug belassen wird und der sich im Gelenk in Faserknorpel umwandelt (Abb. 2).

Für diese Operationstechnik haben sich uns besonders die von Draenert entwickelten diamantbesetzten Fräsen[2] bewährt, die durch ihre differenzierte Abstufung der Durchmesser eine pressfit-Verankerung der Knorpel-Knochenblöcke ohne zusätzliche Implantate ermöglichen. Durch den Formschluß ist die primäre Einheilung im spongiösen Bereich und der „wasserdichte" Abschluß im Gelenkniveau sichergestellt [5, 19].

Es können Zylinder von 2,80 mm bis 15,60 mm Durchmesser entnommen werden. Größere oder unregelmäßige Flächen werden aus unterschiedlichen Zylinderdurchmessern komponiert, die ineinandergreifen können (Abb. 3). Die Längen der Zylinder werden tiefenadjustiert eingesetzt.

Variationen des Verfahrens werden als arthroskopisches Konzept angeboten, die Defekte werden hierbei mit Hilfe dünnerer Stanzen mosaikartig (Mosaicplasty) gefüllt. Die Zwi-

---

[1] Ethicon, Norderstedt
[2] Vertrieb: Merck Biomaterial GmbH, Darmstadt

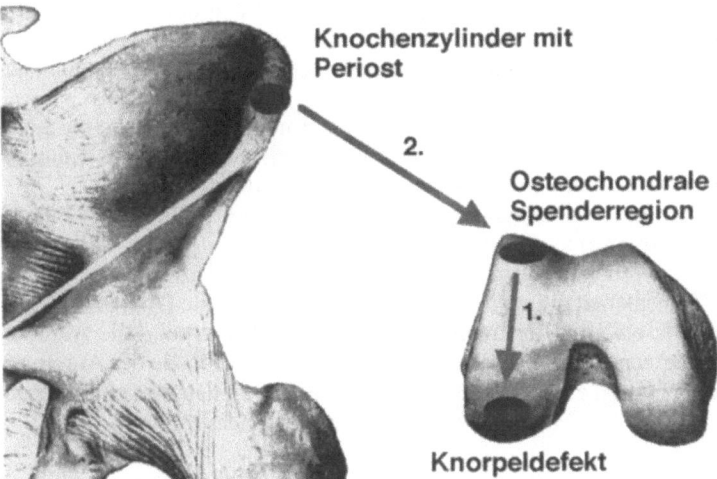

Abb. 2. Autologe Osteochondrale Transplantation: Aus dem gering belasteten und knorpelgesunden patellaren Gleitlager (oder aus dem Notch-Eingang) wird mit der diamantbesetzten Fräse ein Knorpel-Knochenzylinder entnommen, der press-fit in den mit einer ebensolchen Fräse geringeren Durchmessers vorbereiteten Defekt implantiert werden kann. Die Entnahmeregion wird mit einem periostgedeckten Knochenzylinder aus dem Beckenkamm verschlossen

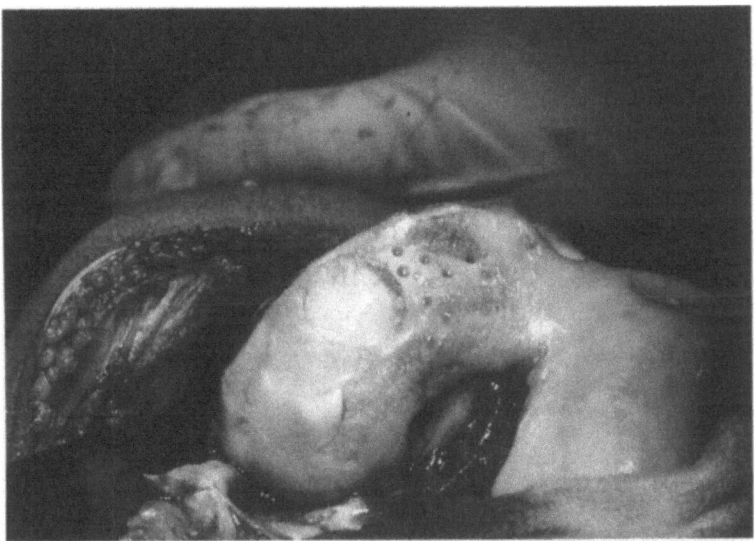

Abb. 3. Defekt aus Abb. 1, der mit 3 autologen osteochondralen Dübeln flächendeckend versorgt wurde. Im cranialen Teil wurde ein Bereich zusätzlich mit Pridie-Bohrung stimuliert. Die Entnahmedefekte im parapatellaren Gleitlager vor Verschluß mit corticospongiösen Zylindern aus dem Beckenkamm

schenräume der Zylinder füllen sich mit Faserknorpel. Die Entnahmedefekte werden nicht verschlossen und füllen sich wie nach Pridie Bohrung ebenfalls mit Faserknorpel [7, 9, 10].

Als Entnahmeregion dienen vor allem die Ränder der medialen und lateralen Patellagleitfläche oder der Notch-Eingang. Problematischer ist das früher häufiger verwendete dorsale Femur aufgrund der zunehmenden relativen Lastbeanspruchung in Beugung.

Entscheidende Vorteile des Verfahrens: Die Verwendbarkeit für die breiteste Indikationspalette; so können tiefgreifende Knorpelläsionen, aber auch osteochondrale Läsionen und

OD-Herde behandelt werden. Die Zusammensetzung, Struktur und Biomechanik der Implantate ist ideal, sie sind sofort voll belastbar. Es ist nur ein Eingriff notwendig, der bei kleinen Defekten auch minimal invasiv ausgeführt werden kann. Durch strikte Verwendung autologen Materials ist das Verfahren sehr kostengünstig.

Unsere Ergebnisse mit auch ausgedehnten lokalisierten Knorpeldefekten bis zu kompletten monocondylärem Knorpelersatz zeigen, daß die klinischen Zeichen des Knorpelschadens nach autologer osteochondraler Transplantation verschwinden (Tabelle 1).

Jakob und die Arbeitsgruppe von Hangody stellten in Fribourg im Oktober 1997 ähnliche Erfolge (>90% beschwerdefrei) vor [7, 9].

Bei der arthroskopischen Kontrolle nach frühestens 2 Jahren zeigt sich deutlich der glatte, spaltlose Übergang des Transplantatzylinders auf die übrige Gelenkfläche (Abb. 4).

Die Histologie zeigt wie erwartet regelrechten hyalinen Gelenkknorpel. Alle Anforderungen für eine Behandlung von Knorpeldefekten werden durch die Methode der Autologen Knorpel-Knochen-Transplantation erfüllt. Große Entnahmedefekte stellen mit konsequenter Füllung mit einem Beckenkammzylinder kein klinisches Problem mehr dar.

Tabelle 1. Ergebnisse der Autologen Osteochondralen Transplantation (Defektdurchmesser >2 cm^2) N = 54. Bei einem Großteil der Patienten handelt es sich um schwere und ausgedehnte Knorpelschäden auf den Femurkondylen mit subchondraler Beteiligung. 14 der 18 sportlichen Patienten konnten ihre sportliche Tätigkeit wiederaufnehmen. Nur bei einer Patientin mußte 2 Jahre nach erfolgloser Knorpel-Knochentransplantation ein prothetischer Oberflächenersatz implantiert werden

Funktion	N
ROM 0-0-130	50
Schmerzfrei	48
Gehstrecke frei	54
Sport	(28/30)
Knieprothese	1

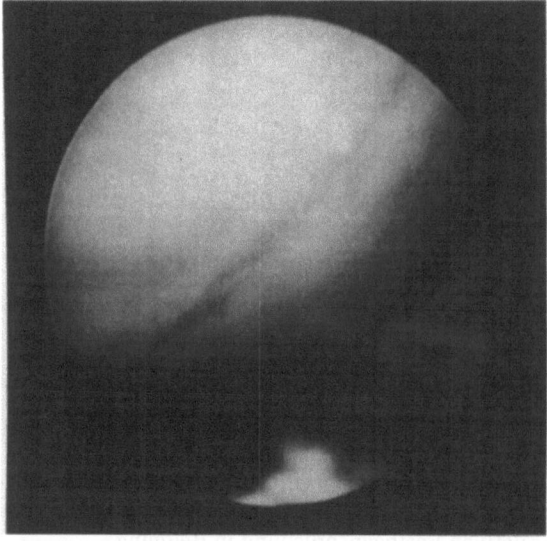

Abb. 4. Athroskopisches Bild 2 Jahre nach osteochondraler Transplantation: Glatter Übergang des Transplantates auf das Gelenkniveau der umgebenden nativen Gelenkfläche

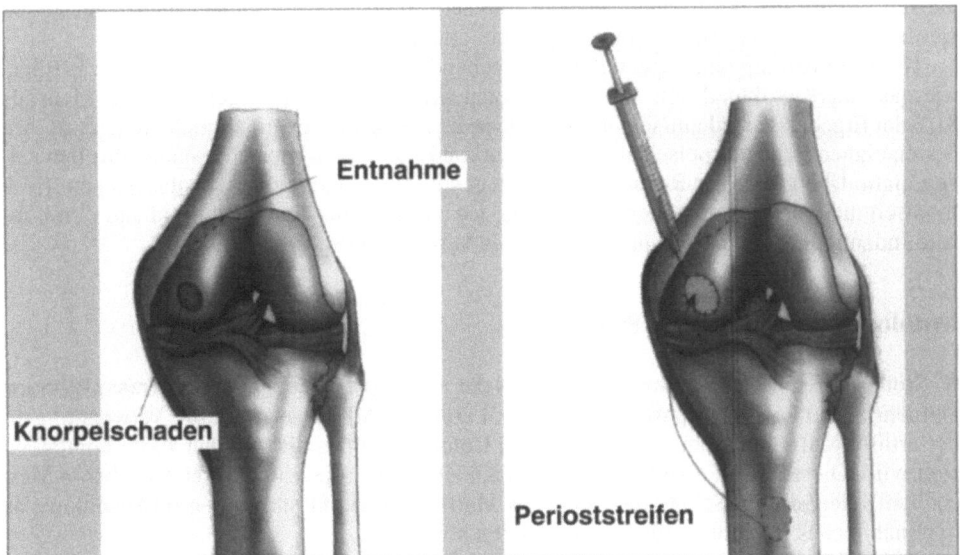

Abb. 5. Prinzip der autologen Chondrozyten Transplantation: Zur Implantation in den Knorpeldefekt werden Knorpelproben aus einem unbelasteten Areal des Patientengelenkes entnommen und in Zellkultur vermehrt, um anschließend unter einen von der Tibia entnommenen und in das Gelenkniveau genähten Perioststreifen injiziert zu werden. (Abbildung modifiziert nach Genzyme)

Autologe Chondrozyten Transplantation

Über viele Jahre wurden Versuche durchgeführt, Knorpelzellen aus kleinsten Proben in-vitro zu vermehren und in das Gelenk zur Regeneration zurückzuverpflanzen. Aber nicht das Gelingen der Zellkultur und des Zelltransfers ist der entscheidende Faktor für die Defektheilung im Gelenkknorpel, sondern die erreichbare Stabilität des Regenerates. Dafür beschreiben Brittberg und Peterson in einer vielbeachteten Veröffentlichung die klinische Anwendung einer interessanten und innovativen Technik: die Entnahme von kleinen Zellmengen aus wenig belasteten Anteilen des Patientengelenkes, die Vermehrung in Zellkultur und Einbringung unter einen Periostlappen, der von der Tibia entnommen und in das Gelenkniveau genäht wurde [2, 3, 4] (Abb. 5).

Mehrere Faktoren scheinen für den Erfolg des Verfahrens verantwortlich zu sein: die Zelltransplantation, die durch die Anzüchtung und Vermehrung der Zellen wesentliche Kosten erzeugt, der Periostlappen, der durch seine zellulären Bestandteile zur Reparatur von Gelenkflächendefekten beitragen kann. Zusätzlich dient das Periost als biologische Membran, die eine bioaktive Kammer der Regeneration gegenüber dem Gelenk begrenzt.

Bei strenger Indikationsstellung, nämlich bei reinen Knorpeldefekten ohne Knochenbeteiligung erfolgt nach autologer Chondrozytentransplantation die Zelldifferenzierung und die Matrixstrukturierung in situ, dadurch ergibt sich eine verzögerte Belastbarkeit. Es bleiben einige offene Fragen, die einerseits die Komposition des Regenerates bezüglich des Collagentyps und der Proteoglycane als auch bezüglich der strukturellen Ausrichtung betreffen, aber auch die Situation der Kostenübernahme durch die Krankenkassen.

Zwei Dienstleistungsunternehmen in den Vereinigten Staaten und in Deutschland bieten den Prozeß der Zellaufbereitung an.[3] Der Chirurg entnimmt eine Knorpelprobe, versendet zum Anbieter und implantiert die proliferierten Zellen. Inhaltliche Differenzen der Anbieter finden sich bei den Zellkulturbedingungen. So werden die Zellen bei Genzyme eingefroren

---

[3] Carticel® (Genzyme), chondrotransplant® (co.don GmbH)

und mit Wachstumsfaktoren aus fötalem Kälberserum und mit Antibiotika versetzt, bei co.don werden die Zellen mit Zusatz von autologem Patientenserum vermehrt.

Unter Einhaltung eines speziellen Nachbehandlungsschemas ergeben sich gute Erfolge, wie das Paterson aktuell von 213 Nachuntersuchten einer Serie vorgetragen hat. Mehr als 81% der Ergebnisse sind gut/sehr gut/excellent. Es erfolgt eine hyalinähnliche Reparatur. Am besten eignen sich Knorpelschäden am Femurkondylus. Endoskopische Nachkontrollen zeigen glatte Übergänge der Reparaturzonen gegenüber den nativen Gelenkoberflächen. (Methodisch nicht unwidersprochene) Versuche der biomechanischen Testung in situ durch lokale Indentierung zeigen ein gutes elastisches Verhalten [16].

Autologe Osteochondrale Paste

K. Stone aus San Francisco hat sein Konzept der autologen osteochondralen Transplantation an mehr als 60 Leistungssportlern erfolgreich erprobt [20]. Er setzt auf die Verwendung einer arthroskopisch entnommenen autologen Condylenstanze, die zu einer Paste homogenisiert wird. Diese enthält eine Mischung von Knochen-, Knorpel- und differenzierbaren Mesenchymzellen, die im Schutz des Breis aus Matrix, Hämatom und Zellen im Gelenkniveau hyalinähnliches Reparaturgewebe produzieren können:

Die Defektzone wird arthroskopisch debridiert, und durch Mikrofrakturierung bis zur Blutung aus den subchondralen Spongiosaarealen vorbereitet. Es wird eine Knorpelknochenstanze aus der Notch-Region entnommen. Diese Knorpel-Knochenstanze aus dem Condylus wird zerkleinert und als Paste arthroskopisch wieder in den Defekt eingepreßt. Es schließt sich ein Rehabilitationsprogramm an. Stone zeigt mit seinen Ergebnissen, daß Schmerzen, Ergußbildung und Blockierungen wesentlich reduziert sind. Auch bei Funktionstests wie Treppensteigen zeigen sich gute Ergebnisse. Die Behandlung ist arthroskopisch anzuwenden und sie ist kostengünstig.

Auch bei dem Verfahren der Transplantation von autologer osteochondraler Paste bleibt die Frage nach der Collagentypisierung und damit nach dem biomechanischen Verhalten.

Weiterbehandlung bei Knorpeldefektbehandlung

Entscheidende Bedeutung hat bei allen Therapieverfahren für Knorpeldefekt die Weiterbehandlung der Physiotherapie, beim Knie besonders durch die kontinuierliche passive Mobilisierung mit der Motorschiene. Die Korrektur von arthroseauslösenden Faktoren wie Instabilitäten, vor allem der Kreuzbänder und von Achsenfehlern ist unbedingte Voraussetzung für einen Erfolg der Gelenkflächenreparatur.

Resumée

Kleine Gelenkknorpeldefekte unter 2 cm^2 können symptomatisch und mit Maßnahmen zur Stimulierung des subchondralen Markraumes (Pridie-Bohrung, Microfracture) behandelt werden, die größeren lokalisierten Defekte bei körperlich Aktiven sollten mit einer der Formen der autologen Transplantation verschlossen werden: Autologe Osteochondrale Transplantation, Autologe Chondrozytentransplantation oder Transplantation Autologer Osteochondraler Paste. Besteht eine knöcherne Beteiligung der Gelenkknorpelläsion, muß ein Verfahren verwendet werden, das durch Knorpel-Knochen-Transplantation eine umfassende Therapie anbietet.

Ausblick

Abschließend ein kurzer Blick in die nahe Zukunft der Knorpeldefektbehandlung: Es bietet sich nämlich als kausaler Therapieansatz die in-vitro-Züchtung von kompletten Gelenk-

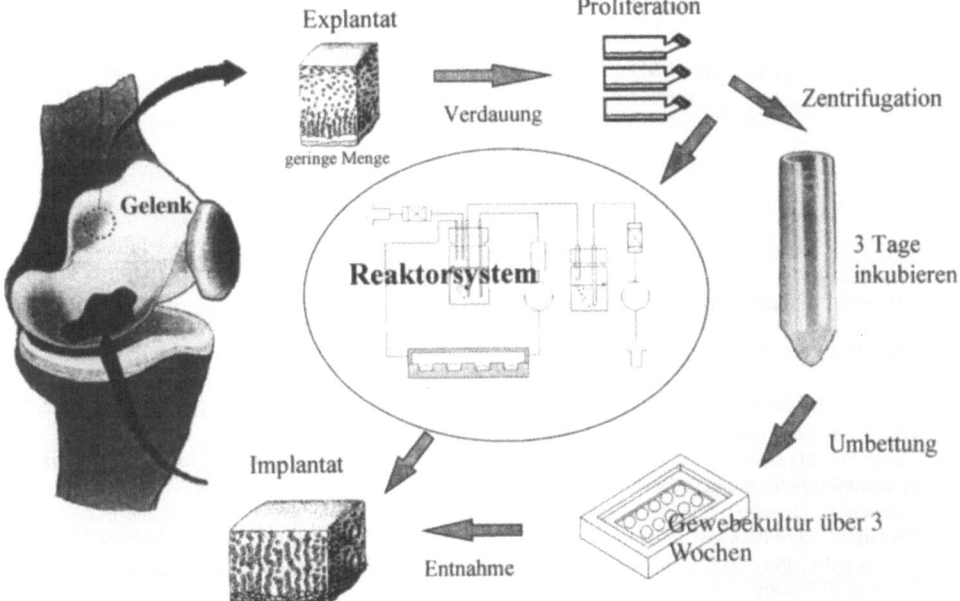

Abb. 6. Konzept des Knorpel Tissue Engineering: Eine sehr geringe Menge von Gelenkknorpel wird aus einem gesunden, nicht belasteten Anteil des Patientengelenkes entnommen und nach Digestion unter dem Einfluß von spezifischen Wachstumsfaktoren massiv in mehreren Schritten (1000-fach) proliferiert. Durch Konzentration wird mit den proliferierten Zellen die Chondrogenese und Redifferenzierung in der Gewebekultur eingeleitet. Das entstandene strukturierte Implantat kann in den Gelenkflächendefekt reimplantiert werden. Als Modifikation kann der gesamte in-vitro-Prozeß kontrolliert auch in einem geschlossenen Reaktorsystem durchgeführt werden

knorpelimplantaten an. Im Rahmen des Tissue-Engineering werden autologe Knorpelzellen von Patienten massiv vermehrt und aus diesen mit Hilfe resorbierbarer Strukturate geformte biohybride Gelenkflächen erzeugt, die in der Technik der Knorpel-Knochen-Transplantation implantiert werden können. Damit werden die Vorteile der autologen Knorpelzelltransplantation mit denen der autologen Knorpel-Knochentransplantation verknüpft, indem die Reaktions- und Regenerationsfähigkeit autologer Zellen in einem bereits strukturierten, press-fit verankerten, sofort belastbaren Implantat vorliegen und ein großer Entnahmedefekt unnötig wird.

Von Bedeutung ist bei diesem Konzept eine Besonderheit von Gelenkchondrozyten invitro: Normalerweise produzieren die Zellen im wesentlichen Proteoglycane und Collagen Typ 2. Nach bereits wenigen Kulturpassagen der Zellen stellen diese ihre Produktion von Matrixproteinen ein und proliferieren nur noch [13]. Wir haben daher konsequenterweise durch den Einsatz von Wachstumsfaktoren die Produktion der Implantate in 2 Phasen aufgeteilt, die Proliferationsphase, die stufenweise durchlaufen wird und die Phase der Chondrogenese in hoher Zelldichte (Abb. 6).

Um den Zellen die Form für das Gelenkflächenimplantat vorzugeben, verwenden wir ein resorbierbares Strukturat, das noch weitere Forderungen erfüllen muß: Es muß die Zellanheftung und die Differenzierungsvorgänge der Zellen fördern, die Produktion von knorpelspezifischen Matrixproteinen unterstützen und die Fixierung am subchondralen Knochen ermöglichen [12]. Wir verwenden ein resorbierbares Spinnvlies aus Polyglycolsäure (PGA).[4] Ein in-vitro erzeugtes Konstrukt aus Biomaterial und Zellen wird Biohybrid genannt.

---

[4] Entwicklung und Herstellung: ITC Textilforschungsinstitut Denkendorf

Biohybrider Gelenkflächenersatz zeichnet sich dadurch aus, daß die Herstellung ein komplett steuerbarer in-vitro-Prozeß ist. Dabei entsteht aus einer minimalen Zellzahl ohne die sonst auftretende Entnahmemorbidität ein strukturiertes autologes Implantat mit differenzierten Zellen, spezifischen Matrixproteinen und -struktur, das press-fit zur Behandlung großer Gelenkflächendefekte eingesetzt werden kann.

Literatur

1. Adamietz P (1997) Synergy of transforming growth factor β-1 and insulin-like growth factor in stimulating formation of neocartilage by pig articular chondrocyte pellet cultures. 2nd Fribourg International Symposium on Cartilage Repair, Fribourg Switzerland
2. Brittberg M, Lindahl A, Nielsson A, Ohlsson C, Isaksson O, Peterson L (1994) Treatment of deep cartilage defects in the knee joint with autologous chondrocyte transplantation. N. E. J. Med 331: 889–995
3. Brittberg M, Lindahl A, Homminga G. Nielsson A, Isaksson O, Peterson L (1997) A critical analysis of cartilage repair. Acta Orthop Scand 68: 186–191
4. Caplan AI, Elyanderani M, Mochizuki Y, Wakitani S, Goldberg VM (1997) Principals of cartilage repair and regeneration. CORR 342: 254–269
5. Draenert K, Draenert Y (1987) A new procedure for bone biopsies and cartilage and bone transplantation. Sandorama 3: 5–12
6. Dzioba RB (1988) The classification and treatment of acute articular cartilage lesions. J. Arthrosc Rel Surg 4: 72–80
7. Hangody L (1997) Experimental basis for autologous osteochondral pegs transfer, the technique of autologous osteochondral mosaicplasty. 2nd Fribourg International Symposium on Cartilage Repai, Fribourg, Schweiz
8. Hunter W (1743) Of the structure and diseases of articulating cartilage. Phil Trans 42: 514–521
9. Jakob RP (1997) Mosaicplasty in defects over 4 cm^2 and indications outside the knee. 2nd Fribourg International Symposium on Cartilage Repair, Fribourg Schweiz
10. Matusue Y, Yamamuro T, Hama H (1993) Arthroscopic multiple osteochondral transplantation to the chondral defect in the knee associated with anterior cruciate ligament disruption. J Arthrosc Rel Surg 9: 318–321
11. Meenen NM (1996) Indikation zur Arthrodese. Hefte zu: Der Unfallchirurg 257: 607–615
12. Meenen NM (1997) Influence of various biomaterials on proliferated chondrocytes in vitro. 2nd Fribourg International Symposium on Cartilage Repair, Fribourg Switzerland
13. Meenen NM, Jüres TT, Adamietz P, Lorke DE, Dallek M, Jungbluth KH (1993) Der Effekt von synthetischer Hydroxylapatitkeramik auf Langzeitkulturen isolierter Chondrozyten. Unfallchirurgie 19: 257–266
14. Mow VC, Kuei SC, Lai WM, Armstrong CG (1980) Biphasic creep and stress relaxation in compression. Theory and experiments. J Biomech Engin 102: 73–84
15. Myers ER, Zhu W, Mow VC (1988) Viscoelastic properties of articular cartilage and meniscus. In: Collagen Volume II (biochemistry and biomechanics). Nimni ME (Hrsg.) CRC-Press Boca Raton Florida: 267–288
16. Peterson L (1998) Autologous chondrocyte transplantation. 85. Meeting AAOS New Orleans.
17. Putz R (1985) Knorpelgewebe. In: Benninghoff: Makroskopische und mikroskopische Anatomie des Menschen. Straubesand J (Hrsg) Urban & Schwarzenberg, München, Wien, Baltimore: 135–139
18. Radin EL, Paul IL, Lowy M (1970) A comparison of the dynamic force transmitting properties of subchondral bone and articular cartilage. J Bone Joint Surg 52-A: 44–46
19. Rischke B, Garde U, Draenert K (1997) Biologische Gelenksanierung bei Gonarthrose mit Knorpel-Knochen-Dübeln. Extracta orthopaedica 11: 12–15
20. Stone KR, Walgenbach A (1997) Surgical technique for articular cartilage transplantation to full thickness cartilage defects in the knee joint. Operative. Techniques in Orthopedics 7: 305–311
21. Yasui N, Nimni ME (1988) Cartilage Collagens. In: Collagen Volume I. Nimni ME (Hrsg.) CRC-Press Boca Raton Florida: 225–241

Wir bedanken uns für Unterstützung bei:
H. Laprell, Kiel
L. Peterson, Göteborg, Schweden
K. R. Stone, San Francisco, USA
Die experimentellen Arbeiten werden unterstützt von Merck Biomaterial GmbH, F&E, Darmstadt

Frakturversorgung am wachsenden Skelett

W. Schlickewei, M. Seif El Nasr und H. P. Friedl

Abteilung Unfallchirurgie, Universitätsklinik Freiburg, Hugstetterstraße 55, D-79106 Freiburg i. Br.

The Treatment of Fractures of the Growing Skeleton

Summary. In treating fractures in children, there have been more and more demands for the primary treatment to be definitively planned, i.e., for a conclusive order of events to be laid down so as to exclude the necessity for re-reductions or a change of therapy. Long-term conservative methods of treatment are becoming less and acceptable to parents and children. From the psychosocial point of view, the aim must be to avoid extensive periods of hospitalization or bedrest in traction and to dispense with repeated anesthesia for re-reduction and changes in procedure. The child should be able to leave the hospital as soon as possible after a definitive and circumscribed primary course of treatment. Since complication-free surgical interventions are now available, many more operative procedures for dealing with fractures during the years of growth have become routine in this field.

Key words: Fractures in children – Methods of treatment – Internal fixation in children

Zusammenfassung. Bei der Behandlung kindlicher Frakturen setzt sich immer mehr die Forderung durch, die Primärtherapie definitiv zu gestalten, d.h., sie sollte eine endgültige Versorgung gewährleisten und Nachrepositionen oder Therapiewechsel ausschließen. Langwierige konservative Behandlungswege finden bei Kindern und Eltern immer weniger Akzeptanz. Aus psychosozialer Sicht ist es anzustreben, lange Hospitalisationen oder Liegezeiten in Extension, wiederholte Narkosen zur Nachreposition oder Verfahrenswechsel zu vermeiden. Das Kind sollte nach primärer definitiver Therapie wieder schnell das Krankenhaus verlassen können. Da komplikationsarme OP-Methoden zur Verfügung stehen, haben sich in den letzten Jahren bei der Behandlung von Frakturen im Wachstumsalter vermehrt operative Therapiekonzepte etabliert.

Schlüsselwörter: Frakturen im Kindesalter – Behandlungsverfahren – Osteosynthesen im Kindesalter

Als aktuelles Behandlungskonzept bei kindlichen Frakturen kann gelten:

- *Gelenkfrakturen* sind anatomisch zu reponieren und sicher zu retinieren. Dieses Ziel kann komplikationsarm durch gedeckte, ggf. offene Reposition und Stabilisierung mit Schrauben- bzw. Bohrdrahtosteosynthese erreicht werden.
- bei *Schaftfrakturen* ist die Indikation zur Osteosynthese großzügig zu stellen. Hier hat die Methode der elastisch-stabilen Markraumschienung zu einer Erweiterung der operativen Behandlungsmöglichkeiten geführt. Die Ergebnisse dieser Technik sind in vielen Fällen des bislang angewandten Methoden deutlich überlegen. Bei monotraumatisierten Kindern

unter 10 Jahren mit stabilen Frakturtypen ist die intramedulläre Osteosynthese nach Prevot (1993) ein gutes Verfahren. Bei älteren Kindern, den seltenen Schaftfrakturen vom C-Typ sowie beim Polytrauma ist die Plattenosteosynthese ein Standardverfahren. Der Fixateur externe ist als Erstmaßnahme bei polytraumatisierten Kindern zu empfehlen, muß aber wegen seiner nicht unbedeutenden Komplikationsrate in der generellen Anwendung kritisch angesehen werden (Obertacke et al. 1997).
- bei *Frakturen der Wirbelsäule und des Beckens,* die im Kindesalter sehr selten sind, gelten ähnliche Indikationskriterien wie beim Erwachsenen. Instabile bzw. dislozierte Frakturen müssen reponiert und sicher retiniert werden. Falls erforderlich, sind auch hier operative Verfahren angeraten.

Generell haben sich bei der Behandlung von Frakturen im Wachstumsalter in den letzten Jahren vermehrt operative Therapiekonzepte durchgesetzt, da zum einen komplikationsarme Methoden zur Verfügung stehen und zum anderen langwierige konservative Behandlungswege auch bei Kindern weniger Akzeptanz finden.

Bei der Versorgung von Verletzungen an den großen Röhrenknochen hat die Methode der elastisch-stabilen Markraumschienung zu einer Erweiterung der operativen Behandlungsmöglichkeiten geführt (Metaizeau 1988, Prevot 1993, Dietz und Schmittenbecher 1997). Die Ergebnisse dieser Technik bei Schaftfrakturen müssen sich an den guten Resultaten der Frakturversorgung mit Plattenosteosynthesen messen lassen (Kuner et al. 1988). Kritisch sind vor allem die zum Teil beschriebenen Durchleuchtungszeiten bei Anwendung dieser Methode anzusehen.

Als aktuelles Behandlungskonzept einiger spezieller Frakturen kann gelten

- bei *Schaftfrakturen am Oberschenkel* ist die Indikation zur Osteosynthese großzügig zu stellen. Bei monotraumatisierten Kindern unter 10 Jahren mit stabilen Frakturtypen ist die intramedulläre Osteosynthese nach Prevot ein gutes Verfahren. Bei älteren Kindern und bei instabilen Frakturtypen sowie beim Polytrauma gilt die Plattenosteosynthese als Standardverfahren. Der Fixateur externe ist auch hier aufgrund seiner Komplikationen nur bei polytraumatisierten Kindern zu empfehlen.
- *Unterschenkelfrakturen* bleiben eine Domäne der konservativen Behandlung. Bei schlecht retinierbaren Frakturtypen, vor allem in Gelenknähe, ist eine Plattenosteosynthese zu diskutieren. Bei offenen Frakturen und beim Polytrauma bleibt der Fixateur externe die bevorzugte Methode. Die Markraumschienung kann bei stabilen Frakturen bei Kindern unter 10 Jahren als eine Alternative angesehen werden.

Viele Jahre galt bei der Behandlung kindlicher Frakturen die Maxime, daß grundsätzlich eine konservative Therapie angewandt werden kann. Dies wurde nicht zuletzt durch die von Lorenz Böhler (1957) bereits konstatierte Tatsache belegt, „daß wir mit keiner Methode imstande sind, ein jugendliches Gelenk, das nicht durch eine Verletzung oder Erkrankung zerstört worden ist, dauernd steif zu machen".

Somit waren alle Argumente gegeben, mit den klassischen Methoden des Einrichtens, des Ruhigstellens und anschließenden Übens die Behandlung durchzuführen. Die konsequente Auswertung der Therapieergebnisse zeigte aber, daß bei der Behandlung von Unterarmfrakturen oder auch Oberschenkelfrakturen eine Reihe von Komplikationen (Nachrepositionen, Gipswechsel, Achsfehler, Rotationsfehler, Funktionsstörungen) verblieben.

Unverändert gilt natürlich, daß im Wachstumsalter Korrekturmechanismen möglich sind, die z.T. gezielte, z.T. ungezielte Wachstumsbeeinflussungen bieten und dabei im wesentlichen von der periostalen bzw. epiphysären Knochenneubildung beeinflußt werden (v. Laer 1991, Schmit-Neuerburg 1997). Dies führt zu der Möglichkeit, daß posttraumatische Fehlstellungen, vor allem Seit-zu-Seit-Verschiebungen und Achsenverschiebungen in der Frontal- und Sagittalebene korrigiert werden können. Bei Verkürzungen und Verlängerungen sind zwar Korrekturen im weiteren Wachstum möglich, aber nicht mit hoher Wahrscheinlichkeit zu erwarten.

Nicht zuletzt diese Erkenntnisse haben dazu geführt, daß auch vermehrt bei der Behandlung von Kindern operative Methoden eingesetzt werden. Ziel muß hierbei vor allem sein, daß primär eine definitive Versorgung durchgeführt wird und Behandlungsänderungen (vor allem verspätete Wechsel von konservativer zu operativer Behandlung) vermieden werden.

Als zwingende Indikationen zur operativen Versorgung gelten unverändert:

- Frakturen beim polytraumatisierten Kind (Intensivpflege)
- Schädel-Hirn-Trauma (motorische Unruhe)
- Gefäß-Nervenläsion
- offene Frakturen 2. und 3. Grades
- Epiphysenfrakturen
- Distraktionsfrakturen

Im eigenen Patientengut konnten wir bei der Auswertung von 1053 Kinderunfällen sehen, daß Verletzungen im Bereich der oberen Extremität (distaler Oberarm, Ellbogenbereich) im Vordergrund stehen. An der unteren Extremität sind vor allem Verletzungen an Ober- und Unterschenkel und in geringerer Zahl der Fußregion zur Behandlung gekommen (siehe Abb. 1).

Das generelle Behandlungskonzept in unserer Klinik am Oberschenkelschaft ist operativ, am Unterschenkel steht nach wie vor die konservative Frakturbehandlung im Vordergrund.

Neue Sportarten, wie z.B. Inline-Skating, haben die Unfallchirurgen mit einer Zunahme von Rasanzverletzungen konfrontiert. Diese betreffen, wie die Untersuchungen von Mitts (1996) zeigen, vor allem die obere Extremität.

Allgemein kann gesagt werden, daß eine Entscheidung zum operativen Vorgehen bei Kindern aufgrund der geringeren Komplikationsraten großzügig gestellt werden kann, sofern dies erforderlich ist. So hatten wir im eigenen Patientengut bei 1053 Kindern lediglich in einem Fall eine Infektion bei einer Osteosynthese, die nach Metallentfernung folgenlos ausheilte.

Die Korrekturgrenze, die in der Literatur im Alter von ca. 12 Jahren angegeben wird, ist nach unserer Erfahrung eher kritisch zu betrachten. Bei Kindern gegen Ende des Wachstums, unabhängig vom Alter, sind wir deswegen großzügig in der Indikationsstellung zur Osteosynthese.

Nach wie vor gilt, daß bei Kindern so konservativ wie möglich und so operativ wie nötig behandelt werden kann. Im Behandlungskonzept sollten allerdings Nachrepositionen und Therapiewechsel, die sowohl das Kind als auch die Eltern und den behandelnden Arzt belasten, vermieden werden.

Neue Verfahren, wie die elastisch-stabile Markraumschienung, zeigen gute Ergebnisse, sofern die Indikationsstellung nicht überzogen wird.

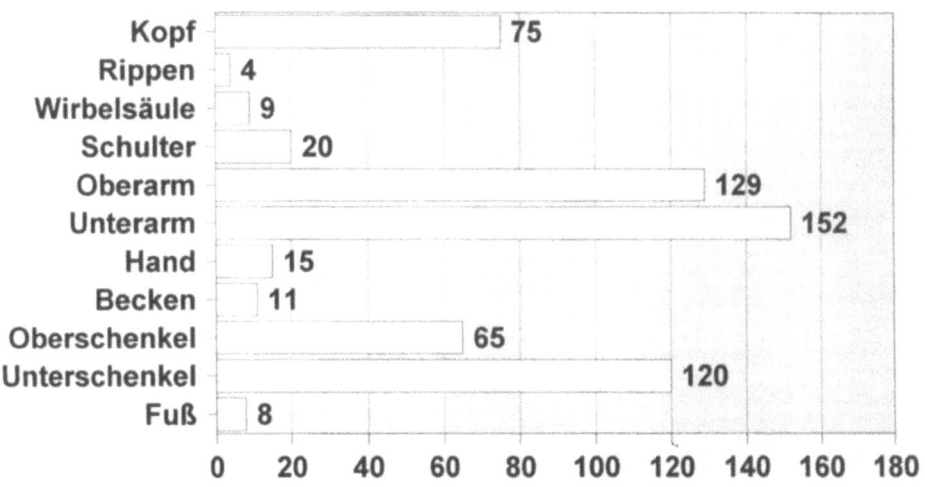

Abb. 1. Frakturversorgung am wachsenden Skelett. Kinderunfälle n = 1053

Literatur

Böhler L (1957) Die Technik der Knochenbruchbehandlung. Maudrich Wien

Dietz HG, Schmittenbecher PP, Illing P (1997) Intramedulläre Osteosynthese im Wachstumsalter. Urban & Schwarzenberg

Kuner EH, Schlickewei W, Großmann U (1989) Die Plattenosteosynthese bei der Femurschaftfraktur des Kindes. Z Unfallchir Vers Med Berufskr 82: 243–251

Laer v L (1991) Frakturen und Luxationen im Wachstumsalter. Thieme

Metaizeau JP (1988) Osteosynthese chez l'enfant par embrochage centro-medullaire elastique stable. Sauramps Medical, Montpellier

Mitts KG, Hennrikus WL (1996) In-line skating fractures in children. J Ped Orthop 16: 640–643

Obertacke U, Neudeck F, Olivier LC, Schmid-Neuerburg KP (1997) Komplikationsanalyse der Fixateur externe Therapie kindlicher Oberschenkelfrakturen. H Unfallchir 262: 31

Prevot J, Lascombes P, Metaizeau JP, Lesur E, Ligier JL, Dautel G (1993) Embrochage centromedullaire elastique stable. Editions technique. Encycl Med Chir, Paris

Schmit-Neuerburg KP, Obertacke U, Neudeck F (1997) Kindertraumatologie. In: Oestern HJ, Probst J (Hrsg) Unfallchirurgie in Deutschland. Springer, Berlin

Unfallchirurgie – Gelenkfrakturen, Beindeformität, Knochenersatz, Beckenverletzungen

Analyse der Beingeometrie

W. Strecker, P. Keppler und L. Kinzl

Abteilung für Unfallchirurgie, Universitätsklinik Ulm, Steinhövelstraße 9, D-89075 Ulm

Analysis of Leg Geometry

Summary. Analysis of bony geometry of the lower limb comprises frontal, sagittal and longitudinal alignment, as well as length and torsion, including at first the whole leg and finally the femur and tibia separately. Clinical examination assesses the bony geometry, functional aspects, ligamentous and soft tissue conditions, etc.. Frontal and sagittal radiographs indicate axial alignment and angles of the hip, knee and upper ankle joint. Apex and size of deformities are defined simultaneously. CT and ultrasound techniques allow the measurement of length and torsion of the whole leg, as well as of the femur and tibia separately, provided those techniques are standardized with proven reproducibility.

Key words: Leg geometry – Analysis – Diagnostic techniques – Standards

Zusammenfassung. Die Analyse der Beingeometrie umfaßt die Achsenausrichtungen frontal, sagittal und longitudinal sowie Längen und Torsionen. Die klinische Untersuchung beurteilt neben der knöchernen Geometrie auch funktionelle Aspekte, die ligamentäre Stabilität und die Weichteilsituation, u.a.m.. Frontale und sagittale Übersichtsradiographien (Ganzbeinaufnahmen) liefern Informationen zu den Achsausrichtungen und Gelenkwinkeln von Hüfte, Knie und oberem Sprunggelenk. Gleichzeitig werden damit Höhe und Ausmaß axialer Deformitäten definiert. Standardisierte CT- oder Ultraschallmethoden erlauben – bei erwiesener Reproduzierbarkeit – die Messung von Längen und Torsionen sowohl des gesamten Beines, als auch von Ober- und Unterschenkel isoliert.

Schlüsselwörter: Beingeometrie – Analyse – Untersuchungstechniken – Standard

Einführung

Unabhängig von der Untersuchungsmethode sind bei der Analyse der Beingeometrie 5 räumliche Dimensionen zu bewerten:

Dimensionen	*Abweichungen*
Achsausrichtung	
frontal	Valgus/Varus
sagittal	Ante-/Rekurvation
longitudinal	Translation
Länge	Verkürzung/Verlängerung
Torsion	Innen-/Außentorsion

Die Überprüfung der räumlichen Dimensionen ist zunächst auf

- das *gesamte Bein* zu beziehen und schließlich auf
- die *einzelnen Segmente des Beines,* also auf Ober- und Unterschenkel.

Während die geometrischen Dimensionen der Achsen in frontaler und sagittaler Ebene und diejenige der Längenverhältnisse, auf das ganze Bein oder auf ein Segment bezogen, klar definiert sind, verbleibt bezüglich der Drehung eine gewisse Begriffsverwirrung. Hier scheinen klare Definitionen wünschenswert. Wir bezeichnen die Drehung im Segment als *Torsion,* also z.B. Innen- oder Außentorsion des Unterschenkels. Die Drehung zwischen zwei Segmenten hingegen wird als *Rotation* definiert, also z.B. Innen- oder Außenrotation im Hüftgelenk.

Bezüglich der Achs- und Gelenkwinkel empfiehlt sich ebenfalls eine einheitliche Nomenklatur [6].

Erst die Zusammenschau der folgenden drei Untersuchungsmethoden erlaubt eine vollständige Analyse der Beingeometrie.

Die *klinische Untersuchung* ist Grundlage für jede weiterführende Diagnostik. Sie schließt neben der Beurteilung der knöchernen Beingeometrie, der Weichteilverhältnisse, des Bewegungsumfanges und der ligamentären Stabilität der benachbarten Gelenke ebenfalls funktionelle Bewertungen ein (Gangbild, fixierte/nicht fixierte Skoliose, etc.). Aufgrund ihrer hohen Fehlerbreite hat sie jedoch nur orientierenden Charakter und ist weder für Indikationsstellung noch für die Planung von Korrekturosteotomien allein ausreichend [3].

Frontale und sagittale Übersichtsradiographien (Ganzbeinaufnahmen) liefern Informationen zu den Achsausrichtungen und Gelenkwinkeln von Hüfte, Knie und oberem Sprunggelenk. Gleichzeitig werden damit Höhe und Ausmaß axialer Deformitäten definiert.

Standardisierte CT- oder Ultraschallmethoden erlauben – bei erwiesener Reproduzierbarkeit – die Messung von Längen und Torsionen sowohl des gesamten Beines, als auch von Ober- und Unterschenkel isoliert.

Die klinische Untersuchung der Beingeometrie

Die klinische Untersuchung der Beingeometrie kann nur annähernde Absolutwerte der jeweiligen Längen- und Winkelmaße liefern. Von vorrangiger Bedeutung für die klinische Praxis ist jedoch im allgemeinen die Kenntnis der Relativwerte im Rechts-Links-Seitenvergleich. Hierzu kann die klinische Analyse der Beingeometrie einen wichtigen Beitrag liefern. Ihre Aufgabe ist also primär, *intraindividuelle Unterschiede* der einzelnen geometrischen Dimensionen herauszufinden und deren Größenordnung möglichst genau abzuschätzen. Die klinische Untersuchung fußt also auf dem Seitenvergleich der Achswinkel, Längen- und Drehungen. Dabei wird stillschweigend eine Symmetrie der Beingeometrie beim Individuum unterstellt. Diese Annahme ist grundsätzlich richtig, wobei auf intraindividuelle Toleranzen bezüglich der Torsions- und Längenverhältnisse hingewiesen sei [13].

Voraussetzung für eine umfassende Analyse der Beingeometrie sind ein ausreichend großer Untersuchungsraum und eine straff gepolsterte Untersuchungsliege mit horizontaler Auflagefläche.

Die Untersuchungsliege muß dabei von beiden Seiten und vom Fußende her zugänglich sein. Ansonsten werden Winkelmesser, Maßband, Fettstift und Brettchen in den Stärken von 0,5 bis 5 cm benötigt. Die unteren Extremitäten der Patienten sind, einschließlich der Füße, grundsätzlich unbekleidet. Bei Längendifferenzen der Beine gilt dies ebenso für den Oberkörper, um eine Beurteilung der Wirbelsäule zu ermöglichen.

Untersuchungsablauf

Nach Erhebung der ausführlichen Anamnese und Abklärung der Symptome erfolgt zunächst die Überprüfung des Gangbildes.

Am *stehenden Patienten* werden durch Aufsicht von vorne, hinten und von beiden Seiten Achsabweichungen frontal und sagittal registriert. Längendifferenzen der gesamten Beine werden mit der Brettchenmethode ermittelt. Gleichzeitig läßt sich Art und Ausmaß einer begleitenden Skoliose abschätzen.

Am *sitzenden Patienten* lassen sich Aussagen zu Differenzen der Oberschenkellängen und -torsionen sowie der Unterschenkeltorsionen im Seitenvergleich gewinnen.

In *Rückenlage* werden die Bewegungsumfänge von Hüft-, Knie-, und Sprunggelenken beurteilt. Weiterhin wird die Kapsel-Band-Stabilität von Knie- und Sprunggelenken überprüft. Längen- und Rotationsdifferenzen der gesamten Beine lassen sich grob abschätzen. Dagegen sind genauere Aussagen zur Oberschenkellänge nach Beugung in Hüft und Kniegelenken möglich.

In *Bauchlage* lassen sich Differenzen von Unterschenkellängen und -torsionen bestimmen. Besonders wichtig ist die axiale Aufsicht von unten zur Bewertung der Oberschenkeltorsionen.

Dieser vorgeschlagene Untersuchungsablauf läßt sich, den individuellen Fragestellungen angemessen, zwanglos abändern und ergänzen. Durch Belastungs- und Funktionsuntersuchungen sind gelegentlich wertvolle Zusatzinformationen zu gewinnen (Einzelheiten in: [12]).

Übersichtsradiographische Bestimmung der Achsausrichtung

Ganzbeinaufnahmen, unter Belastung, sind eine wichtige Grundlage für die Analyse der Beingeometrie. Zur Ermittlung der Achsenverhältnisse und -winkel in der Frontalebene muß der Zentralstrahl des Röntgengerätes auf das Kniegelenk zentriert sein. Dies wird durch frontales Ausrichten der Patellae bei voller Streckung der Unterschenkel erreicht [1, 2]. Diese Position entspricht einer Außenrotation des Fußes von etwa 8°.

Die Projektion in der Sagittalebene sollte möglichst exakt rechtwinklig zu der Frontalebene erfolgen. Zur Anfertigung von derartigen Standardprojektionen haben sich Haltegeräte mit Fixationsmöglichkeiten für den stehenden Patienten bewährt, die über eine als Drehscheibe dienende Grundplatte jede Winkeleinstellung erlauben.

Bei Abweichungen von diesen Standardeinstellungen können erhebliche Projektionsfehler mit falschen Ergebnissen der Winkelverhältnisse auftreten. Dies ist insbesondere der Fall bei fehlender Parallelität zwischen knöcherner Achse und Filmebene, also etwa bei Streckdefiziten in Hüft- und Kniegelenk, bei falscher rotatorischer Einstellung der Beine und bei größeren intraindividuellen Torsionsabweichungen. Ligamentäre Instabilitäten der Kniegelenke sind unbedingt zu berücksichtigen und gegebenenfalls durch a.p. Streßaufnahmen in ihrem Ausmaß zu ermitteln.

Die physiologischen Achsenverhältnisse und deren Schwankungsbreiten beim Erwachsenen sind in Tabelle 1 und in Abb. 1 zusammengefaßt (Einzelheiten in: [6]). Die Nomen-

Tabelle 1. Physiologische Achsen- und Gelenkwinkel des Beines

Winkel		Normwert [°]	Streuung [°]
CCD	Centrum-Collum-Diaphysenwinkel	130	124–136
aMPFW	Anatomischer medialer proximaler Femurwinkel	84	80–89
mLPFW	Mechanischer lateraler proximaler Femurwinkel	90	85–95
aLDFW	Anatomischer lateraler distaler Femurwinkel	81	79–83
mLDFW	Mechanischer lateraler distaler Femurwinkel	88	85–90
aPDFW	Anatomischer posteriorer distaler Femurwinkel	83	79–87
mMPTW	Mechanischer medialer proximaler Tibiawinkel	87	85–90
aPPTW	Anatomischer posteriorer proximaler Tibiawinkel		81–86
mLDTW	Mechanischer lateraler distaler Tibiawinkel	89	86–92
aADTW	Anatomischer anteriorer distaler Tibiawinkel	80	78–82

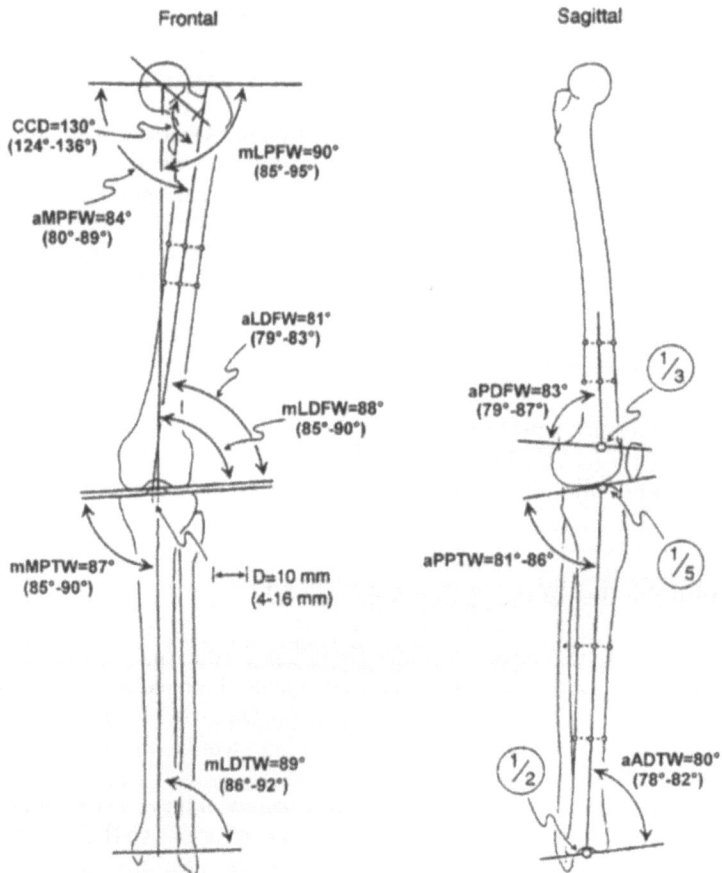

Abb. 1. Physiologische Achsenverhältnisse der unteren Extremität. (Nach geringfügiger Modizifierung und mit freundlicher Genehmigung von D. Paley und K. Tetsworth, Maryland Center for Limb Lengthening and Reconstruction, Baltimore, USA)

klatur folgt hierbei den Vorschlägen von D. Paley et al. [8]. Aus der Ganzbeinaufnahme a.p. wird durch den Verlauf der Mikulicz-Traglinie [7] eine Varus- oder Valgussituation ablesbar. Der genaue Ort der Deformität wird bei regelrechter kontralateraler Extremität durch direkten Seitenvergleich der Achs- und Gelenkwinkel ermittelt. Bei beidseitigen Deformitäten bedient sich die planerische Analyse den in Abb. 1 dargestellten Normverhältnissen. Jede Korrektur in der Frontalebene muß also die Mikulicz-Traglinie und möglichst physiologische Gelenkwinkel zum Ziel haben.

Computertomographische/sonographische Längen- und Torsionswinkelmessung

Die klinische Untersuchung von Längen und Torsionen von Ober- und Unterschenkel beschränkt sich im wesentlichen auf den intraindividuellen Seitenvergleich, ist also nicht in der Lage, entsprechende Absolutwerte zu liefern. Aufgrund ihrer großen Fehlerbreite ist die alleinige klinische Untersuchung für Indikationsstellung und Planung von Korrekturosteotomien unzureichend [3].

Die Bestimmung der femoralen Antetorsion durch die konventionell-radiologische Methode nach Rippstein [10] basiert auf mathematisch korrekten Grundlagen, weist aber in praxi

Tabelle 2. Längen- und Torsionswinkeltoleranzen im intraindividuellen Rechts-Links-Seitenvergleich bei mitteleuropäischen Erwachsenen, bezogen jeweils auf das 99. Perzentil (Aus: [13])

	a) Längentoleranzen			b) Torsionswinkeltoleranzen		
	Paare	95.	99. Perzentil	Paare	95.	99. Perzentil
OS	178	0,9	1,2 cm	176	11	13°
US	171	0,8	1,0 cm	167	13	14,3°
Bein	60	1,1	1,4 cm	48	13,6	16°

ebenfalls eine hohe Fehlerbreite auf. Allein die hohe Strahlenbelastung disqualifiziert diese Untersuchungstechnik [15]. Sie sollte daher heutzutage nicht mehr eingesetzt werden.

Die standardisierte *Ulmer Methode der computertomographischen Torsionswinkel- und Längenmessung* nach Waidelich et al. [15] vereint mehrere Vorzüge. Sie erlaubt zum einen die gleichzeitige Messung von Längen und Torsionen, von Ober- *und* Unterschenkel, bei gleichzeitig niedriger Strahlenbelastung [15], und hat zum anderen ihre Reproduzierbarkeit auch bei Mehrfachuntersuchungen durch verschiedene Anwender unter Beweis gestellt [9].

Im Gegensatz zu anderen CT-Methoden der Torsionswinkelmessung wird bei der Ulmer Methode die Schenkelhalsachse nicht approximativ festgelegt, sondern durch die jeweiligen Flächenmittelpunkte von Hüftkopfzentrum und einer den Trochanter major einhüllenden Ellipse definiert. Diese Festlegung gewinnt bei zunehmender Valgisierung des Schenkelhalses an Bedeutung. Weitere Einzelheiten werden in [15] und [9] beschrieben.

Die *magnetresonanztomographische (MRT) Messung des femoralen Torsionswinkels* bietet bei fehlender Strahlenbelastung die Darstellung knorpeliger Strukturen und eignet sich daher grundsätzlich für Kleinkinder [14]. Ihre Anwendung wird derzeit eingeschränkt durch hohe Kosten, Lärmbelästigung, fehlenden Nachweis einer Reproduzierbarkeit und Beschränkung auf die femorale Torsionswinkelmessung. Sowohl bei der CT- als auch bei der MRT-Methode können insbesondere bei der Messung des femoralen Torsionswinkels relevante Projektionsfehler auftreten, die bei größeren intraindividuellen Torsionswinkeldifferenzen unbedingt berücksichtigt werden müssen [5]. Derartige Projektionsfehler werden durch ein neues *dreidimensionales sonographisches Meßverfahren zur Bestimmung von Längen und Torsionen von Ober- und Unterschenkel* vermieden [4]. Mittlerweile ist diese sonographische Untersuchungstechnik ausgereift, so daß sie bei nachgewiesen guter Reproduzierbarkeit eine ernsthafte Alternative zur Ulmer CT-Methode darstellt. Derzeit ist die CT-Methode jedoch noch Referenzmethode und gilt diesbezüglich als Goldstandard.

Diese CT-Methode war daher auch Grundlage zur Ermittlung der physiologischen Torsionen und Längen bei insgesamt 355 europäischen Erwachsenen ohne vorbestehende posttraumatische, postinfektiöse, tumoröse oder kongenitale Veränderungen der unteren Extremitäten. Von besonderem Interesse waren dabei die intraindividuellen Längen- und Torsionstoleranzen im Seitenvergleich. Das 99. Perzentil wurde hierbei als Toleranzgrenze definiert. Die intraindividuellen Längentoleranzen im Rechts-Links-Seitenvergleich liegen für den Oberschenkel bei 1,2 cm, für den Unterschenkel bei 1,0 cm und für Beinpaare bei 1,4 cm. Die entsprechenden Torsionstoleranzen betragen am Oberschenkel 13°, am Unterschenkel 14,3° und bei Beinpaaren 16° (Tabelle 2).

Schlußfolgerungen

Jede Indikationsstellung und Planung zur Korrekturosteotomie an Ober- und Unterschenkel setzt neben der klinischen die exakte bildgebende Analyse aller fünf räumlichen Dimensionen der Beingeometrie voraus. Als derzeitiger Standard zur Beurteilung der frontalen, sagittalen und longitudinalen Achsausrichtung gelten nach wie vor die entsprechenden Übersichtsradiographien in Form von Ganzbein- und Detailaufnahmen. Ligamentäre Instabilitäten sind durch entsprechende Streßaufnahmen festzuhalten. Der Goldstandard zur Beurteilung von Längen- und Torsionswinkelverhältnissen von Ober- und Unterschenkel ist derzeit die computertomographische Meßmethode, vorausgesetzt deren Reproduzierbarkeit ist nachgewiesen. Der CT-Methode als gleichwertig und in bestimmten Beziehungen sogar als überlegen (Strahlenbelastung, fehlende Projektionsfehler) wird voraussichtlich in Zukunft die sonographische dreidimensionale Meßmethode betrachtet werden können.

Literatur

1. Chao EYS, Neluheni EVD, Hsu RWW, Paley D (1994) Biomechanics of malalignment. Orthop Clin North Am 25: 379–393
2. Debrunner HU, Hepp WR (1994) Orthopädisches Diagnostikum. Thieme, Stuttgart New York
3. Franzreb M, Strecker W, Kinzl L (1995) Wertigkeit der klinischen Untersuchung von Torsionswinkel- und Längenverhältnissen der unteren Extremität. Akt Traumatol 25: 153–156
4. Keppler P, Strecker W, Anselment K, Kinzl L (1997) Die sonographische Torsionswinkel- und Längenbestimmung der unteren Extremität. 11: 39–49
5. Keppler P, Strecker W, Liebscher D, Kinzl L (1997) Projektionsfehler bei der computertomographischen Torsionswinkel- und Längenbestimmung an der unteren Extremität. 11: 55–65
6. Liener UC, Strecker W, Suger G, Kinzl L (1997) Die physiologischen Achsenverhältnisse der unteren Extremität. 11: 71–74
7. Miculicz J (1878) Über individuelle Formdifferenzen am Femur und an der Tibia des Menschen. Archiv f A u Ph, Anat Abtlg 1: 351–404
8. Paley D, Herzenberg J, Tetsworth K, McKie J, Bhave A (1994) Deformity planning for frontal and sagittal plane corrective osteotomies. Orthop Clin North Am 25: 425–465
9. Pfeifer T, Strecker W, Wöhrle A, Mahlo HR, Wikström M, Leibing U, Lutz P, Heiss U, Zeitler H (1997) Grenzen der Torsionswinkelmessung und Längenbestimmung mit der Computertomographie – Ursachen, Erkennung und Möglichkeiten zur Vermeidung von Meßfehlern. 11: 30–38
10. Rippstein J (1955) Zur Bestimmung der Antetorsion des Schenkelhalses mittels zweier Röntgenaufnahmen. Z Orthop 86: 345–360
11. Strecker W, Keppler P, Kinzl L (Hrsg) (1997) Posttraumatische Beindeformitäten – Analyse und Korrektur. Springer, Berlin Heidelberg New York
12. Strecker W, Franzreb M, Kinzl L (1997) Die klinische Untersuchung der Beingeometrie – Vorschläge zur Untersuchungstechnik und einem standardisierten Vorgehen. 11: 9–21
13. Strecker W, Keppler P, Gebhard F, Kinzl L (1997) Length and torsion of the lower limb. J Bone Joint Surg (Br) 79: 1019–1023
14. Tomczak R, Günther KP, Pfeifer F, Sokiranski R, Rieber A, Rilinger N, Strecker W, Friedrich JM, Brambs HJ (1997) Möglichkeiten der magnetresonanztomographischen Messung des femoralen Torsionswinkels. 11: 50–54
15. Waidelich HA, Strecker W, Schneider E (1992) Computertomographische Torsionswinkel- und Längenmessung an der unteren Extremität – Methodik, Normalwerte und Strahlenbelastung. Fortschr Röntgenstr 157(3): 245–251

Aktuelle Konzepte der Ernährungstherapie

Optimierte postoperative Ernährung: Pro und Contra der enteralen und parenteralen Ernährung

U. Bolder und K.-W. Jauch

Klinik und Poliklinik für Chirurgie, Klinikum der Universität Regensburg,
Franz-Josef-Strauß-Allee 11, D-93053 Regensburg

Optimized Postoperative Nutrition: Advantages and Disadvantages of Enteral and Parenteral Nutrition Concepts

Summary. Malnutrition is correlated with an increased incidence of postoperative complications. As a consequence, preoperative hyperalimentation results in a decrease of postoperative complications in patients with malnutrition. In contrast, the beneficial effects of postoperative nutritional support are still to be proven. The majority of prospective trials have shown limited advantagous effects for patients with delayed nutritional intake after the surgical procedure. In these patients enteral nutrition has been shown to reduce the rate of infectious complications. If enteral nutrition cannot be applied, the addition of glutamine as a dipeptide is beneficial with regard to intestinal barrier function.

Key words: Enteral nutrition – Intestinal barrier function – Glutamine

Zusammenfassung. Mangelernährung ist mit einer erhöhten Komplikationsrate nach operativen Eingriffen vergesellschaftet. Eine präoperative Hyperalimentation führt bei Patienten mit einer Mangelernährung zu einer Abnahme der Komplikationsrate. Dagegen ist der Nutzen der postoperativen Ernährung umstritten. Die Mehrzahl der prospektiven Studien konnte hier allenfalls einen kleinen Nutzen für Patienten zeigen, bei denen der postoperative Kostaufbau nicht oder verzögert stattfand. In dieser kleinen Gruppe von Problemfällen kann eine enterale Ernährung die intestinale Barrierefunktion unterstützen und hierdurch die Rate infektiöser Komplikationen vermindern. Liegt eine Darmdysfunktion vor, hat die parenterale Zufuhr von Glutamin in Dipeptidform positive Effekte auf die intestinale Barrierefunktion gezeigt.

Schlüsselwörter: Enterale Ernährung – intestinale Barriere – Glutamin

Das operative Trauma führt zu einer fundamentalen Umstellung des Stoffwechsels, der in erster Linie durch die Erhöhung der Streßhormone Adrenalin, Cortisol und Glucagon gesteuert ist. Hierdurch entsteht ein Hypermetabolismus, dessen Substratbedarf nach Verbrauch der Glykogenreserven durch eine gesteigerte hepatische Gluconeogenese gedeckt wird. Dazu werden glucoplastische Aminosäuren, die durch Abbau von Struktur- und Funktionsproteinen freigesetzt werden, in der Leber zu Glucose umgewandelt, die in den peripheren Geweben oxidiert wird. Dadurch entsteht eine katabole Stoffwechselsituation, die nur für einen beschränkten Zeitraum toleriert werden kann. Seit Einführung der routinemäßigen klinischen Ernährung in den sechziger Jahren konnten wesentliche Stoffwechselprozesse in der postoperativen Phase aufgeklärt werden. Eine positive Beeinflussung verschiedener biochemischer Kenngrößen konnte für die meisten Ernährungskonzepte gesichert werden.

Heute werden durch den steigenden Kostendruck im Gesundheitswesen, einzelne Therapieschritte zunehmend auf ihre Effizienz überprüft. Zwei große Studien der amerikanischen Veterans Administration Organisation (VA) haben in den letzten Jahren den Stellenwert des Ernährungszustands in bezug auf die postoperative Mortalität und Morbidität untersucht. In einer ersten Untersuchung an 395 Patienten mit einem „Nutrition-Risk-Index" von <100 (Normwert >100) profitierten nur Patienten mit ausgeprägter Mangelernährung von einer präoperativ begonnenen Ernährungstherapie in bezug auf infektiöse und nicht-infektiöse Komplikationen [1]. In einer zweiten VA-Studie mit 87078 Patienten erwies sich der präoperative Serumalbuminspiegel als der Indikator des präoperativen Ernährungszustands, welcher am engsten mit der Krankenhausletalität vergesellschaftet ist. Andere Parameter wie die ASA-Klassifizierung, das Tumorstadium, Patientenalter usw. waren weniger eng mit der Krankenhausletalität korreliert [2]. Diese beiden Studien zeigen, daß ein Zusammenhang zwischen dem Ernährungszustand des Patienten und dem Risiko postoperative Komplikationen zu erleiden besteht. Der Wirkungsnachweis der Ernährungstherapie wird jedoch durch die notwendigen Patientenzahlen bei den heute allgemein vorherrschenden geringen Komplikationsraten von unter 5% für gastrointestinale Standardeingriffe und ein entsprechend aufwendiges Studiendesign beinahe unmöglich.

In Gegensatz zur präoperativen Ernährung ergab eine Metaanalyse postoperativ ernährter Patienten eine geringgradige Zunahme der Morbidität. Diese Analyse beinhaltete auch die Untersuchung von Sandström et al. [3]. Hierbei zeigte sich eine deutliche Zunahme der Morbidität und Mortalität bei Patienten, die 15 Tage nach dem chirurgischen Eingriff weniger als 1000 Kalorien oral zu sich nahmen oder TPN-assoziierte Komplikationen entwickelten. Ähnliches ergab auch die Studie von Brennan et al., die bei 259 Patienten eine TPN mit einer Balance von 70/30% Kohlehydrat zu Fettkalorien mit einer 5% Dextroseinfusion verglichen [4]. Es zeigte sich, daß hierbei insbesondere die Anzahl der lokalen Komplikationen in der TPN-Gruppe gesteigert war. Bei einem nach heutigem Kenntnisstand unphysiologisch hohen Kohlehydratanteil in der verwendeten TPN könnte dies jedoch als Hyperglykämiekomplikation interpretiert werden. Als Zwischenbilanz muß deshalb gelten: 1. Nur wirklich mangelernährte Patienten ziehen einen klinischen Vorteil der Ernährungstherapie. 2. Bei einer Nahrungskarenz von weniger als 7 Tagen kann derzeit kein akuter Vorteil der postoperativen Ernährungstherapie festgestellt werden. 3. TPN-Konzepte mit einem hohen Kohlehydratanteil weisen eine erhöhte Rate an lokalen Komplikationen auf.

Trotz einiger klarer Vorteile der TPN, die vor allem in der leichteren Handhabung und dem exakteren Monitoring der zugeführten Kalorienmenge liegen, sollte der enteralen Ernährung (EN) wenn möglich der Vorzug gegeben werden. Hauptgrund ist die Erhaltung einer immunkompetenten und intakten gastrointestinalen Barriere. Experimentelle Untersuchungen von Katz et al. konnten zeigen, daß die Anzahl der lebenden Mikroorganismen in den mesenterialen Lymphknoten durch enterale Substratzufuhr reduziert wird [5]. Bereits ein Anteil von 25% der zugeführten Kalorienmenge reichte aus, um die Anzahl der besiedelten Lymphknoten von >60% auf <10% zu reduzieren. Kudsk et al. untersuchten Komplikationen von 98 Traumapatienten mit EN oder isokalorischer TPN [6]. Hierbei zeigte sich eine höhere Rate an Pneumonien (31,0 vs. 11,8%), Abszessen (17,8 vs. 3,9%) und Katheterkomplikationen (13,3 vs. 1,9%) in der TPN-Gruppe.

Glutamin nimmt als Baustein der Proteinsynthese in vielen Geweben eine zentrale Stellung ein. Im Darm kommt es unter den Bedingungen des operativen Streß zu einer Stoffwechselumstellung, so daß Glutamin zum primären Substrat für Strukturaufbau und Energiegewinnung wird. Positive Effekte wurden für die Erhaltung des „Gut-Associated-Lymphoid-Tissue" (GALT) und der intestinalen Perfusion berichtet. Da Glutamin in herkömmlichen Ernährungslösungen wegen seiner Instabilität in wäßriger Lösung nicht enthalten ist, kann es insbesondere unter den Bedingungen einer längeren Nahrungskarenz und einer operativen Streßsituation zu Mangelerscheinungen und zum Verlust der intestinalen Barrierefunktion kommen. Glutamin ist seit einiger Zeit in Form von Dipeptiden in einigen Ernährungslösungen verfügbar, und wird in gleicher Weise wie freies Glutamin im Intermediärstoffwechsel akzeptiert. Die Wertigkeit der Zufuhr von 25 g Glutamin zu einer TPN mit 2300 Nichtproteinkalorien wurde von Griffiths et al. bei Intensivpatienten untersucht, die nicht enteral ernährt werden konnten [7]. Glutamin führte zu einer signifikant geringeren 6-Monatsletalität bei kritisch Kranken. Zudem waren die Kosten für jeden der überlebenden Patienten in Glutamingruppe vermindert.

Praktisches Vorgehen

Die postoperativen Stoffwechselveränderungen klingen meist innerhalb der frühen postoperativen Phase (3–4 post OP-Tag) ab, und können durch die dem Körper zur Verfügung stehenden Reserven kompensiert werden, falls nicht bereits präoperativ eine Mangelernährung mit Gewichtsverlust vorlag. Ist jedoch absehbar, daß für einen längeren Zeitraum als einer Woche keine ausreichende Nahrungsaufnahme möglich sein wird, muß die notwendige Menge an Substrat exogen zugeführt werden. Besonders zu beachten sind präoperative Mangelzustände, die mit einer erhöhten Morbidität und Mortalität einhergehen. Neben dem präoperativen Serumalbuminwert sollen der Body-Mass-Index, die Lymphozytenzahl und ein Gewichtsverlust von mehr als 10% des Körpergewichts in den letzten 2 Monaten überprüft bzw. ausgeschlossen werden. Gegebenenfalls sollte eine präoperative Hyperalimentierung erfolgen, von der jedoch ein positiver Erfolg nur erwartet werden kann, wenn die zugeführte Kalorienmenge um mehr als ca. 1000 kcal über dem Grundumsatz liegt, und wenn die Dauer der Ernährung mindestens 10–14 Tage beträgt.

Intraoperativ sollte überprüft werden, ob das metabolische Risiko des Patienten durch Erwartung einer verlängerten Nahrungskarenz erhöht ist. In diesem Fall sollte eine Ernährungssonde angelegt werden. Nach unseren Erfahrungen hat sich die Feinkatheterjejunostomie (FKJ) als die praktikabelste Lösung erwiesen. Eine Substratzufuhr ist immer angezeigt, wenn eine Unterbrechung der Nahrungsaufnahme länger als 3–7 Tage beträgt, oder wenn bereits vor der Operation eine Mangelernährungssituation vorlag. Für eine bedarfadaptierte Ernährung sollten Kohlehydrat- und Fettkalorien im Verhältnis 1:1 appliziert werden. Der postoperative Aminosäurenbedarf beträgt 1,2–1,5 g/kg KG.

Bei einer kürzer dauernden Nahrungskarenz sollte eine umsatzadaptierte Substratzufuhr erfolgen, bei der der Aminosäurenbedarf der Gluconeogenese, der andernfalls durch Proteinabbau gedeckt würde, von außen zugeführt wird. Hierbei haben sich die heute verwendeten hypokalorischen Konzepte mit einer Aminosäurenzufuhr von 70–90 g in 2–3 l 5% Kohlenhydratlösung bewährt. Verschlechtert sich der Zustand eines Patienten unerwartet, so daß sich die Nahrungsaufnahme verzögert oder für eine längere Zeit unterbrochen werden muß, sollte gegebenenfalls im Rahmen einer Sekundäroperation eine FKJ, eine nasojejunale Sonde oder auf endoskopischem Wege eine PEG-Sonde angelegt werden. Die zeitlichen Prioritäten der verschiedenen Ernährungskonzepte, sowie ein Entscheidungsbaum zum praktischen Vorgehen sind in Tabelle 1 und Abb. 1 dargestellt.

Der enteralen Ernährung ist, wenn möglich, der Vorzug zu geben. Diese hat sich durch geringere Komplikationsraten, günstigere Kosten sowie einer verbesserten immunologischen Situation des Patienten ausgezeichnet [8]. Grund dafür ist u. a. die verbesserte Darmdurchblutung sowie die bessere Darmmotorik bei enteraler Ernährung. In der Regel kann auch bei intestinalen Anastomosen ab dem 2. post OP Tag mit einer vollresorbierbaren Sondenernährung begonnen werden. Die zugeführte Menge von Anfangs 25 ml/h kann dann je nach Verträglichkeit bis zum Erreichen der vollen Kalorienmenge gesteigert werden. Eine Diarrhoe ist dabei eher als Ausdruck einer bakteriellen Fehlbesiedlung zu werten, als auf eine primäre Wirkung der Sondenkost zurückzuführen.

Neuere Ansätze zur Optimierung der Ernährungstherapie betreffen die Verabreichung von Arginin, Omega-3-Fettsäuren und rekombinantem humanem Wachstumshormon (rhGH). Arginin supplementiert die Kaskade der NO-Entstehung. NO hat einen vasodilatorischen Effekt auf die glatte Gefäßmuskulatur, wirkt in physiologischen Dosen zytoprotektiv auf das intestinale Epithel und verbessert die Immunfunktion des GALT. Der Austausch von Omega-6-Fettsäuren gegen Omega-3-Fettsäuren vermindert die Synthese von Prostaglandinen und

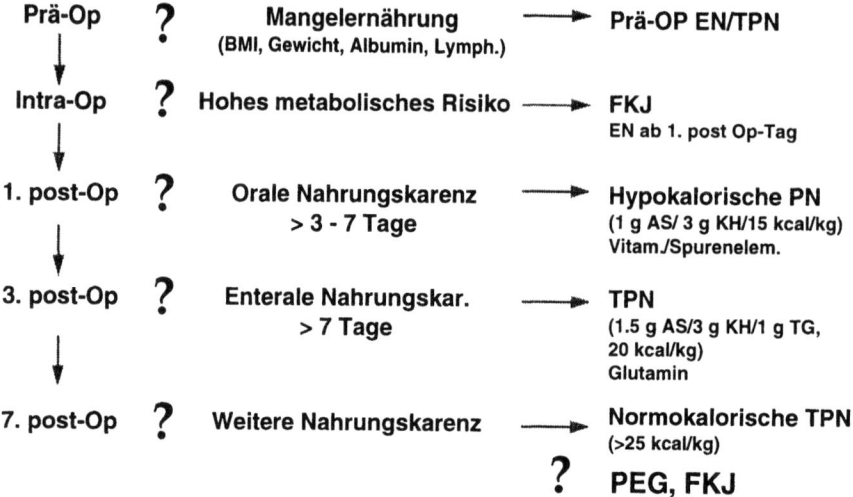

Abb. 1. Ernährungstherapie-Entscheidungen

Tabelle 1. TPN-EN – Zeitlich orientierte Prioritäten

Unmittelbar	Mittelfristig	Langfristig
(0–3 Tage)	(3–7 Tage)	(>7 Tage)
Wasser, Na, K	Energie (mind. 50% des Bedarfs)	Energie (100% des Bedarfs)
Vitamine (Vit E)	Aminosäuren (IV) vs. Proteine	Glucose/Fett (Ratio ~50/50%)
Mineralien (Zn)	o. Hydrolysate (GI)	
		enterale Substratzufuhr

Leukotrienen, die aus Arachidonsäure entstehen, zugunsten der biologisch weniger aktiven Omega-3-Fettsäuremetaboliten. Hierdurch können Entzündungsreaktionen im Bereich des Intestinaltraktes moduliert werden [9]. In der postoperativen Katabolie wird rhGH seit einiger Zeit erfolgreich eingesetzt. Neben einer Verbesserung der postoperativen Stickstoffbilanz und der postoperativen Proteinsyntheserate wurde über Verbesserungen der Immunfunktion nach rhGH-Gabe berichtet [10, 11]. Vor allem aber zeigt sich eine verbesserte Rehabilitation mit einer frühzeitigen Wiederherstellung des präoperativen Aktivitätsgrades. Bei kritisch Kranken mit dem akuten Bild einer Sepsis ist rhGH hingegen kontraindiziert.

Zusammengefaßt stehen heute eine Vielzahl von Substraten sowohl zur enteralen als auch zur parenteralen Ernährung zur Verfügung. Bei komplikationslosem Verlauf, der einen Kostaufbau nach maximal 5 Tagen erlaubt, ist meist keine Ernährung erforderlich. Eine längere Nahrungskarenz hingegen, die evtl. auch mit einem SIRS oder Sepsis verbunden ist, erfordert jedoch eine situationsbezogene Substratzufuhr. Während in der Vergangenheit die Erhaltung der Muskelmasse bzw. des Körpergewichts der wichtigste Zielparameter war, wird die Relevanz dieser Größen heute kontrovers diskutiert. Tatsächlich scheinen die postoperative Rehabilitation und ein frühzeitiges Erreichen normaler körperlicher Aktivität wichtigere Zielgrößen zu sein, die die Güte der postoperativen Ernährung bestimmen.

Literatur

1. Veterans affairs total parenteral nutrition cooperative study group (1991). Perioperative total parenteral nutrition in surgical patients. N Engl J Med 325: 525–532

2. Khuri FK, Daley J, Henderson W, Hur K, Gibbs WO, et al. (1997) Risk adjustment on the postoperatively mortality rate for the comparative assessment of the quality of surgical care: Results of the National Veterans Affairs Surgical Risk Study. J Am Col Surg 185: 315–327
3. Sandström R, Drott C, Hyltander A, Arfvidsson B, Schersten T, Wickström I, Lundholm K (1993) The effect of postoperative intravenous feeding (TPN) on outcome following major surgery evaluated in a randomized study. Ann Surg 217: 185–195
4. Brennan MF, Pisters PWT, Posner M, Quesada O, Shike M (1994) A postoperative randomized trial of total parenteral nutrition after major pancreatic resection for malignancy. Ann Surg 220: 436–444
5. Sax HC, Illig KA, Ryan CK, Hardy DJ (1996) Low-dose enteral feeding is beneficial during total parenteral nutrition. Am J Surg 171: 587–590
6. Kudsk KA, Croce MA, Fabian TC, Minard G, Tolley EA, Poret A, et al. (1992) Enteral versus parenteral feeding – Effects on septic morbidity after blunt and penetrating abdominal trauma. Ann Surg 215: 503–513
7. Griffith RD, Jones C, Palmer TE (1997) Six-Month outcome of critically ill patients given glutamin-supplemented parenteral nutrition. Nutrition 13: 295–302
8. Senkal M, Mumme A, Eickhoff U, Geier B, Spath G, Wulfert D, Joosten U, Frei A, Kemen M (1997) Early postoperative enteral immunonutrition: clinical outcome and cost-comparison analysis in surgical patients. Crit Care Med 25: 1489–1496
9. Wolfram G (1995) Omega-3-Fettsäuren – ihr Stoffwechsel und ihre Wirkungen auf vaskuläres System, Fettstoffwechsel und Immunsystem. Akt Ernähr-Med 20: 173–179
10. Tacke J, Bolder U, Löhlein D (1994) Improved cumulated nitrogen balance after administration of recombinant human growth hormone in patients undergoing gastrointestinal surgery. Infusionsther Transfusionsmed 21: 24–29
11. Jauch KW, Hermann A, Thiele V (1996) Einsatz von Wachstumshormon in der perioperativen Katabolie. Jahrbuch Chirugie 1996, Biermann Verlag, pp 1–12

Relevanz präoperativer Ernährungstherapie für postoperative Ergebnisse

V. Zumtobel und M. Senkal

St. Josef-Hospital Bochum, Chirurgische Universitätsklinik, Gudrunstraße 56, D-44791 Bochum

Effects of Preoperative Nutrition on Postoperative Outcome

Summary. Several studies on preoperative artificial nutrition have shown beneficial effects only in severely malnourished patients (weight loss >15% within short time, serum albumin <2.8 g/dl). In this group of patients undergoing major gastrointestinal surgery, the postoperative complication rate was reduced to 40–60%. The medical care costs saved per complication avoided were 11,000–14,000 US dollars. A 5-day period of preoperative oral application of immunonutrition containing omega 3-fatty acids, arginine and nucleotides at home may prevent the risks of preoperative hospitalization and may lead to immunomodulating effects, which in addition to the improvement of nutritional status, will be able to decrease postoperative complication rates by a further 50–60%.

Key words: Preoperative artificial nutrition – Immunonutrition – Postoperative complications

Zusammenfassung. In zahlreichen Studien über präoperative künstliche Ernährungsbehandlung profitierten lediglich deutlich mangelernährte Patienten (>15% rascher Gewichtsverlust, Serumalbumin <2,8 g/dl) von dieser Therapie. In dieser Gruppe konnten die Komplikationsraten nach großen Abdominaleingriffen um 40–60% gesenkt werden. Die Kostenersparnis betrug zwischen 11 000 und 14 000 US Dollar pro vermiedene Komplikation. Durch eine fünftägige prästationäre oral applizierbare Immunnutrition mit Omega 3-Fettsäuren, Arginin und Nucleotiden können die Risiken der präoperativen Hospitalisation vermieden und zusätzlich zur Besserung des Ernährungsstatus über immunmodulatorische Wirkungen die postoperativen Komplikationsraten um weitere 30–50% reduziert werden.

Schlüsselwörter: Präoperative künstliche Ernährung – Immunnutrition – postoperative Komplikationen

Analysen der Risikofaktoren für perioperative Komplikationen nach großen Baucheingriffen haben gezeigt, daß der Einfluß des präoperativen Ernährungszustands deutlich hinter den Hauptfaktoren Eingriffsgröße und -dauer sowie intraoperativem Blutverlust rangiert [6]. Diese Konstellation erschwert die objektive Beurteilung einer präoperativen Ernährungstherapie erheblich. Zahlreiche Studien über präoperative parenterale Ernährung mit sehr unterschiedlichen Ansätzen hinsichtlich der Dauer, Qualität und Quantität der Ernährung, Auswahl des Krankenguts und Kriterien der Komplikationen zeigten entsprechend unterschiedliche Ergebnisse. Die Beurteilung der Effektivität einer Ernährungstherapie wird zusätzlich

Tabelle 1. Ergebnisse der präoperativen parenteralen Ernährungstherapie, Literaturübersicht

Autor	Jahr	n	Beurteilung
Moghissi	1977	66	+
Heathley	1979	74	+/−
Mullen	1980	145	+
Müller	1986	215	+/−
Bellantone	1988	100	+/−
Veen	1989	105	−
VA TPN-Study	1991	395	+/−
v. Meyenfeldt	1992	151	+/−

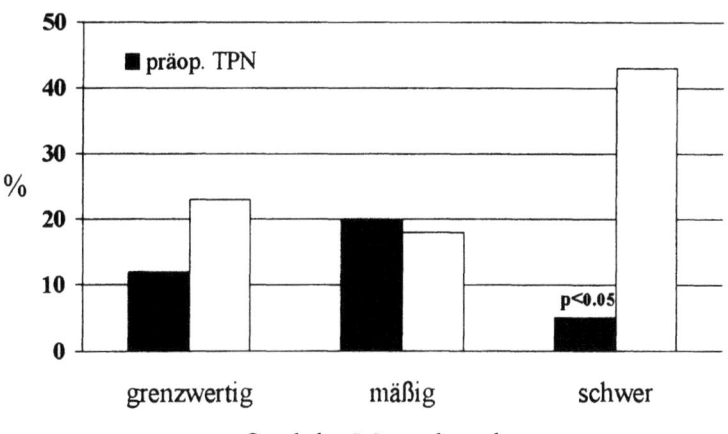

Abb. 1. Postoperative Komplikationen bei 395 Patienten mit oder ohne präoperative parenterale Ernährung nach großen Bauchoperationen [10, 12]

durch die mit der Therapie verbundenen Risiken des zentral-venösen Katheters und der längeren präoperativen Hospitalisierung erschwert. Faßt man die Resultate weitgehend ähnlich strukturierter Untersuchungen mit ausreichenden Patientenzahlen zusammen, so ergibt sich die Schlußfolgerung, daß meistens nur deutlich mangelernährte Patienten von einer präoperativen Ernährungstherapie profitierten (Tabelle 1). In dieser Patientengruppe konnte jedoch die postoperative Komplikationsrate durch eine adäquate präoperative Ernährungstherapie um 30–50% gesenkt werden. Besonders klar wird dieses Ergebnis in der größten aller bisher zu dieser Fragestellung durchgeführten Untersuchungen, der Veterans Affairs TPN-Study [10, 12] an 395 Patienten bestätigt, in der auch die ernährungsbedingten Komplikationen adäquat berücksichtigt wurden (Abb. 1).

Neben der Reduktion der Komplikationsraten ist auch die Kostenfrage interessant. In entsprechenden Untersuchungen bei präoperativer vollständiger parenteraler Ernährung ermittelten Detsky und Mitarbeiter [3] 1984 durchschnittliche Kosten der präoperativen vollständigen parenteralen Ernährung (TPN) von 3500 US Dollar gegenüber Einsparungen von 13 959 US Dollar pro vermiedene Komplikation. Eisenberg und Mitarbeiter [4] bestätigten diese Ergebnisse 1993 mit 3169 US Dollar Durchschnittskosten der präoperativen TPN und 11 515 US Dollar Einsparung für jede durch die Ernährungstherapie verhinderte Komplikation.

Ausgiebige Bemühungen, Risikoscores in Abhängigkeit vom Ernährungszustand als Indikationshilfe für eine Ernährungstherapie zu erarbeiten, blieben trotz teilweise hochkomplizierter Formeln weitgehend ohne Erfolg [8, 9]. Heute orientiert sich die Mehrzahl der Untersucher am sog. subjective global assessment (SGA) mit sorgfältiger klinischer Anamneseerhebung bezüglich des Gewichtsverhaltens und der Leistungsfähigkeit sowie des Untersu-

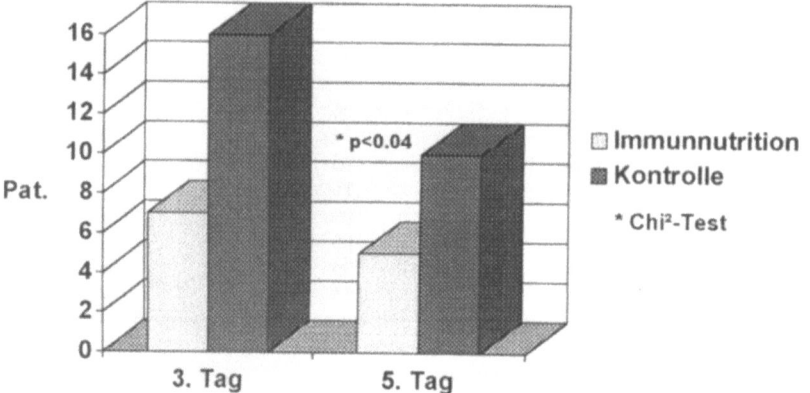

Abb. 2. Postoperative Komplikationsraten bei 154 Patienten mit präoperativer enteraler Standarddiät bzw. Immunnutrition am 3. und 5. Tag nach großen Abdominaleingriffen

chungsbefundes von Muskelstatus, subkutanem Fettgewebe und evtl. Hautveränderungen. Als grobe Orientierungshilfen für die Indikation zur präoperativen Ernährungstherapie gelten ein Gewichtsverlust von mehr als 15% in weniger als 6 Monaten sowie ein Serum-Albuminspiegel unter 2,8 g/dl.

Die Risiken des zentral-venösen Zugangs und des verlängerten präoperativen Krankenhausaufenthaltes lassen sich heute durch den Einsatz enteraler Nährlösungen als prästationäre Trink- oder Sondennahrung umgehen. Besonders interessant erscheint in diesem Zusammenhang der Einsatz der sog. Immunnutrition mit Omega 3-Fettsäuren, Arginin und Nucleotiden angereicherten Trinklösungen, mit deren Hilfe sich Modulationen der postoperativen Immundepression erzielen lassen. Im Rahmen einer von uns inaugurierten Multicenterstudie mit 4 weiteren beteiligten Kliniken erhielten Patienten vor großen Abdominaleingriffen mindestens 5 Tage lag je 1000 ml (1000 Cal) einer entsprechenden immunnutritiven Trinklösung bzw. je 1000 ml einer isokalorischen isonitrogenen Vergleichslösung. Die bisherigen Ergebnisse zeigen die erwarteten, anhand postoperativer Untersuchungen bekannten immunmodulatorischen Effekte der angereicherten Nährlösung, von denen die massive Reduktion der Leukotriene-Spiegel (LTB 4) und die damit verbundene signifikante Verschiebung des Verhältnisses LTB 4 zu LTB 5 zu ungunsten des Eicosanoid Präcursors LTB 4 i. S. einer Minderung der inflammatorischen Aktivitätsbereitschaft am bedeutsamsten erscheint [11].

Bei 154 bisher ausgewerteten Patienten wurden jeweils die bis zum 3. und 5. postoperativen Tag aufgetretenen entzündlichen Komplikationen erfaßt. Am 3. Tag bestand ein signifikanter und am 5. Tag ein deutlicher Unterschied zwischen beiden Gruppen zu gunsten der Immunomodulation (Abb. 2). Braga und Mitarbeiter [2] berichteten bei einem weitgehend vergleichbaren Krankengut über 9,5% infektiöse Komplikationen nach präoperativer Immunnutrition gegenüber 23,2% nach Standard-Diät bei 171 untersuchten Patienten. Weitere Untersuchungen müssen jedoch noch klären, ob und wie weit von dieser präoperativen Immunnutrition alle Patienten mit großen Abdominaleingriffen oder wie von einer parenteralen Standardernährung nur Patienten mit erheblicher Mangelernährung profitieren können.

Literatur

1. Bellantone R, Doglietto GB, Bossola M, Pacelli F (1982) Preoperative parenteral nutrition of malnourished surgical patients. Acta Chir Scand 22: 249
2. Braga M, Gianotti L, Vignali A, Cestari A, Bisagni P, Di Carlo V (1997) Artificial nutrition after major abdominal surgery: impact of route of administration and composition of the diet. Crit Care Med (in press)
3. Detsky AS, Khursheed N, Jeejeebhoy MBBS (1984) Cost-Effectiveness of preoperative parenteral nutrition in patients undergoing major gastrointestinal surgery. JPEN 8: 632

4. Eisenberg JM, Glick HA, Buzby GP, Kinosian B, Williford WO (1993) Does perioperative total parenteral nutrition reduce medical care costs? JPEN 17: 201
5. Heathley RV, Williams RHP, Lewis MH (1979) Preoperative intravenous feeding: a controlled trial. Postgrad Med J 55: 541
6. Hulsewé KWE, Meijerink JHJ, Soeters PB, v. Meyenfeldt MF (1977) Assessment of outcome of perioperative nutritional interventions. Nutrition 13: 996
7. Moghissi K, Hornshaw J, Teasdale PR, Dawes EA (1977) Parenteral nutrition in carcinoma of the esophagus treated by surgery: nitrogen balance and clinical studies. Br J Surg 64: 125
8. Müller JM, Keller HW, Brenner U, Walter M, Holzmüller W (1986) Indications and effects of preoperative parenteral nutrition. World J Surg 10: 53
9. Mullen IL, Buzby GP, Waldmann MT, Gertner MH (1979) Prediction of operative morbidity and mortality by preoperative nutritional assessment. Surg Forum 30: 80
10. Sax HC, Souba WW (1993) Enteral and parenteral feedings – guidelines and recommendations. Med Clin North Am 77: 863
11. Senkal M, Kemen M, Eickhoff U, Mumme A, Zumtobel V (1996) Preoperative immunonutrition improves the postoperative immune response. Intensive Care Med 22 (Suppl. 3): 353
12. The Veterans Affairs Total Parenteral Nutrition Cooperative Study (1991) Perioperative total parenteral nutrition in surgical patients. New Engl J Med 325: 525
13. Von Meyenfeldt MF, Meijemink WJIU, Rouflart MMI (1992) Perioperative nutritional support: a randomized clinical trial. Clin Nutr 11: 180

Pankreatitis und Translokation – Ansätze für nutritive Strategien

Th. Foitzik

Abteilung für Allgemeine, Thorax- und Gefäßchirurgie, Klinikum Benjamin Franklin, Freie Universität Berlin, Hindenburgdamm 30, D-12203 Berlin

Bacterial Translocation in Acute Pancreatitis – Benefits of Nutritive Factors

Summary. Translocation of intestinal bacteria from the gut into pancreatic necrosis is an important factor in the development of septic complications in acute pancreatitis. Bacterial translocation is promoted by an impaired intestinal mucosal barrier, which can be attributed to the reduced oxygen and substrate supply of the intestine. A rat model of severe acute pancreatitis has been used to confirm the hypothesis that an impaired mucosal barrier can be stabilized by supplying certain nutrients, vitamins, and trace elements. A reduction in secondary pancreas infections with intestinal bacteria and improved survival was achieved under intravenous glutamine substitution, an essential amino acids in stress situations for enterocytes, colonocytes and immunocompetent cells. The positive experimental results are currently being investigated in a controlled randomized multicenter trial. Comparable studies need to be performed for verifying the effect of other nutritive factors on bacterial translocation and the disease course in acute pancreatitis.

Key words: Pancreatitis – Bacterial translocation – Nutrition – Glutamine

Zusammenfassung. Der Übertritt von Bakterien aus dem Darm in die Pankreasnekrosen ist ein bedeutender Faktor für die Entwicklung septischer Komplikationen bei der akuten Pankreatitis. Wegbereiter der bakteriellen Translokation ist die Beeinträchtigung der intestinalen Mukosabarriere, die u.a. auf eine Minderversorgung des Darmes mit Sauerstoff und Substraten zurückzuführen ist. Die Frage, ob sich die gestörte Mukosabarriere durch die Zufuhr bestimmter Nährstoffe, Vitamine und Spurenelemente stabilisieren läßt, ist am Modell der schweren akuten Pankreatitis der Ratte untersucht worden. Durch Substitution von Glutamin, einer in Streßsituationen für Enterozyten, Colonozyten und immunkompetente Zellen essentiellen Aminosäure, konnte dabei eine Verminderung der bakteriellen Translokation, Abnahme der Pankreasinfektionen und eine Verbesserung des Überlebens nachgewiesen werden. Die positiven tierexperimentellen Ergebnisse werden derzeit in einer kontrollierten randomisierten Multizenterstudie überprüft. Vergleichbare Untersuchungen zur Verifikation des Effektes anderer nutritiver Faktoren auf die bakterielle Translokation und den Krankheitsverlauf bei der akuten Pankreatitis stehen derzeit aus.

Schlüsselwörter: Pankreatitis – Translokation – Ernährung – Glutamin

Pankreatitis und Translokation – Ansätze für nutritive Strategien

Bakterien, im Verlauf der schweren Pankreatitis aus dem Darm translozieren, können in der Spätphase der Erkrankung sowohl lokale (z. B. Abszesse) als auch systemische septische Komplikationen verursachen und zur Exazerbation der Immunreaktionen führen. Zur Verhinderung oder Begrenzung der bakteriellen Translokation gibt es verschiedene Strategien: (1) Die Elimination der als besonders gefährlich geltenden gram-negativen Bakterien im Darm durch die sog. selektive Darmdekontanination, 2. die Stabilisierung der Mukosabarriere zur Verhinderung des Durchtritts der Bakterien durch den Darm und (3) das Abfangen der Bakterien nach Überwinden der Mukosabarriere durch geeignete systemische Antibiotika. Nachdem die Effektivität geeigneter intraluminal und systemisch wirkender Antibiotika auf die Prävalenz sekundärer Pankreasinfektionen und septischer Komplikationen bei der schweren Pankreatitis durch experimentelle und klinische Studien belegt worden ist, besteht die Frage, ob nutritive Strategien mit dem Ziel, die Mukosabarriere zu stabilisieren, genauso wirkungsvoll sind.

Beeinträchtigung der Mukosabarriere und Bedeutung von Glutamin: Zu den bedeutendsten Faktoren, die bei der akuten Pankreatitis zur Störung der Mukosabarriere beitragen, gehören die Verminderung der Durchblutung des Splanchnikusgebietes einschließlich Mikrozirkulationsstörungen der Darmmukosa sowie ein Mangel an Substraten, die für die Integrität der Mukosa notwendig sind. Experimentelle und klinische Studien weisen darauf hin, daß insbesondere der Mangel an Glutamin eine besondere Rolle spielt, da Glutamin in Streßsituationen für Enterozyten und Colonozyten, wie auch für die Zellen des Immunsystems essentiell ist. Neben dem erhöhten Verbrauch und einer verminderten endogenen Synthese in Streßsituationen wird der Glutaminmangel bei der akuten Pankreatitis vor allem auf eine verminderte exogene Zufuhr zurückgeführt, da Glutamin (GLN) in den herkömmlichen Infusionslösungen zur parenteralen Ernährung (TPE) nicht enthalten ist. Abhilfe verspricht in dieser Situation die intravenöse Substitution von Glutamin in Form von glutaminhaltigen Dipeptiden (z. B. Dipeptamin$^©$ oder Glamin$^©$).

Effekt der Glutaminsubstitution auf die bakterielle Translokation im Tiermodell der akut nekrotisierenden Pankreatitis der Ratte: Ob die Substitution von Glutamin bei der akuten Pankreatitis tatsächlich zu einer meßbaren Stabilisierung der Mukosabarriere und damit verbunden zu einer Reduktion der bakteriellen Translokation und letztlich zu einer Verbesserung des Überlebens führt, wurde zuerst am Bostoner Modell der akut nekrotisierenden Pankreatitis der Ratte untersucht, das sich in der Vergangenheit für Therapiestudien bei der akuten Pankreatitis als besonders geeignet erwiesen hat.

Nach 6-stündiger Pankreatitis-Induktion wurden 50 Ratten randomisiert und zwei Gruppen zugeordnet: Gruppe 1 erhielt über 4 Tage eine konventionelle Infusionstherapie zur TPE ohne GLN-Zusatz, Gruppe 2 eine isokalorische und isonitrogene Infusion mit GLN (0,5 g/kg/die). Nach 4 Tagen wurden die überlebenden Versuchstiere getötet. Aus dem Dickdarm wurden Proben für die Bakteriologie und Histologie und zur elektrophysiologischen Bestimmung der Darmpermeabilität (Ussing-Kammer-Technik) entnommen, das Pankreas wurde bakteriologisch und histologisch aufgearbeitet.

Es zeigte sich, daß die Durchlässigkeit der Mukosa für Mannitol, die bei der akuten Pankreatitis im Vergleich zu gesunden Tieren stark erhöht ist, unter der Therapie mit GLN um 40% abnimmt und weitgehend Normalwerte erreicht. Diese Stabilisierung der Darmpermeabilität bestätigte sich auch bei Widerstandsmessungen am Darmepithel (Zunahme um 30% mit GLN). Die bakteriologischen Untersuchungen der Pankreasgewebeproben (nach Standardmethoden) ergaben bei den GLN-frei ernährten Tieren eine Infektionsrate von 86%, in der GLN-Gruppe war die Prävalenz lebender intestinaler Bakterien in den entnommenen Pankreasproben auf 33% reduziert. Die in einer zweiten Serie über 4 Wochen untersuchte Mortalität betrug bei den GLN-frei ernährten Tieren 70%, die der GLN-Gruppe 40%.

Im Tiermodell der akut nekrotisierenden Pankreatitis konnte somit gezeigt werden, daß die Substitution von Glutamin zur Stabilisierung der erhöhten Darmpermeabilität, zur Reduktion der bakteriellen Translokation gemessen an der Inzidenz der sekundären Pankreasinfektionen und letztlich auch zu einer Senkung der Mortalität führt.

Klinische Überprüfung der tierexperimentellen Ergebnisse: Aufgrund der o.g. tierexperimentellen Ergebnisse und der positiven Erfahrungen mit der Glutaminsubstitution bei anderen Erkrankungen mit einer hohen Inzidenz septischer Komplikationen, haben einige Kliniken Glutamin schon jetzt in ihr Behandlungskonzept bei der schweren akuten Pankreatitis aufgenommen (siehe Fallberichte). Ob dies (bei Mehrkosten von 50–100 DM pro Behandlungstag) gerechtfertigt ist, wird durch eine derzeit laufende prospektiv randomisierte Multizenterstudie verifiziert. In diese Studie werden ausschließlich Patienten mit einer schweren Pankreatitis innerhalb der ersten 3 Tage nach Symptombeginn aufgenommen. Kriterien zur Objektivierung der Krankheitsschwere sind zum einen die radiomorphologischen Kriterien (CT) nach Balthazar (>Stadium D), zum anderen die klinischen Kriterien nach Ranson (>3 Zeichen) und der APACHE-II-Score (>8 Punkte). Die Zielkriterien sind neben der bakteriellen Translokation (Nachweis lebender Bakterien im Pankreas, verifiziert durch wöchentliche CT- oder Ultraschall-gesteuerte Feinnadelpunktionen bzw. durch intraoperative Gewebeproben), die Prävalenz und Dauer systemischer septischer Komplikationen und das Auftreten und die Persistenz von Organinsuffizienzen gemessen an den derzeit hierfür geltenden internationalen Kriterien (Critical Care Medicine 1992; 20: 864). Der Abschluß der Studie (derzeitiger Stand: 25 randomisierte Patienten) mit der definitiven Beantwortung der Frage, ob die Glutaminsubstitution bei der akuten Pankreatitis einen Benefit bringt, wird Ende 1999 erwartet.

Andere nutritive Faktoren zur Eindämmung der bakteriellen Translokation bei akuter Pankreatitis: Ob und welche andere nutritive Strategien sich bei der akuten Pankreatitis positiv auswirken, muß genauso wie der Effekt von Glutamin durch prospektive randomisierte klinische Studien untersucht werden. Zur Diskussion stehen derzeit z.B. die Substitution von Zink und anderen Spurenelementen. Die Frage, in wieweit eine (frühzeitige) enterale Ernährung den Verlauf einer akuten Pankreatitis positiv beeinflußt, kann derzeit aufgrund fehlender randomisierter Studien nicht schlüssig beantwortet werden. Wenngleich als erwiesen gilt, daß sich die enterale im Vergleich zur parenteralen Ernährung positiv auf die Morphologie und Funktion der Darmschleimhaut und das Immunsystem auswirkt, gibt es derzeit keine klinischen Daten aus kontrollierten randomisierten Studien, die den vermeintlich günstigen Effekt der frühzeitigen enteralen Ernährung auf den Krankheitsverlauf der akuten Pankreatitis insbesondere im Hinblick auf die bakterielle Translokation und sekundäre Pankreasinfektionen belegen. In diesem Zusammenhang ist zu bedenken, daß eine vollständige enterale Ernährung bei Patienten mit einer schweren akuten Pankreatitis (nach den o.g. Kriterien) selbst bei Einsatz von Jejunalsonden aufgrund der Darmparalyse und einer wenn auch minimalen so doch meßbaren Stimulation des exokrinen Pankreas nach unseren Erfahrungen in den ersten 1–2 Krankheitswochen nicht möglich ist. Diese Patienten bleiben auf eine parenterale Ernährung angewiesen. Insofern sind Untersuchungen zur Optimierung der parenteralen Ernährungstherapie (wie im o.g. Beispiel mit Glutamin) sinnvoll.

Literatur

Deitsch EA (1990) The role of intestinal barrier failure and bacterial translocation in the development of systemic infection and multiple organ failure. Arch Surg 125: 403

Foitzik Th, Stufler M, Hotz HG, Klinnert J, Wagner J, Warshaw AL, Schulzke JD, Fromm M, Buhr HJ (1997) Glutamine stabilizes intestinal permeability and reduces pancreatic infection in acute experimental pancreatitis. J Gastrointest Surg 1: 40

Manes G, Dominguez-Munoz EJ, Meier H, Ebert M, Malfertheiner P (1997) Die Ernährungstherapie der akuten Pankreatitis. Akt Ernähr Med 22: 276

Tremel H, Kienle B, Weilermann LS et al. (1994) Glutamine dipeptide-supplemented nutrition maintains intestinal function in the critically ill. Gastroenterology 107: 1595

Widdison AL, Karanja ND (1993) Pancreatic infection complicating acute pancreatitis. Br J Surg 80: 148

Wilmore DW (1994) Glutamine and the gut. Gastroenterology 107: 1885

Entwicklung einer immunneutralen Lipidemulsion zur optimalen postoperativen Therapie intensivmedizinischer Patienten

H. Grimm, J. Schott und K. Schwemmle

Klinik für Allgemein- und Thoraxchirurgie, Justus-Liebig-Universität Gießen, Klinikstraße 29, D-35385 Gießen

Production of an Immunoneutral Lipid Emulsion for the Optimal Postoperative Therapy of ICU Patients

Summary. Lipid emulsions prolong the rejection of allogeneic rat heart grafts in relation to their n-3 to n-6 fatty acid ratio. Because of the predominance of n-6 fatty acids soybean oil, which is clinically applied, shows an immunosuppressive effect. An n-3 to n-6 fatty acid ratio of 1 to 2 proved to be immunoneutral. Intravenous fat emulsions with an impaired n-3 to n-6 fatty acid ratio reduce cytokine release, infiltration and proliferation of immunocompetent cells. Lipids rich in n-3 fatty acids additionally reduce the release of the potent vasoconstrictor thromboxane A3 and increase the synthesis of leukotriene B5, which unlike leukotriene B4 does not activate polymorphonuclear neutrophils. Based on our results, the production of a clinically appliable lipid emulsion with a n-3 to n-6 fatty acid ratio of 1 to 2 can be recommended for the optimal parenteral nutrition of ICU patients with a markedly reduced immune system.

Key words: Lipid emulsions – Immunosuppression – n-3 to n-6 fatty acid ratio

Zusammenfassung. Lipidemulsionen verlängern die Abstoßung allogener Rattenherztransplantate in Abhängigkeit von ihrem n-3/n-6-Fettsäureverhältnis. Aufgrund ihres n-6-Fettsäureüberschusses wirken auch klinisch eingesetzte Präparate immunsuppressiv. Ein n-3/n-6-Fettsäureverhältnis von 1/2 erwies sich als immunneutral. Sowohl n-6- als auch n-3-betonte Fettemulsionen verringern die Zytokinsekretion, Infiltration und Proliferation immunkompetenter Zellen. Präparate mit n-3-Fettsäureüberschuß reduzieren zusätzlich die Freisetzung des potenten Vasokonstriktors Thromboxan A2 zugunsten des inaktiven Thromboxan A3 und steigern die Synthese von Leukotrien B5, das im Gegensatz zu Leukotrien B4 polymorphkernige Neutrophile nicht aktiviert. Für die optimale parenterale Ernährung schwerkranker Patienten mit herabgesetzter Immunabwehr empfiehlt sich die Entwicklung einer Lipidemulsion mit einem n-3/n-6-Fettsäureverhältnis von 1/2.

Schlüsselwörter: Lipidemulsionen – Immunsuppression – n-3/n-6-Fettsäureverhältnis

Einleitung

Seit Etablierung der vollständigen parenteralen Ernährung wird die immunsuppressive Wirkung kommerzieller Fettemulsionen diskutiert. Potentielle Effekte werden auf vielfach ungesättigte n-3- und n-6-Fettsäuren zurückgeführt, die in freier Form die Funktion immunkompetenter Zellen in vitro beeinflussen [2] oder nach Verstoffwechselung zu Eikosanoiden als Lipidmediatoren immunmodulierende Eigenschaften entfalten [3]. Sojaöl mit einem deutlichen Überschuß an n-6-Fettsäuren bildet die Grundlage kommerzieller Lipidemulsionen. Unter der Hypothese, das n-3/n-6-Fettsäureverhältnis determiniere die immunregulatorische Potenz diverser Fette, untersuchten wir in einem definierten Immunstimulationsmodell (Rattenherzallotransplantationsmodell) den Einfluß kommerzieller und anderer parenteraler Lipidemulsionen mit davon abweichender Fettsäurezusammensetzung auf die Immunabwehr.

In dieser propädeutischen Studie fahndeten wir nach einer immunneutralen Lipidemulsion für die optimale parenterale Ernährung schwerstkranker Patienten, deren Immunsystem bis an die Kompensationsgrenze belastet ist.

Material und Methoden

Versuchstiere

Die Tierversuche waren gemäß § 8 Abs. 1 des Deutschen Tierschutzgesetzes genehmigt und wurden entsprechend den Empfehlungen der Tierärztlichen Vereinigung für Tierschutz e.V. durchgeführt.

Männliche Inzuchtratten dienten als Spender (PVG, RT 1^c, 100–150 g) und Empfänger (Wistar/Kyoto, RT 1^1, 200–250 g, Mollegaard Breeding Center, Skensved, Dänemark). Die Tiere wurden in Plastikkäfigen mit Edelstahlgitterböden in einem Labor mit kontrollierter Temperatur (20 °C), Luftfeuchtigkeit (50%) und zwölfstündigem Tag/Nacht-Zyklus gehalten.

Operationstechnik

Die *Empfänger* wurden mit 0,315 mg Fentanylzitrat/kg Körpergewicht i.m. (Hypnorm®, Janssen, Beersee, Belgien) betäubt. Nach medianer Laparotomie wurde die linke Niere entfernt. Die Gefäße wurden mit der Cuff-Technik [7] für die Anastomosierung vorbereitet. Die *Spender* wurden mit 60 mg Pentobarbital/kg Körpergewicht i.p. (Mebumal vet.®, Nord Vacc, Schweden) anästhesiert, das Spenderherz freigelegt und mit den Nierengefäßen des Empfängers anastomosiert. Die kalte Ischämiezeit betrug etwa 5 min.

Zentralvenöse Katheter

In die linke Jugularvene des Empfängers wurde ein zentralvenöser Katheter, wie vormals beschrieben [9], eingebracht und mit einer SAGE-Pumpe verbunden, die eine körpergewichtsadaptierte kontinuierliche Infusion ermöglichte.

Behandlungsgruppen

Die experimentellen Gruppen wurden kontinuierlich mit einer 20%igen Emulsion aus Fisch-, Distel- oder Sojaöl (9 g Fett/kg Körpergewicht/Tag entsprechend 30% des Kalorienbedarfs einer Ratte) bis zum Zeitpunkt der Transplantatabstoßung infundiert. Als Ölkontrollgruppe dienten Versuchstiere, die eine 1:1-Mischung von Distel- und Fischöl mit ausgewogenem n-3/n-6-Verhältnis erhielten. Eine weitere Kontrollgruppe erhielt ein entsprechendes Volumen physiologisches Kochsalz. Die einzelnen Gruppen bestanden aus jeweils 10 randomisierten Tieren. Die Herztransplantate wurden zweimal täglich palpiert. Die Abstoßung galt als abgeschlossen, sobald keine myokardialen Kontraktionen mehr tastbar waren.

Immunhistologische Untersuchungen des Transplantates

7 µm dicke Gefrierschnitte der Transplantate wurden zur Vermeidung unspezifischer Bindungen mit normalem Rattenserum (1/10 verdünnt) (Fa. Dakopatts, Hamburg, Deutschland) inkubiert. Dann folgte die Inkubation mit monoklonalen Maus-anti-Ratte-Antikörpern (in RPMI 1640 (Gibco, Eggenstein, Deutschland) gegen die Zellklone MRC OX-19, W 3/25, MRC OX-8, MRC OX-1, MRC OX-33 und W 3/13 und schließlich mit Kaninchen-Anti-Maus-Ig-Brückenserum (1/20 verdünnt; Dako, Hamburg, Deutschland), APAAP-Komplex (1/50 verdünnt; Dako, Hamburg, Deutschland) und Alkalische Phosphatase-Substrat (Sigma, Deisenhofen, Deutschland). Die mit Hämalaun (Merck, Darmstadt, Deutschland) gegengefärbten Präparate wurden abschließend mit Glycergel (Fa. Dakopatts, Hamburg, Deutschland) eingedeckt. Die markierten Zellen wurden im Mikroskop (Fa. Zeiss, Wetzlar, Deutschland) bei 1000facher Vergrößerung unter Auswertung von 20 repräsentativen Gesichtsfeldern/Schnitt mithilfe eines okularen Rastermikrometers (Fa. Zeiss, Wetzlar, Deutschland) ausgezählt, und es wurde daraus der Mittelwert±Standardabweichung pro Probe errechnet.

Untersuchung der mitogenstimulierten lymphozytären TNF-alpha- und Interleukin-6-Ausschüttung

Lymphozyten wurden aus heparinisiertem Vollblut mit der Dichtegradientenzentrifugation isoliert, auf eine Zellzahl von 1×10^6/ml eingestellt und mit 0, 25, 50 bzw. 100 µg Concanavalin A (Boehringer, Mannheim, Deutschland) inkubiert. Im Überstand wurde alpha-TNF und IL-6 mit ELISA-Kits der Fa. Endogen (Boston, MA, USA) bestimmt.

Analyse der Lymphozytensubpopulationen im peripheren Blut durch FACS

100 µl EDTA-Blut wurden mit jeweils 10 µl fluoreszenzmarkierter monoklonaler Antikörper (Plasmingen, San Diego, USA) gegen CD 45 (alle Leukozyten), CD 3 (T-Zellen), CD 45R (B-Zellen), CD 4 (T4-Zellen), CD 8 (T8-Zellen), CD 5 (T-Zellen), CD 25 (Interleukin-2-Rezeptor-positive Zellen) inkubiert. Nach Zugabe von Lyselösung (Fa. Cammon, Wiesbaden, Deutschland) und Zentrifugation wurde das Pellet im FACS analysiert.

Isolierung polymorphkerniger Granulozyten (PMN) und HPLC (high pressure liquid chromatography)-Analytik des Leukotrienprofils

Aus heparinisiertem Rattenvollblut (50 E Heparin/ml) wurden mit Hilfe eines Percoll-Gradienten die neutrophilen Granulozyten isoliert und mit 1 µM A 23 187 für 10 Minuten inkubiert. Nach Zentrifugation (3000 g, 5 min, 4 °C) wurde der Zellüberstand gewonnen und mit Hilfe einer Vorsäulenextraktion die Leukotriene der 4er und 5er Reihe isoliert und analysiert. Bestimmt wurden die Arachidonsäure-Abkömmlinge LTB4, dessen Abbauprodukte, die nicht-enzymatischen Abbauprodukte des LTA4 sowie 5-HETE; ebenso entsprechende Produkte der Eikosapentaensäure.

Thrombozytenisolierung und Thromboxanprofil

Thrombozytenreiches Plasma wurde aus EDTA-Blut durch Zentrifugation bei 200 g (10 min) gewonnen, auf eine Zellzahl von 10^8/ml eingestellt und mit 2 µM A 23 187 für 15 min bei 37 °C inkubiert. TxA2 und TxA3 wurden im dekantierten Überstand als deren stabile Hydrolyseprodukte TxB2 und TxB3 mittels Festphasenextraktion, RP-HPLC und Post-HPLC-ELISA (Thromboxan-Antikörper) separat quantifiziert.

Statistik

Unterschiede zwischen den Gruppen wurden mit dem Student t-Test analysiert, nachdem die Normalverteilung mit dem Kolmogorow-Smirnow-Test nachgewiesen war. Als signifikant wurde p<0,05 gewertet. Die Werte werden als Mittelwerte ± Standardabweichung der Mittelwerte dargestellt.

Ergebnisse

Transplantatüberlebenszeit

Die Herztransplantate waren in den Versuchstieren beider Kontrollgruppen nach durchschnittlich 7 Tagen abgestoßen (Kochsalzkontrollgruppe: 7,8±0,3 Tage, Ölkontrollgruppe (n-3/n-6 = 1:2,1): 6,8±0,6 Tage, kein signifikanter Unterschied). Im Gegensatz dazu wurde auf die kontinuierliche Infusion von Distelöl (n-3/n-6 = 1/370), Fischöl (7,6/1) und Sojaöl (1/6,5) die Transplantatüberlebenszeit signifikant verlängert (p<0,01). Dabei zeigten die Distelölgruppe (13,3±1,0 Tage) und die Fischölgruppe (12,3±0,4 Tage) eine signifikante Verlängerung der Transplantatüberlebenszeit (p<0,01 bzw. p<0,05) gegenüber der Sojaölgruppe (10,4±0,7 Tage).

Thromboxansekretion stimulierter Thrombozyten

In der Kochsalz- und allen Ölgruppen außer der Fischölgruppe wurde lediglich Thromboxan A2 synthetisiert. Die Infusion von Fischöl bewirkte einen Abfall der Thromboxan A2-Ausschüttung um 50% (22,7±6,3 ng/10^8 Thrombozyten) zugunsten der Synthese von Thromboxan A3 (25,9 ng/10^8 Thrombozyten).

Leukotriensekretionsprofil stimulierter polymorphkerniger Granulozyten

Die in-vitro-Stimulation polymorphkerniger Granulozyten aus Ratten der Kochsalzkontrollgruppe, der Distel- und Sojaölgruppe führte ausschließlich zur Produktion von Leukotrienen der 4er Reihe (Kochsalzkontrollgruppe 36,3±4,0 pmol LTB4/10^6 Zellen, Distelölgruppe: 47,5±8,0 pmol LTB4/10^6 Zellen, Sojaölgruppe: 42,5±10,0 pmol LTB4/10^6 Zellen). In der Fischölgruppe bzw. Mischölgruppe wurde neben LTB4 (38,9±8,9 bzw. 41,4±2,3 pmol/10^6 Zellen) auch LTB 5 (9,9±1,7 bzw. 9,6±1,2 pmol/10^6 Zellen) freigesetzt.

Interleukin-6- und α-TNF-Sekretion mononukleärer Zellen

Das α-TNF-Sekretionspotential war in der Fischölgruppe (51,9±13 pg/10^6 Zellen) gegenüber der Kontrollgruppe (70,8±10,9 pg/10^6 Zellen; p<0,004) erniedrigt. Zwischen der Distelölgruppe (62,1±22,5 pg/10^6 Zellen) und der Kontrollgruppe bestand kein signifikanter Unterschied (p=0,29). Das Interleukin-6-Sekretionspotential war in der Fischölgruppe (22,2±13,6 pg/10^6 Zellen) und der Distelölgruppe (28,4±6,9 pg/10^6 Zellen) im Vergleich zur Kontrollgruppe (40,7±8 pg/10^6 Zellen, p<0,002) signifikant erniedrigt.

Lymphozytensubpopulationen im peripheren Blut

Die Gesamtzahl der T-Lymphozyten (CD 5+) im peripheren Blut war am 4. postoperativen Tag in der Fischölgruppe (59,8±2,6%) gegenüber der Kontrollgruppe (69,0±2,8%, p<0,05) signifikant erniedrigt. Die prozentuale Verteilung der T-Zelluntergruppen (T4- (CD4+) und

T8-Zellen (CD8+), Interleukin-2-Rezeptor-positive Zellen (CD25+)) war hingegen nicht signifikant verändert. Auch der Prozentsatz der B-Lymphozyten (CD45R+) war in beiden Gruppen annähernd gleich. Zwischen der Distelöl- und der Kochsalzgruppe schwankte der Anteil der CD45R-, CD5-, CD4-, CD8- und CD25-positiven Lymphozyten nur unwesentlich.

Immunhistologie

Die Gesamtzahl der infiltrierenden Leukozyten war in den Transplantaten der Kochsalz- und Ölmischgruppe bei weitem am höchsten. Das Infiltrationsprofil der inflammatorischen Subtypen war in beiden Gruppen nahezu identisch. Sowohl die Leukozytengesamtzahl als auch alle klassifizierten Subtypen waren in den restlichen Gruppen deutlich erniedrigt (p<0,01) mit Ausnahme der T4- und T8-Zellen der Sojaölgruppe. B-Zellen waren in den Transplantaten der Fischöl-, Sojaöl- und Distelölgruppe deutlich weniger vertreten als bei den Kontrollen (p<0,01). Das T4/T8-Verhältnis, das in den Kontrollgruppen bei 1 lag, war in der Fischölgruppe auf 1,5 erhöht.

Diskussion

In einem standardisierten Tiermodell der heterotopen Herztransplantation zwischen histoinkompatiblen Rattenstämmen konnte erstmals belegt werden, daß intravenöse Lipidemulsionen in Abhängigkeit vom n-3/n-6-Fettsäureverhältnis von abgestuft immunsuppressiv bis immunneutral wirken.

Die Verlängerung der Transplantatüberlebenszeit korrelierte eng mit dem immunhistologischen Profil der abgestoßenen Transplantate. In der Fischöl- und Distelölgruppe war sowohl die Gesamtzahl infiltrierender Zellen als auch die Zahl aller Subtypen, d. h. polymorphkerniger Neutrophiler, Makrophagen, natürlicher Killerzellen und der im Abstoßungsprozeß besonders wichtigen T-Zellen auf bis zu 50% der Zellzahl der Kochsalz- und Ölkontrollgruppe reduziert. In der Sojaölgruppe war, entsprechend der Transplantatüberlebenszeit, die zelluläre Infiltration höher als in der Distel- und Fischölgruppe, aber niedriger als in den Kontrollgruppen. Das T4/T8-Verhältnis ist beim ungestört einsetzenden Abstoßungsprozeß kleiner als 1 und nimmt im weiteren Verlauf zunehmend ab [4]. Durch immunsuppressive Therapie wird dieses Verhältnis auf Werte größer 1 angehoben [1]. In unserer Fischölgruppe betrug es 1,5.

Auch das Profil der Lymphozytensubpopulationen des peripheren Blutes ändert sich im Verlauf einer akuten Abstoßung durch Verschiebung immunkompetenter Zellen aus lymphozytären Kompartimenten in Gewebsareale mit angesammelten Fremdantigenen [8]. In der Fischölgruppe waren die im peripheren Blut zirkulierenden T-Zellen im Vergleich zu den beiden Kontrollgruppen erniedrigt.

Die Infiltration und Proliferation von T- und B-Zellen wird durch Zell-Zell-Interaktionen über Zytokine geregelt [6]. Stellvertretend untersuchten wir α-TNF und Interleukin-6, die neben anderen immunologischen Herausforderungen auch in die akute Abstoßung involviert sind. In den mit Fischöl infundierten Tieren war die monozytäre α-TNF-Sekretion im Vergleich zur Kontrollgruppe erniedrigt. Die IL-6-Ausschüttung war neben der Fischölgruppe auch in der Distelölgruppe reduziert. Das verminderte zelluläre Infiltrat in der Distelöl- und Fischölgruppe ist also unter anderem durch die reduzierte Zytokinsekretion erklärbar. Die Hemmung der Proliferation und Infiltration immunkompetenter Zellen im Transplantat, bedingt durch die Reduktion der Zytokine, erklärt die signifikante Verlängerung der Transplantatüberlebenszeit.

Durch Fischölinfusion war eine Verschiebung der Lipidmediatorsynthese in Richtung Eikosapentaensäure (n-3)-Derivate zu erwarten. Analog stieg die Ausschüttung der 5-Lipoxygenaseprodukte (u.a. Leukotrien B5) bei der in vitro-Stimulation von ex-vivo-Neutrophilen aus fischölinfundierten Tieren beträchtlich. Im Vergleich zu Leukotrien B4 besitzt Leukotrien B5 ein mehr als 10fach vermindertes chemotaktisches und granulozytenaktivierendes Potential [5]. Somit ist die verminderte Transplantatinfiltration in der Fischölgruppe auch auf der Seite der inflammatorischen Zellen erklärt. Die Verschiebung der Lipidmediatorsynthese in Richtung Eikosapentaensäurederivate durch erhöhtes Angebot an n-3-Fettsäuren (Fischöl) war bei den Thromboxanen noch ausgeprägter als bei den Leukotrienen. Das fischölinduzierte Thromboxan A3/Thromboxan A2-Verhältnis von 1:1 ist das höchste bisher beschriebene n-3/n-6-Prostanoidverhältnis. Die in vivo beobachtete und immunhistologisch verifizierte Modifikation der Immunantwort im vorliegenden Modell ist also im Fall der n-3-betonten Lipidemulsionen durch eine Beeinflussung sowohl der spezifischen, als auch der Lipidmediator-vermittelten unspezifischen Immunabwehr, im Fall der n-6-betonten Lipidemulsionen nur durch die spezifische Immunabwehr bedingt. Dieser additive immunsuppressive Effekt der Fischölemulsion mag dazu beitragen, daß in n-3-betonten Gruppen nur eine geringe, in n-6-betonten Gruppen aber eine exzessive Verschiebung des n-6/n-3-Verhältnisses nötig ist, um das gleiche Ausmaß der Immunsuppression zu erreichen.

In unserem definierten Immunstimulationsmodell gelang es uns, klinisch eingesetzte und andere Lipidemulsionen mit davon abweichender Fettsäurezusammensetzung nach ihren immunmodulierenden Eigenschaften zu charakterisieren und quantifizieren. Fettemulsionen wirken um so immunsuppressiver, je unausgewogener ihr n-3/n-6-Fettsäureverhältnis ist. Auch die klinisch verwendete Sojaölemulsion wirkt aufgrund ihres deutlichen Überschusses an n-6-Fettsäuren immunsuppressiv. Für die optimale parenterale Ernährung schwerstkranker Patienten, deren Immunsystem bis an die Kompensationsgrenze belastet ist, empfiehlt sich eine Fettemulsion mit einem n-3/n-6-Fettsäureverhältnis von 1/2, die sich in unserer propädeutischen Studie immunneutral verhielt.

Literatur

1. Bradley JA, Mason DW, Morris PJ (1985) Evidence that renal allografts are rejected by cytotoxic T cells and not by unspecific effectors. Transplantation 39:169
2. Calder PC, Bevan SJ, Newsholme EA (1992) The inhibition of T-lymphocyte proliferation by fatty acids is via an eicosanoid-independent mechanism. Immunology 75:108–115
3. Foegh ML (1988) Eicosanoids and platelet activating factor mechanisms in organ rejection. Transplant Proc 20:1260
4. Forbes RDC, Guttmann RD, Gomersall M, Hibberd J (1983) Leukocyte subsets in first-set rat cardiac allograft rejection. A serial immunohistologic study using monoclonal antibodies. Transplantation 36:681
5. Goldmann DW, Pickett WC, Goetzl EJ (1983) Human neutrophil chemotactic and degranulating activities of leukotriene B5 (LTB5) derived from eicosapentaenoic acid. Biochem Biophys Res Commun 117:282
6. Halloran P, Batiuk T, Goes N (1993) An overview of the cytokines in transplantation. Transplantation Science 3:69
7. Heron I (1973) A technique for accessory cervical heart transplantation in rabbits and rats. Acta Pathol Scand 79:366
8. Tilney NL, McLennan I, Strom TB, Baldwin WM III (1981) Effects of thymectomy, thoracic duct drainage and radiation on T and B lymphocyte distribution and cardiac allograft survival in rats. Transplantation 31:26
9. Weeks JR (1972) Long term intravenous infusion. In: Meyers RD (Hrsg) Methods in Psychobiology. Academic Press 2:155

Einfluß von Alanyl-Glutamin bei der postoperativen totalen parenteralen Ernährung auf die postoperative Immunsuppression und die Morbidität. Vorläufige Ergebnisse einer prospektiv randomisierten Studie

C. A. Jacobi,[1] J. Ordemann,[1] H. Zuckermann,[1] W. Döcke,[2] H. D. Volk[2] und J. M. Müller

[1] Universitätsklinik für Chirurgie, [2] Institut für Klinische Immunologie, Humboldt-Universität, Charité, Schumannstraße 20/21, D-10117 Berlin

The Influence of Alanyl-Glutamine in Postoperative Total Parenteral Nutrition on Immune Functions and Morbidity: Preliminary Results of a Prospective Randomized Trial

Summary. The impact of glutamine substitution on postoperative immunosuppression and morbidity was investigated in patients with surgical interventions and total parenteral nutrition in a prospective randomized trial. To analyze immune competence, the expression of CD3, CD4, and CD8 on lymphocytes and of HLA-DR and CD14 on monocytes as well as the plasma levels of IL-6 and IL-10 was evaluated before, 1, 2, 4, and 7 days after surgery. A total of 34 patients have been included (with glutamine: $n = 18$; without glutamine: $n = 16$). Patients with glutamine substitution showed decreased systemic inflammation, significant faster compensation for postoperative immunosuppression and a lower incidence of postoperative complications. Patients without postoperative complications showed no significant differences in postoperative immunosuppression.

Key words: Parenteral nutrition – Glutamine – Immunosuppression – Surgery

Zusammenfassung. In einer prospektiven randomisierten Studie wurde der Einfluß der Glutaminsubstitution bei der parenteralen Ernährung nach chirurgischen Eingriffen auf die Immunfunktion und die Morbidität untersucht. Folgende Parameter wurden (präoperativ, am 1., 2., 4. und 7. postop. Tag) erfaßt: Expression von CD3, CD4 und CD8 auf Lymphozyten sowie HLA-DR und CD14 auf Monozyten und die Zytokine IL-6 und IL-10. Bislang wurden insgesamt 34 Patienten (mit Glutamin: $n = 18$ versus ohne Glutamin: $n = 16$) untersucht. Perioperativ zeigte sich bei Patienten mit Glutaminsubstitution eine geringere systemische Inflammation und eine schnellere Kompensation der postoperativen Immunsuppression sowie eine signifikant niedrigere Inzidenz der postoperativen Komplikationen. Betrachtet man allerdings nur die Patienten ohne Komplikationen, so konnten die genannten Unterschiede nicht nachgewiesen werden.

Schlüsselwörter: parenterale Ernährung – Glutamin – Immunsuppression – Chirurgie

Einleitung

Chirurgische Interventionen oder Traumata führen postoperativ zu einer konsekutiven Immunsupprimierung, die mit der Inzidenz postoperativer Komplikationen korreliert [3–5, 8, 14, 18]. Besonders bei einer notwendigen totalen parenteralen Ernährung muß durch die optimale bedarfsgerechte Zufuhr von energiereichen Substanzen, Aminosäuren und Spurenelementen eine Verstärkung dieser postoperativen Immunsuppression vermieden werden. Obwohl hauptsächlich das operative Trauma für die immunologischen Veränderungen verantwortlich gemacht wird [3–5, 14], scheinen auch andere Faktoren einen wesentlichen Einfluß auf die Immunfunktion zu haben. Eine zentrale Rolle im Stoffwechsel von immunkompetenten Zellen wird für die Aminosäure Glutamin diskutiert [1, 2, 6, 9, 10, 22, 23]. Da insbesondere große abdominal-chirurgische Interventionen auch zu einer ausgeprägten Glutaminverarmung führen [12, 13, 15], könnte eine Substitution dieser Aminosäure hinsichtlich der postoperativen Immunsuppression einen protektiven Einfluß haben. Deshalb sollte in einer prospektiven randomisierten Studie analysiert werden, ob bei einer totalen parenteralen Ernährung nach Eingriffen an der Speiseröhre und am Magen durch die Substitution von Glutamin die operationsbedingte Immunsuppression sowie die Morbidität gesenkt werden kann.

Methodik

In einem prospektiven randomisierten Parallelgruppenvergleich (Phase III-Studie) wurden Patienten mit einer Operation an der distalen Speiseröhre oder am Magen, welche postope-

Tabelle 1. Standardisiertes Schema für die postoperative total parenterale Ernährung

Operationstag:	Sterofundin B		1,5 ml/kg KG/Stunde
1. postop. Tag:	AKE 1100® + 60 g Glucose		1,5 ml/kg KG/Stunde
2. postop. Tag:	AKE 1100® + 60 g Glucose		1,5 ml/kg KG/Stunde
3. postop. Tag:	Mischinfusion		1,5 ml/kg KG/Stunde
weitere postoperative Tage:			Schema des dritten postoperativen Tages
AKE 1100®			
Gesamtmenge:		Aminosäuren/Stickstoff	30,0/4,9 g/l
		Glucose	60 g/l
		Na	50 mmol/l
		K	25 mmol/l
		Ca	3 mmol/l
		Mg	3 mmol/l
		Cl	80,6 mmol/l
		P	10 mmol/l
Energiegehalt:			1510/360 (kJ/kcal)/l
			54,4/13 (kJ/kcal)/kg KG
Mischinfusion			
Gesamtmenge:		Aminosäuren/Stickstoff	26,2/4,1 g/l
		Fett	27 g/l
		Glucose	80,8 g/l
		Na	27 mmol/l
		K	23 mmol/l
		Ca	1,5 mmol/l
		Mg	1,9 mmol/l
		Cl	6,9 mmol/l
		P	13,5 mmol/l
Energiegehalt:			3148/752 (kJ/kcal)/l
			113/27 (kJ/kcal)/kg KG

rativ über 5 Tage parenteral ernährt werden sollten, hinsichtlich einer totalen parenteralen Ernährung mit Analyl-Glutamin (Dipeptamin®) versus einer totalen parenteralen Ernährung ohne Analyl-Glutamin verglichen. Patienten mit einer präoperativen Funktionsstörung des Immunsystems, einer bestehenden Cortison-, Chemo- oder Radiotherapie wurden von der Studie ausgeschlossen. Präoperativ erfolgte zunächst die Stratifizierung der Patienten nach benignen und malignen Erkrankungen, den Tumorstadien und dem Alter der Patienten und anschließend die Randomisierung in zwei Gruppen (parenterale Ernährung mit bzw. ohne Zusatz von Alanyl-Glutamin). Alle Patienten erhielten postoperativ eine standardisierte parenterale Ernährung (Tabelle 1). In der Gruppe mit Glutaminsubstitution erfolgte ab dem ersten postoperativen Tag die Gabe von Dipeptamin® (L-Analyl-L-Glutamin) in einer Dosierung von 2 ml/kg KG/24 Stunden. In der Vergleichsgruppe wurde Aminosteril G frei KE 10%® anstelle der Dipeptaminlösung in gleicher Dosierung infundiert.

Bei jedem Patienten wurden präoperativ sowie am 1., 2., 4. und 7. postoperativem Tag folgende immunologischen Parameter bestimmt: Expression von CD3, CD4 und CD8 auf Lymphozyten sowie CD-14 und HLA-DR auf Monozyten sowie die Plasmaspiegel der Zytokine IL-6 und IL-10. Die Oberflächenmarker der Zellen wurden mit handelsüblichen Antikörpern durch FACS-Analyse bestimmt. Die Zytokine IL-6 (Quatikine TM, DPC Biermann, Bad Nauheim, Deutschland) und IL-10 (Laboserv TM, Gießen, Deutschland) wurden mittels kommerzieller ELISA-Technik gemessen.

Von allen Meßwerten wurden Mittelwerte und Standardabweichungen berechnet. Die Vergleiche im Verlauf innerhalb der Gruppen erfolgten mit dem Wilcoxon-Test. Vergleiche zwischen den Gruppen zu den einzelnen Zeitpunkten erfolgten für numerische Werte mit dem Man Whitney U Test (Bonferoni-Korrektur) und für kategoriale Werte mit dem Fisher's exact Test mit einem Signifikanzniveau von 5% ($p < 0,05$) durchgeführt. Es wurden Unterschiede sowohl für das Gesamtkollektiv als auch separat für Patienten ohne postoperative Komplikationen durchgeführt.

Ergebnisse

Bislang wurden insgesamt 34 Patienten (mit Glutamin: $n = 18$ versus ohne Glutamin: $n = 16$) in die Studie aufgenommen. Hinsichtlich des Alters, der Tumorklassifikation sowie der Operationsart und -dauer unterschieden sich die Gruppen nicht signifikant (Tabelle 2). Die Gesamtleukozytenzahl stieg in beiden Gruppen bereits am ersten postoperativen Tag signifikant zum Ausgangswert an und fiel nach dem zweiten postoperativen Tag wieder ab. Dieser Abfall war bei Patienten mit Glutaminsubstitution zwar ausgeprägter, ein signifikanter Unterschied wurde allerdings nur am siebten postoperativen Tag gefunden ($p < 0,05$). Bei einer Selektion der Patienten ohne Komplikationen konnte dieser signifikante Unterschied allerdings nicht mehr nachgewiesen werden. Die HLA-DR-Expression auf Monozyten unterschied sich ebenfalls am vierten und siebten postoperativen Tag signifikant zwischen den beiden Gesamtgruppen ($p < 0,05$) (Abb. 1). Während es einen Tag nach der Operation in beiden Gruppen zu einem gleichwertigen Abfall der Expression kam, war am vierten und siebten postoperativen Tag der kompensatorische Anstieg der HLA-DR-Expression bei Patienten mit Glutamingabe signifikant erhöht. Ein Vergleich zwischen den Patienten ohne postoperative Komplikationen ergab allerdings wiederum keinen Unterschied. Bei allen Patienten zeigte sich als Maß für die postoperative systemische Inflammation am ersten postoperativen Tag ein signifikanter Anstieg des proinflammatorischen IL-6 im Plasma gegenüber den präoperativen Werten. Die IL-6 Plasmaspiegel waren bei Patienten mit Glutaminsubstitution ab dem vierten postoperativen Tag signifikant niedriger als bei Patienten ohne Glutamingabe ($p < 0,05$) (Abb. 2). Dieser Unterschied wurde bei Patienten ohne postoperative Komplikationen wiederum nicht nachgewiesen. Bei dem perioperativen Plasmaspiegel des antiinflammatorischen IL-10 zeigte sich bei einem Vergleich beider Subpopulationen kein signifikanter Unterschied zwischen Patienten mit bzw. ohne Glutamingabe. In beiden Gruppen kam es postoperativ frühzeitig (Tag 1) zu einer signifikanten Erhöhung der IL-10-Plasmawerte, welcher im weiteren Verlauf eine vollständige Kompensation mit Erreichen der präoperati-

Tabelle 2. Übersicht der Patientendaten, Tumorstadien und Operationen im Vergleich

	mit Glutamin ($n=18$)	ohne Glutamin ($n=16$)
Alter (Jahre)	57,8±11,7	56,4±18,8
Geschlecht (w/m)	8/10	8/8
Magen/Ösophagus	15/3	14/2
UICC		
Stadium I	4	3
Stadium II	5	6
Stadium III	4	3
Stadium IV	2	1
benigner Magentumor	1	1
Ulkus ventrikuli	2	2
Operationen		
2/3 Magenresektion	3	3
Gastrektomie	12	11
Magenhochzug	3	2
Operationszeit	176±45 min	195±32 min

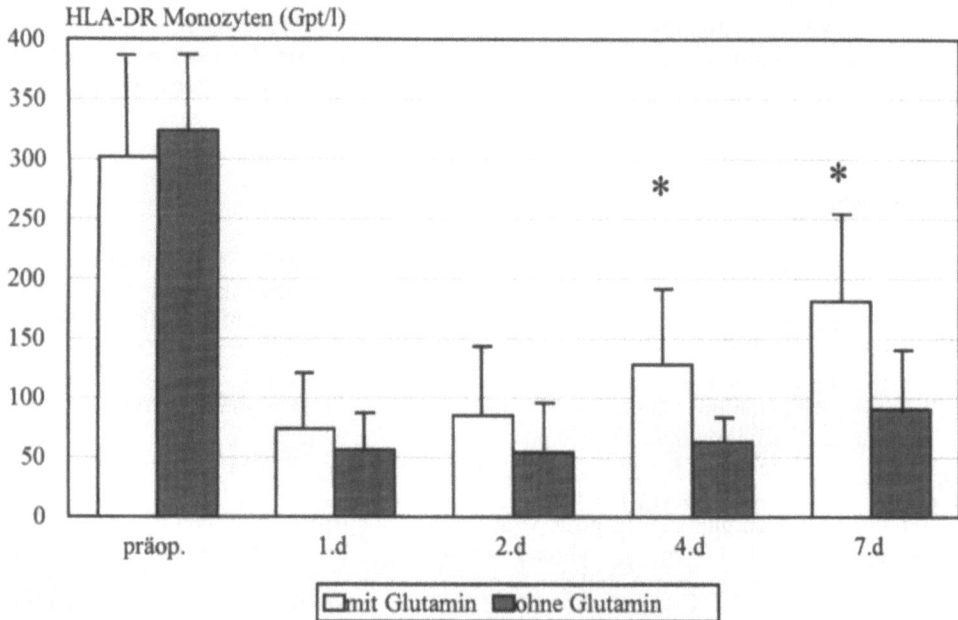

Abb. 1. Vergleich der perioperativen HLA-DR-Expression auf CD-14 positiven Monozyten im peripheren Blut zwischen Glutaminsubstitution ($n=18$) und der Kontrollgruppe ($n=16$) (alle Patienten), * $p<0,05$

ven Werte folgte (Abb. 3). Die Inzidenz von postoperativen Komplikationen unterschied sich signifikant in beiden Gruppen ($p<0,05$). Während in der Gruppe mit Glutaminsubstitution 2 Patienten (11%) eine Wundheilungsstörung entwickelten, waren es in der Gruppe ohne Glutamingabe 5 Patienten (31%). Zusätzlich mußten 3 Patienten (19%) mit einer Pneumonie in dieser Gruppe antibiotisch behandelt werden und ein Patient entwickelte eine Sepsis auf dem Boden einer Anastomoseninsuffizienz.

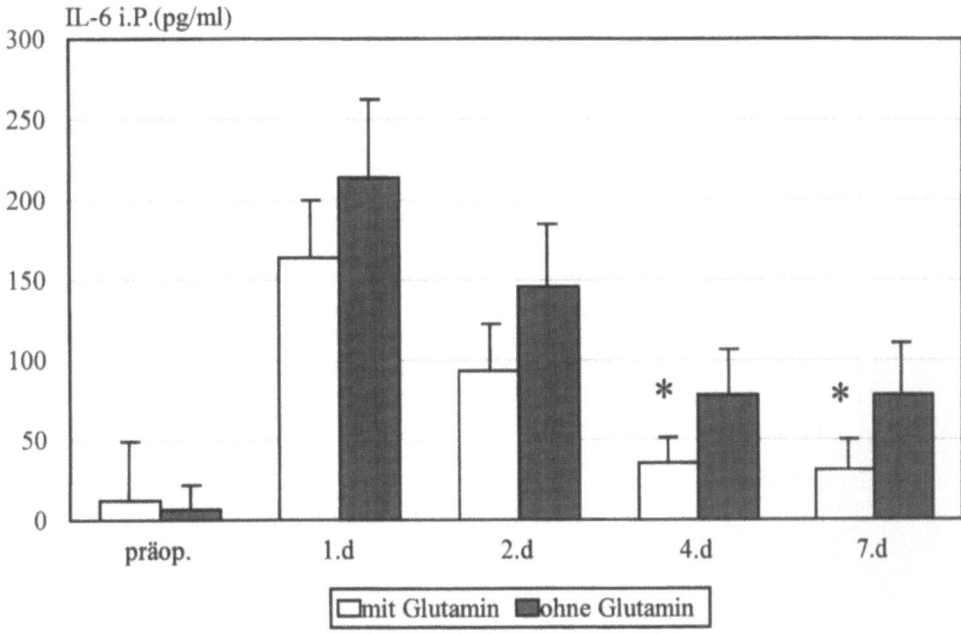

Abb. 2. Vergleich des perioperativen Verlaufes der peripheren Plasmaspiegel von IL-6 zwischen Glutaminsubstitution ($n=18$) und der Kontrollgruppe ($n=16$) (alle Patienten), * $p<0,05$

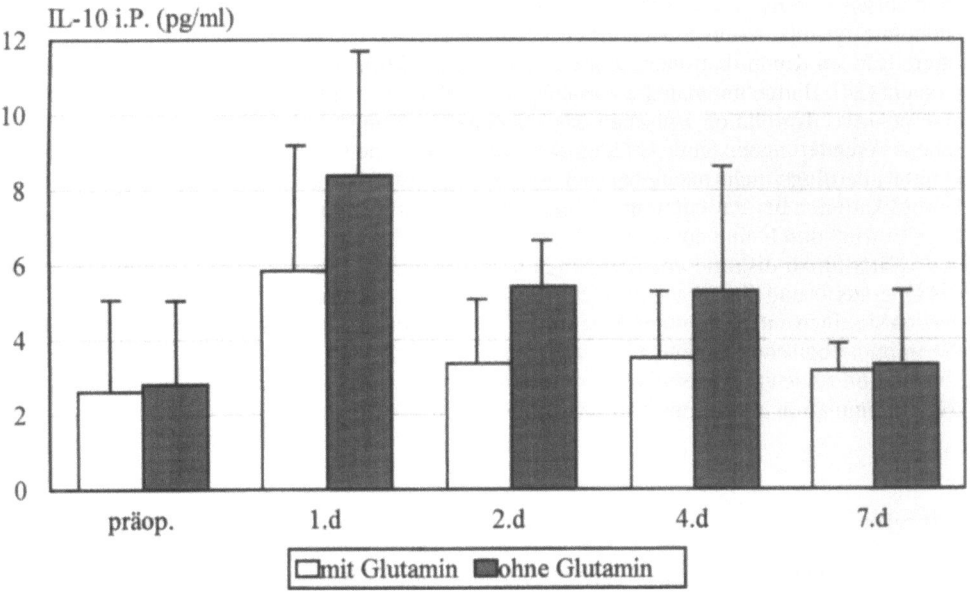

Abb. 3. Vergleich des perioperativen Verlaufes der peripheren Plasmaspiegel von IL-10 zwischen Glutaminsubstitution ($n=18$) und der Kontrollgruppe ($n=16$) (alle Patienten), * $p<0,05$

Diskussion

Eine postoperative Immunsupprimierung nach Traumata oder ausgedehnten chirurgischen Eingriffen führt nachweislich zu einer erhöhten Infektionsanfälligkeit mit einer gesteigerten Rate postoperativer Komplikationen [3–5, 7, 8]. Wird postoperativ eine total parenterale Ernährung notwendig, so wird diese Immunsuppression durch eine Malabsorption, bedingt durch eine Atrophie der Darmmukosa, noch verstärkt [20–22]. Als ein ursächlicher Faktor wird hierbei eine Erniedrigung der Aminosäure Glutamin diskutiert, da diese Aminosäure eine zentrale Rolle im Stoffwechsel verschiedener immunkompetenter Zellen einnimmt [16, 17, 19]. So konnte eine erhöhte Aktivität der Glutaminase in T-, B-Lymphozyten und Makrophagen nachgewiesen werden [1, 2, 6]. In mehreren klinischen Studien wurde zudem, unabhängig von einer parenteralen Ernährung, eine ausgeprägte Glutaminverarmung nach großen abdominal-chirurgischen Interventionen gefunden [11, 12, 16]. Trotz dieser klinischen und experimentellen Ergebnisse bleibt die Frage, ob durch eine Substitution von Glutamin in der parenteralen Ernährung eine Steigerung der immunologischen Kompetenz erreicht werden kann, bislang nur unzureichend beantwortet. Auch die vorläufigen Ergebnisse der vorgestellten Studie konnten eine grundsätzliche Verbesserung der immunologischen Abwehrlage durch eine ausreichende parenterale Glutaminzufuhr nicht nachweisen. Obwohl bei Patienten mit Glutaminsubstitution sowohl in plasmatischen als auch in zellulären immunologischen Parametern eine signifikant schnellere Kompensation der durch die Operation ausgelösten postoperativen Immunsuppression nachgewiesen werden konnte, waren die Unterschiede bei einem Vergleich der Patienten ohne postoperative Komplikationen nicht mehr nachweisbar. Morlion et al. konnten zwar nach Dickdarmeingriffen eine signifikante Verbesserung der neutrophilen Granulocytenfunktion durch parenterale Glutaminzufuhr beobachten, eine gesonderte Betrachtung der Patienten mit und ohne Komplikationen wurde allerdings nicht durchgeführt [15]. Da besonders postoperative Komplikationen entzündlicher Genese einen signifikanten Einfluß auf die Immunfunktion des Patienten haben, müssen diese aber getrennt analysiert werden. Ziegler et al. fanden zwar bei Patienten nach einer Knochenmarktransplantation und additiver parenteraler Gabe von Glutamin eine signifikant niedrigere Rate an Komplikationen, immunologische Funktionsparameter wurden aber nicht untersucht [24]. Betrachtet man die vorläufigen Ergebnisse unserer Studie kritisch, so zeigt sich eine positive Korrelation zwischen der Inzidenz der Komplikationen und den immunologischen Veränderungen, eine Abhängigkeit dieser Parameter von der Glutaminsubstitution konnte allerdings nicht nachgewiesen werden. Allerdings war die Inzidenz postoperativer Komplikationen bei Patienten mit Glutaminsubstitution signifikant vermindert. Ein protektiver Einfluß durch eine ausreichende Glutaminsubstitution wäre somit theoretisch denkbar und weiterhin zu diskutieren. Allerdings müssen auch andere Faktoren, wie die Erfahrung des Operateurs und die intraoperative Manipulation, bei der Beurteilung mit einbezogen werden, da sie einen entscheidenden Einfluß auf die postoperativen Komplikationen haben. Auch die immunologischen Unterschiede zwischen den beiden Gruppen müssen hauptsächlich in Korrelation zu den postoperativen Komplikationen bewertet werden, da diese die postoperative Inflammation und Immunsuppression wesentlich bedingen.

Literatur

1. Ardawi MSM (1988) Glutamine und glucose metabolism in human peripheral lymphocytes. Metabolism 37: 99–103
2. Ardawi MSM, Newsholme EA (1983) Glutamine metabolism in lymphocytes of the rat. Biochem J 212: 835–842
3. Baigrie RJ, Lamont PM, Dallman M, Morris PJ (1991) The release of interleukin-1 beta (IL-1) precedes that of interleukin-6 (IL-6) in patients undergoing major surgery. Lymphokine Cytokine Res 10: 253–256
4. Baigrie RJ, Lamont PM, Kwiatkowski D, Dallmann MJ, Morris PJ (1992) Systemic cytokine response after major surgery. Br J Surg 79: 757–760

5. Baxevanis CN, Papilas K, Dedoussis GV, Pavlis T, Papamichail M (1994) Abnormal cytokine serum levels correlate with impaired immune responses after surgery. Clin Immunol Immunpathol 71: 82–88
6. Calder PC (1994) Glutamine and the immune system. Clinical Nutrition 13: 2–8
7. Elsasser-Beile U, von Kleist S, Fischer R, Monting JS (1992) Impaired cytokine production in whole blood cultures from patients with colorectal carcinomas as compared to benign colorectal tumors and controls. J Clin Lab Anal 6: 311–314
8. Ertel W, Faist E (1993) Immunologisches Monitoring nach schwerem Trauma. Unfallchirurg 96: 200
9. Fürst P (1983) Intracellular muscle free amino acids – their measurement and function. Proc Nut Soc 42: 451–462
10. Fürst P (1985) Regulation of intracellular metabolism of amino acids. Nutrition in Trauma and Cancer. Sepsis 21–53
11. Griffiths RD, Jones C, Palmer TEA (1997) Six-month outcome of critically ill patients given glutamine-supplemented paranteral nutrition. Nutrition 13: 295–302
12. Hammarqvist F, Wernerman J (1990) Alanyl-glutamine counteracts the depletion of free glutamine and the postoperative decline in protein synthesis in skeletal muscle. Ann Surg 212: 637–644
13. Haque SM, Chen K, Usui N, Iiboshi Y, Okuyama H, Masunari A, Cui L, Nezu R, Takagi Y, Okada A (1996) Alanyl-glutamine dipeptide-supplemented parenteral nutrition improves intestinal metabolism and prevents increased permeability in rats. Ann Surg 223(3): 334–341
14. Kristiansson M, Soop M, Saraste L, Sundqvist KG (1993) Postoperative circulating cytokine patterns – the influence of infection. Intensive Care Med 19: 395–400
15. Morlion BJ, Siedhoff HP, Joosten U, Koller M, Konig W, Furst P, Puchstein C (1996) Immunomodulation after parenteral glutamine administration in colorectal surgery. Langenbecks Arch Chir (Suppl) 113: 342–344
16. O'Riordain MG, Fearon KC, Ross JA, Rogers P, Falconer JS, Bartolo DC, Garden OJ, Carter DC (1994) Glutamine-supplemented total parenteral nutrition enhances T-lymphocyte response in surgical patients undergoing colorectal resection. Ann Surg 220(2): 212–221
17. Parry-Ballings M, Evans J, Calder PC, Newsholme EA (1990) Does glutamine contribute to immunososuppression after major burns? Lancet 336: 523–525
18. Saito T, Shimoda K, Shigemitsu Y (1991) Complications of infection and immunologic status after surgery for patients with esophageal cancer. J Surg Onc 48: 21
19. Stehle P, Zander J, Mertes N, Albers S, Puchstein C, Lawin P, Fürst P (1989) Effect of parenteral glutamine peptide supplements on muscle glutamine loss and nitrogen balance after major surgery. Lancet 231–233
20. Tremel H, Kienle B, Weilemann LS, Stehle P, Fürst P (1994) Glutamine dipeptide supplemented parenteral nutrition maintains intestinal function in the critically ill. Gastroenterology 107: 1595–1601
21. Van der Hulst RR, Von Meyenfeldt MF, Deutz NE, Stockbrugger RW, Soeters PB (1996) The effect of glutamine administration on intestinal glutamine content. J Surg Res 15; 61(1): 30–34
22. Van der Hulst RR, Von Meyenfeldt MF, Soeters PB (1996) Glutamine: an essential amino acid for the gut. Nutrition 12 (Suppl): 78–81
23. Wallace C, Keast D (1992) Glutamine and macrophage function. Metabolism 41: 1016–1020
24. Ziegler TR, Young LS, Benfell K, Scheltinga M, Hortos K, Bye R, Morrow FD, Jacobs DO, Smith RJ, Antin JH (1992) Clinical and metabolic efficacy of glutamine-supplemented parenteral nutrition after bone marrow transplantation. A randomized, double-blind, controlled study. Ann Intern Med 15; 116(10): 821–828

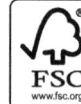

MIX
Papier aus verantwortungsvollen Quellen
Paper from responsible sources
FSC® C105338

If you have any concerns about our products,
you can contact us on
ProductSafety@springernature.com

In case Publisher is established outside the EU,
the EU authorized representative is:
**Springer Nature Customer Service Center GmbH
Europaplatz 3, 69115 Heidelberg, Germany**

Printed by Libri Plureos GmbH
in Hamburg, Germany

Langenbecks Archiv für Chirurgie

Gegründet 1860
Kongreßorgan der Deutschen Gesellschaft für Chirurgie

Supplement II · Kongreßband 1998
Redigiert von W. Hartel

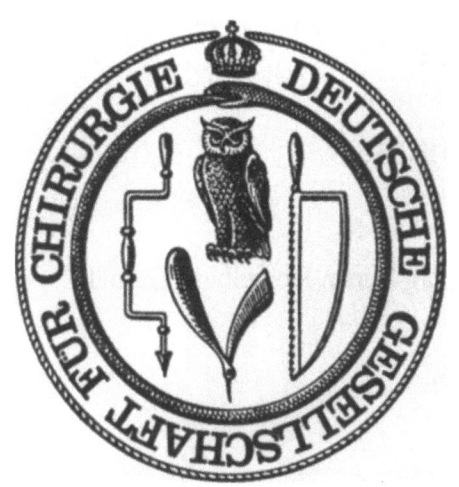

Springer-Verlag Berlin Heidelberg GmbH

Vielfalt und Einheit der Chirurgie

Humanität und Wissenschaft

115. Kongreß der Deutschen Gesellschaft für Chirurgie
28. April–2. Mai 1998, Berlin

Präsident: Ch. Herfarth
Redigiert von W. Hartel

Mit 358 Abbildungen und 378 Tabellen

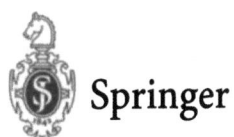

Langenbecks Archiv für Chirurgie

Ab Band 120 Kongreßorgan der Deutschen Gesellschaft für Chirurgie. „Archiv für klinische Chirurgie" begründet 1860 von B. v. Langenbeck. Herausgegeben von Th. Billroth, E. Gurit, E. v. Bergmann, W. Körte, A. v. Eiselsberg, A. Bier, F. Sauerbruch, E. Payr, A. Borchard, O. Nordmann u. a. Bis Band 117 (1921) Berlin, A. Hirschwald, ab Band 118 Berlin, Springer.

Seit 1948 (Band 207/260) unter dem Titel „Langenbecks Archiv für klinische Chirurgie" vereinigt mit: Deutsche Zeitschrift für Chirurgie. Begründet 1872 von A. v. Bardeleben, W. Baum u. a. Herausgegeben von H. v. Haberer und F. Sauerbruch. Bis Band 254 Leipzig-Berlin, F. C. W. Vogel, ab Band 255 (1941) Berlin, Springer.

Ab Band 324 (1969) unter dem Titel „Langenbecks Archiv für Chirurgie".

Ab Band 338 (1975) vereinigt mit Bruns' Beiträge für Klinische Chirurgie. München, Urban & Schwarzenberg.

Professor Dr. Ch. Herfarth
Präsident der Deutschen Gesellschaft für Chirurgie 1997/98
Direktor der Chirurgischen Klinik der Universität Heidelberg
Kirschnerstraße 1 (INF 110), D-69120 Heidelberg

Professor Dr. W. Hartel
Generalsekretär der Deutschen Gesellschaft für Chirurgie
Steinhölzle 16, D-89197 Westerstetten-Vorderdenkental

Unter redaktioneller Mitarbeit von Frau Renate Bauer, München

ISSN 1432-9328

ISBN 978-3-540-65144-4   ISBN 978-3-642-45774-6 (eBook)
DOI 10.1007/978-3-642-45774-6

Die Deutsche Bibliothek – CIP-Einheitsaufnahme
[Langenbecks Archiv für Chirurgie / Supplement / 02] Langenbecks Archiv für Chirurgie : Kongressorgan der Deutschen Gesellschaft für Chirurgie. Supplement. 2, Kongressband. – Berlin ; Heidelberg ; New York ; Barcelona ; Budapest ; Hongkong ; London ; Mailand ; Paris ; Santa Clara ; Singapur ; Tokyo : Springer
Reihe Supplement / 02 zu: Langenbecks Archiv für Chirurgie.
Früher u.d.T.: Langenbecks Archiv für Chirurgie / Kongressband
ISSN 1432-9328
1998. Deutsche Gesellschaft für Chirurgie: ... Kongress der Deutschen Gesellschaft für Chirurgie
115. Vielfalt und Einheit der Chirurgie. – 1998

Deutsche Gesellschaft für Chirurgie: ... Kongress der Deutschen Gesellschaft für Chirurgie. – Berlin ; Heidelberg ; New York ; Barcelona ; Budapest ; Hongkong ; London ; Mailand ; Paris ; Singapur ; Tokyo : Springer
 (Langenbecks Archiv für Chirurgie : Supplement : 2, Kongreßband ; ...)
115. Vielfalt und Einheit der Chirurgie. – 1998

Vielfalt und Einheit der Chirurgie : Humanität und Wissenschaft ; Berlin, 28. April – 2. Mai 1998 ; mit 378 Tabellen / Präsident: C. Herfarth. Zsgest. von W. Hartel. – Berlin ; Heidelberg ; New York ; Barcelona ; Budapest ; Hongkong ; London ; Mailand ; Paris ; Singapur ; Tokyo : Springer, 1998
 (... Kongress der Deutschen Gesellschaft für Chirurgie ; 115)
 (Langenbecks Archiv für Chirurgie : Supplement : 2, Kongressband ; 1998)

Dieses Werk ist urheberrechtlich geschützt. Die dadurch begründeten Rechte, insbesondere die der Übersetzung, des Nachdrucks, des Vortrags, der Entnahme von Abbildungen und Tabellen, der Funksendung, der Mikroverfilmung oder der Vervielfältigung auf anderen Wegen und der Speicherung in Datenverarbeitungsanlagen, bleiben, auch bei nur auszugsweiser Verwertung, vorbehalten. Eine Vervielfältigung dieses Werkes oder von Teilen dieses Werkes ist auch im Einzelfall nur in den Grenzen der gesetzlichen Bestimmungen des Urheberrechtsgesetzes der Bundesrepublik Deutschland vom 9. September 1965 in der jeweils geltenden Fassung zulässig. Sie ist grundsätzlich vergütungspflichtig. Zuwiderhandlungen unterliegen den Strafbestimmungen des Urheberrechtsgesetzes.

© Springer-Verlag Berlin Heidelberg 1998
Ursprünglich erschienen bei Springer-Verlag Berlin Heidelberg New York 1998

Die Wiedergabe von Gebrauchsnamen, Handelsnamen, Warenbezeichnungen usw. in diesem Werk berechtigt auch ohne besondere Kennzeichnung nicht zu der Annahme, daß solche Namen im Sinne der Warenzeichen- und Markenschutz-Gesetzgebung als frei zu betrachten wären und daher von jedermann benutzt werden dürften.

Produkthaftung: Für Angaben über Dosierungsanweisungen und Applikationsformen kann vom Verlag keine Gewähr übernommen werden. Derartige Angaben müssen vom jeweiligen Anwender im Einzelfall anhand anderer Literaturstellen auf ihre Richtigkeit überprüft werden.

Herstellung: PRO EDIT GmbH, D-69126 Heidelberg
Satz,

Das Profil einer neuen Chinolon-Generation!

i.v./oral
NEU TROVAN™
Trovafloxacin
Zukunftsweisend bei Infektionen

Bei Atemwegs-
infektionen!

Bei chirurgischen
Infektionen!

 1 x tgl. 200 mg i.v. oder oral oder 1 x tgl. 300 mg i.v.   Erweitertes Wirkspektrum    Günstige Pharmakokinetik

 Hohe Kosteneffektivität   Hohe Bioverfügbarkeit   Gute Verträglichkeit

TROVAN™/TROVAN™ IV Wirkstoff: Tabletten: Trovafloxacinmesilat; **i.v.:** Alatrofloxacinmesilat (Prodrug, Bis-Alanin-Derivat). **Zusammensetzung: Arzneilich wirksamer Bestandteil:** Filmtabletten: Jede Filmtablette enthält 246,3 mg Trovafloxacinmesilat, entsprechend 200 mg Trovafloxacin. Konzentrat zur Herstellung einer Infusionslösung: 1 Durchstechfl. (40 ml/60 ml) enthält 314,5 mg/ 471,7 mg Alatrofloxacinmesilat (entspr. 200 mg/300 mg Trovafloxacin). **Sonstige Bestandteile:** Filmtabletten: Mikrokristalline Cellulose, Croscarmellose-Natrium, Magnesiumstearat. Der Filmüberzug enthält: Hypromellose, Hydroxypropylcellulose, Titandioxid (E171), Macrogol, Indigocarmin (E132). Konzentrat zur Herstellung einer Infusionslösung: Wasser f. Injektionszwecke, HCl/NaOH q. s. **Anwendungsgebiete: i.v. und oral:** Ambulant erworbene Pneumonie, nosokomiale Pneumonie (leicht, mäßig, schwer, die Wirksamkeit bei Patienten mit sehr schweren Pneumonien wurde noch nicht nachgewiesen), komplizierte intraabdominelle Infektionen und akute Beckenentzündungen, komplizierte Haut- und Weichteilinfektionen. **Nur oral:** Akute Exazerbationen der chronischen Bronchitis, akute Sinusitis, Salpingitis, unkomplizierte Gonokokken-Urethritis und -zervizitis, Chlamydien-Zervizitis. Offizielle Empfehlungen zur fachgerechten Antibiotikatherapie beachten. **Gegenanzeigen:** Überempfindlichkeit gegen Chinolone und verwandte Verbindungen, Schwangerschaft und Stillzeit, Anwendung bei Kindern bis zum Ende der Wachstumsphase, Patienten, bei denen Sehnenschäden unter Fluorchinolonen bereits auftraten, Patienten mit Glucose-6-phosphat-Dehydrogenase-Mangel, Patienten mit stark eingeschränkter Leberfunktion. **Anwendungsbeschränkungen:** Vorsicht bei Patienten mit bekannten oder vermuteten psychischen Leiden oder ZNS-Erkrankungen oder bei für psychische Leiden oder Krampfanfälle prädisponierenden Faktoren. Am häufigsten traten in Studien Benommenheit oder Leichtigkeitsgefühl im Kopf als Nebenwirkung auf (i. A. schwach ausgeprägt, vorübergehend und bei wiederholter Gabe verschwindend, häufiger bei Frauen), deshalb Vorsicht bei aktiver Straßenverkehrsteilnahme und dem Bedienen von Maschinen. Längere Einwirkung von zu starkem Sonnenlicht oder UV-Strahlung meiden. Bei ersten Anzeichen von Schmerzen oder Entzündung an Sehnen Medikament absetzen und Gelenk ruhig stellen. Bei Durchfall muss eine pseudomembranöse Kolitis in Betracht gezogen werden. Patienten mit Granulozytopenie wurden nicht untersucht. Die Verträglichkeit ist nur für die empfohlenen Dosierungen gesichert, längere Anwendung oder höhere Dosen können zum häufigeren Auftreten von Nebenwirkungen führen. Bei i.v. zusätzlich: Schnelle Infusion (≤ 30 Min.) kann zu Krämpfen führen. **Nebenwirkungen:** Schwindelgefühl oder Leichtigkeitsgefühl im Kopf, Kopfschmerzen, Parästhesie, Tremor, Vertigo und Gesichtsröte, Übelkeit, Durchfall, Erbrechen, Bauchschmerzen, Obstipation, Verdauungsstörungen, Blähungen sowie Gastritis, selten pseudomembranöse Kolitis, Asthenie, Müdigkeit, Tendinitis, Appetitlosigkeit, Nervosität, Schlaflosigkeit, Schläfrigkeit, Verwirrtheit, Hautausschlag (Rash), Pruritus, Urticaria, Photosensibilisierung, Augenschmerzen, Photophobie, Sehstörungen, verändertes Geschmacksempfinden, vorübergehende asymptomatische Erhöhung der hepatischen Transaminasen. Für i.v.: Tonische Krämpfe bei schneller Infusion. Phlebitis, Thrombophlebitis, Reaktionen an der Infusionsstelle. **Abgabestatus:** Verschreibungspflichtig. **Pharmazeutischer Unternehmer:** Pfizer Limited, Ramsgate Road, Sandwich, Kent CT13 9NJ, Vereinigtes Königreich, Repräsentant in Deutschland: PFIZER GmbH, 76139 Karlsruhe

Packungsgrößen: Trovan 200 mg Filmtabletten: Packung mit 5 Filmtabletten (N1), Packung mit 7 Filmtabletten (N1), Klinikpackungen mit 30, 100 Filmtabletten. Trovan i.v. 40 ml/60 ml Konzentrat zur Herstellung einer Infusionslösung: Klinikpackungen mit 1 x 1 und 40 x 1 Durchstechflasche. Bitte beachten Sie außerdem unsere Fachinformation (SPC).

Stand: August 1998

Sicherheit *mit jedem* Schnitt

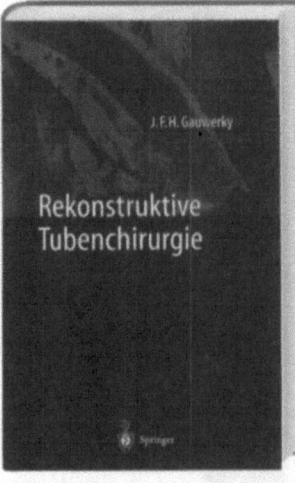

J.F.H. Gauwerky, Dachau

Rekonstruktive Tubenchirurgie

1998. Etwa 250 S. 120 Abb., 60 in Farbe. Geb. **DM 249,-**; öS 1818,-; sFr 225,- ISBN 3-540-62970-X

Diese praktische Anleitung stellt umfassend Physiologie, Pathologie und alle operativen Korrekturmöglichkeiten der Tuba uterina vor.

- **Mikrochirurgie und operative Endoskopie**, Lasertechniken
- Behandlung der **Extrauteringravidität, Endometriose** und tubaren Sterilität, Reanastomosierung
- Präoperative Abklärung und postoperative Betreuung

Direkt auf Ihre Belange in der **klinischen Praxis und Ausbildung** zugeschnitten:

- Alle Operationstechniken sind **präzise und verständlich** beschrieben, ergänzt durch Hinweise zum Stellenwert der Verfahren.
- Die Kapitel sind klar gegliedert und **einheitlich strukturiert**. Eine Konzeption zum leichten Lernen und schnellen Nachschlagen.
- **Speziell für Anfänger** enthält das Buch ein Trainingsprogramm, das sie in den chirurgischen Techniken schnell fit macht.

Inhalt: Geschichte der Tubenchirurgie • Funktionelle Anatomie der Tube • Distale Tubenpathologie - Morphologie der Hydrosalpinx • Tubenanastomose - Pathomorphologie und Heilung • Sterilitätsabklärung vor tubenchirurgischen Eingriffen • Nomenklatur und Klassifizierung • Mikrochirurgische Tubenchirurgie • Endoskopische Tubenchirurgie • Mikroendoskopische Intraluminaldiagnostik • Indikationen zur Tubenchirurgie und der Stellenwert tubenchirurgischer Maßnahmen • Behandlung der Extrauteringravidität • Behandlung der Endometriose • Intraabdominelle Adhäsionen - Ursachen, Vorbeugung, Behandlung • Postoperative Betreuung

Das praxisorientierte Methodenbuch für alle chirurgisch tätigen Gynäkologen

✔ aktuell
✔ umfassend
✔ sofort griffbereit

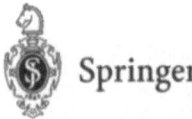 Springer

Springer-Verlag · Postfach 14 02 01 · D-14302 Berlin
Tel.: 0 30 / 82 787 - 2 32 · http://www.springer.de
Bücherservice: Fax 0 30 / 82 787 - 3 01 · e-mail: orders@springer.de
Zeitschriftenservice: Fax 0 30 / 82 787 - 4 48 · e-mail: subscriptions@springer.de

Preisänderungen (auch bei Irrtümern) vorbehalten. d&p · 5624/MPP/V1

Inhaltsübersicht

Inhaltsverzeichnis	VII
Verzeichnis der Erstautoren	LXXI
Begrüßungsansprachen, Totenehrung, Eröffnungsansprache, Ehrungen und Preise, Mitgliederversammlung	1
Festvortrag	47
Hauptthema: Neue Ansätze in der Chirurgie	**53**
Neue Ansätze in der Chirurgie einzelner Organgebiete	53
Themenschwerpunkt: Veränderung chirurgischer Taktik und Strategie durch molekulare Erkenntnisse	79
Themenschwerpunkt: Virtuelle Operationsplanung	93
Themenschwerpunkt: Minimale/minimal-invasive Chirurgie – Weitere Entwicklungen	108
Hauptthema: Kodisziplinäre Arbeit in der Chirurgie	**129**
Chirurgische Onkologie	129
Metastasenchirurgie: Der spezielle chirurgische und der interdisziplinäre kooperative Aspekt	134
Chronisch-entzündliche Darmerkrankungen: Eine Kooperationsverpflichtung zwischen Viszeralchirurgie und Gastroenterologie	148
Colondivertikulitis	166
Transplantationschirurgie und Transplantationsmedizin	178
Chirurgie des differenzierten Schilddrüsenkarzinoms	200
Die Chirurgie und Anästhesie – auf dem Weg zu neuen Kooperationsformen	212
Kooperation zwischen Kinderchirurgie und Viszeralchirurgie	221
Kooperation zwischen Viszeralchirurgie, Urologie und Gynäkologie	234
Eingriffe im Bereich des kleinen Beckens	246
Hauptthema: Fortschrittsberichte	
Der überragende Fortschritt der bildgebenden Diagnostik – die Wertung für die tägliche Arbeit	255
Ösophaguskarzinom	281
Barrett-Karzinom und Magenkarzinom	295
Kolonkarzinom	318
Rektumkarzinom	331
Primäre maligne Leber-/Gallenwegstumoren	342
Seltene Tumoren	356
Mammakarzinom	374
Multimodale Therapiekonzepte für Weichteiltumoren	388
Pankreaskarzinom – Möglichkeiten eines Erfolgsrezeptes trotz schwieriger onkologischer Ausgangslage	405
Akute Pankreatitis – Status quo der Therapiemöglichkeiten	421
Portale Hypertension und Varizenblutung	443
Die restorative Protektomie (coloanale Anastomose)	454
Die restorative Proktokolektomie (ileoanale Anastomose)	468

Analsphinkterinsuffizienz, Verlust und Ersatz	482
Thoraxchirurgie	498
Gefäßchirurgie – Supraaortische und abdominelle Gefäßrekonstruktionen	517
Gefäßchirurgie I – Periphere Gefäßrekonstruktionen	528
Plastische Chirurgie – Rekonstruktionsmöglichkeiten bei der Plexus-brachialis Lähmung	547
Unfallchirurgie – Osteosynthese, Knorpeldefekte, Frakturen bei Kindern, Osteitis	568
Unfallchirurgie – Gelenkfrakturen, Beindeformität, Knochenersatz, Beckenverletzungen	581
Aktuelle Konzepte der Ernährungstherapie	587
Jetziger Stand der Sepsistherapie in der Chirurgie – Begleitende Maßnahmen zur Fokussanierung	612
Hauptthema: Das spezielle Thema	
Coloproktologie – eine Spezialität oder sogar ein möglicher Schwerpunkt!	619
Nervenkompressionssyndrome an der oberen Extremität	627
Perioperatives Risiko	647
Perioperative Schmerztherapie in der Chirurgie	661
Wundverschluß und Wundheilung	678
Die amerikanische Erfahrung – Triebfeder und Anregung zum Nachdenken	702
Unser chirurgischer Nachbar Polen – Erfahrungsaustausch und Planung	705
Vermittlung und Akkumulation von Wissen	724
Forschungsförderung in der Chirurgie	732
Prozedurenklassifikationen: Stand und Perspektiven	744
Forum Junge Chirurgie	767
Perioperative Therapieprobleme	767
Aus- und Weiterbildung – Eine gemeinsame Veranstaltung der DGC und des BDC	789
Arbeitszeitgesetz: Zeitliche und wirtschaftliche Grenzen!	795
Spezialisierung	820
Weiterbildung im Ausland	822
Ökonomie/Qualitätssicherung	847
Multimedia	877
Internet	888
Plenarsitzungen:	909
Humanität und Wissenschaft	909
Intensivkurse für Technik	951
Freie Vorträge	973
Video	1575
Poster	1599
Sachverzeichnis	1773

Blutstillung und Dissektion mit maximaler Präzision.

Die neuen Ultraschall-Instrumente von Ethicon Endo-Surgery.

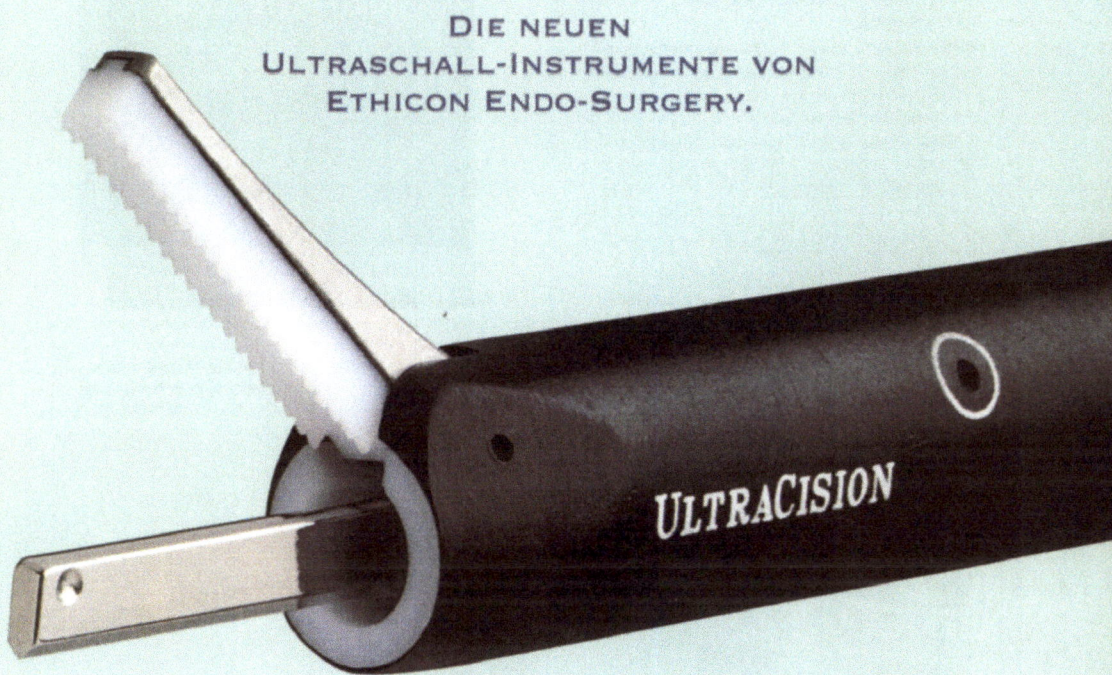

Ultraschall-Instrumente gewährleisten eine bisher ungekannte Präzision und Kontrolle beim Schneiden und Koagulieren von Gewebe. Penetrationstiefe und seitliche Gewebeschädigung lassen sich jetzt exakter denn je dosieren.

Darüberhinaus fließt bei der Verwendung von Ultraschall-Instrumenten im Operationsgebiet kein elektrischer Strom. Die damit einhergehenden Risiken für den Patienten entfallen gänzlich, und es findet keine sichtbehindernde Rauchentwicklung statt.

Ultraschall-Instrumente definieren neue Standards für Ihre Sicherheit bei endoskopischen Eingriffen!

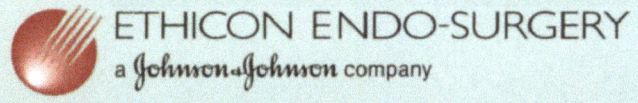
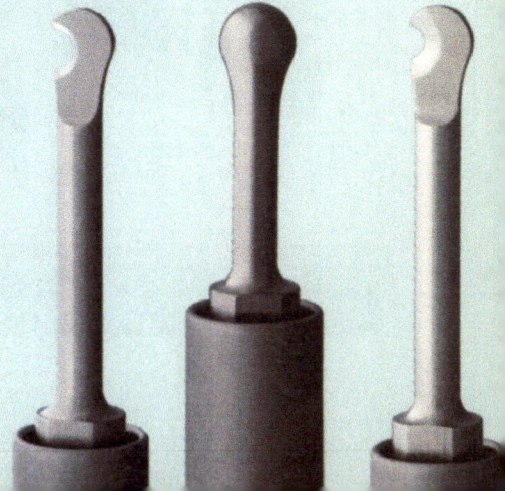

Qualität, die überzeugt

Einzigartig in Inhalt und Optik

Praxiswissen in Perfektion

C. **Diehm**, Karlsbad; **J.-R. Allenberg**, Chirurgische Universitätsklinik Heidelberg; **K. Nimura-Eckert**, Sinsheim

Farbatlas der Gefäßkrankheiten

1998. 450 S. 1043 Abb. in Farbe Geb. Etwa DM 298,-
ISBN 3-540-60262-3

Dieser opulente Farbatlas bietet Ihnen das ganze Spektrum der Gefäßkrankheiten in einem einzigartig umfassenden und aktuellen Überblick.

→ Renommierte Autoren beschreiben ausführlich die **Grundlagen** der Gefäßanatomie, die **Diagnose** der Gefäßerkrankungen sowie die operativen und konventionellen **Therapien**.

→ Über 1000 hervorragende **Farbabbildungen** veranschaulichen eindrucksvoll die Krankheiten der Arterien, Venen und Lymphgefäße.

→ Die Darstellung ist **übersichtlich** und **klar**, die Texte sind **prägnant** und **verständlich**.

→ Abbildungen und Text werden **anschaulich** in topographisch-didaktischer Weise zusammengeführt.

→ Zahlreiche Fallbeispiele aus dem angiologischen und herzchirurgischen Klinikalltag unterstützen den **Praxisbezug**.

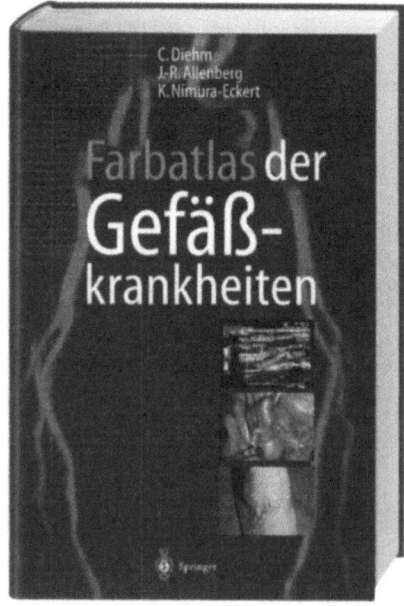

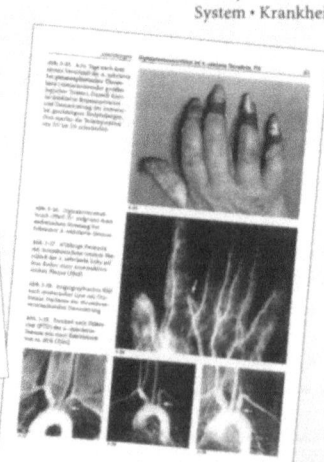

Inhalt: Arterielles System • Krankheiten des arteriellen Gefäßsystems • Hirnversorgende Arterien. Arterien der oberen Extremität • Thorakale und abdominelle Aorta • Arterien der abdominellen Organe • Arterien der unteren Extremität • Das diabetische Fußsyndrom, der diabetische Fuß • Das BUERGER-Syndrom (Thrombangiitis obliterans, TAO) • Funktionelle Durchblutungsstörung und Systemkrankheiten mit Gefäßbeteiligung • Venöses System • Krankheiten des venösen Gefäßsystems • Lymphsystem • Krankheiten des Lymphgefäßsystems.

Springer-Bücher
erhalten Sie
in jeder
Buchhandlung.

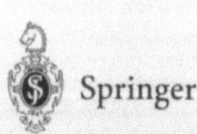 Springer

Inhaltsverzeichnis/Contents

Hauptvorträge, die im Kongreßband fehlen, sind bis zur Drucklegung nicht vorgelegt worden.

Begrüßungsansprachen, Totenehrung, Eröffnungsansprache, Ehrungen und Preise, Mitgliederversammlung

Begrüßungsansprachen	1
Totenehrung	10
Ansprache des Präsidenten	12
Ehrungen und Preisverleihungen	19
Mitgliederversammlung (Erster Teil)	22
Mitgliederversammlung (Zweiter Teil)	25
Preisträger und Stipendiatensitzung	36
Schlußveranstaltung	46
Festvortrag	47

Hauptthema

Neue Ansätze in der Chirurgie

Neue Ansätze in der Chirurgie einzelner Organgebiete

Neue Ansätze für die Chirurgie – Viszeralchirurgie im Spannungsfeld zwischen Zugangstrauma und Radikalität (J. R. Siewert und H. Feussner)	New Approaches in Surgery: Visceral Surgery Caught Between Trauma from the Surgical Access and Radicality	53
Die biologische Osteosynthese (S. Weller)	Biological Osteosynthesis	61
Das ileo-coecale Segment als Magenersatz (F. Harder, M. von Flüe, C. H. Hamel, L. Degen und J. Metzger)	Gastric Replacement by Ileocoecal Interposition Between the Esophagus and the Duodenum	66
Das Verständnis der Mikrozirkulationsstörung als Schlüssel für die operationstaktische Planung in der Viszeralchirurgie (E. Klar)	Understanding of Microcirculatory Disorders as the Key to Operative Concepts in Visceral Surgery	72
Sauerstoffradikale – ihre Bedeutung für chir. Erkrankungen (M. H. Schoenberg)	The Relevance of Oxygen Radicals in Surgical Diseases	78

Themenschwerpunkt: Veränderung chirurgischer Taktik und Strategie durch molekulare Erkenntnisse

Synopsis moderner Tumortherapie mit molekularbiologischen Verfahren (H. Kalthoff und D. Henne-Bruns)	Synopsis of Modern Cancer Therapy with Molecular Biological Approaches	79

Die Bedeutung der molekularbiologischen Forschung für die Unfallchirurgie am Beispiel der Wund- und Knochenheilung (R. G. Hanselmann und W. E. Mutschler)	The Significance of Molecular Biology for Traumatological Research	86
Das humane Genomprojekt und seine Konsequenzen für die Chirurgie (H. K. Schackert, Ch. Kruppa und M. Hahn)	The Human Genome Project – Implications for Surgery	90

Themenschwerpunkt: Virtuelle Operationsplanung

Prinzipien und derzeitige Möglichkeiten virtueller Szenarien für die operative Therapieplanung (K.-H. Englmeier, M. Haubner und C. Krapichler)	Principles and Current Options for Planning Surgery Using Virtual Scenarios	93
Virtuelle Operationen am realen Patienten (P. M. Schlag, G. Graschew, G. Bellaire und F. Engel-Murke)	Virtual Operations on Real Patients	101
Computergesteuerte Evaluation der Aortenaneurysma-Morphologie zur Wahl des Therapieverfahrens (J. R. Allenberg, H. Schumacher und P. Robbie)	Computer Guided Evaluation of Aortic Aneurysm Morphology for Planning Endovascular or Open Surgery	105

Themenschwerpunkt: Minimale/minimal-invasive Chirurgie – Weitere Entwicklungen

Thorakoskopische Versorgung von Frakturen der Brust- und Lendenwirbelsäule (V. Bühren)	Thoracoscopic Treatment for Fractures of the Thoracic and Lumbal Spine	108
Minimal-invasive Nebennierenentfernung – Vergleich der Zugangswege (M. K. Walz)	Minimally Invasive Adrenal Gland Surgery: Comparison of Surgical Approaches	113
Diagnostik des nicht tastbaren Hodens: Stellenwert eines neuen, miniaturisierten Laparoskops (S. Siemer, U. Humke, M. Uder und D. Kreissler-Haag)	Diagnosis in Nonpalpable Testes: Status of a New Miniaturized Laparoscope	116
Laparoskopie des Neugeborenen – Indikation und Durchführung (Th. Doede, K. Hoffmann, K. Graffmann-Weschke und J. Waldschmidt)	Laparoscopy of the Newborn: Indications and Practice	120
Laparoskopie bei Verdacht auf Morbus Crohn im Kindesalter (F. Schier, G. Kähler und E. Kauff)	Laparoscopy for the Diagnosis of Crohn's Disease in Children	124

Hauptthema

Kodisziplinäre Arbeit in der Chirurgie

Chirurgische Onkologie

Die Aufgaben der Chirurgen in der Therapieplanung bei soliden Tumoren (J. R. Siewert und R. Bumm)	The Tasks of Surgeons when Planning Therapy for Solid Tumors	129

Metastasenchirurgie: Der spezielle chirurgische und der interdisziplinäre kooperative Aspekt

Knochenmetastasen – Stabilisierung als Ziel (M. Schulte und L. Kinzl)	Bone Metastasis – Stabilisation as a Goal	134
Lungenmetastasen: Tumorreduktion als onkologisches Konzept (H. Dienemann, H. Hoffmann, C. Trainer und T. Muley)	Pulmonary Metastases: Tumor Reduction as an Oncological Concept	138
Lebermetastasenresektion – Möglichkeiten einer Kuration (B. Kremer, I. Vogel und D. Henne-Bruns)	Liver Resection – Possibility for Curative Treatment	143

Chronisch-entzündliche Darmerkrankungen: Eine Kooperationsverpflichtung zwischen Viszeralchirurgie und Gastroenterologie

Colitis ulcerosa, Dauer der konservativen Therapie und chirurgische Folgerungen (H. J. Buhr und A. J. Kroesen)	Maintenance of Conservative Therapy and Their Surgical Sequelae in Ulcerative Colitis	148
Colitis ulcerosa, Dauer der konservativen Therapie, internistischer Standpunkt (E.-O. Riecken, J. D. Schulzke und N. Buergel)	Ulcerative Colitis, Duration of Conservative Treatment	153
Komplikationen in Verbindung mit der Chirurgie bei der Colitis ulcerosa, die Pouchitis, besondere Folgekrankheiten – internistischer Standpunkt (M. Zeitz)	Complications after Surgery in Ulcerative Colitis: Pouchitis – the Gastroenterologist's Viewpoint	154
Morbus Crohn – Das Prinzip der longitudinalen Therapieplanung mit rechtzeitiger Operationsindikation (K. W. Jauch, M. Rentsch und J. Schölmerich)	Crohn's Disease – an Example of Longitudinal Interdisciplinary Management	160

Colondivertikulitis

Colondivertikulitis – Therapiekonzepte aus chirurgischer Sicht (W. Stock, O. Hansen und F. Graupe)	Diverticulitis of the Colon – Therapeutic Strategies from the Surgeon's Point of View	166

Die Diagnostik der Divertikulitis
in der täglichen Routine: Fortschritt
durch das Becken-CT?
(O. Hansen, F. Graupe und W. Stock)

The Diagnosis of Diverticulitis
in Daily Practice: Pelvic Computed
Tomography?
170

Die primär verzögerte Indikation zur
einzeitigen Kontinenzresektion bei
300 Patienten mit akuter Colondivertikulitis
(S. v. Bary und Ch. Bacher)

Delayed Indication for Resection
with Primary Anastomosis
in 300 Patients with Acute Colonic
Diverticulitis
174

Transplantationschirurgie und Transplantationsmedizin

Risiko und Nutzen
der Pankreastransplantation
(U. T. Hopt)

Risks and Benefits of Pancreas
Transplantation
178

Ist die Nierentransplantation
ein gelöstes Problem?
(W. Land)

Is Kidney Transplantation
a Problem Already Solved?
184

Der Kupfferzell-abhängige Reperfusionsschaden nach Lebertransplantation: Neuer
klinisch relevanter Einsatz von Glycin
(R. G. Thurman, P. Schemmer, Z. Zhong,
H. Bunzendahl, M. von Frankenberg
und J. J. Lemasters)

Kupffer-Cell-dependent Reperfusion
Injury in Liver Transplantation:
New Clinically Relevant Use of Glycine
185

Intensivierung der Organspende
durch Regionalisierung
(G. Gubernatis)

Increasing Donation Rates
by Regionalization
191

Verteilungsgerechtigkeit
in der Transplantationsmedizin
(H. Kliemt)

Distributive Justice in Transplantation
197

Chirurgie des differenzierten Schilddrüsenkarzinoms

Geographische Differenzen des
Schilddrüsenkarzinoms und molekulare
Grundlagen
(P. E. Goretzki, J. Witte, C. Dotzenrath,
K. M. Schulte, D. Simon und H.-D. Röher)

Geographical Differences
in Differentiated Thyroid Cancer
and Molecular Basics
200

Das differenzierte Schilddrüsenkarzinom
$p-T_2/T_3$ – Ausmaß der Lymphadenektomie
(R. A. Wahl, I. Rimpl, A. Luther
und J. Schabram)

Differentiated Thyroid Carcinoma
$p-T_2/T_3$ – Extent of Lymphadenectomy
203

Die Chirurgie und Anästhesie – auf dem Weg zu neuen Kooperationsformen

Langzeiterfolg nach operiertem
gastro-oesophagealem Reflux
im Säuglings- und Kindesalter
(K.-L. Waag, K. Heller und R. Eberhard)

Postoperative Longterm Results
After Gastro-esophageal Reflux
in Infancy and Childhood
212

Perioperative Therapie –
Möglichkeiten der Rationalisierung
(F. W. Schildberg)

Perioperative Therapy –
Possibilities for Streamlining
215

Kooperation zwischen Kinderchirurgie und Viszeralchirurgie

Endokrine Chirurgie aus der Sicht
des Kinderchirurgen
(J. Bennek und R.-B. Tröbs)

Endocrine Surgery:
a Pediatric Surgical View

221

Chronisch entzündliche Darmerkrankungen
in der Kinderchirurgie
(K.-L. Waag und A. Würfel)

Chronic Inflammatory Bowel Disease
in Pediatric Surgery

228

Kooperation zwischen Viszeralchirurgie, Urologie und Gynäkologie

Retroperitoneale Eingriffe

Der Cavazapfen beim Nierenkarzinom –
ein typisches Beispiel zum
multidisziplinären chirurgischen Vorgehen
(G. Staehler und D. Brkovic)

Renal Carcinoma Extending Into
the Vena cava – The Role of a
Multispeciality Surgical Approach

234

Die chirurgische Therapie der Tumorembolie der V. cava bei Nierenzellkarzinom
(R. I. Rückert, D. Schnorr, H. Türk
und J. M. Müller)

Surgical Management of Renal Cell
Carcinoma with Inferior Vena cava
Tumor Thrombus

240

Eingriffe im Bereich des kleinen Beckens

Die pelvine Exenteration
aus chirurgischer Sicht
(P. E. Goretzki, P. J. Goebell, T. Vogel,
H. G. Schnürch, H.-D. Röher)

Pelvic Exenteration –
the Surgical Viewpoint

246

Die pelvine Exenteration als multimodales,
interdisziplinäres Konzept aus gynäkologi-
scher Sicht
(P. G. Knapstein, M. Höckel, S. Hawighorst-
Knapstein und S. O. Hoffmann)

The Pelvic Exenteration: a Multimodal
Interdisciplinary Concept as Seen
in Gynecologic Oncology

250

Die Rektumresektion im Rahmen
der multivisceralen interdisziplinären
Resektion im kleinen Becken
(M. Kruschewski, N. Runkel,
Ch. Becker, E. Riede, F. Opri,
R. Heicappell und H. J. Buhr)

Rectal Resection in
Multivisceral Interdisciplinary
Resectioning in the Lesser Pelvis

251

Hauptthema

Fortschrittsberichte

*Der überragende Fortschritt der bildgebenden Diagnostik –
die Wertung für die tägliche Arbeit*

Fortschritt der bildgebenden Diagnostik im
Bereich des Thorax (CT, MRT, Intervention)
– Bedeutung und Wertung für den Chirurgen
(F. W. Schildberg und H. Fürst)

Progress in Radiological Diagnostic
Procedures of the Thorax (CT Scan, MRI,
Intervention Techniques) – Significance
and Value for the Surgeon

255

Die Rolle der F-18-FDG-Positronen-
Emissions-Tomographie
für chirurgische Fragestellungen
(Ch. Franzius, J. Sciuk
und O. Schober)

The Role of F-18-FDG Positron
Emission Tomography in Surgery

261

Fortschritte der bildgebenden
Diagnostik im Bereich des Kolons
und Rektums (Hydro-CT, MRT,
virtuelle Endoskopie)
G. W. Kauffmann und L. Grenacher)

Advances in Diagnostic Imaging
of the Colon and Rectum
(Hydro-CT, MRI, Virtual Endoscopy)

270

Bedeutung und Wertung für den Chirurgen –
Die Rolle der chirurgischen Untersuchung.
Endosonographie im Bereich der Kolon-
und Rektumchirurgie
(H. Lippert)

Endosonography in Rectal Cancer –
Evaluation for Surgery

271

Fortschritt der bildgebenden Diagnostik
im Bereich des Pankreas (CT, MRT,
MR-Angio, Hydro-CT, MRCP)
(P. Gerhardt)

Advances in Diagnostic Pancreas
Imaging (CT, MRT, MR-Angio,
Hydro-CT, MRCP)

274

Ösophaguskarzinom

Stadiendefinition und notwendige
präoperative Diagnostik
(N. Senninger)

Stage Definition and Essential
Preoperative Diagnostics

281

Oesophaguskarzinom: Die Leitlinien
der chirurgischen Therapie
(B. Kremer, J. Marxsen, H. Grimm,
C. Stoffregen, A. Schmid
und D. Henne-Bruns)

Esophageal Cancer:
Guidelines for Surgery

284

Oesophaguscarcinom – Rückfallrisiko
systematisch oder lokal – welche
perioperativen Maßnahmen haben
einen Erfolg gebracht?
(J. R. Siewert, B. L. Brücher, H. J. Stein
und U. Fink)

Esophageal Cancer – Risk of
Recurrence, Systematic or Local –
Which Perioperative Measures Have
Been Successful?

290

Barrett-Karzinom und Magenkarzinom

Das Barrett-Karzinom als Krankheitseinheit
mit spezieller Therapiekonsequenz
(K.-H. Fuchs)

Barrett's Carcinoma and Its Special
Therapeutic Consenquences

295

Obligate und fakultative Maßnahmen
zur Diagnostik und zum Staging des
Magenkarzinoms
(B. Rau, M. Hünerbein und P. M. Schlag)

Mandatory and Optional Tools
for Diagnosis and Staging
of Gastric Cancer

300

Barrett- und Magenkarzinom:
Chirurgische Leitlinien
(A. H. Hölscher, E. Bollschweiler,
K. T. E. Beckurts und P. M. Schneider)

Surgical Guidelines for Barrett's
Carcinoma and Gastric Carcinoma

304

Hypothetisches und Gesichertes zur prae-, intra- und postoperativen Zusatztherapie des Magencarcinoms
(H.-J. Meyer, G. J. Opitz, J. Jähne und H. Wilke)

Gastric Cancer: Data of Pre-, Intra- and Postoperative Treatment Modalities

312

Kolonkarzinom

Molekularbiologisches Grundlagenwissen zum Kolon- und Rektumkarzinom – Wann muß differenziert diagnostiziert werden?
(H. K. Schackert, Ch. Kruppa und M. Hahn)

Molecular Basis of Colorectal Cancer – Implications for Differential Diagnosis

318

Eine kritische Analyse der unterschiedlichen Ergebnisse der Kolonkarzonomchirurgie
(P. Hermanek)

A Critical Analysis of Different Results of Colon Cancer Surgery

323

Multiviszerale Resektion beim kolorektalen Karzinom
(Ch. Gebhardt)

Multivisceral Resection of Colorectal Carcinoma

327

Rektumkarzinom

Anteriore Rektumresektion und abdominoperineale Rektumexstirpation: Richtlinien für die Entscheidungsfindung
(G.-M. Fleischer, A. Rennert und M. Rühmer)

Anterior Rectal Resection and Abdominoperineal Rectal Extirpation: Guidelines for Decision-making

331

Chirurgie des Rektumkarzinoms als multiviszeraler Eingriff
(R. Kasperk, M. Rau, K.-P. Riesener und V. Schumpelick)

Surgery of Rectal Cancer as a Multivisceral Procedure

337

Erweiterte Resektion lokal fortgeschrittener primär und rezidivierender Rektum- karzinome durch interdisziplinäre Zusammenarbeit verschiedener chirurgischer Fachrichtungen
(C. Jürgens, K. Peitgen, M. K. Walz, S. Krege und F. W. Eigler)

Extended Resections on Locally Advanced Primary and Recurrent Rectal Cancer by Cooperation of Different Surgical Specialists

338

Primäre maligne Leber-/Gallenwegstumoren

Jetcutting versus Ultraschallaspirator bei Leberteilresektionen
(H. G. Rau, E. Buttler, S. Zimmer, M. Schardey und F. W. Schildberg)

Jetcutting Versus Ultrasonic Aspirator in Liver Surgery

342

Primäre Leber- und Gallenwegstumoren: Ansätze zur konservativen Therapie
(D. Henne-Bruns und H.-G. Marks)

Primary Liver and Cholangiocellular Carcinomas: Principles of Conservative Therapy

343

Operation oder Intervention beim fortgeschrittenen Gallenblasenkarzinom?
(R. Schauer, H.-G. Rau, H. Grundner und F. W. Schildberg)

Open Surgical Procedure or Percutaneous Intervention in Patients With Locally Advanced Gallbladder Cancer?

348

Wie risikoreich ist die Resektion der
rechten Leberarterie bei der Resektion
eines zentralen Gallengangskarzinoms?
(F.-M. Hasse, H. van Tits, G. Blumhardt
und D. Löhlein)

Are There any Risks in the Resection
of the Right Hepatic Artery as Part
of the Radical Resection of a Central
Cholangiocarcinoma? ... 352

Seltene Tumoren

Analkarzinom, neuroendokrine Tumoren, mesenchymale Tumoren

Gastrointestinale Stromatumoren –
eine spezielle Entität mit besonderen
Radikalitätsprinzipien
(T. Lehnert, M. Schwarzenbach, F. Willeke
und C. Herfarth)

Gastrointestinal Stromal Tumors –
Principles of Radical Treatment
for a Specific Entity ... 356

Die Klassifizierung der neuroendokrinen
Tumoren und der Einfluß auf das
chirurgisch-taktische Vorgehen
(G. Schürmann und M. Brüwer)

A New Classification of Neuroendocrine
Tumors and its Implications for Surgical
Therapy ... 359

Therapie von Fernmetastasen
neuroendokriner Tumoren
(H. Witzigmann, F. Geißler, D. Uhlmann,
S. Kietzmann, J. Mössner, C. Josten
und J. Hauss)

Treatment of Metastases
of Neuroendocrine Tumors ... 362

Besonderheiten des Analkarzinoms
mit therapeutischer Konsequenz
(P. Hohenberger und B. Rau)

Peculiarities of Anal Carcinoma – Impact
for Operative Treatment Planning ... 363

Primäre Liposarkome des Mediastinums
(M. Meyer, H.-J. Holzhausen, H. Neef
und H.-R. Zerkowski)

Primary Liposarcomas
of the Mediastinum ... 369

Mammakarzinom

Stereotaktische Tumorbiopsie
und Tumorexstirpation
(K.-J. Winzer, S. Filimonow, H. Guski,
B. Hamm und J. M. Müller)

Stereotactic Biopsy
and Tumor Extirpation ... 374

Erste Erfahrungen mit der Advanced Breast
Biopsy Instrumentation (ABBI), einem
System zur stereotaktischen Exzision
nicht-palabler Mammabefunde
(D. Oertli, M. Zuber, D. Müller,
W. R. Marti, O. R. Köchli, J. Torhorst
und F. Harder)

Initial Experience with the Advanced
Breast Biopsy Instrumentation,
a System for Excision of Non-palpable
Mammary Lesions ... 379

Die Sentinel Node Detektion
beim Mammakarzinom
(Th. Reuhl und P. M. Schlag)

Sentinel Node Detection
in Breast Cancer ... 384

Multimodale Therapiekonzepte für Weichteiltumoren

Chirurgie der ausgedehnten
retroperitonealen Weichteilsarkome
(Th. Junginger)

Surgical Treatment of Extensive
Retroperitoneal Soft-Tissue Sarcomas ... 388

Wo liegt der Stellenwert neuer molekularbiologischer Erkenntnisse für die chirurgisch-onkologische Therapie der Weichteilsarkome? (F. Willeke)	Recent Advances in Molecular Biology of Soft-Tissue Sarcomas and Their Implication in Surgical Oncology	393
Die transkutane und laparoskopische Laseranwendung zur Behandlung ausgedehnter retroperitonealer Lymphangiome im Kindesalter (D. Cholewa, J. Waldschmidt und L. Stroedter)	Transcutaneous and Laparoscopic Laser Treatment of Extensive Retroperitoneal Lymphangiomas in Childhood	399

Pankreaskarzinom – Möglichkeiten eines Erfolgsrezeptes trotz schwieriger onkologischer Ausgangslage

Pankreaskarzinom: Schlüssige klinische Konsequenzen aus molekularbiologischen Kenntnissen für die Therapie (K. Ketterer, H. Friess und M. W. Büchler)	Pancreatic Cancer: Conclusive Clinical Concepts Based on Molecular Findings	405
Pankreaskarzinom – Schlußfolgerungen und Perspektiven (M. Trede, K. Wendl und A. Richter)	Carcinoma of the Pancreas – Conclusions and Perspectives	411

Akute Pankreatitis – Status quo der Therapiemöglichkeiten

Die Rolle der Proteasenaktivierung in der Pathophysiologie der akuten Pankreatitis (M. M. Lerch, B. Krüger, W. Tessenow und W. Domschke)	The Role of Protease Activation in the Pathophysiology of Acute Pancreatitis	421
Definition von Prädiktoren der komplizierten Verlaufsform der Akuten Pankreatitis (W. Uhl, Ch. Müller und M. W. Büchler)	Definition of Predictors of Severe Acute Pancreatitis	427
Akute Pankreatitis: Gesichertes und Perspektiven der konservativen Therapie (J. Schmidt und J. Werner)	Acute Pancreatitis: Current and Future Conservative Treatment	434
Pathogenese der pankreatogenen Sepsis (N. Runkel)	Pathogenesis of Pancreatic Sepsis	439

Portale Hypertension und Varizenblutung

Portale Hypertension und Varizenblutung: Shunt bei zusätzlichem oder alleinigem prähepatischen Block (A. Hirner, A. Ulrich und M. Wolff)	Portosystemic Shunt for Variceal Bleeding in Patients with Thrombosis of the Portal System with and without Cirrhosis	443
Einfluß eines Shunts auf eine spätere Lebertransplantation (G. Otto)	Impact of Prior Portasystemic Shunts on Liver Transplantation	451

Die restorative Protektomie (coloanale Anastomose)

Indikation zur restorativen Rektumentfernung beim Karzinom – komplette vs. partielle und lokale Resektion (E. H. Farthmann, H. J. Mappes und G. Ruf)	Indication for Restorative Rectal Resection in Cancer: Complete vs. Partial and Local Resection	454
Funktionskontrollen vor und nach sphinktererhaltender Rektumexstirpation (A. Thiede, M. Sailer, S. Freys und K.-H. Fuchs)	Functional Evaluation Before and After Sphincter-Saving Excision of the Rectum	459
Funktionelle und onkologische Resultate der sphinktererhaltenden Rektumresektion (G. W. Kolbert, G. Müller, P. Kujath und H.-P. Bruch)	Functional and Oncologic Results of Sphincter-Preserving Resection of Rectal Cancer	462
Langzeitergebnisse der perinealen kontinenten Kolostomie bei Rektumkarzinom (R. Torres)	Long Term Results of Perineal Continent Colostomy for Rectal Cancer	467

Die restorative Proktokolektomie (ileoanale Anastomose)

Indikation zur restorativen Proktokolektomie bei Dickdarmsystemerkrankungen (Colitis ulcerosa und familiäre adenomatöse Polyposis coli) (N. Senninger und M. Brüwer)	Indications for Restorative Proctocolectomy in Systemic Colonic Diseases (Ulcerative Colitis and Familial Adenomatous Polyposis Coli)	468
Komplikationen und Spätergebnisse nach restaurativer Proktokolektomie (J. Stern, U. Heuschen, G. Heuschen und Ch. Herfarth)	Complications and Functional Results After Restorative Proctocolectomy	472
Komplikationen bei Kindern mit Colitis ulcerosa nach totaler Kolektomie und J-Pouch-Anlage (P. Szavay, M. Melter, O. Hubert, I. Pasternak und C. Petersen)	Complications in Children with Ulcerative Colitis After Proctocolectomy and Ileoanal-J-Pouch Procedure	478

Analsphinkterinsuffizienz, Verlust und Ersatz

Analsphinkterinsuffizienz – Versuch der anorektalen Wiederherstellung (H.-P. Bruch und U. J. Roblick)	Anal Sphincter Insufficiency – Surgical Techniques in Anorectal Reconstruction	482
Die dynamische Gracilisplastik als letzte therapeutische Möglichkeit bei anorektaler Inkontinenz (A. Köhler, A. Ommer und S. Athanasiadis)	The Dynamic Graciloplasty as a Final Chance in the Treatment of Fecal Incontinence	488
Behandlung der Analsphinkterinsuffizienz durch sakrale Spinalnervenstimulation mit implantierten Neurostimulatoren (K. E. Matzel, U. Stadelmaier, M. Hohenfellner und W. Hohenberger)	Treatment of Anal Sphincter Insufficiency with Implantable Sacral Spinal Nerve Stimulators	494

Thoraxchirurgie

Behandlungsstrategie beim Pleuramesotheliom (J. Schirren, Th. Muley, P. Schneider, C. Trainer, H. Bülzebruck, H. Dienemann und I. Vogt-Moykopf)	Strategies in the Treatment of Pleural Mesothelioma	498
Plastische Rekonstruktion der bestrahlten Thoraxwand (P. M. Vogt, K. Busch, F. W. Peter, Ch. Möcklinghoff, A. Torres und H. U. Steinau)	Plastic Reconstructive Surgery of the Irradiated Chest Wall	507
Resektion der Trachea und Bifurkation im Neugeborenen- und Kindesalter (P. Schneider, H. D. Becker, Th. Muley, J. Schirren und I. Vogt-Moykopf)	Resection of the Trachea and Main Bronchi in Neonates and Children	512

Gefäßchirurgie – Supraaortische und abdominelle Gefäßrekonstruktionen

Carotischirurgie – Gesichertes und Spekulatives (H.-J. Florek)	Carotid Surgery – Definite and Questionable	517
Indikationen zur dringlichen Carotisrekonstruktion (H.-H. Eckstein, H. Schumacher, J. Korgitta, G. Weiss und J.-R. Allenberg)	Indications for Urgent Carotid Surgery	521
Kombiniertes offenes/endovaskuläres Verfahren bei der supraaortischen Gefäßchirurgie (H. Schweiger)	Combined Open and Endovascular Procedure in Supra-aortic Vascular Surgery	527

Gefäßchirurgie I – Periphere Gefäßrekonstruktionen

Ergebnisse nach 31 laparoskopischen Eingriffen an dem aorto-iliakalen Gefäßabschnitt wegen arterieller Verschlußkrankheit (L. Barbera, M. Kemen, A. Mumme und V. Zumtobel)	Results of 31 Laparoscopic Procedures on Aortoiliac Vessels for Occlusive Disease	528
Simultane vaskuläre und endovaskuläre Chirurgie der komplexen Gefäßerkrankungen (B. Steckmeier, A. Parzhuber, F. Verrel, W. Kellner und C. Reininger)	Simultaneous Vascular and Endovascular Surgery of Complex Vascular Disease	532
Langzeitergebnisse nach distalem Bypass (J. Largiadèr)	Long-term Results of Distal Bypass Grafts	538
Der periphere Prothesen-Bypass zum Extremitätenerhalt (U. Stockmann und C. Albiker)	PTEE Tibial Bypass for Limb Salvage	544

Plastische Chirurgie – Rekonstruktionsmöglichkeiten bei der Plexus-brachialis Lähmung

Grundlagen und „direkte nervale" Rekonstruktion bei Plexus brachialis Lähmung (P. F. Graf)	Fundamentals of Anatomy, Diagnostic and Plexoplexal Reconstruction of Brachial Plexus Lesions	547
Rekonstruktionsmöglichkeiten bei der Plexus-brachialis-Lähmung: Neurotisationen (M. Frey, W. Girsch und P. Giovanoli)	Reconstructions in Brachial Plexus Palsy: Neurotizations	550
Muskuläre Ersatzoperationen bei der Plexus brachialis-Lähmung (H.-E. Schaller und A. Berger)	Motor Restoration in Brachial Plexus Injury	554
Geburtsbedingte Plexus brachialis Lähmungen (G. Ingianni)	Obstetrical Brachial Plexus Palsy	560

Unfallchirurgie – Osteosynthese, Knorpeldefekte, Frakturen bei Kindern, Osteitis

Knorpeldefektbehandlung (N. M. Meenen, B. Rischke, P. Adamietz, M. Dauner, J. Fink, C. Göpfert und J. M. Rueger)	Transplantation Therapy for Articular Cartilage Defects	568
Frakturversorgung am wachsenden Skelett (W. Schlickewei, M. Seif El Nasr und H. P. Friedl)	The Treatment of Fractures of the Growing Skeleton	577

Unfallchirurgie – Gelenkfrakturen, Beindeformität, Knochenersatz, Beckenverletzungen

Analyse der Beingeometrie (W. Strecker, P. Keppler und L. Kinzl)	Analysis of Leg Geometry	581

Aktuelle Konzepte der Ernährungstherapie

Optimierte postoperative Ernährung: Pro und Contra der enteralen und parenteralen Ernährung (U. Bolder und K.-W. Jauch)	Optimized Postoperative Nutrition: Advantages and Disadvantages of Enteral and Parenteral Nutrition Concepts	587
Relevanz präoperativer Ernährungstherapie für postoperative Ergebnisse (V. Zumtobel und M. Senkal)	Effects of Preoperative Nutrition on Postoperative Outcome	592
Pankreatitis und Translokation – Ansätze für nutritive Stategien (Th. Foitzik)	Bacterial Translocation in Acute Pancreatitis – Benefits of Nutritive Factors	596
Entwicklung einer immunneutralen Lipidemulsion zur optimalen postoperativen Therapie intensivmedizinischer Patienten (H. Grimm, J. Schott und K. Schwemmle)	Production of an Immunoneutral Lipid Emulsion for the Optimal Postoperative Therapy of ICU Patients	599

Einfluß von Alanyl-Glutamin bei der postoperativen totalen parenteralen Ernährung auf die postoperative Immunsuppression und die Morbidität. Vorläufige Ergebnisse einer prospektiv randomisierten Studie
(C. A. Jacobi, J. Ordemann, H. Zuckermann, W. Döcke, H. D. Volk und J. M. Müller)

The Influence of Alanyl-Glutamine in Postoperative Total Parenteral Nutrition on Immune Functions and Morbidity: Preliminary Results of a Prospective Randomized Trial

605

Jetziger Stand der Sepsistherapie in der Chirurgie – Begleitende Maßnahmen zur Fokussanierung

Fokussanierung, Überlegungen und Tatsachen zur Dauer der Antibiotikatherapie
(D. Lorenz)

Duration of Postoperative Antibiotic Administration

612

Spezielle Therapieansätze zur Durchbrechung der Kaskade – Von SIRS zu MOF
(H. Bartels, N. Zantl, B. Holzmann und J. R. Siewert)

Strategies of Treatment to Block the Cascade – from SIRS to MOF

615

Hauptthema

Das spezielle Thema

Coloproktologie – eine Spezialität oder sogar ein möglicher Schwerpunkt!

Kolorektale Chirurgie – ein integraler Bestandteil der Allgemeinchirurgie!
(P. Renzulli, C. A. Maurer und W. Büchler)

Colorectal Surgery – an Integral Part of General Surgery!

619

Nervenkompressionssyndrome an der oberen Extremität

Sitzung der Arbeitsgemeinschaft für Handchirurgie (CAH)

Pathophysiologie der Nervenkompression
(H. Krimmer)

Pathophysiology of Nerve Compression

627

Nervenkompression im seitlichen Halsdreieck
(A. Wilhelm)

Compression Neuropathies in the Lateral Cervical Neck Region

630

Ulnariskompression im Bereich der Handwurzel
(H. Haferkamp)

Compression of the Ulnar Nerve at the Wrist

635

Rezidiveingriffe nach Karpaltunnelspaltung
(Chr. Wulle)

Follow-up Surgery After Carpal Tunnel Release

641

Perioperatives Risiko

Das Problem der Interaktionen
von perioperativen Prophylaxen:
Risikominderung oder Risikomehrung?
(W. Lorenz, B. Stinner, D. Duda, I. Celik,
W. Dick und M. Rothmund)

Problems of Perioperative Prophylaxes
with Interactions: Risk Reduction
or Risk Augmentation?

647

Einfluß der Mortalitäts- und
Morbiditätskonferenz auf klinischen Erfolg
und klinische Atmosphäre
(M. Rothmund und W. Lorenz)

Influence of Mortality- and Morbidity
Conferences on Clinical Success
and Clinical Atmosphere

655

Perioperative Schmerztherapie in der Chirurgie

Zusatzbezeichnung „Spezielle Schmerztherapie" – Auch für Chirurgen sinnvoll?
(H. Bauer)

Additional Qualification for "Special
Pain Treatment" – Does it also Make
Sense for Surgeons?

661

Empfehlungen und Leitlinien zur
perioperativen Schmerztherapie
in Deutschland
(E. Neugebauer und H. Wulf)

Recommendations and Guidelines
for Perioperative Pain Therapy
in Germany

666

Akutschmerzdienst (ASD) in einer
chirurgischen Klinik – Notwendigkeit
oder Luxus?
(H. Zirngibl und S. Stehr-Zirngibl)

Pain Service in a Surgical Department –
Necessity or Luxury?

672

Effizienz eines Akuten Schmerzdienstes –
Eine kontrollierte Krankenhaus-
vergleichsstudie
(M. Lempa, P. Gerards, G. Koch,
S. Sauerland, J. Dietrich, E. Vestweber
und E. Neugebauer)

Efficiency of an Acute Pain Service.
A Comparison of Two Hospitals

673

Postop. Schmerzmanagement
als interdisziplinäre Aufgabe –
erste Erfahrungen
(M. Butters, T. Vögele und C. Kaden-Bode)

Postoperative Management of Pain
as an Interdisciplinary Task –
First Experiences

677

Wundverschluß und Wundheilung

Molekularbiologische Kenntnisse zur
Wundheilung und praktische Folgerung
(S. Werner und B. Munz)

Molecular Mechanisms of Wound
Repair and Practical Implications

678

Biologische Wundklebesysteme
in der Wundheilung
(G. B. Stark, R. E. Horch, M. Voigt
und E. Tanczos)

Biological Tissue Glues
in Wound Healing

683

Lokalchirurgische Maßnahmen
bei chronischen Wunden
(J. Raunest)

Surgical Management of Chronic
Wounds

689

Einfluß von Verbandmaterialien
auf die Wundheilung
(R. Linder)

Effects of Surgical Dressings
on Wound Healing

694

Interdisziplinäre Behandlungskonzepte bei chronischen Wunden (S. Coerper, A. Kerber, M. Schäffer und H. D. Becker)	Interdisciplinary Concepts of Wound Care	698

Die amerikanische Erfahrung – Triebfeder und Anregung zum Nachdenken

Typische Erfahrung eines früheren Forschungsassistenten in den USA (E. Klar)	Typical Experience of a Former Research Fellow in the USA	702

Unser chirurgischer Nachbar Polen – Erfahrungsaustausch und Planung

Einführung: Das gemeinsame chirurgische Erbe (A. Encke und M. Sachs)	The Common Surgical Heritage	705
Entwicklung und Bedeutung der chirurgischen Onkologie in Deutschland (A. Encke)	Development and Impact of Surgical Oncology in Germany	707
The Prospective Multicenter Trial of Gastric Cancer (T. Popiela, J. Kulig, J. Berner, M. Drews, A. Gabryelewicz, A. Karwowski, P. Kołodziejczyk, M. Krawczyk, K. Marlicz, P. Misiuna, Z. Piotrowski, Z. Puchalski and Z. Wajda)		710
Die deutsche EORTC-Studie zur neoadjuvanten Therapie des Magenkarzinoms (J. R. Siewert, Ch. Schuhmacher und U. Fink)	The German EORTC Trial: Neoadjuvant Chemotherapy for Gastric Cancer	717
Das Konzept der „mikrochirurgischen" Technik beim medullären Schilddrüsenkarzinom (B. Mann, H. J. Buhr und J. Faulhaber)	The Concept of "Microsurgical" Technique in Medullary Thyroid Carcinoma	720

Vermittlung und Akkumulation von Wissen

DER CHIRURG und das LANGENBECKS ARCHIV FÜR CHIRURGIE – zwei verschiedene Stoßrichtungen chirurgischer Publikationen (J. R. Siewert und R. Bumm)	DER CHIRURG and LANGENBECKS ARCHIV FÜR CHIRURGIE – Two Different Directions in Surgical Publications	724
Richtlinien und Ratschläge für ein aussichtsreiches Kongreß-Abstract (N. Senninger und Ch. Seiler)	Guidelines for a Successful Congress Abstract	728

Forschungsförderung in der Chirurgie

Die Stellung der Deutschen Gesellschaft für Chirurgie in der Gemeinschaft der wissenschaftlichen Fachgesellschaften (W. Hartel und F. Gebhard)	The Role of the German Surgical Society Among Other Scientific Societies	732

Forschungsförderung in der Chirurgie durch den Schweizerischen National Fonds (U. Winkler)	Promotion of Research Projects in Surgery by the SNSF	738
Forschungsförderung in Deutschland (B. Konze-Thomas)	Research Funding in Germany	741

Prozedurenklassifikationen: Stand und Perspektiven

Klassifikation chirurgischer Eingriffe in Deutschland (J. Stausberg)	Classification of Surgical Procedures in Germany	744
OPS-301/ICPM: Erfahrungen und Probleme (R. Thurmayr und G. R. Thurmayr)	Coding of Procedures with OPS-301 or ICPM: Experience and Problems	748
Europäische Vornorm: Struktur zur Klassifikation und Kodierung chirurgischer Prozeduren (C. Kolodzig)	European Prestandard: Structure for Classification and Coding of Surgical Procedures	752
Procedure Coding System: Hintergrund und Aufbau (A. M. Messing-Jünger)	Procedure Coding System: Background and Structure	757
Procedure Coding System (PCS): Bewertungsverfahren beim BMG (A. Zaiss)	Procedure Coding System (PCS): State of Evaluation by the Ministry of Health	764

Forum Junge Chirurgie

Perioperative Therapieprobleme

Medizinische Grundlagen einer Thromboembolieprophylaxe (S. Haas)	Medical Considerations on Prevention of Venous Thromboembolism	767
Rechtliche Aspekte der Thromboseprophylaxe (K. Ulsenheimer)	Legal Aspects of Thrombosis Prophylaxis	779
Die Intensivmedizin aus der Sicht der Patienten, deren Angehörigen und des Pflegepersonals (W. Wahl, R. Küchle, S. Schrapers und Th. Junginger)	Intensive Care Medicine from the Point of View of the Patients, Their Family Members, and the Nursing Staff	785

Aus- und Weiterbildung – Eine gemeinsame Veranstaltung der DGC und des BDC

Berufsweg ohne Grenzen

Europäisierung der Ausbildung (J. Witte und H. Mayer)	European Surgical Education	789

Operationskatalog und klinische Realität, Analyse einer wachsenden Divergenz und mögliche Auswege
(W. Wayand und W. Feil)

Operating Lists and Clinical Reality: Analysis of Growing Divergence and Possible Solutions
790

Ist die Weiterbildung zum Facharzt für Chirurgie ausreichend? Ergebnisse einer Umfrage unter chirurgischen Assistenten in Berlin-Brandenburg
(J. Sauer)

Is Surgical Training for Registrars Sufficient? Results of an Inquiry Among Surgical Registrars in Berlin-Brandenburg
791

Arbeitszeitgesetz: Zeitliche und wirtschaftliche Grenzen!

Arbeitszeitgesetz: Zeitliche und wirtschaftliche Grenzen
(H. F. Kienzle)

Employment Act: Consequences for Clinical Work
795

Realisierung des Arbeitszeitgesetzes an einer Universitätsklinik – „Chirurgische Forschung im illegalen Zeitraum"
(P. Dohrmann)

Realisation of the Federal Regulations of Working Times by Law at University Hospitals
799

Das Arbeitszeitgesetz aus der Sicht des nicht-leitenden Chirurgen
(P. Decker, P. Stratmann, D. Decker und A. Hirner)

The Law of Labor Time: A Surgeon's Point of View
802

Arbeitszeitgesetz – Auswirkungen für den jungen Chirurgen
(W. Albert, M. Freitag und K. Ludwig)

Law of Working Hours (Arbeitszeitgesetz) – Consequences for the Young Surgeon
806

Die endoskopische Cholezystektomie als Kostenfallpauschale – Noch ein Ausbildungseingriff?
(G. Eibl, Th. Foitzik, C. T. Germer, D. Albrecht und H. J. Buhr)

Endoscopic Cholecystectomy as a Package Deal – Another Training Intervention?
813

Klinische Anatomie in der Chirurgischen Aus- und Weiterbildung
(T. Berns, E. Peuker, T. Filler und N. Senninger)

Clinical Anatomy: An Element in Surgical Education
816

Spezialisierung

Lohnt sich die Selbständigkeit? Die Sicht des Chefarztes
(K. Junghanns)

The Value of Professional Independence
820

Weiterbildung im Ausland

Aktueller Stand und Zukunftsperspektiven der Spezialisierung in der Chirurgie im vereinten Europa
(J. A. Gruwez und C. C. Pohland)

Current Situation and Future Perspectives of Specialisation Within Surgery in the European Union
822

Ausbildung von Gastärzten aus Entwicklungsländern
(M. Richter-Turtur und L. Schweiberer)

Surgical Training for Guest Doctors from Developing Countries
832

Der Forschungsaufenthalt im Ausland im Berufsweg des akademischen Chirurgen (G. Schürmann, C. Anthoni, R.-J. Fischer, P. Hintze und N. Senninger)	Research Abroad in the CV of an Academic Surgeon	836
Die Weiterbildung zum Facharzt für Chirurgie in den USA – Aspekte für den jungen deutschen und amerikanischen Arzt (C. M. Seiler, W. Esch, K. Hohmann und N. Senninger)	Residency in Surgery in the USA – Prospects for German and American Residents	840
Lohnt sich ein dreimonatiger USA-Aufenthalt für einen deutschen Universitätschirurgen? (A. Woltmann, E. Th. Rietschel und H.-P. Bruch)	Is Three Months Stay in USA Worthwhile for a German Academic Surgeon?	845

Ökonomie/Qualitätssicherung

Online-Infektionserfassung im Rahmen des Total Quality Management (M. Ehlebracht, M. Birth, M. Hilbert und H.-F. Weiser)	Online Recording of Nosocomial Infections as a Part of Total Quality Management	847
Controlling in einer Chirurgischen Universitätsklinik am Beispiel der beidseitigen Schilddrüsenresektion (B. Mann, O. Skowronnek und H. J. Buhr)	Controlling in Patients with Bilateral Thyroid Resections: Data Obtained in a Surgical University Department	850
Prospektive Untersuchung des spontanen ärztlichen Umganges mit Antibiotika auf der chirurgischen Normalstation – rationale und ökonomische Aspekte (A. Schmidt-Matthiesen, J. Schellmann und A. Encke)	Prospective Examination of the Use of Antibiotics on Normal Surgical Wards – Rational and Economical Aspects	854
Ambulante kodisziplinäre risikoadaptierte Operationsvorbereitungen (G. Stöhr, W. Weyland, S. Post und H. Becker)	Outpatient Codisciplinary Risk-Adjusted Premedication	861
Schätzverfahren zur Budgetfindung und Bewertung chirurgischer Leistungen im Rahmen eines Krankenhausbetriebsvergleiches. Wertigkeit von LKA-, PPR-, und DRG-Systemen (R. Pinnau, K. Rostock, R. Gudath, Th. Mansky und U. Meyer-Pannwitt)	Evaluation Process for Budgeting and Rating of Surgical Performances Within a Hospital Comparison: Significance of LKA, PPR and DRG Systems	864
Einsatz von Geographischen Informationssystemen (GIS) bei der strategischen Planung des chirurgischen Leistungsangebotes innerhalb eines Krankenhausverbundes (U. Meyer-Pannwitt, R. Pinnau, A. Mündemann-Hahn und W. Schirmer)	Geographic Information System (GIS) for the Planning of Surgery Work in a Hospital Corporation	870

Multimedia

CD-ROM: Tonbildschau, Lehrbuch-Ersatz oder neues Medium?

Computer-based Training am Beispiel der A. carotis (H.-H. Eckstein, A. Dörfler, K. Klemm, H. Schumacher, R. Winter, H.-J. Bardenheuer, M. Weigand, U. Werner, A. Mehrabi, H. Schwarzer, F. Kallinowski und J.-R. Allenberg)	Computer-Based Training (CBT) for Education in Carotid Surgery	877
Multimedia CD-ROM: Ein neues Medium zur Verbesserung der Wissensvermittlung (K. A. Gadwad, A. Mehrabi, Ch. Staff, C. Blöchle, J. R. Izbicki, F. Kallinowski und C. E. Broelsch)	Multimedia CD-ROM: A New Medium to Improve Actual Knowledge Availability	880
Entwicklung eines computergestützten Lernprogrammes für die Lebertransplantation (M. Golling, A. Mehrabi, H. Schwarzer, E. Klar, F. Kallinowski und Ch. Herfarth)	Development of a Computed-Aided Training Program for Liver Transplantation	882
Entwicklung einer multimedialen CD-ROM-Reihe zur Verbesserung der chirurgischen Aus- und Weiterbildung (F. Kallinowski, A. Mehrabi, H. Schwarzer und Ch. Herfarth)	Development of a Multimedia CD-ROM Series for the Improvement of Surgical Training and Education	885

Internet

Akzeptanzanalyse der Internetpräsentation des 115. Kongresses der Deutschen Gesellschaft für Chirurgie (M. Mieth, S. Dresen, J. Schmidt, R. Schall, H. Meyer und Ch. Herfarth)	Analysis of Acceptance of the World Wide Web Presentation of the 115th Annual Meeting of the German Society of Surgery	888
Informationsaustausch via Internet-Möglichkeiten, Grenzen, Zukunft (S. Schmiedl, M. Geishauser, M. Klöppel und E. Biemer)	Information Exchange by the Intenet: Opportunities, Limitations, Future Developments	892
Datensammlung in multizentrischen klinischen Studien mit WWW und Internet (C. Ohmann und H. Sippel)	Data Collection in Multicenter Clinical Trials with WWW and the Internet	896
Telechirurgie – Erfahrungen aus den USA (M. Stelzner und D. C. Lynge)	Telesurgery – Experience from the United States	897
Telekommunikation im chirurgischen Alltag (P. Balanou, B. Rau, F. Engel-Murke, G. Graschew und P. M. Schlag)	Telecommunication in Surgical Routine	900
Nutzen von PC-basierten Videokonferenzsystemen in der Chirurgie (W. Gnann, S. P. Stieglitz, U. Schächinger und M. Nerlich)	Use of PC-Based Videoconferencing – Systems in Surgery	904

Plenarsitzungen

Humanität und Wissenschaft

Humanität und Wissenschaft (W. Frühwald)	909
Von der Humanität in der Medizin (J. Horn)	916

Klinische Forschung und Grundlagenwissenschaften

Die Klinische Forschung – ein unverzichtbares Bindeglied zu den Grundlagenwissenschaften (H.-D. Röher)	921

Strategische Krankenhausführung und Qualitätsvergleich

Erfolgsfaktoren der Krankenhausführung (M. Heberer)	926
Krankenhausvergleich – Status quo und Perspektiven (M. Betzler und P. Haun)	938
Das Bild der Chirurgie in der Öffentlichkeit (H. Bauer) — The Public Image of Surgery	944

Intensivkurse für Technik

Chirurgische Anatomie und technische Konsequenz

Oesophagusresektion und Magenhochzug

Chirurgische Anatomie des Oesophagus und Magens zum Verständnis für den Magenhochzug (D. Liebermann-Meffert)	Surgical Anatomy of Esophagus and Stomach in View of the Gastric Pull-Through	951
Die chirurgischen Techniken des Magenhochzugs und der Ösophagusresektion (J. Jähne)	Surgical Techniques of Gastric Interposition and Oesophageal Resection	955

Operationen an der Lunge

Chirurgische Anatomie resezierender Verfahren an der Lunge (C. Engelmann)	Surgical Anatomy of Lung Resections	956

Leistenhernienchirurgie (konventionell, laparoskopisch)

Die chirurgische Anatomie der Leiste für die konventionelle und endoskopische Hernien-Operation (R. Kunz)	Surgical Anatomy of the Groin for Classic and Minimally Invasive Hernia Repair	963

Behandlung des Weichteilschadens

Behandlung des Weichteilschadens – Definitivversorgung (V. Heppert und A. Wentzensen)	Definitive Treatment of Soft Tissue Lesions	964

Wiederherstellung der schwer geschädigten Hand

Chirurgische Anatomie unter besonderer Berücksichtigung der Rekonstruktionsmöglichkeiten bei schweren Handverletzungen (P. F. Graf)	Functional Anatomy and Fundamentals of the Treatment of Severe Hand Injuries	968
Wiederherstellung der weiblichen Brust mit dem freien queren Unterbauchlappen als Perforator-flap (DIEP-flap) (A.-M. Feller)	Breast Reconstruction with the Deep Inferior Epigastric Perforator Free Flap (DIEP flap)	971

Freie Vorträge

Kolon/Rektum/Anus – gutartig

Lebensqualität bei Patienten mit einer Stuhlinkontinenz (M. Sailer, D. Bussen, K.-H. Fuchs und A. Thiede)	Quality of Life in Patients with Faecal Incontinence	973
Die passive Elektrostimulationstherapie des Analsphinkters ist dem aktiven Biofeedbacktraining unterlegen (St. Surh, P. Kienle, J. Stern und Ch. Herfarth)	Biofeedback Training Yields Better Results than Electrostimulation of the Anal Sphincter in the Treatment of Anal Incontinence	976
Megacolon beim Erwachsenen – das Spektrum zugrundeliegender intestinaler Innervationsstörungen (T. Wedel, J. Gleiß, T. Schiedeck, A. Herold und H. P. Bruch)	Megacolon in the Adult: The Range of Underlying Disorders of Enteric Innervation	979

Sepsis/Peritonitis

Vermeidung von Abdomenröntgenaufnahmen bei akuten Bauschmerzen – Evaluation einer einfachen klinischen Entscheidungsunterstützung (H. Böhner, Q. Yang, K. Franke und C. Ohmann)	Avoiding Plain Abdominal X-Rays in Acute Abdominal Pain: Evaluation of a Simple Clinical Decision Aid	982
Chirurgische Laparoskopie beim akuten Abdomen (A. J. Coburg, Th. Carus, U. Kempf und W. Grebe)	Surgical Laparoscopy in Acute Abdomen	985
Der abdominelle Notfall nach kardiochirurgischen Eingriffen (D. Wolken, K. Hellberg und K. P. Thon)	Acute Abdominal Complications After Heart Surgery	988

Chronisch entzündliche Darmerkrankungen

Risikofaktoren für den postoperativen Verlauf nach Resektionen wegen M. Crohn (A. J. Kroesen, N. Runkel und H. J. Buhr)	Risk Factors for the Postoperative Course After Surgery for Crohn's Disease	991
Transforming Growth Factor-βs steuern die Pathogenese des Morbus Crohn (H. Friess, F. F. di Mola, B. Egger, A. Scheuren, J. Kleeff, A. Zimmermann und M. W. Büchler)	Transforming Growth Factor-β Affects the Pathogenesis of Crohn's Disease	994
Therapieplanung und Operationsindikation Crohn-assoziierter Analfisteln (W. U. Schmidt, F. P. Müller, A. Wolmershäuser, R. Hesterberg, H.-D. Röher und P. R. Verreet)	Therapy Planning and Indications for Surgery in Anal Fistulas Associated with Crohn's Disease	998
Rektovaginale Fisteln bei Patienten mit M. Crohn – Therapie und Prognose (L. Herzog, A. Herzog, F. Glaser und Ch. Herfarth)	Treatment and Prognosis of Rectovaginal Fistulas in Patients with Crohn's Disease	1002

Adipositaschirurgie

Adipositaschirurgie: Modeerscheinung oder ernst zu nehmendes Spezialgebiet? (A. M. Wolf, U. Nellessen, B. Kortner und H. W. Kuhlmann)	Surgery of Adipose Disease: A Passing Trend or a Speciality To Be Taken Seriously?	1004
Patientenselektion zur laparoskopischen „gastric banding" Operation (J. Heimbucher, H. Tigges, K.-H. Fuchs, A. Benecke-Timp und A. Thiede)	Patient Selection in Laparoscopic Gastric Banding	1007
Laparoskopisches Gastric Banding zur Behandlung morbiditärer Adipositas (R. Weiner, H. Bockhorn und D. Wagner)	Laparoscopic Gastric Banding for Morbid Obesity	1010
Laparoskopische Gastric-Banding-Operation: Technik, Ergebnisse und Komplikationen in 370 Fällen (A. Pier, G. Abtahi, S. Wolff und H. Lippert)	Laparoscopic Gastric Banding: Technique, Results, and Complications in 370 Cases	1013
Reduzierung der Begleiterkrankungen einer pathologischen Adipositas nach Gastric Banding (S. Wolff, A. Pier, G. Abtahi und H. Lippert)	Reduction of Metabolic Syndrome Diseases After Gastric Banding	1017

Hernien I

Lebensqualität nach Leistenhernienoperation – Ergebnisse einer prospektiven Studie (Shouldice, Lichtenstein, TAPP) (D. Stengel und V. Lange)	Quality of Life After Inguinal Hernia Surgery: Results of a Prospective Survey (Shouldice, Lichtenstein, TAPP)	1020

Leistenhernienchirurgie in Lokalanaesthesie
– Technik und Ergebnisse eines „minimal
invasiven" Verfahrens
(H. M. Rau, G. Arlt, C. Peiper
und V. Schumpelick)

Use of Local Anesthesia in Hernia
Surgery: Technique and Results
of a Minimally Invasive Procedure

1024

Die Rekonstruktion von Narbenhernien
unter definierter, tensiometrisch
gemessener Spannung – Eine Möglichkeit
zur anatomisch korrekten Wiederherstellung
der Bauchwand
(P. Klein, O. Schmidt, B. Reingruber
und W. Hohenberger)

Repair of Incisional Hernias Under
Defined Tension: The Potential
of an Anatomic Reconstruction
of the Abdominal Wall

1027

Hernien II

Laparoskopischer Bruchlückenverschluß
von Rezidiv-Hernien
(V. Götzen und I. Baca)

Laparoscopic Treatment
of Recurrent Hernia

1031

Endokrine Chirurgie I

Die intraoperative isotopengeführte
Sondenlokalisation nach Somatostatin-
Rezeptorszintigraphie für okkulte
neuroendokrine Tumoren
(N. Runkel, M. Bäder, B. Wiedenmann
und H. J. Buhr)

Intraoperative Detection of Occult
Neuroendocrine Tumors Following
Somatostatin Receptor Scintigraphy

1034

Die subtotale retroperitoneoskopische
Nebennierenresektion – eine Alternative
zur Adrenalektomie?
(M. K. Walz, K. Peitgen, B. Saller,
K. Mann und F. W. Eigler)

Subtotal Retroperitoneoscopic Adrenal
Gland Resection: An Alternative
to Adrenalectomy?

1038

Einfluß der primären chirurgischen Therapie
auf den Verlauf des C-Zell-Karzinoms der
Schilddrüse
(M. Colombo-Benkmann, J. Raff,
F. Frank, E. Klar und Ch. Herfarth)

The Effect of Primary Surgical
Treatment for Medullary Thyroid
Carcinoma on Outcome

1041

Endokrine Chirurgie II

Benigne Schilddrüsenerkrankungen
im Kindes- und Jugendalter – Frühzeitige
Indikation zur operativen Therapie?
(B. Mann, E. Riede, N. Runkel
und H. J. Buhr)

Benign Thyroid Diseases in Childhood
and Adolescence – Early Indication
for Operative Therapy?

1044

Operatives Vorgehen bei Hyperthyreosen
von Kindern und Jugendlichen
(J. Witte, P. E. Goretzki und H. D. Röher)

Surgical Strategy of Hyperthyroidism
in Children and Adolescents

1048

Selektive (= morphologiegerechte und funktionskritische) Chirurgie der Knotenstruma: Abhängigkeit des Risikos der Recurrensparese von Darstellung und Manipulation des Nerven
(R. A. Wahl und I. Rimpl)

Selective Surgery for Nodular Goiter: Dependence of Risk of Recurrent Laryngeal Nerve Palsy on Identification and Manipulation of the Nerve   1051

Kontinuierliches Monitoring des Nervus laryngeus recurrens
(W. Lamadé, R. Brandner, M. Brauer, E. Hund, E. Klar und Chr. Herfarth)

Continuous Monitoring of the Recurrent Laryngeal Nerve   1055

Intraoperatives Neuromonitoring des Nervus laryngeus recurrens – routinemäßiger Einsatz in der Schilddrüsenchirurgie
(A. Kienast, C. Richter und H.-J. Neumann)

Intraoperative Neuromonitoring of the Recurrent Laryngeal Nerve – a Routine Procedure During Thyroid Surgery   1058

Ergebnisse der zweizeitigen Thyreoidektomie beim differenzierten Schilddrüsenkarzinom
(H. M. Rau, J. Faß und V. Schumpelick)

Results of the Two-Step Total Thyroidectomy in the Treatment of Differentiated Thyroid Carcinoma   1061

Endokrine Chirurgie III

Chirurgie der Knotenstruma: Postoperative Hypocalcaemie in Abhängigkeit von Resektionsausmaß und Handhabung der Nebenschilddrüsen
(I. Rimpl und R. A. Wahl)

Surgery for Nodular Goiter: Dependence of Postoperative Hypocalcemia on Extent of Resection and Manipulation of the Parathyroids   1063

Chirurgische Intensivmedizin I: Sepsis, MOV

Induktion der frühen Endotoxin-Toleranz mit atoxischem Endotoxin – ein neuer Weg der Sepsis-Prophylaxe
(K. H. Staubach, H. Weber, H. Brade und H.-P. Bruch)

Induction of Endotoxin Tolerance by Atoxic Endotoxin – a New Prophylatic Concept to the Septic Syndrome   1067

Kausalorientierte Prophylaxe der nosokomialen Pneumonie: der HI-LO EVAC Tubus
(G. Stöhr, M. Kunze, C. Ohmann, H. D. Röher und H. Becker)

Causal Prophylaxis of the Nosocomial Pneumonia: the HI-LO EVAC Tube   1071

Frühextubation vs. Spätextubation nach Oesophagusresektion: eine randomisierte, prospektive Studie
(H. Bartels, H. J. Stein und J. R. Siewert)

Early Extubation versus Prolonged Ventilation after Esophagectomy: a Randomized, Prospective Study   1074

Immunstimulation durch G-CSF (Neupogen®) bei septischen Patienten mit Immunparalyse
(A. Agnes, K. Zippel, H. Zuckermann, W. D. Döcke, H. D. Volk und J. M. Müller)

Immune Stimulation with G-CSF (Neupogen®) for Sepsis Patients with Immune Paralysis   1077

Plasmaseparation kombiniert mit CVVHF in Sepsis- und SIRS-Patienten
(J. Schmidt, V. D. Mohr, R. Lampert, P. Metzger und H. Zirngibl)

Plasmapheresis Combined with Hemofiltration in Patients with Sepsis and SIRS   1080

Ist eine Beeinflussung von SIRS und MOV
durch Ernährungstherapie möglich?
(L. Bastian, A. Weimann, G. Regel
und H. Tscherne)

Can SIRS and MOF Be Influenced
by Dietary Therapy?

1083

Chirurgische Intensivmedizin II: Polytrauma

Prädiktive Rolle von IL-6 für das Multi-
organ-Dysfunktionssyndrom (MODS) bei
schwerverletzten Patienten in der frühen
Intensivpflegephase
(M. Keel, M. Birchler, G. A. Wanner,
U. Steckholzer und W. Ertel)

The Predictive Value of IL-6 for the
Multiple Organ Dysfunction Syndrome
(MODS) in the Early Period After
Severe Trauma

1086

Eingriffsadaptierte intraoperative
Volumensubstitution – Beispiel chirurgisch-
anästhesiologischer Kooperation
(H. Wenk, K. Hankeln, R. Senker
und J. Träger)

Adapting Intraoperative Volume
Substition to Intervention – An Example
of Surgical-Anesthesiological
Cooperation

1088

Einfluß der kinetischen Therapie auf den
Behandlungsverlauf bei Patienten mit
posttraumatischem Lungenversagen
(J. Erhard, C. Waydhas, S. Ruchholtz,
S. Schmidbauer, D. Nast-Kolb,
K. H. Duswald und L. Schweiberer)

The Effect of Kinetic Therapy
on the Treatment of Patients with
Post-traumatic Respiratory Failure

1091

Chirurgische Intensivmedizin III

Frühpostoperative Ernährung
nach elektiver Kolonchirurgie
(S. Brönnimann, M. Studer
and H. E. Wagner)

Immediate Postoperative Oral Feeding
After Elective Colorectal Surgery

1094

Enterale Ernährung bei Problempatienten:
Ersatz der operativen Katheterjejunostomie
durch endoskopisches Konzept
(D. Stüker, K. E. Grund und H. D. Becker)

Enteral Nutrition in Problematic Cases:
Replacement of Operative Catheter-
Jejunostomy by the Endoscopic
Concept

1096

Postoperative Komplikationen
Therapieumkehr durch Lungenwassermessung
(H. Mothes, U. Schotte, M. Hommann
und J. Scheele)

Postoperative Complications
by Therapeutic Reversal Lung Fluid
Measurement

1099

Die endoskopische Therapie
der gastro-jejunalen Dissoziation
in der Intensivmedizin
(E. Shang, G. Kähler und J. Scheele)

Endoscopic Treatment of
Gastro-jejunal Dissociation
in Critical Care Patients

1102

Perioperatives Risiko, Wundheilung

Thrombophlebitis profunda bei Patienten
nach der konventionellen und laparoskopischen Gallenblasenentfernung
(Z. Krasinski, M. Gabriel,
G. Oszkinis, L. Dzieciuchowicz
und B. Begier-Krasinska)

Deep Venous Thrombosis After
Conventional and Laparoscopic
Cholecystectomy

1105

Perioperative Therapie bei HIV-Infektionen
(F. P. Müller, W. P. Schecter, H. Jablonowski, W. U. Schmidt und P. R. Verreet)
Perioperative Therapy
for HIV Infections ... 1107

Strahlenbelastung des Chirurgen durch intraoperatives Röntgen:
Risiken und Dosismanagement im OP
(M. Fuchs, A. Schmid, T. Eiteljörge, H. Modler und K. M. Stürmer)
Radiation Exposure of Surgeons from Intraoperative X-rays:
Risk and Dose Management in OP ... 1111

Appendizitis

Ist die Ultraschalluntersuchung bei der akuten Appendizitis verzichtbar?
(C. Franke, C. Ohmann, H. Böhner, H.-D. Röher und die Studiengruppe akute Bauchschmerzen)
Is Ultrasound Dispensable in Acute Appendicitis ... 1114

Einfluß der Sonographie auf Appendektomie und Laparoskopiefrequenz
(M. Wüstner, F. Horst, T. Neufang und H. Becker)
Influence of Sonography on Appendectomy and Frequency of Laparoscopy ... 1117

Die diagnostische Wertigkeit der rektalen Untersuchung von Patienten mit akuter Appendizitis
(K. Kremer, M. Kraemer, K.-H. Fuchs und C. Ohmann)
The Diagnostic Value of a Rectal Examination in Patients with Acute Appendicitis ... 1120

Leber, Galle, Pankreas, gutartig

Der unklare Pankreaskopftumor – Ein therapeutisches Dilemma?
(Th. Böttger)
Uncertain Carcinoma of the Head of the Pancreas – A Therapeutic Dilemma? ... 1123

Diagnostik und Therapie von Pankreaspseudozysten bei chronischer Pankreatitis
(W. Schlosser, A. Klein, M. Siech und H. G. Beger)
Diagnosis and Therapy of Pancreatic Pseudocysts in Chronic Pancreatitis ... 1127

Biliäre Pankreatitis – Epidemiologie, Fortschritt durch ein neues Therapiekonzept?
(M. Ulrich, K. Kraft, B. Leibl und R. Bittner)
Biliary Pancreatitis – Epidemiology, Progress with a New Therapeutic Procedure? ... 1130

Chirurgischer Ultraschall – Indikation zum „therapeutischen Splitting" beim komplizierten Gallenstein
(P. Sungler, F. Mayer, H. W. Waclawiczek und O. Boeckl)
Surgical Ultrasound – Indication for Therapeutic Splitting of Complicated Gallstones ... 1133

Chirurgische Endoskopie

Transorale videoendoskopische Oesophago-Diverticulotomie des Zenker'schen Divertikels mit dem Endo-GIA-Gerät
(H. van Tits, F. Hasse, G. Bertram und D. Löhlein)
Transoral Endoscopic Staple-assisted Esophagodiverticulotomy of Zenker's Diverticulum ... 1136

Differentialtherapie der Achalasie (J. H. Schneider, K. Manncke, K. E. Grund und H. D. Becker)	Differential Therapy of Achalasia	1139
Kombinierte pH-Metrie und Multiple Impedanzvariometrie – Validierung eines neuen Verfahrens zur Erkennung von nichtsaurem Reflux in der Speiseröhre (B. Dreuw, J. Faß, P. Büchin, J. Silny, G. Rau und V. Schumpelick)	Combined pH Monitoring and the Multiple Impedance Technique – Validation of a New Procedure for Detection of Non-acid Reflux into the Esophagus	1143
Diagnostik der Nahtinsuffizienz im Gastrointestinaltrakt „Suffizienz" von Radiologie und Endoskopie (K. E. Grund und D. Stüker)	Diagnosis of Anastomotic Insufficiencies in the Gastrointestinal Tract: Adequacy of Radiology and Endoscopy	1146
Fas/FasLigand mRNA sind in *Helicobacter-pylori*-infizierter Mukosa exprimiert (F. Meyer und S. P. James)	The Expression of Fas/FasLigand mRNA in *Helicobacter pylori*-Infected Mucosa	1150

Kinderchirurgie I

Differenzierung von Sphinkterinsuffizienz und Obstipation nach operierter Analatresie: Wertigkeit eines neuen Kontinenzscores (L. Wessel, K. Rippel, S. Hosie und K.-L. Waag)	Distinguishing Sphincter Insufficiency and Constipation Following Operated Anal Atresia: Introducing a New Continence Score	1153
Die verbesserte Kontinenzleistung nach Pena-Operationen bei anorektalen Mißbildungen (G. Benz und P. Kienle)	Improved Continence Following the Pena Procedure for Anorectal Malformations	1157
Die elastische Markraumschienung – ein Konzept zur Behandlung der instabilen Unterarmschaftfraktur im Kindesalter (D. Richter, A. Ekkernkamp, G. Muhr und M. P. Hahn)	Elastic Intramedullary Nailing – a Concept for the Management of Unstable Fractures of the Forearm in Children	1160
Elektronenmikroskopischer Nachweis der Effektivität intraoperativer Laseranwendung bei Rezidivoperationen juveniler Knochenzysten (C. M. Meier, J. Tsokas und G. H. Willital)	Electron Microscopic Proof of the Effectivity of Intraoperative Laser Application in Surgery for Juvenile Bone Cyst Recurrence	1163
Langzeitergebnisse nach restaurativer Proktokolektomie und ileoanaler Pouchanlage (IAP) bei Kindern mit FAP (M. Kadmon, A. Tandara und Chr. Herfarth)		1165

Kinderchirurgie II

Bedeutung der pränatalen Diagnostik in der interdisziplinären Behandlung sakrococcygealer Teratome (K. Schaarschmidt, F. Louwen, B. Specht, A. Saxena, Kolberg-Schwerdt, Ch. Becker und G. H. Willital)	Significance of Prenatal Diagnosis in the Interdisciplinary Treatment of Sacrococcygeal Teratoma	1168

Eine Methode zur Reduktion des Sepsisrisikos bei Neu- und Frühgeborenen mit Stomata (K. Schäfer, H. Roth, M. Aulmann und O. Linderkamp)	A method to Minimize the Risk of Sepsis in Neonates and Prematures with Stomas
	1172
Neue Ansätze für Gewebemanagement auf dem Gebiet minimal invasiver Kinderchirurgie (R. Th. Carbon, M. Thias, M. Schreiber, S.-I. Simon, H. Mughrabi und H. P. Huemmer)	New Methods of Tissue Management in Minimally Invasive Pediatric Surgery
	1175

Unfallchirurgie I

Die minimalinvasive, percutane Ventrikulostomie in der Therapie des schweren Schädel-Hirn-Traumas (S. Ruchholtz, C. Waydhas, D. Nast-Kolb, A. Müller und L. Schweiberer)	Percutaneous Ventriculostomy in Therapy for Severe Traumatic Brain Injury
	1179
Der retrograde Tibianagel bei proximalen Tibiafrakturen – eine biomechanische Untersuchung (A. Pommer, M. P. Hahn, A. Dávid und G. Muhr)	The Cephalograde Tibial Nail for Proximal Tibial Fractures – A Biomechanical Investigation
	1182
Chirurgisch induzierte Angiogenese als Grundlage der Behandlung hypovaskularisierter Wunden – der nutritive Lappen (K.-J. Walgenbach, M. Voigt, R. Horch und G. B. Stark)	Surgically Induced Angiogenesis as a Basis for Treating Hypovascularized Wounds – The Nutritive Flap
	1186
Das abdominale Kompartmentsyndrom (AKS) nach schwerem Bauch- und/oder Beckentrauma (W. Ertel, A. Oberholzer, A. Platz, R. Stocker und O. Trentz)	The Abdominal Compartment Syndrome after Severe Abdominal and/or Pelvic Trauma
	1189

Unfallchirurgie II

Der Classic Nagel nach Richards (Intramedullary Hip Screw, IMHS) als unaufgebohrter Marknagel bei der osteosynthetischen Versorgung pertrochanterer Frakturen (C. Weiß, K. Brockmann, A. Quentmeier und Th. Fritz)	Use of the Richards Classic Nail in the Treatment of Pertrochanteric Fractures: a Clinical, Prospective Study
	1191
Der freie „Notfall" – rectus-abdominis-Transfer zur Defektdeckung bei komplexen Handverletzungen (R. E. Horch, K. J. Walgenbach, M. Voigt und G. B. Stark)	The Free-Flap "Emergency" Rectus Abdominis Transfer to Cover Defects in Complex Hand Injuries
	1194
Instillationsvakuumversiegelung – Ein erster Erfahrungsbericht (D. Moch, W. Fleischmann und A. Westhauser)	Instillation Vacuum Sealing – A Report of First Experiences
	1197

Neue Wege einer effektiveren
Thromboembolieprophylaxe in der
operativen Medizin am Beispiel
der Unfallchirurgie
(C. Chylarecki, G. Hierholzer
und B. Kretschmann)

New Ways to Effective
Thromboembolism Prophylaxis in
Operative Medicine via the Example
of Trauma Surgery

1200

Unfallchirurgie III

Regeneration von hyalinem Knorpel
im Kniegelenk durch Behandlung mit
autologen Chondrozytentransplantaten –
Erste klinische Ergebnisse
(J. Löhnert)

Regeneration of Hyaline Cartilage
in the Knee Joint by Treatment
with Autologous Chondrocyte
Transplantation – First Clinical Results

1205

Ursachen zerebraler Perfusionsstörungen
bei Patienten mit schwerem Schädel-Hirn-
Trauma
(J. Deneke, G. Fröschle, P. Schmitt,
J. V. Wening und K.-H. Jungbluth)

Causes of Impaired Cerebral Perfusion
in Patients with Severe Head Injury

1208

Die dislozierte proximale Humerusfraktur –
Ergebnisse nach Stabilisierung
mit Doppelplatte
(G. A. Wanner, J. Romero, O. Hersche,
A. v. Smekal und W. Ertel)

The Displaced Proximal Humerus
Fracture – Results After Internal
Fixation With Two One-Third Tubular
Plates

1211

Unfallchirurgie IV

Verbesserung der postoperativen
Thromboseprophylaxe in der Unfallchirurgie
durch Dosisanpassung niedermolekularen
Heparins anhand TAT- und
D-Dimer-Verlauf
(M. Hansen, A. Mayer, D. Peetz,
G. Hafner, W. Prellwitz
und P. M. Rommens)

Improvement of Postoperative
Thrombosis Prophylaxis in Trauma
Surgery by Dosage Adjustment of
Low-Molecular-Weight Heparin on the
Basis of TAT and D-Dimer-Traces

1213

Die perkutane minimal invasive autologe
Spongiosatransplantation
(M. Maghsudi, C. Neumann, R. Hente
und M. Nerlich)

Minimal Invasive Technique
in Percutaneous Autologous
Bone Grafting

1218

Indirekte traumatische Zwerchfellrupturen
nach stumpfem Bauch- oder
Thoraxtrauma
(J. C. Limmer, W. T. Knoefel, P. Pogoda,
C. Schneider, J. R. Izbicki
und C. E. Broelsch)

Diagnosis of Diaphragmatic Rupture
after Blunt Thoracic or Abdominal
Trauma

1221

Die Bedeutung der Klingengeometrie für
die Verankerungsstabilität bei kurzem
Verriegelungsnagelsystem des proximalen
Femurendes (Gleitnagel)
(W. Friedl, Ch. Anthoni, Th. Fritz,
H. Schmotzer und M. Wipf)

The Significance of Blade Geometry
for Fixation Stability in Short Locking
Nail Systems of the Proximal Femur
(Gliding Nail)

1224

Gefäßchirurgie I

Endovaskuläre Rekonstruktion des infrarenalen Bauchaortenaneurysmas (BAA) – Erfahrungen mit 3 Systemen endovaskulärer Stentprothesen
(B. Zipfel, G. Biamino, A. Vogt, T. Diebold und R. Hetzer)
Endovascular Reconstruction of Infrarenal Abdominal Aortic Aneurysms Using Three Different Endovascular Stent Prostheses
1227

Endovaskuläre infrarenale Aortenaneurysmachirurgie selektionierter Patienten: 3-Jahresergebnis und Komplikationsmanagement
(H. Schumacher, M. Richter, H. H. Eckstein und J. R. Allenberg)
Endovascular Surgery for Infrarenal Aortic Aneurysms in Selected Cases: Outcome and Complication Management After 3 Years
1230

Der Stellenwert der stentgestützten Aneurysmabehandlung
(K. H. Orend, R. Pamler, J. Goerich, X. Kapfer und L. Sunder-Plassmann)
Outcome of Endovascular Treatment of Aneurysm
1234

Gefäßchirurgie II

Aszendierende Varikophlebitis – Klassifikation und Therapie
(F. Verrel, B. Steckmeier, A. Parzhuber, G. Rauh und F. Tato)
Classification and Treatment of Ascending Varicophlebitis
1237

Varicosis und ascendierende Thrombophlebitis – Operationsplanung zur Notfallcrossektomie durch Duplexsonographie
(F. Graupe, O. Hansen, K. Zarras, H. G. Mackrodt und W. Stock)
Varicosis and Ascending Thrombophlebitis: Decision for Crossectomy According to Duplex Sonography
1240

Die frühe plastische Deckung erhöht die Heilungsrate venöser Ulcera
(M. Schäffer, S. Coerper, I. Flesch und H. D. Becker)
Early Mesh Graft Improves the Outcome of Venous Ulcer Healing
1243

Gefäßchirurgie III

Besteht bei Patienten mit Veränderungen an den Vertebralarterien ein erhöhtes Risiko bei der Carotisdesobliteration?
(A. Hoffmann und W. Lang)
Does Vertebral Artery Involvement Represent an Increased Risk in Carotid Artery Obliteration?
1246

Der kurze distale Venenbypass zum Extremitätenerhalt beim diabetischen Fuß
(A. Neufang, W. Schmiedt, E. Küstner und H. Oelert)
Short Distal Venous Bypass for Limb Salvage in Diabetic Patients
1249

Über die Kombination von Profundaplastik und Pharmakotherapie bei PAVK im Stadium III/IV
(J. D. Gruss)
Combination of Profundaplasty and Pharmacotherapy in the Treatment of Stage III/IV PAVK
1252

Ein neues Konzept für Ersatzmaterialien in der Gefäßchirurgie
(O. E. Teebken, A. Bader, G. Steinhoff und A. Haverich)
A New Concept for Substitutes in Vascular Surgery
1256

Thoraxchirurgie

Funktionelle Resultate nach bilateraler thorakoskopischer Lungenvolumenreduktionschirurgie beim Emphysem
(U. Stammberger, J. Hamacher, K. E. Bloch, R. A. Schmid, E. W. Russi und W. Weder)

Functional Outcome Following Bilateral Thoracoscopic Lung Volume Reduction Surgery in Emphysema

1260

Nachweis unerwarteter extrathorakaler Metastasen beim präoperativen Staging des nicht kleinzelligen Bronchialkarzinoms (NSCLC) mittels Positronenemissionstomographie (PET)
(R. A. Schmid, S. Hillinger, H. Bruchhaus, H. C. Steinert, G. K. von Schulthess, F. Largiadèr und W. Weder)

Detection of Unknown Extrathoracic Metastases by Positron Emission Tomography (PET) in Non-Small Cell Lung Cancer (NSCLC)

1264

Die videoassistierte Thorakoskopie zur effektiven Palliation maligner Pleuraergüsse. Pleurodese – Pleuroperitonealer Shunt
(A. S. Böhle, R. Kurdow und P. Dohrmann)

Video-Assisted Thoracoscopy for Effective Palliation of Malignant Pleural Effusions: Pleuroperitoneal Shunt – Pleurodesis

1268

Plastische Chirurgie

Bleibt die Gewebeperfusion nach freier mikrovaskulärer Gewebetransplantation autonom?
(H. G. Machens, P. Mailänder, P. Brenner, J. Pasel, J. Liebau, M. Funke und A. Berger)

Does Tissue Perfusion Stay Autonomous Following Free Microvascular Tissue Transplantation?

1271

Mittelfristige Resultate nach STT-Arthrodese zur Behandlung der aseptischen Lunatumnekrose im Stadium IIIa/b
(M. Sauerbier, B. Bickert, S. Kluge, D. Erdmann und G. Germann)

Mid-term Results with STT Arthrodesis in the Treatment of Kienböck's Disease (Stage IIIa/b)

1274

Gentechnische Methoden in der experimentellen Xenogenen Nerventransplantation
(D. Hebebrand, D. Wagner, N. F. Jones und H. U. Steinau)

Genetic Engineering Techniques in Experimental Xenogenic Nerve Transplantation

1279

Chirurgische Therapie der Gynäkomastie und ihre Ergebnisse
(M. Colombo-Benkmann, B. Buse, J. Stern und Ch. Herfarth)

Surgical Treatment of Gynaecomastia and Its Results

1282

Überbrückung langstreckiger Knochen- und Gelenkdefekte durch allogene vaskularisierte Transplantate
(G. O. Hofmann, M. H. Kirschner, O. Gonschorek und V. Bühren)

Allogenic Vascularized Grafts in Reconstruction of Diaphysial and Joint Defects

1285

Ambulante Chirurgie in der Praxis

Prä- und postoperative Sonographie bei Fingerbeugesehnenrekonstruktionen in der Zone 2
(M. Holch, S. Rammelt, B. Pflugk und H. Zwipp)

Pre- and Postoperative Sonography in Reconstruction of Zone 2 Flexor Tendon Injuries of the Fingers

1288

Morbus Dupuytren – Formalpathogenese ohne Kontraktion und ein neues operationstaktisches Konzept (A. Meinel) | Dupuytren's Contracture: Pathogenesis Without Contraction and a New Surgical Management | 1292

Varia, Gefäße

Simultanes oder schrittweises Vorgehen bei der Kombination von minimalinvasiven und konventionellen Operationsmethoden in der Gefäßchirurgie (E. U. Voss, G. Mürrle, Th. Dahm und G. Sannwald) | Simultaneous or Stepwise Procedure in the Combination of Minimally Invasive and Conventional Vascular Surgical Techniques | 1295

Ist die Art der Gefäßwandveränderungen in Risikofaktor bei Implantation von Prothesen im aortofemoralen Abschnitt? Dilatative versus obliterierende Arteriopathie (U. Wolters, Th. Schmitz-Rixen, K. Diemer, D. Wasmut und K. Büchler) | Is the Type of Vessel Wall Alteration a Risk Factor in the Aortofemoral Segment? Dilating vs. Obliterating Arteriopathy | 1299

Die allogenen Arterientransplantate als aorto-iliako-femoraler Gefäßersatz bei Protheseninfektionen (M. Gabriel, F. Pukacki, S. Zapalski und K. Pawlaczyk) | Allogenic Arterial Transplants as Aorto-iliac-femoral Substitute in Infections of Prostheses | 1302

Eine Vergleichsstudie über die minimalinvasive Gewinnung von Vena-saphena-magna-Segmenten (M. Dangel, B. Löwe, S. Pfeiffer, V. Gulielmos und S. Schüler) | A Comparative Study of Minimally Invasive Harvesting of Saphenous Vein Segments | 1305

Kontrolle der Offenheit von Koronarbypässen mittels kontrastverstärkter Magnetresonanzangiographie (P. Brenner, B. J. Wintersperger, V. Agirov, E. Kreuzer, M. Reiser und B. Reichart) | Detection of Coronary Artery Bypass Graft Patency by Contrast-Enhanced Magnetic Resonance Angiography | 1308

Onkologie: Haut, Weichteile, Sarkome

Morbidität und Tumorkontrolle gliedmaßenerhaltender Resektion mit intraoperativer Radiotherapie im multimodalen Therapiekonzept von Weichgewebesarkomen (M. Schwarzbach, F. Willeke, M. Eble, M. Wannenmacher, T. Lehnert und C. Herfarth) | Morbidity and Control of Extremity Soft Tissue Sarcoma by Limb-Saving Surgery and Intraoperative Radiotherapy in a Multimodality Treatment Approach | 1312

Nachresektion von Weichteilsarkomen im Rahmen des multimodalen Therapiekonzeptes (M. Peiper, H. J. Weh, R. Schwarz und C. Zornig) | Re-excision of Soft Tissue Sarcomas in the Framework of Multimodal Therapy | 1316

Löst die sentinel-node-Biopsie (SNB) das Problem der elektiven Lymphknotendissektion beim malignen Melanom?
(J. Göhl, T. Meyer und W. Hohenberger)

Sentinel Node Biopsy: Does It Solve the Problem of Elective Lymph Node Dissection in Malignant Melanoma?

1319

Primär maligne Tumore des Sacrums
(R. J. Wirbel, M. Schulte und W. Mutschler)

Primary Malignant Tumors of the Sacrum

1324

Onkologie: Leber, Galle, Pankreas I

Magnetresonanztomographie in der Diagnostik von Gefäßinfiltrationen bei malignen Pankreastumoren
(K. Wendl, A. Richter, J. Gaa, J. Sturm und M. Trede)

Magnetic Resonance Imaging in Detecting Vessel Invasion in Pancreatic Cancer

1328

Stellenwert der diagnostischen Laparoskopie bei primären malignen Lebertumoren
(M. Wolff, A. Ulrich, A. Müller und A. Hirner)

Role of Diagnostic Laparoscopy in Primary Hepatic Malignancy

1331

Onkologie: Leber, Galle, Pankreas II

Technik, Risiko und Ergebnisse der zusätzlichen Pfortaderresektion bei der chirurgischen Therapie des proximalen Gallengangscarcinoms
(T. Lorf, U. Hanack, B. Sattler, R. Canelo und B. Ringe)

Technique, Risk and Outcome of Additional Portal Vein Resection in Surgical Therapy of Proximal Bile Duct Carcinomas

1335

Erweiterte partielle Duodenopankreatektomie nach Kausch-Whipple durch Resektion tumorinfiltrierter Gefäßabschnitte
(J. M. Langrehr, Th. Steinmüller, V. Henneken und H. Keck)

Extension of Kausch-Whipple Partial Duodenopancreatectomy by Resection of Tumor-Infiltrated Vessel Segments

1338

Das Radikalitätsprinzip bei Zystadenomen des Pankreas – Langzeiterfahrungen mit 34 Patienten
(M. Siech, B. Schmidt-Rohlfing, T. Mattfeldt und H. G. Beger)

The Radicality Principle in Cystadenoma of the Pancreas: Long-Term Experience in 34 Patients

1341

Onkologie: Leber, Galle, Pankreas III

Lokoregionäre und systemische Therapie beim fortgeschrittenen Pankreaskarzinom
(T. Gebauer, K. Ridwelski, J. Fahlke und H. Lippert)

Locoregional and Systemic Therapy in Advanced Pancreatic Carcinoma

1344

Hormontherapie des postoperativ rezidivierten Pankreaskarzinoms mit Octreotid und Tamoxifen
(F. A. Wenger, H. U. Zieren, C. A. Jacobi und J. M. Müller)

Hormone Therapy of Recurrent Pancreatic Carcinoma with Octreotide and Tamoxifen

1348

Isolierte hypoxische Perfusion mit
Mitomycin C bringt keinen Benefit
für Patienten mit fortgeschrittenem
Pankreaskarzinom
(H. Petrowsky, S. Heinrich, E. Staib-Sebler,
C. Gog, G. Janshon und M. Lorenz)

Isolated Hypoxic Perfusion with
Mitomycin C Confers No Benefit
for Patients with Advanced Pancreatic
Carcinoma

1351

Onkologie: Ösophagus, Magen I

Präoperatives Staging stenosierender
Ösophaguskarzinome – Prospektiver
Vergleich der Mini-Sondensonographie
mit der konventionellen Endosonographie
(J. Menzel, H. Nottberg, N. Hoepffner,
N. Senninger und W. Domschke)

Preoperative Staging of Stenosing
Esophageal Malignancies: Prospective
Comparison of Miniprobe Sonography
and Conventional Endosonography

1354

Achalasie und Carcinom des Oesophagus:
Inzidenz, Prävalenz und Prognose
(B. L. D. M. Brücher, H. J. Stein,
H. Feussner, H. Bartels und J. R. Siewert)

Achalasia and Carcinoma of the
Esophagus: Incidence, Prevalence
and Prognosis

1357

Prognostische Bedeutung von Apoptose-
Induktoren/Inhibitoren in Magenkarzinom
mit/ohne adjuvanter intraoperativer Radiotherapie (IORT)
(R. Kopp, H. J. Krämling,
C. Cramer, J. Diebold, G. Baretton
und F. W. Schildberg)

Prognostic Implications of Apoptosis
Inducers/Inhibitors in Gastric Cancer
Patients Following Curative Resection
With or Without Adjuvant Intraoperative
Radiotherapy

1360

Ergebnisse der intraperitonealen Aktivkohle
– Mitomycintherapie des Magenkarzinoms
mit Serosainvasion
(J. Faß, M. Jansen, K. Zengel, Th. Reinecke,
G. Asshoff und V. Schumpelick)

Outome of Intraperitoneal Activated
Charcoal – Mitomycin C Therapy
for Castric Carcinoma with Serosal
Invasion

1363

Onkologie: Ösophagus, Magen II

Wertigkeit der Magnetresonanztomographie beim präoperativen Staging
des Magencarcinoms
(C. T. Germer, G. Eibl, A. Heiniche,
T. Zimmer, U. Mannsmann, K. J. Wolf
und H. J. Buhr)

Value of Magnetic Resonance
Tomography for Preoperative Staging
of Stomach Carcinomas

1367

Perioperatives Immunmonitoring beim
Magenkarzinom – Sinnvolle diagnostische
Ergänzung zur Erkennung komplikations-
gefährdeter Patienten?
(J. Ordemann, C. A. Jacobi, R. Stößlein,
H. U. Zieren und J. M. Müller)

Perioperative Immune Monitoring
for Stomach Carcinoma –
Useful Diagnostic Tool for Detecting
Complications in Patients?

1370

Diagnostische und therapeutische
Strategien beim Lokalrezidiv des Magen-
karzinoms
(I. K. Schumacher, J. Bernhardt,
J. Petermann und D. Lorenz)

Diagnostic and Therapeutic Strategies
for Recurrent Gastric Cancer

1373

Beeinflußt der Pouch den Nahrungstransit nach Gastrektomie? (B. Hoksch, K. Zippel, D. Sandrock, B. Kettner, H.-U. Zieren und J. M. Müller)	Does a Jejunal Pouch Influence Alimentary Transit after Gastrectomy? 1377

Onkologie: Kolon, Rektum I

Beta-Catenin Expression und ihre Bedeutung für die Metastasierung beim kurativ operierten Rektumkarzinom (K. Günther, Th. Brabletz, O. Dworak, M. A. Reymond, F. Köckerling, W. Ballhausen und W. Hohenberger)	Beta-Catenin Expression and Its Importance for Metastasis in Curatively Operated Rectal Cancer 1380
Die fraktionierte, interstitielle postoperative HDR-/PDR-Brachytherapie über intraoperativ plazierte Sonden – erste Erfahrungen mit einer neuen Strahlentherapiemodalität in der Behandlung rezidivierter oder nicht curativ resezierbarer colorektaler Karzinome (A. Schmid, M. Löhnert, A. Papachrysanthou, G. Kovacsz, R. Galalae und B. Kremer)	Perioperative Fractionated Interstitial HDR/PDR Brachytherapy (BT) by Intraoperatively Placed Plastic Tubes – First experience with a New Irradiation Modality in the Treatment of Recurrent or noncuratively Resected Colorectal Cancer 1383
Prognostische Faktoren nach multiviszeralen Resektionen kolorektaler Karzinome (A. Schaible, M. Methner, T. Lehnert und Ch. Herfarth)	Prognostic Factors after Multivisceral Resection for Colorectal Cancer 1386

Onkologie: Kolon, Rektum II

Die chirurgische Dickdarmobstruktion – Wandel in der Behandlung in den letzten 10 Jahren (G. Zlatarski, D. Loultchev, Pl. Stevanov und R. Tuschev)	Developments in the Surgical Treatment of Large Bowel Obstruction in the Past 10 Years 1389
Frühpostoperative Komplikationen nach unterschiedlichen Verfahren der Darmrekonstruktion bei tiefer anteriorer Rektumresektion – eine prospektive Studie (A. Peters, P. Palma, E. Berg und J. Girona)	Early Postoperative Complications after Different Techniques for Gut Reconstruction in Deep Anterior Rectal Resection – A Prospective Study 1393
Adjuvante Radiochemotherapie mit 5-FU und Folsäure beim Rektumkarzinom des Stadiums Dukes B und C: Zwischenanalyse (E. Hagmüller, G. Hartung, J. Sturm, P. Diezler, W. Queisser)	Adjuvant Radio-Chemotherapy in Rectal Cancer Dukes B and C: Interim Analysis 1397
Ergebnisse der interdisziplinären Sakrumresektion beim sakralen Rezidiv des Rektumkarzinoms (B. Teleky, J. Zacherl, R. Kotz und R. Jakesz)	Results of Interdisciplinary Sacral Resection for Sacral Recurrence of Primary Rectal Carcinoma 1400

Onkologie: Kolon, Rektum III

Vergleichende Diagnostik des lokal fortgeschrittenen Rektumkarzinoms nach präoperativer Therapie
(C. Barth, B. Rau, M. Hünerbein und P. M. Schlag)

Comparative Diagnosis of the Local of Rectal Carcinoma After Preoperative Treatment

1404

Beeinflussung der operativen Strategie beim HNPCC durch molekulare und klinische Aspekte
(H.-P. Wüllenweber, C. Sutter, M. Kadmon, J. Gebert, M. von Knebel-Doeberitz und Ch. Herfarth)

Influence of Operative Strategy for HNPCC: Molecular and Clinical Aspects

1408

Heidelberger Polyposisregister Erfahrungen mit der ileonalen Pouchanlage bei familiärer adenomatöser Polyposis coli (FAP): Problemzone ileoanale Anastomose
(A. Tandara, M. Kadmon, J. Stern und Ch. Herfarth)

Heidelberg Polyposis Register Experiences with Ileoanal Pouch for Familial Adenomatous Polyposis (FAP): The Problem of Ileoanal Anastomosis

1411

Onkologie: Seltene Tumoren

Die interskapulothorakale Resektion nach Tikhoff-Linberg bei kompartmentüberschreitenden Tumoren des Schultergürtels
(G. Voggenreiter, St. Assenmacher und K. P. Schmit-Neuerburg)

The Interscapulothoracic Resection (Tikhoff-Linberg Procedure) in Extracompartmental Tumors of the Shoulder Girdle

1414

Prognoseunterschiede primärer Dünndarmmalignome
(G. Winde, B. Glodny, T. Berns und N. Senninger)

Prognostic Differences in Malignant Tumours of the Small Intestine

1417

Aktuelle therapeutische Strategie des primären Intestinalen Non-Hodgkin-Lymphoms
(W. U. Schmidt, W. Heise, S. Daum, F. P. Müller, T. Steinke, D. R. Wassenberg, P. R. Verreet)

Therapeutic Strategy for Primary Intestinal non-Hodgkin's Lymphoma

1421

Prognostische Faktoren bei kombinierter Radiochemotherapie des Analkanalkarzinoms
(I. Schneider, G. Grabenbauer, K. Matzel, R. Sauer und W. Hohenberger)

Prognostic Factors for Combined Radiochemotherapy for Anal Canal Carcinoma

1426

Metastasentherapie I

Prognosefaktoren und sich daraus ergebende Operationsindikationen bei pulmonaler Metastasierung des Nierenzellkarzinoms
(H.-S. Hofmann, H. Neef und H.-R. Zerkowski)

Prognosis Factors and Resulting Operation Indicators for Pulmonary Metastases from Renal Cell Carcinoma

1429

Das maligne Melanom der Haut: Gibt es einen kurativen chirurgischen Therapieansatz bei lokoregionärer Metastasierung? (O. Schmidt, S. Merkel, Th. Meyer, J. Göhl und W. Hohenberger)

Malignant Melanoma: Is Curative Surgery Possible for Locoregional Metastases? 1432

Peritonektomie und intraperitoneale Chemotherapie – Neue Wege zur multimodalen Therapie der Peritonealkarzinose (J. Jähne und P. Piso)

Peritonectomy and Intraperitoneal Chemotherapy – New Multimodal Therapies for Peritoneal Carcinomatosis 1435

Metastasentherapie II

Die Optimierung der Laserinduzierten Thermotherapie zur Behandlung von Lebermetastasen colorectaler Carcinome, eine interdisziplinäre Aufgabe – Eine klinische Studie (D. Albrecht, C. T. Germer, A. Roggan, C. Isbert, J. P. Ritz und H. J. Buhr)

Optimization of Laser-Induced Thermotherapy for Treatment of Colorectal Liver Metastasis Tumors: A Clinical Study 1438

Multizentrische Phase II – Studie der Arbeitsgruppe Lebermetastasen zur wöchentlichen intraarteriellen 24 h Hochdosistherapie mit 5-FU und Folinsäure (FA) bei Lebermetastasen kolorektaler Tumoren (E. Staib-Sebler, H.-H. Müller, P. Mattes, T. Junginger, H. D. Saeger und M. Lorenz für die Arbeitsgruppe Lebermetastasen (Studienleiter M. Lorenz))

Multicenter Trial of Continuous 24 h Hepatic Arterial Infusion of High-Dose 5-FU and Folinic Acid for Colorectal Liver Metastasis Tumors 1441

Metastasentherapie III

Dosimetrie thermischer Laseranwendungen zur Behandlung von Lebertumoren – Korrelation optischer Gewebeparameter mit der in-vivo-Temperaturverteilung bei VX-2-Tumoren und gesundem Lebergewebe (J.-P. Ritz, C. Isbert, A. Roggan, C. T. Germer, D. Albrecht und H. J. Buhr)

Dosimetry of Laser-Induced Thermotherapy for Treatment of Liver Tumors – Correlation of Optical Tissue Parameters with In Vivo Temperature Distribution for VX-2 Tumors and Healthy Liver Tissue 1445

Unterschiede in den Eigenschaften interstitieller Verfahren und deren Einfluß auf die klinische Anwendung (C. Brunken, X. Rogiers, S. Topp, J. R. Izbicki und C. E. Broelsch)

Differences in the Properties of Interstitial Techniques and Their Influence on Clinical Application 1448

Lokoregionäre Rezidive von Extremitätenmelanomen nach hyperthermer Extremitätenperfusion: Sind Re-Perfusionen sinnvoll? (T. Meyer, J.Göhl und W. Hohenberger)

Locoregional Recurrence of Limb Melanomas After Hyperthermal Limb Perfusion: Do Reperfusions Make Sense? 1452

Der Metastasendurchmesser ist entscheidend für das lokale Behandlungsergebnis nach Kryotherapie colorectaler Lebermetastasen (J. K. Seifert, Th. Junginger und D. L. Morris)

Metastasis Diameter is Decisive for the Results of Cryotherapy for Colorectal Metastases 1455

Intraarterielle (5-FU/FA bzw. FUDR) versus systemische Chemotherapie (5-FU/FA) nicht-resektabler kolorektaler Lebermetastasen
(H.-J. Gassel, H. H. Müller, P. Mattes, R. Stieger, H. Schramm und M. Lorenz)

Hepatic Arterial Infusion (5-FU/FA and FUDR rsp.) Versus Systemic Chemotherapy for the Treatment of unresectable Liver Metastases from Colorectal Carcinoma 1458

Onkologie: Molekularbiologie

Untersuchung der Proteinexpression von hMSH2 und hMLH1 bei HNPCC: Evaluation einer Prescreening-Methode
(S. Vossen, G. Möslein, M. Katzer, H. E. Gabbert, W. Müller, C. Wirtz, P. E. Goretzki und H. D. Röher)

Investigating the Protein Expression of hMSH2 and hMLH1 for HNPCC: Evaluation of a Prescreening Method 1461

Mutationslokalisation als Wegweiser zur operativen Taktik bei FAP?
(M. Kadmon, A. Tandara, C. Dupon, J. Gebert, M. von Knebel-Doeberitz und Ch. Herfarth)

Mutation Localization as Guide to Operative Tactic for FAP? 1464

Rektumkarzinome bei HNPCC (Hereditary nonpolyposis colorectal cancer)
(G. Möslein, H. Nelson, S. Thibodeau und R. R. Dozois) 1467

Zytokinregulierte Expression von Fas-Ligand durch Kolonkarzinomzellen
(S. Wimmenauer, P. K. Baier, A. Steiert, K. D. Rückauer und E. H. Farthmann)

Cytokine Regulated Expression of Fas Ligand by Colorectal Carcinoma Cells 1470

Ribozym-targeting als gentherapeutisches Verfahren zur Behandlung maligner Tumore
(H. Juhl, F. Czubayko und D. Henne-Bruns)

Ribozyme-targeting for Genetherapy of Malignant Tumors 1474

Onkologie: Bildgebung

Volumetrie umschriebener Leber-veränderungen mit der 3-D-Sonographie im Vergleich zur 3-D-Computertomographie
(H. Lang, G. K. Wolf, M. Prokop, A. Weimann, R. Pichlmayr und W. G. Zoller)

Volume Measurement of Focal Hepatic Lesions: Comparison of Three-Dimensional Ultrasound with Three-Dimensional Computed Tomography 1478

Perspektiven der virtuellen Kontrolle viszeralchirurgischer Eingriffe im offenen MRT
(F. P. Müller, E. Delmes, V. Fiedler, M. Schröder, W. U. Schmidt und P. R. Verreet)

Perspectives on Virtual Control of Visceral Surgery in Open MRI 1481

Kann die Dignität von Pankreastumoren durch die Positronen-Emissions-Tomographie (PET) sicher genug beurteilt werden?
(A. Sendler, N. Avril, J. D. Roder, M. Schwaiger und J. R. Siewert)

Can the Malignancy of Pancreatic Tumors be Judged Well Enough by Positron Emission Tomography (PET)? 1485

Einfluß der MR-Mammographie auf das chirurgische Vorgehen bei der operativen Behandlung des Mammakarzinoms (W. Gatzemeier, T. Liersch, A. Stylianou, A. Buttler, U. Fischer und H. Becker) — Influence of MR Mammography on the Surgical Procedure for the Operative Treatment of Breast Cancer — 1488

Interdisziplinäre Onkologie

Kann die nichtinvasive Gadolinium 3D-MR-Subtraktionsangiographie der Viszeralarterien die konventionelle intraarterielle Katheterangiographie ersetzen? (C. F. Krieglstein, T. Allkemper, C. Anthoni, E. Rummeny, P. Reimer und N. Senninger) — Can Noninvasive 3D gadolinium MR Subtraction Angiography of the Visceral Arteries Replace Conventional Intra-Arterial Catheter Angiography? — 1491

Strategie und Ergebnisse der interdisziplinären Therapie von Ovarialkarzinomen (Ch. Ruf, E. Kohlberger, T. Bauknecht und E. H. Farthmann) — Strategy and Results in the Interdisciplinary Therapy of Ovarian Cancer — 1494

Urologische Rekonstruktionen im Rahmen einer interdisziplinären pelvinen Exenteration zur Behandlung organüberschreitender Tumoren des kleinen Beckens (M. Aleksic, U. v. Heyden, B. Ulrich und B. J. Schmitz-Dräger) — Urological Reconstruction in the Context of an Interdisciplinary Pelvic Exenteration for the Treatment of Multiorganic Tumors of the Lesser Pelvis — 1497

Organübergreifende Karzinome des Hypopharynx mit Oesophagusbefall – multidisziplinäres Behandlungskonzept (M. K. Schilling, P. Zbären, R. Greiner und M. W. Büchler) — Multiorganic Hypopharyngeal Cancer Including the Esophagus – Multidisciplinary Treatment Plan — 1499

Interdisziplinäre multimodale Therapie fortgeschrittener hypopharynx- und proximaler Oesophaguskarzinome (J. Faß, B. Dreuw, B. Korves, S. von Saldern, B. Andreopoulos und V. Schumpelick) — Interdisciplinary Multimodal Therapy for Advanced Cancer of the Hypopharynx and Cervical Esophagus — 1502

Resektion und Ersatz der cervikalen Speiseröhre und des Hypopharynx – eine interdisziplinäre Aufgabe für Viszeral-, Mikro- und HNO-Chirurgen (J. Kiene, A. Jung, N. Grünewald, F. Vossmann und I. Klempa) — Resection and Replacement of the Cervical Esophagus and the Hypopharynx – an Interdisciplinary Task of Visceral-, ENT- and Microsurgery — 1505

Minimal invasive Chirurgie I: Herz, Thorax, Magen

Minimal-invasiv-chirurgische Behandlung der koronaren Mehrgefäßerkrankung (V. Gulielmos, M. Knaut, R. Cichon, T. Jost und S. Schüler) — Minimally Invasive Surgical Treatment of Coronary Artery Multivessel Disease — 1509

Minimal-invasive Thoraxchirurgie – Bilanz nach 5 Jahren (B. Passlick, C. Born und O. Thetter) — Minimally Invasive Thoracic Surgery – Results after 5 Years — 1513

Bedeutung der Herz-Lungen-Maschine
für das Konzept der minimal-invasiven
Herzchirurgie
(F. Redling, R. Prondzinsky, R. Witthaut,
P. Fraunberger, K. Werdan
und H.-R. Zerkowski)

Significance of Heart-Lung Machines
for Minimally Invasive Heart Surgery

1516

Laparoskopische Antirefluxchirurgie
bei gastroösophagealer Refluxkrankheit.
Diagnostik, Operationstechnik und
Ergebnisse bei 143 Patienten
(E. Kleimann und H. J. Halbfaß)

Laparoscopic Antireflux Surgery
for Gastroesophageal Reflux Disease.
Diagnosis, Operational Technique
and Results for 143 Patients

1520

Wiederentdeckte Verfahren –
Die laparoskopische Gastrostomie nach
Janeway im Vergleich zur Witzel-Fistel
(J.-P. Ritz, C. T. Germer, D. Albrecht
und H. J. Buhr)

Rediscovered Techniques –
Laparoscopic Gastrostomy According
to Janeway Compared to the Witzel
Fistula

1523

Ergebnisse nach laparoskopischer
Fundoplikatio zur Behandlung
der gastroösophagealen Refluxkrankheit
(R. Raakow, J. Langrehr, H. Keck
und P. Neuhaus)

Results of Laparoscopic Fundoplication
for Therapy of Gastroesophageal Reflux
Disease

1526

Minimal-invasive Chirurgie II: Kolon, Rektum, Varia

Laparoskopisch-colorektale Resektion –
ein Routineverfahren?
(L. Köhler und H. Troidl)

Laparoscopic Colorectal Resection –
A Routine Procedure?

1529

Laparoskopische kolorektale Resektionen:
Indikation, Operationstaktik und Ergebnisse
bei 410 prospektiv untersuchten Fällen
(E. P. M. Lorenz, J. Konradt, G. Ehren
und F. Ernst)

Indications, Surgical Strategies
and Results in a Prospective Study
of 410 Cases of Laparoscopic
Colorectal Resection

1532

Erste Anwendungen eines neuen
Trokarsystems zur nichtlaparoskopischen
intraluminalen Chirurgie
(S. Benz, J. Gabriel, F. Pfeffer
und U. T. Hopt)

First Clinical Application of a
New Trocar System for Non-
laparoscopic Intraluminal Surgery

1535

Die endoskopisch assistierte
Lipomentfernung
(A. Berger und U. Tanzella)

Endoscopically Assisted Removal
of Lipomas

1538

Minimal-invasive Chirurgie III: Galle

Chirurgisch-interventionell endoskopisches
Behandlungskonzept von Gallenwegsläsionen nach laparoskopischer Cholecystektomie
(R. Raakow, S. Schmidt, M. Knoop
und P. Neuhaus)

Interdisciplinary Management
of Bile Duct Injuries Following
Laparoscopic Cholecystectomy

1541

Therapie und Verlauf von Verletzungen
nach laparoskopischen Operationen
(P. Lübke, H. Witzigmann, M. Otto,
B. Klötzer, J. Mössner und J. Hauss)

Treatment and Outcome of Injuries
After Laparoscopic Surgery

1544

Die laparoskopische Sonographie als Standard der intraoperativen Gallenwegsevaluierung im Rahmen der laparoskopischen Cholecystektomie (H.-F. Weiser und M. Birth)	Laparoscopic Sonography as a Standard Means of Intraoperative Bile Duct Assessment During Laparoscopic Cholecystectomy	1547
Neue Aspekte der laparoskopischen Cholangiographie (St. Klima und B. Schyra)	New Aspects of Laparoscopic Cholangiography	1550
Die intraoperative Routine-Cholangiographie bei der laparoskopischen Cholecystektomie (K. Ludwig und D. Lorenz)	Intraoperative Routine Cholangiography in Laparoscopic Cholecystectomy	1554

Transplantation: Leber, Herz

Chronische Leber-immunologische Faktoren bei Ischemic type lesions (ITBL) → reduzierte Th1- und verstärkte Th2-Antwort (M. Golling, S. Zipperle, R. Weimer, G. Otto, Ch. Herfarth, G. Opelz und E. Klar)	Chronic Immunological Factors in Ischemic Type Biliary Lesions (ITBL): Decreased Th1 and Increased Th2 Response	1557
Ätiologische Faktoren und Inzidenz der ITBL nach Lebertransplantation (J. M. Langrehr, A. Schneller, R. Neuhaus, T. Vogl, R. Hintze und P. Neuhaus)	Etiological Factors and Incidence of ITBL After Liver Transplant	1560
Plasmaseparation und Bilirubinadsorption zur Therapie der excessiven Hyperbilirubinämie nach Lebertransplantation (R. Ott, G. Born, V. Müller und F. Köckerling)	Plasma Separation and Bilirubin Adsorption for Treatment of Excessive Jaundice After Liver Transplantation	1563
Durchflußzytometrie-gesteuerte Induktionstherapie mit ATG und nichtinvasives Abstoßungsmonitoring – ein modernes Managementkonzept nach Herztransplantation (F. M. Wagner, S. M. Tugtekin, K. Matschke, U. Platzbecker, V. Gulielmos und S. Schüler)	Flow Cytometric ATG Induction Therapy and Noninvasive Monitoring of Graft Rejection: A New Treatment Concept After Heart Surgery	1566

Transplantation: Niere, Pankreas

33 Jahre Nierentransplantation in Zürich (F. Largiadèr, M. Weber, D. Inderbitzin, R. Schlumpf und D. Candinas)	The Zurich Experience with 33 Years of Renal Transplantation	1568
Nieren-Retransplantation im Zeichen des Organmangels (D. Candinas, M. Weber, D. Inderbitzin, R. Schlumpf und F. Largiadèr)	Kidney Retransplantation and Organ Shortage	1571

Video

Hernien

Präperitoneale Netzplastik
bei beidseitigen Hernien
(F. Hoch und G. Müller)
— Open Technique for Preperitoneal
Repair of Bilateral Hernias ... 1575

100 total extraperitoneale Hernioplastiken
der Leiste. Technik und Ergebnisse
eines Kreiskrankenhauses in der
Einführungsphase
(D. Schröder, D. Futtig, J. Klag
und Ch. Krause)
— One Hundred Cases of Total
Extraperitoneal Hernia Repair.
Technique and Results of a Basic
Surgical Department (Kreiskrankenhaus)
at the Beginning ... 1576

Die Rekonstruktion der Bauchdecke
bei Narbenhernien
(F. Hoch und G. Müller)
— Prosthetic Materials for Repair
of Major Incisional Hernias ... 1576

Die laparoskopische Reparation
ventraler Bauchwandhernien
(E. Bärlehner)
— Repair of Ventral Abdominal Hernias
by the Laparoscopic Procedure ... 1577

Die extraperitoneale Hernioplastik
mit dem Videoskop
(F. Schütze und J. Limmer)
— The Extrapertioneal Hernio Repair
with the Videoscope ... 1578

Ösophagus, Magen

Laparoskopische Magenresektion
(L. Grzybowski, I. Baca und V. Götzen)
— Laparoscopic Gastric Resection
Techniques ... 1579

Die thorakoskopische Exstirpation
benigner Oesophagustumore mit assistierter
Oesophagoskopie
(M. Pross, Th. Manger, S. Wolff
und H. Lippert)
— Thoracoscopic Enucleation of Benign
Esophageal Tumors Combined
with Esophagoscopy ... 1580

Technik der laparoskopischen Versorgung
eines perforierten Duodenalulcus
(10 min 30 s)
(S. Brönnimann und H. E. Wagner)
— Technique of Laparoscopic Repair
of a Perforated Duodenal Ulcer
(10 min, 30 s) ... 1580

Leber, Galle, Pankreas

Virtuelle 3D-Operationsplanung
in der Leberchirurgie
(G. Glombitza, W. Lamadé, M. R. Göpfert,
A. M. Demiris, H.-P. Meinzer, Th. Lehnert
und G. Otto)
— Virtual 3D Operation Planning
for Liver Surgery ... 1582

Duodenumerhaltende Pankreaskopfresektion: Chirurgische Therapie
der Wahl bei chronischer Pankreatitis
mit entzündlichem Pankreaskopftumor
(W. Uhl, G. Curti, H. U. Baer
und M. W. Büchler)
— Duodenum-Preserving Pancreatic
Head Resection: Operative Procedure
of Choice in Patients with Chronic
Pancreatitis and Inflammatory
Enlargement of the Pancreatic Head ... 1583

Sonographisch gestützte Drainage einer infizierten Pseudozyste nach nekrotisierender Pankreatitis
(W. Albert, M. Freitag und K. Ludwig)

Ultrasound Guided Drainage of Infected Pseudocysts after Necrotisizing Pancreatitis 1584

Kolon, Rektum

Technik der totalen Entfernung des Mesorektums zur radikalen Therapie des Rektumkarzinoms
(R. Heald, Th. Junginger, A. Heintz und M. Konerding)

Total Mesorectal Excision for Treatment of Rectal Cancer 1585

ABS – Artificial Bowel Sphinkter. Eine neue Methode zur Kontinenzwiederherstellung
(R. Ruppert, F. Glass und D. Staimmer)

ABS Artificial Bowel Sphincter. A New Method of Treating Fecal Incontinence 1585

Technik der Proktokolektomie (IPAA) mit double-stapling-Technik und Erhaltung der anal transitional zone
(R. Ruppert, F. Glass und D. Staimmer)

Restorative Proctocolectomy and Stapled Ileal Pouch Anal Anastomosis (IPAA) with Preservation of the Anal Transitional Zone 1586

Endoskopische Therapie großer kolorektaler Polypen
(J. M. Doniec, M. Löhnert, T. Birkner und H. Grimm)

Endoscopic Therapy of Large Colorectal Polyps 1587

Allgemein-, Endokrine Chirurgie

Standardisierte Untersuchungstechnik zum laparoskopisch-sonographischen Staging von Tumoren der Peritonealhöhle
(M. Birth, K. Delinikolas und H. F. Weiser)

Standardized Intraoperative Ultrasound Examination Technique During Diagnostic Laparoscopy for Tumor Staging 1588

Ultra Cision Harmonic Scalpel: Möglichkeiten und Vorteile für die laparoskopische Chirurgie
(V. Lange)

Harmonic Scalpel: Possibilities and Advantages in Laparoscopic Surgery 1589

Die retroperitoneoskopische Adrenalektomie-Technik und Ergebnisse eines neuen Operationsverfahrens
(M. K. Walz, K. Peitgen, R. Giebler und F. W. Eigler)

Retroperitoneoscopic Adrenalectomy: Technique and Results of a New Surgical Method 1589

Unfallchirurgie

Die Gleitnagelosteosynthese (GN) als universelles Implantat bei per- und subtrochanteren Femurfrakturen
(W. Friedl)

The Gliding Nail Osteosynthesis: A Universal Implant for Stabilisation of Per- and Subtrochanteric Femur Fractures 1591

Was ist ein SLAC-Wrist?
(M. Peter und W.-G. Steinmetz)

What is a SLAC Wrist? 1592

Komplikationen nach endoskopischer Karpaltunnelspaltung
(M. Peter, W.-G. Steinmetz und H.-P. Keller)

Complications Seen in Endoscopic Carpal Tunnel Release 1592

Gefäßchirurgie

Laparoskopische Thrombendarteriektomie der Aorta im infrarenalen Abschnitt (L. Barbera, A. Mumme, M. Kemen und V. Zumtobel)	The Laparoscopic Thrombendarterectomy of the Infrarenal Aorta	1594
Die endoskopische Gewinnung der Vena Saphena Magna (G. Gillrath, Ch. Schmitz, H. Vetter und B. Reichart)	Endoscopic Saphenous Vein Harvesting	1595

Plastische Chirurgie

Die endoskopische Entnahme des Nervus suralis (B. Rieck, U. Tanzella, A. Krause-Bergmann und A. Berger)	Endoscopic Harvesting of the Sural Nerve	1596
Prinzipien, Anatomie und Technik des distal gestielten Arteria-suralis-Insellappens (O. Kauder, W. G. Steinmetz und M. Peter)	The Distally Based Sural Artery Flap: Anatomy, Principles and Technique	1597
Indikation, Durchführung und Technik der Mammareduktionsplastik in vertikaler Narbentechnik (W.-G. Steinmetz, M. Peter und P. Eckert)	Indications and Technique for Vertical Scar Reduction Mammaplasty	1597
Einsatz resorbierbarer Materialien in der Oberbauchchirurgie (W. Mokros und J. Roßmüller)	Application of Absorbable Materials in the Upper Gastrointestinal Tract	1598

Poster

Allgemeines

Das Syndrom des Fünften Tages (Th. Doede, K. Hoffmann, K. Graffmann-Weschke und J. Waldschmidt)	The Syndrome of the Fifth Day	1599
Gastrointestinale Tumoren bei Morbus Recklinghausen (S. Frick)	Gastrointestinal Tumors Associated with Recklinghausen's Disease	1600
Pneumatosis cystoides intestinalis: Endoskopische Zystenpunktion zur Sicherung der Diagnose und eine neue Theorie zur Pathohistogenese (J. Höer, S. Truong, N. Virnich, L. Füzesi und V. Schumpelick)	Pneumatosis Cystoides Intestinalis: Endoscopic Puncture of Endoluminal Cysts – A Safe Way to Diagnosis and a New Theory of Histopathogenesis	1600
Laparoskopische Splenektomie (M. W. Wichmann, G. Meyer, H.-G. Rau und F. W. Schildberg)	Laparoscopic Splenectomy	1601

Allgemeinchirurgische Eingriffe nach Herztransplantation (HTX) – Risiken und Grenzen (A. Tittel, J. Höer und V. Schumpelick)	General Surgical Operations After Heart Transplantation (HTX) – Risks and Limits 1602
Prophylaxe und Therapie rezidivierender Adhäsionen mit einer Silikon-Folie – vorläufige Mitteilung (H. R. Willmen und B. Mies)	Implantation of a Silicone Film to Prevent and Treat Recurrent Adhesions: Preliminary Information 1602
Einfaches und effizientes Erfassungssystem für internes Qualitätsmanagement chirurgischer Abteilungen (B. Röhrich, H. Liebner und R. Kunz)	A Simple and Efficient Data System for Internal Quality Management in Surgical Departments 1603
Rekonstruktionsmöglichkeiten kombinierter Defekte durch Variation des freien Dünndarmtransfers (A. Frick, R. G. H. Baumeister und K. Mees)	Reconstruction of Combined Defects by Variation of Free Bowel Transplantation 1604
In memoriam Prof. Dr. Rudolf Pichlmayr (E. Göksoy, H. Kalafat, A. Altintaş, L. Kaptanoğlu und C. Gökdoğan)	Surgery in Turkey from the Beginnings to the Present Time 1604
Qualität klinischer Studien an Patienten mit chronischen Wunden (S. Coerper, M. Schäffer, G. Köveker und H. D. Becker)	Quality of Clinical Studies on Patients with Chronic Wounds 1605
Laparoskopisch gestützte peritoneo-venöse Shunt-Implantation (A. J. Coburg, Th. Carus und Th. Sarwas)	Laparoscopically Assisted Implantation of Peritoneo-Venous Shunt 1606
Die isologe intraperitoneale Mesothelzelltransplantation zur Verbesserung der mesothelialen Wundheilung (P. Bertram, M. Hoopmann, L. Tietze, K.-H. Treutner und V. Schumpelick)	Intraperitoneal Isologous Mesothelial Cell Transplantation for Mesothelial Wound Healing Improvement 1607
Die Oberflächen-Ultrastruktur des chirurgischen Handschuhs – eine ultrastrukturelle Studie (G. Röper, C. Willy und H. Gerngroß)	The Ultrastructure of Operation Gloves: An Experimental Study 1608

Molekularbiologie

Molekulare Diagnostik beim hereditären und sporadischen colorectalen Carcinom – Erste eigene Ergebnisse (C. Bulitta, J. Plaschke, M. Hahn, H. K. Schackert und Th. Junginger)	Molecular Diagnostic Testing in Patients with Hereditary and Sporadic Colorectal Cancer: First Results 1609
Die Bedeutung der Image-DNA-Zytometrie des Mammakarzinoms für seine operative Therapie (H. Stratmann, A. Hirner und R. Bollmann)	The Importance of Image DNA Cytometry for Operative Management of Breast Cancer 1610

Platelet Derived Wound Healing Factors (PDWHF®) in der Therapie chronisch venöser Ulzerationen
(S. Gregor, F. Schellhammer, A. Gaitzsch und H. Troidl)

Platelet-Derived Wound Healing Factors (PDWHF) in the Treatment of Chronic Venous Ulcers 1610

Prävalenz disseminierter Tumorzellen im Knochenmark bei Patienten mit gastrointestinalen Karzinomen – Korrelation mit klinischen Parametern
(T. Kerner, T. Hauzenberger, W. Dietmaier und K.-W. Jauch)

Prevalence of Disseminated Tumor Cells in Bone Marrow of Patients with Gastrointestinal Cancer – Correlation with Clinical Parameters 1611

Pseudocarzinomatöse Dysplasien als Folge der Chemoembolisation der Leber
(U. Wolters, R. Metzger, R. Fischbach, Th. Zirbes und A. H. Hölscher)

Relevant Gastric Cell Dysplasia After Hepatic Chemoembolisation 1612

Xenogene Nerventransplantation nach Gentransfer
(D. Hebebrand, M. Lehnhardt, D. Wagner und H. U. Steinau)

Xenogeneic Nerve Transplantation After Gene Transfer 1613

Neue Strategie zur Identifizierung von Tumorantigenen gastrointestinaler Karzinome
(B. Weber, M. Schirle, W. Keilholz, H. D. Becker, H. G. Rammensee und S. Stevanovic)

A Novel Strategy for Identification of Tumor Antigens of Gastrointestinal Carcinomas 1614

Hernien

Trokarkomplikationen in der laparoskopischen Hernienchirurgie und Aspekte der Prävention
(R. Weiner, H. Bockhorn und D. Wagner)

Trocar-Related Complications During Laparoscopic Hernia Repair and Aspects of Their Prevention 1615

Erste Erfahrungen mit der laparoskopischen total extraperitonealen Hernienplastik (TEPP)
(D. Grothe, N. Yücel und H.-D. Schmidt)

First Experiences with Laparoscopic Total Extraperitoneal Hernia Repair (TEPP) 1616

Hängt das postoperative Schmerzniveau nach Shouldice-Reparation von den induzierten Spannungskräften ab?
(Ch. Peiper, A. Füting, K. Junge und V. Schumpelick)

Is There Any Relation Between the Traction Force and the Postoperative Pain Level in Shouldice Repair? 1617

Diagnostik von Leistenhernien bei laparoskopischen Eingriffen
(C. M. Seiler, M. Imhof, J. Zacherl, K. Paya, R. Függer und N. Senninger)

Diagnosis of Inguinal Hernias During Laparoscopic Procedures 1617

Laparoskopie bei gedeckter Zwerchfellruptur
(O. Horstmann, T. Neufang, S. Post und H. Becker)

Laparoscopy for Blunt Diaphragmatic Rupture 1618

Hohes Alter – Indikation oder Kontraindikation für die laparoskopische colorektale Chirurgie?
(O. Schwandner, T. H. K. Schiedeck und H.-P. Bruch)

Advanced Age – Indication or Contraindication for Laparoscopic Colorectal Surgery? 1619

Sepsis

Analyse der stationären Behandlungskosten bei diffuser sekundärer Peritonitis
(K. Welcker, J. Lederle, M. Schorr, C. Waydhas, M. Jochum und M. Siebeck)

Cost of Care for Secondary Peritonitis

1620

Ungewöhnliche Ursache der purulenten Mediastinitis (Fallbesprechung)
(S. Smutný und Z. Jech)

Unusual Cause of Purulent Mediastinitis: Case Discussion

1621

Sepsistherapie durch sonographiegeführte perkutane Drainage abdomineller Abszesse
(H. P. Heistermann, R. Horstmann, H.-W. Krawzak und G. Hohlbach)

Sepsis Treatment by Ultrasound Guided Percutaneous Drainage of Intraabdominal Abscesses

1621

Zwei-Phasen-Konzept zur Therapie des infizierten Sinus Pilonidalis
(U. Konrad und H.-H. Lauterbach)

Two-Step Treatment of Inflamed Pilonidal Sinus

1622

Perioperative Therapie

Messungen des Energiebedarfs und der Körperzusammensetzung beim kritisch Kranken auf der Intensivstation
(L. Bastian, A. Weimann, O. Selberg, C. Stan und G. Regel)

Measurements of Energy Expenditure and Body Composition in Critically Injured Patients

1623

Substitutionstherapie beim funktionellen und organischen Kurzdarmsyndrom
(Ch. J. Decker-Baumann, J. Stern, F.-X. Huber und Ch. Herfarth)

Home Parenteral Nutrition in Patients with Short Bowel Syndrome After Proctocolectomy

1624

Patientenorientierte, risikoadaptierte Tumornachsorge bei Patienten mit kolorektalem Karzinom
(M. Schorr, M. Siebeck und W. G. Zoller)

Colorectal Cancer: a Rational Follow-Up Program Adapted to Patients' Individual Risk of Recurrence

1624

Prospektiv-randomisierte Studie zu Effektivität und Ökonomie der Eindosis-Antibiotikaprophylaxe bei penetrierenden Traumen von Abdomen, Thorax und Extremitäten
(A. Schmidt-Matthiesen, A. Encke, H. Röding und J. Windolf)

A Prospective Randomized Comparison of Single Versus Multiple Dose Antibiotic Prophylaxis in Penetrating Trauma. Effectiveness and Economics

1625

Prospektive, randomisierte Magensonden- und Kostenaufbaustudie bei kolorektalen Eingriffen
(H. Hofheinz, K. Oestreich, A. Richter, E. Hagmüller, J. Sturm und M. Trede)

Prospective Randomized Study on the Use of the Nasogastric Tube and Postoperative Feeding After Colorectal Surgery

1626

Akutes Abdomen

Sicherung der Ulcusperforation durch Ultraschall-Darstellung vereinfacht chirurgischen Handlungsablauf
(M. Wüstner und H. Becker)

Visualizing Ulcer Perforation by Sonography Facilitates Preoperative Diagnosis

1627

Dünndarm/Kolon/Rektum, gutartig

Laparoskopisch assistierte restorative Proktokolektomie (L. Köhler und H. Troidl)	Laparoscopically Assisted Restorative Proctocolectomy	1628
M. Crohn: Minimale Chirurgie bei Dünn- und Dickdarmbefall – Einfluß auf die Rezidivrate? (A. Hofmeister, C. Adam, H.-J. Mappes und G. Ruf)	Minimal Resection Versus Stricture Plastic of the Small Bowel and Large Bowel in Crohn's Disease Patients – Does It Make a Difference?	1629
Der Pfannenstielschnitt als alternativer Zugang bei der laparoskopischen oder konventionellen Sigmaresektion (K. Wellmann, O. Deling und R. Kolvenbach)	The Pfannenstiel Incision: An Alternative Access for Open and Laparoscopically Assisted Resection of Colon and Rectum	1629
Das zystische Hamartom als seltene Differentialdiagnose eines retrorektalen Tumors – Eine Fallbeschreibung (J. Hondyk, C. Peiper, I. Stamm, K. Küchemann und S. Horsch)	The Cystic Hamartoma – A Rare Differential Diagnosis of a Retrorectal Tumor	1630
Morbus-Crohn-Rezidiv im neoterminalen Ileum nach Ileozökalresektion (M. Rentsch, A. Fürst, M. Anthuber und K.-W. Jauch)	Recurrence of Crohn's Disease in the Neoterminal Ileum After Ileocecal Resection	1631
Die rechtzeitige Operationsindikation bei der akuten Sigmadivertikulitis: Die frühe elektive Resektion! (O. Hansen, F. Graupe und W. Stock)	The Opportune Surgical Indication in Acute Sigmoid Diverticulitis: Early Elective Resection	1632
Ergebnisse der transanalen, endoskopischen Operationstechnik beim benignen Rektumpolypen (A. Heintz, M. Mörschel und Th. Junginger)	Results of Transanal Endoscopic Microsurgery in Benign Polyps of the Rectum	1633
Ergebnisse der chirurgischen Behandlung des Morbus Crohn (K. Welcker, M. Siebeck, K. Loeschke und W. Zoller)	Results of the Surgical Treatment of Crohn's Disease	1633
Chirurgische Therapie hoher anorektaler und rektovaginaler Fisteln mittels transanaler endorektaler Verschiebelappenplastik (S. Willis, M. Rau, E. Schippers und V. Schumpelick)	Surgical Therapy of Anorectal and Rectovaginal Fistulae by Endorectal Advancement Flap	1634
Laparoskopie: ein dehnbarer Begriff der Kolonresektion (O. Schöb, D. Candinas, R. Schlumpf, F. Hetzer und F. Largiadèr)	Laparoscopy: An Adaptable Understanding for Colon Resection	1635
Laparoskopische Sigmaresektion wegen Divertikulitis (Th. Carus, W. Grebe, D. Hekers und A. J. Coburg)	Laparoscopic Sigmoid Resection for Diverticulitis	1635

Ösophagus/Magen, gutartig

Laparoskopische Resektion von Magenwandtumoren (K. Böttcher, H. Feussner, H. J. Dittler, M. Etter, J. D. Roder und J. R. Siewert)	Laparoscopic Wedge Resection of Gastric Stroma Tumors	1637
Die Lernkurve bei laparoskopischer Fundoplicatio (J. Miholic, M. Remzi, G. Bischof, R. Függer und G. Stacher)	Laparoscopic Fundoplication: The Learning Curve	1638
Erste klinische Erfahrungen mit der laparoskopischen Refundoplikatio (M. Fein, K.-H. Fuchs, S. M. Freys und J. Heimbucher)	First Clinical Results of Laparoscopic Refundoplication	1638
Ulkusrezidiv nach Magenresektion – Ist eine erneute Resektion sinnvoll? (F. Seidel, J. W. Heise, C. Schroeders und H.-D. Röher)	Recurrent Ulcer After Gastric Resection – Does Re-Resection Make Sense?	1639
Die anteriore Hemifundoplikatio in der Behandlung der gastroösophagealen Refluxkrankheit (G. Meyer, T. P. Hüttl, D. Arck, C. Otahal, M. Kaps und F. W. Schildberg)	The Anterior Hemifundoplication in the Treatment of Gastroesophageal Reflux Disease	1640
Ergebnisse nach laparoskopischer Fundoplikatio (C. W. Kley, T. Neufang, I. Leister und H. Becker)	Results After Laparoscopic Fundoplication	1641

Leber, Galle, Pankreas, gutartig

Dynamik bei Proteasen-Aktivierung bei milder vs. schwerer experimenteller akuter Pankreatitis (H.-U. Schulz, Si-Feng Chen, W. Halangk und H. Lippert)	Activation of Pancreatic Proteases in Mild Versus Severe Experimental Acute Pancreatitis	1642
Die Choledochusstenose als lokale Komplikation bei chronischer Pankreatitis – ein prognostischer Fehler? (W. Schlosser, M. H. Schoenberg und H. G. Beger)	The Common Bile Duct Stenosis as a Local Complication of Chronic Pancreatitis with Inflammatory Mass in the Head of the Pancreas – A Prognostic Factor?	1643
Chirurgische Therapie der Folgen der chronischen Pankreatitis (H. Witzigmann, D. Uhlmann, R. Schwarz, K. Kohlhaw, F. Geißler, V. Keim und J. Hauss)	Surgical Management of Chronic Pancreatitis	1644
Entwicklung der konventionellen Gallengangschirurgie zwischen 1977 und 1996 (B. Gebhard, R. Resch, P. Goetzinger und R. Fuegger)	Common Bile Duct (CBD) Surgery – Development From 1977 To 1996	1644

Die Wertigkeit der Pankreoskopie in der Abklärung zystischer Pankreasprozesse (F. J. Zender, F. U. Zittel, J. F. Riemann und K. Schönleben)	Value of Pancreoscopy in Diagnosis of Cystic Tumors of the Pancreas 1645
Lebensqualität und Organfunktion nach schwerer Pankreatitis (H. Hofheinz, A. Joos, K. Wendl, J. Gaa und A. Richter)	Quality or Life and Organ Function After Severe Pancreatitis 1646
Minimal-invasive Chirurgie im Kindesalter: Simultane Cholezystektomie und Milzexstirpation (Th. Jacobi, U. Wehrmann, P. Göbel, D. Roesner und H. D. Saeger)	Minimally Invasive Surgery in Childhood: Simultaneous Laparoscopic Splenectomy and Cholecystectomy 1647
Intraoperative Cholangiographie bei der laparoskopischen Cholecystektomie: ja oder nein? Vergleichende Untersuchungen bei 2600 Patienten (F. J. Zender, F. U. Zittel und K. Schönleben)	Intraoperative Cholangiography During Laparoscopic Cholecystectomy: To Do or Not to Do? Comparative Examinations in 2600 Patients 1648
Das komplizierte Gallensteinleiden in der Schwangerschaft – Laparoskopische und endoskopische Therapie (P. Sungler, H. Steiner, J. Holzinger, H. W. Waclawiczek und O. Boeckl)	Complicated Gallstone Disease During Pregnancy – Laparoscopic and Endoscopic Therapy 1649
Kongenitale Pankreaspseudozyste – die Rarität unter den zystischen Tumoren im Neugeborenenalter (P. Büchin, G. Steinau, K.-P. Riesener und V. Schumpelick)	Congenital Pancreatic Pseudocyst: the Rarity of Cystic Tumors in a Neonate 1650
Eine Differentialdiagnostik der Pancreatitis acuta in der Koexistenz mit der Choledocholithiasis (Z. Krasiński, G. Oszkinis, M. Gabriel, D. Strzelecka und F. Pukacki)	Differential Diagnosis of Biliary Pancreatitis 1651
Laparo-endoskopische Therapie der biliären Pankreatitis (P. Sungler, J. Holzinger, H. W. Waclawiczek und O. Boeckl)	Laparoendoscopic Therapy of Biliary Pancreatitis 1651
Laparoskopische versus offene Behandlung von Patienten mit akuter Cholezystitis (M. Kisser, T. Koperna und F. Schulz)	Laparoscopic Versus Open Treatment of Patients with Acute Cholecystitis 1652
Laparoskopische Entdeckelung von Leberzysten – Ergebnisse nach 5 Jahren (T. Strauss, G. Meyer, H. G. Rau und F. W. Schildberg)	Laparoscopic Deroofing of Liver Cysts – Results After 5 Years 1653
Die Cholezystektomie seit Einführung der minimal-invasiven Chirurgie (R. Peterli, U. Herzog, J. P. Schuppisser und P. Tondelli)	Cholecystectomy Since the Introduction of the Minimal Invasive Technique 1654
Technik und Ergebnisse der intraoperativen Cholangiographie bei laparoskopischer Cholezystektomie (G. Görtz, B. Overhage und H. Senyurt)	Technique and Results of Intraoperative Cholangiography in Laparoscopic Cholecystectomy 1654

Ökonomische Beurteilung der Therapie
der Pankreatitis LKF versus tatsächliche
Kosten
(G. Malekpour, R. Bauer, P. Muckenhuber
und R. Zwrtek)

Economic Criteria of the Therapy
of Pancreatitis LKF System
Versus Real Costs

1655

MIC

Infektionen und Infektionsprävention
in der MIC
(H.-D. Czarnetzki, S. Schulz
und M. Jantschulev)

Infection and Prevention of Infection
During Minimally Invasive Surgery
(MIS)

1656

Unfallchirurgie

Validierung einer Technik zur Erzeugung
und intramedullären Stabilisierung
standardisierter, geschlossener Frakturen
an der Rattentibia
(A. Probst, H. Jansen, U. Bick
und H. U. Spiegel)

Validation of a Closed Fracture Model
in Rats

1657

Der proximale Femurnagel (PFN) der AO –
erste Erfahrungen und Nachkontrolle
in der Gerontotraumatologie
(P. Holzman und R. Ruckert)

The Proximal Femoral Nail (PFN)
of the AO in Geriatric Traumatology –
Experience and Follow-Up

1658

Intra- und postoperative Komplikationen
bei der Stabilisierung von Femurmetastasen
(J. Schmidt, U. Petereit
und K. H. Winkler)

Intra- und Postoperative Complications
During Stabilization of Femur Metastasis

1659

Fortschritte bei der bildgebenden Diagnostik
der Tibiakopffraktur durch MR und CT.
Eine prospektive, vergleichende
Untersuchung
(A. Prokop, R. Fischbach, C. Burger,
U. Hahn und K. E. Rehm)

Advances in the Diagnosis of Tibial
Head Fracture with MRI and CT Scan.
A Prospective Study

1659

Die externe patello-tibiale Transfixation –
Ein neues Behandlungskonzept bei
Rekonstruktionseingriffen am distalen
Kniestreckapparat
(B. Ishaque, E. Ziring, J. Petermann,
S. Hohe und L. Gotzen)

The External patello-tibial Transfixation –
A New Method for Reconstruction of the
Distal Extensor Mechanism

1660

Kernspintomographie und Kernspinarthrographie im Spiegel der Arthroskopie des
Handgelenkes
(M. Peter, W. Nickels, W.-G. Steinmetz
und W. Kenn)

MRI and MRI Arthrography Compared
to Arthroscopy of the Wrist

1661

Metaanalyse einer verheerenden
Traumafolge
(H. Rieger, K.-H. Dietl, A. Probst
und H.-S. Neumann)

Statistical Analysis
of a Devastating Injury

1662

Der Einfluß postoperativer Bestrahlung auf
die Suppression heterotoper Ossifikationen –
enzymatische Untersuchungen und
histologische Beobachtungen in vivo
(St. A. Esenwein, S. Sell, G. Herr
und W. Küsswetter)

Influence of Postoperative Irradiation
on the Suppression of Heterotopic
Ossifications – Enzymatic Examinations
and Histological Observations in Vivo

1662

Die operative Versorgung dislozierter
Calcaneusfrakturen nach Schellmann/Palmer
unter Einsatz von Keramik aus boviner
Spongiosa
(R.-K. Homayoun, W. Wesemann, R. Kayser
und K. Kürten)

Operative Treatment of Displaced
Calcaneal Fractures According
to Schellmann and Palmer with Bovine
Cancellous Bone Grafting

1663

Fixateur externe an der Hand –
nur am Knochen indiziert?
(R. Slodicka, I. Birnich, H. Göbel
und A. Ekkernkamp)

Fixateur Externe On the Hand –
Only for Osseal Indications?

1664

Laserbehandlung degenerativer
Knorpelschäden
(H. Rudolph, V. Studtmann
und R. R. Lehmann)

Laser Treatment of Degenerative
Cartilage Lesion

1664

Ergebnisse und Rezidivprophylaxe nach
ankylosierenden heterotopen Ossifikationen
in der Hüftchirurgie
(E. J. Müller, M. Wick, M. P. Hahn
und G. Muhr)

Heterotopic Bone Formation in total
Hip Replacement: Operative Treatment
and Prophylactic Measurements

1665

Die Planung der operativen Strategien
bei rheumatischen Erkrankungen mit Hilfe
der Kernspintomographie
(U. Schmidbauer, D. Wagner, G. Bachmann,
A. Berger und W. S. Rau)

The Influence of MRI on the Surgical
Strategy in Rheumatoid Arthritis

1666

Die monosegmentale Instrumentation und
Fusion als minimal-invasives Verfahren in
der Behandlung instabiler Verletzungen der
thorakolumbalen Wirbelsäule
(A. Junge, K. Giannadakis, T. von Garrel
und L. Gotzen)

One-Level Internal Fixator Instrumentation
as a Minimally Invasive Procedure
in Fractures of the Thoracolumbar Spine

1666

Knorpelersatzoperationen bei begrenzten
Verletzungen und osteochondralen Defekten
des Kniegelenkes
(U. Göhring und W. Friedl)

Cartilage Replacement Operation
in Limited Injuries and Osteochondral
Defects of the Knee

1667

Gefäßchirurgie

Ökonomie der Carotisendarteriektomie:
Eine Kosten-Nutzwert-Analyse
(E. Jakubowski, J. O'Sullivan, R. Busse,
F. Sassi und F. W. Schwartz)

Economics of Carotidendarterectomy:
A Cost-Utility-Analysis

1668

Die endoskopische Perforansdissektion –
Ein Fortschritt in der Klinik?
(K. Zarras, F. Graupe, O. Hansen,
H. G. Mackrodt und W. Stock)

The Endoscopic Perforans Dissection –
Progress in the Clinic?

1669

Die endoskopische Entnahme der Vena saphena magna zur peripheren Gefäßrekonstruktion (A. Meyer, G. Omlor, J. Fischbein und C. Alemdar)	Endoscopic Vein Harvesting in Peripheral Bypass Surgery	1670
Intraabdominelle Simultaneingriffe bei gefäßchirurgischen Patienten – Zukunftsperspektive? (C. Tonus, D. Debertshäuser, P. Heinisch und H. Nier)	Future Perspective of Intraabdominal Simultaneous Operative Procedures in Vascular Surgical Patients	1670
Bundespflegesatzverordnung und Aneurysmachirurgie: Unter welchen Voraussetzungen ist die Patientenverordnung kostendeckend? (M. Walter, J. Overhaus, J. Heckenkamp und H. Erasmi)	*"Bundespflegesatzverordnung"* and Surgery of Abdominal Aortic Aneurysm: Under Which Circumstances Is Treatment Balanced?	1671
Staphylococcus-aureus-Arteriitis nach PTA und Stent (H. Stöckmann und G. Müller)	*Staphylococcus aureus* Arteritis Following PTA and Stent Implantation	1672
Chirurgische Eingriffe des Bauchaortenaneurysmas bei hohem Alter (über 80 Jahre alt) (M. Okada, T. Sugimoto, M. Yoshida, K. Ataka und Y. Maniwa)	Operative Management for Abdominal Aortic Aneurysm (AAA) in Patients Over 80 Years	1673
Die Aortenruptur als seltene Komplikation der Salmonellose (H. Bergert, M. Nagel, D. Ockert und H.-D. Saeger)	Aortic Rupture as an Uncommon Complication of Salmonellosis	1674
Die Rolle der Entzündungsprozesse bei Entwicklung der aorto-iliakalen Aneurysmen (G. Oszkinis, M. Gabriel und Z. Krasinski)	The Role of Inflammation in the Pathogenesis of Abdominal Aortic and Iliac Artery Aneurysms	1675
Die Takayasu-Arteriitis – Seltene Ursache für Gefäßverschlüsse im Jugendalter (F. Adili und M. Gawenda)	Takayasu's Arteritis – A Rare Cause of Vascular Occlusion in Young Adults	1676
Die Vena femoralis superficialis als Gefäßersatz bei der chirurgischen Therapie eines mykotischen Aneurysmas der A. iliaca communis; ein Fallbericht (A. Schütz, W. R. Marti, L. Gürke und P. Stirnemann)	Reconstruction of a Mycotic Aneurysmatic Common Iliac Artery Using a Superficial Femoral Vein Graft	1677
Management von Bypassverschlüssen am Bein (H. Bergert, M. Nagel, D. Ockert und H.-D. Saeger)	Management of Failing Bypass Grafts in the Lower Limb	1677
Biokompatibilität von autolog Endothelzell-beschichteten 4-mm-PTFE-Prothesen zur Koronar-Revaskularisation (H. R. Laube, J. Duwe, W. Rutsch und W. Konertz)	Biocompatibility of Autologous Endothelial Cell Seeded 4-mm PTFE Vascular Grafts for Coronary Artery Revascularization	1678

Das primäre Sarkom der Vena cava inferior – Diagnostik und Therapie
(S. Rudolph, K. Ridwelski, P. Buhtz, J. Fahlke, Th. Manger und H. Lippert)

Diagnosis and Therapy of Primary Sarcoma of the Inferior Vena Cava
1679

Gestörte Wundheilung bei paVK IV: lokaler Mangel an Wachstumsfaktoren?
(E. Kollig, U. Eickhoff, M. Kemen, V. Zumtobel und G. Muhr)

Impaired Wound Healing in AOD Stage IV: Local Deficiency of Growth Factors?
1680

Appendizitis

Qualitätskontrolle in der Kinderchirurgie – Meßsonde-Appendektomie ($n=289$)
(L. Meyer-Junghänel, R. Götte, R. Kunz und J. Waldschmidt)

Quality Control in Pediatric Surgery – Indicator Appendectomy ($n=289$)
1681

Reduziert die laparoskopische Appendektomie die Dauer der Rekonvaleszenz und der Arbeitsunfähigkeit? Ergebnisse einer prospektiv-randomisierten Studie
(K. Bauwens, W. Schwenk, B. Böhm, O. Hasart und J. M. Müller)

Convalescence and Time to Return to Work After Laparoscopic and Open Appendectomy: Results of a Prospective Randomized Study
1682

Laparoskopische versus offene Appendektomie – eine Meta-Analyse randomisierter kontrollierter Studien
(S. Sauerland, U. Holthausen, R. Lefering und E. Neugebauer)

Laparoscopic vs. Open Appendectomy: A Meta-Analysis of Randomized Controlled Trials
1683

Entwicklung der laparoskopischen Appendektomie zur Standardmethode der Appendicitisbehandlung in einem Schwerpunktkrankenhaus von 1994–1997
(T. J. Krawczyk, M. Schirmbeck und M. M. Linder)

Development of Laparoscopic Appendectomy to Standard Procedure in the Therapy of Appendicitis from 1994 to 1997
1683

Die laparoskopische Appendektomie mit resorbierbaren Clips – eine Anfängeroperation
(D. Sievers, S. Barkhausen und E. Gross)

Laparoscopic Appendectomy with Resorbable Clips – An Operation for Beginners
1684

Laparoskopische Appendektomie: Eine Ausbildungsoperation?
(D. Gianom, O. Schöb, R. Schlumpf und F. Largiadèr)

Laparoscopic Appendectomy: A Beginner's Operation?
1685

Thoraxchirurgie

Klinische Erfahrungen der beiderseitigen thorakalen Sympathektomie durch KTP-Laser für Hyperhidrosis
(Y. Maniwa, M. Okada, H. Yamamoto und M. Yoshida)

Clinical Experience of Bilateral Thoracic Sympathectomy by KTP Laser for Hyperhidrosis
1686

Paraösophageale bronchogene Zysten
(G. Aydemir, M. Wolff, N. Hortling und A. Hirner)

Bronchogenic Cysts of the Esophagus
1687

Erweiterte Lungenresektionen – sind sie sinnvoll? (M. Frenken und B. Ulrich)	Extended Pulmonary Resections: Are They Worth Doing?	1687
Stellenwert der thorakoskopischen Chirurgie bei Patienten mit Verdacht auf Lungenmetastasen (E. Stoelben, D. Ockert, U. Wehrmann und H. D. Saeger)	Clinical Relevance of Thoracoscopic Surgery for Lung Metastases	1688
Pulmonale Aspergillome – klinische und operative Therapie (M. Kästel, W. Meyer und Ch. Gebhardt)	Pulmonary Aspergilloma – Clinical Manifestations of Operative Therapy	1689
Rezidive und Defekte im Thoraxbereich bei onkologischen Erkrankungen – eine interdisziplinäre Herausforderung (H. Menke, K. Schultheis, D. Borquez und R. R. Olbrisch)	Recurrent Tumor and Thoracic Wall Defects – An Interdisciplinary Challenge	1690
Wertigkeit ausgedehnter chirurgischer Resektionen in der Behandlung von Pancoast-Tumoren (Ch. Kugler, S. Schießer, T. Muley, D. Latz, J. Schirren und H. Dienemann)	Value of Extended Resections in the Treatment of Pancoast Tumors	1690
Chirurgisches Vorgehen und eigene klinische Erfahrungen bei Defekten der Thoraxwand (G. Holle, N. Kania, A. Peek, B. Dippe und K. Exner)	Surgical Management and Our Own Clinical Experience with Complex Chest-Wall Defects	1691
Lungenblastom: Ein klinisch und pathologisch extrem seltener Tumor im multimodalen Therapiekonzept (W. Meyer, M. Kästel, H. O. Mittelmeier und Ch. Gebhardt)	Pulmonary Blastoma: Multimodal Treatment of a Clinical and Pathological Rare Tumor	1692

Bildgebung

Die MR-Cholangiopankreaticographie (MRCP) zur Operationsplanung (R. Kabelitz, F. Eder, H. Putzki, F. Fronzeck und U. Risch)	MR-Cholangiopancreaticographie in the Preoperative Planning of Operations	1693
Die diagnostische und therapeutische Wertigkeit der Magen-Darm-Passage mit Gastrografin (MDP-G) bei der Verdachtsdiagnose eines Ileus (I. Schlüper, K.-P. Riesener, P. Haage und V. Schumpelick)	The Diagnostic and Therapeutic Role of Oral Gastrografin in Diagnosis of Bowel Obstruction	1694
Unterschiedliches Staging durch Anale Endosonographie und Kernspintomographie in der Therapieüberwachung des Anal-Karzinoms (A. J. Kroesen, T. Wiegel, T. Vogl, W. Hinkelbein und H. J. Buhr)	Different Staging by Anal Endosonography and MRI in the Surveillance of Therapy of Anal Carcinomas – New Diagnostic Approaches?	1695

Risikominimierung durch Ultraschall: Pleurapunktion unter permanent sonographischer Sicht
(M. Freitag, W. Albert, S. Tempel und K. Ludwig)

Minimization of Risks by Ultrasound: Puncture of the Pleura Continuously Monitored by Ultrasound

1696

Endokrine Chirurgie

Metastasenchirurgie, Palliation und Tumorreduktion bei Patienten mit Karzinoiden – der Stellenwert chirurgischer Maßnahmen
(S. Schmidbauer, K. Hallfeldt, A. Trupka, H. Vukoja und L. Schweiberer)

Surgery of Metastases, Palliation and Debulking Surgery in Patients with Carcinoid – The Value of Surgical Procedures

1697

Lernkurve bei retroperitoneoskopischer Adrenalektomie
(A. Heintz und Th. Junginger)

Learning Curve After Retroperitoneoscopic Adrenalectomy

1698

Chirurgische Therapie des primären Hyperparathyreoidismus. Ergebnisse einer 10jährigen prospektiven Beobachtungsstudie
(S. Walgenbach, C. Hommel, G. Bernhard und Th. Junginger)

Surgical Therapy for Primary Hyperparathyroidism: Results of a 10-year Prospective Follow-up Study

1698

Hard- und Softwareentwicklung für eine echtzeitfähige Verarbeitung der Biosignale beim intraoperativen Monitoring des Nervus laryngeus recurrens
(R. Brandner, W. Lamadé, R. Schall und Ch. Herfarth)

Hardware and Software Development for Real-Time Procesing of Biosignals During Intraoperatively Monitoring the Recurrent Laryngeal Nerve

1699

Häufigkeit und klinische Symptomatik der doppelseitigen Recurrensparese nach Schilddrüsenoperation
(Th. Friedrich, U. Eichfeld, U. Hänsch, I. Dähnert, M. Steinert und M. Schönfelder)

Frequency and Clinical Symptoms of Bilateral Vocal-Cord Paralysis in Thyroid Gland Surgery

1700

Langzeitergebnisse der chirurgischen Therapie der Immunthyreopathie
(E. Möbius, A. Zielke, B. Niermann und M. Rothmund)

Long-Term Results of Surgical Therapy of Graves' Disease

1701

Chirurgische Therapie des Insulinoms – eine Komplikationsanalyse
(W. F. A. Hiller, J. H. Simanowski und F. Schuppert)

Analysis of the Complications of Surgical Therapy of Insulinoma

1702

Zum Einfluß der Recurrensdarstellung und der Ligatur der A. thyreoidea inferior auf die Komplikationsrate in der Schilddrüsenchirurgie
(N. Nikolov und A. Lachmann)

The Influence of Recurrent Treatment and the Ligature of A. thyreoidea on the Rate of Complications for Thyroid Surgery

1703

Wertigkeit der Aspirationszytologie in der Diagnostik des Schilddrüsenkarzinoms
(E. Brune und G. Hohlbach)

Value of Aspiration Cytology as a Diagnostic Tool in Cancer of the Thyroid Gland

1704

Veränderter Operationszeitpunkt durch molekularbiologisches Screening der MEN II-assoziierten medullären Schilddrüsenkarzinome (H. G. Hotz, N. Runkel und H. J. Buhr)	MEN II-Associated Medullary Thyroid Carcinoma: Does Molecular Genetic Screening Change the Time of Operation?	1704
Laparoskopische transperitoneale Adrenalektomie (S. Piatek, T. Manger, M. Pross, D. Kunz und H. Lippert)	Laparoscopic Transperitoneal Adrenalectomy	1705
Vergleich der Komplikationen zwischen alternativen Operationsverfahren in der Therapie benigner Schilddrüsenerkrankungen (T. Steinmüller, N. Rayes, J. Klupp und P. Neuhaus)	Comparison of Complications Between Alternative Surgical Approaches for Benign Thyroid Disease	1706
Komplettierungs- und Wiederholungsoperationen beim differenzierten Schilddrüsencarcinom (N. Runkel, S. C. Neu-Schrag, H. G. Hotz, H.-T. Dress und H. J. Buhr)	Completion Thyroidectomy and Reoperation for Differentiated Thyroid Cancer	1707
Diagnostik und Therapie des Gastrinoms – eine Herausforderung für die endokrine Chirurgie (W. F. A. Hiller, B. Nashan und F. Schuppert)	Diagnosis and Therapy of Gastrinoma – a Challenge for Endocrine Surgery	1708

Transplantation

Hepatozytentransplantation unter Einsatz dreidimensionaler hochporöser Matrices. Ergebnisse nach dem ersten Jahr der Implantation. (P. M. Kaufmann, U. Kneser, H. Fiegel, J. Pollok, H. Herbst, D. Kluth, X. Rogiers und C. E. Brölsch)	Hepatocyte Transplantation Using Three-dimensional Highly Porous Matrices. Results After the First Year of Transplantation	1709
Das Infektionsrisiko und die Rolle der Spurenelemente bei Niereninsuffizienz und nach Nierentransplantation (B. Matthies, H. Lippert, K.-H. Neumann und R. Kielstein)	The Risk of Infection and the Role of Trace Elements in Renal Failure and After Kidney Transplantation	1710
Langzeitverlauf nach Nierentransplantation bei Morbus Fabry (D. Inderbitzin, M. Weber, R. Schlumpf, F. Largiadèr und D. Candinas)	A Single-Center Experience of Renal Transplantation in Fabry's Disease	1710
Postoperative Verlaufskontrolle nach Nierentransplantation: Kontrastmittelverstärkte Farbduplexsonographie oder Szintigraphie? (O. Richter, J. Müller, R. Schwarz, K. Kohlhaw, S. Richter und J. Hauss)	Follow-up After Kidney Transplantation: Contrast Enhancement Agent Color Doppler Sonography or Scintigraphy?	1711

Mitteldeutscher Transplantationsverbund: 2-Jahres-Bilanz der Regionalisierung am Beispiel Herztransplantation (F. Rüter, M. Grapow, H. Lilie und H.-R. Zerkowski)

Mid-German Transplant Region: 2-Year Results of Regionalization of Heart Transplantation 1712

Transplantatnierenarterienfluß bei offener und bei verschlossener Beinstrombahn (B. Wittrin, M. Arlt, K.-H. Dietl und N. Senninger)

Blood Flow in Kidney Graft During Transplantation – Effects of Clamping the A. iliaca externa Distal to the Arterial Anastomosis 1713

Diagnostische Relevanz von Procalcitoninspiegeln nach Lebertransplantation (LTX) (M. Pross, Th. Manger, D. Kunz, W. König und H. Lippert)

Diagnostic Relevance of Procalcitonin after Liver Transplantation 1713

Lebertransplantation bei hepatopulmonalem Syndrom (M. Pross, Th. Manger, T. Welte, S. Klauck und H. Lippert)

Liver Transplantation by Hepatopulmonary Syndrome 1714

Eine neue Technik zur Arterialisierung der Pfortader bei der orthotopen Rattenlebertransplantation (V. Müller, T. Reck, R. Ott, W. Hohenberger und F. Köckerling)

A New Technique for the Arterialization of the Portal Vein in Orthotopic Rat Liver Transplantation 1715

Onkologie – Allgemein

Riesenleiomyom des Ovars – 5-Jahres-Follow-Up (D. Khaffaf, H. Khaffaf und K. Dittrich)

Giant Ovarian Leiomyoma – 5-Year Follow-up 1716

Inwieweit kann ABBI* System die radiologisch markierte PE ersetzen? (Ch. Tausch, F. Kugler und M. Aufschnaiter)

The Role of ABBI* System in Comparison With the Open Biopsy by Radio-Guided Wire Localisation 1717

Onkologie – Ösophagus/Magen

Kann durch die präoperative Immunfunktion die postoperative Morbidität abgeschätzt werden? Eine prospektive Analyse bei Patienten mit einem Magenkarzinom (C. A. Jacobi, J. Ordemann, R. Stößlein und J. M. Müller)

Does Preoperative Immune Function Correlate With Postoperative Morbidity? A Prospective Analysis of Patients With Gastric Carcinoma 1718

Endosonographie im diagnostischen Konzept von Ösophagustumoren (P. Kienle, Ch. Kuntz, K. Buhl, T. Lehnert und Ch. Herfarth)

Endosonography in the Diagnostic Concept of Esophageal Tumors 1719

Goseki-Klassifikation beim Magenkarzinom: Vergleich mit etablierten histopathologischen Klassifikationen. (S. P. Mönig, S. E. Baldus, T. K. Zirbes, W. Schröder, H. P. Dienes und A. H. Hölscher)

Goseki Histological Grading of Gastric Cancer: Comparison with Existing Systems of Grading 1720

Postoperative Letalität und Komplikationsrate nach erweiterter D3-Lymphknotendissektion beim in kurativer Intention resezierten Magenkarzinom (K. Günther, T. Horbach, S. Merkel und W. Hohenberger)	Postoperative Mortality and Complications Following D3 Lymph Node Dissection in Gastric Cancer Operated on With Curative Intent ... 1721
Einfluß der Pouchrekonstruktion auf die Lebensqualität und das Körpergewicht nach Gastrektomie (B. Hoksch, K. Zippel, S. Promnitz und H. Zieren)	Influence of a Pouch-Reconstruction on Quality of Life and Body Weight After Gastrectomy ... 1722
Stenosierender Granularzelltumor (Abrikossoff) des Ösophagus. Diagnostik und Therapie anhand eines Fallbeispiels (L. Backheuer, N. Huschitt und M. Weber)	Obstructing Granular Cell Tumor (Abrikossoff) of the Esophagus. A Case Report and Discussion of Management Treatment ... 1722
Maßgeschneiderter Ansatz bei der chirurgischen Therapie des Magenkarzinoms (J. Petermann, I. K. Schumacher, H. Thomas, A. Hoene und D. Lorenz)	Tailored Approach to Surgical Therapy of Gastric Cancer ... 1723
Vergleich der Lebensqualität des resezierten und interventionell behandelten Ösophaguscarcinoms (G. Brünagel, K. Boeder, A. Hirner und Th. Riemenschneider)	Comparison of the Quality of Life in Operatively and Interventionally Treated Patients with Esophageal Cancer ... 1724
Effekte einer längerfristigen, postoperativen, proteinreichen Substratzufuhr nach Ösophagus- und Magenresektion (M. Elbers, D. Drücke, E. Awwad und D. Löhlein)	Effects of a Long-Term Postoperative Protein-Enriched Liquid Diet Following Esophageal and Gastric Resection ... 1724
„Single-Shot"-Prophylaxe mit Ceftriaxon in der elektiven Magenkarzinomchirurgie (K.-J. Bauknecht, A. Lachmann und N. Nikolov)	Antibacterial Chemoprophylaxis in Surgery for Gastric Carcinoma ... 1725
Perioperatives Risiko der Gastrektomie beim alten Patienten (A. Schwarz, M. Jung, M. H. Schoenberg und H.-G. Beger)	Perioperative Risk of Total Gastrectomy in Old Patients ... 1726
Chirurgische Therapieergebnisse beim Adenokarzinom des Ösophagus (P. Piso and J. Jähne)	Esophageal Adenocarcinom – Results of Surgical Therapy ... 1727
Hat der Stent den Tubus in der palliativen, endoskopischen Therapie inoperabler Ösophagus- und Kardiakarzinome abgelöst? (S. A. Müller, S. N. Truong, M. Jansen und V. Schumpelick)	Is There a Place for Plastic Tubes in the Therapy of Incurable Cancer of the Esophagus and Esophagogastric Junction? ... 1728
Mesenchymale Tumoren des Magens (W. Mokros, G. Schönfeld und J. Roßmüller)	Mesenchymal Stomach Tumours ... 1728

Langzeitergebnisse nach multimodaler Therapie des lokal fortgeschrittenen Ösophaguscarcinoms
(M. K. Walz, M. Stahl, H. Wilke, M. Stuschke und F. W. Eigler)

Long-Term Results After Multimodal Treatment of Locally Advanced Esophageal Carcinomas
1729

Abdomino-thorakoskopische Ösophagusresektion – eine tierexperimentelle Studie
(F. Marusch, A. Koch und I. Gastinger)

The Abdomino-thoracoscopic Oesophagectomy – A Study Based on Animal Trials
1730

Intraoperative hypertherme Chemotherapie des fortgeschrittenen Magenkarzinoms
(S. Stephan, A. Singal, H. Becker und S. Post)

Intraoperative Hyperthermic Peritoneal Chemotherapy (IHPC) for Gastric Cancer
1730

Mehrmalige erfolgreiche operative Resektion eines Kardia-Karzinom-Rezidivs
(T. Zinner, L. Baron und A. Holzgreve)

Multiple Successful Surgical Treatment for Cardia Carcinoma Recurrence
1731

Multiviscerale Resektionen beim Magenkarzinom
(S. Repše, M. Omejc, R. Juvan und F. Jelenc)

Multivisceral Resections in Gastric Cancer: Early and Late Results of Our Series, 1983–1992
1732

Onkologie – Kolon/Rektum

Erfassung der deutschen Patienten mit Peutz-Jeghers-Syndrom und familiärer juveniler Polyposis
(T. Vogel, G. Möslein und H. D. Röher)

Registration of German Patients with Peutz-Jeghers Syndrome and Familial Juvenile Polyposis
1733

Radioimmuntherapie mit 131-I-markiertem Anti-CEA-IgG nach kurativer Resektion hepatisch rezidivierter kolorektaler Karzinome
(T. Liersch, T. Behr, S. Post, W. Becker, W. Gatzemeier und H. Becker)

Radioimmunotherapy with 131-I-Anti-CEA-IgG of Relapsed Colorectal Cancer After Resection of Liver Metastases
1734

Die Anastomoseninsuffizienz nach tiefer anteriorer Rektumresektion – Eine retrospektive Analyse
(A. Weimann, D. Neugebauer und R. Raab)

Anastomotic Dehiscence After Low Anterior Rectal Resection – A Retrospective Analysis
1735

EORTC/MRC: intravenöse vs. intraarterielle Chemotherapie bei colorektalen Lebermetastasen, Information über eine randomisierte Studie
(F. Roelofsen, J. P. Arnaud, D. Kerr und C. McArdle)

EORTC/MRC: Intravenous vs. Intraarterial Chemotherapy for Colorectal Liver Metastases – Information on a Randomized Trial
1736

Stellenwert des 18-FDG-PET für die Diagnostik und Therapie des kolorektalen Karzinomrezidivs/-metastasen
(A. Imdahl, M. J. Reinhard, E. Nietzsche, A. Dingeldei, P. Baier und G. Ruf)

Impact of 18-FDG-PET for Diagnostic Therapy of Colorectal Cancer Recurrence
1737

Lebensqualität beim Rektumkarzinom: Ein Parameter der Ergebnisqualität in der onkologischen Chirurgie: Erste Daten
(Ch. Schmidt, M. Löhnert, P. Rzehak, Th. Küchler und B. Kremer)

Quality of Life (QoL) in Colorectal Cancer: An Outcome Parameter in Oncological Surgery – First Data
1738

Notfallseingriffe bei Coloncarzinomen im Alter (T. Koperna, M. Kisser und F. Schulz)	Emergency Surgery for Colon Cancer in the Aged	1739
Antithrombin III und lokale Serumgabe als adjuvante Therapie bei Patienten mit diffuser, sekundärer Peritonitis (M. Schorr, N. Zügel, M. Jochum und M. Siebeck)	Antithrombin III Intravenously and Fresh Frozen Serum Intraperitoneally as Adjuvant Therapy in Patients with Diffuse, Secondary Peritonitis	1740
Frühergebnisse nach laparoskopischer kolorektaler Resektion beim Karzinom (V. Götzen, I. Baca, Ch. Schultz und L. Grzybowski)	Early Results of Laparoscopic Colorectal Surgery in Carcinoma	1740
Einfluß der neoadjuvanten Radiochemotherapie auf operative Therapie und postoperative Komplikationen beim fortgeschrittenen Rektumkarzinom – präliminäre Ergebnisse einer prospektiv randomisierten Studie. (C. H. Schick, A. Altendorf-Hofmann, R. Sauer, R. Fietkau und W. Hohenberger)	The Influence of Neoadjuvant Radiochemotherapy on Surgical Therapy and Postoperative Complications in Advanced Rectal Cancer – Preliminary Results of a Prospective Randomized Clinical Trial	1741
Der zirkuläre mesorektale Resektionsrand, ein wichtiger Faktor zur Beurteilung der R0-Situation rektaler Karzinome (M. Mörschel, H. K. Wolf, N. Simiatònaki, A. Heintz und Th. Junginger)	The Circumferential Resection Margin – An Important Factor in the Evaluation of the Curative Resection of Rectal Carcinomas	1742
Staging des Rektumkarzinoms mit Doppelkontrast-MRT Korrelation mit Endosonographie und Histologie (L. Rothmeier, B. A. Kersting-Sommerhoff, K. H. Dittler, A. Annweiler und P. Gerhardt)	Staging of Rectal Cancer with Double-Contrast Enhanced MR Imaging – Correlation with EUS und Histological Findings	1743
Die lokoregionäre Rezidivrate nach kontinenzerhaltenden Eingriffen beim T4-Rektumkarzinom (C. Boos, M. Melullis, A. Weigel, U. Roblick und H.-P. Bruch)	Local Recurrence Rate after Low Anterior Resection of T4-Stage Rectal Cancer	1743
Die Effektivität ambulant und stationär durchgeführter Diagnostik beim Rektumkarzinom (U. Wolters, B. Krug, S. Wichmann und A. H. Hölscher)	Resection of Rectal Carcinomas: A Prospective Analysis of Preoperative Diagnostics in Out- and In-Patients	1744
Der Colon-Pouch als Neorektum nach tiefer anteriorer Rektumresektion (N. Runkel, A. Kroesen, E. Riede, M. Kruschewski und H. J. Buhr)	Colon Pouch as Neorectum after Low Anterior Resection	1745
Nachsorgeschema des Kolonkarzinoms: Einsparungsmöglichkeiten ohne Qualitätsminderung (S. Merkel, K. E. Matzel, I. Schneider und W. Hohenberger)	Protocol for Follow-up Care of Colon Carcinoma: Saving Without Reduction of Quality	1746
Lynch-II-Syndrom – 39-jähriger Patient mit Adenokarzinom des Dünndarmes als Indexpatient (D. Krenz, M. Jungck, K. Selbach und H. Feustel)	Lynch-II-Syndrom – A 39-year-old Patient with Small Bowel Adenocarcinoma as a Member of a HNPCC Family	1746

Onkologie – Leber/Galle/Pankreas

Palliative chirurgische und Chemotherapie bei inoperablem Pankreas-Karzinom
(T. Wilhelm, A. Charles, N. Niederle und M. Siedek)
Palliative Surgical and Chemotherapy of Inoperable Pancreatic Carcinoma
1748

Erfahrungen mit der Pankreatikogastrostomie bei der partiellen Duodenopankreatektomie mit Implantation des Restpankreas in die Magenhinterwand
(A. Lachmann, K.-J. Bauknecht und N. Nikolov)
Experiences with Pancreaticogastrostomy Concerning Partial Duodenopancreatectomy with Implantation of the Remaining Pancreas into the Back Wall of the Stomach
1749

Ein neues Modell zur in vivo Untersuchung radiogener Effekte auf die Tumormikrozirkulation des experimentellen Pankreaskarzinoms
(E. Ryschich, J. Schmidt, T. Löffler, M. Eble und E. Klar)
A New Model for In Vivo Analysis of the Radiogenic Effects on Tumor Microcirculation of Experimental Pancreatic Cancer
1750

Fraglicher Nutzen palliativer Resektionen beim Pankreaskarzinom?
(R. Kasperk, K.-P. Riesener und V. Schumpelick)
Questionable Benefit of Palliative Resections for Pancreatic Cancer
1750

Gallenblasenkarzinom: Aggressive Chirurgie ja oder nein?
(R. Canelo, Th. Lorf, B. Sattler und B. Ringe)
Gallbladder Carcinoma: Aggressive Surgery, Yes or No?
1751

Reduzierung von Komplikationen nach Kausch-Whipple Operation durch modifizierte Technik der Pankreatojejunostomie
(J. M. Langrehr, H. Keck, M. Knoop und P. Neuhaus)
Reduction of morbidity After Kausch-Whipple Procedure by Modified Suture Technique for Pancreatojejunostomy
1752

Das übersehene Pankreaskarzinom – ein Problem der laparoskopischen Cholecystektomie?
(G. Klaebisch, M. Mory, D. Lorenz, A. Richter und M. Trede)
Missed Carcinoma of the Pancreas – A Pitfall in Laparoscopic Cholecystectomy?
1752

Frühergebnisse der chirurgischen Behandlung des hepatozellulären Karzinoms (HCC) bei Patienten mit Leberzirrhose
(D. Ockert, R. Hofmann, E. Stoelben, M. Nagel und H. D. Saeger)
Early Results after Resection of Hepatocellular Carcinoma in Non-cirrhotic Livers
1753

Stellenwert und Nutzen von MRT, CT und CTAP in der Diagnostik maligner Lebertumoren bei Leberzirrhose: eine Nachuntersuchung an lebertransplantierten Patienten
(N. Schwarz, A. Mueller, M. Born und A. Hirner)
The Value of Magnetic Resonance Imaging (MRI), Computed Tomography (CT) and CT Arterial Portography (CTAP) in Detecting Malignant Liver Lesions in Patients with Cirrhosis: An Analysis in Liver Transplanted Patients
1754

Pankreaskarzinom: Was ist die adjuvante Standardtherapie beim resezierten Tumor?
(H. Friess, H. G. Beger, J. Neoptolemos, C. Bassi, L. Fernandez-Cruz, M. W. Büchler und die Mitglieder der ESPAC-1 Studiengruppe)
Pancreatic Cancer: What is the Standard Adjuvant Therapy in Resected Tumors?
1755

Palliative operative Therapie des nicht resektablen Pankreaskarzinoms
(W. Meyer, D. Regnet, K.-H. Schultheis und Ch. Gebhardt)

Palliative Surgical Procedures in Non-resectable Pancreatic Carcinoma

1756

Tumore der Papilla Vateri – Wertigkeit der Minisonden-Sonographie beim präoperativen Staging
(J. Menzel, U. Sulkowski, N. Hoepffner, W. Domschke und N. Senninger)

Tumors of the Papilla of Vater – Miniprobe Sonography in Preoperative Staging

1756

Metastasentherapie

ICG vermittelte, lokale photochemische Therapie von Hautmetastasen – Erste Erfahrungen einer palliativen Behandlung
(W. E. Thasler, C. Abels, S. Karrer, W. Bäumler, S. Ruf, R.-M. Szeimies und K.-W. Jauch)

ICG-Mediated Local Photochemical Therapy of Cutaneous Metastasis. Evaluation of a Palliative Treatment

1758

Prognosefaktoren nach Resektion colorectaler Lebermetastasen
(J. K. Seifert, T. F. Weigel, U. Gönner und Th. Junginger)

Prognostic Indicators Following Resection of Colorectal Liver Metastases

1759

Chirurgische Therapie des Lokalrezidivs in der Leber nach Leberresektion wegen kolorektaler Metastasen
(A. Ulrich, M. Wolff und A. Hirner)

Surgical Therapy of the Local Recurrence After Liver Resection for Colorectal Metastases

1760

Kryotherapie des Schnittrandes nach Resektion colorectaler Lebermetastasen mit inadequatem (<1 cm) oder fehlendem Sicherheitsabstand
(J. K. Seifert, Th. Junginger und D. L. Morris)

Cryotherapy of the Resection Edge Following Liver Resection of Colorectal Metastases with Inadequate (<1 cm) or Involved Resection Margin

1761

Leberteilresektion wegen Metastasen verschiedener Primärtumoren
(J. Fuhlroth, J. Fahlke, K. Ridwelski, Th. Manger und H. Lippert)

Partial Liver Resection Due to Metastases of Different Primary Tumors

1762

Ergebnisse der Metastasenchirurgie des Nierenzellkarzinoms
(F. Dobrowolski, E. Stoelben, D. Ockert und H. D. Saeger)

Results of the Surgical Treatment of Metastatic Renal Cell Carcinoma

1762

Effektivität und Kostenanalyse der Tumornachsorge unter besonderer Berücksichtigung der Metastasenresektion bei gastrointestinalen Karzinomen in einem Allgemeinkrankenhaus
(M. Ketteniß, B. Schellen, B. Ulrich und M. Aleksic)

Efficiency and Analysis of Costs Caused by Follow-Up in Cancer with Special Regard to Resection of Metastasis in Gastrointestinal Carcinoma

1763

Wertigkeit und Aufwand präoperativer Diagnostik zur Prüfung der Resektabilität von Lebermetastasen colorektaler Carcinome
(R. Imig, P. Heinz, D. Wagner, T. Forer und H. Bockhorn)

Value and Expenditure of Preoperative Diagnostics to Predict Resectability of Liver Metastasis in Colorectal Cancer

1764

Die pelvine Exenteration aus urologischer Sicht (R. Hartung)	Pelvic Exenteration: Viewpoint of the Urologist	1765
Die simultane Resektion von colorektalem Primärkarzinom und synchronen Lebermetastasen (F. Del Bello, I. Vogel, D. Henne-Bruns und B. Kremer)	Simultaneous Resection of Colorectal Cancer and Synchronous Liver Metastases	1765
Resektion von Lebermetastasen bei Weichgewebssarkomen (R. Seelos, M. Schwarzbach, F. Willeke, T. Lehnert und Ch. Herfarth)	Resection of Liver Metastases from Soft Tissue Sarcoma	1766
Intraarterielle Chemotherapie kolorektaler Lebermetastasen – Langzeitresultate (H. P. Klotz, W. Weder, U. Metzger und F. Largiadèr)	Intraarterial Chemotherapy for Colorectal Liver Metastases – Long-Term Results	1767
Magnetresonanztomographie der Leber zur prä- und postoperativen Beurteilung kryotherapierter Lebertumoren (G. Schneider, G. Schüder, D. Gohl, G. Pistorius, R. Seidel, G. Feifel und B. Kramann)	Pre- and Postoperative Magnetic Resonance Imaging of Liver Tumors in Patients Undergoing Cryotherapy	1768
Kryochirurgie primärer und sekundärer Lebertumore – Technik und Stellenwert der MR-Bildgebung (H. P. Klotz, D. Gianom, P. Hilfiker, S. Wildermuth, F. Largiadèr)	Cryosurgery of Primary and Secondary Liver Tumors – Technique and Value of MR Imaging	1769
Adjuvante Chemotherapie nach R0-Resektion kolorektaler Lebermetastasen (K.-P. Riesener, R. Kasperk, Li Cheng und V. Schumpelick)	Adjuvant Chemotherapy Following R0 Resection of Colorectal Hepatic Metastases	1769
Adjuvante intraarterielle Chemotherapie nach R0-Resektion kolorektaler Lebermetastasen: Eine prospektiv-randomisierte Studie (C. Rudroff, A. Altendorf-Hofmann, R. Stangl und J. Scheele)	Prospective Randomized Trial on Adjuvant Hepatic Artery Infusion Chemotherapy After R0 Resection of Colorectal Liver Metastases	1770
Sachverzeichnis	Subject Index	1773

Verzeichnis der Erstautoren

Adili, F. 1676
Agnes, A. 1077
Albert, W. 806, 1584
Albrecht, D. 1438
Aleksic, M. 1497
Allenberg, J. R. 105
Aydemir, G. 1687

Backheuer, L. 1722
Balanou, P. 900
Barbera, L. 528, 1594
Bärlehner, E. 1577
Bartels, H. 615, 1074
Barth, C. 1404
Bastian, L. 1083, 1623
Bauer, H. 661, 944
Bauknecht, K.-J. 1725
Bauwens, K. 1682
Bennek, J. 221
Benz, S. 1157, 1535
Berger, A. 1538
Bergert, H. 1674, 1677
Berns, T. 816
Bertram, P. 1607
Betzler, M. 938
Birth, M. 1588
Böhle, A. S. 1268
Böhner, H. 982
Bolder, U. 587
Boos, C. 1743
Böttcher, K. 1637
Böttger, Th. 1123
Brandner, R. 1699
Brenner, P. 1308
Brönnimann, S. 1094, 1580
Bruch, H.-P. 482
Brücher, B. L. D. M. 1357
Brünagel, G. 1724
Brune, E. 1704
Brunken, C. 1448
Büchin, P. 1650
Buhr, H. J. 148
Bühren, V. 108

Bulitta, C. 1609
Butters, M. 677

Candinas, D. 1571
Canelo, R. 1751
Carbon, R. Th. 1175
Carus, Th. 1635
Cholewa, D. 399
Chylarecki, C. 1200
Coburg, A. J. 985, 1606
Coerper, S. 698, 1605
Colombo-Benkmann, M. 1041, 1282
Czarnetzki, H.-D. 1656

Dangel, M. 1305
Decker, P. 802
Decker-Baumann, C. 1624
Del Bello, F. 1765
Deneke, J. 1208
Dienemann, H. 138
Dobrowski, F. 1762
Doede, Th. 120
Doedet, Th. 1599
Dohrmann, P. 799
Doniec, J. M. 1587
Dreuw, B. 1143

Eckstein, H.-H. 521, 877
Ehlebracht, M. 847
Eibl, G. 813
Elbers, M. 1724
Encke, A. 705, 707
Engelmann, C. 956
Englmeier, K.-H. 93
Erhard, J. 1091
Ertel, W. 1189
Esenwein, St. A. 1662

Farthmann, E. H. 454
Faß, J. 1363, 1502
Fein, M. 1638
Feller, A.-M. 971

Fleischer, G.-M. 331
Florek, H.-J. 517
Foitzik, Th. 596
Franke, Ch. 1114
Franzius, Ch. 261
Freitag, M. 1696
Frenken, M. 1687
Frey, M. 550
Frick, A. 1600, 1604
Friedl, W. 1224, 1591
Friedrich, Th. 1700
Friess, H. 994, 1755
Frühwald, W. 909
Fuchs, K.-H. 295, 1111
Fuhlroth, J. 1762

Gabriel, M. 1302
Gassel, H.-J. 1458
Gatzemeier, W. 1488
Gawad, K. A. 880
Gebauer, T. 1344
Gebhard, B. 1644
Gebhardt, Ch. 327
Gerhardt, P. 274
Germer, C. T. 1367
Gianom, D. 1685
Gillrath, G. 1595
Glombitza, G. 1582
Gnann, W. 904
Göhl, J. 1319
Göhring, U. 1667
Göksoy, E. 1604
Golling, M. 882, 1557
Goretzki, P. E. 200, 246
Görtz, G. 1655
Götzen, V. 1031, 1740
Graf, P. F. 547, 968
Graupe, F. 1240
Gregor, S. 1610
Grimm, H. 599
Grothe, D. 1616
Grund, K. E. 1146
Gruss, D. 1252
Gruwez, J. A. 822

Grzybowski, L. 1579
Gubenatis, G. 191
Gulielmos, V. 1509
Günther, K. 1380, 1721

Haferkamp, H. 635
Hagmüller, E. 1397
Hanselmann, R. G. 86
Hansen, M. 1213
Hansen, O. 170, 1632
Harder, F. 66
Hartel, W. 732
Hartung, R. 1765
Hasse, F.-M. 352
Heald, R. 1585
Hebebrand, D. 1279, 1613
Heberer, M. 926
Heimbucher, J. 1007
Heintz, A. 1633, 1698
Heistermann, H. P. 1621
Henne-Bruns, D. 243
Heppert, V. 964
Hermanek, P. 323
Herzog, L. 1002
Hiller, W. F. A. 1702, 1708
Hirner, A. 443
Hoch, F. 1575, 1576
Höer, J. 1600
Hoffmann, A. 1246
Hofheinz, H. 1626, 1646
Hofmann, G. O. 1285
Hofmann, H.-S. 1429
Hofmeister, A. 1629
Hohenberger, P. 363
Hoksch, B. 1377, 1722
Holch, M. 1288
Holle, G. 1691
Hölscher, A. H. 304
Holzman, P. 1658
Homayoun, R.-K. 1663
Hondyk, J. 1630
Hopt, U. T. 178
Horch, R. E. 1194
Horn, J. 916
Horstmann, O. 1618
Hotz, H. G. 1704

Imdahl, A. 1737
Imig, R. 1764
Inderbitzin, D. 1710
Ingianni, G. 560
Ishaque, B. 1660

Jacobi, C. A. 605, 1718
Jacobi, Th. 1647

Jähne, J. 955, 1435
Jakubowski, E. 1668
Jauch, K. W. 160
Juhl, H. 1474
Junge, A. 1666
Junghanns, K. 820
Junginger, Th. 388
Jürgens, C. 338

Kabelitz, R. 1693
Kadmon, M. 1165, 1464
Kallinowski, F. 885
Kalthoff, H. 79
Kasperk, R. 337, 1750
Kästel, M. 1689
Kauder, O. 1597
Kauffmann, G. W. 270
Kaufmann, P. M. 1709
Keel, M. 1086
Kerner, T. 1611
Ketteniß, M. 1763
Ketterer, H. 405
Khaffaf, D. 1716
Kienast, A. 1058
Kiene, J. 1505
Kienle, P. 1719
Kienzle, H. F. 795
Kirchhof, P. 47
Kisser, M. 1652
Klaebisch, G. 1752
Klar, E. 72, 702
Kleimann, E. 1520
Klein, P. 1027
Kley, C. W. 1641
Kliemt, H. 197
Klima, St. 1550
Klotz, H. P. 1767, 1769
Knapstein, P. G. 250
Köhler, A. 488
Köhler, L. 1529, 1628
Kolbert, G. W. 462
Kollig, E. 1680
Kolodzig, C. 752
Konrad, U. 1622
Konze-Thomas, B. 741
Koperna, T. 1739
Kopp, R. 1360
Krasiński, Z. 1105, 1651
Krawczyk, T. J. 1683
Kremer, B. 143, 284, 1120
Krenz, D. 1746
Krieglstein, C. F. 1491
Krimmer, H. 627
Kroesen, A. J. 991, 1695

Kruschewski, M. 251
Kugler, Ch. 1690
Kunz, R. 963

Lachmann, A. 1749
Lamade, W. 1055
Land, W. 184, 1478
Lange, V. 1589
Langrehr, J. M. 1338, 1560, 1752
Largiadèr, F. 538, 1568
Laube, H. R. 1678
Lehnert, T. 356
Lempa, M. 673
Lerch, M. M. 421
Liebermann-Meffert, D. 951
Liersch, T. 1734
Limmer, J. 1221, 1578
Linder, R. 694
Lippert, H. 271
Löhnert, J. 1205
Lorenz, D. 612
Lorenz, E. P. M. 1532
Lorenz, W. 647
Lorf, T. 1335
Lübke, P. 1544
Ludwig, K. 1554

Machens, H. G. 1271
Maghsudi, M. 1218
Malekpour, G. 1655
Maniwa, Y. 1686
Mann, B. 720, 850, 1044
Marusch, F. 1730
Matthies, B. 1710
Matzel, K. E. 494
Meenen, N. M. 568
Meier, C. M. 1163
Meinel, A. 1292
Menke, H. 1690
Menzel, J. 1354, 1756
Merkel, S. 1745
Messing-Jünger, A. M. 757
Meyer, A. 1670
Meyer, F. 1150
Meyer, G. 1640
Meyer, H.-J. 312
Meyer, M. 369
Meyer, T. 1452
Meyer, W. 1692, 1756
Meyer-Junghänel, L. 1681
Meyer-Pannwitt, U. 870
Mieth, M. 888

Miholic, J. 1638
Möbius, E. 1701
Moch, D. 1197
Mokros, W. 1598, 1728
Mönig, S. P. 1720
Mörschel, M. 1742
Möslein, G. 1467
Mothes, H. 1099
Müller, E. J. 1666
Müller, F. P. 1107, 1481
Müller, S. A. 1728
Müller, V. 1715

Neufang, A. 1249
Neugebauer, E. 666
Nikolov, N. 1703

Ockert Saeger, D. 1753
Oertli, D. 379
Ohmann, C. 896
Okada, M. 1673
Ordemann, J. 1370
Orend, K. H. 1234
Oszkinis, G. 1675
Ott, R. 1563
Otto, I. G. 451

Passlick, B. 1513
Peiper, Ch. 1617
Peiper, M. 1316
Peter, M. 1592, 1661
Peterli, R. 1654
Petermann Hoene, J. 1723
Peters, A. 1393
Petrowsky, H. 1351
Piatek, S. 1705
Pier, A. 1013
Pinnau, R. 864
Piso, P. 1727
Pommer, A. 1182
Popiela, T. 710
Probst, A. 1657
Prokop, A. 1659
Pross, M. 1580
Pross, M. 1713
Pross, M. 1714

Raakow, R. 1526
Raakow, R. 1541
Rau, B. 300
Rau, H. G. 242
Rau, H. M. 1024, 1061
Raunest, J. 689
Redling, F. 1516
Rentsch, M. 1631

Renzulli, P. 619
Repse, S. 1732
Reuhl, T. 384
Richter, D. 1160
Richter, O. 1711
Richter-Turtur, M. 832
Rieck, B. 1596
Riecken, E.-O. 153
Rieger, H. 1662
Riesener, K.-P. 1769
Rimpl, I. 1063
Ritz, J.-P. 1445, 1523
Roelofsen, F. 1736
Röher, H.-D. 921
Röhrich, B. 1603
Röper, G. 1608
Rothmeier, L. 1742
Rothmund, M. 655
Ruchholtz, S. 1179
Rückert, R. I. 240
Rudolph, H. 1665
Rudolph, S. 1679
Rudroff, C. 1770
Ruf, Ch. 1494
Runkel, N. 439, 1034, 1707, 1745
Ruppert, R. 1585, 1586
Rüter, F. 1712
Ryschich, E. 1750

Sailer, M. 973
Sauer, J. 791
Sauerbier, M. 1274
Sauerland, S. 1683
Schaarschmidt, K. 1168
Schackert, H. K. 90, 318
Schäfer, K. 1172
Schäffer, M. 1243
Schaible, A. 1386
Schaller, H.-E. 554
Schauer, R. 248
Schick, C. H. 1741
Schier, F. 124
Schildberg, F. W. 215, 255
Schilling, M. K. 1499
Schirren, J. 498
Schlag, P. M. 101
Schlickewei, W. 577
Schlosser, W. 1127, 1643
Schlüper, I. 1694
Schmid, A. 1383
Schmid, R. A. 1264
Schmidbauer, S. 1697
Schmidbauer, U. 1666

Schmidt, Ch. 1738
Schmidt, J. 434, 1080, 1659
Schmidt, O. 1432
Schmidt, W. U. 998, 1421
Schmidt-Matthiesen, A. 854, 1625
Schmiedl, S. 892
Schneider, G. 1768
Schneider, I. 1426
Schneider, J. H. 1139
Schneider, P. 512
Schöb, O. 1635
Schoenberg, M. H. 78
Schorr, M. 1624, 1740
Schröder, D. 1576
Schulz, H.-U. 1642
Schumacher, H. 1230
Schumacher, I. K. 1373
Schürmann, G. 359, 836
Schütz, A. 1677
Schwandner, O. 1619
Schwarz, A. 1726
Schwarz, N. 1754
Schwarzbach, M. 1312
Schweiger, H. 527
Seelos, R. 1766
Seidel, F. 1639
Seifert, J. K. 1455, 1759, 1761
Seiler, C. M. 840, 1617
Sendler, A. 1485
Senninger, N. 281, 468, 728
Shang, E. 1102
Siech, M. 1341
Siemer, S. 116
Sievers, D. 1684
Siewert, J. R. 53, 129, 290, 717, 724
Slodicka, R. 1664
Smutný, S. 1621
Staehler, G. 234
Staib-Sebler, E. 1441
Stammberger, U. 1260
Stark, G. B. 683
Staubach, K. H. 1067
Stausberg, J. 744
Steckmeier, B. 532
Steinmetz, W.-G. 1597
Steinmüller, T. 1706
Stelzner, M. 897
Stengel, D. 1020
Stephan, S. 1730
Stern, J. 472

Stock, W.   166
Stöckmann, H.   1672
Stockmann, U.   544
Stoelben, E.   1688
Stöhr, G.   861, 1071
Stratmann, H.   1610
Strauss, T.   1653
Strecker, W.   581
Stüker, D.   1096
Sungler, P.   1133, 1649, 1651
Surh, St.   976
Szavay, P.   478

Tandara, A.   1411
Tausch, Ch.   1717
Teebken, O. E.   1256
Teleky, B.   1400
Thasler, W. E.   1758
Thiede, A.   459
Thurman, R. G.   185
Thurmayr, R.   748
Tittel, A.   1602
Tonus, C.   1670
Torres, R.   467
Trede, M.   411

Uhl, W.   427, 1583
Ulrich, A.   1760
Ulrich, M.   1130
v. Bary, S.   174
van Tits, H.   1136
Verrel, F.   1237

Vogel, T.   1733
Voggenreiter, G.   1414
Vogt, P. M.   507
Voss, E. U.   1295
Vossen, S.   1461

Waag, K.-L.   228
Wagner, F. M.   1566
Wahl, R. A.   203, 1051
Wahl, W.   785
Walgenbach, K.-J.   1186
Walgenbach, S.   1698
Walter, M.   1671
Walz, M. K.   113, 1038, 1589, 1729
Wanner, G. A.   1211
Wayand, W.   790
Weber, B.   1614
Wedel, T.   979
Weimann, A.   1735
Weiner, R.   1010, 1615
Weiser, H.-F.   1547
Weiß, C.   1192
Welcker, K.   1620, 1633
Weller, S.   61
Wellmann, K.   1629
Wendl, K.   1328
Wenger, F. A.   1348
Wenk, H.   1088
Werner, S.   678
Wessel, L.   1153
Wichmann, M. W.   1601
Wilhelm, A.   630

Wilhelm, T.   1748
Willeke, F.   393
Willis, S.   1634
Willmen, H. R.   1602
Wimmenauer, S.   1470
Winde, G.   1417
Winkler, U.   738
Winzer, K.-J.   374
Wirbel, R. J.   1324
Wittrin, B.   1713
Witzigmann, H.   362, 1644
Wolf, A. M.   1004
Wolff, M.   1331
Wolff, S.   1017
Wolken, D.   988
Wolters, U.   1299, 1612, 1744
Woltmann, A.   845
Wulle, Chr.   641
Wüllenweber, H.-P.   1408
Wüstner, M.   1117, 1627

Zaiss, A.   764
Zarras W.   1669
Zeitz, M.   154
Zender, F. J.   1645, 1648
Zinner, T.   1731
Zipfel, B.   1227
Zirngibl, H.   672
Zlatarski, G.   1389
Zumtobel, V.   592

Jetziger Stand der Sepsistherapie in der Chirurgie –
Begleitende Maßnahmen zur Fokussanierung

Fokussanierung, Überlegungen und Tatsachen zur Dauer der Antibiotikatherapie

D. Lorenz

Klinik und Poliklinik für Chirurgie, Ernst-Moritz-Arndt-Universität, Fr.-Loeffler-Straße 23, D-17487 Greifswald

Duration of Postoperative Antibiotic Administration

Summary. Contamination does not require postoperative antibiotics, as the infective source is dealt with operatively. In "resectable infections" (appendicitis) a postoperative antimicrobial 24-h course should be administered. We have to grade infections according to their severity. Even established peritonitis does not require postoperative antibiotic administration for more than 5 days. "Severe" infections (infected pancreatic necrosis, peritonitis with planned relaparotomies) require more than 5 days of antibiotic therapy.

Key words: Peritonitis – Antibiotic therapy – Contamination – SIRS

Zusammenfassung. Eine Kontamination (nicht Infektion!) erfordert keine postoperative Antibiotikatherapie, wenn die Infektionsquelle intraoperativ beseitigt werden konnte. Nach Entfernung eines gangränösen Organs (Appendizitis) ist die Gabe von Antibiotika für 24 h p.op. ausreichend. Perforationen sind hinsichtlich Ort und Dauer zu differenzieren. Selbst bei diffuser Peritonitis reichen 5 Tage Antibiotikabehandlung aus. Infizierte Pankreasnekrosen oder prolongierte Infektionen im Bauchraum mit Etappenlavagen erfordern eine Antibiotikatherapie von mehr als 5 Tage Dauer.

Schlüsselwörter: Peritonitis – Antibiotikatherapie – Kontamination – SIRS

Die Antibiotikatherapie ist ein fester Bestandteil der chirurgischen Praxis. Zu den gravierendsten Fehlern in der Anwendung der Antibiotika gehören falsche Indikation, Polypragmasie und Außerachtlassen der Pharmakokinetik. Verheerend sind die Auswirkungen, wenn die Antibiotikatherapie die notwendige Fokussierung ersetzen soll. Es ist seit dem Übersichtsreferat von Kirschner zur chirurgischen Therapie der Peritonitis 1926 auf dem 50. Kongreß der Deutschen Gesellschaft für Chirurgie unstrittig, daß der Verschluß der Keimquelle und die Säuberung der Bauchhöhle zum dringlichen und unangefochtenen Vorgehen gehört.

Zusätzlich ist heute die Antibiotikatherapie nach Sanierung septischer Prozesse in den Körperhöhlen Standard und nach Isolierung und Resistenzbestimmung der Keime wird die ungezielte, breitgefächerte Antibiotikatherapie durch eine gezielte Behandlung abgelöst.

Bei postoperativen Infektionen im Abdominalbereich bzw. bei septischen Prozessen durch Perforation etc. sind, was die zu erwartende Keimflora betrifft, 4 verschiedene Ausgangslagen wahrscheinlich.

- Die sekundäre bakterielle Peritonitis ist immer eine polymikrobielle Infektion mit aeroben und anaeroben Erregern. Unter den Aerobiern sahen wir uns in erster Linie mit E. coli,

Tabelle 1. Bakteriologie der sekundären Peritonitis; Analyse von 562 Fällen, eigene Ergebnisse

Aerobier	
E. coli	72%
Streptokokken	31%
Enterobacter Klebsiellen	26%
Proteus	18%

Tabelle 2. Bakteriologie der sekundären Peritonitis; Analyse von 562 Fällen, eigene Ergebnisse

Anaerobier	
Bacteroides sp.	62%
Bacteroides frag.	32%
Enterobakterien	28%
Clostridien	14%

Streptokokken, Enterokokken, Proteus und Pseudomonas konfrontiert, andere Untersucher fanden in 24% Klebsiellen (Tabelle 1). Unter den Anaerobiern dominieren Bacteroidesstämme wie B. melaninogenicus oder B. fragilis, Enterobakterien und Clostridien (Tabelle 2).

Dieser Dominanz passen wir uns in der ungezielten Antibiotikatherapie an und greifen auf ein Cephalosporin der 3. Generation in Kombination mit einem Aminoglykosid (Netilmycin) oder einen Gyrasehemmer (Ciprofloxacin) in Kombination mit einem Antianaerobikum wie Metronidazol bzw. Clindamycin zurück bzw. leiten eine Monotherapie mit einem Carbapenem oder einer Kombination eines B-Lactamaseinhibitors mit einem Penicillin, wie z.B. Tacobactam plus Piperacillin ein.

– Die Kontamination der Operationswunde wird vorwiegend extern durch Staph. aureus, die Staph. epidermidis-Gruppe und E. coli verursacht. Diese Keime können jede Wunde kontaminieren und stammen vom Hautschorf, den Händen und dem oronasalen Bereich des Patienten oder des Operationsteams. Der Vermeidung dieser Infektionen dienen bei Vorliegen von Risikofaktoren besonders die prophylaktischen Maßnahmen.

– Ist die Säurebarriere im Magen aufgehoben, können bei Kontamination anaeorbe Arten wie Bacteroides, Veillonella, Actinomyces und Peptostreptococcus zusammen mit verschiedenen aeroben Streptokokken auftreten. Alle diese Arten sind glücklicherweise sensibel gegen Penicilline, beta-Lactamasehemmer oder Cephalosporine 2. Generation.

– Es ist nicht klar, warum Bakterien die Galle kolonisieren. Fakt ist, daß sich bei 2 Drittel der Steinträger Bakterien in der Galle finden. Wenn Bakterien auftreten, dann handelt es sich um E. coli in 31%, Klebsiella species in 21%, Enterococcus faecalis in 15%, Proteus species in 10% und bei den Anaerobiern Clostridien in 10% und manchmal B. fragilis bzw. Peptostreptococcus.

In den letzten 4 Jahren hat es eine Reihe von Versuchen gegeben, die Dauer der Antibiotikatherapie nach operativer Versorgung eines septischen Prozesses in der Bauchhöhle aus einem mehr traditionell überlieferten Vorgehen in ein objektiv begründetes Vorgehen zu überführen.

Dennoch liegt die Dauer der systemischen Antibiotikatherapie in den meisten chirurgischen Einrichtungen in Abhängigkeit zur Grunderkrankung und bei Ausbleiben weiterer septischer Komplikationen zwischen 2 bis 7 Tagen.

Bezüglich der Dauer der Antibiotikatherapie gibt es wenig Objektives und noch viel Unwissen. Frühere Studien helfen nicht, sie vergleichen meist ein protegiertes Antibiotikum gegen irgendein anderes und schwere, komorbide Fälle werden exkludiert.

Zu den 5 häufigsten Fehlern der Antibiotikatherapie zählen die falsche Indikation, die Wahl des falschen Antibiotikums aus pharmakologischer und mikrobiologischer Sicht, eine falsche Dosierung, eine falsche Antibiotikaprophylaxe in bezug auf Beginn und Dauer und letztendlich die exzessive Dauer der Behandlung.

Es gibt mannigfaltige Ursachen für eine exzessive postoperative Antibiotikatherapie. Hier eine Auswahl:

– Unkenntnis zwischen Kontamination und Infektion zu differenzieren (Darmeröffnung durch Trauma oder Operation – Kontamination weniger als 12 h)

- Unkenntnis zwischen Infektion und SIRS zu differenzieren. (Antibiotikatherapie wird von Fieber oder Leukozytose abhängig gemacht)
- Antibiotikagabe statt Relaparotomie. (Der Operateur verhindert die Relaparotomie)
- Die Schwere der Infektion wird verkannt. (Lokale Peritonitis wird mit 4-Quadrantenperitonitis verwechselt oder gleichgesetzt)
- Falsche Therapie eines Abszesses. (Die Therapie des Abszesses ist die Drainage!)
- Falsche Therapie eines gangränösen Organs (Appendix, Gallenblase, Darm)
- Fehlinterpretation der Rolle der Antibiotikaprophylaxe (Ausdehnung auf 3 Tage)
- Ignoranz (Ergebnisse der Literatur werden angezweifelt)
- Studien mit dem Ziel, „less is better" sind schwer zu finanzieren.

Wir schließen uns hinsichtlich einer Antibiotikatherapie nach Fokussanierung den Empfehlungen von Schein, Wittmann und Lorenz an [1]. Zur Dauer der Antibiotikatherapie empfehlen die Autoren folgendes differenzierte Vorgehen:

- Kontamination – keine postoperative Antibiotikatherapie (12-Stunden-Grenze der Perforation, iatrogene Darmeröffnung, phlegmonöse Appendizitis und Cholezystitis)
- Herd wird reseziert – 24 h postop. Antibiotikatherapie (gangränöse Appendizitis und Cholezystitis, Darmresektion bei Ischämie oder Ileus)
- Geringe Infektion – 48 h postop. Antibiotikatherapie (mehr als 12 Stunden nach Perforation, lokale Peritonitis)
- Mittelschwere Infektion – 5 Tage postop. Antibiotikatherapie (diffuse intraabdominelle Infektion)
- Schwere Infektion – mehr als 5 Tage postop. Antibiotikatherapie (infizierte Pankreas nekrosen, diffuse Peritonitis mit Etappenlavage, postoperative intraabdominale Infektion in besonders schwierigen Fällen).

Literatur

1. Schein M, Wittmann DH, Lorenz W (1996) Duration of Antibiotic Treatment in Surgical Infections of the Abdomen. Eur J Surg, Suppl 576: 66–69

Spezielle Therapieansätze zur Durchbrechung der Kaskade – Von SIRS zu MOF

H. Bartels, N. Zantl, B. Holzmann und J. R. Siewert

Chirurgische Klinik und Poliklinik, Klinikum rechts der Isar, Technische Universität München, Ismaninger Straße 22, D-81675 München

Strategies of Treatment to Block the Cascade – from SIRS zu MOF

Summary. SIRS, sepsis and MOF are clinical sequelae related to persistent, uncontrolled inflammation. Therefore, different strategies for treatment were designed to block the cascade from SIRS to MOF (anti-inflammatory therapies). However, clinical trials using these agents have failed to demonstrate any benefit. In sepsis the body also mounts an anti-inflammatory response, which has been largely ignored. If the anti-inflammatory reaction is sufficiently severe, we might increase the susceptibility to infection or even exacerbate immunosuppression by using anti-inflammatory agents. In contrast, agents to stimulate the immune system – like IFN-γ or G-SCF – may prove beneficial.

Key words: SIRS – MOF – Therapies in sepsis – Immunosuppression

Zusammenfassung. SIRS, Sepsis und MOF wurden bisher als Folge einer unkontrollierten Entzündungsreaktion verstanden. Es wurden Therapieansätze verfolgt, antiinflammatorisch, mit Anti-Toxinen und Anti-Mediatoren in die Sepsis-Kaskade einzugreifen. Die Ergebnisse in Placebo-kontrollierten Studien mit diesen Substanzen sind aber enttäuschend. Eine Erklärung dafür könnte sein, daß bei der Sepsis die antiinflammatorische Reaktion bis hin zur Immunsuppression zu wenig berücksichtigt wurde. Überwiegt die Immunsuppression, schaden wir möglicherweise durch eine entzündungshemmende Therapie, da wir das Abwehrpotential weiter down-regulieren. In dieser Situation würde sich vielmehr eine Immunstimulation (IFN-γ, G-CSF) zur Steigerung der Infektabwehr anbieten.

Schlüsselwörter: SIRS – MOF – additive Sepsistherapie – Immunsuppression

Im letzten Jahrzehnt wurden mit der Identifizierung von immer neuen Mediatoren und humoralen und zellulären Abwehrreaktionen Modelle entwickelt, die SIRS und Sepsis als Folge einer persistierenden, unkontrollierten Entzündungsreaktion verstehen. Demnach lag es auf der Hand, diese Kaskade von Infektion bis hin zu Schock und MOV auf den verschiedenen Ebenen ihrer Aktivierung zu unterbrechen (Abb. 1).

Solche Therapieansätze wurden experimentell und klinisch weltweit verfolgt: Versuche, in das komplexe Entzündungsgeschehen mit spezifischen Antikörpern, antiinflammatorischen Substanzen, Rezeptorantagonisten bis hin zur NO-Inhibition in der Endsteckenphase einzugreifen.

Der Gold-Standard bei der Bewertung dieser additiven Therapieansätze ist die Letalitätssenkung in Placebo-kontrollierten klinischen Studien. Unter diesem Aspekt sind die Er-

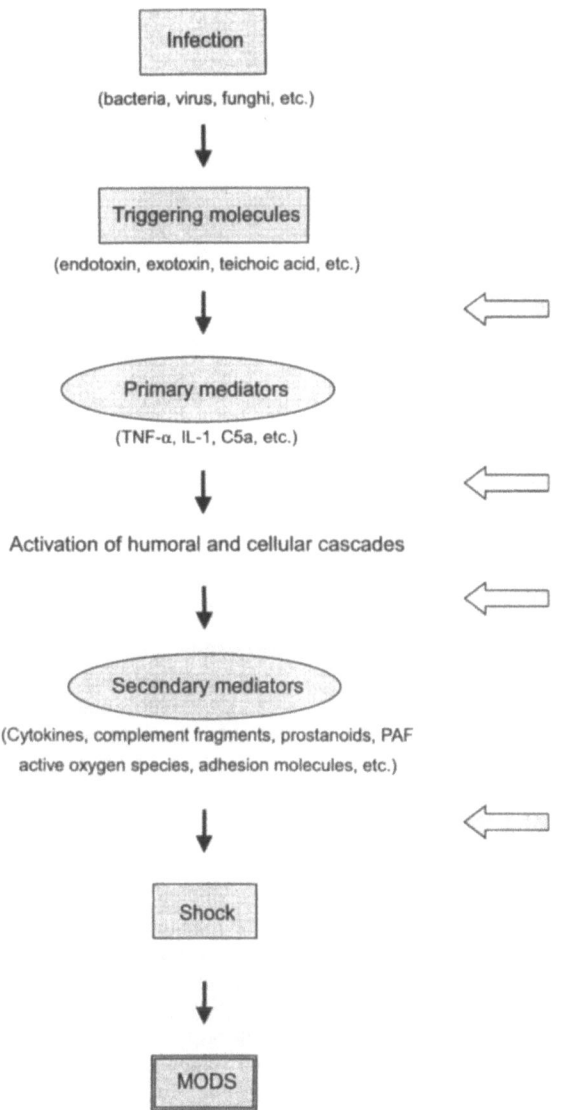

Abb. 1. Angriffspunkte der additiven Sepsistherapie

gebnisse enttäuschend. Das gilt in gleichem Maße für den Einsatz von Corticosteroiden, Gerinnungsmodulatoren, antiinflammatorische Substanzen (Ibuprofen, Pentoxiphilline), Endotoxin-Neutralisation, Rezeptorantagonisten gegen PAF und IL-1 sowie Antikörper gegen TNF-alpha.

Eine mögliche Erklärung dafür ist, daß die Pathogenese der Sepsis bisher zu einseitig als nur protrahierte Aktivierung der Entzündungsreaktion gesehen und dementsprechend entzündungshemmend bzw. mit Anti-Toxin oder Anti-Mediator-Therapie behandelt wurde. Es gibt aber heute zunehmend Daten, daß bei der Sepsis auch eine antiinflammatorische Reaktion bis hin zur Immunsuppression eine Rolle spielt. Bone hat diese Reaktion CARS – compensatory antiinflammatory response syndrom – genannt (Abb. 2).

Wenn im Verlauf der Sepsis die Balance zwischen pro- und antiinflammatorischer Reaktion verloren geht und Immunsuppression überwiegt, schaden wir möglicherweise durch eine rein entzündungshemmende Therapie, da wir damit das Abwehrpotential weiter down-regu-

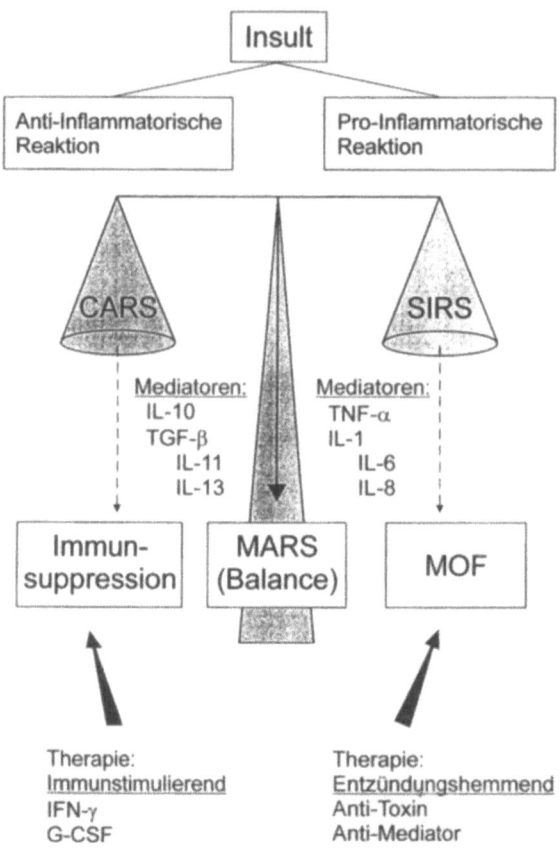

Abb. 2. Pathogenese der Sepsis. Nach R. C. Bone 1997

lieren. Dies könnte die Erklärung dafür sein, daß in einigen Therapiestudien die Letalität in der Verum-Gruppe höher war als in der nicht behandelten Kontrollgruppe.

Vielmehr bietet sich bei Überwiegen der antiinflammatorischen Reaktion eine Immunstimulation zur Steigerung der Infektabwehr z. B. mit IFN-γ oder G-CSF an.

Der Begriff CARS impliziert, daß Immunsuppression kompensatorisch nach initialer Hyperinflammation auftritt. Eigene Ergebnisse zeigen, daß Immunsuppression aber bereits primär vorliegen kann und dann bei Eintreten einer Infektion zu septischen Verlaufsformen geradezu prädisponiert.

Wir haben Immunfunkionen bei 180 Patienten vor großen visceral-chirurgischen Eingriffen gemessen. Bei 19 Patienten war die Monozyten-IL-12-Produktion – IL 12 wird zur unspezifischen Infektabwehr benötigt – bereits präoperativ vermindert. Alle 19 Patienten haben postoperativ septische Komplikationen gezeigt. Unsere klinische Konsequenz ist bisher bei Patienten mit präoperativ identifiziertem IL-12-Mangel eine Sicherheitschirurgie. Aber auch der Therapieeinsatz mit Immunstimulatoren ist denkbar.

Ich fasse somit wie folgt zusammen:

1. Monokausale Antitoxin- und Antimediator-Therapiekonzepte haben sich bisher als weitgehend unwirksam erwiesen.
2. Der Aspekt der antiinflammatorischen Reaktion bis hin zur Immunsuppression ist bisher zu wenig berücksichtigt.
3. Hier ist eine direkte therapeutische Intervention durch Immunstimulation (z. B. IFN-γ oder G-CSF) denkbar.

4. Voraussetzung dafür ist, den individuellen Reaktionszustand des Immunsystems (Hypersensitivität/Hyporeaktivität) während der Sepsis zu erfassen (Immunmonitoring).

Literatur

1. Bone RC (1996) Sir Isaak Newton, Sepsis, SIRS, and CARS. Crit Care Med 24, 7: 1125–1128
2. Warren HS (1997) Strategies for the Treatment of Sepsis. NEJM 336: 952–953
3. Vincent JL (1997) Dear Sirs, I'm sorry to say that I don't like you. Crit Care Med 25, 2: 372–374
4. Stadler J, Heidecke CD, Bartels H, Holzmann B, Wagner H, Siewert JR (1995) Immunsuppression and Sepsis. Chirurg 66: 11–17

Hauptthema

Das spezielle Thema

Coloproktologie –
eine Spezialität oder sogar ein möglicher Schwerpunkt!

Kolorektale Chirurgie –
ein integraler Bestandteil der Allgemeinchirurgie!

P. Renzulli, C. A. Maurer und M. W. Büchler

Universitätsklinik für Viszerale und Transplantationschirurgie, Inselspital, CH-3010 Bern

Colorectal Surgery – an Integral Part of General Surgery!

Summary. The controversy, whether colorectal surgery should be performed by the general surgeon or the specialist colorectal surgeon, is gaining increasing importance in Europe. The short and long term results in colorectal surgery as well as in other subspecialties are largely determined by the annual case load and the surgical training in colorectal surgery. If both conditions are met, colorectal surgery can be just as safely and successfully performed in a district hospital by a general surgeon. The following advantages support the treatment of colorectal lesions by a general surgeon: the capacity to cope with unforeseen intraoperative problems thanks to the broad surgical experience of the general surgeon, the ability and authorisation to perform multivisceral resections and the ability through the daily training in abdominal surgery to perform emergency interventions since about 30% of all colorectal operations are performed in an emergency setting. Against colorectal specialisation can be argued: increased costs through the need of specialised colorectal surgeons, the establishment of independent units for colorectal surgery, impairment of surgical training and sometimes loss of enthusiasm through the daily routine of the highly specialised surgeon. The common colorectal surgery should remain an integral part of general surgery, given the conditions of an sufficient annual case load of at least 30 colorectal resections and of an adequate surgical training in colorectal surgery.

Key words: Colorectal surgery – General surgery – Specialisation – Case load – Surgical training

Zusammenfassung. Die Kontroverse, ob die kolorektale Chirurgie durch den Allgemeinchirurgen oder den Spezialisten durchgeführt werden soll, gewinnt auch in Europa zunehmend an Aktualität. Wie in anderen chirurgischen Subdisziplinen hängen Kurz- und Langzeitresultate in der Kolorektalchirurgie entscheidend von der jährlichen Fallzahl und der Ausbildung in dieser chirurgischen Subspezialität ab. Sind beide Kriterien erfüllt, können diese spezialisierten Eingriffe aber ebenso erfolgreich und komplikationsarm in einem Krankenhaus der Grundversorgung von einem Allgemeinchirurgen durchgeführt werden. Folgende Vorteile lassen sich für den Allgemeinchirurgen formulieren: Bewältigung von unvorhergesehenen intraoperativen Problemen durch das breitere Operationsspektrum, damit verbunden die Möglichkeit und Autorisierung zu multiviszeralen Resektionen. Darüber hinaus verfügt der Allgemeinchirurg durch das tägliche Training über die Kompetenz abdominale Notfalleingriffe durchzuführen. Dies ist um so wichtiger, da etwa 30% der kolorektalen Eingriffe unter Notfallbedingungen stattfinden. Gegen diese Subspezialisierung sprechen: steigende Kosten durch den Bedarf an spezialisierten Kolorektalchirurgen und die Neueinrichtung von unabhängigen Abteilungen für Kolorektalchirurgie. Erschwerung der chirurgischen Ausbildung und sinkender Enthusiasmus des hochspezialisierten Chirurgen durch Alltagsmonotonie. Die gängige Kolorektalchirurgie sollte deshalb ein integraler Bestandteil der Allgemeinchirurgie bleiben, sofern in der betreffenden Institution eine jährliche Fallzahl von mindestens 30 kolorektalen Resektionen und eine adäquate Ausbildung des Allgemeinchirurgen in kolorektaler Chirurgie vorliegen.

Schlüsselwörter: Kolorektale Chirurgie – Allgemeinchirurgie – Spezialisierung – Fallzahl – chirurgische Ausbildung

Einleitung

Wie lange dürfen Allgemeinchirurgen, bei der zunehmenden Aufgliederung in Subdisziplinen, die kolorektale Chirurgie noch als integralen Bestandteil ihres Arbeitsspektrums betrachten? Muß, bei der steigenden Komplexität kolorektaler Eingriffe, die Einrichtung von spezialisierten Zentren für kolorektale Chirurgie an Universitätskliniken, zur Erhaltung der geforderten Qualitätsstandards, nicht zwingend vorgeschrieben werden? In den USA ist der „colorectal surgeon" seit langem genauso Realität wie der „upper gastro-intestinal surgeon" oder der „hepato-pancreatic-biliary surgeon" [1].

Ob die kolorektale Chirurgie als Teilgebiet der Allgemeinchirurgie erhalten bleibt oder als neue eigenständige Subdisziplin etabliert werden soll, ist auch in Europa zunehmend Gegenstand von Diskussionen.

Chirurgische Spezialisierung

Die Chirurgie, als ganzheitlicher und allumfassender Monolith, wie sie vielleicht zu Theodor Kochers Zeiten noch bestanden haben mag, ist Vergangenheit. Bereits frühzeitig in der Entwicklung der modernen Chirurgie kam es zur Etablierung von zahlreichen eigenständigen chirurgischen Fachdisziplinen (Ophthalmologie, Gynäkologie, Neurochirurgie, Orthopädie etc.). Diese Entwicklung war die logische Folge der zunehmenden Komplexität und des geradezu exponentiell wachsenden medizinischen Fachwissens [2].

Der Trend zur weiteren Spezialisierung ergab sich aus der Forderung nach höchster chirurgischer Qualität. Der einzelne Chirurg kann jedoch bei stets steigender Komplexität nur in immer kleiner werdenden Teilgebieten jene fachliche Kompetenz erreichen, welche einen Qualitätsvergleich mit speziell engagierten oder spezialisierten Chirurgen zuläßt.

Die Spezialisierung erfolgte in dreierlei Hinsicht: organsystemspezifisch, altersspezifisch und krankheitsspezifisch (Tabelle 1).

Dem gegenübergestellt ist das von Harder 1991 formulierte Konzept der „Chirurgie des Häufigen" [3]. Im Rahmen der chirurgischen Grund- und Regelversorgung wird das Häufige durch einen einzigen Chirurgen abgedeckt, unabhängig davon, ob das Problem abdominalchirurgischer, thoraxchirurgischer oder orthopädischer Natur ist. Aus praktischen Überlegungen werden in der Grund- und Regelversorgung anatomische, fachspezifische oder standespolitische Grenzen nicht immer respektiert (Tabelle 2).

Die Allgemeinchirurgie ist in Europa die Basis der chirurgischen Aus- und Weiterbildung. Sie wird als Einheit verstanden. In der Schweiz haben sich folgende Tochtergesellschaften etabliert: Allgemeinchirurgie, Viszeralchirurgie, Gefässchirurgie, Thoraxchirurgie und Traumatologie. In einigen Ländern, namentlich der USA, hat sich die Viszeralchirurgie weiter aufgeteilt (Tabelle 3).

Zentren für kolorektale Chirurgie

Die Etablierung von unabhängigen spezialisierten Abteilungen für kolorektale Chirurgie an universitären Zentren wird als Voraussetzung zur Erreichung hoher Qualitätsstandards ange-

Tabelle 1. Chirurgische Spezialisierung

- Organsystemspezifisch:
  Ophthalmologie
  Neurochirurgie
  Herzchirurgie
  Orthopädie
  Viszeralchirurgie
  Urologie
  Gynäkologie
  etc.

- Altersspezifisch:
  Foetale Chirurgie
  Neonatale Chirurgie
  Kinderchirurgie
  Erwachsenenchirurgie
  Gerontochirurgie

- Krankheitsspezifisch:
  Tumorchirurgie
  Transplantationschirurgie
  Traumatologie
  etc.

Tabelle 2. Häufigste chirurgische Eingriffe in der Schweiz [3]

1. Hernie
2. Arthroskopie
3. Appendektomie
4. Cholezystektomie
5. Varizenoperation
6. Andere Operationen: Haut, Subkutis
7. Wundnaht
8. Femurosteosynthese
9. Tibiaosteosynthese
10. Laparotomie ohne Spezifikation
11. Osteosynthese oberes Sprunggelenk
12. Andere Eingriffe am Knochen
13. Inzision Haut
14. Schilddrüse
15. Kolonsegmentresektion

Tabelle 3. Subdisziplinen der Viszeralchirurgie

- Leber-, Gallenwegs- und Pankreaschirurgie
- Chirurgie des oberen Gastrointestinaltraktes
- Kolorektale Chirurgie
- Endokrine Chirurgie
- Unfallchirurgie
- Minimal invasive Chirurgie
- Chirurgische Intensivmedizin
- etc.

Tabelle 4. Kolorektale Notfallsituationen

- Dickdarmileus
- Dickdarmperforation mit Abszedierung/ Peritonitis
- Dickdarmischämie
- Traumatische Dickdarmaffektionen
- Dickdarmblutung
- Komplikationen entzündlicher Dickdarmerkrankungen

sehen. Die Subdisziplin der kolorektalen Chirurgie basiert auf spezialisierten Chirurgen, welche sich ausschließlich mit den Erkrankungen des Kolorektums befassen. Als organisatorische und administrative unabhängige Einheiten verfügen sie über eine klinikeigene Infrastruktur (Operationssäle, Bettenstation, Büros etc.) sowie über spezialisiertes Operations- und Pflegepersonal. Eine Zusammenfassung des Patientengutes auf solche Einheiten führt zu einer Zentralisierung und Monopolisierung der kolorektalen Chirurgie. Für die Befürworter dieser Subspezialisierung garantiert die hohe Patientenzahl (Fallzahl, case load) hervorragende Aus- und Weiterbildungsmöglichkeiten, allerdings nur in einem kleinen Teilgebiet der gesamten Chirurgie. Dank der hohen Patientenfrequenz läßt sich ein hohes Qualitätsniveau der chirurgischen Behandlung erreichen mit einer entsprechend geringen perioperativen Morbidität und Mortalität sowie exzellenten Langzeitergebnissen [4]. Dies trifft insbesondere für die Tumorchirurgie, die Chirurgie entzündlicher Darmerkrankungen sowie für komplexe rekonstruktive Operationsverfahren zu. Desweiteren ermöglicht nur eine genügend hohe Patientenzahl eine effiziente und erfolgreiche chirurgische Forschung. Erfahrungen und Ergebnisse aus kolorektalen Spezialabteilungen tragen deshalb in besonderem Maße zum Verständnis und Therapiefortschritt kolorektaler Erkrankungen bei.

Die Gegner von spezialisierten Zentren für kolorektale Chirurgie sehen in dieser Entwicklung eine unnötige und sogar nachteilige Überspezialisierung. Insbesondere werden die

Tabelle 5. Multiviszerale Resektionen der kolorektalen Chirurgie

- Kolonkarzinom mit Infiltration der Nachbarorgane: Prostata, Harnblase, Ureter, Uterus, Adnexe, Duodenum, etc.
- Kolonkarzinom mit resektablen Lebermetastasen
- Entzündliche Dickdarmerkrankungen mit Befall von Nachbarorganen: Fistelbildung zur Harnblase, Vagina, etc.
- Koloninfiltration durch Abdominaltumor: Gynäkologische Tumore, urologische Tumore, Magen-, Pankreaskarzinom etc.
- Koloninterposition in der Oesophaguschirurgie
- Zweitpathologien: Cholezystolithiasis, Ovarialzysten, akzidentelle Milz- oder Ureterläsion, etc.

zusätzlichen Kosten einer selbständigen kolorektalen Chirurgie hervorgehoben [5]. Mit der Ausgliederung der Kolorektalchirurgie würde die Allgemeinchirurgie und im besonderen die Viszeralchirurgie einer weiteren Zerstückelung in Subdisziplinen preisgegeben. Die Ausbildung zum Allgemeinchirurgen wird massiv erschwert oder gar verunmöglicht [6].

Von besonderer Problematik sind in diesem Zusammenhang Notfalleingriffe und multiviszerale Resektionen [7]. Bei Notfalleingriffen, insbesondere in Krankenhäusern der Grundversorgung, steht in der Regel kein spezialisierter Kolorektalchirurg zur Verfügung. Der Allgemeinchirurg muß also nach wie vor die Chirurgie der kolorektalen Notfälle beherrschen (Tabelle 4). Multiviszerale Resektionen stellen eine weitere Entität dar, welche das enge Spektrum des reinen Kolorektalchirurgen übersteigt. Multiviszerale Resektionen sind bei infiltrierenden Kolonkarzinomen bzw. bei Karzinomen von Abdominalorganen, welche das Kolorektum infiltrieren, indiziert, sofern eine Resektion in kurativer Absicht angestrebt wird. Muß der Kolorektalchirurg nun den Spezialisten des zusätzlich betroffenen Organs hinzurufen oder handelt er in dieser Situation inkonsequenterweise doch als Allgemeinchirurg [1, 7]? Dasselbe Problem stellt sich beim Antreffen einer Zweitpathologie im Abdomen (Tabelle 5).

Literaturübersicht

In den letzten Jahren wurden mit zunehmender Häufigkeit Arbeiten publiziert, welche sich mit der Rolle des Chirurgen als möglichen prognostischen Faktor für die Kurz- und Langzeitergebnisse der Kolorektalchirurgie befaßten.

Bereits 1978 erkannten Fielding et al. [8] die Bedeutung des Chirurgen, vor allem in multizentrischen Studien, als prognostischer Faktor in der Kolorektalchirurgie. Fielding et al. [9] untersuchten in einer späteren Arbeit die Anastomoseninsuffizienzrate nach Kolonkarzinomresektion zwischen den einzelnen Chirurgen, welche von 0,5% bis 30% reichte, und bestätigten damit die 1978 gemachte Aussage.

Phillips et al. [10] publizierten 1984 eine multizentrische Studie mit 2220 Patienten, welche die Faktoren der Lokalrezidivhäufigkeit nach kurativer Resektion eines Kolonkarzinoms untersuchte. Neben tumorspezifischen Faktoren (Dukes Stadium, histologische Differenzierung, Obstruktion, Perforation, Tumorbeweglichkeit) wurde der Chirurg als statistisch signifikanter prognostischer Faktor für die Entstehung des Lokalrezidivs erkannt.

McArdle und Hole [11] publizierten 1991 eine monozentrische Studie mit 645 Kolonkarzinompatienten, welche während 6 Jahren von 13 Allgemeinchirurgen ohne Spezialisierung in kolorektaler Chirurgie operiert wurden. Die Untersucher konnten signifikante Unterschiede in der postoperativen Morbidität, Mortalität und den Langzeitergebnissen zwischen den einzelnen Chirurgen aufzeigen (Tabelle 6). Diese sehr unterschiedlichen Resultate zwischen den einzelnen Chirurgen können durch die jährliche Fallzahlen der einzelnen Chirurgen, welche zwischen 3,5 und 16,3 Patienten (durchschnittlich: 8,2 Patienten) schwankten, erklärt werden.

Tabelle 6. Studie McArdle und Hole [2]: Variabilität der postoperativen Morbidität, Mortalität und des Langzeitüberlebens zwischen einzelnen Chirurgen

• Studiencharakteristika:	645 konsekutive Patienten, monozentrische Studie, Zeitraum: 6 Jahre, 13 Allgemeinchirurgen 8,2 Patienten/Jahr · Chirurg.	
• Kurative Resektionsrate:		40–70%
• Postoperative Mortalität (alle Patienten):		8–30%
• Postoperative Mortalität nach kurativer Resektion:		0–20%
• Lokalrezidivrate nach kurativer Resektion:		0–21%
• Anastomoseninsuffizienzrate:		0–25%
• 10-Jahres-Überleben nach kurativer Resektion:		20–63%
• 2-Jahres-Überleben nach palliativer Resektion:		7–32%

Hermanek et al. [12] zeigten in einer multizentrischen Studie an 1121 Rektumkarzinompatienten, daß sowohl der Chirurg als auch die chirurgische Klinik unabhängige prognostische Faktoren für die Entstehung des Lokalrezidivs und das Langzeitüberleben darstellen. Die Lokalrezidivrate variierte zwischen den einzelnen Chirurgen zwischen 4 und 55% (Gesamtwert 19,7%). Chirurgen mit weniger als 15 operierten Patienten im Untersuchungszeitraum (<6,4 Patienten/Jahr) hatten eine überdurchschnittlich hohe Lokalrezidivrate.

Kingston et al. [13] untersuchten die Resultate der Kolonkarzinomchirurgie von 6 Allgemeinchirurgen einer Universitätsklinik und denjenigen von 6 Allgemeinchirurgen eines Krankenhauses der allgemeinen Grundversorgung. Alle teilnehmenden Chirurgen gaben an ein besonderes Interesse an der Kolorektalchirurgie und Proktologie zu haben. 567 Kolonkarzinompatienten wurden in einem Zeitraum von 26 Monaten operiert, wobei die Patientencharakteristika in beiden Gruppen vergleichbar waren. Angaben zum jeweiligen prozentualen Anteil an Rektumkarzinompatienten fehlten jedoch. Es fanden sich keine signifikanten Unterschiede in der postoperativen Morbidität, Mortalität sowie in der 5-Jahres-Überlebensrate. Die durchschnittliche jährliche Fallzahl für den einzelnen Chirurgen differierte kaum und betrug an der Universitätsklinik 22,7 Patienten und am allgemeinen Krankenhaus 20,9 Patienten. Diese Studie zeigt in eindrücklicher Weise, daß bei einem häufigen Karzinom, wie dem Kolonkarzinom, bei genügender Fallzahl und bei engagierten Chirurgen mit einem besonderen Interesse an der Kolorektalchirurgie, vergleichbare Resultate zur Universitätsklinik erreicht werden können.

In einer Studie von Singh et al. [14] wurden 267 Kolonkarzinompatienten durch 4 Allgemeinchirurgen (jährliche Fallzahl: 13,3 Patienten/Chirurg) ohne kolorektalchirurgische Spezialausbildung operiert. Die Resultate hielten einem internationalen Vergleich mit spezialisierten Zentren statt. Bei Rektumkarzinompatienten wurde jedoch empfohlen diese durch einen Kolorektalchirurgen behandeln zu lassen [14].

Rosen et al. [15] untersuchten in einer monozentrischen Studie mit einer Dauer von 7 Jahren und 10 Monaten an 2805 konsekutiven Patienten die Krankenhausmortalität nach kolorektalen Eingriffen bei spezialisierten Kolorektalchirurgen und Allgemeinchirurgen. Es handelte sich dabei um Kolonkarzinompatienten und Patienten mit gutartigen kolorektalen Erkrankungen. 6 spezialisierte Kolorektalchirurgen (board-certified), operierten 1565 Patienten (jährliche Fallzahl pro Chirurg: 33,3 Patienten). 1188 Operationen entfielen auf 28 Allgemeinchirurgen (jährliche Fallzahl pro Chirurg: 5,4 Patienten) und 52 Eingriffe wurden von 5 Spezialisten anderer Disziplinen durchgeführt. Die Krankenhausmortalität betrug bei den 6 Kolorektalchirurgen 1,4%, bei den 28 Allgemeinchirurgen durchschnittlich 7,3%. 7 Allgemeinchirurgen führten im Untersuchungszeitraum mehr als 60 Eingriffe durch (Durchschnitt: 118, jährliche Fallzahl pro Chirurg: 15,1 Patienten) und erzielten eine Krankenhausmortalität von 6,8%. Die übrigen 21 Allgemeinchirurgen operierten weniger als 60 Patienten (Durchschnitt: 17, jährliche Fallzahl pro Chirurg: 2,2 Patienten) bei einer Krankenhausmortalität von 9,5%. Insbesondere bei Mittel- und Hochrisikopatienten (Admission Severity Groups 2 und 3) fiel die Krankenhausmortalität bei den Kolorektalchirurgen signifikant nied-

Tabelle 7. Studie Porter et al. [1]: Chirurgen assoziierte Faktoren (Subspezialisierung, Fallzahl) und Langzeitresultate in der Rektumkarzinomchirurgie

- Prognostische Faktoren bezüglich Lokalrezidiv und 5-Jahres-Überleben:
  Allgemeinchirurgen ohne Subspezialisierung in kolorektaler Chirurgie
  Chirurgen mit einer *niedrigen* jährlichen Fallzahl
  Tumorstadium
  Adjuvante Radio-Chemotherapie
  Vaskuläre oder neurale Tumorinvasion
  Intraoperative Rektumperforation, Tumorverletzung (nur bezüglich Lokalrezidiv)
  Histologischer Tumordifferenzierungsgrad (nur bezüglich 5-Jahres-Überleben)
  Alter (nur bezüglich 5-Jahres-Überleben)

riger aus. Die in dieser Arbeit deutlich niedrigere postoperative Mortalität bei spezialisierten Kolorektalchirurgen läßt sich einerseits durch die Subspezialisierung und andererseits durch die weit größeren jährlichen Fallzahlen pro Chirurg (33,3 versus 5,4) erklären.

Porter et al. [16] untersuchten in einer multizentrischen Studie an 683 Rektumkarzinompatienten den Einfluß der kolorektalchirurgischen Spezialisierung und der individuellen jährlichen Patientenzahl des einzelnen Chirurgen auf die Lokalrezidivhäufigkeit und das 5-Jahres-Überleben nach kurativer Rektumkarzinomresektion. In einem Zeitraum von 8 Jahren wurden 109 Patienten durch 5 Kolorektalchirurgen (2,7 Patienten/Chirurg·Jahr) und 574 Patienten durch 47 Allgemeinchirurgen (1,5 Patienten/Chirurg·Jahr) operiert. Die Autoren konnten zeigen, daß sowohl die kolorektalchirurgische Spezialisierung als auch die Patientenzahl des einzelnen Chirurgen (mehr als 21 Rektumkarzinomresektionen im Untersuchungszeitraum, jährliche Fallzahl: 2,6 Patienten) unabhängige prognostische Faktoren für die Entstehung des Lokalrezidivs und das Langzeitüberleben darstellen (Tabelle 7). Das relative Lokalezidivrisiko nach einer Rektumkarzinomresektion durch einen Nicht-Kolorektalchirurgen erhöht sich 2,49fach. Bei Chirurgen mit einer Fallzahl unter 21 Patienten im Untersuchungszeitraum (8 Jahre) wurde eine 1,8fache Erhöhung des Lokalrezidivrisikos festgestellt. Wurde ein Rektumkarzinompatient von einem Nicht-Kolorektalchirurgen mit einer Fallzahl unter 21 Patienten operiert, so erhöhte sich das errechnete Risiko für ein Lokalrezidiv 4,48fach (2,49×1,8). Dieser Wert korreliert mit der beobachteten Risikoerhöhung von 4,29fach. Analog verhält es sich mit dem 5-Jahres-Überleben. Bei einer Rektumkarzinomresektion durch den Nicht-Kolorektalchirurgen erhöht sich das Risiko, daß der Patient in der ersten 5 Jahren am Tumorleiden verstirbt 1,52fach. Bei einem Chirurg mit einer Fallzahl unter 21 Patienten erhöht sich dieses Risiko 1,40fach. Das errechnete Gesamtrisiko erhöht sich somit 2,13fach (1,52×1,40) und ist damit praktisch identisch mit der beoachteten Risikoerhöhung um 2,14fach.

Der direkte Zusammenhang zwischen Fallzahl und Ausbildung des Chirurgen sowie den Kurz- und Langzeitergebnissen der Kolorektalchirurgie wurde auch in einer Vielzahl weiterer chirurgischer Subdisziplinen hergestellt.

Reeve et al. [17] untersuchten die Häufigkeit von chirurgischen Komplikationen (Nachblutung, Nervus recurrens Läsion, Hypoparathyreoidismus) nach 770 totalen Thyreoidektomien, welche entweder an einem Zentrum für endokrine Chirurgie (jährliche Fallzahl pro Spezialist: 65 Patienten) oder an einem Krankenhaus der Grundversorgung (jährliche Fallzahl pro Allgemeinchirurg: 3,4 Patienten) durchgeführt wurden. Der Anteil an malignen Schilddrüsenerkrankungen war mit 44% in beiden Gruppen identisch. Die Allgemeinchirurgen hatten ihre Ausbildung in der Schilddrüsenchirurgie am obengenannten Zentrum für endokrine Chirurgie erhalten. Trotz der deutlich unterschiedlichen jährlichen Fallzahl fanden sich keine statistisch signifikanten Unterschiede in der Komplikationsrate zwischen den beiden Gruppen. Diese Studie zeigt, daß die einmal erworbene chirurgische Fachkompetenz in einer Subdisziplin selbst bei deutlich niedrigeren Fallzahlen erhalten bleibt [7]. Diese Schlußfolgerung ist zumindest für die Schilddrüsenchirurgie zutreffend. In wie weit sich diese Erkenntnis auf andere Subdisziplinen übertragen läßt, ist unklar. Auch ist ungewiß, ob die

Tabelle 8. Chirurgie des primären Rektumkarzinoms als Beispiel aus dem eigenen Patientengut. Zeitraum: November 1993 bis März 1998; Universitätsklinik für Viszerale und Transplantationschirurgie, Inselspital Bern

• Notfalleingriff	9/121	7%
• Sphinktererhaltende Rektumresektion	95/121	79%
• Lokale R0 Resektion	103/113	91%
• Anastomoseninsuffizienz (klinisch manifest)	7/86	8%
• Mortalität (in hospital)	2/121	1,6%
• Lokalrezidiv (medianer follow-up: 26 Monate)	6/103	6%

Einführung von neuen Operationstechniken, wie dies in der Rektumkarzinomchirurgie mit der totalen Mesorektumexzision der Fall ist, unter Erhaltung des hohen Qualitätsstandards möglich ist.

Choti et al. [18] untersuchten die postoperative Mortalität nach Leberresektionen. Der Untersuchungszeitraum umfaßte 6½ Jahre und schloß 606 Patienten ein. 43,6% der Resektionen wurden an einem universitären Zentrum durchgeführt. Die jährliche Fallzahl der Klinik betrug 40,6 Patienten und die postoperative Mortalität 1,5%. Die restlichen Patienten verteilten sich auf 35 Krankenhäuser mit einer durchschnittlichen jährlichen Fallzahl von 1,5 Patienten und einer postoperativen Mortalität von 7,9%. Signifikante Unterschiede in der postoperativen Mortalität fanden sich bei Resektionen von primären Lebertumoren und in der Lebermetastasenchirurgie und dies unabhängig vom Resektionsausmaß.

Patti et al. [19] untersuchten in ähnlicher Weise die Korrelation zwischen jährlicher Fallzahl und postoperativer Mortalität nach Oesophagektomie. 1561 Patienten wurden während 5 Jahren in die Studie eingeschlossen. Kliniken mit mehr als 6 Oesophagektomien pro Jahr zeigten eine postoperative Mortalität von 4,8%, wohingegen Kliniken mit weniger als 6 Oesophagektomien pro Jahr durchschnittlich eine Mortalität von 16% aufwiesen.

Neoptolemos et al. [20] untersuchten Patienten mit einem Pankreaskarzinom oder einem periampullären Karzinom und fanden in Übereinstimmung mit den oben zitierten Arbeiten eine geringere postoperative Mortalität (<5%) an Zentren für Pankreaschirurgie, wobei eine jährliche Mindestfallzahl von 5–7 Patienten vorlag.

Velanovich [21] hingegen zeigte, daß auch komplexere Eingriffe, wie die Mammareduktionsplastik, mit vergleichbaren Resultaten vom Allgemeinchirurgen im nicht universitären Rahmen durchgeführt werden können. Voraussetzung ist auch hier eine ausreichende jährliche Fallzahl (23,1 Patienten) sowie eine hinreichende Ausbildung des Chirurgen.

Eigenes Krankengut

Zwischen November 1993 und März 1998 wurden 1187 kolorektale Resektionen an der Universitätsklinik für Viszerale und Transplantationschirurgie des Inselspitals Bern durchgeführt, davon 360 Eingriffe (30%) notfallmäßig. Bei 155 Dickdarmresektionen handelte es sich um multiviszerale Resektionen (13%).

Die durchschnittliche jährliche Fallzahl kolorektaler Resektionen betrug an unserer Klinik 269 Patienten. Bei 9 operativ tätigen Allgemeinchirurgen ergibt sich, nebst der Assistenztätigkeit, eine jährliche Fallzahl von 30 Patienten pro Chirurg als verantwortlicher Operateur.

Als Beispiel aus dem eigenen Krankengut seien die in diesem Zusammenhang prospektiv erfaßten 121 Patienten mit einem primären Rektumkarzinom dargestellt (Tabelle 8). Bis auf 4 wurden alle Patienten persönlich nachkontrolliert (97% Follow-up). Die jährliche Fallzahl an Rektumkarzinompatienten liegt für die Klinik bei 27,3.

Schlußfolgerungen

Der Chirurg stellt in der Kolorektalchirurgie einen unabhängigen prognostischen Faktor bezüglich Komplikationsrate und Operationsmortalität sowie bei Tumoren bezüglich Lokalrezidivrate und Langzeitüberleben dar. Diese Zusammenhänge wurden auch in anderen chirurgischen Subdisziplinen erkannt. Auf Grund der hohen Prävalenz kolorektaler Erkrankungen ist es auch kleineren Krankenhäusern möglich eine minimale kritische Fallzahl zu erreichen. Liegt gleichzeitig eine ausreichende Ausbildung des Chirurgen vor, so können kolorektale Eingriffe mit vergleichbaren chirurgischen Resultaten an Krankenhäusern der Grundversorgung durch den Allgemeinchirurgen durchgeführt werden. Die Ergebnisse eines jeden Chirurgen hängen nebst individueller Fähigkeiten und Charaktereigenschaften also ganz maßgeblich von der chirurgischen Ausbildung und der jährlichen Fallzahl pro Chirurg ab.

Literatur

1. Johnson CD (1991) Specialization in general surgery. Br J Surg 78: 259–260
2. Jordan GL Jr (1991) The future of general surgery. Am J Surg 161: 194–202
3. Harder F (1991) Wieviel Teilgebietschirurgie braucht der Allgemeinchirurg. Langenbecks Arch Chir Suppl Kongressbd, 370–373
4. Roe BB (1987) Specialization. Competence vs Expertise. Arch Surg 122: 637
5. Stelzner M (1997) Spezialisierung in der Chirurgie. Ein Beitrag aus amerikanischer Sicht. Chirurg 68: 888–891
6. Organ CH Jr (1987) Fragmentation and specialization. Arch Surg 122: 639
7. Griffen WO Jr (1987) Specialization within general surgery. Arch Surg 122: 637–638
8. Fielding LP, Stewart-Brown S, Dudley HAF (1978) Surgeon-related variables and the clinical trial. Lancet 2: 778–781
9. Fielding LP, Stewart-Brown S, Blesovsky L, Kearney G (1980) Anastomotic integrity after operations for large-bowel cancer: A multicentre study. Br Med J 281: 411–414
10. Phillips RKS, Hittinger R, Blesovsky L, Fry JS, Fielding LP (1984) Local recurrence following 'curative' surgery for large bowel cancer: I. The overall picture. Br J Surg 71: 12–16
11. McArdle CS, Hole D (1991) Impact of variability among surgeons on postoperative morbidity and mortality and ultimate survival. BMJ 302: 1501–1505
12. Hermanek P, Wiebelt H, Staimmer D, Riedl S, German Study Group Colo-Rectal Carcinoma (SGCRC) (1995) Prognostic factors of rectum carcinoma – experience of the German multicenter study SGCRC. Tumori, suppl 81: 60–64
13. Kingston RD, Walsh S, Jeacock J (1992) Colorectal surgeons in district general hospitals produce similar survival outcomes to their teaching hospital colleagues: review of 5-year survivals in Manchester. J R Coll Surg Edinb 37: 235–237
14. Singh KK, Barry MK, Ralston P, Henderson MA, McCormick JSC, Walls ADF, Auld CD (1997) Audit of colorectal cancer surgery by non-specialists surgeons. Br J Surg 84: 343–347
15. Rosen L, Stasik JJ Jr, Reed JF III, Olenwine JA, Aronoff JS, Sherman D (1996) Variations in colon and rectal surgical mortality. Dis Colon Rectum 39: 129–135
16. Porter GA, Soskolne CL, Yakimets WW, Newman SC (1998) Surgeon-related factors and outcome in rectal cancer. Ann Surg 227: 157–167
17. Reeve TS, Curtin A, Fingleton L, Kennedy P, Mackie W, Porter T, Simons D, Townend D, Delbridge L (1994) Can total thyroidectomy be performed as safely by general surgeons in provincial centers as by surgeons in specialized endocrine surgical units? Arch Surg 129: 834–836
18. Choti MA, Bowman HM, Pitt HA, Sosa JA, Sitzmann JV, Cameron JL, Gordon TA (1998) Should hepatic resections be performed at high-volume referral centers? J Gastrointest Surg 2: 11–20
19. Patti MG, Corvera CU, Glasgow RE, Way LW (1998) A hospital's annual rate of esophagectomy influences the operative mortality rate. J Gastrointest Surg 2: 186–192
20. Neoptolemos JP, Russell RCG, Bramhall S, Theis B (1997) Low mortality following resection for pancreatic and periampullary tumours in 1026 patients: UK survey of specialist pancreatic units. Br J Surg 84: 1370–1376
21. Velanovich V (1996) Should general perform speciality procedures? An outcome experience with reduction mammoplasty. Am Surg 62: 156–158

Nervenkompressionssyndrome an der oberen Extremität

Sitzung der Arbeitsgemeinschaft für Handchirurgie (CAH)

Pathophysiologie der Nervenkompression

H. Krimmer

Klinik für Handchirurgie, Rhön-Klinikum, Salzburger Leite 1, D-97616 Bad Neustadt an der Saale

Pathophysiology of Nerve Compression

Summary. Pathophysiology of nerve compression is related to the pathology and mechanical factors of intraneural vessels. Compression increases the permeability with subsequent intrafascicular edema formation and changes in nerve blood flow. The deterioration of intraneural blood flow induces epineural and perineural thickening with impairment of nerve conduction. Later axonal lesions causing sensory and motor deficiencies occur.

Key words: Nerve compression – Intraneural blood flow – Nerve entrapment

Zusammenfassung. Entscheidende Bedeutung für das Verständnis der pathophysiologischen Vorgänge kommt der intraneuralen Mikrozirkulation zu. Eine Kompression führt durch Gefäßverschlüsse zu einer Herabsetzung der Blutversorgung mit Ischämie und Anoxämie. Nachfolgend resultiert eine Störung der Diffusionsbarriere mit Anstieg des intraneuralen Druckes und Ausbildung eines Ödems. Nach Beseitigung der akuten Kompression sind diese Vorgänge in der Regel innerhalb kurzer Zeit vollständig reversibel. Die chronische Kompression führt dagegen zu morphologischen Veränderungen mit Untergang einzelner Axone, Einsprossen von Fibroblasten und der Folge eines narbigen Umbaus des Epineuriums und des Perineuriums.

Schlüsselwörter: Nervenkompression – intraneurale Mikrozirkulation – Miniaturkompartmentsyndrom

Einleitung

Die Nervenkompression ist durch Störungen der Verbindung zwischen Nervenzelle und motorischem oder sensiblem Erfolgsorgan gekennzeichnet. Im Bereich der oberen Extremität bestehen von Natur aus vorgegebene Engpässe, an denen Kompressionen auftreten können. Neben der zervikothorakalen Region sind diese von den jeweiligen Nervenverläufen abhängig. Der Begriff Kompression legt zunächst eine mechanistische Vorstellungsweise nahe, derart, daß der Nerv ähnlich einem Schlauch abgequetscht und damit in seiner Leitfähigkeit gestört ist. Makroskopische sichtbare Einschnürungen nach einer chronischen Kompression scheinen daraufhin zu weisen. Geht man davon aus, daß die Nervenkompression durch ein Mißverhältnis zwischen anatomisch vorgegebenem Raum und Volumen bedingt ist, muß ein meßbarer Druckanstieg resultieren. Analysiert man diese Druckwerte, erkennt man jedoch, daß erst bei sehr hohen Werten mechanische Veränderungen mit direkter Ausbildung eines Konduktionsblockes eine Rolle spielen. Die bei einer chronischen Kompression gemessenen

Tabelle 1. Intraneurale Druckwerte

intraneuraler Druck (mmHg)	Zustand
1–2	Normalwert
>30	gestörter venöser Rückstrom
>80	arterieller Stop
>150	Konduktionsblock

Tabelle 2. Druckwerte im Karpalkanal

	Normalwert (mmHg)	Karpaltunnelsyndrom (mmHg)
Neutral	2–3	30–35
Ex./Flex.	30–35	>100

Werte führen dagegen in erster Linie zu einer Störung der Blutversorgung im venösen und arteriellen Bereich (Tabelle 1).

Anatomie

Die Nervenfasern stellen die mikroskopische Einheit eines Nerven da. Umgeben von dem Endoneurium werden sie zu Faszikeln und damit der makroskopischen Einheit zusammengefaßt. Die einzelnen Faszikel sind eingebettet in das Perineurium und werden von einem epineuralen Hüllgewebe zum Nervenstamm geformt. Epi- und Perineurium bilden die morphologische Grundlage für die Elastizität und das Gleitvermögen des Nervens, damit er sich den einzelnen Bewegungsabläufen ohne größere Spannung anpassen kann. Entscheidend für die Blutversorgung ist das intraneurale Gefäßsystem mit überwiegend longitudinaler Anordnung. Die Gefäßarchitektur ist dabei so angelegt, daß feinste Gefäße bis in den Faszikel eintreten und das kapillare Netz des Endoneuriums versorgen. Die Endothelzellen sind fest verbunden, so daß eine Blut-Nervenbarriere resultiert. Dieses System liefert die Voraussetzung für eine kontinuierliche Energieversorgung und damit eine ungestörte Nervenfunktion mit regelhafter Impulsleitung und axonalem Transport.

Pathophysiologie

Die intraneurale Mikrozirkulation als Energiequelle ist durch eine hohe Kapazitätsreserve gekennzeichnet, die ein langstreckiges Herauslösen eines Nerven aus dem umliegenden Gewebe ohne Funktionsverlust kompensieren kann. Für einen ausreichenden Flow ist ein Druckgradient zwischen intraneuralem und arteriellen Mitteldruck von mindestens 50 mmHg erforderlich. Andernfalls droht Ischämie mit nachfolgender Hyperämie und Ödem. Hierdurch lassen sich die nächtlichen Parästhesien erklären, da während der Nacht eine Absenkung des arteriellen Druckes mit gleichzeitig vermindertem venösen Rückstrom resultiert. Die Druckwerte im Karpalkanal liegen normal bei ca. 2–3 mmHg und steigen bei Bewegung auf 30–35 mm an. Bei einem manifesten Karpaltunnelsyndrom liegen dagegen die Werte bereits in Ruhe in diesem Bereich und steigen bei Beugung und Streckung über 100 mmHg an und führen damit zur Störung der intraneuralen Mikrozirkulation (Tabelle 2).

Die Nervenkompression kann als Miniaturkompartmentsyndrom verstanden werden, das zunächst phasenweise und später chronisch rezidivierend und schließlich dauerhaft auftritt. Es resultiert zunächst ein Ödem, später kommt es durch die eingeschränkte Blutversorgung zu einem Untergang einzelner Axone mit Einleitung von reparativen Vorgängen, die die Grundlage für das häufig nachweisbare Tinel-Zeichen bilden. Im weiteren Verlauf folgt ein narbiger Umbau durch Einsprossen von Fibroblasten, der schließlich zur epi- und perineuralen Fibrose führt. Klinisch resultieren hieraus zunächst Parästhesien, später elektrophysiologische Leitungsverzögerungen mit sensiblen und motorischen Ausfällen.

Klinik

Die Empfindlichkeit eines Nervens auf Kompression ist nicht einheitlich sondern von seiner Lage und Struktur abhängig. Oberflächliche Lage erhöht ebenso die Empfindlichkeit wie eine oligofaszikuläre Struktur, da der Nerv unter diesen Umständen auf Druck nur unzureichend ausweichen kann. Die Empfindlichkeit kann zusätzlich durch innere Faktoren im Sinne einer Neuropathie, wie sie bei Diabetes und Urämie zu beobachten ist, negativ beeinflußt werden, so daß bereits bei geringeren Druckwerten eine Kompressionssymptomatik auftreten kann. Als letzter Faktor muß noch die Problematik des Double-Crush angeführt werden. Dieser Begriff wurde 1973 von Upton und McComas geprägt, die bei Patienten mit einem Karpaltunnelsyndrom oder einer Ulnariskompression gehäuft Irritationen im zervikothorakalen Bereich fanden. Er beschreibt eine erhöhte Empfindlichkeit peripher bei zusätzlicher höhergelegener Kompression. Diese kann im Bereich der Halswirbelsäule als Folge degenerativer Veränderungen oder im seitlichen Halsdreieck entsprechend einem Thoracic-outlet-Syndrom lokalisiert sein. Die morphologische Basis für dieses Phänomen ist durch den gestörten axonalen Transport von der Nervenzelle in die Peripherie gegeben, der für die Funktion der Nervenfaser neben der Blutversorgung entscheidend ist.

Schlußfolgerung

Geht man davon aus, daß die intakte intraneurale Mikrozirkulation entscheidend für die Nervenfunktion ist, sollte bei einer peripheren Nervenkompression keine epi- oder intraneurale Neurolyse durchgeführt werden, da hierdurch eine lokale Zerstörung dieses Systems und eine Narbenbildung mit Beeinträchtigung des Gleitvermögens resultiert. Nur in Ausnahmefällen mit makroskopisch sichtbarer lokaler Einschnürung ist dieses Vorgehen gerechtfertigt. Bei Patienten mit zusätzlichen Zeichen der Kompression im zervikothorakalen Bereich muß präoperativ bei der Indikationsstellung die Problematik des Double-Crush berücksichtigt werden. Gleiches gilt bei fortbestehenden Beschwerden nach einer Dekompression, wo es um die Beantwortung der Frage geht ob diese Beschwerden lokal durch inkomplette Spaltung oder Vernarbung bedingt sind oder durch eine höhergelegene Kompression.

Weiterführende Literatur

Lundborg G (1988) Nerve Injury and Repair. Churchill Livingstone, London
Dahlin LB, Rydevik B (1991) Pathophysiology of Nerve Compression. In: Gelberman RH (ed) Operative Nerve Repair and Reconstruction. Lippincott, Philadelphia, pp 847–866

Nervenkompression im seitlichen Halsdreieck

A. Wilhelm

Schongauerstraße 2, D-63739 Aschaffenburg

Compression Neuropathies in the Lateral Cervical Neck Region

Summary. Among the compression neuropathies associated with the lateral cervical neck region the thoracic outlet syndrome has received special attention during the last decades. In resistant cases, the transaxillary decompression of the neurovascular bundle according to Roos proved to be very successful for us. Since 1982, a total of 185 procedures of this kind were performed with the following results: excellent and good 76%, fair 16%, and not successful 8%. – As the symptoms of Sudeck's dystrophy resemble the clinical findings of a severe thoracic outlet and inlet syndrome, a transaxillary decompression together with sympathectomy was performed in nine resistant dystrophies as well. Thus, in seven patients an excellent result was obtained, and a good and a fair result in one case each. According to our findings, the individual predisposition for Sudeck's dystrophy is based on an impairment of the venous run-off due to a stenosis of the subclavian vein with simultaneous increase of sympathetic activity.

Key words: Compression neuropathies – Lateral cervical triangle – Thoracic outlet syndrome – Sudeck's dystrophy

Zusammenfassung. Unter den Nervendruckschäden im seitlichen Halsdreieck hat in den letzten Jahrzehnten das Thoracic Outlet Syndrom ein besonderes Interesse erlangt. Bei Therapieresistenz hat sich auch uns die transaxilläre Dekompression des Nervengefäßstranges nach Roos bestens bewährt. So konnten seit 1982 insgesamt 185 derartige Eingriffe mit folgendem Ergebnis durchgeführt werden: sehr gut und gut 76%, befriedigend 16%, ohne Erfolg 8%. – Da die Symptomatik der Sudeck'schen Dystrophie dem klinischen Bild eines schweren TOS ähnelt, wurde bei 9 therapieresistenten Dystrophien therapeutisch ebenfalls eine transaxilläre Dekompression durchgeführt, und zwar mit Sympathektomie. Dadurch konnte bei 7 Patienten ein sehr gutes und in je einem Fall ein gutes und befriedigendes Ergebnis erreicht werden. Nach unseren Untersuchungen kann die individuelle Prädisposition zur Sudeck'schen Dystrophie auf eine venöse Abflußstörung im Bereich der V. subclavia bei gleichzeitig erhöhtem Sympathikotonus zurückgeführt werden.

Schlüsselwörter: Nervenkompression – seitliches Halsdreieck – Thoracic Outlet Syndrom – Sudeck'sche Dystrophie

Nervendruckschäden im seitlichen Halsdreieck können die Plexuswurzeln, den N. accessorius, den N. dorsalis scapulae, den N. thoracicus longus, den N. suprascapularis und vor allem den Plexus brachialis betreffen.

Plexuswurzeln

Vertebragene Druckschäden können durch intra- und extradurale Tumorbildungen, Diskushernien und arthrotische Prozesse hervorgerufen werden. Sie führen zu radikulären Syndromen, deren Segmente klinisch anhand der betroffenen Dermatome und Kennmuskeln sowie durch weiterführende neurologische und röntgenologische Untersuchungen bestimmt werden können.

N. accessorius

Kompressionen des N. accessorius sind selten. Neben entzündlich und tumorös veränderten Lymphknoten sowie Neoplasien kann der Nerv auch durch eine Hockeyschlägerverletzung [1], durch den Druck eines Seiles oder bei bewußtlosen Patienten in Kopftieflage durch die Schulterhalterung in Mitleidenschaft gezogen werden [7].

N. dorsalis scapulae

Druckschäden des N. dorsalis scapulae durch Hypertrophie des M. scalenus medius sind äußerst selten [5].

N. thoracicus longus

Läsionen des N. thoracicus longus können vor allem durch plötzliche oder länger anhaltende Kaudalverlagerung der Schulter hervorgerufen werden, vor allem durch Kontusionen und Tragen schwerer Lasten sowie durch Lagerung in Trendelenburg'scher Position [7, 10]. Auch eine brüske Kontraktion des M. scalenus medius soll eine Kompression dieses Nerven auslösen können [2].

N. suprascapularis

Schulterverletzungen stellen die häufigste Ursache einer Kompression des N. suprascapularis dar [4]; ferner berufliche und sportliche Überanspruchung des Schultergürtels [9], die vor allem mit forcierten Außen-Innen-Rotationsbewegungen und einer gleichzeitigen Adduktion des Armes zur gegenüberliegenden Seite verbunden sind [6]. Als weitere Ursache kommen auch Ganglien in Betracht [3].

Therapeutisch genügt es in den meisten Fällen, den N. suprascapularis durch Resektion des Lig. transversum scapulae superius zu dekomprimieren. Hierzu wird das Ligament von einem posterioren Zugang aus dargestellt, etwa 2 cm oberhalb und parallel zur Spina scapulae, und zwar unter Ablösung des M. trapezius-Ansatzes. Nach Resektion des Ligamentes findet sich meist ein blutig imbibierter und druckgeschädigter Nerv.

Bei isolierter Atrophie des M. infraspinatus kann der Nerv auch im Bereich des Lig. transversum scapulae inferius geschädigt sein [3]. In diesem Fall erfolgt die Freilegung unterhalb der Spina scapulae unter Ablösung des M. deltoideus.

Thoracic Outlet und Inlet Syndrom

Im seitlichen Halsdreieck ist der Plexus brachialis im Bereich von anatomischen Engen am häufigsten Druckschäden ausgesetzt. Es handelt sich hierbei um insgesamt 6 namentlich bekannte Kompressionssyndrome, die seit 1956 [9] unter dem Begriff Thoracic Outlet und Thoracic Inlet Syndrom (TOS und TIS) zusammengefaßt werden. Es handelt sich hierbei um eine *klinische Diagnose*, bei der Anamnese, haltungsabhängige Beschwerden und Lokalbefund von vorrangiger Bedeutung sind. Das Syndrom zeichnet sich vor allem durch neurologische, aber auch durch venöse und arterielle Symptome aus, deren Ursachen durch Funktionsteste und bestimmte Röntgenuntersuchungen, insbesondere in Form von funktionellen Phlebo- und Arteriographien objektiviert werden können. Auf eine neurologische Untersuchung sollte in keinem Fall verzichtet werden.

Differentialdiagnostisch kommen neben Erkrankungen des ZNS und den bereits genannten vertebragenen Brachialgien vor allem Druckschäden durch äußere Einwirkung, z. B. durch Tragen schwerer Lasten, und tumor-, strahlen- und traumatisch bedingte Plexusläsionen sowie die sogenannte Plexusneuritis in Frage; ferner Druckschäden peripherer Nerven sowie internistische und angiologische Ursachen.

Das TOS entwickelt sich spontan oder posttraumatisch und beruht auf angeborenen und erworbenen Faktoren [11]. Unter den *angeborenen Veränderungen* sind vor allem fibromuskuläre Bandstrukturen, die Fascia endothoracica, der Steilstand der 1. Rippe, Halsrippen, der M. scalenus minimus und das Tuberculum scaleni sowie der abnormale Ansatz des M. scalenus anterior zu nennen. Unter den *erworbenen Faktoren* verdienen das Absinken des Schultergürtels mit zunehmendem Alter, die Fibrosierung und Hypertrophie der Mm. scaleni, Schleudertraumen der HWS, Schulterprellungen und Schlüsselbeinverletzungen besondere Erwähnung. Auch strahlenbedingte Weichteilschädigungen können eine typische TOS-Symptomatik hervorrufen.

Der wichtigste Gesichtspunkt bei der *Untersuchung* besteht darin, daß man bei belastungs- und haltungsabhängigen Beschwerden mit Schmerzausstrahlung, Gefühlsstörungen, Schwellungszuständen der Hand, trophischen Störungen und Nachlassen der groben Kraft primär überhaupt an die Möglichkeit eines TOS denkt. Einfach ist die Diagnose bei einer Halsrippe mit entlastendem Schulterhochstand und nach vorn gedrängtem Schultergürtel. Ansonsten hilft nur eine exakte Untersuchung der oberen Extremität einschließlich der Nacken- und Halsregion weiter. Dabei fallen im Bereich des Schultergürtels neben dem Hinterhauptschmerz vor allem untere Zervikalsyndrome, erhebliche Druckschmerzen über dem Plexus brachialis, dem M. trapezius und dem Proc. coracoideus auf. Im Ellenbogen- und Unterarmbereich sind insbesondere Triggerpunkte im Bereich des Radialistunnels, Epikondylitiden, Neuralgien des N. interosseus posterior, die sogenannte Styloiditis radii und Sensibilitätsstörungen im Bereich des N. cutaneus antebranchii medialis zu nennen. An der Hand imponieren vor allem Medianuskompressionen, Störungen der Sensibilität, Ödeme und bei C8-Syndromen Kraftminderungen und Muskelatrophien [11, 12].

Diese Untersuchungen sollten durch Kontrolle der Umfangsmaße und durch Bestimmung des venösen Einlaufdruckes sowie des Handvolumens ergänzt werden, ferner durch Provokationsteste. Unter diesen Testverfahren haben sich der Tragetest und der Abduktionstest nach Roos, das Redressement des Schultergürtels und die Auskultation der A. subclavia bestens bewährt.

Röntgenologisch sind neben Standardaufnahmen der HWS und oberen Thoraxapertur vor allem funktionelle Phlebographien indiziert, um den venösen Abfluß im Bereich der V. subclavia zu überprüfen. Unter den venösen Komplikationen sind vor allem das Paget-von Schroetter-Syndrom und Stenosen der verschiedensten Art zu nennen, die zu akuten und chronischen Ödemen und deren Folgen führen können, wie z. B. zur idiopathischen Medianuskompression [11]. Funktionelle Arteriograpien werden vor allem bei Verdacht auf Aneurysmen der A. subclavia, Verschlüssen der Strombahn und vasospastischen Handphänomenen durchgeführt.

Die *Behandlung des TOS sollte primär stets konservativ sein*. Bei den im Vordergrund stehenden neurologischen Beschwerden zählen die Ausschaltung provozierender Haltungen und Belastungen, der Verzicht auf den Büstenhalter, die Überprüfung des Arbeitsplatzes und die Kräftigung der Schultermuskulatur durch Krankengymnastik und Schwimmen zu den wichtigsten primären Maßnahmen. Medikamentös kann zu relaxierenden, schmerzdämpfenden und antiphlogistischen Medikamenten sowie zu Vitamin-B1- und B6-Präparaten geraten werden. Auch die venösen und arteriellen Komplikationen sollten zunächst konservativ durch Fibrinolyse behandelt werden [11].

Das *operative Krankengut* der Chirurgischen Klinik Aschaffenburg umfaßte im Zeitraum von 1982 bis 1994 insgesamt 185 therapieresistente TOSe; betroffen waren 129 Frauen und 38 Männer mit einem Durchschnittsalter von 42,8 Jahren. Prädisponierende Halsrippen waren bei 23 Patienten vorhanden, davon 12mal bilateral. Eine operative Behandlung war 112mal auf der rechten und 73mal auf der linken Seite erforderlich; bei 18 von 167 Patienten erfolgte der Eingriff bilateral.

Die *Operationsindikationen* betrafen in fast 85% multilokuläre Schmerzsyndrome. Neben Thrombosen der V. axillaris (5,4%) und arteriellen Komplikationen (2,7%) sind außerdem noch 9 therapieresistente Sudeck'sche Dystrophien (4,8%) und 4 strahlenbedingte Syndrome (2,2%) operiert worden. Bei insgesamt 9 Eingriffen der erstgenannten Gruppe handelte es sich um Rezidivoperationen. 22 Operationen (12,9%) mußten mit einer zusätzlichen Sympathektomie kombiniert werden.

Die *operative Behandlung* erfolgt am zweckmäßigsten durch transaxilläre Dekompression des Nervengefäßstranges nach Roos [8], und zwar in Seitenlage. Der Hautschnitt liegt in Höhe der 3. Rippe. Nach Freilegung der ersten Rippe wird zunächst der M. scalenus anterior reseziert und der M. scalenus medius desinseriert. Danach erfolgt die Resektion der 1. Rippe und der komprimierenden fibromuskulären Strukturen sowie die exakte Dekompression der V. subclavia unter sorgfältiger Schonung von N. phrenicus und A. thoracica interna. Vom gleichen Zugang aus kann im Bedarfsfall nach Abdrängen der Pleurakuppel auch die obere thorakale Sympathektomie mitdurchgeführt werden.

Bei einer *Nachuntersuchung* einer kontinuierlichen Serie von 100 TOSen (1982 bis 1987) fanden sich in 76% gute und sehr gute Ergebnisse und in 16% eine ausreichende Besserung gegenüber dem präoperativen Befund. In 8% blieb die Operation ohne Erfolg.

Sudeck'sche Dystrophie

Das klinische Bild der Sudeck'schen Dystrophie (SD) ähnelt in auffallender Weise einem schweren TOS und TIS. Es war deshalb naheliegend, auch bei der SD *funktionelle Phlebographien* durchzuführen [11]. Dabei fanden sich seit 1984 in 20 von 21 Fällen überraschenderweise mehr oder minder stark ausgeprägte Abflußbehinderungen in Form von zirkulären und streifenförmigen Stenosen sowie von breitflächigen Kompressionen und nichtthrombotischen Obstruktionen der V. subclavia [12, 13]. *Arteriographisch* konnten ebenfalls Verlaufsänderungen der A. subclavia und unterschiedlich ausgebildete Kompressionseffekte nachgewiesen werden [11–13].

In Anbetracht dieser Befunde führten wir seit 1984 auch bei 9 therapieresistenten SD eine *transaxilläre Dekompression mit zusätzlicher Sympathektomie* in 8 Fällen durch [12, 13]. Dabei konnten die röntgenologisch gefundenen Veränderungen im Bereich der V. und A. subclavia anatomisch und funktionell in jeder Weise bestätigt werden. So fanden sich im Bereich der Vene als irritierende und komprimierende Strukturen der M. scalenus anterior und die Fascia endothoracica (je 7mal) sowie der M. subclavius und das Lig. costoclaviculare (je 4mal); ein Lig. pleurovertebrale war nur 2mal mitbeteiligt. Eine Irritation und Kompression der A. subclavia war vor allem durch den M. scalenus anterior (7mal), durch einen M. scalenus minimus (3mal) und durch das Lig. pleurovertebrale (6mal) sowie durch fibröse Arkaden (5mal) gegeben. Die unteren Plexuswurzeln wurden vor allem durch den scharfen Innenrand der 1. Rippe (5mal), durch fibröse Strukturen (2mal) und durch den M. scalenus minimus (3mal) beeinträchtigt; in 4 Fällen konnte sogar eine substantielle Schädigung festgestellt werden.

Postoperativ zeigten die verschiedenen Schmerzqualitäten, die Ödeme sowie die Störungen der Sensibilität und der Sekretion eine auffallend schnelle Rückbildungstendenz; dies gilt auch für die primären Beuge- und Streckdefizite. Die trophischen Störungen und die Knochenatrophien, vor allem aber der Kraftverlust benötigten dagegen Jahre zu ihrer Erholung.

Bei der *Nachuntersuchung* nach 7,5 Jahren fanden sich 7 sehr gute und in je einem Fall ein gutes und befriedigendes Ergebnis. Auch sind alle Patienten wieder arbeitsfähig geworden.

Unsere Untersuchungen und Ergebnisse sprechen dafür, daß die *primäre Ursache des Ödems der SD* nicht in der Hand, wie bisher vermutet, sondern weiter proximal im Bereich der oberen Thoraxapertur liegt, und zwar in Form einer *stenosebedingten venösen Abflußbehinderung im Bereich der V. subclavia.* Diese führt bei einem wesentlich erhöhten arteriellen Einstrom zu einem akuten Ödem und stellt unseres Erachtens auch die lang gesuchte Ursache der sogenannten individuellen Prädisposition zur SD dar, und zwar bei einem gleichzeitig vorhandenen erhöhten Sympathikotonus, der auf eine Irritation und Kompression der unteren Plexuswurzeln und der postganglionären sympathischen Fasern in Begleitung der A. subclavia zurückgeführt werden kann. *Die SD könnte deshalb auch als schwerste Form eines TOS und TIS interpretiert werden* [12, 13].

Literatur

1. Bateman JE (1967) Nerve injuries about the shoulder in sports. J Bone Joint Surg 49-A: 785–789
2. Ellis JD (1929) Delayed traumatic serratus paralysis. Archs Neurol Psychiat, Chicago 22: 1233–1236
3. Ganzhorn RW, Hocker JT, Horowitz M, Switzer HE (1981) Suprascapular-nerve entrapment. J Bone Joint Surg 63-A: 492–494
4. Hadley MN, Sonntag VKH, Pittman HW (1986) Suprascapular nerve entrapment. J Neurosurg 64: 843–848
5. Kopell HP, Thomson WAL (1963) Peripheral entrapment neuropathies. William & Wilkins, Baltimore
6. Magun R (1961) Drucklähmungen der Nerven. In: Bader EW (Hrsg) Handbuch der gesamten Arbeitsmedizin, Bd 2. Urban & Schwarzenberg, München, S 520–541
7. Mumenthaler M, Schliack H (1987) Läsionen peripherer Nerven. Thieme-Verlag, Stuttgart-New York
8. Roos DB (1966) Transaxillary Approach for First Rib Resection to Relieve Thoracic Outlet Syndrome. Ann Surg 163: 354–358
9. Peet RM, Henriksen JD, Anderson T, Martin GM (1956) Thoracic Outlet Syndrome. Evaluation of Therapeutic Exercise Program. Proc Mayo Clin 31: 281–287
10. Tackmann W, Richter HP, Stöhr M (1989) Kompressionssyndrome peripherer Nerven. Springer-Verlag
11. Wilhelm A, Wilhelm F (1985) Das Thoracic Outlet-Syndrom und seine Bedeutung für die Chirurgie der Hand. Handchir Mikrochir Plast Chir 17: 173–187
12. Wilhelm A (1997) Operative Behandlung der therapieresistenten Sudeck'schen Dystrophie durch transaxilläre Dekompression des Nervengefäßstranges und Sympathektomie. Handchir Mikrochir Plast Chir 29: 60–72
13. Wilhelm A (1997) Stenosis of the Subclavian Vein. An unknown Cause of Resistant Reflex Sympathetic Dystrophy. Hand Clinics 13: 387–411

Ulnariskompression im Bereich der Handwurzel

H. Haferkamp

Funktionsbereich Handchirurgie, Unfallchirurgische Klinik, Städtische Kliniken Kassel, D-34112 Kassel

Compression of the Ulnar Nerve at the Wrist

Summary. Clinical investigation precisely determines the localization of ulnar nerve entrapment in Guyon's canal. The cause of compression can be due to internal (tumor, distal fibrous arch or proximal ligament arcade, nerve or muscle anomalies) or external influences (ulnar neuropathy of cyclists, thrombosis of ulnar artery by hypothenar hammer syndrome, fractures of pisiform or hook of hamate). Treatment involves splitting the roof of Guyon's canal, the ligaments or muscle anomalies, and excision of a tumor.

Key words: Ulnar nerve – Guyon's canal – Nerve compression

Zusammenfassung. Die klinische Untersuchung ergibt sichere Hinweise auf die Höhenlokalisation einer Ulnariskompression in der Guyon'schen Loge. Die Nervenläsion kann durch eine innere (Tumoren, sehnige Arkaden proximal und distal der Loge, nervale oder muskuläre Anomalien) oder auch äußere Ursache (Druckschaden des Nerven, z.B. bei der Radfahrerlähmung, vaskulär beim Ulnarishammersyndrom, bei Frakturen der benachbarten Knochen) hervorgerufen werden. Die Operation beinhaltet das Spalten der Loge, Durchtrennung der komprimierenden Ligamente oder muskulären Anomalien und Entfernung der Tumoren.

Schlüsselwörter: Nervus ulnaris – Guyon'sche Loge, Nervenkompression

Die Guyon'sche Loge wurde 1861 von Jean-C. F. Guyon (Abb. 1) exakt beschrieben.

In der Guyon'schen Loge verlaufen Arteria und Nervus ulnaris, die sich hier auch in ihre oberflächlichen und tiefen Äste aufzweigen.

Sie verlaufen bogenförmig zwischen dem Os pisiforme und dem Hamulus ossis hamati. Der Hiatus proximalis wird durch den distalen Rand des Ligamentum carpi palmare gebildet. Hier treten die Gebilde in die Guyon'sche Loge ein (Abb. 2).

Distal findet sich dann der Hiatus distalis, der durch eine sehnige Arkade, die sich oberflächlich zwischen dem Pisiforme und dem Hamulus ossis hamati ausspannt, gebildet wird.

Diese dient dem Flexor digiti minimi und Abduktor digiti minimi als Ursprung. Diese Arkade kann Ursache einer isolierten Kompression des tiefen, motorischen Ulnarisastes sein. Sie sollte bei der Inspektion immer inspiziert und ggf. eingekerbt werden.

Aber auch proximal kann der Ulnaris unter dem Ligamentum carpi palmare komprimiert sein. Hier reicht evtl. die alleinige Spaltung dieses Bandes aus (Wulle 1990).

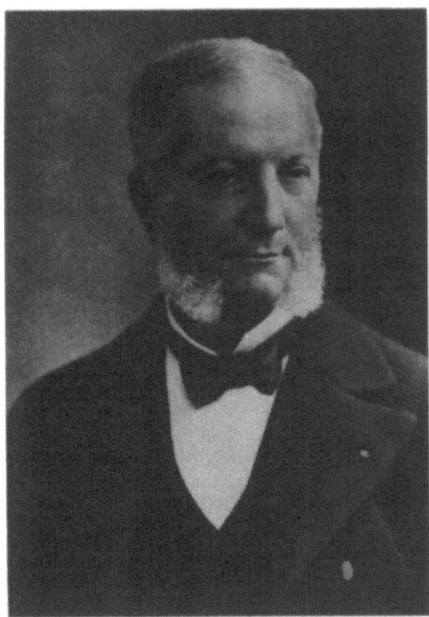

Abb. 1. Jean-F. Guyon, 1831–1920. Erstbeschreiber der Guyon'schen Loge, Vater der modernen Urologie

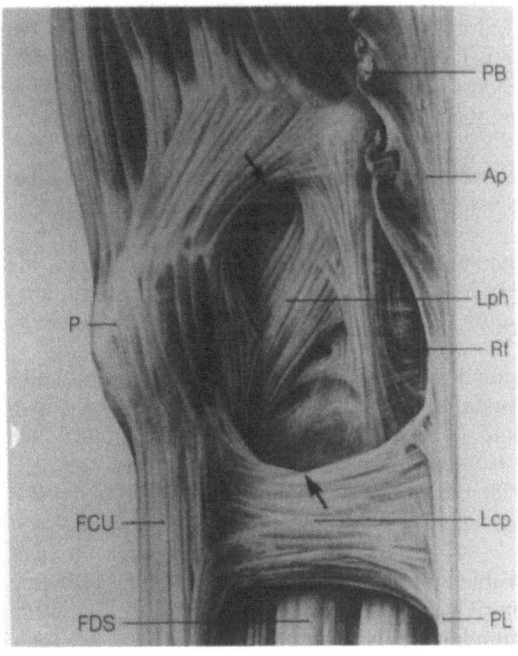

Abb. 2. Die Guyon'sche Loge (ohne Arteria und Nervus ulnaris). Die Pfeile weisen auf den Hiatus proximalis und distalis. FCU, Sehne Flexor carpi ulnaris; LCP, Ligamentum carpi palmare; P, Os pisiforme; LPH, Ligamentum piso-hamatum (entnommen Schmidt H. M., Lanz U.; Chirurgische Anatomie der Hand, Hippokrates 1992)

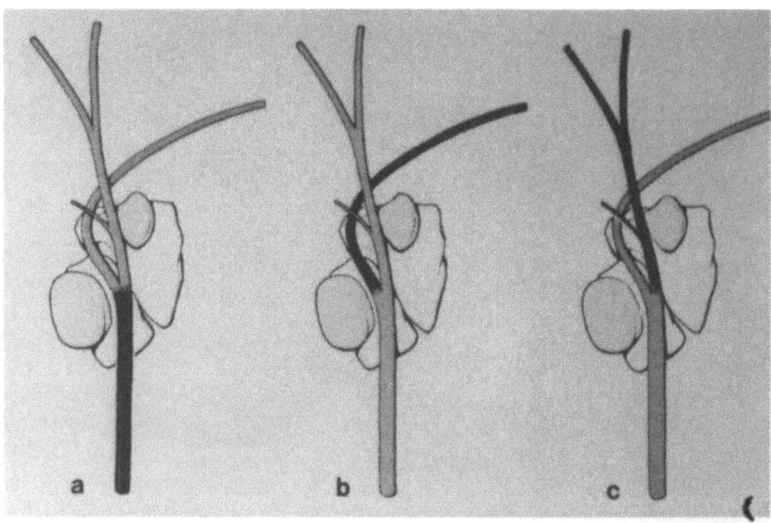

Abb. 3a–c. Einteilung der Läsionstypen des N. ulnaris am Handgelenk (nach Shea und McLain 1969). **a** Typ I: Stamm des N. ulnaris, **b** Typ II: Ramus profundus nervi ulnaris, **c** Typ III: Ramus superfizialis nervi ulnaris

Den Boden der Guyon'schen Loge bilden neben Anteilen des Retinakulum flexorum das Ligamentum piso-hamatum.

Die sensible Versorgung des Ulnaris umfaßt an der Hand streck- wie beugeseitig die ulnare Hand einschließlich Kleinfinger und die ulnare Hälfte des Ringfingers. Eine Sensibilitätsstörung auf dem ulnarseitigen Handrücken schließt eine Läsion im Bereich der Guyon'schen Loge aus, da der Ramus dorsalis des Ulnaris weit proximal des Handgelenkes abgeht und durch die Kompression in der Guyon'schen Loge nicht betroffen sein kann.

Hier muß dann eine höhergradige Läsion, z.B. ein Ulnarisrinnensyndrom, vermutet werden.

Man wird beim Verdacht auf eine Läsion des Nerven in der Guyon'schen Loge, wie bei anderen Nervenkompressionssyndromen auch, eine neurophysiologische Untersuchung veranlassen.

Jedoch bereits die exakte klinische Untersuchung gibt uns deutliche Hinweise auf die Höhenlokalisation des Nervenschadens (Abb. 3):

Typ I (Abb. 3a) zeigt eine Läsion im Stamm des N. ulnaris. Hier sind sowohl motorische als auch sensible Anteile betroffen.

Typ II (Abb. 3b) zeigt eine isolierte Läsion des Ramus profundus, die Sensibilität ist also intakt. Es finden sich jedoch motorische Ausfälle, z.B. eine Adduktoratrophie. Ursächlich verantwortlich kann dafür die bereits erwähnte sehnige Arkade beim Eintritt des motorischen Astes in die Tiefe oder auch ein Tumor der Hohlhand sein.

Wulle und Grobe beschrieben zudem 1986 ein isoliertes Kompressionssyndrom des Ramus profundus, das distal des Adduktorursprungs am 3. Mittelhandknochen lokalisiert war („die distalste Ulnarisirritation").

Beim Typ III ist ausschließlich der sensible Anteil betroffen. Klinisch findet sich eine Taubheit am Ring- und Kleinfinger. Die Motorik ist klinisch nicht relevant gestört. Evtl. kann jedoch der kleine motorische Ast für den Palmaris brevis mitbetroffen sein.

Neben den bereits erwähnten Kompressionsmöglichkeiten durch die distale fibröse Arkade oder das proximale Ligamentum carpi palmare finden sich folgende Ursachen der Kompresson in der Guyon'schen Loge:

Am häufigsten sind hier Tumoren zu nennen. Neben Lipomen handelt es sich besonders häufig um Ganglien.

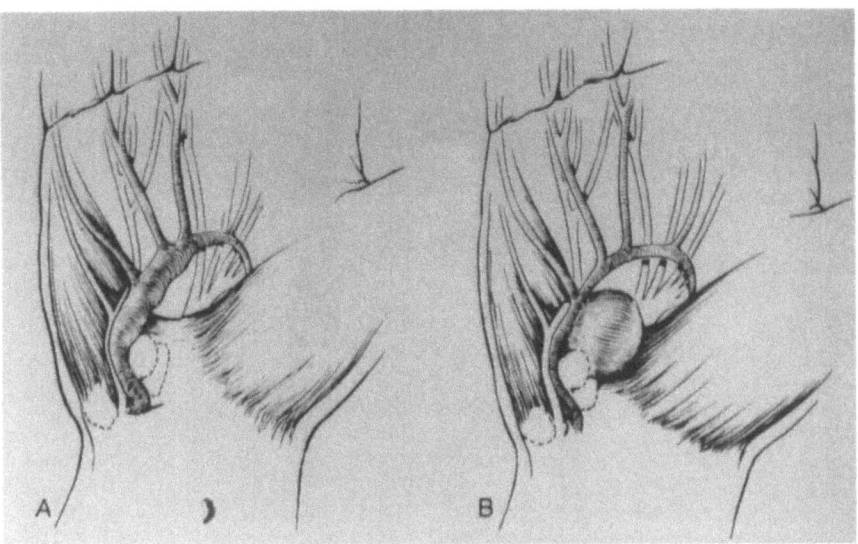

Abb. 4. A Thrombose der A. ulnaris, **B** Aneurysma der A. ulnaris in der Guyon'schen Loge (entnommen Green: Operative Hand Surgery, Vol. 2, 1988)

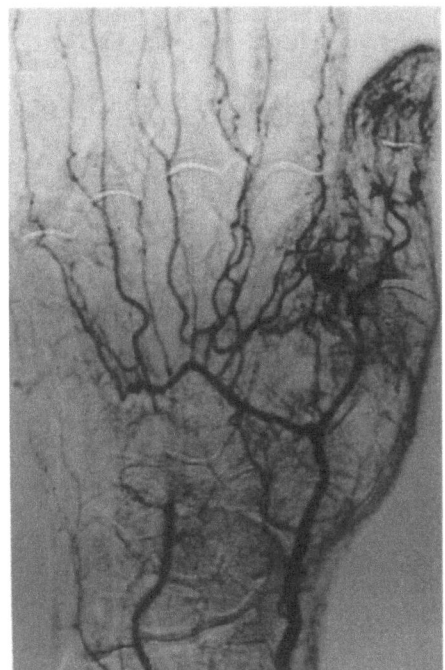

Abb. 5. Angiografie der Hand. Verschluß der A. ulnaris in der Guyon'schen Loge

Wir fanden ein großes Ganglion, welches die gesamte Guyon'sche Loge ausfüllte und motorische und sensible Ausfälle machte (Typ I).

Meist ist das Ganglion jedoch weiter distal im Bereich der fibrösen Arkade lokalisiert, so daß sich hier nur motorische Ausfälle finden (Typ II).

Zwischen dem proximalen und distalen Hiatus ist die Loge nur von subcutanem Fettgewebe und Anteilen des Palmaris brevis bedeckt. In diesem Bereich ist der Nerv durch äußere

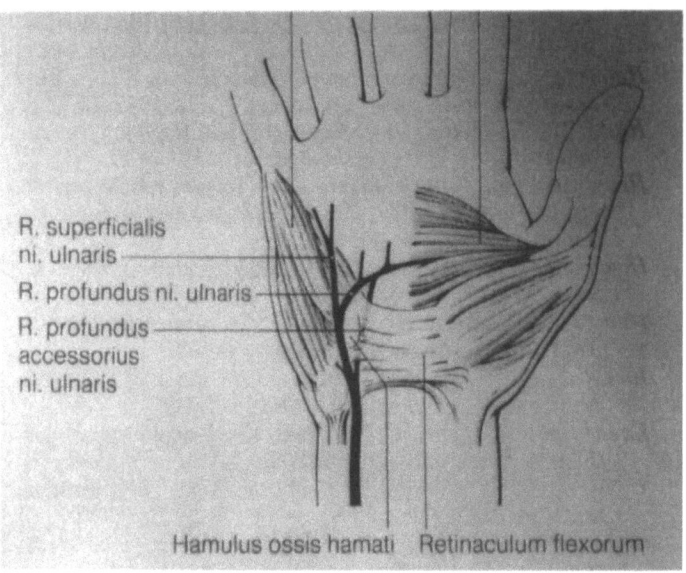

Abb. 6. Verlauf des Ramus profundus akzessorius des N. ulnaris (nach Lanz, 1974)

Einwirkungen, z. B. Druck oder Schlag, besonders leicht traumatisierbar. Hier ist an erster Stelle die sog. Radfahrerlähmung zu nennen, die wir möglicherweise schon alle bei uns selber nach längeren Radtouren beobachtet haben.

Bovim und Anderson untersuchten 1992 nach einem Radrennen über 530 km zwischen Trondheim und Oslo insgesamt 169 Radrennfahrer.

Bei 32% (20%) wurde eine Taubheit im Gebiet des Ulnaris- und bei 11% im Bereich des Medianusnerven angegeben; bei ca. 15% fanden sich passagere Paresen an der Hand. Ich empfehle deshalb allen Patienten, beim Fahrradfahren einen Lenker zu benutzen, der einen Wechsel der Griffposition erlaubt.

Weier sind zu nennen Frakturen der benachbarten knöchernen Anteile der Loge, also Frakturen des Os pisiforme, des Hamulus ossis hamati oder auch Radiusfrakturen.

Daneben gibt es auch vaskuläre Ursachen, Ulnarishammer- oder auch Hypothenarhammersyndrom genannt, wobei eine akute Schädigung durch Druck oder Schlag zu einer Gefäßschädigung führt. Bei einer Läsion der Intima kommt es zur Thrombose der Arteria ulnaris, bei Läsion der Media kann sich evtl. auch ein Aneurysma der Arterie ausbilden (Abb. 4a, b).

Neben den evtl. im Ulnarisgebiet lokalisierten Durchblutungsstörungen bei Belastung oder bei Kälte kann es hier auch zu Sensibilitätsstörungen am Ring- und Kleinfinger kommen.

Klinisch findet sich eine walzenförmige, druckschmerzhafte Erhebung in der Guyon'schen Loge. Der Allentest ist positiv.

Weitere diagnostische Möglichkeiten bieten die Dopplersonografie oder auch die Angiografie (Abb. 5).

Hier zeigt sich ein Kontrastmittelabbruch in der Arteria ulnaris beim Eintritt in die Guyon'sche Loge. Die Angiografie zeigt eine ausreichende Kompensation durch die A. radialis und den Hohlhandbogen.

Klinisch bestanden jedoch Durchblutungsstörungen am Ring- und Kleinfinger bei Kälte und bei stärkerer Belastung.

Eine Rekonstruktion der Strombahn ist bei unauffälliger Klinik nicht unbedingt erforderlich, sollte jedoch bei klinisch relevanten Durchblutungsstörungen, sei es durch Naht, Thrombektomie oder bei größeren Defekten, evtl. sogar durch Interposition eines Venenstückes herbeigeführt werden.

Schließlich ist noch die Kompression durch die vielfältigen anatomischen Varianten muskulärer oder auch nervaler Art zu nennen, wobei die muskulären im Vordergrund stehen und meistens vom Palmaris longus oder Abduktor digiti minimi ausgehen.

Lanz beschrieb 1974 einen Ramus akzessorius (Abb. 6), wobei dieser weit proximal vom Ulnarishauptstamm abging und nach Durchtritt durch Faseranteile des Retinakulum flexorum sich mit dem Profundusast wieder vereinigte.

Es fanden sich nur motorische Ausfälle mit ausgeprägter Adduktoratrophie (Typ II). Der Ramus akzessorius zeigte beim Durchtritt durch das Retinakulum eine deutliche Schnürfurche.

Zusammenfassung

Die Kompression des N. ulnaris an der Handwurzel bedarf einer differenzierten Diagnostik und auch Therapie.

Das operative Vorgehen beinhaltet das Spalten des Daches der Guyon'schen Loge, Revision der Sehnenarkade beim Eintritt des Ramus profundus in die Tiefe und natürlich die Beseitigung der komprimierenden Ursache, z. B. eines Tumors oder einer Muskelanomalie.

Die Guyon'sche Loge ist nicht der kleinere Bruder des Karpaltunnels!

Literatur

Bovim G, Anderson K (1992) Nerve compression symptoms after a long bicycle ride – the great test of strength. Tiedssker-Nor-Laegeforen 112: 2199–2201

Cobb TK, Carmichael SW, Cooney WP (1996) Guyon's canal revisited: an anatomic study of the carpal ulnar neurovascular space. J Hand Surg 21-B: 861–869

Eversmann W (1988) Entrapment and compression neuropathies. In: Green DP (ed) Operative hand surgery. Churchil, Livingstone New York Edinburgh London Melbourne 1452–1454

Foucher G, Berard V, Snider G, Lenoble E, Constatinesco A (1993) Distal ulnar nerve entrapment due to tumors of Guyon's canal. A series of ten cases. Handchir Mikrochir Plast Chir 25: 61–65

Guyon JCF (1861) Note sur disposition anatomique propre de la face antérieure de la région du poignet et non encore décrite par le docteur. Bull Mém Soc Anta Paris 6: 184–186

Klein W, Rieger H, Grünert J, Brug E (1991) Traumatisch indizierte Thrombose der distalen Arteria ulnaris. Fallbeschreibung und Literaturübersicht. Handchir Mikrochir Plast Chir 23: 39–45

Lanz U (1974) Lähmung des tiefen Hohlhandastes des Nervus ulnaris, bedingt durch eine anatomische Variante. Handchirurgie 4: 83–86

Ogino T, Minami A, Kato H, Takahaka A (1990) Ulnar nerve neuropathy at the wrist. Handchir Mikrochir Plast Chir 22: 304–308

Schaller P, Landsleitner B, Geldmacher J (1990) Ein Beitrag zur Ätiologie des N. Ulnaris-Kompressionssyndroms. Handchir Mikrochir Plast Chir 22: 264–268

Schmidt HM, Lanz U (1992) Chirurgische Anatomie der Hand, Hippokrates

Wilhelm A (1984) Nervenkompressionssyndrome der oberen Extremität unter besonderer Berücksichtigung der Zugangswege. In: Buck-Gramcko D, Nigst H (Hrsg) Nervenkompressionssyndrome der oberen Extremität. Hippokrates S 43–63

Wulle Chr, Grobe Th (1986) Die distalste Ulnaris-Irritation. Handchir Mikrochir Plast Chir 18: 207–208

Wulle Chr (1990) Die posttraumatische Ulnaris-Irritation und -parese als Kompressionssyndrom unter dem Ligamentum carpi palmare. Handchir Mikrochir Plast Chir 22: 130–136

Zöch G, Meissl G, Millesi H (1990) Ergebnisse nach Dekompression des N. ulnaris in der Loge de Guyon. Handchir Mikrochir Plast Chir 22: 125–129

Rezidiveingriffe nach Karpaltunnelspaltung

Chr. Wulle

Abteilung für Handchirurgie und Plastische Chirurgie, Kliniken Dr. Erler, Kontunmazgarten 4–18, D-90429 Nürnberg

Follow-up Surgery After Carpal Tunnel Release

Summary. If after carpal tunnel release, symptoms continue or progress, or if new ones appear, they must be examined thoroughly and differentiated. Such symptoms may hint at incomplete splitting of the retinaculum flexorum, a more proximally located nerve compression (faulty diagnosis or double-crush syndrome), a general or a new disease, a previously unrecognized or a new hypertrophic synovialitis, a hypertrophically contracted scar, or a neuroma. Iatrogenic lesions have frequently been reported. A second follow-up operation is indicated only after all findings, including the neurophysiological assessment, have been taken into consideration: scar, neuroma resection, revision and neurolysis of the median nerve at all levels. The most difficult question is the coverage of the nerve in the scar tissue with thin and well-vascularised tissue. Various types of flaps using muscle or subcutaneous or synovial tissue have been suggested.

Key words: Recurrent Carpaltunnelsyndrome – Second Operation

Zusammenfassung. Bestehen nach einer Karpaltunnelspaltung weiterhin gleiche, erneute oder stärkere Beschwerden, müssen diese genau differenziert und abgeklärt werden. Sie lassen auf eine unvollständige Spaltung des Retinakulum flexorum schließen, eine weiter proximal gelegene Kompression des Nerven (falsche Diagnose oder double-crush-Syndrom), eine allgemeine oder aber neue Erkrankung, eine übersehne oder neu aufgetretene hypertrophe Synovialitis, eine hypertrophe kontrakte Narbe oder ein Neurom. Über iatrogene Läsionen wurde manigfach nicht nur in der Literatur berichtet. Erst unter Berücksichtigung aller Befunde einschließlich der neurophysiologischen Abklärung kann die Indikation zum Zweiteingriff gestellt werden: Narbenkorrektur, Neuromresektion, Revision und Liberation des N. medianus in allen Etagen. Die schwierigste Frage ist die Deckung des im Narbengewebe liegenden Nerven mit einem dünnen und gut durchbluteten Gewebe. Hierzu wurden diverse Lappenplastiken vorgeschlagen unter Benutzung von Muskulatur, Subcutan- und Synovialgewebe.

Schlüsselwörter: Karpaltunnelsyndrom-Rezidiv – Rezidiv-Operationen – Zweiteingriff

Nicht jede Operation nach einer Karpaltunnelspaltung, die in dieser Region ausgeführt wird, wurde wegen eines Rezidivs des Karpaltunnelsyndroms indiziert.
  Folgende Komplikationsmöglichkeiten beruhen nicht auf einem Rezidiv:
  Hämatom, Infektion, Wunddehiszenz, Algodystrophie stellen Schwierigkeiten dar, die nicht Karpaltunnel-spezifisch sind. Beim Aufstützschmerz handelt es sich um einen Schmerz,

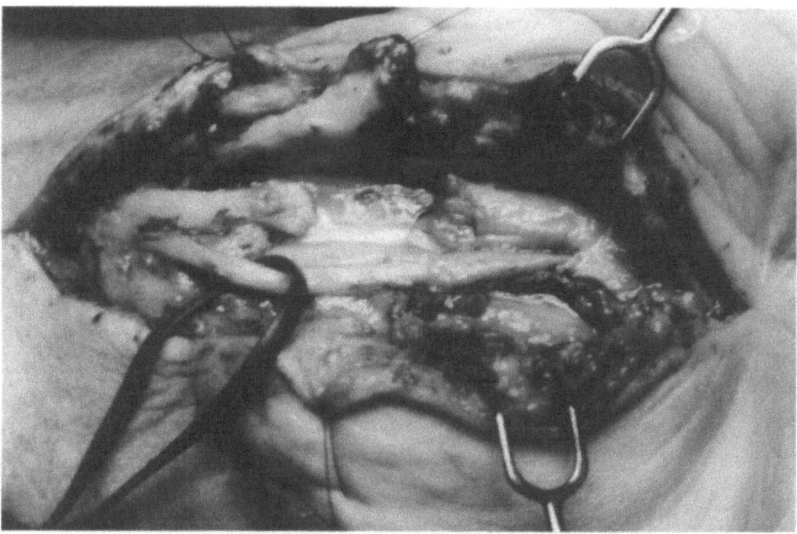

Abb. 1. Zustand nach Karpaltunnelspaltung linke Hand mit Teildurchtrennung des N. medianus a.o.; Zustand nach Lösung der beiden Nervenstümpfe aus dem Narbengebiet des Retinakulum flexorum. (*Rechts* = distal, *oben* = radial)

auf den der Patient möglichst schon vor der Operation aufmerksam gemacht werden sollte. Adhäsionen der Beugesehnen sollten erst gar nicht vorkommen, wenn der Patient sofort zu guter Mitarbeit angehalten wird und diese auch leisten kann.

Schnellender Finger und Morbus de Quervain sind ganz gewiß keine Komplikationen der Karpaltunnelspaltung. Auch Arthroseschmerzen aller Gelenke dieser Region (End-, Mittel-, Grundgelenke, Daumensattel- und Triskaphoidgelenk, Radiokarpal- bis zum Pisotriquetralgelenk) sind zu differenzieren. Sie können in diesem Zusammenhang auftreten bzw. exarzerbieren. Der Patient sollte dies vor der Operation wissen. Aber sie sind nicht Folge des Eingriffs am Nerven.

Das Neurom des R. palmaris n. mediani entsteht durch Kompression unter dem nicht durchtrennten Lig. carpi pamare oder durch direkte Verletzung, Neurome in der Narbe bei Durchtrennung der Taleisnikanastomosen. Die hypertrophe, behindernde, schmerzhafte Operationsnarbe bedarf einer eigenen Behandlung.

War es zu Verletzungen von funktionellen Strukturen im Rahmen der Operation gekommen, so erfordern die hierdurch verursachten Beschwerden eine Reoperation. Wir zeigten zwei Neurome des R. palmaris n. mediani. Dargestellt ist eine Teildurchtrennung des N. medianus (Abb. 1), die eine Transplantation notwendig machte. Eine Befragung von 1 253 Operateuren der Amerikanischen Gesellschaft für Handchirurgie 1995 ergab folgende Verletzungshäufigkeit bei der offenen Karpaltunnelspaltung: N. medianus 147 (vollst. 21); R. palm. n. med. 23; N. dig. propr. 54; N. ulnaris 29 (vollst. 11); Beugesehnen 54; Arc. art. superf. 21; A. ulnaris 11.

Somit verbleiben die persistierenden oder erneut und/oder verstärkt auftretenden Beschwerden des Karpaltunnelsyndroms. Die typischen, durch Nervendruck bedingten Nachtschmerzen werden erstaunlicherweise fast nie geklagt. Aber Hyp- bis Anästhesien, Dys- und Hyperalgesien, Kraftverminderung, Thenaratrophie, Schmerzen müssen besonders differenziert werden.

Wurde primär eine falsche Diagnose gestellt? Wurde die Differentialdiagnose nicht ausgelotet: die myatrophe Lateralsklerose, Syringomyelie, Brachialgie oder Polyneuropathie und vor allem das double-crush-Syndrom (zusätzliche Kompression beim Thoracic-out-(oder in-)let-Syndrom, Lazertus fibrosus, Pronator teres)? Es sollte das Thoracic-out-let-Syndrom

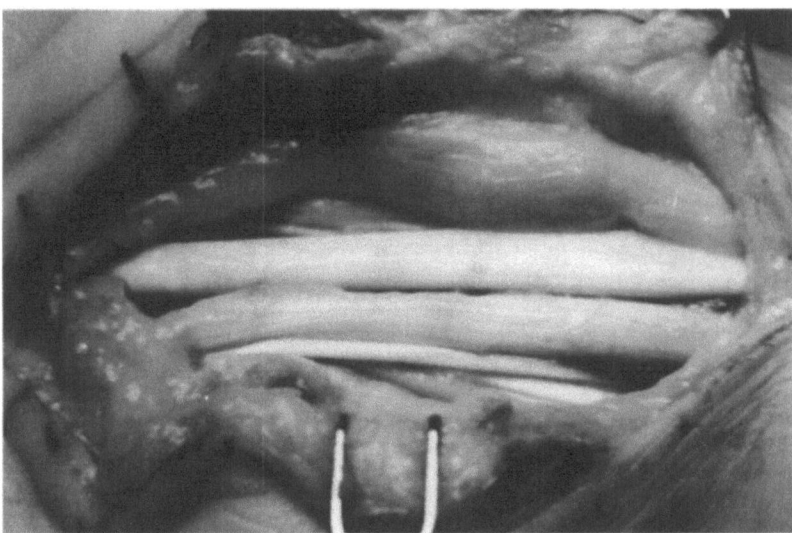

Abb. 2. Zustand nach Karpaltunnelspaltung rechte Hand a.o.; Zustand nach Vervollständigung der Spaltung des Retinakulum flexorum mit sofortiger reaktiver Hyperämie der Kompressionszone des Nerven bei liegender Blutleere und Spaltung des Lig. carpi palmare sowie Synovialektomie. (*Rechts* = proximal, *oben* = radial)

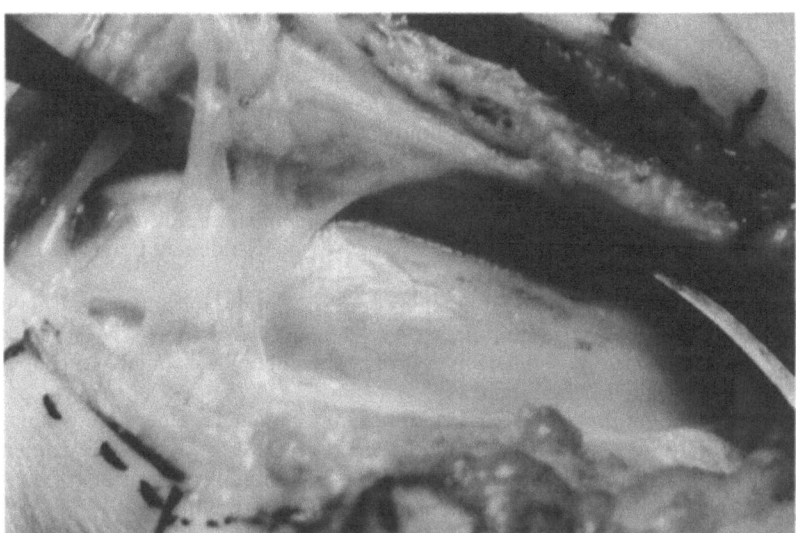

Abb. 3. Zustand nach Karpaltunnelspaltung rechte Hand a.o.; Zustand nach erneuter Spaltung des Karpaldaches: das dicke weiße Gewebe stellt nicht den N. medianus dar, sondern verdicktes Synovialgewebe. Der N. medianus hängt oben bzw. radio-palmar, gezeigt zwischen den beiden Instrumenten. (*Rechts* = proximal, *oben* = radial)

ausgeschlossen worden sein, dessen operative Therapie nach Wilhelm [10] auch die Beschwerdesymptomatik eines Rez-KTS evtl. beheben kann.

Wir erwarten im wesentlichen eine unveränderte Beschwerdesymptomatik.

Oder ist eine neue Erkrankung aufgetreten (distale Radiusfraktur), oder wurde sie primär übersehen: Tumor, Synovialhypertrophie?

Nach einem beschwerdefreien Intervall werden erneut die Symptome auftreten.

Wir zeigen eine tumuröse Ligamentdegeneration über den Karpalknochen am Karpalboden und ein ausgedehntes mehrkammeriges Ganglion dorsal des N. medianus.

Oder liegt eine Grunderkrankung vor, die zwar eine gewisse, aber eben nur vorübergehende Linderung der Symptomatik nach KTS erlaubt, bei der eine substantielle, irreversible Schädigung der Nervensubstanz vorliegt? (Diabetes, Dialyse, Durchblutungsstörungen, Z.n. Quetschverletzung).

Wurde das alles ausgeschlossen, muß an ein Rezidiv gedacht werden. Neben den klinischen Symptomen wird in diesen Fällen immer neurophysiologisch eine Verschlechterung nachzuweisen sein. Bei einer Rezidivquote laut Literatur von 7–20% ist deshalb die präoperative neurologische Untersuchung u. E. Pflicht.

Zur Rezidiv-Operation oder Operation eines echten Rezidivs des Karpaltunnelsyndroms: vorher sei noch einmal betont: Narbenkorrektur und Neurolösungen oder -resektionen sind keine Operationen eines solchen Rezidivs. Es sind Zweiteingriffe nach Karpaltunnelspaltung.

Die unvollständige Spaltung des Retinakulums ist eine häufige Ursache persistierender oder erneuter und verstärkter Beschwerden. Es werden hier teilweise hochgradige Kompressionszonen vor allem im distalen Drittel des Karpalkanals gefunden mit reaktiver Hyperämie bei noch liegender Blutleere. Eine solche Kompressionszone kann auch zusätzlich in Höhe des Lig. carpi palmare liegen (Abb. 2). Gelegentlich gibt schon der Narbenverlauf einen Hinweis auf die Ausdehnung der Spaltung des Retinakulum flexorum.

In den meisten Fällen ist der N. medianus in einer Länge von 2–3 cm vollständig im Narbengewebe des Retinakulum flexorum fixiert (Abb. 3), so daß er mit jeder Bewegung des Handgelenkes erheblich irritiert wird. Ich erinnere an die Forderung und Feststellung von Millesi [4], daß jeder Nerv gleiten können muß, soll er keine Beschwerden auslösen. Heute wird leider die kurze Inzision propagiert. Ja, sie kann benutzt werden, aber nur von Operateuren, die mit der Anatomie dieser Region große Erfahrung haben.

Wird von der gleichen Inzision auch noch die Synovialektomie ausgeführt, kann es leicht zu Läsionen des Epineuriums, des Nerven selbst oder einer Sehne kommen. Aber selbst eine weite Schnittführung garantiert weder eine vollständige Spaltung noch das Erkennen einer hypertrophen Synovialitis, selbst nicht der rheumatoiden Form.

Bei der Rezidiv-Operation bringt nach der Neurolyse die Synovialektomie oft genügend Raum, um einen erneuten primären Wundschluß zu erzielen (Abb. 2). Sie läßt gelegentlich einen tiefer gelegenen Tumor erkennen (z. B. ein großes Ganglion am distalen Unterarm), der dann entfernt werden kann.

Ob die Synovialverdickung oder eine gleichzeitige distale Kompressionszone des Nerven die Ursache des „Rezidivs" gewesen ist, ist kaum zu entscheiden.

Wie aber kann der N. medianus gedeckt werden, der selbst kein gesundes Epineurium mehr hat und der wieder unter dem narbigen Retinakulum-, Subcutan- und Hautgewebe liegen wird? Er muß mit gut durchblutetem und gleichzeitig dünnem Gewebe gedeckt werden.

Hierzu sind etliche Verfahren beschrieben worden.

Wilgis 1984 [9] Lumbrikalis-Lappen: Diese Arbeit wird nur zitiert. Ohne Kenntnis derselben bleibt die Frage, wie der Lumbricalismuskel den langstreckigen Defekt decken kann. Zum Radialis-Lappen (Poell 1985) sagt der Co-Autor Herr Büchler, das sei ein einmaliger Fall gewesen, der auch nur in einem Vortrag gebracht wurde. Dieser Lappen sei zu dick, er wird sicher nicht erneut angewandt werden. Er sollte in der Literatur nicht erscheinen. Die Physiologie des Dermis-Fett-Lappens von McClinton [3] 1996 ist nicht nachvollziehbar. Der Nerv braucht durchblutetes Gewebe, das das Transplantat sicher nicht darstellen kann; im Gegenteil braucht das Transplantat selbst eine gut durchblutete Umgebung. Was aus nicht gefäßgestielten Dermis-Fett-Transplantaten wird, ist aus der Geschichte der Mammachirurgie bekannt, als zur Augmentation freies Dermis-Subkutan-Gewebe benutzt wurde. Den freien Gleitgewebe-Lappen (1986) von Wintsch [11] sollte jeder kennen – aber nur als wirklich letzten Rettungsanker.

Der Pronator-Quadratus-Lappen wurde bis 1984 neunmal von Dellon [2] ausgeführt; er reicht aufgrund der Gefäßstiel-Länge maximal bis zur Höhe der Rascetta (Tabelle 1).

Bleiben als tatsächlich verwendbare Lappen der Abduktor digiti minimi, der 1977 in dieser Indikation von Milward [5] beschrieben und bis 1983 zwölfmal von Reisman [7] ange-

Tabelle 1

Lappenplastik	Autor	Fallzahl	NU-Zeit	Beurteilung
Abd. Dig. Min.	Milward 1977	1		
Abd. Dig. Min.	Reisman 1983	12	6–34 Monate	sehr gut 8, gut 3, befried. 1
Synovialgewebe	Wulle 1980	33/30 NU	1 Mo–14 Jahre (3,3 J.)	sehr gut 8, gut 17, befried. 3, schl. 2
Pronator quadr.	Dellon 1984	9	10–27 Mo (17 Mo)	gut 6, einer 6 Mo gut, dann neuer Unfall
Hypothenar-Fettgewebe	Cramer 1985	7	7 Mo	5 sehr gut, 2 gut
Hypothenar-Fettgewebe	Plancher 1996	80/62 NU	„several years", >1,5 J.	ein Infekt, 2 Uln. Irritat., sonst alle gut
Palmaris brevis turn-over	Rose 1991	13	12–18 Mo	alle Besserung, nur eine Verschlechterung: nach 1 Jahr „return to normal"

wandt wurde. Er führt zu einer Schwächung der Kleinfingerfunktion und das bei schon gegebener Medianusschädigung. Die Indikation sollte streng überdacht werden.

Der Palmaris-brevis-turn-over-Lappen, 1991 von Rose [8] nach 13maliger Anwendung beschrieben, wird von ulnar nach radial geklappt, gestielt an den Ästen der A. ulnaris.

Das Subkutangewebe des Hypothenars benutzte Cramer [1] bei 7 Fällen – beschrieben 1985. Diese Operation wurde dann in einer großen Serie (80 Op's/62 NU) von Plancher 1996 [6] veröffentlicht. Hier wird das Subkutangewebe von einem palmaren Haut-Subkutanlappen und dorsal bis zum Gefäß-Nerven-Stiel gelöst; bei unzureichendem Längengewinn kann der Lappen distal umschnitten und leicht rotiert werden. In Deutschland verfügt Herr Lanz über eine größere Erfahrung mit diesem Lappen.

Für mich stellt der Hypothenar-Fett-Lappen eine gute Möglichkeit dar, falls ich den Synoviallappen [12] einmal nicht anwenden kann, z.B. bei hochgradig pathologischem Gewebe (rheumatisch, gangliomatös, narbig). Dieser wird nach der Neurolyse ulnar breit gestielt präpariert, nach radial geklappt und palmar des Nerven an der radialen Karpalwand fixiert (Abb. 4, 5). Es ist eminent wichtig, durch passive Beugung und Streckung der Finger

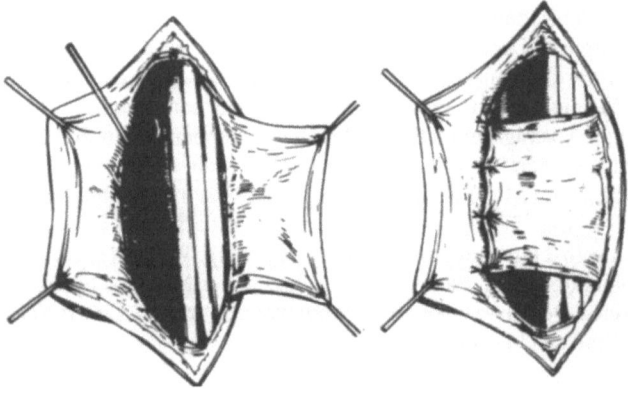

Abb. 4. Schema der Synoviallappenplastik: *Links:* Nerv (*schwarz*) und Sehnen sind isoliert, der Synoviallappen ulnar gestielt möglichst breit präpariert. *Rechts:* der Synoviallappen ist nach radial über den Nerven gelagert und an der radialen Karpalwand fixiert. (Bei jedem Schema *rechts* = ulnar, *oben* = distal)

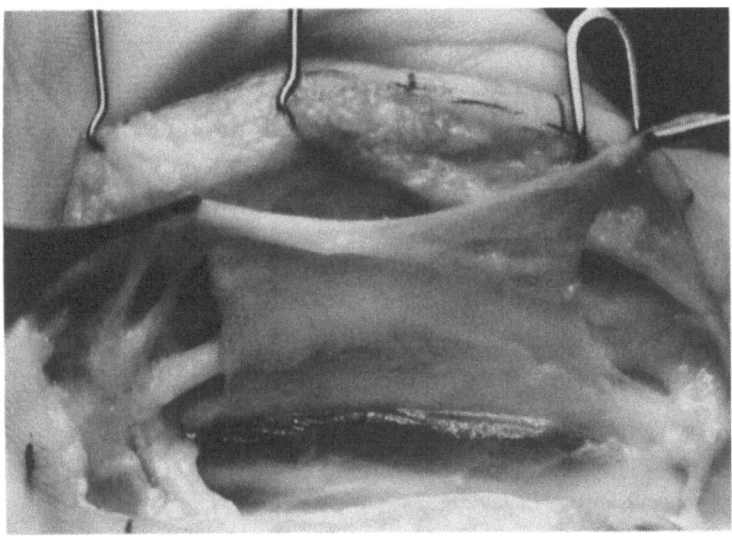

Abb. 5. Der präparierte Synoviallappen wird nach radial über den N. medianus gehalten. (*Rechts* = proximal, *oben* = radial)

ein freies Gleiten des Gewebes zu verifizieren oder aber den Lappen weiter zu präparieren. Tabelle 1 gibt Auskunft über die Anzahl und Ergebnisse der zuletzt genannten Lappenplastiken.

Die Karpaltunnelspaltung wird als „einfacher" Eingriff gehandelt. Die hohe Zahl der erforderlichen Rezidiv-Operationen aber beweist, daß dem nicht so ist. Ich hoffe, daß durch meine Ausführungen der Respekt schon vor der Erstoperation gesteigert werden konnte.

Literatur

1. Cramer LM (1985) Local Fat Coverage for the Median Nerv. Correspondence Newsletter 35
2. Dellon AL, Mackinnon SE (1984) The Pronator Quadratus Muscle Flap. J Hand Surg 9A: 423–427
3. McClinton MA (1996) The Use of Dermal-Fat-Grafts. Hand Clinics May 1996: 357–364
4. Millesi H in: Zöch G, Beer R, Reihsner R, Millesi H (1986) Anpassung des N. medianus an extreme Beugung und Streckung der oberen Extremität. Acta Austriaca 5/6: 491–495
5. Milward TM, Stott WG, Kleinert HE (1977) The Abductor Digiti Minimi Muscle Flap. The Hand 9: 82–85
6. Plancher KD, Idler RS, Lourie GM, Strickland JW (1996) Recalcitrant Carpal Tunnel – The Hypothenar Fat Pad Flap. Hand Clinics May 1996: 337–349
7. Reisman NR, Dellon AL (1983) The Abductor Digiti Minimi Muscle Flap: A Salvage Technique for Palmar Wrist Pain. Plastic and Reconstructive Surgery 72: 859–865
8. Rose EH, Norris MS, Kowalski TS, Lucas A, Flegler EJ (1991) Palmaris brevis turnover flap as an adjunct to internal neurolysis of the chronically scarred median nerve in recurrent carpal tunnel syndrome. J Hand Surg 16A: 191–201
9. Wilgis EFS (1984) Local muscle flap in the hand anatomy as related to reconstructive surgery. Bull Hosp Jt Dis 44: 552–557. Zitiert nach Plancher KD
10. Wilhelm A (1985) Das Thoracic Outlet-Syndrom und seine Bedeutung für die Chirurgie der Hand. Handchirurgie 17: 173–187
11. Wintch K, Helaly P (1986) Free flap of gliding tissue. J Reconstr Microsurg 2: 143–151
12. Wulle C (1980) Die Synoviallappenplastik beim Rezidiv des Medianus-Kompressions-Syndroms. Plastische Chirurgie 4: 266–271

Perioperatives Risiko

Das Problem der Interaktionen von perioperativen Prophylaxen: Risikominderung oder Risikomehrung?

W. Lorenz, B. Stinner, D. Duda, I. Celik, W. Dick und M. Rothmund

Institut für Theoretische Chirurgie, Klinikum Lahnberge, Baldingerstraße, D-35033 Marburg

Problems of Perioperative Prophylaxes with Interactions: Risk Reduction or Risk Augmentation?

Summary. Risk research and risk analysis have to be modeled as a fairly complex system including multivariate regression modeling for risk factors in etiology, Markov models in pathogenesis, and a construct of mechanistic and hermeneutic variables for clinical outcome analysis. The McPeek index is proposed as an example. Several prophylaxes for risk reduction in the perioperative period produce risk reduction as well as risk augmentation in different types of outcome. These unexpected findings were observed not only in clinical trials, but also in animal experiments and in isolated tissues. This demonstrates a basic problem of handling complexity in the real clinical setting.

Key words: Risk – Risk factors – Complexity – Outcome assessment – Interaction of prophylaxes

Zusammenfassung. Bei der Einführung von Risikoforschung in die Chirurgie wurde früher von einfachen Modellen (relatives Risiko, Risikofaktoren) ausgegangen, aber die perioperative Periode wird heute als ein komplexes System betrachtet. Dabei werden Risikofaktoren mit multivariaten Methoden analysiert (z.B. logistische Regression), die Pathogenese unerwünschter Verläufe mit Markovprozessen und das Endergebnis (Outcome) mit einem Konstrukt aus mechanistischen und hermeneutischen Endpunkten (Beispiel: McPeek Index). In einem solchen komplexen System werden infolge verschiedener interagierender Prophylaxen sowohl Risikoabnahmen wie auch -zunahmen beobachtet. Beispiel: Volumen-, Antibiotika- und Antihistaminikaprophylaxe. Bei Antibiotikagabe traten Herz-Kreislaufreaktionen auf, die sich auch im Tierversuch am isolierten Gefäß (Aorta) demonstrieren ließen. Daraus folgt, daß Prophylaxen im perioperativen Zeitraum mit breiter Outcome-Analyse und mit relevanten Zeitperioden verbunden werden müssen.

Schlüsselwörter: Risiko – Risikofaktoren – Komplexität – Ziele des Heilens – Interaktion von Prophylaxen

Einleitung

Vor mehr als 10 Jahren wurden die Grundlagen der Risikoforschung in der Chirurgie gelegt: dabei spielten Definitionen, Berechnungen und einige klinische Anwendungen eine besondere Rolle [1]:

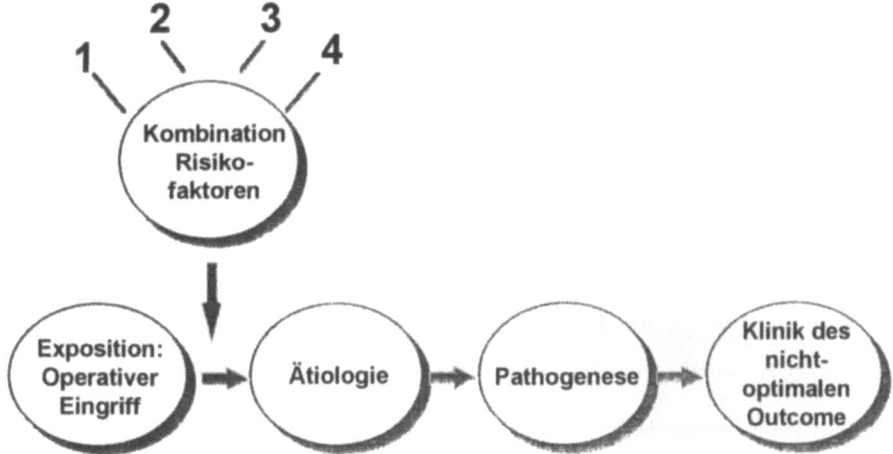

Abb. 1. Kausalitätskette für eine Nicht-optimale Wiederherstellung nach dem chirurgischen Eingriff

- Risiko wurde auf ein unerwünschtes Ereignis bezogen und ließ sich durch die Wahrscheinlichkeit, mit der dieses Ereignis auftrat, quantifizieren. Trat z.B. eine tiefe Beinvenenthrombose nach einem operativen Eingriff bei 1–10% aller allgemeinchirurgischen Patienten auf [2], so wurde dieses Risiko für die Zukunft festgeschrieben: z.B. in der Aufklärung des Patienten: „Sie haben ein relativ geringes Risiko für eine Thrombose, ca. 5%, also bei jedem 20. Eingriff".
- Risikofaktoren waren dagegen bedingte, wenn-dann Wahrscheinlichkeiten: z.B. „wenn Sie einen Diabetes haben, dann ist Ihr Risiko für eine Wundheilungsstörung bei Ihrer Gallenblasenoperation erhöht, ca. 2–3mal so viel als bei einem sonst Gesunden".

Erst im letzten Abschnitt des Artikels [1] wurden komplexe Probleme angesprochen, gewissermaßen als Zukunftsperspektive. Heute ist diese Komplexität Realität.

Risiko und Risikofaktoren als kausale Kette

Das Konzept von Risiko und Risikofaktoren vermittelt am besten ein Bild, das aus der klinischen Epidemiologie von Fletcher [3] abgeleitet wurde (Abb. 1).

Risiko und Risikofaktoren werden dabei als eine kausale Kette modelliert. Aber in Wirklichkeit sind die Faktoren noch komplizierter verbunden, angeordnet in einem Kausalitätsnetz. Es wird aber dabei klar, daß eine Kombination von Risikofaktoren die ganz normale Rate eines unbefriedigenden Ergebnisses verschlechtert. Verschiedene mathematische Modelle werden für die Kombination verwendet, meist nicht additive Modelle, sondern interaktive. Heute wird standardmäßig das Verfahren der logistischen Regression eingesetzt [4].

Auch in der Pathogenese werden komplexe Wege zum schlechten postoperativen Endergebnis aufgezeigt. Schlagworte hierfür sind Markovprozesse oder Bayes'sche Netze [5].

Schließlich bedeutet Klinik der Nicht-optimalen Wiederherstellung bei weitem mehr als Mortalität. Sie führt in das neue Gebiet von Outcome Research [6] mit einem Konstrukt aus mehreren Endpunkten. Komplikationsrate und Krankenhausverweildauer als mechanistische Endpunkte sind ebenso wichtig wie neue, sogenannte hermeneutische Endpunkte (hermeneuo = ich erkläre). Zu letzteren gehören funktioneller Status, emotionale Gesundheit, und soziale Leistungsfähigkeit [7], die vom Patienten selbst berichtet werden [6, 7].

Ein Beispiel für ein Konstrukt von mechanistischen Endpunkten ist der von McPeek und unserer Gruppe entwickelte Wiederherstellungsindex [6, 8], der eine Gewichtung verschiedener Endergebnisse vornimmt (Score!) und über den Krankenhausaufenthalt hinaus mit einer Komplikationsrate bis zu 30 Tagen nach der Operation zusätzlich ein Nicht-optimales

Tabelle 1. Postoperativer Wiederherstellungsindex nach McPeek et al. [8] und Lorenz et al. [9]

Wiederherstellungsmerkmal	Score
• Patient stirbt	
– im Operationssaal	1
– innerhalb von 30 Tagen postoperativ	2
• Patient überlebt >30 Tage, aber	
– benötigt hohen ICU Aufwand	4
– benötigt mäßigen ICU Aufwand	5
• Patient ist auf Normalstation, aber die	
– postop. Liegedauer >7 Tage länger als geplant	7
– postop. Liegedauer ≤7 Tage	8
– postop. Liegedauer wie geplant oder kürzer	9

Wiederherstellungsergebnis definiert (Tabelle 1). Der ursprüngliche Index von McPeek, der an ca. 2000 Patienten des Massachusetts General Hospital, Boston entwickelt wurde [8], berücksichtigte nur die Zeit im Krankenhaus. Dies führte zu Manipulationen in kontrollierten Studien bei der Mortalitätsrate und außerdem zu überoptimistischen Ergebnissen. Der intensiv-medizinische Aufwand wurde von uns, unter Einbindung von McPeek, anhand des TISS-Scores quantifiziert. Auch die Liegedauer wurde durch den Bezug auf die geplante Liegedauer sensitiver, mehr ansprechbarer auf eine Therapie gestaltet und von anderen Gründen, z.B. ökonomischen Gründen, mehr unabhängig gemacht. 30 Tage Nachbeobachtung auf so breiter Front stellten aber einen erheblichen Aufwand dar, der bisher nur in Studien geleistet werden konnte.

Die postoperative Wiederherstellung wurde dann letztendlich folgendermaßen klassifiziert:

– Optimale Wiederherstellung: McPeek = 9 und keine Komplikation in 30 Tagen postoperativ
– Nicht-optimale Wiederherstellung: McPeek <9 und/oder eine oder mehrere Komplikationen in 30 Tagen postoperativ.

Risikominderung und Risikovermehrung in ein und derselben Studie

Das Risiko, ein Nicht-optimales Wiederherstellungsergebnis zu erleiden, und dies auch noch gewichtet mit einem schlechten McPeek-Index, läßt sich durch verschiedene Maßnahmen vermindern, z.B. durch eine bessere Vorbereitung des Patienten, durch medikamentöse Prophylaxen, durch minimal-invasive Chirurgie, durch weniger Bluttransfusionen und durch eine verstärkte postoperative Versorgung. Hierin ist Deutschland relativ einmalig. Z.B. wurden die 1–2 Tage Intensivüberwachung nach Tumoroperationen weder in England noch in den skandinavischen Ländern nachvollzogen. Dies spricht aber nicht gegen, sondern für unser Gesundheitssystem [10].

Aus den verschiedenen Maßnahmen zur Risikominderung wird aber hier nur das Problem verschiedener interagierender Prophylaxen weiterverfolgt. Hierfür werden Ergebnisse von kontrollierten klinischen Studien am Menschen und neuerdings auch von die Klinik modellierenden randomisierten Studien auch am Tier verwendet.

Als drastisches Beispiel steht am Anfang der Überlegungen zur klinischen Relevanz ein Zwischenfall in der Mainz-Marburg-Studie zum perioperativen Risiko [4]. Ein 75-jähriger Patient mit Magenkarzinom und Gesamtrisikoeinschätzung ASA II erlitt in der Phase nach Narkoseinleitung vor dem Hautschnitt eine schwere kardiorespiratorische Störung, einen

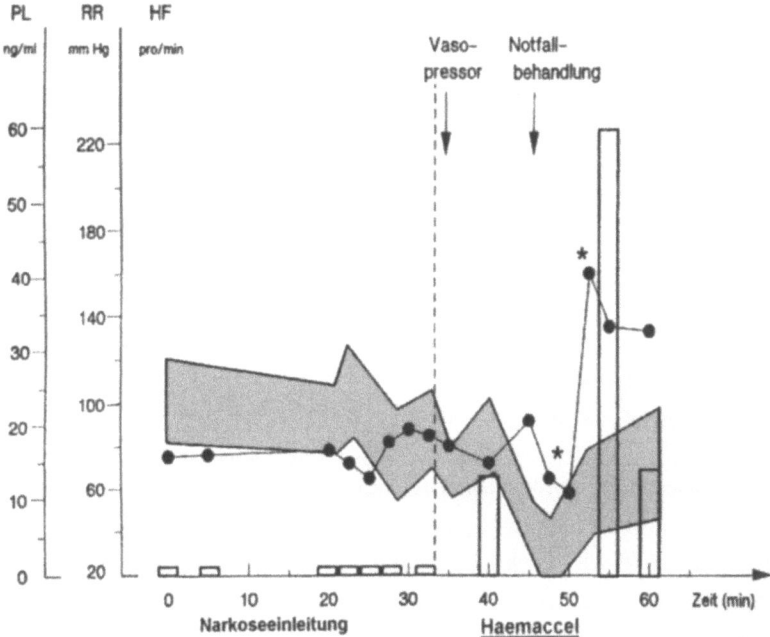

Abb. 2. Lebensbedrohliche histaminbedingte kardiorespiratorische Störung in der Posteinleitungsphase: Fallbericht aus der Mainz-Marburg-Studie [4]

Schock, der mit Notfalltherapie, Abbruch des operativen Vorgehens und Verlegung auf die ICU für 4 Tage behandelt wurde (Abb. 2). Die Plasmahistaminbestimmung ergab mit einem Wert von 60 ng/ml einen ca. 300-fachen Anstieg. Der schwere Zwischenfall war als lebensbedrohliche, anaphylaktoide Reaktion zu beurteilen, obwohl die klinische Diagnose schwierig war. Typische Hautreaktionen fehlten, Bronchospasmus trat nicht auf, nur eine Senkung der SpO_2-Spannung unter 80.

Der vorgestellte Zwischenfall stammte aus einer Untersuchung mit 2 Arten von Prophylaxen, die in der randomisierten klinischen Studie getestet wurden [4]. Die erste Prophylaxe war klar: Antihistaminika vor der Narkoseeinleitung gegen Placebo. Die zweite Prophylaxe, gegen hämodynamische Instabilität nach der Narkoseeinleitung, mit Haemaccel versus Ringer, kann teilweise auch als Therapie verstanden werden. In Abhängigkeit von der Ausgangslage nach der Intubation und Vollrelaxation des Patienten war die Volumengabe teilweise auch eine Prophylaxe.

Das Ergebnis der Studie warf mehrere Fragen auf, die zum Thema Interaktion von Prophylaxen führten. Hierzu wird jetzt die Statistik der ganzen Studie benötigt [4]. Insgesamt wurden 4 Gruppen gebildet: Plazebo und Ringer, Plazebo und Haemaccel (Behringwerke), Antihistaminika vom H_1- und H_2-Typ vor Ringer und schließlich auch Antihistaminika vor der Haemaccelinfusion (Abb. 3).

Bei den Ergebnissen war zu allererst die Inzidenz klinisch-relevanter, d. h. interventionsbedürftiger Reaktionen sehr hoch. Daß sie histaminbedingt waren, zeigte nicht so sehr die Klinik, z. B. die seltenen Hautreaktionen, sondern vor allem der Erfolg der Antihistaminikaprophylaxe. Es traten etwa 50–80% weniger behandlungsbedürftige kardiorespiratorische Störungen auf, also sicherlich eine Risikominderung. Dabei wird aber leicht übersehen, daß die Volumenprophylaxe in der gewählten Narkose- und Vorbereitungsform des Patienten selbst eine besonders hohe Nebenwirkungsrate produzierte. Dies galt auch für die sonst harmlose Infusion von Ringerlösung, aber natürlich viel mehr für Haemaccel.

Drei randomisierte kontrollierte klinische Studien wiesen auf eine Erklärung der unterschiedlichen Risikoraten hin. Durch die Narkoseeinleitung, einschließlich der Prophylaxen gegen zu viel Angst mit Flunitrazepam (Rohypnol®) oder durch die niedrig dosierte Prä-

Klinische Störungen		Plazebo + Ringer (n = 59)	Plazebo + Haemaccel (n = 57)	Anti H1H2 + Ringer (n = 59)	Anti H1H2 + Haemaccel (n = 56)
Histamin-bedingt	Klin. relev.	5 } 8%	11 } 26%	1 } 2%	0 } 0%
	Lebensbedr.	0	4	0	0
Nicht histamin-bedingt	Klin. relev.	4 } 7%	3 } 5%	4 } 7%	3 } 5%
	Lebensbedr.	0	0	0	0
Gesamt		9 (15%)	18 (31%)	5 (9%)	3 (5%)

Abb. 3. Klinisch relevante und lebensbedrohliche kardiorespiratorische Störungen in der Mainz-Marburg-Studie [4]

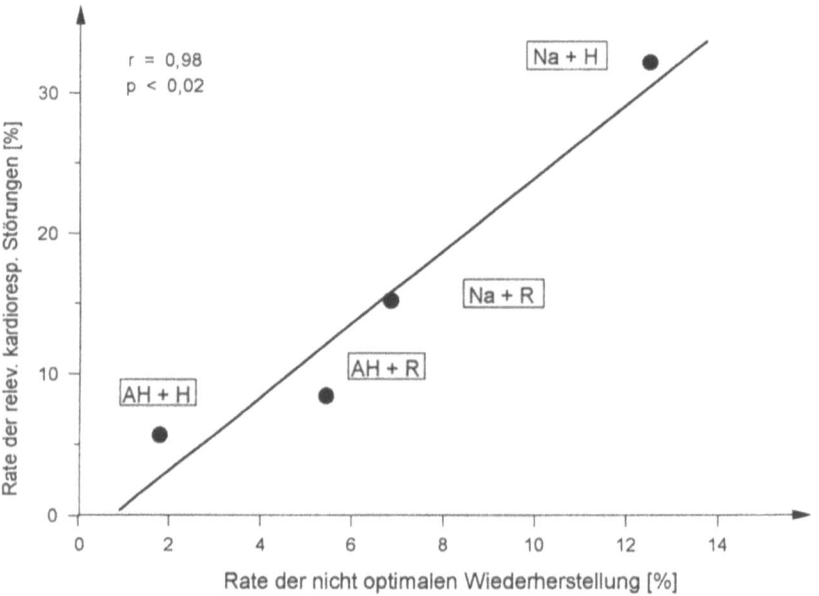

Abb. 4. Assoziation von relevanten kardiorespiratorischen Störungen in der Posteinleitungsphase und einer eingeschränkten postoperativen Wiederherstellung bezogen auf Kontroll- und Testgruppen. *NA + H:* Placebo–Haemaccel, *NA + R:* Placebo–Ringer, *AH + H:* Antihistaminika–Haemaccel, *AH + R:* Antihistaminika–Ringer

kurarisierung mit dem Muskelrelaxans Alloferin gegen postoperativen „Muskelkater" durch bei der Narkoseeinleitung angewandte Substanzen, wurde eine solche pharmakologische Sensibilisierung der Patienten erzielt, daß sie gegen das zuletzt gegebene Haemaccel „ausrasteten". Das heißt: die gute Verträglichkeit unter wachen Bedingungen wurde mit einer sehr hohen Nebenwirkungsrate nach der Narkoseeinleitung vertauscht. Diese klinisch äußerst wichtige Schlußfolgerung resultiert aus den Tatsachen, daß Haemaccel vor Narkoseeinleitung bei 150 Patienten keinen einzigen klinisch-relevanten Zwischenfall verursachte [11], bei der Plasmapherese ohne Narkose nur bei 2 von 600 Patienten [12], nach der Narkoseeinleitung aber bei jedem 4. Patienten [4].

Wie aber sah das Outcome nach 30 Tagen aus (Abb. 4)?

Die Kombination Antihistaminika mit Haemaccel war am effizientesten. Das heißt: Risikominderung und Risikomehrung aus beiden Prophylaxeprinzipien kombinierten sich am Ende zu einem positiven Resultat der Risikominderung: ein überraschendes Ergebnis.

Neue, unerwartete Risiken: die Nachteile einer Antibiotikaprophylaxe

Die Mainz-Marburg-Studie [4] lieferte pro Patient etwa 2000 Daten und erlaubte deshalb – wegen der Situation einer experimentellen Studie am Menschen – noch weitere Analysen zur Interaktion perioperativer Prophylaxen. Gerade die Interaktionen wurden aus dem folgenden Schema ersichtlich (Abb. 5): Vier Anstöße oder Anlässe für heutige perioperative Prophylaxen – keinesfalls vollständig – sind darin aufgeführt: – Angst vor Narkose und Operation, – Einschränkung der Immunfunktionen, z.B. durch Bluttransfusion, – Thromboseneigung, ausgelöst durch Streß und Medikamente, – anaphylaktoide Reaktionen durch Medikamente oder den chirurgischen Eingriff selbst. Die kausale Kette modelliert den perioperativen Verlauf. Midazolam soll über die Anxiolyse die klinischen Komplikationen senken, Antibiotika die Immunschwäche, vor allem des granulozytären und monozytären Systems ausgleichen, Heparin thromboembolische Gefahren vermindern und die H_1- + H_2-Antihistaminikaprophylaxe dramatische Zwischenfälle mit dem Stichwort „Allergie" verhindern. Aber so einfach ist das System der Störungen des perioperativen Verlaufs heute nicht mehr. Sie sind nicht mehr linear. Dieses Konzept ist durch die interaktiven Pfeile schematisch dargestellt.

Hierfür ist die Antibiotikaprophylaxe in der Mainz-Marburg-Studie ein typisches Beispiel: Entsprechend dem vorher publizierten Studienprotokoll [9] erhielten nicht alle Patienten eine Antibiotikaprophylaxe, sondern entsprechend der Indikationsstellung bei diesem repräsentativen allgemeinchirurgischen Krankengut – Auswahl an 4200 Patienten! – nur etwa die Hälfte: 114 von 231 Patienten.

Die in 83% der Patienten gegebene Antibiotikaprophylaxe war Cefuroxim – Metronidazol. Sie verteilte sich gleichmäßig auf die 4 Gruppen – ein Erfolg der randomisierten Zuweisung der Patienten. Während der Antibiotikaprophylaxe mit Cefuroxim – Metronidazol traten keinesfalls selten hypotensive Reaktionen auf (Tabelle 2).

In 28 von 114 Patienten waren die Reaktionen in dieser komplexen, aber alltäglichen präoperativen Phase meßbar, d.h. in 25% der Patienten (Tabelle 2). Klinisch-relevante Hypotensionen, d.h. mit Intervention durch den Anästhesisten, traten in 8% der Patienten auf. Andere Antibiotika, wie vor allem Cefazedon und Mezlocillin mit Metronidazol, wiesen keine Reaktionen auf und auch die Placebosituation zeigte eine signifikant geringere Inzidenz. Die

Anstoß	Störfaktor	Risikoreicher Zustand	Klinische Komplikation	Desaster
Angst	Streßhormone	Kreislaufinstabilität, Myokard-Ischämie	Kreislaufversagen, Herzinfarkt	Tod
Transfusion	Zytokine	Entzündungsreaktion	Sepsis	Tod
Streß, Medikamente	Prothrombinpeptid F 1/2	Gerinnungs- und Aggregationsneigung	Thromboembolie	Tod
Narkose, Volumen	Histamin	Kreislaufinstabilität, Myokard-Ischämie	Kreislaufversagen, Herzinfarkt	Tod

Abb. 5. Modell von Kausalketten für die Pathogenese postoperativer Komplikationen und Desaster

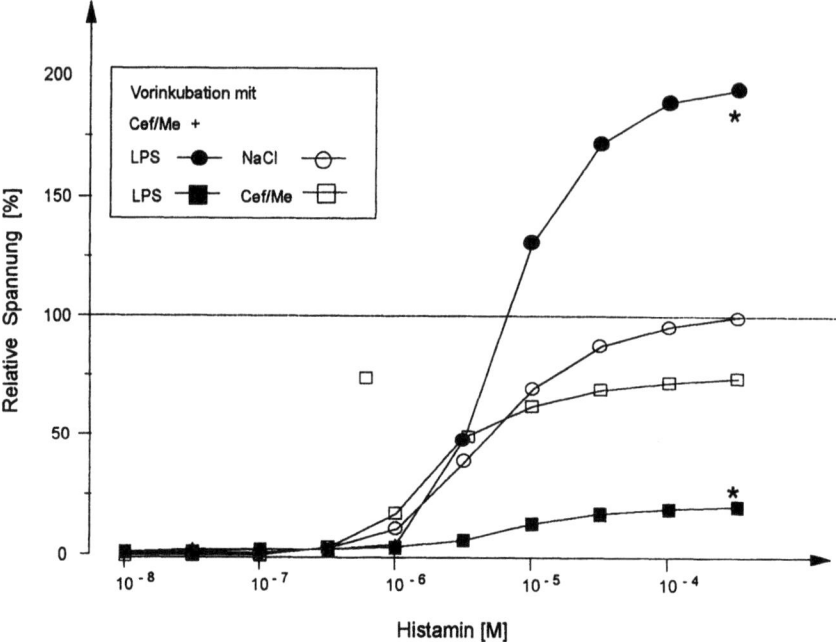

Abb. 6. Reaktion von isolierter Aorta (Meerschweinchen) auf Mediator (Histamin) im komplexen Modell. Aus Schein et al. [13], Europ J Surg 162 (Suppl 576), 27 (1996). *LPS*, Endotoxin; *Cef/Me*, Cefuroxim-Metronidazol

Tabelle 2. Inzidenz und Schweregrad hämodynamischer Störungen bei Antibiotikaprophylaxe mit Cefuroxim-Metronidazol (Cef-Met). χ^2-Test: ja/nein $p<0{,}001$, Cef-Met/sonstige $p<0{,}006$

Prophylaxe	Patienten mit Reaktion		Alle
	meßbar	relevant	
– ja	28	9	114
Cef+Met	28	9	95
Sonstige	0	0	19
– nein	6	0	116

Reaktionen auf die Antibiotikaprophylaxe waren nicht-allergischer Art, d.h. sie waren nicht mit Histaminfreisetzung verbunden.

Modellierung von Risikovermehrung im komplexen System am isolierten Gewebe

Eine bestimmte Antibiotikaprophylaxe hilft uns, das postoperative Infektionsrisiko zu mindern, aber sie erhöht dafür, über die hämodynamische Instabilität, das perioperative Herzkreislaufrisiko. Wir haben diese komplexen Zusammenhänge im die Klinik modellierenden Tierversuch am Schwein und am isolierten Gewebe untersucht [13]. Als Beispiel wurde die Kombination von Cefuroxim–Metronidazol gewählt, als Gewebe wurde der isolierte, endothelberaubte Ring der Meerschweinchenaorta verwendet (Abb. 6). An ihm wurde eine Gefäßreaktion mit einem Mediator, Histamin oder einer adrenalinähnlichen Verbindung, einem α-Rezeptoragonisten, Phenylephrine, in dosisabhängiger Weise ausgelöst. Die Kontrolle von 100% mit dem Mediator allein wurde durch Cefuroxim–Metronidazol nicht beeinflußt. Wurde aber dasselbe Gewebe 3 Stunden vorher mit Endotoxin inkubiert und wieder ausgewaschen, dann reagierte die Gefäßmuskulatur massiv verringert auf den Mediator, mit Cefuroxim–Metronidazol aber massiv vermehrt. Diese Reaktion trat mit Coamoxiclav weder im Ganztier noch an der isolierten Gefäßmuskulatur auf, d.h. der Effekt von Cefuroxim–Metronidazol erwies sich als Substanz-spezifisch.

Schlußfolgerung

- Risikoverminderung durch Prophylaxen muß mit breiter Outcome-Analyse verbunden werden.
- Dabei müssen klinisch relevante postoperative Zeitperioden eingeschlossen werden.
- Eine Prüfung von Prophylaxen auf Interaktionen mit verschiedenen Outcome-Komponenten ist heute essentiell notwendig.
- Gemeinsame kontrollierte klinische Studien von Chirurgen und Anästhesisten zum perioperativen Risiko sind unverzichtbar, weil beide sich täglich begegnen.

Unterstützt durch grants der Deutschen Forschungsgemeinschaft (Ba/1560/2-2 und SFB 297 „Mechanismen Neuro-Immunendokrine Interaktionen", Projekt A8).

Literatur

1. Ohmann C, Lorenz W, Stöltzing H, Thon K (1987) Grundlagen der Risikoforschung in der Chirurgie: Definition, Berechnung und klinische Anwendung auf das Problem der oberen Gastrointestinalblutung. Chirurg 58: 344–351
2. Lorenz W, Stinner B, Rothmund M, Duda D, Dick W, Menke H, Junginger T (1992) Risikoanalyse und präoperative Prophylaxemaßnahmen: Ein Entscheidungsbaum am Beispiel einer Histamin H_1-+H_2-Rezeptorenblockade vor der Narkoseeinleitung. Acta Chir Austriaca 24: 128–134
3. Fletcher RH, Fletcher SW, Wagner EH (1988) Cause. In: Clinical Epidemiology – the Essentials, 2nd ed. Williams & Wilkins, Baltimore, pp 208–212
4. Lorenz W, Duda D, Dick W, Sitter H, Doenicke A, Black A, Weber D, Menke H, Stinner B, Junginger T, Rothmund M, Ohmann C, Healy MJR, Trial Group Mainz/Marburg (1994) Incidence and clinical importance of perioperative histamine release: randomised study of volume loading and antihistamines after induction of anaesthesia. Lancet 343: 933–940
5. Sitter H, Lorenz W, Klotter HJ, Lill H (1993) Models for causality assessment. In: Neugebauer EA, Holaday JW (eds) Handbook of Mediators in Septic Shock. CRC Press, Boca Raton, pp 499–522
6. Lorenz W (1998) Outcome definition and methods of evaluation. In: Troidl H, McKneally MF, Mulder DS, Wechsler AS, McPeek B, Spitzer WO (eds) Surgical Research – Basic Principles and Clinical Practice, 3rd edition. Springer Verlag, New York, pp 513–520
7. Lorenz W, Troidl H, Solomkin JS, Nies C, Sitter H, Koller M, Roizen MF (1998) Endoscopic Surgery: Innovation versus Evaluation World J Surg (im Druck)
8. McPeek B, Gasko M, Mosteller F (1986) Measuring outcome from anesthesia and operation. Theor Surg 1: 2–9
9. Lorenz W, Dick W, Junginger T, Ohmann C, Ennis M, Immich H, McPeek B, Dietz W, Weber D, Members of the Trial Group Mainz/Marburg (1988) Induction of anaesthesia and perioperative risk: Influence of antihistamine H_1-+H_2-prophylaxis and volume substitution with Haemaccel-35 on cardiovascular and respiratory disturbances and histamine release – Protocol of a controlled clinical trial. Theor Surg 3: 55–77
10. Selbmann HK (1996) Health care. Lancet 348: 1631–1632
11. Schöning B, Lorenz W, Doenicke A (1982) Prophylaxis on anaphylactoid reactions to a polypeptidal plasma substitute by H_1-+H_2-receptor antagonists: Synopsis of three randomized controlled trials. Klin Wochenschr 60: 1048–1055
12. Schöning B, Lorenz W, Gajek H: Histaminfreisetzung durch Haemaccel bei Plasmapherese an orthopädischen Patienten (Bisher unveröffentlichte Studie an 600 Patienten)
13. Schein M, Wittmann DH, Lorenz W (1996) Duration of antibiotic treatment in surgical infections of the abdomen. Eur J Surg 576: 1–75

Einfluß der Mortalitäts- und Morbiditätskonferenz auf klinischen Erfolg und klinische Atmosphäre

M. Rothmund und W. Lorenz

Klinik für Allgemeinchirurgie, Philipps-Universität Marburg, Baldingerstraße, D-35033 Marburg

Influence of Mortality- and Morbidity Conferences on Clinical Success and Clinical Atmosphere

Summary. Mortality and morbidity (M and M) conferences have been presented in surgical departments in Anglo-Saxon countries for decades. In Germany, only few institutions provide a regular M+M conference. M+M conferences are part of the quality assessment within a department and follow the theory of continuous improvement. After describing a deficit in patient care, the reasons for this deficit are analyzed to avoid such a recurrence in the future. M+M conferences discuss only a minor number of complications occurring in a department compared to a prospective complications registry using a computerized data base. On the other hand, an open discussion during a M+M conference provides a good academic atmosphere within a department.

Key words: Mortality and morbidity conference – Quality assessment

Zusammenfassung. Die Mortalitäts- und Morbiditätskonferenz (M+M Konferenz) ist seit Jahrzehnten traditionell Bestandteil der Qualitätssicherung in angelsächsischen Kliniken. In Deutschland haben nur wenige Institutionen eine solche Konferenz als regelmäßige Veranstaltung eingeführt. Die M+M Konferenz dient der Qualitätssicherung im Sinne der Theorie der ständigen Verbesserung. Aus der Feststellung eines möglichen Fehlers folgt die Analyse seiner Entstehung sowie der Ergreifung von Maßnahmen zu seiner künftigen Vermeidung. Die M+M-Konferenz erfaßt Komplikationen nicht so umfassend wie eine prospektive Datenerhebung, hat aber einen optimalen Einfluß auf die Atmosphäre einer Klinik.

Schlüsselwörter: Mortalitäts- und Morbiditätskonferenz – Qualitätssicherung

Die Mortalitäts- und Morbiditätskonferenz (M+M-Konferenz) ist ein Instrument zur Qualitätsmessung und Qualitätsverbesserung in der klinischen Medizin.

In vielen Kliniken, vor allem im angelsächsischen Bereich, sind M+M-Konferenzen traditionell eingeführt. Wenige Kliniken in Deutschland haben regelmäßige M+M-Konferenzen als feste Institution. Über Qualitätssicherungs-Projekte im Rahmen des Qualitätsmanagements werden gelegentlich in Kliniken M+M-Konferenzen eingeführt.

Qualitätsmanagement kommt aus der industriellen Fertigung und wird bestimmt durch die Merkmale der Theorie der ständigen Verbesserung.

Theorie der ständigen Verbesserung

Diese Theorie wird in der industriellen Fertigung seit den 70er Jahren angewandt, stammt letztlich aus Japan und ist ein Gegenkonzept gegen das Konzept der „Fauler Apfel"-Theorie. In den 70er Jahren fanden Ingenieure der Firma Xerox heraus, daß in Japan Kopierer hergestellt wurden, die nur ein 30stel der Anzahl an Mängel hatten wie amerikanische Kopierer und dazu noch zum halben Preis verkauft wurden. Ein Besuch in Japan führte die amerikanischen Ingenieure zur Erkenntnis, daß letztlich die Anwendung der Theorie der ständigen Verbesserung der Schlüssel zu dieser japanischen Überlegenheit war und daß die Anwendung der „Fauler Apfel"-Theorie, wie sie in der amerikanischen Industrie bis dahin praktiziert wurde, zu inakzeptablen Ergebnissen führte.

Spätestens an dieser Stelle muß erklärt werden, was es mit diesen Theorien auf sich hat. Ein Vorarbeiter, der im industriellen Fertigungsprozeß die „Fauler Apfel"-Theorie anwendet, sagt zu seinen ihm unterstellten Arbeitern: „Ich kann euch alle sehen, ich habe Mittel, eure Arbeitsleitung zu messen und werde das auch tun. Ich werde diejenigen unter euch herausfinden, die ihre Arbeit schlecht machen und die Konsequenzen ziehen. Es gibt viele draußen vor der Tür, die euch ersetzen möchten."

Der Vorarbeiter, der die Theorie der ständigen Verbesserung benutzt, würde in der gleichen Situation sagen: „Ich bin hier, um euch zu helfen. Wir sitzen hier alle im gleichen Boot und haben ein gemeinsames Interesse, unsere Arbeit gut zu verrichten. Ich weiß, daß die meisten von euch ihr Bestes geben, aber manchmal kann etwas schief gehen. Mein Auftrag ist es, Möglichkeiten für Verbesserungen zu finden und euch die Möglichkeiten zu geben, eure Arbeit noch besser zu machen, als es jetzt der Fall ist."

Kurz zusammengefaßt beinhaltet die Theorie der ständigen Verbesserung das Verstehen und die wiederholte Revision des Produktionsprozesses sowie die Kooperation mit den Arbeitern und die Verbesserung des Prozesses auf diese Weise.

D. M. Berwick vom Harvard Community Health Plan hat die Anwendung der Theorie der ständigen Verbesserung (japanisch: Kaizen) auf das Gesundheitssystem in einem lesenswerten Artikel 1989 im New England Journal of Medicine dargestellt [1]. Er beschreibt, daß auch in der Medizin die Chance zur Prozeßverbesserung darin liegt, daß man zunächst einmal die Unzulänglichkeit im Prozeß entdeckt und definiert („every defect is a treasure") und danach durch Eliminierung der Unzulänglichkeit versucht, den Prozeß zu verbessern.

Voraussetzungen für die Anwendung von „Kaizen" in der Medizin sind nach Berwick:

1. Die Klinikchefs müssen die Führung in der Qualitätsverbesserung einnehmen.
2. Die Investitionen müssen erheblich sein, vor allem personelle Investitionen.
3. Der Respekt für das Gesundheitspersonal untereinander muß wiederhergestellt werden. Es geht nicht an, daß Gruppen im Gesundheitswesen, wie z.B. Verwaltung oder Pflegedienst von vornherein als ineffizient angesehen und entsprechend behandelt werden.
4. Es muß ein Dialog zwischen Kunden und Anbietern, das heißt, Patienten und Gesundheitspersonal stattfinden (z.B. Patientenbefragung).
5. Es müssen moderne wissenschaftliche Methoden zur Prozeßverbesserung eingeführt werden.
6. Gesundheitsinstitutionen müssen Organisationsformen zur Qualitätsverbesserung einführen.

M+M-Konferenz

Die beiden letztgenannten Punkte in der von Berwick publizierten Liste beinhalten neben anderen Methoden, wie z.B. die komplette prospektive Erfassung von Komplikationen, Tracer-Methoden, Outcome-Analysen, auch die M+M-Konferenz. In der eigenen Klinik findet eine regelmäßige monatliche M+M-Konferenz statt, die zwischen 60 und 90 Minuten dauert und im wesentlichen nur eine Mortalitätskonferenz ist, da es nicht möglich ist, viele Patienten mit Komplikationen zu besprechen. Es wird versucht, alle Todesfälle in der Klinik zu analysieren und zusätzlich typische Komplikationen ohne Todesfolge. Seit 3 Jahren gibt es am Klinikum der Philipps-Universität Marburg ein Konzept für Qualitätsmanagement in der operativen Medizin (QUOM-Konzept), im Rahmen dessen die M+M-Konferenz neben der Implementierung von Leitlinien und der Lebensqualitätsmessung (Outcome-Bestimmung) auch in anderen operativen Kliniken eingeführt wurde.

Die M+M-Konferenz ist in Deutschland eine offensichtlich nur in wenigen Kliniken akzeptierte Methode zur Qualitätssicherung. In der deutschen Studie zur perioperativen Mortalität wurde dies deutlich. Von 135 aufgeforderten Kliniken nahmen nur 12 teil. Von 200 ausgewerteten Todesfällen wurde 26 in M+M-Konferenzen in chirurgischen Kliniken besprochen und lediglich 5 in entsprechenden anästhesiologischen Konferenzen. Eine M+M-Konferenz war nur in 3 der 12 Krankenhäusern institutionalisiert [3].

Die Voraussetzungen erfolgreicher M+M-Konferenzen sind vielfältig. Zum einen müssen die Konferenzen regelmäßig stattfinden. In vielen angelsächsischen Ländern ist dies wöchentlich der Fall, in der eigenen Klinik monatlich. Die Organisation der M+M-Konferenz muß durch einen Qualitätsbeauftragten erfolgen, der möglichst nicht der Klinik angehört. In Marburg ist dies ein Arzt aus dem Institut für Theoretische Chirurgie. Er muß dafür sorgen, daß *alle* verstorbenen Patienten auf die Tagesordnung dieser M+M-Konferenz kommen, wobei eine externe Kontrolle vonnöten ist. Im Klinikum der Philipps-Universität Marburg ist diese externe Kontrolle durch Abgleich mit den der Verwaltung gemeldeten Todesfällen gegeben. Es muß eine möglichst optimale Präsenz gewährleistet sein, wobei auch hier eine externe Kontrolle notwendig ist. Thompson und Prior berichten, daß in ihrer Institution, der Chirurgischen Klinik der Universität von Nebraska in Omaha, nur 74% der chirurgischen Assistenten und 33% der Oberärzte in der M+M-Konferenz anwesend waren, wenn ihre Komplikationen besprochen wurden [4]. Dies wäre z.B. ein nicht akzeptabler Zustand in der eigenen M+M-Konferenz, der unmittelbare Konsequenzen hätte.

Vom Ablauf der M+M-Konferenz her ist es wichtig, daß die klinischen Verläufe schriftlich (Overhead-Projektion) vorgestellt und mündlich interpretiert werden. Dabei ist es wichtig, daß diese Darstellung wahrheitsgemäß, lückenlos und emotionsfrei erfolgt. Nach Darstellung des klinischen Verlaufes eines verstorbenen Patienten schließt sich die Diskussion an. Obwohl sie schonungslos in dem Sinne sein soll, daß alle Aspekte, die zur Klärung beitragen können, angesprochen werden, sollte sie nie gegenüber Einzelpersonen herabsetzend sein, sondern muß in jeder Phase eine konstruktive Komponente erhalten. Nur so läßt sich die Theorie des „Kaizen" wirklich in der Medizin umsetzen.

Am Ende des Diskussion steht eine Analyse: Lag ein Fehler vor? War es ein individueller Fehler oder ein Problem im organisatorischen Ablauf? Wird ein solcher Fehler gefunden, muß am Ende der Diskussion und Analyse ein Vorschlag zur Verbesserung folgen.

Ein solches Vorgehen entspricht der Anwendung der Spirale zur Verbesserung eines Gesundheitsergebnisses. Nach der Problemidentifikation kommt es zur Qualitätsbestimmung, wenn man Defizite der Qualität sieht, zu einer Verbesserungsmaßnahme. Dieser Prozeß wiederholt sich ständig, um ein immer wieder optimales Gesundheitsergebnis zu erzeugen (Abb. 1). Eine persönliche Einschätzung und Analyse der eigenen M+M-Konferenz in den letzten Jahren geht dahin, daß etwa 80% der vorgestellten Patienten ohne daß ein erkennbarer Fehler vorlag, schicksalshaft verstorben sind. Bei 20% liegt ein Anhalt dafür vor, daß entweder eine individuelle Fehlentscheidung oder ein organisatorisches Problem vorlag.

Die externe Kontrolle im Rahmen des Marburger Konzeptes zur Qualitätssicherung in der operativen Medizin (QUOM-Konzept), zeigt, daß in der eigenen Klinik die angestrebte vollständige Besprechung aller verstorbenen Patienten nicht realisiert wurde. Es wurden im Jahre 1997 nur 75% von 65 verstorbenen Patienten analysiert. Hier sind Verbesserungen möglich. Neben Patienten, deren Vorstellung „vergessen" wurde, kommt die Zahl auch daher zustande, daß Patienten, die zwar von Mitarbeitern der Klinik operiert wurden, aber auf anderen Intensivstationen verstarben, nicht mit eingeschlossen wurden, oder daß Patienten, die in der eigenen Klinik verstorben sind, aber von anderen Kliniken operiert wurden, gelegentlich ebenfalls enthalten sind (z.B. „Gastpatienten" der Gynäkologie oder HNO auf der chirurgischen Intensivstation). Es zeigt sich aber auch aus der Abb. 2, daß es am Klinikum der

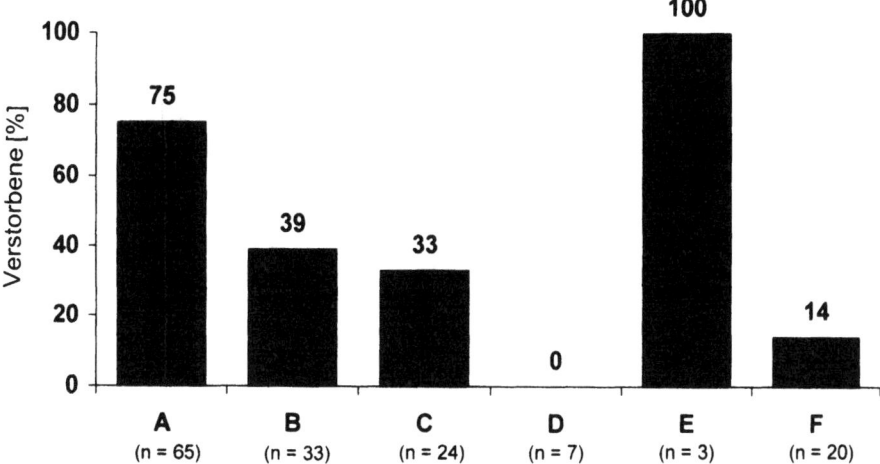

Abb. 1. Anzahl aller Verstorbenen, die in den MM-Konferenzen der einzelnen Kliniken besprochen wurden. Zentrum für Operative Medizin Marburg 1997

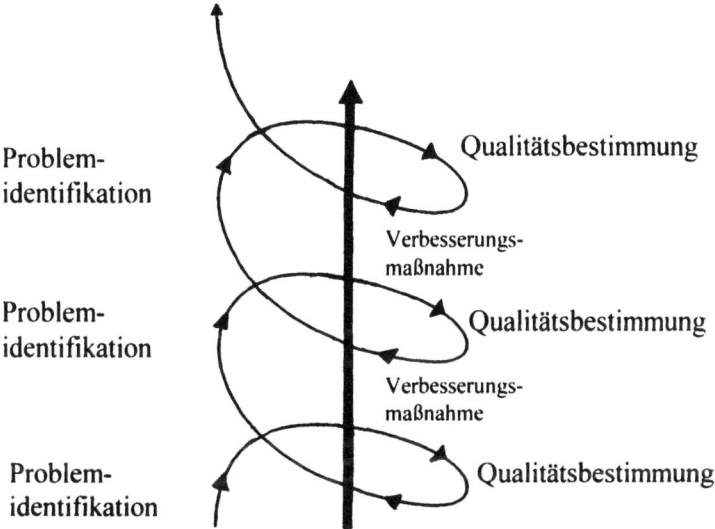

Abb. 2. Spirale zur Darstellung der Verbesserung des Gesundheitsergebnisses

Philipps-Universität Marburg operative Kliniken gibt, die z.B. wie die Klinik B und C nur etwa 1/3 der bei ihnen verstorbenen Patienten besprechen oder auch gar keine.

M + M-Konferenz oder prospektive Erfassung von Komplikationen

Die M + M-Konferenz hat das Defizit, daß nur eine Auswahl von Patienten besprochen wird. In einer prospektiven Untersuchung haben Feldmann et al. [2] die Zahl und Art der in einer Mortalitätskonferenz vorgestellten Patienten mit den erfaßten Komplikationen einer prospektiven Erfassung von Komplikationen im gleichen Zeitraum an der gleichen Klinik verglichen. Die Art der Komplikationen wurde in 4 Grade eingeteilt, wobei der Grad I Komplikationen mit geringem Risiko beinhaltet (z.B. oberflächliche Wundinfektionen, Harnwegsinfekt, Ileus, der konservativ behandelt werden kann), während die Gruppen II und III schwere Komplikationen umfassen und schließlich die Gruppe IV solche Komplikationen repräsen-

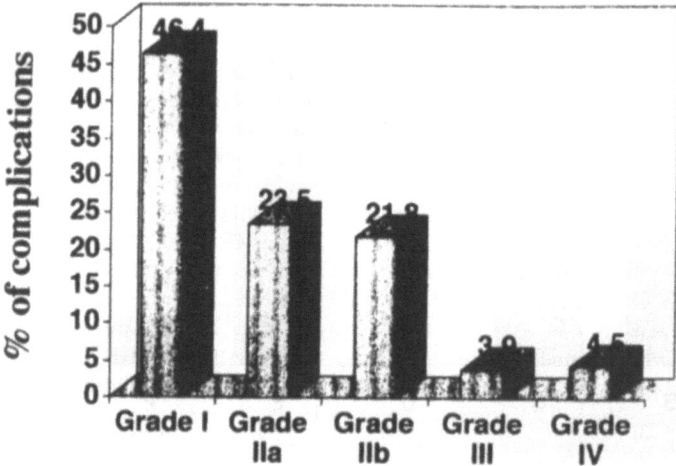

Abb. 3. Schweregrad und Häufigkeit postoperativer Komplikationen erfaßt durch prospektive Untersuchung (aus [2])

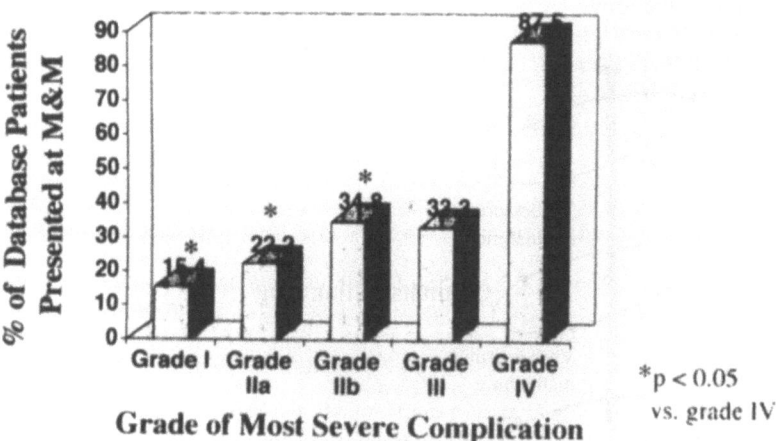

Abb. 4. Schweregrad und Häufigkeit postoperativer Komplikationen erfaßt nach Vorstellung in der Mortalitäts-Mobiditäts-Konferenz (aus [2])

tiert, die tödlich enden. In der prospektiven, sehr personalaufwendigen Untersuchung waren die häufigsten erfaßten Komplikationen dem Grad I zuzuordnen, etwa gleich viele Patienten dem Grad II, 3% dem Grad III und 4,5% hatten Komplikationen, an denen sie auch verstarben (Abb. 3). Im gleichen Zeitraum in der gleichen Klinik wurden während der M+M-Konferenz zwar fast alle Patienten, die verstorben waren, besprochen, jedoch nur 15% der Patienten mit Grad I-Komplikationen, die prospekiv erfaßt worden waren (Abb. 4). Mit anderen Worten, eine prospektive Erfassung von Komplikationen ist vollständiger, vor allem, was „harmlosere" Komplikationen, wie Wundinfektionen angeht. Für Patienten und Kostenträger sind jedoch gerade diese Komplikationen relevant, weil sie teuer sind. Es ist unwahrscheinlich, daß jede chirurgische Klinik sich das notwendige Personal leisten kann, eine prospektive Erfassung sämtlicher Komplikationen zu ermöglichen. Dies ist am ehesten zeitlich begrenzt im Rahmen einer Studie möglich. Es ist jedoch sicherlich möglich, daß jede chirurgische Klinik eine M+M-Konferenz einführt und dort fast alle verstorbenen Patienten (auch die des Chefs) bespricht und die wesentlichen Komplikationen, die in einem bestimmten Zeitabschnitt aufgetreten sind.

Essentials und Ziele der M+M-Konferenz

Zusammenfassend ist die M+M-Konferenz eine Methode zur Qualitätsmessung und zur Qualitätsverbesserung, die aus unserer Sicht unabdingbar in jeder chirurgischen Klinik institutionalisiert werden muß, vor allem in Kliniken, die eine Ausbildungsfunktion haben. Im Vergleich zur prospektiven Datenerfassung hat sie den Nachteil der Selektion, die sich jedoch im wesentlichen auf leichtere Komplikationen erstreckt. Gegenüber einer prospektiven Datenerfassung hat sie jedoch unbestreitbar Vorteile nicht nur auf den klinischen Erfolg, in dem die Anwendung von „Kaizen" und der Spirale zur Verbesserung des Gesundheitsergebnisses zu einer Optimierung klinischer Resultate führt. Vor allem hat sie einen Einfluß auf die Klinikatmosphäre. Es kann erreicht werden, daß im Rahmen der Konferenz, der neben den Ärzten der Klinik auch Studenten im praktischen Jahr und ausgewählte Schwestern (Intensivschwestern) angehören, wahrheitsgemäße Fehleranalysen gemacht werden und daß jeder Arzt den Mut und von seiten anderer das Verständnis findet, offen über mögliche persönliche Fehlentscheidungen oder organisatorische Defizite sprechen zu können. Zumindest ist dies neben der Verbesserung des Gesundheitsergebnisses das wesentliche Ziel der M+M-Konferenz in der eigenen Klinik. Dementsprechend hängt in dem Konferenzraum, in dem die M+M-Konferenz monatlich stattfindet ein Zitat von Ferdinand Sauerbruch, das abschließend wiedergegeben werden soll:

„Dem Chirurgen wird ein schlechter Ausgang in höherem Sinne zur persönlichen Schuld. Tragbar wird diese Belastung durch Gewissenhaftigkeit in der Indikationsstellung, Beherrschung der Technik und berechtigtes Selbstbewußtsein. Seine sicherste Stütze aber ist die Wahrhaftigkeit. Der Chirurg, der deutelt, Fehlschläge zu entschuldigen versucht, verstößt gegen das vornehmste Gesetz seiner Zunft."

Literatur

1. Berwick DM (1989) Sounding Board. Continous Improvement as an Ideal in Health Care. New Engl J Med 320: 1, 53–56
2. Feldman L, Barkun J, Barkun A, Samalis J, Rosenberg L (1997) Measuring Postoperative Complications in General Surgery Patients Using an Outcomes-based Strategy; Comparison with Complications Presented at Morbidity and Mortality Rounds. Surgery 122: 4, 711–720
3. Fichtner K, Dick W (1997) The Causes of Perioperative Mortality. A Trial of the German „CEPOD Study". Anaesthesist 46: 5, 419–427
4. Thompson JS, Prior MA (1992) Quality Assurance and Morbidity and Mortality Conference. J Surg Res 52: 97–100

Perioperative Schmerztherapie in der Chirurgie

Zusatzbezeichnung „Spezielle Schmerztherapie" – Auch für Chirurgen sinnvoll?

H. Bauer

Chirurgische Abteilung, Kreiskrankenhaus Alt/Neuötting, Vinzenz-von-Paul-Straße 10, D-84503 Altötting

Additional Qualification for "Special Pain Treatment" – Does it also Make Sense for Surgeons?

Summary. Deficits in the treatment of patients with chronic pain lead the German Parliament of Physicians (Deutscher Ärztetag) in 1996 to adapt a special curriculum called "Special Pain Treatment". Objectives and contents are defined in detail in guidelines accepted from 10 out of 17 federal commissions in Germany at this time. Because transitional regulations have been administered until now, surgeons have not yet been required to obtain the qualification. The prescribed curriculum and particularly the contract between the association of general practitioners and the insurance companies make the acquisition of the qualification and the permission to use it in private practice covered by insurance very difficult for surgeons.

Key words: Special pain treatment – Additional qualification – Problems for surgeons

Zusammenfassung. Bestehende und bekannte Defizite in der Behandlung chronisch schmerzkranker Menschen haben 1996 den Deutschen Ärztetag zum Beschluß der Zusatzbezeichnung „Spezielle Schmerztherapie" veranlaßt. Weiterbildungsziel und Weiterbildungsinhalte sind mit Verabschiedung spezifizierter Richtlinien seit 31. 01. 1997 definiert. Umsetzungen sind bisher erst in 10 Kammerbereichen erfolgt bzw. stehen unmittelbar bevor. Alle Anerkennungen wurden bisher aufgrund der Übergangsbestimmungen ausgesprochen, Chirurgen haben diese Qualifikation bisher noch nicht erworben. Der vorgeschriebene Weiterbildungsgang und insbesondere die Vereinbarung über die ambulante Behandlung chronisch schmerzkranker Patienten im Rahmen des Arzt-/Ersatzkassenvertrages zur Ausübung dieser Tätigkeit auch in der vertragsärztlichen Praxis haben für den Chirurgen in der Weiterbildung oder auch als Facharzt hohe Hürden aufgebaut. Der an sich auch für den Chirurgen sinnvolle Erwerb dieser Zusatzbezeichnung dürfte damit kaum machbar geworden sein.

Schlüsselwörter: Spezielle Schmerztherapie – Gebietsbezogene Zusatzbezeichnung – Erwerb durch Chirurgen

Zusatzbezeichnung „Spezielle Schmerztherapie" auch für Chirurgen sinnvoll?

Defizite in der Therapie chronischer Schmerzzustände werden längst öffentlich beklagt. So berichtet die Wochenzeitung DIE ZEIT im März 1998, daß 5 Mio. Menschen in der BRD an chronischen Schmerzzuständen litten, 600000 davon an gravierenden. Jährlich seien 4000 Suizide chronisch Schmerzkranker zu beklagen, 70% der Patienten mit fortgeschrittenem Tumorleiden hätten starke bis stärkste Schmerzen und nur 2% aller Menschen, die morphin- oder opiathaltige Medikamente benötigen, erhalten sie auch. Mehr als $^1/_2$ Mio. Kranke litten unnötig, da sie aus falschem Suchtverständnis oder wegen bürokratischer Hemmnisse keine Verschreibung erhielten. Bundesweit gäbe es derzeit 165 spezielle Schmerztherapieeinrichtungen. Der Bedarf sei dabei dreimal so hoch.

Unter dem Eindruck, daß zur Behandlung chronisch Schmerzkranker spezielle Kenntnisse notwendig seien, die über diejenigen der täglichen Schmerzbehandlung, durchgeführt von jedem klinisch tätigen Arzt, hinausgehen, hat der 99. Deutsche Ärztetag 1996 beschlossen, die Zusatzbezeichnung „Spezielle Schmerztherapie" einzuführen.

Definition und Vorgaben nach der Weiterbildungsordnung (WBO)

Nach der Definition umfaßt die spezielle Schmerztherapie die gebietsbezogene Diagnostik und Therapie chronisch schmerzkranker Patienten, bei denen der Schmerz seine Leit- und Warnfunktion verloren und einen selbständigen Krankheitswert erlangt hat. Gebietsbezogen heißt in diesem Zusammenhang, daß diese Zusatzbezeichnung bzw. der Bereich spezielle Schmerztherapie nur mit einer dafür vorgesehenen Gebietsbezeichnung geführt werden kann. Es sind hier insgesamt 15 Gebiete aufgelistet, darunter auch die Chirurgie.

Als Weiterbildungsziel wurde neben der erwähnten Anerkennung zum Führen einer Gebietsbezeichnung mit Patientenbezug eine zwölfmonatige ganztägige Weiterbildung an einer Weiterbildungsstätte gemäß § 8 Abs. 1 WBO sowie die Teilnahme an einem von der Ärztekammer anerkannten interdisziplinären Kurs von 80 Stunden Dauer festgelegt. Die Weiterbildung ist mit einer Prüfung abzuschließen. Am 31. 01. 1997 wurden spezifizierte Richtlinien über den Inhalt dieser Weiterbildung, betreffend den Einsatz schmerztherapeutischer Verfahren, verabschiedet (Tabelle 1, 2).

Umsetzung

Die Umsetzung der Zusatzbezeichnung spezielle Schmerztherapie ist bisher in 13 Kammerbereichen der Bundesrepublik erfolgt oder für das laufende Jahr vorgesehen (Tabelle 3). Vier Bundesländer streben noch keine diesbezügliche Regelung an. Anerkennungen im Sinne der vorgegebenen curricularen Weiterbildung sind bisher nicht erfolgt. Es wurden ausschließlich die Übergangsbestimmungen nach § 22 Abs. 3 WBO genutzt. Danach kann ein Antrag gestellt werden, wenn nachgewiesen wird, daß sowohl die Tätigkeitsdauer innerhalb der letzten acht Jahre vor der Einführung mindestens der Mindestdauer der vorgeschriebenen Weiterbildung entspricht und daß bei überwiegender Tätigkeit in dem betreffenden Bereich die nachzuweisenden umfassenden Kenntnisse, Erfahrungen und Fertigkeiten erworben wurden. Von 34 diesbezüglichen Anerkennungen der Ärztekammer Schleswig-Holstein entfielen fast 60% auf das Gebiet Anästhesie (Tabelle 4). Chirurgen waren dabei nicht vertreten.

Machbarkeit für Chirurgen?

Ein Blick auf die Richtlinien zeigt, daß bezüglich des Einsatzes schmerztherapeutischer Verfahren die meisten Anforderungen von Chirurgen erfüllt werden können. Wichtig ist hier der Hinweis, daß die in den Spiegelstrichen angegebenen Weiterbildungsinhalte von allen Ärz-

Tabelle 1. Zusatzbezeichnung „Spezielle Schmerztherapie". Richtlinien über den Inhalt der Weiterbildung

- Einsatz schmerztherapeutischer Verfahren (I)
  - spezifische Pharmakotherapie bei 50 Patienten
  - Entzugsbehandlung bei Medikamentenabhängigkeit bei 20 Patienten
  - Spezifische psychosomatische und übende Verfahren bei 25 Patienten
  - diagnostische und therapeutische Lokal- und Leitungsanästhesie bei 200 Patienten
  - Stimulationstechniken, z.B. TENS bei 50 Patienten
  - spezifische Verfahren der manuellen Diagnostik bei 50 Patienten

Tabelle 2. Zusatzbezeichnung „Spezielle Schmerztherapie". Richtlinien über den Inhalt der Weiterbildung

- Einsatz schmerztherapeutischer Verfahren (II)
  - zusätzlich sind zwei Verfahren *gebietsbezogen* nachzuweisen.

  Dazu gehören:
  - Denervationsverfahren und/oder augmentative Verfahren (z.B. Neurolyse, zentrale Stimulation) bei 20 Patienten
  - Plexus- und rückenmarksnahe Analgesien bei 50 Patienten
  - Sympathicusblockaden bei 50 Patienten
  - Hypnose bei 10 Patienten
  - Biofeedback bei 20 Patienten
  - Physikalische Therapie
    - der Nachweis gilt durch den Erwerb der Zusatzbezeichnung „Physikalische Therapie" als erbracht
  - Manuelle Therapie
    - der Nachweis gilt durch den Erwerb der Zusatzbezeichnung „Chirotherapie" als erbracht

Tabelle 3. Umsetzung der Zusatzbezeichnung „Spezielle Schmerztherapie"

Baden-Württemberg	01. 03. 98
Berlin	1998
Brandenburg	offen
Bremen	01. 08. 1997 (Keine Richtlinien)
Hamburg	1998
Mecklenburg-Vorpommern	09. 01. 1997
Niedersachsen	01. 10. 1997
Nordrhein	1998
Rheinland-Pfalz	1998
Sachsen	01.01.1997
Schleswig-Holstein	10. 12. 1996
Thüringen	01. 07. 1997
Westfalen-Lippe	1998

Keine Regelung: Bayern, Hessen, Saarland, Sachsen-Anhalt

Tabelle 4. Zusatzbezeichnung „Spezielle Schmerztherapie". Anerkennung nach Gebieten (ÄK Schleswig-Holstein, Stand 9. 4. 1998)

Anaesthesie	20
Orthopädie	6
Neurologie	3
Nervenheilkunde	2
Innere Medizin	1
Psychotherap. Medizin	1
Physik. + Reha-Medizin	1
Gesamt	34

Alle Anerkennungen wurden im Rahmen der Übergangsbestimmungen ausgesprochen

ten zu erbringen sind, welche diese Zusatzbezeichnung erwerben wollen. Von den beiden Verfahren, die gebietsbezogen nachzuweisen sind (s. Tabelle 2), zeigen besonders die Denervationsverfahren (Neurolysen) oder auch der akzeptierte Nachweis der Zusatzbezeichnung „Chirotherapie" eine besondere „Chirurgennähe".

Tabelle 5. Neufassung der Schmerztherapie-Vereinbarung v. 1. 7. 1997. Anlage 12 zum Arzt-/Ersatzkassenvertrag (Vereinbarung über die ambulante Behandlung chronisch schmerzkranker Patienten)

§ 3, Abs. 1, Nr. 2

... Sechs Monate der zwölfmonatigen Tätigkeit müssen zusätzlich zur Weiterbildung im Gebiet erbracht werden.

§ 4, Abs. 1, Nr. 2

Mindestens vier der insgesamt 9 unter § 2 Nr. 6 sowie zwei weitere der unter § 2 Nr. 6 oder 7 (5 weitere Maßnahmen) sind selbst vorzuhalten. Durch Kooperationen mit anderen (der KV zu benennenden) Ärzten ist die Versorgung mit den übrigen dort genannen Verfahren sicherzustellen.

§ 4, Abs. 1

Nr. 4 An 4 Tagen pro Woche sind mindestens je vier Stunden schmerztherapeutischer Sprechstunden abzuhalten.
Nr. 5 Eine Rufbereitschaft zur Beratung von Schmerzpatienten sowie zur konsiliarischen Beratung von überweisenden Ärzten ist sicherzustellen.
Nr. 6 Teilnahme an mindestens 8 interdisziplinären Schmerzkonferenzen pro Jahr.
Nr. 7 Teilnahme an jährlich mindestens 2 algesiologischen, von den Ärztekammern anerkannten Fortbildungsveranstaltungen (insgesamt mindestens 20 Stunden/Jahr).

§ 5, Organisatorische Voraussetzungen

1. Räumlich
   - rollstuhlgeeignete Praxis
   - Überwachungs- und Liegeplätze
2. Apparativ
   - EKG und Pulsmonitoring (bei Anwendung invasiver Verfahren am jeweiligen Arbeitsplatz)
   - Reanimationseinheit einschl. Defibrillator
3. Personell
   - qualifiziertes Personal zur Assistenz und Überwachung

Im Rahmen der Facharztweiterbildung zum Chirurgen oder auch als anschließendem Weiterbildungsgang für den chirurgischen Facharzt wird es ein besonderes Problem sein, die in den Weiterbildungszielen vorgegebene zwölfmonatige ganztätige Weiterbildung an einer entsprechend anerkannten Weiterbildungsstätte abzuleisten. Der 80-stündige interdisziplinäre Kurs über Schmerztherapie, dessen Anforderungen mit 16 Stunden Grundlagen und 29 Stunden Methoden der Schmerztherapie sowie weiteren 35 Stunden interdisziplinärer Diagnostik und Behandlung spezieller Schmerzbilder in einem Kursbuch Spezielle Schmerztherapie mittlerweile detailliert festgelegt sind, kann auch von Chirurgen absolviert werden.

Die Vorgaben der WBO betreffen allerdings nur die eine Seite des Problems. Es kommt nämlich auch wesentlich darauf an, ob die erworbenen Fähigkeiten dann auch in einer vertragsärztlichen Praxis umgesetzt werden können. Die Neufassung der Schmerztherapievereinbarungen vom 01. 07. 1997 als Anlage 12 zum Arzt-/Ersatzkassenvertrag (Vereinbarung über die ambulante Behandlung chronisch schmerzkranker Patienten) hat hier Hürden aufgebaut, die für einen in der Praxis tätigen Chirurgen kaum zu erfüllen sein dürften (Tabelle 5). Daraus geht hervor, daß für diese Art der Leistungserbringung praktisch nur die ausschließliche Tätigkeit als Schmerztherapeut in Frage kommt. Spezielle Schmerztherapie auch als abrechenbare kassenärztliche Leistung im Rahmen einer üblichen chirurgischen Facharztpraxis zu erbringen, dürfte nach diesen sehr weitgehenden Forderungen kaum möglich sein.

Unklar erscheint in diesem Zusammenhang, inwieweit ein anderer Qualifikationsweg zum gleichen Ergebnis führen kann. Zusammen mit der Deutschen Gesellschaft für Algesiologie und dem Verband Deutscher Ärzte für Algesiologie hat das Schmerztherapeutische Kolloquium e.V. (STK) mit der Zusatzbezeichnung „Spezielle Schmerztherapie" ein neues Qualifikationsprofil entwickelt, das als Alternative gilt für Ärzte, die die Zusatzbezeichnung Spezielle Schmerztherapie nicht erwerben wollen. Darin sind ganztägige Hospitationen über zweimal eine Woche, 40 Stunden Grundlagenseminare, 40 Stunden Syndrom- und Methodenseminare, die Beteiligung an mindestens 8 interdisziplinären Schmerzkonferenzen pro Jahr und eine jährliche algesiologische Fortbildung von 20 Stunden vorgesehen.

Das hier vorgegebene Thema stellt somit nicht die Sinnhaftigkeit der Zusatzbezeichnung Spezielle Schmerztherapie in Frage, insbesondere auch nicht in bezug auf den Erwerb im Rahmen des Fachgebietes Chirurgie. In Frage gestellt ist allerdings die Machbarkeit für den Chirurgen, einmal was den Erwerb im Rahmen der Weiterbildung anbelangt, zum anderen, was die Ausübung dieser Tätigkeit in der Praxis betrifft, sofern die spezifisch chirurgische Berufsausübung noch weitergeführt werden soll.

Literatur

1. Haff G (1998) Keine Angst vor Opium. Viele Krebspatienten müssen unnötig leiden. DIE ZEIT Nr. 15, 02. April 1998
2. Kolkmann FW (1998) Zusatzbezeichnung „Spezielle Schmerztherapie" – Umsetzung und Übergangsbestimmungen. Referat anläßlich des Deutschen Schmerztages 1998 am 06. März 1998, Frankfurt/Main
3. Kursbuch Spezielle Schmerztherapie. 1. Auflage. Texte und Materialien der Bundesärztekammer zur Fort- und Weiterbildung. Band 13 (1997)
4. Neufassung der Schmerztherapie-Vereinbarung. Deutsches Ärzteblatt 94, A-1593 (1997)
5. Weiterbildungsordnung für Ärzte Bayerns. Neufassung vom 01. 10. 1993

Empfehlungen und Leitlinien zur perioperativen Schmerztherapie in Deutschland

E. Neugebauer[1] und H. Wulf[2]

[1] Biochem. und Exptl. Abteilung, II. Chirurgischer Lehrstuhl, Universität zu Köln, Ostmerheimer Straße 200, D-51109 Köln
[2] Klinik für Anästhesiologie und Operative Intensivmedizin, Klinikum der Christian-Albrechts-Universität zu Kiel, Schwanenweg 21, D-24105 Kiel

Recommendations and Guidelines for Perioperative Pain Therapy in Germany

Summary. The management of perioperative and post-traumatic pain in clinical practice is still significantly deficient in Germany as shown in a recently published representative and anonymous survey of 1,000 surgical clinics. Several steps were undertaken to improve the situation: in 1992, an agreement on responsibilities and organization was achieved between the "Berufsverbände" of German Surgeons and of Anaesthesiologists. In 1997, recommendations on the treatment of perioperative and post-traumatic pain were published by the two "Berufsverbände" together with the Scientific Societies of Surgeons and Anaesthesiologists. In 1998, national guidelines based on consensus methods in collaboration with the Association of the Scientific Medical Societies in Germany (AWMF) will be published at the Internet address http://www.uni-duesseldorf.de/WWW/AWMF/.

Key words: Perioperative pain therapy – Agreement of the "Berufsverbände" – Recommendations – Guidelines

Zusammenfassung. Die schmerztherapeutische Versorgung von Patienten nach Verletzungen und Operationen in der Bundesrepublik Deutschland weist auch 1998 in der Praxis noch immer gravierende Defizite auf, wie eine kürzlich veröffentlichte anonyme, repräsentative Umfrage an 1000 Chirurgischen Kliniken zeigt. Mit mehreren Schritten wird versucht, die Situation zu verbessern: 1992 wurden durch Vereinbarungen der Berufsverbände Deutscher Chirurgen und Anästhesisten die fachlichen Zuständigkeiten klar geregelt und verschiedene Organisationsmodelle zur Schmerztherapie vorgeschlagen. 1997 wurden zusammen mit den Berufsverbänden und wissenschaftlichen Fachgesellschaften Empfehlungen zur Behandlung akuter perioperativer und posttraumatischer Schmerzen publiziert. 1998 wurden in Zusammenarbeit mit der AWMF mittels Konsensusmethoden Leitlinien erarbeitet, die in Kürze auch im Internet unter http://www.uni-duesseldorf.de/WWW/AWMF/ abrufbar sind.

Schlüsselwörter: Perioperative Schmerztherapie – Vereinbarungen – Empfehlungen – Leitlinien

Zur Situation der perioperativen Schmerztherapie 1998

Obwohl verschiedene nationale und internationale Umfragen der letzten 10 Jahre immer wieder deutlich gemacht haben, daß dem Schmerz aus Sicht des Patienten nach einer Verletzung oder Operation eine hohe Bedeutung (in allen Umfragen >90%) zukommt, ist demgegenüber die Therapie in der klinischen Routine mehr als mangelhaft [1-3]. Dies ist auf den ersten Blick unverständlich, da

- an geeigneten Techniken (Epiduralanalgesie, patientenkontrollierte Analgesie (PCA) etc.) und wirksamen Analgetika kein prinzipieller Mangel besteht [4].
- die Vermeidung und Linderung von Schmerzen ethischer Anspruch des Patienten an seinen Arzt sind und sich im Selbstverständnis ärztlichen Tuns und Handelns begründen [5] und
- Juristen eine Rechtspflicht des Arztes zu einer ausreichenden Analgesie sehen (§ 323 c StGB) [6].

Parallel verschoben erinnert diese Situation an die Misere vor etwa 10-15 Jahren in den Bereichen des chronischen Schmerzes und des Tumorschmerzes. Dies soll nicht heißen, daß hier schon alle Probleme beseitigt wären, dennoch, das Bewußtsein hat sich extrem zum Positiven verändert. Wir haben heute vielerorts Schmerzambulanzen, Schmerzkliniken und Palliativstationen, eine hohe Dichte an Fortbildungsveranstaltungen, wissenschaftliche Gesellschaften mit Schwerpunkten in der chronischen Schmerztherapie und sogar eine von der Ärztekammer anerkannte Zusatzbezeichnung „Spezielle Schmerztherapie".

Die perioperative Schmerztherapie wird demgegenüber als wenig problematisch, ja sogar als Randproblem auch von den meisten sogenannten Schmerztherapeuten angesehen. Herr Kollege Zenz aus Bochum schreibt zurecht: „Neben allen operativen und anästhesiologischen Fortschritten und Erfolgen, ist die perioperative Schmerztherapie noch immer ein Stiefkind geblieben" [4]. So lange man als Antwort auf die Frage nach Konzepten zur perioperativen Schmerztherapie von Kollegen auch heute noch die Antwort bekommt: „Schmerz ist bei mir kein Problem oder hören Sie die Patienten aus ihren Patientenzimmern schreien, wenn Sie über den Klinikflur gehen?" ist noch kein Problembewußtsein vorhanden. Dabei sind die Vorteile einer differenzierten perioperativen Schmerztherapie offensichtlich. Schon in den Vereinbarungen zur Organisation der postoperativen Schmerztherapie der Berufsverbände Deutscher Anästhesisten und Chirurgen aus dem Jahr 1992 [7] heißt es: „Die Schmerzbehandlung verbessert die Lebensqualität des Patienten und kann die Heilungschancen erhöhen sowie die Behandlungsdauer verkürzen". Jede Art von Physiotherapie (Atemtherapie, Mobilisation) zur Thrombose- und Pneumonieprophylaxe ist nur anwendbar und erfolgversprechend, wenn ein schmerzarmer Patient bereit ist, mitzuarbeiten. Phantomschmerzen und chronische Schmerzen lassen sich durch Einsatz geeigneter Methoden bereits in der Akutklinik verhindern oder mindern. Die zunehmende wirtschaftliche Konkurrenz zwischen den Akutkrankenhäusern, die Mundpropaganda zufriedener schmerztherapeutisch adäquat behandelter Patienten und der gestiegene Anspruch der Patienten an die medizinische Versorgung lassen für die Zukunft hoffen, daß auch dem Stiefkind endlich die gebührende Aufmerksamkeit zuteil wird. Die auf der Basis der oben genannten Vereinbarungen der Berufsverbände [7] entwickelten Empfehlungen und Leitlinien (siehe unten) sollten den Prozeß beschleunigen helfen.

Schritte auf dem Weg zur Verbesserung der Situation

1. Die BDC-BDA-Vereinbarung [7]

Neben dem oben genannten mangelnden Problembewußtsein wurde von den Vertretern der Berufsverbände der Anästhesisten und Chirurgen als einer der Hauptgründe die Unklarheiten in der fachlichen Zuständigkeit richtig erkannt. Der Patient sucht wegen seiner Beschwerden primär den Chirurgen, Internisten etc. und nicht den Anästhesisten auf, der aufgrund seiner Ausbildung und klinischen Tätigkeit ein vielleicht umfangreicheres Wissen im

Bereich der Pharmakotherapie inklusive Schmerztherapie hat, als der Chirurg. Mit Ausnahme spezieller Situationen beschränkt sich der Patientenkontakt des Anästhesisten aber auf die Prämedikationsvisite und den Operationssaal inklusive Ein- und Ausleitung. Der Patient liegt auf der chirurgischen, internistischen etc. Station und wird dort von den zuständigen Stationsärzten/Pflegekräften versorgt, deren Fachwissen zur medikamentösen Schmerztherapie vielleicht geringer ist als das des Anästhesisten. Das eventuell vorhandene Wissen kommt so nicht an den Patienten – der Patient erleidet unnötig Schmerzen. Diese Situation wird noch dadurch verschlimmert, daß der Chirurg meist über einen längeren Zeitraum im OP verbleibt, während die Patienten schon auf der Bettenstation sind. Die Stationsschwester ist mit der aufkommenden postoperativen Schmerzsituation konfrontiert, kann den Chirurgen im OP oft nicht erreichen und darf, von speziellen Regelungen abgesehen, keine intravenösen Schmerzmittel (z.B. Opiate) verabreichen.

Die Vereinbarungen waren daher ein erster wichtiger Schritt in dem

a) die fachlichen Zuständigkeiten klar geregelt und
b) verschiedene Organisationsmodelle vorgeschlagen wurden, die klinikspezifisch umgesetzt werden sollten.

Fachlich zuständig für die postoperative Schmerztherapie ist danach [7]:

I. auf der chirurgischen Bettenstation und auf chirurgisch geleiteten Intensiveinheiten: *der Chirurg*
II. in Aufwachräumen und auf Intensivstationen, die unter anästhesiologischer Leitung stehen, *der Anästhesist in Zusammenarbeit mit dem Operateur.*

Folgerichtig leiten sich hieraus die Vorschläge für die Organisation ab, die abhängig vom lokalen Umfeld umzusetzen wären:

(1) die Zuziehung des Anästhesisten von Fall zu Fall
(2) die Übernahme eines Teilprogrammes durch den Anästhesisten als mitbehandelnder Arzt
(3) die Übertragung der gesamten postoperativen Schmerztherapie auf den Anästhesisten
(4) die Einrichtung eines gemeinsamen, fachübergreifenden Schmerzdienstes, dem Anästhesisten und Chirurgen und ggf. weitere Personen angehören.

Von allen Modellen wird letzteres favorisiert. Wie die kürzliche repräsentative und anonyme Umfrage an 1000 chirurgischen Kliniken in Deutschland aber gezeigt hat, existiert an den meisten Kliniken keine geregelte Organisationsform. Kenntnis von der oben genannten Vereinbarung hatten 5 Jahre nach der Mehrfachpublikation in verschiedenen Organen der Gesellschaften nur 40,6% der antwortenden Kliniken [2].

2. Empfehlungen zur Behandlung akuter perioperativer und posttraumatischer Schmerzen [4]

Als weiterer Schritt hat 1997 auf der Basis der BDC-BDA-Vereinbarung eine interdisziplinäre Expertenkommission im Auftrag der wissenschaftlichen Fachgesellschaften der Anästhesiologen, der Chirurgen, der Berufsverbände deutscher Chirurgen und Anästhesisten und der Interdisziplinären Vereinigung für Schmerztherapie (DIVS) Empfehlungen zur Behandlung akuter perioperativer und posttraumatischer Schmerzen publiziert [4]. Ziel war es, die Vereinbarungen in klinisch-praktische Empfehlungen umzusetzen, um dadurch die schmerztherapeutische Versorgung von Patienten unter Routinebedingungen nachhaltig zu verbessern. Die folgenden Themenbereiche wurden von einzelnen interdisziplinären Arbeitsgruppen auf der Basis des derzeitigen Wissens bearbeitet und von den Herausgebern in Stil und Layout vereinheitlicht:

- Patienteninformation/-aufklärung
- Schmerzmessung und -dokumentation
- Differentialdiagnose

- Schmerzprophylaxe
- Systemische Analgetika/Symptomenkontrolle
- Applikationswege
- Regionalanalgesie, Blockaden, rückenmarknahe Verfahren
- Nichtmedikamentöse Schmerztherapie
- Organisation der Schmerztherapie
- Sonderfälle: Kinder, Drogenabhängige, ambulante Chirurgie
- Qualitätssicherung

Ergänzt werden die Empfehlungen durch einen ausführlichen Anhang von Informations-/Dokumentationsblättern für den Patienten, den Arzt und das Pflegepersonal.

Die allgemeingültigen Empfehlungen sollten eine gute Basis zur Erstellung eigener klinikspezifischer Manuale sein, in denen konkrete Schmerztherapiekonzepte für Standardsituationen festgelegt werden, wie dies an einigen führenden Kliniken schon der Fall ist.

3. Leitlinien zur Behandlung akuter perioperativer und posttraumatischer Schmerzen

Unter der Vorstellung (Hypothese), daß eine Verbesserung der Patientenversorgung durch die Implementierung von Leitlinien erzielt werden kann, hat der Sachverständigenrat für die konzertierte Aktion im Gesundheitswesen die AWMF (Arbeitsgemeinschaft der Wissenschaftlichen Medizinischen Fachgesellschaften) gebeten, die Entwicklung von Leitlinien in den Fachgesellschaften voranzutreiben.

Nach der 1. Leitlinienkonferenz der AWMF am 4. 10. 1995 folgten bis Ende 1997 vier weitere Konferenzen, in denen die Definition, das methodische Vorgehen und die Publikation von Leitlinien der AWMF Fachgesellschaften im Internet festgelegt wurden. Gemäß der *Definition* der AWMF sind *klinische Leitlinien* „systematisch entwickelte Statements in der Medizin, die Arzt und Patienten in ihrem Urteil über eine angemessene Gesundheitsversorgung unterstützen". „Die Leitlinien der wissenschaftlichen Fachgesellschaften:

- sind Empfehlungen für ärztliches Handeln in charakteristischen Situationen
- schildern ausschließlich ärztlich-wissenschaftliche und keine wirtschaftlichen Aspekte
- sind für Ärzte unverbindlich und haben weder haftungsbegründete, noch haftungsbefreiende Wirkung".

Hinsichtlich der Verbindlichkeit können Leitlinien zwischen Richtlinien und Empfehlungen angeordnet werden (Prof. Dr. h.c. W. Weißauer).

Gemäß den Vorgaben der AWMF und im Auftrag der Deutschen Interdisziplinären Vereinigung für Schmerztherapie (DIVS) wurde im Februar 1997 eine interdisziplinäre „Arbeitsgruppe Akutschmerz" mit dem Ziel gegründet, Leitlinien zur Behandlung akuter perioperativer und posttraumatischer Schmerzen auf der Basis der oben genannten Empfehlungen [4] zu erstellen. Als Verfahren zur Konsensusbildung wurde die Delphimethode gewählt. Unter Einbeziehung der an den Empfehlungen beteiligten Expertenkommission, der wissenschaftlichen Fachgesellschaften und Berufsverbände der Chirurgen und Anästhesisten sowie der DGSS (Deutsche Gesellschaft zum Studium des Schmerzes) und der DIVS, wurde nach 2 Delphirunden weitgehender Konsens (>90%) erzielt. Die fertiggestellten Leitlinien sind in Kürze über die Adresse der AWMF (http://www.uni-duesseldorf.de/WWW/AWMF/) im Internet abrufbar. Die Kernaussagen zu jedem Kapitel sind in Tabelle 1 zusammengefaßt.

Ausblick

Durch die Umsetzung der Leitlinien und den Aufbau zweckmäßiger Organisationsstrukturen in Krankenhäusern der Akutversorgung sollte eine an den Bedürfnissen der Patienten orientierte Verbesserung der Akutschmerztherapie erreicht werden können. Verschiedene Berichte in der Literatur aus Ländern, in denen Leitlinien und Organisationsstrukturen wie ein „Aku-

Tabelle 1. Leitlinien zur Behandlung akuter perioperativer und posttraumatischer Schmerzen – Kernaussagen:

Patienteninformation:	Der Patient sollte bezüglich der Behandlungsoptionen aufgeklärt werden
Schmerzmessung/ Dokumentation:	Die Schmerzeinschätzung erfolgt durch den Patienten selbst und wird dokumentiert
Schmerz als differentialdiagnostisches Kriterium	Zunehmender Schmerz ist ein Warnsymptom. Vor jede Schmerztherapie gehört deshalb die richtige Diagnose
Schmerzprophylaxe:	OP-Planung und Anästhesieführung können zur Verminderung von Schmerzen beitragen
Systemisch wirksame Analgetika:	Die Basis der system. Therapie sind Opiate und nicht-steroidale Antipyretika
Applikationswege:	Die i.v.-Applikation ist in der frühen postoperativen Phase zu bevorzugen. Die patientenkontrollierte Analgesie ist das effektivste Prinzip
Regionale Analgesie:	Die Analgesie durch einfache Wundinfiltration mit Lokalanästhetikum sollte als adjuvante Maßnahme genutzt werden. Die Katheter-Epiduralanalgesie ist besonders effektiv und sollte bei Eingriffen mit starken postoperativen Schmerzen erwogen werden
Nichtmedikamentöse Verfahren:	Im Aufklärungsgespräch können Ängste der Patienten vermindert werden
Organisation der perioperativen Schmerztherapie:	Dies erleichtert die postoperative Schmerzbehandlung. Die Schmerzbehandlung muß strukturiert und in geeigneten Organisationsformen erfolgen. Ein Akutschmerzdienst kann die Patientenversorgung signifikant verbessern
Qualitätssicherung:	Hilft Defizite der perioperativen Schmerztherapie aufzudecken

ter Schmerzdienst" eingeführt wurden, belegen dies [8–10]. International sind bisher jedoch nur Leitlinien in Australien (Faculty of Anaesthetists and Royal Australian College of Surgeons, Melbourne 1991), den USA (US Department of Health and Human Services 1992: Acute Pain Management: Clinical Practice Guidelines) und England (The Royal College of Surgeons of England and the College of Anesthetists Commission: Report of the Working Party on Pain after Surgery, London 1990) publiziert. Für England wird 4–5 Jahre nach der Implementierung der Leitlinien ein Anstieg von Akutschmerzdiensten von 2% auf knapp 50% berichtet. Beklagt werden aber immer noch mangelnde Ausbildung und unzureichende finanzielle Ressourcen [11]. Letztere sind ebenfalls häufig angeführte Begründungen für die Misere in Deutschland. Schmerzkongresse/Symposien für Chirurgen und eine stärkere Verantwortung der Krankenhausträger zur Schaffung der strukturellen Voraussetzungen sind zu fordern, um hier Abhilfe zu schaffen. Eine Überprüfung der Implementierung der Leitlinien und der Qualität der Schmerztherapie an Chirurgischen Kliniken Deutschlands in 4–5 Jahren wird zeigen müssen, ob sich der bisherige Aufwand gelohnt hat.

Literatur

1. Lehmann KA, Henn C (1987) Zur Lage der postoperativen Schmerztherapie in der Bundesrepublik Deutschland: Ergebnisse einer Repräsentativumfrage. Anaesthesist 36: 400
2. Neugebauer E, Hempel K, Sauerland S, Lempa M, Koch G und die „AG Schmerz" (1998) Situation der perioperativen Schmerztherapie in Deutschland. Ergebnisse einer repräsentativen, anonymen Umfrage von 1000 chirurgischen Kliniken. Chirurg 69: 461–466
3. Warfield CA, Kahn CH (1995) Acute Pain Management – Programs in US Hospitals and Experiences and attitudes among US adults. Anesthesiology 83: 1090–1094
4. Wulf H, Neugebauer E, Maier C (Hrsg) (1997) Die Behandlung akuter perioperativer und posttraumatischer Schmerzen. Empfehlungen einer interdisziplinären Expertenkommission. Georg Thieme Verlag, Stuttgart New York

5. Troidl H, Neugebauer E (1990) Akuter Schmerz in der Chirurgie. Klinische Bedeutung, Meßmethoden und Therapie. Chirurg 61:485
6. Uhlenbruck W (1994) Die Rechtspflicht des Arztes zu ausreichender postoperativer Schmerztherapie. In: Lehmann K (Hrsg) Der postoperative Schmerz. Bedeutung, Diagnose und Behandlung. Springer Verlag, Berlin Heidelberg New York, S. 18–25
7. Zinganell K, Hempel K (1992) Vereinbarung des Berufsverbandes Deutscher Anaesthesisten und des Berufsverbandes der Deutschen Chirurgen zur Organisation der postoperativen Schmerztherapie. Chirurg BDC 31:232
8. Bach DM (1995) Implementation of the Agency for Health Care Policy and Research. Postoperative Pain Management Guidelines. Nursing Clinics of North America 30:515–527
9. Wheatley RG, Madej Th, Jackson IJB, Hunter D (1991) The first year's experience of an acute pain service. Br J Anaesth 67:353–359
10. McIntyre PE, Runcimau WB, Webb RK (1990) An acute pain service in an Australian Teaching Hospital. Medical J Australia 153:418–421
11. Harmer M, Davies KA, Lunn JN (1995) A survey of acute pain services in the United Kingdom. Br Med J 311:360–361

Akutschmerzdienst (ASD) in einer chirurgischen Klinik – Notwendigkeit oder Luxus?

H. Zirngibl und S. Stehr-Zirngibl

Chirurgische Klinik, Klinikum Wuppertal GmbH, Heusnerstraße 40, D-42283 Wuppertal

Pain Service in a Surgical Department – Necessity or Luxury?

Summary. Severe postoperative pain after major surgical intervention is present in 30% of all patients concerned. Pain may lead to increased sympathoadrenergic reactions and may ease the development of complications. With introduction of patient controlled analgesia (PCA), treatment of severe pain can be successfully managed by the patient himself. Since 1992 all surgical patients with major operations were administered PCA at the University of Regensburg, Germany. Without installing a specialized anesthesiology crew, PCA was very successful from the viewpoint of both the patients and the nursing staff. The risks from PCA were not increased when compared to conventional pain management. Close collaboration between anesthesiologists and surgeons is the baseline requirement for the guidance of patients with severe pain. A specialized medical pain service is not absolutely necessary if PCA is used.

Key words: Pain service (PCA)

Zusammenfassung. Mehr als 30% aller Patienten leidet nach großen Operationen unter starken Schmerzen. Diese können die Ausprägung der sympathikoadrenergen Reaktion nach Operationen verstärken und damit zur Bahnung von Komplikationen beitragen. Mit Einführung der patientenkontrollierten Analgesie (PCA) gelang ein entscheidender Durchbruch in der Behandlung akuter Schmerzen durch den Patienten selbst. Seit 1992 haben wir routinemäßig am Universitätsklinikum Regensburg die PCA allen Patienten nach größeren Operationen zur Verfügung gestellt. Bei hoher Zufriedenheit von seiten der Patienten sowie des Pflegepersonals wies dieses Verfahren nicht mehr Risiken auf als eine konventionelle Schmerztherapie, auch ohne den Einsatz eines ausschließlich hierfür zuständigen Akuten Schmerzdienstes. Die enge Zusammenarbeit zwischen Anaesthesisten und Chirurgen ist die Grundlage einer adäquaten Betreuung von Schmerzpatienten. Ein eigener Akutschmerzdienst ist im Zeitalter der PCA durch entsprechende Organisation nicht zwingend erforderlich.

Schlüsselwörter: Akutschmerzdienst – patientenkontrollierte Analgesie (PCA)

Effizienz eines Akuten Schmerzdienstes – Eine kontrollierte Krankenhausvergleichsstudie

M. Lempa[1], P. Gerards[2], G. Koch[2], S. Sauerland[2], J. Dietrich[3], E. Vestweber[3] und E. Neugebauer[2]

[1] II. Lehrstuhl für Chirurgie, [2] Biochemische und Experimentelle Abteilung, Chirurgische Klinik der Universität zu Köln, Krankenhaus Merheim, Ostmerheimer Straße 200, D-51109 Köln
[3] Chirurgische Klinik, Städtisches Klinikum Leverkusen

Efficiency of an Acute Pain Service. A Comparison of Two Hospitals

Summary. The efficacy of an acute pain service was prospectively evaluated on elective abdominal operations by comparing two surgical departments including a total of 498 patients. The patients of the clinic with an acute pain service reported less pain (at rest and in movement) pre- and postoperatively and received more analgetics. They had more appetite, lower sleep requirements and more independence. The patients' overall satisfaction was greater in the clinic with an acute pain service.

Key words: Postoperative pain – Patient satisfactory – Acute pain service – Comparative study

Zusammenfassung. In einer prospektiven Beobachtungsstudie wurde die Effizienz eines Akutschmerzdienstes an insgesamt 498 Patienten im Klinikvergleich überprüft. In der Klinik mit Akutschmerzdienst wiesen die Patienten prä- wie postoperativ signifikant weniger Ruhe- und Bewegungsschmerzen auf und erhielten häufiger Analgetika. Des weiteren gaben die Patienten der Klinik mit Akutschmerzdienst bei den prä- und postoperativen Befragungen mehr Appetit und weniger Schlafbedürfnis sowie eine größere Selbständigkeit an. Die allgemeine Zufriedenheit der Patienten in der Klinik mit Akutschmerzdienst war ebenfalls höher.

Schlüsselwörter: Postoperativer Schmerz – Patientenzufriedenheit – Akuter Schmerzdienst – Kontrollierte Studie

Die Einrichtung eines interdisziplinären Akuten Schmerzdienstes wurde bereits 1992 von den Berufsverbänden der Anästhesisten und Chirurgen als optimalste Organisationsform zur Verminderung perioperativer Schmerzen propagiert [1]. Der organisatorische und finanzielle Aufwand ist jedoch vergleichsweise hoch und nur zu rechtfertigen, wenn ein Nutzen für die Patienten nachweisbar ist.

Bisherige Studien konnten nach Etablierung eines Akutschmerzdienstes in einer Klinik mit der Konzeption des Vorher-Nachher-Vergleichs sowohl die Reduktion der Schmerzintensität als auch die Verbesserung der allgemeinen Patientenzufriedenheit zeigen (vgl. Tighe et al. 1998 [2], Gould et al. 1992 [3]).

Eine Überprüfung des Nutzens im direkten Klinikvergleich liegt bisher nicht vor.

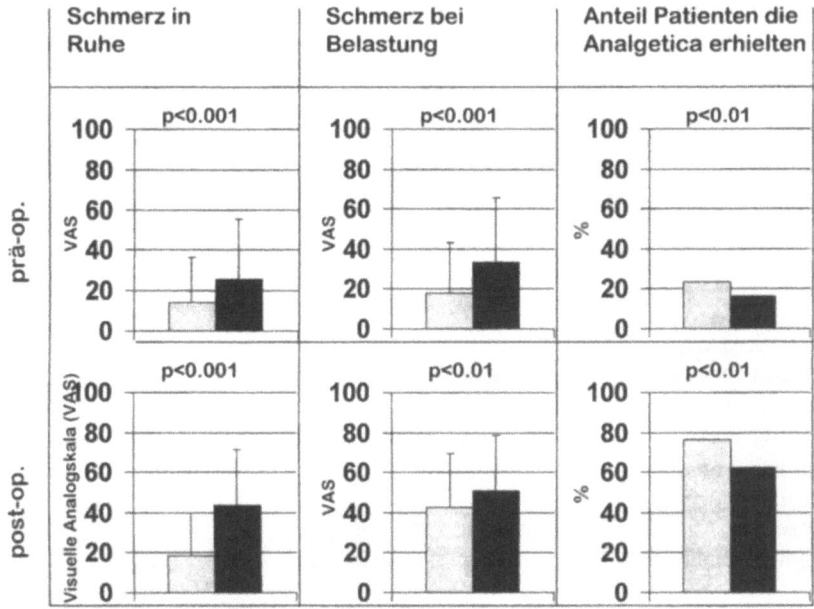

Abb. 1. Ergebnisse der kontrollierten Krankenhausvergleichsstudie zur Effizienz eines Akuten Schmerzdienstes

Ziel

Ziel der vorliegenden Studie war es daher den Nachweis der Effizienz eines Akutschmerzdienstes (ASD) im Klinikvergleich zwischen einer Klinik mit und einer Klinik ohne einen Akutschmerzdienst zu erbringen.

Patienten und Methode

Wir führten einen prospektiven Krankenhausvergleich an zwei chirurgischen Kliniken vom 1. 1. 1995 bis 31. 3. 1997 durch (Abb. 1). Eine der beiden Kliniken (Klinik A) verfügt über einen chirurgisch geleiteten Akutschmerzdienst. Klinik B arbeitet ohne eine solche Einrichtung. In die Studie eingeschlossen wurden alle elektiv operierten Patienten mit offen durchgeführten Colon-, Sigma- und Rektumeingriffen sowohl aufgrund benigner wie maligner Erkrankungen, Operationen an der Leber sowie Herniotomien bei Narbenbrüchen und proktologischen Eingriffen.

Ausgeschlossen wurden alle laparoskopischen Dickdarmeingriffe, da diese zum damaligen Zeitpunkt nur in einer der beiden Kliniken durchgeführt wurden, sowie alle laparoskopischen oder konventionellen Cholecystektomien und Appendektomien ebenso wie alle Herniotomien der Leiste, da hier die Liegedauer für die postoperative Befragung oft nicht ausreichte. Ausgeschlossen wurden weiter Notfalleingriffe, da dabei die präoperative Befragung nicht durchgeführt werden konnte.

In beiden Kliniken wurde mit einem standardisierten Protokoll bei Patienten, die zu elektiven abdominalchirurgischen Eingriffen aufgenommen wurden, prä- und postoperativ (3. Tag post-op) folgende Parameter mit Hilfe einer Visuellen Analog-Skala von 0 bis 100 (VAS) erhoben:

- Ruhe- und Bewegungsschmerz
- Fatigue
- Schlafbedürfnis
- Allgemeine Zufriedenheit
- Selbständigkeit
- Appetit

Zusätzlich wurden die Gabe von Analgetica und die Liegedauer erfaßt.

Auswertung

Primär wurden im angegebenen Zeitraum 853 Patienten in der Studie erfaßt. Aufgrund unvollständiger Datenlage mußten in beiden Kliniken je 56 Patienten ausgeschlossen werden. Weitere 22 bzw. 91 Patienten mußten nachträglich ausgeschlossen werden, weil bei ihnen seltene Operationen vorgenommen worden waren, die im Untersuchungszeitraum nur in einer der beiden Kliniken durchgeführt worden waren, so daß keine Vergleichbarkeit gegeben war. Sonstige Gründe wie versehentlicher Fehleinschluß vor allem in der Anfangsphase der Studie führten zum Ausschluß von insgesamt 104 Patienten.

Insgesamt gingen endgültig 498 Patienten in die Studie ein (179 aus Klinik A und 319 aus Klinik B).

Die beiden Kliniken waren zwar hinsichtlich Größe und Operationsspektrum grundsätzlich vergleichbar. Bei der Analyse der Daten zeigte sich jedoch, daß im Untersuchungszeitraum in bezug auf das Kollektiv der eingeschlossenen Patienten manche Operationen in der einen Klinik sehr viel häufiger durchgeführt worden waren als in der anderen und umgekehrt (z.B.: operative Versorgung von Narbenbrüchen 26% in Klinik A versus 4% in Klinik B). Wir nahmen daher eine Stratifizierung (geschichtete Analyse) vor, bei der zunächst in beiden Kliniken für jeden Operationstyp Mittelwerte berechnet wurden.

Diese Mittelwerte gingen mit gleicher Gewichtung in den jeweiligen Gesamtmittelwert der Klinik ein. Die so errechneten Gesamtmittelwerte der beiden Kliniken wurden miteinander verglichen.

Nach Durchführung der Stratifizierung zeigte sich, daß für die Einflußgrößen wie Alter, Geschlecht, Größe, Gewicht, Prozentsatz der Regelversicherten und Operationsdauer kein signifikanter Unterschied zwischen den beiden Kliniken bestand. Ein signifikanter Unterschied ($p<0,001$) ergab sich lediglich in der ASA-Klassifikation: Patienten der Klinik A: ASA 2,1 (±0,7), die der Klinik B: ASA 2,7 (±0,8).

Ergebnisse

Die Ergebnisse für den Schmerz in Ruhe und in Bewegung sowie die Häufigkeit der Analgeticagabe sind in der Abbildung 1 dargestellt. Die postoperative Befragung fand in der Klinik mit Akutschmerzdienst (Klinik A) im Mittel nach 3,6 und in Klinik B im Mittel nach 4,3 Tagen statt. Sowohl prä- wie postoperativ litten die Patienten der Klinik mit Akutschmerzdienst sowohl in Ruhe (Differenz 11 Punkte VAS prä- bzw. 25 Punkte VAS postoperativ, beides $p<0,001$) als auch in Bewegung ($p<0,001$ präoperativ und $p<0,01$ postoperativ) unter wenigen Schmerzen als die Patienten der Klinik B. Prä- wie postoperativ erhielten die Patienten in der Klinik mit Akutschmerzdienst signifikant häufiger Schmerzmittel ($p<0,01$).

Ebenso verhielt es sich für Appetit, Schlafbedürfnis und Selbständigkeit. Die Patienten der Klinik A (mit Akutschmerzdienst) hatten mehr (9 Punkte VAS) Appetit, weniger Schlafbedürfnis (13 Punkte VAS) und fühlten sich selbständiger wie die Patienten der Klinik B. Dieser Unterschied bestand sowohl prä- wie postoperativ. Lediglich bei der Frage nach der Fatigue („Wie fit fühlen Sie sich im Augenblick?") fühlten sich die Patienten der Klinik mit Akutschmerzdienst präoperativ deutlich fitter als die der Klinik B. Postoperativ verbesserten sich die Patienten der Klinik ohne Akutschmerzdienst in ihrer Selbsteinschätzung im Vergleich zu den präoperativen Angaben und fühlten sich fitter als die Patienten der Klinik A.

Postoperativ waren die Patienten der Klinik mit Akutschmerzdienst im allgemeinen zufriedener als die Patienten in der Klinik ohne Akutschmerzdienst ($p < 0,01$) – ein Unterschied, der präoperativ noch nicht nachweisbar war. Für die postoperative Liegedauer bestand kein signifikanter Unterschied zwischen beiden Kliniken. In Klinik A wurden die Patienten 13,7 Tage und in der Klinik ohne Akutschmerzdienst 14,3 Tage nach der Operation noch stationär behandelt.

Fazit

Unter der Hypothese, daß

1. die Schmerzreduktion auch einen Einfluß auf die allgemeine Zufriedenheit, Appetit, Schlafbedürfnis, Selbständigkeit etc. hat, und
2. nicht ungetestete Einflußgrößen (Klinikessen, Freundlichkeit von Ärzten und Pflegepersonal...) das Ergebnis der vorliegenden Studie mitverursacht haben,

könnte der Akutschmerzdienst – zumindest nach den Ergebnissen dieser Untersuchung – nicht nur zur Schmerzreduktion, sondern auch zur Verbesserung der allgemeinen Patientenzufriedenheit beitragen.

Literatur

1. Zinganell K (1992) Vereinbarungen des Berufsverbandes Deutscher Anästhesisten und des Berufsverbandes der Deutschen Chirugen zur Organisation der postoperativen Schmerztherapie. Chirurg BDC 31:232
2. Gould TH, Crosby DL, Harmer M, Lloyd SM et al. (1992) Policy for controlling pain after surgery. Effect of sequential changes in management. Br Med J 305:1187
3. Tighe SQM, Bie JA, Nelson RA, Skues MA (1998) The acute pain service: effective or expensive care? Anaesthesia 53:382

Postop. Schmerzmanagement als interdisziplinäre Aufgabe – erste Erfahrungen

M. Butters, T. Vögele und C. Kaden-Bode

Abteilung für Allgemein- und Visceralchirurgie, Krankenhaus Bietigheim, Riedstraße 12, D-74231 Bietigheim-Bissingen

Postoperative Management of Pain as an Interdisciplinary Task – First Experiences

Summary. The management of postoperative pain is an everyday problem in surgery. We worked out a new standard in an interdisciplinary circle and tested its acceptance in a prospective study. We treated 110 patients with a "Tramadol-drip" (200 mg Tramadol + 10 mg Triflupromacid) and 33 patients with PCA (30 mg Peritramid) – according to operative procedure. As many as 80–90% of our patients were free of pain under this regime – only 5% required a change in treatment. Both regimes were also well-accepted by our nurses.

Key words: Postoperative pain – Interdisciplinary task – Tramadol

Zusammenfassung. Die postoperative Schmerzbehandlung ist ein alltägliches Problem in der Chirurgie. In einem interdisziplinären Rahmen wurden Standards erarbeitet und deren Akzeptanz prospektiv untersucht. 110 Patienten wurden mit einem „Tramadoltropf" (200 mg Tramadol + 10 mg Triflupromacid) und 33 mit einer PCA (30 mg Peritramid) abhängig von der Operation versorgt. 80–90% der Patienten waren damit schmerzfrei – nur 5% bedurften einer Änderung der Medikation. Auch von seiten des Pflegepersonals fanden beide Methoden eine sehr gute Akzeptanz.

Schlüsselwörter: Postop. Schmerz – Tramadol – interdisz. Aufgabe

Wundverschluß und Wundheilung

Molekularbiologische Kenntnisse zur Wundheilung und praktische Folgerung

S. Werner und B. Munz

Max-Planck-Institut für Biochemie, Am Klopferspitz 18a, D-82152 Martinsried

Molecular Mechanisms of Wound Repair and Practical Implications

Summary. Keratinocyte growth factor (KGF) is a potent mitogen for keratinocytes which is strongly expressed at the wound edge after skin injury. Inhibition of KGF receptor signalling in the epidermis of transgenic mice caused a delay in wound reepithelialization. To determine the mechanisms of KGF action in keratinocytes, we searched for genes which are regulated by KGF. One of these genes codes for activin which we identified as a novel important player in the repair process. Furthermore, expression of a novel peroxidase was induced by KGF. The expression pattern of this enzyme during wound repair suggests that it could protect keratinocytes from reactive oxygen species during the early inflammatory phase. Taken together, our studies provide new insights into the mechanisms of action of growth factors during the healing process.

Key words: Keratinocyte growth factor – Activin – Wound healing

Zusammenfassung. Keratinocyte growth factor (KGF) ist ein Mitogen für Keratinozyten, dessen Expression nach Hautverletzung am Wundrand stark induziert wird. Die Hemmung der Signaltransduktion durch den KGF-Rezeptor in der Epidermis transgener Mäuse hemmte die Wund-Reepithelialisierung. Um den Wirkungsmechanismus von KGF zu untersuchen, suchten wir nach Genen, die in Keratinozyten durch KGF reguliert werden. Eines davon kodiert für Activin, das als wichtiger Faktor bei der Wundheilung identifiziert wurde. Außerdem wird die Expression einer neuen Peroxidase durch KGF induziert. Das Expressionsmuster dieses Enzyms in der Wunde spricht dafür, daß es die Keratinozyten vor reaktiven Sauerstoffspezies schützen könnte. Diese Untersuchungen zeigen, wie Wachstumsfaktoren Wundheilungsvorgänge steuern können.

Schlüsselwörter: Keratinocyte growth factor – Activin – Wundheilung

Die Verletzung der Haut setzt eine komplexe Abfolge biologischer Prozesse in Gang, die letztendlich zur Heilung der Wunde führen. Dabei kommt es zur massiven Migration und Proliferation verschiedener Zellen der Haut, wie zum Beispiel der Keratinozyten, Fibroblasten und Kapillarendothelzellen. Diese Prozesse werden durch eine Vielzahl von Wachstumsfaktoren und Zytokinen gesteuert, von denen jedoch bisher nur weniger eine spezifische Funktion zugeordnet werden konnte (Übersicht bei Clark, 1991).

Eine besonders wichtige Funktion bei der Wundheilung spielen Mitglieder der *Fibroblast-growth-factor*- (FGF)-Familie, zu der inzwischen achtzehn verschiedene Wachstumsfaktoren gehören. Im Zusammenhang mit der Wundheilung der Haut und mit Reparaturvorgängen anderer epithelialer Organe scheint insbesondere der *Keratinocyte growth factor*

(KGF, FGF-7) von Bedeutung zu sein. Dieser wird hauptsächlich von Zellen mesenchymalen Ursprungs, insbesondere von Fibroblasten, gebildet und wirkt ausschließlich parakrin auf epitheliale Zellen (Übersicht bei Werner, 1998). Wir konnten zeigen, daß es innerhalb weniger Stunden nach einer Hautverletzung zu einer starken Induktion der KGF-Genexpression in Fibroblasten am Wundrand kommt. Dagegen wird der Rezeptor für KGF nur auf Keratinozyten der Epidermis und der Haarfollikel gebildet (Werner et al., 1992). Daher spekulierten wir über eine mögliche parakrine Stimulation der Wund-Reepithelialisierung durch das von Fibroblasten sezernierte KGF. Zur Überprüfung dieser Hypothese etablierten wir eine neue Strategie zur gewebespezifischen Hemmung der Wachstumsfaktorfunktion in transgenen Mäusen. Diese beruht auf der gewebespezifischen Expression dominant-negativer Rezeptormutanten. Die selektive Expression einer entsprechenden KGF-Rezeptormutante in der Epidermis transgener Mäuse führte zu epidermaler Atrophie, Abnormitäten in den Haarfollikeln, fibrotischen Prozessen in der Dermis und insbesondere zu einer Hemmung der Wund-Reepithelialisierung (Werner et al., 1994). Damit konnten wir die Hypothese einer wichtigen Funktion von KGF und seinem Rezeptor bei der Wundheilung bestätigen.

Aufgrund dieser wichtigen Funktion von KGF bei der Wundheilung stellte sich für uns die Frage nach den molekularen Wirkungsmechanismen dieses Faktors. Hierfür begannen wir mit der Identifizierung von Genen, deren Expression in Keratinozyten durch KGF reguliert wird.

Dabei gelang zunächst der Nachweis der Regulation von *Vascular Endothelial Growth Factor* (VEGF) durch KGF (Frank et al., 1995). VEGF ist ein potenter Wachstumsfaktor für Endothelzellen, der *in vivo* die Sprossung von Blutgefäßen (Angiogenese) sowie die vaskuläre Permeabilität stimuliert (Übersicht bei Dvorak et al., 1995). Von einer anderen Arbeitsgruppe konnte nachgewiesen werden, daß VEGF während der Wundheilung in den proliferierenden Keratinozyten am Wundrand produziert wird. Unsere Untersuchungen konnten nun zeigen, daß ruhende Keratinozyten nur sehr geringe Mengen an VEGF bilden. Nach Zugabe von KGF kam es jedoch innerhalb von 30 Minuten zu einer starken Erhöhung der Expression von VEGF, welche von der Proteinneusynthese unabhängig war. Die KGF-regulierte Expression von VEGF könnte für die Wundheilung von Bedeutung sein, da – wie wir zeigen konnten – die Expression von VEGF zeitlich und räumlich mit der von KGF korreliert (Frank et al., 1995). Neben VEGF konnten wir noch einen weiteren Wachstums- und Differenzierungsfaktor identifizieren, dessen Expression in Keratinozyten durch KGF reguliert wird, nämlich das Activin. Dieses ist ein Mitglied der *Transforming-growth-factor-β*-Superfamilie, welches ursprünglich aus Gonaden isoliert wurde und welches die Freisetzung von Follikel-stimulierendem Hormon aus der Hypophyse stimuliert. Dagegen war bis vor kurzem über eine mögliche Rolle von Activin in der Haut und bei der Wundheilung noch nichts bekannt. Da Activin in embryonaler, aber nicht in adulter Haut exprimiert wird, spekulierten wir über eine mögliche Funktion dieses Faktors bei der Wundheilung. Interessanterweise konnten wir zeigen, daß es innerhalb weniger Stunden nach Hautverletzung zu einer sehr starken Expression dieses Wachstums- und Differenzierungsfaktors kommt. Mittels *in situ* Hybridisierung und immunhistochemischer Färbung gelang uns die Lokalisation von Activin im Granulationsgewebe und in den suprabasalen, re-differenzierenden Keratinozyten des hyperproliferativen Epithels. Außerdem war in den wandernden Keratinozyten am Wundrand ebenfalls Activin nachweisbar (Hübner et al., 1996). Die genaue Funktion von Activin bei der Wundheilung ist bis jetzt noch unbekannt. Erste *in vitro* Versuche mit kultivierten Fibroblasten und Keratinozyten, sowie der Phänotyp von transgenen Mäusen, die Activin in der Epidermis überexprimieren, sprechen jedoch für eine Rolle von Activin bei der Bildung von extrazellulärer Matrix und bei der Keratinozytendifferenzierung. Interessanterweise scheint Activin nicht nur bei der Wundheilung der Haut, sondern auch bei entzündlichen Prozessen in anderen Organen und Geweben eine Rolle zu spielen. So konnten wir vor kurzem eine Überexpression dieses Faktors in den betroffenen Arealen von Patienten nachweisen, die an chronisch entzündlichen Darmerkrankungen leiden, und auch nach Läsion im Zentralnervensystem wurde Activin verstärkt in dem verletzten Areal exprimiert (Hübner et al., 1997; Tretter et al., 1996).

Nach der Identifizierung dieser beiden KGF-regulierten Faktoren verwendeten wir die *Differential-Display-RT-PCR*-Technologie, um weitere, bisher unbekannte Gene zu identifizieren. Die KGF-regulierten Gene sind in Tabelle 1 zusammengefaßt. Besonders interessant ist

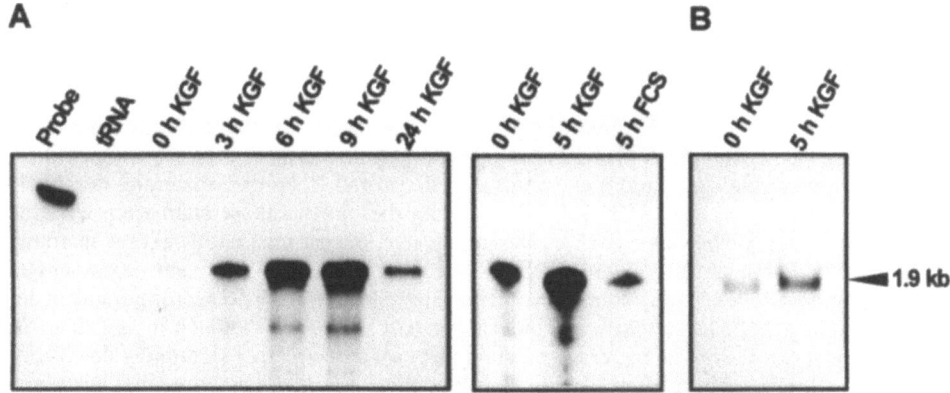

Abb. 1A, B. Regulation einer Nicht-Selenabhängigen Glutathion-Peroxidase in Keratinozyten durch KGF und FCS. HaCaT-Keratinozyten wurden bis zur vollständigen Konfluenz kultiviert und durch 16stündigen Serumentzug in einen quieszenten Zustand versetzt. Anschließend wurden 10 ng/ml KGF bzw. 10% fötales Kälberserum (FCS) zugesetzt und zu verschiedenen Zeiten nach Zugabe von KGF oder Serum die gesamtzelluläre RNA isoliert. 20 µg dieser RNA wurde mittels *RNAse protection assay* auf die Expression der Peroxidase untersucht. 1000 cpm der Hybridisierungsprobe wurden in der mit „Probe" gekennzeichneten Spur aufgetragen. 50 µg tRNA wurden als Negativkontrolle verwendet

Tabelle 1. KGF-regulierte Gene in Keratinozyten

Genprodukt	Mögliche Funktion
Vascular Endothelial Growth Factor	Neubildung von Blutgefäßen
Activin	Matrixsynthese Keratinozytendifferenzierung
Transforming growth factor beta 1	Matrixsynthese
Fibronektin	Matrix für Keratinozytenmigration
Stromelysin-2	Abbau von Matrix bei der Keratinozytenmigration
Glutathionperoxidase	Detoxifizierung von reaktiven Sauerstoffspezies
CHL-1	Zellzykluskontrolle, Chromosomensegregation
Calpactin-I	unbekannt

dabei ein Gen, welches in ruhenden Keratinozyten kaum exprimiert wird, dessen Expression jedoch nach Zugabe von KGF stark ansteigt. Überraschenderweise sind andere Keratinozytenmitogene wie z. B. Gesamtserum und *Epidermal growth factor* nicht in der Lage, die Expression dieses Gens zu stimulieren, so daß dies offensichtlich ein für KGF spezifischer Effekt ist. Dagegen wird die Expression dieses Gens durch Faktoren wie *Transforming growth factor beta* und Tumornekrosefaktor alpha, welche die Teilung von Keratinozyten hemmen, abgeschaltet, so daß vermutlich ein Zusammenhang zwischen der Expression dieses Gens und der Zellproliferation besteht. Nach Klonierung der vollständigen cDNA und anschließender Sequenzierung zeigte sich, daß das neue Gen für eine Nicht-Selenabhängige Glutathionperoxidase kodiert (Abb. 1). Während diese in normaler Haut nur in geringer Menge exprimiert wird, fanden wir eine starke Überexpression dieser Peroxidase bei der hyperproliferativen und entzündlichen Hautkrankheit Psoriasis (Frank et al., 1997). Dies ist von besonderer Bedeutung, da in entzündeter Haut die Keratinozyten vor reaktiven Sauerstoffspezies geschützt werden müssen. Die Überexpression eines solchen Enzyms könnte daher einen Schutzmechanismus dieser Zellen vor den gefährlichen reaktiven Sauerstoffspezies darstellen. Da die Expression dieser Peroxidase nur durch KGF und nicht durch andere Wachstumsfaktoren induziert wird, könnte KGF möglicherweise eine protektive Funktion auf Keratinozyten aus-

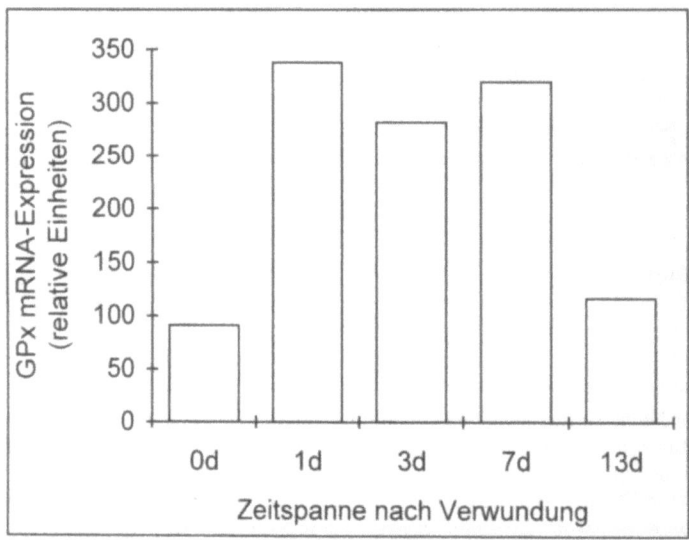

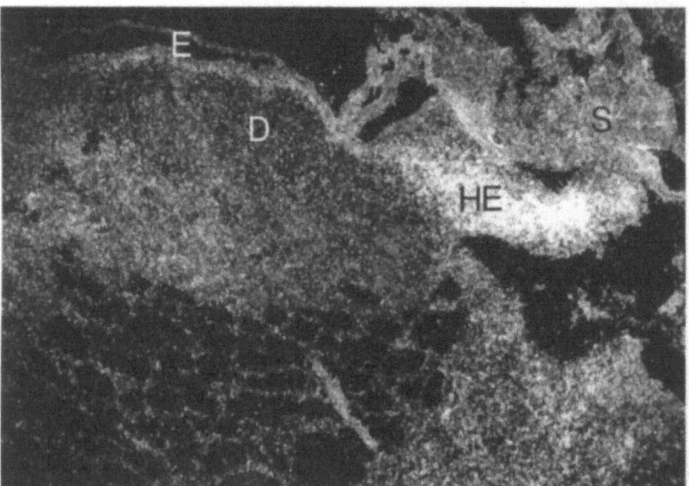

Abb. 2. Expression der Nicht-Selenabhängigen Glutathionperoxidase während der Wundheilung. Aus normaler Rückenhaut von Mäusen sowie aus Exzisionswunden voller Dicke wurde Gesamt-RNA isoliert. 20 µg dieser RNA wurden mittels *RNAse protection assay* auf die Expression der Nicht-Selenabhängigen Peroxidase untersucht. Die Intensität der erhaltenen Banden wurde laserdensitometrisch ausgewertet. Das Ergebnis ist im oberen Teil der Abbildung schematisch dargestellt. Der untere Teil der Abbildung zeigt eine *in situ* Hybridisierung einer 5 Tage alten Mauswunde mit einer *in vitro* transkribierten radioaktiv markierten RNA, die zu der Peroxidase mRNA komplementär ist. In der Dunkelfeldansicht erscheinen die Silberkörner weiß. Besonders starke Signale waren im hyperproliferativen Epithel am Wundrand nachweisbar. Abkürzungen: *HE*, Hyperproliferatives Epithel; *E*, Epidermis; *D*, Dermis; *S*, Schorf

üben, die andere Faktoren nicht besitzen. Hierfür gibt es bereits erste experimentelle Hinweise.

Aufgrund der starken Überexpression von KGF stellte sich als nächstes die Frage, ob auch die KGF-regulierte Peroxidase nach Hautverletzung stark induziert wird. Zu diesem Zweck wurde die komplette Maus-cDNA kloniert und die Expression des entsprechenden Gens während der Wundheilung untersucht (Abb. 2). Dabei zeigte sich, daß die Expression der Peroxidase mit der von KGF zeitlich und räumlich korreliert. Dabei findet man die für die

Peroxidase kodiertende mRNA nur in Keratinozyten am Wundrand, die auch den Rezeptor für KGF besitzen (Munz et al., 1997 a). Daher liegt es nahe, daß die Expression der Peroxidase auch *in vivo* durch KGF induziert wird. Dies könnte die Keratinozyten vor den toxischen Effekten reaktiver Sauerstoffspezies schützen, die während der Wundheilung durch polymorphkernige Leukozyten produziert werden.

Als weiteres KGF-reguliertes Gen konnten wir vor kurzem das menschliche Homologe eines Hefegens identifizieren, dessen Produkt in der Hefe für die Zellzyklusprogression und Chromosomensegregation von Bedeutung ist (Frank und Werner, 1996), sowie das für Calpactin I kodierende Gen, dessen Funktion in der Haut bisher unbekannt ist (Munz et al., 1997b). Daneben wurden interessanterweise auch Fibronektin und die Matrix-Metalloproteinase Stromelysin-2 (Madlener et al., 1996) als KGF-regulierte Gene identifiziert, wobei deren Expression auch bei der Wundheilung mit der von KGF korreliert. Dies könnte insbesondere für die Keratinozytenmigration von Bedeutung sein, da Fibronektin als Matrix für diesen Prozeß benötigt wird und Stromelysin-2, welches ein breites Substratspektrum besitzt, durch Abbau der provisorischen Matrix die Wanderung der Keratinozyten in das verletzte Gewebe ermöglicht. Zusammengefaßt zeigen diese Befunde, daß Wachstumsfaktoren bei der Wundheilung nicht nur die Teilung der an der Reparatur beteiligten Zellen ermöglichen, sondern auch Migration, Differenzierung und Matrixsynthese beeinflussen. Außerdem können sie, wie am Beispiel von KGF gezeigt, auch eine protektive Funktion gegenüber reaktiven Sauerstoffspezies besitzen und möglicherweise noch weitere wichtige zelluläre Funktionen steuern, die bisher noch nicht identifiziert werden konnten.

Danksagung: Diese Arbeit wurde von der Max-Planck-Gesellschaft, der Deutschen Forschungsgemeinschaft, dem Bundesministerium für Bildung und Forschung, dem Verband der Chemischen Industrie und der Hermann-und-Lilly-Schilling-Stiftung unterstützt.

Literatur

Clark, RAF (1991) Cutaneous wound repair. In Goldsmith LA (ed) Physiology, Biochemistry, and Molecular Biology of the Skin. Oxford University Press, New York, 576–601

Dvorak HF, Brown LF, Detmar M, Dvorak AM (1995) Vascular permeability factor/vascular endothelial growth factor, microvascular permeability, and angiogenesis. Am J Pathol 146: 1029–1039

Frank S, Hübner G, Breier G, Longaker MT, Greenhalgh D, Werner S (1995) Regulation of vascular endothelial cell growth factor expression in cultured keratinocytes: Implications for normal and impaired wound healing. J Biol Chem 270: 12607–12613

Frank S, Werner S (1996) The human homologue of the yeast CHL1 gene is a novel keratinocyte growth factor-regulated gene. J Biol Chem 271: 24337–24340

Frank S, Munz B, Werner S (1997) The human homologue of a bovine non-selenium glutathione peroxidase is a novel keratinocyte growth factor-regulated gene. Oncogene 14: 915–921

Hübner G, Hu Q, Smola H, Werner S (1996) Strong induction of activin expression after injury suggests an important role of activin in wound repair. Dev Biol 173: 490–498

Hübner G, Brauchle M, Gregor M, Werner S (1997) Activin A: A novel player and inflammatory marker in inflammatory bowel disease? Lab Invest 77: 311–318

Madlener M, Mauch C, Brauchle M, Conca W, Parks WC, Werner S (1996) Growth factor regulation of stromelysin-2 expression in cultured keratinocytes: Implications for normal and impaired wound healing. Biochem J 320: 659–664

Munz B, Frank S, Hübner G, Olsen E, Werner S (1997) A novel type of glutathione peroxidase: Expression and regulation during wound repair. Biochem J 326: 579–585

Munz B, Gerke V, Gillitzer R, Werner S (1997) Differential regulation of annexin II and p11 in cultured keratinocytes and during wound healing. J Invest Dermatol 108: 307–312

Tretter Y, Munz B, Hübner G, ten Bruggencate G, Werner S, Alzheimer C (1996) Strong induction of activin A expression after hippocampal injury. NeuroReport 7: 1819–1823

Werner S, Peters KG, Longaker MT, Fuller-Pace F, Banda M, Williams LT (1992) Large induction of keratinocyte growth factor in the dermis during wound healing. Proc Natl Acad Sci USA 89: 6896–6900

Werner S, Smola H, Liao X, Longaker MT, Krieg T, Hofschneider PH, Williams LT (1994) The role of KGF in morphogenesis of epithelium and re-epithelialization of wounds. Science 266: 819–822

Werner S (1998) Keratinocyte growth factor. A unique player in epithelial repair processes. Cytokine & Growth Factor Reviews 9: 153–165

Biologische Wundklebesysteme in der Wundheilung

G. B. Stark, R. E. Horch, M. Voigt und E. Tanczos

Abteilung Plastische und Handchirurgie, Albert-Ludwigs-Universität,
Valley Tissue Engineering Center, Hugstetter Straße 55, D-79106 Freiburg im Breisgau

Biological Tissue Glues in Wound Healing

Summary. Tissue engineering relies on in vitro cell culture, biocompatible matrix materials and genetic engineering with growth and differentiation factors for guided tissue regeneration. Biogenic or semisynthetic biomaterials are an alternative as cell carriers: To circumvent the disadvantages of conventional keratinocyte sheet grafts, a keratinocyte fibrin glue suspension KFGS (H. W. Kaiser et al., Burns 20:23, 1994), which mainly consists of epidermal stem cells, has been tested experimentally in nude mice and clinically in extensive burns and chronic wounds. In the "in vivo culture" on the wound, the nonconfluent keratinocytes form a differentiated epithelium within days. Current research aims at guided dermal regeneration by a combination with allodermis or biomaterials (collagen sponges like TissueFaszie®, Microspheres etc.). Fibrin glue (Tissuecol®) has also been tested successfully as matrix for other cells like chondrocytes and fibroblasts transfected with growth factor genes (EGF/KGF).

Key words: Tissue engineering – Chronic wounds – Keratinocytes – Burns

Zusammenfassung. Durch Zellkultur ist das Tissue Engineering auf biokompatiblen Matrixmaterialien, welches zukünftig durch gentherapeutische Steuerung zur geleiteten Regeneration ergänzt wird, möglich. Biogene oder semisynthetische Matrices sind Alternativen: Um Nachteile konventioneller differenzierter Keratinozytentransplantate zu umgehen, wurde eine Keratinozyten-Fibrinkleber-Suspension KFGS (H. W. Kaiser et al., Burns 20:23, 1994), die großteils aus proliferierenden epidermalen Stammzellen besteht, experimentell und klinisch bei Verbrennungen und chronischen Wunden eingesetzt. Unter den „in-vivo-Kultur"-Bedingungen der Wunde bilden die Keratinozyten innert Tagen ein differenziertes Epithel. Forschungen zielen auf eine gerichtete dermale Regeneration durch Kombination mit Allodermis oder Biomaterialien (Kollagenschwämme, Mikrosphären usw.). Fibrinkleber wurde auch erfolgreich mit anderen Zellen (z. B. Chondrozyten und EGF/KGF-transfizierten Fibroblasten) angewandt.

Schlüsselwörter: Tissue Engineering – Chronische Wunden – Keratinozyten – Verbrennungen

Die Zellkulturtechnologie erlaubt die in-vitro-Vermehrung fast aller menschlichen Zellen, so daß durch Tissue Engineering eine Konstruktion lebender autologer oder allogener Zellverbände in geeigneten Matrixmaterialien für die rekonstruktive Chirurgie möglich ist. Bisher ist die klinische Anwendung im wesentlichen auf den Hautersatz zuerst bei Schwerstverbrannten und zunehmend bei chronischen Hautulzera und Versuche mit Knorpelzellen beschränkt. Gelingt es in Zukunft die Problematik einer optimalen dreidimensionalen Matrix, die Kokultur verschiedener Zellen, die Nutrition durch vorgegebene oder in vivo induzierte Vaskularisation und die proliferative und differentielle funktionelle Steuerung (wohl am ehesten durch Gentherapie) zu lösen, wird es vielleicht schon in absehbarer Zukunft möglich, lebende autologe Gewebe und eventuell gar Organe herzustellen.

Kultivierte mehrlagig-differenzierte Keratinozyten-Transplantate werden seit Jahren mehr oder weniger erfolgreich in der Verbrennungsmedizin eingesetzt. Sie haben aber erhebliche Nachteile, wie eine schwierige chirurgische und pflegerische Handhabung, hohe Anforderungen an den Wundgrund, eine langdauernde mechanische Instabilität infolge der fehlenden Ausbildung einer Dermis und sehr hohe Produktionskosten. Diese konventionellen Transplantate bestehen zum größten Teil aus bereits differenzierten, damit nicht mehr proliferationsfähigen Zellen. Demgegenüber haben sich Transplantate, welche aus undifferenzierten subkonfluenten Keratinozyten bestehen, als vorteilhaft erwiesen. Ohne Fixierung in einer Matrix haben solche Einzelsuspensionen aber wenig Chancen, am Wundgrund zu haften. Prinzipiell kommen entweder aushärtende Trägermaterialien für nach vorheriger enzymatischer Ablösung aus der Kulturflasche erzeugte Suspensionen oder eine direkte Transplantation in-vitro-bewachsener subkonfluenter, stammzellreicher Träger (Membranen, dreidimensionale Gitter/Schwämme, Mikroträger in Suspensionskulturen usw.) in Frage.

Keratinozyten-Fibrinkleber-Suspension (KFGS)

Ausgehend von Erfahrungen mit sogenannten autolog-allogenen Mischhauttransplantaten (Sandwichtechnik nach Alexander und sogenannte chinesische Technik), bei denen mechanisch als weite Gittertransplantate oder kleine Inseln expandierte autologe Haut mit einem allogenen Leichentransplantat sowie der routinemäßigen erfolgreichen Anwendung von Fibrinkleber (Tissucoll®) zur Fixierung von Spalthauttransplantate kombiniert wird, entwickelten wir eine logische Synthese dieser Techniken [4–6]: Anstatt mechanisch expandierte Spalthaut mit allogener Haut zu kombinieren, wurden einzelne Keratinozyten bzw. Zellcluster aus subkonfluenten autologen Keratinozytenkulturen in Fibrinkleber suspendiert. Bei drittgradigen Verbrennungen wurde mit dieser erhärtenden KFGS-Suspension (BioTissue®) meist zusätzlich ein allogenes Spalthauttransplantat fixiert (Abb. 1). Die allogene Dermis dieses Transplantates dient als Leitschiene für die Regeneration einer Neodermis [2]. Die

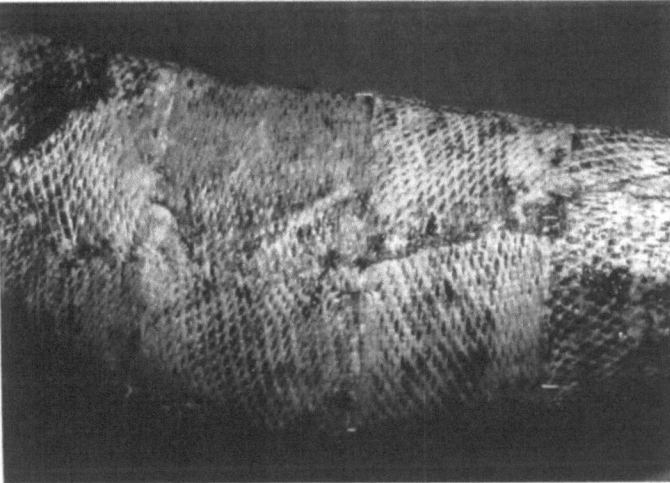

Abb. 1. Transplantation von Keratinozyten-Fibrinkleber-Suspension (KFGS) in Kombination mit allogenen Meshgrafts. Tag 5 nach der Transplantation

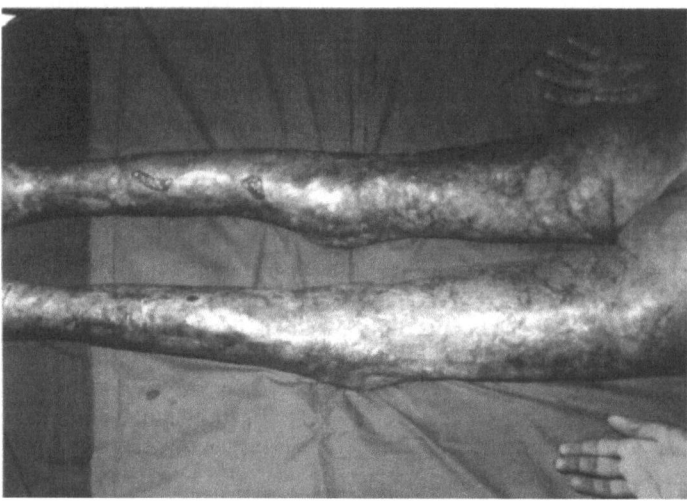

Abb. 2. Dorsale Ansicht des rechten Beines eines 75% KOF verbrannten Patienten 6 Wochen nach einer vollständigen Deckung mittels KFGS-Transplantation. Zudem am linken Bein eine partielle Wundheilungsstörung 8 Wochen nach Transplantation autologer epidermaler sheet grafts

nonkonfluenten humanen Keratinozyten werden wie ein Kleister auf die Wunde aufgebracht und bilden im Tierversuch bei der athymischen Nacktmaus, wie auch klinisch auf nekretomierten Verbrennungswunden und auf chronischen Hautulzera in der „in-vivo-Kultur" der Wunde ein differenziertes mehrschichtiges Plattenepithel [2, 5]. Durch die Kombination der in serumfreier und ohne feeder-layer kultivierten Epidermiszellen mit allogener Spalthaut kann die dreidimensionale Organisation beeinflußt werden. Zumindest ein Teil der allogenen Dermis scheint integriert zu werden, so daß KFGS kombiniert mit allogener Spalthaut erheblich stabiler ist als herkömmliche kultivierte Sheet-Transplantate (Abb. 2). Neben der unmittelbaren mechanischen protektiven Wirkung als einheilendes autologes Transplantat haben die KFGS-Keratinozyten auch eine parakrine stimulatorische Wirkung auf die Wundheilung. Chronische Wunden können so auch ambulant nach Entnahme einer kleinen Hautbiopsie wiederholt durch die Transplantation einer autologen, kryokonservierbaren KFGS behandelt werden. Auch allogene Keratinozytentransplantate heilen temporär ein und stimulieren über parakrine Mechanismen die Wundheilung. Da allogene Keratinozyten aber der Arzneimittelzulassung unterliegen, werden sie wohl erst in einigen Jahren breiter angewandt werden können.

Membran-Zell-Transplantate

Statt auf dem Boden der Kulturflasche selbst können die Zellen auch direkt auf Trägermembranen kultiviert werden. Dies hat den Vorteil, daß auf eine enzymatische Ablösung der Zellen aus der Kultur verzichtet werden kann. Ansätze, bei denen diese Membran eine Dermis imitieren soll (teilweise sogar unter Einbeziehung von kultivierten Fibroblasten) sind problematisch, da durch die zusätzliche Komplexität die Herstellung noch länger dauert und die Diffusionsstrecke für die initiale Ernährung der Keratinozyten nach der Transplantation beeinträchtigt ist. Alternativ wurden Membranen subkonfluent bewachsen so transplantiert, daß die Keratinozytenschicht der Wundfläche zugewandt ist (Abb. 3). Nach Fixierung dieser Membranen mit Fibrinkleber können die proliferations- und migrationsfähigen Zellen sich reorientieren und unter dem protektiven Verband der Membran ein mehrschichtiges Plattenepithel bilden. Im Nacktmauswundmodell konnten so Keratinozyten auf Hyaluronsäurepolymeren (HYAFF, Laserskin®), Kollagenschwämmen (Tissuefaszie®), Silikon-Kollagen-GAG-Kompositen (Integra®) und Silikon-Nylonnetz-Membran mit Kollagenbeschichtung

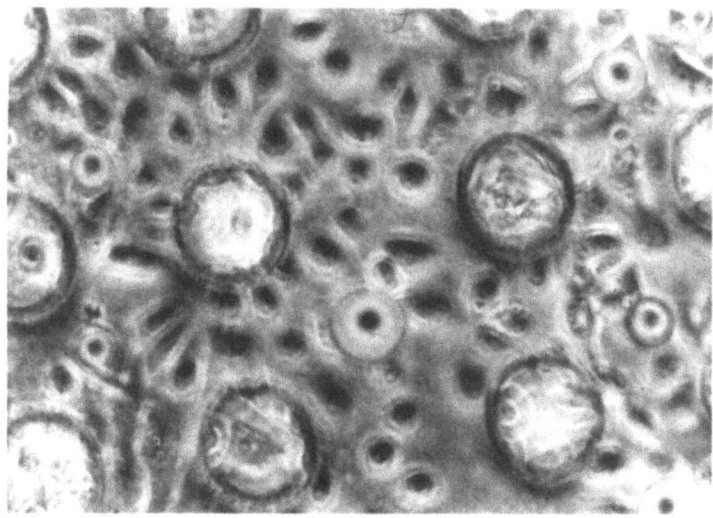

Abb. 3. Kultivierte humane Keratinozyten auf einer Laser-perforierten Hyaluronsäure-Ester-Membran

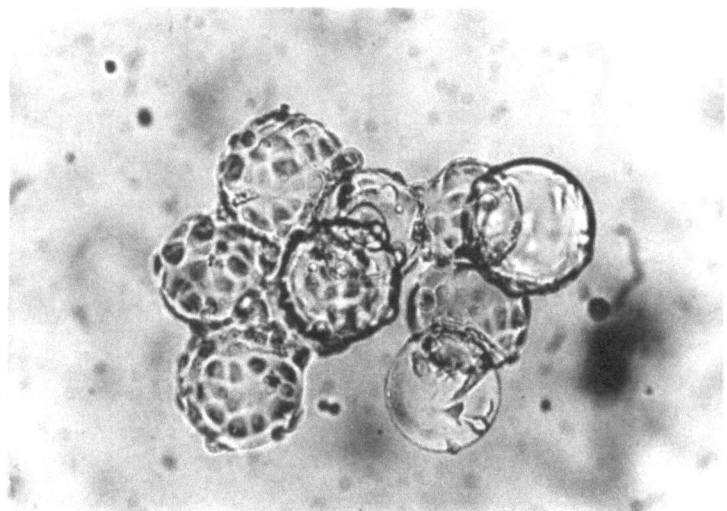

Abb. 4. Kultivierte humane Keratinozyten auf Kollagen-Dextran-Mikrosphären

(Biobrane®) erfolgreich transplantiert werden. Einige dieser Membranen induzieren im Modell auch eine verbesserte dermoepidermale Junktion und vermindern die Wundkontraktion [3].

Kultur auf Mikrocarriern

Durch die Kultivierung auf flottierenden Mikrosphären in Suspensionskulturen („Spinner-Kulturen") kann die bewachsbare Oberfläche pro Kulturgefäß und damit die Zellausbeute erhöht werden. Diese Mikrosphären werden dann subkonfluent mit Keratinozyten bewachsen auf die Wunde in einer Fibrinklebermatrix transplantiert (Abb. 4, 5). Im Tiermodell bilden sie analog zu KFGS ein konfluentes differenziertes Epithel [8]. Voraussetzung für die klini-

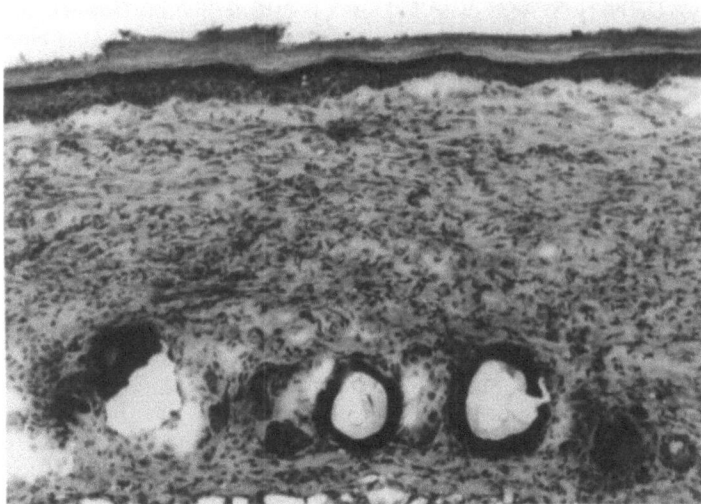

Abb. 5. Komplette Epithelisierung der Vollhautwunden im Nacktmausmodell nach der Transplantation humaner Keratinozyten auf Mikrosphären in einer Fibrinmatrix

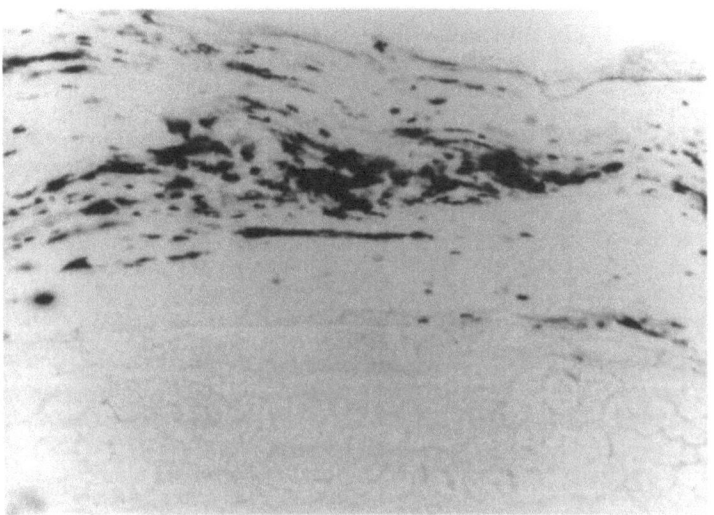

Abb. 6. In vivo Nachweis der Expression eines Reportergens (β-Gal) nach der Transplantation transfizierter Fibroblasten in einer Fibrinmatrix

sche Anwendbarkeit wäre eine rasche Resorption oder Abschilferung des Mikrocarriers. Mit den bisher verwendeten Dextran-Mikrosphären ist dieses Problem noch nicht befriedigend gelöst.

Gentherapie: In Vivo Drug Delivery mit transfizierten Fibrinkleber-Zell-Suspensionen

Keratinozyten und andere kultivierte Zellen (z. B. Fibroblasten) können temporär liposomal mit Wachstumsfaktorgenen (EGF/KGF) transfiziert werden, damit sie in der Fibrinmatrix in vivo als biologisches Drug-Delivery-System diese Faktoren kontinuierlich ins Gewebe abgeben [7]. Im Tierversuch sind bisher ein Einheilen der transfizierten Zellen, für über eine Woche effektive Gewebespiegel für EGF® und auch eine therapeutische Wirksamkeit im Sinne einer beschleunigten Wundheilung nachgewiesen [7] (Abb. 6).

Tissue Engineering und Fibrinkleber

Fibrinkleber hat sich seit langem zur Fixierung von Haut- und anderen Transplantaten in der plastischen Chirurgie bewährt. Fibrin eignet sich als biologische Matrix nicht nur für Keratinozyten, sondern auch für andere kultivierte Zellen (Chondrozyten, Osteoblasten, Urothelzelle, Lipoblasten usw.), wobei die experimentellen Untersuchungen insbesondere für die Knorpelrekonstruktion relativ fortgeschritten sind [1].

Alleine in Deutschland gibt es etwa 1,5 bis 2 Millionen Patienten mit chronischen Hautwunden. Die Behandlung dieser Wunden sollte vor allem eine chirurgische („wundärztliche") Aufgabe sein. Unter Einbeziehung der biologischen Behandlung mit kultivierten Keratinozyten, der Weiterentwicklung des Tissue Engineering, der Biomaterialforschung und der Gentherapie wird diese Behandlung möglicherweise in vielen Fällen effektiver werden und es können sozioökonomische Kosten gespart werden.

Literatur

1. Haisch A, Rathert T, Schultz O, Jahnke V, Burmester GR, Sittinger M (1998) In vitro engineered cartilage for reconstructive surgery, using biocompatible, resorbable fibrin glue/polymer structures. In: Stark GB, Horch R, Tanczos E (Eds) Biological Matrices and Tissue Reconstruction. Springer Verlag, Berlin, S 179–187
2. Horch R, Stark GB, Kopp J, Andree J (1995) Dermisersatz nach drittgradigen Verbrennungen und bei chronischen Wunden – Neue Erkenntnisse zur Morphologie nach Fremdhauttransplantation in Kombination mit kultivierten Keratinozyten. Transplantationsmedizin 7: 99–103
3. Kopp J, Stark GB, Horch R, Andree C, Bannasch H, Voigt M (1996) Kultivierte Keratinozyten auf einem Silikon-Kollagen-Matrix-Träger zur Deckung von Vollhautdefekten. Langenbecks Arch Klin Chir, „Chirurgisches Forum" 113. Tagung Deutsche Ges Chir, 9.–13.04.1996 in Berlin (Forumspreis der Deutschen Ges Chir), S 135
4. Kaiser HW, Stark GB, Kopp J, Balcerkiewiecz A, Spilker G, Kreysel HW (1994) Cultured autologous keratinocytes in fibrin glue suspension, exclusively and combined with STS allograft (preliminary clinical and histological report of a new technique). Burns 20: 23–29
5. Stark GB, Kopp J, Kaiser HW, Spilker G (1992) Kultivierte Keratinozyten in einer Fibrinklebermatrix zur Deckung von Verbrennungswunden. 30. Jahrestg Dt Ges Plast u Wiederherst-Chir, Berlin, 8.–10.10.1992
6. Stark GB, Kaiser HW, Horch R, Kopp J, Spilker G (1995) Cultured autologous keratinocytes suspended in fibrin glue (KFGS) with allogenic overgraft for definitive burn wound coverage. Eur J Plast Surg 18: 267–271
7. Tanczos E, Kulmburg P, Andree C, Kopp J, Jiao XY, Cao L, Flis B, Dodic T, Stark GB (1998) Genetically modified fibroblast-fibrin-glue suspension for in vivo drug delivery of epidermal growth factor (EGF): a surface gene therapy model not only for wounds. In: Stark GB, Horch R, Tanczos E (Eds). Springer Verlag, Berlin, S 47–52
8. Voigt M, Schauer M, Kopp J, Stark GB (1996) Keratinocyte cultivation on microsphere-carriers (Abstr.). 4th Congress Intern Wound Assoc IWA, Tel Aviv, 4.–7.3.1996

Lokalchirurgische Maßnahmen bei chronischen Wunden

J. Raunest

Abteilung für Allgemein- und Unfallchirurgie, Heinrich-Heine-Universität Düsseldorf, Moorenstraße 5, D-40225 Düsseldorf

Surgical Management of Chronic Wounds

Summary. The treatment of chronic wounds is initiated by resection of gangrenous tissue, drainage of abscess formations, and – if necessary – primary resection of necrotic bone and joint structures in the phalanxes. The restoration of arterial blood perfusion in the periphery is a central part of wound management. Several surgical procedures such as necrosectomy, topical application of antiseptic solutions, and hydrocolloid wound dressings serve to create well-vascularized granulative tissue. The application of vacuum occlusive dressings promotes the proliferation of fibroblasts that result in a dense granulative tissue. In the majority of cases, wound closure can be performed by suture traction or with the help of autologous skin grafts.

Key words: Chronic wound – Surgical wound management

Zusammenfassung. Die chirurgische Therapie chronischer Wunden beginnt mit einer Resektion gangränösen Gewebes, einer Eröffnung und suffizienten Drainage von Abszeßformationen sowie ggf. einer primären Resektion nekrotischer Knochen und Gelenkstrukturen im Phalangenbereich. Nach Optimierung der lokalen Perfusionsverhältnisse erfolgt der definitive Wundverschluß nach einer Phase der Wundkonditionierung, in der der Wundgrund durch offene Lokalbehandlung, aber auch auf dem Wege einer Vakuumversiegelung für die Sekundärnaht oder einen plastischen Wundverschluß vorbereitet werden kann. Hier kommt das gesamte Spektrum plastischer Chirurgie, einschließlich vaskulär gestielter Lappenplastiken, Rotationslappen, Hauttransplantationen etc. zur Anwendung.

Schlüsselwörter: Chronische Wunden – Chirurgische Wundbehandlung

Mit der stetigen Zunahme alter Menschen im chirurgischen Patientengut steigt auch die Häufigkeit chronischer Wunden, die aufgrund von Heilungsstörungen den einfachen Grundsätzen der primären Wundbehandlung nicht zugänglich sind. Darüber hinaus erhöht sich ständig die Inzidenz komplexer Weichteilverletzungen, die in ähnlicher Weise zur Heilungsstörung prädisponiert sind und einer differenzierten chirurgischen Therapie bedürfen. Hinzu kommt eine Häufung von Wundinfektionen mit multiresistenten Keimen, die sich im Hinblick auf die reduzierte Immunlage dieser Patienten als besonders problematisch erweisen.

Klinische Klassifikation der chronischen Wunde

Jede differenzierte Therapie setzt eine exakte Klassifikation der Wundverhältnisse voraus. Im klinischen Alltag hat es sich bewährt, die Beschaffenheit chronischer Wunden in folgende Kategorien zu klassifizieren:

- granulierend,
- epithelisierend,
- belegt bzw. infiziert,
- nekrotisch.

Jede Wundbeschaffenheit besitzt ihre spezifischen Therapieerfordernisse: So beruht die chirurgische Therapie der granulierenden Wunde auf einer effektiven Sekretableitung und einem Erhalt des Wundmilieus, ggf. durch Einsatz von Feucht- und Okklusivverbänden. Epithelisierende Wunden bedürfen mechanischer Schutzmaßnahmen zum Schutz der Wundoberfläche. Bei belegten und infizierten Wunden steht therapeutisch eine Abtragung nekrotischen Gewebes durch chirurgische Maßnahmen oder durch enzymatisch wirkende Substanzen im Vordergrund. Darüber hinaus ist eine kontinuierliche Wunddrainage zur Behandlung bestehender Abszesse und zur Prophylaxe eines Sekretverhaltes erforderlich. Bei trockenen Nekrosen schließlich ist die Verhinderung einer Superinfektion oberstes Ziel in der Wundbehandlung, die als eine vorbereitende Maßnahme für eine möglichst gewebesparende Grenzzonenresektion bzw. -amputation anzusehen ist.

Ätiologische Faktoren

Nahezu jede chronische Wunde geht mit einer Reihe lokaler und systemischer Störfaktoren einher, die mit einer regelhaften Wundheilung interferieren und den Mißerfolg zahlreicher Behandlungsversuche erklären. Die chirurgische Behandlung einer chronischen Wunde muß kausal ausgerichtet sein und sich anhand differenzierter Indikationen an den Dispositionen und Risikofaktoren des individuellen Patienten orientieren. Dieses Postulat setzt vor jeder Therapie eine exakte Diagnostik hinsichtlich lokaler und systemischer Störfaktoren voraus. Tabelle 1 faßt hierzu die wichtigsten Faktoren zusammen. Von eminenter Bedeutung ist in diesem Zusammenhang der Zustand der lokalen Gewebeperfusion. Hierbei gilt es nicht nur, eine Stenose der zuführenden arteriellen Gefäße auszuschließen, sondern auch eine venöse Stase und Störungen des Lymphabflusses sind gebührend zu berücksichtigen und bedürfen einer kausalen Therapie, die gleichzeitig die Basistherapie der Wundbehandlung bildet.

Tabelle 1. Ätiologie der Wundheilungsstörung

Lokale Störfaktoren		Systemische Störfaktoren	
• Infektion	Erreger Virulenz Konzentration	• Alter • Diabetes mellitus • M. Cushing • Anämie	
• verminderte Perfusion	arterielle Ischämie venöse Stase Ödem/Herzinsuffizienz Lymphstau	• Hypoproteinämie • Leberinsuffizienz • Mangel an Vitamin A, C, K • maligner Tumor	
• Polyneuropathie		• immunologische Erkrankungen • Bindegewebserkrankungen	
• Wunde	Gewebenekrose/Sequester Fremdkörper Instabilität chronischer Druck	• Pharmaka	Glukokortikoide Cyclosporin A Zytostatika Chemotherapeutika

Ebenso entscheidend ist die frühzeitige Diagnose und kausale Therapie metabolischer Störungen, wie z.B. eines Diabetes mellitus. Eine Normalisierung des Gewebemetabolismus als wesentliches Ziel der Wundbehandlung beruht auf einer optimierten Perfusion und gleichwertig auf einer Korrektur des gestörten Substratangebotes [1]. Erst wenn diese beiden Komponenten durch eine kausale Therapie von lokalen und systemischen Begleiterkrankungen in ausreichendem Maße kompensiert werden, sind die Grundvoraussetzungen für eine Wundreparation geschaffen. Gleichermaßen sind immunologische Störungen durch eine medikamenteninduzierte Immunsuppression oder durch vorbestehende Grunderkrankungen zu berücksichtigen. Bei den häufig eingeschränkten kausalen Korrekturmöglichkeiten erfordert eine eingeschränkte Immunkompetenz besondere Therapiemaßnahmen zur Bekämpfung und Prophylaxe von Wundinfekten.

Grundsätze der chirurgischen Lokalbehandlung

Unabhängig von Morphologie und individueller Patientendisposition läßt sich das Grundprinzip der chirurgischen Behandlung chronischer Wunden in fünf Schritten zusammenfassen (Tabelle 2). Zur kausalen Therapie ist es erforderlich, daß die Reihenfolge der aufgeführten Maßnahmen einzuhalten ist, wenngleich sich die einzelnen Behandlungsschritte in der Regel überschneiden oder unter dem Zeitdruck eines drohenden Extremitätenverlustes parallel ausgeführt werden müssen.

1. Beseitigung von Störfaktoren. In jedem Fall ist bei der Erstbehandlung der Wunde nach ursächlichen „Noxen" zu fahnden und für eine sofortige Unterbindung der Schädigung zu sorgen. Hierunter zählt eine Entlastung bzw. Lagerung bei Patienten mit chronischen Dekubitalulzera. Als weiteres Beispiel ist die Nekrose am Fuß des Diabetikers zu erwähnen, die ätiologisch häufig auf ungeeignetes Schuhwerk zurückzuführen ist. Nach einer sofortigen Entlastung des Fußes ist hier im Rahmen der Nachbehandlung und auch zur Prophylaxe weiterer Druckläsionen ein geeignetes und unter ärztlicher Kontrolle angefertigtes Schuhwerk essentiell.

2. Infektsanierung. Eine frühzeitige Beherrschung lokaler Infektionen ist entscheidend, um einen weiteren Gewebeuntergang zu verhindern. Dieser ist an eine lokale Keimdichte von $>10^7/cm^2$ Gewebeoberfläche gebunden [2]. Pathogenetisch bedeutsam ist hierbei eine fortschreitende Ischämie durch Thrombosierung der Endstrombahn, die insbesondere den Venolenbereich betrifft. Die chirurgische Therapie besteht in einer vollständigen Eröffnung von Abszessen und einer effektiven Drainage von Sekretverhalten durch Einlage von Mullstreifen oder Silikondrainagen. Im Rahmen der Infektionskontrolle ist auf eine ausreichende primäre Resektion avitaler Gewebestrukturen zu achten, die als „Focus" für einen Unterhalt und eine Chronifizierung des Infektionsprozesses verantwortlich sind. In dieser Hinsicht müssen avitale Kortikalisanteile, Knochensequester und putride infizierte Gelenkflächen an den Phalangen frühzeitig exstirpiert werden. Dieser Eingriff sollte unter dem Schutz einer gezielten systemischen Antibiotikatherapie erfolgen. Die chirurgischen Maßnahmen können darüber hinaus durch Auflage lokaler Antiseptika und Antibiotika ergänzt werden.

3. Verbesserung der Perfusionsverhältnisse. Nach Abschluß der notfallmäßigen Maßnahmen zur Infektbeherrschung ist vor jeder weiteren resektiven Maßnahme oder plastisch-chirurgi-

Tabelle 2. Therapiegrundsätze zur Behandlung chronischer Wunden

---
1. Beseitigung ätiologisch relevanter Faktoren
2. Infektsanierung
3. Verbesserung der lokalen Perfusionsbedingungen
4. Konditionierung des Wundgrundes
5. Definitiver Wundverschluß

---

schen Eingriffen eine Untersuchung der Perfusionsverhältnisse indiziert. Neben einer Dopplersonographie bildet die Angiographie Grundlage gefäßchirurgischer Maßnahmen. Rekonstruktive Maßnahmen im Sinne einer offenen Revaskularisation oder einer interventionellen Dilatation sind in der Regel von einer entsprechenden systemischen Antikoagulationstherapie zu begleiten. Nach erfolgreicher gefäßchirurgischer Intervention kann häufig eine signifikant verbesserte Heilungstendenz festgestellt werden. Die Basis für einen definitiven Wundverschluß auch unter Anwendung plastisch-chirurgischer Maßnahmen ist hiermit geschaffen. Schließlich sei auf die Bedeutung venöser Perfusionsstörungen hingewiesen, die ebenfalls eine sorgfältige Behandlung erfordern. Bei der Mehrzahl der Patienten führt eine effektive Kompressionsbehandlung bei stauungsbedingten venösen Ulzera zu einer erheblichen Besserung der Wundverhältnisse. Seltener wird eine Faszienspaltung bzw. eine Fasziektomie zur Verbesserung der venösen Perfusionsverhältnisse erforderlich sein.

4. Wundkonditionierung. Eine Vorbereitung des Wundgrundes für einen definitiven Verschluß setzt eine chirurgische Resektion von Gewebenekrosen voraus. Dieser Eingriff sollte erst nach Abklingen einer akuten Infektion erfolgen. Wesentlich ist eine exakte Resektion in der Grenzzone zum vitalen Gewebe. Eine besondere Aufmerksamkeit erfordert der Grenzbereich zum Periost bzw. zu Gelenkstrukturen. Im Hinblick auf die Entstehung chronischer Ostitiden, die irreversible Zerstörung von Gelenkstrukturen und der Problematik sekundärer Weichteildeckungen ist die Resektion auf ein Minimum zu begrenzen. In der Phase der Wundkonditionierung kommen in Abhängigkeit von der individuellen Sekretionsaktivität und Granulationstendenz verschiedene Wundauflagen zur Anwendung. Neben textilen Verbandsmaterialien bieten sich hier auch Hydrokolloide und Hydrogele an. Eine Vakuumversiegelung stellt den Übergang zwischen den Phasen der Wundkonditionierung und dem Wundverschluß dar. Ihr Prinzip besteht in einem flächenhaften Hochvakuum, das über einen Polymerschwamm unter Verschluß einer Polyurethanfolie wirksam wird. Unter Vakuumbedingungen bewirkt der mit Polyvinylalkohol getränkte Schwamm eine außerordentlich starke Stimulation des Granulationsgewebes, dessen Oberflächengranulationen der Porengröße des Schwammes von 0,2 bis 1,0 mm entsprechen. Als wesentlicher Vorteil dieses Verfahrens ist der Erhalt des Wundmilieus anzusehen. Der dem Vakuum ausgesetzte Polymerschwamm verhindert eine Retraktion der Wundränder und bewirkt aufgrund seiner Rigidität zusätzlich eine wirkungsvolle Ruhigstellung der Wunde. Das flächenhaft homogene und gut vaskularisierte Granulationsgewebe bildet eine gute Basis für eine plastische Sekundärdeckung oder eine Epithelisation [3]. Eine Variante dieser Maßnahme bildet die Instillations-Vakuumversiegelung. Durch eine intermittierende Instillation von Antibiotika oder Antiseptika in den Polyvinylalkoholschwamm ist eine topische Bakterizidie möglich [2].

5. Wundverschluß. Im Idealfall gelingt der chirurgische Wundverschluß durch eine Sekundärnaht. In Abhängigkeit von der Defektausdehnung stehen mit den Verfahren der Gewebeexpansion weitere Möglichkeiten zur Verfügung, die nach entsprechender Vorbereitung einen spannungsfreien Sekundärverschluß erlauben. Mit Hilfe einer dynamischen Naht können die Wundränder derart genähert werden, daß auch größere Defekte zu überbrücken sind. Hierzu stehen handelsübliche mit atraumatischen Nadeln armierte Gummizügel zur Verfügung. Alternativ kann der Hautrand mit den zum Wundverschluß üblichen Hautklammern in Abständen von ca. 1,5 bis 2 cm versehen werden. Anschließend wird ein 2-mm-Gummizügel schnürsenkelartig eingezogen und mit einer gewissen Vorspannung fixiert. Am Hautgewebe werden nun zwei Phänomene offensichtlich: In den ersten Stunden kommt es zu einer Dehnung, die auf seinen viskoelastischen Eigenschaften beruht und durch Umverteilungen von Gewebewasser bzw. Neuausrichtung von Kollagenfasern ermöglicht wird. Im weiteren Verlauf einer Langzeitdehnung bildet sich neues Hautgewebe, so daß auf dem Wege eines Gewebezuwachses mehr Hautmaterial zum definitiven Wundverschluß zur Verfügung steht. Darüber hinaus ist eine Gewebeexpansion durch Implantation subkutaner Ballonsysteme oder durch Einsatz von Polymeren möglich, die unter Kontakt mit Gewebsflüssigkeit aufquellen. Die verschiedenen Verfahren der Gewebeexpansion finden jedoch ihre Anwendungsgrenzen bei vorbestehenden Infektionen, so daß sie bei der Mehrzahl der chronischen Wunden keine therapeutische Alternative darstellen [4]. Der plastische Wundverschluß bildet das Standardverfahren zur Hautdeckung chronischer Wunden. Hierzu steht in erster Linie die Hauttransplantation in Form von Spalthauttransplantaten, Insellappen oder Mesh grafts zur Verfügung. Ferner sind Wundverschlüsse durch Verschiebe- und Rotationslappenplastiken möglich. Schließlich stellt der vaskularisierte Lappentransfer eine anspruchsvolle Alternative in der Defektdeckung dar. Diese aufwendige Operationstechnik findet jedoch ihre Grenzen in einem Defektgebiet, dessen Perfusion auf arteriosklerotisch geschädigte Gefäße und Bypassversorgungen angewiesen ist.

Die Behandlung chronischer Wunden erfordert ein enges Zusammenwirken von allgemeinchirurgischen, gefäßchirurgischen und plastisch-rekonstruktiven Verfahren. Gleichzeitig ist häufig eine Therapie zugrundeliegender internistischer Erkrankungen erforderlich. Der Erfolg dieser Maßnahmen kann daher nur durch Einbindung des Patienten in ein engmaschiges interdisziplinäres Konzept erreicht werden.

Literatur

1. Caldwell MD (1990) Topical wound therapy. J Trauma 30:116
2. Fleischmann W, Russ MK, Moch D (1998) Chirurgische Wundbehandlung. Chirurg 69:222
3. Raunest J, Derra E (1997) Die Vakuumversiegelung – eine effektive Methode zur Behandlung komplexer Weichteilwunden. Akt Chir 32:113
4. Vogt PM, Eriksson E (1992) Aspekte der epidermalen Wundheilung. Handchir Mikrochir Plast Chir 24:259

Einfluß von Verbandmaterialien auf die Wundheilung

R. Linder

Abteilung Chirurgie und Unfallchirurgie, Klinikum Neustadt, Am Kiebitzberg 10,
D-23730 Neustadt/Holstein

Effects of Surgical Dressings on Wound Healing

Summary. In the early 1970s, a major revolution in the management of wounds began. Simple woven absorbents that kept the wound as dry as possible were superseded by occlusive dressings that provided moist wound healing. The wound healing process is influenced by control of moisture content, thermal properties, gaseous permeability, pH effects, and impermeability to micro-organisms. Low adherence of the dressing provides protection of the newly formed tissue and relieves the patients's pain during removal.

Key words: Occlusive dressings – Wound environment – Moist wound healing – Wound management

Zusammenfassung. Das Konzept der offenen Wundbehandlung befindet sich seit den 70er Jahren in einem radikalen Umbruch. Der ausschließlich absorbierende, die Wunde austrocknende konventionelle Verband wurde durch die feuchte, besser: feucht-warme Wundbehandlung mit Okklusivverbänden abgelöst. Diese beeinflussen nachgewiesenermaßen die Wundheilung positiv durch die Schaffung eines feuchten Wundmilieus mit thermischer Isolation, Absorption überschüssiger Sekretmengen, pH-Wert-Optimierung, Einflüsse auf den Gasaustausch und Schutz vor mikrobieller Durchwanderung. Ihre niedrige Adhäsivität schont das regenerierte Gewebe und erlaubt schmerzfreie Verbandswechsel.

Schlüsselwörter: Verbände – Offene Wundbehandlung – Wundmilieu – Wundheilung

So wie die Behandlung von Wunden die älteste Aufgabe der Heilkundigen darstellt (erste Überlieferungen über Wundversorgungen stammen aus der Zeit des Cro-Magnon-Menschen, ca. 36000 v. Chr.), so alt ist auch die Geschichte des Wundverbandes. Grundsätzlich soll ein Verband Blutungen stillen, einen mechanischen Schutz der Wunde gewährleisten, Wundsekret aufnehmen und den Wundschmerz lindern. In der Frühgeschichte der Medizin, die diesbezüglich noch nicht sehr lange zurückliegt, benutzte man Spinnweben, Dung, Blätter, Fette, Honig und andere exotische Dinge. Erst als Lister im ausgehenden 19. Jh. die Bedeutung von Sauberkeit und Asepsis publik machte, begann sich auch die Qualität der Wundverbände zu verbessern. Anfang unseres Jh. wurde die mit Paraffin imprägnierte Gaze als erster nicht-adhäsiver Verband für Verbrennungen und ähnliche Wunden eingeführt. In den frühen 70er Jahren setzte dann eine echte Revolution in der Wundbehandlung ein. Bis dahin beschränkte sich die Zusammensetzung von Verbänden auf einfache Gewebe, die alleine oder zusätzlich mit Fasern aus Baumwolle oder Viskose verwendet wurden. Diese Materialien sollten im wesentlichen das Exsudat aufnehmen und die Wunde so trocken wie möglich halten, da man dies als essentiell für einen raschen und unproblematischen Heilungsverlauf ansah. Erst seit den bahnbrechenden Untersuchungen Winters [1] über den Einfluß von Okklusivverbänden auf die Abheilung experimentell gesetzter Wunden beim Hausschwein führten die Entwicklungsbemühungen der Industrie zu einer Vielzahl neuer, ganzer Produktfamilien, die die Wundbehandlung auf eine völlig neue Basis stellten.

Die Themen der Wundheilung und Wundbehandlung sind hierzulande in Medizinstudium und Krankenpflegeausbildung deutlich unterrepräsentiert und ich habe den Eindruck, daß speziell Ärzte oft nicht bereit sind, Neues in bezug auf die Wundbehandlung anzunehmen, da sie dieses Gebiet für zu trivial halten. In den englischsprachigen Ländern wird das Fachgebiet Wundheilung eindeutig höher bewertet als in Kontinentaleuropa („Wundheilungs-Fachschwester" und „Infection Control Officer" in Großbritannien, EDV-Dokumentation von Verbandswechseln auf operativen Stationen in US-Krankenhäusern aus forensischen Gründen). Die Bedeutung einer sachgerechten Wundbehandlung einschließlich ihrer Komplikationen ist nicht zuletzt auch gesundheitspolitisch unverändert hoch, wie die offiziellen Zahlen 1991 von 2,18 Millionen an akuten oberflächlichen Verletzungen Erkrankter und 2,32 Millionen an den drei häufigsten chronischen Wunden (venöses und arterielles Ulcus cruris, Decubitalulcus) Leidender in Deutschland zeigen. Damit verbunden sind schätzungsweise 20 Millionen vertragsärztliche Konsultationen mit einem Honorarvolumen von ca. 1 Milliarde DM, die Aufwendungen für Verbandsmittel stationär und ambulant lagen bei 1,1 Milliarden DM [2].

Vielleicht durch den auch aus finanziellem Druck bedingten, früheren Zwang zum Qualitätsmanagement kommen die besten Übersichtsdaten aus Großbritannien, dessen Gesundheitsdienst die mittlerweile unübersehbare Vielfalt von Verbandsmaterialien systematisch geordnet und klassifiziert hat. Die „Royal Pharmaceutical Society" listete 1990 insgesamt 379 verschiedene Typen, nicht etwa Formatsgrößen, von Verbandsmaterialien auf. Um diese Größenordnung anschaulicher zu machen: Auf dem letztjährigen Chirurgenkongreß in München hatten Sie die Auswahl zwischen 783 Vorträgen und auf dem Unfallchirurgenkongreß waren es 534. Diese 379 Verbandstypen konnten unter Berücksichtigung ihrer Anwendungsbereiche in immerhin noch 86 Untergruppen gegliedert werden. Rein rechnerisch stünden uns damit pro Anwendungsbereich 4–5 Alternativen zur Verfügung, tatsächlich streuen die Möglichkeiten zwischen einem Monopolpräparat und bis zu 14 Konkurrenten und jeder der insgesamt 55 Hersteller läßt natürlich auf sein Produkt nichts kommen. Diese englische Klassifikation ist im übrigen recht einfach und logisch aufgebaut: Mit dem Buchstaben „E" ist die Sektion „Verbände" gekennzeichnet, der zweite Buchstabe kennzeichnet den speziellen Anwendungsbereich und im dritten Buchstaben unterscheiden sich dann innerhalb eines Anwendungsbereiches die verschiedenen Materialien.

Zu Verbänden von primär verschlossenen Wunden möchte ich nicht viel sagen: Bei korrekter Versorgung kann eine Infektion von außen schon nach wenigen Stunden infolge der Verklebung nicht mehr erfolgen, der Verband hat hier mehr die Funktion eines mechanischen Schutzes und ich wage die Behauptung, daß die Art des Materials von untergeordneter Bedeutung ist. Die Heildauer einer sauberen chirurgischen Inzision läßt sich nach einer Formel von Marks [3] abschätzen, eine 1 mm tiefe Inzision benötigt etwa 4 Tage zur Abheilung.

Der therapeutisch anspruchsvolle Bereich ist die Behandlung sekundär heilender Wunden. Hier muß eindeutig konstatiert werden, daß die Wundbehandlung mit Okklusivverbänden der traditionellen Verbandstechnik mit lediglich absorbierenden Materialien (Kompressen) in verschiedener Hinsicht weit überlegen ist: Granulationsbildung, Angiogenese und Epithelisierung erfolgen schneller, eine evtl. vorhandene Infektion und der damit zusammenhängende Wundschmerz klingen rascher ab, die Rate manifester Infektionen von vorher lediglich kontaminierten Wunden ist signifikant niedriger und das kosmetische Ergebnis besser. Mit produktabhängig graduellen Unterschieden kann mit den verschiedenen Okklusivverbänden das Milieu offener Wunden in folgenden Bereichen positiv beeinflußt werden:

Die Aufrechterhaltung einer hohen Feuchtigkeit zwischen Wunde und Verband begünstigt die zellulären Proliferations- und Regenerationsvorgänge. Eine austrocknende Wunde ist mit einer undurchlässigen Kruste bedeckt und erzwingt eine epitheliale Durchwanderung auf einer tieferen feuchten Schicht [1, 4].

Durch die Absorption eines Teiles des Wundexsudates können die Mazeration des gesunden Gewebes verhindert und Toxine und Zellreste entfernt werden, die die entzündliche Phase verlängern und die Regenerationsvorgänge blockieren [5]. Hinsichtlich der Notwendigkeit eines Gasaustausches durch den Verband gab es längere Zeit kontroverse Ansichten. Man weiß mittlerweile, daß der Luftsauerstoff eine komplexe, vermutlich sehr fein ausbalancierte Funktion im heilenden Gewebe hat: Vereinfacht ausgedrückt, werden Angiogenese und Granulationsbildung durch Sauerstoffmangel stimuliert, wohingegen die Epithelisierung durch die Anwesenheit von Sauerstoff gefördert wird [6].

Die Gasdurchlässigkeit für Kohlendioxid führt uns indirekt zum nächsten Aspekt des pH-Wertes: Bereits kleine Verschiebungen im lokalen Wundmilieu haben erhebliche Auswirkungen auf die lokale Konzentration von z.B. Ammoniak und auch wieder Sauerstoff. Das optimale Wundmilieu scheint in einem leicht sauren pH-Bereich von 6,1 zu liegen, da hier eine Reihe häufiger Mikroorganismen im Wachstum gehemmt werden [7].

Der Einfluß der Temperatur konnte in einer über 400 Patienten umfassenden Studie dokumentiert werden: Nach Reinigung einer Wunde dauert es 40 Minuten, bis die Ausgangstemperatur wieder erreicht ist und weitere drei Stunden bis Zellteilungsvorgänge und Leukozytenaktivität wieder ihr früheres Niveau erlangt haben. Mitose und Phagozytose sistieren unterhalb von ca. 28 °C nahezu völlig. Im Bereich der thermischen Isolationsfähigkeit scheinen große Unterschiede bei den verschiedenen Materialien der Okklusivverbände zu liegen [8, 9].

Eine sehr alte Forderung an Verbände ist das Fehlen einer Kontamination der Wunde mit toxischen Substanzen oder korpuskulären Elementen mit der nachfolgenden Bildung von Fremdkörpergranulomen und Infektpersistenz [10, 11].

Ein durchweichter konventioneller Verband stellt eine regelrechte Straße dar, auf der Mikroorganismen auch entgegen dem Sekretfluß in die Wunde einwandern und sie sekundär kontaminieren können. Motile Bakterien wie Pseudomonas und Proteus-Spezies benötigen hierfür nur wenige Stunden, bei sich nicht bewegenden Keimen dauert dieser Vorgang aber auch nur maximal 48 Stunden [12, 13].

Die Adhäsivität des Verbandes auf der Wunde ist in doppelter Hinsicht sehr bedeutsam: Beim Wechsel eines ausgetrockneten Verbandes wird die obere, gerade regenerierte Schicht mit abgerissen. Speziell in der Brandwundenbehandlung hat dieses Phänomen der „sekundären Wundvertiefung" eine klinische Bedeutung erlangt. Weiterhin ist dieser Vorgang für den Patienten außerordentlich schmerzhaft, und mit den modernen Okklusivverbänden sind die früher sehr häufigen „Verbandswechsel in Narkose" nahezu völlig aus den Operationsprogrammen verschwunden.

Letztendlich gibt es auch noch eine ökonomische Komponente: Bei korrekter Anwendung über mehrere Tage ist der zum Verbandswechsel notwendige Zeit- und damit Personalkostenaufwand wie auch der reine Materialkostenaufwand geringer als mit konventionellen Verbänden.

Welcher Typ von Okklusivverband ist nun der beste? Die gesamte klinische Literatur zur Wundbehandlung ist außerordentlich heterogen. Vor etwa 10 Jahren wurde zur Frage des Infektionsrisikos der Okklusivbehandlung die meines Wissens bisher einzige größere Metaanalyse durchgeführt. Ausgewertet wurden insgesamt 69 klinische Studien mit über 4200 Wunden, in der Hälfte dieser Studien wurden konventionelle Verbände mit rein absorbierenden Materialien versus Okklusivverbände untersucht. In der Prävalenz von Wundinfektionen konnte eine signifikante Überlegenheit der Okklusivverbände gegenüber den konventionellen („passiven") Verbandsmaterialien belegt werden (2,6% vs. 7,1%). Schlüsselt man die Okklusivverbände nach ihrer Struktur auf und setzt dann die Infektionsraten aus den zweiarmigen Vergleichsstudien jeweils den komplementären, konventionell verbundenen Kollektiven gegenüber, so scheinen die Hydrokolloidverbände mit einer Infektionsrate von 1,3% den lediglich absorbierenden Schäumen und Hydrogelen (2,2%) sowie den Polyurethanfolien (4,5%) überlegen zu sein [16]. Möglicherweise beruht dieser Effekt auf der pH-Wert-Verschiebung in den leicht sauren Bereich, der bei Hydrokolloidverbänden wohl am deutlichsten ausgeprägt ist. Die auch heute noch weitverbreitete Angst vor einer „feuchten Kammer" ist in dieser generellen Form nicht gerechtfertigt! Mittlerweile stehen auch durchsichtige Hydrokolloidverbände zur Verfügung, so daß die Wundinspektion auch ohne Verbandswechsel möglich ist.

Literatur

1. Winter GD (1962) Formation of the scab and the rate of epithelization of superficial wounds in the scin of the young domestic pig. Nature 193: 293–294
2. Werner KG (1993) Die Wundbehandlung in den Budgets der gesetzlichen Krankenversicherung. In: Kiene S (Hrsg) Wunde und Wundbehandlung. Symposiumsbericht. Barth, Leipzig Berlin Heidelberg, S 9–15
3. Marks J et al (1983) Prediction of healing time as an aid to the management of open granulating wounds. Wld J Surg 7: 641–645
4. Hinman CD, Maibach H, Winter GD (1963) Effect of air exposure and occlusion on experimental human skin wounds. Nature 200: 377–379
5. Thomas S et al (1987) A new approach to the treatment of extravasation injury in neonates. Pharm J 239: 584–585
6. Silver IA (1985) Oxygen and tissue repair. In: Ryan TJ (Ed) An environment for healing: the role of occlusion. Internat. Congress and Symposium Series 88. London, Royal Society of Medicine, 15–19
7. Leveen HH (1973) Chemical acidification of wounds, an adjuvant to healing and the unfavorable action of alkalinity and ammonia. Ann Surg 178: 745–753
8. Myers JA (1992) Modern plastic surgical dressings. Hlth Soc Serv J: 336–337
9. Lock PM (1980) The effect of temperature on mitotic activity at the edge of experimental wounds. In: Lundgren A, Soner AB (Eds) Symposia on Wound Healing; Plastic, Surgical and Dermatological Aspects. Mölndal, Schweden, 103–109
10. Adams JE (1913) Peritoneal adhesions – an experimental study. Lancet 1: 663–668
11. Wood RAB (1976) Disintegration of cellulose dressings in open granulating wounds. Br Med J 1: 1444–1445
12. Colebrook L, Hood AM (1948) Infection through soaked dressings. Lancet 2: 682–683
13. Piskozub ZT (1968) The efficacy of wound dressing materials as a barrier to secondary bacterial contamination. Br J Plast Surg 213: 387–401
14. Malone WD (1987) Wound dressing adherence: a clinical comparative study. Arch Emerg Med 4: 101–105
15. Thomas S (1989) Pain and wound management. Nurs Times 85: 11–15
16. Hutchinson JJ (1989) Prevalence of wound infection under occlusive dressings: a collective survey of reported research. Wounds 1: 123–133

Interdisziplinäre Behandlungskonzepte bei chronischen Wunden

S. Coerper, A. Kerber, M. Schäffer und H. D. Becker

Abteilung für Allgemeine Chirurgie und Poliklinik, Chirurgische Universitätsklinik, Hoppe-Seyler-Straße 3, D-72076 Tübingen

Interdisciplinary Concepts of Wound Care

Summary. Interdisciplinary concepts for the treatment of chronic wounds are mandatory because of the multifactorial reasons causing ulceration. This is a report on 6 years' experience at the wound care unit in Tübingen. Patients with chronic wounds (mainly diabetic, venous, and ischemic ulcers) were treated primarily as outpatients according to a standardised and interdisciplinary wound care protocol. Quality control was guaranteed by a standardised wound documentation system. The evaluation of this data demonstrates an overall healing rate of 69% within 52 weeks (mean). Before patients were referred to Tübingen, unsuccessful therapy was characterised by a mean wound duration of 35 weeks. The results presented justify this interdisciplinary wound care unit.

Key words: Chronic wounds – Interdisciplinary treatment

Zusammenfassung. Aufgrund der häufig multifaktoriellen Ätiologie chronischer Wunden ist für diese Patienten ein interdisziplinäres Behandlungskonzept sinnvoll. In Tübingen wurde daher vor 6 Jahren eine interdisziplinäre Wundsprechstunde etabliert. Patienten mit chronischen Wunden wurden nach einem standardisierten Protokoll interdisziplinär und vorwiegend ambulant behandelt. Zur Qualitätskontrolle wurde ein standardisiertes Wunddokumentationssystem erarbeitet. Die prospektiv erhobenen Daten zeigen nach einer durchschnittlichen Behandlungsdauer von 52 Wochen eine allgemeine Heilungsrate von 69%, wobei die als chronisch definierten Ulzera zuvor im Schnitt 35 Wochen erfolglos behandelt wurden. Die Ergebnisse rechtfertigen die Einrichtung einer interdisziplinär organisierten Wundsprechstunde, die in Deutschland zwischenzeitlich Modellcharakter aufweist.

Schlüsselwörter: Chronische Wunden – Interdisziplinäre Therapie

Einleitung

Die Zahl der Patienten, die in Deutschland an chronischen Wunden erkranken wird auf ca. 1,1 Millionen geschätzt. Trotz unterschiedlichster Behandlungen bleiben viele Ulzera therapieresistent oder rezidivieren häufig. Die oft langen Krankheitsverläufe führen zur sozialen Isolation, Verlust des Arbeitsplatzes oder Frühberentung. Neben dem medizinischen Problem wird somit der sozioökonomische Aspekt von chronischen Wunden deutlich [1]. Es müssen daher neue Konzepte gefunden werden, die durch eine Optimierung der bestehenden Be-

Tabelle 1. Diagnostik chronischer Wunden	Tabelle 2. Die 6 Säulen der Therapie chronischer Wunden
Basisdiagnostik • Klinische Untersuchung • TcpO$_2$-Messung (Fußrücken) • Doppeldruckmessung • Nativ-Röntgen • Duplex-Sonographie • Labor (BB, Elyte, Gerinnung, HBA$_{1c}$, BZ) • Pedographie *Erweiterte Diagnostik* • Angiographie • Phlebographie • Mikrobiologischer Abstrich • Erweiterte Laboruntersuchungen • Histologie	• Therapie der Grunderkrankung • Infektkontrolle • Radikales chirurgisches Wunddebridement • Feuchte lokale Wundbehandlung • Unterstützende Maßnahmen • Tertiärprävention

handlungsschemata unter Einbeziehung neuer Therapieverfahren die ambulante Behandlung effektiver machen [2, 3]. Die dadurch mögliche Verkürzung der Behandlungszeiten und Vermeidung längerer stationärer Behandlungen wäre ein entscheidender Beitrag für eine Kostenreduktion im Gesundheitswesen.

Aufgrund der multifaktoriellen Ätiologie chronischer Wunden sind fachärztliche Kompetenz und spezielle Kenntnisse im lokalen Wundmanagement erforderlich. Häufig besteht hier ein gewisses Defizit. Hinzu kommt, daß die speziellen Kenntnisse der Grunderkrankungen und die apparativen Voraussetzungen kaum in einer Fachabteilung konzentriert sind. Eine erfolgreiche Wundbehandlung ist daher am ehesten in einem interdisziplinären Verbund möglich [4]. Eine Verzahnung wissenschaftlicher Untersuchungen experimenteller und klinischer Art sollte angestrebt werden, um neue Wege zu suchen, chronische Wunden zu behandeln.

Ergebnisse

Die allgemeinchirurgische Klinik Tübingen hat es sich daher vor 6 Jahren zur Aufgabe gestellt, ein solches Zentrum zu etablieren. Ziel war die interdisziplinäre Vernetzung ambulanter und stationärer Behandlung, sowie die Verzahnung der primär- und postmedizinischen Sektoren bei gleichzeitiger Optimierung der Patientendurchlaufsteuerung. Standardisierte Schemata zur ambulanten Diagnostik und Therapie waren zu erarbeiten (Tabelle 1 u. 2). Hierzu sollte die Gefäßchirurgie, Diabetologie, Radiologie, Mikrobiologie und Orthopädietechnik eingebunden werden. Die lokalchirurgischen Maßnahmen und die lokale Therapie, sowie die zentrale Organisation von Diagnostik und Therapie sollte in einer Wundsprechstunde erfolgen. Die Einführung einer standardisierten Wunddokumentation hatte das Ziel, die eigenen Behandlungsergebnisse kontinuierlich im Sinne der Qualitätssicherung zu überprüfen [5].

Die Infrastruktur für eine interdisziplinäre Behandlung von Patienten mit chronischen Wunden ist zwischenzeitlich durch die Wundsprechstunde geschaffen (Abb. 1). Hierzu erfolgte eine spezielle Ausbildung der Pflegekräfte. Durch diese Qualifikation hat sich der Aufgabenbereich der Pflegekräfte deutlich erweitert. Er beinhaltet neben der regelmäßigen Wundversorgung und Dokumentation der Heilverläufe das Management der ambulanten Versorgung (z.B. Kontaktaufnahme mit den entsprechenden ambulanten Pflegediensten), die Durchführung eigener Fortbildungsveranstaltungen im Pflegebereich, sowie die Mitarbeit an klinischen wissenschaftlichen Untersuchungen.

Die interdisziplinäre Behandlung konnte in fast allen Bereichen realisiert werden und hat zwischenzeitlich eine erhebliche gesundheitsökonomische Relevanz: Stationäre Behandlungen sind nur noch für kurze Zeit bei der Hälfte der behandelten Patienten erforderlich, wo-

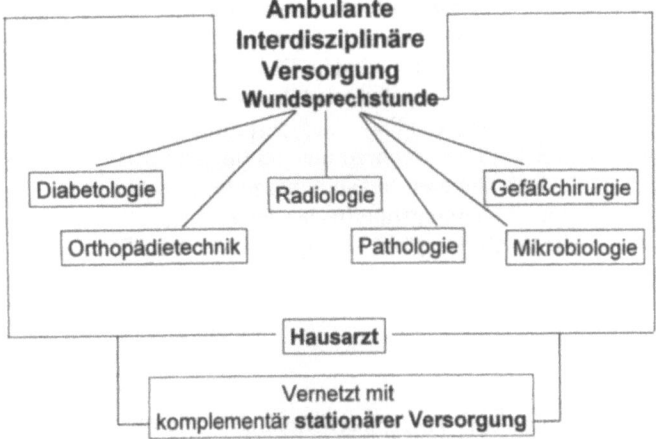

Abb. 1. Infrastruktur der interdisziplinären Therapie chronischer Wunden

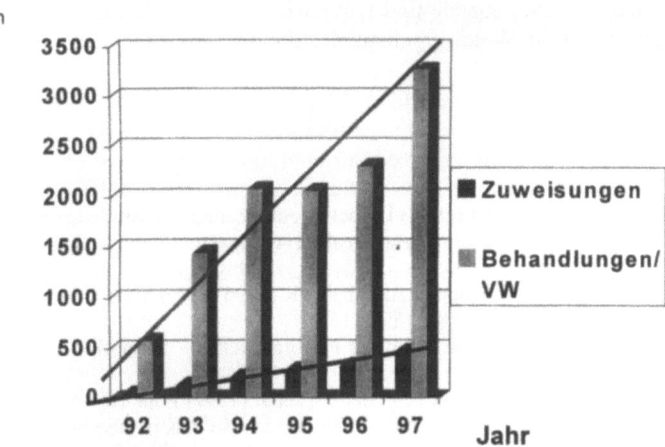

Abb. 2. Anzahl der Patienten und deren Behandlungen in der Wundsprechstunde 1992–1997 (1400 Patienten, 11 800 Behandlungen)

durch ein Teil der Patienten die berufliche Tätigkeit begrenzt fortführen konnte oder an Umschulungsprogrammen teilnahm. Die Patienten werden in der Regel von den Hausärzten zugewiesen. In der Wundsprechstunde erfolgt eine Evaluierung der bisherigen Diagnostik und Therapie, sowie die Komplettierung der Diagnostik und anschließende Einweisung in standardisierte Behandlungsschemata. Neben den regelmäßigen Vorstellungen in der Wundsprechstunde erfolgt die weitere ambulante Behandlung beim Hausarzt. Neue diagnostische oder therapeutische Maßnahmen wurden angewandt und/oder wissenschaftlich geprüft. Ein Beispiel ist die Einführung neuer distaler Bypass-Verfahren (popliteo-pedaler Venenbypass) durch die Gefäßchirurgie bei Patienten mit ischämischem diabetischem Fuß [2] oder die MR- oder CO_2-Angiographie durch die Radiologie bei Patienten mit Kontrastmittelallergie oder schwerer präterminaler Niereninsuffizienz. Neue Operationsverfahren zur chirurgischen Therapie der chronisch venösen Insuffizienz (endoskopische Perforansdissektion) haben ebenfalls einen großen Stellenwert im Behandlungskonzept gefunden [3].

Die breite Akzeptanz der Wundsprechstunde durch die niedergelassenen Arztpraxen wird durch die kontinuierlich steigende Zahl von Patientenüberweisungen deutlich (1400 innerhalb von 6 Jahren, davon 400 allein im letzten Jahr), was zum anderen jedoch auch ein gutes

Indiz für die Notwendigkeit solcher interdisziplinären Wundzentren darstellt (Abb. 2). Durch eine optimale Ressourcennutzung (Medizinische Geräte, Fachpersonal, operative Einrichtungen im Zentrum) konnten Gesamtkosten eingespart werden. Die eigens erarbeitete EDV-gestützte und in Deutschland einzigartige prospektive Verlaufsdokumentation ermöglicht die kontinuierliche Qualitätskontrolle und stellt die Grundlage zur Überprüfung neuer Therapieformen dar. Die lang bestehenden (im Schnitt 35 Wochen) und als therapieresistent eingestuften Ulzera konnten demnach in deutlich kürzeren Behandlungszeiten zur Abheilung gebracht werden (52 Wochen) und die gute Abheilungsrate (69%) der zuvor als therapieresistent eingestuften Ulzera rechtfertigt die Fortführung der Therapie nach dem in Tübingen erarbeiteten interdisziplinären Therapieschema.

Schlußfolgerung

Durch die konsequente Anwendung erfolgreicher Therapieschemata sowie durch Etablierung neuer Verfahren konnten die Behandlungszeiten verkürzt und die dadurch direkt anfallenden Therapiekosten gesenkt werden. Dies führte sekundär zur Senkung von Folgekosten der Sozialversicherungen durch Vermeidung längerer Arbeitsunfähigkeit oder Verlust des Arbeitsplatzes. Somit rechtfertigen medizinische, soziale und wirtschaftliche Gründe die Einrichtung einer interdisziplinär organisierten Wundsprechstunde, die in Deutschland Modellcharakter aufweist.

Literatur

1. Apelqvist G, Ragnarson G, Persson U, Larsson J (1994) Diabetic foot ulcers in a multidisciplinary setting. An economic analysis of primary healing and healing with amputation. J Int Med 235: 463–471
2. Eckstein M, Schumacher H, Meader N, Post S, Hupp T, Allenberg JR (1996) Pedal bypass for limb-threatening ischemia: an 11 year review. Br J Surg 83: 1554–1557
3. Hauer G (1985) Die endoskopische subfasziale Diszision der Perforansvenen – vorläufige Mitteilung. VASA 1: 59–61
4. Glover MS, Weingarten MS, Buchbinder DS, Russel L, Poucher L et al (1997) Four year outcome based review of wound healing and limb salvage in patients with chronic wounds treated in wound care centers. J Adv Wound Care
5. Deutschle G, Coerper S, Gottwald T, Flesch I, Becker HD, Köveker G (1996) Chronische Wunden: Qualitätssicherung durch standardisierte Wunddokumentation. Wundforum 3: 3–6

Die amerikanische Erfahrung –
Triebfeder und Anregung zum Nachdenken

Typische Erfahrung eines früheren Forschungsassistenten in den USA

E. Klar

Chirurgische Universitätsklinik Heidelberg, Im Neuenheimer Feld 110, D-69120 Heidelberg

Typical Experience of a Former Research Fellow in the USA

Summary. Besides personal experience as a former research fellow, the prerequisites for a successful research fellowship in the USA were analysed. Individual initiatives without any infrastructure for successful reintegration at home will fail. Isolated publications will carry the insignia of the guest university without providing benefit for the home institution at a later stage. The ideal constellation is the continuity of international cooperation in combination with an active research group at home. In addition to the respective publications, the following achievements of a research period in the USA can be attained: Establishing ongoing contacts to an international research group in the own field of interest; training in "how to write a scientific paper"; introduction to the "international scientific community". The potential contact to other groups cannot be planned, but represents an important aspect of a research period. To learn to appreciate other peoples' way of living adds to the personality of every scientist.

Key words: Research fellowship – Surgery – Research organisation

Zusammenfassung. Neben einer Darstellung der persönlichen Erfahrungen als ehemaliger Forschungsassistent wird analysiert, unter welchen Bedingungen ein Forschungsaufenthalt in den USA sinnvoll ist. Individuelle Initiativen ohne heimatliche Startbasis oder Infrastruktur bei Rückkehr verpuffen in isolierten Publikationen unter dem Namen der auswärtigen Institution meistens ohne spätere Bereicherung für die Heimatklinik. Die ideale Konstellation besteht in der Kontinuität der internationalen Kooperation in Verbindung mit einer aktiven Arbeitsgruppe an der eigenen Klinik. Neben entsprechenden Publikationen werden folgende weitere Bereicherungen durch einen USA-Aufenthalt gesehen: Etablierung fortdauernder Kontakte zu einer internationalen Forschungsgruppe auf dem eigenen Arbeitsgebiet; Erlangung einer Expertise in „How to write a scientific paper"; Einführung in die „International Scientific Community". Der teilweise zufällige Kontakt zu weiteren exponierten Arbeitsgruppen stellt einen nicht planbaren jedoch wichtigen Aspekt eines Auslandsaufenthaltes dar. Besonders wichtig ist die Erweiterung des persönlichen Horizontes.

Schlüsselwörter: Forschungsaufenthalt – Chirurgie – Forschungsorganisation

The main scope of the following analysis is my personal experience as a research fellow with Dr. Andrew Warshaw at the Massachusetts General Hospital, Harvard Medical School in Boston. Beyond this I would like to answer the more fundamental question: Is a research fellowship in the USA really worthwhile?

To start off with I want to take a critical view. It has to be stated that the incentive to pick up special techniques outside Germany is an invalid argument to go abroad because it should be possible to find equivalent equipment and research groups within Germany not in all but in most cases. A strong caveat has to be put in against individual initiatives without proper infrastructure at home. This would at any rate lead to stagnation of research after return to the home institution due to forced clinical integration of the research fellow to compensate for his lack of clinical experience resulting in a loss of the accumulated research experience. In addition his publications will stay isolated with the insignia of the foreign institution and without connection to his home university. In contrast, the ideal infrastructure consists of an active research group at home, there should be continuity of international cooperation and a free exchange of ideas and methods.

Coming back to my personal experience, I went to Boston in 1988 with a research history of nine months in the laboratory of Professor Meßmer working in the field of pancreatic microcirculation. It was a rather late time point in my own education at the end of my residency. Financing was provided by the Deutsche Forschungsgemeinschaft and the aim of my stay was beyond my expanding on the basis of previous research activities to establish a cooperation between our institutions. Therefore it made sense that I was at a more advanced stage of my clinical education than would be generally recommended for a research period abroad.

To characterize the scientific output there are different types of publications concerning generation and evaluation of data.

1. The project had been started at home and was completed abroad.
   In Heidelberg we had analyzed pancreatic microcirculation by intravital microscopy, a technique which was not available in Boston. It was logical to add information on pancreatic injury by morphometry. The resulting publication listed coauthors from both institutions [1].
2. The project was started abroad and completed abroad.
   The idea originated from Dr. Warshaw's observation that acute pancreatitis occurs after cardiopulmonary bypass especially when vasoconstrictors had been applied. A logical line of investigation was pursued concerning my previous interest on pancreatic perfusion. A pharmacological study was performed in combination with the histological assessment of the severity of pancreatitis. As first author I was allowed to indicate my home university which was unusual but is very helpful for every research fellow in the future [2].
3. The distance from routine work opens the mental capacity to summarize the research activities in a review article. The manuscript can be substantiated by the tutor which is reflected in respective coauthorships [3].

Continuity of research work abroad and at home is a major principle of a profitable research fellowship. When I left, Jan Schmidt from Heidelberg moved in pursuing the line of dextran therapy in acute pancreatitis. So there was continuity abroad. At home we defined isovolemic hemodilution with dextran as optimal infusion regimen in acute pancreatitis. In addition we expanded on the effect of vasoconstrictors in acute pancreatitis adding intravital microscopic observation to the data generated in Boston. Thus, a logical line of investigation was continued at home. In addition to continuity a vital cooperation is characterized by complementary methods and models. Two different models of experimental pancreatic carcinoma are at hand in Boston (duct perfusion) and Heidelberg (implantation). We analyze the microvasculature of the tumor by intravital microscopy; in Boston other techniques like immunohistochemistry or cellular subfractionation are applied. The different approaches often add to one another in a logical way.

There are important further achievements for an international research fellow beyond the yield of publications.

- the establishment of contacts to a renowned surgical center
- increase in competence "How to write a paper"
- the introduction to the international scientific community facilitating the exchange at meetings, a better appreciation of submitted papers, and the integration in editorial boards.

- unexpected cooperation: there may always emerge the possibility of an accidental joint project. In my personal situation an additional cooperation with the Massachussetts Institute of Technology was established concerning the quantification of hepatic microcirculation. This project has been fruitful for the last decade and is still carrying on efficiently.
- appreciation of a different way of living: although not scientific this achievement seems very important since it adds to the personality of every scientist.

The initial question: "A research fellowship abroad, is it really worthwhile?" can be definitely answered with a firm "Yes!". However, it has to be considered that the transatlantic suspension bridge of cooperation and exchange has to be supported by two strong pillars on both sides of the ocean. The prerequisites of success are functioning research groups in the respective institutions.

Literatur

1. Klar E, Mall G, Messmer K, Herfarth C, Rattner DW, Warshaw AL (1993) Improvement of impaired pancreatic microcirculation by isovolemic hemodilution protects pancreatic morphology in acute biliary pancreatitis. Surg Gynecol Obstet 174: 144–150
2. Klar E, Rattner DW, Compton C, Stanford G, Chernow B, Warshaw AL (1991) Adverse effect of therapeutic vasoconstrictors in experimental acute pancreatitis. Ann Surg 214: 168–174
3. Klar E, Messmer K, Warshaw AL, Herfarth C (1990) Pancreatic ischemia in experimental acute pancreatitis – Mechanism, significance and therapy. Brit J Surg 77: 1205–1210

Unser chirurgischer Nachbar Polen –
Erfahrungsaustausch und Planung

Einführung: Das gemeinsame chirurgische Erbe

A. Encke und M. Sachs

Chirurgische Universitätsklinik Frankfurt am Main, Theodor-Stern-Kai 7, D-60590 Frankfurt/M.

The Common Surgical Heritage

Summary. The mutual and dreadful history of Poland and Germany has left behind wounds and scars on both sides. This session is dedicated to the common surgical heritage and joint development of the presence and future. Important pioneering contributions of German surgery were achieved at the University of Breslau (Wroclaw), especially by Johann von Mikulicz-Radecki and his associate Ferdinand Sauerbruch. Our Polish colleagues have further developed the surgical tradition in Poland since World War II.

Key words: Surgical history – Poland – Germany

Zusammenfassung. Die wechsel- und leidvolle deutsch-polnische Geschichte hat Wunden und Narben auf beiden Seiten hinterlassen. Aufgabe dieser Sitzung ist die Besinnung auf das gemeinsame chirurgische Erbe und die Gestaltung der Gegenwart und Zukunft. An der Universität Breslau (Wroclaw) wurden wesentliche Pionierleistungen der deutschen Chirurgie erarbeitet, namentlich von Johann von Mikulicz-Radecki und seinem Schüler Ferdinand Sauerbruch. Unsere polnischen Kollegen haben das chirurgische Erbe in Polen nach dem Ende des 2. Weltkrieges aufgenommen und weiterentwickelt.

Schlüsselwörter: Chirurgische Historie – Polen – Deutschland

Prof. Kulakowski aus Warschau und ich begrüßen Sie sehr herzlich zu dieser gemeinsamen Sitzung mit unseren chirurgischen Nachbarn aus Polen.

Die wechsel- und leidvolle Geschichte unserer beiden Länder hat Wunden und Narben hinterlassen, auch in der persönlichen Erinnerung von Chirurgen. Aufgabe der heutigen Sitzung ist es um so mehr, uns auf das gemeinsame chirurgische Erbe zu besinnen und die Gegenwart und Zukunft zu gestalten.

1811 verlegte der Preußenkönig Friedrich Wilhelm III. die Universität Frankfurt/Oder nach Breslau, dem heutigen Wroclaw. Um die Jahrhundertwende gehörte Breslau dank der Leistungen hervorragender Wissenschaftler zu den medizinischen Zentren der Welt. Eine der prägenden Gestalten neben dem Neurologen Wernicke und dem Dermatologen Neisser war der Chirurg Johann von Mikulicz-Radecki. Littauisch-deutscher Abstammung verbrachte er seine Studien- und Lehrjahre bei Theodor Billroth in Wien, bevor er 1882 den Ruf auf den chirurgischen Lehrstuhl der polnischen Universität Krakau (Krakow) annahm und sich während der folgenden (fünf) Jahre durch das schnelle Erlernen der polnischen Sprache und seine aufgeschlossene Art den Respekt seiner neuen Kollegen erwarb. Über Königsberg (1887–1890) kam er nach Breslau, wo er die Thoraxchirurgie und die Endoskopie begründete und viele weitere wesentliche Beiträge zur Chirurgie leistete, bevor er 55jährig an einem inoperablen Pankreascarcinom verstarb (1905). Unter seinen Schülern ist Ferdinand Sauerbruch der bekannteste. Unter seinen Nachfolgern in Breslau möchte ich meinen chirurgischen „Großvater" Karl Heinrich Bauer und seine Chirurgenschule besonders erwähnen. Er hat, seit 1943 Ordinarius in Heidelberg, die deutsche Chirurgie der Nachkriegszeit wesentlich mitgeprägt.

Mit dem Ende des 2. Weltkrieges wurde die deutsche Universität in Breslau geschlossen und die polnische Universität Wroclaw neu gegründet. Die Medizinische Fakultät löste sich 1950 als selbständige Academia Medica Wrateslaviensis von der Universität ab. Die alte chirurgische Klinik wurde von 1946–1973 von Viktor Bross geleitet. Er hat sich um den Aufbau der Herzchirurgie und Nierentransplantation in Polen große Verdienste erworben, im Bereich des politisch Möglichen aber auch frühzeitig den Kontrakt zur deutschen Chirurgie gesucht. Beim Aufbau der Herzchirurgie erfuhr er Unterstützung von Derra (Düsseldorf), Linder (Berlin) und Zenker (München), die ihrerseits Förderung und Unterstützung vor Ort durch namhafte amerikanische Chirurgen wie Longmire, Gerbode, Müller, Spencer u. a. erfahren hatten. Viktor Bross wurde 1964 zum korrespondierenden Mitglied der Deutschen Gesellschaft für Chirurgie gewählt. Unser Kollege Waldemar Kozuschek ist durch seine langjährige chirurgische Tätigkeit in Wroclaw, Bonn und Bochum ein lebendiger Zeitzeuge der Entwicklung der deutsch-polnischen Beziehungen in der Chirurgie seit dem 2. Weltkrieg. Als besondere Geste haben wir die Verleihung des Goldenen Doktordiploms durch die Universität Wroclaw (Dekan Prof. Lazarkiewicz) an meinen chirurgischen Lehrer Fritz Linder, der in Breslau als Sohn des Direktors des über 700 Jahre alten humanistischen Maria-Magdalena-Gymnasiums geboren wurde, anläßlich seines 80. Geburtstages (1992) empfunden. Persönlich ansprechen möchte ich schließlich den hier im Saale anwesenden Witold Rudowski aus Warschau, der sich als Vertreter Polens in der International Federation of Surgical Colleges über viele Jahre auch um einen chirurgischen Austausch zwischen Polen und Deutschland bemüht hat.

An der Universität Breslau wurden wesentliche Pionierleistungen der deutschen Chirurgie erarbeitet. Unsere polnischen Kollegen haben das ihnen überlassene Erbe entsprechend ihren Möglichkeiten weiterentwickelt. Sie haben dabei, vor allem seit der politischen Wende auch die Leistungen deutscher Chirurgen an ihren Universitäten in der Vergangenheit gewürdigt. Ich meine, dies ist eine gute Basis für einen kontinuierlichen Erfahrungsaustausch und zukünftige Planungen.

Entwicklung und Bedeutung der chirurgischen Onkologie in Deutschland

A. Encke

Chirurgische Universitätsklinik Frankfurt am Main, Theodor-Stern-Kai 7, D-60590 Frankfurt/M.

Development and Impact of Surgical Oncology in Germany

Summary. Karl Heinrich Bauer (1890–1978) must be considered the Nestor of surgical oncology in Germany (mutation hypothesis 1928, monograph *"Das Krebsproblem"* 1949, German Cancer Research Institution (DKFZ) in Heidelberg 1964). The biological understanding of tumor disease has influenced the standardization of surgical procedures and has integrated these into a multimodal oncological concept, including neoadjuvant and adjuvant radio- and chemotherapy. Guidelines and consensus recommendations for the diagnosis and treatment of solid tumors have been established. Laparoscopic oncological surgery is under discussion and should be restricted to prospective trials.
Key words: Surgical oncology – Germany

Zusammenfassung. Als Nestor der chirurgischen Onkologie in Deutschland gilt Karl Heinrich Bauer (Mutationstheorie 1928, Monographie „Das Krebsproblem" 1949, Gründung des DKFZ in Heidelberg 1964). Das zunehmende biologische Verständnis der Tumorerkrankung hat zur Standardisierung chirurgisch-onkologischer Eingriffe und deren Integration in ein multimodales onkologisches Gesamtkonzept geführt. Dieses bezieht die stadiengerechte neoadjuvante und adjuvante Radio- und Chemotherapie in die Operationsplanung mit ein. Es wurden „Leitlinien" und „Konsensusempfehlungen" zur Diagnostik und Therapie der häufigsten soliden Tumoren entwickelt. Diskutiert wird gegenwärtig die laparoskopische onkologische Chirurgie, die zunächst nur im Rahmen prospektiver Studien zur Anwendung kommen sollte.
Schlüsselwörter: Chirurgische Onkologie – Deutschland

Als Nestor der chirurgischen Onkologie in Deutschland gilt Karl Heinrich Bauer, von 1933–1943 Chirurgischer Ordinarius in Breslau, anschließend bis zu seiner Emeritierung im Jahre 1962 in Heidelberg. Seine Persönlichkeit ist vielfach gewürdigt worden. Seine herausragenden Leistungen in der Onkologie bestanden zunächst in der 1928 publizierten „Mutationstheorie der Geschwulstentstehung", die durch die moderne Molekularbiologie ihre endgültige Beweisführung erlangt hat. Hier schließt sich der Kreis zu seinem chirurgischen Enkel, unserem Präsidenten Herfarth, der jüngst die Gründung der Arbeitsgruppe „Molekulare Diagnostik und Therapie" in der Deutschen Gesellschaft für Chirurgie initiiert hat. 1949 veröffentlichte K. H. Bauer seine wegweisende Monographie „Das Krebsproblem", an der er seit 1933 gearbeitet hatte. Er widmete sie seinen eigenen Schülern und Operateuren (Geisendörfer, Kindler). Die Krönung seines onkologischen Lebenswerkes war schließlich die Errichtung des Deutschen Krebsforschungszentrums (DKFZ) in Heidelberg (1964).

Sein Schüler Fritz Linder gründete 1966 in Heidelberg den ersten „Interdisziplinären Onkologischen Arbeitskreis", Vorbild für andere Zentren und die öffentliche Gesundheitsplanung in der Krebsvor- und -nachsorge. Fritz Linder erkannte frühzeitig, daß der mit allen Möglichkeiten der Krebsbehandlung vertraute Onkologe eine Illusion ist und ebensowenig wie der einzelne Spezialist zur Verbesserung der Heilergebnisse beitragen kann. Es erschien daher nur sinnvoll und notwendig, alle beteiligten Disziplinen durch die enge Kooperation onkologisch besonders Interessierter und Ausgebildeter in eine gemeinsame therapeutische Verantwortung zu zwingen.

Im gleichen Jahr (1966) etablierte sich der „Deutschsprachige TNM-Ausschuß" der UICC, seitdem bis heute von Chirurgen geführt, aber ganz wesentlich getragen durch den „chirurgischen" Pathologen Paul Hermanek. Ihm und seinen jeweiligen chirurgischen Partnern verdanken wir in Deutschland entscheidende Impulse und Publikationen zum exakten Tumorstaging als Grundlage der Standardisierung unserer Operationsverfahren (R0-Resektion), der Beurteilung unserer Therapieergebnisse sowie der Qualitätssicherung und Prognoseforschung.

Schließlich sollen die Gründung der Deutschen Krebsgesellschaft (1970) und der Arbeitsgemeinschaft Onkologie (CAO) der Deutschen Gesellschaft für Chirurgie besonders erwähnt werden, letztere zur Wahrung der chirurgischen Ansprüche in der Onkologie nach außen und zur Intensivierung der klinischen Forschung innerhalb unserer eigenen Fachgesellschaft.

Das zunehmende biologische Verständnis der Tumorerkrankung hat zu der Erkenntnis geführt, daß bei lokalen Tumoren häufig bereits eine systemische Komponente vorliegt und in einer gewissen Zahl von Fällen eine genetisch bestimmte Erkrankung des gesamten Organs besteht. Dementsprechend ordnet sich die chirurgische Behandlung solider Tumoren heute häufig in ein multimodales onkologisches Gesamtkonzept ein. Die klinische Forschung führte bei zunehmender Kenntnis der speziellen Ausbreitungs- und Metastasierungswege zu standardisierten chirurgischen Techniken. Erst damit wurde neben dem Standard der curativen Resektion unter Einschluß der potentiell befallenen Lymphknoten auch eine tumorbiologisch begründete eingeschränkte Radikalität möglich. Schließlich erwies sich die Chirurgie der Metastasen und des locoregionären Rezidivs, abhängig von der Primärtumorlokalisation, als prognoseverbessernd.

Das multimodale Therapiekonzept bezieht stadiengerecht die neoadjuvante und adjuvante Radio- und Chemotherapie in die Operationsplanung ein. Die CAO der Deutschen Gesellschaft für Chirurgie hat in Zusammenarbeit mit der Deutschen Krebsgesellschaft und den Medizinischen und Radiologischen Onkologischen Arbeitsgemeinschaften Konsensusempfehlungen, z.B. für das colorectale Carcinom und „Leitlinien" für die Diagnostik und Therapie der häufigsten soliden Tumoren erarbeitet und publiziert. Beide werden laufend überarbeitet. Größere Anstrengungen erscheinen noch notwendig bei der Durchführung prospektiver, randomisierter, multizentrischer Therapiestudien bei Krebserkrankungen als einem wichtigen Anliegen der Klinischen Forschung.

Starkes Interesse findet zur Zeit die Diskussion über die Vor- und Nachteile, insbesondere die onkologische Sicherheit bei laparoskopischen Tumoreingriffen. Einzelne Operateure und Häuser können auch unter onkologischem Aspekt exzellente Operationsergebnisse vorweisen. Die Standardisierung dieser Eingriffe bedarf aber großer Übung und Erfahrung, die bisher noch an Zentren gebunden sind. Andererseits laufen zur Zeit noch zahlreiche klinische und experimentelle Studien zur adäquaten Radikalität, Tumorzellverschleppung und Beeinflussung des Immunsystems bei laparoskopischen Tumorresektionen. Solange entsprechende Langzeitergebnisse fehlen, gilt die Forderung, daß z.B. colorectale Carcinomchirurgie in curativer Intention nur innerhalb von prospektiven klinischen Studien mit selektionierten Indikationen erfolgen sollte.

Berufspolitisch haben wir uns im Augenblick mit einem gewissen Alleinvertretungsanspruch der Internistischen Onkologie für die systemische Chemotherapie bei malignen Tumoren auseinanderzusetzen. Dies hat bei den operativen Fächern, insbesondere Gynäkologen und Urologen zu erheblichen Gegenreaktionen geführt. Die Deutsche Gesellschaft für

Tabelle 1. Stellungnahme des Chirurgischen Lehrstuhlkonventes zur Chirurgischen Onkologie innerhalb der Allgemein- und Visceralchirurgie (erarbeitet von H. G. Beger und Ch. Herfarth, 1995)

Definition

Die Chirurgische Onkologie ist ein Teilbereich innerhalb der chirurgischen Krankenversorgung. Neben der speziellen chirurgischen Therapie umfaßt die chirurgische Onkologie die Bereiche Prävention, spezielle Diagnostik, Rehabilitation und Nachsorge von Patienten mit bösartigen Erkrankungen. In der Allgemein- und Visceralchirurgie umfaßt die Chirurgische Onkologie vor allem die Therapie solider Tumoren des Oesophago-Gastrointestinaltraktes, der parenchymatösen und endokrinen Organe, mesenchymaler und neurogener Tumoren sowie der Weichteiltumoren. Grundvoraussetzung ist exzellente chirurgisch-technische Therapiekompetenz in dem entsprechenden Organgebiet.

Aufgaben der Chirurgischen Onkologie im Rahmen der Allgemein- und Visceral-chirurgischen Krankenversorgung:
1. Durchführung adjuvanter und neoadjuvanter Therapien bei Tumoren des chirurgisch definierten Gebietes unter Einsatz von Chemo-, Immuno-, Hormon- und Gentherapie.
2. Chemotherapie bei fortgeschrittenen Tumoren, wenn in die Therapie ein chirurgisches Vorgehen miteinbezogen ist (z. B. neoadjuvante Therapie bei fortgeschrittenen Tumoren).
3. Regionale Chemotherapie (z. B. Lebermetastasen, Peritonealkarzinose, Weichteiltumore der Extremitäten).
4. Organisation des interdisziplinären onkologischen Konsils mit anderen onkologischen speziellen Einrichtungen (Hämato-Onkologie, Gynäkologische Onkologie, Strahlentherapie).
5. Durchführung und Weiterentwicklung von multimodalen Therapieprotokollen bei 1.–3.
6. Erarbeitung und Weiterentwicklung von Richtlinien der chirurgischen und multimodalen Therapie maligner Tumoren.
7. Durchführung von Qualitätssicherungsmaßnahmen in der chirurgischen Onkologie.
8. Tumorprävention.
9. Tumornachsorge.

Spezielle Aufgaben in der Forschung und an akademischen Einrichtungen:
1. Organisation und Beteiligung an prospektiven Therapiestudien (z. B. multimodale Therapieprotokolle).
2. Studien zur Prävention und Verbesserung der Diagnostik und Nachsorge.
3. Onkologische Weiterbildung innerhalb der chirurgischen Fächer.
4. Umsetzung neuen Forschungswissens in klinische Praxis bzw. in Kombination mit chirurgischem Vorgehen (Zusammenarbeit mit Grundlagenforschung auf relevanten Gebieten mit dem Ziel Einsatz biologischer, immunologischer, molekularer und molekulargenetischer Methoden).
5. Einbeziehung der Chirurgischen Onkologie in die studentische Ausbildung auf dem Gebiet der Allgemein- und Visceralchirurgie.

Chirurgie hat gemeinsam mit der CAO dementsprchend bei der Bundesärztekammer die Schaffung einer Fakultativen Weiterbildung „Chirurgische Onkologie" beantragt. Diese sieht eine eineinhalbjährige Tätigkeit in der Visceral- oder Thoraxchirurgie und ein halbes Jahr in einer onkologischen Institution (Klinik oder Forschung) vor. Falls dieses Ziel weiterverfolgt wird, muß darauf geachtet werden, daß der Inhalt einer solchen besonderen Qualifikation internationalen Qualitätsanforderungen entspricht und nicht nur eine Alibifunktion erhält. Die Lehrstuhlinhaber für Allgemein- und Visceralchirurgie haben die Aufgaben der chirurgischen Onkologie im Rahmen der allgemein- und visceralchirurgischen Krankenversorgung und die speziellen Aufgaben in der Forschung und an akademischen Einrichtungen auf Vorschlag von H. G. Beger und Ch. Herfarth (1995) definiert (Tabelle 1).

Literatur beim Verfasser.

The Prospective Multicenter Trial of Gastric Cancer

T. Popiela, J. Kulig, J. Berner, M. Drews, A. Gabryelewicz, A. Karwowski, P. Kołodziejczyk, M. Krawczyk, K. Marlicz, P. Misiuna, Z. Piotrowski, Z. Puchalski, and Z. Wajda

1st Department of General and GI Surgery, Jagiellonian University, 40 Kopernikastr., PL-31-501 Krakow

Introduction

Stomach cancer is still one of the serious health problems all over the world. Although the incidence of stomach cancer has been declining, Poland is among the countries with the highest morbidity and mortality rates. In 1994 gastric cancer accounted in our country for 19.7 and 7.0 deaths cases per 100 000 population of males and females, respectively [8].

In 1977 we undertook Polish Prospective Multicenter Trial on gastric cancer granted by the Government and the State Committee for Scientific Research (grant # PR.VI, CPBR 11.5 and KBN PO 5C 035). The main targets of this multidisciplinary and multicenter study involved defining endogenous and environmental carcinogenic factors, improvement of early gastric cancer detection, and improvement of surgical and chemo- and chemoimmunotherapy treatment methods. As the results of epidemiological and immunological studies have been already published [1, 4, 5, 9, 12–14], this presentation concentrates on the results of surgical treatment and surgery combined with different chemo- and chemoimmunotherapy models applied in gastric cancer patients.

Material and Methods

The first phase of the clinical trial was carried out between 1977–1986 at the university centre in Krakow. The second phase undertaken in 1987 was carried out on a multicenter basis

Table 1. Characteristics of gastric cancer patients included to the trial

Stage	No. of patients	M/F ratio	Mean age (years)	Histology acc. to Lauren (%)	
				Intestinal (%)	diffuse + mixed (%)
I A	182	1.9	57.9	68.7	31.3
I B	289	1.9	57.8	65.9	34.1
II	543	1.9	59.3	58.3	41.7
III A	735	2.4	59.5	59.9	40.1
III B	388	2.5	60.7	59.2	40.8
IV	1189	2.5	59.8	58.1	41.9
Total	3326	2.3	59.5	59.7	40.3

in the nine university hospitals in Poland. The trial involved patients hospitalized and undergoing surgery for gastric cancer between 1977 and 1997. Patients with the history of other malignant disease, previous gastric surgery or with incomplete documentation were excluded, and finally 3326 patients were qualified for analysis (Table 1). Mean age of patients was 59.5 years but gastric cancer occurred most commonly in patients between 61–70 years of age (33.6%), and 51–60 years (28.2%). Clinicopathological data including demography, clinical presentation, preoperative work-up, surgical procedures, complications, final pathologic report and follow-up were collected prospectively using standardized case control forms. The UICC-TNM classification was applied for staging of all cases [2]. The Japanese Research Society for Gastric Cancer classification was used for regional lymph nodes mapping and defining the extend of lymph nodes dissection [3].

Among 3326 gastric cancer patients, 1245 who underwent stomach resection and did not receive chemo- or chemoimmunotherapy were analyzed in terms of surgical treatment outcomes.

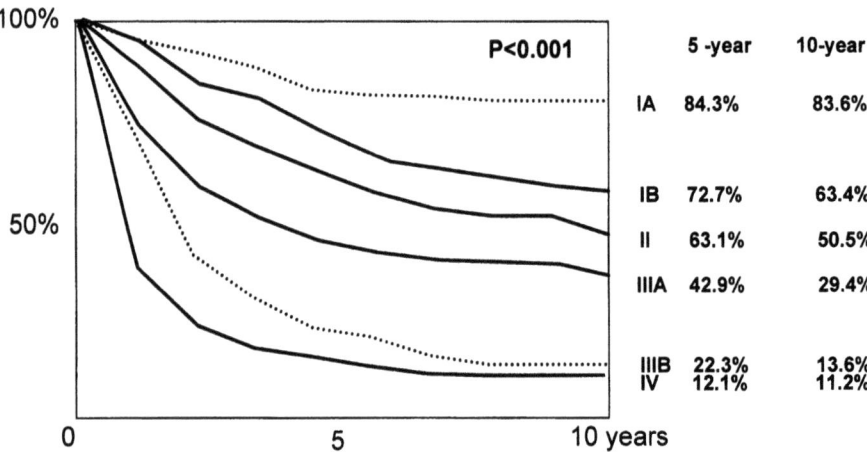

Fig. 1. Probability of 5- and 10-year survival acc. to UICC-TNM stage ($n = 3326$)

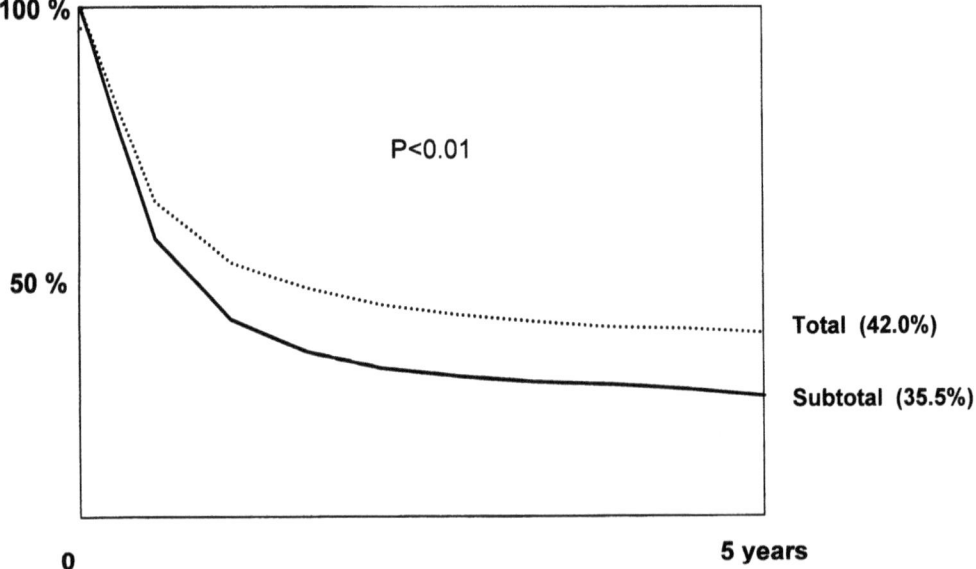

Fig. 2. Probability of 5-year survival after total vs. subtotal gastric resection ($n = 1245$)

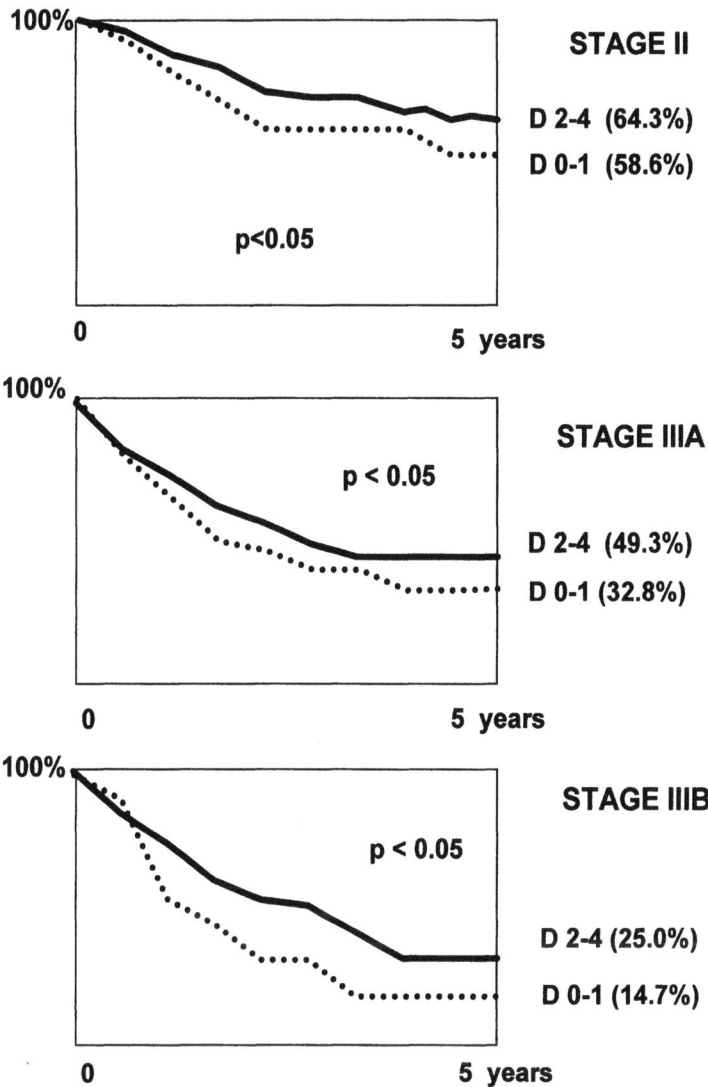

Fig. 3. Probability of 5-year survival after D0–1 vs. D2–4 lymphangiectomy in gastric cancer patients stage II, IIIA and IIIB ($n=1245$)

Since 1977, a group of 1811 patients (TNM stage: II–IV) were receiving chemo- and chemoimmunotherapy in addition to surgery. The following models were randomly applied: 5 FU (242 patients), 5 FU+BCG (282 patients), FAM (214 patients), FAM+BCG (435 patients) and EAP (638 patients). Control group consisted of randomly selected gastric cancer patients not receiving chemo- or chemoimmunotherapy. The results of combined therapy were analysed separately for adjuvant (stage II+IIIA) and palliative (stage IIIB+IV) groups. Thirty-two patients with unresectable tumor detected on the laparotomy or staging laparoscopy were treated neoadjuvantly, and received three series of EAP chemotherapy. In case of positive response second-look surgery was performed.

Patients randomization and data analysis were coordinated and performed in the Coordinating Center in Krakow. For the survival rates calculations we used Kaplan-Meier method and the log-rank test was used to assess statistical significance between groups. All analyses were performed using SAS statistical software package.

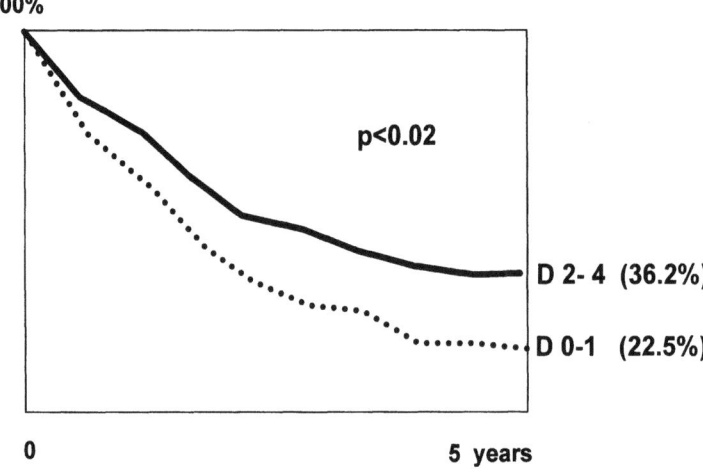

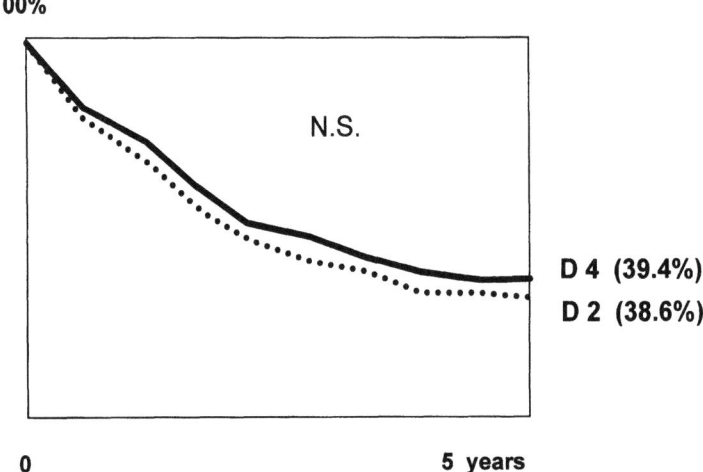

Fig. 4. Probability of 5-year survival after lymphangiectomy D0–1 vs. D2–4 ($n=349$) and lymphangiectomy D2 vs. D4 ($n=296$) in gastric cancer patients with lymph nodes metastases

Results and Conclusions

The most common gastric cancer localization was the prepyloric area (40.0%), but it should be mentioned that in as many as 24.9% cases it was localized in the upper third part of stomach. The most common morphologic type of advanced gastric cancer was type II (24.7%) and type III (22.6%) acc. to Borrmann. In case of early gastric cancer, we observed most frequently (17.8%) superficial type II acc. to the Japanese classification. Multifocal early gastric cancer was found in 3.7% of patients, and in 17.4% of early cases there were metastases to the regional lymph nodes. Almost 60% of all gastric cancer cases were of intestinal, and 40.3% of diffuse and mixed type acc. to Lauren.

The analysis of 5- and 10-year survival of gastric cancer patients depending on the locoregional stage of disease confirmed a close correlation between survival and gastric cancer stage (Fig. 1). In all study phases we observed statistically significant differences in survival time, which was deteriorating proportionally to the locoregional cancer advancement.

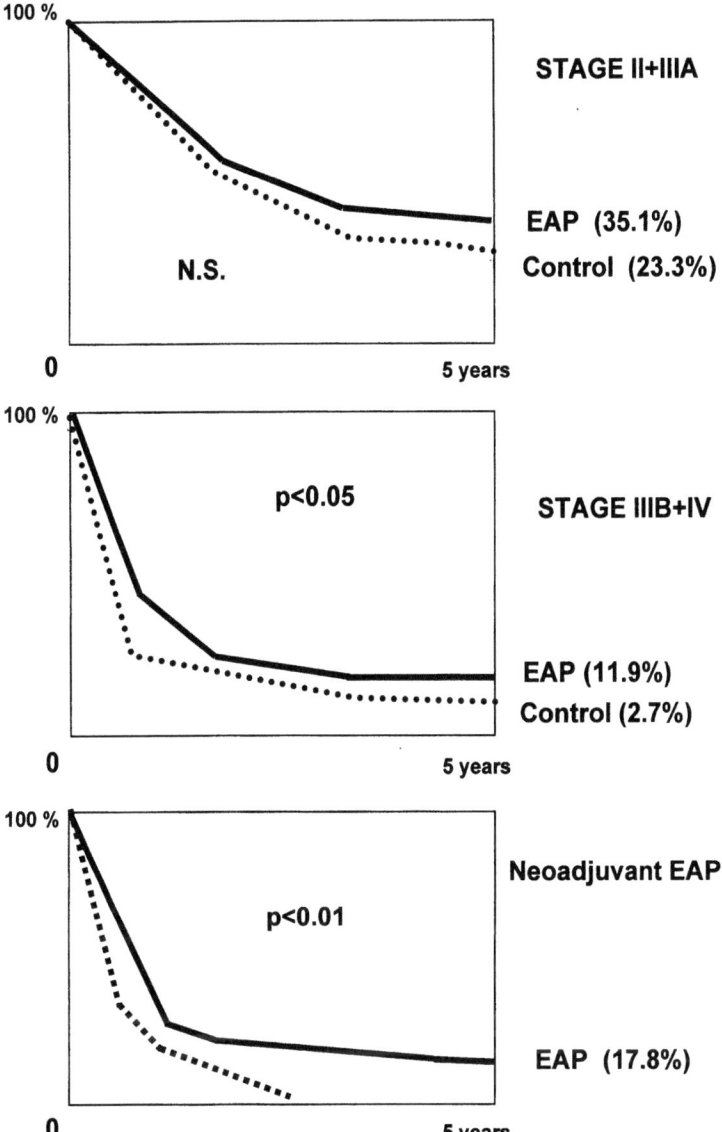

Fig. 5. Adjuvant (*stage II + IIIA*; n=328), palliative (*stage IIIB + IV*, n=259) and neoadjuvant (n=32) chemotherapy EAP – probability of 5-year survival

The introduction of the extended stomach resection enabled increasing the resectability rate from 42% between 1977–1981 to 67% between 1992–1997. The rate of total stomach resections increased from 4% between 1977–1981 to 33.5% between 1992–1997. Comparison of the surgical management outcomes showed significantly better prognosis for patients undergoing total gastrectomy as compared to those undergoing subtotal gastric resection (Fig. 2). Minimal surgical margin free of cancer cells clearly influenced 5-year survival in patients undergoing stomach resection. In case of 6 cm margin, 5-year survival was almost 3-fold higher as compared to patients in whom the margin was below 0.5 cm.

The results show that the regional lymphangiectomy (D2–D4) positively influences survival in patients with advanced gastric cancer, stage II, IIIA and IIIB (Fig. 3). There was no statistical significance in stage IA, IB and IV.

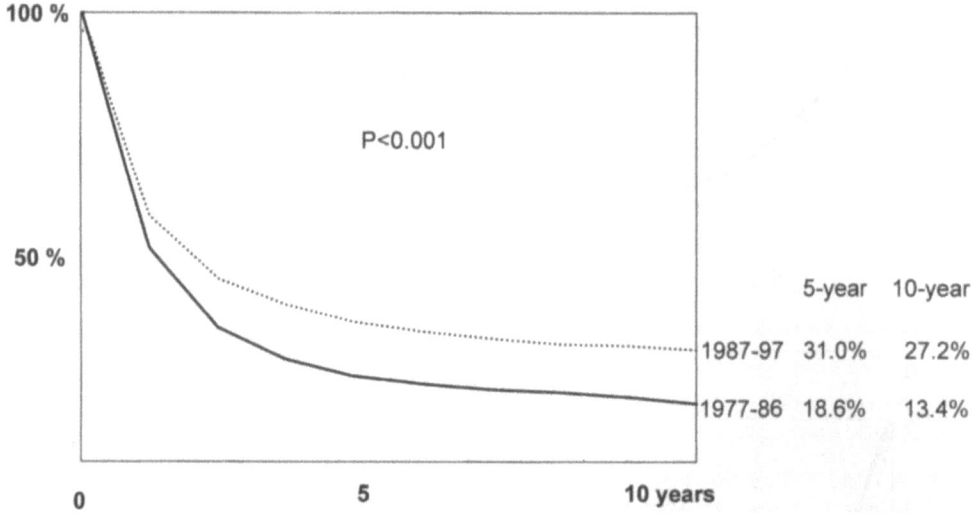

Fig. 6. Probability of 5- and 10-year survival acc. to the study period ($n = 3326$)

The detailed analysis of outcomes showed that lymphangiectomy D2–D4 is of significant positive value in patients with regional lymph nodes metastases but so far, we have not observed any advantages of extended D3 and D4, as compared to standard D2 lymphangiectomy (Fig. 4).

The introduction of extended gastric resections with lymphangiectomy did not affect significantly the number of postoperative complications.

The results of the trial did not confirm significant value of a single-drug chemotherapy 5 FU and chemoimmunotherapy 5 FU + BCG as the methods supplementing surgery when used adjuvantly or palliatively.

Three-drug chemotherapy FAM and chemoimmunotherapy FAM + BCG used adjuvantly and palliatively significantly improved 5-year survival rates in advanced gastric cancer patients. FAM chemotherapy increased 5-year survival rates from 23.7% to 32.6% in stage II + IIIA patients, whereas FAM + BCG chemoimmunotherapy increased survival to 37.9%. In stage IIIB + IV patients chemotherapy FAM improved 5-year survival from 2.7% to 5.2%, whereas FAM + BCG chemoimmunotherapy from 2.7% to 12.9% as compared with control group.

The assessment of the EAP chemotherapy effectiveness was undertaken in 1991. It was found that EAP chemotherapy administered palliatively and neoadjuvantly improved significantly 5-year survival in gastric cancer patients. In the adjuvant EAP group this therapy had no statistical significance (Fig. 5).

Comparison of aggressive (EAP) and nonaggressive (5 FU, 5 FU + BCG, FAM, FAM + BCG) chemotherapeutic models, shows that patients receiving EAP chemotherapy developed more frequently alopecia (48.3%), severe leucopenia (2.2%), and cardiotoxicity symptoms (25.2%).

In summary, introducing extended gastric resection with lymphangiectomy and chemo- or chemoimmunotherapy treatment improved the overall 5-year survival rate in patients with gastric cancer. Five-year survival rates increased from 18.8% between 1977–1986 to 31.0% between 1987–1997 (Fig. 6).

We may conclude, that successful therapy in gastric cancer is closely associated with numerous treatment-related prognostic factors, the most relevant of which are extended total gastrectomy with regional lymphangiectomy and multimodal treatment with chemo- and chemoimmunotherapy [6, 7, 10, 11].

We expect further improvement of gastric cancer treatment results by wider use of chemotherapy based on the immunological monitoring including detection of circulating cancer cells in the blood [1].

References

1. Baran J, Pituch A, Krzeszowiak A et al (1998) Detection of cancer cells in the blood by FACS sorting of CD45 cells. Int J Molecular Med 1: 573
2. Hermanek P, Heuson DE, Hutter R et al (eds) (1993) UICC: TNM Supplement 1993. Springer Verlag, Berlin
3. Japanese Research Society for Gastric Cancer (1981) The general rules for the gastric cancer study in surgery and pathology. Jpn J Surg 11: 127
4. Jędrychowski W, Wahrendorf A, Popiela T et al (1986) A case-control study of dietary factors and stomach cancer risk in Poland. Int J Cancer 37: 837
5. Jędrychowski W, Popiela T, Steindorf K et al (1997) A topographic analysis of atrophic gastritis and stomach cancer risk. Central Europ J Public Health 5: 117
6. Kulig J, Popiela T et al (1995) Results of the treatment of focally advanced and metastatic gastric cancer using neoadjuvant, adjuvant, and palliative EAP chemotherapy. Proceedings of the 1st International Gastric Cancer Congress, Kyoto, p 1467, Monduzzi Editore
7. Kulig J, Popiela T, Wąchol D et al (1997) Prognostic factors influencing successful treatment in gastric cancer patients. Proceedings of the 2nd International Gastric Cancer Congress, Munich, p 191, Monduzzi Editore
8. Zatoński W, Tyczyński J (Eds) (1994) Malignancies in Poland. Warszawa
9. Popiela T, Zembala M, Kulig J et al (1988) Postoperative immunochemotherapy (BCG+5 FU) in advanced gastric cancer. Anticancer Res 8: 1423
10. Popiela T, Kulig J et al (1995) Polish gastric cancer study. Proceedings of the 1st International Gastric Cancer Congress, Kyoto, p 1387, Monduzzi Editore
11. Popiela T, Kulig J, Kołodziejczyk P et al (1997) The role of extended surgery and chemoimmunotherapy as a multimodal approach in gastric cancer patients – Polish multicenter trial – 20 year follow-up. Proceedings of the 2nd International Gastric Cancer Congress, Munich, p 1513, Monduzzi Editore
12. Uracz W, Stachura J, Pituch A et al (1988) The altered expression of MHC-class II determinants of cancer patients. Cancer Immunol Immunother 27: 171
13. Zembala M, Mytar B, Wołoszyn M et al (1988) Monocyte TNF production in gastrointestinal cancer. Lancet 8622: 1262
14. Zembala M, Czupryna A, Więckiewicz J et al (1993) Tumor cell induced production of TNF by monocytes of gastric cancer patients receiving BCG immunotherapy. Cancer Immunol Immunother 36: 127

Die deutsche EORTC-Studie zur neoadjuvanten Therapie des Magenkarzinoms

J. R. Siewert, Ch. Schuhmacher und U. Fink

Chirurgische Klinik und Poliklinik, Technische Universität München, Ismaninger Straße 22, D-81675 München

The German EORTC Trial: Neoadjuvant Chemotherapy for Gastric Cancer

Summary. The improvement of the prognosis of gastric cancer after neoadjuvant therapy was shown in a phase II study with etoposide, adriamycin and cisplatinum (EAP). Due to high-grade toxicity with EAP, the verification of this therapeutic concept in a randomized phase III study with a less toxic regimen had to be demonstrated in a second phase II study. A combination with cisplatinum, leucovorin and 5-FU in comparison to EAP was less toxic, but clinical response after chemotherapy was shown to be identical. Of 41 patients, 36 patients underwent surgery with a R0-resection rate of 73.2% ($n=26$). After a median follow-up of 18.3 months, 23 patients with R0 resection were alive, 19 patients (73%) showed no evidence of recurrent disease. There was no major morbidity and no postoperative mortality observed. Thus, chemotherapy with cisplatinum, 5-FU and leucovorin seems to be suitable for a randomized multicenter trial sponsored by the EORTC. For entrance into the study the following requirements should be met: prospective diagnostic procedures including endoscopic ultrasound (EUS) and surgical laparoscopy; standardised surgery (gastrectomy with D2-lymphadenectomy): prospective histopathological work up of the resected specimen including ypTNM category, ypUICC stages and R classification; prospectively scheduled follow-up intervals. Aim of the study, including 198 patients per treatment arm with a recruitment of 3 years and a minimum follow-up of 2 years, is the verification of the positive prognostic impact of neoadjuvant chemotherapy followed by surgery compared with surgery alone in locally advanced gastric cancer (cuT 3cN1–3cM0).

Key words: EORTC trial – Neoadjuvant chemotherapy – Gastric cancer

Zusammenfassung. Zur Überprüfung des neoadjuvanten Therapiekonzeptes in einer randomisierten multizentrischen Studie im Vergleich zur Standardtherapie „alleinige Chirurgie" war wegen hoher Toxizität einer vorherigen Studie eine Änderung der Chemotherapie Voraussetzung. In einer zweiten Phase-II-Studie wurden weitere Patienten mit einer modifizierten Chemotherapiekombination mit Cisplatin, Leucovorin und 5-Fluouracil präoperativ behandelt. Die Toxizität dieser Chemotherapiekombination war im Vergleich zur Therapie mit EAP niedrig. Die klinische Ansprechrate war jedoch vergleichbar. 36 Patienten konnten operiert, davon 26 (73,2%) R0-reseziert werden. Bei einem follow-up von median 18,3 Monaten waren 23 der R0-resezierten Patienten noch am Leben (88%), wobei 19 Patienten (73%) endoskopisch und computer-tomographisch rezidivfrei waren. Wichtig ist die niedrige perioperative Morbidität bei fehlender Mortalität. Aufgrund dieser Ergebnisse erscheint uns das gewählte Kombinationsschema Cisplatin, Leucovorin und 5-Fluouracil geeignet für eine multizentrische randomisierte Phase-III-Studie (EORTC) unter folgenden Voraussetzungen: – Prospektiv festgelegtes diagnostisches Vorgehen mit endoskopischem Ultraschall und diagnostischer Laparoskopie, – standardisierte operative Strategie (D2+Lymphadenektomie), – prospektiv festgelegte pathohistologische Befundung des Operationspräparates (pTNM-Kategorie, UICC-Stadien und Residualtumorsituation), – festgelegte Nachsorge. Ziel der Studie, mit jeweils 198 Patienten pro Arm und einer kalkulierten Rekrutierungszeit von 3 Jahren bei einer Nachbeobachtung über 2 Jahre, ist die Sicherung des Wertes eines neoadjuvanten Therapiekonzeptes beim lokal fortgeschrittenen, fraglich kurativ-resektablen Magenkarzinom.

Schlüsselwörter: EORTC-Studie – Neoadjuvante Chemotherapie – Magenkarzinom

Das Magenkarzinom liegt bei den krebsbedingten Todesursachen trotz insgesamt abnehmender Inzidenz weiterhin an fünfter Stelle in Europa. Aufgrund der verschleierten Symptomatik weisen etwa zwei Drittel der Patienten zum Zeitpunkt der Diagnosestellung bereits ein lokal fortgeschrittenes Tumorwachstum auf, eine gesicherte Aussicht auf Heilung der Erkrankung ist derzeit nur durch eine operative Therapie möglich. Der wesentliche prognostische Faktor ist hierbei das Erreichen der kompletten Tumorfreiheit (R0-Resektion). Im Gegensatz zu den UICC-Stadien IA, IB und II mit einer R0-Resektionsrate von 94,3% (Deutsche Magenkarzinomstudie 1992) gelang es bei den fortgeschrittenen Tumorstadien (UICC IIIA, IIIB, IV) nur in 41,1% der Fälle, eine komplette postoperative Tumorfreiheit zu erzielen. Problembereich ist hierbei der extraluminale Tumoranteil, also das Tumorbett und das ableitende Lymphgebiet.

Zur Verbesserung der Prognose nach operativer Therapie wurden multimodale Therapieverfahren wie die adjuvante Chemotherapie, Strahlentherapie und die kombinierte Radiochemotherapie zur Anwendung gebracht. Keines dieser Verfahren konnte jedoch in westlichen Ländern einen sicheren Vorteil für operierte Patienten beweisen. Aufgrund tumorbiologischer Überlegungen, unterstützt durch Ergebnisse der Grundlagenforschung, werden seit 15 Jahren klinische Erfahrungen in Phase-II-Studien mit der präoperativen Chemotherapie gesammelt. Ziel der Vorbehandlung ist es durch

- Tumorschrumpfung (downstaging) die Rate der R0-Resektion zu erhöhen und
- auf möglicherweise bereits disseminierte Tumorzellen, die durch den chirurgischen Eingriff nicht erreichbar sind, zytotoxisch zu wirken und damit die Rezidivrate zu senken.

Ein inhärentes Problem aller bisherigen Studien liegt im unzulänglichen präoperativen Staging, so daß aus den bisherigen Ergebnissen keine einheitliche Zielgruppe für das neoadjuvante Therapiekonzept resultierte. Aus chirurgischer Sicht wurden hierbei bisher drei unterschiedliche Patientengruppen behandelt:

- Patienten mit potentiell resektablen Karzinomen,
- Patienten mit fraglichen R0-resektablen Tumoren und
- Patienten mit lokal fortgeschrittenen, nicht organmetastasierten Tumoren, die nach Laparotomie nicht R0-resektabel erschienen.

Patienten der letzteren Gruppe, bei denen eine R0-Resektion unwahrscheinlich schien, wurden in einer ersten Phase-II-Studie mit einer Polychemotherapie über drei bis vier Zyklen vorbehandelt. In über 50% der Fälle konnte das Karzinom anschließend komplett reseziert werden und die mediane Überlebensdauer gegenüber historischen Kontrollen angehoben werden. Unwirksam schien die neoadjuvante Chemotherapie dann, wenn ein peritonealer Tumorbefall vorlag. In diesem Zusammenhang ist die prätherapeutische Laparoskopie von großer Bedeutung. In einer eigenen Serie konnte bei 20% der Patienten mit lokal fortgeschrittenen Tumorstadien (UICC-Stadium IIIA,B und IV) eine durch konventionelles Staging nicht nachweisbare peritoneale Aussaat des Magenkarzinoms festgestellt werden und diese Patienten folgerichtig einer anderen Therapiemodalität zugeführt werden. Da ein Benefit für die Gruppe der potentiell resektablen Karzinome nicht gezeigt werden konnte, stellen aus unserer Sicht Patienten mit lokal fortgeschrittenen, fraglich R0-resezierbaren Tumoren, derzeit die größte therapeutische Herausforderung dar. Eine Phase-II-Studie mit der Chemotherapiekombination Etoposid, Adriamycin und Cisplatin (EAP) konnte bei uns unter Einbeziehung des endoskopischen Ultraschalles zur Klärung der Primärtumorkategorie (cT) und der diagnostischen Laparoskopie in das prätherapeutische Staging, in einer Serie von 42 Patienten den Vorteil des neoadjuvanten Therapiekonzeptes bestätigen. Patienten nach R0-Resektion ($n=30$ von $n=36$ operierten Patienten) zeigten auch während der Nachbeobachtung einen sehr guten Verlauf, eine mediane Überlebenswahrscheinlichkeit von 24 Monaten für diese Gruppe konnte erreicht werden. Im Gegensatz zu einer historischen Kontrolle (matched-pair-Analyse) wurde ein Überlebensgewinn von 7 Monaten erreicht. Das Gesamtkollektiv der behandelten Patienten (intention to treat analysis) wies eine mediane Überlebenswahrscheinlichkeit von 19 Monaten auf, so daß selbst im ungünstigsten Fall einer nicht erreichbaren Tumorfreiheit kein Nachteil für die Patienten durch die kombinierte Therapie entstand. Darüber hinaus war die perioperative Morbidität und Mortalität durch die Chemotherapie nicht negativ beeinflußt worden.

In der Phase der Vorbehandlung kam es jedoch zu deutlichen Nebenwirkungen der verwendeten Chemotherapiekombination EAP. Trotz der überwiegend ambulant durchgeführten Betreuung war eine wiederholte und aufwendige Überwachung und supportive Therapie der einzelnen Patienten erforderlich. Zur Überprüfung des neoadjuvanten Therapiekonzeptes in einer randomisierten multizentrischen Studie zum Vergleich der Standardtherapie „alleinige Chirurgie" versus „Chemotherapie gefolgt von Chirurgie", war deswegen eine Modifikation der Chemotherapie vorausgesetzt worden. Aus diesem Grunde wurden in einer zweiten Phase-II-Studie weitere 41 Patienten mit einer modifizierten Chemotherapiekombination mit Cisplatin, Leucovorin und 5-Fluouracil (CDDP 50 mg/m^2 über 1 Stunde am Tag 1, 22, 36; Leucovorin 500 mg/m^2 über 2 Stunden gefolgt von 2000 mg/m^2 5-Fluouracil über 24 Stunden Tag 1, 8, 15, 22, 28, 36) präoperativ behandelt. Die Toxizität dieser Chemotherapiekombination war im Vergleich zur Therapie mit EAP niedrig. Die klinische Ansprechrate der zytotoxischen Therapie auf die Tumoren war jedoch vergleichbar zu dem zuvor applizierten EAP-Schema. 36 Patienten konnten in Folge operiert, davon 26 (73,2%) R0-reseziert werden. Nach einem Jahr waren bei einem follow up von median 18,3 Monaten 23 der R0-resezierten Patienten noch am Leben (88%), wobei 19 Patienten (73%) endoskopisch und computer-tomographisch rezidivfrei erscheinen. Ebenfalls erfreulich ist die niedrige perioperative Morbidität bei fehlender Mortalität. Aufgrund dieser vorläufigen Ergebnisse erscheint uns das gewählte Kombinationsschema Cisplatin, Leucovorin und 5-Fluouracil in der genannten Applikationsform auf ambulanter Basis einfach und sicher durchführbar und als Grundlage für eine multizentrische randomisierte Phase-III-Studie unter folgenden Voraussetzungen empfehlenswert:

- Prospektiv festgelegtes diagnostisches Vorgehen unter besonderer Berücksichtigung des endoskopischen Ultraschalls und der diagnostischen Laparoskopie,
- prospektiv festgelegte standardisierte operative Strategie (D2+Lymphadenektomie),
- prospektive pathohistologische Befundung des Operationspräparates (pTNM-Kategorie, UICC-Stadien und Residualtumorsituation),
- prospektiv festgelegte Nachsorge.

Ziel der Studie, mit pro Arm jeweils 198 Patienten und einer Rekrutierungszeit von 3 Jahren bei einer Nachbeobachtung über 2 Jahre, ist die zuverlässige Sicherung des Wertes eines neoadjuvanten Therapiekonzeptes beim lokal fortgeschrittenen, fraglich kurativ-resektablen Magenkarzinom mit einer Verbesserung des Überlebens nach R0-Resektion von derzeit ca. 16 Monaten auf 24 Monate.

Literatur beim Verfasser.

Das Konzept der „mikrochirurgischen" Technik beim medullären Schilddrüsenkarzinom

B. Mann, H. J. Buhr und J. Faulhaber

Chirurgische Klinik, Klinikum Benjamin Franklin, FU Berlin, Hindenburgdamm 30, D-12200 Berlin

The Concept of "Microsurgical" Technique in Medullary Thyroid Carcinoma

Summary. Medullary thyroid carcinomas (MTC) metastasize early into the regional lymph nodes. Calcitonin is a highly specific and sensitive marker for these tumors, which is feasible for follow-up and for screening. Additionally, in families with hereditary MTC the responsible mutations of the RET-proto-oncogene can be identified, and prophylactic surgery can be provided. We operated on 127 patients for MTC, 114 of whom had diagnosed carcinomas; 13 operations were performed with prophylactic intention. A total of 101 patients needed microsurgical dissection of the cervical compartments. Of these, 31% could be cured, and a further 46% showed postoperatively normalized basal calcitonin concentrations. Thirteen patients who needed mediastinal dissection had persistent increased levels of pentagastrin-stimulated or basal calcitonin values. All patients who underwent prophylactic surgery could be cured.

Key words: Medullary thyroid carcinoma – Microdissection – Lymph node metastases

Zusammenfassung. Das medulläre Schilddrüsenkarzinom metastasiert früh lymphogen. Calcitonin als spezifischer Tumormarker steht für die Verlaufsbeobachtung und das Screening zur Verfügung. Zusätzlich können die verantwortlichen Mutationen auf dem RET-Proto-Onkogen bei hereditären Tumorformen identifiziert werden. Dies ermöglicht prophylaktische Operationen. Wir haben 127 Patienten wegen eines medullären Schilddrüsenkarzinoms operiert; 114mal wegen eines manifesten Karzinoms und 13mal prophylaktisch. 101 Patienten wurden cervikal ausgeräumt. 31% konnten geheilt werden, 46% zeigten postoperativ eine Normalisierung des basalen Calcitonins. Alle 13 mediastinal ausgeräumten Patienten zeigten zumindest eine persistierende Erhöhung des stimulierten Calcitonins. Im Gegensatz dazu konnten alle 13 prophylaktisch operierten Patienten biochemisch geheilt werden.

Schlüsselwörter: Medulläres Schilddrüsenkarzinom – Mikrochirurgie – Lymphknotenmetastasen

Einleitung

Das medulläre Schilddrüsenkarzinom macht etwa 5% aller malignen Schilddrüsenerkrankungen aus [1]. 75% dieser Karzinome treten sporadisch auf. Etwa 80% der hereditären Karzinome finden sich bei Patienten mit einem MEN IIA. Hier geht dem manifesten Karzinom immer eine diffuse C-Zell-Hyperplasie voraus [2]. Das medulläre Schilddrüsenkarzinom neigt zu einer frühen lymphogenen Metastasierung, der eine entscheidende prognostische Bedeutung zukommt [3]. Mit dem Calcitonin steht ein hoch sensitiver und spezifischer Tumormarker zur Verfügung, der neben der Diagnosestellung auch in der postoperativen Verlaufsbeurteilung eingesetzt wird. Bis vor wenigen Jahren war die Bestimmung des basalen und durch Pentagastrin stimulierten Calcitonins auch bei Familien mit hereditärem medullärem Schilddrüsenkarzinom die einzige Form des Screenings [4]. Diese belastende und aufwendige Untersuchung erbrachte die Diagnose allerdings in 80% der Fälle erst, wenn bereits ein manifestes Karzinom vorlag. Bei 10% der Patienten lagen zu diesem Zeitpunkt bereits Lymphknotenmetastasen vor [5]. Nach der Entdeckung von Mutationen des RET-Proto-Onkogens auf Chromosom 10 als verantwortlicher genetischer Defekt steht heute die molekulare Diagnostik von Familien mit hereditärem medullärem Schilddrüsenkarzinom zur Verfügung. Sie ermöglicht die frühzeitige Diagnose von Genträgern und bietet die Möglichkeit zur prophylaktischen Operation. Im Gegensatz zu differenzierten Schilddrüsenkarzinomen spricht das medulläre Karzinom weder auf Radiojod, noch auf andere adjuvante Therapieformen wie Radio- oder Chemotherapie an [6]. Der frühzeitigen und vollständigen operativen Entfernung aller Tumorzellen kommt daher entscheidende Bedeutung zu.

Material und Methode

Von 1994–1998 wurden in unserer Klinik insgesamt 127 Patienten wegen eines medullären Schilddrüsenkarzinoms operiert. 96 Patienten hatten ein sporadisches Karzinom, 31 eine hereditäre Form. 108 Patienten waren ein- oder mehrmals voroperiert, 29 Patienten waren zuvor mit Radiojod therapiert worden und 13 Patienten waren extern vorbestrahlt. Bei 49 Patienten wurde eine beidseitige Ausräumung aller cervikalen Kompartimente durchgeführt, bei 52 eine einseitige Halsausräumung. Das mediastinale Kompartiment wurde über eine Sternotomie 13mal ausgeräumt. Bei 13 Kindern führten wir eine prophylaktische Thyreoidektomie mit Ausräumung des zentralen Kompartimentes durch.

Ergebnisse

Die Früh- und Spätkomplikationen sind in Tabelle 1 aufgeführt. Kein Patient verstarb im postoperativen Verlauf. Die Ergebnisse bezüglich des postoperativen Calcitoninverlaufes sind in Tabelle 2 dargestellt. Insgesamt konnten 31% aller Patienten nach Ausräumung der cervikalen Kompartimente biochemisch geheilt werden. Weitere 46% hatten postoperativ zumindest ein normales basales Calcitonin. Nach Ausräumung des mediastinalen Kompartments zeigten im Gegensatz dazu alle Patienten ein zumindest nach Stimulation noch pathologisch erhöhtes Calcitonin.

Tabelle 1. Postoperative Komplikationen nach 127 operativen Halsausräumungen wegen eines medullären Schilddrüsenkarzinoms

	früh	spät
Recurrensschwäche	12	–
Recurrensparese	–	2
Hypoparathyreoidismus	10	1
Horner-Syndrom	6	0
Armschwäche	4	0
Accessoriusschwäche	4	0
Wundheilungsstörung	4	–
Lymphfistel	6	–
Nachblutung	2	–

Tabelle 2. Postoperativer Verlauf des Calcitonins (Ct) nach 127 operativen Eingriffen wegen eines medullären Schilddrüsenkarzinoms in Abhängigkeit vom Resektionsausmaß und dem Karzinomtyp

Resektion	Karzinomtyp	basales Ct erhöht	basales Ct normal	stimuliertes Ct normal
einseitig cervikal	sporadisch	9	21	14
beidseits cervikal		12	16	10
einseits cervical	hereditär	2	2	4
beidseits cervikal		3	5	3
cervikal insgesamt		23	46	31
mediastinal insgesamt		11	2	0
prophylaktisch	hereditär	0	0	13

Nach den 13 prophylaktischen Thyreoidektomien bei den Patienten mit molekularbiologischem Nachweis der Keimbahnmutation sahen wir eine passagere Recurrensirritation und vier passager Hypocalciämien ohne permanente Komplikationen. 7mal fand sich bereits ein medulläres Schilddrüsenkarzinom, 6mal eine diffuse C-Zell-Hyperplasie. Zwei der 13 Patienten hatten bereits mikroskopisch nachweisbare Lymphknotenmetastasen. Alle 13 prophylaktisch operierten Patienten waren postoperativ biochemisch geheilt.

Diskussion

Das medulläre Schilddrüsenkarzinom ist ein sehr langsam wachsendes Karzinom und hat eine relativ gute Prognose. Die 10-Jahres-Überlebensrate liegt bei Tumoren ohne Lymphknotenmetastasen bei über 90%. Liegen Metastasen in den regionalen Lymphknoten vor, so leben nach 10 Jahren nur noch etwa 75% der Patienten [7]. Die einzige potentiell kurative Therapieform ist die chirurgische Tumorentfernung. Wir propagieren eine stadienadaptierte chirurgische Vorgehensweise. Beim Primäreingriff wird neben der Thyreoidektomie immer beidseits das zentrale Kompartment ausgeräumt. Die vollständige Entfernung des gesamten lymphatischen Gewebes vermeidet Rezidiveingriffe in diesem Bereich, bei denen die Stimmbandnerven und die Nebenschilddrüsen besonders gefährdet sind. Bei persistierenden oder rezidivierenden erhöhten Calcitoninwerten werden dann konsekutiv die lateralen cervikalen Kompartimente und gegebenenfalls auch das mediastinale Kompartment ausgeräumt. Unsere Ergebnisse zeigen, daß es sich bei den mediastinalen Lymphknotendissektionen fast ausnahmslos um Palliativeingriffe handelt, die den Calcitoninspiegel zwar erheblich senken aber selten normalisieren können. Im Gegensatz dazu können über 30% der Patienten ohne mediastinalen Befall durch die chirurgische Lymphknotendissektion geheilt werden. Bei weiteren 50% kann zumindest das basale Calcitonin normalisiert werden. Bei subtiler mikrochirurgischer Operationstechnik sind diese Eingriffe mit einer minimalen Rate an bleibenden Komplikationen durchzuführen, obwohl ein Großteil unserer Eingriffe Rezidivoperationen waren.

Die wichtigste Errungenschaft in der Behandlung des medullären Schilddrüsenkarzinoms stellt sicherlich die Möglichkeit der molekularbiologischen Diagnose des Gendefektes bei den hereditären Tumorformen dar. Sie eröffnet die Möglichkeit der prophylaktischen Operation, bevor es zu einem manifesten Tumor mit Lymphknotenmetastasen kommt. Sie führt in allen Fällen zu einer biochemischen Heilung und ist ohne bleibende Komplikationen durchführbar. Da wir bereits bei Kindern im Alter von 9 Jahren Karzinome mit Lymphknotenmetastasen fanden, empfehlen wir alle identifizierten Mutationsträger im Alter von 4–7 Jahren prophylaktisch zu thyreoidektomieren.

Literatur

1. Akslen LA, Haldorsen T, Steinar AT, Glattre E (1991) Survival and causes of death in thyroid cancer: a population-based study of 2479 cases from Norway. Cancer Res 51:1234–1241
2. Chong GC, Beahrs OH, Sizwmore GW, Woolner LB (1975) Medullary carcinoma of the thyroid gland. Cancer 35:395–404
3. Buhr HJ, Raue F, Herfarth Ch (1991) Spezielle Tumorbiologie und Chirurgie des C-Zell-Carcinoms. Chirurg 62:529–535
4. Wells SA, Baylin SB, Linehan WM, Farrell RE, Cox EB, Cooper CW (1978) Provocative agents and the diagnosis of medullary thyroid carcinoma. Ann Surg 188:139–141
5. Wells SA, Baylin SB, Gann DS, Farrell RE, Dilley WC, Pressig SH (1978) Medullary thyroid carcinoma: relationship of method of diagnosis to pathologic staging. Ann Surg 188:377–383
6. Saad MF, Ordonez NG, Rashid RH (1984) Medullary carcinoma of the thyroid: a study of clinical features and prognostic factors in 161 patients. Medicine 63:319–342
7. Raue F, Kotzerke J, Reinwein D, Schröder S, Röher HD, Deckart H, Höfer R, Ritter M, Seif F, Buhr HJ, Beyer J, Schober O, Becker W, Neumann H, Winter J, Vogt H et al (1993) Prognostic factors in medullary thyroid carcinoma, evaluation of 741 patients from the german medullary thyroid carcinoma register. Clin Inv 71:7–12

Vermittlung und Akkumulation von Wissen

DER CHIRURG und das LANGENBECKS ARCHIV FÜR CHIRURGIE – zwei verschiedene Stoßrichtungen chirurgischer Publikationen

J. R. Siewert und R. Bumm

Chirurgische Klinik und Poliklinik, Technische Universität München, Ismaninger Straße 22, D-81675 München

DER CHIRURG and LANGENBECKS ARCHIV FÜR CHIRURGIE – Two Different Directions in Surgical Publications

Summary. DER CHIRURG is the most successful German surgical journal and, reaches with a circulation of more than 8400 copies approx. 60% (including secondary readers approx. 80%) of active surgeons in Germany. DER CHIRURG covers scientific information by highly qualified reviews (30%–35% of the content) as well as peer-reviewed original papers (60%). The rejection rate of original papers is currently 55%. Topics of the reviews are as follows: oncology (20%), benign gastrointestinal surgery (20%), traumatology (15%) and general topics (20%). The thematic spectrum of the original papers is similar. The current problems for this fournal are quality control, the issue of double publication, the assurance of an adequate impact factor, and the recruitment of local and international experts for highly qualified reviews.

Key words: DER CHIRURG – LANGENBECKS ARCHIV FÜR CHIRURGIE – Scientific information – Circulation

Zusammenfassung. DER CHIRURG ist die erfolgreichste deutschsprachige chirurgische Zeitschrift. Sie erreicht mit einer verkauften Auflage von mehr als 8400 ca. 60% aller praktisch tätigen Chirurgen. Eingeschlossen die sogenannten Sekundärleser, darf von einer Verbreitung bei ca. 80% der Chirurgen ausgegangen werden. DER CHIRURG vereinigt aktuelle wissenschaftliche Informationen (sogenannte Leitthemen, ca. 30 bis 35% des Umfangs) mit peer-review-Originalpublikationen (ca. 60%). Die Rejection-Quote bei den Originalpublikationen liegt bei 55%. Die in den Übersichtsarbeiten dargestellten Themen betreffen zu ca. 20% die Onkologie, zu weiteren 20% gutartige Erkrankungen des Gastrointestinaltraktes, 15% entfallen auf die Unfallchirurgie und schließlich werden allgemein interessierende Aspekte ebenfalls in 20% dargestellt. Die Themen der Originalpublikationen entsprechen dieser Verteilung. Aktuelle Probleme des Journals sind: Qualitätssicherung, Doppelpublikationen, die Erreichung eines adäquaten Impact-Factors und die Gewinnung namhafter Autoren für Leitthemen.

Schlüsselwörter: DER CHIRURG – LANGENBECKS ARCHIV FÜR CHIRURGIE – Wissenschaftliche Information – Verbreitung

Einführung

DER CHIRURG ist mit einer Auflage von mehr als 8400 Exemplaren [3] die auflagenstärkste deutschsprachige chirurgische Zeitschrift. Bei 13 935 im Jahre 1997 aktiven Chirurgen in Deutschland [4] werden somit theoretisch 60% der Kollegen erreicht. Diese Zahl ist aufgrund der Sekundärleser sicherlich noch deutlich höher. Auch die Abonnemententwicklung zeigt eine deutliche Steigerung im Jahresverlauf von initial 5000 Abonennten im Jahre 1984 auf 7507 Abonennten (+45%) im Jahre 1997.

Die Philosophie der Zeitschrift ist die Präsentation des „State of the Art" in der deutschen Chirurgie. Dies wird durch die Erstellung von Leitthemenartikeln (Anteil 32%) durch eingeladene nationale und internationale Experten, durch Publikation von „peer-reviewten" Originalartikeln (Anteil 57%) und praktischen Richtlinien (chirurgische Technik, BDC-Leitlinien) erreicht. Diese Komponenten machen die „intellektuelle Chemie" der Zeitschrift aus [1].

Leitthemen und Originalarbeiten

Die Leitthemen bieten strukturierte und didaktisch gut aufgearbeitete Informationen zu aktuellen Schlüsselthemen. Es wird neben eigenen klinischen Ergebnissen des Autors ein Literaturüberblick und eine detaillierte, ggf. illustrierte Beschreibung der chirurgischen Technik gefordert. Die Diskussion definiert den Stellenwert der Methode und stellt den nationalen und internationalen Kontext her. Thematisch dominierten in 147 Leitthemenartikeln der Jahre 1988–1998 die Onkologie (21%), gutartige Erkrankungen des Gastrointestinaltraktes (19%), allgemeine chirurgische Themen (19%) und die Unfallchirurgie (15%). 15% der Leitthemen wurden von internationalen Experten erstellt, und 78% kamen aus dem Universitätsbereich. Demgegenüber liegt der Universitätsanteil der peer-review-Originalarbeiten bei 70%. Jedes eingegangene Originalmanuskript wird von zwei unabhängigen Gutachtern bewertet, und in strittigen Fällen wird ein drittes Gutachten angefordert. 1997 lag die Ablehnungsquote von 460 eingegangenen Originalarbeiten bei 55%, und nur in 15% erfolgte eine Publikation ohne Änderung. Die mittlere Bearbeitungszeit lag bei (sicher noch verbesserungswürdigen) 5,5 Monaten. Im Jahresverlauf 1983–1997 hat sich die Anzahl der jährlich eingereichten Manuskripte nahezu verdoppelt, und die Rate der abgelehnten Manuskripte hat als Zeichen einer sorgfältigen und differenzierten Auswahl deutlich zugenommen [4].

Impact Factor

Der Impact Factor ist ein statistisches Maß für die *Zitierhäufigkeit* eines „Durchschnittsartikels" einer Zeitschrift, das vom Institute for Scientific Information (ISI), den Herausgebern von Current Contents und dem Science-Citation-Index jährlich ermittelt wird. Der Impact Factor hilft, die Qualität einer Zeitschrift dann zu bewerten, wenn in den Vergleich nur Zeitschriften aus dem gleichen Fachgebiet miteinbezogen werden. Obwohl der Parameter kontrovers diskutiert wird, ist der Impact Factor und die von ihm abgeleiteten Parameter derzeit das verläßlichste Maß bei der Bewertung einer medizinischen Fachzeitschrift [2]. Im Jahre 1996 lag der Impact Factor des CHIRURGEN bei 1,045. Die Entwicklung im Jahresverlauf (Abb. 1) zeigt einen deutlichen Aufwärtstrend. Da sich der Impact Factor auf Zitate im jeweiligen Jahr auf das untersuchte Journal bezieht, können auch kurzfristige Trends durch die Impact-Analyse ermittelt werden. Der internationale Vergleich der chirurgischen Zeitschriften ist in Abb. 1 dargestellt.

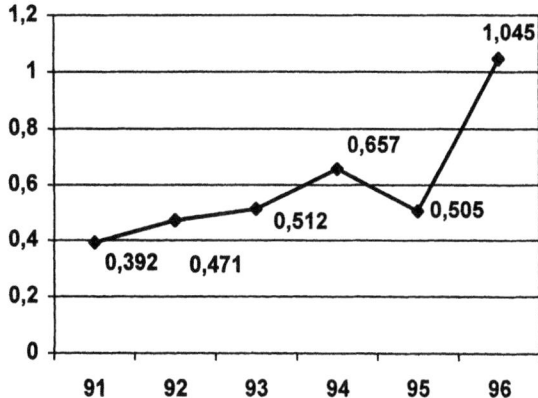

Abb. 1. Entwicklung des Impact Factor des CHIRURG im Jahresverlauf. Quelle: Institut for Scientific Information (ISI)

Tabelle 1. „Impact Factor" und weitere statistische Zitierdaten für ausgewählte internationale und nationale chirurgische Zeitschriften im Vergleich für das Jahr 1996. Quelle: Institut für Scientific Information (ISI)

Zeitschrift	Impact Factor	Immediacy-Index	Cited Half Life	Total Cites
Ann Surg	5,891	0,548	9,9	18 363
Surgery	2,499	0,169	9,6	13 514
Brit J Surg	2,429	0,557	7,4	15 067
Am J Surg	2,302	0,251	>10	12 252
World J Surg	1,809	0,182	6,3	3 746
Chirurg	1,045	0,174	4,9	1 670
Langenbecks Arch	1,102	0,010	6,8	723
Unfallchirurg	0,733	0,109	5,1	805
Zentralblatt Chir	0,449	0,091	6,3	612
Hepato-Gastroenterol	1,104	0,170	4,8	1 505
Endoscopy	1,794	0,143	4,9	2 640

Immediacy-Index

Der Immediacy-Index ist ein Maß, *wie schnell* Artikel einer Zeitschrift innerhalb des Analysejahres zitiert werden. Aus diesem Meßwert lassen sich Rückschlüsse auf Aktualität und Verbreitung einer Zeitschrift ziehen. DER CHIRURG nimmt mit 0,174 (Tabelle 1) beim Immediacy-Index einen Spitzenwert unter den europäischen chirurgischen Zeitschriften ein.

Cited Half Life

Das Cited Half Life ist ein Maß für das *Alter der Mehrheit der zitierten Artikel* einer Zeitschrift in einem Untersuchungsjahr. Ein hoher Wert bedeutet hier, daß im untersuchten Jahr vorwiegend ältere Artikel des betreffenden Journals zitiert wurden. Im Jahre 1996 betrug das Cited Half Life für den CHIRURGEN 4,94 Jahre. Ein Vergleich zu anderen chirurgischen Fachzeitschriften ist in Tabelle 1 zusammengestellt.

Total Cites

Dieser Parameter ermittelt die Gesamtanzahl der Zitate auf ein Journal in einem Untersuchungsjahr und ist somit ein Maß für das *am meisten benutzte* Journal. DER CHIRURG nimmt mit einem Wert von 1670 im Jahre 1996 unter den deutschen chirurgischen Fachzeitschriften eine Spitzenstellung ein.

DER CHIRURG findet sich im nationalen und internationalen Vergleich in der Spitzengruppe der europäischen chirurgischen Zeitschriften. Bei der Bewertung der Originalpublikationen veröffentlicht DER CHIRURG unter den deutschen chirurgischen Fachzeitschriften den höchsten Anteil an prospektiv randomisierten Studien [3]. Weiterhin besteht in dieser Zeitschrift der im Vergleich höchste Anteil von Artikeln zu Leitthemen [3].

Zusätzlich zur Textversion der Zeitschrift bestehen seit kurzer Zeit auch Zugriffsmöglichkeiten auf elektronische Ausgaben des CHIRURGEN. Über den LINK-Service des Produktionsverlages ist DER CHIRURG für Abonennten im Volltext über das Internet erreichbar. Inhaltsangaben des CHIRURGEN können interessierten Netzbenutzern automatisch per e-mail zugesandt werden. Die Netzversion bietet neuerdings neben der Möglichkeit der Volltextrecherche die Integration von digitalen Medien (z.B. Digitalvideo) in die Artikel.

Literatur

1. Herfarth Ch (1997) Zur Qualität einer Zeitschrift. Chirurg 68:290–292
2. Herfarth Ch, Schürmann G (1996) Deutsche klinische Zeitschriften und der Impact Factor. Chirurg 67:297
3. Korenkow M, Nagelschmidt M, Lefering R, Troidl H (1997) Analyse des Publikatonsspektrums der vier deutschsprachigen medizinischen Fachzeitschriften „Der Chirurg", „Der Unfallchirurg", „Langenbecks Archiv für Chirurgie" und „Medizinische Klinik". Chirurg 86:439
4. Ludwig R: Statistische Daten „Der Chirurg 1983–1997. Personal communication
5. LINK-Service des Springer Verlages – http://link.springer.de/

Richtlinien und Ratschläge für ein aussichtsreiches Kongreß-Abstract

N. Senninger und Ch. Seiler

Klinik und Poliklinik für Allgemeine Chirurgie, Waldeyerstraße 1, D-48129 Münster

Guidelines for a Successful Congress Abstract

Summary. The title and introduction of the abstract must clarify the intention of the study. The methods part must define the study and control groups and the statistical methods of comparison. In the results part, the data must be presented clearly, possibly in tables or graphs, interpretations must be strictly omitted. The text and the tables must not be redundant. The part discussion and/or conclusions may have the greatest variability. It is important, however, that the data presented support the interpretation and conclusion. And last but not least: the promise of too many additional studies may be unrealistic.

Key words: Abstract design – Scientific presentation

Zusammenfassung. Bereits in Titel und Einleitung muß die Zielrichtung der Studie erkennbar werden. Klare Beschreibung von Kontrollkollektiven, Versuchskollektiven und statistischen Vergleichsmethoden ist absolut unverzichtbar. Im Ergebnisteil müssen die Resultate übersichtlich, eventuell tabellarisch oder graphisch dargestellt werden, ohne mit Interpretationen vermischt zu werden. Redundancen zwischen Text und Tabellen sind zu vermeiden. Im Teil der Schlußfolgerungen bzw. der Diskussion ist sicher die größte Variabilität gegeben. Entscheidend ist der Bezug der eigenen Interpretationen zu den vorgestellten Ergebnissen. In diesem Kapitel wird der Gesamteindruck des Reviewers zum Guten oder Schlechten verfestigt, eine nüchterne realitätsbezogene Einstellung ist besser als Kaffeesatzlesen.

Schlüsselwörter: Abstract-Aufbau – Wissenschaftliche Präsentation

Einleitung

Die Grundvoraussetzungen, bei der Anmeldung eines Kongreßabstractes eine positive Antwort zu erhalten, liegen weit vor dem Kongreßtermin: Das Projekt muß präsentierbar und wissenschaftlich von Interesse sein, des weiteren eine an den wissenschaftlichen Kriterien der good clinical practice orientiertes Grundgerüst aufweisen. Viele Kongreßorganisatoren geben zudem klare Richtlinien für den Aufbau des Abstracts heraus. Obwohl die logische Folge von Faktenpräsentationen und -interpretation klar erscheint, ist das Qualitätsspektrum der Abstracts bei jedem Kongreß enorm. Ca. 10 bis 20% der Abstracts werden a priori als sehr gut angenommen, ca. 20% als inakzeptabel abgelehnt. Somit stehen ca. 60% zur Diskussion.

Tabelle 1. Generelle Abstractstärken

- Geschickter, spezifischer, präziser Titel
- Beachtung der speziellen Richtlinien
- Übersichtlichkeit der Datenpräsentation
- Keine Schreibfehler
- Definition aller Maßeinheiten
- Konzentration auf die besonderen Befunde
- Klare Definition der Gruppen
- Klar beschriebene und korrekt angewandte statistische Vergleichsverfahren
- Graphische Darstellungen

Tabelle 2. Generelle Abstractschwächen

- Schreibfehler
- Jargon
- Fehlende Definition von Akronymen
- Fehler der klaren Gruppendefinition und Beschreibung
- Exzessive Detaildarstellung
- Phantastische Schlußfolgerungen

Generelle Abstracteigenschaften

Das Abstract muß zunächst klaren übersichtlichen formalen Kriterien genügen. Viele Reviewer verlieren das Interesse am Lesen eines Abstracts, wenn nicht innerhalb von vergleichsweise kurzer Zeit die prinzipielle Aussage des Abstracts erkennbar ist. Hierbei wird wohl erkannt, daß generell die Abfassung von Abstracts unter bestimmten ungünstigen Sternen steht: Häufig besteht Zeitdruck, der Platzmangel ist schier unüberwindlich, die entsprechende Fremdsprache wird nur unzureichend beherrscht. Aus diesen genannten Gründen wird häufig die sog. erste Abstractfassung eingesandt, die dann regelhaft durchfällt. Daher ist entsprechendes Korrekturlesen, im übrigen auch durch sämtliche genannten Autoren, ein absolutes Muß. Ein Abstract zu schreiben ist oft anspruchsvoller als ein ganzes Manuskript.

Ein Abstract soll ein präzises Destillat der Arbeit sein. Es muß damit übersichtlich und lesbar gestaltet werden und sich überwiegend mit den Daten der Studie auseinandersetzen. Ganz entscheidend ist, daß das Abstract nur die Folgerung präsentieren darf, die sich aus den gezeigten Daten ergeben. Hieraus kristallisieren sich Abstractstärken, die in Tabelle 1 zusammengefaßt sind.

Komplementär hierzu darf ein Abstract kein stilistisches reines Telegramm sein. Ein Reviewen der Arbeiten anderer muß auf ein Minimum beschränkt werden, da ansonsten der Platz zur Präsentation der eigenen Daten fehlt. Fakten und Interpretation dürfen nicht gemischt werden, da sonst unklar wird, was in der Tat bei der Arbeit resultierte. Definitiv muß der Fehler vermieden werden, zu viel an zukünftigen Studien zum Ende des Abstracts zu versprechen. Hieraus ergeben sich zwangsläufig die Abstractschwächen, die in Tabelle 2 vermerkt sind.

Die Todsünden eines Abstracts sind somit die gravierenden Verstöße gegen die spezifisch genannten Kriterien der Präsentation, insbesondere auch der Anonymisierung, des weiteren die Vergleiche ohne definierte Vergleichskriterien, fehlende oder falsche statistische Methodik und Mehrfachpräsentation der gleichen Daten trotz entsprechender Zusicherung des Autors, daß es sich hier um eine Erstpräsentation handelt.

Der klassische Abstractaufbau

Ein wissenschaftliches Abstract sollte einen logischen Aufbau aufweisen, wobei sich nachfolgendes Schema bewährt hat.

Titel – Autoren und Institute/Kliniken – Einleitung – Material/Kollektive/Methode – Ergebnisse – Diskussion (fakultativ) – Zusammenfassung/Folgerungen.

Titel

Der Titel ist zunächst ein Blickfang für den Leser und kann mit einer präzisen Problemformulierung die Einleitung deutlich entlasten. Er soll es dem Leser ermöglichen, die Kategorie der vorgestellten Arbeit zu erkennen sowie den Bezug zum Thema. Reißerischer Jargon ist hierbei absolut kontraproduktiv. Andererseits schrecken zu viele Akronyme, die zudem meist nicht erklärt werden, gelegentlich ab. Somit ist klar, daß die Wahl eines geeigneten Titels mehr ist als nur ein Sortierungsetikett.

Einleitung

Viele Einleitungen sind entweder unverständlich, ohne erkennbare Zielrichtung oder zu lang. Die Fragestellung der Studie mit einer klaren Hypothese muß formuliert werden. Meist sind zur Hintergrundinformation nicht mehr als ein bis zwei Sätze möglich. Ein Literaturreview im Detail ist nicht die Aufgabe einer Einleitung eines wissenschaftlichen Abstracts. Zum Ende der Einleitung muß der Leser wissen, worum es geht, sein Interesse muß geweckt werden.

Methodik

Im sog. Methodenteil werden Gegenstände und Instrumente der Studie dargestellt. Hierzu gehört zunächst die klare Beschreibung der untersuchten Gruppen mit der ebenso klaren Definition von Kontroll- bzw. Vergleichsgruppen. Der Ausdruck „Patientenmaterial", der der Übersetzung des englischen Ausdrucks entspricht, ist nach Möglichkeit zu vermeiden zugunsten von Ausdrücken wie Kollektiv etc.

Ebenso klar müssen Methoden und Meßeinheiten genannt werden, die aber auch durchaus zitiert werden dürfen, um Platz zu sparen. Häufig vergessen wir die Erwähnung der statistischen Vergleichsverfahren, die aber unerläßlich ist.

Ergebnisse

Dieses Kapitel dient der Darstellung nüchterner und knapper Fakten. Diese müssen übersichtlich dargestellt werden, wobei Tabellen bzw. Graphiken viele Worte sparen können. Eine redundante Darstellung (gleiche Tatsachen sowohl in Text als auch in Tabelle) muß vermieden werden. In diesem Teil finden Interpretationen keinen Platz, wohl aber Beschreibungen von Verläufen. Ebenso klar, auch knapp formulierbar, muß das Feedback zu den statistischen Vergleichsverfahren sein.

Folgerungen – Diskussion

Dieser Part ist sicher am variabelsten. Bei manchen Abstractanmeldungen ist eine persönliche Interpretation in Form einer Diskussion ausdrücklich gewünscht. Man darf aber nicht in den Fehler verfallen, ein sog. Medline-Syndrom zu entfachen. Die Argumente müssen zu den vorgestellten Daten in Inhalt und Umfang in bezug stehen. Beispielsweise ist eine zehnzeilige Diskussion gegenüber einem zweizeiligen Resultateteil eine inadäquate Proportion. Nüchternheit und Realitätssinn sollen dominieren, es darf nicht zuviel phantasiert werden. Klare Interpretationen sind wertvoller als Kaffeesatzlesen. Insbesondere muß vermieden werden, eine pure Wiederholung des Resultateteiles durchzuführen.

Das akzeptierte Abstract

Nicht zuletzt muß bedacht werden: Mit Erstellung des Abstracts sollte bei entsprechenden Studien parallel die Manuskripterstellung für ein full paper erfolgen. Ein Probevortrag vor der engagierten Gruppe, zumindest vor der Gruppe der Co-Autoren, ist unbedingt zu empfehlen, desgleichen eine sich anschließende „schonungslose" Probediskussion. Dies hilft insbesondere den jungen Kollegen, frühzeitig die Grundlagen der wissenschaftlich wertvollen Präsentation in Wort und Bild zu beherzigen.

Weiterführende Literatur

1. Hawkins CF (1985) Speaking at meetings. In: Hawkins C, Sorgi M (Eds) Research: How to plan, speak and write about it. Springer Verlag, Berlin, 78–82
2. Haynes RB, Mulrow CD, Huth EJ, Altman DG, Gardner MJ (1990) More informative abstracts revisited. Ann Intern Med 113:69–76
3. Huth EJ (1987) Structured abstracts for papers reporting clinical trials. Ann Intern Med 106: 626–627
4. Koren G (1986) A simple way to improve the chances for acceptance of your scientific paper. N Engl J Med 315: 1298
5. Rennie D, Glass RM (1991) Structuring abstracts to make them more informative. JAMA 266: 116–117
6. Pruitt Jr BA, Mason Jr AD (1998) Getting Your Abstract on the Program. In: Troidl H, McKnealy MF, Mulder DS, Wechsler AS, McPeek B, Spitzer WO (Eds) Surgical Research – Basic Principles and Clinical Practice, 3rd Ed. Springer Verlag, New York, Berlin, Heidelberg, 105–109
7. Tufte ER (1983) The Visual Display of Quantitative Information. Cheshire, CT, Graphics
8. Warren R (1976) The abstract. Arch Surg 111: 635–636
9. Waxmann BP, Dudley HAF (1983) A critical assessment of the submitted abstract for the 1982 Winter Meeting of the Surgical Research Society. Brit J Surg 70: 182

Forschungsförderung in der Chirurgie

Die Stellung der Deutschen Gesellschaft für Chirurgie in der Gemeinschaft der wissenschaftlichen Fachgesellschaften

W. Hartel und F. Gebhard

Deutsche Gesellschaft für Chirurgie, Elektrastraße 5, D-81925 München

The Role of the German Surgical Society Among Other Scientific Societies

Summary. The role of the German Surgical Society among the other scientific societies is considered as well as its relationship to the BÄK and its scientific activities and publications compared with internal medicine. Its most important current issues are described and explained. It can be shown that it holds a prominent position, but is scientifically less productive than internal medicine.

Key words: German Surgical Society and its role among other scientific societies – Relationship to BÄK and DFG

Zusammenfassung. Gefragt ist nach der Stellung der Deutschen Gesellschaft für Chirurgie unter den anderen wissenschaftlichen Gesellschaften, ihrem Verhältnis zur Bundesärztekammer und ihrer wissenschaftlichen Aktivität sowie nach dem Vergleich ihrer wissenschaftlichen Publikationen mit z.B. der inneren Medizin. Die maßgeblichen Beiträge der Deutschen Gesellschaft für Chirurgie werden dargestellt und begründet. Dabei zeigt sich, daß sie unter den anderen Gesellschaften eine prominente Rolle einnimmt, beim wissenschaftlichen Vergleich jedoch schlechter abschneidet als beispielsweise die innere Medizin. Die Gründe dafür werden aufgezählt.

Schlüsselwörter: Deutsche Gesellschaft für Chirurgie und andere wissenschaftliche Gesellschaften – Deutsche Gesellschaft für Chirurgie und Bundesärztekammer – Deutsche Gesellschaft für Chirurgie und DFG

Unsere 126 Jahre alte Gesellschaft lebt im Austausch mit anderen wissenschaftlichen Gesellschaften. Auf Wunsch des Herrn Präsidenten sollen wir uns fragen, welchen Stellenwert sie dabei einnimmt. Wie vergleichen wir uns mit den anderen Gesellschaften? Um diese Frage zu beantworten, werden 4 Bereiche herausgegriffen, in denen die Berührung mit anderen Gesellschaften deutlich wird:

1. Wie steht sie da in der Arbeitsgemeinschaft medizinisch-wissenschaftlicher Fachgesellschaften (AWMF)?
2. An welchen chirurgisch relevanten Themen ist sie im wissenschaftlichen Beirat der BÄK beteiligt?
3. Wie erfolgreich ist sie mit ihren Anträgen an die DFG?
4. Welches Ausmaß und welche Bedeutung haben chirurgische Publikationen im Vergleich z.B. zur inneren Medizin?

Zunächst zur 1. Frage: unser Verhältnis zur AWMF!

Sie faßt mehr als 100 wissenschaftliche Gesellschaften zusammen. In ihr ist unsere Gesellschaft durch einen Vorstandssitz vertreten.

In den letzten 2–3 Jahren diskutierte die AWMF hauptsächlich folgende Themen:
a) die neue Approbationsordnung
b) Impactfaktor und Habilitationen
c) Glaubensmedizin kontra wissenschaftliche Medizin
d) und vor allem das geld- und kräftekonsumierende Thema „Leitlinien".

Das Gebiet Chirurgie mit seinen Schwerpunkten hat bisher 47 Leitlinien formuliert. Insgesamt liegen mehr als 400 vor.

Zur Zeit beträgt der monatliche Zugriff 20000. Vor einem Jahr waren es noch 8000.

Die nächsten 5 Dias zeigen im Überblick die Leitlinien der verschiedenen chirurgischen Schwerpunkte:

Die ersten 6 Leitlinien sind eine Leistung der CAO unter Herrn Junginger. Sie sind interdisziplinär und mit der Deutschen Krebsgesellschaft abgestimmt.

Die Thromboembolieprophylaxe entstand über einen zweijährigen Konsensprozeß, in Zusammenarbeit mit der DGU und Hämostaseologen.

Die Antibiotikatherapie entstand in einem internationalen Expertenkreis, den Herr Lorenz und Herr Rothmund in Marburg zusammengerufen hatten.

Die angekündigte Leitlinie zur operativen Behandlung der benignen Schilddrüsenerkrankungen wurde in der Zwischenzeit vollendet. Sie wird als „grüne Blatt-Beilage" in Heft 3 unserer Mitteilungen enthalten sein. Als letztes wurde die Leitlinie Proktologie abgeschlossen! (Tabelle 1)

In Heft 1/1996 der Mitteilungen hat unsere Gesellschaft die Grundlagen zur Leitlinienerarbeitung zusammengestellt. Sie werden Vorbild für die anderen wissenschaftlichen Gesellschaften in der AWMF: Konsensus- und Delphikonferenzen werden bei der Leitlinienformulierung am häufigsten angewandt.

Verständlicherweise werden die Leitlinien auch kritisiert. Wichtig jedoch ist, was der Jurist in Leitlinien sieht:

Leitlinien sind keine unmittelbar bindenden Rechtsnormen, da sie von privatrechtlichen Vereinen stammen. Das Haftungsrecht hängt am Begriff der notwendigen Sorgfalt.

Auch die BÄK mit einer Clearingstelle sowie die KBV mit Fragen nach ökonomischen Konsequenzen möchten die Leitlinien mitbeeinflussen. Darüber wird augenblicklich verhandelt.

Auch theoretisierende Institute, wie das Institut für Allgemeinmedizin der MHH, stellen die rhetorische Frage nach der Kompetenz der wissenschaftlichen Fachgesellschaften bei der Leitlinienformulierung. Wer hat sie denn sonst? Statt dessen wird ein komplizierter Mitgestaltungsprozeß empfohlen. So war es in der Ausgabe des Ärzteblattes vom 24. April diesen Jahres zu lesen.

Daß die 2. Generation noch zu verbessern ist, dann auch evaluierbar wird und möglichst evidence-based sein soll, sind Aufgaben. Die 1. Generation jedoch bedurfte auf Wunsch des BMG des schnellen Beginns, und dem haben wir entsprochen!

Tabelle 1. Leitlinien AWMF – Chirurgie (Visceralchirurgie)

- Esophageal Cancer
- Gastric Cancer
- Cancer of the Exocrine Pancreas
- Cancer of the Colon
- Cancer of the Rectum
- Surgical Prophylaxis for Thromboembolism
- Postoperative Antibiotic Therapy
- Benign Diseases of the Thyroid

Tabelle 2. Leitlinien AWMF-Unfallchirurgie

- Fracture of the Femoral Neck
- Pertrochanteric Fracture
- Ankle Fracture
- Implant Removal in Long Bones
- Rupture of the Anterior Crucial Ligament
- Hip Arthroplasty for Coxarthrosis
- Changement of Hip Arthroplasty
- Knee Arthroplasty for Gonarthrosis

Tabelle 3. Leitlinien AWMF-Gefäßchirurgie I

- Acute Peripheral Arterial Occlusion
- Carotid Artery Occlusive Disease
- Thrombo-Obliterative Disease of the Thoracic Aorta and Its Branches
- Thoracic Outlet Syndrome
- Visceral Arterial Occlusion
- Visceral Ischemic Syndromes
- Renovascular Disease
- Occlusion of the Abdominal Aorta and Iliac Arteries
- Occlusion of the Femoral and Popliteal Arteries
- Thrombo-Obliterative Disease of the Lower Extremity
- Endangiitis Obliterans
- Aneurysms of the Thoracic and Abdominal Aorta

Tabelle 4. Leitlinien AWMF-Gefäßchirurgie II

- Dissecting Aneurysm of the Thoracic Aorta
- Blunt Trauma and Traumatic Aneurysm of the Aorta
- Aneurysms of the Visceral Arteries
- Aneurysms of the Iliac Arteries
- Aneurysms of the Peripheral Arteries
- Deep Venous Thrombosis of the Pelvis and Lower Extremities
- Thrombosis of the Subclavian and Superior Caval Vein
- Treatment of Varicose Veins
- Postphlebitic Syndrom and Chronic Ulceration
- Arteriovenous Fistulas
- Vascular Injuries
- Amputations of Extremities

Tabelle 5. Leitlinien AWMF-Thoraxchirurgie

- Small-Cell Carcinoma of the Lung*
- Non-Small-Cell Carcinoma of the Lung*

* In cooperation with the Oncology Group of the German Surgical Society and the German Cancer Society

Die 8 Leitlinien der Unfallchirurgie wurden inzwischen auch im Thieme-Verlag publiziert (Tabelle 2).

Unter den Schwerpunkten ist zweifellos die Gefäßchirurgie Spitzenreiter.

Nur die Leitlinien für das kleinzellige und nichtkleinzellige Bronchialkarzinom liegen für die Thoraxchirurgie vor.

Die 2. Gemeinschaft, zu der unsere Gesellschaft aktiv beiträgt, ist der wissenschaftliche Beirat der BÄK.

Seine Arbeit dient 2 Zielen:

a) Experten wie z.B. aus der Molekularbiologie oder Gesundheitsökonomie berichten vor den Mitgliedern über den aktuellen Stand ihres Faches.
b) Aktuelle Probleme, die in Kommissionen vorbereitet wurden, werden nach Diskussion abgeschlossen.

Lassen Sie mich in aller Kürze Ihre Aufmerksamkeit auf 2 Themen lenken!

Medizinisch rationale und ökonomisch rationale Therapie, das der Kölner Wirtschaftswissenschaftler Lauterbach behandelte und die Xenotransplantation.

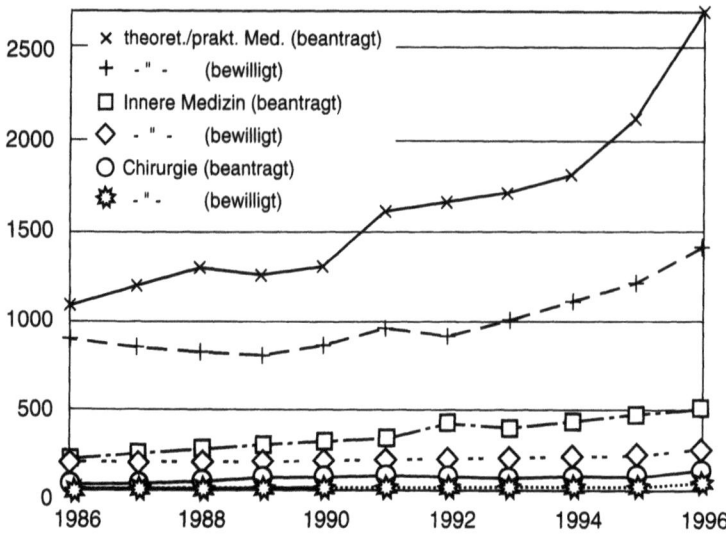

Abb. 1. Entwicklung der DFG-Anträge (nach M. Rothmund)

Tabelle 6. Anträge der DFG in Zahlen

	Anzahl Anträge			Bew.-Quote (% DM)			Antragsumme (Mio. DM)		
	'95	'96	'97	'95	'96	'97	'95	'96	'97
Chirurgie	**108**	**140**	**137**	**33,7**	**22,9**	**34,5**	**27**	**29**	**45**
Dermat.	83	110	103	48,9	53,8	35,2	23,5	47	32
Radiol.	64	72	89	29,8	28,9	28,2	23	20	25
Innere	**437**	**455**	**435**	**39,3**	**40,7**	**34,1**	**117**	**124**	**117**
FA 202	1248	1312	1548	36,2	36,6	32,4	312	309	410

Beim 1. Thema war leicht die Gefahr einer zukünftigen Risikoauslese und tiefgreifenden Veränderungen der Weiterbildungsstellen herauszuhören.

Im 2. Fall wurde einem Arbeitskreis „Xenotransplantation" zugestimmt, der die Problematik einer möglichen Gewinnung von Tierorganen untersuchen soll. Diese Problematik hatte R. Pichlmayr auf dem 100. Deutschen Ärztetag aufgezeigt.

Ich komme nun zu einer 3. Gemeinschaft, in der wir uns neben anderen Gesellschaften um Geld bewerben.

Dieses Bild (Abb. 1) ist einer Arbeit von Herrn Rothmund in der DMW entnommen. Es zeigt, daß das Antragsvolumen sich über die letzten 10 Jahre fast verdreifacht hat. Die Zahl der chirurgischen Anträge ist fast gleich geblieben. Sie beträgt etwa 1/4 von denen der inneren Medizin.

Im folgenden Bild finden sich diese Angaben der Jahre 1995–1997 in Zahlen bestätigt: In der Chirurgie ist die Zahl der Anträge und der Prozentsatz der Bewilligungen fast konstant geblieben, 1997 sprang die Summe allerdings auf 45 Mio.

Volumenmäßig ist die Chirurgie fast mit der Dermatologie zu vergleichen. Die innere Medizin aber läßt die Chirurgie deutlich hinter sich: Ihre bewilligten Summen sind 3–4mal höher.

Auch wenn von 35 geförderten Forschergruppen 12 der inneren Medizin und nur 2 der Chirurgie zuzurechnen sind, wird der Unterschied noch deutlicher. Auch 5 internistische Sonderforschungsbereiche gegenüber 3 chirurgischen sind eine Bestätigung.

Dennoch möchte man nicht von einer chirurgisch-klinischen Forschungskrise, wohl aber von erschwerten Forschungsbedingungen sprechen, denn Chirurgie ist körperlich belasten-

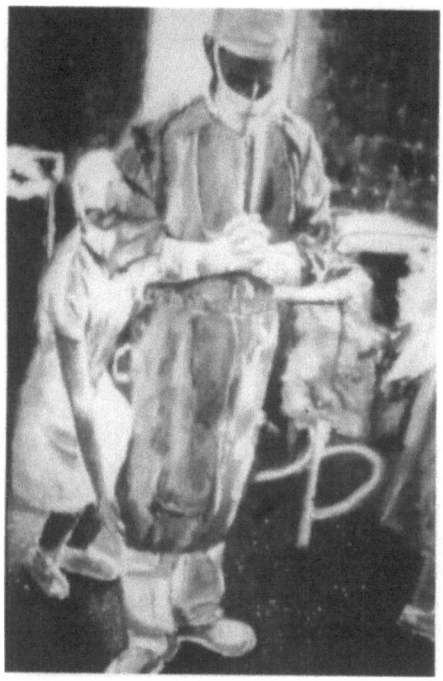

Abb. 2. Contemplation (J. Wilder)

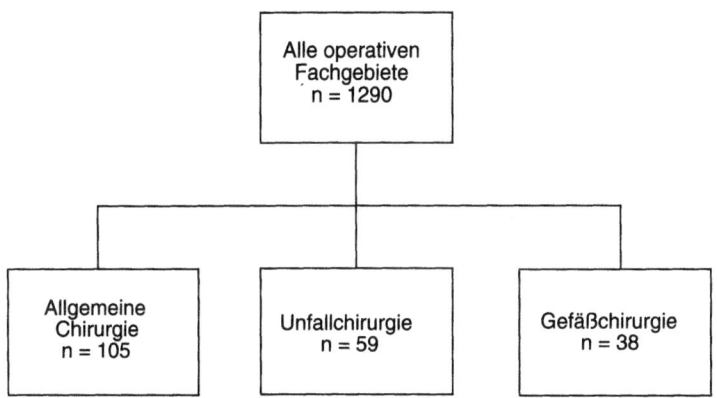

Abb. 3. Chirurgische Publikationen

Tabelle 7. Impactfaktor

	1994	1995	1996
Der Anaesthesist	0,557	0,594	0,71
Der Chirurg	0,657	0,505	1,045
Medizinische Klinik	0,26	0,325	0,325

der und zeitlich weniger kalkulierbar. Das und fehlende Freistellung für Forschung sind schlechte Forschungsvoraussetzungen und stören das freie Spiel der Gedanken.

Auf diesem Bild von Joseph Wilder ist leicht erkennbar, daß die Gedanken des Chirurgen vor der Operation vermutlich nicht auf Forschung ausgerichtet sind.

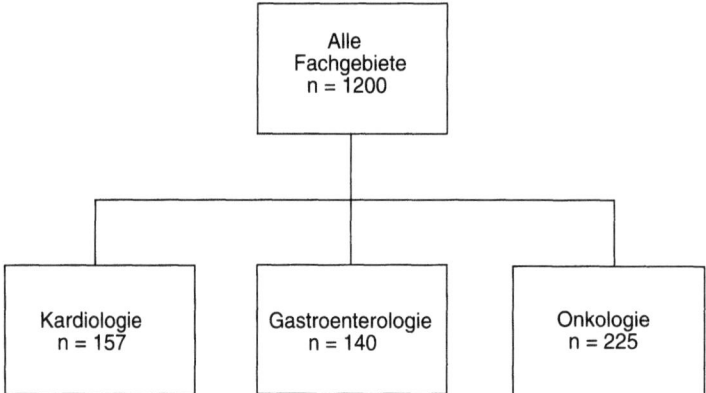

Abb. 4. Internistische Publikationen

Abschließen möchte ich mit der 4. anfangs gestellten Frage nach der Bedeutung chirurgischer Publikationen:

Vergleicht man die Zahl chirurgischer Publikationen aus dem Jahre 1997 aus 92 Zeitschriften mit denen der inneren Medizin aus 120 Zeitschriften, so liegen sie zahlenmäßig nicht weit auseinander: 1290 chirurgischen Veröffentlichungen stehen 1200 internistische gegenüber (Abb. 3 u. 4).

In der Chirurgie überwiegen die allgemeinchirurgischen Arbeiten, in der inneren Medizin die onkologischen.

Viel bedeutender aber ist der deutlich bessere Impactfaktor des „Chirurgen", verglichen mit dem „Anästhesisten" und der „Medizinischen Klinik" (Tabelle 7).

Das Ansehen der Deutschen Gesellschaft für Chirurgie in der Gemeinschaft mit anderen wissenschaftlichen Gesellschaften ist nach wie vor respektabel. Die Satzung hat vielen als Vorbild gedient. In den letzten 10 Jahren hat sie 1500 neue Mitglieder dazu gewonnen, und die Beitritte halten in sogar noch verstärktem Maße an.

Es kann nur eine Absicht geben: ihre Stärke nicht nur zu verteidigen, sondern zum Vorteil für uns alle auszubauen.

Literatur

1. DFG, Jahresbericht 1996, Bd. 1, Moser Druck + Verlag GmbH, Rheinbach
2. AWMF, Gesamtindex und Empfehlungen, Stand: 13. 3. 1998, Düsseldorf
3. Rothmund M (1997) Die Stellung der klinischen Forschung in Deutschland im internationalen Vergleich. Dtsch. med. Wschr. 122: 1358–1362

Forschungsförderung in der Chirurgie durch den Schweizerischen National Fonds

U. Winkler

U. Winkler, Wildhainweg 20, CH-3001 Bern

Promotion of Research Projects in Surgery by the SNSF

Summary. The Biology and Medicine division of the Swiss National Science Foundation finances about 1200 research projects. Only 24 (2%) of them originate from surgical departments or clinics. If we look at amounts, the share is even smaller, namely, 1.4%. Compared with the fields a pure "Medical Research Council" would cover, the share is 3.5% or 2.8% for the number or the amount, respectively. The problems of surgical research are only one special case of the problems in clinical research in Switzerland. Our new TANDEM program should encourage better collaboration between researchers in basic biological sciences and those in clinical medicine.

Key words: Surgery – Research projects – Switzerland

Zusammenfassung. Die Abteilung Biologie und Medizin des SNF unterstützt gegenwärtig rund 1200 Forschungsprojekte. Nur gerade 24 (2%) davon stammen aus chirurgischen Departementen oder Kliniken. Betragsmäßig ist der Anteil noch geringer, macht er doch nur 1,4% aus. Bezieht man den Anteil auf jene Gebiete, die ein reiner „Medical Research Council" abdecken würde, so beträgt er 3,5% bei der Anzahl und 2,8% beim Betrag. Die Probleme der chirurgischen Forschung sind nur ein Spezialfall der Probleme der klinischen Forschung in der Schweiz. Eine bessere Zusammenarbeit der Grundlagenforscher mit klinischen Forschern sollte das neue TANDEM-Programm ermöglichen.

Schlüsselwörter: Chirurgie – Forschungsprojekte – Schweiz

Sehr geehrte Damen und Herren,
Deborah Marie Stroka ist Postdoktorandin im Gesuch „The Role of chronic hypoxia in chronic allograft rejection" im Departement Chirurgie des Universitätsspitals Zürich.
 Betreibt *sie* chirurgische Forschung?
 Michele Albertoni ist Doktorand im Gesuch „Cloning and characterization of brain tumor antigens" am Service de Neurochirurgie in Lausanne.
 Betreibt *er* chirurgische Forschung?
 Sie sehen das Problem. Wenn wir vom Thema ausgehen, gehören diese Gesuche in die Immunologie, resp. die Experimentelle Krebsforschung. Arbeitsort ist aber ein chirurgisches Departement.
 Wenn ich hier über chirurgische Forschung in der Schweiz sprechen soll, ist vermutlich das gemeint, was an chirurgischen Departementen, Abteilungen oder Kliniken geforscht wird.

Auch bei dieser Definition findet diese Forschung nur spärlich statt: Die Abteilung Biologie und Medizin des SNF unterstützt gegenwärtig rund 1200 Forschungsprojekte. Nur gerade 24 (2%) davon stammen aus chirurgischen Departementen oder Kliniken. Betragsmäßig ist der Anteil noch geringer, macht er doch nur 1,4% aus. Bezieht man den Anteil auf jene Gebiete, die ein reiner „Medical Research Council" abdecken würde, so beträgt er 3,5% bei der Anzahl und 2,8% beim Betrag.

Die Gesuchsteller aus der Chirurgie sind dazu noch weniger erfolgreich als ihre Kollegen aus anderen klinischen Fächern.

In den letzten fünf Jahren konnten nur 45% der chirurgischen Gesuche finanziert werden, in der gesamten klinischen Medizin waren es 59%.

Akzeptiert man auch, daß Forschung, die an Kliniken stattfindet, klinische Forschung ist, dann sind die unbestreitbaren Probleme der chirurgischen Forschung eben nur ein Spezialfall der Probleme der klinischen Forschung in der Schweiz.

Verschiedene nationale und internationale Untersuchungen zeigen dieses Problem in Zahlen:

Im Artikel: The scientific wealth of Nations von Robert M. May im Science vom 7. Februar 1997 figuriert die Schweiz in 15 von 20 Gebieten, darunter allen biomedizinischen, unter den „top five", was den RCI (Relative citation impact) anbetrifft.

In der klinischen Forschung hingegen ist sie nicht in den vorderen Rängen anzutreffen. Weshalb?

Trotz erheblicher Anstrengungen des Nationalfonds (großzügiges Stipendienprogramm für angehende und fortgeschrittene Forscher, MD/PhD-Programm, SCORE (Swiss Clinicians opting for research)-Programm für den Mittelbau) ist es bis heute offensichtlich nicht gelungen, die in den Basisfächern etablierte Forschungskultur in die klinischen Fächer zu transportieren.

Die Gründe sind struktureller Natur:

Ärzte werden für ihre Dienstleistungen und nicht für ihre Forschung bezahlt. Der Spardruck auf den Spitälern akzentuiert diese Haltung natürlich noch. Forschung wird damit zum Feierabend- und Sonntagsvergnügen und/oder sie wird delegiert. Ein Arzt ist zwar Hauptgesuchsteller, kann aber maximal 20% seiner Arbeitszeit für das Projekt aufwenden. Er muß also versuchen, einen Naturwissenschaftler und vielleicht eine Laborantin als Mitarbeiter zu bekommen. Gelingt ihm dies, ist er damit noch nicht auf Erfolgskurs: Es ist im Gegenteil zu befürchten, daß er mit einem solchen Miniteam schwerlich kompetitive Forschung betreiben kann.

Trotz allem findet in der Schweiz eine klinische Forschung statt. Vielleicht ist sie sogar besser als ihr Ruf ... und diesen hat sie den Publikationsgewohnheiten zu verdanken: Viel zu häufig wird nämlich in lokalen Zeitschriften wie der Schweizerischen Medizinischen Wochenschrift publiziert und solche Resultate werden international kaum wahrgenommen.

Die Anzahl der Publikationen mit Schweizer Adressen lautete 1995 wie folgt:

Rangliste der Zeitschriften 1995

1. Schweiz. Med. Wochenschrift   408
2. Gastroenterology   129
3. Kidney International   115
4. Lancet   95
5. J. of Investigative Dermatology   91
6. Europ. J. Immunology   87

Wegen der „Verdünnung" durch Publikationen in Zeitschriften mit niedrigem Impact Factor resultiert für die klinische Forschung in der Schweiz nur ein durchschnittlicher Impact Factor von 1,8, während er bei den Grundlagenwissenschaften 4,6 beträgt. Vermutlich existiert ein gewisser Unterschied in allen Ländern, immerhin sind die Dänen und Schweden offenbar besser mit diesem Problem fertig geworden, figurieren doch diese beiden Staaten unter den „top five" in Klinischer Medizin (neben den USA, Kanada und Großbritannien).

Bei uns sind die Probleme eigentlich alle schon lange erkannt, aber man beschränkte sich über Jahre auf mehr oder minder vernehmbares Jammern und Wehklagen und hoffte auf irgendwelche Füllhörner in Form von Schwerpunktprogrammen oder Nationalen Forschungsprogrammen, die dermaleinst über die klinische Forschung ausgegossen würden. Sie wurden nicht!

Da faßt sich der Sekretär eines schönen Tages ein Herz, entwarf den Rahmen für ein Programm, taufte das Kind „Rebecca" (Research based on an experimental and clinical coordinated approach) und legte es der Abteilung vor.

Und siehe da... nach einigen Modifikationen (auch des Namens) war man bereit, das TANDEM-Programm zu lancieren.

WAS WILL ES?

TANDEM ermutigt und fördert *kooperative klinische Forschung* in der Schweiz. Das Ziel von TANDEM ist es, thematisch ähnliche klinische und experimentelle Forschungsprojekte an verschiedenen Zentren (intra- und interinstitutionell) zusammenzuschließen.

Als Finanzrahmen wurden 5 Millionen Franken (= etwa 5% des Budgets der Abteilung Biologie und Medizin) pro Jahr festgelegt.

Auf die erste Ausschreibung hin, die letztes Jahr erfolgte, sind 82 Skizzen eingegangen. Geht man von etwa vier Gruppen pro Skizze aus, so haben damit über 300 Forschergruppen aus der Klinik und den Grundlagenwissenschaften ein Thema identifiziert, das ihnen lohnend schien, gemeinsam bearbeitet zu werden. 22 Skizzen wurden zur Weiterbearbeitung ausgelesen, diese lagen am 1. Oktober 1997 als ausformulierte Gesuche vor. Wie alle übrigen Forschungsgesuche wurden sie Experten im In- und Ausland zur Stellungnahme vorgelegt. Im März 1998 schließlich wurde beschlossen, acht davon zu finanzieren.

Mit diesem Programm stehen wir also noch ganz am Anfang. Was man jetzt schon sagen kann, ist nur dies: Es ist kompetitiv und hat schon eine Menge frustrierter Leute hinterlassen. Ob die Idee gut war und ob man die richtigen Vorschläge ausgewählt hat, wird erst die Zukunft weisen.

Für eine relativ erfolgreiche Zusammenarbeit von Klinikern und Grundlagenwissenschaftlern gibt es in der Schweiz allerdings schon ein Beispiel: die AIDS-Forschung. Diese wird vom Bund direkt finanziert und von einer Kommission des Bundesamtes für Gesundheit koordiniert und kontrolliert. Das Bundesgeld ermöglichte es, eine große Kohorte aufzubauen und zu pflegen und klinische Forschung mit Patienten dieser Kohorte zu betreiben. Außerdem konnte in der Romandie das „Centre lémanique" entstehen, in dem Grundlagenforschung auf hohem Niveau betrieben wird.

Wie eine Evaluation des Programms gezeigt hat, werden die Resultate der klinischen AIDS-Forschung offensichtlich besser kommuniziert und auch rezipiert als die Ergebnisse der vom Nationalfonds unterstützten klinischen Forschung.

Wie haben übrigens die Chirurgen auf das TANDEM-Programm reagiert? Ihr Enthusiasmus hielt sich in Grenzen:

Nur bei vier von 82 Skizzen waren Forscher aus chirurgischen Kliniken federführend. An sechs der acht finanzierten Gesuche ist kein Chirurg beteiligt, bei einem ist ein Chirurg zweiter Mitgesuchsteller, bei einem weiteren fünfter Mitgesuchsteller.

Zumindest für die erste Ausschreibung muß somit festgestellt werden, daß die Chirurgen die Chance nur zögerlich genutzt haben.

Literatur

1. May RM (1997) The Scientific Wealth of Nations, Science, Vol 275: 793–796
2. Bauer Ch (1997) Von Impaktfaktoren, Zitierhäufigkeiten und anderen Nebengeräuschen der Wissenschaft, Physiologie, 9: 5–8
3. Bühler FR, Burri H (1992) FERMED 2000, Klinisch-medizinische Forschung in der Schweiz: Erhebungen, Projektionen und Vorschläge. Schweiz. Wissenschaftsrat (Hrg)
4. Ins M von (1996) Forschungslandkarte Schweiz 1995, FoP 40, Schweiz. Wissenschaftsrat (Hrg)
5. Pfaltz CR (1994) Bericht „Medizin Schweiz", Gruppe für Wissenschaft und Forschung (Hrg)

Forschungsförderung in Deutschland

B. Konze-Thomas

Deutsche Forschungsgemeinschaft, Kennedyallee 40, D-53175 Bonn

Research Funding in Germany

Summary. The DFG is the major funding organisation for research at German universities. A considerable amount of funds are spent on clinical research, including surgical research. Despite some success, the quality of clinical research in Germany is not considered to be satisfactory. Where are the deficits, and how is it possible to improve the situation? By which mechanisms could the DFG add to the improvement of clinical research?

Key words: DFG – Clinical research

Zusammenfassung. Die Deutsche Forschungsgemeinschaft fördert durch finanzielle Zuwendungen die Forschung an den Universitäten in Deutschland. Nicht unerhebliche Mittel fließen in die klinische Forschung, z.B. in die chirurgische Forschung. Die Qualität der klinischen Forschung in Deutschland wird noch immer als unbefriedigend angesehen, obwohl es durchaus Erfolge gibt. Welche Defizite herrschen vor und wie kann man die Situation verbessern? Durch welche Maßnahmen kann die DFG zur Verbesserung der klinischen Forschung beitragen?

Schlüsselwörter: DFG – Klinische Forschung

1. Einleitung

Die Deutsche Forschungsgemeinschaft ist die Selbstverwaltungsorganisation der Wissenschaften in Deutschland und fördert die Wissenschaft in allen ihren Zweigen. Sie tut dieses primär durch die Vergabe von finanziellen Mitteln für die Durchführung von Forschungsprojekten an den Universitäten und vergleichbaren Forschungseinrichtungen in Deutschland, sie fördert aber insbesondere auch den wissenschaftlichen Nachwuchs, z.B. durch die Vergabe von Stipendien, und die internationale Kooperation. Schließlich gehört zu ihren Aufgaben auch die wissenschaftliche Beratung von Parlamenten und Behörden. Die Förderung der biomedizinischen Forschung, darunter auch die chirurgische Forschung, nimmt einen wichtigen Platz in den Fördermaßnahmen der DFG ein, ca. 20% der zur Verfügung stehenden Mittel der DFG in einer Höhe von ca. 2 Mrd. DM fließen direkt oder indirekt in diesen Bereich.

Im ersten Teil meiner Ausführungen möchte ich Ihnen einige Daten zur Förderung der Forschung durch die DFG vorstellen, im zweiten Teil auf strukturelle Voraussetzungen eingehen, die besonders geeignet erscheinen, klinische Forschung zu unterstützen und im letzten Teil einige Gedanken der DFG zur allgemeinen Situation der klinischen Forschung in Deutschland vorstellen.

2. Förderung der Forschung

Die Forschungsförderung in den DFG-Programmen erfolgt ausschließlich nach wissenschaftlichen Kriterien. Im Rahmen der Selbstverwaltung entscheiden die gewählten Gremien der DFG, also die Fachausschüsse und der Hauptausschuß, über die Vergabe der Mittel. Die Begutachtung in allen Förderverfahren ist aufwendig und in Zeiten des knappen Geldes können nur die Forschungsvorhaben bewilligt werden, die uneingeschränkt positiv begutachtet wurden. Leider muß die Qualitätslatte dabei immer höher gelegt werden, da trotz leicht steigender Mittel für die DFG, bedingt durch die stark zunehmenden Antragszahlen, die Bewilligungsquote in den letzten Jahren von ca. 50% auf ca. 35% gefallen ist. So wurden 1997 in der praktischen Medizin insgesamt 1548 Anträge vorgelegt, von denen 749 gefördert werden konnten, das entspricht, berechnet auf das Antragsvolumen, nicht auf die Anzahl der Anträge, einer Bewilligungsquote von 32,4%. In der Chirurgie konnten von 137 vorgelegten Anträgen 62 gefördert werden, das entspricht einer Bewilligungsquote von 34,5%. Für junge Nachwuchswissenschaftler konnten ca. 20 Stipendien vergeben werden, wobei es mich besonders gefreut hat, daß ein Heisenberg-Stipendium, das Exzellenz-Programm für junge Habilitierte, an eine junge Dame vergeben werden konnte, ein bislang einmaliges Ereignis.

Darüber hinaus wurden in der Chirurgie drei Forschergruppen sowie mehrere Sonderforschungsbereiche mit Beteiligung von Wissenschaftlern aus den chirurgischen Kliniken gefördert. Zusammenfassend kann man aus Sicht der DFG sagen, daß es durchaus eine aktive Forschung und forschungsinteressierten Nachwuchs in der Chirurgie gibt, daß alle Förderverfahren in Anspruch genommen werden und daß die Erfolgsaussichten bei Anträgen recht gut im Vergleich zum Durchschnitt sind. Was vielleicht bei näherer Betrachtung etwas betrüblich stimmen könnte ist die Tatsache, daß die Anzahl der insgesamt vorgelegten Anträge in den letzten Jahren zwar kontinuierlich zugenommen hat, daß diese aber z.B. im Vergleich zur Inneren Medizin um zwei Drittel niedriger liegt. Wenn man dabei weiter berücksichtigt, daß an jeder der insgesamt 37 Universitätskliniken in Deutschland zumindest eine chirurgische Klinik vertreten ist, und daß sich die bewilligten Projekte in allen Verfahren auf weniger als die Hälfte der Standorte verteilen, so bedeutet dieses, daß an mehr als der Hälfte der chirurgischen Universitätskliniken in Deutschland nicht mit DFG-Mitteln geforscht wird. Weiter muß man dazu sagen, daß es deutliche „Hotspots" der chirurgischen Forschung an wenigen Kliniken gibt, dort gibt es Forschergruppen oder Sonderforschungsbereiche, oder aber eine Vielzahl von sich ergänzenden Einzelvorhaben, während an der weit überwiegenden Zahl der chirurgischen Kliniken entweder gar nicht oder nur vereinzelt mit DFG-Mitteln geforscht wird. Weiterhin fällt natürlich auch auf, daß die überwiegende Anzahl der Stipendienanträge der jungen Wissenschaftler aus gerade diesen „Hotspots" der chirurgischen Forschung kommt. Diese Stipendiaten kehren in der Regel nach dem Auslandsaufenthalt an diese Klinik zurück und ergänzen durch die gewonnenen Erfahrungen und neuen methodischen Kenntnissen die dort laufenden Forschungsarbeiten. Ich sehe diese Entwicklung durchaus positiv, denn ich glaube, daß es für die Forschung gut ist, wenige „centers of excellence" zu haben, an denen international kompetitive Arbeiten durchgeführt werden und die zur wissenschaftlichen Schwerpunktbildung an den Universitäten beitragen. Eine flächendeckende Spitzenforschung kann es nicht geben.

3. Strukturen für die klinische Forschung

Es ist nicht zu verkennen, daß die biologischen Grundlagenwissenschaften, wie Genetik, Biochemie, Immunologie und Zellbiologie, für die klinische und somit auch für die chirurgische Forschung immer wichtiger werden. Auch spielen Erkenntnisse aus den Materialwissenschaften, der Elektronik und der Informatik eine stärker werdende Rolle. Forschungsprojekte in der Klinik müssen daher diese Entwicklungen berücksichtigen und auf klinische Fragestellungen anwenden. Nun ist es wahrscheinlich zuviel von einem Chirurgen verlangt, wenn er auch noch ein kompetenter Molekularbiologe und Ingenieur sein soll. Hier bietet sich dann eine Kooperation an, die sowohl Instituts-übergreifend sein kann, aber auch innerhalb einer

Klinik realisiert werden kann. Die von mir erwähnten „Hotspots" verfügen über Strukturen, die eine solche Kooperation erlauben. Eingebunden in eine solche Struktur, die über Fördermaßnahmen der DFG realisiert werden kann, z. B. in Forschergruppen oder Sonderforschungsbereichen, die aber auch an einigen Stellen durch eine Umverteilung der Zuführungsbeträge der Länder entstanden ist, sind Naturwissenschaftler, zurückkehrende Stipendiaten, denen dadurch die Gelegenheit gegeben wird, ihre Forschungsprojekte weiterzuführen und die dafür zumindest zeitweise von den klinischen Aufgaben freigestellt werden und auch Rotationsassistenten, das heißt wissenschaftlich interessierte Ärzte in der Weiterbildung, die ebenfalls zeitweise freigestellt werden. Eine solche Gruppe entwickelt eher eine wissenschaftliche Eigendynamik als ein einzelner Forscher, sie wird attraktiv für die Studenten, für weitere Wissenschaftler innerhalb und außerhalb der Hochschule, auch für Gastwissenschaftler aus dem Ausland und es fällt ihr leichter, Ergebnisse in die klinische Praxis zu übertragen. Der Erfolg ist nicht nur an der Einwerbung von Drittmitteln, sondern auch an der Anzahl gut plazierter Publikationen ablesbar. Die DFG unterstützt diese Schwerpunktbildung durch geeignete Programme, ebenso der Bundesminister für Bildung und Wissenschaft, Forschung und Technologie (BMBF), z. B. durch die Einrichtung Interdisziplinärer Klinischer Forschungszentren.

4. Überlegungen der DFG zur weiteren Verbesserung der klinischen Forschung

Diese forschungsfreundlichen Strukturen können nicht allein aus Mitteln der Ergänzungsausstattung geschaffen werden. Wir müssen uns in Erinnerung rufen, daß Universitätskliniken neben den Aufgaben der Lehre und der Krankenversorgung auch einen Forschungsauftrag haben. Der bei weitem stärkste öffentliche finanzielle Beitrag wird durch die Zuführungsbeträge der Länder zu den 37 Hochschulkliniken in einer Höhe von ca. fünf Milliarden DM geleistet. Natürlich steht dieser Betrag nicht ausschließlich für die Forschung zur Verfügung, aber nach Schätzungen aus Baden-Württemberg sind es ca. 25–30%, die für die Forschung eingesetzt werden könnten. An einigen wenigen Medizinischen Fakultäten werden diese Mittel, zur Zeit noch ca. 5–10% des gesamten Zuführungsbetrags, bereits qualitäts-abhängig vergeben. Die Vergabemodalitäten sind durchaus unterschiedlich, zum Teil wird eine gesonderte externe Begutachtung durchgeführt, zum Teil entscheidet eine Kommission der Fakultät, zum Teil werden diese Mittel auch in Anlehnung an eingeworbene Drittmittel vergeben. Das letzte Verfahren erscheint mir sehr geeignet zu sein, mit relativ wenig Aufwand an Zeit, auch Zeit von Gutachtern, und Geld eine qualitäts-orientierte Verteilung zu erreichen. Die DFG unterstützt diese Entwicklung nachhaltig und versucht zur Zeit, besondere Mechanismen der Förderung der klinischen Forschung zu entwickeln, die weitere Anreize für eine qualitäts-orientierte Vergabe der Grundausstattungsmittel geben. Die DFG glaubt, daß durch eine solche Entwicklung, natürlich nicht nur in der Chirurgie, sondern in allen klinischen Disziplinen, eine Schwerpunktbildung an den Hochschulkliniken erreicht werden könnte, für die beteiligten Wissenschaftler und Ärzte mehr Freiraum für die Forschung zur Verfügung stünde, mehr Positionen, verbunden mit Karrieremöglichkeiten auch für Naturwissenschaftler geschaffen würden und daß somit eine Institutionalisierung auch der Forschung, neben der Lehre und der Krankenversorgung, erreicht werden könnte. Dieses würde langfristig zu einer Strukturveränderung für die klinische Forschung an den Universitäten führen.

Diese und weitere Vorschläge, basierend auf einer Defizitanalyse, sind Gegenstand von Überlegungen in den Gremien der DFG, die noch in diesem Jahr im Rahmen einer Denkschrift zur Klinischen Forschung veröffentlicht werden sollen.

Prozedurenklassifikationen: Stand und Perspektiven

Klassifikation chirurgischer Eingriffe in Deutschland

J. Stausberg

Universitätsklinikum Essen, Hufelandstraße 55, D-45122 Essen

Classification of Surgical Procedures in Germany

Summary. Today different classification systems are used in Germany for the standardization and coding of surgical procedures. On January 1, 1995, the German Minister of Health introduced a new classification system called "Operationenschlüssel nach § 301 SGB V" (OPS-301) for surgical procedures performed in hospitals. The standardization by the OPS-301 is limited to inpatients. In outpatient care, surgical procedures are coded by two billing systems: EBM and GOÄ. Thus, the situation is characterized by coding systems that are used in parallel which are to some extent incompatible. This leads to avoidable workload and lower quality of the documented data. The general goal is the development of a new classification system which on the one hand should be able to provide different views depending on the questions. On the other hand the system should integrate the different views through a clear and consistent structure of surgical procedures.

Key words: Procedure classification – Documentation in surgery

Zusammenfassung. Zur Standardisierung und Kodierung chirurgischer Eingriffe werden derzeit in Deutschland sehr unterschiedliche Klassifikationen eingesetzt. Mit Einführung des Operationenschlüssels nach § 301 SGB V (OPS-301) zum 1.1.1995 hat der Gesetzgeber ein Instrument für stationär durchgeführte Operationen vorgeschrieben. Die Standardisierung durch den OPS-301 endet jedoch an der Grenze zur ambulanten Versorgung. Dort werden chirurgische Leistungen mit dem EBM bzw. der GOÄ zum Zwecke der Abrechnung definiert. Die beschriebene Situation mit mehreren, z.T. inkompatiblen Klassifikationen nebeneinander führt zu unnötigem Aufwand und verminderter Qualität der Dokumentation und erschwert übergreifende Auswertungen. Die Schaffung eines Instruments, welches einerseits je nach Anwendungsbereich unterschiedliche Sichten erlaubt, die Sichten andererseits jedoch durch eine klare, inhaltlich definierte Struktur miteinander verknüpfen kann, ist daher von hoher Bedeutung.

Schlüsselwörter: Prozedurenklassifikationen – Operationsdokumentation

Einführung

Die Klassifikation chirurgischer Eingriffe hat in Deutschland durch die Einführung marktwirtschaftlicher Instrumente im stationären Bereich mit dem Gesundheitsstrukturgesetz von 1992 sowie durch die zunehmende Notwendigkeit eines systematischen Qualitätsmanagements eine hohe Bedeutung erhalten. Mit Einführung des Operationenschlüssels nach § 301 SGB V (OPS-301) zum 1.1.1995 hat der Gesetzgeber bundeseinheitlich ein Instrument für stationär durchgeführte Operationen geschaffen und dessen Einsatz spätestens zum 1.1.1996 vorgeschrieben. Abrechnungstechnisch kommt der OPS-301 für die Übermittlung von stationär durchgeführten Operationen an die Krankenkassen, die Erstellung der L5-Statistik (Operationsstatistik) nach der Bundespflegesatzverordnung und die Ermittlung der Pauschalentgelte zum Einsatz. Durch seine flächendeckende Verfügbarkeit werden die mit dem OPS-301 kodierten Daten auch für medizinische Auswertungen und Aufgaben eingesetzt, so für das Retrieval von Behandlungsfällen für Qualitätssicherung, Forschung und Lehre sowie für den Weiterbildungskatalog. Für diese Auswertungen wurden vor Einführung des OPS-301 vereinzelt der Operative Therapieschlüssel nach Scheibe oder der VESKA-Operationenschlüssel eingesetzt. Die Standardisierung durch den OPS-301 endet jedoch an der Grenze zur ambulanten Versorgung. Dort werden chirurgische Leistungen mit dem Einheitlichen Bewertungsmaßstab (EBM) und der Gebührenordnung für Ärzte (GOÄ) zum Zwecke der Abrechnung definiert. Stärker als beim OPS-301 sind in diesen Regelwerken medizinische Zusammenhänge nur bei abrechnungstechnischer Konsequenz enthalten. Die Grenze zwischen vertragsärztlicher bzw. ambulanter Versorgung einerseits und stationärer Versorgung andererseits wird durch gesetzliche Vorgaben jedoch zunehmend durchlässiger, so daß schon derzeit in vielen Bereichen mehrere Ordnungssysteme für chirurgische Eingriffe parallel eingesetzt werden. Im Falle des ambulanten Operierens im Krankenhaus werden die Operationen nicht nur zur Abrechnung sondern auch für die externe Qualitätssicherung mit dem EBM kodiert. Hingegen verwendet die Qualitätssicherung bei Fallpauschalen und Sonderentgelten den OPS-301. Es stellt also keine Ausnahme mehr dar, daß Operationen je nach Art der Abrechnung in verschiedene Ordnungssysteme verschlüsselt werden müssen und die entstehenden Daten nicht ohne weiteres vergleichbar sind. Die GOÄ hat in Nordrhein-Westfalen durch einen Landesvertrag nach § 112 SGB V auch in die normale stationäre Versorgung Einzug gehalten. Erfolgt bei eingewiesenen Patienten die stationäre Aufnahme erst zu einem späteren Zeitpunkt, können unter Umständen die Leistungen der Abklärungsuntersuchung bis zur Höhe der Pauschale für die vorstationäre Behandlung mit der GOÄ abgerechnet werden. Neben den drei diskutierten kommen weitere Ordnungssysteme für spezielle Bereiche im Krankenhaus zum Einsatz: zur Abrechnung Gebührenordnungen (z.B. BG-T, DKG-NT) und zur fachgebietsspezifischen Dokumentation medizinische Schlüsselsysteme (z.B. QUADRA-Schlüssel der THG-Chirurgie). Im Kontakt zwischen Krankenhaus und ambulanter Weiterbehandlung übernimmt der OPS-301 eine wichtige Aufgabe zur Übermittlung der Eingriffsart, so daß auch der niedergelassene Arzt mit EBM, GOÄ und OPS-301 konfrontiert wird. Die beschriebene Situation mit mehreren, z.T. inkompatiblen Ordnungssystemen nebeneinander führt zu unnötigem Aufwand und verminderter Qualität der Dokumentation und erschwert übergreifende Auswertungen. Die Schaffung eines Instruments, welches einerseits je nach Anwendungsbereich unterschiedliche Sichten erlaubt, die Sichten andererseits jedoch durch eine klare, inhaltlich definierte Struktur miteinander verknüpfen kann, ist daher von hoher Bedeutung. Die neue Prozedurenklassifikation aus den USA, daß Procedure Coding System (PCS), kann ein solches Instrument werden. Im folgenden sollen zur Evaluation des PCS die inhaltlichen und methodischen Anforderungen an ein neues Schlüsselsystem formuliert und eine Kosten-Nutzen-Betrachtung angeregt werden.

Inhaltliche und methodische Anforderungen

Eine standardisierte und systematische Dokumentation von Operationen ist zur Erfüllung gesetzlicher, betrieblicher und medizinischer Anforderungen zwingend erforderlich. Hauptmerkmal ist hierbei die Art des Eingriffs, die zur besseren Vergleichbarkeit durch eine Klassifikation standardisiert und zusätzlich kodiert wird, wobei letzteres die automatische Verarbeitung unterstützt. Wesentliches Ziel der Verschlüsselung ist die Abbildung der erbrachten medizinischen Leistungen. Dies kann auf individueller Ebene (Weiterbildungskatalog eines Arztes), Ebene der Abteilung (interne Budgetierung) und Ebene des Krankenhauses (Verhandlungen mit den Kassen) erfolgen. Für Maßnahmen der internen und externen Qualitätssicherung werden einerseits Eingriffsklassen zur Durchführung von Gruppenvergleichen definiert wie andererseits der detaillierte Zugriff auf einen Einzelfall für eine Falldarstellung notwendig sein kann. Im speziellen Umfeld akademischer Krankenhäuser hat das Wiederfinden (Retrieval) von Operationen, Fällen und Patienten eine hohe Bedeutung für Aufgaben in Forschung und Lehre. Weitere Anforderungen aus betriebswirtschaftlicher Sicht sind die Kalkulation von Fallgruppen und die Definition von Abrechnungskategorien. Letzteres betrifft im Krankenhaus die Ermittlung von Fallpauschalen und Sonderentgelten oder die Abrechnung einzelner Leistungen beim ambulanten Operieren, bei ambulanten Notfällen, Ermächtigungen, Berufsunfällen und der Privatliquidation. Zur Gegenüberstellung von Kosten und Erlösen müssen homogene Fallgruppen gebildet werden. Hierzu wird die Art des Eingriffs in den operativ tätigen Fachgebieten immer ein wesentliches Merkmal sein. Diese inhaltlichen Anforderungen werden ergänzt durch Forderungen an Verständlichkeit, Richtigkeit und Vollständigkeit der Ordnungssysteme. Ein krasses Beispiel mangelnder Verständlichkeit ist die Klasse 5-793.7 des OPS-301: *Offene Reposition einer einfachen Fraktur im Gelenkbereich eines langen Röhrenknochens mit Osteosynthese und offene Reposition einer Gelenkluxation durch Fixateur externe mit interner Osteosynthese.* Zur Klassifizierung eines Eingriffs in eine so komplex beschriebene Klasse muß ohne eine intensive Schulung ein Zeitaufwand von bis zu 20 Minuten auch unter Nutzung moderner Kodiertools als realistisch angesetzt werden. In den Gebührenordnungen werden nicht selten an Stelle von Prozeduren finanzielle Aspekte beschrieben, so z. B. Ziffer 2192 in der GOÄ: *Zuschlag zu der Leistung nach Nummer 2191 für die primäre Naht, Reinsertion, Rekonstruktion oder den plastischen Ersatz eines weiteren Bandes in demselben Kniegelenk im Rahmen derselben Sitzung.* Diese und ähnliche Klassen machen die Verwendung einer Gebührenordnung als Klassifikation unmöglich. Die Anzahl der Klassen der wichtigsten Ordnungssysteme schwanken erheblich. So enthalten EBM und GOÄ ca. 3000 Gebührenziffern, der OPS-301 ca. 8300, die Internationale Klassifikation der Prozeduren in der Medizin – Deutsche Fassung (ICPM) als Verfeinerung des OPS-301 ca. 24 600 und das PCS weit mehr als 100 000 Klassen. Entscheidend ist daher, eine Ordnung der Eingriffe zu schaffen, welche Abfragen mit unterschiedlichem Feinheitsgrad erlaubt, um so einmal erfaßte Angaben vielfach nutzen zu können.

Kosten einer neuen Klassifikation

Die aktuellen Anforderungen auf inhaltlicher und methodischer Sicht sowie die Erfahrungen seit dem 1.1.1996 zeigen deutlich den Bedarf an einer Überarbeitung des OPS-301 auf. Alternativ ergibt sich die Möglichkeit eines Ersatzes durch ein neues Ordnungssystem. Dem zu erwartenden Nutzen müssen allerdings die zur Entwicklung und Einführung notwendigen Kosten gegenübergestellt werden. Bei den Kosten der Systempflege kann ein einheitlicher Betrag für alle Ordnungssysteme unterstellt werden. Die Entwicklung einer neuen Klassifikation erfordert einen erheblichen personellen Aufwand. Hierunter sind logistische, koordinierende und inhaltliche Aspekte zu subsumieren. So ist der wesentlichste und schwierigste Anteil bei der Entwicklung einer neuen Klassifikation die Festlegung der Klassen, ihrer Bezeichnungen und Ordnung zueinander. Im Bereich der Operationen muß eine Abstimmung mit vielen Fachgesellschaften erfolgen sowie auf die Einheitlichkeit zwischen den unterschiedlichen Fachgebieten in Verständnis, Gliederung und Feinheitsgrad geachtet werden. Eine Testphase sollte einem Einsatz in der Routine vorangehen. Die korrekte Anwendung der bekannten Ordnungssysteme für Operationen erfordert weitaus tiefere Kenntnisse in Aufbau und Regelwerk als die Klassifikation von Diagnosen in die Internationale Klassifikation von Krankheiten, Verletzungen und Todesursachen (ICD-9). Dies ist unter anderem mit der sehr facettenreichen Bezeichnung chirurgischer Eingriffe begründet, die sich in langen Phrasen (s. o.) äußerlich bemerkbar macht. So muß vor der Ablösung des OPS-301 durch eine anders strukturierte Klassifikation die Ärzteschaft in Praxis und Klinik erneut geschult werden. Für die Vertragsärzteschaft sollte dies die Ablösung von der Primärerfassung ihrer Leistungen in EBM und GOÄ bedeuten. Ein dritter Kostenschwerpunkt wird die Anpassung von bestehender Software sowie die Neuentwicklung von Tools bedeuten. Da sich die Struktur der PCS-Kodes erheblich von den Kodes des OPS-301 unterscheidet, werden viele Feldlängen,

Erfassungsmasken und Plausibilitätsprüfungen scheitern. Entsprechende Vorlaufzeiten sind einzukalkulieren. Da eine manuelle Erfassung chirurgischer Eingriffe in mehrachsige Ordnungssysteme kaum durchführbar ist, werden auch neue Kodiertools entwickelt und von den nutzenden Einrichtungen beschafft werden müssen. So ist z.B. fraglich, ob auch nur eines der derzeit marktführenden Kodiertools in der Lage sein wird, seine internen Verarbeitungsmechanismen an die neuen Strukturen anzupassen. Schlußendlich bleibt die Frage, wie mit den nicht unerheblichen Beständen an Altdaten zu verfahren ist. Für die Beibehaltung spricht vordergründig die Kostensituation, da eine Datenkonvertierung immer mit personellem Aufwand verbunden sein wird. Zudem wird bei einer Beibehaltung ein Informationsverlust vermieden, der bei einer Datenkonvertierung zwangsläufig eintritt. Letztlich kann eine Datenkonvertierung auch zu Verfälschungen führen. So kennt der OPS-301 bekanntlich keine Seitenangaben wie rechts oder links, wogegen der PCS diese zwingend erfordert. Bei einer Konvertierung wäre also ein Verfahren erforderlich, in dem zufällig oder systematisch die Entscheidung rechts oder links bei Operationen mit einer relevanten Seitenlokalisation zu treffen wäre. Die genannten Kostenfaktoren sind zwar schwer zu quantifizieren, zeigen jedoch deutlich auf, daß ein nennenswerter Vorteil durch eine neue Klassifikation erforderlich ist, um deren Entwicklung und Einführung zu rechtfertigen. Insbesondere müssen auf inhaltlicher und methodischer Seite die aktuellen und absehbaren Anforderungen geleistet werden, was nur durch eine sorgfältige Evaluation sichergestellt werden kann.

Ausblick

Der Stellenwert einer Klassifikation chirurgischer Eingriffe ist eingebunden in die Infrastruktur in der Chirurgie zur standardisierten Dokumentation zentraler Behandlungsmerkmale. Derzeit ist noch keine Flächendeckung bei der Ausstattung chirurgischer Fachabteilungen mit rechnergestützten Krankenhausinformationssystemen vorhanden. So fehlt es an einer basalen Unterstützung der Organisation und Abläufe, z.B. einer rechnergestützten Operationsplanung. Ebenso mangelt es noch an einer standardisierten Basis- und Operationsdokumentation, die zusätzlich zu den gesetzlich vorgeschriebenen Merkmalen, Art des Eingriffs und Operationsdatum, weitere Behandlungsdaten enthält. So hat der Arbeitskreis Chirurgie der Deutschen Gesellschaft für Medizinische Informatik, Biometrie und Epidemiologie (GMDS) einen Mindeststandard definiert, der in Form des Minimal Data Set der Operationsdokumentation vorliegt unter (im World Wide Web einzusehen unter http://www.uni-essen.de/~tmi030/ak_chirurgie/mds_op.htm). Hierbei wurden Dokumentationsmerkmale und mögliche Ausprägungen, sowohl durch den Rückgriff auf Klassifikationen als auch durch eigene Zusammenstellungen, festgelegt, um abteilungs- und klinikumsübergreifende Auswertungen zu ermöglichen. Die Nutzung eines rechnergestützten Dokumentationssystems wird vorausgesetzt, da eine zeitnahe und plausible Operationsdokumentation papiergestützt kaum zu erzielen ist. Erst durch die Verfügbarkeit zusätzlicher Merkmale, z.B. Komplikationen, kann eine chirurgische Klassifikation sinnvoll für medizinische Auswertungen, z.B. bei der internen Qualitätssicherung, eingesetzt werden. Als Empfehlung kann daher festgehalten werden, daß vor der Einführung einer neuen Klassifikation chirurgischer Eingriffe, z.B. des PCS, die Realisierung einer flächendeckenden, abteilungsinternen, standardisierten und rechnergestützten Basis- und Operationsdokumentation erfolgen muß. Parallel muß die Evaluierung des PCS sorgfältig und mit dem Ziel einer einheitlichen Basis für alle genannten Anforderungen, die Praxis und Klinik derzeit und absehbar an eine Prozedurenklassifikation stellen, erfolgen. Die gemeinsame Ablösung von EBM, GOÄ und OPS-301 für die Erfassung chirurgischer Eingriffe hat dabei einen hohen Stellenwert.

OPS-301/ICPM: Erfahrungen und Probleme

R. Thurmayr und G. R. Thurmayr

Institut für Medizinische Statistik und Epidemiologie, Technische Universität München,
Ismaninger Straße 22, D-81675 München

Coding of Procedures with OPS-301 or ICPM: Experience and Problems

Summary. For over 2 years, the classification of procedures OPS-301 has been uniformly used in all German hospitals. The ICPM in German extension has 5–6 digits and is totally compatible with the OPS-301 restricted to operations. This ICPM is qualified for scientific documentation beyond efficiency control. The OPS-301 needs some better representation and some extensions proposed by medical experts. A program that searches for invalid code numbers and uses the relations of OPS-301 to sex, age, and department in a knowledge base, detects a 10% error rate in manual coding with OPS-301. A coding program reduces them to 1.4%. After mapping the OPS-301 by SNOMED this monohierarchical classification becomes multihierarchical. This is advantageous for coding and retrieval.

Key words: Classification of procedures – Coding – Retrieval – SNOMED

Zusammenfassung. Der Operationsschlüssel OPS-301 wird seit über 2 Jahren einheitlich im stationären Bereich angewendet. Der ICPM in deutscher Fassung ist auf 5 bis 6 Stellen erweitert und mit dem auf Operationen beschränktem OPS-301 vollkommen kompatibel. Dieser ICPM eignet sich über den Leistungsnachweis hinaus für die klinische Dokumentation, da er umfangreicher und spezifischer ist. Der OPS-301 bedarf einiger Verbesserungen in der Darstellung und Erweiterungen gemäß der Fachgesellschaften. Ein wissensbasiertes Programm entdeckt in mit OPS-301 kodierten Daten ungültige Kode-Nummern und Inkompatibilitäten zwischen OPS-301, Geschlecht, Alter und Klinik. Die Fehlraten liegen nach manueller Kodierung bei 10% und nach Einsatz eines Kodierprogramms bei 1,4%. Nach Indexierung des OPS-301 mit SNOMED ist der monohierarchische Operationsschlüssel multiaxial anwendbar für Kodierung und Retrieval.

Schlüsselwörter: Prozedurenschlüssel – Kodierung – Retrieval – SNOMED

Verhältnis OPS-301 zu ICPM

Der Operationenschlüssel nach § 301 des Sozialgesetzbuchs V (OPS-301) [1] ist zur Kodierung operativer Maßnahmen im stationären Bereich gesetzlich vorgeschrieben und wurde vom Institut für Medizinische Dokumentation und Information (DIMDI) herausgegeben. Er dient der Leistungstransparenz und Abrechnung der Krankenhäuser gemäß Bundespflegesatzverordnung 1995 (GSG) und statistischen Zwecken, z.B. in einem Gesundheitsbericht der Bundesregierung, dessen Veröffentlichung sehr hilfreich wäre.

Der OPS-301 ist von der International Classification of Procedures in Medicine (ICPM) abgeleitet, die 1978 von der WHO als vierstelliger Schlüssel mit neun nach diagnostischen, prophylaktischen und therapeutischen Maßnahmen gegliederten Kapiteln herausgegeben wurde. In der deutschen Fassung ist der ICPM [2] wesentlich verfeinert und auf fünf, teilweise auf sechs Stellen erweitert. Dagegen wurden die Kapitel 2, 3, 6 und 7 für Labor-, Röntgen- und medikamentöse Maßnahmen wegen bereits vorliegender ausführlicher Klassifikationen nicht übernommen. Die deutsche ICPM blieb mit der ursprünglichen Fassung der WHO nur noch auf der Ebene der Organsysteme kompatibel. Der OPS-301 ist in vielen Arbeitsschritten unter Einschaltung unterschiedlicher Arbeitsgruppen entstanden. Er beschränkt sich vorwiegend auf den Fünfsteller des Kapitels „Operationen" soweit nicht Schlüsselnummern mit sechs Stellen bzw. Teile aus den übrigen Kapiteln der ICPM zur Definition der Pauschalentgelte (Fallpauschalen und Sonderentgelte) notwendig waren. Version 1.1, 3. Auflage vom Herbst 1995, ist die letzte gültige Fassung der deutschen ICPM und beinhaltet den OPS-301 vollständig.

Erfahrungen mit dem OPS-301 in der Routine

Durch das Gesundheitsstrukturgesetz 1992 wurde erreicht, daß alle Kliniken und Krankenhäuser der Bundesrepublik ihre Operationen einheitlich nach dem OPS-301 verschlüsseln. Dies ist ein gewaltiger Fortschritt der Medizinischen Dokumentation, den unsere Nachbarländer schon längst vollzogen hatten. Bei der bundesweiten Kodierung zeigte sich, daß keine grundsätzliche Schwierigkeiten bei der Benützung des OPS-301 aufgetreten sind, sondern daß die Fachgesellschaften Erweiterungs- und Ergänzungswünsche in Form von 3100 Einzelvorschlägen an das DIMDI und von da an die Friedrich-Wingert-Stiftung (FWS) gerichtet haben. Ein Drittel dieser Vorschläge ist bereits im ICPM enthalten oder als Synonyme in den OPS-301 aufzunehmen, 15% noch wegen Überlappungen zwischen Fachgesellschaften abzusprechen und die restlichen 52% sind in den OPS-301 einzuordnen. Eine ausführlichere Dokumentation ist auf jeden Fall durch den deutschen ICPM möglich, wenn daraus sechsstellige Nummern, die im OPS-301 nur fünfstellig ausgewiesen sind, oder Schlüssel-Nummern aus den nicht operativen Kapiteln benützt werden. Damit wird eine differenziertere und umfangreichere Leistungsdokumentation möglich, welche die Kliniker für den klinischen Betrieb, für wissenschaftliche Zwecke und zum Nachweis der Multimorbidität ihres Patientenguts benötigen. Steht die ICPM zur Verfügung, entnehmen Kliniker nach unserer Erfahrung 25% der abgegebenen Schlüssel-Nummern dem nichtamtlichen Teil der ICPM. Für Abrechnungszwecke kann dann die ICPM-Dokumentation auf den OPS-301 automatisch reduziert werden mit Hilfe einer Datei, in der die nicht amtlichen Schlüssel-Nummern und 6stelligen Erweiterungen markiert sind.

Kodierergebnisse mit dem OPS-301

Da der Datensatz, der an die Kassen übermittelt wird, nur kodierte Daten ohne zusätzlichen Klartext enthält, ist eine inhaltliche Qualitätskontrolle der Kodierung nicht möglich. Jedoch lassen sich formale Kontrollen mit Hilfe der Beziehungen (Relationen) zwischen den übermittelten Daten durchführen. Neben der Kontrolle auf Gültigkeit überprüft ein wissensbasiertes Programm die Zulässigkeit der OPS-301-Nummern bei gegebenem Geschlecht, Alter, Klinik und Pauschalentgeltnummer [4]. Bei manueller Kodierung durch Ärzte und Dateneingabe durch Verwaltungskräfte wurden hierdurch 10% Fehler aufgedeckt. Nimmt man noch die Pauschalentgeltangaben hinzu, so waren über 50% dieser Angaben falsch. Hauptfehlerquelle war dabei die Unsicherheit, wann ein Pauschalentgelt anzuwenden ist.

    Das Kodierergebnis kann durch automatische Kodierhilfen wesentlich verbessert werden. Wenn ein Benutzer Schlüssel-Nummern statt manuell einzugeben nur durch Markieren speichern kann, gibt es keine ungültigen Nummern mehr. Spezielle kommerzielle Verschlüsselungsprogramme bieten hierarchisches und alphabetisches Suchen an. Wichtig ist es, daß die

Programme die vollständigen amtlichen Schlüsselwerke mit selbstsprechenden Texten benützen. Das Suchen in zusätzlichen Dateien mit Synonymen oder klinikinternen Bezeichnungen und Abkürzungen verbessert die Trefferquote eines Programms, birgt jedoch die Gefahr, daß der Benutzer seltene Bezeichnungen in diesen zusätzlichen Dateien nicht findet und eine ähnliche Schlüssel-Nummer auswählt, statt in den offiziellen Schlüsseln nachzusuchen. Außerdem können sich in selbsterstellte Dateien fehlerhafte Kodiervorschläge einschleichen.

Bietet ein Programm aufgrund der OPS-301- und ICD-Kodierung Vorschläge zur Pauschalentgeltkodierung, sinkt die Rate der Kodierfehler auf 1,4% und die der Pauschalentgelte auf etwa 10% ab. Fehlerraten der Pauschalentgelte um 1% sind mittels Nachkontrolle durch einen im Fach und in der Dokumentation erfahrenen Arzt erreichbar [3]. Die manuelle Nachkontrolle kann durch das oben beschriebene wissensbasierte System ersetzt werden, wobei nur mehr 8% der Aufenthalte manuell durchgesehen werden müssen.

Die angeführten Fehlerraten wurden in den Daten von 4 Kliniken – mit unterschiedlicher Organisationsform für die GSG-Datenerfassung – mit insgesamt über 50000 Aufenthalten gefunden.

Probleme mit dem OPS-301

Keine Klassifikation kann allen Forderungen gerecht werden, da sie nur für ein bestimmtes Ziel erstellt wurde. Die ICPM wurde für statistische Zwecke von der WHO erstellt, durch die Stellenerweiterung auch für klinische Dokumentation anwendbar gemacht und als OPS-301 auf Leistungsabrechnung eingeschränkt und soll so diesen unterschiedlichen Zielen gleichzeitig dienen.

Es fehlt ein mit Synonymen angereichertes alphabetisches Verzeichnis wie bei der ICD. Für den manuellen Gebrauch müßte das Inhaltsverzeichnis bis auf Organebene gegliedert sein. Das Kapitel „Operationen" ist nach Organsystemen, Organen und Operationsart klar gegliedert. Die weiteren Untergliederungen nach Zugang, Operationsmittel und zusätzliche Maßnahmen sind aus historischen Gründen nicht konsequent durchgeführt. Ein Hinweis auf weitere Maßnahmen in anderen Kapiteln am gleichen Organ zu Beginn eines Organabschnittes würde den Gebrauch des OPS-301 erleichtern. In der Praxis hat es sich als ungünstig erwiesen, daß die Lokalisationsangabe für Operationen an den Extremitäten auf der sechsten Stelle nicht einheitlich gestaltet wurde, da man die Kodierung unmöglicher Kombinationen von Operationsart und -lokalisation vermeiden wollte.

Multihierarchische Gestaltung des OPS-301

Als monohierarchischer Schlüssel ist die Zusammenfassung von Schlüssel-Nummern zu übergeordneten Gruppen auf die Schlüsselhierarchie beschränkt. Multihierarchisch läßt sich der OPS-301 gestalten, wenn man den gesamten Schlüssel mit der Systematisierten Nomenklatur der Medizin (SNOMED) als Metaklassifikation in einem einmaligen Arbeitsgang unterlegt hat. Dazu werden die Angaben der Operationsbezeichnungen des OPS-301 zu Lokalisation, Eingriffsart, Operationsmittel, krankhaften Veränderungen und funktionellen Störungen mit Nummern der entsprechenden, hierarchisch gegliederten Achsen der SNOMED benützt. Will man auch den Zugang und die zusätzlichen Maßnahmen nach SNOMED kodieren, müssen noch Relationen eingeführt werden, um die Zusammenhänge der SNOMED-Nummern innerhalb einer Operationsbezeichnung zu kennzeichnen. Mit einem so indexierten OPS-301 ist man in der Lage, beliebige Zusammenfassungen von ICD-Nummern für den Retrieval von Daten zu bilden. Die SNOMED-Indexierung eignet sich auch für die Kodierung. Über die Hierarchie der SNOMED-Achsen kann die Schlüssel-Nummer zur gesuchten Operation gefunden werden. Hierbei wird zugleich die Tatsache ausgenutzt, daß für die meisten SNOMED-Nummern Synonyme vorhanden sind. Ist die ICD-9 ebenfalls mit SNOMED indexiert, so können nach Festlegung der ICD-9 eines Patienten aufgrund der zugehörigen T-Achse alle OPS-301-Nummern mit der gleichen T-Achse automatisch angeboten werden.

Literatur

1. DIMDI (Hrsg) (1995) Operationenschlüssel nach § 301 SGB V – Internationale Klassifikation der Prozeduren in der Medizin, Version 1.1, Blackwell, Berlin
2. Kolodzig Ch, Thurmayr R, Diekmann F, Raskop AM (1995) ICPM, Internationale Klassifikation der Prozeduren in der Medizin. Deutsche Fassung, Version 1.1, Blackwell, Berlin
3. Stausberg J, Thurmayr GR (1997) Prüfung der Pauschalentgeltdokumentation im Universitätsklinikum Essen mit einer validierten Differenzierungsdatei der Entgeltdefinitionen. In: Muche R, Büchele G, Harder D, Gaus W (Hrsg) Medizinische Informatik, Biometrie und Epidemiologie. GMDS '97, MMV, 35–39
4. Thurmayr GR (1997) Prüfung der Datenqualität, erreichbar mit einem wissensbasierten System. In: Scheibe O (Hrsg) Qualitätsmanagement in der Medizin. ecomed VI-3, 1–8

Europäische Vornorm: Struktur zur Klassifikation und Kodierung chirurgischer Prozeduren

C. Kolodzig

SBG Software und Beratung im Gesundheitswesen GbR, Sophie-Charlotten-Straße 15, D-14059 Berlin

European Prestandard: Structure for Classification and Coding of Surgical Procedures

Summary. The European Prestandard "Medical Informatics – Structure for Classification and Coding of Surgical Procedures" was worked out by Working Group II "Terminology, Sematics and Knowledge Bases" of CEN/TC 251 in 1995. It was the purpose of this prestandard to provide the conceptual structure of a surgical procedure description. In this way the standard can support the exchange of surgical procedure information between different national classifications and languages within Europe. The standard comprises the concept types with modifiers, governed by a list of combinatorial rules and a diagram which summarises the concept system. Examples are given to explain the structure. Other concept fields relating to surgical procedures are discussed. Application of the prestandard both for the maintenance of procedure classifications and as the conceptual model in the GALEN Project are explained.

Key words: Procedure classification – Coding – Standards – CEN – ENV 1828 – GALEN

Zusammenfassung. Die Working Group II „Terminologie, Semantik und Wissensbasen" des CEN/TC 251 hat 1995 einen Standard zur Struktur von chirurgischen Prozedurenklassifikationen (ENV 1828) vorgelegt. Zielstellung des Standards war es, die Strukturelemente herauszuarbeiten, die eine chirurgische Prozedurenangabe charakterisieren, um die Vergleichbarkeit dieser Informationen auf europäischer Ebene zu verbessern. Der Standard umfaßt ein Verzeichnis von Strukturelementen mit ihren Modifikatoren, ein Verzeichnis von Ausprägungen oder Rollen, kombinatorische Regeln sowie ein Konzeptdiagramm. Die entwickelte Struktur wird an Beispielen erläutert. Neben den zentralen Charakteristika einer Prozedurenangabe werden weitere im Standard aufgeführte Dokumentationsmerkmale diskutiert, die u. a. für die Bildung von Data Sets im OP-Bereich von Bedeutung sind. Die Anwendung des Standards für die Pflege und Weiterentwicklung von Prozedurenklassifikationen sowie als konzeptuelles Modell im EU-Projekt GALEN werden dargestellt.

Schlüsselwörter: Prozedurenklassifikationen – Kodierung – Standards – CEN – ENV 1828 – GALEN

1. Ausgangssituation

Eine effektive und effiziente Gesundheitsversorgung erfordert korrekte und relevante patientenbezogene Informationen für eine Vielzahl von Aufgabenstellungen. Chirurgische Prozeduren sind dabei neben den Diagnosen zentrale Informationen des medizinischen Behandlungsprozesses.

Um Informationen standardisiert auswerten zu können, sind Klassifikationen derzeit noch unverzichtbar. In den einzelnen europäischen Ländern ist eine Vielzahl unterschiedlicher Prozedurenklassifikationen im Einsatz. Diese Klassifikationen haben unterschiedliche Aufgabenstellungen, eine sehr heterogene Struktur und sind in ihrer Terminologie nicht vergleichbar.

Auch in den drei deutschsprachigen Prozedurenklassifikationen OPS-301 (Bundesrepublik Deutschland), KRAZAF-Leistungskatalog des Bundesministeriums für Arbeit, Gesundheit und Soziales der Republik Österreich und CHOP (Schweizerische Operationsklassifikation) finden sich zur Prozedur „Gastrektomie" unterschiedlich strukturierte Verfahren mit einer nur bedingt vergleichbaren Terminologie.

Insgesamt läßt sich feststellen, daß die vorhandenen Prozedurenklassifikationen eine sehr heterogene Struktur aufweisen und nur begrenzt erweiterungsfähig sind, eine terminologische Standardisierung ist nicht vorhanden. Der Prozeß der Pflege und des Updatings ist aufwendig und wird von jedem Land nochmals neu geleistet. Ein internationaler Austausch der Informationen ist nur begrenzt möglich.

2. Die Ziele von CEN

Die EG und die europäische Standardisierungsorganisation CEN haben seit 1991 mit der Gründung des Technical Committee (TC) 251 für Medizinische Informatik umfangreiche Aktivitäten eingeleitet, um bessere Voraussetzungen für die Kommunikation und den Datenaustausch auch auf internationaler Ebene in der Medizin zu schaffen. Die Aktivitäten des CEN/TC 251 beziehen sich dabei sowohl auf technische Aspekte wie auch auf die Inhalte der auszutauschenden Informationen. Dies ist ein besonderer Schwerpunkt der WG II.

In den ehemals 7 (seit 1997: 4) Working Groups des TC 251 wurden seit 1990 mehr als 20 europäische Standards und Vornormen (ENVs) in den Bereichen Informationsmodelle, Terminologie und Wissensbasen, Datenschutz, Datensicherheit sowie Electronic Medical Record geschaffen. Dazu gehört auch der von der Working Group 2 Terminologie, Semantik und Wissensbasen 1995 vorgelegte Standard „Struktur zur Klassifikation und Kodierung von chirurgischen Prozeduren" (ENV 1828).

Tabelle 1. Übersicht europäischer Prozedurenklassifikationen

Deutschland	OPS-301
Schweiz	CHOP (ICD-9-CM Vol. 3)
Österreich	Leistungskatalog des BMAGS
Frankreich	CDAM, THESAM
Großbritannien	OPCS-4, Read-Code
Belgien	HCIMO, ICD-9-CM Vol. 3
Dänemark ⎫ Norwegen ⎬ Finnland ⎪ Schweden ⎭	Nordic Short List of Operations Nordic Classification of Surgical Procedures

Tabelle 2. Vergleich Prozedurenangaben: „Gastrektomie"

OPS-301:	Atypische partielle Magenresektion Partielle Magenresektion (2/3-Resektion) Subtotale Magenresektion (4/5-Resektion) (Totale) Gastrektomie Erweiterte subtotale Magenresektion Erweiterte Gastrektomie
BMAGS:	Proximale/atypische Magenresektion Distale Magenresektion/Gastrektomie Erweiterte Gastrektomie
CHOP:	Partielle Gastrektomie Proximale/distale Gastrektomie Totale Gastrektomie

Tabelle 3. Von der WG II vorgelegte Standards

WG II. Terminology and Knowledge Bases	
ENV 1068	Healthcare Information Interchange – Registration of Coding Schemes
ENV 12017	Medical Informatics – Vocabulary
ENV 12264	Categorical Structures of Systems of Concepts – Model for Representation of Semantics
ENV 12381	Time Standards for Healthcare Problems
ENV 12435	Expression of the Result of Measurements in Health Sciences
ENV 12610	Medicinal Product Identification
ENV 12611	Categorical Structure of Systems of Concepts – Medical Devices
ENV 1614	Structure for Nomenclature, Classification and Coding of Properties in Clinical Laboratory Sciences
ENV 1828	Structure for Classification and Coding of Surgical Procedures

3. Die europäische Vornorm (ENV) 1828, Inhalt und Ergebnisse

Unter Berücksichtigung der gegenwärtigen Situation im Bereich Prozedurenklassifikationen wurden für den Standard folgende Ziele formuliert:

- Erarbeitung der Strukturelemente einer chirurgischen Prozedurenangabe
- Unterstützung bei der Entwicklung neuer Prozedurenklassifikationen
- Verbesserung der Vergleichbarkeit bestehender Prozedurenklassifikationen
- Unterstützung des Updatings von Prozedurenklassifikationen

Der Standard ist dabei nicht für die Anwendung durch den Arzt (End-User), sondern für die Entwickler von Klassifikationen gedacht, d. h. für Institutionen und Organisationen, die Terminologien, Kodiersysteme oder Informationssysteme entwickeln und pflegen.

Das Ziel des Standards bestand somit nicht in der Entwicklung einer weiteren Klassifikation, sondern in der Analyse der Struktur, die eine chirurgische Prozedurenangabe charakterisiert. Da Prozedurenangaben im Vergleich zu Diagnosen wesentlich komplexer sind, war eine multiaxiale Abbildung wahrscheinlich.

Der Standard besteht aus einem Verzeichnis von Merkmalen oder Strukturelementen (Concept types, modifiers) mit ihren Modifikatoren, einem Verzeichnis von Ausprägungen oder Rollen (Semantic Links), einem Verzeichnis von kombinatorischen Regeln (Combinatorial Rules) sowie einem Konzeptdiagramm.

Die genannten Strukturelemente können in einer Prozedurenangabe unterschiedliche Rollen einnehmen. So kann ein Organ/eine anatomische Struktur sowohl Objekt eines Eingriffs sein (z. B. partiell entfernt werden), aber auch das Mittel in einem Eingriff darstellen (z. B. als Transplantat fungieren).

Für eine eindeutige Anwendung dieser Struktur sind weiter Regeln erforderlich. Im Standard wurden dazu Vorgaben gemacht. So soll eine chirurgische Prozedurenangabe zumindest Angaben zur Anatomie sowie zum Eingriff selbst („deed") enthalten. Das Merkmal „Pathologie" soll nur dann in einer Prozedurenbeschreibung verwendet werden, wenn der durchgeführte Eingriff ohne diese Angabe nur schwer zu beschreiben ist, z. B. in der Prozedurenangabe „Nierenzystenpunktion". Grundsätzlich sind Angaben zur Pathologie jedoch Bestandteil von Diagnosenklassifikationen und dort zu dokumentieren.

Neben den Hauptmerkmalen einer Prozedurenbeschreibung gibt es eine Rolle weiterer Charakteristiká (concept fields), die für eine Prozedurenangabe ebenfalls von Bedeutung sind, jedoch nicht im direkten Bezug zu einer Prozedurenangabe stehen bzw. bereits in anderen Dokumentationen erfaßt werden. Diese Informationen wurden deshalb nicht in den Hauptteil des Standards aufgenommen, sind jedoch in einer Anlage enthalten. Die Angaben können Grundlage für die Bildung von Data Sets für chirurgische Prozeduren bilden.

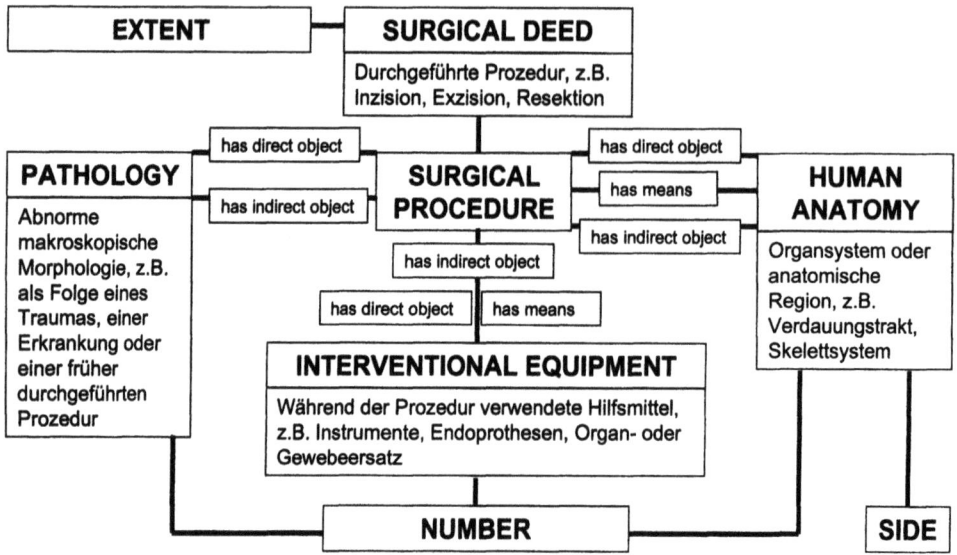

Abb. 1. Inhalt des ENV 1828: Concept Diagram

„Total removal of two polyps from colon by means of endoscope"

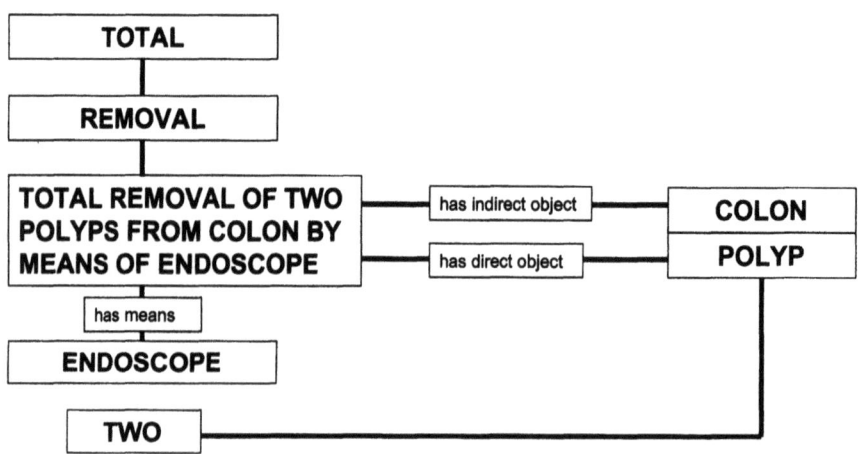

Abb. 2. Beispiel für die Anwendung der Struktur des ENV

4. Zusammenfassung und Perspektive

Der Standard macht deutlich, daß chirurgische Prozedurenangaben komplex sind, ihre Terminologie vielfältig und noch wenig standardisiert ist und Prozedurenangaben deshalb eine multiaxiale Abbildung erfordern.

Die in CEN entwickelte Struktur kann als methodische Unterstützung bei der Entwicklung und Pflege von Klassifikationen angewandt werden. Die Inhalte des Standards werden weiter als konzeptuelles Modell im EU-Projekt GALEN verwendet. Die in GALEN entwickelten Tools ermöglichen eine formale Repräsentation von Prozedurenangaben in einer multiaxialen „Metasprache", die in unterschiedliche Sprachen umsetzbar ist. Damit wird es möglich, bestehende Prozedurenklassifikationen zu vergleichen, nach unterschiedlichen Kriterien zu ordnen und leichter zu pflegen. Nach Abschluß der Validierungsphase des GALEN-

A. Den Patienten betreffend:
- Alter
- Geschlecht
- OP in der Eigenanamnese

B. Indikation für die Prozedur:
- Diagnose
- Zielstellung (kurativ- palliativ)
- Dringlichkeit

C. Durchführung des Eingriffs:
- Anästhesie
- Lagerung
- Dauer

D. Den Operateur betreffend:
- Qualifikation
- Fachgebiet

E. Zugang

Abb. 3. Ergänzende Charakteristika einer Prozedurenangabe

Modells und der Integration von weiterem medizinischen Wissen können die GALEN-Werkzeuge eine wirksame Unterstützung beim Management von Klassifikationen, z.B. beim Erstellen von Überleitungstabellen, bilden.

Literatur

BMAGS Bundesministerium für Arbeit, Gesundheit und Soziales (Österreich) (Hrsg) (1997) Leistungskatalog – BMAGS 1998. Wien

Bundesamt für Statistik (BFS) (Hrsg) (1996) Schweizerische Operationsklassifikation. Amtl Ausgabe, Version 1, Stand Januar 1996. VESKA Verlag, Aarau

DIMDI Deutsches Institut für medizinische Dokumentation und Information (1995) OPS-301 – Operationenschlüssel nach § 301 SGB V – Internationale Klassifikation der Prozeduren in der Medizin, Version 1.1. Hrsg im Auftrag des Bundesministeriums für Gesundheit, Köln

DIN Deutsches Institut für Normung e.V. (1996) Medizinische Informatik – Struktur zur Klassifikation und Kodierung chirurgischer Prozeduren, ENV 1828. Ref Nr DIN V 1828: 1996-01. Beuth Verlag, Berlin

Rada R et al (1992) The GALEN Dream. In: International Classification, Vol 19, No 4, S 188–191

Procedure Coding System: Hintergrund und Aufbau

A. M. Messing-Jünger

Neurochirurgische Klinik, Heinrich-Heine-Universität, Moorenstraße 5, D-40225 Düsseldorf

Procedure Coding System: Background and Structure

Summary. In the USA, the ICD-10 Procedure Coding System (ICD-10-PCS) was developed because the current system ICD-9-CM Vol. 3 did not allow new technologies to be incorporated as new codes. PCS is a seven-digit muliaxial coding system which covers a broad spectrum of surgical and nonsurgical procedures. Its structure is easily understood and guarantees sufficient expandibility. Background and structure of PCS are presented with examples from surgical sections and discussed in comparison with ICPM.

Key words: Procedure Coding System – ICD-10-PCS – Procedure classification

Zusammenfassung. Aufgrund fehlender Weiterentwicklungsmöglichkeiten herkömmlicher Prozedurenklassifikationen wurden international neue Entwicklungen auf diesem Sektor vorangetrieben. Vor diesem Hintergrund stellt das in den USA entwickelte ICD-10 Procedure Coding System (ICD-10-PCS) eine interessante Alternative dar. Es handelt sich dabei um ein siebenstelliges multiaxiales Kodiersystem, das weite Bereiche der operativen und nichtoperativen Medizin abdeckt und auf einer leicht verständlichen Systematik basiert. Die einzelnen Achsen bieten die Möglichkeit zur Fortschreibung. Hintergrund des PCS sowie Inhalt und Systematik werden an Beispielen aus chirurgischen Fachbereichen erläutert und im Vergleich mit dem OPS 301 (IKPM) diskutiert.

Schlüsselwörter: Prozedurenschlüssel – Procedure Coding System – ICD-10-PCS

Hintergründe und Entwicklung

Das *International Classification of Diseases 10th Revision Procedure Coding System* (ICD-10-PCS) ist eine US-amerikanische Entwicklung zur Erfassung ärztlicher und nichtärztlicher Tätigkeiten zunächst in der stationären, später möglicherweise auch ambulanten Patientenversorgung. In den USA verschlüsseln nicht wie hierzulande die Ärzte selber, sondern eigens dafür ausgebildete Kodierer. PCS soll nach erfolgreicher Testung im Jahr 2001 die seit 1979 gebräuchliche *International Classification of Diseases 9th Revision Clinical Modification Volume 3* (ICD-9-CM) ablösen, deren Erweiterungsmöglichkeiten aufgrund ihrer hierarchischen Struktur bereits seit Jahren erschöpft ist.

1992 beauftragte die *U.S. Health Care Financing Administration* (HCFA) die Firma *3M Health Information Systems* mit der Ausarbeitung eines Projektes zur Prozedurenerfassung. Nach Prüfung des Erstentwurfes erhielt 3M für weitere drei Jahre den Auftrag, das System so weit fortzuentwickeln, daß es in der Lage ist, ICD-9-CM abzulösen. Soeben wurde eine formale Testung durch einen dritten unabhängigen Vertragspartner in den USA abgeschlossen. Die entsprechenden Ergebnisse sind noch nicht veröffentlicht. Die der Arbeitsgruppe PCS des *Kuratoriums für Fragen der Klassifikationen im Gesundheitswesen* (KKG) bisher vorgelegten Rohfassungen spiegeln eine kontinuierliche inhaltliche Verbesserung unter Beibehaltung der ursprünglichen Systematik wider. Eine letzte „Draft"-Version, in die die Ergebnisse der Testung neben anderen Evaluierungsprozessen, u. a. auch aus den Aktivitäten hierzulande, eingeflossen sind, wird in den nächsten Tagen erscheinen. Die Fassung vom Mai 1997 ist über das *National Center for Health Statistics* im Internet erschienen. Diese Version dient auch als Grundlage für die im Auftrag der *3M Medica GmbH* durch Prof. Dr. med. W. Giere erarbeitete eingedeutschte Fassung. Sie ist Teil einer mehrstufigen Übertragung in die deutsche Sprache, die zunächst eine Rohübersetzung der Übersichtstabellen, dann in einem zweiten Schritt die sinngerechte Übertragung der Inhalte und schließlich die Konvertierung mit Anpassung an den klinischen Sprachgebrauch vorsieht. Eine deutschsprachige Arbeitsfassung ist für das Bewertungsverfahren unabdingbar. Die nachfolgenden Beispiele zu Inhalt und Struktur sind teilweise dieser Fassung (PCS Version 1.0) entnommen. Da ein inhaltlicher Bezug des PCS zur ICD-10 nicht besteht, hat das KKG entschieden, auf das Präfix „ICD-10" hierzulande zu verzichten.

Aufgrund der vorherrschenden Einschätzung, daß auch die Erweiterungsmöglichkeiten des OPS 301 (IKPM) in absehbarer Zeit erschöpft sein werden, besteht ein breites Interesse an einem neuen System zur Prozedurenverschlüsselung. Da PCS zur Zeit die interessanteste Alternative zum OPS 301 darstellt, und zudem noch der zeitliche Rahmen für eine konsensfähige Ausgestaltung gegeben ist, wird intensiv an seiner Bewertung und möglichen Fortentwicklung für den Einsatz in der Bundesrepublik Deutschland gearbeitet, ohne daß derzeit eine rechtliche Grundlage für die Ablösung des OPS 301 existiert. Um im Falle einer Einführung die Gemeinfreiheit des Schlüssels zu gewährleisten, hat das *Deutsche Institut für Medizinische Dokumentation und Information* (DIMDI) Ende 1997 die Rechte an der deutschsprachigen Fassung des PCS von *3M-Medica* erworben.

Struktur und Inhalte

Die Autoren haben für die PCS-Entwicklung vier Zielkriterien definiert:

Vollständigkeit: Es soll für jede substantiell unterschiedene medizinische Prozedur ein eigener Code bereitstehen.

Erweiterbarkeit: Neu entwickelte Prozeduren sollen ohne Änderung der Systemstruktur mit einem zusätzlichen eigenen Code in den Schlüssel integriert werden können.

Multiaxialität: PCS soll multiaxial aufgebaut sein und innerhalb einer Sektion jeweils dieselbe Begriffszuordnung je Codeziffer aufweisen.

Standardisierte Terminologie: Aufgrund der Vielfalt des klinischen Sprachgebrauchs und lokaler Besonderheiten soll PCS Definitionen für die ihm eigene Terminologie enthalten, um eindeutige Zuordnungen zu gewährleisten. Eponyme werden nicht benutzt.

Außerdem wurde auf diagnostische Informationen zur Beschreibung einer Prozedur vollständig und auf die Angabe von Resteklassen weitestgehend verzichtet.

PCS ist ein siebenstelliger multiaxialer Prozedurenschlüssel. Jeder Stelle können bis zu 34 alphanumerische Ausprägungen zugeordnet werden. Es handelt sich dabei um die Ziffern 0 bis 9 und die Buchstaben A–H, J–N und P–Z. O und I wurden zur Vermeidung von Verwechslungen mit 0 und 1 nicht benutzt.

Sämtliche Prozeduren sind in Sektionen unterteilt, die medizinischen Bereichen entsprechen. Die jeweilige Sektion wird durch die erste Stelle des siebenstelligen Codes definiert.

Für die Sektionen 0 (Innere Medizin und Chirurgie) und 1 (Geburtshilfe) haben die nachfolgenden sechs Stellen jeweils eine fest definierte Bedeutung (s. Abb. 1).

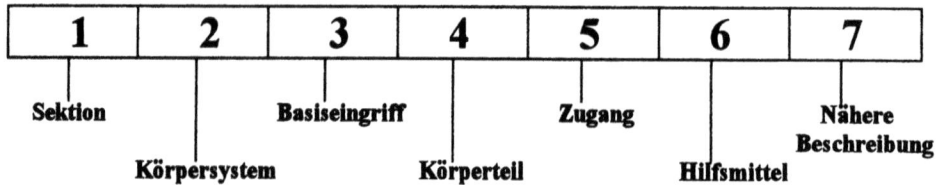

Abb. 1. Bedeutung der Codepositionen für die Sektionen 0 und 1

Tabelle 1. Sektionen

0 Innere Medizin und Chirurgie
1 Geburtshilfe
2 Anbringen
3 Verabreichungen
4 Messen und Überwachen
5 Bildgebende Verfahren
6 Nuklearmedizin
7 Strahlentherapie in der Onkologie
8 Osteopathie
9 Diagnostische Audiologie und Rehabilitation
B Extrakorporale Unterstützung und Verrichtung
C Extrakorporale Therapie
D Labor
F Psychische Störungen
G Chiropraktik
H Verschiedenes

Tabelle 2. Körpersysteme

0 Zentral-Nerven-System
1 Peripheres Nervensystem
2 Herze und große Gefäße
3 Arterien der oberen Körpergefäße
4 Untere Arterien
5 Venen der oberen Körperhälfte
6 Venen der unteren Körperhälfte
7 Lymph-Blutsystem
8 Auge
9 Ohr, Nase, Nebenhöhle
B Atmungssystem
C Mund und Rachen
D Gastrointestinales System
F Hepatobiliäres System
G Endokrines System
H Haut und Brust
J Subcutanes Gewebe
K Muskeln
L Sehnen
M Schleimbeutel, Bänder, Faszien
N Kopf- und Gesichtsknochen
P Knochen des Oberkörpers
Q Knochen der unteren Körperhälfte
R Gelenke der oberen Körperhälfte
S Gelenke der unteren Körperhälfte
T Harnsystem
V Weibliches Reproduktionssystem
W Männliches Reproduktionssystem
X Körperregionen

Die Stellenbelegung der übrigen Sektionen kann davon abweichen, ändert sich jedoch innerhalb einer Sektion nicht. Vorläufig umfaßt PCS 16 unterschiedliche Sektionen (s. Tabelle 1).

Am Beispiel der Sektion 0 werden nachfolgend Struktur und Inhalte des Kodiersystems aufgezeigt.

Auf der zweiten Stelle wird das betroffene Körpersystem abgebildet (s. Tabelle 2).

Körpersystem und Körperteil (4. Stelle) stellen logischerweise bereits in sich abgeschlossene Auflistungen dar, die lediglich dadurch modifiziert werden könnten, daß unterschiedliche anatomische Systematiken zugrunde gelegt werden. Alle anderen Achsen müssen Ergänzungsmöglichkeiten für weitere medizinische Entwicklungen bereithalten, wobei hinsichtlich der Basiseingriffe und Zugänge auch keine unendliche Vielfalt zu erwarten ist.

Das Prinzip der Basiseingriffe ist eine spezifische Besonderheit des PCS. Grundidee ist, nicht alle denkbaren Eingriffe in mitunter sehr unterschiedlichen klinischen Terminologien abzubilden, sondern teilweise sprachlich abstrakt, Eingriffsarten zu definieren, die in ihrer Summe eine vollständige und in sich eindeutige Beschreibung der möglichen operativen Tätigkeiten gewährleisten. Der Autor des Schlüssels, Dr. Robert Mullin, selbst ehemaliger

Tabelle 3. Basiseingriffe

0	Verschönerung (*alteration*)
1	Umleitung (*bypass*)
2	Wechsel (*change*)
3	Herstellung (*creation*)
4	Destruktion (*destruction*)
?	Amputation (*detachment*)
5	Dilatation (*dilation*)
6	Trennung (*division*)
7	Drainage (*drainage*)
8	Exzision (*excision*)
9	Exstirpation (*extirpation*)
B	Extraktion (*extraction*)
C	Fragmentation (*fragmentation*)
D	Fusion (*fusion*)
F	Insertion (*insertion*)
G	Inspektion (*inspection*)
H	Mapping (*map*)
J	Verschluß (*occlusion*)
K	Replantation (*reattachment*)
L	Lyse (*release*)
M	Entfernung (*removal*)
N	Plastik (*repair*)
P	Ersatzplastik (*replacement*)
?	Reposition (*reposition*)
R	Resektion (*resection*)
S	Restriktion (*restriction*)
T	Revision (*revision*)
V	Verpflanzung (*transfer*)
W	Transplantation (*transplantation*)

Chirurg, hat dazu einmal gesagt, es sei gleich, ob einem Basiseingriff ein Wort oder nur ein Buchstabe zugeordnet würde. Wichtig sei die Definition, die dieser Benennung zugrunde liegt (s. Tabelle 3).

Bei der Wahl des Basiseingriffes muß beachtet werden, daß mit diesem das eigentliche Ziel der gesamten Prozedur abgebildet wird, auch wenn diese aus mehreren Einzelschritten besteht, wie z. B. eine Sigmaresektion. In diesem Fall wird nur die *Resektion* des Darmabschnittes, nicht jedoch die zusätzlich durchgeführte Anastomose der Darmenden codiert. PCS sieht keine eigenständigen Codes für typische Komplexeingriffe, wie z. B. Operation nach Whipple oder Wertheim-Meigs vor. Hier müssen die entsprechenden Codekombinationen benutzt werden.

Desweiteren ist die Beachtung der Begriffsdefinitionen wesentlich, wie ein Auszug aus der Definitionstabelle der Basiseingriffe anhand der häufig synonym benutzten Bezeichnungen Exzision, Exstirpation, Entfernung und Resektion zeigt (s. Tabelle 4).

Es folgen weitere Beispiele für Eingriffsbezeichnungen, die im klinischen Sprachgebrauch mit wechselnder Bedeutung benutzt werden.

Beispiel 1

Plastik (*repair*):
Weitestmögliche Wiederherstellung eines Organs in Originalstruktur.

Ersatzplastik (*replacement*):
Einfügen von biologischem oder synthetischem Material, das physisch ein Organ ganz oder teilweise ersetzt.

Tabelle 4. Auszug aus der Definitionstabelle zu den Basiseingriffen

8	Excision	*Definition:* Cutting out or off, without replacement, a portion of a body part *Explanation:* Involves the act of cutting with either a sharp instrument or other method such as a hot knife or laser *Encompasses:* Biopsy, core needle biopsy, debridement, fine needle aspiration, punch, shuck, trim, wedge *Includes:* Any concomitant anastomosis, drainage, incision, inspection *Examples:* Partial nephrectomy, Wedge ostectomy, Pulmonary segmentectomy
9	Extirpation	*Definition:* Taking or cutting out solid matter from a body part *Explanation:* Taking out solid matter (which may or may not have been broken up) by cutting with either a sharp instrument or other method such as a hot knife or laser, by blunt dissection, by pulling, by stripping or by suctioning, with the intent not to take out any appreciable amount of body part. The solid matter may be embedded in the tissue of the body part or in the lumen of a tubular body part. *Includes:* Any concomitant drainage, incision, inspection *Examples:* Squestrectomy, Cholelithotomy
M	Removal	*Definition:* Taking out or off a device from a body part *Explanation:* May or may not involve invasive intervention *Includes:* Any concomitant drainage, incision, inspection *Examples:* Remove a drainage tube, Remove a cardiac pacemaker
R	Resection	*Definition:* Cutting out or off, without replacement, all of a body part *Explanation:* Involves the act of cutting with either a sharp instrument or method such as a hot knife or laser *Includes:* Any concomitant anastomosis, incision, inspection *Examples:* Total gastrectomy, Pneumonectomy, Total nephrectomy

Beispiel 2

Verpflanzung (*transfer*):
Verpflanzung eines Organes oder Organteiles an anderer Stelle, ohne es herauszunehmen, um dort die Funktion eines vergleichbaren Organes zu übernehmen.

Transplantation (*transplantation*):
Einfügen eines lebenden Organes oder Organteiles, das einem anderen Individuum oder Tier entnommen wurde, um anstelle eines vergleichbaren Organes oder Organteiles dieselbe Funktion zu übernehmen.

Ähnliches gilt für die Terminologie der Zugänge, die den klinischen Sprachgebrauch nur teilweise widerspiegelt.

Der Zugang beschreibt neben der Lokalisation auch die Methode, eine mögliche Instrumentierung und u. U. einen Zugangsweg, z.B. durch ein Hohlorgan hindurch (s. Tabelle 5 und 6).

Die sechste Achse dient zur Angabe zusätzlicher „Hilfsmittel", wobei diese Übersetzung den englischen Begriff „device" nur unzureichend beschreibt.

Hier werden ausschließlich solche Hilfsmittel aufgeführt, die nach vollendeter Prozedur im Körper verbleiben, wobei es eine Rolle spielt, ob es sich um biologische oder synthetische Materialien handelt.

Beispiele: Hauttransplantate, Gelenkprothesen, IUD, radioaktive Seeds, Schrittmacher.

Hilfsmittel, die den Zugang erleichtern oder unterstützen, wie beispielsweise das Endoskop, werden hiervon unterschieden und bei Zugängen berücksichtigt. Zufällig oder notfallmäßig während einer zu einem anderen Zweck durchgeführten Operation eingebaute Hilfsmittel, z.B. Hämoclips, werden nicht erfaßt.

Die siebte und letzte Stelle des Codes dient der Spezifizierung eines „Qualifiers", der mit „nähere Beschreibung" übersetzt wurde. Die jeweilige Bedeutung kann von Prozedur zu Pro-

Tabelle 5. Zugänge

0	Offen
1	Offen intraluminal
2	Offen intraluminal endoskopisch
3	Perkutan
4	Perkutan endoskopisch
5	Perkutan intraluminal
6	Perkutan intraluminal endoskopisch
7	Aus Körperöffnung heraus offen
8	Aus Körperöffnung heraus instrumentell
9	Aus Körperöffnung heraus endoskopisch
B	Durch Körperöffnung intraluminal
C	Durch Körperöffnung intraluminal endoskopisch
D	In Körperöffnung
F	Offen mit kardiopulmonalem Bypass
G	Offen mit Inflow Okklusion
H	Offen mit temporärem Shunt
Z	Ohne

Tabelle 6. Auszug aus der Definitionstabelle zu den Zugängen

6	Perkutan intraluminal endoskopisch	Punktion oder kleine Inzision durch Haut und andere Gewebeschichten zum Erreichen eines tubulären Organs, durch das mit Instrumenten das Operationsgebiet erreicht und visualisiert wird
7	Aus Körperöffnung heraus offen	Schnitt durch die Wand einer natürlichen oder künstlichen Körperöffnung zur Erreichung des Operationsgebietes
8	Aus Körperöffnung heraus instrumentell	Punktion oder kleine Inzision durch die Wand einer natürlichen oder künstlichen Körperöffnung und weitere Gewebeschichten zur Erreichung des Operationsgebietes

zedur erheblich variieren. So wird hier zum einen die zweite Lokalisation bei der Beschreibung eines Bypasses angegeben. Andererseits wird auf dieser Stelle definiert, ob es sich um einen diagnostischen Eingriff handelt.

Grundlage für das Arbeiten mit PCS ist das dreiteilige PCS Manual, bestehend aus den Tabellen, dem Index und einer Liste aller erlaubten Codes. Ein tabellenartig angelegtes EDV-Programm wurde bereits entwickelt, bisher aber noch nicht veröffentlicht.

Tabelle 7. Beispiel einer Tabelle

0: Innere Medizin und Chirurgie
0: Zentral-Nerven-System
9: Extraktion: Heraus- oder Abziehen eines Organes oder Organteiles mit Gewalt

Körperteil 4. Stelle	Zugang 5. Stelle	Hilfsmittel 6. Stelle	Nähere Beschreibung 7. Stelle
N N. trigeminus	0 open	Z ohne	Z ohne
P N. facialis	3 perkutan		
Q N. acusticus	4 perkutan endoskopisch		
R N. glossopharyngeus			
S N. vagus			
T N. accessorius			
V N. hypoglossus			
W anderer Hirnnerv			

Die Tabellen sind so aufgebaut, daß in einem übergeordneten Kasten die Sektion, das Organsystem und der Basiseingriff definiert sind. Nachgeschaltet sind die Listen der möglichen inhaltlichen Ausprägungen für die übrigen vier Stellen. Es dürfen nur Codes aus den jeweils aufgelisteten Ausprägungen gebildet werden. Sollte für eine Stelle keine spezifische Ausprägung vorgesehen sein, so wird Z (= ohne) angegeben (s. Tabelle 7).

Die Codeliste ist eine alphanumerisch geordnete Auflistung aller möglichen siebenstelligen Codes mit ihren begrifflichen Zuordnungen (s. Tabelle 8).

Tabelle 8. Beispiel Codeliste

095HBZZ	Dilatation, Tuba Eustachii rechts, durch Körperöffnung intraluminal
095H1ZZ	Dilatation, Tuba Eustachii rechts, offen intraluminal
095H2ZZ	Dilatation, Tuba Eustachii rechts, offen intraluminal endoskopisch

Tabelle 9. Beispiel Index

Dilatation...
  Körpersystem...
    Ohr, Nase, Nebenhöhlen 094...
    Körperteil...
      Tuba Eustachii links   094H...
      Tuba Eustachii rechts 094G...

Der Index ist eine alphabetisch geordnete Auflistung nach im Schlüssel verwandten sowie gängigen klinischen Begriffen, denen die entsprechenden ersten drei oder vier Codepositionen zugeordnet sind (s. Tabelle 9).

Diskussion

Für den ungeübten erscheint PCS zunächst gewöhnungsbedürftig. Doch Probeverschlüsselungen mit der amerikanischen Urfassung durch deutschsprachige Kollegen haben gezeigt, daß auch ohne spezielle Schulung ein rasches Begreifen der Schlüsselstruktur möglich ist. Der Umgang mit den spezifischen Definitionen für Basiseingriffe und Zugänge erfordert sicherlich eine sorgfältige Einarbeitung. Es wäre wünschenswert, wenn die anatomischen Angaben in den Achsen „Körpersysteme" und „Körperteile" einer exakten Systematik unterliegen und gegebenenfalls um eine zusätzliche Achse „Lateralität" ergänzt würden. Eine strikte Begrenzung auf sieben Stellen wird von den Autoren nicht vorgegeben. Bei derartigen Strukturveränderungen muß jedoch immer die als Zielvorstellung formulierte internationale Vergleichbarkeit in Betracht gezogen werden.

Zusammenfassend bietet PCS im Vergleich zum OPS 301 insbesondere folgende Vorteile:

– eine gemeinfreie Schlüsselversion
– strukturelle Trennung von Basiseingriff und Zugang
– Verzicht auf diagnostische Angaben
– angemessene Repräsentanz aller Fachbereiche
– inhaltlich umfassend und eindeutig
– Abbildung eines breiten Spektrums medizinischer Leistungen versus
  „Nur was im OPS 301 abgebildet ist, ist eine Operation"

Quellen

ICD-10-PCS Draft Versions
Averill RF, Mullin RL et al (1997) Development of the ICD-10 Procedure Coding System (ICD-10-PCS). 3M Working Paper, 11–97
Giere W (1998) PCS-D. Übersichtstabellen (Februar)
Giere W (1998) PCS Version 1.0. Band 1 und 2 (März)
Persönliche Gespräche und Informationsaustausch anläßlich eines Besuches bei 3M Health Information Systems, Wallingford, CT, USA, sowie bei der U.S. Health Care Financing Administration HCFA, Washington D.C., USA (1996)

Die Verfasserin ist seit 1996 Mitglied der AG PCS des KKG.

Procedure Coding System (PCS): Bewertungsverfahren beim BMG

A. Zaiss

Abteilung für Medizinische Informatik, Stefan-Meier-Straße 26, D-79104 Freiburg

Procedure Coding System (PCS): State of Evaluation by the Ministry of Health

Summary. It can be assumed that the German surgical procedure coding system OPS-301 must be replaced by a new coding system at the beginning of the next millennium. The "Procedure Coding System (ICD-10-PCS)" which is presently being developed in the USA was considered the most promising system by the German Curators for questions of classification in Public Health (KKG). Therefore, a working group with members representing all organisations of the KKG was established to evaluate the PCS with special reference to the German conditions. The working group found that PCS is at the moment the best available procedure coding system. The German version of PCS has been licensed by DIMDI in December 1997 and will therefore be in the public domain. The German version will be developed in co-operation with all involved organisations for pilot studies and accompanying scientific evaluation. thus a maximum of consensus should be achieved.

Key words: Procedure coding systems – Classification

Zusammenfassung. Für den in Deutschland eingesetzten Operationenschlüssel OPS-301 ist zu erwarten, daß er zu Beginn des nächsten Jahrtausends durch einen neuen Operationen- bzw. Prozedurenschlüssel ersetzt werden muß. Bei der Prüfung möglicher Alternativen kam das Kuratorium für Fragen der Klassifikation im Gesundheitswesen (KKG) zu der Auffassung, daß das in den USA derzeit entwickelte „Procedure Coding System" ICD-10-PCS der erfolgversprechendste Schlüssel ist. Deshalb wurde eine Arbeitsgruppe mit Mitgliedern der im Kuratorium vertretenen Organisationen eingesetzt, um das PCS zu prüfen. Dabei zeigte sich, daß das PCS nach derzeitigem Wissensstand die beste verfügbare Prozedurenklassifikation ist. Im Dezember 1997 hat das DIMDI sich die Rechte an einer deutschen Version des PCS gesichert und somit den Schlüssel gemeinfrei gemacht. In einer von allen Beteiligten getragenen Weiterentwicklung soll eine deutsche Version für Modellversuche und wissenschaftliche Begleitforschung erstellt werden.

Schlüsselwörter: Operationenschlüssel – Prozedurenschlüssel – Klassifikation

Einleitung und Grundlagen

Für die Zwecke der Operationenverschlüsselung schreibt § 301 SGB V den auf der internationalen Klassifikation der Prozeduren (ICPM) in der Medizin basierenden Operationenschlüssel OPS-301 in der vom DIMDI herausgegebenen Form vor. Es ist davon auszugehen, daß die in den Krankenhäusern ausgeführten Operationen auf Dauer verschlüsselt gemeldet werden müssen. Damit stellt sich die Frage, wie lange der OPS-301 in seiner Grundstruktur als Operationenschlüssel brauchbar sein wird. Denn die Erfahrung mit dem in den USA verwendeten Prozedurenschlüssel ICD-9-CM zeigt, daß ein Operationenschlüssel nach zehn Jahren zunehmend mehr Probleme aufzuweisen beginnt. Einerseits kann seine Struktur neuen Entwicklungen in der Medizin teilweise nicht gerecht werden. Andererseits wird der Schlüssel ICD-9-CM durch Änderungen und Ergänzungen zunehmend unübersichtlich. Erfahrungen mit anderen Schlüsselsystemen und theoretische Überlegungen legen nahe, daß sich die beiden vorgenannten Probleme nach einiger Zeit für jedes Schlüsselsystem stellen, also auch für den OPS-301, etwa ab dem Jahre 2002.

In der Praxis zeigen sich derzeit folgende Probleme des OPS-301: Das monoaxiale hierarchische Grundprinzip ist zu starr, eine durchgängige Systematik ist nicht vorhanden und eine eindeutige Abbildung ist nicht gegeben. Die vorgegebene Hierarchie führt bei Auswertungen zu vordefinierten Gruppen, d. h. eine freie Auswertbarkeit ist nicht bzw. nur mit sehr großem Aufwand möglich. Die Weiterentwicklung ist stark eingeschränkt und oft nur unter weiterer Verletzung der Systematik möglich. Sie ist zusätzlich durch die urheberrechtliche Bindung des OPS-301 an die ICPM einer nicht-staatlichen Institution massiv behindert. Die Akzeptanz bei vielen medizinischen Fachgesellschaften ist unbefriedigend. Der Pflegevertrag zwischen DIMDI und der Friedrich-Wingert-Stiftung (FWS) läuft zum 30. Juni 1998 aus.

Da besonders ein gesetzlich zur breiten Anwendung vorgeschriebenes Schlüsselsystem eine möglichst hohe Qualität besitzen sollte und möglichst über eine längere Zeit stabil in der Praxis angewandt werden sollte, ist vor Einführung eine rechtzeitige und gründliche Prüfung zweckmäßig. Voraussetzung dazu ist eine Validierung unter Einbeziehung von Fachexperten aus allen medizinischen Fachgebieten und eine Konsensbildung aller beteiligten Organisationen.

Situation in Deutschland

Das Kuratorium für Fragen der Klassifikation im Gesundheitswesen (KKG) hat unter anderem aufgrund der vorstehenden Erwägungen einmütig festgestellt, daß schon heute die Vorbereitungsarbeiten für eine Ablösung des OPS-301 aufgenommen werden sollten. Das KKG hat nach gründlicher Prüfung und Diskussion festgestellt, daß der Prozedurenschlüssel ICD-10-PCS (in Deutschland künftig als PCS bezeichnet), den die Firma 3M-HIS (Health Information Systems) im Auftrag der Health Care Financing Administration (HCFA) entwickelt hat, der zur Zeit für die Zwecke des § 301 SGB V vielverspechendste Schlüssel ist. Da sich die WHO in den nächsten Jahren nicht um Prozedurenschlüssel kümmern wird, gibt es derzeit – mit Blick auf die internationale Verbreitung – auch keine andere Alternative.

Aufgrund dieser Ausgangslage hat das KKG in seiner Sitzung am 25. 4. 1996 beschlossen, das „Procedure Coding System" zu prüfen und hat dazu eine Arbeitsgruppe eingesetzt, die aus Mitgliedern der im Kuratorium vertretenen Organisationen (AOK, AWMF, BKK, DKG, GMDS, HVBG, KBV, VdAK/AEV, VdR und DIMDI) besteht.

Die Aufgaben dieser Arbeitsgruppe sind:

- Die Prüfung der Eigenschaften und Potentiale des PCS im Hinblick auf die Methodik, auf die Eignung für Dokumentations-, Abrechnungs- und Auswertungszwecke, auf die Praktikabilität und auf die Pflege und Fortschreibung dieser neuen Prozedurenklassifikation.
- Die Klärung der Frage, ob eine deutsche Adaptation des PCS eine Alternative zum OPS-301 sein kann.
- Die Vorbereitung einer deutschsprachigen Adaptation.

Diese Arbeitsgruppe hat bis September 1997 für das KKG drei Stellungnahmen erarbeitet:
In der ersten Stellungnahme (September 1996) wurden allgemeine Anforderungen an eine Prozedurenklassifikation und Randbedingungen formuliert, der damalige aktuelle inhaltliche Stand und der Entwicklungsstand in den USA dargestellt, die deutschsprachige Situation be-

leuchtet und Vergleiche mit der CEN/DIN-Vornorm und dem SNOMED gemacht. In der Beurteilung des PCS wurde festgestellt, daß wesentliche Anforderungen und Randbedingungen durch das PCS erfüllt sind. Eine inhaltliche Prüfung konnte zu diesem Zeitpunkt noch nicht durchgeführt werden. Die wesentlichen Empfehlungen waren: Das PCS ist aus methodischer Sicht dem OPS-301 vorzuziehen, sinnvoll ist eine baldige und klare Vorentscheidung zugunsten des PCS mit mittelfristiger Umstellungsperspektive und Aufstellung eines Entwicklungsplans. In der Diskussion auf der KKG-Sitzung wurde besonders betont, daß der neue Schlüssel gemeinfrei sein muß und daß sich das BMG um den Erwerb der Rechte am PCS bemühen soll.

In der zweiten Stellungnahme (März 1997) wurde zum aktuellen Stand des PCS in den USA, über den AWMF-Workshop und über erste Planungen für eine deutschsprachige Adaptation berichtet. Wesentliche Aussagen waren: Die Entwicklung des PCS in den USA verläuft planmäßig und die Ergebnisse des Workshops haben die bisher getroffenen Aussagen zum PCS grundsätzlich bestätigt. Die wesentlichen Ergebnisse der KKG-Sitzung waren, daß das BMG im PCS eine Option vorsieht, die offengehalten werden soll und daß die mit dem Einsatz des PCS verbundenen langfristigen Ziele klar darzustellen sind.

In der dritten Stellungnahme (September 1997) wurde das Nutzungspotential und die Anforderungen an das PCS dargestellt. Denn die Einsatzbereiche und Ziele, die mit einer Verschlüsselung nach dem PCS verfolgt werden, sind je nach Anwender unterschiedlich und bedingen unterschiedliche Anforderungen. Sie beginnen bei der klinischen Dokumentation und führen über Abrechnung, Rechnungsprüfung, Betriebsvergleich, Qualitätssicherung, statistische Untersuchungen bis hin zur Gesundheitsberichterstattung. Es zeigt sich, daß das PCS wesentliche Anforderungen abdeckt, aber insbesondere im Bereich der medizinischen Dokumentation noch Mängel (Topographie, Komplex-Operationen, Eponyme...) bestehen.

Als weitere Aktivität hat die AWMF einen Ringversuch zur Prüfung des Kodieraufwandes und der Kodierqualität durchgeführt. Es zeigte sich eine gute Übereinstimmung der Kodierresultate. Der mittlere Zeitbedarf beim PCS lag mit 3 Minuten 40 Sekunden pro Fall nur unwesentlich höher als beim OPS-301 mit 3 Minuten 11 Sekunden.

Im Dezember 1997 hat sich das DIMDI die Rechte an der deutschsprachigen Fassung des PCS gesichert. In der Zwischenzeit liegt auch eine erste Übersetzung ins Deutsche von Prof. Dr. W. Giere vor.

Zusammenfassung

Das PCS ist nach derzeitigem Wissensstand die beste verfügbare Prozedurenklassifikation. Der PCS ist einfach und gut verständlich und eröffnet die Chance, alle Fachbereiche angemessen, in gleicher Systematik und in einer Sprache zu repräsentieren. Das PCS ist gemeinfrei verfügbar.

Als nächste Aufgaben stehen an:

- Die Analyse der Erfahrungen in den USA und Prüfung der „Final Version".
- Das Aufstellen eines detaillierten Entwicklungsplans, um Modellversuche und wissenschaftliche Begleitforschung vorzubereiten.
- Die Sicherung der Finanzierung.
- Die Zusammenarbeit der deutschsprachigen Länder zu koordinieren und die internationalen Entwicklungen zu beobachten.
- Den Konsens aller Beteiligten, insbesondere der medizinisch-wissenschaftlichen Fachgesellschaften, sicherzustellen.

Dazu ist ein Gesamtkonvertierungsplan notwendig. Das kann nur in gemeinsamer Arbeit aller im KKG beteiligten Organisationen erreicht werden, weil nur so der Konsens aller Beteiligten gesichert werden kann.

Forum Junge Chirurgie

Perioperative Therapieprobleme

Medizinische Grundlagen einer Thromboembolieprophylaxe

S. Haas

Institut für Experimentelle Chirurgie, Technische Universität München, Ismaninger Straße 22, D-81675 München

Medical Considerations on Prevention of Venous Thromboembolism

Summary. Since thromboembolic complications have been described to be one of the most frequent complications following surgery, a correct indication for prophylaxis is of great clinical importance. This requires comprehensive knowledge about the general thrombosis risk of various patient populations, experience in the assessment of the individual thrombosis risk, understanding of the mode of action of various prophylaxis modalities, and critical benefit/risk assessment when pharmacological agents are used. Patients with a moderate or high risk require medical prophylaxis with either unfractionated heparin, low molecular weight heparins, or oral anticoagulants unless there is too high a risk of bleeding. Mechanical methods such as physical exercise and early mobilisation of the patient remain the basic measurements which can be supplemented by graduated pressure stockings.

Key words: Prevention of venous thromboembolism – Heparin – Low molecular weight heparins – Risk assessment

Zusammenfassung. Thromboembolien zählen auch heute noch zu den häufigsten Komplikationen in der Chirurgie, und die korrekte Indikation zur Prophylaxe ist eine wichtige ärztliche Aufgabe. Dies erfordert Kenntnisse des allgemeinen Thromboserisikos verschiedener Patientengruppen, Erfahrung bei der Abschätzung des individuellen Thromboserisikos, Verständnis der Wirkweise unterschiedlicher Prophylaxeformen und eine sorgsame Nutzen-/Risikoabwägung beim Einsatz von Pharmaka. Bei Patienten mit einem mittleren oder hohen Thromboserisiko ist eine medikamentöse Prophylaxe in Form von unfraktioniertem Heparin, niedermolekularen Heparinen oder Vitamin-K-Antagonisten außer bei hohem Blutungsrisiko jedoch unverzichtbar. Als physikalische Maßnahmen zählen krankengymnastische Übungen und Frühmobilisation zu den Basismaßnahmen, die durch Antithrombosestrümpfe sinnvoll ergänzt werden können.

Schlüsselwörter: Thromboembolieprophylaxe – Heparin – Niedermolekulare Heparine – Risikoabschätzung

Einleitung

In den letzten Jahren kam es zunehmend zu gerichtlichen und außergerichtlichen Auseinandersetzungen im Zusammenhang mit unterlassener oder falsch durchgeführter Thromboembolieprophylaxe, wobei patientenseits wiederholt ähnliche Behandlungs- bzw. Diagnosefehler, Aufklärungsdefizite und Komplikationen oder Gesundheitsschäden vorgetragen wurden. Deshalb erscheint es zeitgemäß, die medizinisch relevanten Grundlagen einer Thromboembolieprophylaxe aufzuzeigen, auf die häufigsten Fehlerquellen hinzuweisen und mögliche Fallstricke anhand von einigen ausgewählten Beispielen zu erörtern.

Risikoabschätzung thromboembolischer Komplikationen

Expositionelles und dispositives Risiko des Patienten

Die adäquate Risikoabschätzung thromboembolischer Komplikationen ist die wichtigste Voraussetzung für eine korrekte Indikationsstellung hinsichtlich Art, Umfang und Dauer von prophylaktischen Maßnahmen, wobei in der operativen Medizin zwei Arten des Risikos eine wichtige Rolle spielen, erstens das sogenannte expositionelle und zweitens das dispositive Risiko des Patienten. Zur Bestimmung und Abgrenzung der Begriffe der expositionellen und dispositiven Risikokonstellation eines Patienten kann man sich einer theoretischen Vorstellung bedienen, in welcher die aus der Infektionslehre entlehnten Begriffe Exposition, Disposition und Manifestation für ein Modell der Entstehung von Thrombosen verwendet werden; danach kommt es zur Manifestation einer Thrombose durch das Zusammenwirken von Exposition und Disposition. Exposition bedeutet dabei ein meist kurzdauerndes Ereignis, wie z. B. Operationstrauma oder Fraktur. Den Expositionsfaktoren ist gemeinsam, daß sie die Integrität der Gefäßwand beeinträchtigen, zur Einschwemmung von Gewebsflüssigkeit in die Blutbahn führen oder die Blutströmung verändern. Demgegenüber sind Dispositionsfaktoren in der Regel endogener Natur und bestehen längere Zeit, zuweilen lebenslang. Sie sind häufig humoraler Art, können jedoch auch in Veränderungen der Gefäßwand oder der Blutströmung bestehen; ihre Wirkung besteht darin, daß sie die Abwehr gegen eine Gerinnselbildung vermindern oder den Ablauf der Gerinnselbildung begünstigen oder beschleunigen. Zur Manifestation einer Thrombose kommt es, wenn die Summe von Expositions- und Dispositionsfaktoren einen kritischen Wert (die sog. Manifestationsschwelle) überschreitet. Das gesamte thromboembolische Risiko eines chirurgischen Patienten, das heißt also das individuelle Risiko, ist daher nicht nur durch Art und Umfang des operativen Eingriffs oder der Verletzung (expositionelles Risiko) charakterisiert, sondern wird auch von den dispositiven patientenbezogenen Risikofaktoren bestimmt.

Abschätzung des individuellen Thromboserisikos

Zur Abschätzung des individuellen Thromboserisikos chirurgischer Patienten hat sich ein einfaches Schema in der klinischen Routine bewährt. Es handelt sich um eine zweidimensionale Darstellung (Abb. 1), in der einerseits das expositionelle Risiko (Art und Umfang des Eingriffs) und andererseits die patientenbezogenen prädisponierenden Risiken (Thrombophilie, anamnestisch bekannte Thromboembolien, Alter, Malignom, Adipositas, Varikosis, Östrogentherapie) berücksichtigt werden. Das Schema ist das Ergebnis zahlreicher Expertengespräche, in denen die Ergebnisse der einschlägigen klinischen Studien analysiert wurden. Die Grundlage für dieses Diagramm wurde durch eine numerische Bewertung (Punktezahl von 0,5 bis 3,0) der Relevanz der verschiedenen prädisponierenden Risikofaktoren anhand gesicherter Daten aus der Literatur geschaffen, das exponentielle Risiko wurde aus Gründen der Praktikabilität in nur drei Kategorien eingeteilt. Bei der praktischen Anwendung wird die Abschätzung des individuellen Thromboserisikos durch die Auftragung der Summe der prädisponierenden Risikofaktoren gegen das expositionelle Risiko in einem zweidimensionalen Koordinatenkreuz vorgenommen. Das Gesamtrisiko ist dann im Schnittpunkt als hohes oder mittleres Risiko ablesbar und gibt damit dem für die Prophylaxe verantwortlichen Arzt einen Anhaltspunkt bei seiner Entscheidung für oder gegen die Durchführung einer Thromboseprophylaxe (Abb. 1). Näheres hierzu wurde kürzlich in einem separaten Beitrag publiziert [6].

Expositionelle Risiken	
Hüft-, Kniegelenksersatz ausgedehnte Malignom-OP	**hoch (3)**
Allgemeinchirurgie > 30 min Frakturen untere Extremität Liegegips Arthroskopie	**mittel (2)**
Allgemeinchirurgie < 30 min Bandläsionen untere Extremität Gehgips	**niedrig (1)**
Prädisponierende Risiken	
Thrombophilie	1.5
Thromboseanamnese	1.5
Alter > 70 Jahre	1.5
Alter > 60 Jahre	1.0
Malignom	1.0
Adipositas	0.5
ausgedehnte Varikose	0.5
Östrogene (> 50 µg)	0.5

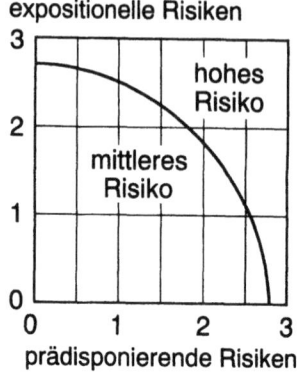

Abb. 1. Individuelle Risikobestimmung

Prophylaktische Maßnahmen in der Allgemein-, Unfall- und orthopädischen Chirurgie

Wegen der multifaktoriellen Thrombogenese sollten prophylaktische Maßnahmen ebenfalls multifaktoriell ausgerichtet sein, abgesehen davon, daß der Beeinflussung nur eines Faktors wegen unerwünschter Nebenwirkungen Grenzen gezogen sind. So kann die Beeinflussung der Bluteigenschaften, wie z. B. der Blutgerinnung durch Antikoagulanzien, nur in dem Ausmaß erfolgen, daß eine Verhütung von Thrombosen nicht durch schwere hämorrhagische Komplikationen erkauft wird. Im Sinne einer möglichst effizienten Thromboembolieprophylaxe erscheint es sinnvoll, physikalische Basismaßnahmen mit einer medikamentösen Prophylaxeform zu kombinieren. Zu diesen Basismaßnahmen zählen Mobilisation des Patienten zum frühestmöglichen Zeitpunkt, frühzeitige funktionelle Behandlungen anstelle von Ruhigstellung der unteren Extremität im Gipsverband, aktive Krankengymnastik und adäquate Kompressionstherapie bei Varikosis. Hinsichtlich einer medikamentösen Thromboembolieprophylaxe hat eine Plethora klinischer Studien gezeigt, daß mit verschiedenen Pharmaka eine signifikante Senkung der Thromboemboseraten erreicht werden kann, obwohl nach großen operativen Eingriffen oder bei den Hochrisikopatienten in der Traumatologie trotz medikamentöser Prophylaxe auch heute noch ein unverhältnismäßig hohes Restrisiko von Thromboembolien besteht. Dieses Restrisiko erhöht sich, wenn die Patienten unter dem zunehmenden Kostendruck der stationären Behandlungskosten immer früher aus dem Krankenhaus entlassen werden und eine medikamentöse Prophylaxe in der Regel zum Zeitpunkt der Entlassung beendet wird.

Prophylaktische Maßnahmen in der Allgemeinchirurgie

In der Allgemein-, Thorax- und Abdominalchirurgie hat sich die medikamentöse Thromboembolieprophylaxe mit niedrigdosiertem Heparin oder niedermolekularen Heparinen (NMH) gleichermaßen bewährt. Ihre Wirksamkeit und Sicherheit bezüglich einer erhöhten Blutungsbereitschaft wurden in randomisierten klinischen Studien einwandfrei belegt. Da außer der oben erwähnten klinischen Risikoabschätzung kein genauerer Test für die Bestimmung des individuellen Thromboembolierisikos zur Verfügung steht, erscheint eine generelle Prophylaxe sinnvoll, wobei medikamentöse und physikalische Maßnahmen als synergistische Komponenten angesehen werden können. Bei einem niedrigen Thromboembolierisiko kann auf eine medikamentöse Prophylaxe verzichtet werden.

Bei mittlerem oder hohem Thromboembolierisiko sollte immer eine medikamentöse Prophylaxe durchgeführt werden, wenn nicht vorbestehende oder erworbene hämorrhagische Diathesen eine Kontraindikation darstellen. In der letzten Fassung der Internationalen Konsensus-Erklärung wurden niedrige Dosierungen von unfraktioniertem Heparin (UFH) und niedermolekulare Heparine als gleichermaßen empfehlenswert eingestuft [8]. Unfraktioniertes Heparin sollte in Abhängigkeit von der Einschätzung des individuellen Patientenrisikos zwei- oder dreimal täglich in einer Dosis von 5000 IE verabreicht werden, während niedermolekulare Heparine nur einmal täglich gegeben werden müssen. Bei allgemeinchirurgischen Hochrisikopatienten, z. B. bei ausgedehnten Krebseingriffen, ist den niedermolekularen Heparinen der Vorzug zu geben, wobei es sich empfiehlt, bei Patienten mit hohem Risiko die präparatespezifischen Dosierungsunterschiede zu beachten. Die pauschalierte Dosierung von herkömmlichem und niedermolekularem Heparin bedarf keiner laborkontrollierten Dosierung; lediglich eine perfusorgesteuerte Gabe von unfraktioniertem Heparin muß mit Hilfe täglich gemessener aPTT-Werte überwacht und ggf. korrigiert werden. Diese Form der Prophylaxe wird üblicherweise nach größeren allgemeinchirurgischen Eingriffen im Rahmen einer Intensivbehandlung durchgeführt [3].

Prophylaktische Maßnahmen bei elektivem Hüft- und Kniegelenkersatz

Zahlreiche verschiedene Prophylaxeschemata sind bei Patienten mit elektivem Hüftgelenkersatz untersucht worden, und in einer Literaturübersicht von Clagett et al. sind die Ergebnisse aus Studien mit phlebographisch kontrolliertem Thrombosenachweis zusammengefaßt. Hieraus ist leicht zu erkennen, daß die pauschalierte Gabe von niedermolekularen Heparinen (NMH) neben einer laboradjustierten Gabe von unfraktioniertem Heparin (UFH) die stärkste Risikoabsenkung bewirkt. Zweifelsohne zählt die aPTT-kontrollierte Gabe von Heparin zu den effizientesten Prophylaxeformen, jedoch sollte berücksichtigt werden, daß eine angegebene relative Risikoverminderung von 78% auf dem Mittelwert von drei klinischen Studien an insgesamt nur 116 Patienten beruht und diesen Zahlen ein Mittelwert aus 16 Studien mit niedermolekularen Heparinen unter Einschluß von 2571 Patienten gegenübersteht. Somit kann die angegebene Risikoverminderung von 78% bzw. 71% unter NMH als klinisch äquivalent angesehen werden, was auch aus dem wesentlich engeren 95%-Konfidenzintervall in der NMH-Gruppe hervorgeht. Die klinische Praxis hat gezeigt, daß eine aPTT-adjustierte Gabe von UFH in der Regel aus Praktikabilitätsgründen auf den peri- und unmittelbar postoperativen Zeitraum beschränkt bleibt und zu einem späteren Zeitpunkt auf einmal tägliche Gaben von NMH umgestellt wird. In einem direkten Vergleich von pauschaliert verabreichtem NMH und laboradjustierter Heparingabe konnten Dechavanne et al. sogar eine bessere Wirkung von niedermolekularem Heparin zeigen [5, 7]. Im Gegensatz zur aPTT-kontrollierten Heparingabe bewirkt das konventionelle „low-dose"-Heparinregime jedoch nur eine unzureichende Risikoverminderung beim elektiven Hüftgelenkersatz, was auch in direkten Vergleichsstudien mit niedermolekularem Heparin bestätigt werden konnte. Nurmohamed et al. und Leizorovicz et al. konnten in zwei Meta-Analysen eine signifikant bessere antithrombotische Effizienz von NMH zeigen [7].

Auch orale Antikoagulanzien sind hinsichtlich ihrer antithrombotischen Wirkung beim elektiven Hüftgelenkersatz untersucht worden, wobei die Dosis in der Regel im sogenannten „low-intensity"-Bereich lag. Hierunter ist eine INR von 2,0 bis 3,0 zu verstehen, was jedoch ebenso wie die laborkontrollierte Gabe von Heparin eine engmaschige Kontrolle der Laborwerte erfordert. Hinsichtlich des optimalen Zeitpunkts für den Beginn der Therapie mit oralen Antikoagulanzien gibt es keine verbindlichen Angaben. In den meisten Studien wurde die erste Dosis am Abend vor dem operativen Eingriff verabreicht, jedoch wurde auch eine zweiphasige Therapie beschrieben, die eine vierzehntägige Vorbehandlung mit einer INR von 1,5 bis 2,0 und postoperativen Steigerung auf eine INR von 2,0 bis 3,0 beinhaltet [7]. Dieses komplizierte Vorgehen erbrachte jedoch keine bessere Wirkung. Der Vorteil einer „low-intensity-Antikoagulation" mit Cumarinderivaten liegt in der Möglichkeit einer problemlosen Verlängerung der Prophylaxe nach der Entlassung aus dem Krankenhaus.

Die antithrombotische Wirkung von Aspirin wird in der Literatur kontrovers diskutiert. Während eine Meta-Analyse der Antiplatelet Trialists' Group [7] einen signifikant besseren Effekt als Placebo beschrieb, konnten andere Arbeitsgruppen dies nicht bestätigen. Hierzu sei jedoch angemerkt, daß die Meta-Analyse alle verfügbaren Studien zusammenfaßt, in denen sehr heterogene diagnostische Methoden zum Thrombosenachweis verwendet worden waren. Die Studien mit phlebographisch gesichertem Thrombosenachweis konnten keine Risikoabsenkung nachweisen.

Eine Prophylaxe mit Dextran hat ebenfalls keine ausreichende Wirkung beim elektiven Hüftgelenkersatz.

Als physikalische Methoden der Thromboembolieprophylaxe wurde die intermittierende pneumatische Kompressionstherapie in vier und der Einsatz von sogenannten Antithrombosestrümpfen in zwei phlebographisch kontrollierten Studien untersucht, wobei keine dem niedermolekularen Heparin vergleichbaren Effekte erzielt werden konnten. Insbesondere das Anlegen der Strümpfe kann somit höchstens als synergistische Maßnahme bezeichnet werden [7].

Der elektive Kniegelenkersatz ist mit einem noch höheren Thromboserisiko behaftet als der elektive Hüftgelenkersatz. In vier Studien konnte unter Einsatz der intermittierenden Kompression eine Absenkung des relativen Risikos von 82% im Vergleich zu Placebo-Verabreichung nachgewiesen werden. Beim Einsatz dieser Methode muß jedoch eine kontinuierliche Behandlung der Patienten gewährleistet sein, die nur während der Mobilisation unterbrochen werden sollte.

Low-dose-Heparin und Aspirin haben ähnlich wie beim elektiven Hüftgelenkersatz nur marginale Effekte, auch eine „low-intensity"-Dosierung von oralen Antikoagulanzien ist nicht empfehlenswert.

Unter den medikamentösen Prophylaxeschemata haben niedermolekulare Heparine auch beim elektiven Kniegelenkersatz den höchsten Stellenwert, wobei hier ebenfalls pauschalierte Dosierungen eingesetzt werden, die keine laborabhängigen Korrekturen erfordern [7].

Prophylaktische Maßnahmen bei Hüftfrakturen

An eine medikamentöse Prophylaxe bei operativ versorgten hüftgelenknahen Femurfrakturen sind wegen des erhöhten Blutungsrisikos der in der Regel älteren Patienten zusätzliche Anforderungen zu stellen. Sie darf keinesfalls das Risiko von revisionsbedürftigen Wundhämatomen erhöhen oder die Gefahr von Sickerblutungen verstärken und muß andererseits wegen der traumabedingten Freisetzung von Gewebsthromboplastin eine ausreichende Inhibition des aktivierten Hämostasepotentials bewirken. Im Vergleich zum elektiven Hüft- und Kniegelenkersatz liegen bei Hüftfrakturen insgesamt wesentlich weniger Studien mit objektiv nachgewiesenen Thromboseraten zur Beurteilung von Wirksamkeit und Verträglichkeit verschiedener prophylaktischer Maßnahmen vor. Auch hier hatte die Gabe von Aspirin offensichtlich den schwächsten Effekt, obwohl auch der Einsatz von low-dose-Heparin, niedermolekularem Heparin und „low-intensity"-Dosierung von oralen Antikoagulanzien keine zufriedenstellende Senkung des relativen Thromboserisikos gezeigt hat. Die Aussage zur Wirkung von low-dose-Heparin basiert jedoch nur auf zwei kleinen klinischen Studien mit insgesamt 59 Patienten, was keine klaren Schlußfolgerungen erlaubt. Die Gabe von niedermolekularem Heparin ist trotz des verbesserungswürdigen Ergebnisses hinsichtlich der Absenkung des relativen Thromboserisikos die derzeit am besten abgesicherte Prophylaxeform, die auch vonseiten des Blutungsrisikos uneingeschränkt empfohlen werden kann. Roise et al. haben im Rahmen einer Pilotstudie einen direkten Vergleich verschiedener Präparate geprüft und kamen zum Schluß, daß die üblicherweise im Hochrisikobereich bei elektiven Eingriffen verwendeten Dosierungen auch bei Hüftfrakturen eingesetzt werden können [7].

Empfehlungen zur stationären und ambulanten Thromboembolieprophylaxe in der Chirurgie – Ein Auszug aus den Mitteilungen der Deutschen Gesellschaft für Chirurgie

Im Jahr 1997 erschien die aktualisierte Fassung der von der Deutschen Gesellschaft für Chirurgie herausgegebenen Empfehlungen zur stationären und ambulanten Thromboembolieprophylaxe, deren wichtigste Punkte nachfolgend kurz zusammengefaßt sind: Hinsichtlich der Indikation einer Prophylaxe wird auf die Notwendigkeit einer medikamentösen Thromboembolieprophylaxe neben der Ausschöpfung der physikalischen und frühmobilisierenden Basismaßnahmen bei Patienten mit einem mittleren und hohen Risiko hingewiesen. Für Patienten mit einem niedrigen Risiko wird die derzeitig verfügbare Datenlage für eine generelle Forderung einer Medikamentengabe als nicht ausreichend angesehen. Im Einzelfall ist die Indikation hierzu nach Abwägung des individuellen Nutzen-Risikos zu stellen.

Krankengymnastik und Frühmobilisation werden als notwendige Basismaßnahmen angesehen, die auch bei zusätzlicher Gabe von Pharmaka unverzichtbar sind.

In zwei separaten Kapiteln wird zur Frage der Aufklärung des Patienten und zur poststationären bzw. ambulanten Thromboembolieprophylaxe Stellung genommen. Wegen der besonderen forensischen Bedeutung dieser Thematik sind diese beiden Abschnitte nachfolgend im Wortlaut zitiert:

Aufklärung des Patienten zur Thromboseprophylaxe

„Kommt eine medikamentöse Thromboembolieprophylaxe in Betracht, so muß das Aufklärungsgespräch auch Nutzen und Risiken der jeweiligen medikamentösen Prophylaxe und den thrombosebegünstigenden Stellenwert einer Immobilisation beinhalten.

Nach dem Arzneimittelgesetz sind Medikamente nur für bestimmte Indikationen zugelassen. Wenn diese Zulassung konkret nicht vorliegt, sind die Anwendungsmöglichkeiten zwar begrenzt, aber dennoch möglich, wenn der Patient neben der sorgfältigen Aufklärung über Behandlungsalternativen auch über diesen Umstand informiert wird und die Anwendung billigt.

Das Aufklärungsgespräch kann formfrei geführt werden, sollte aber aus Beweisgründen in seinen wesentlichen Inhalten, z. B. auch die etwaige Weigerung des Patienten, Thromboseprophylaxe zu betreiben, schriftlich festgehalten werden."

Poststationäre und ambulante Thromboembolieprophylaxe

„Chirurgische Patienten werden heute oft sehr früh aus der stationären Behandlung entlassen, obgleich ihre postoperative Thrombosegefährdung durch unvollständige Mobilisation, operationsbedingte Hyperkoagulabilität und weiterbestehende Risikofaktoren keinesfalls aufgehoben ist. Bei diesen frühzeitig entlassenen Patienten sollte eine praktikable, ambulante Prophylaxe durchgeführt werden. Der weiterbehandelnde Arzt ist über die Notwendigkeit der Prophylaxe zu informieren.

Eine zweite Gruppe ambulanter Patienten, die einer Thromboseprophylaxe bedürfen, sind Patienten mit Immobilisation der unteren Extremität durch gelenkübergreifende Gips-(Kunststoff-)Verbände.

Bei allen Patienten mit frischen Verletzungen und operativen Eingriffen an der unteren Extremität, die einer Immobilisation im gelenkübergreifenden Gips-(Kunststoff-)Verband bedürfen und zusätzliche dispositionelle Risiken aufweisen, besteht die Indikation zur medikamentösen Thromboseprophylaxe (stationär und ambulant)[2]".

Art und Umfang einer Thromboembolieprophylaxe bei Ruhigstellung der unteren Extremität im Gipsverband werden auch heute noch in der Ärzteschaft kontrovers diskutiert, denn nur wenige Studien werden den Ansprüchen eines adäquaten Studiendesigns gerecht. Deshalb enthalten die internationalen Konsensus-Erklärungen auch keine verbindlichen Empfehlungen zu dieser Thematik und lassen somit einen breiten Entscheidungskorridor für die Entscheidung im Einzelfall [1, 4, 8]. Aus gutachterlicher Sicht muß aber auf eine deutliche Zunahme von rechtlichen Auseinandersetzungen zu dieser Thematik hingewiesen werden, und es erscheint deshalb sinnvoll, die Indikation einer Thromboembolieprophylaxe nicht ausschließlich auf der Grundlage von Empfehlungen einer „Evidence based Medicine" zu stellen. Die Kenntnis der pathophysiologischen Abläufe bei der venösen Thrombogenese ist bei der Indikationsstellung von prophylaktischen Maßnahmen gleichermaßen wichtig. Erfahrungsgemäß ist bei jedem Trauma der unteren Extremität, insbesondere mit nachfolgender Ruhigstellung, das Risiko für thromboembolische Komplikationen beträchtlich erhöht. Man kann davon ausgehen, daß in diesem Falle alle drei Faktoren der sogenannten Virchowschen Trias der Thrombogenese (Veränderungen der Bluteigenschaften, des Blutflusses und der Gefäßwand) eine Rolle spielen, da einerseits durch das Trauma sowohl die Gerinnungsneigung erhöht ist als auch Gefäßwandverletzungen vorliegen, und andererseits durch die Ruhigstellung der venöse Rückstrom vermindert wird. Obwohl man heute den individuellen Stellenwert der einzelnen Faktoren der Virchowschen Trias bezüglich der Thromboseförderung und deren gegenseitige Beeinflussung noch nicht sicher einschätzen kann, werden prophylaktische Maßnahmen in der Praxis jeweils auf die Verringerung des Einflusses eines einzelnen Faktors ausgerichtet. So zielt der Einsatz medikamentöser Maßnahmen auf die Inhibition der nach einem Trauma oder operativen Eingriff aktivierten Blutgerinnung, und durch physikalische Maßnahmen soll der durch eine Immobilisierung verminderte venöse Rückstrom verbessert werden. Leider sind letztere im Falle einer Ruhigstellung mit gelenkübergreifender Gipsschiene kaum möglich, weswegen diese Art der Ruhigstellung als inhärenter Risikofaktor für Thrombosen angesehen werden muß. Die Richtigkeit dieser Annahme konnte in mehreren Untersuchungen gezeigt werden. Kock et al. fanden in einer prospektiven Studie, in der bei Patienten mit sogenannten Bagatellverletzungen und konservativ ruhigstellender Behandlung im Gipsverband mit Hilfe der farbcodierten Duplexsonographie eine Thrombosesuche durchgeführt wurde, nach Entfernung des Gipsverbandes eine Thromboserate von 4,3%; als Schlußfolgerung empfehlen sie daher, immobilisierende Behandlungsverfahren wenn möglich zu vermeiden [9]. Auch Kujath et al. fordern eine strenge Indikationsstellung für die Anlegung eines Gipsverbandes, nachdem sie in einer prospektiven Studie an Patienten mit Verletzungen der unteren Extremität und konservativer Behandlung mit einem Liegegips eine Thromboserate von 29% nachweisen konnten [10].

Zusammenfassend kann man festhalten, daß es sowohl aus theoretischen Überlegungen ableitbar als auch durch Studien, von denen einige beispielhaft skizziert wurden, erhärtbar ist, daß die Verringerung des venösen Flusses in den Beinvenen eine wichtige Rolle bei der Entstehung tiefer Beinvenenthrombosen spielt. Wegen der noch unklaren Interdependenz der verschiedenen bisher bekannten Risikofaktoren ist jedoch darüber hinaus noch keine Angabe im Sinne einer quantitativen Korrelation zwischen Ausmaß der Verminderung des venösen Blutflusses und Erhöhung des Thromboserisikos möglich. Für die Praxis ist es jedoch ausreichend zu wissen, daß Reduktionen des venösen Blutstroms wenn möglich vermieden bzw. gering gehalten werden sollten. Zur Erreichung dieses Ziels ist es notwendig,

- ruhigstellende Verbände bzw. Hilfsmittel nur bei unbedingter Indikation zu verwenden,
- strenge Anforderungen an konstruktive Merkmale der ruhigstellenden Verbände zu stellen, um z. B. Druckstellen, die zur Einengung von Leitvenen führen, zu vermeiden,
- wenn möglich, ruhigstellende Hilfsmittel einzusetzen, die dem Patienten thromboseprophylaktische physikalische Maßnahmen erlauben, und
- die Indikation von wirksamen Antithrombotika im Falle einer gelenkübergreifenden Gipsruhigstellung großzügig zu stellen.

Mediko-legale Aspekte der venösen Thromboembolieprophylaxe

Die Thematik der unterlassenen oder falsch durchgeführten Thromboembolieprophylaxe und die Fehlinterpretation von klinischen Symptomen im Falle einer manifesten Thrombose gewinnt zunehmend an forensischer Bedeutung und betrifft gleichermaßen stationär und ambulant versorgte Patienten. Deshalb soll nachfolgend versucht werden, die häufigsten Fehlerquellen anhand von einigen ausgewählten Fallbeispielen aufzuzeigen.

Beispiel Nr. 1

Eine 54jährige Patientin erlitt unfallbedingt eine rechtsseitige Fibulafraktur Typ Weber-A. Der erstbehandelnde Orthopäde begann am gleichen Tag nach Röntgendiagnostik eine konservative Behandlung durch Anlage eines Gehgipses. Drei Wochen später erfolgte nach Röntgenkontrolle der Fraktur eine Entfernung des Gehgipses und Anlage eines Zinkleimverbandes, der wegen Schmerzen und eines Spannungsgefühls im Bein drei Tage später durch einen Tape-Verband ersetzt wurde.

Wegen mangelnden Vertrauens suchte die Patientin einen Tag später einen anderen Orthopäden auf, der an diesem Tag eine Thrombophlebitis am rechten Unterschenkel diagnostizierte und diese durch Anlegen eines Kompressionsverbandes mit Salbenauflage sowie einem Antiphlogistikum i.m. und einem Venentherapeutikum behandelte. Diese Behandlung wurde unter zusätzlicher Verabreichung eines oralen Antiphlogistikums neun Tage weitergeführt.

Nachdem keine Besserung der klinischen Symptomatik eintrat, suchte die Patientin die Hausärztin auf, die sofort wegen des Verdachts auf eine tiefe Venenthrombose eine apparative Venendiagnostik veranlaßte, wodurch die Verdachtsdiagnose sonographisch bestätigt werden konnte. Bei der Patientin wurde dann folgerichtig mit einer hochdosierten Antikoagulation begonnen, trotzdem kam es zwei Tage später zu einer klinisch manifesten und szintigraphisch gesicherten Lungenembolie.

Patientenseits werden den beiden Orthopäden folgende Vorwürfe gemacht:

- Der erstbehandelnde Orthopäde hätte bei der Patientin a priori eine medikamentöse Thromboseprophylaxe durchführen müssen. Infolge der Unterlassung dieser Maßnahme sei es zu einer tiefen Venenthrombose und Lungenembolie gekommen. Desweiteren habe Herr Dr. N. N. auf Hinweise der Patientin hinsichtlich Schwellungen des Beines und Schmerzen in Zehen und Wade zwar durch Gipsabnahme und Anlage eines Zinkleimverbandes reagiert, jedoch keine weiterführende Diagnostik veranlaßt.
- Der zweitbehandelnde Orthopäde habe infolge der Fehldeutung einer bei der Patientin bereits bestehenden tiefen Venenthrombose als oberflächliche Venenentzündung eine weiterführende Diagnostik unterlassen und folglich die rechtzeitige Einleitung adäquater therapeutischer Maßnahmen versäumt.

Beispiel Nr. 2

Eine 52jährige Patientin erlitt einen Wegeunfall, wobei sie sich eine Kontusion der linken Schulter und des linken Arms, sowie eine Distorsion des linken Kniegelenks zuzog. Nach röntgenologischem Ausschluß einer Fraktur erfolgten ambulante Behandlungen des Kniegelenks mit Ultraschall; eine gelenkübergreifende Ruhigstellung ist nicht erfolgt. Nachdem sich die Schmerzen im linken Kniegelenk innerhalb eines Monats nicht besserten, wurde die Patientin von der behandelnden Chirurgin zur Arthrographie zum Ausschluß einer Meniskusverletzung in eine Orthopädische Klinik überwiesen. Die Patientin nahm den Termin aber nicht wahr, da von diesem Zeitpunkt an die Kniebeschwerden unter fortgeführter Behandlung mit Voltaren Emulgel und einer Kniebandage deutlich rückläufig waren. Erst nach weiteren 10 Tagen suchte die Patientin die Chirurgin wieder auf und klagte über Beschwerden im linken Knie und Unterschenkel beim Treppensteigen und längerem Stehen. Daraufhin wurde der Patientin ein Unterschenkelzinkleimverband angelegt. Nach weiteren 5 Tagen – inzwischen waren 7 Wochen seit dem Wegeunfall vergangen – rief die Patientin wegen akut aufgetretener Atemnot ihre Hausärztin zu einem Hausbesuch. Diese diagnostizierte eine Bronchitis und schnitt den Zinkleimverband lediglich an der Oberkante ein, obwohl sie von der vorbehandelnden Chirurgin gebeten wurde, den Verband bei der bettlägerigen Patientin zu entfernen. Erst nach weiteren 7 Tagen stellte sich die Patientin wegen weiter anhaltender Schmerzen im Knie und Unterschenkel wieder bei der Chirurgin vor, die dann sofort den Zinkleimverband entfernte und die weitere Behandlung mit Exhirudsalbe und elastischer Binde fortführte. Als die Patientin die Chirurgin drei Tage später erneut aufsuchte, wurde sie wegen Schwellung und Druckschmerzhaftigkeit, sowie bläulicher Marmorierung des Unterschenkels mit dem Verdacht auf eine tiefe Beinvenenthrombose stationär eingewiesen. In der Klinik wurde dann mit objektiven Nachweisverfahren eine Thrombose im Becken-, Ober- und Unterschenkelvenenbereich und eine Lungenembolie diagnostiziert.

Patientenseits wird vorgetragen, daß die Thrombose durch Ruhigstellung im Zinkleimverband hervorgerufen worden sei. Weiterhin wird vorgetragen, daß ein von der Hausärztin diagnostizierter bronchialer Infekt bereits einer Lungenembolie entsprochen habe und somit die Embolie sowie eine hieraus resultierende Infarktpneumonie als Unfallfolge anzusehen sei. Von beiden Ärztinnen wird eine sehr hohe Schmerzensgeldsumme gefordert.

Beispiel Nr. 3

Eine 65jährige Patientin erlitt infolge eines Sturzes eine Fraktur des linken Sprunggelenks. Nach stationärer Aufnahme erfolgte noch am selben Tag die Versorgung der Fraktur durch geschlossene Reposition mit nachfolgender Gipsruhigstellung und sechs Tage später durch offene Reposition und Osteosynthese mit anschließender Gipsbehandlung, welche bis über die Entlassung hinaus weitergeführt wurde. Als zusätzliche Thromboserisikofaktoren waren bei der Patientin das höhere Lebensalter von 65 Jahren, eine Adipositas sowie eine früher erlittene tiefe Beinvenenthrombose bekannt. Während des stationären Aufenthaltes wurde eine medikamentöse Thromboseprophylaxe mit einem für den Hochrisikobereich zugelassenen niedermolekularen Heparin durchgeführt, beginnend am Aufnahmetag und fortgeführt bis zum Entlassungstag. Wegen der ambulant weitergeführten Gipsruhigstellung des operierten Sprunggelenks wurde dem Hausarzt eine Fortführung der Thromboembolieprophylaxe mit niedermolekularem Heparin empfohlen. Während des stationären Aufenthalts entwickelte die Patientin laut Krankenakte eine mit Antibiose behandelte Bronchopneumonie. 10 Tage nach der Entlassung aus dem Krankenhaus trat bei der Patientin eine lebensbedrohliche Lungenembolie auf, deren Behandlung im nächstgelegenen Krankenhaus erfolgte.

Patientenseits werden durch ein Schreiben des Rechtsanwalts folgende Vorwürfe gegen den Chefarzt der chirurgischen Abteilung des erstbehandelnden Krankenhauses erhoben:

- Herr Dr. N. N. habe eine erhöhte Thrombosegefahr von Anfang an mißachtet
- Herr Dr. N. N. habe eine nicht geeignete Thromboseprophylaxe durchgeführt; nur eine laborkontrollierte Therapie mit oralen Antikoagulantien wäre adäquat gewesen
- Herr Dr. N. N. habe untrügliche Anzeichen für eine sich entwickelnde Thrombose nicht erkannt
- Trotz der Kenntnis der erhöhten Thrombosegefahr habe Herr Dr. N. N. die Gefahr einer Thrombose durch Anlegen eines Gipsverbandes noch weiter erhöht
- Desweiteren habe Herr Dr. N. N. die ihm obliegenden Aufklärungspflichten insoweit verletzt, als er die Patientin auf alternative Behandlungsmethoden, durch welche die Thrombosegefahr hätte verringert werden können, nicht hingewiesen habe.

Beispiel Nr. 4

Ein 26jähriger Patient erlitt unfallbedingt (Sturz aus etwa 1,5 Meter Höhe) einen Wirbelbruch, eine Schürfwunde am rechten Unterschenkel sowie eine fragliche Schädelhirnverletzung; bei der Erstversorgung im Krankenhaus gab er nach kurzer Bewußtlosigkeit Schmerzen im Rücken und in den Beinen an. Die Behandlung des röntgenologisch in Höhe LWK

III/IV diagnostizierten Wirbelbruchs erfolgte durch zunächst strenge Bettruhe und flache Lagerung. Zur Schmerzlinderung erhielt der Patient von Anfang an Schmerzmittel wie Dipidolor, Valoron N, Tramal und Talvosilen. Nebenbefundlich ist eine Hämaturie zu erwähnen.

Zur Thromboembolieprophylaxe wurde ab dem Aufnahmetag einmal täglich ein für den mittleren Risikobereich zugelassenes niedermolekulares Heparin subkutan verabreicht; zusätzlich wurden regelmäßig krankengymnastische Übungsbehandlungen durchgeführt. Nach 10 Tagen entwickelte sich bei dem Patienten nach einem Mobilisationsversuch eine schwere Atemnot, die als klinisches Symptom einer Lungenembolie interpretiert wurde. Noch auf der chirurgischen Abteilung wurde eine Vollheparinisierung durch Gabe von 10000 IE Heparin eingeleitet. Nach anschließender Verlegung auf die Intensivstation im Hause wurde die Behandlung der Lungenembolie, welche einen Tag später durch eine szintigraphische Untersuchung gesichert werden konnte, unverzüglich durch PTT-kontrollierte Dosierungen von Heparin weitergeführt. Nach einem weiteren Tag erlitt der Patient dennoch ein massives Lungenembolie-Rezidiv, das trotz sofort eingeleiteter ultima-ratio-Maßnahmen einschließlich einer hochdosierten Streptokinasegabe am darauffolgenden Tag frühmorgens tragischerweise zum Tode des Patienten führte.

Die klinische Angabe der Todesursache wird durch einen Sektionsbericht erhärtet, in dem eine beidseitige Lungenarterienembolie und eine beidseitige tiefe Beinvenenthrombose beschrieben werden. Außerdem wird im Obduktionsbericht folgendes festgestellt: „Im Bereich zwischen dem XII. BWK und dem I. LWK zeigt sich eine deutliche Unterblutung. Die Präparation ergibt hier einen scharfkantigen Bruch am XII. BWK. Hier erscheint die Wirbelsäule auch etwas abnorm beweglich."

Die Ehefrau des Patienten fordert Schmerzensgeld und eine Unterhaltsentschädigung, weil

- eine medikamentöse Thromboembolieprophylaxe mit einem für den mittleren Risikobereich zugelassenen niedermolekularen Heparinpräparat als nicht ausreichend angesehen wird (die Gerinnungswerte seien unverändert gewesen, und die Dosierung hätte laborkontrolliert erfolgen müssen),
- physikalische Maßnahmen, wie krankengymnastische Übungen nicht in adäquatem Umfang durchgeführt worden seien (einmal täglich sei nicht ausreichend),
- die Therapie der klinischen Lungenembolie Grad I–II mit einer Vollheparinisierung nicht als ausreichend angesehen wird (bereits zu diesem Zeitpunkt hätte eine Thrombolyse durchgeführt werden müssen),
- der Einsatz eines Thrombolytikums im Rahmen des fulminanten Embolierezidivs viel zu spät gewesen sei, und
- durch diese geforderten Maßnahmen der Tod des Patienten hätte vermieden werden können.

Beispiel Nr. 5

Eine 40jährige Patientin mußte sich wegen einer habituellen Patellasubluxation des linken Knies einer Medialisierung der Tuberositas tibiae unterziehen und wurde in rückenmarknaher Anästhesie arthroskopisch operiert. Ab dem präoperativen Tag wurde als medikamentöse Thromboembolieprophylaxe einmal täglich ein für den mittleren Risikobereich zugelassenes niedermolekulares Heparin bis zur Entlassung verabreicht. Die Patientin durfte unter Benutzung von Gehstützen und Anlage einer Mecronschiene das operierte Bein mit 20 kp teilbelasten. 5 Wochen nach der Entlassung stellte sich die Patientin mit Schmerzen in der Leistengegend, stark angeschwollenem Bein und livider Verfärbung der Zehen erneut beim Orthopäden vor und wurde wegen Verdachts auf eine fachfremde Erkrankung zum Gynäkologen überwiesen, nachdem bei der Patientin kurz vor der Entlassung aus der Klinik ein Analabszeß inzidiert wurde und die klinische Symptomatik, insbesondere in der Leistengegend, hiermit in Zusammenhang gebracht wurde. Auf eigene Veranlassung suchte die Patientin jedoch am selben Tag eine internistische Praxis auf, wo klinisch der Verdacht auf eine tiefe Beinvenenthrombose gestellt wurde und eine umgehende Einweisung in erneute stationäre Behandlung erfolgte. In der Klinik wurde mit objektivem Nachweisverfahren eine Bein- und Beckenvenenthrombose diagnostiziert und eine sofortige Behandlung eingeleitet.

Die Patientin fordert eine hohe Entschädigungssumme, weil angeblich

- infolge einmal monatlicher Verabreichungen von Östrogenspritzen (Gynodian) eine poststationäre medikamentöse Prophylaxe nach der Entlassung hätte durchgeführt werden müssen,
- die Gynodian-Spritzen als risikoerhöhend anzusehen seien und vor der Operation hätten abgesetzt werden müssen, und
- die Patientin hierüber nicht sachgerecht aufgeklärt worden sei.

Diese ausgewählten Fallbeispiele verdeutlichen die Inhalte der häufigsten patientenseits vorgetragenen Behandlungsfehler und Aufklärungsdefizite im Zusammenhang mit stationär und ambulant durchgeführter bzw. unterlassener Thromboembolieprophylaxe, wobei ein stereotypes Muster auffällt:

- der Arzt habe das Risiko falsch eingeschätzt,
- die Dosis der Prophylaxe wird entweder als zu gering oder die Prophylaxedauer als zu kurz angesehen,
- im Falle einer aufgetretenen Thrombose sei keine objektive Diagnostik erfolgt oder die klinische Symptomatologie einer tiefen Beinvenenthrombose fehlgedeutet worden,
- die Thrombose sei nicht fachgerecht behandelt worden, und
- der Patient sei nicht ausreichend über Risiken, Nebenwirkungen und alternative Behandlungsmaßnahmen aufgeklärt worden.

Oftmals führen auch patientenseitige Mißverständnisse und Fehlinterpretationen von medizinischen Sachverhalten zu überzogenen Forderungen, wie z.B.

- die Forderung einer laboradaptierten Gabe von niedermolekularem Heparin als Voraussetzung zur Wirksamkeit einer Thromboembolieprophylaxe,
- die Ansicht, nur eine Thrombolyse sei im Falle einer aufgetretenen thromboembolischen Komplikation die geeignete Behandlungsmaßnahme,
- die unsinnige Forderung einer zeitlich unbegrenzten posthospitären Prophylaxe wegen einmal monatlicher Hormonspritzen,
- die Vorschrift, wie oft und in welchem Umfang krankengymnastische Übungen angewandt werden müssen, und
- die Verwechslung einer gelenkübergreifenden Immobilisation mit zeitweiliger Bettlägerigkeit.

Die Vielfalt der aufgezeigten mediko-legalen Fallstricke bietet Anlaß genug, die ärztliche Vorgehensweise im Klinikalltag zu überdenken, jeweils die medizinischen Inhalte von offiziellen Empfehlungen oder Leitlinien zu überprüfen und im Falle eines veränderten Kenntnisstandes bezüglich des Risikos venöser Thromboembolien oder verbesserter Möglichkeiten einer Prophylaxe die gesicherten Erkenntnisse in die klinische Routine einzubeziehen. Andererseits sollten Empfehlungen von Fachgesellschaften und Definitionen von medizinischen Standards nicht zu eng formuliert werden, um dem Arzt im Einzelfall einen ausreichend breiten Entscheidungskorridor zu belassen, um für seine Patienten im Einzelfall eine adäquate Nutzen/Risikoabwägung vornehmen zu können.

Literatur

1. Clagett GP, Anderson FA, Heit J, Levine MN, Wheeler HB (1995) Prevention of venous thromboembolism. Chest 108 Suppl 317S
2. Empfehlungen zur stationären und ambulanten Thromboembolie-Prophylaxe in der Chirurgie. Beilage zu den Mitteilungen der Deutschen Gesellschaft für Chirurgie, Heft 5/1997
3. Encke A (1996) Perioperative Thromboembolieprophylaxe in der Allgemeinchirurgie. Akt Chir 31:383–388

4. European Consensus Statement: Prevention of venous thromboembolism (1992) Internat Angiology 11:151
5. Haas S, Haas P (1992) Thromboembolieprophylaxe in der Unfallchirurgie und Orthopädie. Chirurg 63:271
6. Haas S (1996) Risikoabschätzung thromboembolischer Komplikationen bei chirurgischen Erkrankungen und Verletzungen. Akt Chir 31:269–275
7. Haas S (1997) Thromboembolieprophylaxe in der Unfall- und orthopädischen Chirurgie. Akt Chir 32:71–83
8. International Consensus Statement (1997). Internat Angiography 15:1–36
9. Kock H-J, Schmit-Neuerburg KP, Hanke J, Rudofsky G, Hirche H (1995) Thromboprophylaxis with low-molecular-weight heparin in outpatients with plaster-cast immobilisation of the leg. Lancet 346:459–561
10. Kujath P, Spannagel U, Habscheid W, Schindler G, Weckbach A (1992) Thromboseprophylaxe bei ambulanten Patienten mit Verletzungen der unteren Extremität. Dtsch Med Wochenschrift 117:6–10

Rechtliche Aspekte der Thromboseprophylaxe

K. Ulsenheimer

Maximiliansplatz 12/IV, D-80333 München

Legal Aspects of Thrombosis Prophylaxis

Die Thromboseprophylaxe im *stationären* Bereich ist fester Bestandteil perioperativer Maßnahmen und bietet aus juristischer Sicht wenig Probleme. Streitig und kontrovers diskutiert wird dagegen nach wie vor die *ambulante* Thromboseprophylaxe, insbesondere bei immobilisierten Patienten, und zwar sowohl unter medizinischen als auch unter rechtlichen Aspekten. Die brennende Aktualität des Themas zeigt ein kürzlich erschienener Beitrag im Arzneimitteltelegramm, der in der Ärzteschaft erhebliche Unruhe und Unsicherheit ausgelöst hat. Dort heißt es u. a.:

„Unter forensischen Gesichtspunkten wird oft auf eine Prophylaxe bei Gipsimmobilisation der Beine nach Frakturen, Bänderdehnungen und -rupturen gedrängt. Nur zwei vielfach zitierte Kontrollstudien liegen vor… Eine verhinderte Unterschenkelthrombose pro 10–25 Behandlungen kann die Anwendung angesichts der Risiken (Blutungen, HIT II) nicht begründen. Im Schadensfall besteht bei Verwendung von niedermolekularem Heparin kein sicherer Schutz vor Haftungsanspruch, da diese zur Prophylaxe bei Gipsimmobilisation nicht zugelassen sind."

Ich möchte dazu im folgenden dezidiert Stellung nehmen – denn der letzte Satz ist juristisch absolut unrichtig –, will mich aber nicht nur darauf beschränken, sondern die rechtliche Problematik etwas umfassender behandeln. Es geht im wesentlichen um fünf Themenbereiche, zu denen ich Ihnen den Stand der Meinungen, d.h. Gesichertes und Kontroverses vortragen möchte, nämlich um

(1) die Frage des *Behandlungsfehlers* im Falle unterlassener Thromboseprophylaxe,
(2) die Grenzen der *Methodenfreiheit*,
(3) *Aufklärung* und *Dokumentation*,
(4) die *Kausalität* des Behandlungs- bzw. Aufklärungsfehlers, wenn ein solcher zu bejahen ist,
(5) um die Frage, ob und inwieweit das *Wirtschaftlichkeitsgebot* Einfluß auf den Behandlungsstandard hat.

1. Jeder Patient hat im Rahmen seiner Behandlung Anspruch auf den *Standard* eines *erfahrenen Facharztes*. Ein Verstoß gegen diesen „Facharzt"-Standard ist im Regelfall ein Behandlungsfehler, ein „Kunstfehler" im Sprachgebrauch der Ärzte. Ob die Vornahme der Thromboseprophylaxe im konkreten Fall vom medizinischen Standard gefordert wurde, ist zwar im Streitfall eine vom *Gericht* zu beurteilende *Rechtsfrage*. De facto wird sie aber, da dem Richter die nötigen Fachkenntnisse fehlen, vom *Gutachter* entschieden. Der

Richter bleibt zwar verpflichtet, das Sachverständigengutachten selbständig und kritisch auf seine Überzeugungskraft zu prüfen, doch läuft dies praktisch auf eine bloße Plausibilitätskontrolle hinaus. Die Entwicklung neuer Standards ist damit grundsätzlich der *medizininternen* Auseinandersetzung überlassen.[1]

a) Deren Stand bezüglich der stationären und ambulanten Thromboembolieprophylaxe läßt sich wohl am besten durch die Empfehlungen beschreiben, die die Deutsche Gesellschaft für Chirurgie nach eingehenden Beratungen Ende 1997 publiziert hat. Dort heißt es u. a.:

„Die Teilnehmer des Gesprächs waren sich einig, daß bei Patienten mit mittlerem und insbesondere hohem Thromboserisiko neben der Ausschöpfung der physikalischen und frühmobilisierenden Basismaßnahmen auch die Indikation für eine medikamentöse Thromboseprophylaxe gegeben ist. Eine peri- und postoperative Anwendung der intermittierenden Wadenkompression wird ebenfalls als wirksam beschrieben.

Die Datenlage ist derzeit nicht ausreichend, um bei Patienten mit niedrigem Thromboserisiko eine medikamentöse Prophylaxe generell zu empfehlen. Im Einzelfall ist die Indikation hierzu nach Abwägung des individuellen Nutzen-Risikos zu stellen."

Als niedriges Risiko werden dabei Verletzungen ohne oder mit geringem Weichteilschaden und ohne zusätzliches dispositionelles Risiko eingestuft. Zum mittleren Risiko gehören dagegen frische Verletzungen mit schwerem Weichteilschaden, niedrigem operations- bzw. verletzungsbedingtem Risiko *und* zusätzlich dispositionellen Risiken, z. B. Alter über 40 Jahre, Adipositas, Varikosis, Östrogenmedikation, frühere Thrombose u. a.

b) Daraus ergibt sich:
   (1) Die medikamentöse Prophylaxe im Niedrigrisikobereich ist in ihrer gegenwärtig praktizierten Form aus medizinischer Sicht nicht zu beanstanden.
   (2) Bei der Thromboseprophylaxe handelt es sich immer „um eine ärztliche Individualentscheidung, bei der Nutzen und Risiko für den Patienten gegeneinander abgewogen werden müssen".
   (3) Eine *generelle* Thromboseprophylaxe bei *allen* immobilisierten Patienten über 14 oder 16 Jahren wird zwar vielfach vertreten, kann jedoch „aufgrund der vielfältigen und noch widersprüchlichen Literatur" nicht „als derzeitiger Standard angesehen werden".[2] Es erscheint sogar fraglich, ob „die derzeitigen Publikationen einen Trend zur weitreichenden oder sogar generellen Thromboseprophylaxe auch bei ambulanten Patienten mit Immobilisation der unteren Extremität erkennen lassen, wie Weller 1994 formulierte.[3] Denn nach den jüngsten Untersuchungen, insbesondere von Kienzl und Gehling sowie den Expertengesprächen der Deutschen Gesellschaft für Chirurgie, rücken *individuelle* Beurteilungen mehr und mehr in den Vordergrund.
   (4) Bestritten sind in der medizinischen Wissenschaft bei ambulaten Patienten mit Immobilisation der unteren Extremität allerdings noch die *Art* der für die ambulante Thromboseprophylaxe anzuwendenden Medikamente, ihre *Dosierung* sowie die *Dauer* ihrer Anwendung.
   (5) Unabhängig davon aber gilt – und dies ist unstreitig: Der Arzt, der sich gegen die Thromboseprophylaxe im konkreten Fall entscheidet, muß jedes Symptom, das *für* die Entwicklung einer Thrombose sprechen könnte, sorgfältigst analysieren und ihm seine besondere Aufmerksamkeit widmen. Carstensen hat recht, wenn er insoweit feststellt, bei Verdacht auf Vorliegen einer tiefen Venenthrombose sei es erforderlich, „sie entweder nachzuweisen oder auszuschließen", d. h. ein objektives diagnostisches Verfahren anzuwenden. Anderenfalls liegt nach der Recht-

---
[1] Damm, NJW 1989, 738
[2] Weller, Traumatologie aktuell, Bd. 14, 1994, S. 62
[3] Weller, a.a.O., S. 62

sprechung[4] ein Verstoß gegen die elementaren Behandlungsregeln und damit ein *grober* Behandlungsfehler vor, der zur Beweislastumkehr zum Nachteil des Arztes führt, d. h. der Arzt muß beweisen, daß die Beschwerden seines Patienten, z. B. Schmerzen oder venöse Durchblutungsstörungen nicht durch den Behandlungsfehler verursacht worden sind – ein aussichtsloses Unterfangen, das regelmäßig zum Prozeßverlust führt.

2. Gibt es mehrere medizinisch anerkannte Heilmethoden oder haben sich noch keine Standard-Behandlungsregeln durchgesetzt, geht der „Schulenstreit" nicht zu Lasten des behandelnden Arztes, vielmehr hat die Judikatur stets den Grundsatz der *Therapiefreiheit* anerkannt und damit dem Arzt in medizinischen Fragen einen gewissen Freiraum eingeräumt. Die Wahl der Behandlungsmethode ist primär Sache des Arztes,[5] ist seine „höchstpersönliche Entscheidung" innerhalb eines rechtlich nicht nachprüfbaren Beurteilungsspielraums.[6]

Das Prinzip der *Methodenfreiheit* ist nur insoweit eingeschränkt, als der Arzt unter mehreren medizinisch in Betracht kommenden Heilverfahren grundsätzlich dasjenige wählen muß, das bei gleicher Wirksamkeit das geringste Risiko für den Patienten mit sich bringt. Das Eingehen eines höheren Risikos muß in den besonderen Sachzwängen des konkreten Falles oder einer günstigeren Heilungsprognose eine sachliche Rechtfertigung finden.[7] Der Arzt verstößt somit gegen seine Sorgfaltspflichten, wenn er sich ohne medizinisch anerkennenswertem Grund für die gefahrenträchtigere Maßnahme entscheidet, zu Lasten des Patienten also das Risiko steigert.

Dies bedeutet für den Fall der Thromboseprophylaxe:

a) Wenn es richtig ist, daß schwere Nebenwirkungen außerordentlich selten und meist nur leichtere, regelmäßig nicht gravierende Komplikationen zu erwarten sind, dann besteht zweifellos ein *Muß* für die Vornahme einer effektiven medikamentösen Thromboseprophylaxe. Denn sie kann das Entstehen einer lebensbedrohlichen tiefen Beinvenenthrombose oder Lungenembolie bei dem hier die Rede stehenden Patientengut zwar nicht stets verhindern, aber, wie alle bisherigen Studien übereinstimmend zeigen, die Gefährdung des Patienten doch signifikant vermindern.

b) Ist dagegen die heparininduzierte Thrombozytopenie vom Typ II eine häufigere Komplikation, erscheint der konkrete Risikovergleich zwischen Vornahme und Unterlassung der Thromboseprophylaxe in einem anderen Licht: Die Prophylaxe erweist sich dann als ein sehr riskantes medizinisches Vorgehen und keineswegs eindeutig als das geringere Risiko gegenüber der Nichtvornahme. Dennoch überwiegt auch unter dieser Prämisse der Nutzen insbesondere niedermolekularer Heparine „bei weitem das seltenere HIT-II-Risiko, wenn an diese Komplikation gedacht wird" – wie die Empfehlungen der Deutschen Gesellschaft für Chirurgie deutlich machen.

c) Der Aspekt der Risikoerhöhung hindert also nicht die Vornahme einer medikamentösen Thromboseprophylaxe durch den Einsatz niedermolekularen Heparins wegen der nachgewiesenen, die Thrombosegefahr mindernden Wirkungen. Die Entscheidung „pro"- oder „contra"-Thromboseprophylaxe hängt vielmehr von einer Nutzen-Risiko-Analyse ab, insbesondere der medizinischen Einschätzung des Risikofaktors Thrombozytopenie und dessen wirklicher Größenordnung, nicht aber von juristischen Vorgaben.

d) Entgegen einem weit verbreiteten Mißverständnis, wie es auch im Arzneimitteltelegramm 12/97 zum Ausdruck kommt, schränkt das Arzneimittelgesetz die therapeutische Freiheit nicht ein, d. h. es ist nicht verboten, ein Medikament, das gegen bestimmte Erkrankungen „auf dem Markt ist", auch gegen andere Krankheiten, also *außerhalb seines Zulassungsbereichs bzw. trotz fehlender Zulassung* einzusetzen, wenn dies me-

---
[4] OLG Oldenburg, Urteil vom 29. 3. 1994, Az. 5 U 132/93
[5] BGH NJW 1982, 2121, 2122
[6] Weißauer, Anästhesiologie und Intensivmedizin, 1994, S. 205
[7] BGH NJW 1987, 2927

dizinisch geboten, das Präparat z.B. schon erprobt und ohne schädliche Nebenwirkungen ist.[8] Die Zulassung eines Arzneimittels schafft lediglich einen *Vertrauenstatbestand*, d.h. der Arzt darf sich darauf verlassen, „daß die Nutzen-Risiko-Bilanz aufgrund der vom Hersteller geführten Nachweise und der Prüfung des (früheren) Bundesgesundheitsamts – jetzt des Bundesinstituts für Arzneimittel und Medizinprodukte, BfArM – positiv zu bewerten ist".[9]

Daraus folgt umgekehrt: Der Arzt, der das Arzneimittel *außerhalb* des zugelassenen Anwendungsgebiets oder *ohne* Zulassung anwendet, kann sich nicht auf diesen Vertrauenstatbestand berufen, wenn es zu Arzneimittelnebenwirkungen mit gesundheitsschädlichen Folgen kommt. Er gerät damit in einen „Rechtfertigungszwang", d.h. er muß dartun, daß die Erfahrungen mit dem Einsatz des Arzneimittels hinsichtlich seiner Wirkung und seiner Nebenwirkungen positiv sind, von namhaften Fachleuten der Einsatz empfohlen wird und andere ernsthaft in Betracht kommenden Behandlungsalternativen nicht zur Verfügung stehen.[10] Da die Vornahme der Thromboseprophylaxe mit niedermolekularem Heparin eine in Wissenschaft und Praxis erprobte bzw. empfohlene Methode ist, kann sich der Arzt auf fundierte Grundlagen stützen und damit, wenn nötig, den Nachweis der Indikation führen.

3. Wendet der Arzt, wie es im Bereich des niedrigen Risikos ja derzeit regelmäßig geschieht, ein Heparinpräparat außerhalb seines Zulassungsbereichs an, so muß er den Patienten allerdings hierüber *aufklären*. Denn nach der Rechtsprechung stellt die Zulassung eines Arzneimittels „gleichsam ein Gütesiegel" dar, „das – unabhängig von dessen tatsächlicher Qualität oder Sicherheit – für die Entscheidung des einzelnen Patienten im Geltungsbereich des Arzneimittelgesetzes wesentlich sein kann, über das er mithin auch informiert sein muß".[11]

Die Notwendigkeit, über Behandlungsalternativen aufzuklären, wenn diese unterschiedliche Vor- und Nachteile, unterschiedliche Risiken und Belastungen haben, ist allgemein anerkannt.[12] Diese Rechtsprechung kommt auch im Falle der Vornahme der Thromboseprophylaxe zum Tragen, da hier auf der einen Seite die Möglichkeit der Vornahme und auf der anderen die Möglichkeit der Unterlassung der Thromboseprophylaxe steht. Dazu heißt es in einer Entscheidung des BGH aus dem Jahre 1995:[13]

„So würde auch im Streitfall eine in der medizinischen Wissenschaft in Gang befindliche Diskussion über die Thrombosegefahr und die Möglichkeiten ihrer Begegnung durch medikamentöse Prophylaxe im ambulanten Bereich bereits ausreichen, um die Aufklärungspflicht auszulösen. Denn in solchen Fällen gebietet es das Selbstbestimmungsrecht des Patienten, diesem die mit der gewählten Behandlungsmethode möglicherweise verbundenen Gefahren mitzuteilen und ihn gleichzeitig darauf hinzuweisen, daß solche Gefahren bei den zur Verfügung stehenden anderen Behandlungsmethoden vermieden oder gemindert werden können."

Darüber hinaus ist über Blutungskomplikationen, allergische Reaktionen, die Notwendigkeit von Thrombozytenkontrollen, das richtige Verhalten *im* und *mit* dem immobilisierenden Gipsverband, die verschiedenen Möglichkeiten der Thromboseprophylaxe, über die Vorteile einer *Einmal*-Medikation und insbesondere über das Risiko der *heparininduzierten Thrombozytopenie*, d.h. lebensbedrohliche Herz- und Kreislaufreaktionen, eventuelle Dauerschäden von Organen, die notwendigen Gegenmaßnahmen und ihren Verlauf *aufzuklären*. Das gilt auch dann, wenn das Risiko der heparininduzierten Thrombozytopenie vom Typ II außerordentlich selten ist, da es sich insoweit um ein sog. *eingriffsspezifisches* Risiko handelt, über das nach ständiger Rechtsprechung unabhängig von der statistischen Risikofrequenz auch bei größter Seltenheit immer dann aufzuklären

---

[8] OLG Köln, VersR 1991, 186, 188
[9] Weißauer, Anästhesiologie und Intensivmedizin, 1994, 204, 205
[10] vgl. Weißauer, a.a.O., 206
[11] BGH NStZ 1996, 34
[12] BGHZ 102, 17, 22; BGH NStZ 1996, 34
[13] NJW 1996, 777

ist, wenn dieses Risiko in Falle seiner Verwirklichung schwerwiegende Belastungen für die weitere Lebensführung des Patienten mit sich bringt. Dies ist unstreitig zu bejahen.

Aus Beweisgründen sollte das Aufklärungsgespräch in seinem wesentlichen Inhalt, aber auch die etwaige Weigerung des Patienten, Thromboseprophylaxe zu betreiben, unbedingt *schriftlich dokumentiert* werden. Dasselbe gilt für einen eventuellen Aufklärungs*verzicht*. Denn Dokumentationsmängel haben weitreichende *forensische* Konsequenzen. Sie führen zu Beweiserleichterungen *zugunsten* der Patienten bzw. – je nach Sachlage – sogar zur *Beweislastumkehr* zu *Ungunsten* des *Arztes* – und damit im Ergebnis meist zu seiner Haftung auf Schadensersatz und Schmerzensgeld. Dies bedeutet konkret: Wenn die tatsächlich erfolgte Thromboseprophylaxe nicht dokumentiert ist, wird ihre Nichtvornahme vermutet. Der Gegenbeweis ist zwar möglich, aber natürlich meist nur schwer – nach längerem Zeitablauf kaum noch – zu führen.

4. Der bloße Verstoß gegen die Regeln der ärztlichen Kunst bzw. die Aufklärungspflicht ist *für sich alleine* weder strafbar noch löst er Schadensersatzansprüche des Patienten aus. Voraussetzung hierfür ist vielmehr, daß die Pflichtverletzung des Arztes – also der Behandlungs- oder Aufklärungsfehler – für den Tod oder die Körperverletzung des Patienten bzw. dessen Entscheidung *ursächlich* gewesen ist. Dies bedeutet z. B. im Falle eines Behandlungsfehlers: Es bedarf des Nachweises, daß bei Vornahme einer adäquaten Thromboseprophylaxe die Schadensfolge mit Sicherheit vermieden worden wäre.

Dieser Beweis läßt sich nach dem derzeitigen Stand der wissenschaftlichen Erkenntnisse weder im Strafverfahren noch im Zivilprozeß führen. Denn es gibt bis heute keine Behandlungsmethode, die eine Thrombose oder Embolie unter allen Umständen, d. h. mit einer vernünftige Zweifel ausschließenden Gewißheit verhindern kann. „Thrombosen und Lungenembolien treten auch bei regelrecht indizierter, durchgeführter und kontrollierter Prophylaxe im stationären wie ambulanten Bereich auf", heißt es in den Gutachten immer wieder.

Anders ist die Beweislage natürlich im Zivilprozeß dann, wenn die Nichtvornahme der Thromboseprophylaxe oder die fehlende Phlebographie als *grober* Behandlungsfehler angesehen wird und sich damit die Beweislast umkehrt.

5. *Kein* Gegenargument *gegen* die Vornahme einer sachlich gebotenen Thromboseprophylaxe sind die *Kosten*. Natürlich muß von mehreren gleich wirksamen Mitteln das billigste genommen werden. Im übrigen aber gilt: Das *Wirtschaftlichkeitsgebot* legitimiert keinerlei Abstriche am erforderlichen fachärztlichen Behandlungsstandard. Ärztliche Sorgfaltspflicht und Wirtschaftlichkeitsgebot stehen sich nicht im Sinne einer Antithese gegenüber, vielmehr erkennt das Wirtschaftlichkeitsgebot an, daß entsprechend den Regeln der ärztlichen Kunst verfahren werden darf und muß. Die Wirksamkeit einer Maßnahme oder eines Mittels und die medizinische Indikation haben bei der Abwägung ganz eindeutig Vorrang vor dem Aspekt des Preises und damit der Wirtschaftlichkeit. Wenn also die individuelle Indikation für den Einsatz der Prophylaxe-Medikation gegeben ist, müssen deren Kosten von den Krankenkassen oder -versicherungen übernommen werden.

6. *Ich fasse zusammen:*
   a) Bei jährlich schätzungsweise 30000 bis 40000 fulminanten Lungenembolien und 1 Mio. Patienten, die an einem postthrombotischen Syndrom leiden, ist es aus rechtlicher Sicht für den Arzt ein zwingendes Gebot, sich abzusichern, also den Weg des geringsten Risikos zu gehen. Das heißt aber:
      (1) *Aufklärung* über das Thromboserisiko und die Risiken einer effektiven Thromboseprophylaxe sowie
      (2) deren Vornahme bei Zustimmung des Patienten, wenn die Gefahr des Entstehens einer Thrombose größer und unter Berücksichtigung ihrer Folgen eindeutig schwerwiegender ist als die mit einer adäquaten Prophylaxe verbundenen Nebenwirkungen oder Risiken.
   b) Überwiegend wird die medikamentöse Thromboseprophylaxe durch den Einsatz niedermolekularer Heparine nicht nur bei mittlerem Risiko, sondern auch in Fällen niedrigeren Risikos, also bei Gipsimmobilisation und Kniegelenksartroskopie empfohlen, teilweise sogar als zwingend indiziert angesehen.

c) Auch ein nicht zugelassenes Arzneimittel darf vom Arzt eingesetzt werden, wenn für die Indikation eine sachliche medizinische Begründung möglich ist. Dasselbe gilt für die Anwendung eines Arzneimittels außerhalb seines Zulassungsbereichs.

d) Die *Aufklärung* ist im Bereich der Thromboseprophylaxe außerordentlich wichtig, wird jedoch vielfach vernachlässigt. Der Patient muß nicht nur über alternative Behandlungsmethoden, Blutungskomplikationen, allergische Reaktionen, die Notwendigkeit von Thrombozytenkontrollen und über das Risiko der heparininduzierten Thrombozytopenie, sondern auch z. B. darüber aufgeklärt werden, daß das Medikament im konkreten Fall *außerhalb* seines Zulassungsbereichs eingesetzt werden soll.

e) In Kenntnis einer Vielzahl von Zivil- und Strafverfahren muß die Feststellung des Arzneimittel-Telegramms, bei Verwendung von niedermolekularem Heparin bestehe in Fällen von Gipsimmobilisation kein sicherer „Schutz vor Haftungsanspruch", genau umgekehrt lauten: Im Schadensfall besteht ein erhebliches forensisches Risiko, wenn niedermolekulares Heparin, also die medikamentöse Thromboseprophylaxe *nicht* zum Einsatz gekommen ist![14]

---

[14] OLG Oldenburg, Urteil vom 7. 1. 1997, Az. 7 O 55/95

Die Intensivmedizin aus der Sicht der Patienten, deren Angehörigen und des Pflegepersonals

W. Wahl, R. Küchle, S. Schrapers und Th. Junginger

Klinik und Poliklinik für Allgemein- und Abdominalchirurgie, Johannes-Gutenberg-Universität Mainz, Langenbeckstraße 1, D-55131 Mainz

Intensive Care Medicine from the Point of View of the Patients, Their Family Members, and the Nursing Staff

Summary. We wanted to know how our intensive care unit would be graded by the patients, their family members and the staff, as well as the impression that intensive care medicine made on them. A total of 82% of the patients and 90% of the family members were of the opinion that they owed their lives to intensive care medicine, and 100% of the patients and 96% of family members deemed intensive care medicine significant. The patients and their family members judged the medical and nursing care, the medical technology, the care of basic needs and their accommodation altogether positive. The nursing staff held a contrary opinion and were more critical. Competent explanation and transmission of information represented the most important factor in forming a positive opinion of intensive care medicine.

Key words: Intensive care – Patient satisfaction – Quality management

Zusammenfassung. Wir wollten wissen, wie unsere Intensivstation von den Patienten, Angehörigen und den darin tätigen Personen eingestuft wird bzw. welchen Eindruck die Intensivmedizin auf sie gemacht hat. 82% der Patienten und 90% der Angehörigen waren der Meinung, daß sie der Intensivmedizin ihr Leben verdanken und 100% der Patienten und 96% der Angehörigen erachteten sie für sinnvoll. Von den Patienten und den Angehörigen wurden die ärztliche und pflegerische Versorgung, die Medizintechnik, die Versorgung der Elementarbedürfnisse und die räumliche Unterbringung durchaus positiv gewertet. Die Gruppe des Pflegepersonals vertrat in vielen Fragen eine konträre Meinung und war kritischer. Die kompetente Aufklärung und Informationsweitergabe an Patienten, Angehörige und das Pflegepersonal stellen den wichtigsten Faktor zur positiven Meinungsbildung zur Intensivmedizin dar.

Schlüsselwörter: Intensivmedizin – Patientenzufriedenheit – Qualitätsmanagement

Die Intensivmedizin wird in der Öffentlichkeit durchaus ambivalent gesehen. Einerseits wird sie als unmenschliche Gerätemedizin abgetan, andererseits werden ihr Wunderleistungen zugeschrieben. Wir wollten nun wissen, wie unsere Intensivstation von den Patienten, deren Angehörigen und den darin tätigen Personen eingestuft wird bzw. welchen Eindruck die Intensivmedizin auf sie gemacht hat. Dies ist auch insofern von Bedeutung, da neben der Wirt-

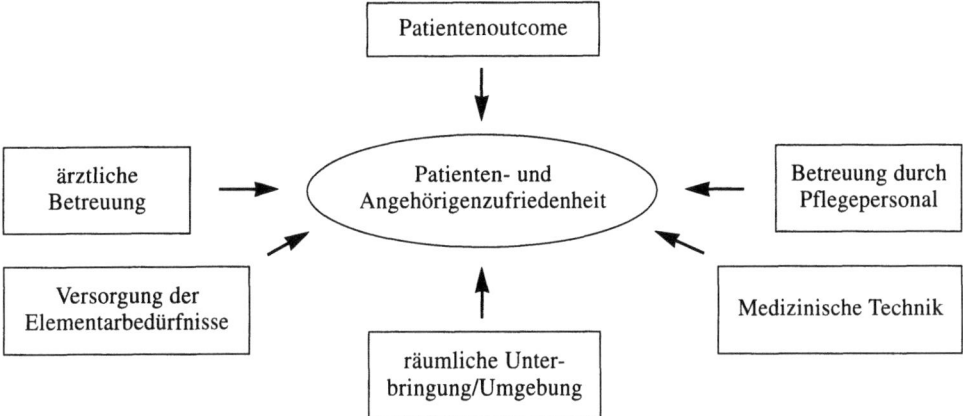

Abb. 1. Einflußgrößen der Patienten- und Angehörigenzufriedenheit

schaftlichkeit und der Leistungsfähigkeit die Patientenzufriedenheit ein entscheidener Faktor der Qualitätssicherung ist [3].

Abhängig ist die Patienten- und Angehörigenzufriedenheit einerseits von individuellen Faktoren wie der Art der Erkrankung, dem sozialen Umfeld, vorausgegangenen Erfahrungen usw., also Faktoren, die von uns nur wenig beeinflußt werden können [3] (Abb. 1).

Abhängig ist sie weiterhin vom Patientenoutcome. Verläßt der Patient lebend und möglichst auch noch geheilt die Intensivstation, dann wird diese im Nachhinein eher positiv gesehen. Weitere Einflußgrößen sind die Qualität der ärztlichen und pflegerischen Versorgung, die Betreuung der Elementarbedürfnisse sowie allgemeine Faktoren wie die räumliche Unterbringung und die medizintechnische Ausstattung.

Unsere Intensivstation umfaßt 10 Intensivtherapiebetten und steht unter chirurgischer Leitung. Ärztlicherseits wird sie im Schichtbetrieb gefahren (1 Oberarzt, 1 Stationsarzt, 4–5 Assistenten in der Schicht). Im Pflegebereich wird sie von 28 examinierten Kräften mit einer zusätzlichen variablen Zahl an Kräften in der Aus- und Weiterbildung betreut.

Tabelle 1. Frageninhalte, Zielgruppen und Ergebnisse der Befragung (Angaben der Ergebnisse in %)

	Patienten	Angehörige	Personal
Intensivmedizin ist so sinnvoll (ja)	100	96	65
wurde zu lange therapiert (ja)	–	16,2	90
ärztliche Betreuung (zufrieden)	96	92	–
Information über Krankheit ausreichend (ja)	90	68	–
Betreuung durch das Pflegepersonal (zufrieden)	100	97	–
beschützend (ja)	98	99	–
Intimsphäre gewahrt (ja)	96	93	–
Hunger (ja)	4	7	–
Durst (ja)	38	19	–
Schmerzen (ja) ·	20	17	–
Medizintechnik (EKG; Perfusoren, Infusomaten usw.)			
wirkten beruhigend (ja)	78	18	35
belästigend (ja)	16	6	50
beängstigend (ja)	18	49	50
Geräuschkulisse wurde empfunden als beruhigend (ja)	42	34	15
belästigend (ja)	26	20	80
beängstigend (ja)	20	36	55

Tabelle 2. Zusätzlich zu den Fragen mit vorgegebenen Alternativantworten geäußerte Kritik der Patienten, der Angehörigen und des Personals

Kritik	Patienten %	Angehörige %	Personal %
Unruhe auf Station	12	5	90
fehlender Tag/Nacht-Rhythmus	8	1	25
Gefühl der Hilflosigkeit	4	5	10
fehlende Intimität	8	1	30
anstrengende Mobilisation	4	–	10
Konfrontation mit dem Tod	4	5	5
Informationsmangel	2	7	15
Geräte (incl. der damit zusammenhängenden Maßnahmen)	10	5	25
Personal (überfordert; raucht, nervös)	2	3	10
zuviel Besuch	–	1	–
Klimaanlage zu kalt	–	2	5

Behandelt werden gefäß-, allgemein- und abdominalchirurgische Patienten nach großen Operationen bzw. nach aufgetretenen Komplikationen. Der Anteil an onkologischen Patienten lag bei 56%.

Zur Objektivierung befragten wir anhand standardisierter Fragebögen die Patienten, deren Angehörige sowie Mitarbeiter des Pflegepersonals, die von Juni 1996 bis Juni 1997 auf unserer Intensivstation behandelt wurden bzw. als Besucher oder als Pflegekraft mit unserer Intensivstation Kontakt hatten. Die Patienten waren mindestens 3 Tage in intensivmedizinischer Behandlung, so daß Bewachungspatienten nicht berücksichtigt wurden.

Erfaßt wurden allgemeine Daten wie Alter, Geschlecht, Grunderkrankung usw. Die Fragen gliederten sich in Fragen mit Alternativantworten (ja/nein; zufrieden/unzufrieden), Fragen mit graduierten Alternativantworten und Fragen mit freien Antworten.

Ergebnisse

82% der Patienten (80% der Angehörigen) waren der Meinung, daß sie der Intensivstation ihr Leben verdanken und 100% der Patienten (96% der Angehörigen) erachteten sie in jedem Fall für sinnvoll (Tabelle 1). Die Ergebnisse der Fragen zur ärztlichen und pflegerischen Versorgung, zur Versorgung der Elementarbedürfnisse, zur Medizintechnik und zur räumlichen Unterbringung sind in Tabelle 1 aufgeführt.

Nur 16,2% der Angehörigen waren der Meinung, daß der Verstorbene zu lange therapiert wurde, wohingegen jedoch 95% des Personals der Meinung waren, daß zu lange therapiert wurde. 38% der Angehörigen und 36% der Patienten haben nach dem Kontakt mit unserer Intensivstation ihr vorher negatives Bild geändert.

Bei den freien Fragen äußerten noch 34% der Patienten, 35% der Angehörigen und 90% des Pflegepersonals zusätzliche Kritik (Tabelle 2).

Schlußfolgerung

Welcher Schluß läßt sich aus der Befragung ziehen? Die Patienten und Angehörigen sahen die Intensivmedizin durchaus positiv. Die Gruppe des Pflegepersonals vertrat in vielen Fragen eine konträre Meinung und war kritischer. Die negativ kritisierten Faktoren waren uns größtenteils bekannt, wurden uns durch die Befragung jedoch wieder bewußt gemacht [1, 2, 4, 5]. Ein großer Teil der Kritikpunkte konnte durch einfache Maßnahmen entschärft werden (Tabelle 3).

Als wichtigste Erkenntnis aus dieser Analyse ist zu folgern, daß die stetige Information und Aufklärung des ärztlichen sowie des pflegerischen Personals, der Patienten und der An-

Tabelle 3. Maßnahmen zur Verbesserung der Patienten- und Angehörigenzufriedenheit

---

ärztliche Versorgung/Pflegebereich

Optimierung der Aufklärung/Information des Pflegepersonals, der Angehörigen und der Patienten
- tgl. Übergabebesprechung zwischen Pflegeteam und Stationsarzt/ärzten
- Interne Fortbildungen
- Kompetente Aufklärung der Patienten/Angehörigen durch Stationsarzt

Personalkontinuität, d. h. in der jeweiligen Schicht betreut möglichst eine Schwester einen Patienten
Einarbeitung durch geschulte und kompetente Fachkraft, bei uns durch Praxisanleiter/innen

Versorgung der Elementarbedürfnisse

Mehr Rücksicht auf Schlafbedürfnis; bewußtes Verdunkeln
Nachtruhe mit verlängerten Meßintervallen

Medizintechnik

Verbesserung der Information über Sinn und Notwendigkeit der einzelnen medizintechnischen Maßnahmen
Reduktion auf das Notwendige

Unterbringung/räumliche Gegebenheiten

Bauliche Veränderung der Fenster (Tageslicht möglich)
Strukturierung der Station; schwerstkranke Patienten zentral in Zweibettzimmern, Patienten mit gebessertem Allgemeinzustand in Einzelzimmer mit reduziertem Monitoring; entsprechende Verlegungen innerhalb der Station

---

gehörigen über den weiteren Krankheitsverlauf, über diagnostische und therapeutische Maßnahmen und Möglichkeiten, Krankheit und Prognose neben einer effizienten und möglichst erfolgreichen Medizin die entscheidenden Faktoren der Meinungsbildung zur Intensivmedizin sind.

Literatur

1. Flöhl R (1983) Das Bild der Intensivmedizin in der Öffentlichkeit. In: Lawin P, Schölmerich P, v Loewenich V, Stöckel H, Zumtobel V (Hrsg) Intensivmedizin–Notfallmedizin–Anästhesiologie. Band 43; Psychosomatik in der Intensivmedizin. Thieme Verlag, 43: 1–4
2. Hannich HJ, Wendt U, Hartenauer M, Lawin P, Kolck C (1983) Die intensivmedizinische Behandlung in der Erinnerung von traumatologischen und postoperativen Intensivpatienten. Anästh Intensiv Notfall 18: 135–143
3. Klotz T, Zumbé J, Velmans R, Engelmann U (1996) Die Bestimmung der Patientenzufriedenheit als Teil des Qualitätsmanagements im Krankenhaus. Deutsche Med Wochenz 121: 889–895
4. Laubach W, Schilling G, Scheer JW, Klapp BF (1994) Wie erleben Intensiv-Pflegekräfte ihre Patienten? Untersuchung zu Wahrnehmung und Belastung in der direkten Beziehung zu Patienten. Intensivmed 31: 456–463
5. Schilling G, Scheer JW, Laubach W, Klapp BF (1994) Psychopathologie, Coping und Abwehr bei intensivmedizinisch behandelten Patienten. Fortschr Neurol Psychiat 62: 233–240

Aus- und Weiterbildung –
Eine gemeinsame Veranstaltung der DGC und des BDC

Berufsweg ohne Grenzen

Europäisierung der Ausbildung

J. Witte und H. Mayer

Klinik für Allgemein- und Viszeralchirurgie, Zentralklinikum, Stenglinstraße, D-86156 Augsburg

European Surgical Education

Summary. According to European law, all examinations taken by officially recognized national boards have to be accepted in every member state. In 1958, the UEMS was founded on behalf of the European Council. Several divisions in the "Section of Surgery" and the "European Board of Surgery" have to define the content and duration of their knowledge within the common trunk as well for the division's speciality itself. European Examinations today are offered in Surgery and Vascular Surgery. Continuous Medical Education is not yet organised officially in all member states. East European countries are starting to harmonize their own structure according to the demands of the UEMS.

Key words: European Surgery – Log-Book Surgical Divisions

Zusammenfassung. Europäisches Recht schreibt die gegenseitige Anerkennung von staatlich abgelegten Examina in der EU vor. Im Auftrag des Europarates wurde 1958 die Union Européenne des Médecins Spécialistes (UEMS) gegründet. Verschiedene „Divisionen" in der Chirurgie definieren den Anteil des Spezialgebietes im Fach Chirurgie sowie Dauer und Inhalt für europäisch ausgebildete jeweilige Spezialisten in den Divisionen. Examine werden derzeit für die Chirurgie und Gefäßchirurgie angeboten. Die begleitende Weiterbildung für Chirurgen ist noch nicht in allen EU-Staaten organisiert. Osteuropäische Staaten haben begonnen, ihre nationalen Weiterbildungsstrukturen den UEMS-Empfehlungen anzugleichen.

Schlüsselwörter: Europäische Chirurgie – Weiterbildungs-Katalog – Chirurgische Divisionen

Operationskatalog und klinische Realität, Analyse einer wachsenden Divergenz und mögliche Auswege

W. Wayand und W. Feil

II. Chirurgie und Ludwig Boltzmann Institut für operative Laparoskopie, AKh, Krankenhausstraße 9, A-4020 Linz

Operating Lists and Clinical Reality: Analysis of Growing Divergence and Possible Solutions

Summary. Operating lists (400 surgical interventions in Austria) are obligatory for residents and tutors as well. Numbers and indications are checked on a regular basis. Rotation of residents, splitting of major operations, and clinical workshops are additional tools to reach the required number of operations. The first board examination of the European Board of Surgery will be held on 16th 1998 May in Vienna.

Key words: Operating lists – Development

Zusammenfassung. Operationskataloge (für Österreich derzeit 400 Eingriffe) sollen einerseits eine Verpflichtung für den Ausbilder, aber auch ein Recht für den Auszubildenden darstellen. Die Zahl und Art der nachzuweisenden Eingriffe werden regelmäßig überprüft. Gibt es Schwierigkeiten, diese Zahlen zu erreichen, so sind die Rotation Auszubildender, Assistenz kleinerer Eingriffe im Rahmen größerer und klinische Workshops ergänzende Möglichkeiten. Im Sinne einer europaweiten Homogenisierung der Ausbildungsmodalitäten findet am 16. Mai 1998 in Wien erstmals die europäische Facharztprüfung „Chirurgie" des EBS (European Board of Surgery) der UEMS (Europäische Facharztvereinigung) statt.

Schlüsselwörter: Operationskatalog – Ausbildung

Ist die Weiterbildung zum Facharzt für Chirurgie ausreichend? Ergebnisse einer Umfrage unter chirurgischen Assistenten in Berlin-Brandenburg

J. Sauer

DRK-Kliniken Köpenick, Chirurgische Klinik, Salvador-Allende-Straße 2–8, D-12559 Berlin
(*jetzige Anschrift:* Klinik und Poliklinik für Allgemein- und Abdominalchirurgie Johannes Gutenberg-Universität Mainz, D-55101 Mainz)

Is Surgical Training for Registrars Sufficient? Results of an Inquiry Among Surgical Registrars in Berlin-Brandenburg

Summary. A questionnaire was sent to all surgical registrars in Berlin and Brandenburg. The number of operations and other characteristic facts in surgical training were requested; 127 answers were sent back. The number of operations on colon, small intestine, stomach, and breast was not adequate to the required number of operations for specialist qualification in Berlin and Brandenburg. Although not representative, the inquiry shows a trend in surgical training.

Key words: Registrar – Surgeon – Surgical training

Zusammenfassung. Aus 127 anonymen Antworten auf einen an alle chirurgischen Kliniken und Abteilungen in Berlin und Brandenburg verschickten Fragebogen, der an Assistenten, die eine Facharztausbildung zum Chirurgen anstreben, adressiert war, wurden Operationszahlen und weitere die Ausbildung charakterisierende Fakten entnommen. Bei Operationen an Magen, Dünndarm, Dickdarm, Mamma und anderen wurden die von der Weiterbildungsordnung in Berlin und Brandenburg vorgegebenen Zahlen bis in das sechste Weiterbildungsjahr nicht erreicht. Andere Weiterbildungsinhalte, wie der Einsatz auf einer Intensiv- bzw. Wachstation, wurden ebenfalls nicht erreicht. Obwohl die Umfrage nicht repräsentativ ist, stellen die Ergebnisse einen deutlichen Trend dar, da die Zahlen den an einigen Organen abnehmenden Operationszahlen, z. B. Magen und Mamma, entsprechen.

Schlüsselwörter: Ausbildung – Chirurg – Weiterbildungsordnung

In mehreren Studien der letzten Jahre wurde die Bedeutung des Chirurgen für das Outcome des operierten Patienten betont. Das bedeutet im Umkehrschluß, daß das Können des Chirurgen und damit seine Ausbildung einer der wesentlichsten Faktoren der Qualitätssicherung in der Chirurgie ist.

Wie steht es aber um die Ausbildung zum Chirurgen?

Um diese Frage zu beantworten, habe ich 1997 eine Umfrage mittels Fragebogen aufgelegt. Da Zahl und Namen der chirurgischen Assistenten nicht zu ermitteln sind, die zuständigen Ärztekammern haben nicht einmal Informationen über die Anzahl der Assistenten der

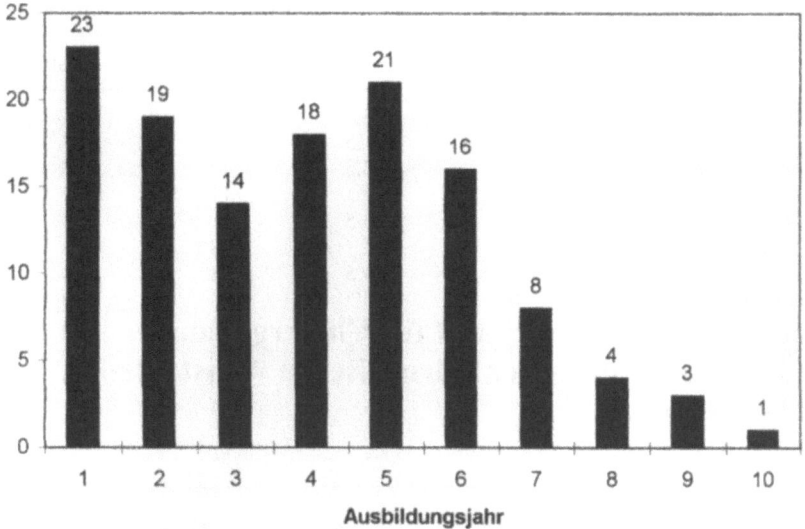

Abb. 1. Verteilung des Ausbildungsstandes bei den antwortenden Assistenten

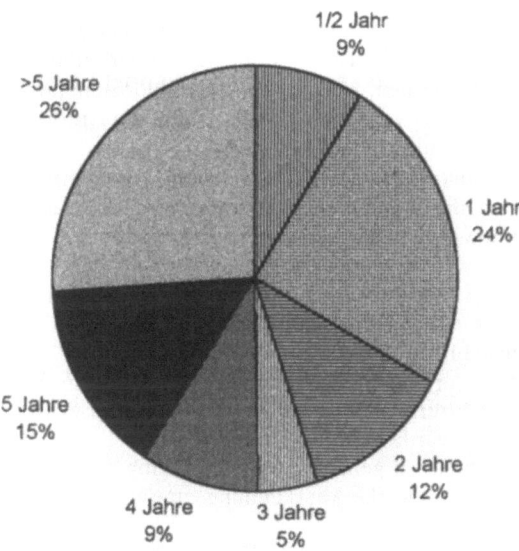

Abb. 2. Länge des Arbeitsvertrages bei den antwortenden Assistenten

jeweiligen Kliniken, habe ich allen Chefärzten Chirurgischer und Unfallchirurgischer Kliniken in Berlin-Brandenburg mehrere Fragebögen zugeschickt, mit der Bitte, diese an die entsprechenden Assistenten weiterzuleiten. 127 chirurgische Assistenten, die den Facharzt für Chirurgie anstreben, nahmen an der Umfrage teil. Ob diese 127 Assistenten ein repräsentatives Bild abgeben, ist nicht zu ermitteln, da die Fragebögen anonym zurückgesandt wurden, um wahre Antworten zu ermöglichen. Die Verteilung des Ausbildungsstandes (Abb. 1) zeigt, daß bis zum sechsten Ausbildungsjahr etwa die gleiche Anzahl Assistenten geantwortet hat. Die aktuelle Länge des Arbeitsvertrages derer, die nicht Arzt im Praktikum waren, ist in Abb. 2 dargestellt. Die Verträge mit einer Laufzeit von einem Jahr oder kürzer dürften bald der Vergangenheit angehören, da die Arbeitsverträge jetzt zum Ende der Weiterbildung befristet werden sollen.

Tabelle 1. Durchgeführte Operationen bis einschließlich 6. Weiterbildungsjahr

	Minimum	Median	Maximum	Katalog
Schilddrüsenoperationen	0	8,5	78	5
Tracheotomien	0	1,5	8	3
Mammaoperationen	0	3,5	42	5
Magenoperationen	0	3	11	7
Cholezystektomien	0	25,5	51	15
Dünndarmoperationen	0	2	8	5
Kolonoperationen	0	4,5	28	10
Leber-/Milzoperationen	0	0	3	10
Appendektomien	20	73,5	112	20
Hernienoperationen	10	52,5	136	20
Operationen an Röhrenknochen	4	16	60	10
Operationen im Gelenkbereich	3	25	104	10
Thrombektomien	0	0	10	5
Varizenoperationen	0	5	25	15

Der Hauptanteil der Fragen zielte auf die operative Ausbildung. Die Anzahl der Operationen bis zum sechsten Weiterbildungsjahr sind in Tabelle 1 dargestellt. Bei Thrombektomien, Magenoperationen, Leberoperationen, Dünn- und Dickdarmoperationen, Tracheotomien, Mammaoperationen und Varizenoperationen wurde die Anzahl der geforderten Eingriffe von den Assistenten im sechsten Ausbildungsjahr, also am Ende der Weiterbildungszeit, nicht erreicht. Bei unfallchirurgischen Operationen, Hernien- und Schilddrüsenoperationen, Appendektomien und Cholezystektomien ist es offenbar kein Problem, die Anforderungen bis zum Ende der Weiterbildungszeit zu erfüllen.

Die Anzahl der geforderten Operationen ist also einerseits nicht erreichbar, besonders augenfällig sind Magen- und Mammaoperationen, die in den meisten Kliniken stark rückläufig sind. Andererseits reicht die Zahl nicht aus, um wirklich alleinverantwortlich zu arbeiten, wie es die Anerkennung zum Facharzt erlaubt.

Weitere Anforderungen, wie Einsatz in der Intensivtherapie und sonographische Kenntnisse, wurden ebenfalls abgefragt. Auch hier werden die Anforderungen der Weiterbildungsordnung nur von ca. 70% der Kollegen erfüllt.

Insgesamt entsprechen die Ergebnisse denen der Fragebogenaktion des Bundes Deutscher Chirurgen vom August 1997, die auf dem 11. Chirurgentag im Oktober 1997 in Kassel vorgestellt und im Chirurg BDC 3/98 veröffentlicht wurde [1].

Die in den einzelnen Kliniken sehr unterschiedlich gehandhabte Ausbildung zum Chirurgen wird aber nach bestandener Prüfung durch die gleiche Anerkennung zum Arzt für Chirurgie nivelliert.

Nach Kenntnis der Zahlen fragt man sich, wie dieser unterschiedliche Stand der Ausbildung vereinheitlicht werden kann.

Auf einer Podiumsdiskussion der Berliner Chirurgischen Gesellschaft in Lübben, im September 1997, wurde die Menge der chirurgischen Assistenten ins Feld geführt, die verhindere, daß der einzelne mehr operieren könne und dazu führen soll, daß die jungen Fachärzte für Chirurgie keine Anschlußstellen mehr finden. Wenn das so ist, dann sollte der Bedarf an Chirurgen festgestellt und die Ausbildung danach gesteuert werden. Bis jetzt ist allerdings nicht einmal feststellbar, wie viele Assistenten in der Chirurgie es gibt, die sich auf dem Weg zum Chirurgen befinden. Bekannt ist nur die Zahl der bestandenen Facharztprüfungen für Chirurgie in Deutschland pro Jahr, nämlich etwa 550 [2]. Hier sind Berufsverband der Deutschen Chirurgen und Deutschen Gesellschaft für Chirurgie gefordert, den Bedarf an Chirurgen zu ermitteln und Steuerungsinstrumente zu schaffen.

Zweitens gibt es Kliniken, in denen die benötigte Anzahl an „Weiterbildungsoperationen" von der Leitung der Klinik nicht zur Verfügung gestellt wird oder gestellt werden kann. Hier muß dafür gesorgt werden, daß nur der weiterbilden darf, der auch in der Lage ist, den

Assistenten die notwendige Menge an Operationen zur Verfügung zu stellen. Dazu müssen aber die Weiterbildungskataloge erneut überprüft werden, da durch den Rückgang der Operationen an Mamma und Magen in der Chirurgie die geforderten Eingriffe objektiv nicht von allen durchführbar sind.

Drittens müssen in der Zeit des Einsparens und der immer stärkeren Verdichtung der Arbeit Möglichkeiten geschaffen werden, Voraussetzungen für erfolgreiches Operieren, wie Nahttechniken und Materialkunde kostengünstig und fern vom Patienten üben zu können, dafür gibt es schon Beispiele, wie interaktive Computerprogramme auf CD-ROM, die überall benutzbar sind und überaus intuitiv sein können. Zusätzlich kann der Aufbau von Trainingszentren, wie sie von der Industrie bereits betrieben werden, zur Ausbildung zum Chirurgen nützlich sein. In einiger Zeit wird auch die Entwicklung von Operationsmodellen in der virtuellen Realität bei der chirurgischen Ausbildung helfen können. Ein Artikel von Ebel in den Mitteilungen der Deutschen Gesellschaft für Chirurgie 2/98 zeigt mögliche Wege der Nutzung dieser Medien auf [3]. Auch auf diesem Gebiet sind Berufsverband der Deutschen Chirurgen und Deutsche Gesellschaft für Chirurgie gefordert, Entwicklungen voranzutreiben.

Zusätzlich muß die Teilnahme der Assistenten an Kongressen und Trainingskursen weiter gefördert werden. Dazu gehört nicht nur die immer wieder angemahnte Freistellung von der Arbeit zum Besuch der Veranstaltungen, sondern auch das Überdenken der hohen Preise für Trainingskurse, die gerade die Assistenten abschrecken. Schließlich werden in den wenigsten Häusern Kosten für Fortbildungen übernommen.

Die Ausbildung zum Chirurgen muß noch mehr als bisher zentrales Thema werden, um Qualitätsverlusten von vornherein zu begegnen und ein Aufsplitten in eine Gruppe von Chirurgen, die die Möglichkeit haben, adäquat ausgebildet zu werden und eine Gruppe, die diese Möglichkeit nicht hat, zu vermeiden.

Literatur

1. Mayer H, Ansorg J, Scholz O (1998) Auswertung der Fragebogen-Aktion an Assistenten des BDC. Chirurg BDC 37:93
2. Betzler M (1997) Die Weiterbildungsseminare des Berufsverbandes als Vorbereitung zur Facharztprüfung. Chirurg BDC 36:332
3. Ebel PT: Der Chirurg im Konsens mit den neuen Medien; Deutsche Gesellschaft für Chirurgie – Mitteilungen 2/98:82
4. Weiterbildungsordnung des Landes Berlin
5. Weiterbildungsordnung des Landes Brandenburg

Arbeitszeitgesetz: Zeitliche und wirtschaftliche Grenzen!

Arbeitszeitgesetz: Zeitliche und wirtschaftliche Grenzen

H. F. Kienzle

Kliniken der Stadt Köln, Krankenhaus Köln Holweide, Chirurgische Klinik, Neufelder Straße 32, D-51067 Köln

Employment Act: Consequences for Clinical Work

Summary. This Employment Act is designed to decrease the stress burden for hospital doctors by removing avoidable night and shift work and is supposed to lead to an improved working environment. This act will also leave room for family and professional commitments as well as for social activities. Despite continuous efforts within clinical work, there is huge information deficit for detailed handovers and the information given to succeeding colleagues. Operations may need to be deferred, and misunderstandings between patients and relatives are likely to arise. Good co-operation with the nursing staff is suffering. A doctor is likely to miss around 60 days per annum through training. Legal consequences may arise through gaps and negligent paperwork.

Key words: Employment act – Lacking continuity

Zusammenfassung. Das Arbeitszeitgesetz soll für Ärzte in Krankenhäusern streßbedingte Belastungen reduzieren, vermeidbare Nacht- und Schichtarbeit abbauen, gesundheitsgerechte Arbeitszeitgestaltung zulassen und für Vereinbarkeit von Familie und Beruf sowie Freiräume für soziale Aktivitäten sorgen. Im Klinikbetrieb entstehen enorme Informationsdefizite trotz der ständigen Bemühungen um ausführliche Übergaben und Information der nachfolgenden Mitarbeiter. Operationen müssen möglicherweise verschoben werden, Mißverständnisse mit Patienten und Angehörigen sind vorprogrammiert. Die Zusammenarbeit mit dem Pflegepersonal leidet. In der Weiterbildung fehlen einem Arzt etwa 60 Werktage im Jahr. Haftungsrechtliche Folgen können sich ergeben durch lücken- oder fehlerhafte Dokumentation.

Schlüsselwörter: Arbeitszeitgesetz – Fehlende Kontinuität

Zunächst die Ziele des hier zur Diskussion stehenden Gesetzes. Nach Ansicht des Ministers für Arbeit, Gesundheit und Soziales des Landes Nordrhein-Westfalen sind das folgende:

- Reduzierung von streßbedingten Belastungen
- Abbau von vermeidbarer Nacht- und Schichtarbeit
- gesundheitsgerechte Arbeitszeitgestaltung
- Vereinbarkeit von Familie und Beruf und
- Freiraum für soziale Aktivitäten.

Der Minister weist darauf hin, daß gerade die Fachleute für Gesundheit ein Vorbild für andere Bereiche des Arbeitslebens sein sollten.

Was besagt das Gesetz, von dem Ärzte und Patienten profitieren sollen?
Die Vorschriften des Arbeitszeitgesetzes sind bekannt. Zur Erinnerung sollen nur wenige Daten zusammengefaßt sein:

A:
Die werktägliche Arbeitszeit darf 8 Stunden nicht überschreiten. Sie kann bei entsprechend gewährleistetem Freizeitausgleich und Einhaltung der tariflich bestimmten Wochenarbeitszeit von 38,5 Stunden im Mittel auf täglich 10 Stunden angehoben werden.

B:
Die Ruhepausen sind gesetzlich genau festgelegt. Das heißt bei einer Arbeitszeit von 9 Stunden eine Ruhezeit von 45 Minuten, wobei die erste Pause von zusammenhängend mindestens 15 Minuten nach längstens 6 Stunden Arbeitszeit angetreten werden muß.

C:
Die gesetzlich vorgeschriebene Mindestruhezeit von 11 Stunden darf sich während der Bereitschaftsdienste und der Rufbereitschaften auf 5,5 Stunden reduzieren. Dabei spielt es keine Rolle, *wann* die Arbeitszeit geleistet wird. So kann zwischen 23 Uhr und 1 Uhr sowie nochmals von 4 bis 5 Uhr in der Nacht operiert werden, ohne daß die Gesamtarbeitsleistung über 5,5 Stunden im Bereitschaftsdienst liegt. Der diensttuende Kollege darf somit am folgenden Arbeitstag übermüdet weiterarbeiten.

Zu weiteren detaillierten Regelungen zur Sonn- und Feiertagsarbeit oder zur Dokumentation der Arbeitszeit und des gewährten Freizeitausgleichs möchte ich hier im einzelnen nicht eingehen. Auch die möglichen Sanktionen bei Nichtbeachtung der gesetzlichen Vorgaben sind Ihnen sicherlich hinlänglich bekannt.
Nun zu den Auswirkungen des Gesetzes im einzelnen.

Die finanziellen Aspekte:
Findet ein reiner Freizeitausgleich für die geleistete Arbeit im Bereitschaftsdienst statt, führt dies automatisch zu erheblichen finanziellen Einbußen für die betroffenen Mitarbeiter. In unserer Klinik wurden aufgrund dieser Problematik drei Lösungsvarianten diskutiert:

1. Die gesetzlichen Vorgaben ignorieren. Dies geschieht in der Vorstellung, daß das Arbeitszeitgesetz im Krankenhaus nicht gilt, wenn Tarifverträge zur Arbeitszeitgestaltung und zur Gestaltung von Bereitschaftsdiensten und Rufbereitschaften bestehen.
Zahlreiche Krankenhäuser scheinen sich trotz der unsicheren Rechtslage und möglicher drohender Sanktionen für diese Lösung entschieden zu haben.
2. Freizeitausgleich und Finanzierung eines zusätzlichen Mitarbeiters mit den hierdurch eingesparten Geldern. Die zu erwartenden Gehaltseinbußen für die betroffenen Mitarbeiter sind hierbei zum Teil erheblich. Überdies ist eigentlich bei Anrechnung von Urlaubs-, Krankheits- und anderen Fehlzeiten sogar die Neuschaffung von 1,3 Stellen erforderlich.
3. Schaffung einer 4-Tage-Woche mit einer Wochenarbeitszeit von 38,5 Stunden. Dies bedeutet eine Tages-Arbeitszeit von 9,625 Stunden. Der 5. Wochen-Arbeitstag ist der in der Woche variabel gelegene Tag nach Bereitschaftsdienst, an dem Freizeitausgleich gewährt wird. Hiermit ist ohne Einkommensverluste den Vorschriften des Arbeitsgesetzes Genüge getan.
Die Assistenten unserer Klinik haben sich, wen kann es wundern, für die letzte Variante entschlossen. Erfreulicher Nebeneffekt ist, daß die sonst ohnehin unbezahlt geleisteten Überstunden nun in die verlängerte tägliche Arbeitszeit fallen.

Zu den Auswirkungen auf den Klinikbetrieb:
Begrüßenswert ist von seiten der ärztlichen Mitarbeiter der Wegfall der Arbeitszeit nach einem Nachtdienst. Die Patienten haben es am Tage mit einem in der Regel ausgeruhten Arzt zu tun. Aus der Sicht eines Leitenden Arztes gibt es aber auch viel Nachteiliges:

– Die Qualifikation der Mitarbeiter reicht vom AiP bis zum erfahrenen Oberarzt. Eigentlich regelhaft fehlen auch besser qualifizierte, erfahrene Kollegen im täglichen Routinebetrieb.

- Es entstehen Informationsdefizite trotz des Bemühens um eine ausführliche Übergabe. Nicht jedes Telefonat oder Gespräch mit Angehörigen findet im Nachhinein ausreichend Beachtung. Auch die Dokumentation im Klinikalltag muß automatisch leiden.
- Beim Wegfall zum Beispiel speziell qualifizierter Oberärzte müssen gegebenenfalls lange geplante Operationen verschoben werden. Außenstehenden und Patienten ist dies schwer und möglicherweise nur zeitraubend vermittelbar. Die psychischen Belastungen für die Patienten sind eventuell enorm. Der Patient ist letztlich der Leidtragende.
- Weil wichtige Entscheidungen möglicherweise verzögert getroffen werden, kann es zu einer Verlängerung der Liegezeit kommen.
- Die Aufklärung der Patienten erfolgt je nach verantwortlichem Mitarbeiter unterschiedlich qualifiziert. Dies kann auch forensische Konsequenzen haben.
- Mißverständnisse mit Patienten und Angehörigen sind eigentlich unausweichlich, selbst wenn 2 verschiedene Mitarbeiter an aufeinander folgenden Tagen den gleichen Sachverhalt besprechen wollen.
- Die Kontinuität für das Pflegepersonal muß naturgemäß leiden. Auch hier sind Mißverständnisse vorprogrammiert. Auch in anderen Fachbereichen wird die notwendigerweise fehlende Kontinuität in der Patientenversorgung zu ähnlichen Auswirkungen führen.

Die Auswirkungen auf die Weiterbildung:
Da die Assistenzärzte in Weiterbildung in unserer Klinik an ca. 60 Werktagen im Jahr aufgrund der Umsetzung des Arbeitszeitgesetzes fehlen, wird sich die Weiterbildung wegen der hierdurch fehlenden Operationszahlen verlängern müssen. Eine entsprechende Anpassung der Weiterbildungsordnung erscheint zwangsläufig, wenn die Qualität der Weiterbildung früheren Standards entsprechen soll. Die Diskussion zu diesem Problem steht jedoch offensichtlich noch am Anfang.

Zu den haftungsrechtlichen Gesichtspunkten:
Gründe für haftungsrechtliche Folgen aus der Umsetzung des Arbeitszeitgesetzes können lücken- oder fehlerhafte Dokumentation, zeitliche Verzögerungen in Diagnostik und Therapie, Fehler aus organisatorischen Mängeln oder aus Fehleinschätzungen weniger qualifizierter Mitarbeiter sein.

Eventuell kurzfristig notwendige Umbesetzungen auch in Funktionsabteilungen wie zum Beispiel Endoskopie, Intensivstation oder Ambulanz führen zu Mißverständnissen und Informationsverlusten. Dies bedingt möglicherweise ebenfalls Fehler in diagnostischen und therapeutischen Entscheidungen.

Fehler aus Informationslücken sind in einer Klinik mit hohem Patientendurchlauf und zunehmend verkürzter Liegezeit sicher eher denkbar, als hypothetische Fehler durch Übermüdung.

Auch die Tatsache, daß jüngere Mitarbeiter erfahrene Kollegen ersetzen müssen, muß zu einer höheren Fehlerquote führen. Der Beginn eines Wundinfektes oder diskrete Zeichen einer Gesamtverschlechterung im Verlauf werden im schlechtesten Falle zu spät erkannt und entsprechend therapiert. In kleineren Krankenhäusern ist bei entsprechend dünnerer Personaldecke die Umsetzung des Arbeitszeitgesetzes überhaupt unmöglich, weil genügend Mitarbeiter einfach fehlen.

Abschließend die Frage, ob durch Teamwork die nicht mehr zu vermeidenden Lücken aufgefangen werden können. Es wäre ja denkbar, daß durch eine verstärkte Zusammenarbeit zwischen den Ärzten und dem Pflegepersonal ein echtes Stationsteam gebildet wird, so daß das Wissen um die Patienten eine breitere Basis erhält nach dem Motto: Was der eine nicht weiß, weiß vielleicht der andere. Das Auseinanderdriften der beiden Bereiche und die zunehmende Tendenz des Pflegebereiches zur Verselbständigung stehen dem jedoch entgegen. Zudem ist analog zum Stellenstop bzw. Stellenabbau im ärztlichen Bereich die Aufhebung der Pflegepersonal-Regelung im Pflegebereich zu erwarten, so daß die Anhaltszahlen im Pflegebereich wieder auf den Stand von 1969 zurückgestuft werden.

Um die durch das Arbeitszeitgesetz entstandenen organisatorischen Probleme, Informationslücken und verschärften Haftungsprobleme zufriedenstellend zu lösen, bliebe nur eine bessere finanzielle Ausstattung der Kliniken. Wie es darum steht, ist jedermann bekannt. Die Probleme, die das Arbeitszeitgesetz den Kliniken gutmeinend beschert hat, müssen noch gelöst werden.

Nach unserer Einschätzung wird jedoch nahezu jede Lösung zur Umsetzung des Arbeitszeitgesetzes einen ganz entscheidenden Nachteil haben: Die Kontinuität in der Patientenversorgung und damit auch das Arzt/Patienten-Verhältnis müssen fast zwangsläufig darunter leiden.

Für die Weiterbildung müssen aus verschiedenen Gründen, aber auch unter dem Aspekt einer verkürzten Arbeitszeit, neue Wege gesucht werden.

Die Auswirkungen auf das Berufsbild des Arztes sind nicht ohne weiteres greifbar. Eine schleichende Erosion des Berufsbildes „Arzt" ist seit vielen Jahren im Gange. Durch zeitlich strikt begrenzte Dienste im Krankenhaus – nach gesetzlicher Norm ohne Ausnahmen – wäre ein Schichtdienst die konsequente Fortführung des Gedankens. Der Arzt wäre damit nur noch funktionierendes Element im Getriebe einer von außen gesteuerten Einheit. Die Frage ist, ob wir das wollen: sicher nicht. Ob wir das verhindern können: vermutlich ebenfalls nicht. Was bleibt? Das Engagement eines jeden Einzelnen, sich trotz eines wohl nicht zu umgehenden Tributs an den Zeitgeist die eigentliche ärztliche Denkweise und Haltung nicht absprechen zu lassen.

Literatur

Clade H (1998) Noch immer gilt die „Kuli-Ordnung". Dtsch Ärzteblatt 95: 741–742
Hammerschlag L (1996) Verunsicherung statt verbessertem Arbeitsschutz. Dtsch Ärzteblatt 93: 1128
Hempel K (1996) Ärztliches Verschulden – Grenzen der menschlichen Leistungsfähigkeit. Chirurg BDC 35: 159–162
Kienzle HF, Jansen Ch (1997) Arbeitszeitgesetz – Realität oder Fiktion? Dtsch Ärzteblatt 94: 2477–2479
Strehl R (1998) Krankenhäuser, Universitätsklinika und das Arbeitszeitgesetz. Der Urologe (B): 411–412

Realisierung des Arbeitszeitgesetzes an einer Universitätsklinik – „Chirurgische Forschung im illegalen Zeitraum"

P. Dohrmann

Klinik für Allgemeine- und Thoraxchirurgie, CAU, Arnold-Heller-Straße 5, D-24105 Kiel

Realisation of the Federal Regulations of Working Times by Law at University Hospitals

Summary. The realisation of the new regulations for working time in hospitals by law (ArbZG) creates a new status for clinical research. The ArbZG clearly includes regulations for times spent on research and teaching. The strict regulations for resting periods, which have to be respected, allow research activities almost only in time spans other than official working time. The council of the European Union has excluded research activities from the guidelines for working time regulations, so there are no limitations on the time spent on research. In contrast, the German regulations for working time include time spent on research, so there is a national disadvantage for research in comparison to other European countries.

Key words: Regulation for working time

Zusammenfassung. Die Umsetzung des Arbeitszeitrechtsgesetzes (ArbZG) in den Kliniken führt zwangsläufig zu einem neuen Status der Forschung. Das ArbZG bezieht eindeutig auch die Forschung und Lehre in den Anforderungskatalog mit ein. Die stringenten Ruhezeitregelungen ermöglichen Forschungstätigkeiten somit im wesentlichen nur noch jenseits der gesetzlich erlaubten Arbeitszeit. Der Rat der Europäischen Union hat eindeutig die Forschungstätigkeit aus ihren Richtlinien zur Arbeitszeitgestaltung herausgenommen und somit keiner Zeitlimitierung unterzogen. Die deutsche Regelung der Arbeitszeit für die Forschung stellt einen Wettbewerbsnachteil im europäischen Vergleich dar.

Schlüsselwörter: Arbeitszeitrechtsgesetz

Das ArbZG stellt für den normalen Klinikalltag einer chirurgischen Universitätsklinik ein großes Problem dar [1], da die notwendige Stellenvermehrung zur Einhaltung der Höchstarbeitszeiten im Rahmen der Budgetvorgaben nicht geschaffen werden kann.

Ein Grundgedanke des ArbZG, die Schaffung neuer Arbeitsplätze durch Überstundenabbau, ist unter dem Budget kostenneutral nicht realisierbar.

Eine besondere Problematik, die im allgemeinen nicht beachtet und diskutiert wird, ist der Zeitraum, in dem Forschung betrieben wird. Dies wird besonders deutlich an chirurgischen Universitätskliniken, da hier die Einhaltung des ArbZG für die Klinikroutine [2] schon problematisch ist. Forschungstätigkeit erlangt somit zunehmend den Stellenwert einer Freizeitbeschäftigung.

Forschung und Lehre ist ein zentraler Punkt in unseren Arbeitsverträgen und stellt damit formalrechtlich eine innerhalb der offiziellen Arbeitszeit zu erbringende Leistung dar.

Eine kurze Analyse der Leistungen unserer Klinik zeigt, daß trotz eines zahlenmäßig großen Mitarbeiterteams, für wissenschaftliche Tätigkeiten nur noch der „illegale Zeitraum" zur Verfügung steht.

40 Mitarbeiter incl. Chef und Stellvertreter stehen für die Klinikroutine zur Verfügung.

Ausgehend von ca. 252 Arbeitstagen pro Jahr ergibt sich statistisch, unter Berücksichtigung gesetzlicher und arbeitsvertraglicher Regelungen, eine statistische Abwesenheit von 93,5 Tagen pro Mitarbeiterin oder Mitarbeiter und damit eine Durchschnittspräsenz von etwas über 60%.

Diese Abwesenheit wird im einzelnen bedingt durch:

• Urlaub	ca. 30	Tage
• BAT	2	Tage
• AZV	10	Tage
• Bildungsurlaub	5	Tage
• Vorträge/Kongreß	5,8	Tage
• „Schwangerschaft"	2,8	Tage
• Krankheit	1,9	Tage
• „Frei" nach Nachtdienst	ca. 40	Tage
	96,5 Tage insgesamt (ca. 38%)	

Täglich müssen die folgenden Positionen besetzt werden:
- 7 Stationen (Bettenzahl 114)
  - 4 Erwachsenenstationen
  - 1 Kinderstation
  - 2 Intensivstationen (18 Betten)
- Chirurgische Ambulanz + Spezialsprechstunden
- Endoskopie
- Transplantationszentrum (Niere/Leber)
- 4 Operationssäle
- Vorlesung/Studentenunterricht

Die nachstehenden Leistungszahlen (Tabelle 1) verdeutlichen den anfallenden Arbeitsaufwand, der in den letzten 5 Jahren erheblich zugenommen hat, *ohne daß die Mitarbeiterzahl in diesem Zeitraum gestiegen ist*, und obwohl durch Teilrealisierung des ArbZG 4 Kollegen nach ihrem Dienst die Klinik verlassen müssen.

Die Leistungszahlen verdeutlichen, daß die Anforderungen des ArbZG mißachtet werden müssen, um der täglichen Klinikroutine gerecht werden zu können.

Tabelle 1. Leistungszahlen der Klinik für Allgemeine Chirurgie und Thoraxchirurgie der CAU Kiel, Vergleich 1993/1996

	1993	1996	Abweichung in %
* Liegezeit:	11,0 Tage	8,8 Tage	
* Nutzungsgrad:	93,9%	89%	
* Ambulante Behandlungen:	8996	12680	+41
* Konsile:	560	831	+48
* Gastroskopie/Coloskopie:	4040	4484	+11
* Proktologie:	2189	5760	+163
* ERCP:	342	336	−1,7
* Endoskopischer Ultraschall:	399	916	+129,6
* Bronchoskopie:	179	206	+15
* Operationen:	3693	4543	+23
* Transplantation/Explantation:	105	81	−29

> Richtlinie 93/104/EG des Rates vom 23. November 1993
> über bestimmte Aspekte der Arbeitszeitgestaltung:
>
> **Artikel 17**
> Abweichungen unter Beachtung der allg. Grundsätze des
> Schutzes der Sicherheit und Gesundheit der Arbeitnehmer
> können die Mitgliedsdaten von den Artikeln .... abweichen.
>
> Abs. 2.1, c; vi
> Forschungs- und Entwicklungstätigkeit

Abb. 1. Auszug aus dem Amtsblatt der Europäischen Gemeinschaft

Wo bleibt die Forschung?

Das ArbZG bezieht eindeutig auch *die Forschung und Lehre* in den Anforderungskatalog mit ein [3].

Auch für die Forschung sind Abweichungen, ähnlich wie bei der Patientennotfallversorgung, nur an einzelnen Tagen bei unaufschiebbaren Vor- und Abschlußarbeiten zugelassen (4. Abschnitt des ArbZG in § 14, Abs. 2/2).

Trotz steigender Belastung im klinischen Alltag wurden z.B. 1996 an unserer Klinik folgende wissenschaftliche Leistungen erbracht:

- Vorträge   80
- Publikationen   44
- Buchbeiträge   9
- Monographien   2

Bestand noch vor einigen Jahren die Möglichkeit, Kollegen zeitweilig für Forschungstätigkeiten freizustellen, ist dies heute nicht mehr möglich.

So verlagert sich die Forschung in die Zeit nach dem Nachtdienst, auf den Abend, auf die Wochenenden oder in den Urlaub.

Äußerst bedenklich ist, daß das Arbeitszeitgesetz unter Strafandrohung die weitere berufliche Tätigkeit nach Ablauf der bekannten Höchstarbeitszeitvorgaben verbietet und damit die chirurgische Forschung in die Illegalität verlagert.

Zudem besteht für jeden Mitarbeiter eine Dokumentationspflicht der abgeleisteten Arbeitszeit, die auch von seinem Vorgesetzten gegengezeichnet werden muß.

Die von uns beantragte Ausnahmegenehmigung wurde abgelehnt. Lediglich inoffiziell wurde uns ein Aufschub bis Ende dieses Jahres zugebilligt.

Bei einer bereits angekündigten Überprüfung durch die Aufsichtsbehörde wurde nun von unserer Verwaltung erwartet, daß die Tätigkeiten außerhalb der erlaubten Zeiträume nicht angegeben werden.

Die Europäische Gemeinschaft gibt hier andere Vorgaben:

Der Rat der Europäischen Union hat am 23. November 1993 Richtlinien zur Arbeitszeitgestaltung verabschiedet [4]. Eindeutig ist die Forschungstätigkeit in Artikel 17 Absatz 2.1 aus den Bestimmungen herausgenommen und somit keiner Zeitlimitierung unterzogen worden (Abb. 1).

Die deutsche Regelung der Arbeitszeit für die Forschung stellt einen Wettbewerbsnachteil im europäischen Vergleich dar.

Eine realisierbare und vernünftige Lösung bestünde darin, die Forschung aus dem ArbZG herauszunehmen, und damit für eine europäische *Wettbewerbsgleichheit* zu sorgen.

Literatur

1. Strehl R (1998) Krankenhäuser, Universitätsklinika und das Arbeitszeitgesetz. Der Chirurg, 37. Jahrgang, Nr. 5, 143–145
2. Behrenbeck W (1998) Das Arbeitszeitgesetz. BDI-Rundschreiben 2: 21–24
3. Bundesgesetzblatt (BGBl) (1994) I S. 1170, S. 205–216
4. Amtsblatt der Europäischen Gemeinschaft (1993) Nr. L 307/18-307/24

Das Arbeitszeitgesetz aus der Sicht des nicht-leitenden Chirurgen

P. Decker, P. Stratmann, D. Decker und A. Hirner

Klinik und Poliklinik für Chirurgie, Sigmund-Freud-Straße 25, D-53105 Bonn

The Law of Labor Time: A Surgeon's Point of View

Summary. In Germany, the law of labor time was instituted in hopsitals on January 1st, 1996 to regulate working hours, times of rest, breaks, and Sunday and holiday work. Problems in the realization of this law arise in daily practice, especially with regard to maximum working hours and post on-call times of rest. The compliance with the law would necessitate an enormous increase in new jobs for physicians, which is associated with an unfinanceable rise in costs. Solutions are either a reduction in performance or the omission to document the productivity. Therefore, surgeons in salaried employment in German hospitals constantly face the conflict of legality and legitimacy.

Key words: Law of labor time – Realization – Surgery

Zusammenfassung. Seit dem 1.1.1996 gilt das Arbeitszeitgesetz (ArbZG) im Krankenhausbereich. Es regelt neben der Arbeitszeit die Ruhezeit, die Ruhepausen und die Arbeit an Sonn- und Feiertagen. Probleme ergeben sich bei der Umsetzung der ArbZG im Bereich der täglichen erlaubten Höchstarbeitszeit und bei den Ruhezeiten nach Bereitschaftsdiensten. Die Umsetzung der ArbZG würde zu einer erheblichen Neueinstellung von Ärzten an Krankenhäusern führen. Da dies mit einer Kostensteigerung verbunden wäre, die für die Träger nicht finanzierbar ist, bleibt neben der Leistungsreduktion lediglich die fehlende Dokumentation der erbrachten Arbeitszeit als Ausweg. Für die Chirurgen in nicht-leitender Stellung bedeutet die jetzige Situation an deutschen Krankenhäusern ein ständiger Zwiespalt zwischen Legalität und Legitimität.

Schlüsselwörter: Arbeitszeitgesetz – Umsetzung – Chirurgie

Einleitung

Das Arbeitszeitgesetz (ArbZG) gilt seit dem 1. Juni 1994. Für die Ärzte und das Pflegepersonal in den Krankenhäusern trat das Gesetz aber erst zum 1. Januar 1996 in Kraft. Der Gesetzgeber wollte hiermit dem notwendigen Handlungsbedarf in diesem Bereich Rechnung tragen. Das ArbZG gilt nicht für Chefärzte und leitende Angestellte – sie müssen die Auflagen des Gesetzes nicht erfüllen. Verantwortlich für die Einhaltung des ArbZG ist der Arbeitgeber. Ziel des ArbZG ist es

- die Sicherheit und den Gesundheitsschutz der Arbeitnehmer zu gewährleisten,
- die Rahmenbedingungen für flexiblere Arbeitszeiten zu verbessern und
- den Sonntag und die staatlich anerkannten Feiertage zu schützen.

Problempunkte bei der Umsetzung des ArbZG im Krankenhaus

Die möglichen Probleme sind in der Tabelle 1 aufgelistet. Im klinischen Alltag sind vor allem zwei Gesetzesvorgaben schwierig umzusetzen.

Tabelle 1. Problempunkte bei der Umsetzung des Arbeitszeitgesetzes

Tägliche Höchstarbeitszeit
Wöchentliche Höchstarbeitszeit
Ruhezeitenregelung
Ruhepausenregelung
Sonntagsarbeit/Feiertagsarbeit

1. Täglich zugelassene Höchstarbeitszeit

Das ArbZG legt die tägliche Arbeitszeit auf acht Stunden fest. In Ausnahmefällen kann diese auf zehn Stunden erhöht werden, wenn innerhalb von sechs Monaten die durchschnittliche tägliche Arbeitszeit von 8 Stunden pro Tag nicht überschritten wird. Da das ArbZG von einer 6-Tage-Woche ausgeht, ergibt sich eine durchschnittliche wöchentliche Arbeitszeit von 48 Stunden, die nicht überschritten werden darf.

Der Arbeitgeber hat die Pflicht, die darüber hinaus geleisteten Überstunden zu dokumentieren und diese Aufzeichnungen mindestens zwei Jahre aufzubewahren.

Die Realität in den deutschen Kliniken differiert von diesen Vorgaben erheblich. In einer Umfrage des Marburger Bundes in Westfalen-Lippe zeigte sich, daß 93% der Ärztinnen und Ärzte an Krankenhäusern Überstunden leisten. Im Durchschnitt 28,5 Überstunden pro Arzt und Monat. Davon werden durchschnittlich nur 1,9 Überstunden finanziell ausgeglichen. 9% der angestellten Ärzte erhalten vollständigen Freizeitausgleich und bei 19% wird ein Teil der Überstunden ausgeglichen [3]. Diese Zahlen entsprechen auch den Ergebnissen, die die Ämter für Arbeitsschutz in Nordrhein-Westfalen bei der Überprüfung von ca. 800 Einrichtungen des Gesundheitswesens fanden (Tabelle 2) [7] und den Ergebnissen der Umfrage des Berufsverbandes der Deutschen Chirurgen [8].

Dies bestätigt auch die jüngste Umfrage des Marburger Bundes von 1296 Mitgliedern ihres Verbandes in Nordrhein-Westfalen und Rheinland-Pfalz. Danach fallen durchschnittlich 8,46 Überstunden pro Woche und Arzt an. Hiervon werden lediglich 30% mit Freizeit oder Geld abgegolten [2].

Zusammenfassend zeigen alle Umfragen und Studien, daß die Arbeitsbelastung der angestellten Ärzte sehr hoch ist und fast täglich gegen das ArbZG verstoßen wird.

Die Ursachen für die hohe Arbeitsbelastung sind vielfältig.

Durch die Zunahme der Multimorbidität der Patienten, die durch die moderne Medizin immer größeren Eingriffen unterzogen werden, muß die ärztliche Zuwendung und Aufmerksamkeit gesteigert werden. Dies bedingt eine starke zeitliche Beanspruchung, zusätzlich nimmt der Anteil an größeren, zeitaufwendigeren Operationen zu [9].

Das chirurgische Arbeitsfeld hat sich in den letzten Jahren stark erweitert. Neben dem operativen Element sind die Sonographie, die Endosonographie, die Endoskopie, die Qua-

Tabelle 2. Ergebnisse der Erhebungen der Ämter für Arbeitsschutz zur ärztlichen Arbeit in Krankenhäusern in Nordrhein-Westfalen 1996 [8]

	Ergebnisse der Erhebung in NRW
Arbeitszeit: bis 8 Std./Tag	5,3%
Arbeitszeit: 8–10 Std./Tag	3,5%
Arbeitszeit: über 10 Std./Tag	91,2%
Verstoß gegen Ruhezeitregelung	37,0%

litätssicherung usw. hinzugekommen. Nicht unerwähnt bleiben darf die zunehmende Rolle der Dokumentation der Krankheitsverläufe und der jeweils getroffenen diagnostischen und therapeutischen Entscheidungen. Jede Behandlung muß nach ICD 9 bzw. ICD 10 und nach dem IKPM verschlüsselt werden. Hierfür benötigt das ärztliche Personal an einer großen Klinik pro Tag ca. 11,4 Stunden [9]. In den meisten Kliniken hat sich dies nicht in einer Erhöhung des Stellenplans bemerkbar gemacht.

Die Stellenzahl hat nicht mit der Aufgabenvermehrung und dem Wandel in den gesundheitspolitischen Gegebenheiten Schritt gehalten. Da das ArbZG zeitgleich mit der zweiten Stufe des Gesundheitsstrukturgesetzes in Kraft getreten ist, können die erforderlichen Personalkosten nicht durch Erhöhung des Budgets aufgebracht werden.

2. Die einzuhaltende Ruhezeit

Das ArbZG unterscheidet nur zwischen Ruhe- und Arbeitszeit. Ruf- und Bereitschaftsdienste gehören zur Ruhezeit. Diese Ruhezeit wird durch die Inanspruchnahme während des Dienstes verkürzt. Nach § 5 Absatz 3 darf die Arbeit in der Ruhezeit 5,5 Stunden nicht überschreiten. Ist die Beanspruchung in der Bereitschaftsdienstzeit höher als 5,5 Stunden (auch bei Bereitschaftsdiensten, die länger als 11 Stunden dauern), so darf am nächsten Tag nicht weitergearbeitet werden. Alle anderen Interpretationen des Gesetzes sind Außenseitermeinungen und würden auch dem Sinn des Bundesarbeitsgerichtsurteils von 1982 widersprechen [4]. Hätte man die tariflich vereinbarten Regelungen des Bundesangestelltentarifes, die bereits Mitte der 80er Jahre vereinbart wurden, umgesetzt, so ergäben sich durch das Inkrafttreten des ArbZG in diesem Punkt keine wesentlichen Probleme. Die Ärztekammer Berlin stellte in einer Umfrage fest, daß 43% der Ärzte nach einem Bereitschaftsdienst weiterarbeiten, die Ämter für Arbeitsschutz in Nordrhein-Westfalen fanden lediglich in 5,5% der Krankenhäuser Mängel [1, 6].

Aus dem bisher dargelegten wird deutlich, daß vor allem die Einhaltung der täglich zugelassenen Höchstarbeitszeit der wesentliche Problempunkt in der Umsetzung des ArbZG ist.

Lösungsmöglichkeiten

Eine Lösung dieses Problems wäre durch drei Maßnahmen möglich:
1. Schaffung von zusätzlichen ärztlichen Stellen
2. Leistungseinschränkungen
3. Unterlassen der Dokumentation der geleisteten Arbeit bzw. unterlassen der Prüfungen der Aufsichtsbehörde

Der Marburger Bund hat durch eine Hochrechnung einer Umfrage von 1998 unter seinen Mitgliedern einen Bedarf von 25 000 ärztlichen Stellen für Deutschland errechnet, wenn alle Überstunden abgebaut werden sollten. Dies wäre mit erheblichen Mehrkosten verbunden. Da das ArbZG und die II. Stufe des Gesundheitsstrukturgesetzes, die eine Deckelung der Budgets vorsieht, zusammen in Kraft getreten sind, kommt die sinnvollste und günstigste Abhilfe – Neueinstellungen von Ärzten – nicht in Betracht. Die Zahlen der Ärztekammer Nordrhein bestätigen dies. Es fand sich keine verstärkte Neueinstellung von Ärzten oder Chirurgen im Jahr 1996 (Tabelle 3).

Leistungseinschränkungen kann sich keine Chirurgische Klinik in der heutigen Situation erlauben, da der Konkurrenzdruck zwischen den Krankenhäusern wächst und eine große Zahl von Krankenhäusern geschlossen werden soll.

Somit bleibt als einziger realistischer Weg, daß die geleistete Arbeit nicht mehr dokumentiert wird oder die Aufsichtsbehörden die bestehenden Mängel daher nicht feststellen. Diese Vorgehensweisen bieten verschiedene Vorteile: so müssen nicht dokumentierte Überstunden auch nicht bezahlt oder abgefeiert werden. Die Leiter der Kliniken, denen selber die

Tabelle 3. Entwicklung der angestellten Ärzte im Kammerbezirk Nordrhein

Datum	Angestellte Ärzte (Nordrhein)	Chirurgen (Nordrhein)
31.12.1994	15815	1205
31.12.1995	16329 (3,2%[a])	1272 (5,6%[a])
31.12.1996	16803 (2,8%[a])	1348 (5,6%[a])

[a] Steigerung gegenüber dem Vorjahr

Hände gebunden sind, begehen vordergründig keine Ordnungswidrigkeit oder gar Straftat und das Amt für Arbeitsschutz kann die fehlende Dokumentation nicht bemängeln, da offiziell keine Überstunden geleistet werden.

Die Umsetzung des ArbZG würde für Chirurgen in nicht-leitender Stellung mit einer erheblichen Reduktion der Arbeitszeit und mit einer Vermehrung der Freizeit einhergehen. Für den kleineren Teil der Chirurgen würde dies deutliche finanzielle Verluste bedeuten. Für die Patienten bedingt die Umsetzung des ArbZG eine Verschlechterung ihrer Versorgung, da häufigere Arztwechsel notwendig werden [5]. Dies birgt die Gefahr von Informationsverlusten mit all seinen Folgen in sich.

Die nicht-leitenden Ärzte befinden sich in einem ständigen Zwiespalt zwischen Legalität und Legitimität. So können sie unter den gegebenen Bedingungen nicht die legitime Pflicht der Patientenversorgung erfüllen, ohne Gesetzesvorschriften zu brechen.

Literatur

1. Ärztekammer Berlin (1997) Gesetzliche Ruhezeit für Krankenhausärzte werden in Berlin nur mangelhaft eingehalten. Pressemitteilung, 6. März
2. Clade H (1998) Noch immer gilt die „Kuli-Ordnung". Dt Ärztebl 95: 807–809
3. Gitter H (1997) Die Zukunft der ärztlichen Arbeit – Gesundheitsförderung für Patienten und Ärzte. Manuskript des Vortrags vom 23.10.1997, Köln
4. Hammereschlag L (1998) Verunsicherung statt verbesserter Arbeitsschutz – Auswirkungen des neuen Arbeitszeitgesetzes auf den Krankenhausbereich. Bundesverband des Marburger Bundes
5. Kienzle H-P, Jansen C (1997) Das Arbeitszeitgesetz – Realität oder Fiktion? Dt Ärztebl 94: A-2477–2479
6. Ködel W (1996) Arbeitszeitgesetz im Gesundheitswesen – Fortsetzung muß folgen. Jahresbericht 1996. Staatliche Arbeitsschutzverwaltung des Landes Nordrhein-Westfalen, 27–32
7. Kuhn K (1997) Die Zukunft der ärztlichen Arbeit. Manuskript des Vortrags vom 23.10.1997, Köln
8. Mayer H, Ansorg J, Scholz O (1998) Auswertung der Fragebogen-Aktion an Assistenten des BDC. Chirurg BDC 37: 93–94
9. Witte J, Buhl R, Mayer H (1998) Aktuelle Bestandsaufnahme zum ärztlichen Personalbedarf in der Chirurgie. Chirurg BDC 37: 49–51

Arbeitszeitgesetz – Auswirkungen für den jungen Chirurgen

W. Albert, M. Freitag und K. Ludwig

Klinik für Allgemein- und Abdominalchirurgie, Krankenhaus Dresden-Friedrichstadt, Friedrichstraße 41, D-01067 Dresden

Law of Working Hours (Arbeitszeitgesetz) – Consequences for the Young Surgeon

Summary. Since 1. 1. 96, new regulations of working hours have been introduced in our hospital with regard to emergency service and compensation through leisure time. The average payment was reduced by 23% for surgeons on call. By this means, three additional surgeons could be employed. For every resident in training there is now less time for his residency than before. Sufficient surgical residency requires enough time on the ward and in the operating room. Thus, other conditions for residency programs are necessary to avoid unfulfilled tasks being pushed into the pre-existing area of non-documented working hours. Research and any scientific activity take place in leisure time.

Key words: Compensation through leisure time – Emergency service

Zusammenfassung. Seit 1. 1. 96 werden in unserem Klinikum die Regelungen des ArbZG durchgesetzt, Bereitschaftsdienst mit Freizeitausgleich. Es gelang, den durchschnittlichen Betrag der variablen Bezüge für den Bereitschaftsdienst je Mitarbeiter in den chirurgischen Kliniken um 23% zu verringern, was zur Schaffung von drei Stellen führte. Diese können die durch Freizeit vergoltene Dienstzeit nicht ausgleichen, es fehlt ein beträchtlicher Teil Arbeitszeit. Besonders Ausbildungsassistenten fehlt Zeit für die geplante operative Tätigkeit. Für die Weiterbildung sind Strukturen vonnöten, welche die Auslastung der verbleibenden Zeit auf Station und im OP verbessern, nicht aber zur Verlängerung der Weiterbildungszeit führen. Unerfüllte Aufgaben werden in den schon immer bestehenden Teil nicht dokumentierter Arbeitszeit verschoben. Forschung und jegliche wissenschaftliche Aktivitäten fallen stets in die Freizeit.

Schlüsselwörter: Freizeitausgleich – Bereitschaftsdienst

Seit Januar 1996 ist die Ruhezeitenregelung des Arbeitszeitgesetzes auch für Ärzte und das Pflegepersonal anzuwenden.

Das Gesetz hat den Zweck, die Gesundheit des Arbeitnehmers zu schützen und gleichzeitig günstige Rahmenbedingungen für flexible Arbeitszeiten zu schaffen.

Von besonderem Interesse für den Krankenhausbereich sind die gesetzlichen Höchstarbeitszeiten und die Mindestruhezeiten, die damit erstmalig für die Ärzte und das Pflegepersonal festgelegt werden. In der Regel gibt es für die Chirurgen im Bereitschaftsdienst keine zusammenhängende Ruhe von mindestens 5,5 Stunden, so daß der nachfolgende Arbeitsbeginn verschoben werden muß.

Tabelle 1. Bereitschaftsdienst – Struktur und Aufgaben der Chirurgischen Kliniken

Chirurgische Kliniken des Städtischen Klinikums Dresden – Friedrichstadt		
Klinik für Allgemein- und Abdominalchirurgie	Klinik für Gefäßchirurgie	Klinik für Unfall-, Wiederherstellungs- und Handchirurgie
Betreuung von 3 Stationen mit 90 Betten	Betreuung von 1 Station mit 36 Betten	Betreuung von 2 Stationen mit 78 Betten
Konsultation ITS (Anästhesie) Chirurgische Wachstation 11 Betten	Konsultation ITS (Anästhesie)	Konsultation ITS (Anästhesie)
Notfallkonsultation Rettungsstelle OP – Rufbereitschaft ca. 24 Tage Sonographie Rufbereitschaft/Monat	Notfallkonsultation Rettungsstelle OP – Rufbereitschaft	24 h Besetzung der Rettungsstelle Oberarzt – Rufbereitschaft Rufbereitschaft Handchirurgie

Wie alle Arbeitnehmer dürfen wir Ärzte ununterbrochen nur 8, maximal 10 Stunden arbeiten. Danach ist eine 11stündige Ruhezeit vorgeschrieben.

Besonderheit ist für den Krankenhausalltag eine separate Regelung des ärztlichen Bereitschaftsdienstes, rechtlich gesehen Ruhezeit mit der Option, bei anfallender Arbeit sofort die Tätigkeit aufnehmen zu können.

Problem und Methode

Da in unserem Haus versucht wird, das ArbZG konsequent umzusetzen, war es nötig, neue Dienstsysteme zu schaffen, die den gesetzlichen Anforderungen genügen. Generell fehlen durch einen Freizeitausgleich des Bereitschaftsdienstes Mitarbeiter für den Tagdienst in den Kliniken. Durch den erhöhten Anteil von Freizeit wurde 1995–1996 der durchschnittliche Betrag der variablen Bezüge für den Bereitschaftsdienst je Mitarbeiter in den chirurgischen Kliniken um 666 DM pro Monat, das sind etwa 23%, gesenkt. Diese Gelder wurden zur Schaffung von drei neuen Stellen einschließlich Arbeitgeberanteile zur Sozialversicherung genutzt.

Um die Belastungen für die Chirurgen aus den verschiedenen Dienstgruppen und Kliniken vergleichen zu können, wurden die Dienstpläne eines halben Jahres stundengenau ausgewertet.

Ergebnisse

In dem Klinikum Dresden-Friedrichstadt haben sich 3 chirurgische Kliniken etabliert, 7 Stationen mit 204 Betten. Die während des Bereitschaftsdienstes wahrzunehmenden Aufgaben sind unterschiedlich (Tabelle 1).

Die Klinik für Unfallchirurgie sichert hauptverantwortlich die Rettungsstelle des Krankenhauses ab, die nichttraumatologischen Notfälle allerdings betreuen Ärzte aus der Klinik für Allgemeinchirurgie. 1997 wurden in der Rettungsstelle 16 236 Patienten versorgt.

Beide Dienstsysteme der chirurgischen Kliniken sind in Tabelle 2 gegenübergestellt, in der Traumatologischen Klinik wurde eine Lösung geschaffen, die Schicht- und Bereitschaftsdienst miteinander verwebt, während in den anderen beiden Kliniken eine Lösung des Bereitschaftsdienstes, der sich an den Normaldienst anschließt, möglich war.

Für die Kliniken für Allgemeinchirurgie und für Gefäßchirurgie bedeutet das: Nach 8 Stunden Arbeitszeit und sich anschließendem Bereitschaftsdienst der Stufe D von mehr als 12 Stunden ist eine Ruhezeit von mindestens 8 Stunden zu gewähren. Nach dem Bereitschaftsdienst verlassen die Kollegen die Klinik.

Diese einfache Methode hat den Vorteil, daß sie auch gut anwendbar bei Ausfällen und Änderungen ist. Außerdem werden für das Klinikum die Dienstbezüge zum Teil gespart, was zur zusätzlichen Bereitstellung einer Stelle für eine Vollzeitkraft führte. Die bekannten Be-

Tabelle 2. Dienstsysteme der Chirurgischen Kliniken

Klinik für allgemein- und Abdominalchirurgie	Klinik für Gefäß-chirurgie	Klinik für Unfall-, Wiederherstellungs- und Handchirurgie
Werktag 07.00 Uhr–15.30 Uhr Normaldienst, anschließend Bereitschaftsdienst in der Klinik, folgender Tag Freizeitausgleich		Werktag 07.00 Uhr–15.30 Uhr Normaldienst Besetzung der Rettungsstelle erfolgt durch Frühdienst 07.00 Uhr–16.00 Uhr Spätdienst 15.30 Uhr–24.00 Uhr
Wochenenddienste Samstag/Sonntag/Feiertag Bereitschaftsdienst in der Klinik 07.00 Uhr–09.00 Uhr folgender Tag, anschließender Werktag Freizeitausgleich		dann 00.00 Uhr–07.30 Uhr Bereitschaft für 7 Tage (Do–Mi) anschließend Donnerstag 07.30 Uhr bis einschließlich Sonntag frei
1. Dienst 2. Dienst Chirurgische Wachstation	1. Dienst	Feiertag 07.00 Uhr–07.30 Uhr folgender Tag Bereitschaftsdienst

Tabelle 3. Dienstplan Facharzt aus Klinik für Allgemeinchirurgie

Anwesenheit	Datum	Normaldienst 07.00–15.30 Uhr 8,5 Stunden	Bereitschaftsdienst 15.30–09.00 Uhr Stufe D 17,5 Stunden	Bereitschaftsdienst 07.00–09.00 Uhr Wochenende 26 Stunden
Sonntag	01.03.98	frei		
Montag	02.03.98	Allg. Chirurg		
Dienstag	03.03.98	Allg. Chirurg		
Mittwoch	04.03.98	Allg. Chirurg		
Donnerstag	05.03.98	Allg. Chirurg		
Freitag	06.03.98	Allg. Chirurg		
Samstag	07.03.98	frei		
Sonntag	08.03.98			Allg. Chirurg
Montag	09.03.98	Dienstfrei Vortag		
Dienstag	10.03.98	Allg. Chirurg		
Mittwoch	11.03.98	Allg. Chirurg		
Donnerstag	12.03.98	Allg. Chirurg		
Freitag	13.03.98	Allg. Chirurg		
Samstag	14.03.98	frei		
Sonntag	15.03.98	frei		
Montag	16.03.98	Allg. Chirurg	Allg. Chirurg	
Dienstag	17.03.98	Dienstfrei Vortag		
Mittwoch	18.03.98	Allg. Chirurg		
Donnerstag	19.03.98	Allg. Chirurg		
Freitag	20.03.98	Allg. Chirurg	Allg. Chirurg	
Samstag	21.03.98	frei		
Sonntag	22.03.98	frei		
Montag	23.03.98	Allg. Chirurg		
Dienstag	24.03.98	Allg. Chirurg		
Mittwoch	25.03.98	Allg. Chirurg		
Donnerstag	26.03.98	Allg. Chirurg		
Freitag	27.03.98	Allg. Chirurg		
Samstag	28.03.98			Allg. Chirurg
Sonntag	29.03.98	frei		
Montag	30.03.98	Allg. Chirurg		
Dienstag	31.03.98	Allg. Chirurg		
	9× frei	20× Normaldienst 170 Stunden	2× Bereitschaftsdienst 35 Stunden	2× Wochenenddienst 52 Stunden

lastungen mit der zusammenhängenden Arbeit durch den Dienst hindurch mit dem nachfolgenden Tagdienst konnten reduziert werden.

Nachteilig erscheinen die organisatorischen Probleme, daß jeden Tag die Mannschaft neu für das Tagesprogramm zusammengestellt werden muß. Insbesondere den Weiterbildungsassistenten gehen mindestens 3 Werktage pro Monat, an denen sie im OP hätten arbeiten können, verloren. Oft werden auch Dokumentations- und Klassifikationsaufgaben in die nicht dokumentierte Arbeitszeit verschoben. In der traumatologischen Klinik schließt sich nach den 8 Stunden Arbeit im Spätdienst ein 7,5stündiger Bereitschaftsdienst mit maximal 3,5 Stunden Inanspruchnahme an. Somit bleiben die Regelungen zur Ruhezeit bei einem mindestens 12stündigen Bereitschaftsdienst unberührt. Die geforderten Mindestruhezeiten sind gewährleistet. Für den Fall des Überschreitens der zulässigen Arbeitszeit und bei mehr als 6 Diensten der Stufe D pro Monat sieht der § 7 des ArbZG Ausnahmen vor. Käme dies jedoch häufiger vor, müßte zum regelmäßigen Schichtdienst übergegangen werden. Das Einsparen von Dienstgeldern um immerhin ein Viertel in dieser Klinik ließ zwei zusätzliche Stellen schaffen.

Allerdings läuft der Dienstplan über zwei Monate und Ausfälle von Kollegen verlangen umfangreiche Umplanungen. Die Ausbildungsassistenten verbringen einen erheblichen Anteil ihrer Arbeitszeit in der Rettungsstelle. Stationsärzte können an diesem System nicht teilnehmen.

Für die Mitarbeiter aus den entsprechenden Kliniken stellt sich der Arbeitsmonat unterschiedlich dar. Der Facharzt aus der allgemeinchirurgischen Klinik (Tabelle 3) mit Freizeitausgleich nach dem Dienst verbringt jeden Monat im Durchschnitt 257 dokumentierte Stunden im KH, davon 34% in Bereitschaft (Abb. 1).

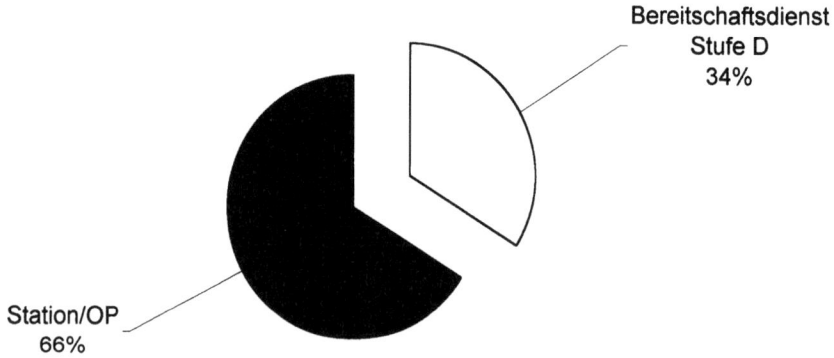

Abb. 1. Durchschnittliche Arbeitszeitverteilung Facharzt aus der Klinik für Allgemein- und Viszeralchirurgie

Ein Facharzt aus der Unfallklinik (Tabelle 4 und Abb. 2) verbringt durchschnittlich 197,5 dokumentierte Stunden im Klinikum, wobei erhebliche Schwankungen von 164–223 Stunden möglich sind. Alle Mitarbeiter haben durchschnittlich monatlich 9 freie Tage.

Die Ärzte in Weiterbildung wurden gesondert betrachtet. Wird in der Klinik für Allgemeinchirurgie etwa ein Drittel der Zeit im Bereitschaftsdienst verbracht (Abb. 3), arbeitet der Weiterbildungsassistent in der Traumatologischen Klinik nur ein Drittel der Arbeitszeit auf Station und im OP (Abb. 4). In einem bestimmten Dienstrhythmus steht er bis zu an 18 aufeinanderfolgenden Tagen gar nicht für die geplante operative Tätigkeit zur Verfügung.

Diskussion

Entsprechend einer Umfrage des Marburger Bundes unter 849 Personalvertretungen von Krankenhäusern erfolgte jedoch die Umsetzung des Arbeitszeitgesetzes nur teilweise, die Hälfte der Ärzte arbeitet nach dem Dienst weiter.

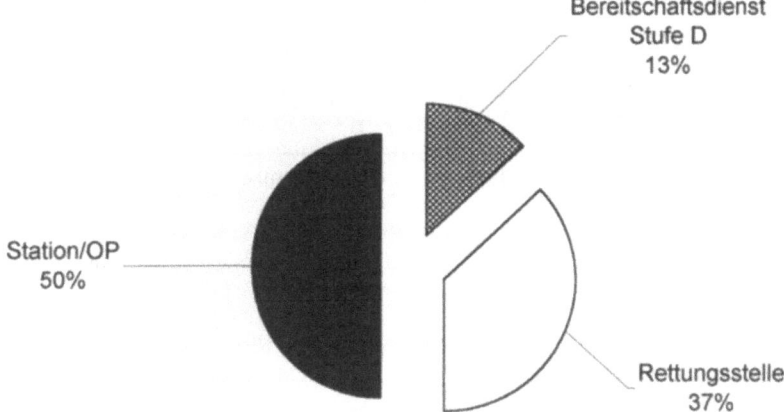

Abb. 2. Durchschnittliche Arbeitszeitverteilung Facharzt aus der Klinik für Unfall-, Wiederherstellungs- und Handchirurgie

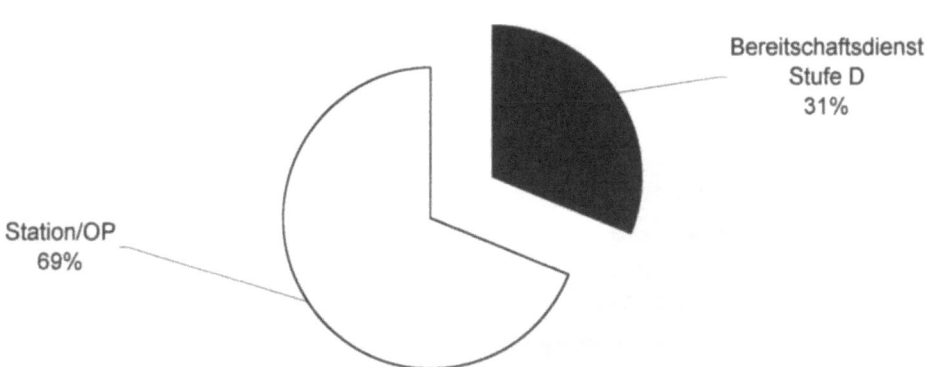

Abb. 3. Durchschnittliche Arbeitszeitverteilung Ausbildungsassistent aus der Klinik für Allgemein- und Viszeralchirurgie

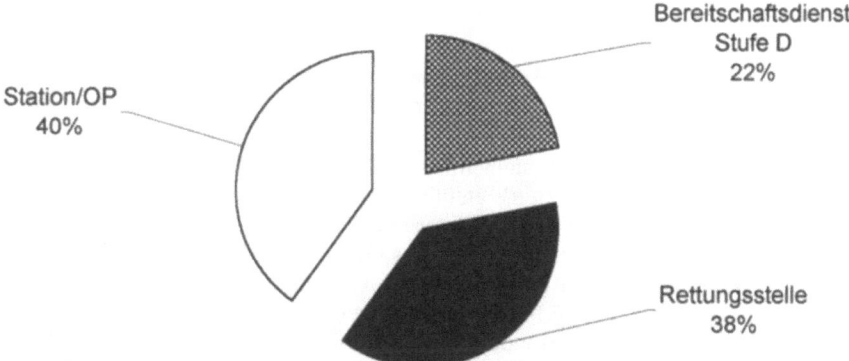

Abb. 4. Durchschnittliche Arbeitszeitverteilung Ausbildungsassistent aus der Klinik für Unfall-, Wiederherstellungs- und Handchirurgie

Tabelle 4. Dienstplan eines Facharztes aus der Klinik für Traumatologie

	Datum	Frühdienst 07.00–16.00 Uhr	Spätdienst 15.30–00.00 Uhr 00.00–07.30 Uhr Bereitschaft Stufe D	Mitteldienst 09.30–16.00 Uhr nur freitags	Normaldienst 07.00–15.30 Uhr
Anwesenheit		9 Stunden	16 Stunden	6,5 Stunden	8,5 Stunden
Mittwoch	01.04.98				Traumatologe
Donnerstag	02.04.98		Traumatologe		
Freitag	03.04.98		Traumatologe		
Samstag	04.04.98		Traumatologe		
Sonntag	05.04.98		Traumatologe		
Montag	06.04.98		Traumatologe		
Dienstag	07.04.98		Traumatologe		
Mittwoch	08.04.98		Traumatologe		
Donnerstag	09.04.98				frei für 04.04.98
Freitag	10.04.98				frei
Samstag	11.04.98				frei
Sonntag	12.04.98				frei
Montag	13.04.98				frei
Dienstag	14.04.98				frei für 05.04.98
Mittwoch	15.04.98				Traumatologe
Donnerstag	16.04.98				Traumatologe
Freitag	17.04.98				Traumatologe
Samstag	18.04.98	Traumatologe			
Sonntag	19.04.98	Traumatologe			
Montag	20.04.98				frei für 18.04.98
Dienstag	21.04.98				frei für 19.04.98
Mittwoch	22.04.98				Traumatologe
Donnerstag	23.04.98				Traumatologe
Freitag	24.04.98			Traumatologe	
Samstag	25.04.98				frei
Sonntag	26.04.98				frei
Montag	27.04.98	Traumatologe			
Dienstag	28.04.98	Traumatologe			
Mittwoch	29.04.98	Traumatologe			
Donnerstag	30.04.98	Traumatologe			
	10× frei	6× Frühdienst 54 Stunden	7× Spätdienst 59,5 Std. Arbeitszeit 52,5 Std. Bereitschaft 172 Stunden Anwesenheit Rettungsstelle	6× Station/OP 51 Stunden Station/OP	

In den chirurgischen Kliniken (Allgemeinchirurgie, Traumatologie, Gefäßchirurgie) unseres Klinikums wurden drei Dienstsysteme etabliert, die den gesetzlichen Anforderungen genügen und einen Freizeitausgleich gewährleisten. Positiv ist, im Gegensatz zu anderen Krankenhäusern, daß die konsequente Umsetzung des Gesetzes zur Schaffung von effektiv neuen Stellen geführt hat. Eine immer aufwendigere Dokumentation und Klassifikation erfordert eine Mehrarbeit, die nicht mehr bezahlt werden kann und in den nicht dokumentierten Bereich von Arbeitszeit fällt. Insbesondere für die Ärzte in Weiterbildung hat der Freizeitausgleich jedoch auch den Aspekt, daß dieser monatlich an mindestens drei Wochentagen wirksam wird und 15% der Gesamtarbeitszeit entspricht. Eine Verlängerung der Ausbildung aufgrund eingeschränkter Möglichkeit der Durchführung von Operationen im geplanten Operationsprogramm kann nicht angestrebt werden. Eher sollten immer wiederkehrende Abläufe in der Routinearbeit effektiviert bzw. delegiert werden können (Dokumentationsassistenten). Die Schwierigkeiten aufgrund des gedeckelten Budgets sind absehbar, die Personalkapazitäten können nicht weiter ausgeweitet werden. Somit widersprechen sich die II. Stufe der Gesundheitsreform mit der Budgetfestschreibung und das Arbeitszeitgesetz.

Literatur

1. Arbeitsgesetz vom 6. Juni 1994 (BGBl I S 1170)
2. Esch W (1997) Umfrage zur Arbeitszeit der Ärzte in Deutschland. marburger bund 50: 10
3. Ärztekammer Berlin (1997) Hintergrund: Das Arbeitszeitrechtsgesetz im Krankenhaus. http://medinetz.com/me 120305.htm
4. Henke R (1997) Schleppend umgesetzt – Deutsches ArbZG. marburger bund 50: 12

Die endoskopische Cholezystektomie als Kostenfallpauschale – Noch ein Ausbildungseingriff?

G. Eibl, Th. Foitzik, C. T. Germer, D. Albrecht und H. J. Buhr

Chirurgische Klinik I, Universitätsklinikum Benjamin Franklin, Hindenburgdamm 30, D-12200 Berlin

Endoscopic Cholecystectomy as a Package Deal – Another Training Intervention?

Summary. Economic considerations are putting increasing pressure on surgical departments to avoid intra- and postoperative complications and thus additional costs. Under this aspect, it was investigated whether laparoscopic cholecystectomy is a suitable training intervention for young prospective surgeons. These physicians in advanced training did not have a higher intra- or postoperative complication rate in a preselected patient population than senior physicians or specialists. The additional costs per surgical intervention due to longer operation times required by young physicians were acceptable so that laparoscopic cholecystectomy as a training intervention for young colleagues can be justified.

Key words: Endoscopic cholecystectomy – Training intervention – Complications

Zusammenfassung. Chirurgische Kliniken müssen aus wirtschaftlichen Gründen immer mehr bemüht sein, möglichst wenig intra- und postoperative Komplikationen und damit zusätzliche Kosten zu erzeugen. Unter diesem Aspekt wurde überprüft, ob sich die laparoskopische Cholezystektomie als Ausbildungseingriff für junge Ärzte mit dem Wunsch, Chirurg zu werden, eignet. Bei einem vorselektionierten Patientengut hatten Ärzte in der Weiterbildung nicht mehr intra- und postoperative Komplikationen als Ober- und Fachärzte. Die zusätzlichen Kosten pro Operation, die durch die verlängerte Operationsdauer bei jungen Ärzten resultieren, sind vertretbar, so daß die laparoskopische Cholezystektomie als Ausbildungseingriff an junge Kollegen weitergegeben werden kann.

Schlüsselwörter: Endoskopische Cholezystektomie – Ausbildungseingriff – Komplikationen

Der Klinikalltag ist durch erhebliche Interessenkonflikte gekennzeichnet, die durch die verschiedenen Gruppen zustande kommen, die sich selbst bei chirurgischen Routineeingriffen bemerkbar machen. Da ist zuerst der Patient, der ein Anrecht auf den schonensten und sichersten Eingriff hat; Krankenhausträger und Versicherungen wünschen den kostengünstigsten Eingriff; für die Chirurgen selbst ist jede Operation eine Herausforderung, d.h. sie wollen den Eingriff so elegant und perfekt wie möglich, sprich „meisterhaft" durchführen. Um eine Operation „meisterhaft" durchführen zu können, ist allerdings viel Übung notwendig, die gerade junge Ärzte, die am Anfang ihrer chirurgischen Ausbildung stehen, benötigen. Die typischen Ausbildungseingriffe früherer Jahre, nämlich die konventionelle Herniotomie, Appendektomie und Cholezystektomie sind gerade an den Universitätskliniken, die einen Ausbildungsauftrag haben, in den letzten 5 Jahren deutlich zurückgegangen, vor allem weil ein Großteil dieser Eingriffe nicht mehr konventionell, sondern endoskopisch durchgeführt wird. Diese endoskopischen Verfahren müssen zuerst auch von den erfahrenen Chirurgen noch geübt werden, so daß sie als Ausbildungseingriffe für junge Kollegen wegfallen. In der chirurgischen Abteilung des Universitätsklinikums Benjamin Franklin in Berlin wurden im Jahr 1997 die Leisten- und Femoralhernien hauptsächlich endoskopisch versorgt. Dabei kam überwiegend die präperitoneale Hernioplastik zum Einsatz, die alle vom Chefarzt selbst oder von Fachkräften durchgeführt wurden. Anders stellt sich die Situation bei den laparoskopischen Cholezystektomien dar; an diesen Eingriff wurden im Verlauf der letzten Jahre junge Kollegen, die sich in der Ausbildung zum Facharzt befinden, herangeführt; über 80% aller laparoskopischen Cholezystektomien wurden 1997 von Assistenzärzten durchgeführt.

Im Hinblick auf die erwähnten Interessenkonflikte stellt sich die Frage, ob sich die endoskopische Cholezystektomie als Ausbildungseingriff für diese jungen Kollegen am Anfang ihrer chirurgischen Ausbildung eignet. Durch die vorliegende Untersuchung sollte geklärt werden, ob der junge Chirurg (kein Facharzt) (1) eine höhere Komplikationsrate besitzt, (2) für die endoskopische Cholezystektomie länger braucht und (3) ob die Kosten, die eventuell durch den zeitlichen Mehraufwand zusätzlich anfallen, vertretbar sind.

Zur Überprüfung dieser Fragen wurden im Zeitraum 1997 die Operationen und der postoperative Verlauf von allen Patienten mit einer Cholezystektomie analysiert, die endoskopisch begonnen und abgeschlossen wurden. Alle Daten wurden im Rahmen der computerisierten Operations- und Krankheitsbild-Dokumentation im Universitätsklinikum Benjamin Franklin on-line erfaßt und zur Überprüfung der Fragen ausgewertet.

Im Zeitraum 1/97 bis 12/97 wurden im Universitätsklinikum Benjamin Franklin 118 Patienten laparoskopisch cholezystektomiert. Davon wurde bei 10 Patienten auf das offene Verfahren konvertiert. Bei 4 Patienten war die Gallenblase wider Erwarten so stark entzündet, daß die Cholezystektomie mit den endoskopischen Instrumenten nicht zu bewerkstelligen war. Bei 6 Patienten konnten die anatomischen Strukturen im Bereich des Callotschen Dreieckes endoskopisch nicht sicher dargestellt werden, so daß ein Umstieg auf eine Laparotomie nötig wurde. Die Entscheidung zum Umstieg wurde dabei immer vom Oberarzt getroffen, nachdem dieser die endoskopische Exploration bzw. Präparation übernommen hatte. 108 Patienten, bei denen die Cholezystektomie endoskopisch beendet werden konnte, wurden für die weitere Analyse berücksichtigt. Von diesen 108 Patienten hatten 93 Patienten (86%) eine chronische Cholezystitis bei Cholezystolithiasis, 15 Patienten (14%) wurden bei einer akuten Cholezystitis frühelektiv nach Abklingen der akuten Entzündungsparameter operiert. In 31 Fällen wurden die Eingriffe von Fach-/Oberärzten (FA/OA), in 77 Fällen von Assistenzärzten (AA) durchgeführt. 26 Patienten (28%) mit einer chronischen Cholezystitis wurden von FA/OA operiert, 67 Patienten (72%) von AA. Bei den Patienten mit akuter Cholezystitis war das Verhältnis identisch. 5 Patienten (30%) wurden von FA/OA, 10 Patienten (70%) von AA laparoskopiert. Insgesamt kam es bei 39 Patienten (36%) zu einer intraoperativen Eröffnung der Gallenblase. Diesbezüglich bestand kein Unterschied zwischen FA/OA und AA. In 35% aller Eingriffe, die von FA/OA durchgeführt wurden, kam es zur intraoperativen Eröffnung der Gallenblase. Bei den AA lag der Prozentsatz bei 37%. Bei 5 Patienten kam es zusätzlich zum Verlust von Steinen, die ausnahmslos geborgen werden konnten. Auch hier zeigte sich kein Unterschied zwischen FA/OA und AA (Tabelle 1). Die FA/OA hatten eine im Durchschnitt um 21 Minuten geringere Operationsdauer als AA (46 ± 28 vs. 67 ± 22 Minuten). Nach einer Publikation von Ure et al. [1] aus der Universitätsklinik Köln aus dem Jahr 1995 bedeutet jede zusätzliche Operationsminute bei der laparoskopischen Cholezystektomie einen Kostenmehraufwand von ca. 5 DM pro Minute. Wenn man die durchschnittliche Operationsdauer der FA/OA als Maßstab ansetzt, so bedeutet der zeitliche Mehraufwand von 21 Minuten, den die Ärzte in der Weiterbildung benötigen, einen Kostenmehraufwand von ca. 100 DM pro laparoskopische Cholezystektomie. 90% aller Patienten, die von FA/OA operiert wurden, zeigten einen völlig komplikationslosen postoperativen Verlauf mit einem durchschnittlichen postoperativen Aufenthalt von 4,9 Tagen. Von den Patienten, die von AA operiert wurden, hatten 91% keine postoperativen Komplikationen und konnten das Krankenhaus nach durchschnittlich 5,1 Tagen verlassen (Tabelle 2). Bei 3 von 31 Pati-

Tabelle 1. Intraoperative Komplikationen

	Ober-/Facharzt	Arzt in Weiterbildung
Eröffnung der Gallenblase ($n=39$)	35% ($n=11$)	37% ($n=28$)
Steinverlust ($n=5$)	6% ($n=2$)	4% ($n=3$)

Tabelle 2. Postoperativer Verlauf

	Ober-/Facharzt ($n=31$)	Arzt in Weiterbildung ($n=77$)
Komplikationsloser Verlauf	90%	91%
Postoperativer Verlauf	4,9 Tage	5,1 Tage

Tabelle 3. Postoperative Komplikationen

Ober-/Facharzt ($n=3$)	Arzt in Weiterbildung ($n=7$)
– Wundinfektion (1)	– Wundinfektion ($n=2$)
– Prolongierte Oberbauchschmerzen ($n=1$)	– persistierende Sekretion ($n=1$)
– Fieber unklarer Genese ($n=1$)	– verzögerter Kostaufbau ($n=1$)
	– Fieber unklarer Genese ($n=3$)

Tabelle 4. Postoperativer Verlauf, getrennt nach Patienten mit und ohne intraoperativer Eröffnung der Gallenblase

	Mit Eröffnung der Gallenblase ($n=39$)	Ohne Eröffnung der Gallenblase ($n=69$)
Komplikationsloser Verlauf	90%	93%
Postoperativer Aufenthalt	5,0 Tage	5,2 Tage

enten, die von FA/OA operiert wurden, traten Komplikationen auf. 7 von 77 Patienten, die von AA laparoskopiert wurden, bekamen postoperativ Komplikationen (Tabelle 3). Interessanterweise gab es keinen Unterschied im Hinblick auf die postoperative Komplikationsrate zwischen Patienten mit und ohne intraoperativer Eröffnung der Gallenblase (Tabelle 4).

Die Ergebnisse dieser Arbeit zeigen, daß unter der Voraussetzung einer kritischen prä- und intraoperativen Selektion durch einen erfahrenen Chirurgen (Fach- oder Oberarzt) junge Ärzte, die sich in der Weiterbildung befinden, nicht mehr intraoperative Komplikationen verursachen. Dies bedeutet, daß bei der Auswahl zur Operation Patienten mit Risikofaktoren automatisch erfahrenen Chirurgen zugeteilt werden. Ebenso übernimmt intraoperativ der Fach-/Oberarzt bei schwierigen Situationen kurzzeitig die Präparation. Wie zu erwarten war, brauchen junge Ärzte in der Weiterbildung bei geduldiger Assistenz durch erfahrene Chirurgen für die laparoskopische Cholezystektomie länger. Der dabei entstehende Kostenmehraufwand von ca. 100 DM pro Operation ist vertretbar und als preiswerte Investition für die Ausbildung der jungen Assistenten anzusehen. Dies wird heutzutage bei der Diskussion um die Kostendämpfung, Qualitätssicherung und Qualifikationsnachweise negiert. Die verantwortlichen Stellen müssen sich auch mit der Frage beschäftigen, wie sie die Ausbildung der zukünftigen Chirurgengeneration sichern wollen.

Literatur

Ure BM, Lefering R, Troidl H (1995) Costs of laparoscopic cholecystectomy. Analysis of potential savings. Surg Endosc 9(4): 401–406

Klinische Anatomie in der Chirurgischen Aus- und Weiterbildung

T. Berns, E. Peuker, T. Filler und N. Senninger

Klinik und Poliklinik für Allgemeine Chirurgie, Waldeyer-Straße 1, D-48129 Münster

Clinical Anatomy: An Element in Surgical Education

Summary. On the basis of the experience that knowledge of anatomy is not as sound in clinical education as it should be and with a view to the new licensing regulations for physicians, at the Westfälische Wilhelms-Universität Münster, Germany, we established an interdisciplinary anatomical education. Clinical practitioners from 14 different specialties together with anatomists give lessons in applied anatomy accompanying the dissection course, and clinical experienced anatomists guide senior medical students in parallel to the practical courses to refresh their anatomical knowledge. Conjointly clinical practitioners and anatomists initiate, organize and establish meetings in postgraduate surgical education and experimental surgery. All seminars are evaluated and have a very good compliance.

Key words: Surgical education – Clinical anatomy – Licensing regulations

Zusammenfassung. Basierend auf der Erfahrung, daß Kenntnisse in der Anatomie dann nicht mehr präsent sind, wenn sie im klinischen Alltag vonnöten wären und im Vorgriff auf die neue Approbationsordnung werden seit zwei Jahren an der Westfälischen Wilhelms-Universität Münster im Rahmen eines Gesamtkonzepts „Klinische Anatomie" in enger Zusammenarbeit von 14 Kliniken und Instituten mit dem Institut für Anatomie verschiedene Seminarreihen angeboten. In der Vorklinik unterrichten Kliniker parallel zum Präparierkurs, in den klinischen Semestern lehren Dozenten aus der Anatomie zeitgleich zum praktischen Jahr. In der chirurgischen Aus- und Weiterbildung werden Präparier- und Operationskurse sowie experimentelle Arbeiten an anatomischen Präparaten durchgeführt. Sämtliche Kurse werden evaluiert und zeigen eine sehr gute Resonanz.

Schlüsselwörter: Chirurgische Ausbildung – Klinische Anatomie – Approbationsordnung

Einleitung

Die Klagen über das Wissen der Studierenden und jungen Ärztinnen und Ärzte in der chirurgischen Ausbildung häufen sich. Anatomisches Grundwissen ist in der klinisch-praktischen Ausbildung nicht mehr in dem Maße präsent, wie es benötigt wird.

Die so Angesprochenen beklagen die allzu theoretische Ausbildung in den Basiswissenschaften zu einer Zeit während des Studiums, in der nur selten Zusammenhänge zur klinischen Arbeit geknüpft werden.

Die neue, vom Bundestag bereits verabschiedete Approbationsordnung trägt dieser Erkenntnis Rechnung: Die Verzahnung von klinischen und theoretischen Ausbildungsinhalten ist über die gesamte Studienzeit zu gewährleisten. Dabei werden genaue Stundenvorgaben gemacht. Während der vorklinischen Ausbildung sind Seminare mit klinischen Inhalten von mindestens 126 Stunden vorgeschrieben. Den Fächern des ersten Ausbildungsabschnitts wird die Möglichkeit gegeben, sich an neu geschaffenen Querschnittsbereichen während des zweiten Ausbildungsabschnitts zu beteiligen. Gleichzeitig werden die Staatsprüfungen vom Abfragen rein fächerbezogenen Wissens zur Prüfung von Kenntnissen im Querschnitt von Krankheitsbildern etc. geändert.

Material und Methode

In den letzten zwei Jahren wurden aufgrund der o.g. Probleme mit der Ausbildung der Studierenden und den Ärztinnen und Ärzten in der chirurgischen Weiterbildung an der Westfälischen Wilhelms-Universität Münster in Zusammenarbeit mit mehreren operativ tätigen Kliniken neue Seminarreihen entwickelt, die eine Verbesserung der chirurgischen Ausbildung durch eine enge Verzahnung von Anatomie und klinischen Fächern zum Ziel haben.

Zunächst wurde parallel zum Präparierkurs einmal pro Woche (etwa 3 Stunden) für eine begrenzte Zahl von Studierenden (in der Regel 20 Teilnehmer) ein Seminar angeboten, in dem erfahrene Ärzte verschiedener Fächer Grundlagen ihrer klinischen Arbeit an anatomischen Präparaten demonstrierten. Diese Veranstaltungen wurden jeweils durch einen einseitigen Fragebogen evaluiert. An der Seminarreihe beteiligen sich mittlerweile 14 Kliniken und Institute während jeden Semesters.

Nachdem dieses Seminar mit gutem Erfolg begonnen hatte, führten wir im klinischen Ausbildungsabschnitt eine weitere Seminarreihe ein. Während des Praktischen Jahres in der Chirurgischen Klinik unterrichten klinisch erfahrene Anatomen die Studierenden und frischen so deren anatomische Kenntnisse auf. Die Themen sind parallel zu den klinischen PJ-Seminaren ausgewählt. Thematische Überschneidungen sind durchaus gewünscht. Die nicht immer zeitlich einschätzbare klinische Tätigkeit verlangt Dozenten und Studenten eine hohe Flexibilität ab.

In der Weiterbildung für Chirurgie sind vor allen Dingen aufgrund der erweiterten onkologischen Operationen topographisch-anatomisch anspruchsvolle Ausbildungsziele entstanden. Im klinischen Alltag kann die Vorbildung am Patienten nicht geleistet werden. Daher ist die Förderung der topographisch-anatomischen Kenntnisse in der chirurgischen Weiterbildung ein weiteres Ziel der interdisziplinären Zusammenarbeit. Hierzu werden Veranstaltungen angeboten, bei denen nach Wiederholung der theoretischen Grundlagen (Anatomie, pathologische Befunde, OP-Indikation und -Strategie) unter Anleitung erfahrener Anatomen und Chirurgen komplizierte topographisch-anatomische Zusammenhänge aufwendig präpariert werden können. Beispielhaft sind hier die Axialladissektion oder die modifizierte radikale Neck-Dissektion zu nennen.

Vor allen Dingen im Bereich der Endoprothetik sind die Möglichkeiten des Erlernens operativer Techniken auch an anatomischen Präparaten gut auszubauen. Daher werden in Fortsetzung der chirurgischen Ausbildung operative Techniken in ein- oder zweitägigen Seminaren durch klinische Lehrer und Anatomen in der Anatomie gelehrt. Hierbei kann häufig auch auf die Unterstützung der Herstellerfirmen gebaut werden.

Ähnliches gilt für experimentelle Verfahren, die zunächst auf technische Realisierbarkeit überprüft werden müssen, bevor aufwendige tierexperimentelle Untersuchungen oder gar die Anwendung am Patienten initiiert werden können. Bei den letztgenannten Veranstaltungstypen besteht ebenfalls die Möglichkeit der Drittmittelförderung durch die Industrie.

Ergebnisse

Die Evaluation des ersten Seminars innerhalb der Vorklinik ergab eine breite Zustimmung unter den Studenten. Dabei wurden ca. 700 Teilnehmer der Präparierkurse und der Praxisseminare befragt.

94% der Antwortenden befürworteten die Einführung des Seminars. Erwartungsgemäß waren ca. 55% gegen eine obligate Teilnahme. Erstaunlich ist jedoch, daß nahezu 40% der Teilnehmer für eine verpflichtende Veranstaltung sind. Fast 75% halten die Veranstaltung parallel zum Präparierkurs für sinnvoll. Diese Einstellung wurde daran ersichtlich, daß die vorab ausgehängten Teilnehmerlisten um mehr als das doppelte belegt wurden.

Die Bereitschaft zur Teilnahme an anatomischen Seminaren im klinischen Ausbildungsabschnitt zeigten 85% der Befragten.

Diese anatomischen Seminare in der klinischen Ausbildung zeigten erwartungsgemäß eine gute Resonanz. Auch wenn wegen der klinischen Tätigkeit häufig nicht alle PJ-Studierenden teilnehmen konnten, war das Interesse sehr groß, die tägliche Arbeit so einzurichten, daß die topographisch anatomischen Kenntnisse in enger Anlehnung an die klinischen Seminare aufgefrischt werden konnten. Vor allen Dingen spezielle Fragestellungen (Präparation des Leberhilus, Präparation im Halsbereich, Aufbau und Funktion der großen Gelenke) konnten realitätsnah vermittelt werden. Dadurch wurde der Lerneffekt im OP deutlich gesteigert.

Die Präparierkurse werden in verschiedenen operativen Fächern zu unterschiedlichen Themen angeboten. Die Anzahl der Plätze, die wegen der Effektivität begrenzt ist, reicht in der Regel nicht aus, die Nachfrage zu stillen. Normalerweise nehmen Kolleginnen und Kollegen in der Facharztausbildung, bei speziellen Themen, aber auch Chirurginnen und Chirurgen in Leitungspositionen teil.

Operationskurse werden bisher häufig im Bereich der Gelenkendoprothetik durchgeführt. Die Teilnehmer bringen einen kleinen standardisierten Teil der Instrumente mit, Spezialinstrumente und Materialien werden vom Veranstalter bzw. von der Industrie gestellt. Die Resonanz auf die ein- bis zweitägigen Kurse ist bisher sehr gut. Vor allen Dingen das Austauschen der sogenannten „Tips und Tricks" wird als sehr informativ beurteilt.

Durch die verstärkte Zusammenarbeit des Instituts für Anatomie mit den operativ tätigen Kliniken entstand das Interesse an experimentellen Arbeiten im Bereich der Operationstechniken und implantierbaren Materialien. Vor allen Dingen neue Gelenkoperationen und experimentelle Endoprothesen bieten sich bei der bisher verwendeten Formalinfixierung an. Verständlicherweise müssen diese Forschungen wegen des hohen Kostenaufwands und der Produktion von Prototypen in enger Zusammenarbeit mit den Herstellerfirmen durchgeführt werden.

Diskussion

Aufgrund der täglichen Erfahrungen in Lehre und klinischer Arbeit wurden bereits vor Verabschiedung einer veränderten Approbationsordnung erhebliche Defizite in der Verknüpfung von vorklinischen und klinischen Kenntnissen erkannt. Dieses wird zum einen auf eine fehlende Motivation in der Vorklinik zurückgeführt, da eine große Menge Wissen ohne Bezug zur späteren Arbeit angehäuft werden muß. Zum anderen ist der zeitliche Ablauf der Ausbildung absolut ungeeignet, in der frühen Phase der Ausbildung erworbenes Wissen zu konservieren und nach weiteren fünf Jahren Studium noch zur Verknüpfung mit Krankheitsbildern am Patienten präsent zu haben. Die Wichtigkeit der Grundlagenfächer Anatomie, Physiologie und Biochemie für spätere rationale Diagnostik und Therapie kann, gerade im Hinblick auf ein Fach wie die Chirurgie mit ihren Teilgebieten und Nachbardisziplinen, nicht oft genug betont werden. Im Zeitalter der Informationsvermittlung per Knopfdruck, in dem Wissen computergestützt sekundenschnell abrufbar ist, kommt das Erarbeiten von Kenntnissen durch eigene, reale Erfahrungen häufig zu kurz. Diese Form der Wahrnehmung ist für operative Fächer jedoch unverzichtbar. Das „Training am Patienten" reicht bei der Fülle der neuen Erkenntnisse und Methoden bei weitem nicht aus.

Das Modell der Praxisseminare ist gut geeignet, dieses Defizit zumindest zwischen den Fächern Anatomie und Chirurgie deutlich zu verringern. Bereits in der frühen Phase der Ausbildung können das Verständnis für Zusammenhänge und Motivation zum Lernen deutlich positiv beeinflußt werden.

Spätestens nach den ersten Einsätzen im OP und der unangenehmen Stille nach der Frage: „Welche Strukturen verlaufen im Lig. hepatoduodenale?" erkennen lehrende Chirurgen und PJ-Studenten die Notwendigkeit der Aktualisierung der anatomischen Grundkenntnisse vor operativen Eingriffen. Daher werden die entsprechenden Seminare gut angenommen.

Die Ergänzung der theoretischen Weiterbildungsmöglichkeiten in der Ausbildung zum Chirurgen mit anatomisch-praktischen Seminaren schließt eine Lücke vor allen Dingen in den Bereichen, in denen „Lehroperationen" nicht in der gewünschten Häufigkeit anfallen. In Zukunft werden alternative Fixiermethoden die Möglichkeiten zur Durchführung realitätsnaher „Trainingsoperationen" wesentlich verbessern.

Insgesamt werden die o.g. Veranstaltungen von allen Beteiligten sehr begrüßt. Zur Zeit ist die Durchführung natürlich eng an das Engagement der beteiligten Kollegen gebunden, die zusätzlich zur klinischen Arbeit und den Lehrtätigkeiten eine weitere, zeitlich oft aufwendige Veranstaltungsreihe durchführen.

Die zunehmende Einbindung der Anatomie in die klinischen Fächer wirkt sich jedoch insgesamt so positiv auf Lehre, chirurgische Ausbildung und Forschung aus, daß der Einsatz lohnt und die Nachahmung dringend empfohlen werden kann.

Literatur

Peuker ET, Filler TJ, Berns T, Marschall B, Pera F, Senninger N (1998) Klinische Anatomie als integrierendes Element in der Lehre der operativen Fächer. Chirurg: in press
Ellis H (1993) The surgeon as a teacher of anatomy. Aust N Z J Surg 63: 513–514
Lippert H (1982) Anatomie am Lebenden. Med Klin 77: 341
Miller S, Neal DE (1994) Surgical trainees as anatomy demonstrators. Ann R Coll Surg Engl 76: 187–190
Monkhouse WS (1992) Anatomy and the medical school curriculum. Lancet 340: 834–835

Spezialisierung

Lohnt sich die Selbständigkeit? Die Sicht des Chefarztes

K. Junghanns

Allgemein- und viszeralchirurgische Klinik, Kliniken Ludwigsburg-Bietigheim, D-71631 Ludwigsburg

The Value of Professional Independence

Summary. Professional independence is one of many steps to a self-sufficient personality. Especially for surgeons who are used to working directly and independently during operations, professional independence is important. It is best achieved in a private surgical office. The chief position in a hospital also guarantees a certain independence. Professional independence is limited by many political and financial restrictions. Nevertheless, every surgeon should try in his own area to reach as much independence as possible. Even in a subordinate position, one can achieve a personally satisfying degree of independence by special surgical skills and knowledge.

Key words: Professional independence – Chief position – Surgical office

Zusammenfassung. Unabhängigkeit und Selbständigkeit im Beruf sind wichtige Voraussetzungen bei der Selbstverwirklichung. Besonders in der Chirurgie, deren Ausführung ein selbständiges, verantwortliches direktes Arbeiten am Patienten erfordert, ist die Selbständigkeit wichtig. Sie wird am vollständigsten in der eigenen Praxis erreicht. Auch die Chefarztposition ist noch relativ selbständig. Eine selbständige und völlig unabhängige Berufsausübung wird durch die äußeren Umstände überall immer mehr eingeengt. Trotzdem sollte jeder versuchen, in den Arbeitsbereichen, die ihm wichtig sind, einen möglichst hohen Grad persönlicher Selbständigkeit zu erreichen. Selbständigkeit kann besonders auch geistig unabhängig von der Arbeitshierarchie erreicht werden und so zur persönlichen Befriedigung ausreichen. Der Idealzustand ist die vollständige äußere und innere Selbständigkeit und Freiheit.

Schlüsselwörter: Berufsausübungsformen – Selbständigkeit – Chirurgische Praxis – Chefarztposition

Selbständigkeit ist zur Zeit ein wichtiges Thema in der allgemeinen Diskussion über die Verbesserung der wirtschaftlichen Gesamtbedingungen. Im Zuge der Ablösung staatlich dirigierter Wirtschaftssysteme wird der Selbstregulation durch die Kräfte des Marktes der Vorrang eingeräumt. Hierzu gehört die Steigerung der Eigeninitiative, Verantwortung, Risikofreudigkeit und auch der persönliche, finanzielle und soziale Vorteil durch selbständiges Unternehmertum. (Santer, der Präsident der Europäischen Wirtschaftsgemeinschaft, hat dies besonders auch für die Zukunft in Deutschland angemahnt.) Dies erfordert ein deutlich höheres persönliches Risiko, mehr Einsatz und Leistungswillen, führt aber durch den möglichen Erfolg in den verschiedensten Ebenen zu einer höheren Befriedigung und auch zur Entwicklung einer freieren und selbständigeren Persönlichkeit. Im Bereich der Chirurgie werden die gleichen Vorteile der Selbständigkeit deutlich bei Praxisinhabern, unabhängigen Belegärzten, Oberärzten mit Selbstverantwortungsbereichen und Chefärzten. Eine Selbständigkeit in einem kleineren Bereich kann auch schon zu einer deutlich höheren Befriedigung im Beruf führen und durch den Erfolg und die Anerkennung die Freude an der täglichen Arbeit erhöhen. Selbständigkeit auch in Teilbereichen, gefolgt eventuell von einer besseren wirtschaftlichen Situation durch eine Beteiligung an einem finanziellen Gewinn dienen dem gleichen Ziel. Selbständigkeit gilt in der öffentlichen Meinung auch als sozial höherwertig und vermehrt die persönliche Freiheit und Lebensqualität. Dagegen stehen höhere Eigenverantwortung, deutlich mehr Arbeit und weniger Freizeit. Tarifrechtlich würde man auch sagen: vermehrt Arbeit zu ungünstigen Zeiten.

Ein Chefarzt ist zwar definitionsgemäß völlig frei in seiner Dienstzeitgestaltung, was sich aber bei chirurgischer Teamarbeit nicht realisieren läßt und nur zu einem deutlich höheren persönlichen Arbeitseinsatz führt.

Ein persönliches Problem bleibt die psychologische Auswirkung der Selbständigkeit. Es bedarf einer gefestigten Persönlichkeitsstruktur, dann wird die notwendige Belastung als selbstverständlich empfunden. Bei persönlichen Entscheidungsschwierigkeiten und Unsicherheiten im chirurgischen Alltag kann die Selbständigkeit und die damit notwendige Entscheidungssicherheit zu einer erheblichen psychischen Belastung führen. Es bedarf also nicht nur des Wollens, eine selbständige Position zu übernehmen, sondern auch bestimmter Fähigkeiten.

Im heutigen gesamtwirtschaftlichen Umfeld, in dem auch chirurgische Kliniken angesiedelt sind, gehören zur selbständigen Position auch die Einsicht in die Notwendigkeit einer Öffentlichkeitsarbeit. Werbung und Informationsvermittlung werden von Chefärzten gefordert und sind im Rahmen einer selbständigen Tätigkeit unerläßlich. Auch der Mediziner muß sich hier im Wettbewerb behaupten. Die reine Konzentration nur auf die operative Tätigkeit reicht nicht mehr aus.

Es muß nochmals betont werden, daß es verschiedene Grade der Selbständigkeit gibt: von der Ausübung von Spezialtätigkeiten im Rahmen einer Abteilung, für die man praktisch ein Monopol hat, bis zur Oberarzt-Tätigkeit mit Abteilungsleiterfunktion und einer Chefarztposition sind alle Grade der Selbständigkeit denkbar. Eventuelle Einschränkungen können auch durch die Persönlichkeiten bedingt sein, die über oder beigeordnet sind. Ein Chefarzt kann auch seinen Oberärzten das Gefühl der Freiheit und Selbständigkeit geben und so deren Selbstbewußtsein und Lebensqualität stärken. Autoritärer Führungsstil kann die positive Entwicklung einer gewissen Selbständigkeit unterdrücken.

Ein Chefarzt muß sich mit seinen anderen Chefarztkollegen und der Verwaltungsspitze verständigen und bemerkt dadurch auch eine Einschränkung seiner Selbständigkeit. Völlig freie Entscheidungen gibt es heute nicht mehr – vielleicht gab es sie auch nie. Budgetbeschränkungen, fehlende Personalhoheit und hauptsächlich die notwendige Anpassung an die jeweiligen Möglichkeiten schränken die Selbständigkeit ein. Die Einstellung des Personals erfolgt durch den Krankenhausträger. Hierüber sollte der Chefarzt froh sein, denn mit der eigenen Personalhoheit wird er zum leitenden Angestellten und verliert Vorteile beim Kündigungsschutz. Dagegen führt aber die Entscheidungsfreiheit über das Abteilungsbudget allein durch den Abteilungsleiter zu einer Gesamtverantwortung für alle Ausgaben und damit letztlich auch über die Personalentscheidungen bis in den Pflegebereich hinein.

Den Lohn für die Selbständigkeit zu quantifizieren, ist schwierig, aber entscheidend für die Antwort auf die Frage: „Lohnt sich die Selbständigkeit". Dies hängt hauptsächlich von der persönlichen Einstellung ab. Mancher fühlt sich – wenn auch selten – in einer untergeordneten Tätigkeit völlig frei und ist damit zufrieden. Er scheut sich vor Verantwortung und Entscheidungsfreiheit. In der Chirurgie steht dagegen die Entscheidungsnotwendigkeit täglich und selbstverständlich im Mittelpunkt. Dies prägt die chirurgische Persönlichkeit. Deswegen ist er an der Selbständigkeit mehr interessiert als andere Fachgebiete. Sie dient auch der Persönlichkeitsentwicklung. Der Lohn besteht dann in der erreichten inneren und äußeren Freiheit, in selbständiger Entscheidung, in der täglich wiederkehrenden Selbstbestätigung und letztlich, wenn auch meist untergeordnet, in einer höheren sozialen Stellung mit besserem Einkommen.

Für das alles lohnt sich die Selbständigkeit!

Weiterbildung im Ausland

Aktueller Stand und Zukunftsperspektiven der Spezialisierung in der Chirurgie im vereinten Europa

J. A. Gruwez[1] und C. C. Pohland[2]

[1] European Board of Surgery; Middelweg 233, B-3001 Heverlee-Leuven
[2] Abteilung für Hepatobiläre Chirurgie und Leber-, Pankreas- und Multiorgantransplantation, Universitätskrankenhaus Eppendorf, Martinistraße 52, D-20246 Hamburg

Current Situation and Future Perspectives of Specialisation Within Surgery in the European Union

Summary. Specialisation within surgery is unavoidable, as it is in other disciplines. Motives and drawbacks are mentioned. The current situation in Europe is confused. However, progress in training is encouraging. The UEMS, the sections, and the boards are the preferred instruments for stimulation and harmonisation of training, C. M. E., quality control and peer review and of visitation of centres. The envelope concept of surgery seems to be the best answer to the structural problem of the distinct specialities within surgery. The duration and length of the common trunk in these specialities remains a difficult issue. The future of surgery requires the implementation of a number of assignments by the ACMT, the UEMS, its sections, boards and divisions.

Key words: Specialisation in Europe – UEMS/EBS – The envelope concept – Truncus communis

Zusammenfassung. In dieser Studie wird auf das Phänomen der Spezialisierung innerhalb der Chirurgie eingegangen. Der aktuelle, sehr uneinheitliche Zustand der Spezialgebiete und Schwerpunkte in Europa, der verantwortlichen Organisationen innerhalb der verschiedenen Länder und die in den letzten Jahren erreichten Fortschritte auf dem Gebiet der Weiterbildung werden geschildert. Die UEMS und ihre Unterorganisationen werden vorgestellt als diejenigen Werkzeuge, die stimulierend und harmonisierend wirken. Das vorgeschlagene Enveloppe-Konzept der gegenwärtigen Chirurgie trägt wahrscheinlich am besten zur Lösung des Strukturproblems der verschiedenen Spezialisierungen innerhalb der Chirurgie bei. Der sogenannte „Truncus communis", die gemeinsame Grundlage der verschiedenen Spezialisierungen bleibt problematisch. Einige besondere Aufgaben müssen innerhalb der ACMT, des UEMS, der spezialisierten Sektionen, Boards und Divisionen verteilt und erfüllt werden, um die Zukunft der Chirurgie zu sichern.

Schlüsselwörter: Spezialisation in Europa – UEMS/EBS – Enveloppe-Konzept – Truncus communis

Der Trend zur Spezialisierung

I. Die Tendenz

In seiner Einladung zu diesem Kongreß zitierte Professor Herfarth Rudolf Nissen: „Durch die große Klammer des Wissens der ‚Allgemeinen Chirurgie' kann sich die Chirurgie beliebig durch Subspezialisierung weiterentwickeln."

In einem Prospekt von Urban und Schwarzenberg kann man lesen: „Der Trend zu einer Spezialisierung organbezogener Eingriffe geht weiter", und in den Empfehlungen der A.C.M.T. (Advisory Committee on Medical Training) heißt es: „The number of specialities has increased rapidly during the last decades."

Es ist ein bekanntes Phänomen, daß sich ärztliche Kollegen in einem eng begrenzten Interessengebiet gerne zusammenschließen, um zunächst einen Club und später eine ganze Gesellschaft zu gründen, die sich dem besonderen Thema verschreibt (z.B. Groupement Europeen de Périneologie).

Auch Patienten bevorzugen Ärzte, die sich auf einen engen Ausschnitt ihres Fachgebietes spezialisiert haben. Das Vertrauen in Kollegen mit langjähriger Erfahrung in der ganzen Bandbreite ihres Faches ist dagegen geringer. Zusammenfassend kann man sagen, daß sich die fortschreitende Spezialisierung auch in der Chirurgie nicht aufhalten lassen wird.

II. Das Rückzugsgefecht

Eigentlich haben wir auf diesem Gebiet jahrelang eine sehr konservative Politik betrieben. Als wir 1988, vor 10 Jahren, die Chirurgie an dem Universitätskrankenhaus in Leuven reorganisierten und einen sogenannten „Raad Heelkunde" einrichteten, in dem 12 Abteilungen enthalten sind, gab es zahlreiche Kritiker, die die Auflösung der Allgemeinen Chirurgie bemängelten. Trotzdem wurde das damalige Prinzip erfolgreicher Vorreiter des „Enveloppe"-Konzepts, das im Folgenden näher erläutert werden soll.

III. Nicht nur die Chirurgie

Die Problematik ist keinesfalls spezifisch für die Chirurgie. Aus einer Rede von Prof. Dr. A. Baert, Vorsitzender der European Association of Radiology, die vor kurzem auf dem I.D.K. in Davos gehalten wurde, sind einige Sätze, mutatis mutandis, ohne Einschränkung auf die Chirurgie übertragbar: „The increasing necessity for subspecialisation in radiology (surgery!) according to organs, in order to keep up adequately with rapid medical progress ... Here a balance has to be found between organ- and modality subspecialisation and the need to preserve general radiology (surgery!) as the basic component of the training and as the core discipline for all radiological (surgical!) subspecialities."

IV. Spezialisierung: Vor- und Nachteile

Neben der schon besprochenen Mentalität der Patienten gibt es weitere Faktoren, die für den Trend zur Spezialisierung, den Kritiker auch gerne „Fragmentation" nennen, verantwortlich sind.

Gründe für die Spezialisierung:
1. *Gesellschaftliche Faktoren* (z.B. das immer stärkere Interesse an Gesundheit, die zunehmenden medizinischen Kenntnisse in der Bevölkerung)
2. *Geographische Faktoren* (Spezialisierung hat einen großstädtischen Charakter und ist in abgelegenen Gegenden kaum zu realisieren)

3. *Strukturelle Faktoren* (z. B. Zentralisation von Krankenhauseinrichtungen)
4. *Die Ärzteschwemme:* Ärzte versuchen sich durch Spezialisierung in diesem plethorischen Klima zu profilieren, um sich leichter niederlassen und wirtschaftlich überleben zu können.
5. *Die Angst vor Gerichtsverfahren* in der Medizin drängt Ärzte dazu, auf kleineren Gebieten mit größerem Perfektionismus tätig zu sein.
6. *Das immer schnellere Anwachsen des medizinischen Wissens* und die rasante *Entwicklung der Technologie.*

Gründe gegen die Spezialisierung:
1. Spezialisierung kann eine Entwicklung einleiten, an deren Ende man immer mehr über immer weniger weiß.
2. Die Weiterbildung des Chirurgen muß so breit angelegt werden, daß er für den ganzen Patienten während der gesamten Krankheitsdauer Sorge tragen kann.
3. Wie können wir auf der Höhe der Entwicklungen in Domänen allgemeinchirurgischen Interesses bleiben?
4. Mit dem Verschwinden des Fachgebietes Allgemeinchirurgie oder Chirurgie könnte seine traditionelle Rolle in der grundlegenden Ausbildung und Lehre verloren gehen.
5. Potentielle Probleme bei der Organisation der Not- und Nachtdienste.
6. Subspezialisierung ist sinnvoll in den Metropolen der entwickelten Länder, aber nicht nur in den Entwicklungsländern bleiben Allgemeinchirurgen vielerorts unverzichtbar.
7. Der Chirurg sollte um so „allgemeiner" sein, je mehr er, entfernt von den Metropolen, in kleinen, abgelegenen Zentren praktiziert.

Die große Gefahr besteht in der Ausbildung von Chirurgen, die, je mehr sie zu Experten auf ihrem engen Gebiet wurden, um so weniger mit den Grenzgebieten ihrer Spezialität vertraut sind und deshalb immer abhängiger von anderen, ebenso beschränkten, Spezialisten werden. Es ist klar, daß wir einerseits die Möglichkeit zur Spezialisierung und Subspezialisierung schaffen müssen, aber gleichzeitig die Anbindung an die Grundlagen der allgemeinen Chirurgie nicht verlieren dürfen. Dies können wir durch eine ausreichend breite und fundierte Grundausbildung der späteren Subspezialisten erreichen.

V. Die Situation in Europa

Varietät, Vielfältigkeit, Vielzahl

Eines der großen Probleme bei der Harmonisierung der Chirurgie in Europa und damit auch bei der Abstimmung der chirurgischen Weiterbildung ist die Vielfalt der in Europa anerkannten diversen Spezialitäten und Subspezialitäten. Es gibt Länder, in denen die postgraduierte Ausbildung so lang ist und so viel praktische Erfahrung umfaßt, daß es möglich ist, sofort eine Stelle als selbständiger Chirurg in einem Krankenhaus aufzunehmen oder eine Praxis zu eröffnen, wenn man das Facharztdiplom erhält. In anderen Ländern gibt das Facharztdiplom nur die Möglichkeit eine Stelle auf mittlerem Niveau in einem Krankenhaus anzunehmen (Empfehlung des A.C.M.T.).

Die aktuelle Situation in Europa ist sehr verwirrend und schwer zu durchblicken.

Aktuelle Situation

Spezialgebiete – Schwerpunkte

Die Tabelle 1 zeigt die Spezialgebiete, die in den verschiedenen Ländern der EU offiziell anerkannt sind. Die Kreise zeigen die Spezialgebiete, die offiziell anerkannt sind, die Quadrate zeigen spezielle Bereiche oder Schwerpunkte und die ausgefüllten Quadrate zeigen eine Kombination von beiden.

Tabelle 1. Spezialgebiete – Schwerpunkte (officially recognised specialities)

	Austr.	Bel.	Den.	Fin.	Fr.	Ger.	Gree.	Irl.	Ital.	Lux.	Neth.	Nor.	Por.	Spa.	Swe.	Swi.	UK
Surgery	○	○	○	○	○	○	○	○	○	○	○	○	○	○	○	○	○
Orthop. S.	○	○	○	○	○	○	○	○	○	○	○	○	○	○	○	○	○
Urolog.	○	○	○	□	○	○	○	○	○	○	○	■	○	○	○	○	○
Neuros.	○	○	○	○	○	○	○	○	○	○	○	○	○	○	○	○	○
Plastic S.	○	○	○	□	○	○	○	○	○	□	○	○	○	○	○	○	○
Pediatr. S.	○			□	○	○	○	○	○	□	○	■	○	○	○	○	○
Thorac. S.	□		○	TV	○ CTV	□	○	○ C.T.	○	○	○ C.P.	■				□	○ C.T.
Vascul. S.	□		○			□	○	○	○	○		■	○	○	○	□	○ □
Abdom. S.			○ G.I.	□ G.I.			□		○	□		■	○	○			
Visceral S.					○				○	□						□	
Trauma S.	○					□	□		○	□						□	□
Endocr. S.						□	□			□				□			□
Coloproct. S.							□			□				□			□
Upper G. I. S.							□			□							□
H. P. B. S.							□			□				□			
Heart S.	□					○											□
S. Oncology																	
Maxilof. S.					○												
Breast S.																	□
Laparosc. S.							□										
Sports S.	□																
I. C. M.	□																
Hand S.				□													
	7	5	8	2	9	7	8	7	11	6	6	9	8	8	7	6	7
	5			6		4	6			9	1	(5)		3	1	4	7

○
□

(■ = ◐)

825

Die Chirurgie ist in allen 17 Ländern anerkannt. Dieses ist auch der Fall für die orthopädische Chirurgie, die Urologie, die Neurochirurgie und die plastische Chirurgie mit Ausnahme von Finnland, wo Orthopädie, Urologie und Plastische Chirurgie Subspezialitäten der Chirurgie sind. Pädiatrische Chirurgie und Thorax-Chirurgie sind in nahezu 2/3 der Länder anerkannt, obwohl die Thorax-Chirurgie häufig in Kombination mit der kardialen Chirurgie vorkommt (Cardiothoracic, Cardiopulmonary, Cardio-thoraco-vascular). Gefäßchirurgie, ein unabhängiges Fachgebiet in weniger als der Hälfte der europäischen Staaten, ist in Frankreich mit kardialer und thorakaler Chirurgie kombiniert. Viszerale, abdominale Chirurgie oder gastrointestinale Chirurgie wird in weniger als 1/4 der Länder anerkannt und wird ihrerseits in 4 von diesen Ländern weiter unterteilt. Einige Spezialitäten werden nur selten als unabhängige Spezialitäten geführt, so Traumachirurgie, Endokrine Chirurgie, Herzchirurgie, Mammachirurgie, Onkologische Chirurgie.

Die vitale Frage dabei ist immer, ein wie großes *Stück des gemeinsamen Ausbildungsweges, des „Truncus communis"*, von jeder dieser Spezialitäten verlangt wird. Auf dieses Problem kommen wir später zurück.

VI. Die verantwortliche Behörde

Die Situation wird noch komplizierter, wenn man berücksichtigt, *welche Behörden* die Titel verleihen. Die Verantwortlichkeit für Weiterbildung und Bescheinigung liegt in 7 Ländern in den Händen des *Berufsstandes* (Österreich, Dänemark, Irland, Holland, Norwegen, Schweiz, Großbritannien). Bei 5 weiteren Staaten liegt diese Verantwortlichkeit bei den *Staatsbehörden* (Belgien, Deutschland, Griechenland, Luxemburg, Schweden) und in drei Ländern bei den *Universitäten* (Finnland, Frankreich, Italien).

Dauer der Weiterbildung

Die Dauer der Aus- und Weiterbildung wie auch ihre Überwachung hat zwar nicht direkt mit dem Phänomen der Spezialisierung zu tun, es ist aber doch aufschlußreich, sie näher zu betrachten. In den meisten Mitgliedsländern dauert die Weiterbildung 6 Jahre oder mehr. Es bestehen jedoch große Unterschiede in der Länge des Truncus communis (ein Hauptproblem!).

Überwachung der Ausbildung

Große Fortschritte wurden im Bereich Kontrolle und Beobachtung der Weiterbildung gemacht. Die Anerkennung von Weiterbildungsstätten (in 17 Ländern), die Anerkennung von Ausbildenden (14), Weiterbildungsprogrammen (13), begleitenden Examina während der Weiterbildung (12), Facharztexamina (13), Feed-back-Systemen (12), theoretischen Kursen (16) sind in mehr als 2/3 der Mitgliedsländern durchgesetzt worden. Selbst das sogenannte Logbuch (10), der Operationskatalog (11), und die Besuche von Zentren sind vielfach eingeführt worden.

Es gibt also positive Aspekte. Insgesamt sind wir aber von einer ausreichenden Vereinheitlichung der Systeme, wie sie in einem Europa ohne geographische Grenzen und angesichts der Mobilität der Ärzteschaft zu fordern ist, noch weit entfernt. Die Durchlässigkeit der Grenzen verlangt auch, daß die Gleichstellung von Diplomen und Zeugnissen mehr als eine semantische Signifikanz hat. Gleichwertigkeit muß auch auf dem Niveau der inneren Qualifikationen und Fähigkeiten erreicht werden.

VII. Mittel und Strategien

Aufgrund früherer Erfahrungen wissen wir, wie schwierig es ist, die Behörden und politischen Gremien in mehr als 17 Ländern zu beeinflussen. Dieses wird zusätzlich erschwert

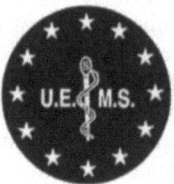

UNION EUROPÉENNE DES MÉDECINS SPÉCIALISTES

EUROPÄISCHE VEREINIGUNG DER FACHÄRZTE
UNIONE EUROPEA DEI MEDICI SPECIALISTI
EUROPESE SPECIALISTEN VERENIGING
EUROPEAN UNION OF MEDICAL SPECIALISTS
UNION EUROPÉENNE DES MÉDECINS SPÉCIALISTES
EUROOPAN ERIKOISLÄÄKÄRILIITTO
DEN EUROPAEISKE FORENING AF SPECIALLAEGER
ΕΥΡΩΠΑΙΚΗ ΕΝΩΣΗ ΕΙΔΙΚΕΥΜΕΝΩΝ ΓΙΑΤΡΩΝ
UNION EUROPEA DE MEDICOS ESPECIALISTAS
UNIÃO EUROPEIA DOS MÉDICOS ESPECIALISTAS
DEN EUROPEISKE FORENING FOR LEGESPESIALISTER
EUROPEISKA SPECIALISTLÄKARORGANISATIONEN

Founded in 1958, one year after the Treaty of Rome, UEMS is the first European medical association to be created.

Objectives:
"To defend at international level, the title of the specialist and his professional status in society" (Statutes of UEMS, Art. 2-1).

Composition
UEMS includes as full members, at the rate of one organisation per country belonging to the European Union and the EFTA (since 1992), the national professional organisation representing the medical specialists.

Management Council

Two delegates per country who do not represent their speciality, but their country, plus eventually one or two experts.
One vote per country.
At least one plenary session and one meeting of the managment council per year.

Specialist Sections

Founded in 1962, at present numbering 30, they are the U.E.M.S. "commonwealth" and force.

It is thanks to them that U.E.M.S. may pretend to the status of best European specialized medicine expert. When the delegates of a Specialist section speak with one voice, they have an authorized opinion.

The subjects of their works are :
- professional defence of their speciality,
- harmonization of the profession at European level.

For some time now, they may be assisted by experts from the scientific world, for the creation of their own working group, their EUROPEAN BOARD, which has to take in charge the harmonization of the trainings. This aim will be achieved by the working out of optimal training standards and of continuing medical education, in opposition with the minimal definitions contained in the Doctor's Directives. The true aim of the creation of the European Board is thus the defence of the patients' interests.

By means of U.E.M.S., it is the medical specialists themselves who, through their representative professional and scientific organisations, are entrusted with the interests of their patients and the defence of their profession.

U.E.M.S. has an expert role for all problems of specialized medicine :
- in relation with the Advisory Committee on Medical Training (A.C.M.T.) and the E.U. Commission;
- in relation with the Standing Committe of European Doctors (C.P.)

Information : General Secretariat
avenue de la Couronne 20
B.1050 Brussels BELGIUM
☎ 32.2.649 51 64
Fax 32.2.640.37.30

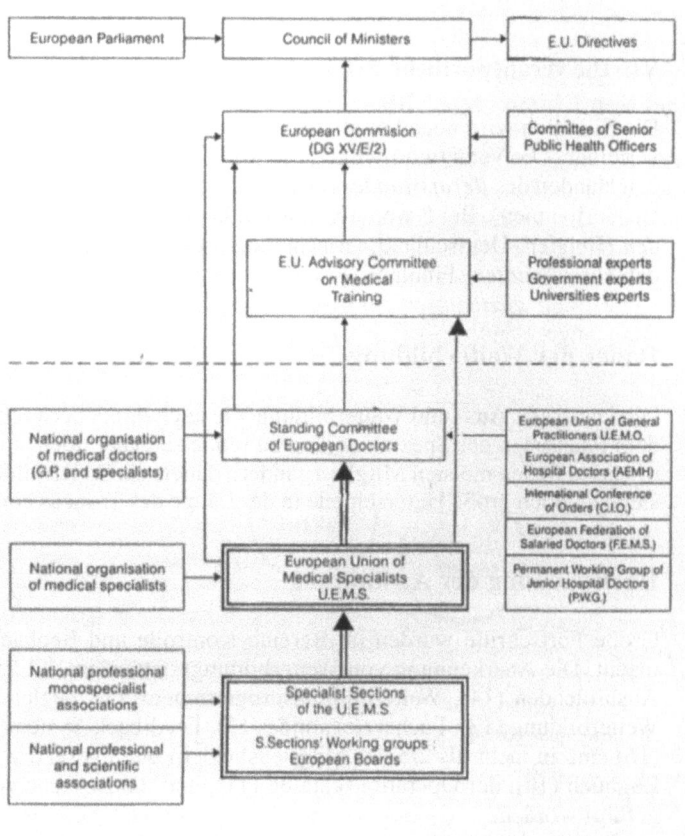

Abb. 1. Organigramm der Europäischen Strukturen (Organogram of the European Structure)

durch den Umstand, daß man nicht mit einer Tabula-rasa-Situation beginnt, sondern von durch Traditionen und Gewohnheiten bestimmten, lange etablierten spezifischen Situationen in jedem Land der Union. Um einer Übereinstimmung näher zu kommen, ist es notwendig, einen Konsens wenigstens in einer internationalen europäischen Organisation mit Autorität zu erreichen.

Die UEMS (Union Européene des Médecins Spécialistes) ist in Europa die einzige gut strukturierte und organisierte Institution spezialisierter Ärzte, die unsere Gesichtspunkte auf dem europäischen Niveau umsetzen kann.

Der Raum fehlt, um ihre Struktur detailliert darzustellen. Kurz gesagt umfaßt die UEMS 34 fachgebundene Sektionen. 1993 wurden als Zweige dieser Sektionen European Boards gegründet. Deren Aufgabe besteht in Weiterbildung, Fortbildung, Qualitätssicherung und Peer review. Ein Blick auf das Diagramm (Abb. 1) soll die Entscheidungswege des UEMS deutlich machen. Chartas über die Weiterbildung medizinischer Spezialisten, Fortbildung, Qualitätssicherung und Peer review und den Kontroll-Besuch von Weiterbildungszentren wurden veröffentlicht. Mit der A.M.A. werden zur Zeit Verhandlungen über die Gründung eines internationalen, interkontinentalen C.M.E.-Kreditsystems geführt.

Sektion Chirurgie – EBS – Vorgehen – Konzepte

Die Aktivität der Sektion und des Board für Chirurgie wie auch der assoziierten Sektion und Board für vaskuläre Chirurgie hat sich in den letzten 2–3 Jahren auf die Spezialisierung innerhalb der Chirurgie konzentriert. Weitere Schwerpunkte sind das Verhältnis zur Gefäßchirurgie, die Beobachtung der aufkommenden Spezialisierungen und die Vermeidung übermäßiger Fragmentation.

In Zusammenarbeit mit der assoziierten Sektion für Gefäßchirurgie wurde folgende Erklärung abgegeben:

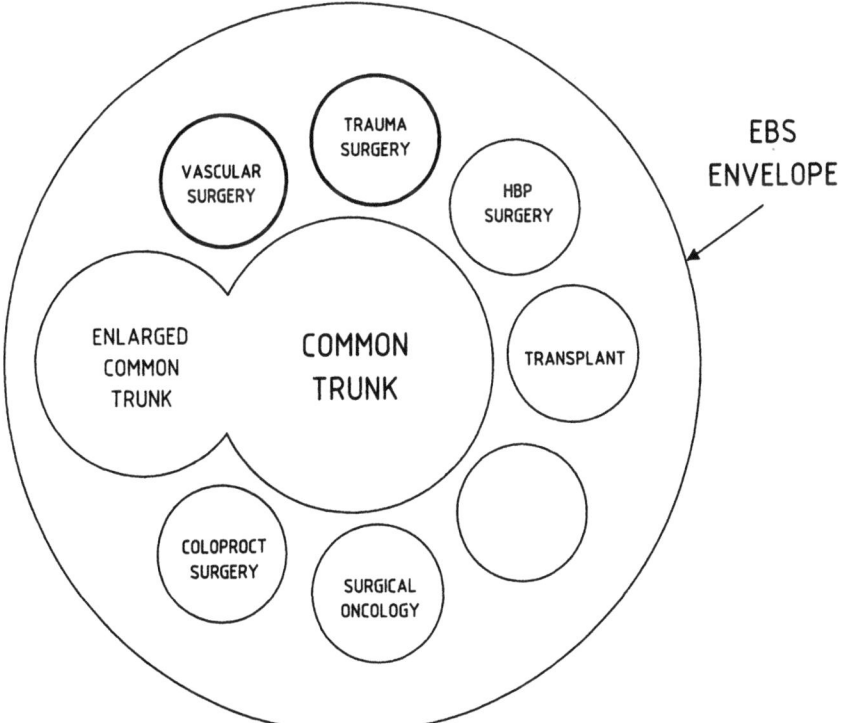

Abb. 2. Das Enveloppe-Konzept (The Envelope Concept)

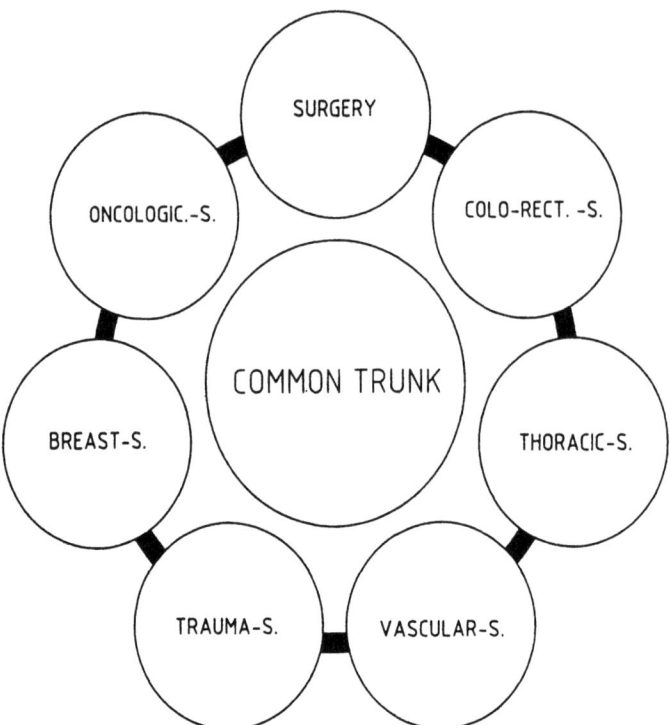

Abb. 3. Föderationsmodell – die Chirurgische Kette (The Surgical Chain)

„In der Absicht, sinnvolle Spezialisierungen zu fördern, derweil die Einheit der Chirurgie als Ganzes erhalten bleibt, ist es die Politik des EBS, chirurgische Spezialisierungsboards einzurichten, um den Erfordernissen der einzelnen Spezialgebiete chirurgischer Praxis entgegen zu kommen, Richtlinien der Weiterbildung in ihrem Spezialgebiet festzulegen und zu überwachen, während das EBS als ein gemeinschaftlicher „Enveloppe" fungiert, indem sie die Wechselbeziehungen, Empfehlungen und Aktionen der chirurgischen Spezialisierungsboards koordiniert, in dem Maße, in dem sie sich entwickeln."

So entstand das „Enveloppe"-Konzept (Abb. 2), in dem das EBS als eine Einheit mit einem allgemeinen chirurgischen Kern, dem Truncus communis, fungiert und die verschiedenen chirurgischen Spezialgebiete umfaßt. Zu diesen Spezialgebieten gehört auch die „Allgemeinchirurgie" oder „Chirurgie", hier „erweiterter Truncus communis" genannt. Ein anderer Vorschlag, der gemacht wurde, war der eines *Föderationsmodells* (Abb. 3). Hier sind die Sektionen nicht mehr *innerhalb* der EBS-Enveloppe zusammengefügt, sondern auf gleichberechtigter Basis in einer föderativen Struktur miteinander verbunden und werden von einer gemeinsamen Direktion geleitet.

Die Abbildung, die die *„chirurgische Kette"* darstellt, ist nicht ganz korrekt, weil sich die verschiedenen Spezialgebiete in ihrer unterschiedlichen Größe stark unterscheiden (Abb. 4). Die sogenannte *„Sektion Chirurgie"* bleibt die umfangreichste Entität. Andere Sektionen (Thoraxchirurgie, Mammachirurgie, Endokrine Chirurgie, chirurgische Intensivmedizin und Unfallchirurgie) sind dagegen viel kleiner, so daß das Gewicht der verschiedenen Glieder der Kette festgelegt werden mußte.

VIII. Truncus communis

Aus der Erfahrung der Europäischen Evaluation (Prüfung), die die EBS und EBVS organisiert haben, wurde es deutlich, daß der Truncus communis das große Problem darstellt. Es

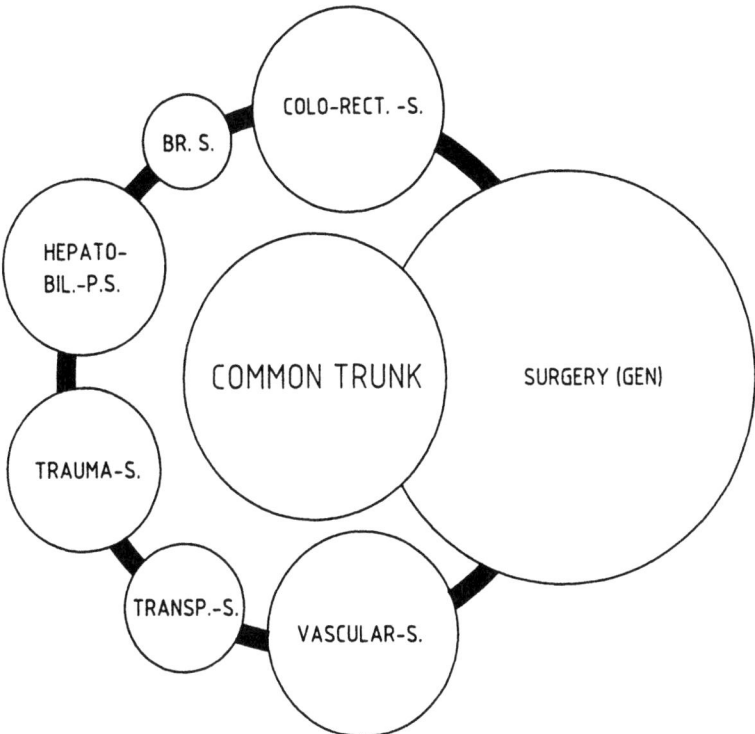

Abb. 4. Die Chirurgische Kette (The Surgical Chain)

gibt deutliche Unterschiede der Konzepte zwischen den Ländern in Nordeuropa und in Südeuropa, vor allem was den Inhalt der Grundausbildung in der Chirurgie betrifft. Auch wird in Nordeuropa ein längerer Truncus communis verlangt als in Südeuropa. Daher stellt sich die Frage, in welche Richtung der Truncus communis adaptiert werden muß. Der ACMT hat hierüber keinen Zweifel: „The working group finds it desirable that specialists have a broad base in their post graduate training." Es scheint daher notwendig, daß die Chirurgieboards vorläufig eine flexible Haltung annehmen, aber auf der anderen Seite eine Mindestdauer für die Länder festlegen, in denen der Truncus communis eine unzureichende Länge hat.

IX. Die Zukunft

Im Einklang mit dem *ACMT* meinen wir, daß: „With the aim to facilitate the migration of specialists in Europe, it is important to define the content of each speciality in every member state. In the long run, it is then possible to harmonize within specialities."

Die *UEMS, seine Sektionen und Boards* müssen als essentielle supranationale Organisationen der Spezialisten an Gewicht gewinnen und benötigen einen größeren Einfluß auf Entscheidungen der EU.

Aufgabe der *Sektion Chirurgie* und der *EBS* ist es, innerhalb des „Commonwealth" der Chirurgie bei weitgehender Unabhängigkeit der einzelnen Fachrichtungen einen starken Truncus communis zu entwickeln. Der Rahmen des „Enveloppe", der die Abteilungen für Chirurgie, Vaskuläre Chirurgie, Coloproctologie, Traumatologie, Thoraxchirurgie, Hepatopankreatikobiliäre Chirurgie, Transplantationschirurgie, Onkologische Chirurgie und Endokrine Chirurgie beinhaltet, muß weiter ausgeformt werden.

Jede der Abteilungen muß ein Weiterbildungsprogramm für ihr eigenes Fachgebiet festlegen und hat in gemeinsamem Einverständnis mit den anderen Mitgliedern des „Commonwealth" der Chirurgie die Dauer und den Inhalt des Truncus communis zu entscheiden.

Die „Divisions" müssen Prüfungen auf europäischem Niveau organisieren, so wie sie schon für Chirurgie und vaskuläre Chirurgie bestehen. Das Ziel der EBSQ (European Board of Surgery Qualification) ist zweigeteilt:
1. Erreichen eines europäischen Qualitätsmerkmals
2. Qualitätssicherung bezüglich des Inhaltes und des inneren Wertes der Weiterbildung in den verschiedenen Ländern.

Zum Schluß sei angemerkt, daß die verantwortlichen Behörden der verschiedenen Mitgliedsländer aufhören müssen, immer neue Modifikationen ihrer Ausbildungssysteme festzulegen, ohne die Empfehlungen des UEMS oder von anderen offiziellen oder professionellen europäischen Organisationen in Betracht zu ziehen. Nur dann können wir hoffen, eine effektive Harmonisierung der Ausbildung zu erreichen.

Ausbildung von Gastärzten aus Entwicklungsländern

M. Richter-Turtur und L. Schweiberer

Chirurgische Abteilung, Kreiskrankenhaus, Moosbauerweg 5–7, D-82515 Wolfratshausen

Surgical Training for Guest Doctors from Developing Countries

Summary. Qualification as specialized consultants in Germany is nearly impossible today for doctors from developing countries. Due to the dense medical job market, foreigners from overseas countries have no chance of being hired for a normal hospital job, which is necessary to get the specialist education. The author, therefore, emphasizes the necessity to create new possibilities of financing such colleagues. The reputation of German medicine might depend to an important extent on such a possibility. It is just this period of professional formation that gives the most important practical professional education for the future work of the candidates. The author asks the German Association of Surgeons for public support of this problem.

Key words: Surgical training – Guest doctors – Developing countries

Zusammenfassung. Die Möglichkeit einer Facharztweiterbildung für Kollegen aus Entwicklungsländern ist heutzutage in Deutschland fast unmöglich geworden. Dies ist besonders bedauerlich, da dieser Teil der Ausbildung eines Arztes den wichtigsten Teil seiner späteren berufspraktischen Prägung liefert. Die Kenntnis und Anerkennung der deutschen Medizin im Ausland hängt zu einem wichtigen Teil von dieser wichtigen Ausbildungsphase ab. Nachdem die Möglichkeit einer für die Ausbildung notwendigen regulären Krankenhaus-Anstellung wegen des immer engeren Arbeitsmarktes nicht mehr gegeben ist, müssen in Zukunft neue finanzielle Fördermöglichkeiten für die Absolvierung abgeschlossener Facharztausbildungen für Kollegen aus Entwicklungsländern geschaffen werden. Die Ausbildungsgänge müssen einerseits die Qualität der in Deutschland praktizierten Medizin vermitteln, andererseits den zukünftigen Arbeitsbedingungen in den Heimatländern Rechnung tragen. Die Methoden der Basismedizin müssen berücksichtigt werden. Die Chirurgischen Fachgesellschaften werden um Unterstützung gebeten.

Schlüsselwörter: Facharztweiterbildung – Gastärzte – Entwicklungsländer

Ausbildung von Gastärzten aus Entwicklungsländern – damit meinen wir das, was bei uns in Deutschland gemeinhin unter dem Begriff der Weiterbildung verstanden wird. Aus mehreren Gründen erscheint uns diese Phase der beruflichen Ausbildung von besonderer Wichtigkeit.

- Sie dient der Vermittlung der eigentlich wichtigen, und für die berufliche Zukunft des Arztes entscheidende Erfahrung.
- Gegenüber der eher theoretisch geprägten Erfahrung bis zum Abschluß des Medizinstudiums, vermittelt die berufspraktische Weiterbildung dem Arzt die spezifischen Fertigkeiten, die ihn auf Dauer prägen werden.

Für junge Kollegen in den Entwicklungsländern ist der Wunsch nach einer Facharztausbildung oft unerfüllbar, da es einen solchen Werdegang im eigenen Lande nicht gibt. Oder es gibt zwar theoretisch die Möglichkeit einer Facharztausbildung im Lande, diese wird jedoch von den bereits arrivierten Kollegen blockiert. In Kumasi beispielsweise, dem 2. Teaching Hospital von Ghana, wurde kürzlich der erste Facharzt für Chirurgie seit 25 Jahren gekürt. Er hatte seine Ausbildung in Deutschland absolviert.

In anderen Ländern Europas ist die Wichtigkeit dieser Ausbildungsphase seit jeher, z. T. auch aus kolonialer Tradition heraus, erkannt. So gibt es in England z. B., organisiert durch das Royal College of Surgeons of England, das sogenannte Overseas Doctors Training (ODT). Dieses Programm zur Ausbildung von afrikanischen Chirurgen wird übrigens finanziert durch eine sogenannte „double-sponsorship" durch beteiligte Fachärzte selbst. Das bedeutet, daß ein consultant aus Übersee sich mit einem consultant, also Facharzt, in England in Verbindung setzt und beide je zur Hälfte die Kosten der Ausbildung tragen. Insgesamt 27 Ärzte aus Afrika stehen derzeit in England mit diesem Programm in chirurgischer Weiterbildung. Vorgeschaltet vor die eigentliche Facharztausbildung ist in England das sogenannte Basic Surgical Training (BST). In diesem Programm sind in England sogar 342 Kollegen aus Ländern Afrikas tätig.

Auch in Deutschland war die Ausbildung von Ärzten aus Entwicklungsländern einst eine vornehme Pflicht und Selbstverständlichkeit von deutschen Krankenhäusern. Unter den Bedingungen eines lockeren Arbeitsmarktes war es keine Schwierigkeit für Ärzte aus Afrika, Asien oder Südamerika, einen bezahlten Job in einem deutschen Krankenhaus zu bekommen. Schwieriger war es schon, die Facharztprüfung selbst abzulegen.

Heute liegt die Gastarztausbildung von Ärzten aus Entwicklungsländern in Deutschland im Argen. Es gibt niemanden, der verläßliche Zahlen hierzu nennen kann. Weder die Deutsche Ärztekammer noch die Gesundheitsbehörden verfügen über exakte Zahlen, wieviele Ärzte aus Ländern der Dritten Welt in Deutschland zu Fachärzten ausgebildet werden. Das Gleiche gilt natürlich auch speziell für das Chirurgische Fachgebiet.

Welches sind die Gründe für dieses Dilemma?

Angesichts eines ungeheuer eng gewordenen Stellenmarktes für Ärzte stehen reguläre Stellen für ausländische Ärzte, insbesondere solche, die von außerhalb der EU kommen, nicht mehr zur Verfügung. Die Aufenthalts- und Arbeitsgenehmigung wird von den Behörden darüber hinaus abhängig gemacht von der Frage, ob eine Stelle vom Antragsteller vorgewiesen werden kann, wobei er den Nachweis erbracht haben muß, daß kein deutscher oder EU-Bewerber für die Besetzung dieser Stelle gefunden werden konnte. Allein aus dieser Konstellation wird klar, daß heutzutage kein Kollege aus einem Entwicklungsland nach Deutschland kommen kann um hier als normal angestellter Arzt seine Facharztausbildung zu absolvieren.

Es kommt daher nur eine arbeitsplatzunabhängige Finanzierung durch Stipendium in Frage. Hier sind allerdings die Möglichkeiten auch wesentlich eingeschränkter als früher.

Die in erster Linie in Frage kommende, regierungsamtliche Organisation für derartige Förderung von postgraduate Akademikern wäre der DAAD, der Deutsche Akademische Austauschdienst. Dieser ist jedoch laut seinen Statuten für die Förderung wissenschaftlicher Projekte und nicht für den Bereich der Berufsausbildung zuständig. Nur wenn die Anträge auf Fördermittel – dies kann hier ruhig einmal offen angesprochen werden – als wissenschaftliches Projekt verbrämt werden, besteht eine kleine Aussicht auf Erfolg. Allerdings sind die Stipendien des DAAD in aller Regel auf ein Jahr befristet, so daß sie von der zur Verfügung stehenden Zeitspanne nicht für eine Facharzt-Weiterbildung ausreichen können. Andere Stiftungen wie Carl-Duisberg-Gesellschaft, Kübelstiftung etc. betreiben zwar die Förderung der Berufsausbildung, fühlen sich aber in aller Regel nicht für die Förderung von Akademikern zuständig.

Einzige und löbliche Ausnahme auf dem Sektor der Förderung der Ärztlichen Berufsbildung für Kollegen aus Entwicklungsländern ist die Abteilung Gesundheit der DSE (Deutsche Stiftung für internationale Entwicklung) unter der Leitung von Dr. Seidel, der selbst über persönliche Erfahrungen als Entwicklungshelfer verfügt. Aus gut begründeten entwicklungspolitischen Erwägungen hat jedoch die DSE gerade auf dem chirurgischen Sektor die Tendenz stark in Richtung auf eine eher basischirurgische Ausrichtung gewählt. Es bleibt dabei abzuwarten, inwieweit hierbei ein für die Kollegen aus den Entwicklungsländern auch vor Ort anerkannter Abschluß erzielbar ist. Dieses ist nämlich ein bedeutsames Problem, und zwar aus folgendem Grund:

Die berufliche Weiterbildung für Ärzte unterliegt in den Entwicklungsländern, wie bereits angedeutet, vergleichbar großen, wenn nicht gar größeren Problemen als bei uns. Entweder ist in den Ländern selber keine strukturierte Weiterbildung beispielsweise in Chirurgie festgelegt. Oder es gibt keine nationale Prüfungskommission, die derartige Ausbildungsgänge abschließend prüft oder anerkennt.

Wenn aber derartige Curricula tatsächlich von offizieller Seite eingerichtet sind – ein Beispiel mag Westafrika sein, wo ein internationaler Zusammenschluß, das Westafrican Board of Surgeons, für die Prüfungen zuständig ist – so sind die Möglichkeiten, jüngere Kollegen mit größten Hindernissen gespickt, hier erfolgreich abzuschließen.

Das beginnt mit dem Unwillen der wenigen anerkannten Fachärzte, jüngeren Kollegen eine strukturierte Weiterbildung zukommen zu lassen. – Man schafft sich nicht gern die Konkurrenz im eigenen „Revier". – Es bestehen größte Schwierigkeiten, eine der Weiterbildung förderliche Einteilung im jeweiligen Krankenhaus zu erreichen. Eine bei uns schon nicht funktionierende weiterbildungsgerechte Rotation existiert nicht. Freistellungen für berufliche Bildungsmaßnahmen sind oft nur gegen entsprechendes Backshisch erzielbar und die Gebühren für die Facharztprüfungen und der damit verbundene Aufwand (z.B. Reise nach Nigeria, Hotelkosten etc.) sind nicht realisierbar, und immer mit dem hohen Risiko des Nichtbestehens der Prüfung verbunden.

Unter derart erschwerten Bedingungen stellt die Freistellung für Förderung der Berufbildung ein großes Privileg dar. Trotz des Ärztemangels ist auch in Entwicklungsländern der Stellenmarkt mangels öffentlicher Vorhaltung sehr eng. Die Niederlassungsmöglichkeiten mangels versicherter oder zahlungsfähiger Patienten in höchstem Maße beschränkt. Verläßt daher ein Arzt seine Stelle, um beispielsweise in Europa seine chirurgischen Kenntnisse zu vertiefen, so sollte er nur als Erfahrener und im Status auch offiziell Anerkannter zurückkehren. Er sollte also ein auch zu hause anerkanntes Zeugnis vorweisen können, das ihn qualifikationsmäßig auszeichnet. Dafür steht in Deutschland bisher nur das Facharztzeugnis – das übrigens überall anerkannt wird – zur Verfügung. Eine Rückkehr ohne ein solches Zeugnis bedeutet dagegen, daß der Kollege mit leeren Händen dasteht. Er wird Schwierigkeiten haben, sich zu Hause wieder gleichwertig wie vor seiner Abreise zu etablieren.

Abgesehen von den geschilderten organisatorischen und finanziellen Problemen muß auch die Frage des adäquaten Curriculums einer solchen Ausbildung neu bedacht werden. Die von den Ärztekammern geforderte Weiterbildungsordnung entspricht den in Deutschland notwendigen Anforderungen und auch dies z.T. nicht dem Stand der medizinischen Entwicklung entsprechend. Für Ärzte aus Entwicklungsländern sind manche der im OP-Katalog geforderten Operationen überzogen bzw. falsch gewichtet.

Der zeitliche Rahmen für solche Ausbildungsgänge muß realistisch abgesteckt werden. Jeder von uns weiß, daß die Voraussetzung für ein eigenständiges Operieren im Rahmen der Weiterbildung nur bei voller Integration in das Team der am Krankenhaus tätigen Chirurgen möglich ist. Auch bei maximalem Integrationswillen und -bereitschaft ist eine einjährige Phase hierfür zu kurz. 3 Jahre scheinen mir hier wesentlich realistischer zu sein.

Und noch etwas ist für den Fortgang der Weiterbildung unabdingbar: Eine Art persönliche Tutorenschaft durch einen leitenden Kollegen der Abteilung, sei es Chef oder Oberarzt. Aufgabe des Tutors ist es, die Ausbildungsinteressen des „Kandidaten" zu wahren und zu unterstützen.

Allerdings muß dabei stets die Notwendigkeit und die Verpflichtung zur Reintegration im Heimatland im Auge behalten werden. Eigentlich sollte dies keiner besonderen Erwähnung bedürfen, aber trotzdem muß es gesagt werden. Die Gäste sollten zum Abschluß ihres Aufenthaltes ausreichend Zeit zum Ablegen der Facharztprüfung haben und sie sollten sich in Ruhe von den Gastgebern verabschieden können. Die üblicherweise von den Ausländerbehörden praktizierte Limitierung der Aufenthaltsgenehmigung unmittelbar bis zum Abschluß der Ausbildung ist unwürdig.

Es gibt mindestens zwei Arbeitsgruppen, die sich derzeit in Deutschland sehr intensiv mit der Problematik der chirurgischen Ausbildung für Entwicklungsländer beschäftigen, die Homburger Arbeitsgruppe von Prof. Feifel und seinem Oberarzt Dr. Langenscheidt, und die Gruppe um Dr. Seidel bei der Deutschen Stiftung für Internationale Entwicklung. Zwei Grundsätze bleiben dabei von größter Wichtigkeit:

– Der angehende Chirurg für Entwicklungsländer muß gelernt haben, sich auch unter „einfachen" Bedingungen zurechtzufinden, d. h. er muß die Prinzipien dessen beherrschen, was z. B. Maurice King mit dem Begriff der Primary Surgery bezeichnet hat.
– Der angehende Chirurg für Entwicklungsländer muß über eine möglichst breite Ausbildung verfügen. Zuhause muß er mit allen Problemen zurechtkommen, die hier dem Spektrum von 20 Fachärzten gleichzeitig entsprechen würden. Insofern wäre es in unseren Augen ein falscher Ansatz, hier ausschließlich auf den Werdegang des sogenannten Barfußchirurgen abzustellen. Im Gegenteil, es bedarf einer möglichst breit angelegten Ausbildung, die allerdings betont die Anwendung einfacher Methoden berücksichtigt.

Was kann aus dem derzeitigen Dilemma gefolgert werden?

Der gute Ruf der in Deutschland praktizierten Medizin, insbesondere der Chirurgie, stellt in unseren Augen einen wichtigen Teilaspekt unseres Rufes im Ausland dar. Die berufsrelevante Ausbildung von Ärzten in Deutschland sollte als Grundlage der gegenseitigen Beziehungen erhalten und möglich bleiben. Das hier Vorgetragene ist daher auch als Appell an die Deutsche Gesellschaft für Chirurgie und auch an den Berufsverband gemeint, sich für die Aufrechterhaltung der Weiterbildungsmöglichkeit am Standort Deutschland einzusetzen. Es ist äußerst begrüßenswert, daß die DGC inzwischen regelmäßig ein Stipendium für einen Kollegen aus einem Entwicklungsland vergibt. Dieses ist jedoch zu klein bemessen, um als Grundlage für eine Weiterbildung zu dienen.

Es wäre zu begrüßen, wenn DGC und BDC – eventuell in Zusammenarbeit mit der Deutschen Gesellschaft für Tropenchirurgie – ihren Einfluß geltend machten, neue organisatorisch und finanziell abgesicherte Möglichkeiten einer chirurgischen Facharztweiterbildung für Kollegen aus Entwicklungsländern zu schaffen. Aufbauend auf Kenntnissen, die bereits im Heimatland erworben wurden, sollten hierfür mindestens 3 Jahre vorgesehen werden.

Literatur beim Verfasser.

Der Forschungsaufenthalt im Ausland im Berufsweg des akademischen Chirurgen

G. Schürmann[1], C. Anthoni[1], R.-J. Fischer[2], P. Hintze[3] und N. Senninger[1]

[1] Klinik und Poliklinik für Allgemeine Chirurgie, [2] Institut für Medizinische Informatik und Biomathematik, Westfälische Wilhelms-Universität Münster, Waldeyer Straße 1, D-48149 Münster,
[3] Deutsche Forschungsgemeinschaft, Kennedyallee 40, D-53175 Bonn

Research Abroad in the CV of an Academic Surgeon

Summary. Since there are no data concerning the results/efficiency of research stipends in foreign countries, the aim of this study was to analyze the experience of German surgeons doing research work abroad. Seventy-four fellows (residents) in surgical training who conducted research outside Germany between 1986 and 1995 have been interviewed using a detailed questionnaire. Back in Germany, the results and the experience gained from research abroad led in the majority of cases to a post doctoral degree, a high number of publications, as well as to intensified research efforts in the same field, using the methods learned abroad. Back home, the possibilities of pursuing research were often compromised by clinical workload. In general, better support for researchers in terms of better clinical and scientific perspectives is urgently needed, a demand that is voiced in numerous comments.

Key words: Research abroad – Results – Experience – Career

Zusammenfassung. Ziel der vorliegenden Studie war die kumulative Auswertung der Erfahrungen deutscher Chirurgen, die einen Forschungsaufenthalt im Ausland (FiA) im Laufe ihrer Karriere absolviert haben. Hierzu wurden chirurgische Auslandsforscher aus den Jahren 1986 bis 1995 u. a. zur Person, zum Forschungsprojekt, zum publikatorischen Output und zur klinischen und wissenschaftlichen Reintegration nach Rückkehr mittels eines Fragebogens schriftlich interviewt ($n = 74$ auswertbar). Der FiA führt bei den weitaus meisten Kollegen zur Habilitation, zu hoher publikatorischer Produktivität und zur Beschäftigung im angestammten Forschungsgebiet mit im Ausland erlernten, neuen Methoden nach Rückkehr. Die Fortführung der Forschungsaktivitäten war jedoch durch klinische Belastungen erheblich eingeschränkt und würde – laut vieler Einzelkommentare – von einer besseren Strukturierung der Forschung an unseren Kliniken mit längerfristiger beruflicher Perspektive für Forschungsinteressierte profitieren.

Schlüsselwörter: Forschung – Auslandsaufenthalt – Ergebnisse – Karriere

Hintergrund

Viele wissenschaftlich interessierte Chirurgen denken bei ihrer Karriereplanung an einen Forschungsaufenthalt im Ausland (FiA). Leider konnten sie bisher nicht auf eine kumulative

Auswertung der Erfahrungen vorangegangener „Auslandsforscher" zurückgreifen. Es war das Ziel der vorliegenden Studie, diese Lücke zu schließen.

Methodik

In Kooperation mit der Deutschen Forschungsgemeinschaft (DFG) und durch direktes Anschreiben aller deutschen (Allgemein-)chirurgischen Universitätskliniken wurden die Namen und Adressen von Chirurgen ermittelt, die in den Jahren 1986–1995 einen Forschungsaufenthalt im Ausland absolviert hatten. Die so ermittelten 150 Personen wurden in Form eines strukturierten Fragebogens schriftlich interviewt, u. a. zur Person, zum Forschungsinstitut im Ausland, zum Forschungsprojekt, zum publikatorischen output und zur klinischen und wissenschaftlichen Reintegration nach Rückkehr.

Ergebnisse

Auslandsforscher ($n=74$ auswertbar) reisten im Durchschnitt von 30,7 (25–40) Jahren für durchschnittlich 20 (2–54) Monate zu 85% in die USA aus. Die übrigen 15% verteilten sich auf verschiedene westeuropäische Gastgeberländer. Die Auslandsforscher wurden zu 85% durch die DFG finanziert (DFG-Ausbildungsstipendium, $n=37$; DFG-Forschungsstipendium $n=15$; DFG-Habilitandenstipendium $n=6$; DFG-Postdoktorandenstipendium $n=4$). Bei 74% der Probanden wurde der FiA in der ersten Hälfte der Facharztweiterbildung integriert, bei 23% in die zweite Hälfte. 19 Prozent reisten *nach* der Anerkennung zum Facharzt aus. Über 80% hatten vor dem FiA in der Heimatklinik wissenschaftlich Vorarbeit geleistet. Die Forschungsprojekte lagen zu 76% im Bereich der Transplantationsmedizin oder Onkologie, die Methoden waren zu über 80% tierexperimentell.

Die Zahl der Publikationen, die innerhalb von 2 Jahren nach Rückkehr unter maßgeblicher Verwendung der im Ausland erarbeiteten Daten erstellt werden konnten, divergierte erheblich zwischen deutschsprachigen (Abb. 1) und englischsprachigen Publikationen (Abb. 2). Innerhalb von 2 Jahren nach Rückkehr erhielten 73% der Probanden mehr als vier Vorträge.

Bei 84,1% der Probanden hatte der Auslandsaufenthalt eine Habilitation zur Folge, nur 7,3% konnten die ursprünglich geplante Habilitation nicht umsetzen. 1,3% hatten sich gegen eine Habilitation entschieden und bei weiteren 7,3% war eine Habilitation nie geplant.

74,7% der Befragten hatten die im Ausland erlernte Methodik im selben Forschungsgebiet zu Hause neu einführen können. Weitere 12,3% hatten durch im Ausland Erlerntes eine

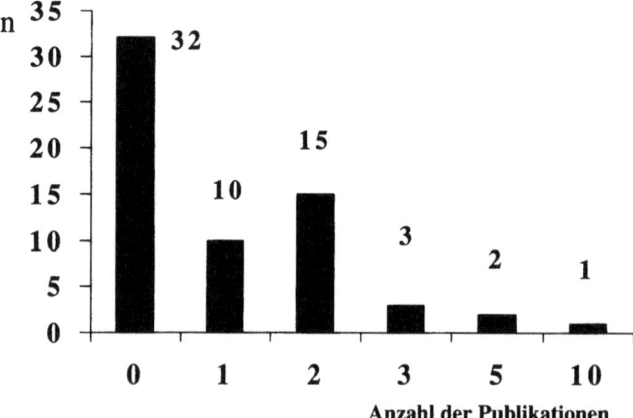

Abb. 1. Die publikatorische Leistung innerhalb von 2 Jahren nach Rückkehr unter wesentlicher Berücksichtigung der im Ausland erarbeiteten Ergebnisse (deutschsprachig) (durchschnittlich 1,2 ± 1,7/Pers.)

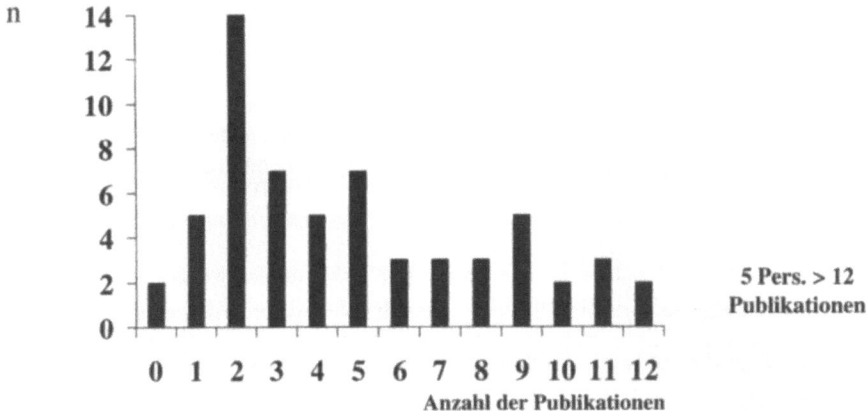

Abb. 2. Die publikatorische Leistung innerhalb von 2 Jahren nach Rückkehr unter wesentlicher Berücksichtigung der im Ausland erarbeiteten Ergebnisse (englischsprachig) (durchschnittlich 5,9±5,4/Pers.)

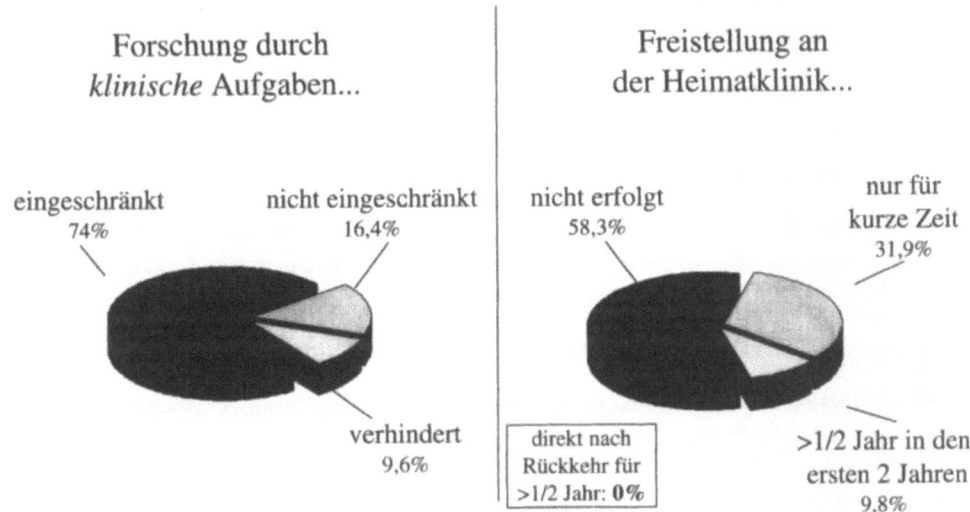

Abb. 3. Einschränkung der Forschungsaktivitäten durch klinische Aufgaben (subjektive Einschätzung) und tatsächlich erfolgte Freistellung innerhalb von 2 Jahren nach dem Forschungsaufenthalt im Ausland

wesentliche Modifikation im selben Forschungsgebiet von zu Hause schon Vorhandenem leisten können. Weitere 8,1% hatten mit der im Ausland erlernten Methodik zu Hause in einem anderen Forschungsgebiet weitergearbeitet und bei 10,8% erfolgte ein Methodentransfer nicht, sie arbeiteten jedoch im selben Forschungsgebiet mit einer anderen Methodik weiter. Nur 4,1% mußten nach Rückkehr an die Heimatklinik wissenschaftlich etwas völlig Neues machen.

Die *klinische* Reintegration nach Rückkehr fiel 68,5% leicht, 31,5% „eher schwer". Die wissenschaftlichen Arbeitsmöglichkeiten nach Rückkehr waren durch klinische Aufgaben erheblich eingeschränkt (Abb. 3), denn eine Freistellung von klinischen Aufgaben innerhalb von 2 Jahren nach Rückkehr erfolgte bei den meisten gar nicht oder nur für kurze Zeit (Abb. 3).

50% der Probanden sahen durch die Forschungsstruktur und finanzielle Ausstattung der „Mutterklinik" eine intensive Weiterbeschäftigung mit dem Forschungsgebiet als eingeschränkt oder verhindert an. Die fehlende klinische Entlastung halbierte die Produktivität an Vorträgen und Publikationen. Der FiA hatte das wissenschaftliche Engagement in der Heimatklinik bei 73% wesentlich verstärkt, wenngleich die klinische Karriere bei 53% durch den FiA kaum oder nur unwesentlich günstig beeinflußt wurde. Resümierend hat sich für 97% der FiA sehr gelohnt, wenngleich 20% zu einem anderen Zeitpunkt als dem eingeschlagenen ausreisen würden. 65% empfahlen den FiA vor der Facharztanerkennung.

Schlußfolgerung

Der Forschungsaufenthalt im Ausland führt bei den weitaus meisten Kollegen zur Habilitation, zu hoher (englischsprachiger) publikatorischer Produktivität und zur Beschäftigung im angestammten Forschungsgebiet mit neuen Methoden nach Rückkehr. Die Fortführung der Forschungsaktivitäten ist jedoch durch klinische Belastungen erheblich eingeschränkt und würde – laut vieler Einzelkommentate – von einer besseren Strukturierung der Forschung an unseren Kliniken mit langfristiger beruflicher Perspektive für Forschungsinteressierte profitieren.

Literatur beim Verfasser.

Die Weiterbildung zum Facharzt für Chirurgie in den USA – Aspekte für den jungen deutschen und amerikanischen Arzt

C. M. Seiler[1], W. Esch[2], K. Hohmann[2] und N. Senninger[1]

[1] Klinik und Poliklinik für Allgemeine Chirurgie, WWU Münster, Waldeyer Straße 1, D-48129 Münster
[2] Marburger Bund Bundesverband, Riehler Straße 6, D-50668 Köln

Residency in Surgery in the USA – Prospects for German and American Residents

Summary. Due to high standards in clinical practice and outstanding research opportunities in the USA, German residents wish to do a part of their surgical education in an American teaching hospital. Currently, German applicants must have an unrestricted license and a valid Standard ECFMG Certificate. For this certificate they must have passed Step I and II of the United States Medical Licensing Examination, which also includes an English test. The examination requirements are about to be changed. A 1-year participation in one of the 267 surgical residency programs is generally not possible. In Germany, American residents have the opportunity to apply for a supervised training year without passing the German medical exams. At present, there are no clinical exchange programs in surgery between Germany and the USA. Therefore, the German and American College of Surgeons should develop an exchange program for residents in surgery.

Key words: Residency education – Surgery – Exchange programs

Zusammenfassung. Hohe Standards in Klinik und Wissenschaft in den USA sind für den jungen deutschen Arzt Anreiz, einen Teil seiner Weiterbildung im Fach Chirurgie dort zu absolvieren. Um sich in den USA für eines der 267 Residency Programs für die Dauer von 5 Jahren in Chirurgie bewerben zu können, muß ein deutscher Arzt derzeit die uneingeschränkte Berufserlaubnis und ein gültiges Standard ECFMG Certificate nachweisen. Die Zertifizierung durch die the Educational Commission for Foreign Medical Graduates hat die erfolgreiche Teilnahme am United States Medical Licensing Examination Step I und II sowie einen Englisch-Test zur Voraussetzung. Eine Teilnahme an einem Residency-Programm von der Dauer eines Jahres ist in der Regel nicht möglich. Amerikaner können in Deutschland nach Genehmigung ärztlich unter Aufsicht tätig werden. Klinische Austauschprogramme existieren nicht und sollten durch die Fachgesellschaften für Chirurgie beider Länder entwickelt werden.

Schlüsselwörter: Weiterbildung – Chirurgie – Austauschprogramme

Einleitung

Der hohe Standard in Klinik und Wissenschaft in den USA läßt es für den jungen deutschen Arzt erstrebenswert erscheinen, einen Teil seiner Weiterbildung zum Facharzt für Chirurgie in Amerika zu absolvieren. Allerdings ist vorher eine nicht unerhebliche Hürde zu überwinden, nämlich die erfolgreiche Absolvierung des United States Medical Licensing Examination (USMLE).

Im folgenden wird zunächst das Prüfungsverfahren mit Berücksichtigung der Änderungen ab 01.07.1998 beschrieben. Anschließend werden die Möglichkeiten für eine Bewerbung und Eckpunkte der Weiterbildung in der Chirurgie vorgestellt und mit der Situation in Deutschland verglichen.

Voraussetzungen für eine ärztliche Tätigkeit in den USA

Die Educational Commission for Foreign Medical Graduates (ECFMG) stellt das Standard ECFMG Certificate aus, das Grundvoraussetzung für die Zulassung zur Weiterbildung in der Chirurgie sowie für die Ausstellung des erforderlichen Visums ist. Dieses Zeugnis ist jedoch keine Garantie für eine Arbeitsstelle in den USA. Der Weg zum Standard ECFMG Certificate führt über die USMLE-Prüfungen, die auch den ECFMG-Sprachtest beinhalten. Bis zum 30.06.1998 ist die uneingeschränkte deutsche Approbation erforderlich. Ab dem 01.07.1998 wird nur noch das Zeugnis über den dritten Abschnitt der Ärztlichen Prüfung benötigt. Zusätzlich muß dann eine neu eingeführte Prüfung, der „Clinical Skills Assessment (CSA)" abgelegt werden.

USMLE:
In einem Kooperationsprogramm legen die Federation of State Medical Boards of the U.S., Inc. (FSMB) und das National Board of Medical Examiners (NMBE) die Prüfungsbedingungen fest. Step 1 und 2 des USMLE werden von der ECFMG in aller Welt für ausländische Ärzte angeboten, die das Ziel verfolgen, in den USA zu arbeiten. Der ECMFG-Sprachtest kann mit Step 2 abgelegt werden.

Zunächst muß beim ECFMG-Sekretariat, 3750 Market Street, Philadelphia, PA, in den USA die schriftliche Anmeldung eingereicht werden. Nachzuweisen ist der Abschluß eines Medizinstudiums an einer von der WHO im World Directory of Medical Schools veröffentlichten Medizinischen Fakultät.

Step 1 des USMLE hat als Prüfungsgegenstand die medizinischen Grundlagenfächer. Die Prüfungsdauer beträgt 2 Tage (12 Stunden) und wird im Multiple-Choice-Verfahren durchgeführt. Die Kosten betragen US$ 495,– (Stand 1998). Im zweiten Step werden vorrangig Fallvorstellungen und Probleme aus dem Bereich der Inneren Medizin behandelt. Die Themen sind dem Bulletin of Information der ECFMG zu entnehmen [2]. Prüfungsdauer und -kosten entsprechen Step 1. Zusätzlich kann der erforderliche ECFMG-Sprachtest absolviert werden. Dieser kostet derzeit US$ 40,– und ähnelt dem Test of English as a Foreign Language (TOEFL). Ein bestandenes TOEFL-Examen ist primär nicht anrechenbar. Die Prüfungen Step I und II und der ECFMG-Sprachtest können in Frankfurt abgelegt werden.

Der dritte Step kann nur nach erfolgreichem Bestehen von Step 1 und 2 in den USA abgelegt werden. Er ist für alle in- und ausländischen Ärzte Pflicht, die in den USA eigenverantwortlich ärztlich tätig werden wollen. Nach der bundesstaatlichen Organisation der USA sind hierfür die einzelnen Staaten selbst verantwortlich. Zentrale Anlaufstelle ist die FSMB, Fuller Wiser Road, Suite 300, Euless, TX 76039-3855.

Der am 01.07.1998 neu eingeführte Clinical Skills Assessment wird nur in Philadelphia am Sitz der ECFMG abzulegen sein. Die Prüfung hat die Anwendung ärztlicher Kenntnisse und Fähigkeiten an Scheinpatienten zum Inhalt. Voraussetzung zur Zulassung ist der erfolgreiche Nachweis von Step 1 und 2 mit dem ECFMG-Sprachtest. Die Kosten für Flug, Unterkunft, Visa, etc. hat der Kandidat selbst zu tragen. Zukünftig können damit aber auch Ärzte und Ärztinnen im Praktikum in den USA klinisch tätig werden.

Das Standard ECFMG Certificate ist bei der ECFMG, 3624 Market Street, 4th Floor, Philadelphia, Pennsylvania 19104.2685 mit dem Nachweis des USMLE Step 1 und 2, des CSA (ab 01.07.1998), des ECFMG-Sprachtestes und des Zeugnisses über den dritten Abschnitt der Ärztlichen Prüfung zu beantragen. In der Regel dauert es 4–6 Monate bis das Zeugnis vorliegt. Wenn nicht innerhalb von 2 Jahren nach Erhalt der Zeugnisse eine ärztliche Tätigkeit in den USA aufgenommen wird, muß der Sprachtest wiederholt werden. Alternativ kann dann auch der TOEFL-Test abgelegt werden.

Bewerbungsmöglichkeiten für eine Weiterbildungsstelle Chirurgie in den USA

Zunächst sind die Bewerbungsvoraussetzungen zu erfüllen. Sie bestehen im Nachweis des ECFMG Certificate und einer regierungsamtlichen Bestätigung des Bundesministeriums für Gesundheit, Dienststelle Berlin, daß in der Bundesrepublik Deutschland ein Bedarf an Ärzten mit der Fachrichtung Chirurgie vorliegt.

Die Bewerbung kann individuell, über die Teilnahme am National Resident Matching Program (NRMP) oder eine Agentur erfolgen. Die Anschriften aller für Residency Programs zugelassenen Krankenhäuser können im Directory of Graduate Medical Education der American Medical Association nachgeschlagen werden. 90% aller amerikanischen Ärzte nehmen am NRMP teil. Für deutsche Ärzte besteht ebenfalls die Möglichkeit, sich bei der NRMP, 2501 M. Street, NW, Suite 1, Washington DC-20037-1307, zu bewerben. Die Erfolgschancen sind für diesen Weg eher als gering einzuschätzen.

Die Weiterbildung zum Facharzt für Chirurgie in den USA

Der Bostoner Chirurg Halsted hat die Chirurgie in Amerika durch Einführung des Residentsystems bis in die heutige Zeit geprägt. Basierend auf seinen Erfahrungen im deutschsprachigen Teil Europas Ende letzten Jahrhunderts hat er die Grundsätze festgelegt [4]. Kennzeichen ist eine klar strukturierte Weiterbildung mit festgelegten Rotationen und breiter Wissensvermittlung in der allgemeinen Chirurgie. Der ACGME ist seit 01.01.1981 in den USA für die Festlegung der Allgemeinen Bestimmungen der Weiterbildungsordnung zuständig. Zugleich entscheidet diese Organisation über die Anerkennung von Residency-Programmen in Krankenhäusern. Dem ACGME stehen für die einzelnen Fachgebiete sogenannte Residency Review Committees (RRC) zur Seite. In der Chirurgie wird dieses Gremium durch Vertreter des American Board of Surgery, des American College of Surgeons und des AMA Council on Medical Education gebildet. Dieses RRC überarbeitet die Weiterbildungsrichtlinien (Inhalt und Dauer der Weiterbildung) und gibt genaue Anweisung bezüglich der fachlichen und organisatorischen Gestaltung. Zugleich kontrolliert das RRC die laufenden Programme in der Regel alle 5 Jahre [3].

Die Weiterbildung zum Chirurgen in den USA dauert 5 Jahre. In dieser Zeit wird eine breite operative (1000 Eingriffe) und klinische Erfahrung vermittelt [5]. Die Arbeitszeit liegt für den Arzt im ersten Weiterbildungsjahr bei 98 Stunden pro Woche und im Durchschnitt bei 87 Stunden pro Woche während der gesamten Weiterbildungszeit (AMA Center for Health Policy Research 1987 and Hospitals 1988). Der Jahresverdienst beträgt ca. US$ 30000,–.

Jedes zugelassene Programm besitzt eine festgelegte Rotation für die Weiterbildungsassistenten. Die einzelnen Programme präsentieren sich mit Hochglanzbroschüren und stellen die besonderen Schwerpunkte dar. Somit ist dem Resident von Beginn seiner Tätigkeit an bekannt, wo und wann er welche Station zum Facharzt absolvieren wird. Viele Programme der Universitäten sehen eine zusätzliche Rotation in der chirurgischen Forschung vor.

Die Weiterbildung ist nicht obligatorisch mit der Board-Prüfung abzuschließen. Die große Mehrzahl der amerikanischen Ärzte besitzt jedoch dieses Zertifikat. Das American Board of Surgery führt die Bewertung der erworbenen Kenntnisse der freiwilligen Kandidaten durch. Voraussetzung ist der Nachweis der notwendigen Residency-Zeit und die uneingeschränkte

Arbeitserlaubnis als Arzt in den USA. Die erfolgreich bestandene Prüfung hat die Verleihung des „Diplomate of the Board of Surgery" zur Folge.

Diskussion

Die Weiterbildung zum Facharzt für Chirurgie in Deutschland wird durch die Weiterbildungsordnungen der Landesärztekammern und durch die Richtlinien über den Inhalt der Weiterbildung geregelt. Die derzeitige Ordnung geht auf die Beschlüsse des Deutschen Ärztetages 1992 in Köln zurück [6]. Die Ärztekammern haben zugleich die Aufgabe, die Weiterbildungsermächtigung zu verleihen und zu kontrollieren. Des weiteren erteilen sie nach mündlicher Prüfung die Anerkennung als Facharzt für Chirurgie.

In Amerika gibt es diese Aufgabenvielfalt innerhalb einer Institution nicht. Für die Ordnung und Dauer der Weiterbildung ist die ACGME zuständig. Sie wird dabei durch die RRC unterstützt. Das Facharztdiplom wird durch das American Board of Surgery verliehen, das unabhängig die Leistung der Chirurgen in Weiterbildung überprüft. Die Fachgesellschaft der Chirurgen hat damit in Amerika einen unmittelbaren Einfluß auf den chirurgischen Nachwuchs als die in Deutschland.

Die Kontrollmechanismen zur Überprüfung der Weiterbildungseinrichtungen sind in den USA schärfer als in Deutschland. Es findet nicht nur eine personengebundene, sondern auch einrichtungsbezogene Beurteilung statt. Mit der zunehmenden Spezialisierung auch in Deutschland ist der Wunsch nach einer einheitlichen Weiterbildung größer geworden. Eine strukturierte Weiterbildung scheint nur bei abgestimmtem Konzept innerhalb einer Einrichtung möglich. Eine denkbare Konsequenz wäre die Änderung unserer bisherigen Struktur: Die Ärztekammern müßten noch enger mit den Fachgesellschaften bei der Zulassung und Kontrolle der Weiterbildungsstellen zusammenarbeiten. Zweckmäßig wäre die Ergänzung der personengebundenen Weiterbildung, da in Zukunft gleiche Ausbildungsinhalte, -fertigkeiten und -kenntnisse vermittelt werden sollten, um einen vergleichbaren Kenntnisstand der Chirurgen zu erreichen. Unbeschränkt bleibt die persönliche Ausbildung durch das Verhältnis zwischen Schüler und Lehrer.

Aus Sicht des jungen Chirurgen in Deutschland und Amerika ist zu kritisieren, daß es keine Austauschprogramme für klinische chirurgische Tätigkeiten während der Weiterbildung gibt. Das American College of Surgeons bietet zwar 8 internationale Gaststipendien an, diese sind jedoch nicht klinisch orientiert [1]. Dabei wäre ein Austausch mit klinischem Schwerpunkt sinnvoll und notwendig, um neue Erkenntnisse schneller zu verbreiten. Zugleich dient der Kontakt der Verständigung und hilft das eigene Handeln kritisch zu hinterfragen. In diesem Sinne wären folgende Änderungen notwendig:

1. Schaffung von Austauschprogrammen für junge chirurgische Assistenten.
2. Zulassung approbierter Kollegen in Weiterbildung zum Facharzt für Chirurgie für eine beschränkte ärztliche Tätigkeit in den USA bei Nachweis entsprechender Sprachkenntnisse und eines Weiterbildungsplatzes ohne ECFMG Certificate.
3. Gegenseitige Anerkennung der im Rahmen eines Austausches geleisteten Weiterbildungszeit und -inhalte.

Chirurgie ist immer ein Bestandteil der Medizin und damit des Gesundheitssystems eines Landes. Es kann und sollte nicht das Ziel sein, die grundsätzlichen Unterschiede zwischen beiden Ländern zu beseitigen. Aber es sollten Möglichkeiten des Austausches und Kontaktes geschaffen werden, um gerade diese Unterschiede kennenzulernen. Der junge amerikanische wie der junge deutsche Chirurg werden durch ihre Weiterbildung geprägt. Beide sollten die Chance zum gegenseitigen Kennenlernen und gemeinsamen Arbeiten haben.

Literatur

1. Bekanntmachungen und Informationen. American College of Surgeons International Scholarships (1998) DGfC Mitteilungen 01/98: 42

2. Bulletin of Information (1998) USMLE Secretariat, 3750 Market Street, Philadelphia, PA, S 10–11
3. Esch W (1991) Medizinstudium und Weiterbildung in den USA. 2. Aufl, Biermann, Zülpich, S 86–107
4. Heberer G (1997) Die chirurgische Schule im Wandel der Zeit. DGfC Mitteilungen 04/97: 285–291
5. Stelzner M (1997) Spezialisierung in der Chirurgie. Ein Beitrag aus amerikanischer Sicht. Chirurg 68: 888–891
6. Witte J (1995) Die neue Struktur der chirurgischen Weiterbildung in Deutschland. DGfC Mitteilungen 05/95, S 375–384

Lohnt sich ein dreimonatiger USA-Aufenthalt für einen deutschen Universitätschirurgen?

A. Woltmann, E. Th. Rietschel und H.-P. Bruch

Klinik für Chirurgie, Medizinische Universität zu Lübeck, Ratzeburger Allee 160, D-23538 Lübeck

Is Three Months Stay in USA Worthwhile for a German Academic Surgeon?

Summary. From 06/02/97 until 08/29/97, I was working at the division of Molecular Medicine at the North Shore University Hospital/Cornell University Medical College in New York on a research project concerning the role of CD14 in a chronic Gram-negative experimental infection model. On the one hand I had to accept three months absence from my family and my own hospital, as well as high travel expenses. On the other hand, I looked forward to important experiences abroad, contacts to international scientists, publication in a highly regarded journal, and last but not least to get to know a breathtaking city.

Key words: Research stay – America – Surgery

Zusammenfassung. Vom 02.06.97 bis 29.08.97 habe ich in der Abteilung Molecular Medicine am North Shore University Hospital/Cornell University Medical College in New York ein Forschungsprojekt zur Rolle von CD14 in einem chronischen Gram-negativen Infektionsmodell durchgeführt. Der Investitionsseite (3monatige Abwesenheit von Familie und Klinik, finanzieller Aufwand) stand eine begründete Aussicht auf wichtige Auslandserfahrungen, Kontakte zu internationalen Wissenschaftlern, Publikation in gut bewertetem Journal und Kennenlernen einer atemberaubenden Stadt gegenüber.

Schlüsselwörter: Forschungsaufenthalt – Amerika – Chirurgie

Das spezielle Thema dieses 150. Kongresses der Deutschen Gesellschaft für Chirurgie lautet: Die amerikanische Erfahrung – Triebfeder und Anregung zum Nachdenken. Natürlich habe ich sofort an den eigenen Forschungsaufenthalt gedacht. Als ich mir vor meiner Reise die Frage meines Vortrages gestellt habe, wußte ich selbst die Antwort nicht. Zeit zum Nachdenken blieb mir auch während des Auslandsaufenthaltes wenig. Bevor ich jedoch das Ergebnis meiner Überlegungen aus der Zeit danach verrate, möchte ich Sie anregen, sich selbst ein Urteil zu bilden.

   Nach bestandener Facharztprüfung im Oktober 1996 habe ich im Rahmen einer engen Kooperation zwischen der eigenen Klinik für Chirurgie und dem Forschungszentrum Borstel an einem Forschungsprojekt zur zellulären Endotoxinbindung und -internalisierung gearbeitet. Während dieser Zeit lernte ich Frau Prof. Goyert aus der Abteilung Molecular Medicine am North Shore University Hospital der Cornell University Medical College in New York kennen. Sie ist vielen von Ihnen bekannt als die Expertin auf dem Gebiet der CD14-Rezeptor-Forschung [1]. CD14 hat eine Schlüsselrolle bei der Endotoxin-vermittelten Mediator-Produktion und -Freisetzung von myelomonozytären Zellen. Die bisherigen *in vivo* Ergebnisse hatten sich nur auf ein akutes Infektionsmodell durch *Escherichia coli* mit der CD14-defizienten knock-out-mouse beschränkt [2]. Frau Goyert lud mich ein, für eine begrenzte Zeit in ihrem Labor zu arbeiten, um die Rolle von CD14 im eigenen chronischen Gram-negativen Infektionsmodell einer abszedierenden Peritonitis, hervorgerufen durch *Bacteroides fragilis*, zu untersuchen [3].

Verwertbare Ergebnisse waren nicht sicher, spezielle Labormethoden, die in der eigenen Universität bisher als Dienstleistungen durch andere Laboratorien angeboten wurden, mußte ich selbst erlernen. Hilfe im amerikanischen Labor war nicht zu erwarten. Nachdem ich mich eingehend beraten und vorbereitet hatte und die Finanzierung des Aufenthalts durch zwei Reisestipendien teilweise gedeckt war, führte ich das Projekt in den Sommermonaten Juni bis August 1997 durch.

Investieren mußte ich selbst eine dreimonatige Abwesenheit von der Familie, wobei unser damals fünfjähriger Sohn das Fehlen des Vaters schmerzlich erlebte, die beiden kleinen Töchter es kaum bewußt wahrnahmen. Am meisten litt der Vater selbst. Die dreimonatige Abwesenheit von der Klinik bedingte natürlicherweise, daß andere Kollegen meine Aufgaben übernehmen mußten. Ein Umstand, der dazu führte, daß ich nach meiner Rückkehr in dieser Beziehung etwas gut zu machen hatte. Die eigenen finanziellen Aufwendungen mußten die Differenz zwischen der Stipendiumssumme und den tatsächlichen Kosten, sowie dem Verdienstausfall aus Überstunden und Bereitschaftsdienst decken.

Die positiven Effekte umfaßten aber eine sehr wichtige Auslandserfahrung. Das Gastarbeiten in einem amerikanischen Labor erweitert den eigenen Horizont eklatant. Sämtliche notwendige Labormethoden mußten, wie erwartet, selbst beherrscht und durchgeführt werden. Alle Materialien waren rechtzeitig im voraus zu bestellen, da nur das aktuell notwendige der Laborgemeinschaft zur Verfügung stand. Sprachbarrieren waren durch die enge Zusammenarbeit in wenigen Tagen überwunden. Im Umgang mit den Wissenschaftlern der lokalen Institutionen gewöhnte man sich schnell ein produktives Verhalten an, das gemeinsamen Fragestellungen zugute kam. Als Gast lernte man sich offen zu geben, was dazu führte, daß auch die Gastgeber interessante und noch nicht publizierte Erkenntnisse mit dem Fremden teilten. Überrascht war ich jedoch von der Tatsache, daß im Labor kaum Amerikaner, sondern größtenteils andere Ausländer wie Chinesen, Japaner, Franzosen, Inder und Italiener arbeiteten. Deutsche waren die Ausnahme. Nachdem das Projekt gut vorbereitet war, habe ich zudem in der Kürze der Zeit interessante Ergebnisse erarbeiten können, die jetzt in einem international gut bewerteten Journal zur Publikation eingereicht werden. Nicht zuletzt hatte ich Gelegenheit, eine ganz außergewöhnliche Stadt, die geprägt ist durch eine einmalige Multinationalität, kennenzulernen.

So möchte ich zusammenfassend feststellen, daß sich der Aufenthalt aus meiner Sicht für mich als Chirurg einer deutschen Universitätsklinik gelohnt hat und ich allen, die eine solche Gelegenheit geboten bekommen, raten möchte, zuzupacken.

Acknowledgements: Das Projekt wurde zum Teil unterstützt durch die Deutsche Forschungsgemeinschaft SFB 367 (B 2), das BMBF (Sepsis-Projekt), die Fonds der chemischen Industrie (EThR) und die Freunde und Förderer (Chirurg. Forschung – Prof. Bruch) der Medizinischen Universität zu Lübeck.

Literatur

1. Goyert SM, Ferrero E, Rettig WJ, Yenamandra AK, Obata F, Le Beau MM (1988) The CD14 Monocyte Differentiation Antigen Maps to a Region Encoding Growth Factors and Receptors. Science 239: 497–500
2. Haziot A, Ferrero E, Köntgen F, Hijiya N, Yamamoto S, Silver J, Stewart CL, Goyert SM (1996) Resistance to Endotoxin Shock and Reduced Dissemination of Gram-Negative Bacteria in CD14-Deficient Mice. Immunity 4: 407–414
3. Woltmann A, Weiss S, Martens B, Broll R, Krüger S, Bruch H-P (1997) Morphologische Parameter zur quantitativen Bestimmung der entzündlichen Aktivität des Peritoneums. Langenbecks Arch Chir 382: 231–236

Ökonomie/Qualitätssicherung

Online-Infektionserfassung im Rahmen des Total Quality Management

M. Ehlebracht, M. Birth, M. Hilbert und H.-F. Weiser

I. Chirurgische Klinik für Allgemein-, Viszeral- und Thoraxchirurgie, Diakoniekrankenhaus Rotenburg/W., D-27342 Rotenburg/Wümme

Online Recording of Nosocomial Infections as a Part of Total Quality Management

Summary. The continuous and exact recording of infections is a condition sine qua non for total quality management. Therefore, at the Diakoniekrankenhaus Rotenburg (Wümme) a program which offers the possibility of online recording of data was integrated into the hospital intranet. The recording is done with network clients. The recording of data is supported by a series of plausibility controls. The advantage consists in immediate evaluation of up to date and extensive statistics of infections. By integration into the existing system, relevant influences and consequences such as the prolongation of hospitalisation, use of material, and frequency of reoperation can by recognized and immediately considered with high validity.

Key words: Infection – Nosocomial – Total quality management – Computer

Zusammenfassung. Die ständige exakte Infektionserfassung ist eine conditio sine qua non für ein „total quality management". Im Diakoniekrankenhaus Rotenburg/Wümme wurde deshalb ein Programm in die klinikinterne (Intranet) Software integriert, welches eine Online-Datenerfassung ermöglicht. Diese erfolgt an vernetzten Arbeitsplätzen. Eine Reihe von Plausibilitätskontrollen unterstützt die Datenerfassung. Vorteile bestehen in einer aktuellen und umfassenden Infektionsstatistik, welche „auf Knopfdruck" zu jedem Zeitpunkt vorliegt. Durch die Integration in das bestehende System sind relevante Einflußgrößen und Folgen wie verlängerte Krankenhausverweildauer, Materialverbrauch, Reoperationsfrequenz mit hoher Validität zu erkennen und können sofort berücksichtigt werden.

Schlüsselwörter: Infektion – Nosokomial – Total Quality Management – Computer

Einführung

Postoperative Infektionen beeinflussen die Morbidität und Mortalität der chirurgischen Therapie erheblich. Die ständige und exakte Infektionserfassung ist damit eine conditio sine qua non für ein „total quality management". Seit 1986 werden nosokomiale Infektionen durch alle operativen Kliniken im eigenen Hause unter Nutzung des entsprechenden Bogens des Deutschsprachigen Arbeitskreises für Krankenhaushygiene dokumentiert.

Eine zeitgemäße EDV-gestützte Erfassung ist mit Hilfe verschiedener kommerziell verfügbarer Programme prinzipiell möglich, Nachteile sind jedoch vielfach die erste sekundäre Dateneingabe, eine zumeist neue unbekannte Benutzeroberfläche, verbunden mit Zeit- und möglicherweise Informationsverlust.

Im Rahmen der Einführung eines umfassenden Qualitätsmanagements im Diakoniekrankenhaus Rotenburg (Wümme) sollten die Struktur-, Prozeß- und Ergebnisqualität der Erfassung nosokomialer Infektionen durch EDV-Einsatz verbessert werden. Als Sollqualität wurde eine 100%ige Erfassung nosokomialer Infektionen definiert, mit dem Ziel, eine langfristige Verbesserung der Ergebnisqualität der medizinischen Behandlung zu erreichen.

Methode

Technische Voraussetzung stellen eine AS/400 der Firma IBM mit ca. 450 vernetzten PCs sowie das Krankenhausinformationssystem der Firma BOSS (Bremen) dar. Besonderes Augenmerk wurde auf die Integration der Erfassung in die vorhandenen Arbeitsprozesse gelegt.

Die EDV-gestützte Dokumentation erfolgt in der Regel bei Diagnosestellung „nosokomiale Infektion", spätestens jedoch nach Eingabe der Entlassungsdiagnose. Die Erfassung von Diagnosen und Prozeduren nach OPS-301 erfolgt dezentral durch die jeweiligen Stationsärzte. Nach Eingabe der Entlassungsdiagnose muß die Frage nach einer nosokomialen Infektion zum weiteren Programmablauf zwingend beantwortet werden.

Zur exakten Infektionsbeschreibung werden dokumentiert:

1. ob die Infektion während eines vorbestehenden stationären Aufenthaltes entstanden ist
2. ob die Infektion aus einem anderen Krankenhaus stammt
3. ob sie aus einem aktuellen Aufenthalt stammt
4. Risikofaktoren wie Adipositas, Diabetes mellitus, AVK
5. Infektionsarten (Wundinfektion, Atemwegsinfektion, Harnwegsinfektion)
6. Datum des Auftretens der Infektion
7. ob und wann ein Abstrich entnommen wurde
8. wie die Infektion behandelt wurde
9. welche Antibiotika eingesetzt wurden
10. welche Keime beim Abstrich festgestellt wurden.

Die Beantwortung der einzelnen Unterpunkte ist immer kontextbezogen.

Wird zum Beispiel die Frage nach der Entnahme eines Abstrichs mit „Ja" beantwortet, öffnet sich eine Kaskade mit Unterpunkten.

Über Plausibilitätskontrollen wird am Ende der Eingabe die Vollständigkeit der Erfassung überprüft. Sind die Angaben unvollständig, ist der Abschluß des Qualitätssicherungsbogens nicht möglich.

Ergebnisse

Im Bereich der I. Chirurgischen Klinik für Allgemein-, Viszeral- und Thoraxchirurgie wurden im Zeitraum Februar bis 30. April 1998 insgesamt 23 nosokomiale Infektionen dokumentiert. 3 Infektionen resultierten aus einem vorbestehenden stationären Aufenthalt, während 20 Infektionen durch den aktuellen Aufenthalt verursacht wurden. Die Infektionsrate liegt bei 4,51%. Insgesamt wurden 510 Infektionsbögen ausgewertet.

In dem Beobachtungszeitraum traten 10 Harnwegsinfekte, 9 Wundinfektionen, 2 Atemwegsinfekte, 1 Septikämie und eine nicht näher klassifizierte Infektion auf.

Entscheidend zur Verbesserung der Ergebnisqualität ist, daß die Auswertungen zeitnah der Klinik zur Verfügung stehen. Eine Basisauswertung ist von jeden PC abrufbar.

Um eine Aussage über die Verweildauerverlängerung und die Kosten zu treffen, ist eine Einzelfallanalyse erforderlich. Durch einen Vergleich der durchschnittlichen Verweildauer von Patienten mit ähnlichen Diagnosen und Therapien läßt sich eine Aussage darüber treffen, inwiefern eine Verweildauer verlängert war. Beispielhaft konnte bei 10 Patienten in unserem Hause aufgrund von nosokomialen Infektionen eine Verweildauerverlängerung von insgesamt 94 Tagen und somit volkswirtschaftliche Kosten von ca. 64000 DM nachgewiesen werden.

Diskussion

Durch regelmäßige Schulungen, krankenhausinterne Umfragen zum Kenntnisstand der Erfasser über das Programm und auch durch den Abgleich von positiven bakteriologischen Befunden soll eine weitere Optimierung der Erfassung von nosokomialen Infektionen erreicht werden.

Voraussetzung für ein umfassendes Qualitätsmanagement im Bereich der Krankenhaushygiene sind eine möglichst 100%ige Erfassung nosokomialer Infektionen, eine zeitnahe Erfassung und die Bereitstellung von zeitnahen Ergebnissen. Wir können in unserem Krankenhaus durch eine Online-Erfassung von nosokomialen Infektionen die Prozeß- und Ergebnisqualität steigern und erhalten Aussagen über Kosten, die das Abteilungs- und Krankenhausbudget beeinflussen.

Literatur

Eichhorn S (1995) Organisations-, Führungs- und Finanzverantwortung des Krankenhausmanagements. Krankenhausmanagement im Werte- und Strukturwandel, Kohlhammer 369–384

Pinter E (1995) Stürwold H, Arnold U, Plotzek M, Schramm R, Sommer H: DIN ISO 9004 Teil 2 als Leitlinie für ein zeitgemäßes Qualitätsmanagement im Krankenhaus. Krankenhaus Umschau-Spezial Nr. 2: 22–32

Selbmann HK (1990) Konzeption, Voraussetzung und Durchführung qualitätssichernder Maßnahmen im Krankenhaus. Das Krankenhaus 11: 470–474

Scheibe O (1995) Qualitätsmanagement in der Chirurgie, Standards und Perspektiven, Beilage G63 zu Mitt Dtsch Ges Chir, Heft 1

Thurmeyr R (1997) Papier versus EDV, Qualitätsmanagement in der Medizin. ecomed, V 1–7

Controlling in einer Chirurgischen Universitätsklinik am Beispiel der beidseitigen Schilddrüsenresektion

B. Mann[1], O. Skowronnek[2] und H. J. Buhr[1]

[1] Chirurgische Universitätsklinik, Universitätsklinikum Benjamin Franklin, Freie Universität Berlin, Hindenburgdamm 30, D-12200 Berlin
[2] OSC Gesellschaft für Unternehmensberatung, Köln

Controlling in Patients with Bilateral Thyroid Resections: Data Obtained in a Surgical University Department

Summary. We calculated the overall costs of all patients who had bilateral thyroid resections due to benign diseases between 1995 and 1997 in a process costing analysis. The operating costs for an bilateral thyroid resection were 5205 DM, resulting in a loss of 410 DM/per case. The major cost factors were personnel costs (33%), operating costs on the ward (32%), and shared overhead costs (24%). Consequently, the main efforts for cost reduction were achieved by reducing the hospital stay (12.6 days in 1995 resulting in 7755 DM total costs; 6.3 days in 1988 resulting in 4712 DM). Saving in personnel costs by reducing operating time is not feasible in a university department due to its obligation of training. Overhead costs need to be analysed in detail, because this is a hitherto neglected domain, where costs can be saved without damaging the quality of the surgical therapy.

Key words: Controlling – Process-cost calculation – Thyroid resection

Zusammenfassung. An allen Patienten, die zwischen 1995–1997 wegen einer benignen Erkrankung beidseits schilddrüsenreseziert wurden, führten wir eine Prozeßkostenkalkulation durch. Die insgesamt anfallenden Kosten betrugen 5205,– DM/Patient. Dies bedeutete einen Verlust von 410,– DM bei Fallpauschalenvergütung (FP 02.02). Die größten Anteile fielen auf Personalkosten (33%), Betriebskosten der Station (32%) und auf die anteilige Gemeinkostenumlage (24%). Die Reduktion der Liegezeit von 12,6 Tage 1995 auf 6,3 Tage 1998 reduzierte die Kosten von 7755,– auf 4712,– DM. Personalkosteneinsparungen durch Verkürzung der Operationszeiten sind in einer Ausbildungsklinik wie der unseren nicht sinnvoll. Anteilige Gemeinkosten müssen genau analysiert werden, da hier bisher vernachlässigte Einsparpotentiale liegen, die die Qualität der chirurgischen Versorgung nicht gefährden.

Schlüsselwörter: Controlling – Prozeßkostenkalkulation – Fallpauschale – Schilddrüsenresektion

851

Einleitung

Mit Einführung der Bundespflegesatzverordnung zum 1.1.1995 wurde der tagesgleiche Pflegesatz für die meisten Routineeingriffe in der Chirurgie durch ein mehr leistungsbezogenes Entgeltsystem in Form von Sonderentgelten für die operative Leistung bzw. Fallpauschalen für die Gesamtkosten einer operativen Therapie ersetzt [1]. Krankenhäuser mit hohen Vorhaltekosten sind in diesem System benachteiligt [2]. Daher besteht an Universitätskliniken ein besonders dringender Bedarf, die tatsächlich anfallenden Kosten mit den Entgelten zu vergleichen, um durch sinnvolle Rationalisierung einer von außen kommenden ziellosen Rationierung vorbeugen zu können. Was benötigen wir, um weiterhin gute Chirurgie praktizieren zu können? Der erste und entscheidende Schritt ist Kostentransparenz. Die wenigen bisher vorliegenden Untersuchungen aus chirurgischen Kliniken haben zunächst versucht, die Kosten der eigentlichen operativen Leistung darzustellen und diese mit dem entsprechenden Sonderentgelt verglichen [3]. Diese Betrachtungsweise läßt sämtliche Kosten der prä- und postoperativen stationären Betreuung, des Verwaltungsaufwandes und der enormen Vorhaltekosten eines Großklinikums unberücksichtigt und eignet sich somit nicht, die Gesamtkosten einer operativen Therapie darzustellen. Ziel unserer Untersuchung ist, gemeinsam mit auf Krankenhaus-Controlling spezialisierten Betriebswirten eine Prozeßkostenkalkulation zu etablieren, die tatsächlich die anfallenden Gesamtkosten aufzeigt. Zunächst haben wir dies am Beispiel der beidseitigen Schilddrüsenresektion wegen benigner Erkrankungen, der bei uns am häufigsten abgerechneten Fallpauschale (FP 02.02) durchgeführt.

Material und Methoden

Zunächst wurde in einem dafür entwickelten Programm (MO^2GO, [4]) der gesamte Prozeß der Fallpauschale 02.02 mit allen erbrachten ärztlichen, pflegerischen und verwaltungstechnischen Leistungen dargestellt. Die tatsächlich anfallenden Kosten für alle beteiligten Mitarbeiter wurden in bezug auf das ablaufende Jahr 1996 errechnet, ebenso wie der gesamte Materialverbrauch. Die Vorhaltekosten für den OP-Saal wurden exakt bestimmt. Die Vorhaltekosten für den Bettplatz auf Normalstation wurden annäherungsweise kalkuliert, ebenso die anteiligen Gemeinkosten, die durch nicht-patientengebundene Verwaltungs- und Materialkosten, die Betriebsdienste und Gebäude- und Geräteinfrastruktur anfallen. Die Patientendaten der Jahre 1995–1997 wurden als Grundlage für die Kalkulationen verwendet.

Ergebnisse

Die Personalkosten für alle direkt beteiligten Mitarbeiter sind in Tabelle 1 dargestellt. Die Vorhaltekosten für den Operationssaal inklusive aller Gerätschaften und baulichen Kosten betrugen 1,20 DM/Minute. Die Kosten, die pro Tag auf Normalstation, unabhängig von direkt am Patienten erbrachten pflegerischen und ärztlichen Leistungen anfielen, lagen bei 274,- DM. Die anteilige Gemeinkostenumlage wurde mit 13% der Personalkosten/Tag errechnet. Die daraus resultierenden Gesamtkosten für die Fallpauschale 02.02 bei 7 Tagen stationärem Aufenthalt und einer Operationsnettozeit (Schnitt/Naht–Zeit) von 105 Minuten sind in Tabelle 2 aufgelistet. Die Gesamtkosten überschreiten mit 5205,- DM das Fallpauschalen-Entgelt von 4795,- DM um 410,- DM.

Wie ist dieses Defizit sinnvollerweise auszugleichen; wo können wir sparen, ohne die Qualität der medizinischen Leistung zu gefährden? Es ist offensichtlich, daß hier die drei maßgeblichen Kostenpunkte in Betracht kommen; Personalkosten, durch die Liegezeit auf Station anfallende Kosten und die anteilige Gemeinkostenumlage. Berücksichtigt man, daß eine Ausbildungsoperation (Operateur und Anästhesist in der Ausbildung) etwa 35% länger dauert, als eine Operation durch erfahrene Fachärzte, so steigern sich die Kosten bei der Ausbildungsoperation um etwa 520,- DM (5310,- vs. 4784,- DM). Die Liegezeit betrug 1995 12,6 Tage und wurde konsequent reduziert: 1996 10,2, 1997 7,9 und 1998 bis dato 6,3 Tage.

Tabelle 1. Personalkosten/Minute aller direkt am Prozeß beteiligten Mitarbeiter in DM (auf Grundlage der 1996 tatsächlich angefallenen Personalkosten)

Arztminute (Chirurgie)	0,84
Arztminute (Anästhesie)	0,96
AiP-Minute	0,34
Pflegekraftminute	0,84
Verwaltungsminute	0,76

Tabelle 2. Tatsächlich anfallende Gesamtkosten einer beidseitigen Schilddrüsenresektion (FP 02.02) bei 7 Tagen stationärer Liegezeit und 105 Minuten Schnitt/Nahtzeit (auf der Grundlage der 1996 tatsächlich entstandenen Kosten des UKBF)

	%	DM
Personalkosten	33	1696,–
Stationskosten	32	1644,–
Präoperative Diagnostik	5	246,–
Materialverbrauch	3,5	171,–
OP-Vorhaltekosten	2,5	126,–
anteilige Gemeinkostenumlage	24	1322,–
Gesamtkosten	100	5205,–

Die entstehenden Kosten konnten dadurch von 7755,– 1995 auf 6894,– 1996, 5408,– 1997 und 4712,– DM im bisherigen Verlauf des Jahres 1998 reduziert werden. Der dritte große Kostenfaktor, die anfallenden Gemeinkosten, wurden bis heute fast ausnahmslos nicht in Prozeßkostenkalkulationen mit aufgenommen. Sie entstanden in unserer Klinik zu 40% aus nicht-patientengebundenen Verwaltungskosten, zu 35% aus den Kosten der Betriebsdienste des Hauses (Wäscherei, Handwerker, Transportdienste usw.) und zu 25% aus nicht-patientengebundenen Materialkosten. Entsprechend entstanden bei der Fallpauschale 02.02 anteilige Gemeinkosten in Höhe von 546,– DM für die Verwaltung, 478,– DM für den sogenannten „blauen Bereich" und 341,– DM für Materialkosten. In dieser Berechnung sind Kalkulationszinsen und AfA auf Gebäude und Anlagen noch nicht berücksichtigt. Hier muß dringend vollständige Kostentransparenz geschaffen werden, um sinnvolle Sparpotentiale aufzudecken.

Diskussion

Unsere Analyse hat gezeigt, daß die reinen Operationskosten nur etwa 40% der insgesamt anfallenden Kosten ausmachen und daß selbst die gesamte medizinische Kernleistung nur etwa 70% der Kosten verursacht. Im Bereich der medizinischen Kernleistungen verursachen die stationäre Liegezeit und das Personal erwartungsgemäß die meisten Kosten. Durch konsequente Verkürzung des Aufenthaltes in der Klinik ist es uns gelungen, bei einer momentanen Verweildauer von etwas mehr als 6 Tagen die Defizite auszugleichen und im kostendeckenden Bereich zu arbeiten. Ziel ist es, präoperative stationäre Tage vollständig abzuschaffen und an der Schilddrüse operierte Patienten postoperativ 2–3 Tage stationär zu behalten. Hierzu sind nicht unerhebliche logistische und organisatorische Umstrukturierungen im Hause notwendig, die nicht gescheut werden dürfen, da bei einer insgesamten Verweildauer von nur 4 Tagen bei 200 Fallpauschalen 02.02/Jahr alleine über 165 000,– DM Gewinn erwirtschaftet werden könnte. Die Personalkosten ließen sich natürlich dadurch senken, daß die Operationszeiten verkürzt würden. Hier ist es wichtig, an den Wechselzeiten und an der Auslastung der Säle zu arbeiten. Die Schnitt/Naht–Zeit wird nicht wesentlich zu reduzieren sein. Der Ausbildungsauftrag an einer Universitätsklinik muß unangetastet bleiben und das Ergebnis einer Operation, nicht die Operationsdauer ist das maßgebliche Qualitätsmerkmal. Allerdings können nur genaue Kostenanalysen wie die vorgestellte dazu führen, daß in Zukunft solche Aspekte wie der Ausbildungsauftrag einer Klinik in die Verhandlungen mit den Krankenkassen einfließen können und müssen. Die meiste Arbeit bleibt noch auf dem Feld der anfallenden Gemeinkosten zu tun. Auch in unserer bisherigen Kalkulation mußten wir in diesem Punkt in vielen Bereichen noch schätzen und überschlagen. Eine genaue Analyse dieser Kosten ist besonders schwierig aber umso dringlicher, da Veränderungen in diesen Bereichen keinen direkten Einfluß auf die Qualität der Patientenversorgung haben. Darüber hinaus scheinen gerade hier veraltete Organisationsstrukturen bisher völlig unangetastet zu sein, in deren Modernisierung ein erhebliches Einsparpotential steckt.

Literatur

1. Schriftenreihe des Bundesministeriums für Gesundheit (1995) Leitfaden zur Einführung von Fallpauschalen und Sonderentgelten gemäß Bundespflegesatzverordnung 1995, Bd 44, Nomos, Baden-Baden, S 3
2. Klempa I (1997) Kommentar auf Anforderung der Schriftleitung zu [3]. Chirurg 68: 993–994
3. Thomusch O, Weber K, Sekulla C, Dralle H (1997) Kostenanalyse der Schilddrüsenchirurgie in einer chirurgischen Universitätsklinik. Chirurg 68: 989–993
4. Mertins K, Jochem R (1997) Qualitätsorientierte Gestaltung von Geschäftsprozessen. Beuth Verlag GmbH, Berlin, Zürich, Wien

Prospektive Untersuchung des spontanen ärztlichen Umganges mit Antibiotika auf der chirurgischen Normalstation – rationale und ökonomische Aspekte

A. Schmidt-Matthiesen, J. Schellmann und A. Encke

Zentrum der Chirurgie, Johann-Wolfgang-Goethe-Universität, Theodor-Stern-Kai 7, D-60590 Frankfurt am Main

Prospective Examination of the Use of Antibiotics on Normal Surgical Wards – Rational and Economical Aspects

Summary. For 8 months, the spontaneous behaviour of the surgeons concerning the use of antibiotics (AB) was studied. The study focused on the indication itself, the chosen substance, the method of drug administration, and the treatment duration. It was evaluated whether the use of AB was rational and what the economic consequences of inadequate use of AB are. Of a total of 1168 pts 21.1% received AB, 88% of them i.v.. The intention of AB treatment was therapy in 56.3%, and prophylaxis in 43.7% beside the regular perioperative single shot regimen. More than every second AB prescription was irrational. More rational behaviour (indication, therapy once daily, sequential therapy, no postoperative prophylaxis, less i.v. AB) by the prescribing surgeons would have led to a saving of more than 60% of the total costs of DM 215 000 without any loss of antiinfective efficacy. Moreover, a more rational use of AB would mean prevention of infectious hospitalism and would save a lot of staff time.

Key words: Antibiotics – Indication – Choice of substance – Economics

Zusammenfassung. 8 Monate wurde auf zwei allgemeinchirurgischen Normalstationen das spontane Verordnungsverhalten der Stationsärzte erfaßt und hinsichtlich Indikation, Präparateauswahl, Applikationsweg und -dauer untersucht. Ziel der Untersuchung war festzustellen, in welchem Umfang die Antibiotikagaben medizinisch sinnvoll waren und welche Kosten durch nicht indizierte oder nicht optimal gestaltete Antibiotikagaben entstanden. 246 (21,1%) der 1168 Patienten erhielten Antibiotika (AB), zu 88% i.v. 56,3% aus therapeutischer, 43,7% aus prophylaktischer Intention außerhalb der Perioperativprophylaxe. 51% aller AB-Gaben waren rational nicht nachvollziehbar. Die Möglichkeiten von peroraler, Sequenz- und Einmaltherapie blieben fast ungenutzt. >60% der Gesamtkosten (215000,– DM) hätten durch umsichtigeres Verhalten (Indikation, Substanzwahl, Therapieart und -dauer) gespart werden können. Außerdem wäre der Prävention des Hospitalismus entsprochen und das Personal deutlich entlastet worden.

Schlüsselwörter: Antibiotika – Indikation – Substanzwahl – Ökonomie

Einleitung

Die Geschichte der Chirurgie ist eng verknüpft mit dem Kampf gegen Infektionen. Neben den klassischen chirurgisch-operativen Verfahren zur Verhütung und Bekämpfung von Infektionen sind den Chirurgen in der medizingeschichtlich neueren Zeit in Form der Antibiotika sehr wirksame Hilfsmittel zur Infektionsbekämpfung an die Hand gegeben worden. Diese bergen ein erhebliches antiinfektives Potential, andererseits jedoch auch ein großes Kosten- und Mißbrauchspotential. Die deutschen Krankenhäuser haben jährlich für Antibiotika Kosten in Höhe von ca. 800 Mio. DM zu bewältigen. Der Antibiotikaverbrauch hat Interdependenzen mit dem Auftreten nosokomialer Infektionen, die in Deutschland für ca. 40000 Todesfälle in Krankenhäusern ursächlich sind. Andererseits ist durch die hohe antiinfektive Kraft der Antibiotika eine unzählbare Menge von Infektionen und Infektionserkrankungen heilbar geworden und, speziell in der Chirurgie, das Risiko operationsgekoppelter Infektionen durch eine perioperative Prophylaxe bei einer Großzahl von Eingriffen bewiesenermaßen signifikant reduziert worden.

Diese wenigen Fakten beschreiben eindrücklich die vielfältigen Implikationen des Antibiotikaeinsatzes im Krankenhaus.

Inwieweit der Einsatz von Antibiotika rationalen und ökonomischen Ansprüchen standhält, sollte durch die vorliegende Untersuchung überprüft werden.

Patienten und Methoden

Um die vorgenannte Frage beantworten zu können, wurden als Ort der prospektiven Beobachtung zwei allgemeinchirurgische Normalstationen gewählt. Dieses geschah, weil auf diesen Stationen Patienten des gesamten allgemein- und visceralchirurgischen Spektrums behandelt wurden und sich die Ärzteschaft, die für die Antibiotikatherapie verantwortlich war, aus allen Ausbildungsstufen zusammensetzte, d. h. vom Arzt im Praktikum bis hin zum Facharzt. Auf diesen Stationen bestanden keine Richtlinien für den Einsatz von Antibiotika außerhalb der perioperativen Prophylaxe, welche nach hausinterner Vorgabe als Single-Shot-Prophylaxe durchzuführen ist. Auf diese Weise war sichergestellt, daß ein möglichst typisches Verhaltensmuster im Umgang mit Antibiotika beobachtet werden konnte.

Aus diesem Grund waren auch die Antibiotikaverordnungen zur perioperativen Single-Shot-Prophylaxe aus der Erhebung gezielt ausgeschlossen worden. Die Erhebung wurde von kliniksfremden Personen ohne vorherige Information des ärztlichen Personals und ohne weitere Erläuterungen während der Erhebungsphase vorgenommen, um einen entsprechenden BIAS auszuschließen.

In einer achtmonatigen Beobachtungs- und Planungsphase wurde ein Katalog an Beobachtungspunkten entworfen und darüber hinaus der Fragenkatalog an die so erhobenen Daten definiert. Es schloß sich eine zweimonatige Pilotphase an und nach nochmaliger Revision des Protokolls wurde über 8 Monate auf zwei Normalstationen mit jeweils 24 Betten jeder stationär aufgenommene Patient erfaßt. Im Beobachtungszeitraum wurden 1168 Patienten stationär behandelt, von denen 246, entsprechend 21,1%, Antibiotika außerhalb der Single-Shot-Prophylaxe erhielten. Der Altersmedian der Patienten betrug 56 Jahre, 63% waren Männer, 37% Frauen.

Die bei den Patienten mit Antibiotikagabe erhobenen Daten wurden in eine speziell angefertigte Datenbank unter den Programmen Microsoft Access für Windows 95 sowie Microsoft Excel für Windows 95 übertragen. Mit deren Hilfe wurden später die erhobenen Daten durch die definierten Abfragen ausgewertet. Die unten aufgeführten Bewertungen der Qualität der Antibiotikaverordnungen i. S. einer „zu großzügigen", „zu breiten" oder einfach „falschen" Antibiotikatherapie wurden zum Ausschluß einer Fehlinterpretation von zwei Personen anhand der Datenmaterialien überprüft. In Zweifelsfällen wurden die Originalkrankenunterlagen zu Hilfe genommen.

Die Untersuchung bzw. Berechnung der ökonomischen Aspekte orientierte sich an folgenden Voraussetzungen: als Beschaffungspreis wurde der tatsächliche Einkaufspreis der

Apotheke des Klinikums der Johann-Wolfgang-Goethe-Universität Frankfurt/Main eingesetzt. In Anlehung an Strehl et al. [6] wurden an zusätzlichem Materialaufwand pro intravenöser Applikation 0,70 DM sowie für die Entsorgung der mit einer intravenösen Applikation anfallenden Utensilien 1,00 DM veranschlagt. Der ärztliche Zeitbedarf für eine intravenöse Applikation wurde mit 5 Minuten veranschlagt. Hierin enthalten ist der Zeitaufwand u. a. für die Indikationsstellung, die schriftliche Dokumentation der Anordnung, deren Übermittlung an das Pflegepersonal, entsprechende Mitteilungen an den Patienten, das Anlegen der Infusion selbst usw. Auf der Basis der tatsächlichen Personalkosten des Klinikums der Johann-Wolfgang-Goethe-Universität Frankfurt/Main wurden pro Minute ärztlicher Tätigkeit 1,31 DM in Anrechnung gebracht. Für das Pflegepersonal wurden pro intravenöser Applikation 10 Minuten angesetzt, in denen die komplette Bewirtschaftung, d. h. die Bestellung, Lagerhaltung usw. der Antibiotika enthalten sind. Ferner finden hierbei Berücksichtigung sämtliche Verrichtungen, die mit der konkreten i.v. Applikation verbunden sind, wie das Auflösen der Trockensubstanzen, das Vorbereiten der Infusionsflasche und -leitung, der An- und Abtransport der Infusion vom Patienten sowie die Entsorgung der verbrauchten Materialien. Der Minutenpreis betrug unter Berücksichtigung der tatsächlichen Kosten 0,85 DM. Ebenfalls in Anlehnung an Strehl et al. wurden an Folgekosten pro Therapieversager pauschal 1500,– DM kalkuliert.

Bei den 246 Patienten, die außerhalb der vorgeschriebenen perioperativen Prophylaxe Antibiotika erhielten, wurden insgesamt 293 Verordnungsepisoden registriert.

Ergebnisse

Die verordnete Therapie war in 66,9% eine Mono-, in 33,1% eine Kombinationstherapie. Es kamen die in Tabelle 1 erwähnten Substanzen zur Anwendung. Von diesen machten die sieben meistverordneten Substanzen 84% aller Verordnungen aus. Die am häufigsten angetroffene Antibiotikaanordnung war in 17,4% der Fälle die Kombination aus Cefotaxim plus Metronidazol. Etwa jedem 5. Patienten wurden Antibiotika der höchst aktiven bzw. Reservekategorie durch die Wahl von Imipenem (10,6%) oder Ciprofloxacin (10,3%) verordnet.

Die Applikationsform war in 88% intravenös, bei 10% wurde das Antibiotikum per os verabreicht, in 2% der Fälle eine Sequenztherapie betrieben.

Berücksichtigt man die in Kombinationstherapien verordneten Präparate einzeln, so sind insgesamt 390 Verordnungsepisoden angefallen. Die überwiegende Anzahl der Antibiotikaverordnungen geschah postoperativ. Unmittelbar postoperativ, d. h. spätestens am 1. postoperativen Tag wurden 58% der Verordnungen, zu einem späteren postoperativen Zeitpunkt 29% der Verordnungen vorgenommen. 9% der Antibiotikaverordnungen geschahen präoperativ, 4% der antibiotisch behandelten Patienten wurden keiner Operation unterzogen.

Ein wesentlicher Zielpunkt der Untersuchung war das Motiv, aus dem heraus die Antibiotika überhaupt verordnet wurden. Eine therapeutische Intention bestand bei 56,3% der Antibiotikaverordnungen, während die verbleibenden 43,7% einen prophylaktischen Antibiotikaeffekt zum Motiv hatten. Es handelte sich hierbei, wie erwähnt, um Antibiotikagaben unter prophylaktischer Vorstellung *außerhalb* der vorgeschriebenen Single-Shot-Perioperativprophylaxe, d.h. entweder um die postoperative Fortführung dieser als Single-Shot-Prophylaxe gedachten Maßnahme oder um eine erneute Antibiotikagabe zum Ziel einer Infektionsverhütung während des postoperativen Verlaufes.

Verordnungsmotiv: Therapie

Als adäquate Indikation für den therapeutischen Antibiotikaeinsatz galt nach Studienprotokoll eine bewiesene oder klinisch hochwahrscheinliche Infektion. Dieser Anforderung wurden 83% der therapeutisch intendierten Antibiotikaverordnungen gerecht. Die am häufigsten anzutreffende Infektion war eine postoperative Pneumonie bei 17,6% dieser Patienten. Die häufigsten Infektionen sind in Tabelle 2 zusammengestellt. Die verbleibenden 17% der un-

Tabelle 1. Eingesetzte Antibiotika	
Amoxicillin/Clavulansäure	Gentamicin
Cefotaxim	Imipenem/Cilastatin
Cefotiam	Metronidazol
Cefoxitin	Mezlocillin
Ceftazidim	Ofloxacin
Ceftriaxon	Penicillin G
Cefuroxim	Piperacillin
Cefuroximaxetil	Piperacillin/
Ciprofloxacin	Tazobactam
Cotrimoxazol	Tobramycin
Erythromycin	Vancomycin

Tabelle 2. Infektionen, die zum Antibiotikaeinsatz führten	
Pneumonie	17,6%
Abszessmit+system. Reaktion	16,8%
Appendicitis (perforiert/Unterbauchperitonitis)	16,1%
Cholecystitis	11,7%
Wundinfektion+system Reaktion	11,0%
Harnwegsinfekt	10,0%
Diverticulitis	8,8%
Darmperforation/Anastomoseninsuffizienz	8,0%
Durchschnittliche Dauer	5,2 Tage

ter therapeutischen Vorstellungen angeordneten Antibiotika entfielen auf Patienten ohne Hinweis auf eine konkrete Infektion, indem als Verordnungsmotiv „Leukozytose", anderweitig „steigende Laborwerte", „Fieber" u. ä. angegeben wurden.

Die durchschnittliche Therapiedauer im Falle einer therapeutischen Antibiotikagabe betrug 5,2 Tage. Die kürzeste Therapiedauer war bei zwei Patienten mit postoperativer Pneumonie in Form einer zweitägigen Gabe von Zweitgenerationscephalosporinen anzutreffen. Die längste Antibiotikatherapie wurde als Ciprofloxacin-Monotherapie über 19 Tage bei einem Patienten mit Leberabszeß nach Hemihepatektomie festgestellt. Von den 165 therapeutischen Antibiotikaverordnungen mußten 66 bei kritischer Überprüfung der Indikation als entweder nicht indiziert oder unangemessen lang verabreicht eingestuft werden. Dies entspricht 40% der aus therapeutischer Indikation verordneten Antibiotika. Hiervon wiederum machten Patienten mit einer Appendizitis und postoperativer Antibiotikatherapie ohne nachvollziehbare Indikation den größten Anteil aus. Insgesamt wurden aus rational nicht nachvollziehbarer, therapeutischer Indikation 1036mal Antibiotika appliziert.

Verordnungsmotiv: Prophylaxe

Da eine postoperative Infektionsprophylaxe durch Antibiotika oder eine präoperativ begonnene und postoperativ weitergeführte Antibiotikaprophylaxe keine vorteilhaften Wirkungen auf den postoperativen Verlauf nach Elektivoperationen haben, muß für eine sinnvolle Indikation eine anderweitige Infektionsgefährdung existieren. Dieses ist beispielsweise gegeben, wenn eine Immunsuppression besteht oder eine Endokarditisprophylaxe betrieben werden muß. Diese und andere Indikationen für eine Ausweitung der perioperativen Prophylaxe in der Elektivchirurgie bestanden lediglich bei 12 von 128 Patienten mit postoperativ unter prophylaktischer Indikation antibiotisch behandelten Kranken. Dies entspricht gut 9%. Die übrigen gut 90% der prophylaktisch intendierten Antibiotikaverordnungen hielten einer inhaltlichen Überprüfung nicht stand. Dieses entspricht einer Gesamtzahl von 1223 Applikationen. Die „Antibiotikaprophylaxe" wurde durchschnittlich über 5,2 postoperative Tage durchgeführt. Die Dauer der postoperativen Verordnungen schwankte zwischen 1 und 13 Tagen. Zusätzlich zur ohnehin meist nicht bestehenden Indikation wurde bei fast jedem fünften dieser Patienten (18,5%) eine nicht optimale Substanzauswahl vorgenommen, indem entweder deutlich zu breite Wirkspektren oder mit Blick auf die zu verhindernde Infektion Antibiotika mit falschen Wirkspektren verabreicht wurden. Ein Beispiel ist die über mehrere Tage vorgenommene intravenöse Gabe von Ceftazidim zur Verhinderung einer Wundinfektion bei Reparatur eines Narbenbruches unter Einsatz alloplastischen Materials.

Tabelle 3. Zeit- und Kostenaufwand der Antibiotikagaben

Patientenzahl	246
Gesamtverordnungsmenge inkl. Kombinationstherapien	390
Gesamtbeschaffungskosten Antibiotika	*121 122,61 DM*
Gesamtzahl Infusionsflaschen	5 609
Gesamtzahl Infusionsleitungen	5 609
Gesamtzeitaufwand Arzt	467,4 Stunden
Gesamtzeitaufwand Pflege	934,8 Stunden
Gesamtkosten	*215 072,96 DM*

Tabelle 4. Antibiotika-Sequenztherapie

Durchgeführte Sequenztherapie:	6/293 (2%)
zusätzlich mögliche Sequenztherapie[a]:	27/263 (10%)
Potentielle Ersparnis Beschaffung:	6000,00 DM
Potentiell vermeidbare i.v. Gaben:	195

[a] *Voraussetzung:* Wirkstoff auch per os applizierbar *und* entweder primär keine Nulldiät oder vom 1. Tag des postoperativen Nahrungsaufbaus an Gabe per os möglich.

Ökonomische und praktische Aspekte

Die Berechnung von Zeit- und Kostenaufwand folgt den oben dargelegten Grunddaten. Bei den 246 Patienten waren insgesamt 293 Verordnungsepisoden festgestellt worden. Diese Verordnungen verursachten im Beobachtungszeitraum insgesamt 5609 intravenöse Applikationen, d. h. 5609mal mußten die Trockensubstanzen aufgelöst und die entsprechenden Infusionen und Leitungen vorbereitet, angelegt und später entsorgt werden. Hieraus resultierte in den 8 Monaten auf zwei allgemeinchirurgischen Normalstationen ein Gesamtzeitaufwand für ärztliches Personal von 467,4 Stunden. Zur Durchführung dieser Behandlungen wurde seitens des Pflegepersonals ein Zeitaufwand von 934,8 Stunden erforderlich. Die Beschaffungskosten für die verabreichten Antibiotika beliefen sich auf 121 122,61 DM. Finden die o.g. zusätzlichen Kostenfaktoren Berücksichtigung, so verursachten die Antibiotikaverabreichungen auf den chirurgischen Normalstationen insgesamt 215 072,96 DM Kosten. Setzt man den Zeitaufwand für ärztliche Tätigkeiten in Zusammenhang mit den Antibiotikagaben mit der Gesamtarbeitszeit eines Arztes in Beziehung, so ergibt sich, daß für die beiden chirurgischen Normalstationen, die zusammen 48 Betten aufweisen, eine Arztstelle zu 37% allein durch die Antibiotika in Anspruch genommen wurde. Analog dazu wird für die beiden Stationen zusammengenommen eine Pflegekraft zu 72% nur für die Antibiotikagaben in Anspruch genommen. Tabelle 3 verdeutlicht die praktischen und ökonomischen Konsequenzen des Antibiotikaeinsatzes.

Es ist zu berücksichtigen, daß in den genannten Kosten ein erheblicher Anteil von Kosten enthalten ist, der durch rational nicht nachvollziehbare Antibiotikaindikationen verursacht wird. Unter Ausschluß der Personalkosten schlagen die irrationalen Antibiotikagaben mit 109 337,24 DM zu Buche. Unter Berücksichtigung der Personalkosten beläuft sich die Summe auf 152 395,29 DM. Dieses entspricht einem Anteil von 70,8% an den Antibiotikagesamtkosten.

Ohne Verzicht auf die inhaltliche Qualität hätten sich durch eine geänderte Strategie, d. h. einen bewußteren Umgang mit den Präparaten Kosten und Zeit sparen lassen. Dieses soll an zwei Beispielen dargestellt werden.

Während des Beobachtungszeitraumes wurden 1209 Cefotaxim-Verabreichungen vorgenommen. Dieses Drittgenerationscephalosporin wurde durchweg dreimal täglich verabreicht. Bei Verwendung des äquipotenten Ceftriaxon, welches aufgrund seiner langen Halbwertszeit nur einmal am Tag verabreicht werden muß, hätten sich von den 1209 intravenösen Antibiotikaapplikationen 806, d. h. 66,6% vermeiden lassen. Neben der dadurch gewonnenen, so wertvollen Zeit hätte sich, gemessen an den Frankfurter Preisen, allein bei der Beschaffung der Betrag von 18 719,35 DM einsparen lassen. Unter Berücksichtigung des zusätzlichen Materials sowie der Entsorgungs- und Personalkosten beliefe sich dies Einsparpotential auf 32 219,85 DM.

10% der intravenös applizierten Antibiotika hätten ohne Einbuße an Effektivität und unter Berücksichtigung der individuellen Ernährungsmöglichkeiten i. S. einer Sequentialtherapie nach initialer i.v. Gabe auf eine Therapie per os umgestellt werden können. Dieses hätte sich allein aufgrund der wesentlich niedrigeren Beschaffungspreise für die Tabletten bzw. Kapseln auf eine Ersparnis von 6000,– DM bei 27 Patienten belaufen (Tabelle 4).

Diskussion

Über einen Achtmonatszeitraum wurde anhand eines feststehenden Protokolls auf zwei allgemeinchirurgischen Normalstationen mit insgesamt 48 Betten bei zusammen 1168 Patienten der ärztliche Umgang mit Antibiotika untersucht. Gut jeder 5. Patient (21,1%) erhielt außerhalb des vorgeschriebenen Prophylaxeregimes Antibiotika. Hiervon entfielen 56,3% auf Verordnungen mit dem Ziel, eine nachgewiesene oder vermutete Infektion zu bekämpfen. Letzteres traf auf 17% dieser Patientengruppe zu, indem lediglich steigende Laborwerte oder ätiologisch unklares Fieber zur Gabe von Antibiotika Anlaß waren. Ein abgestufter und auf die bei der befürchteten Infektion am häufigsten anzutreffenden Erreger abgestimmte Antibiotikaauswahl, wie sie die Konsensuskonferenz der Paul-Ehrlich-Gesellschaft beispielsweise empfiehlt, wird meistens vermißt [3].

43,7% aller Patienten erhielten außerhalb des vorgeschriebenen Prophylaxeregimes postoperativ zusätzlich Antibiotika zum Zweck der Infektionsverhütung. Von diesen Verordnungen waren rational nur 9% haltbar. Da ein günstiger Effekt auf postoperative Infektionen durch prolongierte postoperative Antibiotikagaben nicht zu erwarten ist, handelt es sich bei diesen Verordnungen um rational unhaltbare Maßnahmen. Berücksichtigt man, daß der unkritische Einsatz von Antibiotika, zumal hochpotenter Antibiotika, der Resistenzentwicklung und dem infektiösen Hospitalismus Vorschub leistet, so sind derartige Verordnungen als kontraproduktiv einzuschätzen.

Die Untersuchung zeigte, daß die Vielzahl von Einsatzmöglichkeiten zu einem praktikableren und ökonomischeren Umgang mit Antibiotika nicht genutzt wurde (Tabelle 5). Dieses wird bereits bei der Substanzauswahl deutlich und wird des weiteren daran erkennbar, daß die Möglichkeiten der Sequenz- und Deeskalationstherapie sowie die praktischen und auch ökonomischen Vorteile des Einsatzes von nur einmal täglich zu verabreichenden Substanzen weitgehend ungenutzt blieben. Das Bewußtsein für die Gefahr, die von unnötig aggressiven und zu lang fortgesetzten Antibiotikagaben ausgeht, erweist sich anhand der beobachteten Verordnungspraxis als unzureichend. Der sorgsame und bewußte Einsatz von Antibiotika ist ein zentraler Punkt in den Strategien zur Vermeidung des infektiösen Hospitalismus [1].

Insgesamt wird deutlich, daß ein Hang zu einer langen, zu potenten und zu häufig intravenös applizierten Antibiotikagabe existiert. Ein Großteil der postoperativen „prophylaktischen" Antibiotikaverordnungen folgt ausschließlich dem subjektiven Sicherheitsempfinden der verordneten Ärzte und nicht einer rational begründbaren Notwendigkeit. Der postopera-

Tabelle 5. Ansätze für ökonomischeren Antibiotikaeinsatz

→ Inadäquate Therapie ist am teuersten
- Indikation, Substanzauswahl
- Therapie per os
- Sequentialtherapie
- Tägliche Einmalgabe
- Kurzzeittherapie
- Deeskalationstherapie
- Richtige Dauer
- Erregernachweis bei Therapierelevanz
- Single-Shot-Prophylaxe
- Initial potente Therapie zur Prävention von Versagern/Folgekosten
- Aggressive Therapie Hospitalinfektionen

tiven Verabreichung von Antibiotika zur Prophylaxe von Wundinfektionen, andere Infektionen sind durch prophylaktische Antibiotikagaben nicht zu vermeiden, wird ein falsch hoher Wert zugestanden und gleichzeitig verkannt, daß sie nur einen sehr kleinen Anteil an dem umfangreichen Katalog von Maßnahmen zur Vermeidung von Wundinfektionen einnehmen [2]. Auch die Empfehlungen der Deutschen Gesellschaft für Chirurgie zur perioperativen Antibiotikaprophylaxe unterstreichen diesen Sachverhalt [5]. Die hier beobachteten Defizite beim Antibiotikaeinsatz decken sich mit ähnlich gelagerten Untersuchungen im europäischen Ausland [4]. Die hierdurch verursachten Kosten machten über 70% der Gesamtkosten für Antibiotika und deren Applikation bzw. Bewirtschaftung aus. Neben den direkt meßbaren, durch die Beschaffung verursachten Mehrkosten verursachen diese Antibiotikaverordnungen 238,4 Stunden zusätzlicher ärztlicher Inanspruchnahme sowie 476,8 Stunden Arbeitsaufwand für das Pflegepersonal. Gerade letzteres ist in Zeiten der erheblichen Verknappung pflegerischer Personalressourcen ein unabhängig von allen medizinischen und ökonomischen Implikationen nicht zu unterschätzender Faktor. Die hierdurch gebundene pflegerische Arbeitszeit wäre als Hinwendung zum kranken Menschen sicherlich wertvoller eingesetzt. Dieses gilt in gleicher Weise für die ärztliche Arbeitszeit. Daneben werden die Patienten durch den unkritischen Einsatz von Antibiotika direkt oder mittelbar einem erhöhten postoperativen Morbiditätsrisiko ausgesetzt. So sehr in weiten Bereichen der Antibiotikaverordnungen ein deutlich restriktiveres Vorgehen wünschenswert ist, so sehr wird auch deutlich, daß z. T. beim therapeutischen Einsatz von Antibiotika unzureichend aggressiv vorgegangen wird. In diesen Fällen ist der ökonomischere Weg paradoxerweise der, der über den initialen Einsatz hocheffektiver, damit auch sehr teurer Substanzen führt. Diese sind imstande, durch eine hohe Erfolgsquote eine zügigere Rekonvaleszenz der Patienten und eine rasche Rücknahme der Antibiotikatherapie i. S. einer Deeskalationstherapie zu gestatten [7].

Als Fazit bleibt festzuhalten, daß sich der beobachtete Umgang chirurgischer Ärzte sämtlicher Ausbildungsstufen mit Antibiotika in toto als zu unbedacht erweist. Hierdurch werden ein unnötiger Personaleinsatz, ein unnötiger Materialaufwand und eine unvertretbare Begünstigung des infektiösen Hospitalismus gefördert. Daneben verursachen scheinbare Versager bei primär inadäquater Therapie unnötige Folgekosten und vermeidbar ineffektive Therapien verzögern die Rekonvaleszenz der Patienten, beeinflussen also den Hauptzielpunkt ärztlichen Tuns negativ.

Der bisherige Verzicht auf eine kliniksinterne Antibiotikarichtlinie mit dem Ziel, die verordnenden Stationsärzte nicht vom Zwang des Nachdenkens über den sinnvollen Antibiotikaeinsatz im Individualfall durch Blick auf eine Richtlinientabelle zu befreien, scheint zu einem paradoxen Effekt geführt zu haben, indem man sich vielfach der Notwendigkeit der bewußten Indikationsstellung durch stereotype Auswahl hochpotenter Medikamente entzieht.

Literatur

1. Goldmann DA, Weinstein RA, Wenzel RP, Tablan OC, Duma RJ, Gaynes RP, Schlosser J, Martone WJ (1996) Strategies to prevent and control the emergence and spread of antimicrobial-resistent microorganisms in hospitals. JAMA 275: 234–240
2. Hunt TK, Hopf HW (1997) Wound healing and wound infection. What surgeons and anesthesiologists can do. Surg Clin N Am 77: 587–606
3. Konsensuskonferenz der Paul-Ehrlich-Gesellschaft für Chemotherapie (1994) Cepalosporine zur parenteralen Applikation. Chemotherapie Journal 3: 101–115
4. Kurz X, Mertens R, Ronveaux O (1996) Antimicrobial Prophylaxis in Surgery in Belgian Hospitals: Room for Improvement. Eur J Surg 162: 15–21
5. Peters G, Fischer R, Herrmann M (1995) Perioperative Antibiotikaprophylaxe bei chirurgischen Eingriffen. Grundlagen der Chirurgie. Beilage zu den Mitteilungen der Deutschen Gesellschaft für Chirurgie
6. Strehl E, Brennscheidt U, Mülder P (1995) Antibiotikatherapie schwerer Infektionen. Kosten und Effektivität im Vergleich verschiedener Behandlungsschemata. Krankenhauspharmazie 16: 330–335
7. Vogel F, Stille W, Tauchnitz C, Stolpmann R (1996) Positionspapier zur Antibiotikatherapie in der Klinik. Konsensus-Konferenz der Paul-Ehrlich-Gesellschaft für Chemotherapie. Chemotherapie Journal 5: 23–27

Ambulante kodisziplinäre risikoadaptierte Operationsvorbereitung

G. Stöhr, W. Weyland, S. Post und H. Becker

Georg-August-Universität, Robert-Koch-Straße 40, D-37075 Göttingen

Outpatient Codisciplinary Risk-Adjusted Premedication

Summary. Routine preoperative studies in asymptomatic patients are not helpful for perioperative risk evaluation, and the cost is considerable. The decision regarding the status of a patient for elective surgery can be accurately predicted in 95% of cases on the basis of a complete history and physical examination alone; selective testing should be preferred. Interdisciplinary outpatient premedication is suitable for an individual risk evaluation, and a significant reduction in cost and inpatient treatment.

Key words: Outpatient premedication – Risk evaluation

Zusammenfassung. Routine-Screeningtests sind bei asymptomatischen Patienten nicht zur perioperativen Risikoeinschätzung geeignet, zudem ist die Kosten/Nutzenrelation als extrem ungünstig einzustufen. Allein die ausführliche Anamnese und körperliche Untersuchung schätzen mit 96% Sicherheit den Zustand eines Patienten richtig ein, spezifische Tests mit zu erwartender klinischer Relevanz sollten gezielt angefordert werden. Die interdisziplinäre ambulante Prämedikation trägt somit zu einer individuellen Risikoeinschätzung, einer signifikanten Kostensenkung und Verkürzung der Liegedauer ohne Einschränkung der Behandlungssicherheit und -qualität bei.

Schlüsselwörter: Ambulante Prämedikation – Risikoevaluation

Ein Großteil von Patienten mit geplanten chirurgischen Eingriffen werden genötigt, präoperativ eine Vielzahl von „Routineuntersuchungen" mit dem Ziel zu absolvieren, neue Erkrankungen aufzudecken, Bekanntes zu bestätigen und das perioperative Risiko abzuschätzen. Die Notwendigkeit eines Massenscreenings – die jährlichen Kosten betragen in den USA über 30 Milliarden $ – ist jedoch umstritten. Tatsächlich zeigen Studien, daß 60% der präoperativ veranlaßten Tests hinsichtlich Krankheitsevaluation und Risikoeinschätzung keine höhere Sicherheit bringen und somit als überflüssig einzustufen sind [1]. Darüber hinaus können falsch positive Resultate durch weiterführende invasive Untersuchungen die Patienten gefährden. Neben einer eingehenden Untersuchung und Anamneseerhebung sollte gezielten Tests zur Optimierung einer individuellen Operationsvorbereitung der Vorzug gegeben werden.

Patienten und Methode

Während eines Jahres (1.6.1997 – 15.5.1998) werden u. a. 250 Patienten mit jeglichen Schilddrüsenerkrankungen gemeinsam von je einem erfahrenen Facharzt für Chirurgie und

Anästhesie ambulant prämediziert. Neben Prüfung der Operationsindikation, Festlegung des Operationsverfahrens und -termins ist das Ziel die Aufhebung von Routine-Screeninguntersuchungen zugunsten gezielter Anforderungen von Tests auf der Basis von ausführlicher Anamnese und körperlicher Untersuchung. Bei vordiagnostizierten benignen Schilddrüsenveränderungen wird bei Patienten unter 40 Jahren auf jegliche apparative und laborchemische Untersuchung verzichtet, sofern keine relevanten Begleiterkrankungen (ASA I–II) vorliegen. Bei den über 40jährigen Patienten wird ein Minimallabor (kleines Blutbild, Elektrolyte, GPT, Kreatinin, Blutzucker) und EKG gefordert, bei Patienten über 65 Jahre zusätzlich ein Rö-Thorax pa. Bei Operationen mit zu erwartendem größerem Blutverlust werden Gerinnung und Blutgruppe bestimmt. Die stationäre Aufnahme erfolgt am Vorabend oder am Morgen des Operationstages. Analog ist die Vorgehensweise bei anderen Erkrankungen mit geplanten kleineren und mittleren Eingriffen.

Ergebnisse

Allein durch eingehende Anamneseerhebung und klinische Untersuchung durch einen erfahrenen Arzt können mit einem sehr hohen Maß an Sicherheit relevante Begleiterkrankungen erkannt oder zumindest vermutet werden, so daß spezifische weiterführende Untersuchungen durchgeführt werden. Eine überdurchschnittliche Akzeptanz gewinnt diese Art der Prämedikation durch den ambulanten Ablauf, die enge Kooperation der beiden beteiligten Fachgebiete und die kompetente präoperative Betreuung auf chirurgischem und anästhesiologischem Gebiet. Intra- und perioperative Zwischenfälle aufgrund nicht erkannter oder falsch eingeschätzter Risikofaktoren treten in keinem Fall auf. Im Vergleich zur früher gehandhabten stationären Operationsvorbereitung, welche mit Personal- und Sachkosten hinsichtlich Basisleistungen (410 DM), Normalpflege (115 DM) und Leistungen durch medizinische Institutionen (165 DM) durchschnittlich mit 690 DM (ASA I–II) pro Patient intern kalkuliert wurden, kann die präoperative Liegedauer von 1,7 auf 0,7 Tage verkürzt werden. Legt man die Normtariftabelle der Deutschen Krankenhausgesellschaft zugrunde, liegen allein die Aufwendungen für die apparative Diagnostik innerhalb der medizinischen Institutionen ca. 3mal höher (470 DM). Die vergleichbaren internen Kosten werden durch das neue Konzept um 460 DM auf ca. 230 DM pro Patient reduziert, Details gibt Tabelle 1 wieder.

Tabelle 1. Kosten der Prämedikation am Beispiel der subtotalen Schilddrüsenresektion beidseits (Fallpauschale 2.02)

	stat. Prämedikation $n=250$ Patientenzahl/Kosten DM	amb. Prämedikation $n=250$ Patientenzahl/Kosten DM
Patient <40 Jahre	58/38 860	77/15 631
Patient >40 Jahre	143/95 810	125/27 375
Patient >65 Jahre	49/32 830	48/11 472
gesamt	250/167 500	250/54 484

Diskussion

Eine Vielzahl von apparativen Untersuchungsergebnissen suggeriert ärztliche Sorgfalt und umfangreiches Wissen über den Patienten sowie seines Risikoprofils. So hat etwa die Röntgen-Thoraxaufnahme als Screeninguntersuchung vorwiegend historische Gründe. Nach dem 2. Weltkrieg bediente man sich ihr zur Tuberkulosediagnostik, später zur Früherkennung von Bronchialkarzinomen. Mehrere Studien konnten allerdings keinen signifikanten Überlebensvorteil gegenüber anderen Methoden erbringen, so daß die amerikanische Gesellschaft für Krebserkrankungen das Röntgen des Thorax als Screeningmethode nicht weiter empfiehlt [1]. Die größte bisher publizierte Studie (Royal College of Radiologists, 1979, $n=10619$) kommt zu dem Schluß, daß unkritisch durchgeführte Röntgenuntersuchungen keinen Einfluß auf die Operationsindikation, das operative Vorgehen und die Art der Narkose haben, die Prävalenz bei asymptomatischen Patienten liegt bei unter 1%, bei thoraxchirurgischen Erkrankungen aber bei bis zu 100% [2]. Schließlich sind ohnehin 25–40% der Befunde nicht oder erst postoperativ bekannt [1, 2]. EKG-Veränderungen nehmen mit fortschreitendem Lebensalter zu, bei asymptomatischen Patienten unter 40 Jahren liegt die Rate von Auffälligkeiten bei 0,6%, in der Altersgruppe über 60 steigt sie auf ca. 25% an, wobei deraus nur in ca. 0,5% eine klinische Relevanz resultiert [1]. Es wird daher das Ruhe-EKG bei asymptomatischen Patienten ohne zusätzliche kardiovaskulären Risikofaktoren erst ab einem Alter von 40 Jahren empfohlen [3].

Auch bei laborchemischen Untersuchungen steigt die Rate pathologischer Werte mit zunehmendem Lebensalter an. Bei über 60jährigen werden in 2–5% erhöhte Resultate für Blutzucker und Harnstoff erwartet, Auffälligkeiten von Gerinnungsanalysen liegen bei 2,7%, wobei davon nur bei jedem 13. eine vermehrte Blutungsaktivität besteht [4].

Sogenannte Normalwerte liegen innerhalb eines 95% Konfidenzintervalls (2 Standardabweichungen), die restlichen 5% werden als pathologisch eingestuft, obwohl sie für den Patienten keinerlei Bedeutung haben müssen. Mit zunehmender Anzahl von Tests steigt auch das Risiko von falsch positiven Resultaten, bei 10 Tests liegt die Wahrscheinlichkeit einer Fehlinterpretation bereits bei respektablen 40% [1]. Unkritisch angeforderte weiterführende invasive Untersuchungen können somit ein iatrogenes Risikopotential für den Patienten darstellen.

Literatur

1. Marcello PW, Roberts PL (1996) „Routine" Preoperative Studies. Surg Clin North Am 76,1: 11–23
2. Hempelmann G, Scholz St, Osmer Ch (1994) Die präoperative Röntgenübersicht des Thorax erhöht die Sicherheit der Anästhesie – Faktum oder Fiktion? Anästhesiol Intensivmed Notfallmed Schmerzther 29: 362–364
3. Tarnow J (1996) Nutzen und Kosten präoperativer „Screening"-Untersuchungen aus anästhesiologischer Sicht. Anaest Intensivmed 5,37: 268–272
4. Roizen MF (1994) Preoperative Evaluation. In: Miller RD (Ed) Anesthesia, 4th edition. Churchill Livingstone, New York

Schätzverfahren zur Budgetfindung und Bewertung chirurgischer Leistungen im Rahmen eines Krankenhausbetriebsvergleiches. Wertigkeit von LKA-, PPR- und DRG-Systemen

R. Pinnau[1], K. Rostock[1], R. Gudath[1], Th. Mansky[2] und U. Meyer-Pannwitt[1]

[1] Unternehmensleitung LBK Hamburg, Friedrichsberger Straße 56, D-22081 Hamburg
[2] 3-M MEDICA

Evaluation Process for Budgeting and Rating of Surgical Performances Within a Hospital Comparison: Significance of LKA, PPR and DRG Systems

Summary. Comparison of costing and performances of individual departments or hospitals are required by the statute book of social affairs (Sozialgesetzbuch V; SGB V), but have not been fully introduced in Germany. LBK Hamburg, a trust of 8 hospitals with 17 surgical departments, evaluated the significance of performance and cost-accounting systems such as performance and cost-accounting (LKA), nursing staff regulation (PPR), and the diagnosis-related group system in order to distribute a three-year budget (1996–1998) and to compare, e.g., performance of surgical departements. The DRG system seems to be the best choice, since it weights all cases by means in 640 groups according to the degree of difficulty. With a given closed budget, the DRG system may compare the actual cost with the target figures.

Key words: DRG system – Cost-accounting systems – Hospital budget

Zusammenfassung. Vergleiche von Leistungen und Kosten einzelner Krankenhausabteilungen oder Krankenhäusern sind in Deutschland zwar vom Sozialgesetzbuch V gefordert, doch noch nicht flächendeckend eingeführt. Der LBK Hamburg, ein Krankenhausverbund von 8 Krankenhäusern mit 17 chirurgischen Abteilungen untersuchte zwischen 1996 und 1998 die Wertigkeit von Leitungs- und Kostendokumentationssystemen wie z.B. die Leistungs- und Kalkulationsaufstellung (LKA), die Pflegepersonalregelung (PPR) und das US-amerikanische Diagnosis Related Group System (DRG), um ein Budget über drei Jahre (1996–1998) zuzuteilen und Leistungen auch von chirurgischen Abteilungen vergleichen zu können. Das DRG-System gewichtet alle Fälle anhand eines Schwergradgewichtes in 640 Gruppen und kann bei einem gedeckten Budget jeweils die echten Ist-Kosten den Beträgen bzw. Preisen gegenübergestellt werden, die für die Behandlung pro DRG höchstens zur Verfügung stehen.

Schlüsselwörter: DRG-System – Kosten- und Leistungsaufstellung – Krankenhausbudget

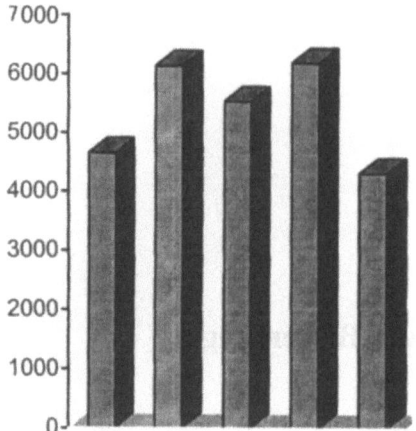

Abb. 1. Fallkosten in Abteilungen für Allgemeinchirurgie, LBK Hamburg 1996, Auswertungen der LKA-Aufstellungen

Der LBK Hamburg ist ein kommunales Gesundheitsunternehmen in der Freien und Hansestadt Hamburg. Er wurde als Landesbetrieb Krankenhäuser Hamburg 1981 gegründet und im Mai 1995 in eine Anstalt öffentlichen Rechts überführt.

Im LBK Hamburg sind acht Krankenhäuser, darunter das AK Altona, das AK Barmbek, das AK Bergedorf, das AK Eilbek, das AK Harburg, das Klinikum Nord-Ochsenzoll & Heidberg (ehemals AK Ochsenzoll und AK Heidberg), das AK St. Georg und das AK Wandsbek sowie das Zentralinstitut für Transfusionsmedizin (ZIT), der Krankenhausberatungs- und Servicebetrieb (KBS), das LBK-Fortbildungsinstitut (FI), der Service-Betrieb Wäscherei (SBW) sowie die Drogenambulanzen Hamburg GmbH verbunden. Dem Gesamtunternehmen steht eine Unternehmsleitung (als Holding) vor, mit einem dreiköpfigen Vorstand an der Spitze. Kontrolliert wird der LBK Hamburg von einem mit Arbeitnehmer- und Eigentümer-Vertretern paritätisch besetzten Aufsichtsrat. 1996 behandelten die Krankenhäuser des LBK Hamburg mehr als 370 000 Patientinnen und Patienten, davon 176 000 stationär, 165 500 ambulant und 31 000 im Bereich der neuen Behandlungsformen (vor- und nachstationär, ambulantes Operieren). Die LBK-Krankenhäuser halten 7000 Planbetten vor. Die Verweildauer (Somatik) sank 1996 auf unter zehn Tage. Es werden 17 chirurgische Fachabteilungen betrieben.

Aufgrund eines mit den Kostenträgern von 1996 bis 1998 verabschiedeten Globalbudgets mit einer Einsparsumme von 210 Mio. DM, nominal 8,5 Prozent, ergab sich die Notwendigkeit, die Budgets nach dem Ziel zuzuordnen, daß gleiche Leistungen mit gleichen Preisen vergütet werden. Da in der Bundesrepublik kein System vorhanden ist, daß die Leistungen aller Krankenhauspatienten transparent bei einem gegebenen Budget zuordnen kann, mußte eine Methodik zur internen, leistungsbezogenen Verteilung des globalen Budgets entwickelt werden. Dies gilt insbesondere für die Bereiche außerhalb der Fallpauschalen und Sonderentgelte, für die bislang keine fallbezogenen Preise oder Leistungskriterien über die Verweildauern, Belegungstage oder Fallzahlen hinaus entwickelt worden sind.

Der LBK Hamburg begann 1996 mit dem Vergleich der Leistungs- und Kalkulationsaufstellung sowie dem Versuch, LKA und Daten der Pflege-Personalregelung zu verbinden. Einen ersten Anhalt über die unterschiedlichen Fallkosten lieferte der Vergleich der abteilungsbezogenen Kostenbestandteile nach der Leistungs- und Kalkulationsaufstellungen (LKA) der einzelnen Krankenhäuser. Hierdurch stellten wir die Fallkosten z. B. pro Abteilung für Allgemeinchirurgie zunächst gegenüber (Abb. 1).

Die Budgetzuteilung allein auf Basis des LKA-Vergleiches wird jedoch beeinträchtigt, da die medizinische Struktur und das Spektrum der Abteilungen weder aus der LKA abgeleitet, noch einzelfallbezogen in 1996 verknüpft werden konnten. Eine Verbindung von Diagnosen und Operationen konnte weder miteinander noch insgesamt den Kosten zugeordnet

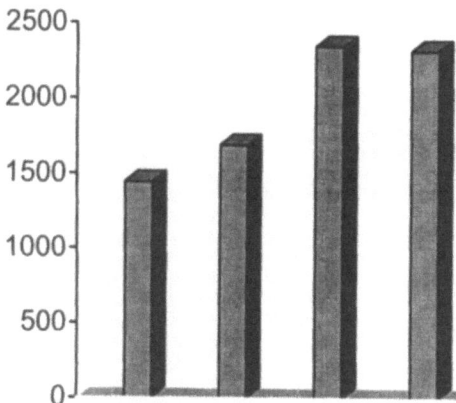

Abb. 2. Pflegeminuten pro Fall ICD 820, Fractura Colli Femoris. Abteilungen für Allgemeinchirurgie, Daten der Pflegepersonalregelung (PPR) 1996

werden. Eine Berücksichtigung von Schweregraden und/oder Komplikationen war ohnehin kaum möglich. Gleichwohl, die aus der LKA extrahierten Fallkosten stellen schließlich die verbindlichen Abrechnungsforderungen gegenüber den Kostenträgern dar. Infolgedessen hatten diese „Preise" – die die Kostenträger für Fallkostenvergleiche ebenso heranziehen – zumindest im ersten Schritt von Abteilungsvergleichen genügend eigene Bedeutung, um als Schätzkriterium für die Budgetbeurteilung zu dienen.

In einem weiteren Modellversuch verwendeten wir die Daten der Pflegepersonalregelung – PPR –, um zumindest die Kostenanmeldungen des Pflegeanteils der LKA mit nachvollziehbaren und kostenrelevanten Aufwänden zu korrelieren (Abb. 2). Doch obgleich der Schweregrad des Pflegeverlaufes, Zeitpunkte und Dauer von Intensivbehandlungen Rückschlüsse zu Art und Zeit der Eingriffe ermöglichen, brachen wir die Koppelung von Pflege und LKA in diesem Stadium des Abteilungsvergleiches ab, da die PPR-Daten nicht fallbezogen zu Nebendiagnosen und OPS-301-Kodierungen gekoppelt werden konnten.

Um das Dreijahresbudget noch vor Ablauf der Vertragsdauer mit den zur Verfügung stehenden Daten der 8 Krankenhäuser nach einer besseren Methode zu verteilen – insbesondere die Restbudgetfälle – wurde das All-Patient-DRG-System (AP-DRG) zunächst auf Basis der Fälle 1996 durchgeführt. In dem DRG-Verfahren werden alle Fälle, die einen vergleichbaren relevanten ökonomischen Aufwand verursachen, mit Hilfe der ohnehin vorhandenen § 301-Daten in 26 Krankheitsgruppen mit insgesamt 641 Fallgruppen automatisch zugeordnet. Hierdurch entsteht eine Zuordnung aller Krankenhausfälle. Aufgrund der Gruppierungswege des DRG-Verfahrens entstehen fallbezogen Endpunkte, die einen Leistungsvergleich ermöglichen. Die Eingruppierung der Fälle ergibt sich nach folgendem Algorithmus: Grundsätzlich erfolgt eine Unterteilung in operative oder konservative Fallgruppen. Innerhalb der operativen Fälle wird primär nach Art der Operation eingruppiert, wobei sich für jedes Fachgebiet differenzierte Entscheidungsbäume ergeben. Verallgemeinert kann von einer Einteilung in größere, kleinere und andere Eingriffe sowie Eingriffe ohne Bezug zur Hauptdiagnose gesprochen werden. Schwerwiegende Komplikationen und/oder Begleiterkrankungen werden den sogenannten „Major Complications and/or Comorbidity" (MCC) zugeordnet.

Die wichtigste Kennzahl des DRG-Verfahrens ist für die Budgetzuteilung und Bewertung der unterschiedlichen Leistungen das Relativgewicht jeder DRG. Hiermit wird der durchschnittliche Kostenaufwand in Beziehung gesetzt zur mittleren Gewichtung eines Durchschnittsfalles einer Region, der mit 1,0 bewertet wird.

Die im DRG-Modellprojekt des LBK Hamburg verwendeten Gewichte stammen aus dem Bundesstaat New York und führen z. B. bei einer Blinddarmoperation zu einem relativen Gewicht von 0,81, während die Erstbehandlung bei Blutkrebs mit einem relativen Gewicht von 11,7 gewertet wird. Aus allen Behandlungsfällen eines Krankenhauses oder einer Abteilung

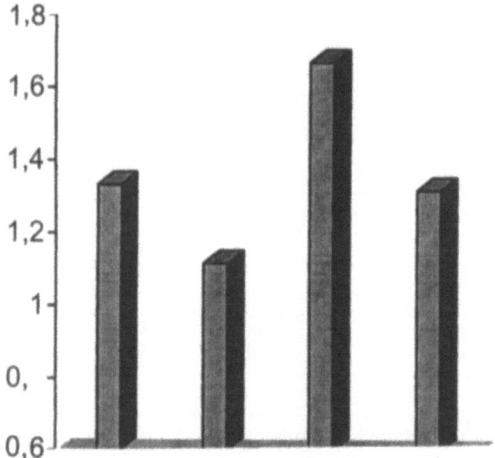

Abb. 3. Case-Mix-Index von vier Krankenhäusern des LBK Hamburg 1996, Auswertung DRG-Verfahren, Gewichtungsrelationen aus dem Bundesstaat New York, USA

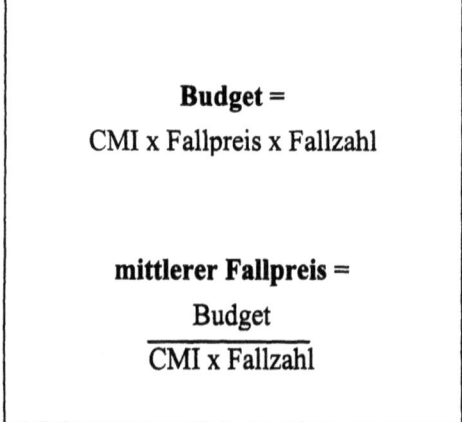

Abb. 4. Formeln für die Berechnung des Budgets und des mittleren Fallpreises nach dem DRG-Verfahren

und den einzelnen Fallgewichtungen läßt sich somit ein Fall-Mischungs-Index, der Case-Mix-Index ermitteln, der den mittleren Aufwand bzw. Schweregrad aller behandelten Fälle wiedergibt (Abb. 3).

Hierbei werden auch Überschreitungen der Grenzverweildauer berücksichtigt. Über diese Gewichtung steht ein bewertbarer Parameter für den Aufwandsschweregrad (Ressourcenverbrauch) für alle Fälle der Abteilung zur Verfügung. Das DRG-Verfahren ermöglicht es, das Budget nach der Formel: Case-Mix-Index multipliziert mit dem mittleren Fallpreis und Fallzahl zu ermitteln, oder um den mittleren Fallpreis zu erhalten wird das Budget durch den Case-Mix-Index multipliziert mit der Fallzahl geteilt (Abb. 4).

Diese Formel ist der Schlüsselbaustein für die innerbetrieblichen Vergleichsanalysen zur Abschätzung und Verteilung der einzelnen Budgets aus dem Globalbudget des LBK Hamburg. Von allen in diesem Vergleich angewendeten Erfassungssystemen bietet nur die DRG-Systematik diese Möglichkeit. Vor allem die zahlreichen Vergleichsmöglichkeiten durch die jährlichen Updates in den USA sowie der Einsatz in weiteren europäischen Ländern bieten eine bessere Grundlage zur Verteilung gegebener Budgets.

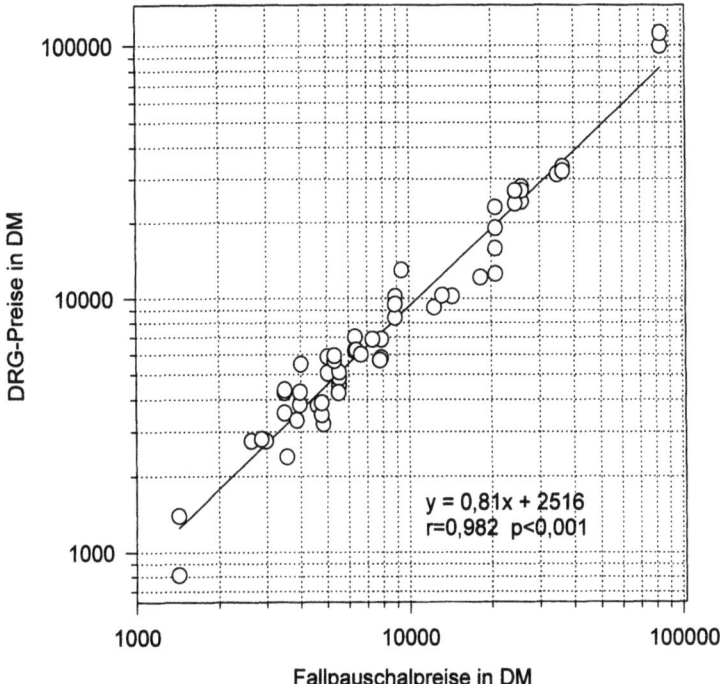

Abb. 5. Korrelation zwischen internen DRG-Preisen des LBK Hamburg 1996 und den Fallpauschalpreisen nach der Bundespflegesatzverordnung (BPflV) (y = 0,81x + 2516, r = 0,982, p < 0,001)

Der Einzelpreis einer DRG läßt sich nun durch Multiplikation des zugehörigen relativen Gewichtes und des mittleren Fallpreises bestimmen, zum Beispiel: DRG 494, elektive Cholezystektomie ist ein Gewicht von 0,85 zugeordnet. Multipliziert mit einem mittleren Fallpreis von 5900 DM, ergibt dies 5015 DM. Der Erlösbereich der deutschen Fallpauschale liegt sehr nahe an diesem Wert. Jedes Krankenhaus, das diese Leistungen erbracht hatte, erhielt über das DRG-System pro Einzelfall diesen Einzelpreis. Hierdurch kann das Prinzip „gleiche Leistungen gleicher Preis" für fast alle Fälle im LBK Hamburg angewendet werden.

Um die Gewichtung der DRGs auf ihre Vergleichbarkeit zu den deutschen Fallpauschalen zu prüfen, wurden die intern ermittelten LBK-Preise allen Fallpauschalen der Bundespflegesatzverordnung 1996 gegenübergestellt. Dieser Schritt war für die Überprüfung der Plausibilität des DRG-Verfahrens für chirurgische Abteilungen natürlich besonders wichtig. Von den untersuchten 58 Fallpauschalen liegt in 26 Fällen die DRG-Bewertung 10% über dem Fallpauschalentgelt, in 6 Fällen 10% unter, in 29 Fällen in der Spanne plus/minus 10 Prozent der entsprechenden Entgelte. Die DRG-Preise und die Fallpauschalpreise sind hochgradig korreliert (Abb. 5).

Um die aus dem DRG Verfahren erhaltenen Diagnosegruppen über eine Kosten- und Leistungsanalyse mit den tatsächlich entstehenden Kosten pro DRG für z.B. chirurgische Abteilungen vergleichen zu können, wird zur Zeit folgendes Schema entwickelt: Pro Fachabteilung werden alle DRG's nach Fallzahl und Gewichtungen aufgelistet.

Verlegungen werden in einem vorgeschalteten Bewertungsverfahren auf die entsprechenden Abteilungen verteilt. Die Summe aller DRG-Gewichtungen einer Fachabteilung wird den IST-Kosten – z.B. untergliedert nach dem Pflegesatzbereich einer Abteilung – gegenübergestellt. Die Gesamtkosten der Abteilung werden gemäß der Formel aus Abb. 4 durch den Case-Mix-Index und die Fallzahl geteilt. Hierdurch ergibt sich das gemittelte Kostengewicht einer Abteilung (Standardisierte Fallkosten einer Abteilung). Zur Veranschaulichung wird folgendes Beispiel gewählt:

Gesamtkosten einer Abteilung	7,4 Mio. DM
Case-Mix-Index der Abteilung	1,85
Fallzahl	1000
ergibt ein Kostengewicht in DM	4000,–

In dieser Berechnung wird die Komplexität der Behandlungsfälle der Fachabteilung über den CMI berücksichtigt, der den mittleren Ressourcenbedarf pro Fall im Vergleich zum Standardfall wiedergibt. Darüber hinaus werden in der Praxis noch Korrekturen für Kurz-Langlieger (Überschreitung der Grenzverweildauer) vorgenommen.

Diese Kostengewichtung kann auf jede einzelne DRG übertragen werden, so daß die Kosten pro DRG und die anteiligen Kosten der DRG innerhalb der Abteilung gezeigt werden können.

Der Gewinn für die Budgetfindung und die Erörterung von Abteilungsbudgets besteht hauptsächlich darin, daß erstmalig für alle Fälle einzelner Abteilungen bezogen auf die jeweilige medizinische Gruppenzugehörigkeit die Kosten pro Gewicht den zu erzielenden Planpreisen (z.B. vorgegebenes Budget) gegenübergestellt werden können. Anstelle des Verrechnungssatzes der Kosten kann das zur Verfügung stehende Budget einer Abteilung eingesetzt werden. Die Summe der Gewichtungen der geplanten DRGs geteilt durch die vorhandenen Mittel ergibt dann die Planpreise. Wichtig für die Interpretation dieser Werte ist das wiederholte Bewußtmachen der zugrundeliegenden Definition der DRGs: Der Zweck liegt in dem Bezug eines Krankenhausfalles zu den aufgewendeten Ressourcen und den hierbei entstehenden Kosten. Infolgedessen kann aus einem erhöhten Case-Mix-Index bzw. den Gesamtgewichten einer z.B. chirurgischen Abteilung abgeleitet werden, daß diese Abteilung mehr Ressourcen für die Behandlung benötigt.

Abschließend möchten wir feststellen, daß von allen Verfahren, die wir für die interne Abschätzung von Abteilungsbudgets getestet haben, die Strukturierung nach DRG-Gruppen zur Zeit die beste Grundlage darstellt. Für die Beurteilung und Budgetfindung chirurgischer Abteilungen in einem Krankenhausverbund mit gedeckeltem Budget, bietet diese Methodik einen hohen Differenzierungsgrad.

Literatur beim Verfasser.

Einsatz von Geographischen Informationssystemen (GIS) bei der strategischen Planung des chirurgischen Leistungsangebotes innerhalb eines Krankenhausverbundes

U. Meyer-Pannwitt, R. Pinnau, A. Mündemann-Hahn und W. Schirmer

UB Medizin/Unternehmensleitung, Landesbetrieb Krankenhäuser (LBK Hamburg),
Friedrichsberger Straße 56, D-22081 Hamburg

Geographic Information System (GIS) for the Planning of Surgery Work in a Hospital Corporation

Summary. State of the art planning of clinical work means for hospitals outlining a catalog which is a convincing as it is profitable. Furthermore, it should easily remembered as a "brandname" by patients and consultants. A catalog like this is built up on the basis of an analysis of structures of work, costs, income, needs of the environment, the own work capacity and the surrounding competitors. A self assessment study and an analysis of the surroundings have been carried out with professional geographic information systems (GIS). These systems are commonly known in industry for the planning of sales and structuring of sales areas.

Key words: Geographic information systems – Market investigation – Surgery

Zusammenfassung. Zeitgemäße Leistungsplanung bedeutet für Krankenhäuser, ein Leistungsangebot zu entwerfen, welches sowohl medizinisch überzeugend als auch rentabel ist und das sich Patienten und Überweisern als „Marke" einprägt. Ein solches Leistungsbild entsteht auf der Grundlage einer Analyse der bisherigen Leistungs-, Kosten- und Erlösstrukturen, des Versorgungsbedarfs in der Bevölkerung sowie der eigenen Leistungsfähigkeit und (!) des Konkurrenzumfeldes. Im Rahmen einer Selbst- und Umfeldanalyse setzten wir u. a. professionelle Geographische Informationssysteme (GIS) ein, wie sie von der Industrie zur Absatzplanung und der daraus resultierenden Gestaltung von Verkaufsgebietstrukturen geläufig sind.

Schlüsselwörter: Geographische Informationssysteme (GIS) – Marktanalyse – Leistungsplanung und Entwicklung für Chirurgische Fächer

Der Landesbetrieb Krankenhäuser Hamburg (LBK Hamburg) ist mit seinen acht Häusern sowie weiteren vier Einrichtungen (Zentralinstitut für Transfusionsmedizin, Fortbildungsinstitut, Service-Betrieb Wäscherei, Krankenhausberatungs- und -Servicebetrieb) der mitarbeiterstärkste Arbeitgeber Hamburgs (ca. 14 000 Beschäftigte) und gehört somit zu den größten Krankenhausträgern Deutschlands. Jährlich werden hier mehr als 400 000 Patienten sowohl ambulant als auch stationär behandelt. Der „Marktanteil" des LBK Hamburg in der Metropolregion Hamburg liegt damit deutlich über 50%.

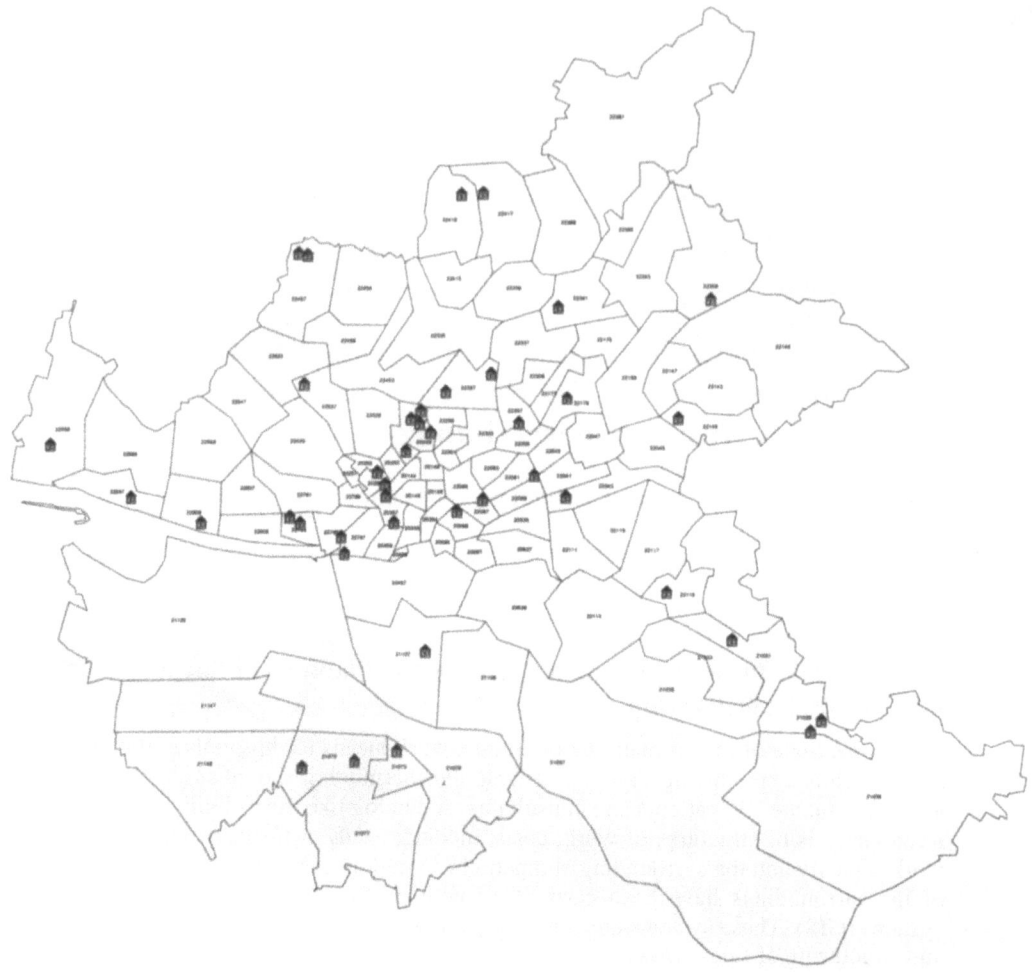

Abb. 1. Krankenhäuser im Hamburger Stadtgebiet

1997 erbrachten die 39 Krankenhäuser im Hamburger Stadtgebiet (ca. 14 000 Planbetten, s. a. Abb. 1) Versorgungsleistungen für ca. 390 000 vollstationäre Fälle (Quelle: Referat für Krankenhausplanung). Von diesen wurden ca. 185 000 in den Krankenhäusern des LBK Hamburg behandelt. Die Kliniken des LBK Hamburg sind mit einer Ausnahme Häuser der Schwerpunkt- bzw. Zentralversorgung und umfassen mit ihren rund 140 Krankenhausabteilungen, die ca. 40 Fachdisziplinen bzw. Subdisziplinen abbilden, ein ausgesprochen weites medizinisches Leistungsspektrum.

Als großes öffentliches Dienstleistungsunternehmen war der LBK Hamburg schon lange darum bemüht, das Unternehmen effizient und erfolgreich zu führen. Nachdem zunächst im kaufmännischen Bereich erprobte moderne Managementmethoden nach und nach Einzug hielten, finden diese nun auch im eigentlichen Kernbereich der Krankenhäuser, der medizinischen Dienstleistung, Anwendung.

Zeitgemäße Leistungsplanung bedeutet für Krankenhäuser, ein Leistungsangebot zu entwerfen, welches sowohl medizinisch überzeugend als auch rentabel ist und das sich Patienten und Überweisern als „Marke" einprägt. Ein solches Leistungsbild entsteht auf der Grundlage einer Analyse der bisherigen Leistungs-, Kosten- und Erlösstrukturen, des Versorgungsbedarfs in der Bevölkerung sowie der eigenen Leistungsfähigkeit und (!) des Konkurrenzumfeldes. Für das erbrachte Leistungsspektrum unserer Chirurgischen Fachabteilungen

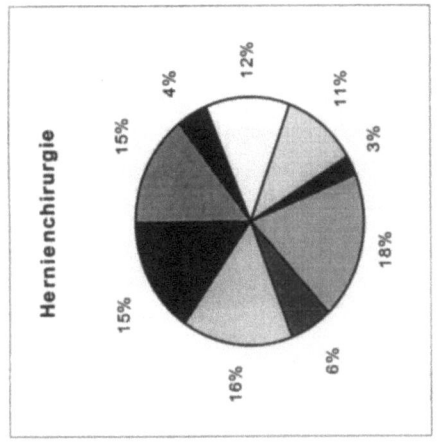
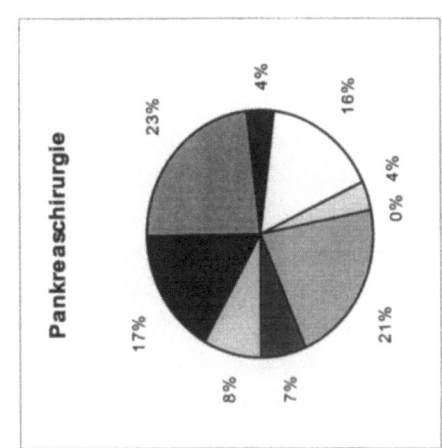
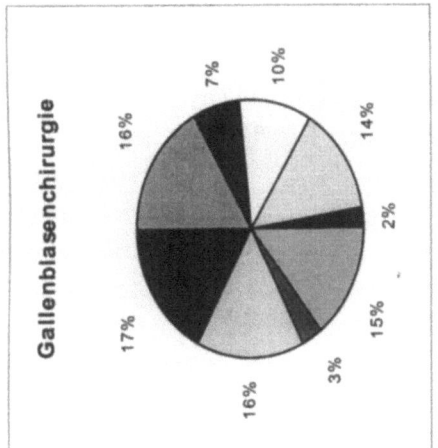
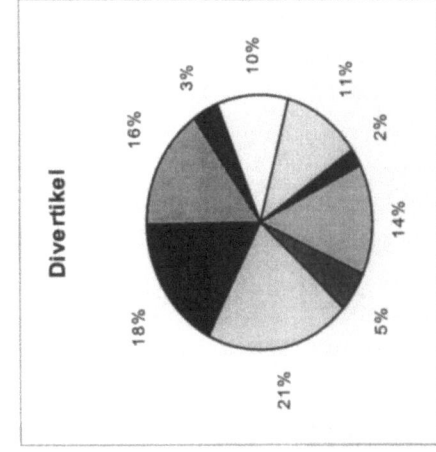
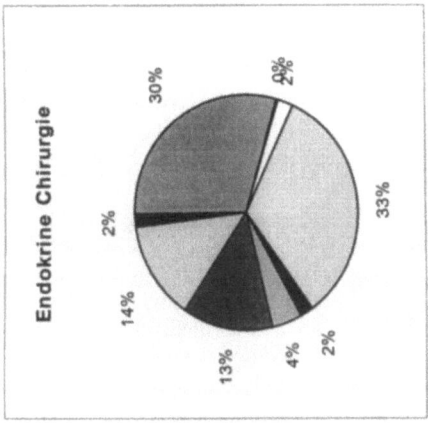
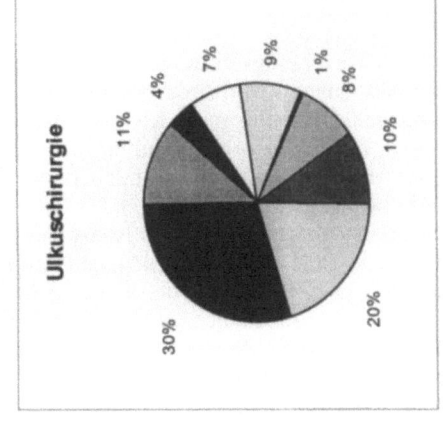

Abb. 2. Allgemeinchirurgische Leistungsschwerpunkte in den chirurgischen Abteilungen des LBK Hamburg

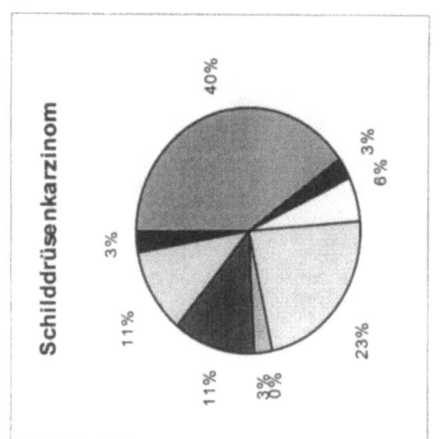
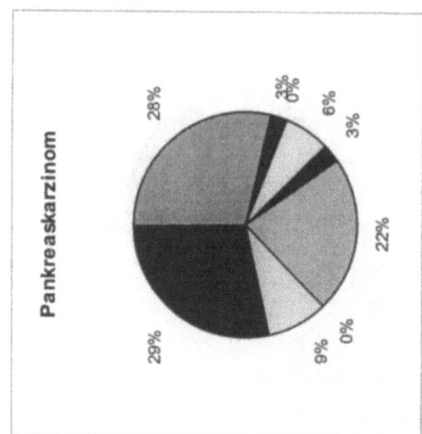
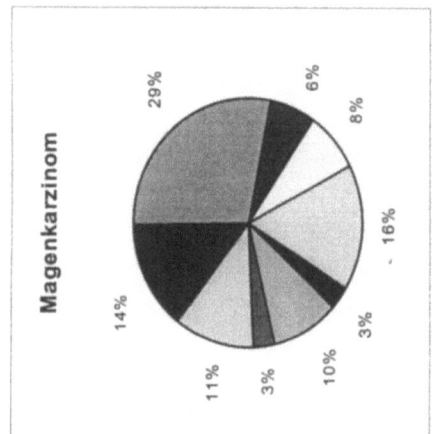
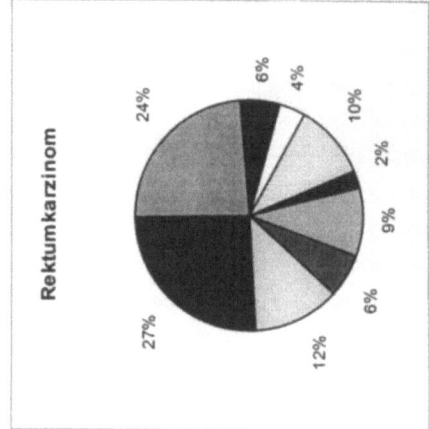
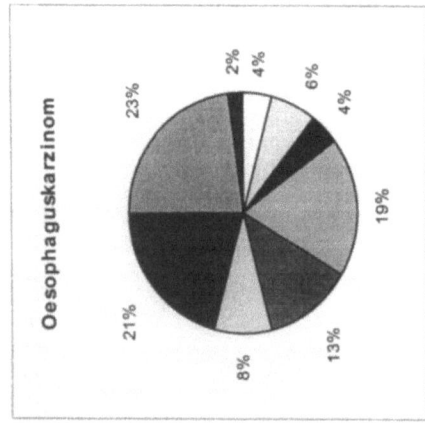
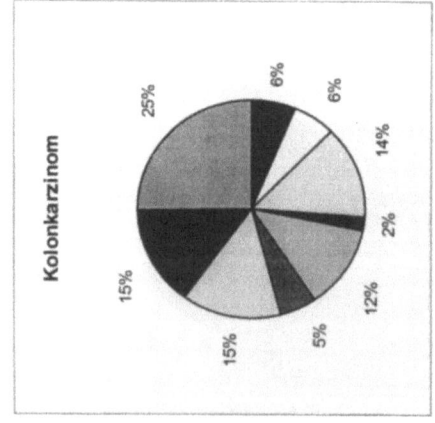

Abb. 3. Chirurgisch-onkologische Leistungsschwerpunkte in den chirurgischen Abteilungen des LBK Hamburg

874

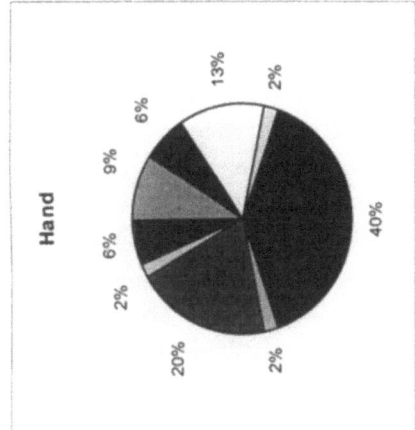
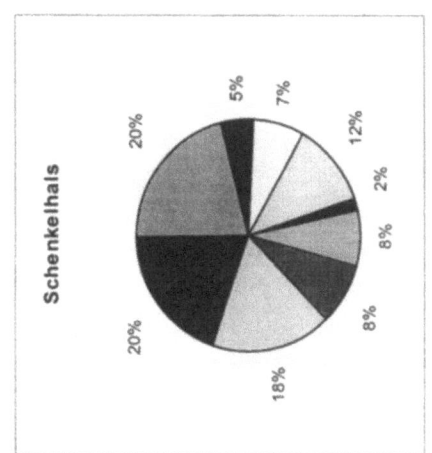
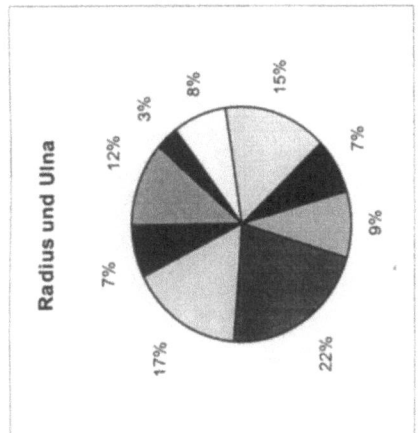
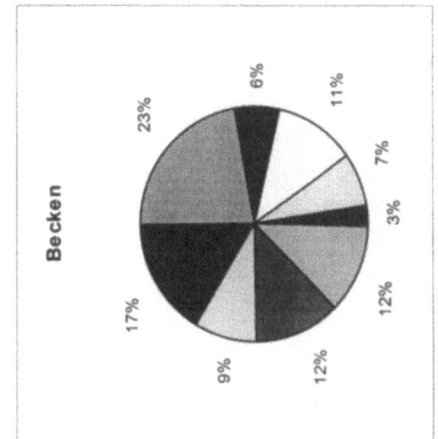
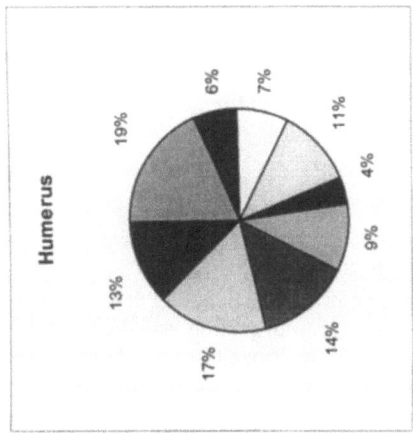
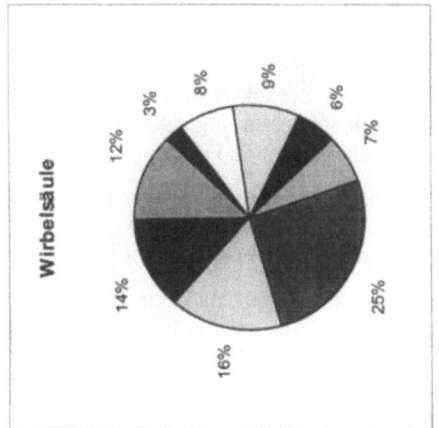

Abb. 4. Topographie der Leistungsschwerpunkte in den unfallchirurgischen Abteilungen des LBK Hamburg

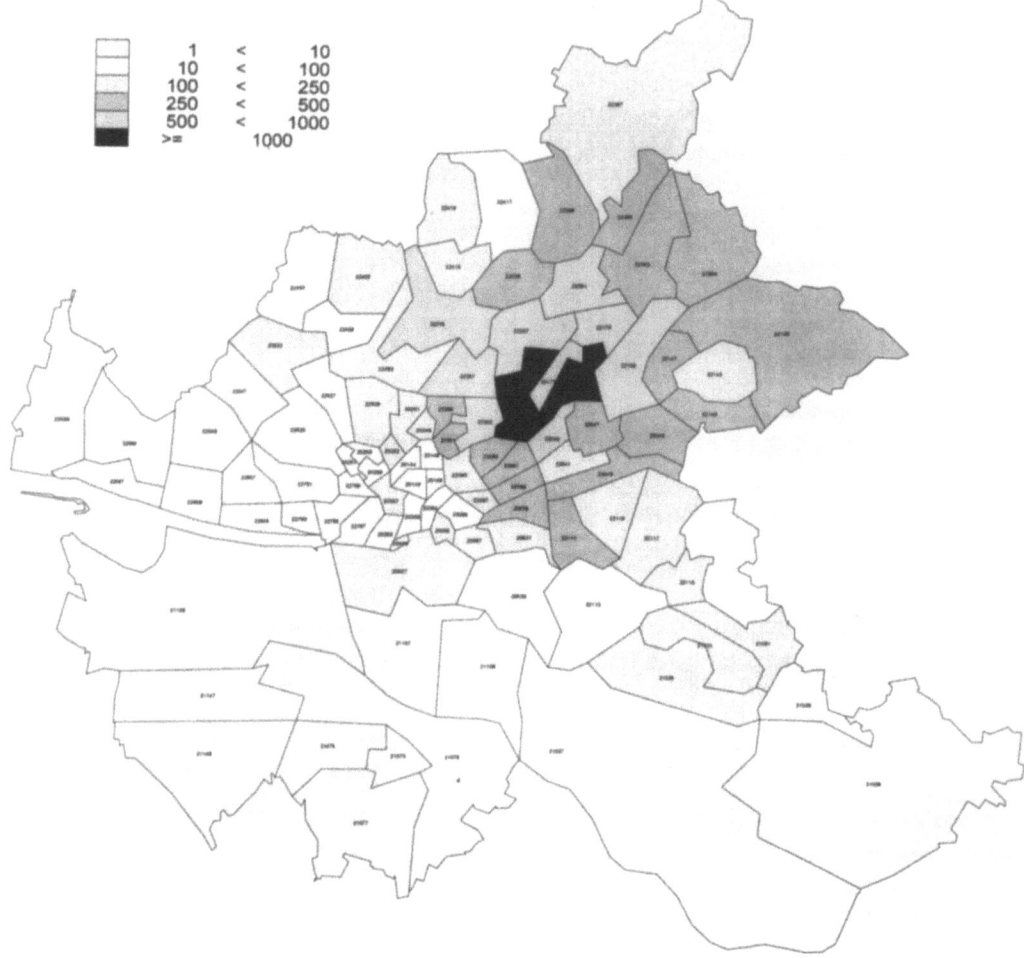

Abb. 5. Allgemeines Krankenhaus Barmbek. Patienteneinzugsgebiete 1997

haben wir daher entsprechende Profile nachgezeichnet (Abb. 2–4), um etwaigen Anpassungsbedarf unter Berücksichtigung der regionalen Wettbewerbssituation zu diskutieren.

Von grundlegender strategischer Bedeutung (nicht nur für das chirurgische Leistungsangebot) sind dabei folgende Faktoren

- hohe Qualität der Leistungserbringung,
- marktgerechte Kostenstruktur und
- nachfrageangepaßtes Leistungsangebot.

Für alle drei Faktoren gilt, daß eine genügende Fallmenge pro Dienstleistung erwartet werden muß. Ein Vergleich unserer Fachabteilungen demonstriert eindrücklich, daß dieses in unseren Krankenhäusern sehr unterschiedlich pro Diagnose- bzw. Prozedurenentität realisiert ist. Daraus abgeleitet ergibt sich die Frage, ob jede Abteilung „Vollsortimenter" bleiben soll/muß, oder ob sich die Leistungserbringung anders organisieren läßt – ohne „Marktanteile" an die Konkurrenz zu verlieren. Dieses gilt natürlich im wesentlichen für die elektive Therapie. Im Bereich Not- und Unfallversorgung (teilweise dargestellt in Abb. 4) erkennen wir ein homogeneres Verteilungsmuster.

Unser Konkurrenzumfeld sind die übrigen 30 Krankenanstalten im Stadtgebiet Hamburgs inclusive der Universitätsklinik, sowie zahlreiche Krankenhäuser im Hamburger Umland, welche es im Rahmen unserer konsekutiv durchgeführten Selbst- und Umfeldanalyse zu berücksichtigen galt; hierfür setzen wir u. a. professionelle Geographische Informationssysteme (GIS) ein, wie sie von der Industrie zur Absatzplanung und der daraus resultierenden Gestaltung/Optimierung von Verkaufsgebietsstrukturen geläufig sind. Bei diesem Werkzeug, welches wesentliche Daten für Marketingstrategien liefert, steht die Identifikation von Zielkunden – die es zu werben und zu halten gilt – im Vordergrund.

In Abb. 5 ist exemplarisch das Einzugsgebiet des AK Barmbek (rd. 1000 Planbetten) dargestellt. Es versorgt im wesentlichen den Nordosten Hamburgs. Derartige Analysen der Patientenströme bzw. der regionalen und überregionalen Krankenhauseinzugsgebiete haben wir für jedes unserer Krankenhäuser durchgeführt, und zwar bis auf Fachabteilungsebene. Es folgte, differenziert nach Alters- und Morbiditätsstruktur, eine Analyse des Nachfragemarktes: Welche Leistungen unseres „Angebotes" werden in welchem Umfang von wem in Anspruch genommen?

Die mit den oben beschriebenen Methoden erzielten Ergebnisse ermöglichen es nun, bei der strategischen Planung des chirurgischen Leistungsangebotes des LBK Hamburg folgende 7 Anpassungsoptionen für jede Abteilung und für jedes Leistungsangebot zu prüfen:

1. *Programmbereinigung* (Ausscheiden von Leistungen, die nicht nachfragegerecht sind bzw. keinen ausreichenden Deckungsbeitrag mehr bringen)
2. *Leistungsvereinfachung* (Vereinfachung der Leistung/Verminderung der Leistungstiefe/-breite zum Zwecke der Kostensenkung)
3. *Leistungsdifferenzierung* (Erreichen von identifizierten Patientenzielgruppen durch Erweiterung der Leistungstiefe/-breite in ausgewählten, bereits vorhandenen Bereichen)
4. *Spezialisierung* (Konzentration auf wenige Leistungen/Teilmärkte, um hohe Aktualität/Leistungsqualität und Kostenvorteile zu erreichen)
5. *Programmerweiterung* (Ausweitung und Vertiefung der Leistungspalette, „Vollsortimenter")
6. *Diversifikation* (Aufbau neuer Leistungen und Märkte; Transplantationsmedizin, innovative Techniken, z. B. Herzlaser, Robodoc)
7. *Kooperation* (Zusammenschluß mit [regionalem] Partner zur Umsetzung von Leistungs-, Programm- und Marktstrategien)

Literatur beim Verfasser.

Multimedia

CD-ROM: Tonbildschau, Lehrbuch-Ersatz oder neues Medium?

Computer-based Training am Beispiel der A. carotis

H.-H. Eckstein, A. Dörfler, K. Klemm, H. Schumacher, R. Winter,
H.-J. Bardenheuer, M. Weigand, U. Werner, A. Mehrabi, H. Schwarzer,
F. Kallinowski und J.-R. Allenberg

Chirurgische Universitätsklinik Heidelberg, Im Neuenheimer Feld 110, D-69120 Heidelberg

Computer-Based Training (CBT) for Education in Carotid Surgery

Summary. The purpose of computer-based training (CBT) is interactive use of multimedia components, such as text, graphics, animation, sound, digital slide shows, and videos. This CD-ROM illuminates different aspects of carotid surgery: cerebrovascular insufficiency, sonographic and neuroradiological diagnostics, indications and results of carotid surgery in the literature, perioperative complications and new developments such as interventional procedures. Digital imaging (60 minutes of video sequences and 250 graphics) especially focus on operative standard procedures (conventional and eversion technique) and alternative methods. CBT is an evolving supplement to improve education programs in vascular surgery.

Key words: Computer-based training – Carotid – Education

Zusammenfassung. CBT („Computer-basiertes Training") verfolgt die unmittelbare Verknüpfung von Video- und Audiosequenzen, Bilddarstellungen und Texten auf CD-ROM und den jederzeitigen Zugriff auf einzelnen Multimediakomponenten (MMK). Auf der vorliegenden CD-ROM werden auf ca. 200 Informationskarten alle Aspekte der Carotis-Chirurgie behandelt. Besondere Beachtung findet die Vermittlung operativ-technischer Details, die auf 60 Minuten Videofilm und ca. 250 Bilddarstellungen erfolgt. Insgesamt läßt die Entwicklung von CBT-Modulen eine Verbesserung und Intensivierung der (gefäß)chirurgischen Aus- und Weiterbildung, des Studenten-Unterrichts und/oder eine lernfreundlichere Form der Wissensvermittlung erwarten.

Schlüsselwörter: Computer-basiertes Training – Carotis – Ausbildung

Hintergrund

Lehrbücher und OP-Manuale sind nicht in der Lage, die Umsetzung operativer Techniken in Wort, Bild und Ton simultan zu vermitteln. Vor dem Hintergrund abnehmender Ausbildungskapazitäten, hoher Anforderungen an den Ausbildungsstand des Operateurs („Facharztstandard") und der zwingenden Notwendigkeit einer niedrigen perioperativen Komplikationsrate ist die Optimierung von Aus- und Weiterbildung mithilfe moderner Computertechnologie angezeigt.

Methoden

Mittels MacroMind Director 6.0 wurde auf einer CD-ROM (Doppel-CD) ein Modul zum Thema „Carotis-Chirurgie – Diagnostik, Indikationen und operative Technik" entwickelt. Die CD-ROM gliedert sich in die Kapitel: zerebrovaskulare Insuffizienz (inkl. Anatomie der hirnversorgenden Arterien, Epidemiologie des Schlaganfalls, Prophylaxe der zerebralen Ischämie u. a.), neurosonologische und neuroradiologische Diagnostik, Indikationen und Ergebnisse der Carotis-Chirurgie in der Literatur, Anästhesie, Operative Technik, Neuro-Monitoring, perioperative Komplikationen und interventionelle Verfahren. Grundgerüst der CD-ROM sind sog. Informationskarten, die einzelne definierte Fragestellungen (vergleichbar mit einem Vortrags-Dia) behandeln. Beim Aufruf einer Informationskarte wird ein Text von ca. 60–90 Sekunden Länge gesprochen. Direkt von der Informationskarte ist der Zugriff auf Abbildungen mit klinischen Beispielen (Rö-Bilder, intraoperative Befunde u. a.) und auf Video-Sequenzen möglich. Auf kurzen Textkarten werden Detail-Informationen zu einzelnen wissenschaftlichen Untersuchungen oder zu apparativen Fragestellungen (z. B. Prinzip der MRT in der Neuroradiologie) zusammengefaßt. Insgesamt wurden etwa 200 Informationskarten, 250 Bilddarstellungen und 60 Textkarten erstellt. Mithilfe digitalisierter und vertonter Operationsvideos werden operative Standard-Techniken und seltener angewandte Methoden und Ausweichverfahren mit insgesamt 60 Minuten Länge detailliert dargestellt. Jede Operation wird untergliedert in 3–6 Operationsschritte, dessen jeweiliger Beginn als Standbild auf dem Monitor charakterisiert ist. Der Benutzer kann die Operations-Sequenzen ähnlich wie bei einem Video-Recorder vor- und zurückspulen oder eine Standbild-Funktion benutzen. Neben einem Literaturverzeichnis beinhaltet das Modul auch Suchmöglichkeiten nach freien und indizierten Begriffen. Die CD-ROM kann aufgrund der einfachen Bedienelemente ohne jegliche Computerkenntnisse benutzt werden.

Diskussion

Die Entwicklung computerassistierter Informationstechnologien eröffnet für Lehrende und für Lernende gleichermaßen neue Perspektiven: Einerseits können komplexe Inhalte in Wort, Bild und Ton simultan vermittelt werden, andererseits können Nutzer in einer interaktiven Umgebung lesend (Texte), sehend (Video, Bilder, Graphik) und hörend (Audio-Sequenzen) selbststeuernd lernen. Die Verwendung von Multimediakomponenten (MMK) erscheint vielversprechend, wenn man berücksichtigt, daß nur 10–15% des Gelesenen, 10–20% des Gehörten, 20–30% des Gesehenen, aber 40–50% dessen, was man gleichzeitig hört und sieht, sofort gelernt werden können [1]. Wie anglo-amerikanische Erfahrungen zeigen, kann computerunterstützter Unterricht effizienter sein als traditionelle Lernformen [2]. Zu ähnlichen Ergebnissen kamen Kallinowski et al., die im Rahmen einer Pilot-Studie 103 Studenten befragten, die sich mindestens 90 Minuten mit einem CBT-Modul zur distalen Radiusfraktur beschäftigt hatten. Im Vergleich zur Kontrollgruppe ($n=47$), die eine Vorlesung zum gleichen Thema besuchten, war CBT in allen untersuchten Kriterien (Übersichtlichkeit, Detailliertheit, Präsentation des Lernstoffs, Verständlichkeit, Lernmotivation, zeitsparende Vermittlung und Gedächtnishaftung) der Vorlesung um 15–20% überlegen [3].

Da Stellenwert und Akzeptanz der Carotis-Chirurgie in hohem Maße von der richtigen Indikationsstellung, der operativ-technischen Kompetenz und einer niedrigen perioperativen Komplikationsrate abhängen, wurde ein CBT-Modul zum Thema „Carotis-Chirurgie" entwickelt.

Die Zielgruppe dieser CD-ROM umfaßt junge Gefäßchirurgen, denen durch schrittweise Darstellung der einzelnen operativen Schritte in Wort, Bild und Ton der Zugang zur Carotis-Chirurgie erleichtert werden soll sowie auch erfahrene Gefäßchirurgen, die die Möglichkeit haben, Hintergrundwissen aufzufrischen und operative Alternativen und Ausweichverfahren kennenzulernen. Darüber hinaus sollen alle Berufsgruppen angesprochen werden, die interessiert sind am Thema „zerebrale Ischämie": Angiologen und Neurologen erhalten einen raschen Überblick über den derzeitigen Stellenwert der Carotis-Chirurgie in Prophylaxe und

Therapie des ischämischen Hirninfarkts, Medizinstudenten können sich multimedial dem Thema der zerebralen Ischämie sowie Fragen der Diagnostik, Indikation und operativen Therapie extracranieller Carotisläsionen nähern.

CBT hat nicht zum Ziel, die Ausbildung am Krankenbett und/oder im OP zu erübrigen. Der Einsatz moderner Informationstechnologie soll vielmehr den raschen Zugriff auf unterschiedliche Formen der Wissensrepräsentation erleichtern und so die Qualität der Carotis-Chirurgie steigern.

Schlußfolgerungen

Die Entwicklung von CBT-Programmen eröffnet neue Perspektiven in der (gefäß)chirurgischen Aus- und Weiterbildung. Am Beispiel der „Carotis-Chirurgie" läßt sich zeigen, daß moderne Computertechnologien in der Lage sind, theoretische und praktische Kenntnisse in Wort, Schrift und Video multimedial und interaktiv zu vermitteln. Aufgrund der bisherigen Ergebnisse (Evaluierung an Studenten im Rahmen von Pilotstudien) ist durch CBT-Programme eine qualitative Verbesserung der Aus- und Weiterbildung zu erwarten.

Literatur

1. Giezendanner FD (1990) Nouvelles technologies educatives multimedia au service de nouvelles stragies pedagogiques. Schweiz Med Wochenschr 120: 1843
2. Lyon HC, et al (1992) Significant efficiency findings from research on computerbased interactive medical education programs for teaching clinical reasoning. MEDINFO 92, Elsevier, Amsterdam
3. Kallinowski F, Mehrabi A, Glückstein C, Benner A, Lindinger M, Hashemi B, Leven FJ, Herfarth C (1997) Computer-basiertes Training: Ein neuer Weg der chirurgischen Aus- und Weiterbildung. Chirurg 68: 433–438

Multimedia CD-ROM:
Ein neues Medium zur Verbesserung der Wissensvermittlung

K. A. Gawad[1], A. Mehrabi[2], Ch. Staff[2], C. Blöchle[1], J. R. Izbicki[1],
F. Kallinowski[2] und C. E. Broelsch[1]

[1] Abteilung für Allgemeinchirurgie, Universitätskrankenhaus Eppendorf, Martinistraße 52,
D-20246 Hamburg
[2] Chirurgische Universitätsklinik, Kirschnerstraße 1 (INF 110), D-69120 Heidelberg

Multimedia CD-ROM:
A New Medium to Improve Actual Knowledge Availability

Summary. New media can be used in medicine for effective and prompt imparting of knowledge. We present a multimedia CD-ROM providing up to date congress information.

Key words: New media – CD-ROM – Multimedia

Zusammenfassung. Der Einsatz neuer Medien kann in der Medizin zur schnellen und effektiven Vermittlung von Wissen genutzt werden. Vorgestellt wird eine Multimedia CD-ROM zur Bereitstellung aktuellen Kongreßwissens.

Schlüsselwörter: Neue Medien – CD-ROM – Multimedia

Einleitung

Für eine umfassende Aus- und Weiterbildung im medizinischen Bereich ist der Einsatz computerunterstützter Informationssysteme im medizinischen Bereich heute unabdingbar. Sie ermöglichen durch Integration von Grafiken, Audio- und Videosequenzen, Animation und Simulation einen hohen Anschaulichkeitsgrad und somit eine effiziente Wissensvermittlung.

Insbesondere die Vielzahl der angebotenen Kongresse, der Demeter-Kongreßkalender weist unter der Überschrift Chirurgie für das Jahr 1998 alleine 500 Veranstaltungen aus, macht eine strenge Selektion notwendig. Unabhängig vom Kongreßbesuch wäre die Verfügbarkeit der herausragenden Vorträge einzelner Kongresse wünschenswert, um aktuelles Wissen zu erhalten. Bei der Planung des europäischen Kongresses der International Hepato-Pancreato-Biliary Association wurde aufgrund der Vielzahl der erstklassigen eingeladenen Vorträge der Entschluß zur Publikation dieser Präsentationen in Form einer multimedialen CD-ROM gefaßt, um das hierbei vermittelte Wissen einem größeren Auditorium zugänglich zu machen.

Material und Methoden

Das Ausgangsmaterial zur digitalen Aufbereitung des Symposiums bildeten die gezeigten Dias sowie die aufgenommenen Tonsequenzen. Die Dias der Referenten wurden vor Ort mit

Hilfe von speziellen Diascannern in digitale Bildinformationen umgewandelt. Die Vorträge selbst wurden auf Videoband aufgezeichnet. Die Videobänder dienten einerseits als Quelle für die Tondigitalisierung, andererseits als Kontrollwerkzeug, um die Synchronisation der gezeigten Dias mit der richtigen Sprachsequenz zu garantieren. Nach der Digitalisierung wurden die Bilder mit Adobe Photoshop™ nachbearbeitet: Der wesentliche Bildinhalt wurde ausgeschnitten, und es wurden Verdrehungen und Verzerrungen behoben. Anschließend wurden Bild und Ton mit Hilfe von Adobe Premiere™ zu Digitalvideosequenzen kombiniert. Die programmgesteuerte Präsentation der Diavorträge in einer intuitiv bedienbaren Benutzeroberfläche sowie die Möglichkeit zur Anwahl einzelner Vortragsabschnitte durch einen Index wurde mit Macromedia Director™ umgesetzt.

Ergebnisse

Entstanden sind 3 multimediale CD-ROM mit insgesamt 42 Vorträgen, die im Originalton und mit den Originaldias in Form einer Diashow abgerufen werden können. Besonderer Wert wurde darauf gelegt, daß die CD auf den gängigsten Plattformen (Windows™-PC und Apple Macintosh™) lauffähig ist. Über einen Schlagwortindex ist die Abfrage bestimmter Themen durch Aufruf des entsprechenden Vortragsauszuges möglich. Weiterhin integriert wurde eine „Hilfe"-Funktion zur Erläuterung der einzelnen Funktionen und Zeichen. Die Realisierung und Verbreitung wurde durch Zusammenarbeit mit einem leistungsfähigen Verlag (Johannes Ambrosius Barth Verlag, Heidelberg, Leipzig) sichergestellt.

Diskussion

Der Verpflichtung zur Fortbildung kann auf verschiedenen Wegen nachgekommen werden. Die Lektüre von Fachzeitschriften und der Besuch von Kongressen ermöglichen dabei den Erhalt möglichst aktueller Inhalte. Die Vielzahl an wissenschaftlichen Veranstaltungen kann jedoch sicher nicht voll ausgeschöpft werden. Es scheint daher notwendig, bestimmte Inhalte solcher Kongresse einem möglichst großen Auditorium zugänglich zu machen. Hierzu eignen sich Kongreßbände, die jedoch für sich meist wenig attraktiv gestaltet sind und häufig ungelesen bleiben. Durch Verwendung multimedialer Komponenten wie Ton, Video und Diashow läßt sich der Inhalt lebendig, quasi „Live" darstellen und führt somit zu einer erhöhten Akzeptanz und Nutzung, wie verschiedene Untersuchungen zum Vergleich herkömmlicher Lehrbücher, Vorlesungen und Multimedia-Applikationen gezeigt haben [1, 2]. Das Medium CD ist zudem preisgünstig und heute praktisch von jedem Computeranwender verwendbar. Die vorgestellte CD-ROM spiegelt den derzeitigen Wissensstand im Bereich der Erkrankungen des Hepato-biliären und Pankreatischen Systems wider. Sie bietet allen in dem Bereich tätigen Ärzten die Möglichkeit, ihren Wissensstand zu aktualisieren.

Schlußfolgerung

Die schnelle Vermittlung aktuellen Wissens kann die Qualität von Diagnostik und Therapie verbessern. Durch die „on-line"-Aufzeichnung von Vorträgen bietet die multimediale CD-ROM die ideale Voraussetzung für eine schnelle Verarbeitung und Verbreitung solcher Informationen. Sie sollte von Ärzten genutzt werden, um die Qualität von Patientenversorgung, Forschung und Lehre zu optimieren.

Literatur

1. Kallinowski F, Mehrabi A, Glückstein Ch, Benner A, Lindinger M, Hashemi B, Leven FJ, Herfarth Ch (1997) Chirurg 68: 433–438
2. D'Alessandro DM, Kreiter CD, Erkonen WE, Winter RJ, Knapp HR (1997) Acad Radiol 4: 719–723

Entwicklung eines computergestützten Lernprogrammes für die Lebertransplantation

M. Golling[1], A. Mehrabi[1,2], H. Schwarzer[2], E. Klar[1], F. Kallinowski[1,2] und Ch. Herfarth[1]

[1] Abteilung für Allgemeine Chirurgie und [2] Arbeitsgruppe Computer Based Training der Chirurgischen Universitätsklinik Heidelberg, Kirschnerstraße 1, [1] Im Neuenheimer Feld 110 und [2] Im Neuenheimer Feld 114, D-69120 Heidelberg

Development of a Computed-Aided Training Program for Liver Transplantation

Summary. The German Society for Surgery recently decided to rename the "video library" as a "multimedia library", which will include also interactive, nonlinear computerised teachware in surgery. We report on the complex interaction of authors, editor, and the computer-based training laboratory, and the pitfalls with respect to data collection, structure, implementation, and technical aspects of the CD-ROM liver transplantation.

Zusammenfassung. Mit der Umbenennung und Strukturerweiterung der Videothek in eine „Mediothek" haben jetzt auch neue interaktive, nicht-lineare computerisierte Lernmedien den offiziellen Einzug in die Chirurgie vollzogen. Die auch bei Lernmedien zu berücksichtigende Globalisierung wurde durch die breite Coautorenschaft aller relevanten deutschen Transplantationszentren und der Herstellung in englischer Sprache berücksichtigt.

Einleitung

Die Deutsche Gesellschaft für Chirurgie hat zeitgerecht eine Umstrukturierung und Erweiterung der Videothek in eine „Mediothek" beschlossen [1]. Hier sollen jetzt auch neue Lehr- und Lernhilfen im Rahmen der Aus-, Fort- und Weiterbildung integriert werden. Fertige technisch perfekte, nicht-lineare, interaktive, auf CD-ROM-Basis hergestellte Lernmedien suggerieren – neben der vorhandenen Sachkompetenz – ein hohes technisches Verständnis der Autoren für dieses neue Medium [2]. Im Rahmen der Herstellung eines solchen Lernprogrammes möchten wir auf mögliche *Schwierigkeiten* bei Beitragserstellung, Präsentationskonzeptplanung und Implementierung sowie auf die Interaktion und Kooperation von Autoren, Herausgeber und Realisierern (CBT-Labor) aufmerksam machen.

Herstellung einer CD-ROM

Initialphase: Am Beginn steht neben der Bearbeitung eines bestimmten Themas die dezidierte Formulierung und Definition von Zielen und Zielgruppen. Unser Ansatz liegt zum einen in der Herstellung und globalen Verbreitung (englische Sprache) eines neuen Lernmediums, daß die Vorteile des Buchs (Übersichtlichkeit, direkte Verfügbarkeit) mit der eines nichtlinearen, interaktiven Mediums (Quervernetzung, Druckoptionen, Videoeinbau, Fragenkatalog mit Repetitorium [2, 4]) vereint. Die Zielgruppe erstreckt sich von Medizinstudenten über das Pflegepersonal bis zu den – im gesamten Umfeld – involvierten medizinischen Kollegen.

Vorbereitungsphase: Neben der Idee wird hier zunächst das Konzept festgelegt und ein Drehbuch erstellt. Bereits hier ist eine sorgfältige Ausarbeitung und Strukturierung – ähnlich der eines Buches erforderlich. Die 4 Hauptkapitel mit Indikation, Operation, Nachsorge und spezielle Fragestellungen umspannen das gesamte Gebiet der Lebertransplantation von den geschichtlichen Anfängen über experimentelle Versuchsaufbauten im Klein- und Großtier bis zu den Nachsorgeorganisationen und ethischen Aspekten. Danach erfolgte die Kontaktaufnahme mit den – in Teilbereichen subspezialisierten – Autoren großer Transplantationszentren im deutschen Sprachraum.

Beitragserstellung des Autors: Der Autor trägt das Material zusammen und erstellt – in Abhängigkeit von den eigenen Vorstellungen und multimedialen Vorkenntnissen – seinen Beitrag.

Präsentationskonzept des Herausgebers: Der Herausgeber sichtet das Material und entwirft – für jeden einzelnen Beitrag – ein Präsentationskonzept (Querverbindungen, Einfügen der Diapositive, Tabellen, Diagramme, Druckfelder, ggf. Kürzen von Videos) sowie das Gesamtlayout und führt damit eine Homogenisierung von Beitragsstruktur und Sprache durch.

Implementierung: In diesem Produktionsschritt erfolgt durch die CBT-Techniker die Digitalisierung und Standardabgleichung (Pixel, Farbtiefe, Tonhöhe) der Beiträge. Die Struktur (Verknüpfungen) werden erst jetzt definitiv festgelegt [3].

Endphase: Im letzten Schritt wird der Beitrag jedem Autor erneut zur Sichtung und Endkontrolle vorgelegt und danach vom Herausgeber die letzten Strukturveränderungen eingefügt. Der Vertrieb erfolgt letztlich durch den Verlag.

Gängige Fehler in der Beitragserstellung

Ein wesentlicher Unterschied zur Herstellung eines Buches ist die notwendige enge Kooperation und Interaktion von Autoren mit Herausgeber und CBT-Abteilung, um eine möglichst einwand- und redundanzfreie, rasche Herstellung zu erreichen.

„Klassische" Autorenfehler: Hier seien kurz einige der gängigen Fehler erwähnt, die nahezu jeder, der nicht mit dem Medium vertraut ist, macht oder gemacht hat:

1. Drehbuch auf Papier, unvollständige Beschriftung, keine Querverweise
2. Datenmaterial nicht auf digitalisiertem Medium (Diskette)
3. zu geringes Bild/Diagramm/Abbildungsmaterial (nicht auf Diskette oder Dia)
4. Videomaterial technisch unzureichend (VHS)
5. zu umfangreiche Tabellen (nur als „Scrollfeld" zu öffnen!)

Der dann erforderliche „Nachbearbeitungsaufwand" durch Herausgeber und Techniker beträgt nicht selten ein Mehrfaches der eigentlichen Beitragsherstellung durch die Autoren.

Technische Realisierung

Bei der technischen Realisierung unterliegt der Hersteller anwenderspezifischen Beschränkungen, kommerzielle Überlegungen müssen mit Präsentationsumfang und -konzept des Herausgebers in Einklang gebracht werden. Als Mindestanforderung wird von uns ein 486er PC oder MAC (Hybrid CD-ROM) mit 100 MHz Taktfrequenz vorausgesetzt. Dies erlaubt eine bequeme und breite Nutzung für die Anwender und gestattet ausreichenden Spielraum für den Herausgeber und die Hersteller.

Ausblick

Die Zukunft wird von On-line-Diensten und dem Einzug der „digital versatile disc" (DVD) bestimmt sein. In der immerwährenden Kompetition um größere Speicherkapazitäten und verbesserte Programmdarstellung ist – mit der Herstellung der DVD – eine erneute Eskalation mit lediglich temporärem Vorteil der Hardwareentwickler eingeleitet.

Literatur

1. Hartel W (1998) Vortrag: Forum Junge Chirurgie: Multimedia, 115. Kongreß Deutsche Gesellschaft für Chirurgie
2. Zumbach J: Lernen mit dem Computer: Tutorial und Quiz. http://paeps/zumbach/computer.htm
3. Zumbach J: Instruktionsdesign – mögliche Komponenten einer Benutzeroberfläche und sinnvolle Gestaltung. http://paeps.psi.uni-heidelberg.de/zumbach/interface.html
4. Reimann P, Schult TJ, Schneller-Schlauer (1996) Bildung im Multimedia-Zeitalter. c't Heft 9: 178–186

Entwicklung einer multimedialen CD-ROM-Reihe zur Verbesserung der chirurgischen Aus- und Weiterbildung

F. Kallinowski, A. Mehrabi, H. Schwarzer und Ch. Herfarth

Chirurgische Universitätsklinik Heidelberg, Im Neuenheimer Feld 110, D-69120 Heidelberg

Development of a Multimedia CD-ROM Series for the Improvement of Surgical Training and Education

Summary. In the past 4 years, the computer-based training laboratory of the Department of Surgery, University of Heidelberg, has developed a multimedia library, the *med.LIVE*-series. This CD-ROM series contains 5000 multimedia units with information of a uniform structure that comprises 26 CD-ROMs. These modules contribute significantly to the training and education of medical students and doctors. Furthermore, this multimedia library is intended to aid in the development of a database-supported online information system. Authors interested are encouraged to contribute to the series.

Key words: Multimedia CD-ROM series – Surgical training – Surgical education – Computer-based training

Zusammenfassung. Im „Computer-Based-Training"-Labor an der Chirurgischen Universitätsklinik Heidelberg wurde in den letzten vier Jahren eine multimediale Bibliothek, die *med.LIVE*-Reihe, entwickelt und etabliert. Diese CD-ROM-Reihe beinhaltet 5000 multimediale Informationseinheiten in einem einheitlichen Aufbau mit einer Gesamtdatenmenge von 26 CD-ROMs. Diese entwickelten Module tragen wesentlich zur Aus- und Weiterbildung von Studenten und Ärzten bei. Desweiteren soll mit Hilfe dieser digitalen Bibliothek ein datenbankgestütztes, netzwerkfähiges Informationssystem entwickelt werden. Interessierte Autoren werden zur Kooperation angeregt.

Schlüsselwörter: Multimediale CD-ROM-Reihe – Chirurgische Aus- und Weiterbildung – Computer-basiertes Training

Ein wesentliches Ausbildungsziel in der Chirurgie ist es, den Arzt zu befähigen, aufgrund vorliegender Untersuchungsergebnisse eine Diagnose zu stellen und die notwendigen therapeutischen Maßnahmen zu ergreifen. Grundlage sowohl des diagnostischen als auch des therapeutischen Vorgehens ist eine große Wissens- und Erfahrungsmenge von erheblicher fachlicher Vielfalt. Für die Vermittlung dieses Wissens ergeben sich verschiedene Schwierigkeiten [1].

Viele chirurgische Eingriffe erfordern räumliches Vorstellungsvermögen und dynamische Abläufe, bei denen optische, akustische und andere Signale im Zusammenhang zu interpretieren sind. Inhalte solcher Art sind durch herkömmliche Medien, wie z.B. Lehrbücher mit Einzelbildern und idealisierten Schemazeichnungen, schwer vermittelbar. Durch die authentische Visualisierung medizinischer Inhalte, durch virtuelle Simulationen und interaktive Kontextualisierung verschiedener Medienbausteine kann eine realitätsnähere und effizientere Form der Wissensvermittlung erreicht werden [3]. Aufgrund der Komplexität der zu erlernenden Kenntnisse umfaßt die chirurgische Ausbildung mehrere Stadien. Angehörige verschiedener Ausbildungsstadien haben sehr unterschiedliche Anforderungen an die Wissenstiefe und den Detailgrad der benötigten Informationen. Ein Student, ein Arzt in Weiterbildung, ein Facharzt und ein chirurgischer Experte benötigen unterschiedliche Informationen zu vergleichbaren Themen. Während ein Student Hintergrundinformation zu einem bestimmten Krankheitsbild sucht, wird der Arzt in der Weiterbildung Informationen benötigen, die Handlungsabläufe der Patientenversorgung beeinflussen. Ein Facharzt ist an Empfehlungen zu konkreten Strategien interessiert, während der medizinische Experte neueste Entwicklungen verfolgen möchte.

Für eine umfassende Aus- und Weiterbildung, Erweiterung der Diagnostik und Erhöhung der Therapiestandards im chirurgischen Bereich ist heute der Einsatz computerunterstützter Informationssysteme unabdingbar. Sie ermöglichen durch Integration von Graphiken, Audiosequenzen, Animationen, Simulationen und Videosequenzen einen hohen Veranschaulichungsgrad und vermitteln das notwendige Faktenwissen, das die Entscheidungsfindung in Diagnostik und Therapie erleichtert [2].

Das CBT-Labor der Chirurgischen Universitätsklinik Heidelberg führt seit 1994 ein „Computer Based Training" durch. Erste Erfahrungen wurden wissenschaftlich ausgewertet [4]. Zu diesem Zweck wird, teilgefördert durch das Dekanat der Medizinischen Fakultät der Universität Heidelberg sowie durch den Johann-Ambrosius-Barth-Verlag, Heidelberg, die multimediale CD-ROM-Reihe „med.LIVE" publiziert. Die Reihe umfaßt vier wesentliche Produktkomponenten:

Symposiumware: Aufgezeichnete und multimedial aufbereitete, aktuelle medizinische Fachkonferenzen auf CD-ROM.

Teachware: Computerbasierte Unterrichtsprogramme auf studentischem sowie auf Facharztniveau zur Vermittlung medizinischen Wissens durch multimediale Techniken (Text, Bilder, animierte Grafiken, Videos) mit Fragenteil zur Prüfung des angeeigneten Wissens.

Videoware: In inhaltlich sinnvolle Abschnitte zerlegte und dadurch dem nichtlinearen Zugriff eröffnete Videos zu verschiedenen chirurgischen Techniken auf CD-ROM.

Atlasware: Bildatlanten mit Suchfunktion auf CD-ROM.

Im Rahmen dieser Entwicklungen entstanden ca. 5000 multimediale Informationseinheiten in einheitlichem Aufbau mit einer Gesamtdatenmenge von 26 CD-ROMs (ca. 15 GB), die bereits national und international über den Buchhandel bezogen werden können (Tabelle 1). Diese entwickelten Module tragen wesentlich zur Aus- und Weiterbildung von Studenten und Ärzten bei.

Somit wurden verschiedene chirurgische Erkrankungen, Operationsmethoden und aktuelle wissenschaftliche Fortbildungen in einer multimedialen CD-ROM-Reihe zusammengestellt (med.LIVE; J. A. Barth-Verlag).

Das schnelle Wachstum und die Komplexität des medizinischen Wissens, insbesondere in bezug auf die Chirurgie, sowie die Notwendigkeit der ständigen, schnellen und kostengünstigen Aktualisierung der zur Verfügung stehenden Informationen stellen Anforderungen an die in der Medizinausbildung eingesetzten Medien, die nur durch ein datenbankgestütztes, multimediales und netzwerkfähiges Informationssystem zu erfüllen sind. Diese entwickelte und etablierte multimediale CD-ROM-Reihe kann als eine geeignete Wissensbank zur Erstellung eines wissensbasierten Informationssystems, unterstützt durch eine umfangreiche Datenbank, dienen. Diese digitale Bibliothek der Medizin soll innovative Medien zur Vermittlung visueller Informationen „just-in-time" einsetzen. Diese Informationen lassen sich mit herkömmlichen Printmedien nicht, mit Videos nicht zeitgerecht vermitteln. Von der be-

Tabelle 1

Projekte	Anzahl der CDs
1. Endovaskuläre Stent-Prothesen – Aortale und aortoiliakale Aneurysmen	1
2. Carotis-TEA beim neurologisch instabilen Patienten	1
3. Kreuzband-Chirurgie – State of the Art	2
4. Multimodale Kombinationstherapien	1
5. Fortschritte beim kolorektalen Karzinom	2
6. Intraoperative Radio-Therapie in der Medizin	1
7. Knochenersatzwerkstoffe in der Traumatologie	1
8. Hepato-Biliary and Pancreatic Surgery – State of the Art	3
9. Laparoskopische Chirurgie – State of the Art	1
10. Beruf und Krebs im Halsbereich	1
11. Pankreatitis und Pankreascarcinom – State of the Art	3
12. Endovaskuläre Operationstechnik für Gefäßchirurgen	1
13. Facial Surgery	1
14. Operative Therapie der Leistenhernie	1
15. Routineeingriffe in der Kinderchirurgie	1
16. Chirurgie der Carotisstenose und Carotisläsionen	2
17. Therapie der distalen Radiusfraktur	1
18. Liver Transplantation – State of the Art	1
19. Atlas der Kinderchirurgie	1

gleitenden didaktischen und informationstheoretischen Entwicklung sind wesentliche Impulse zu erwarten. Als Zielgruppe sind Studenten der Medizin und Ärzte aller Fachrichtungen vorgesehen. Als Pilotprojekt soll die multimediale Bibliothek der Medizin – „med.LIVE" – auf Rechnern der Chirurgischen Universitätsklinik Heidelberg installiert werden, um sowohl die Qualität der Aus- und Weiterbildung als auch die der Patientenversorgung zu verbessern.

Die dargestellten Entwicklungen zur Nutzung multimedialer Techniken für die Aus- und Weiterbildung stehen für interessierte Autoren der Chirurgischen Gesellschaften und der des Berufsverbandes zur Nutzung bereit.

Literatur

1. Kallinowski F, Mehrabi A, Glückstein Ch, Leven FJ, Herfarth Ch (1995) „Computer-basiertes Training" in der Chirurgie. Medizinische Forschung und Ärztliches Handeln, S 124
2. Glückstein Ch (1996) Konzeption und Entwicklung eines medizinischen hypermedialen Informations- bzw. Lehr-/Lernsystems am Beispiel eines Projektes der Chirurgischen Universitätsklinik Heidelberg. Diplomarbeit im Studiengang Medizinische Informatik der Universität Heidelberg/Fachhochschule Heilbronn, Heidelberg
3. Glückstein Ch, Mehrabi A, Leven FJ, Herfarth Ch, Kallinowski F (1997) Möglichkeiten der computerunterstützten Aus- und Weiterbildung in der Chirurgie. In: Conradi H, Kreutz R, Spitzer K (Hrsg) CBT in der Medizin – Methoden, Techniken und Anwendungen, S. 11–16
4. Kallinowski F, Mehrabi A, Glückstein Ch, Benners A, Leven FJ, Herfarth Ch (1997) CBT: Ein neuer Weg der chirurgischen Aus- und Weiterbildung. Der Chirurg 68: 433–438

Internet

Akzeptanzanalyse der Inernetpräsentation des 115. Kongresses der Deutschen Gesellschaft für Chirurgie

M. Mieth[1], S. Dresen[2], J. Schmidt[1], R. Schall[1], H. Meyer[1] und Ch. Herfarth[1]

[1] Chirurgische Universitätsklinik, Im Neuenheimer Feld 110, D-69120 Heidelberg
[2] Verlag dpunkt.netlab, Heidelberg

Analysis of Acceptance of the World Wide Web Presentation of the 115th Annual Meeting of the German Society of Surgery

Summary. The World Wide Web presentation of the 115th Annual Meeting of the German Society of Surgery was examined with regard to the frequency of hits per day and the use made of the online offers. The high frequency of the hits clearly shows the high acceptance of this medium. The temporal distribution of the hits imply that the group that was aimed at, namely "surgeons", have indeed been reached.

Key words: WWW – Internet – Surgery – Congress

Zusammenfassung. Die Internetpräsentation des 115. Kongresses der Deutschen Gesellschaft für Chirurgie wurde hinsichtlich der Zugriffszahlen und der genutzten Angebote untersucht. Die hohen Zugriffszahlen zeigen eine große Akzeptanz. Die zeitliche Verteilung der Zugriffe lassen auf ein Erreichen der Zielgruppe „Die Chirurgen" schließen.

Schlüsselwörter: Internet – WWW – Chirurgie – Kongreß

Der 115. Kongreß der Deutschen Gesellschaft für Chirurgie präsentiert sich im Internet. Ziel der Untersuchung war es, die Akzeptanz dieser Präsentationsform zu analysieren. Die Seiten zum Kongreß sind unter http://www.chirurgie98.org seit 1. Mai 1997 im Internet verfügbar.

Entwurf und Realisierung der Internet-Präsentation

Voraussetzung für die Realisierung war neben dem Entwurf und Planung der Internetseiten eine Analyse der notwendigen und durch Einsatz elektronischer Datenverarbeitung unterstützbaren Sekretariatsaufgaben der Kongreßvorbereitung. An der Chirurgischen Universitätsklinik Heidelberg wurde eine den Bedürfnissen eines Kongreß-Sekretariats angepaßte Datenbank entworfen und realisiert. Parallel hierzu wurden die Internetseiten entworfen. Die Kongreßdatenbank stellte hierbei die Datenstruktur zur Verfügung. Die technische Erstellung der Internetseiten erfolgte im Verlag dpunkt.netlab, Heidelberg.

Angebot und Werbung

Auf den Internetseiten des Kongresses werden Informationen und Kommunikationsmöglichkeiten angeboten. Die Informationsangebote beinhalten Angaben zur Kongreßorganisation, das wissenschaftliche Programm mit Recherche- und Planungsfunktionen, Serviceangaben (Tagungsort, Hotelbuchung, Reiseinformationen u.v.m.), das Rahmenprogramm sowie unter der Rubrik „Forum Junge Chirurgie" weiterführende Informationen zur chirurgischen Weiterbildung und Informationen für den „Jungen Chirurgen".

Zu den Angeboten zur Kommunikation gehört die erstmals elektronisch mögliche Vortragseinreichung, Teilnahme an Meinungs-Foren sowie die Kongreßanmeldung oder Anmeldung zu Veranstaltungen des Rahmenprogrammes wie z.B. zur ersten chirurgischen Ruderregatta.

Für den Besuch der Internetpräsentation wurde durch Information der Printmedien, der Universitäten und Chirurgischen Kliniken, der bekannten Internet-Suchdienste und medizinischer online-Dienste geworben.

Fragen und Methodik

Bei der Untersuchung sollten folgende Fragen beantwortet werden:

- Ist vollständige Information zu einem großen wissenschaftlichen Kongreß möglich?
- Ist die Zielgruppe „der Chirurg" erreichbar?
- Kann eine Internet-Präsenz die Kongreßvorbereitung sinnvoll unterstützen?

Hierfür wurden alle Zugriffe auf die Kongreßseiten protokolliert. Hierbei wurden Herkunftsadresse des Zugreifenden, genutztes Angebot sowie Datum und Zeit der Zugriffe festgehalten.

Ergebnisse

Ausgewertet wurden alle Zugriffe aus der Zeit vom 1.5.97 bis 19.4.98. Es wurden 44383 Anfragen gezählt, die höchste Zahl der Anfragen lag bei 3862 Abfragen pro Woche. Die höchste Zahl der Zugriffe wurde mit 873/Tag am 30.09.97, dem Tag des Einsendeschlusses für

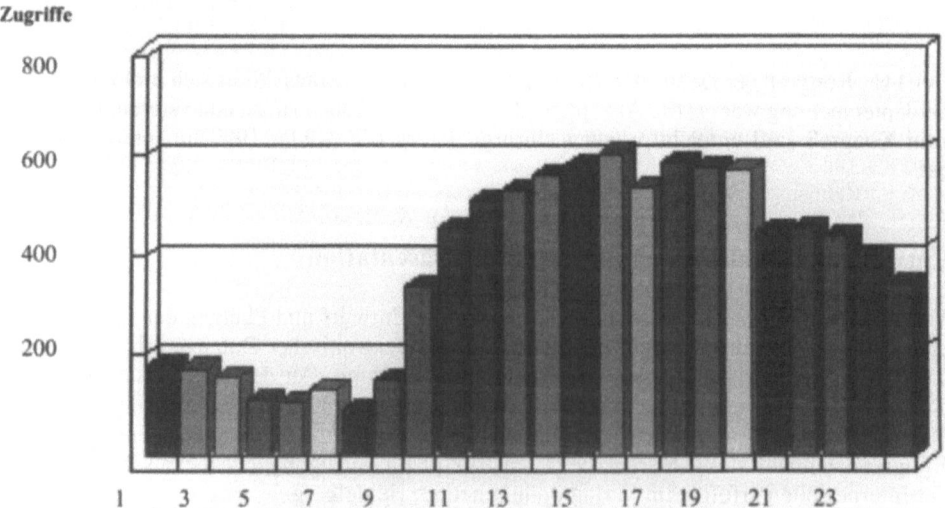

Abb. 1. Aktivität nach Tageszeit

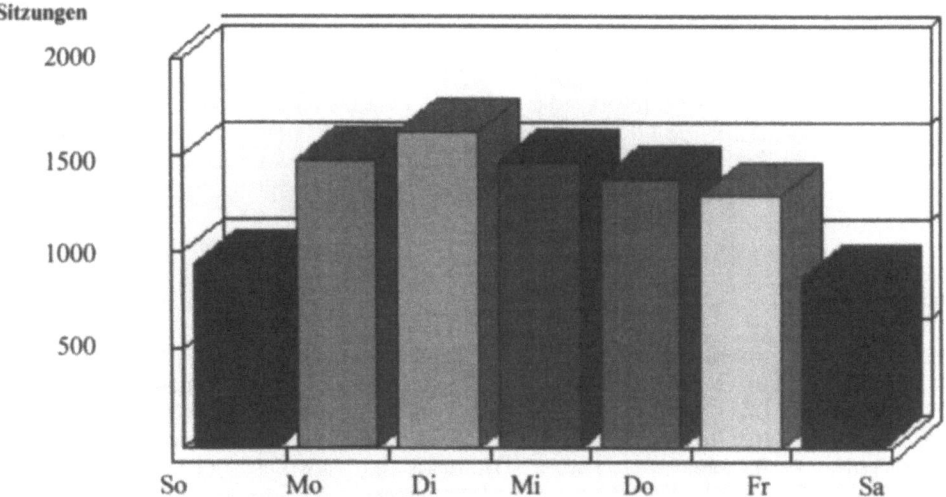

Abb. 2. Aktivität je Wochentag

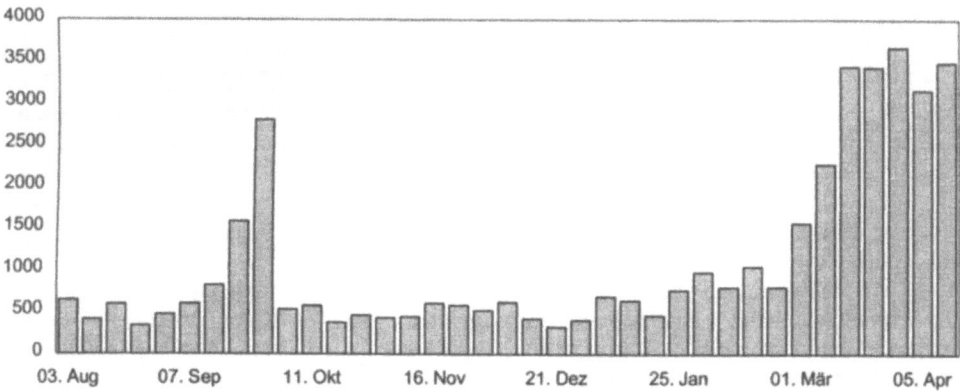

Abb. 3. Zugriffe je Woche

Vortragsanmeldungen, gezählt. Das Angebot der elektronischen Vortragsanmeldung wurde in 13,8% der Anmeldungen zu den Freien Vorträgen und in 11,2% der Anmeldungen zum Chirurgischen Forum genutzt. Am häufigsten wurden Seiten des wissenschaftlichen Programms, die Personen-Suchfunktion im wissenschaftlichen Programm sowie die elektronische Vortragseinreichung genutzt. Das angebotene Gästebuch wurde nicht genutzt. Die Verteilung der Zugriffe auf Tageszeit, Wochentag und Woche im Untersuchungszeitraum ist in den Abb. 1–3 dargestellt, Abb. 4 zeigt die Verteilung der Herkunftsnetze, von denen auf die Chirurgie98-Seiten zugegriffen wurde.

Probleme

Es gab auch Probleme beim Betrieb der Internetseiten zum Kongreß. Hier ist insbesondere die Eingabemaske zur Eingabe der Kurzfassung bei der Vortragsanmeldung zu nennen, die nur eine genau begrenzte Anzahl von Zeicheneingaben zuließ. Eingabe- und Navigationsprobleme, die einige Nutzer hier hatten, konnten nur zum Teil durch Beratung an der Telefon-Hotline behoben werden.

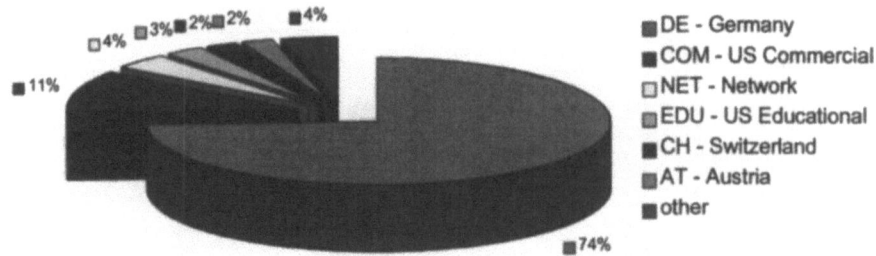

other:							
CA	Canada	CZ	Czech Republic	BE	Belgium	IT	Italy
PL	Poland	NL	Netherlands	HR	Croatia	GR	Greece
NO	Norway	UK	United Kingdom	ES	Spain	LU	Luxembourg
FR	France	DK	Denmark	AU	Australia	ORG	Non-Profit Organization
BR	Brasil	HU	Hungary	SE	Sweden	RU	Russian Federation
BG	Bulgaria	JP	Japan	TR	Turkey	CR	Costa Rica
FI	Finland	LT	Lithuania	YU	Yugoslavia	RO	Romania

Abb. 4. Die häufigsten Herkunftsländer

Diskussion

Die Besucher der Internetseiten des Kongresses nutzten bevorzugt den Abruf von aktuellen Informationen und die schnelle Kommunikationsmöglichkeit (z.B. Vortragsanmeldung am Tag des Einsendeschlusses). Diese Tatsache im Zusammenhang mit der tageszeitlichen sowie der kalendarischen Verteilung der Zugriffe zeugen als deutliche Indizien für die Nutzung der Internet-Präsenz als Arbeits-Angebot (Abb. 1–3). Internet-„Freizeit"-Angebote lassen hier eine deutliche Verschiebung der Hauptzugriffszeiten auf die Abendstunden und die Wochenendtage erwarten.

Durch die Einreichung der Vortragsanmeldungen und die anderen Kommunikations- und Recherchemöglichkeiten auf den Seiten des Kongresses konnte die Kongreßvorbereitung wirkungsvoll unterstützt werden. Dabei hatte sich die Gestaltung der Internetseiten mit sparsamer Verwendung graphischer Elemente und einfacher Navigation als Design bewährt.

Fazit

Eine Internet-Präsenz zeichnet sich durch weltweite Verfügbarkeit (Abb. 4), vollständiges und immer aktuell informierendes Medium gegenüber den Printmedien aus. Dabei kann eine größere Funktionalität als in Printmedien (Recherchefunktionen, Planerfunktion) angeboten werden.

Der virtuelle „Chirurgenkongreß" in Form der Internet-Präsenz unter *http://www.chirurgie98.org* wird akzeptiert und besucht. Die Zielgruppe „Die Chirurgen" sind im Internet erreichbar.

Informationsaustausch via Internet-Möglichkeiten, Grenzen, Zukunft

S. Schmiedl, M. Geishauser, M. Klöppel und E. Biemer

Abteilung für Plastische und Wiederherstellungschirurgie, Klinikum rechts der Isar, Technische Universität München, Ismaninger Straße 22, D-81675 München

Information Exchange by the Internet: Opportunities, Limitations, Future Developments

Summary. Today, the exchange of information in the Internet is dominated by the WWW and e-mail. Discussion groups like mailing lists and newsgroups also permit communication in groups. Information retrieval becomes a crucial challenge in using the Internet. In the field of medicine, three more aspects are of special importance: privacy, legal requirements, and the necessity of transferring large amounts of data. For these problems, today's Internet doesn't provide a sufficient solution yet. Future developments will not only improve the existing services, but also lead to fundamental changes in the transfer technologies: Safer data transfer is to be ensured by new encrypting software together with the planned transfer protocol IPv6. Introducing the new transfer mode ATM will lead to better and resource saving transmission. Computer, telephone and TV networks will grow together, resulting in convergence of media.

Key words: Internet – Data transfer – IPv6 – Convergence of Media

Zusammenfassung. Informationsaustausch im Internet bedeutet heute zahlenmäßig v. a. WWW und E-mail. Diskussionsforen wie Mailinglisten und Newsgroups erlauben auch eine Art Gruppenkommunikation. Eine zentrale Herausforderung ist das Auffinden der gesuchten Information im Internet. Für die Medizin ergeben sich darüber hinaus 3 spezielle Probleme, nämlich Datenschutz, rechtliche Bestimmungen und die Notwendigkeit der Übertragung großer Datenmengen. Im heutigen Internet sind diese Aspekte aus vielerlei Gründen noch nicht zufriedenstellend gelöst. Zukünftige Entwicklungen werden daher nicht nur die bestehenden Dienste verbessern, sondern vor allem bei den Übertragungstechnologien ansetzen: Verschlüsselungssoftware zusammen mit dem geplanten Übertragungsprotokoll IPv6 sollen u. a. sicheren Datentransfer gewährleisten. Eine Einführung des ATM-Übertragungsmodus würde eine bessere und sparsamere Datenübertragung ermöglichen. Im Sinne der Konvergenz der Medien werden Computer-, Telefon- und TV-Netze zusammenwachsen.

Schlüsselwörter: Internet – Datentransfer – IPv6 – Konvergenz der Medien

Das Internet erlebt in letzter Zeit als Medium der Zukunft einen ungeahnten Boom. Ausgelöst wurde er durch die Einführung des World Wide Web zu Beginn der 90er. Man kann sagen, daß die bunte, intuitive und leicht zugängliche Umgebung des WWW zum Zündfunken und

Motor der weiteren Entwicklung des gesamten Internets wurde. Doch das Internet bietet mehr Möglichkeiten.

Die anerkanntesten Studien zum Benutzerverhalten im Internet führt die GVU (Graphics, Visualisation & Usability Center) durch. In ihrer letzten User-Umfrage (Oktober/November 1997) wird als wichtigste Anwendung, noch vor dem World Wide Web, die E-mail angegeben.

Verwunderlich ist dies freilich kaum, denn erst die Verwendung von E-mail ermöglicht eine dynamische Kommunikationsform.

Deshalb ist der Nachrichten- und Informationsaustausch per E-mail weit verbreitet und mittlerweile in vielen Bereichen zum Standard geworden.

Das Anhängen von Dateien als Attachment ist eine potente Erweiterung dieses Dienstes: Dokumente, Dateien, Bilder, sogar Ton- und Videosequenzen können damit bequem und günstig ausgetauscht werden.

Auch Gruppenkommunikation ist per E-mail möglich, denn Mailing-Listen und Newsgroups stellen spezialisierte Diskussionsforen im Internet dar.

Mailinglisten kennzeichnen dabei der geschlossene Abonnentenkreis und die zentrale Moderation und Pflege.

Newsgroups zeichnen sich dagegen aus durch den Charakter eines Scharzen Brettes mit unkontrollierter, selbstregulierende Struktur.

Eines der größten Probleme im gesamten Internet ist die Bewältigung der angebotenen Informationsflut. „Wie finde ich was ich suche?" – „Information Retrieval" genannt, ist die Herausforderung vor der jeder Benutzer steht.

Es gibt zwar Übersichten, Sprungbretter und Suchmaschinen von Alta Vista bis Yahoo, doch auch sie führen selten auf direktem Weg zum Gesuchten.

Im besonderen gilt dies auch für die Bereiche Mailinglisten und Newsgroups; darf man den Prognosen trauen, wird die Informationsbeschaffung einer der wichtigsten Berufszweige der Zukunft sein.

Abgesehen davon ergeben sich in der Medizin 3 zentrale Probleme für den Informationsaustausch im Internet, nämlich Datenschutz, das Problem von rechtlichen Bestimmungen und die Notwendigkeit der Übertragung großer Datenmengen.

Im Internet werden Inhalte als Datenpakete zum Empfänger geschickt. Allerdings geschieht dies nicht auf direktem Weg, sondern über eine Vielzahl von zwischengeschalteten Rechnern.

Daher kann nicht garantiert werden, daß außer dem vorherbestimmten Empfänger nicht noch weitere Parteien Zugang zu den übermittelten Daten erhalten.

Als Faustregel gilt, daß man nichts über das Netz schicken sollte, was man nicht auch an ein Schwarzes Brett hängen würde.

Gerade in der Medizin wirft dies Probleme auf, da hier in besonderem Maße mit personenbezogenen und schützenswerten Daten umgegangen wird.

Eine weitere Problematik, die das Internet als Ganzes betrifft, manifestiert sich auch in der Medizin: Das Netz als weltumspannendes Medium macht nicht vor nationalen Grenzen halt. Gesetze, Vorschriften und Normen sind jedoch eng an solche Grenzen gebunden, kulturelle, wie politische. Unsere bisherigen Rechtssysteme sind auf ein solches weltumspannendes Medium nicht ausgelegt und daher nur schwer anwendbar.

Beispielhaft sei hier nur das ärztliche Standesrecht erwähnt. Man bemüht sich zwar, Richtlinien für die ärztliche Selbstdarstellung im Internet zu definieren, die eng an das herkömmliche Standesrecht angelehnt sind. Erinnert sei hier an den Deutschen Ärztetag 1997, auf dem Richtlinien zum Werbeverbot deutscher Ärzte im Internet verabschiedet wurden. Davon betroffen wird nur die deutsche Ärzteschaft sein. Ausländische Kollegen können jedoch unbehelligt mit Komplettpaketen werben, die neben Angeboten kosmetischer Operationen auch Hotelzimmer und Anreise inclusive Preisliste beinhalten.

Eine bedeutende Vision ist es, durch das Internet Expertenwissen weltweit verfügbar zu machen. In Ansätzen ist dies schon heute möglich. Echte Telekonsultationen allerdings stellen wirkliche Multimedia-Anwendungen dar. Dafür ist die parallele Übertragung von Ton und vor allem bewegten Bildern erforderlich. Dies zudem in guter Qualität um eine Beurteilung überhaupt zu ermöglichen und in vertretbarer Zeit. Das bedeutet riesige Datenmengen.

Doch eines der zentralen Probleme im Internet heißt fehlende Bandbreite, denn das Netz ist chronisch überlastet. Jeder Surfer erlebt dies, wenn schon die Ladezeiten von Textseiten quälend lange dauern.

Eng damit verknüpft ist ein weiteres Kernproblem: die fehlende Isochronizität der Datenübertragung im Internet. Anders als bei Telefongesprächen werden die Daten nicht kontinuierlich übertragen, sondern zeitversetzt in kleinen Paketen. Dadurch kommt kein kontinuierlicher Datenfluß zustande. Erkennbar wird dies beispielsweise am schrittweisen Aufbau von Bildern oder Seiten im WWW. Der Vorteil ist ein verringertes Daten-Verkehrsaufkommen. Die fehlende Isochronizität stört zwar bei Standardanwendungen kaum, beeinträchtigt jedoch Multimediaanwendungen wie Teleconsulting.

Deshalb ist Teleconsulting nach wie vor eine Domäne der ISDN-Telefonleitung. Dies wirft die Frage nach zukünftigen Entwicklungen auf.

Die Dynamik der Weiterentwicklung bestehender Dienste läßt sich schon in der Tagespresse verfolgen anhand verschiedener Schlagworte wie „Browser-Krieg", „Online Banking", „Online commerce" etc.

Im Hinblick auf Informationsaustausch werden sich wohl einige grundlegende Veränderungen vollziehen.

Dem Problem des Datenschutzes im Internet versucht man bereits heute mit Verschlüsselungssoftware nachzukommen. Obwohl die Handhabung noch etwas sperrig ist, wird in Zukunft die Anwendung stark zunehmen.

Wohin sich die juristischen Aspekte im Internet entwickeln werden, ist wohl nicht vorhersehbar, denn die gesellschaftliche Diskussion beginnt gerade erst.

Am zuverlässigsten lassen sich wohl die technischen Aspekte beurteilen: Neue Ansätze sind hier vor allem im Bereich der Übertragungstechnologie zu finden: Softwarelösungen wie verbesserte Übertragungsprotokolle und Hardwarelösungen gehen dabei Hand in Hand. Die wichtigsten Ansätze sollen hier kurz erwähnt werden:

Auf dem Prüfstand stehen dabei vor allem die bisherigen Übertragungsprotokolle und Modi. So wurde beispielsweise das http(hypertext transfer protocol)-Protokoll, das die Übertragung von WWW-Seiten regelt, bereits verbessert – im Hinblick auf schnellere Übertragungsdaten.

Zu erwarten ist auch ein neuer Übertragungs-Modus im Internet, der ATM-Modus. ATM steht für: Asynchronous Transfer Mode. Seine Haupt-Funktionen sind bessere Übertragungsraten durch Ressourcen-sparendes Leiten der Datenpakete durchs Netz und die Möglichkeit einer isochronen Datenübertragung wie bei der Telefonleitung. Beides stellen Voraussetzungen für erfolgreiche Multimediaanwendungen im Internet dar.

Eng damit verknüpft ist die Vorbereitung einer neuen Version des IP-Protokolls, das den Datenverkehr im Internet regelt. So basieren die existierenden Internet-Adressen auf der zur Zeit gültigen Version 4 des IP-Protokolls.

Die neue Version 6 soll nicht nur die Anzahl möglicher Adressen drastisch erhöhen, sondern auch die Voraussetzung für bessere und schnellere Übertragung darstellen. Mechanismen zur besseren Authentisierung und Datensicherheit sind ebenfalls vorgesehen.

Als wohl wichtigsten Aspekt stellt die IP-Version 6 die Grundlage des vernetzten „mobile computing" dar.

Dazu kommt die Vernetzung nicht nur von Computern untereinander, sondern auch mit Handies, Pagern, Palmtops, Faxgeräten usw., denn auf Hardwareseiten lautet das Stichwort: Konvergenz der Medien.

Zur Zeit existieren 3 große, weltweite Datenverteilungs-Stränge, die sich bis vor kurzem nur parallel zueinander entwickelt haben, nämlich Computernetze (wie das Internet), das Telefonnetz und das Fernseh-(Kabel-)Netz.

Die zentrale Entwicklung der Zukunft wird ein Zusammenführen dieser 3 großen Medien sein.

Das Telefonnetz besteht seit Beginn dieses Jahrhunderts. Mit der kürzlichen Einführung von digitalen Telefonnetzen und ISDN wurde der erste Schritt in Richtung Konvergenz getan: Computernetz und Telefonnetz beginnen zu verschmelzen. Als drittes großes Netzwerk beginnt man das Fernsehnetz zu entdecken.: In Stuttgart läuft ein Feldversuch, das Internet über das bestehende Fernseh-Kabelnetz zugänglich zu machen und den nächsten Schritt in Richtung Konvergenz zu beginnen.

Ergebnis all dieser Entwicklungen wird nicht nur eine Verbesserung der Übertragungsrate und -qualität sein, sondern auch höhere Verfügbarkeit und Vereinfachung der Anwendung sowie Unabhängigkeit von stationären Verbindungen, wie auch vom PC als Instrument.

Damit wäre die Voraussetzung für einen flexiblen, komplexen Informationsaustausch gegeben, wie er in der modernen Medizin erforderlich ist.

Literatur

1. Beyer W, Katzenschwanz U (November 1997) Was ist das Internet? – Eine Einführung 〈http://www.lrz-muenchen.de/services/netzdienste/internet/〉 (18.04.1998)
2. Com 21 (nicht datiert) ATM Technology Overview 〈http://www.com21.com/atm.html〉 (18.04.1998)
3. Hinden RM (Mai 1995) IP Next Generation Overview 〈http://playground.sun.com/pub/ipng/html/INET-IPng-Paper.html〉 (18.04.1998)
4. Kehoe C, Pitkow J, Morton K (Dezember 1997) GVU's 8th User Survey 〈http://www.gvu.gatech.edu/user_surveys/survey-1997-10/〉 (18.04.1998)

Datensammlung in multizentrischen klinischen Studien mit WWW und Internet

C. Ohmann und H. Sippel

Funktionsbereich Theoretische Chirurgie, Klinik für Allgemein- und Unfallchirurgie,
Heinrich-Heine-Universität, Moorenstraße 5, D-40225 Düsseldorf

Data Collection in Multicenter Clinical Trials with WWW and the Internet

Summary. Information management in multicenter clinical trials can be significantly improved by WWW and the Internet. In the framework of an international observational study investigating acute appendicitis and HIV/AIDS, a study documentation based on WWW and the Internet using JAVA was implemented and introduced. Expansion of the system to a general study support system is planned.

Key words: Documentation – Multicentre clinical trials – WWW – Internet

Zusammenfassung. Durch WWW und Internet läßt sich die Informationsverarbeitung in multizentrischen klinischen Studien signifikant verbessern. Im Rahmen einer internationalen Beobachtungsstudie zu akuter Appendizitis und HIV/AIDS wurde eine Studiendokumentation mit WWW und Internet auf der Basis von Java implementiert und eingeführt. Das System soll zu einem allgemeinen Studienunterstützungssystem ausgebaut werden.

Schlüsselwörter: Dokumentation – Multizentrische klinische Studien – WWW – Internet

Telechirurgie – Erfahrungen aus den USA

M. Stelzner und D. C. Lynge

Department of Surgery, University of Washington, Seattle VAMC (112GS), 1660 S. Columbian Way, Seattle, WA 98108, USA

Telesurgery – Experience from the United States

Summary. Recent advances in telecommunications formed the basis for studies on the use of video and high resolution television for surgical teleconsulting. Experience from hospitals of the American Veterans Administration suggests the technology to be a valuable asset. Telesurgical techniques improve health care in remote areas, save costs by reducing the need for transfers, and ease the professional isolation of health care personnel. Clear recommendations for both primary care and referral centers about how to conduct telesurgical consulting are given in the text.

Key words: Telemedicine – Telesurgery – Primary care

Zusammenfassung. Fortschritte in der Kommunikationstechnik erlauben die zunehmende Anwendung von Video- und Computertechnologie in der Chirurgie. Erfahrungen mit der Telechirurgie in der US-Veteranenkrankenversorgung zeigen: Die Digitaltechnik verbessert die Versorgung in entferntliegenden Gebieten, bewirkt eine Kosteneinsparung und verhindert eine berufliche Isolation des medizinischen Personals. Von unseren Erfahrungen lassen sich klare Empfehlungen zur telechirurgischen Praxis ableiten.

Schlüsselwörter: Telemedizin – Telechirurgie – Primärversorgung

Derzeitiger Stand der Informationstechnologie für telechirurgische Versorgung

In diesem Beitrag möchten wir über erste Erfahrungen mit telechirurgischen Methoden im staatlichen Gesundheitsdienst der Vereinigten Staaten berichten. Die Entwicklung der Telemedizin hat bislang in den USA sehr auf militärisch interessante Techniken konzentriert. Durch die starke finanzielle Forderung durch die amerikanische Bundesregierung sind die USA in der Entwicklung von militärärztlich einsetzbaren Telekommunikationsgeräten weltweit führend. Bei den US-Streitkräften stehen die Entwicklung von Armbandmonitoren („personal status monitors"), die Entwicklung von Telepräsenzchirurgiesystemen und die Entwicklung von militärchirurgischen Simulatoren, die virtuelles chirurgisches Training erlauben, im Vordergrund des Interesses.

Im zivilen Bereich stehen wir mit der Telechirurgie noch sehr am Anfang der Entwicklung. Insbesondere die Schaffung von ausreichend leistungsfähigen Übertragungsnetzen für Live-Videoübertragungen und Röntgenbildübermittlung stehen jetzt im Mittelpunkt der Entwicklung. Während Systeme, die Telementoring und Telekonsultationen erlauben, bereits erfolgreich in Pilotprojekten eingesetzt werden, sehen wir in den USA derzeit keine Rolle für ferngesteuerte Operationsrobotersysteme im zivilen Bereich.

Der Krankenversorgungsverbund für Veteranen

Die Autoren sind Assistenzprofessoren an der Universität von Washington und sind klinisch in der Veteranenkrankenversorgung tätig. Wir möchten Ihnen über Erfahrungen im Veteranenkrankenhausverbund der USA berichten. Die „Veterans Health Administration" ist eine Behörde des „Department of Veterans Affairs". Sie umfaßt einen Verbund von 173 Krankenhäusern mit 67 000 Betten und rund einer Viertel Million Bediensteten. Grundgerüst der Telekommunikation innerhalb des Verbundes stellt ein 41 000 Kilometer langes Glasfaserkabelnetz dar. Dies ist kürzlich mit Weitband- und „frame-relay"-Technologie modernisiert worden. Es gestattet jetzt Live-Videokommunikation zwischen den Verbundkrankenhäusern.

Betrachten wir die Situation in der Region No. 20 im äußersten Nordwesten der USA, in der wir arbeiten. Die Region umfaßt die Bundesstaaten Alaska, Washington, Oregon und Idaho. Es finden sich hier 12 Krankenhäuser auf einer Fläche von 2 100 000 Quadratkilometern, d. h. einem Gebiet, das sechsmal so groß ist wie die Bundesrepublik Deutschland. Zwei der Krankenhäuser sind Einrichtungen der Maximalversorgung, eines in Seattle, WA, und eines in Portland, OR. Es werden 1 200 000 Veteranen in der Region betreut. Wegen des Flächenausmaßes der Region besteht an den Fortschritten der Telekommunikation großes Interesse.

Telechirurgische Praxis in Seattle

Die derzeitige telechirurgische Praxis in Seattle umfaßt ein Programm mit regelmäßigen Videokonferenzen mit dem Krankenhaus in Anchorage, Alaska, und gelegentliche Konferenzen mit anderen Häusern, besonders denen im Osten des Bundesstaates Washington. Wir haben im Verbund insgesamt 50 Videofallvorstellungen durchgeführt. Von diesen waren 21 allgemeinchirurgische Fälle. Zusätzlich zu unseren Videokonferenzeinrichtungen nutzen wir auch die vorhandenen MDIS-Systeme zur hochauflösenden digitalen Röntgenbildübertragung. Solche Systeme verbinden die Krankenhäuser im Verbund. Aber auch die Universitätsklinik in Seattle ist angeschlossen und die radiologischen Spezialisten dort können bei Bedarf konsultiert werden. Aufgrund unserer Erfahrungen kommen wir zu folgenden Schlüssen:

1) Die Telekommunikationstechnologie erlaubt auf dem derzeitigen Stande einen effektiven Gedankenaustausch zwischen Chirurgen bei der Videokonsultation.
2) Die Technologie erleichtert die Krankenversorgung in dünnbesiedelten Gebieten wesentlich, wie bei der Konzeption des Systems erwartet worden war.
3) Patienten können öfter innerhalb des Krankenversorgungsverbundes behandelt werden. Dies verringert die Behandlungskosten aus zweierlei Gründen. Zum einen werden kostspielige Verlegungen in auswärtige Krankenhäuser seltener erforderlich, zum anderen müssen Patienten nicht so häufig innerhalb des Verbundes lediglich zur Konsultation verlegt werden. Bis jetzt konnten mit unseren Einrichtungen Kosteneinsparungen von über 50 000 US-Dollar erzielt werden.
4) Ein erfreulicher Nebeneffekt der regelmäßigen Videokommunikation ist, daß die Kollegen in den entfernt liegenden Krankenhäusern sich besser in das Team der Chirurgen am Konsultationskrankenhaus eingebunden fühlen.

Vorteile des staatlichen Gesundheitsdienstes

Auf der Basis theoretischer Überlegungen und erster Erfahrungen in der Praxis ergeben sich bei chirurgischen Telekonsultationen innerhalb des staatlichen Gesundheitsdienstes gewisse

Vorteile gegenüber dem Privatsektor. Zum Beispiel erweist sich die staatliche Verwaltungsstruktur als günstiger Einflußfaktor. Dies mag auf den ersten Blick erstaunlich klingen. Es bestehen gewisse verwaltungsbedingte Hürden, die denen in einer deutschen Universitätsklinik sicher ähnlich sind. Aber die einheitliche Verwaltungsstruktur in den Krankenhäuser im Verbund macht auch viele Dinge leichter. Zum Beispiel findet sich in allen Krankenhäusern dieselben Ansprechpartner für die Lösung technischer Probleme. Ebenso sind die Mittel zur Befunddokumentation überall einheitlich. Ein anderer Vorteil besteht in den einheitlichen Regelungen bei der Haftpflicht innerhalb des Gesundheitsdienstes (Der Bund ist Träger der Haftpflicht). Auch Fragen der unterschiedlichen ärztlichen Lizensierung in den einzelnen Bundesstaaten ergeben sich nicht.

Empfehlungen für die Praxis

Die folgende Vorgehensweise hat sich bei uns bewährt. Wir können sie für den Aufbau ähnlicher Telekommunikationseinrichtungen durch Krankenhäuser der Maximalversorgung empfehlen.

1) Videokonsultationen sollten nach Möglichkeit jede Woche am gleichen Wochentag zur gleichen Uhrzeit angeboten werden. Dies erleichtert den anfragenden Chirurgen die zeitliche Organisation und baut eventuelle Schwellenangst vor der Benutzung des Kommunikationssystems ab.
2) Es sollte immer der gleiche Chirurg als Ansprechpartner für ein bestimmtes auswärtiges Krankenhaus zur Verfügung stehen. Auf diese Weise bildet sich leichter ein gutes, persönliches Verhältnis zwischen den Diskussionsteilnehmern aus.
3) Die Vorstellung der Patienten sollte gegliedert sein wie sonst bei der Fallbesprechung in einer chirurgischen Abteilung üblich. Sie sollte Röntgenbilder und andere notwendige Bildbefunde einschließen. Im Gegensatz zu anderen Besprechungen sollte der Patient immer bei der Videokonsultation mitanwesend sein, um Rückfragen und Demonstrationen von körperlichen Befunden zu ermöglichen.
4) Die Videokonsultationen sollten in einem eigenen Raum stattfinden. Sie sollten zeitlich und räumlich von den Ambulanz- oder Sprechstundenzeiten und -örtlichkeiten durchgeführt werden, da sie mehr Zeit und Platz in Anspruch nehmen.

Weitere Entwicklungen

Wir haben wie beschrieben gute erste Erfahrungen mit telechirurgischen Techniken in unserem Versorgungsverbund gemacht. Für die nächsten zwei Jahre sehen wir weitere Entwicklungen voraus, die die Vorteile der digitalen Informationsverarbeitung nutzen. Wir beabsichtigen, unsere Videokonsultationspraxis auf die gesamte Region No. 20 auszudehnen. Diese Bemühungen werden ergänzt, dadurch daß wir unsere gesamte Krankengeschichten- und Befunddokumentation auf papierlose, digitale Medien umstellen. In ein oder zwei Jahren werden darüber hinaus niedergelassene Kollegen und auswärtige Krankenhäuser mit Autorisierung unsere Krankenakten durch anwählbare Anschlüsse elektronisch einsehen können.

Literatur beim Verfasser.

Telekommunikation im chirurgischen Alltag

P. Balanou, B. Rau, F. Engel-Murke, G. Graschew und P. M. Schlag

Robert-Rössle-Klinik, Universitätsklinikum Charité, Campus Buch, Lindenberger Weg 80, D-13122 Berlin

Telecommunication in Surgical Routine

Summary. In an internal inquiry on the use of telecommunication, 267 operations were documented. In 62 cases an interruption was necessary: 43 of them for a second opinion and 29 for a new orientation resulting from findings, and in 10 cases for both. A purely verbal communication/consultation was sufficient in 8 cases, in 29 questions an on-site demonstration was necessary to come to a decision. In the opinion of the operating surgeon, a picture transmission telecommunication system would have been helpful for solving the problem in 27 (44%) of the interruptions. Looking at the minimal invasive operations, the percentage was specially high (60%). We think that in future telecommunication systems can be used for time saving in operating rooms and on a long-term basis contribute to cost cutting and quality improvement in surgical routine.

Key words: Telecommunication – Telemedicine – Second Opinion

Zusammenfassung. In einer hausinternen Umfrage zum intraoperativen Einsatz von Telekommunikation wurden 267 Operationen dokumentiert. In 62 Fällen war eine Unterbrechung der Operation notwendig, davon 43 zur Second Opinion und 29 zur Neuorientierung anhand von Befunden, in 10 Fällen war beides nötig. Eine rein verbale Kommunikation/Konsultation war in 8 Fällen ausreichend, während bei 29 Fragestellungen eine Situsdemonstration zur Entscheidungsfindung notwendig war. Nach Ansicht der Operateure wäre bei 27 (44%) der Unterbrechungen ein bildübertragendes Telekommunikationssystem zur Problemlösung hilfreich gewesen. Bei den minimal-invasiven Eingriffen war der Anteil besonders hoch (60%). Wir denken, daß Telekommunikationssysteme in Zukunft zur Zeitersparnis im Operationssaal eingesetzt werden können und damit langfristig zur Kostensenkung und Qualitätsverbesserung beitragen können.

Schlüsselwörter: Telekommunikation – Telemedizin – Second Opinion

Einleitung

Kommunikation als Informations- und Meinungsaustausch dient als Basis eines jeglichen Zusammenlebens. Trommeln und Rauchzeichen als erste Telekommunikationsverfahren wurden durch ständige Neuentwicklung ergänzt und ersetzt, so daß heute komplexere Informationen (Ton, Texte, Bilder, Daten) verschlüsselt, weitergeleitet und dem entsprechend Anwender zur Verfügung gestellt werden können.

Im medizinischen Alltag werden bereits heute täglich Informationen über das Telefon ausgetauscht. Die Übertragung von Bildern, vor allem On-line, ist wesentlich aufwendiger.

Über die technischen Details, die Vor- und Nachteile der inzwischen zahlreichen Übertragungssysteme und deren möglichen Einsatz in der Medizin wurde in den letzten 10 Jahren viel berichtet [1–3].

Wie bei allen neuen Techniken in der Medizin ist es wichtig, den Vorteil des Einsatzes von Telekommunikationssystemen auch im chirurgischen Alltag, sowie die Akzeptanz der Anwender zu erforschen und zusammenzufassen. Zunehmend wichtiger im chirurgischen Alltag ist das intraoperative Einholen einer Zweitbefundung (Second Opinion), sei es von einem zweiten erfahreneren Chirurgen oder von einem Diagnostiker (Pathologe, Radiologe, Nuklearmediziner).

Im Prinzip ist es erforderlich, diese Second Opinion technisch unkompliziert und schnell einholen zu können. Dazu müssen Telekommunikationssysteme eine hohe Bildqualität gewährleisten, um eine präzise und objektive Aussage zuzulassen. Die sich daraus ergebenden Vorteile liegen vor allem in Zeitersparnis durch Wegfall langer Wege.

Mit der Frage, ob Telekommunikation zur intraoperativen Second Opinion sinnvoll eingesetzt werden kann, haben wir uns in einer hausinternen Untersuchung beschäftigt.

Methoden

Es wurde ein Fragebogen konzipiert, in dem die Operationsunterbrechungen, deren Ausmaß und die Operationsindikation festgehalten wurden. Zusätzlich mußte der Operateur angeben, ob seiner Meinung nach die intraoperativ aufgetretene Fragestellung mit Hilfe von Telekommunikation zu beantworten gewesen wäre.

Im Zeitraum von drei Monaten wurden jeweils direkt postoperativ 267 Operationen dokumentiert, davon 80 diagnostische und 187 therapeutische. Unter die diagnostischen Operationen fielen die diagnostischen Exstirpationen, Probeexzisionen, aber auch explorative Laparoskopien und Laparotomien zum Festlegen des therapeutischen Vorgehens. Zu den therapeutischen Eingriffen zählten vor allem die Resektionen.

Es wurde dokumentiert, ob es sich um einen konventionellen/konservativen (230) oder um einen minimal-invasiven chirurgischen Eingriff (37) handelte. Die behandelten Patienten im Alter von 15 bis 93 Jahren waren in der überwiegenden Mehrzahl Turmorpatienten.

Bei den Operationsunterbrechungen wurde zwischen einer Second Opinion und einer Unterbrechung zur Neuorientierung anhand von Befunden im Vergleich zum Operationssitus unterschieden. Die Fälle, in denen nach einer Neuorientierung ebenfalls eine Second Opinion notwendig war, wurden als eine Unterbrechung gewertet. Bei den Operationen mit Second-Opinion-Einholung wurde festgehalten, wer konsultiert werden mußte (Chirurg, Diagnostiker, andere). Der Umfang der angestrebten Konsultation wurde eruiert. Es wurde unterschieden, ob eine telefonische und damit rein verbale Konsultation ausreichend war, oder ob der intraoperative Situs demonstriert werden mußte. Der Operateur sollte einschätzen, ob eine Telekonsultation, genauer eine Videoübertragung in seinem speziellen Problem hilfreich hätte eingesetzt werden können.

Ergebnisse

Es zeigte sich, daß bei 62 von 267 durchgeführten Operationen (23%) eine Unterbrechung zur Klärung des weiteren therapeutischen Vorgehens notwendig war (Tabelle 1). Es war in 43 Fällen (16%) eine Second Opinion notwendig und in 29 (11%) eine Neuorientierung, wobei sich 10 Fälle überschnitten. Bei den Second Opinions wurde im überwiegenden Teil, d. h. 30 von 43 (70%) ein erfahrener Chirurg konsultiert. Die übrigen 13 (30%) Konsultationen waren an Diagnostiker gerichtet.

Eine verbale und damit auch telefonische Kommunikation mit dem Konsultierten war in 8 Fällen (18%) ausreichend. Bei 29 Second Opinions (67%) wurde eine Situsdemonstration

Tabelle 1. Dokumentierte Operationen, gesamt 267

Diagnostische	80	Therapeutische	187
Diagnostische Exstirpation	35	Resektion	130
Explorative Laparotomie	14	IV Port Implantation	29
Explorative Laparoskopie	26	Umgehungsanastomose	11
Lymphknotendissektion	5	Anus-praeter-Anlage	3
		Extremitätenperfusion	4
		Sonstige	10

Tabelle 2. Second Opinions (43), unterteilt nach dem Konsilar/Zweitbefunder

		Situsdemo. (29)	Verbal/Telefon (8)	Video (15)
Chirurg	(30)	22	4	11
Diagnostiker	(13)	5	4	4

Tabelle 3. Operationsunterbrechungen (62) nach Zugang unterteilt (MIC = Minimalinvasiv chirurgischer Eingriff)

		Situsdemo. (29)	Verbal/Telefon (8)	Video (27)
MIC	(10)	4	2	6
Konventionell	(52)	25	6	21

erforderlich. Die Operateure waren der Ansicht, daß bei 15 dieser Fälle (34%) das anstehende Problem unter Zuhilfenahme bildübertragender Telekommunikation hätten gelöst werden können. Hinzu kommen die Unterbrechungen (Neuorientierung), bei denen in 12 (von 29) Fällen eine Videoübertragung hilfreich gewesen wäre, so daß insgesamt 27 von 62 (44%) Fragestellungen mit Hilfe einer Videoübertragung hätten gelöst werden können.

Es zeigte sich, daß häufiger bei den diagnostischen Eingriffen eine Second Opinion (17/80) notwendig war als bei den therapeutischen (26/187).

Wenn man die Daten danach unterteilte, wer konsultiert wurde, zeigte sich, daß Chirurgen in 22 von 30 Konsultationen eine Situsdemonstration zur Entscheidungsfindung benötigten, während es in der Gruppe der konsultierten Diagnostiker in 5 von 13 der Fall war (Tabelle 2). Eine telefonische Konsultation war sowohl bei den Chirurgen als auch bei den Diagnostikern in 4 Fällen ausreichend, wobei die Gruppe der Chirurgen größer ist. Eine Videoübertragung wurde in 11 bzw. 4 Fällen als ausreichend erachtet.

Danach aufgeschlüsselt, welcher Zugang gewählt wurde, zeigte sich, daß in 6 von 10 Fällen eine Videoübertragung bei den minimal-invasiven Eingriffen für eine Second Opinion für ausreicht gehalten wurde, während es bei den konventionell chirurgisch durchgeführten Operationen 21 von 52 waren (Tabelle 3).

Zusammenfassung und Zukunftsperspektiven

Unsere Ergebnisse zeigen, daß in den meisten Fällen der Second Opinion im Operationssaal eine Videoübertragung allein nicht ausreichend gewesen wäre, was zu einem großen Teil mit dem fehlenden taktilen Gefühl zusammenhängt. Anders ist es, wenn man die minimal-invasiven chirurgischen Eingriffe getrennt betrachtet. Der Operateur selber orientiert sich und hantiert dabei mit Hilfe eines Bildschirmes, so daß der Schritt zur Übermittlung der Bilder an einen Zweitbefunder klein ist und damit in unserer Umfrage für den Operateur auch häufiger (in 60% der Fälle) vorstellbar.

In immer mehr medizinischen Disziplinen wird der Einsatz von telemedizinischen Verfahren erprobt. Gerade auch in Ländern mit einer schwachen Infrastruktur, wo der Weg des einzelnen Patienten zu einem Arzt/einer Ärztin oder einem Krankenhaus verhältnismäßig weit ist, gewinnt diese Technologie zunehmende Beachtung [4–6].

Festgehalten werden kann, daß in klinischen Erprobungen im Rahmen der heute technischen Möglichkeiten sowohl die Patienten als auch Ärztinnen/Ärzte und Pflegepersonal den Einsatz von Telekommunikationssystemen positiv bewerten, da er zur Zeitersparnis für Patienten und Arzt führt. Entscheidungen zur Therapieeinleitung bzw. zum Hinzuziehen eines weiteren Experten werden schneller getroffen [2, 7–10].

Da nicht jede Konsultation über Telekommunikation möglich ist, entfällt vorerst die Vorstellung ganz auf einen erfahrenen Chirurgen im Haus zu verzichten und routinemäßig die anstehenden Probleme über Telekonsultationen, Telekonferenzen zu lösen. Telekommunikationssysteme könnten jedoch in Zukunft als zeitsparender Faktor, sowohl für den Operateur und damit für das gesamte Operationsteam als auch für die hinzugezogenen erfahrenen Kollegen im chirurgischen Alltag eingesetzt werden. Die Notwendigkeit hierzu wird sich wahrscheinlich bei minimal-invasiven Eingriffen häufiger ergeben.

Die Zukunft muß zeigen, inwieweit der erhebliche gerätetechnische Aufwand letztendlich zur Kostenreduzierung und verbesserten Behandlung bei Patienten führen wird.

Literatur

1. Engel-Murke F, Graschew G, Rau B, Schlag PM (1997) Techniken der Telekonsultation. Langenbecks Arch Chir Suppl II (Kongreßbericht)
2. Schlag PM, Graschew G (1998) A vision of surgery: the concept OP 2000. Langenbecks Arch Surg 383: 194–197
3. Satava RM (1993) Surgery 2001, A technologic framework for the future. Surgical Endoscopy 7: 11–13
4. Rissam HS, Kishore S, Bhatia ML, Trehan N (1998) Transtelephonic electrocardiographic monitoring-experience in India. J of Telemed and Telecare, Vol 4, Suppl 1
5. Shanit D, Lifshitz T, Giladi R, Peterburg Y (1998) A pilot study of teleophthalmology outreach services to primary care. J of Telemed and Telecare, Vol 4, Suppl 1: 1–2
6. Itzhak B, Weinberger T, Berkovitch E, Reis S (1998) Telemedicine in primary care in Israel. J Telemed and Telecare, Vol 4, Suppl 1: 11–12
7. Hiatt JR, Shabot MM, Phillips EH, Haines RF, Grant TL (1996) Telesurgery, Acceptability of compressed video for remote surgical proctoring. Arch Surg, Vol 131: 396–400
8. Moore RG, Adams JB, Partin AW, Docimo SG, Kavoussi LR (1996) Telemonitoring of laparoscopic procedures. Surgical Endoscopy 10: 107–110
9. Go PMNYH, Payne JH (1996) Endoscopic surgery teleconferencing. Int Surg 81: 18–20
10. Brennan JA, Kealy JA, Gerardi LH, Shih R, Allegra J, Sannipoli L, Lutz D (1998) A randomized controlled trial of telemedicine in an emergency department. J of Telemed and Telecare, Vol 4, Suppl 1: 18–20

Nutzen von PC-basierten Videokonferenzsystemen in der Chirurgie

W. Gnann, S. P. Stieglitz, U. Schächinger und M. Nerlich

Klinikum der Universität Regensburg, Franz-Josef-Strauß-Allee 11, D-93042 Regensburg

Use of PC-Based Videoconferencing – Systems in Surgery

Summary. Growing complexity of performance processes in medicine require a quicker and more consistent flow of information, even between distant sites of health care. The Regensburg model, a realisation of lean telemedicine from a low-cost domain, using PC-based standard videoconferencing – systems shows the use of modern telecommunications especially in medical spheres. In project-related evaluations, the efficacy of these systems as well as their use can clearly be proven. Through a quicker flow of information, quality improvements for all participants resulted, and to some extent considerable costs for health care were avoided or lowered.

Key words: Telemedicine – Benefit analysis – Videoconferencing – Quality improvement

Zusammenfassung. Die steigende Komplexität der Leistungsprozesse in der Medizin bedingt einen schnelleren und konsistenteren Informationsfluß auch über größere Entfernungen zwischen den einzelnen Stationen der Gesundheitsversorgung. Das Regensburger Modell, eine Realisierung von Lean-Telemedizin aus dem low-cost-Bereich mit PC-basierten Standard-Videokonferenzsystemen belegt den Nutzen moderner Telekommunikationslösungen auch im medizinischen Bereich. Durch projektbegleitende Studien kann die Wirksamkeit der Systeme sowie ihr Nutzen eindeutig belegt werden. Durch schnellen Informationsfluß ergeben sich Qualitätsverbesserungen für alle Beteiligten, zum Teil erhebliche Kosten der Gesundheitsversorgung können vermieden oder gesenkt werden.

Schlüsselwörter: Telemedizin – Nutzen-Analyse – Videokonferenzsysteme – Qualitätsverbesserung

Problematik und Fragestellung

Vor dem Hintergrund der steigenden Komplexität des Leistungsprozesses in der Gesundheitsversorgung wird der Bedarf nach Information laufend größer. Die Qualität der medizinischen Versorgung wird immer stärker dadurch bestimmt, in welchem Maße es gelingt, vorhandene Daten rechtzeitig, korrekt und vollständig zur Verfügung zu stellen.

Die Entwicklung in der Medizin hat zu einer deutlichen Verschiebung der Anforderungen an die Beschäftigten hinsichtlich der Informations- und Kommunikationstechnik geführt.

Der wachsende Kostendruck auf den Krankenhaussektor und die Tendenz zur Spezialisierung und Zentralisierung gefährdet zunehmend die Qualität der flächendeckenden Verfügbarkeit medizinischer Ressourcen. Steuerungsgrößen und -instrumente sind gefragt, um dem Heilbegehren der Patienten unter bestmöglichen Bedingungen auch in Zukunft Rechnung zu tragen.

Diesem Wandel der Leistungsprozesse gilt in Flächenregionen wie z.B. Ostbayern besondere Aufmerksamkeit. Ostbayern ist gekennzeichnet durch besondere Strukturmerkmale: Dünne Besiedelung, die Krankenhauslandschaft ist geprägt durch eine große Zahl an kleinen Krankenhäusern. Das Klinikum der Universität Regensburg übernimmt dabei als einziges Haus der Maximalversorgung die Krankenversorgung, sowie Forschung und Lehre auf höchstem Niveau.

Die Leistungsmerkmale multimedialer Kommunikations- und Informationssysteme, deren günstiges Kosten-Leistungsverhältnis sowie die flächendeckende Verfügbarkeit leistungsstarker Datenfernübertragungsmedien verheißen vielversprechende Möglichkeiten den o.g. Problemen im Bereich der Gesundheitsversorgung entgegenzuwirken.

Die Telemedizin, als die Übertragung von Informationen verschiedener Medien wie Sprache, Bilder, Biosignale und Daten mittels moderner Datenfernübertragungstechniken zu medizinischen Zwecken erscheint dabei als ein Lösungsansatz. Ob dabei PC-basierte Videokonferenzsysteme einen Beitrag leisten können und welche Auswirkungen durch den Einsatz zu erwarten sind, bleibt abzuwarten.

Material und Methodik

Die Studie richtet sich aus am Pilotprojekt „Telemedizin in Ostbayern" des Rettungszentrums Regensburg e. V. (RZR). Das RZR fungiert dabei als koordinierende, beratende und unterstützende Instanz bei der Ausstattung medizinischer Versorgungseinrichtungen unterschiedlicher Versorgungsstufen mit „Multimedia-Videokonferenzsystemen" für den Einsatz in der Telemedizin.

Die Untersuchung konzentrierte sich auf die Untersuchung der telemedizinischen Aktivitäten des Klinikums der Universität mit 16 Versorgungseinrichtungen (Krankenhäuser, Reha-Einrichtungen, Arztpraxen), gestützt auf die Hypothesen, daß durch den Einsatz

- Wissenszuwachs
- Steigerung der Versorgungsqualität
- Kompetenztransfer in die Fläche (Ortsunabhängigkeit)
- Zeitersparnis
- und positive Kosteneffekte

zu erwarten sind.

Die Systeme wurden im Realbetrieb eingesetzt. Einsatzbegleitend erfolgte die Dokumentation und Anwenderbefragung. Der Einsatzradius betrug 120 km.

Die Konfiguration der Systeme bestand aus einem Standard-PC (Minimalausstattung: Pentium 166 MHz, 32 MB RAM, 17"-Monitor, 1,6 GByte HDD, Windows 95) sowie dem Videokonferenzsystem „ProShare 200" von INTEL. Die Kommunikation erfolgt über ISDN (1 Anschluß, 2 B-Kanäle). Die Investitionskosten (PC, Videokonferenzsystem, Installation, Einführung, Schulung) betragen ca. 7500,- DM. Kommunikationskosten entstanden im Rahmen der Nutzung der Telefonleitungen und lagen je nach Konferenzteilnehmer und Tageszeit zwischen 6 Pf und 1,20 DM pro Minute.

Ergebnisse

Quantitative Auswertung

In 203 Fällen wurde der Einsatz des Systems vollständig dokumentiert, darunter waren 56 Notfälle, 98 Anfragen zur Diagnostik und dem weiteren Vorgehen, 32 Anfragen um Zweitmeinung, 9 Expertenanfragen zu seltenen Krankheitsbilder und 8 sonstige Fragestellungen.

In 59 Fällen erfolgte die Fallbesprechung zeitgleich (synchron) und in 144 Fällen zeitversetzt (asynchron), d. h. Sender und Empfänger konnten ihre Kommunikation unabhängig voneinander organisieren.

Genutzt wurde das System von Chirurgen/Unfallchirurgen, Neurochirurgen, Gefäßchirurgen, Herz-Thorax-Chirurgen, MKG-Chirurgen, Internisten, Hämatologen, Onkologen, Radiologen, Augenheilkundlern und Allgemeinmedizinern. Übertragen wurden Röntgenbilder, CT-Aufnahmen, MRT-Aufnahmen, Angiografien, Weichteilaufnahmen, Video-Sequenzen, Arztbriefe und sonstige medizinische Befunde. Die Qualität des Befundmaterials wurde in 73% als „sehr gut–gut", in 21% als „ausreichend" und in 6% als „nicht ausreichend" eingestuft.

Der Zeitaufwand für die Vorbereitung einer Konferenz betrug im Mittel 11 Minuten, die Konferenzdauer im Mittel 4,5 Minuten und die abschließende Dokumentation im Mittel 4 Minuten. Zusätzliches Fachpersonal (Informatiker, Techniker) war nicht erforderlich, die Bedienung und Betreuung erfolgte durch das medizinische Personal. Kosten des ärztlichen Personals entstanden im Rahmen der Bearbeitung der Anfrage.

In 63 Fällen erfolgte die Beantwortung der Anfrage innerhalb einer Stunde und in 189 Fällen innerhalb 48 Stunden. In 71 Fällen konnte durch den Einsatz des Systems Transporte (Patienten oder Befunde) vermieden werden.

Qualitative Auswertung

Durch den Einsatz der Systeme konnten Behandlungspotentiale der kleineren Einrichtungen erweitert werden; Experten konnten in den eigenen Wirkungsbereich geholt werden. Diagnostik und Weiterbehandlung erfolgte unabhängig vom Standort des Experten. Die Einholung einer Zweitmeinung über das Videokonferenzsystem wurde verstärkt genutzt. So gewinnt das „Telekonsil" Bedeutung bei der Einholung der Zweitmeinung – denn gemäß § 137 Abs. 1 Satz 5 SGB V gilt die Zweitmeinung vor erheblichen chirurgischen Eingriffen als obligatorisch. Die Basis der Entscheidungsfindung konnte ausgedehnt werden. Die enge Kooperation mit dem Uniklinikum trug dazu bei, daß das Vertrauen in die Versorgungsqualität peripherer kleinerer Einrichtungen in der Bevölkerung gestärkt werden konnte. Doppeluntersuchungen konnten vermieden werden. Der reduzierte Zeitaufwand der Befundung führte für den Patienten zu reduzierten Wartezeiten auf die Untersuchungsergebnisse. Der Patient hatte wohnortsunabhängig Zugriff auf Behandlungsleistung des Hauses der Maximalversorgung. Die heimatnahe Versorgung trug mit dazu bei, daß die Lebensqualität von Patient und Angehörigen gesteigert werden konnte.

Die Koordination des Behandlungsprocederes, speziell bei Verlegungen und operativen Eingriffen, konnte schnell und rechtzeitig erfolgen. Die Planungssicherheit von Ein- und Überweisungsentscheidungen sowie anstehender diagnostischer und operativer Maßnahmen konnte erhöht werden. In 9 Fällen konnte eine Operation vermieden werden. Belastungsspitzen und Wartezeiten konnten abgebaut werden.

Diagnostische Maßnahmen zur weiteren Fallabklärung wurden in Absprache mit dem Konsiliararzt, wenn möglich im peripheren Krankenhaus, realisert. Die Auslagerung diagnostischer Maßnahmen führte zu einer Entlastung des Uniklinikums.

Diskussion

Der Einsatz der Studienkonfiguration im Anwendungsbereich der Telemedizin gilt als „low-cost-Lösung" und kann sicherlich unter dem Aspekt einer „Lean Telemedicine" betrachtet werden. Im Realbetrieb zeigten sich Stärken und Schwächen:

So sind positive Nutzeneffekte für alle Beteiligten zu erwarten. Die Versorgungseinrichtungen können distanzunabhängig, schnell und kostengünstig kooperieren. PC-basierte Videokonferenzsysteme können ihren Beitrag zur Sicherstellung der flächendeckend hohen Versorgungsqualität leisten.

Die bestehende Aufbau- und Ablauforganisation bei den Leistungserbringern erfordert Anpassungen für den Einsatz der Telemedizin. Benutzerergonomie, Technikkonzept und Datenschutzaspekte müssen noch verbessert werden. Allgemein gültige abrechnungstechnische Möglichkeiten beim Einsatz der Telemedizin fehlen noch. Fragen zur Haftung müssen vor Einführung in die klinische Routinenutzung formaljuristisch noch endgültig geklärt werden.

Zusammenfassend läßt sich sagen, daß diese Studie die Potentiale der Telemedizin im Routinebetrieb aufreißt und der günstige Kosten-Nutzen-Quotient den Einsatz ökonomisch rechtfertigt.

Literatur

1. Gnann W, Stieglitz S-P, Nerlich M (1997) Telemedizin – Vernetzung medizinischer Versorgungseinrichtungen in Ostbayern. Das Krankenhaus, 11
2. Institute of Medicine (1996) Telemedicine – A Guide to Assessing Telecommunications in Health Care. Washington, DC
3. Preston J: The Telemedicine Handbook. Telemedicine Interactive Consultative Services, INC, Austin, Texas
4. Perdnia DA (1995) Telemedicine System Evaluation and a Collaborative Model for Multi-Centered Research. Journal of Medical Systems

Plenarsitzungen

Humanität und Wissenschaft

Humanität und Wissenschaft

W. Frühwald

Institut für Deutsche Philologie der Universität, Schellingstraße 3, D-80799 München

> „Der Mensch ist der erste Freigelassene
> der Schöpfung; er stehet aufrecht. Die
> Waage des Guten und Bösen, des
> Falschen und Wahren hängt in ihm:
> er kann forschen, er soll wählen."
>
> (J. G. Herder)

Geschichte

Das Jahrhundert, das soeben zu Ende geht, war wohl das kürzeste Jahrhundert der neueren Geschichte. Begonnen hat es erst um 1917/1918, geendet hat es lange vor seinem chronologischen Ende, um 1989/1990. Jene jungen Menschen, die im August 1914, gefangen von der Vorstellung, daß ein fauler Frieden zu Ende gehe, begeistert in den Krieg zogen, waren in ganz Europa militärisch verkleidete Bürger des 19. Jahrhunderts. Sie kamen aus der Welt der Sicherheit und der neuhumanistischen Bildung, in der alles auf Dauer gegründet schien. Man bezahlte mit Goldgeld, jubelte über die täglich sichtbaren Fortschritte von Technik und Industrie – und selbst die Arbeiterführer meinten, die Massen an das Ideal der Humanität heranführen zu können; Humanität, verstanden als Solidarität und Mitleid mit den Geschwistern gleichen Schicksals. Über allem schien das Wort Johann Gottfried Herders zu stehen: „Die Tendenz der Menschennatur fasset ein Universum in sich, dessen Aufschrift ist: ‚Keiner für sich allein, jeder für Alle'..." Diese Bürger aber, welche 1914 feldgraue Tarnkappen über schwarze Lederhelme mit funkelnden Messingspitzen gezogen hatten, verloren ihren Glauben an Sicherheit und Humanität im Schlachten und Morden des 1914 beginnenden dreißigjährigen Krieges der neueren Geschichte, der unser kurzes und blutiges Jahrhundert bis zu seiner Mitte begleitet hat.

Geendet hat dieses 20. Jahrhundert unserer Zeitrechnung vermutlich schon mit der Zweihundertjahrfeier der Französischen Revolution (1989), als der Block des Sowjetimperiums von innen her zerbrach und die Deutschen, in der Euphorie der ihnen völlig unvermutet geschenkten staatlichen Einheit, den Beginn des 21. Jahrhunderts mit globalen, krisenhaften Strukturveränderungen übersahen, ehe sie fünf Jahre später, nun gemeinsam, aus dem Traum der Prosperität und des Inseldaseins in der krisenhaft veränderten „einen" Welt geweckt wurden. Zwischen den Daten 1919 und 1989 aber liegen die 70 Jahre eines Jahrhunderts, in dem es den Zeitgenossen schien, als stürmten die Rosse der Apokalypse durch ihr Leben: Krieg und Revolution, Hunger, Demütigung und Inflation, Terror, Epidemien und Völkermord, Vertreibung und Zwangsarbeit. In den verdüsterten letzten Jahren seines Lebens, ehe er sich im brasilianischen Petropolis das Leben nahm, hat der Weltbürger Stefan Zweig das Jahrhundert, in der Zerrissenheit zwischen Barbarei und wissenschaftlich-technischem Fortschritt hellsichtig charakterisiert: „Ich mußte wehrloser, machtloser Zeuge sein des unvorstellbaren Rückfalls der Menschheit in längst vergessen gemeinte Barbarei mit ihrem bewußten und programmatischen Dogma der Antihumanität." Und in der Tat hatten vermutlich die letzten 50 Generationen Bestialitäten, wie sie aus den Massenideologien des 20. Jahrhunderts entsprangen, nicht mehr gekannt. In der Zeit, in welcher „Säuberung" zu einem politischen Schreckensbegriff wurde, in der den Menschen, wegen eines Tropfens vermeintlich „fremden" Blutes die Zugehörigkeit zur Menschheit und damit der Schutz der Humanität verweigert wurde, in der Kommunismus und Nationalsozialismus gemeinsam den erst im 18. Jahrhundert entfalteten Begriff der Humanität nachhaltig beschädigten, überholte die Menschheit mit einem Flügelschlag gleichsam die natürliche Evolution: sie eroberte die Luft und den Weltraum, sie drang in das Innere der Materie vor und spaltete das begrifflich Unspaltbare (das Atom), sie begann von den Symptomen zu den (genetischen) Ursachen der Krankheiten vorzudringen, maßgeschneiderte Säugetiermodelle multifaktorieller menschlicher Krankheiten zu entwerfen und in der seit den sechziger Jahren explodierenden Molekularbiologie das Leben selbst zu manipulieren. „Nie bis zu unserer Stunde", meinte Stefan Zweig, „hat sich die Menschheit als Gesamtheit teuflischer gebärdet und nie so Gottähnliches geleistet."

Kommunikatives und kulturelles Gedächtnis

Bezogen auf das Jahr von Zweigs freiwilligem Tod (1942), der den deutschen Emigranten eine größere Katastrophe dünkte als die im gleichen Jahr erfolgte Eroberung Singapurs durch die Japaner, sind die Daten am chronologischen Ende des Jahrhunderts insofern signifikant, als die Akteure der vierziger Jahre nicht mehr leben, das kommunikative Gedächtnis der Mitlebenden damit verblaßt ist und die Welt sich wieder einmal aus einem Diskurs kommunikativer Erinnerung in den des kulturellen Gedächtnisses hineindreht. Dieses kulturelle Gedächtnis aber sucht die Erinnerung durch Zeichen, Symbole, Gedenktage, Monumente und Aufzeichnungen zu festigen. „40 Jahre", schrieb Jan Assmann schon 1992, „markieren eine Epochenschwelle in der kollektiven Erinnerung: wenn die lebendige Erinnerung vom Untergang bedroht und die Formen kultureller Erinnerung zum Problem werden." Daher die Flut der Erinnerungsbücher, der Streit um Monumente (wie das Holocaustdenkmal in Berlin), die Entdeckung oder die Wiederentdeckung alter Untaten, die massenwirksam zubereitete und damit schrecklich vereinfachte Reprise historischer Zustände in Bild und Text! An dieser – unserer – Grenze von kommunikativem und kulturellem Erinnerungsdiskurs aber ist den Menschen eines deutlich: Die Wissenschaft – nach Zweig der „Erzengel des Fortschritts" – war im 20. Jahrhundert nicht so sehr das Instrument der Humanität, sondern viel eher das der Inhumanität oder gar das der Antihumanität. Und diese Überzeugung ist schwer zu revidieren in einer Situation, in der linearer Fortschritt als Kern der Zerstörung natürlicher Ressourcen erkannt ist.

Das Bild des KZ-Arztes gehört inzwischen zu den Stereotypen der Trivialliteratur, weltweit, und der unter dem Titel „Wissenschaft ohne Menschlichkeit" schon 1949 erschienene Abschlußbericht der zum Nürnberger Ärzteprozeß entsandten Kommission der Westdeutschen Ärztekammer hat gerade in der Nüchternheit seiner Aktensprache Verbrechen einer Scheußlichkeit dokumentiert, die im Grunde nicht zu beschreiben sind; Verbrechen nicht gegen einen Feind, nicht gegen ein Volk, eine Rasse, eine Religion, sondern – gefaßt im Bild des „Untermenschen" – gegen Rang und Würde des Menschseins, Verbrechen gegen die Humanität im umfassenden Sinne. Heinrich Himmlers berüchtigte Reden vor den Kommandeuren der SS-Einsatzkommandos enthalten auch den Satz: „Wir wissen wohl, wir muten euch ‚Übermenschliches' zu, wir verlangen, daß ihr ‚übermenschlich unmenschlich' seid." Das ist die bündige Kündigung jenes Ideals der Humanität, durch das Deutschland einst in den Kreis der Kulturnationen eingetreten war, das insbesondere seit Moses Mendelssohn das deutsche Judentum derart faszinierte, daß es im Zeichen dieses Ideals zur jüdischen Assimilation in Deutschland gekommen ist. In den Dokumenten des Nürnberger Ärzteprozesses, 1960 als Taschenbuch unter dem Titel „Medizin ohne Menschlichkeit" verbreitet, finden sich nur wenige Psychopathen, dagegen angesehene und respektierte Forscher, Professoren, Inhaber hoher akademischer Ämter – „und doch nicht gesichert vor dem Abstieg von der bescheidenen, fehlbaren, schwachen Menschlichkeit, die die meisten von uns ausgezeichnet, in die unbescheidene, machtgierige, dumme und lügnerische Welt der Unmenschlichkeit, die doch immer dadurch ausgezeichnet ist, daß der Mitmensch weniger wert ist als man selbst" (Alexander Mitscherlich).

Der Sündenfall der modernen Physik, der Leitdisziplin der Naturwissenschaften zu Beginn des 20. Jahrhunderts, geschah spätestens mit dem von angesehenen Wissenschaftlern angeratenen Bau und – dem Einsatz der Atombombe. Die Toten von Hiroshima und Nagasaki haben dabei die Erinnerung daran überdeckt, daß es ein deutscher Wissenschaftler jüdischer Herkunft war, der Kaiser Wilhelm II. beim Einsatz von Kampfgas im Ersten Weltkrieg beraten hat, Fritz Haber, Nobelpreisträger für Chemie des Jahres 1918, im Ersten Weltkrieg Leiter der Abteilung für chemische Kriegsführung im Berliner Kriegsministerium. Keine Disziplin, kein Fach und keine Fakultät waren in diesem 20. Jahrhundert, das in der Person Adolf Eichmanns den „Verwaltungsmassenmord" erfunden hat, vor der Indienstnahme durch die Inhumanität, ja oft vor der Indienstnahme durch die dogmatische und programmatische Antihumanität bewahrt. So erklingt die Stimme einer vom mechanischen, nicht mehr kontrollierten Fortschritt geängsteten Menschheit schon in Bertolt Brechts Galilei-Drama und das kollektive Bewußtsein der Moderne, sofern es in Kunst und Litratur zu fassen ist, ist ihm darin ausnahmslos gefolgt: „Ich halte dafür, daß das einzige Ziel der Wissenschaft darin besteht, die Mühseligkeit der menschlichen Existenz zu erleichtern. Wenn Wissenschaftler, eingeschüchtert durch selbstsüchtige Machthaber, sich damit begnügen, Wissen um des Wissens willen aufzuhäufen, kann die Wissenschaft zum Krüppel gemacht werden und euere neuen Maschinen mögen nur neue Drangsale bedeuten. Ihr mögt mit der Zeit alles entdecken, was es zu entdecken gibt, und euer Fortschritt wird doch nur ein Fortschreiten von der Menschheit weg sein. Die Kluft zwischen euch und ihr kann eines Tages so groß werden, daß euer Jubelschrei über irgendeine neue Errungenschaft von einem universalen Entsetzensschrei beantwortet werden könnte."

Begriffe

Dieser Ausschnitt aus Galileis Monolog im 14. Bild von Brechts gleichnamigem Drama ist ein Plädoyer für den *definitorischen* Zusammenhang von Humanität (dem, was dem Menschen gemäß ist) und Wissenschaft (Erleichterung der Mühseligkeit der menschlichen Existenz). Er ist zugleich die Angstvision von der Möglichkeit der *strukturellen* Bindung von Wissenschaft (als Motor des linearen Fortschritts) an das Gegenteil dessen, was dem Menschen gemäß ist, an Barbarei und Inhumanität. Wir sprechen heute von einem Strukturwandel der Welt insofern, als wir Zeugen einer wirtschaftlichen und wissenschaftlichen Globalisierung ohne gleichen sind. Die Möglichkeiten der modernen Informations- und Kommunikationstechnologien haben nicht so sehr die Erleichterung der Arbeit im Blick, als deren strukturellen Wandel und letztlich die Bildung neuer sozialer Gemeinschaften. „Die Datenautobahn", meint Nicholas Negroponte, Prophet der „Welt zwischen 0 und 1", sei „mehr als nur eine Abkürzung zu allen Büchern der Library of Congress. Sie schafft ein völlig neues, weltweites Sozialgefüge." Inmitten dieses rapiden Strukturwandels taucht die „Menschheit" als konkreter Erfahrungsraum des Einzelnen aus der Nische auf, in der sie seit dem 18. Jahrhundert gleichsam geschlummert hat. Mit dieser neuen Erfahrung von Menschheit, als der Gesamtheit aller lebenden Menschen dieser Erde, erscheint auch die ursprüngliche Bedeutung von „Menschheit", verstanden als „menschliche Art", im Unterschied zu „Gottheit" und „Tierheit", als das, was der Natur des Menschen gemäß ist und damit im umfassenden Sinne mehr ist als „Menschlichkeit", eben „Humanität". Johann Gottfried Herder, Goethes Freund und Mentor, hat einen solchen Begriff der Humanität entfaltet und meint damit das Ideal der Entwicklungsfähigkeit des Menschen zu Vernunft und Kultur, zum Ebenbild seines Schöpfers. „Ich wünschte", sagt Herder, „daß ich in das Wort Humanität alles fassen könnte, was ich bisher über des Menschen edle Bildung zur Vernunft und Freiheit, zu feinern Sitten und Trieben, zur zartesten und stärksten Gesundheit, zur Erfüllung und Beherrschung der Erde gesagt habe: denn der Mensch hat kein edleres Wort für seine Bestimmung als Er selbst ist, in dem das Bild des Schöpfers unsrer Erde, wie es hier sichtbar werden konnte, abgedruckt lebt." „Humanität" also ist das, was der Mensch selbst ist, was seine Bestimmung und ihm gemäß ist, die Position des Maßes und der Mitte, wie sie Friedrich Schiller und mit ihm Heinrich von Kleist zwischen Engel und Teufel lokalisiert haben. Für Herder ist die ganze Schöpfung nur einem großen Gesetz unterworfen, der Bildung zur menschlichen Gestalt. Lange vor Darwin hat er – darin vorbildlich für Klassik, Romantik und die gesamte neuhumanistische Bildung – das eine in allem Erschaffenen wirkende Naturgesetz postuliert, das hingeordnet sei auf die schöne und reine Menschengestalt: „Ein und dasselbe Gesetz also erstreckt sich von der Sonne und von allen Sonnen bis zur kleinsten menschlichen Handlung..." Humanität ist für Herder mehr als Solidarität und Mitleid mit den Geschwistern gleichen Schicksals, es ist die allmähliche Verwirklichung dessen, was der Mensch als seiner Natur gemäß betrachtet in dem Sinne, daß es ihn unterscheidet von dem, was in der ihn umgebenden Natur lebenerhaltend ist, daß er es auch unterscheidet von seiner Bedürfnis- und seiner Triebnatur, „Humanität" meint bei ihm stets mehr als die Erhaltensbedingungen der menschlichen Existenz. „Humanität" also – in einem zurückzugewinnenden Begriff – ist nicht nur „Menschlichkeit" in dem von Goethe verspotteten Sinne, daß „die Welt ein großes Hospital und einer des anderen humaner Krankenwärter sein werde", sondern auch und umfassender „Menschheit", das, was dem Menschen gemäß, was ihm Maß ist.

Damit aber sind wir auf die Stammesgeschichte des Menschen verwiesen, in der sich ein eigenartiges Verhältnis von „Wissenschaft" (freilich in rudimentärer Form) und „Humanität" (als „Menschheit") fassen läßt, eben jener definitorische, auf „Menschwerdung" abzielende Zusammenhang, der im Laufe der Geschichte – durch die Instrumentalisierung von Wissenschaft – verlorengegangen ist. Zu den Elementen des Menschseins, wie sie sich aus der Phylogenese ergeben, gehören bekanntlich der aufrechte Gang eines bewußtseinsbegabten Wesens, dessen „kulturelle Akzeleration... (seit) mehr als dreißigtausend Jahren nicht mehr von einer ... körperlichen Evolution begleitet" ist (Karl J. Narr); – eine „menschencharakteristische Sexualphysiologie" mit Ovulationsverbergung und einer „ökonomischen Vaterrolle" (Hubert Markl); – die seit wenigstens 10 000 Jahren anzunehmende Fähigkeit der Sprachkommunikation; – die Fähigkeit, Kunst auszuüben, stadtartige Siedlungen mit Mauern und kunstvollen Bauten zu errichten, große Strecken zielorientiert zu Wasser und zu Lande zu überwinden; – schließlich das Bewußtsein und die Reflexion des eigenen Sterbens, kenntlich an Begräbnis, Begräbnisritualen und Grabbeigaben. Keines dieser Elemente konstituiert für sich genommen den „Menschen", aber zusammen ergeben sie ein Ensemble von evolutiven Elementen der Menschwerdung. Schließlich errichtet, um ein oft zitiertes Beispiel zu verwenden, auch der Biber kunstvolle Bauten, aber es ist schwer vorstellbar, daß er anschließend eine Seerose an den Eingang seiner Wohnung legt und sich darüber freut. Demnach, in den Stichworten: zielorientierte Wanderung, ökonomische Vaterrolle, Kunst und Todesreflexion, gehört Wissenschaft (wurzelhaft) zu den Elementen der Menschwerdung, auch wenn sie als Gesamtheit der methodengeleiteten, systematischen, überprüfbaren und lehrbaren Suche nach Erkenntnis erst ein Geschöpf des Humanismus (also des 14. bis 16. Jahrhunderts unserer Zeitrechnung) ist. Wissenschaft ist demnach mehr als nur ein Instrument zur Beherrschung der Natur, sie ist mit „Menschheit", mit „Humanität" in umfassendem Sinne verbunden und erst im Laufe der Rationalisierungs- und Trennungsvorgänge im Prozeß der Modernisierung zum Herrschaftsinstrument des Menschen über die Natur (auch die des eigenen Leibes) geworden.

Strukturhindernisse

Der stammesgeschichtlichen Gemeinsamkeit von Humanität und Wissenschaft stehen in der Moderne (spätestens seit dem 18. Jahrhundert) strukturelle Hindernisse entgegen, welche die alte Verbindung zu lösen streben, sie zumindest attackieren:

(1) Die Umbildung der modernen Wissenschaft zu einem prozeßartigen Geschehen, in dem das Denken und Handeln des einzelnen Wissenschaftlers für den Ablauf des Gesche-

hens und seine Folgen nicht mehr entscheidend ist. Wolfgang Hildesheimer hat in den „Mitteilungen an Max" die Satire dieses Prozesses geschrieben, in dem die Wissenschaft dem Wissenschaftler entglitten ist und das Bewußtsein des Einzelnen weit hinter der noch immer zunehmenden Entwicklungsgeschwindigkeit des Prozesses zurückbleibt: „Veränderung auf Veränderung. Es ist eben nicht wie die Wissenschaftler uns, mit beträchtlichem Erfolg, weiszumachen suchen, fünf Minuten vor zwölf, es besteht daher keinerlei Anlaß zur Panik, da es – ...bereits dreiviertel drei ist, und jede Panik wäre eine müßige und unangemessene Anstrengung... Zwar eilt die Wissenschaft uns weit voraus, aber die Wissenschaftler rennen weit hinter ihr her und versuchen, sie wieder einzufangen, vergeblich natürlich. Ich sehe sie da rennen, über Stock und Stein, laut rufend und gestikulierend, mit Schmetterlingsnetzen und Botanisiertrommeln, als seien sie von gestern, was sie natürlich nicht sind, sie sind von vorgestern." Dies meint, daß die Geschwindigkeit des Entwicklungsprozesses das menschliche Maß inzwischen um wenigstens das Doppelte überschreitet, daß nichts Gedachtes ungedacht, nichts Getanes ungetan, nichts Entdecktes und Gefundenes ungeschehen gemacht werden kann. Ob allerdings der Pessimismus der Satire angebracht ist oder nicht eher der Versuch, ein Stück der alten Symbiose zurückzugewinnen, bleibt offen. Auch die Entwicklung des menschlichen Erfindergeistes und damit die Entwicklung des Wissenschaftsprozesses gehört zur (in der Moderne durch den Eingriff des Menschen akzelerierten) Evolution, was bedeutet, daß die Zukunft nur mit mehr, nicht mit weniger Wissenschaft zu bestehen ist. Nicht nur weil wir wissen müssen, was wir tun, vor allem, weil wir wissen müssen, was wir längst getan haben, ist Wissenschaft, ist auch die Modernisierung ein nicht mehr umkehrbarer Prozeß.

(2) Die Verlängerung der Handlungsketten im modernen Wissenschaftsprozeß, der die Verantwortung des Einzelnen an das Tun korporativer Akteure bindet, so daß individuelle Verantwortung und korporative Verantwortlichkeit zu unterscheiden sind, ist ein anderes Strukturhindernis der notwendigen Näherung von Wissenschaft und Humanität. Im Bereich der Verantwortlichkeit aber müssen wir – außerhalb jeder vorschnellen Moralisierung – Mechanismen suchen und finden, welche in das anonyme Prozeßgeschehen wieder Struktur setzen und die korporative Verantwortlichkeit so zurichten, daß die Verantwortung des Einzelnen überhaupt wieder einen Ort findet. Vielleicht sind Ärzte im Umkreis dieses Modernisierungsschadens in einer vergleichsweise guten Situation, weil sie noch häufiger als andere Wissenschaftler entscheiden und die Folgen ihrer Entscheidung verfolgen (den Ort ihrer Verantwortung also selbst bestimmen) können; als Wissenschaftler und Forscher aber sind Ärzte fast mehr als ihre Kolleginnen und Kollegen aus den Nachbardisziplinen von der Folgenbeobachtung und damit von der Möglichkeit, Verantwortung zu haben und zu übernehmen, ausgeschlossen. Das von Franz-Xaver Kaufmann zur Veranschaulichung eines Mechanismus zur Übernahme korporativer Verantwortlichkeit angeführte Positivbeispiel ist das eines „institutionellen Arrangements, welches Lernfähigkeit und Anpassung belohnt". Die Berufsgenossenschaften zur Kompensierung des Schadens bei Berufsunfällen etwa wurden im Laufe ihrer Entwicklung zu Spezialisten der Unfallvorbeugung, der Unfallfürsorge und der Rehabilitation. Sie haben damit – in korporativer Verantwortlichkeit – einer ganzen Klasse von frühindustriellen Gefahren ihren Schrecken genommen.

(3) Die Verlängerung unserer Handlungsfolgen in eine menschlicher Vorstellung nicht mehr vorstellbare Zukunft ist eines der gerne verschwiegenen, aber trotzdem gravierenden Strukturhindernisse der Näherung von Wissenschaft und Humanität. Klaus Borchard hat 1992 nochmals darauf hingewiesen, daß Plutonium 239, das bei der Kernwaffenherstellung ebenso anfällt wie bei der friedlichen Nutzung der Kernenergie, eine Halbwertzeit von 24 000 Jahren hat. „Ein Milligramm dieses toxischen Abfalls eingeatmet, führt innerhalb von Stunden zum Tode..." Angenommen, daß die menschliche Zivilisation – was bereits sehr weit in die Urgeschichte zurückweist – 8000 Jahre alt ist, bedeutet dies, daß die Zeit, in welcher die tödliche Strahlung dieses Nuklearabfalls auf ein Achtel verringert wird, „zwölfmal größer (ist) als die Zeit, die zur Entstehung der menschlichen Zivilisation benötigt wurde". Von Verantwortung oder auch von Handlungsfolgen-Abschätzung kann bei solchen Zeiträumen nicht mehr gesprochen werden. In der Bundesrepublik wird über dieses Menschheitsproblem nur gesprochen, wenn ein neuer Castor-Transport fällig ist, weil sich die Menschen in der Nähe des Transports und der Zwischenlagerung unmittelbar bedroht fühlen, die Langzeitfolgen

sind ungelöst und werden bei uns kaum noch erforscht. Die zur Wiederaufbereitung von Nuklearabfall aussichtsreiche Brütertechnologie ist mit Milliardenverlusten eingestellt, nur Reaktorsicherheit und Reaktorrückbau fristen in Großforschungszentren noch ein Randdasein. In diesem Bereich ist es, um im Bild zu bleiben, nicht mehr dreiviertel drei Uhr, sondern tiefe Nacht, weil alles schon geschehen ist und wir davor die Augen verschließen. Schließlich ist der von den „Grünen" propagierte Ausstieg als Lösung in dem mit Reaktoren dicht besetzten Europa eben keine Lösung, sondern Augenwischerei.

(4) Die unaufhaltsame Entwicklung der Wissenschaft zum weltmarktbeherrschenden Produktivfaktor ist nicht das letzte, aber doch ein bedeutendes Hindernis bei der Annäherung von Wissenschaft und Humanität, weil im Bereich industrieller Produktion (auch im High-Tech-Bereich) zunächst andere Regeln herrschen als die der „Humanität". Kenntliche Folgen dieser Entwicklung sind

(a) der systembedingt zunehmende internationale Wettbewerbsdruck auf Fächer, in denen zwischen Grundlagenforschung und Anwendung kaum noch ein Abstand zu sehen ist. Dieser Konkurrenzdruck – verbunden mit einer Managementideologie des „up or out" – ist gnadenlos und kalt;

(b) die Kommerzialisierung der Wissenschaft, die dann auch an die Mechanismen und Regeln des Wirtschaftslebens gebunden ist. Dies gilt nicht nur für den Bereich der reinen Forschung, wo Regeln für „good scientific practice", wie sie derzeit von den Wissensagenturen der ganzen Welt (auch von der Deutschen Forschungsgemeinschaft) erarbeitet und beschlossen werden, nur schwache Dämme gegen die Verführung zu nachlässigem Arbeiten, gegen die Marketing-Folgen des mehr Scheinen als Sein, selbst gegen Täuschung und Betrug bauen können; dies gilt auch für die Lehre dann, wenn das Lehrer-Schüler-Verhältnis in ein Verkäufer-Kunden-Verhältnis verwandelt wird, wie an den australischen und neuseeländischen Universitäten beobachtet werden kann;

(c) die nicht mehr schleichende, sondern offene Auslagerung der Forschung aus der Universität in Forschungsverbünde und Forschungsfabriken außerhalb der Universität, wo sie den herkömmlichen Kontrollinstrumenten, dem immer neu zu weckenden Interesse der Studenten und den kollegialen Kontrollmechanismen, weitgehend entzogen ist. Solche Forschung wird – wenn sie nicht den strengen Regeln der Wissenschaftsselbstverwaltung unterworfen ist – rasch zum Prestigeobjekt ausufernder und machtbewußter Ministerialbürokratien.

Ich breche die Reihe der Strukturhindernisse einer Annäherung von Wissenschaft und Humanität hier ab. Die Beispiele zeigen zur Genüge, welche Aufgaben vor uns liegen, wenn wir nicht in bürgerkriegsartig zerfallende Lager, hier die Fortschrittsjubler, dort die Wissenschaftsfeinde, zerfallen wollen. Die von der europäischen Menschenrechtskonvention zur Biomedizin offen gelassenen Fragen nach der Definition des Menschen, nach „human being" und „everyone", die der nationalen Gesetzgebung überlassen wurden, weil über den Anfang und das Ende des Lebens in Europa keine Einigung herbeigeführt werden kann, werden bei der Aufgabe einer Näherung von Wissenschaft und Humanität im Mittelpunkt stehen müssen. Wir Deutschen aber hatten bisher noch nicht einmal den Mut, diese Minimalvereinbarung zu unterschreiben, weil die als Schutzkonvention vor den Möglichkeiten der modernen Biomedizin geschriebene Konvention bei uns fundamentalistisch pervertiert und als Freibrief für eine schrankenlose Forschung diskutiert wird. Für den Weg, auf den wir uns begeben müssen, gibt es daher meines Erachtens einen gemeinsamen Ausgangspunkt: Wir müssen das für die Zukunft der Menschheit unentbehrliche und sich ständig weiter ausdifferenzierende Expertenwissen an das Verständnis der Menschen heranführen, die nicht Experten sind, aber auf dieses Wissen angewiesen sind. Wir müssen andererseits von denen, die nicht Experten sind – und wir alle sind dies auf den meisten Wissensfeldern –, Vernunfthandeln fordern, also die stete Bemühung um das Verständnis dessen, was den Prozeß der Schaffung neuen Wissens in Gang hält. Im Ergebnis: Wir müssen uns gemeinsam um jenen – zunächst – ergebnisoffenen Dialog bemühen, der den Glauben an die vollständige wissenschaftliche Erklärbarkeit der Welt ebenso abweist wie die Möglichkeit von Denkverboten. Letztlich nämlich sind Erkenntnisvermögen und (auch ethisch verstandene) Urteilskraft Leistungen der „Humanität" des vernunftbegabten sittlichen Wesens, das wir Mensch zu nennen gewohnt sind und nach dessen Maß alle Wissenschaft zu orientieren ist.

These

Die These also, die zu erläutern ich versucht habe, lautet:

Die phylogenetisch zu begründende Zusammengehörigkeit von Wissenschaft und Humanität hat sich im Laufe moderner Trennungsvorgänge gelöst oder zumindest gelockert. Wissenschaft wurde in unserem Jahrhundert dabei sogar zu einem Instrument der Inhumanität und der programmatischen Antihumanität. Die Erinnerung an diese Entwicklung (an der Grenze von kommunikativem und kulturellem Gedächtnis) erschwert heute, durch vorzeitige Moralisierung, die Annäherung der prozeßhaft gewordenen Wissenschaft an das menschliche Maß; sie erschwert nämlich die Identifizierung einer Fülle wertfreier Strukturhindernisse als Strukturhindernisse (statt als Hindernisse einer willentlichen Verweigerung). Am Gelingen oder Mißlingen der Näherung von Humanität und Wissenschaft aber entscheidet sich nicht nur die Zukunft der Humanität, sondern auch die der Wissenschaft.

Anmerkung

Der vorstehende Text wurde für den Vortrag leicht gekürzt. Zitiert werden unter anderem folgende Texte:

Herder JG (1989) Ideen zur Philosophie der Geschichte der Menschheit. Frankfurter Herder-Ausgabe, Bd 6, hg von Martin Bollacher, Frankfurt am Main

Herder JG (1991) Briefe zur Beförderung der Humanität. Frankfurter Herder-Ausgabe, Bd 7, hg von Hans Dietrich Irmscher, Frankfurt am Main

Hildesheimer W (1983) Mitteilungen an Max über den Stand der Dinge und anderes. Frankfurt am Main

Zweig S (1947) Die Welt von gestern. Erinnerungen eines Europäers. Stockholm

Arendt H (1964) Eichmann in Jerusalem. Ein Bericht von der Banalität des Bösen. München

Assmann J (1992) Das kulturelle Gedächtnis. Schrift, Erinnerung und politische Identität in frühen Hochkulturen. München

Borchard K (1992) Beherrschte Natur. Natur als Gegenstand der Technik. In: Honnefelder L (Hrsg) Natur als Gegenstand der Wissenschaften. Freiburg, München 1992, S 87–114

Deutsche Forschungsgemeinschaft (1998) Sicherung guter wissenschaftlicher Praxis. Denkschrift. Weinheim

Frühwald W (1995) Von der Verantwortung der Wissenschaft. Zur Diskussion über Wissenschaftsethik, ethische Konvention und Folgenabschätzung wissenschaftlicher Erkenntnisse. Jena

Kaufmann F-X (1992) Der Ruf nach Verantwortung. Risiko und Ethik in einer unüberschaubaren Welt. Freiburg, Basel, Wien

Markl H (1986) Menschwerdung als biologische Anpassung. In: Jahres- und Tagungsbericht der Görres-Gesellschaft, S 24–39

Medizin ohne Menschlichkeit (1960) Dokumente des Nürnberger Ärzteprozesses. Hg und kommentiert von Alexander Mitscherlich und Fred Mielke. Frankfurt am Main

Narr KJ (1997) Zum Beginn menschlichen Lebens in der Phylogenese. In: Rager G (Hrsg) Beginn, Personalität und Würde des Menschen. Freiburg, München, S 331–362

Negroponte N (1995) Total digital. Die Welt zwischen 0 und 1 oder Die Zukunft der Kommunikation. München

Von der Humanität in der Medizin

J. Horn

Chirurgische Klinik, Städtisches Krankenhaus Harlaching, Sanatoriumsplatz 2, D-81545 München

Soll das Wesen der Humanität in der Medizin bewußt gemacht und in seiner Bedeutung herausgestellt werden, erscheint es notwendig, zu klären, was unter Medizin zu verstehen ist und auf welchen Ebenen sich das Handeln und das Entscheiden in bezug auf den Patienten vollzieht.

Was die Medizin betrifft, so begnügen wir uns zunächst mit der Feststellung, daß ihre Intention auf den Menschen gerichtet ist, der der Hilfe bedarf, um körperlich und psychisch am Leben teilhaben zu können. Die Orientierung an dieser Zielsetzung wirft die Frage nach dem methodischen Repertoire auf, die Frage nach den Möglichkeiten und Notwendigkeiten zur Sicherstellung dieses Auftrages und zur Bewährung in dieser Aufgabe.

In jeder Zeit und in jeder Kultur spiegelt sich ein jeweils eigenes Menschenbild. Mit dem sich wandelnden Bild vom Menschen verändert sich folgerichtig das Verständnis von der Medizin. Die moderne Medizin, so, wir wir sie erleben, konzentriert sich in der Umsetzung ihres Auftrages ganz wesentlich auf die naturwissenschaftlichen Methoden. Sie steht unter dem Einfluß der Technik und unter dem Eindruck der durch sie zu erzielenden Erfolge. Ich zitiere Hans Mohr, der sagt, „das Motiv der Wissenschaft ist der Wunsch des Menschen nach zuverlässigem Wissen".

Dieses zuverlässige Wissen basiert auf objektiven Daten und jederzeit reproduzierbaren Feststellungen. In diesem Bereich, in dem das „richtig" und das „falsch" definiert und begründet werden kann, pflegt sich die heutige Medizin vorrangig aufzuhalten.

Die Erfahrung allerdings, daß ein und dieselbe Maßnahme an zwei verschiedenen Menschen zu grundsätzlich differenten Ergebnissen führen kann, macht auf den Umstand aufmerksam, daß entweder unsere wissenschaftlichen Erkenntnismöglichkeiten begrenzt sind oder aber, daß sich Varianz und Phänotypie nicht zwingend kausal erklären lassen. Wir sprechen in diesem Zusammenhang von einer empirischen Medizin.

Beide Ebenen aber, die naturwissenschaftliche und die empirische, reichen nicht aus, das Wesen des einzelnen Menschen umfassend zu deuten. Die Wahrheit des einzelnen Menschen ist persönlich, sie ist biographisch, sie ist unvergleichlich, sie läßt sich nicht allgemeingültig wissenschaftlich erklären, sie läßt sich auch nicht empirisch ableiten.

Diese dritte Ebene, die wir mit Vorbehalten die semantische nennen, ist nur im unmittelbaren zwischenmenschlichen Vollzug zu erfahren; sie entzieht sich den äußeren wissenschaftstypischen Bemessungskriterien von „richtig" und „falsch". Diese Ebene wird wesentlich von der Erfahrung, der Einstellung und der persönlichen Überzeugung des Handelnden bestimmt.

Der Ganzheitlichkeit des Menschen werden wir nur dadurch gerecht, daß wir uns des Methodischen bedienen und uns gleichermaßen selbst in die Partnerschaft von Arzt und Patient mit einbringen.

Ganz offensichtlich gilt es, das Medizinverständnis neu zu überdenken. Die Wahrheit liegt weder in der wissenschaftlichen Ausschließlichkeit noch in der Versuchung, als Heilsvermittler oder Seelsorger tätig zu werden. Die Aufgabe wird sein, erkennbar zu machen, daß sich das Wesen der Medizin nicht aus dem Methodischen herleitet sondern aus den eigentlichen Inhalten, die sich an den Bedürfnissen des einzelnen Menschen orientieren.

Es muß gleichermaßen erkennbar werden, daß die Glaubwürdigkeit der Medizin von der Einstellung, der Gesinnung und von der Überzeugung eines jeden abhängt, der in der Aufgabe der Medizin steht. Glaubwürdigkeit ist niemals ein methodisches Problem, vielmehr eine Frage des Bewußtseins, der Einstellung und des Umgangs.

Alles, was von dieser Aufgabe am Menschen ablenkt und alles, was anderen Motiven Geltung verschafft, läßt schließlich etwas gewähren, was der eigentlichen Aufgabe zuwiderläuft, was schließlich mit dem Vorwurf der Inhumanität die Glaubwürdigkeit der Medizin in Frage stellt.

In diesem Zusammenhang werden wir mit dem Begriff der Wahrhaftigkeit konfrontiert. Als unwahrhaftig hat derjenige zu gelten, der der Idee der Medizin, der dem Auftrag am Menschen zuwiderhandelt. Dies kann auf unterschiedliche Weise geschehen:

1. Durch Veruntreuung des Faktischen.
2. Durch die Regression in ein monistisches Medizinverständnis.
3. Durch die mangelnde Bereitschaft zum Wagnis der freien Entscheidung.

Zu 1.
Die Veruntreuung des Faktischen

Der Umgang mit wissenschaftlichen Daten und Ergebnissen erfordert Aufrichtigkeit und Ehrlichkeit. Das Motiv resultiert aus dem Wunsch nach zuverlässigem Wissen. Dieses Motiv steht unverkennbar und unwidersprochen im Mittelpunkt aller wissenschaftlichen Bemühungen. Werden andere Motive geltend gemacht oder fließen andere Motive – bewußt oder unbewußt – in den Umgang mit wissenschaftlichen Daten ein, dann wird der Dienst an der Wissenschaft aufgegeben.

Der Anspruch objektiver Richtigkeit wird mitunter gebeugt in die Beliebigkeit der subjektiven Deutung. Die Motive dazu können vielgestaltig sein; meist aber folgen sie der Eitelkeit, der Geltungssucht und der Vorteilsnahme. Der Gedanke „was erfahre ich in der Wissenschaft" wird ersetzt durch die eigennützige Formel: „Was erreiche ich mit der Wissenschaft".

Viel wichtiger als die Feststellung, daß ein solches Fehlverhalten immer wieder beobachtet werden kann, ist die Erfahrung, daß es oftmals an dem notwendigen Unrechtsbewußtsein mangelt. Ein Unrechtsbewußtsein kann jedoch nur dort entstehen, wo sich eine klare Zuwiderhandlung gegen allgemeingültige Verhaltensnormen und motivische Zielsetzungen feststellen läßt.

Zwar ist es nicht so, daß ein Mißbrauch der Wissenschaft bzw. ein Fehlverhalten im Umgang mit ihr allgemein billigend in Kauf genommen wird, doch scheint es, daß manches in den alltäglichen akademischen Gepflogenheiten zum Mißbrauch anstiftet, zumindest aber dazu verleitet.

Der Ausbildende muß feststellen, daß das Geschriebene und Vorgetragene nicht zwangsläufig kongruent zu sein braucht mit dem, was er alltäglich konkret erlebt; er muß erfahren, daß das Reden und Schreiben oft mehr Erfolg hat als das verborgene und geduldige Tun; er macht die Erfahrung, daß die Quantität schon als Kriterium für Güte und Vorzüglichkeit bewertet wird; er wird konfrontiert mit allen Verlockungen des schnellen Erfolges.

Wie definieren wir den Erfolg? Wie sieht der Arzt aus, der die Medizin glaubwürdig vertritt und sich ihren Aufgaben wahrhaftig und verantwortungsvoll annimmt? Haben wir die Maßstäbe richtig gesetzt?

Qualität und Quantität schließen sich nicht grundsätzlich aus, mag manch einer vorbringen, doch kann dies die Befürchtung nicht entkräften, daß der Wissenschaft im akademischen Alltag nicht immer der ihr gebührende uneigennützige und vorbehaltlose Platz eingeräumt wird. Es mangelt an Vorbildern, die das Dienen an der Wissenschaft vorbildhaft praktizieren. (Wem der Begriff des Dienens mißfällt, der möge ihn ersetzen durch das „Leben für eine Idee".)

Es gilt die Kräfte aufzudecken, die einen Mißstand entstehen lassen. Wenig hilfreich ist es, den Mißstand zu beklagen. Was aber ist Mißbrauch? Wir denken an Fälschung und Falschaussage, an Täuschung und bewußte Verfehlung. Weit häufiger ist es aber Beugung und Unterlassung, Deutung und Färbung an der Richtigkeit vorbei in die Absicht des eigenen Vorteils.

Es wird deutlich, daß der Umgang mit der Wissenschaft Anforderungen an Integrität und Respekt, an persönliche Einstellung und charakterliche Gesinnung stellt. Es wird deutlich, daß wir uns durch Falschaussage und Mißbrauch nicht nur aus der Wissenschaft ausgrenzen, vielmehr, daß wir uns hinsichtlich der genannten Persönlichkeitsattribute selbst in Frage stellen lassen müssen.

Wir werden aufmerksam auf die Funktion des Vorbildes, auf die Bedeutung von Vorgaben und Zielsetzungen.

Die Glaubwürdigkeit der Medizin hängt davon ab, inwieweit es gelingt, glaubhaft und erkennbar zu machen, daß alle Intentionen auf den Menschen, d. h. auf den Patienten gerichtet sind. Es geht um die Frage nach Herkunft und Ziel des Lebens, nach dem Sinn und der Bedeutung dieses Lebens, die Frage nach dem Woher, Wozu und Warum?

Es ist eine Erfahrung, daß in der Alltäglichkeit vor sich hintreibender Aktivitäten das Bewußtsein für ein humanes Handeln leicht und unmerklich abhanden kommen kann.

Zu 2.
Die Regression in ein monistisches Medizinverständnis

Wir stellten fest, daß die Ganzheitlichkeit des Menschen Bereiche beinhaltet, die sich der wissenschaftlichen Erklärbarkeit entziehen. Es sind Bereiche, in denen wir als Mensch gefordert sind, Bereiche, die eine Bereitschaft des Hörens und Verstehens voraussetzen, in denen sich das Handeln und Entscheiden im Bewußtsein des menschlichen Da-Seins vollzieht. Sich in diesen Bereich fordern zu lassen bedeutet, sich des humanen Anspruchs im ärztlichen Handeln bewußt zu sein.

Nun ist vor allem im Umfeld der sogenannten Schulmedizin eine Tendenz festzustellen, die versucht, diese Bereiche zu meiden und sich bevorzugt in der verführerischen Sicherheit der wissenschaftlichen Richtigkeiten aufzuhalten. Es mag Ängstlichkeit und Unsicherheit, vielleicht auch Feigheit sein, gewiß aber ist es eine fehlende Bereitschaft, sich in das Handeln aus menschlichen Beweggründen heraus einzulassen.

Es scheint dies ein zeittypisches Phänomen und nicht ausschließlich auf die Medizin begrenzt zu sein, ein Phänomen, das jede Form von Wagnis zugunsten einer statischen Verläßlichkeit aufzugeben bereit ist. Dort, wo Standpunkte und Überzeugungen fehlen, bleibt wenigstens die Ebene wissenschaftlicher Beweisbarkeit. Dort wo wir uns nicht mehr von Wahrheiten fordern lassen, bleiben wenigstens noch Halt und Sicherheit im Umgang mit Richtigkeiten. Wenn die Verläßlichkeit nicht durch uns selbst einzubringen ist, bieten wir sie wenigstens an in der Nachprüfbarkeit methodischer Mittel.

Wenn das Leben in den Grenzbereichen nicht mehr verstanden wird, dann greifen wir zu Arithmetik und Statistik, mit Scores tarieren und skalieren wir Lebens- und Leidensqualität; vom Schlagwortwissen der Statistik erhoffen wir Denk- und Entscheidungshilfen im Einzelfall. Wir nivellieren den Einzelnen in die Allgemeinheit des Durchschnitts.

Es gibt eine Inhumanität, die sich aus lauter Richtigkeiten zusammensetzt!

In gleicher Weise aber gibt es eine Form der Inhumanität, die sich aus besonderen Verlockungen, dem Seelenheil förderlich zu sein, herleitet. Eine Inhumanität, die den Menschen in pseudoreligiöser Vereinnahmung schließlich in die geistige Isolation führt. Diese Regression in die ausschließliche Subjektivität einer tendenziösen Semantik, wie sie sich heute in einem überhandnehmenden esoterischen Angebot darstellt, vergißt, daß der Mensch Teil der weltlichen Ordnung ist und daß er in dieser Ordnung lebt, daß er in dieser Ordnung zu bestehen hat. Wer diese Grundbedingungen negiert, handelt bewußt gegen das Leben.

Zu 3.
Die mangelnde Bereitschaft zum Wagnis der freien Entscheidung

Die Erfahrung, daß wir mit dem Versuch, alles besser und gleichwohl richtig machen zu wollen, immer weiter vom eigentlichen Ziel der Medizin abrücken, den Menschen dabei aus den

Augen verlieren und dabei Gefahr laufen, der Inhumanität in der Medizin Vorschub zu leisten, diese Erfahrung läßt uns zunächst einen Widerspruch vermuten. Kann es wirklich sein, daß mit einer guten Absicht schließlich nichts anderes erreicht wird, als das Scheitern einer Idee?

Wir versuchen, die diagnostischen Möglichkeiten zu verfeinern. Wir arbeiten an immer effizienteren Therapieverfahren, an neuen operativen Zugangswegen, an neuen technischen Möglichkeiten. Wir bauen an einer innerklinischen, überregionalen, ja weltweiten Vernetzung der Information und Kommunikation. Wir verfügen über eine immer engere und perfektere Sammlung von Kenntnissen und Daten. Wir kontrollieren die Qualität, wir sichern sie und schließlich sichern wir sie dem Patienten, nein, dem Kunden, zu. Die Krankenkassen werden zum Regulativ, die Jurisprudenz zum Garanten des proklamierten Erfolgs.

Wir müssen erkennen, daß all diese Bemühungen zwar geeignet sind, das Methodische zu vervollkommnen, nicht aber dazu, die Idee von der Medizin in dem sich stürmisch verändernden Umfeld lebendig zu erhalten. Wir müssen erkennen, daß es grundsätzlich keinen methodischen Ansatz zur Hervorbringung einer Idee gibt, daß aber vom Methodischen Wirkungen ausgehen können, die eine Idee gefährden.

Ein Beispiel dafür, daß das Methodische Gefahren birgt, ist die Beobachtung, daß mehr und mehr vom Kunden, nicht mehr vom Patienten gesprochen wird. Im Zusammenhang mit dem Kunden sprechen wir von Waren, von Leistungen, von Komfort, aber auch von Verträgen, sogenannten Kaufverträgen; niemand wird jedoch in diesem Zusammenhang von Humanität sprechen. Ein anderes Beispiel stellt sich in der Bürokratie, die mit unaufhaltsamer Wucht und methodischer Perfektion die Idee von der Humanität zunehmend bedroht.

Dennoch, das Methodische selbst ist niemals die Gefahr! Das sage ich all jenen, die immer wieder das Methodische beklagen oder gar zu verteufeln versuchen: Die Wissenschaft, die Technik, die Bürokratie, tarifrechtliche Bedingungen, aber auch, und dies aktuell, die ökonomischen Vorgaben. Es ist nicht das Methodische an sich, welches zur Gefahr wird. Wir selbst sind es, von denen Gefahr ausgeht!

Dies ist dann der Fall, wenn wir es zulassen, daß die Methode zum Selbstzweck wird, wenn technische Erfolge ausschließlich das Bild der Medizin bestimmen, wenn wir es gewähren lassen, daß der Wildwuchs der Bürokratie die Kreatur zum statischen Zahlenwerk verunstaltet, wenn wir die Unsinnigkeit ökonomischer Restriktionen beklagen, ohne uns selbst in die Verantwortung nehmen zu lassen. Wenn wir es gewähren lassen, daß das ärztliche Tun nach zeitlichen Vorgaben und Rahmenbedingungen bemessen und verwaltet wird.

Die Gefahr liegt immer darin, daß wir etwas gewähren lassen, daß die Aufmerksamkeit für das Wesentliche verloren geht, daß allerlei Ersatzgrößen und eben das Übergewicht des Methodischen das Bild beeinträchtigen und bis zur Unkenntlichkeit verfremdet sein lassen.

„Verfremdet" bedeutet soviel, daß etwas fremd bestimmt bzw. durch das Wirksamwerden inhaltsfremder Kräfte veruntreut wird. Es gilt zu erkennen, und es gilt, dazu zu stehen, daß der Mensch Inhalt und Ziel jeder medizinischen Absichts- und Willensbekundung ist und nichts außerhalb von ihm!

Das Wesen der Medizin und damit die Umsetzung der ihr zugrunde liegenden Idee kann nur im verantworteten Handeln wiedergefunden und wiederbelebt werden. Die Glaubwürdigkeit der Medizin resultiert ausschließlich aus der Bereitschaft zur Eigenverantwortlichkeit, d. h. aus der Bereitschaft der willentlich herbeigeführten freien Entscheidung. Das Methodische allein ist niemals dauerhaft und tragfähig; es kann als das, was es ist weder glaubwürdig noch unglaubwürdig sein. Die Glaubwürdigkeit bedarf stets des gestaltenden Willens des Handelnden; sie bedarf der persönlichen Entscheidung und des Mutes, der notwendig ist, den Freiraum der frei und selbst verantworteten Entscheidung zu erhalten.

Es muß erkennbar sein, daß es um den Menschen geht, daß die Bereitschaft besteht, sich in das Wagnis der Mitmenschlichkeit, der verstehenden Partnerschaft einzulassen. Es muß der Wille erkennbar sein, gegen die Gefahren des ausschließlich Methodischen im Mensch-Sein bestehen zu wollen.

Das Handeln und das Entscheiden dort, wo es um die Sinnfrage des Menschen geht, erfordert einen Standpunkt, der sich aus den Erfahrungen der eigenen Sinnsuche herleitet; es erfordert eine Überzeugung, die sich der Wahrheitssuche bewußt ist; es baut auf die Voraussetzung von Freiheit und Verantwortung.

Jaspers schreibt dazu: „Es scheint häufig so zu sein, daß der Mensch keine Überzeugung hat. Er taumelt in das hinein, was er aus dem verbreiteten Meinen aufnimmt, oder was er aus Motiven seiner Genußsucht, seines Machtwillens und Geltungsbedürfnisses jeweils hervorgehen läßt. Das so entstehende Meinen und Wünschen und Wollen wird Surrogat des Überzeugt-Seins. Die Folge ist Schwanken und Schwäche, Ratlosigkeit und Drang nach festem Wahrheitsgehalt."

Es mag nicht jedem einleuchten, warum immer wieder von der Idee in der Medizin die Rede ist; manch einer mag dies gar als störend empfinden und es als verfehlten Idealismus abtun.

Ich halte dagegen, daß ohne die sich immer wieder ins Bewußtsein einprägende Frage, was Medizin ist, was sie zu sein hat und wem sie gelten soll, daß ohne dieses Reflektieren die Gefahr besteht, Orientierungen zu verlieren.

Aus dem Wissen um die Idee formen sich Überzeugung und Standpunkt. Aus dem Standpunkt und der Überzeugung entsteht jene Wahrhaftigkeit, die als Grundlage für das ärztliche Handeln und Entscheiden vonnöten ist. Ohne Wahrhaftigkeit ist Verantwortung nicht möglich! Ohne Wahrhaftigkeit verlieren wir die Glaubwürdigkeit! In der Wahrhaftigkeit liegen die Wurzeln der Humanität.

Es ist leicht, über das Problem der Humanität zu sprechen; weit schwerer ist es, sich in der Humanität in jedem Einzelfall zu bewähren. Es ist leicht über den Patienten zu reden; weit schwerer ist es, sich mit ihm einzulassen.

Klinische Forschung und Grundlagenwissenschaften

Die Klinische Forschung – ein unverzichtbares Bindeglied zu den Grundlagenwissenschaften

H.-D. Röher

Medizinische Einrichtungen der Heinrich-Heine-Universität,
Klinik für Allgemein- und Unfallchirurgie, Moorenstraße 5, D-40225 Düsseldorf

Auf den Kongreßanlaß bezogen genau vor 20 Jahren, nämlich 1978 – hat die Deutsche Gesellschaft für Chirurgie ihrem Forum-Band für *Experimentelle und Klinische Forschung* erstmalig in der Person von Theodor Kocher die Laudatio eines weltweit anerkannten hochdekorierten chirurgischen Forschers vorangestellt. Dies geschah so gewiß nicht von ungefähr, repräsentiert doch Kocher in hervorgehobener Weise einschließlich seiner Auszeichnung mit dem Nobel-Preis 1909 die klinische Forschung aus patientenbezogener Beobachtung, konsequenter, auswertungsgerechter Befunddokumentation sowie zugleich enger Verbindung zu grundlagenwissenschaftlichen Erkenntnissen. – Gleichsam als Symbolfigur für die heutige Themenstellung sei mir diese historische Reminiszenz vorab gestattet.

Lassen Sie mich aus heutiger Sicht eine provokative Frage voranstellen:
Ist die klinische Forschung nur die mindere Schwester der Grundlagenforschung?
Oder besitzen beide etwa Gleichrangigkeit für die Medizin – wenigstens aus Sicht des praktizierenden Klinikers – zum Nutzen der uns Vertrauen für Gesundheit und Leben übertragenden Patienten?

Die vorweggenommene Bejahung erscheint wenigstens für mich ihre Rechtfertigung durch die Feststellung zu finden, daß die innovatorische Erkenntnis aus grundlagenwissenschaftlicher Forschung ihren Wert erst dann erfährt, wenn die klinisch-wissenschaftliche Prüfung die Übertragbarkeit und den nutzbringenden Fortschritt für den Patienten tatsächlich zu bestätigen und zu sichern vermag.

Dies stellt Grundlagenforschung und klinisch-angewandte Forschung in eine untrennbare Verbindung zweier sich wechselweise stimulierender Partnerbereiche der Lebenswissenschaften, bei der es vorab nicht um Rangigkeit, allenfalls um Wertigkeit eines jeden für die Praxis gehen kann.

Wird die Fragestellung regelhaft aus der klinischen Beobachtung oder systematischen Analyse geboren, so bleibt es meist der grundlagenwissenschaftlichen Befassung vorbehalten, die Wege zur Problemlösung im Experiment aufzuzeigen oder im Idealfall zur Reife entwickelte Antworten für die praktische Übertragung anzubieten. Die rückgerichtete Information aus patientenorientierter wissenschaftlicher Prüfung ist Stellgröße für vertiefte Nachforderung (negativ) oder aber Richtigkeit des Erkenntnisfortschritts (positiv) und seiner gerechtfertigten Übertragung in die Routineanwendung.

Es geht also gar nicht um zwei voneinander streng getrennte Tätigkeitsfelder, sondern um wenn auch methodisch und inhaltlich noch so verschiedene Teile des Ganzen. Diese Teile können in assoziierten, einander benachbarten oder integrierten Modellen wirksam werden. – Leider werden Sie in der vor allem in jüngster Zeit wieder so lebhaft geführten öffentlichen Diskussion häufig gänzlich getrennt behandelt. Kennzeichnend für die Kontroversen ist der wohl etwas gewaltsam eingeführte Terminus der „Klinischen Forschung im *engeren Sinne*", gemeint sein soll damit die „patientenorientierte klinische Studie".

Die Aufgabenstellung ist tatsächlich dergestalt, daß medizinische Grundlagenforschung unabläßliche Voraussetzung für zielgerichtete Entwicklung (Innovation) diagnostischer und therapeutischer Verfahren, somit im engeren Sinne krankheitsorientiert ist. Die klinische Studie bleibt unerläßlich zum Nachweis diagnostischen und therapeutischen Nutzens und der Unbedenklichkeit. Sie ist patienten- bzw. praxisorientiert.

Die lange Liste der kritisch wertenden Äußerungen zum Dilemma der klinischen Forschung in unserem Land, in den verschiedenen medizinischen Fachgebieten bezieht sich zwar auf alle Felder, mahnt aber besonders patientennahe wissenschaftliche Arbeit an, nicht zuletzt im Vergleich zu anderen fortschrittsorientierten zivilisierten Ländern. Die Analysen und Standortbestimmungen dürfen als erschöpfend angesehen werden und bedürfen wenigstens in dieser Darstellung aus Gründen begrenzt verfügbarer Zeit nicht der vertieften Erörterung.

Bestehende Defizite klinisch ausgerichteter wissenschaftlicher Studien mit dem Ziel der Evaluation neuer Grundlagenerkenntnisse, der Qualitätssicherung neuer diagnostischer und therapeutischer Verfahren, schließlich der Stützung einer begrifflich neu gefaßten „evidenzbasierten Medizin" und letztlich der allein darauf gestützten Erarbeitung von „Leitlinien" müssen rückhaltlos anerkannt, wichtiger aber noch wirksam ausgeglichen oder beseitigt werden.

Nicht ganz vermag der Eindruck verdrängt zu werden, daß wissenschaftliches Engagement in Form klinischer Studien im Vergleich zu den Anreizen der Grundlagenwissenschaften für den Jungforscher geringere Attraktivität besitzt. – Die experimentelle Forschungstätigkeit in der Theorie lockt mit wenigstens manchmal schneller erzielbaren Ergebnissen oder Resultaten in Stufen, besserer Publikationsmöglichkeit, höher bewertetem Zitationsindex oder Impaktfaktor, mit leichter zugängigen Finanzierungsförderungen und einer zumindest teilweise bereitgestellten Infrastruktur.

Die klinische Studie im Gegensatz ist nicht selten durch Verlauf und Ausführung zeitaufwendig, langwierig, unkalkulierbar im Rekrutierungserfolg und niemals sicher hinsichtlich Ergebnisqualität und Anerkennung. Zudem steht sie im Widerstreit bei der Veröffentlichung: Sollte für den kürzeren Weg des angewandten Nutzens eigentlich die Zielgruppe national sein, so vergibt andererseits die deutschsprachige Publikation die Chance einer höherwertigen internationalen Kenntnisgabe etwa in englischer Sprache. Doppelerscheinungen bleiben aus wohlbegründeten Autorenrichtlinien ausgeschlossen.

Das wissenschaftlich abgesicherte Repertoire biometrischer klinischer Forschung vom patientenorientierten Studiencharakter ist umfänglich und auf individuelle Bedürfnisse der Beantwortung präziser Fragestellungen abgestimmt. – Darunter darf der randomisierten kontrollierten Studie der höchste Rang im Blick auf ihre Aussagefähigkeit zuerkannt werden, sie darf gewissermaßen als Goldstandard gelten. Sie stellt das tatsächliche „Brückeninstrument" dar zwischen den Erkenntnisfortschritten der Grundlagenforschung und einer objektivierbaren Verbesserung der medizinischen Praxis zum Nutzen des Patienten.

Eine besonders aktuelle Unterstützung findet diese Wertigkeitseinschätzung der randomisierten, kontrollierten klinischen Studie durch den Blick auf die Grad-Einteilung zur Abschätzung „evidenz-basierter Medizin". Dabei nimmt sie unter I unstrittig den ersten Platz ein, während über die unterteilte II – III die Härtekriterien deutlich abnehmen.

Die Nachfrage und der Bedarf dieser Forschungsqualität wird schließlich weiter unterstrichen durch die Annahme, daß unsere derzeit gängigen medizinischen Handlungen – zwar nicht falsch oder unzweckmäßig sein müssen – aber doch nur etwa zu 15–20% durch derartige wissenschaftliche Prüfungen abgesichert sind.

Ich rechne auf entgegenkommendes Verständnis, wenn ich mich bei den bisherigen Ausführungen auch vor allen Dingen zu einem Wertungsausgleich zwischen der klinischen Studienforschung einerseits und der hinlänglich anerkannten naturwissenschaftlich ausgerichteten Grundlagenforschung herausgefordert sehe. Der im Vortragstitel angesprochenen Bindegliedfunktion in der klinischen Forschung möchte ich mich dadurch nähern, daß ich anhand dreier Themenbereiche versuche, die Wechselwirkung zwischen grundlagenorientierter theoretischer Forschung und deren klinischer Ergebnisprüfung bzw. Einführung in die praktische Anwendung betrachte.

Orientiert an Schwerpunktprojekten der eigenen klinischen Arbeitsgruppe habe ich dazu ausgewählt:

- Sepsis
- HNPCC

und   - das C-Zell-Carcinom
in der hereditären Erscheinungsform

Zur Sepsis-Forschung

Während zurückliegender 10–15 Jahre hat das klinisch unbefriedigend gelöste Problem der Sepsis-Therapie die Grundlagenforschung in aufwendigen, hochfinanzierten Projekten in erster Linie mit der Untersuchung pathophysiologischer Zusammenhänge befaßt, nämlich der Charakterisierung von Entzündungsmediatoren, den Zytokinen sowie dem Bemühen um deren Wirkungsblockade. – Verheißungsvolle Resultate im Labor bzw. im Tierexperiment haben sich nachgehend bei ihrer klinischen Anwendungsprüfung als ineffektiv erwiesen und waren nicht in der Lage, zum so dringend ersehnten Fortschritt unseres klinischen Behandlungsbemühens beizutragen. Es ist weder gelungen, das in der Sepsis wirksame Endotoxin mittels blockierender Antikörper auszuschalten, noch die in der Entzündungskaskade freigesetzten Mediatoren – einem überaus komplexen System – in ihrer Wirkung direkt zu behindern oder einen Einfluß über deren Rezeptorblockade zu erreichen. Keine der zahlreichen klinischen Studien vermochte die aus Grundlagenforschung geweckten Erwartungen als patientendienlich und nützlich zu bestätigen. Ein anderer – klinisch basierter – Zugangsweg zur Problemlösung wurde dadurch gewählt, Risikopatienten nämlich im Hinblick auf Sepsisentwicklung anhand einfach zu erhebender Kriterien zu kennzeichnen. Die in die Entscheidung eingeflossenen Beurteilungsparameter definierten das Systemic-Inflammatory-Response-Syndrome, kurz SIRS genannt.

Mit übermäßiger Häufigkeit wird dieses SIRS bei Intensivpatienten angetroffen, so daß fast für eine spezielle Prognoserelevanz seine Kriterien zu weich gefaßt erscheinen. Immerhin aber ist es, wenn vorhanden, in einer eindrucksvollen Häufigkeit von manifester Sepsis gefolgt. – Die Zusammenschau dieser beiden Phänomene forderte Ideen zu einer wirksamen Prophylaxe heraus. Unter vielen anderen gänzlich anderen Wegen wurde einer aus den Erfahrungen der internistischen Onkologie entliehen, nämlich der Einsatz des Granulozytenkolonie-stimulierenden Faktors – GCSF – gewissermaßen zur Prophylaxe und zur Verstärkung der organismuseigenen Antwort: Stimuliert wird die Neubildung und Reifung von neutrophilen Granulozyten – gesteigert wird auch die Funktion dieser neutrophilen Granulozyten und direkt meßbar moduliert wird die Freisetzung inflammatorischer Zytokine.

Ergebnisse einer randomisierten kontrollierten Studie signalisieren die Wertigkeit eines positiven neuen Ansatzes mit Steigerung der Abwehrfunktion in der Verum-Gruppe sowie Verbesserung der klinischen Resultate einschließlich deutlich verminderten Antibiotikaverbrauchs, vor allem beschleunigter Erholung, vielleicht in größerer Serie wirklich zum verminderndem Letalitätsrisiko.

Das hereditäre – nicht Polyposis-assoziierte – Karzinom möge als ein weiteres Beispiel für im Fluß befindliche Anstrengungen stehen, klinische Beobachtungen und neugefaßte Definitionen in Form der Amsterdamer Kriterien oder aktuell der Bethesda-Kriterien (im unteren Teil dieser Graphik) mit Erkenntnisfortschritten der Genanalysen zum Zwecke der verläßlichen Identifikation von Risikopatienten zur Deckung zu bringen (oberer Teil der Graphik).

Die klinisch-epidemiologische Studie hat sich zur Einschätzung der Problemumfänglichkeit zunächst um den Inzidenznachweis dieses hereditären Krankheitsproblems zu bemühen. Meine Mitarbeiterin – Frau Möslein – ermittelte etwa eine Häufigkeit von 5,6%. Die Literaturangaben variieren noch in erheblicher Breite.

Die bisherige Klonierung von Genmutationen im mismatch-repair pathway läßt die Aufwendigkeit derartig genetischer Screening-Programme erkennen – fordert aber zugleich zu sinnvollen Stufenprogrammen heraus, solange ein einzelner genetischer Marker noch nicht verfügbar ist.

Dieses Flußdiagramm mag die Herausforderung für die Fortsetzung sinnvoller klinischer Studien in Kombination mit Grundlagenforschung verdeutlichen. Nicht zuletzt im Blick auf Wahrung einer vertretbaren Kosten-Nutzen-Relation steht dabei die Sequenzierung der mismatch-repair-Gene am Ende, die bei Positivität in ein spezifisches Vor- und Nachsorgeprogramm für HNPCC einmündet, derzeit auf keinen Fall prophylaktisch therapeutische Konsequenzen rechtfertigt. Damit verbunden zugleich ist die Vermeidung ungerechtfertigter Erwartungen der betroffenen Patienten zugunsten einer rücksichtsvollen, aber qualifizierten Beratung.

Mein letztes Beispiel eines erfolgreich praktizierten engen Brückenschlags zwischen Grundlagenforschung und klinischer Forschung betrifft das *hereditäre C-Zell-Karzinom der Schilddrüse* in seiner alleinigen familiären Form oder innerhalb des MEN-II-Syndroms. – Es begann mit der histomorphologischen Beschreibung eines außergewöhnlichen Schilddrüsentumors durch Hazzard und Mitarbeiter im Jahre 1959. Die klinische Beschreibung des gemeinsamen Auftretens dieses Schilddrüsentumors mit Phäochromozytomen durch Sipple 1961 führte zu dem nach ihm benannten Syndrom. Die richtungsweisenden Arbeiten von Williams konnten das C-Zell-Karzinom als einen Calcitonin sezernierenden Tumor mit Ausgang von den parafollikulären Zellen und seine Assoziierung zugleich mit anderen endokrinen Tumoren eindeutig charakterisieren. Ein autosomal dominanter Erbgang wurde aus klinischen Dokumentationen gesichert.

Mit verfügbar gewordener immunoreaktiver Nachweisbarkeit des vom Tumor sezernierten Calcitonins als spezifischem Marker im Serum konnten tatsächlich gefährdete Familienmitglieder nach Auftreten eines Indexpatienten frühzeitiger als durch klinische Manifestation erfaßt werden. Provokationstests mittels Calciuminfusion und noch wesentlich wirksamer durch intravenöse Pentagastrin-Applikation steigerten grenzwertige Basalwerte ins grob Pathologische. Dieser vor allen Dingen für Kinder und Jugendliche durch Nebenwirkungen außerordentlich belastende biochemische Screening-Test mußte jedoch auf jährlicher Basis langzeitig wiederholt werden bei generell bestehendem Risiko und erst im Verlauf zu erwartender Positivität. Immerhin gelang der Arbeitsgruppe um Sam Wells in den USA dadurch bereits bei einer größeren Serie kindlicher und jugendlicher Patienten die Früherfassung und Frühoperation im präklinischen Stadium. Die biochemischen Screening-Programme wurden maßgeblich erleichtert durch einen Beitrag aus der Arbeitsgruppe um Ponder mittels genetischer Linkageuntersuchungen, die zumindestens innerhalb von Familien genetisch Gefährdete von Nichtgefährdeten zu trennen vermochte und somit die Erfassung aller Patienten einer Familie aus Routinescreening reduzierte. Der gleichen Arbeitsgruppe gelang schließlich der Mutationsnachweis des RET-Protooncogens auf dem langen Arm des Chromosom 10 unmittelbar neben dem Centromer, womit tatsächlich der ausschlaggebende und bestimmende individuelle spezifische genetische Marker verfügbar wurde. Es war wiederum Wells, der auf dieser Basis erfolgreich eine erste Serie von derart charakterisierten Risikopatienten prophylaktisch radikal operieren und heilen konnte. In einer weiteren klinischen Analyse bestätigte Lips aus den Niederlanden die Richtigkeit und Berechtigung dieser prophylaktisch chirurgischen Maßnahme allein auf der Basis der genetischen Identifizierung. Nach bereits enger Kooperation mit der Gründergruppe in Cambridge seit Ende der 80er Jahre konnten wir selbst gleich wie andere internationale Gruppen seit 1994 gleichartige Erfolge aus dem genetischen Familienscreening erzielen und eine ganze Serie von Kindern und Jugendlichen erfolgreich behandeln. Stets wurde auch histomorphologisch die Diagnose bestätigt, häufig im charakteristischen Nebeneinander von C-Zell-Hyperplasie und bereits manifesten Mikrokarzinomen durch ein mustergültig koordiniertes klinisches Forschungsprogramm mehrerer deutscher Zentren. Gemeinsam mit dem zentralen Labor von Herrn Höppner in Hamburg gelang die Erfassung von 200 Familien mit 100%iger Bestätigung der Mutationen mit der überwiegend Expressionsverteilung dem Codon 534 des Exxon 11 66% und in abgestufter Häufigkeit in den Nachbarregionen.

Dieser im Wechselspiel von klinischer und Grundlagenforschung erzielte praktisch-therapeutische Erfolg darf für den Augenblick wohl beispielhafte Gültigkeit für eine auf praktische Belange ausgerichtete verzahnte Forschungskooperation haben.

Schlußbetrachtung

Dies führt mich noch einmal resümierend zurück zum Dilemma klinischer Forschung bzw. zum Versuch der Formulierung von Lösungsansätzen. Wir benötigen gewiß für die Förderung seriöser Studien eine bessere Finanzierungsgrundlage.

Die teilweise gänzlich fehlende Infrastruktur muß mit Priorität in den medizinischen Fachgebieten, aber auch auf der Ebene der Fakultäten etwa in Form von Koordinierungszentren geschaffen werden.

Wie so viel anderes bedürfen auch klinische Studien der Qualitätssicherung nicht zuletzt zum rationellen Einsatz verfügbarer Finanzmittel. Systematische Aus- und Weiterbildung in klinischer Forschung bedürfen nachhaltiger Förderung. Die verbesserte themen- und problemorientierte Kooperation verschiedener medizinischer Fachgebiete sowie theoretischer und klinischer Bereiche intensivieren und verbessern den Transfer zwischen Grundlagen- und klinischer Forschung.

Schließlich und endlich bedarf es werbender Öffentlichkeitsarbeit zur Entwicklung einer maßgeblich verbesserten Studienkultur, d. h. dem Verpflichtungsgefühl und der Bereitschaft zur Mitwirkung.

Diese Forderung darf ihre Grenzen nicht vor den Toren von Universitätskliniken finden, sondern bezieht selbstverständlich die großen öffentlichen klinischen Einrichtungen ein.

Finden wir zu der so oft beschworenen engeren Kooperation, rücken Grundlagenforschung und patientenorientierte Forschung zugleich in gegenseitigem Respekt enger zusammen, so sollten Resultate nutzbringenden Fortschritts unter Ausschöpfung immer weniger wachsender Ressourcen erzielbar werden.

Erlauben Sie schließlich auch noch den Dank an meine Mitarbeiter für Anregung und Hilfestellungen und mit dem letzten Bild einen eher etwas besinnlichen Appell an die beiden Geschwister Grundlagenforschung und klinische Forschung: Wie hier in einer Gruppendarstellung aus dem gotischen Zisterzienser-Dom in Altenberg, die kniend Bernhard von Clairvaux und Martin Luther, zwei grundlegende Reformer unterschiedlicher Wurzeln, unterschiedlicher Herkunft und unterschiedlicher Intentionen zusammenführt, offensichtlich in einem gemeinsamen Ziel, das die Jesus-Figur durch in diesem Falle nicht ausgestreckte, sondern umgreifende Arme andeutet.

Strategische Krankenhausführung und Qualitätsvergleich

Erfolgsfaktoren der Krankenhausführung

M. Heberer

Chirurgische Forschungsabteilung, Departement Chirurgie, Universitätskliniken Basel,
Spitalstraße 21, CH-4031 Basel

Einleitung

Der Wettbewerb zwischen Krankenhäusern wird zunehmen, solange die medizinischen Möglichkeiten stärker als die Wirtschaftskraft wachsen. Zwar bleibt das Gesundheitswesen ein Wachstumsmarkt, denn die Alterung der Bevölkerung und der Fortschritt der Medizin werden die Nachfrage weiterhin steigern. Dennoch müssen Kassen und öffentliche Hand bei stagnierenden oder rückläufigen Einnahmen nach Möglichkeiten der Ausgabebegrenzung suchen: Das Gesundheitsstrukturgesetz in Deutschland aus dem Jahre 1993 und das Neue Krankenversicherungsgesetz der Schweiz aus dem Jahre 1996 sind entsprechende Versuche, eine Kostenkontrolle auf dem Wege der Gesetzgebung zu erreichen.

Diese gesetzgeberischen Maßnahmen und ihre Novellen beruhen auf Maßnahmepaketen, die Markt- und Plankomponenten gleichermaßen beinhalten. Die *Marktkomponente* sollte das Qualitäts-Preisverhältnis medizinischer Dienstleistungen verbessern, indem Versicherte, Hausärzte und Versicherungen wirtschaftlich effizientere Krankenhäuser bevorzugen. Die Problematik fehlender Indikatoren des Qualitäts-Preisverhältnisses blieb dabei zunächst unberücksichtigt. Diese Indikatoren sind erst in jüngster Zeit Gegenstand aktueller Forschungsarbeiten geworden. Die *Plankomponente* zielte primär auf Bettenreduktion und erst in jüngster Zeit auf Verbesserung der medizinischen Versorgung durch Schwerpunktbildung (z. B. Konzessionierung Onkologischer Zentren). Bis heute wurden die Konflikte zwischen Markt und Plan nicht gelöst, und die resultierende Gesetzgebung führte zu hoher Vorschriftendichte: Die angestrebte Kostenkontrolle konnte dennoch bislang nicht erreicht werden.

Dabei sind unter Fachleuten die Möglichkeiten der Kostenkontrolle heute unbestritten: Die relativen Kosten des Gesundheitssystems[1] können durch ausreichendes Wirtschaftswachstum kontrolliert werden. Dies zeigt das Beispiel der USA, die in den zurückliegenden Jahren die relativen Ausgaben für das Gesundheitswesen bei hohem Wirtschaftswachstum stabilisieren konnten [5, 15]. Die absoluten Kosten des Gesundheitswesens lassen sich hingegen über Rationalisierung oder Rationierung medizinischer Leistungen stabilisieren [6]. Alle diese Wege werden heute verfolgt, wobei Krankenhäuser vor allem die Möglichkeit der Rationalisierung nicht zuletzt als Wettbewerbsvorteil des eigenen Hauses nutzen können.

Das Rationalisierungspotential der Krankenhäuser kann allerdings nur durch Restrukturierung, also durch zielorientierte Veränderung der Führungs- und Managementstruktur erschlossen werden [7]. Solche einschneidenden Veränderungen lassen sich – wie die Erfah-

---

[1] Die relativen Kosten des Gesundheitssystems berechnen sich durch den Bezug sämtlicher Ausgaben für das Gesundheitswesen (= absolute Kosten) auf einen übergeordneten Nenner, beispielsweise auf das Bruttosozialprodukt

rung anderer Industrien (Autoproduktion, Luftverkehr) zeigt – nicht verordnen sondern nur unter dem Druck des Wettbewerbs (= Markt) umsetzen. Schließlich geht es dabei nicht um das Realisieren kleiner Sparpotentiale sondern um eine Neugestaltung der Strukturen mit erheblichen Auswirkungen auf die Effizienz.

Dabei liegt es in der Hand von Gesetzgebern und Versicherern, die Rahmenbedingungen für solche Veränderungen zu schaffen. Ohne Zweifel ist dies bis heute nicht geschehen; unter dem derzeitigen Kostendruck sind allerdings solche Veränderungen kurz- bis mittelfristig zu erwarten, und die Krankenhäuser müssen sich darauf vorbereiten: Visionsentwicklung und innovatives strategisches Management werden deshalb wichtiger als traditionelle Verwaltung und operationelles Management.

Europäische Kliniken tun sich mit solchen Schritten schwer, weil sie nicht gewohnt sind in Marktdimensionen zu denken und zu leben. In unserer Medizinkultur zählten bislang Helfen und Heilen sowie Exzellenz und Innovation; wirtschaftliche Aspekte traten gegenüber diesen Prioritäten in den Hintergrund. Die technikbedingten Fortschritte der Medizin haben aber Helfen und Heilen zu kapitalintensiven Prozessen gemacht. Die Effizienz dieser Prozesse muß nun optimiert werden, wenn man nicht den Weg der Rationierung einschlagen möchte.

Die vorliegende Arbeit wird Möglichkeiten zur Optimierung von Krankenhausbetrieben untersuchen, die in anderen Wirtschaftsbranchen (Automobilproduktion, Luftverkehr) teilweise dramatische Effizienzsteigerungen bewirken konnten. Gegenüber diesen *betriebswirtschaftlichen* Überlegungen wird die Diskussion der *volkswirtschaftlichen* Ebene des Gesundheitswesens im vorliegenden Beitrag zurücktreten.

Methoden

Als Grundlage der Umsetzung einer rationalen Krankenhausstrategie wird das von R. S. Kaplan und D. P. Norton an der Harvard University in Boston entwickelte Konzept der „Balanced Scorecard" verwendet [12]. Dieses Konzept beinhaltet Entwicklung und Umsetzung einer Unternehmensstrategie, in der sämtliche Aktivitäten in den vier Dimensionen Finanzen, Kunden, Prozesse und Lernen konfokal auf übergeordnete Unternehmensziele ausgerichtet werden. Es läßt sich zeigen, daß durch eine **balancierte Unternehmensstrategie**[2] auch im Krankenhausbereich strategische Wettbewerbsvorteile erreichbar sind (Abb. 1).

Erster Schritt der Erarbeitung einer balancierten Unternehmensstrategie ist die umfassende Analyse des wirtschaftlichen und gesellschaftlichen Umfelds einer Klinik sowie die verbindliche Festlegung des übergeordneten Unternehmenszwecks: Beispielsweise muß festgelegt werden, ob eine Klinik herzchirurgische Spitzenleistung, diabetologische Grundversorgung und/oder allgemeinen Notfalldienst anbieten möchte.

Im zweiten Schritt werden aus diesen Daten **Ziele** abgeleitet, die typischerweise in einem mittelfristigen Zeitraum (1 bis 3 Jahre) realisiert werden: Beispielsweise wird definiert, daß eine Klinik im Bereich der Herzklappen- und Bypasschirurgie erwachsener Patienten innerhalb von 2 Jahren die in einer definierten Region führende Klinik mit einem Marktanteil von über 50% werden soll. Eine quantitative und zeitlich präzise Angabe dieser Ziele ist wesentlich, um Ressourcenallokation und Controlling zu planen.

Im dritten Schritt werden verschiedene Strategien zur Zielerreichung entwickelt und in bezug auf ihre Effizienz (Mitteleinsatz/Ergebnis) verglichen. Im Sinne eines iterativen Prozesses müssen Ziele und Ressourcen aufeinander abgestimmt werden, bis ein stimmiges Konzept vorliegt. Dabei wird man möglicherweise erkennen, daß nicht sämtliche Ziele parallel realisierbar sind, so daß Prioritäten festgelegt werden müssen. Für die Entwicklung einer *balancierten Unternehmensstrategie* ist es entscheidend, zu den übergeordneten Zielen kon-

---

[2] Der Begriff der „Balanced Scorecard" ist im angelsächsischen Sprachraum verbreitet, während im Französischen der Ausdruck „Tableau de Bord" (= Instrumentenbrett) verwendet wird. Eine deutsche Übersetzung gibt es bislang nicht; dem Inhalt entsprechend wird deshalb in der vorliegenden Arbeit der Begriff „balancierte Unternehmensstrategie" vorgeschlagen und verwendet

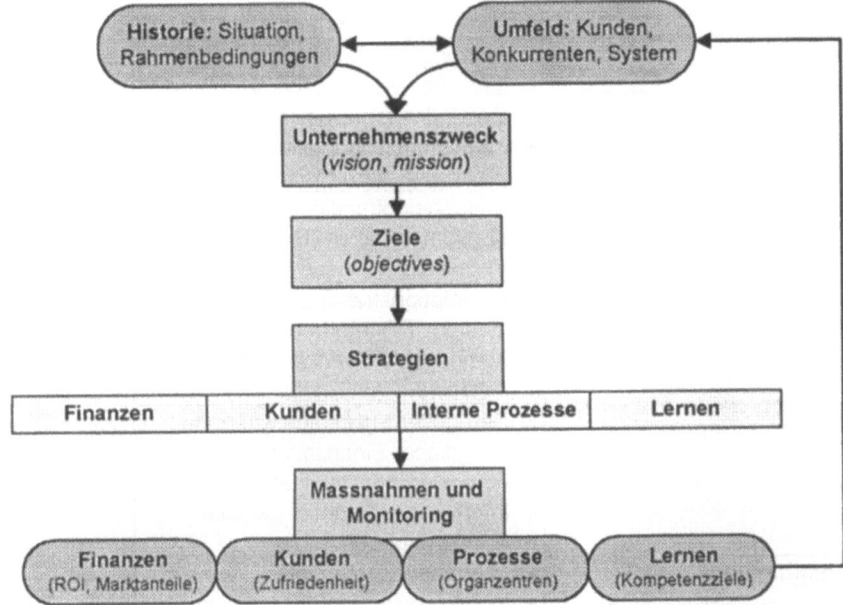

Abb. 1. Bildung und Implementierung einer integrierten Klinikstrategie mit Hilfe des Instruments der Balanced Scorecard [12]

gruente Subziele und Meßgrößen sowie deren konkrete Ausprägung festzulegen (vgl. Abb. 8). Für Subziele und Meßgrößen sind dabei die Dimensionen Finanzen, Kunden[3], Prozesse und Lernen in geeigneter Gewichtung zu berücksichtigen.

Der vierte Schritt beinhaltet Umsetzung, Monitoring und Feinkorrekturen des Maßnahmenkatalogs, um die quantitativ und zeitlich definierten Ziele zu realisieren. Die Ergebnisse dieser Maßnahmen haben Auswirkungen auf das Umfeld der Klinik und werden somit die Wettbewerbssituation neu definieren. Durch diese Rückkoppelung wird die *balancierte Unternehmensstrategie* zu einem kontinuierlichen Prozeß.

Ergebnisse

Im folgenden wird die Ausarbeitung einer balancierten Unternehmensstrategie am Beispiel der Universitätskliniken Basel dargestellt, wobei die Daten des Jahres 1996 zugrunde liegen [3].

Historische Situation. Die Universitätskliniken Basel sind zugleich das Kantonsspital von Basel-Stadt. Dieser Kanton weist mit 1726 Betten bei 194 000 Einwohnern eine für die Schweiz ungewöhnlich hohe Bettendichte (8,9/1000 Einwohner) auf [4]. Diese Bettendichte findet ihre Nutzung in einer 39%igen Belegung durch außerkantonale Patienten (Kantone Basel-Landschaft, Aargau, Jura, Luzern und Solothurn sowie Landkreis D-Lörrach) [1]. Die Universitätskliniken sind der Hauptanbieter akutmedizinischer, stationärer Leistungen in Basel-Stadt: Es werden 791 Akutbetten von 3271 Mitarbeitern bei durchschnittlich 80%iger Belegung betrieben. Neben der Patientenversorgung im Sinne von Maximalversorgung und Spit-

---

[3] Der „Kundenbegriff" ist in der Medizin erläuterungsbedürftig: Ohne Zweifel steht der Kranke im Mittelpunkt des nicht nur geschäftlichen Interesses einer Klinik. Der Kundenbegriff wird deshalb in der vorliegenden Arbeit nur verwendet, wenn zugleich andere Partner einer Klinik (z. B. Hausärzte, Versicherungen, Staat; vgl. Abb. 3) und wirtschaftliche Aspekte angesprochen sind

Trends	Ursachen
• **Nachfrageanstieg** (Wachstumsmarkt)	• Alterung der Bevölkerung • Medizinischer Fortschritt • Gesundheitsbewusstsein • Komsumgewohnheiten (Anspruchsverhalten)
• **Kostensensitivität**	• Knappheit öffentlicher Finanzmittel • Konsumverhalten (Qualitäts-Preis-Verhältnis)
• **Wirkungssensitivität**	• Informationstransparenz (Printmedien, TV, Internet) • Kampagne *Evidence based medicine*
• **Wettbewerb**	• Deregulierung infolge Knappheit öffentlicher Finanzmittel • Finanzierungsstabilität • Informationspotential bei allen Kundengruppen
• **Selbstbestimmung**	• Informationspotential • Individualisierung der Medizin • Alternativmedizinische Angebote • *Life style:* Wohlbefinden

Abb. 2. Trends im Gesundheitswesen industrialisierter Staaten

zenmedizin (Kantonsspital) gehören auch akademische Aktivitäten zu den Aufgaben dieser Kliniken (Universitätsspital).

Als Besonderheit des Schweizerischen Gesundheitswesens muß die Beschränkung der Patientenfreizügigkeit auf den Wohn- und Steuerkanton beschrieben werden: Grundversicherte Patienten müssen sich im Wohn- und Steuerkanton stationär behandeln lassen, wenn man von interkantonalen Ausnahmevereinbarungen für spezielle Maßnahmen, beispielsweise für Herzchirurgie oder Transplantationen, sowie von Notfallbehandlungen absieht. Der Einzugsbereich der Universitätskliniken Basel wird mit dieser Regelung stark eingeschränkt.

Umfeldanalyse. Entwicklungstrends der Gesundheitswesen industrialisierter Staaten manifestieren sich auch in der Schweiz (Abb. 2). Insbesondere Kostensensitivität, Wirkungssensitivität (*„evidence based medicine"*) und Mitbestimmung besser informierter Patienten sind als globale Trends in der Umfeldanalyse zu berücksichtigen.

Darüber hinaus zeigt die Analyse des spezifischen Umfelds des Kantonsspitals Basel den charakteristisch komplexen Markt eines Universitätsklinikums (Abb. 3): Patienten und deren Hausärzte sind zwar wichtig, aber keinesfalls die einzig relevanten Kundengruppen; Universität, Behörden und Versicherer sind weitere wichtige Partner.

Auch wenn aktuell Hausärzte und Patienten die wesentlichen Kundengruppen darstellen, so ist doch in der Schweiz eine Tendenz zu Managed Care (*Health Maintenance Organizations, HMOs*) zu beobachten [2, 9, 18]: Sehr rasch könnten Versicherer oder HMOs zu den wirtschaftlich entscheidenden Kundengruppen einer Schweizer Klinik aufsteigen. Wenn diese Organisationen über stationäre Behandlung und Klinikwahl entscheiden, wird im Wettbewerb der Kliniken die Einschätzung oder das Rating einer Klinik seitens dieser Gruppen mehr Bedeutung als der Wunsch einzelner Hausärzte oder Patienten erlangen.

Ferner muß noch die Konkurrenzsituation im jeweiligen Klinikmarkt betrachtet werden: Während das Kantonsspital bei spitzenmedizinischen Leistungen (z. B. Organ- und Knochenmarkstransplantationen) sowie bei der 24stündigen Notfallversorgung eine Monopolstellung besitzt, werden im übrigen die meisten Leistungen auch von anderen öffentlichen und privaten Spitälern im Kanton angeboten. Ohne die Belastung von Notfalldienst und Universität

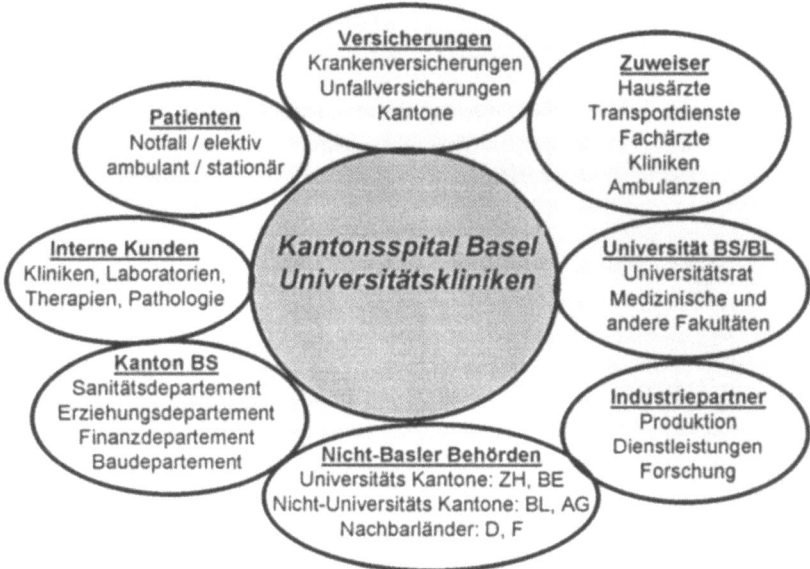

Abb. 3. Der Markt der Universitätskliniken Basel

(Ausbildung, Forschung) können diese Konkurrenten eine günstigere Kostenstruktur als die Universitätskliniken bieten. Hinzu kommt, daß die aktuelle, politisch motivierte Bettenreduktion im Kanton Basel-Stadt (ebenso wie in den meisten anderen Schweizer Kantonen) private, öffentliche und universitäre Kliniken gleichermaßen trifft, weil die staatliche Bettenpolitik allen Anbietern verpflichtet ist [1]. Für die Universitätskliniken, die weiterhin das gesamte medizinische Behandlungsspektrum anbieten, bedeutet dies sinkende Behandlungseffizienz (Abnahme der „*economy of scale*"[4]): Bei abnehmender Behandlungsfrequenz besteht die Gefahr, daß die einzelne Behandlung teurer und in ihrer Qualität beeinträchtigt wird. Gegenmaßnahmen sind angezeigt.

Unternehmenszweck. Das Kantonsspital Basel wird Krankenhaus der Maximalversorgung und universitäres Klinikzentrum bleiben. Diese Definition des Unternehmenszwecks soll auch in einem schwierigeren wirtschaftlichen und gesellschaftlichen Umfeld ohne Einschränkung aufrecht erhalten werden.

Unternehmensziele. In der gegebenen Situation führt der Unternehmenszweck zu sehr eindeutigen mittelfristigen Zielsetzungen[5]: Die Universitätskliniken Basel müssen

– ein ausgeglichenes Betriebsergebnis erreichen, um die finanzielle Belastung für den Stadtkanton erträglich zu gestalten,
– sie müssen das spitzenmedizinische Zentrum der Nordwestschweiz bleiben, um eine ausreichende Patientenbasis für die medizinische Versorgung auf universitärem und spitzenmedizinischem Niveau zu haben, und
– sie müssen die medizinische Versorgung der Region Basel „rund um die Uhr" sicherstellen.

---

[4] Mit „economy of scale" wird eine gesetzmäßige Beziehung zwischen Leistungs- oder Produktionsvolumen und Kosten bezeichnet, die auch in der Medizin gilt: Je häufiger eine Dienstleistung wie beispielsweise ein operativer Eingriff erbracht wird, desto sicherer, komplikationsärmer und damit auch kostengünstiger wird dieser Prozeß sein. Umgekehrt läßt sich aus dieser Gesetzmäßigkeit eine sinkende Effizienz bei abnehmender Leistungsfrequenz ableiten
[5] Die Unternehmensziele müssen intern quantitativ und mit zeitlichen Vorgaben definiert werden. Bei der hier präsentierten Darstellung handelt es sich um eine verkürzte Form

| FINANZEN | KUNDEN | PROZESSE | LERNEN |

Gewinn- und Verlustrechnung 1996 (1000 SFR)

Patientenrechnungen	333'827
Subvention Basel-Stadt	176'258
Gesamteinnahmen	**510'085**
Löhne und Gehälter	372'875
Sachkosten	99'818
Allgemein & Administration	14'720
Sonstige Kosten	4'033
Abschreibungen	18'238
Zinsen	401
Gesamtausgaben	**510'085**
Betriebsergebnis (EBT)	0

Abb. 4. Grundlagen zur Definition der Finanzdimension der balancierten Unternehmensstrategie

Entwicklung einer balancierten Unternehmensstrategie

Die genannten Ziele lassen etliche Optionen offen, die im Rahmen der Strategiebildung zu untersuchen sind: Beispielsweise kann der Auftrag der Vollversorgung der Basler Region durch Kooperationsverträge mit benachbarten Spitälern umgesetzt werden. Die finanzielle Belastung durch Spitzenmedizin kann durch Absprachen zwischen den fünf Universitätskliniken der Schweiz begrenzt werden. Neben den Vorteilen solcher Maßnahmen sind auch die unerwünschten Wirkungen, also das Absinken der Patientenzahlen, geringere Erfahrung und damit möglicherweise auch geringere Effizienz und Qualität zu berücksichtigen.

Vier Dimensionen sind bei der Entwicklung der Unternehmensstrategie zu berücksichtigen und kongruent auf die übergeordnete Zielsetzung auszurichten: Finanzen, Kunden, Prozesse und Lernen. Im folgenden werden diese vier Dimensionen untersucht, um geeignete Substrategien zur Stützung der übergeordneten Zielsetzung zu entwickeln.

Finanzen. Die Gewinn- und Verlustrechnung des Kantonsspitals Basel weist für 1996 bei einem Umsatz von 510 Mio. SFR einen Staatsbeitrag von 176 Mio. SFR, entsprechend 34,6%, aus (Abb. 4). Diese vergleichsweise hohe Subvention beinhaltet Komponenten der Patientenversorgung[6], der Aus- und Weiterbildung sowie der Forschung, die aufgrund der Jahresrechnung nicht näher spezifizierbar sind. Deshalb bleibt offen, inwieweit der Staatsbeitrag auch mögliche betriebliche Verluste deckt.

Es ergeben sich offensichtliche Forderungen für den Finanzbereich, welche die übergeordnete Zielsetzung „Ausgeglichenes Betriebsergebnis" stützen:

– Verbesserungen von Buchhaltung und Controlling müssen eine verursachungsgerechte Kostenzuordnung (Kostenträgerrechnung) ermöglichen, um die Kosten für Patientenver-

---

[6] Nach dem alten Schweizerischen Versicherungsrecht leisten die Kantone 50% der stationären Behandlungskosten und unterstützen damit die Krankenversicherungen im allgemeinen Versicherungsbereich. Unter den Bedingungen des Neuen Krankenversicherungsgesetzes (1996) muß jeder Kanton entscheiden, ob er diese 50%ige Subvention gewährt oder nicht subventioniert

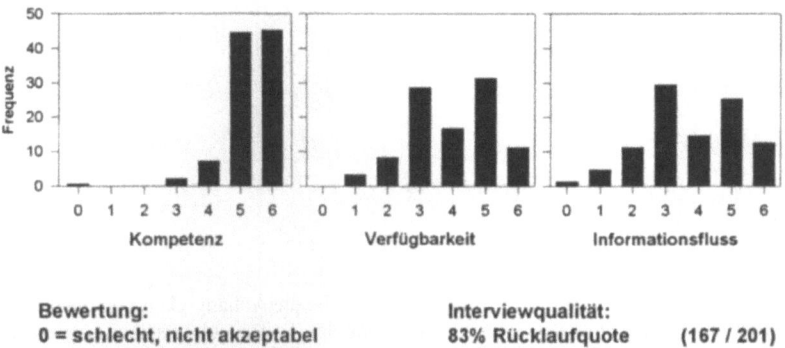

Abb. 5. Exemplarisches Resultat der Hausarztbefragung zur ärztlichen Dienstleistung der Chirurgischen Universitätsklinik. Befragt wurde eine Gruppe von 201 Hausärzten, die der Chirurgischen Klinik 75% aller Patienten zuweisen. Diese sogenannten „Schlüsselhausärzte" wurden zuvor aufgrund einer sogenannten ABC-Analyse identifiziert

sorgung, Notfall- und Bereitschaftsdienste, Aus- und Weiterbildung sowie Forschung zu differenzieren. Dabei sind qualifizierte Schätzungen besser als fehlende Informationen.
- Kenntnis der Prozeßkosten (s. o.) muß in marktgerechte Preise umgesetzt werden: Dies betrifft wiederum alle genannten Dienstleistungen, also auch Notfalldienste, Konsiliardienste, Lehre und Forschung. Insbesondere dürfen einfache operative Eingriffe, beispielsweise die Sanierung von Leistenhernien, Krampfadern oder Prostatahyperplasie, nicht mit den Gemeinkosten einer Universitätsklinik belastet werden: Andernfalls kann eine Universitätsklinik in diesem Bereich nicht konkurrenzfähig sein. Die Kosten von Ausbildung, Lehre und Forschung müssen getrennt ausgewiesen und im Rahmen eines mit dem Staat (Kanton) ausgehandelten Budgets vergütet werden. Den Krankenkassen dürfen diese Kosten nicht angelastet werden.
- Ergebnisbelastende Prozesse, die von Wettbewerbern zu günstigeren Preisen erbracht werden, müssen erkannt, reorganisiert oder gegebenenfalls anderen Anbietern überlassen werden („Outsourcing").

Es ist offensichtlich, daß die Umsetzung dieser Vorgaben erhebliche Veränderungen für die Ablauforganisation einer Klinik bedeutet. Dennoch werden entsprechende Schritte derzeit im Kantonsspital Basel gegangen.

Kunden. Die zweite strategische Dimension beinhaltet die Ausrichtung aller Klinikaktivitäten auf die Bedürfnisse der Kunden. Dabei sei der in der Medizin ungeliebte „Kunden"-Begriff ausdrücklich verteidigt: Es handelt sich dabei keineswegs um ein emotionsloses wirtschaftliches Synonym für Patienten sondern um einen übergeordneten Ausdruck, der auch alle anderen Kundengruppen einschließt (Abb. 3).

Am Kantonsspital Basel wurden im vergangenen Jahr mehrere Kundenbefragungen durchgeführt; neben Patienten wurden insbesondere Hausärzte als die aus wirtschaftlicher Sicht derzeit wichtigste Kundengruppe befragt (Abb. 5). In einem ersten Schritt wurden persönliche Interviews mit ausgewählten Hausärzten durchgeführt. Diese nicht repräsentative Befragung diente der Formulierung von Hypothesen. Im zweiten Schritt wurden die Hausärzte

| FINANZEN | KUNDEN | **PROZESSE** | LERNEN |

Elektive PTCA

	≥ 50 / J	< 50 / J	p (risk-adjusted)
Notfall Bypass (%)	1,48	3,76	0,001
Morbidität (%)	5,53	9,41	0,002
Verweildauer (d)	3,74±3,86	4,35±4,31	0,004
Kosten (U$) *	7.287±4791	7.948±6077	0,011

Abb. 6. Exemplarische Untersuchung zur Prozeßqualität, welche die Abhängigkeit von medizinischer Versorgungsqualität und Kosten einerseits, von der Erfahrung des Arztes andererseits illustriert: In der Hand von Operateuren, welche mehr als 50 PTCA/Jahr durchgeführt hatten, war die Komplikationswahrscheinlichkeit geringer, die Hospitalisation kürzer und die Kosten geringer [16]

gemäß Zuweisungsfrequenz in drei Gruppen eingeteilt (ABC-Analyse). Eine Gruppe von 201 Hausärzten (33% aller Zuweiser), die insgesamt 75% aller Patienten zuwies, wurden als Schlüsselhausärzte der Chirurgie (Typ-A-Hausärzte) bezeichnet. Der diesen 201 Hausärzten zugesandte Fragebogen wurde von 83% der Befragten beantwortet; ein Hinweis auf das Interesse dieser Schlüsselhausärzte an unserer Klinik und auf die Berechtigung dieses ABC-Konzepts.

Während die ärztliche Kompetenz der Chirurgischen Universitätsklinik von den Schlüsselhausärzten ausgezeichnet beurteilt wurde, ergab sich ein deutlicher Verbesserungsbedarf hinsichtlich Verfügbarkeit der Chirurgen als Gesprächspartner sowie hinsichtlich Kommunikationsqualität. Diese Ergebnisse waren so eindeutig, daß wir uns zu einem Projekt zur Kommunikationsverbesserung über das Internet entschlossen haben, das derzeit realisiert wird: Zunächst soll die Kommunikation zwischen Hausarzt und Spitalarzt von der physischen Anwesenheit der Kommunikationspartner entkoppelt werden. Darüber hinaus sollen auch die zusätzlichen Möglichkeiten des Mediums Internet schrittweise genutzt werden: Dabei sind Übertragung stehender und bewegter Bilder sowie die Führung einer gemeinsamen elektronischen Krankengeschichte geplant.

Die übergeordnete Zielsetzung wird durch diese Maßnahmen unterstützt, weil damit die Marktstellung der Klinik gestärkt und zugleich die Prozeßkosten durch schnellere und effizientere Kommunikation gesenkt werden. Man könnte diese Maßnahmen deshalb als ein Kundenbindungsprogramm bezeichnen.

Prozesse. Es ist heute unbestritten, daß nicht Prozeßqualität sondern fehlende Qualität kostenintensiv ist [10]. Die aus dieser Konzeption resultierende Analyse von Indikatoren der Prozeßqualität hat Früchte getragen (Abb. 6). Persönliche Erfahrung, institutionelle Behandlungsfrequenz und die Implementierung von Richtlinien mit entsprechender elektronischer Unterstützung haben als Qualitätsindikatoren wiederholt Bestätigung erfahren [8, 13, 14, 16]. Die Diskussion betrifft heute nicht mehr die Validierung dieser Qualitätsindikatoren sondern deren konkrete Ausprägung: Es bleibt zu definieren, wie viele Eingriffe in einem bestimmten Umfeld durchgeführt werden müssen, damit eine Operation die aus dieser Sicht bestmögliche Qualität aufweisen kann [17]. Diese Schwellenwerte sind noch nicht allgemeinverbindlich definiert. Dabei gilt auch hier, daß Expertenschätzungen besser als fehlende Daten sind.

Für die übergeordneten Ziele des Kantonsspitals Basel bedeuten diese Aussagen, daß der Sicherung von Behandlungszahlen in gewählten Schwerpunkten hohe Bedeutung zuzumes-

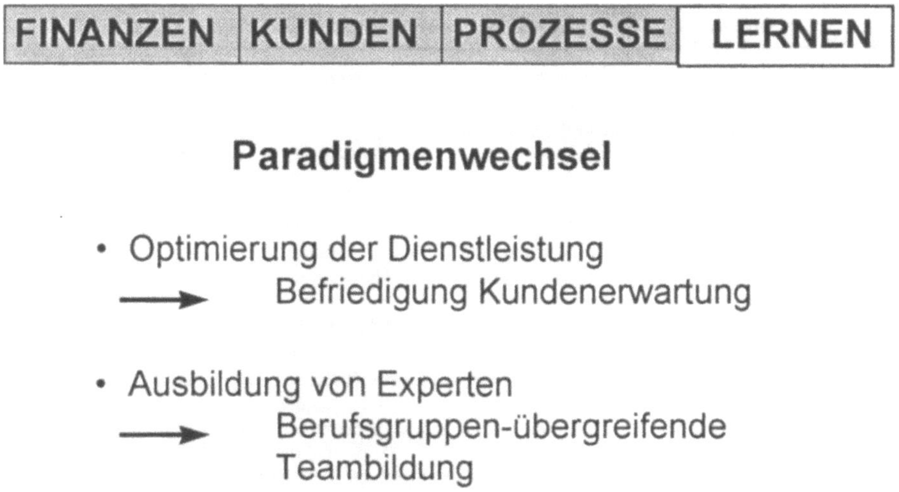

| FINANZEN | KUNDEN | PROZESSE | **LERNEN** |

Paradigmenwechsel

- Optimierung der Dienstleistung
  → Befriedigung Kundenerwartung

- Ausbildung von Experten
  → Berufsgruppen-übergreifende Teambildung

Abb. 7. Lerndimension als konfokale Teilstrategie

sen ist. Eher kann auf Breite und Vollständigkeit des Angebots medizinischer Dienstleistungen als auf ausreichende Behandlungszahlen in definierten Schwerpunkten verzichtet werden. Optimale Behandlungsergebnisse setzen die Bildung von multidisziplinären Kompetenzzentren voraus, und diese werden aktuell definiert (z.B. Angiologie-Angioradiologie-Gefäßchirurgie, Gastroenterologie-Viszeralchirurgie). Die Vollständigkeit des Dienstleistungsangebots kann darüber hinaus durch Klinik- und Krankenhauskooperationen gesichert werden.

Lernen. Die Lerndimension der balancierten Unternehmensstrategie bezeichnet nicht das individuelle Lernen sondern vielmehr das organisationelle Lernen der Klinik. Die zur Erreichung der übergeordneten Unternehmensziele notwendigen Lerninhalte müssen als Differenz von Bedarf und vorhandener Kompetenz ermittelt werden. Für die Universitätskliniken in Basel konnten aus den Kundenbefragungen zwei Kernelemente abgeleitet werden (Abb. 7):

- Befragungen von Hausärzten und Patienten haben gleichermaßen die Qualität der medizinischen Dienstleistung unserer Klinik bestätigt (s.o.); dennoch wurden die Erwartungen dieser Kundengruppen nicht vollständig erfüllt, weil Behandlungswege, Voraussetzungen der Therapie und deren Ergebnisse nicht in befriedigender Weise kommuniziert wurden. Wie viele andere Betriebe der produzierenden und der Dienstleistungsindustrie haben auch wir uns auf die objektive Verbesserung unserer Arbeit konzentriert (z.B. Senkung von Morbidität und Letalität) und dabei die großen und kleinen Bedürfnisse unserer Kundengruppen nicht ausreichend berücksichtigt. Hier ist ein Paradigmenwandel erforderlich: Neben den „objektiven" Behandlungsergebnissen müssen künftig die Wahrnehmung von Behandlung und Ergebnissen durch Patienten, Hausärzte und weitere Kundengruppen vermehrt berücksichtigt werden.
- Wir haben ferner Kritik hinsichtlich mangelnder Kommunikation und Abstimmung zwischen den Berufsgruppen des Spitals, besonders zwischen Ärzteschaft, Pflege und Management, erfahren. Hier kommt es zu Reibungsverlusten, die besonders deshalb schwerwiegend sind, weil das Problem genau an der Schnittstelle zwischen Kunden (Patient, Hausarzt, Versicherung, Öffentlichkeit usw.) und Krankenhaus (Ärzteschaft, Pflege, Management) lokalisiert ist. Die Reibung wird deshalb von unseren Kunden als Qualitätsmangel wahrgenommen.

Beide Kritikpunkte haben zu Maßnahmen geführt: Eine Doppelführung aller Kliniken und Abteilungen durch Pflege und Ärzteschaft wurde 1996 institutionalisiert; von der gemeinsamen Verantwortung wird eine Entschärfung der genannten Schnittstellen erhofft. Die team-

	FINANZEN	KUNDEN	PROZESSE	LERNEN
Subziele	• Kostentransparenz • Marktgerechte Preisgestaltung • Wachstum über Durchschnitt	• Bindung von Hausärzten • Zufriedenheit bei Patienten, Zuweisern und Kostenträgern	• Innovation • Organzentren • Outsourcing • Allianzen	• Berufsgruppen übergreifende Teams • Zufriedenheit u Qualifikation der Mitarbeiter
Kriterien	• Prozesskosten • Marktanteil	• Zuweisungsrate • Zufriedenheit	• OP-Frequenzen • Verlegungen	• Weiterbildung • Zufriedenheit
Zielgrösse	• Kosten von 80% der Diagnosen • 2/3 aller OPs in Basel-Stadt • > 20% ausserkantonale OPs	• Anstieg der Zuweisungen der wichtigsten HÄ • >95% zufriedene Kunden	• 90% der OPs „Routine" und profitabel • >5 wirksame Innovationen / Klinik u. Jahr	• > 1 Kurs / MA u. Jahr • > 95% zufriedene MA • > 2 Vorschläge / MA u. Jahr
Massnahmen	• ABC-Costing • Differenzierung der Preise	• Integration der HÄ in Tx-Planung • Front-Back-Office • Kundenbefragung	• Innovationsbudget • Reorganisation	• Strategiekonformes Kursangebot • MA-Befragung

Abb. 8. Exemplarische Zusammenfassung der Dimensionen einer balancierten Unternehmensstrategie der Universitätsklinik Basel. Für jede Dimension sind Subziele, Kriterien, quantitative Zielgrößen und geeignete Maßnahmen definiert

orientierte Weiterbildung spielt dabei eine unterstützende Rolle, wobei wir durch den resultierenden Kompetenzgewinn wiederum Wettbewerbsvorteile erwarten.

Schließlich müssen für die Ziele der balancierten Unternehmensstrategie konkrete Kriterien, quantitative Zielgrößen und detaillierte Maßnahmen definiert werden, um eine wirksame Umsetzung der Teilstrategien zu gewährleisten (Abb. 8). Die vereinbarten Kriterien erlauben die präzise Überwachung der Umsetzung einer balancierten Unternehmensstrategie, so daß fortlaufend Feinkorrekturen vorgenommen werden können.

Diskussion

Situation und Perspektiven einer Universitätsklinik im aktuellen Krankenhausmarkt wurden mit dem von R. S. Kaplan und D. P. Norton entwickelten Konzept der Balanced Scorecard analysiert [12]. Ziele und Strategien wurden für diese Klinik exemplarisch dargestellt. Dabei wird deutlich, daß das Instrument der Balanced Scorecard die konfokale Ausrichtung einer Unternehmensstrategie in den vier wesentlichen Dimensionen erleichtert: Finanzen, Kunden, Prozesse und Lernen werden angemessen berücksichtigt. Ebenso liefert das Instrument der balancierten Unternehmensstrategie Kriterien zur fortlaufenden Überwachung der Strategieumsetzung (vgl. Abb. 8). Somit wird nicht nur die Strategiedefinition sondern vor allem auch die Implementierung wirksam unterstützt.

Die Untersuchung belegt, daß das in der Managementpraxis der USA in unterschiedlichen Branchen bewährte Konzept der Balanced Scorecard auch im Krankenhausmarkt eingesetzt werden kann. Das Konzept der balancierten Unternehmensstrategie zeichnet sich durch einfache Logik, Übersichtlichkeit und kontrollierbare Ausrichtung auf übergeordnete Ziele aus. Die Aufgliederung in die vier Dimensionen Finanzen, Kunden, Prozesse und Lernen vermeidet die Fokussierung auf Einzelaspekte: Damit wird das für viele Branchen charakteristische Risiko einer Fixierung auf monetäre Steuergrößen (Vergangenheitsorientierung, Verzicht auf Ursachenanalyse infolge hohen Aggregationsgrads) ebenso vermieden, wie die einseitige Prozeßorientierung, die für Krankenhausbetriebe typisch ist. Das Prinzip der balancierten Unternehmensstrategie zielt auf ein ausgeglichenes, umfassendes und verdichtetes Steuersystem für den gesamten Managementprozeß eines Krankenhauses.

Die Analyse einer Einzelklinik wie der Universitätsklinik Basel ist auch deshalb nützlich, weil Faktoren abgeleitet werden können, die unter vergleichbaren Umfeldbedingungen (Abb. 2) auch für andere Kliniken gelten. Auch wenn die spezifische Situation einer jeden Klinik grundsätzlich Einzelanalyse und individuelle Strategiedefinition unverzichtbar macht, so können dennoch folgende derzeit allgemeingültige Erfolgsfaktoren des Krankenhausmanagement abgeleitet werden:

1. **Proaktives Management**, welches das medizinische und wirtschaftliche Umfeld einer Klinik kontinuierlich analysiert und daraus geeignete Ziele und Maßnahmen ableitet, wird bei zunehmendem Wettbewerb im Krankenhausmarkt ein entscheidender Erfolgsfaktor werden. Die klassische Krankenhausverwaltung, welche über Vergangenes Buch führt, wird demgegenüber ins Hintertreffen geraten. Wie in anderen Wirtschaftsbereichen ist es notwendig, Trends frühzeitig zu erkennen und durch geeignete Aktionen zu antizipieren. Diesbezüglich haben Kliniken keine Tradition; man wird in Form und Inhalt Neuland betreten müssen.

2. Mit dem Erfolgsfaktor **Focus** soll die absichtliche, also strategische Beschränkung des Dienstleistungsangebots einer Klinik bezeichnet werden. Focus bedeutet den am Beispiel der Basler Universitätskliniken dargestellten Ausbau von Kernkompetenzen bei gleichzeitigem Verzicht auf Universalangebote sowie die Schaffung von Klinikkooperationen. Die Harvard-Professorin Regina Herzlinger beschreibt die Krankenhäuser der Zukunft als „focused factories" und zögert nicht, diese Kliniken mit Restaurationsbetrieben von McDonalds zu vergleichen: Sie schlägt kleine Speisekarten und konstante Qualität als Prinzipien effizienter Wertschöpfung auch für Krankenhäuser vor [11]. Übersetzt propagiert sie die Schaffung von Organzentren, beispielsweise von Fuß-, Herz- oder Brustkliniken, in denen Spezialisten eine interdisziplinäre, aber focussierte Dienstleistung anbieten. Sie erwartet von diesen Kompetenzzentren eine kosteneffiziente Versorgung auf hohem Qualitätsniveau. Ganz so weit werden die Europäer wahrscheinlich nicht folgen, aber das Prinzip Focus ist im Wettbewerb zu berücksichtigen: Eine Klinik sollte nicht alles machen, was sie grundsätzlich machen kann; sie sollte sich vielmehr auf das beschränken, was sie besser (und kostengünstiger) als die jeweiligen Wettbewerber kann.

3. **Kundenorientierung** ist ein weiterer Erfolgsfaktor, dem in der heutigen Lage Allgemeinverbindlichkeit zugesprochen werden kann: Erfolgreiche Kliniken müssen künftig nicht nur objektive Qualitätsmaßstäbe erfüllen, beispielsweise hinsichtlich Morbidität, Re-Hospitalisierung, Letalität und Überlebensraten; sie müssen gleichermaßen auch die subjektiven Erwartungen ihrer Kundengruppen (Patienten, Hausärzte, Versicherer usw.) berücksichtigen. Bei einer zunehmend gut informierten Klientel werden Ergebnis, Preis und Informationsqualität eine wichtige Rolle spielen (Abb. 2). Naturgemäß fällt es Kliniken mit focussiertem Dienstleistungsangebot (vgl. Punkt 2) vergleichsweise leichter, solche Forderungen zu erfüllen; Kompetenzzentren werden Wettbewerbsvorteile auch in der Kundenorientierung haben.

4. Mit dem Begriff der **Integration** können weitere, für die Wertschöpfung[7] wesentliche Erfolgsfaktoren zusammengefaßt werden: Durch die Integration von Berufsgruppen innerhalb einer Klinik im Sinne patientenorientierter Teams können reibungsfreiere, kostengünstigere und damit qualitativ überlegene Arbeitsabläufe realisiert werden. Dies bedingt patienten- und problemorientierte Zusammenarbeit von Medizin, Pflege und Management anstelle traditioneller, berufsgruppenspezifischer Hierarchien, Kulturen und Standards. – Auf einer anderen Ebene kann die Wertschöpfung durch Integration von Einzelkliniken in Klinikgruppen (horizontale Integration) verbessert werden: Im Verbund

---

[7] Als Wertschöpfung kann man das Verhältnis von Qualität und Kosten definieren. Voraussetzung der Berechnung ist die Quantifizierung von Qualität. Dazu geeignete Kriterien können objektiver (Komplikationshäufigkeiten, Re-Hospitalisierungsraten usw.) oder subjektiver Art (Kundenzufriedenheit) sein. Die derart definierte Wertschöpfung ist für den Betriebsvergleich von Kliniken interessant

kann sich eine Einzelklinik auf Dienstleistungen beschränken, die sie am besten und kostengünstigsten erbringen kann; für den Kunden, also für Patienten, Zuweiser und Versicherer, bleibt das gesamte Leistungsspektrum im Versorgungsverbund verfügbar. – Ferner kann auch die Integration von vor- und nachbehandelnden Ärzten oder Behandlungszentren in einem Verbund mit Akut- und Rehabilitationskliniken Qualitäts- und Kostenvorteile bieten. Solche Netzwerke können im Rahmen von Managed-Care-Modellen Kosten- und Qualitätsvorteile bieten (vertikale Integration), die sich aus vereinbarten Behandlungsrichtlinien und Informationswegen ergeben.

Die Ökonomie wird größeren Einfluß auf die Medizin gewinnen, ob man dies mag oder nicht. Es wird aber sehr entscheidend sein, ob Ökonomen zu Kontrollorganen werden, welche Rationierung und Rationalisierung erzwingen, oder ob sie im Verbund mit Mitgliedern aller Heilberufe ökonomische Mechanismen zur Steigerung von Wirtschaftlichkeit und Leistungsfähigkeit der Medizin nutzen und damit die Basis für eine kostengünstige und zugleich effiziente Medizin legen. Medizin ist kapitalintensiv geworden; deshalb müssen wir über die Ressourceneffizienz nachdenken und ökonomische Überlegungen mit medizinischen Erwägungen verbinden.

Literatur

1. Regionale Spitalstatistik beider Basel 1995 (1996) 10, 1–9. Basel, Sanitätsdepartement Basel-Stadt, Volkswirtschafts- und Sanitätsdirektion Basel-Landschaft
2. Rezepte für „Managed care" in der Schweiz (1996) Die Health Maintenance Organisation als Kostenbremse? Neue Zürcher Zeitung (217): 25
3. Jahresbericht Kantonsspital Basel (1997) Universitätskliniken, Daten und Fakten 1996. Basel, Kantonsspital Basel, S 1–181
4. Statistisches Jahrbuch der Schweiz (1998) Zürich, Verlag Neue Zürcher Zeitung
5. Teures Gesundheitswesen (1998) Aufschlußreicher Kostenvergleich der OECD. Neue Zürcher Zeitung (147): 17
6. Arnold M (1997) Wie lange ist das medizinisch notwendige noch finanzierbar? Nur punktuelle Kostendämpfung tangiert auch die Leistungsbringer. Neue Zürcher Zeitung (44): 91
7. Bahro M (1997) Krankenhäuser im Wettbewerb. Plädoyer für ein effektives und strategisches Spitalmanagement. Neue Zürcher Zeitung (278), 99: 11–29
8. Brainsky A, Fletcher RH, Glick HA, Lanken PN, Williams SV, Kundel HL (1997) Routine portable chest radiographs in the medical intensive care unit: effects and costs. Critical Care Medicine 25(5): 801–805
9. Gross S (1998) Neue Versicherungsformen sind besser als ihr Ruf. Basler Zeitung 35: 8.2–11
10. Heberer M (1997) Qualität und Kostenreduktion: Übereinstimmende Ziele einer strategischen Neuorientierung von Krankenhäusern. Langenbecks Archiv für Chirurgie 382, Suppl. 2: 837–839
11. Herzlinger RE (1997) Market-driven health care. 1. Reading, MA, Addison-Wesley Publishing Company
12. Kaplan RS, Norton DP (1996) Translating strategy into action. The balanced scorecard. Boston, Harvard Business School Press
13. Lavernia CJ, Guzman JF (1995) Relationship of surgical volume to short-term mortality, morbidity, and hospital charges in arthroplasty. J Arthroplasty 10: 133–140
14. Pestotnik SL, Classen DC, Evans RS, Burke JP (1996) Implementing antibiotic practice guidelines through computer-assisted decision support: Clinical and financial outcomes. Ann Int Med 124: 884–890
15. Seward WF (1998) National health expenditures. Bull Am Coll Surg 83(4): 8–9
16. Shook TL, Sun GW, Burstein S, Eisenhauer AC, Matthews RV (1996) Comparison of percutaneous transluminal coronary angioplasty outcome and hospital costs for low-volume and high-volume operators. Am J Cardiol 77: 331–336
17. Taylor I (1998) Super-Specialization in cancer surgery. How beneficial? Mitteilungen der Österreichischen Gesellschaft für Chirurgie 55: 36
18. Weber A (1998) Großes Potential für Hausarztmodelle. Neue Zürcher Zeitung (27): 23

Krankenhausvergleich – Status quo und Perspektiven*

M. Betzler und P. Haun

Klinik für Allgemeine Chirurgie, Unfallchirurgie und Gefäßchirurgie, Alfried-Krupp-von-Bohlen-und-Halbach-Krankenhaus gGmbH, Alfried-Krupp-Straße 21, D-45117 Essen

Krankenhäuser stehen im Wettbewerb um die begrenzten finanziellen Ressourcen im Gesundheitswesen. Der vom Gesetzgeber seit mehreren Jahren in § 5 der Bundespflegesatzverordnung geforderte Krankenhausvergleich bietet für die Krankenhäuser die Möglichkeit, die eigene Position hinsichtlich Leistung und Kosten zu bestimmen und ggf. zu verbessern.

Interessanterweise fehlt die Qualität als wichtigste Dimension ärztlichen Denkens und Handelns völlig in dem gesetzlichen Auftrag zum Krankenhausvergleich. Es herrscht die Fiktion, medizinisches Handeln lasse sich ausreichend in den Globalzahlen der Leistungs- und Kalkulationsaufstellung (LKA) und der Krankenhausstatistik abbilden: Anzahl stationäre Fälle (gegliedert nach Fachabteilung, ICD und ICPM), Pflegetage, Verweildauern, Fallpauschalen, Sonderentgelte.

In den USA wird seit 1990 durch das Magazin U.S. News and World Report [7] ein Leistungsvergleich von inzwischen 1800 großen amerikanischen Krankenhäusern (Centers) als Orientierungs- und Entscheidungshilfe für Patienten und Ärzte jährlich publiziert. Mit diesem Ranking soll die beste medizinische Versorgung in 17 Spezialgebieten der Medizin herausgearbeitet werden. Als Maßstäbe für die medizinische Leistungsfähigkeit der Krankenhäuser dienen die Reputationen der einzelnen Abteilungen bei Fachärzten, differenzierte und prozeßorientierte Letalitätsraten unter Berücksichtigung des Zustands des Patienten bzw. des Schweregrads der Erkrankung bei Einlieferung ins Krankenhaus sowie weitre Qualifikatoren, die zusätzlich auf die Struktur- und Prozeßqualität abzielen: Verfügbarkeit wichtiger Technologien, Anzahl der durchgeführten Behandlungen, Anzahl der examinierten vollzeitbeschäftigten Pflegekräfte, Entlassungsprofessionalität, das Angebot ambulanter Dienstleistungen, etc. Mit dem 8. Report (1997) werden neuerdings auch Wirtschaftlichkeitsaspekte und ethisches Verhalten in die Beurteilung der medizinischen und pflegerischen Leistungsfähigkeit der Krankenhäuser einbezogen.

Es gibt auch kritische Stimmen zu derartigen Rankings, vor allem hinsichtlich möglicher „Window-dressing-Effekte" und der schwierig abzuschätzenden Validität von Kennzahlen, die auf Selbstauskünften und internen Statistiken beruhen [5]. Trotz dieser zumindest im Ansatz berechtigten Kritik kann man davon ausgehen, daß ein derartiges *regelmäßiges* Ranking nicht ohne Auswirkung auf die Behandlungsstandards der betroffenen Einrichtungen und Fachgebiete bleibt.

In Deutschland ist unverkennbar, daß der Krankenhausvergleich von Anfang an in der Gefahr steht, für Krankenkassen und Krankenhäuser zum „Munitionsdepot" für Pflegesatzverhandlungen zu verkommen [4].

---
* Nachdruck aus: Chirurg (1998) 69 (im Druck)

Tabelle 1. Leistungszahlen/Outcome für den Krankenhausvergleich

- Anzahl Fälle, Fallpauschalen, Sonderentgelte, ambulante Operationen
- Verweildauer (prä-op./prä-interventionell, post-op.)
- Dauer für therapierelevante Diagnosestellungen
- Kapazitätsausnutzung (Großgeräte, Funktionsdiagnostik, OP-Säle)
- Komplikationsstatistik
- Infektionsstatistik
- Infektions-/Resistenzstatistik
- Konsiliartätigkeit/interne Verlegung

Tabelle 2. Leistungsspektrum im Rahmen des Krankenhausvergleichs

- Medizinische Disziplinen (Spektrum, Schwerpunkte)
- Interdisziplinäre Konzepte (Leitlinien)
- Ambulante/teilstationäre Leistungen
- Kooperationen
- Umsetzung medizinischer Innovationen
- Sekundärleistungen (z. B. Physikalische Therapie)
- Spezialsprechstunden

Der gesetzliche Auftrag des Krankenhausvergleichs ist es, Orientierungsmaßstäbe zur Bemessung von Krankenhausbudgets zu gewinnen (§§ 3 und 5 der BPflV). Das jeweilige Krankenhaus soll an dem statistischen Vergleichskrankenhaus gemessen werden mit unmittelbaren Konsequenzen für die Höhe seines Budgets.

Um zu vermeiden, daß die Krankenhäuser im Wettbewerb um ihre Budgets einseitig zur Vergrößerung des mengenmäßigen Outputs angehalten werden, wird man die medizinische Qualität unbedingt im Krankenhausvergleich berücksichtigen müssen. Effizienz kann auch im Gesundheitswesen nur bezogen auf ein definiertes Qualitätsniveau gemessen werden. Zur Qualität der Medizin gehören sowohl das Ausmaß und die Nachhaltigkeit des erzielten Behandlungserfolges als auch die Art und Weise, wie das Behandlungsergebnis (Outcome) erreicht wird [6] (Tabelle 1).

Budgetverhandlungen, die diese beiden wichtigen Aspekte der Qualität ärztlichen Handelns vernachlässigen, laufen fast zwangsläufig den Interessen der Versicherten zuwider. Allerdings müssen wir auch selbstkritisch erkennen, daß es sich bei den Aussagen und Daten zur Qualität letztlich um eine Bringschuld der Medizin handelt. Jüngere Forschungsergebnisse und Publikationen zeigen [3], daß auch qualitative Faktoren meßbar und vergleichbar gemacht werden können, wenn man bereit ist, den erforderlichen Aufwand zur Entwicklung elektronischer Systeme zu betreiben [2]. Unverzichtbar ist, daß die Qualitätsdaten prozeßbegleitend simultan mit der Behandlung erhoben werden.

Ein differenzierter Krankenhausvergleich wird schließlich neben der Überprüfung der eigenen Situation des Krankenhauses in bezug auf Leistung, Qualität, Wirtschaftlichkeit und Patientenzufriedenheit auch wertvolle Hinweise für strukturelle Planungen liefern (Tabelle 2). Bei dem Vergleich der medizinischen Leistungs- und Erlösstruktur einer Fachabteilung ergeben sich aus ärztlicher Sicht über die heute verwendeten LKA-Daten hinaus mindestens folgende zusätzlichen Differenzierungsnotwendigkeiten:

- Unterschiedliche medizinische Schwerpunkte (z. B. Visceralchirurgie, Gefäßchirurgie, Unfallchirurgie) orientiert an der Auswertung der ICD- bzw. ICPM-Klassifikationen;
- Alter der Patienten (als ein sehr grober, aber leicht zu ermittelnder Stellvertreter für den Zustand der Patienten bei der Aufnahme ins Kankenhaus);
- Herkunft der Patienten (unmittelbares Einzugsgebiet des Krankenhauses, angrenzende Stadtteile/Nachbarorte bzw. überregional) als Indiz für den medizinischen Ruf der Klinik.

Mit Blick auf die reine Kosteneffizienz sind neben den Verweildauern je Fachabteilung und je Fallgruppe – orientiert an der ICD- bzw. ICPM-Klassifikation – weitere globale Effizienzkriterien im Krankenhausvergleich zu beachten (Tabelle 3).

Bei der Analyse der Verweildauer muß innerhalb der Kliniken und Disziplinen (operierend bzw. nichtoperierend) fallgruppenspezifisch verglichen werden. Die Aufteilung der gesamten Krankenhausverweildauer in die prä- und postoperative Phase gibt einen wertvollen

Tabelle 3. Globale Effizienzkriterien für einen Krankenhausvergleich

- Verweildauer je Fachabteilung und je Fallgruppe (ICD/ICPM)
- Anzahl Fälle pro Arzt (nach Fachabteilungen)
- Belegte Betten je Pflegekraft (nach Fachabteilungen)
- Sachkosten medizinischer Bedarf pro Fall
- Arzneimittelkosten pro Fall und pro Pflegetag

Tabelle 4. Differenzierte Verweildaueranalyse für operierende und nichtoperierende Disziplinen

Operierende Disziplinen	Nichtoperierende Disziplinen
– Präoperative Verweildauer	– Verweildauer mit Diagnostik
– OP-Tag	– Verweildauer mit Schwerpunkt Behandlung
– postoperative Verweildauer	
– ggf. Reha	– ggf. Reha

Hinweis zur Lokalisierung von Verbesserungspotentialen. Sie ist aber in den meisten heutigen EDV-Systemen erst unzureichend realisiert (Tabelle 4).

Die Beschreibung des Behandlungsprozesses gliedert sich in zwei Segmente: Die eigentliche Behandlung im Krankenhaus sowie die prä- und poststationäre Versorgung im Sinne einer Vernetzung.

Behandlungsphase im Krankenhaus

Für die qualitative Bewertung der Behandlungsphase im Krankenhaus müssen folgende Fragen beantwortet werden:

– Gibt es Behandlungsstandards für Ärzte und Pflegekräfte bei den häufigsten Erkrankungen/Eingriffen und werden diese auch praktiziert?
– Werden alle Patienten gleich am Anfang durch einen fachlich qualifizierten Arzt untersucht (zur Vervollständigung der Anamnese und Einleitung der Behandlung)?
– Betreibt die Klinik eine zielgerichtete, umfassende und zweckmäßige Diagnostik (z. B. 3-Stufen-Konzept: schnelle Basisdiagnostik, gezielte Aufbaudiagnostik, aufwendige Spezialdiagnostik nur in begründeten Einzelfällen)?
– Ist ein aktives Zeitmanagement mit meßbaren Ergebnissen erkennbar (z. B. kurze innerbetriebliche Wartezeiten, frühzeitige Verfügbarkeit von Befunden aus der Funktionsdiagnostik, kurze Zeitdauern bis zur Operation bzw. Einleitung der Behandlung)?
– Gibt es eine prozeßbegleitende Qualitätssicherung und -dokumentation (intra- und postoperative Monitoringmaßnahmen, Komplikations- und Letalitätsbesprechungen, Gespräche mit dem Patienten/Angehörigen über Zwischenstände der Behandlung)?

Die Beurteilung des Behandlungsprozesses muß ein wesentlicher Teil des Krankenhausvergleichs werden, damit die geforderten kurzen Verweildauern von den Krankenhäusern nicht durch Weglassen wesentlicher Behandlungsschritte auf Kosten eines höheren Risikos der Patienten erreicht werden.

Ein wesentlicher und bisher recht wenig beachteter Aspekt an der Nahtstelle zwischen medizinischer und betriebswirtschaftlicher Beurteilung der Krankenhaustätigkeit liegt in dem Einsatz (= Verbrauch) innerbetrieblicher Leistungen im Rahmen der Behandlungen. Mit deren statistischer Erfassung rücken die typischen Funktionsbereiche eines Krankenhauses wie Röntgen, Labor, Endoskopie oder Sonographie in den Blick (Tabelle 5). Mit zunehmendem Einsatz derartiger Leistungen steigt tendenziell die Sicherheit der Diagnostik. Mit Sicherheit steigen aber auch die Kosten der Krankenhausbehandlung, und zwar überproportional zur Verbesserung der medizinischen Ergebnisse. Dies zeigt, wie wichtig eine differenzierte und an den medizinischen Ergebnissen orientierte Vorgehensweise für den Krankenhausvergleich ist. Nicht diejenigen Kliniken sind die effizientesten, die ihre Kosten durch Weglassen von Funktionsdiagnostik zu Lasten der medizinischen Qualität minimiert haben. Viel wichtiger sind durchdachte und dokumentierte Strategien (z. B. in Form von Behandlungsleitlinien),

Tabelle 5. Einsatz (= Verbrauch) innerbetrieblicher Leistungen

- Röntgen
- Labor
- Endoskopie
- Kardiologische/neurologische Funktionsdiagnostik
- Physikalische Therapie
⇒ Konzentration der (Funktions-)Diagnostik/ Therapie auf individuellen Patienten

Tabelle 6. Kenngrößen zur Effizienzsteigerung eines Operationsbetriebs

1. *OP-Verfügbarkeit:*
   Verfügbarkeit der OP-Teams in Std./Monat (Soll-Arbeitszeiten laut Arbeitsvertrag)
2. *OP-Nutzung:*
   OP-Belegungszeiten in Std./Monat (Verfügbarkeit der OP-Teams in Std./Monat)
3. *OP-Effizienz:*
   Durchschnittliche OP-Dauer je Fachabteilung oder Fallgruppe (ICPM)

Tabelle 7. Effizienzkriterien im Rahmen der prä-/poststationären Vernetzung

- Formelle/informelle Kooperation mit „zuweisenden" Ärzten?
- Abgestimmte Diagnosestandards?
- Informationsaustausch?
  ⇒ zuweisender Arzt – Klinik
  ⇒ wie schnell
  ⇒ auf welchen Wegen (Brief, Telefon, Daten- oder Bildaustausch)
  ⇒ Evaluierung des Einsparpotentials

die Funktionsdiagnostik dort zu konzentrieren, wo sie in bezug auf die Person des Patienten und seine speziellen Symptome den größten Beitrag zum Behandlungserfolg leistet [1].

Eine funktionierende innerbetriebliche Leistungsverrechnung unterstützt derartige Kosten-Nutzen-Überlegungen, indem sie die „Preise" der internen Leistungen den anfordernden Ärzten bekannt macht und den Verbrauch zeitnah statistisch nachweist.

Einen weiteren wichtigen Funktionsbereich, in dem durch Verbesserung der Ablauforganisation und Logistik eine Effizienzsteigerung mit Optimierung der Behandlungsqualität erreicht werden kann, stellen die Operationssäle bzw. Operationsteams dar (Tabelle 6).

Prä- und poststationäre Vernetzung

Neben der eigentlichen Krankenhausbehandlung gewinnt die prä- und poststationäre Vernetzung zunehmend an Bedeutung (Tabelle 7). Ein Krankenhausvergleich, der sich nur auf die stationäre Phase einer Behandlung stützt, greift zwangsläufig zu kurz und produziert falsche Ergebnisse. Gleichzeitig liegt an prä- und postoperativen Schnittstellen ein großes Potential, die Wirtschaftlichkeit der gesamten Behandlung und die Patientenzufriedenheit zu steigern, ohne den Behandlungserfolg zu tangieren. Da mit dem Krankenhausvergleich Erkenntnisse über die Wirtschaftlichkeit gewonnen werden sollen, muß er die ambulanten Phasen der Behandlung vor und nach dem stationären Krankenhausaufenthalt einbeziehen.

Qualitätskriterien

Die Berücksichtigung der gesamten Leistungsmerkmale des Behandlungsprozesses in den Krankenhausvergleich und die dazu erforderlichen Instrumente (Tabelle 8) stellen eine große Herausforderung für die Krankenhäuser dar. Die bisher nur auf die Erfassung der abrechnungsrelevanten Merkmale beschränkten EDV-Programme müssen erheblich erweitert werden, um die medizinischen und organisatorischen Prozeßparameter abzubilden. Dies setzt auf

Tabelle 8. Evaluationsinstrumente für den Behandlungsprozeß im Krankenhaus

- *Diagnose- u. Therapiestatistiken* (ICD, ICPM)
- *Tracerdiagnosen* (z. B. Qualitätssicherungsprojekt der Ärztekammer Nordrhein)
- *Auswertung von Behandlungsleitlinien und Leistungsziffern*
- *Studien zu Langzeitergebnissen*
- *Einbeziehung der internen Qualitätssicherung* (incl. Fort- und Weiterbildung, berufsgruppenübergreifende Konferenzen)
- *Patientenbefragung*

Tabelle 9. Infrastrukturelle Ressourcen im Rahmen des Krankenhausvergleichs

- *Struktur und Qualifikation des Personals*
- *Ausstattung mit modernen medizinischen Geräten*
- *Verfügbarkeit bzw. Zugang zu wichtigen diagnostischen Verfahren*
- *Diagnose- und Therapieleitlinien*
- *Organisationskonzept* (insbes. Ablauforganisation)
- *EDV-gestützte Kommunikation* (z. B. Befundübermittlung)
- *Soziale Dienste, Reha-Programme, Physiotherapie*
- *Ambiente und Patientenkomfort*

Mitarbeiterseite jedoch eine positive Grundeinstellung zu Dokumentationspflichten voraus. Ein Krankenhaus, in dem die „Unrechtsvermutung" gepflegt wird, jedes neue EDV-Programm sei dazu geeignet oder bestimmt, die Leistung und das Verhalten der Mitarbeiter zu kontrollieren, blockiert sich selbst und verzichtet auf die Möglichkeit, Wettbewerbsvorteile zu dokumentieren.

Im Krankenhausvergleich müssen schließlich auch fachliche Inhalte und Schwerpunkte der einzelnen Häuser berücksichtigt werden. Dabei spielt die Größe und ggf. Disziplinenvielfalt der Einrichtung eine orientierende Rolle. Sowohl unter dem Aspekt einer effizienten Patientenbetreuung wie auch unter Qualitätssicherungsgesichtspunkten sind folgende Merkmale relevant:

- Disziplinenspektrum und medizinische Schwerpunkte,
- Patientenschonende Diagnose- und Therapieverfahren,
- Interdisziplinäre Behandlungskonzepte,
- Ambulante und teilstationäre Leistungen,
- Kooperationen mit anderen Krankenhäusern und niedergelassenen Praxen,
- Umsetzung medizinischer Innovationen,
- Spezialsprechstunden.

Infrastrukturelle Ressourcen bilden die Basis für eine derartige Qualität der kurzen Wege und stellen eine umfassende, ggf. interdisziplinäre Behandlung sicher (Tabelle 9). Dies ist vorteilhaft für die Patienten und durch Vermeidung von Sekundärbehandlungen bzw. Wiederholungseingriffen auch für die Gesamtkosten der Behandlung. Zur Strukturqualität gehören selbstverständlich auch krankenhausinterne Qualitätssicherungsprogramme unter Berücksichtigung einer kontinuierlichen Fort- und Weiterbildung der Mitarbeiter sowie berufsgruppenübergreifender Konferenzen.

Es gibt eine Reihe von Instrumenten und Erhebungsformen, die zwingend zu den rein betriebswirtschaftlichen Kenngrößen hinzutreten müssen. Erst die Kombination der medizinisch-pflegerischen Ergebnisse mit den dazu eingesetzten Ressourcen macht den vollständigen Beitrag sichtbar, den ein Krankenhaus zur Versorgung der Patienten und zur Effizienz unseres Gesundheitssystems leistet.

Schlußfolgerung

Der Krankenhausvergleich in Deutschland folgt dem gesetzlichen Auftrag, die Wirtschaftlichkeit des Gesundheitswesens zu erhöhen und den Wettbewerb zwischen den Krankenhäusern zu verstärken, aber auch zu objektivieren.

Aus Sicht der Krankenhäuser kommt es darauf an, mit den gesetzgeberisch vorgegebenen Fakten unter Berücksichtigung der Leistungsqualität gestalterisch umzugehen. Das bedeutet, daß sich die Ärzte nicht mehr mit humanitären oder ethischen Argumentationen von ihren Managementaufgaben distanzieren können, sondern sich vielmehr im Interesse einer optimierten Patientenversorgung und Ablauforganisation mit Qualität *und* Effizienz der Behandlung auseinandersetzen müssen.

Die Komplexität der Materie und die Schwierigkeiten aller Beteiligten, den Verlauf und das Ergebnis einer medizinischen Behandlung zu beurteilen, führen dazu, daß sich der Wettbewerb um die Patienten häufig auf die leicht erfahrbaren Gebiete Komfort, Ambiente und Infotainment konzentriert.

Der Krankenhausvergleich muß, wenn er tatsächlich die Wirtschaftlichkeit bzw. qualitative Effizienz steigern und nicht nur die Preise für Krankenhausaufenthalte ohne Rücksicht auf die Qualität senken soll, weit über die LKA-Daten hinausgehen. Die Dokumentation der Besonderheiten im Krankengut, der Potentiale des Krankenhauses und die Beschreibung der Behandlungsprozesse liefert wertvolle Erkenntnisse über die Leistungsfähigkeit und das Leistungsniveau. Sie bleibt aber unvollständig, wenn nicht auch damit begonnen wird, die Behandlungsergebnisse in einer intersubjektiv nachvollziehbaren Form zu erheben und zu dokumentieren.

Bei der heute üblichen Reduktion des Krankenhausvergleichs auf die Belegungs- und Abrechnungsdaten muß realistisch mit Abstrichen am Leistungsniveau gerechnet werden. Dies ist nachteilig für die Patienten und wegen der Folgekosten auch für die Gesamtkosten des Gesundheitswesens. Nicht zuletzt die Erfahrungen in anderen Ländern zeigen, daß eine rein an Kennzahlen orientierte Vergleichsphilosophie an nicht gewünschte Grenzen mit eingeschränkter Beurteilbarkeit führt. Überdurchschnittliche Leistungsanbieter werden von dieser Entwicklung besonders betroffen und müssen sich Gedanken machen, auf welchen Wegen sich die höhere medizinische Qualität durch Implementierung entsprechender Informationssysteme und freiwillige Teilnahme an Ranking-Aktionen dokumentieren und kommunizieren läßt.

Vor dem Hintergrund eines zukünftigen leistungsbezogenen Vergütungssystems gewinnt die Transparenz der Behandlungsergebnisse die entscheidende Bedeutung als Wettbewerbsparameter für qualifizierte Krankenhäuser.

Literatur

1. Bauer H (1997) Bedeutung von Leitlinien in der Chirurgie. In: Thomusch O, Dralle H (Hrsg) Schilddrüsenchirurgie. Barth, Heidelberg, S 3
2. Borges P, Schnabel B (1998) Drastische Qualitätsunterschiede zwischen Krankenhäusern. f&w Führen und Wirtschaften 2: 134
3. Eiff von W (1997) Krankenhausbetriebsvergleich: Controllinginstrument zur Planung und Steuerung von Leistungsprozessen. Krankenhaus 10: 613
4. Kröger J (1998) Der Krankenhausvergleich – Damoklesschwert oder Segen für die Krankenhäuser? Krankenhaus Umschau 2: 92
5. Lauterbach KW (1997) Methoden zur Kostenkontrolle und zur Qualitätssicherung bei der integrierten Versorgung in den USA. In: Arnold M, Pfaffrath D (Hrsg) Krankenhaus-Report '96. G. Fischer, Stuttgart, S 53
6. Troidl H (1997) Klinische Forschung, Sozioökonomie am Beispiel der endoskopischen Chirurgie. Mitt Dtsch Ges Chir 5: 372
7. US News and World Report (1997) America's Best Hospitals. Where to find top medical care in 17 specialities? July 28, 1997

Das Bild der Chirurgie in der Öffentlichkeit

H. Bauer

Chirurgische Abteilung, Kreiskrankenhaus Alt/Neuötting, Vinzenz-v.-Paul-Straße 10,
D-84503 Altötting

Das Bild der Chirurgie in der Öffentlichkeit

Die Chirurgie befindet sich als Teil der Medizin und des Gesundheitswesens in einem hochvernetzten Interaktionsgeflecht (Abb. 1), das „Öffentlichkeit" im weitesten Sinne und je nach Sichtweise in unterschiedlicher Bedeutung darstellt.

Mit dem weitgefaßten Thema „Das Bild der Chirurgie in der Öffentlichkeit" können deshalb nur einzelne Facetten dieses Gesamtkomplexes erfaßt werden. Wichtig erscheint eine Auseinandersetzung mit einem *Klischee*, das dieses Bild prägt und ungebrochen gepflegt wird. Der Bereich *Information, Transparenz und Bewertung* unserer Leistungen zeigt einen hohen öffentlichen Bedarf, aber auch bestehende Defizite auf. Bezüglich des *Wissenschafts- und Wissenstransfer* in die Öffentlichkeit gilt es ebenfalls noch viel zu leisten. Die *Ökonomiefalle* setzt unser Handeln zunehmenden Zwängen aus, die wiederum öffentlichkeitsverständlich artikuliert werden müssen. Auch ein *gesellschaftlicher Paradigmenwechsel* ist ein wichtiger Einflußfaktor auf unser Öffentlichkeitsbild, dessen Auswirkungen hinterfragt werden müssen. Aus all dem ergibt sich der *Handlungsbedarf* in Richtung einer uns zunehmend abgeforderten Kommunikationskompetenz.

Das Klischee

Wir müssen uns ein realistisches Bild davon machen, wie uns die anderen sehen. Die mediale Darstellung der Chirurgie wird nämlich weniger geprägt von den Wissenschaftsseiten großer Tageszeitungen oder informativen spätabendlichen Fernsehmagazinen. Eine fast inflationäre Flut von Medizinberichten und Arztserien in den Publikumsmedien, darunter viele mit offensichtlich besonders attraktiven „Stories" aus der faszinierenden Welt der Chirurgie, dann auch mit besonders hohen Einschaltquoten (Abb. 2) prägen dieses Bild in breiten Bevölkerungskreisen ganz entscheidend. Die Auswertung einer einzigen Woche einer Fernsehzeitschrift im Februar 1997 [21] zeigt, daß alleine von Montag bis Samstag (der Sonntag ist offensichtlich arztfrei) mehr als 60 Fernsehstunden in über 64 Arztserien, überwiegend mit chirurgischem Grundthema konsumiert werden könnten (Tabelle 1).

In den letzten Jahren ist auch eine deutliche Zunahme äußerst kritischer Berichterstattung in den Medien festzustellen. Globale Aussagen auf der zweiten Seite einer großen überregionalen deutschen Tageszeitung [10] wie „50% aller Komplikationen und 35% der Sterbefälle als Folgen von Operationen wären vermeidbar, 40% der Diagnosen bei Erstuntersuchungen sind falsch und bis zu 50% aller Röntgenuntersuchungen sind überflüssig" erhalten dabei durch die vermeintliche Seriosität ein besonderes Gewicht. Daß diesen Feststellungen fehl- oder überinterpretierte Einzelaussagen sehr differenter Studien zugrunde liegen, kann oder will man dem Leser nicht vermitteln. Groß aufgemachte Illustriertenberichte („Vorsicht Operation – was Ärzte mit sich selbst nicht machen lassen") scheinen durch die in Arztfamilien deutlich niedrigere Eingriffsfrequenz bei bestimmten Indikationen im Vergleich zur Normalbevölkerung [23] zu belegen, daß operative Gewinnmaximierung ein wesentliches Ziel chirurgischer Tätigkeit sei. Wird dann noch ein Präsident einer Landesärztekammer laut einer dpa-Meldung im Umfeld um die unselige Diskussion um den sog. Herzklappenskandal zitiert, daß 20% aller Ärzte Betrüger seien, so wird dieses Negativimage offensichtlich auch amtlicherseits abgerundet.

Festzustellen ist heute ein allgemeiner Trend in der journalistischen Präsentation. Die sachliche Information wird zugunsten der Unterhaltung, des Infotainments, immer mehr zurückgedrängt. Schwarz-Weiß-Malerei ist publikumswirksam, differenzierte Argumente sind ohne Vorbildung unverständlich, also langweilig. Und besonders bedrückend ist eine zunehmende Skandalisierung der Berichterstattung, die sich auf keineswegs repräsentative Negativbeispiele fokussiert und die alle Bereiche unserer Gesellschaft und der Politik und damit natürlich auch die Medizin und Chirurgie betrifft [19, 21].

Dennoch ist das Ansehen des einzelnen Arztes über viele Jahre hinweg konstant hoch geblieben und beträgt in einer %-Skala mehr als das Doppelte des nächstangesehenen Berufes (Abb. 3). Dieses hohe Ansehen des einzelnen Arztes steht allerdings heute im Widerspruch zu einem eher negativen Ansehen der Ärzteschaft als Ganzes in der Öffentlichkeit, wobei insbesondere die großen Ärzteverbände in erster Linie als Machtfaktoren, als Vertreter materieller Interessen und als insgesamt undurchsichtiger Interessenverband betrachtet werden.

Information, Transparenz und Bewertung

Die geschilderte umfangreiche Darstellung medizinischer Themen in den Medien ist letztlich nur Ausdruck eines hohen Informationsbedürfnisses, das heute in der Bevölkerung besteht. Dieses gilt es sehr ernst zu nehmen und es muß ihm gerade von ärztlicher Seite aus weit mehr entsprochen werden als bisher. „Die schwierige Suche nach einem guten Arzt" – dies ist ein Thema, dem heute Publikumsmagazine besondere Aufmerksamkeit bei gesicherter Auflagenstärke widmen [16]. Was kann dieses breite Interesse auch besser belegen als die Feststellung des Magazins „Focus", daß der Bericht über die „besten Ärzte" auf ein größeres Interesse stieß als das Themenheft zu Lady Di. Die meisten vorliegenden Informationsquellen über Ärzte wie Hausarzt, Selbsthilfeorganisationen, Krankenkassen, Ärztekammern und Kassenärztliche Vereinigung sowie professionelle Arztsuchdienste und nicht zuletzt das Internet werden immer noch als zu dürftig und vor allem zu wenig informativ angesehen. So versuchen Krankenhausreports in den verschiedenen Magazinen sich in ihrer Bewertung auch zunehmend auf Umfrageergebnisse von einweisenden Ärzten und insbesondere von Patienten zu stützen. Eine wirklich aussagekräftige Evaluation ist jedoch immer noch äußerst schwer zu erreichen, nicht zuletzt, da auch von seiten der Betroffenen, also der verantwortlichen Ärzte und den Kliniken bei der Schwierigkeit der Interpretation und unkommentierten Weitergabe qualitätsrelevanter Daten erhebliche und auch verständliche Vorbehalte bestehen. Wie rigoros Publikationsorgane heute dem Informationsbedürfnis potentieller Patienten durch vermeintlich objektive Bewertungskriterien von Kliniken und Fachabteilungen entsprechen und wie weit sie gehen können, zeigen Informationsserien aus Nachbarländern, die, bereits groß auf der Titelseite angekündigt (Abb. 4), unkommentiert Mortalitätsstatistiken oder Eingriffsfrequenzen bzw. deren wechselseitige Beziehungen für ein Ranking von Kliniken heranziehen.

Vor diesem Hintergrund wird deutlich, daß wir unsererseits mehr an Transparenz bieten müssen, um diesen Informationswünschen in der Bevölkerung gerecht werden zu können. So ist es auch das Ziel einer gemeinsamen Arbeitsgruppe „Zertifizierung von Krankenhäusern" zwischen der Bundesärztekammer und Spitzenverbänden der Krankenversicherung, einen Kriterienkatalog zu erarbeiten, in dem die qualitätsrelevanten Bereiche des Krankenhauses, die Verhaltensweise in der Krankenhausbehandlung und deren Ergebnisse genannt sind. Dieser Kriterienkatalog soll Richtschnur und Maßstab für eine freiwillige Beurteilung der Krankenhäuser durch autorisierte externe Prüfer werden. Auf diese Weise soll eine objektive Information der Öffentlichkeit in diesem hochsensiblen Bereich versucht werden. Daß es äußerst schwierig sein wird, hier valide und vor allem krankenhausspezifische Kriterien zu entwickeln, die sich deutlich von den in der Industrie zugewandten Zertifizierungsnormen unterscheiden, muß nicht betont werden.

Vermehrte Transparenz und damit auch Information und Bewertungsmöglichkeit für die Öffentlichkeit wird der verstärkte Einsatz der Telematik (Telekommunikation und Informatik) bringen. Mit der Telemedizin lassen sich Lösungswege für zwei Kernprobleme aufzeigen (Abb. 5). Eine optimale Versorgung kann nur gewährleistet werden, wenn bei der Behandlung alle relevanten Patientendaten verfügbar sind und individuell auch neueste fallbezogene Informationen aus wissensbasierten Systemen oder Behandlungsleitlinien zur Anwendung kommen können. Besondere Bedeutung hat aber auch der zweite Aspekt, daß nämlich durch die anonymisierte Zusammenführung krankheitsbezogener und gesundheitssystembezogener Informationen im Sinne eines effizienten Gesundheitsmanagements Planungen und Entscheidungen im Gesundheitssystem auf eine aktuelle und auch reale Informationsbasis gestellt werden können [11]. Wie sehr sich die allen zugänglichen Diagnose- und Behandlungsleitlinien der medizinisch wissenschaftlichen Fachgesellschaften – und auch dies bedeutet in den Fachgesellschaften nicht unwidersprochene Transparenz und Öffentlichkeit – als breite Informationsquelle zunehmender Beliebtheit erfreuen, zeigen die fast exponentiell ansteigenden Zugriffszahlen im Internet (Abb. 6). Der vielfältige Nutzen der Telematik für unsere chirurgische Klinik und Praxis mit engem Bezug zur Öffentlichkeit läßt sich in der Vernetzung der unterschiedlichen stationären Einrichtungen untereinander sowie mit Praxen und auch Rehabilitationszentren, der damit ermöglichten online-Verfügung von Kompetenzzentren und den vielfältigen Möglichkeiten der Telekonsultation (Einholen von Zweitmeinungen, Diagnosesicherheit, Therapieplanung) definieren. Die Rahmenbedingungen für die Telekonsultation in der Chirurgie, insbesondere in praktikabler Form, sind dazu allerdings z. T. noch zu definieren [7].

Wissenschafts- und Wissenstransfer

Der Wissenschafts- und Wissenstransfer in die Bevölkerung muß sicher intensiviert werden. Dies erfordert auch eine verstärkte Nutzung der Medien. Der Präsident der Deutschen Forschungsgemeinschaft, E.-L. Winnacker, formuliert dies eindrücklich in seinem Plädoyer für eine neue Wissenschaftskultur [25]. Daß Chirurgie wirklichkeitsnah und informativ und dabei mit hoher Sensibilität und Einfühlungsvermögen zur besten Sendezeit einer breiten Öffentlichkeit mit äußerst positiver Resonanz vermittelt werden kann, zeigt eine neue Sendereihe der ARD (Abb. 7) oder auch die „Herznacht" im ZDF vom 12.04.1998 in Würdigung des Pioniers der koronaren Bypasschirurgie.

Wir benötigen außerdem eine Öffentlichkeitsoffensive in Fragen der Fortschrittsbewertung, was vor allem der Sachverständigenrat der Konzertierten Aktion im Gesundheitswesen gefordert hat [20]. Die Beurteilungskriterien (Tabelle 2) werden heute gerade in der Chirurgie breit diskutiert. Besondere Bedeutung erhalten diese Fragen des Wissenschaftstransfers in die Öffentlichkeit mit dem Ziel, verbesserte Akzeptanz zu erreichen auch vor dem Hintergrund der Tatsache, daß in den Medien wie in Gesellschaft und Politik nie geprüfte und unplausible Behandlungsverfahren mit immer größerem Interesse aufgenommen und auch anerkannt werden. Was Öffentlichkeitsarbeit anbelangt, könnte die wissenschaftliche Medizin sehr viel von diesen sog. besonderen Therapierichtungen lernen (Tabelle 3), die sehr subtile und dabei sehr erfolgreiche Methoden in der Durchsetzung ihrer Interessen einsetzen [5].

Das offensichtlich sehr verbreitete Mißtrauen gegenüber Wissenschaftlern [17] hat allerdings nicht nur seine Ursachen in Defiziten eines allgemein verständlichen Wissenschaftstransfers in die Öffentlichkeit, sondern auch in zunehmend publizierten Vorwürfen von Interessenkonflikten zwischen medizinischen Experten und der Gesundheitsindustrie im weitesten Sinne.

Die Ökonomiefalle

Aufgrund immer knapper werdender Finanzen und einer ständigen Ausweitung des Angebotes bei immer mehr verbesserten Möglichkeiten ist erhebliches Konfliktpotential für unser Handeln vorgegeben (Abb. 8). Wir sind gewissermaßen in eine Ökonomiefalle geraten (Tabelle 4), die uns auch als Chirurgen zwingt, uns öffentlich zu artikulieren. Eine gesellschaftliche Konsensfindung, insbesondere bezüglich dessen, was aus sozialer Verantwortung wirtschaftlich machbar bleibt und wie bei einem die Ressourcen überschreitenden Bedarf mit konsekutiver Knappheit der Mittel Prioritäten zu setzen sind, darf nicht ausschließlich politischer Meinungsbildung überlassen bleiben.

Es steht dabei außer Zweifel, daß bei ausufernden Arztzahlen eine angebotsinduzierte Nachfragesteigerung besteht. Die Betrachtungen dürfen aber nicht ausschließlich auf die sog. „Ärzteschwemme" fokussiert werden. Wir sehen uns einem weiteren Steuerungsproblem vermehrt ausgesetzt. Lag bisher das leistungsbegründende Definitionsmonopol von Krankheit ausschließlich bei den Ärzten und war die Sozialverwaltung bezüglich der Leistungsgewährung an medizinische Feststellungen gebunden (Ausbrüche aus diesem System waren bisher nicht erfolgreich), wird in Zukunft vermehrt durch Managed-Care-Programme versucht, eine strikte Kontrolle des Leistungsgeschehens zu erreichen. Damit sollen vorgründig Kosten im Gesundheitswesen gesenkt und die Effizienz erhöht werden. Die Öffentlichkeit muß über die systemimanenten, andernorts bereits manifesten und heftig kritisierten Risiken dieser Systeme (Standardisierung der Versorgungsprozesse, Gewinnmaximierung durch Leistungssteuerung, Gefahr von Leistungsverweigerungen) informiert werden [9].

Die Chirurgie ist dabei öffentlichkeitswirksamen Reformansätzen, insbesondere im Vergütungssystem besonders ausgesetzt ist, da operative Eingriffe und auch der Gesamtkomplex chirurgischer Erkrankungen sich leichter definieren und in kodierungsfähige Zahlensysteme überführen lassen als konservative Behandlungsmaßnahmen [6]. Die Chirurgie wird auch in Zukunft wegen der vermeintlich besseren Überschau- und damit auch Kontrollierbarkeit erstes Experimentierfeld für ökonomische Innovationen vor allem im Krankenhauswesen bleiben.

Gesellschaftlicher Paradigmenwechsel

Wir befinden uns heute in einer wert- und sozialgewandelten Gesellschaft [1]. Dabei erlebten wir einen zunehmenden Widerspruch: Einerseits gewinnt eine genußfreudige Selbstverwirklichung in allen Lebensbereichen zunehmend an Bedeutung, andererseits flüchtet man sich in eine risikoängstliche Sozialsicherheit, die diesem freiheitlichen Genußprinzip diametral entgegensteht. Unter dem Diktat des Marktes und des Wettbewerbes wird der Kranke zum Kunden. Es ist dann nur konsequent, auf eine bereits geschilderte, ergebnisorientierte Vergütung zu drängen und schließlich auch eine Erfolgshaftung vorzusehen. Das Tor dazu wurde durch das Urteil des Ersten Senats des Bundesverfassungsgerichtes zum Thema „Kind als Schaden" aufgestoßen [3]. In der Konsequenz bedeutet dies für den Behandlungsvertrag mit unseren Patienten den Übergang vom Dienstvertrag zum Werkvertrag. In ersterem schuldet der Chirurg dem Patienten eine sorgfältig erbrachte Leistung, in letzterem einen bestimmten Erfolg.

In der Öffentlichkeit ist dieser Paradigmenwechsel, der mit der kontinuierlichen und sicher auch notwendigen Entmythologisierung des Arzt- und damit auch Chirurgenbildes einherging, in seiner Konsequenz und Bedeutung kaum wahrgenommen. Das Resultat läßt sich sehr knapp auf die Formel bringen, daß der Arzt heute zum Leistungserbringer mutiert ist und daß das Arzt-Patientenverhältnis auf die Formel reduziert wird, daß lediglich die Begehrlichkeit der Patienten auf die Begehrlichkeit der Leistungserbringer treffe.

Der Handlungsbedarf

Wir stehen heute somit als Chirurgen in der öffentlichen Diskussion in einer ständigen und verstärkten Auseinandersetzung mit der Macht der Industrie, der offenen und versteckten Werbung, des geltenden Rechtssystems und insbesondere der Medien. Eine häufig geäußerte Medienkritik, daß nämlich Fakten kaum interessieren und das nicht entscheidend sei, was wahr ist, sondern was wahrgenommen wird („Bloß nicht rechderieren, sonst stirbt das Thema") gilt nicht nur für die Medizin und die Chirurgie. Wir müssen uns darauf einstellen. Dabei gibt es über den Deutschen Presserat durchaus Möglichkeiten auf eklatante Fehldarstellungen zu reagieren [13, 24]. In einem Pressekodex sind publizistische Grundsätze zur Berichterstattung über medizinische Themen festgelegt (Tabelle 5).

Wichtiger aber ist es, daß wir lernen müssen, uns in der Öffentlichkeit verständlicher auszudrücken, wozu auch gehört, plakativer und eindringlicher zu reden. Verstärkt wird auch eine offensivere Informationstätigkeit unsererseits gegenüber der Presse und allgemein gegenüber den Medien eingefordert [8] und nicht ein Reagieren erst dann, wenn aufgrund von unliebsamen Vorfällen oder schiefer Berichterstattung Verteidigungspositionen eingenommen oder klärende Stellungnahmen abgegeben werden müssen. Die Öffentlichkeitsarbeit der Chirurgen in der wissenschaftlichen Fachgesellschaft, aber auch in der berufsständischen Vereinigung ist zu verstärken und zu verbessern. Dazu gehört – und hier können wir sicher von der Industrie lernen – eine verstärkte Präsenz nach außen („Ständig erzählen, was geleistet wird") sowie das Hereinholen von Wünschen und Trends aus der Öffentlichkeit. Darstellungen zum Berufsbild und zu beruflichen Leistungen, vor allem gegenüber politischen und gesellschaftlichen Macht- und Meinungsträgern, müssen ständig und kontinuierlich erfolgen, um das Image des Chirurgen und auch der Klinik zu sichern oder zu stabilisieren, es langfristig auszubauen oder es im kurzfristigen Krisenmanagement zu verteidigen. Nicht zuletzt muß aber auch dann den Mitgliedern klar gemacht werden, wie gut sie vertreten sind [12, 15].

Viele Defizite entstehen dadurch, daß wir im ehrlichen Bemühen um Wissens- und Informationstransfer uns ganz auf den Inhalt unserer Botschaft konzentrieren. Es gibt Analysen, die zeigen, daß die Wirkung eines Redners in den Medien zu 7% durch den Inhalt, zu 38% durch die Rhetorik und zu 55% durch das äußere Erscheinungsbild beeinflußt wird, was bedeutet, daß insgesamt 93% äußere Wirkung erforderlich sind, um 7% Inhalt zu vermitteln [4]. Diese Tatsache erklärt auch, warum prominente und hochkompetente Vertreter unseres Faches gerade in Fernseh-Diskussionsrunden und in Talkshows häufig nicht die gewünschte Wirkung haben. Natürlich gibt es auch unter Chirurgen Naturtalente, die eine angemessen plakative und dabei auch informative Sprache beherrschen. Für alle, die öffentlich unsere Sache wirksam zu vertreten haben, ist ein „Medientraining" vielleicht heute noch ungewohnt, wird aber auf Dauer unverzichtbar bleiben.

Das Bewußtsein für die Notwendigkeit professioneller Öffentlichkeitsarbeit muß unter den Ärzten und auch Chirurgen sicher noch wachsen. Nur ein einziges Mal hat sich ein Deutscher Ärztetag in den letzten 50 Jahren (1978 in Mannheim) mit der Öffentlichkeitsarbeit beschäftigt. Dies ist um so erstaunlicher, als sich „die Ärzte" und ihre „Standespolitiker" immer wieder um ihr Bild in der Öffentlichkeit sorgen, sich oft von „der Presse" mißverstanden fühlen, irreführende oder gar böswillige Darstellungen ihrer Absichten und Taten beklagen und sich oft als Opfer von Kampagnen sehen. Immer erst dann, wenn kaum noch beeinflußbare Entwicklungen eingetreten sind, ertönt der Ruf nach einem Mehr an Öffentlichkeitsarbeit [14]. Es muß die Empfindung für die Verpflichtung der ärztlichen Argumentation auch in der Öffentlichkeit neben der Weitergabe unserer tradierten Werte wachsen [18]. Das Bild der Chirurgie wird in der Öffentlichkeit heute geprägt von Leistung und *Kommunikationskompetenz*.

Abbildungen, Tabellen und Literatur s. vollständiger Beitrag „Der Chirurg", Heft 12/1998

Intensivkurse für Technik

Chirurgische Anatomie und technische Konsequenz

Oesophagusresektion und Magenhochzug

Chirurgische Anatomie des Oesophagus und Magens zum Verständnis für den Magenhochzug

D. Liebermann-Meffert

Klinikum rechts der Isar, Chirurgische Klinik und Poliklinik, Technische Universität München, Ismaninger Straße 22, D-81675 München

Surgical Anatomy of Esophagus and Stomach in View of the Gastric Pull-Through

Summary. Surgical-anatomical related risks with respect to:

1. *Resection of the esophagus:* As long as the tumor is confined to the wall, there is no risk of bleeding because, close to the esophagus, all the vessels have become minute; when torn, hemostasis will occur. For the same reason the recurrent nerves are not endangered as long as the main trunk is not disrupted and the anastomosis not performed within the cranial 3–5 cm.
2. *Substitute:* Preservation of the gastroduodenal and superior mesenteric arteries is essential to supply the gastric tube via the gastroepiploic vessels. The fundus, i.e., the top of the tube in particular in gastroplasty procedures is extremely vulnerable to pressure and tension.

Key words: Esophagectomy – Gastric pull-through – Anatomical structures

Zusammenfassung. Chirurgisch-anatomische Risiken für die

1. *Resektion der Speiseröhre:* Solange der Tumor wandbeschränkt ist, entsteht beim Durchzug kein Blutungsrisiko, weil alle Gefäße im Bereich der Oesophaguswand sehr fein sind. Bei Abriß erfolgt eine kontraktile Hämostase. Aus gleichem Grund ist der N. recurrens nicht gefährdet, solange sein Stamm nicht gezerrt, durchtrennt oder die intestinale Anastomose in den cranialen 3–5 cm angelegt wird.
2. *Substitut:* Essentiell ist der Erhalt der A. gastroduodenalis/A mesenterica superior zur Versorgung des Magenschlauches durch die Aa. gastroepiploicae. Die Kuppe des Fundus bzw. des Magenschlauches, insbesondere bei einer plastischen Verlängerung, ist wegen fehlender Makrovaskulatur extrem empfindlich gegen Druck und Zug.

Schlüsselwörter: Oesophagusresektion – Magenhochzug – Anatomische Strukturen

Für die beiden Abschnitte des Eingriffs, die Herstellung des Substitutes für den zu resezierenden Oesophagus (I) und die Oesophagektomie (II) sollten wir uns über die entsprechenden chirurgisch-anatomischen Gegebenheiten im klaren sein.

I. Zur Rekonstruktion: Interponat

Als Substitut für den wegen Malignoms resezierten Oesophagus dient den meisten Chirurgen der Magen. Als ganzes Organ oder als Magenschlauch gebraucht, wird er mobilisiert und mit dem zervikalen Stumpf der Speiseröhre anastomosiert. Letzteres ist vorzuziehen, weil verglichen mit dem ganzen Magen, keine umfangreiche Masse in dem engen mediastinalen Bett des resezierten Oesophagus hochgezogen werden muß. Auch scheint im tubulär geformten Substitut die Leitungsfähigkeit besser zu sein, als die des ganzen Magens.

Voraussetzung für die Konstruktion eines vitalen Magenschlauches ist ausgedehntes schichtgerechtes Mobilisieren des Duodenum und der Erhalt der beim Magen optimalen Gefäßversorgung. Der Magenschlauch ist ein gefäßgestielter Muskellappen der großen Kurvatur. Mit 3–5 cm Durchmesser sollte er nicht zu sehr von der Breite des normalen Oesophagus (2–3 cm) abweichen und ebenso lang oder besser etwas länger sein als der normale Oesophagus (24–35 cm, im Mittel 27 cm). Um einen langen Magenschlauch optimal herzustellen, dessen Spitze zugfrei in die Halsgegend gelegt und anastomosiert werden kann, kann man die für die Schlauchdurchblutung unbedeutende A. gastrica dextra und die Aa. gastricae brevis ohne Folgen ligieren. Die kleine Kurvaturseite und mit ihr die A. gastrica sinistra werden aus onkologischen Erwägungen reseziert. Auch hiermit wird Länge gewonnen. Dennoch bleibt die Blutzirkulation des Schlauches sehr gut, weil die über die aus dem Truncus coeliacus und der A. mesenterica superior gespeiste A. gastroepiploica dextra (Abb. 1) und ihre kräftigen Magenäste den Magenschlauch völlig ausreichend ernähren. Die leichte Verletzbarkeit dieser Gefäße, insbesondere auch die der ähnlich verlaufenden Venen erfordert allerdings sehr vorsichtiges handling. Die alleinige Versorgung des cranialen Abschnittes nach Ligatur der Aa. und Vv. gastricae brevis ausschließlich durch das sehr feine intramurale Gefäßnetz machen die cranialen 20% des Magenschlauches, d.h. die frühere Kuppe des Fundus besonders empfindlich gegen Druck und Zug. In dieser Gegebenheit liegt meist die Ursache der primären postoperativen Insuffizienz der Anastomose.

II. Zur Resektion des Oesophagus

Aus verschiedenen anatomisch-chirurgischen Gründen macht es Sinn, den Oesophagus in einen cranialen und in einen caudalen Abschnitt einzuteilen mit der trachealen Bifurcatio als Mitte.

Für den Chirurgen wird der Zugang zum Oesophagus durch dessen Lage im Thorax, vor der Wirbelsäule, hinter der Trachea, hinter dem Herzen deutlich erschwert.

Transthorakale Oesophagektomien erfolgen daher zweckmäßigerweise von rechts lateral; dieser Zugang erlaubt auch die übersichtliche Darstellung der V. azygos, eine Risikogegend beim fortgeschrittenen Karzinom.

Transmediastinale Oesophagektomien, synonym auch als transabdominale, transdiaphragmale Durchzugsoesophagektomien oder blunt dissections bezeichnet, erfolgen vom Bauchraum aus. Die Anastomose zwischen dem Ersatzorgan und dem Oesophagusstumpf läßt sich einfacher von links lateral als von rechts durchführen, weil der zervikale Oesophagus eine anatomisch gegebene Biegung auf diese Seite zeigt. Oesophagus und Trachea liegen einander in einem sehr kurzen Abstand von 0,3–2 mm an, was beim wandüberschreitenden Karzinom des oberen Oesophagus von Bedeutung wird. Die stumpfe Auslösung des Oesophagus aus dem Retromediastinum gelingt in der Regel leicht, weil das Bindegewebe hier sehr locker ist und die zarten Haftstrukturen des Oesophagus an der Trachea, an der prävertebralen Faszie und den weiteren Umgebungsstrukturen ohne Widerstand und Folgen abreißen. Bleibt vordringlich die Frage nach dem Risiko 1.) einer Blutung und 2.) der Läsion des N. recurrens. Anatomische Fakten können hier eine Antwort geben:

1. Die Speiseröhre teilt ihre zu- und abführende Gefäßversorgung primär mit anderen Organen wie a) Schilddrüse, b) Trachea/Bronchien, c) Magen. Dabei sind die oesophagealen Gefäße regelmäßig feiner als die der angeführten Organe. Bezüglich der arteriellen Ver-

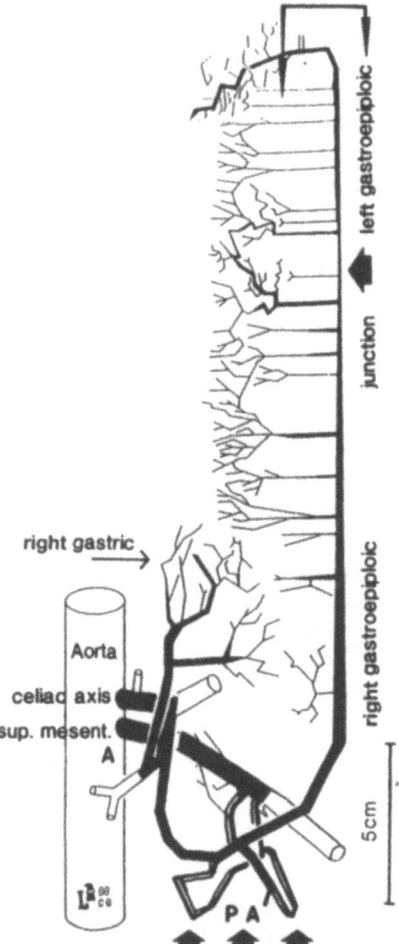

Abb. 1. Interponat: Blutzufuhr für den aus der großen Kurvatur gebildeten Magenschlauch, halbschematisch nach Injektions-/Korrosionspräparaten. Sie erfolgt über die A. gastroepiploica dextra (right gastroepiploic) aus dem Truncus coeliacus (celiac axis) und aus der A. mesenterica superior (sup. mesent A.) via pankreatischer Arkaden (PA ▲▲▲). Im oberen Drittel Anastomose mit der A. gastroepiploica sinistra (junction ◄ left gastroepiploic). Abgang zahlreicher Gefäße für den Magen (▼▼) mit feinen Verästelungen in der „Schlauchwand". A. gastrica dextra (right gastric →)

sorgung sind dies jeweils mehrere Äste aus (Abb. 2) a) der rechten und linken A. thyroidea, b) der Konkavität des Aortenbogens und c) der A. gastrica sinistra und der A. lienalis. Hierzu kommen 1–2 Gefäße direkt aus der absteigenden Aorta. Alle diese Äste teilen sich wiederum und münden als sehr feine Gefäße in der Speiseröhrenwand.

„Wasserscheide" für den arteriellen Zu- und Abfluß ist die tracheale Bifurkation und dies trifft auch für die venöse und lymphatische Drainage zu.

Zur Beantwortung der gestellten Frage und die Konsequenz für die Oesophagektomie ergibt sich: Bei der Resektion besteht kaum ein Blutungsrisiko solange der Tumor auf die Wand beschränkt ist und nahe der Speiseröhrenwand abgetragen wird. Beim stumpfen, „blinden" Auslösen des Oesophagus reißen die Gefäße an der Schwachstelle wandnah ab, die Blutung steht infolge kontraktiler Haemostase der feinen Gefäße.

2. Der obere Intestinaltrakt erhält seine Nervenimpulse gemeinsam mit denen des Larynx von dem rechten und linken N. vagus. Die lateral im Mediastinum verlaufenden 3–5 mm dicken Stämme bilden caudal der trachealen Bifurkation ein grobes, lockeres Netzwerk um die distale Hälfte der Speiseröhre, bevor sie nahe der Cardia den ventralen und den dorsalen Abdominalast des N. vagus bilden. Im Thorax, im Bereich der trachealen Bifurkation und in der Mitte der Speiseröhre verlassen die Nn. recurrentes rechts und links als kräftige Äste den N. vagus. Zwei bis drei mm dick verlaufen sie geschlängelt lateral der Speiseröhre

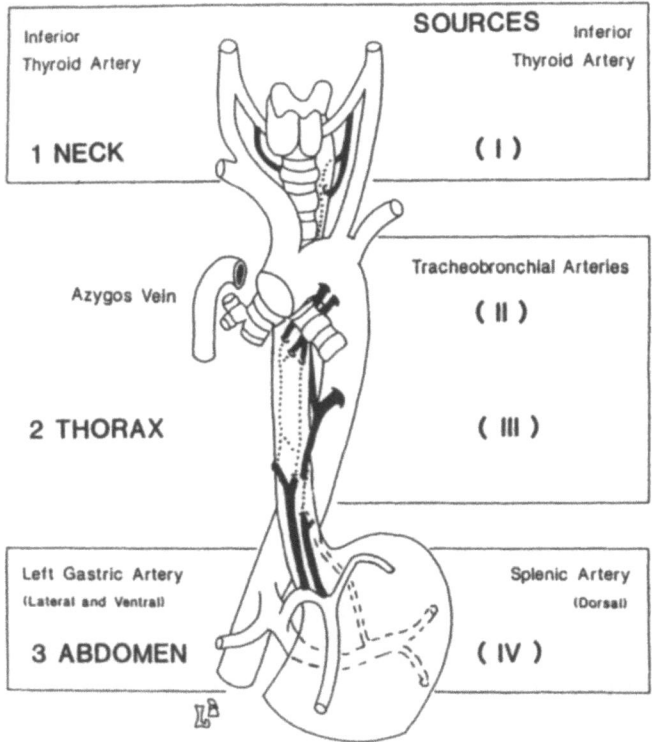

Abb. 2. Resektat: häufigstes arterielles Versorgungsmuster der Speiseröhre. Quellen sind die A. thyroidea inferior (I), die Aa tracheobronchiales (II), die Aorta (III), die Aa gastricae sinistrae und die A. lienalis (IV)

nach cranial zum Hypopharynx; scheinbar dem Gewebe anliegend lassen sie sich ohne Zug bis zu 1 cm von der Unterlage abheben. Sie geben zahlreiche feine, locker angeordnete und leicht abzureißende Faszikel zum Oesophagus und zur Trachea ab.

Als Konsequenz ergibt sich: Bei scharfer und stumpfer Resektion ist das Risiko einer Nervenläsion gering, solange möglichst nahe der Speiseröhrenwand abgetragen und der Hauptstamm weder gezerrt noch durchtrennt wird. Zu empfehlen ist eine tiefe zervikale oder hohe thorakale intestinale Anastomose. Besondere Vorsicht mit Darstellung der Nn. recurrentes ist aber auf alle Fälle in den cranialen 3 bis 5 cm des Oesophagus beim Anlegen der Anastomose notwendig.

Die chirurgischen Techniken des Magenhochzugs und der Ösophagusresektion

J. Jähne

Klinik für Allgemein-, Viszeral- und Gefäßchirurgie, Henriettenstiftung, Marienstraße 72–90, D-30171 Hannover

Surgical Techniques of Gastric Interposition and Oesophageal Resection

Summary. The aim of surgical therapy of oesophageal carcinoma is a R0 resection. Blunt dissection is possible in oesophageal adenocarcinomas, while squamous cell carcinomas should be treated by a transthoracic approach including two-field lymphadenectomy. Abdominal resection includes lymphadenectomy in compartment II and resection of the lesser curvature. For gastric interposition, a gastric substitute according to Akyjama is created, and blood supply is exclusively provided by the right gastroepiploic artery. During transthoracic resection, lymphadenectomy should at least include the paraoesophageal paraaortic and paratracheal lymph nodes. A high intrathoracic oesophago-gastrostomy is performed with 4-0 vicryl. Using this technique, perioperative morbidity ranges between 10% and 30% with a mortality between 2% and 10%. Oesophageal resection and gastric interposition require fundamental anatomic knowledge and a precise surgical technique.

Key words: Oesophageal carcinoma – Oesophageal resection – Gastric interposition – Surgical technique

Zusammenfassung. Ziel der chirurgischen Therapie des Ösophaguskarzinoms ist die R0-Resektion. Bei Adenokarzinomen ist die stumpfe Dissektion möglich, während Plattenepithelkarzinome durch einen transthorakalen Zugang einschließlich einer 2-Felder-Lymphadenektomie behandelt werden sollten. Der abdominelle Operationsteil beinhaltet die Lymphadenektomie im Kompartment II und Resektion der kleinen Magenkurvatur. Als Magenersatz dient der Magenschlauch nach Akyjama, wobei die Durchblutung ausschließlich über die A. gastroepiploica dextra erfolgt. Während der transthorakalen Resektion werden die paraösophagealen, paraaortalen und paratrachealen Lymphknoten disseziiert. Die Anlage einer hohen intrathorakalen Ösophago-Gastrostomie erfolgt manuell mit 4-0 Vicryl. Bei diesem Vorgehen liegt die perioperative Morbidität zwischen 10 und 30%, wobei eine Letalität zwischen 2 und 10% angegeben wird. Die Ösophagusresektion und der Magenhochzug verlangen genaue anatomische Kenntnisse und eine sehr subtile chirurgische Technik.

Schlüsselwörter: Ösophaguskarzinom – Ösophagusresektion – Magenhochzug – Chirurgische Technik

Operationen an der Lunge

Chirurgische Anatomie resezierender Verfahren an der Lunge

C. Engelmann

Karowerstraße 11, D-13125 Berlin

Surgical Anatomy of Lung Resections

Summary. When thoracic/lung surgery is performed autodidactically, intraoperative catastrophes and complications are to be expected. Atypical partial resections must be distinguished from typical resections of anatomical parechyma units (standard operations). More extensive operations which involve additional lung structures (lung lobes, trachea, bronchi) or attached organs (chest wall, heart, diaphragm etc.) are technically demanding. The larger the anatomical unit, the closer to the heart all vessels have to be arranged and, not seldom this means intrapericardially with clamping of the left atrium. All structures of the hilus are suitable for closing with staplers or suture. In the case of pneumonectomies, central lung structures can be cut most easily by cutting ligaments (Lig. anterior superius, Lig. pulmonale inferius). Pictures and photographs demonstrate specialities of topography of bilateral central lung structures in the context of extended resections.

Key words: Lung resections – Hilar anatomy – Topography – Specialities

Zusammenfassung. Wird Lungenchirurgie autodidaktisch betrieben, drohen intraoperative Katastrophen und Komplikationen. Von atypischen Keilresektionen unterscheidet man typische Resektionen anatomischer Parenchymeinheiten (Standardoperation). Erweiterte Resektionen, die zusätzliche Lungenstrukturen (Lappen, Trachea, Bronchus) oder benachbarte Organe (Brustwand, Herz, Zwerchfell etc.) betreffen, sind technisch anspruchsvoll. Je größer die anatomische Einheit, desto näher am Herzen müssen die Gefäße versorgt werden, nicht selten intraperikardial mit Ausklemmung des linken Vorhofes. Alle Hilusstrukturen können sicher mit Staplern oder Naht verschlossen werden. Bei Pneumonektomien sind die zentralen Lungenstrukturen am leichtesten zu trennen. Den Zugang ermöglicht die Durchtrennung von Ligamenta (L. anterior superior, L. pulmonale inferior). Skizzen und Fotos demonstrieren die Besonderheiten der Topographie zentraler Lungenstrukturen beiderseits im Zusammenhang mit erweiterten Resektionen.

Schlüsselwörter: Lungenresektionen – Hilusanatomie – Topographie – Besonderheiten

Da Lungenoperationen in der Regel mit Präparationen nahe des Herzens und der großen Gefäße einhergehen, können mit der Operationstechnik neben intraoperativen Katastrophen auch folgenschwere postoperative Komplikationen ausgelöst werden.

Dafür ein Beispiel, das zugleich Teile zentraler Lungenstrukturen demonstriert: Oberlappenresektion links wegen einer kavernisierten Tuberkulose in einer Universitätsklinik. Wegen Bronchusstumpfinsuffizienz mit Pneumonie der Restlunge (Unterlappen) wird diese durch Rethorakotomie ebenfalls entfernt. Es resultiert ein postoperatives Pneumonektomiehöhlenempyem links bei Bronchusstumpfinsuffizienz mit Foetor ex ore. Der relativ junge Patient ist gesellschaftsunfähig und wird in 3 Jahren zum Alkoholiker. Bei uns tomographischer Nachweis des nahezu vollständigen zentralen Bronchialsystems der ehemaligen linken Lunge (Abb. 1 a). Unsere Problemlösung bestand im Verschluß des linken Hauptbronchus mit Klammernahtgerät (2 Clipreihen) und seiner Trennung von der Bifurkation über einen extrapleuralen Zugang von rechts. Anschließend suffiziente Spüldrainage der Höhle und nach Beherrschung der Infektion schließlich Höhlenbeseitigung durch eine Thorakoplastik (Abb. 1 b).

Was folgt daraus?

Lungenchirurgie kann man nicht autodidaktisch betreiben. Eine subtile Unterweisung in anatomischen und topographischen Gegebenheiten ist ebenso notwendig wie die Kenntnis operativer Taktiken und kleiner technischer Tricks. Das gilt ganz besonders für die heute häufigste Indikation zu Lungenresektionen, das Bronchialkarzinom.

Man unterscheidet bei den Lungenresektionen atypische periphere Keilresektionen, die heute sehr oft minimalinvasiv (dann aber meist tangential) ausgeführt werden, von typischen Lungenresektionen, die sich an anatomisch vorgebildete Parenchymeinheiten wie Subsegmente, Segmente, Lappen und ganze Lungenflügel halten.

Abhängig von der Indikation werden diese typischen Eingriffe als Standardresektionen bezeichnet. Von ihnen muß man die sogenannten erweiterten Lungenresektionen unterscheiden, bei denen mit der anatomischen Einheit ab Lappengröße zusätzlich benachbarte Lungenstrukturen (Anteile eines anderen Lappens, Anteile nächstgrößerer oder gleichwertiger Bronchien und Lungengefäße) oder anderer Gewebe (mediastinale Lymphknoten, Perikard, verschwarteter Pleurasack) und Organe (Herzvorhof, Brustwand, Trachea, Zwerchfell, Ösophagus etc.) entfernt werden.

Je größer die zu resezierende Lungeneinheit ist, desto näher am Herzen müssen die Gefäße versorgt werden, im Tumorfalle nicht selten intraperikardial mit Ausklemmung des linken Vorhofs. Um solche Operationen gefahrlos realisieren zu können, bedarf es jeweils eines optimalen Zugangs.

Für nahezu alle Lungenresektionen ist die anterolaterale Thorakotomie im 4. oder 5. ICR geeignet. Die posterolaterale Thorakotomie mit und ohne Rippenresektion empfiehlt sich dennoch für den Zugang zur thorakalen Trachea, zur Bifurkation und für explorative Bronchotomien.

Typische Lungenresektionen lassen sich auch über eine longitudinale Sternotomie ausführen – für die Unterlappenresektion, besonders links, bedarf es dann jedoch großer Erfahrung.

Obwohl es eine typische Anatomie zentraler Lungenstrukturen (Segmente, Lappen, Arterien, Venen, Bronchien) gibt, sind vielfältige Variationen aller bekannt. Darauf wird Prof. Kaiser hinweisen. Mit ihnen muß man rechnen und deshalb jede Struktur identifizieren. Insbesondere darf keine Vene definitiv verschlossen werden, wenn auch nur kleine Anteile des von ihr drainierten Parenchyms in situ verbleiben. Hämorrhagischer Infarkt und Gangrän wären die Folge.

Zum anderen beeinflussen die Indikationen die Operationstechnik und -taktik wesentlich. So kann eine Lappenresektion wegen eines peripheren Bronchialkarzinoms bei einem Silikosepatienten nur mit Schwierigkeiten gelingen oder unmöglich werden, weil die Hilusstrukturen in den silikotischen Lymphknotenmassen weder erkannt noch disseziert werden können.

Heute können alle Hilusstrukturen sicher mit Klammernahtgeräten verschlossen und über den Clipreihen abgesetzt werden. Andernfalls werden die Gefäße zentral doppelt und peripher einfach unterbunden und dazwischen durchtrennt, ein Bronchusstumpf jedoch mit atraumatischen Einzelknopfnähten so verschlossen, daß sich der Paries membranaceus der knorpeligen Zirkumferenz konvexbogig anlegt.

Bei Pneumonektomien sind die zentralen Lungenstrukturen wegen der größeren Distanzen zwischen ihnen am leichtesten präparatorisch zu trennen. Um sie zu erreichen, müssen jedoch erst Ligamenta durchtrennt werden.

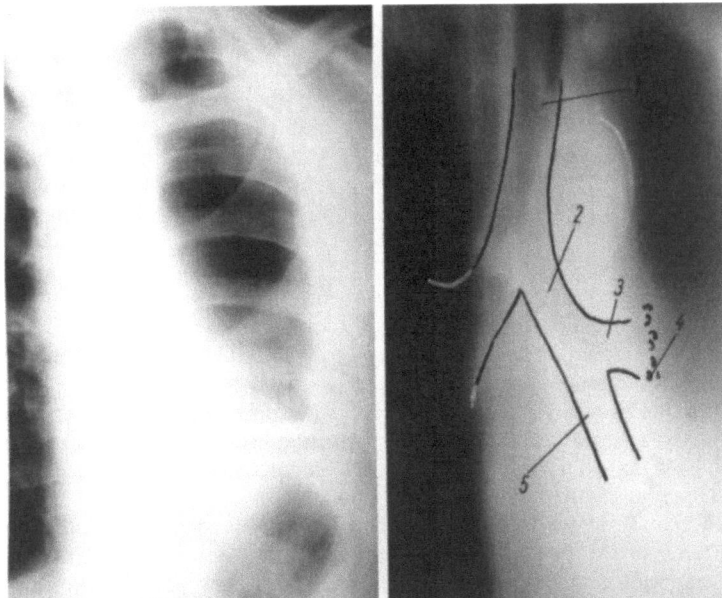

Abb. 1a. *Linkes Teilbild:* Infizierte Pneumonektomiehöhle links bei Bronchusstumpfinsuffizienz. *Rechtes Teilbild:* Nachgezeichnetes Sagittaltomogramm mit Nachweis des verbliebenen zentralen Bronchialsystems nach zweizeitiger Pneumonektomie mit bronchopleuralen Fisteln

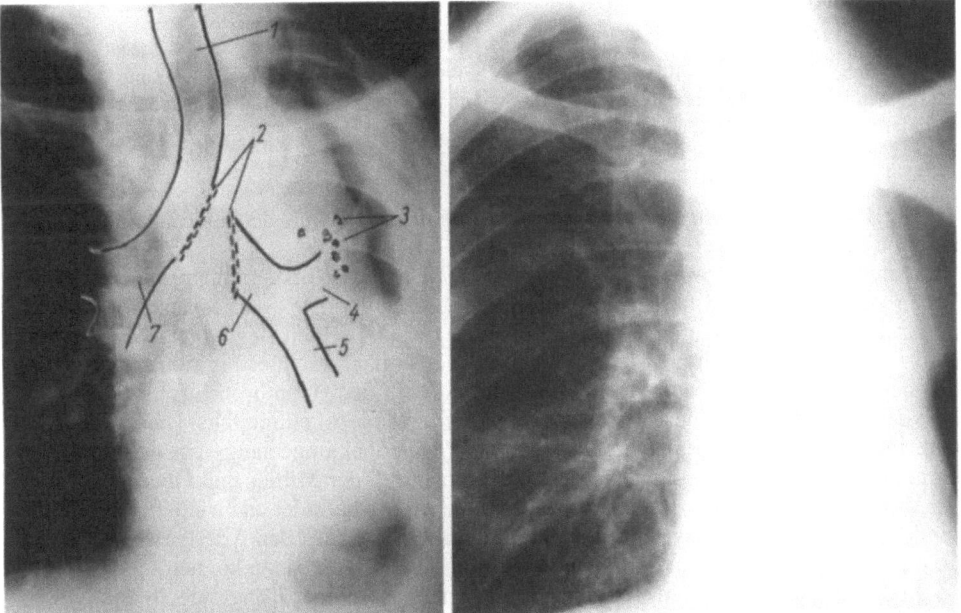

Abb. 1b. *Linkes Teilbild:* Zentrales Bronchialsystem nach hermetischem Verschluß und zentraler Durchtrennung des linken Hauptbronchus über eine extrapleurale rechtsseitige Thorakotomie. Die geringe Größe der Pneumonektomiehöhle spricht für eine suffiziente Drainage. *Rechtes Teilbild:* Definitive Thoraxübersichtsaufnahme nach Höhlenbeseitigung durch Thorakoplastik links (sogenannte Totalplastik)

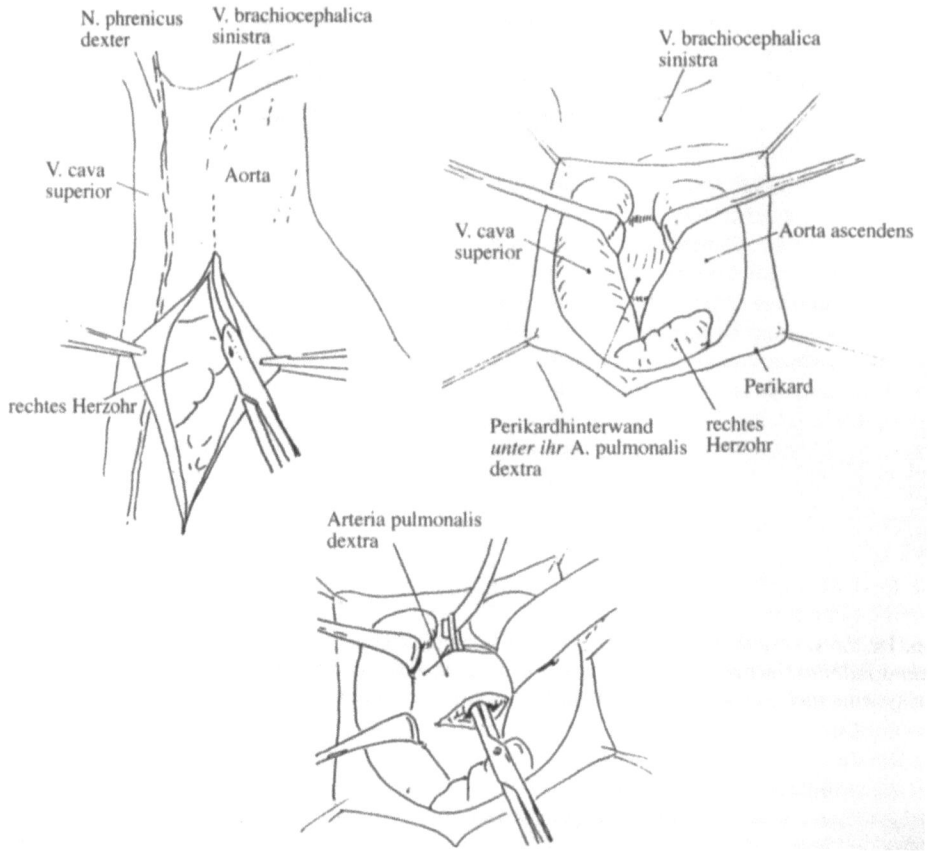

Abb. 2. Schematische Darstellung des Vorgehens bei einer transperikardialen Drosselung des zentralen rechten Pulmonalarterienstammes als Sicherheitsmaßnahme bei Präparationen an der rechten Pulmonalarterie im Falle sehr zentraler Tumorausbreitung

Die Anatomie der zentralen Lungenstrukturen soll aus der Sicht der anterolateralen Thorakotomie demonstriert werden:

Nimmt man auf der *rechten Seite* die Lunge nach dorsal, so erkennt man zunächst auf den Venen von Ober- und Mittellappen das Ligamentum pulmonale anterior superior, das sich hinter dem abwärts verlaufenden N. phrenicus dexter und seinen Begleitgefäßen vom Perikard zum Lungenparenchymansatz ausspannt. Nach kranial reicht es bis zum Mündungsgebiet der V. azygos in die V. cava superior, geht dort auf den Hauptbronchus über und oberhalb der V. pulmonalis superior auch auf die tiefer liegende A. pulmonalis. Dieses Ligament muß im Falle einer Oberlappenresektion bzw. Pneumonektomie längs am Perikardansatz durchtrennt werden. Damit legt man den Zusammenfluß der Mittel- und Oberlappenvenen zur V. pulmonalis superior frei, hinter dem sich die Arterie befindet und wiederum hinter dieser das zentrale Bronchialsystem. Immer empfiehlt es sich, auch den Arterienstamm bis hinter das Herz zu befreien, um notfalls hier die Arterie ausklemmen zu können.

In diesem Bereich breiten sich zentrale Karzinome gern über Konglomerate mit Lymphknotenmetastasen präbifurkal und prätracheal aus und wachsen sowohl in das Mündungsgebiet der V. azygos und die terminale V. cava superior als auch in den Abgangsbereich des Truncus anterior der Arterie ein. Sollte das der Fall sein, muß man zur Sicherheit das Perikard vor dem N. phrenicus längs eröffnen und den fast quer verlaufenden rechten Pulmonalarterienstamm zwischen V. cava superior und aufsteigender Aorta isolieren und abklemmen oder mit einer Tourniquetschlinge drosseln (Abb. 2).

Ist das Azygosmündungsgebiet betroffen, wird die Vena azygos dorsal des Hauptbronchus doppelt unterbunden. Die V. cava kann dann vor der zentralen Tumorgrenze im Azygosmündungsgebiet prätracheal befreit, längs ausgeklemmt und über der Klemme reseziert werden. Führt die Längsnaht zu einer nicht zu akzeptierenden Lumeneinengung, so kann der Defekt entweder mit einem Dacron-Patch gedeckt oder auch durch eine Niederdruck-Gefäßprothese ersetzt werden.

Solche Tumorausdehnungen haben fast immer auch die Bifurkation erreicht und sind deshalb oft nur mit einer sleeve pneumonectomy resektabel. Zu diesem Zweck empfiehlt sich die posterolaterale Thorakotomie rechts mit partieller Rippenresektion C 5. Trachea, linker und rechter Hauptbronchus (evtl. nur der Oberlappenbronchus) werden unterminiert und angezügelt. Dann können zunächst alle zentralen Oberlappengefäße verschlossen und abgesetzt werden. Über eine Bronchotomie am Ursprung des linken Hauptbronchus oder über das Ostium des abgetrennten linken Hauptbronchus wird durch das Operationsgebiet ein Tubus eingeführt, der die linke Lunge beatmet. Zuletzt wird die Bifurkationsmanschette reseziert. Es empfiehlt sich bei Bifurkationsresektionen mit und ohne Lungenparenchymopfer, daß man zuerst den linken intubierten Hauptbronchus an die Trachea näht und dann das Ostium des rechten Hauptbronchus oder des Zwischenbronchus oder auch nur des Unterlappenbronchus in den verbliebenen Defekt inseriert. So können evtl. die ganze rechte Lunge, der Mittel- und Unterlappen oder auch nur der Unterlappen erhalten werden.

Die Sleeve-Lobektomie des rechten Oberlappens ist die häufigste in unserem Krankengut. Deshalb kurz der Operationsverlauf anhand von Situsbildern und Schemata: Alle beteiligten großen Bronchien werden unterminiert und mit Zügeln angeschlungen. Dann werden die Gefäße vom und zum Oberlappen definitiv versorgt. Zuletzt erfolgen nach kranial die Querdurchtrennung des Hauptbronchus und nach distal die des Bronchus intermedius. Nach Entfernung des Lappens mit der Bronchusmanschette werden die Resektionsränder genäht und mit Einzelknopfnähten, beginnend im mediastinalen Bereich, anastomosiert.

Um die V. pulmonalis inferior zu finden, bedarf es der Lösung des Lig. pulmonale inferior. Es verbindet den Unterlappenhilus mit dem Perikard und dem Zwerchfell. Wird der Unterlappen nach kranial gezogen, spannt sich das Ligament an und kann mit einem Stieltupfer abgeschoben werden. Auf sorgfältige Blutstillung ist zu achten. Auf diese Weise wird die Vene basal freigelegt und kann unmittelbar am Herzbeutel stumpf digital unterminiert werden.

Präpariert man weiter peripher, kann es passieren, daß die V6 nicht erfaßt wird. Reichen Tumoren in diesem Bereich auf das Perikard, so muß dieses unter Beachtung des N. phrenicus am Tumorrand eröffnet werden. Mit einer Overholtklemme kann man nun den Tumorrand umfahren und das Perikard in geringem Abstand dazu inzidieren. Jetzt ist der intraperikardiale Venenanteil erkennbar und kann in aller Regel mit einem Stapler nahe am Herzen verschlossen und darüber, eventuell nach peripher offen, abgesetzt werden. Nicht selten hat ein Tumor bereits den linken Herzvorhof erreicht. Dann empfiehlt es sich, eine DeBakey-Klemme an den Vorhof zu legen und den Veneneinfluß nach peripher offen abzutrennen. Der Vorhof wird unter der Klemme mit fortlaufender Matratzennaht geschlossen und nach Abnahme der Klemme mit überwendlicher Naht gesichert.

Ist ein Tumoreinbruch in die Stammarterie festzustellen und soll/muß eine Pneumonektomie aus funktionellen Gründen vermieden werden, werden erst die Lappen im Lappenspalt getrennt, dann die Oberlappenvenen und alle zugänglichen Arterienäste zum Oberlappen versorgt und der Lappenbronchus abgesetzt. Der tumortragende Lappen, der nur noch an der Arterie hängt, kann dann zentral mit einer großen, doppelt gewinkelten DeBakey-Klemme im Arterienbereich ausgeklemmt, aus dem Gefäß exzidiert und entfernt werden.

Zur Rekonstruktion der Arterie legt man zentral und peripher neue Gefäßklemmen quer an und kann den Defekt mit der Näherung der Klemmen durch Quernaht schließen. Eine Exzision des Tumors aus der Arterie hinterläßt ein längsovales Leck, das mit Eckzügeln quer ausgezogen und ebenso quer vernäht wird. Eine Lumeneinengung von 50% hat keine Funktionsausfälle zur Folge.

Besonderheiten ergeben sich auf der *linken Seite* durch den Aortenbogen und den in dieser Höhe dem N. vagus entspringenden N. laryngicus recurrens (Abb. 3). Dieser zieht vor der

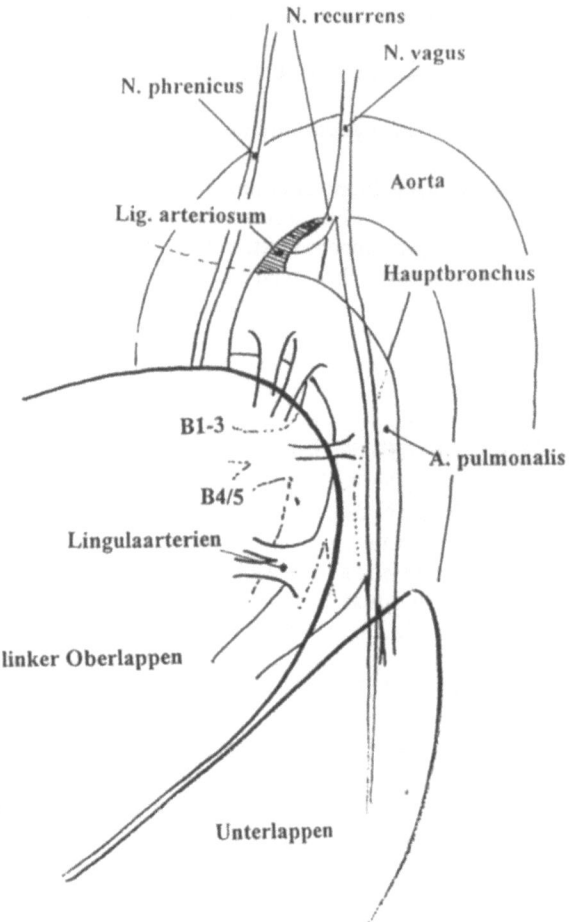

Abb. 3. Schematische Darstellung der Strukturen im sogenannten Aortenfenster und ihrer Topographie

Aorta nach kaudal in das sogenannte Aortenfenster und hinter dem Ligamentum arteriosum und an der mediastinalen Zirkumferenz der Aorta wieder nach kranial. Die Darstellung des Nerven vermeidet seine Verletzung.

Zentrale Karzinome des Oberlappenbronchus greifen wegen des engen Kontakts mit der ihn umschlingenden Pulmonalarterie frühzeitig auf den Stamm dieses Gefäßes über.

Fast immer ist der Abgang der ersten Arterienäste (A3, bzw. A1/A3, selten sind A4/A5 die ersten Äste) betroffen. Dadurch gibt es oft diesseits des Lig. arteriosum keine Möglichkeit, die Stammarterie auszuklemmen. Der Zugang zu diesem Bereich wird durch Eröffnung und Spaltung des Perikards bis auf die Stammarterie erleichtert. Mit der Durchtrennung des Ligamentum arteriosum (Botalli) können ca. 1,5 cm des Arterienstammes zur zentralen Ausklemmung gewonnen werden. Doch Vorsicht – damit kann auch der rechte Arterienstamm verschlossen werden!

Zur Unterlappenerhaltung bei Beziehung eines Oberlappentumors zur Stammarterie heißt es auch hier: Arterie zuletzt durchtrennen und auch zuletzt rekonstruieren!

Um die Arterienanastomose nach Oberlappenresektion mit ausgedehnter segmentaler Arterienresektion spannungsfrei herstellen zu können, muß man manchmal auch eine Bronchusmanschette zusätzlich resezieren (double sleeves).

Eine Sleeve-Pneumonektomie links durch das Aortenfenster ist technisch möglich, aber schwierig. Dazu muß die untere Trachea angeschlungen und die rechtsseitige bronchotracheale Anastomose tief im Aortenfenster hergestellt werden. Es geht prinzipiell besser, wenn man den Aortenbogen durch die Unterbrechung mehrerer Interkostalarterien nach beiden (!) Seiten von der dorsalen Brustwand ablöst. Wird dabei aber die A. vertebralis tangiert, kann eine Querschnittslähmung resultieren.

Wegen einer üblicherweise nicht zu übersehenden Tumorbeziehung zu den Nachbarorganen kann ein solcher Eingriff nicht über eine Sternotomie ausgeführt werden. Wir haben, wie auch andere Autoren, dieses Problem zweizeitig gelöst: In der ersten Sitzung von rechts die Bifurkationsmanschette mit dem Tumor am linken Hauptbronchus im Mediastinum belassen und die End-zu-End-Anastomose des rechten Hauptbronchus mit der Trachea hergestellt und später in 2. Sitzung die linke Lunge mit der Bifurkation über eine linksseitige Thorakotomie reseziert.

Literatur

Kaiser D (1989) Chirurgie der Lungen und der Bronchien. In: Gschnitzer F (Hrsg.) Breitner Chirurgische Operationslehre, Bd. II, Chirurgie des Thorax. Urban und Schwarzenberg, München Wien Baltimore, S. 27–132

Maassen W (1981) Eingriffe an den Lungen und der Pleura (einschließlich der thorakalen Endoskopien). In: Kremer K, Kümmerle F, Kunz H, Nissen R, Schreiber HW (Hrsg.) Intra- und postoperative Zwischenfälle. Band I, 2. Auflage. Georg Thieme Stuttgart New York, S. 301–338

Nohl-Oser HC (1981) Surgery of the lung, general management and operative technique. In: Nohl-Oser HC, Nissen R, Schreiber HW (Hrsg.) Surgery of the lung. Georg Thieme Stuttgart New York, S. 38–183

Rice ThW: Anatomy. In: Pearson FG, Deslauriers J, Ginsberg RJ et al. (ed.) Thoracic surgery. Churchill Livingstone Inc., S. 355–369

Schildberg FW, Meyer G (1991) Allgemeine chirurgische Techniken an der Thoraxwand, der Lunge und dem Bronchialsystem. In: Heberer G, Schildberg FW, Sunder-Plassmann L, Vogt-Moykopf I (Hrsg.) Praxis der Chirurgie. Lunge und Mediastinum, 2. Auflage, Springer-Verlag Heidelberg New York London Paris Tokyo Hong Kong Barcelona Budapest, S. 196–221

Leistenhernienchirurgie (konventionell, laparoskopisch)

Die chirurgische Anatomie der Leiste für die konventionelle und endoskopische Hernien-Operation

R. Kunz

St.-Joseph-Krankenhaus, Bäumerplan 24, D-12101 Berlin

Surgical Anatomy of the Groin for Classic and Minimally Invasive Hernia Repair

Summary. Familiar inguinal anatomy changes with hernia development. A weak and enlarged transverse fascia or an absent iliopubic tract are common findings. The epigastric vessels move medially with lateral hernias and laterally with medial hernias. With endoscopic techniques, well-known structures like the inguinal ligament cannot be seen. The classic techniques have to take care with the ilioinguinal and iliohypogastric nerves; with minimally invasive surgery, the femoral cutaneous and the genital branch of the genitofemoral nerve must be secured.

Key words: Anatomy – Groin – Inguinal hernia

Zusammenfassung. Die die Leistenregion bildenden anatomischen Strukturen sind in ihrer Topographie bekannt. Im Rahmen einer Brucherkrankung können sie aber unterschiedlich ausgebildet und in verschiedenem Ausmaße mit in die Erkrankung einbezogen sein. So ist z. B. die Fascia transversalis in unterschiedlicher Stärke ausgebildet bzw. ausgedünnt oder aufgebraucht, ebenso der Tractus iliopubicus. Für die endoskopischen Techniken kommt erschwerend hinzu, daß die von der klassischen Reparation bekannten Strukturen wie das Leistenband nur inkomplett oder kaum gesehen werden. Die iatrogene Läsion von Nerven betreffen bei den klassischen Techniken vorwiegend N. ilioinguinalis und iliohypogastricus, dagegen bei den minimal-invasiven Techniken eher den N. cutaneus femoris lateralis bzw. den Ramus genitalis des N. genito femoralis.

Schlüsselwörter: Anatomie – Leiste – Hernie

Behandlung des Weichteilschadens

Behandlung des Weichteilschadens – Definitivversorgung

V. Heppert und A. Wentzensen

BG Unfallklinik Ludwigshafen, Ludwig-Guttmann-Straße 13, D-67071 Ludwigshafen

Definitive Treatment of Soft Tissue Lesions

Summary. Fractures of the extremities combined with soft tissue damage are still a big challenge for the orthopaedic surgeon. Medical mismanagement leads very often to osteomyelitis and high treatment costs. Radical débridement is the key to therapy success. Closure of soft tissue lesions has to be done within 1 week. Methods of choice are vacuum sealing, meshgraft, flap transfer and the Ilisarov procedure. The chosen tool has to be harmonized with the fracture classification. Only individual decisions are possible. For the best results, orthopaedic surgeons should have a good knowledge of the reconstructive possibilities.

Key words: Fracture – Soft tissue lesion – Flap transfer – Segment transfer

Zusammenfassung. Frakturen mit Weichteilschaden stellen hohe Anforderungen an den behandelnden Chirurgen. Iatrogene Managementprobleme führen zu Infektverläufen und hohen Behandlungskosten. Nach wie vor kommt dem radikalen Debridement eine Schlüsselstellung zu. Der definitive Verschluß des Weichteildefektes sollte innerhalb einer Woche erfolgen. Zur Wahl stehen dafür einfache Methoden wie z. B. Vakuumversiegelung und Spalthaut und anspruchsvolle Techniken wie Kallusdistraktion und Lappenplastiken. Die Wahl des Verfahrens ist im Einzelfall zu treffen und muß immer in Verbindung mit der Fraktur getroffen werden.

Schlüsselwörter: Fraktur – Weichteilschaden – Lappenplastiken – Kallusdistraktion

In der Traumatologie stellen Frakturen mit Weichteilschaden hohe Anforderungen an die behandelnden Chirurgen. Nur durch korrektes zeitgerechtes Handeln unter Abwägung und situationsgerechter Anwendung von allen heute zur Verfügung stehenden Techniken lassen sich Heilverläufe optimieren und für Patienten und Kostenträger optimale Behandlungsergebnisse erzielen. Dem erstbehandelnden Chirurg kommt hierbei eine Schlüsselstellung zu [1].

Bis zum heutigen Tage gibt es keine Möglichkeit, den geschlossenen Weichteilschaden sicher zu erfassen. Gerade der geschlossene Weichteilschaden wird im klinischen Alltag meist unterschätzt. Bei den offenen Frakturen ist eher das Gegenteil der Fall. Die Probleme der Fehleinschätzung sind einerseits dadurch bedingt, daß nicht immer ein mit derartigen Verletzungen erfahrener Arzt die Primärversorgung vornimmt. Andererseits treten Nekrosen meist erst verspätet nach einigen Tagen in Erscheinung. Die primäre operative Stabilisierung muß diese Problematik berücksichtigen. Treten bei nicht adäquater Primärversorgung sekundäre Weichteilschäden hinzu, so kann nur durch eine umgehende radikale Therapie unter Einschluß aller rekonstruktiven Maßnahmen der Schaden begrenzt werden [2]. Hier ist der Zeitfaktor entscheidend.

Anforderung an eine Weichteilbedeckung

Eine optimale Weichteilbedeckung soll eine hohe mechanische Belastbarkeit über der Fraktur und dem möglichen Implantat erbringen. Sie sollte – besonders in mechanisch belasteten Gelenkbereichen – die Entstehung minderbelastbarer Narben mit möglicher Sekundärmorbidität vermeiden. Optimale Vaskularität, wie bei den Lappenplastiken, fördert die Frakturheilung und vermindert die Osteitisentstehung. Mögliche Folgeeingriffe am Knochen müssen jederzeit möglich sein. Kosmetische Aspekte spielen zwar eine untergeordnete Rolle, sind aber in der heutigen Zeit nicht mehr zu vernachlässigen.

Therapeutisches Vorgehen

Der Schlüssel zum Behandlungserfolg ist das primäre radikale Debridement sowohl des Knochens, als auch der traumatisierten Weichteile. Bereits zu diesem Zeitpunkt sollte ein Gesamtkonzept der weiteren Behandlung erstellt werden. Die Definitivversorgung der Fraktur und des Weichteilschadens müssen aufeinander abgestimmt werden, um Zeitverzögerungen mit allen Negativauswirkungen für den Patienten zu verhindern. Standard ist heutzutage eine Second-look-Operation etwa am 3. Tag nach dem Trauma. Spätestens zu diesem Zeitpunkt muß ein mit diesen Verletzungsmustern erfahrener Chirurg ins Behandlungskonzept integriert sein. Angiographien sind gegebenenfalls zu diesem Zeitpunkt vorzunehmen. Der Definitivverschluß der Weichteile ca. 7 Tage nach dem Trauma ist zu fordern. Die Art der Definitivversorgung ist dann abhängig vom

- Osteosyntheseverfahren/Frakturgeometrie
- Lokalisation und Größe des Weichteildefektes
- Gefäßstatus des Patienten
- Compliance des Patienten
- Wunsch des Patienten

Möglichkeiten der Weichteilsanierung

Vakuumversiegelung

Dies ist ein optimales Verfahren für die primäre Wundabdeckung nach radikalem Debridement. Es gewährleistet einen sterilen Verband und eine einwandfreie Wundkontrolle. Die Austrocknung vitaler Strukturen wird zuverlässig verhindert. Sekundäre von außen kommende Keimbesiedlungen sind bei korrekter Anwendung und Überwachung ausgeschlossen. Nicht immer wird die Primärversorgung von einem Chirurgen mit Erfahrung bei komplexen Knochen-/Weichteildefekten vorgenommen. Die Angst vor der Defektvergrößerung hat dann einen direkten negativen Einfluß auf die Qualität des primären Debridements. Die Vakuumversiegelung bietet hier einen zusätzlichen psychologischen Vorteil, da der nach Debridement noch größere Defekt „verschlossen" werden kann. Die Definitivversorgung kann dann sekundär von einem erfahrenen Chirurgen erfolgen.

Die Vakuumversiegelung ist je nach Fixateurkonstruktion und topographischer Lokalisation des Weichteilschadens nicht immer anwendbar. Zusätzliche nässende Schürfungen verhindern die Abdichtung durch die OP-Folie. Die Vakuumversiegelung führt zumeist zu einer deutlichen Granulationsbildung. Diese tritt jedoch nicht immer zuverlässig auf. Es besteht daher die Gefahr, durch immer wieder neue Versiegelungen letztlich Zeit zu verlieren und dann erforderliche Stabilisationsmaßnahmen, z. B. Plattenosteosynthesen, nicht durchführen zu können. Ferner muß bedacht werden, daß in der Regel nach abschließender Meshgraft minderbelastbare Zonen resultieren. Insbesondere in Gelenkbereichen können hieraus Folgeprobleme resultieren.

Meshgraft

Dies ist das am häufigsten verwandte Verfahren zum definitiven Weichteilverschluß. Überall einfach durchzuführen besteht hier, auch im Zeitalter ausgereifter Lappenplastiken, nach wie vor eine eindeutige Indikation zum definitiven Weichteilverschluß. Berücksichtigt werden müssen jedoch in jedem Fall die unter „Vakuumversiegelung" beschriebenen Nachteile der möglichen minderbelastbaren Narbenentstehung insbesondere in mechanisch belasteten Arealen und die Problematik, daß Folgeeingriffe am Knochen nicht unproblematisch werden können. In Abhängigkeit von der knöchernen Situation ist dies in die Indikationsstellung einzubeziehen.

Lokale fasciocutane Lappen:
Diese an sich eleganten und kosmetisch ansprechenden Lappenplastiken spielen im Rahmen der Akuttraumatologie nur eine untergeordnete Rolle. Sie sind ortsständig und liegen zumeist im traumatisierten Areal. Abhängig von einer verletzungsbedingten Zerstörung der Fascien- und Perforatorgefäße kann es hier leicht zur Nekrose des Lappens kommen. Insbesondere im anatomisch anspruchsvollen Bereich des distalen Unterschenkels resultieren auch bei kleinen Lappenplastiken hohe Spendermorbiditäten nach Spalthaut (z. B. über der Achillessehne).

Ortsständige Muskellappenplastiken:
Diese sind relativ unproblematisch durchzuführen. Sie bedingen aber immer eine Schwächung der verletzten Extremität, da der verwendete Muskel seine ursprüngliche Funktion verliert. Unabdingbare Voraussetzung ist jedoch eine exakte Kenntnis des Gefäßversorgungstyps des gewählten Muskels. Zu prüfen ist ferner, ob eine Kontusion des Muskels mit Zerstörung der ernährenden Perforatorgefäße vorliegt. Bei bestehender AVK ist gegebenenfalls eine Angiographie durchzuführen. Im Zweifel sollte auf eine freie Lappenplastik ausgewichen werden.

Freie Lappenplastiken:
Es spielt für den weiteren Verlauf der verletzten Extremität keine Rolle, ob man sich für einen fasciocutanen oder einen Muskellappen entscheidet. Hier ist ausschließlich die Lokalisation bzw. die Größe des Defektes ein mögliches Entscheidungskriterium. Kosmetische Aspekte sind bzgl. Spender- und Empfängermorbidität zu bedenken. Der Operateur sollte sich für Lappenplastiken entscheiden, die er häufig durchführt und bei denen er auch das Komplikationsmanagement sicher beherrscht. Freie Lappenplastiken sind nach Angiographie der verletzten Extremität ubiquitär einsetzbar. Eine Kombination verschiedener freier Lappenplastiken (z. B. Latissimus dorsi mit Parascapularlappen) ermöglicht einen sicheren Verschluß auch größter Defekte. Die Erfolgsraten liegen in erfahrenen Zentren bei 95%. Sie sollten nur dort durchgeführt werden, wo ein mikrochirurgisches Team 24 Std. verfügbar ist, um entstehende Komplikationen umgehend therapieren zu können.

Kallusdistraktion:
Bei der Extremitätenverletzung wird der Segmenttransport meistens dann durchgeführt, wenn Defektfrakturen vorliegen. Nach Resektion größerer avitaler Segmente gelingt es häufig, Weichteildefekte direkt zu verschließen. Auch die sogenannte offene Distraktion führt zu einem sicheren Weichteilverschluß [3]. Hieraus resultieren jedoch minderbelastbare Narben, die Folgeeingriffe am Knochen erschweren. Zeitverzögerungen im Behandlungsverlauf sind dann die Regel. Wir sehen hier bei frischen posttraumatischen Zuständen jedoch eine erhöhte Gefahr der Wundkontamination. Eine Kombination von Segmenttransport mit einer Lappenplastik ist dem offenen Segmenttransport vorzuziehen. Elegant ist die primäre Verkürzung der Extremität nach Resektion avitaler Knochensegmente. Viele Weichteildefekte lassen sich hierdurch direkt und spannungsfrei verschließen. Zusätzlich wird die Reichweite lokaler Lappenplastiken durch dieses Verfahren beträchtlich erhöht. Nach Abschluß der Wundheilung wird die ursprüngliche Länge durch Distraktion wiederhergestellt.

Amputation:
Auch im Zeitalter moderner Rekonstruktionsverfahren hat die Amputation nach wie vor ihren Stellenwert. Bei jeder schwerst geschädigten Extremität muß der Operateur gemeinsam mit dem Patienten entscheiden, ob ein Erhalt machbar und insbesondere ob er sinnvoll ist. Die primäre Amputation sollte daher die Ausnahme bleiben. Beim polytraumatisierten vital gefährdeten Patienten verbieten sich aufwendige Rekonstruktionsversuche.

Bei schwerst geschädigten Weichteilen lassen sich im Einzelfall durch filettierte Amputatteile noch endbelastungsfähige Stumpfbildungen erzielen [4].

Fazit

Heutzutage existiert ein großes Spektrum rekonstruktiver Verfahren zur Definitionsversorgung des Weichteilschadens. Es handelt sich in der Regel immer um Einzelfallentscheidungen, welches Verfahren für den betreffenden Patienten das Optimum darstellt. Hierbei spielen neben traumabedingten Faktoren (Art, Lokalisation und Größe des Defektes, Wahl des Osteosyntheseverfahrens entsprechend der Frakturgeometrie) zunehmend patientenorientierte Fragestellungen eine Rolle. Outcome-Studien belegen, daß nicht alles, was rekonstruierbar ist, für den Patienten einen Vorteil ergibt [5–7].

Dem radikalen primären Debridement kommt nach wie vor oberste Priorität zu. Die Definitivversorgung des Weichteilschadens sollte innerhalb einer Woche vorgenommen werden, um weitere Zeitverzögerungen für Patient und Kostenträger zu minimieren. Die Zunahme der Behandlungskosten durch Osteitisverläufe bzw. verzögerte Frakturheilungen sind in der Literatur bei verzögerter Weichteilsanierung eindrucksvoll dokumentiert. Nicht jeder Chirurg muß die einzelnen Rekonstruktionsverfahren selbst beherrschen. Die Kenntnis von den heute zur Verfügung stehenden Möglichkeiten sind jedoch zu fordern. Kann der erstbehandelnde Chirurg, dem für den weiteren Heilverlauf eine Schlüsselstellung zukommt, die erforderlichen Wiederherstellungsmaßnahmen nicht selbst vornehmen, so muß der Patient zeitgerecht in ein Zentrum verlegt werden. Moderne Unfallchirurgie bedeutet Wiederherstellung des knöchernen Skelettes und der Weichteile. Ein primäres Gesamtkonzept ist hier Vorbedingung für Therapieerfolg.

Literatur

1. Steinau HU, Germann G (1991) Plastisch-rekonstruktive Mikrochirurgie zur posttraumatischen Infektionsprophylaxe und -therapie. Chirurg 62: 852
2. Heppert V, Rheinwalt K, Winkler H, Wentzensen A (1997) Infection of the proximal tibia after fractures – An avoidable complication. Eur J Orthop Surg Traumatol 7: 195–198
3. Suger G, Fleischmann W, Hartwig E, Kinzl L (1995) Der offene Segmenttransport. Unfallchirurg 98: 381–385
4. Steinau HU, Germann G, Büttemeyer R, Hussmann J, Hebebrand D (1993) Zur Wiederherstellungschirurgie kniegelenknaher Amputationsstümpfe. Unfallchirurgie 5: 272
5. Georgiadis GM, Behrens FF, Joyce MJ, Scott Earle A, Simmons AI (1993) Open tibial fractures with severe soft tissue loss: Limb salvage compared with below knee amputation. J Bone Joint Surg 75 A: 1431
6. Knopp W, Kugler J, Reckert P, Ruß F, Kock H, Lowatscheff T, Heppert V, Deiler S, Klewer J, Knoth E, Weise K (1997) Determinanten der Lebensqualität nach offenem Unterschenkelbruch Typ-III-Ergebnis einer Multicenterstudie. Chirurg 68: 1156–1162
7. Amgwerd M, Trentz O, Schütz K, Meyer V (1995) Versorgungskonzept kombinierter Knochen-Weichteil-Defekte an der unteren Extremität. Swiss Surg 2: 90–95

Wiederherstellung der schwer geschädigten Hand

Chirurgische Anatomie unter besonderer Berücksichtigung der Rekonstruktionsmöglichkeiten bei schweren Handverletzungen

P. F. Graf

Abteilung für Plastische Chirurgie, Klinikum rechts der Isar, TU München, Ismaninger Straße 22, D-81675 München

Functional Anatomy and Fundamentals of the Treatment of Severe Hand Injuries

Summary. The treatment of mutilating hand injuries demands exact knowledge of the anatomy of the hand. Minor faults in the operative treatment may lead to severe permanent functional impairment of the hand. Today, primary reconstruction of all injured structures is performed. The aim is reconstruction of function as well as cosmesis of the hand. The principle components of reconstruction are: position, prehension, sensibility, trophic, and cover of the hand.

Key words: Mutilating hand injuries – Treatment

Zusammenfassung. Die Versorgung schwerer Handverletzungen erfordert eine genaue Berücksichtigung der anatomischen Verhältnisse, da gerade an der Hand zahlreiche anatomisch relevante Strukturen auf engem Raum zusammen liegen. Bereits kleinere operationstechnische Fehler können dauerhafte und schwerwiegende funktionelle Beeinträchtigungen zur Folge haben. Grundsätzlich wird heute die Primärversorgung aller verletzten Strukturen angestrebt. Das Ziel der Versorgung schwerer Handverletzungen ist die Wiederherstellung von Form und Funktion der Hand. Die klassischen Kriterien, die in diesem Zusammenhang berücksichtigt werden müssen, sind: Position, Greiffähigkeit, Gefühl, Trophik, Hautweichteildeckung.

Schlüsselwörter: Schwere Handverletzungen – Therapie

Die Versorgung schwerer Handverletzungen erfordert eine genaue Berücksichtigung der anatomischen Verhältnisse, da gerade an der Hand zahlreiche anatomisch relevante Strukturen auf engem Raum zusammen liegen. Bereits kleinere operationstechnische Fehler können dauerhafte und schwerwiegende funktionelle Beeinträchtigungen zur Folge haben.

Grundsätzlich wird heute die Primärversorgung aller verletzten Strukturen angestrebt.

Diese beginnt stets mit einem systematischen und adäquaten Debridement, welches die Darstellung und Markierung der später zu rekonstruierenden Strukturen einschließt. Es empfiehlt sich schematisch bzw. stur Schritt für Schritt vorzugehen (Haut–Weichteile–Knochen, oder DI–DII–DIII etc.). Hand in Hand damit muß ein Plan des weiteren rekonstruktiven Vorgehens entwickelt werden.

Die Rekonstruktion der verschiedenen, verletzten Strukturen läuft dann nach den gängigen Prinzipien der Handchirurgie ab. Hierbei sollten stets zuerst die größeren, „groben" Strukturen (Knochen, Sehnen, Muskulatur, Bänder) versorgt werden, dann die kleineren, „feinen" Strukturen (Nerven, Gefäße) und schließlich das Integument. Das Ziel der Versorgung schwerer Handverletzungen ist die Wiederherstellung von Form und Funktion der Hand. Die klassischen Kriterien, die in diesem Zusammenhang berücksichtigt werden müssen, sind nach S. Bunnell [1]:

- Position
- Greiffähigkeit
- Sensibilität
- Trophik
- Hautweichteildeckung

Position

Aufgrund anatomischer Gesichtspunkte sollte eine optimale „Grundeinstellung" der Hand ein gerades oder leicht dorsalflektiertes Handgelenk, einen abduzierten und etwa 90° opponierten Daumen sowie leicht gebeugte Finger beinhalten. Aus dieser Grundposition heraus ist mit minimaler Bewegung eine brauchbare Greiffunktion auszuführen.

Häufige Fehler bei der Versorgung schwerer Handverletzungen sind: Osteosynthesen in zu geringer Opposition des Daumens und suboptimale Einstellung der Winkel bei Gelenksarthrodesen [2].

Greiffähigkeit

Behandlungsziel ist die Wiederherstellung einer optimalen 5-Finger-Greiffunktion. Bei schweren Handverletzungen ist dies häufig nicht möglich, so daß dann versucht werden muß, zumindest einfachere Greifformen zu rekonstruieren. Die Minimalanforderungen an eine primitive Greifzange sind zwei sensible Finger, von denen zumindest einer beweglich ist [3].

Für einen beweglichen Finger sind selbstverständlich nicht nur funktionstüchtige und gleitfähige Muskel-Sehnen-Einheiten, sondern auch ein stabiles Fingerskelett mit mobilen Gelenken Voraussetzung.

Sensibilität

Zum Begreifen unterschiedlichster Gegenstände, aber auch zur Vermeidung von Verletzungen ist eine differenzierte Sensibilität v. a. im Bereich der Fingerpulpen notwendig. Sensible Leistenhaut ist hier der sensiblen Felderhaut überlegen.

Die Wiederherstellung peripherer Nervenläsionen bei schweren Handverletzungen erfordert zwingend eingehende Kenntnisse und Erfahrungen mit mikrochirurgischen Operationstechniken.

Trophik

Bei schweren Handverletzungen sind gelegentlich, bei Amputationsverletzungen immer die Wiederherstellung der Durchblutung mit mikrochirurgischen Gefäßanastomosierungen notwendig. Auch hier haben sich die einzelnen OP-Schritte an die individuellen anatomischen Gegebenheiten anzupassen. (Bei Fingerreplantationen sind zwei arterielle und zwei bis drei venöse Anastomosen anzustreben) [4].

Hautweichteildeckung

Die Hautweichteilrekonstruktion hat drei Aspekten Rechnung zu tragen:

- Aussehen
- Gebrauchsfähigkeit
- Schutz tieferer Strukturen

Häßliche und funktionsbehindernde Narbenareale sollten entweder bereits primär oder sekundär durch Lappenplastiken oder Hauttransplantate behandelt werden.

Eine voll gebrauchsfähige Hand stellt hohe Ansprüche an die Belastbarkeit des Integumentes. Dünne Spalthauttransplantate und insbesondere Gitterhauttransplantate sind an der Hand prinzipiell nicht empfehlenswert. Asensible, Bauchhaut- oder Leistenlappen sind zur dauerhaften, stabilen Deckung im Bereich der Fingergreifzonen (Pulpa) nicht geeignet.

Zeichnet sich nach dem Debridement ein Hautweichteildefekt mit Freiliegen von vitalen Strukturen (Knochen, Sehnen, Gefäße, Nerven) in der Tiefe ab, so sollte primär eine adäquate Lappenplastik zum Schutz dieser Strukturen ausgeführt werden [5].

Literatur

1. Boyes JH (1970) Bunnell's Surgery of the Hand. J.B. Lippincott Company, Philadelphia, Toronto
2. Buck-Gramcko D (1981) Funktionelle Anatomie. In: Nigst H, Buck-Gramcko D, Millesi H (Hrsg) Handchirurgie, Band I Allgemeines, Wahloperationen. Georg Thieme Verlag, Stuttgart New York
3. Graf PF, Biemer E (1998) Wiederherstellung der Greiffunktion durch mikrochirurgische Zehentransplantation. Chirurgische Praxis 53: 467–474
4. Biemer E, Duspiva W (1980) Rekonstruktive Mikrogefäßchirurgie. Springer Verlag, Berlin Heidelberg New York
5. Graf P, Steinau HU, Ingianni G, Biemer E (1991) The pros and cons of distant pedicled flaps for upper extremity trauma reconstruction in the era of microvascular surgery. European Journal of Plastic Surgery 14: 288–293

Wiederherstellung der weiblichen Brust mit dem freien queren Unterbauchlappen als Perforator-flap (DIEP-flap)

A.-M. Feller

Abteilung für Plastische Chirurgie, Behandlungszentrum Vogtareuth, Krankenhausstraße 20, D-83569 Vogtareuth

Breast Reconstruction with the Deep Inferior Epigastric Perforator Free Flap (DIEP flap)

Summary. The DIEP flap was introduced to autogenous breast reconstruction to avoid defects in the abdominal rectus muscle as created in pedicled and free TRAM flaps. This flap has the same soft tissue dimension as the other transverse abdominal flaps. In addition it has the advantages of free TRAM flaps, i.e. good perfusion and excellent aesthetic qualities and offers the possibility to reduce donor site morbidity.

Key words: Autogenous breast reconstruction – Free flap – DIEP flap

Zusammenfassung. Der DIEP-flap wurde für die autologe Brustrekonstruktion eingführt, um muskuläre Defekte am Musculus rectus abdominis zu vermeiden, wie sie nach einem gestielten ode auch freien TRAM-flap entstehen. Dieses Lappentransplantat hat die gleiche Ausdehnung wie die anderen transversalen Unterbauchlappen. Zusätzlich bietet es aber den Vorteil einer ausgezeichneten Perfusion und exzellenten ästhetischen Qualität, wie ein freier TRAM-flap. Im Gegensatz zum freien TRAM-flap wird jedoch auch die Hebedefektmorbidität am Unterbauch deutlich gesenkt.

Schlüsselwörter: Autologe Brustrekonstruktion – Freier Lappentransfer – Unterbauch-Perforanslappen

Der freie TRAM-Lappen hat sich als mikrochirurgisches Verfahren zur Brustrekonstruktion mit autologem Gewebe mehr und mehr durchgesetzt. Trotz vieler Vorteile dieses Verfahrens gegenüber der gestielten Lappenplastik blieb der Nachteil, daß immer noch ein Teil der Rectusmuskulatur zur Sicherung der Durchblutung mit transplantiert werden muß und somit nach wie vor eine nicht zu vernachlässigende Hebedefektmorbidität besteht.

Beim Heben eines Perforanslappens vom Unterbauch kann nun vollständig auf Anteile der Rectusmuskulatur verzichtet werden, so daß die vordere Bauchwand in ihrer muskulären Integrität vollständig intakt bleibt. Das operative Vorgehen ist dem beim freien TRAM-flap sehr ähnlich. Präoperativ werden beim DIEP-flap jedoch die besten Perforansgefäße mit Hilfe eines Dopplergerätes markiert. Dies beschleunigt die Präparation erheblich, da man bis zu diesen Perforansgefäßen das am Unterbauch ellipsenförmig umschnittene Transplantat rasch mit bloßem Auge präparieren kann.

Sobald die Präparation auf Höhe der Perforansgefäße angelangt ist, erfolgt die weitere Darstellung mit dem Mikroskop bzw. der Lupenbrille und mikrochirurgischem Instrumentarium. Ein kräftiges Perforansgefäß wird nach Längsspaltung der Faszie aus seiner Umgebung freipräpariert und bis zum Gefäßstiel der inferioren epigastrischen Gefäße verfolgt. Die intramuskuläre Präparation des Gefäßstieles muß sehr sorgfältig durchgeführt werden, da kleinste Gefäßabgänge beim Einreißen zu intramuralen Hämatomen führen können, was den Abbruch der Präparation zur Folge haben kann. Besonderer Wert sollte darauf gelegt werden, die segmentale motorische Innervation des jeweiligen Rectusmuskelanteiles zu erhalten, was bei sorgfältiger Präparation durchweg immer gelingt. In der Regel reicht ein einziges kräftiges Perforansgefäß für eine suffiziente Durchblutung des gesamten queren Unterbauchlappens aus. Sollte ein zweites oder drittes Perforansgefäß in einer Linie zum ersten ausgesuchten liegen, würden wir diese zusätzlichen Perforansgefäße mit freipräparieren, ohne natürlich Muskelfasern zu durchtrennen. Nach intramuskulärer Freipräparation des Gefäßstieles erfolgt die weitere Präparation der inferioren epigastrischen Gefäße, ähnlich wie beim freien TRAM-flap. Auch beim Unterbauch-Perforanslappen bemühen wir uns, den inferioren Gefäßstiel möglichst nahe an den Iliacalgefäßen abzusetzen, um zum Einen einen möglichst langen Gefäßstiel zu gewinnen und zum Anderen ein ordentliches Gefäßkaliber für die mikrochirurgischen Anastomosen zu erhalten. Nach Absetzen des Gefäßstieles nahe den Iliacalgefäßen erfolgt der Durchzug der inferioren epigastrischen Gefäße unter den erhaltenen segmentalen motorischen Nerven in der Rectusmuskulatur und das vollständige Ablösen des Lappentransplantates.

Als Anschlußgefäße haben sich für uns bei der Sekundärrekonstruktion die mammaria-interna-Gefäße und bei der Primärrekonstruktion die thoracodorsalen Gefäße bewährt. Die arterielle Anastomose wird mit 9-0 Ethiloneinzelknopfnähten gefertigt, die venöse Anastomose in der Regel mit dem 3M-Cuppler-System. Das definitive Einpassen des Transplantates erfolgt an der sitzenden Patientin, symmetrisch zur kontralateralen Seite.

Der große Vorteil dieser Art der Brustrekonstruktion liegt in der geringen Hebedefektmorbidität. Subjektiv klagen die Patientinnen postoperativ über deutlich geringere Beschwerden im Unterbauchbereich und zur Zeit noch laufende prospektive randomisierte Studien zur Objektivierbarkeit der Beeinträchtigung der geraden Bauchmuskulatur, zeigen Hinweise, daß die Hebedefektmorbidität an der Unterbauchmuskulatur zumindest bei bilateralen Rekonstruktionen bei dem Perforanslappen deutlich geringer ist als beim freien TRAM-flap. Bei der Durchführung eines so hoch elektiven Eingriffes wie einer Brustrekonstruktion mit autologem Gewebe erscheint uns jeglicher Aufwand, wie anspruchsvollere Präparations- und Operationstechnik und ein erhöhter Zeitaufwand von ca. 30 Minuten durchaus gerechtfertigt, um die muskuläre Integrität soweit als möglich zu erhalten und somit die Hebedefektmorbidität zu minimieren.

Literatur

1. Allen RJ, Treece P (1994) Deep inferior epigastric perforator flap for breast reconstruction. Ann Plast Surg 32: 32
2. Feller AM, Galla Th (1998) The deep inferior epigastric artery perforator flap. Clin Plast Surg 25: 197
3. Koshima J, Soeda S (1989) Inferior epigastric artery skin flap without rectus abdominis muscle. B J Plast Surg 42: 645
4. Ninkovic MM, Schwabegger AH, Anderl H (1998) Internal mammary vessels as a recipient site. Clin Plast Surg 25: 213
5. Stelzner F, Beyenburg S, Hahn N (1993) Acquired disturbances of muscles of the peritoneal cavity. Langenbecks Arch Chir 378: 49

Die passive Elektrostimulationstherapie des Analsphinkters ist dem aktiven Biofeedbacktraining unterlegen

St. Surh, P. Kienle, J. Stern und Ch. Herfarth

Chirurgische Universitätsklinik Heidelberg, Kirschnerstraße 1, (INF 110), D-69120 Heidelberg

Biofeedback Training Yields Better Results than Electrostimulation of the Anal Sphincter in the Treatment of Anal Incontinence

Summary. Anal incontinence can be treated by conservative therapy if a significant anatomical sphincter defect has been excluded. We compared electrostimulation therapy with biofeedback training in a prospective study. Results showed that up to two thirds of all patients can be treated successfully, whereby the results of biofeedback were better than those of electrostimulation.

Key words: Anal sphincter defect – Biofeedback training – Electrostimulation Therapy

Zusammenfassung. Die anale Inkontinenz ist der konservativen Therapie zugänglich, wenn ein größerer anatomischer Sphinkterdefekt ausgeschlossen werden kann. In einer prospektiven Studie verglichen wir die Elektrostimulationstherapie mit dem Biofeedbacktraining. Die Ergebnisse zeigen, daß bei bis zu zwei Drittel der Patienten eine Verbesserung erzielt werden kann, wobei das Biofeedback bessere Ergebnisse zeigt als die Elektrostimulationstherapie.

Schlüsselwörter: Anale Sphinkterinsuffizienz – Biofeedbacktraining – Elektrostimulationstherapie

Einleitung

Bei analer Inkontinenz wird seit einigen Jahren zur Verbesserung der Analsphinkterfunktion das Biofeedbacktraining eingesetzt. Die Elektrostimulation ist ein aus der Urologie bekanntes Verfahren, welches in den letzten Jahren ebenfalls zur Behandlung der analen Inkontinenz eingesetzt wird [1, 2]. In der Literatur werden Erfolgsraten bis zu 90% angegeben [2, 3, 4]. Im Rahmen einer prospektiven Studie untersuchten wir die klinischen und manometrischen Ergebnisse nach beiden Therapieverfahren.

Patienten und Methode

Sei 9/93 führten wir bei analer Sphinkterinsuffizienz bei nicht selektionierten Patienten entweder eine Elektrostimulationstherapie oder ein Biofeedbacktraining durch. Die Indikation zur konservativen Therapie wurde bei klinischer Inkontinenz ≥2° gestellt bzw. bei drohender Inkontinenz vor Stomarückverlagerung bei manometrisch unzureichenden Drücken und

Tabelle 1. Manometrische Meßwerte vor und nach konservativer Therapie. Elektrostimulation (ES) versus Biofeedback (BF)

		vor Therapie	nach Therapie
Ruhedruck	ES	29,4 ± 9,2	38,3 ± 17,8
	BF	34,9 ± 15,8	42,6 ± 14,9 [a]
Kneifdruck	ES	171,0 ± 64,9	383,3 ± 17,8
	BF	123,3 ± 64,9	154,7 ± 58,2 [a]
Vektorvolumen Ruhe	ES	84,0 ± 53,0	111,9 ± 96,8
	BF	49,0 ± 21,5	66,9 ± 36,7 [a]
Vektorvolumen Kneifen	ES	1058,2 ± 1434,0	1363,8 ± 1515,1 [a]
	BF	402,6 ± 594,5	715,0 ± 1161,0 [a]
Radiale Asymmetrie Ruhe	ES	23,1 ± 9,6	24,1 ± 9,9
	BF	24,7 ± 9,3	23,3 ± 10,5
Radiale Asymmetrie Kneifen	ES	12,2 ± 4,7	11,5 ± 4,9
	BF	13,8 ± 5,8	12,5 ± 5,6

[a] = statistisch signifikant – $p < 0,05$, paariger t-Test

einem negativen Volumenhalteversuch (der Patient kann 100 ml Wasser nicht länger als 10 min halten). Endosonographisch wurde ein größerer Sphinkterdefekt ausgeschlossen (> 1/4 der Zirkumferenz).

In die Elektrostimulationsgruppe wurden 16 Patienten eingeschlossen (Durchschnittsalter 46 Jahre, 9 Männer zu 7 Frauen). Bei 4 Patienten bestand ein Zustand nach ileoanaler Pouchanlage bei Colitis ulcerosa oder FAP. Bei 4 Patienten lag ein Zustand nach perianaler Fistelspaltung bei Morbus Crohn vor. Bei 4 Patienten war eine anteriore Rektumresektion bei Rektumcarcinom durchgeführt worden, bei einer Patientin lag ein Z. n. Hartmann OP bei radiogener Sigmastenose vor, bei einer Patientin ein Z. n. nach Episiotomie, bei einem Patienten ein Z. n. Trauma, bei einem Patienten ein Z. n. Sphinkterrekonstruktion. 15 der 16 Patienten standen unter Stomaschutz.

Ein Biofeedbacktraining wurde bei 42 Patienten durchgeführt (Durchschnittsalter 50 Jahre, 19 Männer und 23 Frauen). Die Indikation zur konservativen Therapie entsprach im wesentlichen der der Elektrostimulationsgruppe (26 Patienten nach IAP, 6 Patienten nach perianaler Fistelspaltung bei Morbus Crohn, 7 Patienten nach anteriorer Resektion bei Rektumcarcinom, ein Patient nach Rektumprolaps, ein Patient nach Hemipelvektomie, ein Patient nach Trauma). Unter Stomaschutz befanden sich 40 der 42 Patienten.

Methodik

In der Elektrostimulationsgruppe wurde das Gerät Urofit der Fa. Alphamed verwendet. Es besteht aus einer bipolaren batteriebetriebenen Elektrode, die rektal eingeführt wird. Die Stimulation erfolgt zyklisch, patientenadaptiert 1–2 mal täglich.

Das Biofeedbacktraining wurde mit dem Gerät Erothitan II durchgeführt. Der Patient plaziert einen Ballonmanometer im Schließmuskel und erhält über eine visuelle Rückkopplung Informationen über seine Schließmuskelfunktion. Zunächst wird der Maximaldruck aufgebaut und über 5 sec aufrechterhalten. Im nächsten Schritt muß der Patient 50% des Maximaldruckes über 1 Minute aufrechterhalten. Beide Übungen werden 10 mal wiederholt. Beide Gruppen führten zusätzlich eine Beckenbodengymnastik durch. Die Objektivierung der Ergebnisse erfolgte über die 3-D-Vektorvolumenmanometrie. Die Grenzwerte wurden an einem Kollektiv gesunder Probanden ermittelt (Ruhedruck (RD) > 30 mmHg, Kneifdruck (KD) > doppelter RD, Vektorvolumen in Ruhe (VVR) > 100 cm^3, Vektorvolumen beim Kneifen (VVK) > 20 cm^3, Radiale Asymmetrie in Ruhe/Kneifen < 20%). Die manometrische Kontrolle erfolgte nach einem und 3 Monaten.

Ergebnisse

In der Elektrostimulationsgruppe kam es bei 7 von 16 Patienten zu einer Verbesserung der Sphinkterfunktion in der Manometrie d.h., einer mehr als 10%igen Steigerung des Ausgangswertes, entsprechend einem Anteil von 44% (Tabelle 1). Eine statistisch signifikante Verbesserung zeigte das Vektorvolumen Kneifen. Klinisch konnte bei 4 Patienten eine Stomarückverlagerung erfolgreich durchgeführt werden. In der Biofeedbackgruppe kam es bei 28 von 42 Patienten zu einer Besserung in der Manometrie, das entspricht einem Anteil von 66,6%. Statistisch signifikant verbesserten sich der Ruhedruck, Kneifdruck und das Vektorvolumen in Ruhe. Klinisch konnte bei 27 von 40 Patienten eine Stomarückverlagerung durchgeführt werden. Alle Patienten ohne Stoma zeigten eine klinische Besserung der Inkontinenz.

Schlußfolgerung

Eine Verbesserung der Schließmuskelfunktion kann bei bis zu 2/3 der Patienten durch die konservative Therapie erreicht werden. Das aktive Biofeedbacktraining hat sich im Vergleich zur Elektrostimulationstherapie als effektiver erwiesen.

Literatur

1. Lorenz at al. (1996) Ergebnisse der konservativen und operativen Therapie der analen Inkontinenz. Zentralbl Chir 121: 669–675
2. Girona et al. (1988) Prognostische Faktoren bei der Indikationsstellung zur Schwellstromtherapie bei anorektaler Inkontinenz. Aktuelle Koloproktologie, Band 6
3. Larpent et al. (1987) Klinische und manometrische Besserung der analen Inkontinenz durch Elektrostimulation. Coloproctology 9: 183–184
4. McLeod et al. (1987) Management of anal incontinence by biofeedback. Gastroenterology 93: 291–294

Megacolon beim Erwachsenen – das Spektrum zugrundeliegender intestinaler Innervationsstörungen

T. Wedel[1], J. Gleiß[2], T. Schiedeck[2], A. Herold[3] und H. P. Bruch[2]

[1] Institut für Anatomie und [2] Klinik für Chirurgie, Medizinische Universität zu Lübeck, Ratzeburger Allee 160, D-23538 Lübeck, [3] Deutsche Klinik für Diagnostik, Chirurgische Abteilung für Koloproctologie, Au Kammallee 33, D-65191 Wiesbaden

Megacolon in the Adult: The Range of Underlying Disorders of Enteric Innervation

Summary. The association of megacolon in adults and Hirschsprung's disease was reevaluated by the morphological assessment of the enteric nervous system. Whole-mount preparations of the resected colonic segments and an immunohistochemical treatment with the pan-neuronal marker protein gene product 9.5 allowed an optimal visualization of the entire intramural nervous plexus layers. The findings included different forms of intestinal neuronal malformations (hypoganglionosis, neuronal intestinal dysplasia, and heterotopic ganglia) apart from classic aganglionosis, thus indicating their ethiologic relevance to the development of megacolon in adults.

Einleitung

Seit der Erstbeschreibung des Megacolon congentium durch den dänischen Kinderarzt Harald Hirschsprung [2] und der zugrundeliegenden Histopathologie [1] konnte die Diagnostik intestinaler Innervationsstörungen mit der Einführung enzym- und immunhistochemischer Techniken [4, 5] entscheidend verbessert werden. So lassen sich mittlerweile neben dem klassischen Morbus Hirschsprung weitere Formen intestinaler neuronaler Fehlbildungen beschreiben – wie z. B. die Hypoganglionose, die intestinale neuronale Dysplasie oder die Ganglien-Heterotopien [3].

Dennoch wird das Auftreten eines Megacolons, insbesondere bei erwachsenen Patienten, grundsätzlich mit dem Vorliegen eines Morbus Hirschsprung assoziiert [6]. Es liegen bisher keine Angaben vor, inwieweit auch non-aganglionäre Fehlbildungen des enterischen Nervensystems an der Ausbildung eines Megacolons beteiligt sind.

Methoden

Ziel der Studie war es deshalb, bei erwachsenen Patienten (n=8) mit operationspflichtigem Megacolon das enterische Nervensystem auf mögliche Formen morphologischer Fehlanlagen zu untersuchen. Dazu wurden von den OP-Resektaten neben konventionellen Serienschnitten auch sog. Schichtpräparate der Darmwand angefertigt, an denen eine immunhistochemische Markierung des pan-neuronalen Strukturproteins Protein Gene Product (PGP) 9.5 vorgenommen wurde. Im Gegensatz zur transmuralen Schnittdiagnostik ermöglichte diese feinpräparatorische Technik eine flächenhafte Darstellung der intramuralen Nervengeflechte unter weitestgehender Wahrung der anatomischen Verhältnisse.

Ergebnisse

Wie aufgrund der Literatur zu erwarten, lag bei einem Teil der Patienten ein klassischer Morbus Hirschsprung im Sinne einer kompletten Aganglionose aller intramuraler Nervengeflechte vor. Die Schichtpräparate erlaubten eine exakte Beurteilung der Ausdehnung des aganglionären Segmentes. Anstelle eines polygonalen Gangliengeflechtes durchzogen hypertrophe Nervenfaserstränge in überwiegend paralleler Ausrichtung die spastisch verengte Darmwand. Das Übergangssegment zum normoganglionären Colonabschnitt war gekennzeichnet durch das Auftreten von kleineren Ganglienformationen und der Ausbildung einer zunehmend regelrechten Nervengeflechtsstruktur.

Überraschenderweise zeigte sich das histopathologische Bild einer Anganglionose in nur 25% der untersuchten Fälle. 3/4 der Patienten wiesen non-aganglionäre Formen der intestinalen neuronalen Fehlbildungen auf. Auf Grundlage der Schichtpräparate ließen sich innerhalb des verengten Colonsegmentes hypoganglionäre Verhältnisse unterschiedlichen Schweregrades beobachten. So wies der Plexus myentericus eine Geflechtarchitektur mit deutlich weiteren Maschen und einer verringerten Anzahl und Größe der Ganglien auf. Obwohl ausgeprägte Formen der Hypoganglionose eine fast vollständige Aufhebung der normalen Plexusstruktur – ähnlich wie beim Morbus Hirschsprung – zeigten, ließen sich dennoch durchgehend Ansammlungen von Nervenzellen finden. Darüber hinaus wurden Veränderungen der Plexusmorphologie im Bereich der Tela submucosa beobachtet. Sie bestanden zum einen aus einer Verdickung von Nervenfasersträngen, zum anderen aus einem vermehrten Auftreten von sog. submukösen Riesenganglien mit einem über die Norm erhöhten Nervenzellgehalt – ein histopathologisches Bild, das von einigen Autoren auch als intestinale neuronale Dysplasie (IND) bezeichnet wird [3, 5]. Eine weitere Form der intestinalen neuronalen Fehlbildung stellten die sog. Heterotopien dar. Es handelte sich dabei um topographische Verlagerungen von Ganglien in Darmwandschichten, die normalerweise keine Ganglienformationen aufweisen. Häufigstes Bild war die ektope Lage von Ganglien des Plexus myentericus innerhalb der Längsmuskelschicht.

Diskussion

Durch die schichtweise Auftrennung und anschließende immunhistochemische Behandlung der Darmwand gelingt es, die Morphologie der intramuralen Nervengeflechte flächenhaft darzustellen und somit pathologische Veränderungen in ihrem Verlauf und ihrer Ausdehnung differenzierter zu beurteilen. Die Größe von Ganglien und Nervenfasersträngen sowie deren räumliche Anordnung können systematisch erfaßt und den Kriterien zur Klassifikation von intestinalen Innervationsstörungen zugeordnet werden.

Die Befunde geben Anlaß dazu, die bisherige Auffassung, das Megacolon grundsätzlich mit einer Aganglionose zu assoziieren, zu revidieren bzw. zu ergänzen. Offensichtlich führen auch hypoganglionäre Veränderungen, intestinale neuronale Dysplasien und Heterotopien zur Ausbildung eines Megacolon. Zwischen Normo- und Aganglionose läßt sich ein Spektrum von morphologischen Veränderungen des enterischen Nervensystems beschreiben, das ebenfalls erhebliche Störungen der intestinalen Motilität mit funktioneller Obstruktion hervorruft. Im Umkehrschluß bedeutet dies, daß zur Gewährleistung der intestinalen Motilität ein morphologisch integeres Nervensystem und nicht nur lediglich die Anwesenheit von intramuralen Nervenzellen Voraussetzung ist.

Zusammenfassend läßt sich für das Megacolon beim Erwachsenen festhalten: Non-aganglionäre Innervationsstörungen sind wahrscheinlich – wie die Aganglionose – bereits bei Geburt angelegt, können jedoch über einen längeren Zeitraum unter Umständen bis ins fortgeschrittene Erwachsenenalter hinein kompensierbar bleiben. Eine eingehende diagnostische Abklärung der sich chronifizierenden Obstipation findet anscheinend häufig erst zu einem Zeitpunkt statt, an dem es bereits zur Ausbildung eines Megacolons gekommen ist. Entsprechend sollte bei langjährig bestehender Obstipation, die mit der Ausbildung eines Megacolons einhergeht, das gesamte Spektrum intestinaler Innervationsstörungen als mögliche Ätiologie berücksichtigt werden.

Literatur

1. Dalla-Valle A (1920) Ricerche istologiche su di un caso megacolon congenito. Pediatria 28: 740–752
2. Hirschsprung H (1888) Stuhlträgheit Neugeborener in Folge von Dilatation und Hypertrophie des Colons. Jahrb f Kinderh 27: 1–7
3. Holschneider AM, Meier-Ruge W, Ure BM (1994) Hirschsprung's disease and allied disorders – a review. Eur J Pediatr Surg 4: 260–266
4. Krammer HJ, Karahan TK, Rumpel E et al. (1993) Immunohistochemical visualization of the enteric nervous system using antibodies against protein gene product (PGP) 9.5. Ann Anat 175: 321–325
5. Meier-Ruge W (1974) Hirschsprung's disease: its etiology, pathogenesis and differential diagnosis. Curr Top Pathol 59: 131–179
6. Wheatley MJ, Wesley JR, Coran AG et al. (1990) Hirschsprung's disease in adolescents and adults. Dis Colon Rectum 33: 622–629

Sepsis/Peritonitis

Vermeidung von Abdomenröntgenaufnahmen bei akuten Bauschmerzen – Evaluation einer einfachen klinischen Entscheidungsunterstützung

H. Böhner, Q. Yang, K. Franke und C. Ohmann

Klinik für Allgemein- und Unfallchirurgie, Heinrich-Heine-Universität, Moorenstraße 5, D-40225 Düsseldorf

Avoiding Plain Abdominal X-Rays in Acute Abdominal Pain: Evaluation of a Simple Clinical Decision Aid

Summary. The evaluation of a simple decision aid in the diagnosis of acute abdominal pain shows that plain abdominal x-rays to exclude bowel obstruction can be avoided if less than two of the following symptoms are present: distended abdomen, increased bowel sounds, history of constipation, previous abdominal surgery, age over 50 or vomiting.

Bei der Abklärung akuter Bauschmerzen werden Röntgenübersichtsaufnahmen häufig routinemäßig durchgeführt. Die Aussagekraft der Untersuchung ist dabei erschreckend gering: mehr als 75% aller Röntgennativuntersuchungen zeigen in britischen [2] und deutschen Studien [1] unwichtige oder gar keine pathologischen Befunde. Die Ursache dafür ist darin zu suchen, daß der Untersucher bei der Erstvorstellung des Patienten vermeiden möchte, einen Ileus zu übersehen, und daher ohne „harte" Indikation, d.h. den klinischen Verdacht auf einen Ileus oder eine Hohlorganperforation, eine Röntgenuntersuchung veranlaßt. Zur Vermeidung unnötiger Röntgenaufnahmen bei akuten Bauschmerzen haben wir daher eine einfache, auf anamnestischen Daten und klinischen Befunden beruhende Entscheidungsunterstützung entwickelt, die den Ausschluß eines Ileus erlaubt [1]. Diese wird in der vorliegenden Arbeit an einer unabhängigen Datenbank getestet.

Patienten und Methoden

Im Rahmen der Entwicklung der Entscheidungsunterstützung, die an anderer Stelle detailliert beschrieben wurde [1], konnten sechs Einzelparameter identifiziert werden, die für die klinische Diagnose eines Ileus hilfreich sind: aufgetriebenes Abdomen, vermehrte Darmgeräusche, anamnestisch Obstipation, abdominelle Voroperationen, Alter > 50 und Erbrechen. Die Testung an dem selben Patientenkollektiv, an dem die Entscheidungsunterstützung entwickelt worden war (1989, 1254 Patienten, 6 Zentren, 704 Röntgenuntersuchungen, 48 Patienten mit Ileus (3,8%)), zeigte, daß bei Vorliegen von weniger als zwei der genannten Symptome ein Ileus auszuschließen war und somit gefahrlos und ohne Verlust an diagnostischer Genauigkeit auf eine Röntgenübersichtsaufnahme verzichtet werden konnte.

Tabelle 1. Verteilung der Diagnosen bei Entlassung

	1989 (n=1254) (in %)	1995 (n=2280) (in %)
Unspezifische Bauchschmerzen	39,7	24,9
Appendizitis	16,7	22,8
Dyspepsie	8,7	9,0
Akute Gallenblase/-gangserkrankung	6,9	8,7
Ileus	3,8	4,7
andere Erkrankungen [a]	24,2	29,9

[a] andere Erkrankungen umfassen z. B. akute Harnwegsinfektionen, Urolithiasis, gynäkologische Erkrankungen oder Pankreatitiden

Tabelle 2. Verteilung von durchgeführten Röntgennativaufnahmen in Abhängigkeit von vorliegenden Symptomen der Entscheidungshilfe (siehe Text)

	n	Röntgen durchgeführt	davon 1 oder 0 Symptome	Ileus	davon 1 oder 0 Symptome
1989	1254	704	300	48	1
1995	2280	618	199	109	0

Die Evaluation der Entscheidungsunterstützung erfolgte an einem Patientenkollektiv (n=2280, 109 Patienten mit Ileus (4,7%)), das 1995 in 11 Zentren wie in der Vorstudie standardisiert anamnestiziert und untersucht wurde. Ein- und Ausschlußkriterien der beiden Studien waren identisch (Bauchschmerzen <7 Tage, Alter >6 Jahre, kein abdominelles Trauma incl. Operation) [3]. Die Verteilung der Abschlußdiagnosen der beiden Studien ist vergleichbar (Tabelle 1).

Ergebnisse

Auch im Testkollektiv waren die Symptome, die im Laufe der Entwicklung der Entscheidungshilfe als für die klinische Diagnose eines Ileus wichtig identifiziert wurden, diejenigen mit den höchsten positiv prädiktiven Werten und gleichzeitig den höchsten Sensitivitäten (Ergebnisse nicht gezeigt).

Von 2280 Patienten, die in die Studie eingingen, wurden 618 geröntgt (27,1%), deutlich weniger als in der Vorstudie, in der mit 704 von 1254 Patienten noch 56,1% aller Patienten mit akuten Bauchschmerzen geröntgt wurden. Alle 109 Patienten, die einen Ileus hatten, wiesen zumindest zwei der sechs Symptome der Entscheidungshilfe auf. Von den 618 geröntgten Patienten wiesen 199 (32,2%) weniger als zwei der Symptome auf (siehe Tabelle 2).

Diskussion

Im Vergleich der Studien fällt auf, daß eine deutlich geringere Zahl an Röntgenuntersuchungen im Testkollektiv durchgeführt wurde (56,1% in der Vorstudie vs 27,1% im Testkollektiv). Dieser Unterschied kann zum einen Ausdruck von unterschiedlichen Abläufen bei der Abklärung akuter Bauchschmerzen in den verschiedenen Zentren sein, andererseits zeigt sich auch ein Lernprozeß, der umsetzt, Untersuchungen zu vermeiden, deren Informationszugewinn gering ist. So sind z. B. Röntgenaufnahmen zum Ausschluß eines Ileus mit der von uns in dieser Studie evaluierten und validierten Entscheidungsunterstützung, die sich auf leicht zu erfassende anamnestische Angaben und Untersuchungsbefunde stützt, vermeidbar, ohne daß ein Verlust an diagnostischer Sicherheit entsteht. Liegen weniger als zwei der folgenden Symptome vor, ist ein Ileus klinisch auszuschließen: aufgetriebenes Abdomen, vermehrte Darmgeräusche, anamnestisch Obstipation, abdominelle Voroperationen, Alter >50 und Erbrechen. Diese einfache Maßnahme kann nicht nur dazu beitragen, den Patienten unnötige Strahlenbelastung zu ersparen, sie hilft auch, technische und finanzielle Resourcen gezielter einzusetzen. So hätten durch die Vermeidung von 199 Röntgenübersichtsaufnahmen im Testkollektiv ca. 18 000 DM eingespart werden können.

Literatur

1. Böhner H, Yang Q, Franke K, Ohmann C (1997) Röntgennativaufnahmen bei akuten Bauchschmerzen sind vermeidbar. Langenbecks Arch Chir Suppl II (Kongreßbericht), 1054–1056
2. Gunn AA (1991) The acute abdomen: the role of computer-assisted diagnosis. Ballieres Clin Gastroenterol; 5 (3 Pt 1): 639–665
3. Ohmann C, Kraemer M, Jäger S, Sitter H, Pohl C, Stadelmayer B, Vietmeier P, Wickers J, Latzke L, Boch B, Thon K (1992) Akuter Bauchschmerz – standardisierte Befundung als Diagnoseunterstützung. Chirurg 63: 113–123

Chirurgische Laparoskopie beim akuten Abdomen

A. J. Coburg, Th. Carus, U. Kempf und W. Grebe

Chirurgische Klinik, Städtische Kliniken, Lukaskrankenhaus, Preußenstraße 84, D-41456 Neuss

Surgical Laparoscopy in Acute Abdomen

Summary. In 582 patients, laparoscopy was performed for acute abdominal pain and symptoms of acute abdomen. It allowed a clear diagnosis in 96% as compared to 42% by sonography and 25% by X-ray. In 134 cases (22%) laparotomy (i.e. unnecessary appendectomy) could be avoided. In 42% surgery could be performed laparoscopically, and 36% required surgery by laparotomy.

Beim akuten Abdomen muß die Operationsindikation oft gestellt werden, ohne daß präoperativ die Diagnose eindeutig ist, trotz Sonographie und Röntgendiagnostik. Seit Anfang der 80er Jahre wird die Laparoskopie beim aktuen Abdomen zur Entscheidungsfindung empfohlen, z. B. von Deutsch, Reiertsen und Paterson-Brown [3].

Wir stellen eine retrospektive Studie vor, in der wir zwei Aspekte der chirurgischen Laparoskopie beim akuten Abdomen prüften, erstens den diagnostischen Stellenwert im Vergleich zu anderen diagnostischen Methoden, zweitens die Option zum minimal-invasiven Eingriff. Die Studie umfaßt 592 Patienten, die 1996 und 1997 wegen eines akuten Abdomen laparoskopiert wurden. (Im gleichen Zeitraum wurden 147 Patienten wegen eines akuten Abdomen primär laparotomiert.) Die klinischen Schweregrade waren I = 224 (Druckschmerz regional), II = 290 (Druckschmerz, Klopfschmerz, lokale Abwehrspannung), III = 73 (Druckschmerz, Klopfschmerz, diffuse Abwehrspannung; oder kompletter Ileus; Vollbild des akuten Abdomen). Die Einteilung ist angelehnt an die klinische Graduierung von Schumpelick und die visuelle Analogskala, wie Siedeck [4] sie verwendet. Hierbei sind die Grenzen unscharf. Schmerzcharakter und Bauchbefund ergeben das klinische Bild, das ergänzt wird durch Sonographie, Röntgen und Labor, aber oft nicht mit der Schwere der tatsächlichen Erkrankung korreliert.

In 121 Fällen (20%) zeigte die Laparoskopie einen Befund, der keine chirurgische Therapie erforderte. In 71 Fällen lag eine Lymphadenitis mesenterialis vor, dreimal eine Ileitis terminalis. 25 mal wurde kein pathologischer Befund erhoben (Tabelle 1). Von 22 gynäkologischen Befunden erforderten 9 keine chirurgische Konsequenz; in 13 Fällen wurde gynäkologisch operiert. Die Sonographie und die Röntgenuntersuchung, sofern sie bei diesen Patienten durchgeführt wurden (Tabelle 2), ergaben unspezifische Befunde und konnten eine chirurgische therapiebedürftige Erkrankung nicht ausschließen; dafür hat sich nur die Laparoskopie als verläßlich erwiesen.

Bei 361 Patienten fand sich laparoskopisch eine regionale Peritonitis. 188 Patienten hatten eine klinische Symptomatik, die nur dem Schweregrad I zugeordnet worden war. Die laparoskopischen Befunde waren Appendicitis 307 mal (ohne Perforation), Cholecystitis 28

Tabelle 1. Auflistung der Krankheitsbilder, die primär laparoskopisch angegangen wurden. Die Gesamtzahl ist aufgrund der Doppeldiagnosen höher als die Patientenzahl. In 44% war eine laparoskopische Therapie möglich

	Laparoskopie	Laparoskopische Therapie
Akute Bauchschmerzen ohne chir. therapiebedürftige Ursache Lymphadenitis 71, Ileitis 3, gyn. Befund 22 u. a.	121	–
Regionale Peritonitis Appendicitis 307, Cholecystitis 28, Diverticulitis 13 Meckel-Divertikel 7 u. a.	361	226
Diffuse Peritonitis Magen-/Duod.-Perforation 13, Darmperforation 13 perf. Appendicitis 50 u. a.	84	18
Ileus, Subileus	27	13
Mesenterialinfarkt	6	–
Bauchtrauma	9	1

Tabelle 2. Der diagnostische Stellenwert der Laparoskopie im Vergleich zu Sonographie und Röntgenuntersuchung des Abdomen

	Aussagewert (%)		
	richtungweisend	irreführend	unspezifisch
Laparoskopie	96	0	4
Sonographie	42	15	43
Rö Abdomen	25	26	49

mal, Divertikulitis 13 mal (ohne Perforation; 2 mal rechts), Appendicitis epiploica 6 mal, entzündetes Meckel'sches Divertikel 7 mal. Diagnostisch war nur bei akuter Cholecystitis die Sonographie in hohem Maße richtungweisend, in 82%. Bei den anderen Patienten war die Sonographie nur in 27% richtungweisend, in 58% unspezifisch, in 15% irreführend. Ähnlich waren die Zahlen beim Röntgen. In 226 Fällen konnte die Therapie laparoskopisch durchgeführt werden (196 Appendektomien), 16 Cholecystektomien, 5 Abszeßdrainagen, 5 mal Abtragung Appendix epiploica, 5 mal Abtragung Meckel'sches Divertikel). Bei anderen 128 Patienten wurde nach der laparoskopischen Diagnosestellung die Laparotomie durchgeführt. Dabei war die vorangegangene Laparoskopie eine Hilfe für die Wahl des optimalen Zugangs.

Bei 84 Patienten fand sich eine diffuse Peritonitis, bedingt durch Hohlorganperforation, perforierter Appendicitis, rupturiertem Leberabszeß u. a. In 39 Fällen war die klinische Symptomatik geringer (entsprechend Schweregrad II) als dem laparoskopisch erhobenen Befund entsprach. Die Sonographie hatte in 14% der Fälle einen richtungsweisenden Befund ergeben, in 75% war sie unspezifisch, in 11% irreführend. Die Röntgenuntersuchung des Abdomen (Rückenlage ap und Linksseitenlage im horizontalen Strahlengang) hatte in 12 der 13 Fälle einer Ulcusperforation freie Luft ergeben, bei Darmperforationen nur in 2 Fällen. Bei 2 Patienten mit freier Luft ergab die Laparoskopie keine Perforation. In 18 Fällen konnte die chirurgische Sanierung laparoskopisch erfolgen (5 mal Ulcus Übernähung, 2 mal Übernähung einer Darmperforation, 7 mal Appendektomie bei perforierter Appendicitis).

Die laparoskopisch angegangenen Ileusfälle waren meist Adhäsiolysen bei Subileuszustand. Vereinzelt konnte ein Strangulationsileus laparoskopisch therapiert werden, indem eine solitäre Bride durchtrennt wurde. Bei einem 2-jährigen Kind konnte eine ileocoecale Invagination laparoskopisch gelöst werden, deren Reposition konservativ unter Luftinsufflation ins Colon nicht gelungen war. Auch atypische Ileusfälle wie der hohe Dünndarmileus oder inkomplette Ileus waren Indikationen für die Laparoskopie, wenn klinisch kein ausgeprägter Blähbauch vorlag oder das Röntgenbild zwar Spiegel, aber keine stehenden Darmschlingen ergab. Anstelle der Verresnadel wurde der Zugang mittels Visiport geschaffen. – Die Sonographie war in 15% richtungweisend, die Röntgenuntersuchung in 53%. In 2 Fällen wurde radiologisch die Diagnose mechanischer Ileus gestellt, die laparoskopisch nicht verifiziert werden konnte. Insgesamt konnten 13 der 27 Ileusfälle, die primär laparoskopisch angegangen wurden, auch laparoskopisch operiert werden. Im gleichen Zeitraum wurden 27 Ileusfälle primär laparotomiert.

Der Mesenterialinfarkt stellt prinzipiell eine gute Indikation für die Laparoskopie dar, da hier die anderen diagnostischen Verfahren meist unspezifisch sind. In unseren Fällen kam die Laparoskopie nur in 6 Fällen zum Einsatz, eine therapeutische Maßnahme konnte jedoch in keinem Falle laparoskopisch erfolgen. Zweimal wurde der Eingriff als Laparoskopie beendet, in 4 Fällen erfolgte die Dünndarmresektion nach Laparotomie. Außer diesen 6 Patienten mit Mesenterialinfarkt, die primär laparoskopiert wurden, wurden 8 Patienten primär laparotomiert, da der schlechte AZ ein Pneumoperitoneum nicht mehr zuließ.

Beim Bauchtrauma ist die Laparoskopie indiziert, wenn der AZ es erlaubt. Dies war bei 9 Patienten der Fall. Bei einem Patienten konnte die Therapie laparoskopisch erfolgen, Absaugung des Hämaskos und Koagulation einer oberflächlichen Leberruptur.

Im Gesamtkrankengut blieb die Laparoskopie bei 134 Patienten (22%) eine diagnostische Maßnahme. Diesen Patienten wurde eine Laparotomie erspart bzw. wurden unnötige Appendektomien vermieden. Die Laparoskopie war als diagnostische Maßnahme in 96% richtungweisend (Tab. 2). Dies steht in Übereinstimmung mit anderen Autoren [1, 2, 5]. In 25 Fällen (4%) konnte kein pathologischer Befund erhoben werden, der das Krankheitsbild erklärte. Die Sonographie war in 42%, die Röntgenuntersuchung des Abdomen in 25% richtungweisend.

In 42% erfolgte die chirurgische Therapie auf laparoskopischem Wege, wenn dies mit gleicher Sicherheit machbar war wie durch Laparotomie. Diese wurde nur in 36% erforderlich.

Literatur

1. Eypasch E et al (1993) Zbl Chir 118:726
2. Otte WD (1998) Zbl Chir 123:417
3. Paterson-Brown S et al. (1986) Br J Surg 73:1022
4. Siedeck M (1995) Langenb Arch Chir Suppl 530
5. Waclawiczek HW et al. (1997) Zbl Chir 122:1108

Der abdominelle Notfall nach kardiochirurgischen Eingriffen

D. Wolken[1], K. Hellberg[2] und K. P. Thon[1]

[1] Abteilung für Allgemein-, Visceral- und Unfallchirurgie, [2] Abteilung für Herz- und Gefäßchirurgie, Robert Bosch Krankenhaus, Auerbachstraße 110, D-70376 Stuttgart

Acute Abdominal Complications After Heart Surgery

Summary. In 4726 patients undergoing cardiopulmonary bypass surgery in a 5-year period 15 major acute abdominal complications (0.3%) occurred, with an overall mortality rate of 47% – compared with a mortality rate of 3.2% for all patients undergoing heart surgery ($p<0.0001$). Patients with combined cardiac operation (ACB and valve replacement) or those requiring an intraaortic balloon pump were more likely to develop abdominal complications; however, complications can not be predicted. The focus should be on early diagnosis and therapy, especially in acute mesenteric ischemia, in close cooperation between heart and general surgeons to improve prognosis.

Zusammenfassung. Von 4726 in einem 5-Jahreszeitraum unter Einsatz der Herz-Lungenmaschine operierten Patienten entwickelten 15 ein akutes Abdomen mit Laparotomieerfordernis (Inzidenz 0,3%). Die Mortalität der Patienten lag mit 47% signifikant höher als bei den Patienten ohne abdominelle Komplikationen, von denen nur 3,2% verstarben ($p<0,0001$). Auch wenn sich die Komplexität des kardiochirurgischen Eingriffs und der Einsatz der intraaortalen Ballonpumpe als Risikofaktor erwiesen, so ist die Vorhersage aufgrund eines Risikoprofils nicht möglich. Eine Prognoseverbesserung insbesondere bei der intestinalen Ischämie ist nur durch eine frühzeitige Diagnose- und Therapieeinleitung durch enge interdisziplinäre Zusammenarbeit zwischen Herz- und Visceralchirurgen zu erreichen.

Die Inzidenz abdomineller Komplikationen nach kardiochirurgischen Eingriffen unter Verwendung der Herz-Lungenmaschine wird in der Literatur [1, 2, 3, 5] mit 0,1–0,9% angegeben. Insgesamt sind diese Komplikationen selten, allerdings mit einer hohen Mortalität von 15–59% [2, 3] behaftet. Hinsichtlich der Risikofaktoren gibt es in der Literatur uneinheitliche Angaben, erhöhtes Alter, verlängerte Bypasszeit, kardio-chirurgische Notoperation sowie der Einsatz einer intraaortalen Ballonpumpe sind in mehreren Arbeiten [1, 2, 5] mit einem erhöhten Risiko einer intraabdominellen Komplikation verbunden.

In einem 5-Jahreszeitraum wurden insgesamt 4726 erwachsene Patienten am offenen Herzen unter Einsatz der HLM operiert. Dabei handelte es sich um 3269 (69,2%) männliche und 1457 (30,8%) weibliche Patienten. 4533 Patienten wurden elektiv (95,9%) und 193 (4,1%) notfallmäßig operiert. Der Anteil der kardialen Reoperationen lag bei 5%.

Es wurden alle Patienten untersucht, die in der postoperativen Phase aufgrund eines akuten Abdomens laparotomiert werden mußten.

Tabelle 1. Abdominelle Komplikationen nach HLM-OP und deren Therapie

		n
Diagnosen bei der Notfallaparotomie:	• Intestinale Ischämie	6
	• Obere GI-Blutung	3
	• Akute Cholezystitis	2
	• Perforiertes Duodenalulcus	1
	• Leberruptur	1
	• Untere GI-Blutung	1
	• Kein pathologischer Befund	1
Abdominelle Operationen:	• Gastrotomie und Ulcusumstechung	2
	• Duodenotomie und Ulcusumstechung	2
	• Offene Cholezystektomie	2
	• Dünndarmsegmentresektion	1
	• subtotale Dünndarmresektion	1
	• Ileocoecalresektion	1
	• Hemicolektomie rechts	4
	• Leberübernähung	1
	• Probelaparotomie	1
	• Second look Laparotomie	2

Ziel der Untersuchung war es Art, Häufigkeit und Prognose der unterschiedlichen abdominellen Komplikationen zu bestimmen. Außerdem wurde versucht ein Risikoprofil für das Auftreten eines akuten Abdomens nach kardiochirurgischem Eingriff zu erstellen.

Von den insgesamt 4726 operierten Patienten entwickelten 15 Patienten in der postoperativen Phase ein akutes Abdomen mit Laparotomieerfordernis. Die Inzidenz einer akuten chirurgisch zu behandelnden abdominellen Komplikation betrug somit 0,3%. Es handelte sich dabei um 9 Männer und 6 Frauen mit einem Durchschnittsalter von 67 Jahren (54–83 J.). Hinsichtlich des durchschnittlichen Alters bestand kein signifikanter Unterschied zu den Patienten ohne abdominelle Komplikationen (63 J.).

Im Vergleich mit anderen Arbeiten [3, 4, 5] bei denen alle auch konservativ zu behandelnde Komplikationen mit in die Untersuchung eingingen, zeigt sich in unserem Kollektiv am häufigsten eine intestinale Ischämie als Ursache der abdominellen Beschwerden. Ein Überblick über die Diagnosen und die notwendigen Eingriffe gibt Tabelle 1.

Die Mortalität der Patienten mit akutem Abdomen lag signifikant höher als bei den Patienten ohne diese Komplikationen. Während 7 der 15 Patienten (47%) mit abdominellen Komplikationen im weiteren Verlauf verstorben sind, lag die Mortalität der 4711 Patienten ohne Komplikationen bei 3,2%. Noch niedriger lag die Sterblichkeit mit 1,8% in der Untergruppe der Patienten, die ausschließlich eine Bypassoperation erhalten haben (n=3133). Als wesentliche Ursache für die hohe Mortalität zeigte sich die intestinale Ischämie, bei der 4 von 6 Patienten verstorben sind. Auch wenn die Inzidenz des akuten Abdomens nur 0,3% betrug, so liegt die Relevanz darin begründet, daß die infolge einer abdominellen Komplikation verstorbenen Patienten immerhin 4,5% an der Gesamtmortalität nach HLM Operation ausmachten.

Hinsichtlich der Risikofaktoren konnte in unserem Kollektiv in bezug auf Alter, Geschlechtsverteilung, Aortenklemm- und Bypasszeit kein signifikanter Unterschied nachgewiesen werden. Auch der Anteil der kardialen Notfalloperationen war nicht höher bei den Patienten mit abdomineller Symptomatik. Dagegen erwiesen sich die Notwendigkeit der Verwendung einer intraaortalen Ballonpumpe, sowie die Komplexität des kardiochirurgischen Eingriffs als signifikante Risikofaktoren (s. Tabelle 2).

Abdominelle Komplikationen nach kardiochirurgischen Eingriffen sind insgesamt selten, aber mit einer hohen Mortalität verbunden. Insbesondere intestinale Ischämien haben eine extrem schlechte Prognose mit einer Sterblichkeit von >80%. Hinsichtlich der prädisponierenden Risikofaktoren bietet sich kein einheitliches Bild. Während in einigen Arbeiten die

Tabelle 2. Risikofaktoren für das Auftreten einer schweren intraabdominellen Komplikation nach HLM-OP

	Kein akutes Abdomen (n=4711)	Akutes Abdomen (n=15)	p
Alter	63 J. (17–91)	67 J. (54–83)	n.s.
Männlich: weiblich	2,2:1	1,5:1	n.s.
Aortenklemmzeit	71 min. (14–250)	69 min. (41–194)	n.s.
Bypasszeit	112 min. (22–495)	115 min. (59–305)	n.s.
ACB	3133 (66,5%)	6	n.s.
AKE	570 (12,1%)	1	n.s.
MKE	234 (5,0%)	1	n.s.
Kombinationseingriff[a]	444 (9,4%)	7	<0,0001
Andere HLM-OP	330 (7,0%)	–	–
Elektiv	4519 (95,9%)	13	n.s.
Notfall	192 (4,1%)	2	n.s.
IABP	54 (1,1%)	2	<0,005
Reoperation	233 (4,9%)	1	n.s.

[a] Kombinationseingriffe: Mehrfachklappenersatz sowie ACB mit Klappenersatz

Bypasszeit bei den Patienten mit einer abdominellen Symptomatik deutlich verlängert war, konnten wir diesen Zusammenhang nicht nachweisen. Dagegen zeigten sich der Einsatz der IABP, sowie die Durchführung komplexer kardiochirurgischer Eingriffe als unabhängige Risikofaktoren. Insgesamt scheint es aufgrund eines Risikoprofils kaum möglich zu sein die gefährdeten Patienten zu selektieren, vor allem bei der sehr niedrigen Inzidenz von unter 1%. Es bleibt deshalb nur bei Patienten mit komplizierter Operation, verlängerter Nachperfusionszeit, Erfordernis von Katecholaminen oder der IABP wachsam zu bleiben, auf abdominelle Symptome zu achten und bei deren Auftreten frühzeitig einen Allgemein- oder Visceralchirurgen hinzuzuziehen, der sich dann auch rasch zu einer Laparotomie entscheiden kann.

Nur durch enge interdisziplinäre Zusammenarbeit kann die Prognose dieser Patienten verbessert werden.

Literatur

1. Allen KB, Salam AA, Lumsden AB (1992) Acute mesenteric ischemia after cardiopulmonary bypass. J Vasc Surg 16:391
2. Leitman M, Paull DE, Barie PS, Isom OW, Shires GT (1987) Intra-abdominal complications of cardiopulmonary bypass operations. Surg Gynecol Obstet 165:251
3. Ohri SK, Desai JB, Gaer, JAR, Roussak JB, Hashemi M, Smith PLC, Taylor KM (1991) Intraabdominal complications after cardiopulmonary bypass. Ann Thorac Surg 52:826
4. Simic O, Strathausen S, Geidel S, Hess W, Mörl F, Ostermeyer J (1997) Abdominelle Komplikationen nach kardiochirurgischen Eingriffen. Zentralbl Chir 122:893
5. Tsiotos GG, Mullany CJ, Zietlow S, van Heerden JA (1994) Abdominal complications following cardiac surgery. Am J Surg 167:553

Chronisch entzündliche Darmerkrankungen

Risikofaktoren für den postoperativen Verlauf nach Resektionen wegen M. Crohn

A. J. Kroesen, N. Runkel und H. J. Buhr

Chirurgische Klinik I: Allgemein-, Gefäß und Thoraxchirurgie, Universitätsklinikum Bejamin Franklin, Hindenburgdamm 30, D-12200 Berlin

Risk Factors for the Postoperative Course After Surgery for Crohn's Disease

Summary. Conservative surgery in Crohn's disease causes multiple enteral anastomoses. In 120 patients who underwent resectional surgery for Crohn's disease with a total of 165 anastomoses we analyzed the risk factors (a) number of anastomoses per operation, (b) preoperative cortisone, and (c) the resection margins in relation to the major postoperative complications. With a total of five major complications and no mortality we could not observe an increased risk for a higher morbidity in Crohn's disease surgery with multiple anastomoses.

Die Chirurgie des M. Crohn wurde in den letzten 15 Jahren mit den Prinzipien der minimalen M. Crohn Chirurgie standardisiert [1]. Das Prinzip der konservativen und minimalen Chirurgie ist jedoch auch mit einer insgesamt erhöhten Anzahl von Segmentresektionen und Strikturoplastiken verbunden, die wiederum mit einer erhöhten Anastomosenzahl pro Patient einhergeht. Diese Tatsache der erhöhten Anastomosenzahl wirft die Frage auf, ob diese Operationen auch mit einer erhöhten Komplikationsrate einhergehen. Aus diesem Grunde haben wir unser Krankengut prospektiv unter den folgenden Fragestellungen untersucht: Stellen 1. eine erhöhte Anastomosenzahl pro Operation, 2. ein entzündlicher Befall der Anastomose, 3. eine erhöhte perioperative Kortisonmedikation einen Risikofaktor für das postoperative Outcome dar.

Als Zielkriterien für diese Studie haben wir die Komplikationsrate und die postoperative Darmmotilität gewählt.

Patienten

Während der letzten drei Jahre haben wir an unserer Klinik 120 Patienten wegen M. Crohn laparotomiert. Das Durchschnittsalter betrug im Median 35 (17–65) Jahre und das Geschlechtsverhältnis männlich zu weiblich 53:62. Die mediane praeoperative Erkrankungsdauer betrug 12 (0–33) Jahre. 43 Patienten hatten keine, 28 eine, 22 zwei, 16 drei, 8 vier und 3 mehr als fünf Voroperationen.

Die durchgeführten Operationen (Tabelle 1) umfaßten das gesamte Spektrum der abdominellen M. Crohn-Chirurgie. Wobei hervorzuheben ist, daß die 47 Strikturoplastiken an 11 Patienten vorgenommen wurden.

Tabelle 1. Durchgeführte Operationen

	n
Operationen – Dünndarm	
Ileocökalresektion	36
Strikturoplastik	47
Ileumsegmentresektion	18
Jejunumsegmentresektion	4
Anastomosennachresektion	20
Ileostomarückverlagerung	4
Billroth-I-Resektion	1
Operationen – Dickdarm	
Hemicolektomie rechts	3
Hemicolektomie links	8
Subtotale Colektomie	7
Colon-Segmentresektion	10
Proktektomie	1
Proktocolektomie	2
Kontinuitätswiederherstellung	3

Tabelle 2. Zuordnung der Komplikationen zu den Risikofaktoren

Patient	Anastomosen	Entzündlicher Befall	Prednisolon
1	1	kein Befall	>7,5 mg
2	1	makroskopisch Befall	kein
3	1	mikroskopisch frei	kein
4	2	makroskopisch Befall	≤7,5 mg

Methode

Entsprechend dem in der Schilddrüsenchirurgie verwandten Begriff „Nerves at risk" charakterisierten wir die zu untersuchenden Anastomosen als „Anastomosis at risk". Es wurden 3 Gruppen gebildet: Gruppe 1: Eine Anastomose pro Patient mit 99 Patienten; Gruppe 2: 2–3 Anastomosen pro Patient mit 16 Patienten und 39 Anastomosen; Gruppe 3: mit mehr als 4 Anastomosen pro Patient umfassend 5 Patienten mit 27 Anastomosen. Es wurden prospektiv die präoperative Prednisolon-Dosis in Gruppen unterteilt untersucht mit: 1. Kein Prednisolon, 2. ≤7,5 mg Prednisolon, 3. >7,5 mg Prednisolon.

Der entzündliche Befall der Anastomose wurde in im makroskopisch befallenen, makroskopisch im gesunden und mikroskopisch im gesunden Darm angelegter Anastomose eingeteilt.

Die Darmmotilität wurde zum einen mit der Auskultierbarkeit der ersten Darmgeräusche und zum anderen mit dem Abschluß des Kostaufbaus erfaßt.

Ergebnisse

Prednisolon – In der Gruppe mit nur einer Anastomose pro Operation hatten 46 Anastomosen kein Prednisolon, 18 ≤7,5 mg Prednisolon und 35 >7,5 mg Prednisolon. Gruppe 2 wies hingegen bei 8 Anastomosen kein, 7 ≤7,5 mg Prednisolon und 28 >7,5 mg Prednisolon auf. Gruppe 3 hatte bei 9 Anastomosen kein Prednisolon, 4 ≤7,5 mg Prednisolon und 14 >7,5 mg Prednisolon.

Entzündlicher Befall der Anastomose – Gruppe 1 hatte bei 2 Anastomosen einen makroskopischen Befall, 90 Anastomosen einen makroskopisch gesunden Darm und 7 Anastomosen auch einen mikroskopisch entzündungsfreien Darm. Gruppe 2 hatte bei 8 Anastomosen einen makroskopischen Befall, 21 Anastomosen einen makroskopisch gesunden Darm und 10 Anastomosen auch einen mikroskopisch entzündungsfreien Darm. Gruppe 3 hingegen hatte bei 26 Anastomosen einen makroskopischen Befall, 1 Anastomose einen makroskopisch gesunden Darm und keine Anastomose einen mikroskopisch entzündungsfreien Darm.

Darmmotilität – Der Peristaltik begann in Gruppe 1 nach 2,1±1,2 Tagen, Gruppe 2 2,2±0,8 Tagen und Gruppe 3 1,0±0,7 Tagen. Der Kostaufbau war in Gruppe 1 nach 8,0±0,9 Tagen, Gruppe 2 nach 8,2±0,8 Tagen und Gruppe 3 8,3±1,0 Tagen beendet.

Komplikationen – Zu schweren Komplikationen kam es lediglich in Gruppe 1 mit drei Anastomoseninsuffizienzen und einer revisionspflichtigen Nachblutung, sowie in Gruppe 2 mit einer Anastomoseninsuffizienz. Gruppe 3 wies keine Komplikationen auf. Die aufgeführten Risikofaktoren sind in Tabelle 2 für die Komplikationen gesondert analysiert.

Diskussion

Die vorgestellten Daten zeigen keine positive Korrelation eines Risikofaktors für eine erhöhte Anastomosenzahl. Auch wenn die noch geringe Patientenzahl keine multivariate Analyse erlaubt, so läßt sich doch tendenziell schließen, daß die Anzahl von Resektionen und Strikturoplastiken pro Patient die Komplikationsrate nicht erhöht. Ein Crohn-Befall im Anastomosenbereich, sowie eine erhöhte präoperative Prednisolonmedikation haben ebenfalls keinen Einfluß auf die Komplikationen. In gleicher Weise protrahiert sich das Ingangkommen der Darm-Peristaltik durch eine erhöhte Anastomosenzahl nicht. Diese Ergebnisse spiegeln sich auch in der Literatur wider. Analysiert man die Arbeiten mit größeren Serien von Strikturoplastiken, so sind bei insgesamt 254 Patienten 878 Strikturoplastiken mit insgesamt 2 Komplikationen beschrieben [3, 4, 5]. Ebenso wurde durch Fazio [2] bereits beschrieben, daß der Crohnbefall im Anastomosenbereich weder einen Einfluß auf die Komplikationsrate noch auf die Rezidivrate hat. Unsere Ergebnisse sind also im Einklang mit der aktuellen Literatur.

Literatur

1. Buhr HJ, Kroesen AJ, Herfarth C (1995) Surgical therapy for recurrent Crohns disease. Chirurg 66: 764–773
2. Fazio VW, Marchetti F, Church M, Goldblum JR, Lavery C, Hull TL, Milsom JW, Strong SA, Oakley JR, Secic M (1996) Effect of resection margins on the recurrence of Crohn's disease in the small bowel. A randomized controlled trial. Ann Surg 224 (4): 563–571
3. Hurst RD, Michelassi F (1998) Strictureplasty for Crohn's disease: techniques and long-term results. World J Surg 22 (4): 359–363
4. Ozuner G, Fazio VW, Lavery IC, Church JM, Hull TL (1996) How safe is strictureplasty in the management of Crohn's disease? Am J Surg 171 (1): 57–60
5. Spencer MP, Nelson H, Wolff BG, Dozois RR (1994) Strictureplasty for obstructive Crohn's disease: the mayo experience. Mayo Clin Proc 69 (1): 36

Transforming Growth Factor-βs steuern die Pathogenese des Morbus Crohn

H. Friess, F. F. di Mola, B. Egger, A. Scheuren, J. Kleeff, A. Zimmermann und M. W. Büchler

Klinik für Viszerale und Transplantationschirurgie und Institut für Pathologie, Universität Bern, Inselspital, CH-3010 Bern

Transforming Growth Factor-β Affects the Pathogenesis of Crohn's Disease

Summary. The pathogenetic mechanisms which contribute to the progression of Crohn's disease are still not known. Transforming growth factor-beta (TGF-β) and its subtypes are multifunctional polypeptides which regulate immunological processes as well as the synthesis of the extracellular matrix and fibrogenesis.

In the present study, Crohn's disease tissue samples of 18 patients undergoing intestinal resection were analyzed by Northern blot analysis, in situ hybridization and immunostaining for TGF-β1–3 and the TGF-β receptors type I–III (TβR-I, TβR-II, TβR-III).

There was a marked overexpression of TGF-β1, TGF-β3 and TβR-II in 94% of the Crohn's disease tissue samples. TGF-β2 and TβR-I ALK5 and TβR-III were enhanced in 72%, 72% and 82% of the Crohn tissue samples, respectively. In situ hybridization and immunostaining revealed that there was frequent coexpression of TGF-β with its signaling receptors.

Our data indicate that TGF-β and their receptors seem to be involved in the pathogenesis of Crohn's disease. Their enhanced expression might contribute to the increase in extracellular matrix resulting in fibrosis and subsequently in intestinal obstruction.

Zusammenfassung. Die pathogenetischen Mechanismen, welche bei der Progression des Morbus Crohn beteiligt sind, konnten bisher nicht aufgeklärt werden. Transforming Growth Factor-βs (TGF-βs) sind multifunktionelle Polypeptide, welche das Immunsystem und vor allem die Bildung der extrazellulären Matrix sowie die Fibrosierung steuern. Inwieweit TGF-βs den Krankheitsprozess beim Morbus Crohn beeinflussen, ist bisher nicht nachhaltig geklärt. Im Rahmen unserer Studie wurde Morbus Crohn Gewebe von 18 Patienten, welche einer chirurgischen Resektion unterzogen wurden, aufgearbeitet. Die Gewebe wurden mittels Northern Blot Analyse, in situ Hybridisation und Immunohistochemie auf TGF-β1–3 sowie auf TGF-β Rezeptor Typ I (TβR-I), Typ II (TβR-II) und Typ III (TβR-III) analysiert. Es zeigte sich eine deutliche Überexpression von TGF-β1, TGF-β3 und von TβR-II in 94% der Crohn-Gewebe. TGF-β2 und TβR-I waren in jeweils 72%, TβR-III in 82% der Crohn-Gewebe überexprimiert. Mittels in situ Hybridisation und Immunohistochemie konnte die Ko-Expression von Ligand und Signal-vermittelnden Rezeptoren aufgezeigt werden.

Aus diesen Resultaten schlussfolgern wir, dass der Überexpression von TGF-βs in Ko-Expression mit seinen Signal-vermittelnden Rezeptoren eine pathophysiologische Rolle bei der Vermehrung der extrazellulären Matrix und nachfolgenden intramuralen Fibrosierung beim Morbus Crohn zuzukommen scheint.

Einleitung

Die Pathophysiologie und Pathogenese des Morbus Crohn ist nach wie vor mit vielen Fragezeichen versehen [1]. Darmstenosen aufgrund einer Hyperproliferation der extrazellulären Matrix stellen für den Chirurgen eine der wichtigsten Operationsindikationen beim Morbus Crohn dar. Über welche molekularen Mechanismen die intramurale Bindegewebsproliferation beim Morbus Crohn vermittelt wird, ist nicht geklärt [1]. Transforming Growth Factor-β (TGF-β) ist ein Zytokin, welches eine zentrale Rolle bei der Bildung der extrazellulären Matrix einnimmt [2]. Beim Menschen sind drei TGF-β Isoformen bekannt (TGF-β1, TGF-β2, und TGF-β3), welche die Synthese der extrazellulären Matrix über eine Stimulation der Kollagen-Typ 1-Synthese mit gleichzeitiger Inhibition von Kollagen abbauenden Enzymen, wie Stromelysin und Typ I Kollagenasen, positiv beeinflusst [2]. Ihre Wirkung vermitteln TGF-βs über spezifische transmembranöse Rezeptoren, von denen drei wesentliche Subtypen identifiziert wurden: TGF-β Rezeptor Typ I (TβR-I), TGF-β Rezeptor Typ II (TβR-II) und TGF-β Rezeptor Typ III (TβR-III).

TβR-I weist die Besonderheit auf, daß zwei Subtypen (TβR-I ALK5, TβR-I SKR1) existieren. An der Signaltransduktion ist vor allem TβR-I ALK 5 beteiligt. Für die Signalübermittlung müssen TβR-I und TβR-II gleichzeitig auf der Zellmembran lokalisiert sein. Die Bindung von TGF-β an TβR-II führt zu einer Heterodimerbildung mit TβR-I. Während dieses Vorganges werden durch die Kinaseaktivität von TβR-II die meisten Serin- und Threoninreste am zytoplasmatischen Anteil von TβR-I phosphoryliert, wodurch die Signalübertragung in das Zellinnere eingeleitet wird. TβR-III ist nicht direkt an der Signaltransduktion beteiligt, besitzt jedoch als TGF-β speichernder Rezeptor eine wichtige Funktion in der Ligandenpräsentation an die Signal-übermittelnden Rezeptoren. Unsere Hypothese beim Morbus Crohn war, daß eine vermehrte TGF-β Expression die Proliferation der extrazellulären Matrix stimulieren und dadurch die Ausbildung von operationspflichtigen Darmstenosierungen begünstigen könnte. Daher haben wir in unserer Studie die Rolle von TGF-βs und seinen drei Rezeptoren beim Morbus Crohn näher untersucht.

Patienten

Humanes Morbus Crohn Gewebe wurde von 18 Patienten gewonnen (10 Frauen, 8 Männer; medianes Alter 38,7 Jahre; Range 16–58 Jahre), die eine Operation wegen einer Komplikation im Rahmen der Morbus Crohn Erkrankung erhielten. Als Kontrollgewebe dienten Darmresektate von 18 gesunden Organspendern (10 Männer, 8 Frauen; medianes Alter 50,3 Jahre; Range 15–65 Jahre).

Gewebekonservierung

Das Gewebe wurde sofort nach der Entnahme für die Extraktion von RNA in flüssigem Stickstoff schockgefroren und bis zur weiteren Aufarbeitung bei –80°C gelagert. Für die histologischen Analysen (immunhistochemischen Studien und die in situ Hybridisierung) wurde das resezierte Gewebe in Formalinlösung fixiert und nachfolgend in Paraffin eingebettet.

Northern Blot Analyse

Nach Extraktion von totaler RNA mit der Guanidinium-Thiocyanat Methode wurden 20 µg totale RNA auf einem Agarose Gel elektrophoretisch aufgetrennt und mittels Elektrotransfer auf Nylonmembranen übertragen [3]. Nach der Vorhybridisierung (65 °C, 12 Stunden) erfolgte die Hybridisierung mit den spezifischen ^{32}P-markierten Antisense-cRNA-(TGF-β1, TGF-β3, TβR-I ALK 5 und TβR-II) oder cDNA-Sonden (TGF-β2 und TβR-III) [3]. Nachfolgend erfolgte noch die Hybridisierung mit einer 7S cDNA-Sonde, um quantitative RNA Auftragungsunterschiede bei der Gelelektrophorese auszuschließen. Die Intensität der erzielten Autoradiographiebanden wurde mittels Laser-Densitometrie quantifiziert, und das Verhältnis zwischen den jeweiligen Faktoren und dem entsprechenden 7S-Signal errechnet.

In situ Hybridisierung

Die in situ Hybridisierung für TGF-β1, TβR-I ALK 5 und TβR-II wurde an 4 µm Paraffinschnitten vorgenommen [4]. Nach Proteinase K-Verdauung wurde das Gewebe mit Paraformaldehyd refixiert. Danach folgte eine 1stündige Vorhybridisierung, welche von einer 18 stündigen Hybridisation mit spezifischen Digoxigenin markierten cRNA-Sonden gefolgt wurde. Nach einem stringenten Waschvorgang wurden die Gewebeschnitte mit anti-Digoxigeninantikörpern, welche mit alkalischer Phosphatase markiert waren, inkubiert und die Farbreaktion mit Nitroblau-Tetrazolium entwickelt. Um die Spezifität des Hybridisierungssignals zu kontrollieren, wurden konsekutive Gewebeschnitte entweder mit der Digoxigenin-markierten Sense-Sonde hybridisiert oder die Gewebeschnitte wurden mit RNAse vorbehandelt.

Immunohistochemie

Für die Immunhistochemie wurde die Biotin-Streptavidin-Peroxidase Technik verwendet, wobei als primäre Antikörper Isoform-spezifische polyklonale anti-TGF-β1, anti-TβR-I ALK5 und anti-TβR-II Antikörper dienten [5]. Die Visualisierung der Antikörper-Antigenbindungsstellen im Gewebe erfolgte durch die Zugabe eines chromogenen Substrates (Diaminobenzidin Tetrahydrochlorid – DAB), welches in Anwesenheit von Wasserstoffperoxid mit Peroxidase reagiert und ein braunes Reaktionsprodukt bildet.

Ergebnisse

Im Vergleich zum Kontrollgewebe zeigten 94% der M. Crohn Gewebeproben eine erhöhte mRNA Expression von TGF-β1 (2-fach, p<0,001), TGF-β3 (3,8-fach; p<0,001) und TβR-II (4,8-fach, p<0,0001). TGF-β2 (1,6-fach; p<0,05) und TβR-I ALK5 waren jeweils in 72% (2,5-fach; p<0,05) der M. Crohn Gewebe erhöht, während TβR-III in 82% (1,8-fach; p<0,05) der M. Crohn Gewebeproben überexprimiert war. Die in situ Hybridisation und die immunhistochemischen Analysen ergaben eine Ko-Expression von TGF-β1 und den Signal-vermittelnden Rezeptoren TβR-I ALK5 und TβR-II in den Lamina propria Zellen und in den lumennahen Lymphozyteninfiltraten. Außerdem zeigten die noch erhaltenen Epithelien und Fibroblasten der M. Crohn Gewebeproben eine deutliche Überexpression von TGF-β1 und TβR-I ALK5 und TβR-II.

Die Expressionsspiegel von TGF-βs und seiner signal-vermittelnden Rezeptoren zeigten eine tendenzielle Beziehung zum Fibrosierungsgrad.

Schlußfolgerungen

Die gleichzeitige Überexpression von TGF-βs und seiner signal-vermittelnden Rezeptoren läßt auf eine wichtige Rolle dieser regulatorischen Zytokine in der Pathophysiologie des M. Crohn schließen. Die Aktivierung der TGF-β Regelkreise könnte beim M. Crohn zur Vermehrung der extrazellulären Matrix und nachfolgend zur intramuralen Fibrosierung mit intestinaler Obstruktion beitragen.

Literatur

1. Wakefield AJ, Ekbom A, Dhillon AP, Pittilo RM, Pounder RE (1995) Crohn's disease: pathogenesis and persistent measles virus infection. Gastroenterology 108:911–916
2. Massague J (1990) The transforming growth factor-β family. Annu Rev Cell Biol 6:597–641
3. Friess H, Yamanaka Y, Büchler MW, Ebert M, Beger HG, Gold LI, Korc M (1993) Enhanced expression of transforming growth factor-beta isoforms in pancreatic cancer correlates with decreased survival. Gastroenterology 105:1846–1856
4. Guo XZ, Friess H, Maurer Ch, Tang WH, Zimmermann A, Naef M, Graber HU, Korc M, Büchler MW (1998) KAI1 is unchanged in metastatic and non-metastatic esophageal and gastric cancers. Cancer Res 58:753–758
5. Friess H, Zhao L, Riesle E, Uhl W, Bründler MA, Horvath L, Gold LI, Korc M, Büchler MW (1998) Enhanced expression of TGF-βs and their receptors in human acute pancreatitis. Ann Surg 227:95–104

Therapieplanung und Operationsindikation Crohn-assoziierter Analfisteln

W. U. Schmidt[1], F. P. Müller[1], A. Wolmershäuser[1], R. Hesterberg[2], H.-D. Röher[3] und P. R. Verreet[1]

[1] Klinik für Allgemein- und Viszeralchirurgie, Zentrum für Chirurgie am Klinikum Krefeld, Lutherplatz 40, D-47805 Krefeld
[2] Chirurgische Klinik, Rotes Kreuz Krankenhaus, Hansteinstraße 21, D-34121 Kassel
[3] Klinik für Allgemeine und Unfallchirurgie, Heinrich-Heine-Universität Düsseldorf, Moorenstraße 5, D-40225 Düsseldorf

Therapy Planning and Indications for Surgery in Anal Fistulas Associated with Crohn's Disease

Summary. A prospective study conducted from April 1988 to April 1998 in 83 patients with anal fistulas associated Crohn's diseases registers and evaluates data regarding the type of fistula, the planned therapy, the operative procedure, and the therapy itself. The choice of the operation time with special regard to the type of fistula and the presence of proctitis as well as the interdisciplinary management in cooperation with the gastroenterologist and the strict observance of the operative procedure for the different types of fistulas enable individually defined surgical treatment of anal fistulas associated with Crohn's disease. It is important that the primary intervention be performed by a surgeon who is experienced in classifying the different types of fistulas because of the recurrence rate of 23% and the required interval between the first and final surgical intervention and so that patients are well informed.

Zusammenfassung. Diese prospektive Studie von 4/88 bis 4/98 erfaßt Daten von 83 operativ versorgten Patienten mit Crohn-assoziierten Analfisteln zum Fisteltyp, zur Therapieplanung, zum Operationsverfahren sowie zur Therapie. Die gezielte fisteltyp- und proktitisadaptierte Wahl des Operationszeitpunktes, das interdisziplinäre Management mit Einbindung des Gastroenterologen und die strikte Einhaltung fisteltypspezifischer Operationsverfahren erlaubt eine individuelle definitive chirurgische Sanierung von Crohn-assoziierten Analfisteln. Die Primärversorgung gehört hinsichtlich der erforderlichen Klassifikation des Fisteltyps in die Hände des Erfahrenen, besonders begründet durch eine Rezidivquote von 23%, die selbst sowie das erforderliche Intervall zwischen Primärversorgung und definitiver Sanierung eine aufklärende Patientenführung verlangt.

Einleitung

Anale Komplikationen beim Morbus Crohn sind sehr häufig mit einer Crohnkolitis verbunden [3]. Die Problematik der operativen Therapie Crohn-assoziierter Analfisteln liegt nicht nur in der hohen Rezidivquote von etwa 25%, sondern auch in der Wahl des Operationszeitpunktes. Die wichtigsten Argumente für die operative Sanierung Crohn-assoziierter Analfisteln sind Rückgewinnung der Lebensqualität und Verhinderung einer Inkontinenz durch narbige Sphinkterdestruktion bei inadäquat therapierten Analfisteln.

Patienten und Methodik

In einer prospektiv angelegten Studie wurden in der Zeit von 4/88 bis 4/98 die Daten der Crohnpatienten zweier Zentren – der Klinik für Allgemein- und Viszeralchirurgie am Klinikum Krefeld und der Klinik für Allgemeine und Unfallchirurgie der Heinrich-Heine-Universität Düsseldorf –, die beim Auftreten einer Crohn-assoziierten Analfistel operativ versorgt wurden, dokumentiert und analysiert. Die Datenkollektion umfaßt neben dem Fisteltyp, die Therapieplanung, das Operationsverfahren, die Indikation der Stomaanlage auch die Zielkriterien Inkontinenz und Rezidivbildung. Als Rezidivfistel wurde eine länger als 6 Monate persistierende oder sich nach abgeschlossener Wundheilung erneut ausbildende Fistel im Narbenbereich gewertet. Vor einer Fistelversorgung erfolgte eine endoskopische oder radiologische Abklärung des Darmes zum Ausschluß von hohen Darmfisteln und stets wurde eine Akne tetrade abgegrenzt.

Ergebnisse

Es wurden 83 Patienten mit Crohn-assoziierten Analfisteln operativ versorgt. Die Klassifikation nach Parks ergab 12 subkutane, 24 intersphinktäre, 39 transsphinktäre oder anovaginale (n=24) und je 4 suprasphinktäre sowie extrasphinktäre Crohn-assoziierte Analfisteln. 6 Patienten kamen 2°-ig bis 3°-ig stuhlinkontinent zur primären Versorgung. Subkutane oder intersphinktäre Fisteln (n=36) wurden in der Regel (88%) primär definitiv versorgt. 4 intersphinktäre, 15 transsphinktäre und 24 anovaginale Fisteln wurden initial mit Abszeßspaltung/Fadendrainage und im Intervall definitiv mit einem plastischen Fistelverschluß mit anokutanem Lappen oder selten mit einem Mukosalappen (n=3) versorgt. 14 Stomata wurden temporär angelegt: bei komplexen Fisteln (8) oder ausgedehnten Infektionen des Beckenbodens (6) und bei schwerer Crohnproktitis. Jeweils 6 Patienten wünschten nach einer Enterostomie oder einer alleinigen Fadendrainage keine weitere definitive chirurgische Versorgung. Eine Proktektomie erfolgte 6 mal primär bei manifester 3°-iger Stuhlinkontinenz. 23% entwickelten ein Rezidiv und bei zwei Patienten (2%) verstärkte sich die Inkontinenz. Das Follow-up beträgt median 43 (6–126) Monate.

Diskussion

Lange Zeit galt die operative Behandlung von Analfisteln beim M. Crohn als wenig erfolgversprechend. Auch heute noch empfehlen einige Autoren ein konservatives Vorgehen einschließlich zurückhaltender konservativer Chirurgie in Form einer Inzision von Abszessen, evtl. auch in Kombination mit einer Langzeitfadendrainage [2]. Eine Vielzahl von Verfahren ist für die Behandlung von Analfisteln beschrieben. Die einfachste Maßnahme ist die konventionelle Fistelspaltung bei Vorliegen von tiefen, nur die unteren Anteile des Analsphinkters tangierenden Crohn-assoziierten Analfisteln. In unserer Studie von 83 Patienten mit Crohn-assoziierten Analfisteln wurden 22 Patienten (26%) mittels Fistelspaltung definitiv behandelt. Transsphinktäre oder anovaginale und hohe intersphinktäre Fisteln wurde bei 43 Patienten (52%) mit einem plastischen Fistelverschluß in der Technik des anokutanen Lappens und selten auf Grund einer Destruktion der Analhaut mittels eines Mukosalappens therapiert. Obwohl die klassische Spaltung unterer anovaginaler Fisteln nur selten Kontinenzprobleme verursacht [5], führt dieses Verfahren jedoch zu einer Zerstörung des Perineums.

Tabelle 1. Indikation der Enterostomie und Variablen des Operationszeitpunktes bei Crohn-assoziierten Analfisteln

Indikation der Stomaanlage	Variablen des Operationszeitpunktes
• Komplexe Fisteln • Fistelsysteme • Schwere Crohnproktitis • Sphinkterdestruktion • Inkontinenz • Ausgedehnte Infektion • Hohes Fistelvolumen	• Crohnproktitis • Crohnmanifestationen • Perifistuläres Infektionsausmaß • Beckenbodeninfektion • Fistelsekretion • Notfallversorgung • Definitive Therapie

Tabelle 2. Therapiemanagement bei Crohn-assoziierten Analfisteln

Erkrankungsmuster	Therapie
Tiefe Fisteln ohne Crohnbefall des Proktums	klassische Fistelspaltung
Hohe Fisteln ohne Crohnbefall des Proktums	1. OP: plastischer Fistelverschluß
Hohe Fisteln mit Crohnbefall des Proktums	1. OP: Fadendrainage 2. OP: plastischer Fistelverschluß im inaktiven Stadium
Komplexe Fisteln mit Crohnbefall des Proktums oder hohe Fisteln mit ausgedehnter Entzündung oder Fisteln mit großem Stuhlvolumen	1. OP: Fadendrainage + (Stomaanlage) 2. OP: plastischer Fistelverschluß im inaktiven Stadium 3. OP: Stomarückverlagerung
Notfallsituation: perianaler Abszeß	Abszeßdrainage, Fistelsondierung, ggf. Fadendrainage, Endoskopie

In der Literatur [1, 4, 5] wird für den Verschluß von transsphinktären oder anovaginalen Fisteln auch bei Patienten mit M. Crohn der endorektale Mukosamuskellappen empfohlen. Die Vorteile dieses Verfahrens liegen in einem Verschluß der Fistel auf der Hochdruckseite im Analkanal bzw. unteren Rektum [5]. Die Anwendung dieser Technik kann jedoch bei Vorliegen einer Crohnproktitis auf Grund von Narben und Verengungen des Analkanals und unteren Rektums schwierig sein. Bei unserer Technik des anokutanen Lappens wird durch Excision von Narbengewebe im Analkanal die Stenose behoben oder gemindert. Das Einschlagen des weitgehend narbenfreien anokutanen Lappens verbessert darüber hinaus die Sensibilität. Voraussetzung für die Therapie mittels anokutanem Lappen ist eine intakte perianale Haut ohne sekundäre Fistelöffnungen.

Indikationen für eine Stuhldeviation bei M. Crohn bestehen (Tabelle 1) bei konservativ therapierefraktären komplexen genitorektalen und den Analsphinkter durchlaufenden Analfisteln oder Fistelsystemen zur Haut und zur Vagina bei gleichzeitiger schwerer Crohnproktitis und dem Wunsch der operativen Sanierung. Durch ein chronisches Fistelleiden oder eine Crohnproktitis induzierte hochgradigen Rektumstenosen stellen eine Indikation zur Enterostomie dar. Die schwere konservativ therapieresistente Crohnproktitis mit einer narbigen Sphinkterdestruktion, einer hochgradige Analstenose oder einer Inkontinenz zwingen zur Enterostomie auch bei Ablehnung eines resezierenden Verfahrens [2, 20]. Ungeeignete Indikationen zur Enterostomie sind kryptogene Analfisteln bei Crohnpatienten sowie Crohn-assoziierte subkutane und intersphinktäre Analfisteln. Auch transsphinktäre und anovaginale Fisteln bei Crohnpatienten ohne aktive Crohnproktitis können nach Vorbehandlung mit einer Fadendrainage definitiv durch einen plastischen Fistelverschluß ohne Enterostomie versorgt werden. Spezielle Indikationen für eine Enterostomie sind Fisteln mit ausgedehnter Entzündung des Perineums und des Beckenbodens oder Fisteln mit einem großen Stuhlvolumen.

Die entscheidenden Landmarken in der Therapieplanung und der Wahl des Operationszeitpunktes sind der Proktitisgrad und die perifistuläre Entzündung (Tab 1). Beide Größen sind miteinander verbunden. So beeinflußt die Crohnprokitis nach Abklingen einer primären ausgedehnten Infektion das Ausmaß der Sekretion der Fistel und hierdurch die perifistuläre Entzündung. Durch eine konsequente medikamentöse Therapie wird die Crohnaktivität und die resultierende Crohnproktitis zurückgedrängt und eine definitive Versorgung im inaktiven Stadium möglich. Das erarbeitete Therapiemanagement Crohn-assoziierter Analfisteln (Tabelle 2) sieht im Falle tiefer den Sphinkter nicht oder nur wenig tangierender Fisteln ohne gleichzeitigen Crohnbefall eine klassische Fistelspaltung vor. Hohe Fisteln werden bei simultanem Crohnbefalles nach einer primären Anbehandlung mit einer Fadendrainage im inaktiven Stadium oder bei fehlendem Crohnbefall primär definitiv mit einem plastischen Fistelverschluß fisteltyp- und proktitisadaptiert versorgt. Komplexe Fisteln mit Crohnbefall des Proktums oder hohe Fisteln mit ausgedehnter Entzündung sowie Fisteln mit großen Stuhlvolumen werden dreizeitig behandelt. Nach einer Fadendrainage in Kombination mit einem temporären Stoma wird im inaktiven Stadium ein plastischer Fistelverschluß vorgenommen und nach Abheilung das Stoma rückverlagert.

Athanasiadis et al. [1] berichten über eine Rezidivrate und eine primäre Nahtinsuffizienzrate nach plastischem Fistelverschluß anovaginaler Fisteln beim M. Crohn von jeweils 22% und somit von einem Gesamtergebnis mit 56% dauerhaftem Verschluß. Die eigenen Ergebnisse und auch die anderer Autoren liegen in der gleichen Größenordnung [3, 4, 5].

Bei langem Verlauf muß einerseits mit einer Rezidivrate von 30–50%, vor allem bei Vorliegen einer Crohnproktitis, gerechnet werden. Andererseits handelt es sich meist um junge Patienten, die sich in der Phase der persönlichen und beruflichen Entwicklung befinden. Das Hinausschieben einer Proktektomie um Jahre oder Jahrzehnte kann für sie von entscheidender Bedeutung sein. Zwingen keine anderen Gründe zu einer Proktektomie, sollte ein plastischer Fistelverschluß auf jeden Fall versucht werden. Ein Sanierungsverzicht einer aktiven Crohn-assoziierten Analfistel wird über eine narbige Sphinkterdestruktion zu einer Proktektomie führen. Die Rezidivquote und die Inkontinenzrate erlauben unter diesen Voraussetzungen eine gezielte fisteltypspezifische und proktitisadaptierte individuelle definitive chirurgische Sanierung von Crohn-assoziierten Analfisteln. Sowohl die Primärversorgung als auch die definitive Versorgung gehört in die Hände des Erfahrenen. Die Rezidivquote von 23% und das erforderliche Intervall zwischen Primärversorgung und definitiver Sanierung gebietet eine aufklärende Patientenführung.

Literatur

1. Athanasiadis S, Oladeinde I, Kuprian A, Keller B (1995) Endorectale Verschiebelappenplastik versus transperinealer Verschluß bei der chirurgischen Behandlung der rectovaginalen Fisteln. Eine prospektive Langzeitstudie bei 88 Patientinnen. Chirurg 66: 493
2. Faucheron JL, Saint-Marc O, Guibert L, Parc R (1996) Long term seton drainage for high anal fistulas in Crohn's disease – a sphincter-saving operation? Dis Colon Rectum 39: 208
3. Kruis W, Scheuchenstein AM, Scheurlen C, Weinzierl M (1989) Risikofaktoren für die Entstehung von Fisteln bei Morbus Crohn. Z Gastroenterol 27: 313
4. Morrison JG, Gathright JB, Ray JE, Ferrari BT, Hicks TC, Timmcke AE (1989) Results of operation for rectovaginal fistula in Crohn's disease. Dis Colon Rectum 32: 497
5. Radcliffe AG, Ritchie JK, Hawley PR, Lennard-Jones JE, Northover JMA (1988) Anovaginal and rectovaginal fistulas in Crohn's disease. Dis Colon Rectum 31: 94

Rektovaginale Fisteln bei Patienten mit M. Crohn – Therapie und Prognose

L. Herzog, A. Herzog, F. Glaser und Ch. Herfarth

Chirurgische Universitätsklinik, Kirschnerstraße 1 (INF 110), D-69120 Heidelberg

Treatment and Prognosis of Rectovaginal Fistulas in Patients with Crohn's Disease

Summary. Perianal and especially rectovaginal fistulas in Crohn's disease represent a great therapeutic dilemma. Surgical intervention is mandatory in the impending destruction of the anal sphincter mechanism, weighed against the efficacy of the methods available. We report on the surgical approach in 25 women with rectovaginal fistula, concluding that either levator plasty or mucosal flap is the procedure of choice.

Zusammenfassung. Perianale Fisteln treten signifikant häufig bei Patientinnen mit einem Dickdarmbefall auf. Therapie der Wahl rektovaginaler Fisteln ist der lokale plastische Eingriff unter Stomaschutz.

Einleitung

Das Problem perianaler Fisteln beim Morbus Crohn hat eine interessante historische Dimension. Crohn erwähnte das Phänomen in seiner Erstbeschreibung 1932 überhaupt nicht. Erst 6 Jahre später beschrieb er die Assoziation perianaler Fisteln mit dem Morbus Crohn.

Trotz der zum Teil verheerenden Konsequenzen einer perianalen Manifestation des Crohn stand man dem Problem lange Zeit relativ hilflos gegenüber. Eine chirurgische Intervention scheint bei drohender Zerstörung des Sphinkterapparates dringend indiziert, relativiert durch eine fragliche Effizienz der zur Verfügung stehenden Maßnahmen.

Konservative Maßnahmen haben lediglich aufschiebende Wirkung. Lokale Maßnahmen erwiesen sich als unzureichend, die eine Zeitlang vorherrschende Vorstellung einer spontanen Fistelheilung unter Stomaprotektion mußte verlassen werden. Noch 1989 konstatierte Fry [1] „there is no general Consensus concerning the treatment of anal disease in patients with Crohn's disease". Die zentralen Probleme der Therapie perianaler und insbesondere rektovaginaler Fisteln bei M. Crohn sind bis heute die Frage einer adäquaten lokalen Sanierung unter Stomaprotektion, ergänzt durch resezierende Maßnahmen.

Patienten

Wir analysierten diese Fragestellung retrospektiv an unserem Krankengut über einen Zeitraum von 17 Jahren (1981 bis 1998). Während dieses Zeitraumes wurden bei 83 Patientin-

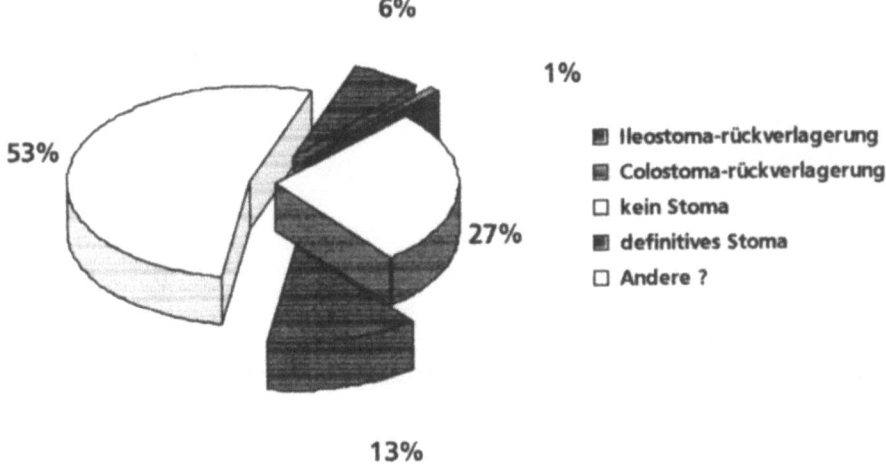

Abb. 1

nen mit rektovaginalen Fisteln bei insgesamt 200 Aufnahmen 121 operative Eingriffe durchgeführt. In 25 Fällen wurde ein lokaler plastischer Eingriff durchgeführt (Levatorplastik [2] oder Mukosaflap).

Ergebnis

Patientinnen mit rektovaginalen Fisteln weisen in der Mehrzahl der Fälle einen isolierten Dickdarmbefall auf ($p<0,05$; Patientinnen mit perianalen Fisteln gegenüber Anderen) (Abb. 1). Ein erheblicher Anteil der Patientinnen erhielt bisher im Laufe ihrer individuellen Krankengeschichte eine definitives Stoma (13%). Eine frühzeitige und suffiziente chirurgische Therapie sollte das verhindern.

Als erfolgreichstes chirurgisches Prinzip erwies sich in unserem Krankengut die Kombination eines lokalen plastischen Eingriffes [3] mit entsprechender Stomaprotektion. Lediglich in einem Fall kam es zu einem Rezidiv, wobei wir ein Intervall von 12 Monaten als Beobachtungszeitraum definierten.

Eingriff	Anzahl (n)	Stomaprotektion	davon Rezidive
Levatorplastik	13	100%	1
Mukosaflap	12	75%	0

Literatur

1. Fry RD et al. (1989) Techniques and results in the management of anal and perianal Crohn's disease. Surg Gynecol Obstet 168
2. Bauer JJ et al. (1991) Transvaginal Approach for Repair of Rectovaginal Fistulae in Complicating Crohn's Disease. Ann Surg 213 (2): 151–159
3. Athanasiadis S et al. (1996) Endoanale und transperineale kontinenzschonende Verschlußtechniken bei der chirurgischen Behandlung der Crohn-Fisteln. Der Chirurg 67: 59–71

Adipositaschirurgie

Adipositaschirurgie:
Modeerscheinung oder ernst zu nehmendes Spezialgebiet?

A. M. Wolf, U. Nellessen, B. Kortner und H. W. Kuhlmann

Klinik für Allgemeinchirurgie, Evangelisches und Johanniter Klinikum Duisburg/Dinslaken/
Oberhausen GGMBH, Evangelisches Krankenhaus, Kreuzstraße 28, D-46535 Dinslaken

Bariatric Surgery:
A Passing Trend or a Speciality To Be Taken Seriously?

We performed gastric restriction operations in our hospital on 320 patients. 55% of them lost 50% of their excess weight within 7 months. The success of this kind of operation depends on a comprehensive therapeutic concept in addition to the surgical treatment.

Immer mehr Chirurgen haben sich in der letzten Zeit auch in Deutschland der operativen Therapie der morbiden Adipositas zugewandt. Diese Therapie wird seit über zwanzig Jahren in den USA erfolgreich zur Behandlung des massiven Übergewichts eingesetzt.

In unserer Abteilung beschäftigen wir uns bereits seit 1990 mit der Adipositaschirurgie und haben 320 adipositaschirurgische Ersteingriffe durchgeführt. Die Auswahl unserer Patienten erfolgt nach strengen Kriterien entsprechend dem NIH-Konsensus und aufbauend auf intensiven Vorgesprächen. Patienten, die sich für eine adipositaschirurgische Maßnahme interessieren, sollten ein Übergewicht von mindestens 45 kg bzw. einen Body-Mass-Index BMI von 40 kg/m^2 vorweisen. Nachweis geführt werden muß auch über konservatives Therapieversagen in den letzten fünf Jahren. Während der Vorgespräche gilt es festzustellen, inwieweit die Patienten bereit und in der Lage sind, die postoperative Lebensumstellung durchzuführen. Außerdem müssen sie zur Kooperation und zu Langzeitnachuntersuchungen bereit sein. Sobald der Operationstermin feststeht, gehören zu dem Diagnostikprogramm auch der Ausschluß endokriner und psychiatrischer Erkrankungen. Zur Abschätzung des Risikos zur Koronaren Herzerkrankung werden die Laborparameter für den Fett- und Glukosestoffwechsel erfaßt. Nur in Ausnahmefällen z. B. aufgrund einer Schlafapnoe oder des metabolischen Syndroms wird auch bereits bei einem BMI von 39 kg/m^2 operiert.

Bei 32% unserer 320 Patienten wurde die horizontale Magensegmentation mittels Adjustable Silicone Gastric Banding ASGB nach Kuzmak [1], in der Folge mit dem Lap-Band durchgeführt. In 66% der Fälle wählten wir die vertikale Magensegmentation Silastic Ring Vertical Gastroplasty SRVG nach Eckhout [2] und in 1% der Fälle die Vertical Banded Gastroplasty VBG nach Mason [3]. In einigen wenigen Fällen bot sich ein kombiniertes Verfahren in Form der Biliopancreatic Diversion nach Scopinaro [4] an. In unserem Patientenkollektiv sind 81% Frauen und 19% Männer vertreten. Das Durchschnittsalter der Patienten ist in etwa gleich: 38 Jahre±9 bei den Frauen und 40 Jahre±7 bei den Männern. Der Durchschnitts-BMI ist nicht sehr verschieden. Er liegt bei 51 kg/m^2±8 bei den weiblichen und bei 52 kg/m^2±10 bei den männlichen Patienten. Das durchschnittliche Übergewicht differiert

Tabelle 1. Übergewichtsreduktion nach LAGB and SRVG

	LAGB (n=53)		SRVG (n=193)	
BMI (kg/m^2)	49±6		52±8	
Übergewicht (kg)	69±17		80±26	
% ÜG-Verlust	% Patienten	Zeit (Mo)[a]	% Patienten	Zeit (Mo)[a]
25%	87	4	82	2
50%	57	10	54	6
75%	19	11	24	11
100%	6	17	7	12

[a] mittlere Zeitdauer der Übergewichtsabnahme

deutlich mit 75 kg±22 bzw. 87 kg±33. Dies ist auf die wesentlich geringere Durchschnittsgröße der weiblichen Patienten zurückzuführen. Die Taille-Hüft-Relation liegt bei den Frauen bei 0,9±0,1 und bei den Männern bei 1,0±0,1.

Ein nicht zu vernachlässigender volkswirtschaftlicher Faktor ist der, daß es sich bei unseren Adipositaspatienten mehrheitlich um junge Leute handelt, die häufig arbeitslos bzw. Sozialhilfeempfänger sind. Mit hoher Wahrscheinlichkeit werden sie keine Arbeit finden, solange sie so massiv übergewichtig sind.

In ca. 2,5 Monaten reduzierten 83% der operierten Patienten ihr Übergewicht um 25%. 55% der Patienten konnten ihr Übergewicht innerhalb von durchschnittlich 7 Monaten halbieren. Einen 75%igen Übergewichtsverlust erreichten 23% der Patienten in ca. 11 Monaten. 7% der Patienten haben in einem Zeitraum von 7 bis 20 Monaten ihr Normgewicht erreicht. Nur 17% hatten keinerlei Erfolg. Diese Zahlen unterscheiden sich deutlich von den Erfolgsraten konservativer Therapien.

Bei den Magensegmentationen hat unsere Erfahrung gezeigt, daß der vertikalen Gastroplastik aufgrund des schnelleren postoperativen Gewichtsverlusts der Vorzug zu geben ist. Wie in Tabelle 1 gezeigt, ist der Anteil der Patienten, die 25%, 50%, 75% und 100% Übergewichtsverlust erreichen in etwa gleich, jedoch ist der Gewichtsverlust nach SRVG deutlich schneller.

Bei der Darstellung solcher Daten entsteht leicht der Eindruck, daß mit dem chirurgischen Eingriff der Erfolg vorprogrammiert ist. Deshalb soll auch in Anlehnung an den Artikel von Nicola Scopinaro [5] nachdrücklich darauf hingewiesen werden, daß der operative Eingriff nur ein kleiner Anteil der Gesamttherapie ist. Als Chirurgen haben wir die Chance, den massiv übergewichtigen Patienten durch das einschneidende Erlebnis „Operation" zu helfen, den Teufelskreis des Ab- und Zunehmens zu durchbrechen. Erfolgreich können wir jedoch nur sein, wenn unsere Maßnahme in ein Therapiekonzept eingebunden ist, wir also die chirurgische Therapie als einen Baustein in der Gesamttherapie der morbiden Adipositas verstehen. Für Menschen, die an morbider Adipositas leiden, ist es sehr wichtig, von ihren Ärzten ernst genommen zu werden. Diese müssen sich mit dem Krankheitsbild Adipositas per magna intensiv auseinandersetzen, um eine optimale Behandlung zu gewährleisten.

Chirurgen, die einzelne adipöse Menschen operieren, nur weil es sich aus technischen Gründen anbietet, werden den an morbider Adipositas erkrankten Menschen langfristig nicht helfen können. Solches Vorgehen entspricht dann mehr einer Modeerscheinung und schadet dem wichtigen sich entwickelnden Spezialgebiet „Adipositaschirurgie".

Literatur

1. Kuzmak LI (1989) Gastric Banding. In: Surgery for the Morbidly Obese Patient. Deitel M, ed, Philadelphia: Lea and Febiger 225–9

2. Eckhout GV, Willbanks OL (1989) Silastic Ring Vertical Gastroplasty. In: Surgery for the Morbidly Obese Patient. Deitel M, ed, Philadelphia: Lea and Febiger 217–24
3. Mason EE (1991) Why the operation I Prefer is Vertical Banded Gastroplasty. Obesity Surgery 1: 181–3
4. Holian DK (1989) Biliopancreatic Bypass. In: Surgery for the Morbidly Obese Patient. Deitel M, ed, Philadelphia: Lea and Febiger 105–111
5. Scopinaro N (1998) The IFSO and Obesity Surgery Throughout the World. Obesity Surgery 8: 3–8

Patientenselektion zur laparoskopischen „gastric banding" Operation

J. Heimbucher[1], H. Tigges[1], K.-H. Fuchs[1], A. Benecke-Timp[2] und A. Thiede

[1] Chirurgische Universitätsklinik und -Poliklinik und [2] Institut für Medizinische Psychologie und Psychotherapie, Universität Würzburg, Josef-Schneider-Straße 7, D-97080 Würzburg

Patient Selection in Laparoscopic Gastric Banding

Summary. This study presents methods and results of a systematic selection of patients for laparoscopic gastric banding. A seven-step selection process considering anamnestic data, comprehensive counseling of patients and relatives, standardized psychological evaluation, specific medical work-up, including functional foregut testing, and economic issues was performed to select 50 of 163 referred patients (30.1%) for surgery. Long-term follow-up is needed to assess the value of this selection process.

Das Interesse an laparoskopischen „gastric banding" Operationen (LGB) ist in den letzten zwei Jahren stark gestiegen. Auffällig ist dabei die große Nachfrage seitens der Patienten, welche durch zum Teil sehr unkritische Berichte über diese Operationsmethode in Laienmedien aller Art oft unzureichend, gelegentlich auch falsch, informiert sind. Andererseits sind vielerlei Komplikationen nach einem solchen Eingriff beschrieben, die neben operationstechnischen Problemen und dem generell erhöhten Risikopotential des in Frage kommenden Patientenguts insbesondere auch durch eine inadäquate Indikationsstellung hervorgerufen werden können [1, 2, 3]. Neben vielen anderen Gesichtspunkten stellt die Frage, ob ein Patient in der Lage sein wird, sich auf die notwendigen Änderungen der Ernährungsgewohnheiten einzustellen, einen zentralen Aspekt der Indikationsstellung dar. Dabei können psychische und/oder soziale Faktoren limitierend sein. Im Folgenden werden erste Ergebnisse eines standardisierten systematischen Selektionsverfahrens dargestellt.

Material und Methoden

Von Januar 1997 bis März 1998 wurden 163 konsekutive Patienten (128 w 35 m, 19–56 Jahre, Body Mass Index (BMI) 33–54,2), die sich in unserer Klinik mit der Frage nach einer LGB vorstellten, untersucht. Der Selektionsprozeß umfaßte 7 Schritte: 1. Anamnese mit Erfassung der Eßgewohnheiten und des sozialen Hintergrundes. 2. Umfassende Aufklärung über den Ablauf des Selektionsprozesses und der Operation, über die intra- und postoperativen Komplikationen und über die obligatorisch und dauerhaft notwendigen Verhaltensweisen nach der Bandimplantation sowie die Probleme, die sich im langfristigen Verlauf nach der Operation ergeben können. Anschließend wurde den Patienten eine Bedenkzeit von 10 bis 14 Tagen eingeräumt. In dieser Zeit sollten insbesondere Gespräche über die Perspektiven nach der Operation mit dem Partner und dem Hausarzt erfolgen können. Dazu wurde den Patienten eine für Laien verständliche Informationsbroschüre mit allen im Rahmen der Aufklärung angesprochenen Punkten mitgegeben. 3. Standardisierte psychologische Evaluierung mit fünf verschiedenen Tests (Becks Deprivationsinventar (BDI), Selbsteinschätzungsskala der Selbstakzeptanz (SSA), Eigenschaftswörterliste (ESWL-N), Inventar zu Eßverhalten und Gewichtsproblemen (IEG), Fragebogen zum Eßverhalten (ESV)) und zwei Gesprächen mit einem Psychotherapeuten. 4. Internistische Abklärung, die mögliche Ursachen und vorhandene Folgeerkrankungen der Adipositas darstellte sowie das allgemeine Operations- und Narkoserisiko individuell eingrenzen sollte. 5. Endoskopie des Oberen Gastroinestinaltraktes. 6. Funktionsdiagnostik des Ösophagus und des Magens (Manometrie des Ösophagus, ph-Metrie des Ösophagus und des Magens). 7. Klärung der Kostenerstattung durch Krankenversicherung oder Patient.

Ergebnisse

Aufgrund anamnestischer Daten schieden 40 Patienten (24,5%) vom weiteren Selektionsprozeß aus. Es handelte sich hierbei um Patienten, welche ihren Kalorienüberschuß in erster Linie durch süße Speisen und Getränke erzielten sowie solche, die in der Vergangenheit keine ernsthaften Diätversuche unternommen hatten. Nach der umfassenden Aufklärung entschieden sich weitere 22 Patienten (13,5%) zunächst gegen die Operation. Hierbei war in den meisten Fällen die Furcht vor Komplikationen sowie die Erkenntnis über die notwendigen Änderungen der Eßgewohnheiten ausschlaggebend. Die psychologische Evaluierung erwies bei 32 Patienten (19,6%) fehlende Voraussetzungen für die Operation. Zur Beurteilung wurde dabei nicht ein einzelnes Testergebnis herangezogen, sondern alle Testergebnisse in Zusammenhang mit den Eindrücken, die der Psychotherapeut bei den beiden Gesprächen mit den Patienten gewonnen hatte, bewertet. Im Rahmen des internistischen Konsils wurden bei 5 Patienten (3,1%) Kontraindikationen erkannt. Es handelt sich hierbei um cardiopulmonale Probleme, welche als Operations- bzw. Narkoserisiken angesehen wurden. Bei keinem der untersuchten Patienten konnten endokrinologische oder andere somatische Ursachen für die Adipositas nachgewiesen werden. Bei den funktionsdiagnostischen Untersuchungen wurden bei 4 Patienten Auffälligkeiten entdeckt, die z. T. auch in Kombination mit den Endoskopiebefunden anderweitige therapeutische Konsequenzen erforderten. Es handelte sich hierbei um Patienten mit manifester gastroösophagealer Refluxkrankheit oder peptischer Ulkuskrankheit. Die Endoskopie zeigte bei 7 Patienten (4,3%) Befunde, welche ein alternatives Vorgehen nahelegten. Neben den Patienten mit Ösophagitis und peptischen Ulzera waren hier auch größere Hiatushernien von Bedeutung. Schließlich konnten 3 Patienten (1,8%), für welche die jeweilige Krankenkasse eine Kostenübernahme ablehnte, nicht operiert werden, obgleich alle anderen Untersuchungsergebnisse für gute Erfolgsaussichten gesprochen hatten. Insgesamt ergab sich damit eine Selektionsquote von 30,1% (50 von 163 Patienten).

Diskussion

Die Selektion von Patienten zur LGB richtet sich bisher überwiegend nach empirischen Daten [1, 2, 4]. Für die Indikation zur chirurgischen Therapie der krankhaften Adipositas sind seitens der entsprechenden Fachgesellschaft in Deutschland Kriterien definiert, die jedoch die speziellen Bedingungen der LGB nicht berücksichtigen [5]. Mehr als bei anderen Eingriffen spielt bei der LGB die Compliance der Patienten eine zentrale Rolle. Ein spezifisches Maß für die Compliance steht nicht zur Verfügung. Deshalb haben wir in unseren Selektionsprozeß mehrere Gesichtspunkte einbezogen, die sich auf die Compliance beziehen. Einerseits tragen die systematische Anamnese und die umfassende Aufklärung dazu bei, die grundsätzliche Fähigkeit zur notwendigen Compliance zu erfassen und zu schaffen, andererseits werden die Fähigkeit und der Willen zur Compliance durch die psychologische Evaluierung mit standardisierten Tests und Gesprächen überprüft. Der Wert der einzelnen psychologischen

Tests wird sich erst nach einer längeren Nachbeobachtungszeit herausstellen. Deshalb erfolgte bisher die definitive Würdigung der psychologischen Untersuchungsergebnisse unter Berücksichtigung der Gesamtvoraussetzungen eines einzelnen Patienten, so daß zur Indikationsstellung auch andere Aspekte, z. B. der individuelle Leidensdruck oder der Schweregrad vorhandener adipositasinduzierter Sekundärerkrankungen herangezogen wurden. Dabei wurde ein Konsens aller Beteiligten, Chirurg, Internist, Psychologe, Hausarzt, und – nicht zuletzt – Patient, herbeigeführt. Auf längere Sicht kann man erwarten, durch den Einsatz standardisierter psychologischer Tests eine rationale und objektive Patientenselektion hinsichtlich der Compliancefähigkeit vornehmen zu können. Der Wert der Funktionsdiagnostik für die Indikationsstellung scheint relativ begrenzt zu sein. Der geringe Anteil der Patienten, die durch die Ergebnisse der Funktionsdiagnostik einem alternativen Therapiekonzept zugeführt wurden, deutet darauf hin, daß man diese Untersuchungen nur bei solchen Patienten durchführen sollte, die Hinweise auf das Vorliegen von Funktionsstörungen bieten. Mit den bisher gewonnenen Daten der symptomfreien Patienten dieser Studie steht dazu ein spezifisches Normkollektiv zur Verfügung. Die Klärung der Kostenübernahme ist erforderlich, da die LGB nicht zu den Regelleistungen der gesetzlichen Krankenversicherungen in Deutschland gehört. Leider wird die Genehmigung der Operation von verschiedenen Kostenträgern sehr unterschiedlich gehandhabt. Hartnäckiges Verhandeln seitens der Patienten führte allerdings in den meisten Fällen zum Erfolg und kann gleichzeitig – genaus wie eine private Übernahme der Kosten durch den Patienten – als positiver Hinweis auf die Motivation angesehen werden. Eine konsequente und engmaschige Nachbetreuung der operierten Patienten gehört zu unserem Therapiekonzept und wird eine weitergehende Beurteilung des angewandten Selektionsverfahrens ermöglichen.

Literatur

1. Kunath U, Susewind S, Klein S, Hofmann T (1998) Erfolg und Mißerfolg beim laparoskopischen „Gastric banding". Chirurg 69: 180–185
2. Weiner R, Wagner D (1997) Laparoskopisches Gastric Banding zur Behandlung morbiditärer Adipositas. Min Invas Chir 6.3: 59–66
3. Morino M, Toppino M, Garrone C (1996) Disappointing long-term results of laparoscopic adjustable silicone gastric banding. Br J Surg 84: 868–869
4. Sagar P (1995) Surgical treatment of morbid obesity. Br J Surg 82: 732–739
5. Deutsche Gesellschaft für Adipositasforschung (1995) Richtlinien zur Therapie der Adipositas. Adipositas 9: 6–10

Laparoskopisches Gastric Banding zur Behandlung morbiditärer Adipositas

R. Weiner, H. Bockhorn und D. Wagner

Chirurgische Klinik, Krankenhaus Nordwest, Steinbacher Hohl 2–26, D-60488 Frankfurt/M.

Laparoscopic Gastric Banding for Morbid Obesity

Summary. The laparoscopic implantation of the LAP-BAND is a minimal invasive technique in obese patients. The effectiveness is comparable to that of gastroplasty. In all 186 patients were treated laparoscopically. The conversion rate was 0%. There were no death. In 0.5% there were intraoperative complications; 3% complications were caused by the port system; and 4% of the late postoperative complications were related to the LAP-BAND (pouch dilatation, slippage).

Key words: Gastric banding – Morbid obesity

Problem

Die morbide Adipositas ist eine in hochentwickelten Industrieländern weitverbreitete Erscheinung, die für zahlreiche Folgeerkrankungen verantwortlich ist. Etwa eine von drei Personen weisen eine Körpermasse von mehr als 20% ihres „Idealgewichtes" und etwa 5% der Bevölkerung haben nach neuesten Erhebungen direkte, auf die Fettsucht zurückzuführende (morbiditäre Fettsucht) Folgeerkrankungen. Bei einer Vielzahl von Personen mit einer morbiden Adipositas haben medizinisch kontrollierte Diätprogramme versagt. Mit einem das Risiko erhöhenden Jo-Jo-Effekt haben viele dieser Kranken ein Ausmaß der Fettsucht erreicht, daß alleinig eine chirurgische Intervention als einen Ausweg offen läßt. Entscheidend ist die strenge und multidisziplinäre Auswahl der Patienten für eine chirurgische Intervention.

Patientenauswahl

Die strenge Patientenselektion nach den international gültigen Kriterien ist die Voraussetzung für die erfolgreiche Adipositaschirurgie. Zielgruppe ist die Adipositas Grad III (Körpermassenindex über 40).

Aufgrund des erhöhten Risikos der extrem fettsüchtigen Patienten sollte immer eine laparoskopische Operationstechnik eingesetzt werden. Je größer das Ausmaß der Fettsucht, desto größer ist der Vorteil des laparoskopischen Vorgehens für den Patienten.

Zahlreiche Kontraindikationen müssen bei der strengen Patientenauswahl ausgeschlossen werden.

Eigenes Patientengut

Im Zeitraum von April 1996 bis Mai 1998 wurden insgesamt 186 Patienten (164 weiblich, 22 männlich) durch ein laparoskopisches Gastric Banding (GB) behandelt [2, 4, 5]. Das Alter betrug 21 bis 53 Jahre (Mittelwert: 35,7 Jahre). Der Körpermassenindex betrug im Mittel 46,9 kg/qm (38–72), die absolute Körpermasse vor Operation 142 kg (98–216 kg) und das Broca-Übergewicht 49,6 kg (39–133).

Ergebnisse

Er erfolgte ausschließlich die laparoskopische Implantation. Die Konversionsrate betrug 0%. Wir haben keinen Patienten bei und nach diesen Eingriffen verloren. Die Operationszeit betrug im Mittel 65 min (min. 45 min, max. 175 min), wobei eine eindeutige Lernkurve zu verzeichnen ist. Intraoperativ trat eine Verletzung der Magenhinterwand auf. Diese war röntgenologisch nicht zu erfassen, da das Band den Defekt abdeckte. Postoperativ traten sowohl Komplikationen seitens des Bandes und des Ports auf. Die häufigste Komplikation ist die Pouchdilatation, die nicht sofort behandelt zum Slippage (Hindurchgleiten distaler Magenanteile durch das Band) führt. In 4 Fällen konnte die durch unsachgemäße Ernährung aufgetretene Dilatation des Pouches durch Sondenentlastung und Bandentblockung beseitigt werden. Bei 4 Patienten trat ein Slippage auf (alle innerhalb von 2 Monaten postoperativ), das in 3 Fällen durch Relaparoskopie und laparoskopische Revision nach Bandentblockung beseitigt werden konnte. Zur Prävention erfolgte eine erneute Adaptation von Pouch und distalen Magenanteilen. Bei einer Patientin trat 5 Monate nach Bandimplantation eine Arrosion auf. 4 Portinfektionen traten in den ersten 3 Wochen auf. Die Füllung des Bandes erfolgte unter Röntgenkontrolle frühestens 4 Wochen postoperativ. Einige Patienten erreichten bereits nach 12 Monaten ihr Zielgewicht. Der Zeitverlauf ist jedoch sowohl vom relativen als auch vom absoluten Ausmaß des Übergewichtes abhängig. Der Verlust des Übergewichtes (Excess weight loss) betrug nach 3 Monaten 34%, nach 6 Monaten 43%, 63% nach 1 Jahr und 85% nach 2 Jahren. Eine Gallensteinbildung nach GB wurde bei 12 Patienten beobachtet, die danach elektiv cholezystektomiert wurden.

Diskussion

Eine chirurgische Therapie der Fettsucht ist eine ultima ratio, die bei einem selektionierten Patientengut als einzig zuverlässige Methode verbleibt, um eine Körpermassenreduktion und damit eine zuverlässige und wirksame Beeinflussung der Begleit- und Folgeerkrankungen zu erreichen. Idealerweise müßten die operativen Verfahren kausal eingreifen, d.h. am Sättigungszentrum des Hypothalamus ansetzen. Da über die Ätiologie der Fettsucht zu wenig bekannt ist, setzt die Therapie am Symptom, dem „Überessen" an. Neben verschiedenen Techniken, die durch „offene" Operationstechnik realisiert werden können, bietet das Gastric-Banding die Möglichkeit der laparoskopischen Ausführung.

Die Erfolgsrate und die Zeitkurve der Körpermassenreduktion ist nach Gastric-Banding und den herkömmlichen konventionellen Gastroplastik-Operationen vergleichbar [1, 3].

Die Möglichkeit der laparoskopischen Implantation des steuerbaren Silikonbandes nach Kuzmak ist jedoch ein wesentlicher Vorteil für die Risikopatienten, die noch am Operationstag mobilisiert werden können. Die Rückkehr zu gewohnter häuslicher und beruflicher Tätigkeit kann innerhalb eines kurzen Zeitraumes erfolgen. Aus der konventionellen Chirurgie der Fettsucht ist die hohe Rate von Wundheilungsstörungen und Narbenbrüchen bekannt.

Diese Gefahr kann durch die laparoskopische Technik drastisch gesenkt werden. Das Verfahren des GB ist prinzipiell reversibel, d.h. nach einer Bandentfernung, die wiederum laparoskopisch ausführbar ist, wird die anatomische Ausgangssituation wieder hergestellt. Allgemein wird den Patienten in den ersten Jahren nach dem Eingriff diese Bandentfernung jedoch nicht empfohlen werden, da die Gefahr einer Rückkehr zu Eßverhaltensstörungen und Adipositas groß ist.

Literatur

1. Belachev M, Legrand M, Vincent V, Deffechereux T et al. (1995) Laparoscopic placement of adjustable gastric band in the treatment of morbid obesity: How to do it. Obesity Surg 5: 66–68
2. Bockhorn H, Weiner R (1997) Manual der laparoskopischen Chirurgie. Chapman & Hall, London, Glasgow, Weinheim
3. Desaive C (1996) A critical review of a personal series of 1000 gastroplasties. Inter, J, Obesity 19: 256–360
4. Weiner R, Wagner D (1997) Step-System (Dilatationstrokare) als sicheres und funktionales Zugangssystem in der minimal-invasiven Chirurgie. Min invas Chir 5: 35–39
5. Weiner R, Bockhorn H, Wagner D (1997) Laparoskopisches Gastric Banding zur Behandlung der morbiditären Adipositas. Min invas Chir 5: 59–67

Laparoskopische Gastric-Banding-Operation: Technik, Ergebnisse und Komplikationen in 370 Fällen

A. Pier, G. Abtahi, S. Wolff und H. Lippert

Chirurgische Universitätsklinik Magdeburg, Leipziger Straße 44, D-39120 Magdeburg

Laparoscopic Gastric Banding: Technique, Results, and Complications in 370 Cases

Einleitung

Die Anlage eines Silikonmagenbandes im Bereich des oberen Magendrittels ist 1983 von Kuzmak, New Jersey, zur operativen Therapie der pathologischen Adipositas eingeführt worden. Seit 1992 besteht die Möglichkeit, diese reversible und individuelle adjustierbare Methode der Magenseparierung auch laparoskopisch durchzuführen. Durch Schaffen einer artifiziellen Stenose und einem darüberliegenden, ca. 20 ml fassenden Vormagen, wird ein vorzeitiges Sättigungsgefühl nach Aufnahme nur kleiner Nahrungsmengen erzeugt, welches therapieresistenten Langzeitadipösen hilft, eine anhaltende Gewichtsreduktion zu erzielen. Über ein subkutanes Portsystem kann man den endgültigen Durchmesser der Auslaßenge postoperativ unter Röntgenkontrolle auf das individuelle Sättigungsgefühl jedes einzelnen Patienten anpassen. Damit ist es in der 40-jährigen Geschichte der Adipositaschirurgie erstmals möglich, eine reversible, nicht verstümmelnde Magenseparierung per Laparoskopie durchzuführen. Von Mai 1996 bis September 1997 wurde bei 370 Patienten mit pathologischer Adipositas eine Gastric-Banding-Operation durchgeführt. In 363 Fällen wurde der Eingriff laparoskopisch vorgenommen.

Technik

Der Patient wird halbsitzend gelagert. Die Position des Operateurs ist zwischen den Beinen des Patienten. Der erste Assistent führt von rechts die Kamera, der zweite Assistent und die OP-Schwester sind auf der linken Seite des Patienten positioniert.

Die Plazierung der Trokare erfolgt sehr weit cranial im Epigastrium. Der Abstand der Trokare zueinander ist sehr gering. Etwa 8 cm unterhalb des Processus xyphoideus in einem Winkel von 60° wird der Optiktrokar mittels Visiportsystem, wodurch auch das Pneumoperitoneum angelegt wird, plaziert (siehe Abb. 1). Über Monitorkontrolle wird durch den Anästhesisten eine Kalibriersonde in den Magen vorgeschoben, mit 20 ml NaCl geblockt und zum gastrooesophagealen Übergang zurückgezogen. Zur definitiven Lokalisation der geblockten Ballonsonde wird am Ende des Kalibrierschlauches ein Gewicht von 1,5 kg befestigt.

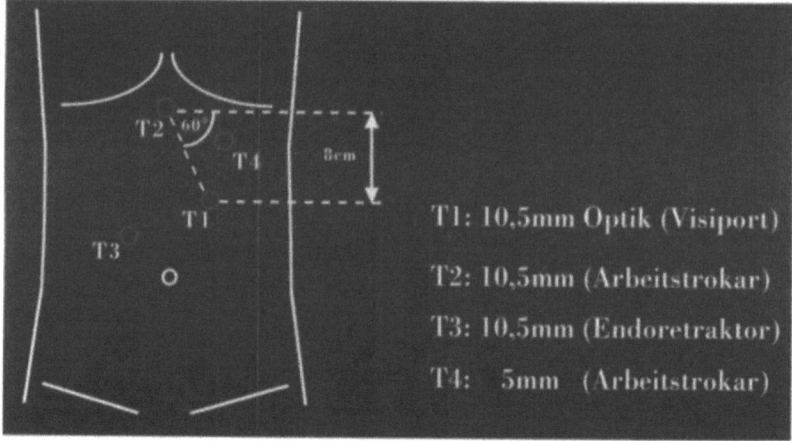

Abb. 1. Positionierung der Trokare bei laparoskopischer Gastric-Banding-Operation

Unterhalb des Ballons wird die Stelle festgelegt, an der nach Einführen 3 weiterer Arbeitstrokare im Oberbauch mit der Dissektion begonnen wird.

Mit Hilfe des monopolaren Hakens erfolgt eine Inzision von ca. 1 cm Länge entlang der kleinen Kurvatur. Anschließend findet unter Zuhilfenahme eines speziellen Spreizgerätes und einer Faßzange die vorsichtige retrogastrale Tunnelung unter strenger Monitorkontrolle statt, bis daß sich eine Art Fenster in Form eines durchscheinenden Häutchens zeigt, das Ligamentum gastrophrenicum. Nach Perforation kann das im Bereich der Funduskuppe vorgelegte Magenband durch den präparierten Kanal hindurchgezogen und mit einem Spanngerät verschlossen werden. Im Bereich der Magenvorderwand wird das Implantat über spezielle Halteösen mit nichtresorbierbaren Nähten der Stärke 1/0 an drei Positionen fixiert. Anschließend erfolgt die Isolation des Konnektionsschlauches um Magenband aus der Bauchhöhle über die substernale Inzision, die Konnektierung mit dem Mikro-Portsystem und die Fixierung desselben über drei resorbierbare Nähte im Bereich des Processus xyphoideus. Fakultativ wird eine Zieldrainage in das Operationsgebiet eingebracht.

Bei geringstem Verdacht auf eine Magenperforation wird eine intragastrale Methylenblau-Applikation durchgeführt.

Ergebnisse

In Tabelle 1 sind die postoperativen Gesamtkomplikationen aufgelistet.

Tabelle 2 zeigt die Komplikationen ab Patient Nr. 150 und unter Verwendung eines modifizierten, neuentwickelten Silikonmagenbandes mit speziellen Halteösen und 2-Stufenverschluß. In Tabelle 3 sind die intraoperativen Komplikationen nach Patientengruppen aufgelistet, in der Serie der ersten 30 Patienten die Verletzung der Leber in 12 Fällen. An zweiter Stelle ist die Magenperforation mit einer Häufigkeit von 11 zu erwähnen.

Diskussion

Die therapieresistente pathologische Adipositas stellt ein komplexes Krankheitsbild mit umfangreichen Begleiterkrankungen (Tabelle 4) dar. Die Anlage des Pneumoperitoneums bei adipösen Patienten hat sich als besonders schwierig und komplikationsträchtig erwiesen. Mit Hilfe des Visiportsystems ist es möglich, unter ständiger Sicht die einzelnen Schichten der Bauchdecke zu durchdringen und die Verletzungsgefahr zu minimieren.

Tabelle 1. Gesamtkomplikationsrate laparoskopischer Gastric-Banding-Operationen bei n = 370 Fällen

• Banddislokation	38	10,3%
• Portprobleme	21	5,7%
• Bandleckage Typ A	2	0,5%
• Bandleckage Typ B	4	1,1%
• Verlegung des Outlets durch Diätfehler	12	3,2%
• komplette obere Einflußstauung	1	0,3%
• Milzvenenthrombose	1	0,3%
• Pankreatitis	1	0,3%
• Nachblutung	1	0,3%
• Ulcus ventriculi	0	
• Oesophagitis III/IV	0	
	81	21,9%

Tabelle 2. Komplikationen ab Patient Nr. 150 unter Verwendung eines neuartigen justierbaren Magenbandes (220 Patienten)

• Banddislokation	0	
• Portprobleme	2	0,9%
• Bandleckage Typ B	4	1,8%
• Verlegung des Outlets durch Diätfehler	2	0,9%
• komplette obere Einflußstauung	0	
• Milzvenenthrombose	0	
• Pankreatitis	0	
• Nachblutung	0	
• Ulcus ventriculi	0	
• Oesophagitis III/IV	0	
	8	3,6%

Tabelle 3. Intraoperative Komplikationen nach Patientengruppen, n = 370

	erhebliche Leberläsion	Magen-perforation	Milz-verletzung	Oesophagus-perforation	Dünndarm-perforation
	n = 28 (7,6%)				
Pat. 1–30	12 (1, 2, 4, 5, 7, 8, 10, 11, 17, 25, 28, 30)	2 (11, 25)	2 (3, 10)	1 (4)	1 (28)
Pat. 31–60			1 (57)		
Pat. 61–90		1 (43)			
Pat. 91–120					
Pat. 121–150					
Pat. 151–180					
Pat. 181–210					
Pat. 211–270		2 (235, 268)			
Pat. 271–330		2 (276, 282)			
Pat. 331–370		4 (331, 338, 351, 358)			

Tabelle 4. Darstellung der Begleiterkrankungen bei Patienten mit pathologischer Adipositas in 370 Fällen

Erkrankung	Anzahl	Häufigkeit (%)
Hypertonie	212	57,3
Hyperlipidämie	161	43,5
Diabetis mellitus	85	23
Cholelithiasis	52	14,1
Herzinsuffizienz	33	8,9
Hyperurikämie	314	85,9
degenerative Erkrankungen:		
Wirbelsäule	83	22,4
Hüftleiden	148	40
Knie	112	30,3
OSG	148	40

Elementar wichtig für die Durchführbarkeit der Operation ist das richtige Plazieren der Trokare. Diese müssen möglichst weit cranial im Epigastrium plaziert sein. Der Abstand zueinander muß im Gegensatz zu anderen laparoskopischen Eingriffen relativ gering sein. Eine wesentliche Gefahrenquelle ist die retrogastrale Tunnelung. Diese muß unter strikter Monitorkontrolle erfolgen, um die Möglichkeit einer iatrogenen Magenperforation zu minimieren. Bei geringstem Verdacht auf Verletzung der Magenwand muß eine intragastrale Methylenblau-Applikation erfolgen.

Durch Verwendung eines modifizierten Magenbandes mit speziellen Halteösen konnte das sogenannte Magenslipping, welches in der Literatur mit bis zu 14% angegeben wird und in unserer eigenen Patientengruppe bei 12,7% lag, auf 0,5% reduziert werden. Im Tierexperiment wurde nachgewiesen, daß es bereits nach einer Woche zur Autofixation des Bandes kommt. Hierbei wächst das Gewebe in die Halteösen bereits nach 7 Tagen ein. Dies ist besonders für die Stabilisation der Magenhinterwand von entscheidender Bedeutung. Die Verkleinerung des neuentwickelten Mikro-Port-Systems auf etwa 1/3 des ursprünglich verwendeten größeren Portsystems, führte ebenfalls zur drastischen Reduzierung der postoperativen Komplikationen (siehe Tabelle 2). Insgesamt konnten wir eine deutliche Reduzierung der postoperativen Komplikationen bis auf 4,5% erzielen.

Die Operation stellt eine hohe Anforderung an den Chirurgen dar und gehört in die Hand eines laparoskopisch versierten Operateurs. Dieser Eingriff sollte möglichst Zentren vorbehalten sein, die neben einem entsprechenden Nachsorgeprogramm auch die Häufigkeit des Eingriffs und damit eine qualitätssichernde Routine gewährleisten.

Literatur

1. Favretti F, Cadiére GB, Segato G, Bruyns G, De Marchi F, Himpens J, Belluco C, Lise M (1995) Laparoscopic Placement of Adjustable Silicone Gastric Banding: Early Experience. Obesity Surg 5: 71–73
2. Forsell P, Hallberg S, Hellers G (1993) Gastric Banding for Morbid Obesity: Initial Experience with a New Adjustable Band. Obesity Surg 3: 369–374
3. Husemann B (1996) Therapie der extremen Fettsucht – Ist der Chirurg gefragt? Zentralbl Chir 121: 349–353
4. Wechsler JG (1996) Konservative Therapie der Adipositas. Zentralbl Chir 121: 358–362
5. Kuzmak LI, Rickert RR (1991) Pathologic Changes in the Stomach at the Site of Silicone Gastric Banding. Obesity Surg 1: 63–68
6. Scapa E, Negri M, Halpern Z, Bogokowski H, Eshchar J (1988) Endoscopic Diagnosis and Management of Complications after Vertical Banded Gastroplasty. Endoscopy 20: 11–12

Reduzierung der Begleiterkrankungen einer pathologischen Adipositas nach Gastric Banding

S. Wolff, A. Pier, G. Abtahi und H. Lippert

Klinik für Chirurgie, O.-v.-Guericke-Universität, Leipziger Straße 44, D-39120 Magdeburg

Reduction of Metabolic Syndrome Diseases After Gastric Banding

Summary. Kuzmak's adjustable gastric banding procedure is well established and has proven to be efficacious in obese patients. After gastric banding we observed a good weight loss and an improvement in metabolic syndrome diseases. Therefore we were able to reduce the dosage of preoperative medication in patients with diabetes or hypertension.

Key words: Gastric banding – Metabolic syndrome

Zusammenfassung. Die Gastric banding stellt eine effektive Methode zur Gewichtsreduzierung dar. Neben der Gewichtsabnahme lassen sich jedoch auch schon nach kurzer Nachbeobachtungszeit deutliche Verbesserungen der pathologischen Begleiterkrankungen verzeichnen. So konnten wir bei Patienten mit einem Diabetes mellitus und bei Patienten mit einer Hypertonie eine Reduzierung der präoperativen Medikation vornehmen.

Schlüsselwörter: Gastric banding – Metabolisches Syndrom

Das Gastric banding stellt heute eine effektive und minimal invasive Methode zur operativen Therapie der morbiden Adipositas dar. Neben der Gewichtsreduzierung lassen sich jedoch auch schon nach kurzer Nachbeobachtungszeit deutliche Verbesserungen der Begleiterkrankungen verzeichnen.

Im Zeitraum von April 1997 bis Februar 1998 führten wird 92 Gastric banding-Operationen aus. Dabei handelte es sich um 58 Frauen und 34 Männer. Das Durchschnittsalter lag bei 36,5 Jahren. Die Patienten brachten ein durchschnittliches Gewicht von 144,2 kg auf die Waage, der mittlere BMI lag bei 48,3 kg/m^2.

Durchschnittsalter	36,5 Jahre (21–57)
BMI	48,3 kg/m^2 (38–75 kg/m^2)
Gewicht	144,2 kg (96–260 kg)
Größe	1,72 m (1,55–1,96 m)

Hinsichtlich der Begleiterkrankungen konnten wir präoperativ folgendes Verteilungsmuster feststellen:

Diabetes mellitus	13%
Hypertonie	34,7%
Schlafapnoe	4,3%
Hyperlipidämie	38%

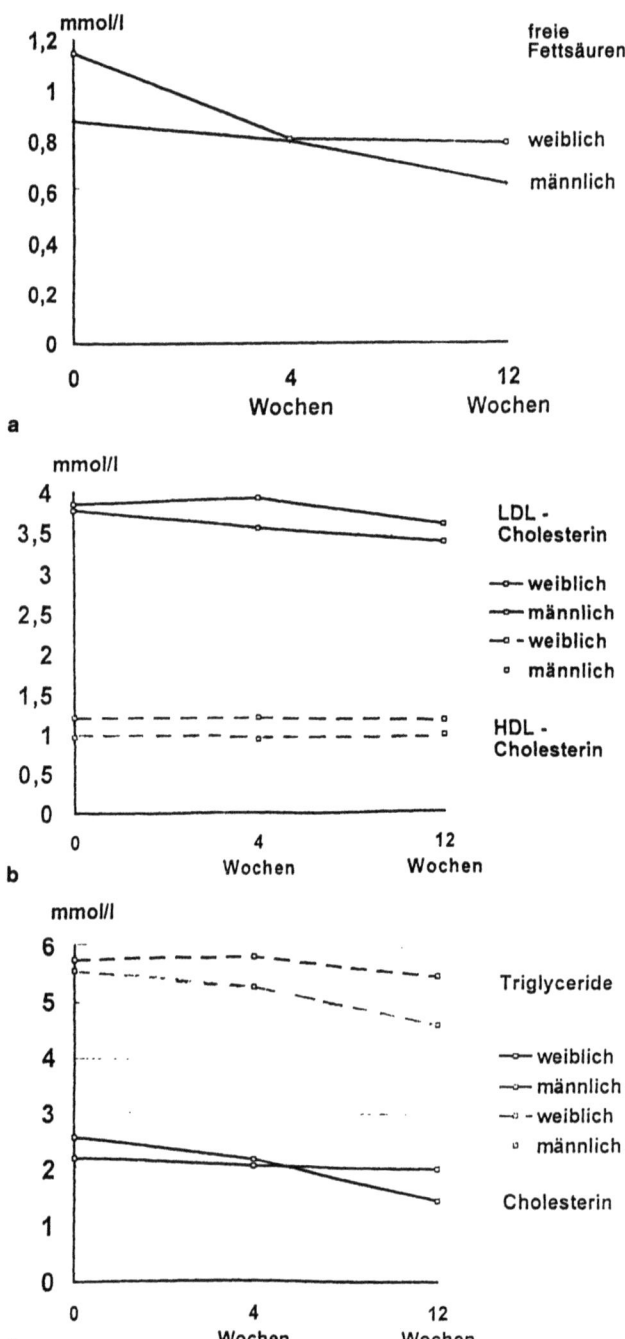

Abb. 1. a Freie Fettsäuren im Serum, **b** LDL-Cholesterin und HDL-Cholesterin, **c** Triglyceride + Cholesterin

Hyperurikämie	73%
CIHK	6,5%
chron. Gelenkbeschwerden	83%

Der operative Eingriff wurde bei 90 Patienten laparoskopisch durchgeführt, in 2 Fällen mußte aufgrund schwieriger anatomischer Verhältnisse eine Konversion vorgenommen werden. Die durchschnittliche Operationszeit betrug 77 Minuten. Das postoperative Management beinhaltet eine regelmäßige Nachkontrolle der Patienten nach 4 Wochen, 12 Wochen, 6 Monaten und nach einem Jahr. Bei diesen Nachuntersuchungen zeigte sich ein mittlerer Gewichtsverlust von

9,4 kg	nach	4 Wochen
15,4 kg	nach	3 Monaten
29,1 kg	nach	6 Monaten.

Trotz des kurzen Nachbeobachtungszeitraums ließen sich bei vielen Patienten positive Effekte in bezug auf die vorgelegenen Begleiterkrankungen verzeichnen. Von den 12 Patienten, die präoperativ an einem Diabetes mellitus litten, waren 4 insulinpflichtig gewesen. Keiner dieser 4 Patienten bedurfte postoperativ noch einer Insulinmedikation. Bei 6 der auf orale Antidiabetika eingestellten Patienten konnte bei 4 diese Medikation reduziert bzw. abgesetzt werden. Zwei Patienten zeigten bei beibehaltener Medikation deutlich niedrigere Blutzuckerwerte. Bei weiteren 2 Patienten, die präoperativ lediglich diätetisch geführt waren, kam es postoperativ zur Normalisierung der Glukosewerte.

Bei den Hypertonikern fanden wir folgende Veränderungen vor:
14 Patienten zeigten präoperativ erhöhte Blutdruckwerte ohne antihypertensive Medikation. Bei 7 kam es postoperativ zur Normalisierung des Hypertonus, bei den übrigen 7 war keine Veränderung zu verzeichnen. 18 Patienten waren vor der Operation medikamentös eingestellt. In 6 Fällen konnte auch hier eine Reduzierung bzw. ein Absetzen der Medikamente erfolgen, bei 8 kam es bei gleichbleibender Medikation zum Absinken des Blutdruckes. 4 Patienten wiesen keine Veränderungen auf.

Die nachfolgenden Diagramme zeigen den Verlauf hinsichtlich der mittleren Werte für Triglyceride, Cholesterin, LDL und HDL-Cholesterin und für freie Fettsäuren. Bei allen Parametern läßt sich ein Absinken der Mittelwerte bereits in den ersten 12 Wochen verzeichnen (Abb. 1).

Zusammenfassend können wir feststellen, daß neben der Gewichtsreduktion und der damit verbundenen Verbesserung der körperlichen Leistungsfähigkeit auch eine positive Beeinflussung der bestehenden Begleiterkrankungen schon nach kurzer Zeit möglich ist. Die weitere Senkung der Morbidität dieser Begleiterkrankungen muß Ziel unserer weiteren Bemühungen sein.

Literatur

1. Husemann B, Reiners V (1996) Erste Ergebnisse nach vertikaler Gastroplastik zur Behandlung der extremen Adipositas. Zentralbl Chir 121: 370
2. Husemann B (1997) Die chirurgische Therapie der extremen Adipositas. Dtsch Ärztebl 94: A-2132
3. Kunath U, Memari B (1995) Laparoskopische „Gastric banding" zur Behandlung der pathologischen Adipositas. Chirurg 88: 1263
4. Kuzmak LJ (1991) A review of seven years experience with silicone gastric banding. Obesity Surg 1: 63
5. Weiner R, Wagner D (1997) Laparoskopisches Gastric Banding zur Behandlung morbiditärer Adipositas. Min Invas Chir 6.3: 58

Hernien I

Lebensqualität nach Leistenhernienoperation – Ergebnisse einer prospektiven Studie (Shouldice, Lichtenstein, TAPP)

D. Stengel und V. Lange

Chirurgische Abteilung, Schloßpark-Klinik, Heubnerweg 2, D-14059 Berlin

Quality of Life After Inguinal Hernia Surgery: Results of a Prospective Survey (Shouldice, Lichtenstein, TAPP)

Summary. Data concerning quality of life and rehabilitation after inguinal hernia repair are still poor. A prospective survey on 269 patients was conducted following standardized Shouldice, Lichtenstein and TAPP hernioplasty by means of questionnaire. General health perception, pain scores and physical activity were significantly improved by all of the mentioned techniques. Laparoscopic repair was beneficial in indirect, recurrent and bilateral hernia and small defects of the transverse fascia.

Key words: Inguinal hernia – Quality of life – Laparoscopy

Zusammenfassung. Für die Evaluation von Befindlichkeitsstörungen nach Leistenbruchoperation haben sich Lebensqualitätsbögen als gutes Instrument erwiesen. 269 Patienten mit 344 Primär- und Rezidivleistenhernien wurden unter diesem Aspekt prospektiv nach standardisierter Shouldice-, Lichtenstein- und TAPP-Operation über 6 Monate nachuntersucht. Der laparoskopische Eingriff zeigte hinsichtlich Schmerzqualität und -intensität, Frühmobilisation sowie Rekonvaleszenz im sozialen Umfeld und am Arbeitsplatz Vorteile gegenüber den konventionellen Verfahren bei kleinen Primär-, indirekten, bilateralen und Rezidivleistenhernien, jungen und physisch aktiven Patienten.

Schlüsselwörter: Leistenhernien – Lebensqualität – Laparoskopie

Einleitung

Das Rezidiv ist das härteste Kriterium zur Beurteilung der Qualität aller Reparationsverfahren des Leistenbruches. Für die etablierten Operationen sind die Rezidivraten weitgehend bekannt; die Angaben spezialisierter Zentren und die Zahlen der Qualitätssicherung weisen jedoch z.T. erhebliche Unterschiede auf. Wenige Kenntnisse liegen trotz eminenter volkswirtschaftlicher Bedeutung zu Befindlichkeitsstörungen, Rekonvaleszenz und Rehabilitation nach Leistenhernienoperation vor. Daß Patienten von der operativen Versorgung ihrer Leistenhernie profitieren, erscheint mittlerweile selbstverständlich. Lawrence et al. konnten dies aber erst 1997 mit Hilfe eines Lebensqualitäts-Bogens auch validieren [4].

In der vorliegenden Studie wurden unter diesem Aspekt die etabliertesten Operationsverfahren in einem repräsentativen Rahmen untersucht.

Methoden

In der Klinik werden jährlich mehr als 400 Leistenbruchoperationen durchgeführt. 269 Patienten mit insgesamt 289 Primär- und 55 Rezidivhernien wurden in eine offene prospektive Beobachtungsstudie eingeschlossen. Das Durchschnittsalter betrug 55±14 Jahre. Die Verteilung der Operationsverfahren ergab sich aus hausinternen Indikationsrichtlinien, die sich an den Empfehlungen der EAES-Konsensuskonferenz von 1995 orientierten. Häufig wurde dem Wunsch der Patienten nach einem bestimmten Reparationsverfahren entsprochen. 15,7% der Patienten wurden standardisiert nach Shouldice, 23,8% nach Lichtenstein und 50,9% laparoskopisch operiert. Bei 68,8% (n=185) aller Patienten lagen einseitige, bei 31,2% (n=84) beidseitige Hernien vor. Kombinierte Brüche wurden doppelt so häufig durch Netzaugmentation versorgt. Intraoperativ ergaben sich die in Tab. 1 dargestellten Befunde [5].

Die Patienten erhielten prä-operativ, bei Entlassung und in monatlichen Intervallen bis zu einem halben Jahr post-operativ Fragebögen, die sich an Lebensqualitätsbögen wie dem SF36 orientierten [1, 3]. Die Items wurden an das Krankheitsbild angepaßt und konnten in einem angemessenen Zeitrahmen von etwa 15 Minuten beantwortet werden. Quantifizierungen erfolgten durch Visuelle Analogskalen von 0 bis 10, Schmerzen wurden sowohl qualitativ als auch quantitativ mit einem zusammengesetzten Schmerzscore erfaßt (Tab. 2). Ergänzend wurden Telefoninterviews von Patienten und Hausärzten sowie Nachuntersuchungen in der Chirurgischen Ambulanz durchgeführt. Die statistische Auswertung erfolgte mittels Rangvarianzanalyse nach Bonferroni-Holm sowie Chi-Quadrat- und t-Test für unverbundene Stichproben.

Ergebnisse

Das Follow-up lag bei 93%. Die Compliance der Patienten und ihre Akezptanz der Fragebogenuntersuchung war durchweg gut.

Mit dem Fragebogen-Item „Allgemeinbefinden" ließ sich der Effekt der operativen Versorgung auf die Rekonvaleszenz gut einschätzen. Alle Operationsverfahren führten hier mit nur marginalen Unterschieden zu einer signifikanten Verbesserung der prä-operativen Situation um durchschnittlich 1 Punkt auf der Visuellen Analogskala ($p<0,001$).

Bei Entlassung gaben TAPP-Patienten zwischen 45 und 65 Jahren signifikant niedrigere Schmerzscores an als konventionell operierte ($p=0,033$). Patienten dieser Altersgruppe berichteten nach Lichtenstein-patch bei Studienabschluß über die höchsten Schmerzscores ($p=0,002$). Die laparoskopische Versorgung kleiner (<1,5 cm) und lateraler Bruchpforten führte zu deutlich niedrigeren Schmerzangaben als der konventionelle Zugang ($p=0,027$ bzw. $p=0,022$), während Patienten mit Schumpelick-III-Hernien nach Lichtenstein-patch schmerzfreier waren ($p=0,016$). Shouldice-Patienten berichteten post-operativ häufig über belastungsabhängige Schmerzen, Lichtenstein-Patienten vermehrt über Mißempfindungen und Ruheschmerzen in der Leistenregion. Unterschiede in der Schmerzintensität waren bei Studienabschluß nicht mehr zu beobachten. Bei einer niedrigeren Rate von Leistenschwellungen und -hämatomen sowie skrotalen Ödemen fiel TAPP-Patienten im Rahmen der Frühmobilisation das Treppensteigen deutlich leichter. Im Gegensatz zum transinguinalen Zugang traten zudem signifikant seltener inguinale Mißempfindungen und Parästhesien auf. Dementsprechend ließ sich die Krankenhaus-Liegedauer durch den minimal-invasiven Zugang bei Patienten aller Altersgruppen um durchschnittlich 1 Tag verkürzen ($p<0,001$).

Freizeit- und Sportaktivität als Marker für die soziale Interaktion der untersuchten Population wurde durch Alter und Beschäftigungsstatus, jedoch nicht durch die Hernienmorphologie beeinflußt. Patienten mit stärkerer physischer Beanspruchung wurden häufiger laparoskopisch operiert (Tabelle 1). Entsprechend den Verbesserungen im Allgemeinbefinden ließ sich durch alle Operationsverfahren auch eine signifikante Verbesserung der Freizeitaktivität erzielen ($p<0,001$). Spannungsfrei operierte Patienten gaben hier unabhängig vom Zugangsweg bereits 4 Wochen nach dem Eingriff signifikant weniger Behinderungen an und vermieden seltener eine Vollbelastung ($p<0,001$). Das Intervall bis zur Wiederaufnahme von

Tabelle 1. Hernien-Morphologie

Hernienlokalisation			Schumpelick-Klassifikation			
medial	37,5%	n=129	I	<1,5 cm	23,5%	n= 81
lateral	45,1%	n=155	II	1,5 bis 3 cm	43,3%	n=149
kombiniert	14,2%	n= 49	III	>1,5 cm	33,1%	n=114

Tabelle 2. Schmerzscore

Schmerzqualität	Scorewert		Schmerzintensität		Schmerzscore
Schmerzfreiheit	0				
Druckgefühl	1				
Belastungsschmerz	2	×	Visuelle Analogskala 0 bis 10	=	0 bis 30
Ruheschmerz	3				

Sport wurde durch das Operationsverfahren jedoch nicht beeinflußt. Differenzen im prä- und post-operativen Aktivitätsprofil am Arbeitsplatz zugunsten der TAPP ließen sich lediglich bis 4 Wochen nach dem Eingriff nachweisen. Die mittlere Krankschreibungsdauer betrug 24,61 ± 45,99 Tage mit einem Maximum von 400 Tagen. 4 Wochen post-operativ waren ein Viertel der transinguinal operierten, jedoch nur 14% der TAPP-Patienten noch krankgeschrieben (p=0,032). Die AU-Dauer von Patienten mit Bruchpforten bis 1,5 cm Durchmesser ließ sich durch die laparoskopische Versorgung signifikant reduzieren (p=0,011). Skrotalhernien stellten einen Risikofaktor für einen längeren Arbeitsausfall dar (21,14±17,68 vs. 63,50±54,45 Tage, p=0,002). TAPP-Patienten berichteten tendenziell seltener über noch bestehende Leistenbeschwerden nach längeren Autofahrten, sitzender, hockender oder knieender Tätigkeit (Fliesenleger, Gärtner). Eine besondere Stellung im Hinblick auf die Wiedereingliederung der Patienten in ihr soziales Umfeld nahmen die Rezidivhernien ein. Rezidiveingriffe führten zu signifikanten Einschränkungen des Allgemeinbefindens über den gesamten Studienzeitraum (p=0,027). Rezidivpatienten gaben über den gesamten Studienzeitraum stärkere Schmerzen als Patienten nach Ersteingriff an (p=0,038) und waren nach TAPP beschwerdefreier als nach Lichtenstein-OP. Patienten nach Rezidiveingriff taten sich auch bezüglich der die physische Rekonvaleszenz erfassenden Items deutlich schwerer (Freizeitaktivität p=0,006, Sportliche Behinderung p<0,01).

Schlußfolgerungen

Rekonvaleszenz nach Leistenhernienoperation verläuft nicht linear zur inguinalen Schmerzsituation. Die rasche Wiederherstellung der individuellen Mobilität der Patienten wird durch das gewählte Operationsverfahren, Hernienmorphologie und zahlreiche soziodemographische Aspekte beeinflußt. Zusammenfassend lassen sich signifikante Unterschiede im Befindlichkeitsmuster zwischen den untersuchten Operationsverfahren erst durch eine subtile Untergruppenanalyse nachweisen. Die laparoskopische Hernioplastik stellt ein etabliertes Verfahren dar, das unter Berücksichtigung bestimmter Indikationsrichtlinien mit einem deutlichen Benefit für den Patienten angewendet werden kann. Eine Nachuntersuchung in kurzfristigen Intervallen kann die Qualitätssicherung in der operativen Medizin wertvoll bereichern.

Literatur

1. Lorenz W, Koller M (1996) Lebensqualitätsmessung als integraler Bestandteil des Qualitätsmanagements in der Operativen Medizin. Zentralbl Chir 121: 545–551
2. Payne JH, Grininger LM, Izawa MT et al. (1994) Laparoscopic or open herniorrhaphy? A randomized prospective trial. Arch Surg 129: 973–978
3. Gaston-Johansson F (1996) Pain measurement: the psychometric properties of the pain-o-meter, a simple inexpensive pain tool that could change health care practices. J Pain Sym Manag 12: 172–181
4. Lawrence K, McWhinnie D, Goodwin A et al. (1995) Randomized controlled trial of laparoscopic versus open repair of inguinal hernia: early results. BMJ 311: 981–985
5. Schumpelick V, Treutner K-H, Arlt G (1994) Klassifikation von Inguinalhernien. Chirurg 65: 877–879

Leistenhernienchirurgie in Lokalanaesthesie –
Technik und Ergebnisse eines „minimal invasiven" Verfahrens

H. M. Rau, G. Arlt, C. Peiper und V. Schumpelick

Chirurgische Universitätsklinik, RWTH Aachen, Pauwelsstraße 30, D-52074 Aachen

Use of Local Anesthesia in Hernia Surgery: Technique and Results of a Minimally Invasive Procedure

Summary. In three prospective, randomized studies we analyzed the advantages of local anesthesia in patients with primary inguinal hernias. Each study consisted of 100 cooperative adults, using an open approach and the transinguinal procedure. Due to reduced postoperative complications, increased effectiveness of hospital resources, earlier discharges and a high acceptance by the patients, local anesthesia is the ideal treatment in adult hernia repair.

Die Lokalanaesthesie in der Chirurgie der Leistenhernie stellt heutzutage ein etabliertes Verfahren dar. Trotzdem wurden z. B. im Kammerbezirk Nordrhein im Jahr 1996 von über 20 000 Hernienreparationen nur ca. 4% in Lokalanaesthesie durchgeführt. Aus unserer über 10jährigen Erfahrung mit der Lokalanaesthesie möchten wir die vereinfachte Technik und die Ergebnisse im Vergleich zu anderen in der Hernienchirurgie gebräuchlichen Narkoseverfahren aufzeigen.

Material und Methode

Im Zeitraum 01/86–2/96 wurden über 3500 Leistenhernienoperationen an der RWTH Aachen durchgeführt. In drei prospektiv-randomisierten Untersuchungen an jeweils 100 konsekutiven primären Hernienoperationen wurden Patientenkomfort, Komplikationsrate, Beanspruchung der Ressourcen und Akzeptanz seitens der Patienten bei unterschiedlichen Narkoseverfahren verglichen. Voraussetzung waren kooperative Erwachsene, die über einen offenen Zugang in transinguinaler Technik operiert wurden. Die Technik der lokalen Betäubung wurde im Laufe der Jahre vereinfacht und ein sicheres Patientenmonitoring entwickelt.

Technik

Bei den anatomisch relevanten Strukturen, die die Leistenregion mit Schmerzfasern versorgen, geht es zunächst um die gezielte Leitungsblockade von N. iliohypogastricus und N. ilioinguinalis, die die Bauchdecke in über 90% der Fälle [1] unmittelbar oberhalb und dorsal der

Spina iliaca ant sup durchtreten, und hier durch eine tiefe Injektion von ca. 20 ml 1%iger Mepivacain-Lösung blockiert werden können. Von der Injektionsstelle ausgehend erfolgt eine weitere Injektion von 0,5%igem Meaverin subcutan im geplanten Schnittverlauf. Nach Hautschnitt und Freilegen der Externusaponeurose wird der Leistenkanal mit Lokalanaesthetikum geflutet, um den R. genitalis des N. genitofemoralis zu blockieren, der durch den inneren Leistenring in den Leistenkanal tritt und hinter dem Samenstrang bzw. dem Lig. rotundum zu liegen kommt.

Fakultativ erfolgt eine zusätzliche Injektion an der Basis des Bruchsacks.

Ergebnisse

Untersuchung 1

Die erste Studie beleuchtet Zufriedenheit der Patienten sowie die Beanspruchung der Ressourcen in der Klinik. Untersucht wurden 100 konsekutive Erwachsene mit primärer Hernie, die nach Information über die verfügbaren Narkosearten (ITN, LA, SA) eine Narkoseform für sich auswählten.

Unspezifische postoperative Beschwerden wie Übelkeit und Erbrechen, Kopfschmerzen oder gar Harnverhalt waren eher die Ausnahme, Rückenschmerzen etwas häufiger. Früh postoperativ klagten nur 14% der in Lokalanaesthesie operierten Patienten über Schmerzen, im Vergleich zu 20% der in ITN und 17% der in SA operierten Patienten. Naturgemäß war die Rate an intraoperativ geklagten Schmerzen in LA mit 20% am höchsten (SA 9%, ITN 0%), die Zufriedenheit mit der Narkose hier jedoch mit 89% trotzdem am größten (SA 74%, ITN 76%); (Tabelle 1).

Die Verweildauer im OP-Trakt war bei den in Lokalanaesthesie operierten Patienten mit 92±25 min. deutlich kürzer als bei den anderen Narkoseverfahren (SA 128±42 min, ITN 115±38 min).

Untersuchung 2

Hier wurde das individuelle Schmerzempfinden anhand einer visuellen Analogskala und des FEV-1 gemessen. Die Narkoseart wurde randomisiert (ITN/LA; 50/50), wiederum bei 100 konsekutiven Erwachsenen mit primärer Hernie.

Über den gesamten postoperativen Verlauf bis zur Entlassung gaben hier die in Lokalanaesthesie operierten Patienten anhand der visuellen Analogskala weniger Schmerzen an als die in ITN operierten.

Das FEV-1 war insbesondere frühpostoperativ größer, wenn in Lokalanaesthesie operiert wurde, ab dem 1. postop. Tag erfolgte eine Angleichung beider Kollektive.

Untersuchung 3

Analgetikaverbrauch und Komplikationen wurden bei weiteren 100 Patienten untersucht, die Narkoseform (LA oder ITN) nach Wunsch der Patienten.

Tabelle 1

Schmerzen	ITN n=49	SA n=23	LA n=28
intraoperativ	0%	9%	21%
früh postoperativ	20%	17%	14%
zufrieden mit Narkose	76%	74%	89%

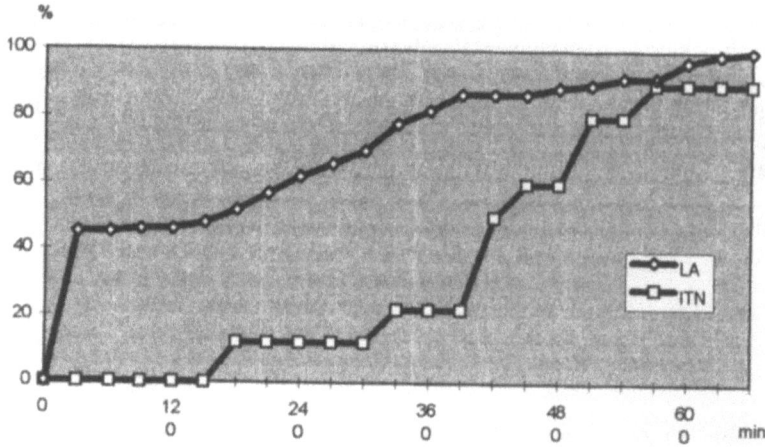

Abb. 1. Patienten-Mobilisation

Der Wunsch nach Analgesierung, hier wurden jeweils 20° Tramal angeboten, war bis auf den 1. postop. Tag, an dem die in LA operierten Patienten einen geringfügig höheren Bedarf zeigten, nahezu identisch.

Eine deutlich frühere Mobilisation ist bei den in Lokalanaesthesie operierten Patienten im Vergleich zur Intubationsnarkose möglich (Abb. 1), was entscheidend zur Reduktion früher postop. Komplikationen beiträgt. Insbesondere Harnverhalt (LA 4%, ITN 12%) wurde selten, Thrombosen bei den in ‚lokaler' operierten Patienten gar nicht gesehen.

Die 5 Jahres-Rezidivrate bei primären Hernien und Hernien-Rezidiven blieb wie erwartet von der Narkoseart unbeeinflußt.

Schlußfolgerung

Zusammenfassend zeigt die Lokalanaesthesie in der Hernienchirurgie eine gute Akzeptanz der Patienten bei weniger unspezifischen Beschwerden und früher Mobilisation. Zusätzliche spezifische Komplikationen treten nicht auf, Schmerzen werden tendentiell geringer bewertet. Durch den verkürzten Aufenthalt im OP-Trakt ergibt sich eine effizientere Ausnutzung der Ressourcen, die Kosten spart. Somit ist sie das ideale Verfahren zur Analgesie in der offenen Hernienchirurgie des Erwachsenen.

Spinalanaesthesie und ITN sollten nur bei komplizierten Hernienredziven oder unkooperativen Patienten Anwendung finden.

Literatur

1. Ponka JL (1980) Hernias of the abdominal wall-seven steps to local anaesthesia p. 91. Saunders, Philadelphia

Die Rekonstruktion von Narbenhernien unter definierter, tensiometrisch gemessener Spannung – Eine Möglichkeit zur anatomisch korrekten Wiederherstellung der Bauchwand

P. Klein, O. Schmidt, B. Reingruber und W. Hohenberger

Chirurgische Universitätsklinik, Maximiliansplatz, D-91054 Erlangen

Repair of Incisional Hernias Under Defined Tension: The Potential of an Anatomic Reconstruction of the Abdominal Wall

Summary. The repair of incisional hernias of the abdominal wall is characterized by high rates of recurrence if arbitrary tension is applied. A rationale for selecting the appropriate reconstruction technique as defined by intraoperative tension measurements has proven effective and successful. Here, the inlay/onlay technique tolerates up to 3.5 kiloponds (kp). Our results show that using this technique, complete reconstruction is possible in 65% of cases with a recurrence rate of 2.3%.

Zusammenfassung. Mit Tensiometrie und der angewandten Maximalspannung von 3,5 kp, sowie unter Anwendung der Inlay Onlay Technik konnten 65,1% der Narbenhernien komplett anatomisch und funktionell (unter Spannung) rekonstruiert werden (n=43) und weisen eine niedrige Rezidivrate von 2,3% auf.

Einleitung

Die Versorgung von Narbenbrüchen und insbesondere der Hernienrezidive ist bis heute nicht befriedigend gelöst. Vor allem die großen Mehrfachrezidive mit retrahierter Bauchwand erzeugen an den zu nähenden Faszien große Spannungen, die zu Ausrissen im körpereigenen Gewebe neigen, wenn der Direktverschluß erzwungen wird. Auch die Implantation von Fremdmaterialien mit verschiedenen Techniken weisen beträchtliche Rezidivraten auf.

Um die bekannt hohen Rezidivraten zu mindern, wird die „**spannungsfreie Rekonstruktion**" in der Literatur favorisiert. Hierbei werden die großen Bruchlücken mit ausgedehnten Fremdmaterialien locker gedeckt, mit fortbestehender Protrusion des Bauchinhaltes unterschiedlichen Ausmaßes. Wird andererseits eine anatomische, funktionelle Rekonstruktion mit vollständigem Verschluß der Bruchlücke unter einer gewissen Vorspannung angestrebt, so entstehen hohe Spannungen am Nahtmaterial mit der Gefahr des Durchschneidens im körpereigenen Gewebe und einem Anstieg der Rezidivhäufigkeit.

Rekonstruktion unter Spannung (eigenes Patientenkollektiv)

In einer *retrospektiven Studie* konnte nachgewiesen werden, daß eine willkürlich angelegte Spannung an einer Rekonstruktion mittels Direktverschluß (n=343), Fasziendoppelung

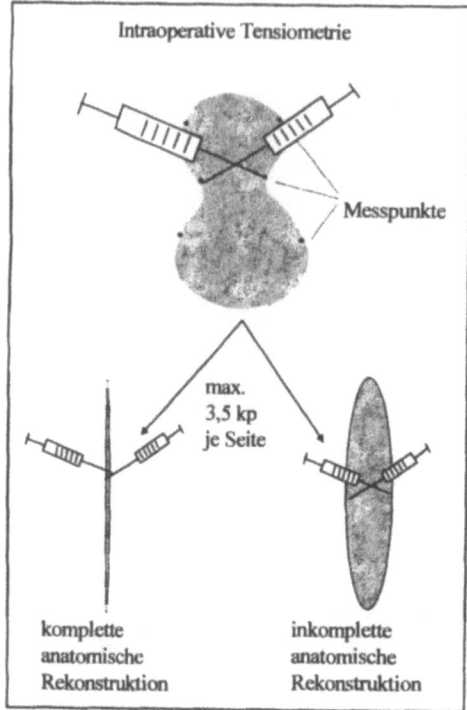

Abb. 1. Intraoperative Tensiometrie

(n = 217) wie auch die Implantation von Fremdmaterial Stoß auf Stoß (n = 142) hohe Rezidivraten (41,9%, 44,3%, 38,4%) aufweist.

In einer *prospektiven Analyse* wurde durch die intraoperative Spannungsmessung (Tensiometrie) an der Bauchwand eine individuelle Zuordnung des jeweiligen Bruches (Größe, Wertigkeit, Spannung) zur geeigneten Technik vorgenommen.

Technik

Bei maximaler Muskelrelaxation durch die Anästhesie wird ein Stretching der Bauchwand durchgeführt. Danach kann mit zwei Tensiometern – gemessen an mehreren gegenüberliegenden Punkten – die Spannung der Bauchwand ermittelt werden (Abb. 1). Definiert wurden folgende Grenzen:

Wird mit beidseitigem Zug von **maximal 1,5 kp** oder weniger eine Überlappung der Faszienränder erreicht, erfolgt die Rekonstruktion mittels Fasciendoppelung oder Direktnaht mit nichtresorbierbarem Nahtmaterial.

Kann eine anatomische Rekonstruktion mit komplettem Verschluß der Bruchlücke mit einer Spannung **zwischen 1,5 kp und 3,5 kp** erreicht werden, wird die Bruchlücke mit der Inlay/Onlay Technik komplett geschlossen und als komplette anatomische Rekonstruktion gewertet.

Wäre eine **größere Spannung als 3,5 kp pro Seite** nötig, um eine komplette anatomische Rekonstruktion zu erreichen, so wird die unter einer Maximalspannung von 3,5 kp erreichte Verkleinerung des Defektes und somit die verbleibende Bruchlücke ausgemessen. Durch Addition von 3 cm zur gemessenen Länge und Breite (Überlappungszonen für die Rekonstruktion) wird die Größe des Inlay's und Onlay's (Fremdmaterial nicht resorbierbar; z. B. MARLEX® oder SOFT TISSUE®) berechnet.

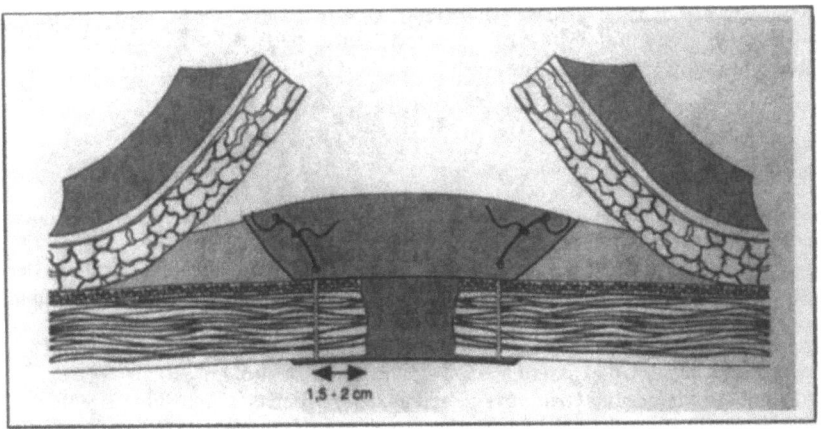

Abb. 2

Inlay/Onlay Technik (Abb. 2)

Auf die Unterfläche des Inlay's wird nun mit resorbierbaren Fäden der präperierte Bruchsack so aufgenäht, daß die „subkutane Schicht" in Verbindung mit dem Netz kommt, die peritoneale Schicht hin zur Bauchhöhle, um Verwachsungen der Baucheingeweide mit dem Netz zu vermeiden.

Zunächst werden U-Nähte (nicht resorbierbares Nahtmaterial, Stärke 1, doppelt armiert) am Inlay in der Überlappungszone vorgelegt. Danach werden diese Fäden durch die Bauchwand in der vorpräparierten Überlappungszone (Faszie, Muskel, Faszie) geführt und vorgelegt. Das Onlay auf der Bauchwand schließt die Rekonstruktion ab. Bei Beibehaltung der Relaxation wird nun die Rekonstruktion geknotet, die Faszienränder approximieren sich an die durch die Größe des Fremdmaterials definierte Lokalisation zwischen Inlay und Onlay. Um Serombildungen zwischen dem Fremdmaterial und dem subcutanen Fett zu reduzieren, wird mit dünnen Vicrylfäden das subkutane Fett auf dem Onlay befestigt, Redondrainagen werden eingelegt.

Ergebnisse ohne Tensiometrie

Die retrospektive Analyse zeigt, daß das Ziel der Rekonstruktion ein kompletter Verschluß der Bruchlücke war. Bei **willkürlicher Vorspannung** war die Gewebehaltbarkeit in vielen Fällen überfordert, so daß hohe Rezidivraten entstanden (Direktverschluß 41,9%, Fasziendoppelung 44,3%). Durch die Implantation von Fremdmaterial Stoß auf Stoß wurde in keinem Fall eine komplette Rekonstruktion erreicht, die dort angelegte Spannung wurde über den Faden auf das Gewebe übertragen und führte zu Ausrissen (Rezidivrate 38,4%).

Mit der Anlage einer **willkürlichen Spannung** in der Inlay – Onlay Gruppe konnte nur in 23,8% der Fälle eine komplette anatomische Rekonstruktion bei signifikant reduzierter Rezidivrate (6,8%) erreicht werden.

Ergebnisse mit Tensiometrie

Mit der definierten Spannung in der Gruppe Direktverschluß (max 1,5 kp) und Inlay Onlay Technik (max 3,5 kp) konnten in der Gruppe Direktverschluß immer, in der Gruppe Inlay Onlay in **65,1% eine komplette funktionelle und anatomisch gerechte Rekonstruktion** erreicht werden. Im Vergleich der beiden Inlay – Onlay Gruppen wurde somit einer Steigerung der funktionellen Rekonstruktion um den Faktor 2,7 erreicht. In allen anderen Fällen (n = 15) verblieb eine deutlich verkleinerte Bruchfläche (Definiert als: Länge × Breite/2), die im Durchschnitt von 68,5 cm^2 auf 38,9 cm^2 reduziert wurde. Durch diese Reduktion der Bruchfläche unter Spannung wird auch eine Reduktion der Größe des Implantates erreicht.

Literatur

1. Condon RE (1995) Incisional hernia. In: Hernia: 4th. Edition 325 ff. Editors: Nyhus LM, Condon RE. JB Lippincott, Philadelphia
2. Klein P, Wolff L, Anetsberger R (1993) Die Inlay/Onlay Technik als funktionelle Rekonstruktion der Bauchwand nach Narbenhernien und Narbenhernienrezidiven. Langenbecks Arch Chir Suppl 272–274
3. Klein P, Konzen G, Schmidt O, Hohenberger W (1996) Die Rekonstruktion von Narbenhernien – Intraoperative Tensiometrie zur Objektivierung der Verfahrenswahl. Chirurg 67: 1020–1027
4. Usher FC (1961) A new technique for repairing large abdominal wall defects. Arch Surg 82: 870–877
5. Usher FC (1962) Hernia Repair with MARLEX Mesh: an analysis of 541 cases. Arch Surg 84: 73–76

Hernien II

Laparoskopischer Bruchlückenverschluß von Rezidiv-Hernien

V. Götzen und I. Baca

Zentrum für Chirurgie, Klinik für Allgemein- und Unfallchirurgie, Zentralkrankenhaus Bremen Ost, Züricher Straße 40, D-28325 Bremen

Laparoscopic Treatment of Recurrent Hernia

Summary. Successful treatment of recurrent inguinal hernias is still a problem, in spite of the availability of several different methods. We present our experience with laparoscopic TAP repair, which was performed in 154 patients with 168 recurrent inguinal hernias after traditional anterior repairs. Our results show an acceptable complication rate (5.4%, $n=9$) and a low re-recurrence-rate (1.8%, $n=3$), combined with the benefit of the minimal access technique, so that this procedure can be recommended in recurrent inguinal hernia repair.

Die Ergebnisse der konventionellen Versorgung von Rezidivhernien sind durch eine hohe Re-Rezidivrate belastet. In der Literatur lassen sich dazu Zahlenangaben zwischen 3% und 35% finden. Ursächlich für diese hohe Rezidivrate nach traditioneller anteriorer Reparation werden hohe Spannungen im Inguinalbereich, bestehende Bindegewebsschwäche, übersehene Bruchlücken und technische Fehler während der Operation angesehen. Um den Einfluß der ersten beiden Punkte auszuschalten, wurde die spannungsfreie posteriore Reparation entwickelt. Die operativen Schwierigkeiten einer konventionellen, anterioren Rezidivhernien-Operation, bedingt durch zu überwindende inguinale Vernarbungen, sollten sich durch ein laparoskopisches oder endoskopisches Vorgehen umgehen und damit den Einfluß der beiden anderen Ursachen durch Arbeiten im nahezu narbenfreien präperitonealen Räumen minimieren lassen.

Material und Methodik

Seit 1992 wurden in unserer Klinik 1000 Leistenhernien bei 781 Patienten mittels laparoskopischer Vorgehensweise versorgt. Dabei wurde von uns die TAP-Technik bevorzugt: Nach Präparation des Peritoneums mit Auslösen des Bruchsackes und Darstellen der Samenstranggebilde wurde ein 12×15 cm großes Netz über die potentiellen Bruchlücken und die Samenstranggebilde gelegt und mit Staplerklammern fixiert. Nur in Ausnahmefällen – wenn sich das Peritoneum nicht ausreichend oder gefahrlos von den Samenstranggebilden abpräparieren ließ – wurde das Netz geschlitzt. Anschließend wurde das Netz vollständig mit dem Peritoneum abgedeckt.

In gleicher Weise wurden 154 Patienten mit 168 Rezidivhernien (16,8% der Gesamt-Inguinalhernien) nach vorausgegangener konventioneller Operation versorgt. Alle Reparationen wurden als Elektiveingriffe durchgeführt, eine Konversion war nicht erforderlich. Die Operationen wurden von 3 Operateuren vorgenommen (Operateur I: 54, Operateur II: 66, Operateur III: 48).

In regelmäßigen Nachuntersuchungen nach 4 Wochen, 6 Monaten, einem Jahr und weiter jährlich wurde der postop. Verlauf dokumentiert. Der Nachuntersuchungszeitraum beträgt zwischen einem Monat und 5 Jahren mit einem mittleren Follow-up von 29 Monaten bei einer Nachbeobachtungsrate von 89%.

Ergebnisse

140mal lag ein einseitiges Rezidiv vor, davon 88mal rechts, 52mal links und 14mal bestand ein beidseitiges Rezidiv. Bei 16 Patienten fand sich das Rezidiv kombiniert mit einer kontralateralen Primärhernie, die in gleicher Sitzung mitversorgt wurde.

Bei den 168 Rezidivhernien handelte es sich um 65 direkte, 76 indirekte, 24 kombinierte und 3 femorale Hernien. 144 Patienten waren männlichen, 10 weiblichen Geschlechts. Das Durchschnittsalter betrug 59,6 Jahre. Die durchschnittliche Operationszeit bei der Versorgung der Rezidivhernien lag bei 47 min. (17 bis 150 min.). Der durchschnittliche Klinikaufenthalt dauerte 4 Tage. In 1 Fall handelte es sich um ein Viert-, in 6 Fällen um ein Dritt-, in 16 Fällen um ein Zweit- und in 145 Fällen um ein Erst-Rezidiv.

Komplikationen

Als intraoperative Besonderheiten traten eine Harnblasenverletzung sowie eine Dünndarmserosaläsion auf. Die Blasenverletzung entstand bei der Versorgung des 4. Hernienrezidivs aufgrund von inguinal vorgefundenen Vernarbungen und Verziehungen, die Dünndarmläsion beim Lösen von Verwachsungen. Beide Begleitverletzungen konnten initial laparoskopisch versorgt werden, ohne weitere Einschränkungen oder Probleme für den Patienten.

Postop. Komplikationen waren zwei temporäre Nervenirritationen (1,2%), drei inguinale Hämatome (1,8%), zwei inguinale Serome, die mehrfach punktiert wurden (1,2%), eine Skrotalnachblutung (0,6%) und eine Trokarincisionshernie (0,6%). Die beiden letzten Komplikationen machten eine Revisions-OP erforderlich. Die postop. Gesamtkomplikationsrate betrug 5,4% (n=9)

Rezidive

Bei den durchgeführten Nachuntersuchungen wurden drei Fälle als laparoskopische Re-Rezidive erfaßt (1,8%); dabei handelte es sich um ein versorgtes Dritt-Rezidiv und zwei versorgte Erst-Rezidive. Sämtliche Rezidive traten innerhalb der ersten 6 Monate postop. auf.

2 Patienten wurden erneut laparoskopisch operiert, wobei es sich um ein mediales und ein laterales Rezidiv handelte. Das mediale 3. Re-Rezidiv gehörte zur Gruppe der ersten 50 laparoskopisch operierten Leistenhernien, bei denen wir anfangs kleinere Netze verwendeten. Das laterale Re-Rezidiv war durch Hochschlagen der lateralen, caudalen nicht fixierten Netzkante zu erklären. Beide Rezidive konnten durch Einlage eines zweiten Netzes langfristig behoben werden. Der 3. Patient, bei dem eine asymptomatische Re-Rezidivhernie gefunden wurde, wünschte bis jetzt keine erneute Revision.

Diskussion

Zusammenfassend läßt sich sagen, daß konventionell anteriore Reparationsverfahren wegen ihrer hohen erneuten Rezidivrate für die Korrektur von Wiederholungseingriffen als problematisch angesehen werden müssen.

Unsere Ergebnisse der laparoskopischen Rezidivhernienversorgung zeigen eine niedrige Rezidivrate (1,8%), eine niedrige postop. Gesamtkomplikationsrate (5,4%) und keine Wundinfekte. Das frühzeitige Auftreten von Rezidiven nach laparoskopischen Hernienversorgungen deckt sich mit den Erfahrungen anderer Arbeitsgruppen und den Verlaufsberichten nach Stoppa-Technik, wonach weitere Rezidive selten nach dem ersten postop. Jahr auftraten, so daß trotz der relativ kurzen Nachbeobachtungszeit keine außergewöhnlichen Zunahmen von Rezidiven zu erwarten sind.

Strategien zur Vermeidung von Rezidiven nach laparoskopischer Reparation bestehen in der Verwendung ausreichend großer Netze (12×15 cm) und ausreichender Präparation des Peritoneums. Die möglichen Fehler lassen sich durch zunehmende Erfahrung korrigieren.

Nach unseren hier vorgestellten Ergebnissen zeigt der laparoskopische Eingriff im Rezidivhernienfall deutliche Vorteile gegenüber der konventionellen anterioren Reparationsmethode und stellt in unserer Klinik die Methode der Wahl dar.

Literatur

Felix D, Scott S, Crafton B, Geis P, Duncan T, Sewell R, McKernan B (1998) Causes of recurrence after laparoscopic hernioplasty, Surg Endosc 12:226–231

Grundmann E, Schaaf H, van Maercke P, Pichlmaier H (1985) Postoperative Komplikationen und Rezidive nach Leistenbruch-Operationen, Akt Chir 20:88

Guthy E, v. d. Boom H (1983) Kongreßbericht. Das Mehrfachrezidiv beim Leistenbruch, Langenbecks Arch Chir 361:315

Leibl B, Schwarz J, Däubler P, Ulrich M, Bitter R (1995) Standardisierte laparoskopische Hernioplastik vs. Shouldice-Reparation, Ergebnisse einer randomisierten Vergleichsstudie, Chirurg 66:895

Wantz GE (1984) Complications of inguinal hernia repair Surg Clin North Am 64:287

Endokrine Chirurgie I

Die intraoperative isotopengeführte Sondenlokalisation nach Somatostatin-Rezeptorszintigraphie für okkulte neuroendokrine Tumoren

N. Runkel[1], M. Bäder[2], B. Wiedenmann[3] und H. J. Buhr[1]

[1] Chirurgische Klinik I, [2] Nuklearmedizinische Abteilung, [3] Medizinische Klinik I, Universitätsklinikum Benjamin Franklin, Freie Universität Berlin, Hindenburgdamm 30, D-12200 Berlin

Intraoperative Detection of Occult Neuroendocrine Tumors Following Somatostatin Receptor Scintigraphy

Summary. Intraoperative gamma detection of GEP tumors with a manual probe following i.v. ^{111}In-DTPA-D-Phe^{1}-Pentetreotide is a new and expensive procedure. This study analyses its value in nine patients with occult lesions (undetected preoperatively). All lesions with the exception of a 8-mm liver metastasis were correctly diagnosed intraoperatively. The tumor/normal tissue ratios were in vivo 1.3 (1.1–2.0) and ex vivo 23.0 (9.4–24.0). False-positive results were obtained three times in vivo and once ex vivo. Sensitivity was 89% and specificity 57%, respectively. All lesions were successfully detected by careful surgical exploration. We conclude that intraoperative gamma detection offers little additional information over standard diagnostic procedures.

Key words: Neuroendocrine tumors – GEP tumors – Intraoperative diagnosis – Somatostatin receptor scintigraphy

Zusammenfassung. Die intraoperative Lokalisation von neuroendokrinen GEP-Tumoren mit Hilfe einer handgeführten Gamma-Sonde nach i.v. Applikation von ^{111}In-DTPA-D-Phe^{1}-Pentetreotide ist ein neues und aufwendiges Verfahren. Die Studie untersucht den Stellenwert dieser Technik bei 9 Patienten mit okkulten (präoperativ nicht erkennbar) Tumoren/Metastasen. Bis auf eine 8 mm große Lebermetastase konnten alle Läsionen (6–30 mm) richtig positiv detektiert werden. Die Tumor-zu-Umgebung-Ratio betrug *in-vivo* 1,3 (1,1–2,0) und *ex-vivo* 23,0 (9,4–24,0). Ein falsch positives Ergebnis lag *in-vivo* drei mal und *ex vivo* einmal vor. Die Sensitivität betrug 89%, die Spezifität 57%. Die chirurgische Exploration konnte alle okkulten Läsionen unabhängig von der Sondenlokalisation ausfinding machen. Ein zusätzlicher Informationsgewinn durch die intraoperative Sondenlokalisation war somit nicht erkennbar.

Schlüsselwörter: neuroendokrine Tumoren – GEP-Tumoren – intraoperative Diagnostik – Somatostatin-Rezeptorszintigraphie

Neuroendokrine Tumoren des gastro-entero-pankreatischen Systems (GEP) wachsen zwar langsam, aber metastasieren in der Regel frühzeitig. Der einzig kurative Therapieansatz ist die chirurgische Eradikation des Primärtumors und seiner Metastasen. Deshalb ist eine exakte Lokalisationsdiagnostik prä- und intraoperativ notwendig. Sie stützt sich auf radiologische bildgebende Verfahren (Kontrast-Passage, Sonographie, Endosonographie, CT, MR), auf szintigraphische Techniken (Somatostatin-Rezeptorszintigraphie) und auf die chirurgische Exploration (Präparation, intraoperative Sonographie und Endoskopie). Die intraoperative Lokalisation von neuroendokrinen GEP-Tumoren mit Hilfe einer handgeführten Gamma-Sonde ist ein neues und aufwendiges Verfahren mit hoher Sensitivität [1–3]. Die Studie untersucht am eigenen Krankengut den Wert dieser Technik bei Tumoren, die präoperativ in der bildgebenden Diagnostik nicht nachweisbar waren (okkulte Tumoren).

Methoden

Intraoperative Somatostatin-Rezeptor Szintigraphie

Markiertes ^{111}In-DTPA-D-Phe^1-Pentetreotide (10 µg; 300 MBq) wurde intravenös appliziert. Nach 4 Stunden erfolgte eine Single-Photonen-Emissions-Tomographie (SPECT) des Abdomens und nach 24 Stunden eine Ganzkörperuntersuchung zur Klärung der Indikation zur Sondenlokalisation. Die intraoperative Gewebsmessung (Impulse pro Sekunde) nach 24–48 Stunden wurde mit der handgeführten Gamma-Sonde (Tecprobe 2000, Stratec Electronic, Birkenfeld) durchgeführt. Die Sonde mißt Impulse/sek (IPS) und gibt das Ergebnis akustisch und auf Display (IPS) wieder. Die IPS können auf ein frei wählbares Intervall gemittelt werden (von 0,1–600 s).

Zur Tumorsuche wurde die Sonde meanderförmig über den Operationssitus bewegt und IPS über 0,1 s gemittelt. Areale mit höherer Aktivität zeigten sich durch eine höhere Tonfrequenz. Zur Quantifizierung verdächtiger Areale diente die digitale Impulsanzeige, wofür die IPS zur Erhöhung der statistischen Sicherheit über ein Intervall von 10 Sekunden gemittelt wurde. Gemessen wurde so die *in-vivo* Gewebeaktivität des suspekten Gewebes und des benachbarten Referenzgewebes im Abstand von 3 cm. Auf gleiche Weise erfolgte die *ex-vivo* Messung des resezierten und benachbarten Referenzgewebes. Ein Tumor-zu-Umgebung-Verhältnis >1,1 wurde als positiv bewertet.

Krankengut

Die intraoperative Sondenlokalisation wird in unserer Klinik seit 2 Jahren verwendet. Eingeschlossen in diese Auswertung wurden nur okkulte Läsionen, die in der radiologischen (nicht-szintigraphischen) bildgebenden Diagnostik präoperativ nicht erkennbar waren. Es handelte sich um 6 Männer und 3 Frauen mit einem medianen Alter von 62 Jahren (34–73 Jahre). Alle Tumoren waren metastasiert, bei 5 erfolgte die Erstoperation, bei 4 ein Rezidiveingriff. Ein Tumor war hormoninaktiv, 4 produzierten Serotonin und 4 Gastrin. Die histologische Wachstumfraktion (Ki67) betrug 2% (1–10%). Die Primärlokalisation war im Pankreas (4), Ileum (3), Magen (1) und Duodenum (1). Acht der 9 Patienten hatten zusätzliche (overte) Metastasen, die bei der präoperativen bildgebenden Diagnostik nachweisbar waren. Bei allen Patienten reicherten entweder die overten oder die okkulten Tumoren in der präoperativen Somatostatin-Rezeptorszintigraphie an. Die chirurgische Exploration erfolgte durch systematische Inspektion und Palpation nach vollständiger Freilegung der verdächtigen Region und gegebenenfalls unter Zuhilfenahme von Ultraschall und Endoskopie.

Ergebnisse

Bei den okkulten Läsionen handelte es sich um 4 Lymphknotenmetastasen, 4 Lebermetastasen und einen kleinen Primärtumor im Ileum mit einer medianen Größe von 10 mm (6–30 mm). Bis auf eine 8 mm große Lebermetastase konnte die Tecprobe Sonde alle Läsionen richtig positiv detektieren. Die *in-vivo* Tumor-zu-Umgebung-Ratio betrug im Median

1,3 (1,1–2,0), in *ex vivo* Ratio betrug sie 23,0 (9,4–24,0). Ein falsch positives *in-vivo* Ergebnis lag dreimal vor. Es handelte sich dabei um Lebergewebe (8 mm; Ratio 1,2) und 2 Lymphknoten (7 mm: Ratio 1,8; 8 mm: Ratio 2,2). Die *ex-vivo* Messung dieser vermeintlichen Metastasen war 2mal richtig negativ (Ratio 1,0) und einmal falsch positiv (Ratio 23 der Leberläsion).

Die Berechnung der Test-Effizienz der intraoperativen Sondenlokalisation ergab eine Sensitivität von 89% (8 von 9) und eine Spezifität von 57% (4 von 7). Die sorgfältige chirurgische Exploration konnte alle okkulten Läsionen unabhängig von der Tecprobe Sonde ausfindig machen, was einer Sensitivität von 100% (9/9) und einer Spezifität von 43% (3 von 7) entsprach. Durch Kombination von intraoperativer Sondenlokalisation *und* chirurgischer Exploration konnte die Test-Effizienz nicht gesteigert werden: Sensitivität 89%, Spezifität 100%. Bei Interpretation von Sondenlokalisation *oder* der Exploration betrug die Sensitivität 100%, die Spezifität war aber minimal (0).

Diskussion

Eine möglichst genaue Aussage über das Ausbreitungsstadium der GEP-Tumoren und die Lokalisation von Metastasen ist für die operative Strategie von besonderer Bedeutung. Alle bildgebenden und szintigraphischen Verfahren haben bei großen Tumoren eine gute Treffsicherheit, sie versagen aber regelmäßig bei kleinen Läsionen unter 2 cm. Für diese okkulten Tumoren ist die sorgfältige chirurgische Exploration durch einen erfahrenen Operator der Goldstandard. Häufig müssen intraoperativ zusätzlich technische Hilfsmittel eingesetzt werden, wie z.B. die Sonographie oder die Endoskopie.

Die intraoperative Sondenlokalisation ist ein neues Verfahren, das die Besonderheit von neuroendokrinen Tumoren zunutze macht, auf der Zelloberfläche Somatostatin-Rezeptoren zu besitzen. Radioaktiv markiertes Somatostatin-Analogon (^{111}In-DTPA-D-Phe^1-Pentetreotide; 300 MBq) wird dazu 24 h präoperativ verabreicht. Die Strahlenexposition für den Chirurgen ist gering und beträgt ca. 2,25 µSv/h in 1 m Abstand. Bei angenommenen 200 Operationen im Jahr betrüge die Gesamtexposition unter 2 mSv und läge damit im Bereich der natürlichen Strahlenexposition in der BRD (2,4 mSv). Der Grenzwert für beruflich strahlenexponierte Personen der Kategorie A ist auf 50 mSv festgelegt.

Über die intraoperative Lokalisationstechnik mit einer Gamma-Sonde liegen aus der Literatur bisher nur 3 Serien mit mehr als 30 Patienten vor. Wänberg et al. berichteten aus Göteborg über eine Sensitivität von 67% bei 34 GEP-Tumoren [1]. Aus Uppsala wurde eine Sensitivität von 91% mitgeteilt, die bei Läsionen >5 mm auf 100% anstieg [2]. Die Arbeitsgruppe in Frankfurt [3] berichtete über eine Sensitivität von 100% bei 39 Tumoren; die intraoperative Palpation durch den Chirurgen konnte nur 41%, die präoperative Somatostatin-Rezeptorszintigraphie 80% und die radiologischen Verfahren nur 31% der Läsionen nachweisen. Der Wert der Sondenlokalisation lag nach der Frankfurter Erfahrung somit nicht nur in der hohen Treffsicherheit, sondern auch in der Detektion von einer Reihe von okkulten Läsionen. Dadurch konnten auch Tumoren erkannt werden, die durch die chirurgische Exploration nicht erkennbar waren.

Die neue Methode der intraoperativen Sondenlokalisation ist aufwendig und teuer (ca. 2250,– DM). Der Wert dieser Meßtechnik muß deshalb daran gemessen werden, ob sie im Vergleich zu konventionellen Methoden zusätzliche Informationen liefert. Deshalb wurden in die vorliegende Analyse nur solche Läsionen aufgenommen, die einerseits in der präoperativen Standarddiagnostik nicht erkennbar waren und andererseits in der Somatostatin-Rezeptor-Szintigraphie speicherten bzw. von denen andere Metastasen speicherten. Durch diese Selektionskriterien bedingt wurden nur 9 Patienten mit metastasierten GEP-Tumoren (9 okkulte und 8 overte Tumoren) aufgenommen.

Die vorgestellten Ergebnisse zur Sensitivitätsberechnung (89%) der intraoperativen Gamma-Detektion okkulter Läsionen ist vergleichbar mit den Daten aus der Literatur [1–3]. Im vorliegenden Krankengut befanden sich auch 4 Tumoren mit einer Größe von 6–10 mm. Das Tumor-zu-Umgebungs-Verhältnis betrug bei der *in-vivo* Messung im Mittel nur 1,3 und lag damit nur gering über dem Normalwert von <1,1. Dies erklärt die Schwierigkeiten der Testinterpretation im Op-Saal. Zudem wird die Zählrate im abdominellen Situs durch relativ intensiv speichernde Organe wie Leber, Milz und Nieren beeinflußt. Auch in Schweden waren die Rationes vergleichsweise niedrig [1, 2]. In Frankfurt hingegen lagen diese Werte deutlich höher (bis 8), es wurden nur solche >2 positiv bewertet [3]. In Übereinstimmung mit den andern Autoren sind die *ex-situ* Werte der Tumor-zu-Umgebungs-Ratio wesentlich aussagekräftiger und damit leichter zu interpretieren. Die Spezifität der *ex-vivo* Messung war in unserem Kollektiv deutlich höher als *in-vivo*.

Im Gegensatz zu den Ergebnissen von Adams et al. [3] aus Frankfurt wurden alle mittels Gamma-Kamera lokalisierten Tumoren auch sicher durch den Operateur gefunden. Die intraoperative Suche schloß die systematische Freilegung, Palpation und ggf. Sonographie und Endoskopie mit ein und hatte dadurch offensichtlich bessere Ergebnisse als die Standard-Palpation. Ein zusätzlicher Informationsgewinn durch die intraoperative Gamma-Detektion war nicht erkennbar. Die intraoperative Anwendung der Tecprobe nach Applikation von markiertem Somatostatin kann deshalb unserer Erfahrung nach nicht für die Routine empfohlen werden, sondern sollte in Studien weiter getestet werden.

Literatur

1. Wängberg B, Forssell-Aronsson E, Tisell L-E, Nilsson O, Fjälling O, Ahlman H (1996) Intraoperative detection of somatostatin-receptor-positive neuroendocrine tumors using indium-111-labelled DTPA-D-Phe1-octreotide. Br J Cancer 73: 770–775
2. Öhrvall U, Westlin JE, Nilsson S, Juhlin C, Rastad J, Lundqvist H, Åkerström G (1996) Intraoperative gamma detection reveals abdominal endocrine tumors more efficiently than somatostatin receptor scintigraphy. Cancer Supp 80: 2490–2494
3. Adams S, Baum RP, Adams M, Wenisch H, Schumm-Draeger PM, Encke A, Usadel KH (1997) Untersuchungen zur prä- und intraoperativen Lokalisation von neuroendocrinen Tumoren. Acta med Austriaca 24: 81–86

Die subtotale retroperitoneoskopische Nebennierenresektion – eine Alternative zur Adrenalektomie?

M. K. Walz[1], K. Peitgen[1], B. Saller[2], K. Mann[2] und F. W. Eigler[1]

[1] Abteilung für Allgemeine Chirurgie, [2] Abteilung für Endokrinologie, Universitätsklinikum Essen, Hufelandstraße 55, D-45147 Essen

Subtotal Retroperitoneoscopic Adrenal Gland Resection: An Alternative to Adrenalectomy?

Summary. Primary adrenal tumors were removed in 24 patients by the posterior retroperitoneoscopic approach, maintaining tumor-free parts of the ipsilateral adrenal gland. These partial adrenal resections did not cause a significantly different operating time or blood loss compared to 58 complete adrenalectomies performed during the same period. All 20 patients with hormonally active tumors are biochemically and clinically cured (mean follow-up 18 months). In selected cases the retroperitoneoscopic subtotal adrenal gland resection is a safe procedure, which can potentially maintain the function of the adrenal gland's cortex.

Zusammenfassung. Bei 24 Patienten wurden primäre benigne Nebennierentumoren retroperitoneoskopisch enfernt und dabei ipsilateral tumorfreie Nebennierenanteile gezielt belassen. Im Vergleich zu den im gleichen Zeitraum durchgeführten 58 Adrenalektomien führt dieses Vorgehen weder zu einer Verlängerung der Operationsdauer noch zu größeren Blutverlusten. Nach einer medianen Nachbeobachtungszeit von 18 Monaten sind alle 20 Patienten mit hormonaktiven Neoplasien biochemisch und klinisch geheilt. Die retroperitoneoskopisch durchgeführte subtotale Nebennierenresektion ist in ausgesuchten Fällen ein sicheres Operationsverfahren, das potentiell die Funktion der Nebennierenrinde erhält.

Einleitung

Endoskopische Eingriffe an den Nebennieren gehören heute fest zum Repertoire der endokrinen Chirurgie. Wir wenden seit 1994 den retroperitoneoskopischen Zugang zur Adrenalektomie an. Die hervorragende Sicht dieses Verfahrens erlaubt häufig eine eindeutige Differenzierung zwischen adrenaler Neoplasie und normalem Nebennierenparenchym. In solchen Situationen kommt – abweichend vom Standardvorgehen der Adrenalektomie – eine Resektion der Nebenniere in Betracht [5], wodurch insbesondere bei Patienten mit bilateralen Tumoren die Nebennierenrindenfunktion erhalten werden kann. Wir legen nun eine Studie von 24 Patienten mit primären Nebennierentumoren und endoskopisch durchgeführter subtotaler Nebennierenresektion vor.

Patienten

Zwischen Juli 1994 und März 1998 wurden im Rahmen einer prospektiven Studie bei insgesamt 80 Patienten (35 männlich, 45 weiblich; Alter: 49,6±14,8 Jahre; Spanne: 10–78 Jahre) mit primären Nebennierentumoren 82 posteriore retroperitoneoskopische Eingriffe durchgeführt. Bei 24 Patienten (7 männlich, 17 weiblich; Alter 43,6±14,5 Jahre) erfolgte eine subtotale Nebennierenresektion (5 Phäochromozytome, 11 Conn-Adenome, 4 Cushing-Adenome, 4 inaktive Nebennierenrindentumoren). Zwei dieser Patienten litten an bilateralen Phäochromozytomen bei MEN IIa-Syndrom, wobei jeweils auf der kontralateralen Seite komplette Adrenalektomien durchgeführt werden mußten. Hinsichtlich des Langzeitverlaufs wurden aktuelle klinische Nachuntersuchungen und telephonische Anfragen bei Patienten und Hausärzten herangezogen. Der statistischen Auswertung des Gruppenvergleiches diente der U-Test nach Mann und Whitney, Signifikanz wurde ab $p<0,05$ angenommen.

Ergebnisse

Die Operationsdauer der subtotalen Resektionen lag bei 98±44 min und war damit tendenziell kürzer als bei kompletter Adrenalektomie (118±53 min; $p=0,14$). Der intraoperative Blutverlust war in beiden Gruppen gering (44±35 ml [subtotal] vs. 70±100 ml [total]; $p=0,21$), kein Patient erhielt eine Bluttransfusion. Die Tumoren der subtotal resezierten Nebennieren waren tendenziell kleiner als die der exstirpierten (2,5±1,2 vs. 2,9±1,5 cm; $p=0,13$). Subtotale Nebennierenresektionen erfolgten bei 2 von 13 Tumoren bis zu einer Größe von 1,0 cm, bei 14 von 33 Neoplasien der Größe 1,1–2,5 cm und bei 8 von 36 Tumoren über 2,5 cm. Ein Erhalt der Hauptnebennierenvene war bei 12 Patienten möglich (3 rechts, 9 links).

Im Langzeitverlauf (mediane Nachbeobachtungsdauer 18 Monate) sind alle 20 Patienten mit hormonaktiven Tumoren biochemisch geheilt (Tabelle 1). Bei den Patienten mit hormonell-inaktiven Neoplasien haben sonographische Kontrollen kein Lokalrezidiv gezeigt. Die beiden Patienten mit bilateralen Phäochromozytomen bei MEN IIa-Syndrom weisen 26 bzw. 17 Monate postoperativ normalwertige basale Cortisolserumwerte auf. Ein Patient steht derzeit noch unter einer Substitutionstherapie mit 10 mg Cortisol/Tag, bei dem anderen Patienten konnten die Cortisol-Gaben 4 Monate postoperativ beendet werden. Bei beiden Patienten war wegen der Lage des Phäochromozytoms eine Erhaltung der Hauptvene nicht möglich.

Diskussion

Die vorgelegte Untersuchung beschreibt das vergleichsweise neue Vorgehen und die Ergebnisse von 24 Patienten mit primären Nebennierentumoren, bei denen eine partielle Nebennierenresektion retroperitoneoskopisch durchgeführt wurde. In jedem Falle gelang die voll-

Tabelle 1. Postoperativer Verlauf von 20 Patienten mit hormonaktiven Tumoren und subtotaler Nebennierenresektion. Mediane Nachbeobachtungszeit 18 Monate. –Med.: ohne Medikation; + Med.: mit Medikation

Diagnose	n	normotensive – Med. (n)	normotensive + Med. (n)	normo-kalämisch (n)	Cortisol-suppl. (n)
Conn-Adenom	11	9	2	11	–
Phäochromozytom					
unilateral	3	3	–	3	–
bilateral	2	2	–	2	1 (partiell)
Cushing-Adenom	4	3	1	4	4 (temporär)

ständige Tumorentfernung, insbesondere der hormonaktiven Neoplasien. Ein Vergleich zur Gruppe der im gleichen Zeitraum durchgeführten kompletten Adrenalektomien ergab, daß partielle Resektionen weder zu einer längeren Operationszeit noch zu einem größeren Blutverlust führten.

Voraussetzung für einen partiellen Nebennierenerhalt ist die eindeutige Abgrenzbarkeit von neoplastischem und normalem Nebennierengewebe. Richtungsweisend sind hier die bildgebenden Verfahren, die häufig bereits präoperativ eine Unterscheidung zwischen Nebenniere und Tumor erlauben. Hinzu kommt, daß die Retroperitoneoskopie eine besonders gute Sicht bietet, die gezielte Resektionen der Nebenniere bei besonders schonende und exakte Operationstechnik möglich machen. Kein Problem stellt dabei die Durchtrennung des Nebennierenparenchyms dar. Hierbei sind nur minimale Blutungen zu erwarten, die mittels Elektrokoagulation, Ultraschalldissektion oder Klippapplikation beherrscht werden können. Darüber hinaus dürfte der temporäre Gasdruck zur Blutstillung lokal beitragen.

Der prinzipielle Versuch eines Funktionserhalts der Nebennierenrinde ist für Patienten mit bilateralen Neoplasien, z.B. MEN II-Syndrom-assoziierten Phäochromozytomen, von besonderer Bedeutung [3]. So kann ihnen auf diese Weise eine lebenslange Cortisol-Supplementierung erspart und die Risiken der Nebenniereninsuffizienz vermieden werden [2]. Andererseits scheinen die Gefahren eines Rezidivs im verbliebenen Nebennierenrest auch bei hereditärer Grundkrankheit relativ gering zu sein, da bisher keine derartigen Befunde beschrieben wurden. Der Erhalt gesunder Nebennierenanteile sollte u.E. auch bei unilateraler Tumorlokalisation – insbesondere bei jüngeren Patienten – erwogen werden, wenn bestimmte Voraussetzungen (kleine Tumoren, exzentrische Lage, klare Abgrenzbarkeit) erfüllt sind. Daß dabei nicht erkannte Zweittumoren, z.B. kleinste Adenome einer nodulären Hyperplasie beim Conn-Syndrom, zurückgelassen werden könnten, ist weniger bedeutsam. In einer solchen Situation liegt ohnehin eine bilaterale Erkrankung vor, deren Symptome auch mit einer unilateralen kompletten Adrenalektomie nicht zu beseitigen wären. Die äußerst seltene unilaterale adrenale Hyperplasie [1] ist hier ebenfalls unproblematisch, weil dabei keine abgrenzbare Tumorformation erkennbar ist und deshalb nur die komplette Adrenalektomie in Frage kommt. Schließlich besteht bei kleinen primären Nebennierentumoren kaum ein Malignomverdacht [4], so daß auch aus diesem Grund kein radikales Vorgehen indiziert ist. Somit ist die Nebennierenresektion in bestimmten Situationen eine zulässige Alternative zur Adrenalektomie.

Literatur

1. Abdelhamid S, Müller-Lobeck H, Pahl S, Remberger K, Bonhof JA, Walb D, Rockel A (1996) Prevalence of adrenal and extra-adrenal Conn syndrome in hypertensive patients. Arch Intern Med 156: 1190–5
2. Lairmore TC, Ball DW, Baylin SB, Wells S Jr (1993) Management of pheochromocytomas in patients with multiple endocrine neoplasia type 2 syndromes. Ann Surg 217: 595–601
3. Lee JE, Curley SA, Gagel RF, Evans DB, Hickey RC (1996) Cortical-sparing adrenalectomy for patients with bilateral pheochromocytoma. Surgery 120: 1064–70
5. Walz MK, Metz KA, Hellinger A, Pfeiffer T, Peitgen K (1997) Die Chirurgie primärer unilateraler Nebennierentumoren – Ergebnisse von 154 Patienten. Zentralbl Chir 122: 481–486
5. Walz MK, Peitgen K, Hoermann R, Giebler RM, Mann K, Eigler FW (1996) Posterior retroperitoneoscopy as a new minimally invasive approach for adrenalectomy – results of 30 adrenalectomies in 27 patients. World J Surg 20: 769–774

Einfluß der primären chirurgischen Therapie auf den Verlauf des C-Zell-Karzinoms der Schilddrüse

M. Colombo-Benkmann[1], J. Raff[1], F. Raue[2], E. Klar[1] und Ch. Herfarth[1]

[1] Chirurgische Universitätsklinik, [2] Medizinische Universitätsklinik, Kirschnerstraße 1 (INF 110), D-69120 Heidelberg

The Effect of Primary Surgical Treatment for Medullary Thyroid Carcinoma on Outcome

Summary. The effect of the type of initial surgery for medullary thyroid carcinoma on the outcome is obscure. Some 40 patients with hereditary medullary thyroid carcinoma underwent either thyroidectomy and modified radical neck dissection ($n=18$), subtotal thyroid resection ($n=10$), or thyroidectomy ($n=12$), partly with selective lymphadenectomy, as initial surgery. Patients who underwent thyroidectomy and modified radical neck dissection as their first operation had higher cure rates and lower morbidity. Thus the initial procedure is decisive for the further outcome in patients with hereditary medullary thyroid carcinoma.

Einleitung

Das C-Zellkarzinom der Schilddrüse ist durch eine frühzeitige lymphogene Metastasierung charakterisiert. Bereits annähernd 10% der Patienten mit einem T1-Tumor weisen Lymphknotenmetastasen auf. Bei Patienten mit einem Durchmesser des Primärtumors von über 2 cm bestehen bereits in mehr als 50% der Fälle lymphogene Metastasen, um bei Patienten mit einer positiven klinischen Symptomatik liegen bei mehr als 70% der Betroffenen Lymphknotenfiliae vor. Die lymphogene Metastasierung ist entscheidend für das Überleben von Patienten mit einem C-Zellkarzinom. Im Vergleich zu Patienten ohne Lymphknotenmetastasen, ist die 10-Jahresüberlebensrate von derartigen Patienten um 16% niedriger [1]. Aufgrund der Strahlen- und Chemotherapieresistenz des C-Zellkarzinoms, ist die chirurgische Therapie die einzige Behandlungsform mit einem potentiell kurativen Ansatz. Mitte der 80iger Jahre wurde ein Operationsverfahren publiziert, dessen Zielsetzung die komplette Entfernung des zervikalen und mediastinalen Fettgewebes einschließlich der lokoregionären Lymphknoten unter Belassung der zervikalen Leitstrukturen ist [2]. Dieses operative Verfahren wurde an unserer Klinik 1988 etabliert. Ziel unserer Untersuchung war es, den Einfluß der initialen chirurgischen Therapie auf den Verlauf hereditärer C-Zellkarzinome der Schilddrüse zu eruieren.

Patientenkollektiv und Methoden

Von August 1979 bis Dezember 1996 wurden 15 männliche und 25 weibliche Patienten mit hereditärem C-Zell-Karzinom, davon 33 mit einer multiplen endokrinen Neoplasie (MEN) Typ II a, 6 mit einem familiären C-Zellkarzinom und 2 Patienten mit einer MEN II b operativ therapiert. Aufgrund der durchgeführten initialen Operation wurden die Patienten in zwei Gruppen unterteilt. Gruppe A bestand aus 18 Patienten, bei denen neben einer Thyreoidektomie eine modifiziert radikale Neck-dissection unterschiedlichen Ausmaßes als Erstoperation durchgeführt wurde. Das Durchschnittsalter betrug 29 Jahre (±13 [13 – 61]), die Geschlechtsverteilung war identisch (männlich: weiblich 9:9). Bei 22 Patienten der Gruppe B wurde entweder eine subtotale Schilddrüsenresektion (n=10), eine Thyreoidektomie (n=8) oder eine Thyreoidektomie mit selektiver Lymphadenektomie (n=4) als Erstoperation durchgeführt. Auch hier lag das durchschnittliche Alter bei 29 Jahren (±13 [8 – 54]), jedoch überwogen weibliche Patienten (n=16) gegenüber männlichen Patienten (n=6). Bezüglich der Verteilung der Tumorstadien zeigte sich kein Unterschied zwischen den beiden Kollektiven. Gruppe A: Stadium I n=7 (39%), II n=4 (22%), III n=7 (39%); Gruppe B: Stadium I n=5 (23%), n=8 (36%), III n=9 (41%). Nicht in die Untersuchung aufgenommen wurden Patienten mit palliativen Operationen oder prophylaktischen Eingriffen, bei denen sich der Karzinomverdacht nicht bestätigte. An statistischen Vergleichsuntersuchungen wurden F-Test, t-Test für unverbundene Stichproben und Fisher-Exact Test angewandt.

Ergebnisse

Drei Monate nach Erstoperation war der Pentagastrin stimulierte Calcitoninwert bei 72% (n=13) der Gruppe A Patienten entweder unterhalb der Nachweisgrenze oder im Normbereich. Im weiteren Verlauf kam es bis zum Ende der Nachbeobachtungszeit (45 m±35 [7 – 108]) zu keinem Anstieg des Calcitonin. Im Gegensatz hierzu bestand bei 5 (28%) Gruppe A Patienten postoperativ weiterhin ein pathologisches Pentagastrin stimuliertes Calcitonin. Zwei dieser Patienten wurden 1 bzw. 2 erneuten modifiziert radikalen Neckdissektionen unterzogen. Dies resultierte bei 1 Patienten in einem nicht meßbaren Calcitonin. Eine Gruppe A Patientin entwickelte Lebermetastasen, jedoch kam es zu keinem tumorbedingten Todesfall. In Gruppe B war 3 Monate nach Erstoperation lediglich bei 4 (18%) Patienten das Pentagastrin stimulierte Calcitonin nicht nachweisbar bzw. im Normbereich. Im weiteren Verlauf stieg das Calcitonin wieder in den pathologischen Bereich an. Bei 18 Gruppe B Patienten persistierte Calcitonin nach Erstoperation im pathologischen Bereich. Sämtliche Patienten wurden mindestens einer modifiziert radikalen Neck-dissection im Rahmen einer Reoperation unterzogen. Im Schnitt wurden 2.2 Reoperationen [1 – 4] pro Patient der Gruppe B unterzogen. Dies führte zu einem nicht nachweisbaren Calcitonin bei 5 (23%) der Patienten am Ende des Nachbeobachtungszeitraumes (106 m±63 [18 – 210]). Zwei Gruppe B Patienten entwickelten systemische Filiae, jedoch kam es auch hier zu keinem tumorbedingten Todesfall. In Gruppe A kam es postoperativ bis auf 2 permanente Hypokalzämien, zu keinen permanenten Komplikationen. Im Gegensatz hierzu hatten jeweils 3, 1 bzw. 2 Patienten der Gruppe B eine permanente Recurrensparese, Horner-Syndrom oder Hypokalzämie.

Diskussion

Die Prognose des C-Zellkarzinoms hängt entscheidend von einer zum Zeitpunkt der operativen Ersttherapie bereits eingetretenen lymphogenen Metastasierung ab (Raue et al. 1993), da Patienten mit einem Stadium III im Vergleich zu Stadium I und II eine um 16 Jahre geringere 10-Jahresüberlebensrate aufweisen. Ziel der operativen Therapie muß es daher sein, bereits zum Zeitpunkt der Erstoperation die vollständige Entfernung sämtlicher bereits vorhandener Lymphknotenmetastasen zu erreichen. In unserem Patientengut konnte bei Durchführung einer modifiziert radikalen Neck-dissection im Rahmen der Erstoperation eine signifikant höhere Heilungsrate bereits drei Monate postoperativ erreicht werden, wohingegen es bei Patienten ohne einen derartigen Eingriff im Rahmen der Erstoperation zu keiner dauerhaften Heilung kam. Bei allen Gruppe B Patienten muß die Erstoperation daher als inadäquat eingestuft werden. Selbst wenn im Rahmen einer Reoperation eine modifiziert radikale Neckdissection durchgeführt wurde, konnte letztendlich nur bei 23% der Patienten zum Ende der Nachbeobachtung eine Heilung erzielt werden. Mit einer Heilungsrate von 23% liegen unsere Ergebnisse bei Rezidiveingriffen zwar unter denjenigen anderer Arbeitsgruppen [3], bei denen eine Heilungsrate von 38% erreicht wurde, jedoch handelte es sich hierbei um ein hoch selektioniertes Patientengut. Bezüglich des tumorabhängigen Überlebens, zeigten sich keine Unterschiede zwischen den beiden untersuchten Kollektiven, was auf das langsame Tumorwachstum zurückzuführen ist. Ein wenn auch nicht signifikanter Unterschied zeigte sich ebenfalls bei dem Auftreten permanenter Operationskomplikationen, von denen Patienten der Gruppe A seltener betroffen waren als Gruppe B Patienten, was auf die höhere Frequenz von Reoperationen bei diesem Kollektiv zurückzuführen ist. Somit ist der Ersteingriff entscheidend für den weiteren Verlauf bei Patienten mit hereditärem C-Zellkarzinom sowie bezüglich der Häufigkeit permanenter postoperativer Komplikationen. Die modifiziert radikale Neck-dissection stellt daher die adäquate initiale Therapie für hereditäre C-Zellkarzinome dar.

Literatur

1. Raue F, Kotzerke J, Reinwein D, Schröder S, Röher HD (1993) Prognostic factors in medullary thyroid carcinoma: evaluation of 741 patients from the German Medullary Thyroid Carcinoma Register. Clin Invest 71: 7–12
2. Tisell LE, Hansson G, Jansson S, Salander H (1986) Reoperation in the treatment of asymptomatic metastasizing medullary thyroid carcinoma. Surgery 99: 60–66
3. Moley JF, Dilley WG, DeBenedetti MK (1997). Improved results of cervical reoperation for medullary thyroid carcinoma. Ann Surg 225: 734–743

Endokrine Chirurgie II

Benigne Schilddrüsenerkrankungen im Kindes- und Jugendalter – Frühzeitige Indikation zur operativen Therapie?

B. Mann, E. Riede, N. Runkel und H. J. Buhr

Chirurgische Klinik, Universitätsklinikum Benjamin Franklin, FU Berlin, Hindenburgdamm 30, D-12200 Berlin

Benign Thyroid Diseases in Childhood and Adolescence – Early Indication for Operative Therapy?

Summary. Thyroid diseases in childhood and adolescence are mainly diffuse goiters due to iodine deficiency, which should be treated conservatively. Thyrotoxicosis, in the majority due to Graves' disease, is usually treated conservatively, and remissions can be expected in only 20%. Our prospective data from 21 patients under 20 years of age show that primary surgery is favored in young patients because of its prompt and permanent success. Minimal postoperative morbidity is the precondition for this approach. Preoperative conservative treatment for more than 2 years causes a significantly higher incidence of persistent ophthalmopathy postoperatively. Thyroid nodes in children are malignant in 20–30%. Consequently, all children and adolescents with nodular thyroid disease should have a primary lobectomy.

Zusammenfassung. Schilddrüsenerkrankungen bei Kindern sind in über 80% der Fälle diffuse Organvergrößerungen aufgrund von Jodmangel, die konservativ zu behandeln sind. Hyperthyreosen, fast ausschließlich auf dem Boden eines Morbus Basedow, machen 10–15% der Fälle aus. Hier führt die konservative Therapie nur in etwa 20% zu bleibenden Remissionen. Unsere prospektiven Daten von 21 Kindern und Jugendlichen belegen, daß unter der Voraussetzung einer minimalen Morbidität die primäre Operation die Therapieform ist, die von jungen Patienten wegen des prompten und bleibenden Therapieerfolges favorisiert wird. Langwierige konservative Therapieversuche führen dazu, daß die endokrine Ophthalmopathie häufiger postoperativ persistiert. Knotige Veränderungen in der Schilddrüse von Kindern sind in 20–30% der Fälle differenzierte Karzinome. Daher sollten allen Schilddrüsenknoten bei Kindern durch eine primäre Hemithyreoidektomie behandelt werden.

Einleitung

In Jodmangelgebieten finden sich bei fast jedem zweiten Kind und Jugendlichen pathologische Veränderungen in der Schilddrüse [1]. In über 80% der Fälle handelt es sich dabei um eine durch den Jodmangel induzierte diffuse Schilddrüsenvergrößerung, die konservativ behandelt wird [1]. Die Inzidenz von hyperthyreoten Krankheitsbildern wird mit 5–15% angegeben [2, 3, 4], wobei ätiologisch in 90% der Morbus Basedow zugrunde liegt. Autonome Adenome und Hyperthyreosen auf dem Boden einer Hashimoto Thyreoiditis („Hashitoxikose") sind die seltenen Differentialdiagnosen. Der Morbus Basedow im Kindesalter zeigt signifikant häufiger eine Augensymptomatik als bei Erwachsenen [2]. Die Inzidenz maligner Schilddrüsenerkrankungen im Kindesalter ist mit 1–3 Fällen/1 Million/Jahr deutlich niedriger als bei Erwachsenen. 70% dieser Malignome sind papilläre, 20% folliculäre und 10% medulläre Carcinome, die letzteren fast immer hereditär [5]. Die Frequenz an Malignomen in folliculären Neoplasien ist bei Kindern allerdings mit etwa 20% signifikant höher als bei Erwachsenen [6, 7].

Diese Besonderheiten und die besondere psychosoziale Situation von Kindern und Jugendlichen muß bei der Wahl der Therapie im interdisziplinären Konsens berücksichtigt werden. Ziel unserer Untersuchung war anhand prospektiver Daten von 21 Patienten zu analysieren, welche Ergebnisse durch frühzeitige chirurgische Intervention bei diesen Patienten erreicht werden können, und wie diese Therapieform von den Kindern und Jugendlichen beurteilt wird.

Material und Methoden

Von Januar 1995 bis Dezember 1997 wurden 21 Kinder und Jugendliche wegen benignen Schilddrüsenerkrankungen operiert. Die perioperativen Daten wurden prospektiv erfaßt. Die Diagnosen, die zur Operationsindikation führten, und die operativen Verfahren sind in Abbildung 1 dargestellt. Bei Patienten mit Morbus Basedow wurde das Schilddrüsengewebe auf einen Rest von unter 2g reduziert. Die Nervi recurrentes und alle Nebenschilddrüsen wurden obligat dargestellt. Knotige Schilddrüsenveränderungen wurden immer primär auf der knotentragenden Seite lobektomiert. Alle Patienten wurden nachbeobachtet und anhand eines Fragebogens wurden Parameter bezüglich postoperativer Folgezustände, der körperlichen Entwicklung und des subjektiven Befindens der Patienten erhoben. Zusätzlich wurden die Patienten gebeten, die unterschiedlichen Therapieformen zu beurteilen. Die statistische Auswertung erfolgte durch den χ^2-Test.

Ergebnisse

21 Patienten (5 Jungen, 16 Mädchen) im Kindes- und Jugendalter (∅ (7–19) Jahre) machten im Beobachtungszeitraum 4,4% aller operativen Eingriffe wegen benigner Schilddrüsenerkrankungen aus. Der Anteil der operierten Patienten mit Hyperthyreosen war bei den Kindern höher, insbesondere der Morbus Basedow, bei dem sich tendenziell häufiger als bei Erwachsenen eine endokrine Ophthalmopathie zeigte (Tabelle 1). 8/13 Patienten mit Morbus Basedow wurden präoperativ geplummert. Es wurden 7 Dunhill-Operationen, 7 beidseitige near-total Resektionen und 7 Hemithyreoidektomien durchgeführt. Postoperativ kam es jeweils einmal nach subtotaler bzw. nach vollständiger Lobektomie zu einer passageren Recurrensparese (2/21 nerves at risk bzw. 1/14 nerves at risk) und zu drei passageren Hypocalcämien, sämtlich nach Dunhill-Operationen. Der stationäre Aufenthalt dauerte bei Basedow-Patienten durchschnittlich 5,6 Tage. Die Nachsorgebefragung erfolgte zwischen 5–33 Monaten (∅ 19.5) postoperativ. Bis heute kam es in keinem Fall zu einem Hyperthyreose- oder Strumarezidiv. Permanente Komplikationen traten nicht auf. Alle Patienten zeigten ein normales Wachstum, 15 Patienten waren normgewichtig. Alle Patienten fühlten sich subjektiv voll leistungsfähig. Zwei Patientinnen klagten über subjektive Atembeschwerden. Die jungen Patienten waren zwischen 0–60 (∅ 19) Monate präoperativ konservativ therapiert worden. 7/14 Patienten mit einer konservativen präoperativen Behandlung fühlten sich durch diese eingeschränkt, insbesondere durch die regelmäßigen Arztbesuche und die Medikamenteneinnahme. 5/14 Patienten beobachteten in dieser Zeit einen Abfall der schulischen Leistungen. Kein Patient gab an, durch die Operation einen wichtigen Abschnitt in seiner Schul- oder Berufsausbildung verloren zu haben. 19 Patienten würden sich, hätten sie dies

Tabelle 1. Anteil der hyperthyreoten Krankheitsbilder aller wegen benigner Schilddrüsenerkrankungen operierter Patienten und die zugrundelegenden Diagnosen (1995–1997, n=478)

Diagnosen	Kinder und Jugendliche	Erwachsene	Signifikanz
Hyperthyreose	71,4%	24%	p<0,001
Morbus Basedow	86%	40%	p<0,005
Endokrine Ophthalmopathie	61,5%	37%	p<0,1
Autonomes Adenom	7%	60%	p<0,005
Hashimoto-Thyreoiditis	7%	0%	

Tabelle 2. Verlauf der endokrinen Ophthalmopathie nach operativer Therapie des Morbus Basedow (n=13)

Symptomatik	n	Dauer der präoperativen Therapie
gleich	2	48 (35–60) Monate
nie	5	17 (0–50) Monate
besser	2	16 (14–18) Monate
weg	4	15 (4–32) Monate

noch einmal zu entscheiden, primär operativ therapieren lassen. Nur eine Patientin mit einer postoperativen passageren Hypocalcämie würde sich nicht erneut operieren lassen wollen. Eine Patientin, bei der die endokrine Ophthalmopathie durch die Operation unbeeinflußt blieb, war diesbezüglich unentschlossen.

Die endokrine Ophthalmopathie verbesserte sich durch die Operation in 6/8 Fällen, zweimal blieb sie unbeeinflußt (Tabelle 2). Bei Patienten, die länger als zwei Jahre konservativ behandelt wurden, blieb die Ophthalmopathie signifikant häufiger von der Operation unbeeinflußt (2/3) als bei Patienten, die weniger als 24 Monate behandelt wurden (0/5; p<0,05).

Diskussion

Morbus Basedow

Die primäre Therapie bei Kindern und Jugendlichen mit Morbus Basedow ist in 80% die medikamentöse Thyreostase [2, 3, 4]. Permanente Remissionen sind allerdings im Gegensatz zu Erwachsenen Patienten, bei denen diese in 50% eintritt, nur in 20–25% nach ein- bis zweijähriger konservativer Therapie beschrieben [3, 4]. Somit wird bei 70–80% der Patienten eine definitive ablative Therapieform notwendig. In Europa hat sich die Radiojodtherapie im Gegensatz zu den USA bei jungen Patienten nicht durchgesetzt und ein Großteil der definitiv zu behandelnden Patienten wird operiert [2, 4]. Die operative Therapie hat den Vorteil, in wenigen Tagen mit 95% Sicherheit eine bleibende Beseitigung der Hyperthyreose zu garantieren [3, 4]. Die Befragung unserer Patienten zeigt, daß junge Patienten diesen prompten Therapieerfolg schätzen und die Operation für die am wenigsten belastende Behandlungsform halten. Voraussetzung ist eine minimale Komplikationsrate. Die bei Kindern häufigere Augensymptomatik wird wie bei Erwachsenen durch die operative Therapie am günstigsten beeinflußt [3]. Unsere Daten zeigen, daß dabei langwierige präoperative konservative Behandlungsversuche die Wahrscheinlichkeit erhöhen, daß die Augensymptomatik nach der Operation persistiert. Wir sehen somit die Indikation zur primären operativen Therapie des Morbus Basedow bei Kindern und Jugendlichen, wenn eine Augensymptomatik besteht. Bei Patienten ohne Ophthalmopathie sollte den Patienten und ihren Familien die primäre Operation mit ihren Vorteilen als Alternative zum konservativen Behandlungsversuch angeboten werden. Die konservative Therapie sollte bei Kindern 12–18 Monate konsequent durchgeführt werden. Bei Nebenwirkungen oder einem Hyperthyreoserezidiv sehen wir die Indikation zur Operation.

Struma nodosa

Die bei Kindern sehr seltene knotige Veränderung der Schilddrüse birgt in 20–30% der Fälle ein differenziertes Karzinom in sich. Dies gilt sowohl für uni- wie für multinodöse Strumen und ebenso für kalte wie für hormonaktive knotige Veränderungen [5, 7]. Die Tatsache, daß wir in 6 knotigen Strumen bei unseren Patienten kein Malignom detektieren konnten, mag Hinweis für eine zuletzt beobachtete abfallende Häufigkeit maligner Veränderungen in knotigen Schilddrüsenveränderungen bei Kindern sein [7, 8]. Die präoperative Diagnostik inclusive Feinnadelaspiration und zytologischer Untersuchung kann nicht mit ausreichender Sicherheit zwischen benignen und malignen Veränderungen unterscheiden [7, 8]. Daher sollte die Indikation zur Hemithyreoidektomie des knotentragenden Schilddrüsenlappens gestellt werden, sobald ein solcher bei Kindern und Jugendlichen diagnostiziert ist.

Literatur

1. Pfannenstiel P (1997) Die in der Frühphase des Lebens vernachlässigte Schilddrüse. In: Schilddrüsenerkrankungen in der Frühphase des Lebens, Pfannenstiel P, Hotze LA (Hrsg.) pmi Verlag, Frankfurt, S. 9–13
2. Ranke MB (1995) Hyperthyreose (M. Basedow) bei Kindern und Jugendlichen. Kinderarzt 26: 1279–1281
3. Rudberg C, Johannsson H, Akerström G, Tuvemo T, Karlsson A (1996) Graves' disease in children and adolescents. Late results of surgical treatment. Eur J Endocrinol 134: 710–715
4. Söreide JA, van Heerden JA, Lo CY, Grant CS, Zimmermann D, Ilstrup DM (1996) Surgical treatment of Graves' disease in patients younger than 18 years. World J Surg 20: 794–800
5. Karagüzel G, Tanyel FC, Büyükpamukcu N, Hicsönmez A (1995) Is there any predictive characteristic for malignancy in thyroid enlargements during childhood? Eur J Pediatr Surg 6: 70–74
6. Festen C, Otten BJ, van de Kaa CA (1994) Follicular adenoma of the thyroid gland in children. Eur J Pediatr Surg 5: 262–264
7. Müller A, Goretzki P, Witte J, Gerharz P, Röher HD (1995) Differenzierte Schilddrüsencarcinome in autonomen Adenomen im Kindesalter. Chirurg 66: 1018–1020

Operatives Vorgehen bei Hyperthyreosen von Kindern und Jugendlichen

J. Witte, P. E. Goretzki und H. D. Röher

Klinik für Allgemeine und Unfallchirurgie, Heinrich-Heine-Universität Düsseldorf, Moorenstraße 5, D-40225 Düsseldorf

Surgical Strategy of Hyperthyroidism in Children and Adolescents

Summary. The high recurrence rate of hyperthyroidism after drug therapy in Graves disease and the high incidence of differentiated thyroid cancer in autonomously functioning thyroid nodules are the most common indications for surgical treatment in children and adolescents (less than 18 years old). Between April 1986 and March 1998, 101 adolescents were operated on: 24 children (23.8%) for Graves disease, 9 adolescents (8.9%) for autonomously functioning thyroid nodules. Surgery for hyperthyroidism is recommended in children and adolescents because of the low morbidity, the guarantee that this approach will successfully treat hyperthyroidism and the necessity for histological exploration.

Key words: Hyperthyroidism – Children – Surgery

Zusammenfassung. Die Therapie der Hyperthyreose im Kindes- und Jugendalter wird überraschenderweise nach wie vor kontrovers betrachtet und entschieden. Tatsächlich besteht nach Informationen der Literatur sowie umfänglicheren eigenen Erfahrungen eine hohe Rezidivrate der Hyperthyreosen unter und nach antithyreoidaler Medikation. Eine ablative und damit endgültige Therapie ist nahezu immer empfehlenswert und zu bevorzugen. Bei bekannter Zurückhaltung in Deutschland gegenüber der Radiojod-Behandlung besteht also eine bevorzugte Operationsindikation. In der Zeit zwischen 4/1986 bis 3/1998 wurden von insgesamt 101 Kindern und Jugendlichen mit Schilddrüsenoperationen 24 Patienten wegen eines M. Basedow (25%) und 9 Pat. (9%) mit einem autonomen Adenom chirurgisch behandelt. Die Operation des M. Basedow im Kindesalter muß in einer sehr gründlichen Resektion bis hin zur totalen Thyreoidektomie bestehen, um eine verläßliche Beseitigung der Hyperthyreose zu gewährleisten. Beim autonomen Adenom ist eine ausgedehnte Resektion evtl. Lobektomie angeraten, um gleichzeitig eine sichere Beurteilung und den Ausschluß von zusätzlich oder im Adenom vorhandenen malignen Befunden zu sichern.

Einleitung

Die Hyperthyreose im Kindes- und Jugendalter bis zum 18. Lebensjahr ist eine seltene Erkrankung. Damit nimmt es nicht wunder, daß im Kreis der an der Behandlung beteiligten Ärzte in der Regel nur eine begrenzte Erfahrung über Vorgehensweise und Erfolgsaussichten besteht. Insgesamt ist die immunogene Hyperthyreose vom Typ M. Basedow noch deutlich häufiger als die fokale hyperthyreote Autonomie mit einer an sich deutlichen Häufigkeitszunahme erst im fortgeschrittenen Lebensalter. Mißerfolge der medikamentösen Therapie einer Überfunktion bei Kindern werden mit 39–86% berichtet [3, 4, 5]. Gründe für den therapeutischen Mißerfolg können in einer Medikamentenunverträglichkeit oder in einer mangelnden Compliance liegen. Nach Lippe [5] ist mit einer Remissionsrate der Hyperthyreose vom Typ Basedow unter antithyreoidaler Therapie von ca. 25% im Zweijahresrhythmus zu rechnen. Hieraus erklären sich häufig unvertretbar lange Behandlungsverläufe bis zu 80 Monaten!

Besondere Voraussetzungen beim autonomen Adenom mit Hyperthyreose im Kindes- und Jugendalter sind in soweit gegeben, als aus Sammelstatistiken der Literatur eine hohe Koinzidenz von malignen Befunden hervorgeht, wie etwa nach Croom [1] mit 6 von 53 Patienten (11%)!

Diese beiden Fakten, die medikamentösen Mißerfolge bei der immunogenen Hyperthyreose Typ Basedow einerseits und Malignitätsrisiko bei der fokalen Autonomie andererseits, bestimmen im Kindesalter die großzügige Operationsindikation.

Patientendaten

Von April 1986 bis März 1998 wurden 101 Kinder und Jugendliche bis zum 18. Lebensjahr in unserer Institution wegen einer Schilddrüsenerkrankung operiert. Dies entspricht einem Anteil von 1,9% aller Schilddrüseneingriffe. Bei den 24 Kindern mit einem M. Basedow betrug das Durchschnittsalter 14 Jahre (7–18 Jahre) und die Geschlechtsverteilung weiblich/männlich 6:1. Die Operationsindikation basierte bei 14 Pat. auf einem Hyperthyreoserezidiv unter oder nach medikamentöser Therapie bei einer mittleren Behandlungsdauer von 24,4 Monaten (2–60 Monate). Lediglich bei 8 der 24 Patienten bestand eine diskrete endokrine Orbitopathie. Das Operationsausmaß umfaßte bei 15 Patienten mit M. Basedow eine beidseits ausgedehnte Resektion mit Drüsenresten unter 2 ml. Bei 7 Patienten wurde eine Operation nach Dunhill (einseitige Lobektomie und kontralaterale Resektion mit Rest < 2 ml) durchgeführt, bei 2 Kindern eine totale Thyreoidektomie. Bei einer durchschnittlichen Nachbeobachtungszeit von 5 Jahren zeigte sich kein einziges Hyperthyreoserezidiv. Bedauerlicherweise waren bei einem Kind auch nach 1 Jahr eine einseitige Recurrensparese rechts und bei einem weiteren Kind ein substitutionspflichtiger Hypoparathyreoidismus, allerdings bei völliger Symptomfreiheit, zu beklagen.

9 Kinder und Jugendliche wurden wegen eines autonomen Adenoms operiert. Der Altersdurchschnitt betrug 15,5 Jahre (10–18 Jahre). Das Geschlechtsverhältnis war männlich/weiblich 1:1 ausgeglichen. Eingriffsindikationen waren das erhöhte Malignomrisiko bei 2 Patienten und der hyperthyreote Stoffwechsel bei 7 Patienten. Lediglich 3 Kinder konnten funktionskritisch und organsparend nach intraoperativem Schnellschnitt reseziert werden. 6 der 9 Kinder wurden ausgedehnter operiert. Bei 2 Patienten bestand je ein papilläres (T1 N0 M0) und ein follikuläres (T2 N0 M0) Schilddrüsenkarzinom. Die Nachuntersuchungen ergaben sämtlich eine völlige Beseitigung der Hyperthyreose und keine nachteilig verbleibenden operativen Folgezustände.

Tabelle 1. Postoperative Morbidität, Hyperthyreoserezidive und postoperative Hypothyreose als Indikatoren für das Ausmaß der Resektion

Autor		N	N. rec. Par. [n]	Hypopara. [n]	p.o. Hyperthy. [%]	p.o. Hypothy [%]
Mäenpää	(1989)	18	0	1	18	64
Rudberg	(1996)	24		1	9	
Söreide	(1996)	82	0	0	6	87
HHU	(1998)	33	1	1	0	82

Zusammenfassung

Bei jeglicher Hyperthyreoseform im Kindesalter ist großzügig eine Operationsindikation zu stellen. Die Operation beim M. Basedow hat im Interesse des sicheren Behandlungserfolges gründlich und radikal zu sein. Beim autonomen Adenom des Kindes ist jedoch gleichzeitig ein Malignitätsrisiko zu erwägen. Bei fokaler Autonomie ist daher die ipsilaterale vollständige Lobektomie von vornherein empfehlenswert.

Aus Gründen sowohl der angemessenen Indikation, als auch der kenntnisreichen Ausführung der anspruchsvollen Operation ist die Zusammenarbeit mit einem Zentrum empfehlenswert.

Literatur

1. Croom III RD, Thomas CG, Reddick RL, Tawil MT (1987) Autonomously functioning thyroid nodules in childhood and adolescence. Surgery 102(6): 1101–1107
2. Grueters A et al. in Schleusener H, Bogner U, Peters H (1990) Frühoperationen bei Basedow-Hyperthyreose? in Diagnostische und operative Strategien bei endokrinen Erkrankungen, edited by Junginger CH and Beyer J 345–348
3. Mäenpää J, Kuusi A (1980) Childhood Hyperthyroidism. Acta Paediatr Scand 69: 137–142
4. Rudberg C, Johansson H, Akerstrom G. Tuvemo T, Karlsson FA (1996) Graves' disease in children and adolescents. Late results of surgical treatment. Eur J Endocrinol 134: 710–715
5. Söreide J-A, van Heerden JA, Lo Ch-Y, Grant CS, Zimmermann D, Ilstrup DM (1996) Surgical treatment of Graves' Disease in Patients Younger than 18 Years. World J Surg 20: 794–800

Selektive (= morphologiegerechte und funktionskritische) Chirurgie der Knotenstruma: Abhängigkeit des Risikos der Recurrensparese von Darstellung und Manipulation des Nerven

R. A. Wahl und I. Rimpl

Chirurgische Klinik, Bürgerhospital, Nibelungenallee 37–41, D-60318 Frankfurt/Main

Selective Surgery for Nodular Goiter: Dependence of Risk of Recurrent Laryngeal Nerve Palsy on Identification and Manipulation of the Nerve

Summary. In a consecutive series of 1,143 first operations for benign nodular goiter with 1,928 "nerves at risk", the incidence of postoperative recurrent laryngeal nerve palsy (RLNP) was analyzed related to the extent of the operative procedure (node-excision up to lobectomy) and manipulation of the nerve (identification, mobilization, non-identification). The incidence of early RLNP increased with the extent of the operation (1.2% up to 4.8% in lobectomy) and with the extent of nerve manipulation (up to 3.1% in extensive mobilization). However, the rate of permanent RLNP was higher after non-identification of the nerve (0.6% vs 0%), especially in the group of conventional subtotal resection (1.3% vs 0%; $p < 0.05$). As a rule, the nerve should be identified, especially in conventional subtotal resection, when possible without further mobilizing manipulations.

Zusammenfassung. An einer konsekutiven Serie von 1.143 Erstoperationen benigner Knotenstrumen mit 1.928 „nerves at risk", entsprechend der Zahl der operierten Lappen, wurde die Abhängigkeit der Inzidenz von frühpostoperativen und permanenten Recurrensparesen von der Ausdehnung der Operation und von Darstellung, darüber hinausgehender Mobilisation oder Nicht-Darstellung des Nerven untersucht. Die Inzidenz frühpostoperativer Paresen nahm mit der Ausdehnung des Eingriffs (bis 4,8% bei Lobektomie) und mit dem Ausmaß der Manipulation am Nerven (bis 3,1% bei längerstreckiger Mobilisation) zu. Permanente Paresen resultierten jedoch häufiger nach unterbliebener Darstellung des Nerven (0,6% vs. 0%), insbesondere und mit 1,3% signifikant im Rahmen einer klassisch-subtotalen Resektion mit dorsal-paratrachealem Rest. Der Nerv sollte grundsätzlich dargestellt, darüber hinaus nur im notwendigsten Ausmaß manipuliert werden.

Grundlage der vorliegenden Studie ist die von uns vertretene „selektive Operationstaktik". Prinzip ist, daß sämtliches knotige Gewebe, unabhängig von seiner Position, vollständig entfernt werden muß und ein knotenfreier Schilddrüsenrest von nennenswerter Masse, an variabler Position, belassen wird [1, 4]. Die klassisch-subtotale Resektion mit dem typischen dorsal-paratrachealen Rest hat innerhalb dieses Konzepts ihren Platz da, wo lediglich die dorsal-paratrachealen Lappenanteile knotenfrei sind. Bei multiplen, den ganzen Lappen einnehmenden Knoten und bei verdächtigem Befund erfolgt die Lobektomie.

Methodik

1.143 konsekutive Erstoperationen benigner Knotenstrumen wurden analysiert. In den Operationsberichten waren prospektiv dokumentiert:

I. das jeweils lappenbezogene Ausmaß der Resektion, klassifiziert nach: a) Knotenexzision und begrenzt selektive Resektion (knotentragender Lappenanteil + Isthmus), (n=533), b) klassisch-subtotale Resektion (n=582), c) ausgedehnt selektive Resektion (oberer Polrest, n=250) und Lobektomie (n=563) und
II. die Handhabung des Nervus recurrens, eingeteilt nach folgenden Klassen: 1. Identifizierende Darstellung ohne Mobilisation (n=367), 2. Darstellung und Mobilisation (n=1.217) und 3. fehlende Darstellung (n=344).

Erfaßt wurden zudem Alter, Geschlecht, Seite, Lappengröße (3–424 ml), Restgröße, Thyreoiditis, Autonomie, retrosternale und intrathorakale Lage.

In allen Fällen erfolgte prä- und postoperative HNO-ärztliche Laryngoskopie, bei Patienten mit frühpostoperativer Recurrensparese entsprechende Verlaufskontrollen, mit Feststellung permanenter Paresen nach einem Jahr. Die Inzidenz von Recurrensparesen wurde auf die Zahl der operierten Schilddrüsenlappen bzw. „nerves at risk" (n=1.928) bezogen. Unterschiede zwischen Gruppen wurden mit dem Chi^2-Test festgestellt (Signifikanzniveau $p<0,05$), unter Verzicht auf weiterführende statistische Methoden (Abt. für Biomath. Univ. Frankfurt).

Ergebnisse

Bezogen auf die Gesamtzahl der Patienten traten frühpostoperative Recurrensparesen bei 46 (4,0%) Operationen auf, von denen 6 (0,5%) persistierten, entsprechend 2,4% und 0,3%, bezogen auf „nerves at risk". Bei Operationen retrosternaler und intrathorakaler Strumen (n=132) lag die Inzidenz frühpostoperativ mit 6,1% höher als bei cervikalen Lappen (n=1.796) mit 2,1% ($p<0,05$), (permanente Paresen 1,5% vs. 0,2%, n.s.). In Tabelle 1 ist die Abhängigkeit postoperativer Recurrensparesen von den lappenbezogenen Operationsverfahren und der Handhabung des Nerven übersichtlich dargestellt:

Abhängigkeit vom Operationsverfahren: Die Inzidenz frühpostoperativer Paresen nimmt mit dem Ausmaß der Gewebsreduktion und der Notwendigkeit der Ablösung des Schilddrüsenlappens von der Trachea zu, bis auf 4,8% bei der Lobektomie ($p<0,05$). Bei insgesamt guter Rückbildungstendenz (8:1) verbleiben keine signifikanten Unterschiede hinsichtlich permanenter Paresen. Die Abhängigkeit von der Handhabung des N. recurrens ist ebenfalls im frühpostoperativen Zeitraum signifikant: 0,5% bei identifizierender Darstellung des Nerven, 3,1% bei längerstreckiger Mobilisation. Permanente Paresen verblieben in 0,0% nach Identifikation ohne Mobilisation, in 0,3% nach Mobilisation und in 0,6% nach fehlender Darstellung.
Kombinierte Betrachtung von Resektionsausmaß und Handhabung des Nerven: Aufgrund der regelhaften Darstellung des Nerven bei ausgedehnt selektiven Resektionen und Lobektomien kann in diesen Gruppen ein Vergleich mit unterlassener Darstellung nicht angestellt werden. Ein diesbezüglicher Vergleich innerhalb der Gruppen mit Knotenexzision und begrenzt selektiver Resektion ergibt keine signifikanten Unterschiede. Bei *klassisch-subtotaler Resektion* ist eine erhöhte Inzidenz frühpostoperativer Paresen bei unterlassener Darstellung (2,0%) gegenüber der Identifikation (0,4%) und Mobilisation (1,4%) nicht signifikant, die erhöhte Inzidenz permanenter Paresen mit 1,3% bei Nicht-Darstellung des Nerven gegenüber 0% nach identifizierender Darstellung oder auch Mobilisation jedoch signifikant.

Tabelle 1. Inzidenz von Recurrensparesen bei Erstoperationen benigner Knotenstrumen

		frühpostop.		p <0,05	permanent		p <0,05	Rem.-Rate
		n	%		n	%		
Gesamtzahl der Operationen	1.143	46	4,0	∅	6	0,5	∅	X/1
Gesamtzahl der „nerves at risk"	1.928	46	2,4	∅	6	0,3	∅	**7,7**
Operationsverfahren/Lappen								
a) – Knotenexzision + begrenzt selektive Resektion (mit Isthmus)	533	7	*1,3*	*	1	0,2	n.s.	7,0
b) – Klassisch subtotale Resektion	582	7	*1,2*	*	2	0,3	n.s.	3,5
c) – ausgedehnt selektiv (nur oberer Pol erhalten)	250	5	*2,0*	*	1	0,4	n.s.	5,0
d) – Lobektomie	563	27	**4,8**	*	2	0,4	n.s.	**13,5**
Manipulation des N. recurrens								
1) – Identifikation ohne Mobilisation	367	2	**0,5**	*	0	**0,0**	n.s.	∞
2) – Mobilisation	1.217	38	**3,1**	*	4	**0,3**	n.s.	9,5
3) – fehlende Darstellung	344	6	*1,7*	*	2	**0,6**	n.s.	3,0
Manipulation des N. recurrens bei klassisch-subtotaler Resektion								
– Identifikation ohne Mobilisation	226	1	0,4	n.s.	0	0,0	*	∞
– Mobilisation	207	3	1,4	n.s.	0	0,0	*	∞
– fehlende Darstellung/Angabe	149	3	2,0	n.s.	2	**1,3**	*	1,5

* = signifikante Unterschiede zwischen den Gruppen (p<0,05)

Hinsichtlich der übrigen o. g. Parameter (Alter, Geschlecht etc.) fanden sich keine signifikanten Unterschiede, auf ihre Darstellung wird verzichtet.

Diskussion

Von den bekannten Risikofaktoren der postoperativen Recurrensparese [2, 3] ist in unserem Krankengut lediglich die retrosternale bzw. intrathorakale Ausdehnung im frühpostoperativen Verlauf relevant. Wesentliches Ergebnis der vorliegenden Studie ist, daß eine Abhängigkeit des Risikos von Recurrensparesen von der Ausdehnung des lappenbezogenen Eingriffs nur in der frühpostoperativen Phase feststellbar ist, ebenso eine Risikoerhöhung mit zunehmender Manipulation am Nerven. Die mobilisations-assoziierten Paresen zeigen exzellente Rückbildungsfähigkeit, so daß diesbezüglich kein persistierend erhöhtes Risiko verbleibt. Nach Identifikation des Nerven ohne Mobilisation betrug die Rate permanenter Recurrensparesen 0%. Unterlassene Darstellung des Nerven ist mit einem erhöhten Risiko permanenter Paresen verbunden, welches im frühpostoperativen Verlauf noch nicht klar zutage tritt, sich aber im weiteren Verlauf – verbunden mit einer schlechten Rückbildungsfähigkeit dieser Paresen – **demaskiert**. Dies zeigt sich besonders und in signifikanter Weise bei der klassisch-subtotalen Resektion. Ein entsprechender Vergleich nach ausgedehnt selektiver Resektion und nach Lobektomie kann nicht dargestellt werden, da in diesen Gruppen der Nerv stets regelhaft dargestellt wurde.

Folgerungen

Das Risiko frühpostoperativer Recurrensparesen steigt mit der Ausdehnung der Operation und dem Ausmaß der Manipulation am Nerven. Permanente Paresen sind demgegenüber häufiger nach unterlassener Darstellung. Dies trifft insbesondere auf die klassisch-subtotale Resektion zu. Der N. recurrens sollte grundsätzlich dargestellt werden [5], auch und gerade bei klassisch-subtotaler Resektion; bei ausgedehnteren Eingriffen mit Ablösung des Schilddrüsenlappens von der Trachea ist dies ohnehin obligatorisch. Eine Mobilisierung des Nerven über die eindeutig identifizierende Darstellung hinaus sollte sich auf das notwendigste Ausmaß beschränken.

Literatur

1. Gemsenjäger E (1993) Zur Strumachirurgie von Kocher bis heute. Schweiz med Wschr 123: 207–213
2. Hermann M, Keminger K, Kober F, Nekham D (1991) Risikofaktoren der Recurrensparese. Chirurg 62: 182–188
3. Mann B, Schmale P, Klenk E, Jochims J, Stremmel W (1993) Häufigkeit, Symptomatik und Verlauf von Recurrensparesen nach Schilddrüsenoperationen mit und ohne Nervdarstellung. Eine Analyse von 2261 Patienten. Akt Chir 28: 155–158
4. Wahl RA, Khan O, Labus M, Pfannenstiel P (1992) Therapie der Struma-Nachsorge nach chirurgischer Therapie. In: Schilddrüse 1991 (Hrsg. Röher HD, Weinheimer B). Thieme Stuttgart New York 287–301
5. Zornig C, de Heer K, Koenecke S, Engel U, Bay V (1989) Darstellung des Nervus recurrens bei Schilddrüsenoperationen – Standortbestimmung. Chirurg 60: 44–48

Kontinuierliches Monitoring des Nervus laryngeus recurrens

W. Lamadé[1], R. Brandner[1], M. Brauer[1], E. Hund[2], E. Klar[1] und Chr. Herfarth[1]

[1] Chirurgische Universitätsklinik Heidelberg, [2] Neurologische Klinik Heidelberg, Kirschnerstraße 1 (INF 110), D-69210 Heidelberg

Continuous Monitoring of the Recurrent Laryngeal Nerve

Summary. A new "all in one" sensing device for tracing and *continuous* intraoperative monitoring of the recurrent laryngeal nerve during thyroid surgery is described. The system, based on a double ballooned endotracheal tube, is atraumatic, easy to use and sensitive even to imminent trauma to the nerves. The most striking feature of this instrument is that it operates outside the sterile operating field and truly monitors continuously throughout the operation.

Einleitung

Die Häufigkeit permanenter Recurrens-Paresen variiert zwischen 0,7 und 5,2%, abhängig davon, ob der Nerv während einer Schilddrüsen-Operation operativ dargestellt wird oder nicht. Vielfältige Versuche wurden bereits unternommen, um dieses Risiko zu vermindern. Typischerweise kamen elektrisch arbeitende Detektionssysteme zur Anwendung. Deren Nachteile bestehen in Traumatisierung, niedriger Sensitivität, technischem Aufwand und fehlender Option eines kontinuierlichen Monitorings.

Ziel unserer Untersuchungen war die Entwicklung eines Monitoring-Systems, das kontinuierlich arbeiten sollte und dabei atraumatisch sensitiv und einfach zu bedienen sein sollte.

Patienten und Methoden

Von uns entwickelt wurde ein Doppelballon-Endotrachealtubus mit flexiblen, elektrisch leitenden Elektroden auf den Ballons (s. Abb. 1). Die Plazierung dieses Ballonsystems ist mit der Routine-Intubation abgeschlossen. Die elektrische Stimulierung des Nervus laryngeus recurrens erfolgt transtracheal über die Elektroden am unteren Ballon. Die Ableitung des Erfolgsorgans geschieht über die Elektroden am oberen Ballon, die in der Stimmritze plaziert sind.

In einer klinischen Phase 1-Studie wurden insgesamt 15 Patienten eingebracht (9 Frauen, 6 Männer), Altersmedian 53 Jahre (27 bis 85 Jahre). Davon waren 10 Primäreingriffe, 5 Sekundäreingriffe, hiervon 3 Halsausräumungen. Alle Patienten erhielten eine prä- und postoperative phoniatrische Stimmanalyse, die zu den Zeitpunkten 1, 3 und 6 Monate postoperativ wiederholt wurde. Die Tubus-Prototypen wurden von der Firma Rüsch, Kernen-Rommelshausen zur Verfügung gestellt. Die Stimulationsstromerzeugung und die Signalerfassung er-

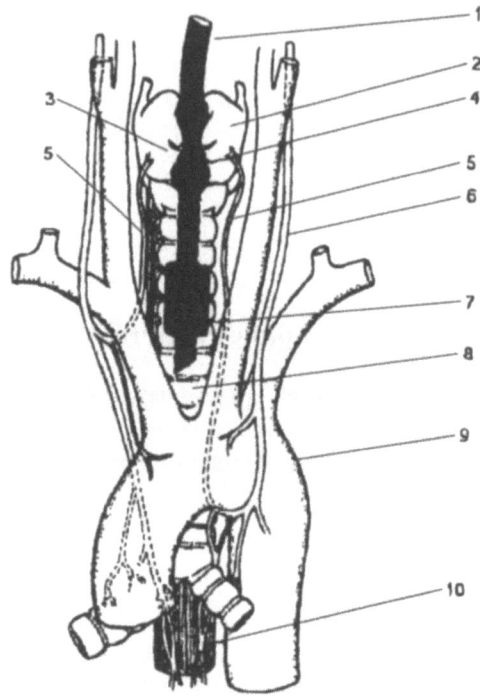

Abb. 1. Dargestellt ist in der Frontalansicht der in Funktionsstellung plazierte EMG-Tubus (*1*) mit Kehlkopf (*2*), Stimmband (*3*), proximaler Ballon mit an die Stimmbänder adaptierte Oberflächenelektroden (*4*), N. laryngeus recurrens (*5*), Nervus vagus (*6*), distale Stimulationselektroden (*7*), Trachea (*8*), Aortenbogen (*9*), Oesophagus (*10*)

folgten über ein handelsübliches EMG-Gerät der Firma Dantec Medtronic. Die Signalaufbereitung und die Signalanalyse erfolgten mit der von unserer Arbeitsgruppe entwickelten Software auf einem parallel geschalteten Laptop-Computer.

Eine Rückkopplung der Nervenleitfähigkeit an den Operateur erfolgte während dieser Phase 1-Studie **nicht**.

Ergebnisse

Die Signalaufzeichnung bei transtrachealer Stimulation zeigte stabile Signalverläufe. Bei mechanischer Belastung des Nerven kam es zu charakteristischen, reversiblen Signaleinbrüchen. Mit Hilfe der von uns entwickelten Software konnte ein Signalparameter extrahiert werden, der ein Maß für die Leitfähigkeit des Nerven darstellte. Damit ist es **erstmals** möglich, über die gesamte Operation eine Nervenleitfähigkeitskurve zu erzeugen.

Zwei postoperative, passagere Recurrens-Plegien konnten beobachtet werden. Beim ersten Patienten war innerhalb der letzten 15 min. im Rahmen der Blutstillung ein thermischer Schaden erzeugt worden. Neun Monate postoperativ war eine normale Beweglichkeit des Stimmbandes demonstriert worden. Bei dem zweiten Patienten (Rezidiv Halsausräumung) war die Nervenleitfähigkeit prolongiert über die gesamte Operation deutlich vermindert. Als Ausdruck dieser langen und ausgedehnten Mobilisation des Nerven fand sich auch hier postoperativ eine passagere Plegie über die Dauer von 1 Monat. Mechanische Irritationen des Stimmbandes manifestierten sich bei 2 von 15 Patienten im Sinne von passageren leichten Ödemen. Hämatome oder Erosionen fanden sich bei keinem der Patienten.

Schlußfolgerung

Das neue kontinuierlich arbeitende Monitoring-System für den Nervus laryngeus recurrens bietet **erstmals** die Möglichkeit eines kontinuierlichen Monitorings. Es verbindet die Vorteile eines extraterritorealen Monitorings, d.h. einer Überwachung des Nerven komplett außerhalb des Operationsfeldes, mit der Option einer in situ-Detektion zur Identifizierung des Nervens mittels einer Stimulationselektrode, die durch den Operateur geführt wird. Das Monitoring ist atraumatisch, es ist einfach zu bedienen und es ist sehr sensitiv. Es bleibt zu erwarten, daß die Recurrens-Parese-Raten mittels dieser Methode gesenkt werden können.

Literatur

Jatzko GR, Lisborg PH, Müller MG, Wette VM (1994) Recurrent nerve palsy after thyroid operations – principal nerve identification and a literature review. Surgery 115: 139–144

Lamadé W, Fogel W, Rieke K, Senninger N, Herfarth Ch (1996) Intraoperatives Monitoring des Nervus laryngeus recurrens – Eine neue Methode. Chirurg 67: 451–454

Lamadé W, Meyding-Lamadé U, Hund E, Klar E, Herfarth Ch (1996) Transtracheales Monitoring des N. laryngeus recurrens – Der Prototyp eines neuen Tubus. Chirurg 68: 193–195

Mermelstein M, Nonweiler R, Rubinstein EH (1996) Intraoperative identification of laryngeal nerves with laryngeal electromyography. Laryngoscope (United States) 106: 752–6

Intraoperatives Neuromonitoring des Nervus laryngeus recurrens – routinemäßiger Einsatz in der Schilddrüsenchirurgie

A. Kienast[1], C. Richter[1] und H.-J. Neumann[2]

[1] Klinik für Allgemein-, Unfall- und Visceralchirurgie, [2] Klinik für HNO-Heilkunde, Kopf- und Halschirurgie, Städtisches Krankenhaus Martha-Maria Halle-Dölau gem. GmbH, Röntgenstraße 12, D-06120 Halle

Intraoperative Neuromonitoring of the Recurrent Laryngeal Nerve – a Routine Procedure During Thyroid Surgery

Summary. We present a simple and reliable method for identification of the recurrent nerve by intraoperative stimulation. An electromyographic record from the vocal muscle is obtained using a bipolar needle electrode inserted through the cricothyroid membrane. The recurrent nerve could be easily identified in 176 cases out of 181 nerves at risk (97.2%). We have not seen any cases of recurrent nerve paralysis and discuss the advantages of intraoperative neuromonitoring as a routine procedure.

Key words: Neuromonitoring – Recurrent nerve – Thyroid surgery

Zusammenfassung. Wir stellen eine einfache und zuverlässige Methode zur Identifikation des Nervus recurrens durch intraoperative Stimulation vor. Das EMG des M. vocalis wird über eine transligamentär plazierte bipolare Nadelelektrode abgeleitet. Bei 97,2% der betroffenen 181 Nerven war ein regelrechtes Neuromonitoring möglich. Recurrensparesen wurden postoperativ nicht beobachtet. Wir diskutieren die Vorteile des routinemäßigen intraoperativen Neuromonitoring des Nervus recurrens.

Schlüsselwörter: Neuromonitoring – Nervus recurrens – Schilddrüsenchirurgie

Einleitung

Der schonende Umgang mit dem Nervus recurrens bei Operationen an der Schilddrüse steht unverändert im Zentrum der wissenschaftlichen Diskussion, da die Rate an Recurrensparesen einen wichtigen Qualitätsparameter dieser Eingriffe darstellt. Die Frage der obligatorischen Darstellung des Nerven wird zumindest bei der subtotalen Resektion weiterhin kontrovers diskutiert. Veröffentlichungen der letzten 10 Jahre beschäftigten sich mit einer atraumatischen Präparation im paratrachealen Bindegewebe und arbeiteten die Bedeutung der vorderen Grenzlamelle heraus [2, 3, 4, 5]. Wenig Beachtung hat bisher jedoch die Identifikation des Nervus recurrens mittels Neuromonitoring gefunden. Seit Mitte der sechziger Jahre wurde über verschiedenste Ableitmodalitäten nach intraoperativer Stimulation des Nerven berichtet. Praktische Bedeutung haben die Verwendung von Tubuselektroden und die translaryngeale Plazierung von Nadelelektroden in die Stimmlippen erlangt. Die von uns angewendete transligamentäre Applikation einer bipolaren Nadelelektrode über den Operationssitus stellt ein einfaches und zuverlässiges Verfahren zur Ableitung des EMG des Musculus vocalis dar.

Methode

Nach Präparation der praelaryngealen Region wird am Schildknorpelunterrand die bipolare Nadelelektrode von der Mittellinie aus durch das Ligamentum conicum nach latero-cranial in den gleichseitigen Musculus vocalis vorgeschoben, der in einer Tiefe von etwa 1,5 cm erreicht wird. Die Plazierung der Neutralelektrode erfolgt im oberen Haut-Platysma-Lappen. Beide Elektroden werden über ein sterilisiertes Kabel aus dem Operationsfeld heraus zum Vorverstärker geführt, welcher am Nervmonitor Neurosign 100 angeschlossen wird. Dieser wandelt das EMG des Musculus vocalis in akustische Signale um, zusätzlich erfolgt die Anzeige über ein Balken-Display. Der integrierte Nervstimulator ermöglicht über sterilisierbare Mikro-Stimulationssonden in konzentrischer oder Gabelform die bipolare Reizung des Nerven mit einer Frequenz von 3 oder 30 Hz und Stromstärken von 0,5 bis 5 mA. Die hohe Sensitivität der Methode erlaubt eine orientierende Präparation im paratrachealen Bindegewebe bis zur Identifikation der Nervus recurrens über ein typisches klopfendes Signal.

Ergebnisse

Von Juni 1997 bis März 1998 wurden in der Klinik für Allgemein-, Unfall- und Visceralchirurgie unter obligatorischer Identifikation des Nervus recurrens durch transligamentäres Neuromonitoring und Mikrodissektion unter Lupenbrillensicht 181 Schilddrüsenlappen bei 107 Patienten operiert. 22,7% (n=41) der Eingriffe stellten eine Lobektomie und 77,3% (n=141) eine subtotale Resektion mit zumeist kleinen Resten dar. Zusätzlich erfolgte in drei Fällen wegen eines Karzinombefundes eine Lymphadenektomie. Postoperativ wurden keine Recurrensparesen beobachtet. Bei 97,2% (n=176) der betroffenen Nerven war ein regelrechtes Neuromonitoring während des gesamten Eingriffes möglich. Eingeschlossen sind zwei Cuff-Perforationen durch Fehlplazierung der Musculus-vocalis-Elektrode, die eine Umintubation notwendig machten. Die fünf Problemfälle (2,8%) beinhalten eine intraoperativ nicht abklärbare technische Störung sowie eine zu tiefe Relaxation eines Patienten. In diesem Zusammenhang ist auf die Bedeutung einer dem Neuromonitoring adäquaten Anästhesie zu verweisen. Auf letzlich drei operierten Seiten (1,7%) konnte in der Kontrolle nach Resektion kein signifikantes EMG-Signal abgeleitet werden. In diesen Fällen ist eine neuromuskuläre Blockade zu vermuten. Der Nervus recurrens wurde jeweils visuell unverletzt dargestellt.

Diskussion

Besonders bei Indikationen wie dem Schilddrüsenkarzinom, der multifokalen Autonomie, dem Morbus Basedow oder dorsalen Knoten bzw. Eingriffen wie near total resection, Lobektomie oder Thyreoidektomie ist eine sichere und schonende Identifikation des Nervus recurrens erforderlich. Beide genannten Eigenschaften können durch das Neuromonitoring des Nerven in Kombination mit einer Mikrodissektion gewährleistet werden. Der Nervus recurrens kann insbesondere in anatomisch schwierigen Situationen, wie bei Lageanomalien oder Re- und Rezidiveingriffen, leichter aufgefunden werden. Daneben erlaubt die Stimulation über den Nervus vagus, der unproblematisch in der Nervengefäßscheide aufgesucht werden kann, eine Systemüberprüfung vor Dissektion in der paratrachealen Region und eine jederzeit mögliche Funktionskontrolle des Nervus recurrens im gesamten Verlauf. Bei sicherer Identifikation können Bindegewebsschichten, insbesondere die vordere Grenzlamelle, über dem Nerven belassen werden, was neben der Erhaltung der nutritiven Gefäße die Gefahr postoperativer Vernarbungen mindert. Die fensterartige Darstellung des Nervus recurrens sollte nur bei operationstechnischer Notwendigkeit erfolgen.

Das transligamentäre intraoperative Neuromonitoring gewährleistet in Verbindung mit einer Mikrodissektion einen schonenden Umgang mit dem Nervus recurrens zur Minimierung der operationsbedingten Morbidität bei allen Eingriffen im Bereich der Schilddrüse, insbesondere Re- und Rezidivoperationen.

Literatur

1. Flisberg K, Lindholm T (1970) Electrical stimulation of the human recurrent laryngeal nerve during thyroid operation. Acta otolaryng Suppl 263: 63–67
2. Gemsenjäger E (1993) Zur Operationstechnik bei Eingriffen an der Schilddrüse. Chirurg 64: 725–731
3. Miller W, Butters M, Leibl B, Bittner R (1995) Qualitätssicherung in der Strumachirurgie am Parameter der Paresenrate. Chirurg 66: 1210–1214
4. Pimpl W, Rieger R, Waclawiczek HW, Meiser E, Zukriegel M, Boeckl O (1992) Zur Technik der Rekurrensdarstellung im Rahmen von Eingriffen an der Schilddrüse. Wien Klin Wochenschr 104: 1539–442
5. Stelzner F (1988) Die chirurgische Anatomie der Grenzlamellen der Schilddrüse und die Nervi laryngei. Langenbecks Arch Chir 373: 355–366

Ergebnisse der zweizeitigen Thyreoidektomie beim differenzierten Schilddrüsenkarzinom

H. M. Rau, J. Faß und V. Schumpelick

Chirurgische Universitätsklinik, RWTH Aachen, Pauwelsstraße 30, D-52074 Aachen

Results of Total Thyroidectomy in the Treatment of Differentiated Thyroid Carcinoma

Summary. This retrospective study (1986–1996) investigated 60 patients after total thyroidectomy indicated by a differentiated thyroid carcinoma. Analyzing the rate of paralysis of the recurrent nerve after secondary thyroidectomy due to the timing of the second operation, we found that only patients with secondary thyroidectomy having their second operation at an interval >7 days suffered from permanent paralysis of the recurrent nerve. In conclusion, a second radical surgical procedure must be performed as early as possible to minimize complications.

Zusammenfassung. Auf die Aussagekraft des intraoperativ angefertigten Schnellschnittes hat der Chirurg keinen Einfluß. Im Falle eines in der Aufarbeitung des Resektionspräparates unerwartet diagnostizierten Malignoms der Schilddrüse kann jedoch eine drastische Senkung der permanenten Recurrensparese erreicht werden, indem der für die Radikalität erforderliche Zweiteingriff umgehend und nicht länger als 7 Tage nach der Erstoperation erfolgt.

Die am meisten gefürchtete Komplikation nach radikaler Thyreoidektomie ist die permanente Recurrensparese. Anhand unseres Patientengutes haben wir die Rate an permanenten Recurrensparesen bei zweizeitiger Thyreoidektomie wegen eines Schilddrüsenkarzinoms nach vorangegangener Struma-OP in Abhängigkeit vom Zeitpunkt des Zweiteingriffs untersucht.

Methodik

Anhand einer retrospektiven Studie für den Zehnjahreszeitraum 1986–1996 wurden von insgesamt 60 Patienten nach radikaler Thyreoidektomie bei differenzierten Schilddrüsenkarzinomen die Rate an postoperativ aufgetretenen passageren und permanenten Recurrensparesen analysiert. 18 Patienten aus diesem Kollektiv wurden zweizeitig thyreoidektomiert, nachdem in der definitiven histopathologischen Aufarbeitung des Resektionspräparates im Gegensatz zur Schnellschnittuntersuchung ein Malignom der Schilddrüse diagnostiziert wurde. Diese Patienten waren alle mit einer subtotalen Strumektomie ein- oder beidseits vorbehandelt, es handelte sich nicht um Komplettierungsresektionen.

Unter differenzierten Schilddrüsenkarzinomen fassen wir folliküläre und papilläre Karzinome zusammen. Bei der Betrachtung der Verteilung der histologischen Typen von insgesamt 101 aufgrund eines Karzinoms der Schilddrüse operierten Patienten liegen die differen-

Tabelle 1

Totale Thyreoidektomie		% Rekurrensparesen	
		passager	permament
primär	(n=42)	4,8	–
zweizeitig	(n=18)	16,7	10,5
<7 Tage	(n=7)	14,3	–
>7 Tage	(n=12)	16,6	16,6
gesamt	(n=60)	9,8	3,3

zierten Schilddrüsenkarzinome mit etwas über 80% deutlich an der Spitze. Des weiteren sind gerade follikuläre und papilläre Schilddrüsenkarzinome im Rahmen der Schnellschnittdiagnostik histologisch häufig nur schwierig von Adenomen abzugrenzen. Dies macht die differenzierten Schilddrüsenkarzinome zum Hauptbefund bei der Indikation zur zweizeitigen Thyreoidektomie, insbesondere beim Vorliegen multinodöser Strumen.

Ergebnisse

Nicht alle Patienten mit einem Karzinom der Schilddrüse wurden mit einer totalen Thyreoidektomie behandelt. Eine Ausnahme bildeten kleine, d.h. kleiner als 1 cm durchmessende, papilläre Karzinome bei Patienten unter 45 Jahren, die mit einer Hemithyreoidektomie mit Isthmusresektion und Revision der regionären Lymphknoten behandelt wurden. Desweiteren wurden Patienten, bei denen aufgrund eines weit fortgeschrittenen Tumorstadiums (T4-Karzinome) eine radikale Entfernung des Tumors nicht mehr möglich war, nicht als total thyreoidektomiert gewertet.

Ein Blick auf die in der Literatur veröffentlichten Daten bzgl. der postoperativen Morbidität zeigt nach primärer Thyreoidektomie Raten an permanenten Recurrensparesen zwischen 0% [1] und 2,5% [2]. Nach zweizeitiger Thyreoidektomie werden Werte zwischen 0% [3] und 15–20% [4, 5] mitgeteilt.

Von insgesamt 60 Patienten, bei denen aufgrund eines differenzierten Schilddrüsenkarzinoms im oben genannten Zeitraum eine totale Thyreoidektomie durchgeführt wurde, war bei 12,7% postoperativ eine Recurrensparese zu verzeichnen. Hiervon waren insgesamt 9,1% passager, während 3,3% manifest blieben (Tabelle 1).

18 Patienten aus diesem Kollektiv wurden zweizeitig total thyreoidektomiert, nachdem in der definitiven Histologie des Resektionspräparates, im Gegensatz zur Schnellschnittuntersuchung, ein differenziertes Karzinom gefunden wurde.

Der Anteil der permanenten Recurrensparesen im Kollektiv der primär radikal operierten Patienten betrug 0%, ebenso bei den zweizeitig thyreoidektomierten Patienten, wenn der Zweiteingriff weniger als 7 Tage nach dem Ersteingriff erfolgte. Bei den Patienten mit zweizeitigem Eingriff und Abstand der beiden Eingriffe >7 Tage hingegen betrug die Rate an permanenten Recurrensparesen 16,6%. Es waren in unserem Kollektiv also ausschließlich Patienten betroffen, deren Zweiteingriff länger als 7 Tage auf den Ersteingriff folgte.

Literatur

1. Schröder DM, Chambors A, France CJ (1986) Operative strategy for thyroid cancer. Is total thyroidectomy worth the price? Cancer, Nov 15; 58(10): 2320–2328
2. Harness JK, Fung L, Thompson NW, Burney RE, McLeod MK (1986) Total thyroidectomy: complications and technique World J Surg Oct; 10(5): 781–786
3. Auguste LJ, Attie JN (1990) Competition thyroidectomy for initially misdiagnosed thyroid cancer. Otolaryngol Clin North Am Jun; 23(3): 429–439
4. Zornig C, de Heer K, Koenecke S, Engel U, Bay V (1989) Identification of the recurrent laryngeal nerve in thyroid gland surgery – a status determination. Chirurg. Jan; 60(1): 44–48
5. Keminger K, Kober F, Hermann M (1989) "Secondary surgery" in the oncologic concept of malignant struma. Zentralbl Chir 114(18): 1209–1216

Endokrine Chirurgie III

Chirurgie der Knotenstruma: Postoperative Hypocalcaemie in Abhängigkeit von Resektionsausmaß und Handhabung der Nebenschilddrüsen

I. Rimpl und R. A. Wahl

Bürgerhospital, Chirurgische Klinik, Nibelungenallee 37–41, D-60318 Frankfurt/M.

Surgery for Nodular Goiter: Dependence of Postoperative Hypocalcemia on Extent of Resection and Manipulation of the Parathyroids

Summary. In a series of 579 consecutive first operations for bilateral benign nodular goiter, the incidence of hypocalcemia was analyzed related to the extent of the bilateral operative procedure and manipulation of the parathyroid glands (identification, mobilization, non-identification). The incidence of early hypocalcemia increased with the extent of the operation and with increasing manipulation of the parathyroid glands. However, permanent hypocalcemia was exclusively found after identification of less than three parathyroid glands (1.5% vs 0%), most evidently after bilateral conventional subtotal resection (3.5%). As a rule, the parathyroid glands should be identified routinely, especially in conventional subtotal resections, if possible without further mobilizing manipulations.

Zusammenfassung. An einer konsekutiven Serie von 579 beidseitigen Erstoperationen benigner Knotenstrumen wurde die Abhängigkeit der Inzidenz frühpostoperativer und permanenter Hypocalcaemien von der Ausdehnung des Eingriffs und von Darstellung, darüber hinausgehender Präparation oder Nichtdarstellung der Nebenschilddrüsen (NSD) untersucht. Die Inzidenz frühpostoperativer Hypocalcaemien nahm mit der Ausdehnung der Operation und mit zunehmender Manipulation an den NSD zu. Permanente Hypocalcaemien resultierten jedoch ausschließlich nach Darstellung von weniger als drei NSD (1,5% vs. 0%), insbesondere und mit 3,5% signifikant im Rahmen der beidseits klassisch subtotalen Resektion. Die Nebenschilddrüsen sollten prinzipiell identifiziert, darüber hinaus aber nur im notwendigsten Ausmaß präpariert und von der Schilddrüsenkapsel abgelöst werden.

Die Strategie der selektiven (= morphologiegerechten und funktionskritischen) Strumaresektion erfordert neben der Darstellung des N. recurrens Versiertheit in der Darstellung der Nebenschilddrüsen (NSD). Es war zu klären, inwieweit postoperative Hypocalcaemien von Art und Ausmaß der Resektion und von intraoperativer Handhabung der NSD abhängen.

Methodik

Analysiert wurden 579 konsekutive *beidseitige* Erstoperationen benigner Knotenstrumen (ohne Fälle von Morbus Basedow) (Tabelle 1). In den Operationsberichten war die Ausdeh-

Tabelle 1. Inzidenz von Hypocalcaemien bei Erstoperationen benigner Knotenstrumen

		frühpostoperativ			permanent		
		n	%	p<0,05	n	%	p<0,05
Gesamtzahl der Operationen	579		5,5	∅		0,86	∅
Ausdehnung der Operation:							
A: bds. ausgedehnte Verfahren	210	19	9,0	*	2	1,0	n.s.
B: bds. klass. subtotale Resektion	121	3	2,5	*	2	1,7	n.s.
C: bds. selektiv begrenzte Verf.	248	10	4,0	*	1	0,4	n.s.
Darstellung der NSD:							
I: 3 oder 4 NSD dargestellt	238	17	7,1	n.s.	0	0,0	*
II: 0 bis 2 NSD dargestellt	341	15	4,4	n.s.	5	1,5	*
Darstellung von 0 bis 2 NSD bei unterschiedl. ausged. Operationen:							
A II	85	7	8,2	*	2	2,4	*
B II	57	2	3,5	*	2	3,5	*
C II	199	6	3,0	n.s.	1	0,5	n.s.

nung der beidseitigen Operationen und die Handhabung der NSD prospektiv dokumentiert, es wurden Gruppen unterschiedlich ausgedehnter Operationen gebildet:

A. beidseitig ausgedehnt mit Erhaltung eines oder zweier oberer Polreste (N=210)
B. beidseitig klassisch subtotale Resektionen (N=121)
C. zumindest einseitig begrenzte selektive Resektionen mit Erhaltung von dorsal-paratrachealem Anteil und oberem Schilddrüsenpol ohne Berücksichtigung des Resektionsausmaßes der Gegenseite (N=248)

Intraoperative Darstellung und Manipulation der NSD:

I. Identifizierung von drei oder vier NSD (N=238)
   Ia: davon höchstens zwei mobilisiert (durchblutungserhaltend) (n=170)
   Ib: davon mehr als zwei mobilisiert (n=42)
   Ic: davon mehr als zwei mobilisiert und mindestens eine autotransplantiert (n=26)
II. Identifizierung von weniger als drei NSD (N=341)

Postoperative Serumcalciumbestimmungen wurden am 1., 3. und 5. Tag durchgeführt. Bei Abfall des Serum-Calciumspiegels unter 2,0 mmol/l oder Symptomen einer Hypocalcaemie wurde Calcium und gegebenenfalls Vitamin D substituiert. Nach einem Jahr noch substituierte Hypercalcaemien galten als permanent.

Weiterhin wurden dokumentiert Alter, Geschlecht, Thyreoiditis, Autonomie, Größe der Struma, Restgröße sowie retrosternale und intrathorakale Lage der Struma.

Unterschiede zwischen den gebildeten Gruppen wurden mit dem Chi^2-Test festgestellt bei einem Signifikanzniveau von $p<0,05$ (auf weiterführende statistische Methoden wurde in Absprache mit der Abteilung für Biomathematik der Univ. Frankfurt verzichtet).

Ergebnisse

Die Häufigkeit frühpostoperativer Hypocalcaemien beträgt 5,5%, die Rate permanenter Hypocalcaemien ist 0,9%.

Einfluß der Ausdehnung der Operation

Die Inzidenz frühpostoperativer Hypocalcaemien nimmt mit dem Resektionsausmaß der beidseitigen Schilddrüsenoperation und der Notwendigkeit der Ablösung des Schilddrüsenlappens von der Trachea zu ($p<0,05$). In der Gruppe der beidseits ausgedehnten Operationen wurde mit 9,0% die höchste Rate frühpostoperativer Hypocalcaemien beobachtet. Diese erwiesen sich jedoch als gut rückbildungsfähig und es resultierten 1,0% permanente Hypocalcaemien.

Die 2,5% nach beidseits subtotaler Resektion aufgetretenen Hypocalcaemien wiesen nur eine geringe Rückbildungstendenz auf, so daß hier mit 1,7% die höchste Rate permanenter Hypocalcaemien resultierte.

Einfluß der intraoperativen Handhabung der Nebenschilddrüsen

Frühpostoperative Hypocalcaemien waren um so häufiger, je mehr über die rein identifizierende Darstellung hinaus an den NSD manipuliert werden mußte. Waren alle NSD identifiziert und dabei mehr als zwei von der Schilddrüsenkapsel abpräpariert und zusätzlich mindestens eine NSD autotransplantiert worden, so stieg die Rate bis auf 15% (Gruppe Ic). Jedoch kam es nach Identifizierung von mindestens drei NSD zu keiner permanenten Hypocalcaemie ($p<0,05$). *Permanente* Hypocalcaemien traten dagegen nur dann auf, wenn weniger als drei NSD identifiziert worden waren (Gruppe II) ($p<0,05$). Innerhalb dieser Gruppe war die höchste Rate permanenter Hypocalcaemien mit 3,5% nach beidseits subtotalen Resektionen mit Identifizierung von weniger als drei NSD zu beobachten (Gruppe B II). Alle frühpostoperativen Hypocalcaemien (3,5%) persistierten hier ($p<0,05$).

Hinsichtlich der übrigen o.g. Parameter (Alter, Geschlecht, etc.) fanden sich keine signifikanten Unterschiede, auf ihre Darstellung wird verzichtet.

Diskussion

Permanente Hypocalcaemien als Korrelat einer dauerhaften Nebenschilddrüseninsuffizienz nach bilateraler Erstoperation benigner Strumen traten in dieser Untersuchung ausschließlich nach intraoperativer Identifizierung von weniger als drei NSD auf (1,47%) ($p<0,05$); wenn mindestens drei NSD identifiziert worden waren, kam es zu keiner permanenten Hypocalcaemie.

Die geringe Häufigkeit *frühpostoperativer* Hypocalcaemien nach beidseits klassisch subtotaler Resektion und Identifizierung von weniger als drei NSD darf nicht darüber hinwegtäuschen, daß das Risiko für die Entwicklung *permanenter* Hypocalcaemien in diesen Fällen deutlich erhöht ist. Aber auch nach den anderen Operationsverfahren war die Erholungsrate der NSD nach Identifizierung von weniger als drei NSD deutlich geringer als nach zumindest identifizierender Darstellung von mindestens drei NSD ($p<0,05$).

Folgerungen

Die Ergebnisse dieser Untersuchung unterstreichen klar die Notwendigkeit zur eindeutigen intraoperativen Identifizierung möglichst aller NSD bei beidseitiger Operation der Schilddrüse – auch und gerade bei der klassisch subtotalen Resektion.

Die NSD sollten über die Indentifizierung hinaus aber nur in soweit mobilisiert und unter Erhaltung ihrer Durchblutung abpräpariert werden, wie es für die vollständige Entfernung aller Knoten unbedingt erforderlich ist.

Literatur

1. Eforakopoulou-Gialakidou E, Koutras DA, Piperingos GD, Mavrikakis M, Kitsopanides J, Psarras P, Gyftaki E, Moulopoulos SD (1988) Thyroid and Parathyroid Response to Subtotal Thyroidectomy. Endocrinologia experimentalis 22: 165–169
2. Halstead WS, Evans HM (1907) The parathyroid glandules: their blood supply and their preservation in operation upon the thyroid gland. Ann Surg 46
3. Johansson K, Ander S, Lennquist S, Smeds S (1994) Human Parathyroid Blood Supply determined by Laser-Doppler Flowmetry. World J Surg 18: 417–421
4. McHenry C, Speroff T, Wentworth D, Murphy T (1994) Risk factors for postthyroidectomy hypocalcaemia. Surgery 116: 641–648
5. Wahl RA, Seel AW, Müller B, Vietmeier P (1990) Welchen Platz hat die „selektive Schilddrüsen-Resektion" in der Chirurgie der benignen Knotenstrumen? Langenbecks Arch Chir Suppl II, Kongreßbericht

Chirurgische Intensivmedizin I: Sepsis, MOV

Induktion der frühen Endotoxin-Toleranz mit atoxischem Endotoxin – ein neuer Weg der Sepsis-Prophylaxe

K. H. Staubach[1], H. Weber[1], H. Brade[2] und H.-P. Bruch[1]

[1] Klinik für Chirurgie, [2] Forschungszentrum Borstel, Medizinische Universität zu Lübeck, Ratzeburger Allee 160, D-23538 Lübeck

Induction of Endotoxin Tolerance by Atoxic Endotoxin – a New Prophylactic Concept to the Septic Syndrome

Summary. The induction of early-phase endotoxin tolerance in a procine endotoxin shock model by atoxic LPS from Rhodobacter sphaeroides led to a significant extension of the survival time ($p<0.0179$). The protective effect of the non-specific tolerant state also led to an enhancement of cardiorespiratory parameters during the continuous endotoxin challenge. Non-specific stimulation of host defense mechanisms with atoxic endotoxin as prophylactic agent in surgical patients at risk may prove to be beneficial in the future.

Erhebliche Fortschritte wurden in jüngster Zeit auf dem Gebiet der Struktur-Wirkungs-Beziehung von verschiedenen Endotoxinen gemacht [1]. Lipopolysaccharid (LPS) von photosynthetisch aktiven Bakterien wie das von Rhodobacter (auch Rhodopseudomonas genannt) sphaeroides wurden dabei als sogenannte Endotoxin-Antagonisten charakterisiert, da sie beispielsweise die Wirkung von E. coli im Experiment blockieren können [2]. Ziel dieser Untersuchung war es zu überprüfen, ob und wenn in welchem Umfang mit dem LPS von Rhodobacter sphaeroides eine frühe Endotoxintoleranz im Vergleich zu unseren früheren Ergebnissen [3] mit LPS von Salmonella abortus equi induziert werden kann.

Material und Methode

14 norddeutsche Hausschweine wurden in zwei Gruppen mit jeweils sieben Tieren unterteilt. Während die Kontroll-Tiere (Gruppe K) lediglich Ringerlakat als Vorbehandlung erhielten, wurde den restlichen sieben Tieren zur Toleranzinduktion über vier Tage eine steigende Dosis von 5, 10 und 2×30 ng LPS von Rhodobacter sphaeroides pro kg Körpergewicht täglich intravenös appliziert. Das LPS von Rhodobacter sphaeroides wurde uns von Frau Prof. Qureshi von der University of Wisconsin zur Verfügung gestellt. Nach einer Erholungsphase von 24 Stunden wurde dann bei allen Tieren ein Endotoxinschock mit LPS von Salmonella fridenau in einer Konzentration von 250 ng/kg Körpergewicht pro Stunde ausgelöst. Zuvor wurde allen Tieren in Analogsedierung mit Fentanyl (0,015 mg/kg Körpergewicht/h) und Midazolam (0,4 mg/kg Körpergewicht/h) und mechanischer Beatmung (AZV: 17 ml/kg KG, FIO_2: 0,3) ein Swan-Ganz-Katheter, ein Jugularis-Venenkatheter und ein arterieller Lungen-

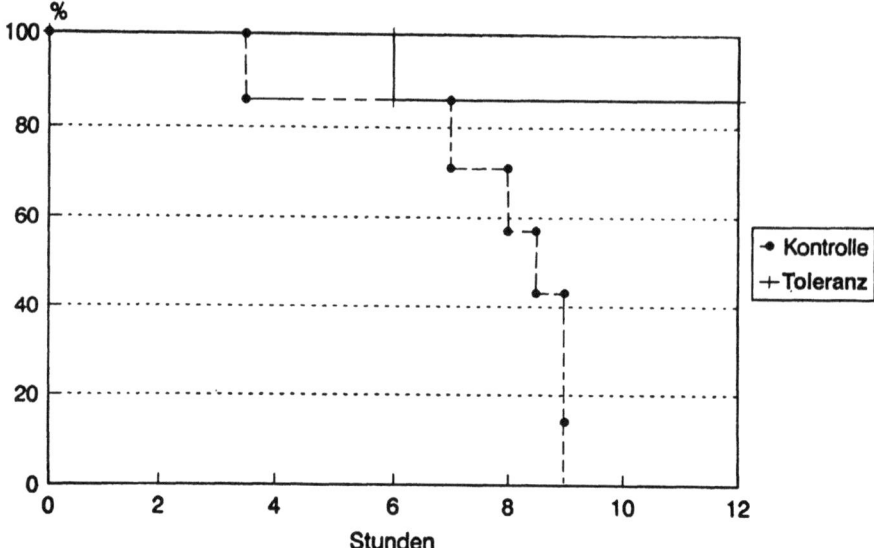

Abb. 1. Überlebenszeit der toleranten Tiere (T-Gruppe) im Vergleich zu den Kontrolltieren (K-Gruppe)

wasserkatheter sowie ein Zystofix-Katheter chirurgisch eingelegt. Mit deren Hilfe wurden mit Beginn der Endotoxin-Infusion halbstündlich sämtliche intensivmedizinisch relevanten Routineparameter registriert. EKG, Temperaturmessung und Messung des mittleren arteriellen Blutdrucks (MAP) erfolgten kontinuierlich.

Die statistische Aufarbeitung der Gruppenunterschiede erfolgte nach dem U-Test von Mann und Whitney, die Unterschiede bei der Überlebenszeit nach der Kaplan-Meier-Methode.

Ergebnisse

Die Überlebenszeit der mit LPS von Rhodobacter sphaeroides vorbehandelten Tiere war mit durchschnittlich 11,14 Stunden gegenüber 8,14 Stunden in der Kontrollgruppe signifikant ($p < 0,0179$) verlängert (siehe Abb. 1). Während in der toleranten Gruppe T alle bis auf ein Tier, das nach 6 Stunden verstarb, den Versuchszeitraum von 12 Stunden überlebten, kamen in der Kontrollgruppe K mit Ausnahme eines Tieres im gleichen Zeitraum alle Tiere im Endotoxinschock zu Tode.

Hämodynamisch (siehe Tabelle 1) wiesen die toleranten Tiere einen beinahe unveränderten MAP im Versuchsablauf mit leichten Schwankungen von 10% auf, wohingegen er in der K-Gruppe kontinuierlich um bis zu 40% abfiel. Das HZV fiel während dieser Zeit in der K-Gruppe kontinuierlich von Ausgangswerten von 3,3 l/min um die Hälfte ab, während es in der T-Gruppe lediglich um ein Drittel abfiel. Die Herzfrequenz, ausgehend von Werten um 70/min in beiden Gruppen entwickelte sich innerhalb einer Stunde in der K-Gruppe zu einer Tachykardie, die mit 172/min um die sechste Stunde ihren Höhepunkt erreichte, während die T-Gruppe erst danach Werte von nur wenig über 100/min zeigte.

Die Lungenfunktion war im Gegensatz dazu mit PaO_2-Werten im Normbereich bis zur 5. Stunde kompensiert. Nach Ausgangswerten von 124 bzw. 125 mmHg fielen hier die Werte der toleranten Tiere bis zur 5. Stunde kontinuierlich um die Hälfte ab, um im weiteren Verlauf auf Werte von 90 mmHg anzusteigen. Zu diesem Zeitpunkt war dann die K-Gruppe auf 61 mmHg abgefallen. Trotz dieser guten PaO_2-Werte konnte der Sauerstoff in der K-Gruppe nicht verwertet werden, was einerseits die durchgehend höheren Werte der gemischtvenösen Sättigung in der K-Gruppe zeigten, aber auch die Berechnung der Sauerstoffextraktionsrate andererseits.

Tabelle 1. Kardiorespiratorische und metabolische Parameter der zwei Gruppen während des Versuchsablaufs

Variable (*p≤0.05)	Gruppe	Stunde 0	Stunde 2	Stunde 4	Stunde 6	Stunde 8	Stunde 10	Stunde 12
MAP (mmHg)	K	88±13	73±11	63±15	61±13	52±11	68±0	56±0
	T	79±8	70±11	73±13	68±19	71±15	80±28	78±27
HZV (l/min)	K	3,3±0,2	3,0±0,8	2,6±0,7	2,2±0,4	1,9±0,1	2,1±0	1,6±0
	T	3,3±0,3	3,6±0,3*	2,7±0,2	2,2±0,4	2,4±0,2*	2,5±0,4	2,7±0,4
Puls (min-1)	K	72±14	101±17	136±39	172±49	151±40	128±0	118±0
	T	69±14	75±17*	86±28*	85±31*	104±35	103±47	96±50
PCWP (mmHg)	K	2,6±3,0	4,4±3,3	1,0±1,8	1,5±1,5	1,6±2,5	0±0	3±0
	T	3,4±3,3	4,4±5,6	2,8±3,6	2,7±2,7	2,8±2,8	4,3±3,7	2,8±2,9
$SgvO_2$ (%)	K	70,7±4,7	57,9±7,5	53,3±6,0	48,0±4,7	42,9±3,6	37,5±0	30,9±0
	T	66,4±9,7	65,1±8,3	54,2±9,2	47,8±5,1	39,5±4,9	33,3±4,6	26,7±2,5
PaO_2 (mmHg)	K	125±3	90±19	94±21	71±14	65±5	64±0	61±0
	T	124±6	106±21	70±24	76±29	78±27	77±20	90±23
Temp (°C)	K	38,0±0,5	38,7±0,7	39,5±0,9	40,1±1,2	40,9±1,8	42,4±0	43,1±0
	T	37,8±0,8	37,4±1,3	37,2±0,9*	37,4±0,9*	37,3±0,7*	37,1±0,2	36,7±0,2
Blutzucker (mg/dl)	K	127±48	149±82	125±83	73±34	76±43	22±0	36±0
	T	149±25	111±17	92±22	100±15	99±26	98±23	112±38
O_2-Extraktionsrate	K	0,26±0,01	0,38±0,10	0,40±0,09	0,43±0,09	0,39±0,0		
	T	0,34±0,11	0,35±0,08	0,46±0,08	0,48±0,07	0,54±0,05*	0,62±0,09	0,69±0,02

Metabolisch entwickelten die Kontrolltiere eine massive Hypoglykämie während des Versuchsablaufes, wohingegen die T-Gruppe im Normbereich verharrte. Auch die Körperkerntemperatur blieb in den toleranten Tieren um 37 °C, während die K-Gruppe kontinuierlich auf Werte über 42 °C bei Versuchsende anstieg.

Diskussion

Die Empfindlichkeit des Organismus gegenüber Endotoxin ist genetisch determiniert, kann sich aber durch verschiedene Manipulationen, beispielsweise durch die Toleranzinduktion verändern. Hierdurch konnte die Überlebenszeit der toleranten Tiere in dieser Untersuchung signifikant verlängert werden. Auch der gesamte Schockverlauf konnte hinsichtlich sämtlicher kardiorespiratorischer Parameter in den toleranten Tiere gemildert werden. Durch die Applikation von atoxischem Endotoxin konnte erstmalig die potentielle Gefährdung durch die Endotoxinapplikation zur Toleranzinduktion umgangen werden. Da die Zellen des Retikuloendothelialen Systems (RES) vorwiegend in der Leber die primären Zielzellen des intravenös applizierten Endotoxins sind, stellen sie vermutlich den Hauptangriffspunkt der Toleranzinduktion dar. Der zugrunde liegende Mechanismus der Endotoxintoleranz kann hypothetisch in einer erhöhten Clearance-Leistung des RES liegen [4] oder aber in der Bildung eines refraktären Status von Endotoxinzielzellen mit reduzierter Sekretion biologisch aktiver endogener Mediatoren [5]. Da phylogenetisch die frühe Endotoxintoleranz vermutlich eine conditio sine qua non für das Überleben nach akuter Exposition mit „neuem" Endotoxin darstellt, könnte ihre prophylaktische Induktion bei chirurgischen Risikopatienten perioperativ ein refraktärer Zustand mit Schutzwirkung gegen bakterielle Toxine darstellen.

Literatur

1. Raetz CRH (1993) Minireview, Bacterial Endotoxins: Extraordinary lipids that activate eucaryotic signal transduction. J Bacteriol 175: 5745–53
2. Golenbock DT, Hampton RY, Qureshi N, Takayama K, Raetz CRH (1991) Lipid A-like molecules that antagonize the effects of endotoxins on human monocytes. J Biol Chem 266: 19490–8
3. Staubach K-H, Jonas S, Kooistra A, Bruch H-P (1996) Die frühe Endotoxintoleranz – ein prophylaktisches Konzept gegen Sepsis. Langenbecks Arch Chir Suppl II. (Kongreßbericht 1996): 360–3
4. Atkins E (1960) Pathogenesis of fever. Physiol Rev 40: 580–646
5. Sanchez-Cantu L, Rode HN, Christou NV (1989) Endotoxin tolerance is associated with reduced secretion of tumor necrosis factor. Arch Surg 124: 1432–6

Kausalorientierte Prophylaxe der nosokomialen Pneumonie: der HI-LO EVAC Tubus

G. Stöhr[1], M. Kunze[2], C. Ohmann[2], H. D. Röher[2] und H. Becker[1]

[1] Georg-August-Universität, Allgemeinchirurgie, Robert-Koch-Straße 40, D-37075 Göttingen
[2] Heinrich-Heine-Universität, Allgemein- und Unfallchirurgie, Moorenstraße 5, D-40225 Düsseldorf

Causal Prophylaxis of the Nosocomial Pneumonia: the HI-LO EVAC Tube

Summary. Surgical high-risk patients were studied in a prospective randomized trial regarding nosocomial pneumonia (NP) using a subglottic lavage (SL). A total of 100 patients were investigated, in whom the primary infection was localized in the oropharynx. Independent of the kind of stress ulcer prophylaxis, intermittent subglottic lavage reduces the incidence of NP drastically to 3%, which is however, without statistical significance.

Zusammenfassung. In einer prospektiven randomisierten Studie werden bei chirurgischen Hochrisikopatienten u. a. die Inzidenz der nosokomialen Pneumonie (NP) unter Verwendung einer subglottischen Spülung (SL) untersucht. Anhand von 100 Patienten kann der Oropharynx als primärer Infektionsort lokalisiert werden, der Einsatz des speziellen Spültubus führt zu einer drastischen aber nicht signifikanten Senkung der Pneumonieinzidenzrate auf 3%, unabhängig von der Art der Stressulkusprophylaxe.

Einleitung

Die nosokomiale Pneumonie (NP) stellt bei chirurgischen Hochrisikopatienten eine ernste Komplikation mit einer Inzidenz von bis zu 36% und einer Letalität von 30–50% dar, wie neuere Studien zeigen [1]. Allerdings wird die Bedeutung des durch eine effektive medikamentöse Stressulkusprophylaxe kontaminierten Magensekrets mit konsekutiver potentieller Keimaspiration hinsichtlich der NP kontrovers diskutiert [2]. Unter Verwendung eines speziellen Spültubus sowie zweier etablierter Ulkustherapeutika werden beatmete chirurgische Hochrisikopatienten hinsichtlich der Zielkriterien endoskopisch kontrollierte Stressulkusblutung, NP, Keimwanderung und Letalität untersucht.

Patienten und Methode

Das separate Lumen des endotrachealen Spültubus HI-LO EVAC, Mallinckrodt, mündet oberhalb der Tubusmanschette und unterhalb der Stimmbänder in eine dorsale Öffnung, über die der gesamte sonst unzugängliche subglottische Raum, welcher mit bakteriologisch belasteten Sekreten kontaminiert ist, saniert werden kann (Abb. 1). In 4-stündlichen Intervallen erfolgt mit 0,9% NaCl-Lösung die subglottische Lavage und die Absaugung unter laryngoskopischer Kontrolle.

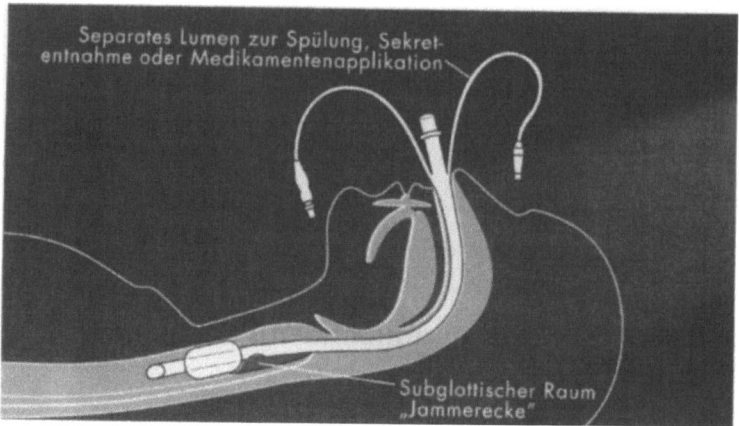

Abb. 1. Schematische Darstellung des HI-LO EVAC Trachealtubus

Wirkungsmechanismen von Sucralfat sind Absorption von Pepsin, Trypsin und Gallensäuren, Mukosaprotektion durch verbesserte Schleimhautdurchblutung, gesteigerte Mukussekretion über Stimulation der Prostaglandin-E_2-Synthese sowie eine lokale antibakterielle Wirkung ohne Beeinflussung des Magensaft-pH's. Jeweils 5 ml Suspension werden über eine Magensonde 6x/d appliziert.

Es gelten folgende Patienteneinschlußkriterien: Beatmung obligat, schweres Polytrauma (ISS > 25), Sepsis, hämorrhagischer Schock, Koma II–III° durch SHT oder intrazerebrale Blutung. Die Patientenzuteilung erfolgt randomisiert in drei Therapiegruppen. A = Ranitidin 200 mg/d als Dauerinfusion mit SL (6x/d), B = Sucralfat 6×5 ml/d mit SL und C = Sucralfat ohne SL. Täglich werden umfangreiche mikrobiologische und klinische Tests durchgeführt sowie ein Rö-Thorax angefertigt.

Ergebnisse

Von 1437 behandelten Intensivpatienten erfüllen 100 die Kriterien: A = 34, B = 32, C = 34. Die durchschnittliche Beatmungsdauer beträgt 11,9 Tage (3–58), die Gesamtletalität 27%, vier Stressulkusblutungen werden dokumentiert. Patienten mit SL (n = 66) entwickeln unabhängig von der Stressulkusprophylaxe in zwei Fällen eine NP (3,0%), ohne SL (n = 34) tritt vier mal ein neues und persistierendes Lungeninfiltrat mit entsprechender Klinik auf (11,8%). 5 der 6 Pneumonien manifestieren sich erst nach dem 12. Beatmungstag (Tabelle 1).

Tabelle 1. Ergebnisse in den Therapiegruppen

Zielkriterien	Ranitidin mit Spülung	Sucralfat mit Spülung	Sucralfat ohne Spülung	Summe
n	34	32	34	100
Streßulkusblutung	2 (5,8%)	1 (3,1%)	1 (2,9%)	4
Pneumonie	1 (2,9%)	1 (3,1%)	4 (11,8%)	6
Letalität	3	–	2	5
gastro-tracheale Keimwanderung	–	–	–	
Pneumonie	3%		**11,8%**	n.s.
Letalität gesamt	8 (23,5%)	6 (18,8%)	13 (38,2%)	27% n.s.

Primärer Infektionsort ist in allen Fällen der Oropharynx (Pseudomonas, E. coli, Enterobacter), gefolgt von Magensaftbesiedlung und NP 2–4 Tage später. Eine Keimwanderung vom Magen in die Trachea ist in unserem Patientenkollektiv in keinem Fall nachweisbar.

Diskussion

Bedingt durch einen breiten prophylaktischen Einsatz den Magen-pH anhebender Ulkustherapeutika erlebt die nosokomiale Pneumonie in dem selektierten Kollektiv chirurgischer Hochrisikopatienten eine gewisse Renaissance [3]. Entgegen der bisherigen Vermutung, das vorwiegend mit g-Keimen kontaminierte Magensekret sei nach Aspiration in die Trachea Hauptursache der NP's [4], zeigt sich in dieser Studie der Oropharynx als primärer Infektionsort, identisch ist aber der tracheale Infektionsweg. Unabhängig von der Stressulkusprophylaxe kann mit minimalem personellen und finanziellen Aufwand und ohne zusätzliche Patientenbelastung [5] allein durch eine effektive Unterbrechung des Infektionsweges mittels subglottischer Spülungsbehandlung die nosokomiale Pneumonieinzidenz gesenkt werden. Ein signifikanter Unterschied wird möglicherweise nur dadurch nicht erreicht, daß unter Verwendung von Sucralfat im Vergleichskollektiv aufgrund einer geringeren gastralen Kontaminationsrate und ohnehin mit weniger nosokomialen Komplikationen gerechnet werden muß [2] als unter einer reinen Antacida-, Protonenpumpeninhibitoren- oder H_2-Blockertherapie.

Literatur

1. Prod'hom G, Leuenberger P, Koerfer J, Blum A, Chiolero R, Schaller MD, Perret C, Spinnler O, Blondel J, Siegrist H et al. (1994) Nosocomial pneumonia in mechanically ventilated patients receiving antacid, ranitidine, or sucralfate as prophylaxis for stress ulcer. A randomized controlled trial. Ann Intern Med Apr 15 120(8): 653–62
2. Bonten MJ, Gaillard CA, van der Geest S, van Tiel FH, Beysens AJ, Smeets HG, Stobberingh EE (1995) The role of intragastric acidity and stress ulcus prophylaxis on colonization and infection in mechanically ventilated ICU patients. A stratified, randomized, double-blind study of sucralfate versus antacids. Am J Respir Crit Care Med Dec 152(6 Pt 1): 1825–34
3. Ryan P, Dawson J, Teres D (1993) Nosocomial Pneumonia During Stress Ulcer Prophylaxis with Cimetidine and Sucralfat. Arch Surg 128: 1353–1357
4. Levy MJ, Seelig CB, Robinson NJ, Ranney JE (1997) Comparison of omeprazole and ranitidine for stress ulcer prophylaxis. Dig Dis Sci Jun 42(6): 1255–9
5. Mahul P, Auboyer C, Jospe R et al. (1992) Prevention of Nosocomial Pneumonia in Intubated Patients: Respective Role of Mechanical Subglottic Secretions Drainage and Stress Ulcer Propylaxis. Intensive Care Med 18: 20–25

Primärer Infektionsort ist in allen Fällen der Oropharynx (Pseudomonas, E. coli, Enterobacter), gefolgt von Magensaftbesiedlung und NP 2–4 Tage später. Eine Keimwanderung vom Magen in die Trachea ist in unserem Patientenkollektiv in keinem Fall nachweisbar.

Diskussion

Bedingt durch einen breiten prophylaktischen Einsatz den Magen-pH anhebender Ulkustherapeutika erlebt die nosokomiale Pneumonie in dem selektierten Kollektiv chirurgischer Hochrisikopatienten eine gewisse Renaissance [3]. Entgegen der bisherigen Vermutung, das vorwiegend mit g-Keimen kontaminierte Magensekret sei nach Aspiration in die Trachea Hauptursache der NP's [4], zeigt sich in dieser Studie der Oropharynx als primärer Infektionsort, identisch ist aber der tracheale Infektionsweg. Unabhängig von der Stressulkusprophylaxe kann mit minimalem personellen und finanziellen Aufwand und ohne zusätzliche Patientenbelastung [5] allein durch eine effektive Unterbrechung des Infektionsweges mittels subglottischer Spülungsbehandlung die nosokomiale Pneumonieinzidenz gesenkt werden. Ein signifikanter Unterschied wird möglicherweise nur dadurch nicht erreicht, daß unter Verwendung von Sucralfat im Vergleichskollektiv aufgrund einer geringeren gastralen Kontaminationsrate und ohnehin mit weniger nosokomialen Komplikationen gerechnet werden muß [2] als unter einer reinen Antacida-, Protonenpumpeninhibitoren- oder H_2-Blockertherapie.

Literatur

1. Prod'hom G, Leuenberger P, Koerfer J, Blum A, Chiolero R, Schaller MD, Perret C, Spinnler O, Blondel J, Siegrist H et al. (1994) Nosocomial pneumonia in mechanically ventilated patients receiving antacid, ranitidine, or sucralfate as prophylaxis for stress ulcer. A randomized controlled trial. Ann Intern Med Apr 15 120(8): 653–62
2. Bonten MJ, Gaillard CA, van der Geest S, van Tiel FH, Beysens AJ, Smeets HG, Stobberingh EE (1995) The role of intragastric acidity and stress ulcus prophylaxis on colonization and infection in mechanically ventilated ICU patients. A stratified, randomized, double-blind study of sucralfate versus antacids. Am J Respir Crit Care Med Dec 152 (6 Pt 1): 1825–34
3. Ryan P, Dawson J, Teres D (1993) Nosocomial Pneumonia During Stress Ulcer Prophylaxis with Cimetidine and Sucralfat. Arch Surg 128: 1353–1357
4. Levy MJ, Seelig CB, Robinson NJ, Ranney JE (1997) Comparison of omeprazole and ranitidine for stress ulcer prophylaxis. Dig Dis Sci Jun 42 (6): 1255–9
5. Mahul P, Auboyer C, Jospe R et al. (1992) Prevention of Nosocomial Pneumonia in Intubated Patients: Respective Role of Mechanical Subglottic Secretions Drainage and Stress Ulcer Propylaxis. Intensive Care Med 18: 20–25

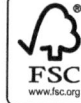

If you have any concerns about our products,
you can contact us on
ProductSafety@springernature.com

In case Publisher is established outside the EU,
the EU authorized representative is:
**Springer Nature Customer Service Center GmbH
Europaplatz 3, 69115 Heidelberg, Germany**

Printed by Libri Plureos GmbH
in Hamburg, Germany

Langenbecks Archiv für Chirurgie

Gegründet 1860
Kongreßorgan der Deutschen Gesellschaft für Chirurgie

Supplement II · Kongreßband 1998
Redigiert von W. Hartel

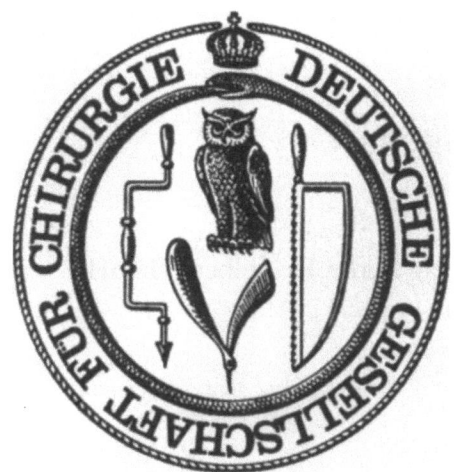

Springer-Verlag Berlin Heidelberg GmbH

Vielfalt und Einheit der Chirurgie

Humanität und Wissenschaft

115. Kongreß der Deutschen Gesellschaft
für Chirurgie
28. April – 2. Mai 1998, Berlin

Präsident: Ch. Herfarth
Redigiert von W. Hartel

Mit 358 Abbildungen und 378 Tabellen

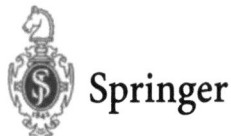

Springer

Langenbecks Archiv für Chirurgie

Ab Band 120 Kongreßorgan der Deutschen Gesellschaft für Chirurgie. „Archiv für klinische Chirurgie" begründet 1860 von B. v. Langenbeck. Herausgegeben von Th. Billroth, E. Gurit, E. v. Bergmann, W. Körte, A. v. Eiselsberg, A. Bier, F. Sauerbruch, E. Payr, A. Borchard, O. Nordmann u. a. Bis Band 117 (1921) Berlin, A. Hirschwald, ab Band 118 Berlin, Springer.

Seit 1948 (Band 207/260) unter dem Titel „Langenbecks Archiv für klinische Chirurgie" vereinigt mit: Deutsche Zeitschrift für Chirurgie. Begründet 1872 von A. v. Bardeleben, W. Baum u. a. Herausgegeben von H. v. Haberer und F. Sauerbruch. Bis Band 254 Leipzig-Berlin, F. C. W. Vogel, ab Band 255 (1941) Berlin, Springer.

Ab Band 324 (1969) unter dem Titel „Langenbecks Archiv für Chirurgie".

Ab Band 338 (1975) vereinigt mit Bruns' Beiträge für Klinische Chirurgie. München, Urban & Schwarzenberg.

Professor Dr. Ch. Herfarth
Präsident der Deutschen Gesellschaft für Chirurgie 1997/98
Direktor der Chirurgischen Klinik der Universität Heidelberg
Kirschnerstraße 1 (INF 110), D-69120 Heidelberg

Professor Dr. W. Hartel
Generalsekretär der Deutschen Gesellschaft für Chirurgie
Steinhölzle 16, D-89197 Westerstetten-Vorderdenkental

Unter redaktioneller Mitarbeit von Frau Renate Bauer, München

ISSN 1432-9328
ISBN 978-3-540-65144-4   ISBN 978-3-642-45774-6 (eBook)
DOI 10.1007/978-3-642-45774-6

Die Deutsche Bibliothek – CIP-Einheitsaufnahme
[Langenbecks Archiv für Chirurgie / Supplement / 02] Langenbecks Archiv für Chirurgie : Kongressorgan der Deutschen Gesellschaft für Chirurgie. Supplement. 2, Kongressband. – Berlin ; Heidelberg ; New York ; Barcelona ; Budapest ; Hongkong ; London ; Mailand ; Paris ; Santa Clara ; Singapur ; Tokyo : Springer
  Reihe Supplement / 02 zu: Langenbecks Archiv für Chirurgie. –
  Früher u.d.T.: Langenbecks Archiv für Chirurgie / Kongressband
  ISSN 1432-9328
  1998. Deutsche Gesellschaft für Chirurgie: ... Kongress der Deutschen Gesellschaft für Chirurgie
  115. Vielfalt und Einheit der Chirurgie. – 1998

Deutsche Gesellschaft für Chirurgie: ... Kongress der Deutschen Gesellschaft für Chirurgie. – Berlin ; Heidelberg ; New York ; Barcelona ; Budapest ; Hongkong ; London ; Mailand ; Paris ; Santa Clara ; Singapur ; Tokyo : Springer
  (Langenbecks Archiv für Chirurgie : Supplement : 2, Kongreßband ; ...)
  115. Vielfalt und Einheit der Chirurgie. – 1998

Vielfalt und Einheit der Chirurgie : Humanität und Wissenschaft ; Berlin, 28. April – 2. Mai 1998 ; mit 378 Tabellen / Präsident: C. Herfarth. Zsgest. von W. Hartel. – Berlin ; Heidelberg ; New York ; Barcelona ; Budapest ; Hongkong ; London ; Mailand ; Paris ; Singapur ; Tokyo : Springer, 1998
  (... Kongress der Deutschen Gesellschaft für Chirurgie ; 115)
  (Langenbecks Archiv für Chirurgie : Supplement : 2, Kongressband ; 1998)

Dieses Werk ist urheberrechtlich geschützt. Die dadurch begründeten Rechte, insbesondere die der Übersetzung, des Nachdrucks, des Vortrags, der Entnahme von Abbildungen und Tabellen, der Funksendung, der Mikroverfilmung oder der Vervielfältigung auf anderen Wegen und der Speicherung in Datenverarbeitungsanlagen, bleiben, auch bei nur auszugsweiser Verwertung, vorbehalten. Eine Vervielfältigung dieses Werkes oder von Teilen dieses Werkes ist auch im Einzelfall nur in den Grenzen der gesetzlichen Bestimmungen des Urheberrechtsgesetzes der Bundesrepublik Deutschland vom 9. September 1965 in der jeweils geltenden Fassung zulässig. Sie ist grundsätzlich vergütungspflichtig. Zuwiderhandlungen unterliegen den Strafbestimmungen des Urheberrechtsgesetzes.

© Springer-Verlag Berlin Heidelberg 1998
Ursprünglich erschienen bei Springer-Verlag Berlin Heidelberg New York 1998

Die Wiedergabe von Gebrauchsnamen, Handelsnamen, Warenbezeichnungen usw. in diesem Werk berechtigt auch ohne besondere Kennzeichnung nicht zu der Annahme, daß solche Namen im Sinne der Warenzeichen- und Markenschutz-Gesetzgebung als frei zu betrachten wären und daher von jedermann benutzt werden dürften.

Produkthaftung: Für Angaben über Dosierungsanweisungen und Applikationsformen kann vom Verlag keine Gewähr übernommen werden. Derartige Angaben müssen vom jeweiligen Anwender im Einzelfall anhand anderer Literaturstellen auf ihre Richtigkeit überprüft werden.

Herstellung: PRO EDIT GmbH, D-69126 Heidelberg
Satz,

Das Profil einer neuen Chinolon-Generation!

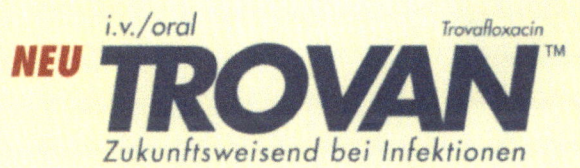

i.v./oral — Trovafloxacin
NEU TROVAN™
Zukunftsweisend bei Infektionen

Bei Atemwegs-
infektionen!

Bei chirurgischen
Infektionen!

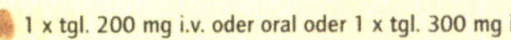 1 x tgl. 200 mg i.v. oder oral oder 1 x tgl. 300 mg i.v.   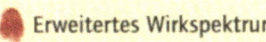 Erweitertes Wirkspektrum   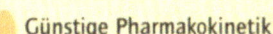 Günstige Pharmakokinetik

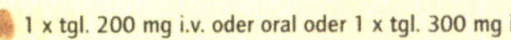 Hohe Kosteneffektivität   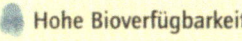 Hohe Bioverfügbarkeit   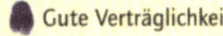 Gute Verträglichkeit

TROVAN™/TROVAN™ IV Wirkstoff: Tabletten: Trovafloxacinmesilat; **i.v.:** Alatrofloxacinmesilat (Prodrug, Bis-Alanin-Derivat). **Zusammensetzung: Arzneilich wirksamer Bestandteil:** Filmtabletten: Jede Filmtablette enthält 246,3 mg Trovafloxacinmesilat, entsprechend 200 mg Trovafloxacin. Konzentrat zur Herstellung einer Infusionslösung: 1 Durchstechfl. (40 ml/60 ml) enthält 314,5 mg/471,7 mg Alatrofloxacinmesilat (entspr. 200 mg/300 mg Trovafloxacin). **Sonstige Bestandteile:** Filmtabletten: Mikrokristalline Cellulose, Croscarmellose-Natrium, Magnesiumstearat. Der Filmüberzug enthält: Hypromellose, Hydroxypropylcellulose, Titandioxid (E171), Macrogol, Indigocarmin (E132). Konzentrat zur Herstellung einer Infusionslösung: Wasser f. Injektionszwecke, HCl/NaOH q. s. **Anwendungsgebiete: i.v. und oral:** Ambulant erworbene Pneumonie, nosokomiale Pneumonie (leicht, mäßig, schwer, die Wirksamkeit bei Patienten mit sehr schweren Pneumonien wurde noch nicht nachgewiesen), komplizierte intraabdominelle Infektionen und akute Beckenentzündungen, komplizierte Haut- und Weichteilinfektionen. **Nur oral:** Akute Exazerbationen der chronischen Bronchitis, akute Sinusitis, Salpingitis, unkomplizierte Gonokokken-Urethritis und -Zervizitis, Chlamydien-Zervizitis. Offizielle Empfehlungen zur fachgerechten Antibiotikatherapie beachten. **Gegenanzeigen:** Überempfindlichkeit gegen Chinolone und verwandte Verbindungen, Schwangerschaft und Stillzeit, Anwendung bei Kindern bis zum Ende der Wachstumsphase, Patienten, bei denen Sehnenschäden unter Fluorchinolonen bereits auftraten, Patienten mit Glucose-6-phosphat-Dehydrogenase-Mangel, Patienten mit stark eingeschränkter Leberfunktion. **Anwendungsbeschränkungen:** Vorsicht bei Patienten mit bekannten oder vermuteten psychischen Leiden oder ZNS-Erkrankungen oder bei für psychische Leiden oder Krampfanfälle prädisponierenden Faktoren. Am häufigsten traten in Studien Benommenheit oder Leichtigkeitsgefühl im Kopf als Nebenwirkung auf (i. A. schwach ausgeprägt, vorübergehend und bei wiederholter Gabe verschwindend, häufiger bei Frauen), deshalb Vorsicht bei aktiver Straßenverkehrs- teilnahme und dem Bedienen von Maschinen. Längere Einwirkung von zu starkem Sonnenlicht oder UV-Strahlung meiden. Bei ersten Anzeichen von Schmerzen oder Entzündung an Sehnen Medikament absetzen und Gelenk ruhig stellen. Bei Durchfall muss eine pseudomembranöse Kolitis in Betracht gezogen werden. Patienten mit Granulozytopenie wurden nicht untersucht. Die Verträglichkeit ist nur für die empfohlenen Dosierungen gesichert, längere Anwendung oder höhere Dosen können zum häufigeren Auftreten von Nebenwirkungen führen. Bei i.v. zusätzlich: Schnelle Infusion (≤ 30 Min.) kann zu Krämpfen führen. **Nebenwirkungen:** Schwindelgefühl oder Leichtigkeitsgefühl im Kopf, Kopfschmerzen, Parästhesie, Tremor, Vertigo und Gesichtsröte, Übelkeit, Durchfall, Erbrechen, Bauchschmerzen, Obstipation, Verdauungsstörungen, Blähungen sowie Gastritis, selten pseudomembranöse Kolitis, Asthenie, Müdigkeit, Tendinitis, Appetitlosigkeit, Nervosität, Schlaflosigkeit, Schläfrigkeit, Verwirrtheit, Hautausschlag (Rash), Pruritus, Urticaria, Photosensibilisierung, Augenschmerzen, Photophobie, Sehstörungen, verändertes Geschmacksempfinden, vorübergehende asymptomatische Erhöhung der hepatischen Transaminasen. Für i.v.: Tonische Krämpfe bei schneller Infusion. Phlebitis, Thrombophlebitis, Reaktionen an der Infusionsstelle. **Abgabestatus:** Verschreibungspflichtig. **Pharmazeutischer Unternehmer:** Pfizer Limited, Ramsgate Road, Sandwich, Kent CT13 9NJ, Vereinigtes Königreich, Repräsentant in Deutschland: PFIZER GmbH, 76139 Karlsruhe

Packungsgrößen: Trovan 200 mg Filmtabletten: Packung mit 5 Filmtabletten (N1), Packung mit 7 Filmtabletten (N1), Klinikpackungen mit 30, 100 Filmtabletten. Trovan i.v. 40 ml/60 ml Konzentrat zur Herstellung einer Infusionslösung: Klinikpackungen mit 1 x 1 und 40 x 1 Durchstechflasche. Bitte beachten Sie außerdem unsere Fachinformation (SPC).

Stand: August 1998

Sicherheit *mit jedem* Schnitt

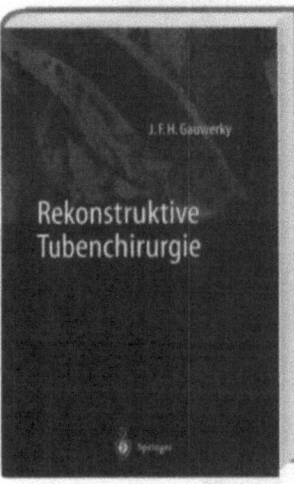

Das praxisorientierte
Methodenbuch für alle
chirurgisch tätigen Gynäkologen

✔ aktuell
✔ umfassend
✔ sofort griffbereit

J.F.H. Gauwerky, Dachau

Rekonstruktive Tubenchirurgie

1998. Etwa 250 S. 120 Abb., 60 in Farbe. Geb. **DM 249,-**; öS 1818,-; sFr 225,- ISBN 3-540-62970-X

Diese praktische Anleitung stellt umfassend Physiologie, Pathologie und alle operativen Korrekturmöglichkeiten der Tuba uterina vor.

- **Mikrochirurgie und operative Endoskopie**, Lasertechniken
- Behandlung der **Extrauteringravidität, Endometriose** und tubaren Sterilität, Reanastomosierung
- Präoperative Abklärung und postoperative Betreuung

Direkt auf Ihre Belange in der **klinischen Praxis und Ausbildung** zugeschnitten:

- Alle Operationstechniken sind **präzise und verständlich** beschrieben, ergänzt durch Hinweise zum Stellenwert der Verfahren.
- Die Kapitel sind klar gegliedert und **einheitlich strukturiert**. Eine Konzeption zum leichten Lernen und schnellen Nachschlagen.
- **Speziell für Anfänger** enthält das Buch ein Trainingsprogramm, das sie in den chirurgischen Techniken schnell fit macht.

Inhalt: Geschichte der Tubenchirurgie • Funktionelle Anatomie der Tube • Distale Tubenpathologie - Morphologie der Hydrosalpinx • Tubenanastomose - Pathomorphologie und Heilung • Sterilitätsabklärung vor tubenchirurgischen Eingriffen • Nomenklatur und Klassifizierung • Mikrochirurgische Tubenchirurgie • Endoskopische Tubenchirurgie • Mikroendoskopische Intraluminaldiagnostik • Indikationen zur Tubenchirurgie und der Stellenwert tubenchirurgischer Maßnahmen • Behandlung der Extrauteringravidität • Behandlung der Endometriose • Intraabdominelle Adhäsionen - Ursachen, Vorbeugung, Behandlung • Postoperative Betreuung.

Springer-Verlag · Postfach 14 02 01 · D-14302 Berlin
Tel.: 0 30 / 82 787 · 2 32 · http://www.springer.de
Bücherservice: Fax 0 30 / 82 787 · 3 01 · e-mail: orders@springer.de
Zeitschriftenservice: Fax 0 30 / 82 787 · 4 48 · e-mail: subscriptions@springer.de

Preisänderungen (auch bei Irrtümern) vorbehalten. d&p · 5624/MPP/V1

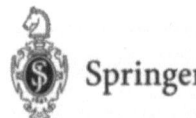 Springer

Inhaltsübersicht

Inhaltsverzeichnis	VII
Verzeichnis der Erstautoren	LXXI
Begrüßungsansprachen, Totenehrung, Eröffnungsansprache, Ehrungen und Preise, Mitgliederversammlung	1
Festvortrag	47

Hauptthema: Neue Ansätze in der Chirurgie   53

Neue Ansätze in der Chirurgie einzelner Organgebiete	53
Themenschwerpunkt: Veränderung chirurgischer Taktik und Strategie durch molekulare Erkenntnisse	79
Themenschwerpunkt: Virtuelle Operationsplanung	93
Themenschwerpunkt: Minimale/minimal-invasive Chirurgie – Weitere Entwicklungen	108

Hauptthema: Kodisziplinäre Arbeit in der Chirurgie   129

Chirurgische Onkologie	129
Metastasenchirurgie: Der spezielle chirurgische und der interdisziplinäre kooperative Aspekt	134
Chronisch-entzündliche Darmerkrankungen: Eine Kooperationsverpflichtung zwischen Viszeralchirurgie und Gastroenterologie	148
Colondivertikulitis	166
Transplantationschirurgie und Transplantationsmedizin	178
Chirurgie des differenzierten Schilddrüsenkarzinoms	200
Die Chirurgie und Anästhesie – auf dem Weg zu neuen Kooperationsformen	212
Kooperation zwischen Kinderchirurgie und Viszeralchirurgie	221
Kooperation zwischen Viszeralchirurgie, Urologie und Gynäkologie	234
Eingriffe im Bereich des kleinen Beckens	246

Hauptthema: Fortschrittsberichte

Der überragende Fortschritt der bildgebenden Diagnostik – die Wertung für die tägliche Arbeit	255
Ösophaguskarzinom	281
Barrett-Karzinom und Magenkarzinom	295
Kolonkarzinom	318
Rektumkarzinom	331
Primäre maligne Leber-/Gallenwegstumoren	342
Seltene Tumoren	356
Mammakarzinom	374
Multimodale Therapiekonzepte für Weichteiltumoren	388
Pankreaskarzinom – Möglichkeiten eines Erfolgsrezeptes trotz schwieriger onkologischer Ausgangslage	405
Akute Pankreatitis – Status quo der Therapiemöglichkeiten	421
Portale Hypertension und Varizenblutung	443
Die restorative Protektomie (coloanale Anastomose)	454
Die restorative Proktokolektomie (ileoanale Anastomose)	468

Analsphinkterinsuffizienz, Verlust und Ersatz	482
Thoraxchirurgie	498
Gefäßchirurgie – Supraaortische und abdominelle Gefäßrekonstruktionen	517
Gefäßchirurgie I – Periphere Gefäßrekonstruktionen	528
Plastische Chirurgie – Rekonstruktionsmöglichkeiten bei der Plexus-brachialis Lähmung	547
Unfallchirurgie – Osteosynthese, Knorpeldefekte, Frakturen bei Kindern, Osteitis	568
Unfallchirurgie – Gelenkfrakturen, Beindeformität, Knochenersatz, Beckenverletzungen	581
Aktuelle Konzepte der Ernährungstherapie	587
Jetziger Stand der Sepsistherapie in der Chirurgie – Begleitende Maßnahmen zur Fokussanierung	612

Hauptthema: Das spezielle Thema

Coloproktologie – eine Spezialität oder sogar ein möglicher Schwerpunkt!	619
Nervenkompressionssyndrome an der oberen Extremität	627
Perioperatives Risiko	647
Perioperative Schmerztherapie in der Chirurgie	661
Wundverschluß und Wundheilung	678
Die amerikanische Erfahrung – Triebfeder und Anregung zum Nachdenken	702
Unser chirurgischer Nachbar Polen – Erfahrungsaustausch und Planung	705
Vermittlung und Akkumulation von Wissen	724
Forschungsförderung in der Chirurgie	732
Prozedurenklassifikationen: Stand und Perspektiven	744

Forum Junge Chirurgie 767

Perioperative Therapieprobleme	767
Aus- und Weiterbildung – Eine gemeinsame Veranstaltung der DGC und des BDC	789
Arbeitszeitgesetz: Zeitliche und wirtschaftliche Grenzen!	795
Spezialisierung	820
Weiterbildung im Ausland	822
Ökonomie/Qualitätssicherung	847
Multimedia	877
Internet	888

Plenarsitzungen: 909

Humanität und Wissenschaft	909
Intensivkurse für Technik	951
Freie Vorträge	973

Video 1575

Poster 1599

Sachverzeichnis 1773

BLUTSTILLUNG UND DISSEKTION MIT MAXIMALER PRÄZISION.

DIE NEUEN ULTRASCHALL-INSTRUMENTE VON ETHICON ENDO-SURGERY.

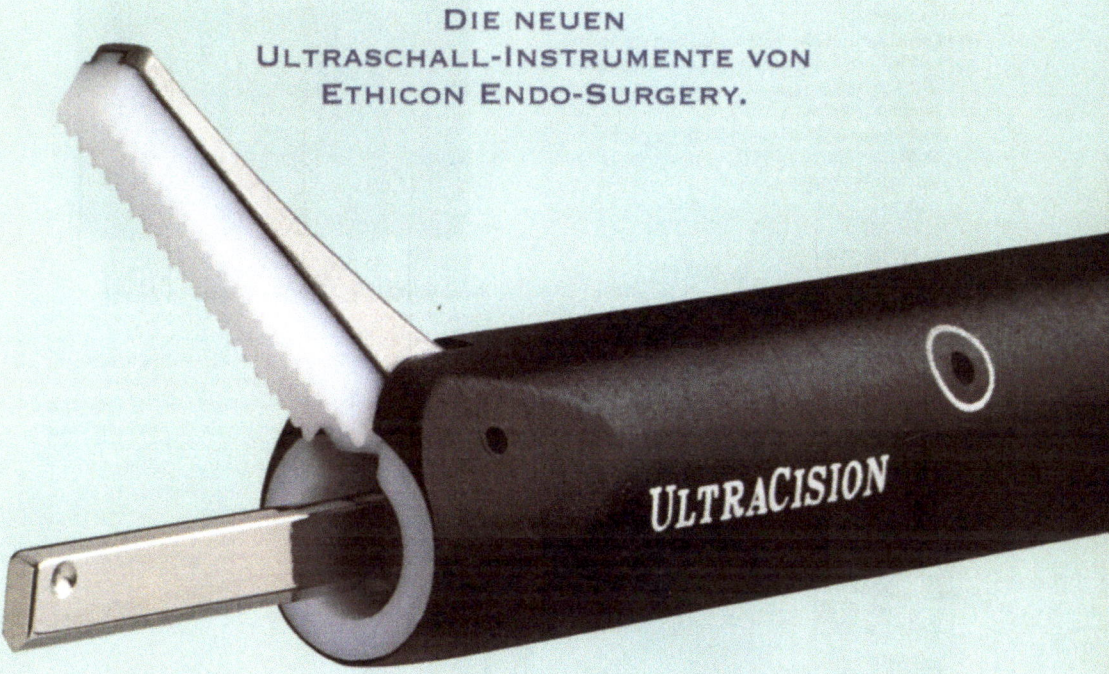

Ultraschall-Instrumente gewährleisten eine bisher ungekannte Präzision und Kontrolle beim Schneiden und Koagulieren von Gewebe. Penetrationstiefe und seitliche Gewebeschädigung lassen sich jetzt exakter denn je dosieren.

Darüberhinaus fließt bei der Verwendung von Ultraschall-Instrumenten im Operationsgebiet kein elektrischer Strom. Die damit einhergehenden Risiken für den Patienten entfallen gänzlich, und es findet keine sichtbehindernde Rauchentwicklung statt.

Ultraschall-Instrumente definieren neue Standards für Ihre Sicherheit bei endoskopischen Eingriffen!

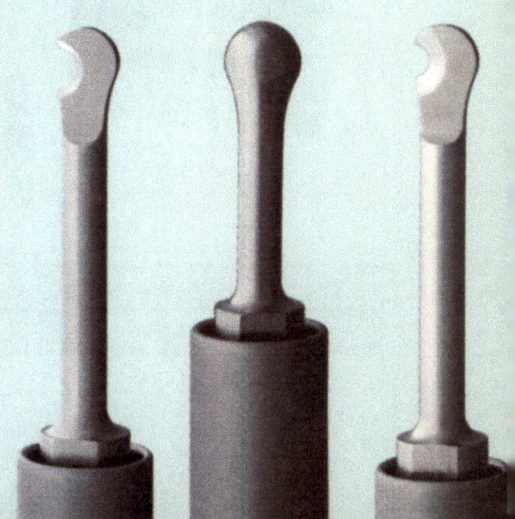

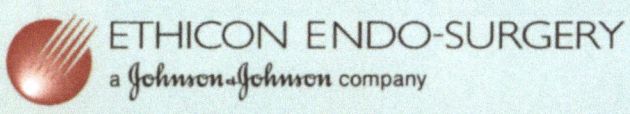

Qualität, die überzeugt

Einzigartig in Inhalt und Optik

Praxiswissen in Perfektion

C. Diehm, Karlsbad; J.-R. Allenberg, Chirurgische Universitätsklinik Heidelberg; K. Nimura-Eckert, Sinsheim

Farbatlas der Gefäßkrankheiten

1998. 450 S. 1043 Abb. in Farbe Geb. Etwa DM 298,-
ISBN 3-540-60262-3

Dieser opulente Farbatlas bietet Ihnen das ganze Spektrum der Gefäßkrankheiten in einem einzigartig umfassenden und aktuellen Überblick.

→ Renommierte Autoren beschreiben ausführlich die **Grundlagen** der Gefäßanatomie, die **Diagnose** der Gefäßerkrankungen sowie die operativen und konventionellen **Therapien**.

→ **Über 1000 hervorragende Farbabbildungen** veranschaulichen eindrucksvoll die Krankheiten der Arterien, Venen und Lymphgefäße.

→ Die Darstellung ist **übersichtlich** und **klar**, die Texte sind **prägnant** und **verständlich**.

→ Abbildungen und Text werden **anschaulich** in topographisch-didaktischer Weise zusammengeführt.

→ Zahlreiche Fallbeispiele aus dem angiologischen und herzchirurgischen Klinikalltag unterstützen den **Praxisbezug**.

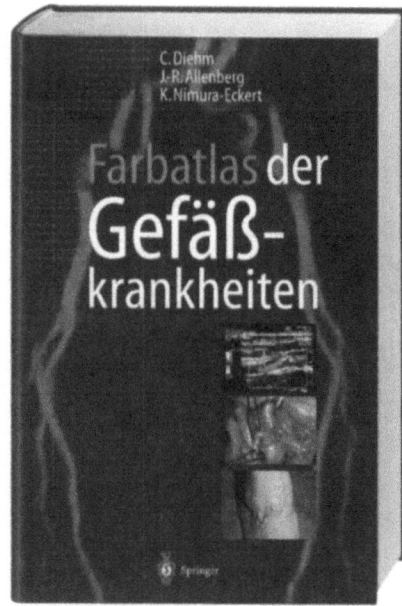

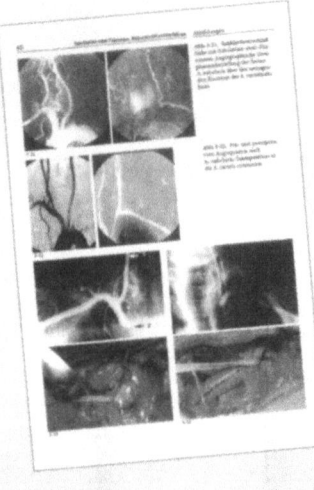

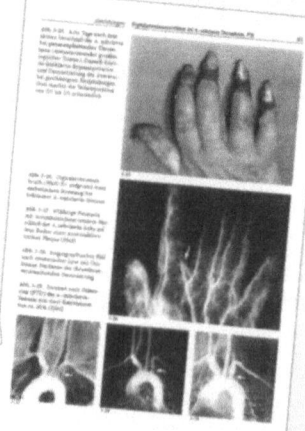

Inhalt: Arterielles System • Krankheiten des arteriellen Gefäßsystems • Hirnversorgende Arterien. Arterien der oberen Extremität • Thorakale und abdominelle Aorta • Arterien der abdominellen Organe • Arterien der unteren Extremität • Das diabetische Fußsyndrom, der diabetische Fuß • Das BUERGER-Syndrom (Thrombangiitis obliterans, TAO) • Funktionelle Durchblutungsstörung und Systemkrankheiten mit Gefäßbeteiligung • Venöses System • Krankheiten des venösen Gefäßsystems • Lymphsystem • Krankheiten des Lymphgefäßsystems.

Springer-Bücher
erhalten Sie
in jeder
Buchhandlung.

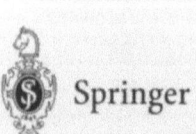

Springer

Inhaltsverzeichnis/Contents

Hauptvorträge, die im Kongreßband fehlen, sind bis zur Drucklegung nicht vorgelegt worden.

Begrüßungsansprachen, Totenehrung, Eröffnungsansprache, Ehrungen und Preise, Mitgliederversammlung

Begrüßungsansprachen	1
Totenehrung	10
Ansprache des Präsidenten	12
Ehrungen und Preisverleihungen	19
Mitgliederversammlung (Erster Teil)	22
Mitgliederversammlung (Zweiter Teil)	25
Preisträger und Stipendiatensitzung	36
Schlußveranstaltung	46
Festvortrag	47

Hauptthema

Neue Ansätze in der Chirurgie

Neue Ansätze in der Chirurgie einzelner Organgebiete

Neue Ansätze für die Chirurgie – Viszeralchirurgie im Spannungsfeld zwischen Zugangstrauma und Radikalität (J. R. Siewert und H. Feussner)	New Approaches in Surgery: Visceral Surgery Caught Between Trauma from the Surgical Access and Radicality	53
Die biologische Osteosynthese (S. Weller)	Biological Osteosynthesis	61
Das ileo-coecale Segment als Magenersatz (F. Harder, M. von Flüe, C. H. Hamel, L. Degen und J. Metzger)	Gastric Replacement by Ileocoecal Interposition Between the Esophagus and the Duodenum	66
Das Verständnis der Mikrozirkulationsstörung als Schlüssel für die operationstaktische Planung in der Viszeralchirurgie (E. Klar)	Understanding of Microcirculatory Disorders as the Key to Operative Concepts in Visceral Surgery	72
Sauerstoffradikale – ihre Bedeutung für chir. Erkrankungen (M. H. Schoenberg)	The Relevance of Oxygen Radicals in Surgical Diseases	78

Themenschwerpunkt: Veränderung chirurgischer Taktik und Strategie durch molekulare Erkenntnisse

Synopsis moderner Tumortherapie mit molekularbiologischen Verfahren (H. Kalthoff und D. Henne-Bruns)	Synopsis of Modern Cancer Therapy with Molecular Biological Approaches	79

Die Bedeutung der molekularbiologischen Forschung für die Unfallchirurgie am Beispiel der Wund- und Knochenheilung (R. G. Hanselmann und W. E. Mutschler) — The Significance of Molecular Biology for Traumatological Research ... 86

Das humane Genomprojekt und seine Konsequenzen für die Chirurgie (H. K. Schackert, Ch. Kruppa und M. Hahn) — The Human Genome Project – Implications for Surgery ... 90

Themenschwerpunkt: Virtuelle Operationsplanung

Prinzipien und derzeitige Möglichkeiten virtueller Szenarien für die operative Therapieplanung (K.-H. Englmeier, M. Haubner und C. Krapichler) — Principles and Current Options for Planning Surgery Using Virtual Scenarios ... 93

Virtuelle Operationen am realen Patienten (P. M. Schlag, G. Graschew, G. Bellaire und F. Engel-Murke) — Virtual Operations on Real Patients ... 101

Computergesteuerte Evaluation der Aortenaneurysma-Morphologie zur Wahl des Therapieverfahrens (J. R. Allenberg, H. Schumacher und P. Robbie) — Computer Guided Evaluation of Aortic Aneurysm Morphology for Planning Endovascular or Open Surgery ... 105

Themenschwerpunkt: Minimale/minimal-invasive Chirurgie – Weitere Entwicklungen

Thorakoskopische Versorgung von Frakturen der Brust- und Lendenwirbelsäule (V. Bühren) — Thoracoscopic Treatment for Fractures of the Thoracic and Lumbal Spine ... 108

Minimal-invasive Nebennierenentfernung – Vergleich der Zugangswege (M. K. Walz) — Minimally Invasive Adrenal Gland Surgery: Comparison of Surgical Approaches ... 113

Diagnostik des nicht tastbaren Hodens: Stellenwert eines neuen, miniaturisierten Laparoskops (S. Siemer, U. Humke, M. Uder und D. Kreissler-Haag) — Diagnosis in Nonpalpable Testes: Status of a New Miniaturized Laparoscope ... 116

Laparoskopie des Neugeborenen – Indikation und Durchführung (Th. Doede, K. Hoffmann, K. Graffmann-Weschke und J. Waldschmidt) — Laparoscopy of the Newborn: Indications and Practice ... 120

Laparoskopie bei Verdacht auf Morbus Crohn im Kindesalter (F. Schier, G. Kähler und E. Kauff) — Laparoscopy for the Diagnosis of Crohn's Disease in Children ... 124

Hauptthema

Kodisziplinäre Arbeit in der Chirurgie

Chirurgische Onkologie

Die Aufgaben der Chirurgen in der
Therapieplanung bei soliden Tumoren
(J. R. Siewert und R. Bumm)

The Tasks of Surgeons when Planning
Therapy for Solid Tumors ... 129

Metastasenchirurgie:
Der spezielle chirurgische und der interdisziplinäre kooperative Aspekt

Knochenmetastasen – Stabilisierung
als Ziel
(M. Schulte und L. Kinzl)

Bone Metastasis – Stabilisation
as a Goal ... 134

Lungenmetastasen: Tumorreduktion
als onkologisches Konzept
(H. Dienemann, H. Hoffmann, C. Trainer
und T. Muley)

Pulmonary Metastases: Tumor Reduction
as an Oncological Concept ... 138

Lebermetastasenresektion –
Möglichkeiten einer Kuration
(B. Kremer, I. Vogel und D. Henne-Bruns)

Liver Resection – Possibility
for Curative Treatment ... 143

Chronisch-entzündliche Darmerkrankungen: Eine Kooperationsverpflichtung
zwischen Viszeralchirurgie und Gastroenterologie

Colitis ulcerosa, Dauer der konservativen
Therapie und chirurgische Folgerungen
(H. J. Buhr und A. J. Kroesen)

Maintenance of Conservative Therapy
and Their Surgical Sequelae
in Ulcerative Colitis ... 148

Colitis ulcerosa, Dauer der konservativen
Therapie, internistischer Standpunkt
(E.-O. Riecken, J. D. Schulzke
und N. Buergel)

Ulcerative Colitis,
Duration of Conservative Treatment ... 153

Komplikationen in Verbindung
mit der Chirurgie bei der Colitis ulcerosa,
die Pouchitis, besondere Folgekrankheiten –
internistischer Standpunkt
(M. Zeitz)

Complications after Surgery
in Ulcerative Colitis: Pouchitis –
the Gastroenterologist's Viewpoint ... 154

Morbus Crohn – Das Prinzip der
longitudinalen Therapieplanung mit
rechtzeitiger Operationsindikation
(K. W. Jauch, M. Rentsch
und J. Schölmerich)

Crohn's Disease – an Example
of Longitudinal Interdisciplinary
Management ... 160

Colondivertikulitis

Colondivertikulitis – Therapiekonzepte
aus chirurgischer Sicht
(W. Stock, O. Hansen und F. Graupe)

Diverticulitis of the Colon –
Therapeutic Strategies from the
Surgeon's Point of View ... 166

Die Diagnostik der Divertikulitis in der täglichen Routine: Fortschritt durch das Becken-CT? (O. Hansen, F. Graupe und W. Stock)	The Diagnosis of Diverticulitis in Daily Practice: Pelvic Computed Tomography?	170
Die primär verzögerte Indikation zur einzeitigen Kontinenzresektion bei 300 Patienten mit akuter Colondivertikulitis (S. v. Bary und Ch. Bacher)	Delayed Indication for Resection with Primary Anastomosis in 300 Patients with Acute Colonic Diverticulitis	174

Transplantationschirurgie und Transplantationsmedizin

Risiko und Nutzen der Pankreastransplantation (U. T. Hopt)	Risks and Benefits of Pancreas Transplantation	178
Ist die Nierentransplantation ein gelöstes Problem? (W. Land)	Is Kidney Transplantation a Problem Already Solved?	184
Der Kupfferzell-abhängige Reperfusionsschaden nach Lebertransplantation: Neuer klinisch relevanter Einsatz von Glycin (R. G. Thurman, P. Schemmer, Z. Zhong, H. Bunzendahl, M. von Frankenberg und J. J. Lemasters)	Kupffer-Cell-dependent Reperfusion Injury in Liver Transplantation: New Clinically Relevant Use of Glycine	185
Intensivierung der Organspende durch Regionalisierung (G. Gubernatis)	Increasing Donation Rates by Regionalization	191
Verteilungsgerechtigkeit in der Transplantationsmedizin (H. Kliemt)	Distributive Justice in Transplantation	197

Chirurgie des differenzierten Schilddrüsenkarzinoms

Geographische Differenzen des Schilddrüsenkarzinoms und molekulare Grundlagen (P. E. Goretzki, J. Witte, C. Dotzenrath, K. M. Schulte, D. Simon und H.-D. Röher)	Geographical Differences in Differentiated Thyroid Cancer and Molecular Basics	200
Das differenzierte Schilddrüsenkarzinom $p-T_2/T_3$ – Ausmaß der Lymphadenektomie (R. A. Wahl, I. Rimpl, A. Luther und J. Schabram)	Differentiated Thyroid Carcinoma $p-T_2/T_3$ – Extent of Lymphadenectomy	203

Die Chirurgie und Anästhesie – auf dem Weg zu neuen Kooperationsformen

Langzeiterfolg nach operiertem gastro-oesophagealem Reflux im Säuglings- und Kindesalter (K.-L. Waag, K. Heller und R. Eberhard)	Postoperative Longterm Results After Gastro-esophageal Reflux in Infancy and Childhood	212
Perioperative Therapie – Möglichkeiten der Rationalisierung (F. W. Schildberg)	Perioperative Therapy – Possibilities for Streamlining	215

Kooperation zwischen Kinderchirurgie und Viszeralchirurgie

Endokrine Chirurgie aus der Sicht des Kinderchirurgen (J. Bennek und R.-B. Tröbs)	Endocrine Surgery: a Pediatric Surgical View	221
Chronisch entzündliche Darmerkrankungen in der Kinderchirurgie (K.-L. Waag und A. Würfel)	Chronic Inflammatory Bowel Disease in Pediatric Surgery	228

Kooperation zwischen Viszeralchirurgie, Urologie und Gynäkologie

Retroperitoneale Eingriffe

Der Cavazapfen beim Nierenkarzinom – ein typisches Beispiel zum multidisziplinären chirurgischen Vorgehen (G. Staehler und D. Brkovic)	Renal Carcinoma Extending Into the Vena cava – The Role of a Multispeciality Surgical Approach	234
Die chirurgische Therapie der Tumorembolie der V. cava bei Nierenzellkarzinom (R. I. Rückert, D. Schnorr, H. Türk und J. M. Müller)	Surgical Management of Renal Cell Carcinoma with Inferior Vena cava Tumor Thrombus	240

Eingriffe im Bereich des kleinen Beckens

Die pelvine Exenteration aus chirurgischer Sicht (P. E. Goretzki, P. J. Goebell, T. Vogel, H. G. Schnürch, H.-D. Röher)	Pelvic Exenteration – the Surgical Viewpoint	246
Die pelvine Exenteration als multimodales, interdisziplinäres Konzept aus gynäkologischer Sicht (P. G. Knapstein, M. Höckel, S. Hawighorst-Knapstein und S. O. Hoffmann)	The Pelvic Exenteration: a Multimodal Interdisciplinary Concept as Seen in Gynecologic Oncology	250
Die Rektumresektion im Rahmen der multivisceralen interdisziplinären Resektion im kleinen Becken (M. Kruschewski, N. Runkel, Ch. Becker, E. Riede, F. Opri, R. Heicappell und H. J. Buhr)	Rectal Resection in Multivisceral Interdisciplinary Resectioning in the Lesser Pelvis	251

Hauptthema

Fortschrittsberichte

Der überragende Fortschritt der bildgebenden Diagnostik – die Wertung für die tägliche Arbeit

Fortschritt der bildgebenden Diagnostik im Bereich des Thorax (CT, MRT, Intervention) – Bedeutung und Wertung für den Chirurgen (F. W. Schildberg und H. Fürst)	Progress in Radiological Diagnostic Procedures of the Thorax (CT Scan, MRI, Intervention Techniques) – Significance and Value for the Surgeon	255

Die Rolle der F-18-FDG-Positronen-
Emissions-Tomographie
für chirurgische Fragestellungen
(Ch. Franzius, J. Sciuk
und O. Schober)

The Role of F-18-FDG Positron
Emission Tomography in Surgery

261

Fortschritte der bildgebenden
Diagnostik im Bereich des Kolons
und Rektums (Hydro-CT, MRT,
virtuelle Endoskopie)
G. W. Kauffmann und L. Grenacher)

Advances in Diagnostic Imaging
of the Colon and Rectum
(Hydro-CT, MRI, Virtual Endoscopy)

270

Bedeutung und Wertung für den Chirurgen –
Die Rolle der chirurgischen Untersuchung.
Endosonographie im Bereich der Kolon-
und Rektumchirurgie
(H. Lippert)

Endosonography in Rectal Cancer –
Evaluation for Surgery

271

Fortschritt der bildgebenden Diagnostik
im Bereich des Pankreas (CT, MRT,
MR-Angio, Hydro-CT, MRCP)
(P. Gerhardt)

Advances in Diagnostic Pancreas
Imaging (CT, MRT, MR-Angio,
Hydro-CT, MRCP)

274

Ösophaguskarzinom

Stadiendefinition und notwendige
präoperative Diagnostik
(N. Senninger)

Stage Definition and Essential
Preoperative Diagnostics

281

Oesophaguskarzinom: Die Leitlinien
der chirurgischen Therapie
(B. Kremer, J. Marxsen, H. Grimm,
C. Stoffregen, A. Schmid
und D. Henne-Bruns)

Esophageal Cancer:
Guidelines for Surgery

284

Oesophaguscarcinom – Rückfallrisiko
systematisch oder lokal – welche
perioperativen Maßnahmen haben
einen Erfolg gebracht?
(J. R. Siewert, B. L. Brücher, H. J. Stein
und U. Fink)

Esophageal Cancer – Risk of
Recurrence, Systematic or Local –
Which Perioperative Measures Have
Been Successful?

290

Barrett-Karzinom und Magenkarzinom

Das Barrett-Karzinom als Krankheitseinheit
mit spezieller Therapiekonsequenz
(K.-H. Fuchs)

Barrett's Carcinoma and Its Special
Therapeutic Consenquences

295

Obligate und fakultative Maßnahmen
zur Diagnostik und zum Staging des
Magenkarzinoms
(B. Rau, M. Hünerbein und P. M. Schlag)

Mandatory and Optional Tools
for Diagnosis and Staging
of Gastric Cancer

300

Barrett- und Magenkarzinom:
Chirurgische Leitlinien
(A. H. Hölscher, E. Bollschweiler,
K. T. E. Beckurts und P. M. Schneider)

Surgical Guidelines for Barrett's
Carcinoma and Gastric Carcinoma

304

Hypothetisches und Gesichertes zur prae-, intra- und postoperativen Zusatztherapie des Magencarcinoms
(H.-J. Meyer, G. J. Opitz, J. Jähne und H. Wilke)

Gastric Cancer: Data of Pre-, Intra- and Postoperative Treatment Modalities

312

Kolonkarzinom

Molekularbiologisches Grundlagenwissen zum Kolon- und Rektumkarzinom – Wann muß differenziert diagnostiziert werden?
(H. K. Schackert, Ch. Kruppa und M. Hahn)

Molecular Basis of Colorectal Cancer – Implications for Differential Diagnosis

318

Eine kritische Analyse der unterschiedlichen Ergebnisse der Kolonkarzonomchirurgie
(P. Hermanek)

A Critical Analysis of Different Results of Colon Cancer Surgery

323

Multiviszerale Resektion beim kolorektalen Karzinom
(Ch. Gebhardt)

Multivisceral Resection of Colorectal Carcinoma

327

Rektumkarzinom

Anteriore Rektumresektion und abdominoperineale Rektumexstirpation: Richtlinien für die Entscheidungsfindung
(G.-M. Fleischer, A. Rennert und M. Rühmer)

Anterior Rectal Resection and Abdominoperineal Rectal Extirpation: Guidelines for Decision-making

331

Chirurgie des Rektumkarzinoms als multiviszeraler Eingriff
(R. Kasperk, M. Rau, K.-P. Riesener und V. Schumpelick)

Surgery of Rectal Cancer as a Multivisceral Procedure

337

Erweiterte Resektion lokal fortgeschrittener primär und rezidivierender Rektumkarzinome durch interdisziplinäre Zusammenarbeit verschiedener chirurgischer Fachrichtungen
(C. Jürgens, K. Peitgen, M. K. Walz, S. Krege und F. W. Eigler)

Extended Resections on Locally Advanced Primary and Recurrent Rectal Cancer by Cooperation of Different Surgical Specialists

338

Primäre maligne Leber-/Gallenwegstumoren

Jetcutting versus Ultraschallaspirator bei Leberteilresektionen
(H. G. Rau, E. Buttler, S. Zimmer, M. Schardey und F. W. Schildberg)

Jetcutting Versus Ultrasonic Aspirator in Liver Surgery

342

Primäre Leber- und Gallenwegstumoren: Ansätze zur konservativen Therapie
(D. Henne-Bruns und H.-G. Marks)

Primary Liver and Cholangiocellular Carcinomas: Principles of Conservative Therapy

343

Operation oder Intervention beim fortgeschrittenen Gallenblasenkarzinom?
(R. Schauer, H.-G. Rau, H. Grundner und F. W. Schildberg)

Open Surgical Procedure or Percutaneous Intervention in Patients With Locally Advanced Gallbladder Cancer?

348

Wie risikoreich ist die Resektion der
rechten Leberarterie bei der Resektion
eines zentralen Gallengangskarzinoms?
(F.-M. Hasse, H. van Tits, G. Blumhardt
und D. Löhlein)

Are There any Risks in the Resection
of the Right Hepatic Artery as Part
of the Radical Resection of a Central
Cholangiocarcinoma?   352

Seltene Tumoren

Analkarzinom, neuroendokrine Tumoren, mesenchymale Tumoren

Gastrointestinale Stromatumoren –
eine spezielle Entität mit besonderen
Radikalitätsprinzipien
(T. Lehnert, M. Schwarzenbach, F. Willeke
und C. Herfarth)

Gastrointestinal Stromal Tumors –
Principles of Radical Treatment
for a Specific Entity   356

Die Klassifizierung der neuroendokrinen
Tumoren und der Einfluß auf das
chirurgisch-taktische Vorgehen
(G. Schürmann und M. Brüwer)

A New Classification of Neuroendocrine
Tumors and its Implications for Surgical
Therapy   359

Therapie von Fernmetastasen
neuroendokriner Tumoren
(H. Witzigmann, F. Geißler, D. Uhlmann,
S. Kietzmann, J. Mössner, C. Josten
und J. Hauss)

Treatment of Metastases
of Neuroendocrine Tumors   362

Besonderheiten des Analkarzinoms
mit therapeutischer Konsequenz
(P. Hohenberger und B. Rau)

Peculiarities of Anal Carcinoma – Impact
for Operative Treatment Planning   363

Primäre Liposarkome des Mediastinums
(M. Meyer, H.-J. Holzhausen, H. Neef
und H.-R. Zerkowski)

Primary Liposarcomas
of the Mediastinum   369

Mammakarzinom

Stereotaktische Tumorbiopsie
und Tumorexstirpation
(K.-J. Winzer, S. Filimonow, H. Guski,
B. Hamm und J. M. Müller)

Stereotactic Biopsy
and Tumor Extirpation   374

Erste Erfahrungen mit der Advanced Breast
Biopsy Instrumentation (ABBI), einem
System zur stereotaktischen Exzision
nicht-palabler Mammabefunde
(D. Oertli, M. Zuber, D. Müller,
W. R. Marti, O. R. Köchli, J. Torhorst
und F. Harder)

Initial Experience with the Advanced
Breast Biopsy Instrumentation,
a System for Excision of Non-palpable
Mammary Lesions   379

Die Sentinel Node Detektion
beim Mammakarzinom
(Th. Reuhl und P. M. Schlag)

Sentinel Node Detection
in Breast Cancer   384

Multimodale Therapiekonzepte für Weichteiltumoren

Chirurgie der ausgedehnten
retroperitonealen Weichteilsarkome
(Th. Junginger)

Surgical Treatment of Extensive
Retroperitoneal Soft-Tissue Sarcomas   388

Wo liegt der Stellenwert neuer molekularbiologischer Erkenntnisse für die chirurgisch-onkologische Therapie der Weichteilsarkome? (F. Willeke)	Recent Advances in Molecular Biology of Soft-Tissue Sarcomas and Their Implication in Surgical Oncology	393
Die transkutane und laparoskopische Laseranwendung zur Behandlung ausgedehnter retroperitonealer Lymphangiome im Kindesalter (D. Cholewa, J. Waldschmidt und L. Stroedter)	Transcutaneous and Laparoscopic Laser Treatment of Extensive Retroperitoneal Lymphangiomas in Childhood	399

Pankreaskarzinom – Möglichkeiten eines Erfolgsrezeptes trotz schwieriger onkologischer Ausgangslage

Pankreaskarzinom: Schlüssige klinische Konsequenzen aus molekularbiologischen Kenntnissen für die Therapie (K. Ketterer, H. Friess und M. W. Büchler)	Pancreatic Cancer: Conclusive Clinical Concepts Based on Molecular Findings	405
Pankreaskarzinom – Schlußfolgerungen und Perspektiven (M. Trede, K. Wendl und A. Richter)	Carcinoma of the Pancreas – Conclusions and Perspectives	411

Akute Pankreatitis – Status quo der Therapiemöglichkeiten

Die Rolle der Proteasenaktivierung in der Pathophysiologie der akuten Pankreatitis (M. M. Lerch, B. Krüger, W. Tessenow und W. Domschke)	The Role of Protease Activation in the Pathophysiology of Acute Pancreatitis	421
Definition von Prädiktoren der komplizierten Verlaufsform der Akuten Pankreatitis (W. Uhl, Ch. Müller und M. W. Büchler)	Definition of Predictors of Severe Acute Pancreatitis	427
Akute Pankreatitis: Gesichertes und Perspektiven der konservativen Therapie (J. Schmidt und J. Werner)	Acute Pancreatitis: Current and Future Conservative Treatment	434
Pathogenese der pankreatogenen Sepsis (N. Runkel)	Pathogenesis of Pancreatic Sepsis	439

Portale Hypertension und Varizenblutung

Portale Hypertension und Varizenblutung: Shunt bei zusätzlichem oder alleinigem prähepatischen Block (A. Hirner, A. Ulrich und M. Wolff)	Portosystemic Shunt for Variceal Bleeding in Patients with Thrombosis of the Portal System with and without Cirrhosis	443
Einfluß eines Shunts auf eine spätere Lebertransplantation (G. Otto)	Impact of Prior Portasystemic Shunts on Liver Transplantation	451

Die restorative Protektomie (coloanale Anastomose)

Indikation zur restorativen Rektumentfernung beim Karzinom – komplette vs. partielle und lokale Resektion (E. H. Farthmann, H. J. Mappes und G. Ruf)
Indication for Restorative Rectal Resection in Cancer: Complete vs. Partial and Local Resection ... 454

Funktionskontrollen vor und nach sphinktererhaltender Rektumexstirpation (A. Thiede, M. Sailer, S. Freys und K.-H. Fuchs)
Functional Evaluation Before and After Sphincter-Saving Excision of the Rectum ... 459

Funktionelle und onkologische Resultate der sphinktererhaltenden Rektumresektion (G. W. Kolbert, G. Müller, P. Kujath und H.-P. Bruch)
Functional and Oncologic Results of Sphincter-Preserving Resection of Rectal Cancer ... 462

Langzeitergebnisse der perinealen kontinenten Kolostomie bei Rektumkarzinom (R. Torres)
Long Term Results of Perineal Continent Colostomy for Rectal Cancer ... 467

Die restorative Proktokolektomie (ileoanale Anastomose)

Indikation zur restorativen Proktokolektomie bei Dickdarmsystemerkrankungen (Colitis ulcerosa und familiäre adenomatöse Polyposis coli) (N. Senninger und M. Brüwer)
Indications for Restorative Proctocolectomy in Systemic Colonic Diseases (Ulcerative Colitis and Familial Adenomatous Polyposis Coli) ... 468

Komplikationen und Spätergebnisse nach restaurativer Proktokolektomie (J. Stern, U. Heuschen, G. Heuschen und Ch. Herfarth)
Complications and Functional Results After Restorative Proctocolectomy ... 472

Komplikationen bei Kindern mit Colitis ulcerosa nach totaler Kolektomie und J-Pouch-Anlage (P. Szavay, M. Melter, O. Hubert, I. Pasternak und C. Petersen)
Complications in Children with Ulcerative Colitis After Proctocolectomy and Ileoanal-J-Pouch Procedure ... 478

Analsphinkterinsuffizienz, Verlust und Ersatz

Analsphinkterinsuffizienz – Versuch der anorektalen Wiederherstellung (H.-P. Bruch und U. J. Roblick)
Anal Sphincter Insufficiency – Surgical Techniques in Anorectal Reconstruction ... 482

Die dynamische Gracilisplastik als letzte therapeutische Möglichkeit bei anorektaler Inkontinenz (A. Köhler, A. Ommer und S. Athanasiadis)
The Dynamic Graciloplasty as a Final Chance in the Treatment of Fecal Incontinence ... 488

Behandlung der Analsphinkterinsuffizienz durch sakrale Spinalnervenstimulation mit implantierten Neurostimulatoren (K. E. Matzel, U. Stadelmaier, M. Hohenfellner und W. Hohenberger)
Treatment of Anal Sphincter Insufficiency with Implantable Sacral Spinal Nerve Stimulators ... 494

Thoraxchirurgie

Behandlungsstrategie beim Pleuramesotheliom (J. Schirren, Th. Muley, P. Schneider, C. Trainer, H. Bülzebruck, H. Dienemann und I. Vogt-Moykopf)	Strategies in the Treatment of Pleural Mesothelioma	498
Plastische Rekonstruktion der bestrahlten Thoraxwand (P. M. Vogt, K. Busch, F. W. Peter, Ch. Möcklinghoff, A. Torres und H. U. Steinau)	Plastic Reconstructive Surgery of the Irradiated Chest Wall	507
Resektion der Trachea und Bifurkation im Neugeborenen- und Kindesalter (P. Schneider, H. D. Becker, Th. Muley, J. Schirren und I. Vogt-Moykopf)	Resection of the Trachea and Main Bronchi in Neonates and Children	512

Gefäßchirurgie – Supraaortische und abdominelle Gefäßrekonstruktionen

Carotischirurgie – Gesichertes und Spekulatives (H.-J. Florek)	Carotid Surgery – Definite and Questionable	517
Indikationen zur dringlichen Carotisrekonstruktion (H.-H. Eckstein, H. Schumacher, J. Korgitta, G. Weiss und J.-R. Allenberg)	Indications for Urgent Carotid Surgery	521
Kombiniertes offenes/endovaskuläres Verfahren bei der supraaortischen Gefäßchirurgie (H. Schweiger)	Combined Open and Endovascular Procedure in Supra-aortic Vascular Surgery	527

Gefäßchirurgie I – Periphere Gefäßrekonstruktionen

Ergebnisse nach 31 laparoskopischen Eingriffen an dem aorto-iliakalen Gefäßabschnitt wegen arterieller Verschlußkrankheit (L. Barbera, M. Kemen, A. Mumme und V. Zumtobel)	Results of 31 Laparoscopic Procedures on Aortoiliac Vessels for Occlusive Disease	528
Simultane vaskuläre und endovaskuläre Chirurgie der komplexen Gefäßerkrankungen (B. Steckmeier, A. Parzhuber, F. Verrel, W. Kellner und C. Reininger)	Simultaneous Vascular and Endovascular Surgery of Complex Vascular Disease	532
Langzeitergebnisse nach distalem Bypass (J. Largiadèr)	Long-term Results of Distal Bypass Grafts	538
Der periphere Prothesen-Bypass zum Extremitätenerhalt (U. Stockmann und C. Albiker)	PTEE Tibial Bypass for Limb Salvage	544

Plastische Chirurgie – Rekonstruktionsmöglichkeiten bei der Plexus-brachialis Lähmung

Grundlagen und „direkte nervale" Rekonstruktion bei Plexus brachialis Lähmung (P. F. Graf)	Fundamentals of Anatomy, Diagnostic and Plexoplexal Reconstruction of Brachial Plexus Lesions	547
Rekonstruktionsmöglichkeiten bei der Plexus-brachialis-Lähmung: Neurotisationen (M. Frey, W. Girsch und P. Giovanoli)	Reconstructions in Brachial Plexus Palsy: Neurotizations	550
Muskuläre Ersatzoperationen bei der Plexus brachialis-Lähmung (H.-E. Schaller und A. Berger)	Motor Restoration in Brachial Plexus Injury	554
Geburtsbedingte Plexus brachialis Lähmungen (G. Ingianni)	Obstetrical Brachial Plexus Palsy	560

Unfallchirurgie – Osteosynthese, Knorpeldefekte, Frakturen bei Kindern, Osteitis

Knorpeldefektbehandlung (N. M. Meenen, B. Rischke, P. Adamietz, M. Dauner, J. Fink, C. Göpfert und J. M. Rueger)	Transplantation Therapy for Articular Cartilage Defects	568
Frakturversorgung am wachsenden Skelett (W. Schlickewei, M. Seif El Nasr und H. P. Friedl)	The Treatment of Fractures of the Growing Skeleton	577

Unfallchirurgie – Gelenkfrakturen, Beindeformität, Knochenersatz, Beckenverletzungen

Analyse der Beingeometrie (W. Strecker, P. Keppler und L. Kinzl)	Analysis of Leg Geometry	581

Aktuelle Konzepte der Ernährungstherapie

Optimierte postoperative Ernährung: Pro und Contra der enteralen und parenteralen Ernährung (U. Bolder und K.-W. Jauch)	Optimized Postoperative Nutrition: Advantages and Disadvantages of Enteral and Parenteral Nutrition Concepts	587
Relevanz präoperativer Ernährungstherapie für postoperative Ergebnisse (V. Zumtobel und M. Senkal)	Effects of Preoperative Nutrition on Postoperative Outcome	592
Pankreatitis und Translokation – Ansätze für nutritive Stategien (Th. Foitzik)	Bacterial Translocation in Acute Pancreatitis – Benefits of Nutritive Factors	596
Entwicklung einer immunneutralen Lipidemulsion zur optimalen postoperativen Therapie intensivmedizinischer Patienten (H. Grimm, J. Schott und K. Schwemmle)	Production of an Immunoneutral Lipid Emulsion for the Optimal Postoperative Therapy of ICU Patients	599

Einfluß von Alanyl-Glutamin bei der
postoperativen totalen parenteralen
Ernährung auf die postoperative
Immunsuppression und die Morbidität.
Vorläufige Ergebnisse einer prospektiv
randomisierten Studie
(C. A. Jacobi, J. Ordemann,
H. Zuckermann, W. Döcke, H. D. Volk
und J. M. Müller)

The Influence of Alanyl-Glutamine
in Postoperative Total Parenteral
Nutrition on Immune Functions
and Morbidity: Preliminary Results
of a Prospective Randomized Trial

605

*Jetziger Stand der Sepsistherapie in der Chirurgie –
Begleitende Maßnahmen zur Fokussanierung*

Fokussanierung, Überlegungen und
Tatsachen zur Dauer der Antibiotikatherapie
(D. Lorenz)

Duration of Postoperative Antibiotic
Administration

612

Spezielle Therapieansätze zur
Durchbrechung der Kaskade –
Von SIRS zu MOF
(H. Bartels, N. Zantl, B. Holzmann
und J. R. Siewert)

Strategies of Treatment to Block
the Cascade – from SIRS to MOF

615

Hauptthema

Das spezielle Thema

Coloproktologie – eine Spezialität oder sogar ein möglicher Schwerpunkt!

Kolorektale Chirurgie – ein integraler
Bestandteil der Allgemeinchirurgie!
(P. Renzulli, C. A. Maurer
und W. Büchler)

Colorectal Surgery – an Integral Part
of General Surgery!

619

Nervenkompressionssyndrome an der oberen Extremität

Sitzung der Arbeitsgemeinschaft für Handchirurgie (CAH)

Pathophysiologie der Nervenkompression
(H. Krimmer)

Pathophysiology of Nerve Compression

627

Nervenkompression
im seitlichen Halsdreieck
(A. Wilhelm)

Compression Neuropathies
in the Lateral Cervical Neck Region

630

Ulnariskompression
im Bereich der Handwurzel
(H. Haferkamp)

Compression of the Ulnar Nerve
at the Wrist

635

Rezidiveingriffe nach Karpaltunnelspaltung
(Chr. Wulle)

Follow-up Surgery After Carpal Tunnel
Release

641

Perioperatives Risiko

Das Problem der Interaktionen von perioperativen Prophylaxen: Risikominderung oder Risikomehrung? (W. Lorenz, B. Stinner, D. Duda, I. Celik, W. Dick und M. Rothmund) / Problems of Perioperative Prophylaxes with Interactions: Risk Reduction or Risk Augmentation? 647

Einfluß der Mortalitäts- und Morbiditätskonferenz auf klinischen Erfolg und klinische Atmosphäre (M. Rothmund und W. Lorenz) / Influence of Mortality- and Morbidity Conferences on Clinical Success and Clinical Atmosphere 655

Perioperative Schmerztherapie in der Chirurgie

Zusatzbezeichnung „Spezielle Schmerztherapie" – Auch für Chirurgen sinnvoll? (H. Bauer) / Additional Qualification for "Special Pain Treatment" – Does it also Make Sense for Surgeons? 661

Empfehlungen und Leitlinien zur perioperativen Schmerztherapie in Deutschland (E. Neugebauer und H. Wulf) / Recommendations and Guidelines for Perioperative Pain Therapy in Germany 666

Akutschmerzdienst (ASD) in einer chirurgischen Klinik – Notwendigkeit oder Luxus? (H. Zirngibl und S. Stehr-Zirngibl) / Pain Service in a Surgical Department – Necessity or Luxury? 672

Effizienz eines Akuten Schmerzdienstes – Eine kontrollierte Krankenhausvergleichsstudie (M. Lempa, P. Gerards, G. Koch, S. Sauerland, J. Dietrich, E. Vestweber und E. Neugebauer) / Efficiency of an Acute Pain Service. A Comparison of Two Hospitals 673

Postop. Schmerzmanagement als interdisziplinäre Aufgabe – erste Erfahrungen (M. Butters, T. Vögele und C. Kaden-Bode) / Postoperative Management of Pain as an Interdisciplinary Task – First Experiences 677

Wundverschluß und Wundheilung

Molekularbiologische Kenntnisse zur Wundheilung und praktische Folgerung (S. Werner und B. Munz) / Molecular Mechanisms of Wound Repair and Practical Implications 678

Biologische Wundklebesysteme in der Wundheilung (G. B. Stark, R. E. Horch, M. Voigt und E. Tanczos) / Biological Tissue Glues in Wound Healing 683

Lokalchirurgische Maßnahmen bei chronischen Wunden (J. Raunest) / Surgical Management of Chronic Wounds 689

Einfluß von Verbandmaterialien auf die Wundheilung (R. Linder) / Effects of Surgical Dressings on Wound Healing 694

Einfluß von Alanyl-Glutamin bei der postoperativen totalen parenteralen Ernährung auf die postoperative Immunsuppression und die Morbidität. Vorläufige Ergebnisse einer prospektiv randomisierten Studie (C. A. Jacobi, J. Ordemann, H. Zuckermann, W. Döcke, H. D. Volk und J. M. Müller)	The Influence of Alanyl-Glutamine in Postoperative Total Parenteral Nutrition on Immune Functions and Morbidity: Preliminary Results of a Prospective Randomized Trial	605

Jetziger Stand der Sepsistherapie in der Chirurgie – Begleitende Maßnahmen zur Fokussanierung

Fokussanierung, Überlegungen und Tatsachen zur Dauer der Antibiotikatherapie (D. Lorenz)	Duration of Postoperative Antibiotic Administration	612
Spezielle Therapieansätze zur Durchbrechung der Kaskade – Von SIRS zu MOF (H. Bartels, N. Zantl, B. Holzmann und J. R. Siewert)	Strategies of Treatment to Block the Cascade – from SIRS to MOF	615

Hauptthema

Das spezielle Thema

Coloproktologie – eine Spezialität oder sogar ein möglicher Schwerpunkt!

Kolorektale Chirurgie – ein integraler Bestandteil der Allgemeinchirurgie! (P. Renzulli, C. A. Maurer und W. Büchler)	Colorectal Surgery – an Integral Part of General Surgery!	619

Nervenkompressionssyndrome an der oberen Extremität

Sitzung der Arbeitsgemeinschaft für Handchirurgie (CAH)

Pathophysiologie der Nervenkompression (H. Krimmer)	Pathophysiology of Nerve Compression	627
Nervenkompression im seitlichen Halsdreieck (A. Wilhelm)	Compression Neuropathies in the Lateral Cervical Neck Region	630
Ulnariskompression im Bereich der Handwurzel (H. Haferkamp)	Compression of the Ulnar Nerve at the Wrist	635
Rezidiveingriffe nach Karpaltunnelspaltung (Chr. Wulle)	Follow-up Surgery After Carpal Tunnel Release	641

Perioperatives Risiko

Das Problem der Interaktionen von perioperativen Prophylaxen: Risikominderung oder Risikomehrung? (W. Lorenz, B. Stinner, D. Duda, I. Celik, W. Dick und M. Rothmund) — Problems of Perioperative Prophylaxes with Interactions: Risk Reduction or Risk Augmentation? ... 647

Einfluß der Mortalitäts- und Morbiditätskonferenz auf klinischen Erfolg und klinische Atmosphäre (M. Rothmund und W. Lorenz) — Influence of Mortality- and Morbidity Conferences on Clinical Success and Clinical Atmosphere ... 655

Perioperative Schmerztherapie in der Chirurgie

Zusatzbezeichnung „Spezielle Schmerztherapie" – Auch für Chirurgen sinnvoll? (H. Bauer) — Additional Qualification for "Special Pain Treatment" – Does it also Make Sense for Surgeons? ... 661

Empfehlungen und Leitlinien zur perioperativen Schmerztherapie in Deutschland (E. Neugebauer und H. Wulf) — Recommendations and Guidelines for Perioperative Pain Therapy in Germany ... 666

Akutschmerzdienst (ASD) in einer chirurgischen Klinik – Notwendigkeit oder Luxus? (H. Zirngibl und S. Stehr-Zirngibl) — Pain Service in a Surgical Department – Necessity or Luxury? ... 672

Effizienz eines Akuten Schmerzdienstes – Eine kontrollierte Krankenhausvergleichsstudie (M. Lempa, P. Gerards, G. Koch, S. Sauerland, J. Dietrich, E. Vestweber und E. Neugebauer) — Efficiency of an Acute Pain Service. A Comparison of Two Hospitals ... 673

Postop. Schmerzmanagement als interdisziplinäre Aufgabe – erste Erfahrungen (M. Butters, T. Vögele und C. Kaden-Bode) — Postoperative Management of Pain as an Interdisciplinary Task – First Experiences ... 677

Wundverschluß und Wundheilung

Molekularbiologische Kenntnisse zur Wundheilung und praktische Folgerung (S. Werner und B. Munz) — Molecular Mechanisms of Wound Repair and Practical Implications ... 678

Biologische Wundklebesysteme in der Wundheilung (G. B. Stark, R. E. Horch, M. Voigt und E. Tanczos) — Biological Tissue Glues in Wound Healing ... 683

Lokalchirurgische Maßnahmen bei chronischen Wunden (J. Raunest) — Surgical Management of Chronic Wounds ... 689

Einfluß von Verbandmaterialien auf die Wundheilung (R. Linder) — Effects of Surgical Dressings on Wound Healing ... 694

Interdisziplinäre Behandlungskonzepte bei chronischen Wunden (S. Coerper, A. Kerber, M. Schäffer und H. D. Becker)	Interdisciplinary Concepts of Wound Care	698

Die amerikanische Erfahrung – Triebfeder und Anregung zum Nachdenken

Typische Erfahrung eines früheren Forschungsassistenten in den USA (E. Klar)	Typical Experience of a Former Research Fellow in the USA	702

Unser chirurgischer Nachbar Polen – Erfahrungsaustausch und Planung

Einführung: Das gemeinsame chirurgische Erbe (A. Encke und M. Sachs)	The Common Surgical Heritage	705
Entwicklung und Bedeutung der chirurgischen Onkologie in Deutschland (A. Encke)	Development and Impact of Surgical Oncology in Germany	707
The Prospective Multicenter Trial of Gastric Cancer (T. Popiela, J. Kulig, J. Berner, M. Drews, A. Gabryelewicz, A. Karwowski, P. Kołodziejczyk, M. Krawczyk, K. Marlicz, P. Misiuna, Z. Piotrowski, Z. Puchalski and Z. Wajda)		710
Die deutsche EORTC-Studie zur neoadjuvanten Therapie des Magenkarzinoms (J. R. Siewert, Ch. Schuhmacher und U. Fink)	The German EORTC Trial: Neoadjuvant Chemotherapy for Gastric Cancer	717
Das Konzept der „mikrochirurgischen" Technik beim medullären Schilddrüsenkarzinom (B. Mann, H. J. Buhr und J. Faulhaber)	The Concept of "Microsurgical" Technique in Medullary Thyroid Carcinoma	720

Vermittlung und Akkumulation von Wissen

DER CHIRURG und das LANGENBECKS ARCHIV FÜR CHIRURGIE – zwei verschiedene Stoßrichtungen chirurgischer Publikationen (J. R. Siewert und R. Bumm)	DER CHIRURG and LANGENBECKS ARCHIV FÜR CHIRURGIE – Two Different Directions in Surgical Publications	724
Richtlinien und Ratschläge für ein aussichtsreiches Kongreß-Abstract (N. Senninger und Ch. Seiler)	Guidelines for a Successful Congress Abstract	728

Forschungsförderung in der Chirurgie

Die Stellung der Deutschen Gesellschaft für Chirurgie in der Gemeinschaft der wissenschaftlichen Fachgesellschaften (W. Hartel und F. Gebhard)	The Role of the German Surgical Society Among Other Scientific Societies	732

Forschungsförderung in der Chirurgie durch den Schweizerischen National Fonds (U. Winkler)	Promotion of Research Projects in Surgery by the SNSF	738
Forschungsförderung in Deutschland (B. Konze-Thomas)	Research Funding in Germany	741

Prozedurenklassifikationen: Stand und Perspektiven

Klassifikation chirurgischer Eingriffe in Deutschland (J. Stausberg)	Classification of Surgical Procedures in Germany	744
OPS-301/ICPM: Erfahrungen und Probleme (R. Thurmayr und G. R. Thurmayr)	Coding of Procedures with OPS-301 or ICPM: Experience and Problems	748
Europäische Vornorm: Struktur zur Klassifikation und Kodierung chirurgischer Prozeduren (C. Kolodzig)	European Prestandard: Structure for Classification and Coding of Surgical Procedures	752
Procedure Coding System: Hintergrund und Aufbau (A. M. Messing-Jünger)	Procedure Coding System: Background and Structure	757
Procedure Coding System (PCS): Bewertungsverfahren beim BMG (A. Zaiss)	Procedure Coding System (PCS): State of Evaluation by the Ministry of Health	764

Forum Junge Chirurgie

Perioperative Therapieprobleme

Medizinische Grundlagen einer Thromboembolieprophylaxe (S. Haas)	Medical Considerations on Prevention of Venous Thromboembolism	767
Rechtliche Aspekte der Thromboseprophylaxe (K. Ulsenheimer)	Legal Aspects of Thrombosis Prophylaxis	779
Die Intensivmedizin aus der Sicht der Patienten, deren Angehörigen und des Pflegepersonals (W. Wahl, R. Küchle, S. Schrapers und Th. Junginger)	Intensive Care Medicine from the Point of View of the Patients, Their Family Members, and the Nursing Staff	785

Aus- und Weiterbildung – Eine gemeinsame Veranstaltung der DGC und des BDC

Berufsweg ohne Grenzen

Europäisierung der Ausbildung (J. Witte und H. Mayer)	European Surgical Education	789

Operationskatalog und klinische Realität, Analyse einer wachsenden Divergenz und mögliche Auswege (W. Wayand und W. Feil)	Operating Lists and Clinical Reality: Analysis of Growing Divergence and Possible Solutions	790
Ist die Weiterbildung zum Facharzt für Chirurgie ausreichend? Ergebnisse einer Umfrage unter chirurgischen Assistenten in Berlin-Brandenburg (J. Sauer)	Is Surgical Training for Registrars Sufficient? Results of an Inquiry Among Surgical Registrars in Berlin-Brandenburg	791

Arbeitszeitgesetz: Zeitliche und wirtschaftliche Grenzen!

Arbeitszeitgesetz: Zeitliche und wirtschaftliche Grenzen (H. F. Kienzle)	Employment Act: Consequences for Clinical Work	795
Realisierung des Arbeitszeitgesetzes an einer Universitätsklinik – „Chirurgische Forschung im illegalen Zeitraum" (P. Dohrmann)	Realisation of the Federal Regulations of Working Times by Law at University Hospitals	799
Das Arbeitszeitgesetz aus der Sicht des nicht-leitenden Chirurgen (P. Decker, P. Stratmann, D. Decker und A. Hirner)	The Law of Labor Time: A Surgeon's Point of View	802
Arbeitszeitgesetz – Auswirkungen für den jungen Chirurgen (W. Albert, M. Freitag und K. Ludwig)	Law of Working Hours (Arbeitszeitgesetz) – Consequences for the Young Surgeon	806
Die endoskopische Cholezystektomie als Kostenfallpauschale – Noch ein Ausbildungseingriff? (G. Eibl, Th. Foitzik, C. T. Germer, D. Albrecht und H. J. Buhr)	Endoscopic Cholecystectomy as a Package Deal – Another Training Intervention?	813
Klinische Anatomie in der Chirurgischen Aus- und Weiterbildung (T. Berns, E. Peuker, T. Filler und N. Senninger)	Clinical Anatomy: An Element in Surgical Education	816

Spezialisierung

Lohnt sich die Selbständigkeit? Die Sicht des Chefarztes (K. Junghanns)	The Value of Professional Independence	820

Weiterbildung im Ausland

Aktueller Stand und Zukunftsperspektiven der Spezialisierung in der Chirurgie im vereinten Europa (J. A. Gruwez und C. C. Pohland)	Current Situation and Future Perspectives of Specialisation Within Surgery in the European Union	822
Ausbildung von Gastärzten aus Entwicklungsländern (M. Richter-Turtur und L. Schweiberer)	Surgical Training for Guest Doctors from Developing Countries	832

Der Forschungsaufenthalt im Ausland im Berufsweg des akademischen Chirurgen (G. Schürmann, C. Anthoni, R.-J. Fischer, P. Hintze und N. Senninger) — Research Abroad in the CV of an Academic Surgeon	836
Die Weiterbildung zum Facharzt für Chirurgie in den USA – Aspekte für den jungen deutschen und amerikanischen Arzt (C. M. Seiler, W. Esch, K. Hohmann und N. Senninger) — Residency in Surgery in the USA – Prospects for German and American Residents	840
Lohnt sich ein dreimonatiger USA-Aufenthalt für einen deutschen Universitätschirurgen? (A. Woltmann, E. Th. Rietschel und H.-P. Bruch) — Is Three Months Stay in USA Worthwhile for a German Academic Surgeon?	845

Ökonomie/Qualitätssicherung

Online-Infektionserfassung im Rahmen des Total Quality Management (M. Ehlebracht, M. Birth, M. Hilbert und H.-F. Weiser) — Online Recording of Nosocomial Infections as a Part of Total Quality Management	847
Controlling in einer Chirurgischen Universitätsklinik am Beispiel der beidseitigen Schilddrüsenresektion (B. Mann, O. Skowronnek und H. J. Buhr) — Controlling in Patients with Bilateral Thyroid Resections: Data Obtained in a Surgical University Department	850
Prospektive Untersuchung des spontanen ärztlichen Umganges mit Antibiotika auf der chirurgischen Normalstation – rationale und ökonomische Aspekte (A. Schmidt-Matthiesen, J. Schellmann und A. Encke) — Prospective Examination of the Use of Antibiotics on Normal Surgical Wards – Rational and Economical Aspects	854
Ambulante kodisziplinäre risikoadaptierte Operationsvorbereitungen (G. Stöhr, W. Weyland, S. Post und H. Becker) — Outpatient Codisciplinary Risk-Adjusted Premedication	861
Schätzverfahren zur Budgetfindung und Bewertung chirurgischer Leistungen im Rahmen eines Krankenhausbetriebsvergleiches. Wertigkeit von LKA-, PPR-, und DRG-Systemen (R. Pinnau, K. Rostock, R. Gudath, Th. Mansky und U. Meyer-Pannwitt) — Evaluation Process for Budgeting and Rating of Surgical Performances Within a Hospital Comparison: Significance of LKA, PPR and DRG Systems	864
Einsatz von Geographischen Informationssystemen (GIS) bei der strategischen Planung des chirurgischen Leistungsangebotes innerhalb eines Krankenhausverbundes (U. Meyer-Pannwitt, R. Pinnau, A. Mündemann-Hahn und W. Schirmer) — Geographic Information System (GIS) for the Planning of Surgery Work in a Hospital Corporation	870

Multimedia

CD-ROM: Tonbildschau, Lehrbuch-Ersatz oder neues Medium?

Computer-based Training am Beispiel der A. carotis (H.-H. Eckstein, A. Dörfler, K. Klemm, H. Schumacher, R. Winter, H.-J. Bardenheuer, M. Weigand, U. Werner, A. Mehrabi, H. Schwarzer, F. Kallinowski und J.-R. Allenberg)	Computer-Based Training (CBT) for Education in Carotid Surgery	877
Multimedia CD-ROM: Ein neues Medium zur Verbesserung der Wissensvermittlung (K. A. Gadwad, A. Mehrabi, Ch. Staff, C. Blöchle, J. R. Izbicki, F. Kallinowski und C. E. Broelsch)	Multimedia CD-ROM: A New Medium to Improve Actual Knowledge Availability	880
Entwicklung eines computergestützten Lernprogrammes für die Lebertransplantation (M. Golling, A. Mehrabi, H. Schwarzer, E. Klar, F. Kallinowski und Ch. Herfarth)	Development of a Computed-Aided Training Program for Liver Transplantation	882
Entwicklung einer multimedialen CD-ROM-Reihe zur Verbesserung der chirurgischen Aus- und Weiterbildung (F. Kallinowski, A. Mehrabi, H. Schwarzer und Ch. Herfarth)	Development of a Multimedia CD-ROM Series for the Improvement of Surgical Training and Education	885

Internet

Akzeptanzanalyse der Internetpräsentation des 115. Kongresses der Deutschen Gesellschaft für Chirurgie (M. Mieth, S. Dresen, J. Schmidt, R. Schall, H. Meyer und Ch. Herfarth)	Analysis of Acceptance of the World Wide Web Presentation of the 115th Annual Meeting of the German Society of Surgery	888
Informationsaustausch via Internet-Möglichkeiten, Grenzen, Zukunft (S. Schmiedl, M. Geishauser, M. Klöppel und E. Biemer)	Information Exchange by the Intenet: Opportunities, Limitations, Future Developments	892
Datensammlung in multizentrischen klinischen Studien mit WWW und Internet (C. Ohmann und H. Sippel)	Data Collection in Multicenter Clinical Trials with WWW and the Internet	896
Telechirurgie – Erfahrungen aus den USA (M. Stelzner und D. C. Lynge)	Telesurgery – Experience from the United States	897
Telekommunikation im chirurgischen Alltag (P. Balanou, B. Rau, F. Engel-Murke, G. Graschew und P. M. Schlag)	Telecommunication in Surgical Routine	900
Nutzen von PC-basierten Videokonferenzsystemen in der Chirurgie (W. Gnann, S. P. Stieglitz, U. Schächinger und M. Nerlich)	Use of PC-Based Videoconferencing - Systems in Surgery	904

Plenarsitzungen

Humanität und Wissenschaft

Humanität und Wissenschaft (W. Frühwald)	909
Von der Humanität in der Medizin (J. Horn)	916

Klinische Forschung und Grundlagenwissenschaften

Die Klinische Forschung – ein unverzichtbares Bindeglied zu den Grundlagenwissenschaften (H.-D. Röher)	921

Strategische Krankenhausführung und Qualitätsvergleich

Erfolgsfaktoren der Krankenhausführung (M. Heberer)	926
Krankenhausvergleich – Status quo und Perspektiven (M. Betzler und P. Haun)	938
Das Bild der Chirurgie in der Öffentlichkeit The Public Image of Surgery (H. Bauer)	944

Intensivkurse für Technik

Chirurgische Anatomie und technische Konsequenz

Oesophagusresektion und Magenhochzug

Chirurgische Anatomie des Oesophagus und Magens zum Verständnis für den Magenhochzug (D. Liebermann-Meffert) Surgical Anatomy of Esophagus and Stomach in View of the Gastric Pull-Through	951
Die chirurgischen Techniken des Magenhochzugs und der Ösophagusresektion (J. Jähne) Surgical Techniques of Gastric Interposition and Oesophageal Resection	955

Operationen an der Lunge

Chirurgische Anatomie resezierender Verfahren an der Lunge (C. Engelmann) Surgical Anatomy of Lung Resections	956

Leistenhernienchirurgie (konventionell, laparoskopisch)

Die chirurgische Anatomie der Leiste für die konventionelle und endoskopische Hernien-Operation (R. Kunz) Surgical Anatomy of the Groin for Classic and Minimally Invasive Hernia Repair	963

Behandlung des Weichteilschadens

Behandlung des Weichteilschadens – Definitivversorgung (V. Heppert und A. Wentzensen)	Definitive Treatment of Soft Tissue Lesions	964

Wiederherstellung der schwer geschädigten Hand

Chirurgische Anatomie unter besonderer Berücksichtigung der Rekonstruktionsmöglichkeiten bei schweren Handverletzungen (P. F. Graf)	Functional Anatomy and Fundamentals of the Treatment of Severe Hand Injuries	968
Wiederherstellung der weiblichen Brust mit dem freien queren Unterbauchlappen als Perforator-flap (DIEP-flap) (A.-M. Feller)	Breast Reconstruction with the Deep Inferior Epigastric Perforator Free Flap (DIEP flap)	971

Freie Vorträge

Kolon/Rektum/Anus – gutartig

Lebensqualität bei Patienten mit einer Stuhlinkontinenz (M. Sailer, D. Bussen, K.-H. Fuchs und A. Thiede)	Quality of Life in Patients with Faecal Incontinence	973
Die passive Elektrostimulationstherapie des Analsphinkters ist dem aktiven Biofeedbacktraining unterlegen (St. Surh, P. Kienle, J. Stern und Ch. Herfarth)	Biofeedback Training Yields Better Results than Electrostimulation of the Anal Sphincter in the Treatment of Anal Incontinence	976
Megacolon beim Erwachsenen – das Spektrum zugrundeliegender intestinaler Innervationsstörungen (T. Wedel, J. Gleiß, T. Schiedeck, A. Herold und H. P. Bruch)	Megacolon in the Adult: The Range of Underlying Disorders of Enteric Innervation	979

Sepsis/Peritonitis

Vermeidung von Abdomenröntgenaufnahmen bei akuten Bauschmerzen – Evaluation einer einfachen klinischen Entscheidungsunterstützung (H. Böhner, Q. Yang, K. Franke und C. Ohmann)	Avoiding Plain Abdominal X-Rays in Acute Abdominal Pain: Evaluation of a Simple Clinical Decision Aid	982
Chirurgische Laparoskopie beim akuten Abdomen (A. J. Coburg, Th. Carus, U. Kempf und W. Grebe)	Surgical Laparoscopy in Acute Abdomen	985
Der abdominelle Notfall nach kardiochirurgischen Eingriffen (D. Wolken, K. Hellberg und K. P. Thon)	Acute Abdominal Complications After Heart Surgery	988

Chronisch entzündliche Darmerkrankungen

Risikofaktoren für den postoperativen Verlauf nach Resektionen wegen M. Crohn
(A. J. Kroesen, N. Runkel und H. J. Buhr)
Risk Factors for the Postoperative Course After Surgery for Crohn's Disease ... 991

Transforming Growth Factor-βs steuern die Pathogenese des Morbus Crohn
(H. Friess, F. F. di Mola, B. Egger, A. Scheuren, J. Kleeff, A. Zimmermann und M. W. Büchler)
Transforming Growth Factor-β Affects the Pathogenesis of Crohn's Disease ... 994

Therapieplanung und Operationsindikation Crohn-assoziierter Analfisteln
(W. U. Schmidt, F. P. Müller, A. Wolmershäuser, R. Hesterberg, H.-D. Röher und P. R. Verreet)
Therapy Planning and Indications for Surgery in Anal Fistulas Associated with Crohn's Disease ... 998

Rektovaginale Fisteln bei Patienten mit M. Crohn – Therapie und Prognose
(L. Herzog, A. Herzog, F. Glaser und Ch. Herfarth)
Treatment and Prognosis of Rectovaginal Fistulas in Patients with Crohn's Disease ... 1002

Adipositaschirurgie

Adipositaschirurgie: Modeerscheinung oder ernst zu nehmendes Spezialgebiet?
(A. M. Wolf, U. Nellessen, B. Kortner und H. W. Kuhlmann)
Surgery of Adipose Disease: A Passing Trend or a Speciality To Be Taken Seriously? ... 1004

Patientenselektion zur laparoskopischen „gastric banding" Operation
(J. Heimbucher, H. Tigges, K.-H. Fuchs, A. Benecke-Timp und A. Thiede)
Patient Selection in Laparoscopic Gastric Banding ... 1007

Laparoskopisches Gastric Banding zur Behandlung morbiditärer Adipositas
(R. Weiner, H. Bockhorn und D. Wagner)
Laparoscopic Gastric Banding for Morbid Obesity ... 1010

Laparoskopische Gastric-Banding-Operation: Technik, Ergebnisse und Komplikationen in 370 Fällen
(A. Pier, G. Abtahi, S. Wolff und H. Lippert)
Laparoscopic Gastric Banding: Technique, Results, and Complications in 370 Cases ... 1013

Reduzierung der Begleiterkrankungen einer pathologischen Adipositas nach Gastric Banding
(S. Wolff, A. Pier, G. Abtahi und H. Lippert)
Reduction of Metabolic Syndrome Diseases After Gastric Banding ... 1017

Hernien I

Lebensqualität nach Leistenhernienoperation – Ergebnisse einer prospektiven Studie (Shouldice, Lichtenstein, TAPP)
(D. Stengel und V. Lange)
Quality of Life After Inguinal Hernia Surgery: Results of a Prospective Survey (Shouldice, Lichtenstein, TAPP) ... 1020

Leistenhernienchirurgie in Lokalanaesthesie – Technik und Ergebnisse eines „minimal invasiven" Verfahrens (H. M. Rau, G. Arlt, C. Peiper und V. Schumpelick)	Use of Local Anesthesia in Hernia Surgery: Technique and Results of a Minimally Invasive Procedure	1024
Die Rekonstruktion von Narbenhernien unter definierter, tensiometrisch gemessener Spannung – Eine Möglichkeit zur anatomisch korrekten Wiederherstellung der Bauchwand (P. Klein, O. Schmidt, B. Reingruber und W. Hohenberger)	Repair of Incisional Hernias Under Defined Tension: The Potential of an Anatomic Reconstruction of the Abdominal Wall	1027

Hernien II

Laparoskopischer Bruchlückenverschluß von Rezidiv-Hernien (V. Götzen und I. Baca)	Laparoscopic Treatment of Recurrent Hernia	1031

Endokrine Chirurgie I

Die intraoperative isotopengeführte Sondenlokalisation nach Somatostatin-Rezeptorszintigraphie für okkulte neuroendokrine Tumoren (N. Runkel, M. Bäder, B. Wiedenmann und H. J. Buhr)	Intraoperative Detection of Occult Neuroendocrine Tumors Following Somatostatin Receptor Scintigraphy	1034
Die subtotale retroperitoneoskopische Nebennierenresektion – eine Alternative zur Adrenalektomie? (M. K. Walz, K. Peitgen, B. Saller, K. Mann und F. W. Eigler)	Subtotal Retroperitoneoscopic Adrenal Gland Resection: An Alternative to Adrenalectomy?	1038
Einfluß der primären chirurgischen Therapie auf den Verlauf des C-Zell-Karzinoms der Schilddrüse (M. Colombo-Benkmann, J. Raff, F. Frank, E. Klar und Ch. Herfarth)	The Effect of Primary Surgical Treatment for Medullary Thyroid Carcinoma on Outcome	1041

Endokrine Chirurgie II

Benigne Schilddrüsenerkrankungen im Kindes- und Jugendalter – Frühzeitige Indikation zur operativen Therapie? (B. Mann, E. Riede, N. Runkel und H. J. Buhr)	Benign Thyroid Diseases in Childhood and Adolescence – Early Indication for Operative Therapy?	1044
Operatives Vorgehen bei Hyperthyreosen von Kindern und Jugendlichen (J. Witte, P. E. Goretzki und H. D. Röher)	Surgical Strategy of Hyperthyroidism in Children and Adolescents	1048

Selektive (=morphologiegerechte und funktionskritische) Chirurgie der Knotenstruma: Abhängigkeit des Risikos der Recurrensparese von Darstellung und Manipulation des Nerven (R. A. Wahl und I. Rimpl)	Selective Surgery for Nodular Goiter: Dependence of Risk of Recurrent Laryngeal Nerve Palsy on Identification and Manipulation of the Nerve 1051
Kontinuierliches Monitoring des Nervus laryngeus recurrens (W. Lamadé, R. Brandner, M. Brauer, E. Hund, E. Klar und Chr. Herfarth)	Continuous Monitoring of the Recurrent Laryngeal Nerve 1055
Intraoperatives Neuromonitoring des Nervus laryngeus recurrens – routinemäßiger Einsatz in der Schilddrüsenchirurgie (A. Kienast, C. Richter und H.-J. Neumann)	Intraoperative Neuromonitoring of the Recurrent Laryngeal Nerve – a Routine Procedure During Thyroid Surgery 1058
Ergebnisse der zweizeitigen Thyreoidektomie beim differenzierten Schilddrüsenkarzinom (H. M. Rau, J. Faß und V. Schumpelick)	Results of the Two-Step Total Thyroidectomy in the Treatment of Differentiated Thyroid Carcinoma 1061

Endokrine Chirurgie III

Chirurgie der Knotenstruma: Postoperative Hypocalcaemie in Abhängigkeit von Resektionsausmaß und Handhabung der Nebenschilddrüsen (I. Rimpl und R. A. Wahl)	Surgery for Nodular Goiter: Dependence of Postoperative Hypocalcemia on Extent of Resection and Manipulation of the Parathyroids 1063

Chirurgische Intensivmedizin I: Sepsis, MOV

Induktion der frühen Endotoxin-Toleranz mit atoxischem Endotoxin – ein neuer Weg der Sepsis-Prophylaxe (K. H. Staubach, H. Weber, H. Brade und H.-P. Bruch)	Induction of Endotoxin Tolerance by Atoxic Endotoxin – a New Prophylatic Concept to the Septic Syndrome 1067
Kausalorientierte Prophylaxe der nosokomialen Pneumonie: der HI-LO EVAC Tubus (G. Stöhr, M. Kunze, C. Ohmann, H. D. Röher und H. Becker)	Causal Prophylaxis of the Nosocomial Pneumonia: the HI-LO EVAC Tube 1071
Frühextubation vs. Spätextubation nach Oesophagusresektion: eine randomisierte, prospektive Studie (H. Bartels, H. J. Stein und J. R. Siewert)	Early Extubation versus Prolonged Ventilation after Esophagectomy: a Randomized, Prospective Study 1074
Immunstimulation durch G-CSF (Neupogen®) bei septischen Patienten mit Immunparalyse (A. Agnes, K. Zippel, H. Zuckermann, W. D. Döcke, H. D. Volk und J. M. Müller)	Immune Stimulation with G-CSF (Neupogen®) for Sepsis Patients with Immune Paralysis 1077
Plasmaseparation kombiniert mit CVVHF in Sepsis- und SIRS-Patienten (J. Schmidt, V. D. Mohr, R. Lampert, P. Metzger und H. Zirngibl)	Plasmapheresis Combined with Hemofiltration in Patients with Sepsis and SIRS 1080

Ist eine Beeinflussung von SIRS und MOV
durch Ernährungstherapie möglich?
(L. Bastian, A. Weimann, G. Regel
und H. Tscherne)

Can SIRS and MOF Be Influenced
by Dietary Therapy?

1083

Chirurgische Intensivmedizin II: Polytrauma

Prädiktive Rolle von IL-6 für das Multi-
organ-Dysfunktionssyndrom (MODS) bei
schwerverletzten Patienten in der frühen
Intensivpflegephase
(M. Keel, M. Birchler, G. A. Wanner,
U. Steckholzer und W. Ertel)

The Predictive Value of IL-6 for the
Multiple Organ Dysfunction Syndrome
(MODS) in the Early Period After
Severe Trauma

1086

Eingriffsadaptierte intraoperative
Volumensubstitution – Beispiel chirurgisch-
anästhesiologischer Kooperation
(H. Wenk, K. Hankeln, R. Senker
und J. Träger)

Adapting Intraoperative Volume
Substition to Intervention – An Example
of Surgical-Anesthesiological
Cooperation

1088

Einfluß der kinetischen Therapie auf den
Behandlungsverlauf bei Patienten mit
posttraumatischem Lungenversagen
(J. Erhard, C. Waydhas, S. Ruchholtz,
S. Schmidbauer, D. Nast-Kolb,
K. H. Duswald und L. Schweiberer)

The Effect of Kinetic Therapy
on the Treatment of Patients with
Post-traumatic Respiratory Failure

1091

Chirurgische Intensivmedizin III

Frühpostoperative Ernährung
nach elektiver Kolonchirurgie
(S. Brönnimann, M. Studer
and H. E. Wagner)

Immediate Postoperative Oral Feeding
After Elective Colorectal Surgery

1094

Enterale Ernährung bei Problempatienten:
Ersatz der operativen Katheterjejunostomie
durch endoskopisches Konzept
(D. Stüker, K. E. Grund und H. D. Becker)

Enteral Nutrition in Problematic Cases:
Replacement of Operative Catheter-
Jejunostomy by the Endoscopic
Concept

1096

Postoperative Komplikationen
Therapieumkehr durch Lungenwassermessung
(H. Mothes, U. Schotte, M. Hommann
und J. Scheele)

Postoperative Complications
by Therapeutic Reversal Lung Fluid
Measurement

1099

Die endoskopische Therapie
der gastro-jejunalen Dissoziation
in der Intensivmedizin
(E. Shang, G. Kähler und J. Scheele)

Endoscopic Treatment of
Gastro-jejunal Dissociation
in Critical Care Patients

1102

Perioperatives Risiko, Wundheilung

Thrombophlebitis profunda bei Patienten
nach der konventionellen und laparoskopischen Gallenblasenentfernung
(Z. Krasinski, M. Gabriel,
G. Oszkinis, L. Dzieciuchowicz
und B. Begier-Krasinska)

Deep Venous Thrombosis After
Conventional and Laparoscopic
Cholecystectomy

1105

Perioperative Therapie bei HIV-Infektionen
(F. P. Müller, W. P. Schecter, H. Jablonowski, W. U. Schmidt und P. R. Verreet)

Perioperative Therapy
for HIV Infections

1107

Strahlenbelastung des Chirurgen durch
intraoperatives Röntgen:
Risiken und Dosismanagement im OP
(M. Fuchs, A. Schmid, T. Eiteljörge,
H. Modler und K. M. Stürmer)

Radiation Exposure of Surgeons
from Intraoperative X-rays:
Risk and Dose Management in OP

1111

Appendizitis

Ist die Ultraschalluntersuchung bei der
akuten Appendizitis verzichtbar?
(C. Franke, C. Ohmann, H. Böhner,
H.-D. Röher und die Studiengruppe
akute Bauchschmerzen)

Is Ultrasound Dispensable
in Acute Appendicitis

1114

Einfluß der Sonographie auf Appendektomie
und Laparoskopiefrequenz
(M. Wüstner, F. Horst, T. Neufang
und H. Becker)

Influence of Sonography on
Appendectomy and Frequency
of Laparoscopy

1117

Die diagnostische Wertigkeit der rektalen
Untersuchung von Patienten mit akuter
Appendizitis
(K. Kremer, M. Kraemer, K.-H. Fuchs
und C. Ohmann)

The Diagnostic Value of a Rectal
Examination in Patients with Acute
Appendicitis

1120

Leber, Galle, Pankreas, gutartig

Der unklare Pankreaskopftumor –
Ein therapeutisches Dilemma?
(Th. Böttger)

Uncertain Carcinoma of the Head
of the Pancreas – A Therapeutic
Dilemma?

1123

Diagnostik und Therapie von Pankreaspseudozysten bei chronischer Pankreatitis
(W. Schlosser, A. Klein, M. Siech
und H. G. Beger)

Diagnosis and Therapy of Pancreatic
Pseudocysts in Chronic Pancreatitis

1127

Biliäre Pankreatitis – Epidemiologie, Fortschritt durch ein neues Therapiekonzept?
(M. Ulrich, K. Kraft, B. Leibl
und R. Bittner)

Biliary Pancreatitis – Epidemiology,
Progress with a New Therapeutic
Procedure?

1130

Chirurgischer Ultraschall – Indikation
zum „therapeutischen Splitting" beim
komplizierten Gallenstein
(P. Sungler, F. Mayer, H. W. Waclawiczek
und O. Boeckl)

Surgical Ultrasound – Indication for
Therapeutic Splitting of Complicated
Gallstones

1133

Chirurgische Endoskopie

Transorale videoendoskopische Oesophago-
Diverticulotomie des Zenker'schen
Divertikels mit dem Endo-GIA-Gerät
(H. van Tits, F. Hasse, G. Bertram
und D. Löhlein)

Transoral Endoscopic Staple-assisted
Esophagodiverticulotomy of Zenker's
Diverticulum

1136

Differentialtherapie der Achalasie
(J. H. Schneider, K. Manncke, K. E. Grund
und H. D. Becker)

Differential Therapy of Achalasia

1139

Kombinierte pH-Metrie und Multiple
Impedanzvariometrie – Validierung eines
neuen Verfahrens zur Erkennung von
nichtsaurem Reflux in der Speiseröhre
(B. Dreuw, J. Faß, P. Büchin, J. Silny,
G. Rau und V. Schumpelick)

Combined pH Monitoring and the
Multiple Impedance Technique –
Validation of a New Procedure
for Detection of Non-acid Reflux
into the Esophagus

1143

Diagnostik der Nahtinsuffizienz im
Gastrointestinaltrakt „Suffizienz"
von Radiologie und Endoskopie
(K. E. Grund und D. Stüker)

Diagnosis of Anastomotic
Insufficiencies in the Gastrointestinal
Tract: Adequacy of Radiology
and Endoscopy

1146

Fas/FasLigand mRNA sind in *Helicobacter-pylori*-infizierter Mukosa exprimiert
(F. Meyer und S. P. James)

The Expression of Fas/FasLigand
mRNA in *Helicobacter pylori*-Infected
Mucosa

1150

Kinderchirurgie I

Differenzierung von Sphinkterinsuffizienz
und Obstipation nach operierter Analatresie:
Wertigkeit eines neuen Kontinenzscores
(L. Wessel, K. Rippel, S. Hosie
und K.-L. Waag)

Distinguishing Sphincter Insufficiency
and Constipation Following Operated
Anal Atresia: Introducing a New
Continence Score

1153

Die verbesserte Kontinenzleistung
nach Pena-Operationen bei anorektalen
Mißbildungen
(G. Benz und P. Kienle)

Improved Continence Following
the Pena Procedure for Anorectal
Malformations

1157

Die elastische Markraumschienung –
ein Konzept zur Behandlung der instabilen
Unterarmschaftfraktur im Kindesalter
(D. Richter, A. Ekkernkamp, G. Muhr
und M. P. Hahn)

Elastic Intramedullary Nailing –
a Concept for the Management
of Unstable Fractures of the Forearm
in Children

1160

Elektronenmikroskopischer Nachweis der
Effektivität intraoperativer Laseranwendung
bei Rezidivoperationen juveniler Knochenzysten
(C. M. Meier, J. Tsokas und G. H. Willital)

Electron Microscopic Proof of the
Effectivity of Intraoperative Laser
Application in Surgery for Juvenile
Bone Cyst Recurrence

1163

Langzeitergebnisse nach restaurativer
Proktokolektomie und ileoanaler
Pouchanlage (IAP) bei Kindern mit FAP
(M. Kadmon, A. Tandara
und Chr. Herfarth)

1165

Kinderchirurgie II

Bedeutung der pränatalen Diagnostik
in der interdisziplinären Behandlung
sakrococcygealer Teratome
(K. Schaarschmidt, F. Louwen, B. Specht,
A. Saxena, Kolberg-Schwerdt, Ch. Becker
und G. H. Willital)

Significance of Prenatal Diagnosis
in the Interdisciplinary Treatment
of Sacrococcygeal Teratoma

1168

Eine Methode zur Reduktion des Sepsisrisikos bei Neu- und Frühgeborenen mit Stomata (K. Schäfer, H. Roth, M. Aulmann und O. Linderkamp)	A method to Minimize the Risk of Sepsis in Neonates and Prematures with Stomas

1172

Neue Ansätze für Gewebemanagement auf dem Gebiet minimal invasiver Kinderchirurgie
(R. Th. Carbon, M. Thias, M. Schreiber, S.-I. Simon, H. Mughrabi und H. P. Huemmer)

New Methods of Tissue Management in Minimally Invasive Pediatric Surgery

1175

Unfallchirurgie I

Die minimalinvasive, percutane Ventrikulostomie in der Therapie des schweren Schädel-Hirn-Traumas
(S. Ruchholtz, C. Waydhas, D. Nast-Kolb, A. Müller und L. Schweiberer)

Percutaneous Ventriculostomy in Therapy for Severe Traumatic Brain Injury

1179

Der retrograde Tibianagel bei proximalen Tibiafrakturen – eine biomechanische Untersuchung
(A. Pommer, M. P. Hahn, A. Dávid und G. Muhr)

The Cephalograde Tibial Nail for Proximal Tibial Fractures – A Biomechanical Investigation

1182

Chirurgisch induzierte Angiogenese als Grundlage der Behandlung hypovaskularisierter Wunden – der nutritive Lappen
(K.-J. Walgenbach, M. Voigt, R. Horch und G. B. Stark)

Surgically Induced Angiogenesis as a Basis for Treating Hypovascularized Wounds – The Nutritive Flap

1186

Das abdominale Kompartmentsyndrom (AKS) nach schwerem Bauch- und/oder Beckentrauma
(W. Ertel, A. Oberholzer, A. Platz, R. Stocker und O. Trentz)

The Abdominal Compartment Syndrome after Severe Abdominal and/or Pelvic Trauma

1189

Unfallchirurgie II

Der Classic Nagel nach Richards (Intramedullary Hip Screw, IMHS) als unaufgebohrter Marknagel bei der osteosynthetischen Versorgung pertrochanterer Frakturen
(C. Weiß, K. Brockmann, A. Quentmeier und Th. Fritz)

Use of the Richards Classic Nail in the Treatment of Pertrochanteric Fractures: a Clinical, Prospective Study

1191

Der freie „Notfall" – rectus-abdominis-Transfer zur Defektdeckung bei komplexen Handverletzungen
(R. E. Horch, K. J. Walgenbach, M. Voigt und G. B. Stark)

The Free-Flap "Emergency" Rectus Abdominis Transfer to Cover Defects in Complex Hand Injuries

1194

Instillationsvakuumversiegelung – Ein erster Erfahrungsbericht
(D. Moch, W. Fleischmann und A. Westhauser)

Instillation Vacuum Sealing – A Report of First Experiences

1197

Neue Wege einer effektiven Thromboembolieprophylaxe in der operativen Medizin am Beispiel der Unfallchirurgie (C. Chylarecki, G. Hierholzer und B. Kretschmann)	New Ways to Effective Thromboembolism Prophylaxis in Operative Medicine via the Example of Trauma Surgery 1200

Unfallchirurgie III

Regeneration von hyalinem Knorpel im Kniegelenk durch Behandlung mit autologen Chondrozytentransplantaten – Erste klinische Ergebnisse (J. Löhnert)	Regeneration of Hyaline Cartilage in the Knee Joint by Treatment with Autologous Chondrocyte Transplantation – First Clinical Results 1205
Ursachen zerebraler Perfusionsstörungen bei Patienten mit schwerem Schädel-Hirn-Trauma (J. Deneke, G. Fröschle, P. Schmitt, J. V. Wening und K.-H. Jungbluth)	Causes of Impaired Cerebral Perfusion in Patients with Severe Head Injury 1208
Die dislozierte proximale Humerusfraktur – Ergebnisse nach Stabilisierung mit Doppelplatte (G. A. Wanner, J. Romero, O. Hersche, A. v. Smekal und W. Ertel)	The Displaced Proximal Humerus Fracture – Results After Internal Fixation With Two One-Third Tubular Plates 1211

Unfallchirurgie IV

Verbesserung der postoperativen Thromboseprophylaxe in der Unfallchirurgie durch Dosisanpassung niedermolekularen Heparins anhand TAT- und D-Dimer-Verlauf (M. Hansen, A. Mayer, D. Peetz, G. Hafner, W. Prellwitz und P. M. Rommens)	Improvement of Postoperative Thrombosis Prophylaxis in Trauma Surgery by Dosage Adjustment of Low-Molecular-Weight Heparin on the Basis of TAT and D-Dimer-Traces 1213
Die perkutane minimal invasive autologe Spongiosatransplantation (M. Maghsudi, C. Neumann, R. Hente und M. Nerlich)	Minimal Invasive Technique in Percutaneous Autologous Bone Grafting 1218
Indirekte traumatische Zwerchfellrupturen nach stumpfem Bauch- oder Thoraxtrauma (J. C. Limmer, W. T. Knoefel, P. Pogoda, C. Schneider, J. R. Izbicki und C. E. Broelsch)	Diagnosis of Diaphragmatic Rupture after Blunt Thoracic or Abdominal Trauma 1221
Die Bedeutung der Klingengeometrie für die Verankerungsstabilität bei kurzem Verriegelungsnagelsystem des proximalen Femurendes (Gleitnagel) (W. Friedl, Ch. Anthoni, Th. Fritz, H. Schmotzer und M. Wipf)	The Significance of Blade Geometry for Fixation Stability in Short Locking Nail Systems of the Proximal Femur (Gliding Nail) 1224

Gefäßchirurgie I

Endovaskuläre Rekonstruktion des infrarenalen Bauchaortenaneurysmas (BAA) – Erfahrungen mit 3 Systemen endovaskulärer Stentprothesen
(B. Zipfel, G. Biamino, A. Vogt, T. Diebold und R. Hetzer)

Endovascular Reconstruction of Infrarenal Abdominal Aortic Aneurysms Using Three Different Endovascular Stent Prostheses

1227

Endovaskuläre infrarenale Aortenaneurysmachirurgie selektionierter Patienten: 3-Jahresergebnis und Komplikationsmanagement
(H. Schumacher, M. Richter, H. H. Eckstein und J. R. Allenberg)

Endovascular Surgery for Infrarenal Aortic Aneurysms in Selected Cases: Outcome and Complication Management After 3 Years

1230

Der Stellenwert der stentgestützten Aneurysmabehandlung
(K. H. Orend, R. Pamler, J. Goerich, X. Kapfer und L. Sunder-Plassmann)

Outcome of Endovascular Treatment of Aneurysm

1234

Gefäßchirurgie II

Aszendierende Varikophlebitis – Klassifikation und Therapie
(F. Verrel, B. Steckmeier, A. Parzhuber, G. Rauh und F. Tato)

Classification and Treatment of Ascending Varicophlebitis

1237

Varicosis und ascendierende Thrombophlebitis – Operationsplanung zur Notfallcrossektomie durch Duplexsonographie
(F. Graupe, O. Hansen, K. Zarras, H. G. Mackrodt und W. Stock)

Varicosis and Ascending Thrombophlebitis: Decision for Crossectomy According to Duplex Sonography

1240

Die frühe plastische Deckung erhöht die Heilungsrate venöser Ulcera
(M. Schäffer, S. Coerper, I. Flesch und H. D. Becker)

Early Mesh Graft Improves the Outcome of Venous Ulcer Healing

1243

Gefäßchirurgie III

Besteht bei Patienten mit Veränderungen an den Vertebralarterien ein erhöhtes Risiko bei der Carotisdesobliteration?
(A. Hoffmann und W. Lang)

Does Vertebral Artery Involvement Represent an Increased Risk in Carotid Artery Obliteration?

1246

Der kurze distale Venenbypass zum Extremitätenerhalt beim diabetischen Fuß
(A. Neufang, W. Schmiedt, E. Küstner und H. Oelert)

Short Distal Venous Bypass for Limb Salvage in Diabetic Patients

1249

Über die Kombination von Profundaplastik und Pharmakotherapie bei PAVK im Stadium III/IV
(J. D. Gruss)

Combination of Profundaplasty and Pharmacotherapy in the Treatment of Stage III/IV PAVK

1252

Ein neues Konzept für Ersatzmaterialien in der Gefäßchirurgie
(O. E. Teebken, A. Bader, G. Steinhoff und A. Haverich)

A New Concept for Substitutes in Vascular Surgery

1256

Thoraxchirurgie

Funktionelle Resultate nach bilateraler thorakoskopischer Lungenvolumenreduktionschirurgie beim Emphysem
(U. Stammberger, J. Hamacher, K. E. Bloch, R. A. Schmid, E. W. Russi und W. Weder)

Functional Outcome Following Bilateral Thoracoscopic Lung Volume Reduction Surgery in Emphysema
1260

Nachweis unerwarteter extrathorakaler Metastasen beim präoperativen Staging des nicht kleinzelligen Bronchialkarzinoms (NSCLC) mittels Positronenemissionstomographie (PET)
(R. A. Schmid, S. Hillinger, H. Bruchhaus, H. C. Steinert, G. K. von Schulthess, F. Largiadèr und W. Weder)

Detection of Unknown Extrathoracic Metastases by Positron Emission Tomography (PET) in Non-Small Cell Lung Cancer (NSCLC)
1264

Die videoassistierte Thorakoskopie zur effektiven Palliation maligner Pleuraergüsse. Pleurodese – Pleuroperitonealer Shunt
(A. S. Böhle, R. Kurdow und P. Dohrmann)

Video-Assisted Thoracoscopy for Effective Palliation of Malignant Pleural Effusions: Pleuroperitoneal Shunt – Pleurodesis
1268

Plastische Chirurgie

Bleibt die Gewebeperfusion nach freier mikrovaskulärer Gewebetransplantation autonom?
(H. G. Machens, P. Mailänder, P. Brenner, J. Pasel, J. Liebau, M. Funke und A. Berger)

Does Tissue Perfusion Stay Autonomous Following Free Microvascular Tissue Transplantation?
1271

Mittelfristige Resultate nach STT-Arthrodese zur Behandlung der aseptischen Lunatumnekrose im Stadium IIIa/b
(M. Sauerbier, B. Bickert, S. Kluge, D. Erdmann und G. Germann)

Mid-term Results with STT Arthrodesis in the Treatment of Kienböck's Disease (Stage IIIa/b)
1274

Gentechnische Methoden in der experimentellen Xenogenen Nerventransplantation
(D. Hebebrand, D. Wagner, N. F. Jones und H. U. Steinau)

Genetic Engineering Techniques in Experimental Xenogenic Nerve Transplantation
1279

Chirurgische Therapie der Gynäkomastie und ihre Ergebnisse
(M. Colombo-Benkmann, B. Buse, J. Stern und Ch. Herfarth)

Surgical Treatment of Gynaecomastia and Its Results
1282

Überbrückung langstreckiger Knochen- und Gelenkdefekte durch allogene vaskularisierte Transplantate
(G. O. Hofmann, M. H. Kirschner, O. Gonschorek und V. Bühren)

Allogenic Vascularized Grafts in Reconstruction of Diaphysial and Joint Defects
1285

Ambulante Chirurgie in der Praxis

Prä- und postoperative Sonographie bei Fingerbeugesehnenrekonstruktionen in der Zone 2
(M. Holch, S. Rammelt, B. Pflugk und H. Zwipp)

Pre- and Postoperative Sonography in Reconstruction of Zone 2 Flexor Tendon Injuries of the Fingers
1288

Morbus Dupuytren – Formalpathogenese
ohne Kontraktion und ein neues
operationstaktisches Konzept
(A. Meinel)

Dupuytren's Contracture:
Pathogenesis Without Contraction
and a New Surgical Management

1292

Varia, Gefäße

Simultanes oder schrittweises Vorgehen
bei der Kombination von minimalinvasiven
und konventionellen Operationsmethoden
in der Gefäßchirurgie
(E. U. Voss, G. Mürrle, Th. Dahm
und G. Sannwald)

Simultaneous or Stepwise Procedure
in the Combination of Minimally
Invasive and Conventional Vascular
Surgical Techniques

1295

Ist die Art der Gefäßwandveränderungen
in Risikofaktor bei Implantation
von Prothesen im aortofemoralen
Abschnitt? Dilatative versus obliterierende
Arteriopathie
(U. Wolters, Th. Schmitz-Rixen,
K. Diemer, D. Wasmut und K. Büchler)

Is the Type of Vessel Wall Alteration
a Risk Factor in the Aortofemoral
Segment? Dilating vs. Obliterating
Arteriopathy

1299

Die allogenen Arterientransplantate
als aorto-iliako-femoraler Gefäßersatz
bei Protheseninfektionen
(M. Gabriel, F. Pukacki, S. Zapalski
und K. Pawlaczyk)

Allogenic Arterial Transplants
as Aorto-iliac-femoral Substitute
in Infections of Prostheses

1302

Eine Vergleichsstudie über die
minimalinvasive Gewinnung von
Vena-saphena-magna-Segmenten
(M. Dangel, B. Löwe, S. Pfeiffer,
V. Gulielmos und S. Schüler)

A Comparative Study of Minimally
Invasive Harvesting of Saphenous
Vein Segments

1305

Kontrolle der Offenheit von Koronar-
bypässen mittels kontrastverstärkter
Magnetresonanzangiographie
(P. Brenner, B. J. Wintersperger,
V. Agirov, E. Kreuzer, M. Reiser
und B. Reichart)

Detection of Coronary Artery Bypass
Graft Patency by Contrast-Enhanced
Magnetic Resonance Angiography

1308

Onkologie: Haut, Weichteile, Sarkome

Morbidität und Tumorkontrolle
gliedmaßenerhaltender Resektion
mit intraoperativer Radiotherapie
im multimodalen Therapiekonzept
von Weichgewebesarkomen
(M. Schwarzbach, F. Willeke, M. Eble,
M. Wannenmacher, T. Lehnert
und C. Herfarth)

Morbidity and Control of Extremity
Soft Tissue Sarcoma by Limb-Saving
Surgery and Intraoperative Radiotherapy
in a Multimodality Treatment Approach

1312

Nachresektion von Weichteilsarkomen
im Rahmen des multimodalen Therapiekonzeptes
(M. Peiper, H. J. Weh, R. Schwarz
und C. Zornig)

Re-excision of Soft Tissue Sarcomas
in the Framework of Multimodal
Therapy

1316

Löst die sentinel-node-Biopsie (SNB) das Problem der elektiven Lymphknotendissektion beim malignen Melanom? (J. Göhl, T. Meyer und W. Hohenberger)

Sentinel Node Biopsy: Does It Solve the Problem of Elective Lymph Node Dissection in Malignant Melanoma? 1319

Primär maligne Tumore des Sacrums (R. J. Wirbel, M. Schulte und W. Mutschler)

Primary Malignant Tumors of the Sacrum 1324

Onkologie: Leber, Galle, Pankreas I

Magnetresonanztomographie in der Diagnostik von Gefäßinfiltrationen bei malignen Pankreastumoren (K. Wendl, A. Richter, J. Gaa, J. Sturm und M. Trede)

Magnetic Resonance Imaging in Detecting Vessel Invasion in Pancreatic Cancer 1328

Stellenwert der diagnostischen Laparoskopie bei primären malignen Lebertumoren (M. Wolff, A. Ulrich, A. Müller und A. Hirner)

Role of Diagnostic Laparoscopy in Primary Hepatic Malignancy 1331

Onkologie: Leber, Galle, Pankreas II

Technik, Risiko und Ergebnisse der zusätzlichen Pfortaderresektion bei der chirurgischen Therapie des proximalen Gallengangscarcinoms (T. Lorf, U. Hanack, B. Sattler, R. Canelo und B. Ringe)

Technique, Risk and Outcome of Additional Portal Vein Resection in Surgical Therapy of Proximal Bile Duct Carcinomas 1335

Erweiterte partielle Duodenopankreatektomie nach Kausch-Whipple durch Resektion tumorinfiltrierter Gefäßabschnitte (J. M. Langrehr, Th. Steinmüller, V. Henneken und H. Keck)

Extension of Kausch-Whipple Partial Duodenopancreatectomy by Resection of Tumor-Infiltrated Vessel Segments 1338

Das Radikalitätsprinzip bei Zystadenomen des Pankreas – Langzeiterfahrungen mit 34 Patienten (M. Siech, B. Schmidt-Rohlfing, T. Mattfeldt und H. G. Beger)

The Radicality Principle in Cystadenoma of the Pancreas: Long-Term Experience in 34 Patients 1341

Onkologie: Leber, Galle, Pankreas III

Lokoregionäre und systemische Therapie beim fortgeschrittenen Pankreaskarzinom (T. Gebauer, K. Ridwelski, J. Fahlke und H. Lippert)

Locoregional and Systemic Therapy in Advanced Pancreatic Carcinoma 1344

Hormontherapie des postoperativ rezidivierten Pankreaskarzinoms mit Octreotid und Tamoxifen (F. A. Wenger, H. U. Zieren, C. A. Jacobi und J. M. Müller)

Hormone Therapy of Recurrent Pancreatic Carcinoma with Octreotide and Tamoxifen 1348

Isolierte hypoxische Perfusion mit
Mitomycin C bringt keinen Benefit
für Patienten mit fortgeschrittenem
Pankreaskarzinom
(H. Petrowsky, S. Heinrich, E. Staib-Sebler,
C. Gog, G. Janshon und M. Lorenz)

Isolated Hypoxic Perfusion with
Mitomycin C Confers No Benefit
for Patients with Advanced Pancreatic
Carcinoma

1351

Onkologie: Ösophagus, Magen I

Präoperatives Staging stenosierender
Ösophaguskarzinome – Prospektiver
Vergleich der Mini-Sondensonographie
mit der konventionellen Endosonographie
(J. Menzel, H. Nottberg, N. Hoepffner,
N. Senninger und W. Domschke)

Preoperative Staging of Stenosing
Esophageal Malignancies: Prospective
Comparison of Miniprobe Sonography
and Conventional Endosonography

1354

Achalasie und Carcinom des Oesophagus:
Inzidenz, Prävalenz und Prognose
(B. L. D. M. Brücher, H. J. Stein,
H. Feussner, H. Bartels und J. R. Siewert)

Achalasia and Carcinoma of the
Esophagus: Incidence, Prevalence
and Prognosis

1357

Prognostische Bedeutung von Apoptose-
Induktoren/Inhibitoren in Magenkarzinom
mit/ohne adjuvanter intraoperativer Radiotherapie (IORT)
(R. Kopp, H. J. Krämling,
C. Cramer, J. Diebold, G. Baretton
und F. W. Schildberg)

Prognostic Implications of Apoptosis
Inducers/Inhibitors in Gastric Cancer
Patients Following Curative Resection
With or Without Adjuvant Intraoperative
Radiotherapy

1360

Ergebnisse der intraperitonealen Aktivkohle
– Mitomycintherapie des Magenkarzinoms
mit Serosainvasion
(J. Faß, M. Jansen, K. Zengel, Th. Reinecke,
G. Asshoff und V. Schumpelick)

Outome of Intraperitoneal Activated
Charcoal – Mitomycin C Therapy
for Castric Carcinoma with Serosal
Invasion

1363

Onkologie: Ösophagus, Magen II

Wertigkeit der Magnetresonanztomographie beim präoperativen Staging
des Magencarcinoms
(C. T. Germer, G. Eibl, A. Heiniche,
T. Zimmer, U. Mannsmann, K. J. Wolf
und H. J. Buhr)

Value of Magnetic Resonance
Tomography for Preoperative Staging
of Stomach Carcinomas

1367

Perioperatives Immunmonitoring beim
Magenkarzinom – Sinnvolle diagnostische
Ergänzung zur Erkennung komplikations-
gefährdeter Patienten?
(J. Ordemann, C. A. Jacobi, R. Stößlein,
H. U. Zieren und J. M. Müller)

Perioperative Immune Monitoring
for Stomach Carcinoma –
Useful Diagnostic Tool for Detecting
Complications in Patients?

1370

Diagnostische und therapeutische
Strategien beim Lokalrezidiv des Magen-
karzinoms
(I. K. Schumacher, J. Bernhardt,
J. Petermann und D. Lorenz)

Diagnostic and Therapeutic Strategies
for Recurrent Gastric Cancer

1373

Beeinflußt der Pouch den Nahrungstransit
nach Gastrektomie?
(B. Hoksch, K. Zippel, D. Sandrock,
B. Kettner, H.-U. Zieren und J. M. Müller)

Does a Jejunal Pouch Influence
Alimentary Transit after Gastrectomy?

1377

Onkologie: Kolon, Rektum I

Beta-Catenin Expression und ihre
Bedeutung für die Metastasierung
beim kurativ operierten Rektumkarzinom
(K. Günther, Th. Brabletz, O. Dworak,
M. A. Reymond, F. Köckerling,
W. Ballhausen und W. Hohenberger)

Beta-Catenin Expression
and Its Importance for Metastasis
in Curatively Operated Rectal Cancer

1380

Die fraktionierte, interstitielle postoperative HDR-/PDR-Brachytherapie
über intraoperativ plazierte Sonden –
erste Erfahrungen mit einer neuen Strah-
lentherapiemodalität in der Behandlung
rezidivierter oder nicht curativ resezierbarer
colorektaler Karzinome
(A. Schmid, M. Löhnert,
A. Papachrysanthou, G. Kovacsz, R. Galalae
und B. Kremer)

Perioperative Fractionated Interstitial
HDR/PDR Brachytherapy (BT)
by Intraoperatively Placed Plastic Tubes –
First experience with a New Irradiation
Modality in the Treatment of Recurrent
or noncuratively Resected Colorectal
Cancer

1383

Prognostische Faktoren nach multiviszeralen
Resektionen kolorektaler Karzinome
(A. Schaible, M. Methner, T. Lehnert
und Ch. Herfarth)

Prognostic Factors after Multivisceral
Resection for Colorectal Cancer

1386

Onkologie: Kolon, Rektum II

Die chirurgische Dickdarmobstruktion –
Wandel in der Behandlung in den letzten
10 Jahren
(G. Zlatarski, D. Loultchev, Pl. Stevanov
und R. Tuschev)

Developments in the Surgical
Treatment of Large Bowel Obstruction
in the Past 10 Years

1389

Frühpostoperative Komplikationen
nach unterschiedlichen Verfahren der
Darmrekonstruktion bei tiefer anteriorer
Rektumresektion – eine prospektive Studie
(A. Peters, P. Palma, E. Berg
und J. Girona)

Early Postoperative Complications
after Different Techniques
for Gut Reconstruction in Deep
Anterior Rectal Resection –
A Prospective Study

1393

Adjuvante Radiochemotherapie mit
5-FU und Folsäure beim Rektumkarzinom
des Stadiums Dukes B und C:
Zwischenanalyse
(E. Hagmüller, G. Hartung, J. Sturm,
P. Diezler, W. Queisser)

Adjuvant Radio-Chemotherapy
in Rectal Cancer Dukes B and C:
Interim Analysis

1397

Ergebnisse der interdisziplinären
Sakrumresektion beim sakralen Rezidiv
des Rektumkarzinoms
(B. Teleky, J. Zacherl, R. Kotz
und R. Jakesz)

Results of Interdisciplinary Sacral
Resection for Sacral Recurrence
of Primary Rectal Carcinoma

1400

Onkologie: Kolon, Rektum III

Vergleichende Diagnostik des lokal fortgeschrittenen Rektumkarzinoms nach präoperativer Therapie
(C. Barth, B. Rau, M. Hünerbein und P. M. Schlag)

Comparative Diagnosis of the Local of Rectal Carcinoma After Preoperative Treatment

1404

Beeinflussung der operativen Strategie beim HNPCC durch molekulare und klinische Aspekte
(H.-P. Wüllenweber, C. Sutter, M. Kadmon, J. Gebert, M. von Knebel-Doeberitz und Ch. Herfarth)

Influence of Operative Strategy for HNPCC: Molecular and Clinical Aspects

1408

Heidelberger Polyposisregister Erfahrungen mit der ileonalen Pouchanlage bei familiärer adenomatöser Polyposis coli (FAP): Problemzone ileoanale Anastomose
(A. Tandara, M. Kadmon, J. Stern und Ch. Herfarth)

Heidelberg Polyposis Register Experiences with Ileoanal Pouch for Familial Adenomatous Polyposis (FAP): The Problem of Ileoanal Anastomosis

1411

Onkologie: Seltene Tumoren

Die interskapulothorakale Resektion nach Tikhoff-Linberg bei kompartmentüberschreitenden Tumoren des Schultergürtels
(G. Voggenreiter, St. Assenmacher und K. P. Schmit-Neuerburg)

The Interscapulothoracic Resection (Tikhoff-Linberg Procedure) in Extracompartmental Tumors of the Shoulder Girdle

1414

Prognoseunterschiede primärer Dünndarmmalignome
(G. Winde, B. Glodny, T. Berns und N. Senninger)

Prognostic Differences in Malignant Tumours of the Small Intestine

1417

Aktuelle therapeutische Strategie des primären Intestinalen Non-Hodgkin-Lymphoms
(W. U. Schmidt, W. Heise, S. Daum, F. P. Müller, T. Steinke, D. R. Wassenberg, P. R. Verreet)

Therapeutic Strategy for Primary Intestinal non-Hodgkin's Lymphoma

1421

Prognostische Faktoren bei kombinierter Radiochemotherapie des Analkanalkarzinoms
(I. Schneider, G. Grabenbauer, K. Matzel, R. Sauer und W. Hohenberger)

Prognostic Factors for Combined Radiochemotherapy for Anal Canal Carcinoma

1426

Metastasentherapie I

Prognosefaktoren und sich daraus ergebende Operationsindikationen bei pulmonaler Metastasierung des Nierenzellkarzinoms
(H.-S. Hofmann, H. Neef und H.-R. Zerkowski)

Prognosis Factors and Resulting Operation Indicators for Pulmonary Metastases from Renal Cell Carcinoma

1429

Das maligne Melanom der Haut: Gibt es einen kurativen chirurgischen Therapieansatz bei lokoregionärer Metastasierung? (O. Schmidt, S. Merkel, Th. Meyer, J. Göhl und W. Hohenberger)

Malignant Melanoma: Is Curative Surgery Possible for Locoregional Metastases? ... 1432

Peritonektomie und intraperitoneale Chemotherapie – Neue Wege zur multimodalen Therapie der Peritonealkarzinose (J. Jähne und P. Piso)

Peritonectomy and Intraperitoneal Chemotherapy – New Multimodal Therapies for Peritoneal Carcinomatosis ... 1435

Metastasentherapie II

Die Optimierung der Laserinduzierten Thermotherapie zur Behandlung von Lebermetastasen colorectaler Carcinome, eine interdisziplinäre Aufgabe – Eine klinische Studie (D. Albrecht, C. T. Germer, A. Roggan, C. Isbert, J. P. Ritz und H. J. Buhr)

Optimization of Laser-Induced Thermotherapy for Treatment of Colorectal Liver Metastasis Tumors: A Clinical Study ... 1438

Multizentrische Phase II – Studie der Arbeitsgruppe Lebermetastasen zur wöchentlichen intraarteriellen 24 h Hochdosistherapie mit 5-FU und Folinsäure (FA) bei Lebermetastasen kolorektaler Tumoren (E. Staib-Sebler, H.-H. Müller, P. Mattes, T. Junginger, H. D. Saeger und M. Lorenz für die Arbeitsgruppe Lebermetastasen (Studienleiter M. Lorenz))

Multicenter Trial of Continuous 24 h Hepatic Arterial Infusion of High-Dose 5-FU and Folinic Acid for Colorectal Liver Metastasis Tumors ... 1441

Metastasentherapie III

Dosimetrie thermischer Laseranwendungen zur Behandlung von Lebertumoren – Korrelation optischer Gewebeparameter mit der in-vivo-Temperaturverteilung bei VX-2-Tumoren und gesundem Lebergewebe (J.-P. Ritz, C. Isbert, A. Roggan, C. T. Germer, D. Albrecht und H. J. Buhr)

Dosimetry of Laser-Induced Thermotherapy for Treatment of Liver Tumors – Correlation of Optical Tissue Parameters with In Vivo Temperature Distribution for VX-2 Tumors and Healthy Liver Tissue ... 1445

Unterschiede in den Eigenschaften interstitieller Verfahren und deren Einfluß auf die klinische Anwendung (C. Brunken, X. Rogiers, S. Topp, J. R. Izbicki und C. E. Broelsch)

Differences in the Properties of Interstitial Techniques and Their Influence on Clinical Application ... 1448

Lokoregionäre Rezidive von Extremitätenmelanomen nach hyperthermer Extremitätenperfusion: Sind Re-Perfusionen sinnvoll? (T. Meyer, J. Göhl und W. Hohenberger)

Locoregional Recurrence of Limb Melanomas After Hyperthermal Limb Perfusion: Do Reperfusions Make Sense? ... 1452

Der Metastasendurchmesser ist entscheidend für das lokale Behandlungsergebnis nach Kryotherapie colorectaler Lebermetastasen (J. K. Seifert, Th. Junginger und D. L. Morris)

Metastasis Diameter is Decisive for the Results of Cryotherapy for Colorectal Metastases ... 1455

Intraarterielle (5-FU/FA bzw. FUDR) versus systemische Chemotherapie (5-FU/FA) nicht-resektabler kolorektaler Lebermetastasen
(H.-J. Gassel, H. H. Müller, P. Mattes, R. Stieger, H. Schramm und M. Lorenz)

Hepatic Arterial Infusion (5-FU/FA and FUDR rsp.) Versus Systemic Chemotherapy for the Treatment of unresectable Liver Metastases from Colorectal Carcinoma 1458

Onkologie: Molekularbiologie

Untersuchung der Proteinexpression von hMSH2 und hMLH1 bei HNPCC: Evaluation einer Prescreening-Methode
(S. Vossen, G. Möslein, M. Katzer, H. E. Gabbert, W. Müller, C. Wirtz, P. E. Goretzki und H. D. Röher)

Investigating the Protein Expression of hMSH2 and hMLH1 for HNPCC: Evaluation of a Prescreening Method 1461

Mutationslokalisation als Wegweiser zur operativen Taktik bei FAP?
(M. Kadmon, A. Tandara, C. Dupon, J. Gebert, M. von Knebel-Doeberitz und Ch. Herfarth)

Mutation Localization as Guide to Operative Tactic for FAP? 1464

Rektumkarzinome bei HNPCC (Hereditary nonpolyposis colorectal cancer)
(G. Möslein, H. Nelson, S. Thibodeau und R. R. Dozois) 1467

Zytokinregulierte Expression von Fas-Ligand durch Kolonkarzinomzellen
(S. Wimmenauer, P. K. Baier, A. Steiert, K. D. Rückauer und E. H. Farthmann)

Cytokine Regulated Expression of Fas Ligand by Colorectal Carcinoma Cells 1470

Ribozym-targeting als gentherapeutisches Verfahren zur Behandlung maligner Tumore
(H. Juhl, F. Czubayko und D. Henne-Bruns)

Ribozyme-targeting for Genetherapy of Malignant Tumors 1474

Onkologie: Bildgebung

Volumetrie umschriebener Leberveränderungen mit der 3-D-Sonographie im Vergleich zur 3-D-Computertomographie
(H. Lang, G. K. Wolf, M. Prokop, A. Weimann, R. Pichlmayr und W. G. Zoller)

Volume Measurement of Focal Hepatic Lesions: Comparison of Three-Dimensional Ultrasound with Three-Dimensional Computed Tomography 1478

Perspektiven der virtuellen Kontrolle viszeralchirurgischer Eingriffe im offenen MRT
(F. P. Müller, E. Delmes, V. Fiedler, M. Schröder, W. U. Schmidt und P. R. Verreet)

Perspectives on Virtual Control of Visceral Surgery in Open MRI 1481

Kann die Dignität von Pankreastumoren durch die Positronen-Emissions-Tomographie (PET) sicher genug beurteilt werden?
(A. Sendler, N. Avril, J. D. Roder, M. Schwaiger und J. R. Siewert)

Can the Malignancy of Pancreatic Tumors be Judged Well Enough by Positron Emission Tomography (PET)? 1485

Einfluß der MR-Mammographie auf das chirurgische Vorgehen bei der operativen Behandlung des Mammakarzinoms (W. Gatzemeier, T. Liersch, A. Stylianou, A. Buttler, U. Fischer und H. Becker) — Influence of MR Mammography on the Surgical Procedure for the Operative Treatment of Breast Cancer ... 1488

Interdisziplinäre Onkologie

Kann die nichtinvasive Gadolinium 3D-MR-Subtraktionsangiographie der Viszeralarterien die konventionelle intraarterielle Katheterangiographie ersetzen? (C. F. Krieglstein, T. Allkemper, C. Anthoni, E. Rummeny, P. Reimer und N. Senninger) — Can Noninvasive 3D gadolinium MR Subtraction Angiography of the Visceral Arteries Replace Conventional Intra-Arterial Catheter Angiography? ... 1491

Strategie und Ergebnisse der interdisziplinären Therapie von Ovarialkarzinomen (Ch. Ruf, E. Kohlberger, T. Bauknecht und E. H. Farthmann) — Strategy and Results in the Interdisciplinary Therapy of Ovarian Cancer ... 1494

Urologische Rekonstruktionen im Rahmen einer interdisziplinären pelvinen Exenteration zur Behandlung organüberschreitender Tumoren des kleinen Beckens (M. Aleksic, U. v. Heyden, B. Ulrich und B. J. Schmitz-Dräger) — Urological Reconstruction in the Context of an Interdisciplinary Pelvic Exenteration for the Treatment of Multiorganic Tumors of the Lesser Pelvis ... 1497

Organübergreifende Karzinome des Hypopharynx mit Oesophagusbefall – multidisziplinäres Behandlungskonzept (M. K. Schilling, P. Zbären, R. Greiner und M. W. Büchler) — Multiorganic Hypopharyngeal Cancer Including the Esophagus – Multidisciplinary Treatment Plan ... 1499

Interdisziplinäre multimodale Therapie fortgeschrittener hypopharynx- und proximaler Oesophaguskarzinome (J. Faß, B. Dreuw, B. Korves, S. von Saldern, B. Andreopoulos und V. Schumpelick) — Interdisciplinary Multimodal Therapy for Advanced Cancer of the Hypopharynx and Cervical Esophagus ... 1502

Resektion und Ersatz der cervikalen Speiseröhre und des Hypopharynx – eine interdisziplinäre Aufgabe für Viszeral-, Mikro- und HNO-Chirurgen (J. Kiene, A. Jung, N. Grünewald, F. Vossmann und I. Klempa) — Resection and Replacement of the Cervical Esophagus and the Hypopharynx – an Interdisciplinary Task of Visceral-, ENT- and Microsurgery ... 1505

Minimal invasive Chirurgie I: Herz, Thorax, Magen

Minimal-invasiv-chirurgische Behandlung der koronaren Mehrgefäßerkrankung (V. Gulielmos, M. Knaut, R. Cichon, T. Jost und S. Schüler) — Minimally Invasive Surgical Treatment of Coronary Artery Multivessel Disease ... 1509

Minimal-invasive Thoraxchirurgie – Bilanz nach 5 Jahren (B. Passlick, C. Born und O. Thetter) — Minimally Invasive Thoracic Surgery – Results after 5 Years ... 1513

Bedeutung der Herz-Lungen-Maschine für das Konzept der minimal-invasiven Herzchirurgie
(F. Redling, R. Prondzinsky, R. Witthaut, P. Fraunberger, K. Werdan und H.-R. Zerkowski)

Significance of Heart-Lung Machines for Minimally Invasive Heart Surgery

1516

Laparoskopische Antirefluxchirurgie bei gastroösophagealer Refluxkrankheit. Diagnostik, Operationstechnik und Ergebnisse bei 143 Patienten
(E. Kleimann und H. J. Halbfaß)

Laparoscopic Antireflux Surgery for Gastroesophageal Reflux Disease. Diagnosis, Operational Technique and Results for 143 Patients

1520

Wiederentdeckte Verfahren – Die laparoskopische Gastrostomie nach Janeway im Vergleich zur Witzel-Fistel
(J.-P. Ritz, C. T. Germer, D. Albrecht und H. J. Buhr)

Rediscovered Techniques – Laparoscopic Gastrostomy According to Janeway Compared to the Witzel Fistula

1523

Ergebnisse nach laparoskopischer Fundoplikatio zur Behandlung der gastroösophagealen Refluxkrankheit
(R. Raakow, J. Langrehr, H. Keck und P. Neuhaus)

Results of Laparoscopic Fundoplication for Therapy of Gastroesophageal Reflux Disease

1526

Minimal-invasive Chirurgie II: Kolon, Rektum, Varia

Laparoskopisch-colorektale Resektion – ein Routineverfahren?
(L. Köhler und H. Troidl)

Laparoscopic Colorectal Resection – A Routine Procedure?

1529

Laparoskopische kolorektale Resektionen: Indikation, Operationstaktik und Ergebnisse bei 410 prospektiv untersuchten Fällen
(E. P. M. Lorenz, J. Konradt, G. Ehren und F. Ernst)

Indications, Surgical Strategies and Results in a Prospective Study of 410 Cases of Laparoscopic Colorectal Resection

1532

Erste Anwendungen eines neuen Trokarsystems zur nichtlaparoskopischen intraluminalen Chirurgie
(S. Benz, J. Gabriel, F. Pfeffer und U. T. Hopt)

First Clinical Application of a New Trocar System for Non-laparoscopic Intraluminal Surgery

1535

Die endoskopisch assistierte Lipomentfernung
(A. Berger und U. Tanzella)

Endoscopically Assisted Removal of Lipomas

1538

Minimal-invasive Chirurgie III: Galle

Chirurgisch-interventionell endoskopisches Behandlungskonzept von Gallenwegsläsionen nach laparoskopischer Cholecystektomie
(R. Raakow, S. Schmidt, M. Knoop und P. Neuhaus)

Interdisciplinary Management of Bile Duct Injuries Following Laparoscopic Cholecystectomy

1541

Therapie und Verlauf von Verletzungen nach laparoskopischen Operationen
(P. Lübke, H. Witzigmann, M. Otto, B. Klötzer, J. Mössner und J. Hauss)

Treatment and Outcome of Injuries After Laparoscopic Surgery

1544

Die laparoskopische Sonographie
als Standard der intraoperativen
Gallenwegsevaluierung im Rahmen
der laparoskopischen Cholecystektomie
(H.-F. Weiser und M. Birth)

Laparoscopic Sonography as a Standard
Means of Intraoperative Bile Duct
Assessment During Laparoscopic
Cholecystectomy
1547

Neue Aspekte der laparoskopischen
Cholangiographie
(St. Klima und B. Schyra)

New Aspects of Laparoscopic
Cholangiography
1550

Die intraoperative Routine-Cholangiographie bei der laparoskopischen
Cholecystektomie
(K. Ludwig und D. Lorenz)

Intraoperative Routine Cholangiography
in Laparoscopic Cholecystectomy
1554

Transplantation: Leber, Herz

Chronische Leber-immunologische
Faktoren bei Ischemic type lesions
(ITBL) → reduzierte Th1- und verstärkte
Th2-Antwort
(M. Golling, S. Zipperle, R. Weimer,
G. Otto, Ch. Herfarth, G. Opelz und E. Klar)

Chronic Immunological Factors
in Ischemic Type Biliary Lesions
(ITBL): Decreased Th1
and Increased Th2 Response
1557

Ätiologische Faktoren und Inzidenz der
ITBL nach Lebertransplantation
(J. M. Langrehr, A. Schneller, R. Neuhaus,
T. Vogl, R. Hintze und P. Neuhaus)

Etiological Factors and Incidence
of ITBL After Liver Transplant
1560

Plasmaseparation und Bilirubinadsorption
zur Therapie der excessiven
Hyperbilirubinämie nach Lebertransplantation
(R. Ott, G. Born, V. Müller
und F. Köckerling)

Plasma Separation and Bilirubin
Adsorption for Treatment of Excessive
Jaundice After Liver Transplantation
1563

Durchflußzytometrie-gesteuerte
Induktionstherapie mit ATG und
nichtinvasives Abstoßungsmonitoring –
ein modernes Managementkonzept
nach Herztransplantation
(F. M. Wagner, S. M. Tugtekin,
K. Matschke, U. Platzbecker, V. Gulielmos
und S. Schüler)

Flow Cytometric ATG Induction
Therapy and Noninvasive Monitoring
of Graft Rejection: A New Treatment
Concept After Heart Surgery
1566

Transplantation: Niere, Pankreas

33 Jahre Nierentransplantation in Zürich
(F. Largiadèr, M. Weber, D. Inderbitzin,
R. Schlumpf und D. Candinas)

The Zurich Experience with 33 Years
of Renal Transplantation
1568

Nieren-Retransplantation im Zeichen
des Organmangels
(D. Candinas, M. Weber, D. Inderbitzin,
R. Schlumpf und F. Largiadèr)

Kidney Retransplantation
and Organ Shortage
1571

Video

Hernien

Präperitoneale Netzplastik bei beidseitigen Hernien (F. Hoch und G. Müller)	Open Technique for Preperitoneal Repair of Bilateral Hernias	1575
100 total extraperitoneale Hernioplastiken der Leiste. Technik und Ergebnisse eines Kreiskrankenhauses in der Einführungsphase (D. Schröder, D. Futtig, J. Klag und Ch. Krause)	One Hundred Cases of Total Extraperitoneal Hernia Repair. Technique and Results of a Basic Surgical Department (Kreiskrankenhaus) at the Beginning	1576
Die Rekonstruktion der Bauchdecke bei Narbenhernien (F. Hoch und G. Müller)	Prosthetic Materials for Repair of Major Incisional Hernias	1576
Die laparoskopische Reparation ventraler Bauchwandhernien (E. Bärlehner)	Repair of Ventral Abdominal Hernias by the Laparoscopic Procedure	1577
Die extraperitoneale Hernioplastik mit dem Videoskop (F. Schütze und J. Limmer)	The Extrapertioneal Hernio Repair with the Videoscope	1578

Ösophagus, Magen

Laparoskopische Magenresektion (L. Grzybowski, I. Baca und V. Götzen)	Laparoscopic Gastric Resection Techniques	1579
Die thorakoskopische Exstirpation benigner Oesophagustumore mit assistierter Oesophagoskopie (M. Pross, Th. Manger, S. Wolff und H. Lippert)	Thoracoscopic Enucleation of Benign Esophageal Tumors Combined with Esophagoscopy	1580
Technik der laparoskopischen Versorgung eines perforierten Duodenalulcus (10 min 30 s) (S. Brönnimann und H. E. Wagner)	Technique of Laparoscopic Repair of a Perforated Duodenal Ulcer (10 min, 30 s)	1580

Leber, Galle, Pankreas

Virtuelle 3D-Operationsplanung in der Leberchirurgie (G. Glombitza, W. Lamadé, M. R. Göpfert, A. M. Demiris, H.-P. Meinzer, Th. Lehnert und G. Otto)	Virtual 3D Operation Planning for Liver Surgery	1582
Duodenumerhaltende Pankreaskopfresektion: Chirurgische Therapie der Wahl bei chronischer Pankreatitis mit entzündlichem Pankreaskopftumor (W. Uhl, G. Curti, H. U. Baer und M. W. Büchler)	Duodenum-Preserving Pancreatic Head Resection: Operative Procedure of Choice in Patients with Chronic Pancreatitis and Inflammatory Enlargement of the Pancreatic Head	1583

Sonographisch gestützte Drainage einer infizierten Pseudozyste nach nekrotisierender Pankreatitis (W. Albert, M. Freitag und K. Ludwig)

Ultrasound Guided Drainage of Infected Pseudocysts after Necrotisizing Pancreatitis

1584

Kolon, Rektum

Technik der totalen Entfernung des Mesorektums zur radikalen Therapie des Rektumkarzinoms (R. Heald, Th. Junginger, A. Heintz und M. Konerding)

Total Mesorectal Excision for Treatment of Rectal Cancer

1585

ABS – Artificial Bowel Sphinkter. Eine neue Methode zur Kontinenzwiederherstellung (R. Ruppert, F. Glass und D. Staimmer)

ABS Artificial Bowel Sphincter. A New Method of Treating Fecal Incontinence

1585

Technik der Proktokolektomie (IPAA) mit double-stapling-Technik und Erhaltung der anal transitional zone (R. Ruppert, F. Glass und D. Staimmer)

Restorative Proctocolectomy and Stapled Ileal Pouch Anal Anastomosis (IPAA) with Preservation of the Anal Transitional Zone

1586

Endoskopische Therapie großer kolorektaler Polypen (J. M. Doniec, M. Löhnert, T. Birkner und H. Grimm)

Endoscopic Therapy of Large Colorectal Polyps

1587

Allgemein-, Endokrine Chirurgie

Standardisierte Untersuchungstechnik zum laparoskopisch-sonographischen Staging von Tumoren der Peritonealhöhle (M. Birth, K. Delinikolas und H. F. Weiser)

Standardized Intraoperative Ultrasound Examination Technique During Diagnostic Laparoscopy for Tumor Staging

1588

Ultra Cision Harmonic Scalpel: Möglichkeiten und Vorteile für die laparoskopische Chirurgie (V. Lange)

Harmonic Scalpel: Possibilities and Advantages in Laparoscopic Surgery

1589

Die retroperitoneoskopische Adrenalektomie-Technik und Ergebnisse eines neuen Operationsverfahrens (M. K. Walz, K. Peitgen, R. Giebler und F. W. Eigler)

Retroperitoneoscopic Adrenalectomy: Technique and Results of a New Surgical Method

1589

Unfallchirurgie

Die Gleitnagelosteosynthese (GN) als universelles Implantat bei per- und subtrochanteren Femurfrakturen (W. Friedl)

The Gliding Nail Osteosynthesis: A Universal Implant for Stabilisation of Per- and Subtrochanteric Femur Fractures

1591

Was ist ein SLAC-Wrist? (M. Peter und W.-G. Steinmetz)

What is a SLAC Wrist?

1592

Komplikationen nach endoskopischer Karpaltunnelspaltung (M. Peter, W.-G. Steinmetz und H.-P. Keller)

Complications Seen in Endoscopic Carpal Tunnel Release

1592

Gefäßchirurgie

Laparoskopische Thrombendarteriektomie der Aorta im infrarenalen Abschnitt (L. Barbera, A. Mumme, M. Kemen und V. Zumtobel)	The Laparoscopic Thrombendarterectomy of the Infrarenal Aorta	1594
Die endoskopische Gewinnung der Vena Saphena Magna (G. Gillrath, Ch. Schmitz, H. Vetter und B. Reichart)	Endoscopic Saphenous Vein Harvesting	1595

Plastische Chirurgie

Die endoskopische Entnahme des Nervus suralis (B. Rieck, U. Tanzella, A. Krause-Bergmann und A. Berger)	Endoscopic Harvesting of the Sural Nerve	1596
Prinzipien, Anatomie und Technik des distal gestielten Arteria-suralis-Insellappens (O. Kauder, W. G. Steinmetz und M. Peter)	The Distally Based Sural Artery Flap: Anatomy, Principles and Technique	1597
Indikation, Durchführung und Technik der Mammareduktionsplastik in vertikaler Narbentechnik (W.-G. Steinmetz, M. Peter und P. Eckert)	Indications and Technique for Vertical Scar Reduction Mammaplasty	1597
Einsatz resorbierbarer Materialien in der Oberbauchchirurgie (W. Mokros und J. Roßmüller)	Application of Absorbable Materials in the Upper Gastrointestinal Tract	1598

Poster

Allgemeines

Das Syndrom des Fünften Tages (Th. Doede, K. Hoffmann, K. Graffmann-Weschke und J. Waldschmidt)	The Syndrome of the Fifth Day	1599
Gastrointestinale Tumoren bei Morbus Recklinghausen (S. Frick)	Gastrointestinal Tumors Associated with Recklinghausen's Disease	1600
Pneumatosis cystoides intestinalis: Endoskopische Zystenpunktion zur Sicherung der Diagnose und eine neue Theorie zur Pathohistogenese (J. Höer, S. Truong, N. Virnich, L. Füzesi und V. Schumpelick)	Pneumatosis Cystoides Intestinalis: Endoscopic Puncture of Endoluminal Cysts – A Safe Way to Diagnosis and a New Theory of Histopathogenesis	1600
Laparoskopische Splenektomie (M. W. Wichmann, G. Meyer, H.-G. Rau und F. W. Schildberg)	Laparoscopic Splenectomy	1601

Allgemeinchirurgische Eingriffe nach
Herztransplantation (HTX) –
Risiken und Grenzen
(A. Tittel, J. Höer und V. Schumpelick)

General Surgical Operations
After Heart Transplantation (HTX) –
Risks and Limits
1602

Prophylaxe und Therapie rezidivierender
Adhäsionen mit einer Silikon-Folie –
vorläufige Mitteilung
(H. R. Willmen und B. Mies)

Implantation of a Silicone Film
to Prevent and Treat Recurrent
Adhesions: Preliminary Information
1602

Einfaches und effizientes Erfassungssystem
für internes Qualitätsmanagement
chirurgischer Abteilungen
(B. Röhrich, H. Liebner und R. Kunz)

A Simple and Efficient Data System
for Internal Quality Management
in Surgical Departments
1603

Rekonstruktionsmöglichkeiten kombinierter
Defekte durch Variation des freien Dünndarmtransfers
(A. Frick, R. G. H. Baumeister
und K. Mees)

Reconstruction of Combined Defects
by Variation of Free Bowel
Transplantation
1604

In memoriam Prof. Dr. Rudolf Pichlmayr
(E. Göksoy, H. Kalafat, A. Altintaş,
L. Kaptanoğlu und C. Gökdoğan)

Surgery in Turkey from the Beginnings
to the Present Time
1604

Qualität klinischer Studien an Patienten
mit chronischen Wunden
(S. Coerper, M. Schäffer, G. Köveker
und H. D. Becker)

Quality of Clinical Studies on Patients
with Chronic Wounds
1605

Laparoskopisch gestützte peritoneo-venöse
Shunt-Implantation
(A. J. Coburg, Th. Carus
und Th. Sarwas)

Laparoscopically Assisted Implantation
of Peritoneo-Venous Shunt
1606

Die isologe intraperitoneale Mesothelzelltransplantation zur Verbesserung
der mesothelialen Wundheilung
(P. Bertram, M. Hoopmann, L. Tietze,
K.-H. Treutner und V. Schumpelick)

Intraperitoneal Isologous Mesothelial
Cell Transplantation for Mesothelial
Wound Healing Improvement
1607

Die Oberflächen-Ultrastruktur
des chirurgischen Handschuhs –
eine ultrastrukturelle Studie
(G. Röper, C. Willy und H. Gerngroß)

The Ultrastructure of
Operation Gloves:
An Experimental Study
1608

Molekularbiologie

Molekulare Diagnostik beim hereditären
und sporadischen colorectalen Carcinom –
Erste eigene Ergebnisse
(C. Bulitta, J. Plaschke, M. Hahn,
H. K. Schackert und Th. Junginger)

Molecular Diagnostic Testing in Patients
with Hereditary and Sporadic Colorectal
Cancer: First Results
1609

Die Bedeutung der Image-DNA-Zytometrie
des Mammakarzinoms für seine operative
Therapie
(H. Stratmann, A. Hirner
und R. Bollmann)

The Importance of Image DNA
Cytometry for Operative Management
of Breast Cancer
1610

Platelet Derived Wound Healing Factors
(PDWHF®) in der Therapie chronisch
venöser Ulzerationen
(S. Gregor, F. Schellhammer, A. Gaitzsch
und H. Troidl)

Platelet-Derived Wound Healing
Factors (PDWHF) in the Treatment
of Chronic Venous Ulcers 1610

Prävalenz disseminierter Tumorzellen
im Knochenmark bei Patienten mit
gastrointestinalen Karzinomen –
Korrelation mit klinischen Parametern
(T. Kerner, T. Hauzenberger, W. Dietmaier
und K.-W. Jauch)

Prevalence of Disseminated
Tumor Cells in Bone Marrow of Patients
with Gastrointestinal Cancer –
Correlation with Clinical Parameters 1611

Pseudocarzinomatöse Dysplasien als Folge
der Chemoembolisation der Leber
(U. Wolters, R. Metzger, R. Fischbach,
Th. Zirbes und A. H. Hölscher)

Relevant Gastric Cell Dysplasia
After Hepatic Chemoembolisation 1612

Xenogene Nerventransplantation
nach Gentransfer
(D. Hebebrand, M. Lehnhardt, D. Wagner
und H. U. Steinau)

Xenogeneic Nerve Transplantation
After Gene Transfer 1613

Neue Strategie zur Identifizierung
von Tumorantigenen gastrointestinaler
Karzinome
(B. Weber, M. Schirle, W. Keilholz,
H. D. Becker, H. G. Rammensee
und S. Stevanovic)

A Novel Strategy for Identification
of Tumor Antigens of Gastrointestinal
Carcinomas 1614

Hernien

Trokarkomplikationen in der
laparoskopischen Hernienchirurgie
und Aspekte der Prävention
(R. Weiner, H. Bockhorn und D. Wagner)

Trocar-Related Complications During
Laparoscopic Hernia Repair and Aspects
of Their Prevention 1615

Erste Erfahrungen mit der laparoskopischen
total extraperitonealen Hernienplastik (TEPP)
(D. Grothe, N. Yücel und H.-D. Schmidt)

First Experiances with Laparoscopic
Total Extraperitoneal
Hernia Repair (TEPP) 1616

Hängt das postoperative Schmerzniveau
nach Shouldice-Reparation von den
induzierten Spannungskräften ab?
(Ch. Peiper, A. Füting, K. Junge
und V. Schumpelick)

Is There Any Relation Between the
Traction Force and the Postoperative
Pain Level in Shouldice Repair? 1617

Diagnostik von Leistenhernien
bei laparoskopischen Eingriffen
(C. M. Seiler, M. Imhof, J. Zacherl, K. Paya,
R. Függer und N. Senninger)

Diagnosis of Inguinal Hernias During
Laparoscopic Procedures 1617

Laparoskopie bei gedeckter Zwerchfellruptur
(O. Horstmann, T. Neufang, S. Post
und H. Becker)

Laparoscopy for Blunt Diaphragmatic
Rupture 1618

Hohes Alter – Indikation oder Kontraindikation für die laparoskopische colorektale
Chirurgie?
(O. Schwandner, T. H. K. Schiedeck
und H.-P. Bruch)

Advanced Age – Indication
or Contraindication for Laparoscopic
Colorectal Surgery? 1619

Sepsis

Analyse der stationären Behandlungskosten bei diffuser sekundärer Peritonitis
(K. Welcker, J. Lederle, M. Schorr, C. Waydhas, M. Jochum und M. Siebeck)
Cost of Care for Secondary Peritonitis
1620

Ungewöhnliche Ursache der purulenten Mediastinitis (Fallbesprechung)
(S. Smutný und Z. Jech)
Unusual Cause of Purulent Mediastinitis: Case Discussion
1621

Sepsistherapie durch sonographiegeführte perkutane Drainage abdomineller Abszesse
(H. P. Heistermann, R. Horstmann, H.-W. Krawzak und G. Hohlbach)
Sepsis Treatment by Ultrasound Guided Percutaneous Drainage of Intraabdominal Abscesses
1621

Zwei-Phasen-Konzept zur Therapie des infizierten Sinus Pilonidalis
(U. Konrad und H.-H. Lauterbach)
Two-Step Treatment of Inflamed Pilonidal Sinus
1622

Perioperative Therapie

Messungen des Energiebedarfs und der Körperzusammensetzung beim kritisch Kranken auf der Intensivstation
(L. Bastian, A. Weimann, O. Selberg, C. Stan und G. Regel)
Measurements of Energy Expenditure and Body Composition in Critically Injured Patients
1623

Substitutionstherapie beim funktionellen und organischen Kurzdarmsyndrom
(Ch. J. Decker-Baumann, J. Stern, F.-X. Huber und Ch. Herfarth)
Home Parenteral Nutrition in Patients with Short Bowel Syndrome After Proctocolectomy
1624

Patientenorientierte, risikoadaptierte Tumornachsorge bei Patienten mit kolorektalem Karzinom
(M. Schorr, M. Siebeck und W. G. Zoller)
Colorectal Cancer: a Rational Follow-Up Program Adapted to Patients' Individual Risk of Recurrence
1624

Prospektiv-randomisierte Studie zu Effektivität und Ökonomie der Eindosis-Antibiotikaprophylaxe bei penetrierenden Traumen von Abdomen, Thorax und Extremitäten
(A. Schmidt-Matthiesen, A. Encke, H. Röding und J. Windolf)
A Prospective Randomized Comparison of Single Versus Multiple Dose Antibiotic Prophylaxis in Penetrating Trauma. Effectiveness and Economics
1625

Prospektive, randomisierte Magensonden- und Kostenaufbaustudie bei kolorektalen Eingriffen
(H. Hofheinz, K. Oestreich, A. Richter, E. Hagmüller, J. Sturm und M. Trede)
Prospective Randomized Study on the Use of the Nasogastric Tube and Postoperative Feeding After Colorectal Surgery
1626

Akutes Abdomen

Sicherung der Ulcusperforation durch Ultraschall-Darstellung vereinfacht chirurgischen Handlungsablauf
(M. Wüstner und H. Becker)
Visualizing Ulcer Perforation by Sonography Facilitates Preoperative Diagnosis
1627

Dünndarm/Kolon/Rektum, gutartig

Laparoskopisch assistierte restorative Proktokolektomie (L. Köhler und H. Troidl)	Laparoscopically Assisted Restorative Proctocolectomy	1628
M. Crohn: Minimale Chirurgie bei Dünn- und Dickdarmbefall – Einfluß auf die Rezidivrate? (A. Hofmeister, C. Adam, H.-J. Mappes und G. Ruf)	Minimal Resection Versus Stricture Plastic of the Small Bowel and Large Bowel in Crohn's Disease Patients – Does It Make a Difference?	1629
Der Pfannenstielschnitt als alternativer Zugang bei der laparoskopischen oder konventionellen Sigmaresektion (K. Wellmann, O. Deling und R. Kolvenbach)	The Pfannenstiel Incision: An Alternative Access for Open and Laparoscopically Assisted Resection of Colon and Rectum	1629
Das zystische Hamartom als seltene Differentialdiagnose eines retrorektalen Tumors – Eine Fallbeschreibung (J. Hondyk, C. Peiper, I. Stamm, K. Küchemann und S. Horsch)	The Cystic Hamartoma – A Rare Differential Diagnosis of a Retrorectal Tumor	1630
Morbus-Crohn-Rezidiv im neoterminalen Ileum nach Ileozökalresektion (M. Rentsch, A. Fürst, M. Anthuber und K.-W. Jauch)	Recurrence of Crohn's Disease in the Neoterminal Ileum After Ileocecal Resection	1631
Die rechtzeitige Operationsindikation bei der akuten Sigmadivertikulitis: Die frühe elektive Resektion! (O. Hansen, F. Graupe und W. Stock)	The Opportune Surgical Indication in Acute Sigmoid Diverticulitis: Early Elective Resection	1632
Ergebnisse der transanalen, endoskopischen Operationstechnik beim benignen Rektumpolypen (A. Heintz, M. Mörschel und Th. Junginger)	Results of Transanal Endoscopic Microsurgery in Benign Polyps of the Rectum	1633
Ergebnisse der chirurgischen Behandlung des Morbus Crohn (K. Welcker, M. Siebeck, K. Loeschke und W. Zoller)	Results of the Surgical Treatment of Crohn's Disease	1633
Chirurgische Therapie hoher anorektaler und rektovaginaler Fisteln mittels transanaler endorektaler Verschiebelappenplastik (S. Willis, M. Rau, E. Schippers und V. Schumpelick)	Surgical Therapy of Anorectal and Rectovaginal Fistulae by Endorectal Advancement Flap	1634
Laparoskopie: ein dehnbarer Begriff der Kolonresektion (O. Schöb, D. Candinas, R. Schlumpf, F. Hetzer und F. Largiadèr)	Laparoscopy: An Adaptable Understanding for Colon Resection	1635
Laparoskopische Sigmaresektion wegen Divertikulitis (Th. Carus, W. Grebe, D. Hekers und A. J. Coburg)	Laparoscopic Sigmoid Resection for Diverticulitis	1635

Ösophagus/Magen, gutartig

Laparoskopische Resektion von Magenwandtumoren (K. Böttcher, H. Feussner, H. J. Dittler, M. Etter, J. D. Roder und J. R. Siewert)	Laparoscopic Wedge Resection of Gastric Stroma Tumors	1637
Die Lernkurve bei laparoskopischer Fundoplicatio (J. Miholic, M. Remzi, G. Bischof, R. Függer und G. Stacher)	Laparoscopic Fundoplication: The Learning Curve	1638
Erste klinische Erfahrungen mit der laparoskopischen Refundoplikatio (M. Fein, K.-H. Fuchs, S. M. Freys und J. Heimbucher)	First Clinical Results of Laparoscopic Refundoplication	1638
Ulkusrezidiv nach Magenresektion – Ist eine erneute Resektion sinnvoll? (F. Seidel, J. W. Heise, C. Schroeders und H.-D. Röher)	Recurrent Ulcer After Gastric Resection – Does Re-Resection Make Sense?	1639
Die anteriore Hemifundoplikatio in der Behandlung der gastroösophagealen Refluxkrankheit (G. Meyer, T. P. Hüttl, D. Arck, C. Otahal, M. Kaps und F. W. Schildberg)	The Anterior Hemifundoplication in the Treatment of Gastroesophageal Reflux Disease	1640
Ergebnisse nach laparoskopischer Fundoplikatio (C. W. Kley, T. Neufang, I. Leister und H. Becker)	Results After Laparoscopic Fundoplication	1641

Leber, Galle, Pankreas, gutartig

Dynamik bei Proteasen-Aktivierung bei milder vs. schwerer experimenteller akuter Pankreatitis (H.-U. Schulz, Si-Feng Chen, W. Halangk und H. Lippert)	Activation of Pancreatic Proteases in Mild Versus Severe Experimental Acute Pancreatitis	1642
Die Choledochusstenose als lokale Komplikation bei chronischer Pankreatitis – ein prognostischer Fehler? (W. Schlosser, M. H. Schoenberg und H. G. Beger)	The Common Bile Duct Stenosis as a Local Complication of Chronic Pancreatitis with Inflammatory Mass in the Head of the Pancreas – A Prognostic Factor?	1643
Chirurgische Therapie der Folgen der chronischen Pankreatitis (H. Witzigmann, D. Uhlmann, R. Schwarz, K. Kohlhaw, F. Geißler, V. Keim und J. Hauss)	Surgical Management of Chronic Pancreatitis	1644
Entwicklung der konventionellen Gallengangschirurgie zwischen 1977 und 1996 (B. Gebhard, R. Resch, P. Goetzinger und R. Fuegger)	Common Bile Duct (CBD) Surgery – Development From 1977 To 1996	1644

Die Wertigkeit der Pankreoskopie in der
Abklärung zystischer Pankreasprozesse
(F. J. Zender, F. U. Zittel, J. F. Riemann
und K. Schönleben)

Value of Pancreoscopy in Diagnosis
of Cystic Tumors of the Pancreas

1645

Lebensqualität und Organfunktion
nach schwerer Pankreatitis
(H. Hofheinz, A. Joos, K. Wendl, J. Gaa
und A. Richter)

Quality or Life and Organ Function
After Severe Pancreatitis

1646

Minimal-invasive Chirurgie im Kindesalter:
Simultane Cholezystektomie
und Milzexstirpation
(Th. Jacobi, U. Wehrmann, P. Göbel,
D. Roesner und H. D. Saeger)

Minimally Invasive Surgery
in Childhood: Simultaneous Laparoscopic
Splenectomy and Cholecystectomy

1647

Intraoperative Cholangiographie bei der
laparoskopischen Cholecystektomie: ja oder
nein? Vergleichende Untersuchungen
bei 2600 Patienten
(F. J. Zender, F. U. Zittel
und K. Schönleben)

Intraoperative Cholangiography During
Laparoscopic Cholecystectomy:
To Do or Not to Do? Comparative
Examinations in 2600 Patients

1648

Das komplizierte Gallensteinleiden
in der Schwangerschaft – Laparoskopische
und endoskopische Therapie
(P. Sungler, H. Steiner, J. Holzinger,
H. W. Waclawiczek und O. Boeckl)

Complicated Gallstone Disease During
Pregnancy – Laparoscopic
and Endoscopic Therapy

1649

Kongenitale Pankreaspseudozyste –
die Rarität unter den zystischen Tumoren
im Neugeborenenalter
(P. Büchin, G. Steinau, K.-P. Riesener
und V. Schumpelick)

Congenital Pancreatic Pseudocyst:
the Rarity of Cystic Tumors
in a Neonate

1650

Eine Differentialdiagnostik der Pancreatitis
acuta in der Koexistenz mit der
Choledocholithiasis
(Z. Krasiński, G. Oszkinis, M. Gabriel,
D. Strzelecka und F. Pukacki)

Differential Diagnosis of Biliary
Pancreatitis

1651

Laparo-endoskopische Therapie
der biliären Pankreatitis
(P. Sungler, J. Holzinger,
H. W. Waclawiczek und O. Boeckl)

Laparoendoscopic Therapy of Biliary
Pancreatitis

1651

Laparoskopische versus offene Behandlung
von Patienten mit akuter Cholezystitis
(M. Kisser, T. Koperna und F. Schulz)

Laparoscopic Versus Open Treatment
of Patients with Acute Cholecystitis

1652

Laparoskopische Entdeckelung von
Leberzysten – Ergebnisse nach 5 Jahren
(T. Strauss, G. Meyer, H. G. Rau
und F. W. Schildberg)

Laparoscopic Deroofing
of Liver Cysts – Results After 5 Years

1653

Die Cholezystektomie seit Einführung
der minimal-invasiven Chirurgie
(R. Peterli, U. Herzog, J. P. Schuppisser
und P. Tondelli)

Cholecystectomy Since the Introduction
of the Minimal Invasive Technique

1654

Technik und Ergebnisse der intraoperativen
Cholangiographie bei laparoskopischer
Cholezystektomie
(G. Görtz, B. Overhage und H. Senyurt)

Technique and Results
of Intraoperative Cholangiography
in Laparoscopic Cholecystectomy

1654

Ökonomische Beurteilung der Therapie
der Pankreatitis LKF versus tatsächliche
Kosten
(G. Malekpour, R. Bauer, P. Muckenhuber
und R. Zwrtek)

Economic Criteria of the Therapy
of Pancreatitis LKF System
Versus Real Costs

1655

MIC

Infektionen und Infektionsprävention
in der MIC
(H.-D. Czarnetzki, S. Schulz
und M. Jantschulev)

Infection and Prevention of Infection
During Minimally Invasive Surgery
(MIS)

1656

Unfallchirurgie

Validisierung einer Technik zur Erzeugung
und intramedullären Stabilisierung
standardisierter, geschlossener Frakturen
an der Rattentibia
(A. Probst, H. Jansen, U. Bick
und H. U. Spiegel)

Validation of a Closed Fracture Model
in Rats

1657

Der proximale Femurnagel (PFN) der AO –
erste Erfahrungen und Nachkontrolle
in der Gerontotraumatologie
(P. Holzman und R. Ruckert)

The Proximal Femoral Nail (PFN)
of the AO in Geriatric Traumatology –
Experience and Follow-Up

1658

Intra- und postoperative Komplikationen
bei der Stabilisierung von Femurmetastasen
(J. Schmidt, U. Petereit
und K. H. Winkler)

Intra- und Postoperative Complications
During Stabilization of Femur Metastasis

1659

Fortschritte bei der bildgebenden Diagnostik
der Tibiakopffraktur durch MR und CT.
Eine prospektive, vergleichende
Untersuchung
(A. Prokop, R. Fischbach, C. Burger,
U. Hahn und K. E. Rehm)

Advances in the Diagnosis of Tibial
Head Fracture with MRI and CT Scan.
A Prospective Study

1659

Die externe patello-tibiale Transfixation –
Ein neues Behandlungskonzept bei
Rekonstruktionseingriffen am distalen
Kniestreckapparat
(B. Ishaque, E. Ziring, J. Petermann,
S. Hohe und L. Gotzen)

The External patello-tibial Transfixation –
A New Method for Reconstruction of the
Distal Extensor Mechanism

1660

Kernspintomographie und Kernspinarthrographie im Spiegel der Arthroskopie des
Handgelenkes
(M. Peter, W. Nickels, W.-G. Steinmetz
und W. Kenn)

MRI and MRI Arthrography Compared
to Arthroscopy of the Wrist

1661

Metaanalyse einer verheerenden
Traumafolge
(H. Rieger, K.-H. Dietl, A. Probst
und H.-S. Neumann)

Statistical Analysis
of a Devastating Injury

1662

Der Einfluß postoperativer Bestrahlung auf die Suppression heterotoper Ossifikationen – enzymatische Untersuchungen und histologische Beobachtungen in vivo (St. A. Esenwein, S. Sell, G. Herr und W. Küsswetter)

Influence of Postoperative Irradiation on the Suppression of Heterotopic Ossifications – Enzymatic Examinations and Histological Observations in Vivo ... 1662

Die operative Versorgung dislozierter Calcaneusfrakturen nach Schellmann/Palmer unter Einsatz von Keramik aus boviner Spongiosa (R.-K. Homayoun, W. Wesemann, R. Kayser und K. Kürten)

Operative Treatment of Displaced Calcaneal Fractures According to Schellmann and Palmer with Bovine Cancellous Bone Grafting ... 1663

Fixateur externe an der Hand – nur am Knochen indiziert? (R. Slodicka, I. Birnich, H. Göbel und A. Ekkernkamp)

Fixateur Externe On the Hand – Only for Osseal Indications? ... 1664

Laserbehandlung degenerativer Knorpelschäden (H. Rudolph, V. Studtmann und R. R. Lehmann)

Laser Treatment of Degenerative Cartilage Lesion ... 1664

Ergebnisse und Rezidivprophylaxe nach ankylosierenden heterotopen Ossifikationen in der Hüftchirurgie (E. J. Müller, M. Wick, M. P. Hahn und G. Muhr)

Heterotopic Bone Formation in total Hip Replacement: Operative Treatment and Prophylactic Measurements ... 1665

Die Planung der operativen Strategien bei rheumatischen Erkrankungen mit Hilfe der Kernspintomographie (U. Schmidbauer, D. Wagner, G. Bachmann, A. Berger und W. S. Rau)

The Influence of MRI on the Surgical Strategy in Rheumatoid Arthritis ... 1666

Die monosegmentale Instrumentation und Fusion als minimal-invasives Verfahren in der Behandlung instabiler Verletzungen der thorakolumbalen Wirbelsäule (A. Junge, K. Giannadakis, T. von Garrel und L. Gotzen)

One-Level Internal Fixator Instrumentation as a Minimally Invasive Procedure in Fractures of the Thoracolumbar Spine ... 1666

Knorpelersatzoperationen bei begrenzten Verletzungen und osteochondralen Defekten des Kniegelenkes (U. Göhring und W. Friedl)

Cartilage Replacement Operation in Limited Injuries and Osteochondral Defects of the Knee ... 1667

Gefäßchirurgie

Ökonomie der Carotisendarteriektomie: Eine Kosten-Nutzwert-Analyse (E. Jakubowski, J. O'Sullivan, R. Busse, F. Sassi und F. W. Schwartz)

Economics of Carotidendarterectomy: A Cost-Utility-Analysis ... 1668

Die endoskopische Perforansdissektion – Ein Fortschritt in der Klinik? (K. Zarras, F. Graupe, O. Hansen, H. G. Mackrodt und W. Stock)

The Endoscopic Perforans Dissection – Progress in the Clinic? ... 1669

Die endoskopische Entnahme der Vena saphena magna zur peripheren Gefäßrekonstruktion (A. Meyer, G. Omlor, J. Fischbein und C. Alemdar)	Endoscopic Vein Harvesting in Peripheral Bypass Surgery
	1670
Intraabdominelle Simultaneingriffe bei gefäßchirurgischen Patienten – Zukunftsperspektive? (C. Tonus, D. Debertshäuser, P. Heinisch und H. Nier)	Future Perspective of Intraabdominal Simultaneous Operative Procedures in Vascular Surgical Patients
	1670
Bundespflegesatzverordnung und Aneurysmachirurgie: Unter welchen Voraussetzungen ist die Patientenverordnung kostendeckend? (M. Walter, J. Overhaus, J. Heckenkamp und H. Erasmi)	"Bundespflegesatzverordnung" and Surgery of Abdominal Aortic Aneurysm: Under Which Circumstances Is Treatment Balanced?
	1671
Staphylococcus-aureus-Arteriitis nach PTA und Stent (H. Stöckmann und G. Müller)	Staphylococcus aureus Arteritis Following PTA and Stent Implantation
	1672
Chirurgische Eingriffe des Bauchaortenaneurysmas bei hohem Alter (über 80 Jahre alt) (M. Okada, T. Sugimoto, M. Yoshida, K. Ataka und Y. Maniwa)	Operative Management for Abdominal Aortic Aneurysm (AAA) in Patients Over 80 Years
	1673
Die Aortenruptur als seltene Komplikation der Salmonellose (H. Bergert, M. Nagel, D. Ockert und H.-D. Saeger)	Aortic Rupture as an Uncommon Complication of Salmonellosis
	1674
Die Rolle der Entzündungsprozesse bei Entwicklung der aorto-iliakalen Aneurysmen (G. Oszkinis, M. Gabriel und Z. Krasinski)	The Role of Inflammation in the Pathogenesis of Abdominal Aortic and Iliac Artery Aneurysms
	1675
Die Takayasu-Arteriitis – Seltene Ursache für Gefäßverschlüsse im Jugendalter (F. Adili und M. Gawenda)	Takayasu's Arteritis – A Rare Cause of Vascular Occlusion in Young Adults
	1676
Die Vena femoralis superficialis als Gefäßersatz bei der chirurgischen Therapie eines mykotischen Aneurysmas der A. iliaca communis; ein Fallbericht (A. Schütz, W. R. Marti, L. Gürke und P. Stirnemann)	Reconstruction of a Mycotic Aneurysmatic Common Iliac Artery Using a Superficial Femoral Vein Graft
	1677
Management von Bypassverschlüssen am Bein (H. Bergert, M. Nagel, D. Ockert und H.-D. Saeger)	Management of Failing Bypass Grafts in the Lower Limb
	1677
Biokompatibilität von autolog Endothelzell-beschichteten 4-mm-PTFE-Prothesen zur Koronar-Revaskularisation (H. R. Laube, J. Duwe, W. Rutsch und W. Konertz)	Biocompatibility of Autologous Endothelial Cell Seeded 4-mm PTFE Vascular Grafts for Coronary Artery Revascularization
	1678

Das primäre Sarkom der Vena cava inferior – Diagnostik und Therapie
(S. Rudolph, K. Ridwelski, P. Buhtz, J. Fahlke, Th. Manger und H. Lippert)

Diagnosis and Therapy of Primary Sarcoma of the Inferior Vena Cava

1679

Gestörte Wundheilung bei paVK IV: lokaler Mangel an Wachstumsfaktoren?
(E. Kollig, U. Eickhoff, M. Kemen, V. Zumtobel und G. Muhr)

Impaired Wound Healing in AOD Stage IV: Local Deficiency of Growth Factors?

1680

Appendizitis

Qualitätskontrolle in der Kinderchirurgie – Meßsonde-Appendektomie ($n=289$)
(L. Meyer-Junghänel, R. Götte, R. Kunz und J. Waldschmidt)

Quality Control in Pediatric Surgery – Indicator Appendectomy ($n = 289$)

1681

Reduziert die laparoskopische Appendektomie die Dauer der Rekonvaleszenz und der Arbeitsunfähigkeit? Ergebnisse einer prospektiv-randomisierten Studie
(K. Bauwens, W. Schwenk, B. Böhm, O. Hasart und J. M. Müller)

Convalescence and Time to Return to Work After Laparoscopic and Open Appendectomy: Results of a Prospective Randomized Study

1682

Laparoskopische versus offene Appendektomie – eine Meta-Analyse randomisierter kontrollierter Studien
(S. Sauerland, U. Holthausen, R. Lefering und E. Neugebauer)

Laparoscopic vs. Open Appendectomy: A Meta-Analysis of Randomized Controlled Trials

1683

Entwicklung der laparoskopischen Appendektomie zur Standardmethode der Appendicitisbehandlung in einem Schwerpunktkrankenhaus von 1994–1997
(T. J. Krawczyk, M. Schirmbeck und M. M. Linder)

Development of Laparoscopic Appendectomy to Standard Procedure in the Therapy of Appendicitis from 1994 to 1997

1683

Die laparoskopische Appendektomie mit resorbierbaren Clips – eine Anfängeroperation
(D. Sievers, S. Barkhausen und E. Gross)

Laparoscopic Appendectomy with Resorbable Clips – An Operation for Beginners

1684

Laparoskopische Appendektomie: Eine Ausbildungsoperation?
(D. Gianom, O. Schöb, R. Schlumpf und F. Largiadèr)

Laparoscopic Appendectomy: A Beginner's Operation?

1685

Thoraxchirurgie

Klinische Erfahrungen der beiderseitigen thorakalen Sympathektomie durch KTP-Laser für Hyperhidrosis
(Y. Maniwa, M. Okada, H. Yamamoto und M. Yoshida)

Clinical Experience of Bilateral Thoracic Sympathectomy by KTP Laser for Hyperhidrosis

1686

Paraösophageale bronchogene Zysten
(G. Aydemir, M. Wolff, N. Hortling und A. Hirner)

Bronchogenic Cysts of the Esophagus

1687

Erweiterte Lungenresektionen – sind sie sinnvoll? (M. Frenken und B. Ulrich)	Extended Pulmonary Resections: Are They Worth Doing?	1687
Stellenwert der thorakoskopischen Chirurgie bei Patienten mit Verdacht auf Lungenmetastasen (E. Stoelben, D. Ockert, U. Wehrmann und H. D. Saeger)	Clinical Relevance of Thoracoscopic Surgery for Lung Metastases	1688
Pulmonale Aspergillome – klinische und operative Therapie (M. Kästel, W. Meyer und Ch. Gebhardt)	Pulmonary Aspergilloma – Clinical Manifestations of Operative Therapy	1689
Rezidive und Defekte im Thoraxbereich bei onkologischen Erkrankungen – eine interdisziplinäre Herausforderung (H. Menke, K. Schultheis, D. Borquez und R. R. Olbrisch)	Recurrent Tumor and Thoracic Wall Defects – An Interdisciplinary Challenge	1690
Wertigkeit ausgedehnter chirurgischer Resektionen in der Behandlung von Pancoast-Tumoren (Ch. Kugler, S. Schießer, T. Muley, D. Latz, J. Schirren und H. Dienemann)	Value of Extended Resections in the Treatment of Pancoast Tumors	1690
Chirurgisches Vorgehen und eigene klinische Erfahrungen bei Defekten der Thoraxwand (G. Holle, N. Kania, A. Peek, B. Dippe und K. Exner)	Surgical Management and Our Own Clinical Experience with Complex Chest-Wall Defects	1691
Lungenblastom: Ein klinisch und pathologisch extrem seltener Tumor im multimodalen Therapiekonzept (W. Meyer, M. Kästel, H. O. Mittelmeier und Ch. Gebhardt)	Pulmonary Blastoma: Multimodal Treatment of a Clinical and Pathological Rare Tumor	1692

Bildgebung

Die MR-Cholangiopankreaticographie (MRCP) zur Operationsplanung (R. Kabelitz, F. Eder, H. Putzki, F. Fronzeck und U. Risch)	MR-Cholangiopancreaticographie in the Preoperative Planning of Operations	1693
Die diagnostische und therapeutische Wertigkeit der Magen-Darm-Passage mit Gastrografin (MDP-G) bei der Verdachtsdiagnose eines Ileus (I. Schlüper, K.-P. Riesener, P. Haage und V. Schumpelick)	The Diagnostic and Therapeutic Role of Oral Gastrografin in Diagnosis of Bowel Obstruction	1694
Unterschiedliches Staging durch Anale Endosonographie und Kernspintomographie in der Therapieüberwachung des Anal-Karzinoms (A. J. Kroesen, T. Wiegel, T. Vogl, W. Hinkelbein und H. J. Buhr)	Different Staging by Anal Endosonography and MRI in the Surveillance of Therapy of Anal Carcinomas – New Diagnostic Approaches?	1695

Risikominimierung durch Ultraschall: Pleurapunktion unter permanent sonographischer Sicht (M. Freitag, W. Albert, S. Tempel und K. Ludwig)

Minimization of Risks by Ultrasound: Puncture of the Pleura Continuously Monitored by Ultrasound

1696

Endokrine Chirurgie

Metastasenchirurgie, Palliation und Tumorreduktion bei Patienten mit Karzinoiden – der Stellenwert chirurgischer Maßnahmen (S. Schmidbauer, K. Hallfeldt, A. Trupka, H. Vukoja und L. Schweiberer)

Surgery of Metastases, Palliation and Debulking Surgery in Patients with Carcinoid – The Value of Surgical Procedures

1697

Lernkurve bei retroperitoneoskopischer Adrenalektomie (A. Heintz und Th. Junginger)

Learning Curve After Retroperitoneoscopic Adrenalectomy

1698

Chirurgische Therapie des primären Hyperparathyreoidismus. Ergebnisse einer 10jährigen prospektiven Beobachtungsstudie (S. Walgenbach, C. Hommel, G. Bernhard und Th. Junginger)

Surgical Therapy for Primary Hyperparathyroidism: Results of a 10-year Prospective Follow-up Study

1698

Hard- und Softwareentwicklung für eine echtzeitfähige Verarbeitung der Biosignale beim intraoperativen Monitoring des Nervus laryngeus recurrens (R. Brandner, W. Lamadé, R. Schall und Ch. Herfarth)

Hardware and Software Development for Real-Time Procesing of Biosignals During Intraoperatively Monitoring the Recurrent Laryngeal Nerve

1699

Häufigkeit und klinische Symptomatik der doppelseitigen Recurrensparese nach Schilddrüsenoperation (Th. Friedrich, U. Eichfeld, U. Hänsch, I. Dähnert, M. Steinert und M. Schönfelder)

Frequency and Clinical Symptoms of Bilateral Vocal-Cord Paralysis in Thyroid Gland Surgery

1700

Langzeitergebnisse der chirurgischen Therapie der Immunthyreopathie (E. Möbius, A. Zielke, B. Niermann und M. Rothmund)

Long-Term Results of Surgical Therapy of Graves' Disease

1701

Chirurgische Therapie des Insulinoms – eine Komplikationsanalyse (W. F. A. Hiller, J. H. Simanowski und F. Schuppert)

Analysis of the Complications of Surgical Therapy of Insulinoma

1702

Zum Einfluß der Recurrensdarstellung und der Ligatur der A. thyreoidea inferior auf die Komplikationsrate in der Schilddrüsenchirurgie (N. Nikolov und A. Lachmann)

The Influence of Recurrent Treatment and the Ligature of A. thyreoidea on the Rate of Complications for Thyroid Surgery

1703

Wertigkeit der Aspirationszytologie in der Diagnostik des Schilddrüsenkarzinoms (E. Brune und G. Hohlbach)

Value of Aspiration Cytology as a Diagnostic Tool in Cancer of the Thyroid Gland

1704

Veränderter Operationszeitpunkt durch molekularbiologisches Screening der MEN II-assoziierten medullären Schilddrüsenkarzinome
(H. G. Hotz, N. Runkel und H. J. Buhr)

MEN II-Associated Medullary Thyroid Carcinoma: Does Molecular Genetic Screening Change the Time of Operation?

1704

Laparoskopische transperitoneale Adrenalektomie
(S. Piatek, T. Manger, M. Pross, D. Kunz und H. Lippert)

Laparoscopic Transperitoneal Adrenalectomy

1705

Vergleich der Komplikationen zwischen alternativen Operationsverfahren in der Therapie benigner Schilddrüsenerkrankungen
(T. Steinmüller, N. Rayes, J. Klupp und P. Neuhaus)

Comparison of Complications Between Alternative Surgical Approaches for Benign Thyroid Disease

1706

Komplettierungs- und Wiederholungsoperationen beim differenzierten Schilddrüsencarcinom
(N. Runkel, S. C. Neu-Schrag, H. G. Hotz, H.-T. Dress und H. J. Buhr)

Completion Thyroidectomy and Reoperation for Differentiated Thyroid Cancer

1707

Diagnostik und Therapie des Gastrinoms – eine Herausforderung für die endokrine Chirurgie
(W. F. A. Hiller, B. Nashan und F. Schuppert)

Diagnosis and Therapy of Gastrinoma – a Challenge for Endocrine Surgery

1708

Transplantation

Hepatozytentransplantation unter Einsatz dreidimensionaler hochporöser Matrices. Ergebnisse nach dem ersten Jahr der Implantation.
(P. M. Kaufmann, U. Kneser, H. Fiegel, J. Pollok, H. Herbst, D. Kluth, X. Rogiers und C. E. Brölsch)

Hepatocyte Transplantation Using Three-dimensional Highly Porous Matrices. Results After the First Year of Transplantation

1709

Das Infektionsrisiko und die Rolle der Spurenelemente bei Niereninsuffizienz und nach Nierentransplantation
(B. Matthies, H. Lippert, K.-H. Neumann und R. Kielstein)

The Risk of Infection and the Role of Trace Elements in Renal Failure and After Kidney Transplantation

1710

Langzeitverlauf nach Nierentransplantation bei Morbus Fabry
(D. Inderbitzin, M. Weber, R. Schlumpf, F. Largiadèr und D. Candinas)

A Single-Center Experience of Renal Transplantation in Fabry's Disease

1710

Postoperative Verlaufskontrolle nach Nierentransplantation: Kontrastmittelverstärkte Farbduplexsonographie oder Szintigraphie?
(O. Richter, J. Müller, R. Schwarz, K. Kohlhaw, S. Richter und J. Hauss)

Follow-up After Kidney Transplantation: Contrast Enhancement Agent Color Doppler Sonography or Scintigraphy?

1711

Mitteldeutscher Transplantationsverbund: 2-Jahres-Bilanz der Regionalisierung am Beispiel Herztransplantation (F. Rüter, M. Grapow, H. Lilie und H.-R. Zerkowski)

Mid-German Transplant Region: 2-Year Results of Regionalization of Heart Transplantation ... 1712

Transplantatnierenarterienfluß bei offener und bei verschlossener Beinstrombahn (B. Wittrin, M. Arlt, K.-H. Dietl und N. Senninger)

Blood Flow in Kidney Graft During Transplantation – Effects of Clamping the A. iliaca externa Distal to the Arterial Anastomosis ... 1713

Diagnostische Relevanz von Procalcitoninspiegeln nach Lebertransplantation (LTX) (M. Pross, Th. Manger, D. Kunz, W. König und H. Lippert)

Diagnostic Relevance of Procalcitonin after Liver Transplantation ... 1713

Lebertransplantation bei hepatopulmonalem Syndrom (M. Pross, Th. Manger, T. Welte, S. Klauck und H. Lippert)

Liver Transplantation by Hepatopulmonary Syndrome ... 1714

Eine neue Technik zur Arterialisierung der Pfortader bei der orthotopen Rattenlebertransplantation (V. Müller, T. Reck, R. Ott, W. Hohenberger und F. Köckerling)

A New Technique for the Arterialization of the Portal Vein in Orthotopic Rat Liver Transplantation ... 1715

Onkologie – Allgemein

Riesenleiomyom des Ovars – 5-Jahres-Follow-Up (D. Khaffaf, H. Khaffaf und K. Dittrich)

Giant Ovarian Leiomyoma – 5-Year Follow-up ... 1716

Inwieweit kann ABBI* System die radiologisch markierte PE ersetzen? (Ch. Tausch, F. Kugler und M. Aufschnaiter)

The Role of ABBI* System in Comparison With the Open Biopsy by Radio-Guided Wire Localisation ... 1717

Onkologie – Ösophagus/Magen

Kann durch die präoperative Immunfunktion die postoperative Morbidität abgeschätzt werden? Eine prospektive Analyse bei Patienten mit einem Magenkarzinom (C. A. Jacobi, J. Ordemann, R. Stößlein und J. M. Müller)

Does Preoperative Immune Function Correlate With Postoperative Morbidity? A Prospective Analysis of Patients With Gastric Carcinoma ... 1718

Endosonographie im diagnostischen Konzept von Ösophagustumoren (P. Kienle, Ch. Kuntz, K. Buhl, T. Lehnert und Ch. Herfarth)

Endosonography in the Diagnostic Concept of Esophageal Tumors ... 1719

Goseki-Klassifikation beim Magenkarzinom: Vergleich mit etablierten histopathologischen Klassifikationen. (S. P. Mönig, S. E. Baldus, T. K. Zirbes, W. Schröder, H. P. Dienes und A. H. Hölscher)

Goseki Histological Grading of Gastric Cancer: Comparison with Existing Systems of Grading ... 1720

Postoperative Letalität und Komplikationsrate nach erweiterter D3-Lymphknotendissektion beim in kurativer Intention resezierten Magenkarzinom (K. Günther, T. Horbach, S. Merkel und W. Hohenberger)	Postoperative Mortality and Complications Following D3 Lymph Node Dissection in Gastric Cancer Operated on With Curative Intent 1721
Einfluß der Pouchrekonstruktion auf die Lebensqualität und das Körpergewicht nach Gastrektomie (B. Hoksch, K. Zippel, S. Promnitz und H. Zieren)	Influence of a Pouch-Reconstruction on Quality of Life and Body Weight After Gastrectomy 1722
Stenosierender Granularzelltumor (Abrikossoff) des Ösophagus. Diagnostik und Therapie anhand eines Fallbeispiels (L. Backheuer, N. Huschitt und M. Weber)	Obstructing Granular Cell Tumor (Abrikossoff) of the Esophagus. A Case Report and Discussion of Management Treatment 1722
Maßgeschneiderter Ansatz bei der chirurgischen Therapie des Magenkarzinoms (J. Petermann, I. K. Schumacher, H. Thomas, A. Hoene und D. Lorenz)	Tailored Approach to Surgical Therapy of Gastric Cancer 1723
Vergleich der Lebensqualität des resezierten und interventionell behandelten Ösophaguscarcinoms (G. Brünagel, K. Boeder, A. Hirner und Th. Riemenschneider)	Comparison of the Quality of Life in Operatively and Interventionally Treated Patients with Esophageal Cancer 1724
Effekte einer längerfristigen, postoperativen, proteinreichen Substratzufuhr nach Ösophagus- und Magenresektion (M. Elbers, D. Drücke, E. Awwad und D. Löhlein)	Effects of a Long-Term Postoperative Protein-Enriched Liquid Diet Following Esophageal and Gastric Resection 1724
„Single-Shot"-Prophylaxe mit Ceftriaxon in der elektiven Magenkarzinomchirurgie (K.-J. Bauknecht, A. Lachmann und N. Nikolov)	Antibacterial Chemoprophylaxis in Surgery for Gastric Carcinoma 1725
Perioperatives Risiko der Gastrektomie beim alten Patienten (A. Schwarz, M. Jung, M. H. Schoenberg und H.-G. Beger)	Perioperative Risk of Total Gastrectomy in Old Patients 1726
Chirurgische Therapieergebnisse beim Adenokarzinom des Ösophagus (P. Piso and J. Jähne)	Esophageal Adenocarcinom – Results of Surgical Therapy 1727
Hat der Stent den Tubus in der palliativen, endoskopischen Therapie inoperabler Ösophagus- und Kardiakarzinome abgelöst? (S. A. Müller, S. N. Truong, M. Jansen und V. Schumpelick)	Is There a Place for Plastic Tubes in the Therapy of Incurable Cancer of the Esophagus and Esophagogastric Junction? 1728
Mesenchymale Tumoren des Magens (W. Mokros, G. Schönfeld und J. Roßmüller)	Mesenchymal Stomach Tumours 1728

Langzeitergebnisse nach multimodaler Therapie des lokal fortgeschrittenen Ösophaguscarcinoms
(M. K. Walz, M. Stahl, H. Wilke, M. Stuschke und F. W. Eigler)

Long-Term Results After Multimodal Treatment of Locally Advanced Esophageal Carcinomas ... 1729

Abdomino-thorakoskopische Ösophagusresektion – eine tierexperimentelle Studie
(F. Marusch, A. Koch und I. Gastinger)

The Abdomino-thoracoscopic Oesophagectomy – A Study Based on Animal Trials ... 1730

Intraoperative hypertherme Chemotherapie des fortgeschrittenen Magenkarzinoms
(S. Stephan, A. Singal, H. Becker und S. Post)

Intraoperative Hyperthermic Peritoneal Chemotherapy (IHPC) for Gastric Cancer ... 1730

Mehrmalige erfolgreiche operative Resektion eines Kardia-Karzinom-Rezidivs
(T. Zinner, L. Baron und A. Holzgreve)

Multiple Successful Surgical Treatment for Cardia Carcinoma Recurrence ... 1731

Multiviscerale Resektionen beim Magenkarzinom
(S. Repše, M. Omejc, R. Juvan und F. Jelenc)

Multivisceral Resections in Gastric Cancer: Early and Late Results of Our Series, 1983–1992 ... 1732

Onkologie – Kolon/Rektum

Erfassung der deutschen Patienten mit Peutz-Jeghers-Syndrom und familiärer juveniler Polyposis
(T. Vogel, G. Möslein und H. D. Röher)

Registration of German Patients with Peutz-Jeghers Syndrome and Familial Juvenile Polyposis ... 1733

Radioimmuntherapie mit 131-I-markiertem Anti-CEA-IgG nach kurativer Resektion hepatisch rezidivierter kolorektaler Karzinome
(T. Liersch, T. Behr, S. Post, W. Becker, W. Gatzemeier und H. Becker)

Radioimmunotherapy with 131-I-Anti-CEA-IgG of Relapsed Colorectal Cancer After Resection of Liver Metastases ... 1734

Die Anastomoseninsuffizienz nach tiefer anteriorer Rektumresektion – Eine retrospektive Analyse
(A. Weimann, D. Neugebauer und R. Raab)

Anastomotic Dehiscence After Low Anterior Rectal Resection – A Retrospective Analysis ... 1735

EORTC/MRC: intravenöse vs. intraarterielle Chemotherapie bei kolorektalen Lebermetastasen, Information über eine randomisierte Studie
(F. Roelofsen, J. P. Arnaud, D. Kerr und C. McArdle)

EORTC/MRC: Intravenous vs. Intraarterial Chemotherapy for Colorectal Liver Metastases – Information on a Randomized Trial ... 1736

Stellenwert des 18-FDG-PET für die Diagnostik und Therapie des kolorektalen Karzinomrezidivs/-metastasen
(A. Imdahl, M. J. Reinhard, E. Nietzsche, A. Dingeldei, P. Baier und G. Ruf)

Impact of 18-FDG-PET for Diagnostic Therapy of Colorectal Cancer Recurrence ... 1737

Lebensqualität beim Rektumkarzinom: Ein Parameter der Ergebnisqualität in der onkologischen Chirurgie: Erste Daten
(Ch. Schmidt, M. Löhnert, P. Rzehak, Th. Küchler und B. Kremer)

Quality of Life (QoL) in Colorectal Cancer: An Outcome Parameter in Oncological Surgery – First Data ... 1738

Notfallseingriffe bei Coloncarzinomen im Alter (T. Koperna, M. Kisser und F. Schulz)	Emergency Surgery for Colon Cancer in the Aged 1739
Antithrombin III und lokale Serumgabe als adjuvante Therapie bei Patienten mit diffuser, sekundärer Peritonitis (M. Schorr, N. Zügel, M. Jochum und M. Siebeck)	Antithrombin III Intravenously and Fresh Frozen Serum Intraperitoneally as Adjuvant Therapy in Patients with Diffuse, Secondary Peritonitis 1740
Frühergebnisse nach laparoskopischer kolorektaler Resektion beim Karzinom (V. Götzen, I. Baca, Ch. Schultz und L. Grzybowski)	Early Results of Laparoscopic Colorectal Surgery in Carcinoma 1740
Einfluß der neoadjuvanten Radiochemotherapie auf operative Therapie und postoperative Komplikationen beim fortgeschrittenen Rektumkarzinom – präliminäre Ergebnisse einer prospektiv randomisierten Studie. (C. H. Schick, A. Altendorf-Hofmann, R. Sauer, R. Fietkau und W. Hohenberger)	The Influence of Neoadjuvant Radiochemotherapy on Surgical Therapy and Postoperative Complications in Advanced Rectal Cancer – Preliminary Results of a Prospective Randomized Clinical Trial 1741
Der zirkuläre mesorektale Resektionsrand, ein wichtiger Faktor zur Beurteilung der R0-Situation rektaler Karzinome (M. Mörschel, H. K. Wolf, N. Simiatònaki, A. Heintz und Th. Junginger)	The Circumferential Resection Margin – An Important Factor in the Evaluation of the Curative Resection of Rectal Carcinomas 1742
Staging des Rektumkarzinoms mit Doppelkontrast-MRT Korrelation mit Endosonographie und Histologie (L. Rothmeier, B. A. Kersting-Sommerhoff, K. H. Dittler, A. Annweiler und P. Gerhardt)	Staging of Rectal Cancer with Double-Contrast Enhanced MR Imaging – Correlation with EUS und Histological Findings 1743
Die lokoregionäre Rezidivrate nach kontinenzerhaltenden Eingriffen beim T4-Rektumkarzinom (C. Boos, M. Melullis, A. Weigel, U. Roblick und H.-P. Bruch)	Local Recurrence Rate after Low Anterior Resection of T4-Stage Rectal Cancer 1743
Die Effektivität ambulant und stationär durchgeführter Diagnostik beim Rektumkarzinom (U. Wolters, B. Krug, S. Wichmann und A. H. Hölscher)	Resection of Rectal Carcinomas: A Prospective Analysis of Preoperative Diagnostics in Out- and In-Patients 1744
Der Colon-Pouch als Neorektum nach tiefer anteriorer Rektumresektion (N. Runkel, A. Kroesen, E. Riede, M. Kruschewski und H. J. Buhr)	Colon Pouch as Neorectum after Low Anterior Resection 1745
Nachsorgeschema des Kolonkarzinoms: Einsparungsmöglichkeiten ohne Qualitätsminderung (S. Merkel, K. E. Matzel, I. Schneider und W. Hohenberger)	Protocol for Follow-up Care of Colon Carcinoma: Saving Without Reduction of Quality 1746
Lynch-II-Syndrom – 39-jähriger Patient mit Adenokarzinom des Dünndarmes als Indexpatient (D. Krenz, M. Jungck, K. Selbach und H. Feustel)	Lynch-II-Syndrom – A 39-year-old Patient with Small Bowel Adenocarcinoma as a Member of a HNPCC Family 1746

Onkologie – Leber/Galle/Pankreas

Palliative chirurgische und Chemotherapie bei inoperablem Pankreas-Karzinom (T. Wilhelm, A. Charles, N. Niederle und M. Siedek)	Palliative Surgical and Chemotherapy of Inoperable Pancreatic Carcinoma	1748
Erfahrungen mit der Pankreatikogastrostomie bei der partiellen Duodenopankreatektomie mit Implantation des Restpankreas in die Magenhinterwand (A. Lachmann, K.-J. Bauknecht und N. Nikolov)	Experiences with Pancreaticogastrostomy Concerning Partial Duodenopancreatectomy with Implantation of the Remaining Pancreas into the Back Wall of the Stomach	1749
Ein neues Modell zur in vivo Untersuchung radiogener Effekte auf die Tumormikrozirkulation des experimentellen Pankreaskarzinoms (E. Ryschich, J. Schmidt, T. Löffler, M. Eble und E. Klar)	A New Model for In Vivo Analysis of the Radiogenic Effects on Tumor Microcirculation of Experimental Pancreatic Cancer	1750
Fraglicher Nutzen palliativer Resektionen beim Pankreaskarzinom? (R. Kasperk, K.-P. Riesener und V. Schumpelick)	Questionable Benefit of Palliative Resections for Pancreatic Cancer	1750
Gallenblasenkarzinom: Aggressive Chirurgie ja oder nein? (R. Canelo, Th. Lorf, B. Sattler und B. Ringe)	Gallbladder Carcinoma: Aggressive Surgery, Yes or No?	1751
Reduzierung von Komplikationen nach Kausch-Whipple Operation durch modifizierte Technik der Pankreatojejunostomie (J. M. Langrehr, H. Keck, M. Knoop und P. Neuhaus)	Reduction of morbidity After Kausch-Whipple Procedure by Modified Suture Technique for Pancreatojejunostomy	1752
Das übersehene Pankreaskarzinom – ein Problem der laparoskopischen Cholecystektomie? (G. Klaebisch, M. Mory, D. Lorenz, A. Richter und M. Trede)	Missed Carcinoma of the Pancreas – A Pitfall in Laparoscopic Cholecystectomy?	1752
Frühergebnisse der chirurgischen Behandlung des hepatozellulären Karzinoms (HCC) bei Patienten mit Leberzirrhose (D. Ockert, R. Hofmann, E. Stoelben, M. Nagel und H. D. Saeger)	Early Results after Resection of Hepatocellular Carcinoma in Non-cirrhotic Livers	1753
Stellenwert und Nutzen von MRT, CT und CTAP in der Diagnostik maligner Lebertumoren bei Leberzirrhose: eine Nachuntersuchung an lebertransplantierten Patienten (N. Schwarz, A. Mueller, M. Born und A. Hirner)	The Value of Magnetic Resonance Imaging (MRI), Computed Tomography (CT) and CT Arterial Portography (CTAP) in Detecting Malignant Liver Lesions in Patients with Cirrhosis: An Analysis in Liver Transplanted Patients	1754
Pankreaskarzinom: Was ist die adjuvante Standardtherapie beim resezierten Tumor? (H. Friess, H. G. Beger, J. Neoptolemos, C. Bassi, L. Fernandez-Cruz, M. W. Büchler und die Mitglieder der ESPAC-1 Studiengruppe)	Pancreatic Cancer: What is the Standard Adjuvant Therapy in Resected Tumors?	1755

Palliative operative Therapie des nicht resektablen Pankreaskarzinoms (W. Meyer, D. Regnet, K.-H. Schultheis und Ch. Gebhardt)	Palliative Surgical Procedures in Non-resectable Pancreatic Carcinoma	1756
Tumore der Papilla Vateri – Wertigkeit der Minisonden-Sonographie beim präoperativen Staging (J. Menzel, U. Sulkowski, N. Hoepffner, W. Domschke und N. Senninger)	Tumors of the Papilla of Vater – Miniprobe Sonography in Preoperative Staging	1756

Metastasentherapie

ICG vermittelte, lokale photochemische Therapie von Hautmetastasen – Erste Erfahrungen einer palliativen Behandlung (W. E. Thasler, C. Abels, S. Karrer, W. Bäumler, S. Ruf, R.-M. Szeimies und K.-W. Jauch)	ICG-Mediated Local Photochemical Therapy of Cutaneous Metastasis. Evaluation of a Palliative Treatment	1758
Prognosefaktoren nach Resektion colorectaler Lebermetastasen (J. K. Seifert, T. F. Weigel, U. Gönner und Th. Junginger)	Prognostic Indicators Following Resection of Colorectal Liver Metastases	1759
Chirurgische Therapie des Lokalrezidivs in der Leber nach Leberresektion wegen kolorektaler Metastasen (A. Ulrich, M. Wolff und A. Hirner)	Surgical Therapy of the Local Recurrence After Liver Resection for Colorectal Metastases	1760
Kryotherapie des Schnittrandes nach Resektion colorectaler Lebermetastasen mit inadequatem (<1 cm) oder fehlendem Sicherheitsabstand (J. K. Seifert, Th. Junginger und D. L. Morris)	Cryotherapy of the Resection Edge Following Liver Resection of Colorectal Metastases with Inadequate (<1 cm) or Involved Resection Margin	1761
Leberteilresektion wegen Metastasen verschiedener Primärtumoren (J. Fuhlroth, J. Fahlke, K. Ridwelski, Th. Manger und H. Lippert)	Partial Liver Resection Due to Metastases of Different Primary Tumors	1762
Ergebnisse der Metastasenchirurgie des Nierenzellkarzinoms (F. Dobrowolski, E. Stoelben, D. Ockert und H. D. Saeger)	Results of the Surgical Treatment of Metastatic Renal Cell Carcinoma	1762
Effektivität und Kostenanalyse der Tumornachsorge unter besonderer Berücksichtigung der Metastasenresektion bei gastrointestinalen Karzinomen in einem Allgemeinkrankenhaus (M. Ketteniß, B. Schellen, B. Ulrich und M. Aleksic)	Efficiency and Analysis of Costs Caused by Follow-Up in Cancer with Special Regard to Resection of Metastasis in Gastrointestinal Carcinoma	1763
Wertigkeit und Aufwand präoperativer Diagnostik zur Prüfung der Resektabilität von Lebermetastasen colorektaler Carcinome (R. Imig, P. Heinz, D. Wagner, T. Forer und H. Bockhorn)	Value and Expenditure of Preoperative Diagnostics to Predict Resectability of Liver Metastasis in Colorectal Cancer	1764

Die pelvine Exenteration aus urologischer Sicht (R. Hartung)	Pelvic Exenteration: Viewpoint of the Urologist	1765
Die simultane Resektion von colorektalem Primärkarzinom und synchronen Lebermetastasen (F. Del Bello, I. Vogel, D. Henne-Bruns und B. Kremer)	Simultaneous Resection of Colorectal Cancer and Synchronous Liver Metastases	1765
Resektion von Lebermetastasen bei Weichgewebssarkomen (R. Seelos, M. Schwarzbach, F. Willeke, T. Lehnert und Ch. Herfarth)	Resection of Liver Metastases from Soft Tissue Sarcoma	1766
Intraarterielle Chemotherapie kolorektaler Lebermetastasen – Langzeitresultate (H. P. Klotz, W. Weder, U. Metzger und F. Largiadèr)	Intraarterial Chemotherapy for Colorectal Liver Metastases – Long-Term Results	1767
Magnetresonanztomographie der Leber zur prä- und postoperativen Beurteilung kryotherapierter Lebertumoren (G. Schneider, G. Schüder, D. Gohl, G. Pistorius, R. Seidel, G. Feifel und B. Kramann)	Pre- and Postoperative Magnetic Resonance Imaging of Liver Tumors in Patients Undergoing Cryotherapy	1768
Kryochirurgie primärer und sekundärer Lebertumore – Technik und Stellenwert der MR-Bildgebung (H. P. Klotz, D. Gianom, P. Hilfiker, S. Wildermuth, F. Largiadèr)	Cryosurgery of Primary and Secondary Liver Tumors – Technique and Value of MR Imaging	1769
Adjuvante Chemotherapie nach R0-Resektion kolorektaler Lebermetastasen (K.-P. Riesener, R. Kasperk, Li Cheng und V. Schumpelick)	Adjuvant Chemotherapy Following R0 Resection of Colorectal Hepatic Metastases	1769
Adjuvante intraarterielle Chemotherapie nach R0-Resektion kolorektaler Lebermetastasen: Eine prospektiv-randomisierte Studie (C. Rudroff, A. Altendorf-Hofmann, R. Stangl und J. Scheele)	Prospective Randomized Trial on Adjuvant Hepatic Artery Infusion Chemotherapy After R0 Resection of Colorectal Liver Metastases	1770
Sachverzeichnis	Subject Index	1773

Verzeichnis der Erstautoren

Adili, F. 1676
Agnes, A. 1077
Albert, W. 806, 1584
Albrecht, D. 1438
Aleksic, M. 1497
Allenberg, J. R. 105
Aydemir, G. 1687

Backheuer, L. 1722
Balanou, P. 900
Barbera, L. 528, 1594
Bärlehner, E. 1577
Bartels, H. 615, 1074
Barth, C. 1404
Bastian, L. 1083, 1623
Bauer, H. 661, 944
Bauknecht, K.-J. 1725
Bauwens, K. 1682
Bennek, J. 221
Benz, S. 1157, 1535
Berger, A. 1538
Bergert, H. 1674, 1677
Berns, T. 816
Bertram, P. 1607
Betzler, M. 938
Birth, M. 1588
Böhle, A. S. 1268
Böhner, H. 982
Bolder, U. 587
Boos, C. 1743
Böttcher, K. 1637
Böttger, Th. 1123
Brandner, R. 1699
Brenner, P. 1308
Brönnimann, S. 1094, 1580
Bruch, H.-P. 482
Brücher, B. L. D. M. 1357
Brünagel, G. 1724
Brune, E. 1704
Brunken, C. 1448
Büchin, P. 1650
Buhr, H. J. 148
Bühren, V. 108

Bulitta, C. 1609
Butters, M. 677

Candinas, D. 1571
Canelo, R. 1751
Carbon, R. Th. 1175
Carus, Th. 1635
Cholewa, D. 399
Chylarecki, C. 1200
Coburg, A. J. 985, 1606
Coerper, S. 698, 1605
Colombo-Benkmann, M. 1041, 1282
Czarnetzki, H.-D. 1656

Dangel, M. 1305
Decker, P. 802
Decker-Baumann, C. 1624
Del Bello, F. 1765
Deneke, J. 1208
Dienemann, H. 138
Dobrowski, F. 1762
Doede, Th. 120
Doedet, Th. 1599
Dohrmann, P. 799
Doniec, J. M. 1587
Dreuw, B. 1143

Eckstein, H.-H. 521, 877
Ehlebracht, M. 847
Eibl, G. 813
Elbers, M. 1724
Encke, A. 705, 707
Engelmann, C. 956
Englmeier, K.-H. 93
Erhard, J. 1091
Ertel, W. 1189
Esenwein, St. A. 1662

Farthmann, E. H. 454
Faß, J. 1363, 1502
Fein, M. 1638
Feller, A.-M. 971

Fleischer, G.-M. 331
Florek, H.-J. 517
Foitzik, Th. 596
Franke, Ch. 1114
Franzius, Ch. 261
Freitag, M. 1696
Frenken, M. 1687
Frey, M. 550
Frick, A. 1600, 1604
Friedl, W. 1224, 1591
Friedrich, Th. 1700
Friess, H. 994, 1755
Frühwald, W. 909
Fuchs, K.-H. 295, 1111
Fuhlroth, J. 1762

Gabriel, M. 1302
Gassel, H.-J. 1458
Gatzemeier, W. 1488
Gawad, K. A. 880
Gebauer, T. 1344
Gebhard, B. 1644
Gebhardt, Ch. 327
Gerhardt, P. 274
Germer, C. T. 1367
Gianom, D. 1685
Gillrath, G. 1595
Glombitza, G. 1582
Gnann, W. 904
Göhl, J. 1319
Göhring, U. 1667
Göksoy, E. 1604
Golling, M. 882, 1557
Goretzki, P. E. 200, 246
Görtz, G. 1655
Götzen, V. 1031, 1740
Graf, P. F. 547, 968
Graupe, F. 1240
Gregor, S. 1610
Grimm, H. 599
Grothe, D. 1616
Grund, K. E. 1146
Gruss, D. 1252
Gruwez, J. A. 822

Grzybowski, L. 1579
Gubenatis, G. 191
Gulielmos, V. 1509
Günther, K. 1380, 1721

Haferkamp, H. 635
Hagmüller, E. 1397
Hanselmann, R. G. 86
Hansen, M. 1213
Hansen, O. 170, 1632
Harder, F. 66
Hartel, W. 732
Hartung, R. 1765
Hasse, F.-M. 352
Heald, R. 1585
Hebebrand, D. 1279, 1613
Heberer, M. 926
Heimbucher, J. 1007
Heintz, A. 1633, 1698
Heistermann, H. P. 1621
Henne-Bruns, D. 243
Heppert, V. 964
Hermanek, P. 323
Herzog, L. 1002
Hiller, W. F. A. 1702, 1708
Hirner, A. 443
Hoch, F. 1575, 1576
Höer, J. 1600
Hoffmann, A. 1246
Hofheinz, H. 1626, 1646
Hofmann, G. O. 1285
Hofmann, H.-S. 1429
Hofmeister, A. 1629
Hohenberger, P. 363
Hoksch, B. 1377, 1722
Holch, M. 1288
Holle, G. 1691
Hölscher, A. H. 304
Holzman, P. 1658
Homayoun, R.-K. 1663
Hondyk, J. 1630
Hopt, U. T. 178
Horch, R. E. 1194
Horn, J. 916
Horstmann, O. 1618
Hotz, H. G. 1704

Imdahl, A. 1737
Imig, R. 1764
Inderbitzin, D. 1710
Ingianni, G. 560
Ishaque, B. 1660

Jacobi, C. A. 605, 1718
Jacobi, Th. 1647

Jähne, J. 955, 1435
Jakubowski, E. 1668
Jauch, K. W. 160
Juhl, H. 1474
Junge, A. 1666
Junghanns, K. 820
Junginger, Th. 388
Jürgens, C. 338

Kabelitz, R. 1693
Kadmon, M. 1165, 1464
Kallinowski, F. 885
Kalthoff, H. 79
Kasperk, R. 337, 1750
Kästel, M. 1689
Kauder, O. 1597
Kauffmann, G. W. 270
Kaufmann, P. M. 1709
Keel, M. 1086
Kerner, T. 1611
Ketteniß, M. 1763
Ketterer, H. 405
Khaffaf, D. 1716
Kienast, A. 1058
Kiene, J. 1505
Kienle, P. 1719
Kienzle, H. F. 795
Kirchhof, P. 47
Kisser, M. 1652
Klaebisch, G. 1752
Klar, E. 72, 702
Kleimann, E. 1520
Klein, P. 1027
Kley, C. W. 1641
Kliemt, H. 197
Klima, St. 1550
Klotz, H. P. 1767, 1769
Knapstein, P. G. 250
Köhler, A. 488
Köhler, L. 1529, 1628
Kolbert, G. W. 462
Kollig, E. 1680
Kolodzig, C. 752
Konrad, U. 1622
Konze-Thomas, B. 741
Koperna, T. 1739
Kopp, R. 1360
Krasiński, Z. 1105, 1651
Krawczyk, T. J. 1683
Kremer, B. 143, 284, 1120
Krenz, D. 1746
Krieglstein, C. F. 1491
Krimmer, H. 627
Kroesen, A. J. 991, 1695

Kruschewski, M. 251
Kugler, Ch. 1690
Kunz, R. 963

Lachmann, A. 1749
Lamade, W. 1055
Land, W. 184, 1478
Lange, V. 1589
Langrehr, J. M. 1338, 1560, 1752
Largiadèr, F. 538, 1568
Laube, H. R. 1678
Lehnert, T. 356
Lempa, M. 673
Lerch, M. M. 421
Liebermann-Meffert, D. 951
Liersch, T. 1734
Limmer, J. 1221, 1578
Linder, R. 694
Lippert, H. 271
Löhnert, J. 1205
Lorenz, D. 612
Lorenz, E. P. M. 1532
Lorenz, W. 647
Lorf, T. 1335
Lübke, P. 1544
Ludwig, K. 1554

Machens, H. G. 1271
Maghsudi, M. 1218
Malekpour, G. 1655
Maniwa, Y. 1686
Mann, B. 720, 850, 1044
Marusch, F. 1730
Matthies, B. 1710
Matzel, K. E. 494
Meenen, N. M. 568
Meier, C. M. 1163
Meinel, A. 1292
Menke, H. 1690
Menzel, J. 1354, 1756
Merkel, S. 1745
Messing-Jünger, A. M. 757
Meyer, A. 1670
Meyer, F. 1150
Meyer, G. 1640
Meyer, H.-J. 312
Meyer, M. 369
Meyer, T. 1452
Meyer, W. 1692, 1756
Meyer-Junghänel, L. 1681
Meyer-Pannwitt, U. 870
Mieth, M. 888

Miholic, J.   1638
Möbius, E.   1701
Moch, D.   1197
Mokros, W.   1598, 1728
Mönig, S. P.   1720
Mörschel, M.   1742
Möslein, G.   1467
Mothes, H.   1099
Müller, E. J.   1666
Müller, F. P.   1107, 1481
Müller, S. A.   1728
Müller, V.   1715

Neufang, A.   1249
Neugebauer, E.   666
Nikolov, N.   1703

Ockert Saeger, D.   1753
Oertli, D.   379
Ohmann, C.   896
Okada, M.   1673
Ordemann, J.   1370
Orend, K. H.   1234
Oszkinis, G.   1675
Ott, R.   1563
Otto, I. G.   451

Passlick, B.   1513
Peiper, Ch.   1617
Peiper, M.   1316
Peter, M.   1592, 1661
Peterli, R.   1654
Petermann Hoene, J.   1723
Peters, A.   1393
Petrowsky, H.   1351
Piatek, S.   1705
Pier, A.   1013
Pinnau, R.   864
Piso, P.   1727
Pommer, A.   1182
Popiela, T.   710
Probst, A.   1657
Prokop, A.   1659
Pross, M.   1580
Pross, M.   1713
Pross, M.   1714

Raakow, R.   1526
Raakow, R.   1541
Rau, B.   300
Rau, H. G.   242
Rau, H. M.   1024, 1061
Raunest, J.   689
Redling, F.   1516
Rentsch, M.   1631

Renzulli, P.   619
Repse, S.   1732
Reuhl, T.   384
Richter, D.   1160
Richter, O.   1711
Richter-Turtur, M.   832
Rieck, B.   1596
Riecken, E.-O.   153
Rieger, H.   1662
Riesener, K.-P.   1769
Rimpl, I.   1063
Ritz, J.-P.   1445, 1523
Roelofsen, F.   1736
Röher, H.-D.   921
Röhrich, B.   1603
Röper, G.   1608
Rothmeier, L.   1742
Rothmund, M.   655
Ruchholtz, S.   1179
Rückert, R. I.   240
Rudolph, H.   1665
Rudolph, S.   1679
Rudroff, C.   1770
Ruf, Ch.   1494
Runkel, N.   439, 1034, 1707, 1745
Ruppert, R.   1585, 1586
Rüter, F.   1712
Ryschich, E.   1750

Sailer, M.   973
Sauer, J.   791
Sauerbier, M.   1274
Sauerland, S.   1683
Schaarschmidt, K.   1168
Schackert, H. K.   90, 318
Schäfer, K.   1172
Schäffer, M.   1243
Schaible, A.   1386
Schaller, H.-E.   554
Schauer, R.   248
Schick, C. H.   1741
Schier, F.   124
Schildberg, F. W.   215, 255
Schilling, M. K.   1499
Schirren, J.   498
Schlag, P. M.   101
Schlickewei, W.   577
Schlosser, W.   1127, 1643
Schlüper, I.   1694
Schmid, A.   1383
Schmid, R. A.   1264
Schmidbauer, S.   1697
Schmidbauer, U.   1666

LXXIII

Schmidt, Ch.   1738
Schmidt, J.   434, 1080, 1659
Schmidt, O.   1432
Schmidt, W. U.   998, 1421
Schmidt-Matthiesen, A.   854, 1625
Schmiedl, S.   892
Schneider, G.   1768
Schneider, I.   1426
Schneider, J. H.   1139
Schneider, P.   512
Schöb, O.   1635
Schoenberg, M. H.   78
Schorr, M.   1624, 1740
Schröder, D.   1576
Schulz, H.-U.   1642
Schumacher, H.   1230
Schumacher, I. K.   1373
Schürmann, G.   359, 836
Schütz, A.   1677
Schwandner, O.   1619
Schwarz, A.   1726
Schwarz, N.   1754
Schwarzbach, M.   1312
Schweiger, H.   527
Seelos, R.   1766
Seidel, F.   1639
Seifert, J. K.   1455, 1759, 1761
Seiler, C. M.   840, 1617
Sendler, A.   1485
Senninger, N.   281, 468, 728
Shang, E.   1102
Siech, M.   1341
Siemer, S.   116
Sievers, D.   1684
Siewert, J. R.   53, 129, 290, 717, 724
Slodicka, R.   1664
Smutný, S.   1621
Staehler, G.   234
Staib-Sebler, E.   1441
Stammberger, U.   1260
Stark, G. B.   683
Staubach, K. H.   1067
Stausberg, J.   744
Steckmeier, B.   532
Steinmetz, W.-G.   1597
Steinmüller, T.   1706
Stelzner, M.   897
Stengel, D.   1020
Stephan, S.   1730
Stern, J.   472

Stock, W.   166
Stöckmann, H.   1672
Stockmann, U.   544
Stoelben, E.   1688
Stöhr, G.   861, 1071
Stratmann, H.   1610
Strauss, T.   1653
Strecker, W.   581
Stüker, D.   1096
Sungler, P.   1133, 1649, 1651
Surh, St.   976
Szavay, P.   478

Tandara, A.   1411
Tausch, Ch.   1717
Teebken, O. E.   1256
Teleky, B.   1400
Thasler, W. E.   1758
Thiede, A.   459
Thurman, R. G.   185
Thurmayr, R.   748
Tittel, A.   1602
Tonus, C.   1670
Torres, R.   467
Trede, M.   411

Uhl, W.   427, 1583
Ulrich, A.   1760
Ulrich, M.   1130
v. Bary, S.   174
van Tits, H.   1136
Verrel, F.   1237

Vogel, T.   1733
Voggenreiter, G.   1414
Vogt, P. M.   507
Voss, E. U.   1295
Vossen, S.   1461

Waag, K.-L.   228
Wagner, F. M.   1566
Wahl, R. A.   203, 1051
Wahl, W.   785
Walgenbach, K.-J.   1186
Walgenbach, S.   1698
Walter, M.   1671
Walz, M. K.   113, 1038, 1589, 1729
Wanner, G. A.   1211
Wayand, W.   790
Weber, B.   1614
Wedel, T.   979
Weimann, A.   1735
Weiner, R.   1010, 1615
Weiser, H.-F.   1547
Weiß, C.   1192
Welcker, K.   1620, 1633
Weller, S.   61
Wellmann, K.   1629
Wendl, K.   1328
Wenger, F. A.   1348
Wenk, H.   1088
Werner, S.   678
Wessel, L.   1153
Wichmann, M. W.   1601
Wilhelm, A.   630

Wilhelm, T.   1748
Willeke, F.   393
Willis, S.   1634
Willmen, H. R.   1602
Wimmenauer, S.   1470
Winde, G.   1417
Winkler, U.   738
Winzer, K.-J.   374
Wirbel, R. J.   1324
Wittrin, B.   1713
Witzigmann, H.   362, 1644
Wolf, A. M.   1004
Wolff, M.   1331
Wolff, S.   1017
Wolken, D.   988
Wolters, U.   1299, 1612, 1744
Woltmann, A.   845
Wulle, Chr.   641
Wüllenweber, H.-P.   1408
Wüstner, M.   1117, 1627

Zaiss, A.   764
Zarras W.   1669
Zeitz, M.   154
Zender, F. J.   1645, 1648
Zinner, T.   1731
Zipfel, B.   1227
Zirngibl, H.   672
Zlatarski, G.   1389
Zumtobel, V.   592

Freie Vorträge

Kolon/Rektum/Anus – gutartig

Lebensqualität bei Patienten mit einer Stuhlinkontinenz

M. Sailer, D. Bussen, K.-H. Fuchs und A. Thiede

Chirurgische Universitätsklinik, Josef-Schneider-Straße 2, D-97080 Würzburg

Quality of Life in Patients with Faecal Incontinence

Summary. Using the *Gastrointestinal Quality of Life Index* (GIQLI) we investigated the quality of life in a consecutive series of 35 patients with faecal incontinence compared with patients suffering from haemorrhoidal disease ($n=96$), fissure in ano ($n=38$) and healthy controls ($n=75$). The mean score for the different groups were as follows: incontinence 93 (65% of best possible score of 144), haemorrhoids 120 (83%), fissure 104 (72%) and controls 134 (93%). Incontinent patients had the significantly lowest overall GIQLI.

Einleitung

Anale Kontinenzstörungen werden von den betroffenen Patienten meist als außerordentlich belastend empfunden. Sie werden oftmals lange Zeit verheimlicht und führen nicht selten zu einer starken Beeinträchtigung der Befindlichkeit, depressiven Reaktionen und psychosozialer Isolation. Ziel unserer Studie war es, die Lebensqualität von Patienten mit einer analen Inkontinenz zu messen, um die Befindlichkeitsstörungen, die mit dieser Erkrankung einhergehen, besser quantifizieren zu können.

Patienten und Methoden

Verwendet wurde der *Gastrointestinale Lebensqualitätsindex (GLQI)* nach Eypasch et al. [1], das derzeit einzige validierte Instrument zur Messung von Lebensqualität bei gastrointestinalen Erkrankungen. Mit diesem Fragebogen, der vom Patienten selbst beantwortet wird, werden die Dimensionen psychologisches Wohlbefinden, soziale Funktion, physische Funktion sowie die Symptomatik der Erkrankung und Therapie erfaßt. Der Fragebogen beinhaltet insgesamt 36 Fragen, wobei jede Frage mit einer Punktzahl von 0 bis 4 beantwortet werden kann. Somit ergibt sich ein theoretischer Minimalwert von 0 und Maximalwert von 144 Punkten. In der Proktologischen Sprechstunde der Chirurgischen Universitätsklinik Würzburg wurden 35 konsekutive Patienten mit einer manifesten Stuhlinkontinenz befragt. Als Vergleichsgruppen dienten 75 gesunde Probanden sowie Patienten mit einem Hämorrhoidalleiden ($n=96$) oder einer Analfissur ($n=38$). Zur Signifikanzanalyse wurde der U-Test nach Mann und Whitney durchgeführt. Das Signifikanzniveau wurde bei $p<0,05$ festgelegt.

Tabelle 1. Durchschnittlicher Lebensqualitätsindex (GLQI) bei Patienten mit einer analen Inkontinenz, Hämorrhoidalleiden oder Analfissur im Vergleich zu einer gesunden Kontrollgruppe

Diagnose	n	GQLI	(s.d.)	%[a]	p[b]
Probanden (gesund)	75	134	(6.1)	93.0	–
Hämorrhoiden	96	120	(14.0)	83.3	<0.0001
Analfissur	38	104	(18.9)	72.2	<0.0001
Inkontinenz	35	93	(20.8)	64.6	<0.0001
Gesamt (Patienten)	169	111	(18.6)	78.5	<0.0001

[a] % des theoretischen Maximalscores von 144
[b] U-Test nach Mann-Whitney

Ergebnisse

Der Durchschnittswert des GLQI für Patienten mit einer Inkontinenz lag bei 93 (65% der maximal erreichbaren Punktzahl von 144). Der Index der gesunden Probanden betrug 134 (93%), 120 (83%) für Patienten mit einem Hämorrhoidalleiden und 104 (72%) bei Patienten mit einer Analfissur (s. Tabelle 1). Die Datenanalyse zeigte weiterhin, daß der GLQI von inkontinenten Patienten signifikant schlechter war im Vergleich zu den anderen Patientensubgruppen (Hämorrhoiden vs. Inkontinenz p<0,0001; Fissur vs. Inkontinenz p=0,025).

Diskussion

Der Lebensqualitätsmessung wird zunehmend mehr Bedeutung in der Betreuung von Patienten zugemessen. Sie wird benutzt, um zusätzliche Informationen über Ausmaß und Verlauf der funktionellen und psychosozialen Beeinträchtigung einer Erkrankung zu gewinnen. Zudem kann sie der Qualitätskontrolle dienen und Präferenzen für verschiedene Therapieoptionen anzeigen [5]. Die Messung der Lebensqualität setzt entsprechende Meßinstrumente voraus, die konsistent, reproduzierbar, sensitiv und anwenderfreundlich sein müssen [2]. Für Erkrankungen des Gastrointestinaltrakts ist bisher lediglich der *Gastrointestinale Lebensqualitätsindex* von Eypasch et al. [1] validiert.

Während eine deutliche Einschränkung der Befindlichkeit bei Patienten mit einer Stuhlinkontinenz offensichtlich erscheint, gibt es bisher erst wenige systematische Untersuchungen zur Lebensqualität bei dieser Patientengruppe. Die Gruppe um Sharpe [4] untersuchte 15 inkontinente Patienten mit Hilfe des GLQI. Sie fanden einen mittleren Index von 102, somit vergleichbar mit unserem Patientenkollektiv. Huppe et al. [3] zeigten eine deutliche Beeinträchtigung des Alltags in Beruf und Familienleben, hier insbesondere in der sexuellen Erlebnisfähigkeit, bei Patienten mit einer Stuhlinkontinenz. Unsere Studie zeigt eindrücklich, daß die Lebensqualität von Patienten mit einer analen Kontinenzstörung im Vergleich zu anderen proktologischen Patienten erheblich mehr beeinträchtigt ist. Der GLQI unterscheidet gut zwischen gesunden Probanden und Patienten mit einer benignen proktologischen Erkrankung und eignet sich somit auch zur Verlaufskontrolle und Evaluierung eines Therapieerfolgs. Dabei muß berücksichtigt werden, daß der GLQI kein diagnostisches Instrument ist. Anhand des Indexwertes kann also nicht zwischen einer Stuhlinkontinenz oder einer anderen Erkrankung unterschieden werden. Der Index ist vielmehr ein Maß für die subjektive Befindlichkeit des Patienten in mehreren Dimensionen der Lebensqualität [1].

Literatur

1. Eypasch E, Wood-Dauphinee S, Williams JI, Ure BM, Neugebauer E, Troidl H (1993) Der Gastrointestinale Lebensqualitätsindex (GLQI) – Ein klinimetrischer Index zur Befindlichkeitsmessung in der gastroenterologischen Chirurgie. Chirurg 64: 264–274

2. Feinstein AR (1983) An additional basis for clinical medicine: IV. The development of clinimetrics. Ann Intern Med 99: 843–848
3. Huppe D, Enck P, Kruskemper G, May B (1992) Psychosocial aspects of faecal incontinence. Leber Magen Darm 22: 138–142
4. Sharpe A, Read A, Slater B, Varma J (1997) Quality of life assessment in patients with faecal incontinence [abstract]. Int J Colorect Dis 12: 124
5. Testa MA, Simson DC (1996) Assessment of quality-of-life outcomes. N Engl J Med 334: 835–840

Frühextubation vs. Spätextubation nach Oesophagusresektion: eine randomisierte, prospektive Studie

H. Bartels, H. J. Stein und J. R. Siewert

Chirurgische Klinik und Poliklinik, Klinikum rechts der Isar, Technische Universität München, Ismaninger Straße 22, D-81675 München

Early Extubation versus Prolonged Ventilation after Esophagectomy: a Randomized, Prospective Study

Summary. In the present study, so far 131 patients with transmediastinal esophagectomy and 104 patients with transthoracic esophagectomy were investigated concerning clinical results (complication rate/mortality) following early extubation (within 6 h postoperatively) or prolonged ventilation (>24 h). Age tumor stage and risk profile did not differ between the two patient groups.
Results: Following transmediastinal esophagectomy, early extubation is superior concerning „stay in the ICU" (7.1 days vs 12.3 days) and complication rate (13.4% vs 32.8%). In contrast, following transthoracic esophagectomy, hospital lethality increases after early extubation (9.8% vs 1.9%).

Key words: Esophagectomy – Ventilatory support – Complication rate – Mortality

Zusammenfassung. Bei bisher 131 Pat. mit transmediastinaler Oesophagektomie und 104 Pat. mit transthorakaler Oesophagektomie werden die klinischen Ergebnisse (Komplikationsrate/Letalität) nach Frühextubation (innerhalb von 6 h postop.) oder Spätextubation (Nachbeatmung >24 h) gegenüber gestellt. Die Patientengruppen sind hinsichtlich Alter, Tu-Stadium und Risikoprofil vergleichbar.
Ergebnisse: Nach transmediastinaler Oesophagektomie ist die Frühextubation vorteilhaft hinsichtlich ITS-Behandlungsdauer (7,1 Tage vs. 12,3 Tage) und Komplikationsrate (13,4% vs. 32,8%). Nach transthorakaler Oesophagektomie ist dagegen die Klinikletalität erhöht, wenn frühextubiert wurde (9,8% vs. 1,9%).

Schlüsselwörter: Oesophaguschirurgie – Nachbeatmung – Komplikationsrate – Letalität

Einleitung

Die postop. Nachbeatmung ist nach Oesophagusresektionen in vielen Zentren ein Standardverfahren geworden. Ziele der Nachbeatmung sind, den Gasaustausch zu verbessern und – wenn möglich – die Rate pulmonaler Komplikationen zu senken. Auf der anderen Seite wird heute immer deutlicher, daß die Beatmung per se Ursache für eine Reihe von pulmonalen Störungen sein kann. Somit ist die Fragestellung unserer prospektiv randomisierten Studie: Bietet die Frühextubation nach Oesophagusresektion Vorteile gegenüber einer postop. Nachbeatmung mit Spätextubation?

Tabelle 1. Ergebnisse: Frühextubation vs. Spätextubation nach Oesophagusresektionen (235 Pat.) (1/94–3/98, TU München)

	Transmediastinale Oesophagektomie (131 Pat.)				Transthorakale Oesophagektomie (104 Pat.)			
	Pat. (n)	Komplik. n (%)	Letalität n (%)		Pat. (n)	Komplik. n (%)	Letalität n (%)	
			30 Tage	Klinik			30 Tage	Klinik
„Frühextubation"	67	9/67 (13,4%)	0	0	51	15/51 (29,4%)	2/51 (3,9%)	5/51 (9,8%)
„Spätextubation"	64	21/64 (32,8%)	0	1/64 (1,6%)	53	14/53 (26,4%)	0	1/53 (1,9%)
		Komplikationen gesamt:			59/235	(25,1%)		
		30 Tage-Letalität:			2/235	(0,9%)		
		Klinik-Letalität:			6/235	(2,6%)		

Material und Methode

Seit Januar 1994 wurden 235 Patienten mit Oesophagus-Ca., die subtotal reseziert wurden, bei R0-Resektion und Rekonstruktion durch Mageninterposition in gleicher Sitzung, in die Studie aufgenommen. Abhängig von Tu-Typ und Tu-Lokalisation wurden 131 Pat. transmediastinal und 104 Pat. transthorakal oesophagektomiert. Der Zeitpunkt der Extubation – Frühextubation innerhalb von 6 h postop. oder Nachbeatmung für mindestens 24 h – wurde praeoperativ randomisiert. Die Patientengruppen „Frühextubation" und „Spätextubation" waren hinsichtlich Lebensalter, Tumorstadium und praeop. Risikoprofil nicht unterschiedlich –, weder bei der transmediastialen noch bei der transthorakalen Resektion. Alle intra- und postoperativen Daten, postoperativen Komplikationen und Letalität (30 Tage/Klinik) wurden prolektiv dokumentiert und zum 31.3.1998 zwischenausgewertet.

Ergebnisse

131 Pat. wurden transmediastinal oesophagektomiert, davon 67 Pat. frühextubiert und 64 Pat. nachbeatmet. Nach Frühextubation war die ITS-Behandlungsdauer kürzer: 7,1 Tage vs. 12,3 Tage ($p=0,0001$). Dies ist offensichtlich bedingt durch eine geringere Komplikationsrate: 13,4% vs. 32,8% ($p=0,007$). Nur 1/131 Pat. ist nach transmediastinaler Oesophagektomie verstorben (Tabelle 1).

104 Pat. wurden transthorakal oesophagektomiert, davon 51 Pat. frühextubiert und 53 Pat. nachbeatmet. Die Dauer der ITS-Behandlung und Komplikationsrate war in beiden Patientengruppen nicht unterschiedlich. Nach Frühextubation sind aber 5/51 Pat. (9,8%) verstorben (Tabelle 1). Im Vergleich dazu war die Letalität – wenn nachbeatmet wurde – nur 1/53 Pat. (1,9%) ($p=0,08$).

Schlußfolgerung

Die Studie ist zum jetzigen Zeitpunkt noch nicht abgeschlossen. Nach transmediastinaler Oesophagektomie erscheint aber die Frühextubation im Vergleich zur Nachbeatmung (Spätextubation) vorteilhaft in Hinblick auf: geringere Komplikationsrate, kürzere ITS-Behandlungsdauer und somit Kostenreduktion. Nach transthorakaler Oesophagektomie sollte weiterhin eine postoperative Nachbeatmung zur Anwendung kommen.

Literatur

1. Bartels H, Stein HJ, Siewert JR (1998) Preoperative Risk-Analysis and Postoperative Mortality of Oesophagectomy for Resectable Oesophageal Cancer. Br J Surg (in press)
2. Bartels H, Stein HJ, Siewert JR (1998) Tracheobronchial lesions following esophagectomy: prevalence, predisposing factors and outcome. Br J Surg 85: 403–406
3. Caldwell MTP, Murphy PG, Page R, Walsh TN, Hennessy TJP (1993) Timing of extubation after esophagectomy. Br J Surg 80: 1537–1539
4. Goldstone G, Moxham J (1991) Weaning from mechanical ventilation Thorax 46: 56–62

Immunstimulation durch G-CSF (Neupogen®) bei septischen Patienten mit Immunparalyse

A. Agnes[1], K. Zippel[1], H. Zuckermann[1], W. D. Döcke[2], H. D. Volk[2] und J. M. Müller[1]

[1] Klinik für Chirurgie, [2] Institut für klinische Immunologie, Charité, Medizinische Fakultät der Humboldt-Universität zu Berlin, Schumannstraße 20/21, D-10117 Berlin

Immune Stimulation with G-CSF (Neupogen®) for Sepsis Patients with Immune Paralysis

Summary. Ten patients with sepsis (HLA-DR$^+$ monocytes <30%) were treated with G-CSF (300 mg Filgrastin, Neupogen 30, Amgen). All patients showed a rise in HLA-DR$^+$ monocytes during therapy. In six patients the high level of HLA-DR$^+$ monocytes persisted after therapy; these patients survived. In the other four patients the number of HLA-DR$^+$ monocytes declined after application of G-CSF, and the patients died of multiorgan failure. Some patients with sepsis might profit from immunestimulating therapy with G-CSF, but further studies are needed to prove whether or not this is true.

Zusammenfassung. Septische Krankheitsbilder sind trotz vieler Fortschritte in der Intensivmedizin mit einer hohen Letalität verbunden. Neben der chirurgischen Herdsanierung und supportiven Maßnahmen zur Verhinderung eines irreversiblen Mehrorganversagens richten sich neuere Therapieansätze auf die Beeinflussung des Immunsystems. 10 Patienten mit einer anhaltenden Immunparalyse (HLA-DR+-Monozyten<30%) infolge einer Sepsis wurden mit einer dreimaligen subkutanen G-CSF-Injektion (300 mg Filgrastin, Neupogen® 30, Fa. Amgen) behandelt. Erwartungsgemäß stiegen die absoluten Leukozyten und Granulozyenwerte während und nach der G-CSF-Therapie. Die HLA-DR+-Monozyten erreichten während und nach der Therapie (<5 Tage) Werte >50%. Bei 6 Patienten (60%) blieben auch langfristig (30 Tage nach Stimulation mit G-CSF) die HLA-DR+-Monozyten-Werte ≥50%. Patienten mit septischen Erkrankungen können von einer G-CSF-Immunstimulation profitieren.

Einleitung

Veränderungen des Immunsystems bei Sepsis laufen in einer komplizierten Reihenfolge ab, wobei die immunologischen Störungen hauptsächlich durch eine Aktivierung der Monozyten induziert werden, ferner durch einen markanten Funktionsverlust des Knochenmarks und durch Veränderungen in der Regulation des spezifischen und unspezifischen Immunsystems. Möglicherweise induziert eine überschießende systemische Entzündungsreaktion in der ersten Phase der Sepsis eine Dysregulation des Immunsystems mit dem Überwiegen immunsuppressiver und antiinflammatorischer Faktoren [1, 2, 3].

Patienten und Methode

Patienten: 10 Patienten – 4 Frauen und 6 Männer mit einem Durchschnittsalter von 60 (31–73) Jahren – mit einer septischen Erkrankung und einer anhaltenden Immunsuppression (HLA-DR Monozyten+ <30%) wurden auf der Intensivstation der Chirurgischen Klinik der Charité im Zeitraum von 7/96 bis 7/97 mit einer dreimaligen subkutanen Injektion von G-CSF (Neupogen®) behandelt. Ziel dieser prospektiven Beobachtungsstudie war die Dokumentation des Einflusses von G-CSF auf die HLA-DR+ Monozyten. Desweiteren wurden die Veränderungen der Leukozytenpopulationen (CD3+, CD4+, CD8+) und der Zytokine (TNFα und IL 6) während und nach der Therapie untersucht.

Methode: G-CSF (300 µ Filgrastin, Neupogen® 30, Fa. Amgen) wurde 10 septischen Patienten dreimal innerhalb von 24 Stunden subcutan appliziert. Eine nachweislich länger als 3 Tage anhaltende Inaktivierung der HLA-DR+ Monozyten stellte die Indikation zur Immunstimulation mit G-CSF dar. Vor, während und nach der Therapie mit G-CSF erfolgte die durchflußzytometrische Messung der Leukozytenpopulationen. Die Zytokine TNF-α und IL 6 wurden mittels ELISA Technik bestimmt.

Ergebnisse: Während bzw. nach der G-CSF-Applikation stiegen die Leukozyten erwartungsgemäß von durchschnittlich 17.400 Gpt/l auf 38.700 Gpt/l ($p<0,05$), die Granulocyten von 15.500 Gpt/l auf 29.000 Gpt/l ($p<0,05$). Nach 5 Tagen fiel die Anzahl der Leukozyten wieder auf 24.600 Gpt/l und nach 30 Tagen wurden annähernd die Ausgangswerte erreicht. Eine ähnliche Dynamik zeigte die Anzahl der Granulozyten, die nach 30 Tagen wieder auf 14.000 Gpt/l abgefallen waren. Die HLA-DR+ Monozyten waren vor der Therapie erniedrigt (19,2%). Unter und nach der Therapie konnte ein Anstieg auf Werte über 50% festgestellt werden. Bei 4 Patienten kam es unter G-CSF jedoch nur zu einer zeitweiligen Erholung der HLA-DR+ Monozyten, gefolgt von einem erneuten Abfall und schließlich letalem Verlauf der Sepsis. Die CD3+ und CD4+ Werte stiegen unter der G-CSF Therapie an und blieben auch danach erhöht im Vergleich zu den Ausgangswerten. Die Plasmaspiegel von TNF α, IL 6 und Procalcitonin fielen während des Beobachtungszeitraumes ab.

Diskussion

Ein ausgeprägter Abfall der HLA-DR+-Monozyten zählt zu den spezifischen Änderungen des Immunsystems bei Sepsis. Der kritische Grenzwert zur Immunparalyse liegt bei 30% HLA-Dr+ Monozyten. Eine länger als 4 Tage anhaltende HLA-DR+ Antigendepression <30% spricht bei über 85% der Patienten für einen letalen Ausgang. Zu den unspezifischen Reaktionen des Immunsystems bei Sepsis gehört die erhöhte Synthese und Sekretion von inflammatorischen Mediatoren wie IL-6 und TNF α, die bei einem schweren Sepsisverlauf vermindert freigesetzt werden. G-CSF ist ein hämatopoetischer Wachstumsfaktor, der sowohl die Proliferation und Differenzierung der neutrophilen Granulozyten als auch deren funktionelle Aktivität einschließlich der Phagozytose, Mikrobizidie und antikörperabhängige Zytotoxizität fördert. Die Applikation von G-CSF kann s.c. oder i.v. erfolgen. Bisher sind nur geringe Nebenwirkungen (Knochenschmerzen) bekannt. In einer Reihe klinischer Studien konnte nach G-CSF Therapie eine Verringerung der Inzidenz, des Schweregrades und der Dauer einer durch Zytostatika induzierten Neutropenie gezeigt werden verbunden mit einer deutlichen Erhöhung der Expression von HLA-DR+-Antigenen auf humanen Monozyten. Ebenso konnte bei septischen neutropenischen Patienten gezeigt werden, daß unter Therapie mit G-CSF die peripheren Leukozyten in einen antientzündlichen Zustand versetzt werden, der durch eine verringerte Fähigkeit zur Synthese von TNF α und IL1 und einer gesteigerten Synthese antiinflammatorischer Mediatoren charakterisiert ist [4, 5, 6]. Im eigenen Patientengut (n=10) konnte durch die Therapie mit G-CSF bei 6 Patienten eine anhaltende Erholung der HLA-DR-Monozyten gezeigt werden, während 4 Patienten nur eine zeitweilige Erholung der HLA-DR-Monozyten zeigten und schließlich an einem Multiorganversagen verstarben. Die Stimulation mit G-CSF stellt einen möglichen Therapieansatz in der hypoinflammatorischen Phase der Sepsis dar, eine definitive Aussage über den Stellenwert dieser Therapie ist jedoch erst nach weiteren Studien mit größeren Fallzahlen möglich.

Literatur

1. Döcke WD, Syrbe U, Meinecke A, Platzer C, Makki A, Asadullah K, Klug C, Zuckermann H, Reinke P, Brunner H, von Baehr V, Volk HD (1994) Verbesserung der Monozytenfunktion – ein neuer Therapieansatz? J Intensive Care Med 18: 473–488
2. Faist E, Hartl WH, Baue AE (1994) Immunmechanistik der posttraumatischen Hyperinflammation und Sepsis. Immun Infekt 22: 203–213
3. Faist E, Storck M, Hültner L, Redl H, Ertel W, Walz A, Schildberg FW. Functional analysis of monocyte activity through synthesis patterns of proinflammatory cytokines and neopterin in patients in surgical intensive care. Surgery 112: 562, 1002
4. Cebon J, Layton JE, Maher D, Morstyn G (1994) Endogenous haemapoetic growth factors in neutropenia and infection. Br J Haematol 86: 265–274
5. Böhme M, Schmidt D, Radke J, Morenz J, Weise W (1994) Der Einfluß des Granulozyten-Koloniestimulierenden Faktors (G-CSF) auf die Lymphozyten und Leukozyten des peripheren Blutes von Patientinnen mit chemotherapie-induzierter Leukopenie. Geburtsh und Frauenheilk 54: 265–274

Plasmaseparation kombiniert mit CVVHF in Sepsis- und SIRS-Patienten

J. Schmidt[1], V. D. Mohr[1], R. Lampert[2], P. Metzger[1] und H. Zirngibl[1]

[1] Lehrstuhl für Chirurgie II, [2] Institut für Anästhesiologie, Universität Witten-Herdecke, Klinikum Wuppertal, Heusnerstraße 40, D-42283 Wuppertal

Plasmapheresis Combined with Hemofiltration in Patients with Sepsis and SIRS

Summary. In a prospective non-randomized trial, 59 patients with sepsis ($n=43$) and SIRS ($n=16$) were treated on a surgical intensive care unit. In 22 patients plasmapheresis in combination with continuous venovenous hemofiltration (CVVHF) was administered. Lethality was 56% in the sepsis group; in the therapy group lethality was significantly lower in patients with plasmapheresis, even though in this population the organic failure rate was higher. Finally the dependency of lethality and age was similar in both groups. Lethality at 22% in the plasmapheresis group with double organ failure was significantly lower ($P<0.01$) than controls. Reduction of lethality seemed to be as high as 18% in patients with sepsis, while patients with SIRS did not profit from the additional therapy. A prospective randomized trial in sepsis and double organic failure should be projected.

Key words: Plasmapheresis – Hemofiltration – Sepsis – SIRS

Zusammenfassung. In einer prospektiven nicht-randomisierten Therapiestudie wurden 59 Patienten mit Sepsis (n=43) und SIRS (n=16) auf einer chirurgischen Intensivstation behandelt. 22 Patienten erhielten zusätzlich eine Plasmaseparation in Kombination mit chronisch venovenöser Hämofiltration (CVVHF). Der Einfluß der kombinierten Detoxikation auf das Überleben in Abhängigkeit von Alter, Vorerkrankung, Anzahl der Organversagen und des initialen APACHE-II-Score sollte bestimmt werden. In der Sepsis-Gruppe lag die Letalität mit 56% deutlich höher als in der SIRS-Gruppe. In der Therapie-Gruppe lag die Letalität signifikant niedriger, obwohl hier der Grad des Organversagens höher war. Die Abhängigkeit der Überlebensrate vom Ausgangsalter war in beiden Gruppen identisch. Es fanden sich keine Unterschiede in den Verläufen des APACHE-II-, des MOF- und des Sepsis-Severity-Scores der Therapiegruppe verglichen mit der Kontrolle. Mit einer Letalität von 22% lag die Therapiegruppe mit Zwei-Organversagen signifikant besser (p<0,01) als die Kontrollgruppe. Bei Sepsis-Patienten führte die kombinierte Detoxikation zu einer maximalen Reduktion der Letalität mit 18%, SIRS-Patienten zeigten keinen positiven Einfluß des additiven Verfahrens auf den Krankheitsverlauf. Ein prospektiv randomisierte Studie bei Sepsis und Zwei-Organversagen sollte projektiert werden.

Schlüsselwörter: Plasmaseparation – Hämofiltration – Sepsis – SIRS

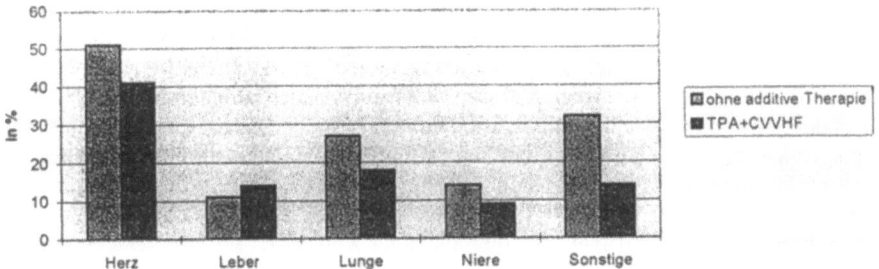

Abb. 1. Vergleich beider Gruppen in Abhängigkeit von den Vorerkrankungen

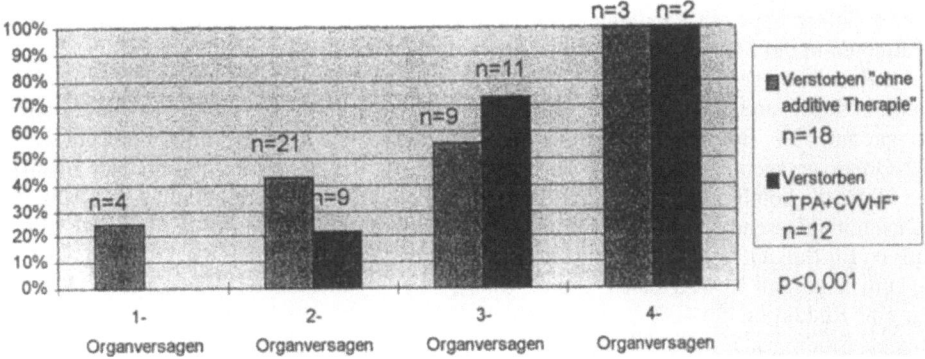

Abb. 2. Relation von Letalität und Organversagen

Die Letalität von Sepsis-Patienten ist auch Ende des 20. Jahrhunderts trotz moderner diagnostischer und interventioneller Verfahren sowie in Abhängigkeit von der Ausgangslage des Patienten unverändert hoch. In den letzten Jahren wurden insbesondere bei der akut nekrotisierenden Pankreatitis beeindruckende Therapieerfolge durch extrakorporale Detoxikationsverfahren wie Hämofiltration (CVVHF) und Plasmaseparation erzielt. In der Literatur gibt es jedoch nur wenige Fallberichte über Patienten mit Sepsis, die kombiniert mit beiden Verfahren behandelt wurden. Weiterhin gibt es keine Berichte über den Einfluß dieser Therapie bei Patienten mit SIRS.

In einer prospektiven nicht-randomisierten Therapiestudie sollte nun auf einer chirurgischen Intensivstation an insgesamt 59 Patienten mit Sepsis (n=43) und SIRS (n=16) der Einfluß einer kombinierten Detoxikation getestet werden. 22 Patienten erhielten die additive Therapie, 37 Patienten fungierten als Kontrollgruppe. Alle Patienten mit Sepsis erhielten entweder eine chirurgische (n=31,72%) oder eine interventionelle (n=12,28%) Behandlung des septischen Focus, so daß bei Beginn der Therapie eine Herdsanierung bereits erfolgt war. Die Vorerkrankungsrate für Herz, Niere, Lunge und Leber war in beiden Gruppen vergleichbar. Das mittlere Alter lag in der Therapiegruppe bei 60,3 und in der Kontrollgruppe bei 64,2 Jahren. Der initiale APACHE-II-Wert war vergleichbar in beiden Gruppen (26,6/27,3). Die Plasmapherese erfolgte mit 2 FFP/10 kg KG über 2–3 h, dabei wurde ein Polypropylen-Filter der Firma Gambro eingesetzt. Die Hämofiltration wurde mit 2 l Substituat pro Stunde (high flow) und dem Hospal 100 Multiflow Hohlfaserfilter durchgeführt. Während der Plasmaseparation lief die CVVHF entweder rezirkulierend oder wurde komplett abgestellt. Die Installation der additiven Therapie erfolgte spätestens 72 h nach Beginn der Symptomatik. Beendet wurde die Plasmapherese nach Normalisierung der hyperdynamen Kreislaufsituation, die Dauer der CVVHF war abhängig von der wiederkehrenden Nierenfunktion (Abb. 1).

Während die Dauer des Leberversagens in beiden Gruppen gleichlang, und die des Lungenversagens in der Kontrollgruppe signifikant kürzer war (p<0,01), fand sich ein positiver

Einfluß der Therapie auf die Dauer des Nierenversagens. Sie war im Durchschnitt 6,6 Tage kürzer als in der Kontrollgruppe (p<0,05). Dies war in der SIRS-Gruppe besonders hervorgehoben, da hier das Nierenversagen nur 1 Tag im Vergleich zu 19,5 Tagen in der Kontrollgruppe andauerte, allerdings verstarben in dieser Untergruppe alle Patienten (n=3). Die Letalität war in der Sepsis-Gruppe mit 56% deutlich höher als in der SIRS-Gruppe mit 38%. In der Therapiegruppe lag die Letalität bei den Sepsis-Patienten signifikant niedriger, obwohl häufiger ein Mehrorganversagen vorlag. Die Abhängigkeit der Letalität von der Altersverteilung war in beiden Gruppen identisch. In der Therapiegruppe zeigte sich bei 2-Organversagen die Letalität mit 22% signifikant geringer als in der Kontrolle (p<0,01). Die Höhe der APACHE-II-, MOF- und Sepsis-Severity-Scores in der Therapiegruppe zeigten keine signifikanten Unterschiede zur Kontrollgruppe.

Schlüsselte man die Therapiegruppe auf in Sepsis- und SIRS-Patienten, so zeigte sich, daß die SIRS-Gruppe von der kombinierten Detoxikation nicht profitierte. Allerdings waren in dieser Untergruppe nur 3 Patienten eingeschlossen, so daß hier statistische Signifikanz bei 13 Patienten in der SIRS-Kontrollgruppe nicht erreicht werden konnte.

Die Reduktion der Letalität durch die extrakorporale Detoxikation betrug 21% bei allen Patienten (Sepsis und SIRS) mit 2-Organversagen (Niere, Lunge), bei Leberinsuffizienz stieg sie sogar auf 42%. Bei Sepsis-Patienten ohne Vorerkrankung konnte die Letalität um 22%, mit 2-Organversagen sogar im 40% gesenkt werden. In der Sepsis bei pulmonaler Insuffizienz führte die kombinierte Detoxikation zu einer Reduktion der Letalität um 23% (Abb. 2).

Zusammenfassend scheint die Plasmaseparation in Kombination mit der CVVHF einen positiven Einfluß auf den Krankheitsverlauf bei Sepsis-Patienten mit einer Senkung der Letalität um insgesamt 18% zu haben. Bei Septikern im 2-Organversagen (Niere, Lunge) konnte sogar eine Reduktion um 40% erreicht werden. Da es sich hier nicht um eine prospektiv randomisierte Studie handelt, sind diese Ergebnisse nur im Rahmen der Therapie-Studie zu werten. Patienten mit SIRS haben in der vorliegenden Untersuchung keine Vorteile durch die kombinierte extrakorporale Detoxikation erfahren. Allerdings hat sich für die Sepsis-Patienten zeigen lassen, daß beim kombiniert aufgetretenen Nieren- und Lungenversagen ein positiver Einfluß auf den Krankheitsverlauf zu erwarten ist.

Deshalb meinen wir, daß eine prospektiv randomisierte Studie bei Patienten mit Sepsis- und 2-Organversagen unter Durchführung einer früh begonnenen Plasmaseparation in Kombination mit der CVVHF projektiert werden sollte. Da erfahrungsgemäß die Rekrutierung einer entsprechend hohen Patientenzahl zur Erreichung statistischer Aussagekraft extrem schwierig für ein chirurgisches Zentrum alleine ist, sollte die Notwendigkeit einer multizentrischen Studie diskutiert werden.

Literatur

1. Gotloib L, Shostak A, Lev A, Fudin R, Jaichenko J (1995) Treatment of surgical and non-surgical septic multiorgan failure with bicarbonate hemodialysis and sequential hemofiltration. Int Care Med 21: 104–111
2. Haupt W, Fritzsche H, Hohenberger W, Zirngibl H (1996) Selective cytokine release induced by serum and separated plasma from septic patients. Eur J Surg 162 (10): 769–776
3. Lynn WA, Cohen J (1995) Adjunctive therapy for septic shock: a review of experimental approaches. Clin Inf Dis 20 (1): 143–158

Ist eine Beeinflussung von SIRS und MOV durch Ernährungstherapie möglich?

L. Bastian[1], A. Weimann[2], G. Regel[1] und H. Tscherne[1]

[1] Unfallchirurgische Klinik, Medizinische Hochschule Hannover, D-30623 Hannover
[2] Klinik für Abdominal- und Transplantationschirurgie, Medizinische Hochschule Hannover, D-30623 Hannover

Can SIRS and MOF Be Influenced by Dietary Therapy?

Summary. In this prospective, randomized, double-blind controlled clinical study, 29 patients after severe trauma (ISS about 40) were randomized to receive either IMPACT (Test) or an isonitrogenous isocaloric diet (Control). The primary study endpoints were the incidence of SIRS and MOF (definitions according to Bone, Goris and Sauaia). Test-fed patients developed significantly less SIRS between days 1 and 28 (8 vs 13.3, $P<0.05$) and especially between days 8 and 14 (3 vs 6.2, $P<0.001$). In the control group the Goris score was significantly worse ($P<0.05$) on days 3, 4, 6, 7, 10, 11, 16, 17 and the Sauaia score on days 8, 9, 10, 11 ($P<0.05$, $P<0.01$). According to the results, an arginine, omega-3-fatty acids and nucleotide-enriched diet during early enteral feeding leads to reduction of SIRS and MOF scores after severe multiple injury.

Dem Darm wird bei der Entstehung der generalisierten Entzündungsreaktion und der Entwicklung von Funktionsstörungen mehrerer Organsysteme („gut injury-Hypothese") durch Bakterien- oder Endotoxintranslokation eine erhebliche Bedeutung beigemessen [3]. In diesem Konzept kommt der frühzeitigen enteralen Ernährung von kritisch Kranken eine große Bedeutung zu. Sie kann über den physiologischen Nahrungsweg einer Mukosazottenatrophie vorbeugen und erhält damit die protektive Barriere des Darmes, so daß Bakterien und Endotoxine die Darmwand nicht durchwandern können. Gegenstand dieser Arbeit ist der Einfluß einer immunstimulierenden Nährlösung auf die Entwicklung von SIRS und Multiorganversagen sowie auf Akut-Phase- und immunologische Parameter bei Patienten nach Polytrauma.

Patienten und Methoden

29 polytraumatisierte Patienten mit einem Injury Severity Score (ISS) um 40 Punkte wurden prospektiv, doppelblind randomisiert, entweder die mit Arginin, Omega-3-Fettsäuren und Ribonukleotiden angereicherte Testnahrung (n=16) (IMPACT®, Sandoz Nutrition, Bern, Schweiz) oder eine isokalorische, isonitrogene Kontrolldiät (n=13) frühzeitig über Duodenalsonden (Freka®, Fresenius, Oberursel, Deutschland) zu erhalten. Die primären Outcome-Parameter waren die Inzidenz eines SIRS („Systemic Inflammatory Response Syndrome")

nach der Definition der Society for Critical Care Medicine [1] und eines Multiorganversagens nach den Scores von Goris [2] und Sauaia [5]. Des weiteren wurden als immunologische Parameter die Expression von CD4, CD8, HLA-DR sowie des Interleukin-2-Rezeptors mit Hilfe der Einfarben- und der Zweifarbenfluoreszenzmessung (Becton, Dickinson, San Jose, Kalifornien, USA) durchgeführt. Für die Beurteilung der Akutphasereaktion wurden das C-Reaktive Protein (CRP) und der Fibrinogenspiegel im Serum bestimmt. Die statistische Auswertung erfolgte mit der Computer Software SPSS (SPSS Inc., Chicago, Illinois, USA). Verwendet wurde der U-Test von Mann und Whitney und der t-Test für unabhängige Variable (p<0,05).

Ergebnisse

Hinsichtlich der epidemiologischen Parameter und der Verletzungsschwere waren die beiden Gruppen ohne signifikanten Unterschied und damit vergleichbar. Die Anlage der ersten Ernährungssonde und damit der Beginn der enteralen Substratzufuhr erfolgte im Median nach 2,5 Tagen (Testgruppe) bzw. nach 3 Tagen (Kontrollgruppe). Die mittlere Sondenkostzufuhr unterschied sich nicht signifikant und lag insgesamt bei 11 940±10 797 ml in der Testgruppe und bei 12 145±11 169 ml in der Kontrollgruppe. Unter den Akut-Phase-Parametern zeigten sich für das C-Reaktive-Protein tendenziell niedrigere Werte in der Testgruppe, an Tag 4 mit signifikantem Unterschied (131±67 mg/l vs. 221±110 mg/l; p<0,05). Ein ähnliches Bild stellte sich für das Fibrinogen ab der 2. Woche dar, an Tag 12 (6,6±1,4 g/l vs. 7,5±1,4 g/l) und 14 (7,1±1,3 g/l vs. 7,8±0,8 g/l) konnte auch bei diesem Parameter ein signifikanter Unterschied festgestellt werden (p<0,05). Für die immunologischen Parameter mit den T-Zell-Subpopulationen CD4, CD8 und dem CD4/CD8-Quotient, sowie die Expression des IL-2-Rezeptors auf Lymphozyten fanden sich keine signifikanten Unterschiede zwischen den beiden Gruppen. Eine Tendenz zeigte sich bei der HLA-DR-Antigenpräsentation auf den Monozyten, wobei sich ein höherer prozentualer Anteil Zellen in der Testgruppe an Tag 7 zeigte (p<0,05). Für die mit der Testdiät ernährten Patienten konnte für den gesamten Beobachtungszeitrum von 28 Tagen ein signifikant selteneres Auftreten eines SIRS beobachtet werden (p<0,05), zwischen Tag 7 und 14 war dieser Unterschied sogar hochsignifikant (p<0,01). Auch bei den Scores für das Multiorganversagen konnten signifikant geringere Werte in der Testgruppe für den Goris-Score [2] an den Tagen 3, 4, 6, 7, 10, 11, 16, 17 (p<0,05) und auch für den MOV-Score nach Sauaia [5] an den Tagen *8, 9, 10,* 11 (p<0,05; *p<0,01*) gefunden werden. Bei der Infektions- und Sepsisrate konnten keine signifikanten Unterschiede zwischen den beiden Gruppen festgestellt werden. Die Beatmungs-, Intensivliege- und Hospitalisierungsdauer sowie die Letalität zeigten keine signifikanten Unterschiede. Die Beatmungsdauer mit der Entwöhnungsphase betrug in der Testgruppe im Mittel 21,4±10,8 Tage und in der Kontrollgruppe 27,8±14,6 Tage.

Diskussion

Posttraumatische Störungen des Immunsystems beruhen in erster Linie auf zwei unterschiedlichen Mechanismen: inadäquater hyperaktiver Entzündungsreaktion und erheblicher Beeinträchtigung der zellvermittelten Immunfunktion. Eine entscheidende Bedeutung für die Prävention einer Sepsis und der Entwicklung eines Multiorganversagens (MOV) wird daher in der Verhinderung des Ganzkörperinflammationssyndromes (SIRS) und der Verbesserung der kompromittierten Abwehrlage gesehen. Dem Darm wird bei der Entstehung von SIRS, Sepsis und MOV eine große Bedeutung beigemessen („gut injury hypothesis") [3]. Zahlreiche Studien konnten zeigen, daß eine frühzeitige enterale Ernährung die Infektionsraten und das Auftreten septischer Komplikationen bei kritisch Kranken verringern kann. Eine Erweiterung des Konzeptes einer frühzeitigen enteralen Ernährung stellt die enterale Zufuhr immunstimulierender Substanzen („Immunonutrition") dar. Darunter wird die Supplementierung einer enteralen Nährlösung mit Arginin, Omega-3-Fettsäuren und Ribonukleinsäuren verstanden. Eine vom Patientenkollektiv mit unserer Untersuchung vergleichbare Studie an Polytraumatisierten wurde von Moore et al. [4] durchgeführt. Nach dem ISS waren die hier untersuchten Patienten jedoch deutlich geringer verletzt als in unserer Studie (21 vs. 40 Punkte), entsprechend fanden sich eine kürzere Beatmungsdauer und Liegezeit auf der Intensivstation und eine geringere Letalität. Übereinstimmend konnten aber in beiden Studien keine signifikanten Unterschiede zwischen den unterschiedlich ernährten Patienten hinsichtlich der Beatmungsdauer, der Intensiv- und Krankenhausliegezeit und der Letalität festgestellt werden. Bei Moore et al. [4] fanden sich als infektiöse Komplikationen in der Kontrollgruppe mit 5 Fällen (11%) signifikant häufiger ein intraabdomineller Abszeß, während dies in keinem Fall in der Testgruppe beobachtet wurde. Außerdem entwickelten die Patienten der Kontrollgruppe signifikant häufiger ein Multiorganversagen ($p = 0{,}023$), was an einzelnen Tagen auch in unserer Studie gezeigt werden konnte. In keiner bisher vorliegenden Studie wurde das Auftreten eines SIRS nach der Definition von Bone et al. [1] untersucht, obwohl dem Ganzkörperinflammationssyndrom eine entscheidende Bedeutung bei der Triggerung von Sepsis und Multiorganversagen beigemessen wird [3]. In dem hier untersuchten Kollektiv wurde ein signifikant selteneres Auftreten eines SIRS während des Gesamtbeobachtungszeitraumes von 28 Tagen ($p < 0{,}05$) in der supplementierten Gruppe festgestellt. Hochsignifikant ($p < 0{,}001$) war der Unterschied zwischen dem 8. und 14. Tag, also in dem Zeitraum, wo die kritische Periode für die Entstehung von Sepsis und Multiorganversagen liegt, sofern ein frühes MOV ausgeblieben ist. Außerdem konnten signifikant geringere Werte der MOV-Scores nach Goris und Sauaia in der Testgruppe an einzelnen Tagen festgestellt werden. Diese Reduzierung des SIRS und der MOV-Scores führte jedoch nicht zu einer signifikanten Verringerung der Beatmungsdauer, des Intensiv- und des Hospitalisierungsaufenthaltes sowie der Letalität. Dies mag in der Komplexizität der Therapie des Polytraumatisierten begründet sein, in der die enterale Ernährung nur einen Faktor darstellt. Die in dieser Studie und auch von anderen Autoren gezeigten Vorteile einer frühzeitig einsetzenden enteralen Substratzufuhr mit immunstimulierenden Substanzen sprechen dafür, daß der Darm als Immun- und Schockorgan berücksichtigt und in das Behandlungskonzept des polytraumatisierten Patienten integriert werden muß.

Literatur

1. Bone RC, Balk RA, Cerra FB, Dellinger RP, Fein AM, Knaus WA, Schein RM, Sibbald WJ (1992) Definitions for sepsis and organ failure and guidelines for the use of innovative therapies in sepsis. Crit Care Med 20: 864–874
2. Goris RJA, te Boekhorst TPA, Nuytinck JKS, Gimbrere JSF (1985) Multiple organ failure: generalized autodestructive inflammation? Arch Surg 120: 1109–1115
3. Grotz M, Regel G, Bastian L, Weimann A, Neuhoff K, Stalp M, Tscherne H (1998) Der Darm als zentrales Organ in der Entwicklung des Multiorganversagens (MO) nach schwerem Trauma – Pathophysiologie und therapeutische Ansätze. Zentralbl Chir 123: 205–217
4. Moore FA, Moore EE, Kudsk KA, Brown RO, Bower RH, Koruda MJ, Baker CC, Barbul A (1994) Clinical benefits of an immune-enhancing diet for early postinjury enteral feeding. J Trauma 37: 607–615
5. Sauaia A, Moore FA, Moore EE, Haenel JB, Read RA, Lezotte DC (1994) Early predictor of postinjury multiple organ failure. Arch Surg 129: 39–45

Chirurgische Intensivmedizin II: Polytrauma

Prädiktive Rolle von IL-6 für das Multiorgan-Dysfunktionssyndrom (MODS) bei schwerverletzten Patienten in der frühen Intensivpflegephase

M. Keel, M. Birchler, G. A. Wanner, U. Steckholzer und W. Ertel

Klinik für Unfallchirurgie, Universitätsspital Zürich, Rämistrasse 100, CH-8091 Zürich

The Predictive Value of IL-6 for the Multiple Organ Dysfunction Syndrome (MODS) in the Early Period After Severe Trauma

Summary. Interleukin-6 seems to have a predictive value for the multiple organ dysfunction syndrome (MODS) in the early period after trauma.

Zusammenfassung. Interleukin-6 scheint in der Frühphase nach Trauma ein wichtiger Parameter zur Erfassung des Multiorgan-Dysfunktionssyndroms (MODS) zu sein.

Einleitung

Das Multiorgan-Dysfunktionssyndrom (MODS) stellt für den schwerverletzten Patienten eine schwerwiegende posttraumatische Komplikation dar, für dessen Früherkennung bisher keine prognostischen Parameter existieren [1–3]. In dieser Studie wurde die Bedeutung der Plasmaspiegel von Interleukin-6 (IL-6) als prognostischer Parameter für das MODS in der frühen posttraumatischen Phase untersucht.

Methodik

Bei 170 konsekutiven Patienten mit schwerem Trauma (Injury Severity Score (ISS)≥9 Punkte, intensivpflichtig) wurde bei Klinikaufnahme (Tag 0) und an den Tagen 1, 3 und 5 nach Trauma die biologische Aktivität von IL-6 im Plasma mit einem Bioassay (7TD1-Zellen) gemessen. Das MODS wurde nach einem modifizierten MOF-Score von Goris et al. in drei Schweregrade eingeteilt: Grad I = leichtes MODS: >0 <2,5 Punkte; Grad II = mittleres MODS: ≥2,5 ≤5 Punkte; Grad III = schweres MODS: >5 Punkte [1, 4]. Die Kriterien mussten an mindestens drei aufeinanderfolgenden Tagen erfüllt sein. Die statistische Auswertung der Ergebnisse erfolgte mit der Multivarianzanalyse (ANOVA).

Ergebnisse

Der Injury Severity Score (ISS) betrug im Mittel 21,8±10,9 Punkte (Mittelwert±SEM), die Letalität der untersuchten Patientengruppe 18% (31/170). Die IL-6 Plasmaspiegel der

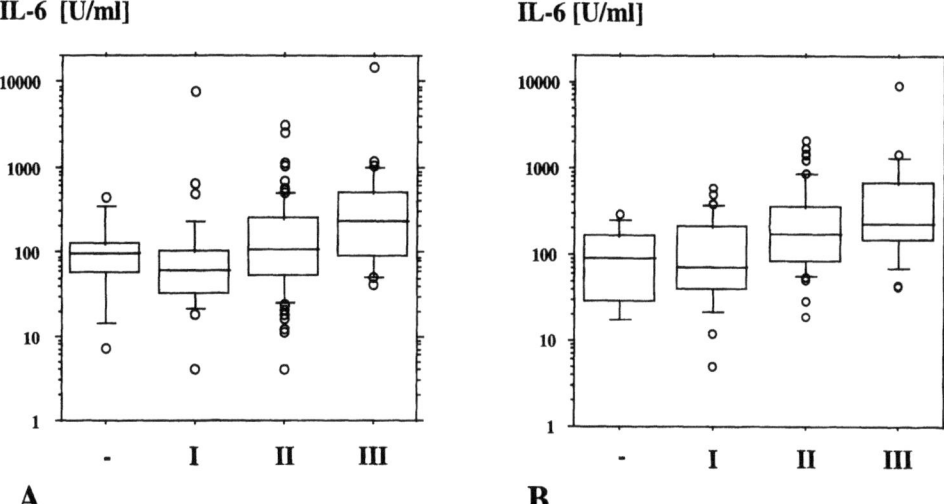

Abb. 1A, B. Plasmaspiegel von Interleukin-6 (U/ml) am Unfalltag (Tag 0) (**A**) und am Tag 1 nach Trauma (**B**) in Abhängigkeit des MODS-Schweregrades (kein MODS, Grad I–III). Der Median bzw. die 25. und die 75. Perzentile der IL-6 Plasmaspiegel sind als Box Plots dargestellt

Tabelle 1. Plasmaspiegel von Interleukin-6 am Tag 1 nach Trauma als Parameter für die Inzidenz des MODS

	kein MODS	MODS I	MODS II	MODS III
<100 U/ml	57%	62%	28%	11%
≥100 U/ml	43%	38%	72%	89%

verletzten Patienten waren an allen untersuchten Tagen (Tag 0: 345±102 U/ml; Tag 1: 355±77 U/ml; Tag 3: 170±27 U/ml; Tag 5: 204±79 U/ml) im Vergleich mit gesunden Probanden (35±14 U/ml; n=117) deutlich ($p<0,05$) erhöht. Die IL-6 Plasmaspiegel verstorbener Patienten (1175±402 U/ml) ($p<0,05$) waren deutlich höher als diejenigen von überlebenden Patienten (218±25 U/ml). Signifikante Unterschiede zwischen den unterschiedlichen MODS-Schweregraden der gemessenen IL-6 Plasmaspiegel ergaben sich nur für den Aufnahmetag (Tag 0) und Tag 1 (Abb. 1A, B). Am Tag 0 zeigte sich in der Gruppe mit MODS III eine starke Erhöhung ($p<0,0001$) der IL-6 Plasmaspiegel (Abb. 1A). Am Tag 1 waren die IL-6 Konzentrationen im Plasma in den Gruppen MODS II und III signifikant ($p<0,001$) erhöht (Abb. 1B). Patienten mit IL-6 Plasmaspiegel ≥100 U/ml am Tag 1 nach Trauma zeigten eine höhere Inzidenz von MODS II oder III als Patienten mit IL-6 Werten <100 U/ml (Tabelle 1).

Literatur

1. Ertel W, Keel M, Marty D, Hoop R, Safret A, Stocker R, Trentz O (1998) Die Bedeutung der Ganzkörperinflammation (SIRS) bei 1278 Trauma-Patienten. Der Unfallchirurg 101: 520–526
2. Ertel W, Friedl HP, Trentz O (1994) Multiple organ dysfunction syndrome (MODS) following multiple trauma: rationale and concept of therapeutic approach. Eur J Pediatr Surg 4: 243–248
3. Bone RC (1996) Immunologic dissonance: a continuing evolution in our understanding of the systemic inflammatory response syndrome (SIRS) and the multiple organ dysfunction syndrome (MODS). Ann Intern Med 125: 680–687
4. Goris RJA, Te Boekhorst TPA, Nuytinck JKS, Gimbrère JSF (1985) Multiple-organ failure: generalized autodestructive inflammation? Arch Surg 120: 1109–1115

Eingriffsadaptierte intraoperative Volumensubstitution – Beispiel chirurgisch-anästhesiologischer Kooperation

H. Wenk[1], K. Hankeln[2], R. Senker[2] und J. Träger[1]

[1] Klinik für Chirurgie und [2] Klinik für Anästhesie und Intensivmedizin, Zentralkrankenhaus Bremen-Nord, Hammerbecker Straße 228, D-28755 Bremen

Adapting Intraoperative Volume Substition to Intervention – An Example of Surgical-Anesthesiological Cooperation

Summary. Since 1996 a simple classification of surgical interventions has been used to guarantee adequate intraoperative anesthesiological volume management. Use of this classification, including extension of operation and operative trauma, resulted in 45% less substitution with blood components in comparison to that observed in 1995.

Einleitung

Die intraoperative Volumensubstitution läßt sich aus verschiedenen Blickwinkeln betrachten. Ihrer Ausbildung und – im wahrsten Sinne des Wortes – ihrer Stellung zum Patienten entsprechend werden von Chirurgen, Anästhesisten, Intensivmedizinern und Transfusionsmedizinern in der Einschätzung und Wertschätzung von Volumenersatzmitteln unterschiedliche Prioritäten gesetzt. Darüber hinaus verfügt nicht jede chirurgische Klinik über eine eigenverantwortlich geführte Intensivstation, so daß die Richtlinienkompetenz für die perioperative Volumensubstitution und -Therapie aus der chirurgischen in anästhesiologische Hände übergeht. Dennoch darf der Operateur den Anästhesisten und auch den Intensivmediziner in der Einschätzung der Quantität und der Qualität des perioperativen Volumenbedarfs beraten. Niemand kann den intraoperativen Volumenverlust und den postoperativen Volumenbedarf besser einschätzen als der Operateur, den den Situs kennt und das Operationstrauma räumlich und zeitlich überschaut.

Transfusionsmedizinische Statements, gefrorenes Frischplasma würde zu häufig transfundiert (Bein 1998, Kommentar zu [1]) sind pauschal und damit für den Alltag unbrauchbar. Das „Berner Komponenten Schema" beschreibt die Volumensubstitution für den chirurgischen Routinepatienten: Bei 80% aller Patienten mit einem Blutverlust von bis zu 2,5 l intraoperativ sei eine Substitution mit Hydroxyethylstärke (HAES) und Erythrocytenkonzentraten ausreichend, erst ab einem Blutverlust von 2,5 l sei eine zusätzliche Gabe von Frischplasma (FFP) und Albumin anzuraten.

Unbestritten muß das Ziel sein, die Gabe von Fremdblut bzw. Fremdblutbestandteilen auf ein Minimum zu beschränken. Der Weg dorthin ist Gegenstand der Diskussion: Fremdblutbestandteile haben Risiken. Neben der Möglichkeit von Fehltransfusionen sind es vor allem die Infektionsrisiken mit HBV, HCV, HIV und CMV, die zur Zurückhaltung mahnen. Das Risiko einer HIV Infektion einer Blutkonserve liegt bei 1:1 000 000, das der Hepatitis C Infektion schon bei 1 : 20 000, die Sterblichkeit beträgt 1 : 100 000. Das Hepatitis B-Risiko wird mit 1 : 50 000 angegeben [1]. König hat diese Risiken, die nur schwer vorstellbar sind, anschaulich dargestellt: Das Risiko, durch Transfusion einer Blutkonserve eine HIV Infektion zu erleiden ist mit 1 : 1 000 000 ungefähr so hoch wie das Risiko, bei zweistündiger Teilnahme am Straßenverkehr tödlich zu verunglücken.

Patienten profitieren von einer Hämodilutionsbehandlung über eine Verminderung des peripheren Gefäßwiderstandes und einer Steigerung des Herzzeitvolumens, vermieden werden muß bei einer Operation und dem intraoperativen Volumenersatz die Entstehung einer Verdünnungskoagulopathie [2]. Unter Transfusionsmedizinern wird empfohlen, zu jeder vierten Einheit Erythrocytenkonzentrat ein FFP zu transfundieren [1].

Operationsmethode

In der Operationstechnik haben sich gerade bei großen Eingriffen gravierende Veränderungen ergeben:

Die Behandlung des Bauchaortenaneurysmas erfordert heute nicht mehr die Exstirpation des Aneurysmas. Therapie der Wahl ist die Aneurysmadissektion und Protheseninterposition in „Inlay-Technik". Bei diesem Eingriff entsteht eine vergleichsweise kleine Wundfläche: Nach der Laparotomie wird das Retroperitoneum paraduodenal direkt über der Aorta eröffnet, Nerven und vor allem Lymphgefäße werden geschont. Bei unkompliziertem Operationsverlauf tritt ein Blutverlust lediglich durch die Rückblutung aus Lumbalarterien und die erforderlichen Flushmanöver auf.

Eine ganz andere Entwicklung hat die Therapie der Malignome durchlaufen. Den Grundlagen und dem Wert der Lymphadenektomie wurden 1996 zwei Ausgaben der Zeitschrift „Chirurg" gewidmet. Es ist unbestritten, daß gerade bei den Tumoren des oberen Gastrointestinaltraktes eine Heilung nur erreicht werden kann, wenn Residualtumorfreiheit gewährleistet ist. Siewert fordert, daß der Primärtumor dazu in allen 3 Dimensionen mit adäquatem Sicherheitsabstand entfernt werden muß, gleiches gilt für die Lymphknoten [3]. Sämtliche befallenen Lymphknoten und solche mit sog Mikroinvolvement müssen entfernt werden. Ein Minimum ist hierzu die Lymphadenektomie der Kompartimente I und II. Im eigenen Krankengut erfolgt beim Magencarcinom die Gastektomie mit Lymphadenektomie und Splenektomie en bloc unter Mitnahme der Lymphknoten im Lig. hepatoduodenale und am Pancreasrand.

Der Preis für diese ausgedehnte Lymphadenektomie ist eine große Wundfläche und die Eröffnung zahlreicher Lymphgefäße. Peripancreatische Flüssigkeitsansammlungen werden von Siewert als häufigste Komplikation nach Lymphadenektomie im Rahmen einer Gastrektomie angegeben [3]. Die über die eröffneten Lymphgefäße abfließende Flüssigkeit entspricht in ihrer Zusammensetzung dem Blutplasma. Lymphe ist eiweißreich und enthält neben Albumin vor allem Gerinnungsfaktoren.

Hieraus ergibt sich, daß die Volumensubstitution bei einer Aneurysmadissektion anderen Ansprüchen genügen muß als die im Rahmen einer Gastrektomie, Duodenopancreatektomie oder einer Rektumresektion.

Volumensubstitution

Diesen Erkenntnissen Rechnung tragend haben wir seit dem 1.6.1996 eine Operationsklassifikation zur intraoperativen Volumensubstitution eingeführt. Hiernach werden die Operationen in kleine Eingriffe mit kleiner Wundfläche, große Eingriffe mit kleiner Wundfläche und große Eingriffe mit großer Wundfläche eingeteilt. In die Gruppe I gehören Eingriffe wie die Herniotomie, Appendektomie oder Cholecystektomie. Zur Gruppe II zählen wir die tubuläre Dickdarmresektion wie die elektive Bauchaortenaneurysmaoperation. Gruppe III umfaßt die Gastrektomie, Oesophagusresektion, die Duodenopancreatektomie und die anteriore Resektion mit totaler Mesorektumresektion.

Gruppe	Eingriff	Wundfläche	Beispiel	Volumenersatzmittel
I	klein	klein	lap.Che.	Elektrolyte
II	groß	klein	BAA	HAES/Gelatine 2 Einheiten
III	groß	groß	Gastrekt	HAES/Gelatine 1 Einheit

Patienten der Gruppe I werden intraoperativ mit Elektrolytlösung infundiert. Die Gabe von Volumenersatzmitteln, HAES oder Gelatine ist nicht erforderlich. Eine Blutkomponentengabe entfällt.

Patienten der Gruppe II erhalten intraoperativ 2 Einheiten HAES und/oder Gelatine und im Anschluß – wenn der intraoperative Blutverlust es zuläßt – „Cellsaver"-Autotransfusion. Bei Hb-wirksamer Blutung wird Erythrocytenkonzentrat und FFP im Verhältnis 1:1 gegeben. Somit werden bis zu 2 l Volumenverlust durch nichtkolloidale Volumenersatzmittel ersetzt, bevor auf Blutpräparate zurückgegriffen wird. Mit diesem Vorgehen haben wir keine Letalität und keine schweren Komplikationen bei unseren elektiven Bauchaortenaneurysmapatienten (n=35) beobachtet.

Demgegenüber werden bei Patienten mit großen onkologischen Eingriffen mit Lymphadenektomie bereits nach einer Einheit HAES und/oder Gelatine EK und FFP im Verhältnis 1:1 ersetzt. Mit diesem Vorgehen waren bei unseren Gastrektomien (n=27) keine schweren Komplikationen zu beobachten. Die Raten an Anastomoseninsuffizienzen und die Letalität sind Null. Bei einem Patienten wurde postoperativ ein Verhalt in der Milzloge behandlungsbedürftig. Der postoperative Transfusionsbedarf lag bei 0 bis 2 Konserven.

Unter dem im Konsens mit den Kollegen der Klinik für Anästhesie und Intensivmedizin beschlossenen Regime konnte trotz Steigerung der Operationszahlen um 44% im letzten Jahr und Steigerung der Operationszahlen vor allem im onkologischen Bereich eine Reduktion des Konservenverbrauchs um 40% erreicht werden. Diese Zahlen verbieten unserer Meinung nach eine denkbare prospektive randomisierte Studie mit einer Vergleichsgruppe aus ethischer Sicht. Sie machen deutlich, daß die Einbeziehung des Operationstraumas und des Chirurgen in die Entscheidung über das intraoperative Volumenmanagement und die konsequente Einhaltung dieser Leitlinien zu einer effektiven Reduktion der Gabe von Blutkomponenten führt.

Schlußfolgerung

So, wie für das Gros der Patienten „weniger ist mehr" gilt, so muß für große Operationen mt großer Wundfläche eine frühzeitige FFP Substitution angestrebt werden. Eine manifeste Gerinnungsstörung wiedereinzufangen, bedeutet sicherlich einen überproportional größeren Substitutionsbedarf. Der Chirurg kann eine sich anbahnende Gerinnungsstörung aufgrund einer kapillären Blutungsneigung im Wundgebiet schneller erkennen als es durch jedwede intraoperative Bestimmung der Gerinnungsparameter möglich ist. Dies werfe ein Licht auf die Notwendigkeit der chirurgisch-anästhesiologischen Kooperation nicht nur, aber vor allem bei großen visceralchirurgischen Eingriffen.

Literatur

1. König A, Schabel A, Sugg U (1997/98) Aktuelle Therapie mit Blutkomponenten. Chir Praxis 53: 375–385
2. Messmer K, Sunder-Plassmann L, Klövekorn WP, Holper K (1972) Circulatory Significance of Hemodilution: Rheological Changes and Limitations Advances in Microcirculation 4: 1–77
3. Siewert JR, Stein HJ, Böttcher K (1996) Lymphadenektomie bei Tumoren des oberen Gastrointestinaltraktes. Chirurg 67: 877–888

Einfluß der kinetischen Therapie auf den Behandlungsverlauf bei Patienten mit posttraumatischem Lungenversagen

J. Erhard, C. Waydhas, S. Ruchholtz, S. Schmidbauer, D. Nast-Kolb,
K. H. Duswald und L. Schweiberer

Chirurgische Klinik und Poliklinik, Klinikum Innenstadt, Universität München, Nußbaumstraße 20, D-80336 München

The Effect of Kinetic Therapy on the Treatment of Patients with Post-traumatic Respiratory Failure

Summary. This study was conducted to investigate the effects of intermittent prone positioning of patients with post-traumatic respiratory failure ($paO_2/FiO_2 < 280$ mm Hg) in comparison with conventional therapy in a supine position. Although the severity of injury of the prone-positioned patients was much higher (ISS 35.8 vs 24.5), the ventilation time (32 vs 31 days) and ICU stay (39 vs 36 days) were similar to patients treated in the supine position. Besides the beneficial effect of prone positioning on oxygenation, for the first time we have evidence that prone positioning improves the outcome of patients with post-traumatic respiratory failure.

Die Letalität des akuten Lungenversagens bzw. des ARDS ist nach wie vor hoch und liegt trotz verbesserter Prognose in den letzten 10–15 Jahren bei 30–40% [1]. Grundlagen der Therapie des ARDS stellen die differenzierte Beatmung mit Druckkontrolle, PEEP, inversed ratio sowie das Prinzip der permissiven Hyperkapnie dar. In den letzten Jahren hat als zusätzliche Behandlungsmodalität die dorsoventrale Wechsellagerung zunehmendes Interesse gefunden [2, 3]. Die unmittelbaren Auswirkungen auf Gasaustausch und Lungenmechanik sind gut belegt. Hinweise, daß auch das Behandlungsergebnis verbessert wird und welche Patienten am meisten profitieren könnten fehlen jedoch weitgehend. Ziel dieser Studie war es, Auswirkungen der intermittierenden BL bei Patienten mit posttraumatischem Lungenversagen ($PaO_2/FiO_2 < 280$ mm Hg) nach Thoraxtrauma im Vergleich zur konventionellen Therapie zu untersuchen.

Im Rahmen unserer prospektiven Polytraumastudie wurden zwischen Januar 1993 und August 1996 die Daten von 136 polytraumatisierten Patienten erfaßt und ausgewertet. Ab November 1993 wurde bei drohendem oder bereits manifestem Lungenversagen nach Polytraumatisierung eine dorso-ventrale Wechsellagerung durchgeführt. Für die Indikation zur Wechsellagerung wurden folgende Kriterien berücksichtigt: a) respiratorische Verschlechterung ($p_aO_2/F_iO_2 < 280$) trotz negativer Flüssigkeitsbilanz mit radiologischen Zeichen eines interstitiellen Ödems, b) computertomografisch gesicherte Lungenkontusion und c) beidseitige dorsale Verdichtungen (dorsoventrale Dicke >3–5 cm) im CT. Die Patienten wurden in der Regel während der Nacht für durchschnittlich 13 Stunden bauchgelagert. Die Indikation zur Beendigung der Wechsellagerung orientierte sich an der Verbesserung der Beatmungs-

Tabelle 1. Letalität und Prognosefaktoren von 47 polytraumatisierten Patienten mit Thoraxtrauma und respiratorischer Insuffizienz

	Rückenlagerung	Wechsellagerung	
Patienten (a)	19	28	
Alter (a)	43,3 ± 13,8	41,1 ± 11,6	n.s.
ISS	24,5 ± 8,3	35,8 ± 10,4	p = 0,01
Beatmungstage	31,4 ± 9,2	32,4 ± 11,3	n.s.
ICU Tage	36,1 ± 13,6	39,2 ± 13,1	n.s.
Letalität (%)	26 (5 Pat.)	0	
Alter der verstorbenen Patienten (a)	45,6 ± 8,6		
ISS der verstorbenen Patienten	29,4 ± 12,3		
Todeszeitpunkt nach Aufnahme (d)	9,3 ± 2,8		

parameter. Als entscheidende Kriterien galten der verbesserte Gasaustausch mit einer $F_iO_2 \leq 0,3$, eine P_aO_2-Differenz zwischen Bauch- und Rückenlage von ≤ 15 mm Hg sowie Rückgang der pulmonalen Infiltrate im Röntgenbild oder CT.

In der Untersuchung wurden die Daten von 136 polytraumatisierten Patienten erfaßt und ausgewertet. Der Injury Severity Score (ISS) betrug im Mittel 23,4 (8–64) Punkte. 77 Patienten hatten ein schweres Thoraxtrauma (AIS $\geq$ 3) von denen 47 im weiteren Verlauf ein respiratorisches Versagen entwickelten. 19 dieser Patienten wurden konventionell in Rückenlage therapiert, 28 wurden intermittierend auf dem Bauch gelagert. Bei gleichem AIS-Thorax 3,6 vs 3,3) waren die Patienten mit Wechsellagerung signifikant schwerer verletzt (ISS 35,8 vs 24,5). Trotz erhöhter Verletzungsschwere der wechselgelagerten Patienten war die Beatmungsdauer (32 vs 31 d) und die Behandlungsdauer (ICU: 39 vs 36 d) bei den konventionell therapierten Patienten gleich hoch. Die Letalität betrug bei den wechselgelagerten Patienten 0%, bei den konventionell therapierten Patienten 26% (5 Pat.). Der ISS dieser verstorbenen Patienten betrug im Mittel 29,4 Punkte (24–35 Punkte). Todesursache war bei allen 5 Patienten ein septisches Multiorganversagen (Tabelle 1).

Während des ersten Zyklus in Bauchlage verbesserte sich der Oxygenierungsquotient (PaO_2/FiO_2) im Durchschnitt um 82 mm Hg (26–151 mm Hg). Bei Beendigung der Wechsellagerung war der Oxygenierungsquotient um 111 mm Hg (22–257 mm Hg) angestiegen. Die FiO_2 konnte von 0,45 (0,35–1,0) auf 0,26 (0,21–0,35) reduziert werden. Die Wechsellagerung erbrachte bezüglich der Beatmungsdrücke (PIP und PEEP) nur geringfügige Veränderungen. Die kardiozirkulatorischen Parameter (MAD und HF) blieben während der Wechsellagerungszyklen stabil. Bei allen Patienten in Bauchlage erfolgte eine verbesserte Drainage des Bronchialsystems, so daß größere Mengen Sekret abgesaugt werden konnten. Geringgradige Komplikationen wie Druckläsionen und Ödeme der Haut ließen sich trotz aufwendiger Abpolsterung nicht vermeiden. Diese konnte jedoch problemlos durch konservative Wundbehandlung zur Ausheilung gebracht werden. Nur in zwei Fällen kam es zu einer schweren Komplikation. Während der Umlagerung von Rücken- in Bauchlage dislozierte der nasale Tubus. Die Reintubation gelang in beiden Fällen ohne Probleme.

Die intermittierende Bauchlagerung führt bei Patienten mit posttraumatischem Lungenversagen zu einer deutlichen Verbesserung der Oxygenierung sowie der Sekretmobilisation. Trotz hohem personellem Aufwand ist die Durchführung in enger Zusammenarbeit mit dem Pflegepersonal sowohl in technischer als auch in pflegerischer Hinsicht gut zu realisieren. Die Nebenwirkungen der Wechsellagerung sind überwiegend geringgradiger Art. Lebensbedrohliche Komplikationen sind selten. Wie bereits in früheren Studien konnte eine unmittelbare Verbesserung des Gasaustausches erneut belegt werden. Ferner ergeben sich erstmals Hinweise, daß durch die intermittierende Bauchlagerung sowohl der Behandlungsverlauf als auch das Behandlungsergebnis bei Patienten mit posttraumatischem Lungenversagen günstig beeinflußt wird (gleicher Outcome bei höherer Verletzungsschwere der Patienten mit Wechsellagerung). Welcher Patient jedoch am besten profitiert und zu welchem Zeitpunkt bzw.

aufgrund welcher Kriterien die Wechsellagerung beendet wird ist noch unzureichend geklärt. Diese Frage sowie die Effektivität bezüglich Risiko-Nutzen und Kosten gilt es daher weiter zu untersuchen.

Literatur

1. Milberg JA, Davis DR, Steinberg KP (1995) Improved survival of patients with Acute Respiratory Distress Syndrom (ARDS): 1983–1993. JAMA 273: 306–309
2. Stocker R, Neff T, Stein S (1997) Prone position and low-volume pressure-limited ventilation improve survival in patients with severe ARDS. Chest 111: 1008–1017
3. Voggenreiter G, Neudeck F, Obertacke U (1995) Die dorsoventrale Wechsellagerung in der Therapie der schweren posttraumatischen Lungenfunktionsstörung. Unfallchirurg 98: 72–78

Chirurgische Intensivmedizin III

Frühpostoperative Ernährung nach elektiver Kolonchirurgie

S. Brönnimann, M. Studer und H. E. Wagner

Chirurgische Klinik, Regionalspital Thun, CH-3600 Thun

Immediate Postoperative Oral Feeding After Elective Colorectal Surgery

Summary. Our intent was to show that immediate postoperative oral feeding of a regular diet after elective open colorectal surgery is safe, feasible and can be tolerated by the patients. Our prospective study included 96 consecutive patients, and their results were compared with those of the literature. Conclusion: Early oral feeding after elective colorectal surgery is safe (morbidity: 12.5%; mortality: 2%); it can be tolerated without symptoms by a majority of patients (85%); it is easy, feasible, and shortens the postoperative length of hospital stay (10.6 days).

Key words: Colonsurgery – Enteral nutrition – Postoperative care

Einleitung

Das gängige postoperative Behandlungsschema nach elektiven Koloneingriffen beinhaltet nach wie vor eine Magensonde, Karenz während 3 bis 5 Tagen und zum Teil parenterale Ernährung. Studien der achtziger Jahre haben jedoch gezeigt, dass nach routinemässiger postoperativer Magendekompression mittels nasogastrischer Sonde in der elektiven gastrointestinalen Chirurgie signifikant mehr Atelektasen, postoperatives Fieber und Pneumonien auftreten, als wenn die Magensonde, postoperativ, nur selektiv bei Auftreten von Ileuszeichen, eingelegt wird. Dagegen konnte kein Unterschied bezüglich Frequenz von Anastomoseninsuffizienz oder Wunddehiszenz/Infekt nachgewiesen werden. De facto entwickeln nur 3–5% der Patienten postoperativ einen paralytischen Ileus, der einer Magensonde bedarf [1]. Die routinemässige postoperative Magendekompression ist demnach obsolet geworden.

In weiteren Untersuchungen konnte nachgewiesen werden, dass das frühzeitige enterale Zuführen von Kalorien und Proteinen die Integrität des Gastrointestinaltraktes, dessen Barrierenfunktion und immunologische Kompetenz bewahrt. Zudem wird dabei die postoperative katabole Phase verkürzt und die septischen Komplikationsraten vermindert. Auch gegenüber der totalen parenteralen Ernährung zeigte sich die enterale Ernährung bezüglich der Wiederherstellung des Proteingehaltes und der septischen Komplikationsrate deutlich überlegen [2]. Aufgrund dieser Erkenntnisse und in Anlehnung an wenige Studien der neunziger Jahre in der amerikanischen Literatur [3, 4] haben wir die Verträglichkeit und die Sicherheit der frühpostoperativen Ernährung nach elektiver offener Kolonchirurgie prospektiv in unserer Klinik prüfen wollen.

Patienten und Methode

Vom 1. Mai 1995 bis 31. August 1997 konnten 102 konsekutive Patienten prospektiv in die Studie aufgenommen werden. 6 Patienten mussten wegen Protokollverletzung ausgeschlossen werden. Von den verbliebenen 96 Patienten (49 Frauen, 47 Männer; mittleres Alter: 63,3 jährig) wurden 41 (42,7%) wegen eines Kolonkarzinoms und 55 (57,3%) wegen einer benignen Dickdarmerkrankung mit einem resezierenden Verfahren und primärer Anastomose behandelt (51% Sigmaresektion, 25% Hemikolektomie, 13% tiefe anteriore Resektion, 11% Stomarückverlagerung). Bei 13 Patienten (13,5%) wurde ein perioperative Chemotherapie gemäss dem SAKK-Protokoll 40/93 durchgeführt. Alle Patienten erhielten eine präoperative Darmvorbereitung mittels Cololyt und eine perioperative Antibiotikaprophylaxe mittels Cefuroxim und Metronidazol. Bei der Extubation wurde die Magensonde entfernt. Auf eine intraperitoneale Drainage wurde verzichtet. Der Patient durfte am Operationstag trinken. Am ersten postoperativen Tag erfolgte der stufenweise Nahrungsaufbau. Die Infusion wurde am dritten postoperativen Tag entfernt. Am vierten postoperativen Tag war der Nahrungsaufbau abgeschlossen. Alle Patienten erhielten postoperativ routinemässig Metoclopramid und Ranitidin.

Resultate

Bei 14 Patienten (14,6%) kam es zu postoperativem Erbrechen, wobei 3 davon unter perioperativer Chemotherapie standen. Nur 4 Patienten (4,2%) mussten vorübergehend mit einer Magensonde behandelt werden. Die übrigen 10 Patienten (10,4%) erhielten eine 2-tägige Nahrungskarenz. Die gesamte Morbidität betrug 12,5% (viermal Subileus, magensondebedürftig; zweimal Anastomoseinsuffizienz, einmal Wundinfekt, zweimal Pneumonie, einmal Myokardinfarkt, einmal Pneumothorax, einmal Podagra) und die Letalität 2% (einmal Sepsis nach Anastomoseinsuffizienz, einmal postoperativer Myokardinfarkt). Weder eine Aspirationspneumonie noch ein revisionsbedürftiger Ileus wurden registriert. Die durchschnittliche postoperative Hospitalisationsdauer betrug 10,6 Tage (min. 5, max. 24 Tage). 82 Patienten (85%) ertrugen die frühpostoperative Ernährung problemlos und profitierten somit von einer kurzen, schonenden und kostensparenden Nachbehandlung.

Schlussfolgerung

Im Vergleich mit der Literatur lassen sich bezüglich Morbidität und Letalität keine Unterschiede, die gegen einen frühen postoperativen Nahrungsaufbau sprechen, nachweisen. Die frühpostoperative Ernährung nach elektiven kolorektalen Eingriffen wird von den meisten Patienten gut toleriert, ist sicher und wirtschaftlich. Aufgrund der positiven Erfahrungen führen wir diese an unserer Klinik routinemässig durch.

Literatur

1. Cheatham ML, Chapman WC, Key SP, Sawyers JL (1995) A meta-analysis of selective versus routine nasogastric decompression after elective laparotomy. Ann Surg 221: 469–478
2. Moore FA, Feliciano DV, Andrassy RJ, Mc Ardle AH, Booth FV, Morgenstein-Wagner TB, Kellum JM Jr, Welling RE, Moore EE (1992) Early enteral feeding compared with parenteral reduces postoperative septic complications: the results of a meta-analysis. Ann Surg 216: 172–183
3. Bufo AJ, Feldman S, Daniels GA, Lieberman RC (1994) Early postoperative feeding. Dis Colon Rectum 37: 1260–1265
4. Reissman P, Teoh TA, Cohen SM, Weiss EG, Nogueras JJ, Wexner SD (1995) Is early oral feeding safe after elective colorectal surgery? A prospective randomized trial. Ann Surg 222: 73–77

Enterale Ernährung bei Problempatienten: Ersatz der operativen Katheterjejunostomie durch endoskopisches Konzept

D. Stüker, K. E. Grund und H. D. Becker

Abteilung für Allgemeine Chirurgie, Chirurgische Endoskopie, Chirurgische Universitätsklinik Tübingen, Hoppe-Seyler-Straße 3, D-72076 Tübingen

Enteral Nutrition in Problematic Cases: Replacement of Operative Catheter-Jejunostomy by the Endoscopic Concept

Summary. Percutaneous endoscopic gastrostomy (PEG), is widely used as a safe, effective method of providing enteral nutrition to patients in whom oral feeding is not possible. However, in patients with malnutrition after partial or total gastrectomy, anastomotic insufficiency after gastric resection or esophageal resection with gastric pull-up, esophageal perforation and fistulas, the stomach cannot be punctured. In these cases endoscopic percutaneous jejunostomy (EPJ) by direct punction of the small intestine is a reasonable alternative; the technique is described, and the results of a series of 103 EPJs are reported.

Key words: Endoscopic percutaneous jejunostomy – Enteral nutrition – Operative catheter-Jejunostomy – PEG

Zusammenfassung. Mit der Technik der endoskopisch perkutanen Jejunostomie (EPJ) ist die enterale Ernährung bei Patienten nach Gastrektomie, nach Oesophagusresektion und Magenhochzug, und in Problemsituationen einer Oesophagusperforation, einer Anastomoseninsuffizienz und bei Vorliegen einer oesophago-trachealen Fistel möglich.

Von 1990 bis 1997 konnte in 103 Fällen die Anlage einer EPJ durchgeführt werden. Die Indikationen zur Anlage einer EPJ waren Malnutrition nach Magenteil- oder Magenresektion (n=44), Oesophagektomie und Magenhochzug (n=23), Anastomoseninsuffizienz nach Oesophagusresektion oder Gastrektomie (n=11), Oesophagusperforation (n=6), oesophago-tracheale Fisteln (n=5). Die Anlage erfolgte in der „pull through" Technik. Komplikationen waren in drei Fällen eine lokale Peritonitis, in fünf Fällen eine Wundinfektion und in drei Fällen eine Fehlfunktion des Systems. Die EPJ ist ein sicheres, effektives Verfahren der perkutanen endoskopischen Enterostomie (PEE) und eine Alternative zur operativen Katheterjejunostomie.

Schlüsselwörter: Endoskopisch perkutane Jejunostomie – Enterale Ernährung – Operative Katheterjejunostomie – PEG

Einleitung

Die Vermeidung einer katabolen Stoffwechsellage mit Gewichtsverlust ist bei Patienten mit malignen Grunderkrankungen, einem komplizierten, prolongierten postoperativen Verlauf oder auch mit benignen Schluck- und Passagestörungen ein wichtiges Therapieziel; dies ist eng mit der Lebensqualität verknüpft. Hier ist die Aufrechterhaltung der physiologischen enteralen Ernährung der parenteralen Nahrungszufuhr überlegen; sie ist einfacher durchführbar, komplikationsärmer, zeigt geringere metabolische Nebenwirkungen und ist ökonomisch eine effiziente Methode.

Methodik und Technik der EPJ

Seit der Erstbeschreibung einer perkutanen endoskopischen Gastrostomie (PEG) durch Gauderer und Ponsky 1980 [1] wurde diese Technik mehrfach modifiziert und verbessert [3, 4]. Diese endoskopische Methode hat chirurgische Gastrostomieverfahren (Witzel-Fistel, Magenfistel nach Stamm), die mit einer höheren Komplikationsrate behaftet sind, verdrängt.

Steht das Zielorgan der PEG nicht zur Verfügung – nach Gastrektomie, nach Oesophagusresektion und Magenhochzug – oder auch in komplizierten Situationen einer Anastomoseninsuffizienz, Oesophagusperforation, oesophago-trachealen Fistel, ist der primäre Zugang zum Dünndarm erforderlich. Dieses Verfahren der PEE bezeichnen wir als endoskopisch perkutane Jejunostomie (EPJ) [2]. In der Literatur [2, 5] wird mit dem Begriff der perkutanen endoskopischen Jejunostomie (PEJ) oft lediglich das Verfahren einer PEG mit zusätzlich endoskopisch plazierten Innenkatheter bezeichnet.

Die Methodik und Technik der Anlage einer EPJ entspricht im wesentlichen der Technik der Anlage der PEG. Allerdings hat sich das Verfahren der „double needle"-Technik während des Punktionsvorganges bewährt [2]. Zur Vermeidung einer Dislokation wird während des Punktionsvorganges die Punktionskanüle endoluminal fixiert.

Ergebnisse

Im Zeitraum 1990 bis 1997 wurden neben 534 Patienten mit einer PEG bei 103 Patienten eine EPJ implantiert. Die 58 Männer und 45 Frauen, mit einer Altersvarianz von 14 bis 92 Jahren, waren in einem Zeitraum von einem Monat bis zu zweiundvierzig Monaten mit diesem System einer PEE versorgt.

Die Indikationen zur Anlage einer EPJ waren: 42,7% Magen-(teil-)resektionen, 22,3% Oesophagektomie und Magenhochzug; in 17,4% Komplikationen: Anastomoseninsuffizienzen nach Gastrektomie oder Oesophagusresektion, iatrogene Oesophagusperforation, oesophago-tracheale Fisteln.

Bei der Anlage der EPJ waren im Vergleich zur PEG-Anlage häufiger Mehrfachfunktionen (12,5% vs. 2,5%) erforderlich. Keine Anlagemöglichkeit der EPJ war häufiger als bei der PEG (14,5% vs. 1,9%) zu verzeichnen.

An Frühkomplikationen (Zeitraum <3 Monate nach Anlage der Sonde) wurde in 3,1% der Fälle eine lokale Peritonitis und in 5,2% eine Wundinfektion beobachtet. In keinem Fall war eine operative Intervention erforderlich. An Langzeitkomplikationen (Zeitraum >3 Monate nach Anlage der Sonde) wurde in 2,1% eine peristomale Wundinfektion und in 1,0% eine peristomale Hypergranulation beobachtet. Zu einer Dysfunktion des Ernährungssystems kam es in 3,1% der Fälle. Bei 6 Patienten wurde die EPJ intraoperativ plaziert. In diesen Fällen einer Anastomoseninsuffizienz, einer iatrogenen Oesophagusperforation, eines Boerhaave-Syndroms, wurde eine kombiniert operativ chirurgische und endoskopische Therapie durchgeführt.

Diskussion

Die EPJ ist ein standardisiertes und modifizierbares endoskopisches Verfahren mit einer geringen Komplikationsrate zur Sicherung der enteralen Ernährung bei Problempatienten [2, 5–7]. Im Vergleich zur operativen Katheterjejunostomie ist der Personal- und Sachkostenaufwand vergleichsweise gering. Mit der EPJ, als ein Verfahren der perkutanen endoskopischen Enterostomie, kann bei Patienten ein Gewichtsverlust vermieden bzw. kompensiert werden; sie ermöglicht eine adäquate Bilanzierung des Energie- und Flüssigkeitshaushaltes. Die EPJ stellt eine sichere und einfache Methode zur Langzeiternährung, passager, perioperativ und definitiv dar [2, 5, 7].

Literatur

1. Gauderer MWL, Ponsky JL, Izant RJ (1980) Gastrostomy without laparotomy: a percutaneous endoscopic technique. J Pediatr Surg 15: 872–875
2. Mellert J, Naruhn MB, Grund KE, Becker HD (1994) Direct endoscopic percutaneous jejunostomy (EPJ). Surg Endosc 8: 867–870
3. Ponsky JL, Gauderer MW (1989) Percutaneous endoscopic gastrostomy: indications, limitations, techniques, and results. World J Surg 13: 165–170
4. Russell TR, Brotman M, Norris F (1984) Percutaneous gastrostomy; a new simplified and cost-effective technique. Am J Surg 184: 132–137
5. Wolfsen HC, Kozarek RA, Ball TJ, Patterson DJ, Botoman VA, Ryan JA (1990) Long-term survival in patients undergoing percutaneous endoscopic gastrostomy and jejunostomy. Am J Gastroenterol 85: 1120–1122
6. Stüker D, Grund KE (1996) Endoskopische Therapie der Ösophagusperforation. Endoskopie heute 9: 48
7. Stüker D, Grund KE (1997) Endoskopisch interventionelles Konzept der Therapie für Anastomoseninsuffizienz und Nekrosehöhlen im Ösophagus. Analyse von 30 Fällen. Vortrag: 32. Symposium der Chirurgischen Arbeitsgemeinschaft für Endoskopie und Sonographie der Deutschen Gesellschaft für Chirurgie, 13.–15. November 1997, Lübeck

Postoperative Komplikationen
Therapieumkehr durch Lungenwassermessung

H. Mothes, U. Schotte, M. Hommann und J. Scheele

Klinikum der Friedrich-Schiller-Universität, Allgemeine und Viszerale Chirurgie, Bachstraße 18, D-07740 Jena

Postoperative Complications Therapy Reversal via Lung Fluid Measurement

Summary. Our data suggest that the indicator dilution technique allows differentiated and early prediction of cardiopulmonary complications during the postoperative period. This leads to significant changes in fluid therapy to prevent organ failure.

Zusammenfassung. Die Ergebnisse der Studie belegen, daß durch ein erweitertes hämodynamisches Monitoring mit der Indikatorverdünnungsmethode bei kompliziertem postoperativen Verlauf ein differenzierter und frühzeitiger Nachweis pulmonaler Komplikationen (Lungenödem) gelingt. Dies ermöglicht eine rechtzeitige Korrektur der Volumentherapie zur Verhinderung eines fortschreitenden Organversagens.

Einleitung

Pulmonale und septische Komplikationen sind für mehr als die Hälfte aller tödlichen Verläufe in der Abdominalchirurgie verantwortlich. Eine optimale Volumentherapie ist als wesentlicher Therapiepfeiler zur Verhinderung eines Multiorganversagens anzusehen. Obwohl einerseits positive Flüssigkeitsbilanzen zu einem deutlichen Anstieg pulmonaler Komplikationen führen können, wird diese Strategie andererseits häufig angewandt, um ein adäquates Herzzeitvolumen sowie eine ausreichende periphere Gewebeoxygenierung zu erzielen.

Voraussetzung für eine optimale Volumentherapie ist die genaue Kenntnis des aktuellen Flüssigkeitsstatus des Patienten, der durch zentralen Venendruck (ZVD), Sauerstoffsättigung, Röntgen-Thorax und Diurese nur unzureichend beurteilt werden kann [1].

Das bisher mit Hilfe eines Pulmonalis-Katheters durchgeführte erweiterte hämodynamische Monitoring von intensivpflichtigen Patienten wird zunehmend durch die transpulmonale Indikatorverdünnung ersetzt. Hierbei handelt es sich um ein wenig invasives Meßverfahren, bei dem zwei Indikatoren (Kälte, Farbstoff Indozyaningrün ICG) in den rechten Herzvorhof injiziert, deren resultierende Verdünnungskurven jedoch erst nach Lungenpassage in der Aorta mittels Katheter gemessen werden [2]. Damit gelingt neben der differenzierten Bestimmung der Blutvolumina auch eine quantitative Messung des Lungenwassers [3].

Tabelle 1. Parameter z. Zt. der 1. Lungenwassermessung: EVLW <10 ml/kg = Gruppe ohne Lungenödem; EVLW ≥10 ml/kg = Gruppe mit Lungenödem; EVLW = Extravasales Lungenwasser; TBV = Totales Blutvolumen; (p<0,05)

Parameter		EVLW <10 ml/kg (n=21)	EVLW ≥10 ml/kg (n=23)	p
f_iO_2	(%)	43,6	49,3	n.s.
pO_2	(kPa)	11,2	9,94	n.s.
ZVD	(cm H_2O)	10,7	7,6	n.s.
PEEP	(cm H_2O)	7,0	8,0	n.s.
Rö-Lungenödem	(%)	19	48	0,01
EVLW	(ml/kg)	6,78	16,2	0,02
TBV	(ml/m²)	2830	2743	n.s.

Tabelle 2. Flüssigkeitsbilanz – Vergleich der Werte *vor* und *nach* der ersten Lungenwassermessung: EVLW <10 ml/kg = Gruppe ohne Lungenödem; EVLW ≥10 ml/kg = Gruppe mit Lungenödem; (p=0,05)

Parameter	EVLW <10 ml/kg (n=21)	EVLW ≥10 ml/kg (n=23)
Input vor COLD/d	5363 ml	5133 ml
Input mit COLD/d	4625 ml	4430 ml
p	n.s.	0,001
Output vor COLD/d	3231 ml	3139 ml
Output mit COLD/d	3905 ml	4477 ml
p	n.s.	0,002
I/O-Diff. vor COLD/d	2132 ml	1994 ml
I/O-Diff. mit COLD/d	719 ml	−48 ml
p	0,02	0,000

Studienziel und Design

Im Vergleich mit den intensivmedizinischen Routineparametern sollte durch Einsatz der Indikatorverdünnungsmethode (COLD-System, Pulsion®) geklärt werden, ob eine frühere Erkennung pulmonaler Komplikationen (Lungenödem) möglich ist und sich hieraus therapeutische Konsequenzen ergeben, die einer Progredienz dieser Komplikationen entgegenwirken. Hintergrund des Ansatzes ist eine beträchtliche Kosteneinsparung durch Verkürzung von Ventilationsdauer und ITS-Liegezeiten.

Bei 44 Patienten mit kompliziertem postoperativen Verlauf auf der Chirurgischen Intensivstation wurde bei Auftreten kardiopulmonaler Dekompensationszeichen ein arterieller Katheter zur Messung der Indikatorverdünnung eingeführt. Die Gruppeneinteilung erfolgte in Abhängigkeit vom Nachweis eines Lungenödems zum Zeitpunkt dieser ersten Messung. Definiert ist das Lungenödem durch ein extravasales Lungenwasser (EVLW) ≥10 ml/kg.

Ergebnisse

Bei 23 Patienten (52%) bestand zur Zeit der Katheteranlage ein Lungenödem. Dies ließ sich durch keinen der (para-)klinischen Routineparameter zur Beurteilung des Flüssigkeitsstatus verifizieren. Weder unterschieden sich die Parameter im Vergleich beider Gruppen voneinander (Tabelle 1), noch findet sich eine positive Korrelation dieser Werte mit dem EVLW. Besonders deutlich war die fehlende Übereinstimmung mit den röntgenologischen Thorax-kontrollen, die auf die weitaus höhere Sensitivität der Indikatormessung hinweist. Ein Überblick über die therapeutischen Konsequenzen zeigte, daß die Umkehr der Flüssigkeitsbilanz in der Gruppe mit initialem Lungenödem überwiegend mittels kontinuierlicher Hämodialyse erreicht wurde, die wir unmittelbar im Anschluß an die erste Lungenwassermessung durchführten (Tabelle 2).

Schlußfolgerung

Es konnte gezeigt werden, daß die hier angewandte Farbstoffdilutions-Methode eine exakte und differenzierte Einschätzung der Flüssigkeitvolumina kritisch kranker Patienten ermöglicht. Aus ihrer Überlegenheit gegenüber den intensivmedizinischen Routineparametern resultiert die Möglichkeit einer frühen Intervention in der Volumentherapie von Patienten mit septischen und pulmonalen Komplikationen.

Literatur

1. Lewis FR, Elings VB, Hill SL, Christensen JM (1982) The measurement of extravascular lung water with the thermal green dye indicator dilution. Ann NY Acad Sci 384: 393–410
2. Hoeft A (1996) Doppelindikatormethoden als Monitoring in der Intensivmedizin. Anästhesiol Intensivmed Notfallmed Schmerzther Sonderheft 1, 31: 27–29
3. Pfeiffer UJ, Birk M, Aschenbrenner G, Blümel G (1982) The system of quantitating thermal-dye extravascular lung water. In: Prakash O, Computers in critical care and pulmonary medicine 2, Plenum Publishing, New York-London: 123–125

Die endoskopische Therapie der gastro-jejunalen Dissoziation in der Intensivmedizin

E. Shang, G. Kähler und J. Scheele

Klinik für Allgemeine und Viscerale Chirurgie, Klinikum der Friedrich-Schiller Universität Jena, Bachstraße 18, D-07740 Jena (*jetzige Anschrift:* Chirurgische Klinik, Universitätsklinikum, Theodor-Kutzer-Ufer 13, D-68167 Mannheim)

Endoscopic Treatment of Gastro-jejunal Dissociation in Critical Care Patients

Summary. The object of this study was to evaluate the advantages of a new three-lumen tube (Trelumina) and a percutanous endoscopic gastrostomy (EntriStar) with a jejunal insertion tube (EntriStar) as a safe way to administer early enteral nutrition and simultaneous gastric decompression and fast reduction of high gastric reflux in critical care patients. Normalization of high gastric reflux and the patient nutrition goal were reached by Trelumina and the EntriStar within 4 days, and enteral feeding by those two systems depressed the nutrition costs by more than 90% compared to total parenteral nutrition. In conclusion, the placement of the Trelumina and the EntriStar is a safe, successful, and inexpensive means of providing early enteral nutrition and simultaneous gastric reflux reduction in critical care patients.

Zusammenfassung. Ziel dieser Studie war es, eine neue Dreilumensonde (Trelumina®) und eine percutane endoskopische Gastrostomie mit jejunaler Einschubsonde (EntriStar®) als sicheren, suffizienten und kostengünstigen Weg zur frühen enteralen Ernährung mit gleichzeitiger gastraler Dekompression und schneller Reduzierung hoher gastraler Refluxmengen bei Intensivpatienten zu evaluieren. Die Normalisation der hohen gastralen Refluxmengen sowie das kalorische Ernährungsziel konnten nach 4 Tagen erreicht und die Kosten der enteralen Ernährung im Gegensatz zur totalen parenteralen Ernährung um 90% gesenkt werden. Zusammengefaßt bietet die Plazierung einer Trelumina® oder einer EntriStar® einen sicheren, suffizienten und kostengünstigen Weg, Intensivpatienten früh enteral zu ernähren und die hohen gastralen Refluxmengen rasch zu reduzieren.

Einleitung

Die Vorteile der frühen enteralen versus totaler parenteraler Ernährung beim Intensivpatienten wurde schon in mehreren prospektiven Studien belegt. Die vorherrschende Gastroparese und die daraus resultierenden hohen gastralen Refluxmengen machen aber die frühe enterale Ernährung unmöglich. Eine neue dreilumige Ernährungssonde von Fresenius (Trelumina®) sowie eine großkalibrige PEG mit jejunaler Einschubsonde von Sherwood (EntriStar®) bieten die Möglichkeit, über einen jejunalen Schenkel zu ernähren und simultan über eine weitere gastrale Ableitung den Magen zu entlasten.

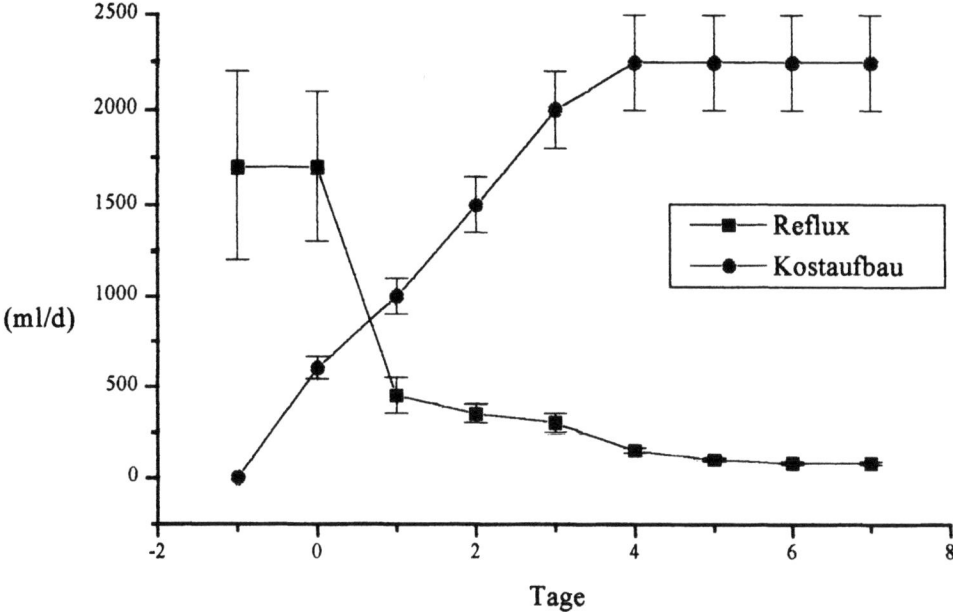

Abb. 1. Zeitlicher Verlauf von gastralem Reflux und Kostaufbau

Material und Methode

Diese zwei Systeme wurden bei insgesamt 68 Intensivpatienten mit einem Durchschnittsalter von 53 Jahren endoskopisch kontrolliert plaziert und die Ergebnisse retrospektiv ausgewertet. Der durchschnittliche APACHE II score betrug 19 Punkte.

Ergebnisse

Es konnten bei der Plazierung sowie der Ernährungszeit beider Systeme weder Minor- noch Majorkomplikationen festgestellt werden. Eine Aspiration von gastralem Refluat und folgender pulmonaler Komplikation wurde nicht beobachtet. Vier iatrogene komplette Treluminadislokationen sowie vier Dislokationen von jejunal nach gastral bei der Trelumina® und einer bei der EntriStar® machten eine Neuplazierung notwendig. Die durchschnittliche gastrale Refluxmenge (GR) betrug vor Plazierung 1700 ml/d. 48 Patienten (70%) zeigten innerhalb der ersten 24 Stunden eine Reduktion des gastralen Reflux auf 450 ml/d und nach durchschnittlich 4 Tagen normale Refluxmengen von 0–200 ml/d (Abb. 1). Bei diesen 48 Patienten konnte eine anterograde Darmpassage ausgedrückt in regulärer Peristaltik und Defäkation beobachtet werden. Der Kostaufbau war durchschnittlich nach 4 Tagen erfolgreich abgeschlossen.

Diskussion

Vergleicht man diese Arbeit mit der aktuellen Literatur [1, 2, 3], so wird der gastrale Reflux im Gegensatz zur konventionellen naso-gastralen Sonde schon nach durchschnittlich 4 Tagen versus durchschnittlich 14 Tagen zu normalen Volumina reduziert. Ebenso kann mit der enteralen Ernährung praktisch sofort begonnen werden und der Kostaufbau ist schon nach 4 Tagen beendet (Tabelle 1). Auch in Anbetracht der Tatsache, daß diese Arbeit eine retrospektive Studie ist, können folgende Punkte festgestellt werden:

Tabelle 1. Ernährungsaufbau bei Intensivpatienten mit naso-gastraler Sonde und gastrojejunaler Dissoziation im Vergleich zu unserer Studie

Studie	Tage mit gastralem Reflux >300 ml	Tage zwischen Sondenplazierung u. Ernährungsbeginn	Tage zwischen Ernährungsbeginn u. Ende d. Kostaufbaus
Hackl et al (1984)	14	3	12
Heyland et al (1995)	17	17	–
Ott et al (1991)	13,7	13,7	16
Shang et al (1997)	4	1	4

1. Im Vergleich zur Literatur deutlich schnellere Normalisation der hohen gastralen Refluxmengen und dem kalorischen Ernährungsziel (durchschnittlich innerhalb von 4 versus 14 Tagen).
2. Die Ernährungskosten konnten gegenüber der totalen parenteralen Ernährung auf über 90% reduziert werden.
3. Die Trelumina® und EntriStar® zeigten weder bei der Plazierung noch bei der Ernährung Major- oder Minorkomplikationen.

Literatur

1. Hackl JM, Eder C, Koller J, Murer L (1984) Reflux and stool frequency in the artificial feeding of traumatized intensive care patients. Infusionsther Klin Ernahr 11: 305–312
2. Heyland D, Cook DJ, Winder B et al (1995) Enteral nutrition in the critically ill patient: A prospective survey. Crit Care Med 23: 1055–1060
3. Ott L, Young B, Phillips R et al. (1991) Altered gastric emtying in the head injured patient: Relationship to feeding intolerance. J Neurosurg 74: 738–742

Perioperatives Risiko, Wundheilung

Thrombophlebitis profunda bei Patienten nach der konventionellen und laparoskopischen Gallenblasenentfernung

Z. Krasinski, M. Gabriel, G. Oszkinis, L. Dzieciuchowicz und B. Begier-Krasinska

Klinik für Allgemeine und Gefäßchirurgie, Medizinische Universität, Ul. Dluga 1–2, 61-848 Poznan, Polen

Deep Venous Thrombosis After Conventional and Laparoscopic Cholecystectomy

Summary. The purpose of this study was to compare the incidence of deep venous thrombosis (DVT) in patients undergoing uncomplicated laparoscopic cholecystectomy and in whom conversion to laparotomy was required. Using the Duplex Doppler examination, we found higher incidence of DVT in patients who required conversion than in those who did not (47 vs 58%). Prolonged prophylaxis with low-molecular weight heparin should be considered in these patients.

Die Thrombophlebitis profunda gehört zu den vital bedrohlichsten Komplikationen in der Chirurgie. Sie kann bei ca. 30–55% des gesamten Kollektivs der allgemeinchirurgischen Patienten im postoperativen Verlauf nachgewiesen werden. Die Wahrscheinlichkeit der Thromboseentwicklung wächst mit der Operationsdauer und mit der Drucksteigerung in der Bauchhöhle zusammen.

In den letzten Jahren hat die Zahl der durchgeführten laparoskopischen Operationen drastisch zugenommen. Zu den besonders oft vorgenommenen Operationen gehört die laparoskopische Cholecystektomie. Neben den zahlreichen Vorteilen, wie einfache Technik und kurze stationäre Behandlung, kann sie mit schweren Komplikationen verbunden sein. Zu den wichtigsten gehören die Verletzungen des Gallenganges, perioperative Blutung sowie auch eine postoperative Thrombophlebitis, die trotz einer frühen Mobilisierung auftreten kann. In dieser Studie wurde geprüft, ob die Frequenzunterschiede in der Entwicklung der Thrombophlebitis profunda bei der laparoskopischen und konventionellen Cholecystektomie nachgewiesen werden können.

Material und Methoden

Es wurden 40 Patienten (29 Frauen und 11 Männer) mit Gallenblasensteinen oder Gallenblasenentzündungen prospektiv untersucht. Das mittlere Alter lag bei 48,2 ± 19,3 Jahre. In 23 Fällen (1. Gruppe) wurde eine laparoskopische Cholecystektomie vorgenommen. In weiteren 17 Fällen (2. Gruppe) traten bei laparoskopischen Operationen perioperative Komplikationen auf. Aus diesem Grunde wurden die Eingriffe konventionell beendet. In allen Fällen wurde perioperativ eine Thromboseprophylaxe mit niedermolekulärem Heparin eingeleitet. Bei allen Patienten wurde das Venensystem der unteren Extremitäten unter Verwendung der Duplex-Doppler-Technik (DD) untersucht. Die Kontrolle wurde viermal durchgeführt: einmal präoperativ sowie am 2., 7. und 30. Tag nach der Operation.

Ergebnisse

Die durchschnittliche Dauer der Operation betrug 80 Minuten (1. Gruppe) und 120 Minuten (2. Gruppe). Die Dauer des Pneumoperitoneums betrug in beiden Gruppen durchschnittlich 58 und 69 Minuten. Präoperativ wurden nur in 2 Fällen kleine Thromben im Bereich der V. poplitea oder V. femoralis superf. nachgewiesen (Phlebitis in Anamnese). Sonst waren die Venen im Leisten-, Knie- und Unterschenkelbereich durchgängig. In dem postoperativen Verlauf traten die klinischen Symptome der Thrombophlebitis profunda bei 3 Patienten der 2. Gruppe (17,5%) auf. In 7 (41,1%) weiteren Fällen wurden die Gerinnsel im Venensystem der unteren Extremitäten mit DD nachgewiesen. In den nächsten Tagen breitete sich bei 1 Patient der 2. Gruppe die Entzündung auf die Venen des zweiten Beines aus. Bei Patienten der 1. Gruppe wurden die morphologischen Zeichen der Thrombophlebitis unter Verwendung von DD in 11 Fällen (47%) nachgewiesen. In keinem Fall traten klinische Symptome auf. Wegen erhöhter Blutungsneigung mußte bei 1 Patienten der 2. Gruppe eine zusätzliche Blutungsstillung vorgenommen werden.

Diskussion

Thrombophlebitis profunda kann bei ca. 50% der Patienten nach laparoskopischen Eingriffen nachgewiesen werden [2]. Es wurde festgestellt, daß die Wahrscheinlichkeit der Thromboseentwicklung zusammen mit der Operationsdauer und mit der Drucksteigerung in der Bauchhöhle wächst [1, 2, 3]. Durch erhöhten Druck in der Bauchhöhle kommt es zur stundenlangen Venenflußsenkung in der Bauchhöhle und in dem Bereich der unteren Extremitäten, was zu drei Hauptursachen der Thrombophlebitis gehört. Besonders während der Operationen, die zuerst laparoskopisch begonnen wurden und dann konventionell beendet wurden, kommt es zur deutlichen Verlängerung der Operationsdauer, was für die zunehmende Thromboseneigung verantwortlich ist.

In unserem Kollektiv traten die thrombotischen Komplikationen signifikant öfter bei Frauen auf. Dies kann mit dem Auftreten der Gallenblasensteine bei korpulenten Frauen im durchschnittlichen Alter über 40 Jahre zusammenhängen. Zusätzlich durch eine langsame Mobilisation der Patienten und größere Wundfläche bei Patienten nach konventionellen Operationen kann die Thromboseneigung signifikant steigen.

Unsere Studien zeigten, daß eine verlängerte Dauer des Pneumoperitoneums und langsame Mobilisation der Patienten nach Konversion im Verlauf der laparoskopischen Cholecystektomie mit der Steigerung der Thrombophlebitis-Rate um 10% im Vergleich zu laparoskopischen Operationen verbunden ist. Aus diesem Grunde soll eine intensive Thromboseprophylaxe bis zur vollen Mobilisation der Patienten fortgesetzt werden.

Literatur

1. Hass S, Flosbach CW (1994) Antithromboembolic efficacy and safety of enoxyparin in general surgery. German multicentre trial. Eur J Surg Acta Chir Suppl. 57: 37–43
2. Patel M, Hardman D, Fisher C (1996) The incidence of deep venous thrombosis after laparoscopic cholecystectomy. Med J Aust 164: 652–4
3. Beebe D. McNevin M, Crain J (1993) Evidence of venous stasis after abdominal insufflation for laparoscopic cholecystectomy. Surg Gynecol Obstet 176: 443

Perioperative Therapie bei HIV-Infektionen

F. P. Müller[1], W. P. Schecter[2], H. Jablonowski[3], W. U. Schmidt[1] und P. R. Verreet[1]

[1] Klinik für Allgemein- und Visceralchirurgie, Lutherplatz 40, D-47805 Krefeld
[2] University of California, San Francisco General Hospital, San Francisco
[3] Abteilung für Gastroenterologie, Heinrich-Heine-Universität Düsseldorf, Moorenstraße 5, D-40225 Düsseldorf

Perioperative Therapy for HIV Infections

Summary. A meta-analysis of the literature demonstrates high operation complication rates in HIV-positive patients. Own experience connected with at a general hospital in San Francisco, University of California, indicates that such an analysis provides the surgeon with the possibility of optimizing the treatment of HIV-positive patients in the perioperative phase.

Zusammenfassung. Eine Metaanalyse der Literatur weist hohe perioperative Komplikationsraten bei HIV-positiven Patienten auf. Anhand von Erfahrungen aus dem eigenen Krankengut und aus dem General-Hospital in San Francisco der Universität von Californien hoffen wir, dem operativ tätigen Arzt eine Möglichkeit zur Therapieoptimierung bei HIV-positiven Patienten an die Hand zu geben.

Einleitung

Der Anteil HIV-positiver Patienten variiert in der Allgemeinchirurgie zwischen 0,3% (Deutschland) und 35% (San Francisco, USA). Die Prävalenz der Infektion mit dem HI-Virus steigt und man wird somit eine Zunahme von HIV-infizierten Patienten mit chirurgischen Problemen erwarten müssen. Der Chirurg wird aus den folgenden 4 Gründen mit einem HIV-positiven Patienten konfrontiert: 1. Im Rahmen der Diagnostik eines HIV-positiven Pat. zur Probebiopsie (Lymphknotenentnahme, Hautbiopsie); 2. Zur Behandlung einer chirurgischen Komplikation im Rahmen einer opportunistischen Erkrankung oder eines Tumors; 3. Zur Behandlung einer von der HIV-Infektion unabhängigen chirurgischen Erkrankung und 4. Zur Anlage eines Gefäßzugangs für eine dauerhafte parenterale medikamentöse Therapie.

Der Literatur zufolge wird der Verlauf einer HIV-/AIDS-Krankheit durch neue Therapieansätze wie einer hochaktiven antiretroviralen Therapie (HAART) zunehmend günstig beeinflußt, so daß die Lebenserwartung gestiegen ist. Diese erfordert eine neuerliche Betrachtung HIV-abhängiger sowie -unabhängiger Operationsindikationen unter Einschluß des perioperativen Managements.

Material und Methodik

Anhand einer multizentrischen, retrospektiven Datenanalyse der Literatur werden Komplikations- und Sterberaten von HIV-positiven Patienten in den verschiedenen Infektionsstadien nach chirurgischen Eingriffen aufgeführt. Die erhobenen Daten werden mit den Erfahrungen aus dem eigenen Patientengut und den Erfahrungen aus dem General-Hospital in San Francisco der Universität von Californien analysiert, um hier dem chirurgisch tätigen Arzt eine Möglichkeit zur Therapieoptimierung an die Hand zu geben.

Ergebnisse

Bei einer Metaanalyse von 479 Operationen an HIV-positiven Patienten wurden 43% wegen anorektaler Erkrankungen, 28% wegen eines zentralvenösen Zugangs und 19% im Rahmen der Diagnostik zur Biopsiegewinnung operiert. Große Eingriffe wie Laparotomien wurden nur in 5% durchgeführt [1, 2, 3]. 15% der HIV-seropositiven Patienten werden im Verlaufe ihrer HIV-Infektion operiert [2]. Das Operationsspektrum ändert sich im Verlauf einer HIV-Infektion. So zeigt sich bei abnehmender zellulärer Immunfunktion ein Wechsel von „normalen" Operationsindikationen zu HIV-typischen operativen Eingriffen. Die postoperative Komplikationsrate bei HIV-positiven Patienten ist gegenüber HIV-seronegativen Patienten in der Literatur (1986–1996) deutlich erhöht. Exemplarisch sind hierzu einige Beispiele aufgeführt:

Die Metaanalyse aus 12 Einzelstudien belegt, daß die Prognose nach Appendektomie nicht durch den Eingriff selbst bedingt ist, sondern im wesentlichen durch die Wahl des Eingriffszeitpunktes (je früher, desto günstiger) und durch die Begleiterkrankungen (opportunistische Infektionen und Malignome). Bei insgesamt 80 HIV-positiven Patienten (65 Patienten im AIDS-Stadium), die wegen einer Appendicitis operiert wurden, lag die postoperative Mortalität bei 4% und die Morbidität bei 25% [4–15].

In einer weiteren Metaanalyse zu Cholezystektomien (12 retrospektiven Studien [5, 7, 9, 10, 12, 13, 15–20], 41 HIV-positive Patienten) lag die postoperative Morbidität bei 24% (10 komplizierte Verläufe von passagerem Fieber bis hin zu Pneumocystis-Pneumonie und schwerster Sepsis) mit sieben Todesfällen (Mortalität = 17%). Bezüglich der Ätiologie der Cholezystitis konnte in acht Fällen das Zytomegalie-Virus, in fünf Fällen Kryptosporidien und in drei Fällen Candida albicans nachgewiesen werden. Ein Kaposi-Sarkom führte in zwei Fällen indirekt über eine Obstruktion der Galleabflußwege zur Cholezystitis. Seltenere Erreger waren Cryptococcus, Enterobacter cloacae und koagulase-negative Staphylokokken. Die Prognose des HIV-positiven Patienten mit akuter Cholezystitis hängt somit im wesentlichen von der Ätiologie seiner Erkrankung ab. Die akalkulöse Cholezystitis und die AIDS-Cholangiopathie muß separat von der steininduzierten Cholezystitis betrachtet werden, da hier in der Regel eine chirurgische Intervention bei hoher Komplikationsrate nicht erforderlich ist.

Bei proktologischen Eingriffen spielen perianale Abszesse und Fisteln (36%) neben Condylomata acuminata (29%) und Analfissuren (14%) die größte Rolle bei asymptomatisch HIV-Infizierten [3, 21].

Die Komplikationsrate nach proktologischen Eingriffen wurde anfangs in der Literatur noch hoch angegeben. Wexner et al. (1986) [22] beschreiben bei 73 proktologischen Eingriffen Wundheilungsraten nach einem Monat von lediglich 11% Schecter (1992) [18] führte dagegen von 1985 bis 1990 an 52 HIV-positiven Patienten 80 proktologische Eingriffe durch und beschrieb eine Komplikationsrate von 3,8%.

Schlußfolgerung

Um den optimalen Nutzen aus der Chirurgie ziehen zu können, muß das individuelle Risiko des HIV-positiven Patienten kalkuliert und minimiert werden. Die in der Literatur beschriebenen Mortalitäts- und Morbiditätszahlen sind angesichts der neueren antiretroviralen Therapie nicht mehr tragbar. Unter der HAAR (hochaktive antiretroviralen)- Therapie als Kombination von kon- und divergenten Therapieansätzen konnte die Morbidität HIV-positiver Patienten allgemein um 83% und die Mortalität um 70% reduziert werden [23]. Die erhöhte Morbidität und Mortalität bei Operationen am manifest AIDS-Erkrankten korrelierte mit dem Fehlen einer prophylaktischen antiretroviralen Dauertherapie und nicht erkannten aktiven opportunistischen Infektionen.

Bei elektiven Eingriffen sollte die CD4-Zellzahl und die Viruslast im Serum bestimmt werden. Bei hoher Viruslast muß eine HAAR-Therapie eingeleitet werden. Ferner sollte neben der allgemeinen Risikoabschätzung das Serumalbumin und Präalbumin bestimmt werden, um evtl. über eine adaptierte, additive Nutrition den HIV-positiven Patienten präoperativ in seinem Ernährungsstatus zu optimieren. Theoretisch entspräche dieses Vorgehen dem Gedanken der „Immunonutrition", wonach der Einfluß auf das Albumin, Präalbumin und die Lymphocytenzahl meßbar ist.

G-CSF (Granulozyten-Kolonie-stimulierender Faktor; Filgrastim) zeigt in vitro-Studien, daß es die Zahl und Funktion der peripheren neutrophilen Granulozyten steigert und die Aufnahme von Ciprofloxacin durch neutrophile Granulozyten verstärkt, was zu einer gesteigerten Bakterizidie führt [24]. Somit ist auch eine selektive Antibiotikatherapie möglich.

Den dargestellten Daten zufolge sollte heute durch eine adäquate präoperative Vorbereitung einer elektiven Operation im Interesse des Patienten aber auch des Operateurs eine möglichst niedrige Viruslast (<200–500 Virusmoleküle/ml Plasma) angestrebt werden. Antiretrovirale Therapieerfolge, mit Senkungen der peripheren Viruslast um >98% sind durch moderne divergente antiretrovirale Kombinationstherapien (HAART) möglich. Insgesamt sollte durch eine enge Zusammenarbeit zwischen Chirurg, Infektiologe und Anästhesist das Risiko für den HIV-positiven Patienten und den behandelnden Arzt minimiert werden.

Literatur

1. Klatt EC (1994) Surgery and human immunodeficiency virus infection: indications, pathologic findings, risks, and risk prevention. Int Surg 79: 1–5
2. Bayley AC (1990) Surgical pathology of HIV infection: lessons from Africa. Br J Surg 77: 863–68
3. Vipond MN, Ralph DJ, Stotter AT (1991) Surgery in HIV-positive and AIDS patients: indications and outcome. J R Coll Surg Edinb 36: 254–8
4. Binderow SR, Shaked AA (1991) Acute appendicitis in patients with AIDS/HIV infection. Am J Surg 162: 9–12
5. Burack JH, Mandel MS, Bizer LS (1989) Emergency abdominal operations in the patient with acquired immunodeficiency syndrome. Arch Surg 124: 285–6
6. Davidson T, Allen-Mersh TG, Miles AJG, Gazzard B, Wastell C et al. (1991) Emergency laparotomy in patients with AIDS. Br J Surg 78: 924–6
7. Deziel DJ, Hyser MJ, Doolas A et al. (1990) Major abdominal operations in acquired immunodeficiency syndrome. American Surgeon 56: 445–50
8. Klatt EC (1994) Surgery and human immunodeficiency virus infection: indications, pathologic findings, risks, and risk prevention. Int Surg 79: 1–5
9. LaRaja RD, Rothenberg RE, Odom JW, Mueller SC (1989) The incidence of intra-abdominal surgery in acquired immunodeficiency syndrome: A statistical review of 904 patients. Surgery 105: 175–9
10. Nugent P, O'Connell TX (1986) The surgeon's role in treating acquired immunodeficiency syndrome. Arch Surg 121: 1117–1120
11. Wexner SD, Smithy WB, Trillo C, Hopkins BS, Dailey TH (1988) Emergency colectomy for cytomegalovirus ileocolitis in patients with the acquired immune deficiency syndrome. Dis Col & Rect 31: 755–61
12. Whitney TM, Brunel W, Russel TR, Bossart KJ, Schecter WP (1994) Emergent abdominal surgery in AIDS: Experience in San Francisco. Am J Surg 168: 239–243
13. Wilson SE, Robinson G, Williams RA, Stabile BE, Cone L, Sarfeh IJ, Miller DR, Passaro E (1989) Acquired immune deficiency syndrome (AIDS). Indications for abdominal surgery, pathology, and outcome. Ann Surg 210: 428–34
14. Whitney TM, Macho JR, Russell TR, Bossart KJ, Heer FW, Schecter WP (1992) Appendicitis in acquired immunodeficiency syndrome. Am J Surg 164: 467–71

15. Yii MK, Saunder A, Scott DF (1995) Abdominal surgery in HIV/AIDS patients: Indications, operative management, pathology and outcome. Aust NZ J Surg 65: 320–6
16. Ferguson CM (1988) Surgical complications of human immunodeficiency virus infection. The American Surgeon 54: 4–9
17. Ianuzzi C, Belghiti J, Erlinger S, Menu Y, Fékété F (1990) Cholangitis associated with cholecystitis in patients with acquired immunodeficiency syndrome. Arch Surg 125: 1211–3
18. Macho JR, Schecter WP (1992) Surgical care of HIV-infected patients. Infect Dis Clin North Am 6: 745–61
19. Margulis SJ, Honig CL, Soave R, Govoni AF, Mouradian JA, Jacobson IM (1986) Biliary tract obstruction in the acquired immunodeficiency syndrome. Ann Int Med 105: 207–210
20. Robinson G, Wilson SE, Williams RA (1987) Surgery in patients with acquired immunodeficiency syndrome. Arch Surg 122: 170–175
21. Safavi A, Gottesman L, Dailey TH (1991) Anorectal surgery in the HIV$^+$ patient: Update. Dis Colon Rectum 34: 299–304
22. Wexner SD, Smithy WB, Trillo C, Hopkins BS, Dailey TH (1988) Emergency colectomy for cytomegalovirus ileocolitis in patients with the acquired immune deficiency syndrome. Dis Col & Rect 31: 755–61
23. Palella FJ, Delaney KM, Moormann AC, Loveless MO, Fuhrer J, Satten GA, Aschmann DJ, Holmberg SD und HIV Outpatient Study Investigators (1998) Declining morbidity and mortality among patients with advanced human immunodeficiency virus infection. N Engl J Med 338: 853–60
24. McKenna PJ, Nelson S, Andreson J (1996) Filgrastim (rhuG-CSF) enhances ciprofloxacin uptake and bactericidal activity of human neutrophils in vitro. Crit Care Med 153, 4: suppl

Strahlenbelastung des Chirurgen durch intraoperatives Röntgen: Risiken und Dosismanagement im OP

M. Fuchs[1], A. Schmid[1], T. Eiteljörge[1], H. Modler[2] und K. M. Stürmer[1]

[1] Klinik für Unfallchirurgie, Plastische und Wiederherstellungschirurgie, Georg-August-Universität Göttingen, Robert-Koch-Staße 40, D-37075 Göttingen
[2] Institut für Medizinischen Physik und Biophysik

Radiation Exposure of Surgeons from Intraoperative X-rays: Risk and Dose Management in OP

Summary. A prospective study of 24 operative procedures with fluoroscopic guidance was undertaken to measure the radiation exposure of the primary surgeon. The dose received per procedure ranged from 0.6 to 259.3 µSv and was well within the government guidelines. An in vitro study during lateral fluoroscopy proved the position of the surgeon close to the image converter was irradiated with less scatter.

Während die Vorteile der Minimal-invasiver Unfallchirurgie bekannt sind, erfordern Osteosynthesen in „gedeckt" durchgeführter Operationstechnik den vermehrten Einsatz des Röntgenbildverstärkers. Dies führt unwillkürlich zu einer höheren Strahlenexposition des Operationsteams. Der Operateur kann sich einer direkten Röntgen-Durchleuchtung entziehen, die Exposition durch Streustrahlung ist jedoch unausweichlich.

Bisher liegen nur wenige Daten zur Strahlenexposition des Operateurs durch intraoperatives Röntgen vor [2]. Deshalb fehlen dem Operateur Anhaltspunkte zur Einschätzung seines Risikos durch die berufliche Strahlenexposition ebenso wie einige einfache Regeln, mit denen er eine verminderte Entstehung bzw. die Abschirmung von Streustrahlung während der Operation erreichen kann.

Wir haben die Strahlenexposition des Chirurgen untersucht und die ermittelte Dosisbelastung bekannten Grenz- und Referenzwerten gegenüber gestellt sowie Möglichkeiten zur Dosisreduktion aufgezeigt.

Material und Methode

In einer prospektiven Studie bei 24 Osteosynthesen (Tabelle 1) unter Einsatz des C-Bogens (Exposcop CB 7-D, Ziehm u. Kraus GmbH), haben wir die Strahlenexposition des Operateurs als Ortsdosis in Sievert (Sv) gemessen. Als Detektoren plazierten wir hochempfindliche Thermolumineszenzchips (TLD-100 H) im Bereich bestrahlungsrelevanter Organe (Auge, Schilddrüse, Hand und Gonaden). Ferner haben wir bei Durchleuchtung im LWS-Bereich am Phantom mit einem Strahlenschutzdosimeter (Berthold LB 1310) die Ortsdosis im

Tabelle 1. Charakterisierung der Operationen und Rö-Durchleuchtung

Operation	Anzahl Op's	Op-dauer (min)	Durchleuchtung (sec)		Rö-Strahler	
			Spanne	Durchschnitt	kV	mA
K-Draht – Radius	8	20	55–198	131	43–50	0,5–1,0
Verriegelungsnagel – Femur	8	135	255–708	450	59–75	1,3–2,6
Fix. externe – LWS	8	175	75–755	555	78–99	2,5–3,1

Tabelle 2. Strahlendosis bei 3 verschiedenen Osteosynthesen

Operation und Meßpunkt	Strahlendosis (µSv)		
	Spanne	Median	Durchschnitt (±SD)
K-Draht, dist. Radius			
– Auge	0,6–1,7	1,1	1,1 (±0,36)
– Schilddrüse	0,6–1,7	1,1	1,1 (±0,35)
– Hand	1,5–4,1	3,3	3,1 (±0,89)
– Gonaden	–	–	–
Nagel, Femur			
– Auge	11,2–45,5	13,9	19,0 (±11,1)
– Schilddrüse	16,7–67,9	30,5	35,4 (±15,5)
– Hand	28,9–69,1	39,4	41,7 (±12,4)
– Gonaden	–	–	–
Fix. externe, LWS			
– Auge	19,9–93,1	39,3	49,8 (±26,1)
– Schilddrüse	23,3–93,0	65,6	55,5 (±26,2)
– Hand	24,9–259,3	92,4	117,0 (±73,2)
– Gonaden	–	–	–

Abstand von 50 cm zum Phantom bei verschiedenen Stellungen des C-Bogens gemessen (a.p./seitl. Strahlengang, Bildverstärker-Abstand zum Patienten 10/40 cm, Messung an Rö-Strahler/ Bildverstärker).

Ergebnisse

Die Dauer der Rö-Durchleuchtung bestimmt im Wesentlichen die Höhe der Strahlenexposition und lag zwischen 55 sec und 12 min 35 sec (Tabelle 1). Die Daten der Dosimetrie korellieren mit denen der Durchleuchtungsdauer und waren am niedrigsten bei der Osteosynthese am Radius, am höchsten bei der Wirbelsäulenosteosynthese (Tabelle 2). Die geringste Ortsdosis pro Operation betrug 0,6 µSv an den Augen, die höchste 259,3 µSv an den Händen. Unter der Bleischürze im Bereich der Gonaden konnte keine Dosis oberhalb des Ansprechvermögens der TLD von 0,4 µSv ermittelt werden.

Bei der Durchleuchtung des Phantoms im seitlichen Strahlengang ermittelten wir auf der Seite des Rö-Strahlers mit 40,1 µSv/min die höchste Dosisleistung. Durch Vergrößerung des Abstandes zwischen Bildverstärker und Phantom von 10 auf 40 cm war eine Halbierung der Dosisleistung zu erreichen (17,1 µSv/min). Bei gleichem Strahlengang und Messung auf der

Seite des Bildverstärkers war die Dosisleistung um den Faktor 7 bis 17 niedriger (1,7 bzw. 2,6 µSv/min). Entsprechende Ergebnisse ergaben die Messungen im p.a. Strahlengang, wenngleich diese durch die abschirmenden Eigenschaften des Op-Tisches nicht signifikant ausfielen (7,4 bzw. 6,7 µSv/min).

Diskussion

Die Strahlenexposition des Operateurs durch Streustrahlung ist abhängig von der Art der durchgeführten Operation, der Durchleuchtungsdauer, dem Streustrahlenvolumen und der Lokalisation des Meßpunktes. Unsere Messungen ergaben an allen Meßpunkten eine geringe Strahlenexposition. Die Maximalwerte von 259,3 µSv an der Hand bzw. 93 µSv an der Schilddrüse pro Operation an der LWS sind gering verglichen mit der zulässigen Teilkörperdosis von 500 mSv/a bzw. 300 mSv/a nach der Röntgenverordnung [4]. Selbst bei einer hohen Operationsfrequenz besteht keine Gefahr die zulässigen Grenzwerte pro Kalenderjahr zu überschreiten [1]. Durch Kumulation wird jedoch das Auftreten eines Strahlenstars und eines Schilddrüsenkarzinoms [3] begünstigt.

Bei Durchleuchtung im horizontalen Strahlengang kann sich der Operateur durch Standortwahl auf der Seite des Bildverstärkers, der durch sein Gehäuse Streustrahlung abschirmt, gezielt einer nur geringen Streustrahlendosis exponieren.

Die bewußt kurze Durchleuchtungsdauer und ein großer Abstand zur Strahlenquelle (Abstand-Quadrat-Gesetz) stellen weiterhin die Eckpfeiler sämtlicher „strahlenhygienischer" Überlegungen dar.

Literatur

1. Müller LP, Suffner J, Mohr W, Degreif J, Rommens PM (1997) Die Effektivität des Schilddrüsenbleischutzes zur Reduzierung der Röntgenstrahlenbelastung bei unfallchirurgischen Eingriffen am Unterschenkel. Unfallchir 23: 246
2. Sanders R, Koval KJ, DiPasquale T, Schmelling G, Stenzler S, Ross E (1993) Exposure of the orthopaedic surgeon to radiation. J Bone Joint Surg [Am] 75-A: 326
3. Schneider AB, Ron E, Lubin J, Stovall M, Gierlowski TC (1993) Dose-response relationships for radiation-induced thyroid cancer and thyroid nodules: evidence for the prolonged effects of radiation on the thyroid. J Clin Endocrinol Metab 77: 362
4. Witt E (1991) Verordnung über den Schutz vor Schäden durch Röntgenstrahlen (Röntgenverordnung). Heymanns, Köln

Appendizitis

Ist die Ultraschalluntersuchung bei der akuten Appendizitis verzichtbar?

C. Franke, C. Ohmann, H. Böhner, H.-D. Röher
und die Studiengruppe akute Bauchschmerzen

Klinik für Allgemeine und Unfallchirurgie, Heinrich-Heine-Universität, Moorenstraße 5,
D-40225 Düsseldorf

Is Ultrasound Dispensable in Acute Appendicitis

Summary. In a prospective multicenter observational trial, the performance and clinical benefit of ultrasound of the appendix was evaluated in the clinical routine. Ultrasound of the appendix was performed in 870 of 2280 patients (38%); the overall sensitivity was 55% (range: 13 to 90%), specificity 95%, positive and negative predictive value 81 and 85%. There was no correlation between the frequency or accuracy of ultrasound and the accuracy of the clinician, the negative appendectomy or perforation rate.

In prospektiven klinischen Studien werden zum Teil hervorragende Ergebnisse des Ultraschalls bei der Diagnose der akuten Appendizitis beschrieben. Die Sensitivität liegt im Durchschnitt bei über 90%, die Spezifität erreicht meist 100%. Im Gegensatz zu diesen Studien stehen Untersuchungen in der klinischen Routine, die den Ultraschall als stark untersucherabhängige Methode mit oft fehlender therapeutischer Konsequenz darstellen. Im Rahmen einer Multicenterstudie über Diagnostik und Therapie akuter Bauchschmerzen haben wir die Anwendung des Ultraschalls in der klinischen Routine untersucht.

Patienten und Methode

11 chirurgische Kliniken (10 deutsche und eine österreichische) nahmen an dieser prospektiven multizentrischen Beobachtungsstudie teil. Eingeschlossen wurden alle Patienten mit akuten Bauchschmerzen, die innerhalb einer Woche aufgetreten waren und denen kein Trauma oder eine Operation zugrunde lagen. Ausgeschlossen wurden Kinder unter 6 Jahren. Standardisiert wurden Anamnese, klinische Untersuchung, Labor und Spezialuntersuchungen auf pc-basierten Bögen oder online aufgenommen. Die endgültige Diagnose einer akuten Appendizitis wurde durch die histologische Aufarbeitung gestellt. Die Anwendung und Durchführung des Ultraschalls wurde nicht zwingend vorgeschrieben. Zielkriterien waren die Sensitivität, die Spezifität, die prädiktiven Werte und die Richtigkeit des Ultraschalls, die Richtigkeit des Klinikers sowie die negative Appendektomie- und die Perforationsrate.

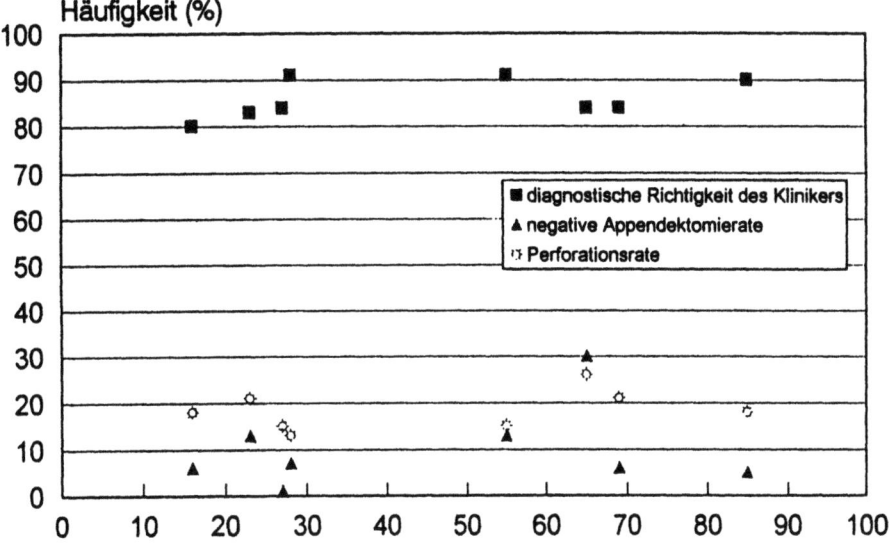

Abb. 1. Häufigkeit des Ultraschalls der Appendix (%)

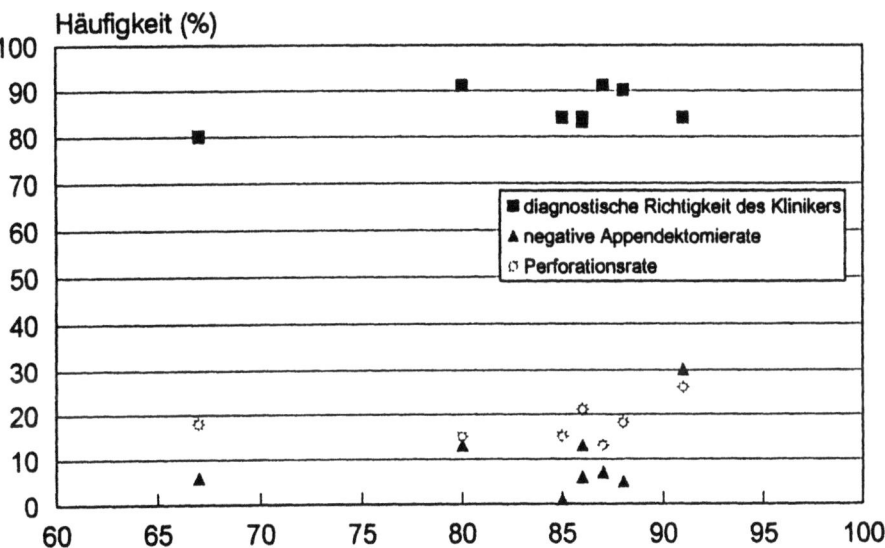

Abb. 2. Richtigkeit des Ultraschalls der Appendix (%)

Ergebnisse

Von 2280 Patienten mit akuten Bauchschmerzen hatten 519 (23%) die Entlassungsdiagnose akute Appendizitis. Eine Ultraschalluntersuchung des Blinddarmes erfolgte in 870 (38%) Fällen. Die Sensitivität lag bei 55% mit einer erheblichen Streuung zwischen den einzelnen Zentren (13–90%), die Spezifität bei 95%; der positive prädiktive Wert lag bei 81%, der negative bei 85% und die Gesamtrichtigkeit bei 85%. Weder die Häufigkeit noch die Richtigkeit der Ultraschalluntersuchung der Appendix hatten einen Einfluß auf die Richtigkeit des Untersuchers, die negative Appendektomie- oder Perforationsrate (Abb. 1, 2).

Diskussion

In der Literatur besteht eine große Diskrepanz zur Aussage der Diagnoseunterstützung des Ultraschalls bei V.a. akute Appendizitis. Dies liegt zumeist an der Durchführung der Untersuchung – einerseits durch Spezialisten, andererseits die Anwendung in der klinischen Routine [1, 2]. In unserer Studie beobachteten wir eine große Abweichung zwischen den einzelnen Zentren für die Häufigkeit der Ultraschalluntersuchung bei akuten Bauchschmerzen (16–85%), da wir die Durchführung der Sonographie nicht standardisiert und zwingend vorgeschrieben, sondern den jeweiligen Zentren freigestellt hatten.

Eine Metaanalyse zum Thema der Aussagekraft des Ultraschalls bei der akuten Appendizitis kam zu dem Ergebnis, daß sich die Sonographie wegen der hohen falsch-negativen Rate bei Patienten mit „klassischen Zeichen" einer akuten Appendizitis nicht als Ausschlußdiagnostikum eignet, ebensowenig wegen der hohen falsch-positiven Rate als Diagnosebestätigung einer akuten Appendizitis bei Patienten mit einer niedrigen Wahrscheinlichkeit einer Appendizitis. Der Ultraschall eigne sich aber sehr wohl in den zweifelhaften Fällen [3].

Betrachtet man die Ergebnisse unserer Studie, so bringt der Ultraschall in der klinischen Anwendung für die Diagnose einer akuten Appendizitis keine Verbesserung. Die Sensitivität lag bei nur 55%, d.h. im Vgl. mit der Literatur durchschnittlich 30% niedriger; die Häufigkeit und Richtigkeit der Ultraschalluntersuchung beeinflußte nicht die Richtigkeit des Klinikers, die neg. Appendektomie- und die Perforationsrate. Für die Bestätigung oder den Ausschluß anderer Erkrankungen (Cholecystitis, Cholecystolithiasis, Harnaufstau, gynäkologische Veränderungen,...) gehört die Sonographie weiterhin ins Repertoire einer ausgiebigen Bauchdiagnostik. Zusätzlich ist in den vergangenen Jahren eine enorme Verbesserung der Auflösung der Ultraschallgeräte durch innovative Technik erzielt worden, so daß neue Studien evtl. zu anderen Ergebnissen kommen.

Literatur

1. Franke C, Böhner H, Yang Q, Ohmann C (1999) Ultrasound in the diagnosis of acute appendicitis. Results of a prospective multicenter trial. W J Surg (2)
2. Cassina P, Röthlin M, Largiadèr F (1997) Die Effizienz der chirurgischen Grunddiagnostik beim akuten Bauchschmerz. Chirurg 67: 254–60
3. Orr RK, Porter D, Hartmann D (1995) Special contributions: Ultrasonography to evaluate adults for appendicitis: decision making based on meta-analysis and probabilistic reasoning. Acad Emerg Med 2: 644–50

Einfluß der Sonographie auf Appendektomie und Laparoskopiefrequenz

M. Wüstner, F. Horst, T. Neufang und H. Becker

Abteilung Allgemeinchirurgie, Universitätsklinik Göttingen, Robert-Koch-Straße 40, D-37075 Göttingen

Influence of Sonography on Appendectomy and Frequency of Laparoscopy

Summary. A total of 330 of 409 patients with suspected acute appendicitis were examined by ultrasound, and an appendectomy was performed in 146 patients. The negative appendectomy rate was 7% with preoperative ultrasound ($n=72$) compared with 31% without ($n=74$). Laparoscopy did not reduce the negative appendectomy rate, but was useful in patients with opposing clinical and sonographical findings.

Einleitung

Für fast jede Operationsindikation wird in der Chirurgie eine beweisende Diagnostik gefordert. Zu den wenigen Ausnahmen gehört die Appendektomie (AE), für die die klinische Intuition des erfahrenen Chirurgen als ausreichend erachtet wird. Eine Rate primär übersehener Befunde und eine negative Appendektomierate je um 20 bis 30% sind die Folge. Die Sonographie ist die einfachste Methode, die die akute Appendizitis (AA) beweisen kann [1]. Der sichere Ausschluß der AA (Darstellung der normalen Appendix) war bisher jedoch nur selten möglich. Deshalb erscheint die Aussage einiger Autoren, daß die negative AE-Rate aufgrund der Sonographie sinkt [2, 3], nicht direkt nachvollziehbar, zumal im chirurgischen Alltag außerhalb eingegrenzter Studienbedingungen. Die Laparoskopie wird auch als diagnostische Methode bei V.a. AA diskutiert. Ihre Stärke wird besonders in der Erkennung von Alternativdiagnosen gesehen [4]. Frühe Appendizitisstadien sind jedoch durch Laparoskopie trotz chirurgischer Invasivität nicht zu erkennen [5].

Fragestellung

1. Senkt die Sonographie die negative AE-Rate, ohne die Perforationsrate zu erhöhen?
2. Welchen Stellenwert hat die Laparoskopie bei Appendizitisverdacht?

Patienten und Methoden

Prospektiv ausgewertet wurden alle 1995 in unserer Klinik unter der Verdachtsdiagnose AA behandelten Patienten. Die Sonographie erfolgte bei der körperlichen Aufnahmeuntersuchung jedes Patienten, der wegen Bauchschmerzen vorstellig wurde. Gewertet wurden nur Befunde, bei denen der Untersucher eine Aussage zur Frage „AA?" getroffen hat. Appendektomiert wurde auch beim laparoskopischen Vorgehen immer dann, wenn kein alternativer Befund die Beschwerden intraoperativ eindeutig erklärte, das heißt auch, wenn die Appendix unauffällig wirkte.

Ergebnisse

Von 409 Patienten mit V.a. akute Appendizitis wurden 330 (81%) sonographiert. Von 146 Appendektomien wurden 118 offen und 28 laparoskopisch durchgeführt. (Andere Op's: n=3, konservativ: n=260.) 72 Appendektomien wurden nach präoperativer Ultraschallbeurteilung, 74 ohne diese durchgeführt.

Sonographie-Ergebnisse: Die Sensitivität aller Untersuchungen (24 Untersucher) lag bei 68%, die der sieben erfahreneren Untersucher bei 79% (n=299). Die Spezifität zeigte keine Streuung in Abhängigkeit von der Untersucher-Erfahrung (97%).

negative AE und Perforation, Einfluß der Sonographie:

alle AE, n=146	Präop. Sono	kein Sono	gesamt
negative AE-Rate	5/72 (7%)	23/74 (31%)	28/146 (19%)
Perforationsrate	17/72 (24%)	14/74 (19%)	31/146 (21%)

negative AE und Perforation unter den laparoskopisch Operierten:

lap. AE, n=28	Präop. Sono	kein Sono	gesamt
negative AE-Rate	2/12 (17%)	9/17 (52%)	11/28 (39%)
Perforationsrate	3/12 (25%)	0	3/28 (11%)

Von den 12 Laparoskopien nach präoperativer Sonographie wurden 9 bei Diskrepanz zwischen klinischen und sonographischen Befunden durchgeführt. 5mal war darunter der Ultraschallbefund falsch negativ und 4mal die klinische Diagnose falsch (2mal falsch positiv und zweimal falsch negativ).

Schlußfolgerungen und Diskussion

1. Die Sonographie senkt die negative Appendektomierate. Die Perforationsrate steigt nicht relevant an, auch wenn die Appendizitissonographie von einer großen Gruppe unterschiedlich qualifizierter Untersucher in der klinischen Routine durchgeführt wird.
2. Die diagnostische Laparoskopie verbessert die Appendizitis-Trefferquote nicht und kann die präoperative Sonographie nicht ersetzen. Wegen besserer Möglichkeiten als bei offener AE, Alternativdiagnosen der akuten Appendizitis zu erkennen und zu behandeln, halten wir das laparoskopische Vorgehen in allen Fällen für vorteilhaft, in denen eine Diskrepanz zwischen klinischem und sonographischem Befund besteht. Die besonders hohe negative AE-Rate in der nicht sonographierten laparoskopisch operierten Gruppe hat u.E. folgende Gründe: Das laparoskopische Vorgehen wurde bei den Fällen bevorzugt, in denen trotz einer AA-atypischen klinischen Präsentation chirurgischer Handlungsbedarf bestand. Alternative operationsbedürftige Diagnosen wurden aber bei den 28 Fällen nicht gefunden, was unseres Erachtens den auch neben der Sonographie günstigen Möglichkeiten

präoperativer Diagnostik zu danken ist. U.a. wird jede Patientin ohne (sonographischen) AA-Nachweis durch die Frauenklinik im Hause konsiliarisch untersucht.

Literatur

1. Puylaert JBCM (1986) Acute appendicitis: US evaluation using graded compression. Radiology 158: 355–360
2. Beyer D et al. (1993) Sonographie der akuten Appendizitis. Radiologe 33: 399–406
3. Amgwerd M et al. (1994) Appendizitissonographie durch Chirurgen – Erfahrungssache? Langenbecks Arch Chir 379: 335–340
4. Becker N, Neufang T (1997) Appendektomie 1997 – offen oder geschlossen? Chirurg 68: 17–29
5. Bruch H-P, Schiedeck T (1997) Der unklare Unterbauchschmerz – Stellenwert der Laparoskopie. Chirurg 68: 12–16

Die diagnostische Wertigkeit der rektalen Untersuchung von Patienten mit akuter Appendizitis

K. Kremer[1], M. Kraemer[1], K.-H. Fuchs[1] and C. Ohmann[2]

[1] Chirurgische Universitätsklinik Würzburg, Josef-Schneider-Straße 2, D-97080 Würzburg
[2] Chirurgische Universitätsklinik Düsseldorf, Funktionsbereich Theoretische Chirurgie, Moorenstraße 5, D-40225 Düsseldorf

The Diagnostic Value of a Rectal Examination in Patients with Acute Appendicitis

Summary. The results of rectal digital examinations performed on 477 patients upon admission with histopathologically proven acute appendicitis from a total of 2280 patients with acute abdominal pain were analyzed. Although 13.7% of the patients experienced pain on the right side and 7.4% pain in the pouch of Douglas during rectal examination, none of the rectal examination parameters was statistically significant for the diagnosis of acute appendicitis. There are well established and statistically significant clinical indications, such as guarding, rigidity, rebound tenderness or abdominal distention that actually make the unpleasant rectal-digital examination superfluous for patients with suspected appendicitis.

Key words: Acute appendicitis – Rectal examination – Acute abdominal pain

Einleitung

Nach wie vor findet sich in nahezu allen chirurgischen Lehrbüchern die Aussage, daß bei sämtlichen Patienten mit akuten Bauchschmerzen und vermuteter Appendizitis eine digital-rektale Untersuchung durchgeführt werden sollte. Studiert man jedoch die diesbezüglich veröffentlichten Arbeiten der letzten 10–15 Jahre, so mehren sich die Stimmen, die den Wert der rektalen Untersuchung in der Diagnostik der akuten Appendizitis in Frage stellen [2, 3].

Um herauszufinden, ob die für den Patienten zum Teil sehr unangenehme Untersuchung einen wesentlichen Beitrag bei der Diagnosefindung leisten kann, analysierten wir die Ergebnisse der rektalen Untersuchung von Patienten mit histopathologisch nachgewiesener akuter Appendizitis.

Patienten und Methoden

Die Daten wurden im Rahmen einer prospektiven Multizenterstudie im Zeitraum Oktober 1994 bis März 1996 an 11 deutschen Krankenhäusern aller Kategorien standardisiert erhoben und zeitnah dokumentiert. In die Studie aufgenommen wurden alle Patienten älter als 6 Jahre mit akuten Abdominalbeschwerden, die seit maximal 7 Tagen andauerten. Neben einer

Tabelle 1. Schmerzlokalisation bei rektal-digitaler Austastung (n = 477)

• 352 Pat.	(73,7%)	keine Schmerzlokalisation
• 66 Pat.	(13,7%)	Schmerzlokalisation rechts
• 35 Pat.	(7,4%)	Schmerzlokalisation Douglas bzw. Excavatio rectovesicalis
• 12 Pat.	(2,5%)	Schmerzlokalisation gesamtes Rektum
• 11 Pat.	(2,3%)	Portioschiebeschmerz
• 1 Pat.	(0,2%)	Schmerzlokalisation links

Vielzahl klinisch anamnestischer Daten wurden folgende digital-rektale Untersuchungsparameter zum Zeitpunkt der Aufnahme in das Krankenhaus untersucht.

- Schmerzort
- tastbare Resistenz
- Inhalt der Ampulla recti

Ergebnisse

2280 Patienten konnten in die Studie eingeschlossen werden. 519 dieser Patienten hatten eine histopathologisch nachgewiesene akute Appendizitis, 91,9% der Patienten mit Appendizitis waren digital-rektal untersucht worden.

Die Geschlechtsverteilung war mit 49,9% Patientinnen und 50,1% Patienten nahezu gleich, die Altersverteilung entsprach der anderer Studien zum Thema Appendizitis mit dem höchsten Gipfel im 2./3. Lebensjahrzehnt.

Bezüglich des Schmerzortes bei digitaler Austastung gaben 73,7% der Patienten keine Schmerzlokalisation an. Lediglich 13,7% der Patienten hatten eine rechtsseitige Schmerzlokalisation und 7,4% der Patienten eine Schmerzlokalisation in Projektion auf den Douglasraum, respektive auf die Excavatio rectovesicalis. Zusammen 5% der Patienten gaben eine Schmerzlokalisation im gesamten Rektum, linksbetont oder einen Portioschiebeschmerz an (siehe Tabelle 1).

In der Ampulla recti fand sich bei 60,3% der Patienten normaler Stuhl, bei 39,1% der Patienten war die Ampulle leer, 0,6% der Patienten hatten Schleim in der Ampulle und bei 0,2% der Patienten fand sich eine tastbare Resistenz ohne pathologische Relevanz.

Bei den ca. 25% der Patienten mit Schmerzlokalisation während der rektalen Untersuchung konnten die bereits in anderen Studien für die Appendizitis [1] hochsignifikanten Untersuchungsparameter wie Druckschmerz im rechten Unterbauch, Abwehrspannung und Loslaßschmerz nachgewiesen werden, so daß die rektale Untersuchung keine neue Information zur Diagnosefindung beitrug.

Bei der statistischen Auswertung der eigenen Ergebnisse war im Vergleich der Appendizitispatienten zu den restlichen Patienten mit akuten Bauchschmerzen keiner der rektalen Untersuchungsparameter signifikant für die akute Appendizitis.

Auch beim Vergleich von Untergruppen der Appendizitispatienten

- Kinder 6–16 Jahre
- Frauen bis 35 Jahre
- Patienten >50 Jahre
- Patienten mit perforierter Appendix

mit den restlichen Patienten konnte für keinen der rektalen Untersuchungsparamter eine statistische Signifikanz nachgewiesen werden (p<0,05).

Diskussion und Schlußfolgerung

Versucht man eine Analyse der veröffentlichten Literatur zum vorliegenden Thema, so findet man zwar viele Studien, die die Wertigkeit der einzelnen klinisch-anamnestischen Parameter der Appendizitis überprüft haben. Es finden sich jedoch nur ganz wenige Arbeiten, die sich speziell mit der rektalen Untersuchung befassen. Am aussagekräftigsten ist die 1991 veröffentliche Arbeit von Dixon et al aus Edinburgh [1].

Dixon konnte 1204 Patienten mit akuten rechtsseitigen Unterbauchschmerzen in die Studie einschließen. 449 Patienten hatte eine akute Appendizitis, 88% davon waren rektal-digital untersucht worden.

Dixon fand zwar eine geringe statistische Signifikanz für den Parameter Schmerzlokalisation rechts, jedoch waren die oben bereits erwähnten Parameter rechtsseitiger Druckschmerz im Unterbauch, Abwehrspannung und Loslaßschmerz statistisch hochsignifikant für die akute Appendizitis.

Dixon schloß: „no patient had any unsuspected disease identified by rectal examination".

In weiten Bereichen korrelieren Dixons Ergebnisse mit denen der vorliegenden Studie. Auch anhand unserer Ergebnisse leistet die rektale Untersuchung keinen relevanten Beitrag zur Diagnosefindung bei akuter Appendizitis. Bei der klinischen Untersuchung kann man sich auf andere, in der Regel vor der rektalen Untersuchung durchgeführte hochsignifikante Untersuchungsparameter beschränken. Es muß die Frage gestellt werden, ob bei Patienten mit vermuteter Appendizitis weiterhin eine rektale Untersuchung Sinn macht, da diese das Ergebnis der anderen klinischen Untersuchungsparameter lediglich zu bestätigen vermag ohne neue Aspekte aufzudecken. Nach Meinung der Autoren kann hier auf die für den Patienten z. T. sehr belastende Untersuchung verzichtet werden. Dabei bleibt die rektale Untersuchung bei differenzierter Indikationsstellung selbstverständlich ein wichtiger Bestandteil der klinischen Untersuchung für Patienten mit akuten Abdominalschmerzen z.B. mit Ileus oder Harnverhalt bei Prostatahypertrophie.

Literatur

1. Dixon JM et al. (1991) Rectal examination in patients with pain in the right lower quadrant of the abdomen. BMJ 302 (6773): 386–388
2. John H, Neff U, Kelemen M (1993) Appendicitis diagnosis today: clinical and ultrasonic deductions. World J Surg 17 (2): 243–249
3. Muris JW et al. (1993) The diagnostic value of rectal examination. Fam-Pract 10 (1): 34–37

Leber, Galle, Pankreas, gutartig

Der unklare Pankreaskopftumor – Ein therapeutisches Dilemma?

Th. Böttger

Klinik und Poliklinik für Allgemein- und Abdominalchirurgie, Johannes Gutenberg-Universität Mainz, Langenbeckstraße 1, D-55101 Mainz

Uncertain Carcinoma of the Head of the Pancreas – A Therapeutic Dilemma?

Duktale Pankreaskopfkarzinome sind die häufigsten malignen Neubildungen im Bereich des Pankreaskopfes [2, 7, 8]. Aufgrund der scheinbar hohen Morbidität und Mortalität der Pankreaskopfresektion besteht vielerorts eine nihilistische Einstellung gegenüber einer Pankreaskopfresektion bei unklarer Dignität. Diese nihilistische Einstellung berücksichtigt jedoch nicht die deutliche Senkung der Operationsmorbidität und -mortalität der letzten Jahre sowie das häufige Vorkommen nichtduktaler Karzinome mit einer wesentlich günstigeren Prognose [1, 2, 7, 8]. Das Ziel dieser prospektiven Beobachtungsstudie war es daher, den Stellenwert der praeoperativen Diagnostik hinsichtlich der Differentialdiagnose zwischen duktalen und nichtduktalen Pankreaskopftumoren zu evaluieren und die Morbidität, Mortalität und Langzeitprognose nach Pankreaskopfresektion bei diesen Patienten zu analysieren.

Krankengut

760 Patienten mit benignen und malignen Erkrankungen des Pankreas wurden zwischen dem 01. September 1985 und dem 30. April 1997 an unserer Klinik behandelt. Von diesen hatten in der präoperativen Diagnostik 438 Patienten (Männer n=240, Frauen n=198, Altersmedian: 63 Jahre, Range 16–84 Jahre) eine tumorsuspekte Raumforderung im Bereich des Pankreaskopfes ohne histologischen Tumornachweis. Patienten mit einem histologisch nachgewiesenen Pankreaskopfkarzinom oder Tumoren im Bereich des Pankreaskörpers oder -schwanzes wurden nicht in diese Untersuchung eingeschlossen. 73 der 438 Patienten hatten Fernmetastasen oder waren in einem schlechten Allgemeinzustand, so daß nichtoperative Maßnahmen durchgeführt wurden. In weiteren 175 Fällen war lediglich ein palliativer Eingriff möglich, in 4 Fällen erfolgte eine lokale Tumorexzision. Bei 186 Patienten wurde eine Pankreaskopfresektion durchgeführt, lediglich diese Patienten wurden für die weitere Untersuchung berücksichtigt.

Histopathologische Untersuchung

Die histopathologische Untersuchung und die Klassifikation der R-Kategorie erfolgte in Anlehnung an die UICC (Fassung 1992). Eine Einteilung der Tumortypen wurde in Anlehnung an die WHO vorgenommen.

Morbidität

Komplikationen wurden definiert auf der Basis eines prospektiven Protokolls (3). Bei einer Pankreasfistel mußte die Amylasekonzentration in der Drainageflüssigkeit mehr als 2.000 µ/l sein. Eine Insuffizienz der Pankreaticojejunostomie mußte eine Laparotomie mit Neuanlage der Pankreaticojejunostomie bzw. eine Restpankreatektomie zur Folge haben. Eine postoperative Pankreatitis wurde definiert als ein Anstieg der Serumlipase auf über 1000 µ/l, Bluttransfusionen von mehr als 1000 ml postoperativ wurden als eine Nachblutung gewertet und eine intraabdominelle Infektion mußte eine perkutane Abszeßdrainage zur Folge haben.

Ergebnisse

Histologie

In 46,2% (=86) wurde histologisch ein duktales Pankreaskarzinom, in 30,5% (n=56) ein periampullärer Tumor, in 9,7% (n=18) ein Zystadenokarzinom, in 7% (n=13) seltene maligne Tumore oder Metastasen und in 7% (n=13) ein benigner Tumor gefunden (Tabelle 1).

Prä- und intraoperative Diagnostik

Zur Differenzierung zwischen benignen und malignen Tumoren hatte der Tumormarker CA 19-9 eine Sensitivität von 70,1% (122/173) bei einer Spezifität von 61,5% (8/13). Die Sonographie hatte eine Sensitivität von 85% (148/173) und eine Spezifität von 15% (2/13), die Computertomographie hatte eine Sensitivität von 90,9% (158/173) und eine Spezifität von 15% (2/13) und die ERCP hatte eine Sensitivität von 94,9% (113/119). 13 benigne Tumoren konnten mittels ERCP nicht identifiziert werden. Eine transduodenale Pankreasbiopsie und intraoperative Schnellschnittuntersuchung wurde bei 101 Patienten durchgeführt. Für das duktale Pankreaskarzinom, das periampulläre Karzinom und das Zystadenokarzinom betrug die Sensitivität 85% (45/53), 96% (23/24) und 92% (12/13). Im Falle eines malignen mesenchymalen Tumors konnte die Diagnose eines malignen Tumors in 3 Fällen gestellt werden. In 8 Fällen mit einem benignen Tumor wurde dieser korrekt beschrieben.

Postoperative Morbidität und Mortalität

Nach Pankreaskopfresektionen war der Verlauf in 151 Fällen (81,2%) unauffällig. Die häufigsten Komplikationen traten im Bereich der Pankreaticojejunostomie (10,7%) auf. In 11 Fällen war eine Relaparotomie notwendig. Die 30 Tage Letalität betrug 2,6 (Tabelle 2).

Langzeitergebnis

Die mediane Nachbeobachtungszeit aller 186 Patienten betrug 2,5 Jahre (Range 0,3 bis 8,5 Jahre). Die mediane Überlebenszeit der 86 Patienten mit einem duktalen Pankreaskarzinom betrug 9 Monate. Bei Patienten mit einem periampullären Karzinom (n=56) betrug die mediane Überlebenszeit 24,6 Monate, mit einer Fünfjahresüberlebensrate von 48% und für Patienten mit einem Zystadenokarzinom (n=13) betrug die mediane Überlebenszeit 24,5 Monate mit einer Fünfjahresüberlebensrate von 31,5%. Patienten mit seltenen malignen Tumoren (n=13) hatten eine mediane Überlebenszeit von 32,5 Monate. Der Unterschied in der Überlebensrate zwischen Patienten mit einem duktalen Karzinom und solche mit anderen malignen Tumoren war statistisch signifikant (P<0,002, Logrank-Test).

Tabelle 1. Histologische Diagnose nach Pankreaskopfresektion bei unklarer Raumforderung

	maligne n	benigne n
Epitheliale Tumoren		
duktales Karzinom	86	
ampulläres Karzinom	6	
distales Choledochuskarzinom	12	
Papillentumor	36	3
Duodenalkarzinom	2	
Solidzystischer Tumor	18	2
mesenchymale Tumoren	1	
Sarkom	3	
Lymphom	2	
Myxoides fibr. Histozytom	1	1
neuroendokrine Tumoren		
neuroendokriner Tumor	3	1
Karzinoid	1	
Metastase		
Hypernephrom	2	
chronische Pankreatitis		6

Tabelle 2. Morbidität und Mortalität nach Pankreaskopfresektion wegen unklarer Pankreaskopfraumforderung

	n	%
Keine Komplikationen	151	81,2
Pankreasfistel	16	8,6
Insuffizienz Pankreatikojejunostomie	4	2,1
Insuffizienz Gastroenteroanastomose	1	0,5
Intraabdomineller Verhalt	9	4,8
Nachblutung	4	2,1
Lebernekrose	1	0,5
Darmischämie	1	0,5
Relaparotomie	11	5,9
Letalität	5	2,6

Diskussion

Ein breites Spektrum benigner und maligner Neubildungen kann eine Raumforderung im Bereich des Pankreaskopfes hervorrufen. Duktale Karzinome sind die häufigste Ursache [2, 7, 8, 11]. Sie haben eine schlechte Prognose mit einer medianen Überlebenszeit von 9,2 Monaten sowie eine niedrige Resektionsrate von 24,6%. Vielfach besteht daher eine nihilistische Einstellung gegenüber unklaren Pankreaskopfraumforderungen. Diese nihilistische Einstellung berücksichtigt jedoch nicht das häufige Vorkommen nichtduktaler Tumoren, die eine wesentlich günstigere Prognose mit einer Fünfjahresüberlebensrate zwischen 30% und 50% [11] haben. Im eigenen Krankengut waren mehr als 50% aller resektablen Pankreaskopftumoren nicht duktalen Ursprungs. Warshaw beschrieb in einer Literaturanalyse eine Inzidenz von 15% nicht duktaler maligner Tumore sowie 30% benigner Tumore an allen Pankreaskopfraumforderungen [9]. Sowohl klinisch als auch mittels bildgebender Verfahren ist in Übereinstimmung mit anderen eine sichere Differenzierung zwischen duktalen und nichtduktalen Tumoren kaum möglich [7]. Sonographie und Computertomographie hatten im eigenen Krankengut eine Spezifität von weniger als 10% und selbst mittels ERCP war eine Differenzierung zwischen malignen und benignen Pankreaskopfraumforderungen selten möglich. Vom Diagnostiker wird häufig die Differentialdiagnose eines Pankreaskarzinoms angegeben. Diese Erfahrungen entsprechen denen von Rösch und anderen [4, 5, 6], die eine Spezifität für die perkutane Sonographie, Computertomographie und Endosonographie von lediglich 50 bis 70% in der Differenzierung zwischen einer chronischen Pankreatitis und einem Pankreaskarzinom fand.

Die computertomographisch gesteuerte Feinnadelbiopsie kann nicht hinreichend sicher ein Malignom ausschließen und nicht zufriedenstellend zwischen duktalen und nichtduktalen Tumoren differenzieren [2]. Zur Diagnose eines Pankreaslymphoms ist mehr Gewebe notwendig als mittels Feinnadelbiopsie gewonnen werden kann [11], wie wir bei zwei unserer Patienten erkennen mußten. Darüber hinaus berichtete Warshaw, daß nach Feinnadelbiopsie in 70% eine positive Zytologie in der Peritoneallavage gefunden wurde [10]. Eine präoperative perkutane Biopsie von Pankreaskopfraumforderungen ist daher nicht sinnvoll, allenfalls bei Patienten mit einem nichtresektablen Tumor bei denen eine nichtoperative Therapie geplant ist.

Zusammenfassend zeigen diese Ergebnisse, daß auch heute noch bei Patienten im operablen Zustand die Resektabilität und die Klärung der Dignität im Zweifel operativ überprüft werden sollte. Die Inzidenz nichtduktaler Tumore mit einer guten Prognose liegt bei über 50%. Allerdings ist selbst intraoperativ eine Differenzierung zwischen einer chronischen Pankreatitis und einem Karzinom nicht zufriedenstellend möglich. Die intraoperative Biopsie hat falsch negative Befunde in 5–10%. Die Operationsletalität liegt in erfahrenen Zentren weit unter 5%. Dies bedeutet, daß bei allen unklaren Pankreaskopfraumforderungen die Resektion auch ohne histologischen Tumornachweis indiziert ist, wenn von einem erfahrenen Pankreaschirurgen ein Karzinom nicht ausgeschlossen werden kann.

Literatur

1. Cameron JL, Pitt HA, Yeo CJ, Lillemoe KD (1993) One hundred and forty-five consecutive pancreatoduodenectomies without mortality. Ann Surg 217: 430–435
2. De Jong SA. Pickleman J, Rainsford K (1993) Nonductal Tumors of the Pancreas. Arch Surg 128: 730–735
3. Menke H, Reue C, Junginger Th (1995) Messung und Bewertung der Behandlungsqualität in der Chirurgie. Erfahrungen mit einer kliniksinternen Qualitätskontrolle. Langenbecks Arch Chir Suppl: 1564–1565
4. Müller FM, Meyenberger CH, Beretschinger PH, Schaer R, Marincek B (1994) Pancreatic Tumors: Evaluation with Endoscopic US, CT and MR Imaging. Radiology 179: 745–751
5. Roder JD, Rösch Th, Bautz W, Gerhardt P, Siewert JR (1994) Pancreascarcinom – praeoperative Diagnostik und Indikationsstellung. Chirurg 65: 225–231
6. Rösch Th, Lorenz R, Braig C, Feuerbach S (1991) Endoscopic Ultrasound in pancreatic tumor diagnosis. Gastrointestinal Endosc 37: 347–351
7. Thompson JS, Murayama KM, Edney JA, Rikkers LF (1994) Pancreaticoduodenectomy for suspected but unproven Malignancy. Am J Surg 169: 571–575
8. Trede M (1987) Treatment of pancreatic carcinoma: the surgeon's dilemma. Br J Surg 74: 79–80
9. Warshaw AL, Fernandez-Del Castillo (1992) Pancreatic carcinoma. N Engl J Med 326: 455–464
10. Warshaw AL (1991) Implications of peritoneal cytology for staging of early pancreatic cancer. Am J Surg 161: 26–30
11. Webb TH, Lillemoe KD, Pitt HA, Jones RJ, Cameron JL (1989) Pancreatic Lymphoma. Ann Surg 209: 25–30

Diagnostik und Therapie von Pankreaspseudozysten bei chronischer Pankreatitis

W. Schlosser, A. Klein, M. Siech und H. G. Beger

Chirurgie I, Universitätsklinik Ulm, Steinhövelstraße 9, D-89075 Ulm

Diagnosis and Therapy of Pancreatic Pseudocysts in Chronic Pancreatitis

Summary. Cystojejunostomy is the operation of choice in patients with pancreatic pseudocysts with pain and/or local complications if no resection procedure is necessary. This procedure can be performed safely after 6 weeks with a low morbidity and mortality and good long-term results compared to conservative treatment.

Zusammenfassung. Die Inzidenz von Pseudozysten bei chronischer Pankreatitis ist mit 47% erheblich höher als die der postakuten Pseudozysten. Bei Fehlen von morphologischen Veränderungen, die ein resektives Verfahren erforderlich machen, sollte vorzugsweise die Zystojejunostomie nach einem Intervall von 6 Wochen erfolgen. Frühpostoperativ ergibt sich bei diesem Verfahren eine niedrige Morbidität (12%) und geringe Letalität (2,7%) verglichen mit dem natürlichen Verlauf bei konservativer Therapie. Die Langzeitergebnisse zeigen nach einer medianen Nachbeobachtungszeit von 8,9 Jahren eine hohe Zahl von dauerhaft schmerzfreien Patienten (84%) mit verbesserter körperlicher Konstitution (68%) bei erhaltener endokriner Stoffwechselfunktion (91%).

Einleitung

Pankreaspseudozysten stellen die häufigste Komplikation der chronischen Pankreatitis dar. Ihr Auftreten ist durch eine große Variabilität bezüglich Größe und Lokalisation gekennzeichnet. Bedingt durch die Entwicklung neuerer endoskopischer und interventioneller Therapieverfahren stellt sich die Frage nach dem Stellenwert der chirurgischen Therapie. Die konservative Therapie ist hingegen mit einer erheblichen Komplikationsrate durch Einblutung oder Zystenruptur und dementsprechend hohen Letalität behaftet [1]. Auch Begleitkomplikationen wie Choledochusstenose oder Duodenalstenose erfordern in aller Regel ein chirurgisches Verfahren und nicht zuletzt kann nur durch operative Histologiegewinnung ein Malignom sicher ausgeschlossen werden. Das Ziel der vorliegenden Arbeit war es, neben der morphologischen Charakterisierung von Pankreaspseudozysten bei chronischer Pankreatitis die frühpostoperativen Ergebnisse und die Langzeitergebnisse bei Drainageoperationen zu untersuchen.

Methode

Es erfolgte eine retrospektive Analyse der Patienten, die im Zeitraum zwischen 1982 und 1995 in der Chirurgischen Klinik I der Universität Ulm aufgrund einer chronischen Pankreatitis mit Vorliegen von Pseudozysten behandelt wurden. Zur Evaluation der diagnostischen Verfahren wurden alle verfügbaren Röntgenbilder erneut durchgesehen. Die endokrine Funktion wurde mit dem oralen Glukose Toleranztest (OGTT) untersucht, die Beurteilung der exokrinen Pankreasfunktion erfolgte mit dem Pankreolauryltest (PLT). Im Januar 1997 wurde zur Erfassung des Langzeitverlaufs eine Nachbefragung aller noch erreichbaren Patienten mit einem standardisierten Nachuntersuchungsbogen durchgeführt.

Ergebnisse

Im angegebenen Zeitraum wurden insgesamt 644 Patienten mit chronischer Pankreatitis operativ behandelt. Bei 303 Patienten (47%) wurden eine oder mehrere Pseudozysten diagnostiziert. Bei 47% der Patienten erfolgte eine Pankreaskopfresektion (Duodenum erhaltende Pankreaskopfresektion, Whipple-Operation oder pyloruserhaltende Whipple-Operation), bei 12% wurde eine Linksresektion durchgeführt und bei 27% der Patienten erfolgte eine Drainageoperation. Die Patienten, die mit einer Drainageoperation behandelt wurden (78 Männer, 32 Frauen; mittleres Alter 46 Jahre), setzten sich wie folgt zusammen: Zystojejunostomie (78 Patienten), Püstow (12 Patienten), kombiniertes Verfahren (10 Patienten) und externe Drainage (10 Patienten). Die mittlere Anamnesedauer der chronischen Pankreatitis war 43,7 Monate (1–>120 Monate), im Mittel traten 3 akute Pankreatitisschübe auf. Bezüglich der bildgebenden Verfahren konnten die Pseudozysten durch Computertomographie bei 88% der Patienten diagnostiziert werden, der Zystennachweis durch ERCP gelang nur in 29% der Fälle. Ein Pankreasgangabbruch zeigte sich bei 26% der Patienten, 14% wiesen eine Choledochusstenose auf. Bei 16% der Patienten zeigte eine hypotone Duodenographie eine Duodenalkompression, 6% der Patienten hatten einen angiographisch nachweisbaren Milzvenenverschluß. Morphologisch lagen bei 30% der Patienten multiple Zysten vor, der mittlere Durchmesser betrug 80 mm (20–200 mm). 80% der Zysten waren intrapankreatisch wie folgt lokalisiert: Kopf 43%, Korpus 31% und Cauda/Milzhilus 26%. Die frühpostoperativen Komplikationen sind in Tabelle 1 dargestellt. Die exokrine Funktion war bei 32% der untersuchten Patienten eingeschränkt (<4,5 µg/ml). Präoperativ hatten 36% der Patienten einen manifesten Diabetes, bei 11% war die Glukosetoleranz latent eingeschränkt. Die frühpostoperative Kontrolle ergab bei 83% der Patienten keine Veränderung der Stoffwechsellage, 11% hatten eine verbesserte Funktion, bei 6% hatte sich eine Verschlechterung eingestellt. Im Rahmen der Follow-up-Untersuchung mit einer medianen Nachbeobachtungszeit von 8,9 Jahren waren Informationen von 76% der Patienten zu erhalten, die Spätletalität betrug 18%. 84% der Patienten waren komplett schmerzfrei, Pankreatitisrezidive waren bei 18% der Patienten aufgetreten. Eine Zunahme des Körpergewichtes war bei 68% zu verzeichnen, 41% der Patienten waren wieder voll berufstätig.

Tabelle 1. Frühpostoperative Komplikationen nach Drainageoperationen bei Pseudozysten

Komplikation	Drainage-operation n=111
Fistel	2%
Sepsis	2%
Anastomoseninsuffizienz	1%
Blutung	1%
Sonstige	6%
Relaparotomie	4%
Krankenhausletalität	2,7%

Chirurgische Klinik I, Universität Ulm

Diskussion

Obwohl die Inzidenz von Pankreaspseudozysten bei chronischer Pankreatitis bei 60–70% liegt, gibt es dennoch wenig Daten über den Verlauf und die Therapie bei dieser Patientengruppe, ganz im Gegensatz zu den gut untersuchten postakuten Pseudozysten nach akuter Pankreatitis [2]. In der Vielzahl der Veröffentlichungen wird zwischen akuten und chronischen Pseudozysten unterschieden, nicht jedoch nach der zugrundeliegenden Erkrankung differenziert [3]. Während beispielsweise postakute Pseudozysten häufig eine spontane Rückbildung zeigen, kommt dies bei Pseudozysten bei chronischer Pankreatitis nur selten vor. Aus den unterschiedlichen zugrundeliegenden Erkrankungen ergeben sich daher verschiedene Ansätze bezüglich Zeitpunkt und Art der Therapie. Bradley et al. [1] konnte in einer prospektiven Studie zeigen, daß Pseudozysten bei chronischer Pankreatitis unter konservativer Therapie eine spontane Remissionsrate von 20% innerhalb der ersten 6 Wochen aufweisen. Im weiteren Verlauf stieg jedoch das Komplikationsrisiko unter konservativer Behandlung deutlich an, ohne daß ein weiterer Anstieg der spontanen Rückbildung der Pseudozysten auftrat. Entsprechend der steigenden Komplikationen erhöhte sich auch die Letalität unter konservativer Therapie erheblich [4]. In unserem Patientenkollektiv bestand eine langjährige, in 80% äthyltoxisch bedingte chronische Pankreatitis vor. Die Ergebnisse zeigen im Gesamtpatientengut von 644 Patienten ein Überwiegen der resezierenden Verfahren, was jedoch dadurch bedingt ist, daß meist ein entzündlicher Prozeß den morphologischen Hauptbefund darstellte, der eine Resektion erforderlich machte. Nur bei ausschließlichem Vorliegen von einer oder mehreren Pseudozysten wurde ein Drainageverfahren, vorzugsweise eine Zystojejunostomie, durchgeführt. Dieses Verfahren ist mit einer geringen operativ bedingten Morbidität (12%) und Letalität (2,7%) behaftet, insbesondere im Vergleich mit dem natürlichen Verlauf unter konservativer Therapie. Im Langzeitverlauf zeigte sich eine hohe Rate an schmerzfreien Patienten mit verbesserter körperlicher Konstitution und im wesentlichen erhaltener endokriner Stoffwechsellage. Diese im Vergleich mit der Untersuchung von Löhr-Happe et al. [5] besseren Langzeitergebnisse lassen sich zum einen mit der etwas kürzeren medianen Nachbeobachtungszeit erklären (8,9 vs. 11 Jahre). Möglicherweise liegt aber der wesentliche Unterschied in der strengen Indikationsstellung für ein Drainageverfahren in unserer Patientengruppe, da diese Patienten morphologisch keinen Entzündungsfokus aufwiesen, so daß ein Stillstand der Erkrankung auch ohne ein resezierendes Verfahren in der Mehrzahl erreicht werden konnte. Somit sollte nach Ausschluß von morphologischen Veränderungen, die ein resezierendes Verfahren erforderlich machen, bei symptomatischer chronischer Pankreatitis mit Pseudozysten die Zystojejunostomie als sicheres operatives Verfahren mit guten Langzeitergebnissen durchgeführt werden.

Literatur

1. Bradley EL, Clements JL, Gonzalez AC (1979) The natural history of pancreatic pseudocysts: a unified concept of management. Am J Surg 137: 135–141
2. Munn JS, Aranha GV, Greenlee HB, Prinz RA (1987) Simultaneous treatment of chronic pancreatitis and pancreatic pseudocyst. Arch Surg 122: 662–667
3. Imrie CW, Buist LJ, Shearer MG (1988) Importance of cause in the outcome of pancreatic pseudocysts. Am J Surg 156: 159–160
4. Czaja AJ, Fisher M, Marin GA (1975) Spontaneous resolution of pancreatic masses: Development and disappearence after acute alcoholic pancreatitis. Arch Intern Med 135: 558
5. Löhr-Happe A, Peiper M, Lankisch PG (1994) Natural course of operated pseudocysts in chronic pancreatitis. Gut 35: 1479–1482

Biliäre Pankreatitis –
Epidemiologie, Fortschritt durch ein neues Therapiekonzept?

M. Ulrich, K. Kraft, B. Leibl und R. Bittner

Abteilung für Allgemein- und Visceralchirurgie, Marienhospital Stuttgart, Böheimstraße 37, D-70199 Stuttgart

Biliary Pancreatitis –
Epidemiology, Progress with a New Therapeutic Procedure?

Summary. In our patients with symptomatic cholelithiasis ($n=3618$ in a 6-year period), we found biliary pancreatitis in 4.4% (0.4% severe pancreatitis). Because of therapeutic splitting (ERC/EPT, followed by laparoscopic cholecystectomy), we are able to reduce the hospital stay by about 60%, reduce morbidity significantly ($P<0.05$) and reduce lethality.

Zusammenfassung. In 4,4% unseres Patientengutes (n=3618 in einem Sechsjahreszeitraum) mit symptomatischer Cholelithiasis fand sich eine biliäre Pankreatitis (in 0,4% schwere Form). Durch das Therapiesplitting (ERC/EPT und konsekutive laparoskopische Cholezystektomie) konnte die stationäre Behandlungsdauer um 60% reduziert, die Morbidität signifikant (p<0,05) gesenkt und die Letalität verringert werden.

Patienten und Methoden

Im Zeitraum von 6/91 bis 6/97 wurden an unserer Klinik 3618 Cholezystektomien wegen symptomatischer Cholezystolithiasis durchgeführt. Sämtliche Daten dieser Patienten wurden prospektiv erfaßt und retrospektiv durch eine Datenbank analysiert. Einschlußkriterien für Patienten mit biliärer Pankreatitis waren die Erhöhung von Amylase und/oder Lipase um mindestens das Doppelte der Norm sowie die sonographisch gesicherte Pankreatitis. Neben den üblichen biologischen Daten und Labordaten wurde das therapeutische Vorgehen, Operationszeit, Krankenhausaufenthalt, Entzündungsstadium des Gallenblasenpräparates, Komplikationen und Letalität erfaßt. Durch Analyse der vorhandenen CT Untersuchungen und des klinischen Verlaufs konnten die Patienten der milden oder akuten Form der Pankreatitis zugeordnet werden, des weiteren wurde die Dauer der Gallenwegsobstruktion (GWO) durch Differenzierung des Zeitintervalles von Krankenhausaufnahme und definitiver Beseitigung der Obstruktion ermittelt. Es erfolgte der statistische Vergleich der beiden konkurrierenden Therapieverfahren (allein konventionelle Operation mit intraoperativer Cholangiographie und ggf. Choledochusrevision vs. ERC, ggf. EPT und laparoskopischer Cholezystektomie) mittels chi^2 und Man-Whitney Test. Die Indikation zur ERC wurde hierbei bei Anstieg der Cholestaseparameter (y-GT, AP, Bilirubin) bzw. Erweiterung des Ductus Hepatocholedochus auf mindestens 7 mm (präoperative Sonographie) gestellt.

Tabelle 1. Schweregrad, OP-Verfahren und Dauer der GWO

	LC	OC	gesamt	Dauer der GWO
mild	60 (91%)	84 (89,4%)	144 (90%)	46 Stunden
schwer	6 (9%)	10[a] (10,6%)	16 (10%)	74 Stunden

[a] 1 Pat. verstorben wegen fulminanter Pankreatitis

Tabelle 2. Ergebnisse nach Therapiesplitting und alleiniger offener Cholezystektomie

	LC [n/%]	OC [n/%]	p
OP-Dauer [min]	54 (30–165)	80 (40–210)	0,05
Stat. Aufenthalt [Tage]	11,1 (4–46)	20,6 (5–60)	0,01
akute Cholezystitis	22,7%	35,4%	n.s.
Morbidität	7 (10,6%)	25 (26,6%)	0,05
Letalität	0	1[a] (1,05%)	n.s.
Reoperation	2 (3,03%)	4 (4,2%)	n.s.

[a] 1× fulminante nekrotisierende Pankreatitis

Ergebnisse

Die Häufigkeit der biliären Pankreatitis in unserem Krankengut lag bei 4,4% (n=160), wobei 90% (n=144) der milden Form und 10% (n=16) der schweren Form zugeordnet werden konnten. Betrug die Dauer der GWO bei der milden Form durchschnittlich 46 Stunden, lag sie bei der schweren Form der Pankreatitis mit 74 Stunden deutlich höher (p<0,05). Die Frequenz von OC und LC in bezug auf den Schweregrad der Pankreatitis war gleich (89,4% OC und 91% LC bei milder Pankreatitis; 10,6% OC und 9% LC bei schwerer Pankreatitis) (Tabelle 1, 2). In 59% (n=94) wurde die offene Cholezystektomie (OC) (1991 n=32, 1992 n=22, 1993 n=15, 1994 n=10, 1995 n=8, 1996 n=6, 1997 n=1), in 41% die laparoskopische Cholezystektomie (LC) (1991 n=0, 1992 n=4, 1993 n=8, 1994 n=11, 1995 n=16, 1996 n=19, 1997 n=8) durchgeführt. Bei Therapie durch OC wurde in 79% die intraoperative Cholangiographie durchgeführt, in 19% fand sich eine Choledocholithiasis, eine transduodenale Papillotomie wurde in nur 4 Fällen durchgeführt (4,3%). Die Häufigkeit der präoperativen ERC lag bei 15%. Gründe für das konventionelle Vorgehen waren in 69 Fällen die im Hause erst 1993 etablierte ERC/EPT, in 18 Fällen der V.a. ein Empyem oder eine Perforation der Gallenblase. In 4 Fällen wurde auf Grund technischer Ursachen konventionell vorgegangen, in 3 Fällen ergab sich präoperativ der Tumorverdacht. Bei Therapie durch Splitting wurde in 60,5% auf eine ERC verzichtet, in 16,7% ergab sich eine unauffällige ERC, Choledocholithiasis in 13,6% mit konsekutiver Papillotomie und Steinextraktion. In 6% wurde die intraoperative Cholangiographie durchgeführt.

In bezug auf die biologischen Daten fanden sich in der durch OC therapierten Gruppe in 39,4% Patienten männlichen Geschlechts, im Gegensatz von 27,3% in der Splittingsgruppe. Ebenso fand sich in der OC Gruppe der Anteil der Patienten mit akut entzündeter Gallenblase mit 35,4% (vs. 22,7% LC) deutlich erhöht. Auf Grund dieses erhöhten Prozentsatzes der akuten Gallenblasenentzündungen in der OC Gruppe waren auch die Cholestaseparameter höher als in der LC Gruppe. Operationsdauer und stationärer Aufenthalt waren in der LC Gruppe signifikant niedriger (p<0,05; p<0,01). In der OC Gruppe ergab sich eine Morbidität von 26,6%, Letalität 1,05% und Reoperationen in 4,2%. In der Splittinggruppe lag die Morbidität lediglich bei 10,6% (p<0,01), Letalität 0, Reoperationen in 3,03%.

Diskussion

In unserem Krankengut mit symptomatischer Cholelithiasis fand sich in 4,4% eine biliäre Pankreatitis, im Verhältnis 9:1 in der milden bzw. schweren Form. Wie auch von anderen Autoren beschrieben fand sich in Abhängigkeit von der Zeitdauer der Gallenwegsobstruktion bei kurzer Obstruktion die milde ödematöse interstitielle und ohne wesentliche Maßnahmen reversible Form, bei länger anhaltender Gallenwegsobstruktion gehäuft die schwere nekrotisierende Verlaufsform. Wir sahen es deshalb als wichtigstes Ziel an, eine mögliche Choledocholithiasis sicher auszuschließen oder schnellstmöglich zu beheben. Waren hierzu Sonographie und Labor nicht ausreichend, wurde die Indikation zur ERC gestellt, bei Bestätigung der Choledocholithiasis die EPT und Steinextraktion durchgeführt. Diese Aufhebung der Obstruktion der Gallenwege sollte im Einklang mit der Literatur so schnell wie möglich erfolgen. Die Häufigkeit des spontanen Steinabganges lag in unserer Untersuchung bei 70%, andere Autoren gehen hier von bis zu 90% spontanen Steinabgängen aus. Im Gegensatz zum alleinigen konventionellen Therapieverfahren fanden wir nach Therapiesplitting deutlich geringere Komplikationsraten ($p<0,05$) und geringere stationäre Verweildauer der Patienten. Auch die Letalität konnte gesenkt werden.

Bei der Diagnose der akuten Pankreatitis tritt die akute Cholezystitis in 35% der Fälle auf (im Gegensatz zum übrigen Krankengut in 13% der Fälle). Auf Grund dieser Tatsache scheint uns in einigen Fällen auf Grund des Verdachtes der Perforation der Gallenblase oder des Empyem das konventionelle Vorgehen gerechtfertigt. Besteht jedoch bei milder oder schwerer Pankreatitis ohne infizierte Nekrosen (fehlende Indikation zur Nekrosektomie) keine echte Kontraindikation zur laparoskopischen Cholezystektomie, empfehlen wir nach dem Splittingprinzip vorzugehen. Ohne akute Cholezystitis sollte hierbei die laparoskopische Cholezystektomie nach Ablaufen des akuten Stadiums der Pankreatitis, wie auch von anderen Autoren empfohlen [2], nach wenigen Tagen, aber vor Entlassung der Patienten aus der stationären Behandlung durchgeführt werden. In den vielen Fällen der zusätzlich akuten Entzündung der Gallenblase sollte die laparoskopische Cholezystektomie, wie in eigenen Untersuchungen [1] belegt, innerhalb von 48 Stunden durchgeführt werden.

Literatur

1. Bittner et al (1997) Laparoskopische Cholezystektomie in der Therapie der akuten Cholezystitis. Chirurg 68: 237–243
2. Büchler, Uhl, Malfertheiner (1996) Pankreaserkrankungen. Karger

Chirurgischer Ultraschall – Indikation zum „therapeutischen Splitting" beim komplizierten Gallenstein

P. Sungler, F. Mayer, H. W. Waclawiczek und O. Boeckl

I. Chirurgische Klinik und Ludwig-Boltzmann-Institut für experimentelle und gastroenterologische Chirurgie, Landeskliniken, A-5020 Salzburg

Surgical Ultrasound – Indication for Therapeutic Splitting of Complicated Gallstones

Summary. The use of selective therapeutic ERCP, indicated by ultrasonographically detected dilation of the common bile duct, is a safe procedure with low morbidity, no mortality and a significant reduction in the need for conversion to open cholecystectomy.

Einleitung

Nach wie vor stellt das komplizierte Gallensteinleiden mit Choledocholithiasis und Begleitpathologien wie akute Cholecystitits, Cholangitis, Pankreatitis, Papillenstenose oder Duodenaldivertikel für die laparoskopische Cholezystektomie ein Problem dar. Ohne präoperative Diagnostik sind all diese Pathologien nur mittels Routinecholangiographie zu diagnostizieren und selbst dann nicht einmal von den Experten immer laparoskopisch behandelbar. Abgesehen von der Zweizeitigkeit birgt die präoperative Sanierung des Gallenganges keine erhöhte Morbidität und ist in erfahrenen Händen, bei guter Patientenselektionierung nach wie vor Methode der Wahl. Somit kommt dem Ultraschall als nicht invasiver Methode eine große Bedeutung beim Screening und bei der Selektionierung zu.

Methodik

Von Juli 1991 bis März 1998 wurden alle stationär wegen symptomatischer Gallensteine aufgenommenen Patienten prospektiv in die Studie aufgenommen. Alle Patienten wurden von Chirurgen geschallt, wobei spezielles Augenmerk auf die Weite des Gallenganges und der intrahepatischen Gallenwege gelegt wurde. Zusätzlich zur Anamnese wurden noch die Laborparameter wie Bilirubin, die Transaminasen und die alkalische Phosphatase bestimmt. Bei einer sonographischen Gallengangsweite über 6 mm wurde – auch bei negativem Labor – die endoskopisch-retrograde-Cholangiopankreatographie (ERCP) durchgeführt. Binnen ein bis zwei Tagen wurde die laparoskopische Cholezystektomie (LC) angestrebt. Aus Studiengründen erfolgte beim endoskopischen Patientengut eine intraoperative Cholangiographie. Von der Studie ausgeschlossen waren Patienten mit einer Gallenblasenperforation, nekrotisierender Pankreatitis, dekompensierter Leberzirrhose und Malignomen als Begleiterkrankung.

Ergebnisse

1545 Patienten wurden in der Studie erfaßt. Bei der abdominellen Sonographie wiesen 296 Patienten einen DHC von mehr als 6 mm auf und wurden zur ERCP zugewiesen. 4 Patienten verweigerten die Zustimmung zur Untersuchung und wurden folglich laparoskopisch cholezystektomiert, wobei sich bei der intraoperativen Cholangiographie jeweils ein Choledochusstein fand, welcher mittels postoperativer ERCP entfernt wurde.

190 Patienten (65%) wiesen einen oder mehrere Choledochussteine auf, wobei dies bei 89 Patienten durch eine akute Pankreatitis kompliziert war. Alle Steine konnten endoskopisch entfernt werden, wobei bei 8 Patienten wegen der Steingröße oder der massiven Cholangitis ein wiederholter Eingriff oder die Einlage einer nasobiliären Sonde erfolgte. Zur Steinextraktion (SEXT) war in nahezu allen Fällen (95%) eine endoskopische Papillotomie (EPT) nötig.

27 Patienten hatten eine Papillenstenose, welche wegen zusätzlicher laborchemischer Cholestaseparameter bei 12 Patienten mittels EPT versorgt wurde. 18mal wurde eine spontane Steinpassage und 17mal ein abflußbehinderndes Duodenaldivertikel gefunden. Pankreas divisum (6) und Mirizzi-Syndrom (4) waren seltene Befunde (Tabelle 1).

Bei 6 nach B II am Magen voroperierten Patienten war der Weg zur Papille nicht möglich, bei der offenen Cholezystektomie wiesen alle diese Patienten eine Choledocholithiasis auf. Keine Pathologie fand sich bei 8%. Bei der nachfolgenden LC mußte nur bei 3,4% zu einer offenen Cholezystektomie umgestiegen werden, in keinem Fall wegen Gallengangspathologien. Die Morbidität von Seiten der ERCP war gering, ein Patient entwickelte eine oedematöse Pankreatitis, welche die Verschiebung der LC um 5 Tage notwendig machte, eine bei 6 Patienten lediglich laborchemisch auffällige Hyperamylasaemie führte zu keiner Verschiebung der LC. Bei einem Patienten mit einer schweren Pankreatitis und Cholangitis trat eine Papillotomienachblutung auf, welche endoskopisch gestillt werden konnte. Bei einer intraoperativen Cholangiographie zeigte sich nach SEXT noch ein kleines Residualkonkrement, welches mit forcierter Spülung entfernt werden konnte. Es wurde keine operative Morbidität oder Mortalität beobachtet (Tabelle 2).

Patienten mit einem sonographischen Gallengang unter 6 mm wurden ohne weitere Voruntersuchungen der LC zugeführt. Eine intraoperative Cholangiographie erfolgte nur bei anatomischen oder technischen Schwierigkeiten in etwa 30%. Dabei wurden in drei Fällen Choledochussteine vermutet und eine laparoskopische Choledochusrevision angeschlossen, welche lediglich einmal positiv war. In diesem Kollektiv mußten aber 6 iatrogene Gallenwegsverletzungen sowie drei Duodenalperforationen hingenommen werden, weiter intra- und postoperative Blutungen, Gallenlecks und Cysticusstumpfinsuffizienzen sowie eine Residualsteinquote von 0,5%. Ein Patient verstarb an einer galligen Peritonitis (Tabelle 2).

Somit ergibt sich für den präoperativen Ultraschall eine Sensitivität von 97% und eine Spezifität von 98%, bezogen auf eine Pathologie an den Gallenwegen. Für die Choledocholithiasis ist die Spezifität 95%, die Sensitivität 93%, wobei Choledochussteine definitiv in nur 25% der Fälle sonographisch dokumentiert werden konnten.

Tabelle 1. Ergebnisse und Therapie bei der präoperativen ERCP (n = 292)

	n	EPT	SEXT
Choledocholithiasis	101	91	101
Pankreatitis/Choledocholithiasis	89	89	89
Papillenstenose	27	12	–
Steinpassage	18	–	–
Duodenaldivertikel	17	–	–
Pankreas divisum	6	–	–
Mirizzi-Syndrom	4	–	–
Negative/*nicht mögliche ERCP*	24/6 (2%)		

Tabelle 2. Morbidität/Mortalität nach LC oder ERCP+LC

LC (n=1253) 4,1%/0,08%		LC+ERCP (n=286) 2,8%/0%	
Gallengangsverletzung	6	oedematöse Pankreatitis	1
Duodenalperforation	3	Amylasaemie	6
intraop. Blutung	4	Papillenblutung nach EPT	1
postop. Blutung	6	Residualstein	1
kleine Gallelecks	10		
Cystikusinsuffizienz	15		
Residualsteine	7		
Papillenstenose	1		
Mortalität	1		

Diskussion

Der Ultraschall – Stethoskop des Chirurgen vor allem im Bereich der Gallenwegserkrankungen – ist eine nicht invasive, billige und beliebig oft wiederholbare Untersuchung mit enorm hoher Aussagekraft. Dazu ist allerdings eine standardisierte Untersuchung durch einen motivierten Untersucher – am besten durch den Chirurgen selbst – nötig. Da eine klinisch relevante Choledocholithiasis in einem nicht dilatierten Gallengang eine Rarität darstellt [1, 2] und Pathologien an den tiefen Gallenwegen zu einer Obstruktion – somit zu einer Dilatation – führen, kann mittels Gallengangsweite die Indikation zur weiteren Abklärung mittels ERCP gestellt und eventuell gleich auch therapiert werden. Das therapeutische Splitting mit indizierter ERCP ist sicher [3] und ermöglicht die zusätzliche Diagnostik unvermuteter (auch maligner) Erkrankungen des Gallensystems und des Pankreas [3]. Die hohe Sensitivität und Spezifität des Ultraschalles verringert die negativen endoskopischen Eingriffe, wobei abzuwarten bleibt, in wie weit einmal das Cholangio-MRI bei Grenzfällen den Ultraschall ersetzen wird.

Die laparoskopische Choledochusrevision ist in der Hand einiger weniger Experten ein taugliches Mittel der Therapie, wenn auch der zweizeitigen Methode nicht überlegen [3]. Vor allem die laparoskopische Choledochotomie – ohnedies nur bei ausgeprägter Dilatation des Gallenganges angezeigt – ist wegen der notwendigen T-Rohr-Drainage und der noch nicht absehbaren Früh- und Spätstenosen noch sehr problematisch.

Eine Konversionsrate von 16% wegen Gallengangspathologien, T-Rohr-Drainagen und eine hohe Anzahl zurück belassener Steine zur Therapie mit einer postoperativen ERCP [4] ist durch den – wenn auch – zweizeitigen Eingriff vermeidbar. Auch das Argument der Kosten relativiert sich, wenn man sowohl die Kosten der routinemäßigen intraoperativen Cholangiographie – falsch positiv in bis zu 6,5% [5], der laparoskopischen Choledochusrevisionen, der verlängerten Hospitalität wegen Gallengangsdrainagen, T-Rohr-Cholangiographien vor Entfernung und die offenen Konversionen und postoperativen ERCP's mit einbezieht.

Somit glauben wir, daß bei lokal vorhandener und erfahrener Endoskopie sowie guter Ultraschalldiagnostik das zweizeitige Therapieverfahren nach wie vor ein sicheres, effizientes und minimal invasives Behandlungskonzept des komplizierten Gallensteinleidens darstellt.

Literatur

1. Salky B, Bauer J (1984) Intravenous cholangiography, ERCP, and selective operative cholangiography in the performance of laparoscopic cholecystectomy. Surg Endosc 8: 289–91
2. Sungler P, Waclawiczek HW, Boeckl O (1988) The role of ultrasonography in preoperative evaluation of the common bile duct system. Surg Endosc 2: 118
3. Berci G, Cuschieri A (1997) Conclusions in Bile ducts and bile duct stones. Saunders WB Company, 166
4. Cuschieri A et al (1996) EAES ductal stone study. European Association of Endoscopic Surgeons (EAES) Ductal Stone Co – operative Group. Surg Endosc 10: 1130–35
5. Chant ADB, Dewbury KG, Guyer PB, Goh H (1982) Operative Cholangiography reassessed. Clin Radiol 33: 289

Chirurgische Endoskopie

Transorale videoendoskopische Oesophago-Diverticulotomie des Zenker'schen Divertikels mit dem Endo-GIA-Gerät

H. van Tits[1], F. Hasse[1], G. Bertram[2] und D. Löhlein[1]

[1] Chirurgische Klinik, Städtische Kliniken Dortmund, (*jetzige Anschrift:* Chirurgische Klinik, BG-Kliniken „Bergmannsheil", Bürkle-de-Camp-Platz 1, D-44789 Bochum)
[2] HNO-Klinik, Städtische Kliniken Dortmund, Beurhausstraße 40, D-44137 Dortmund

Transoral Endoscopic Staple-assisted Esophagodiverticulotomy of Zenker's Diverticulum

Summary. The transoral endoscopic staple-assisted esophagodiverticulotomy is a new technique for the treatment of Zenker's diverticulum. In the period of July and August 1997, four older high-risk patients underwent this new technique with good results. To assess the value of this technique long-term follow-up studies as well as comparative trials will be needed.

Zusammenfassung. Die transorale videoendoskopische Ösophago-Diverticulotomie des Zenker'schen Divertikels mit dem Endo-GIA-Gerät ist eine alternative OP-Methode zur offenen Diverticulotomie. In dem Zeitraum vom 01. 07. 97 bis 01. 09. 97 behandelten wir 4 ältere Patienten mit deutlich erhöhtem Narkoserisiko mittels dieser endoskopischen Technik. Aufgrund unserer günstigen Erfahrungen favorisieren wir bei Risikopatienten die transorale videoendoskopische Ösophago-Diverticulotomie des Zenker'schen Divertikels mit dem Endo-GIA-Gerät. Da insgesamt noch umfangreichere Langzeitergebnisse ausstehen, kann noch nicht entschieden werden, ob sich diese Methode bei allen Patienten durchsetzt. Bis dahin sollte man zumindest bei jüngeren Patienten das bisher bewährte konventionelle Verfahren anwenden.

Einleitung

Das Zenker-Divertikel bzw. pharyngo-oesophageale Divertikel ist eine Ausstülpung von Mucosa und Submucosa an der Pharynxrückwand oberhalb der Pars transversa des Musculus cricopharyngeus. Als Ursache wird eine Kombination von Drucksteigerung im Hypopharynx mit anatomisch präformierter schwacher Wandstelle angesehen.

Bei entsprechender Symptomatik wie Schluckbeschwerden, Regurgitation von unverdauten Speisen und broncho-pulmonalen Komplikationen, ist die Operationsindikation gegeben. Das konventionelle Verfahren beinhaltet die Abtragung des Divertikels über einen linkszervikalen Zugang am Vorderrand des Musculus sternocleidomastoideus, sowie die extramucöse Myotomie des Musculus cricopharyngeus und des oberen Oesophagussegmentes über eine Länge von 3 bis 4 cm.

Die wichtigste Komplikation bei diesem konventionellen Verfahren ist das Auftreten einer Rekurrensparese, welche mit einer Häufigkeit bis zu 2% beschrieben wird. Weitere Komplikationen sind Ausbildung einer Speichelfistel, Wundheilungsstörungen, postop. Oesophagusstenosierungen, Restdivertikel und Ductus thoracicus-Verletzung. Die Operationsmortalität ist gering und liegt unter 0,5%.

Die transorale endoskopische Behandlung des Zenker'schen Divertikels wurde in 1917 zuerst von Mosher [1] beschrieben und durchgeführt. Später wurde dieses Verfahren durch Seiffert [2] und Dohlman [3] weiter entwickelt und praktiziert. Diese sogenannte Schwellendurchtrennung wird mittels Schere, Diathermie und heutzutage auch mit dem Laser durchgeführt. Nachteile dieses Verfahrens ist die Gefahr von Nachblutungen größerer Gefäße (A. subclavia dextra, A. thyreoidea inferior) sowie das Auftreten einer Mediastinitis durch die Manipulation.

Technik

Die technische Entwicklung der minimal invasiven Chirurgie in den letzten Jahren hat dazu geführt, daß heute auch diese Schwellendurchtrennung mit dem Endo-GIA-Gerät unter Sicht erfolgen kann [4].

Die transorale videoendoskopische Oesophago-Deverticulotomie erfolgt unter nicht sterilen Bedingungen in Intubationsnarkose (nasal oder oral). Die Operation wird in Rückenlage durchgeführt, wobei der Kopf des Patienten in reklinierter Position gelagert wird. Präoperativ wird eine Single-Shot Antibiotika-Prophylaxe durchgeführt. Es wird zuerst ein starres Spreizdiverticuloskop (Firma Storz) montiert und zur endoskopischen Darstellung wird eine Videokamera mit einem Durchmesser von 7 mm benutzt. Eine Winkeloptik ist auch möglich. Dann erfolgt die optische Einstellung des Divertikels, des Septums und des Oesophaguslumens und wird die Durchtrennung des Septums zwischen Divertikelvorderwand und Oesophagushinterwand mit dem Endo-GIA-Gerät durchgeführt. Hierbei kann mit einem Magazin maximal eine Strecke von 3 cm durchtrennt werden. Bei größeren Divertikeln muß daher meist ein zweites Magazin benutzt werden. Das Endo-GIA-Gerät wird so gedreht, daß die längere Branche im Oesophaguslumen zu liegen kommt, damit beim Schneiden möglichst wenig Strecke verloren wird.

Vorteile der transoralen videoendoskopischen Oesophago-Diverticulotomie mit dem Endo-GIA-Gerät sind ein geringeres Blutungsrisiko, die geringe Gefahr einer Mediastinitis, eine kurze Operations- und Narkosedauer und ein kürzerer stat. Aufenthalt. Da auch bei optimaler Durchtrennung der Schwelle ein kleines Restseptum verbleiben kann, können evtl. leichte Restbeschwerden persistieren. Dies kann verbessert werden durch Anbringen einer kleinen Modifikation am Endo-GIA-Gerät, wobei die Spitze abgeschliffen wird [5].

Resultate

Unsere Ergebnisse bei 4 Patienten mit einem Durchschnittsalter von 83 Jahren zeigen, daß 3 Patienten postoperativ völlig beschwerdenfrei wurden.

Bei einem Patienten blieben postoperativ weiterhin Schluckbeschwerden bestehen, was allerdings auch neurogen bedingt sein kann, da ein Zustand nach 3xigem Apoplex vorlag. Zumindest war die Rö-Kontrolle der Oesophaguspassage einwandfrei. Anderweitige Komplikationen traten nicht auf, die durchschnittliche OP-Dauer betrug 16 Minuten.

Fazit

Aufgrund unserer günstigen Erfahrungen favorisieren wir bei Risikopatienten die transorale videoendoskopische Oesophago-Diverticulotomie des Zenker'schen Divertikels mittels Endo-GIA-Gerät.

Da insgesamt noch umfangreichere Langzeitergebnisse ausstehen, kann noch nicht entschieden werden, ob sich diese Methode bei allen Patienten durchsetzt. Bis dahin sollte man zumindest bei jüngeren Patienten das bisher bewährte konventionelle Verfahren anwenden.

Literatur

1. Mosher HP (1917) Webs and pouches of the esophagus: their diagnosis and treatment. Surg Gynecol Obstet 25: 175–187
2. Dohlman G, Mattsson O (1960) The endoscopic operation for hypopharyngeal diverticula. Arch Otolaryngol 71: 744–752
3. Seiffert A (1953) Ösophagoskopie und endoskopische Ösophagusbehandlung. Arch Ohr- Nas- und Kehlk-Heilk 163: 140
4. Collard JM, Otte JB, Kestens PJ (1993) Endoscopic stapling technique of eosophagodiverticulostomy for Zenker's diverticulum. Ann Thorac Surg 56: 573–576
5. Clerici Th, Nägeli J, Lange J (1997) Die transorale videoendoskopische Ösophagodivertikulostomie – eine neue Behandlungsmethode für das Zenkersche Divertikel. Therapeutische Umschau 54, 9: 515–520

Differentialtherapie der Achalasie

J. H. Schneider, K. Manncke, K. E. Grund und H. D. Becker

Chirurgische Klinik und Poliklinik, Universität Tübingen, Hoppe-Seyler-Straße 3, D-72076 Tübingen

Differential Therapy of Achalasia

Summary. The early relief of esophageal outflow obstruction in patient with achalasia diminishes complaints and avoids deterioration as a result of this disease. The pneumatic myotomy of the lower esophageal sphincter is the initial therapeutic concept. After two unsuccesful dilations, the laparoscopic myotomy with semifundoplication shows the best long-term results in the treatment of achalasia with fewer complications.

Einleitung

Die Achalasie ist eine angeborene oder erworbene neuromuskuläre Erkrankung des Ösophagus mit einer partiellen oder totalen Öffnungslähmung des hypertonen unteren Ösophagussphinkters (UOS) und Aperistaltik des glattmuskulären tubulären Ösophagus unklarer Ätiologie. Die Achalasie ist eine seltene primäre Motilitätsstörung des oberen Gastrointestinaltraktes mit einer Prävalenz von 4 Erkrankten pro 100 000 Einwohnern im Jahr. Neuropathologisch konnte eine Minderung postganglionärer Neurone des Plexus myentericus nachgewiesen werden, die im UOS zu einer Inhibition nichtadrenerger, nichtcholinerger Nerven führen soll, womit die Erhöhung des Dauertonus des UOS erklärt wird. Von diesem Mechanismus unbeeinträchtigt sind die cholinerg exitatorischen vagalen Nervenfasern. Mit dem Nachweis des histokompatiblen DOW_1 Antigens, das bei der Achalasie ebenso wie bei der Parkinsonschen Erkrankung gefunden wurde, wird die These einer erworbenen Störung dieser Erkrankung untermauert. Als Therapieziel wird die Aufhebung der terminalen Ösophagusobstruktion, die rasche und vollständige Ösophagusclearance sowie der Schutz anatomischer Strukturen zur Vermeidung eines posttherapeutischen Refluxes angestrebt. Jede Achalasie, die diagnostiziert wurde, ist therapiepflichtig, Spontanheilungen sind nicht beschrieben. Das Wiederauftreten ösophagealer Peristaltik nach Beseitigung der terminalen Ösophagusobstruktion ist aber mehrfach belegt [1], die verzögerte Diagnosefindung ist daher ein Risikofaktor für die Achalasie [2]. Die Prävalenz, nach zwanzigjähriger Erkrankung ein Ösophaguskarzinom zu entwickeln, ist um den Faktor zehn gegenüber der Normalbevölkerung erhöht, somit ist die unbehandelte Achalasie als Präkanzerose einzustufen.

Medikamentöse Therapie

Auch wenn Calziumantagonisten den Basaldruck des UOS medikamentös zu senken in der Lage sind, beschränkt sich diese Therapie nur auf frühe Stadien der Erkrankung. Nitroglyzerinpräparate sind bei Odynophgie hilfreich. Eine neue medikamentöse Option bietet die intrasphinktäre Botulinus Toxin Injektion. Erstmalig von Pasricha 1991 bei Achalasie Patienten eingesetzt, besetzt das Toxin schnell und stabil präsynaptische cholinerge Rezeptoren und inhibiert so die Freisetzung von Acetylcholin lokal aus der neuromuskulären Endplatte [3]. Unsere vorläufigen Ergebnisse von 4 mit BoTx im Zeitraum 1987–97 behandelten Achalasiepatienten decken sich mit den publizierten Literaturdaten. Das Medikament wird in einer Dosis von 80–100 IU problemlos vertragen, ein geschlechtsspezifischer Unterschied wurde nicht nachgewiesen, wohl aber ein altersspezifischer: ältere Menschen zeigen eine höhere Ansprechrate als jüngere. Die Länge der Erkrankung hat keinen Einfluß auf die Effektivität der Wirksamkeit. Es ist auch unabhängig von der Art und Anzahl der vorangegangenen Behandlung, sei die Myotomie pneumatisch oder chirurgisch durchgeführt. Die besten Erfolge zeigt die BoTx Injektion bei der Vigorousachalasie. Im Kostenvergleich ist die Dilatation vs. BoTx günstiger. Noch ist nicht zweifelsfrei geklärt, wie lange der Effekt von BoTx anhält. Ein Überwachungszeitraum von zwölf Monaten ist zum Erreichen besserer Ergebnisse günstiger als 6 Monate. Da BoTx die Freisetzung von Azetylcholin verhindert, die gestörte Inhibition des UOS aber durch nonadrenerge-noncholinerge Nerven getriggert wird, liegt der BoTx Therapie nach dem heutigen Stand der Wissenschaft kein kausaler Therapieansatz zu Grunde. Es bedarf weiterer Untersuchungen, um die Pathogenese der Achalasie weiter aufzudecken und den Wirkungsmechanismus dieser vielversprechenden Substanz BoTx zu erklären.

Pneumatische Dilatation

Die endoluminale Ballondilatation stellt den „Gold Standard" in der Initialtherapie der Achalasie dar. Unter endoskopischer Sichtkontrolle wird der UOS soweit gedehnt, daß die Obstruktion des terminalen Ösophagus in der postinterventionell manometrischen Kontrolle basale Normdrucke erreicht oder mindestens auf die Hälfte des Ausgangswertes gesenkt wird. Es wird eine nur mäßige Sedierung mit 5–10 mg Dormucum® während der Dilatation angestrebt, das mit 0,5 mg Atropin als Bolus i.v. appliziert wird. Das Endoskop visualisiert den zentralen Sitz des pneumatischen Dilatators nach Witzel an der engsten Stelle des gastroösophagealen Überganges und ermöglicht früh auf Einrisse in der Ösophagusmukosa zu reagieren. Da eine abrupte Dilatation nur geringe Therapieeffizienz aufweist, wird der Dilatationsballon unter kontinuierlichem Flow 100–200–300 mm Hg für zwei Minuten aufgebläht und in 50er Schritten desuffliert [4]. Dieses Vorgehen wird 2–4 mal pro Sitzung wiederholt, die in Wochenabständen solange wiederholt werden sollte, bis die angestrebten 50% des Ausgangswertes erreicht sind. Von 67 Achalasiepatienten wiesen im ersten Jahr 27 (40%) nach einer oder zwei Dilatationen im Dysphagiescore nach Castell ein sehr gutes Ergebnis (Score <1) auf. 17/67 (17%) erzielten mit einem Dysphagiescore von <2 ein gutes Ergebnis. 28/67 (41%) hatten ein ungenügendes Langzeitergebnis nach zwei Dilatationen und wurden einer chirurgischen Therapie zugeführt. In unserer Serie wurden zwei Patienten (1,4%) mit Schleimhauteinrissen gesehen, die nach kurzem stationären Aufenthalt ohne operative Eingriffe entlassen werden konnten. In kleineren Serien ist eine Perforationsrate von 2–4%, in größeren Serien bis zu 9,4% beschrieben. Als typische Spätkomplikation ist die Refluxösophagitis zu nennen, die nach Dilatation jedoch seltener auftritt als nach chirurgischer Myotomie. Patienten mit langer Krankendauer profitieren in der Regel eher von der Dilatation, Patienten unter 30 Jahren sollten nicht mehr als zwei erfolglose Dilatationsbehandlungen erhalten (Tabelle 1, Abb. 1).

Laparoskopische Myotomie

Konzeptionell strebt die chirurgische Myotomie 1. die Senkung des basalen Sphinkterdruckes des UOS an; 2. die Negativierung des Druckgradienten zwischen dem Magen und der Speiseröhre; 3. ist eine Rückkehr der Peristaltik beabsichtigt; 4. wird eine Minderung des Durch-

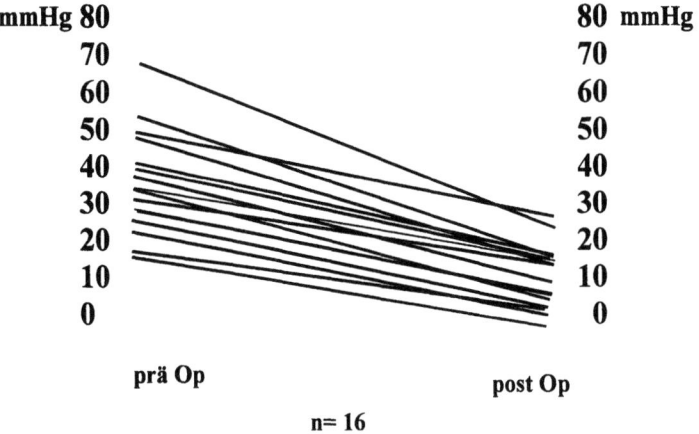

Abb. 1. Das manometrisch kontrollierte signifikante Absenken des UOS Basaldruckes (p<0,03) nach Heller'scher Myotomie mit Semifundoplikatio bei n=16 Patienten

Tabelle 1. Algorithmus zur Differentialtherapie der Achalasie. Unter 30jährige profitieren eher von der Myotomie als ältere Patienten. Die pneumatische Dilatation ist der „gold standard" in der Initialtherapie. Patienten mit vigorous Achalasie zeigen eine hohe Ansprechrate auf Botulinum Toxin

Therapie	Pat. <30 J.	Pat. >50 J.	Kurze Krankendauer	Lange Krankendauer	Reflux	Perforation	Ösophagusdilatation	Malignomrisiko
Med. Therapie	0	+	?	?	0	0	?	?
Pneum. Dilatation	++	+++	++	+++	+	+	++	+
Myotomy	+++	++	+++	++	++	+	+	+

messers des tubulären Ösophagus und damit eine bessere Ösophagusclearance erwartet. Mit der Einführung der laparoskopisch durchgeführten Myotomie haben sich diese Prinzipien nicht geändert, weswegen die technische Durchführung auf fünf Wichtigkeiten basiert. 1. Die Schnittlänge der Myotomie sollte insgesamt 5–7 cm nicht überschreiten. 2. Die Ausdehnung des Schnittes auf die Magenvorderwand sollte 1–3 cm nicht überschreiten. 3. Sollte der perihiatale Aufhängeapparat geschützt werden, woraus sich eine kritische Überprüfung des transabdominalen zugunsten eines transthorakalen Zuganges ergibt. 4. Ist die Wahl zwischen einer 360° oder 180° sowie dorsalen oder ventralen Hemifundoplikatio zu treffen [5]. 28/67 (41%) Patienten wurden in unserer Klinik chirurgisch myotomiert, davon nach Einführung der Minimal Invasiven Chirurgie 18% laparoskopisch. Der Myotomiedefekt wird prinzipiell bei uns mit einer Toupet Antirefluxplastik gedeckt. Die basalen Sphinkterdrucke des UOS, die mit Hilfe eines kommerziellen Auswerteprogrammes (Metronic, G 95-9872) semiautomatisch gemessen wurden, konnten von 16/67 (23%) Myotomierten im Median von 39 mm Hg präoperativ auf 19 mm Hg postoperativ gesenkt werden. Die Hospitalisierungszeit betrug im Median 5,4 Tage. Die Wiederkehr der Peristaltik wurde in 3,5% beobachtet. In unserer Serie wurden 4/28 (14%) remyotomiert. Eine klinisch manifeste Refluxerkrankung wurde bei dieser Operationsstrategie nicht diagnostiziert. Mit der Minimal Invasiven Chirurgie steht ein operativ optimiertes Behandlungskonzept zur Verfügung, das die visuellen Vorteile der Chirurgie mit der geringen Traumatisierung der endoluminalen Dilatation kombiniert.

Literatur

1. Vantrappen G, Janssens J, Hellemans J et al. (1979) Achalasia, diffuse eosophageal Spasm, and related motility disorders. Gastroenterology 76: 450–457
2. Eckardt VF, Köhne U, Junginger T et al. (1997) Risk factor for diagnostic delay in achalasia. Dig Dis and Sci 42: 580–585
3. Pasricha PJ, Rai R, Ravich WJ et al. (1996) Botulinum Toxin for achalasia: long term outcome and predictors of response. Gastroenterology 110: 1410–1415
4. Grund KE (1997) Treatment of stenosis of the gastrointestinal tract. Schweiz Rundsch Med Prax 86: 1154–1159
5. Manncke K, Buess G, Roviaro G (1995) Endoskopische Eingriffe im Mediastinum. In: Buess G, Cushieri A, Perissat J (Hrsg.) Operationslehre der Endoskopischen Chirurgie II, Springer Verlag, 143–151

Kombinierte pH-Metrie und Multiple Impedanzvariometrie – Validierung eines neuen Verfahrens zur Erkennung von nichtsaurem Reflux in der Speiseröhre

B. Dreuw[1], J. Faß[1], P. Büchin[1], J. Silny[2], G. Rau[2] und V. Schumpelick[1]

[1] Chirurgische Klinik, [2] Helmholtz Institut, Universitätsklinikum, RWTH-Aachen, Pauwelsstraße 30, D-52074 Aachen

Combined pH Monitoring and the Multiple Impedance Technique – Validation of a New Procedure for Detection of Non-acid Reflux into the Esophagus

Summary. In 10 patients with gastroesophageal reflux disease, defective lower esophageal sphincter and normal motility pH and impedance were measured parallel over 24 hours. All patients had a reflux score >40 with a total of 736 reflux episodes registered by the pH metry of which 724 (sensitivity: 98.9%) were recognized by impedancemetry and with additional 292 reflux phases registered at a stomach pH>4 by the impedancemetry of which none was recognized by the pH metry as a reflux of pH>7. With the multiple impedancemetry a reliable recognition of gastroesophageal reflux is possible, independently of the pH and this makes it possible to recognize gastroesophageal reflux also at a non acid milieu of the stomach, e.g. under acid suppression medication or after stomach resection.

Einleitung

Die 24 Std.-pH Metrie gilt als Goldstandard zum Nachweis eines pathologischen gastroösophagealen Refluxes (GÖR). Methodisch bedingt ist ein Refluxnachweis allerdings auf ein azides Magenmilieu angewiesen. Umstritten ist die Aussagefähigkeit der pH Metrie bei alkalischem Reflux. Hierbei ist die mikrophotometrische Methode des Bilitec® geeigneter. Sie ist zum Refluxnachweis allerdings auf Bilirubin im Refluat angewiesen. Ziel unserer Untersuchung war es, eine Methode zum Nachweis von gastroösophagealem Reflux unabhängig von der Qualität des Refluates zu etablieren. Die Wertigkeit der Impedanzvariometrie zur Motilitätsdiagnostik (Fass 1989, 1994) und beim Reflux im Kindesalter (Scopnik 1996) wurde bereits überprüft.

Methode

Das Prinzip der Impedanzvariometrie beruht auf dem Effekt, daß die elektrische Impedanz zwischen 2 Elektroden in einer Röhre sowohl vom Querschnitt als auch vom Widerstand der

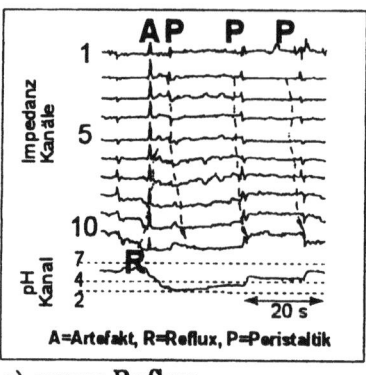 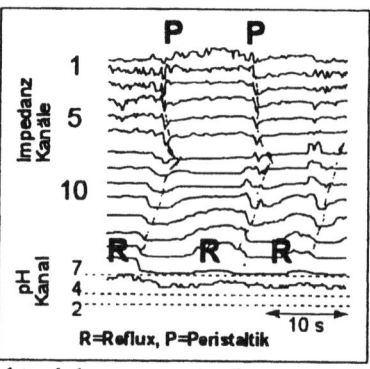

a) saurer Reflux   b) nicht saurer Reflux

Abb. 1. Der pH Kanal bei (**a**) zeigt einen Reflux als pH Abfall <4 (R). Die Impedanzkanäle 5–10 zeigen gleichzeitig einen Impedanzabfall mit retrogradem Flußmuster. Dieser Reflux ist durch ein Artefakt (A) überlagert, jedoch eindeutig erkennbar (Pfeil). Der Reflux wird durch 3 peristaltische Kontraktionen (P) geklärt mit stufenweisem Anstieg des pH bzw. der Impedanz. Gleichartige Refluxe bei (**b**) zeigen keine signifikante Bewegung der pH Kurve. Unmittelbar auf den Reflux (R) folgende Kontraktionen (P) sorgen für einen Anstieg der Impedanz auf den Ausgangswert, an den sich ein neuer Reflux (R) anschließt

Wand und des Inhaltes abhängig ist (Silny 1991). Reflux führt über eine Änderung des Inhaltes, Peristaltik durch Querschnittsvariation zur Impedanzänderung. Der Wandwiderstand ist konstant. Durch multiple Anordnung von Elektroden kann Motilität und Reflux erfaßt und differenziert werden. Auf einer 2 mm dünnen Sonde wurden 20 Elektroden im Abstand von 2 cm plaziert. Diese Sonde wurde nach Standardmanometrie transnasal eingeführt und 5 cm in den Magen vorgeschoben. Die Signalverarbeitung erfolgte nach Verbindung der Sonde mit einem Verstärker über einen Personal Computer. Parallel dazu wurde je eine pH Glaselektrode 5 cm oberhalb und unterhalb des unteren Ösophagussphinkters (UÖS) plaziert. Bei 10 Patienten mit Refluxösophagitis, insuffizientem UÖS und normaler Motilität wurde eine 24-Std pH- und Impedanzmessung durchgeführt. Die Sensitivität der Impedanzvariometrie wurde errechnet. Die Daten der pH Messung wurden computerunterstützt durch kommerzielle Software (Esophogram Vers. 5.44) analysiert. Anschließend wurden die Impedanzdaten manuell ausgewertet und mit der pH Metrie verglichen.

Ergebnisse

Bei einer durchschnittlichen Untersuchungszeit von 22,3 Stunden und 115 Megabyte Impedanzdaten sowie 57000 Kilobyte pH Daten pro Patient wurden insgesamt 223,5 Stunden Meßzeit und 1,2 Gigabyte Daten ausgewertet. Alle Patienten hatten einen pathologischen gastroösophagealen Reflux mit einem Refluxscore >40. Insgesamt 736 saure Refluxe wurden mit der pH Metrie registriert. 724 dieser Refluxe konnten mit der Impedanzmessung erkannt werden. Daraus errechnet sich eine Sensitivität von 98,9%. Die übrigen 12 Refluxe waren artefaktüberlagert. Als charakteristisch für einen Reflux in der Impedanzmessung zeigte sich ein Abfall der Impedanz mit retrogradem Flußmuster (Abb. 1). Alle Refluxe wurden durch 1 bis 5 Schlucke (Mittelwert 3,2) geklärt. Die Impedanzmessung ergab keinen Reflux über 5 min Dauer, während die pH Metrie insgesamt 65 derartige lange Refluxphasen aufzeichnete. Während dieser langen Refluxphasen zeigte die Impedanzmessung 123 weitere Refluxepisoden. Die Refluxe ließen sich in der Impedanzmessung 8 bis 20 cm nach oral nachweisen (Mittelwert 12,1 cm). Zusätzlich wurden bei einem Magen-pH>pH 4 insgesamt 292 weitere Refluxphasen durch die Impedanzmessung registriert. Keiner dieser Refluxe wurde von der pH Metrie als Reflux >pH 7 erkannt.

Diskussion

Die Impedanzmessung hat sich als zuverlässige Methode zur Beurteilung ösophagealer Motilität erwiesen (Faß 1989, 1994, Silny 1991). Zusätzlich läßt sich mit diesem Verfahren gastroösophagealer Reflux erfassen, wie erste Ergebnisse bei Kindern gezeigt haben (Skopnik 1996). Unsere Untersuchung mit kombinierter pH und Impedanzmesung bestätigt eine zuverlässige Erkennung eines sauren Refluxes durch die Impedanzmessung. Im Gegensatz zur pH Messung, bei der ein pH Abfall unter pH 4 über mehrere Stunden nachweisbar sein kann, finden sich mit der Impedanzmessung keine längerdauernden Refluxphasen. Die pH Metrie erfaßt demnach mehr die Benetzung der Mukosa mit dem Refluat, die Impedanzmessung die Volumenbewegung des Refluxbolus, welcher nach kurzer Zeit durch Ösophagusperistaltik zurück in den Magen geklärt wird. Untere Untersuchung hat gezeigt, daß während langer saurer Refluxepisoden weitere Refluxe stattfinden, die durch die pH Metrie nicht erfasst werden. Der pH Abfall bei langen Refluxepisoden wird demnach durch intermittierende kurze Refluxe unterhalten. Zusätzlich zu derartigen sauren Refluxen ließen sich mit der Impedanzvariometrie 292 gleichartige Refluxmuster nachweisen, ohne daß die pH Metrie einen pH Abfall <pH 4 oder einen pH Anstieg auf pH >7 registrierte. Darin liegt unseres Erachtens der entscheidende Vorteil der Impedanzvariometrie zur Refluxmessung. Die Erfassung des gastroösophagealen Refluxes ist unabhängig von der Zusammensetzung des Magensekrets. Damit ist es auch möglich, während medikamentöser Refluxtherapie vorhandenen Reflux nachzuweisen. Eigene Untersuchungen konnten zeigen, daß Reflux auch unter hohen Dosen an Protonenpumpeninhibitoren persistiert (Dreuw 1997). Eine individuelle Optimierung der Dosierung des jeweiligen medikamentösen Regimes bis zur Refluxfreiheit scheint denkbar. In Anbetracht der anhaltenden Diskussion um den karzinogenen Effekt des alkalischen Refluxes wird aber vor allem eine Patientenselektion zur Antirefluxoperation objektivierbar. Patienten mit defektem unterm Ösophagussphinkter und persistierendem Reflux unter optimierter konservativer Therapie sollten einer (laparoskopischen) Antirefluxoperation zugeführt werden.

Literatur

1. Dreuw B, Faß J, Tittel A, Schumpelick V (1997) Persistierender gastroösophagealer Reflux unter Therapie mit Protonenpumpeninhibitoren. Langenbecks Arch Chir (Suppl), 61
2. Faß J, Silny J, Braun J, Heindrichs U, Dreuw B, Schumpelick V, Rau G (1989) Ein neues Verfahren zur quantitativen Bestimmung oesophagealer Motilitätsmuster mittels einer vielfachen Impedanzmessung. Langenbecks Arch Chir (Suppl Forum), 140–144
3. Faß J, Silny J, Braun J, Heindrichs U, Dreuw B, Schumpelick V, Rau G (1994) Measuring esophageal motility with a new intraluminal impedance device. First clinical results in reflux patients. Scand J Gastroenterol 29: 693–702
4. Silny J (1991) Intraluminal multiple electric impedance procedure for measurements of gastrointestinal motility. J Gastrointest Motil 3: 151–162
5. Skopnik H, Silny J, Heiber O, Schulz J, Rau G, Heimann G (1996) Gastroesophageal reflux in infants: evaluation of a new intraluminal impedance technique. J Pediatr Gastroenterol Nutr 23: 591–598

Diagnostik der Nahtinsuffizienz im Gastrointestinaltrakt „Suffizienz" von Radiologie und Endoskopie

K. E. Grund und D. Stüker

Chirurgische Endoskopie, Allgemeinchirurgie, Universitätskliniken, D-72076 Tübingen

Diagnosis of Anastomotic Insufficiencies in the Gastrointestinal Tract: Adequacy of Radiology and Endoscopy

Summary. Since radiological methods are standard for the diagnosis of anastomotic insufficiencies in the gastrointestinal tract, endoscopy, with direct access to the crucial site for visual verification and direct application of contrast media, offers remarkable advantages in diagnostic efficiency. Additional, immediate therapeutic management of these threatening conditions, especially in critical and problematic cases, is possible by interventional endoscopy.

Zusammenfassung. Die radiologischen Standardverfahren zum Nachweis einer Insuffizienz im Gastrointestinaltrakt bieten vor allem in schwierigen Fällen erhebliche Probleme. Als Alternative treten endoskopische Methoden, die direkte Inspektion, transintrumentelle Farbstoff- und Kontrastmittelinstillation sowie die Kombination vielfältiger therapeutischer Möglichkeiten, in den Vordergrund.

In einer prospektiven Studie bei 48 Problempatienten brachten radiologische Methoden bei 21% falsch negative und bei 6% falsch positive Ergebnisse. Demgegenüber lag die Fehlerrate der endoskopischen Methoden lediglich bei jeweils 2%; außerdem war bei der Mehrzahl der Patienten in gleicher Sitzung eine endoskopisch-therapeutische sinnvolle Intervention möglich.

Die Möglichkeiten der modernen Endoskopie erfordern ein Umdenken für Diagnostik und Therapie von Nahtinsuffizienzen im Gastrointestinaltrakt. Vor allem bei kritischen und unklaren Fällen ist das Endoskop ein entscheidendes Hilfsmittel, das klare diagnostische Aussagen erlaubt und sofort ausführbare therapeutische Optionen wie Spülung, Drainage, Insuffizienzdeckung und Stenoseprophylaxe bietet.

1. Einleitung

Die Diagnostik einer Nahtinsuffizienz im Gastrointestinaltrakt hat höchste Relevanz, da nur durch eine frühe Erkennung dieser gefährlichen Komplikation eine frühzeitige und zielgerichtete Therapie möglich ist.

Standard zur Erkennung einer Nahtinsuffizienz sind radiologische Methoden mit Kontrastmittelinstillation. Die Indikation für diese Untersuchungen ergibt sich aus der subtilen klinischen Untersuchung und dem instrumentellen bzw. laborchemischen Monitoring.

2. Probleme der herkömmlichen Diagnostik

Besondere Schwierigkeiten bereitet die Diagnostik von Insuffizienzen im früh-postoperativen Verlauf bei Patienten auf der Intensivstation. Hier sind Logistik, Transport, Lagerung und Umlagerung sowie eine zeit- und ortsgerechte Kontrastmittelapplikation mit erheblichen Schwierigkeiten verbunden.

Ein prinzipielles Problem ist auch der Verlauf und der zeitliche Aspekt der Entwicklung einer Insuffizienz. Am Anfang steht meist eine Ischämie in der Anastomosenregion, die sich zur Nekrose weiterentwickelt; erst die Wanddehiszenz ermöglicht dann den radiologischen Nachweis einer manifesten Insuffizienz. Zu diesem Zeitpunkt besteht aber u. U. schon eine floride Sepsis; die Diagnostik kommt also spät, eventuell zu spät.

Außerdem kann ein Kollaps des Intestinallumens, ein Ventilmechanismus oder die Tatsache, daß das Kontrastmittel die Insuffizienzstelle nicht oder in nicht ausreichender Menge passiert, den Nachweis verzögern oder unmöglich machen.

Das Kontrastmittel muß per Schluck, per Sonde oder Darmrohr oder über die Intestinalpassage in den Bereich der Wanddeshiszenz gelangen, wobei schon die postoperative physiologische Atonie den Transport erheblich erschweren kann. Die Flußrichtung des Kontrastmittels sowie Schwerkrafteffekte oder speläologische Effekte beeinflussen entscheidend die Treffsicherheit der Insuffizienzdiagnose.

Liegt der Defekt ventral, wird das Kontrastmittel in Rückenlage des Patienten erst bei kompletter Füllung des Darmabschnittes unter Überdruck austreten. Hat sich außerhalb des Defektes eine geschlossene Höhle gebildet, wird das Kontrastmittel ohne Luftausgleich nicht in diese Höhle austreten. So zeigt sich gerade bei kritischen Patienten oder in schwierigen anatomischen Situationen nicht selten eine „Insuffizienz" der radiologischen Nachweistechnik, die zu fatalen Verzögerungen der notwendigen Therapie führen kann.

3. Endoskopische Verfahren zur Diagnostik und Therapie

Demgegenüber bieten endoskopische Methoden einen direkten Zugang zum Anastomosenbereich mit Inspektion der Anastomosenzirkumferenz und erlauben eventuell sogar eine Fistuloskopie beim Vorliegen eines Nahtdefektes. Die Kontrastmittelinstillation ist nicht nur indirekt wie mit den radiologischen Methoden, sondern auch direkt durch transendoskopische Instillation oder Verwendung eines Darstellungskatheters möglich, der auch extraintestinale Anteile der Insuffizienzhöhle erkennen läßt.

Neben der direkten Kontrastmittelinstillation ist auch die Instillation von Farbstoff auf die Anastomose möglich, was als Bedside-Test sofort eine Insuffizienz nachweist, sofern eine Zieldrainage liegt. Die oben beschriebenen Kollaps- und Ventileffekte sind mit der endoskopischen Technik bei vorsichtiger Insufflation vermeidbar.

Verständlicherweise weckt eine frühpostoperative Endoskopie erhebliche subjektive Bedenken des Operateurs, der um seine Anastomose fürchtet. Bislang weisen aber alle Untersuchungen experimenteller und klinischer Art darauf hin, daß eine vorsichtig durchgeführte Endoskopie die Anastomose *nicht* belastet und *keine* Insuffizienz provoziert. Der wahrscheinliche diagnostische Gewinn überwiegt bei weitem die unwahrscheinlichen Risiken der frühpostoperativen Endoskopie.

Neben der zielsicheren Diagnosemöglichkeit (schon Vorstadien einer Insuffizienz im Stadium von Ischämie und Nekrose können erkannt und entsprechende Konsequenzen gezogen werden) liegt der Hauptvorteil der Endoskopie in der Möglichkeit der sofortigen Therapie (Tabelle 1). Mit dem Endoskop können die klassischen Prinzipien der septischen Chirurgie weitgehend erfüllt werden. Der Verschluß der Infektquelle kann mittels Fistelklebung durch Injektion von Fibrinkleber erfolgen; dies ist vor allem bei kleineren Defekten mit hoher Effizienz möglich.

Darüber hinaus ist durch die neuen selbstexpandierenden Metallprothesen (SEMS) eine sehr wirksame Defektdeckung mit Verschluß der Infektquelle realisierbar. Eine Spülbehandlung zur Beseitigung von Detritus und Nekrosen ist durch das Endoskop in optimaler Weise unter direkter Sicht möglich, auch wiederholt im Verlauf.

Tabelle 1. Möglichkeiten der endoskopischen Soforttherapie bei Nahtinsuffizienzen

Endoskopie

• Sofortige Therapiemöglichkeit
  – Fistelklebung
  – Drainage (endosk./ass.)
  – Spülung, Fibrinkleber-Applikation
  – Defektdeckung (SEMS)
  – Stenoseprophylaxe (SEMS)

Tabelle 2. Insuffizienz-Diagnostik bei 48 Problempatienten. Vergleich Radiologie/Endoskopie

n=48	Diagnostische Relevanz	
	Radiologie KM±CT	Endoskopie ±transend. KM
korrekt	35~73%	46~96%
falschneg. =übersehen	10~21%	1~2%
falsch pos. =angedichtet	3~6%	1~2%

Chir. Endoskopie Tübingen 1990–1997

Die endoskopische Kontrolle erlaubt die gezielte Drainage, sei es auf transendoskopischem Wege über einen vorgelegten Draht oder durch endoluminäre Sichtkontrolle einer interventionell-radiologischen oder interventionell-sonographischen Plazierung. Nicht zuletzt bietet die erwähnte Defektdeckung mit selbstexpandierenden Metallprothesen die Möglichkeit, die sich im Narbengebiet fast zwangsläufig entwickelnden Strikturen und Stenosen prophylaktisch zu verhindern. Vor allem die flexiblen und hochflexiblen Typen solcher Prothesen passen sich ideal an die Konfiguration des Intestinums und an die Anastomosenregion an und erlauben eine sofortige ungehinderte Passage von Speisen, Chymus oder Stuhl.

4. Eigene Ergebnisse

In einer prospektiven Studie wurden zwischen 1990 und 1997 48 Fälle von Insuffizienzen im Gastrointestinaltrakt (nach Magenhochzug bzw. Gastrektomie, nach Magenresektionen bzw. Whipple'schen Operationen, nach kolorektalen Anastomosen bzw. Ileum-pouch-Anlagen) analysiert. Bei allen Patienten handelte es sich um komplizierte Fälle, bei denen sowohl radiologische Methoden (Kontrastmittelgabe±CT) als auch endoskopische Verfahren (Inspektion±transendoskopische Farbstoff- und Kontrastmittelgabe) zur Anwendung kamen. Wie Tabelle 2 zeigt, war eine korrekte Insuffizienzdiagnostik bei 73% der Patienten durch die radiologischen Methoden möglich, bei 21% wurde eine endoskopisch und/oder operativ gesicherte Insuffizienz übersehen, bei 6% ergaben sich falsch positive Befunde. Demgegenüber zeigte die Endoskopie eine korrekte Darstellung in 96% der Fälle, lediglich bei je einem Patienten zeigten sich falsch negative oder falsch positive Ergebnisse. Bei der kritischen Analyse waren die mit radiologischen Methoden übersehenen Insuffizienzen durch fehlende Umlagerungsmöglichkeit des Patienten, qualitativ und/oder quantitativ ungenügende Kontrastmittelapplikation sowie Kollapseffekte der Insuffizienzregion ex post erklärbar. Bei den falsch positiven Fällen handelte es sich um Fehlinterpretationen meist aufgrund atypischer Projektionen.

Beim endoskopisch falsch negativ befundeten Fall war eine allzu vorsichtige Kontrastmittelapplikation ohne Verwendung eines Darstellungskatheters als ursächlich anzusehen; das falsch positive Ergebnis war durch eine atypische teilnekrotische Aussackung im Bereich einer Klammernaht-Anastomose vorgetäuscht.

5. Zusammenfassende Wertung

Radiologische Methoden bilden den bisherigen Standard zum Nachweis von Nahtinsuffizienzen im Gastrointestinaltrakt. Nicht selten ist die diagnostische Ausbeute mager, zweideutig oder irreführend. Die Ursachen sind Probleme bei Logistik, Lagerung, Umlagerung und Kontrastmittelapplikation im Rahmen der Intensivtherapie, Schwierigkeiten der Kontrastmittelapplikation durch Schwerkrafteffekte oder Hohlraum-Effekte sowie die Tatsache, daß im zeitlichen Verlauf einer Insuffizienz zuerst die Stadien der Ischämie und der Nekrose durchlaufen werden, die sich dem radiologischen Nachweis entziehen.

Als Alternative treten endoskopische Verfahren mehr und mehr in den Vordergrund, da sie als Bedside-Verfahren auch in der frühpostoperativen Phase anwendbar sind und durch direkte Inspektion, transinstrumentelle Farbstoff- und Kontrastmittelinstillation sowie vielfältige therapeutische Möglichkeiten erhebliche Vorteile bieten.

Die Ergebnisse der eigenen prospektiven Studie bei 48 Problempatienten bestätigen eindrücklich dieses Statement. Trotz Ausschöpfung der üblichen radiologischen Nachweismethoden, einschließlich Kontrastmittelgabe und CT, zeigten sich bei 27% der Fälle gravierende Fehlbeurteilungen gegenüber insgesamt 4% falsch positiver oder negativer Ergebnisse beim Einsatz endoskopischer Methoden.

Ein entscheidendes Argument für die Endoskopie ist weiterhin die Tatsache, daß bei mehr als zwei Drittel der Patienten in gleicher Sitzung eine endoskopische Intervention möglich war, die einen aufwendigen operativen Revisionseingriff unnötig machte.

Es muß konstatiert werden, daß die Möglichkeiten der modernen Endoskopie bei der Diagnostik und Therapie von Nahtinsuffizienzen im Gastrointestinaltrakt ein Umdenken erforderlich machen. Endoskopische Verfahren gestalten die Diagnostik und vor allem die Soforttherapie von Nahtinsuffizienzen im Gastrointestinaltrakt wesentlich effektiver und sind im Bedside-Verfahren möglich. Dabei sind Bedenken bezüglich einer frühpostoperativen Endoskopie unbegründet. Bei Insuffizienzverdacht ist die frühzeitige Endoskopie mit Farbstoff- und Kontrastmittelinstillation vor allem bei kritischen und unklaren Fällen ein entscheidendes Hilfsmittel; die therapeutische Option (z.B. die Fibrinklebung einer Insuffizienz oder die sofortige Implantation einer selbstexpandierenden Metallprothese zur Deckung des Lecks) bietet völlig neue Perspektiven auch für die Therapie von Nahtinsuffizienzen im Gastrointestinaltrakt.

Literatur

1. Flynn AE, Verrier ED, Way LW, Thomas AN, Pellegrini CA (1989) Esophageal Perforation. Arch Surg 124: 1211–1215
2. Pasricha PJ, Fleischer DE, Kalloo AN (1994) Endoscopic perforations of the upper digestive tract: a review of their pathogenesis, prevention and management. Gastroenterology 106: 787–802
3. Pichlmaier H, Hölscher H, Encke A, Soehendra N, Wienbeck M, Barnert J (1989) Die Behandlung der iatrogenen Ösophagusperforation. Langenbecks Arch Chir 374: 251–256
4. Stüker D, Grund KE (1996) Endoskopische Therapie der Ösophagusperforation. Endoskopie heute 9: 48
5. Stüker D, Grund KE (1997) Endoskopisch interventionelles Konzept der Therapie für Anastomoseninsuffizienz und Nekrosehöhlen im Ösophagus. Analyse von 30 Fällen. Vortrag: 32. Symposium der Chirurgischen Arbeitsgemeinscahft für Endoskopie und Sonographie der Deutschen Gesellschaft für Chirurgie, 13.–15. November 1997, Lübeck

Fas/FasLigand mRNA sind in *Helicobacter-pylori*-infizierter Mukosa exprimiert

F. Meyer[1] und S. P. James[2]

[1] Otto-von-Guericke Universität, Zentrum für Chirurgie, Leipziger Straße 44, D-39120 Magdeburg
[2] Division of Gastroenterology, University of MD, Baltimore 21201, U.S.A.

The Expression of Fas/FasLigand mRNA in *Helicobacter pylori*-Infected Mucosa

Summary. *Helicobacter pylori* (*Hp*) seems to possess an inflammatory as well as immunmodulatory potential. The investigation revealed that both Fas and FasLigand are expressed in the gastric mucosa independently of the *Hp* infection status and with no significant difference to the expression profile in PBMC. In conclusion, Fas-FasLigand interaction could play a role in immune regulation of *Hp* gastritis and induction or mediation of epithelial injury.

Zusammenfassung. Die Expression von Fas- und FasLigand-mRNA war 1. in der Mehrzahl der Proben *ex vivo* und nach *in-vitro*-Kultur nachzuweisen. 2. Meistens waren Fas und FasLigand koexprimiert. 3. Magen-Bx und PBMC wiesen ein ähnliches Expressionsprofil auf. 4. Nach *in-vitro*-Kultur mit *Hp* oder seinen Produkten war keine konsistente Alteration der Fas- und FasLigand-Expression zu eruieren. 5. Das Probenmaterial von *Hp*-positiven und -negativen Patienten zeigte eine ähnliche mRNA-Expression von Fas und FasLigand.

Einleitung

Die *Helicobacter-pylori-(Hp)*-Gastritis ist durch eine chronische Entzündungsreaktion und Immunantwort gekennzeichnet. Es ist beschrieben worden, daß eine dominierende Th1-Zytokinsekretion charakteristisch für die Immunantwort im besonderen ist. Das Immun- und antiinflammatorische Potential des Organismus ist jedoch nicht in der Lage, die Infektion zu eliminieren, was die Schlußfolgerung nahelegt, daß es durch *Hp* eingeschränkt oder heruntergeregelt wird. Wir [1, 2] und andere Autoren [3] berichteten, daß *Hp*-Produkte direkt die Immunantwort alterieren können. So vermag *Hp* dosisabhängig die Mitogenstimulierte Zellproliferation und Zytokinsekretion von PBMC und Jurkat-Zellen *in vitro* zu beeinflussen. Die Interaktion von *Hp* mit dem Organismus kann zu einem Gewebsschaden führen, wobei die Apoptose der Epithelzellen eine bedeutende Rolle spielt [4]. Die Annahme, daß *Hp* auch auf andere Pathomechanismen einen regulierenden Einfluß ausübt, warf die FRAGESTELLUNG auf, ob *Hp*-Infektion oder *Hp*-Produkte die Expression von Fas (CD95/APO-1) bzw. FasLigand (CD95L) alterieren. Das Fas-FasLigand-System als ein die Apoptose vermittelnder Pathomechanismus ist dabei sowohl in der Immunregulation als auch der Vermittlung von Zytotoxizität bedeutsam.

Experimentelles Design

Magenbiopsien (Bx), gewonnen durch Gastroskopie, und Mononukleäre Zellen des Peripheren Blutes (PBMC), isoliert nach Standardprozedur, von *Hp*-negativen (*Hp*-) Individuen und *Hp*-positiven (*Hp*+) Patienten wurden sowohl frisch (*ex vivo*) als auch nach in-vitro-Kultur einer RNA-Isolation unterzogen. Die in-vitro-Kultur wurde für 8 h bei 37°C mit drei verschiedenen *Hp*-Produkten durchgeführt: *Hp*-Urease, *Hp*-Lysat und einer Lösung von intakten *Hp*. Als Kontrolle wurde Kulturmedium allein und ein Mitogengemisch (PHA/PMA) gewählt. Nach RNA-Isolation war die Bestimmung der mRNA-Expression von Fas bzw. FasLigand unter Verwendung spezifischer Primer mittels RT-PCR möglich. Als interne Kontrolle wurde β-Actin verwendet. Neben dem einfachen Nachweis der mRNA-Expression wurde die Semiquantifizierung der Expression durch Scanning der Banden auf dem Elektrophorese-Gel vorgenommen.

Ergebnisse

39 Patienten (mittleres Alter: 50,4 Jahre; r=34–71 Jahre) wurden in die Untersuchung einbezogen. 23 Männer standen 16 Frauen gegenüber. Es wurden zwei Gruppen gebildet. Magen-Bx und PBMC wurden in Probenmaterial von *Hp*-negativen und *Hp*-positiven Patienten unterteilt. Der *Hp*-Infektionsstatus wurde durch CLO^R-Test und Serologie in standardisierter Weise ermittelt. Das Probenmaterial wurde als *Hp*-positiv eingestuft, wenn beide Tests positiv ausfielen. Tabelle 1 gibt die Häufigkeit der nachweisbaren Fas-/FasLigand-mRNA-Expression in frischen Magen-Bx und PBMC wieder. Die Prozentzahlen bedeuten die Häufigkeit der nachweisbaren mRNA-Expression, wobei 100% den Nachweis in allen Proben des Probenumfangs ausmacht.

Tabelle 1. Relative Häufigkeit nachweisbarer Fas-/FasLigand-mRNA-Expression in *ex-vivo*-Magen-Bx und -PBMC

Amplifizierte DNA-Material	*Hp*-Status *Hp* –		*Hp* +	
	Bx (n =20)	PBMC (n = 14)	Bx (n = 18)	PBMC (n = 9)
Fas	70,0%	85,7%	72,2%	77,8%
FasLigand	80,0%	85,7%	77,8%	77,8%

Die prozentuale Häufigkeit lag zwischen 70 und 86% für Fas und FasLigand. Weder im Vergleich von Magen-Bx und PBMC noch zwischen *Hp*-negativem und -positivem Probenmaterial lag ein signifikanter Unterschied vor. Vergleicht man Fas und FasLigand, bestand ebenfalls keine signifikante Differenz, d. h., daß meistens eine Koexpression von Fas und FasLigand nachgewiesen wurde.

Die Expressionen lagen im Bereich von knapp 80–100% (Abb. 1). Obwohl eine Tendenz der vermehrten Häufigkeit nachweisbarer mRNA-Expressionen durch die *Hp*-Produkte und Mitogen insbesondere für Fas und FasLigand in *Hp*-positiven PBMC zu eruieren war, lag keine signifikante Erhöhung vor. Die ermittelte prozentuale Häufigkeit nachweisbarer Fas- bzw. FasLigand-mRNA-Expression nach *in-vitro* Kultur von Magen-Bx gleicht sich bei Fas und FasLigand. Ein signifikanter Unterschied in der Expression zwischen *Hp*-negativen und -positiven Magen-Bx nach *in-vitro* Kultur war nicht festzustellen (nicht gezeigt). Die mRNA-Expression von Fas als auch FasLigand von Magen-Bx und PBMC zeigte darüber hinaus keine spezifische Änderung durch die *in-vitro*-Kultur mit verschiedenen *Hp*-Produkten, wie durch Semiquantifizierung abgeklärt wurde – ebenfalls ohne signifikanten Unterschied im Vergleich zwischen *Hp*-negativem und -positivem Probenmaterial (nicht gezeigt).

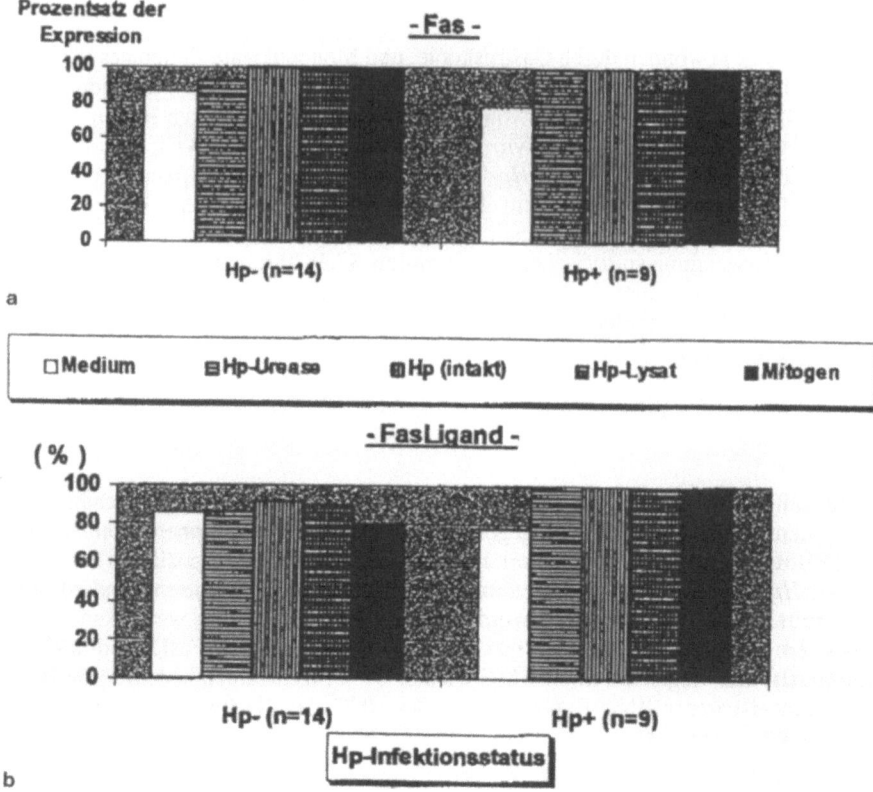

Abb. 1a, b. Häufigkeit der eruierbaren Fas(**a**)- bzw. FasLigand(**b**)-mRNA-Expression von PBMC nach *in-vitro*-Kultur mit verschiedenen *Hp*-Faktoren.

Schlussfolgerung

Fas und FasLigand sind in der Magenmukosa exprimiert, was anzeigt, daß die Interaktion von Fas mit FasLigand eine Rolle in der Immunregulation der *Hp*-Gastritis sowie in der Auslösung eines Epithelschadens spielen könnte.

Literatur

1. Meyer F, James SP (1997) *H. pylori* Antigens Enhance TH1 but not TH2 Non-Antigen Specific Cytokine Responses: Possible Role in Perpetuation of Infection. Gastroenterol 112 (Suppl.) (4): A1041
2. Meyer F, James SP (1997) *H. pylori* Factors Stimulate IL-12 and IFN_γ Production but Inhibit IL-2 and Cell Proliferation of Naive Lymphocytes. Z Gastroenterol 35 (9): 810–811
3. Knipp U, Birkholz S, Kaup W, Opferkuch W (1996) Characterization of a Cell Proliferation-Inhibiting Protein Produced by *Helicobacter pylori*. Infect Immun 64 (9): 3491–3496
4. Wagner S, Beil W, Westermann J, Logan RPH, Bock CT, Trautwein C, Bleck JS, Manns MP (1997) Regulation of Gastric Epithelial Cell Growth by *Helicobacter pylori*: Evidence for a Major Role of Apoptosis. Gastroenterol 113: 1836–1847

Kinderchirurgie I

Differenzierung von Sphinkterinsuffizienz und Obstipation nach operierter Analatresie: Wertigkeit eines neuen Kontinenzscores

L. Wessel[1], K. Rippel[2], S. Hosie[1] und K.-L. Waag[1]

[1] Kinderchirurgische Klinik, Klinikum Mannheim gGmbH, Universitätsklinikum, Fakultät für Klinische Medizin Mannheim der Universität Heidelberg, Theodor-Kutzer-Ufer, D-68167 Mannheim
[2] I. Medizinische Klinik, Krankenhaus der Barmherzigen Brüder, Nordallee 1, D-54292 Trier

Distinguishing Sphincter Insufficiency and Constipation Following Operated Anal Atresia: Introducing a New Continence Score

Summary. Surgery of anorectal malformations was evaluated by continence scores, excluding constipation. The authors introduce a new score considering the case history and clinical parameters that differentiate sphincter insufficiency and overflow-incontinence due to constipation.

Key words: Anorectal malformations – Fecal incontinence – Constipation – Anorectal manometry – Continence score

Zusammenfassung. Defäkationsstörungen nach operativ versorgter Analatresie können sowohl aufgrund einer Sphinkterinsuffizienz als auch einer Obstipation auftreten. Aus einem Kollektiv von 119 Patienten mit operierter Analatresie untersuchten wir 30 Patienten nach und werteten die Ergebnisse nach dem Holschneider-Score und nach dem eigenen, hier vorgestellten Score aus. Dieser ließ aufgrund anamnestischer und klinischer Parameter die Unterscheidung Sphinkterinsuffizienz und Obstipation zu. Mit Hilfe der anorektalen Manometrie, des Sphinkter-EMG und der Kolontransitzeitbestimmung konnte die weitere Differenzierung sicher erfolgen. Im Vergleich mit dem Holschneider-Score korrelierten die Fälle mit Inkontinenz gut. Der eigene Score trifft die klinische Symptomatik, vor allem die Obstipation wie von den Patienten berichtetet, besser.

Schlüsselwörter: Anorektale Fehlbildungen – Stuhlinkontinenz – Obstipation – Anorektale Manometrie – Kontinenzscore

Einleitung

Das Operationsziel bei Analatresien ist die regelrechte Kontinenz. Zur Objektivierung der Kontinenz bedient man sich verschiedener Scores, die klinische, anamnestische und manometrische Parameter berücksichtigen. Nach diesen Scores klagen bis 30% der Patienten nach tiefer und zwischen 40 und 60% nach supralevatorischer Atresie wegen Defäkationsstörungen [1].

Die häufigsten Defäkationsstörungen Schmieren und unbemerkter Abgang von Stuhl werden in aller Regel auf eine Sphinkterinsuffizienz und mangelnde Reservoirfunktion zurück-

Tabelle 1. Score nach Holschneider

Parameter		Score
Stuhlhäufigkeit	normal (1–2mal tägl.)	2
	mehrmals (3–5mal tägl.)	1
	sehr oft (mehr als 6mal tägl.)	0
Stuhlkonsistenz	normal geformt	2
	breiig	1
	flüssig	0
Stuhlschmieren	nicht	2
	bei Streß/Durchfall	1
	ständig	0
Sensibilität	normal	2
	nur Völlegefühl	1
	vollständig fehlend	0
Anorektaler Ruhedruck	über 20 mm Hg	2
	14–19 mm Hg	1
	bis 13 mm Hg	0
Maximaler Kneifdruck	über 30 mm Hg	2
	20–29 mm Hg	1
	bis 20 mm Hg	0
Adaptationsreaktion des Rektums	normal	2
	kleine Amplitude, verkürzt	1
	nicht nachweisbar	0

12–14 Punkte	gut
10–11 Punkte	befriedigend
6–9 Punkte	gebessert
0–5 Punkte	inkontinent

geführt. Deswegen finden diese Symptome in den unterschiedlichen Scores besondere Berücksichtigung [2]. Schmieren und unbemerkter Abgang von Stuhl können jedoch ebenso bei der Stuhlretention als Überlaufsymptomatik auftreten [1, 5]. Deshalb kommt der Differenzierung zwischen Inkontinenz und Obstipation bei der Behandlung von Defäkationsstörungen große Bedeutung zu, da der therapeutische Ansatz bei beiden Störungen grundverschieden ist [4, 5]. Bereits in früheren Studien konnten wir zeigen, daß die Obstipation ein Hauptproblem nach korrigierten Analatresien darstellt [1, 5]. Sie findet jedoch in keinem Score Berücksichtigung.

In einer gemischt prospektiv-retrospektiven Studie untersuchten wir daher die verschiedenen anamnestischen, klinischen und manometrischen Parameter auf ihre Validität hinsichtlich der Differenzierung Sphinkterinsuffizienz/Obstipation mit dem Ziel, einen einfach anwendbaren Score zu entwickeln. Mit diesem Score sollte aufgrund der Anamnese und klinischer Untersuchung bereits die Art der Defäkationsstörung erkennbar sein, die mit Hilfe der apparativen Diagnostik weiter differenziert werden muß [3].

Material und Methode

Das untersuchte Kollektiv bestand aus 119 Patienten, die zwischen 1968 und 1991 wegen einer anorektalen Fehlbildung operiert worden waren. 30 Patienten mit korrigierter Analatresie wurden komplett nachuntersucht. Unter ihnen hatten 11 eine hohe, 8 eine intermediäre und 11 eine tiefe Atresie. Wir erfaßten Stuhlgewohnheiten, Inkontinenzereignisse und subjektive Bewertung des Eingriffes. Anschließend folgte die klinische sowie (Perfusions-)manometrische Untersuchung. Bei der Manometrie wurden statische (Ruhedruck, Durchzug,

Tabelle 2. Eigener Score

Parameter		Score	
Stuhlhäufigkeit	bis 2mal täglich, normal bis breiig, ohne Schmieren	2	
Stuhlkonsistenz	bis 3mal/Wo, normal bis breiig, ohne Schmieren	2	1∅
	bis 2mal tägl., normal bis breiig, mit Schmieren	1	2∅
	sehr häufig, geformt bis ungeformt, mit Schmieren	0	2∅
Warnungsperiode	vorhanden, ohne Schmieren	2	
	vorhanden bis verkürzt, mit Schmieren	1	1∅
	fehlend, mit Schmieren	0	2∅
Diskrimination	normal	1	
	mangelhaft/fehlend	0	1∅
Anale Inspektion	Anus geschlossen, keine perianalen Läsionen	2	
	Anus geschlossen, mit perianalen Läsionen	1	1∅
	Anus offen, mit perianalen Läsionen	0	2∅
rektale Untersuchung	Stenose nein	1	
	Stenose ja	0	1∅
rektale Untersuchung	Ampulle normal (nicht erweitert)	2	
	Ampulle erweitert, mäßig gefüllt	1	1∅
	Ampulle erweitert, maximal stuhlgefüllt	0	2∅

10 Punkte, keine ∅	vollständige Kontinenz
8–9 Punkte, bis 2∅	befriedigende Kontinenz, keine Abklärung notwendig
4–8 Punkte, 3 oder mehr ∅	weitere Abklärung notwendig zur Differenzierung
bis 3 Punkte	vollständige Inkontinenz, weitere Abklärung notwendig

Schwelle für Dehnungsreflex) und dynamische Parameter gemessen (Maximaler Druck beim Pressen und Kneifen, Kontinenzprüfung, Schwelle für Defäkationsdrang und Schmerzwahrnehmung). 17 Patienten erhielten zusätzlich ein Sphinkter-EMG. 18 Patienten ließen die modifizierte Kolontransitzeit nach Hinton bestimmen.

Die in der Nachuntersuchung erhobenen Befunde wurden sowohl nach dem Score von Holschneider (Tab. 1) als auch nach unserem eigenen Score (Tab. 2) ausgewertet.

Im deutschen Sprachraum hat sich der Score nach Holschneider durchgesetzt, welcher neben anamnestischen Parametern auch objektivierbare manometrische Parameter berücksichtigt. Entsprechend diesem Score liegt vollständige Kontinenz zwischen 12 und 14 Punkte, eine befriedigende Kontinenz bei einer Punktzahl zwischen 10 und 11, eine gebesserte Kontinenz zwischen 6 und 9 Punkten und Inkontinenz bei bis zu 5 Punkten vor (Tabelle 1).

In unserem Score berücksichtigen wir anamnestische und klinische Parameter. Es können maximal 10 Punkte erreicht werden, die Kontinenz oder Obstipation bewerten. Wir unterscheiden 6 Parameter: Das Symptom Schmieren wird nicht gesondert berücksichtigt, sondern in Verbindung mit der Stuhlbeschaffenheit und mit der Warnungsperiode differenziert, da es sehr häufig ein Hinweis auf das Überlaufschmieren ist. Das gleiche gilt für die gestörte Diskrimination. Bedingt durch die Wahrnehmungsstörung kann nicht zwischen Luft, flüssigem oder gebundenem Stuhl unterschieden werden, was der Entwicklung einer Stuhlimpaktion Vorschub leistet. Perianale Läsionen sind meistens die Folge von Schmieren und somit ebenfalls mögliche Hinweise auf eine Verstopfung. Eine anale Stenose geht immer mit einer Obstipation und Überlaufschmieren einher. Auch die erweiterte Ampulle mit Stuhlfüllung spricht für die Verstopfung. Das Maximum von 10 Punkten entspricht einer vollständigen Kontinenz. Werden zwischen 8 und 9 Punkte erreicht, so hängt die weitere Beurteilung von der Anzahl der Obstipationspunkte ab. Werden nicht mehr als 2 Obstipationspunkte erreicht, so sprechen wir von einer befriedigenden Kontinenz. Eine weitere Diagnostik ist nicht notwendig. Werden 3 oder mehr Obstipationspunkte erreicht, so ist die weitere Abklärung unbedingt erforderlich. Werden höchstens 3 Kontinenzpunkte erreicht, so besteht eine Inkontinenz aufgrund einer Sphinkterinsuffizienz (Tabelle 2).

Ergebnisse

Nach dem Holschneider-Score waren 9 Patienten vollständig kontinent. 13 wiesen eine befriedigende Kontinenz auf. Bei 7 Patienten mußte von einer gebesserten Kontinenz gesprochen werden, nur 1 Patient war vollkommen inkontinent.

Nach unserem Score war kein einziger Patient vollständig kontinent. 3 Patienten wiesen eine befriedigende Kontinenz auf, bei ihnen war keine weitere Diagnostik notwendig. Bei 2 weiteren Patienten stellten wir bei befriedigender Kontinenz eine Obstipationsneigung fest, die sich in der weiteren Abklärung bestätigte. Als relevante Befunde fanden wir einen pathologischen Hinton-Test sowie in der anorektalen Manometrie Zeichen der gestörten Wahrnehmung. Bei diesen Patienten war erst nach erheblicher Ballonfüllung ein Defäkationsdrang bzw. eine Schmerzwahrnehmung auszulösen. Eine gesunde Kontrollperson verspürt bei einer Ballonfüllung um 50 ml einen Defäkationsdrang und eine Schmerzwahrnehmung zwischen 80 und 120 ml Ballonfüllung.

18 Patienten wiesen eine Mischung aus Inkontinenz und Verstopfung auf. Die apparative Abklärung bestätigte in allen Fällen eine Obstipation. In 4 Fällen lag dabei einen Analstenose vor. 10 Patienten wiesen im Hinton-Test eine Verlängerung der Kolontransitzeit auf. Alle Patienten zeigten sehr hohe Schwellenwerte für die Ballonfüllung beim Defäkationsdrang sowie bei der Schmerzwahrnehmung. Dieses Symptom weist auf eine deutliche Erweiterung der Ampulle hin. Bedingt durch die Wahrnehmungsstörung wird die zunehmende Füllung nicht wahrgenommen. Demzufolge leitet sie auch nicht die Defäkation ein, wodurch es zu einer zunehmenden Stuhlimpaktion kommt. Die daraus resultierende Überlaufinkontinenz darf nicht mit einer Sphinkterinsuffizienz verwechselt werden. Ein fehlender oder nur rudimentärer Dehnungsreflex war ein weiteres Zeichen für eine gestörte Defäkationsdynamik [3].

Diskussion

Im Vergleich beider Scores gab es eine große Diskrepanz in der Bewertung: Von den 9 Patienten, die nach Holschneider als vollständig kontinent galten, wiesen immerhin 6 Patienten eine Obstipation auf, die in 4 Fällen behandlungsbedürftig war. Die 13 Patienten, die nach Holschneider eine befriedigende Kontinenz aufwiesen, hatten in den meisten Fällen eine Obstipation, die zu einem mehr oder weniger frequenten Schmieren führte. Dieses Symptom hatte nichts mit einer Sphinkterinsuffizienz zu tun und sollte demzufolge auch nie der Sphinkterersatzplastik zugeführt werden [1, 5]. Unter einer konsequenten Stuhlregulierung, auch mit Einläufen, kam es in der Regel zu einer befriedigenden, sozial annehmbaren Situation mit seltenem Schmieren. Eine gute Übereinstimmung wurde in den echten Inkontinenz-Fällen erreicht. Inwiefern hier die gestörte Wahrnehmung mit Neigung zur Retention dennoch von Bedeutung ist, können wir mit der vorliegenden Studie nicht klären. Wir meinen, daß der eigene Score die tatsächliche klinische Problematik, wie sie auch von den Patienten subjektiv beschrieben wird, besser trifft und hoffen, hiermit die Sensibilität für das Problem Obstipation zu verschärfen.

Literatur

1. Ballauff A, Wessel L, Waag K-L, Enck P, Koletzko S (1994) Obstipation: ein ungenügend beachtetes Problem nach Korrektur anorektaler Fehlbildungen. Kontinenz 3: 171–176
2. Holschneider AM (1988) Function of the sphincters in anorectal malformations and postoperative evaluation. In: Stephens FD, Smith ED: Anorectal malformations in children: Update 1988. Birth Defects: Original Article Series Vol 24 (4) Alan R. Liss, Inc., New York, pp 425–446
3. Hosie S, Wessel L, Loff S, Rhein D, Waag K-L (1997) Stellenwert der anorektalen Manometrie bei der Abklärung der Obstipation im Kindesalter. Langenbecks Arch Chir Suppl II, 1333–1336
4. Rintala R, Lindahl H, Marttinen E, Sariola H (1993) Constipation is a major functional complication after internal sphinctersaving posterior sagittal anorectoplasty for high and intermediate anorectal malformations. J Pediatr Surg 28: 1054–1058
5. Wessel LM, Hosie S, Waag K-L, Ballauff A (1993) Vergleich des Operationserfolges nach Korrektur einer anorektalen Mißbildung in Abhängigkeit des durchgeführten Eingriffs. Langenbecks Arch Chir Suppl II, 635–639

Die verbesserte Kontinenzleistung nach Pena-Operationen bei anorektalen Mißbildungen

G. Benz[1] und P. Kienle[2]

[1] Kinderchirurgische Abteilung und
[2] Chirurgische Universitätsklinik Heidelberg, Im Neuenheimer Feld 110, D-69120 Heidelberg

Improved Continence Following the Pena Procedure for Anorectal Malformations

Summary. Studies investigating the functional outcome after operative treatment of high and intermediate forms of anal and rectum atresia have shown better results for the Pena procedure than for other forms of pull-through procedures. Follow-up with three-dimensional vector volume manometry of patients operated on according to Pena and matched controls demonstrated a significant improvement in the radial asymmetry index over the years and must be interpreted as a maturation process of the continence organ on a critical level.

Einleitung

Bei hohen und intermediären Mißbildungen des Anorektums wurden bis Anfang der achtziger Jahre verschiedene Formen an pull through Verfahren angewandt, im letzten Jahrzehnt erfuhr die posteriore sagittale Anorektoplastik, kurz als Pena Operation bezeichnet, eine zunehmende Verbreitung, da sie eine klare Exposition des malformierten Kontinenzorgans ermöglichte. Unsere eigenen Ergebnisse, untersucht nach dem Kontinenzscore nach Holschneider [4] bei 10jährigen Kindern, ergaben mit durchschnittlich 7,8 Punkten gegenüber 6,5 Punkten ein besseres Ergebnis zugunsten des Pena Verfahrens. Umstritten blieb bisher die Frage, ob es bei Kindern mit besagter Mißbildung bis zur Pubertät zu einer Reifung des Kontinenzorgans kommt. Während Rintala [5] bei 110 nach pull through Techniken operierten Kindern eine zunehmende Besserung der Kontinenzleistung mittels anamnestischer Erhebungen nachweisen konnte, fand Bliss [1] mit Hilfe von Kontinenzscores bei seinen Pena Patienten keinen Hinweis für eine Maturierung des Kontinenzorgans. Ziel der folgenden Untersuchung war es daher, mit Hilfe objektiv gewonnener Untersuchungsparameter Verbesserungen der Kontinenzleistung bei posteriorer sagittaler Anorektalplastik nachzuweisen.

Patientengruppe und Untersuchungsmethode

Im Rahmen einer kontrollierten klinischen Studie wurden 1993 sieben Kinder mit der Druckvektormanometrie nachuntersucht und einer Vergleichsgruppe gegenübergestellt. 1996 wurde

Tabelle 1. Angaben zur radialen Asymmetrie in zwei Zeitabschnitten

	1993		1996	
	Patient	Probant	Patient	Probant
Mittelwert	45,8	9,8	29,9	11,3
SD	18,7	3,9	6,3	2,5
Min	23	4,7	24,6	6,2
Max	67,3	15,4	41,8	14,3
Abkürzung	$RA2_a$	$RA1_A$	RA2	RA1
Statistik: (Wilcoxon signed Rank Test)	p=0,0156		p=0,016	
(Wilcoxon Rangsummentest)	$(RA1-RA1_A)$ v. $(RA2-RA2_A)$ (Diff. Probanten) versus (Diff. Patienten) p = 0,01			

dieselbe Patientengruppe mit einer weiteren Kontrollgruppe verglichen, wobei matching bezüglich Alter, Größe, Gewicht, Geschlecht erfolgte.

Zur Beurteilung des anorektalen Druckprofils wurde eine computergestützte 8-Kanalmanometrie als Durchzugsmanometrie [2] durchgeführt und als Meßparameter die Länge der Hochdruckzone und die radiale Asymmetrie bestimmt.

Im Folgenden werden Mittelwerte, Standardabweichungen, minimale und maximale Werte angegeben, die statistischen Tests sind in der Tabelle 1 aufgelistet. Bei der Probantengruppe handelte es sich um unabhängige Stichproben für die Untersuchung 1993 bzw. 1996, bei der Behandlungsgruppe um abhängige Stichproben.

Ergebnisse

Im Dreijahresverlauf kommt es zu einem Rückgang der mittleren radialen Asymmetrie von 45,8 auf 29,9%, der Wert der Vergleichsgruppen im zeitlichen Abstand betrug zwischen 10 und 11%. In Tabelle 1 kommt deutlich zum Ausdruck, daß im Gruppenvergleich zwischen Patienten und analgesunden Kindern sowohl 1993 als auch 1996 mit 0,0156 resp. 0,016 ein hoher signifikanter Unterschied bestand. Ebenfalls bestand ein statistisch nachweisbarer Unterschied in der Gegenüberstellung der Patientendifferenz versus der Probantendifferenz. Dieses Ergebnis kann als Reifung des Kontinenzorgans gesehen werden. Zusammen mit der Verkürzung der Hochdruckzone von im Mittelwert 50 mm (SD 14) auf mittlere Werte von 28,29 (SD 10,6) kann von einer Kompaktierung der druckerzeugenden Muskelfasern des Sphinkterkomplexes mit symmetrischer Ausrichtung gesprochen werden.

Diskussion

Spätergebnisse der verschiedenen pull through Techniken (abdomino-sacro-perineal, abdomino-perineal etc.) konnten zeigen, daß in einigen Fällen das Rektum außerhalb der Puborektalisschlinge zu liegen kam, oder nur ein Teil des Sphinkterkomplexes operativ herangezogen wurde. Die anatomiegerechte Vorgehensweise mit Darstellung der kontinenz-relevanaten Muskelanteile streng in der Sagittallinie trug diesen Fehlern Rechnung. Trotzdem war es bislang problematisch, die postoperativen Ergebnisse durch harte Daten zu validieren. Pena und Mitarbeiter [3] selbst fanden bei der Einkanal-Manometrie erniedrigte Drücke, die geringer waren als die der altersentsprechenden Vergleichsgruppe. Auch mit der innovativen und aussagekräftigeren 3 D Manometrie konnte in der Druckgraphik gezeigt werden, daß ein spindelförmiger Kurvenverlauf bei reduzierten Drücken über allen Druckkanälen vorlag. Als sensibler Parameter für die Verlaufsbeurteilung erwies sich die radiale Asymmetrie, die bereits statistisch nachweisbar nach einigen Jahren eine Besserung aufwies und damit einen objektiven Ausdruck der Reifung des Verschlußapparates darstellt auf dem Boden der kongenitalen Minderanlage der Sphinktermuskulatur. Damit läßt sich eine Qualitätskontrolle eines Operationsverfahrens im zeitlichen Abstand durchführen.

Literatur

1. Bliss DP, Trapper D, Anderson JM, Schaller RT, Hatch EI, Morgan A, Hall DG, Sawin RS (1996) Does posterior sagittal anorectoplasty in patients with high imperforate anus provide superior fecal continence? J Ped Surg 31: 26–32
2. Braun JC, Treutner KH, Dreuw B, Klimaszewski M, Schumpelick V (1994) Vectormanometry for differential diagnosis of fecal incontinence. Dis Colon Rectum 37: 989–996
3. Hedlund H, Pena A, Rodriquez G, Maza J (1992) Long term anorectal function in imperforate anus treated by a posterior sagittal anorectoplasty: manometric investigation. J Ped Surg 27: 906–909
4. Holschneider AM (1979) Elektromanometrie des Enddarmes. Diagnostik der Inkontinenz und chronischen Obstipation. Urban und Schwarzenberg, München
5. Rintala R, Lindahl H, Louhimo I (1991) Anorectal malformations-results of treatment and long-term follow-up in 208 patients. Pediatr Surg Int 6: 36–41

Die elastische Markraumschienung – ein Konzept zur Behandlung der instabilen Unterarmschaftfraktur im Kindesalter

D. Richter[1], A. Ekkernkamp[1], G. Muhr[2] und M. P. Hahn[2]

[1] „Unfallkrankenhaus Berlin", Klinik für Unfall-, Wiederherstellungs- und Handchirurgie, Berufsgenossenschaftliche Unfallklinik e. V., Rapsweg 55, D-12683 Berlin
[2] Chirurgische Universitätsklinik und Poliklinik, Berufsgenossenschaftliche Kliniken „Bergmannsheil" Bochum, Bürkle-de-la-Camp-Platz 1, D-44789 Bochum

Elastic Intramedullary Nailing – a Concept for the Management of Unstable Fractures of the Forearm in Children

Summary. The standard treatment in forearm fractures of children is usually conservative. Unstable fractures of the proximal parts of the forearm often show poor results after nonoperative management, requiring surgical intervention. We report on 30 children from 4 to 14 years of age who were treated by elastic intramedullary nailing. Sixteen patients were treated by intramedullary pinning immediately after the accident; 14 required intramedullary nailing after failure of the conservative treatment and fracture redislocations. At the time of follow-up 6 months later, functional results were "excellent" in 24 children, "good" in 5 and "fair" in one child. There were no serious complications apart from the occurrence of one delayed union. According to these results intramedullary nailing can be recommended for the treatment of unstable fractures of the proximal and middle parts of the forearm in children.

Key words: Fracture of the forearm – Children – Intramedullary pinning

Einleitung

Über 90% der kindlichen Unterarmbrüche können konservativ behandelt werden, zumal kleinere verbleibende Achselfehlstellungen durch Remodellingvorgänge im weiteren Wachstum meist spontan ausgeglichen werden. In der Gruppe der kompletten Unterarmfrakturen im proximalen Schaftdrittel und der instabilien Brüche mit erheblicher Dislokation in bezug auf die Längsachse im mittleren Drittel sind jedoch häufig mehrmalige Nachrepositionen erforderlich und funktionell unbefriedigende Ergebnisse die Folge [1, 3]. Um dies zu vermeiden, ist für diesen Frakturtyp eine operative Versorgung indiziert. Als Alternative zur Plattenosteosynthese bietet sich für die schnell heilende kindliche Fraktur die elastische Markraumschienung mit Titanstiften an.

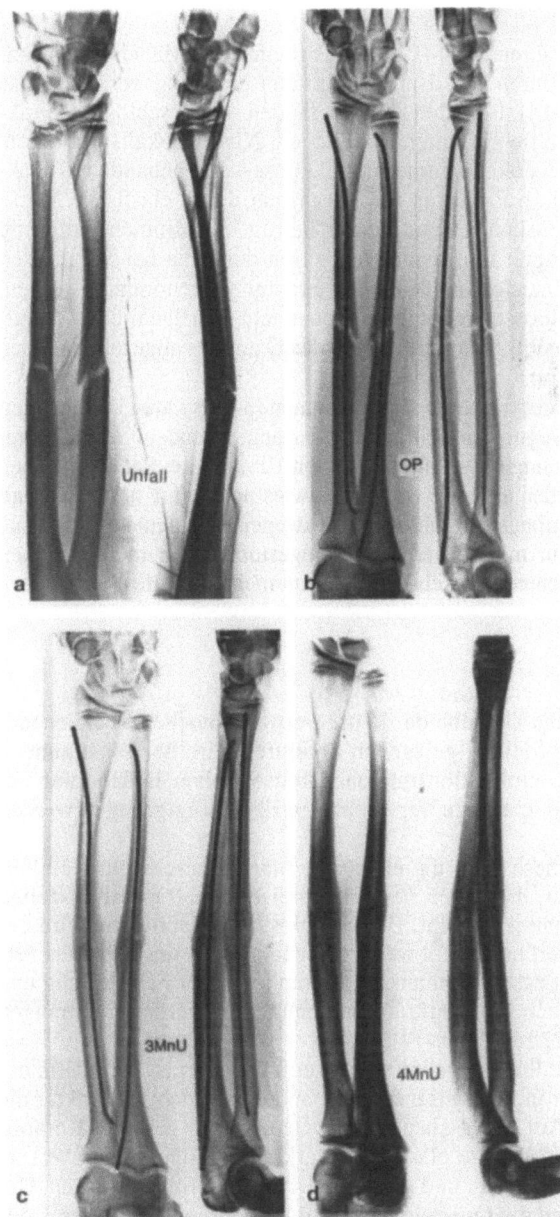

Abb. 1a. 14jähriger Junge mit Unterarmfraktur nach Sturz beim Eislaufen, **b** Versorgung durch elastische Markraumschienung am Unfalltag, **c** Knöcherne Konsolidierung 3 Monate nach der Operation, **d** Freie Funktion bei der Nachuntersuchung 4 Monate nach Unfall

Technik

Nach geschlossener Reposition werden Ulna und Radius mit jeweils einem radiär vorgebogenen elastischen Titanstift, dessen Durchmesser ungefähr 1/3 des Markraumes betragen sollte, geschient [2, 4, 5] (Abb. 1).

Ergebnisse

Am „Bergmannsheil" wurden in den Jahren 1994–1996 30 Patienten (12 Mädchen, 18 Jungen) mit instabiler Unterarmfraktur durch elastische Markraumschienung versorgt. Das Durchschnittsalter betrug 9,6 Jahre (4–14). Bei allen Kindern fanden sich geschlossene Frakturen von Ulna und Radius, die zur Hälfte auf unterschiedlichem Niveau lokalisiert waren. 13 Patienten (43,3%) wurden nach Redislokation einer initial konservativ behandelten Fraktur, eine Patientin nach Refraktur und 16 Patienten (53,35) primär durch elastische Markraumschienung versorgt. Die durchschnittliche Operationszeit betrug 33,5 Minuten. Aufgrund von Weichteilinterponaten im Frakturspalt mußte die Reposition der Ulna bei 5 Patienten halboffen durch eine kleine separate Inzision auf Höhe der Fraktur vorgenommen werden. Die übrigen Frakturen ließen sich geschlossen reponieren. Von einem oberflächlichen Wundinfekt sowie zwei passageren Hyposensibilitäten im Bereich des Daumens abgesehen fanden sich keine wesentlichen Komplikationen.

Bei der Nachuntersuchung nach durchschnittlich sechs Monaten (3–12) waren 24 Patienten beschwerdefrei und ohne meßbare Bewegungseinschränkung der angrenzenden Gelenke, drei Patienten wiesen endgradige Einschränkungen der Supination von 10° auf, drei Patienten gaben wetterabhängige geringe Restbeschwerden an, einer von ihnen wies noch ein Kraftdefizit und eine deutliche Minderung des Muskelumfangs auf und wurde deswegen nach dem von Tscherne vorgeschlagenen Bewertungsschema nur mit „ausreichend" eingestuft. In der radiologischen Auswertung wurde bei keinem der Patienten ein Achsenfehler von mehr als 5° festgestellt.

Diskussion

Die Unterarmfraktur des Kindes ist eine Domäne der konservativen Knochenbruchbehandlung [3]. Bei den in Schaftmitte und proximal gelegenen Frakturen wird übereinstimmend über eine hohe Redislokations- und Komplikationsrate nach konservativer Behandlung berichtet, so daß bei diesen Brüchen eine operative Versorgung in Erwägung gezogen werden muß [1, 3, 5].

Im Vergleich zur Plattenosteosynthese stellt die elastische Markraumschienung ein nur wenig traumatisierendes Verfahren dar, das durch vergleichsweise kurze Operationszeiten und eine unkomplizierte Metallentfernung besticht. Bei geschlossener Reposition wird der Frakturbereich nicht unmittelbar tangiert und somit weitere Schädigungen des Periostes vermieden. Durch den Muskelzug kommt es zu Spontankorrekturen kleinerer Fehlstellung und zur Realisierung des Prinzips der *elastischen* Markraumschienung. So werden Lähmungen als Kontraindikation für diese Methode angesehen [4].

Bei der Analyse der eigenen Behandlungsergebnisse fällt auf, daß bei fast der Hälfte der Patienten erst nach Redislokation einer initial konservativ behandelten instabilen Fraktur die Operationsindikation gestellt wurde. Auf der Basis unserer Daten mit nur geringer Komplikationsrate und kurzer Operationszeit kann die elastische Markraumschienung zur Versorgung instabiler Unterarmbrüche im proximalen und mittleren Drittel empfohlen werden. Um eine Redislokation zu vermeiden, sollte die Operationsindikation in Grenzfällen eher großzügig gestellt werden.

Literatur

1. Bauer G, Gonschorek O (1993) Zum Management instabiler Vorderarmschaftfrakturen bei Kindern. Unfallchirurg 96: 224–228
2. Keller HW, Huber R, Rehm KE (1993) Die intramedulläre Schienung von Frakturen im Wachstumsalter mit einem neuen Implantat. Chirurg 64: 180–184
3. Laer L von (1994) Spontanverläufe nach Frakturen im Wachstumsalter. Orthopäde 23: 211–219
4. Prévot J (1989) L'èmbrochage élastique stable. Z Unfallchir Vers med Berufskr 82: 252–260
5. Richter D, Ostermann PAW, Ekkernkamp A, Muhr G, Hahn MP (1998) Elastic intramedullary nailing: A minimally invasive concept in the treatment of unstable forearm fractures in children. J Pediatr Orthop: in Druck

Elektronenmikroskopischer Nachweis der Effektivität intraoperativer Laseranwendung bei Rezidivoperationen juveniler Knochenzysten

C. M. Meier, J. Tsokas und G. H. Willital

Klinik und Poliklinik für Kinder- und Neugeborenenchirurgie, Westfälische Wilhelms-Universität, Münster, Albert-Schweitzer-Straße 33, D-48149 Münster

Electron Microscopic Proof of the Effectivity of Intraoperative Laser Application in Surgery for Juvenile Bone Cyst Recurrence

Summary. The application of the ND-YAG-Laser in juvenile bone cysts prevents recurrencies. That can be put down to the fact that the laser has a deep action which destroys the organells of the cystic tissue up to 2–4 mm irreversibly. By this the whole cystic tissue is being destroyed and recurrencies are being prevented.

Zusammenfassung. Durch den Einsatz des Lasers in der Therapie der juvenilen Knochenzyste können Rezidive wirksam verhindert werden. Dies ist auf die Tiefenwirkung des Lasers von 2–4 mm zurückzuführen. Dabei werden die Zellen an der Zelloberfläche zerstört und die Zellorganellen in tieferen Schichten von bis zu 2–4 mm irreversibel zerstört, was zu einem Absterben dieser Zellen führt. Durch die Laserwirkung wird so das Zystengewebe nahezu komplett entfernt beziehungsweise zerstört und das Rezidiv verhindert.

Juvenile Knochenzysten besitzen zwei charakteristische Eigenschaften:

1. Sie sind gutartig und
2. sie neigen zu Rezidiven.

Mit diesen Rezidiven haben alle zu kämpfen, die Juvenile Knochenzysten behandeln. In der Literatur sind Rezidivquoten von 3 Prozent bis 42 Prozent bekannt. In unserem eigenen Patientengut, festgelegt 1998, zeigt sich eine Rezidivquote von 5 Prozent bis 28 Prozent. Dies ist darin begründet, daß wir Knochenzysten bis 1987 konventionell ohne den Laser behandelt haben, bei einer Rezidivquote von 28 Prozent. Seitdem wir den Laser einsetzen beträgt die Rezidivquote 5 Prozent.

In Übereinstimmung mit anderen Autoren haben sich folgende Ursachen für die Rezidiventstehung bei Juvenilen Knochenzysten herausgestellt:

1. Eine ungenügende Ausräumung des sichtbaren Zystenmaterials
2. Die Replantation des am Anfang der Operation entfernten periostalen Knochendeckels
3. Eine, wie wir mikroskopisch zeigen konnten, Belassung von Zystenmaterial zwischen Spongiosabälkchen.

Folgende Trias der Rezidivprophylaxe und Rezidivtherapie wenden wir in unserer Klinik an:

1. Der am Anfang der Operation entfernte periostale Knochendeckel wird nicht wieder eingesetzt.
2. Das sichtbare Zystenmaterial wird mit dem Löffel und anschließend mit der rotierenden Knochenfräse entfernt. Dabei lassen sich mit dem Kugelkopf auch nicht sichtbare in Epiphysennähe gelegene Bereiche erreichen.
3. Im Anschluß wird die Knochenhöhle noch mit dem ND-YAG-Laser behandelt. Die Laserbehandlung erfolgt im Non-contact-Verfahren. Dabei wird die Laserfaser mit einer Geschwindigkeit von 1–2 mm/sec über den Knochen bewegt, bei einer Leistung von 20 bis 40 Watt und einer Pulsdauer von 1 Sekunde.

Durch den Laser kommt es zu einer Denaturierung und Zerstörung des Zystengewebes. Der Laser zeigt dabei eine Tiefenwirkung von 2 mm. Dadurch wird bei oberflächlicher Behandlung der Knochenhöhle auch das tiefer gelegene restliche zystische Weichteilgewebe zerstört. Mit dem Laser behandeltes Gewebe zeigt im histologischen Bild unter der Oberfläche eine Zone denaturierten und nektrotischen Gewebes von ca. 2 mm Tiefe. Im elektronenmikroskopischen Bild jedoch zeigt auch die darunter gelegene Schicht von ebenfalls 2–3 mm irreversible Schädigungen der Zellorganellen, welche in kurzer Zeit zum Absterben der Zellen führen werden, obwohl die Zellen im histologischen Bild noch gesund aussehen. Dies zeigen die Ergebnisse der histologischen und elektronenmikroskopischen Untersuchungen, die wir in Zusammenarbeit mit dem Anatomischen und dem Pathologischen Institut der Universität Münster durchgeführt haben. Durch diese Tiefenwirkung des Lasers wird das restliche Zystengewebe sicher zerstört und ein Rezidiv verhindert.

Ergebnisse

In der Zeit bis zur Einführung des Lasers in unserer Klinik haben wir 29 Juvenile Knochenzysten konventionell mit Exkochleation behandelt. Dabei kam es zu 8 Rezidiven. Seitdem haben wir 40 Juvenile Knochenzysten mit Exkochleation und mit dem Laser behandelt. Dabei traten 2 Rezidive auf. Diese traten in der Anfangsphase der Lasertherapie auf, beziehungsweise sind zum Teil auf eine falsche Operationstechnik bzw. eine unfachgerechte Laseranwendung zurückzuführen.

Langzeitergebnisse nach restaurativer Proktokolektomie und ileoanaler Pouchanlage (IAP) bei Kindern mit FAP

M. Kadmon, A. Tandara und Ch. Herfarth

Chirurgische Klinik, Universität Heidelberg, Kirschnerstraße 1, D-69120 Heidelberg

Long-Term Outcome After Restorative Proctocolectomy and Ileal Pouch-Anal Anastomosis in Children with FAP

Summary. Restorative proctocolectomy and ileal pouch-anal anastomosis (IPAA) is considered the therapy of choice for the prophylactic treatment of FAP in adults, while straight ileoanal endorectal pull-throughs were often favored in children. However, our experience with five children undergoing an ileoanal J-pouch procedure under the age of 15 years (7–15) due to early onset of a severe symptomatic FAP phenotype suggests results which are superior to those after direct ileoanal anastomosis. Even after a primary straight ileoanal pull-through with local complications and a high defecation rate, secondary IPAA should be considered.

Einleitung

Die familiäre adenomatöse Polyposis coli (FAP) ist eine autosomal-dominant vererbte Erkrankung, verursacht durch verschiedene Mutationen des APC-Gens auf dem langen Arm von Chromosom 5. Betroffene entwickeln meist in der Pubertät multiple kolorektale Adenome, die am Ende der zweiten oder in der dritten Lebensdekade symptomatisch werden. Allerdings gibt es Extremverläufe mit sehr frühen Erkrankungsmanifestationen oder auch späten, attenuierten FAP-Varianten. Die restaurative Proktokolektomie und ileoanale Pouchanlage (IAP), die in der Regel zwischen dem 18. und 22. Lebensjahr empfohlen wird, stellt die Therapie der Wahl zur Karzinomprävention bei Erwachsenen mit FAP dar. Das Verfahren verbindet maximale Radikalität mit guten funktionellen Ergebnissen. Bei Kindern galt die ileoanale Durchzugsplastik (IAA) nach kontinenzerhaltender Proktokolektomie in der Vergangenheit als optimale Alternative [2, 5]. Nach Einführung verschiedener Dünndarmreservoire hat eine ganze Reihe von Arbeitsgruppen die funktionellen Ergebnisse nach direkter ileoanaler Anastomose mit denen nach Vorschalten verschiedener Pouchformen verglichen und mit wenigen Ausnahmen bessere funktionelle Ergebnisse mit deutlich geringeren Stuhlfrequenzen und einer geringeren Komplikationsrate bei den Patienten beobachtet, bei denen der ileoanalen Anastomose ein Reservoir vorgeschaltet wurde [3, 4].

Tabelle 1. Heidelberger Polyposis-Register. Indikationen zur IAP bei Kindern mit FAP

Symptome	Anzahl
Peranale Blutung	5
Eisenmangelanämie	3
Schleimige Diarrhoen	5
Schwere Epitheldysplasien	2
Wachstumsretardierung	2
Abdominelle Schmerzen	2
Tenesmen	1

Tabelle 2. Heidelberger Polyposis-Register. Langzeitergebnisse bei Kindern nach IAP

Patient	Beobachtungs-zeitraum	Stuhlfrequenz/ 24 Std.	Kontinenz
P. G., ♀	82 Monate	3–5	sehr gut
M. S., ♂	81 Monate	2–3	sehr gut
C. R., ♂	56 Monate	5–6	sehr gut
A. P., ♀	43 Monate	2–3	sehr gut
J. W., ♀	14 Monate	3–4	sehr gut

Ergebnisse des Heidelberger Polyposis-Registers

Langzeitergebnisse nach IAA

In unserem Krankengut überschauen wir sechs Patienten, bei denen auswärts nach dem 15. Lebensjahr eine ileoanale Durchzugsplastik durchgeführt worden war. Der Eingriff führte nur in zwei Fällen zu einem subjektiv zufriedenstellenden Ergebnis, allerdings mit hohen Stuhlfrequenzen von 8–10 pro Tag. In allen anderen Fällen traten postoperativ profuse Durchfälle mit bis zu 25 Stühlen auf. Ursachen dieser Symptomatik waren perianale Fisteln in zwei Fällen, perianale Abszesse bei einem Patienten und eine schwere Entzündung des durchgezogenen terminalen Ileums bei einer Patientin. Bei drei Patienten zwangen die Symptome zur Aufhebung der ileoanalen Anastomose und Anlage eines terminalen Ileostomas. In einem Fall erfolgte an unserer Klinik eine sekundäre ileoanale Pouchanlage mit exzellentem funktionellem Ergebnis und 3–4 Stühlen pro Tag.

Langzeitergebnisse nach IAP bei Kindern

Seit Juli 1991 wurden an unserer Klinik fünf Kinder bis zu 15 Jahren (drei Mädchen, zwei Jungen) einer prophylaktischen restaurativen Proktokolektomie mit IAP aufgrund einer FAP zugeführt. Die beiden jüngsten Kinder waren bereits extrem früh, im Alter von 3 Jahren, symptomatisch mit blutigen und schleimigen Diarrhoen und konsekutiver Eisenmangelanämie (Abb. 1). Da nach Daten des Dänischen Polyposis-Registers durchschnittlich nur etwa sieben Jahre zwischen Symptombeginn und Karzinomentstehung liegen, war eine Verzögerung des Operationszeitpunktes riskant, so daß die chirurgische Intervention bereits im Alter von 7 Jahren erfolgte. Zwei weitere Kinder wurden im Alter von 9 und 10 Jahren, ein Mädchen im Alter von 15 Jahren operiert. Neben schleimigen Diarrhoen und peranalen Blutabgängen, die bei allen Kindern auftraten, zwangen in zwei Fällen schwere Epitheldysplasien und eine Wachstumsretardierung zu einem frühen prophylaktischen Eingriff (Tabelle 1). Abdominelle Schmerzen und Tenesmen spielten bei der Indikationsstellung eine eher untergeordnete Rolle. Bei vier der Kinder wurde bis zur Einheilung des ileoanalen J-Pouches ein protektives Ileostoma vorgeschaltet, während bei dem 10jährigen Mädchen darauf verzichtet wurde. Im postoperativen Verlauf entwickelten die beiden jüngsten Patienten eine Ileussymptomatik, die zu einer vorzeitigen Ileostomarückverlagerung und Adhäsiolyse nach drei Wochen zwang. In den übrigen Fällen war der unmittelbare postoperative Verlauf völlig komplikationslos. Die Langzeitergebnisse nach einem medianen Beobachtungszeitraum von 56 Monaten (14–82 Monate) sind in allen Fällen sehr gut, alle Kinder waren unmittelbar postoperativ auch nachts kontinent. Die durchschnittliche Stuhlfrequenz ist mit 2–3, maximal 5 Stühlen und fehlenden nächtlichen Defäkationen sehr niedrig (Tabelle 2). Alle Kinder zeigten postoperativ eine normale körperliche Entwicklung, nehmen ohne Einschränkung am Schul- und Sportunterricht teil und gehen den Aktivitäten nach, denen auch andere gleichaltrige gesunde Kinder folgen.

Bedeutung einer Genotyp-Phänotyp-Korrelation bei der frühen Indikation zur IAP

Caspari und Mitarbeiter [1] beschrieben 1994 erstmals eine Genotyp-Phänotyp-Korrelation, nach der eine Deletion von 5 Basenpaaren im Codon 1309 des APC-Gens mit deutlich früheren gastrointestinalen Symptomen und kolorektalen Karzinomen einhergehen als andere APC-Mutationen. Es stellt sich die Frage, ob der Nachweis dieser Mutation allein die frühe Indikation zur prophylaktischen Kolektomie nach sich ziehen sollte. In unserem eigenen Krankengut weisen von insgesamt 231 Patienten, bei denen die direkte Genotypanalyse erfolgreich war, 30 Patienten aus 19 Familien eine Mutation des Codons 1309 auf. Davon wurden allerdings nur 8 Patienten bereits im Alter unter 15 Jahren symptomatisch, während bei 22 Patienten die Symptomatik erst jenseits des 15. Lebensjahres begann (18–42 Jahre, Median 24 Jahre).

Schlußfolgerungen

Unsere eigene Erfahrung sowie die Beobachtungen anderer Arbeitsgruppen belegen eindrücklich bessere funktionelle Ergebnisse und geringere Komplikationsraten [3, 4] nach restaurativer Proktokolektomie und ileoanaler Pouchanlage im Vergleich zur direkten ileoanalen Durchzugsplastik. Bei sehr strenger Indikationsstellung favorisieren wir deshalb auch im Kindesalter die restaurative Proktokolektomie mit ileoanalem J-Pouch. Der optimale Operationszeitpunkt ist in Abhängigkeit von der phänotypischen Ausprägung des Krankheitsbildes und der Symptomatik individuell festzulegen. Wie die Korrelation von Deletionen am Mutationshotspot des Codons 1309 zeigt, läßt der Genotyp zwar Schlüsse auf den Phänotyp zu, bleibt aber bei der Indikationsstellung zur Operation unberücksichtigt! Selbst nach einer primären direkten IAA sollte man im Falle lokaler Komplikationen mit hohen Stuhlfrequenzen und eingeschränkter Kontinenz die Möglichkeit einer Aufhebung der IAA und sekundären Pouchbildung in Erwägung ziehen.

Literatur

1. Caspari R, Friedl W, Mandl M, Möslein G, Kadmon M, Knapp M, Jacobasch K-H, Ecker K-W, Kreißler-Haag D, Timmermanns G, Propping P (1994) Familial adenomatous polyposis: mutation at codon 1309 and early onset of colon cancer. Lancet 343: 629–632
2. Coran AG (1990) A personal experience with 100 consecutive total colectomies and straight ileoanal endorectal pull-throughs for benign disease of the colon and rectum in children and adults. Ann Surg 212: 242–247
3. Fonkalsrud EW (1982) Endorectal ileal pullthrough with ileal reservoir for ulcerative colitis and polyposis. Am J Surg 144: 81–87
4. Odigwe L, Sherman PM, Filler R, Shandling B, Wesson D (1987) Straight ileoanal anastomosis and ileal pouch-anal anastomosis in the surgical management of idiopathic ulcerative colitis and familial polyposis coli in children: follow-up and comparative analysis. J Pediatr Gastroenterol Nutr 6: 426–429
5. Soave F (1985) Endorectal ileal pull-through for ulcerative colitis and polyposis in children. Dis Colon Rectum 28: 76–80

Kinderchirurgie II

Bedeutung der pränatalen Diagnostik in der interdisziplinären Behandlung sakrococcygealer Teratome

K. Schaarschmidt[1], F. Louwen[2], B. Specht[2], A. Saxena[1], Kolberg-Schwerdt[1], Ch. Becker[1] und G. H. Willital[1]

[1] Kinderchirurgie, [2] Frauenklinik, WWU, Albert-Schweitzer-Straße 33, D-48149 Münster

Significance of Prenatal Diagnosis in the Interdisciplinary Treatment of Sacrococcygeal Teratoma

Summary. The perinatal treatment of 23 infants with sacrococcygeal teratomas was recorded prospectively from 1990 to 1997, during which period 14 children (teratomas 6.9–18 cm) could be followed throughout the whole pregnancy at our own perinatal department. There were three prenatal deaths (21 h–27 week of gestation) and two peripartal deaths (1 hydrops and 1 ruptured teratoma). Prenatal Doppler sonography allows appropriate selection of high-risk fetuses. The vital prognostic sign was developing fetal hydrops with associated umbilical vein pulsations, increased aortal flow and an increasing pulsatility index in der venous duct.

Key words: Sacrococcygeal teratoma – Prenatal sonography – Fetal hydrops

Problemstellung

Das sakrococcygeale Teratom ist der häufigste Tumor des Neugeborenen. Es entsteht aus pluripotenten Zellen des Hensen Primitivknotens in einer Häufigkeit von 1:20.000–40.000 und enthält Derivate aller drei Keimblätter. Überwiegend exophytische Teratome (Altmann Typ 1, 2) sind einer pränatalen Diagnostik gut zugänglich, die Operationstechnik ist beim reifen Neugeborenen standardisiert, die Prognose unabhängig von der Größe gut [2].

Dagegen haben große fetale Sakralteratome eine Letalität über 50% [1] und bedrohen Mutter und Kind um so mehr, je früher sie in der Schwangerschaft auftreten (vor allem bei großem intraabdominellen Anteil, d.h. Altmann Typ 3–4). Solide Teratome bilden im Gegensatz zu zystischen Sakralteratomen intrauterin große arteriovenöse shunts und entziehen durch ein vaskuläres steal-Phänomen Fetus und Plazenta einen Großteil des fetalen Herzminutenvolumens, was der Fetus durch erhöhtes Herzzeitvolumen, der müttliche Organismus durch Plazentomegalie beantwortet [5]. Dekompensationssymptome des Feten sind kongestives Herzversagen bis zum Vollbild des Hydrops fetalis mit Aszites, Pleuraergüssen und generalisierten Ödemen; zusätzlich führen Einblutungen ins Teratom zu fetaler Anämie [4]. Eine Verschlechterung des mütterlichen Allgemeinzustandes spiegelt diese fetale Entwicklung im Sinne eines „mirror syndroms" mit vorzeitiger Wehentätigkeit aufgrund eines Polyhydramnions und vital bedrohlicher Präklampsie [2]. Die Betreuung dieser Hochrisikoschwangerschaft erfordert daher die lückenlos interdisziplinäre Kooperation von Geburtshilfe, Kinderchirurgie, pädiatrischer Neonatologie und Kinderanästhesie.

Patientengut

Eine prospektive interdisziplinär perinatale Betreuung aller 23 Kinder mit pränatal diagnostizierten Sakralteratomen im Perinatalzentrum der Universitätsklinik Münster von 1990 bis 1997 sollte klären, ob das sakrococcygeale Teratom pränatal zuverlässig durch engmaschige pränatale Sonographie bedrohliche Entwicklungen mit hinreichender Sicherheit frühzeitig zu erkennen sind. 14 der 23 Kinder konnten während der ganzen Schwangerschaft in der eigenen Frauenklinik prospektiv (doppler)sonographisch erfaßt werden und hatten Sakralteratome von 6,9–18 cm Durchmesser.

Ergebnisse: Bei 18 Kindern ließ sich der mütterliche Zustand solange stabilisieren, daß unter medikamentöser Induktion der Lungenreifung und interdisziplinärer Planung des Entbindungstermins eine Schädigung der Mutter verhindert werden konnte und eine primäre Resektion des sakrococcygealen Teratoms ohne Letalität möglich war. Bei 5 Kindern mit Geburtsgewichten von 265–810 g zeigte die pränatale Sonographie eine so frühzeitige Gefährdung von Mutter und Kind, daß in 3 Fällen eine Abortinduktion erforderlich war (einmal nach intrauterinem Fruchttod in der 21. SSW). 2 weitere Kinder mit massivem Hydrops und Teratomruptur starben postpartal nach Frühsektio noch bevor eine operative Versorgung des Tumors möglich war. Als entscheidender prognostischer Faktor beim fetalen Sakralteratom erwiesen sich neben der Frühgeburtlichkeit, der Typzuordnung (n. Altmann) und einer Plazentomegalie ein beginnender Hydrops des Feten. Die empfindlichsten dopplersonographischen Parameter waren: Nachweis von Pulsationen in der v. umbilicalis und ein Anstieg des PI (pulsatility index for veins) im ductus venosus. Diese sonographischen Befunde waren bei allen verstorbenen Kindern zu erheben.

Diskussion

Jeder Nachweis eines sakrococcygealen Teratoms vor der 28. Schwangerschaftswoche (SSW) (Abb. 1) bedeutet eine Hochrisikoschwangerschaft [1, 5]. Die sonographische Diagnose ist jedoch schon in der 14. SSW möglich, differentialdiagnostisch müssen Steißteratome von Menigomyelozelen, Meconiumpseudocysten, Angiomen, Dermoidcysten, oder mazerierten Zwillingen abgegrenzt werden. Im eigenen Krankengut wurde die pränatale Diagnose in allen Fällen postpartal bestätigt. Primäre Fragestellungen der pränatalen Sonographie sind die Bestimmung der Größe, des Typs (exophytisch/intraabdominell) und der Struktur (cystisch/solide/hoch vaskularisiert) des Teratoms. Wichtige Zusatzbefunde sind der Nachweis spontaner Extremitätenbewegungen und normaler Nierenanlagen sowie der Ausschluß spinaler Spaltbildungen, infravesikaler Obstruktion oder assoziierter Fehlbildungen [2].

Hinweis auf eine fetale Gefährdung gibt die Größenzunahme des Teratoms über den Rumpfdurchmesser des Feten bzw. Überschreitung von 70% des geschätzten fetalen Körpergewichts [2, 5]. Entstehen bei einem sakrococcygealen Teratom eine Plazentomegalie (≥50 mm Plazentadicke und/oder ein fetaler Hydrops; Abb. 2), so muß auch mit der Entwicklung prämaturer Wehen aufgrund der Massenzunahme und des Polyhydramnion gerechnet werden [4]. Die kausalen Mechanismen sind noch ungeklärt, neben der Shuntwirkung des Tumors, die auch bei großen Leberhämangiomen und Chorionangiomen beobachtet wurde, konnte eine thyreotrope Wirkung des Choriongonadotropins nachgewiesen werden [2].

Bisher scheinen fetale Interventionen die Prognose nicht zu verbessern, eine fetalchirurgische Resektion von zwei Steißteratomen wurde von keinem der Kinder überlebt und führte innerhalb ein bis zwei Wochen zu therapierefraktärer Wehentätigkeit und Spontanabort [2]. Diese mütterlichen Nebenwirkungen traten nach fetoskopischer Laserkoagulation eines Sa-

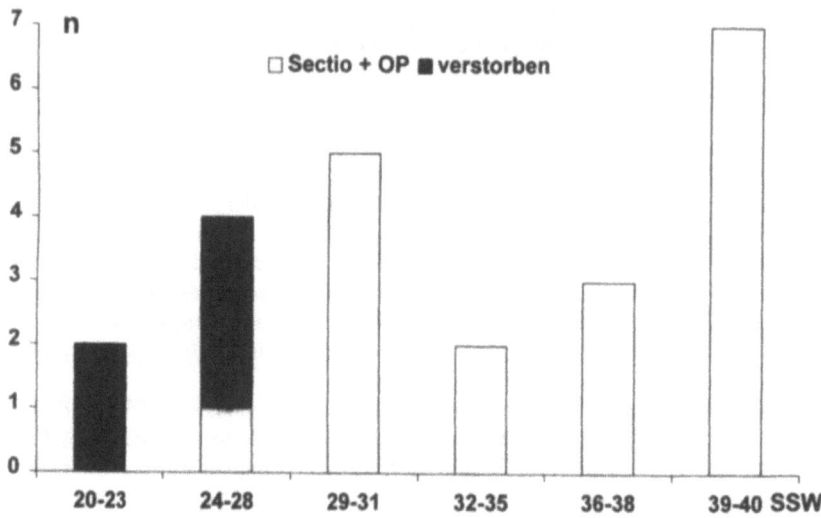

Abb. 1. Entbindungszeitpunkt bei 23 Kindern mit sakrokokzygealen Teratomen. Der dunkle Anteil der Säulen entspricht 5 verstorbenen Kindern, die 18 überlebenden Kinder hatten eine komplikationslose Entbindung und Teratomresektion

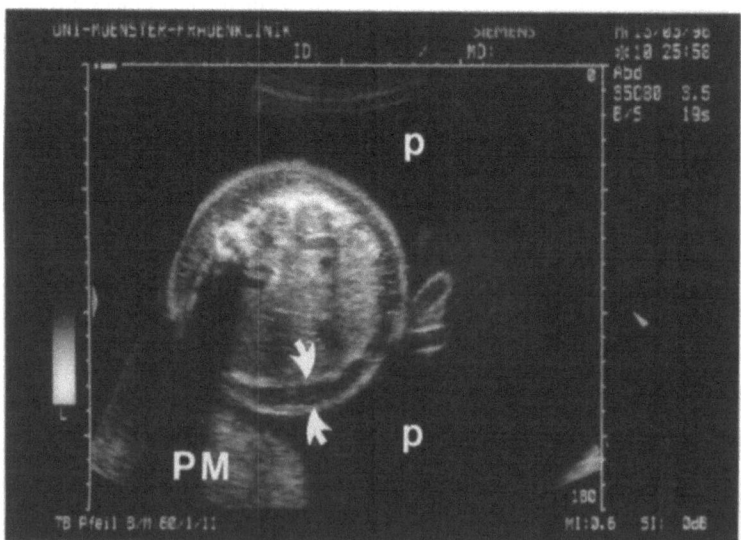

Abb. 2. Sonographischer Querschnitt eines Fetus der 26. SSW mit Sakralteratom und Vollbild des fetalen Hydrops erkennbar am ausgeprägtem Subcutanöden (dunkles Band, zwischen weißen Pfeilen), Pleuraerguß und Ascites. Am unteren Bildrand ist die deutliche Placentomegalie (PM) erkennbar. Der Fetus ist von einem massiven Polyhydramnion (p) umgeben, das in der 27. SSW zur vorzeitigen Wehentätigkeit und zum Spontanabort führte

kralteratoms nicht auf, die den Tumor jedoch allenfalls partiell kontrollierte, das Sakralteratom hatte bei Entbindung immerhin noch 11 cm Durchmesser [3].

Im eigenen Zentrum wurde bei allen Kindern das Sakralteratom pränatal erkannt, während in anderen Arbeitsgruppen z.T. nur ein Viertel der Teratome pränatal diagnostiziert wurden, einen wichtigen Anteil daran hat sicher die Routinesonographie in der Mitte des zweiten Trimesters [1]. Deshalb konnte bei soliden und hoch vaskularisierten Steißteratomen frühzeitig systematisch nach Zeichen eines fetalen Herzversagens gesucht werden, und damit bei allen Kindern mit Dekompensationszeichen jenseits der 27. SSW rechtzeitig die Lungenreifung und Frühsectio eingeleitet werden [1, 5]. Die von Schmidt angegebenen dopplersonographischen Kriterien wie Aorta Descendens-flow >180±20 ml/min/kg und Cava-Durchmesser >2,9–4,1 mm [5] waren bei allen Feten mit Hydrops nachweisbar, zusätzlich beobachteten wir hier Pulsationen der v. umbilicalis und einen retrograden flow im ductus venosus (Pulsatility index) während der Vorhofkontraktion.

Literatur

1. Crombleholme TM, Alton M, Cendron M, Alman B, Goldberg MD, Klauber GT, Cohen A. Lewis M, Harris BH (1996) Prenatal diagnosis and the pediatric surgeon: the impact of prenatal consultation on perinatal management. J Pediatr Surg 31: 156–162
2. Flake AW (1993) Fetal sacrococcygeal teratome. Semin Pediatr Surg 2: 113–120
3. Hecher K, Hackeloer BJ (1996) Intrauterine endoscopic laser surgery for fetal sacrococcygeal teratoma. Lancet 347: 470
4. Perlin BM, Pomerance JJ, Schifrin BS (1981) Nonimmunologic hydrops fetalis. Obstet Gynecol 57: 584–588
5. Schmidt KG, Silverman NH, Harison MR, Callen PW (1989) High-output cardiac failure in fetuses with large sacro coccygeal teratoma: diagnosis by echocardiography and Doppler ultrasound. J Pediatr 114: 1023–1028

Eine Methode zur Reduktion des Sepsisrisikos bei Neu- und Frühgeborenen mit Stomata

K. Schäfer, H. Roth, M. Aulmann und O. Linderkamp

Abteilung Kinderchirurgie, Chirurgische Klinik, Ruprecht-Karls-Universität, Im Neuenheimer Feld 110, D-69120 Heidelberg

A method to Minimize the Risk of Sepsis in Neonates and Prematures with Stomas

Summary. Prematures and neonates with stomas have a high risk of developing sepsis by bacterial translocation, particularly when combined with parenteral nutrition. We studied a group of 35 newborns where split ileo- or jejunostomas were implanted in their first week of life. To prevent the development of a non-used distal bowel and a short bowel syndrome, the proximal bower content was transferred into the aboral stoma via the new continuous extracorporal stool transport (CEST) technique a few days after surgery. By using CEST the sepsis rate was reduced from 9 (without CEST) to only 0.8 cases of sepsis in 1000 days.

Einleitung

Ab dem zweiten Lebenstag können im Stuhl eines Neugeborenen Darmkeime nachgewiesen werden [1]. Aus tierexperimentellen Arbeiten ist bekannt, daß höhere Abschnitte des Dick- und Dünndarmes deutlich später besiedelt werden [1, 2]. Die Übertragbarkeit dieser Ergebnisse auf den Menschen wird durch die klinische Erfahrung bestätigt, daß die nekrotisierende Enterokollitis und eine durch Darmkeime erworbene Sepsis in den ersten Lebenstagen sehr selten sind [3].

Weiterhin zeigen zahlreiche klinische Studien eine hohe Rate an bakteriellen Translokationen bei Kindern mit Kurzdarmsyndrom, mit ausgeschalteten Darmsegmenten und bei Schockpatienten. Das Sepsisrisiko wird durch eine zusätzliche parenterale Ernährung erhöht [4].

Material und Methode

Seit Mai 1994 behandelten wir 35 Neu- und Frühgeborene innerhalb der ersten Lebenswoche mit einem Ileus oder einer Darmperforation mit Anlage zweier endständiger Stomata in einer modifizierten Technik nach Mikulicz. Bei 12 Kindern wurden intraoperativ Abstriche aus dem Magensaft, dem Darm vor und nach der Passagestörung und rektal durchgeführt. Wir begannen frühest möglich mit der oralen Ernährung. Wenige Tage später transportierten wir den Darminhalt aus dem oralen Stoma mittels eines kontinuierlichen extrakorporalen Stuhl-

Tabelle 1. Beschreibung der untersuchten Patienten und der Therapie		
Therapie ab 5/94	Alter in Tagen	Gewicht in g
Splitstomaanlage	5	1870
oraler Kostaufbau	13	
CEST	31	2360
Kontinuitäts-wiederherstellung	106	4060

Tabelle 2. Patientendaten vor und unter der kontinuierlichen extrakorporalen Stuhlüberleitung (CEST)		
	vor CEST	unter CEST
Gewichtszunahme	4,5 g/d	25 g/d
parenterale Ernährung	30	1
Sepsis	9	2
Sepsisrate	9/1000 d	0,8/1000 d

transportsystems (CEST) in den aboralen Schenkel weiter [5]. Bei den genannten 12 Patienten untersuchten wir die Darmkolonisation im weiteren Verlauf vor und nach CEST Anlage.

Ergebnisse

Das Durchschnittsgewicht dieser Kinder lag bei 1870 g mit einem mittleren Gestationsalter von 32 Wochen. Die Operation wurde im Mittel am fünften Lebenstag durchgeführt. Mit dem oralen Kostaufbau wurde am 13ten und mit der Stuhlüberleitung am 31ten Lebenstag begonnen. Die CEST bestand für 75 Tage bis zur Kontinuitätswiederherstellung bei einem Körpergewicht von 4 kg (Tabelle 1). Bei 9 Kindern war der Dünndarm zum Zeitpunkt der Operation steril. Je einmal konnte E. coli und einmal Enterokokkus kultiviert werden. Der verbleibende Patient hatte im Darm und intraabdominell bei Perforation Pseudomonas und Enterokokken. Alle drei Kinder entwickelten eine Sepsis mit Nachweis derselben Keime in den Blutkulturen. Die Sepsisrate bis zum Beginn der Stuhlüberleitung betrug 9 Sepsisfälle auf 1000 Behandlungstage. Nur zwei Kinder entwickelten eine Sepsis unter CEST. Die Sepsishäufigkeit verringerte sich auf 0,8/1000 Tage. Alle Kinder mit einer Sepsis hatten einen zentral venösen Zugang mit zusätzlicher parenteraler Ernährung. Der orale Kostaufbau erfolgte durchschnittlich ab dem achten postoperativen Tag. Mit Ausnahme von einem Patienten konnten im Verlauf des CEST alle Kinder ausschließlich enteral ernährt werden. Die tägliche Gewichtszunahme vor dem CEST betrug 4,5 gr., danach 25 g (Tabelle 2).

Diskussion

Neugeborene mit Darmerkrankungen und zusätzlicher parenteraler Ernährung haben ein Sepsisrisiko zwischen 5% und 37%. In den letzten Jahren wird bei diesen Kindern der Darm und nicht der zentrale Weg als Hauptinfektquelle angenommen [4]. In der ersten Lebenswoche ist dieser Infektionsmodus jedoch selten. Aufgrund von tierexperimentellen Arbeiten wird angenommen, daß die Keimbesiedlung höherer Dickdarmabschnitte und des Dünndarmes bis zu zwei Wochen nach Geburt erfolgt [1]. Dies korreliert mit den klinischen Erfahrungen der bakteriellen Translokation als Sepsisursache und dem Beginn einer nekrotisierenden Enterokollitis am 10ten bis 14ten Lebenstag [2]. Eine sehr frühe Keimbesiedlung des Dünndarmes geht vermutlich mit einem sehr hohen Translokationsrisiko einher [3]. Diese Schlußfolgerung konnten wir durch unsere Untersuchungen unterstreichen. Soweit ersichtlich haben wir zum erstenmal bei Neu- und Frühgeborenen die Besiedlung höherer Darmabschnitte durch intraoperative Abstriche untersucht. Dabei konnten wir zeigen, daß die Keimbesiedlung dort bei Neu- und Frühgeborenen mit Ileus in den ersten Lebenstagen im Mittel am fünften Tag selten ist. In unserem Krankengut trat bei allen Kindern mit einer bereits bei der Operation vorhandenen Darmflora postoperativ eine Sepsis mit den gleichen Keimen auf. Verschiedene Ursachen werden hierfür verantwortlich gemacht. Die IgA-, Schleim- und Magensäurensekretion sind noch unterentwickelt. Daneben besteht eine verminderte Peristaltik und eine

Unreife des Lymphozytären Systems [3]. Eine Translokation durch Anaerobier konnten wir nicht nachweisen. Diese verzögerte Keimbesiedlung höherer Darmabschnitte stellt somit einen Selbstschutz des Neugeborenen dar.

Stase und pathologische Keimbesiedlungen in ausgeschalteten Darmanteilen führen zu bakteriellen Translokationen [3, 4]. Durch die Anwendung der CEST konnten wir dieses Risiko deutlich minimieren. Da durch die vorgestellte Methode der Stuhlüberleitung in 97% auf eine parenterale Ernährung verzichtet werden kann, senkt dies zusätzlich das Sepsisrisiko. In unserem Krankengut konnten ohne parenterale Ernährung keine weiteren Bakteriämien nachgewiesen werden. Bei Muttermilchernährung ist die Rate an bakteriellen Translokationen geringer als bei industriell gefertigten Milchen [2]. Unter CEST konnte unter Muttermilchernährung eine gute Gewichtszunahme ohne spezielle Diäten erreicht werden und somit das Sepsisrisiko weiter gesenkt werden.

Schlußfolgerung

1. Die Keimbesiedlung höherer Darmabschnitte ist in den ersten Lebenstagen selten. Falls sie ausnahmsweise nachgewiesen wird, sollte eine antibiogrammgerechte Antibiotikatherapie erfolgen.
2. Neben der Wiederherstellung einer physiologischen Ernährung mit einer angestrebten Gewichtszunahme von mehr als 20 g/Tag kann die Sepsisrate durch die vorgestellte Methode deutlich reduziert werden.

Literatur

1. Camp JV, Drongowski R, Gorman R, Altabba M, Hirschl RB, Coran AG (1994) Colonisation of Intestina Bacteria in the Normal Neonate: Comparison between Mouth and Rectal Swabs and Small and Large Bowel Specimens. J Ped Surg 29: 1348–1351
2. Urao M, Moy J, Camp JV, Drongowski R, Altabba M, Coran AG (1995) Determinant of Bacterial Translocation in the Newborn: Small Bowel Versus Large Bowel Colonizaton. J Ped Surg 30: 831–836
3. Urao M, Teitelbaum DH, Drongowski RA, Coran AG (1996) Effect of Gut-Associated Lympoid Tissue and Bacterial Translocation in Newborn Rabbits. Transplantation Proceedings 28: 2674
4. Pierro A, van Saene HKF, Donnell SC, Hughes J, Ewan C, Nunn AJ, Lloyd DA (1996) Microbial Translocation in Neonates and Infants Receiving Long-term Parenteral Nutrition. Arch Surg 131: 176–179
5. Schäfer K, Zachariou Z, Löffler W, Daum R (1997) Continuous extracorporal stool-transport system: A new and economical procedure for transistory short bowel syndrome in prematures and newborns. Pediatr Su Int 12: 73–75

Neue Ansätze für Gewebemanagement auf dem Gebiet minimal invasiver Kinderchirurgie

R. Th. Carbon[1], M. Thias[1], M. Schreiber[1], S.-I. Simon[1], H. Mughrabi[2] und H. P. Hümmer[1]

[1] Abteilung für Kinderchirurgie, Chirurgische Universitätsklinik mit Poliklinik, Maximiliansplatz 2, D-91054 Erlangen, [2] Lehrstuhl für Werkstoffwissenschaften I der Friedrich-Alexander-Universität, Martensstr. 5, D-91058 Erlangen

New Methods of Tissue Management in Minimally Invasive Pediatric Surgery

Summary. Tissue management in minimally invasive surgery plays an important role in the indication for and feasibility of surgical interventions. Hemostasis and sealing of larger areas are possible with minimally invasive tissue gluing in liquid and bandage-bound form. For effective and efficient application of the precoated collagen fleece (TachoComb®) a modularly constructed applicator (AMISA) was designed that is suitable for a wide range of indications in MIS and allows selective leak closure (SLC) in parenchymatous tissues with different lesions (Pneumothorax, Chylothorax, rupture of liver/spleen, biopsies, fistulae).

Einleitung

„Minimally Invasive Surgery" wurde 1987 von J. E. A. Wickham [5] geprägt. Der Zugang durch Trokare ist als minimal invasiv zu betrachten, nicht aber der operative Eingriff an sich – A. Cuschieri sprach daher von „Minimal Access Surgery" [3]. Über erste therapeutische Maßnahmen in der „Thorakolaparoskopie" berichtete der Internist Jacobaeus in Stockholm 1911, 10 Jahre später setzte er die Kauterisation zur Durchtrennung von Verwachsungen ein [4]. Zum Gewebemanagement sind leistungsfähige Werkzeuge erforderlich: Mechanisches (Schere, Ligaturen, Clipzangen, Klammernahtgeräte), energetisches (Hochfrequenz, Laser, Inertgas, Ultraschall) und biologisches Instrumentarium (flüssige und vliesgebundene Klebung), das der Dissektion und/oder der Blutstillung dient. Energetische Systeme können aufgrund unkontrollierter, thermischer Fernwirkung Komplikationen bedingen [1]. Neue, piezoelektrische Instrumente arbeiten offenbar technologiebedingt komplikationsfrei. Dennoch ist keine zügige Versorgung größerer und großer Defekt- und/oder Erosionsareale zum Zwecke der Gewebeversiegelung oder Blutstillung möglich. Insbesondere bei diffuser, stärkerer Blutung kann die Indikation zum Umsteigen gegeben sein. Die Versorgung großflächiger Areale ist die Domäne der Fibrin- oder Gewebeklebung. Neben der Flüssigklebung unterscheidet man bei der vliesgebundenen Gewebeklebung das teppichartige Verlegen des Kollagenvlieses auf konvexen Oberflächen („Carpeting"), z.B. auf parenchymatösen Oberflächen und das tapetenartige Applizieren („Tapestry") auf konkaven Oberflächen, z.B. parietale Pleurakuppel bei Dct.thoracicus-Defekt oder am Leberbett nach Cholecystektomie.

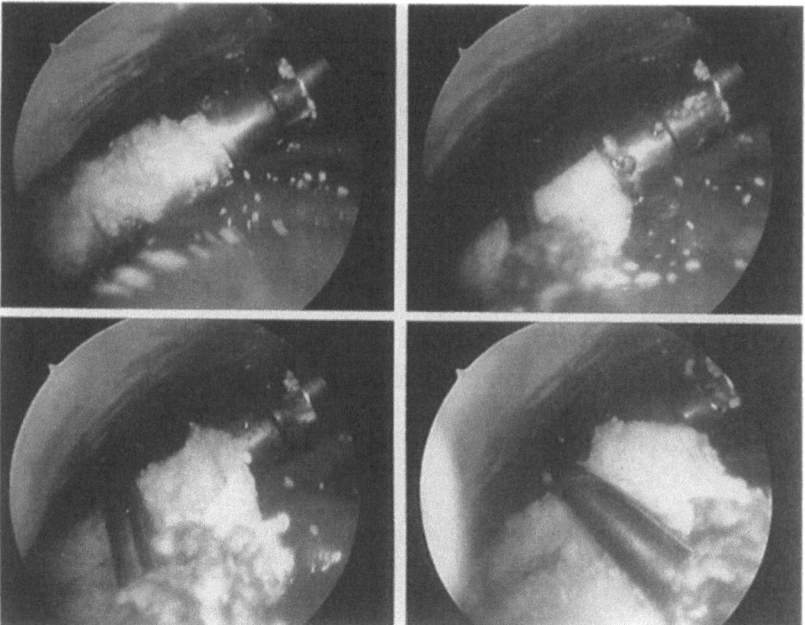

Abb. 1. Selektiver Pleura viszeralis – Leckverschluß (SLC) mit dem AMISA/TachoComb®-System. „Carpeting" der konvexen Lungenoberfläche mit dem Kollagenvlies. 12jähriger Pat. mit rezidivierenden Pneumothoraxzuständen bei cystischer Fibrose

Durch Einrollen, Trokarpassage, Positionierung und Applikation mit Hilfe von Faßzangen kann die Vliesklebung schwierig durchführbar sein [2]. Daher wurde ein modulierbarer Applikator (10 mm-Instrument, Adjustable Minimally Invasive Surgery Applicator = AMISA) entwickelt. Er besitzt große Freiheitsgrade, der Klebevorgang erfolgt durch Fixation der freien Vlieskantae mit der Faßzange und schiebender Bewegung des AMISA. So wird das Vlies entrollt und kann gleichzeitig auf der Gewebeoberfläche angedrückt werden (Abb. 1). Durch die hohe Adsorptionskraft des schwammartigen Kollagenvlieses entsteht ein inniger Verbund Gewebeoberfläche/Kollagenvlies, der durch den innerhalb von Sekunden einsetzenden Klebeeffekt verstärkt wird [2].

Material und Methoden

Die Wertigkeit der vliesgebundenen Gewebeklebung in der minimal invasiven Chirurgie sollte in einer experimentellen und klinischen Studie evaluiert werden. Biomechanisch wurde die Stabilität unterschiedlicher Vliesmaterialien auf Zug und Dehnung in nativem und feuchtem Zustand eruiert, verglichen und in Kraft-Weg-Diagrammen dargestellt. In einem experimentellen Oberflächenmodell („künstliche Lunge") sollte die Stabilität der unterschiedlichen Klebungen im Sinne von Oberflächenhaftung und Scherspannungsresistenz überprüft werden.

Mehrere Vliesmaterialien wurden einem Zugversuch unterzogen, wobei mittels einer elektronischen Verformungsmaschine (Instron 4500) Verformungskennlinien gewonnen wurden, die Aufschluß über Zugfestigkeit (in $Mpa = N/mm^2$) und Dehnfähigkeit geben. In einer weiteren Versuchsanordnung wurden an einer „künstlichen Lunge" Druckgradienten (in hPa = mbar) an einer Wechselmembran aus Schweinepleura bestimmt, die jeweils mit den unterschiedlichen Vliesmaterialien einem selektiven Leckverschluß (SLC) unterzogen wurde. Als Klebemedium wurde die Äquivalentdosis an flüssigem Fibrinkleber (Beriplast® HS) zum fertigbeschichteten Kollagenvlies (TachoComb®) aufgesprüht.

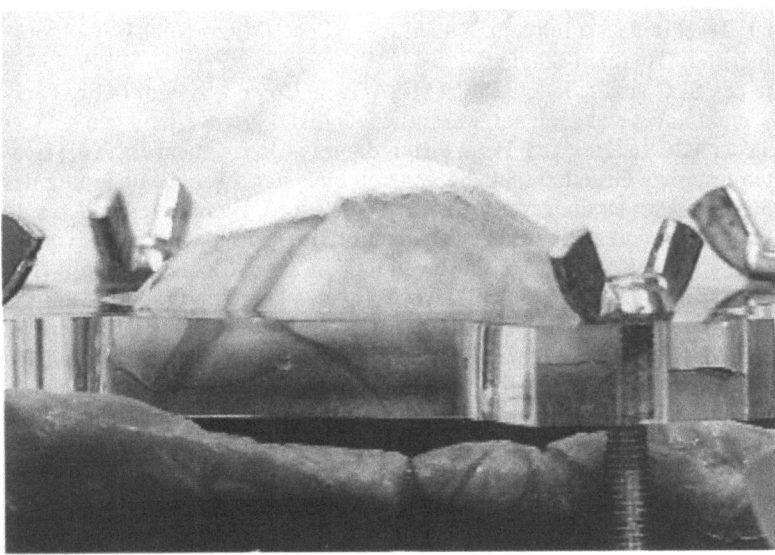

Abb. 2. „Künstliche Lunge" zur Evaluation der Surface-Stabilität von aufgeklebten Vliesmaterialien. Ein definierter, pleuraler Stanzdefekt wird mit einem Patch per Klebung verschlossen und anschließend die Druckbelastung durchgeführt. Es kommt zum Abheben des Vliesmaterials, jedoch nicht zum Materialbruch (beschichtetes Kollagenvlies TachoComb®, $P_{max} = 50.5$ hPa)

Die klinische Evaluation umfaßte das kinderchirurgische Krankengut von 1993 bis 1997, wo thorakoskopisch und laparoskopisch ein SLC durchgeführt wurde. Die Leckverschlüsse wurden mit dem AMISA/TachoComb®-System durchgeführt, wobei jeweils bestehende Leckagen (Pneumothorax, Chylothorax, parenchymatöse Blutungen, Lymph- und Gallesekretion) zu den Indikationen gerechnet wurden.

Resultate und Schlußfolgerung

Die biomechanische Verformung der Vliesmaterialien ergab für drei Kollagenprodukte beim **Zugversuch** hinsichtlich der Reißfestigkeit in trockenem und feuchtem Zustand jeweils signifikante ($p<0,005$) Unterschiede: Von den beiden schwammartigen Kollagenvliesen zeigte das mit einer Gewebekleberbeschichtung versehene TachoComb® (Fa. Nycomed) einen Zugfestigkeitsabfall trocken/feucht von 71% (0,066/0,015 MPa) bei einem Dehnfähigkeitsgewinn von Faktor 2,5 (2,47/5,45 mm). Bei TissuVlies® (Fa. Baxter/Immuno) betrug der Verlust an Zugfestigkeit 86% (0,066/0,011 MPa) bei einem Dehnfähigkeitsgewinn von Faktor 1,6 (2,70/4,32 mm). Das hochverdichtete Kollagenprodukt TissuFascie® (Fa. Baxter/Immuno) zeigte hingegen 97% Zugfestigkeitsverlust (72,93/2,07 MPa) bei 15-fachem Dehnfähigkeitsgewinn (1,04/15,81 mm). Das synthetische, biodegradable Vliesprodukt Vicryl®-Netz aus Polyglactin-910 (Fa. Ethicon) reagierte erwartungsgemäß inert mit 5% Zugfestigkeitsgewinn (34,55/36,26 MPa) und Dehnfähigkeitsgewinn von Faktor 0,25 (16,08/19,98 mm). Die Ergebnisse zur **Surface-Stabilität** (Abb. 2) zeigten bei Luftdichtigkeit aller Materialien Signifikanz für TachoComb®: Es wurde eine Druckresistenz von 50,5 hPa erreicht. Alle anderen Materialien lagen zwischen 21,5 und 23,5 hPa und damit bei 42,6% (TissuVlies®), 45,5% (TissuFascie®) und 46,5% (Vicryl®-Netz) der Oberflächenhaftung von TachoComb®. Ursächlich ist hier die innige Verbindung des Klebermaterials mit dem Kollagenschwamm.

Klinisch lag die Frequenz der vliesgebundenen Klebung mit dem AMISA/TachoComb®-System zum SLC bei 128 thorakoskopischen Eingriffen (98 Pat., 6–17 J.) bei 68%, laparoskopisch bei 111 Eingriffen (90 Pat., 0-17 J.) bei 28%. Es dominierte der Pneumothorax (48 Eingriffe) vor Wedge-Resektionen, stumpfem Bauchtrauma (Leber/Milzruptur), Chylothorax und bioptischen Eingriffen (Hodgkin-Staging).

Die **Ergebnisse** des SLC sind evident: Das AMISA/TachoComb®-System (Abb. 1) erwies sich als sicher, praktikabel und geeignet, wesentliche Indikationserweiterungen bei Gewebemanagement in der MIC zu erreichen. Beim Pneumothorax-Management ergab die Evaluation der Patienten mit/ohne Grunderkrankung generell eine signifikante Minderung des Drainagebedarfs (36%) und der Drainagezeit (median 8 d vs. 11 h). Hiermit verbunden sind Reduktion der antibiotischen und analgetischen Medikation, Einsparung von intensivmedizinischer Behandlung, allgemeinen Krankenhaustagen und ein psychosozialer Benefit (Reduktion von Fehltagen, Familienzusammenhalt). Als Endpoints kann die Erhöhung der Effektivität durch Definitivbehandlung mittels SLC genannt werden. Erhöhung der Effizienz äußert sich in der positiven Beeinflussung von Behandlungsstrategien, die letztlich durch den Einsatz des innovativen AMISA/TachoComb®-Systems bei ausgewählten Eingriffen zu multiplen Einsparungen führen, womit auch ein erfolgreiches Prinzip von Pharmakoökonomie repräsentiert wird.

Literatur

1. Berci G (1994) Complications of laparoscopic surgery. Surg Endosc 8: 165-168
2. Carbon RTh, Baer K, Thias M, Huemmer HP (1997) Fibrin sealing in pediatric surgery. Thromb Haemost (Suppl): 369
3. Cuschieri A (1990) Minimal access surgery: the birth of a new era. J Roy Coll Surg; Ed. 35: 345-347
4. Jacobaeus HC (1922) The cauterization of adhesions in pneumothorax of tuberculosis. Surg Gynecol Obstet 34: 289-294
5. Wickham JEA (1987) The new surgery. Br J Med 295: 1581-1599

Unfallchirurgie I

Die minimalinvasive, percutane Ventrikulostomie in der Therapie des schweren Schädel-Hirn-Traumas

S. Ruchholtz[1], C. Waydhas[1], D. Nast-Kolb[1], A. Müller[2] und L. Schweiberer[3]

[1] Abteilung für Unfallchirurgie Universitätsklinikum Essen, Hufelandstraße 55, D-45147 Essen
[2] Neurochirurgische Klinik Klinikum Großhadern, Ludwig-Maximilians-Universität München, Marchioninistraße 15, D-81377 München
[3] Chirurgische Klinik und Poliklinik, Klinikum Innenstadt, LMU-München, Nußbaumstraße 20, D-80336 München

Percutaneous Ventriculostomy in Therapy for Severe Traumatic Brain Injury

Summary. From May 1996 until April 1997 percutaneous CT-controlled ventriculostomy (PCV) was performed in 19 patients with severe traumatic brain injury and no indication for decompressive craniotomy. There was a significant reduction in the duration of the procedure compared to burr-hole ventriculostomy with no complications. Because of further advantage of PCV CT-controlling is the posssibility of puncturing even very narrow ventricles.

Das kontinuierliche Hirndruckmonitoring stellt heute ein wesentliches Element der Intensivtherapie von Patienten mit schwerem Schädel-Hirn-Trauma (sSHT; Glasgow Coma Scale-Wert <9) und intrakranieller Läsion dar. Mit dem Ziel einer minimalinvasiven, sofortigen (Schockraummanagement) oder sekundären (z. B. Katheterwechsel) Implantation eines konventionellen flexiblen Ventrikelkatheters (3 mm) wurde eine neue Methode der perkutanen CT-kontrollierten Ventrikulostomie (PCV) bei sSHT-Patienten ohne Indikation zur Entlastungstrepanation eingeführt. Die PCV stellt eine Modifikation der perkutanen Nadeltrepanation (PNT) dar. Die PNT wird seit den 50er Jahren zur Entlastung des chronisch subduralen Haematoms sowie des Hydrozephalus angewendet [3, 5]. Das Prinzip der PNT besteht in der Implantation einer Lumbalpunktionsnadel (Durchmesser 1,2 mm) mittels manueller Perforation mit der Nadel selber oder nach Vorbohrung mit einem Handbohrer [3, 5]. Der wesentliche Vorteil beider Methoden liegt im Gegensatz zur herkömmlichen Bohrlochtrepanation in der Möglichkeit einer Durchführung außerhalb eines OP-Saals (z. B. Intensivstation).

Methodik

Seit 5/96 wird die PCV im Computertomographieraum durchgeführt und prospektiv erfaßt. Die Punktion erfolgt dabei nach Perforation der Schädelkalotte mittels eines 3 mm Handbohrers an üblicher Stelle (ca. 11 cm cranial des Nasions, 2 cm lateral der Sagitallinie). Nach Plazierung des konventionellen 3 mm Ventrikelkatheters kann die Lage unmittelbar im CT

Tabelle 1

	1. OP-Dauer	2. CT bis OP	3. CT bis ICU	4. ICU bis ICU	5. Liegedauer
PCV	20 ± 13 min. n = 19	30 ± 12 min. n = 8	73 ± 25 min. n = 8	73 ± 24 min. n = 11	5,3 ± 3 Tage n = 19
BLV	45 ± 11 min* n = 13	78 ± 33 min.* n = 8	138 ± 37 min n = 8	111 ± 24 min.* n = 5	4,8 ± 3 Tage n = 13

* p < 0,05; Mann-Whitney U-Test

kontrolliert werden. Zur Beurteilung technischer und organisatorischer Kriterien wurden die Daten des PCV-Kollektivs einem prospektiv erhobenen Kollektiv von konventionell im OP-Saal durchgeführten Bohrloch-Ventrikulostomien (BLV) mit gleicher Indikationsstellung gegenübergestellt. Die Daten des Kontrollkollektivs wurden im Rahmen einer prospektiven Polytraumastudie erfaßt [1].

Ergebnisse

Im Zeitraum von 5/96 bis 8/97 wurden in der eigenen Klinik 81 schwerverletzte Patienten (ISS > 15; mittl. ISS 30 ± 14) primär versorgt. In 39 Fällen lag ein schweres SHT vor. Bei 15 (38%) wurde primär eine entlastende Trepanation durchgeführt. Eine initiale, isolierte PCV wurde bei **8** (21%) Patienten angelegt. In **11** Fällen erfolgte die PCV im Rahmen des ICU-Aufenthaltes (z. B. Katheterwechsel). Im Vergleichskollektiv (7/93 bis 4/96) wurden **13 BLV** (**8** initial; **5** sekundär) durchgeführt. Durch die neue Technik wurden signifikante Zeiteinsparungen im Behandlungsablauf erzielt (Tabelle 1). Die Operationsdauer (1.) wurde um 25 min. verkürzt. Bei der Akutversorgung wurde die Zeitdauer von Beginn des CCT bis zur Operation (2.) um 48 min. und die Dauer vom initialen CCT bis zur ICU-Aufnahme (3.) um 65 min. minimiert. Bei sekundären Katheteranlagen (während ICU-Therapie) (4.) konnte die Gesamtversorgungszeit um 38 min. reduziert werden. In drei Fällen wurde eine erfolgreiche PCV bei primär frustranem Implantationsversuch nach einer Entlastungskraniotomie durchgeführt. Im PCV-Kollektiv wurde bei vergleichbarer Katheter-Liegedauer (5.) keine, im BLV-Kollektiv eine (8%) bakterielle Kontamination ohne manifeste Infektion nachgewiesen. In keinem Kollektiv zeigte sich eine implantationsassoziierte Blutung.

Diskussion

Intrakranielle Druckabnehmer sind heute ein wesentlicher Bestandteil in der Behandlung von Patienten mit schwerem Schädel-Hirn-Trauma [2, 4]. Hauptziel in der SHT-Therapie ist es, durch operative (z. B. Entlastung intrakranieller Hämatome) und konservative Maßnahmen den pathologisch erhöhten Hirndruck zu senken und eine adäquate Perfusion des Hirngewebes sicherzustellen. Der Hirndruck kann gegenwärtig jedoch nur durch invasive Systeme zuverlässig gemessen werden [2, 4]. Zur Messung des intrakraniellen Drucks werden unterschiedliche Systeme angeboten. Dabei werden Ventrikel-, Parenchym-, Subdural- und Epiduralsonden unterschieden. Wesentliche Vorteile des Ventrikelkatheters gegenüber den anderen Systemen bestehen in der hohen Messgenauigkeit, der Möglichkeit der Liquordrainage bei akutem ICP-Anstieg und den niedrigen Kosten [2]. Die konventionelle isolierte Ventrikelkatheteranlage erfolgt allgemein im Operationssaal durch eine Bohrlochtrepanation. Die in dieser Studie vorgestellte perkutane CT-kontrollierte Katheterimplantation bietet gegenüber dieser herkömmlichen Methode zusätzliche Vorteile. Die Verbesserungen liegen sowohl aufgrund der erheblichen Zeitersparnis im organisatorischen Bereich als auch in der Möglichkeit durch die CT-Kontrolle sehr enge Ventrikelsysteme zu punktieren. Aufgrund der relativ niedrigen Fallzahl im vorliegenden Kollektiv kann die Beurteilung hinsichtlich Komplikationsraten nur tendenziell erfolgen. Dabei zeigte sich bei Nachweis einer bakteriellen Besiedelung bei der herkömmlichen Methode und keiner implantationsassoziierten Blutung ein vergleichbares gutes Ergebnis in beiden Kollektiven. Die PCV ist jedoch in ihrer Technik bedingt mit der perkutanen Nadeltrepanation (PNT) vergleichbar. Die Komplikationsraten für die mittels Installation einer Lumbalpunktionsnadel Punktionen durchgeführte PNT liegen bei 0–6,2% Infektionen und 0–1% symptomatischen Blutungen [3, 5]. Die Komplikationsraten für den in herkömmlicher Technik eingebrachten Ventrikelkatheter sind ebenfalls relativ selten und betragen nur 0–9,5% Infektionen im Sinne einer bakteriellen Besiedelung und 0,5% signifikante Blutungen [2].

Literatur

1. Arbeitsgemeinschaft ‚Scoring' der Deutschen Gesellschaft für Unfallchirurgie (1994) Das Traumaregister der DGU. Unfallchirurg 97: 230–237
2. Bullock R, Chesnut RM, Clifton G et al. (1996) Guidelines for the management of severe head injury. J Neurosurg 13: 639–734
3. Gilsbach J, Zentner J, Bernsdorff A (1988) Technique, indications, and complications of percutaneous needle puncture. Neurochirurgia 31: 114–117
4. Marshall LF, Smith RW, Shapiro HM (1979) The outcome with agressive treatment in severe head injuries. Part I: The significance of intracranial pressure monitoring. J Neurosurg 50: 20–25
5. Morlingane JR, Wild v K, Samii M (1980) Clinical value of precutaneous needle trephination (PNT). Acta Neurochir Wien 54: 181–189

Der retrograde Tibianagel bei proximalen Tibiafrakturen – eine biomechanische Untersuchung

A. Pommer, M. P. Hahn, A. Dávid und G. Muhr

BG-Kliniken „Bergmannsheil", Chirurgische Universitätsklinik und Poliklinik,
Bürkle-de-la-Camp Platz 1, D-44789 Bochum

The Cephalograde Tibial Nail for Proximal Tibial Fractures – A Biomechanical Investigation

Summary. Operative treatment of proximal tibial fractures required ORIF procedures with plate osteosynthesis. A cephalograde tibial nail provides the same mechanical stability as plate fixation. Closed reduction and soft tissue preservation are the advantages of this new technique.

Zusammenfassung. Die operative Stabilisierung proximaler Unterschenkelfrakturen erforderte bisher eine offen Reposition und Plattenosteosynthese. Ein retrograd eingebrachter Marknagel bietet im Vergleich zur Plattenosteosynthese eine vergleichbare mechanische Stabilität. Vorteile des neuen Verfahrens sind die gedeckte Reposition und die weichteilschonendere Technik.

Frakturen des proximalen Tibiaschaftes stellen aufgrund biomechanischer Besonderheiten hohe Anforderungen an die Versorgung. Die kräftige Muskulatur übt über das Kniegelenk erhebliche Kräfte auf proximale Fragmente aus. Ein die Fraktur schienender Muskelmantel, wie er bei weiter distal lokalisierten Frakturen die Gipsbehandlung ermöglicht, ist hier nicht vorhanden. Das kurze proximale Fragment erschwert eine sichere Ruhigstellung. Die Methode der Wahl zur Versorgung dieser Verletzungen ist die Platenosteosynthese. Alternative Verfahren wie die Fixatur externe Applikation oder die Markdrahtung bleiben speziellen Indikationen vorbehalten. Während bei weiter distal lokalisierten Frakturen der Marknagel aufgrund der vielfältigen Vorteile dieses Verfahrens, die Plattenosteosynthese nahezu verdrängt hat, ist dieses Verfahrens bei den hier beschriebenen Frakturen nicht möglich. Das kurze proximale Fragment bietet dem Nagel keinen ausreichenden Halt. Die Eintrittsstelle des Nagels ist sehr nah an der Fraktur lokalisiert, der Vorteil eines gedeckten Vorgehens bei der Marknagelung geht hierdurch verloren. Ein retrogrades Einbringen des Marknagels vermeidet diese Gefahren. Wird der Marknagel über ein am Innenknöchel lokalisiertes Kortikalisfenster eingebracht, so erlauben die distalen Verriegelungslöcher des Marknagels eine Sicherung des proximalen Tibiafragmentes. Ziel der vorliegenden Studie ist es zu prüfen, ob ein retrograd eingebrachter Unterschenkelnagel eine der Plattenosteosynthese vergleichbare mechanische Stabilisierung der proximalen Tibiafraktur erlaubt.

Material und Methode

Zwölf tiefgefrorene menschliche Unterschenkelknochen von ansonsten gesunden Spendern wurden verwendet. Bei der Präparation wurden alle Weichteile bis auf das Periost und die tibiofibularen Ligamente entfernt. Die Fraktur wurde durch eine quere Sägeosteotomie 5 cm distal des Tibiaplateaus simuliert. Sämtliche Präparate wurden sowohl mit der Plattenosteosynthese als auch mit dem retrogradem Nagel geprüft. Die Reihenfolge wurde randomisiert.

Implantate

Als Marknagel verwendeten wir den ungebohrten Titan Nagel der Fa. ACE mit 9 mm Durchmesser. Seine geringe Herzog Krümmung sowie die peripher liegenden distalen Verriegelungslöcher prädestinieren ihn für das retrograde Vorgehen. Die distalen Verriegelungslöcher erlauben mit ihrem Durchmesser von 4,5 mm die Verwendung von regulären Osteosyntheseschrauben, falls die vorhandenen Bolzen zu kurz sind.

Als Platte wurde eine Titan AO/ASIF L-Platte mit 6 Löchern verwendet und entsprechend dem AO Manual implantiert. Auf eine interfragmentäre Kompression wurde bei beiden Implantaten bewußt verzichtet.

Die Präparate wurden einer zerstörungsfreien Hystereseprüfung unterworfen. Hierzu war das kurze proximale Ende der Tibia am Lastrahmen der Prüfmaschine fixiert, während das distale Ende belastet wurde. Die Präparate wurden in ap und medio-lateraler Richtung bis zu einem Biegemoment von 40 Nm geprüft. Die Rotation um die Tibialängsachse fand bis zu einem Drehmoment von 30 Nm statt.

Die Tests wurden mit einer Universal Test Maschine (UTM 10, UTM Ulm) durchgeführt. Wobei jedes Präparat 10 Prüfzyklen unterworfen wurde. Die auftretenden Kräfte bzw. Momente wurden mittels einer Kraftmessdose (F_{max} 10 kN) erfaßt.

Die Bewegungen des freien distalen Fragmentes wurden durch einen 3D Motion Sensor (Insidetrac, Fa. Polhemus Inc. Colchester, Vermont, USA) gemessen. Die räumliche Auflösung des Systems ist besser als 0,05 mm. Die gleichzeitige Registrierung der Bewegung in den 3 Raumachsen wie auch der zugehörigen Rotationen ermöglicht die vollständige Erfassung von Bewegungen im Buchspalt. Sämtliche Meßwerte wurden in einem angeschlossenen PC gesammelt und ausgewertet.

Die Ergebnisse wurden mit dem Statistik Paket SPSS/PC ausgewertet. Die Signifikanzprüfung erfolgte mittels ANOVA Prozedur auf 5% Niveau. Der Vergleich beider Osteosyntheseformen erfolgte mittels T-Test.

Ergebnisse

Zur Korrektur von Längenunterschieden der verwendeten Unterschenkel wurde das durch die Belastung erzeugte Drehmoment für die Steifigkeitsberechnung gewählt. Die Steifigkeit wurde als Quotient aus dem Drehmoment und der gemessenen Auslenkung der distalen Einspannung berechnet (Nm/m). Bei Belastung in Anterior-posteriorer Richtung wiesen beide Implantate mit 146 Nm/m für den Nagel und 155 Nm/m für die Platte vergleichbare Steifigkeiten auf (Tabelle 1). In mediolateraler Richtung wirkte die Platte einmal als Zuggurtung was

Tabelle 1. Steifigkeit der beiden Osteosynthesen für die jeweilige Belastungsform

	Anterior [Nm/m]	Posterior [Nm/m]	Medial [Nm/m]	Lateral [Nm/m]	Rotation [Nm/°]
Nagel	140 ± 16	151 ± 17	106 ± 12	101 ± 14	0,98 ± 0,12
Platte	190 ± 17	119 ± 12	233 ± 21	64 ± 7	3,01 ± 0,41

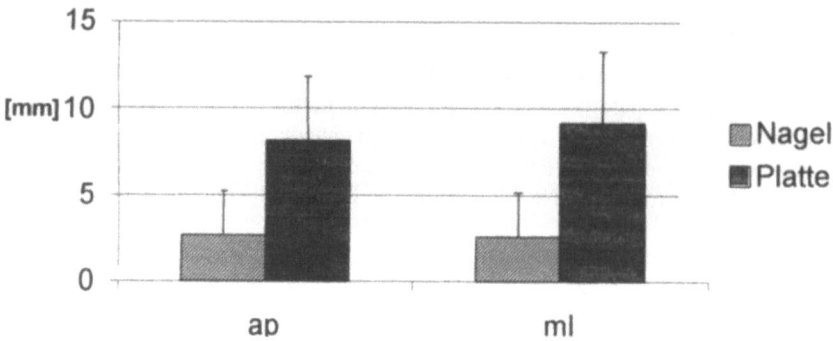

Abb. 1. Maximale Verschiebungen im Osteotomiespalt bei anterior-posteriorer und mediolateraler Belastung

zu einer hohen Steifigkeit führte, in der Gegenrichtung klaffte der Ostotomiespalt mit konsekutiv geringer Festigkeit. Die exzentrische Plattenlage führte auch bei den Rotationsversuchen zu einer höheren Steifigkeit, jedoch auf Kosten der größeren Verschiebungen im der Platte gegenüberliegenden Teil der Osteotomie.

Die bei jeder Belastung auftretenden Verschiebungen im Osteotomiespalt waren aufgrund der exzentrischen Lage der Platten ebenfalls größer als beim Nagel (Abb. 1).

Diskussion

Während der retrograde Nagel bei kniegelenksnahen Femurfrakturen klinisch seit einigen Jahren eingesetzt wird [2, 3], ist seine Verwendung am Unterschenkel bisher nicht beschrieben. Die antegrade Applikation ist aufgrund der biomechanischen Besonderheiten am proximalen Unterschenkel risikobehaftet [1, 4, 5, 6]. Ein Ersatz der verwendeten Plattenosteosynthesen nicht möglich [7, 8]. Die vorliegende Arbeit belegt, daß durch eine retrograde Implantation eine adäquate Stabilisierung proximaler Tibiafrakturen möglich ist. Das gewählte Modell wurde so einfach wie möglich gewählt, auf die Bildung von Untergruppen mit verschiedenen Frakturtypen wurde der Übersichtlichkeit halber verzichtet. Eine axiale Vorlast wurde ebenfalls nicht verwendet, da sie durch Kompression der Frakturflächen eine vermehrte Verzahnung der Fragmente bewirkt und so in sämtlichen geprüften Belastungsfällen stabilisierend wirkt. In unserem Versuchsaufbau wurde der ungünstigste Fall einer Biege- oder Rotationsbelastung ohne Vorlast geprüft, wie er etwa beim Heben des Beines im Liegen auftritt. Die gewählte Maximalkraft liegt in der Größenordnung des Unterschenkelgewichtes bei diesem Manöver und ist somit klinisch relevant.

Bemerkenswert ist die hohe Verschiebung im Frakturspalt bei der Plattenosteosynthese. Der Marknagel führt hier trotz geringerer Konstruktionssteifigkeit dank seiner zentralen Position zu einer geringeren Verschiebung. Angesichts der Vorteile der gedeckten Reposition und der Weichteilschonung ist der klinische Einsatz dieses Verfahrens gerechtfertigt.

Literatur

1. Carr JB, Sobba DB, Bear LL (1996) Biomechanics of rigid tibial nail insertion sites. Am J Orthop 25 (8): 553–556
2. David SM, Harrow ME, Peindl RD, Frick SL, Kellam JF (1997) Comparative biomechanical analysis of supracondylar femur fracture fixation: locked intramedullary nail versus 95-degree angled plate. J Orthop Trauma 11 (5): 344–350
3. Firoozbakhsh K, Behzadi K, DeCoster TA, Moneim MS, Naraghi FF (1995) Mechanics of retrograde nail versus plate fixation for supracondylar femur fractures. J Orthop Trauma 9 (2): 152–157

4. Haas N, Schütz M, Südkamp N, Hoffmann R (1995) The new unreamed AO nails for the tibia and the femur. Acta Orthop Belg 61 Suppl 1: 204–206
5. Lang GJ, Cohen BE, Bosse MJ, Kellam JF (1995) Proximal third tibial shaft fractures. Should they be nailed? Clin Orthop (315): 64–74
6. Thomas KA, Bearden CM, Gallagher DJ, Hinton MA, Harris MB (1997) Biomechanical analysis of nonreamed tibial intramedullary nailing after simulated transverse fracture and fibulectomy. Orthopedics 20 (1): 51–57
7. Weiner LS, Kelley M, Yang E, Steuer J, Watnick N, Evans M, Bergman M (1995) The use of combination internal fixation and hybrid external fixation in severe proximal tibia fractures. J Orthop Trauma 9 (3): 244–250
8. Yang EC, Weiner L, Strauss E, Sedlin E, Kelley M, Raphael J (1995) Metaphyseal dissociation fractures of the proximal tibia. An analysis of treatment and complications. Am J Orthop 24 (9): 695–704

Chirurgisch induzierte Angiogenese als Grundlage der Behandlung hypovaskularisierter Wunden – der nutritive Lappen

K.-J. Walgenbach, M. Voigt, R. Horch und G. B. Stark

Abteilung Plastische und Handchirurgie, Chirurgische Universitätsklinik,
Albert-Ludwigs-Universität Freiburg, Hugstetter Straße 55, D-79106 Freiburg

Surgically Induced Angiogenesis as a Basis for Treating Hypovascularized Wounds – The Nutritive Flap

Summary. Chronic wounds of the lower extremity as a result of diabetes, arteriosclerosis and microangiopathy are of significant clinical relevance, as they result in immobilization, extended hospitalization and cost-intensive treatment. Via transfer of well-vascularized tissue onto chronic wounds as a free transplanted muscle flap, if necessary connected to a venous bypass, angiogenesis is induced and wound healing improved. This concept leads to nonamputational therapy.

Key words: Chronic wounds – Muscle flap – Neovascularization

Zusammenfassung. Chronische Wunden der unteren Extremitäten als Folge von Diabetes, Arteriosklerose und Mikroangiopathie stellen ein bedeutendes klinisches Problem dar, welches in Immobilisierung, langer Hospitalisation und einer kostenintensiven Behandlung resultiert. Mittels Transfer von gut vaskularisiertem Gewebe auf chronische Wunden in Form eines frei transplantierten Muskellappens, gegebenenfalls unter Anschluß an einen Venenbypass, kann Angiogenese induziert und Wundheilung dadurch verbessert werden. Dieses Konzept führt zu einer extremitätenerhaltenden Therapie.

Einleitung

Chronische Wunden der unteren Extremität als Folge von Diabetes, Arteriosklerose und Mikroangiopathie stellen ein bedeutendes klinisches Problem dar, welches in Immobilisierung, langer Hospitalisation und einer konstenintensiven Behandlung resultiert. Die Versorgung chronischer Wunden ist zudem sehr zeit- und pflegeintensiv. Nicht selten steht dennoch am Ende Invalidität. So droht bei mit konventioneller Therapie nicht zu beherrschenden Ulzera und vor allem bei der diabetischen Mikroangiopathie häufig der Extremitätenverlust [1]. Durch Standardisierung mikrovaskulärer Transplantationstechniken kann heute anstelle einer rein konservativen Therapie oder einer frühen Amputation mittels Transfer von gut vaskularisiertem Gewebe auf chronische Wunden Angiogenese induziert, Wundheilung dadurch verbessert und eine längererhaltende Therapie durchgeführt werden. Dadurch gelingt es, Weichteildefekte mit einem Ausmaß von mehr als 25 mal 40 cm zu verschließen [2, 3]. Dieses Prinzip konnte in experimentellen Studien untermauert werden [4].

Therapeutisches Vorgehen

Voraussetzung für den Eingriff ist eine optimale Vorbereitung des oft multimorbiden Patienten. Neben einer Verbesserung der kardialen Situation und einer Diabetes-Einstellung, ist auch eine Optimierung der lokalen Wundverhältnisse von Bedeutung. Parallel dazu müssen eine ausführliche vaskuläre Diagnostik mit Duplexsonographie und Angiographie sowie eine konventionelle Röntgendiagnostik zum Ausschluß einer Osteomyelitis durchgeführt werden. Die Operationstaktik gliedert sich in mehrere Schritte. Der erste chirurgische Schritt besteht in einem radikalen Debridement und, falls erforderlich, in einer atypischen längenerhaltenden Amputation. In einem nächsten Schritt werden geeignete Anschlußgefäße dargestellt. Die Wunde kann anschließend mit einem frei transplantierten Muskellappen (Rektus abdominis-, Latissimus dorsi- oder Gracilis-Lappen) gedeckt werden. Die Hebung des geeigneten Lappentransplantates kann simultan durch ein zweites Team durchgeführt werden. Anschließend erfolgt der Transfer von Spalthauttransplantaten auf die gut vaskularisierte Oberfläche des Muskellappens. In Fällen einer unzureichenden cruralen Vaskularisation erfolgt der popliteale oder femorale Anschluß des Lappens über ein Gefäßinterponat mit autologer Vene.

Resultate

Von 1993–1997 wurden von uns 14 Patienten mit vaskulären Ulzera der unteren Extremität operiert und mittels freiem Muskellappentransplantat therapiert. Die Indikation zur Operation war entweder die diabetische Gangrän oder eine arterielle Verschlußkrankheit Stadium IV nach Fontaine. Der durchschnittliche Krankenhausaufenthalt betrug 51,4 Tage. Bei allen Patienten lag ein erhöhtes Operationsrisiko durch bestehende koronare Herzkrankheit oder Diabetes mellitus vor. Die perioperative Mortalität lag bei 0%. Bei einem Patienten mit Faktor V-Mangel und erhöhtem Thromboserisiko entwickelte sich eine komplette Lappennekrose. Arterielle Anastomosen mußten zweimal revidiert werden, wobei einmal ein arterielles Kinking vorlag. Im Entnahmebereich bildete sich nur zweimal ein Serom aus. Ein sekundärer Lappenverlust war im Beobachtungszeitraum von vier Jahren nicht zu beklagen. Bei allen Patienten wurde bei Abschluß der Behandlung eine belastungsfähige Extremität erreicht.

Diskussion

Grundlage des Konzeptes des nutritiven Lappens [2] ist die Induktion von Angiogenese an einer ischämischen-nicht-ischämischen Grenzfläche, welche durch den Transfer von gut vaskularisiertem Gewebe auf eine chronische Wunde geschaffen wird. Wie experimentell gezeigt werden konnte, sprossen nach Freisetzung angiogener Wachstumsfaktoren Kapillaren in die Grenzfläche und das ischämische Gewebe ein [4]. Dadurch gelingt eine Revaskularisation. Gleichzeitig ist eine effektive venöse Rückflußmöglichkeit gegeben. Dies könnte durch lokale Lappenplastiken bei auch in den angrenzenden Arealen nur suboptimal durchbluteten Weichteilen nicht erreicht werden [5]. Bei zudem oftmals freiliegenden Sehnen und Knochen nach radikalem Debridement ist eine ausreichende Weichteildeckung, analog zu traumatischen Defekten, nur durch freie Muskeltransplantate zu erzielen. Durch eine Verbesserung der Perfusion gelingt zusätzlich eine Sanierung von Infektherden. Verglichen mit einer frühen Amputation oder einer lang andauernden konservativen Behandlung führt dieses Konzept zu einer extremitätenerhaltenden Therapie mit zuverlässigem Defektverschluß und daraus resultierendem belastbaren Weichteilmantel, was dazu beitragen kann, die Erfolgsaussichten der Rehabilitation sowie die Lebensqualität zu erhöhen. Voraussetzung für den Erfolg dieses Konzeptes ist allerdings auch eine ausreichende Compliance und Kooperationsbereitschaft des Patienten. Wichtig ist zudem eine frühe krankengymnastische Betreuung sowie eine optimale orthopädische Schuhversorgung. Weiterhin kann durch die schnellere Reintegration der Patienten ein Beitrag zur Senkung der hohen Behandlungskosten chronischer Wunden gewährleistet werden.

Literatur

1. Horch R, Stark GB (1997) Kombinierte plastisch-chirurgische Verfahren zum Extremitätenerhalt bei angiopathischen Ulzera: Autologer Venenbypass mit freiem mikrochirurgischen Lappentransfer. Forum Plastische und Handchirurgie: 35–37
2. Mimoun M, Hilligot P, Baux S (1989) The nutrient flap: a new concept of the role of the flap and application to the salvage of arteriosclerotic lower limbs. Plast Reconstr Surg (84): 458–467
3. Lai CS, Lin SD, Yang CC, Chou CK, Wu SF, Chang CH (1991) Limb salvage of infected diabetic foot ulcers with microsurgical free-muscle transfer. Ann Plast Surg 26: 212–220
4. Walgenbach KJ, Gratas C, Shestak KC, Becker D. (1995) Ischemia-induced expression of bFGF in normal skeletal muscle: a potential paracrine mechanism for mediating angiogenesis in ischemic skeletal muscle. Nature medicine (1): 453–459
5. Stark GB, Horch R, Spilker G (1994) Fasziokutane Lappen am Unterschenkel – Konzepte und Indikationen. Chir Praxis 48: 127–136

Das abdominale Kompartmentsyndrom (AKS) nach schwerem Bauch- und/oder Beckentrauma

W. Ertel, A. Oberholzer, A. Platz, R. Stocker und O. Trentz

Klinik für Unfallchirurgie, Universitätsspital Zürich, Rämistrasse 100, CH-8091 Zürich

The Abdominal Compartment Syndrome after Severe Abdominal and/or Pelvic Trauma

Summary. The incidence of the abdominal compartment syndrome (ACS) after severe abdominal and/or pelvic trauma is 3%. ACS occurs within hours and causes severe organ dysfunction. Decompressive emergency laparotomy restores this impaired organ function.

Zusammenfassung. Die Häufigkeit des AKS bei schwerem Bauch- und/oder Beckentrauma beträgt 3%. Das AKS kann innerhalb von Stunden nach der Primärversorgung auftreten und führt zu einer massiven Einschränkung der Organfunktionen. Die akute dekompressive Laparotomie führt zu einer sofortigen Besserung der Organfunktionsstörungen.

Einleitung

Das abdominale Kompartmentsyndrom (AKS) stellt eine schwerwiegende Komplikation nach Bauch- und/oder Beckentraumen dar [1, 2]. In dieser Studie wurden die Häufigkeit, die Symptome und die therapeutischen Massnahmen des AKS nach schwerem Bauch- und/oder Beckentrauma untersucht.

Methodik

Im Rahmen einer retrospektiven Untersuchung wurden 455 schwere Bauch- (AIS ≥ 3 Punkte) und Beckentraumen (Typ B und C nach Tile) ausgewertet, die von 1/91 bis 12/97 an der Klinik für Unfallchirurgie, Universitätsspital Zürich, behandelt wurden. Die AKS wurde durch folgende Symptome definiert [3]: 1) Akute Erhöhung des Beatmungsdruckes (≥35 mbar) ohne erkennbare pulmonale Ursachen und Abfall des Horowitz-Quotienten, 2) Oligurie (<30 ml/Std), 3) hämodynamische Instabilität, 4) rascher intraabdomineller Druckanstieg (Blasendruckmonitoring) und 5) akute Verbesserung der Organfunktionen nach dekompressiver Laparotomie.

Ergebnisse

Von 455 Patienten mit schwerem Bauch- und/oder Beckentrauma entwickelten 14 Patienten ein AKS (3,1%). Die demographischen Daten dieser 14 Patienten sind in Tabelle 1 zusam-

Tabelle 1. Demographische Daten der Patienten mit AKS

Anzahl:	14
Alter (Jahre):	39,9 ± 2,7
Mann/Frau:	11/3
ISS (Punkte):	35,4 ± 4,2
Letalität:	5
Blutungsschock	2
Multiorganversagen	3

Tabelle 2. Organfunktionen vor und nach dekompressiver Laparotomie

	Vor Laparotomie	Nach Laparotomie
PaO_2 (kPa)	12,8 ± 1,4	19,1 ± 2,3*
$PaCO_2$ (kPa)	7,1 ± 0,5	5,2 ± 0,3*
Vt (ml)	439 ± 35	569 ± 37*
Herzindex (l/Min/m^2)	4,8 ± 0,4	7,0 ± 0,3*
PCWP (mmHg)	31,7 ± 0,3	18,0 ± 1,2*
Laktat (mmol/l)	4,4 ± 0,7	2,7 ± 0,4*
Urinproduktion (ml/Std)	23 ± 6	358 ± 51*
GPT (U/l)	389 ± 89	198 ± 76*
GOT (U/l)	373 ± 91	199 ± 67*

Mittelwert ± SEM; * $p < 0,05$ vor/nach Laparotomie; Mann-Whitney U-Test. PaO_2 = Partieller arterieller Sauerstoffdruck. $PaCO_2$ = Partieller arterieller Kohlendioxiddruck. Vt = Atemzugvolumen. PCWP = Pulmonalkapillärer Verschlussdruck. GOT = Glutamat-Oxalazetat-Transaminase. GPT = Glutamat-Pyruvat-Transaminase

mengefasst. Vier Patienten hatten ein stumpfes, drei Patienten ein penetrierendes Bauchtrauma, vier Patienten ein schweres Beckentrauma und drei Patienten ein kombiniertes Bauch- und Beckentrauma. Alle 14 Patienten wurden im Rahmen der Primärversorgung laparotomiert. Die Bauchdecke wurde in allen Fällen primär verschlossen. Bei 6/14 Patienten (43%) wurde zur Blutstillung das Abdomen bzw. Becken tamponiert. Alle Patienten mussten wegen eines beginnenden Organversagens (Niere: 14/14 (100%), kardiopulmonal: 12/14 (86%)) notfallmässig relaparotomiert werden. 3 Patienten zeigten intraoperativ die Zeichen einer beginnenden Darmischämie. Die mittlere Zeitspanne zwischen primärer und dekompressiver Laparotomie betrug beim Bauchtrauma 17,7 ± 5,6 Std., beim Beckentrauma 10,8 ± 3,4 Std. und beim kombinierten Bauch- und Beckentrauma 4,5 ± 1,4 Std. Die Organfunktionen vor und nach der Dekompression sind in Tabelle 2 gezeigt.

Literatur

1. Schein M, Wittmann DH, Aprahamian CC, Condon RA (1995) The abdominal compartment syndrome: The physiological and clinical consequences of elevated intra-abdominal pressure. J Am Coll Surg 180: 745–753
2. Meldrum DR, Moore FA, Moore EE, Reginald JF, Sauaia A, Burch JM (1997) Prospective characterization and selective management of the abdominal compartment syndrome. Am J Surg 174: 667–673
3. Mayberry JC, Mullins RJ, Crass RA, Trunkey DD (1997) Prevention of abdominal compartment syndrome by absorbable mesh prosthesis closure. Arch Surg 132: 957–962

Unfallchirurgie II

Der Classic Nagel nach Richards (Intramedullary Hip Screw, IMHS) als unaufgebohrter Marknagel bei der osteosynthetischen Versorgung pertrochanterer Frakturen

C. Weiß[1], K. Brockmann[1], A. Quentmeier[1] und Th. Fritz[2]

[1] Chirurgische Abteilung, St. Josefskrankenhaus, Landhausstraße 25, D-69115 Heidelberg
[2] Ruprecht Karls Universität, Chirurgische Klinik, Sektion Unfallchirurgie, Im Neuenheimer Feld 110, D-69120 Heidelberg

Use of the Richards Classic Nail in the Treatment of Pertrochanteric Fractures: a Clinical, Prospective Study

Summary. The treatment of 85 patients with pertrochanteric femoral fractures (average age 82.3 years) with the Richards classic nail allowed full weight-bearing in 94.1% and unreamed implantation in 91.8%. In the follow-up period (11.2 months post-operatively) few complications (1.2% infections, 1.2% cutting out) could be documented. The Sanders and Regazzoni score revealed that 66% of the patients reached their preoperative status again. Statistical analysis showed a negative influence of patient age and fracture type on the postoperative walking ability.

Bei der Versorgung pertrochanterer Frakturen konkurrieren unter anderem der Gamma-Nagel, der Classic Nagel nach Richards, der Verriegelungsgleitnagel, die DHS sowie der proximale Femurnagel. Bezüglich des seit 1988 erhältlichen Gamma Nagels werden Fehlbohrungen und postoperative Femurschaftfrakturen als Komplikationen erwähnt [1]. Im Vergleich zur Dynamischen Hüftschraube wird über eine höhere Revisionsrate berichtet [2]. Der Classic Nagel nach Richards wird in der Literatur bisher kaum erwähnt. Er kommt seit November 1993, im St. Josefskrankenhaus, Heidelberg, bei pertrochanteren Frakturen zum Einsatz. Vorteil dieses Marknagels mit Schenkelhalskomponente scheint der geringe laterale Winkel von 4° zu sein, der ein unaufgebohrtes Einbringen des Marknagels erleichtert. Die Schenkelhalsschraube gleitet unter Belastung rotationsstabil in einem langen Gleitzylinder. Seine große Oberfläche senkt die Reibung zwischen Schenkelhalsschraube und Marknagel und ermöglicht eine ungehinderte Sinterung der Frakturelemente unter Belastung.

Um die Wertigkeit des Classic Nagels nach Richards zu überprüfen, führten wir eine prospektive klinische Studie durch. Alle Patienten, die dieses Implantat bis Ende Dezember 1996 erhielten, wurden erfaßt und durchschnittlich 11,2 Mon. p.op. nachuntersucht. Folgende Fragen sollten geklärt werden: 1. Ist der Classic Nagel universell einsetzbar? 2. Welche intraoperativen und postoperativen Komplikationen treten auf? 3. Wie ist sein Langzeitverhalten?

Im angegebenen Zeitraum wurden 85 Patienten mit pertrochanteren Frakturen mit dem Implantat versorgt. Das Durchschnittsalter lag bei 82,3 Jahren (48–98 Jahre). Das Geschlechtsverhältnis weiblich zu männlich betrug 4,3:1. Es wurden in 28,2% 31A1-, in 58,8% 31A2- und in 13,0% 31A3-Frakturen entsprechend der AO-Klassifikation operiert. Der Standard-Nagel kam in 88,2%, die Langvariante in 10,6% der Fälle zum Einsatz. In einem Fall (1,2%) mußte das Verfahren zugunsten einer DHS gewechselt werden. Die Osteosynthese war in 94,1% belastungsstabil und konnte in 91,8% der Fälle unaufgebohrt durchgeführt werden. Dies gelang, obwohl die Standardnägel mit ≥12 mm Durchmesser verwendet wurden.

Intraoperativ traten bei 9 Pat. (10,6%) Komplikationen auf. Davon waren in 4 Fällen zusätzliche Fissuren (1×Kortikalisabhebung im Bereich der Nagelspitze, 1×Fraktur d. Trochanter Major, 2×Fissur Femurschaft). Aufgrund dieser Komplikationen erfolgte intraoperativ in 2 Fällen der Wechsel auf eine Langvariante und 2× schloß sich postoperativ eine 4-wöchige Teilbelastung an. Fehlbohrungen im Bereich der Verriegelungsschrauben traten mit dem Zielgerät beim Standard Nagel nicht auf.

Postoperativ mußte ein primär zu kurz gewählter Nagel, aufgrund unzureichender Stabilisierung, gegen eine Langvariante gewechselt werden. Von 3 Hämatomen war eines revisionsbedürftig. Die stationäre Letalität betrug 10,6%. Die stationäre Liegedauer lag durchschnittlich bei 23,7 Tagen (9–48 Tagen).

Nach Entlassung wanderte einmal die Schenkelhalsschraube aus dem Femurkopf. Dies machte die Implantation einer Totalendoprothese nötig. In einem anderen Fall trat 4 Wochen postoperativ ein Spätinfekt im Bereich der distalen Verriegelungsschrauben auf. Dies führte nach Entfernung der Verriegelungsschrauben zur chronischen Fistelung bei uneingeschränkt mobilem Patienten. Klinische Hinweise auf eine Implantatversagen oder einen Nagelbruch fanden sich nicht.

Insgesamt konnten 98,8% der Patienten postoperativ verfolgt werden. Zum Zeitpunkt der Nachuntersuchung waren insgesamt 36 Patienten verstorben (von den entlassenen Patienten starben 24, d.h. 31,6% im ersten Halbjahr, Durchschnittsalter 86 Jahre), 10 bettlägrig, 4 lehnten eine Nachuntersuchung ab, einer war unauffindbar. 34 Patienten (40% des Gesamtpatientenguts) konnten durchschnittlich 11,2 Monate postoperativ persönlich nachuntersucht werden.

Gemäß dem Score von Sanders und Regazzoni, der die Kriterien Schmerz, Gehfähigkeit, Aktivität, Bewegungsfähigkeit, tägliche Verrichtungen und radiologische Beurteilung, erfaßt, wurde der präoperative Zustand mit dem Zustand zum Zeitpunkt der Nachuntersuchung verglichen. Die primär geplante radiologische Untersuchung konnte aus logistischen Problemen nicht durchgeführt werden. In der Summe der Teilscores erreichten 66% der nachuntersuchten Patienten ihren präoperativen Zustand wieder. Alle übrigen verschlechterten sich. Um festzustellen, ob von insgesamt 13 patientenspezifischen Variablen (wie Alter, Geschlecht, Frakturtyp, Begleiterkrankung, Erythrozytenkonzentrate, Komplikationen, Dauer des stationären Aufenthalts etc.), ein Einfluß auf die Teilscores Schmerz, Gehvermögen oder Arbeitsfähigkeit bestand, wurde die Signifikanz dieser Faktoren mittels logistischer Regression geschätzt. Hierbei erfolgte eine Rückwärtseliminierung, bei der zunächst alle Faktoren in das Modell aufgenommen wurden. Die Faktoren mit den höchsten nicht signifikanten p-Werten wurden eliminiert (Signifikanzniveau $\alpha=5\%$). Lediglich bezüglich des Gehvermögens konnte ein Einfluß des Alters und des Frakturstyps festgestellt werden, d.h. je älter der Patient und je instabiler seine Fraktur war, desto schlechter war sein Gehvermögen.

Zusammenfassung

1. Der Classic Nagel nach Richards ist bei pertrochanteren Frakturen universell einsetzbar. Die Rate an postoperativen implantatabhängigen Komplikationen (1,2%) ist gering.
2. Unaufgebohrt konnte der Marknagel in 91,8% eingebracht werden.
3. Eine belastungsstabile Versorgung ließ sich in 94,1% erzielen.
4. Die niedrige Infektrate von 1,2% kann Folge des unaufgebohrten Einbringens sein.

Schlußfolgerung und Modifikation der Vorgehensweise ab 1/1997

1. Bei engem Markraum kann auch ein Marknagel mit 10 mm Durchmesser eingesetzt werden. Hiermit ist vermutlich eine höhere Rate an unaufgebohrtem Einbringen möglich. Die Rate der intraoperativen Komplikationen, im speziellen die Femurschaftfissuren, ist dadurch möglicherweise zu vermindern.
2. Läßt sich ein 10 mm Nagel unter rotierenden Bewegungen nicht einbringen, soll der Markraum aufgebohrt werden.
3. Bei 31A1- und 31A2-Frakturen erfolgt die Verriegelung des Marknagels nur noch mit einer Schraube.
4. Der Marknagel wird bei 31A1- und 31A2-Frakturen primär dynamisch verriegelt.
5. Bei abnehmendem CCD-Winkel im Alter erscheint ein Marknagel mit 125° wünschenswert und sollte vom Hersteller angeboten werden.

Literatur

1. Heinz Th, Vécsei V (1994) Komplikationen und Fehler bei der Anwendung des Gammanagels. Chirurg 65: 943–952
2. Parker MJ, Pryor GA (1996) Gamma versus DHS nailing for extracapsular femoral fractures. Meta-analysis of ten randomised trials. Int Orthop 20: 163–168

Der freie „Notfall" – rectus-abdominis-Transfer zur Defektdeckung bei komplexen Handverletzungen

R. E. Horch, K. J. Walgenbach, M. Voigt und G. B. Stark

Abteilung Plastische und Handchirurgie, Albert-Ludwigs-Universität Freiburg, Hugstetter Straße 55, D-79106 Freiburg i. Br.

The Free-Flap "Emergency" Rectus Abdominis Transfer to Cover Defects in Complex Hand Injuries

Summary. Standard local flaps may be insufficient to cover extensive soft tissue defects of the upper extremity. To prevent further damage of exposed vital structures, early microsurgical free-flap transfer may be necessary. The rectus abdominis free muscle flap is introduced as a new and reliable procedure for emergency coverage of upper limb defects.

Zusammenfassung. Konventionelle lokale Lappenplastiken können bei ausgedehnten Weichteildefekten für eine Defektdeckung unzureichend sein. Um weitere Schädigungen exponierter Leitstrukturen zu vermeiden, kann daher ein frühzeitiger mikrochirurgischer Gewebetransfer erforderlich sein. Der rectus abdominis Muskellappen wird als ein neues und zuverlässiges Transplantat zur Versorgung schwerer Weichteilverletzungen der oberen Extremität vorgestellt.

Schlüsselwörter: Defektdeckung – Mikrochirurgie – Rectus abdominis Transfer – Handverletzungen

Einleitung

Die frühzeitige Deckung ausgedehnter Weichteildefekte zum Erhalt vitaler Strukturen, zur Vermeidung chronischer Infektionen und weiterer Gewebeverluste stellt mittlerweile ein anerkanntes Verfahren dar [1].

In Abhängigkeit vom Ausmaß der Weichteil- und Knochenschädigung können bei ausgedehnten Handverletzungen mit exponierten Leitstrukturen die in der Regel angewandten kutanen oder fasziokutanen Lappen jedoch nicht ausreichend sein.

An der oberen Extremität wird aber sowohl der Zeitpunkt als auch die Indikation zur notfallmäßigen Defektdeckung durch freien mikrochirurgischen Gewebetransfer außer bei der Amputation respektive Replantation derzeit noch kontrovers diskutiert. Der Zeitpunkt der Rekonstruktion und die Lappenwahl sind bei ausgedehnten Verletzungen und tiefen Verbrennungen von entscheidender Bedeutung für die Prognose.

Die sofortige „notfallmäßige" oder frühzeitige freie Gewebetransplantation zur Defektdeckung an der oberen Extremität wird bisher nur an einzelnen Zentren propagiert. Die Transplantation des rectus abdominis Muskellappens wurde bisher außer für Defekte an der Fußsohle nur in Einzelfällen beschrieben [3, 4].

In eigenen Vorgehen hat sich die Verwendung dieses Lappens zur notfallmäßigen und frühsekundären Defektdeckung bei ausgedehnten Weichteilverletzungen der Hand jedoch bewährt.

Methodik

Bei ausgedehnten Weichteilverletzungen wird in Rückenlage des Patienten und ausgelagertem Arm möglichst mit zwei OP-Teams simultan der *rectus-abdomenis*-Muskellappen mit einer „Monitor"-Hautinsel gehoben und nach situationsangepaßtem radikalem Debridement die Empfängerregion freigelegt.

Der mikrochirurgische Gefäßanschluß erfolgt an die A. radialis oder A. ulnaris bzw. falls erforderlich End-zu-Seit an die A. brachialis. Die Muskellappen werden lediglich mit einer kleinen Monitorinsel gehoben, die nach einer Woche abgetragen wird, im übrigen mit Spalthaut gedeckt.

Ergebnisse

Bei 12 Patienten (9 männl. 3 weibl. Pat.) mit komplexen Verletzungen der Hand und des Handgelenks wurde wegen des ausgedehnten Weichteilverlustes ein notfallmäßiger oder mit aufgeschobener Dringlichkeit frühsekundärer freier *m. rectus abdominis* Transfer durchgeführt. Bei allen Patienten konnte durch den freien Gewebetransfer ein weiterer Gewebeverlust verhindert werden. In zwei sekundär zugewiesenen Fällen mit tiefreichender Nekrosezone und Handgelenksempyem konnten die bestehenden massiven Infektionen ausgeheilt werden. Sekundär wurden bei der Mehrzahl der Patienten anschließende motorische und sensible Ersatzoperationen (wie z.B. freier Zehentransfer, Nerventransplantationen, Sehnenersatzplastiken, Narbenkorrekturen etc.) vorgenommen, die zu einer weiteren Verbesserung des Primärergebnisses führten (Abb. 1).

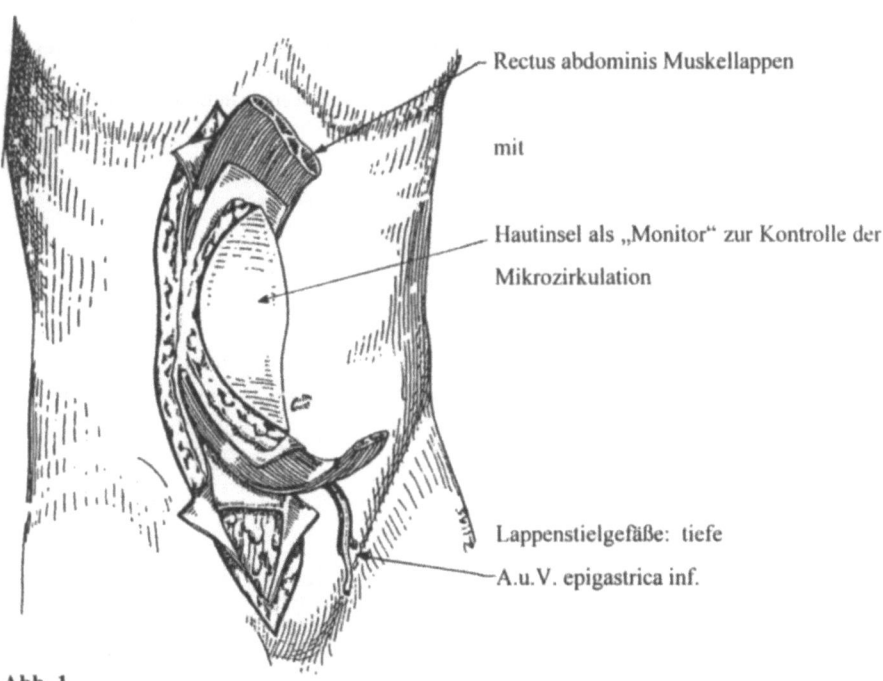

Abb. 1

Schlußfolgerungen

Als Notfall- oder Sofort-Rekonstruktion wird eine Weichteildeckung innerhalb der ersten 24 Stunden nach dem Trauma angesehen. Jede Verzögerung der Rekonstruktion erschwert das Debridement, erhöht den Gewebeverlust und das Infektionsrisiko [1, 2, 4]. Dieses Prinzip gilt ebenfalls für die frühsekundäre Versorgung nach Stabilisierung des Gesamtzustandes des verletzten und zunehmender Demarkation von Gewebsnekrosen in den ersten 72 Stunden posttraumatisch.

Eine suffiziente Weichteildeckung in der frühen posttraumatischen Phase hingegen überführt ausgedehnte Weichteilverletzungen in eine primär heilende Wunde [3]. Sie ermöglicht somit eine schnellere Wundheilung und schafft optimale Voraussetzungen für später notwendige Rekonstruktionen von Nerven, Sehnen oder Knochen sowie sekundäre motorische und sensible Ersatzoperationen. Die Morbidität des Hebedefektes ist bei sorgfältigem Verschluß der Entnahmestelle minimal. Während das anfänglich ausgeprägte Lappenödem und die damit verbundene Volumenzunahme als störend empfunden wird, flacht der Lappen jedoch nach ca. 3–6 Monaten erheblich ab und bietet eine dauerhaft stabile Weichteildeckung. Im eigenen Patientengut konnten aufgrund der frühzeitig hergestellten stabilen Weichteildeckung sekundäre Rekonstruktionen wie z.B. wiederholte freie mikrochirurgische Zehentransfers zum Finger- und Daumenersatz durchgeführt werden.

Der notfallmäßige oder frühsekundäre mikrochirurgische *m. rectus abdominis* Transfer kann hierbei zum Erhalt einer schwerstverletzten Hand beitragen. Er stellt ein technisch sicheres und unkompliziertes Verfahren ohne zusätzliche Hebemorbidität an der verletzten Extremität dar und verdient daher einen festen Platz bei der Verfahrenswahl nicht nur in der Spät-, sondern auch innerhalb der Primärrekonstruktion.

Literatur

1. Godina M (1986) Early microsurgical reconstruction of complex trauma of the extremities. Plast Reconstr Surg 78: 285–291
2. Horch R, Stark GB (1994) Prosthetic vascular graft infection – defect covering with delayed vertical rectus abdominis muscular flap (VRAM) and rectus femoris flap. VASA 23, 52–56
3. Rao VK, Baertsch A (1994) Microvascular reconstruction of the upper extremity with the rectus abdominis muscle. Microsurgery 15: 746–750
4. Stark GB (1994) Emergency rectus abdominis free flap coverage of the hand. Eur J Plast Surg 17: 106–108

Instillationsvakuumversiegelung – Ein erster Erfahrungsbericht

D. Moch, W. Fleischmann und A. Westhauser

Abteilung für Unfallchirurgie, Krankenhaus Bietigheim, Riedstraße 12, D-74319 Bietigheim-Bissingen

Instillation Vacuum Sealing – A Report of First Experiences

Summary. Patients with acute ($n=13$) or chronic ($n=14$) infections were treated by the novel technique of instillation vacuum-sealing, which uses the PVA sponge as a drug-release system for antibiotic and antiseptic solutions. During a follow-up of 4.2 (3–14) months there was one recurrence of infection in a patient with chronic osteomyelitis.

Die Behandlung von Infektionen, seien sie akuter oder chronischer Natur hat in der heutigen Zeit aufgrund der zunehmenden Antibiotikaresistenz und der gestiegenen Erwartungshaltung der Patienten nichts von ihrer Brisanz verloren. Es ist daher von großer Bedeutung, daß man bei der Therapie dieser Erkrankungen auf ein Behandlungskonzept zurückgreifen kann, welches ein Höchstmaß an therapeutischer Sicherheit bietet.

Der Einsatz der Vakuumversiegelung hat in den letzten 10 Jahren gute Ergebnisse bei der Behandlung infizierter Wunden erbracht. Mit der Weiterentwicklung dieser Methode zur Instillationsvakuumversiegelung sollte dieses Verfahren bezüglich seiner Effizienz und Behandlungssicherheit weiter verbessert werden. Über die ersten klinischen Erfahrungen wird hier berichtet.

Material und Methoden

Im Zeitraum vom 01.04.96–01.03.97 wurden insgesamt 27 Patienten mit einer akuten ($n=13$) oder chronischen Infektion ($n=14$) mittels Instillationsvakuumversiegelung behandelt. Hierbei handelte es sich um 12 Frauen und 15 Männer im Alter zwischen 18 und 87 Jahren. Der Altersmedian lag bei 73 Jahren. Die akuten Infekte traten nach Osteosynthesen ($n=3$), nach Implantation von Hüftprothesen ($n=3$) sowie bei isolierten Weichteilinfektionen ($n=7$) auf, darunter auch ein Bauchdeckenabszeß nach Implantation eines großflächigen Prolenenetzes. Bei den chronischen Infekten handelte es sich um Osteitiden des Oberschenkels ($n=4$) und des Hüftlagers nach Entfernung von Totalendoprothesen ($n=4$) sowie um chronische Weichteilwunden in Form von Ulzera cruris ($n=4$) und diabetischen Vorfußgangränen ($n=2$).

Die Wundabstriche enthielten am häufigsten Staph. aureus, Staph. epidermidis und Pseudomonas aeruginosa.

Operationstechnik

Zuerst wird ein gründliches Wunddebridement unter Beachtung der Prinzipien der septischen Chirurgie durchgeführt. Bei freiliegendem Osteosynthesematerial werden gelockerte Schrauben stets nachgezogen. Die Wundhöhle wird gründlich gespült und anschließend ein mit Redondrainagen durchflochtener Polyvinylalkohol (PVA)-schwamm (Vacuseal®, Coloplast) einlagig so in die Wunde eingebracht, daß er allseitig in Kontakt mit der gesamten Wundoberfläche kommt. Die Drainageausleitung erfolgt trans- oder epicutan. Bei tiefen Wunden werden die Hautränder unter Spannung auf den PVA-Schwamm genäht oder geklammert. Die Wunde wird dabei niemals vollständig verschlossen. Zur Funktionskontrolle von Vakuum- u. Instillationsphase verbleibt immer ein Sichtfenster in der Wunde. Die ausgeleiteten Drainagen werden zur Vermeidung eines größeren Pendelvolumens kurz über Hautniveau abgeschnitten und ein Dreiwegehahn (Discofix-3®, Braun Melsungen AG) an dem Drainageende befestigt. Danach wird das Wundareal großzügig mit einer wasserdampfdurchlässigen, bakteriendichten Polyurethanfolie (Opsite, Smith and Nephew) hermetisch abgedichtet. Der Anschluß der Vakuumquelle (Redonflasche, Wandabsaugung oder Vakuumpumpe) erfolgt an der zweiten Konnektionsstelle des Dreiwegehahnes. Der angelegte Unterdruck beträgt bei Patienten mit körperstammnahen und frischen Wunden 80 kPa. Bei körperstammfernen, durchblutungsgestörten Wunden wird ein geringerer Unterdruck verwendet (40 kPa). Der Anschluß einer Spritze oder eines Infusionssystems an die frei gebliebene Konnektionsstelle ermöglicht die sehr einfache Instillation eines Antibiotikums oder Antiseptikums. Durch einfaches Drehen des Dreiwegehahnes wird die Vakuumquelle ausgeschaltet, der Schwamm saugt sich aufgrund seiner Elastizität mit der Instillationslösung voll. Variiert werden kann dies durch Veränderung des hydrostatischen Druckes bzw. verstärkte Injektion.

Instillationsschema

Bei 23 Patienten erfolgte die Instillation 3mal täglich manuell über einen Zeitraum von 30 Minuten. Zwischenzeitlich wurde immer wieder ein Vakuum angelegt. Bei den 4 Patienten mit einem chronischen Infekt nach Hüft-TEP Implantation erfolgte die Instillation mittels eines vollautomatischen, pneumatischen Ventilsystems mit Zeitschaltung (Prototyp Instillamat). Alternierend über 24 Stunden erfolgte bei diesen Patienten eine 30minütige Instillation an die sich eine 3stündige Vakuumphase anschloß. Instilliert wurde im Wechsel Nebacetin® (Yamanouchi Pharma) und Lavasept® (Fresenius AG).

Ergebnisse und Schlußfolgerungn

In der Gruppe der akuten Infekte (n=13) erfolgte der Wundverschluß immer durch Sekundärnaht. Osteosynthesematerial, Hüftgelenksprothesen sowie ein großes Prolenenetz verblieben in situ. In der Gruppe der chronischen Infekte (n=14) wurde die Behandlung der Patienten mit Oberschenkelosteitis (n=4) nach 14-tägiger Instillationsbehandlung ebenfalls durch Sekundärnaht abgeschlossen. Bei chronischen Infekten nach prothetischem Hüftgelenkersatz (n=4) wurde zuerst eine Girdlestone-Situation hergestellt und dann 14 Tage eine Instillationsvakuumversiegelung durchgeführt. Anschließend erfolgte erneut ein prothetischer Gelenkaufbau, dreimal in Form einer zementfreien und einmal in Form einer zementierten Hüftprothese. Bei letzterer trat das einzige Infektrezidiv (Staph. epidermis) auf. Die stark entzündlich veränderten Ulzera cruris (n=4) wurden eine Woche lang mit der Instillationsvakuumversiegelung behandelt. Danach erfolgte bei zwei Patienten eine Spalthautdeckung und bei den beiden anderen konnte innerhalb von 4 Wochen der Defekt durch konventionelle Vakuumversiegelung und spontane Epithelialisierung zur Abheilung gebracht werden. Bei den Patienten mit diabetischer Gangrän (n=2) erfolgte zunächst eine Grenzzonenamputation an die sich eine zweiwöchige Instillationsvakuumversiegelung anschloß. Danach konnte zum einen ein endbelastbarer Syme-Stumpf gebildet werden und zum anderen die Behandlung, durch Deckung eines verbliebenen Knochen-/Weichteildefektes mit Spalthaut, zum Abschluß gebracht werden.

Der Nachbeobachtungszeitraum betrug durchschnittlich 4,2 Monate (3–14 Monate). In diesem Zeitraum trat ein Infektrezidiv bei chronischer Hüftprotheseninfektion auf. Die ersten Erfahrungen mit der Instillationsvakuumversiegelung sind somit positiv. Die Vorteile dieser Behandlungsmethode bestehen darin, daß (i) über die zum „Drug-Release-System" erweiterte Vakuumversiegelung eine intermittierende, gezielte, hochdosierte, lokale antibiotische/antiseptische Therapie durchgeführt werden kann; (ii) in der Vakuumphase durch Wundsekret verdünnter Wirkstoff, Bakterien und deren Toxine vollständig aus der Wunde entfernt werden können, ohne daß dabei die Wunde austrocknet. Das entstehende physiologische Milieu fördert die Wundheilung und begünstigt die körpereigenen Abwehrkräfte. (iii) Daß das geschlossene System der Vakuumversiegelung einen sparsamen Medikamenteneinsatz ermöglicht und (iiii) den Patientenkomfort deutlich erhöht, da tägliche, oft schmerzhafte Verbandswechsel entfallen.

Die Instillationsvakuumversiegelung erscheint geeignet, die therapeutische Erfolgsquote bei schweren Wundinfektionen zu steigern.

Literatur

1. Fleischmann W, Becker U, Bischoff M, Hoekstra H (1995) Vacuum sealing: Indication, technique and results. Eur J Orth Surg Traumatol 5: 37–40

Neue Wege einer effektiveren Thromboembolieprophylaxe in der operativen Medizin am Beispiel der Unfallchirurgie

C. Chylarecki, G. Hierholzer und B. Kretschmann

Berufsgenossenschaftliche Unfallklinik Duisburg-Buchholz, Großenbaumer Allee 250, D-47249 Duisburg

New Ways to Effective Thromboembolism Prophylaxis in Operative Medicine via the Example of Accident Surgery

Summary. Under conventional prevention (pharmacological and physical) of thromboembolism 30–40% of surgical patients develop deep vein thrombosis (DVT). Mechanical methods significantly increase the efficacy of prophylaxis for thromboembolism: these include intermittent pneumatic compression, A-V impulse systems and ankle motion devices. For all trauma patients it is advisable that conventional prophylaxis of thromboembolism be supplemented with elements of mechanical prophylaxis in order to reduce the continuing high thrombosis rate significantly.

Zusammenfassung. Trotz der anerkannten komplexen Thromboembolieprophylaxe besteht in der Unfallchirurgie eine hohe Thromboserate von 30–40%. Eine Metaanalyse von klinischen Studien aus den letzten 25 Jahren zum Thema Thromboseprophylaxe zeigte, daß apprative physikalische Maßnahmen eine mindestens gleiche Effizienz aufweisen, wie die medikamentöse Prophylaxe. Um eine weitere, klinisch relevante Senkung der thromboembolischen Komplikationen zu erzielen, muß angesichts der unverändert hohen Thromboserate die etablierte konventionelle Thromboseprophylaxe um die Elemente der apparativen, mechanischen Maßnahmen wie intermittierende pneumatische Kompression, das AV-Impulssystem und die Sprunggelenkbewegungsschiene erweitert werden.

Einleitung

Die Thromboseprophylaxe durch medikamentöse und physikalische Maßnahmen (Krankengymnastik, Kompressionsverbände, Frühmobilisation, Hochlagerung der verletzten/operierten Extremität) ist seit Jahren im deutschsprachigen Raum etabliert. In der operativen Medizin, insbesondere in der Traumatologie und Orthopädie wird trotz der konventionellen Prophylaxe und der Fortschritte auf dem Gebiet der Pharmakologie eine hohe Thromboserate beobachtet. Geerts zeigte in einer prospektiven, kontrollieren Studie bei unfallchirurgischen Patienten (ausgenommen Bagatellverletzungen), daß durch die Verwendung von unfraktionierten bzw. niedermolekularen Heparin allein die Thromboserate auf 44% bzw. auf 31% gesenkt werden kann [3]. Eine so hohe Thromboserate ist in der Traumatologie nicht zu vertreten. Der Chirurg ist verpflichtet, nach neuen Lösungen zu suchen. Daraus ergab sich die Frage, ob die Rate der tiefen Venenthrombosen durch additive apparative Maßnahmen nicht nur statistisch signifikant, sondern auch klinisch relevant gesenkt werden kann.

Material und Methode

Um diese Frage zu beantworten, wurde eine Recherche mit Hilfe der Literaturbank Medline durchgeführt. Im Zeitraum der letzten 25 Jahre wurden sämtliche klinische Studien zum Thema Thromboseprophylaxe nach strengen Kriterien (prospektiv, randomisiert, kontrolliert, falls durchführbar doppel-blind) selektiert und analysiert. Dabei wurden nicht nur die medikamentöse Prophylaxe mit dem niedermolekularen (NMH) und unfraktionierten (UFH) Heparin, sondern auch die in Deutschland wenig anerkannten apparativen, mechanischen Methoden wie intermittierende pneumatische Kompression (IPK), das AV-Impulssystem und die Sprunggelenkbewegungsschiene erfaßt (Abb. 1a–c). Um die verschiedenartigen prophylaktischen Maßnahmen vergleichen zu können, wurde in allen klinischen Studien der Parameter „relative Risikovermeidung" berechnet. Dieser Parameter erlaubt, die Effektivität der Prophylaxe unabhängig von der vorbestehenden Thromboserate und somit vom untersuchten Patientenkollektiv zu vergleichen und wird durch die verwendete Screeningmethode und den Untersucher weniger beeinflußt. Der statistische Vergleich erfolgte mit Hilfe eines zweiseitigen χ^2-Tests mit Yates-Korrektur bei einer Irrtumswahrscheinlichkeit von p=0,05.

Ergebnisse

In 8 prospektiven und randomisierten Studien wurde das unfraktionierte Heparin gegen Placebo bei 900 Patienten getestet [2]. Alle diese Untersuchungen erfolgten in der Allgemeinchirurgie. Die Thromboserate lag in der unbehandelten Gruppe bei 25% und sank unter „low-dose-heparin" auf 12%. Dies ergibt eine relative Risikominderung von 52%. Mit niedermolekularen Heparinen wurden 7 placebo-kontrollierte, prospektive und randomisierte Studien bei 864 Patienten durchgeführt [5]. Sie wurden auf dem Gebiet der Hüftchirurgie (elektive TEP bei Koxarthrose und notfallmäßige TEP bei Oberschenkelhalsfrakturen) und der Kniechirurgie (elektive TEP bei Gonarthrose) durchgeführt. In der Kontrollgruppe bezifferte sich die Thromboserate auf 47–48%, in der Heparin-Gruppe auf 24–25%, was einer Risikovermeidung von 48–49% entspricht. Mit apparativen Verfahren zur Thromboseprophylaxe konnten höhere Werte der relativen Risikovermeidung ermittelt werden. Die intermittierende pneumatische Kompression wurde in 9 prospektiven, kontrollierten Studien mit 1.501 Patienten untersucht. Die Thromboserate konnte durch intermittierende pneumatische Kompression von 51% in der unbehandelten Gruppe auf 14% in der Testgruppe reduziert werden. Die relative Risikovermeidung betrug 72%. Über das AV-Impulssystem erfolgten in der Orthopädie nur 5 adäquate klinische Studien mit 457 Patienten. Sie zeigten eine deutlich niedrigere Thromboserate von 19% in der Testgruppe gegenüber der Kontrollgruppe mit 45%. Dies ergab eine relative Risikoverminderung von 58%. Mit der Sprunggelenkbewegungsschiene wurden in 3 prospektiven, kontrollierten und randomisierten Studien 397 Patienten behandelt. Jeweils eine Studie wurde in der Allgemeinchirurgie, in der Unfallchirurgie und in der Orthopädie durchgeführt. Zusammenfassend ergab sich eine Verminderung der Thrombosehäufigkeit von 22% auf 4%, woraus eine relative Risikoverminderung von 82% resultiert (Abb. 2).

Alle analysierten Studien mit apparativen Methoden der physikalischen Prophylaxe wurden nicht als blinde, insbesondere nicht als plazebo-kontrollierte Studien durchgeführt, da dies praktisch kaum durchzuführen war. In selektierten Untersuchungen mit der intermittierenden pneumatischen Kompression und dem AV-Impulssystem galten als Kontrollgruppe Patienten ohne jegliche Thromboseprophylaxe. Die zwei größten Studien mit der Sprunggelenkbewegungsschiene fanden in den 90er Jahren in Deutschland statt und konnten aus ethischen Gründen nicht mit unbehandelten Patientengruppen als Kontrolle erfolgen. Die Patienten der Kontrollgruppe erhielten die konventionelle Thromboseprophylaxe mit Heparin (NMH oder UFH) und klassischen physikalischen Maßnahmen (Krankengymnastik, Kompressionsverbände, Frühmobilisation, Hochlagerung). Die ermittelte Thromboserate von 22% entspricht gleichzeitig der Thromboserate in einem orthopädisch-chirurgischen Patientengut

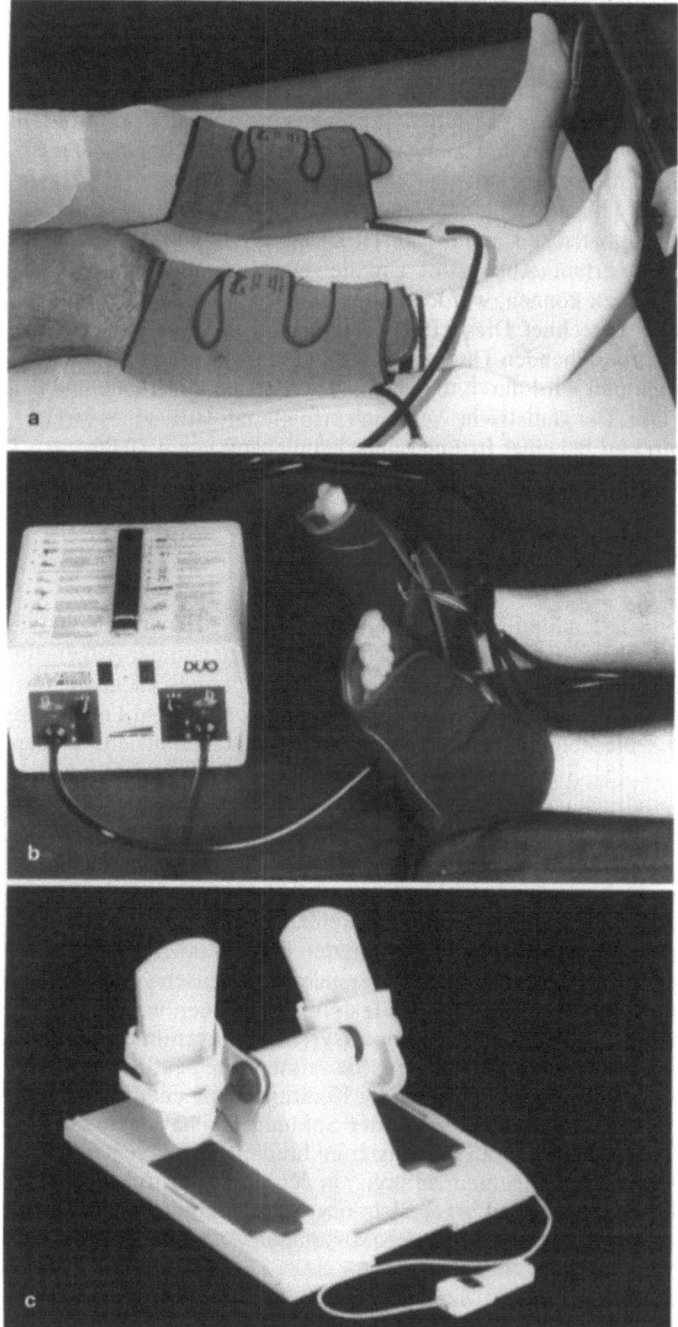

Abb. 1a–c. Apparative physikalische Prophylaxe: **a** intermittierende pneumatische Kompression, **b** AV-Impulssystem, **c** Sprunggelenkbewegungsschiene

unter der gegenwärtigen Prophylaxe. Die Patienten der Testgruppe erhielten additiv zu der konventionellen Prophylaxe eine Sprunggelenkbewegungsschiene.

Die apparative Thromboseprophylaxe mit der intermittierenden pneumatischen Kompression oder der Sprunggelenkbewegungsschiene war der alleinigen medikamentösen Pro-

rel. Risikoverminderung

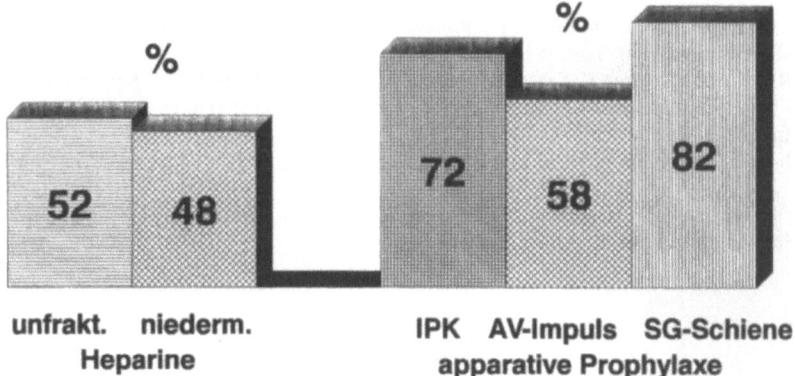

Abb. 2. Relative Risikoverminderung (Effizienz einer Methode) für die medikamentöse und apparative Thromboseprophylaxe

phylaxe statistisch signifikant (p=0,003 bzw. p=0,002 in χ^2-Test) überlegen. Sie erlaubt die Thromboserate gegenüber dem Heparin um den Faktor 0,73 bzw. 0,31 klinisch relevant zu senken. Die physikalische Thromboseprophylaxe mit dem AV-Impulssystem war der medikamentösen Prophylaxe statistisch gleichzustellen (p=0,171 in χ^2-Test). Die berechnete Überlegenheit des AV-Impulssystems gegenüber den Heparinen (relative Risikoverminderung von 52% gegenüber 48-48%) war klinisch nicht relevant.

Diskussion

Die Ergebnisse von Metaanalysen dürfen nicht direkt in die Praxis projiziert werden. Sie erlauben die Effektivität von unterschiedlichen Methoden nur annähernd zu vergleichen, direkte Schlußfolgerungen sind im Regelfall nicht zulässig. Diese Analysen ermöglichen allenfalls einen Einblick in die Problematik und Erkennung von Tendenzen. Nur unter diesen Voraussetzungen sind die ermittelten Werte bezüglich der Wirksamkeit von medikamentösen und apparativen Methoden zur Thromboembolieprophylaxe zu interpretieren. Nichtsdestoweniger zeigte sich bei der Gegenüberstellung, daß die apparative Prophylaxe der medikamentösen zumindest gleichwertig ist. Diese Tatsache fand bis jetzt im deutschsprachigen Raum zu wenig Beachtung [4]. Die konventionelle physikalische Prophylaxe ist bekannt und etabliert, erscheint aber in Anbetracht der bestehenden Thromboserate nicht ausreichend. Nach den vorgestellten Ergebnissen liegt nahe, daß durch additive apparative Maßnahmen die Thromboserate weiter gesenkt werden kann. Dies bestätigte die unfallchirurgische Studie mit der Sprunggelenkschiene [1]. Gegenwärtig spielt bei uns die medikamentöse Thromboseprophylaxe die entscheidende Rolle, die Bedeutung des Heparin in der Reduktion der Thromboserate ist zweifelsfrei nachgewiesen [4]. Die Literaturrecherche zeigte, daß neben Heparin weitere Methoden der apparativen Prophylaxe zur Verfügung stehen, die in der Praxis kaum Beachtung findet. Hier liegen die bis jetzt nicht ausgeschöpften Möglichkeiten, die Thromboserate zu verringern.

Schlußfolgerung

Alleinige konventionelle Thromboseprophylaxe mit dem Heparin ist in der operativen Medizin, insbesondere in der Unfallchirurgie nicht mehr vertretbar und bedarf einer Ergänzung durch additive apparative Maßnahmen, um die hohe Thromboserate weiter zu senken.

Literatur

1. Chylarecki C, Hierholzer G, Rudofsky G (1995) Passive physikalische Thromboseprophylaxe mit motorbetriebenen Bewegungsschienen. Langenbecks Arch Chir Suppl II: 921–927
2. Colditz GA, Tuden RL, Oster G (1986) Rates of venous thrombosis after general surgery: combined results of randomised clinical trials. Lancet 143–146
3. Geerts WH, Jay RM, Code KI, Chen E, Szalai JP, Saibil EA, Hamilton PA (1996) A comparison of low-dose heparin with low-molecular-weight heparin as prophylaxis against venous thromboembolism after major trauma. N Eng J Med 335: 701–707
4. Haas S (1997) Thromboembolieprophylaxe in der Unfall- und orthopädischen Chirurgie. Akt Chir 32: 71–83
5. Jörgensen LN, Wille-Jörgensen P, Hauch O (1993) Prophylaxis of postoperative thromboembolism with low molecular weight heparin. Br J Surg 80: 689–704

Unfallchirurgie III

Regeneration von hyalinem Knorpel im Kniegelenk durch Behandlung mit autologen Chondrozytentransplantaten – Erste klinische Ergebnisse –

J. Löhnert

Chirurgische Abteilung, St. Marien-Hospital, Mühlenstraße 5–9, D-45894 Gelsenkirchen-Buer

Regeneration of Hyaline Cartilage in the Knee Joint by Treatment with Autologous Chondrocyte Transplantation – First Clinical Results

Summary. Treatment with autologous chondrocyte transplantation (ACT) leads to regeneration of hyaline cartilage. Since September 1996, 52 patients have been treated. Eleven patients were screened clinically and by MRI 18 months later. the biopsy specimen from the transplanted area showed formation of hyaline cartilage.

Das Verfahren der autologen Chondrozyten-Transplantation (ACT) führt zu einer Knorpeldefektausheilung durch Bildung von hyalinem Knorpel.

Derzeit ist die Indikation zur ACT im Kniegelenk bei isolierten chondralen Defekten an der inneren und äußeren Gelenkrolle sowie im Patellagleitlager und bedingt auch im Retropatellarbereich gegeben.

OP-Technik

1. Knorpelentnahme

Die Knorpelentnahme zur autologen Chondrozytenanreicherung erfolgt arthroskopisch.

Die Zahl der primär entnommenen Chondrozyten betrug jeweils ca. 500.000 Zellen. Unter Zusatz von autologem Serum ohne Gabe von Antibiotika/Fungistatika konnte eine Chondrozytenvermehrung bzw. Anreicherung nach 2–3 Wochen auf durchschnittlich 13 Millionen Zellen (Chondrozyten) erreicht werden.

2. Chondrozytentransplantation

Das operationstechnische Vorgehen bei der Replantation der autolog angereicherten Chondrozyten ist in erster Linie durch die Defektlokalisation bestimmt. Die Kniegelenkseröffnung erfolgt durch die mediale oder laterale Arthrothomie in pneumatischer Blutleere oder -sperre unter perioperativer Antibiose.

Die Knorpeldefektzone wird dargestellt. Die Randbezirke zum verbliebenen Knorpel werden angefrischt.

Der benötigte Periostlappen wird im Regenfall von der Medialseite des proximalen Schienbeinschaftes entnommen.

Der freie Periostlappen wird auf den Knorpeldefekt übertragen und mit atraumatischen resorbierbaren Nähten möglichst spannungsfrei fixiert.

Anschließend erfolgt eine Probe auf Wasserdichtigkeit. Danach wird das Suspensat mit den angereicherten Chondrozyten implantiert.

Eigene Ergebnisse

Seit September 1996 wurden 52 Patienten mit der autologen Chondrozytentransplantation behandelt.

Der Altersdurchschnitt betrug 35 Jahre, der jüngste Patient war 13, der älteste 68 Jahre alt. Die durchschnittliche Defektgröße betrug 3,4 cm^2.

Die durchschnittliche Operationsdauer lag bei 95 Minuten.

Nachbehandlung

Postoperativ erfolgt eine Immobilisierung des Kniegelenkes für 24 Stunden im Schienenverband, danach wird mit einer krankengymnastisch kontrollierten, zunächst passiven und später aktiven Bewegungstherapie begonnen.

Für 2–3 Monate ist eine Teilbelastung des operierten Kniegelenkes, je nach Lokalisation des transplantierten Areals, empfehlenswert.

Komplikationen

Postoperative Komplikationen während der stationären Behandlung wurden nicht beobachtet. So trat in keinem Fall eine Thrombose oder Infektion auf.

Nachuntersuchungsergebnisse

Von den bislang 52 operierten Patienten wurden 17 in einem Zeitraum nach der Operation von 12 Monaten bis zu 18 Monaten nachuntersucht.

Eine Kernspintomographie wurde unmittelbar postoperativ nach 3 und 6 Monaten sowie nach einem Jahr durchgeführt. Die nach 6 Monaten erhobenen Ergebnisse zeigen eine vollständige Auffüllung der zum Zeitpunkt der Operation beschriebenen Defekte mit isointensen Strukturen, entsprechend dem umgebenden hyalinen Knorpelgewebe.

Bei 5 von den 11 Patienten erfolgte eine Revisionsarthroskopie mit Biopsie-Entnahme aus dem ACT-behandelten Knorpelareal.

Histologisch fand sich das Wachstum von hyalinem Knorpelgewebe. Volle Belastung wurde bei 17 Patienten innerhalb von 2 Monaten erreicht, 6 Patienten benötigten mehr als 2 Monate.

Die durchschnittliche Arbeitsunfähigkeit aller Berufstätigen lag zwischen 2 und 5 Monaten. Die Gruppe umfaßte Beamte, Angestellte, Arbeiter, Schüler und Lehrer, Mechaniker, Maurer und Hochleistungssportler.

11 Patienten wurden 18 Monate postoperativ nachuntersucht und anhand verschiedener Score-Systeme bewertet.

Zur Anwendung kamen aus der Literatur häufig verwandte Scoring-Systeme, wie der Lysholm-Score, der Cincinnati- und HSS-Score sowie ein Aktivitäts-Score nach Tegner.

Diese Score-Systeme wurden erstellt zur Beurteilung von Kniebandinstabilitäten, Kniegelenksendoprothesen sowie für allgemeine Kniegelenkserkrankungen. Da bislang kein spezieller Score zur Beurteilung der Ergebnisse nach autologer Chondrozytentransplantation im

Kniegelenk besteht, hat die Deutsche Gesellschaft für Knorpel- und Knochenzelltransplantation einen eigenen Score erstellt.

Bei allen angewandten Scoring-Systemen waren die Nachuntersuchungsergebnisse 18 Monate postoperativ mit einer durchschnittlichen Punktzahl zwischen 80 und 100 Punkten nach dem DGKKT-Score und dem Lysholm-Score überzeugend.

Die Bewertung im HSS-Score sowie dem Cincinnati-Score wurde mit gut bis ausgezeichnet angegeben.

Diskussion

Die autologe Chondrozytentransplantation führt zur Ausheilung von Knorpeldefekten durch Bildung von hyalinem Knorpel.

Wir sehen einen entscheidenden Vorteil in der von uns praktizierten Methode darin, daß eine Immunabstoßungsreaktion im Gegensatz zu anderen Verfahren nicht zu erwarten ist, da körpereigene Zellen ausschließlich unter Zusatz von autologem Serum kultiviert werden.

Durch die Arbeitsgruppe von Lars Petersen ist mit einem Ausheilen so behandelter Defekte mit hyalinem Knorpel mit 90%iger Wahrscheinlichkeit zu rechnen.

Die Deutsche Gesellschaft für Knorpel- und Knochentransplantation (DGKKT), die im Januar 1997 gegründet wurde, hat sich unter anderem zur Aufgabe gemacht, im Rahmen einer Multicenter-Studie die Wirksamkeit der ACT weiter wissenschaftlich zu belegen.

Erfaßt und kontrolliert werden sollen die Langzeitergebnisse, Histologie und Immunhistologie durch Biopsieentnahme sowie die intraartikuläre Druckmessung.

Literatur

Peterson L (1996) Articular cartilage injuries treated with autologous chondrocyte transplantation in the human knee. Acta Orthopaedica Belgica, Vol 62, Suppl I

Peterson L, Autologous chondrocyte transplantation: 2–10 year follow-up in 219 patients. American academy of orthopedic surgeons, 1998 annual meeting New Orleans, LA

Nehrer S, Minas T (1996) Behandlung von Knorpelschäden – bessere Prognose durch neue Verfahren. TW Sport+Medizin 8: 290–295

Ursachen zerebraler Perfusionsstörungen bei Patienten mit schwerem Schädel-Hirn-Trauma

J. Deneke, G. Fröschle, P. Schmitt, J. V. Wening und K.-H. Jungbluth

Chirurgische Universitätsklinik Hamburg-Eppendorf, Martinistraße 52, D-20246 Hamburg

Causes of Impaired Cerebral Perfusion in Patients with Severe Head Injury

Summary. In 53 patients with severe head injury, a decline of the cerebral perfusion pressure (CPP) was distinguished related to its cause, i.e., by a rise in intracranial pressure (ICP), a decline in the mean arterial pressure (MAP) or both. The mean Glasgow Outcome Scale (GOS) was 1.6 in patients with elevated ICP, 3.8 in those with decreased MAP and 2.7 when impaired CPP was due to both. It is concluded that in cases of decreased CPP, elevated ICP is the main cause of secondary brain injury and poor outcome, independent of the circulatory condition, whereas an isolated decline in the MAP does not show any influence on functional outcome.

Einführung

Beim Schädel-Hirn-Trauma (SHT) wird die Prognose nicht allein durch die primäre Hirnverletzung, sondern auch wesentlich durch den sekundären Hirnschaden bestimmt [1, 3, 4]. Dieser ist Folge der zerebralen Ischämie, die sich ihrerseits aus der posttraumatischen Erhöhung des Hirndrucks und teilweise dem Vasospasmus der Hirngefäße entwickelt [5]. Hauptziel der Messung des intrakraniellen Druckes (ICP) bei Patienten mit SHT ist daher das Monitoring des zerebralen Perfusionsdruckes (CPP). Dieser errechnet sich aus der Differenz zwischen arteriellem Mitteldruck (MAP) und ICP (CPP=MAP−ICP). Als Grenzwerte gelten ein ICP von 20 mm Hg und ein CPP von 60 mm Hg [1, 3, 4]. Ziel dieser Studie war es, ICP-Erhöhung und MAP-Senkung als Ursache der CPP-Senkung auf Unterschiede im funktionellen Endresultat zu untersuchen.

Material und Methode

In einem Zeitraum von 5 Jahren wurden 53 Patienten mit schwerem SHT in unserer Klinik behandelt. 32 waren Männer, 21 Frauen, das Durchschnittsalter betrug 36 Jahre (1–83). 24 hatten ein isoliertes SHT, 29 ein Polytrauma erlitten. Der durchschnittliche Glasgow Coma Scale (GCS) betrug 6 (3–15). Die Hirndruckmessung erfolgte durch epidurale Sonden. Bei Patienten mit CPP-Senkung (<60 mm Hg) wurde zwischen ICP-Erhöhung (>20 mm Hg) und MAP-Senkung (<80 mm Hg) als Ursache differenziert und die Unterschiede bezüglich der Prognose anhand des Glasgow Outcome Scale (GOS) analysiert [2].

Tabelle 1. Mittlere CPP-Werte und relativer Anteil der Messungen unter 60 mm Hg in den einzelnen GOS-Gruppen

n	GOS	CPP (mm Hg)	% CPP <60 mm Hg
10	1	57	62
4	2	66	43
4	3	78	11
4	4	70	26
7	5	70	30

Tabelle 2. Neurologischer Status der 29 Patienten mit CPP-Senkungen (<60 mm Hg), unterteilt nach Ursachen (Grenzwerte von ICP und MAP)

n	ICP (mm Hg)	MAP (mm Hg)	GOS	GCS
5	>20	>80	1.6 (1–4)	3
9	<20	<80	3.8 (2–5)	6.9 (3–13)
15	>20	<80	2.7 (1–5)	4.9 (3–13)

Ergebnisse

Die durchschnittliche Meßdauer des ICP betrug 8,5 Tage (1–22). Die Überlebensrate betrug 79%. Der durchschnittliche ICP-Wert der Überlebenden lag bei 19,8 mm Hg (7–52), derjenige der Verstorbenen bei 57,6 mm Hg (8–87), die entsprechenden CPP-Werte ergaben 71,9 (44–91) bzw. 62,2 mmg Hg (–7–91). Bei 29 Patienten wurden die ICP-Messungen als verläßlich angesehen. Für die weiteren Berechnungen wurden ausschließlich deren Werte herangezogen. Hier fanden sich bei allen Patienten Episoden mit CPP-Senkungen unter 60 mm Hg. Die mittleren CPP-Werte der Verstorbenen (GOS = 1) lagen mit 57 mm Hg deutlich niedriger als bei den Überlebenden (GOS = 2–5) mit 66–78 mm Hg. Auch bei der Berechnung des relativen Zeitanteils von CPP-Senkungen unter 60 mm Hg während des gesamten Monitorings lag dieser bei den Verstorbenen mit 62% aller Messungen deutlich über dem der Überlebenden mit 11–43%, wobei auch hier die schlechteste Gruppe innerhalb der Überlebenden (GOS = 2 = Appalliker) mit 43% den höchsten Wert aufwies (Tabelle 1).

Bei Differenzierung der Ursache für eine CPP-Senkung zeigte sich, daß bei 5 Patienten eine ICP-Erhöhung hierfür die alleinige Ursache war, diese hatten durchschnittlich ein GOS von 1,6 (1–4), 9 Patienten mit MAP-Senkung ohne ICP-Erhöhung ein GOS von 3,8 (2–5) und 15 Patienten mit beiden Ursachen ein GOS von 2,7 (1–5). Den schlechtesten neurologischen Status wiesen damit die Patienten mit ICP-Erhöhung alleine oder in Kombination mit systemischen Kreislaufkrisen auf. Nur in der Gruppe mit isolierter MAP-Senkung waren keine Verstorbenen (Tabelle 2).

Diskussion

Unter den zerebralen Kreislaufparametern nimmt der CPP als prognostischer Faktor eine zentrale Stellung ein. Mit ihm läßt sich eine Einschätzung der globalen Hirndurchblutung vornehmen. Diese betrifft allerdings das gesamte Organ ohne Berücksichtigung regionaler Perfusionsschwankungen. Bisherige Untersuchungen zeigen dennoch, daß der CPP als Parameter des Monitorings sowie zur Einschätzung des funktionellen Endresultates geeignet ist. Im allgemeinen wird ein durchschnittlicher CPP von 60–70 mm Hg als Schwellenwert angegeben. Dauerhafte Werte unterhalb dieser Grenze weisen auf eine zerebrale Ischämie hin [1, 3].

Verschiedene Studien haben gezeigt, daß eine Blutdrucksenkung als Folge des SHT als prognostischer Faktor entscheidender ist als eine Hypoxie [3, 4]. Dies gilt für Erwachsene und Kinder gleichermaßen. Die Unterscheidung des prognostischen Einflusses zwischen Hypotonie und Hypoxie hat besonders in der Frühphase der Verletzung Bedeutung.

Im Gegensatz hierzu scheint eine Kreislaufdepression als Ursache eines verminderten CPP die Prognose weniger zu beeinflussen als eine Erhöhung des ICP. Unsere Ergebnisse zeigen, daß die ungünstigsten durchschnittlichen GOS-Werte dann die Folge waren, wenn ICP-Erhöhungen isoliert auftraten oder in Kombination mit MAP-Senkungen mitwirkten. Dort, wo nur MAP-Senkungen bestanden, waren keine Verstorbenen zu verzeichnen. Eine Erklärung hierfür könnte darin liegen, daß bei noch erhaltener Autoregulation in weniger traumatisierten Hirnarealen die Perfusion auch bei hypotonen Kreislaufverhältnissen oberhalb letaler Grenzen gehalten wird, also der CPP trotz vermindertem Blutdruck im Systemkreislauf nicht zwingend reduziert wird [4]. Der Hirndruck als Komponente der zerebralen Perfusion ist demnach gegenüber dem systemischen Blutdruck der entscheidende Faktor für das funktionelle Endresultat.

Es ist bekannt, daß die exakte Dauer hypotensiver Episoden vielfach auf allgemeinen Datensätzen nicht verfügbar ist. Nach verschiedenen Untersuchungen liegt diese als ätiologischer Faktor für sekundäre Hirnschäden zwischen 5 und 20 Minuten, so daß bei Wirksamkeit solcher systemischer Krisen auf das neurologische Ergebnis auch in unserem Patientengut eine entsprechende Dauer angenommen werden kann [1, 3].

Schlußfolgerungen

1. Bei Patienten mit Verminderung des CPP hat die ICP-Erhöhung mehr Einfluß auf die Entwicklung sekundärer Hirnschäden als die systemische Hypotonie.
2. Eine MAP-Senkung als isolierte Ursache eines reduzierten CPP hat keinen erkennbaren Einfluß auf das funktionelle Endresultat.

Literatur

1. Cortbus F, Jones PA, Miller JD, Piper IR, Tocher JL (1994) Cause, distribution and significance of episodes of reduced cerebral perfusion pressure following head injury. Acta Neurochir [Wien] 130: 117–124
2. Jennett B, Bond M (1975) Assessment of outcome after severe brain damage. A practical scale. Lancet 480–484
3. Jones PA, Andrews PJD, Midgley S, Anderson SI, Piper IR, Tocher JL, Housley AM, Corrie JA, Slattery J, Dearden NM, Miller JD (1994) Measuring the burden of secondary insults in head-injured patients during intensive care. J Neurosurg Anesthesiol 6: 4–14
4. Marmarou A, Anderson RL, Ward JD, Choi SC, Young HF, Eisenberg HM, Foulkes MA, Marshall LF, Jane JA (1991) Impact of ICP instability and hypotension on outcome in patients with severe head trauma. J Neurosurg 75: S59–S66
5. Romner B, Bellner J, Kongstad P, Sjöholm H (1996) Elevated transcranial Doppler flow velocities after severe head injury: cerebral vasospasm or hyperemia? J Neurosurg 85: 90–97

Die dislozierte proximale Humerusfraktur –
Ergebnisse nach Stabilisierung mit Doppelplatte

G. A. Wanner[1], J. Romero[2], O. Hersche[2], A. v. Smekal[3] und W. Ertel[1]

[1]Klinik für Unfallchirurgie und [3]Institut für Diagnostische Radiologie, Universitätsspital Zürich, Rämistrasse 100, CH-8091 Zürich
[2]Orthopädische Universitätsklinik Balgrist, Zürich, Schweiz

The Displaced Proximal Humerus Fracture – Results After Internal Fixation With Two One-Third Tubular Plates

Summary. Between October 1995 und December 1997, 57 patients with displaced 2-, 3- and 4-part fractures of the proximal humerus were treated by open reduction and internal fixation with two one-third tubular plates which were applied to the anterior and lateral aspect of the proximal humerus. For the follow-up evaluation shoulder function was assessed in 38 patients after an average of 16.8±4.2 months using the Constant-score: 32% of the patients showed excellent, 37% good, 21% satisfactory, and 10% unsatisfactory results. The high stability of this technique allows intensive physiotherapy in the early postoperative period and early reintegration in activities of daily living.

Einleitung

Die funktionellen Ergebnisse nach offener Reposition und Stabilisierung dislozierter proximaler Humerusfrakturen sind unbefriedigend [1–4]. Insbesondere die ungenügende Stabilität vieler Osteosyntheseverfahren macht die frühfunktionelle postoperative Nachbehandlung des Schultergelenks unmöglich. Deshalb wurde im Rahmen dieser Studie ein stabiles Osteosyntheseverfahren proximaler Humerusfrakturen untersucht, das eine frühfunktionelle Nachbehandlung erlaubt.

Patienten und Methodik

Im Zeitraum von Oktober 1995 bis Dezember 1997 wurden 57 Patienten mit isolierten 2- (n=14), 3- (n=27) und 4-Fragmentfrakturen (n=16) des proximalen Humerus prospektiv erfasst. Das Durchschnittsalter betrug 65,8±13,7 Jahre. Als Zugangsweg wurde der deltoideopektorale Standardzugang verwendet. Die zentralen Ziele der Reposition waren die Wiederherstellung der Länge des Humerus, die korrekte Retroversion des Humeruskopfes und die rigide Fixation der Tuberkula. Die Stabilisierung erfolgte mit zwei Drittelrohrplatten, die ventral und lateral in einem Winkel von 90° zueinander implantiert wurden. Ab dem 3. postoperativen Tag wurde mit passiven Bewegungsübungen begonnen, ab dem 6. Tag mit aktivassistierten Uebungen.

Tabelle 1. Beurteilung der Schulterfunktion anhand des Constant-Score nach Doppelplatten-Osteosynthese am proximalen Humerus. Die Daten sind als Mittelwert ± Standardabweichung dargestellt; n = 38

Constant-Score	gesunde Seite	verletzte Seite
Punktwert	82 ± 9	65 ± 11
Korrigiert (%)	102 ± 12	84 ± 12
Schmerz (15 Punkte)	15 ± 0	13 ± 3
Bewegungsumfang (40 Punkte)	37 ± 4	26 ± 2
Kraft (25 Punkte)	11 ± 5	7 ± 4
Aktivitäten des täglichen Lebens (20 Punkte)	19 ± 1	18 ± 3

Klinische und radiologische Kontrollen erfolgten 6 Wochen postoperativ und anschliessend in Abständen von 3 Monaten. Da die Studiendaten frühestens 6 Monate postoperativ erhoben wurden, konnten bisher 38 der 57 Patienten mit einer durchschnittlichen Nachuntersuchungszeit von 16,8 ± 4,2 Monate eingeschlossen werden. Die subjektive Zufriedenheit (sehr gut, gut, befriedigend, schlecht) der Patienten wurde anhand eines Fragebogens evaluiert. Zur Bewertung der Schulterfunktion wurde der Constant-Score [5] verwendet, der die Kategorien Schmerz, Bewegungsumfang, Kraft und Aktivitäten des täglichen Lebens beinhaltet. Der absolute Punktwert wird in einen Prozentwert umgerechnet, wobei das Alter und das Geschlecht des Patienten berücksichtigt werden (85–100%: sehr gut; 70–84%: gut; 60–69%: befriedigend; <60%: schlecht) [5].

Ergebnisse

Die durchschnittliche Operationsdauer betrug 105 ± 27 Minuten (65–175 Minuten). Der mittlere Blutverlust war 352 ± 248 ml (200–1000 ml). Zwei Patienten mit Redislokation der Fraktur in der frühen postoperativen Phase wurden sekundär mit einer Hemiarthroplastik versorgt. Subjektiv beurteilten 18% der Patienten das Ergebnis als sehr gut, 52% als gut, 16% als befriedigend und 13% als schlecht. Anhand des Constant-Score wurden mit der gesunden Schulter durchschnittlich 82 ± 9 Punkte, mit der verletzten Schulter 65 ± 11 Punkte erzielt (Tabelle 1). 32% der Patienten zeigten nach dem Constant-Score ein sehr gutes, 37% ein gutes, 21% ein befriedigendes und 10% ein schlechtes Ergebnis.

Diskussion

Die Ergebnisse dieser Untersuchung zeigen, dass die anatomische Reposition von dislozierten Frakturen des proximalen Humerus und die Stabilisierung mit zwei Drittelrohrplatten ein komplikationsarmes Verfahren mit 90% sehr guten bis befriedigenden Ergebnissen darstellt. Der hohe Stabilitätsgrad dieses Osteosyntheseverfahrens erlaubt eine frühzeitige funktionelle Nachbehandlung und Wiederaufnahme von Aktivitäten des täglichen Lebens.

Literatur

1. Zyto K, Ahrengart L, Sperber A, Törnkvist H (1997) Treatment of displaced proximal humeral fractures in elderly patients. J Bone Joint Surg [Br] 79-B: 412–417
2. Mills H, Horne G (1985) Fractures of the proximal humerus in adults. J Trauma 25: 801–805
3. Speck M, Lang FJH, Regazzoni P (1996) Proximale Humerusmehrfragmentfrakturen – Misserfolge nach T-Platten-Osteosynthesen Swiss Surg 2: 51–56
4. Cofield RH (1988) Comminuted fractures of the proximal humerus. Clin Orthop 230: 49–57
5. Constant CR, Murley AHG (1987) A clinical method of functional assessment of the shoulder. Clin Orthop 214: 160–164

Unfallchirurgie IV

Verbesserung der postoperativen Thromboseprophylaxe in der Unfallchirurgie durch Dosisanpassung niedermolekularen Heparins anhand TAT- und D-Dimer-Verlauf

M. Hansen[1], A. Mayer[1], D. Peetz[2], G. Hafner[2], W. Prellwitz[2] und P. M. Rommens[1]

[1] Klinik und Poliklinik für Unfallchirurgie, [2] Institut für Klinische Chemie und Labormedizin, Johannes-Gutenberg-Universität, Langenbeckstraße 1, D-55131 Mainz

Improvement of Postoperative Thrombosis Prophylaxis in Accident Surgery by Dosage Adjustment of Low-Molecular-Weight Heparin on the Basis of TAT and D-Dimer-Traces

Zusammenfassung. Von Februar 197 bis Februar 1998 wurde bei 518 Patienten die postoperative Thromboseprophylaxe mit niedermolekularem Heparin anhand der Laborparameter TAT und D-Dimer dosisadaptiert vorgenommen. Es traten vier Thrombosen (1,6%) ohne embolische Komplikation auf. Die präoperativen TAT- und D-Dimer-Werte aller im Gesamtverlauf dosisangepaßten lagen im Mittel signifikant höher als die der übrigen Patienten. 83% aller Adaptierungen erfolgten dabei zwischen dem vierten und siebten postoperativen Tag.

Schlüsselwörter: Thromboseprophylaxe – Gerinnungsaktivierung – TAT – D-Dimer

Einleitung und Fragestellung

Die Rate postoperativer Thrombosen wird unter Frühmobilisation und physikalischer Behandlung ohne medikamentöse Thromboseprophylaxe mit bis zu 84% angegeben. Auch unter Prophylaxe mit herkömmlichen und niedermolekularen Heparinen sind noch bis zu 30% postoperative Thrombosen zu verzeichnen (Haas, 1997).

Neben einem akuten Verletzungsereignis, von Haas (1997) auch als expositionelles Risiko bezeichnet, wird das individuelle Thromboseschicksal immer auch durch dispositive angeborene und erworbene Risikofaktoren beeinflußt (Haas 1997). Hieraus ergibt sich eine Vielzahl an individuell zu berücksichtigenden Faktoren, so daß im Einzelfall eine thromboembolische Gefährdung des behandelten Patienten nur näherungsweise abschätzbar bleibt. In dieser Situation kann eine standardisierte und schematisierte Thromboseprophylaxe den variablen Grundbedingungen nicht immer gerecht werden.

Bisher haben sich in der medizinischen Labordiagnostik bezüglich der Diagnostik einer Gerinnungsaktivierung insbesondere die Parameter TAT (Thrombin-Antithrombin-Komplex) und D-Dimer bewährt. Der TAT ist hier in erster Linie ein Maß für die vermehrte Bindung des zu Thrombin aktivierten Prothrombins an AT III (Antithrombin III) im Sinne einer Kontrolle überschießender Gerinnungskaskaden. D-Dimer spiegelt die Konzentration der bei der Fibrinolyse entstehenden Spalt- und Abbauprodukte wider.

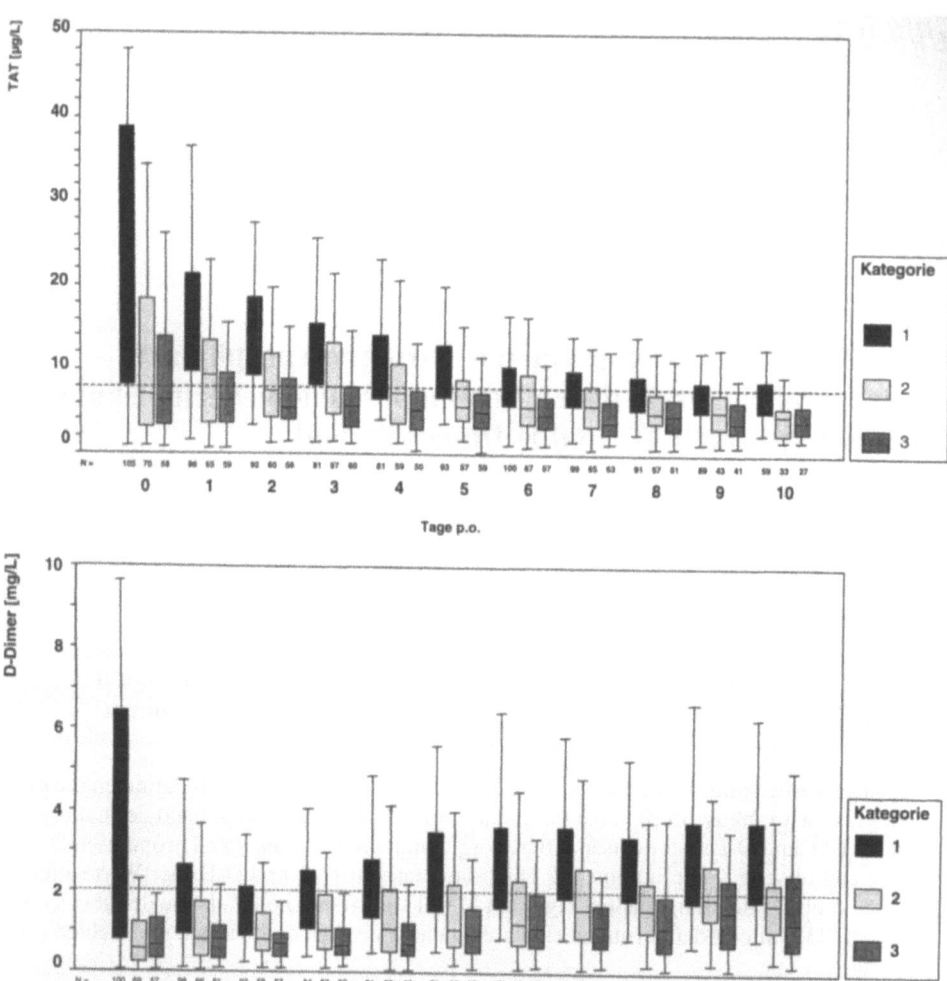

Abb. 1. Verlauf der TAT- und D-Dimer Werte aller untersuchten Patienten im zeitlichen Verlauf

Ob durch gerinnungsmarkeradaptierte s.c.-Gabe niedermolekularer Heparine eine Reduktion der Thrombosehäufigkeit erreicht werden kann, soll in der folgenden Untersuchung überprüft werden.

Material und Methoden

Im Zeitraum von Februar 1997 bis Februar 1998 wurden 518 Patienten erfaßt, bei denen die postoperative stationäre Thromboseprophylaxe mit niedermolekularem Heparin (Fraxiparin 0,3®, 2850 I. E. Anti-X-a) durchgeführt wurde.

Es wurden alle Patienten dokumentiert, deren stationäre Verweildauer drei und mehr Tage betrug, wenn in diesem Zeitraum eine Immobilisierung bzw. ein operativer Eingriff an der unteren Extremität erfolgte. Bei elektiv operierten Patienten erfolgte die erste s.c.-Gabe von Fraxiparin® abends präoperativ, bei allen anderen frühzeitig postoperativ. Begleitend wurde vom ersten präoperativen bis zum 10. postoperativen Tag eine Laborkontrolle mit TAT, D-

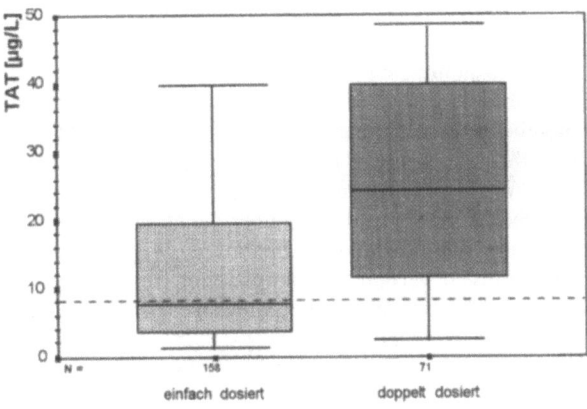

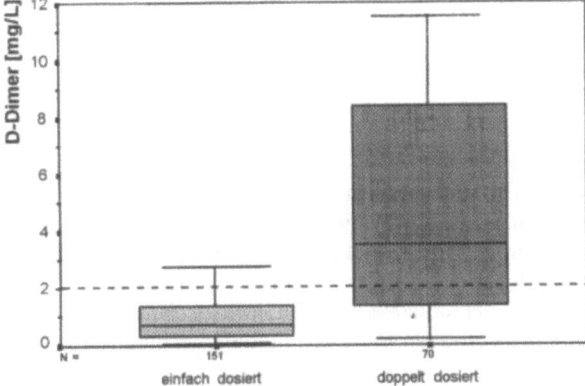

Abb. 2. Unterschied der präoperativen TAT- und D-Dimer-Werte aller Patienten mit und ohne spätere Dosisadjustierung von Fraxiparin®. Die Unterschiede erreichten statistische Signifikanz (p<0,05)

Dimer, PTT, TZ, AT III, Anti-X-a und der Thrombozytenzählung vorgenommen. Als feste Höchstgrenzen für TAT und D-Dimer wurden 8 µg/L bzw. 2 mg/L angenommen.

Routinemäßig erfolgte immer am vierten postoperativen Tag sowie bei klinischem Verdacht auf eine Venenthrombose eine farbcodierte duplexsonographische Untersuchung der Becken- und Beinvenen bds., welche bei pathologischem Befund durch eine aszendierende Phlebographie ergänzt wurde. Beim Überschreiten der o. g. Grenzwerte erfolgte weiterhin die Dosisanpassung des niedermolekularen Heparins durch eine zweite tägliche s.c.-Heparingabe sowie immer auch eine Duplexsonographie.

Zur abschließenden Ergebnisauswertung fanden die Daten von 252 Patienten Berücksichtigung, deren stationäre Aufenthaltsdauer sieben und mehr Tage betragen hatte. Ausgehend von den dispositiven und expositionellen Risikofaktoren wurden die Patienten in drei Untergruppen aufgeteilt. Unter anderem beinhaltete Gruppe I (n=110) Patienten nach Oberschenkelfrakturen sowie hüft- und knieendoprothetischen Eingriffen, Gruppe II (n=73) solche nach größeren Weichteileingriffen der unteren Extremität und Frakturen des Unterschenkels. In Gruppe III (n=69) wurden schließlich alle Patienten mit kleinen Weichteileingriffen an der unteren Extremität, Sprunggelenksfrakturen und Fußverletzungen aufgenommen.

Ergebnisse

Die Gesamtrate an Thrombosen lag im Untersuchungszeitraum bei 1,6% (n=4), welche allesamt in der Untersuchungsgruppe I dokumentiert werden konnten. Eine fulminante bzw. hämodynamisch nachweisbare Lungenembolie trat nicht auf. Eine heparininduzierte Thrombozytopenie (HIT) wurde nicht gesehen, ebenso kam es zu keinen Blutungskomplikationen.

Bei der Analyse der TAT- und D-Dimer-Werte aller Patienten ergab sich erwartungsgemäß, daß alle Werte der Gruppe I über denen der Gruppe II und diese über denen der Gruppe III lagen (s. Abb. 1). Weiterhin ergaben sich beim Vergleich der präoperativen Werte dieser Parameter bei allen Patienten mit im postoperativen Verlauf dosisadjustierter Heparinapplikation (24 µg/l bzw. 3,5 mg/l) mit denen der Patienten ohne Dosisanpassung (7,8 µg/l bzw. 0,6 mg/l) signifikant höhere Werte in der dosisangepaßten Gruppe (p<0,05) (s. Abb. 2).

In 105 Fällen wurde im Gesamtverlauf der Untersuchung eine Dosisanpassung von Fraxiparin vorgenommen. 87 dieser Patienten entstammten Gruppe I, entsprechend einem Anteil von 80% in dieser Gruppe. In Gruppe II erfolgten 17 Dosisanpassungen (24%) und in Gruppe III wurde mit einem Patienten nur in 1,4% aller Fälle eine Dosisanpassung vorgenommen. In insgesamt 88 der 105 Fälle (83%) wurde diese zwischen den Tagen vier und sieben durchgeführt.

Diskussion

Über die Notwendigkeit einer adäquaten Thromboseprophylaxe, insbesondere bei postoperativen Patienten, herrscht weitgehend Einigkeit, nicht jedoch bezüglich des zu wählenden Vorgehens. Neben frühzeitiger Mobilisation und funktioneller Behandlung steht die medikamentöse Behandlung mit verschiedenen Heparinen aber zweifellos im Vordergrund.

Die große Übereinstimmung der anhand verschiedener Einflußgrößen (Haas 1997, Koscielny 1997) gebildeten Risikogruppen mit den quantitativ ermittelten Gerinnungsmarkern in unserer Untersuchung deutet an, daß die dispositiven und expositionellen Risiken grundsätzlich ein Maß für die individuelle Thrombosegefahr darstellen. Daß hieraus jedoch für den Gesamtzeitraum der stationären Krankenhausbehandlung bindende Schlußfolgerungen gezogen werden dürfen, ist nicht anzunehmen.

Wie in der vorliegenden Untersuchung gezeigt werden konnte, ermöglicht die dosisangepaßte Applikation niedermolekularer Heparine die Reduktion der Thromboserate in einer unselektierten unfallchirurgischen Patientengruppe auf 1,6%. Dieses bedeutet, insbesondere im Vergleich mit den in der Literatur angegebenen Werten von 10–34% Thrombosen unter standardisierter Gabe niedermolekularer Heparine, eine entscheidende Reduktion dieser Komplikation. Die Lungenembolie als schwerwiegendste Folge dieser Komplikation konnte sogar vollständig verhindert werden.

Der Vorteil der Gerinnungsmarkerkontrolle liegt vor allem darin, daß zu jedem Zeitpunkt der Behandlung die individuell erforderliche Thromboseprophylaxe variabel und ohne Bindung an vorgegebene Schemata erfolgen kann. So stellt selbst die am Körpergewicht orientierte Heparinapplikation lediglich eine differenzierte Form der schematischen Thromboseprophylaxe dar, welche nicht allen Patienten im Einzelfall gerecht werden kann. Auch in diesen Untersuchungen wurden mit 12% Thrombosen und 0,5% Embolien deutlich mehr Komplikationen gesehen als in der hier vorliegenden. Insbesondere die auch unter körpergewichtsadaptierter Gabe niedermolekularer Heparine noch immer aufgetretenen 2,9% proximale Thrombosen (Leyvratz 1991) konnten in unserer Untersuchung auf 1,6% (n=4) reduziert werden.

In der Labordiagnostik sprechen normale Werte von TAT und D-Dimer für eine fehlende Gerinnungsaktivierung oder eine ausreichende Hemmwirkung des Heparins auf die Hyperkoagulabilität. Das D-Dimer, ein spezifischer Parameter für in Lyse befindliche quervernetzte Fibringerinnsel, stellt hierbei zusätzlich nicht nur die Gerinnungsaktivierung dar, sondern gibt auch Hinweise auf in Organisation und Lyse befindliche Thrombosen deren weiteres appositionelles Wachstum eingeschränkt bzw. zurückgedrängt werden muß.

Ein weiterer Vorteil der Labordiagnostik mit TAT und D-Dimer liegt in der präoperativen Abschätzung des postoperativen Thromboserisikos. Werden beide Parameter oberhalb des Normwertes bestimmt, sollte die Dosisadaptierung der Heparinprophylaxe bereits initial postoperativ erfolgen oder zumindest die engmaschige Verlaufskontrolle des Patienten mit bedarfsgerechter späterer Anpassung bei persistierend hohen Werten vorgesehen werden. Hier empfiehlt sich unserer Ansicht nach jedoch immer die sofortige Dosiserhöhung zur Prävention thrombogener Bedingungen.

Ebenso sollte neben der präoperativen als minimale überwachende Diagnostik eine Laborkontrolle an den Tagen vier und sieben postoperativ erfolgen, da in diesem Zeitraum mit über 80% aller Dosisanpassungen zu rechnen ist.

Schlußfolgerung

Mit der TAT- und D-Dimer-adaptierten Applikation niedermokekularer Heparine kann die Thromboserate unfallchirurgischer Patienten gesenkt werden. Die präoperative Bestimmung von TAT und D-Dimer erlaubt die Beurteilung des postoperativ zu erwartenden individuellen Thromboserisikos. Laborkontrollen sollten zumindest präoperativ und an den Tagen vier und sieben postoperativ erfolgen.

Literatur

Haas S (1997) Thrombose in der Unfall- und Orthopädischen Chirurgie. Unfallchirurg 100: 307–319

Leyvratz PF, Bachmann F, Hoek J, Büller HR, Tostel M, Samama M, Vandenbroek MJ (1991) Prevention of deep vein thrombosis after hip replacement: randomised comparison between unfractionated heparin and low molecular weight heparin. British Medical Journal 303: 543–548

Koscielny J, Modernes Thrombosemanagement, 2. Internat. Ruhrgebietsworkshop für Gefäßkrankheiten, Essen, 27.09.1997 (zit. nach: Pohlmann B-K: Modernes Thrombosemanagement als ärztliche Herausforderung, Schattauer-Verlag, Verlagsbeilage, 1998)

Die perkutane minimal invasive autologe Spongiosatransplantation

M. Maghsudi, C. Neumann, R. Hente und M. Nerlich

Abteilung für Unfallchirurgie, Klinikum der Universität Regensburg, D-93042 Regensburg

Minimal Invasive Technique in Percutaneous Autologous Bone Grafting

Summary. In eight patients with delayed union or nonunion after 3° open fracture of the tibia, a minimally invasive technique of autologous bone grafting was performed. Bone harvesting from the iliac crest and debridement of the fracture side were done percutaneous by using a 5.5 mm acromionizer without complications. In seven of eight patients complete fracture healing could be achieved (88%). Percutaneous autologous bone grafting can be recommended on limited bone defects in patients with nonunion or delayed union of the tibia and severe soft tissue damage in the lower leg.

Zusammenfassung. Bei 8 Patienten mit einer verzögerten Knochenbruchheilung nach III°-offener Unterschenkelfraktur, hat die perkutane minimal invasive Technik der autologen Spongiosatransplantation die Komplikationsrate und Morbidität, im Vergleich zur konventionellen offenen Operationstechnik, deutlich verringert. Das mit der Kugelkopffräse (Acromionizer-5,5 mm) gewonnene Knochenmaterial ist biologisch aktiv. Die Ausheilungsrate lag in unserem Patientenkollektiv bei 88%. Bei Patienten mit einer Störung der Frakturheilung und schwer geschädigten Weichteilen am Unterschenkel, stellt die hier vorgestellte minimal invasive Operationstechnik, bei kleineren Knochendefekten eine gute Alternative zur offenen Technik der autologen Spongiosatransplantation dar.

Einleitung

In der modernen Wiederherstellungschirurgie ist die autologe Spongiosatransplantation das beste Material für den Knochenersatz. Insbesondere nach offenen Frakturen mit schwerem Weichteilschaden ist immer wieder die Frakturheilung verzögert oder unvollständig. Bei der herkömmlichen offenen Operationstechnik ist häufig die Entnahmestelle stark schmerzhaft und mit einem nicht unerheblichen Operationsrisiko verbunden [1]. Andererseits ist auch die Empfängerstelle, bei den meist vorbestehenden Weichteilschäden, hinsichtlich der Wundheilung oder einer Infektion gefährdet. Da jedoch die Integrität des Transplantatlagers eine der wichtigsten Voraussetzungen für das Einheilen des Spongiosatransplantates ist, kann jede Ablösung der Weichteile den Erfolg der Operation gefährden. Unter dem Gesichtspunkt der Weichteilschonung haben wir ein neues Operationsverfahren zur Spongiosaentnahme und -transplantation in minimal invasiver Technik eingeführt.

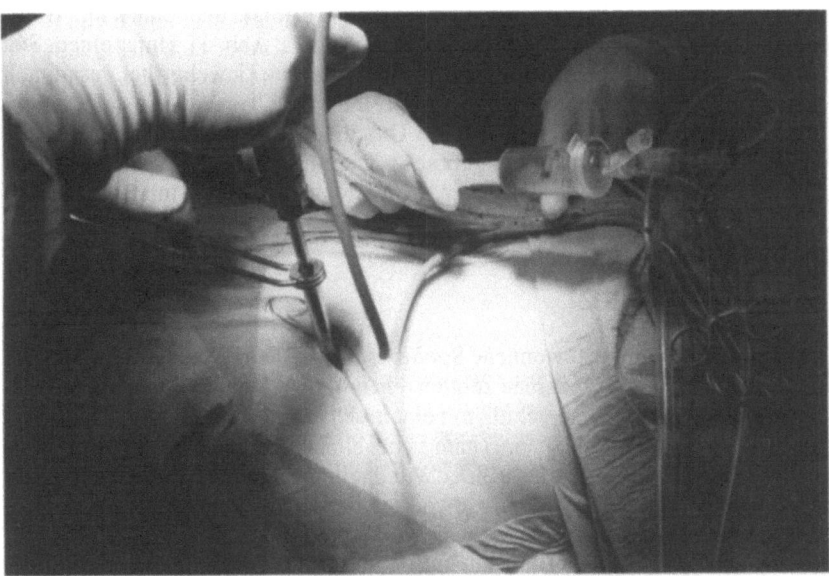

Abb. 1. Perkutane Spongiosaentnahme mittels Acromionizer-5,5 mm vom vorderen Beckenkamm

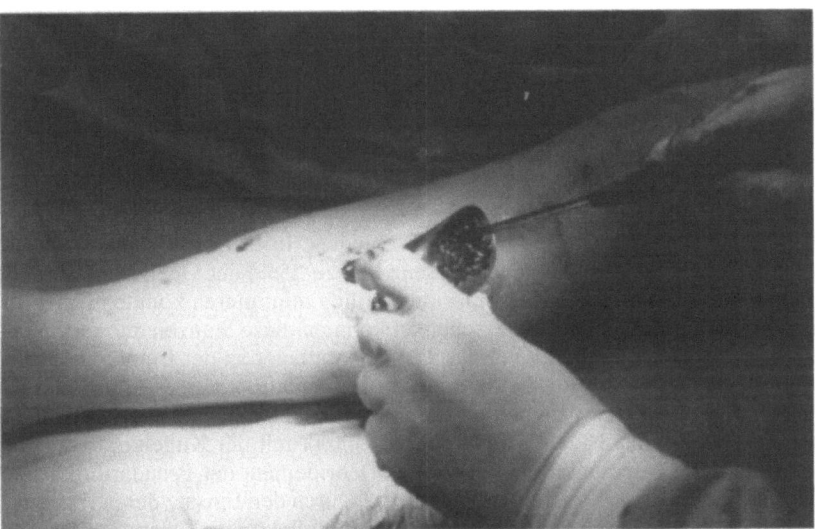

Abb. 2. Perkutane autologe Spongiosatransplantation mittels Trichter

Materialien und Methode

In Vorversuchen wurden in vitro an frisch ausgelösten Rinderbeckenknochen verschiedene, für die arthroskopische subacromiale Dekompression entwickelte, Knochenfräsenaufsätze zur effektivsten Gewinnung von Spongiosa getestet. Als optimalen Fräsenaufsatz ermittelten wir hierbei die Kugelkopffräse Acromionizer-5,5 mm (PS 3500 DYONICS®), bei einer Drehzahl von 1500 U/min. Bei insgesamt 8 Patienten (mittleres Alter 35,5 ± 15,9 Jahre) mit III°-offener Unterschenkelfraktur und einer verzögerten Frakturheilung bzw. Pseudarthrose der Tibia, wurden durchschnittlich 5 ± 2 Monate nach Trauma in minimal invasiver Technik eine autologe Spongiotransplantation vorgenommen. Nach Stichinzision am vorderen

Beckenkamm und Perforation der Kortikalis mit einem Pfriem erfolgte über eine 6 mm Bohrbüchse die Spongiosaentnahme mit dem Acromionizer-5,5 mm (s. Abb. 1). Unter einem Sog von 0,2 Bar wurde die dabei gewonnen Spongiosa in einem sterilen Gewebefilter gesammelt und die Zellvitalität mittels Trypanblau-Färbung kontrolliert. Die Transplantatstelle an der Tibia wurde, nach Stichinzision perkutan und unter Durchleuchtungskontrolle mit demselben Acromionizer-5,5 mm debridiert und angefrischt. Die anschließende Spongiosatransplantation und Defektauffüllung erfolgte dann über einen Trichter und Stößel mit 5 mm Durchmesser (s. Abb. 2).

Ergebnisse

Die perkutan aus dem Beckenkamm gewonnene Spongiosamenge betrug ca. 5–7 Gramm. Die Zellvitalitätsuntersuchungen mit Trypanblau zeigten einen Verlust von lediglich 10–20% gegenüber der konventionellen Entnahmetechnik mit einem scharfen Löffel. Im klinischen Verlauf (Nachbeobachtungszeitraum 1–5,5 Jahre) kam es bei allen 8 Patienten weder an der Entnahme- noch an der Transplantationsstelle zu einer Wundheilungsstörung oder Infektion. Der Eingriff wurde von allen 8 Patienten subjektiv als gering belastend eingeschätzt und konnte in Einzelfällen sogar ambulant vorgenommen werden. Die radiologischen Verlaufskontrollen zeigten bei 7 von 8 Patienten (88%) einen guten Ein- und Umbau der eingebrachten Spongiosa mit einem zeitgerechten knöchernen Heilverlauf. Bei einem Patienten mit der fortbestehenden fehlenden knöchernen Durchbauung heilte die Fraktur nach offener Transplantation einer größeren Menge Spongiosa, in konventioneller Technik, aus. Intraoperativ zeigte sich als mögliche Ursache der fehlenden Durchbauung, die zu geringe Menge an transplantiertem Spongiosamaterial beim perkutanen Vorgehen. Eine Abhängigkeit der Frakturheilung vom Patientenalter oder dem zeitlichen Abstand der durchgeführten Operation vom Unfall fand sich nicht.

Diskussion

Für die Entnahme von Spongiosa wurden bisher verschiedene Instrumente, meist in Form von Knochenstanzen entwickelt, die die hohe Inzidenz (bis zu 25%) der Operationskomplikationen wie Hämatome, Infektion und Nervenläsion deutlich minimieren konnten [2, 3]. In der Behandlung von Pseudarthrosen am Unterschenkel konnten diese Stanzen nur zur Spongiosaentnahme jedoch nicht zur Vorbereitung des Transplantatlager an der Empfängerstelle eingesetzt werden [4]. Insbesondere für die Spongiosatransplantation bei gestörter Frakturheilung an der Tibia mit gefährdeten Weichteilen z. B. nach Muskellappenplastiken oder starken Vernarbungen, ist die minimal invasive Operationstechnik mit der Kugelkopffräse gut geeignet. Dieses erlaubt dem Operateur ein perkutanes Debridement der Pseudarthrose unter Schonung der für die Einheilung wichtigen Weichteile. Durch den Einsatz der perkutanen Spongiosatransplantation ließ sich auch in unserem Patientenkollektiv das Operationstrauma sowohl an der Entnahmestelle als auch an der Transplantatstelle minimieren. Die mit der Kugelkopffräse entnommene Spongiosazelle zeigte zwar einen geringen Vitalitätsverlust, der jedoch die biologische Aktivität nicht beeinträchtigte. Lediglich die limitierte Menge der in dieser Technik gewonnenen Spongiosa beschränkt den Einsatz auf kleinere knöcherne Defekte.

Literatur

1. Laurie SW, Kaban LB, Mulliken JB, Murray JE (1984) Donor site morbidity after harvesting rib and iliac bone. Plast Reconstr Surg 73 (6): 933–938
2. Massey EW (1980) Meralgia paresthetica secondary to trauma of bone graft. J Trauma 20 (4):342–343
3. Teasdall RD, Johnson KA, Hickman ML (1993) The rochester bone trephine for small joint arthrodesis in the foot. Foot Ankle 14 (7): 418–423
4. Bhan S, Mehara AK (1993) Percutaneous bone grafting for nonunion and delayed union of fractures of the tibial shaft. Int Orthop 17 (5): 310–312

Indirekte traumatische Zwerchfellrupturen nach stumpfem Bauch- oder Thoraxtrauma

J. C. Limmer[1], W. T. Knoefel[1], P. Pogoda[2], C. Schneider[1], J. R. Izbicki[1] und C. E. Broelsch[1]

[1] Chirurgische Klinik, Abteilung für Allgemeinchirurgie, [2] Abteilung für Unfall- und Wiederherstellungschirurgie, Universitätskrankenhaus Eppendorf, Martinistraße 52, D-20246 Hamburg

Diagnosis of Diaphragmatic Rupture after Blunt Thoracic or Abdominal Trauma

Summary. Traumatic diaphragmatic rupture after blunt thoracic or abdominal trauma is an indicator of serious associated injuries, but is itself often occult. Its diagnosis is still a challenge. In 14 consecutive patients with diaphragmatic rupture we developed a strategy for diagnostic work-up and therapy of diaphragmatic disruption. Ultrasound showed a sensitivity of 89% versus 50 and 29% in chest X-ray and CT scan, respectively. Ultrasound of the diaphragm directly after admission and after stabilization of the trauma patient in order to find diaphragmatic disruption early is compulsory. Early treatment will avoid associated complications.

Zusammenfassung. Indirekte Zwerchfellrupturen nach stumpfen Bauch-, Thorax- oder Beckentraumata sind Indikatoren für schwere Begleitverletzungen und dabei selbst häufig okkult. Ihre Diagnose stellt eine Herausforderung dar. Wir haben unsere letzten 14 polytraumatisierten Patienten mit indirekter Zwerchfellruptur untersucht, um ein Diagnose- und Therapiekonzept zu erarbeiten. In der Diagnostik fanden wir eine Sensitivität von 89% für die Sonographie des Zwerchfells, gegenüber einer Sensitivität von 50 bzw. 29% für die konventionelle Röntgen-Thoraxaufnahme bzw. CT. Wir halten die Sonographie des Zwerchfells initial und nach Stabilisierung des Patienten für zwingend erforderlich in der Diagnostik der indirekten Zwerchfellruptur, um eine rasche Therapie und damit Vermeidung von Komplikationen zu erreichen.

Einleitung

Stumpfe Bauch- und Thoraxtraumata sind in erster Linie Folge von Verkehrsunfällen. 1–5% aller Patienten mit stumpfem Bauch- oder Thoraxtrauma haben eine Zwerchfellruptur [1, 4]. Die in der Literatur angegebene Häufigkeit linksseitiger Rupturen schwankt zwischen 70 und 90%. Im sektionierten Patientengut von Verkehrsopfern finden sich jedoch bis zu 30% rechtsseitige und bis zu 25% bilaterale Zwerchfellrupturen [5], so daß nicht zwingend von einer Schutzfunktion der Leber auf das rechte Zwerchfell ausgegangen werden kann, sondern vielmehr davon ausgegangen werden muß, daß die Schwere der Verletzungen das

Erreichen der Klinik unmöglich machte und diese Patienten deswegen nicht in klinische Studien eingehen.

Insbesondere bei schwerstpolytraumatisierten Patienten mit komplexen Beckenverletzungen, aber auch bei jedem ausgeprägten abdominellen oder thorakalem Trauma, sollte immer auch an das Vorliegen einer traumatisch bedingten indirekten Zwerchfellruptur gedacht werden. Die indirekte traumatische Zwerchfellruptur ist ein Indikator fü schwerste Begleitverletzungen, und ist dabei jedoch selbst nicht immer offensichtlich [1]. Im Rahmen eines stumpfen Traumas stellt ihre Diagnose immer noch eine große Herausforderung dar. Dabei ist die frühzeitige Diagnose und schnelle Therapie für die Vermeidung von kardiopulmonalen sowie gastrointestinalen Komplikationen, und damit für die Prognose des Patienten entscheidend. Um ein Diagnostik- und Therapiekonzept für indirekte traumatische Zwerchfellrupturen zu entwickeln, haben wir unsere letzten Patienten mit indirekter Zwerchfellruptur ausgewertet.

Patienten und Methoden

In einer retrospektiven Studie wurden die letzten 14 konsekutiven Patienten mit stumpfer traumatischer Zwerchfellruptur untersucht. Es handelt sich um 3 Frauen und 11 Männer, mit einem Durchschnittsalter von 38,6 Jahren (19–79). Wir fanden 4 rechts- und 10 linksseitige Zwerchfellrupturen. Alle Patienten waren polytraumatisierte Patienten.

Ergebnisse

Bei 6 (43%) der Patienten zwang die Schwere des Traumas zur sofortigen Laparotomie. Lediglich bei 2 dieser Patienten war eine eingehende Diagnostik mit Sonographie des Zwerchfells erfolgt, welche auch die Zwerchfelläsion darstellt. Im Fall der anderen 4 Patienten stellte sich die Diagnose intraoperativ. Bei den übrigen 8 Patienten war durch die Kombination aus Röntgen- Thoraxübersichtsaufnahme und Zwerchfellsonographie die Diagnose bereits präoperativ gesichert.

Bei allen Patienten bestanden Frakturen und schwerste intraabdominelle Begleitverletzungen, wie eine inkomplette Ösophagusruptur, 2 intrathorakale Magenrupturen, eine ausgedehnte Leberruptur. Fast alle Patienten hatten kleinere Lebertraumata oder -rupturen. Alle Patienten erlitten eine Lungenkontusion unterschiedlichen Schweregrades, 83% aller Patienten erlitten Rippenfrakturen mit Hämato- oder Pneumothoraces.

Die Letalität aufgrund der Zwerchfellruptur betrug 0%, die Gesamtletalität 33%. Pulmonale Komplikationen im Verlauf, wie Pneumonie, rezidivierende Ergüße traten bei allen Patienten auf. Die durchschnittliche Beatmungsdauer lag bei 16,6 Tagen.

In der Diagnostik unserer Patienten hatten wir eine Sensitivität in der Erkennung von Zwerchfellrupturen von 89% für die Sonographie (Abb. 1), für 50% für die konventionelle Thoraxübersichtsaufnahme und von 29% für die Computertomographie. Die Interpretation der Lage der Magensonde erhöhte dabei die Trefferquote der Röntgen-Thoraxaufnahme nicht.

Intraoperativ fanden wir folgende Organe nach intrathorakal verlagert: In 6 Fällen den Magen, davon zweimal rupturiert, 7mal die Milz, die in 3 Fällen exstirpiert werden mußte, bei einer Splenektomierate von 50% in allen Patienten, 4mal das Colon, 3mal das Omentum majus und in 2 Fällen den linken Leberlappen.

Diskussion

Durch eine plötzlich auftretende intraabdominelle Druckerhöhung, wie bei komplexen Verletzungsmustern, im Rahmen schwerer Beckentraumata, oder stumpfen Bauch- und Thoraxtraumata, kann eine indirekte Zwerchfellruptur entstehen [4]. Diese ist in der Regel mit einer Vielzahl von Begleitverletzungen assoziiert. Die indirekte traumatische Zwerchfellruptur

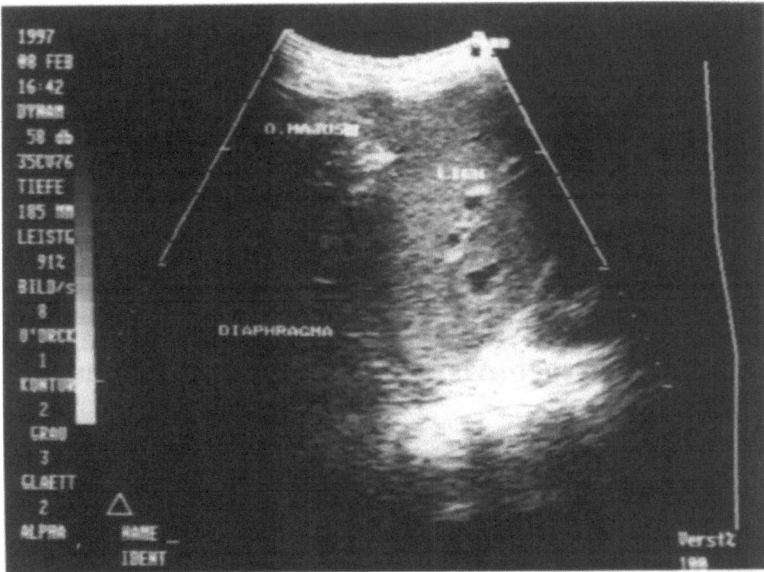

Abb. 1. Sonographisches Bild einer Zwerchfellruptur

ist ein Indikator für schwerste Begleitverletzungen und ist dabei selbst häufig okkult. Die präoperative Diagnose der traumatischen Zwerchfellruptur ist heutzutage gerade durch die abdominelle Sonographie mit einer hohen Treffsicherheit zu erzielen. Im Rahmen eines Lernprozeßes hat die Sensitivität der Sonographie deutlich zugenommen [3, 2, 4]. Die Prognose der Patienten wird wesentlich durch die Begleitverletzungen sowie die kardiopulmonalen und gastrointestinalen Komplikationen der Zwerchfellruptur beeinflußt.

Eine Sonographie des Diaphragmas erscheint uns bei einem stumpfen Thorax-, Bauch- oder Beckentrauma zwingend indiziert, und zwar initial nach Aufnahme des Patienten, und erneut nach der Stabilisierung wird nicht bei einer Notfall-Thorakotomie oder Notfall-Laparotomie die Exploration des Zwerchfells zwangsläufig mit durchgeführt. Wir erhoffen uns durch eine raschere Diagnose und damit auch Therapie der Zwerchfellruptur eine Reduktion der Komplikation und damit eine Verbesserung der Prognose für die Patienten.

Literatur

1. Meyers BF, McCabe CJ (1993) Traumatic Diaphragmatic Hernia. Occult Marker of Serious Injury. Ann Surg 218 (6): 783
2. Ruf G, Mappes HJ, Kohlberger E, Baumgartner U, Farthman EH (1996) Diagnostik und Therapie der Zwerchfellruptur nach stumpfem Thorax- und Bauchtrauma. Zentralbl Chir 121: 24
3. Walz M, Muhr G (1990) Sonographische Diagnostik beim stumpfen Thoraxtrauma. Unfallchirurg 93: 359
4. Mansour KA (1997) Trauma to the Diaphragm. Chesrt Surg Clin N Am 7 (2): 373
5. Puffer P, Gaebler M (1991) Die traumatische Zwerchfellruptur im gerichtsmedizinischen Obduktionsgut. Beiträge zur gerichtlichen Medizin 49: 149

Die Bedeutung der Klingengeometrie für die Verankerungsstabilität bei kurzem Verriegelungsnagelsystem des proximalen Femurendes (Gleitnagel)

W. Friedl, Ch. Anthoni, Th. Fritz, H. Schmotzer und M. Wipf

Chirurgische Klinik II, Klinikum Aschaffenburg, Am Hasenkopf 1, D-63739 Aschaffenburg

The Significance of Blade Geometry for Fixation Stability in Short Locking Nail Systems of the Proximal Femur (Gliding Nail)

Summary. Three biomechanical examinations of the double-T blade of the gliding nail were performed. Under alternating load, also after 100 000 cycles and 2000 N load, no instability occurred after gliding nail osteosynthesis. The best relationship between the introduction forces of the blade (1.771–1.329 N) and the extraction forces (1.474–477 N) was seen after glass pearl treatment of the blade surface. Displacement of the plate in a sow bone femur head after 1000 cycles at 1500 N was 1.0–4.00 mm for a double-T blade, but 4.0–8.0 mm for a 10 mm screw like the gamma-nail screw.

Biegemoment und Widerstandsmoment bestimmen die Belastbarkeit eines Implantates. Die Reduzierung des Biegemomentes durch intramedulläre Lage und somit Verkürzung der Hebelarmlänge hat sich heute weitgehend für die Therapie proximaler Femurfrakturen durchgesetzt. Das Widerstandsmoment steigt proportional mit der Breite und mit dem Quadrat der Höhe des Implantates im Belastungsquerschnitt ($Wb = HB^2/6$). Daher besitzt bei einer gegebenen Querschnittsfläche das Doppel-T-Profil die bei weitem höchste Belastbarkeit (Tabelle 1). Technische Voraussetzung für die Anwendbarkeit eines Doppel-T-Profil-Kraftträgers bei per- und subtrochanteren Femurfrakturen war die op-technisch einfache Einführung über ein Zielsystem und Zieldraht sowie Realisierung des Gleitlaschenprinzips in Verbindung mit einem Verriegelungsnagelsystem. Dies wurde neben anderen biomechanischen Prinzipien bei der Konstruktion des Gleitnagels erreicht [1, 2].

Tabelle 1

Wb Gammanagelschraube = $10 \cdot 10^2/6 = 166$
Wb GN Klinge = $10 \cdot 16^2/6 = 426$
Wb PFN = $9 \cdot 81/6 + 5 \cdot 25/6 = 142$
Fläche Schraube = $\Pi \cdot 25 = 78,5$ mm^2
Fläche Klinge = $3,5 \cdot 16 + 2 \cdot 6 \cdot 2,5 = 86$ mm^2
Fläche PFN = $83,2$ mm^2

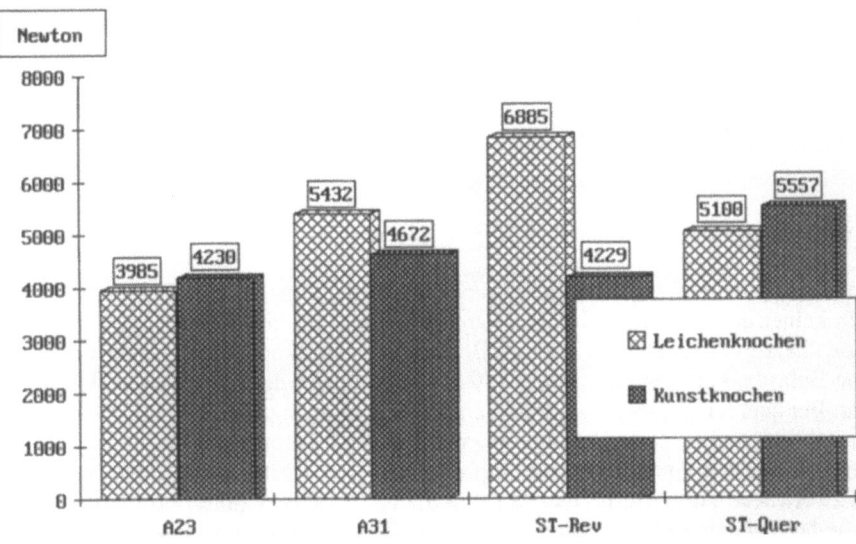

Abb. 1. Maximale Belastbarkeit nach Gleitnagelosteosynthese per- und subtrochanterer Femurfrakturen

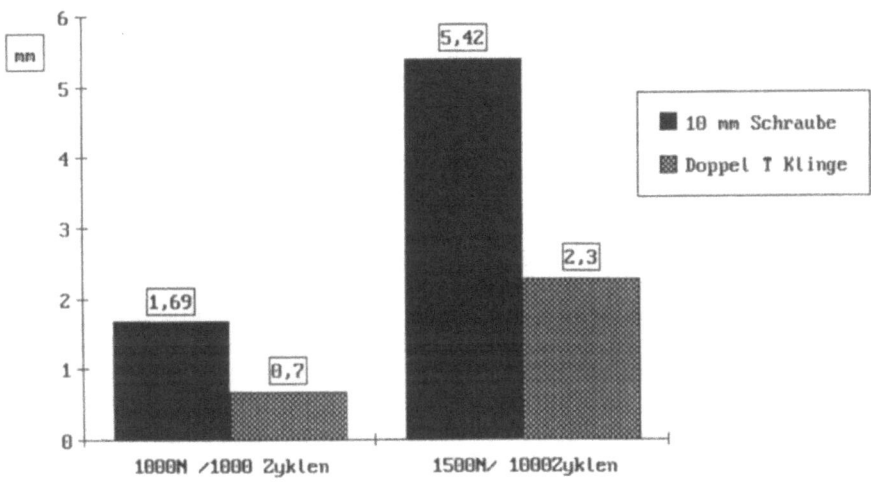

Abb. 2. Vergleichende Darstellung der Durchwanderung der Gleitnagelklinge und Gammanagelschraube unter jeweils 1.000 Wechseldruckbelastungen von 1.000 bis 1.500 N

Material und Methoden

Zur biomechanischen Testung des Implantates wurden drei experimentelle Versuchsserien durchgeführt, zum einen erfolgten Wechseldruckbelastungen (bis zu 4.000 Lastwechsel und 2.000 N Belastung) bei instabilen per- und subtrochanteren Femurosteotomien und statisch maximale Belastungsversuche bei 15 Leichen- (über 60 Jahre alte Verstorbene) und 5 Kunststoffknochen. Bei einer A ⅔-Osteotomie erfolgte ein Langzeitwechseldruckbelastungsversuch von 100.000 Lastwechsel bei 2.000 N.

In der zweiten Serie wurden die Einpreß- und Ausrißkräfte der Gleitnagelklinge bei unterschiedlicher Profil- und Oberflächengestaltung nach entspr. Lageraufbohrung getestet. Es wurden insgesamt 21 Proben untersucht (altes Profil poliert, neuer Profil poliert, neues Profil korundbestrahlt und neues Profil glasperlbestrahlt).

In einer dritten Untersuchung wurde die Durchwanderung der Doppel-T-Klinge im Vergleich zu einer 10 mm-Schraube unter 1.000 N Wechseldruckbelastungen bei 1.000 N nd 1.500 N an einem Kunststoffknochenmodell untersucht.

Ergebnisse

Die maximale Belastbarkeit bei den Leichenknochentests mit Drucken zwischen 3.980 N und 6.737 N. In keiner der getesteten Gruppen kam es zu einer Instabilität im physiologischen Wechseldruckbelastungsbereich bis 2.000 N. Bei den Kunststoffknochen schwankt die durchschnittliche Belastbarkeit nur zwischen 4.330–5.657 N entspr. der fehlenden biologischen Variabilität. Bei dem Langzeitwechseldruckversuch kam es auch nach 100.000 Zyklen nicht zu einer Instabilität und zu einer Gesamtverformung von 13,2 mm (Abb. 1).

Die erforderliche Einpreßkraft zur Einbringung der Klinge schwankte zwischen 1.771 ± 1.329 N (neue Form glasperlbestrahlt) und 2.657 ± 1.047 N (alte Form poliert). Die Ausrißkräfte betrugen zwischen 1.166 ± 744 N (neue Form poliert) und 1.474 ± 477 N (neue Form glasperlbestrahlt), das günstigste Verhältnis zwischen Einpreß- und Ausrißkraft fand sich somit für die neue Klingenform und Glasperlenbestrahlung.

Die Durchwanderung der Klinge in der Spongiosastruktur des Kunststoffknochens betrug nach 1.000 Wechseldruckbelastungen von 1.000 N bei der neuen Gleitnagelklinge 0,5–1,0 mm und nach 1.000 Lastenwechsel bei 1.500 N 1,0–4,0 mm. Dagegen zeigten die entspr. Versuche mit einer 10 mm-Schraube nach dem 1.000 N Wechseldruckbelastungsversuch eine Schraubenwanderung von 1,0–3,5 mm und nach dem 1.500 N Wechseldruckbelastungsversuch eine Durchwanderung von 4,0–8,0 mm (Abb. 2).

Diskussion

Sowohl unter Wechseldruckbelastungsbedingungen und Langzeitwechseldruckbelastung mit voller Schrittbelastung von 2.000 N wies die Gleitnagelosteosynthese bei allen instabilen per- und subtrochanteren Osteotomien eine Belastbarkeit auf, die deutlich über dem physiologischen Bereich liegt und dies sowohl bei der Testung von Leichen- wie Kunststoffknochen. Die biologische Streuung war bei den Leichenknochen größer, die absoluten Werte jedoch höher als die bei den Kunststoffknochen. Die Verankerungsstabilität der Klinge in der Spongiosastruktur wird auf Grund der vorliegenden Untersucungen deutlich stärker durch die Oberflächenstruktur als durch die Makroform der Klinge beeinflußt. Auf Grund des günstigsten Verhältnisses zwischen Einpreß- und Ausrißkraft ist daher die glasperlbestrahlte Oberfläche zu bevorzugen. Die experimentellen Daten bestätigen auch die theoretische Überlegung einer geringeren Durchschneidgefahr eines Doppel-T-Profils im Vergleich zu einem Rundprofil. Die Doppel-T-Klinge weist das günstigste Verhältnis von erforderlicher Knochenverdrängung (Querschnittsfläche) und erzielbarem Widerstandsmoment und somit Implantatbelastbarkeit auf.

Literatur

1. Friedl W, Göhrung U, Fritz Th, Kriegelstein Ch (1998) Die Gleitnagelosteosynthese – Ein neues universell einsetzbares Implantat zur Versorgung per- und subtrochanterer Femurfrakturen. Der Chirurg 69: 191–197
2. Friedl W. Relevance of Osteotomy and Implant Characteristics in per- and subtrochanteric Femurosteotomies under dynamic and static load. A experimental examination. Arch of Trauma and Orth Surgery 113: 5–11

Gefäßchirurgie I

Endovaskuläre Rekonstruktion des infrarenalen Bauchaortenaneurysmas (BAA) – Erfahrungen mit 3 Systemen endovaskulärer Stentprothesen

B. Zipfel[1], G. Biamino[2], A. Vogt[2], T. Diebold[3] und R. Hetzer[1]

[1] Abteilung für Herz-, Thorax- und Gefäßchirurgie, Deutsches Herzzentrum Berlin, Augustenburger Platz 1, D-13353 Berlin
[2] Abteilung für interventionelle Angiologie, [3] Strahlenklinik und Poliklinik, Charité, Campus Virchow-Klinikum, Humboldt-Universität zu Berlin, Augustenburger Platz 1, D-13353 Berlin

Endovascular Reconstruction of Infrarenal Abdominal Aortic Aneurysms Using Three Different Endovascular Stent Prostheses

Summary. Seventeen patients were treated with endovascular stent grafts for AAA (seven Stentor, two Vanguard, three Talent and three EVT grafts). Intraoperative conversion to open procedure was necessary in three cases. One patient had open operation 24 h postoperatively for graft thrombosis. All patients had uneventful recovery. During follow-up (1–35 months) nine patients did not require reintervention. One patient had open repair for persistent endoleak: within 2 months postoperatively one midgraft endoleak, one graft limb thrombosis and one groin infection were treated. We did not observe any late complications.

Die endovaskuläre Rekonstruktion des infrarenalen Bauchaortenaneurysmas mit Hilfe von transluminal plazierten Stentprothesen beginnt sich als Alternative zur konventionellen Operation zu etablieren. Die Methode ist nur bei bestimmten anatomischen Voraussetzungen anwendbar (proximaler Aneurysmahals >15 mm, Durchmesser der Beckenarterien <14 mm). Von 100 Patienten, die uns im Vergleichsraum zur Operation vorgestellt wurden, kam bei 25% die Anwendung der neuen Methode nach diesen Kriterien in Frage.

Stentprothesen und Patienten

Es wurden drei unterschiedliche Stentprothesensysteme angewendet, die sich in Konstruktionsprinzip und Fixierungsmechanismus unterscheiden. Die Stentor- und Vanguardprothese besteht aus einem durchgehenden Nitinolstent, der von einer dünnen Dacronprothese überzogen ist. Die Fixierung im Gefäß erfolgt durch die Radialkraft des Stents und kleine Widerhaken proximal. Das Talentsystem verwendet eine mit radialen Nitinolfedern armierte Dacronprothese, die Fixierung im Gefäß erfolgt durch die Radialkraft der Federn. Die Bifurkationsprothesen dieser beiden Modelle werden im Aneurysma durch Andocken des zweiten Prothesenschenkels zusammengesetzt. Das EVT-System verwendet eine nur an den proximalen und distalen Anastomosen mit kurzen Stents und kräftigen Widerhaken armierte Dacronprothese, die Bifurkationsprothese wird in einem Stück implantiert.

Von Mai 1995 bis März 1998 wurden 17 Patienten elektiv endovaskulär operiert. Die Patienten waren im Mittel 66,4 (56–76 Jahre) alt und gut operabel (ASA-Klassifikation 1,8±0,5). Die OP-Indikation wurde nach den gleichen Kriterien wie für die konventionelle Operation gestellt. Nach der Heidelberg-Klassifikation [1] lag bei fünf Patienten ein Aneurysma vom Typ I, bei 10 Patienten ein Typ IIa und bei je einem Patienten ein Typ IIb bzw. IIc vor. Die maximalen Durchmesser der Aneurysmata betrugen 35–70 mm, im Mittel 50,4 mm.

Tabelle 1. Verwendete Stentprothesensysteme

	Y-Prothesen	Rohrprothesen	Gesamt
Stentor	5	2	7
Vanguard	2	–	2
Talent	5	–	5
EVT	2	1	3
	14	3	17

Ergebnisse

Eine Übersicht über die verwendeten Prothesensysteme und Typen zeigt Tabelle 1. Intraoperativ gab es in drei Fällen Probleme bei der Freisetzung der Prothese, in weiteren drei Fällen trat ein Endoleck auf. Fünfmal kam es zu Verletzungen der Zugangsarterie unterschiedlichen Ausmaßes durch das Implantationsbesteck, in einem Fall wurde eine Beckenarterie durch das distale Stentende perforiert (Abb. 1). In drei Fällen mußten wir intraoperativ auf die konventionelle Operation umsteigen, zweimal wegen Fehlplazierung der Prothese und einmal wegen nicht auflösbarer Verschlingung der Prothesenschenkel einer noch nicht entfalteten EVT-Bifurkationsprothese. Wegen einer postoperativen Prothesenthrombose wurde nach 24 Stunden offen nachoperiert.

Der postoperative Verlauf der 13 erfolgreich endovaskulär operierten Patienten war unkompliziert. Die Verlegung auf die Normalstation erfolgte in allen Fällen am ersten Tag. Die Patienten konnten rasch mobilisiert und im Schnitt nach 10 Tagen entlassen werden. Es traten fünf Postimplantationssyndrome und ein reversibler Kreatininanstieg auf. Die CT-Befunde bei Entlassung zeigten bis auf ein persistierendes Endoleck 12 normale Befunde.

Die Patienten wurden mit regelmäßigen klinischen und CT-Kontrollen im Mittel 16 (1–35) Monate nachbeobachtet. Neun Patienten hatten einen unkomplizierten Verlauf. Innerhalb von ein bis zwei Monaten traten ein weiteres Endoleck, ein thrombotischer Prothesenschenkelverschluß und eine Leisteninfektion auf. Der Prothesenschenkelverschluß wurde durch einen iliaco-femoralen Cross-over-Bypass behandelt. Von drei intraoperativ beobachteten Endolecks war eins proximal, eins an der Andockungsstelle des zweiten Prothesenschenkels und eins distal lokalisiert. Das distale Endoleck schloß sich spontan bis zur Entlassung. Das proximale Endoleck persistierte in den Nachkontrollen. Dieser Patient wurde nach 4 Monaten konventionell nachoperiert. Das Prothesenleck an der Andockungsstelle wurde intraoperativ durch eine kurze Stentprothese verschlossen und trat nach zwei Monaten wieder auf. Mit einer weiteren Stentprothesenimplantation wurde es endovaskulär abgedichtet.

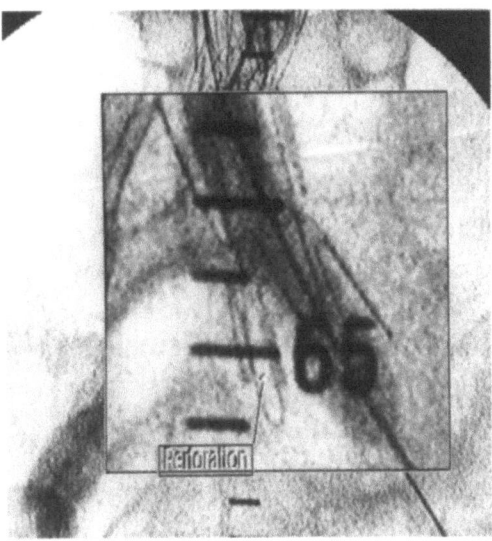

Abb. 1. Intraoperative Perforation der Beckenarterie durch das distale Ende einer Talent-Prothese und abgedichtet durch einen 10 mm Dilatationsballon. Die definitive Abdichtung erfolgte durch eine Verlängerung der Stentprothese

Diskussion

Die endovaskuläre Rekonstruktion des infrarenalen Bauchaortenaneurysmas ist in geeigneten Fällen eine sichere, den Patienten weniger belastende Alternative zur konventionellen Operation. Bei guten mittelfristigen Ergebnissen sind zu Langzeitresultaten noch keine Aussagen möglich. Die Möglichkeit verfahrensspezifischer Komplikationen erfordert eine engmaschige Nachsorge und gegebenenfalls differenzierte Therapie [2–4].

Die derzeit verfügbaren Prothesensysteme sind verbesserungsbedürftig. Wir ziehen die mit Stents oder Federn armierten Systeme vor, da die Versteifung der Prothese Knickbildungen vorbeugt und die Zusammensetzung der Bifurkationsprothesen aus zwei Einzelkomponenten im Aneurysma insgesamt wenig Schwierigkeiten bereitet. Obwohl die Bifurkationsprothese des EVT-Systems in einem Stück implantiert wird, ist die Implantationstechnik komplizierter und das Einführungssystem mit einem Kaliber von 28 F häufiger Ursache für schwerwiegendere Verletzungen der Zugangsarterie [3].

Literatur

1. Allenberg JR, Schumacher H (1995) Endovasculäre Rekonstruktion des infrarenalen abdominellen Aortenaneurysmas (AAA). Chirurg 66: 870–877
2. Blum U, Voshage G, Lammer J, Beyersdorf F, Töllner D, Kretschmer G, Spillner G, Polterauer P, Nagel G, Hölzenbein T, Thurner S et al (1997) Endoluminal Stent-Grafts for infrarenal abdominal aortic aneurysms. N Engl J Med 336: 13–20
3. Moore WS, Rutherford RB (1996) Transfemoral endovascular repair of abdominal aortic aneurysm: results of the North American EVT phase I trial. J Vasc Surg 23: 543–553
4. Stelter WJ, Umscheid T, Ziegler P (1996) Schwierigkeiten und Komplikationen der transfemoralen Implantation von Stent-Prothesen beim infrarenalen Bauchaortenaneurysma (BAA). Zentralbl Chir 121: 734–743

Endovaskuläre infrarenale Aortenaneurysmachirurgie selektionierter Patienten: 3-Jahresergebnis und Komplikationsmanagement

H. Schumacher[1], M. Richter[2], H. H. Eckstein[1] und J. R. Allenberg[1]

[1] Chirurgische Universitätsklinik, Sektion Gefäßchirurgie, [2] Abteilung für Radiodiagnostik, Ruprecht-Karls-Universität Heidelberg, Kirschnerstraße 1, D-69120 Heidelberg

Endovascular Surgery for Infrarenal Aortic Aneurysms in Selected Cases: Outcome and Complication Management After 3 Years

Summary. We report a over 3-year single center experience with five different self-expanding or balloon-expandable stent-graft devices used for aneurysm exclusion in the infrarenal aorta. All devices appeared to offer a safe, efficacious, and minimally invasive means of excluding the aneurysms from circulation. Key to success is restrictive patient selection due to morphological criteria and improvements in surgical techniques and equipment to reduce the incidence of complications and endoleaks. At the moment, patients who opt for the endovascular method of repair should be aware that the minimally invasive technique carries the disadvantage of a higher failure rate compared to open surgery. Long-term results are required to establish selection criteria, especially for younger patients.

Key words: Endovascular surgery – AAA morphometry – Complication management

Zusammenfassung. Das Konzept einer minimal-invasiven endoluminalen Methode zur Behandlung des infrarenalen Aortenaneurysmas (AAA) hat sich bezogen auf Machbarkeit und relative Sicherheit der unterschiedlichen, kommerziell bereits in der 3. Generation verfügbaren Endoprothesensysteme (Ballon-expandierbar oder selbstexpandierend) in den vergangenen 5 Jahren etabliert (technischer Primärerfolg). Ob eine wirkliche Alternative zur konventionellen AAA-Chirurgie daraus entsteht, muß sich im noch unbekannten klinischen Langzeitergebnis zeigen. Wir berichten über unsere Erfahrungen der erst 37 Patienten der Phase II (1995–1998), die mit 5 unterschiedlichen industriell gefertigten Endoprothesensystemen über einen Zeitraum von mehr als 3 Jahren behandelt wurden.

Schlüsselwörter: Endovaskuläre Chirurgie – AAA-Morphometrie – Komplikationsmanagement

Perioperative Endoprothesen-immanente Komplikationen

Die Etablierung neuer Therapieverfahren ist mit spezifischen Komplikationen assoziiert: Für die transfemorale endoluminale AAA-Chirurgie sind 4 systemimmanente Komplikationen

Tabelle 1. Endoleckage-Inzidenz ($n=6$) und Managementkonzept: Primär Typ I: 3; Sekundär Typ II: 3); Zeitraum 1995–1998

Managementkonzept	Primäres Endoleck		Sekundäres Endoleck	
	Typ I	Typ II	Typ I	Typ II
• Konservativ (engmaschiges Follow-up)	–	2	–	
• Zusätzlicher Endograft			3 (2× erfolgreich)	–
• Embolisation offener Collateralgefäße	–		–	
• Chirurgische Konversion	1 (Tube)	–	1 (Tube)	–

häufig beobachtet worden: primäre und sekundäre Endoleckagen, viszerale und distale Embolisationen durch Kathetermanipulation im Aneurysmathrombus, ein Postimplantationssyndrom unterschiedlicher Ausprägung mit Fieber >39 °C bis hin zur disseminierten intravasalen Inflammation [3] und postoperative thrombotische Endoprothesenschenkelokklusionen. Die bedeutendste Komplikation für das ultimative Ziel der endovaskulären AAA-Chirurgie einer vollständigen Ausschaltung des Aneurysmas aus der Zirkulation zur Vermeidung der Ruptur ist die Endoleckage. G. H. White aus der Sydney-Arbeitsgruppe hat sich als erster intensiv mit dieser Problematik befaßt, eine exakte Definition und Klassifikation nach Zeitpunkt des Auftretens (primär <30 d, sekundär >30 d) und Lokalisation (Typ I prothesenbezogen und Typ II prothesenunabhängig) erarbeitet und eine therapeutische Strategie entwickelt von engmaschigem bildgebendem Follow-up, der zusätzlichen endoluminalen Korrektur wenn immer möglich oder der chirurgischen Konversion [4]. Die diagnostischen Maßnahmen umfassen Farbduplex, Spiral-CT-Angiographie, MR-Angiographie, konventionelle Angiographie und als wichtigster Parameter die Verlaufskontrolle mit AAA-Schrumpfung oder fehlender AAA-Expansion (Tabelle 1).

Patientenselektion und Endoprothesensysteme

Wir begannen im Oktober 1992 mit der transfemoralen Implantation von handgefertigten Palmaz-stentverankerten, Ballon-expandierbaren PTFE-Endoprothesen (Phase I). Nach ernüchternden Phase-I-Ergebnissen wurden anhand einer prospektiven klinischen Studie an konsekutiv elektiv operierten AAA-Patienten in einem 3-Jahres-Zeitraum die morphometrischen Grundlagen erarbeitet und einem therapieorientierten AAA-Klassifikationssystem zugeordnet, das die wesentliche präoperative Entscheidungsgrundlage zur Patientenselektion darstellt und eine exakte Dimensionierung der Endoprothese erlaubt [1, 2]. Mit der ersten kommerziell (verfügbaren Endoprothese (Stentor™, Mintech) begannen wir 1995 mit der Phase II. Aufgrund restriktiver morphologischer Kriterien (Typ I, IIA, IIB), nach Ausschluß relevanter vaskulärer Comorbidität (Kinking Grad III, Kalzifikation Grad III, nicht-dilatierbare renale/viszerale Stenosen), Beibehaltung der für die konventionelle AAA-Chirurgie geltenden Indikationskriterien und Beschränkung auf auch offen chirurgisch operable Patienten wurden in dem Zeitraum April 1995 bis April 1998 insgesamt 37 elektive AAA-Patienten (36 Männer) endovaskulär versorgt. Dies entspricht 15,3% der Patienten, die in diesem Zeitraum an einem asymptomatischen AAA in unserer Klinik versorgt wurden. Folgende Patientencharakteristika lagen vor: Altersmedian 65 Jahre (47–84 Jahre), ASA-Klassifikation: 8 ASA II, 21 ASA III und 8 ASA IV, AAA-Klassifikation: 20 Typ I, 11 Typ IIA und 6 Typ IIB. Es wurden 5 verschiedene modulare Endoprothesensysteme implantiert, 35 selbstexpandierende (19 Stentor, 5 Vanguard, 6 EVT, 5 Talent) und 2 ballon-expandierbare

(2 White-Yu). Nachfolgende Endoprothesenkonfigurationen kamen zum Einsatz: 20 Tube-Endoprothesen, 10 Bifurkationen und eine getaperte Endoprothese. Alle Patienten wurden bei Entlassung, nach 3, 6 und 12 Monaten und danach jährlich bildgebend (Abdomen-Röntgen, Farbduplex und CT-Angiographie) nachuntersucht. Die Daten wurden prospektiv analysiert.

3-Jahresergebnisse und Komplikationsmanagement

Das mediane Nachsorgeintervall betrug 21 Monate (6 Wochen bis 3,5 Jahre). Die Nachsorge war lückenlos. Eine primäre chirurgische Konversion war nicht erforderlich. Ein perioperativer und postoperativer Todesfall trat nicht auf. Bei allen Patienten konnte das AAA sofort erfolgreich ausgeschaltet werden (technischer Erfolg 100%). 6 Patienten (18,2%) entwickelten eine relevante perioperative Komplikation: 1 hämodynamisch wirksamer Myokardinfarkt (erfolgreiche PTCA/Coronarstents), 1 Postimplantationssyndrom (Spontanremission nach 5 Tagen), 1 Prothesenschenkelverschluß (Cross-over-Bypass-Reparatur am 9. postoperativen Tag), 1 Nierenarterienthrombose (erfolgreiche intraoperative Thrombolyse), 1 gluteale und spinale Ischämie (Spontanremission innerhalb 3 Monaten), 1 Dünndarmischämie (Darmresektion am 5. postoperativen Tag). Die Endoleckagenrate betrug 16,2%: primäre 8,1% und sekundäre 8,1%. 2 primäre Endoleckagen Typ II wurden durch rückblutende Lumbalarterien verursacht, sie waren beide im ersten Follow-up nach 3 Monaten spontan verschlossen. 1 Patient hatte ein primäres Endoleck Typ I bei retrospektiv zu kurzem distalen Hals (12 mm) für eine Tube-Endoprothese. Er wurde sekundär erfolgreich konvertiert mit einer konventionellen Tubeprothese. Es traten 3 sekundäre Endoleckagen (im Mittel nach 2 Jahren) auf (8,1%), verursacht durch Materialfehler der Endoprothese (Nahtbruch der Dacronummantelung). 2 wurden erfolgreich durch eine zusätzliche Endoprothese interventionell verschlossen, ein Patient wurde nach erfolgloser interventioneller Korrektur konventionell operiert (sekundäre Konversion). Bei einem der ersten beiden Patienten kam es 2 Monate nach zunächst erfolgreichem interventionellen Endorepair einer sekundären Endoleckage Typ I zu einem akuten Leriche-Syndrom, das erfolgreich durch einen axillobifemoralen Bypass beherrscht wurde. Alle erfolgreich ausgeschalteten AAA schrumpften eindeutig im Volumen, lediglich die Patienten mit Endoleckage behielten das präoperative AAA-Volumen oder es kam sogar zur AAA-Expansion. Eine AAA-Ruptur mit liegender Endoprothese wurde nicht beobachtet.

Schlußfolgerung

Alle eingesetzten Systeme können sicher und effizient im Frühergebnis die AAAs exkludieren. Wichtigster Erfolgsgarant ist eine exakte und restriktive Patientenselektion, insbesondere nach morphologischen Kriterien und ein gut trainiertes und eingespieltes Team. Die exakte Dimensionierung der zu wählenden Endoprothese erfordert viel Erfahrung und eine qualitativ hochwertige präoperative Bildgebung. Eine sorgfältige Nachsorge ist unabdingbar, um jedes sekundäre Endoleck rechtzeitig zu entdecken. Dieses muß auch bei negativer Bildgebung so lange vermutet werden, bis eine signifikante AAA-Schrumpfung eingetreten ist [4]. Da Langzeitergebnisse fehlen, sollte diese Methode bei Patienten mit noch hoher Lebenserwartung (Alter <65 Jahre) nur sehr zurückhaltend eingesetzt werden. Die konventionelle offene AAA-Chirurgie bleibt solange die zuverlässigste Methode zur erfolgreichen AAA-Behandlung bis die minimal-invasivere Methode der endoluminalen AAA-Ausschaltung durch technische Fortschritte eine höhere Versagerquote verbessert wird [5]. Die Endoprothesenkonfiguration der Wahl für nahezu alle endovaskulär versorgbaren Aneurysmen ist die Bifurkationsendoprothese. Eine Tube-Endoprothese benötigt einen langen (>2 cm) distalen Hals und ist deshalb nur bei kleinen sacciformen Aneurysmen verwendbar.

Literatur

1. Allenberg JR, Schumacher H (1995) Endovasculäre Rekonstruktion des infrarenalen abdominellen Aortenaneurysmas (AAA). Chirurg 66: 870–877
2. Schumacher H, Allenberg JR, Eckstein HH (1996) Morphological classification of abdominal aortic aneurysm in selection of patients for endovascular grafting. Br J Surg 83: 949–950
3. Schumacher H, Huber FX, Aulmann M, Kallinowski F, Allenberg JR (1997) Einfluß der endovaskulären Chirurgie infrarenaler Aortenaneurysmen auf zirkulierende endotheliale Adhäsionsmoleküle, Zytokine und Proteinaseinhibitoren. Langenbecks Arch Chir Suppl, 15–19 (Forumsband)
4. White GH, Yu W, May J, Chaufour X, Stephen MS (1997) Endoleak as a complication of endoluminal grafting of abdominal aortic aneurysms: classification, incidence, diagnosis, and management. J Endovasc Surg 4: 152–168
5. May J, White GH, Yu W, Ly CN, Stephen MS, Arulchelvam M, Harris JP (1998) Concurrent comparison of endoluminal versus open repair in the treatment of abdominal aortic aneurysms: analysis of 303 patients by life table method. J Vasc Surg 27: 213–221

Der Stellenwert der stentgestützten Aneurysmabehandlung

K. H. Orend, R. Pamler, J. Goerich, X. Kapfer und L. Sunder-Plassmann

Abteilung für Thorax- und Gefäßchirurgie, Universität Ulm, Steinhövelstraße 9, D-89075 Ulm

Outcome of Endovascular Treatment of Aneurysm

Summary. The aim of this study was to compare the outcome of consecutive patients with abdominal aortic aneurysms treated by open operation and endoluminal procedure. Between October 1996 and April 1998 consecutive patients with abdominal aortic aneurysms underwent surgical repair. Of these, 50 patients had conventional open repair, and 48 patients were treated endoluminally. Follow-up was made by clinical examination in the operation group; the stent group was controlled by spiral CT and angiography 1, 3, 6, and 12 months after operation. No significant difference was found in the perioperative mortality rate between the open repair group and the stent group. This study suggests that the endovascular procedure is safe and results in a shorter length of hospital stay and a shorter length of intensive care unit stay. As there are no long-term results, the endoluminal method requires a careful follow-up.

Problematik

Um den Stellenwert der stentgestützten Aneurysmaausschaltung im Abschnitt V der Aorta wissenschaftlich exakt bewerten zu können, müßte diese Methode im Rahmen einer prospektiv randomisierten Studie der konventionellen offenen Operation gegenübergestellt werden. Randomisiert werden dürfen allerdings nur die Patienten, bei denen aufgrund der morphologischen Kriterien ihres Aneurysmas sowohl eine offene Operation als auch ein endovaskuläres Verfahren möglich ist. In der Praxis ist allerdings diese Vorgehensweise nahezu undurchführbar, da Patienten nur in den seltensten Fällen einen Losentscheid akzeptieren würden, wenn man ihnen beide Verfahren als mögliche Therapieoption vorschlagen würde.

In Kenntnis dieser Problematik wurde ein prospektiver, allerdings kein randomisierter Vergleich beider Methoden unter folgender Strategie vorgenommen: Wann immer die anatomischen Voraussetzungen gegeben waren und dies der Patient nach entsprechender Aufklärung wünschte, erfolgte die stentgestützte Aneurysmaausschaltung. Die anatomischen Voraussetzungen wurden anhand einer Spiral-CT-Untersuchung sowie einer Angiographie verifiziert.

Im Notfall und bei anatomisch ungeeigneten Verhältnissen wurde konventionell offen operiert.

Material und Methoden

Im Zeitraum Oktober 1996 bis April 1998 wurden insgesamt 98 Patienten mit infrarenalem Aortenaneurysma behandelt. 50 Patienten erwiesen sich als anatomisch und pathomorphologisch geeignet für eine stentgestützte funktionelle Ausschaltung ihres Aortenaneurysmas; 48 Patienten wurden konventionell, in typischer Weise über einen transperitonealen Zugang, offen operiert. In beiden Patientengruppen bestand hinsichtlich des Durchschnittsalters sowie der Risikofaktoren und Begleiterkrankungen kein Unterschied. Die durchschnittliche ASA-Klassifikation betrug in der Stent-Gruppe 2,83, in der OP-Gruppe 2,96. Der durchschnittliche Querdurchmesser des Aneurysmas in der Stent-Gruppe betrug 5,2 cm, in der OP-Gruppe 6,5 cm. Die Gefäßkontinuität in der OP-Gruppe wurde 22mal mit einer Rohrprothese, 26mal mit einer Y-Prothese mit biiliacalem Anschluß wiederhergestellt. In der Stent-Gruppe erfolgte die funktionelle Aneurysmaausschaltung 4mal mit einer stentgestützten Rohrprothese, 46mal mit einem Y-Stentgraft. Für proximale Aneurysmahalsdurchmesser < 23 mm erfolgte die stentgestützte Ausschaltung mit einem Vanguard-System ($n=32$); für mittlere proximale Halsdurchmesser (24–28 mm) das Corvita-System ($n=7$); für Durchmesser > 28 mm das Talent-System ($n=11$). Bei allen drei Systemen handelte es sich um modulare Aortenprothesen mit selbstexpandierendem Stent-Material. Die Implantation erfolgte ausschließlich in Allgemeinnarkose im Operationssaal über einen transfemoralen Zugang unter Durchleuchtungskontrolle bzw. DSA-Technik. Als Qualitätskontrolle wurde bei den offen operierten Patienten im ersten Jahr nach dem Eingriff jeweils 2mal eine klinische Kontrolle und eine Ultraschalluntersuchung durchgeführt. In der Stent-Gruppe wurde entsprechend dem EUROSTAR-Protokoll nach einem, drei, sechs und zwölf Monaten eine Kontrastmittel-CT-Untersuchung durchgeführt, bei der ersten postoperativen Kontrolle wurde zusätzlich angiographiert.

Ergebnisse

Der technische Erfolg, d.h. die vollständige Ausschaltung des Aneurysmas, gelang in der OP-Gruppe zu 100%. Sekundäre Prothesenkomplikationen, wie thrombotische Verschlüsse, Protheseninfekte oder Anastomosenaneurysmen, wurden in der Nachbeobachtungszeit (1–19 Monate) bei keinem Patienten beobachtet. In der Stent-Gruppe mußte einmal primär konvertiert werden, da bei diesem Patienten das prothesenbeladene Einführungssystem aufgrund stenosierender Beckenarterienveränderungen nicht in die Aortenstrombahn plaziert werden konnte. Eine sekundäre Konversion mußte im Nachbeobachtungszeitraum nicht durchgeführt werden. Die Komplikationsrate (Tabelle 1) war in beiden Gruppen nahezu identisch. In der Stent-Gruppe standen Leaks und lokale Komplikationen im Bereich des arteriellen Zugangsweges im Vordergrund; in der OP-Gruppe dominierten behandlungsbedürftige kardiale, pulmonale und renale Komplikationen. Postoperative Temperaturerhöhungen als

Tabelle 1. Komplikationen in der Stent-Gruppe bzw. OP-Gruppe

	Stent-Gruppe $n=50$	OP-Gruppe $n=48$
Endoleak	13	–
Konversion	1	–
Blutung, Hämatom	2	–
Dissektion	1	–
Aneurysma spurium	1	–
Extremitätenischämie	1	2
Colonischämie	–	1
(Sub-)Ileus	–	1
Kardiopulmonal	4	16
Renal	6	6
Gastrointestinal	3	3
Temperatur > 38 °C	26	21
Blutersatz	5	12
Letalität	–	1

Tabelle 2. Dauer der postoperativen Überwachung

	Stent-Gruppe $n=50$	OP-Gruppe $n=48$
Intensiv	35,8 h	77,2 h
Wachstation	18,5 h	42,7 h
Nachbeatmung	5,8 h	10,7 h
Postop. stat. (Tage)	10	13

Ausdruck eines „Postimplantationssyndroms" fanden sich in beiden Gruppen in gleicher Häufigkeit. Während in der Stent-Gruppe weder perioperativ noch in der Nachbeobachtungszeit ein Patient verstarb, verloren wir einen Patienten in der OP-Gruppe an den Folgen eines Multiorganversagens. Alle Patienten in der Stent-Gruppe erreichten nach drei bis vier Tagen ihre volle Mobilität zurück. In der Stent-Gruppe war die Zeitdauer auf der Intensivstation bzw. Wachstation, einschließlich der Dauer der Nachbeatmung, deutlich kürzer als bei den Patienten in der OP-Gruppe (Tabelle 2).

Zusammenfassung und Schlußfolgerung

In konsekutiver Reihe erwiesen sich im Zeitraum 10/96 bis 4/98 die Hälfte aller Patienten als Kandidaten für die endovaskuläre Aneurysmaausschaltung. Während in der OP-Gruppe das Verhältnis Rohr-Prothese:Y-Prothese nahezu identisch war, zeigte die Stent-Gruppe, daß hier zur Herstellung der Gefäßkontinuität nahezu immer ein Y-Stentgraft erforderlich war. Die Ergebnisse unserer vergleichenden Untersuchungen zeigten, daß die endovaskuläre, stentgestützte Ausschaltung eines infrarenalen Aortenaneurysmas eine mittlerweile technisch ausgereifte Methode darstellt und als echte Alternative zur konventionellen Operation verstanden werden kann, allerdings nur bei strengster Beachtung der Indikationskriterien. Die stentgestützte Aneurysmaausschaltung überzeugt als ergänzendes Verfahren im Behandlungskonzept infrarenaler Aortenaneurysmen, stellt aber (noch) kein konkurrierendes Behandlungsverfahren dar. Es bleiben spezifische und typische eingriffs- und materialbezogene Komplikationen in einer Größenordnung von 10 bis 30%; im Vordergrund dabei steht das primäre und sekundäre Endoleak sowie lokale Komplikationen am Zugangsweg, auch wenn ein Großteil dieser Komplikationen mit Kathetertechniken beherrscht werden kann. Ein entscheidender Vorteil dieser Methode gegenüber der konventionellen Operation stellt das deutlich geringere Operationstrauma dar sowie der deutlich geringere Pflegeaufwand. Dies ist nicht nur an der Dauer des stationären Aufenthalts der Patienten erkennbar, sondern auch anhand biochemischer Untersuchungen belegt. Als kritikwürdiger Nachteil der Methode müssen zweifellos die fehlenden Spätergebnisse benannt werden. Aufgrund dieser Unsicherheit sind derzeit noch engmaschige, aufwendige postoperative Kontrollen erforderlich, die nicht nur patientenbelastend, sondern auch sehr teuer sind.

Literatur

1. Lombardo KM (1997) Endovascular grafting of abdominal aortic aneurysms. J Vasc Nurs 15(3): 83–87
2. Mialhe C, Amicabile C, Becquemin JP (1997) Endovascular treatment of infrarenal abdominal aneurysms by the Stentor system: preliminary results of 79 cases. Stentor Retrospective Study Group. J Vasc Surg 26 (2): 199–209
3. Dorros G, Parodi J, Schonholz C, Jaff MR, Diethrich EB, White G, Nialhe C, Marin ML, Stelter WJ, White R, Coppi G, Bergeron P (1997) Evaluation of endovascular abdominal aortic aneurysm repair: anatomical classification, procedural success, clinical assessment and data collection. J Endovasc Surg 4(2): 203–225

Gefäßchirurgie II

Aszendierende Varikophlebitis – Klassifikation und Therapie

F. Verrel[1], B. Steckmeier[1], A. Parzhuber[1], G. Rauh[2] und F. Tato[2]

[1] Chirurgische Klinik und Poliklinik, [2] Medizinische Poliklinik, Klinikum Innenstadt der LMU München, Pettenkofer Straße 8a, D-80336 München

Classification and Treatment of Ascending Varicophlebitis

Summary. Ascending varicophlebitis can cause pulmonary embolism by entering the deep venous system. Classification into four stages permits a differentiated therapeutic strategy: if the thrombus reaches or enters the deep venous system, immediate surgery consisting of crossectomy, resection of the saphenous vein, radical excision of all varicosed veins and ligature of insufficient perforating veins are indicated.

Klinische Problematik

Die Varikophlebitis ist die wichtigste akute Komplikation einer Stammvarikosis vom VSM- oder VSP-Typ. Während tiefe Venenthrombosen durch die potentielle Möglichkeit einer tödlichen Lungenembolie für gefährlich erachtet werden, gilt die Thrombophlebitis im oberflächlichen Venensystem noch immer als harmloses Krankheitsbild. Dabei wird die Häufigkeit thrombembolischer Komplikationen bei Thrombophlebitiden mit 4–10% angegeben [3]. Ursächlich für diese Embolien können zum einen gleichzeitig vorhandene, nicht diagnostizierte Phlebothrombosen sein. Die Koinzidenz beider Erkrankungen beträgt immerhin bis zu 20% [1]. Die zweite Möglichkeit besteht in einer Aszension des oberflächlichen Prozesses über die Mündungsregionen in Leiste und Kniekehle oder über insuffiziente Perforansvenen in das tiefe Venensystem hinein. Diese Komplikation wird in 11–21% der beschriebenen Fälle beobachtet [3]. Die Varikophlebitis ist typischerweise gekennzeichnet durch Druckschmerz, Rötung, Schwellung und Verhärtung entlang variköser Venen. Systemische Entzündungszeichen fehlen. Bei Befall der Stammvenen wird das Ausmaß der Thrombose nach proximal klinisch eher unterschätzt, d.h. die beschriebene Symptomatik endet oft weiter distal als die Thrombose in der betroffenen Vene. Durch bildgebende Verfahren wie Duplexsonographie und Phlebographie läßt sich die Thrombose in der oberflächlichen Vene nachweisen, das Thrombusende exakt lokalisieren, eine begleitende Phlebothrombose ausschließen und das Ausmaß der Varikosis als Grunderkrankung einschätzen. Die Duplexsonographie ist dabei als nicht-invasives Verfahren mit wiederholter Anwendbarkeit – insbesondere für die Verlaufskontrolle – die Untersuchungsmethode der Wahl.

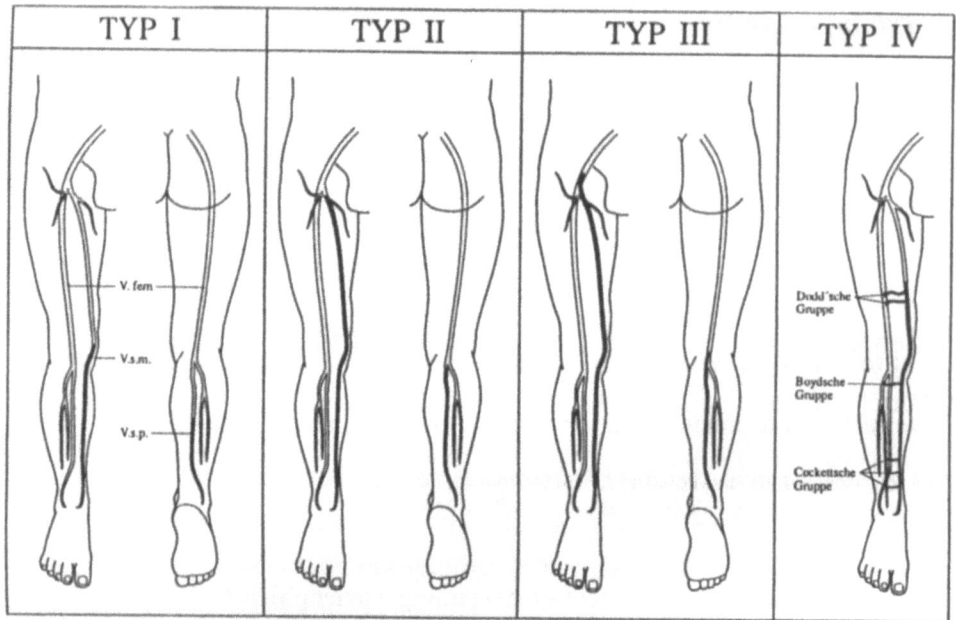

Abb. 1

Stadieneinteilung und Therapie

Die genannten diagnostischen Möglichkeiten führen zu einem differenzierten therapeutischen Konzept, welches jedoch eine klare Einteilung des Erkrankungsstadiums voraussetzt. Wir schlagen daher folgende Klassifikation vor (Abb. 1):

Typ I beinhaltet die Varikophlebitis der Stammvenen ohne Beteiligung der Crosse und des TVS. Beim *Typ II* erreicht der Thrombus das TVS über die Mündungsbereiche der VSM und VSP ohne eine Migration des Thrombus in das tiefe System hinein. Dabei wird das Erreichen der Crosse für die VSM ab 5 cm und für die VSP ab 3 cm vor der Einmündung in das TVS definiert. Beim *Typ III* ist die Aszension in das TVS erfolgt. Der *Typ IV* beschreibt den Sonderfall der sogenannten „Kragenknopfthrombose", bei der die Thromben über insuffiziente Perforansvenen in das TVS eintreten. In Abhängigkeit vom Stadium empfehlen wir folgende Therapie:

Der *Typ I* wird primär konservativ mit Kompression und Mobilisation unter low-dose-Heparinisierung behandelt, gegebenenfalls kann eine Entlastung durch lokale Stichinzision und Exprimierung von Thromben erfolgen. Nach Abklingen der Akutsymptomatik sollte die Varikosis operativ saniert werden. Die Therapie des *Typ II* besteht in der dringlichen Operation: Nach Diagnosestellung erfolgt die Immobilisierung und Vollheparinisierung, innerhalb von 24–48 Stunden die Crossektomie, Exstirpation der Stammvene, Varizenexhairese und Perforansligatur. Postoperativ werden die Patienten sofort unter low-dose-Heparinisierung mobilisiert. Das gleiche Vorgehen gilt für den *Typ III*, wobei hier vor allen anderen Maßnahmen die Thrombektomie des TVS mittels Fogarty-Manöver über den VSM-Stumpf durchgeführt wird. Postoperativ erfolgt auch hier die sofortige Mobilisierung und Vollheparinisierung, gegebenenfalls die Marcumarisierung für 2–3 Monate. Beim *Typ IV* wird – wie beim Typ I – primär konservativ, in Form von Kompression und Vollheparinisierung behandelt, die operative Sanierung des extrafaszialen Venensystems wird ebenfalls nach Rückgang der Akutsymptomatik durchgeführt.

Patientengut und Ergebnisse

1996 stellten sich 39 Patienten mit einer akuten Varikophlebitis der Stammvenen ohne Nachweis einer Phlebothrombose in der angiologischen Sprechstunde vor. 16 Patienten (41,0%)

wiesen dabei einen Typ I auf, 18 Patienten (46,2%) einen Typ II und bei 5 Patienten (12,8%) lag ein Typ III vor. 9 Patienten (23,1%) mit Progression unter konservativer Therapie, 7 Frauen und 2 Männer mit einem Durchschnittsalter von 64,3 Jahren, wurden zur Operation zugewiesen. Eine Patientin zeigte einen beidseitigen Befall, so daß wir von 10 Fällen ausgehen. Alle Patienten hatten seit Jahren eine Varikosis, bei der Hälfte der Patienten waren schon eine oder mehrere Thrombophlebitiden vorausgegangen. Die Diagnose wurde in allen Fällen klinisch und duplexsonographisch gestellt. Dabei fand sich bei 2 Patienten ein Typ I, bei 5 Patienten ein Typ II und bei 3 Patienten ein Typ III, es war ausschließlich die VSM befallen. Alle Patienten wurden in ITN operiert, bei allen bestätigte sich intraoperativ das präoperativ diagnostizierte Stadium. In allen 10 Fällen wurde die Crossektomie durchgeführt, bei den 3 Patienten des Typs III erfolgte zuvor unter PEEP-Beatmung und Anti-Trendelenburgscher Lagerung die Thrombektomie der Becken- und Oberschenkeletage mittels Fogarty-Manöver über den Saphenastumpf. In 9 Fällen wurde die Stammvene über gesonderte Inzisionen exstirpiert. Ein Stripping war aufgrund der Thrombosierung und der starken Schlängelung der Stammvene in keinem Fall möglich. Auch variköse, nicht thrombosierte Seitenäste wurden exstirpiert, insuffiziente Perforansvenen ligiert i. S. einer vollständigen Beseitigung der Grunderkrankung. Nur 1 Patient mit Typ III erhielt lediglich eine Thrombektomie und Crossektomie ohne Sanierung der Stammvene. Dieser wies die einzige postoperative Komplikation mit Ausbildung einer Lymphfistel in der Leiste auf, alle übrigen Verläufe waren komplikationslos. Postoperativ wurden alle Patienten sofort unter Heparinisierung und Kompression mobilisiert, eine Langzeitantikoagulation wurde bei keinem Patienten eingeleitet. Die durchschnittliche stationäre Verweildauer betrug 9 Tage.

Zusammenfassung

Die aszendierende Varikophlebitis kann mit Eintritt in das TVS zu einer potentiell tödlichen Erkrankung werden. Neben der klinischen Symptomatik gelingt es mit Hilfe der Duplexsonographie das exakte Ausmaß der Erkrankung zu erfassen. Dies ermöglicht die Einordnung in die vorgeschlagene Klassifikation, welche zu einem differenzierten therapeutischen Konzept führt: Während die Typen I und IV initial konservativ behandelt werden und die Varikosis erst nach Abklingen der Akutsymptomatik operativ saniert werden sollte, besteht u. E. bei den Typen II und III eine dringliche OP-Indikation. Dabei soll betont werden, daß die Operation nicht nur in einer proximalen Ligatur der Stammvene und einer Thrombektomie beim Typ III zur Verhinderung einer Lungenembolie bestehen sollte, sondern in einer vollständigen Sanierung der Grunderkrankung. Die postoperative Wundinfektionsrate ist bei der primär aseptischen Entzündung gering, sie wird mit 0,3% angegeben [2]. Die hier vorgestellte Therapie führt zu einem schnellen Rückgang der lokalen Entzündung und damit zur schnellen Schmerzfreiheit, zur Verhinderung einer Progression, zur Vermeidung von Rezidiven und zur Verkürzung der Krankheitsdauer. Die niedrige Komplikationsrate begünstigt auch die Entscheidung zur frühzeitigen Sanierung des Typs I. Letztendlich ist für das vorgeschlagene Behandlungskonzept die enge Zusammenarbeit zwischen Hausärzten, Angiologen und Chirurgen erforderlich, um Komplikationen für den Patienten zu vermeiden.

Literatur

1. Bergquist D, Jaroszewski H (1996) Deep vein thrombosis in patients with superficial thrombophlebitis of the leg. Br Med J 292: 658–659
2. Hafner CD, Cranley JJ, Krause RJ, Strasser ES (1964) A method of managing superficial thrombophlebitis. Surgery 55: 201–206
3. Lutter KS, Kerr TM, Roedersheimer LR, Lohr JM, Sampson MG, Cranley JJ (1991) Superficial thrombophlebitis diagnosed by duplex scanning. Surgery 110: 42–46

Varikose und ascendierende Thrombophlebitis – Operationsplanung zur Notfallcrossektomie durch Duplexsonographie

F. Graupe, O. Hansen, K. Zarras, H. G. Mackrodt und W. Stock

Chirurgische Abteilung, Marien-Hospital, Rochusstraße 2, D-40479 Düsseldorf

Varicosis and Ascending Thrombophlebitis: Decision for Crossectomy According to Duplex Sonography

Summary. Ascending thrombophlebitis of the superficial leg veins is known to pass into the deep veins, causing an embolism to develop. Duplex ultrasonography has been shown to be a reliable technique for the evaluation of superficial venous thrombosis. If progression is noted, crossectomy proved to be effective in preventing passage of thrombi into the deep veins.

Einleitung

Die Varikophlebitis als Sonderform der Thrombophlebitis manifestiert sich im Bereich der varikös veränderten Stammvene, so zum Beispiel der Vena saphena magna. Mit zunehmender Verbreitung der Duplexsonographie zur nicht-invasiven Diagnostik werden in der letzten Zeit vermehrt auch Komplikationen der Thrombophlebitis erfaßt, deren klinische Relevanz noch fraglich erscheint [1].

Die entzündlichen Wandveränderungen gehen gleichzeitig mit einer lokal begrenzten Thrombenbildung einher. Ausgehend von der epifascial gelegenen Thrombophlebitis kann es zum kranialwärts gerichteten appositionellen Thrombuswachstum bis zur transfascialen Progression in die subfascial gelegene Leitvene mit einem hohen Embolierisiko kommen [3, 6].

Aufgrund zumeist kasuistischer Beobachtungen wird daher bei appositionellem Thrombuswachstum vermehrt die Indikation zur Notfallcrossektomie gesehen [2].

Material und Methode

In einer retrospektiven Studie wurde der Verlauf von 18 Patienten (14 ♀, 4 ♂, Durchschnittsalter 58,9 Jahre) mit einer ascendierenden Thrombophlebitis bei bekannter Varikose analysiert, und die Wertigkeit der Duplexsonographie in Hinblick auf die Operationsplanung untersucht.

Bei allen Patienten, die im Zeitraum von Januar 1996 bis Mai 1998 in der chirurgischen Abteilung des Marien-Hospitals unter dem Verdacht auf eine Thrombophlebitis der Vena sa-

Tabelle 1

a. Duplexsonographie – Methodik
- Rückenlage/Außenrotation des Beines
- Quer-/Längsschnitt
- B-Bild-Kompressionssonographie [5]
- farbcodierte Duplexsonographie

b. Duplexsonographie – Morphologie
- fehlende Komprimierbarkeit der Vene
- nicht exakt abgrenzbare Venenwand
- echoarmer, unregelmäßiger perivaskulärer Randsaum
- intravaskulärer Thrombus

Tabelle 2. Intraoperativer Befund

– kein Thrombus	1 Patient
– thrombosierte Vena saph. mag.	7 Patienten
– thrombosierte Crosse	4 Patienten
– flottierender Thrombus V. fem. com.	2 Patienten

phena magna aufgenommen worden waren, wurde bei Aufnahme eine Duplexsonographie der Leiste durchgeführt (7,5 MHz, Linearschallkopf) (Tabelle 1 a, b).

Bei dem Verdacht auf eine crossennahe Thrombosierung der oberflächlichen Beinvene mit fortschreitender Aszension wurde die Indikation zur Notfallcrossektomie gestellt. War dies nicht der Fall, erfolgt eine Phlebographie sowie im weiteren Verlauf die regelmäßige duplexsonographische Kontrolle. Als konservative Therapie wurden die Patienten zunächst immobilisiert, heparinisiert und das Bein wurde mit einem Kompressionsverband versorgt; gleichzeitig wurde mit lokalen (z.B. Kühlung) und antiphlogistischen Maßnahmen begonnen.

Ergebnisse

Von den 18 Patienten, die mit der Diagnose Thrombophlebitis zur weiteren Therapie eingewiesen wurden, konnten 4 Patienten unter regelmäßigen Duplex-Kontrollen konservativ behandelt werden. 10 Patienten wurden wegen einer drohenden bzw. bereits erfolgten Apposition sofort crossektomiert; 4 Patienten im weiteren Verlauf (bis maximal zum dritten stationären Tag).

Es erfolgte immer eine Längs-Venotomie in Trendelenburg-Lage, wenn nötig wurde bei einer Beteiligung der V. femoralis ein Fogarty-Manöver durchgeführt. Im weiteren Verlauf erfolgte dann die komplette Crossektomie und der Eingriff wurde nach der Anlage einer Drainage beendet.

Als Komplikationen kam es zu einer Wundheilungsstörung, die konservativ therapiert werden konnte. Bei den durchgeführten duplexsonographischen Kontrollen zeigte sich kein Thrombusrezidiv im Absetzungsstumpf. Eine im postoperativen Verlauf aufgetretene Lungenembolie bei einer Frau, bei der wahrscheinlich ein Appositionsthrombus in der Vena femoralis ursächlich war, heilte folgenlos unter konservativer Therapie ab.

Intraoperativ konnte nur in einem Fall kein Thrombus nachgewiesen werden, dabei handelte es sich um die Frau, die im weiteren Verlauf eine Lungenembolie erlitten hatte. 2 Patienten hatten bereits einen flottierenden Thrombus in der Vena femoralis (Tabelle 2). Histologisch zeigten sich immer Veränderungen im Sinne einer Phlebosklerose.

Diskussion

Oberflächliche Thrombophlebitiden der Beinvenen finden sich zumeist bei primärer Varikosis, nicht selten aber auch als Komplikation nach Veneneingriffen oder bei entzündlichen Gefäßerkrankungen. Während bei der unkomplizierten Thrombophlebitis die konservative Behandlung die Therapie der Wahl ist, wird bei einer aszendierenden Thrombosierung der Crossen die Indikation zur chirurgischen Therapie durch Durchführung einer Crossektomie gesehen.Gleichzeitig steht hier die Vermeidung einer Lungenembolie im Vordergrund, auch wenn hier bisher genauere epidemiologische Angaben zur Gesamthäufigkeit einer Lungenembolie als mögliche Komplikation einer aszendierenden Thrombophlebitis fehlen.

In der Literatur wird die Häufigkeit flottierender Thromben in den tiefen Beinvenen als Folge aszendierender Thrombophlebitis mit bis zu 28% angegeben [4], die Rate an Lungenembolien liegt bei 2–12%, ohne daß bisher prospektive Untersuchungen bei objektiver Diagnosesicherung mittels Perfusionsszintigraphie publiziert wurden. Diese Ergebnisse bestätigen dennoch die klinische Relevanz einer aszendierenden Thrombophlebitis mit Übergreifen von Thromben in das tiefe Venensystem und die hierdurch verursachten Lungenembolien [3].

Auch wenn in der deutschen Literatur die oberflächliche Thrombophlebitis im Gegensatz zum angloamerikanischen Raum meist als gefahrlos angesehen wird, besteht unsererseits vor dem Hintergrund unserer guten Ergebnisse bei einer aszendierenden Thrombosierung des proximalen Anteils der Vena saphena magna kein Zweifel an der Notwendigkeit einer Notfallcrossektomie mit dem Ziel, den Lokalbefund zu sanieren und eine mögliche Lungenembolie zu verhindern. Die gleichzeitig erfolgende Babcock-Operation ist möglich, wird aber in unserer Abteilung nicht durchgeführt.

Die Sensitivität und Spezifität der Duplexsonographie in der Diagnostik der tiefen Beinvenenthrombose wurde in den letzten Jahren hinreichend belegt. Mit Hilfe geeigneter Schallköpfe gelingt es, auch oberflächlich gelegene Venen exakt zu beurteilen. Bei einer Thrombo- bzw. Varikophlebitis im Bereich der unteren Extremität kann so, wie unsere Ergebnisse belegen, ein appositionelles Thrombuswachstum primär und auch im Verlauf durch die Duplexsonographie frühzeitig erkannt werden. Die (Farb-Doppler-)Sonographie erweist sich daher als das Verfahren der Wahl in der Erstdiagnostik und Verlaufskontrolle, dies vor allem, da die Mündungsbereiche der Vena saphena magna und der Vena femoralis im Gegensatz zur Phlebographie sonographisch sehr zuverlässig beurteilt werden können [6].

Literatur

1. Blätter W, Frick E (1993) Komplikationen der Thrombophlebitis superficialis. Schweiz Med Wochenschr 123: 223–228
2. Gottlieb WR, Schmid I (1995) Dringliche Therapie bei hoher Vena saphena magna Thrombophlebitidis. In: Weber J, Loose DA (Hrsg) Thrombose, Lungenembolie, Postthrombotisches Syndrom – Trends in Diagnostik und Therapie. Einhorn, Reinbeck, 109–112
3. Hach W, Hach-Wunderle V (1996) Chirurgische und konservative Behandlung einer transfaszial gelegenen progredienten Varikophlebitis der Stammvene und der Perforansvenen. Gefäßchirurgie 1: 172–176
4. Lutter KS, Kerr TM, Roedersheimer LR, Lohr JM, Sampson MG, Cranley JJ (1991) Superficial thrombophlebitis diagnosed by duplex scanning. Surgery 110: 42–46
5. Raghavendra B, Horii S, Hilton S, Subramanyam B, Rosen R, Lam S (1986) Deep venous thrombosis: Detection by probe compression of the veins. J Ultrasound Med 5: 89–95
6. Schöndorfer B, Bechtold H, Renner R, Bundschuh HD (1992) Sonographische Befunde bei Varikophlebitiden der Vena saphena magna. Dtsch Med Wschr 117: 51–55

Die frühe plastische Deckung erhöht die Heilungsrate venöser Ulcera

M. Schäffer, S. Coerper, I. Flesch und H. D. Becker

Abteilung für Allgemeine Chirurgie, Chirurgische Universitätsklinik, Hoppe-Seyler-Straße 3, D-72076 Tübingen

Early Mesh Graft Improves the Outcome of Venous Ulcer Healing

Summary. Treatment of venous ulcer remains a major clinical problem. In a retrospective study including 83 patients with venous leg ulcers, we demonstrated increased healing rates in patients under 60 years of age and ulcers treated by mesh graft.

Key words: Wound healing – Venous ulcer – Mesh graft

Einleitung

Zwischen 60 und 90% aller Ulcera am Unterschenkel sind venöser Genese, ihre Prävalenz liegt bei etwa 0,1 bis 0,5% [1]. Die Therapie dieser Ulcera ist jedoch durch uneinheitliche Behandlungsschemata und häufig langwierige Verläufe gekennzeichnet. Der Stellenwert der unterschiedlichen Lokalmaßnahmen und Patientencharakteristika hinsichtlich der Heilungsrate ist unklar. Wir untersuchten über einen Beobachtungszeitraum von 52 Wochen die Bedeutung verschiedener Einflußgrößen auf die Heilung venöser Ulcera.

Material und Methoden

In einer retrospektiven Studie wurden 83 Patienten mit Unterschenkelulcera auf dem Boden einer chronisch-venösen Insuffizienz hinsichtlich verschiedener Einflußgrößen auf die Heilungsrate untersucht. Eingeschlossen wurden Patienten, die sich zwischen 7/93 und 6/96 erstmalig in der interdisziplinär ausgerichteten Wundsprechstunde der Chirurgischen Klinik Tübingen vorstellten [2]. Beim Vorliegen mehrerer Ulcera wurde nur das größte Ulcus eingeschlossen, Ulcera der Fußsohle und des Vorfußes waren ausgeschlossen. In allen Fällen lagen klinische Zeichen der chronisch venösen Insuffizienz wie Varcosis, Ekzem, Dermatosklerose oder Pigmentation vor, in jedem Fall wurde duplexsonographisch eine venöse Insuffizienz objektiviert. Ausgeschlossen wurden Patienten mit einer fortgeschrittenen peripheren arteriellen Verschlußkrankheit, z.B. beim Vorliegen von akralen Nekrosen, oder wenn bei nicht tastbaren Fußpulsen die routinemäßig durchgeführte transkutane Sauerstoffmessung proximal des Ulcus einen Wert $TcPO_2 < 30$ mmHg ergab. Ausgeschlossen wurden ferner Patienten mit einer Vaskulitis, Malignomwunden sowie Patienten unter immunsuppressiver Therapie. Als mögliche Einflußfaktoren wurden das Patientenalter, die Ulcustiefe und -größe,

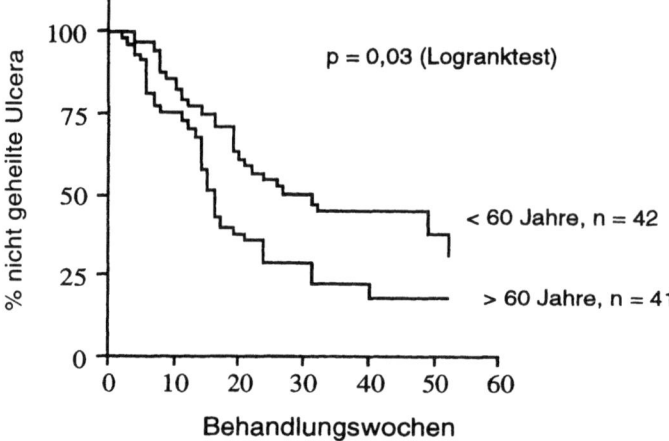

Abb. 1. Einfluß des Alters auf die Abheilung venöser Ulcera

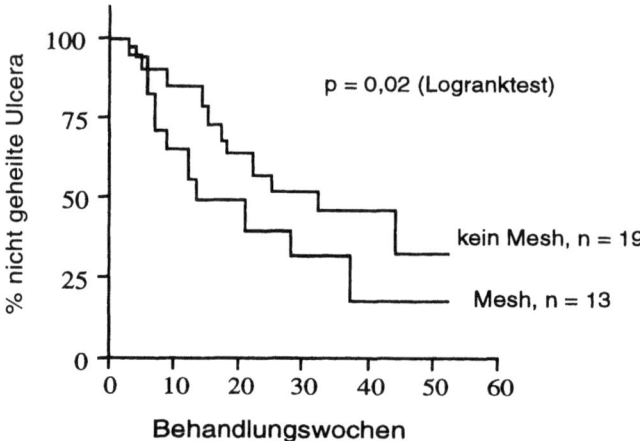

Abb. 2. Einfluß der Mesh-Graftdeckung auf die Abheilung venöser, nicht-gamaschenförmiger Ulcera (>50 cm²)

Compliance unter der Behandlung und Art der Lokalbehandlung nach einer Behandlungsdauer von 52 Wochen untersucht.

Die Untersuchung auf statistische Signifikanzunterschiede erfolgte mit dem Logranktest; ab $p \leq 0,05$ wurde auf signikant erkannt.

Ergebnisse

Die aktuelle Ulcusanamnese betrug durchschnittlich 62 (4–360) Wochen. In 15% der Fälle lag ein Diabetes mellitus Typ II, in 11% eine pAVK IIa nach Fontaine vor.

Dreizehn der 83 Ulcera waren Gamaschenulcera, die mittlere Größe der übrigen Ulcera betrug $64,4 \pm 5,7$ cm² ($14,4 \pm 3,1$ cm³). 85% der Ulcera waren medial, 15% lateral lokalisiert. 32% aller Ulcera befanden sich im Knöchelbereich. Hinsichtlich der Ulcustiefe waren 70% der Ulcera auf die Haut oder das Subkutangewebe beschränkt, 30% reichten bis auf tieferliegende Strukturen wie Faszien, Sehnen oder Knochen.

In 79% der Fälle wurde initial ein chirurgisches Debridement durchgeführt, das in Einzelfällen bis zu 4× während der Behandlung wiederholt wurde. Bei Beteiligung der Muskelfaszien erfolgte eine Fasciotomie. Eine plastische Mesh-Graftdeckung erfolgte in 40% der Fälle nach durchschnittlich 3-wöchiger Vorbehandlung. Nicht mit einer Mesh-Graft versorgte Ulcera erhielten eine feuchte Wundbehandlung mit 0,9%igen NaCl-Verbänden (25% der Fälle), Hydrocolloidverbänden (22% der Fälle) oder mit autologen thrombozytären Wachstumsfaktoren (PDWHF) (53% der Fälle). Alle Patienten wurden mit einem Kompressionsverband therapiert. Eine Operation der Venen erfolgte im Beobachungszeitraum bei keinem Patienten. Nach 52 Wochen waren 74% aller Ulcera abgeheilt.

Patienten jünger als 60 Jahre zeigten nach 52 Wochen eine signifikant höhere Abheilungsrate ($p=0,03$) (Abb. 1). Gamaschenulcera heilten, verglichen mit nicht-gamaschenförmigen Ulcera, vermehrt ab ($p=0,05$). Alle Gamaschenulcera waren mit einer Mesh-Graft versorgt worden, im Gegensatz zu 28% der anderen Ulcera. Mit einer Mesh-Graft versorgte, nicht-gamaschenförmige Ulcera >50 cm^2 zeigten eine signifikant höhere Abheilungsrate im Vergleich zu nicht mit einer Mesh-Graft versorgten Ulcera >50 cm^2 ($p=0,02$) (Abb. 2). Diese Ergebnisse unterstreichen die Bedeutung der Mesh-Graftbehandlung großer Ulcera. Bei kleineren, nicht-gamaschenförmigen Ulcera (<50 cm^2) führte eine Mesh-Graftdeckung jedoch nicht zu einer verbesserten Abheilungsrate ($p=0,41$).

Es zeigte sich kein signifikanter Unterschied in der Abheilungsrate großer (>50 cm^2) und kleinerer (<50 cm^2) nicht-gamaschenförmiger Ulcera ($p=0,98$). Ebenso wurde kein signifikanter Einfluß der Ulcustiefe auf die Abheilungsrate dokumentiert. Dies unterstreicht die konsequente Indikationsstellung zum chirurgischen Debridement, bei dem sämtliche Nekrosen unter Anästhesie entfernt werden. Die Art der feuchten Wundbehandlung (0,9% NaCl, Hydrocolloid; PDWHF) hatte keinen Einfluß auf die Abheilungsrate der nicht mit einer Mesh-Graft versorgten Ulcera ($p=0,4$). Keinen Einfluß auf die Abheilungsrate hatte die Compliance der Patienten ($p=0,14$).

Schlußfolgerung

Unsere Daten zeigen, daß eine frühzeitige Mesh-Graftdeckung bei ausgedehnten venösen Ulcera zu einer höheren Heilungsrate führt. Unter einer konsequenten chirurgischen Therapie haben Ulcusgröße und Ulcustiefe keinen negativen Einfluß auf die Heilungsrate.

Literatur

1. Nelzen O, Bergquist D, Lindhagen A (1994) Venous and non-venous leg ulcers: clinical history and appearence in population study. Br J Surg 81: 182–187
2. Köveker G, Coerper S (1997) Die chirurgische Wundsprechstunde. Langenbecks Arch Chir (Suppl II): 541–544

Gefäßchirurgie III

Besteht bei Patienten mit Veränderungen an den Vertebralarterien ein erhöhtes Risiko bei der Carotisdesobliteration?

A. Hoffmann und W. Lang

Chirurgische Universitätsklinik Erlangen, Maximiliansplatz 1, D-91054 Erlangen

Does Vertebral Artery Involvement Represent an Increased Risk in Carotid Artery Obliteration?

Summary. There was no difference between the groups investigated in terms of the preoperative neurological stages. In patients with VA involvement, both the 30-day mortality rate ($p < 0.01$) and the long-term survival rate ($p < 0.01$) were significantly poorer. In the study group, the incidence of shunt procedures was three times as high as in the control group ($p < 0.01$).

Key words: Carotid endarterectomy – Carotid stenosis – Risk factors – Cerebrovascular disorders – Vertebral arteries

Für die operative Behandlung von Stenosen der Arteria carotis interna konnte in den letzten Jahren nachgewiesen werden, daß sie das Risiko für einen Schlaganfall gegenüber einem konservativen Vorgehen signifikant mindern kann [1–3]. Die Bedeutung der Vertebralisstrombahn als prognostischer Faktor im Rahmen der Carotischirurgie wurde prospektiv anhand der vom 12.08.1986 bis 31.12.1996 an der Chirurgischen Universitätsklinik Erlangen durchgeführten primären Carotisrekonstruktionen untersucht. In diesem Zeitraum wurden 1338 Operationen an 1182 Patienten unter Ableitung somatosensorisch evozierter Potentiale (SEP) vorgenommen. Bei 306 dieser Patienten lag eine angiographisch gesicherte ein- (299) oder beidseitige (7) Beteiligung der Arteria vertebralis vor. Für 1172 Operationen lagen Nachuntersuchungsdaten vor. Die Patienten wurden in zwei Gruppen ausgewertet:

Gruppe A: Alle Patienten, die präoperativ einen angiographisch nachgewiesenen ein- oder beidseitigen Verschluß oder Stenosen der A. vertebralis hatten. Als hämodynamisch wirksam wurden Stenosen beurteilt, die zu einer Einengung von mehr als 80% geführt hatten.

Gruppe B: Alle Patienten ohne angiographisch nachweisbare, hämodynamisch wirksame Veränderungen an den Vertebralarterien.

Nicht berücksichtigt wurden die Patienten, bei denen Carotis-Subclaviabypassoperationen oder andere Operationen zur Rekonstruktion der Vertebralisstrombahn vorgenommen wurden ($n = 60$) (Tabelle 1). Ein Shunt wurde unter intraoperativer Überwachung mittels SEP bei insgesamt 7,6% (102/1338) der Operationen eingesetzt, dreimal so häufig bei der untersuchten

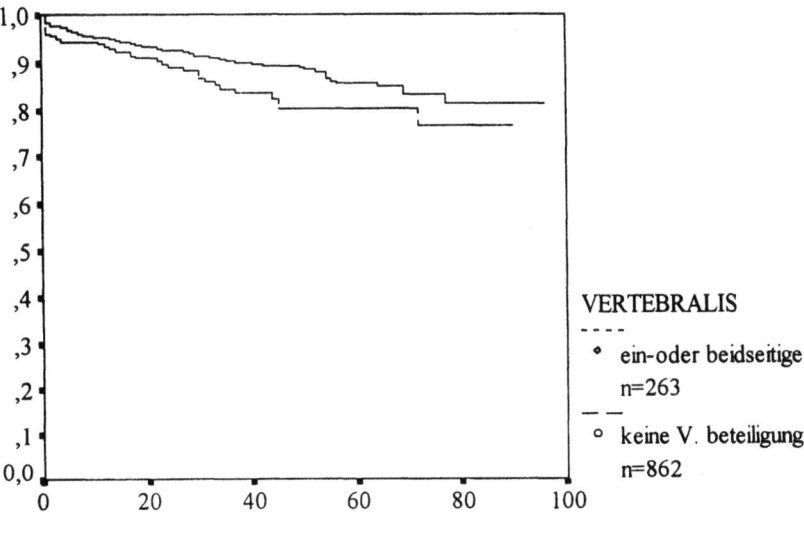

Abb. 1. Kumulierte globale Apoplexfreiheitsraten über alle Stadien unterteilt nach Beteiligung der A. vertebralis

Tabelle 1. „Adverse Events" innerhalb der ersten 30 Tage

	Tod	Apoplex	Myocardi Infarkt	adv. Event	Anzahl	Prozent
ohne V.-Beteiligung	10	13	17	40	1001	3,99
mit V.-Beteiligung	0[a]	9[b]	11	30[b]	306	9,44
nicht bekannt	1	0	2	3	31	12,9
Gesamt	21	22	30	73	1338	5,45

[a] $p<0,05$
[b] $p<0,01$

Gruppe (14,1%, 43/306 A) als in der Kontrollgruppe (5,7%, 57/1001, B, $p<0,01$). Lediglich Diabetes mellitus war häufiger bei Patienten mit Veränderungen an der A. vertebralis (38,9% vs. 31,7%, $p<0,05$). Bei den übrigen erfaßten Risikofaktoren Fettstoffwechselstörung, Rauchen und arterielle Hypertonie bestand kein signifikanter Unterschied zwischen den Untersuchungsgruppen. Ebenso unterschieden sich die Untersuchungsgruppen, nicht was Herzrhythmusstörungen oder Ulzerationen betraf. Allerdings hatten bereits mehr dieser Patienten einen Infarkt gehabt (26,8%, 82/306) oder eine KHK (31,7%, 97/306) als in die der Kontrollgruppe (22,5%, 225/1101 resp. 26,4%, 264/1001, p jeweils <0,01).

Die Apoplexfreiheitsraten unterschieden sich signifikant ($p=0,038$) zugunsten der Patienten ohne Beteiligung der A. vertebralis, die Überlebensraten hochsignifikant ($p<0,01$) (Abb. 1).

Von den 25 Hemisphärenereignissen innerhalb 30 Tagen waren 14 in Gruppe A, 11 in Gruppe B ($p<0,05$). Vier der Ereignisse waren der Gegenseite zuzuordnen, jeweils zwei in beiden Gruppen ($p=0,20$). In je einem Fall war keine Aussage möglich über den Stenosegrad der Gegenseite, in je einem Fall lag eine hämodynamisch relevante Stenose vor (A einmal 50–69%, B einmal >90%). Es konnte bereits nachgewiesen werden, daß die kombinierte Erkrankung von Arterien im vertebralen und carotidealen Stromgebiet zu einer deutlich erhöhten Inzidenz vertebrobasilärer TIAs führt [4]. Ebenso konnte gezeigt werden, daß die Revaskularisation des vertebralen Territoriums zu einer verbesserten Hirndurchblutung im Carotisstromgebiet führt) [5].

Nach den bei uns erhobenen Daten beträgt das relative Risiko eines rekonstruktiven Eingriffes an der A. carotis interna für ein „adverse event" perioperativ über alle Stadien bei hämodynamisch wirksamer Stenose, Aplasie oder Hypoplasie einer oder beider Vertebralarterien 2,4.

Es entspricht damit einem Risiko in der Größenordnung vergleichbar mit einem Myokardinfarkt in der Vorgeschichte, einer gleichzeitigen coronaren Bypassoperation oder eines Stadium IV. Im Stadium I besteht ein erhöhtes Risiko, das bei der Indikationsstellung zu einem rekonstruktiven Eingriff an der A. carotis interna berücksichtigt werden sollte. Obwohl theoretisch ein erhöhtes Risiko für eine intraoperative Minderperfusion der Gegenseite zu erwarten gewesen wäre, ließ sich dies anhand unserer Zahlen nicht nachweisen. Aufgrund der obigen Überlegungen haben wir unsere Vorgehen bei Patienten mit hämodynamisch wirksamen Veränderungen an den Vertebralarterien und Verschluß oder hochgradiger Stenose der Gegenseite geändert. Trotz normalem SEP legen wir prophylaktisch einen Shunt ein, wenn im transcraniellen Doppler ein starker Strömungsabfall festzustellen ist. Sowohl die 30-Tages-Mortalität ($p < 0,01$) als auch das Langzeitüberleben ($p < 0,01$) war bei Patienten mit Veränderungen an den Vertebralarterien signifikant schlechter. Die Shuntfrequenz lag in der untersuchten Gruppe dreimal höher als in der Kontrollgruppe ($p < 0,01$). Die Apoplexraten lagen im Stadium I ($p < 0,01$) und über alle Stadien ($p < 0,05$) signifikant höher.

Literatur

1. Mayberg MR, Wilson SE, Yatsu F, Weiss DG, Messina L, Hershey LA, Colling C, Eskridge J, Deykin D, Winn HR (1991) Carotid endarterectomy and prevention of cerebral ischemia in symptomatic carotid stenosis: Veterans Affairs Cooperative Studies Program 309 Trialist Group. JAMA 26: 3289–3294
2. North American Symptomatic Carotid Endarterectomy trial Collaborative (NASCET, 1991) Beneficial effect of carotid endarterektomy in symptomatic Patients with high-grade carotid stenosis. N Engl J Med 325: 445–453
3. Executive Committee for the Asymptomatic Carotid Atherosclerosis study (ACAS, 1995) Endarterectomy for Asymptomatic Carotid Artery Stenosis. JAMA 273: 1421-1428
4. Delcker A, Diener HC, Timmann D, Faustmann P (1993) The role of vertebral and internal carotid artery disease in the pathogenesis of vertebrobasilar transient ischemic attacks. Eur Arch Psychiatry Clin Neurosci 242(4): 179–183
5. Archie JP Jr (1992) Improved carotid hemodynamics with vertebral reconstruction. Ann Vasc Surg 6(2): 138–141

Der kurze distale Venenbypass zum Extremitätenerhalt beim diabetischen Fuß

A. Neufang[1], W. Schmiedt[1], E. Küstner[2] und H. Oelert[1]

[1] Klinik für Herz-, Thorax- und Gefäßchirurgie, Universitätsklinikum, Langenbeckstraße 1, D-55131 Mainz
[2] Klinik und Poliklinik für innere Medizin; Endokrinologie und Stoffwechselerkrankungen (Direktor Prof. J. Beyer) Universitätsklinikum, Langenbeckstr. 1, D-55131 Mainz

Short Distal Venous Bypass for Limb Salvage in Diabetic Patients

Summary. If inflow to the distal superficial or popliteal artery is not compromised in diabetic patients with critical leg ischemia short distal vein bypass grafts can be constructed to tibial or foot arteries. By restoration of foot perfusion, durable limb salvage with only minor tissue loss can be achieved in most patients. Postoperative progression of inflow artery disease is uncommon.

Zusammenfassung. Der normale oder nur gering veränderte arterielle Einstrom zur distalen A. femoralis superficialis oder zur A. poplitea ermöglicht trotz fortgeschrittener peripherer AVK beim Diabetiker die Anlage kurzer Venenbypässe auf Unterschenkel- und Fußarterien. Durch die Optimierung der Fußdurchblutung kann meist ein dauerhafter Gliedmaßenerhalt mit Beschränkung auf eine Minoramputation erreicht werden, da eine rasche proximale Progression der AVK in der Regel nicht zu erwarten ist.

Einleitung

Neben der diabetischen Polyneuropathie ist die fortgeschrittene periphere arterielle Verschlußkrankheit die Hauptursache des sog. diabetischen Fuß-Syndromes. Die kritische Extremitätenischämie mit schlecht heilenden Läsionen des Fußes oder exazerbierenden Infektionen bedingt immer noch eine hohe Rate an Amputationen beim Diabetiker. Bevorzugt auftretendes Muster der peripheren arteriellen Verschlußkrankheit des Diabetikers ist der arteriosklerotische Befall der Unterschenkelarterien mit oft langstreckigem Verschluß. Bei relativ normalem arteriellem Einstrom zur A. poplitea oder zur distalen A. femoralis superficialis besteht daher die Möglichkeit zur Anlage kurzstreckiger distaler Venenbypässe. Es werden die Ergebnisse bei 73 diabetischen Patienten nach Anlage kurzer distaler Venenbypässe vorgestellt.

Patienten und Methode

Von Januar 1989 bis September 1997 wurden bei 73 Patienten mit Diabetes mellitus (47 Männer/26 Frauen) mit einem mittleren Alter von 69,8 Jahren (51,0–84,5 Jahre) insgesamt

82 Operationen mit der Anlage kurzer distaler Venenbypässe durchgeführt. Dies entspricht 11% aller im gleichen Zeitraum (insgesamt 749) erfolgten infrainguinalen Bypassoperationen. Acht Patienten wurden beiseitig operiert. Einmal wurde eine ipsilaterale Bypassneuanlage vorgenommen. In 81 Fällen lag eine kritische Extremitätenischämie mit nicht heilender Fußläsion ($n=76$; 92,7%) oder therapierefraktärem Ruheschmerz ($n=5$; 6,1%) vor. Bei einem Patienten (1,2%) bestand eine extrem limitierende Claudicatio ohne Ruheschmerz bei stark erniedrigten peripheren Verschlußdrücken. Alle nicht heilenden Fußläsionen waren lokal konservativ oder operativ vorbehandelt worden. Bei drei Patienten waren ipsilaterale Gefäßeingriffe vorausgegangen ($1 \times$ Thrombektomieversuch, $1 \times$ Profundaplastik, $1 \times$ Popliteopedaler Bypass). In acht Fällen (9,5%) war eine erfolglose PTA oder ein Rekanalisationsversuch der A. poplitea vorausgegangen. Zweimal wurde präoperativ durch eine radiologisch interventionelle Maßnahme (PTA mit Stentimplantation) eine ipsilaterale Einstromverbesserung vorgenommen.

Alle Operationen wurden unter Verwendung autologer Venen durchgeführt. In 80 Fällen wurde der Bypass mit insgesamt 85 ipsilateralen V.-saphena-magna-Segmenten angelegt. Fünf Bypässe wurden aus je zwei Venensegmenten zusammengesetzt. In 27 Fällen wurden die Venensegmente in umgedrehter Form, in 30 Fällen in nicht umgedrehter Form implantiert. Die in-situ-Technik wurde 23mal angewandt. Zwei Bypässe wurden mit ipsilateraler umgedrehter V. saphena parva angelegt. In 26 Fällen diente die distale A. femoralis superficialis als proximales Anschlußgefäß, 30mal die supragenuale A. poplitea, 24mal die infragenuale A. poplitea und einmal der Tr. tibiofibularis. In einem Fall wurde ein durchgängiger älterer Venenbypass anastomosiert. Es wurden insgesamt 85 distale Anastomosen hergestellt. Die A. poplitea unterhalb des Kniegelenkes wurde fünfmal, die A. tibialis anterior 33mal, die A. tibialis posterior 17mal, die A. fibularis 13mal, die A. dorsalis pedis 15mal, einmal die mediale Plantararterie und in einem Fall ein distales Bypasssegment anastomosiert. Dreimal erfolgte ein distaler Sequentialanschluß auf je zwei Empfängergefäße.

Postoperativ wurde nach Möglichkeit eine Dauerantikoagulation mit Marcumar angestrebt. Bei Kontraindikationen erfolgte die Gabe eines Thrombozytenaggregationshemmers oder die subcutane Heparingabe. Die Patienten wurden postoperativ nach einem festen Nachsorgeschema mittels Doppler und/oder Duplexsonographie nachuntersucht.

Ergebnisse

Frühpostoperativ (innerhalb von 30 Tagen) verstarben zwei Patienten (2,7%) an kardiovaskulärer Ursache. Postoperativ traten drei komplette und ein partieller (bei einem Sequentialanschluß) Bypassverschluß auf (4,9%). Bei dem partiellen Verschluß eines Sequentialbypasses konnte eine erfolgreiche Revision durch Neuanlage der distalen Anastomose erfolgen. Ein Patient verblieb im Stadium IIb nach erfolgloser Bypassrevision bei zusätzlich zum distalen Bypass durchgeführter Profundaplastik. Einmal wurde trotz Bypassverschluß im Stadium III eine Verbesserung durch Infusionsbehandlung mit Prostaglandin erreicht. Zwei Patienten (einmal Bypassverschluß; einmal fortschreitende Gangrän trotz funktionierendem Bypass) mußten postoperativ majoramputiert werden. An 28 Extremitäten (33%) wurden frühpostoperativ zusätzliche Minoramputationen durchgeführt. 72 Patienten konnten über eine mittlere Nachbeobachtungszeit von 21,5 Monaten nachuntersucht werden. Es verstarben 21 weitere Patienten (28,7%) überwiegend an kardiovaskulären Ereignissen. Acht Bypässe verschlossen sich zwischen 2,5 und 44 Monaten postoperativ. Zwischen 1,6 und 44 Monaten postoperativ waren sechs weitere Majoramputationen erforderlich; einmal bei durchgängigem Bypass. Nur in einem Fall war nach sieben Monaten eine weitere Minoramputation notwendig. Die nach der life-table-Methode berechnete sekundäre Bypassoffenheitsrate nach 48 Monaten betrug 61,7% bei einer Beinerhaltungsrate von 87%.

Während der Nachbeobachtung wurden insgesamt 58 Duplexsonographien der Bypässe und 11 Angiographien bei neu aufgetretenen ipsi- oder kontralateralen Ischämiesymptomen durchgeführt. Duplexsonographisch zeigte sich bis auf einen Bypassverschluß und drei distale Anastomosenstenosen kein Hinweis für eine hämodynamische Veränderung des Bypassgefäßes oder neu aufgetretene Stenosen des Einstromgefäßes. Angiographisch fand sich neben einer nachgewiesenen Bypassstenose einmal eine neu aufgetretene Stenose des Spendergefäßes (A. politea), welche mittels PTA erfolgreich behandelt werden konnte. In allen anderen Fällen konnte selbst bei nachgewiesenem Bypassverschluß keine Veränderung der Einstrombahn im Vergleich zum angiographischen Ausgangsbefund festgestellt werden.

Diskussion

Die Analyse der arteriosklerotischen Verschlußmuster bei der fortgeschrittenen AVK mit kritischer Extremitätenischämie zeigt bei 26% der Patienten einen normalen arteriellen Einstrom bis zur Mitte des Oberschenkels. In 16% besteht sogar ein normaler Einstrom zum Oberschenkel mit nachgeschaltetem Verschluß sämtlicher Unterschenkelarterien aber Vorhandensein einer weiter peripher gelegenen Arterie des Unterschenkels oder Fußes [1]. Das in dieser Situation sich anbietende Konzept, d. h. das bestmöglichste distalste Einstromgefäß zur Konstruktion eines kurzstreckigen peripheren Bypasses mit autologer Vene anzuwenden, wurde bereits frühzeitig verfolgt [2]. Gerade bei eingeschränktem peripheren Abstrom mit erhöhtem Abflußwiderstand zeigt sich der kurze Venenbypass dem langstreckigen Venenbypass bezüglich der Langzeitoffenheitsrate überlegen, was durch unsere eigenen Ergebnisse bestätigt werden kann [3]. Die Verwendung kurzer Venensegmente auch unter Implantation von V. saphena parva oder Armvenen ermöglicht gerade auch bei eingeschränkten Venenverhältnissen eine vollständig autologe Rekonstruktion selbst bei forgeschrittenen Veränderungen der Unterschenkelgefäße. Eine geringgradig arteriosklerotisch veränderte oder durch PTA vorbehandelte Einstrombahn hat auf die durchschnittliche Langzeitoffenheitsrate und den Gliedmaßenerhalt keine wesentliche Auswirkung [4].

Literatur

1. Veith FJ, Gupta SK, Wengerter KR, Goldsmith J, Rivers SP, Bakal CW, Dietzek AM, Cynamon J, Sprayregen S, Gliedman ML (1990) Changing arteriosclerotic disease patterns and management strategies in lower-limb-threatening ischemia. Ann Surg, Oct, 212(4): 402–412
2. Veith FJ, Gupta SK, Samson RH, Flors SW, Janko G, Scher LA (1981) Superficial femoral and popliteal arteries as inflow sites for distal bypasses. Surgery, Dec, 90(6): 980–990
3. Ascer E, Veith FJ, Gupta SK, White SA, Bakal CW, Wengerter KR, Sprayregen S (1988) Short vein grafts: a superior option for arterial reconstructions to poor or compromised outflow tracts. J Vasc Surg, Feb, 7(2): 370–378
4. Wengerter KR, Yang PM, Veith FJ, Gupta SK, Panetta TF (1992) A twelve-year experience with the popliteal-to-distal artery bypass: The significance and management of proximal disease. J Vasc Surg, Jan, 15(1): 143–149

Über die Kombination von Profundaplastik und Pharmakotherapie bei PAVK im Stadium III/IV

J. D. Gruss

Abteilung für Gefäßchirurgie, Kurhessisches Diakonissenhaus, Goethestraße 85, D-34119 Kassel

Combination of Profundaplasty and Pharmacotherapy in the Treatment of Stage III/IV PAVK

Summary. This prospective randomized study shows that adjuvant 3-week i.v. PGE1 treatment substantially improves the short-term results in patients undergoing profundaplasty. Compared with placebo, PGE1 approximately doubles the number of patients returning from stage III/IV to stage IIb of PAOD. Five years after surgery, the outcome with respect to limb salvage and patient survival rate was significantly better in patients additionally treated with PGE1.

Einleitung

Bei Patienten mit kritischer Gliedmassenischaemie und einem 3-Etagen-Verschluß (Stadium III und IV) kann die Profundaplastik allein nur etwa ein Drittel der amputationsbedrohten Gliedmassen retten. Die Ergebnisse einer ausschließlich konservativer Behandlung (Pharmakotherapie) dürften noch deutlich darunterliegen. Die vorliegende Studie soll den Wert einer adjuvanten 3wöchigen hochdosierten Prostaglandin-E1-Therapie zur Profundaplastik bei Patienten mit 3-Etagen-Verschlüssen untersuchen. Die prospektive randomisierte Studie soll neben den Behandlungsergebnissen bei Klinikentlassung auch die Langzeitergebnisse in bezug auf Gliedmaßen- und Lebenserhaltung überprüfen.

Patienten und Methoden

Zwischen 1984 und 1989 wurden 83 Patienten mit 3-Etagen-Verschlüssen und einer kritischen Gliedmaßenischaemie rekrutiert und in die prospektiv randomisierte Studie eingeschlossen. Die Patienten hatten über 3 Wochen Ruheschmerzen und über 4 Wochen periphere Nekrosen. Alle Patienten hatten Stenosen oder Verschlüsse im Bereich der Beckenarterien, langstreckige femoro-popliteale Verschlüsse und keine durchgehend offene Unterschenkelarterie. Die Arteria profunda femoris war in allen Fällen offen.

77% der Patienten waren männlich mit einem Durchschnittsalter von 66 Jahren, 23% waren weiblich mit einem Durchschnittsalter von 72 Jahren.

Risikofaktoren

Nikotin	74%,
Hypertonus	57%,
insulinpflichtiger Diabetes mellitus	28%,
Fettstoffwechselstörungen	15%.

Sämtliche Patienten ($n=83$) wurden mit einer Profundaplastik behandelt. Bei 62 Patienten erfolgte hierzu ein aorto-femoraler Kunststoffbypass, bei 21 Patienten wurde die Profundaplastik ausschließlich von einem hohen Inguinalschnitt aus vorgenommen, nachdem die Beckenarterie zuvor erfolgreich mit einer PTA behandelt worden war.

In der PGE1-Gruppe ($n=42$) erhielten 29 Patienten einen aorto-femoralen Bypass und 13 lediglich eine inguinale Profundaplastik, diese 42 Patienten erhielten vom Operationstag an 2mal täglich 60 µg PGE1 in 250 ml physiologischer Kochsalzlösung über einen zentralvenösen Zugang.

Die 41 Patienten der Kontrollgruppe (33 aorto-femorale Bypasses und 8 inguinale Profundaplastiken) erhielten über einen gleichartigen Zugang lediglich 250 ml physiologische Kochsalzlösung 2mal täglich.

Die Infusionen liefen jeweils über 2 Stunden mit einem Intervall von 10 Stunden. Die gesamte Behandlungszeit betrug 3 Wochen.

Ergebnisse

Bei der Alters- und Geschlechtsverteilung, ebenso bei der Risikoverteilung, gab es keine Gruppenunterschiede. Während der Klinikbehandlung verstarb kein Patient. In der PGE1-Gruppe ($n=42$) konnten 26 Patienten (61%) in ein Stadium IIb zurückgeführt werden. In der Kontrollgruppe ($n=41$) wurde das gleiche Ergebnis bei 15 Patienten (35%) erreicht. Der Unterschied zwischen beiden Gruppen war statistisch signifikant ($p=0,05$). Während der Klinikbehandlung waren in der PGE1-Gruppe 2 und in der Kontrollgruppe 3 große Gliedmaßenamputationen erforderlich, der Unterschied ist statistisch nicht signifikant. Minoramputationen waren in der PGE1-Gruppe 7mal, in der Kontrollgruppe 19mal unvermeidbar, der Gruppenunterschied ist statistisch signifikant.

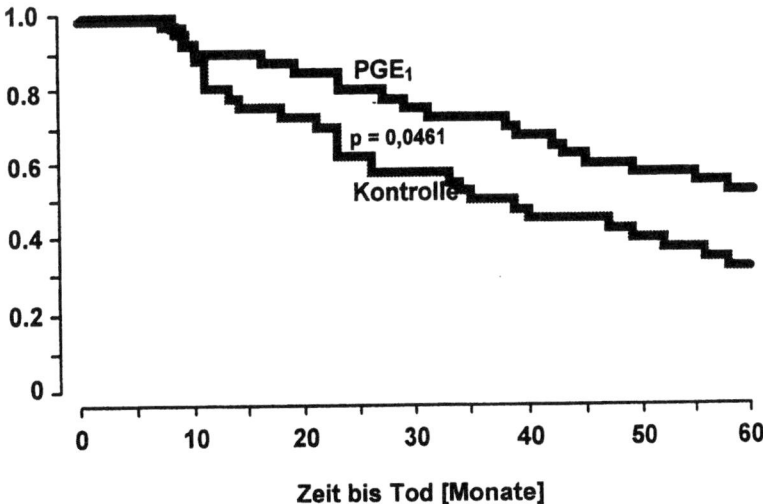

Abb. 1. Adjuvante i.v. PGE1-Therapie nach Profundaplastik; Zeit bis Tod

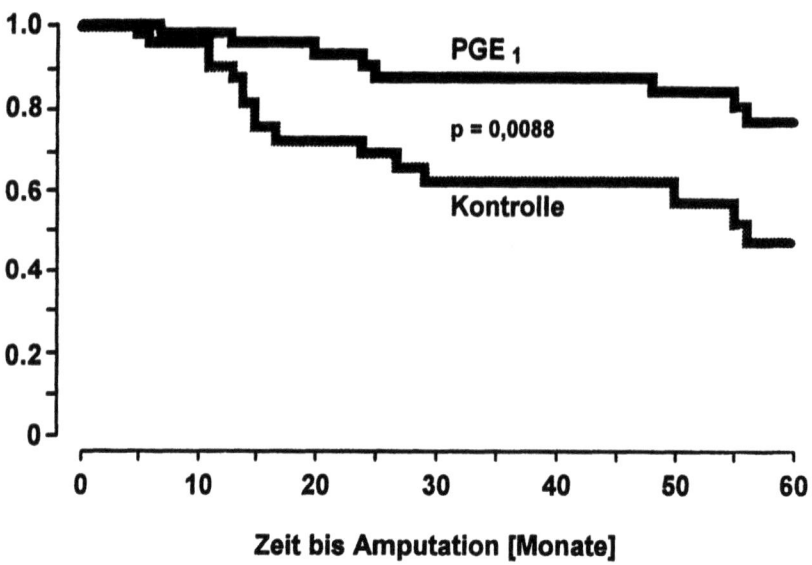

Abb. 2. Adjuvante i.v. PGE1-Therapie nach Profundaplastik; Zeit bis Amputation

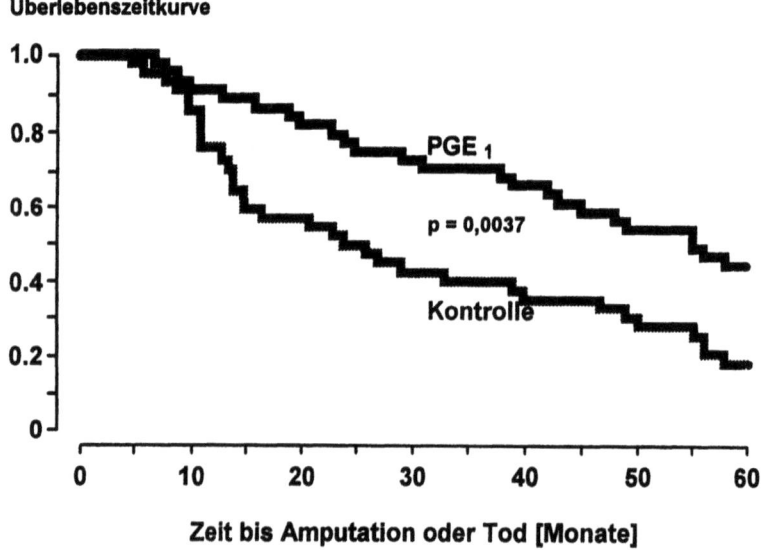

Abb. 3. Adjuvante i.v. PGE1-Therapie nach Profundaplastik; Zeit bis Amputation oder Tod

Nach der Klinikentlassung wurden alle Patienten nach 8 Wochen und sodann in 6monatigen Abständen nachuntersucht. Die letzte Untersuchung erfolgte im Jahre 1995, so daß Langzeitergebnisse über einen Zeitraum von 60 Monaten dokumentiert werden konnten. Von den 42 Patienten der PGE1-Gruppe lebten nach 60 Monaten noch 23 (55%), 5 davon mit einer großen Gliedmaßenamputation (Abb. 1).

Von den 41 Patienten der Kontrollgruppe lebten nach 60 Monaten noch 14 (34%), 7 davon nach einer großen Gliedmaßenamputation.

Insgesamt waren in der PGE1-Gruppe nach Klinikentlassung 8 Majoramputationen unvermeidbar, während in der Kontrollgruppe 16 Majoramputationen notwendig wurden.

Die Gruppenunterschiede erwiesen sich sowohl im Hinblick auf die Majoramputationen ($p=0,0088$) als auch im Hinblick auf das Überleben ($p=0,0461$) als statistisch signifikant besser für die PGE1-Gruppe (Abb. 2). Das gleiche ist zutreffend für die Kombination beider Parameter ($p=0,0037$) (Abb. 3).

Literatur

1. Brenner BJ, Gross F, Brief DK, Alpert J, Goldenkranz RJ, Eisenbud DH, Huston J, Parsonnet V, Creighton D (1990) Comparison of aortofemoral and femorofemoral bypass for iliac artery occlusive disease. In: Veith FJ (ed) Current critical problems in vascular surgery. Quality Medical, St Louis, pp 255–264
2. Gruß JD (1991) Adjuvante Therapie bei femorodistaler Bypasschirurgie. In: Landgraf H (Hrsg) Aktuelle Therapieprinzipien bei der peripheren arteriellen Verschlußkrankheit. Vieweg, Braunschweig, S 43–56
3. Gruß JD, Vargas-Montano H, Bartels D, Simmenroth HW, Sakurai T, Schäfer G, Fietze-Fischer B (1984) Use of prostaglandins in arterial occlusive diseases. Int Angiol (Suppl) 3: 7–17
4. Hohlbach G, Kummer D, Mohl E, Schildberg FW (1989) Was leistet die isolierte Profundaplastik bei der arteriellen Verschlußkrankheit vom Oberschenkeltyp? Vasa (Suppl) 27: 320–321
5. Sutter T, Jauch KW, Erlewein G, Lauterjung KL (1990) Langzeitergebnisse von 370 Profundaplastiken. Vasa 19/4: 307–310

Ein neues Konzept für Ersatzmaterialien in der Gefäßchirurgie

O. E. Teebken, A. Bader, G. Steinhoff und A. Haverich

Leibniz-Forschungslaboratorien für Biotechnologie und künstliche Organe, LEBAO, Klinik für Thorax-, Herz- und Gefäßchirurgie, Medizinische Hochschule Hannover, D-30623 Hannover

A New Concept for Substitutes in Vascular Surgery

Summary. In a tissue engineering approach to develop vascular grafts without disadvantages such as early thrombosis, neointimal hyperplasia, the inability to grow, aneurysm formation, as well as life-long anticoagulation, decellularized matrix tubes which were obtained by enzymatic cell extraction from a porcine aorta were seeded with human endothelial cells in vitro. This procedure led to completely biological vascular grafts with good handling qualities and sufficient burst strength, presumably suitable for implantation in the arterial circuit.

Key words: Blood vessel – Coronary artery bypass grafting – Endothelial cells – Tissue engineering – Myofibroblasts – Vascular prosthesis

Zusammenfassung. Die derzeit als Gefäßersatz gebräuchlichen Materialien weisen eine Reihe von Nachteilen wie z. B. hohe Thrombogenizität, Ausbildung von aneurysmatischen Erweiterungen und fehlende Möglichkeit des Größenwachstums auf. Diese Arbeit beschreibt die Besiedlung von durch enzymatische Zellextraktion aus porcinen Aorten gewonnenen azellulären Matrizes mit menschlichen Endothelzellen. Mit diesem Verfahren ist das Tissue Engineering von biologischen, für eine Implantation im arteriellen System geeigneten Gefäßprothesen mit guten Handhabungseigenschaften und ausreichender hämodynamischer Stabilität möglich.

Einleitung

Die Suche nach geeigneten Gefäßersatzmaterialien ist in den letzten Jahren durch neue Forschungsansätze zur In-vitro-Herstellung künstlicher Gefäß- und Herzklappengewebe erweitert worden [4]. Die derzeit gebräuchlichen Materialien weisen jedoch eine Reihe von Nachteilen auf. Dazu zählen u. a. die Thrombogenizität von Kunststoffprothesen, insbesondere im kleinkalibrigen Bereich, die Notwendigkeit einer Antikoagulationsbehandlung, aber auch die Ausbildung von aneurysmatischen Erweiterungen bei autologen Transplantaten, z. B. aus Perikard. Zudem bietet keines der Materialien die Möglichkeit des Größenwachstums [5]. Das Ziel dieser Arbeit bestand darin, auf der Basis einer azellulären, allogenen Matrix und humanen Zellen ein biokompatibles und hämodynamisch stabiles Gefäßersatzmaterial zu entwickeln.

Material und Methoden

Azelluläre Matrix: Durch enzymatische Zellextraktion durch Inkubation von nativen porcinen Aorten mit 0,1% Trypsin (Biochrom) für 24 h, RNase A (0,2 mg/ml) (Boehringer Mannheim) für 2 h, und weiteren 24 h mit Trypsin erhielt man röhrenförmige dezellularisierte Matrizes.

Endothelzellkultur: Humane Endothelzellen wurden aus Segmenten der Vena saphena magna mit 0,2% Collagenase A (Boehringer Mannheim) gewonnen. Die Endothelzellen wurden in Kulturmedium (M-199, 10% gepooltem humanem Serum, 100 u/ml Penicillin (Sigma, St. Louis, USA), 50 µg ECGF (Boehringer Mannheim), 5000 u/ml Heparin (Heparin Novo, Nordisk, Mainz) resuspendiert und in Kulturflaschen (Corning Costar, Cambridge, USA) bis zur dritten Passage expandiert.

Besiedlung: Vier dezellularisierte Aortenanteile der Länge 5 cm wurden mit Zellsuspension gefüllt, an den Enden mit einer Gefäßklemme versehen und 120 min inkubiert.

Perfusion: Zur Ermittlung des Verhaltens ausgesäter Zellen auf der Matrix wurden die Konduits in einen Bioreaktor, bestehend aus einer Perfusionskammer, einer Rollerpumpe (Jostra, Hirrlingen), einem Kardiotomiereservoir (Sorin Biomedica, Salluggia, Italien) und Schlauchsystemen (Jostra) integriert. Die Perfusion erfolgte zur Simulation arterieller Verhältnisse pulsatil mit einem mittleren Druck von ca. 100 mm Hg (70–140 mm Hg). Die resultierenden Flußraten betrugen 120–190 ml/min.

Morphologische Analyse der azellulären Matrix und der Zellpopulationen: Specimen von frischer Aorta, Aorta nach Enzymextraktion, sowie nach 120 min Besiedlung und 120 min Perfusion wurden licht- und rasterelektronenmikroskopisch untersucht.

Immunhistochemie und Fluoreszenzmikroskopie: Zur spezifischen Charakterisierung von Endothelzellen wurden Cytospins (von kultivierten Zellen) oder Gefrierschnitte auf das Vorhandensein von Faktor VIII (Clone F8/86, DAKO, Hamburg) oder CD-31-Integrin (Klon JC/70A, DAKO) mit der Avidin-Biotin-Peroxidase-Technik überprüft. Das CD-31-Antigen findet sich nur auf den humanen Zellen und dient daher zur Unterscheidung von porcinen Zellen. Der Nachweis des alpha-galactosyl-Epitopes wurde mit einem biotinyliertem Lectin von Griffonia simplicifolia I B4 (Vector Laboratories, Burlingame, USA) durchgeführt. Antikörper gegen Actin zur Kennzeichnung von Myofibroblasten, gegen Kollagen IV (Klon CIV 22) und gegen Laminin wurden von Sigma bezogen.

Ergebnisse

Vier porcine Aorten wurden enzymatisch dezellularisiert und anschließend mit menschlichen Endothelzellen besiedelt. Dise Konduits wurden in einen Perfusionskreislauf eingesetzt.

Azelluläre Matrix: Nach enzymatischer Behandlung mit Trypsin, DNase und RNase konnten im Gegensatz zu frischen unbehandelten Aorten fast keine Zellkerne oder intrazellulären Komponenten in Hämatoxylin-Eosin gefärbten Schnitten der Aortenwand dargestellt werden. Immunhistochemische Färbungen für Endothelzellen (Factor VIII related Antigen, CD-31), für Myofibroblasten (alpha-Actin) und für das alpha-galactosyl-Epitop waren bis auf wenige Ausnahmen negativ. Rasterelektronenmikroskopische Aufnahmen zeigten, daß die Endotheldeckschicht vollständig entfernt worden war. Freiliegende Fasern der extrazellulären Matrix mit Zwischenräumen von 1 µm bis 10 µm waren sichtbar. Immunhistochemisch bestand diese Matrix hauptsächlich aus kollagenen und elastischen Fasern. Weiterhin waren die dezellularisierten Konduits makroskopisch in bezug auf Steifheit und Elastizität mit den nativen Gefäßen vergleichbar.

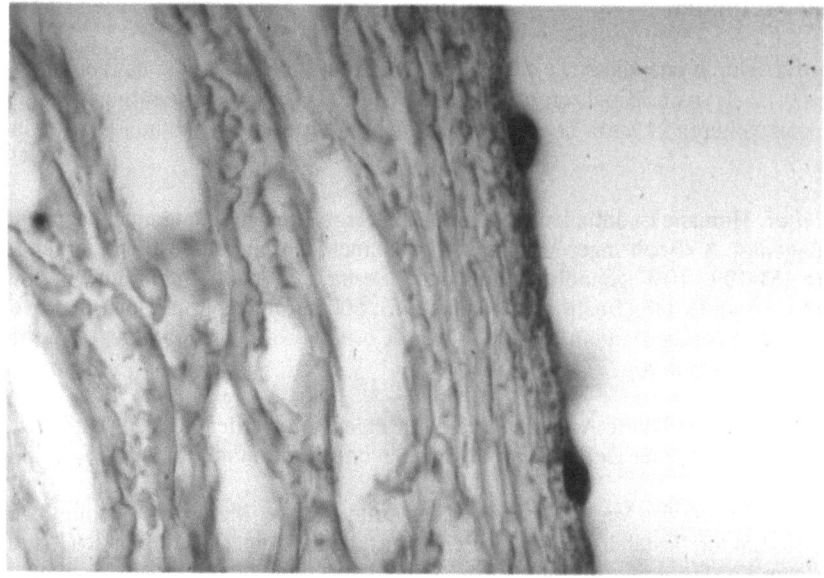

Abb. 1. Dezellularisierte porcine Aorta thoracica nach Besiedlung mit venösen Endothelzellen für 120 min. Repräsentativer Ausschnitt aus CD-31-positiven humanen Endothelzellen im Lumen nach 120 min Perfusion. Die Zellen bilden einen Monolayer auf der dezellularisierten Matrix und erscheinen abgeflacht. Es ist kein Einwachsen der Zellen in die Matrix zu beobachten

Endothelzellbesiedlung: Die Zelldichte nach Aussaat betrug $121\,000 \pm 24\,000$ Zellen/cm^2. Die mikroskopische Evaluation 120 min nach der Aussaat konnte CD-31-positive Endothelzellen auf der dezellularisierten Matrix nachweisen. Die Rasterelektronenmikroskopie zeigte abgerundete und spreitende Endothelzellen, die die luminale Fläche des Grafts bedeckten.

Perfusion: Die Aortenkonduits erschienen im Perfusionskreislauf makroskopisch intakt. Die Konstrukte hielten unter pulsatilem Fluß in vitro einem Druck von 180 mm Hg stand. Es erfolgte eine Abflachung der Endothelzellen, die inselförmige Monolayer auf der Oberfläche ausbildeten. Ein Einwandern von Zellen in die Matrix konnte nicht gezeigt werden (Abb. 1).

Diskussion

Keines der derzeit zur Rekonstruktion und den Ersatz von Gefäßen zur Verfügung stehenden Materialien (autologe Vene oder Arterie, ePTFE, Dacron, etc.) kann als ideal bezeichnet werden. Ein Gefäßkonduit, hergestellt mit Hilfe von Techniken des Tissue-Engineering aus autologen Zellen und einer biokompatiblen Matrix, mit einem Potential zum Remodeling oder gar zum Größenwachstum könnte eine Option darstellen. Im Zentrum des hier vorgestellten Konzeptes steht die azelluläre Matrix, die initial die Struktur und die Stabilität des gezüchteten Gefäßes vorgibt. Der Enzym-Extraktionsprozeß entfernt fast vollständig alle Zellen aus der Matrix. Durch das Fehlen von fremden Zellen und (xenogenen) zellulären Antigenen, z. B. dem alpha-galactosyl-Epitop, ist die immunologische Potenz des resultierenden Hybrids als gering anzusehen. Desweiteren existiert für die verbleibenden Matrixkomponenten Kollagen, Laminin, Elastin (und Proteoglykane) eine weitgehend Homologie zwischen den Spezies Mensch und Schwein, was im Falle einer Implantation eine kritische entzündliche oder immunologische Reaktion unwahrscheinlich werden läßt.

Anders als bei Zellextraktionsmethoden mit Detergentien, die eine Re-Endothelialisierung in vivo und in vitro negativ beeinflussen, werden in dieser Arbeit biologische Enzyme mit begrenzter Toxizität verwendet. Die Wirkung von Trypsin beispielsweise wird in Anwesenheit von Serum antagonisiert, welches zusätzlich zum Zeitpunkt der Implantation (Blutkontakt mit der Matrix) eine systemische Reaktion auf den Graft begrenzen kann. Viele Ansätze auf dem Gebiet des Tissue Engineering basieren auf biodegradablen synthetischen Gerüsten. Diese können selbst thrombogen sein oder eine Fremdkörperreaktion hervorrufen, insbesondere dann, wenn sie zum Zeitpunkt der Implantation noch nicht vollständig aufgelöst sind [2].

Die azelluläre Matrix stellt ein komplex angeordnetes Aggregat aus einer Anzahl verschiedener Makromoleküle dar, deren strukturelle Integrität und funktionelle Komponenten von Bedeutung für den Erhalt der normalen Gewebearchitektur, für die Entwicklung, die mechanischen Eigenschaften und die Funktion des Gewebes sind. Unsere licht- und elektronenmikroskopischen Ergebnisse weisen darauf hin, daß die Struktur nach Enzymbehandlung weitgehend erhalten bleibt. Die Integrität der Matrix spielt weiterhin eine Rolle bei der Zelladhäsion. Dies ist von nicht geringer Bedeutung, da gegenwärtig keine unerschöpfliche Quelle für menschliche Endothelzellen zur Verfügung steht, die verläßlich eine konfluente Besiedlung größerer Areale ermöglicht. Die z. Z. propagierten Methoden zur Gewinnung von Endothelzellen sind sehr unterschiedlich und empirisch, so daß in der Vergangenheit viele klinische Studien mit nur unzureichend definiertem experimentellem Hintergrund durchgeführt wurden [3]. Nichtsdestoweniger ist die Endothelialisierung weiterhin einer der vielversprechendsten Ansätze zur Reduzierung der Thrombogenizität und Immunogenität eines jeden kardiovaskulären Implantates [1].

Das vorgestellte Konzept zum Tissue Engineering von vaskulären Strukturen besitzt viele Charakteristika eines normalen Blutgefäßes. Das Fehlen von synthetischen Komponenten könnte eine vollständige Integration des Konstruktes in den Empfängerorganismus als wirklich stabiles Gefäß ermöglichen. Es muß sich zeigen, ob die azelluläre Matrix mit der Zeit von einem Allograft in ein Implantat mit primär autologem, sich selbst erneuerndem und lebendem Gewebe umgewandelt werden kann. Dies erfordert ein Einwachsen von Fibroblasten und glatten Muskelzellen in die dezellularisierte Matrix entweder in vivo aus dem umliegenden Gewebe oder in vitro durch kultivierte Zellen. In zukünftigen In-vivo-Experimenten muß nun die Biokompatibilität (Inflammation, Thrombogenizität, Induktion von Zellwachstum, Intimahyperplasie und Kalzifizierung) derartig hergestellter Hybrid-Prothesen genauer untersucht werden.

Literatur

1. Lehner G, Fischlein T, Baretton G, Murphy JG, Reichart B (1997) Endothelialized heart valve prostheses in the non-human primate model. Eur J Cardiothorac Surg 11(3): 498–504
2. Mazur C, Tschopp JF, Faliakou EC (1994) Selective alpha IIb beta 3 receptor blockage with peptide TP9201 prevents platelet uptake on Dacron vascular grafts without significant effect on bleeding time. J Lab Clin Med 124(4): 589–599
3. Mosquera DA, Goldman M (1991) Endothelial cell seeding. Br J Surg 78: 656–660
4. Niklason LE, Langer RS (1997) Advances in tissue engineering of blood vessels and other tissues. Transpl Immuno 5(4): 303–306
5. Shinoka T, Shum-Tim D, Ma PX (1998) Creation of viable pulmonary artery autografts through tissue engineering. J Thorac Cardiovasc Surg 115(3): 536–545; discussion 545–546

Thoraxchirurgie

Funktionelle Resultate nach bilateraler thorakoskopischer Lungenvolumenreduktionschirurgie beim Emphysem

U. Stammberger[1], J. Hamacher[2], K. E. Bloch[2], R. A. Schmid[1], E. W. Russi[2] und W. Weder[1]

[1] Department Chirurgie und [2] Departement Innere Medizin, Universitätsspital Zürich, Rämistraße 100, CH-8091 Zürich

Functional Outcome Following Bilateral Thoracoscopic Lung Volume Reduction Surgery in Emphysema

Summary. We investigated functional results, complications and survival of patients undergoing bilateral video-assisted thoracoscopic (VAT) lung volume reduction surgery (VRS) for severe, diffuse pulmonary emphysema [FEV_1 28 ±0.8 (% pred.), RV/TLC 0.65 ±0.01, 12′ walking distance 499 ±21 (m)]. From January 1994 to March 1998, 106 of 286 candidates were operated, 85 patients (mean age 64, range 38–78 years, 30 females) fulfilled the study criteria and were included in the prospective study. Hyperinflation decreased to an RV/TLC ratio of 0.51 ±0.01 after 3 months and 0.55 ±0.02 after 24 months, FEV_1 increased to 43 ±1.6 (% pred.) after 3 months and 35 ±2.3 (% pred.) after 24 months, and the 12′ walking distance was 687 ±29 (m) 3 months postoperative and 626 ±44 (m) after 24 months.

Einleitung

Die chronische obstruktive Lungenerkrankung (COPD) ist eine der häufigsten Krankheiten und führt in fortgeschrittenen Stadien des Emphysems zu einer erheblichen Lungenüberblähung und Obstruktion. Die Patienten leiden unter starker Dyspnoe und teilweise invalidisierender Einschränkung der körperlichen Leistungsfähigkeit.

Bisher konnte die Chirurgie mit Ausnahme der Bullektomie bei solitären Bullae-Patienten mit starkem Emphysem nur die Transplantation anbieten. Spenderorgane sind jedoch knapp, die Prognose nach Lungentransplantation mäßig gut, und viele Patienten mit Lungenemphysem sind zu alt für diesen Eingriff. Hier bietet sich die chirurgische Lungenvolumenreduktion an. Die Operationstechnik wurde vor fast 40 Jahren von O. C. Brantigan konzipiert [1], wird aber erst seit der wegweisenden Arbeit von Joel D. Cooper [2] seit 1993 wieder erfolgreich an verschiedenen thoraxchirurgischen Zentren eingesetzt.

Brantigans Konzept basierte auf der Überlegung, daß die Resektion von zerstörtem, an der Lungenüberblähung maßgeblich beteiligtem Lungengewebe zu einer verkleinerten Restlunge mit konsekutiver Verbesserung der Zwerchfell- und Brustwandmechanik sowie durch eine Erhöhung des „elastic recoil" zu einer Verringerung der obstruktiven Ventilationsbehinderung führt.

In einer prospektiven Studie untersuchen wir seit 1994 Selektionskriterien, chirurgisch-technische Aspekte inklusive peri- und postoperative Komplikationen, Mortalität sowie die funktionellen Resultate der bilateralen thorakoskopischen Volumenreduktion.

Patientenselektion

Die Selektionskriterien basieren auf den von Cooper [2] publizierten Kriterien und wurden aufgrund unserer eigenen Erfahrungen modifiziert [3].

Wichtigstes Einschlußkriterium ist eine subjektiv bedeutsame Einschränkung mit Dyspnoe bereits bei geringer Anstrengung oder in Ruhe. Die Überblähung sollte mit einem Residualvolumen von mehr als 200% des Solls ausgeprägt sein, ebenso die Obstruktion mit einer Erstsekundenkapazität (FEV_1) unter 35% des Sollwertes. In der Computertomographie soll das Emphysem eindeutig diagnostizierbar sein. An vielen Zentren werden nur Patienten mit heterogenem Emphysembefall operiert; wir konnten jedoch zeigen, daß, wenn auch in geringerem Maße, Patienten mit homogener Emphysemmorphologie von einer Lungenvolumenreduktion profitieren [4].

Bedeutsame Ausschlußkriterien sind eine relevante koronare Herzkrankheit und eine pulmonalarterielle Hypertonie mit einem Mitteldruck von mehr als 35 mm Hg in Ruhe. Ein Patient ist abzulehnen, wenn es Hinweise auf eine zu weit fortgeschrittene Erkrankung gibt, wie ein Transferfaktor für Kohlenmonoxid (DL_{CO}) von weniger als 20% des Solls, eine Erstsekundenkapazität von weniger als 15% des Sollwertes, und eine Hyperkapnie ($PaCO_2$ > 55 mm Hg). Der Patient sollte seit mindestens sechs Monaten tabakabstinent sein. Sakkuläre Bronchiektasien oder Pleuraverschwartungen sowie Zeichen eines floriden Infektes sind ebenfalls Gründe für einen Ausschluß.

Operatives Vorgehen

Während viele Gruppen den offenen Zugangsweg mittels medianer Sternotomie oder, nur selten gebräuchlich, bilateraler Thorakotomie bevorzugen, ist bei uns ein videoassistiertes thorakoskopisches Vorgehen üblich. Die Resektionsgrenzen werden anhand des HR-Computertomogramms, Perfusionsszintigramms sowie des intraoperativen Befundes festgelegt. Patienten mit hauptsächlichem Befall der Oberlappen werden in Rückenlage operiert, wobei die weniger schwer betroffene Seite zuerst angegangen wird. Findet sich der Hauptbefund in den Unterlappen, wie typischerweise beim homozygoten α1-Proteaseninhibitormangel, oder posterior, wird der Patient in Seitenlage operiert und nach Beenden des Eingriffes auf der ersten Seite umgelagert [3].

Drei 11,5-mm-Trokare werden im 6. bis 8. Intercostalraum (ICR) plaziert, und ein vierter Trokar mit 5,5 mm Durchmesser im 4. ICR. Ein 10-mm-Thorakoskop mit einer 25°-Optik wird eingesetzt. Vorhandene Adhäsionen werden vorsichtig gelöst. Dann wird mittels sukzessiver Applikation des Staplers (ELC 45, Ethicon Endosurgery) extraanatomisch ca. 25–30% des Volumens der jeweiligen Seite reseziert. Bei Oberlappenprädominanz des Emphysemes wird typischerweise die Resektion am Übergang der Basis der Lingula respektive des Mittellappens zum anterioren Oberlappensegment begonnen und dann nach dorsolateral fortgesetzt. Das Resektat erhält so die Form eines Hockeyschlägers. Bei Patienten mit Befall vor allem der Unterlappen werden die basalen Unterlappensegmente, teilweise unter Mitnahme von emphysematös veränderten Anteilen von Lingula und Mittellappen, reseziert.

Nach Beendigung des Eingriffes werden pro Seite je zwei Thoraxdrainagen durch die Trokareintrittsstellen eingebracht. Postoperativ wird ein geringer Sog von -10 cm H_2O appliziert und im weiteren Verlauf auf Heimlich-Ventile gewechselt.

Die Patienten werden im Operationssaal extubiert und zur Beobachtung für ein bis zwei Tage auf die Intensivstation gebracht. Perioperativ wird für 4 Tage eine Antibiotikaprophylaxe eingesetzt. Die Schmerztherapie erfolgt obligat mittels Epiduralanästhesie.

Resultate

Seit Anfang 1994 haben wir 286 Patienten für diesen Eingriff evaluiert. Von diesen unterzogen sich insgesamt 106 einer Volumenreduktion. 85 Patienten, allesamt ehemalige Raucher, mit einem medianen Alter von 64 (38–78) Jahren, davon 30 Frauen, erfüllten die Einschlußkriterien der prospektiven Studie, deren Resultate im weiteren Verlauf dargestellt werden. Eingeschlossen sind 11 Patienten mit homozygotem α1-Proteaseninhibitormangel.

Ein Patient verstarb in der perioperativen Phase am siebten postoperativen Tag. Es handelte sich um eine funktionell äußerst eingeschränkte Patientin, die die primär angebotene Lungentransplantation ebenso wie intensivmedizinische Therapie aus religiösen Gründen ablehnte. Bei einem medianen Nachbeobachtungszeitraum von 508 Tagen verstarben weitere 9 Patienten der Studienpopulation (3 Lungenembolie, 2 Suizid, 1 Pneumonie, 1 respiratorisches Versagen, 2 unbekannt). Ein Patient wurde im weiteren Verlauf unilateral, ein weiterer bilateral lungentransplantiert.

Komplikationen in der postoperativen Phase waren 15 bakterielle Pneumonien, ein Patient bedurfte der Reintubation und mechanischen Ventilation für 15 Tage. 7 Pneumothoraces, 2 Hämatothoraces und eine Perforation eines Ulcus duodeni traten auf.

Die mediane Drainagedauer betrug 8 (3–48), die mediane Hospitalisationsdauer 12 (5–51) Tage.

Eindrücklich ist die von den Patienten angegebene Besserung der Dyspnoe, die mittels der MRC-Skala von 0 (keine Einschränkung durch Dyspnoe) bis 4 (Atemnot bereits beim Ankleiden) erfaßt wurde. Ebenso findet sich eine deutliche Besserung in Parametern der Lungenfunktion und der körperlichen Leistungsfähigkeit (s. Tabelle 1). Die funktionale Verbesserung in unseren Patienten ist mit denen anderer Gruppen gut vergleichbar und besser als bei unilateraler Vorgehensweise [5].

Die Blutgase werden nur geringfügig verbessert, die Diffusionskapazität für Kohlenmonoxid wird von dem Eingriff nicht signifikant tangiert. Dies deutet darauf hin, daß kein am Gasaustausch teilnehmendes Gewebe reseziert wurde, oder daß dieser Effekt wenigstens durch Dekompression vorher komprimierter Lungenanteile aufgewogen wird.

Kumulativ verweigerten 6 Patienten die Teilnahme an Nachuntersuchungen. Da es naheliegend ist, daß eher Patienten mit geringem Operationserfolg Nachkontrollen verweigern, untersuchten wir, ob sich diese Kohorte präoperativ und 3 Monate nach Operation signifikant von der Gesamtstudienpopulation unterschied. Bezüglich Alter, Geschlechtsverteilung, präoperativem Status und Verbesserung drei Monate postoperativ ist dies nicht der Fall. Ebenso zeigt der Vergleich zwischen den im weiteren Verlauf Verstorbenen mit der Gesamtstudienpopulation allenfalls einen Trend dahingehend, daß die Gruppe der Verstorbenen initial etwas schlechter war und sich auch weniger nach dem Eingriff verbessert hat, jedoch keine statistisch signifikanten Unterschiede.

Tabelle 1. Lungenfunktion, Dyspnoe-Score (MRC) und körperliche Leistungsfähigkeit

	präop.	3 Monate	6 Monate	12 Monate	18 Monate	24 Monate
n	85	74	69	49	32	23
kum. Todesfälle		2	2	5	8	9
kein follow-up	–	–	–	2	5	6
FEV$_1$ [%]	28±0,8	43±1,6[c]	40±1,8[c]	38±2,0[c]	40±2,6[c]	35±2,3[c]
RV/TLC	0,65±0,01	0,51±0,01[c]	0,53±0,01[c]	0,53±0,01[c]	0,53±0,02[c]	0,55±0,02[c]
MRC Score	3,6±0,1	1,6±0,1[c]	1,6±0,1[c]	1,5±0,1[c]	2,0±0,2[c]	2,0±0,2[c]
12'-Gehtest [m]	499±21	701±22[c]	703±25[c]	706±27[c]	654±39[b]	626±44[a]

(Mittelwert±SE); [a] $p<0,05$, [b] $p<0,01$, [c] $p<0,001$ (ANOVA) versus präoperative Werte; MRC: Modified Medical Research Council Dyspnea Score

Literatur

1. Brantigan OC, Kress MB, Mueller EA (1961). Dis Chest 39: 485–501
2. Cooper JD, Trulock EP, Triantafillou AN et al (1995). J. Thorac Cardiovasc Surg 109: 106–119
3. Stammberger U, Thurnheer R, Bloch KE et al (1997). Eur J Cardiothorac Surg 11: 1005–1010
4. Weder W, Thurnheer R, Stammberger U et al (1997). Ann Thorac Surg 64: 313–320
5. McKenna RJ Jr, Brenner M, Fischel RJ et al (1996). J Thorac Cardiovasc Surg 112: 1331–1339

Nachweis unerwarteter extrathorakaler Metastasen beim präoperativen Staging des nicht kleinzelligen Bronchialkarzinoms (NSCLC) mittels Positronenemissionstomographie (PET)

R. A. Schmid[1], S. Hillinger[1], H. Bruchhaus[2], H. C. Steinert[2], G. K. von Schulthess[2], F. Largiadèr[1] und W. Weder[1]

[1] Departement Chirurgie und [2] Departement Radiologie, Abteilung Nuklearmedizin, Universitätsspital Zürich, Rämistraße 100, CH-8091 Zürich

Detection of Unknown Extrathoracic Metastases by Positron Emission Tomography (PET) in Non-Small Cell Lung Cancer (NSCLC)

Summary. Accurate staging of non-small cell lung cancer (NSCLC) is essential for subsequent treatment. This study was designed to evaluate the value of FDG-PET in detecting unexpected extrathoracic metastases (ETM) in patients with NSCLC qualifying for surgical treatment based on conventional staging. One hundred patients with stage IIIa or less were included and underwent clinical evaluation, chest and upper abdominal CT scan, mediastinoscopy, and routine laboratory tests. If clinical signs of EM were present additional diagnostic methods, were applied. A partial body FDG-PET was performed. All findings in the FDG-PET were confirmed histologically or radiologically. Unknown ETM were detected in 13 patients (14%) at 19 sites. Whole-body FDG-PET improves detection of unsuspected ETM in patients with NSCLC otherwise eligible for surgery. Fourteen percent of patients were understaged.

Einleitung

Zur Planung der Behandlungsstrategie für Malignome im allgemeinen und das Bronchialkarzinom im speziellen ist eine differenzierte Stadieneinteilung notwendig.

Eine kurable chirurgische Resektion ist in frühen Stadien des Bronchialkarzinoms (≤T3 N2 M0) möglich. Trotz der radikalen Resektion bleibt jedoch die 5-Jahres-Überlebensrate niedrig (20–40%). Ein Grund hierfür sind unentdeckte extrathorakale Metastasen, welche eine Fehleinschätzung des Tumorstadiums verursachen.

Die Positronenemissionstomographie ist ein etabliertes bildgebendes Verfahren, welches lokale Veränderungen des Glukosestoffwechsels im Gewebe zu erkennen vermag. Es ist bekannt, daß maligne Tumoren einen hohen Glukoseumsatz haben. Diese erhöhte Aktivität kann in vivo durch Gabe des radioaktiv markierten Glukoseanalogons 2-Fluoro-Deoxy-Glukose (FDG) dargestellt werden. Besonders bei Malignomen der Lunge ist der effiziente Nachweis mittels FDG-PET beschrieben [1, 2].

Ziel dieser Studie war ursprünglich, die Sensitivität und Spezifität der Ganzkörper FDG-PET beim mediastinalen Lymphknotenstaging des nicht kleinzelligen Bronchialkarzinoms zu beurteilen. Zusätzlich wurde die Wertigkeit dieser Methode zum Nachweis extrathorakaler Metastasen beim NSCLC untersucht.

Material und Methoden

Im Zeitraum zwischen Februar 1994 und September 1997 wurde bei 107 Patienten, welche zur chirurgischen Therapie vorgesehen waren, eine Ganzkörper-FDG-PET-Untersuchung durchgeführt. Sieben Patienten wurden ausgeschlossen; bei zwei Patienten ergab die definitive Histologie ein kleinzelliges Bronchialkarzinom, bei fünf lagen nur inkomplette Daten vor. Von den verbleibenden 100 Patienten wurden nach der konventionellen Diagnostik zur Stadieneinteilung 94 Patienten als Stadium ≤IIIa und 6 als IIIb eingestuft. Dieses präoperative Staging umfaßte Anamnese und körperlichen Befund, Laborparameter sowie Röntgen-Thorax in zwei Ebenen und CT-Thorax bzw. oberes Abdomen. Bei klinischem Anhalt für Metastasen wurde in allen Fällen eine weiterführende Diagnostik mit Skelettszintigraphie, MRI des Gehirns oder anderen Methoden veranlaßt. Mediastinale Lymphknoten > 1 cm im CT wurden mediastinoskopisch weiter abgeklärt.

Die FDG-PET-Untersuchung (Schädel–Becken) wurde mit einem kommerziell erhältlichen Gerät (Advance; GE Medical Systems, Milwaukee, Wis) unter Verwendung des Ganzkörper-Modus als Standardsoftware durchgeführt. Mit der Aufzeichnung der Emission wurde 40 Minuten nach der (FDG)-Verabreichung (300–400 Mbq) begonnen, die Aquisitionszeit betrug 6 Minuten pro Gesichtsfeld bei einer Untersuchungsdauer von durchschnittlich einer Stunde. Die Interpretation der PET-Bilder erfolgte unabhängig und prospektiv durch einen erfahrenen Nuklearmediziner. Jeder Fokus mit hoher FDG-Aufnahme, vergleichbar der des Gehirns als „Referenz"-Aufnahmewert, und nodulärem Aussehen wurde als maligne angesehen. Alle PET-Befunde wurden mindestens entweder histologisch oder radiologisch bestätigt.

Sämtliche Krankengeschichten wurden auf klinische Anhaltspunkte für Metastasen einschließlich Gewichtsverlust, Schmerz, vergrößerte Lymphknoten und neurologische Symptome durchgesehen. Zusätzlich wurden alle pathologischen Laborparameter erfaßt und mit den PET-Befunden verglichen.

Ergebnisse

Die Wertigkeit des FDG-PET beim mediastinalen Lymphknotenstaging des NSCLC hat sich als sehr hoch erwiesen [3]. Die Sensitivität der FDG-PET betrug 89% gegenüber 57% beim CT. Die Spezifität lag bei 99% (94% im CT) bei einer Richtigkeit von 96% (85% im CT) [3].

Bei 19 von 100 Patienten ergab die PET-Untersuchung den Verdacht auf extrathorakale Metastasen an 24 Lokalisationen (13 Knochen-, 3 Leber-, 4 Nebennieren-, 3 Lymphknoten-, 1 Hirnmetastase). Bei 15 Patienten wurde die Metastasierung in zumindest einer Lokalisation durch andere Methoden bestätigt: Bei sieben Patienten histologisch und bei acht mit konventionellen bildgebenden Verfahren.

Bei vier Patienten wurde der Metastasenverdacht zum Zeitpunkt der ersten klinischen Folgeuntersuchung nicht bestätigt. Bei zwei Patienten bestätigte sich innerhalb von vier Monaten eine Knochenmetastase an der betreffenden Stelle. Ein Patient mit Metastasenverdacht der Nebenniere wurde wegen gesichertem N3-Stadium nicht weiter abgeklärt. Von einem Patienten waren keine Follow-up-Daten verfügbar. Sechs Patienten waren nach der konventionellen Diagnostik aufgrund eines N3-Stadiums als IIIb eingestuft. Alle sechs hatten zusätzlich extrathorakale Metastasen. Von den verbleibenden 94 Patienten im Stadium ≤IIIa wurden mit der PET-Untersuchung bei 13 Patienten extrathorakale Metastasen erfaßt. Patienten mit primärem Adenokarzinom der Lunge hatten am häufigsten ETM (Tabelle 1). Beim Vergleich von N-Stadium und M-Stadium finden sich extrathorakale Metastasen bei 6 (7%) der

Tabelle 1. Vergleich von Histologie und M-Stadium

Histologie	n	M0	M1 gesichert	M1 Verdacht
Plattenepithel-CA	53	47/89%	6/11%	0/0%
Adeno-CA	38	27/71%	8/21%	3/8%
Großzell-CA	9	7/78%	1/11%	1/11%
Gesamt	100	81	15	4

Tabelle 2. N- und M-Stadium aller 100 Patienten vor und nach der PET-Untersuchung. Vor der Ganzkörper-PET schienen lediglich 6 Patienten nicht für die chirurgische Therapie geeignet, nach der PET-Untersuchung waren jedoch 13 zusätzliche Patienten aufgrund neu entdecktem M1-Stadium nicht resektabel

Stadium	vor PET	nach PET
N0/N1 M0	69	63
N2 M0	25	12
N3 M0	6[a]	6
N0/N1 M1	–	6
N2 M1	–	6
N3 M1	–	7

[a] im CT Verdacht, mediastinoskopisch bestätigt

69 Patienten im N0- und N1-Stadium. Von den 25 Patienten im N2-Stadium entdeckten wir bei 7 (28%) extrathorakale Metastasen und bei allen konventionell als N3 eingestuften Patienten wurden ETM bestätigt. Gewichtsverlust, insbesondere >10 kg, korrelierte signifikant mit einer erhöhten Inzidenz von ETM ($p=0,03$). Pathologische Laborparameter ergaben keinen erhöhten Voraussagewert für extrathorakale Metastasierung.

Diskussion

Die hohe Effizienz der FDG-PET beim mediastinalen Lymphknotenstaging des NSCLC wurde im ersten Teil der Studie aufgezeigt [3]. Während hierbei die Mediastinoskopie noch immer die Methode der Wahl darstellt, scheint beim Metastasennachweis die FDG-PET eine mindestens ebensogroße Rolle zu spielen. Tabelle 2 macht deutlich, wie die zusätzliche PET-Untersuchung die Stadieneinteilung der 100 Patienten verändert.

Die konventionellen Staging-Methoden wie CT, MRI und Ultraschall werden hauptsächlich zur Beurteilung ausgewählter anatomischer Regionen angewandt. Die Knochenszintigraphie ist zwar eine sensitive, aber recht unspezifische Methode, und sie erlaubt die Beurteilung nur eines Organsystems.

Im Gegensatz dazu ermöglicht die Ganzkörper-FDG-PET die Untersuchung sämtlicher Körperregionen. Darüber hinaus werden trotz der hohen Inzidenz für Metastasierung beim NSCLC Knochenszintigraphie und CT nicht routinemäßig durchgeführt, da die Wahrscheinlichkeit für einen richtig positiven Befund bei einem asymptomatischen Patienten klein ist [4]. Unsere Ergebnisse zeigen, daß die Ganzkörper-FDG-PET ein M1-Stadium sicher diagnostizieren kann. Demzufolge stellt ein negativer PET-Befund einen hohen Voraussagewert für eine kurable Resektion dar. Dies alles könnte zu dem Schluß führen, die FDG-PET als zur Zeit idealste Screening-Methode zum Metastasennachweis beim NSCLC oder anderer thorakaler Tumoren [5] anzusehen, jedoch ist die praktische Anwendung dieser Methode aufgrund mangelnder Verfügbarkeit und hoher Kosten begrenzt. Basierend auf die Erfahrungen unserer Studien benutzen wir die FDG-PET bei Patienten mit Verdacht auf eine fortgeschrittene Erkrankung wie hohen Gewichtsverlust, lokal fortgeschrittene Erkrankung, solitäre Hirnmetastasen und Lokalrezidiv, welche von einer lokalen Resektion profitieren würden, als zusätzliches Diagnostikum zum Ausschluß von Metastasen. Das Ziel ist es, aufwendige und für den Patienten unzumutbare chirurgische Eingriffe in diesen Hochrisikogruppen zu vermeiden. Wie diese Leitlinien die derzeitige Therapiestrategie und deren Kosten beeinflussen, bedarf weiterer Untersuchungen.

Wir schließen, daß die Ganzkörper-FDG-PET eine ausgezeichnete Methode zum Nachweis unbekannter extrathorakaler Metastasen beim nicht kleinzelligen Bronchialkarzinom ist. 14% unserer Patienten, welche nach konventioneller präoperativer Diagnostik in Stadium IIIa oder weniger eingestuft worden waren, mußten nach der PET-Untersuchung als M1 eingestuft werden.

Literatur

1. Nolop KB, Rhodes CG, Brudin LH, Beaney RP, Krausz T, Jones T, Hughes JM (1987) Glucose utilization in vivo by human pulmonary neoplasms. Cancer 60: 2682–2689
2. Lowe VJ, DeLong DM, Hoffman JM, Coleman RE (1995) Optimum scanning protocol for FDG-PET evaluation of pulmonary malignancy. J Nucl Med 36: 883–887
3. Steinert HC, Hauser M, Allemann F, Engel H, Berthold T, von Schulthess GK, Weder W (1997) Non-small cell lung cancer: nodal staging with FDG-PET versus CT with correlative lymph node mapping and sampling. Radiology 202: 441–446
4. Chin R, Ward R, Keyes JW, Choplin RH, Reed JC, Wallenhaupt S, Hudspeth AS, Haponik EF (1995) Mediastinal staging of non-small cell lung cancer with positron emission tomography. Am J Respir Crit Care Med 152: 2090–2096
5. Block MI, Patterson GA, Sundaresan RS, Bailey MS, Flanagan FL, Dehdashti F, Siegel BA, Cooper JD (1997) Improvement in staging of esophageal cancer with the addition of positron emission tomography. Ann Thorac Surg 64: 770–777

Die videoassistierte Thorakoskopie zur effektiven Palliation maligner Pleuraergüsse. Pleurodese – Pleuroperitonealer Shunt

A. S. Böhle, R. Kurdow und P. Dohrmann

Klinik für Allgemeine Chirurgie und Thoraxchirurgie, Christian-Albrechts-Universität zu Kiel, Arnold-Heller-Straße 7, D-24105 Kiel

Video-Assisted Thoracoscopy for Effective Palliation of Malignant Pleural Effusions: Pleuroperitoneal Shunt – Pleurodesis

Summary. Dyspnea and reduced physical capability mean a significant reduction in quality of life of patients with advanced tumor disease. Video-assisted throacoscopic talc poudrage or alternatively placement of pleuroperitoneal shunts were retrospectively evaluated as procedures for definitive palliation.

Zusammenfassung. Dyspnoe und reduzierte körperliche Belastbarkeit infolge maligner Pleuraergüsse stellen eine erhebliche Einschränkung der Lebensqualität der betroffenen Patienten dar. Die Wertigkeit der videoassistierten thorakoskopischen Talkumpleurodese und der alternativen Applikation pleuroperitonealer Shunts als Verfahren zur dauerhaften Palliation dieses Zustandes wurden im Rahmen einer retrospektiven Untersuchung evaluiert.

Einleitung

Atemnot und die reduzierte körperliche Belastbarkeit infolge eines malignen Pleuraergusses stellen eine erhebliche Einschränkung der Lebensqualität von Patienten mit einem fortgeschrittenen Tumorleiden dar. Die definitive Palliation dieses Zustandes erfordert in Anbetracht der deutlich reduzierten Lebenserwartung dieser Patienten ein suffizientes Therapieverfahren mit kurzer Hospitalisationsdauer und geringer verfahrensbezogener Mortalität und Morbidität.

Patienten und Methodik

36 Patienten, 15 (42%) Männer und 21 (58%) Frauen im Alter von 41–89 Jahren (Durchschnittsalter 65 Jahre), wurden in einem Zeitraum von 18 Monaten aufgrund eines malignen Pleuraergusses operativ behandelt. Dem Pleuraerguß lagen in 7 Fällen primär maligne Neoplasien der Pleura zugrunde, in 29 Fällen handelte es sich um sekundär pleural metastasierte Malignome anderen Ursprungs, wobei das Mammakarzinom mit 14 Fällen am häufigsten beobachtet wurde.

Die Indikation zur operativen Intervention wurde bei zytologischem Nachweis atypischer Zellen im Ergußpunktat oder bei rezidivierenden, klinisch relevanten Pleuraergüssen und bekannter maligner Grundkrankheit gestellt. Bei der Beurteilung der Operabilität der Patienten stellte eine klinische Lebenserwartung von unter 6 Wochen eine *relative* Kontraindikation dar.

Bei gegebener Operabilität erfolgte die Durchführung einer videoassistierten Thorakoskopie mit Ausräumung gekammerter und organisierter Ergußanteile, wobei jeweils ein 10,5-mm-Kameratrokar und ein 5,5-mm-Instrumententrokar Verwendung fanden. Anschließend erfolgte die Luftinsufflation der Lunge. Erschien die Lunge gut entfaltbar, erfolgte die Applikation von 2 g asbestfreien Talkumpuders in die Pleurahöhle, war die Lunge infolge einer metastatischen Besiedlung der Pleura visceralis gefesselt, wurde eine Denver®-Shunt als pleuroperitonealer Shunt appliziert.

Ergebnisse

In einem Zeitraum von 18 Monaten wurden bei 36 Patienten 43 operative Interventionen aufgrund maligner Pleuraergüsse durchgeführt, davon 24 unilaterale thorakoskopische Talkumpleurodesen. Bei 6 Patienten wurden diese bilateral durchgeführt, wobei diese jeweils zweizeitig erfolgten. Bei 5 Patienten erfolgte aufgrund einer gefesselten Lunge die Applikation eines pleuroperitonealen Shunts. Bei einem Patienten applizierten wir einen pleuroperitonealen Shunt nach Talkumpleurodese der kontralateralen Pleurahöhle. Die Operationsdauer betrug 31–90 Minuten, im Mittel 49 Minuten. Die postoperative Hospitalisationsdauer betrug 4–21 Tage, im Mittel 8,1 Tage.

Wir beobachteten 4 (9,3%) verfahrensbedingte Komplikationen (Kontralateraler Pneumothorax intraoperativ, Implantationsmetastase im Trokarkanal 8 Wochen postop, restriktive Ventilationsstörung und prolongierte Parenchymfistel nach Shuntapplikation postoperativ).

Es traten 2 (5,5%) Todesfälle während der stationären Behandlung auf (fulminante Lungenarterienembolie d2, Multiorganversagen bei polytop metastasiertem Tumor d21). Zur Bewertung des initialen Pleurodeseeffektes erfolgte die Beurteilung des letzten Röntgen-Thoraxbildes. War die Lunge komplett entfaltet und bestand kein nachweisbarer Resterguß, wurde das Ergebnis als exzellent beurteilt. Basale Randwinkelergüsse ohne Größenzunahme oder basale Verschwartungen wurden aufgrund des korrelierenden guten klinischen Ergebnisses als befriedigend bewertet, traten direkt postoperativ Rezidivergüsse auf, so wurde das Ergebnis als unbefriedigend bewertet. Demzufolge hatten 17 (47%) Patienten einen exzellenten Pleurodeseerfolg, 16 (42%) ein befriedigendes Therapieergebnis und 4 (11%) ein unbefriedigendes Therapieergebnis.

In der Gruppe der pleuroperitonealen Shunts beobachteten wir keine initiale Shuntdysfunktion, 5 von 6 Patienten gaben eine deutliche Besserung der Atembeschwerden an.

Alle Patienten wurden klinisch nachverfolgt (follow up=100%). In der Gruppe der Pleurodesepatienten ($n=30$) betrug der Nachbeobachtungszeitraum 1–15 Monate. 12 Patienten verstarben, die mittlere Überlebenszeit (MÜZ) betrug 4 Monate, 18 Patienten lebten, MÜZ 7,2 Monate. Es wurden 5 (15%) Rezidive beobachtet, die im Mittel nach 4,2 Monaten auftraten. In der Gruppe der pleuroperitonealen Shunts ($n=6$) betrug der Nachbeobachtungszeitraum 1–6 Monate. 3 Patienten verstarben, MÜZ 4,1 Monate, 3 Patienten lebten, MÜZ 3 Monate. Es wurden keine Shuntdysfunktionen beobachtet.

Diskussion

Atemnot und reduzierte körperliche Belastbarkeit stellen eine erhebliche Einschränkung der Lebensqualität der Patienten mit metastasiertem Tumorleiden dar. Die videoassistierte thorakoskopische Talkumpleurodese stellt ein effektives Verfahren zur Palliation dieses Zustandes dar, wie 89% initial erfolgreiche Pleurodesen belegen. In 4 Fällen war die Talkumpleurodese initial nicht erfolgreich, was wir aber nicht der Methode, sondern der fortgeschrittenen pleuralen Metastasierung zuordnen. Diese Beobachtung wird belegt durch die Tatsache, daß die mittlere Überlebenszeit dieser Patienten nur 8 Wochen betrug. Auch das Auftreten von Rezidiven stellt vor allem einen Ausdruck des Tumorprogresses dar, denn kein Patient lebte nach Diagnose des Ergußrezidives länger als 8 Wochen.

Im Falle einer bereits gefesselten Lunge durch eine Tumorbesiedlung der Pleura visceralis stellt die Applikation eines pleuroperitonealen Shunts ein effektives Verfahren zur dauerhaften Drainage der Pleurahöhle und zur Prophylaxe kompressionsbedingter Minderbelüftungen der Lunge mit konsekutiver Pneumonie dar. Wir beobachteten keine Shuntdysfunktionen während des Nachuntersuchungszeitraumes, was wir aber aufgrund der geringen Fallzahl als nicht repräsentativ erachten. Andere Autoren [1] berichten von Shuntdysfunktionsraten bis zu 12%. Die Applikation pleuroperitonealer Shunts beinhaltet die Möglichkeit einer peritonealen Aussaat von Tumorzellen. Vergleicht man die mittlere Überlebenszeit von Patienten mit einem malignen Pleuraerguß von 3,5 Monaten [2] mit der unserer Patienten, so scheint dieses aber keinen relevanten Einfluß auf die Überlebenszeit zu haben.

Der Anteil verfahrensbedingter Komplikationen von 9,3% und eine Letalität von 5,5% innerhalb der ersten 30 Tage erscheinen für ein minimal-invasives Verfahren vergleichsweise hoch, jedoch ist zu bedenken, daß bei allen Patienten ein fortgeschrittenes, inkurables Tumorleiden als Grundkrankheit bestand, was per se eine erhöhte Morbidität bedingt. Ähnliche Beobachtungen schildert auch Viallat [3] in einer Analyse von 360 Patienten. Die videoassistierte thorakoskopische Talkumpleurodese und die Applikation pleuroperitonealer Shunts stellen ein effektives Verfahren zur dauerhaften Palliation maligner Pleuraergüsse mit akzeptabler verfahrensbedingter Mortalität und Morbidität dar. Je früher diese Maßnahme erfolgt, desto günstiger ist der zu erwartende therapeutische Effekt.

Literatur

1. Petrou M, Kaplan D, Goldstraw P (1995) Management of Recurrent Malignant Pleural Effusions. Cancer February, 75(1): 801–805
2. Weissberg D, Ben-Zeev I (1993) Talc pleurodesis. Experience with 360 patients. J Thor and Cardiovasc Surg, October, 106(4): 689–695
3. Viallat JR, Rey F, Astoul P, Boutin C (1996) Thoracoscopic Talc Poudrage. Pleurodesis for Malignant Effusions. Chest 110, 6, December, 1387–1393

Plastische Chirurgie

Bleibt die Gewebeperfusion nach freier mikrovaskulärer Gewebetransplantation autonom?

H. G. Machens, P. Mailänder, P. Brenner, J. Pasel, J. Liebau, M. Funke und A. Berger

Klinik für Plastische, Hand- und Wiederherstellungschirurgie, Medizinische Hochschule Hannover, Podbielskistraße 380, D-30659 Hannover

Does Tissue Perfusion Stay Autonomous Following Free Microvascular Tissue Transplantation?

Summary. In a prospective study including 60 patients after free latissimus dorsi transfer (FLDT) to the lower leg, we found persistence of pedicle blood flow up to 10 years postoperatively. After uncomplicated FLDT the pedicle supported the flap in all cases, whereas after complicated FLDT (hematoma, thrombosis, infection) we found only 50% of all flaps autonomously perfused by the vascular pedicle.

Zusammenfassung. In einer prospektiven Studie mit 60 Patienten, die seit 1982 in unserer Abteilung einen freien M.-Latissimus-Dorsi-Transfer (FLDT) zur unteren Extremität erhielten, konnten wir bis 10 Jahre postoperativ einen Blutfluß über den Gefäßstiel der Lappen nachweisen. Nach unkompliziertem Verlauf war der Stiel in allen Fällen offen, während postoperative Komplikationen (Hämatom, Thrombose, Infektion) des FLDT nur noch in bis zu 50% der Fälle eine autonome Gewebeperfusion des FLDT über den Gefäßstiel ermöglichten.

Einleitung

Obwohl der freie M.-Latissimus-Dorsi-Transfer (FLDT) seit Jahrzehnten zum festen Bestandteil der chirurgisch-rekonstruktiven Defektdeckung an der unteren Extremität gehört, besteht nach wie vor Unklarheit darüber, ob der Muskellappen postoperativ unabhängig von Neovaskularisationsprozessen aus dem Wundbett (i.e. autonome Lappenperfusion) über seinen Gefäßstiel ernährt wird. In der Literatur wurden bisher nur Einzelfälle mit anekdotenhaftem unterschiedlichem Verlauf beschrieben, bei denen sich aufgrund einer Lappenstieldurchtrennung bis zu 8 Jahren nach FLDT eine Lappennekrose entwickelte oder auch nicht [1–4]. Diese Berichte zeigen, daß es auch Jahre nach FLDT noch von Bedeutung sein kann, den Lappengefäßstiel bei einer erneuten Operation in diesem Gebiet zu schonen.

In dieser klinisch-experimentellen Studie sollte erstmals an einem definierten Patientengut systematisch untersucht werden, ob eine Autonomisierung bis zu 10 Jahren nach FLDT bestehen bleibt oder nicht und ob postoperative Komplikationen sich auf eine mögliche Lappenautonomisierung auswirken können.

Material und Methoden

2 Gruppen (I und II) mit jeweils 30 Patienten wurden gebildet, die seit 1982 in unserer Abteilung einen FLDT nach vergleichbarem posttraumatischen Defekt am Unterschenkel erhalten hatten. In Gruppe I hatten alle FLDT postoperativ einen komplikationslosen Verlauf gehabt, während Gruppe II in allen Fällen revisionsbedürftige postoperative Komplikationen der Lappen (Hämatome, Thrombose in den arteriellen und/oder venösen Stielgefäßen, Infekte) durchgemacht hatte. Einschlußkriterien für beide Gruppen waren: 1. Nichtraucher ohne periphere AVK-Anamnese, 2. Alter 18–50 Jahre, 3. vergleichbarer posttraumatischer Defekt am Unterschenkel ohne präoperative Tumor- oder Strahlenbehandlung, 4. Defektdeckung durch freien muskulokutanen Latissimus-Dorsi-Lappen ohne simultane Koaptation des begleitenden motorischen Nerven und 5. Nachweis von noch mindestens 2 offenen Arteriensystemen für den Unterschenkel postoperativ.

In beiden Gruppen wurden jeweils 3 Untergruppen gebildet, gestaffelt nach dem Alter des FLDT zum Untersuchungszeitpunkt (Gruppe I.I und II.I 4–6 Monate nach FLDT, Gruppe I.II und II.II 4–6 Jahre nach FLDT, Gruppe I.III und II.III 8–10 Jahre nach FDLT).

Für die Messungen wurden zwei verschiedene Meßsysteme verwendet, von denen das eine den Lappengefäßstiel selbst darstellen konnte (Duplex-Scanner; Toshiba/Japan) und das andere die lokale Gewebedurchblutung in der Hautinsel des Lappens sowie in der umgebenden Haut quantitativ bestimmte (Hydrogen-Clearance-Technik (Ameflow®; Ameda/Schweiz). In jeder Untergruppe wurden insgesamt 9 Meßvorgänge nach 3 Phasen aufgeteilt: Phase A ($n=3$) vor, Phase B ($n=3$) während und Phase C ($n=3$) nach manueller Kompression des Lappengefäßstieles. Jeder Meßvorgang dauerte 10 Minuten. Ein 100%iger Verschluß der Stielgefäße in Phase B distal der Kompressionsstelle wurde mittels Duplex-Scanner kontrolliert.

Statistik

Signifikanzen wurden mit Hilfe des Mann-Whitney-U-Testes überprüft. Die Meßwerte wurden als Mittelwerte ± Standardabweichung ausgedrückt, da die Werte um den Median relativ symmetrisch verteilt waren. Auf Signifikanz wurde ab einem Wert von $p<0,05$ erkannt.

Tabelle 1

Phase	Gruppe I.I ($n=10$ Fälle)		Gruppe I.II ($n=10$ Fälle)		Gruppe I.III ($n=10$ Fälle)	
	Lappen	Stiel	Lappen	Stiel	Lappen	Stiel
A	10(+)/ 0(−)	10(+)/ 0(−)	10(+)/ 0(−)	10(+)/ 0(−)	10(+)/ 0(−)	10(+)/ 0(−)
B	0(+)/10(−)[a]	0(+)/10(−)[a]	0(+)/10(−)[a]	0(+)/10(−)[a]	0(+)/10(−)[a]	0(+)/10(−)[a]
C	10(+)/ 0(−)	10(+)/ 0(−)	10(+)/ 0(−)	10(+)/ 0(−)	10(+)/ 0(−)	10(+)/ 0(−)

Tabelle 2

Phase	Gruppe I.I ($n=10$ Fälle)		Gruppe I.II ($n=10$ Fälle)		Gruppe I.III ($n=10$ Fälle)	
	Lappen	Stiel	Lappen	Stiel	Lappen	Stiel
A	10(+)/0(−)	8(+)/ 2(−)	10(+)/0(−)	6(+)/ 4(−)	10(+)/0(−)	5(+)/ 5(−)
B	2(+)/8(−)[a]	0(+)/10(−)[a]	4(+)/6(−)[a]	0(+)/10(−)[a]	5(+)/5(−)[a]	0(+)/10(−)[a]
C	10(+)/0(−)	8(+)/ 2(−)	10(+)/0(−)	6(+)/ 4(−)	10(+)/0(−)	5(+)/ 5(−)

[a] $p<0,001$

Ergebnisse

Alle Patienten tolerierten die Meßvorgänge ohne signifikante klinische Nebenwirkungen oder Komplikationen. In Gruppe I ergaben sich für die Phasen A und C keine signifikanten Unterschiede in der lokalen Lappendurchblutung und auch in der umgebenden Haut. In Phase B jedoch war für alle Untergruppen I.I–I.III eine hochsignifikante ($p<0,001$) komplette Auslöschung der Gewebedurchblutung im Lappen zu verzeichnen, während die umgebende Haut keine Durchblutungsveränderungen aufwies. In Gruppe II dagegen zeigte sich in bis zu 50% der Fälle (II.III) eine persistierende Gewebedurchblutung im Lappen auch während der Phase B. Auch in dieser Gruppe kam es während der Phasen A–C in der umgebenden Haut zu keinen signifikanten Veränderungen der lokalen Durchblutung. Die folgenden Tabellen 1 und 2 geben Aufschluß über die im Einzelnen erhobenen Meßergebnisse.

Literatur

1. Serafin D, Shearin JC, Georgiade NG (1977) The vascularization of free flaps: clinical and experimental correlation. Plast Reconstr Surg 60:233
2. Rothaus KO, Acland RD (1983) Free flap neovascularization: case report. Br J Plast Surg 36:348
3. Fisher J, Wood MB (1984) Late necrosis of a latissimus dorsi free flap: case report. Plast Reconstr Surg 74:274
4. Sadove RC, Kanter MJ (1993) Absent neovascularization in a lower extremity free flap: a case report. J Reconstr Microsurg 9:5

Mittelfristige Resultate nach STT-Arthrodese zur Behandlung der aseptischen Lunatumnekrose im Stadium IIIa/b

M. Sauerbier, B. Bickert, S. Kluge, D. Erdmann und G. Germann

Abteilung für Verbrennungen, Plastische und Handchirurgie, Berufsgenossenschaftliche Unfallklinik Ludwigshafen, Ludwig-Guttmann-Straße 13, D-67171 Ludwigshafen

Mid-term Results with STT Arthrodesis in the Treatment of Kienböck's Disease (Stage IIIa/b)

Summary. The mid-term results of 20 cases of Kienböck's disease treated with scapho-trapezio-trapezoid arthrodesis with an average follow-up period of 25 months between 1993 and 1997 are presented. Clinical results were good with regard to pain, grip strength and range of motion; the results with regard to the DASH questionnaire were very good. It can be concluded from this study that STT arthrodesis is a useful procedure for the treatment of Kienböck's disease in stage III.

Einleitung

Seit der Originalbeschreibung durch Kienböck im Jahre 1910 wurden zahlreiche operative und nicht-operative Methoden zur Behandlung der aspetischen Mondbeinnekrose angegeben. Ein wesentlicher Grund ist hierbei sicherlich, daß die Ätiologie dieser häufigsten aseptischen Knochennekrose im Bereich der Hand bis heute noch nicht endgültig gesichert ist. Als Ursache der Erkrankung werden arterielle und venöse Störungen der Gefäßversorgung des Mondbeins vermutet, wobei Gefäßanomalien, Niveauunterschiede der Unterarmknochen und wiederholte Traumen als maßgebliche Auslöser angesehen werden. Die primär wenig spezifischen klinischen Symptome beinhalten Schwellung und Schmerzhaftigkeit des Handgelenkes mit Bewegungseinschränkung und Kraftverlust. Die endgültige Diagnose stützt sich auf röntgenologische Veränderungen des Lunatums, die durch Schichtaufnahmen, Kernspintomographie mit Gadolinium als Kontrastmittel und Computertomographie ergänzt werden können. Als röntgenologische Klassifikation wird im europäischen Sprachraum vorwiegend die Einteilung nach Decoulx [1] angewandt. In der Mehrzahl der Fälle macht sich die Erkrankung erst im Stadium III bemerkbar. Radiologisch zeigt sich zunächst eine Fragmentierung des Os lunatum, in der weiteren Progression bricht es zusammen und verliert an Höhe. Später kommt es zu Lageveränderungen der benachbarten Handwurzelknochen, das Kapitatum verschiebt sich nach proximal, das Skaphoid wird in Palmarflexion gezwungen und es resultiert der Karpuskollaps. Eine Unterteilung des Stadiums III in Veränderungen ohne und mit Karpuskollaps (IIIa/b) nach Lichtman hat sich unter therapeutischen Gesichtspunkten als nützlich erwiesen. Ist die Diagnose aseptische Lunatumnekrose gestellt, kommen entsprechend des klinischen Bildes und dem vorliegenden Stadium unterschiedliche therapeutische Methoden in Frage. In den Stadien I und II dominieren neben der symptomatischen Ruhigstellung die Niveauoperationen wie die Radiusverkürzungs-, Kapitatumverkürzungs- oder Ulnaverlängerungsosteotomie. Sie basieren darauf, daß bei Patienten mit aspetischer Lunatumnekrose oft eine Ulna-minus-Variante gesehen wird, die eine stärkere Belastung des radialen Anteils des Lunatums mit sich bringt. Weiterhin können revaskularisierende Maßnahmen, wie beispielsweise die gefäßgestielte Os-pisiforme Transposition, oder z. B. der gestielte vaskularisierte Radiusspan in Frage kommen. Im Stadium IIIa/b ist die von Watson [4] angegebene STT-Arthrodese neben anderen Optionen wie Entfernung der proximalen Handwurzelreihe, der Skaphoid-Kapitatum-Arthrodese oder als Palliativeingriff der Handgelenksdenervation ein häufig durchgeführtes Operationsverfahren. Die STT-Fusion beinhaltet sowohl rekonstruktive als auch präventive Aspekte. Das häufig palmarflektierte Skaphoid wird aufgerichtet und die Fehlstellung im Radioskaphoidalgelenk, die einen wesentlichen Teil der Schmerzsymptomatik bedingt, beseitigt. Durch die Arthrodese mit dem Trapezium und dem Trapezoideum wird es in seiner Position gehalten, der Karpuskollaps verhindert und das Lunatum entlastet. Eine Restbeweglichkeit des Handgelenks von mindestens 50% bei ca. 60% erhaltener Grobkraft im Vergleich zur Gegenseite kann erwartet werden.

Wenig Daten stehen bisher nach operativer Behandlung der Lunatummalazie über das funktionelle Outcome zur Verfügung.

Operationstechnik

In Plexusanästhesie wird von einem S-förmigen Hautschnitt im Bereich des radialseitigen Handrückens das II. und III. Strecksehnenfach eröffnet und von einer queren Inzision das STT-Gelenk dargestellt. Zunächst erfolgt die Aufrichtung des meist nach palmar flektierten Skaphoids, wobei die Position durch einen passageren Kirschnerdraht in das Kapitatum fixiert werden kann. Danach werden die Gelenkflächen von Trapezium/Trapezoideum und des distalen Skaphoidpols entknorpelt. Als nächstes werden zwei Kirschnerdrähte durch das Trapezium bzw. das Trapezoideum bis zum ehemaligen Gelenkspalt vorgetrieben. Der Defekt wird durch Spongiosa von der Radiuskonsole aufgefüllt, die beiden Kirschnerdrähte weiter

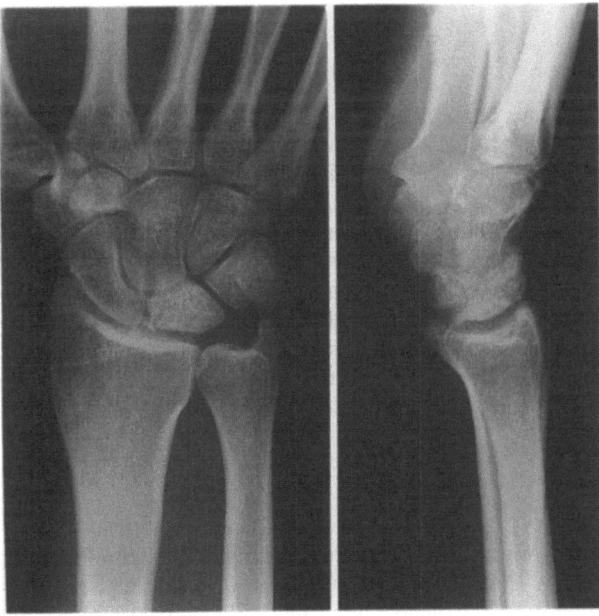

Abb. 1. Röntgenbild eines 23jährigen männlichen Patienten mit aseptischer Lunatumnekrose im Stadium IIIa

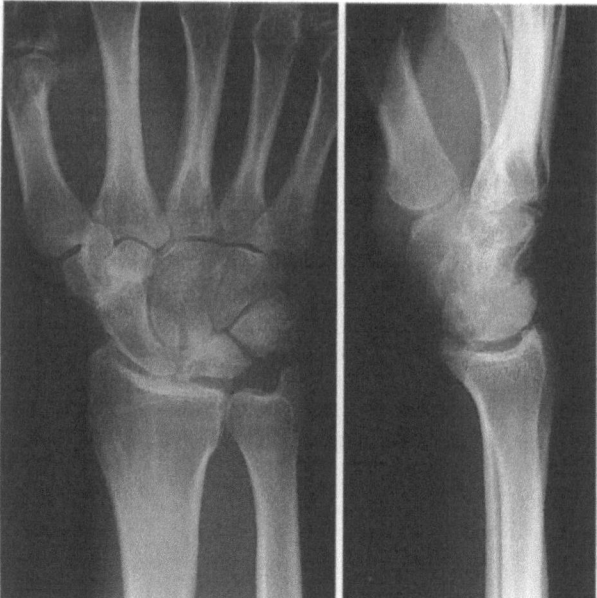

Abb. 2. Röntgenbild 2 Jahre nach STT-Arthrodese beim gleichen Patienten, gute knöcherne Konsolidierung, kein weiterer Karpuskollaps

in das Skaphoid vorgetrieben und subkutan versenkt (Abb. 1, 2). Zum Schluß wird der N. interosseus posterior als schmerzleitender Nerv auf dem Boden des IV. Strecksehnenfaches reseziert. Im Rahmen der postoperativen Nachbehandlung ist eine Ruhigstellung im Unterarmgips für sechs bis acht Wochen erforderlich, dann wird mit krankengymnastischer Übungsbehandlung begonnen. Die Metallentfernung erfolgt nach durchschnittlich zehn Wochen.

Material und Methode

Bei 30 Patienten wurde von Januar 1993 bis September 1997 eine STT-Fusion bei aseptischer Lunatumnekrose im Stadium IIIa/b durchgeführt. 20 Patienten konnten komplett nachuntersucht werden. Neben den klinischen Parametern wie Kraft, Handgelenks- und Fingerbeweglichkeit sowie Schmerz (Visuelle Analogskala 0–100) bzw. Funktion der oberen Extremität wurden die Patienten mittels des neu entwickelten DASH-Fragebogens [2] (Disability of Arm, Shoulder, Hand) über ihre Symptome und die Fähigkeit, bestimmte alltägliche Tätigkeiten auszuführen (Lebensqualität) befragt. Es handelt sich hierbei um einen „Self-Report"-Fragebogen, das heißt, es können subjektive Wahrnehmungen des Betroffenen in bezug auf seinen derzeitigen Zustand erfaßt werden. Der DASH gliedert sich in drei Teile (A Funktion, B Symptomatik, C Spezielle Aktivität). Auf einer Skala von 0–100 bedeutet der Wert 0 keine Beeinträchtigung und der Wert 100 größtmögliche Beeinträchtigung.

Ergebnisse

Von den 20 nachuntersuchten Patienten waren sechs Patienten weiblich, vierzehn Patienten männlich. Das Durchschnittsalter zum Operationszeitpunkt betrug 40 Jahre, die durchschnittliche Nachuntersuchungszeit betrug 25 Monate. Die Dauer der postoperativen Ruhigstellung betrug im Mittel sieben Wochen, die Dauer der Arbeitsunfähigkeit durchschnittlich 3,8 Monate. Auf der verwendeten visuellen Schmerzanalogskala (VAS) von 0–100 lag der

Schmerzwert ohne Belastung postoperativ bei 9,2 Punkten (präoperativ 63), nach Belastung bei 44 Punkten (präoperativ 89). Bei der Messung der Grobkraft mit einem computerisierten JAMAR der Stufe II (Fa. DEXTER™) betrug die Kraft der operierten Seite im Schnitt 27,8 Kg, die Kraft der nicht operierten Seite 42,8 Kg. Der gemessene Wert beim rapid alternierenden Grobgriff ergab 27,8 Kg für die operierte und 70 Kg für die gesunde Seite. Bei der Durchführung des Dreifinger-Spitzgriffs betrug die Kraft an der operierten Hand im Mittel 7,5 Kg, an der Gegenseite 10,1 Kg. Die Handgelenksbeweglichkeit der operierten Seite betrug bei Extension/Flexion durchschnittlich 36/0/41°, bei Ulnar-/Radialduktion 17/0/10°. Die Auswertung des DASH-Fragebogens ergab für Teil A/B einen Wert von 34,35 Punkten. Insgesamt mußten drei Folgeoperationen vorgenommen werden. Bei einem Patienten wurde wegen persistierenden, nicht erträglichen Schmerzen eine Handgelenksarthrodese durchgeführt, bei einem Patienten kam es wegen Pseudarthrosenbildung zu einer Rearthrodese, bei einem weiteren Patienten wurde wegen Impingement zwischen Skaphoid und Processus styloideus radii eine Styloidektomie vorgenommen.

Schlußfolgerung

Die Ergebnisse der Studie zeigen, daß die Resultate hinsichtlich Schmerzreduktion, Kraft und Erhaltung der Beweglichkeit überaus befriedigend sind. Berücksichtigt man, daß bereits präoperativ eine beträchtliche Reduktion der Beweglichkeit und Kraft vorlag, so liegen postoperative Beweglichkeit (60% im Vergleich zur Gegenseite) und Kraft (ca. 65% der nicht operierten Seite) auch aus Sicht des Patienten im akzeptablen Bereich. Vergleichbare Resultate bei 16 Fällen liegen in der Arbeit von Voche und Mitarbeitern [3] vor. Auf das Einbringen einer Silastik-Prothese haben wir wegen den langfristig zu erwartenden Stabilitätsproblemen sowie zu erwartender Synovialitis verzichtet. Watson [4] berichtet bei 28 Patienten mit einer durchschnittlichen Nachbeobachtungszeit von 51 Monaten über noch bessere Resultate hinsichtlich der Funktion des Handgelenks. Allerdings bestand in diesem Patientengut in neun Fällen eine Lunatumnekrose im Stadium II, die restlichen 19 waren im Stadium III erkrankt. Eine genauere Evaluation der postoperativen Lebensqualität liegt bisher hinsichtlich der STT-Arthrodese bei aseptischer Mondbeinnekrose nicht detailliert vor. Vergleicht man die durchschnittlich errechneten 34,35 Punkte im DASH nach STT-Fusion mit der Punktzahl von 50,95 nach Handgelenkarthrodese [5], so zeigt sich eine gute Funktion an der oberen Extremität bei subjektiv guter Lebensqualität.

Die STT-Arthrodese stellt im Stadium III der aseptischen Lunatumnekrose ein Therapiekonzept dar, das sowohl rekonstruktive als auch präventive Überlegungen bei Erhaltung einer ausreichenden Kraft und Beweglichkeit im Handgelenk berücksichtigt und ist daher an unserer Klinik ein Operationsverfahren der ersten Wahl. Aufgrund des mit ca. zwei Jahren noch relativ kurzen Nachbeobachtungszeitraumes sind von unserer Seite noch keine endgültigen Aussagen möglich; wegen des unvorhersehbaren Verlauf in den Stadien I und II sollte die STT-Fusion hier nicht zum Einsatz kommen. Im Stadium IV bevorzugen wir in den meisten Fällen die Handgelenkarthrodese [5].

Der DASH erwies sich in dieser Studienpopulation als ausgezeichnetes Mittel, die Probleme der Patienten mit ihrer Hand bzw. oberen Extremität zu erfassen. Da Rehabilitation eine optimale berufliche und soziale Wiedereingliederung zum Ziel hat, ist es wichtig, den Patienten als selbstreflektierendes Subjekt ernstzunehmen, weil er am besten einschätzen kann, ob er die erwarteten Leistungsanforderungen erfüllt. Der DASH wird mittlerweile routinemäßig zur internen Qualitätskontrolle eingesetzt.

Literatur

1. Decoulx P, Marchand M, Minet P, Razemon JP (1957) La maladie de Kienböck chez le mineur. Etude clinique et pathogenique (1) (avec analyse de 1330 radios du poignet). Lille, Chirurgical 12: 65–81

2. Germann G, Wind G, Harth A (1998) Der DASH-Fragebogen – Ein neues Instrument zur „Outcome"-Evaluation an der oberen Extremität. Handchir Mikrochir Plast Chir, im Druck
3. Voche P, Bour C, Merle M (1992) Scapho–Trapezio–Trapezoid Arthrodesis In The Treatment of Kienböck's Disease. A study of 16 cases. J Hand Surg 17B: 5–11
4. Watson HK, Monacelli DM, Milford RS, Ashmead D (1996) Treatment of Kienböck's Disease With Scaphotrapezio-trapezoid Arthrodesis. J Hand Surg 21A: 9–15
5. Sauerbier M, Kania NM, Kluge S, Bickert B, Germann G (1998) Erste Ergebnisse mit der neuen AO-Handgelenk-Arthrodesenplatte. Handchir Mikrochir Plast Chir, im Druck

Gentechnische Methoden in der experimentellen Xenogenen Nerventransplantation

D. Hebebrand, D. Wagner, N. F. Jones und H. U. Steinau

Klinik für Plastische Chirurgie und Schwerbrandverletzte, Universitätsklinik, DG Kliniken Bergmannsheil, Bürkle-de-la-Camp-Platz 1, D-44789 Bochum

Genetic Engineering Techniques in Experimental Xenogenic Nerve Transplantation

Summary. The ready availability of xenografts and the promising results of genetic engineering both may offer new methods in peripheral xenotransplantation. FK506 and RS61443 are able to prolong survival of nerve xenografts. The incorporation of adenoviral sequences in xenogeneic tissues is possibly a new option for decreasing the toxicity of immunosuppressive drugs and immunogenicity of grafts.

Einleitung

Die besten Behandlungsergebnisse peripherer Nervenverletzungen lassen sich durch die primäre Nervennaht erzielen. Bei großen Nervendefekten kann auf Kabeltransplantate autologer Nervensegmente nur in begrenztem Umfange zurückgegriffen werden, so daß die Frage nach allogenen oder xenogenen Spendern klinische Relevanz besitzt. Die für Xenotransplantate erforderliche Immunsuppression weist eine hohe Toxizität auf, weshalb nicht vitale Indikationen bisher keine therapeutische Option darstellten.

Ziel der hier vorliegenden experimentellen Arbeit war die Evaluierung gentechnischer Möglichkeiten und neuer Immunsuppressiva in einem standardisierten Transplantationsmodell.

Material und Methodik

I. An insgesamt 115 allogenen und xenogenen Nervensegmenten aus dem N. ischiadikus zwischen verschiedenen Paarungen (Hamster/Ratte//ACI-Ratte-Lewis-Ratte//Ratte-Maus) wurde die Wirksamkeit von FK506 und RS61443 überprüft. Zur Evaluierung wurden SSEP, Ganganalysen, histologische und immunhistochemische Parameter erhoben.

II. Gleichzeitig wurden an 36 Tieren die Transfektionsraten und Persistenz adenoviraler Vektoren (ad5βGal) analysiert. Hier erfolgte die Erfassung beider Zielparameter semiquantitativ durch enzymatische Färbemethoden sowie die Polymerasekettenreaktion.

Ia. Immunsuppression mit FK506
Nach Ketanest-Azepromazin-Atropin-Narkose erfolgte die orthotope Transplantation eines 2 cm langen Nervensegmentes (Spender) in die Lücke des Nervus ischiadikus eines Emp-

fängertieres. Als Spender diente im allogenen Transplantationsmodell die ACI-Ratte, im xenogenen Modell der Hamster (Golden Syrian) als Spender, die Lewis-Ratte jeweils als Empfängertier. Am ersten postoperativen Tag wurde eine Immunsuppression mit 2 ml/kg/KG FK506 begonnen. Die Immunsuppression wurde für 3 Monate zweimal wöchentlich durchgeführt. Nach 3, 6 und 11 Monaten wurden an jeweils 5 Tieren o.g. Analysen durchgeführt.

Ib. Immunsuppression mit RS61443

Die Versuchsreihen erfolgten analog zum oben genannten Vorgehen. Die Immunsuppression wurde mit 30 mg/kg/KG RS61443 ebenfalls am ersten postoperativen Tag begonnen.

II. Adenoviraler Vektor (ad5βGal)

In 293-Zellinien wurden replikationsdefekte Adenoviren durch Deletion der E1-Region und Integration einer Expressionskassette (β-Gal) auf Titer von 10^9-10^{11} pfu (plaque-forming units)/ml angesetzt. Unter Ketamin-Azepromazin-Atropin-Narkose wurde in 2 Versuchsreihen ($n=18$) die Nervensegmente der Lewis-Ratte vor orthotoper Transplantation in Balb/C-Mäuse intraneural infiltriert oder der gesamte Hinterlauf perfundiert. In Gefrierschnitten erfolgte nach jeweils 48 Stunden eine Gewebeanalyse durch Färbung und Gegenfärbung (Xgal/Eosin). Bei erfolgreicher Integration des Zielvektors konnte lichtmikroskopisch (20×) eine kräftige Blaufärbung im Zählfeld eruiert werden. Zur Sicherung erfolgte die PCR.

Ergebnisse

Im allogenen Transplantationsmodell unter Immunsuppression mit FK506 und RS61443 konnte nach 3, 6 und 11 Monaten eine hohe Regeneration der Nervenfunktion erzielt werden. Hierbei zeigten sich geringgradig bessere Resultate unter FK506.

Nach xenogener Transplantation waren histologisch und immunhistochemisch vergleichbare Regenerationsvorgänge nur für die Dauer der Immunsuppression (3 Monate) nachzuweisen. Im Anschluß kam es zu einer deutlichen Degeneration und Fibrose. Die Gangbilder dokumentierten die Funktion über den SFI (Sciatic Function Index) und wiesen keinen signifikanten Unterschied zwischen Allograft und Xenograft, wohl aber zum Isograft auf.

Nach adenoviralem Gentransfer konnte in allen Nervensegmenten der Zielvektor aufgezeigt werden. Die Persistenz war intraneural und nach Perfusion vergleichbar. Nach 11 Tagen konnte keine relevante Blaufärbung mehr nachgewiesen werden.

Zusammenfassung

Die relative Indikation xenogener Nerventransplantationen beinhaltet die Einschätzung der klinischen Effektivität und der Toxizität der erforderlichen Immunsuppression. Unsere histologischen und immunhistochemischen Ergebnisse haben eine hohe Effektivität der eingesetzten Immunsuppressiva für allogene Nerventransplantate gezeigt [1]. Die funktionellen Resultate bleiben jedoch hinter den Erwartungen zurück und sind für xenogene und allogene Transplantate vergleichbar unbefriedigend.

Gentechnische Methoden unter Einsatz adenoviraler Vektoren haben eine hohe Transfektionsrate in zahlreichen Studien belegt [2–4] und können möglicherweise eine Veränderung der Immunogenität der Transplantate bewirken. Darüber hinaus ist gerade beim xenogenen Abstoßungsmechanismus eine Einflußnahme auf die humoralen Komponenten im Bereich der Gefäßintima zu erwarten. Die in unserem Experiment erzielten Transfektionsraten und Persistenzen können regenerative Vorgänge begünstigen. Eine immunsuppressive Therapie muß jedoch auf längeren Geweberverbleib aufbauen. Die kombinierte Immunsuppression mit gentechnischen Therapieansätzen und der Einsatz transgener Spendergewebe dürfte zukünftige Akzente setzen.

Literatur

1. Hebebrand D, Zohman G, Jones NF (1997) Nerve xenograft transplantation. Immunosuppression with FK-506 and RS-61443. J Hand Surg [Br], Jun, 22(3): 304–307
2. Drazan KE, Hebebrand D, Shaked A, Jones NF (1997) Gene transfer into nerve and muscle by isolated limb perfusion or during replantation. J Reconstr Microsurg, Aug, 13(6): 383–387
3. Kirshenbaum LA, MacLellan WR, Mazur W, French BA, Schneider MD (1993) Highly efficient gene transfer into adult ventricular myocytes by recombinant adenovirus. J Clin Invest 92: 381–387
4. Le Gal La Salle G, Robert JJ, Berrard S, Ridoux V, Stratford-Perricaudet LD, Perricaudet M, Mallet J (1993) An adenovirus vector for gene transfer into neurons and glia in the brain. Science 259: 988–990

Chirurgische Therapie der Gynäkomastie und ihre Ergebnisse

M. Colombo-Benkmann, B. Buse, J. Stern und Ch. Herfarth

Chirurgische Universitätsklinik, Kirschnerstraße 1 (INF 110), D-69120 Heidelberg

Surgical Treatment of Gynaecomastia and Its Results

Summary. The objective of our study was to evaluate the factors which lead to operative therapy of gynaecomastia for cosmetic or diagnostic reasons and to assess the postoperative results. 100 patients with gynaecomastia underwent subcutaneous mastectomy ($n=98$) or total mastectomy for gynaecomastia through different incisions, with subjectively satisfactory results in 93% of all patients, although cosmetically unsatisfactory results occurred in more than 50% of all patients. Although the surgical objective is achieved by current operative therapy, many patients experience cosmetically unsatisfactory results, which demands the evaluation of other operative strategies with a potentially higher rate of cosmetically adequate results.

Schlüsselwörter: Gynäkomastie – Chirurgische Therapie – Ergebnisse

Einleitung

Der Zunahme des männlichen Brustdrüsenkörpers liegt eine Vielzahl von Ursachen zugrunde. Neben einem physiologischen Auftreten postpartal, pubertär sowie bei Männern jenseits des 60. Lebensjahres, verursachen vor allem hormonelle Störungen und Medikamente eine Gynäkomastie. Außerdem gibt es die idiopathische Gynäkomastie, bei der keine Ursache zu eruieren ist. Eine Klassifizierung der Gynäkomastie kann aufgrund verschiedener Kriterien erfolgen. Nach Simon et al. [1] wird die Gynäkomastie je nach quantitativer Ausprägung in drei Stadien unterteilt. Im Stadium I liegt eine wenig sichtbare Brustvorwölbung ohne Hautüberschuß vor, während im Stadium II eine wohlgeformte Brust mit sichtbarem Brustansatz und im Stadium III eine weiblich geformte Brust mit Submammärfalte, angedeuteter Ptose der Mamille sowie ein Hautüberschuß vorhanden sind. Ferner kann es sich um eine knotige oder diffuse Zunahme des Brustdrüsenkörpers handeln, die uni- oder bilateral auftritt. Eine chirurgische Therapie der Gynäkomastie erfolgt im wesentlichen aufgrund folgender Indikationen. Zum einen besteht vor allem aufgrund des Wunsches des Patienten nach einer Restitution der männlichen Brustkontur eine kosmetische Indikation. Steht im Gegensatz hierzu der Ausschluß einer bösartigen Neubildung im Vordergrund, liegt eine diagnostische Indikation vor. Ziel der vorliegenden Untersuchung war zum einen die Evaluation der postoperativen Ergebnisse primär chirurgisch therapierter Patienten mit Gynäkomastie. Ferner sollte eruiert werden, ob eine Korrelation zwischen Ausprägung, Lateralität sowie Konsistenz der Drüsenzunahme einerseits sowie Art und Umfang der operativen Therapie andererseits besteht.

Patientenkollektiv und Methoden

Von 1986 bis 1995 wurden 100 Patienten mit einem Durchschnittsalter von 31 Jahren (±16 [9–78]) wegen einer Gynäkomastie operiert. Die Untersuchung bestand auf einer retrospektiven Krankenblattanalyse ($n=100$), einer Nachbefragung ($n=81$) sowie einer Nachuntersuchung ($n=33$). Aufgrund der präoperativen Diagnostik, die aus einer klinischen Untersuchung der Brüste, regionären Lymphknoten sowie Hoden und Bestimmung endokriner Parameter, Sonographie und Mammographie bestand, wurden die Patienten in eine Gruppe mit kosmetischer Operationsindikation ($n=70$) mit einem Durchschnittsalter von 26 Jahren (±13 [9–25]), einer Latenz zwischen Erstdiagnose und Operation von 66 Monaten (±60 [3–276]) sowie in eine Gruppe mit diagnostischer Indikation ($n=30$) (Durchschnittsalter 44 Jahre (±17 [15–78]), Latenz 3 Monate ±2 [0,3–6]) unterteilt. Bei 39 Patienten (unilateral $n=31$) lag ein Stadium I, bei 49 Patienten (unilateral $n=20$) ein Stadium II und bei 12 Patienten (unilateral $n=3$) eine Gynäkomastie mit Stadium III vor. An statistischen Vergleichsuntersuchungen wurden F-test, t-test für unverbundene Stichproben und Fisher-Exact-Test angewandt.

Ergebnisse

Bei der Korrelation von Gynäkomastiestadium, Lateralität und Palpationsbefund zeigte sich bei 80% der Patienten mit Stadium I eine unilaterale, noduläre Gynäkomastie, wohingegen bei Stadium II und III eine diffuse bilaterale Brustdrüsenvergrößerung mit 50 bzw. 58% vorlag. Sämtliche Patienten mit unilateraler Gynäkomastie wurden auch unilateral operiert. Patienten mit bilateraler Gynäkomastie wurden, bis auf 8 Patienten, auch bilateral operiert. Bei diesen 8 Patienten lag ein jeweils unterschiedliches Stadium beider Brüste vor, wobei nur die Seite mit dem höhergradigen Stadium operiert wurde. Die Korrelation von Stadium, Palpationsbefund und Operationsindikation ergab eine diagnostische Indikation ausschließlich bei nodulären Veränderungen, wobei hier in 93% ein Stadium I und in 7% ein Stadium II vorlag. Im Gegensatz hierzu überwog die kosmetische Indikation mit 96% in Stadium II und mit 100% in Stadium III. Bei allen bis auf 2 Patienten wurde eine subkutane Mastektomie durchgeführt. Insgesamt wurden 141 Brüste operiert. Die beiden Mammaablationen wurden aufgrund eines im Schnellschnitt diagnostizierten malignen Befundes durchgeführt. Bei allen Patienten mit einer Gynäkomastie Stadium I wurde eine inferiore periareoläre semizirkuläre Schnittführung gewählt, ebenso bei 95% der operierten Brüste mit Stadium II. Erweiterte Zugangswege mit einer lateralen bzw. medialen Erweiterung der vorgenannten Inzision bzw. circumareoläre und submammäre Zugänge wurden ausschließlich bei Gynäkomastiestadium II (7%) und III (76%) gewählt.

Bei 141 operierten Mammae kam es bei je einer Brust zu einer partiellen Mamillennekrose bzw. Nahtdehiszenz und bei 3 Brüsten zu revisionsbedürftigen Hämatomen. Es bestand keine Korrelation zwischen den Komplikationen sowie dem Stadium der Gynäkomastie bzw. Art der durchgeführten Inzision. Bei 8 Brüsten (6%) traten Rezidive auf, bei allen Patienten hatte ein initiales Stadium II bzw. III vorgelegen. Im Gegensatz hierzu bestanden nach einem durchschnittlichen Nachbeobachtungszeitraum von 57 Monaten (±34 [10–222]) folgende unerwünschte Operationsergebnisse, bezogen auf 118 Brüste: Einziehungen der Mamille bei 37%, hypertrophe Narben bzw. Keloide bei 14% und Hypästhesien bei 14%. Unerwünschte Ergebnisse traten überwiegend in den Stadien II (76%) und III (85%) auf, wobei bezüglich der Inzision alle Brüste mit circumareolärem bzw. submammärem Zugang betroffen waren. Im Gegensatz hierzu waren nur 60% der Brüste mit semizirkulärer, subareolärer Inzision hiervon betroffen. Jedoch waren lediglich 7% der Patienten mit dem Operationsergebnis unzufrieden.

Diskussion

Die zur Zeit gängige operative Therapie der Gynäkomastie mit offener Resektion des Brustdrüsenkörpers führt in mehr als 90% zum Operationsziel: Zum einen wird die Restitution der männlichen Brustkontur erreicht bzw. der diagnostische Eingriff führt zur Klärung der Dignität des präoperativen Befundes. Trotz einer geringen Frequenz von Komplikationen, die unter derjenigen anderer Autoren liegt [2], kam es bei einer Vielzahl unserer Patienten zu objektiv unerwünschten Operationsergebnissen, welche die subjektive Zufriedenheit jedoch nicht beeinflußte. Wie von anderen Autoren bereits beschrieben [3], konnten wir in unserem Patientengut die höchste Rate unerwünschter Ergebnisse auch bei höheren Gynäkomastiestadien feststellen. Bezüglich der Rezidive zeigte sich ebenfalls, daß diese ausschließlich in höheren Stadien auftraten. Darüber hinaus konnten wir jedoch feststellen, daß die Art der Schnittführung einen entscheidenden Einfluß auf das kosmetische Operationsergebnis hat. Circumareoläre und submammäre Inzisionen führten in 100% zu unerwünschten Ergebnissen, während die semizirkuläre, subareoläre Inzision in geringerem Umfang betroffen war. Nichtsdestotrotz sind bei kosmetisch indizierten Eingriffen andere Verfahren wie z. B. die Liposuktion daraufhin zu überprüfen, ob hierdurch bessere Operationsergebnisse erzielt werden können. Allerdings bleibt bei diagnostisch indizierten Eingriffen die subareoläre, semizirkuläre Inzision weiterhin das zu favorisierende Verfahren, da nur hierdurch eine für histologische Untersuchungen suffiziente Gewebeentnahme möglich ist und im Vergleich zu anderen Inzisionen die unerwünschten Resultate mit der geringsten Häufigkeit auftreten.

Literatur

1. Simon BE, Hoffman S, Kahn S (1972) Classification and surgical correction of gynecomastia. Plast Reconstr Surg 51: 48–52
2. Babayan R (1989) Die transareomamilläre Schnittführung bei Gynäkomastie. Zentrbl Chir 114: 49–54
3. Deutinger M, Freilinger G (1986) Die Gynäkomastie: Versuch einer Klassifizierung und operative Ergebnisse. Handchir 18: 239–241

Überbrückung langstreckiger Knochen- und Gelenkdefekte durch allogene vaskularisierte Transplantate

G. O. Hofmann, M. H. Kirschner, O. Gonschorek und V. Bühren

BG-Unfallklinik Murnau, Prof.-Küntscher-Straße 8, D-82418 Murnau

Allogeneic Vascularized Grafts in Reconstruction of Diaphysial and Joint Defects

Summary. Three patients with large osseous defects following trauma and infection received vascularized allogeneic femoral diaphyses and five patients vascularized allogeneic total knee joints. From the surgical aspect these transplantations are technically feasible. The remaining problems are of immunological nature; at least in patients with allogeneic synovial joints, lifelong immunosuppression seems to be currently unavoidable.

Einleitung

Im Bereich der Extremitäten können primär traumatisch oder sekundär durch Komplikationen (Infekt, Nekrose, etc.) langstreckige Knochen- und Gelenkdefekte entstehen. Verschiedene Überbrückungsverfahren, meist in Verbindung mit plastisch-chirurgischen Maßnahmen, stehen zur Verfügung, um den drohenden Verlust der Extremität zu verhindern. Die frische, allogene vaskularisierte Transplantation ganzer Knochensegmente und Gelenke ist ein Verfahren, das von vielen Arbeitsgruppen (zitiert in [4]) im Experiment erfolgreich praktiziert und von unserer Gruppe in die Klinik eingeführt wurde.

Patienten und Methodik

Wir berichten über mittlerweile 8 Patienten mit traumatisch bedingten, langstreckigen Defekten an der unteren Extremität, die durch die allogene vaskularisierte Transplantation von Femurdiaphysen (3 Fälle) oder ganzen Kniegelenken (5 Fälle) gliedmaßen- und funktionserhaltend versorgt werden konnten.

Die Transplantate werden im Rahmen von Multiorganspenden gewonnen. Zur In-situ-Perfusion der Spenderextremität verwenden wir 4 l-UW-Lösung. Nach Entnahme und Präparation wird ohne Konservierung sofort transplantiert (CIT: 16–25 Std.).

Die Osteosynthesen erfolgen über Kompressionsmarknägel, die übungs- und teilbelastungsstabil eine sofortige frühfunktionelle Nachbehandlung der rekonstruierten Extremität ermöglichen. Der Gefäßanschluß zwischen Empfänger und Transplantat erfolgt in End-zu-Seit-Technik an den Femoralis-Superficialis-Gefäßen. Die Immunsuppression wird bereits intraoperativ vor der Reperfusion des Organs gestartet. Einer Vierfach-Induktions-Therapie für drei Tage (CyA, AZA, ATG, Cortison) schließt sich eine Zweifach-Erhaltungs-Therapie (CyA, AZA) an.

Zur Evaluierung des Transplantationserfolges dienen verschiedene technisch-diagnostische Verfahren. Die makroskopische Durchblutung des Transplantates und die Anastomose werden initial durch DSA und im weiteren Verlauf durch die Duplex-Sonographie gesichert. Auf der mikrovaskulären Ebene kommt zur Darstellung des Metabolismus im Transplantat die Szintigraphie in SPECT (Single Photon Emission Computed Tomography)-Technik (^{99m}Tc-DPD) zum Einsatz. Konventionelle Röntgenaufnahmen dokumentieren die Osteosynthesen und die zunehmende knöcherne Konsolidierung der Osteotomien zwischen Empfängerknochen und Transplantat. Da ein „spezifischer klinischer Abstoßungsparameter" fehlt, muß ein engmaschiges, cytoimmunologisches Monitoring durchgeführt werden. Ergeben sich dringende Verdachtsmomente für eine akute Abstoßungskrise, wird das Transplantat biopsiert, im Falle der Kniegelenke via Arthroskopie.

Ergebnisse

Vier transplantierte Kniegelenke und zwei Femurdiaphysen heilten gut ein. Bei je einem Patienten mit Femurdiaphyse bzw. einem Kniegelenk kam es unter der zwingenden Immunsuppression zum Wiederaufflammen einer vorbestehenden Infektion, was die Entfernung des Transplantates erforderlich machte. Die verbleibenden Transplantate ermöglichten einen zügigen Belastungsaufbau der betroffenen Gliedmaße. Bei den diaphysären Knochentransplantaten scheint ein schrittweiser Ausstieg aus der Immunsuppression möglich, bei den Ganzgelenktransplantaten erweist diese sich als chronisch unverzichtbar. Unter der Immunsuppression bleiben die Gefäßanastomosen offen und die Transplantate dauerhaft perfundiert. Sechs der sieben Patienten sind mittlerweile schmerzfrei und mit Vollbelastung mobilisiert.

Diskussion

Die allogene vaskularisierte Transplantation von diaphysären Knochensegmenten und ganzen Gelenken stellt ein klinisch neues Therapiekonzept dar. Chiron et al. [1] berichteten erstmals 1990 von einer gefäßgestielten allogenen Femurschafttransplantation am Menschen. Allerdings führten sie keine postoperative Immunsuppression durch, was zu einem Verschluß des Versorgungsgefäßes binnen kürzester Zeit führte. Unter postoperativer Immunsuppression haben wir seit 1994 erfolgreich Femurdiaphysentransplantationen mit Defektüberbrückungen von 12, 14 und 33 cm Länge durchgeführt [2]. Unter Berücksichtigung der entsprechenden Versorgungsanatomie [3] können auch ganze Kniegelenke mit Gelenkkapsel, Streckapparat und allen Gelenk-Binnenstrukturen allogen, vaskularisiert transplantiert werden [4]. Der Eingriff ist technisch-operativ durchführbar und wurde durch unsere Arbeitsgruppe mittlerweile fünfmal durchgeführt [5].

Die allogene Transplantation sollte aufgrund der erforderlichen medikamentösen Immunsuppression dann zur Anwendung kommen, wenn alle anderen herkömmlichen Alternativverfahren ausgeschöpft oder kontraindiziert sind. Konkret bedeutet dies für Defekte an diaphysären Abschnitten der langen Röhrenknochen, daß autologe Transplantationen (Fibula, Beckenspan, Rippe) mit mikrovaskulärem Anschluß, Segmenttransporte durch Kallusdistraktion und konventionelle autologe oder allogene Implantationen von Spongiosa oder cortico-spongiösen Spänen aus verschiedenen Gründen kontraindiziert sind oder nur mit geringer Aussicht auf Erfolg durchgeführt werden könnten. Die Indikation für die vaskularisierte allogene Transplantation eines ganzen Kniegelenkes stellen wir nur dann, wenn nach vollständigem Verlust des Gelenkes ein alloplastischer Ersatz durch Totalendoprothese ausscheiden muß (z. B. fehlender Streckapparat!) und die einzigen Alternativen für den Patienten eine Versteifung unter Inkaufnahme einer erheblichen Verkürzung oder die Amputation auf Oberschenkelniveau wären. Zumindest im Bereich der Ganzgelenke scheint der Preis für den Gliedmaßenerhalt die chronische Immunsuppression des Transplantatempfängers zu sein.

Bei den allogen transplantierten diaphysären Röhrenknochensegmenten ohne synoviale Gelenkanteile erscheint ein Ausschleichen der Immunsuppression nach 2 Jahren vertretbar. Für die Überbrückung langstreckiger Tumordefekte an Knochen und Gelenken muß das Verfahren unter den derzeitigen Möglichkeiten der Immunsuppression gänzlich ausscheiden.

Literatur

1. Chiron P, Colombier JA, Tricoire JL, Paget J, Utheza G, Glock Y, Puel P (1990). Int Orthop 14: 269–272
2. Hofmann GO, Kirschner MH, Bühren V, Land W (1995). Transplant Int 8: 418–419
3. Kirschner MH, Menck J, Hofmann GO (1996). Surg Radiol Anat 18: 263–269
4. Hofmann GO, Kirschner MH, Wagner FD, Land W, Bühren V (1997). Arch Orthop Trauma Surg 116: 125–128
5. Hofmann GO, Kirschner MH, Wagner FD, Brauns L, Gonschorek O, Bühren V (1998). World J Surg 22, (1998) 813–823

Ambulante Chirurgie in der Praxis

Prä- und postoperative Sonographie bei Fingerbeugesehnenrekonstruktionen in der Zone 2

M. Holch, S. Rammelt, B. Pflugk und H. Zwipp

Klinik und Poliklinik für Unfall- und Wiederherstellungschirurgie, Universitätsklinikum Carl Gustav Carus, Technische Universität Dresden, Fetscherstraße 74, D-01307 Dresden

Pre- and Postoperative Sonography in Reconstruction of Zone 2 Flexor Tendon Injuries of the Fingers

Summary. Twenty-five patients with 31 zone 2 flexor tendon injuries were evaluated prospectively by means of high-resolution ultrasonography and clinically. Results were assessed according to Buck-Gramcko's, Strickland's, LMS and TAM score. Ultrasonic findings led to individual modifications (abbreviation or prolongation) of postoperative hand therapy and were helpful in decision making for secondary surgery like tenolysis or secondary repair.

Zielsetzung

Die Frage nach Art und Ausmaß von Nahtdehiszenz oder Adhäsionen als Ursache schlechter Funktion nach Fingerbeugesehnennaht ist Grundlage des weiteren therapeutischen Procedere. Sie ist – von der operativen Exploration abgesehen – bislang nur durch die subtile klinische Untersuchung auf nichtinvasivem Wege lösbar. Die Kontrastmittel-Tenographie der Fingerbeugesehnenscheiden wurde zwar zur Klärung rheumatoider Veränderungen eingesetzt. Sie wird aber zur Darstellung der oft durch ausgedehnte posttraumatische Verwachsungen verlegten Fingerkanäle und auch unter hygienischen Gesichtspunkten im Hinblick auf die später erfolgende Reoperation nach Verletzungen nicht praktiziert. Bisherige Berichte über die Sonographie der Hand beschränken sich auf die Sonomorphologie normaler Sehnenstrukturen und entzündlicher Läsionen, auf die statische Untersuchung der Beugesehnen im Querschnitt ohne Aussage über eine Längsschnittuntersuchung und auf die posttraumatische Beurteilung (im Längsschnitt) von Beugesehnenverletzungen außerhalb der durch ihre topographische Komplexizität gekennzeichneten Zone 2 [2–4]. Mit Einführung hochauflösender Schallköpfe wurden erstmals im dynamischen Untersuchungsgang feinstrukturelle Befunde wie Nahtmaterial und Narbengewebe an Fingerbeugesehnen erhoben. Nach heutiger Erfahrung aus der Anwendung derartiger 5-MHz- bis 13-MHz-Schallköpfen [3, 4] ermöglicht die Sonographiekontrolle der Nachbehandlung eine frühe Beobachtung von Nahtdehiszenzen über das Ausmaß einer quasi physiologischen und funktionell tolerablen Lückenbildung (gap formation) [1] hinaus sowie eine hieraus ableitbare Steuerung der Mobilisierungstherapie. Sekundär können Adhäsionen dynamisch beurteilt und damit die Indikation zur Tenolyse durch Eingrenzung von Zeitpunkt und Umfang objektiviert werden [2, 3].

Hier soll die klinische Verwendbarkeit der hochauflösenden Sonographie zur postoperativen Beurteilung genähter Fingerbeugesehnen in der initialen Mobilisierungsphase sowie zur Differenzierung von Nahtruptur oder Gleitlageradhäsion im weiteren therapeutischen Verlauf untersucht werden.

Material und Methoden

Im Rahmen der prospektiven klinischen Kontrolle eines Kollektivs von 35 Patienten mit 42 Fingerbeugesehnennähten (ausschließlich in der Zone 2 gemäß IFSSH) der Jahre 1995–1997 wurden 25 Patienten (mit 31 Zone-2-Läsionen) sonographisch untersucht (Toshiba SSA-250 mit hochauflösendem 7,5-MHz-Sector-Scanner SMA-736SA, Wasservorlauf). Zunächst Darstellung des Nahtsitus mittels Gel-Vorlaufstrecke am Ende der ersten postoperativen Woche. Die Untersuchung der Beugesehnen-Funktion unter Wasser in Bewegung erfolgte nach sicherer Wundheilung ab Ende der zweiten Woche (bis zur sechsten Woche wöchentlich, bis zur zwölften Woche 2- bis 3wöchentlich). Die dynamische Nachbehandlung mittels einer Spiralfederzugorthese vom Typ „Hilei" folgte dem Washington-Regime. Klinische Bewertung der Behandlungsergebnisse nach Geldmacher als Prognose-Score sowie nach Buck-Gramcko, Strickland, Grossman II, Total Active Motion (TAM) der ASSH und dem Linear Measurement System (LMS) als Outcome-Scores.

Ergebnisse

Reproduzierbare Strukturen sind: FDP-Sehne, FDS-Sehne und -Zügel, palmare Platte, volare Corticalis, Ringbänder, Handbinnenmuskeln, Nahtmaterial (Kernnaht sowie Epitenonnaht) und das Sehnen-Gap (Abb. 1). Die Gleitamplitude ist durch den verbesserten sonographischen Einblick bei Fingerbeugung im Zuge der Unterwasser-Untersuchung wesentlich ausgedehnter beurteilbar als über eine Schallkopf-integrierte Vorlaufstrecke. Als sonomorpho-

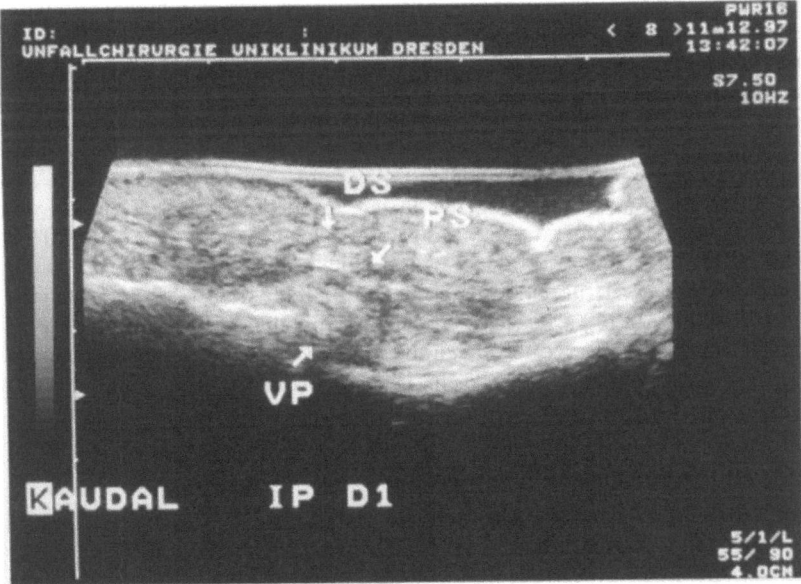

Abb. 1. Flexor-pollicis-longus-Sehne 4 Wochen nach primärer Naht im Längsschnitt. Links Endglied-Corticalis mit knöcherner Absprengung der palmaren Platte (*VP*), distal davon FPL-Insertion, distaler (*DS*) und proximaler Sehnenstumpf mit „gap" (3 mm), Verankerungsschlingen der Kernnaht

logische Veränderungen mit Aussagekraft für den Behandlungserfolg sind folgende Befunde objektivierbar: Sehnenverdickung >5 mm, sanduhrförmige Elongation <4 mm („stretched scar" [6]), gap >3 mm, „Hängen" an Ringband oder Chiasma, Hyporeflexie der Heilungszone, unregelmäßige Echotextur [5]. Dynamisch sonographiert wurde ab dem 7. bis 9. postoperativen Tag mit folgenden Befunden: Sehnenverdickung auf Nahthöhe, Gleitverhalten unter Ringbändern, Differenzierung von FDP und FDS, Dehiszenz der genähten Stümpfe mit einem echoarmen „gap" (2–6 mm) und die entzündliche (subcutane) Weichteildeckung. Einfluß auf den Gang der Behandlung: in Abhängigkeit von der sonographisch erkennbaren „gap formation" ab der 4. Woche Beschleunigung oder Verzögerung des Übungsregimes (z. B. Aufnahme der aktiven Beugung um 1 Woche verzögert bei gap >3 mm, bzw. 1 Woche früher bei sonographisch klarer Stumpfadaptation). Nicht sonographisch überwachte Patienten derselben Gruppe ($n=10$) zeigten eine FPL- und FDP-Nahtruptur nach der 2. bzw. 4. Woche. Die Lokalisation der Stümpfe und die Ausdehnung ihrer Adhäsionen im Fingerkanal waren sonographisch darstellbar, und somit das Ausmaß der Freilegung zum zweizeitigen Ersatz planbar. Die Differenzierung Adhäsion/Ruptur erleichterte in einem Fall sekundärer Naht die Planung der späteren Tenolyse. Die Dauer der Untersuchung beträgt für einen verletzten Finger 15 bis 20 min einschließlich Längs- und Querschnitten, statischer und dynamischer Untersuchung und Vergleich mit gesunden Fingern. Bei einem durchschnittlichen Prognose-Score von 3,9 Punkten war in der Gesamtpopulation im Schnitt ein befriedigendes Behandlungsergebnis zu erwarten. Diese Erwartung wurde durch die ermittelten Werte der Ergebnis-Scores bestätigt: Geldmacher 11,2 Punkte, damit befriedigend; Strickland 50%, damit gut; LMS 6,7 Punkte, damit gut; Grossmann II 5,0 Punkte, damit befriedigend; TAM 66% der gesunden Gegenseite, damit befriedigend.

Schlußfolgerungen

Nach Beugesehnen-Verletzung ermöglicht die verbesserte Gerätetechnik der hochauflösenden Sonographie in Kombination mit einem dynamischen Untersuchungsgang unter Wasser die nicht invasive, morphologische Orientierung in der frühen Übungsphase [5], die Objektivierung der Indikation zur Tenolyse und vermittelt Erkenntnisse der dynamischen Funktion v. a. in der Problemzone 2, welche hier erstmals systematisch in diesem Umfang sonographisch untersucht worden ist. Wesentlichstes Kriterium zur Steuerung der Übungsbehandlung ist die Struktur und das Ausmaß des sog. Narbengewebes zwischen den Sehnenstümpfen: Die Verlängerung des „gap" über 3 mm mahnt zur Verzögerung ebenso wie die sanduhrförmige Elongation i. S. der sog. „stretched scar" [5]. Eine in der Literatur angegebene Untersuchungsdauer von 2 min [4] pro Finger kann nicht nachvollzogen werden. Angesichts der notwendigen Vertrautheit mit den individuellen topographischen Umständen sollte der Operateur selbst der sonographische Untersucher in der Handsprechstunde sein. Da der frühestmögliche Zeitpunkt zur postoperativen Mobilisation bislang standardisiert durch Therapieschemata oder durch die Maßgabe des Operateurs subjektiv bestimmt wird, ist von der Integration ultrasonographischer Kriterien eine patienten- und situationsorientierte Anpassung des Therapiefortschritts zu erwarten. Ob ein solches Vorgehen eine relevante Therapieverkürzung bei gleicher oder gesteigerter Sicherheit bieten kann, muß Gegenstand weiterer prospektiv-randomisierter Untersuchungen sein. Ein Videofilm zur Vermittlung des dynamischen Untersuchungsganges in verbesserter Abbildungsqualität wird von der Autorengruppe vorbereitet.

Literatur

1. Silfverskiöld KL, May EJ, Törnvall AH (1992) Gap formation during controlled motion after flexor tendon repair in zone II: A prospective clinical study. J Hand Surg 17A: 539–545
2. Peter FW, Eisenbeiss W, Vogt PM, Büttemeyer R (1996) Die Sonomorphologie der gesunden und der kranken Hand. Handchir Mikrochir Plast Chir 27: 195–200

3. Höglund M, Tordai P, Engkvist O (1991) Ultrasonography for the diagnosis of soft tissue conditions in the hand. Scand J Plast Reconstr Hand Surg 25: 225–231
4. Grassi W, Tittarelli E, Blasetti P, Pirani O, Cervini C (1995) Finger tendon involvement in rheumatoid arthritis. Evaluation with High-Frequency Sonography. Arthritis & Rheumatism 38: 786–794
5. Corduff N, Jones R, Ball J (1994) The Role of Ultrasound in the Management of Zone 1 Flexor Tendon Injuries. J Hand Surg 19B: 76–80

Morbus Dupuytren – Formalpathogenese ohne Kontraktion und ein neues operationstaktisches Konzept

A. Meinel

Abteilung Chirurgie und Unfallchirurgie, Kreiskrankenhaus, Albert-Schweitzer-Straße 37,
D-97941 Tauberbischofsheim

Dupuytren's Contracture: Pathogenesis Without Contraction and a New Surgical Management

Summary. The palmar fibromatosis holds the finger in the flexed position – extension inhibition rather than contraction. According to this extrinsic concept, only a passive, secondarily reactive effect can be attributed to the palmar aponeurosis. Out of 72 hands examined 5 or more years after an operation in which the aponeurosis had been left intact, 47% proved to be clear of disease.

Der Morbus Dupuytren – eine Erkrankung der Palmaraponeurose bzw. des palmaren Bindegewebskontinuums – dieses Konzept ist fast 200 Jahre alt. Ebenso alt ist aber auch die Kritik, die dieses Konzept in Frage stellt! Diese Kritik somit nicht neu! Sie war der Motor für eigene morphologische Untersuchungen zur formalen – nicht kausalen – Genese des Krankheitsbildes. Diese Arbeiten führten u. a. zu dem pathomechanischen Konzept: *Streckhemmung statt Kontraktion*. Dieses Konzept, das davon abgeleitete Operationsprinzip und die ersten Langzeitergebnisse werden vorgestellt.

Was ist gesichert? Eigentlich nur die histologische Diagnose der Fibromatose und damit die nosologische Zuordnung zu den gutartigen Bindegewebstumoren (WHO)!

Es drängt sich auf, den *krummen* Finger als aus der Streckstellung hereingezogenen Finger zu verstehen.

Er kann aber auch als in der Beugestellung festgehaltener Finger verstanden werden. Diese Betrachtungsweise läßt jede Suche nach einem Kontraktionsprozeß hinfällig werden! Für diese neue Sicht sprechen folgende Gründe:

Die Fingerkrümmung entwickelt sich über Monate und Jahre. Damit aber nimmt sie Besitz von der in der Zeit dominierenden geschlossenen Hand mit ihren gebeugten Fingern – und nicht von der Ausnahmeformation der offenen Hand mit den gestreckten Fingern.

Das Hautrelief der erkrankten geschlossenen Hand ist identisch mit dem Hautrelief einer gesunden geschlossenen Hand – erst bei Streckung der erkrankten Finger zeigt sich ein Festhalten des palmaren Gewebes in der Beugeformation – die Streckführung der Finger ist behindert durch das in Beugeformation fixierte Gewebe!

Für ein freies Fingerspiel ist eine intakte Knautschfunktion des palmaren Fingerweichteilmantels unabdingbare Voraussetzung. Dem palmaren Fingerweichteilmantel zuzurechnen ist die palmodigitale Grenzzone. Der palmare Weichteilmantel der Finger wird bei Beugung zu breiten Querfalten hoch- und zusammengedrückt – bei Fingerstreckung auseinandergezogen und längs verspannt.

Der Schlüssel zum Verständnis des Krankheitsbildes ist in der Strukturdynamik des subkutanen Fasergerüstes und in seiner Störanfälligkeit durch das krankheitstypische Bindegewebsproliferat zu suchen! Zur Strukturanalyse dienten die subkutane Mikrodissektion und erste plastinierte Scheibenpräparate aus Händen Erwachsener.

Die beugeseitige Haut der Finger ist über ein komplex strukturiertes Hautfesselsystem mit dem Fingerskelett verbunden. Das palmare Fasersystem distal der Aponeurose einschließlich des Komplexes des Schwimmbandes steht ausschließlich im Dienst der mobilen Hautverankerung! Prä- und paratendinös wurden keine Längsfasern distal der Aponeurose gefunden.

An den längs- und quergeschnittenen Scheibenpräparaten konnte gezeigt werden, daß die palmaren Hautfesseln bei Fingerstreckung auseinandergezogen sind. Bei Fingerbeugung werden sie zu einem dicht gepackten, vertikal- und querverspannten Faserbesatz zusammengedrückt. Die über kurze Retinacula cutis verspannte Haut der Hohlhand verbleibt stationär über der Aponeurose.

In der erkrankten Hand wird der digitale Weichteilmantel in seiner Beugeformation fixiert. Luck simulierte das Krankheitsbild durch Festhalten der Knautschfalte. Zur krankheitstypischen Retention in vivo kommt es durch das Bindegewebsproliferat, das sich interfaszikulär in der Beugeformation etabliert und damit die zusammengedrückten Hautfesseln blumenstraußartig bündelt, fesselt und festhält.

In der gesunden Hand wird die Knautschzone gestreckt und gestaucht, ohne daß es zu einer Zugbelastung der Aponeurose kommt. Wir finden in der gesunden Hand ein Faser-Nebeneinander. Ein Diskontinuum und kein Kontinuum! Etabliert sich – aus welchen Gründen auch immer – ein Bindegewebsproliferat subkutan interfaszikulär, so wird das Diskontinuum zu einem Kontinuum. Die eingeschlossenen Fasern unterwerfen das zunächst amorphe Proliferat einer Zugbelastung, die es tendiniform transformiert und die die angebundenen Aponeurosenlängsfasern hypertrophieren läßt. Die Aponeurose wird also nur sekundär reaktiv einbezogen! Dieses Konzept erklärt viele Aspekte der Erkrankung – den Motilitätsverlust der Haut, die sekundär in Erscheinung tretenden, instabilen Strangbildungen der Hohlhand und last not least die differente Gewebedifferenzierung der Knöchelpolster, des Morbus Peyronie und des Morbus Ledderhose. Die histologische Ausdifferenzierung all dieser oberflächlichen Fibromatosen wird letztlich bestimmt von der lokalspezifischen Dynamik des besetzten und eingeschlossenen Fasergewebes und der daraus resultierenden Gewebespannung.

Die therapeutische Konsequenz

Die lediglich reaktiv einbezogene Aponeurose kann in situ belassen werden – es genügt vollkommen, das eigentliche Substrat jenseits der Aponeurose und damit ab dem Niveau der queren Handlinien zu exzidieren. Von einem Querschnitt zwischen diesen Furchen ausgehend wird in bekannter Weise nach distal präpariert. Die zentrale quere Wunde bleibt i. S. der Mc-Cash-Methode offen. Von den belassenen Strangfragmenten geht keine erhöhte Rezidivgefährdung aus! Das Belassen der Aponeurose stellt ein kleineres Operationstrauma dar als alle Methoden, die die Aponeurose total oder partiell exzidieren. Die operierten Hände sind früh belastbar und benötigen in der Regel keine Physiotherapie. Das Gefäßnervenbündel wird an seinem Austritt aus dem subaponeurotischen Raum übernommen. Die Präparation des so häufig dystopen Bündels kann sich nicht an einem vorgegebenen Stranggebilde orientieren – sondern allein am Wissen um diese pathologisch-topographische Besonderheit, die sich aus dem Zusammenschluß unterschiedlich positionierter Primärherde ableiten läßt.

Das Operationsprinzip der aufgezeigten Fingerlösung findet seit 1988 Anwendung im eigenen Krankengut. Inzwischen sind mehr als 250 Hände nach dieser Methode operiert.

Ergebnisse

Von 95 Händen der Jahrgänge 1988–1992 konnten 72 nachuntersucht werden. 34 Hände

(47%) erwiesen sich langfristig als erkrankungsfrei. In diesen Händen zeigten sich weder ein Rezidiv noch eine Progredienz. Sie boten keinerlei Funktionseinbuße. Die Erkrankungsfreiheit – *clear of disease* – stellt nach McGrouther das eindeutigste Qualitätskriterium dar! Zählt man die rezidivfreien Hände mit Progredienz dazu – dann erwiesen sich 55 Hände bzw. 76% des untersuchten Krankengutes als rezidivfrei und mit sehr gutem und gutem funktionellen Ergebnis. In 24% der untersuchten Hände zeigten sich Rezidive – 10% zeigten eine schlechte Funktion.

Das aufgezeigte, gegenüber herkömmlichen Verfahren einfachere Operationsprinzip hat sich im eigenen Krankengut bewährt und kann weiterempfohlen werden!

Literatur

Luck JV (1959) Dupuytren's Contracture. A New Concept of the Pathogenesis Correlated with Surgical Management. J Bone Jt Surg 41A: 635–664

McCash CR (1964) The Open Palm Technique in Dupuytren's Contracture. Br J Plast Surg 17: 271–280

McGrouther DA (1990) Recurrence and extension. In: McFarlane RM u. Mitarb. (Ed) Dupuytren's Disease. Churchill Livingstone, Edinburgh–New York, pp 383–386

Varia, Gefäße

Simultanes oder schrittweises Vorgehen bei der Kombination von minimalinvasiven und konventionellen Operationsmethoden in der Gefäßchirurgie

E. U. Voss, G. Mürrle, Th. Dahm und G. Sannwald

Abteilung für Gefäßchirurgie, Städtisches Klinikum, Moltkestraße 90, D-76133 Karlsruhe

Simultaneous or Stepwise Procedure in the Combination of Minimally Invasive and Conventional Vascular Surgical Techniques

Summary. Long-term results of femoral angioplasty and stenting are not as successful as open surgical procedures. Transfemoral retrograde recanalisation of the iliac vessel by semiclosed endarterectomy is a low-invasive procedure. Certainly the outcome is characterised by a number of early occlusions caused by dissections or remaining intimal flaps. Recent advances in endovascular management of occlusive disease have changed the situation. Intraoperative control of lumen by angioscopy and removal of occlusive material via TV-monitored endoscopic manipulation has induced better results of endarterectomy. In addition to this more effective recanalisation, the proximal intimal step, mostly at the level of the iliac bifurcation, is managed by intraoperative balloon dilatation and stenting. This combined approach has reduced the necessity of reoperation by about 15%. The cumulative 5-year patency rate for this combined procedure is 88%.

Key words: Combined procedures – Intraoperative angioplasty – Intraoperative stenting

Zusammenfassung. Die Langzeitergebnisse von Kathetertechniken und Stent-Implantationen in der Oberschenkeletage haben im Vergleich zum konventionellen Vorgehen bislang keine Vorteile belegt. Darüber hinaus bringt das minimalinvasive Vorgehen an den Extremitätenschlagadern oder den Halsschlagadern keine vergleichbare Risikominimierung wie z. B. bei der Vermeidung eine Laparotomie und einer Thorakotomie. Durch Kombination von minimalinvasiven percutanen Maßnahmen in der Beckenstrombahn und konventionellen Maßnahmen in der Oberschenkeletage wie z. B. Profundaplastik ergeben eine ideale Voraussetzung für Minimierung der Komplikationen und verbesserten Langzeitergebnisse für Patienten mit Mehretagen-Gefäßverschlüssen. Die 5-Jahresoffenheitsrate liegt für das kombinierte Vorgehen bei 88%.

Schlüsselwörter: Kombinationsverfahren – Intraoperative Angioplastie – Intraoperative Stentimplantation

Das Behandlungsspektrum für die arterielle Verschlußerkrankung hat auf dem pharmakologischen, dem endovaskulären und insbesondere dem operativen Gebiet eine Ausweitung erfahren. Technische Weiterentwicklungen auf dem Ballon-, Drähte- und Stentsektor haben sich bemerkbar gemacht. Im Trend liegende minimalinvasive percutane Verfahren. Durch An-

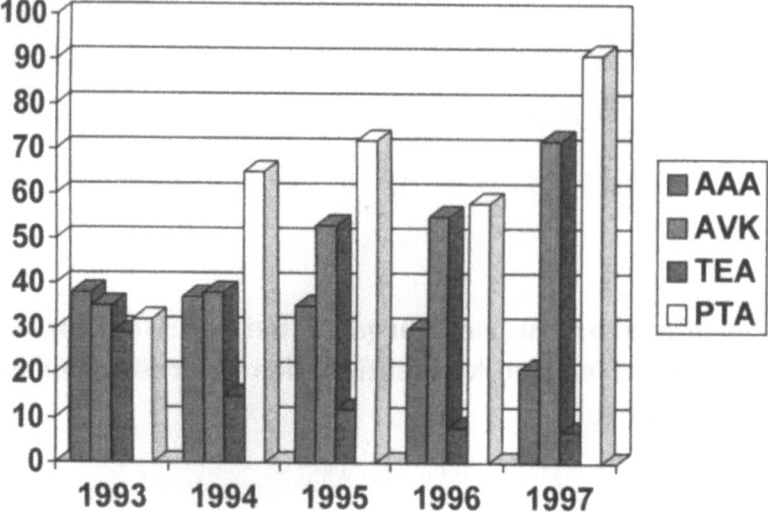

Abb. 1. Proporz offene chirurgische vs. endovaskuläre Therapie

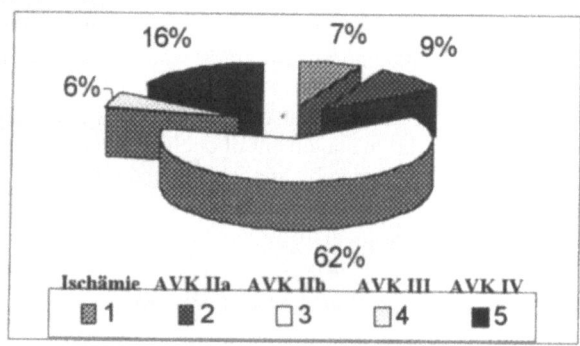

Abb. 2. Transfemorale retrograde TEA

gioplastie in Kombination mit Stent-Implantation ist in der Beckenetage ein ähnlich gutes Langzeitergebnis zu erzielen, wie bei konventionellen offenen Verfahren [4]. Weniger befriedigend sind die Ergebnisse minimalinvasiver Katheterverfahren in weiter distal gelegenen Strombahnabschnitten [2].

Darüber hinaus bringt das perkutane Vorgehen im femoro-poplitealen Abschnitt keine vergleichbare Risikominimierung wie im aorto-iliacalen Segment unter Umgehung einer Laparo- oder Thorakotomie. Im Vergleich zum transabdominellen oder retroperitonealen Vorgehen ist ein begrenzter Zugang in der Inguinalregion (z.B. Profundaplastik) auch als gering invasiver Eingriff zu klassifizieren (Abb. 1).

Aufgrund dieser Fakten ist es naheliegend, eine iliacale Angioplastie mit peripheren rekonstruktiven Eingriffen zu kombinieren.

Bei 80% der Patienten mit limitierender Claudicatio intermittens liegen Kombinationsverschlüsse zugrunde. Bei 50% davon ist die Kombination eines Verschlußprozesses in der Becken- und Oberschenkeletage die führende Gefäßmorphologie. Bei weiteren 50% liegen periphere Verschlußprozesse in der Oberschenkel- und Unterschenkeletage (Abb. 2).

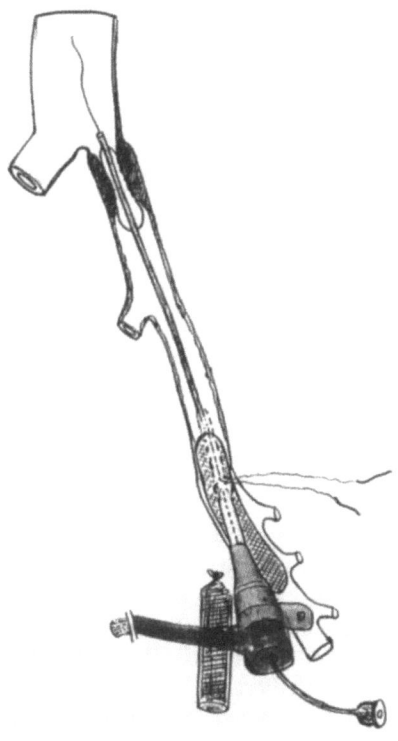

Abb. 3. Profundaplastik mit Schleuse

Tabelle 1. Kombinationsmöglichkeiten, $n=228$. I/1990–XII/1995

	(n)
• PTA vor der Gefäßoperation	62
• ITA intraoperative Angioplastie	107
• PTA nach Gefäßoperation	
Beseitigung zusätzlicher Stenosen	31
Intimahyperplasie	28

Bei insgesamt 1250 rekonstruktiven Gefäßeingriffen der Becken- und Beinschlagader haben wir in 228 Fällen ein kombiniertes Vorgehen durchgeführt.

Bei 62 Patienten wurde vor einer peripheren Gefäßoperation eine PTA in der Beckenetage vorgenommen. Insgesamt ergeben sich 3 Möglichkeiten der Kombination (Tabelle 1):
1. PTA (IAO) vor der Gefäßoperation.
2. Intraoperative Angioplastie
   in Kombination mit einer Gefäßoperation wurde in 107 Fällen durchgeführt.

Bei einer Reihe von Patienten wurde die percutane-transluminale Angioplastie erst nach der konventionellen Gefäßoperation zur Beseitigung zusätzlicher Stenosen vorgenommen. In 28 Fällen erfolgte eine Dilatation zur Beseitigung einer Intimastenose durch Intimahyperplasie (Tabelle 1).

Bei der simultanen Kombination von intraoperativer Angioplastie mit konventioneller Gefäßchirurgie dominiert die Beseitigung von ilio-femoralen Verschlußprozessen durch retrograde Thrombendarteriektomie bei A. iliaca externa (Abb. 2).

Die Rekanalisation der A. iliaca externa erfolgte durch Spiraldesobliteration mit Ringstripper, gegenenefalls unter Einsatz eines Schneidestrippers. Wann immer möglich, wurde

Offenheitsrate nach aortoiliacaler TEA:

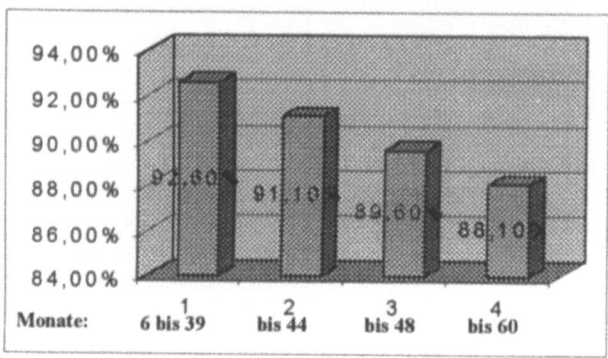

Abb. 4. 5-Jahresergebnisse

vor der Desobliteration ein Röntgendraht bis in die Aorta vorgeschoben. War eine präluminäre Röntgendrahtplazierung nicht möglich, erfolgte die Einführung teils unter Röntgensichtkontrolle mit der Angioskopie, teils durch Cross-Over-Manöver percutan von der Gegenseite.

In 15 von 52 Fällen erfolgte die Fixierung der Intimastufe durch einen Stent im Bereich der Ilicalgabel bzw. der A. iliaca communis. In 52 Fällen wurde bei dem simultanen kombinierten Vorgehen eine zusätzliche Profundaplastik distal durchgeführt.

Hierbei ist es wichtig, daß zunächst die Profundaplastik komplettiert wird und dann die endovaskuläre Angioplastie unter intaktem pulsatilem Blutstrom erfolgt.

Die zum Teil sensationellen Erfolge der Angioplastie ist der formenden Kraft des strömenden Blutes zuzuschreiben. Die Dilatation im Segment nach Blutstromunterbrechung stellt dagegen ein komplikationsträchtiges Manöver dar (Abb. 3).

Durch das simultane Vorgehen kam es nicht zu einer Zunahme der perioperativen Komplikationen wie Frühverschlüsse oder persistierender Ischämie. Durch das simultane Vorgehen kann die stationäre Verweildauer signifikant gesenkt werden.

Die 5-Jahresoffenheitsrate bei den Fällen mit retrograder TEA der A. iliaca externa und oder Stent-Implantation und Profundaplastik liegen bei 88% kumulativer Offenheitsrate (Abb. 4).

Literatur

1. Humink MGM, Cullen KA, Donaldson MC (1994) Hospital Costs of Revasculariation Proceedere for Femoropopliteal Arterial Disease. J Vasc Surg 19: 632–641
2. Matsi PJ, Manninen H, Vanninen RL et al (1994) Femoropopliteal Angioplastie in Patients with Claudication. Radiologie 191: 727–733
3. Voss EU, Vollmar J, Heyden B (1980) Chirurgische Therapie der aorto-iliacalen Arterienverschlüsse. Actuelle Chirurgie 15: 77–94
4. Zeitler E (1992) Katheterverfahren bei der peripheren arteriellen Verschlußkrankheit. Deutsches Ärzteblatt 89A: 4210–4213

Herrn Prof. Dr. Jörg Vollmar zum 75. Geburtstag gewidmet

Ist die Art der Gefäßwandveränderung ein Risikofaktor bei Implantation von Prothesen im aortofemoralen Abschnitt? Dilatative versus obliterierende Arteriopathie

U. Wolters[1], Th. Schmitz-Rixen[2], K. Diemer[1], D. Wasmut[1] und K. Büchler[1]

[1] Klinik und Poliklinik für Visceral- und Gefäßchirurgie, Universität zu Köln, Joseph-Stelzmann-Straße 9, D-50931 Köln
[2] Klinik für Allgemein- und Gefäßchirurgie, Universität Frankfurt, Theodor Stern Kai 7, D-60590 Frankfurt am Main

Is the Type of Vessel Wall Alteration a Risk Factor in the Aortofemoral Segment? Dilating vs. Obliterating Arteriopathy

Summary. The question of what effect role obliterative vessel disease has on postoperative outcome was analysed with the help of uni- and multivariate analysis. The univariate analysis showed significantly more preoperative risk factors in patients with obliterative vessel disease. Our multivariate analysis found three independent factors: ASA class, age, duration of surgery. Obliterative vessel disease seems to be a disadvantageous factor, but may be influenced by preoperative existing risk factor.

Einleitung

Das Bestreben, die Ergebnisse bei Eingriffen im aortoiliacalen Gefäßabschnitt weiter zu verbessern, bietet verschiedene Ansatzpunkte. Neben der richtigen Indikation zur Anwendung des richtigen therapeutischen Verfahrens steht vermehrt das Problem der präoperativen Risikominderung sowie die Optimierung des Behandlungsablaufs im Vordergrund des Geschehens [1]. Dabei ist die Frage, ob die Art der Gefäßveränderungen – dilatativ oder obliterierend – einen eigenständigen Einfluß auf den postoperativen Verlauf ausübt, eine zunehmend diskutierte Fragestellung [2].

Ziel der Untersuchung war daher, anhand einer prospektiven Beobachtungsstudie Unterschiede im Krankengut aufzuzeigen und anhand einer Multivarianzanalyse unter besonderer Berücksichtigung der Art der Gefäßveränderungen die für den postoperativen Verlauf entscheidenen Parameter zu berechnen.

Material und Methoden

In einem Zeitraum von vier Jahren wurden alle Patienten, die elektiv aufgrund eines Bauchaortenaneurysmas, bzw. wegen eines AVLs im Beckenbereich operiert wurden, prospektiv analysiert. Wir erhoben dazu wichtige präoperative Risikofaktoren (Rauchen, Anämie, Niereninsuffizienz, Diabetes mellitus, Hypertonus, KHK, pulmonale Vorerkrankungen) nach vorheriger Definition. Aus dem perioperativen Bereich berücksichtigten wir die Operationsdauer, den Aufenthalt auf Intensivstation, den postoperativen Zeitraum sowie den Gesamtaufenthalt in der Klinik. Postoperative Komplikationen teilten wir ein in nicht-chirurgische (pulmonale Komplikationen, Pneumonie, kardiale Komplikationen, Harnwegsinfekt, Nierenversagen, Lungenembolie) sowie chirurgische Komplikationen (Hämatom, postoperativer Transfusionsbedarf, Prothesenverschluß, Krankenhausmortalität). Wir analysierten uni- und multivariat alle Einflußfaktoren durch eine logistische Regressionsanalyse.

Ergebnisse

Im angegebenen Zeitraum dokumentierten wir insgesamt 690 Operationen (AVL: Bifurkationsprothesen $n=315$; BAA: Rohrprothesen BAA $n=250$, Bifurkationsprothesen $n=125$). Der Altersquerschnitt bei Patienten mit dilatativer Arteriopathie war höher (66,9 versus 61,6 Jahre), Männer waren häufiger vertreten (89% versus 72,4%).

Die univariate Untersuchung der präoperativen Risikofaktoren (s. Tabelle 1) zeigte ein signifikant häufigeres Auftreten wichtiger präoperativer Risikofaktoren in der Gruppe mit obliterierenden Gefäßveränderungen (Rauchen, Diabetes mellitus, Hypertonus, KHK). Die Interpretation des präoperativen Gesundheitszustandes (ASA-Klassifikation) zeigte bei den AVK-Patienten deutlich häufiger die Einstufung in die ASA-Klasse III (61,9% versus 48,8%).

Aus dem perioperativen Bereich unterschieden sich die OP-Dauer und der Intensivaufenthalt nicht signifikant. Jedoch zeigte sowohl der postoperative Aufenthalt als auch der gesamtstationäre Aufenthalt bei Patienten mit obliterierender Gefäßerkrankung eine deutliche Verlängerung gegenüber der Gruppe mit dilatativer Arteriopathie (Tage post OP 17,1 versus 14,1; Tage gesamt 26,6 versus 21,7).

Signifikante Gruppenunterschiede fanden sich im postoperativen Zeitraum im kardiopulmonalen Bereich. Die Patienten mit obliterierender Arteriopathie zeigten deutlich häufiger pulmonale Komplikationen (8,3% versus 4,5%), Pneumonien (10,% versus 3,9%) und kardiale Komplikationen (9,8% versus 4%). Auch Harnwegsinfekte (9,8% versus 5,1%) waren signifikant häufiger zu beobachten.

Tabelle 1. Univariate Analyse präoperativer Risikofaktoren

	AVK ($n=315$)	BAA ($n=375$)	Signifikanz
Rauchen	252 (80%)	156 (41,6%)	P<0,05
Anämie	22 (8,6%)	54 (14,4%)	P<0,05
Niereninsuffizienz	35 (11,1%)	58 (15,5%)	n.s.
Diabetes mellitus	54 (17,1%)	16 (4,3%)	P<0,05
Hypertonus	189 (60%)	196 (52,3%)	P<0,05
KHK	125 (39,7%)	68 (18,1%)	P<0,05
Pulmonale Vorerkrankungen	116 (36,8%)	124 (33,1%)	n.s.

Tabelle 2. Multivariate Analyse der Einflußfaktoren

	P	Risk odds ratio
ASA-Klassifikation	0,036	
ASA I+II	0,0179	1,48
ASA III+IV	0,0036	2,95
Alter	0,0181	1,022
Op-Dauer	0,0438	1,16
Diagnose (AVL vs. BAA)	0,337	1,21

Auch bei den chirurgischen Komplikationen waren signifikante Gruppenunterschiede zuungunsten der Patienten mit obliterierender Gefäßerkrankung (Hämatom, postoperativer Transfusionsbedarf, Prothesenverschluß, Klinikmortalität) zu verzeichnen.

Die Analyse des Einflusses des Patientenalters auf die postoperativen Komplikationen zeigte einen deutlichen Anstieg des postoperativen Komplikationsrisikos ab 60 Jahren. Auch die Operationsdauer hatte einen direkten Einfluß auf das Komplikationsrisiko. Hier war ein deutlicher Anstieg des Risikos bis zu einer OP-Zeit von fünf Stunden zu beobachten. Länger dauernde Operationen führten zu keinem weiteren Anstieg des Komplikationsrisikos.

Die multivariante Analyse (Tabelle 2) konnte schließlich drei Faktoren als unabhängige Variable identifizieren. Neben der ASA-Klassifikation zeigten sich das Patientenalter sowie die Operationsdauer als von anderen Faktoren unabhängige Einflußfaktoren für die Entstehung postoperativer Komplikationen. Darüber hinaus war mit dem Auftreten obliterierender Gefäßveränderungen zwar ein Anstieg des Komplikationsrisikos zu beobachten (risk odds ratio = 1,21), statistisch signifikant war dies jedoch nicht.

Schlußfolgerung

Die Analyse zeigte, daß die Patienten mit obliterierender Gefäßerkrankung signifikant häufiger wichtige präoperative Risikofaktoren mit sich bringen. Dies führt zu einem verlängerten postoperativen Aufenthalt und hat eine Erhöhung vor allem kardiopulmonaler Komplikationen zur Folge [3]. Chirurgische Komplikationen sind in diesem Krankengut ebenfalls häufiger zu beobachten. Die Multivarianzanalyse zeigte neben der ASA-Klassifikation vor allen Dingen das Alter sowie die Operationsdauer als unabhängige Einflußfaktoren für den postoperativen Verlauf.

Das Vorhandensein obliterierender Gefäßveränderungen scheint ein ungünstiger Faktor zu sein [4, 5]. Ob dies jedoch in engem Zusammenhang mit dem präoperativ schlechteren Risikoprofil steht, müssen weitere Analysen zeigen.

Literatur

1. Henderson A, Effeney D (1995) Morbidity and mortality after abdominal aortic surgery in a population of patients with high cardiovascular risk. Aust N Z J Surg 65: 417–420
2. Bjorck M, Troeng T, Bergqvist D (1997) Risk factors for intestinal ischaemia after aortoiliac surgery. A combined cohort and case-control study of 2824 operations. Eur J Vasc Endovasc Surg 13: 531–539
3. Lorenz EP, Trabhardt S, Diermann J, Weber B, Boese-Landgraf J (1995) Current treatment strategies in acute distal aortic occlusion. Zentrbl Chir 120: 195–201
4. Akker PJ van den, Schilfgaarde R van, Brand R, Bockel JH van, Terpsta JL (1994) Aortoiliac and aortofemoral reconstruction of obstructive disease. Am J Surg 167: 379–385
5. Galland RB (1998) Mortality following elective infrarenal aortic reconstruction: a joint Vascular Research Group study. Br J Surg 85: 633–636

Die allogenen Arterientransplantate als aorto-iliako-femoraler Gefäßersatz bei Protheseninfektionen

M. Gabriel, F. Pukacki, S. Zapalski und K. Pawlaczyk

Klinik für Allgemeine und Gefäßchirurgie, Medizinische Universität, ul. Długa 1–2, PL-61-848 Poznań

Allogenic Arterial Transplants as Aorto-iliac-femoral Substitute in Infections of Prostheses

Summary. From June 1996 to February 1998 10 patients with aorto-femoral graft infection were treated in our department. In all cases infected vascular grafts were removed and in situ cryopreserved arterial allograft was inserted. Two patients died on the 1st and the 17th postoperative day due to septic shock or heart infarction. In all of the eight survivors infection could be eradicated and during the follow-up period they were in good condition.

Obwohl die Infektionen der großen Gefäßprothesen können nur bei 0,9–5% des gesamten Kollektivs der gefäßchirurgischen Patienten nachgewiesen werden, gehören sie immer noch zu den vital bedrohlichsten Komplikationen in der Gefäßchirurgie. Ziel der Therapie ist die Ausheilung der Infektion bei gleichzeitiger Erhaltung der Extremitäten. Die Standardmaßnahmen, wie Entfernung der Prothese, Aortenligatur und extraanatomische Umleitung sind nicht komplikationslos und sind mit hoher Amputations- und Mortalitätsrate verbunden [1–3].

In unserer Studie wurde geprüft, ob eine orthotope Revaskularisation mittels einer allogenen Arterientransplantant als eine therapeutische Alternative für klassische Maßnahmen darstellen kann.

Material und Methoden

Im Zeitraum von 6/1996 bis 2/1998 wurden in unserer Klinik 10 Patienten aufgrund einer infizierten Dacron-Prothese behandelt. Aufgrund fortgeschrittener AVK oder Aortenaneurysmen wurden bei 7 Patienten die aortobifemoralen Prothesen bei 2 Patienten die aortobiiliakale Prothesen und bei 1 Patient eine aortoaortale Prothese transplantiert. Das Alter betrug bei der Implantation der Prothese durchschnittlich 59,1 Jahre. Die Symptome der Erstinfektion traten durchschnittlich nach 3,1 Jahren (1 Monat–11 Jahre) auf. Trotz vorgenommenen lokalen therapeutischen Maßnahmen, wie ausgedehntes lokales Debrediment, Spülbehandlung, plastische Muskeldeckung oder Protheseteilentfernung kann die Infektion nicht dauerhaft ausgeheilt werden. Die Patienten erlitten einen Rezidivinfekt durchschnittlich 18 Monate nach dem Erstinfekt.

Bei dem Auftreten der Symptome der Sekundärinfekte beinhaltete die chirurgische Therapie stets den Totalausbau der infizierten Gefäßprothese mit anschließender orthotoper Wiederherstellung der aortofemoralen Strombahn durch Transplantation eines allogenen Arterientransplantates. Vor der Reanastomosierung erfolgte ein Debridement der Gefäßstümpfe. Die proximalen Anastomosen wurden End-zu-End in fortlaufender Nahttechnik mit Prolene angelegt. Distal wurde eine Spenderarterie in der Leiste mit Femoralisbifurkation oder mit proximalem Abschnitt der Arteria femoralis profunda anastomosiert.

Die Arterientransplantate wurden im Rahmen einer Multiorganentnahme gewonnen. Die gewonnenen Spendearterien umfassen immer das distale Teil der Aorta, die Becken- und Beinarterien bis zur Arteria poplitea. Die Transplantate wurden in flüssigem Stickstoff in Anwesenheit von 20% DSMO gelagert. Die immunologische Anpassung zwischen Arterientransplantat und dem Patient erfolgt laut Hauptblutgruppen. Intraoperativ wurde eine gezielte antibiotische Therapie eingesetzt. Sie wurde durchschnittlich erst nach 6 Wochen abgesetzt. Aufgrund der ausgeprägten Infektion wurde keine Immunsuppression fortgesetzt.

Ergebnisse

Die präoperative Diagnose eines tiefen Protheseninfekts wurde anhand typischer klinischer Zeichen (Leistenfistel, Infektblutung, septischer Bypassverschluß), anhand pathologischer Laborbefunde (Leukozytose, CRP-Erhöhung) sowie anhand radiologischer Befunde (paraprothetische Flüssigkeit oder Luftblasen) gestellt. Die präoperative Diagnose wurde durch intraoperative Befunde (fehlende Inkorporation der Prothese, paraprothetische Flüssigkeit, positive Bakterienkultur) gesichert. Nach der Klassifikation von Samson und Veith lag bei 6 Patienten ein Typ 2 und bei 4 weiteren ein Typ 3 vor. Haupterreger der Protheseninfekte waren S. aureus (4 Fälle), S. epidermidis (4 Fälle), Pseudomonas aeruginosa (1 Fall) und E. coli (1 Fall).

Im postoperativen Verlauf sind 2 Patienten gestorben. Der erste starb einige Stunden nach der Operation mit den Symptomen eines fortgeschrittenen septischen Schocks. Der zweite ist am 17. postoperativen Tag an den Folgen eines akuten Herz-Kreislauf-Versagens verstorben. Bei allen übrigen Patienten sind die Wunden primär reizlos verheilt. Es wurde keine Amputation notwendig. In der Beobachtungszeit von 4–20 Monaten wurden bei Nachuntersuchung keine klinischen laborchemischen sowie auch radiologischen Symptome eines Infektionrezidives nachgewiesen. Was bei Implantation eines allogenen Gefäßersatzes wichtig ist, wurden bis heute keine Dilatations- oder Abstoßungsreaktionssymptome nachgewiesen.

Diskussion

Die gängige Therapie des tiefen Protheseninfekts in der Beckenetage ist mit einer hohen Inzidenz operativer und später Komplikationen verbunden. Aufgrund der schlechten Langzeitergebnisse der Standardtherapie der Protheseninfekte ist die Vermeidung einer Infektion durch die bekannten Prophylaxemaßnahmen von unverminderter Wichtigkeit [1, 2].

Aufgrund der insgesamt unbefriedigenden Ergebnisse der Standardmaßnahmen wurde die Implantation der allogenen Gefäßersätze als Möglichkeit zur Verbesserung der Prognose der Protheseninfektebehandlung erarbeitet [3]. Aktuell erfolgt in unserer Klinik die Implantation der allogenen Arterientransplantate nur dann, wenn die klassischen Maßnahmen unter parenteralem Antibiotikaschutz erfolglos bleiben oder wenn sie aus technischen Gründen nicht zur Anwendung kommen können.

Unsere Ergebnisse zeigen, daß die allogenen Gefäßersätze eine therapeutische Alternative besonders bei zwingender Indikation zur in-situ-Rekonstruktion bei totalem Ausbau der infizierten Prothese darstellt.

Literatur

1. Bandyk D, Esses G (1994) Prosthetic graft infection. Surg Clin North Am 74:51
2. Hennes N, Sandmann W, Trosello G, Kniemeyer HW, Grabitz K (1996) Gefäßprotheseninfekte – eine retrospektive Analyse von 99 fällen. Chirurg 67:37
3. Kieffer E, Bahnini A, Koskas F, Ruotolo C, Le Blevec D, Plissonnier D (1993) In situ allograft replacement of infected infrarenal aortic prothetic grafts: results in forty-three patients. J Vasc Surg 17:349

Eine Vergleichsstudie über die minimalinvasive Gewinnung von Vena-saphena-magna-Segmenten

M. Dangel, B. Löwe, S. Pfeiffer, V. Gulielmos und S. Schüler

Herz- und Kreislaufzentrum der Technischen Universität Dresden, Fetscherstraße 76, D-01307 Dresden

A Comparative Study of Minimally Invasive Harvesting of Saphenous Vein Segments

Summary. From July 1997 to February 1998 we performed either minimally invasive or endoscopic saphenous vein harvesting in 55 patients and compared the results with those of 46 patients after conventional saphenous vein harvesting. Minimally invasive and endoscopical vein harvesting can be safely performed after a longer learning curve. Patients after minimally invasive and endoscopical saphenous vein harvesting showed fewer wound healing problems and better cosmetic results than after conventional vein harvesting.

Einleitung

Seit mehr als zwei Jahren werden in der Herzchirurgie neue minimalinvasive Operationstechniken enwickelt, um die durch die mediane Sternotomie hervorgerufenen Wundheilungsstörungen zu reduzieren [1, 2].

Im Bereich der Koronarchirurgie treten, bedingt durch die Saphenektomie und die Notwendigkeit zur Gewinnung einer ausreichenden Anzahl von Bypassgrafts, zusätzliche Wundheilungsprobleme hinzu. Selbst Patienten ohne Wundheilungsprobleme werten die schmerzliche Beeinträchtigung durch die Saphenektomie höher als die durch die Sternotomie. Treten noch zusätzliche Risikofaktoren wie Adipositas, Varikosis und Diabetes mellitus hinzu, die für das Auftreten von Wundheilungsstörungen prädestinieren, so wird deutlich, daß nach Alternativen zur konventionellen offenen Saphenektomie gesucht werden muß [3–5]. Nicht zuletzt ist eine zeitige Mobilisation nach Bypassoperation von entscheidender Bedeutung für eine schnelle Rekonvaleszenz des Patienten.

Aus diesem Grund werden an unserer Klinik seit einem Jahr neue minimalinvasive Techniken zur Gewinnung der V. saphena magna erprobt.

Methodik

Wir stellen einem Kollektiv von 46 Patienten, bei denen eine Saphenektomie konventionell durchgeführt wurde (Gruppe 1), 55 Patienten gegenüber, bei denen im selben Zeitraum (7/97 bis 2/98) die Saphenektomie endoskopisch (Gruppe 2) bzw. offen minimalinvasiv (Gruppe 3)

erfolgte.

Gruppe 1: 46 Patienten, weiblich $n=13$, männlich $n=33$, Alter $65,4\pm8,58$ Jahre
Gruppe 2: 13 Patienten, weiblich $n= 2$, männlich $n=11$, Alter $59,7\pm5,11$ Jahre
Gruppe 3: 42 Patienten, weiblich $n= 6$, männlich $n=36$, Alter $64,1\pm8,34$ Jahre

Zur endoskopischen Venenpräparation (Gruppe 2) verwenden wir einen entsprechenden Geweberetraktor (Fa. Storz), der mit einer 5-mm-45°-Video-Optik bestückt werden kann. Der operative Zugang erfolgt über ein bis drei Hautinzisionen (3 bis 6 cm) über der V. saphena magna. Nach Identifizierung und erster Präparation der Vene unter direkter Sicht wird der Gewebsretraktor im Subkutangewebe über der Vene vorgeschoben und deren Präparation endoskopisch beendet. Seitenäste werden mit LIGA-Clips versorgt.

Bei offen minimalinvasiver Präparation (Gruppe 3) erfolgt der Zugang zur Vene über zwei bis vier Inzisionen (3 bis 8 cm), die gesamte Präparation, einschließlich der Anteile unter den Hautbrücken, erfolgt jedoch unter direkter Sicht mit Hilfe spezieller Langenbeck-Haken, die mit einer Lichtquelle versehen werden können. Seitenäste werden hier ebenfalls mit Clips versehen.

Bei konventioneller Venenpräparation (Gruppe 1) erfolgt eine Hautinzision über die gesamte Länge der benötigten Vene, die Präparation erfolgt unter direkter Sicht, Seitenäste werden ligiert oder mit Clips versorgt.

Ergebnisse

Es zeigte sich, daß es bei minimalinvasiver Präparation in der Erprobungsphase der Technik noch häufiger zu Venenverletzungen und Seitenastläsionen kam als bei konventioneller Technik (Tabelle 1). Die Präparationszeiten in Gruppe 2 und 3 waren deutlich länger als in

Tabelle 1

2. postoperativer Tag:

	Gruppe 1	*Gruppe 2*	*Gruppe 3*
Überlebt	46 (100%)	13 (100%)	42 (100%)
Perioperative Myokardischämie	0%	0%	0%
Präparationszeit/Graft	$21,4\pm7,7$ min	$36,7\pm4,53$ min	$28,8\pm10,6$ min
OP-Dauer	$93,4\pm48,3$ min	$82,1\pm29,7$ min	$74,3\pm27,7$ min
Blutverlust (ml)	$165,57\pm141,9$	$101,3\pm137,89$	$49,8\pm47,7$
Venenverletzungen	4,3%	15,4%	17,9%
Seitenastläsionen	13%	23%	46,2%
Drainage	15 (32,6%)	2 (15,4%)	7 (17,9%)
Hämatome	31 (67,4%)	5 (38,5%)	8 (19%)
Schmerzen – keine	81,8%	100%	94,9%
mäßig	15,9%	–	5,1%
stark	2,3%	–	/
3-Monate-Follow-Up:			
Wundheilung – primär	69,6%	70%	91,3%
sekundär	30,4%	30%	8,7%
Wundrevision	4,3%	–	–
Schmerzen – keine	89,9%	100%	95,6%
mäßig	8,7%	–	4,3%
stark	1,4%	–	–
Kosmetik – sehr zufrieden	27,5%	90%	56,5%
zufrieden	58%	–	34,8%
befriedigend	11,6%	10%	8,7%
tolerabel	2,9%	–	/

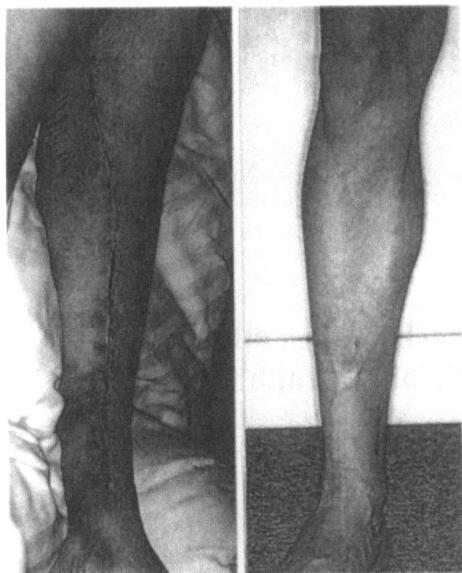

Abb. 1. Kosmetisches Ergebnis nach konventioneller bzw. minimalinvasiver Saphenektomie

Gruppe 1. Patienten in Gruppe 1 klagten postoperativ über stärkere Schmerzen als Patienten in den beiden anderen Gruppen. Wundheilungsstörungen traten häufiger in Gruppe 1 auf. Nach minimalinvasiver Saphenektomie konnten für die Patienten zufriedenstellendere kosmetische Ergebnisse erzielt werden (Abb. 1).

Als nachteilig erwies sich bei den minimalinvasiven Techniken die durch den höheren instrumentellen Aufwand und das eingeschränkte Operationsfeld bedingte ausgeprägtere Lernphase. Nur eingeschränkt einsetzbar waren diese Methoden bei sehr schlanken Beinen, bei sehr oberflächlichem Venenverlauf sowie bei extremer Adipositas.

Schlußfolgerung

Die vorgestellten neuen Techniken der Venenentnahme stellen eine sichere Alternative zur konventionellen Saphenektomie dar.

Das Auftreten von postoperativen Schmerzen und Wundheilungsstörungen ist deutlich verringert.

Längere Operationszeiten sowie eine höhere Inzidenz von Venenverletzungen zeigen, daß sich die vorgestellten Techniken noch im Erprobungsstadium befinden.

Diese neuen Techniken stellen eine ideale Ergänzung zu den bereits etablierten Techniken der minimalinvasiven Koronarchirurgie dar.

Literatur

1. Stevens JH, Durdon TA, Peters WS, Siegel LC, Pompili NMF, Vierra MA, St Goar FG, Ribakove GH, Mitchell RS, Reitz BA (1996) Port-Access coronary artery bypass grafting: A proposed surgical method. J Thorac Cardiovasc Surg 111(3): 567–573
2. Reichenspurner H, Gulielmos V, Wunderlich J, Dangel M, Wagner FM, Pompili MF, Stevens JH, Ludwig J, Daniel WG, Schüler S (1998) Port-Access coronary bypass-grafting with the use of cardiopulmonary bypass and cardioplegic arrest. Ann Thorac Surg 55(2): 413–419
3. Cable DG, Dearani JA (1997) Endoscopic saphenous vein harvesting: minimally invasive video-assisted saphenectomy. Ann Thorac Surg 64: 1183–1185
4. Jordan WD Jr, Voellinger DC, Schroeder PT, McDowell HA (1997) Video-assisted saphenous vein harvest: the evolution of a new technique. J Vasc Surg 26: 405–414
5. Lutz CW, Schlensak C, Lutter G, Schoellhorn J, Beyersdorf F (1997) Minimal-invasive, video-assisted

Kontrolle der Offenheit von Koronarbypässen mittels kontrastverstärkter Magnetresonanzangiographie*

P. Brenner[1], B. J. Wintersperger[2], V. Agirov[1], E. Kreuzer[1], M. Reiser[2] und B. Reichart[1]

[1] Herzchirurgische Klinik, [2] Institut für Radiologische Diagnostik, Klinikum Großhadern, LMU München, Marchioninistraße 15, D-81377 München

Detection of Coronary Artery Bypass Graft Patency by Contrast-Enhanced Magnetic Resonance Angiography

Summary. Contrast-enhanced 3D magnetic resonance angiography (MRA) has the potential for being a reliable method for CABG visualization and CABG patency determination in early postoperative period. 3D reconstruction was helpful in delineating CABG course and in several cases in detecting stenosis of coronary arteries. Compared to coronary angiography MRA is a non-invasive examination technique without iodine contrast medium and X-ray and is practicable in 30 min with minimal risk and low costs.

Zusammenfassung. Die konstratverstärkte 3D-MRA mit Flußmessung besitzt die Leistungsfähigkeit, um als zuverlässige Methode zur Darstellung und Offenheitskontrolle bei Koronarbypässen in der frühen postoperativen Phase eingesetzt zu werden. Sie kann im Gegensatz zur Koronarangiographie nicht invasiv, in einem kurzen Untersuchungszeitraum (ca. 30 min), ohne Jodkontrastmittel und Strahlenbelastung, bei verhältnismäßig niedrigen Kosten und mit geringem Risiko durchgeführt werden.

Einleitung

Nach Revaskularisationseingriffen am Herzen ist allgemein als Methode zur Bypassnachkontrolle die Koronarangiographie mit den Interventionsmöglichkeiten von PTCA und Stent bekannt, die allerdings kostenintensiv, aufwendig und invasiv ist. Auch die intraoperative Bypassflußmessung gilt als invasive Technik. Eine neue Methode stellt die kontrastverstärkte Magnetresonanzangiographie (MRA) dar, die zwar einen hohen technischen Aufwand erfordert, aber nicht invasiv und wenig zeitaufwendig ist. Es stellt sich jedoch die Frage, ob die MRA mit Bypassflußmessung auch mit ausreichend hoher Spezifität, Sensitivität und Testeffizienz zur Bypassnachkontrolle geeignet ist. Es war deshalb Ziel unserer Untersuchung, in einer prospektiven Studie mittels MRA die Offenheit von aortokoronaren Venenbypässen (ACVB) und Arteria-mammaria-interna-Bypässen (IMA) zu kontrollieren und mit den Ergebnissen der Koronarangiographie und der Spiral-Computertomographie (CT) zu vergleichen.

---

* Von Langenbecks Archiv für Chirurgie (Supplement 1998)

Methodik

Über einen Zeitraum von 1,5 Jahren wurden 85 Patienten (74 Männer, 11 Frauen), davon 5 nach Reoperation, mit einem Durchschnittsalter von 63,7±8,3 Jahren im Mittel am 7. postoperativen Tag nach koronarer Bypassoperation mittels MRA untersucht. Patienten mit Herzschrittmachern, metallischen Implantaten und Fremdkörpern sowie bestimmten Herzklappenprothesen und externen Schrittmachersonden wurden ausgeschlossen. Durchschnittlich erhielten die Patienten 3,1 Bypässe, 74 Patienten mindestens einen IMA-Bypass und ACVBs, 12 Patienten 2 IMA-Bypässe und ACVBs und nur 6 Patienten lediglich ACVBs. Die Gesamtanzahl an untersuchten Bypässen betrug 247 und gliederte sich in 170 ACVBs, davon 10 nach Reoperation, und in 74 linksseitige und 13 rechtsseitige IMA-Bypässe auf. Hinsichtlich der Versorgungsgebiete wurde die LAD zumeist mit arteriellem Bypass (IMA: 77; ACBV: 43), der RCX-Bereich (IMA: 13; ACVB: 73) und das RCA-Gebiet (IMA: 2; ACVB: 44) fast ausschließlich mittels ACVB revaskularisiert.

Zur Untersuchung wurde ein Magnetresonanztomographiegerät mit 1,5 Tesla Feldstärke (Magnetom Vision®, Siemens Medizintechnik, Erlangen) mit einem Hochleistungsgradientenspulensystem (25 mT, 600 µs Anstiegszeit) und einer „body-phased-array"-Spule zur Signalverbesserung eingesetzt. Nach Anfertigung von Planungsaufnahmen (transversal, sagittal und koronar) erfolgte die MR-Angiographie der Bypässe in sagittaler und koronarer Schichtführung. Hierzu wurden jeweils 20 ml des paramagnetischen Kontrastmittels Gadolinium-DTPA (Magnevist®, Schering AG, Berlin) über 10 s intravenös verabreicht. Die Datenaufnahme erfolgte in einer ultraschnellen 3D-Gradientensequenz in Atemanhaltetechnik für eine Dauer von jeweils 25–30 s. Das aufgenommene Volumen betrug 250–375×500×96 mm^3 bei einer 512-Punkte-Bildmatrix. Aus dem Datensatz wurde ein 3D-Bild berechnet, wie es Abb. 1a zeigt. Als Kontrolluntersuchung wurde eine Koronarangiographie oder ein Spiral-CT etwa im gleichen Zeitraum durchgeführt. Die anschließende Bypassflußmessung wurde mit einem MR-tauglichen 3-Kanal-EKG getriggert. Zur Bypassflußmessung war eine Schichtorientierung senkrecht zum Bypassgefäß notwendig, die anhand der 3D-MRA zu erreichen war. Spezielle Techniken (Phasenkontrast-Sequenzen) ermöglichten flußsensitive Bilddarstellungen mit der Bestimmung der Flußrichtung, des Flußvolumens und der Flußgeschwindigkeit (in cm/s, siehe Abb. 1b).

Aufgrund fehlenden Blutflusses werden mit dieser Technik verschlossene Bypässe nicht dargestellt. Bei der Bildauswertung wurde die Bildqualität der Bypässe bezüglich der Kriterien Kontrastierung der Gefäße, Pulsationsartefakte, Atemartefakte und Einfaltungen in 3 Abschnitten (proximale Anastomose, zentraler Verlauf und distale Anastomose) beurteilt und mit 1 (=exzellent) bis 5 (=nicht beurteilbar) bewertet. Die durchschnittliche Bildqualität war mit 2,4±0,9 gut. Alle MRA-Bilder waren auswertbar. Die Bypässe wurden anschließend in die beiden Gruppierungen sichtbar, d.h. offen, und nicht sichtbar, d.h. verschlossen, eingeteilt und wurden statistisch mit der Kontrollgruppe verglichen. 20 Patienten aus dem Gesamtkollektiv stellten sich als Kontrollgruppe zur Koronarangiographie (IMA: 15; ACVB: 37) und 5 Patienten zum Spiral-CT (IMA: 3; ACVB: 10) zur Verfügung. Dabei wurden insgesamt 65 Bypässe (ACVB: 47; IMA: 18) untersucht.

Statistisch wurde die Sensitivität (Verhältnis der richtig nachgewiesenen „Offenheit" zur insgesamt gemessenen „Offenheit"), die Spezifität (Verhältnis der richtig nachgewiesenen „Verschlossenheit" zur insgesamt gemessenen „Verschlossenheit"), der positive Vorhersagewert (nachgewiesene „Offenheit" zu „Gesamtoffenheit"), der negative Vorhersagewert (nachgewiesene „Verschlossenheit" zur „Gesamtverschlossenheit") und die Testeffizienz (Summe aus positivem und negativem Vorhersagewert; Maximalwert: 2) berechnet. Die Unterschiede zwischen IMA-Bypässen und ACVBs, aber auch zwischen den Bypassversorgungsgebieten wurden mit dem U-Test nach Wilcoxon, Mann und Whitney und dem H-Test von Kruskal und Wallis zum Signifikanzniveau von $p<0,05$ verglichen.

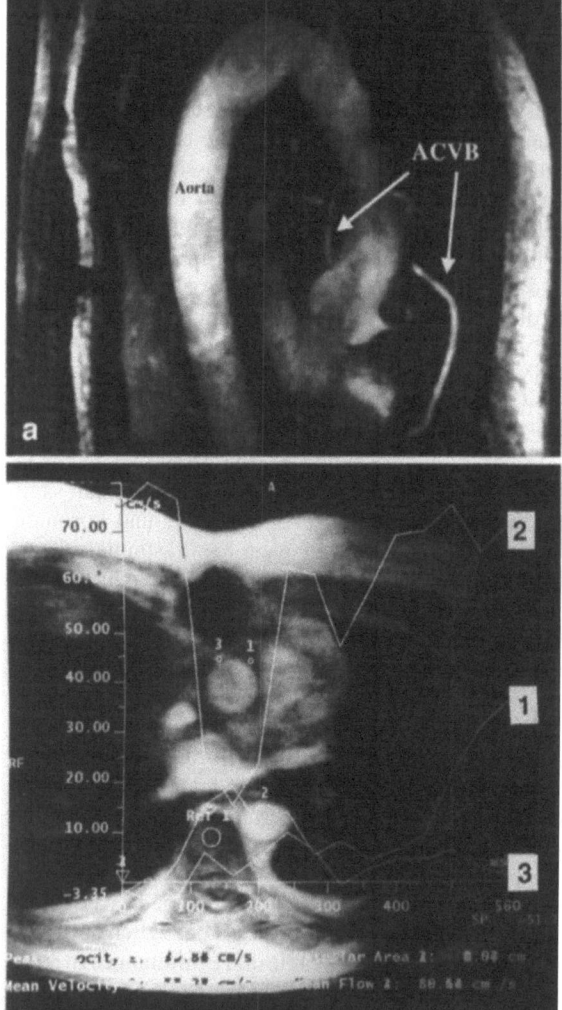

Abb. 1a. 3D-Bildrekonstruktion zur Darstellung von Venenbypässen (ACVB). **b** Flußkurven (in cm/sec) von IMA (*1*), ACVB (*3*) und Aorta descendens (*2*)

Ergebnisse

Insgesamt wurde bei IMA-Bypässen eine Offenheitsrate von 95,4% und bei ACVBs von 86,9% gemessen. Beim statistischen Vergleich der Untersuchungsmethoden erwiesen sich 5 der in der MRA als offen angesehenen Bypässe in der Kontrolle als verschlossen, und ein im MRA als verschlossen geltender Bypass als angiographisch offen. Statistisch wurde daraus mit Hilfe einer 4-Felder-Tafel eine Sensitivität von 89,8% berechnet, worunter man die Fähigkeit versteht, „offene Bypässe *vollständig* herauszufiltern". Die Spezifität, d.h. die Fähigkeit, „*ausschließlich* offene Bypässe zu erfassen", betrug 93,8%. Der positive Vorhersagewert für offene Bypässe lag bei 97%, der negative Vorhersagewert für verschlossene Bypässe nur bei 75%. Daraus ließ sich insgesamt eine hohe Testeffizienz von 1,73 errechnen. Beim Vergleich von venösen mit arteriellen Bypässen wie in Tabelle 1 war die Sensitivität bei IMA am höchsten, jedoch die Spezifität, die Vorhersagewerte und die Testeffizienz bei Venenby-

Tabelle 1. Ergebnisse der MRA im Vergleich zur Spiral-CT- und Herzkatheterkontrolle

	Sensitivität	Spezifität	pos. Vorhersagewert	neg. Vorhersagewert	Testeffizienz
venöse Bypässe	87,9%	100,0%	100,0%	77,8%	1,78
arterielle Bypässe	93,8%	50,0%	93,8%	50,0%	1,44
LAD-Bypässe	95,7%	100,0%	100,0%	88,9%	1,89
RCX-Bypässe	82,2%	85,7%	93,3%	66,7%	1,60
RCA-Bypässe	88,9%	100,0%	100,0%	50,0%	1,50
alle Bypässe	89,8%	93,8%	97,8%	75,0%	1,73

pässen höher. Was die Bypassversorgungsgebiete anbetraf, so war im LAD-Bereich die MRA-Untersuchung am zuverlässigsten. Im RCA-Gebiet zeigte sich ein niedriger negativer Vorhersagewert. Die Gesamttesteffizienz war im RCX-Versorgungsgebiet höher als im RCA-Bereich. Eine 3D-Rekonstruktion mit der räumlichen Darstellung des Bypassverlaufs war in einzelnen Fällen auch zur Darstellung höhergradiger Stenosen der Nativkoronargefäße hilfreich.

Diskussion

Bereits 1983 wurde erstmals über die Darstellung von Venenbypässen in der MR-Tomographie [1] berichtet. Weitere Studien mit Versuchen zur Darstellung von A.-mammaria-Bypässen fanden 1987 statt [2], jedoch ohne Vergleichsgruppe. Kernspintomographische Untersuchungen an Koronararterien in Atemanhaltetechnik wurden bereits von Manning 1993 beschrieben [3]. Erste Untersuchungen zum Blutflußverhalten koronarer Bypässe während des Herzzyklus wurden von Hoogendorn mittels moderner Flußmeßverfahren 1995 angestellt [4]. Erstmals zeigte aber die MRA-Technik unserer Studie eine hohe Sensitivität im Nachweis von IMA-Bypässen zur LAD, eine hohe Spezifität bei der Kontrolle von ACVBs zur LAD und RCA und die höchste Testeffizienz bei LAD-Venenbypässen.

Literatur

1. Herfkens RJ, Higgins CB, Hricak H (1983) Nuclear magnetic resonance imaging of the cardiovascular system: normal and pathologic findings. Radiology 147: 749–759
2. Gomes AS, Lois JF, Drinkwater DC (1987) Coronary artery bypass grafts: visualization with MR Imaging. Radiology 162: 175–179
3. Manning WJ, Li W, Edelmann RR (1993) A preliminary report comparing magnetic resonance coronary angiography with conventional angiography. N Engl J Med 328(12): 828–832
4. Hoogendoorn LI, Pattynama PM, Buis B (1995) Noninvasive evaluation of aortocoronary bypass grafts with magnetic resonance flow mapping. Am J Cardiol 75: 845–848

Onkologie: Haut, Weichteile, Sarkome

Morbidität und Tumorkontrolle gliedmaßenerhaltender Resektion mit intraoperativer Radiotherapie im multimodalen Therapiekonzept von Weichgewebesarkomen

M. Schwarzbach[1], F. Willeke[1], M. Eble[2], M. Wannenmacher[2], T. Lehnert[1] und C. Herfarth[1]

[1] Chirurgische Universitätsklinik, Kirschnerstraße 1, D-69120 Heidelberg
[2] Radiologische Universitätsklinik, Im Neuenheimer Feld 400, D-69120 Heidelberg

Morbidity and Control of Extremity Soft Tissue Sarcoma by Limb-Saving Surgery and Intraoperative Radiotherapy in a Multimodality Treatment Approach

Summary. This study evaluates limb-saving surgery (LSS) combined with intraoperative radiotherapy (IORT) and external beam radiotherapy (EBRT) for extremity sarcoma. Prospectively gathered data was analyzed for 50 patients. Advanced stages (UICC IIB–IIIB) predominated (80%) and 50% of the tumors were recurrent. Early local morbidity amounted to 32%, including wound infection (6), skin necrosis (3), hematoma (3) and others (4). Late morbidity of 10% consisted of a fracture, a fibrosis, two chronic lymphedemas and a neuropathy. One patient died (pulmonary embolism). Local control was obtained in 91% with an overall 3-year survival rate of 81% in cases treated with curative intent (follow-up 29 months). No survival benefit was found for patients with microscopically clear margins; however, local failure occurred less frequently ($p = 0.02$). Our results support the use of LSS with IORT and EBRT for extremity sarcoma and emphasize the importance of the surgical margin.

Key words: Limb-saving surgery – Intraoperative radiotherapy – Resection margin – Soft tissue sarcoma

Einleitung

In der extremitätenerhaltenden Chirurgie von Weichgewebesarkomen stellen lokal ausgedehnte, körpernah gelegene und rezidivierende Tumoren eine besondere Herausforderung dar. Seit 7/91 wird die intraoperative Radiotherapie (IORT) in Verbindung mit einer postoperativen externen Radiotherapie (ERT) nach extremitätenerhaltender Resektion in einer Phase-II-Studie evaluiert. Bei fortgeschrittenen Extremitätensarkomen (UICC-Stadien IIB–IIIB) zeigte sich in einer früheren Analyse für die gliedmaßenerhaltende Resektion mit IORT und ERT eine hohe lokale Kontrolle von 97% bei vertretbarer Morbidität [1]. Um diese Ergebnisse, insbesondere hinsichtlich Morbidität und Tumorkontrolle, zu überprüfen, wurde in dieser Untersuchung das Krankengut der Chirurgischen Universitätsklinik Heidelberg bis 1/97 analysiert.

Material und Methode

Zwischen 7/91 und 1/97 wurden 50 Patienten gliedmaßenerhaltend mit IORT operiert. Der Altersmedian lag bei 52 Jahren (22 bis 82 Jahre). Männer und Frauen waren gleich häufig betroffen. Histologisch dominierte das Liposarkom (44%) und das MFH (24%). Betroffen war überwiegend die untere Extremität (76%). Lokal fortgeschrittene Tumoren (UICC-Stadien IIB–IIIB, 80%) mit niedriger Differenzierung (64%) überwogen. Lokalrezidive und Primärtumoren, welche gleich häufig vorlagen, wiesen bei 44% der Patienten eine proximale Lokalisation (Oberschenkel, Leiste, Schulter) auf. Durch weite und kompartimentale Resektionen wurden 44 Patienten unter potentiell kurativer Absicht (ohne Fernmetastasierung/makroskopischem Tumorrest) behandelt. Die histologische Aufarbeitung ergab bei den letztgenannten 29mal tumorfreie Absetzungsränder und 15mal mikroskopische Tumorausläufer, die bis an den Resektionsrand reichten. 6 Patienten wurden palliativ (Matastasierung/Tumorreduktion) behandelt. Die Resektion von Nerven war in 13 Fällen erforderlich und plastische Rekonstruktionen (freie, gestielte Lappen, Hauttransplantation) erhielten 52% der Patienten. Die Femoralarterie wurde sechsmal, die Femoralvene viermal und die Radialarterie einmal nach Resektion durch Gefäßprothesen ersetzt. Operationen mit IORT erfolgten in einer spezialisierten Einheit des zentralen Operationstraktes[1]. Die Tumorbettbestrahlung wurde mit hochenergetischen Elektronen (6–8 meV) und einer IORT-Dosis von median 15 Gy (10–20 Gy) durchgeführt. 82% der unter kurativer Absicht operierten Patienten erhielten eine postoperative Aufsättigung von median 40 Gy (32–50 Gy). Die Auswertung erfolgte nach prospektiver Patientenerfassung in einer EDV-gestützten Datenbank. Die Statistiksoftware SAS® für Windows diente für die statistischen Analysen[2].

Ergebnisse

Morbidität und Mortalität: Die frühe lokale Morbidität lag bei 32%: Sechs Wundinfektionen, eine Lymphfistel, drei Nachblutungen, drei Hautnekrosen, eine partielle Muskellappennekrose, eine Wunddehiszenz und eine Radialisparese. An später lokaler Morbidität wurde eine Fraktur im Bestrahlungsfeld (30 Monate p.o.), eine Kontraktur, zwei chronische Lymphödeme mit subkutaner Fibrose und eine Peronaeus-Neuropathie (10%) festgestellt. Eine chronische Osteitis trat nach Wundinfekt auf. Vorübergehende, durch die Immobilisation der Extremität bedingte Bewegungseinschränkungen, bildeten sich unter krankengymnastischer Übungstherapie zurück. Als systemische perioperative Komplikationen wurde ein zerebraler Insult und eine Lungenembolie beobachtet (4%). Die Mortalität lag bei 2% (Lungenembolie). Die Reoperationsrate (einschließlich an anderen Institutionen) betrug 16%. Durch lokale chirurgische Maßnahmen konnten Wundkomplikationen kontrolliert werden.

Extremitätenerhalt: Im Gesamtverlauf erfolgte eine Amputation (Oberarm) bei einer 73jährigen Patientin mit dem vierten Lokalrezidiv eines Lymphangiosarkoms aufgrund von Gefäß- und Nervenbeteiligung.

Tumorkontrolle: Im folgenden wird die unter kurativer Absicht behandelte Patientengruppe ($n=44$) dargestellt: Bei einem mittleren Follow-up von 29 Monaten (Standardabweichung 22 Monate) lag die lokale Kontrolle nach Behandlung von Primärtumoren bei 92% und von Rezidiven bei 89% (gesamt 91%; Unterschied nicht signifikant, $p=0,6$). Bei Patienten mit histologisch tumorfreien Absetzungsrändern ($n=29$) wurde ein Lokalrezidiv (3%) beobachtet, wohingegen bei Patienten mit Tumorausläufern bis an den Absetzungsrand ($n=15$) drei

---

[1] Gefördert durch die Deutsche Krebshilfe e. V. und den Verein zur Förderung der Krebshilfe in Deutschland e. V.
[2] Die statistischen Analysen wurden durch Herrn U. Hinz, Sektion onkologische Chirurgie, durchgeführt.

Rezidive auftraten (20%). Der Unterschied in der lokalen Kontrolle (freier vs. befallener Schnittrand) erwies sich als signifikant ($p = 0{,}02$). Faktoren, die das Auftreten von Rezidiven beeinflussen (Alter, Stadium, Größe, Grading oder Resektion) waren zwischen diesen Gruppen gleich verteilt. Von vier Lokalrezidiven traten zwei frühzeitig (8/10 Monate) auf, zwei weitere jedoch erst 28 und 36 Monate p.o.. Bei Lokalrezidiven handelte es sich um Feldrandversager, die alle erneut primär gliedmaßenerhaltend operiert wurden.

Die 3-Jahres-Überlebensrate betrug 81% (5 von 6 Patienten verstarben tumorabhängig). Patienten mit Tumoren der UICC-Stadien I, II und IIIA hatten eine signifikant bessere Prognose als diejenigen der Stadien IIIB und IVA ($p = 0{,}002$). Ebenso erwiesen sich niedrig differenzierte Sarkome als prognostisch ungünstig ($p = 0{,}04$). Kein Unterschied zeigte sich bei Patienten mit histologisch tumorfreien oder tumorbefallenen Resektionsrändern ($p = 0{,}09$) und behandelten primären oder rezidivierenden Sarkomen ($p = 0{,}58$). 20% der Patienten entwickelten Fernmetastasen. Das erkrankungsfreie 3-Jahresüberleben betrug für primäre und rezidivierende Sarkome 73% und 65% (gesamt 58%). In der palliativen Therapiegruppe verstarben alle Patienten tumorabhängig (mittleres Follow-up 13 Monate). Bei makroskopisch nicht in sano resezierten Sarkomen war klinisch eine Progression festzustellen, wohingegen die palliativen Fälle mit lokal vollständiger Tumorentfernung lokalrezidivfrei blieben.

Diskussion

Die frühe und späte lokale Morbidität in unserem Krankengut betrug 32% und 10%. Bei der Betrachtung dieser Zahlen ist zu beachten, daß zur Hälfte Lokalrezidive operiert wurden, fortgeschrittene Tumorstadien vorherrschten und häufig proximale Tumorlokalisation gegeben waren. Darüber hinaus erfolgten in einem erheblichen Anteil Gefäßrekonstruktionen und plastische Deckungen. Die lokale Morbidität der gliedmaßenerhaltenden Resektion mit IORT in unserem Patientengut ist mit der, in der Literatur beschriebenen Wundmorbidität vergleichbar: Eine Analyse von 103 Patienten, die durch weite Resektionen ohne adjuvante Therapie am Karolinska-Institut behandelt wurden, zeigte Wundkomplikationen in 40% der Fälle (Infektion 16%, Nekrose 13% und Blutung 12%) [2]. Für extremitätenerhaltende Operationen mit kombinierter Brachytherapie und ERT wurden Wundkomplikationsraten von 38% berichtet [3]. Bei externer adjuvanter ERT mit Strahlendosen von über 60 Gy an den Extremitäten, lag die strahlenbedingte Inzidenz von Komplikationen bei 6,5% (Nekrose, Fraktur, Fibrose, Neuropathie) [4]. Im eigenen Krankengut waren gesicherte Strahlenschäden wie Kontraktur oder Neuropathie selten.

Das Hauptargument, welches für ein gliedmaßenerhaltendes Vorgehen und gegen eine primäre Amputation spricht, ist neben einer vergleichbaren lokalen Tumorkontrolle ein vergleichbares Überleben. Willard stellte 92 amputierten Patienten 557 extremitätenerhaltend operierte Patienten gegenüber, ohne daß ein Überlebensvorteil oder eine signifikant bessere lokale Tumorkontrolle zu verzeichnen war [5]. In unserer Studie betrug die lokale Tumorkontrolle 91%. Dieses Ergebnis ist in Anbetracht der prognostisch ungünstigen Tumorstadien und Lokalisationen erfolgsversprechend. Bei allen lokalen Therapieversagern handelte es sich um Feldrandrezidive außerhalb des IORT-Zielgebietes. Die 3-Jahresüberlebensrate war mit 83% vergleichbar mit den Ergebnissen anderer Autoren [3]. Es zeigte sich kein Unterschied im Gesamtüberleben zwischen Patienten mit mikroskopisch freien und befallenen Absetzungsrändern, jedoch wurden Lokalrezidive im Gegensatz zu einer eigenen früheren Auswertung signifikant häufiger bei mikroskopisch befallenen Absetzungsrändern angetroffen [1]. Diese Ergebnisse zeigen, daß eine hohe lokale Tumorkontrolle bei vertretbarer Morbidität mit IORT erzielt wird. Sie verdeutlichen die Bedeutung der Resektion mit histologisch tumorfreien Absetzungsrändern für die lokale Tumorkontrolle im multimodalen Therapiekonzept mit IORT.

Literatur

1. Schwarzbach M, Willeke F, Eble M, Lehnert Th, Ewerbeck V, Wannenmacher M, Herfarth Ch (1996) Intraoperative Radiotherapie bei fortgeschrittenen Weichgewebesarkomen der Extremitäten. Lang Arch Chir Suppl II: 214–217
2. Saddegh MK, Bauer HC (1993) Wound complication in surgery of soft tissue sarcoma. Analysis of 103 consecutive patients managed without adjuvant therapy. Clin Orthop 289: 247–253
3. Alekhteyar KM, Leung DH, Brennan MF, Harrison LB (1996) The effect of combined external beam radiotherapy and brachytherapy on local control and wound complications in patients with high-grade soft tissue sarcomas of the extremity with positive microscopic margin. Int J Radiat Oncol Biol Phys 36(2): 321–324
4. Lindberg RD, Martin RG, Romsdahl MM, Barkley HT (1980) Conservative surgery and postoperative radiotherapy in 300 adults with soft-tissue sarcomas. Cancer 47: 2391–2397
5. Willard WC, Hajdu SI, Caspers ES, Brennan MF (1992) Comparison of amputation with limb-sparing operations for adult soft tissue sarcoma. Ann Surg 215: 269–275

Nachresektion von Weichteilsarkomen im Rahmen des multimodalen Therapiekonzeptes

M. Peiper[1], H. J. Weh[2], R. Schwarz[3] und C. Zornig[1]

[1] Chirurgische Klinik, Abteilung für Allgemeinchirurgie, [2] Medizinische Klinik, Abteilung für Hämatologie und Onkologie, [3] Radiologische Klinik, Abteilung für Strahlentherapie, Universitäts-Krankenhaus Eppendorf, Martinistraße 52, D-20246 Hamburg

Re-excision of Soft Tissue Sarcomas in the Framework of Multimodal Therapy

Summary. We treated 95 patients with primary soft tissue sarcoma of the extremities or trunk between 1988 and 1995, who were operated on initially elsewhere and their tumors were supposed to be excised completely. We performed a primary re-excision in all patients and found residual tumor in 46%. After a median follow-up of 61 months, 16 patients developed a local recurrence and 6 patients died due to the tumor disease. Primary re-excision is therefore indicated in most cases where the histology report of an assumed benign tumor reveals malignancy.

Zusammenfassung. Wir behandelten im Zeitraum von 1988 bis 1995 95 Patienten, die initial auswärts angeblich komplett, aber ohne ausreichenden Sicherheitsabstand an einem Weichteilsarkom (WTS) der Extremitäten oder des Rumpfes operiert worden waren. Es fand sich Resttumor bei 46 Patienten (44%), davon in 42 Fällen schon makroskopisch erkennbar. Nach einem mittleren Nachbeobachtungszeitraum von 61 Monaten trat bei 16 Patienten ein Lokalrezidiv auf, 6 Patienten verstarben am metastasierten Tumorleiden. Bei allen Patienten mit WTS der Extremitäten und des Rumpfes sollte die chirurgische Ersttherapie nicht abgeschlossen werden, wenn nicht mit Sicherheit eine R0-Situation vorliegt.

Einleitung

Weichteilsarkome (WTS) sind, verglichen mit benignen Weichteiltumoren, extrem selten. Aufgrund der vermeintlichen Gutartigkeit werden sie meist nur lokal exzidiert. Die histologische Aufarbeitung weist dann das Sarkom nach und die Patienten werden häufig zur Strahlen- oder Chemotherapie überwiesen. Dieses in der Praxis oft durchgeführte Therapieschema hat zu Lokalrezidivraten von bis zu 90% [1] geführt. Neben dem geringen Sicherheitsabstand ist auch das gelegentliche multifokale Wachstum für diese hohe Lokalrezidivrate verantwortlich. Auch wenn durch eine Strahlentherapie die Lokalrezidivrate häufig gesenkt werden kann, bleibt die optimale chirurgische Primärversorgung oberstes Gebot der Sarkomtherapie.

Seit 1988 werden an unserer Klinik alle Patienten mit Weichteilsarkomen konsequent interdisziplinär behandelt. Patienten mit WTS, die zur Strahlen- oder Chemotherapie überwiesen werden, werden von allen beteiligten Disziplinen (Onkologe, Strahlentherapeut und Chirurg) gesehen. Insbesondere der Operationsbericht der ersten Operation sowie der pathologische Befund werden analysiert. Sätze wie „der Tumor wird an seiner Kapsel aus-geschält", „eröffneter Tumor" oder „in x Fragmenten eingesandter Tumor" sind ein Zeichen für eine nicht-adäquate Primärversorgung. Die Hautinzision sollte größer sein als der maximale Tumordurchmesser, außerdem ist auf eine korrekte Ausleitung etwaiger Drainagen (nämlich durch die Inzision) zu achten. Dem schließt sich eine MR-Untersuchung an, auf der Residuen der ersten Operation (Ödem, Hämatom) sowie eventuell Tumorreste dargestellt werden können. Die Operationsstrategie wird anhand dieser Bilder, des Operationsberichtes sowie des klinischen Untersuchungsbefundes geplant. Ziel der Resektion ist die en-bloc-Resektion des originären Operationsgebietes inklusive weiter Umschneidung der Narbe und des Lymphabflußgebietes. Bei subcutanen Tumoren wird die darunterliegende Faszie mit reseziert, bei subfaszialen Tumoren wird entweder eine Kompartmentresektion oder partielle Kompartmentresektion angestrebt.

Bei der nachfolgenden histologischen Begutachtung wird das gesamte Resektionspräparat in dünne Scheiben geschnitten. Größere Tumoren können so schon makroskopisch erkannt werden, der Pathologe erkennt die alte Schnittführung und kann randbildenden Tumor auch mikroskopisch nachweisen. Die histologische Zuordnung und das Grading wird dabei nach Enzinger und Weiss vorgenommen. Nach Möglichkeit werden auch die Schnitte der Erstoperation mit untersucht. Die Resektionsqualität wird nach der R-Klassifikation bestimmt, wobei R0-Resektion mit weitem Sicherheitsabstand ist, R1-mikroskopischer Tumornachweis am Resektionsrand und R2-makroskopisch Tumor in situ belassen. Wir berichten nachfolgend über unsere Ergebnisse aus den Jahren 1988 bis 1995.

Patienten und Methodik

Von Januar 1988 bis Dezember 1995 wurden in der Abteilung für Allgemeinchirurgie des Universitäts-Krankenhauses Eppendorf 231 konsekutive Patienten mit WTS operiert. Bei 95 von diesen wurde der Primärtumor u. E. nach nicht komplett reseziert und daher 9–37 Tage nach der Erstoperation erneut operiert.

Die Resektionsqualität wurde entsprechend der R-Klassifikation bestimmt; die histologische Diagnose, sofern Resttumor vorhanden war, erfolgte nach Enzinger und Weiss sowie der UICC.

Alle Patienten konnten bis zum 31. 12. 1997 nachbeobachtet werden. Die Daten wurden prospektiv in eine computergestützte Datenbank eingegeben.

Ergebnisse

Die 40 Frauen und 55 Männer hatten ein Durchschnittsalter von 48 Jahren (18–54). Fünfundfünfzig Sarkome waren an der unteren Extremität, 21 an der oberen Extremität und 19 am Rumpf lokalisiert. Fünfzig Tumore lagen subcutan, 45 subfaszial. Die vorherrschenden histologischen Subtypen waren malignes fibröses Histiozytom ($n=27$), Liposarkom ($n=27$), und Leiomyosarkom ($n=8$). Neununddreißig Tumore waren G1, 32 G2, und 24 G3.

Bei allen Patienten mit subcutanen Tumoren wurde eine weite Resektion durchgeführt, ebenso bei 32 der Patienten mit subfaszialem Tumor. Bei den übrigen 13 Patienten wurde eine Kompartmentresektion durchgeführt. Insgesamt konnten 83 Patienten (87%) R0-reseziert werden und 12 Patienten R1 (13%). Diese Patienten lehnten eine erneute Operation ab, die gegebenenfalls auch eine Amputation hätte bedeuten können.

Residualtumor wurde in 44 (46%) Resektionspräparaten gefunden, davon in 42 Fällen schon makroskopisch erkennbar. Bei 2 Patienten konnte nur mikroskopisch der Tumornachweis gelingen. Bei 14 der Patienten lag ein multifokales Tumorwachstum vor.

Zweiundvierzig Patienten wurden adjuvant strahlentherapiert. Eine adjuvante Chemotherapie wurde bei 12 Patienten durchgeführt. Zehn Patienten erhielten eine Kombinationstherapie. Alle Patienten mit R1-Resektionen wurden strahlentherapiert, die mit schlecht differenzierten Tumoren chemotherapiert.

Nach einer mittleren Nachbeobachtungszeit von 61 Monaten (11-117) leben 82 Patienten (86%), davon 77 Patienten tumorfrei. Sechs Patienten (6%) verstarben am metastasierten Tumorleiden, fünf aus anderer Ursache. Sechzehn Patienten (17%) entwickelten ein Lokalrezidiv nach im Mittel 25 (10-60) Monaten, elf dieser Patienten waren primär R0-reseziert worden (13%). Alle Patienten mit Lokalrezidiv wurden erneut operiert und 13 Patienten sind nach im Mittel 90 Monaten tumorfrei. Bei 14 Patienten wurde nach durchschnittlich 37 (2-112) Monaten Fernmetastasen diagnostiziert, die zu 75% in der Lunge lokalisiert waren. Sieben dieser Patienten starben nach im Mittel 36 Monaten am Tumor, 5 leben nach durchschnittlich 61 Monaten mit Tumor und 5 sind nach durchschnittlich 91 Monaten tumorfrei.

Diskussion

Patienten mit WTS der Extremitäten und des Rumpfes haben eine 5-Jahres-Überlebensrate von 40-61% [4, 5]. Prognostische Faktoren mit Einfluß auf das Überleben sind histologischer Typ, Tumor Grading, Tumorgröße, das Vorhandensein von regionalen Lymphknotenmetastasen sowie Tumorlokalisation, Alter des Patienten und vorhandene Symptome. Diese Faktoren können zum Zeitpunkt der Diagnosestellung nicht mehr beeinflußt werden. Daher kommt der Qualität der chirurgischen Resektion eine vorherrschende Bedeutung zu, da dies der einzig veränderbare prognostische Faktor ist. Die Therapie der Wahl bei WTS ist die chirurgische und das Erlangen einer R0-Situation im Rahmen der Ersttherapie ist daher wesentlicher Bestandteil der interdisziplinären Therapie.

Es ist bemerkenswert, daß immerhin 44% der Patienten, die auswärts R0- bzw. R1-reseziert worden sein sollen, schon makroskopisch nachweisbaren Tumor aufweisen. Bei diesen Patienten lag vielmehr eine R2-Situation vor. Immerhin konnte bei 87% der Patienten eine R0-Situation durch die erneute Operation erzielt werden. Die Resektionsqualität ist ein signifikanter prognostischer Parameter auf das Langzeitüberleben bei Patienten mit WTS, somit konnte für die Patienten in dieser Serie ein deutlicher Überlebensvorteil geschaffen werden. Nur 6 Patienten verstarben am Tumorleiden.

In 2 publizierten Berichten konnte die Bedeutung der Nachresektion bereits unterstrichen werden [1, 2], die über 36% bzw. 49% gefundenen Residualtumor berichten. Die Tumorresektion ist selten adäquat, wenn sie nicht als Resektion eines Malignoms geplant wurde. Hayes und Mitarbeiter konnten feststellen, daß die Prognose für nachresezierte Patienten signifikant verbessert wurde.

Patienten mit WTS sollten multimodal behandelt werden; im Rahmen der Ersttherapie sollte dem Erreichen einer R0-Resektion der Vorzug vor weiteren Maßnahmen gegeben werden.

Literatur

1. Giuliano AE, Eilber FR (1985) The rationale for planned reoperation after unplanned total excision of soft-tissue sarcomas. J Clin Oncol 3: 1344-1348
2. Hays DM, Lawrence WJ, Wharam M (1989) Primary reexcision for patients with "microscopic residual" tumor following initial excision of sarcomas of trunk and extremities sites. J Pediatr Surg 24: 5-10
3. Peiper M, Zurakowski D, Zornig C (1995) Lokalrezidive von Weichteilsarkomen an Rumpf und Extremitäten. Langenbecks Arch Chir 380: 333-339
4. Peiper M, Zurakowski D, Zornig C (1997) Survival in Primary Soft Tissue Sarcoma of the Extremities and Trunk. Langenbecks Arch Chir 382: 203-208
5. Singer S, Corson JM, Gonin R, Labow B, Eberlein TJ (1994) Prognostic factors predictive of survival and local recurrence for extremity soft tissue sarcoma. Ann Surg 219: 165-173

Löst die sentinel-node-Biopsie (SNB) das Problem der elektiven Lymphknotendissektion beim malignen Melanom?

J. Göhl, T. Meyer und W. Hohenberger

Chirurgische Universitätsklinik mit Poliklinik, Universität Erlangen-Nürnberg, Krankenhausstraße 12, D-91054 Erlangen

Sentinel Node Biopsy: Does It Solve the Problem of Elective Lymph Node Dissection in Malignant Melanoma?

Summary. Elective lymph node dissection in high-risk melanoma has been hotly debated for years. The technique of sentinel node (SN) biopsy may be a solution to the problem. Consequently, radical lymph node dissection is restricted to patients with an acutal metastatic involvement of the SN (20–25%). The use of a hand-held gamma probe increases accuracy of SN detection.

Einleitung

Der Wert der elektiven Lymphknotendissektion (ELND) bei high-risk-Melanomen wird seit Jahren kontrovers diskutiert. Trotz der Ergebnisse mehrerer prospektiv randomisierter Studien zur elektiven regionären Lymphknotendissektion, welche keine prognostischen Vorteile des operativen Vorgehens nachweisen konnten [2, 8], war bisher keine gesicherte Aussage über den Stellenwert der ELND möglich, da in allen diesen Studien gravierende Mängel nachgewiesen werden konnten. Auf dem Boden einer retrospektiv durchgeführten Multicenterstudie [4] wurde gezeigt, daß es Patientenuntergruppen gibt, für die neben der Berücksichtigung der pT-Kategorien weitere prognoserelevante Parameter wie Tumorlokalisation und Geschlecht in der multivariaten Analyse existieren, welche die Überlebensrate nach elektiver Dissektion beeinflussen. In Anbetracht dieser Problematik der ELND muß ein Verfahren Berücksichtigung finden, welches von Morton et al. [7] entwickelt und beschrieben wurde. Sie postulierten, daß der Pförtner-Lymphknoten (sentinel node) als erster drainierender Lymphknoten den metastatischen Befall der zugehörigen Lymphabflußregion repräsentiert. Durch die Exzision dieses Pförtner-Lymphknotens und die pathohistologische Befundung könnte bei fehlendem Nachweis eines metastatischen Befalls auf eine radikale Dissektion verzichtet werden und damit die hohe Rate von Dissektionen ohne Metastasennachweis und den damit verbundenen Komplikationen nach derartigen Eingriffen vermieden werden.

Patienten und Methodik

Seit 1969 wurde an der Chirurgischen Universitäts-Klinik Erlangen bei 879 Patienten mit malignen Melanomen eine elektive Lymphknotendissektion der regionären Lymphknoten

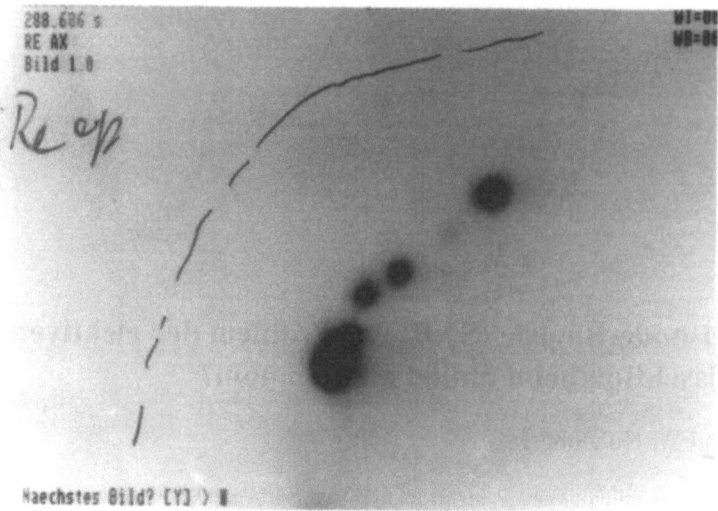

Abb. 1. Präoperative Lymphoszintigraphie vor geplanter selektiver Lymphknotenbiopsie (rechte Axilla)

durchgeführt. In Abhängigkeit von der pT-Kategorie des Primärtumors beträgt die Häufigkeit von histologisch nachgewiesenen regionären Lymphknotenmetastasen bei diesen elektiv dissezierten Patienten zwischen 11 und 23%. Berücksichtigt man die bei uns und auch in der Literatur angegebenen Komplikationsraten nach radikaler Lymphknotendissektion, die sich auf über 30% belaufen [1], wäre mit der von Morton et al. beschriebenen selektiven Lymphknotenbiopsie als Minimaleingriff der regionären Lymphknotenstation eine Möglichkeit gegeben, diese Problematik in der Zukunft zu lösen.

Das technische Vorgehen der selektiven Lymphknotenbiopsie (SNB) umfaßt mehrere Stufen:

1. Lymphknotenmarkierung (lymphatic mapping)
Am Vortag der geplanten Operation der selektiven Lymphknotenbiopsie erfolgt nach peritumoröser intrakutaner Injektion von Technetium-Colloid die Lymphoszintigraphie der regionären Lymphbahnen mit Markierung der ersten zur Darstellung kommenden Lymphknoten (Abb. 1).

2. Intraoperative Farbstoffmarkierung und Gammasondenmessung
Der zweite Schritt der Lymphknotenmarkierung besteht in der Farbstoffmarkierung mit Patent-V-Blau. Diese wird durch Einspritzung der Blaulösung um den Primärtumor bzw. nach vorangegangener knapper Exzision im Bereich der Narbe etwa 15–20 min vor der geplanten Inzision vorgenommen (Abb. 2). Über eine Hautinzision von etwa 5 cm Länge über der korrespondierenden regionären Lymphknotenstation im Bereich des am Vortag durch Lymphoszintigraphie markierten ersten Lymphknotens erfolgt dann die Freilegung (Abb. 3). Hierbei können ohne größere Probleme die zentripetal ziehenden Lymphbahnen identifiziert und durch Präparation weiter verfolgt werden und der erste als blaugefärbt imponierende Lymphknoten selektiv exzidiert und histopathologisch untersucht werden.

Als wichtige weitere Maßnahme zur eindeutigen Identifikation des Pförtnerlymphknotens hat sich die zusätzliche intraoperative Kontrolle mit Hilfe einer Gamma-Detektionssonde bewährt. Mit Hilfe dieser Handsondenmessung besteht die Möglichkeit, bei mehreren blau angefärbten Lymphknoten aufgrund der vergleichenden radioaktiven Messung der am Vortag injizierten Radionuklide eine Unterscheidung zu treffen, welcher der blau gefärbten Lymphknoten aufgrund der erhöhten Anreicherung des Radionuklids als repräsentativer erster Pförtnerlymphknoten durch die Quantifizierung der Strahlung angesehen werden muß.

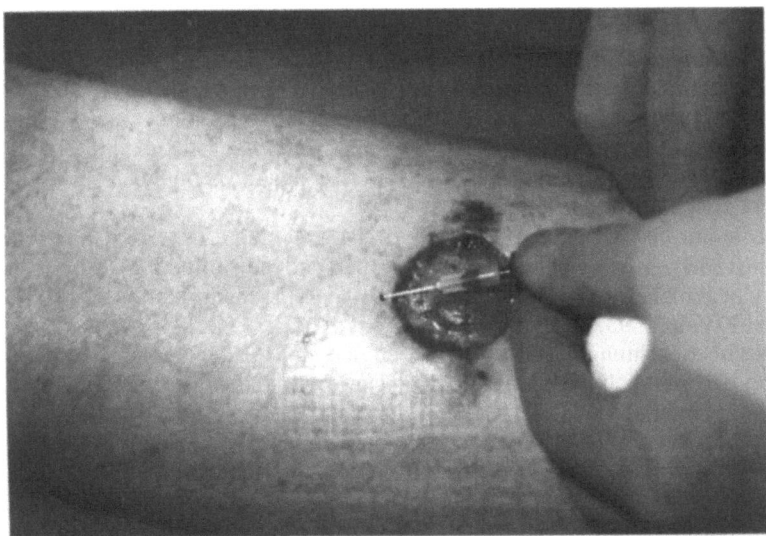

Abb. 2. Intrakutane Injektion von Patentblau-V nach Exzision und histologischer Sicherung des Primärtumors

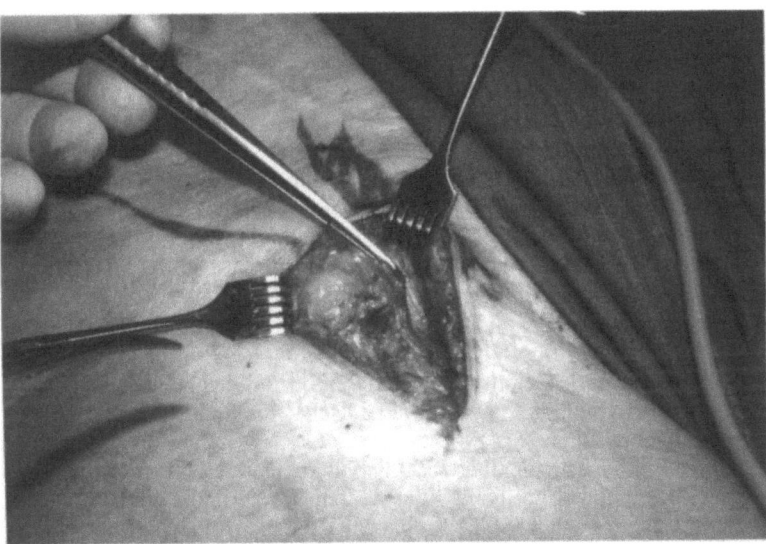

Abb. 3. Freilegung und Identifizierung des Pförtnerlymphknotens

Ist in der Schnellschnittuntersuchung des selektiv exzidierten Lymphknotens eindeutig ein Tumorbefall nachweisbar, so erfolgt in gleicher Sitzung die therapeutische Lymphknotendissektion des regionären Lymphabflußgebietes. Ist anhand der intraoperativen Schnellschnittbefundung kein Tumornachweis erkennbar bzw. eine eindeutige Aussage nicht möglich, so wird der Eingriff als selektive Lymphknotenbiopsie beendet und das weitere Vorgehen anhand des endgültigen histopathologischen Ergebnisses am Paraffin-Schnitt vorgenommen. Bleibt der Befund nach der definitiven Aufarbeitung negativ, so besteht momentan keine Indikation zu chirurgisch-therapeutischen Maßnahmen.

Ergebnisse

Betrachten wir zusammenfassend die Angaben in der Literatur, so beziehen sich die Erfahrungen der selektiven Lymphknotenbiopsie seit 1992 auf ein Patientenkollektiv von über 1800 Patienten. Morton (1997) beschreibt ein Kollektiv von 660 Patienten mit einer Steigerung der Identifikation des Pförtnerlymphknotens, sprich der Detektionsrate von 80% (erste Serie mit 200 Patienten) auf 95%. Hierbei liegt die Rate der positiv befundeten Pförtnerlymphknoten bei 20% (persönliche Mitteilung).

Ross (1997) beschreibt bei 507 selektiv biopsierten Patienten eine Detektionsrate von 96% bei einem positiven Lymphknotenbefund in 25% (persönliche Mitteilung). Auch bei Leong und Cavaliere liegen die Detektionsraten, d.h. die eindeutige Identifikation des Pförtnerlymphknotens bei 97% bzw. 93,5% [3, 6].

Bei medianen Nachbeobachtungszeiten zwischen 20 und 44 Monaten belaufen sich die Lokalrezidivraten bei ursprünglich negativer histologischer Befundung des Pförtnerlymphknotens bei Gershenwald et al. [5] auf 2,8 bzw. bei Morton auf 3% (persönliche Mitteilung). Bei einem histologischen Review der Pförtnerlymphknoten dieser als Therapieversager der Methode primär eingestufter Patienten war in der histologischen Nachbefundung des Pförtnerlymphknotens in 80% ein positiver Nachweis des ursprünglich als negativ befundeten Lymphknotens erkennbar [5]. Die Rate der sekundär als positiv befundeten Pförtnerlymphknoten bei Morton betrug 53%.

Dies weist darauf hin, daß analog der minutiösen Präparation und selektiven Exzision der Pförtnerlymphknoten auch die exakte histopathologische Aufarbeitung der Pförtnerlymphknoten entscheidenden Einfluß auf die Qualität dieser Methode nimmt.

Schlußfolgerung

Insgesamt bleibt festzuhalten, daß die selektive Lymphknotenbiopsie eindeutige Vorteile im Vergleich zur elektiven radikalen Lymphknotendissektion aufweist. Dieses Verfahren ist als umschriebener Eingriff im Bereich der regionären Lymphknotenregion wenig belastend mit niedrigen Komplikationsraten ohne gravierende Nachteile der radikalen Dissektion. Mit dem Befund des Pförtner-Lymphknotens verknüpft ist ein exaktes Staging mit der Möglichkeit gezielter adjuvanter Therapiemaßnahmen. Die radikale Dissektion beschränkt sich nur auf Patienten mit positivem Lymphknotennachweis, welcher in einer Häufigkeit von etwa 20% der Rate des Metastasennachweises bei der elektiven Lymphknotendissektion entspricht. Die Nachteile des Verfahrens liegen in der falsch negativen Befundung des Pförtner-Lymphknotens, welche einerseits auf chirurgisch-technischem Gebiet aufgrund mangelnder Erfahrung in der Präparationstechnik der Lymphknoten sowie auf falscher histologischer Befundung aufgrund methodischer Mängel beruhen.

Die bisher vorliegenden Ergebnisse von über 1800 Patienten nach selektiver Lymphknotenbiopsie sind vielversprechend und ermutigend. Inwieweit dieses Verfahren in der Lage ist, in der Langzeitbeobachtung einen Einfluß auf die Prognose zu nehmen, muß abgewartet werden. Die bisher vorliegenden Erkenntnisse und Ergebnisse rechtfertigen unseres Erachtens die Entscheidung, dieses Verfahren bei allen Patienten mit malignen Melanomen einzusetzen, welche nach bisherigen Kriterien ein Risiko der locoregionären Metastasierung aufweisen. Es muß nochmals darauf hingewiesen werden, daß der Erfolg dieser Methode an die adäquate Erfahrung des Operateurs und an eine suffiziente histologische Diagnostik geknüpft ist. Von technischer Seite her erscheint die simultane Verwendung von Farbstoff-Injektionen und der intraoperativen Gamma-Sonden-Detektion empfehlenswert.

Literatur

1. Balch CM, Milton GW, Cascinelli N, Sim FH (1992) Elective lymph node dissection: pros and cons. In: Balch CM, Houghton AN, Milton GW, Soober AJ, Soong SJ (Eds) Cutaneous melanoma, 2nd edition, Lippincott, Philadelphia, pp 345–366

2. Binder M, Pehamberger H, Steiner A, Wolff K (1990) Elective regional lymph node dissection in malignant melanoma. Eur J Surg 26: 871–873
3. Cavaliere F, Di Filippo F, Schratti M, Garinei R, Anza M, Potenza C, Catricala C, Cavaliere R (1997) Intraoperative sentinel node mapping in high-risk melanoma patients (>1.5 mm thickness): a preliminary experience in 62 patients. Melanoma Res 7 (Suppl 1): S100
4. Drepper H, Köhler CO, Bastian B, Breuninger H, Bröcker EB, Göhl J, Groth W, Hermanek P, Hohenberger W, Lippold A, Kölmel K, Landthaler M, Peters A, Tilgen W (1994) Prognosevorteil für definierte Risikogruppen durch die Lymphknotendissektion. Langzeitstudie an 3616 Melanompatienten. Hautarzt 45: 615–622
5. Gershenwald JE, Colome MI, Mansfield PF, Lee JF, Reintgen DS, Ross MI (1997) Nodal failure after lymphatic mapping (LM) and negative sentinel lymph node (SLN) biopsy in stage I or II melanoma patients. Melanoma Res 7 (Suppl 1): S29
6. Leong SPL, Steinmetz I, Abbey K, Achten T, Stuntebeck S, McMillan A, Allen R, Morita E, Epstein H, Kashani-Sabet M, Sagebiel R (1997) Patterns of recurrence in primary malignant melanoma following selective sentinel node dissection (SSLND). Melanoma Res 7 (Suppl 1): S11
7. Morton DL, Wen DR, Wong JH, Economou JS, Cagle LA, Storm FK, Foshag LJ, Cochran AJ (1992) Technical details of intraoperative mapping for early stage melanoma. Arch Surg 127: 392–399
8. Veronesi U, Adamus J, Bandiera DC (1982) Delayed regional lymph node dissection in stage I melanoma of the skin of the lower extremities. Cancer 49: 2420–2430

Primär maligne Tumore des Sacrums

R. J. Wirbel[1], M. Schulte[2] und W. Mutschler[1]

[1] Abteilung Unfall-, Hand- und Wiederherstellungschirurgie, Chirurgische Universitätsklinik, Oscar-Orth-Straße, D-66421 Homburg/Saar
[2] Abteilung Unfallchirurgie, Hand-, Plastische und Wiederherstellungschirurgie, Chirurgische Universitätsklinik, Steinhövelstraße 9, D-89070 Ulm

Primary Malignant Tumors of the Sacrum

Summary. The oncological and functional results of 16 patients with primary malignant sacral tumors (12 chordomas, 3 chondrosarcomas, 1 fibrosarcoma) during the past decade are reported. Dorsal approach was used in 10 cases, ventral or combined ventrodorsal procedure in 5 cases; in 1 case only biopsy was taken. Amputation of rectum with colostomy was necessary in 9 cases, ileosacral stabilization in 2 cases. Eight patients died, 5 of the disease and 3 of complications, with a mean survival time of 25.8 months. Local recurrence occurred in 4, distant metastases in 3 cases. Six of the 8 survivors – mean survival is 59 (21–112) months – showed good or excellent functional results according to the Enneking score system. Local complications, mostly wound healing problems, were observed in 9 (56%), neurological disorders in respect of the resected sacral nerve roots in 11 (68%) cases. The oncological and functional results after resection of primary malignant sacral tumors, especially of chordomas, justify radical surgical procedures sacrificing the sacral nerve roots.

Zusammenfassung. Die onkologischen und funktionellen Ergebnisse bei 16 Patienten mit primär malignen Sacrumtumoren (12 Chordome, 3 Chondrosarkome, 1 Fibrosarkom) während eines 10-Jahres-Zeitraumes werden vorgestellt. Dorsale Resektionsverfahren wurden in 10, ventrale oder kombiniert ventrodorsale in 5 Fällen durchgeführt, in einem Fall wurde lediglich biopsiert. Eine Rektumamputation mit Colostomie war in 9, eine ileosacrale Stabilisierung in 2 Fällen notwendig. 8 Patienten sind im Mittel nach 25,8 Monaten verstorben, 5 an ihrer Tumorerkrankung und 3 an Komplikationen; 4 Patienten entwickelten Lokalrezidive, 3 Patienten Fernmetastasen; von den 8 lebenden Patienten zeigten 6 nach durchschnittlich 59 (21–112) Monaten gute oder sehr gute funktionelle Ergebnisse nach dem Enneking-Schema; lokale Komplikationen, zumeist Wundheilungsstörungen, mußten bei 9 (56%), neurologische Störungen in Abhängigkeit der resezierten sakralen Nervenwurzeln bei 11 (68%) Patienten beobachtet werden. Die onkologischen und funktionellen Ergebnisse nach Resektion primär maligner Sacrumtumore, speziell von Chordomen, rechtfertigen ein radikales chirurgisches Vorgehen unter Inkaufnahme der Resektion der Sacralwurzeln.

Primär maligne Tumore des Sacrums sind sehr selten. Im Bereich der Wirbelsäule machen sie weniger als 2% aller primär malignen Knochentumore aus. Die häufigsten Tumoren sind

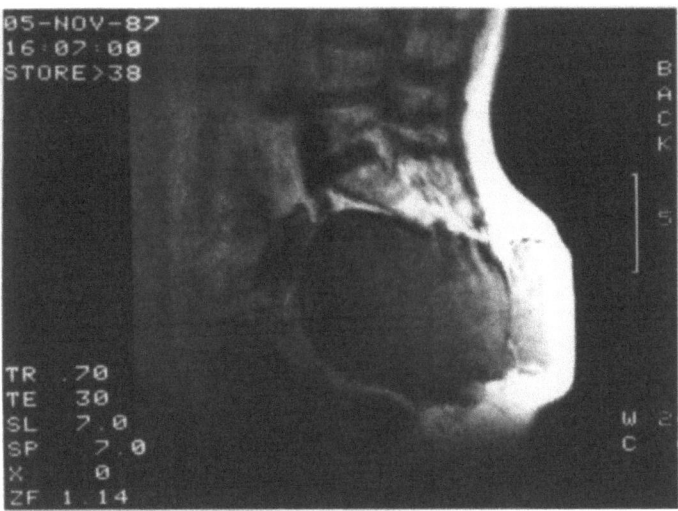

Abb. 1. NMR: Chordom des Os sacrum bis S2 mit intrapelviner, ventraler Tumorausdehnung

das Chordom, das in ca. 50–60% der Fälle im Sacrum lokalisiert ist, das Chondrosarkom und der maligne Riesenzelltumor, die in ca. 2–3% im Sacrum liegen [1–3, 5].

Die kurative Therapie der Sacrumtumore besteht in einer adäquaten, wenn möglich weiten en-bloc-Resektion. Die Problematik liegt zum einen in der anatomischen Nähe zum Rektum und zu den sacralen Nervenwurzeln mit der Notwendigkeit ihrer Resektion, zum anderen in einer möglichen Kontinuitätsunterbrechung und Instabilität des dorsalen Beckenringsegmentes.

Die apparative Diagnostik umfaßt neben der Nativ-Röntgen-Aufnahme die CT, die die knöcherne Ausdehnung des Tumors zeigt, die MRT, die den Weichteilanteil des Tumors besser darstellt (Abb. 1) sowie die Endosonographie des Rektums, die die Frage nach einer möglichen Rektuminfiltration beantworten kann.

Die Ergebnisse bei primär malignen Tumoren des Sacrums während eines 10-Jahres-Zeitraumes werden anhand der onkologischen und funktionellen Ergebnisse dargestellt.

Von 1987 bis 1997 wurden 16 Patienten (10 Frauen, 6 Männer, Durchschnittsalter 53 ± 8 Jahre) mit primär malignen Tumoren des Sacrums operativ behandelt. In 12 Fällen lag ein Chordom im Stadium IB nach Enneking vor, in 3 Fällen ein Chondrosarkom (2× IIB, 1× IB) sowie ein strahleninduziertes Fibrosarkom (IIB) nach Uteruscarzinom-Resektion und Radiatio vor 20 Jahren.

Die Ausgangssituation, Höhenlokalisation des Tumors, das angewandte Operationsverfahren bzw. der Zugangsweg und der erzielte chirurgische Absetzungsrand sind in Tabelle 1 aufgelistet. In 4 Fällen war der Tumor in Höhe S1, in 7 Fällen in S2 und in 5 Fällen kaudal davon lokalisiert. In 2 Fällen lag bereits ein, in 3 Fällen sogar ein zweites Lokalrezidiv vor. Dorsale Resektionsverfahren wurden in 10 Fällen durchgeführt, ventrale bzw. kombiniert ventrodorsale Verfahren in 5 Fällen, in einem Fall wurde bei weit fortgeschrittenem Tumorstadium lediglich biopsiert. Weite chirurgische Absetzungsränder konnten in 4, marginale in 11 Fällen erzielt werden. Eine Rektumamputation mit Colostomie sowie eine dauerhafte Zystostomie waren in 9 Fällen notwendig. Eine osteosynthetische Stabilisierung zwischen Beckenring und Wirbelsäule wurde bei 2 Patienten nach kompletter Sacrektomie (>S1) durchgeführt.

8 Patienten sind mittlerweile verstorben, 3 an ihrer Tumorerkrankung und 3 an Allgemeinkomplikationen. Die mittlere Überlebenszeit betrug 25,8 (3–67) Monate. 4 Patienten entwickelten Lokalrezidive nach durchschnittlich 12,5 (7–16) Monaten. Bei 3 Patienten kam es zweimal zur pulmonalen, einmal zur vertebralen Metastasierung nach im Mittel 35 (7–82)

Tabelle 1

Pat.	Histo	Lok.	Ausgangslage	Op.-Verfahren	Resektion onkolog.	Outcome
1	CH	S3		D	marg.	NED (98 Mo)
2	CH	S3		D	weit	NED (93 Mo)
3	CH	S3		D	marg.	DOD (3 Mo)
4	CH	S1	2. LR	V/D (+Stab.)	marg.	DOD (64 Mo)
5	CH	S1		PE	PE	DOD (19 Mo)
6	CH	S2		V/D	marg.	DOD (7 Mo)
7	CH	S2	1. LR	D	marg.	DOD (67 Mo)
8	CH	S2	2. LR	D	marg.	ADM (112 Mo)
9	CH	S2		V/D	weit	NED (34 Mo)
10	CH	S2		D	marg.	ADM (34 Mo)
11	CH	S2	2. LR	D	marg.	NED (30 Mo)
12	CH	S3		D	weit	NED (21 Mo)
13	CS IIB	S1		V/D	marg.	DOD (15 Mo)
14	FS IIB	S2	Z.n. Radiatio	V	marg.	DOD (9 Mo)
15	CS IB	S1	1. LR	D (+Stab.)	marg.	DOD (17 Mo)
16	CS IB	S3		D	weit	NED (56 Mo)

CH: Chordom; CS: Chondorsarkom; FS: Fibrosarkom; LR: lokalrezidiv; D: dorsal; V/D: ventro-dorsal; NED: no evidence of disease; DOD: died of disease; ADM: alive with disease (metastases)

Monaten, ein Patient konnte erfolgreich an seiner Lungenmetastase operiert werden. Von den 8 lebenden Patienten zeigen bei einem mittleren Nachbeobachtungszeitraum von 59 (21–112) Monaten 6 gute oder sehr gute funktionelle Ergebnisse nach dem Enneking-Schema. 2 Patienten waren dauerhaft auf Gehstützen bzw. den Rollstuhl angewiesen.

Bei 3 Patienten mit aufwendigen kombiniert ventrodorsalen Verfahren kam es zu Allgemeinkomplikationen (Pneumonie, Coli-Sepsis, Meningitis) mit letalem Ausgang nach 3, 4 bzw. 7 Monaten. Lokale Komplikationen mußten bei 9 Patienten (56%) beobachtet werden. Zumeist (7 Fälle) handelte es sich um Wundheilungsstörungen und Fistelbildungen, einmal mußte bei einer Rektumverletzung eine Colostomie angelegt werden, einmal kam es zu einem sacralen Darmprolaps. Alle lokalen Komplikationen bis auf den symptomfreien Darmprolaps konnten chirurgisch saniert werden.

Neurologische Störungen der Blasen- und Mastdarmfunktion traten bei insgesamt 11 Patienten in Abhängigkeit der resezierten Nervenwurzeln auf. Die Inkontinenz war komplett in 9 Fällen (immer wenn die Wurzel S1 bzw. S2 beidseits entfernt werden mußte), inkomplett (Streßinkontinez) in 2 Fällen für die Blase und einmal für den Mastdarm bei kaudaler (S3–S5) Nervenwurzelresektion.

Diskussion

Die Therapie der primär malignen Sacrumtumore ist chirurgisch und muß in einer, wenn möglich, weiten en-bloc-Resektion bestehen. Die Operationstaktik bzw. der Zugangsweg hängt dabei im wesentlichen von der Lokalisation des Tumors und seiner Ausdehnung nach ventral, intrapelvin ab [1]. Ob eine ileosacrale bzw. -lumbale osteosynthetische Stabilisierung notwendig ist, wird in der Literatur unterschiedlich diskutiert [2–4]. Stener [4] konnte zeigen, daß bei einer Resektion zwischen S1 und S2 die axiale Kraftaufnahme des dorsalen Beckensegmentes nur um 30%, bei Resektion in Höhe S1, 1 cm unterhalb des Promontoriums um 50% geschwächt wird.

Adjuvante Therapieformen haben bei den häufigsten Tumoren des Sacrums (Chordom, Chondrosarkom) keinen Effekt [1–3, 5]. Die im Bereich des Sacrums am häufigsten lokalisierten Chordome zeichnen sich durch eine hohe lokale Aggressivität aus [2], ihre Metastasierungstendenz wird im allgemeinen gering eingeschätzt und mit weniger als 2% angegeben [2], wir mußten allerdings bei 2 unserer 12 Patienten (16,6%) mit sacralem Chordom eine Lungenmetastasierung feststellen.

Neurologische Funktionsstörungen der Blase, des Mastdarmes und der sexuellen Funktion sind nach Sacrumentfernung unvermeidbar und hängen vom Ausmaß der sacralen Nervenwurzelresektion ab. Nur bei einer beidseitigen Resektion der S1- bzw. S2-Nervenwurzeln ist – wie unsere Ergebnisse bestätigen – mit einer kompletten Inkontinenz zu rechnen.

Das Wissen um wesentlich neurologische Störungen sowie einer möglichen Instabilität zwischen Wirbelsäule und Becken darf bei sacralen Tumoren nicht von einer möglicherweise kurativen Operation abhalten. Unbehandelte Tumore oder Rezidive führen ohnehin zu noch größeren nervalen Ausfällen und letztlich zum Tode.

Literatur

1. Huth JF, Dawson EG, Eilber FR (1984) Abdominosacral resection for malignant tumors of the sacrum. Am J Surg 148: 137–148
2. Karakousis CP, Park JJ, Fleminger R, Friedman M (1981) Chordomas: diagnosis and management. Am J Surg 47: 497–501
3. Mutschler W, Wörsdörfer O, Schulte M (1993) Tumorresektionen und rekonstruktive Eingriffe bei Wirbelsäulentumoren. Orthopäde 22: 189–199
4. Stener B, Gunterberg B (1978) High amputation of the sacrum for extirpation of tumors. Spine 3: 351–366
5. Xu WP, Song XW, Yue SY, Chai YB, Wu J (1990) Primary sacral tumors and their surgical treatment. A report of 87 cases. Chin Med J Eng 103: 879–884

Onkologie: Leber, Galle, Pankreas I

Magnetresonanztomographie in der Diagnostik von Gefäßinfiltrationen bei malignen Pankreastumoren

K. Wendl[1], A. Richter[1], J. Gaa[2], J. Sturm[1] und M. Trede[1]

[1] Chirurgische Universitätsklinik Mannheim, [2] Institut für klinische Radiologie Mannheim, Universitätsklinik Mannheim, Fakultät für klinische Medizin Mannheim der Universität Heidelberg, Theodor-Kutzer-Ufer 1–3, D-68167 Mannheim

Magnetic Resonance Imaging in Detecting Vessel Invasion in Pancreatic Cancer

Summary. This study was undertaken to evaluate the accuracy of magnetic resonance angiography (MRA) in assessing venous or arterial infiltration in pancreatic cancer. In 90 patients MRA showed a sensitivity of 81.1%, a specificity of 90.2% and an accuracy of 85.9% in predicting venous infiltration and a sensitivity of 81.8%, a specificity of 90.7% and an accuracy of 88.1% in predicting arterial infiltration. From these data we conclude that MRA is an accurate method for detecting vascular infiltration in pancreatic cancer.

Einleitung

In der präoperativen Diagnostik von Pankreaskarzinomen ist eine Diagnostik der Gefäße des Oberbauches zur Darstellung einer Gefäßinfiltration als Malignitätskriterium und mögliches Zeichen einer lokalen Inoperabilität sowie zur Darstellung von anatomischen Gefäßvariationen wünschenswert [1]. Die ultraschnelle Kernspintomographie [2], das sogenannte EPI-MR, ermöglicht innerhalb eines nur 20 bis 30 Minuten dauernden Untersuchungsganges die Anfertigung von Schnittbildern des Pankreas, eine Darstellung der Gallenwege und des Ductus Wirsungianus mittels Magnetresonanzcholangiopankreatikographie (MRCP) und eine Gefäßdarstellung durch Magnetresonanzangiographie (MRA). Diese Studie soll die Aussagefähigkeit der MRA bezüglich der Beurteilung einer venösen oder arteriellen Gefäßinfiltration bei Patienten mit Pankreaskarzinomen evaluieren.

Methodik und Ergebnisse

Alle MRA erfolgten nach Applikation eines gadoliniumhaltigen Kontrastmittels auf einem 1,5-Tesla-Gerät (Magnetom Vision, Siemens®). Insgesamt wurden 90 Patienten mit histologisch bestätigtem Pankreaskarzinom zwischen 8/96 und 12/97 operiert. Die operativen Eingriffe wurden in 42% in kurativer Intention durchgeführt, darunter 33 Whipplesche Resektionen. In 35,6% erfolgte ein palliativer Eingriff und in 22,2% wurde lediglich eine Probelaparotomie oder eine Laparoskopie durchgeführt. In die Auswertung wurden nur solche MRA-

Befunde aufgenommen, die intraoperativ mit hinreichender Genauigkeit überprüft werden konnten.

Die MRA sagte bei 34 Patienten eine Infiltration venöser Gefäße (V. portae, V. lienalis, V. mesenterica superior) voraus, diese bestätigte sich bei 30 Patienten, bei 4 Patienten lag intraoperativ keine Infiltration vor. In 44 Fällen war in der MRA keine Infiltration zu erkennen, bei 7 dieser Patienten mußte jedoch intraoperativ von einer solchen ausgegangen werden. Damit errechnet sich eine Sensitivität von 81,1%, eine Spezifität von 90,2% und eine Accuracy von 85,9%. Die positive Vorhersagewahrscheinlichkeit liegt bei 88,2%, die negative Vorhersagewahrscheinlichkeit bei 84,1%.

Die MRA diagnostizierte bei 23 Patienten eine Infiltration arterieller Gefäße (A. hepatica, A. lienalis, A. mesenterica superior), die sich bei 5 Patienten intraoperativ nicht bestätigte. In 53 Fällen war keine Infiltration zu erkennen, bei 4 dieser Patienten ergab sich jedoch intraoperativ eine Infiltration. Damit errechnet sich hier eine Sensitivität von 81,8%, eine Spezifität von 90,7% und eine Accuracy von 88,1%. Die positive bzw. negative Vorhersagewahrscheinlichkeit beträgt 78,2% bzw. 92,4%. Anatomische Varianten arterieller Gefäße konnten bei 5 Patienten präoperativ korrekt vorhergesagt werden.

Diskussion

In einer von 8/96 bis 2/97 durchgeführten prospektiven Studie untersuchten wir unter anderem die Aussagefähigkeit der MRA bei der Fragestellung nach einer Gefäßbeteiligung bei Pankreastumoren unklarer Dignität im Vergleich zu etablierten Untersuchungsmethoden wie Sonographie, CT und konventioneller Angiographie [3]. Die MRA hatte in dieser Untersuchung eine Sensitivität von 81,8% bei einer Spezifität von 96% und bei einer Accuracy von 89,1%. Alle Befunde wurden intraoperativ überprüft. Die Accuracy der MRA war mit 89,1% höher als die aller anderen überprüften Verfahren (Accuracy: Sonographie 83%, CT 79,5%, Angiographie 68,8%). Wir konnten somit bezüglich der Aussagekraft zu Gefäßveränderungen bei Pankreastumoren unklarer Dignität zeigen, daß die Accuracy der MRA zumindest gleichwertig zu den etablierten Untersuchungsverfahren CT, Sonographie und Angiographie ist, es deutete sich sogar eine, wenn auch nicht signifikante, Überlegenheit der MRA an.

Die nun erhobenen Daten belegen diese Erfahrungen auch für die isolierte Gruppe der Malignome des Pankreas. Verglichen mit Daten aus der Literatur [4, 5] zur Aussagekraft verschiedener Stagingmodalitäten (transabdominelle Sonographie, Endosonographie, CT, Angiographie) bei der Fragestellung Gefäßinfiltration liefert die MRA zuverlässige Aussagen, auch im Vergleich zum kontrastmittelverstärkten CT, das zur Zeit den Goldstandard des präoperativen Stagings von Pankreaskarzinomen darstellt. Rösch [5] beschreibt für das CT eine Sensitivität von 36% bis 69% für den Nachweis venöser und 71% für den Nachweis arterieller Gefäßinfiltrationen verglichen mit 81,1% bzw. 81,8% im eigenen Krankengut.

In 11 Fällen erfolgte durch die MRA eine falsch positive oder falsch negative Einschätzung der Infiltration venöser Gefäße. Bei nahezu identischer positiver bzw. negativer Vorhersagewahrscheinlichkeit mit 88% und 84% ist hier keine Tendenz zu einer Über- oder Unterinterpretation der Befunde zu erkennen. Die mit 78% relativ geringere positive Vorhersagewahrscheinlichkeit in der Beurteilung arterieller Gefäße, bei insgesamt 9 Fehleinschätzungen, deutet auf eine leichte Überinterpretation in der Beurteilung einer arteriellen Gefäßinfiltration hin.

Die Vorteile der MRA, bei nach unseren Erfahrungen gleich guter Aussagekraft im Vergleich zu anderen Methoden, sind:

- Keine Belastung durch Röntgenstrahlen und jodhaltiges Kontrastmittel (wie bei CT und Angiographie)
- keine für den Patienten unangenehme arterielle Punktion (Angiographie) oder Endoskopie (Endosonographie)
- gute Bilddokumentation (im Gegensatz zu sonographischen Methoden), auch eine 3D-Darstellung ist möglich.

Wenn ein MR mit adäquater Leistung und entsprechender Softwareausstattung vorhanden ist, so sehen wir dieses als ein geeignetes Stagingverfahren bei der Frage nach Gefäßinfiltrationen bei malignen Pankreasprozessen an. Wir sehen jedoch auch die Grenzen der Methodik. Eine 100% sichere Aussage ist nicht möglich. Wenn daher keine anderen Inoperabilitätskriterien, wie z. B. nachgewiesene Leberfiliae oder eine Peritonealkarzinose vorliegen, so kann bei vom Allgemeinzustand operablen Patienten nur durch eine Laparotomie oder Laparoskopie und eine lokale Beurteilung der Situation über die Frage einer kurativen Resektion entschieden werden.

Literatur

1. Trede M, Rumstadt B, Storz LW (1998) Gefäßchirurgie im Rahmen visceralchirurgisch-onkologischer Eingriffe. Chirurg 69: 8
2. Gaa J, Wendl K, Trede M, Georgi M (1997) New concepts in MR imaging of pancreatic carcinoma: the all-in-one approach. In: Oudkerk M, Edelman RR (Eds) High power gradient MR-imaging. Advances in MRI II. Blackwell Science, Berlin, Wien, p 425
3. Trede M, Rumstadt B, Wendl K et al (1997) Ultrafast Magnetic Resonance Imaging Improves the Staging of Pancreatic Tumors. Ann Surg 226: 393
4. Carpenter SL, Scheimann JM (1996) Pancreatic imaging. Current Opinion in Gastroenterology 12: 442
5. Rösch T, Dittler HJ, Lorenz R et al (1992) The endosonographic staging of pancreatic carcinoma. Dtsch Med Wochenschr 117: 563

Stellenwert der diagnostischen Laparoskopie bei primären malignen Lebertumoren

M. Wolff, A. Ulrich, A. Müller und A. Hirner

Klinik und Poliklinik für Chirurgie, Rheinische Friedrich-Wilhelms-Universität Bonn, Sigmund-Freud-Straße 25, D-53105 Bonn

Role of Diagnostic Laparoscopy in Primary Hepatic Malignancy

Summary. The advent of new imaging modalities such as CT-AP and MRT has markedly improved the diagnosis and staging of primary liver tumors and will change the diagnostic impact of laparoscopy. Diagnostic laparoscopy in this retrospective study was not found to add information in regard to tumor staging and resectability, and there was no clear benefit by avoiding diagnostic laparotomies when all imaging and biopsy techniques available were used preoperatively. Therefore, we advocate the use of diagnostic laparoscopy only in selected cases suspicious for superficial small tumor lesions and cirrhosis with impact on the treatment modality.

Die diagnostische Laparoskopie (DL) kann prinzipiell zur Abklärung der prognostischen Kriterien bei primären Lebertumoren bezüglich des Tumors (Größe, Anzahl und Lokalisation der Herde), der regionalen Metastasierung (Hiluslymphknoten, Peritonealkarzinose) und einer begleitenden Zirrhose beitragen, wobei die Aussagekraft durch Kombination mit der laparoskopischen Ultraschalluntersuchung und Punktion verbessert werden kann [1–3]. Das besondere Problem ist hierbei die Beurteilung des lokalen Tumorstadiums in einer zirrhotischen Leber [4], die einerseits als Präkanzerose gilt und andererseits das Ausmaß der möglichen Resektion limitiert.

Nach Verbesserung der Bildgebung [4], v. a. der Magnetresonanztomographie (MRT) und Computertomographie (CT), aber andererseits auch neuer laparoskopischer Techniken erscheint eine Neubewertung der DL erforderlich. In der vorliegenden retrospektiven Studie haben wir untersucht, ob die durchgeführten DL im Vergleich zur präoperativen Bildgebung eine Veränderung des präoperativen Tumorstagings bzw. der Resektabilität ergaben. Zusätzlich wurde untersucht, ob therapeutische Entscheidungen durch die Laparoskopie beeinflußt und diagnostische Laparotomien vermieden wurden.

Patienten und Methoden

In den Jahren 1991–1997 wurden an unserer Klinik 46 Patienten mit Lebertumoren diagnostisch laparoskopiert. In die retrospektive Auswertung einbezogen wurden 31 Patienten mit einem HCC und 4 Patienten mit einem cholangiozellulären Karzinom (CCC). Ausgeschlossen wurden 7 Patienten mit Metastasen und zwei mit benignen Tumoren. Zwei Patienten, bei denen wegen jeweils einer Blutung und einer Verletzung der Gallenblase die Konversion zu einer Laparotomie erfolgte, wurden ebenfalls von der Auswertung ausgeschlossen.

Der Altersmedian der Patienten mit HCC ($n=31$) betrug 61 Jahre (Spanne 40–76), der Patienten mit CCC ($n=4$) 67 Jahre (Spanne 56–81). Die Einteilung der Tumoren erfolgte nach der TNM-Klassifikation (5. Aufl. 1997).

Die Indikation zur Laparoskopie wurde selektiv bei Patienten gestellt, deren Tumoren nach der Bildgebung resektabel (unilobärer Befall) erschienen, wenn die Frage nach – im Vergleich zur Bildgebung – zusätzlichen Tumoren und die Frage nach einer begleitenden Zirrhose mit Einfluß auf die Indikation zur Resektion bestand.

Bei allen Patienten lag präoperativ eine Ultraschalluntersuchung des Abdomens vor, bei 33/35 Patienten war eine Coeliacographie mit indirekter Splenoportographie durchgeführt worden und in Verbindung hiermit eine arterioportale Computertomographie in Spiraltechnik (CT-AP). Bei 19/35 Patienten mit begleitender Zirrhose lag eine MRT vor. Eine histologische Diagnose des Tumors durch perkutane Punktion bestand in 27/35 Fällen, eine Histologie der Leber in 2/35 Fällen.

Die DL erfolgte in Intubationsnarkose. Nach Anlage eines Pneumoperitoneums wurden Peritoneum und die Leberoberfläche systematisch inspiziert. Biopsien aus Tumor oder aus dem Lebergewebe erfolgten unter Sicht mit Tru-cut- oder Menghini-Nadel (1,4 mm). Es wurden keine systematischen Lymphknotenbiopsien vom Lig. hepatoduodenale vorgenommen.

Ergebnisse

Die Verteilung der Tumorstadien zeigt Tabelle 1. In keinem Fall wurde das aufgrund der präoperativen Diagnostik angenommene Tumorstadium durch die diagnostische Laparoskopie modifiziert. Insgesamt wurden 11 Resektionen (Stadium II und IIIA), 2 Transplantationen (Stadium II) und 15 Chemoembolisationen (Stadium IIIA, IIIB und IVA) vorgenommen. In 7 Fällen erfolgte keine tumorspezifische Therapie (Stadium IVA mit Zirrhose).

Bei insgesamt vier Patienten wurde trotz vorangegangener DL nur eine explorative Laparotomie durchgeführt. In zwei Fällen wurde die Operation wegen des Nachweises von tumorbefallenen Lymphknoten im Lig. hepatoduodenale (Schnellschnittdiagnose) abgebrochen (Stadium IIIB), in zwei weiteren Fällen war die Anzahl der Tumorknoten sowohl in der Bildgebung als auch in der DL unterschätzt worden (Stadium IIIA), so daß bei begleitender Zirrhose keine Resektion erfolgte.

Eine explorative Laparotomie wurde andererseits in vier Fällen vermieden, in denen sich unerwartet im Vergleich zur präoperativen Bildgebung und bei unauffälligen Laborwerten eine Zirrhose zeigte. Aufgrund dieser Befunde wurde bei zwei Patienten mit zentralen Tumoren > 10 cm (Stadium IIIA) und bei zwei Patienten mit radiologischem Hinweis für einen Verschluß eines zentralen Pfortarastes auf eine Resektion verzichtet.

Ein Vorteil der DL zeigte sich bezüglich der Diagnostik einer Zirrhose im Stadium Child-Pugh A (Tabelle 2). Die präoperative Diagnostik ergab in 7 Fällen falsch negative und in zwei Fällen falsch positive Befunde, so daß sich hinsichtlich des Faktors Zirrhose für die Bildgebung einschließlich Laborbefunde eine Sensitivität von 71% und eine Spezifität von 81% verglichen mit der Laparoskopie und mit Biopsie ergaben.

Tabelle 1. UICC-Stadien der hepatozellulären (HCC) und cholangiozellulären (CCC) Karzinome, bei denen eine diagnostische Laparoskopie (DL) durchgeführt wurde

UICC-Stadium	II ($n=11$)	IIIA ($n=5$)	IIIB ($n=2$)	IVA ($n=17$)
HCC ($n=31$)	10	4	2	15
CCC ($n=4$)	1	1	0	2

Tabelle 2. Präoperative Befunde (Bildgebung und Laborwerte) versus diagnostische Laparoskopie (DL) hinsichtlich des Faktors Zirrhose

		DL/Biopsie		
		Zirrhose	keine Zirrhose	
Bildgebung/Labor	Zirrhose	17	2	19
	keine Zirrhose	7	9	16
		24	11	

Diskussion

In der vorliegenden retrospektiven Untersuchung konnte für die DL bei malignen primären Lebertumoren kein wesentlicher Vorteil beobachtet werden, wenn die Techniken der modernen Bildgebung (CT-AP, MRT) ausgenutzt wurden. Es ergab sich keine Veränderung der durch die Bildgebung festgelegten Tumorstadien. Es konnten zwar vier explorative Laparotomien vermieden werden, aber andererseits wurden trotz DL vier explorative Laparotomien durchgeführt.

Auch in neueren Arbeiten wird die DL zum Staging und zur Abklärung der Resektabilität bei Lebertumoren empfohlen [1-3]. Nachteil dieser Studien sind die Vermischung primärer und sekundärer Lebertumoren und die uneinheitliche vorherige Bildgebung. Der wesentliche Vorteil der DL im Vergleich zur Bildgebung lag nach unseren Erfahrungen und der anderer Autoren in der Beurteilung einer begleitenden Zirrhose. Es muß allerdings angenommen werden, daß sich eine Zirrhose gleichermaßen durch laparoskopische wie durch radiologisch gesteuerte Biopsie abklären läßt. Es gibt keine Daten, die zeigen, daß die laparoskopisch durchgeführte Leberbiopsie bei Zirrhose ohne Aszites sicherer ist als die perkutane sonographisch gesteuerte Biopsie. Die Wertigkeit des laparoskopisch durchgeführten Ultraschalls zur Frage der Resektabilität muß als zweifelhaft angesehen werden, da meist der Verdacht auf Irresektabilität bereits im CT-AP gestellt oder eine Angiographie nicht durchgeführt wurde [2, 3].

Die Nachteile der DL liegen in der Notwendigkeit einer Allgemeinnarkose, so daß wir sie stets an das Ende der diagnostischen Verfahren setzen. Bestenfalls können ca. 70% der Leberoberfläche eingesehen werden. Es besteht keine Möglichkeit der Palpation. Gerade bei Patienten mit Gerinnungsstörung und portaler Hypertension aufgrund einer Zirrhose ist das Blutungsrisiko bei einer Adhäsiolyse oder einer Lymphknotendissektion am Leberhilus hoch. Das Tumorstaging muß sich an der Häufigkeit der Metastasierungswege orientieren. Autopsien von Patienten mit einem HCC zeigten [5], daß hiläre Lymphknoten in etwa 25% befallen sind, eine Peritonealcarcinose jedoch selten ist (<5%). Die Diagnose hilärer Lymphknotenmetastasen ist in der DL nicht sicher möglich, hat aber einen erheblichen Einfluß auf die Überlebenszeit nach Resektion oder Transplantation beim HCC.

Zusammenfassend haben wir keinen Vorteil der DL zum Staging und zur Abklärung der Resektabilität bei primären Lebertumoren gesehen, wenn die Möglichkeiten der heutigen Bildgebung und der radiologisch gesteuerten Punktionstechniken ausgeschöpft werden. Indikationen zur DL sehen wir lediglich bei prinzipiell resektablen Tumoren, wenn bei zweifelhaftem Befund in der Bildgebung Biopsien aus kleinen (< 1 cm) oberflächlich gelegenen Herden entnommen werden sollen und wenn die Frage einer begleitenden Zirrhose mit Einfluß auf die Wahl der Therapie besteht.

Literatur

1. Babineau TJ, Lewis WD, Jenkins RL, Bleday R, Steele GD, Forse RA (1994) Role of staging laparoscopy in the treatment of hepatic malignancy. Am J Surg 167: 151-155

2. Barbot DJ, Marks JH, Feld RI, Liu JBB, Rosato F (1997) Improved staging of liver tumors using laparoscopic intraoperative ultrasound. J Surg Oncol 64:63–67
3. John TG, Greig JD, Crosbie JL, Miles WFA, Garden OJ (1994) Superior staging of liver tumors with laparoscopy and laparoscopic ultrasound. Ann Surg 220:711–719
4. Otto G, Richter GM, Herfarth Ch (1997) Bedeutung bildgebender Verfahren für die chirurgische Indikationsstellung bei soliden Lebertumoren. Chirurg 68:334–345
5. Yuki K, Hirohashi S, Sakamoto M, Kanai T, Shimosato Y (1990) Growth and spread of hepatocellular carcinoma. Cancer: 2174–2179

Onkologie: Leber, Galle, Pankreas II

Technik, Risiko und Ergebnisse der zusätzlichen Pfortaderresektion bei der chirurgischen Therapie des proximalen Gallengangscarcinoms

T. Lorf[1], U. Hanack[1], B. Sattler[2], R. Canelo[1] und B. Ringe[1]

[1] Klinik für Transplantationschirurgie, [2] Zentrum Pathologie, Georg-August-Universität Göttingen, Robert-Koch-Straße 40, D-37505 Göttingen

Technique, Risk and Outcome of Additional Portal Vein Resection in Surgical Therapy of Proximal Bile Duct Carcinomas

Summary. The infiltration of the portal vein is not considered an absolute contraindication for resection therapy of proximal bile duct carcinomas. Portal vein resection and reconstruction may be performed without additional perioperative risk after hilar resection and hepatectomy. The resected hepatic vein is a suitable material for portal vein reconstruction. The median survival of patients with additional portal vein resection is comparable with patients without vascular infiltration in the same tumor stage.

Key words: Proximal bile duct tumor – Portal vein resection – Portal vein reconstruction

Zusammenfassung. Die Pfortaderinfiltration stellt keine absolute Kontraindikation für die Resektionsbehandlung von proximalen Gallengangstumoren dar. Pfortaderresektionen und -rekonstruktionen können ohne zusätzliches perioperatives Risiko nach Hilusresektion mit anatomischer Leberresektion durchgeführt werden. Die aus dem Leberresektat isolierte Vena hepatica ist ein geeigneter Gefäßersatz für die Pfortaderrekonstruktion. Patienten mit zusätzlicher Pfortaderresektion wegen Gefäßinfiltration profitieren in unserem Patientenkollektiv, da hierdurch eine Resektionsbehandlung möglich wird und sich das mediane Überleben gegenüber den Patienten gleicher Tumorstadien ohne Gefäßresektion angleicht.

Schlüsselwörter: Proximale Gallengangstumoren – Pfortaderresektion – Pfortaderrekonstruktion

Einleitung

Die Pfortaderinfiltration stellt in jüngerer Zeit keine absolute Kontraindikation mehr für die Resektionsbehandlung des Hepatikusgabelkarzinoms dar. Da bisher keine ausreichenden Erfahrungen über Risiko und Nutzen nach erweiterten Resektionsverfahren mit Pfortaderrekonstruktion existieren, analysierten wir retrospektiv unser Patientengut.

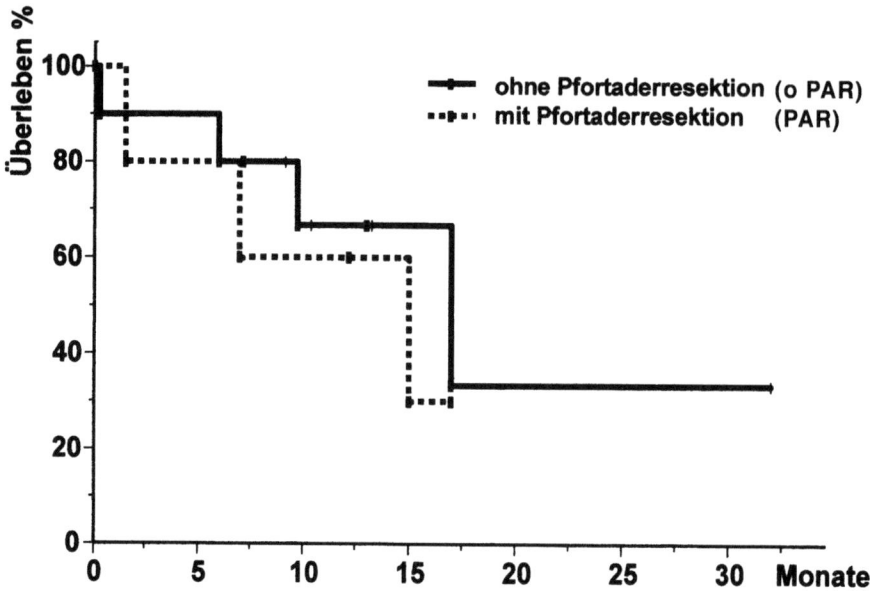

Abb. 1. Aktuarische Überlebensrate nach chirurgischer Therapie proximaler Gallengangscarcinome bei 15 Patienten (9 oPAR, 5 PAR)

Patientengut und Technik

Im Zeitraum vom 1.10.1994 bis zum 31.07.1997 wurden in unserer Klinik 15 Patienten (9 Männer, 6 Frauen; medianes Alter 64 [37–82] Jahre) mit einem proximalen Gallengangscarcinom vorgestellt. In 11 Fällen fand sich ein fortgeschrittenes Tumorstadium (UICC-Stadium IV). Alle Patienten wurden operiert, ein Patient wurde transplantiert, zwei Patienten isoliert hilusresekeziert, 12mal wurde zusätzlich eine Leberteilresektion (9 Links- und links erweitert, 3 Rechts- und rechts erweitert) ausgeführt. Bei fünf Patienten war eine Resektion und Rekonstruktion der Pfortader notwendig (2 End-zu-End-Anastomose, 2 autologer Venenersatz [V.-hepatica-„switch": 1 Interponat, 1 Patchplastik] [1], 1 allogene Vene).

Ergebnisse

Die Hilusokklusionszeit betrug in der Gruppe ohne Pfortaderresektion (oPAR) ($n=9$) 35,1 min und bei den Patienten mit Pfortaderresektion (PAR) ($n=5$) 44,9 min. Bei keinem Patienten wurde eine gefäßchirurgische Komplikation wie Blutung oder Thrombose beobachtet. 6 Patienten entwickelten eine partielle Insuffizienz der bilio-digestiven Anastomosen (4 oPAR, 2 PAR), wobei diese in 50% nur radiologisch nachweisbar waren. Auch in der Liegedauer (oPAR 14,2 Tage, PAR 11,5 Tage) waren keine statistischen Unterschiede vorhanden. Je ein Patient aus beiden Gruppen verstarb während des stationären Aufenthaltes: eine 82jährige Patientin (oPAR) am 7. postoperativen Tag (Notfalloperation wegen galliger Peritonitis nach dislozierter externer Gallengangsdrainage), ein weiterer Patient (PAR) starb am 46. postoperativen Tag nach ausgedehnter Leberresektion (Leberinsuffizienz, Anastomoseninsuffizienz, Sepsis).

Bei 13/15 Patienten gelang eine R0-Resektion, und bei 2/15 Patienten (je 1 PAR und oPAR) fand sich in der histologischen Aufarbeitung ein Tumorzellnachweis im proximalen Resektionsrand (R1).

In dem Patientenkollektiv ohne Gefäßresektion entwickelten 4 Patienten ein Tumorrezidiv, an dem sie auch verstarben. In der Gruppe mit zusätzlicher Pfortaderresektion trat bei 4 von 5 Patienten ein Tumorrezidiv auf, wobei zwei Patienten mit Knochen- bzw. Lymphknotenmetastasen noch am Leben sind. Die 1- und 2-Jahresüberlebensraten aller Patienten von 64,4 und 24,3% sind vergleichbar mit Ergebnissen anderer Gruppen, insbesondere unter Berücksichtigung der fortgeschrittenen Tumorstadien. Vergleicht man die Überlebenswahrscheinlichkeit beider Kollektive, ergibt sich kein signifikanter Unterschied (Abb. 1).

Schlußfolgerungen

Die Verwendung der mitresezierten Vena hepatica für die Rekonstruktion der Pfortader nach erweiterter Leberresektion stellt eine sichere Methode in der Behandlung des fortgeschrittenen Hilusgabelkarzinoms dar. Die Komplikationsrate und Hospitalletalität nach zusätzlicher Pfortaderresektion werden nicht, wie erwartet, von Gefäßkomplikation und/oder Leberinsuffizienz, sondern durch biliäre Komplikationen.

Unsere Ergebnisse zeigen, daß Patienten mit Tumoren höherer Stadien mit Infiltration von Pfortader durch die zusätzliche Pfortaderresektion profitieren, da sie einer Resektionsbehandlung zugeführt werden können. Damit gewinnen diese Patienten hinsichtlich der Überlebensraten gegenüber spontanem Verlauf [2] oder palliativem Herangehen [3].

Literatur

1. Lorf T, Hanack U, Ringe B (1997) Portal vein replacement by hepatic vein transposition. Am J Surg 174:353–354
2. Langer JC, Langer B, Taylor BR, Zeldin R, Cummings B (1985) Carcinoma of the extrahepatic bile ducts: results of an aggressive surgical approach. Surgery 98:752–759
3. Hadjis NS, Blenkharn JI, Alexander N, Benjamin IS, Blumgart LH (1990) Outcome of radical surgery in hilar cholangiocarcinoma. Surgery 107:597–604

Erweiterte partielle Duodenopankreatektomie nach Kausch-Whipple durch Resektion tumorinfiltrierter Gefäßabschnitte

J. M. Langrehr, Th. Steinmüller, V. Henneken und H. Keck

Chirurgische Klinik, Charité Campus Virchow-Klinikum, Humboldt-Universität zu Berlin, Augustenburger Platz 1, D-13353 Berlin

Extension of Kausch-Whipple Partial Duodenopancreatectomy by Resection of Tumor-Infiltrated Vessel Segments

Summary. The experience with standard Kausch-Whipple procedure is reviewed and compared with partial duodenopancreatectomies extended by partial resection of the portal vein. Perioperative morbidity has decreased to below 5% and survival rates with and without vessel resection are not significantly different. Therefore, infiltration of mesentericoportal vessels is not a contraindication for Kausch-Whipple procedure.

Einleitung

Das Pankreaskarzinom gehört zu den häufigeren Karzinomen und hat sich, wohl auch wegen der zunehmenden Treffsicherheit der modernen Diagnostik, während der letzten Jahrzehnte im Jahres-Bericht des „National Institute of Cancer of the United States of America" auf den vierten Platz der häufigsten Karzinome vorgeschoben [1]. Trotzdem verbleibt bei der präoperativen Diagnostik ein signifikanter Unsicherheitsfaktor, insbesondere in Hinsicht auf die Frage „Infiltration oder Verdrängung" des mesenterikoportalen Gefäßstammes.

Da konservative Therapieansätze, wie Chemo- oder Strahlentherapie allein oder in Kombination bisher keine Verbesserung der Prognose erbringen konnten [2–4], ist die Resektion weiterhin das Grundprinzip der Therapie. Die partielle Duodenopankreatektomie nach Kausch-Whipple stellt das Standardverfahren für die Resektion von Pankreaskopftumoren dar und trotz deutlicher Verminderung der perioperativen Morbidität und Mortalität [5] wird eine Erweiterung der Operation um die Resektion tumorinfiltrierter Gefäßabschnitte mit dem Ziel der vollständigen Entfernung des Karzinoms kontrovers diskutiert.

Patienten und Methoden

Zwischen August 1985 und Februar 1997 wurden 342 Operationen nach Kausch-Whipple durchgeführt. Von diesen 342 Fällen war bei 134 Patienten ein Pankreaskopfkarzinom der Grund für die partielle Duodenopankreatektomie. Die Unterlagen dieser 134 Patienten wurden retrospektiv ausgewertet, und die Ergebnisse in der Gruppe der Patienten mit Standard-

Tabelle 1. Verteilung der Tumorstadien bei Patienten mit Kausch-Whipple-Operation wegen Pankreaskopfkarzinom mit und ohne Erweiterung der Operation durch Resektion tumorinfiltrierter Gefäßabschnitte

	n	Stadium I	Stadium II	Stadium III	Stadium IV
ohne Gefäßresektion	108	37 (34,2%)	2 (1,9%)	63 (58,3%)	6 (5,6%)
mit Gefäßresektion	26	1 (3,8%)	5 (19,3%)	20 (76,9%)	–

Kausch-Whipple-Operation denen der Gruppe von Patienten mit Erweiterung der Kausch-Whipple-Operation durch die Resektion tumorinfiltrierter Gefäßabschnitte gegenübergestellt.

Das Patientenkollektiv bestand aus 74 Frauen und 60 Männern mit einem mittleren Alter von 60,6 Jahren. Die mediane Krankenhausverweildauer betrug 24,5 Tage (Spannweite 12–85 Tage). Die Pankreaskopftumoren wurden pathohistologisch nach der TNM-Einteilung klassifiziert und danach in UICC-Stadien I–IV eingeteilt (Tabelle 1). Die Überlebenskurven wurden nach der „life-table"-Methode berechnet und nach Kaplan-Meier analysiert.

Ergebnisse

An schwerwiegenden Komplikationen beobachteten wir 3 (2,2%) Insuffizienzen der Pankreatojejunostomie und 2 (1,5%) Insuffizienzen der Choledochojejunostomie. Komplikationen der Erweiterung durch die Gefäßresektion wie Nachblutung, Stenose oder Thrombose wurden bei den 26 Patienten mit erweiterter Kausch-Whipple-Operation nicht beobachtet.

Innerhalb des ersten postoperativen Monats verstarben 3 (2,2%) Patienten. Insgesamt zeigten alle Patienten mit Pankreaskopfkarzinom ein medianes Überleben von 14,6 Monaten und eine aktuarische 5-Jahres-Überlebensrate von 19%.

Die Gruppe der Patienten im Stadium I (37 Patienten ohne Gefäßresektion und 1 Patient mit Gefäßresektion) zeigten eine mediane Überlebenszeit von 23,5 Monaten und ein aktuarisches 5-Jahres-Überleben von 26%. Bei den Patienten im Stadium II fand sich ein medianes Überleben von 7 Monaten und eine aktuarische 5-Jahres-Überlebenszeit von 17%. Bei der Auswertung der Überlebensraten in Abhängigkeit von der Erweiterung der Operation wurden die Patienten in den Stadien I und II wegen der kleinen Fallzahlen nicht berücksichtigt. Die Patienten mit Tumorstadium III, aber ohne Erweiterung der Operation, zeigten ein medianes Überleben von 13,7 Monaten und eine aktuarische 5-Jahres-Überlebenszeit von 18% und die Patienten im Stadium III mit durch Gefäßresektion erweiterter Kausch-Whipple-Operation zeigten eine mediane Überlebenszeit von 10,6 Monaten und eine aktuarische 5-Jahres-Überlebensrate von 7%.

Diskussion

Wegen der Erweiterung der partiellen Duodenopankreatektomie nach Kausch-Whipple durch die Resektion tumorinfiltrierter Gefäßabschnitte kam es in keinem Fall zu durch die Gefäßresektion bedingten Komplikationen. Der Vergleich der Standard-Kausch-Whipple-Operation mit der Operation mit Gefäßresektion erbrachte mit 13,7 und 10,6 Monaten ähnliche mediane Überlebensraten, während das aktuarische Überleben in der Gruppe mit Gefäßresektion leicht vermindert war. Insgesamt schließen wir daraus, daß bei insgesamt heute niedriger perioperativer Morbidität und Mortalität zwar der Überlebenszeitgewinn durch Kausch-Whipple-Operation beim Pankreaskopfkarzinom nur gering ist, aber dennoch ein besseres Ergebnis mit oder ohne Erweiterung durch die Gefäßresektion als bei Palliativeingriffen oder explorativen Laparotomien erreicht werden kann. Daher ist die Infiltration des mesentericoportalen Gefäßstammes heute nicht mehr als Kontraindikation für die partielle Duodenopankreatektomie anzusehen.

Literatur

1. National Cancer Institute: Annual cancer statistics review 1973–1988. NIH publication no. 91-2789. Department of Health and Human Services, Bethesda, Md
2. Glaser K, Bodner E, Klinler A (1993) Adjuvant intraoperative radiation therapy during duodenopancreatectomy. In: Beger HG, Büchler M, Malfettheimer M (Eds) Standards in pancreatic surgery. Springer, Berlin, Heidelberg, New York, p 676
3. Hurdis C, Kelsen D, Dougherty J et al (1990) A randomized trial of streptozotocin (S), mitomycin (M) and 5-fluorouracil (FU) (SMF) vs cisplatin (P), Ara-C (A) and caffeine (C) (CAC) in advanced pancreas cancer (PC). Proc Am Soc Clin Oncol 9: 107–114
4. Moertel CG, Frytak S, Hahn RG et al (1981) Therapy of unresectable pancreatic carcinoma: A randomized comparison of high dose (6000 rads) radiation alone, moderate dose radiation (4000 rads + 5-fluorouracil), and high dose radiation + 5-fluorouracil: The Gastrointestinal Study Group. Cancer 48: 1705–1711
5. Trede M, Schwall G, Saeger HD (1990) Survival after pancreatoduodenectomy. Ann Surg 211: 447–458

Das Radikalitätsprinzip bei Zystadenomen des Pankreas – Langzeiterfahrungen mit 34 Patienten

M. Siech, B. Schmidt-Rohlfing, T. Mattfeldt und H. G. Beger

Chirurgische Klinik I, Universitätsklinikum, Steinhövelstraße 9, D-89070 Ulm

The Radicality Principle in Cystadenoma of the Pancreas: Long-Term Experience in 34 Patients

Summary. We report on 15 patients with mucinous and 19 patients with serous cystadenoma of the pancreas. Cystadenomas were more common in female patients (22/12), and CT was the most sensitive diagnostic tool. There was no mortality in the short or the long term (median 6 years); however, mucinous cystadenomas tend to recur when not treated by radical resection.

Einleitung

Zystische Pankreastumoren sind insgesamt selten, sie stellen in der Summe nur 1% aller Pankreastumoren dar. Viele dieser Tumoren werden heute noch als Fallberichte publiziert; weltweit gibt es nur 4 Studien, die mehr als 50 Patienten mit zystischen Pankreastumoren einschließen (z. B. [3, 4]). Die erste genauere Klassifikation der Tumoren wurde von Compagno und Oertel 1978 durchgeführt [1]. Diese Klassifikation wurde 1996 durch die neue WHO-Klassifikation ersetzt [2]. In dieser revidierten Klassifikation wurden seröse Zystadenome und ihre malignen Counterparts, die serösen Zystadenokarzinome, klar unterschieden von den muzinösen Zystadenomen und deren malignen Counterparts, den malignen Zystadenokarzinomen. Die serösen Zystadenome sind benigne Tumoren, während muzinöse Zystadenome Borderline-Tumoren und deshalb als semimaligne anzusehen sind [2]. Wir haben die bei uns behandelten Patienten nachuntersucht, um anhand der klinischen Langzeitergebnisse herauszufinden, welches Resektionskonzept bei den Patienten angewandt werden sollte.

Material und Methoden

Zwischen dem 01.01.1986 und dem 01.01.1997 haben wir insgesamt 60 Patienten mit zystischen Pankreastumoren behandelt. 44 Patienten davon hatten entweder gutartige oder Borderline-Tumoren. 10 Patienten mit intraduktalen, papillär-muzinösen Tumoren des Pankreas haben wir von dieser Studie ausgeschlossen, da sie nach der WHO-Klassifikation 1996 nicht mehr den Zystadenomen zuzuordnen sind. Studiengegenstand sind deshalb die verbleibenden 34 Patienten mit muzinösen ($n=15$) und serösen ($n=19$) Zystadenomen. Der Altersmedian der Patienten war 60 Jahre, die weiblichen Patienten ($n=22$) waren weitaus häufiger betroffen als die männlichen Patienten ($n=12$). Alle Patienten wurden resiziert und alle dia-

Tabelle 1. Resektionsverfahren

n = 34	muzinöses ZA n=15		seröses ZA n=19	
radikal				
Kausch-Whipple	1/15	7%	1/19	5%
pp-Whipple	3/15	20%	5/19	26%
Linksresektion	9/15	60%	5/19	26%
totale Pankreatektomie	1/15	7%		0%
organsparend				
DEPKR	1/15	7%	4/19	21%
Segmentresektion		0%	4/19	21%

Tabelle 2. Langzeitverlauf (Median 6 Jahre, 33/34 Pat. nahmen teil = 100%)

n = 33/34	muzinöses ZA n=15		seröses ZA n=19	
Rezidiv	1/14	7%		0%
Reoperation wg. Rezidiv	1/14	7%		0%
volle berufliche Rehabilitation	6/14	43%	12/19	63%
berentet wg. Pankreastumor	1/14	7%		0%
berentet wg. Alter oder anderer Erkrankungen	7/14	50%	7/19	37%

gnostischen, therapeutischen Daten retrospektiv erfaßt. Seit 1995 nehmen alle Patienten prospektiv an einem regelmäßigen Follow-up-Programm in eineinhalb- bis zweijährigen Abständen im Rahmen einer Pankreas-Sprechstunde teil.

Ergebnisse

Bei den muzinösen Zystadenomen des Pankreas befand sich in 60% aller Patienten der Tumor im Pankreasschwanz. Bei einem Patienten war das gesamte Pankreas mit einem muzinösen Zystadenom betroffen, und bei 6 Patienten befand sich der Tumor im Kopf-/Corpusbereich (40%). Die serösen Zystadenome befanden sich häufiger im Kopf-/Corpusbereich (68%), bei den verbleibenden Patienten mit serösen Zystadenomen war das Gesamtpankreas von dieser Erkrankung betroffen. Die gewählten Resektionsverfahren sind der Tabelle 1 zu entnehmen. Bei den muzinösen Zystadenomen wurde mit einer einzigen Ausnahme (duodenumerhaltende Pankreaskopfresektion) jeweils ein radikales Resektionsverfahren eingesetzt.

Bei den serösen Zystadenomen standen organsparende Resektionsverfahren im Vordergrund. So wurde insgesamt bei 8 Patienten eine duodenumerhaltende Pankreaskopfresektion bzw. Segmentresektion durchgeführt. Zusätzlich wurde bei 3 von 5 Patienten, die eine Linksresektion erhielten, diese Linksresektion sparsam durchgeführt. Der postoperative Verlauf zeigte bei keinem Patienten eine Mortalität. 3 Patienten entwickelten eine Pankreasfistel, die innerhalb von 30 Tagen spontan sistierte. Ein Patient entwickelte eine Gallenfistel, die ebenfalls spontan ausheilte. Ein Patient mußte aufgrund einer Sepsis reoperiert werden.

Der Langzeitverlauf ist aus Tabelle 2 zu entnehmen. Bei den muzinösen Zystadenomen entwickelte derjenige Patient, bei dem ein organsparendes Verfahren (duodenumerhaltende Pankreaskopfresektion) angewandt wurde, 5 Jahre nach der Primäroperation ein Rezidiv. Der Patient wurde daraufhin total pankreatektomiert und ist jetzt mittlerweile 3 Jahre rezidivfrei. Lediglich ein Patient mußte im Langzeitverlauf (im Median 6 Jahre) wegen des Pankreastumors berentet werden. 14 Patienten (87%) wurden aufgrund ihres Alters (medianes Alter bei Operation = 60 Jahre) bzw. anderer Erkrankungen berentet. Die anderen Patienten ($n=18$) konnten vollständig im Beruf rehabilitiert werden.

Diskussion

Auch in unserer Serie konnte gezeigt werden, daß Frauen deutlich häufiger von dieser seltenen Tumorerkrankung betroffen sind als Männer (22 w : 12 m). In einigen Arbeiten ist diskutiert worden, ob die serösen Zystadenome, da sie gutartig sind, auch konservativ behandelt werden können. Aus unserer Sicht ist dieser Standpunkt zu verneinen. Da 85% dieser

Patienten symptomatisch sind, besteht allein aus diesem Grund eine Operationsindikation. Die Sonographie und die CT-Untersuchung zeigten sich für die Diagnostik am sensitivsten. Beim serösen Zystadenom kann die Ganganatomie des Ductus pancreaticus vollständig normal sein (bei uns in 18%). Die chirurgische Komplikationsrate ist nach heutigem Standard gering. Die Langzeitprognose der Zystadenome ist ebenfalls günstig, wenn die Tumorbiologie beachtet wird: Bei serösen Zystadenomen sehen wir in erster Linie die Indikation für ein organsparendes Resektionsverfahren (duodenumerhaltende Pankreaskopfresektion, Segmentresektion, sparsame Pankreaslinksresektion). Bei muzinösen Zystadenomen, die zu den Borderline-Tumoren zählen, sehen wir aufgrund der Rezidivneigung die Indikation für ein radikales Resektionsverfahren.

Literatur

1. Compagno J, Oertel JE (1978) Am J Clin Pathol 69: 573–580
2. Klöppel G, Solcia E, Longnecker DS, Capella C, Sobin LH (1996) World Health Organisation international histological classification of tumours. 2nd ed, 11–20
3. Warshaw AL, Compton CC, Lewandrowski K, Cardenosa G, Mueller PR (1990) Ann Surg 212: 432–443
4. Siech M, Tripp K, Schmidt-Rohlfing B, Mattfeldt T, Widmaier U, Gansauge F, Görich J, Beger HG (1998) Langenbecks Arch Surg 383: 56–61

Onkologie: Leber, Galle, Pankreas III

Lokoregionäre und systemische Therapie beim fortgeschrittenen Pankreaskarzinom

T. Gebauer, K. Ridwelski, J. Fahlke und H. Lippert

O.-von-Guericke-Universität/Medizinische Fakultät, Klinik für Chirurgie, Leipziger Straße 44, D-39120 Magdeburg

Locoregional and Systemic Therapy in Advanced Pancreatic Carcinoma

Summary. Pancreatic cancer has a very poor prognosis despite surgical resection or chemotherapy. For patients with a pancreatic cancer stage III or IV, locoregional or systemic chemotherapy is often the only chance for treatment. In our opinion, locoregional treatment is currently the best concept.

Einleitung

Das Pankreaskarzinom ist derzeit die vierthäufigste Todesursache bei malignen Erkrankungen in der westlichen Welt.

In Deutschland erkranken jährlich schätzungsweise 4700 Männer und 5600 Frauen an diesem Karzinom.

In der europäischen Union liegt die geschätzte Zahl der Neuerkrankungen pro Jahr bei 16 100 (Männer) und bei 14 700 (Frauen) mit einer Mortalität pro Jahr von 15 750 (Männer) und 14 400 (Frauen). Damit liegt die Mortalitätsrate pro 100 000 bei 10,1 (Männer) und 8,8 (Frauen) [1].

Trotz wesentlich verbesserter diagnostischer und therapeutischer Möglichkeiten hat das Pankreaskarzinom, vor allem bedingt durch späte Diagnosestellung, eine äußerst schlechte Prognose [2].

Die 5-Jahres-Überlebensraten liegen, auf alle Stadien bezogen, bei ≤2%.

Die Therapieoption für das Pankreaskarzinom im Stadium I und II ist die kurative Resektion. Dabei liegen die Resektionsraten in den einzelnen Klinikserien zwischen 5 und 42% [3]. Bei Tumorlokalisation im Pankreaskopf können durch eine totale Pankreatektomie oder eine OP nach Whipple 5-Jahres-Überlebensraten von bis zu 10% und eine mediane Überlebenszeit von ca. 13 Monaten erreicht werden.

Beim überwiegenden Teil der Patienten mit einem Pankreaskarzinom ist die Resektion aufgrund des fortgeschrittenen Tumorstadiums bzw. einer erfolgten Fernmetastasierung (Leber, Lunge, Peritoneum) nicht mehr möglich.

Bei diesen Patienten kommen oft nur noch palliative chirurgische Ansätze wie eine z. B. biliodigestive Anastomose, in der Regel in Form einer Hepatiko- oder Choledochojejunostomie mit ausgeschalteter Schlinge nach Roux; eine Gasteroenteroanastomose, als retrokolische oder antekolische Gastroenterostomie oder eine Wirsungjejunostomie Seit-zu-Seit in Frage [4].

Da bei den Patienten mit einem lokal inoperablen oder metastasierten Pankreaskarzinom (Stadium III und IV) eine kurative Resektion nicht mehr möglich ist, liegt die Therapieoption in einer regionalen oder systemischen Chemotherapie.

Neuere Studien verweisen auf sehr gute Ergebnisse durch eine regionale bzw. lokoregionale Chemotherapie (Truncus coeliacus-, aortic-stop-flow-Chemotherapie).

So berichtete Aigner et al. 1990 erstmals über die regionale Chemotherapie bei inoperablen Pankreaskarzinompatienten mit lokaler Applikation von Mitomycin C, Cisplatin und 5-FU. Mit dieser Therapie erreichten sie Tumor-Response-Raten von 77% und ein medianes Überleben zwischen 9 und 12 Monaten [5].

Neue erfolgversprechende Ansätze in der Behandlung des Pankreaskarzinoms mit der systemischen Chemotherapie, lagen in der Entwicklung und Anwendung einer neuen Substanz (Gemcitabine) als Monochemotherapie oder deren Kombination mit anderen Substanzen als Polychemotherapie. So wurde z.B. in einer randomisierten multizentrischen Studie Gemcitabine mit 5-FU verglichen. Dabei betrug die mediane Überlebenszeit für Gemcitabine 5,65 Monate gegenüber 4,41 Monaten für 5-FU und war damit jedoch nicht wesentlich verlängert. Hinsichtlich der Überlebensraten nach 6 und 12 Monaten zeigte sich die Therapie mit Gemcitabine der mit 5-FU deutlich überlegen.

Ein weiteres, nicht zu unterschätzendes Kriterium war die Lebensqualität, die bei Gemcitabine deutlich über der des 5-FUs lag [6].

Bei Patienten mit lokal inoperablen Tumoren des Pankreas können neueste Entwicklungen in der Strahlentherapie (z.B. intraoperative Bestrahlung (4500–5500 kGy) oder Implantate (120–2104 kGy) die Tumorprogression lokal verlangsamen), verbessern jedoch nicht die Überlebensrate. Die amerikanische GITSG hat für lokal nicht resektable Pankreaskarzinome in einem prospektiv randomisierten Therapievergleich ein signifikant längeres Überleben der behandelten Patienten nachweisen können. Der Benefit fand sich sowohl für die präoperative als auch die postoperative Radio-/Chemotherapie im Vergleich zur alleinigen Strahlentherapie oder zu einer Kontrollgruppe.

Wir behandelten im Zeitraum von 1995–1997 nach dem regionalen Therapiekonzept (über den Truncus coeliacus) 12 Patienten, mittels des aortic-stop-flows 17 Patienten und im Rahmen des systemischen Therapiekonzeptes (mit Gemcitabine) 16 Patienten.

Um in eins dieser Behandlungskonzepte aufgenommen zu werden, mußten die Patienten folgende Einschlußkriterien erfüllen:

1. lokal inoperables/metastasierendes Pankreaskarzinom
2. reguläre Leberfunktion
3. reguläre anatomische Gefäßverhältnisse
4. Karnofsky-Index ≥70%
5. Alter ≤75 Jahre
6. Progredienz unter z.T. vorangegangenen Therapien
7. der dringende Behandlungswunsch des Patienten

Regionale Therapie (Truncus coeliacus)

Nach entsprechender Einlage eines Katheters in die A. gastroduodenalis erfolgt die Applikation von 300–600 mg Spherex (bis zur vollständigen Stase) sowie die Bolusinjektion von 40 mg/m^2 Epirubicin. Anschließend wird der Katheter in die A. hep. com. zurückgezogen und es erfolgt die i.a. Therapie mit 500 mg/m^2 Folinsäure (30 min) und 2400 mg/m^2 5-FU (24 h). Wiederholt wird der Zyklus am Tag 28.

Ergebnisse: Wir behandelten 12 Patienten mit einem Durchschnittsalter von 54,4 Jahren. Dabei erreichten wir 1 komplette Remission (8,3%), 3 partielle Remissionen (24,9%), 5 stabile Erkrankungen (41,6%) und 3 progrediente Erkrankungen (25%). Die mediane Überlebenszeit lag bei 6,8 Monaten. An hauptsächlichen Nebenwirkungen beobachteten wir Überkeit/Erbrechen, eine Knochenmarksdepression und eine Gastritis, die alle im Grad II–III nach WHO lagen

Regionale Therapie (aortic-stop-flow)

Nach Kompartimentierung des Abdomens erfolgte die Bolusinjektion von 20 mg Mitomycin C und die Aufrechterhaltung eines hypoxischen Zustandes über 20 Minuten. Eine Wiederholung der Therapie erfolgt am Tag 28.

Ergebnisse: Es erfolgte die Behandlung von 17 Patienten mit einem Durchschnittsalter von 56,8 Jahren.

Wir erreichten 1 komplette Remission (5,8%), 2 partielle Remissionen (11,7%), 3 stabile Erkrankungen (17,6%) und 11 progrediente Erkrankungen (64,7%). Die erreichte mediane Überlebenszeit lag bei 4,5 Monaten. Die hauptsächlichen Nebenwirkungen waren Übelkeit/Erbrechen, Diarrhoe und eine Knochenmarksdepression, alle im Grad III–IV nach WHO.

Systemische Therapie (Gemcitabine)

Hierbei erfolgte die systemische Gabe von 1000 mg/m^2 Gemcitabine über 30 min. Eine Wiederholung der Therapie erfolgte in wöchentlichen Abständen bis zum Tag 49. Danach erfolgt 1 Woche Pause und weiter Gabe von jeweils 3 Zyklen in wöchentlichen Abständen bis zur bestmöglichen Response oder Progredienz.

Wir therapierten 16 Patienten mit einem Durchschnittsalter von 61,3 Jahren.

Mit dieser Therapie erzielten wir keine komplette Remission, 2 partielle Remissionen (12,5%), 5 stabile Erkrankungen (31,2%) und 9 progrediente Erkrankungen (56,2%). Die mediane Überlebenszeit lag bei 5,5 Monaten. Die hauptsächlichen Nebenwirkungen waren Übelkeit/Erbrechen und eine Knochenmarkstoxizität, die alle im Grad I–II nach WHO lagen. Hinsichtlich der Lebensqualität verzeichneten wir eine Besserung der Schmerzintensität ≥50%, eine Reduktion des Analgetikakonsums ≥40% eine Besserung des Karnofsky-Index ≥10% und eine Gewichtszunahme um ca. 1–2 kg bei 30% der Patienten (Abb. 1).

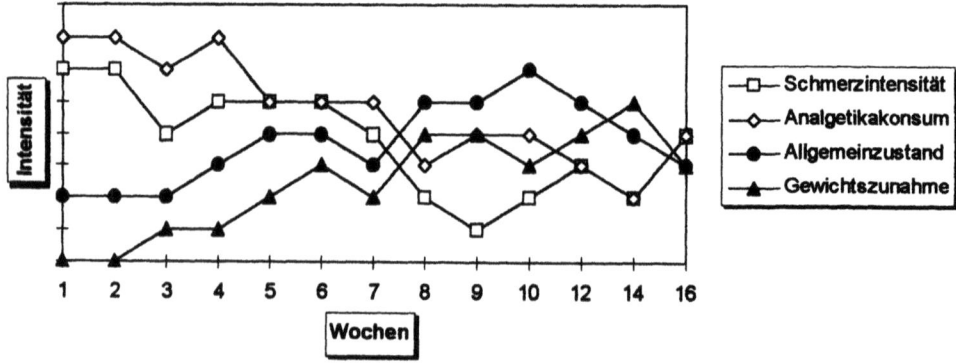

Abb. 1. Lebensqualität

Diskussion

Mittels der Therapie über den Truncus coeliacus erreichten wir eine Verbesserung der Responseraten auf ca. 33% und verzeichneten akzeptable Toxizitäten. Dieses Verfahren sollte im Rahmen weiterer Studien fortgeführt werden, denn darin sehen wir eine Möglichkeit der Verbesserung der Responseraten und der medianen Überlebenszeit beim fortgeschrittenen/metastasierten Pankreaskarzinom.

Die aortic-stop-flow-Therapie brachte keine Verbesserung der Responseraten oder der medianen Überlebenszeit. Wir beobachteten eine hohe Toxizität sowie eine 30-Tage-Letalität von ca. 10%. Aufgrund unserer Ergebnisse, die sich auch mit den Ergebnissen anderer Autoren decken, gibt es derzeit keine Indikationsstellung zu der Therapie beim fortgeschrittenen/metastasierten Pankreaskarzinom.

Die systemische Therapie mit Gemcitabine erbrachte Responseraten um 12%, jedoch keine Verlängerung der medianen Überlebenszeit. Ein Benefit ergab sich hinsichtlich der Besserung der Lebensqualität und der geringen Toxizitäten. Als Monosubstanz ist Gemcitabine unserer Meinung nach zur Behandlung des fortgeschrittenen/metastasierten Pankreaskarzinoms, hinsichtlich der Verbesserung der Responseraten oder der medianen Überlebenszeit, nicht geeignet. Vielmehr sollte Gemcitabine mit anderen Substanzen im Rahmen von weiteren Studien hinsichtlich der Verbesserung der Responseraten oder medianen Überlebenszeit getestet werden.

Literatur

1. Jensen (1990) European Journal of Cancer 26:1167
2. Beger HG (1989) Cancer therapy. Springer, Berlin-Heidelberg-New York
3. Trede M (1987) The surgical treatment of pancreatic carcinoma. Surgery 97:28–34
4. Lippert H (1997) Praxis der Chirurgie, S 667–676
5. Aigner K (1990) Intraarterial chemotherapy with MMC, CDDP and 5-FU for non resectable pancreatic cancer – a phase II study. Reg Cancer Treatment 3:1–6
6. Moore (1995) Abstr Lilly Oncolog Global Medical Conference, Indianapolis, USA

Hormontherapie des postoperativ rezidivierten Pankreaskarzinoms mit Octreotid und Tamoxifen

F. A. Wenger, H. U. Zieren, C. A. Jacobi und J. M. Müller

Klinik und Poliklinik für Chirurgie, Universitätsklinik Charité, Schumannstraße 20/21, D-10117 Berlin

Hormone Therapy of Recurrent Pancreatic Carcinoma with Octreotide and Tamoxifen

Summary. In a prospective trial a combination of octreotide and tamoxifen was evaluated for its effect on tumour recurrence of R0-resected pancreatic carcinoma. Compared to the control group ($n=14$), which was treated according to „best supportive care", the median survival times for the octreotide-tamoxifen group ($n=14$) were 7 and 3,5 months respectively. In the octreotide-tamoxifen group patients suffered less from nausea, pain and fatigue ($p<0.05$). Furthermore, there was a benefit of octreotide-tamoxifen therapy for global life quality.

Key words: Pancreatic carcinoma – Recurrence – Octreotide – Tamoxifen – Survival – Quality of life

Schlüsselwörter: Pankreaskarzinom – Rezidiv – Octreotid – Tamoxifen – Überlebenszeit – Lebensqualität

Einleitung

Die Hauptursache für die schlechte Prognose beim Pankreaskarzinom stellt ein häufig auch nach einer R0-Resektion auftretendes Tumorrezidiv dar, das innerhalb weniger Monate zum Tode führt. Infolge nur geringer Ansprechraten des Pankreaskarzinoms auf konventionelle Chemotherapien bei gleichzeitig starken Nebenwirkungen haben sich bislang adjuvante Therapiekonzepte nicht durchsetzen können. Sinnvoll erscheint hingegen ein Therapiekonzept, das einerseits zu einer Verlängerung der Überlebenszeit führt und darüber hinaus mit nur geringen Nebenwirkungen verbunden ist. In der Literatur wird eine Kombinationstherapie mit Octreotid und Tamoxifen beim resezierten und nicht-resezierten Pankreaskarzinom durch Rosenberg beschrieben [4]. Allerdings ist in diesen Studien die Patientenzahl sehr gering, und darüber hinaus ist bislang ungeklärt, ob auch Patienten mit einem Tumorrezidiv nach einer R0-Resektion von einer Hormontherapie profitieren. Aus diesem Grund führen wir eine prospektive Studie durch, um die kombinierte Hormontherapie mit Octreotid und Tamoxifen beim Tumorrezidiv zu evaluieren.

Methodik

Die Hypothese der Studie lautete, daß die kombinierte Therapie mit Octreotid und Tamoxifen zu einer Verlängerung der Überlebenszeit beim Tumorrezidiv des Pankreaskarzinoms führt. Einschlußkriterien waren ein Tumorrezidiv eines duktalen Adenokarzinoms des Pankreas nach einer vorangegangenen R0-Resektion sowie das Patienteneinverständnis. Als Ausschlußkriterium legten wir einen WHO-Performance-Status ≤2, ein Zweitmalignom, eine unkontrollierte Infektion sowie ein nicht mögliches Follow-up fest. Das Hauptzielkriterium dieser Studie ist die Überlebenszeit, weitere Nebenzielkriterien sind die globale und gastrointestinale Lebensqualität (LQ) sowie die Nebenwirkungen der medikamentösen Therapie mit Octreotid und Tamoxifen. Die Ergebnisse wurden mit einer aus 14 Patienten bestehenden Kontrollgruppe verglichen, die bei gleichen Einschlußkriterien in dem vorhergehenden 1-Jahres-Zeitraum ausschließlich symptomorientiert im Sinne von „best supportive care" behandelt wurden. Zur Sicherung der Diagnose eines Rezidivs wurden folgende Untersuchungen durchgeführt: Routinelabor mit den Serum-Tumormarkern CEA und CA-19-9, Röntgen-Thorax sowie eine Sonographie und eine Computertomographie des Abdomens. Bei Vorliegen eines Rezidivs erfolgten eine Octreotidszintigraphie zum Nachweis von Octreotidrezeptoren im Bereich des Lokalrezidivs sowie die Erhebung der LQ mittels des standardisierten EORT-QLQ-30-Bogens. Anschließend wurde eine medikamentöse Dauertherapie mit Octreotid (3×100 µg s.c./Tag) und Tamoxifen (1×20 mg oral/Tag) begonnen.

Ergebnisse

Die Studie beinhaltet 28 Patienten mit einem Tumorrezidiv eines R0-resezierten Pankreaskarzinoms, von denen 14 Patienten mit Octreotid und Tamoxifen behandelt wurden. Hinsichtlich der Einteilung der Pankreaskarzinome in die präoperative UICC-Klassifikation bestand kein signifikanter Unterschied zwischen beiden Patientengruppen. Die Tumorrezidive wurden durchschnittlich nach $13 \pm 6,8$ Monaten diagnostiziert, die beiden Gruppen unterschieden sich diesbezüglich nicht signifikant ($p=0,6$). Bezüglich der Alters- ($61,0 \pm 8,8$ vs. $60,0 \pm 8,3$ Jahre, $p=0,64$) und Geschlechtsverteilung ($p=0,2$), des WHO-Status sowie der globalen LQ unterschieden sich beide Gruppen zum Zeitpunkt der Diagnosestellung des Tumorrezidivs nicht signifikant. Die mediane Überlebenszeit nach Diagnosestellung des Rezidivs war in der Therapiegruppe (7 Monate, Min: 2,5 Monate, Max: 11,5 Monate) gegenüber der Kontrollgruppe (3,5 Monate, Min: 1 Monat, Max: 6 Monate) verlängert. Während des gesamten Therapieverlaufs war die globale LQ der Therapiegruppe höher als diejenige der Kontrollgruppe, der Unterschied war jedoch nicht signifikant. Signifikante Vorteile zeigten sich für die Therapiegruppe jedoch hinsichtlich der gastrointestinalen LQ. Die therapierten Patienten litten seltener unter Appetitlosigkeit, in der 4. und 16. Woche war der Unterschied sogar signifikant ($p<0,05$). Darüber hinaus litt die Therapiegruppe weniger unter Übelkeit, in der 12. und 16. Woche war der Unterschied zwischen beiden Gruppen signifikant. Auch bezüglich des Schmerzempfindens zeigten sich signifikante Vorteile in der 4., 8. und 12. Woche zugunsten der Therapiegruppe. Darüber hinaus klagten die Patienten der Therapiegruppe signifikant weniger unter Müdigkeit und Abgeschlagenheit. Ferner erwies sich die Hormontherapie als nebenwirkungsarm, lediglich 2 Patienten klagten zu Beginn der Therapie über Diarrhoen.

Diskussion

Bei Vorliegen eines Tumorrezidivs eines R0-resezierten Pankreaskarzinoms ist zur Zeit keine chirurgische Therapie in kurativer Intention bekannt. Da adjuvante Verfahren (Radio-Chemotherapie) ebenfalls nicht zu einer signifikanten Verlängerung der Überlebenszeit führen [1], scheint die Entwicklung neuer Therapiekonzepte notwendig. Hierbei könnte die dauerhafte Octreotid-Behandlung eine sinnvolle Alternative darstellen, da Octreotid nicht nur als nebenwirkungsarm gilt, sondern auch in tierexperimentellen Untersuchungen zu einer Tumorregression geführt hat. Sowohl in Zellreihen undifferenzierter Pankreaskarzinome [2] als auch in eigenen Untersuchungen am Tiermodell konnten Somatostatinrezeptoren in den Lebermetastasen duktaler Adenokarzinome nachgewiesen werden, jedoch ist der Wirkungsmechanismus von Octreotid auf das Wachstumsverhalten von Pankreaskarzinomen bislang ungeklärt. Schally [5] und Johnson [3] wiesen nach, daß gastrointestinale Hormone wie Cholezystokinin, Gastrin, Sekretin und Bombesin zu einer Hyperplasie und Hypertrophie des exokrinen Pankreas führen und den DNA-, RNA- und Proteingehalt in vivo und in vitro erhöhen. Da Octreotid die Sekretion und Wirkung dieser Hormone unterdrückt, könnte Octreotid die Proliferation von Pankreaskarzinomen auf diesem Weg inhibieren. Die erste klinische Anwendung einer Kombinationstherapie mit Octreotid und Tamoxifen beim Pankreaskarzinom erfolgte durch Rosenberg [4]. Die Therapie wurde in der von uns gewählten Dosierung durchgeführt, allerdings handelte es sich bei der Therapiegruppe ($n=12$) um 5 resezierte, 5 palliativ operierte und um 2 nicht-operierte Patienten, so daß die einzelnen Untergruppen in der Studie von Rosenberg nur geringe Fallzahlen aufwiesen. Im Gegensatz hierzu lag in unserer Studie zu Beginn der Therapie bei allen Patienten ein Tumorrezidiv vor. Rosenberg wies nach, daß die mediane Überlebenszeit nach einer Hormontherapie mit Octreotid und Tamoxifen sowohl nach Resektion (20 vs. 12 Monate) als auch nach Anlage einer palliativen Umgehungsanastomose (12 vs. 2,5 Monate) erhöht ist. Die eigenen Untersuchungen bestätigen diese Ergebnisse und zeigen darüber hinaus für die Therapiegruppe Vorteile hinsichtlich der globalen und gastrointestinalen LQ. Die medikamentöse Dauertherapie mit Octreotid und Tamoxifen beim Pankreaskarzinom ist nicht nur nebenwirkungsarm, sondern scheint darüber hinaus zu einer Verbesserung der Überlebenszeit zu führen, so daß sich ein Fortschritt in der palliativen Therapie des Pankreaskarzinoms andeutet.

Literatur

1. Dobelbower RR Jr, Konski AA, Merrick HW, Bronn DG (1991) Intraoperative electron beam radiation therapy (IOEBRT) for carcinoma of the exocrine pancreas. Int J Radiat Oncol Biol Phys 20:113
2. Hierowski MT, Liebow C, du Sapin K, Schally AV (1985) Stimulation by somatostatin of dephosphorylation of membrane proteins in pancreatic cancer MIA Pa-Ca-2cell line. Fels Lett 179:252–256
3. Johnson LR (1981) Effects of gastrointestinal hormones on pancreatic growth. Cancer (Phila) 47:1640–1645
4. Rosenberg L, Barkun AN, Denis MH, Pollak M (1995) Low dose octreotide and tamoxifen in the treatment of adenocarcinoma of the pancreas. Cancer 75:23
5. Schally AV, Comaro-Schally M, Redding T (1984) Antitumor effects of analogues of hypothalamic hormones in endocrine dependent cancers. Proc Soc Exp Biol Med 175:259–263

Isolierte hypoxische Perfusion mit Mitomycin C bringt keinen Benefit für Patienten mit fortgeschrittenem Pankreaskarzinom

H. Petrowsky[1], S. Heinrich[1], E. Staib-Sebler[1], C. Gog[1], G. Janshon[2] und M. Lorenz[1]

Klinik für Allgemein- und Gefäßchirurgie[1] und [2] Zentrum der Anästhesiologie, Klinikum der Johann Wolfgang Goethe-Universität, Theodor-Stern-Kai 7, D-60590 Frankfurt am Main

Isolated Hypoxic Perfusion with Mitomycin C Confers No Benefit for Patients with Advanced Pancreatic Carcinoma

Summary. Since therapy options in the treatment of advanced pancreatic cancer are rare, the present study has investigated whether patients with advanced pancreatic cancer may profit from isolated hypoxic perfusion (IHP) of the abdomen with mitomycin C. None of the 17 treated patients responded to IHP with mitomycin C, and the survival time corresponded to that of untreated patients. On the basis of these results, this procedure should no longer be used as treatment for patients with advanced pancreatic cancer.

Einleitung

Die Ergebnisse der systemischen Chemotherapie beim fortgeschrittenen Pankreaskarzinom sind nach wievor enttäuschend. Ein Ansprechen von mehr als 20% wurde nur für Fluorouracil, Gemcitabin und Mitomycin C (MMC) beschrieben [1, 2]. Hohe Ansprechraten wurden dagegen nach regionaler Chemotherapie angegeben. Insbesondere eine isolierte hypoxische Perfusion (IHP) soll besonders wirksam sein. In der vorliegenden Studie wurde deshalb mit einem derzeit kommerziell erhältlichen Perfusionssystem untersucht, ob Patienten mit fortgeschrittenen Pankreaskarzinom von einer solchen Behandlung profitieren.

Patienten und Methode

Patienten: 17 Patienten (5 Frauen, 12 Männer) mit histologisch gesichertem Adenokarzinom des Pankreas wurden behandelt. Das mediane Alter betrug 61 Jahre (Range 46–72). Alle Patienten waren in einem fortgeschrittenen inoperablen Tumorstadium. Vor IHP hatten 6 Patienten eine Palliativoperation und 4 Patienten entwickelten ein Lokalrezidiv nach kurativer Resektion.

Isolierte hypoxische Perfusion: In Allgemeinanästhesie wurden zwei Ballonkatheter (Aortic-Stop-Flow Complet-Set, Produkte für die Medizin, Köln, Deutschland) über die zuvor freigelegten Femoralgefäße in die Aorta und die V. cava eingeführt. Diese wurden unter radiologischer Kontrolle oberhalb des Truncus coeliacus bzw. der Lebervenen plaziert. Nach Entfalten der Ballons wurde die exakte Position und Dichtigkeit nochmals angiographisch kontrolliert. Die unteren Extremitäten wurden durch die Anlage eines Torniquets von der Perfusion ausgeschlossen. Die Katheter wurden an das extrakorporale Pumpsystem (Doppelkopfpumpe SEL 200, Co. Stöckert, München, Germany) angeschlossen und die Perfusion wurde gestartet. Nach Instillation von 40 mg MMC in das laufende Perfusionssystem über 5 min wurde die IHP für weitere 20 min aufrechterhalten. Nach Beendigung der 25minütigen Perfusion wurden die Ballons entblockt, die Blutsperre beider Beine aufgehoben und die Katheter entfernt. Vor dem chirurgischen Verschluß der Femoralgefäße wurde eine Heparinlösung in die Gefäße injiziert.

Studiendesign und Evaluierung: Die notwendige Fallzahl der Studie berechnete sich nach dem Simon's two-stage phase II design ($P_0=0,2; P_1=0,4$) [3]. Die Nebenwirkungen wurden entsprechend ihres Grades nach der Einteilung des National Cancer Institute (NCI) bestimmt. Das Tumoransprechen wurde mittels Computertomographie 6 Wochen nach IHP entsprechend den WHO-Kriterien ermittelt [4]. Die Berechnung der Überlebenszeiten erfolgte vom Tag der IHP nach der Kaplan-Meier-Methode.

Ergebnisse

Patienten: Insgesamt sind 20 Perfusionen bei 17 Patienten durchgeführt worden. Ein Patient wurde zweimal, ein Patient dreimal behandelt. Die mediane Hospitalisierungszeit nach IHP betrug 7 Tage (Range 5–21).

Nebenwirkungen: Übelkeit und Erbrechen waren die am häufigsten zu beobachtenden Nebenwirkungen (NCI≥II: 12 Episoden). Diarrhoe und hämatologische Nebenwirkungen waren in ihrer Schwere geringer ausgeprägt (Tabelle 1). Bei einem Patienten trat eine toxische Nephropathie auf.

Komplikationen: Es gab keine perioperativen Todesfälle. Bis auf eine Ballonruptur bei einem Patienten mit schwerer Atherosklerose wurden keine intraoperativen Komplikationen registriert. Allerdings entwickelten 5 Patienten (29%) postoperativ eine tiefe Beinvenenthrombose; bei 4 Patienten auf der Seite des Gefäßzuganges.

Pathophysiologie und Pharmakologie: Während der Perfusion kam es im Perfusat zum deutlichen Anstieg von Laktat und pCO_2 sowie zum Abfall des pO_2. Der Laktatwert betrug am Ende der Perfusion 575% des Ausgangswertes, der pO_2 fiel in den ersten 10 min der Perfusion um 84% auf 31 mmHg. Hohe lokale MMC-Wirkspiegel wurden im Perfusat gemessen, jedoch fiel die MMC-Konzentration im Perfusat rasch ab, und es traten bereits während der

Tabelle 1. Nebenwirkungen nach isolierter hypoxischer Perfusion mit Mitomycin C

	NCI I	NCI II	NCI III	NCI IV
Leukozyten	3	–	–	–
Thrombozyten	3	–	–	–
Bilirubin	–	2	2	1
GOT	10	2	1	–
Alopezie	–	1	–	–
Diarrhoe	5	2	1	–
Übelkeit	8	3	2	–
Erbrechen	5	5	–	2

Tabelle 2. Ansprechraten und Überlebenszeiten nach isolierter hypoxischer Perfusion mit Mitomycin C

Ansprechen	mit Metastasen	ohne Metastasen	Gesamt
Komplette Remission	–	–	–
Partielle Remission	–	–	–
Stabiler Krankheitsverlauf	2 (25%)	1 (11%)	3 (18%)
Progression	6 (75%)	8 (89%)	14 (82%)
Überlebenszeit			
Median [Monate]	3,2	4,7	4,2
Range [Monate]	1,3–11	2,9–21	1,2–21

Perfusion systemische Wirkspiegel auf. Die AUC (area under the curve) von MMC war 6,5fach höher im Perfusat als im arteriellen Blut.

Ansprechen und Überlebenszeit: Keiner der behandelten Patienten zeigte ein Ansprechen nach der IHP mit MMC. Die mediane Überlebenszeit nach IHP betrug 4,2 Monate (Tabelle 2). Da kein Ansprechen nach IHP zu beobachten war, wurde die Studie entsprechend dem Simon's two-stage phase II design nach der Behandlung von 17 Patienten abgebrochen.

Diskussion

Die isolierte hypoxische Perfusion war mit dem verfügbaren Perfusionssystem durchführbar. Allerdings traten bereits während der Perfusion trotz der mehrfachen radiologischen Kontrolle der exakten Position der Ballonkatheter und der vollständigen Blockade der Aorta und V. cava systemische Wirkspiegel von MMC auf. Dies läßt sich nur durch einen Abfluß von Perfusatblut über retroperitoneale Shuntverbindungen in das systemische Blut erklären. Deshalb war der chemotherapeutische Vorteil der regionalen Behandlung nur gering, und es zeigte sich trotz der hohen MMC-Dosis und der nachgewiesenen Hypoxie im Perfusat, welche die Wirkung von MMC verstärkt, keine Tumorregression. Somit ist verständlich, daß die mediane Überlebenszeit nach IHP der von unbehandelten Patienten entspricht.

Des weiteren resultierte ein beträchtliches Ausmaß an Nebenwirkungen. Hinzu kommt die relativ hohe Anzahl an tiefen Beinvenenthrombosen, welche durch die Manipulation an den Femoralgefäßen und die Blutsperre an beiden Beinen verursacht wurden.

Entgegen einiger hoffnungsvoller Berichte zeigte sich in der vorliegenden Studie unter Anwendung der WHO-Kriterien, daß die IHP mit MMC keinen Benfit für Patienten mit fortgeschrittenem Pankreaskarzinom hinsichtlich des Ansprechens und der Überlebenszeit bringt. Eine regionale Applikation scheint dagegen bei geringerem Aufwand und weniger Nebenwirkungen erfolgversprechender [5].

Literatur

1. Brennan MF, Kinsella TJ, Casper ES (1993) Cancer of pancreas. In: De Vita VT Jr, Hellmann S, Rosenberg SA (eds) Cancer: Principles & Practice of Oncology. 4th edition, Philadelphia: JB Lippincott, pp 849–882
2. Moore M (1996) Activity of gemcitabine in patients with advanced pancreatic carcinoma. Cancer 78: 633–638
3. Simon R (1987) How large should a phase II trial of a new drug be? Cancer Treat Rep 71: 1079–1085
4. Miller AB, Hoogstraten B, Staquet M, Winkler A (1981) Reporting results of cancer treatment. Cancer 47: 207–214
5. Link KH, Gansauge F, Pillasch J, Rilinger N, Büchler M, Beger HG (1994) Regional chemotherapy of advanced nonresectable and of resected pancreatic cancer via celiac axis infusion. Dig Surg 11: 414–419

Onkologie: Ösophagus, Magen I

Präoperatives Staging stenosierender Ösophaguskarzinome – Prospektiver Vergleich der Mini-Sondensonographie mit der konventionellen Endosonographie

J. Menzel[1,2], H. Nottberg[2], N. Hoepffner[1], N. Senninger[2] und W. Domschke[1]

Medizinische Klinik und Poliklinik B[1], Klinik und Poliklinik für Allgemeine Chirurgie[2], Westfälische Wilhelms-Universität Münster, D-48149 Münster

Preoperative Staging of Stenosing Esophageal Malignancies: Prospective Comparison of Miniprobe Sonography and Conventional Endosonography

Summary. Staging of esophageal malignancies can easily and safely be performed with ultrasonic miniprobes. Unlike large-diameter ultrasonic instruments, miniprobes may pass even high-grade malignant esophageal strictures without prior bouginage. Image quality and resolution of miniprobe sonography exceeds that of conventional endosonography, thus achieving higher accuracy rates for T staging, while those for N staging have found to be similar. As miniprobe sonography is able to improve patients' convenience and security and is highly cost effective compared to conventional endosonography, miniprobe sonography appears to be a valuable addition to the staging armamentarium in esophageal carcinoma.

Einleitung

Das vollständige endosonographische Staging stenosierender Ösophagustumore gelingt bei bis zu 50% der Patienten nicht, da die Tumorpassage mit konventionellen Ultraschallendoskopen (13 mm Durchmesser) nicht möglich ist [1, 4]. Neben der Bougierungsbehandlung ermöglichen neuentwickelte Ultraschallsysteme ein vollständiges endosonographisches Staging: 1. Bougieartig konfigurierte Ultraschallendoskope (Olympus MH 908, 9 mm Ø) und 2. Ultraschall-Minisonden (2 mm Ø), die durch den Arbeitskanal konventioneller Endoskopie eingeführt werden können.

Die Evaluation der technischen Durchführbarkeit der Minisondensonographie im Vergleich zur klassischen Endosonographie mit 13 mm Instrumenten (Olympus UM3) und dem Bougie-Endosonographie Gerät (Olympus MH 908) bei hochgradig stenosierten Ösophaguskarzinomen ist das primäre Ziel dieser Studie. Darüber hinaus soll die diagnostische Treffsicherheit der verfügbaren Systeme im lokoregionären Staging in Korrelation zum Resektionspräparat erarbeitet werden.

Patienten

53 konsekutive Patienten wurden prospektiv untersucht (4/96–10/97: 43 Männer und 10 Frauen; Adeno-Ca 31, Plattenepithel 22). Bei allen Patienten, die in die Studie eingeschloßen wurden, war der Tumor histologisch gesichert, Hinweise auf Fernmetastasen fehlten, eine Chemotherapie und/oder Radiatio war nicht vorausgegangen und eine Bougierungsbehandlung war nicht erfolgt. Instrumente: Das Ultraschall Minisonden-System besteht aus 1. Der Ultraschallkonsole mit Monitor und Dokumentationseinheit (ALOKA SSD 550). 2. Einem Antriebsmotor. 3. Der Ultraschallsonde. Die Ultraschallsonde hat einen Außendurchmesser von 8 French (= 2,67 mm). Die anderen Instrumente wurden bereits ausführlich beschrieben. Methoden: Während der diagnostischen Ösophagogastroduodenoskopie wurde die 8 French Ultraschallsonde durch den Arbeitskanal eingeführt und unter Durchleuchtungskontrolle über die Tumorstenosen vorgeschoben, auch wenn diese für das Endoskop nicht passierbar war. Die Endosonographie mit dem UM3 erfolgte in üblicher Weise; war die Tumorpassage mit diesem Instrument nicht möglich, wurde die Bougieendosonographie mit dem MH-908 Instrument über einen Führungsdraht durchgeführt. Die aktuelle TNM-Klassifikation (1997) wurde verwendet. Alle Patienten gaben zum Einsatz der verschiedenen Ultraschallinstrumente ihr schriftliches Einverständnis. Die Patienten wurden innerhalb von 2 Wochen operiert.

Ergebnisse

Alle Patienten konnten komplikationslos endosonographisch untersucht werden. Die Tabellen 1 und 2 fassen die Ergebnisse zusammen.

Der lokoregionäre Lymphknoten Status wurde mit der Minisonde bei 36 von 53 Patienten (67,9%) korrekt diagnostiziert. Mit dem UM3 wurde der lokoregionäre Lymphknoten Status bei 60% (18/30) und mit dem MH 908 bei 55% (11/20) Patienten korrekt bestimmt.

Tabelle 1. Tumorpassage mit den verschiedenen Instrumenten

	8F Minisonde	UM3	MH 908
pT1	7/7	6/7	1/1
Nicht passierbar	0	1	0
pT2	17/17	14/17	3/3
Nicht passierbar	0	3	0
pT3	23/23	8/23	13/15
Nicht passierbar	0	15	2
pT4	6/6	2/6	3/4
Nicht passierbar	0	4	1
	53/53	30/53	20/23
Erfolgreiche Tumorpassage	100%	56,6%	86,9%

Tabelle 2. Treffsicherheit der Ultraschallsysteme. Minisonde (n = 53), Endosonographie UM3 (n = 30), Bougie-Endosonographie MH 908 (n = 20)

	n	Korrekt	Understaged	Overstaged	Treffsicherheit (%)
Minisonde	53	46	0	7	86,8
UM 3	30	17	2	11	56,7
MH 908	20	14	0	6	70

Diskussion

Durchschnittlich 30% aller Ösophagustumore sind für konventionelle Endosonographie-Geräte (13,2 mm ⌀) nicht passierbar, die Angaben in der Literatur über nicht passierbare maligne Ösophagusstenosen reichen von 6–63%. Das Ausmaß des endoluminalen Tumorwachstums endoskopisch nicht passierbarer Tumore korreliert nicht zwangsläufig mit dem T-Stadium und der Resektabilität [2]. Neuentwickelte Ultraschallsysteme ermöglichen die Untersuchung subtotaler Ösophagusstenosen: 1. Bougieförmig konfigurierte Ultraschallendoskope und 2. Miniaturisierte Ultraschallsonden, die während der Ösophagoskopie durch den Arbeitskanal herkömmlicher Endoskope eingeführt werden können. Bei allen Patienten unserer Studie konnte während einer einzigen endoskopischen Untersuchung ein vollständiges lokoregionäres Tumorstaging mit Minisonden durchgeführt werden. Der Durchmesser und die ausgezeichnete Flexibilität der Minisonden sind für die Passage subtotaler, oft gewunden verlaufender Tumorstenosen hilfreich. Komplikationen beim Einsatz der Minisonden wurden bei unseren Patienten nicht beobachtet.

Bei konventionellen Ultraschallendoskopen wird die Ankopplung durch einen wassergefüllten Ballon an der Gerätespitze erreicht. Der Einsatz dieses wassergefüllten Ballons bedeutet jedoch auch eine gewisse Kompression der untersuchten Strukturen und führt somit zu Artefakten [3]. Beim Einsatz der Minisonden im Ösophagus ist eine Untersuchung ohne Kompressionsartefakte möglich. Ob es allerdings sonographisch gelingt, die Tumorinfiltration in die Submukosa von der entzündlichen Umgebungsreaktion bei T1 Tumoren zu unterscheiden, muß an größeren Fallzahlen untersucht werden. Bei einfacherer und sicherer Anwendbarkeit ist die Minisondensonographie der konventionellen Endosonographie zumindest gleichwertig und könnte somit zur Therapieentscheidung beitragen. Die Minisondensonographie erreicht beim lokoregionären Lymphknoten Staging Ergebnisse, die der konventionellen Endosonographie vergleichbar sind. Dennoch kann ein bildgebendes Verfahren die histologische Untersuchung der Lymphknoten nicht ersetzen. Die endosonographisch geführte Punktion suspekter paraösophagealer Lymphknoten und die Staging Laparoskopie könnten zur Verbesserung der diagnostischen Sicherheit beitragen. Mit der Minisondensonographie steht eine Methode zur Verfügung, die ein vollständiges endosonographisches Staging stenosierender Ösophagustumore während einer einzigen endoskopischen Untersuchung ermöglicht und somit für den Patienten weniger belästigend als die konventionelle Endosonographie ist. Das M-Staging ist nur mit Computertomographie und abdomineller Sonographie durchführbar.

Zusammenfassend kann das präoperative Staging stenosierender Ösophagustumore während der Endoskopie mit der Minisondensonographie exakt, einfach, schnell und sicher durchgeführt werden. Die Minisondensonographie ist für den Patienten wenig belästigend und mit hoher Sicherheit auch bei subtotalen Stenosen einsetzbar. Somit stellt die Minisondensonographie eine wertvolle Ergänzung des präoperativen Stagings des Ösophaguskarzinoms dar.

Literatur

1. Grimm H (1994) Endoscopic ultrasonography with the ultrasonic esophagoprobe. Endoscopy 26: 818
2. Hiele M, De Leyn P, Schurmans P et al. (1997) Relation between endoscopic ultrasound findings and outcome of patients with tumors of the esophagus or esophagogastric junction. Gastrointest Endosc 45: 381
3. Odegaard S, Kimmey MB, Martin RW, Yee HC, Cheung AH, Silverstein FE (1992) The effects of applied pressure on the thickness, layers, and echogenicity of gastrointestinal wall ultrasound images. Gastrointest Endosc 38: 351
4. Tio TL, Blank LECM, Wijers OB, den Hartog Jager FC, Van Dijk JDP, Tytgat GNJ (1994) Staging and prognosis using endosonography in patients with inoperable esophageal carcinoma treated with combined intraluminal and external irradiation. Gastrointest Endosc 40: 304

Achalasie und Carcinom des Oesophagus: Inzidenz, Prävalenz und Prognose

B. L. D. M. Brücher, H. J. Stein, H. Feussner, H. Bartels und J. R. Siewert

Chirurgische Klinik und Poliklinik, Klinikum rechts der Isar, TU München, Ismaningerstraße 22, D-81675 München

Achalasia and Carcinoma of the Esophagus: Incidence, Prevalence and Prognosis

Summary. Although the prevalence of patients with achalasia developing an esophageal carcinoma is low the risk is nearly 140-fold; there is no difference in prognosis between patients with achalasia-carcinoma and those with esophageal cancer without achalasia. We propose a follow-up with biennial endoscopies after 15–20 years of known achalasia. This is accordance with a recent consensus conference, which accepted the recommendation of the American Society of Gastrointestinal Endoscopy [3]. In doubtful findings we recommend brush cytologies and/or biopsies, especially if there should be a recurrence of "old symptoms" or the appearance of "new difficulties" which suggest the possibility of a malignant growth.

Einleitung

Eine Assoziation zwischen Achalasie und Plattenepithelcarcinom der Speiseröhre ist vielfach beschrieben. Die Diagnose des „Achalasie-Carcinom" wird im allgemeinen spät gestellt und die Prognose so aufgrund fortgeschrittener Tumorstadien als schlecht beurteilt [1]. Das genaue Risiko der malignen Entartung bei Patienten mit Achalasie ist jedoch nicht bekannt und systematische Untersuchungen zur Prognose des Achalasie-Carcinoms fehlen bislang.

Patienten und Methodik

Zwischen 1982 und 1997 wurden 124 Patienten mit primärer Achalasie betreut und nachverfolgt. In allen Fällen wurde die Diagnose manometrisch gesichert. Es waren 73 Männer (58,9%) and 51 Frauen (41,1%). Das mittlere Alter betrug 49 Jahre (Spannweite 9–91). 36 (29,0%) wurden mittels einer Heller-Cardiomyotomie und/oder einer Thal-Fundoplastik, die restlichen mittels pneumatischer Dilatation (n=101; 81,5%), medikamentös (n=39; 31,8%) oder durch eine Botulinum Toxin Injektion (n=8, 6,5%) behandelt – im allgemeinen aus einer Kombination aus diesen Therapien. Die Nachbeobachtung war bei allen Patienten möglich mit einem medianen Follow-up von 5,6 Jahren. Im gleichen Zeitraum erfolgte bei 809 Patienten mit Oesophaguscarcinom (507 [62,7%] Plattenepithelcarcinome [=SCC] und 302

Tabelle 1. TNM-, R- und UICC-Klassifikation

Pts	T	N	N_+/N_{all}	M	UICC	R	Survival/Monate	Status
No. 1	pT1m	pN0	0/14	pM0	I	R0	15,1	†
No. 2	pT2	pN1	6/26	pM1	IV	R0	15,4	†
No. 3	pT4	pN0	0/29	pM0	IV	R0	70,3	†
No. 4	pT1	pN0	0/45	pM0	I	R0	74,3	lebt
No. 5	pT3	pN0	0/7	pM0	IIA	R0	3,8	†
No. 6	pT3	pN1	1/29	pM0	III	R0	24,2	†
No. 7	ypT2	ypN1	3/17	ypM0	IIB	R0	24,2	lebt
No. 8	pT2	pN1	1/18	pM0	IIB	R0	19,5	lebt
No. 9[a]	–	–	–	–	cIV[a]	R2	3,0	†
No. 10	pT2	pN0	0/45	pM0	IIA	R0	7,2	lebt
No. 11	ypT4	ypN1	5/24	ypM0	IV	R1	1,5	lebt
No. 12[b]	–	–	–	–	cIV	–	0,5	†
No. 13	pT2	pN1	0/17	pM0	IIA	R0	1,7	lebt

[a] Patient Nr. 9 wurde palliativ mittels Bypass-Operation therapiert
[b] Patient Nr. 12 wurde palliativ mittels Radio-/Chemotherapie behandelt

[37,3%] Adenocarcinome [=AC]) eine Oesophagusresektion: 436/254 Männer (SCC/AC), 71/48 Frauen (SCC/AC). Das mittlere Alter betrug 53,2/61,8 Jahre (SCC/AC) (Spannweite von 30 bis 86/21 bis 89 (SCC/AC)). Bezugnehmend auf die UICC-Klassifikation 1992 wurden die TNM-Stadien, das Grading und die Residualtumor-Klassifikation angewendet [2]. Hinweise für eine vorbestehende Achalasie wurden mittels genauester Anamnese erhoben und kontrolliert. Die Tumorstadien und Überlebenszeiten der Patienten mit Achalasie-Carcinom wurden mit den Patienten, die ein Oesophaguscarcinom ohne vorbestehende Achalasie im gleichen Zeitraum hatten, verglichen.

Ergebnisse

4 von 124 Patienten mit primärer Achalasie entwickelten während des Follow-up ein Oesophaguscarcinom (1 Carcinom auf 173,6 Patientenjahre). Die mediane Zeit zwischen Erstsymptom der Achalasie und der Diagnose des Oesophaguscarcinoms betrug 32,0 Jahre (Spannweite 16,8–44,7). Anamnestisch hatten 13 von 809 resezierten Patienten mit Oesophaguscarcinom eine primäre Achalasie (Prävalenz 1,6%): 12 Plattenepithelcarcinome (92,3%) und 1 Adenocarcinom (7,7%). 11 von diesen 13 Patienten (84,6%) wurden oesophagektomiert. Kein Patient starb. Die Morbiditätsrate betrug 27,3% (3/11): 1 tracheale Läsion und 2 Patienten mit pulmonaler Komplikation mit verlängerter Beatmungszeit, Tracheotomie und konsekutivem gutem Verlauf. 3 von 11 Patienten (27,3%) wiesen eine kleine cervikale Anastomoseninsuffizienz auf. Eine R0-Resektion war in 90,9% (10 von 11 resezierten Patienten) möglich; 1 Patient (9,1%) hatte eine R1-Situation im ehemaligen Tumorbett (Tabelle 1). Bezugnehmend auf die UICC-Klassifikation [5] zeigten sich 45,5% (n=11) der resezierten Patienten mit Achalasie-Carcinom in einem frühen Tumorstadium (Stadium I oder IIA), was der Zahl der Patienten mit Oesophaguscarcinom ohne Achalasie entsprach (40,5%).

Die mediane Überlebenszeit bei Patienten mit Achalasie-Carcinom betrug 24,2 Monate (Spannweite 1,5–70,3) und 19,8 Monate für Patienten mit Plattenepithelcarcinom des Oesophagus ohne vorbestehende Achalasie (nicht signifikant). Bei Patienten mit Achalasie-Carcinom und R0-Resektion betrug die Überlebenszeit 25,1 Monate im Vergleich zu 21,5 Monaten bei Patienten mit Oesophaguscarcinom ohne vorbestehende Achalasie (nicht signifikant).

Tabelle 2

Autor	Jahr	Zeit/Jahre	$n_{Achalasie}$	$n_{Oesophagus\,Carcinom}$	Follow-up/Jahre	Prävalenz/%	Inzidenz/Patienten Jahre	Risiko
Chuong	1984	17	91	0	6,5	0	0:953	×0
Peracchia	1991	21	244	1	3,7	0,4	1:1200	×16,6
Aggestrup	1992	35	66	10	23,2	15,2	1:375	×26,9
Meijssen	1992	15	195	3	4,5	1,5	1:293	×32,9
Brossard	1993	–	172	13	11,1	7,6	1:140	–
Sandler	1995	–	1062	24	–	2,3	1:9864	×16
Streitz	1995	25	241	9	–	3,7	1:1138	×14,5
MRI/C	1998	15	124	4	5,6	1,6	1:173	×140

Zusammenfassung

Auch wenn das Achalasie-Carcinom im Gesamtpatientengut mit Oesophaguscarcinom eine Rarität darstellt, ist das Oesophaguscarcinomrisiko bei Patienten mit primärer Achalasie ca. 140-fach erhöht (Tabelle 2). Dies entspricht ungefähr dem Risiko der Patienten mit Endobrachyoesophagus, ein Adenocarcinom zu entwickeln. Die Prognose der Achalasie-Carcinom-Patienten unterscheidet sich nicht von der bei Patienten mit Oesophaguscarcinom ohne vorbestehende Achalasie. Bei einer 15–20jährigen bestehenden Achalasie empfehlen wir zweijährliche endoskopische Kontrollen. Dies entspricht den kürzlich von einer Consensus-Konferenz akzeptierten Empfehlungen der „American Society of Gastrointestinal Endoscopy" [3]. In Zweifelsfällen, gerade wenn „alte Symptome" oder „neue Beschwerden" auftreten, die an die Möglichkeit eines malignen Geschehens denken lassen, sollten ausgiebige Biopsien erfolgen.

Literatur

1. Ribeiro U jr, Posner MC, Safatle-Ribeiro AV, Reynolds JC (1996) Risk factors for squamous cell carcinoma of the oesophagus. Br J Surg 83: 1174–1185
2. Hermanek P (1992) TNM-Klassifikation maligner Tumoren, 4. Auflage/2. Revision 1992. Springer-Verlag
3. Stein HJ, Panel of Experts (1996) Esophageal cancer: screening and surveillance. Results of a consensus Conference held at the Vth World Congress of the International Society for Diseases of the Esophagus. Diseases of the Esophagus 9: 3–19

Prognostische Bedeutung von Apoptose-Induktoren/ Inhibitoren in Magenkarzinom mit/ohne adjuvanter intraoperativer Radiotherapie (IORT)

R. Kopp[1], H. J. Krämling[1], C. Cramer[1], J. Diebold[2], G. Baretton[2] und F. W. Schildberg[2]

Chirurgische Klinik[1], Klinikum Großhadern und Pathologisches Institut[2], LMU München, Marchioninistraße 15, D-81377 München

Prognostic Implications of Apoptosis Inducers/Inhibitors in Gastric Cancer Patients Following Curative Resection With or Without Adjuvant Intraoperative Radiotherapy

Summary. Several studies have tried to improve the surgical results after resection for gastric cancer by different adjuvant therapy protocols, including intraoperative radiotherapy (IORT). Since 1990 we have performed a randomized, prospective trial comparing surgery alone and surgery plus adjuvant IORT to evaluate the role of adjuvant intraoperative radiotherapy in the treatment of curative resected gastric carcinomas. In the present study, p53, bcl-2 immunoreactivity and DNA fragmentation as a typical marker of apoptosis were determined to investigate the predictive value of apoptosis-related factors and the observed response to radiotherapy. Preliminary data indicate that patients with tumors containing increased numbers of apoptotic tumor cells might derive benefit from adjuvant IORT.

Zur Verbesserung der Behandlungsergebnisse von Patienten mit Magenkarzinomen werden verschiedene adjuvante Therapieverfahren untersucht. In einer Studie von Abe et al. [1] konnte mit einer adjuvanten intraoperativen Radiotherapie (IORT) bei Magenkarzinompatienten nach R0-Resektion einen Überlebensvorteil in den Stadien II, III und IV (entsprechend der japanischen Magenkarzinom-Klassifikation) gezeigt werden. Die Vorteile der intraoperativen Bestrahlung bestehen in der lokalen Applikation einer hohen Strahlendosis im definierten Bestrahlungsfeld und dadurch evtl. verbesserter lokaler Tumorkontrolle bei gleichzeitiger Schonung des umgebenden strahlensensiblen gesunden Gewebes. Sindelar et al. [2] fanden in ihrer Studie zur IORT beim Magenkarzinom (im Vergleich zur postoperativen perkutanen Bestrahlung) eine deutliche Reduktion der Lokalrezidivrate in der IORT-Gruppe, allerdings ohne Überlebensvorteil für die bestrahlten Patienten. Die Wertigkeit der adjuvanten intraoperativen Radiotherapie (IORT) nach kurativer Resektion eines Magenkarzinoms wird derzeit in unserer Klinik in einer randomisierten, prospektiven und klinisch kontrollierten Studie evaluiert [3, 4].

Der programmierte Zelltod (Apoptose) ist ein zellbiologisch exakt determinierter Vorgang, der zum Absterben überalteter oder geschädigter Zellen (z. B. durch Mutationen oder

DNA-Schäden nach Radio- oder Chemotherapie) führt. Deshalb könnten zusätzliche Untersuchungen zur Regulation des programmierten Zelltodes (Apoptose) im individuellen Magenkarzinomgewebe Hinweise auf das zu erwartende Therapieansprechen (IORT) ergeben.

Methodik

Von 1990 bis 1996 wurden 115 Patienten mit einem resektablen Adenokarzinom des Magens in die Studie aufgenommen, randomisiert und 51 davon intraoperativ bestrahlt. Nach subtotaler Gastrektomie, Gastrektomie oder erweiterter Resektion und N2-Lymphknotendissektion erfolgte entweder zusätzlich die intraoperative Bestrahlung als Einzeit-Strahlendosis mit 28 Gy im Bereich des Truncus coeliacus (OP+IORT-Gruppe) oder keine weitere adjuvante Therapie (OP-Gruppe). Der weitere Krankheitsverlauf wurde prospektiv durch halbjährliche bzw. jährliche Kontrolluntersuchungen dokumentiert. An archiviertem Gewebematerial (n=87) wurde anschließend die p53- bzw. bcl-2-Immunreaktivität bestimmt. Zusätzlich erfolgte der Nachweis der DNA-Fragmentierung als typisches Apoptose-Merkmal mit der TUNEL-Methode. Der mittlere Apoptoseanteil von 1,2% in normaler Mukosa wurde als Normalwert definiert [5].

Ergebnisse

Der Nachweis der p53-Immunreaktivität (25/87 positiv; 28,7%) war in der univariaten Analyse unabhängig von der IORT signifikant mit einem schlechteren Überleben verbunden (5-Jahres-Überlebensraten: p53 positiv – 18% vs. 58% bei p53-negativen Karzinomen: p=0,011). Der Apoptose-Inhibitor bcl-2 war in 42/87 (48%) der untersuchten Karzinome und signifikant häufiger in Karzinomen vom intestinalen Typ nach Lauren nachweisbar (56% vs. 24% in Karzinomen vom diffusen Typ). Ein Zusammenhang zwischen dem bcl-2-Nachweis, der durchgeführten Therapie (±IORT) und dem Überleben konnte nicht festgestellt werden. Die Untersuchung von apoptotischen Zellen im Tumor zeigte mit der TUNEL-Methode einen Anteil von 0,1–4%. Während in der Patientengruppe ohne IORT der Anteil apoptotischer Zellen (< oder ≥1,2%) keinen Einfluß auf das Überleben hatte, war die 5-Jahres-Überlebensrate bei Patienten mit IORT und hohem Apoptose-Anteil im Tumor sigifikant güstiger (50% vs. 18%, p=0,038). Patienten mit einem Magenkarzinom vom intestinalen Typ nach Lauren, einem Apoptoseanteil ≥1,2% und zusätzlicher IORT wiesen die günstigsten Überlebensraten auf, im Vergleich zu nicht bestrahlten Patienten (unabhängig vom Apoptosenachweis) und Patienten mit niedrigem Apoptoseanteil im Tumor und gleichzeitiger IORT (Tabelle 1).

Tabelle 1. Überleben in Abhängigkeit vom Apoptoseanteil und der adjuvanten Therapie (±IORT) (Karzinome vom intestinalen Typ nach Lauren; mittleres Überleben in Monaten ± SD)

	OP	OP+IORT	
Apoptoseanteil			
≥1,2%	37,9±10,1	69,3±5,2	
<1,2%	49,1±13,6	16,7±7,0	a vs. b: p=0,038
			d vs.b: p=0,013
			(log rank-Test)

Schlußfolgerungen

Die Ergebnisse dieser Untersuchung zeigen einen Zusammenhang zwischen der Regulation der Apoptose in Tumorzellen und dem Langzeitüberleben von Magenkarzinompatienten. Es ergeben sich Hinweise, daß Patienten mit Apoptose-positiven Magenkarzinomen (insbesondere Karzinome vom intestinalen Typ nach Lauren) von einer adjuvanten intraoperativen Radiotherapie profitieren. Die Effizienz zukünftiger multimodaler Ansätze in der adjuvanten Therapie des Magenkarzinoms könnten durch Maßnahmen der Apoptose-Modulation von Tumorzellen zum Zeitpunkt der Therapie optimiert werden.

Literatur

1. Abe M, Shibamoto M, Takahshi M, Manabe T, Tobe T, Inamoto T (1987) Intraoperative radiation therapy for carcinomas of the stomach and pancreas. World J Surg 11:459–464
2. Sindelar WF, Kinsella TJ, Tepper JE, DeLaney TF, Maher MM, Smith R, Rosenberg SA, Glatstein E (1993) Randomized trial of intraoperative radiotherapy in carcinoma of the stomach. Am J Surg 165:178–187
3. Krämling HJ, Wilkowski R, Dühmke E, Cramer C, Willich N, Schildberg FW (1996) Adjuvante intraoperative Strahlentherapie (IORT) beim Magenkarzinom. Langenbecks Arch Chir Suppl II, 211–213
4. Krämling HJ, Willich N, Cramer C, Wilkowski R, Dühmke E, Schildberg FW (1997) Early results of IORT in the treatment of gastric cancer. Front Radiat Ther Oncol 31:157–160
5. Baretton GB, Diebold J, Christoforis G, Vogt M, Müller C, Dopfer K, Schneiderbanger K, Schmidt M, Löhrs U (1996) Apoptosis and immunohistochemical bcl-2 expression in colorectal adenomas and carcinomas. Cancer 77:255–264

Ergebnisse der intraperitonealen Aktivkohle – Mitomycintherapie des Magenkarzinoms mit Serosainvasion

J. Faß[1], M. Jansen[1], K. Zengel[2], Th. Reinecke[3], G. Asshoff[1] und V. Schumpelick[1]

Chirurgische Klinik[1], Apotheke[2] und Institut für Medizinische Statistik[3], RWTH-Aachen, Pauwelsstraße 30, D-52057 Aachen

Outome of Intraperitoneal Activated Charcoal – Mitomycin C Therapy for Castric Carcinoma with Serosal Invasion

Summary. Patients with gastric carcinoma and serosal invasion were randomized into a "treatment" or "control" protocol after R0 resection ("prophylactic group", $n=45$) or palliative resection without cytoreductive surgery in cases with localized peritoneal seeding ("therapy group", $n=19$). The results of a planned interim analysis after 5 years indicate that MMC-CH therapy causes little systemic toxicity but enhances the rate of intraabdominal infections (9/33 vs. 2/31, $p<0.01$) and reoperations (5/33 vs 0/31, $p<0.05$). The preliminary survival analysis shows a possible prognostic effect following R0 resection after 24 months ($p<0.05$) and 36 months ($p<0.07$), but no benefit for the palliative procedures, which caused the withdrawal of the "therapy" study arm.

Einleitung

Die Entwicklung einer Peritonealkarzinose ist einer der Faktoren, die die Heilungschancen von Patienten mit einem Magenkarzinom wesentlich beeinflussen. Insbesondere die Fälle mit Serosainvasion sind hier mit einem hohen Risiko belastet [2]. Die intraperitoneale Chemotherapie, entweder als kontinuierliche Perfusion mit hyperthermer Lösung oder an Aktivkohle adsorbiert, zeigte in ersten Studien einen positiven prophylaktischen Effekt gegen die Entwicklung einer peritonealen Aussaat [4]. Zusätzlich konnten einige Studien auch die palliative Anwendung dieser Therapieprinzipien bei Patienten mit bestehender Peritonealkarzinose vermuten lassen [3, 5]. Die Adsorption des Mitomycins an aktivierte Aktivkohlepartikel bietet den Vorteil, daß so relativ hohe Dosen des Chemotherapeutikums appliziert werden können und die Substanz über einen langen Zeitraum hohe Konzentrationen im Peritonealsekret bei niedriger systemischer Belastung erreicht [4]. Das Ziel dieser Applikationsform ist somit die Verlängerung des chemotherapeutischen Effektes im Peritonealsekret und die Reduzierung systemischer Nebenwirkungen der Chemotherapie. In einer prospektiv randomisierten Studie versuchen wir seit 1992 diesen Effekt in einem prophylaktischen und einem therapeutischen Studienarm nachzuweisen.

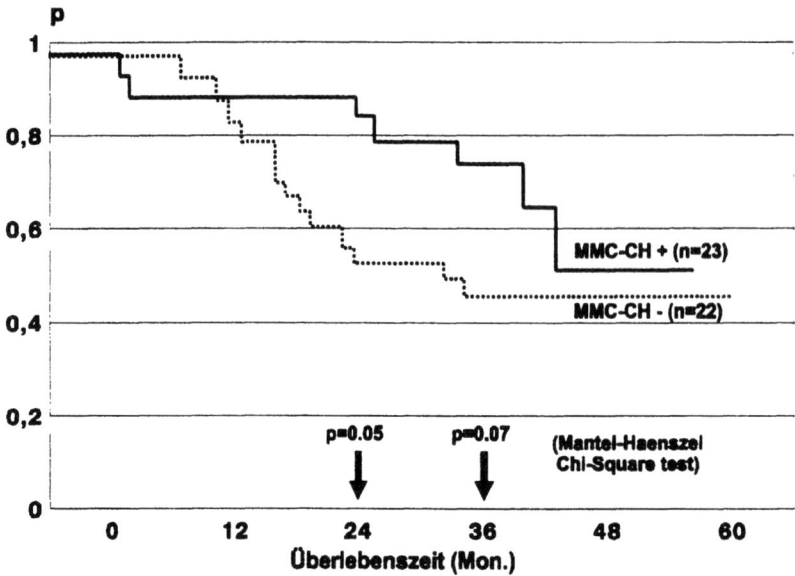

Abb. 1. Nach Kaplan Meier ermittelte Überlebenszeiten bei der Zwischenauswertung nach 5 Jahren in der Prophylaxegruppe (R0-Resektion) mit und ohne MMC-CH-Therapie: Nach 24 und 36 Monaten zeigt sich ein positiver Trend für die Patienten mit intraperitonealer Chemotherapie

Tabelle 1. Chirurgische Komplikationen aller randomisierten Patienten nach MMC-CH-Therapie und bei den Kontrollen

Chirurgische Komplikationen	MMC-CH	Kontrollen	
	n = 33	n = 31	p
Anastomoseninsuffizienz (radiologisch)	6	4	n.s.
intraabdomineller Abszess	9	2	<0,01
Wundinfektion	4	2	n.s.
Ileus	2	0	n.s.
Reoperation	5	0	<0,05
Mortalität	1	0	n.s.

Patienten und Methoden

Alle Patienten mit einem Adenokarzinom des Magens und Serosainvasion (pT3, pT4) wurden in die Studie aufgenommen, nachdem sie ausführlich aufgeklärt worden waren und ihr Einverständnis gegeben hatten. Die Patienten wurden nach intraoperativem Staging (Gefrierschnitt) in eine Prophylaxegruppe (R0-Resektion, n = 45) und eine Therapiegruppe (R1-, R2-Resektion bei lokalisierter Peritonealkarzinose (P1), n = 19) randomisiert. Innerhalb jedes Studienarms wurden die Patienten in eine MMC-CH-Gruppe und ein Kontrollkollektiv ohne Chemotherapie randomisiert. Ausschlußkriterien waren: Kreatinin >100 mmol/l, Bilirubin >20 mmol/l, ein pathologisches Ruhe-EKG, Leukozyten <4,9 G/l, Thrombozyten <150 G/l und ein Alter über 70 Jahre. Die verschiedenen Studiengruppen unterschieden sich nicht signifikant hinsichtlich ihrer katamnestischen, onkologischen und chirurgischen Parameter. Am Beginn der Operation wurde eine Lavage mit 500 ml Kochsalzlösung durchgeführt und anschließend eine 20 ml Probe dieser Lösung für die Zytologie entnommen. In den Chemotherapiekollektiven wurden 50 mg MMC-CH/100 ml NACL 0,9% gleichmäßig in der Peritonealhöhle verteilt und die Drainagen für 24 Stunden verschlossen. Postoperativ wurden bei 10 Patienten mit MMC-CH-Therapie nach 0, 1, 2, 6, 12 und für 24 Stunden nach Applikation die Mitomycinspiegel im Peritonealsekret und Serum mittels HPLC gemessen. Der postoperative Verlauf (Komplikationen, Laborparameter) und die onkologischen Ergebnisse wurden in einem standardisierten Follow-up (bisherige Nachbeobachtungszeit: 4 bis 62 Monate) analysiert.

Endpunkte der Studie sind die onkologischen Ergebnisse und die Komplikationen der MMC-CH-Therapie. Bei einer geschätzten drop out Rate von 10% und einer veranschlagten power von 90% wurde auf der Basis der publizierten Daten das Kollektiv der zu rekrutierenden Patienten mit 22/Gruppe/Studienarm errechnet. Nach dem Konzept von Bauer et al. [1] wurde nach 5 Jahren eine Zwischenauswertung zur Frage des Studienabbruchs und Adaptation der Gruppengrößen vereinbart. Dieser Zwischenauswertung sind die hier präsentierten Daten entnommen (Abb. 1, Tabelle 1).

Ergebnisse

Wie auch schon von anderen Autoren beschrieben [4], waren bei den 10 untersuchten Mitomycinpatienten die Konzentrationen des Chemotherapeutikums in den ersten 24 Stunden im Peritonealsekret signifikant höher (3,2 bis 12,4 mg/ml) als im Blutserum (0,15 bis 0,42 mg/l). Wesentliche systemische Nebenwirkungen der Chemotherapie wurden nicht beobachtet, insbesondere fanden wir nahezu keine Veränderungen am blutbildenden System. Patienten mit MMC-CH-Therapie zeigten im postoperativen Verlauf signifikant häufiger intraabdominelle septische Komplikationen (9 von 33 versus 2 von 31, $p<0,01$) und Reoperationen (5 von 33 versus 0 von 31, $p<0,05$). Ein Patient der Mitomycingruppe verstarb postoperativ an den Folgen eines subphrenischen Abszesses. Die Letalität, Rate an Anastomoseninsuffizienzen und Wundinfekten unterschieden sich jedoch nicht signifikant zwischen Patienten mit und ohne Mitomycintherapie. Bei den onkologischen Ergebnissen zeigt die Zwischenauswertung nach 5 Jahren einen positiven Trend für die MMC-CH-Prophylaxegruppe (R0-Resektion) nach 36 Monaten ($p<0,07$). In der Therapiegruppe (R1/2-Resektion), konnte kein Benefit für die MMC-CH-Behandelten ermittelt werden. Auch beim Lymphknotenstatus (N+, N–) war ein positiver prognostischer Effekt durch die MMC-CH-Therapie nicht nachweisbar.

Schlußfolgerungen

Die intraperitoneale MMC-CH-Therapie führte auch in unserer Studie zu einer über mindestens 24 Stunden andauernden therapeutisch relevanten Konzentration des Chemotherapeutikums im Peritonealsekret. Die Serumkonzentrationen waren dagegen vernachlässigbar klein, so daß nahezu keine systemischen Nebenwirkungen auftraten. Im Gegensatz hierzu wurde jedoch in der MMC-CH-Gruppe eine Zunahme von septischen Komplikationen, die auch vermehrt zu Reinterventionen Anlaß gaben, beobachtet. Unterschiede bei Störungen der Wundheilung im Bereich der Anastomosen oder Bauchdecken, konnten nicht festgestellt werden. Bei den onkologischen Ergebnissen zeigt die Zwischenauswertung nach 5 Jahren nach der Randomisierung von insgesamt 64 Patienten einen positiven prognostischen Trend für die Prophylaxegruppe mit R0-Resektion nach 36 Monaten. In der Therapiegruppe mit bestehender Peritonealkarzinose und für die Lymphknotenmetastasierung konnte kein positiver prognostischer Effekt nachgewiesen werden.

Als Konsequenz aus dieser Zwischenauswertung wurde der therapeutische Studienarm geschlossen. Der prophylaktische Studienarm wird aufgrund der vielversprechenden onkologischen Ergebnisse fortgeführt.

Literatur

1. Bauer P, Köhne K (1994) Evaluation of experiments with adaptive interim analyses. Biometrics 50: 1029–1041

2. Boku T, Nakane Y, Minoura T, Takada H, Yamamura M, Hioki K, Yamamoto M (1990) Prognostic significance of serosal invasion and free intraperitoneal cancer cells in gastric cancer. Br J Surg 77:436–439
3. Fujimoto S, Shrestha RD, Kokubun M, Ohta M, Takahashi M, Kobayashi K, Kiuchi S, Okui K, Miyoshi T, Arimizu N, Takamizawa H (1987) Intraperitoneal hyperthermic perfusion combined with surgery effective for gastric cancer patients with peritoneal seeding. Ann Surg 208/1:36–41
4. Hagiwara A, Takahashi T, Kojima O, Sawai K, Yamaguchi T, Yamane T, Taniguchi H, Kitamura K, Noguchi A, Seiki K, Sakakura C (1992) Prophylaxis with carbon-absorbed mitomycin against peritoneal recurrence of gastric cancer. Lancet 339:629–631
5. Takahashi T, Hagiwara A, Shimotsuma M, Sawai K, Yamaguchi (1995) Prophylaxis and treatment of peritoneal carcinomatosis: Intraperitoneal chemotherapy with Mitomycin C bound to activated carbon particles. World J Surg 19:565–569

Onkologie: Ösophagus, Magen II

Wertigkeit der Magnetresonanztomographie beim präoperativen Staging des Magencarcinoms

C. T. Germer[1], G. Eibl[1], A. Heiniche[2], T. Zimmer[3], U. Mannsmann[4], K. J. Wolf[1] und H. J. Buhr[1]

Chirurgische[1]/Radiologische[2]/Medizinische[3] Klinik, Institut für Statistik[4],
Universitätsklinikum Benjamin Franklin, Freie Universität Berlin,
Hindenburgdamm 30, D-12200 Berlin

Value of Magnetic Resonance Tomography for Preoperative Staging of Stomach Carcinomas

Summary. The value of MRI as a preoperative staging procedure in stomach carcinomas compared to CT and endosonography was examined in a prospective study and correlated with the pathohistological results. MRI showed better correlation with the pathohistological evaluation at the T3, T4, N and M stage than the other two test procedures. MRI is thus a suitable staging procedure for stomach carcinomas.

Einleitung

Die therapeutische Verfahrenswahl in der Behandlung des Magencarcinoms wird in entscheidendem Maß vom Tumorstadium zum Zeitpunkt der Primärdiagnose bestimmt. So ist insbesondere die Differentialindikation zwischen primärer Operation und neoadjuvanter Therapie von der Frage abhängig, ob ein Tumor potentiell R0-resektabel erscheint, wobei die R0-Resektabilität in direktem Zusammenhang mit der Eindringtiefe des Primärtumors (T-Kategorie) und dem Ausmaß der Lymphknotenmetastasierung (N-Kategorie) steht [1]. Daher kommt dem präoperativen Staging eine überragende Bedeutung in der Patientenselektion zu [2]. Als Standardverfahren des präoperativen Stagings zur Erfassung der Tiefeninfiltration des Tumors (T-Kategorie), der Lymphknotenmetastasierung (N-Kategorie) und der Fernmetastasierung (M-Kategorie) des Magencarcinoms gelten in erster Linie die Endosonographie (EUS) und die Computertomographie (CT) [2]. Dabei wird die Treffsicherheit für die T-Kategorie zwischen 25 und 65% (CT) bzw. 78 und 92% (EUS) und für die N-Kategorie zwischen 41 und 70% (CT) bzw. 48 und 78% (EUS) angegeben. Die Magnetresonanztomographie (MRT) bietet sich aufgrund ihrer Vorteile wie hoher Bildkontrast, frei wählbare Schichtebene und die Möglichkeit, T-, N- und M-Kategorie in einem Untersuchungsverfahren nichtinvasiv erfassen zu können, als weiteres potentielles Stagingverfahren des Magencarcinoms an. Ziel der vorliegenden Studie war es daher, die Wertigkeit der Magnetresonanztomographie für das präoperative Staging bei Patienten mit Magencarcinom zu prüfen und die Ergebnisse mit denen der Computertomographie, des endoluminalen Ultraschalls und des histopathologischen Befundes zu korrelieren.

Tabelle 1. pTNM Klassifikation (UICC-Klassifikation 1987)

T1	4	N0	6	M0	27
T2	14	N1	15	M1	13
T3	13	N2	19		
T4	9				

Tabelle 2. Übereinstimmung der präoperativen Stagingverfahren mit dem pathohistologischen Ergebnis

Übereinstimmung (%)	MRT	CT	EUS
T1/T2	56	78	50
T3/T4	73	41	55
N0	100	67	67
N+	88	77	53
M0	96	81	–
M+	77	61	–

Material und Methoden

Prospektiv wurden alle Patienten mit einem histologisch gesicherten Magencarcinom erfaßt, die im Zeitraum von Juli 1997 bis März 1998 in der Chirurgischen Klinik des Universitätsklinikum Benjamin Franklin der FU Berlin zur stationären Aufnahmen kamen und elektiv laparotomiert wurden. Die MRT wurde mit einem 1,5 Tesla Magnetom (Siemens) mit T1 betonten Gradientenechosequenzen durchgeführt (FLASH 237/4,8/90°, Schichtdicke 5–7 mm). Die Untersuchung erfolgte nach oraler [OMP-Granulat (Adboscan®, Nycomed Imaging, Oslo)] und intravenöser [Gadodiamid (Omniscan®)] KM-Applikation. Die Computertomographie wurde nach oraler und intravenöser Kontrastmittelapplikation mit einem Somatom Plus-S (Siemens), der endoluminale Ultraschall mit einem 360°-Sectorscan (Olympus GF-UM 3/20, 5 und 12 Mhz) durchgeführt. Die Befundung der einzelnen Verfahren erfolgte von unterschiedlichen, in den jeweiligen Techniken erfahrenen Untersuchern in Unkenntnis der Ergebnisse der anderen Staging-Verfahren. Nach Durchführung des präoperativen Stagings erfolgte die operative Therapie. Die histopathologische Untersuchung der Operationspräparate erfolgte ebenfalls in Unkenntnis der Ergebnisse des präoperativen Stagings. Bei den probelaparotomierten Patienten wurde das Tumorstadium intraoperativ festgelegt. Die Klassifikation der Tumorstadien erfolgte gemäß der UICC-Klassifikation von 1987 (Tabelle 1). Die statistische Signifikanz wurde mit dem McNemar Test für verbundene Stichproben geprüft (Signifikanzniveau von $p \leq 0,05$).

Ergebnisse

Im Erfassungszeitraum wurde eine Gesamtzahl von 40 Patienten (25 männlich, 15 weiblich) mit einem durchschnittlichen Alter von 62 Jahren (27–78 Jahre) erfaßt. Bei allen 40 Patienten waren die MRT und die CT komplikationslos durchführbar. Bei 3 Patienten konnte der EUS wegen hochgradiger Tumorstenose nicht erfolgen. Die Tumoren waren in 25% im Fundus, in 40% im Corpus und in 35% im Antrum lokalisiert. In 28 Fällen erfolgte eine En-bloc-Gastrektomie mit D2-Lymphadenektomie, bei 9 Patienten eine subtotale Magenresektion mit D2-Lymphadenektomie und bei 3 Patienten wurde lediglich eine PL durchgeführt. Die Übereinstimmung zwischen dem Ergebnis der MRT und dem histopathologischen Befund betrug 56% für die frühen Tumorstadien (pT1 und pT2). Hier zeigte sich ein Vorteil der CT, die in 78% der pT1 und pT2 Stadien mit der Histologie übereinstimmte. Bei den höheren Tumorstadien (pT3 und pT4) wies die MRT in 73% aller Fälle, die CT in lediglich 41% aller Patienten eine Übereinstimmung mit dem histopathologischen Ergebnis auf. Die Übereinstimmung zwischen EUS und histopathologischem Befund war in allen Tumorstadien schlechter als die MRT, ohne daß die Unterschiede das Signifikanzniveau erreichten (Tabelle 2). Bezüglich der N-Kategorie war die MRT sowohl der CT als auch dem EUS überlegen. 96% der Patienten ohne Fernmetastasen (Leber- und intraabdominelle Lymphknotenmetastasen) und 77% aller Patienten mit Fernmetastasen wurden durch die präoperative MRT richtig erkannt. Die CT konnte lediglich 81% der Patienten ohne und 61% der Patienten mit Fernmetastasen richtig erkennen (Tabelle 2).

Diskussion

Die Ergebnisse der vorliegenden Studie zeigen, daß die Übereinstimmung der MRT mit dem histopathologischen Ergebnis für die frühen Tumorstadien (T1/T2) ebenso wie die der CT und die des EUS gering ist. Dabei erweist sich als Schwachpunkt der MRT die Unmöglichkeit einer Differenzierung der einzelnen Schichten der Magenwand. Bei höheren Tumorstadien (T3/T4) dagegen war die MRT den beiden anderen Verfahren überlegen, da eine Serosainfiltration bzw. Infiltration anderer Organe mit hoher Treffsicherheit erkannt wurde. Hinsichtlich der N-Kategorie zeigte sich die MRT der CT und dem EUS überlegen. Ebenso stimmte die MRT bei der Beurteilung der M-Kategorie häufiger mit dem histopathologischen Ergebnis überein als die CT. Diese Ergebnisse zeigen, daß die MRT als Stagingverfahren des Magencarcinoms potentiell geeignet erscheint, wobei die Ergebnisse bei den niedrigen Tumorstadien noch unbefriedigend sind. Vorteil der MRT ist, daß sowohl T-, N- und M-Kategorie in einem Untersuchungsgang nicht invasiv und ohne Strahlenbelastung erfaßt werden können. Als weiterer Vorteil der MRT erwies sich deren Einsatzbarkeit bei stenosierenden Tumoren, bei denen der EUS nicht mehr durchgeführt werden konnte. Auffällig in dieser Studie war das relativ schlechte Abschneiden des EUS im Vergleich zu den in der Literatur mitgeteilten Ergebnissen einzelner hoch spezialisierter Untersucher, die hier nicht reproduziert werden konnten [3]. Sollten sich diese Ergebnisse auch an einem größeren Patientenkollektiv bestätigen lassen, sollte u. E. vor der Indikationsstellung zu einem neoadjuvanten Therapieverfahren die MRT in der hier durchgeführten Technik als Stagingverfahren des Magencarcinoms eingesetzt werden, da gerade die höheren Tumorstadien für eine solche Behandlung in Frage kommen. Unsere bisherigen Daten lassen es gerechtfertigt erscheinen, die MRT als präoperatives Stagingverfahren des Magencarcinoms unter kontrollierten Bedingungen weiter zu evaluieren.

Literatur

1. Fink U, Stein HJ, Siewert JR (1998) Multimodale Therapie bei Tumoren des oberen Gastrointestinaltraktes. Chirurg 98: 349–359
2. Sendler A, Dittler HJ, Feussner H, Nekarda H, Bollschweiler E, Fink U, Helmberger H, Höfler H, Siewert JR (1995) Preoperative staging of gastric cancer as precondition for multimodal treatment. World J Surg 19(4): 501–508
3. Dittler HJ, Siewert JR (1993) Role of endoscopic ultrasonography in gastric carcinoma. Endoscopy 25: 162–166

Perioperatives Immunmonitoring beim Magenkarzinom – Sinnvolle diagnostische Ergänzung zur Erkennung komplikationsgefährdeter Patienten?

J. Ordemann, C. A. Jacobi, R. Stößlein, H. U. Zieren und J. M. Müller

Universitätsklinik für Allgemein-, Viszeral-, Thorax- und Gefäßchirurgie,
Humboldt-Universität zu Berlin, Campus Mitte, Charité, Schumannstraße 20/21, D-10117 Berlin

Perioperative Immune Monitoring for Stomach Carcinoma – Useful Diagnostic Tool for Detecting Complications in Patients?

Summary. Early detection of postoperative complications before clinical signs occur seems to be possible by perioperative immunologic monitoring. Patients with insufficiency of the anastomosis after gastrectomy showed a significant increase in anti-inflammatory cytocine IL-10 already 4 h after operation.

Zusammenfassung. Durch ein gezieltes perioperatives Monitoring scheint es möglich, Komplikationen frühzeitig zu erkennen bevor klinische Zeichen existieren. Ein Anstieg des antiinflammatorischen IL-10 im Plasma zeigte hierbei bereits 4 Stunden postoperativ bei Patienten mit Anastomoseninsuffizienz signifikant erhöhte Werte.

Einleitung

Postoperative Komplikationen werden als ein unabhängiger prognostischer Faktor beim Magenkarzinom gewertet [1]. Der Zusammenhang zwischen postoperativen Komplikationen und einer möglichen immunologischen Suppression ist bislang unklar. Ein perioperatives Monitoring essentieller Immunparameter beim Magenkarzinom könnte dazu beitragen, Patienten mit einem erhöhten perioperativen Infektions- und Komplikationsrisiko zu erkennen und die Therapie entsprechend zu modifizieren.

Methodik

Bei 47 Patienten mit einem Adenokarzinom des Magens, die sich einer kurativen Resektion unterzogen, wurde die perioperative Immunfunktion analysiert und die Korrelation zur postoperativen Morbidität untersucht. Als Ausschlußkriterium galten Fernmetastasen, zurückliegende Magenoperationen, neoadjuvante Chemotherapie und Erkrankungen des Immunsystems. Um im gesamten perioperativen Verlauf die Immunfunktion beurteilen zu können, wurden bei jedem Patienten präoperativ, intraoperativ, 1 und 4 Stunden postoperativ sowie am 1. Tag, 2. Tag, 4. Tag, 7. Tag und 14. Tag nach der Operation folgende immunologische Parameter analysiert: Leukozyten- und Lymphozytenanzahl, die HLA-DR-Expression auf

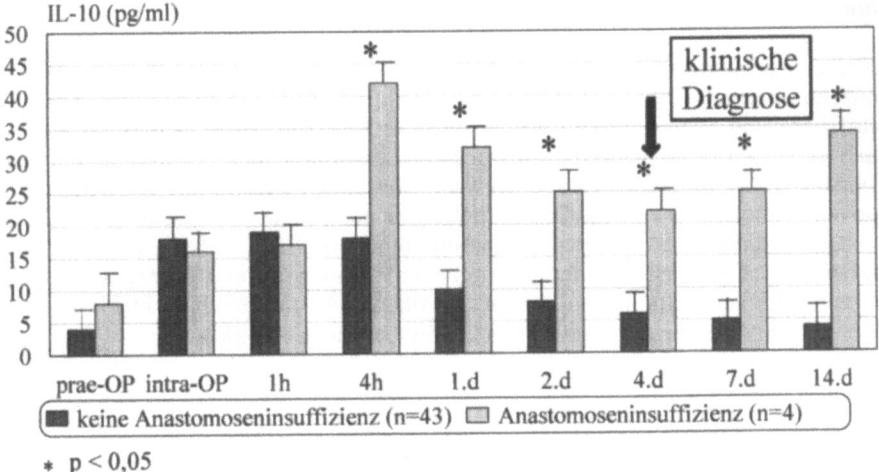

Abb. 1. Perioperative IL-10 Plasmaspiegel in Abhängigkeit vom Auftreten postoperativer Anastomoseninsuffizienz, Mittelwerte/Standardfehler, * p<0,05

Monozyten sowie die Plasmaspiegel der Zytokine IL-6 und IL-10 [2]. Die perioperativen Komplikationen wurden zeitgleich zu den Blutabnahmen anhand spezieller Dokumentationsbögen erfaßt. Von allen Werten wurden Mittelwert und Standardabweichung berechnet. Die Vergleiche zwischen den einzelnen Gruppen wurden mit dem NPAR-Test nach Mann-Whitney für zwei unabhängige nicht gepaarte Stichproben überprüft. Signifikante Unterschiede zwischen den einzelnen Gruppen wurden bei einem Signifikanzniveau von 5% (p<0,05) angegeben.

Ergebnisse

Bei 27 Patienten (57,4%) erfolgte eine totale Gastrektomie, bei 13 Patienten eine erweiterte Gastrektomie und bei 3 Patienten eine subtotale Gastrektomie. Bei 4 Patienten wurde am 4. postoperativen Tag eine Anastomoseninsuffizienz diagnostiziert. Das proinflammatorische IL-6 stieg bei Patienten mit und ohne Anastomoseinsuffizienz intraoperativ an und erreichte in beiden Gruppen bis zum 2. postoperativen Tag praktisch wieder ihren Ausgangswert. Am 4. postoperativen Tag, dem Tag der Diagnosestellung „Anastomoseninsuffizienz" stieg die IL-6 Plasmakonzentration in der Patientengruppe mit Anastomoseinsuffizienz signifikant (p<0,05) an. Das antiinflammatorische IL-10 zeigte einen intraoperativen Anstieg in beiden Patientengruppen. Auffallend war ein starker Anstieg des IL-10 in der Patientengruppe mit Anastomoseninsuffizienz bereits 4 Stunden postoperativ. Während sich die Werte in der Patientengruppe ohne Anastomoseinsuffizienz postoperativ rasch normalisierten, blieb die IL-10 Plasmakonzentration im weiteren Verlauf signifikant erhöht (p<0,05) (Abb. 1). Drei Patienten entwickelten im postoperativen Verlauf nach abdominellen Blutungen bzw. proximalen Anastomoseninsuffizienzen sowie anschließender Relaparotomie am vierten postoperativen Tag eine generalisierte Sepsis. Die perioperative systemische Immunfunktion der Sepsispatienten unterschied sich signifikant von der aller anderen resezierten Patienten. Ab dem zweiten postoperativen Tag bis zum 7. postoperativen Tag war bei den Sepsispatienten die IL-6 Plasmakonzentration signifikant erhöht (p<0,05). Ebenfalls signifikant erhöht war bereits am 1. postoperativen Tag die IL-10 Plasmakonzentration bei den Sepsispatienten. Im weiteren postoperativen Verlauf sank die IL-10 Plasmakonzentration in der Gruppe der Sepsispatienten langsam ab, war jedoch stets signifikant höher als in der Vergleichsgruppe.

Diskussion

Es konnte eine enge positive Korrelation zwischen postoperativen erhöhten IL-6 und IL-10 Plasmakonzentrationen und den auftretenden postoperativen Komplikationen, wie Anastomoseninsuffizienz und Sepsis, gezeigt werden. Aus dem Verlauf der IL-6 Plasmakonzentration ließ sich jedoch keine prädiktive Aussage über die Möglichkeit der Komplikationen ziehen, denn die IL-6-Plasmakonzentrationen waren stets zum Zeitpunkt des Auftretens der postoperativen Komplikationen signifikant erhöht. Der postoperativen Erhöhung von IL-6 ging jedoch ein signifikanter Anstieg des antiinflammatorischen Zytokins Il-10 voraus. So konnte bereits vier Stunden nach der Operation bei Patienten, die erst Tage später wegen Anastomoseninsuffizienz auffällig wurden, ein signifikanter Anstieg von Il-10 im Plasma mit anhaltend hohem Niveau bis zu 7. postoperativen Tag beobachtet werden.

Literatur

1. Böttcher K, Siewert JR, Roder JD, Busch R, Hermanek P, Meyer HJ für die Deutsche Magencarcinom-Studiengruppe (GGCS'92) (1994) Risiko der chirurgischen Therapie des Magencarcinoms in Deutschland. Chirurg 65: 298–306
2. Marchant A, Deviere J, Byl B, De Groote D et al. (1994) Interleukin-10 production during septicaemia. Lancet 343: 707

Diagnostische und therapeutische Strategien beim Lokalrezidiv des Magenkarzinoms

I. K. Schumacher, J. Bernhardt, J. Petermann und D. Lorenz

Klinik und Poliklinik für Chirurgie, Ernst Moritz Arndt Universität Greifswald,
Friedrich-Loeffler-Straße 23 b, D-17489 Greifswald

Diagnostic and Therapeutic Strategies for Recurrent Gastric Cancer

Summary. Despite clear margins at the time of resection, 7 to 20% of the patients experience local recurrence of the primary stomach tumor. Intraluminal recurrence is rare but curable in 50% of the cases without distant metastases. Extraluminal recurrent gastric cancer comprises the typical pattern of recurrence and cannot be removed in most of the patients. Predisposing factors that favor the development of recurrent tumors are: higher tumor stages, extended lymph node involvement, tumor grades 3 and 4, diffuse type according to Lauren's classification, and intraoperative perforation of the primary gastric carcinoma.

Zusammenfassung. Trotz vermeintlich kurativer Resektion beobachtet man Lokalrezidive bei 7%–20%, der wegen eines Magenkarzinoms operierten Patienten. Intraluminale Rezidive sind selten, können aber, bei fehlender Fernmetastasierung, in ungefähr 50% der Fälle kurativ reseziert werden. Extraluminale Lokalrezidive treten vergleichsweise häufiger auf und lassen sich nur in Ausnahmefällen sanieren. Für die Entwicklung eines Lokalrezidivs prädisponieren höhere Tumorstadien, ausgedehnter Lymphknotenbefall, Grading 3 und 4, diffuser Typ in der Lauren-Klassifikation und intraoperative Perforation des primären Magenkarzinoms.

Einleitung

Lokalrezidive und Fernmetastasen bestimmen in ungefähr 80% der Fälle den weiteren Verlauf nach primärer Magenkarzinomchirurgie. Auftretende Lokalrezidive manifestieren sich dabei entweder intraluminal oder extraluminal. Intraluminale Rezidive entstehen an der Oesophagojejunostomie nach totaler oder erweiterter Gastrektomie bzw. an der Gastrojejunostomie nach subtotaler Magenresektion (Abb. 1). Extraluminale Rezidive wachsen im Tumorbett, in der sogenannten dritten Dimension, mit Infiltration der cranioventralen Pankreasregion, des Mesocolon und Colon transversum, des Lig. hepatoduodenale und der Leber. Außerdem neigen sie zu einer ausgeprägten Ummauerung der A. hepatica communis und des Truncus coeliacus (Abb. 2).

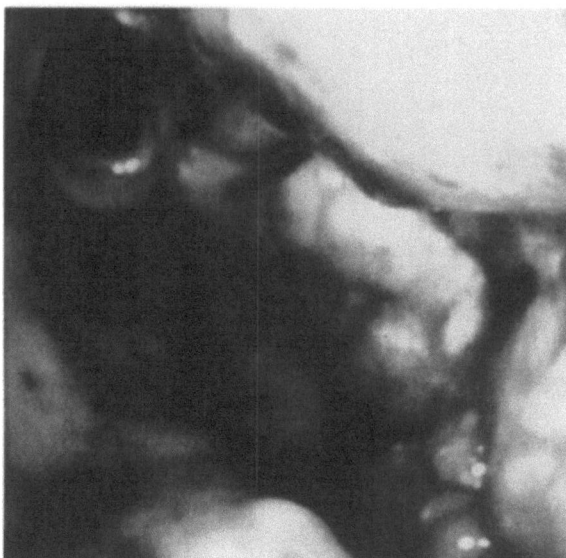

Abb. 1. Intraluminales Rezidiv an der Gastrojejunostomie nach subtotaler Gastrektomie

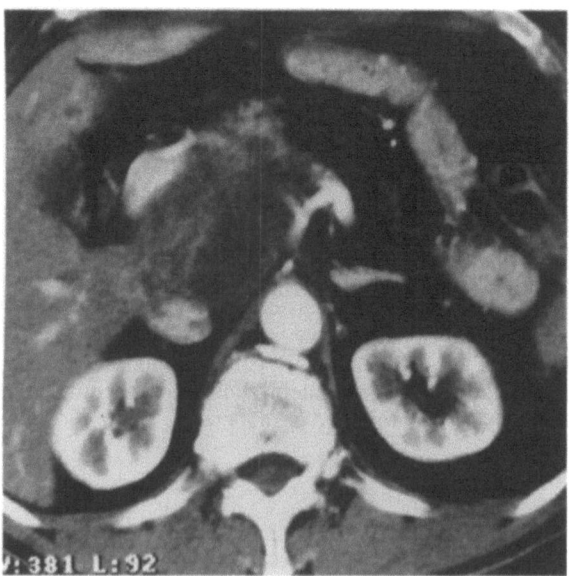

Abb. 2. Extraluminales Rezidiv mit Infiltration der Leber und Ummauerung der A. hepatica communis

Analyse der Patienten- und Primärtumordaten

Vom Januar 1987 bis zum Dezember 1996 wurden an der Chirurgischen Klinik 284 Patienten wegen eines Magenkarzinoms operiert. Von diesen Magenkarzinomen konnten 218 reseziert werden, das entspricht einer Resektionsrate von 76,8%. Eine vollständige Residualtumorfreiheit (R0) wurde bei 164 Patienten erreicht. 47,6% dieser Eingriffe waren totale Gastrektomien, 17% erweiterte Gastrektomien und 35,4% subtotale Resektionen. Die 164 kurativ-resezierten Patienten wurden in unserer Tumorambulanz regelmäßig nachkontrolliert. Bei

20 Patienten (12,2%) kam es zum Auftreten eines Lokalrezidives, das sich in 15 Fällen nach totaler bzw. erweiterter Gastrektomie (4×intraluminal, 11×extraluminal) und in 5 Fällen nach subtotaler Resektion (1×intraluminal, 4×extraluminal) entwickelte. Ein Vergleich dieser Rezidivrate von 12,2% mit Angaben aus der Literatur läßt eine Einordnung in Studien der 90iger Jahre zu, die Rezidivraten zwischen 22% (Wanebo 1993) und 7,8% (Siewert 1994) berichteten. Die Analyse der Pathologie des Primärtumors zeigte, daß bereits bei der Erstintervention in der Mehrzahl der Fälle ein fortgeschrittenes Magenkarzinom operiert wurde. So hatten 95% der Tumoren das viszerale Peritoneum oder benachbarte Strukturen infiltriert. Zu 50% waren Metastasen in Lymphknotenstationen, die weiter als 3 cm vom Rand des Primärtumors oder im Kompartiment II lokalisiert waren, nachweisbar. Fernmetastasen wurden bei 20% der Primäreingriffe festgestellt. Summarisch mußten deshalb 85% der primären Magenkarzinome den prognostisch ungünstigen UICC-Stadien III und IV zugeordnet werden. Darüber hinaus demonstrierten 75% dieser Tumoren einen geringen histologischen Differenzierungsgrad und entsprachen morphologisch zu 65% dem diffusen oder Mischtyp der Lauren-Klassifikation.

Diagnostisches und therapeutisches Procedere beim Lokalrezidiv

Die Lokalrezidive manifestierten sich im Mittel, 10,5 Monate nach der primären Resektion mit unbestimmten Oberbauchbeschwerden (80%) und erneuter Gewichtsabnahme (45%). Auf eine Behinderung der Nahrungspassage deutete ein postprandiales Erbrechen (40%), ein Symptom, das im Zusammenhang mit einer Anastomosenblutung (15%) v.a. einen intraluminalen Prozeß signalisierte. Ein zunehmender Verschlußikterus (35%) war ein Hinweis für eine Leberinfiltration oder eine Gallenwegskompression durch ein extraluminales Rezidivtumorwachstum. Das diagnostische Repertoire umfaßte die Oesophagoskopie, die Sonographie und die CT sowie, in ausgewählten Fällen, die MRT und die explorative Laparoskopie. Alle intraluminalen Rezidive konnten mit der Osteophagoskopie eindeutig verifiziert werden. Die Treffsicherheit der Sonographie und CT bei den extraluminalen Prozessen beschränkte sich auf 50% bzw. 80%. Bei 3 intraluminalen und 5 extraluminalen Rezidiven ließ die bildgebende Diagnostik einen lokal operablen Befund vermuten und wurde deshalb, zum Ausschluß einer Peritonealkarzinose und Lebermetastasierung, durch eine explorative Laparoskopie ergänzt. Nur bei 3 der insgesamt 20 Lokalrezidive erschien danach eine operative Revision indiziert. Diese beinhaltete im Fall eines intraluminalen Anastomosenrezidivs an der Oesophagojejunostomie, die Resektion und transhiatale Neuanlage dieser Anastomose. Zwei extraluminale, präaortal gelegene Rezidive, die das Querkolon und darüber hinaus die Oesophagojejunostomie infiltriert hatten, konnten durch multiviszerale Resektionen, die jeweils die Oesophagojejunostomie und das Colon transversum umfaßten, therapiert werden. Palliative Therapieansätze, die bei lokaler Inoperabilität (60%) und/oder bei vorhandenen Fernmetastasen (55%) zur Anwendung kamen, hatten die Wiederherstellung der Nahrungspassage (intraluminale Argon-Beamer-Koagulation und Stent-Implantation) und den Versuch der Tumorreduktion (palliative Chemo- bzw. Radio-/Chemotherapie) zur Aufgabe.

Zusammenfassende strategische Vorgehensweise

Das mittlere Intervall von ungefähr 1 Jahr zwischen Primäreingriff und Auftreten des lokoregionären Rezidivs, indiziert regelmäßige Nachkontrollen der kurativ operierten Patienten v.a. in den ersten beiden postoperativen Jahren. Dabei sollten auf ein Rezidiv hinweisende Symptome, liberal, mit endoskopischen und bildgebenden Verfahren abgeklärt werden. Demonstrieren diese diagnostische Verfahren einen lokal-operablen Prozeß, so sollte vor der Reintervention, zum Ausschluß einer Peritonealkarzinose und einer Lebermetastasierung, eine explorative Laparoskopie durchgeführt werden. Ziel dieser Untersuchung ist die Vermeidung einer unnötigen explorativen Laparotomie, die mit einer relativ hohen postoperativen Morbidität und Letalität und darüber hinaus mit einer unnötigen Verlängerung der Hospitalisation verknüpft ist. Resektionen des Lokalrezidivs erscheinen nur unter kurativer Intention sinnvoll. Deshalb sollten beim Vorliegen von Fernmetastasen und bei bestehender Passagestörung grundsätzlich nur intraluminale Palliativmaßnahmen vorgenommen werden. Kernpunkt der Lokalrezidivchirurgie ist aber eine prophylaktische Herangehensweise, die in einer suffizienten Resektion des Primärtumors in allen 3 Ebenen, kombiniert mit einer adäquaten Lymphknotendissektion, besteht.

Literatur

Siewert JR, Huber FT, Sendler A, Fink U (1995) Abdominelle Rezidive nach Eingriffen am Intestinum. Chirurg 66: 941–948

Wanebo HJ, Kennedy BJ, Chmiel J, Steele G et al. (1993) Cancer of the stomach. Ann Surg 218: 583–592

Beeinflußt der Pouch den Nahrungstransit nach Gastrektomie?

B. Hoksch, K. Zippel, D. Sandrock, B. Kettner, H.-U. Zieren und J. M. Müller

Klinik für Allgemein-, Visceral-, Gefäß- und Thoraxchirurgie, Universitätsklinikum,
Medizinische Fakultät der Humboldt-Universität zu Berlin, Charité Campus Mitte,
Schumannstraße 20/21, D-10117 Berlin

Does a Jejunal Pouch Influence Alimentary Transit after Gastrectomy?

Summary. A prospective, randomized study of patients with gastric cancer was performed to examine whether or not the jejunal pouch interposition between esophagus and duodenum after gastrectomy is of importance. At fixed postoperative times, standardized scintigraphic measurements were performed; the quality of life was evaluated by the EORTC quality of life questionnaire. Our findings suggest that interposition of a jejunal pouch reservoir between esophagus and duodenum may be due to a prolonged transit time and a better quality of life.

Zusammenfassung. In einer prospektiv-randomisierten Studie erhielten 27 Patienten nach Gastrektomie eine ösophagoduodenale Jejunuminterposition mit und ohne Pouchrekonstruktion verschiedener Größe. Zu definierten postoperativen Zeitpunkten erfolgte eine standardisierte szintigrafische Messung des Nahrungstransites, gleichzeitig wurde die Lebensqualität der Patienten mit dem EORTC-Fragebogen und einem organspezifischen Fragemodul erhoben. Die szintigrafischen Verlaufskontrollen zeigen bis zum 12. postoperativen Monat eine Verlängerung der Transitzeit in allen drei Gruppen, wobei eine signifikante Verlängerung für den großen Pouch im Vergleich zu kleinem Pouch und Rekonstruktion ohne Pouch nachgewiesen werden konnte. Diese Ergebnisse korrelieren mit der Körpergewichtsentwicklung. Die Pouchrekonstruktion kann somit zu einer Verlängerung des Nahrungstransites und möglicherweise zu einer Verbesserung der Lebensqualität führen.

Um für das Magenkarzinom eine potentiell kurative Therapie zu erreichen, ist bis heute – von wenigen Ausnahmen abgesehen – die Gastrektomie als Regeleingriff anzusehen. Wesentliche Funktionen des Magens gehen dabei verloren. Mit dem Ziel der Verbesserung der Lebensqualität für Patienten mit einer Gastrektomie wird in den letzten Jahren zunehmend dem Erhalt der Duodenalpassage sowie der Pouchbildung mit dem Ziel der Reservoirebildung Beachtung geschenkt. Bisher gibt es eine Vielzahl zum Teil widersprüchlicher Daten zum Stellenwert des Pouches und seiner notwendigen Größe. Standardisierte Verlaufsmessungen zur Pouchfunktion und Entwicklung einer Reservoirefunktion liegen nicht vor [1–4]. Das Ziel der vorliegenden Studie war es, den Einfluß einer Pouchrekonstruktion auf den Nahrungstransit nach Gastrektomie zu untersuchen.

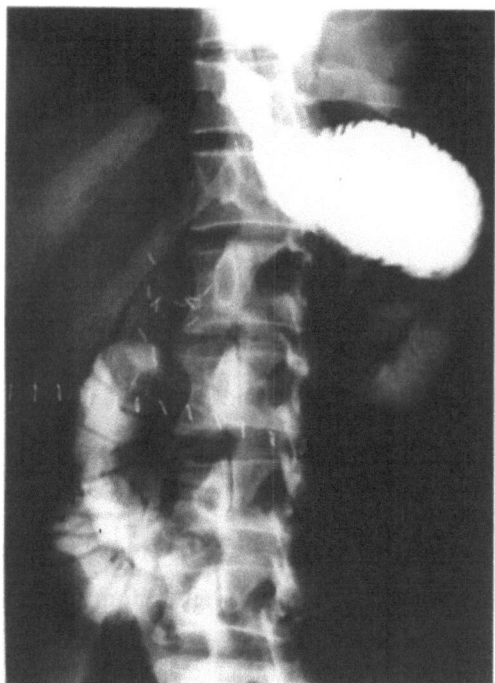

Abb. 1

Patienten und Methode

In einer prospektiv-randomisierten Phase-II-b-Studie konnten von 1995 bis 1997 insgesamt 36 Patienten aufgenommen werden. Zur Auswertung kommen hier 27 Patienten, die alle komplett ein Jahr nachuntersucht werden konnten. Alle Patienten erhielten aufgrund eines Magenkarzinoms eine totale Gastrektomie mit D2-Lymphadenektomie. Die anschließende Rekonstruktion erfolgte entsprechend der intraoperativen Randomisierung mit einer ösophago-duodenalen Jejunuminterposition ohne Pouch (n=8), einer ösophago-duodenalen Jejunuminterposition mit einem kleinen Pouch von 7 cm (n=10, s. Abb. 1) und einer ösophago-duodenalen Jejunuminterposition mit einem großen Pouch von 15 cm (n=9).

Zu definierten postoperativen Zeitpunkten (14 Tage; 3,6 und 12 Monate) erfolgte eine szintigrafische Messung des Nahrungstransites. Dazu mußten die Patienten eine 12stündige Nahrungskarenz einhalten. Es erfolgte zunächst die kutane Markierung der oralen und aboralen Anastomosen zur Festlegung der sogenannten region of interest (ROI) unter Röntgen-Durchleuchtung. In sitzender Position nahmen die Patienten eine definierte Testmahlzeit (Tc-99m markierter Milchreis) zu sich. Mittels einer Gamma-Kamera erfolgte die Datenakquisition zur Aufzeichnung der Halbwertszeiten. Zu den gleichen postoperativen Zeiten sowie präoperativ wurde die Lebensqualität der Patienten mit dem EORTC-Fragebogen sowie einem organspezifischen Fragemodul erhoben. Die Auswertung der Daten erfolgte mit dem Kruskal-Wallis Test sowie dem Mann-Whitney-U/Wilcoxon Rank Test.

Ergebnisse

Die szintigrafischen Verlaufskontrollen zeigen bereits in der ersten postoperativen Kontrolle – nach 14 Tagen – eine signifikant verlängerte Transitzeit für beide Pouchrekonstruktionen im Vergleich zur einfachen Jejunuminterposition ohne Pouch. Im weiteren postoperativen

Tabelle 1. Szintigrafische Verlaufsdaten (Halbwertszeiten in Minuten), * = Signifikanz (p<0,05)

	14 Tage postoperativ	3 Monate postoperativ	6 Monate postoperativ	12 Monate postoperativ
Jejunuminterposition ohne Pouch	15,2 (+9,8; –8,3)*	12,9 (+7,6; –5,8)	15,2 (+17,4; –8,2)**	23,3 (+28,3; –17,2)**
Jejunuminterposition mit kleinem (7 cm) Pouch	29,1 (+16,4; –13,2)*	42,4 (+24; –10,1)	49,7 (+37,5; –24,3)**	27,3 (+29,4; –7,9)**
Jejunuminterposition mit großem (15 cm) Pouch	78,1 (+55,3; –43,8)*	52,3 (+30; –12,2)	69,1 (+50,7; –10,1)**	83,6 (+40,3; –12,5)**

* Signifikanz zwischen allen drei Rekonstruktionsverfahren
** Signifikanz zwischen großem Pouch im Vergleich zu kleinem Pouch und Rekonstruktion ohne Pouch; keine Signifikanz zwischen kleinem Pouch und Rekonstruktion ohne Pouch

Verlauf – 6 und 12 Monate – weist der große Pouch (15 cm) eine signifikant verlängerte Transitzeit sowohl im Vergleich zur Interposition ohne Pouch als auch zum kleinen Pouch auf. Dagegen finden sich zwischen Interposition ohne Pouch und kleinem Pouch mit Ausnahme der Messungen am 14. postoperativen Tag keine Unterschiede (Tabelle 1).

Von den Patienten mit einer Pouchrekonstruktion werden die Veränderungen in den Ernährungsgewohnheiten nach Gastrektomie im organspezifischen Fragemodul als geringer ausgeprägt angegeben als in der Vergleichsgruppe Interposition ohne Pouchrekonstruktion. Signifikante Unterschiede in der Entwicklung des Körpergewichtes lassen sich bisher nicht nachweisen, alle Patienten zeigen den typischen postoperativen Gewichtsverlust, wobei die Pouchgruppe mit 15 cm nach einem Jahr als einzige annähernd ihr Ausgangsgewicht wieder erreicht (92±6% vs. 86±8,9% ohne Pouch und 84±8,2% kleiner Pouch). Signifikante Unterschiede in der Lebensqualität zwischen den einzelnen Rekonstruktionsverfahren lassen sich mit dem EORTC-Fragebogen bisher nicht nachweisen, wobei im Trend eine schnellere Erholung hinsichtlich der globalen Lebensqualität für Patienten mit einem großen Pouch festgestellt werden kann.

Schlußfolgerungen

Die Pouchrekonstruktion kann zu einer Verlängerung der Nahrungstransites führen. Inwieweit diese Ergebnisse zu definitiven (signifikanten) Verbesserungen in der Lebensqualität für diese Patienten führen, müssen die weiteren Untersuchungen (>1 Jahr) ergeben.

Literatur

1. Beese G, Fuchs KH, Thiede A (1994) Experimentelle Untersuchungen zur Wertigkeit des Pouches nach Gastrektomie. Zentralbl Chir 119: 904–910
2. Buhl K, Lehnert Th, Schlag P, Herfarth Ch (1995) Reconstruction after Gastrectomy and Quality of Life. World J Surgery 19: 558–564
3. Schmitz R, Moser KH, Treckmann J (1994) Lebensqualität nach prograder Jejunuminterposition mit und ohne Pouch. Chirurg 65: 326–332
4. Stier A, Hölscher AH, Schwaiger M, Siewert JR (1994) Jejunumpouch nach totaler Gastrektomie – Klinische und szintigrafische Untersuchungen zu Funktion und Befindlichkeit. Zentralbl Chir 119: 833–837

Onkologie: Kolon, Rektum I

Beta-Catenin Expression und ihre Bedeutung für die Metastasierung beim kurativ operierten Rektumkarzinom

K. Günther[1], Th. Brabletz[2], O. Dworak[2], M. A. Reymond[1], F. Köckerling[1], W. Ballhausen[3] und W. Hohenberger[1]

Chirurgische Klinik[1], Pathologisches Institut[2], Humangenetisches Institut[3], Universität Erlangen-Nürnberg, Krankenhausstraße 12, D-91054 Erlangen

Beta-Catenin Expression and Its Importance for Metastasis in Curatively Operated Rectal Cancer

Summary. Two selected groups of 77 patients each (matched for age, sex, UICC stage and year of surgery) were compared. All patients were curatively operated on for rectal cancer by surgery alone. All remained locally disease-free, differing only in distant metachronous metastatic spread. β-Catenin expression was investigated using immunohistochemical methods. Overexpression of nuclear β-catenin was not correlated with disease-free survival or distant metachronous metastasis. Thus, this potential oncogen cannot be used as a prognostic marker in rectal cancer. Additionally, in four cases of intense nuclear staining, after DNA isolation and sequencing of exon 3, which encodes for the GSK-3β phosphorylation site, no mutations could be detected.

Hintergrund

Das Zusammenspiel von APC-Protein, GSK-3β-Kinase, TCF und β-Catenin moduliert über die Expression von Effektorgenen die Zelldifferenzierung und -proliferation. Fehler dieses Systems sind zentrale Ereignisse im Rahmen der Adenom-Karzinom-Sequenz des Kolorektums. Es können dabei sowohl Mutationen von APC als auch von β-Catenin im Bereich seiner GSK-3β-Phosphorylierungsregion dazu führen, daß die GSK-3β-Kinase nicht in der Lage ist, sowohl APC als auch β-Catenin regulativ zu degradieren. Als Folge häuft sich in Tumoren β-Catenin – ursprünglich membrannah lokalisiert – zunächst diffus im Zytoplasma und dann zusammen mit TCF im Zellkern an, wo es zur überschießenden Aktivierung von wachstumsfördernden und apoptosehemmenden Genen kommt [1–3].

Somit könnte β-Catenin neben dem Tumorsuppressorgen APC ein potentes Onkogen sporadischer kolorektaler Karzinome darstellen und sich dabei als prognostischer Tumormarker erweisen.

Fragestellung

Es wurde untersucht, ob die Kernüberexpression von β-Catenin 1) mit dem krankheitsfreien Überleben oder 2) der Rate metachroner Fernmetastasierung nach kurativ operiertem Rek-

Tabelle 1. Patientengut

	Ohne Fernmetastasen	Mit Fernmetastasen
Durchschnittsalter (Jahre)	60,9	61,4 (ns)
Männer:Frauen (n)	45:32	43:34 (ns)
UICC I (n)	4	4
UICC II (n)	15	15
UICC III (n)	58	58
Gesamt (n)	77	77

tumkarzinom korreliert, und somit der Kernnachweis von β-Catenin einen prognostischen Faktor darstellt.

Zusätzlich wurden in Fällen einer Kernüberexpression das Exon 3 von β-Catenin, welches für die GSK-3β-Phosphorylierungsregion kodiert, nach Mutationen durchsucht, was bei positivem Befund für eine onkogene Funktion von β-Catenin sprechen würde.

Material und Methoden

Untersucht wurden 2 Gruppen von je 77 Rektumkarzinompatienten, welche nach Alter, Geschlecht, UICC-Stadium und Operationsjahr (1982–1991) stratifiziert waren. Alle Patienten waren kurativ durch alleinige Operation behandelt. Es wurden bewußt nur lokalrezidivfrei gebliebene Patienten ausgewählt, um den Einfluß des Chirurgen, welcher einen unabhängigen Prognosefaktor darstellt [4], auszuschließen. Die beiden Gruppen unterschieden sich somit nur durch das Zielkriterium der Studie, dem Ereignis der initialen, metachronen Fernmetastasierung (Tabelle 1).

Die mittlere Nachbeobachtungszeit betrug 9,6 Jahre mit einem Minimum von 2 Jahren. Die Follow-up-Daten wurden prospektiv durch das Tumorzentrum erhoben.

Das Tumormaterial bestand aus Paraffinschnittpräparaten, entnommen der Tumorbank des Pathologischen Instituts.

Die β-Catenin-Expression wurde immunhistochemisch mit einem kommerziell erhältlichen, monoklonalen anti-β-Catenin-AK (Transduction Laboratories, Lexington, KY, USA) in üblicher Weise, nach entsprechender Testung und Vorbehandlung der Präparate sowie mit Kerngegenfärbung überprüft. Positive und negative Kontrollen waren bei den automatisierten Färbevorgängen eingeschlossen (Cadenza, Fa. Shandon, Frankfurt).

Die verblindete Auswertung erfolgte hinsichtlich dreier Färbekategorien: 1) normale Membranfärbung; 2) pathologische, diffuse Zytoplasmafärbung und 3) pathologische, intensive Kernfärbung.

Die Mutationsanalysen wurden nach Mikrodissektion (>70% Tumorzellanreicherung). DNA-Isolierung und PCR-Amplifikation exon 3-spezifischer Sequenzen (CTNNB1) ausgeführt (Primer: MSCAT3S und MRCAT3R).

Ergebnisse

Gesunde Kolonschleimhautzellen exprimierten β-Catenin nur zellmembrannah, nie jedoch entsprechend den beiden anderen Färbemustern. Karzinome zeigten alle drei Kategorien. Die Kernüberexpression (vorhanden in 20% [32/154] der Tumoren) war signifikant weder mit dem Auftreten von Fernmetastasen (Chi-square 0,37; p=0,79), noch mit dem krankheitsfreien Überleben korreliert (Log-rank mit Trend, p=0,62) (Tabelle 2).

Mutationen in Exon 3 von β-Catenin konnten nicht nachgewiesen werden, wobei allerdings die erfolgreiche DNA-Isolation nur in 4 Fällen kernüberexprimierter Tumoren gelang.

Tabelle 2. Immunhistochemie

	Ohne Fernmetastasen	Mit Fernmetastasen	Gesamt
Normales Färbemuster n (%)	42 (52,5)	38 (47,5)	80 (100)
Diffus zytoplasmatisch n (%)	17 (40,5)	25 (59,5)	42 (100)
Kernfärbung n (%)	18 (56,3)	14 (43,7)	32 (100)
Gesamt (n)	77	77	154

Schlußfolgerung

Der fehlende Mutationsnachweis in Exon 3 zeigt, daß andere Ursachen als eine gestörte GSK-3β-Phosphorylierungsregion für die beschriebene Kernüberexpression verantwortlich sein müssen. Dabei kann es sich um weitere, nocht nicht charakterisierte Mutationen von β-Catenin oder um Veränderungen von APC handeln. Zu diskutieren sind auch modulierende Einflüsse von TCF, wie kürzlich beschrieben [5]. Der Nachweis des onkogenen Charakters von β-Catenin konnte somit nicht erbracht werden.

Offenbar ist β-Catenin ausschließlich an der frühen Karzinogenese beteiligt und nicht am Prozeß der Metastasierung, in welche demnach andere Mechanismen als die Störung der APC-β-Catenin-TCF-Kaskade involviert sein müssen. Als prognostischer Marker hinsichtlich der Fernabsiedelung kann β-Catenin somit nicht beim Rektumkariznom eingesetzt werden.

Literatur

1. Korinek V, Barker N, Morin PJ, van Wichen D, de Weger R, Kinzler KW, Vogelstein B, Clevers H (1997) Constitutive Transcriptional Activation by a β-Catenin-Tcf Complex in APC -/- Colon Carcinoma. Science 275: 1784–1787
2. Morin PJ, Sparks AB, Korinek V, Barker N, Clevers H, Vogelstein B, Kinzler KW (1997) Activation of β-Catenin-Tcf Signaling in Colon Cancer by Mutations in β-Catenin or APC. Science 275: 1787–1789
3. Kinzler KW, Vogelstein B (1996) Lessons from hereditary colorectal cancer. Cell 87: 159–170
4. Hohenberger W (1996) The effect of specialization or organization of rectal cancer surgery. In: Soreide O, Norstein J, eds. Rectal cancer surgery. Springer, Berlin Heidelberg New York 343–363
5. Mayer K, Hieronymus T, Castrop J, Clevers H, Ballhausen WG (1997) Ectopic activation of lymphoid high mobility group-box transcription factor TCF-1 and overexpression in colorectal cancer cells. Int J Cancer 72: 625–630

Die fraktionierte, interstitielle postoperative HDR-/PDR-Brachytherapie über intraoperativ plazierte Sonden – erste Erfahrungen mit einer neuen Strahlentherapiemodalität in der Behandlung rezidivierter oder nicht curativ resezierbarer colorektaler Karzinome

A. Schmid[1], M. Löhnert[1], A. Papachrysanthou[1], G. Kovacsz[1], R. Galalae[2] und B. Kremer[1]

Klinik für Allgemeine Chirurgie und Thoraxchirurgie[1], Klinik für Radioonkologie[2], Christian-Albrechts-Universität Kiel, Arnold-Heller-Straße 7, D-24105 Kiel

Perioperative Fractionated Interstitial HDR/PDR Brachytherapy (BT) by Intraoperatively Placed Plastic Tubes – First experience with a New Irradiation Modality in the Treatment of Recurrent or noncuratively Resected Colorectal Cancer

Summary. Twenty-eight patients with recurrent (82.1%) and/or noncuratively resected (71.4%) colorectal cancer underwent fractionated interstitial BT (20.1 Gy) by using median 5.6 (3–11) afterloading tubes placed directly on the tumor bed intraoperatively. HDR/PDR BT started 2–3 weeks after multivisceral resection (50%) and was combined with external beam radiation therapy in 96% and with chemotherapy (5-FU/Leucoverin) in 86% of the patients. Though the R0-resection rate before BT was only 28.6% multimodality treatment resulted in a local tumor control rate of 64.3%, a survival rate of 53.6%, and a tumor-free survival rate of 42.9%, in an average of 19.8 months (2–43 months) after BT.

Stadienabhängig können über 1 Drittel der Patienten mit einem colorektalen Karzinom nach curativer Resektion ein lokoregionäres Rezidiv entwickeln. Aus Autopsiestudien ist bekannt, daß bei 25–50% der Patienten dieses Lokalrezidiv zum Zeitpunkt des Todes auf das Becken beschränkt ist. Bleiben diese Rezidive unbehandelt, liegt die 5-Jahres-Überlebensrate um 5% [1–3].
    Obwohl bei Patienten mit fortgeschrittenen bzw. rezidivierten colorektalen Karzinomen aus curativer Intention häufig multiviszerale en bloc Resektionen durchgeführt werden müssen, lassen sich tumorfreie Resektionsgrenzen oft nicht erzielen. Eine palliative Resektion alleine steigert die mediane Überlebenszeit allerdings nur von 7,8 auf 10,9 Monate [1, 3, 5]. Eine Prognoseverbesserung der Patienten ist nur durch multimodale Therapiekonzepte zu erzielen [1–5].
    In diesem Kontext möchte ich unsere ersten Erfahrungen in einem Behandlungskonzept vorstellen, in dem bei Patienten mit überwiegend nicht curativ resezierbaren, colorektalen

Tumorrezidiven im kleinen Becken die chirurgische Resektion mit einer postoperativen fraktionierten Brachytherapie (BT) über intraoperativ plazierte Sonden sowie einer adjuvanten bzw. neoadjuvanten Radiochemotherapie kombiniert wird.

Von Juni 1992 bis Februar 1998 haben wir 28 Patienten mit diesem Regime behandelt. Das Durchschnittsalter war mit 56,9 Jahren ca. 11 Jahre niedriger als das Alter aller unserer colorektaler Karzinompatienten. Bei 82% der Patienten handelt es sich um Tumorrezidive 19,5 Monate nach Resektion des Primarius bzw. 32,7 Monate nach Resektion des ersten Lokalrezidives.

Obwohl bei 71% der primär zumeist in zuweisenden Kliniken resezierten Patienten eine adjuvante Therapie indiziert gewesen wäre, wurde diese nur bei ca. der Hälfte dieser Patienten durchgeführt. Bei 23 Patienten entwickelten sich im Verlauf Lokalrezidive im kleinen Becken, die in 69,6% extraluminal auftraten und neben anderen Dick- und Dünndarmabschnitten v.a. Organe des Urogenitalsystems infiltrierten. Zudem mußten bei 5 Patienten Lebermetastasen und bei 4 Patienten Lungenfiliae diagnostiziert werden.

Während bei der Primärtumorbehandlung die Kontinuität des Gastrointestinaltraktes in 85% der Patienten hatte erhalten werden können und in 86% eine R0-Resektion möglich war, mußte im Rahmen der Lokalrezidivtherapie in über 2/3 der Patienten ein Anus praeter angelegt werden. Obwohl im Rahmen der Rezidiveingriffe bei 50% der Patienten multiviszerale Resektionen durchgeführt wurden, konnte nur in 28,6% der Patienten (n=8) vor BT eine R0-Situation erzielt werden.

Daher wurde bei Patienten mit mikroskopischem (n=12) oder minimalem makroskopischem Residualtumor (n=8), bzw. bei solchen, die bereits percutan ausbestrahlt waren, nach der Resektion das Tumorbett mit Titanclips für die spätere Bestrahlungsplanung markiert. Anschließend wurden die Afterloading-Sonden für die BT percutan eingebracht und parallel auf dem Tumorbett fixiert. Je nach individueller Situation des Patienten wurden die Sonden perineal ausgeleitet oder blind endende Sonden verwendet.

Etwa 2 Wochen nach der Operation begann die Bestrahlungsplanung in der Klinik für Radioonkologie mit einer konventionellen Becken-Übersichtsaufnahme, um die korrekte Lage der AL-Sonden zu überprüfen. Danach wurde anhand einer CT- oder MRT-gestützten 3D-Rekonstruktion das Zielvolumen festgelegt und die Referenz-Isodose für jede einzelne Sonde in jeder beliebigen Schnittführung individuell berechnet. Im Durchschnitt wurden 5,6 Afterloading(AL)-Sonden pro Patient eingebracht und eine BT-Dosis von 20,1 Gy appliziert. Als schrittbewegte Strahlenquelle für die BT diente der γ-Strahlers Iridium 192. 15 Patienten wurden nach dem HDR-Protokoll (Strahlenquellen-Aktivität 10 Ci), 13 Patienten nach dem PDR-Protokoll (Strahlenquellen-Aktivität 1 Ci) behandelt. Das HDR-Protokoll bestand aus 2 Bestrahlungen zu 2,5 Gy/Tag mit einem 6-Stunden-Intervall, das PDR-Protokoll aus 5 Bestrahlungen zu 1 Gy/Tag mit einem 2-Stunden-Intervall an 2–5 Tagen/Woche.

96% der Patienten erhielten eine zusätzliche externe Bestrahlung in 4-Felder Technik und 86% eine Chemotherapie mit 5-FU/Leukoverin, die in etwa 2/3 der Patienten im Anschluß an die BT verabreicht wurde. 1 Drittel der Patienten war bereits nach Resektion des Primärtumors adjuvant behandelt worden, 2 Patienten hatten eine neoadjuvante Radio-Chemotherapie erhalten.

Die spezifischen Nebenwirkungen von seiten der BT waren äußerst gering. Zu Beginn häufiger beobachteter Entzündungen im Bereich der perinealen Austrittstellen der Sonden konnten durch die weitgehende Verwendung blind endender Sonden deutlich minimiert werden. Bei einer Patientin wurde durch AL-Sondendislokation eine Blasenperforation verursacht – die BT konnte allerdings nach Entfernung der perforierenden Sonde über die verbliebenen AL-Sonden wie geplant durchgeführt werden. Eine Harnröhrenstriktur im ehemaligen BT-Bestrahlungsfeld haben wir als methodenspezifische Spättoxizität bewertet.

Wir überblicken jetzt einen Zeitraum von 19,8 Monaten nach BT bzw. 41,1 Monate nach Primärtumorresektion. Obwohl eine curative R0-Resektion vor BT nur bei 28,6% der Patienten gelungen war, haben über die Hälfte (53,6%) der Patienten (n=15) überlebt. 43% aller Patienten und 80% der Überlebenden sind tumorfrei. Nur bei einem (6,7%) der im Mittel jetzt 24,3 Monate (2–54 Monate) nach BT überlebenden 15 Patienten ist ein Lokalrezidiv mit zusätzlichen Leber- und Lungenfiliae nachgewiesen.

Die mit unserem Behandlungskonzept erzielbare lokale Tumorkontrolle betrug 64,3%. Dennoch muß bei nahezu der Hälfte der Patienten (45%) mit mikroskopischem (n = 5/12) oder makroskopischen (n = 4/8) Residualtumor vor BT mit einem Lokalrezidiv nach 13,6 (R1) bzw. 16,9 Monaten (R2) gerechnet werden. Hier haben die R0-resezierten mit einer Lokalrezidivhäufigkeit von 12,5% (n = 1/8) nach 31,8 Monaten einen offensichtlichen Vorteil. Wie wichtig die Vermeidung eines Lokalrezidives gerade auch bei unserem hoch selektionierten Krankengut ist, zeigt sich daran, daß 69% der Verstorbenen ein Lokalrezidiv aufwiesen, wobei allerdings bei 80% dieser Patienten, teilweise führend, Fernmetastasen an Leber, Lunge und Knochen bzw. eine Peritonealkarzinose vorlag.

Ich möchte unsere vorläufigen Erfahrungen mit der fraktionierten postoperativen Brachytherapie über intraoperativ plazierte AL-Sonden wie folgt zusammenfassen:

In der von unseren Radio-Onkologen entwickelten BT-Methode kann durch individuelle CT/MRT-gestützte 3-D Planung und Fraktionierung die Strahlenwirkung optimiert und gleichzeitig die Nebenwirkungsrate auf strahlensensible Gewebe wie Gefäße, Blase und Ureteren minimiert werden. Durch Verwendung von Einzelsonden ist das Bestrahlungsfeld nahezu jeder Zielvolumen-Oberfläche anmodellierbar. Die Methode ist einfach durchführbar, nebenwirkungsarm und kostengünstig.

Unter Berücksichtigung der aktuellen Literatur und unserer vorläufigen Ergebnisse ist eine weitere Verbesserung der Therapieergebnisse erzielbar, wenn durch die konsequente Durchführung der totalen mesorektalen Exzision (TME) im Rahmen des Primäreingriffes sowie eine sorgfältige Indikationstellung zur adjuvanten Radiochemotherapie die Lokalrezidivrate gesenkt und durch vermehrten Einsatz einer neoadjuvanten Radiochemotherapie bei nicht vorbestrahlten Tumorrezidivpatienten die R0-Resektionsrate gesteigert werden kann.

Literatur

1. Farouk R, Nelson H, Gunderson LL (1997) Aggressive multimodality treatment for locally advanced irresectable rectal cancer. Br J Surg 84: 741–749
2. Huber FT, Stepan R, Zimmermann F, Fink U, Molls M, Siewert JR (1996) Locally advanced rectal cancer: resection and intraoperative radiotherapy using the flab method combined with preoperative or postoperative radiochemotherapy. Dis Colon Rectum 39, No. 7: 774–779
3. Meterissian SH, Skibber JM, Giacco GG, El-Naggar AK, Hess KR, Rich TA (1997) Pelvic exenteration for locally advanced rectal carcinoma: factors predicting improved survival. Surgery 121, No. 5: 478–487
4. Rougier Ph, Neoptolemos JP (1997) The need for a multidisciplinary approach in the treatment of advanced colorectal cancer: a critical review from a medical oncologist and surgeon. Eur J Surg Oncol 23: 385–396
5. Bozetti F, Bertario L, Rossetti C, Gennari L, Andreola S, Baratti D, Gronchi A (1997) Surgical treatment of locally recurrent rectal carcinoma. Dis Colon Rectum 40, No. 12: 1421–1424

Prognostische Faktoren nach multiviszeralen Resektionen kolorektaler Karzinome

A. Schaible, M. Methner, T. Lehnert und Ch. Herfarth

Chirurgische Universitätsklinik Heidelberg, Kirschnerstraße 1, D-69120 Heidelberg

Prognostic Factors after Multivisceral Resection for Colorectal Cancer

Summary. The 50%-5-year survival rate after R0-resection confirms that multivisceral resection is warranted for locally advanced colorectal cancer. The data also demonstrate that long-term survival is significantly influenced by the surgical technique (blood loss).

Einleitung

Multiviszerale Resektionen erfordern einen erheblichen operativen Mehraufwand mit erhöhter Morbidität und Mortalität bedingt durch den erweiterten Eingriff. Die Differenzierung zwischen entzündlicher Umgebungsreaktion und tatsächlicher T4-Situation ist präoperativ oft nicht möglich, daher stellt sich zunächst die Frage nach der Validität der intraoperativen Einschätzung, die letztlich die Grundlage für die Entscheidung zur multiviszeralen Resektion darstellt. Weiterhin muß das klinische Langzeitergebnis und mögliche Prognosefaktoren in die Indikationsstellung zur multiviszeralen Resektion einfließen. Wir haben daher unser Krankengut der kolorektalen Karzinome auf diese Fragestellung hin untersucht.

Patienten und Methoden

Im Zeitraum von 1982 bis 1996 haben wir 2521 Patienten aufgrund eines kolorektalen Karzinoms operiert. Bei 197 Patienten, das entspricht 6,4% haben wir in dieser Zeit eine multiviszerale Resektion durchgeführt. Der Anteil der multiviszeralen Resektionen war über den 15-Jahreszeitraum kontinuierlich gestiegen: waren es in den ersten fünf Jahren noch 4,7%, stieg der Anteil dann auf 5,5% bzw. 8,3% in den folgenden fünf Jahresabschnitten. 37 Patienten erhielten die multiviszerale Resektion wegen eines Rezidivtumors und wurden der besseren Vergleichbarkeit halber aus der Auswertung ausgenommen. Die folgenden Daten beziehen sich ausschließlich auf die 160 Patienten, die wegen eines primären kolorektalen Karzinoms eine multiviszerale Resektion erhielten. Dabei handelte es sich um 86 Frauen und 74 Männer mit einem medianen Alter von 63 Jahren. 71% (n=114) der Patienten hatten ein Kolon-, 29% (n=46) ein Rektumkarzinom; 14% (n=22) wurden als Notfall operiert. Die UICC-Stadieneinteilung gliedert sich wie folgt: UICC I 3% (n=5 Pat.), UICC II 36% (n=·57 Pat.), UICC III 27% (n=44 Pat.) und UICC IV 34% (n=54 Pat.).

Tabelle 1. Verteilung der postoperativen T-Stadien

pT-Stadium	Kolon	Rektum	Gesamt
T1	0%	0%	0%
T2	5%	2%	4%
T3	36%	35%	36%
T4	59%	63%	60%

Tabelle 2. Verteilung der postoperativen N-Stadien

pN-Stadium	Kolon	Rektum	Gesamt
N0	50%	41%	48%
N1	23%	22%	22%
N2	9%	20%	12%
N3	18%	17%	18%

Ergebnisse

Die mediane OP-Dauer betrug beim Koloneingriff 180 (194±71) min, beim Rektumeingriff 242 (279±107) min. Im Median lag der intraoperative Blutverlust bei 600 ml (100–2700 ml) beim Kolonkarzinom, beim Rektum bei 1400 ml (200–6500 ml). Die OP-Verfahren gliederten sich auf in 28 bzw. 30 Hemicolektomien rechts und links, 31 Sigmaresektionen, 45 anteriore Rektumresektionen, 11 abdominoperineale Rektumexstirpationen, und 15 andere Eingriffe wie Transversumresektionen oder Proktokolektomien. Die 30-Tage Letalität betrug 5,6% (n=9 Pat.), wobei 3 Pat. an einer Anastomoseninsuffizienz verstarben, 6 Pat. aufgrund einer kardiorespiratorischen Ursache. Die postoperative Morbidität lag insgesamt bei 28,8% (n=46 Pat.), darunter 5% Anastomoseninsuffizienz (n=8 Pat.), andere chirurgische Komplikationen wie Wundinfekte, Abzeß o.ä. 15,6%, nicht chirurgische Komplikationen 18,1%.

Die intraoperative Einschätzung der Radikalität durch den Operateur wurde bei 27% der Eingriffe als sicher kurativ, bei 40% als fraglich kurativ und bei 33% als palliativ angegeben. Die palliative Einschätzung erfolgte bei 39 der 53 Patienten aufgrund von Fernmetastasen. Histologisch lag bei 63% (n=101 Pat.) eine R0-Resektion vor, 8% R1 und 29% R2, wobei auch hier wiederum 41 von 46mal aufgrund von vorliegenden Fernmetastasen als R2 befundet wurde. Beim Vergleich der intraoperativen Einschätzung mit dem histologischen Ergebnis zeigte sich, daß bei 40 der 42 als sicher kurativ eingeschätzten Eingriffe eine R0-Resektion vorlag, 1×R1 Resektion und bei einem im Notfall operierten Patienten wurden im postoperativen Staging Fernmetastasen entdeckt. Von den 64 als fraglich kurativ eingeschätzten Resektionen lag in 81% eine R0-Resektion vor, 13% R1, 6% R2. Schließlich zeigte sich bei den palliativ eingeschätzten 54 Operationen auch noch in 17% eine R0-Situation, 7% R1, 76% R2. Die Aufteilung nach T- und N-Stadien zeigt Tabelle 1 und 2. Es zeigten sich bei immerhin 4% der Patienten ein T2-Tumor, 36% T3 und schließlich 60% T4-Stadien. Erstaunlicherweise waren bei dem Krankengut von fortgeschrittenen Karzinomen 48% der Pat. lymphknotennegativ.

Im Langzeitverlauf konnten wir 145 der verbliebenen 151 Patienten (=96%) untersuchen. Die mediane Nachbeobachtungszeit der überlebenden Patienten betrug 36 Monate. Die Rezidivrate lag insgesamt beim Kolonkarzinom bei 32%, beim Rektumkarzinom bei 27%, Lokalrezidivrate 18% bzw. 24% nach durchschnittlich 11 Monaten. Für das Gesamtkollektiv lag die nach Kaplan-Meier berechnete 5-Jahresüberlebensrate bei 34%, für die R0-resezierten Pat. bei 50%. In der multivariaten Analyse zeigten sich als signifikante prognostische Faktoren das Alter unter 64 Jahren ($p<0,002$), der intraoperative Blutverlust von mehr als einem Liter ($p<0,0001$), das UICC-Stadium ($p<0,01$) und der Lymphknotenstatus N1 vs. N2/N3 ($p<0,008$).

Schlußfolgerungen

Bei der Überprüfung der intraoperativen Einschätzung zeigte sich, daß in 40% die entzündliche Umgebungsreaktion des Tumors zu einer Überschätzung des Stadiums geführt hatte. Mit der Identifizierung des intraoperativen Blutverlusts als unabhängigem prognostischem Faktor wird einmal mehr deutlich, daß der Langzeitverlauf des Patienten wesentlich vom chirurgischen Vorgehen beeinflußt werden kann. Schließlich sehen wir die ermutigende 5-Jahresüberlebensrate von 50% für das Kollektiv der R0-resezierten Patienten als Bestätigung der Indikation zur multiviszeralen Resektion beim organüberschreitenden kolorektalen Karzinom [1, 2].

Literatur

1. Rowe VL, Frost DB, Huang S (1997) Extended resection for locally advanced colorectal carcinoma. Ann Surg Oncol 4(2): 131–136
2. Hagmuller E, Lorenz D, Sturm J, Richter A, Trede M (1995) Langzeitüberleben nach chirurgischer Therapie von kolorektalen T4-Karzinomen. Zentralbl Chir 120(10): 815–820

Onkologie: Kolon, Rektum II

Die chirurgische Dickdarmobstruktion – Wandel in der Behandlung in den letzten 10 Jahren

G. Zlatarski, D. Loultchev, Pl. Stevanov und R. Tuschev

Notfallmedizininstitut „N. I. Pirogov", Totlebenstraße 21, 1606 Sofia, Bulgarien

Developments in the Surgical Treatment of Large Bowel Obstruction in the Past 10 Years

Summary. The authors retrospectively analyzed 523 patients with large bowel obstruction (LBO): 126 (24.09%) right-sided (RSLBO) and 397 (75.91%) left-sided (LSLBO), treated at the Emergency Medicine Institute „N. I. Pirogov" in Sofia. For the period 1988–1997, a trend toward more radical and aggressive surgery is shown: compared to a previous period (1964–1983) the one-time operations (partial, subtotal and total colectomy with primary anastomoses) are becoming standard operations in RSLBO as well as in LSLBO. A classification based on objective clinical, X-ray and intraoperative findings is considered in the diagnostic and therapeutic algorithm of the LSLBO.

Ein positiver Wandel in der Chirurgie ist nicht nur in den endoskopischen, interventionellen und interdisziplinären Bereichen zu sehen, sondern auch in der konventionellen Notfallchirurgie. Bis vor 20–30 Jahren war es nur selten möglich, von einer primär kurativ-rekonstruktiven Operation bei dem akut verlaufenden linksseitigen Dickdarmileus zu reden, geschweige denn sie auszuführen. Zum Zwecke der Motivation und Argumentation der in unserem Notfallmedizininstitut gestiegenen und weiter steigenden Radikalität und Aggressivität versuchen wir hier die diagnostischen Methoden und den intraoperativen Befund bei der Kolonobstruktion (KO) zu analysieren und zu überdenken, und die Ergebnisse dieser Analyse in die modernen und sich ständig aktualisierenden Algorithmen einzubauen.

Zwischen 1988 und 1997 wurden im Norfallmedizininstitut (NMI) „N. I. Pirogov" in Sofia 523 Patienten mit KO neoplastischer Genese im Alter von 32 bis 92 (68,19±10,11) Jahren behandelt, die retrolektive nach Ileusursache und Behandlungsprinzipien analysiert und gegliedert wurden. Alle wurden unverzüglich (bis zur 10. Stunde – 4.2±2,7) oder dringlich (1,8±1,34 Tage) nach der Aufnahme operiert. Von diesen wiesen 126 (24,09%) eine rechtsseitige (RKO) und 397 (75,91%) eine linksseitige Kolonobstruktion (LKO) auf.

Die rechtsseitigen stenosierenden Karzinome waren mit 45,24% überwiegend in der Coecalregion lokalisiert. Bei ca. 80% (102) der RKO-Patienten wurden einzeitige Operationen mit primärer Anastomose durchgeführt: in 7 Fällen (5,56%) eine ileocoecale Resektion, in 6 (4,76%) eine Resektion des Colon transversum und in 89 (70,63%) eine rechtsseitige Hemikolektomie. Die Deviationen – ca. 20% der RKO-Operationen (Coecostoma bei 3 und eine innere Überbrückung bei 6 Patienten) und zweizeitige Resektionen (5 Pat. mit endständigem und 10 doppelläufigem APN) – sind seltener geworden.

Die Diagnose der LKO wird durch die üblichen Mittel – klinischer Befund, Abdomenleeraufnahme, Prokto-Koloskopie, Kontrasteinlauf – gestellt. Sie stellt gleichzeitig eine Indikation zur notfallmäßigen oder dringlichen Operation dar, wobei grundsätzlich der Kontrasteinlauf dafür entscheidend ist.

Während das Vorgehen bei der RKO im allgemeinen unifiziert ist, bleiben bei der LKO viele Alternativen. Ihre Wahl wird sehr oft von rein subjektiven Faktoren beeinflußt. Durch die aufgezählten diagnostischen Methoden kann man vermuten, wie weit der Ileus fortgeschritten ist, aber nur intraoperativ kann entschieden werden, welches operative Vorgehen fallbezogen das adäquate ist. Die Lokalisation der LKO-Ursache ist wichtig für die intraoperative Entscheidung. Um 43% war die LKO im Sigma lokalisiert, um 19% in dem Rektosigmoid, und die restlichen 38% verteilen sich in der Gegend der linken Flexur, Colon descendens und im Rectum.

In Anbetracht der vielen Alternativen glauben wir, daß eine präzisere Bewertung des intraoperativen Befundes zu einer objektiveren Indikationstellung verhelfen kann. Deshalb schlugen wir 1994 bei Eurosurgery '94 unsere Klassifikation vor, die wir später ausarbeiteten und in unsere Routine einführten. Sie besteht aus vier Stadien, zu deren Bestimmung folgende Kriterien angewendet werden: Dickdarmdistension und Vitalität der Darmwand oral der Obstruktion, Ileocoecalklappenzustand mit Dünndarmeinbeziehung und Peritoneumzustand mit eventueller Peritonitisursache. Diese Kriterien sind objektiv und sehr schnell bewertbar. Das *LKO-Stadium I* manifestiert sich durch: mäßige Distension des proximalen Kolons bei erhaltener Darmwandvitalität, suffiziente Ileocoecalklappe (der Dünndarm ist unverändert) und kein Peritoneumerguß. In diesem Stadium waren *55 Patienten – 13,85% der LKO-Gruppe.* Sechs starben – *Mortalität: 10,91%.* Bei 37 dieser LKO-Patienten ist die linksseitige Segmentresektion (Hemikolectomie, Sigmaresektion, etc.) mit primärer Anastomose angezeigt und ausgeführt worden. Außerdem wurde bei 11 dieser Patienten die intraoperative *orthograde* Kolonirrigation (OKI) ausgeführt.

Im *LKO-Stadium II* sieht man bei der Operation: mäßige Distension des proximalen Kolons bei erhaltener Darmwandvitalität und insuffizienter Ileocoecalklappe – aufgeblähter Dünndarm; einen Peritoneumerguß, der klar oder fibrinös eingetrübt ist. Zu dieser Gruppe gehören *73 LKO-Patienten (18,39%).* Zehn starben – *Mortalität 13,7%.* Es ist nicht einfach bei diesen Patienten eine Entscheidung zu treffen – Resektion mit oder ohne Anastomose? Der Ileus hat hier länger gedauert und dementsprechend ist die Darmwandschädigung fortgeschrittener. Es ist besser, sich zu einer zweizeitigen Resektion zu entschließen (64 Pat.). Eine primäre Anastomose müßte immer durch eine OKI vorbereitet werden.

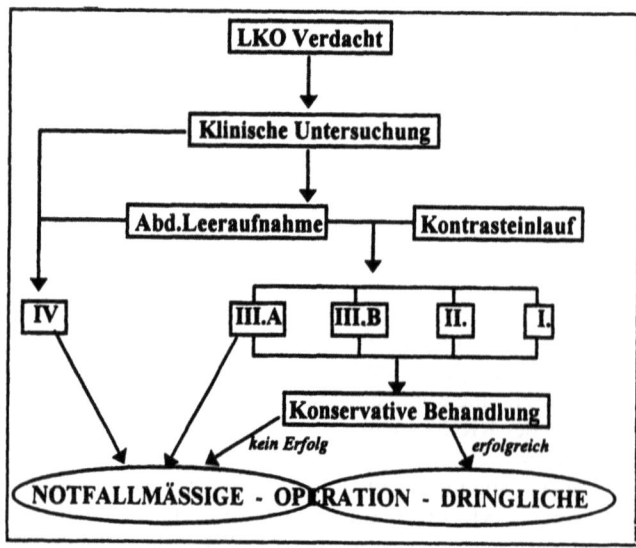

Abb. 1. Unser Algorithmus bei der LKO

Tabelle 1. Operationen bei LKO

Vorgehen	1964–1983		1988–1997	
	Anzahl	Anteil-%	Anzahl	Anteil-%
Derivationen – potentiell dreizeitige Operationen				
Coecostoma, doppelläufige Stigma-, oder Transversostomata	156	35,29	49	12,34
Potentiell zweizeitige Operationen				
Resektionen a.m. Hartmann	146	33,03	183	46,1
(Sub)totale Kolectomie mit endständigem ilealen APN	0	0	13	3,27
Resektionen a.m. Paul-Bloch-von Mikulicz	87	19,68	43	10,83
Einzeitige Operationen				
Resection des Sigma oder linksseitige Hemikolectomie mit Anastomose	53	11,99	46	11,59
(Sub)totale Kolectomie mit ileocolischer Anastomose	0	0	63	15,87
Gesamt	442	100,00	397	100,00

Auffallend im *LKO-Stadium III* ist die ausgeprägte Distension des proximalen Kolonabschnittes, die das Hauptmerkmal dieses Stadiums bedingt: die nichttransmuralen longitudinalen diastatischen Läsionen, hauptsächlich am Coecum. Der vorhandene Peritoneumerguß ist gewöhnlich fibrinös eingetrübt bis hin zur Durchwanderungsperitonitis. Der Ileocoecalklappenzustand bestimmt zwei Substadien: *LKO-Stadium III-A:* suffiziente Ileocöcalklappe, der Dünndarm ist unbeteiligt am Ileus – *21,91% der LKO-Patienten (87) mit 17 Gestorbenen (Mortalität 19,54%)*. In LKO-III-A führen wir seit 1991 die subtotale, bzw. die totale Kolektomie mit primärer Ileocoloanastomose (KPA) bei 26 dieser Patienten (Mortalität: 4/26; 15,38%). Im *LKO-Stadium III-B* ist die Ileocöcalklappe primär oder sekundär insuffizient, die, wie im LKO-Stadium II, eine pathogenetische Ileuseinbeziehung des Dünndarms verursacht. Die Kolektomie ist als Lösung des onkologischen und Ileusproblems noch angezeigt, nur muß man sehr vorsichtig die primäre Ileocoloanastomose abwägen. Die Gruppe beträgt *141 Patienten – 35,52% der LKO. Mortalität 26,24% (37 gestorben)*. Bei 33 der 141 III-B-Patienten wurde eine KPA durchgeführt (Mortalität: 7/33; 21,21%).

Das LKO-Stadium IV kennzeichnet sich durch fäculente Peritonitis (das vierte Kriterium). Bei allen 41 Patienten waren die anderen drei Kriterien vorhanden, die auf einen unterschiedlich lange vorbestehenden Ileus zeigten. Je nach dem unmittelbaren Entstehungsmechanismus der Peritonitis teilen wir diese Patienten in drei Unterstadien ein: LKO IV-A: diastatische Kolonruptur(en) und/oder Kolonwandnekrose – 16 – 4% aller LKO-Gruppe; LKO IV-B: dekubitale Kolonperforation – *14 – 3,5% der LKO-Patienten;* LKO IV-C: Tumorzerfall – *11 – 2,77% der LKO-Patienten*. Die gesamte *Mortalität im IV. Stadium beträgt 41,46% (17 der 41 Patienten sind gestorben)*. Das Gemeinsame dieser drei Untergruppen ist die Indikation zu einer unverzüglichen Laparotomie. Dabei wird sowohl die Diagnose gestellt, als auch die Entscheidung über ein optimales Vorgehen getroffen. Auch bei diesen Patienten hat sich in den letzten Jahren viel geändert. Bei 4 der IV-A-Patienten wurde KPA (4 der 63 Kolektomien – Tabelle 1) gemacht; 3 überlebten. Bei 13 (3,27% der LKO-)Patienten mußten wir eine Kolektomie mit endständigem Ileostoma durchführen – 12 gehörten dem IV-A an (1-III-B). Im IV-B und IV-C waren 25 Patienten – 19 wurden nach Hartmann und 6 nach Mikulicz operiert. Eine KPA nahm bei unseren Patienten im Durchschnitt $3,3 \pm 0,67$ Stunden, eine äußere Deviation ca. 1,5 Stunden und eine Resektion a.m. Hartmann $2,2 \pm 1,03$ Stunden in Anspruch.

Auf *Tabelle 1* fällt auf, daß die potentiell dreizeitigen Operationen fast um das dreifache seltener geworden sind. Dagegen ist der Anteil der einzeitigen Operationen von 12% in der Periode 1964–1983 auf 27% in den letzten zehn Jahren gestiegen, wobei hier mehr als die Hälfte (16%) der KPA zukommt. Die zweizeitigen Operationen bleiben zusammengefaßt ziemlich unverändert. Die 13 Kolektomien mit endständigem Ileostoma sind eine Alternative in III-A und IV-A Stadien.

Seit 3 Jahren arbeiten wir zusammen mit Intensivmedizinern, Anästhesisten und Röntgenologen über die *präoperative* Stadienbestimmung. Deshalb zeigt Abb. 1 die vier Stadien vor der Operation. In letzter Zeit stellten wir fest, daß sich die Mortalität bei der Kolektomie erhöht. Das mag auf das sich ändernde Patientengut zurückzuführen sein, liegt aber eher an der übertriebenen Indikationsstellung dieser, wenn richtig angezeigt, ausgezeichneten Methode. Die Analyse dieser Angaben und die Präzisierung der Indikationsstellung der anderen einzeitigen Operationen bei dem Notfallkranken mit chirurgischer Dickdarmobstruktion sehen wir als Aufgabe unserer zukünftigen Forschung.

Literatur

1. Wedel J, Banzhaf G, Meier zu Eissen P, Meier zu Eissen J, Galker H van, Gastrup W (1985) Neue Aspekte in der operativen Behandlung des Dickdarmileus infolge stenosierenden Coloncarcinoms. Langenbecks Arch Chir 365: 3–18
2. Zlatarski G, Loultchev D, Antov G, Touschev R (1996) [Klassifikation der linksseitigen Dickdarmobstruktion] (auf bulgarisch). Notfallmedizin (Sofia), 2:27–31
3. Kodner LJ, Fry RD, Fleshman JW, Birnbaum EH, Colon, Rectum, and Anus. – In: Principles of Surgery; Schwartz SI, Shires GT, Spencer FC (Eds). McGraw-Hill, Inc. New York, St. Louis, San Francisco etc. 1191–1307
4. Loultchev D, Zlatarski G (1994) Our approach in left sided large bowel ileus. Br J Surg 81, Suppl 1, p 32
5. Williamson RCN, McC Mortensen NJ (1988) Anatomy of Large Intestine. – In: Kirsner JB, Shorter RG (Eds) Deseases of the Colon, Rectum, and Anal Canal. Williams & Wilkins, Baltimore, Hong Kong, London etc, 1–23

Frühpostoperative Komplikationen nach unterschiedlichen Verfahren der Darmrekonstruktion bei tiefer anteriorer Rektumresektion – eine prospektive Studie

A. Peters, P. Palma, E. Berg und J. Girona

Koloproktologische Klinik, Prosper-Hospital, Akad. Lehrkrankenhaus d. Ruhr-Universität Bochum, Mühlenstraße 27, D-45659 Recklinghausen

Early Postoperative Complications after Different Techniques for Gut Reconstruction in Deep Anterior Rectal Resection – A Prospective Study

Summary. For the first period after low anterior resection and total mesorectal excision for rectal cancer, the colonic J-pouch is superior to the straight or lateroterminal anastomosis. Despite the simple technique and short stretch of sutures, the LTA is unsuitable due to the high postoperative morbidity and because the reconstruction functions poorly. If the expected anastomis is below 6 cm from the anal verge, i.e. 4 cm above the sphincter muscle, the colonic J-pouch is recommended.

Zusammenfassung. Der Colon-J-Pouch ist nach tiefer anteriorer Rektumresektion mit totaler Mesorektumexzision als kontinenzerhaltende Rekonstruktion der latero- (LTA) und terminoterminalen Anastomose (Straight) überlegen. Trotz einfacher Technik und kleinerer Nahtstrecke ist die LTA mit 5–7 cm langem Reservoir wegen der hohen postoperativen Morbidität und der schlechteren Funktion als Rekonstruktion ungeeignet. Ab einer zu erwartenden Anastomosenhöhe von 6 cm ab Anokutanlinie oder 4 cm supraanal kann zur Rekonstruktion ein Colon-J-Pouch empfohlen werden.

Einleitung

Die kontinenzschonende Resektion tiefer Rektumkarzinome ist heutzutage in 75%–82% (eigenes Krankengut 1997) der Fälle möglich. Die onkologische Sicherheit wird durch die totale Mesorektumexzision gewährleistet [1]. Die erfolgreiche Wirkung des Colon-J-Pouch zur Vermeidung des Low-anterior-Syndroms nach terminoterminaler Verbindung bei dann tief lokalisierter Anastomose, welche bis heute hauptsächlich der Reservoirfunktion zugeschrieben wird, ist gut dokumentiert [2]. Die von W. J. Baker erstmalig publizierte, lateroterminale Anastomose imponiert bis heute durch einfache Technik und ein geringeres Risiko auf Nahtheilungsstörungen.

Material und Methodik

Vor diesem Hintergrund wurde eine lateroterminale Verbindung unter Bildung eines 5–7 cm langen distalen Blindsackes etabliert, die die Reservoirfunktion mit einer niedrigen Insuffizienzrate zu verbinden versuchte. Von Mai bis Dezember 1997 wurden 50 Patienten mit einem bis zu 10 cm ab ano lokalisierten Rektumkarzinom in die prospektive Fallkontrollstudie aufgenommen. Ausschlußkriterien waren vorausgegangene Colonteilresektionen, maligne Geschwulsterkrankungen, manifeste Stuhlinkontinenz sowie eine palliative Resektion. Die Rektumresektionen (LAR) wurden immer von den gleichen Operateuren gemäß der Leitlinie „Rektumkarzinom" [3] vorgenommen; die Entscheidung über die jeweilige Rekonstruktion sowie die Anlage einer Entlastungsileostomie fiel intraoperativ individuell. Es wurden drei Gruppen gebildet: lateroterminale Anastomose mit 5–7 cm langem Reservoir (LTA), Kolon-J-Pouch (Pouch) und terminoterminale Rekonstruktion (Straight). Nach 10 Tagen wurde die Anastomosendichtigkeit mit wasserlöslichem Kontrastmittel radiologisch überprüft. Patienten mit einer Leckage erhielten postoperativ eine Entlastungsileostomie. Vor und drei Monate nach der Operation wurde den Patienten ein Fragebogen mit Fragen über ihre aktuellen Stuhlgangsgewohnheiten zugeleitet. Aus den Angaben wurden Punktwerte nach dem Obstipation-Score von Agachan [4] sowie dem Inkontinenzscore nach Pescatori [5] ermittelt; die gruppeninternen Punktwertdifferenzen der LTA- und der Pouchgruppe wurde gegen die der Straightgruppe mit dem t-Test nach Student für unverbundene Stichproben getestet. Die Irrtumswahrscheinlichkeit wurde bei 5% angesetzt. Zur Multiregressionsanalyse (Zielkriterium: Nahtinsuffizienz) wurden binomial verteilte Meßwerte herangezogen.

Ergebnisse

Insgesamt wurden in 7 Monaten 50 Patienten im Alter zwischen 42 und 82 Jahren behandelt. Die Ergebnisse werden in Tabelle 1 aufgeführt. Die zur Entstehung einer Leckage maßgeblichen Faktoren innerhalb des Kollektivs von 50 Individuen wurden durch die Multiregressionsanalyse statistisch eingegrenzt (Tabelle 2).

Die Auswertung des Fragebogens erbrachte präoperativ (Rücklauf 100%) in allen drei Gruppen gleichmäßig niedrige Obstipations- und Inkontinenzscores ($\varnothing$ 1,0±0,9 Pkte und 0,1±0,3 Pkte). Drei Monate postoperativ (72% Rücklauf) sieht man erwartungsgemäß eine deutliche Zunahme der Scores in allen Gruppen [Obstipation (post – prä): LTA 3,2; Pouch 1,7; Straight 2,9; Inkontienz (post – prä): LTA 6,7; Pouch 5,3; Straight 6,2]. Die Differenzen waren in der Pouch-Gruppe sigifikant ($p<0,05$) geringer. Die den Patientenkomfort besonders beeinflussenden Eigenschaften wie Stuhlhaltefähigkeit und eine niedrige Stuhlfrequenz wurde durch Anlage eines Colon-J-Pouches am besten gewahrt.

Diskussion

Erfahrungsgemäß erfolgt zur Kontinuitätswiederherstellung nach LAR in den meisten Fällen eine terminoterminale Anastomose (Straight). Wegen der Adaptationspotenz des Colon sehen viele Operateure nicht die Notwendigkeit eines Verfahrens mit einer vermeintlich höheren Komplikationsrate, andere sind von der Effektivität zum Beispiel einer Pouchplastik nicht überzeugt. Aufgrund der niedrigen Komplikationsdichte stellt die LAR mit TME und Kolonpouchanlage eine sichere Methode dar. Nach der vorliegenden Studie waren zudem in der Pouchgruppe Inkontinenz- oder Entleerungsprobleme signifikant seltener und die subjektive Beeinträchtigung geringer als nach Straights oder der LTA. Die mittels Multiregressionsanalyse ermittelten Risikofaktoren ergaben einen „protektiven" Effekt durch die Pouchanlage. Elektrophysiologische Untersuchungen von Hildebrand [6], die zeigten, daß im Pouch dank der longitudinalen Linear-Staplerreihe keine propulsive Peristaltik mehr erzeugt wird,

Tabelle 1. Ergebnisse. Bei insgesamt vier klinisch bedeutsamen Anastomosenleckagen (8%) zeigten sich letzendlich 13 radiologisch nachweisbare Undichtigkeiten, die zusätzlich neunmal eine Stomaanlage bedingten. Bis auf eine kardiale Dekompensation infolge einer vorbestehenden Koronarsklerose wurden keine bedeutsamen Komplikationen registriert

	LTA	Pouch	Straight	Summe
N	16	19	15	50
Alter (Mw/SD)	60/8	62/8	66/13	63/2
männl./weibl.	10/6	9/10	12/3	31/19
Anastomosenhöhe* (Mw)	1,1	0,8	1,7	1,2
Stoma	10 (63%)	7 (37%)	2 (13%)	19 (38%)
Colondextraposition	0	0	2	2
Leberteilresektion	2	1	1	4
Koloanale Anastomose**	9 (56%)	12 (63%)	3 (20%)	24 (48%)
Stadium nach UICC	1,9	2,2	2,1	2
Wanddurchbruch***	38%	32%	60%	42%
Fieber[1]	2 (13%)	2 (11%)	0	4 (8%)
Thromboembolie	0	0	0	0
Kardiopulmonal	1 (6%)	0	0	0
Nachblutung[2]	0	0	0	0
Tiefe Wunddehiszenz	0	0	0	0
Ileus[3]	0	0	0	0
Nahtinsuffizienz				
radiologisch	7 (43%)	3 (15%)	3 (20%)	13 (26%)
klinisch	3 (19%)	1 (5%)	2 (13%)	6 (12%)

[1] Temp > 38 °C > 2 Tage
[2] OP-pflichtig
[3] Atonie > 5 Tage
* cm supraanal
** transanale Tb-naht (siehe Text)
*** ab T_3

Tabelle 2. Multiregressionsanalyse auf das Zielkriterium Nahtinsuffizienz bei einer Irrtumswahrscheinlichkeit von 10%. Wahrscheinlich einflußnehmende Faktoren werden durch einen kleinen p-Wert gekennzeichnet. Der Einfluß der lateroterminalen Rekonstruktion ist durch eine hohe Irrtumswahrscheinlichkeit von fast 70% eher unwahrscheinlich, der „protektive" Einfluß einer Pouchrekonstruktion tritt dagegen hervor

Kriterien	Koeffizienten	Standardfehler[a]	p-Wert[b]
Lateroterminale Rekonstruktion	−0,07	0,16	0,68
J-Pouch-Rekonstruktion	−0,24	0,15	0,14
Wanddurchbruch (T3 und T4)	0,19	0,12	0,13
Alter über 60 Jahre	0,26	0,12	0,04
Colondextraposition	0,21	0,30	0,48
Koloanale Anastomose	0,27	0,13	0,04
Simultane Leberteilresektion	0,31	0,18	0,09

* Fehler auf den Koeffizienten
** Irrtumswahrscheinlichkeit

lassen den Schluß zu, daß dieser in der Füllungsphase ein „Niederdrucksystem" darstellt und funktionell demnach einer Peristaltikbremse gleichkommt. Dabei darf im Umkehrschluß spekuliert werden, daß in der LTA die Peristaltik bis zum Blindverschluß funktioniert und somit ein „Hochdrucksystem" entsteht. Hierdurch läßt sich möglicherweise die deutlich höhere Nahtinsuffizienzrate der LTA erklären.

Literatur

1. Heald RJ, Smedh RK, Kald A, Sexton R, Moran BJ (1997) Abdominoperineal excision of the rectum – An endangered operation. Dis Colon Rectum (40): 747–751
2. Hallböök O, Sjödahl R (1997) Comparison between the colonic-J-pouch-anal anastomosis and healthy rectum: clinical and physiological function. Br J Surg 84: 1437–1441
3. Eigler FW, Gabbert H, Herfarth Ch, Hermanek P, Hohenberger W, Hossfeld DK, Junginger Th, Kruck P, Meyer HJ, Pichlmaier H, Sauer R, Stock W (1997) Leitlinien zur Therapie des Rektumkarzinoms. In: Grundlagen der Chirurgie G78, Beilage zu den Mitteilungen der Dt. Ges. f. Chir., Heft 4
4. Agachan F, Chen T, Pfeifer J, Reissman P, Wexner SD (1996) A constipation scoring system to simplify evaluation and management of constipated patients. Dis Colon Rectum 39(6): 681–685
5. Pescatori M, Anastasio G, Bottini C, Mentasti A (1992) New grading and scoring for anal incontinence. Evaluation of 335 patients. Dis Colon Rectum 35(5): 482–487
6. Hildebrandt U (1997) Pathophysiologie und funktionelle Ergebnisse der kolonpouchanalen Anastomose. Kongressband „Updates in Coloproctology", CAP-Tagung der Dt. Ges. f. Chir. in Recklinghausen

Adjuvante Radiochemotherapie mit 5-FU und Folsäure beim Rektumkarzinom des Stadiums Dukes B und C: Zwischenanalyse

E. Hagmüller[4], G. Hartung[2], J. Sturm[1], P. Diezler[3] und W. Queisser[2]

Chirurgische Universitätsklinik[1], Onkologisches Zentrum III. Med. Klinik[2], Institut für Radiologie[3], Klinikum Mannheim, Fakultät für Klinische Medizin Mannheim, Ruprecht-Karl-Universität Heidelberg, Abteilung Allgemein, Viszeralchirurgie, Gefäßchirurgie, [4]Khs Am Plattenwald, D-74177 Bad Friedrichshall

Adjuvant Radio-Chemotherapy in Rectal Cancer Dukes B and C: Interim Analysis

Summary. In a prospective multi-institutional German adjuvant trial patients with curatively resected rectal cancer (Dukes B or C) were randomly assigned to receive postoperative radiotherapy (50.4 Gy) and either 12 or 6 cycles of 5-fluorouracil and medium-dose folinic acid. Our preliminary resuls of the interim analysis, based on 206 patients, indicate that this adjuvant therapy is well tolerated by the patients and a prolonged chemotherapy over 12 months has no advantage over 6 months of chemotherapy. The relatively high rate of tumor recurrence (30.7%) after a median follow-up of 29.3 months in this trial emphasizes the need for dose intensification planned for a further trial.

Einleitung

Verschiedene adjuvante Therapieansätze werden derzeit bei der adjuvanten Behandlung des Rektumkarzinoms in Studien überprüft. So wird unter anderem der Effekt einer postoperativen Radiochemotherapie mit 5-FU von NCI und europäischen Arbeitsgruppen empfohlen. Dabei sind Modulation, Applikationsform und optimale Dauer der adjuvanten 5-FU-Therapie Gegenstand der wissenschaftlichen Diskussion. Unsere Multicenterstudie überprüft derzeit, inwieweit neben der postoperativen Radiatio eine 6monatige adjuvante Therapie mit 5-FU und Folinsäure (FA) im Vergleich mit einer 12monatigen Therapie Rezidivrate und Gesamtüberleben des Rektumkarzinoms beeinflußt. Nachfolgend soll über die Ergebnisse der im Studienprotokoll vorgesehenen Zwischenauswertung berichtet werden.

Methodik

Eingeschlossen in die Studie wurden Patienten nach R0-Resektion eines Rektumkarzinoms des Stadiums Dukes B oder C. Ausschlußkriterien sind: Alter unter 18 Jahren, WHO-Status ≥2, Leukozyten ≤4000/µl, Thrombozyten ≤130000/µl, Schwangerschaft und vorangegan-

Tabelle 1. Toxizität, Beobachtungen pro Therapiearm nach WHO-Grad in Prozent

	Arm A n=96		Arm B n=106	
	WHO 1–2	WHO 3–4	WHO 1–2	WHO 3–4
Leukozyten	53%	0	35%	0
Thrombocyten	4%	0	0	0
Hämoglobin	16%	0	18%	1%
Appetitstörung	42%	11%	35%	3%
Übelkeit	46%	8%	38%	6%
Erbrechen	16%	0	13%	4%
Obstipation	11%	0	6%	0
Stomatitis	12%	0	9%	4%
Hautveränderungen	16%	4%	23%	1%
Haarausfall	11%	0	8%	1%
Infektion	11%	0	13%	0
Fieber	4%	0	8%	0

gene andere maligne Erkrankungen. Die Patienten wurden postoperativ nach Stadium und Operationsart stratifiziert und in 2 adjuvante Behandlungsarme randomisiert. Patienten in Arm A erhielten insgesamt 12, Patienten in Arm B insgesamt 6 Zyklen 5-FU (450 mg/m^2) und FA (100 mg/m^2) an Tag 1–5 der Woche in jeweils 4-wöchentlichen Abständen. Begonnen wurde nach der 4. postoperativen Woche. Während des 2. Therapiezyklus erfolgte eine lokale Bestrahlung des kleinen Beckens bis zu einer Gesamtdosis von 50,4 Gy und die wöchentliche Applikation der Chemotherapie in dosisreduzierter Form (5-FU 350 mg/m^2).

Zwischenergebnisse

Von 1993 bis 11/1996 wurden 262 Patienten rekrutiert. Bei 202 Patienten (Arm A: 96; Arm B: 106) war die adjuvante Behandlung beendet, so daß diese für die Zwischenanalyse herangezogen wurden. Beide Therapiearme sind gut ausgeglichen bezüglich Geschlecht (Arm A: 63 ♂/33 ♀; B: 71 ♂/35 ♀), Alter (A: 59,9 B: 58,5 Mittelw./Jahren), und Tumorstadium (Arm A: 30 Dukes B, 66 Dukes C; Arm B: 31 Dukes B, 75 Dukes C). Die Differenzierung nach Art der durchgeführten Operation ergibt 54 Tiefe Anteriore Rektumresektionen (Arm A: 23, Arm B 32) und 147 Rektumexstirpationen (Arm A: 73, Arm B: 74).

Toxizität: Die Analyse der Toxizitätsdaten zeigt auf, daß die adjuvante Therapie im wesentlichen relativ gut von den Patienten toleriert wurde (Tabelle 1). Die gastrointestinale Toxizität nahm im Verlauf der adjuvanten Radiochemotherapie leicht zu. Allerdings hatte die 12-monatige Chemotherapie keine höhere Toxizität als die 6monatige Chemotherapie. Todesfälle aufgrund der Adjuvansbehandlung traten nicht auf.

Tumorrezidiv und Überleben: Nach einer medianen Nachbeobachtungszeit von 29,3 Monaten (Spannweite 7–58 Monaten) zeigt sich ein Tumorrezidiv bei 62 Patienten (Arm A: 29 Arm B: 33) was einer Rezidivquote von 30,7% entspricht. Lokoregionäre Rezidive (9,9%) traten in Arm A bei 9 und in Arm B bei 11 Patienten auf. Fernmetastasen (25,5%) wurden 25 mal (Arm A) bzw. 26mal (Arm B) beobachtet. Die Berechnungen nach Kaplan Meier ergibt nach 30 Monaten für Dukes B eine tumorrezidivfreie Überlebenszeit von 67%, für Dukes C von 46% (p=0,01). Keine signifikanten Unterschiede in der tumorrezidivfreien Überlebenszeit zeigen sich beim Vergleich der 2 verschiedenen adjuvanten Therapiearme (p=0,3) und bei Differenzierung nach Tiefer Anteriorer Resektion versus Rektumexstirpation (p=0,8). 22 Patienten sind bisher verstorben. Alle Todesursachen waren tumorbedingt (10 in Arm A und 12 in Arm B). Nach 30 Monaten ergibt sich somit eine Überlebensrate von 89% für Dukes B bzw. 73% für Dukes C.

Schlußfolgerung und Diskussion

Drei von bislang fünf abgeschlossenen Adjuvansstudien ergaben, daß eine kombinierte Radio-Chemotherapie nicht nur die Rezidivrate, sondern auch die Überlebensrate von Patienten mit lokal fortgeschrittenen Rektumkarzinomen positiv beeinflußt [1–5]. Unsere Studie sollte vor allem die optimale Dauer der adjuvanten 5-FU Therapie überprüfen. Die Daten zeigen, daß ein Vorteil einer 12-monatigen adjuvanten Chemotherapie gegenüber einer nur 6monatigen Behandlung nicht festzustellen ist. Beide Therapiearme sind gut verträglich. Auch die prolongierte Therapie über 12 Monate ist nicht mit einer erhöhten kumulativen Toxizität verbunden. Die Häufigkeit von Tumorrezidiven mit einer Rezidivwahrscheinlichkeit von 33% (Dukes B) bzw. 54% (Dukes C) nach 30 Monaten ist jedoch unerwartet hoch. Derzeit ist deswegen eine neue Studie mit Dosisintensivierung (5-FU-Dauerinfusion) angelaufen.

Literatur

1. Boulis-Wassif S, Gerard A, Loygue J, Camelot D, Buyse M, Duez N (1984) Final results of a randomized trial on the treatment of rectal cancer with preoperative radiotherapy alone or in combination with 5-fluorouracil, followed by radical surgery. Cancer 5: 1811–1818
2. Douglass HO, Moertel CG (1986) Survival after postoperative combination treatment of rectal cancer. N Engl J Med 315: 1294
3. Krook JE, Moertel CG, Gunderson LL, Wieand HS, Collins RT, Beart MD, Kubista TP, Poon MA, Meyers WC, Mailliard JA, Twito DI, Morton RF, Veeder MH, Witzig TE, Cha S, Vidyarthi SC (1991) Effective surgical adjuvant therapy for high risk rectal carcinoma. N Engl J Med 324: 709–715
4. Rockette H, Deutsch M, Petrelli N, Wolmark N, Mamounas E, Fischer B, Jones J, Hyams D, Romond E, Wexler M, Cruz A, Gordon P, Jochimsen P (1994) Effect of postoperative radiation therapy (RTX) when used with adjuvant chemotherapy in Dukes B and C rectal cancer: results from NSABP R-02. Proc ASCO 13: 193, 334–345
5. Tveit KM, Guldvog I, Hagen S, Trondsen E, Harbiz T, Nygaard K, Nilsen JB, Wist E, Hannisdal E (1995) Norwegian Adjuvant Rectal Cancer Project Group. Improved treatment results in rectal cancer by postoperative radiotherapy and 5-fluorouracil. E J Cancer 1 Current status of MR cholangiopancreatography. Am J Rad 166: 1285–1295

Ergebnisse der interdisziplinären Sakrumresektion beim sakralen Rezidiv des Rektumkarzinoms

B. Teleky[1], J. Zacherl[1], R. Kotz[2] und R. Jakesz[1]

Klinische Abteilung für Allgemeinchirurgie[1], Universitätsklinik für Orthopädie[2], Universitätsklinik für Chirurgie, Währinger Gürtel 18–20, A-1090 Wien

Results of interdisciplinary Sacral Resection for Sacral Recurrence of Primary Rectal Carcinoma

Summary. The authors present a retrospective analysis of 12 consecutive patients surgically treated with curative intention for recurrent rectal cancer involving the sacrum. After radical partial sacral resection – extended resection in seven cases – the operative mortality rate was zero, postoperative long-term survival was reached in 17%, while effective palliation of pain was achieved in all cases. Nevertheless, 50% did not survive more than 1 year after the operation. The overall mean survival time was 22 months. Sacral recurrence can be resected safely and potentially curatively after careful patient selection.

Zusammenfassung. Es wird eine retrospektive Analyse von 12 konsekutiven Patienten präsentiert, die mit kurativer Absicht einer partiellen Sakrumresektion beim Sakrumrezidiv nach primärem Rektumkarzinom unterzogen wurden. Die Mortalitätsrate war Null, eine erweiterte Resektion war in 7 Fällen notwendig. Langzeitüberleben von über 3 Jahren war bei 17% zu erreichen, bei allen Patienten war eine effektive Schmerzpalliation möglich. Dennoch überlebten nur 50% das erste postoperative Jahr. Das mittlere Gesamtüberleben war 22 Monate. Das sakrale Rezidiv des Rektumkarzinomes kann nach sorgfältiger Patientenselektion mit akzeptablem Risiko und mit potentieller Kurabilität reseziert werden.

Einleitung

In 7–33% kommt es nach primärer radikaler Resektion eines Rektumkarzinomes zu einem isolierten Rezidiv im kleinen Becken. Die dabei auftretenden Schmerzen schränken Lebensqualität und Mobilität beträchtlich ein. Während die Strahlentherapie bei den meist radioresistenten Rezidivtumoren nur in palliativer Hinsicht Bedeutung hat, bietet nur die radikale Sakrumresektion einen kurativen Ansatz, sofern das Rezidiv auf das Sakrum beschränkt ist [1, 3–5]. Die natürliche Lebenserwartung von Patienten mit Lokalrezidiv nach Rektumkarzinom beträgt etwa 7 Monate [2]. Da die partielle Sakrumresektion eine aufwendige Operation mit entsprechender Morbidität und Mortalität darstellt, ist dieses Vorgehen allerdings selektionierten Fällen vorbehalten.

Um die Lebenserwartung und das funktionelle Ergebnis nach partieller Sakrumresektion zu verbessern, wurde an unserer Abteilung seit 1985 die interdisziplinäre Kooperation mit der Universitätsklinik für Orthopädie forciert. Es werden 12 Patienten präsentiert, die mit kurativer Absicht wegen eines Rezidives nach Rektumkarzinom, das das Sakrum miteinbezieht, operiert wurden.

Patienten und Methoden

Zwischen 1985 und 1994 wurden 12 konsekutive Patienten einer partiellen Sakrumresektion unterzogen. Das durchschnittliche Alter war zum Zeitpunkt der Operation 60 Jahre. Alle Patienten litten unter stark beeinträchtigenden sakralen Schmerzen. Ein Patient erhielt eine präoperative Radio-Chemotherapie, 2 Patienten wurden präoperativ bestrahlt, ein Patient wurde zwischen dem abdominellen und dem sakralen Teil der Operation bestrahlt. Der Primärtumor wurde bei 4 Patienten durch Vordere Rektumresektion, bei 3 Patienten durch Rektumresektion mit coloanaler Anastomosierung behandelt und bei 5 Patienten wurde eine abdominoperineale Rektumexstirpation durchgeführt. Die histopathologische Aufarbeitung der Primärtumore und Einteilung nach Dukes ergab in 3 Fällen Dukes A, in 2 Fällen Dukes B und in 7 Fällen Dukes C.

Die durchschnittliche rezidivfreie Periode war $40,7 \pm 24$ Monate. Bei 2 Patienten war bereits vor dem sakralen Rezidiv ein Lokalrezidiv aufgetreten und reseziert worden. Drei Viertel der Patienten wiesen eine deutliche Erhöhung des CEA-Spiegels auf, jedoch erst mit Beginn der klinischen Symptomatik. Fernmetastasen waren bei allen Patienten auszuschließen.

Operationstechnik: Das Vorgehen ist in 2 Abschnitte einzuteilen, den abdominellen und den sakralen Akt. Bei 6 Patienten wurde die Resektion mit einem interoperativen Intervall von 9 Tagen bis 2 Monaten zweizeitig ausgeführt, bei den restlichen 6 wurde der sakrale Akt direkt an den abdominellen angeschlossen.

Über den abdominellen Zugang wurde die iliacale Lymphadenektomie, die beidseitige Ligatur der A. iliaca interna und die ventrale sakrale Osteotomie in entsprechender Ebene bewerkstelligt. In 3 Fällen wurde zusätzlich das Rektum amputiert.

Nach T-förmiger Hautinzision über dem Sakrum wurden die am Sakrum inserierenden Muskeln und der Bandapparat abgesetzt, die Osteotomie von dorsal her vervollständigt und die Ischiadicuswurzeln durch Laminektomie freigelegt. Um tumorfreie Resektionsränder zu erhalten, mußten 4mal die Nervenwurzeln partiell reseziert werden. Eine erweiterte Resektion war in 2 Fällen in Form einer Beckeneviszeration und bei 2 weiteren Patienten in Form einer Hysterektomie notwendig. Bei einem Patienten wurde nach unilateraler distaler Ureterresektion eine Ureter-Ureterostomie angelegt.

Tabelle 1. Komplikationen nach partieller Sakrumresektion

Komplikation		n
Wundheilungsstörung	oberflächlich	2
	Wundfistel	2
	Lappen	1
Ischiadicusläsion	Separation temporär	2
	permanent	1
Myokardinfarkt		1
Lungenödem		1
Harninkontinenz		1
Harnwegsinfekt		1
Patienten mit Komplikationen		5

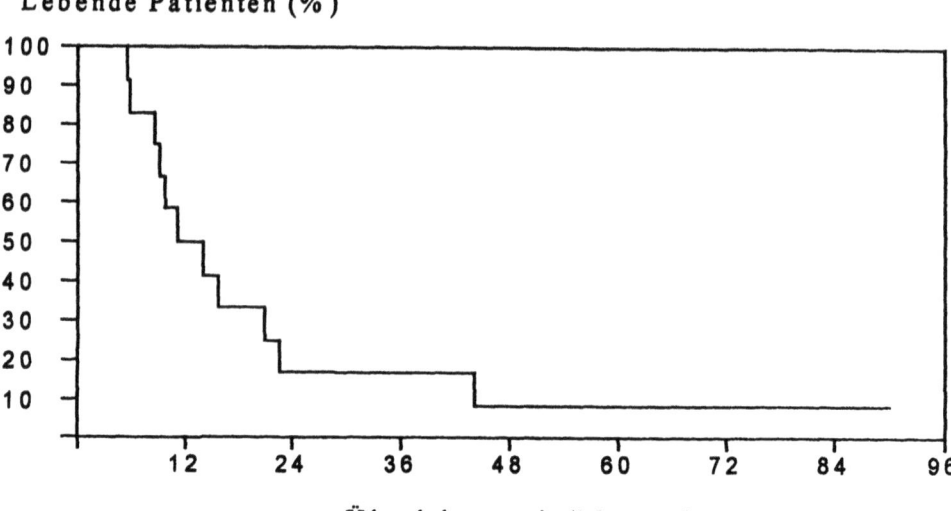

Abb. 1. Kaplan-Meier Überlebenskurve nach partieller Sakrumresektion bei rezidivierendem Rektumkarzinom

Ergebnisse

Keiner der Patienten wurde intraoperativ als inoperabel eingestuft. Die mittlere Operationsdauer betrug 8,6 h (5,3–12 h), im Mittel mußten perioperativ 17,4 Einheiten Erythrozytenkonzentrate und 6,5 Einheiten Frischplasma verabreicht werden. Die histologische Untersuchung bestätigte tumorfreie Resektionsgrenzen bei allen Patienten.

Der postoperative Intensivaufenthalt dauerte im Mittel 2 Tage (0–5 Tage), die mittlere stationäre Aufenthaltsdauer war 33,4 ± 14,3 Tage. Alle Patienten erfuhren eine deutliche Besserung der Schmerzsymptomatik, es kam in keinem Fall zu einer Beckeninstabilität. Die Tabelle 1 faßt die postoperativen Komplikationen zusammen. Kein Patient starb während des Krankenhausaufenthaltes. Ein Jahr nach der Operation waren 50% der Patienten am Leben, bei 2 Patienten (17%) konnte ein Langzeitüberleben von über 3 Jahren erreicht werden. Die kumulative Überlebenskurve ist in Abb. 1 graphisch dargestellt. Die mittlere Überlebenszeit beträgt 22,4 Monate. Eine Patientin lebt noch nach über 90 Monaten.

Diskussion

Das Lokalrezidiv des Rektumkarzinoms hat eine bekannt schlechte Prognose [3], Rezidiveingriffe im kleinen Becken sind aufwendig und ziehen eine hohe Morbiditäts- und Mortalitätsrate nach sich. Durch die enge Kooperation zwischen Abdominalchirurgie und Orthopädie konnte das operationsbezogene Risiko deutlich gesenkt werden. Eine Beckeninstabilität ist bei keinem Patienten vorgekommen und in allen Fällen trat eine wesentliche Schmerzlinderung ein. Während andere Autoren Mortalitätsraten bis zu 10% beschreiben [1, 4], ist im vorgestellten Kollektiv kein Patient perioperativ verstorben. Weiters ist es im Vergleich zu anderen Gruppen gelungen, die Operationsdauer deutlich zu senken; alle Resektionen erfolgten im Gesunden. Die Komplikationsrate ist mit den in der Literatur angegebenen Daten vergleichbar [1, 3, 5]. In der größten uns bekannten Serie erreichten Wanebo et al. [1] eine 4-Jahresüberlebensrate von 33%. Touran et al. [5] berichten von Überlebensraten, die mit unseren Daten übereinstimmen. Die Analyse der präsentierten Daten zeigt, daß Patienten, die bereits einer Rezidivresektion unterzogen wurden, nach partieller Sakrumresektion eine schlechte Prognose aufweisen. Bei derartig selektionierten Patienten hat die partielle Sakrumresektion einen bedeutenden Stellenwert, in onkologischer, vor allem aber in palliativer Hinsicht.

Literatur

1. Wanebo HJ, Koness RJ, Vezeridis MP, Cohen SI, Wrobleski DE (1994) Pelvic resection of recurrent rectal Cancer. Ann Surg 220:586–597
2. Gunderson LL, Sosin H (1974) Areas of failure found at reoperation following curative surgery for adenocarcinoma of the rectum. Cancer 34:1278–1292
3. Wanebo HJ, Gaker DL, Whitehill R, Morgan RF, Constable WC (1987) Pelvic recurrence of rectal cancer. Ann Surg 205:482–494
4. Temple WJ, Ketcham AS (1992) Sacral resection for control of pelvic tumors. Am J Surg 163:370–374
5. Touran T, Frost DB, O'Connell TX (1990) Sacral resection. Arch Surg 125:911–913

Onkologie: Kolon, Rektum III

Vergleichende Diagnostik des lokal fortgeschrittenen Rektumkarzinoms nach präoperativer Therapie

C. Barth, B. Rau, M. Hünerbein und P. M. Schlag

Universitätsklinikum der Humboldt-Universität zu Berlin, Campus Berlin-Buch, Klinik für Chirurgie und Chirurgische Onkologie der Robert-Rössle-Klinik, Lindenberger Weg 80, D-13122 Berlin

Comparative Diagnosis of the Local of Rectal Carcinoma After Preoperative Treatment

Summary. Locally advanced rectal carcinomas were increasingly treated by preoperative combined radiochemotherapy. Alterations of the rectal wall and the lymph nodes that were caused by the treatment make the assessment of the success of the therapy during the preoperative staging extremely difficult. Methods such as endorectal ultrasound, CT and MRI used for the estimation of the depth infiltration of the tumor achieved an exactness of only approximately 50%. It is thus essential to develop new criteria for the assessment of the success of the therapy.

Einleitung

Bei Rektumkarzinomen, die primär das pararektale Fettgewebe oder benachbarte Organe infiltrieren, liegt die Rezidivrate nach kurativen Resektionen bei ca. 25%. Um diesen Anteil zu senken, werden Patienten mit einem lokal fortgeschrittenen Rektumkarzinom zunehmend einer präoperativen kombinierten Radiochemotherapie unterzogen [1]. Deren Einfluß auf das Tumorstadium und Tumorgröße lassen sich bildgebend überprüfen. Während prätherapeutisch die rektale Endosonographie sich wegen ihrer Genauigkeit im Staging von Rektumkarzinomen durchgesetzt hat (T-Kategorie 80–95%, N-Kategorie 72–83%) [2, 3], entstehen nach einer Vorbehandlung Einschränkungen. Die Bestrahlung des Tumors führt zu einer Verdickung der Rektumwand, der typisch geschichtete Wandaufbau geht verloren und die Wand wird echodichter. Verantwortlich dafür ist die radiogen induzierte Entzündung und Fibrose, die eine Differenzierung zum noch vorhandenen Tumorgewebe stark erschweren. Auch die Lymphknoten verändern sich unter der Bestrahlung. Es finden sich z.T. kleinere Lymphknoten mit echoreicherem Binnenmuster, so daß eine Differenzierung zu reaktiv veränderten Lymphknoten erschwert wird [2, 3].

Ziel unserer Studie war es, die Genauigkeit des endosonographischen Stagings im Vergleich zu CT und MRT bei Patienten mit Rektumkarzinomen nach einer neoadjuvanten kombinierten RCT zu überprüfen.

Patienten und Methode

Zwischen Juni 1994 und März 1998 untersuchten wir endosonographisch in einer prospektiven Studie 105 Patienten, die sich wegen eines primären fortgeschrittenen Rektumkarzinoms (uT3: n=82, uT4: n=23) einer neoadjuvanten RCT unterzogen haben.

Lokal erfolgt die Radiatio mit einer GHD von 45 Gy, zusätzlich werden in der ersten und vierten Woche jeweils ein Zyklus Chemotherapie mit 300 mg/m^2 5-Fluouracil (5-FU) und 50 mg Leucovorin appliziert. Bei 52 Patienten (49%) erfolgte zusätzlich einmal je Woche eine Hyperthermiebehandlung. Etwa 4 Wochen nach Abschluß der Vorbehandlung erfolgt die erneute endosonographische Untersuchung zur Beurteilung des Therapieerfolges. Eine CT-Untersuchung wurde zusätzlich präoperativ bei 50 Patienten und eine MRT bei 54 Patienten durchgeführt. Alle 105 Patienten wurden nach Abschluß der neoadjuvanten Therapie einer OP durchgeführt und der Tumor reseziert.

Die endosonographische Untersuchung wird mit einer starren multiplanen 7,5/10 MHz umschaltbaren Sonde des Ultraschallgerätes Combison 530 durchgeführt.

Für die MRT-Untersuchung wurde ein Magnetresonanztomograph des Typs Magnetom SP 63 mit 1,5 Tesla Magnetfeldstärke verwendet.

Das posttherapeutisch durch endorektale Sonographie (EUS), CT bzw. MRT bestimmte Tumorstadium wurde mit dem histopathologischen Ergebnis nach Tumorresektion verglichen (ypTNM).

Ergebnisse

Alle 105 endosonographisch untersuchten Patienten wurden 4–6 Wochen nach abgeschlossener Radiochemotherapie operiert und der Tumor reseziert. Die histologischen Ergebnisse wurden mit den durch EUS, CT bzw. MRT bestimmten T- und N-Kategorien verglichen.

Beim endosonographischen Staging ergab sich im Vergleich zur postoperativen Histologie hinsichtlich der Tiefeninfiltration eine korrekte Einschätzung in 47% der Fälle. CT und MRT lagen in ihrer Genauigkeit bei 50% bzw. 48% (siehe Tabelle 1).

In der Mehrzahl der abweichenden Einschätzungen handelt es sich um ein Overstaging. Am besten war die Beurteilung einer perirektalen Tumorinfiltration, d.h. T3. Hier lag die Treffsicherheit der Endosonographie bei 74%, es waren 37 Fälle richtig, 13 Fälle falsch klassifiziert. Mittels CT konnten 88% der T3-Karzinome richtig eingeschätzt werden und durch MRT 72%.

Eine besondere Problematik stellten die T1- und T2-Karzinome dar, d.h. die Fälle, in denen es zu einer partiellen Remission durch die Vorbehandlung kam. Hier zeigten sich die meisten Überbewertungen. Die Genauigkeit der Bildgebung liegt bei den T2-Karzinomen nur zwischen 9% und 17%. Auch die Einschätzung der T1-Karzinome ist erschwert, es konnte von 6 Tumoren in der T1-Kategorie keiner mittels Endosonographie erkannt werden (siehe Tabelle 2).

Tabelle 1. Genauigkeit der Endosonographie, CT und MRT hinsichtlich der Tiefeninfiltration

	EUS n=105	CT n=50	MRT n=54
korrekt:	49 (47%)	25 (50%)	26 (48%)
overstaged:	45 (43%)	17 (34%)	16 (30%)
understaged:	7 (16%)	3 (6%)	7 (13%)
kA:	4 (4%)	5 (10%)	5 (9%)

Tabelle 2. Genauigkeit der Endosonographie, CT und MRT hinsichtlich der T-Kategorie

	EUS n=105	CT n=50	MRT n=54
kA	4	5	5
ycT0	2/10 (20%)	0/2 (0%)	0/4 (0%)
ycT1	0/6 (0%)	0/3 (0%)	1/4 (25%)
ycT2	4/23 (17%)	1/11 (9%)	4/11 (13%)
ycTc3	37/50 (74%)	21/24 (88%)	18/25 (72%)
ycT4	6/12 (50%)	3/5 (60%)	3/5 (60%)

Bezüglich der Einschätzung des metastatischen LK-Befalls wurde das Vorliegen metastatisch befallener Lymphknoten endosonographisch in 53% richtig beurteilt, das CT war in 64% der Fälle korrekt und die MRT-Untersuchung in 48%.

Vergleicht man die Treffergenauigkeit hinsichtlich einer richtigen bzw. falschen Aussage bei durch MRT und Endosonographie gemeinsam untersuchten Patienten (um patientenabhängige Untersuchungseinschränkungen auszuklammern), so ist für die Tiefeninfiltration eine richtige Aussage von EUS bei 23/31 Patienten (74%) und vom MRT bei 38/31 Patienten getroffen worden, bei 21/31 Patienten (68%) lagen beide Untersuchungen richtig. Bei Patienten, die mittels CT und EUS untersucht wurden, waren 19/28 Patienten (68%) richtig eingeschätzt worden, vom CT ebenfalls 19/28 (68%), gemeinsam wurden 16/28 Patienten (57%) richtig eingestuft. Statistisch signifikant Unterschiede zeigten sich nicht.

Diskussion

Bei Patienten mit lokal fortgeschrittenen Rektumkarzinomen, die sich einer Vorbehandlung mittels Radiochemotherapie unterzogen haben, ist ein möglichst exaktes präoperatives Restaging für die Planung des operativen Vorgehens wünschenswert.

Bei nicht vorbehandelten Rektumkarzinomen ergibt sich für die EUS ein korrektes T-Staging in ca. 90% und ein korrekter Lymphknotenstatus in 80% der Fälle [4]. Wir sahen nach präoperativer Radiochemotherapie demgegenüber nur eine Genauigkeit von 47% hinsichtlich der Tiefeninfiltration und in nur 53% der Fälle eine korrekte Einschätzung des LK-Status.

Die präoperative Radiochemotherapie führt zu einer Veränderung der endosonographischen Darstellung der normalen Rektumwand, des Karzinoms sowie der peritumorösen Lymphknoten. Die Rektumwand verliert die deutliche Fünfschichtung, wird insgesamt dicker und echogener. Die Abgrenzung des Tumors zum perirektalen Gewebe wird durch die posttherapeutische Entzündung und Fibrose unschärfer und damit erschwert.

Auch die Lymphknoten verändern sich unter der Bestrahlung. Es finden sich z. T. kleinere Lymphknoten mit echoreicherem Binnenmuster, so daß z. T. eine Darstellung aufgrund der geringen Größe nicht mehr gelingt bzw. eine Differenzierung zu reaktiv veränderten Lymphknoten erschwert wird.

An unseren Ergebnissen ist zu sehen, daß das Overstaging, v.a. in den T2 und T1-Kategorien gehäuft ist, was durch die Wandverdickung mit der aufgehobenen Schichtung und der z. T. auch schlechten Abgrenzbarkeit zur Umgebung erklärt werden kann. In der T3-Kategorie kam es häufiger zu Unterbewertungen, da die echoreichen äußeren Tumoranteile als entzündliche Reaktionen bzw. Fibrose fehlgedeutet wurden. Über ähnlich geringe Genauigkeiten wird auch von anderen Arbeitsgruppen berichtet [2, 3, 5].

Auch das Staging mittels CT und MRT ist erschwert durch die schwierige Differenzierung noch vorhandener tumoröser Infiltration und des posttherapeutischen Ödems. In unserer Studie zeigten die Endosonographie, CT und MRT bezüglich der Genauigkeit bei der Erfassung der T- und N-Kategorie keine deutlichen Unterschiede. Eine komplette Remission wurde jedoch nur durch die Endosonographie beschrieben. Die Genauigkeit für die Tiefeninfiltration des Tumors lag auch bei gemeinsamer Beurteilung durch EUS und MRT nur bei 68%, bei Untersuchung mit CT und EUS bei 57%. Das zeigt, daß die Kombination der bildgebenden Verfahren keine zusätzlichen Informationen liefern kann.

Insgesamt läßt sich sagen, daß sowohl die EUS als auch CT und MRT bei vorbehandelten Patienten noch keine zufriedenstellenden Ergebnisse zeigen sowohl für die Einschätzung der Tiefeninfiltration als auch für den LK-Befall. Die Beurteilung der Responserate einer präoperativen Therapie ist somit durch bildgebende Verfahren bei einer Genauigkeit für die T-Kategorie um 50% und für die N-Kategorie um 55% noch unzureichend.

Zur Beurteilung des Therapieerfolges der neoadjuvanten Therapie müssen neue Bewertungskriterien, wie das Tumorvolumen oder andere Techniken, wie die US-gestützte Aspirationszytologie, 3D-Endosonographie oder Endo-MRT herangezogen werden.

Literatur

1. Jones DJ et al. (1989) Predicting local recurrence of carcinoma of the rectum after preoperative radiotherapy and surgery. Br J Surg 76: 1172–1175
2. Kuntz C et al. (1997) Endosonographische Diagnostik bei präoperativer Radiotherapie des lokal fortgeschrittenen Rectumcarcinoms. Chirurg 68: 57–62
3. Glaser F et al. (1993) Endorectal Ultrasound for control preoperative radiotherapy of rectal cancer. Ann Surg 217: 64–71
4. Glaser F et al. (1990) Influence of endorectal ultrasound on surgical treatment of rectal cancer. Europ J Surg Oncol 16: 304–311
5. Napoleon B et al. (1991) Accuracy of endosonography in the staging of rectal cancer treated by radiotherapy. Br J Surg 78: 785–788

Beeinflussung der operativen Strategie beim HNPCC durch molekulare und klinische Aspekte

H.-P. Wüllenweber, C. Sutter, M. Kadmon, J. Gebert, M. von Knebel-Doeberitz und Ch. Herfarth

Chirurgische Universitätsklinik Heidelberg, Kirschnerstraße 1/Im Neuenheimer Feld 110, D-69120 Heidelberg

Influence of Operative Strategy for HNPCC: Molecular and Clinical Aspects

Summary. Because of the positive correlation between Amsterdam criteria and positive MSI analysis, a subtotal colectomy with ileorectal anastomosis seems to be indicated in patients with positive Amsterdam criteria to eliminate the high risk of metachronous colon cancer. In patients with an identified mutation in one of the known mismatch repair genes, a subtotal colectomy is indicated as well. In patients with positive Bethesda criteria, apart from the Amsterdam criteria, a subtotal colectomy seems only to be indicated if a positive MSI analysis is available.

Einleitung

Beim HNPCC oder Lynch Syndrom handelt es sich um eine autosomal dominant vererbte Tumorprädispositionserkrankung, bei der die Patienten häufig vor dem 50. Lebensjahr an einem kolorektalen oder an einem HNPCC-assoziierten Karzinom erkranken. Verursacht wird HNPCC durch Mutationen in DNA-mismatch-repair-Genen. Charakteristisch beim HNPCC ist u.a. das gehäufte Auftreten von synchronen oder metachronen Karzinomen. Die Inzidenz metachroner Karzinome wurde in der Literatur in den letzten Jahren zwischen 21% und 45% angegeben [1–4]. In Anbetracht der hohen Inzidenz metachroner Karzinome beim HNPCC stellt sich die Frage, ob das klassische onkologische Vorgehen bei einem HNPCC Karzinom ausreichend radikal ist. Unser Ziel war es, die Patientengruppe zu definieren, die eine subtotale Kolektomie mit ileorektaler Anastomose benötigt.

Aus verschiedenen Gründen ist die Diagnose des Lynch Syndroms schwierig. Häufig sind die Familien relativ klein, pathognomonische Stigmata vor der Karzinomentstehung fehlen. Die klinische Diagnose erfolgte bisher anhand der Amsterdam und der Kopenhagen Kriterien. Da diese enggefaßten Kriterien jedoch zu einer Untererfassung von HNPCC führen, wurden kürzlich die Bethesda Kriterien formuliert, die eine höhere Sensibilität erreichen sollen. Die Bethesda Kriterien erfassen: 1. Patienten mit positiven Amsterdamer Kriterien. 2. Patienten mit zwei HNPCC-assoziierten Karzinomen, inklusive metachroner und synchroner Karzinome. 3. Patienten mit kolorektalem Karzinom und einem erstgradig Verwandten mit kolorektalem oder HNPCC-assoziiertem Karzinom; davon einer jünger als 45 Jahre zum Zeitpunkt der Erkrankung. 4. Patienten mit kolorektalem oder Endometrium Karzinom jünger als

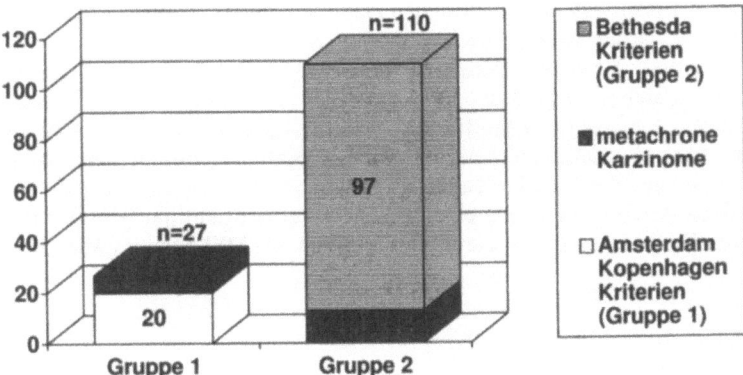

Abb. 1. Häufigkeit metachroner kolorektaler Karzinome im Heidelberger HNPCC Register

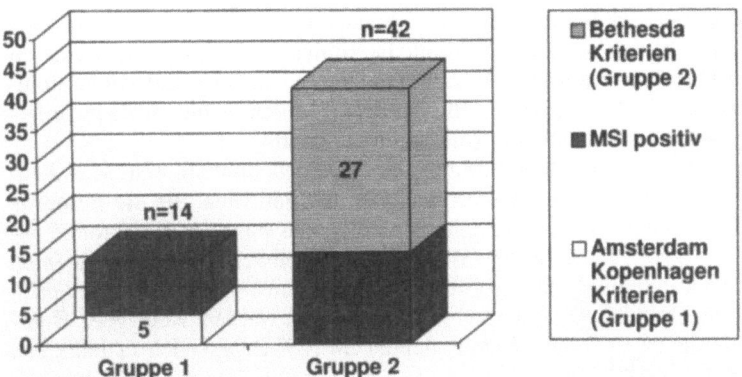

Abb. 2. Ergebnisse der MSI Analyse

45 Jahre. 5. Patienten mit rechtsseitigem, undifferenziertem kolorektalem Karzinom. 6. Patienten mit kolorektalem Siegelringzellkarzinom. 7. Patienten mit kolorektalen Adenomen jünger als 40 Jahre. Mit der Analyse der Mikrosatelliteninstabilität (MSI), einem molekularen Phänotyp im Tumorgewebe, der bei einem hohen Prozentsatz von HNPCC Patienten nachweisbar ist, steht jedoch seit einigen Jahren erstmals ein molekularer Biomarker neben den klinischen Parametern zur Diagnosefindung zur Verfügung.

Ergebnisse

Im Heidelberger HNPCC Register wurden seit Juli 1994 143 Patienten erfaßt. Registriert wurden Patienten mit positiven Amsterdam bzw. Kopenhagen Kriterien (A/K), Patienten unter 50 Jahren, die an einem kolorektalen oder HPNCC assoziierten Karzinom erkrankten und Patienten, die eine sonstwie auffällige Familienanamnese aufwiesen ohne die A/K Kriterien vollständig zu erfüllen.

Retrospektiv ordneten wir unsere Patienten den Bethesda Kriterien zu. 110 d.h. 77% der erfaßten Patienten in unserem Register erfüllten die Bethesda Kriterien, 27 Patienten, d.h. 19% erfüllten die Amsterdam/Kopenhagen Kriterien. Bei 26% (7 von 27) Patienten, die die Amsterdam bzw. Kopenhagen Kriterien erfüllten, lag zum Zeitpunkt der Erfassung bereits ein metachrones kolorektales Karzinom vor. Das Zweitkarzinom trat bei diesen Patienten im

Mittel 13 Jahre nach der Erstmanifestation auf. Bei den Patienten, die die Bethesda Kriterien erfüllten, traten in 14% metachrone kolorektale Karzinome auf (Abb. 1).

Von den erfaßten potentiellen HNPCC Patienten wurde aus Kryostatschnitten oder aus mikrodissezierten Paraffinschnitten genomische DNA aus Tumor und aus gesundem Gewebe isoliert. Mittels PCR und automatischer Laserfluoreszenzelektrophorese wurden bis zu 11 Mikrosatellitenloci auf Längenvariationen, also auf Mikrosatelliteninstabilität untersucht. Bisher wurde bei 15 von 49 untersuchten Patienten MSI nachgewiesen. 64% der untersuchten Patienten mit positiven A/K Kriterien zeigten eine Mikrosatellitenstabilität. Von den Patienten, die die Bethesda Kriterien erfüllten waren 36% (15 von 42) MSI positiv (Abb. 2).

Schlußfolgerungen

Die Koinzidenz positiver Amsterdam und Kopenhagen Kriterien mit positiver MSI Analyse weist auf eine hohe Wertigkeit der A/K Kriterien als klinischer Diagoseparameter hin. In unserem Krankengut traten in dieser Gruppe bei 26% der Patienten metachrone kolorektale Karzinome auf. Wie auch andere Autoren [1, 3] empfehlen wir bei Patienten, die die A/K Kriterien erfüllen, eine subtotale Kolektomie mit ileorektaler Anastomose bereits bei der Erstmanifestation eines kolorektalen Karzinoms aufgrund der klinischen Diagnoseparameter, da zum Zeitpunkt der anstehenden dringlichen Karzinomoperation im Regelfall keine molekularbiologischen Daten zur Verfügung stehen. Bei bekannter Mutation und Vorliegen eines Kolon Karzinoms ist ebenfalls eine subtotale Kolektomie indiziert.

Bei Patienten mit positiven Bethesda Kriterien wäre es jedoch sinnvoll, eine MSI Analyse bereits präoperativ aus der Biopsie anzufertigen. Bei den Patienten, die die Bethesda Kriterien erfüllen und MSI positiv sind, wäre dann ebenfalls eine subtotale Kolektomie angezeigt. Bei Patienten mit positiven Bethesda Kriterien ohne Nachweis von MSI empfehlen hingegen wir ein klassisches onkologisches Vorgehen. Der Rektumstumpf muß jedoch nach subtotaler Kolektomie bei HNPCC Patienten agressiv überwacht werden. Rodriguez-Bigas und Vasen et al. [5] errechneten 1997 bei diesen Patienten ein 12% Risiko nach 12 Jahren an einem Rektum Karzinom zu erkranken.

Literatur

1. Fitzgibbons RL, Lynch HT, Stanislav GV, Watson PA, Lanspa SJ, Marcus JN et al. (1987) Recognition and treatment of patients with hereditary non polyposis colorectal cancer (Lynch syndromes I and II). Ann Surg 206: 289–294
2. Mecklin J-P, Järvinen H (1993) Treatment and follow up strategies in hereditary nonpolyposis colorectal carcinoma. Dis Colon Rectum 36: 927–929
3. Lynch HT, Lynch J (1995) Genetics, natural history, surveillance, management and gene mapping in the Lynch syndrome. Pathol-Biol-paris 43(3): 151–158
4. Rodriguez-Bigas MA, Lee PHU, O'Malley L, Weber TK, Suh O, Anderson GR, Petrelli NJ (1996) Establishment of a hereditary nonpolyposis colorectal cancer registry. Dis Colon Rectum 39: 649–653
5. Rodriguez-Bigas MA, Vasen JR, Pekka Mecklin J, Myrhoj T, Rozen P, Bertario L, Jarvinen HJ, Kunitomo K, Nomizu T, Driscoll DL (1997) Rectal cancer risk in hereditary nonpolyposis colorectal cancer after abdominal colectomy. International Collaborative Group on HNPCC. Ann Surg 225(2): 202–207

Heidelberger Polyposisregister
Erfahrungen mit der ileoanalen Pouchanlage bei familiärer adenomatöser Polyposis coli (FAP): Problemzone ileoanale Anastomose

A. Tandara, M. Kadmon, J. Stern und Ch. Herfarth

Chirurgische Klinik, Universität Heidelberg, Kirschnerstraße 1, D-69120 Heidelberg

Heidelberg Polyposis Register Experiences with Ileoanal Pouch for Familial Adenomatous Polyposis (FAP): The Problem of Ileoanal Anastomosis

Summary. Restorative proctocolectomy and ileal pouch–anal anastomosis (IPAA) is the therapy of choice for the prophylactic treatment of FAP. Despite maximal radicality, we frequently observed remaining rectal mucosa and in some cases even adenomas at the pouch–anal anastomosis. Therefore, we changed our postoperative care by adding a yearly proctoscopy to regular pouchoscopies.

Einleitung

Das Polyposis-Register der Chirurgischen Universitätsklinik Heidelberg koordiniert derzeit die Vor- und Nachsorge von insgesamt 405 betroffenen Patienten und 814 Risikopersonen aus 250 FAP-Familien. Die operative Therapie der Wahl bei FAP zur Karzinomprophylaxe ist die restaurative Proktokolektomie mit ileoanaler Pouchanlage (IAP). Hierbei wird transabdominell eine totale Proktokolektomie und peranal eine Proktomukosektomie unter Erhalt der Mm. spincter ani externus et internus durchgeführt. Aus dem terminalen Ileum wird eine Dünndarmtasche (J-Pouch) als Neostuhlreservoir gebildet und im Bereich des entstandenen Rektumcuff an die Linea dentata angenäht. Somit besteht ein direkter Übergang zwischen ileoanalem Pouch und Anoderm mit Erhalt der intestinalen Kontinuität. Die Operationsmethode verbindet maximale Radikalität mit guten funktionellen Ergebnissen [2]. Die eindeutige makroskopische Identifikation des Übergangsbereichs zwischen Anoderm und Rektumschleimhaut an der Linea dentata stellt hierbei einmal aufgrund der Analpapillen ein Problem dar. Zum anderen wurde anfänglich aus Sorge vor einer eventuellen Kontinenzeinschränkung weniger radikal proktomukosektomiert [1].

Im Rahmen der Nachsorge nach IAP wurde unter anderem jährlich eine flexible Pouchoskopie zur Kontrolle des Ileumreservoirs durchgeführt. Die Beurteilung der Schließmuskelregion einschließlich der pouchanalen Anastomose erfolgte überwiegend klinisch. Mittels flexibler Endoskopie war die Anastomosenkontrolle nur in Einzelfällen möglich. Dies erklärt sich durch die Lage der Anastomose in unmittelbarer Schließmuskelebene mit der Unmöglichkeit, diese Region durch Luftinsufflation aufzudehnen und somit für die flexible Endoskopie überschaubar zu machen. Ein Fall mit Rektumkarzinom an der pouchanalen Anastomose acht Jahre nach IAP war Anlaß, das Nachsorgekonzept zu verändern und routinemäßig zusätzlich zur flexiblen Pouchoskopie eine starre Proktoskopie durchzuführen.

Patienten und Methoden

Von den betroffenen FAP-Patienten des Heidelberger Polyposis-Registers wurden bisher 209 resezierend behandelt. Davon erhielten insgesamt 187 eine totale Proktokolektomie mit analer Mukosektomie entweder in Form einer einfachen ileoanalen Durchzugsplastik (n=6; auswärts operiert) oder als ileoanale Pouchanlage. Letztere Operationsmethode wurde bei 152 Patienten an der Chirurgischen Universitätsklinik in Heidelberg durchgeführt.

Seit 2/1997 wird routinemäßig bei jedem Patient mit IAP, dessen Operation länger als ein Jahr zurückliegt, eine starre Proktoskopie durchgeführt. Dies waren bis 12/1997 insgesamt 45 Patienten, 22 Frauen und 23 Männer, im Alter zwischen 14 und 62 Jahren (Median: 39 Jahre). Seit der ileoanalen Pouchanlage und der ersten Proktoskopie waren zwischen 1 bis 27 Jahre verstrichen (Median: 4 Jahre).

Ergebnisse

Bei 22 Patienten (49%) fiel ein auffälliges Schleimhautareal an der Anastomose auf, welches biopsiert wurde. Bei 10 Patienten (22%) ergab die histologische Aufarbeitung der Biopsate ein relevantes Ergebnis. Bei vier Patienten wurde isoliert residuelle Rektumschleimhaut, bei zwei isoliert Adenomgewebe vom Rektumtyp und bei den restlichen vier Patienten sowohl Rektumschleimhaut als auch Adenomgewebe nachgewiesen. Der zeitliche Abstand zwischen der erfolgten Proktokolektomie und der ersten starren Proktoskopie mit Diagnose der Rektumschleimhaut oder des Adenomgewebes betrug bei diesen Patienten zwischen 3,5 und 27 Jahren mit einem Median von 7 Jahren (Abb. 1).

Von den insgesamt zehn Patienten mit positivem histologischem Befund an der pouchanalen Anastomose wurde bei Vorliegen eines tubulären Dickdarmadenoms in einem Fall eine Polypektomie, in einem anderen eine Thermokoagulation und in zwei anderen Fällen eine Laserkoagulation im Bereich der Anastomose durchgeführt. Ein Patient mit tubulärem Adenom an der Anastomose steht zur Laserkoagulation und ein anderer mit residueller Rektumschleimhautmanschette mit tubulären Adenomen zur Mukosektomie an. Von den vier Fällen, bei denen lediglich Rektumschleimhaut im Bereich der pouchanalen Anastomose gefunden wurde, erfolgte bei einem Patienten wegen ausgedehnter Residualrektumschleimhaut

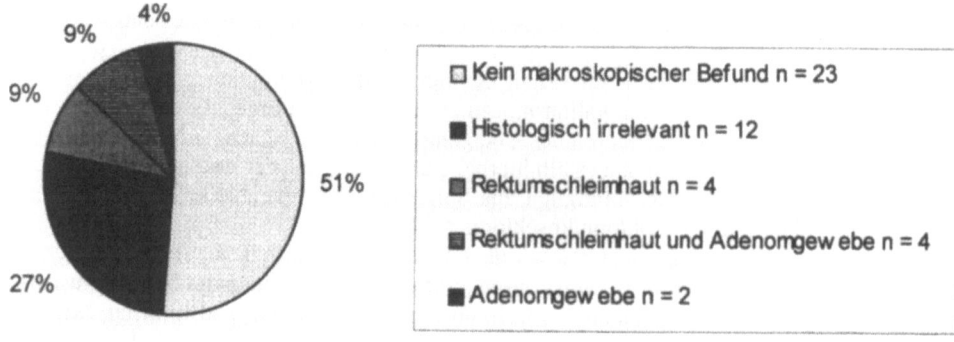

Abb. 1. Proktoskopien von Februar bis Dezember 1997: n=45 Patienten

eine erneute Mukosektomie. Die restlichen drei Patienten werden im weiteren zunächst engmaschig proktoskopisch kontrolliert.

Diskussion

Der Nachweis von residueller Rektumschleimhaut oder Rektumschleimhautadenomen bei 10 von 45 Polyposispatienten belegt den hohen Stellenwert der starren Proktoskopie im Nachsorgeprogramm bei FAP-Patienten nach IAP [3]. Hierbei ist die makroskopische Beurteilung der pouchanalen Anastomose durchaus problematisch: Durch narbige oder entzündliche Veränderungen in diesem Bereich ist die eindeutige Zuordnung fraglicher Schleimhautareale nicht immer möglich, so daß im Zweifel immer eine Biopsie erfolgen muß. Hierbei ist zu berücksichtigen, daß eventuell noch im Rektumcuff versprengte Rektumschleimhaut proktoskopisch nicht erfaßt werden kann. Eine routinemäßige Endosonographie als Screeningmethode zur Diagnose dieser Schleimhaut hat sich nicht bewährt. Der transanale Ultraschall ist den klinisch und proktoskopisch auffälligen Befunden vorbehalten.

Pathologische Befunde im Pouch selbst sind eine Ausnahme. Als kritische Zone der restaurativen Proktokolektomie erscheint die pouchanale Anastomose. Auch bei klinisch radikaler Proktomukosektomie besteht durch eventuell verbliebene Reste von Rektumschleimhaut im Bereich der Linea dentata weiterhin ein Risiko zur Adenombildung und nachfolgend auch zur Entartung in diesem Bereich. Eine engmaschige klinische und endoskopische Kontrolle in Form einer starren Proktoskopie ist aus diesem Grund routinemäßig zu fordern.

Literatur

1. Keighley MRB, Winslet MC, Yoshioka K, Lightwood R (1987) Discrimination is not impaired by excision of the anal zone after restorative proctocolectomy. Br J Surg 74: 1118–1121
2. Parks AG, Nicholls RJ (1978) Proctocolectomy without ileostomy for ulcerative colitis. Br Med J 2: 85–88
3. Wolfstein IH, Bat L, Neumann G (1982) Regeneration of rectal mucosa and recurrent polyposis coli after total colectomy and ileoanal anastomosis. Arch Surg 117: 1241–1242

Onkologie: Seltene Tumoren

Die interskapulothorakale Resektion nach Tikhoff-Linberg bei kompartmentüberschreitenden Tumoren des Schultergürtels

G. Voggenreiter, St. Assenmacher und K. P. Schmit-Neuerburg

Abteilung für Unfallchirurgie, Universitätsklinikum Essen, Hufelandstraße 55, D-45122 Essen

The Interscapulothoracic Resection (Tikhoff-Linberg Procedure) in Extracompartimental Tumors of the Shoulder Girdle

Summary. Nineteen consecutive patients with bone and soft tissue tumors of the shoulder girdle were treated with interscapulothoracic resection (Tikhoff-Linberg procedure) over a 10-year period. Twelve patients were alive with no evidence of disease at a mean follow-up of 6.3 (1–11) years and one patient is alive with local recurrence and pulmonary metastases after 15 months. Six patients died due to pulmonary metastases. Despite these complications, the Tikhoff-Linberg procedure proved to be a valuable operation for extended tumors of the shoulder girdle in terms of functional and oncological outcome and is clearly superior to forequarter amputation.

Zusammenfassung. Innerhalb eines Zehnjahreszeitraums wurden 19 Patienten mit Knochen- und Weichteiltumoren des Schultergürtels mittels einer interskapulothorakalen Resektion (Tikhoff-Linberg Operation) behandelt. Nach einem mittleren Nachuntersuchungszeitraum von 6,3 (1–11) Jahren waren 12 Patienten tumorfrei. Nach 15 Monaten ist ein Patient mit pulmonalen Metastasen und Lokalrezidiv am Leben und 6 Patienten sind an pulmonalen Metastasen verstorben. Trotz dieser Komplikationen ist die Operation nach Tikhoff-Linberg ein exzellentes Verfahren für die Behandlung ausgedehnter Tumoren des Schultergürtels und der interskapulothorakalen Amputation klar überlegen.

Die Behandlung von Knochen- und Weichteiltumoren hat sich von radikalen ablativen Verfahren hin zu extremitätenerhaltenden Operationsverfahren entwickelt. Die Tikhoff-Linberg Operation ist als alternatives Verfahren zur interskapulothorakalen Amputation bei ausgedehnten Tumoren des proximalen Humerus, der Skapula und der lateralen Klavikula indiziert, wenn eine Tumorinvasion des subchondralen Knochens, der Gelenkkapsel oder des gesamten Gelenks vorliegt. Voraussetzungen sind unter kurativer Intension, daß keine Invasion des axillären Gefäßnervenbündels, der Brustwand oder axilläre Lymphknotenmetastasen vorliegen. Weitere Indikationen bestehen im Rahmen von palliativen Therapiekonzepten, wenn eine Amputation aufgrund der Brustwandinfiltration oder ausgedehnter Fernmetastasierung nicht gerechtfertigt ist und in seltenen Fällen bei benignen inflammatorischen Veränderungen im Schultergelenksbereich. Die vorliegende Arbeit gibt unsere Erfahrung in 19 Tikhoff-Linberg Operationen während der letzten 10 Jahre wieder. Besonders herausgearbeitet werden sollen die onkologischen Ergebnisse und die mittelfristigen funktionellen Resultate.

Patientengut und Methode

Zwischen 1986 und 1996 wurden 19 interskapulothorakale Resektionen nach Tikhoff-Linberg durchgeführt. Das mittlere Alter der Patienten betrug 49,0 (12 bis 83) Jahre. Der Nachuntersuchungszeitraum der tumorfrei überlebenden Patienten war 6,3 (1–11) Jahre. Es handelte sich um 11 primär maligne Knochentumore, 6 primär maligne Weichteiltumore und 2 isolierte Metastasen von Schilddrüsenkarzinomen. Das chirurgische Tumorstadium war Stadium IB in 6, Stadium IIB in 10 und Stadium III in 3 Fällen [4]. Nach dem initialen Staging und einer offenen Biopsie erhielten Patienten mit Ewingsarkom (n=3), Osteosarkom (n=1) und Synovialsarkom (n=1) eine neoadjuvante Chemotherapie. Bei 3 Patienten mit malignem fibrösem Histiozytom wurde eine postoperative Radiotherapie und bei 2 Patienten mit einer solitären Metastase eines Schilddrüsenkarzinoms eine prä- und postoperative Radiojodtherapie durchgeführt. Patienten mit Chondrosarkomen (n=7) und Angiosarkomen (n=1) erhielten keine zusätzliche Therapie. Die Operationsmethode selbst ist in mehreren Publikationen hinreichend beschrieben. Nach der Klassifizierung für Schultergürtelresektionen handelte es sich um 11 Typ V Resektionen (modifizierte Tikhoff-Linberg Operation) und 8 Typ VI Resektionen (klassische Tikhoff-Linberg Operation) [5]. Die Rekonstruktion des proximalen Humerus erfolgte in allen Fällen durch die Implantation einer isoelastischen Tumorprothese. Die 12 überlebenden Patienten wurden hinsichtlich des funktionellen Ergebnisses nach dem Beurteilungsschema der Musculoskeletal Tumor Society beurteilt [3]. Dieses Schema basiert auf der Analyse von 6 Faktoren, nämlich Schmerzen, funktionelle Aktivitäten, Akzeptanz, Handposition, manueller Geschicklichkeit und Heben von Lasten. Das Ergebnis wird als Prozentwert der Normalfunktion angegeben.

Ergebnisse

Nach einem mittleren Nachuntersuchungszeitraum von 6,3 (1–11) Jahren waren 12 von 19 Patienten tumorfrei. Ein Patient starb an nicht tumorbedingten Ursachen nach 2 Jahren. Ein Patient ist mit Lungenmetastasen und Lokalrezidiv 15 Monate p.op. am Leben. Die verbleibenden 6 Patienten starben im Mittel 18 (3–33) Monate p.op. an Lungenmetastasen (n=5) oder intracerebralen Metastasen (n=1). Alle Patienten mit onkologischen Komplikationen hatten hochmaligne extrakompartimentale Tumoren (6 Stadium IIB, 1 Stadium III). Zwei davon entwickelten neben einer Fernmetastasierung ein Lokalrezidiv nach 5 bzw. 11 Monaten. Die tumorfreie Überlebensrate war 6/6 im Stadium IB und 4/10 im Stadium IIB. Die beiden Patienten mit einer solitären Metastase eines Schilddrüsen Carcinoms waren nach einem bzw. 6 Jahren tumorfrei.

Die Handfunktion war, mit Ausnahme eines Patienten mit einer Plexus brachialis Parese, ungestört. Ein Patient, bei dem aufgrund eines Protheseninfektes eine Explantation der Prothese durchgeführt werden mußte, hatte keine Abduktion im Schultergelenk. Bei den übrigen Patienten bewegte sich die Abduktion zwischen 30 und 45°. Der Hauptgrund für die geringe Abduktion ist der operationsbedingte Verlust der Abduktoren im Schultergelenk. Nach dem MSTS-Evaluation System wurde das funktionelle Ergebnis mit 72±14 (38–87)% der Normalfunktion angegeben. Es gab keine Hinweise, daß sich das funktionelle Ergebnis mit der Zeit verschlechtern würde. Nur der Patient mit Plexus brachialis Parese gab intermittierend Schmerzen an. Mit Ausnahme eines Patienten konnten alle übrigen wieder ihrem vor der Operation ausgeübten Beruf nachgehen. Der Patient mit dem schlechtesten funktionellen Ergebnis (Plexusparese) war wieder als Anwalt tätig.

Nicht tumorbedingte postoperative Komplikationen traten bei 9 Patienten auf. Vier mußten mehr als einmal revidiert werden. Drei Patienten entwickelten ein revisionsbedürftiges Serom. Bei einem Patienten kam es zu einer Humerusschaftfraktur an der Prothesenspitze (5 Jahre p.op.), welche mit Plattenosteosynthese stabilisiert wurde. Bei einem weiteren Patienten kam es zu einem Prothesenbruch an der Prothesenspitze (9 Jahre p.op.), so daß ein Prothesenwechsel notwendig war. Bei weiteren zwei Patienten ist das zur Aufhängung der Prothese verwendete Treviraband gerissen. Zwei Patienten entwickelten neurologische Komplikationen, wobei sich eine Medianusparese vollständig zurückbildete. Die Plexusparese hinterließ wie oben geschildert ein dauerhaftes Defizit.

Diskussion

Die interscapulothorakale Resektion ist ein ausgezeichnetes Operationsverfahren für das Schultergelenk betreffende maligne Tumoren. In der vorliegenden Untersuchung waren die schwerwiegendsten und häufigsten Komplikationen die Fernmetastasierung und das Lokalrezidiv. Obwohl alle Stadium IIB Tumoren mit Ausnahme der Chondrosarkome mit einer adjuvanten Therapie behandelt wurden, ist diese Komplikationsrate besorgniserregend und spiegelt im wesentlichen die Biologie der Tumoren und weniger das operative Vorgehen wieder. Die Inzidenz des Lokalrezidivs ist der Amputation vergleichbar [1]. Meller et al. beobachteten ein Lokalrezidiv bei 10 Tikhoff-Linberg Operationen [6]. Wir beobachteten bei 2/10 Patienten mit Stadium IIB Tumoren ein Lokalrezidiv, wobei beide Patienten einen ausgedehnten Initialtumor von über 10 cm Durchmesser hatten. Eine Gesamtlokalrezidivrate von 2/19 Patienten deckt sich mit den in der Literatur angegebenen Werten.

Die nicht tumorbedingte Komplikationsrate war relativ hoch (9/19 Patienten), ist aber vergleichbar mit anderen Studien [2, 5]. In einem Fall war bei tiefer Infektion die Explantation der Prothese notwendig und die Infektion heilte aus. Capanna et al. berichten über infektbedingte Prothesenexplantationen in 3/24 Fällen [2].

Der limitierende Faktor hinsichtlich Funktionalität ist die Resektion des Abduktormechanismus um weite Resektionsränder zu erhalten. Das funktionelle Ergebnis, basierend auf Faktoren, die den Patienten als Ganzes betrachten, ergab im Mittel 72% der normalen Funktion. Das Ergebnis der MSTS-Studie, in die Patienten mit unterschiedlichen Tumoren der oberen Extremität eingebracht wurden, ergab 68% [3]. Diese und unsere Ergebnisse sind mit der Untersuchung von Meller vergleichbar, der nach Tikhoff-Linberg Operation ebenfalls 72% der normalen Funktion fand [6]. Wir sind davon überzeugt, daß die funktionellen Ergebnisse der Tikhoff-Linberg Operation basierend auf Aktivität, Schmerzen und psychologischen Faktoren der Amputation eindeutig überlegen sind. Der Patient mit dem schlechtesten Ergebnis in unserer Serie hat ein vermutlich besseres Ergebnis, als es durch die Amputation erreicht werden könnte.

Die Tikhoff-Linberg Operation ist ein hervorragendes Verfahren für ausgedehnte Tumoren des Schultergürtels in Hinblick auf Funktionalität und onkologische Radikalität. Die Patienten müssen jedoch über die nicht unerheblichen Komplikationen aufgeklärt werden. Die Gesamtkomplikationsrate betrug 74%. Alle bis auf eine (Plexusparese) nichttumorbedingten Komplikationen konnten erfolgreich behandelt werden. Das funktionelle Ergebnis ist weniger ausgedehnten Tumoroperationen mit Erhalt des Schultergelenks annähernd vergleichbar. Unter Beachtung der Indikationen sollte die Amputation nicht als Alternative zur Tikhoff-Linberg Operation angesehen werden, sondern nur noch eine Rolle bei Infiltration des axillären Gefäßnervenbündels haben. Es muß gefordert werden, daß Patienten mit malignen Tumoren des Schultergürtels spezialisierten Zentren zugeführt werden.

Literatur

1. Bahgia SM, Elek EM, Grimer RJ, Carter SR, Tillman RM (1997) Forequarter amputation for highgrade malignant tumours of the shoulder girdle. J Bone Joint Surg 79-B: 924–926
2. Capanna R, Van Horn RJ, Biagini R, Ruggieri P, Ferruzzi A, Campanacci M (1990) The Tikhoff-Linberg procedure for bone tumors of the proximal humerus: the classical "extensive" technique versus a modified "transglenoid" resection. Arch Orthop Trauma Surg 109: 63–67
3. Enneking WF, Dunham W, Gebhardt MC, Malawer M, Pritchard DJ (1993) A system for the functional evaluation of reconstructive procedures after surgical treatment of tumors of the musculoskeletal system. Clin Orthop 286: 241–246
4. Enneking WF, Spanier SS, Goodman MA (1980) A system for the surgical staging of musculoskeletal sarcoma. Clin Orthop 153: 106–120
5. Malawer MM, Meller I, Dunham WK (1991) A new surgical classification system for shoulder girdle resections. Clin Orthop 267: 33–44
6. Meller I, Bickels J, Kollender Y, Ovadia D, Oren R, Mozes M (1997) Malignant bone and soft tissue tumors of the shoulder girdle. Acta Orthop Scand 68: 374–380

Prognoseunterschiede primärer Dünndarmmalignome

G. Winde, B. Glodny, T. Berns und N. Senninger

Klinik und Poliklinik für Allgemeine Chirurgie, WWU Münster, Waldeyerstraße 1, D-48129 Münster

Prognostic Differences in Malignant Tumours of the Small Intestine

Summary. Malignant small bowel tumours are rare, with about 320 deaths every year due to metastases. Tumours of differing histologic entities (adenocarcinomas, leimyosarcomas, non-Hodgkin, lymphomas, carcinoids) are detected at late stages of the disease because of non-specific symptoms. Valuable diagnostic means are small bowel enema, intestinoscopy and abdominal CT/ultrasound. Five-year survival rates are poor for carcinomas (21%), for sarcomas (37%), lymphomas (44%) and best for carcinoids (100%). Surgical options are poor for carcinomas with a high number of R2 resections and bypass operations. Multivisceral surgery is beneficial for sarcomas and lymphomas, followed by local radiation therapy or chemotherapy.

Key words: small bowel – carcinoma – sarcoma – lymphoma

Zusammenfassung. Maligne Dünndarmtumoren sind eine kleine Entität von Tumoren mit sehr später Diagnosestellung infolge der unspezifischen Symptomatik. Die Diagnosestellung gelingt am ehesten durch die Sellink-Passage und Intestinoskopie (direkt) oder Abdomen-CT und Ultraschall (indirekt). Die 5-Jahresüberlebenszeiten sind für Karzinome 21%, für Sarkome 37%, für Lymphome 44% und für Karzinoide 100%; der Unterschied zwischen den Entitäten zeigt signifikanten Trend. R2-Resektionen sind bei Karzinomen am häufigsten, meistens sind Bypass-Verfahren therapeutisches Maximum. Multiviszerale Operationen zeigen Vorteile bei Sarkomen und Lymphomen, in Einzelfällen gehören Patienten dieser Entitäten nach lokaler postoperativer Radiatio bzw. Chemotherapie zu Langzeitüberlebenden.

Schlüsselwörter: Dünndarmtumor – Karzinome – Lymphome – Sarkome

Primäre Dünndarm-Malignome stellen eine Rarität dar, nur ca. 320 Patienten versterben an diesen Tumoren pro Jahr. Unspezifische Symptome, die bei anderen gastrointestinalen Erkrankungen ebenfalls vorkommen, verschleiern die frühzeitige Diagnosestellung. Später Diagnosestellung ist stets mit fortgeschrittenem Tumorstadium und der Folge palliativer chirurgischer Therapie in den meisten Fällen verknüpft. In wie weit die chirurgische Therapie die Überlebenszeit sinnvoll beeinflußt und welche diagnostischen Maßnahmen am ehesten zur Arbeitsdiagnose führen, war das Ziel dieser retrospektiven Analyse.

Patienten und Methode

Retrospektive Analyse anhand von Krankenakten und Nachsorgeberichten des Tumorzentrums über den Zeitraum 1972–1992. Es kamen 35 Malignome von 41 primären Dünndarmtumoren zur Auswertung. Die Dünndarmtumore verteilten sich wie folgt: 43% Karzinome (15/35; 13×pT4, 2×pT4, 5×N0, 5×N1, 5×Nx, 7×M0, 8×M1 nach TNM-Klassifikation), 26% Leiomyosarkome (9/25), 20% Lymphome (7/35) und 11% Karzinoide (4/35). Das Durchschnittsalter der Malignome betrug 51 Jahre (11–78 Jahre), die Gesamt-M:F-Rate 1,9:1 und unterschied sich nur gering für die einzelnen Tumorentitäten: Karzinome 2,1, Sarkome 1,25:1, Lymphome 2,5:1, Karzinoide 3:1. Die Altersverteilung zeigt bei den Karzinomen eine Häufung im 4. und 7. Lebensjahrzehnt, bei Sarkomen im 6. und 7. Lebensjahrzehnt; Lymphome und Karzinoide zeigten keine Maxima. Die einzelnen Entitäten unterschieden sich insignifikant hinsichtlich des Lebensalters (Kruskall-Wallis-Test $P=0,645$). 32 von 35 Patienten (91%) konnten langzeitig kontrolliert werden (0,5–13 Jahre). Statistik: ANOVA Kruskall-Wallis-Test, Kaplan-Meyer-Test und log rank Test (Maentel-Hanszel), $p<0,05$ als Signifikanzniveau. Analytik mit GraphPad Prism™ (GraphPad software Inc., San Diego, CA).

Ergebnisse

Als Symptome der Dünndarmtumore wurden erfaßt: Schmerzen, Erbrechen, Schwächegefühl, Gewichtsverlust, Anämie, Ileuszeichen, Diarrhoe/Obstipation, intestinale Blutung, tastbarer Tumor, diese Symptome wurden in absteigender Reihenfolge bei Karzinomen und Karzinoiden gefunden, nicht jedoch bei Sarkomen und Lymphomen, die eine Gleichverteilung zeigten. Die Tumore verteilten sich über den Dünndarmtrakt (Duodenum → Jejunum → Ileum) wie folgt: Karzinome (15/35): 12/15:2/15:1/15, Leimyosarkome (9/35): 3/9:3/9:3/9; Lymphome (7/35): 1/7:3/7:3/7; Karzinoide (4/35): 2/4:0:2/4. Als relevante Diagnostik mit hinweisenden oder beweisenden Befunden diente die Endoskopie/Intestinoskopie (70%), die selektive Dünndarmpassage (78%), Abdomen-CT (70%), Abdomen-Sonographie (78%) und ERCP (33%); bei Blutungssymptomatik bzw. typischem klinischem Symptom (flush) waren selektive Angiographie und biochemische Analyse (Vanilinmandelsäure) beweisend (Tabelle 1).

Zum Operationszeitpunkt zeigten 30% (11/35) der Patienten Fernmetastasen bzw. 60% (21/35) der Gesamtpatientenzahl Lymphknoten- und Fernmetastasen. Die Klinik-Mortalität betrug 5,7% (2/35). Die 5-Jahres-Überlebensrate (5-JÜLZ) aller Patienten beträgt 28%, wobei für Karzinoide 100% 5-Jahres ÜLZ (Median 135 Monate, 72–192 Monate) dokumentiert wurden. Schlechteste Prognose haben Karzinome (21% 5-JÜLZ; Median 21 Monate, 4–130 Monate) vor den Sarkomen (37% 5-JÜLZ; Median 24,5 Monate, 11–96 Monate) und Lymphomen (44% 5-JÜLZ; Median 31,5 Monate, 5,5–132 Monate). Die Unterschiede in der 5-JÜLZ der histologischen Entitäten sind signifikant (log rank Test für Trend: $p=0,019$, $\chi^2=5,503$, d.f.: 1). Als operative Therapie kamen bei Karzinomen die Segmentresektion mit

Tabelle 1. Diagnostische Mittel und Zahl der hinweisenden, diagnoserelevanten Befunde

Diagnostik	Karzinome	Sarkome	Lymphome	Karzinoide	positive Befunde	
Endoskopie Intestinoskopie	12/15 (80%)	3/6 (50%)	2/4 (50%)	2/4 (50%)	21	(70%)
MDP-Sellink	8/12 (67%)	5/5 (100%)	5/6 (83%)	3/4 (75%)	21	(78%)
CT	3/4 (75%)	1/2 (50%)	2/3 (67%)	1/1 (100%)	10	(70%)
Sonographie	6/10 (60%)	2/5 (40%)	6/6 (100%)	4/0	18	(78%)
ERCP	1/1 (100%)			2/0	1	(33%)
Laborbefunde				1/1	1	(100%)
Coeliacographie	1/1 (100%)	1/1 (100%)			2/2	(100%)

Tabelle 2. Literaturvergleich der 5-Jahres-Überlebensraten für die verschiedenen primären Dünndarmtumore

	Karzinome	Sarkome	Lymphome	Karzinoide
Dorman 1967	14% (n=22)	10% (n=9)	20% (n=5)	57% (n=14)
Pagtalunan 1964	22% (n=88)	15% (n=31)	40% (n=35)	52% (n=44)
Treadwell 1975	25% (n=28)	25% (n=16)	25% (n=24	47% (n=19)
Wilson 1974	15% (n=41)	20% (n=10)		30% (n=23)
Tonak 1986	31% (n=17)	31% (n=18)		64% (n=16)
Müller 1978	29% (n=4)	25% (n=4)		20% (n=1)
eigene Studie	21% (n=14)	37% (n=8)	44% (n=6)	100% (n=4)

Lymphadenektomie in 33% (5/15), die Whipple-OP in 20% (3/15) und Bypassverfahren in 47% (7/15) zur Anwendung, bei Sarkomen und Lymphomen dominierten die multiviszeralen Resektionen (66%, 6/9 bzw. 57%, 4/7). Karzinoide ließen sich durch onkologische Segmentresektion in allen Fällen therapieren. Die Radikalität der Operationen ergab in 26% (9/35) eine R2-Situation, in 46% (16/35) eine R1-Situation und in 28% eine R0-Situation. Karzinome hatten die höchste R2-Resektionsquote (47%, 7/15 bzw. 78% (7/9) aller R2-Operationen), Sarkome und Lymphome nur in je einem Fall. 33% aller Karzinome wurden R0-reseziert, ebenso 22% (2/9) aller Sarkome und 75% (3/4) der Karzinoide. Lymphome zeigten histologisch in 86% (6/7) Fälle eine R1-Resektion. In Einzelfällen war die Indikation zur postoperativen Chemotherapie bzw. Radiatio gegeben; bei 2 Karzinompatienten führte die Chemotherapie (5-FU, 450 mg/m^2 KO) nicht zur Verbesserung der Überlebenszeit. Bei Sarkomen wurde in 3/9 Patienten die Radiatio paraaortal und an der Mesenterialwurzel durchgeführt; 2/3 Patienten leben derzeit. Bei Lymphomen wurde in 5/7 Fällen das BACOP-Schema durchgeführt, 2 von 5 Patienten überleben noch (Tabelle 2).

Diskussion

Die Prognose der malignen Dünndarmtumore wird vornehmlich beeinflußt durch die frühe lymphogene, hämatogene und peritoneale Metastasierung und durch die ungünstige anatomische Beziehung zur Mesenterialwurzel [1]. In Übereinstimmung mit der Literatur finden sich maligne Dünndarmtumoren am häufigsten in der Altersgruppe der 50–70jährigen Patienten, wobei für jede der histologischen Entitäten eine männliche Prädominanz besteht [2]. Infolge der unspezifischen Symptomatik sind lange Verschleppungszeiten typisch, so daß entweder erst bei Akutsymptomatik oder in Spätstadien der Erkrankung operiert wird. Die am ehesten direkt hinweisende Diagnostik ist die Hohlraumdarstellung in der Sellink-Passage und die Intestinoskopie mit histologischer Sicherung [3]. In Abweichung von der Literatur (13–24%) war die Klinik-Mortalität in unserem Patientengut deutlich geringer (5,7%) [2]. Ein eindeutiger Trend in der Lokalisationsverteilung für die vier histologischen Entitäten besteht nicht, jedoch sind Karzinome im Duodenum am häufigsten [2]. Die 5-Jahresüberlebenszeit primärer Dünndarmmalignome ist übereinstimmend gering; Karzinome und Sarkome sind mit 14–31% bzw. 10–31% deutlich benachteiligt verglichen mit Lymphomen (20–40%) und Karzinoiden (20–57%) [1, 2, 4]. Die Ergebnisse unserer Untersuchung sind besser für Sarkome und Lymphome (37% bzw. 44%), wobei die multiviszeralen Operationen und in Einzelfällen die postoperative Radiatio oder Chemotherapie hierzu beigetragen haben könnte. Neuroendokrine Tumoren haben in allen Studien die beste Prognose [2]. Haupteinfluß auf die Prognose haben die bei der Erstoperation vorgefundenen Metastasen (60%), so daß radikale Eingriffe in vielen Fällen nicht mehr angezeigt sind [2].

Literatur

1. Tonak J (1986) Maligne Dünndarmtumoren. In: Hermanek P et al.: Chirurgische Onkologie, Springer Verlag, Berlin, S 486
2. Brücher BLDM, Roder JD, Fink U, Stein HJ, Busch R, Siewert JR (1998) Prognostic factors in resected primary small bowel tumors. Dig Surg 15:42
3. Bindewald H (1982) Dünndarmtumoren: Eine häufig vergessene Differentialdiagnose. Chirurg 53:682
4. Pagtalunan JG, Mayo CM, Dockerty MB (1972) Primary small bowel tumors of the small intestine. Ann Surg 108:13

Aktuelle therapeutische Strategie des primären Intestinalen Non-Hodgkin-Lymphoms

W. U. Schmidt[1], W. Heise[2], S. Daum[2], F. P. Müller[1], T. Steinke[1], D. R. Wassenberg[1] und P. R. Verreet[1]

[1] Klinik für Allgemein- und Viszeralchirurgie, Zentrum für Chirurgie am Klinikum Krefeld, Lutherplatz 40, D-47805 Krefeld
[2] Abteilung für Gastroenterologie, Universitätsklinikum Benjamin Franklin, Freie Universität Berlin, Medizinische Klinik I, Hindenburgdamm 30, D-12200 Berlin

Therapeutic Strategy for Primary Intestinal non-Hodgkin's Lymphoma

Summary. Of all surgical interventions of intestinal non-Hodgkin's lymphomas 58% (15 or 26 patients) are performed in an emergency situation. In 42% of cases, examination by ultrasonography, endosonography, intestinoscopy. Sellink's enema, thoracic, abdominal/pelvic CT and bone marrow puncture could determine the stage preoperatively. This could also be done by examining the regional and juxtaregional lymph nodes or performing a liver biopsy intraoperatively. Crucial for the therapy is in all cases the adequate staging even in emergency situations. Only special knowledge of the intestinal non-Hodgkin's lymphoma can lead to the necessary stage-adapted multimodal therapy – operation/irradiation/chemotherapy.

Zusammenfassung. 58% (5 von 26 Patienten) aller Eingriffe intestinaler Non-Hodgkin-Lymphome erfolgen notfallmäßig. In 42% der Patienten konnte präoperativ das Stadium durch Sonographie, Endosonographie, Intestinoskopie, Enteroklysma nach Sellink, Thorax-, Abdomen- und Becken-CT und Knochenmarkspunktion entsprechend der intraoperativen Sicherung durch regionales sowie juxtaregionales Lymphknotensampling und eine Leberbiopsie erfaßt werden. Nur die spezielle Kenntnis der Entität des intestinalen Non-Hodgkin-Lymphoms wird intraoperativ auch unter Notfallbedingungen die Weichen für ein adäquates Staging als Vorbedingung einer stadienadaptierten Therapiemultimodalität – Operation/Radiatio/Chemotherapie – stellen können.

Einleitung

Therapiekonzepte des primären extranodalen intestinalen Non-Hodgkin-Lymphoms sind multimodal und interdisziplinär. Die Standortbestimmung zur Wertigkeit der konkurrierenden Disziplinen – Chirurgie, Strahlentherapie, Onkologie – ist durch die Vielzahl der histologischen Subtypen und der unterschiedlichen Verläufe beeinflußt und wird kontrovers diskutiert [2, 4, 5]. Theoretisch sollte der planbare Eingriff dem Tumorstadium, dem Lymphomtyp und der individuellen und lokalen Operabilität angepaßt werden. Aus einer diagnostischen Ungewißheit resultieren möglicherweise Operationen, die der Diagnose des primären extranodalen intestinalen Lymphoms nicht angepaßt sind und die chirurgische Therapie in Mißkredit bringen können.

Ergebnisse

Die vorläufigen Ergebnisse der seit IV/95 laufenden prospektiven Studie der intestinalen Lymphomgruppe überblicken 26 Patienten (18 T-Zell-/8 B-Zell-Lymphome). 18 wurden in die Therapiestudie eingeschlossen. Das Durchschnittsalter betrug 60 (35–75) Jahre. 18 Patienten wiesen die Stadien E I und E II, 8 die Stadien III und IV auf. Die Histopathologie ergab 14 hochmaligne, 4 niedrigmaligne mit hochmalignen Anteilen, 5 niedrigmaligne und 3 andere intestinale Non-Hodgkin-Lymphome. Bei 15 Patienten (58%) wurde notfallaparotomiert und die Diagnose am Operationsresektat gestellt. Initiale Komplikationen waren in 15% ein Ileus, in 23% eine Perforation und in 19% eine Blutung. Präoperativ wurde durch Abdomensonographie, Endosonographie, Endoskopie insbesondere Intestinoskopie, Enteroklysma nach Sellink, CT von Thorax, Abdomen und Becken und Knochenmarkspunktion in 42% das Stadium erfaßt und operativ in gleicher Form mittels regionalem und juxtaregionalem Lymphknotensampling und einer Leberbiopsie bestätigt.

Diagnostische Strategie

Die Anamnese erhebt die Chronologie meist uncharakteristischer Beschwerden, von Blutungs- oder Stenosesymptomen, von einer B-Symptomatik und liefert Daten zu Sprue, Malassimilation und Malabsorption. Der Labordiagnostik basierend auf einem Differentialblutbild, Leber- und Nierenfunktionswerten, HIV-Serologie, Elektrophorese, Urinstatus und fakultativ einer Liquoruntersuchung ist die klinische Untersuchung vorangestellt. Die bildgebende Diagnostik liefert die Tumortopographie sowie -aussaat und umfaßt Abdomensonographie und zur Erhärtung ein Abdomen-Becken-CT. Eine Weichteilsonographie der großen Lymphknotenstationen ist vorteilhaft. Die Thoraxaufnahme muß bei Verdacht durch ein Thorax-CT komplettiert werden. Der Dünndarm wird meistens durch ein Enteroklysma nach Sellink abgeklärt, da die Intestinoskopie nur selten verfügbar ist. Eine Gastroduodenoskopie mit repräsentativer Biopsie und eine Koloskopie mit Stufenbiopsie ist obligat. Die Endosonographie zeigt die Wandstruktur und periintestinale Lymphknoten. Zusätzliche Konsile betreffen HNO, Dermatologie und Proktologie (Tabelle 1).

Operationsindikation

Im Rahmen der Laparotomie wird der Primärtumor entfernt und eine Bauchraumexploration entsprechend der für den M. Hodgkin konzipierten Staginglaparotomie angeschlossen. Die indikatorische Besonderheit besteht beim intestinalen Lymphom in der unspezifischen Symptomatik, der meist fehlenden endoskopischen Darstellbarkeit und damit einer Verschleppung der Diagnosestellung (fatale Pause). Überwiegend wird die Diagnose intra- oder postoperativ nach Notfalloperationen wegen Ileus, Perforation oder Blutung am Resektat gestellt. Die pathohistologische Aufarbeitung des präoperativen und intraoperativen Samplings ermöglicht die exakte Beschreibung der lokalen Dissemination. Das operative Sampling von Lymphknoten und Organbiopsaten kann durch Laparotomie oder seltener durch Laparoskopie erfolgen. Eine elektive Operationsindikation zur R_0-Resektion besteht in den Stadien I 1–II 1.

Operatives Management und Verfahrenswahl

Die explorative Laparotomie dient der Abschätzung der Tumorausdehnung, der Infiltration der Nachbarorgane und des juxta- und regionalen Lymphknotenbefalles. Die Klärung extra-

Tabelle 1. Diagnostik primärer extranodaler gastrointestinaler Non-Hodgkin-Lymphome

Anamnese
- Chronologie, Symptome
- Stenose- und Blutungssymptome
- Änderung der Appetenz- und Stuhlgewohnheiten
- B-Symptomatik
- Sprue, Malassimilation, Malabsorption
- Zweittumore

Klinische Untersuchung

Laboruntersuchung
- Differentialblutbild, Eisen, Ferritin
- Transaminasen, LDH, Cholestaseparameter
- Vitamin B_{12}, Folsäure
- Liquoruntersuchung (fakultativ)
- Elektrophorese, Paraproteine
- Harnpflichtige Substanzen
- Urinstatus
- HIV-Status

Bildgebende Diagnostik
- Abdomensonographie
- Weichteilsonographie der Leisten und Axilla (fakultativ)
- Thoraxaufnahme, CT-Thorax (bei radiologischem Verdacht)
- CT-Abdomen/Becken
- Enteroklysma nach Sellink (1. Präferenz: Intestinoskopie)
- Kolonkontrasteinlauf (1. Präferenz: Koloskopie)

Invasive Diagnostik
- Oesophago-Gastro-Duodenoskopie (repräsentative Biopsie)
- Intestinoskopie (definierte Stufenbiopsie)
- Koloskopie (definierte Stufenbiopsie)
- Endosonographie Magen (bei Befall/bei klinischem Verdacht)
- Endosonographie Kolon/Rektum (bei Befall/bei klinischem Verdacht)

Additive Biopsien
- Knochenmark
- Bilaterale Leberbiopsie (bei Befall/bei klinischem Verdacht) oder intraoperativ

Zusatzuntersuchungen
- HNO-Untersuchung
- Dermatologische Untersuchung/Hautbiopsie
- Skelett-Szintigraphie
- Proktoskopie

nodaler Manifestationen erfordert die Exploration der Nachbarstrukturen und -organe. Die segmentale Dünndarmresektion richtet sich mit den karzinomüblichen Sicherheitsabständen nach der Lokalisation, der Ausdehnung und der makroskopischen Wuchsform des Tumors. Bei multifokalem Befall bestimmt der kraniale Tumorausläufer die Resektionsgrenzen. Am Dickdarm wird auf die Technik klassischer Karzinomresektionen zurückgegriffen. Die Prinzipien des onkologischen Eingriffs „no touch isolation technique", zentrale Gefäßligatur, getrennte Asservation des Grenzlymphknotens, Ligatur des Darmlumens, Einhalten der Sicherheitsabstände und „en bloc"-Resektion bilden die Grundlage. Zur Sicherung der Absetzungsränder kann eine intraoperative Schnellschnittkontrolle der Resektionsgrenzen in seltenen Zweifelsfällen sinnvoll sein. Das Rekonstruktionsverfahren muß die relativ günstige Prognose des malignen Lymphoms berücksichtigen. Bei Unmöglichkeit der R_0-Resektion sind repräsentative Tumorbiopsien zu entnehmen. Das intraoperative Sampling umfaßt bei kurativen oder explorativen Vorgehen den gleichen Umfang (Tabelle 2). Die weiteren Lymphknoten am Lig. hepatoduodenale, Pankreasunterrand, Aorta abdominalis und der A. iliaca so-

Tabelle 2. Abdominelles Staging primärer gastrointestinaler Non-Hodgkin-Lymphome

Lymphknoten/Organ	Dissektionsform
Mesenterial bis Grenzlymphknoten A. mes. sup.	regionale/radikuläre
Mesokolon bis Grenzlymphknoten A. mes. sup. oder A. mes. inf.	systematische Lymphadenektomie
Lig. hepatoduodenale Pankreasunterrand Mesenterialwurzel Aorta abdominalis A. iliaca bds.	repräsentatives Lymphknotensampling
Juxtaregionale Lymphknotengruppen	individuell-isoliertes Sampling
Leber	Bilaterale Keilbiopsie und tiefe Stanzbiopsie
Milz	Splenektomie nur bei morphologischer Auffälligkeit

wie die juxtaregionalen Lymphknotengruppen werden möglichst repräsentativ (Sampling) entnommen und mit Titanclips markiert für eine spätere Radiatio. Die bilobären Leberkeilexzisionen oder die tiefen Leberstanzbiopsien sind obligat. Die Splenektomie ist nur bei Verdacht auf Milzbefall indiziert. Bei hochmalignen Lymphomen darf eine Kuration angesichts der effektiven Chemotherapie nicht erzwungen werden. Die Eingriffserweiterung am Magen, Pankreas, weiterer Jejunum-, Ileum- und Kolonsegmenten ist nur im Ausnahmefall zur Sicherung einer R_0-Resektion ohne Risikozuwachs gerechtfertigt. Die Verlagerung der Ovarien sollte bei Frauen im gebärfähigen Alter erwogen werden.

Diskussion

Es fehlen derzeit über primäre extranodale MALT-Lymphome grundsätzliche Informationen, die nur durch eine systematische Grundlagenforschung geliefert werden können. Daten zur Ätiologie, Biologie und Pathologie, zum MALT-Konzept, zum Tumorverhalten und Disseminationsmuster sind zu erarbeiten. Erst die Kenntnis dieser Daten erlaubt Aussagen über die Vertretbarkeit randomisierter klinischer Therapiestudien, die für die Festlegung interdisziplinärer therapeutischer Leitlinien Voraussetzung sind. Ob das Ziel der R_0-Resektion letztlich gerechtfertigt ist und ob die Operation überhaupt ihren scheinbaren Stellenwert im mehrmodalen Behandlungskonzept behält, werden die Therapievergleiche zeigen. Inwiefern gleich gute Resultate durch eine kombinierte Radiochemotherapie oder alleinige Radio- bzw. Chemotherapie zu erzielen sind, sollte ebenso Gegenstand künftiger Untersuchungen sein [2, 4]. Akzeptiert ist seit 1994 die Luganoklassifikation [3] für die primären extranodalen intestinalen Non-Hodgkin-Lymphome. Die Differenzierung im Stadium I des Befalles der Mukosa und Submukosa (I 1) und einem Befall der Muskularis propria/Subserosa/Serosa (I 2) hat eventuell Bedeutung für die operative Therapie [1]. Besonders bedeutsam für die Chirurgie aber ist die Einführung des Stadiums II E in der Luganoklassifikation: ein kontinuierlicher Befall eines Nachbarorgans sollte auf Grund seiner prognostischen Relevanz als solcher dokumentiert werden, da ein multiviszeraler Eingriff bei MALT-Lymphomen bei erhöhtem Risiko selten gerechtfertigt ist.

Im Ausnahmefall ist die exakte Histologie und das Stadium der intestinalen Lymphome präoperativ verfügbar, so daß hier die Operationsindikation mit dem Ziel der R_0-Resektion, der histopathologischen Stadiensicherung, aber auch der Komplikationsprävention gegeben ist [2,4]. Für die primären intestinalen Non-Hodgkin-Lymphome liegen derzeit keine Therapieleitlinien vor. Das klinische und therapeutische Dilemma des intestinalen Lymphoms besteht in 2/3 der Fälle notfallmäßig versorgter Patienten, die ohne Kenntnis der Histologie operiert werden [2, 5]. Neben einer umsichtig geplanten Notfalloperation mit den Zügen einer explorativen Laparotomie wird dem Operateur erst die Kenntnis der Entität des intestinalen

Lymphoms den Weg in der Notfallsituation und in der Planung einer multimodalen Therapie weisen. Prinzipiell muß die Notfalloperation der vorliegenden Komplikation aber auch den Leitlinien einer adäquaten onkologischen Operation gerecht werden mit der Abschätzung der Tumorausdehnung, der Infiltration oder des Befalls von Nachbarorganen und der Abklärung des mesenterialen und juxtaregionalen LK-Befalles [2, 4, 5]. Andere Autoren rechnen der explorativen Laparotomie zur Ausbreitungsdiagnostik der nodalen Lymphome bei moderner Bildgebung und neuer Therapiekonzepte einen geringeren Stellenwert zu. Koch betont, daß mit einer Resektion des Lymphoms eine Exploration des Bauchraums mit Biopsien aus allen Lymphknotenregionen und beiden Leberlappen obligat verbunden sein muß zur Optimierung einer eventuellen additiven Therapie [4, 5]. Die Resektion kann Komplikationen wie Blutung und Perforation des Darmes vorbeugen und durch eine Tumormassenverminderung der Radiatio und Chemotherapie bessere Therapieaussichten bieten [2,5].

Der Stellenwert der kooperierenden Disziplinen Chirurgie, Strahlentherapie und Onkologie in der Therapie primärer intestinaler Non-Hodgkin-Lymphome wird sich durch randomisierte multimodale Therapiestudien abschätzen lassen. Die Inzidenz von 2–4 Fällen/ 1 000 000 Einwohner und Jahr für das intestinale Lymphom läßt hoffen, daß sich die Studienabsichten europaweit vereinheitlichen lassen, um die Rekrutierung der Patientenzahl in angemessener Zeit zu erlauben. Die hier geforderte randomisierte europäische Therapiestudie „Gastrointestinale Lymphome II" hat mit Studienzentren in Würzburg, Aschaffenburg, Wien und Referenzzentrum für Chirurgie am Klinikum Krefeld begonnen.

Literatur

1. Radaszkiewicz T, Dragosics B, Bauer P (1992) Gastrointestinal malignant lymphomas of the mucosa-associated lymphoid tissue: factors relevant to prognosis. Gastroenterology 102: 1628–1638
2. Röher HD, Schmidt WU, Ohmann C, Verreet PR (1997) Chirurgie primärer gastrointestinaler Lymphome. Onkologe 3: 535–538
3. Rohatiner A (1994) Report on a workshop convened to discuss the pathological and staging classifications of gastrointestinal tract lymphoma. Ann Oncol 5: 397–400
4. Schumpelick V, Faß J, Steinau G, Bautzmann J (1991) Chirurgische Behandlung gastrointestinaler Lymphome. Chirurg 62: 451–456
5. Tissot E (1996) Role of surgery in gastrointestinal lymphomas. Schw Med Wochenschr 11; 126(19): 836–840

Prognostische Faktoren bei kombinierter Radiochemotherapie des Analkanalkarzinoms

I. Schneider[1], G. Grabenbauer[2], K. Matzel[1], R. Sauer[2] und W. Hohenberger[1]

Chirurgische Klinik mit Poliklinik[1] und Strahlentherapeutische Klinik[2],
Friedrich-Alexander-Universität Erlangen-Nürnberg, Krankenhausstraße 12, D-91054 Erlangen

Prognostic Factors for Combined Radiochemotherapy for Anal Canal Carcinoma

Summary. Combined radiation and chemotherapy is an effective treatment for all stages of carcinoma of the anal canal. Abdominoperineal resection is reserved for patients with incomplete regression of tumor or recurrent carcinoma.

Zusammenfassung. Kombinierte Radiochemotherapie (RCT) ist eine effektive Behandlung für alle Stadien des Analkanalkarzinoms. Die Rektumexstirpation bleibt Patienten mit ungenügender Tumorregression bzw. Rezidiven vorbehalten.

Einleitung

Da das Plattenepithelkarzinom des Analkanals eine relativ seltene Erkrankung darstellt, sind in der Regel Multicenter-Studien erforderlich, um statistisch vergleichbare Aussagen hinsichtlich der Langzeitergebnisse der unterschiedlichen Therapieformen zu machen [1–3]. Diese Arbeit präsentiert die Ergebnisse, die in einem einzelnen Zentrum mit einem unveränderten Therapieprotokoll über einen Zeitraum von mehr als zehn Jahren erzielt wurden.

Patienten und Methoden

Zwischen 1985 und 1997 wurden 65 Patienten in die prospektive Studie eingebracht. Die Berechnung des Langzeitüberlebens basiert auf den Daten von 53 Frauen und 9 Männern. Das mediane Alter betrug 62 Jahre. Ausgeschlossen sind 3 Patienten, die an therapiebedingten Komplikationen verstarben.

Vor Therapiebeginn wurden alle Patienten durch klinische Untersuchung mit Rektoskopie und Biopsie sowie Thorax-Röntgen, Ultraschall des Abdomens und CT von Abdomen und Becken evaluiert. Histologisch handelte es sich in 52% um großzellige, verhornende Tumoren. 56% der Patienten hatten einen T1- oder T2-Tumor und in 42% lag ein T3- oder T4-Tumor vor (UICC 1992). Bei einem Patienten mit einer Lymphknotenmetastase eines Plattenepithelkarzinoms war der Primarius bereits entfernt. Kein Hinweis auf LK-Metastasen ergab sich bei 86% der Patienten. Positive Lymphknoten fielen in 14% der Fälle auf.

Die Primärtumorregion einschließlich der perirektalen, intern-iliakalen und inguinalen Lymphknoten wurde mit externer Radiotherapie in Einzeldosen zwischen 1,8 und 2,0 Gy in einem nicht unterbrochenen Kurs bis zu einer medianen Gesamtdosis von 50 Gy behandelt. 5-Fluorouracil wurde als Dauerinfusion über 96 Stunden in einer Dosierung von 1000 mg/m^2/24 h in der 1. und 5. Therapiewoche verabreicht. Am 1. und 29. Therapietag erhielten die Patienten zusätzlich Mitomycin C in einer Dosis von 10 mg/m^2.

28% der Patienten erhielten eine zusätzliche Dosisaufsättigung mit externer Radiotherapie. In 21% der Fälle wurde eine interstitielle Brachytherapie mit Iridium-192 durchgeführt. Der 2. Kurs Chemotherapie wurde in Abhängigkeit von der therapiebedingten Toxizität durchgeführt. Zwei Monate nach dem Ende der Therapie wurden alle Patienten nachuntersucht (Rektal-digitale Austastung, Rektoskopie, CT des Beckens). Verdächtige Bezirke wurden in Allgemeinnarkose biopsiert. Minimale Tumorreste wurden zunächst mit interstitieller Brachytherapie behandelt und nach 6–8 Wochen nachuntersucht. Alle Patienten mit größeren Tumorresten oder Lokalrezidiv wurden durch eine Rektumexstirpation behandelt.

Ergebnisse

Nach 5 Jahren betrug das tumorspezifische Gesamtüberleben 81%. Tumorfreies und colostomafreies Überleben lagen bei 76% bzw. 86%. Die lokale Tumorkontrolle errechnete sich mit 85%.

In der univariaten Analyse ergab sich bei T1/2-Tumoren ein signifikant höheres tumorfreies Überleben (87% vs. 59%, p=0,03). Auch beim kolostomiefreien Überleben bestand ein signifikanter Überlebensvorteil für kleinere Tumoren (94% vs. 73%, p=0,05).

Die N-Kategorie (N0 vs. N1–3) beeinflußte Gesamtüberleben (85% vs. 58%, p=0,02) und tumorfreies Überleben (80% vs. 53%, p=0,02).

Bei der multivariaten Analyse wurde das tumorspezifische Gesamtüberleben nur durch die N-Kategorie beeinflußt (p=0,03), tumorfreies Überleben durch N-Kategorie (p=0,03) und Mitomycin-C-Dosis (p=0,04).

Bei 13 (21%) der 62 Patienten kam es während des Follow-up zu einem erneuten Auftreten der Tumorerkrankung. In 4 Fällen handelte es sich um ein Lokalrezidiv, in 2 Fällen um regionäre Lk-Metastasen. Loko-regionäre Rezidive wurden nach einem Zeitintervall von 2–25 Monaten festgestellt (median 8 Monate). 9 Patienten (15%) entwickelten Fernmetastasen zwischen 3 und 34 Monaten nach Therapieende.

Eine Rektumexstirpation wurde bei 8 von 62 Patienten durchgeführt; in 7 Fällen aufgrund von Lokalrezidiven oder ungenügender Tumorregression und bei einem Patienten aufgrund der Meinung des behandelnden Chirurgen. Trotz Rektumexstirpation erlitten 3 der 7 Patienten ein erneutes Lokalrezidiv.

Nach Radiochemotherapie kam es bei 4 Patienten zu einer partiellen Inkontinenz. Hierbei handelte es sich hauptsächlich um sphinkterinfiltrierende Tumore bzw. um lokale Exzisionen vor RCT.

Bei einigen Patienten wurde schwere Akuttoxizität beobachtet. 39% der Patienten erlitten eine Enteritis Grad 3 und 2% eine Enteritis Grad 4 (WHO). Eine drittgradige Leukopenie wurde in 24% und eine viertgradige in 2% der Fälle konstatiert. 3 Patienten verstarben an therapiebedingten Komplikationen.

Es fand sich nur mäßige Spättoxizität. Grad 3 n. Eschwege wurde nur bei 3% der Patienten festgestellt.

Diskussion

Seit mehr als 10 Jahren hat sich die primär nicht-chirurgische Therapie als Standard zur Behandlung des Analkanalkarzinoms durchgesetzt. Strittig ist die Frage, ob kombinierte Radiochemotherapie der alleinigen Radiotherapie überlegen ist. In der UKCCCR-Studie [3] war das Hauptkriterium die Lokalrezidivrate. Nach 45 Gy plus 5-FU/Mitomycin C erlitten 36%

der Patienten ein Lokalrezidiv, verglichen mit 59% nach alleiniger Radiotherapie (p<0,0001). Durch kombinierte Radiochemotherapie kam es bei der EORTC-Studie [1] nach 5 Jahren zu einer signifikanten Verbesserung der lokoregionären Kontrolle um 18% und des kolostomiefreien Überlebens um 32% gegenüber der alleinigen Radiotherapie.

Die Daten unserer 62 Patienten mit 81% tumorspezifischem Gesamtüberleben, 76% tumorfreiem Überleben und einer lokalen Kontrollrate von 85% nach 5 Jahren unterstützen die Literaturergebnisse zugunsten einer kombinierten Radiochemotherapie.

Literatur

1. Bartelink H, Roelofsen F, Eschwege F, Rougier P, Bosset JF, Gonzalez Ganzalez D, Peiffert D, van Glabbeke M, Pierart M (1997) Concomitant radiotherapy and chemotherapy is superior to radiotherapy alone in the treatment of locally advanced anal cancer: Results of a phase III-randomized trial of the European Organisation for Research and Treatment of Cancer Radio-therapy and Gastrointestinal Cooperative Groups. J Clin Oncol 15:2040
2. Flam MS, John M, Pajak T, Petrelli N, Myerson R, Doggett S, Rotman M, Quivey J, Kerman H, Coia L, Murray K (1996) Role of Mitomycin in combination with fluorouracil and radiotherapy, and of salvage chemoradiation in the definitive nonsurgical treatment of epidermoid carcinoma of the anal canal: Results of a phase III randomized intergroup study. J Clin Oncol 14:2527
3. UKCCCR Anal Canal Cancer Trial Working Party (1996) Epidermoid anal cancer: results from the UKCCCR randomised trial of radiotherapy alone versus radiotherapy, 5-fluorouracil, and mitomycin. Lancet 348:1049

Metastasentherapie I

Prognosefaktoren und sich daraus ergebende Operationsindikationen bei pulmonaler Metastasierung des Nierenzellkarzinoms

H.-S. Hofmann, H. Neef und H.-R. Zerkowski

Klinik für Herz- und Thoraxchirurgie, Martin-Luther-Universität Halle-Wittenberg, E.-Grube-Straße 40, D-06096 Halle

Prognosis Factors and Resulting Operation Indicators for Pulmonary Metastases from Renal Cell Carcinoma

Summary. Between 1975–1996, 39 patients underwent resection of pulmonary metastases from renal cell carcinoma. Multivariate analysis (COX model) for survival of preoperative risk factors showed that time of diagnosis (syn-/metachronous) of the metastases ($p=0.05$) and the number of metastases ($p=0.01$) were of prognostic significance. It is concluded that metastasectomy in patients with not more than six metachronous metastases after renal cell carcinoma has significant benefit and in cases of synchronous metastases or more than 6 pulmonary metastases indication for resection should be restricted.

Einleitung

Die Lunge ist das am zweithäufigsten beteiligte Organ bei Metastasierung und zu 20% als einziges Organ in der Autopsie bei Fernmetastasierung befallen. Die erste Metastasektomie einer Lungenmetastase bei Nierenzellkarzinom (RCC) ist von Barney und Churchill (1939) vorgenommen worden. Durch diese Autoren konnte auch erstmals der Nachweis erbracht werden, daß mit chirurgischer Resektion pulmonaler Metastasen eine Lebensverlängerung zu erreichen ist.

Eine multizentrische Studie [1] richtete 1991 ein internationales Lungenmetastasenregister ein. In Ergebnis der Auswertung von 5206 Fällen durch das Lungenmetastasenregister wurde auf der Basis von 3 Variablen: Anzahl der Metastasen, krankheitsfreies Intervall und Resektabilität erstmals 1997 eine Stadieneinteilung der pulmonalen Metastasen in 4 Prognosegruppen geschaffen. Um die Indikationskriterien für eine chirurgische Therapie, deren Umfang und auch die Notwendigkeit einer adjuvanten Therapie beim pulmonal metastasierenden RCC zu klären, haben wir eine retrospektive Analyse der an unserer Klinik operierten Patienten vorgenommen.

Material und Methode

Zwischen 1975–1996 wurden in unserer Klinik 39 Patienten wegen einer pulmonalen Metastasierung bei RCC operiert. Die Untersuchungsgruppe bestand aus 14 weiblichen und

25 männlichen Patienten mit einer Altersschwankung von 36 bis 76 Jahren und einem mittleren Alter von 60,5 Jahren (SD=9,4 Jahre). Das krankheitsfreie Intervall betrug im Mittel 37 Monate, in 4 Fällen trat zum RCC eine synchrone Metastasierung auf. 13 Patienten hatten eine Solitärmetastase, 18 Patienten 2–6 Metastasen und 8 Patienten mehr als 6 Metastasen. In 61% der Fälle waren die Metastasen unilateral. 31 (82%) wurden lateral thorakotomiert (24 einzeitig und 7 zweizeitig), 8 Patienten wurden sternotomiert. Mit 66% war die atypische Resektion die am häufigsten ausgeführte Operation. Eine adjuvante Therapie (Immun-/Chemotherapie) wurde nach Entlassung aus unserer Klinik bei 12 Patienten durchgeführt.

Ergebnisse

Die 5-Jahresüberlebensrate der operierten Patienten betrug 26% bei einer medianen Überlebenszeit von 39 Monaten. Die Überlebensraten nach präoperativen Prognosefaktoren ergaben univariat einen signifikanten Überlebensvorteil für Patienten mit metachronen gegenüber synchronen Metastasen, sowie für Patienten mit solitären Lungenmetastasen im Vergleich zum Vorhandensein von mehr als 6 Metastasen. Von hohem Einfluß auf das Überleben der Patienten (p=0,07) nach Metastasektomie war das krankheitsfreie Intervall. So haben alle Patienten 5 Jahre nach Metastasenresektion überlebt, bei denen die Metastasen erst nach mehr als 60 Monaten nach Tumornephrektomie aufgetreten sind, hingegen hat keiner der 15 Patienten, bei denen die Metastasen in den ersten 24 Monaten nachweisbar waren, 5 Jahre postoperativ überlebt. Ohne Einfluß auf die Prognose war univariat das Alter der Patienten, die Lage der Metastasen (uni-/bilateral) sowie der operative Zugangsweg (Thorakotomie/Sternotomie).

Der bestehende Überlebensvorteil bis zum 55. Monat von kurativ resezierten Patienten im Vergleich zu palliativ operierten Patienten war im statistischen Vergleich über 5 Jahre nicht signifikant. Die adjuvant durchgeführte Immun-/Chemotherapie konnte das Leben des Patienten statistisch nicht signifikant (p=0,7) verlängern. Jedoch ist ein Plateau nach 24 Monaten zugunsten der immun-/chemotherapierten Patienten nachweisbar gewesen.

Nach Auswertung möglicher präoperativer Prognosefaktoren im COX-Modell (Tabelle 1) zeigte sich auch multivariat der signifikante Einfluß des zeitlichen Auftretens der Metastasen (synchron/metachron) sowie der Anzahl der Metastasen.

Diskussion

Die chirurgischen Erfahrungen von Barney und Churchill aus dem Jahre 1939 weisen als erstes den Wert der Resektion pulmonaler Metastasen nach RCC aus. Seitdem haben nach Etablierung der Metastasenchirurgie in den 70er Jahren mehrere Arbeiten den Überlebensvorteil einer Metastasektomie nach Tumornephrektomie bei RCC nachgewiesen. Die 5-Jahresüberlebensraten variieren dabei von 13 bis 54%, wohingegen die 5-Jahresüberlebensraten der nichtresezierten metastasierenden Nierenzellkarzinome bei ca. 2–3% liegen. Die Ergebnisse der chirurgischen Therapie waren jedoch bisher schwer vergleichbar, da eine Stadieneinteilung pulmonaler Metastasierung bis 1997 nicht vorhanden war und so die verschiedensten Operationsindikationen der Autoren zu heterogenen Patientenkollektiven führten. Dieser Zustand scheint sich jetzt, nach der Auswertung der 5206 Fälle des internationalen Lungenmetastasenregisters zu ändern. Eine Stadieneinteilung auf der Basis der Variablen: Metastasenzahl, krankheitsfreies Intervall und Resektabilität in 4 Prognosegruppen ist geschaffen worden. Die neue Stadieneinteilung allein kann jedoch nicht die Frage der chirurgischen Indikation klären, da die Risikofaktoren unserer Meinung nach zu grob (Solitärmetastase – multiple Metastasen, TFI< bis >=36 Monate) unterteilt sind, bzw. auch nicht präoperativ immer erfaßbar (Resektabilität) sind.

In der vorliegenden Arbeit zeigt sich, daß auch an 39 Patienten die Prognoseparameter des internationalen Registers hinsichtlich der Überlebensanalyse reproduzierbar sind. Gün-

Tabelle 1. Multivariates Prognosemodell (Cox-Regression) der präoperativen Risikofaktoren

Risikofaktor	Einteilung	Signifikanz (multivariat)	relatives Risiko
Alter	≤60 Jahre	0,9	
	>60 Jahre		1
zeitliches Auftreten der Metastasen	metachron	**0,05**	
	synchron		4
Lage der Metastasen	unilateral	0,34	
	bilateral		2
Anzahl der Metastasen	Solitärmetastase	**0,013**	
	1–6 Metastasen		6
	>6 Metastasen		20

Tabelle 2. Operationsindikationen in Abhängigkeit der signifikanten Prognosefaktoren

signifikante Prognosefaktoren	Operations-indikation	Bedingungen	Zugangsweg
Metastasenzahl			
1	ja	keine	Thorakotomie
2–6	ja	keine	Sternotomie/Thorakotomie
>6	bedingt	metachron	Sternotomie/Thorakotomie
	nein	synchron	
zeitliches Auftreten			
metachron	ja	keine, bis auf miliare M.	Sternotomie/Thorakotomie
synchron	bedingt	1–6 Metastasen	Sternotomie/Thorakotomie
	nein	>6 Metastasen	

stig auf die Überlebensprognose wirken sich solitäres Vorkommen der Metastasen und ein langes tumorfreies Intervall nach Tumornephrektomie aus. Eine pulmonale Metastasektomie nach RCC ist unserer Meinung nach bei nicht mehr als 6 Metastasen und metachronem Auftreten indiziert (Tabelle 2). Eng muß die Indikation zur chirurgischen Therapie bei Patienten mit synchronen und mehr als 6 Lungenmetastasen gestellt werden, wobei Alter und Allgemeinzustand des Patienten zur individuellen Entscheidung mit herangezogen werden müssen.

Die Ergebnisse der zusätzlichen Immun-/Chemotherapie sollten zu prospektiv randomisierten Studien ermutigen, da durch ein interdisziplinäres Therapiekonzept längere Überlebensraten möglich erscheinen.

Literatur

1. The International Registry of Lung Metastases (1997) Long term results of metastasectomy: Prognostic analyses based on 5206 cases. Cardiovasc Surg 113: 37–49

Das Maligne Melanom der Haut:
Gibt es einen kurativen chirurgischen Therapieansatz bei lokoregionärer Metastasierung?

O. Schmidt, S. Merkel, Th. Meyer, J. Göhl und W. Hohenberger

Chirurgische Universitätsklinik Erlangen, Krankenhausstraße 12, D-91054 Erlangen

Malignant Melanoma: Is Curative Surgery Possible for Locoregional Metastases?

Summary. Between 1969 and 1993 at the Surgical University Hospital of Erlangen, 273 patients with synchronous or metachronous locoregional metastases were operated on with curative intent; patients with distant metastases at the time of primary operation or first recurrency were excluded. In 216 patients (79.1%) a curative operation was performed and we achieved a statistically significant improvement of the 5-year-survival rate compared with those patients treated only palliatively (39.3% vs. 21.1%, $p<0.01$). If regional lymph node metastases occur, the prognosis becomes significantly worse (5-year survival rate 45.2% vs. 25.2%, $p<0.01$); hyperthermic isolated limb perfusion shows a high importance in the treatment of locoregional metastases and the 5-year survival rate of patients treated with hyperthermic limb perfusion is significantly higher (39.0 vs. 64.2%, $p<0.05$).

Key words: Malignant melanoma – Locoregional metastases – Surgical treatment

Zusammenfassung. Im Zeitraum zwischen 1969 und 1993 wurden an der Chirurgischen Universitätsklinik Erlangen 273 Patienten mit synchronen oder metachronen lokoregionären Metastasen in kurativer Intention operiert. Fernmetastasen zum Zeitpunkt der Erstoperation und zum Zeitpunkt des 1. Rezidivs wurden ausgeschlossen, bei 216 Patienten (79,1%) konnte eine kurative Operation durchgeführt werden, wodurch sich die 5-JÜR im Vergleich zu den palliativ operierten statistisch signifikant erhöhen ließ (39,3% vs. 21,1%, $p<0,01$). Das Auftreten von regionären Lymphknotenmetastasen verschlechterte die 5-JÜR deutlich (45,2% vs. 25,2%, $p<0,01$), die hypertherme Extremitätenperfusion besitzt einen hohen Stellenwert bei der Therapie lokoregionärer Metastasen, da sie die 5-JÜR der perfundierten Patienten im Vergleich mit den ohne Perfusion behandelten Patienten von 39,0% auf 64,2% verbessern konnte ($p<0,05$).

Schlüsselwörter: Malignes Melanom – lokoregionäre Metastasen – chirurgische Therapie

Einleitung

Eine tumorbiologische Besonderheit des Malignen Melanoms stellt sicherlich die Tatsache dar, daß das Tumorwachstum häufig lokoregionär begrenzt bleibt. Inwieweit die chirurgischen Therapiemöglichkeiten die Exzision, Lymphdissektion und hypertherme Perfusion in kurativer Absicht eine sinnvolle Behandlung darstellen und die Prognose verbessern, soll durch die Auswertung unseres Krankengutes dargestellt werden.

Patienten und Methode

Im Zeitraum zwischen 1969 und 1993 wurden an der Chirurgischen Universitätsklinik Erlangen 273 Patienten mit synchronen oder metachronen lokoregionären Melanommetastasen in kurativer Absicht operiert. Patienten mit Fernmetastasen zum Zeitpunkt der Primäroperation oder zum Zeitpunkt des ersten Rezidivs wurden ausgeschlossen. Bei 133 Patienten lagen synchrone, bei 140 Patienten metachrone regionäre Metastasen vor. 108 Patienten waren männlich (39,7%), 165 (60,3%) weiblich. Das mediane Alter lag bei 54 Jahren (6 bis 84 Jahre). Der Primärtumor war in 147 Fällen (53,8%) am Bein, in 42 Fällen am Arm (15,4%), bei 63 Patienten am Rumpf (23,1%) und bei 21 Patienten am Kopf oder Hals lokalisiert. Das noduläre (33,0%) und das superfiziell spreitende Melanom (34,1%) waren am häufigsten vertreten. Bei 37 Patienten trat ein Lokalrezidiv auf, 105 Patienten (38,5%) wurden wegen Haut- oder Subkutanmetastasen operiert, 113 Patienten (41,4%) wiesen regionäre Lymphknotenmetastasen auf und bei 18 Fällen (6,6%) handelte es sich um eine Kombination aus Hautmetastasen und regionären Lymphknotenmetastasen.

Die Berechnung der Überlebensraten erfolgte nach Kaplan-Meier. Signifikante Unterschiede wurden mit dem log-rank-Test ermittelt. Die mediane Follow-up Zeit betrug 130,5 Monate.

Chirurgische Therapie

129 Patienten (47,3%) wurden lediglich durch eine Exzision bzw. Nachexzision (n=23; 8,4%) chirurgisch therapiert. Eine Dissektion von regionären Lymphknotenmetastasen wurde bei 90 Patienten (33%) und eine Lymphdissektion von Rezidiven bei 20 Fällen (7,3%) durchgeführt. 65 Patienten (23,8%) sind durch eine hypertherme Extremitätenperfusion behandelt worden.

Der Therapieerfolg wurde in 79,1% der Fälle (n=216) als kurative Operation eingestuft. Bei 57 Patienten (20,9%) konnte lediglich eine palliative Situation erreicht werden.

Ergebnisse

Betrachtet man die 5-JÜR aller 273 chirurgisch behandelten Patienten mit lokoregionären Metastasen, so konnte eine Rate von 35,5±6,5% erreicht werden. Die mediane Follow-up Zeit betrug 130,5 Monate. Statistisch signifikant war der Unterschied zwischen kurativ und palliativ operierten Patienten. Die 5-JÜR der palliativ Therapierten betrug 21,1% (n=57, mediane Überlebenszeit 9,9 Monate), während nach kurativer Operation eine 5-JÜR von 39,3% erreicht werden konnte (n=216, p<0,01). Das Auftreten von regionären Lymphknotenmetastasen verschlechterte unabhängig vom Vorhandensein von Hautmetastasen oder Lokalrezidiv die Prognose erheblich (25,2% vs. 45,2%, p<0,01). Kurativ operierte Patienten mit Lokalrezidiv oder Hautmetastasen zeigten eine signifikant höhere 5-Jahresüberlebensrate (45,2%) als kurativ operierte Patienten mit regionären Lymphknotenmetastasen (30,8%, p<0,01). Der hohe Stellenwert der hyperthermen Extremitätenperfusion bei der chirurgischen Behandlung von Lokalrezidiven und Haut- bzw. Subkutanmetastasen von Malignen Melanomen konnte ebenfalls bestätigt werden. Die 5-JÜR der 34 kurativ perfundierten Patienten lag bei 64,2% im Vergleich zu 39,0% bei den Nichtperfundierten (n=81; p<0,05). Von den 140 Patienten mit metachronen lokoregionären Metastasen konnten immerhin noch 120 Patienten (86%) kurativ operiert werden. 92 dieser 120 Patienten wurden im weiteren Verlauf nachbeobachtet. Davon entwickelten 16 Patienten ein 2. Rezidiv (17%). Bei 8 dieser 16 Patienten waren gleichzeitig Fernmetastasen diagnostiziert worden. Von den anderen 8 Patienten, bei denen das Tumorgeschehen noch lokoregionär begrenzt war, konnten 7 kurative Operationen durchgeführt werden (44%). Die mediane Überlebenszeit nach kurativer Operation des 2. Rezidivs betrug noch 23 Monate. 5 dieser 7 kurativ therapierten Patienten entwickelten ein 3. Rezidiv (71%). Hier waren erneut bei 3 Patienten zusätzlich Fernmetastasen aufgetreten. Von den restlichen 2 Patienten konnte 1 Patient mit Lokalrezidiv nochmals kurativ operiert werden.

Diskussion

Im Erlanger Krankengut entwickelten bei ausgedehnter regionärer Lymphknotenmetastasierung 50% der nodal positiven Patienten nach therapeutischer Dissektion nach median 9 Monaten ein Tumorrezidiv [3]. Chirurgische Maßnahmen bei lokoregionärer Metastasierung erscheinen vor allem unter kurativer Zielsetzung lohnend, da eine lokale Tumorkontrolle oft trotz mehrfacher Operationen über Jahre möglich ist. Die Tatsache, daß ca. 70% der Patienten, die am metastasierten Melanom versterben, vorher lokoregionäre Weichteilmetastasen entwickelt haben, verleiht der Behandlung dieses Patientengutes große Bedeutung [2]. Ist eine kurative Operation der lokoregionären Metastasen möglich (bei ca. 80% der Patienten), läßt sich die 5-Jahresüberlebensrate etwa verdoppeln. Neben der Exzision, Nachexzision und Lymphdissektion kommt der hyperthermen Extremitätenperfusion bei diesem Krankengut eine besondere Bedeutung zu. Die 5-Jahresüberlebensraten bei lokoregionärer Metastasierung liegen sowohl in unserem Krankengut als auch im internationalen Vergleich [1, 4] bei etwa 30–45%. Durch die hypertherme Extremitätenperfusion konnte hier eine Verbesserung auf 64% erreicht werden.

Literatur

1. DiFilipo F, Calabro A, Giannarelli D, Carlini S, Cavaliere F, Moscarelli F, Cavaliere R (1989) Prognostic variables in recurrent limb melanoma treated with hyperthermic antiblastic perfusion. Cancer 63: 2551–2561
2. Groth W (1991) Die Phänomenologie der Metastasierung des malignen Melanoms der Haut unter besonderer Berücksichtigung der Weichteilmetastasen. Habilitationsschrift Univ Köln
3. Hohenberger W, Göhl J, Altendorf-Hofmann A, Meyer Th (1996) Lymphknotendissektion beim malignen Melanom. Chirurg 67: 779–787
4. Sutherland CM (1986) Regional isolation perfusion for malignant melanoma of the extremities. Cancer Topics 5: 114–115

Peritonektomie und intraperitoneale Chemotherapie – Neue Wege zur multimodalen Therapie der Peritonealkarzinose

J. Jähne[1] und P. Piso[2]

[1] Chirurgisches Zentrum, Klinik für Allgemein-, Visceral- und Gefäßchirurgie, Henriettstiftung, Marienstraße 72–90, D-30171 Hannover
[2] Klinik für Abdominal- und Transplantationschirurgie, Medizinische Hochschule Hannover, Carl-Neuberg-Straße 1, 30625 Hannover

Peritonectomy and Intraperitoneal Chemotherapy – New Multimodal Therapies for Peritoneal Carcinomatosis

Summary. In patients with peritoneal carcinomatosis, multimodal therapy consisting of extensive resections including peritonectomy and open hyperthermic intraperitoneal chemotherapy appears to be a promising approach. These time-consuming procedures can be performed with an acceptable morbidity and mortality and may improve the poor prognosis of these patients. Further studies are necessary to answer such questions as patient selection and optimal mode of cytostatic application.

Einleitung

Viele Patienten mit gastrointestinalen oder gynäkologischen Malignomen weisen entweder zum Zeitpunkt der Erstdiagnose oder aber im weiteren Verlauf eine Peritonealkarzinose auf. Bei manifester Peritonealkarzinose betragen die mittleren Überlebenszeiten etwa 6 Monate. In der Vergangenheit wurden bei manifester Peritonealkarzinose allenfalls Palliativmaßnahmen in Form einer systemischen Chemotherapie oder einer limitierten Chirurgie eingesetzt. Neuere Untersuchungen konnten jedoch zeigen, daß bei bestimmten Tumorentitäten (Kolon-, Appendix-, Magenkarzinom) durch eine maximal zytoreduktive Chirurgie einschließlich einer Peritonektomie sowie einer hyperthermen intraperitonealen Chemotherapie z. T. erstaunliche Langzeitergebnisse zu erzielen sind [1, 3]. Basierend auf diesen ermutigenden Ergebnissen haben wir bei bestimmten Patienten mit einer Peritonealkarzinose in den letzten Jahren zunehmend ein aggressives multimodales Behandlungskonzept eingesetzt, über dessen Ergebnisse wir nachfolgend berichten möchten.

Material und Methode

Zwischen März 1995 und November 1997 wurden insgesamt 48 Patienten (Männer: n=26, Frauen: n=22; mittleres Alter: 52±9 Jahre) mit einer manifesten Peritonealkarzinose behandelt. Bei 23 Patienten erfolgte eine ausgedehnte multiviszerale Resektion einschl. einer Peritonektomie mit nachfolgender offener hyperthermer, intraperitonealer Chemotherapie

Tabelle 1. Resektionsausmaß bei Peritonektomie
(n = 23, Mehrfachnennungen)

Resektionsausmaß	Anzahl
Peritonektomie	n = 23
Omentektomie	n = 20
Splenektomie	n = 19
Kolonresektion	n = 21
Cholezystektomie	n = 17
Zwerchfellteilresektion	n = 15
Dünndarmsegmentresektion	n = 12
Pankreaslinksresektion	n = 9
Leberwedgeresektion	n = 10
Distale Magenresektion	n = 9
Adenektomie	n = 6

Tabelle 2. Behandlungsdaten nach Peritonektomie und intraperitonealer Chemotherapie bei Peritonealkarzinose – Literaturübersicht

	Loggie et al.*	Cavaliere et al.*	Elias et al.*
Anzahl der Patienten	n = 60	n = 23	n = 54
R0-Resektion	31%	87%	91%
Operationszeit	9 Std. (median)	–	7 Std. 20 min. (Mittelwert)
Morbididät	–	–	61%
Mortalität	5%	17%	5,5%
Überlebenszeit	14,3 Monate (gesamte mittlere Überlebenszeit)	69% (mittleres Follow-up: 12 Monate)	75,9% (mittleres Follow-up: 12,3 Monate)

* Reg. Cancer Treat. Suppl. 1, 42–43, 1997

[2]. Die Indikation zur Peritonektomie waren Appendix- (n = 14), Kolon- (n = 4) und Ovarialkarzinome (n = 5). Die Daten dieser Patienten wurden prospektiv erfaßt und retrospektiv analysiert. Die Überlebenszeiten wurden nach Kaplan-Meier ermittelt und im Log. rank-Test auf statistische Signifikanz überprüft (p < 0,05).

Ergebnisse

Bei allen Patienten erfolgte eine komplette Peritonektomie des parietalen Peritoneums. Darüber hinaus wurden in unterschiedlicher Kombination multiviszerale Resektionen durchgeführt (Tabelle 1). Die mittlere Operationsdauer betrug 9,1 ± 3,1 Std.

Bei der offenen hyperthermen, intraperitonealen Chemotherapie mit Cisplatin (150 mg/m^2 KOF) betrug die mittlere Temperatur am Zuflußkatheter 41,8 ± 0,8 °C. Während der über 90 min aufrechterhaltenen Chemotherapie betrug der mittlere Anstieg der Körpertemperatur 1,3 ± 0,4 °C.

Gemäß den UICC-Kriterien zur R-Klassifikation wurden 65,2% der Resektionen (n = 15) als R0- und 34,8 (n = 8) als R2-Resektionen bewertet. Bei einer Gesamtmorbidität von 43,5% kam es bei 46 durchgeführten Anastomosen zu einer Insuffizienzrate von 2,2%. Die postoperative Letalität betrug 13% (n = 3), zurückzuführen auf Peritonitis bei Anastomoseninsuffizienz, Pneumonie mit konsekutivem ARDS sowie Sepsis bei WHO Grad IV Knochenmarkstoxizität (je n = 1).

Nach Peritonektomie ergab sich eine mittlere Überlebenszeit von 28,4 ± 2,5 Monaten. Dem gegenüber betrug die Überlebensrate von Patienten mit einer Peritonealkarzinose, bei denen keine oder nur eine eingeschränkte Resektion einschl. einer intraperitonealen Chemotherapie durchgeführt wurde, 14,7 ± 1,7 Monate (p < 0,05).

Zusammenfassung und Diskussion

Diese ersten Ergebnisse unterstreichen, daß bei selektionierten Patienten mit einer manifesten Peritonealkarzinose durch ein multimodales Behandlungskonzept ein durchaus kurativer Therapieansatz gegeben ist. Problematisch ist aber sicher die Einschätzung des intraoperativen und pathologischen Befundes im Hinblick auf die R-Klassifikation. Die Ergebnisse stimmen mit den Berichten anderer Autoren überein und unterstreichen (Tabelle 2), daß dieses Behandlungskonzept mit einer vertretbaren Morbidität und Letalität durchführbar ist, zumal alternative, weniger belastende Therapieoptionen bei diesen Patienten meist nicht mehr bestehen.

Für die Weiterentwicklung dieses Behandlungskonzeptes müssen zukünftig im Rahmen klinischer und experimenteller Untersuchungen viele Fragestellungen analysiert werden. Dazu gehören nicht nur Fragen der Patientenselektion, sondern auch die Lösung methodologischer Probleme im Hinblick auf das Temperaturoptimum und die einzusetzenden Chemotherapeutika bei der intraperitonealen Chemotherapie. Bis zur Lösung dieser Fragestellungen erscheint es jedoch gerechtfertigt, bei bestimmten Patienten mit einer Peritonealkarzinose dieses erfolgversprechende Therapiekonzept im Rahmen einer interdisziplinären Arbeitsgruppe zu erwägen.

Literatur

1. Fujimura T, Yonemura Y, Muraoka K, Takamura H, Hirono Y, Sahara H, Ninomiya I, Matsumoto H, Tsugawa K, Nishimura G, Sugiyama K, Miwa K, Miyazaki I (1994) Continuous Hyperthermic Peritoneal Perfusion for the Prevention of Peritoneal Recurrence of Gastric Cancer: Randomized Controlled Study. World J. Surg 18: 150–155
2. Jähne J, Piso P, Schmoll E, Haulitschek-Hauss R, Sterzenbach H, Paul H, Pichlmayr R (1997) Intraoperative (hypertherme) intraperitoneale Chemotherapie – Überlegungen und Aspekte zum sicheren intra- und postoperativen Umgang mit Zytostatika. Langebecks Arch Chir 382: 8–14
3. Sugarbaker PH, Zhu BW, Sese GB, Shmookler B (1993) Peritoneal Carcinomatosis from Appendiceal Cancer: Results in 69 Patients Treated by Cytoreductive Surgery and Intraperitoneal Chemotherapy. Dis Colon Rectum 4 Vol 36: 323–329

Metastasentherapie II

Die Optimierung der Laserinduzierten Thermotherapie zur Behandlung von Lebermetastasen colorectaler Carcinome, eine interdisziplinäre Aufgabe – Eine klinische Studie

D. Albrecht, C. T. Germer, A. Roggan, C. Isbert, J. P. Ritz und H. J. Buhr

Chirurgische Klinik und Poliklinik I, Viszeral-, Gefäß- und Thoraxchirurgie im Universitätsklinikum Benjamin Franklin, Freie Universität Berlin, Hindenburgdamm 30, D-12200 Berlin

Optimization of Laser-Induced Thermotherapy for Treatment of Colorectal Liver Metastasis Tumors: A Clinical Study

Summary. In a clinical study, it was investigated whether local tumor control is attainable with laser-induced thermotherapy (LITT) in the treatment of colorectal liver metastasis tumors. Local control of tumor growth was obtainable in completely hyperthermic tumors. Due to the small and inhomogeneous patient population (n=32), an assessment of the method regarding prognostic gain for the patient is not possible in such a short follow-up period.

Zusammenfassung. Bei Patienten mit Lebermetastasen eines colorectalen Carcinoms wurde untersucht, ob mit der Laserinduzierten Thermotherapie (LITT) unter Verwendung einer computergestützten Bestrahlungsplanung, eine lokale Tumorkontrolle erzielbar ist. In vollständig hyperthermierten Tumoren war eine lokale Kontrolle des Tumorwachstums erzielbar. Eine Wertung der Methode in bezug auf einen prognostischen Gewinn für die behandelten Patienten ist aufgrund des inhomogenen und kleinen Patientenkollektives (n=20) bei der kurzen Nachbeobachtungszeit nicht möglich.

Schlüsselwörter: Lebermetastasen – colorectales Carcinom – Laserinduzierte Thermotherapie – LITT

Einleitung

Die chirurgische Resektion kolorektaler Lebermetastasen stellt derzeit das einzige Therapieverfahren mit potentiell kurativer Zielsetzung dar. Nach Scheele beträgt die 5-Jahresüberlebensrate 39,3% [3]. Die Morbidität der Leberresektion wird zwischen 16 und 46% angegeben, wobei das Ausmaß der Resektion sowie die Dauer des Eingriffs mit der Komplikationsrate korreliert. Nach potentiell kurativer Leberresektion muß in 40–50% mit Rezidiv in der Restleber gerechnet werden [1, 5]. Aus diesen epidemiologischen Daten zur Leberresektion lassen sich drei wesentliche Forderungen ableiten: durch ein lokales Therapieverfahren ist eine potentielle Kuration erzielbar; die Morbiditätsrate der Leberresektion impliziert die Forderung nach möglichst parenchymsparenden Therapieverfahren, die hohe Rezidivrate bedingt die Notwendigkeit der Wiederholbarkeit der Therapieform. Diese Forderungen werden in idealer Weise von der Laserinduzierten Thermotherapie als in-situ Ablationstechnik erfüllt. Das Grundprinzip der Methode besteht darin, daß nach der lokalen Zerstörung des Tumorgewebes, auf die eigentliche Entfernung des Tumors verzichtet wird und dieser in situ verbleibt [2, 4]. Die Methode wurde im Rahmen einer klinischen Studie bei Patienten mit Lebermetastasen colorectaler Carcinome, bei denen keine andere etablierte Therapieoption mehr zur Verfügung stand, eingesetzt. Zielkriterium der Studie war, zu überprüfen, ob mit der Methode eine lokale Kontrolle des Tumorwachstums erzielbar ist.

Material und Methode

Patientenkollektiv: Insgesamt wurden 32 Patienten (19 Männer, 13 Frauen) mit Lebermetastasen eines colorectalen Carcinoms im Alter von 43–72 Jahren behandelt.

Um eine vollständige Koagulation der behandelten Tumore zu gewährleisten, wurde in der Arbeitsgruppe in enger interdisziplinärer Zusammenarbeit eine computergesteuerte Bestrahlungsplanung erarbeitet, die durch komplexe Berechnung der zeitabhängigen Strahlungs- und Temperaturverteilung in der Zielregion im Vorfeld der Therapie Aussagen über die Gewebeschädigung zuläßt. Für alle Patienten erfolgte präoperativ die Durchführung der computergestützten Bestrahlungsplanung zur individuellen Optimierung der Applikationsparameter (Laserleistung, Applikationszeit, Anzahl der Applikationen).

Laserequipment: Als Laser fand ein Nd-YAG Laser mit einer Wellenlänge im nahen Infrarotbereich von 1064 nm mit einem Diffuser-tip-Applikator Verwendung. Die Laserleistung betrug 5–8 Watt bei einer mittleren Applikationszeit von 840 s.

Technik: In 14 Fällen erfolgte die Applikation perkutan. In 18 Fällen erfolgte die Induktion der Laserhyperthermie per Laparotomie. Beim perkutanen Vorgehen erfolgte die Punktion der Tumoren unter MRT-Kontrolle, die Überwachung der Laserapplikation mittels Magnet-Resonanz-Tomographie (MRT). Die Punktion der Tumoren wurde intraoperativ unter sonographischer Kontrolle durchgeführt. Die Therapieüberwachung erfolgte ebenfalls im B-Scan Ultraschall.

Follow-up: Das posttherapeutische Follow-up erfolgte 24 h und 96 h nach der LITT mittels MRT, da sich in experimentellen Untersuchungen gezeigt hat, daß die MRT zur Beurteilung des Lasereffektes die größte Sensitivität besitzt. Im weiteren Verlauf erfolgte die Überwachung des Behandlungsergebnisses nach 4 Wochen und dann im 3-monatigen Intervall mit Hilfe der Computertomographie.

Ergebnisse

Insgesamt wurden 322 Einzelapplikationen durchgeführt. Perkutan erfolgten 2–4 Applikationen, intraoperativ zwischen 8 und 22 Applikationen, teilweise unter temporärer Unterbrechung der hepatischen Blutzirkulation (Pringle-Manöver).

Bei 31 Patienten konnte die gesamte Tumormasse mittels LITT behandelt werden. Aufgrund der Tumorgröße und Ausdehnung war bei 1 Patienten nur eine unvollständige Behandlung möglich.

Komplikationen: Posttherapeutisch beobachteten wir in 6 Fällen einen Pleuraerguß. Bei einem Patienten entwickelte sich eine Gallefistel, die spontan nach 4 bzw. 6 Wochen sistierte. Bei einem weiteren Patienten kam es nach percutaner Applikation zur Nachblutung aus dem Stichkanal und zwang zur Laparotomie.

Follow-up: 24 h nach der Laserapplikation zeigten sich nach Kontrastmittel-Applikation die hyperthermisch geschädigten Tumorbereiche, im Gegensatz zum prätherapeutischen Bild, kein Kontrastmittelenhancement als Zeichen der fehlenden Perfusion im hyperthermierten Bereich.

Bei einer Nachbeobachtungszeit von 3–36 Monaten sahen wir bei 22 Patienten kein erneutes intrahepatisches Tumorwachstum. Bei 14 Patienten kam es zu einer neu aufgetretenen hepatischen Tumormanifestation außerhalb der hyperthermierten Areale. Von diesen Patienten sind bis zum jetzigen Zeitpunkt insgesamt 8 Patienten verstorben. In der Gruppe der Patienten mit keiner erneuten intrahepatischen Tumormanifestation sind 5 Patienten an einem extrahepatischen Rezidiv bzw. Metastasen verstorben. Einmal war die Todesursache ein Herzinfarkt 10 Monate nach der Therapie.

Schlußfolgerung

1. Die LITT kann sowohl percutan als auch per Laparotomie zur Behandlung von Lebermetastasen eingesetzt werden.
2. In vollständig hyperthermierten Tumoren ist eine lokale Kontrolle des Tumorwachstums erzielbar.
3. Hierzu ist eine exakte Bestrahlungsplanung vor Durchführung der Prozedur notwendig.
4. Eine Wertung der Methode in bezug auf einen prognostischen Gewinn ist bei der kurzen Nachbeobachtungszeit und dem kleinen Patientenkollektiv noch nicht möglich.

Literatur

1. Hughes K, Simon R, Songhorabodi S, et al. (1988) Registry of hepatic metastases; resection of the liver for colorectal carcinoma metastases – a multi institutional study for indications of the resection. Surgery 103: 278–288
2. Ravikumar TS (1996) Interstitial therapies for liver tumors. Surg Oncol Clin N Am 5(2): 365–377
3. Scheele J, Stangl R, Altendorf-Hofmann A, Paul M (1994) Resection of colorectal liver metastases. World J Surg 19: 59–71
4. Schneider PD (1992) Liver resection and laser hyperthermia. Surg Clin North Am 72(3): 623–639
5. Taylor M, Forster J, Langer B, Taylor BR, Greig PD, Mahut C (1997) A study of prognostic factors for hepatic resection for colorectal metastases. Am J Surg 173(6): 467–471

Multizentrische Phase II – Studie der Arbeitsgruppe Lebermetastasen zur wöchentlichen intraarteriellen 24 h Hochdosistherapie mit 5-FU und Folinsäure (FA) bei Lebermetastasen kolorektaler Tumoren

E. Staib-Sebler[1], H.-H. Müller[2], P. Mattes[3], T. Junginger[4], H. D. Saeger[5] und M. Lorenz[1] für die Arbeitsgruppe Lebermetastasen (Studienleiter M. Lorenz)

[1] Klinik für Allgemein- und Gefäßchirurgie, Johann Wolfgang Goethe-Universität, Theodor-Stern-Kai 7, D-60590 Frankfurt am Main;
[2] Institut für Medizinische Biometrie, Philipps-Universität, Marburg;
[3] Städtisches Klinikum, Esslingen;
[4] Klinik für Allgemeinchirurgie, Johannes Gutenberg-Universität, Mainz;
[5] Klinik für Viszeral-, Thorax- und Gefäßchirurgie, Universitätsklinikum Carl Gustav Carus, Dresden

Multicenter Trial of Continuous 24 h Hepatic Arterial Infusion of High-Dose 5-FU and Folinic Acid for Colorectal Liver Metastasis Tumors

Summary. This prospective multicenter trial was performed to determine the response rate, toxicity and applicability of continuous 24 h hepatic arterial infusion of high-dose 5-FU and folinic acid. An improved response rate (60.5% in non-pretreated patients) was however associated with many systemic side-effects (340/509), mainly nausea and diarrhea. Therefore this treatment should be applied only in selected patients in specialized centers.

Einleitung

Das kolorektale Karzinom gehört zu den häufigsten Tumorerkrankungen Deutschlands. Es metastasiert in 40–50% entweder synchron oder metachron in die Leber. Eine kurative Resektion ist nur in 25–30% der betroffenen Patienten möglich. Deshalb besteht ein großer palliativer Behandlungsbedarf. Aufgrund der anatomischen Gegebenheiten isolierter Lebermetastasen mit einer fast ausschließlichen arteriellen Versorgung wird die intraarterielle Chemotherapie seit fast 30 Jahren durchgeführt. Dafür wurde FUDR, ein 5-FU Metabolit, wegen seiner hohen Clearance und Extraktionsrate in der Leber bis Anfang der 90er Jahre eingesetzt. Mit einer Dosierung von 0,2–0,3 mg kg/d und einer kontinuierlichen Gabe über 14 Tage konnte bei höheren Ansprechraten eine Verlängerung der medianen Überlebenszeit auf 16 Monate im Vergleich mit einer Kontrollgruppe erreicht werden [1]. Dieser Vorteil wurde allerdings durch regionale, nicht reversible Nebenwirkungen, wie die biliäre Sklerose relativiert. Deshalb wird eine arterielle Applikation von 5-FU moduliert mit Folinsäure mit vergleichbaren Ansprechraten von 40–60% in Europa bevorzugt. Einen Standard stellt die intraarterielle Behandlung derzeit nicht dar, da eine Verlängerung der Überlebenszeit verglichen mit einer systemischen Chemotherapie noch immer nicht nachgewiesen ist. Da eine systemische kontinuierliche Hochdosistherapie mit 5-FU/FA konventionellen Schemata überlegen erscheint, sollte die Wirksamkeit bei arterieller Gabe in einer prospektiven multizentrischen Phase II-Studie getestet werden [2, 3].

Studienziele

Es interessierte die Ansprechrate, die Nebenwirkungen in den ersten 16 Wochen, die Lebensqualität, die Rate der technischen Komplikationen und die Überlebenszeit.

Methode

Eingeschlossen wurden Patienten mit isolierten nicht resektablen Lebermetastasen eines histologisch gesicherten kolorektalen Tumors, Tumorvolumen in der Leber <75%, Karnofsky >70%, Leukozyten >3000/ml, Thrombozyten >100000/ml. Ausgeschlossen wurden Patienten mit Zweitmalignom, Pfortaderthrombose, Aszites, Zirrhose, Leberinsuffizienz, vorheriger intraarterieller Therapie, Alkalische Phosphatase >1200 U/l, Bilirubin >4 mg%, Kreatinin >2,5 mg%, Herzinsuffizienz (NYHA >3) oder insulinpflichtiger Diabetes mellitus.

14 Tage nach Implantation des intraarteriellen Katheters (Methode nach Watkins, modifiziert nach Curley) wurde nach vorheriger Applikation von Folinsäure 500 mg/m^2 über 2 Stunden, die ambulante arterielle Therapie mit 5-FU 2600 mg/m^2 über 24 Stunden jede Woche mittels einer tragbaren Pumpe verabreicht. Aufgrund eines Todesfalles mit Diarrhoe WHO-Grad 4 wurde die Startdosis nach 20 Patienten auf 2200 mg/m^2 reduziert. Ein Zyklus bestand aus 6 Applikationen, danach 2 Wochen Pause mit anschließender Verlaufskontrolle mittels CT Abdomen, Röntgenthorax und Kontrolle der Tumormarker. Die sonstigen Laborparameter wie Blutbild, Vielfachanalyse und Gerinnung wurden vor jeder Applikation kontrolliert. Die Therapie wurde bis zur Tumorprogression oder einer vollständigen Remission fortgesetzt (WHO-Kriterien).

Patienten

Insgesamt wurden 49 Patienten (55,1% männlich) von September 1995 bis März 1997 in die Studie eingebracht. Das mediane Alter lag bei 63 Jahren (Spanne: 44–77 Jahre). Der Primärtumor (74,4% lymphknotenpositiv) war bei 41% der Patienten im Rektum lokalisiert. Bei 67,3% lag eine synchrone Lebermetastasierung vor (vor oder innerhalb 30 Tagen nach Resektion des Primarius). Obwohl in 57,7% ein Leberbefall von <25% bestand, zeigten 57,1% aller Patienten multiple Metastasen. Kein Patient war resektabel. 18,4% hatten bereits eine systemische Vorbehandlung erhalten.

Ergebnisse

Ansprechen und Überleben

47 von 49 Patienten waren bezüglich des Ansprechens auswertbar. Ein Patient starb an Herzinsuffizienz und ein Patient an therapiebedingter Diarrhoe vor Evaluation des Ansprechens. Eine Remission (komplett and partiell) trat bei 23 (60,5%) nicht vorbehandelten Patienten und bei 3 vorbehandelten Patienten auf. Eine Stabilisierung der Erkrankung zeigten 14 (36,9%) unvorbehandelte und 2 vorbehandelte Patienten. Progredient waren 1 (2,6%) unvorbehandelter und 4 vorbehandelte Patienten. Bislang sind 17 von 49 Patienten verstorben. Nach Kaplan-Meier errechnet sich eine mediane Überlebenszeit von 20,3 Monaten.

Nebenwirkungen

Nebenwirkungen traten bei fast allen Patienten im Verlauf der Behandlung auf. Bei 509 ausgewerteten Applikationen wurden Nebenwirkungen bei 48 und schwere Nebenwirkungen (Grad 3 und 4) bei 28 Patienten (57,1%) registriert. Trotz einer Dosisreduktion bei 20/49 (41%) waren 340 der 509 Applikationen mit Nebenwirkungen assoziiert. Allerdings war die Rate schwerer Nebenwirkungen bezogen auf die Zahl der Applikationen gering (8,8%). Diarrhoen (4,9% der Applikationen – 40,9% der Patienten), Übelkeit/Erbrechen (2,8%–24,5%), Stomatitiden (0,2%–2,0%), und Myelosuppressionen (0,6%–6,1%) stellten die wesentlichen schweren Nebenwirkungen dar.

Technische Komplikationen

Innerhalb der ersten 16 Wochen trat dreimal eine Thrombose der A. hepatica, dreimal ein Katheterverschluß und einmal eine Portseptumdislokation auf. Im Median wurde der Katheter 239 Tagen benutzt.

Lebensqualität

Die Lebensqualität wurde mit dem EORTC QLQ-C30 Fragebogen erhoben. Vor Beginn der Therapie gaben 65,5% aller Patienten, die den Bogen ausfüllten, eine gute oder sehr gute Lebensqualität an. Nach 8 Wochen lag die Quote bei 85,7% und nach 16 Wochen bei 52,6%.

Diskussion

Die verwendete 24-Stunden-Hochdosistherapie mit 5-FU und Folinsäure war mit einer Ansprechrate von mehr als 60% in einer prospektiven multizentrischen Studie wirksam. Auch erscheint die erzielte mediane Überlebenszeit mit mehr als 20 Monaten lang, wenn bei Patienten selbst bei besten prognostischen Parametern ohne Behandlung nur ein Überleben von 9 Monaten beschrieben wird [4]. Allerdings war diese intraarterielle Hochdosistherapie mit einer hohen Rate schwerer systemischer Nebenwirkungen assoziiert. So wird eine intensive Patientenüberwachung notwendig, um frühzeitig z. B. eine Diarrhoe mit Loperamid (Imodium©) und Elektrolytsubstitution zu behandeln. Als Ursache muß eine begrenzte Metabolisierungskapazität der Leber für 5-FU im Gegensatz zu FUDR angenommen werden, wie sie von Ensminger et al. [5] sowie Schalhorn [6] bereits beschrieben wurde. Daher ist eine weitere Reduktion der bei der systemischen Therapie üblichen Dosis von 2600 mg/m^2 auf 1500–1800 mg/m^2 mit einer individuellen Steigerung bei guter Verträglichkeit anzuraten.

Conclusio

Die intensive 24 h 5-FU/Folinsäure-Therapie stellt eine hochwirksame Therapie dar. Im historischen Vergleich erreicht die verwendete Therapie in jedem Fall mit FUDR vergleichbare Ansprechraten. Eine Beurteilung des Einflusses auf die Überlebenszeit muß in einer kontrollierten, randomisierten Studie erfolgen. Vor einem Vergleich mit einer i.v.-Therapie ist jedoch eine weitere Modifikation zur Reduktion der Nebenwirkungen notwendig. Auch sollte die Therapie nur in diesbezüglich erfahrenen Zentren innerhalb von kontrollierten Studien erfolgen.

Literatur

1. Meta-Analysis Group in Cancer (1996) Reappraisal of hepatic arterial infusion in the treatment of nonresectable liver metastases from colorectal cancer. J Nat Cancer Inst 88(5): 252–258
2. Köhne C-H, Schöffski R, Wilke H, Käufer C, Andreesen R, Ohl U, Klaasen U, Westerhausen M, Hiddemann W, Schott G, Harstick A, Bade J, Horster A, Schubert U, Hecker H, Dörken B, Schmoll HJ (1998) Effective Biomodulation by Leucovorin of High-Dose Infudion Fluorouracil Given as a Weekly 24-Hour Infusion: Results of a Randomized Trial in Patients With Advanced Colorectal Cancer. J Clin Oncol 16(2): 418–429
3. Lorenz M, Staib-Sebler E, Gog C, Petrowsky H, Köhne CH, Encke A (1998) A Pilot Study on Intensive Weekly 24-Hour Intra-arterial Infusion with 5-Fluorouracil and Folinic Acid for Colorectal Liver Metastases. Oncology 55: 53–58
4. Rougier P, Milan C, Lazorthes F, Fourtanier G, Partensky C, Baumel H, Faivre J (1995) Prospective study of prognostic factors in patients with unresected hepatic metastases from colorectal cancer. Fondation Francaise de Cancerologie Digestive. Br J Surg 82(10): 1397–1400
5. Ensminger WD, Rosowsky A, Raso V, Levin DC, Glode M, Come S, Steel G, Frei E (1981) A clinical-pharmacological evaluation of hepatic arterial infusions of 5-fluoro-2-deoxyuridine and 5-fluorouracil. Cancer Treat Rep 65: 393–400
6. Schalhorn A, Kuhl M (1995) Pharmakologie der regionalen Chemotherapie kolorektaler Lebermetastasen. Z Chir 120(10): 764–768

Metastasentherapie III

Dosimetrie thermischer Laseranwendungen zur Behandlung von Lebertumoren – Korrelation optischer Gewebeparameter mit der in-vivo-Temperaturverteilung bei VX-2-Tumoren und gesundem Lebergewebe

J.-P. Ritz[1], C. Isbert[1], A. Roggan[2], C. T. Germer[1], D. Albrecht[1] und H. J. Buhr[1]

[1] Universitätsklinikum Benjamin Franklin, Chirurgische Klinik und Poliklinik, Hindenburgdamm 30, D-12200 Berlin
[2] Laser- und Medizin-Technologie Zentrum gGmBH, Krahmerstraße 6, 12207 Berlin

Dosimetry of Laser-Induced Thermotherapy for Treatment of Liver Tumors – Correlation of Optical Tissue Parameters with In Vivo Temperature Distribution for VX-2 Tumors and Healthy Liver Tissue

Summary. Optical properties and in-vivo temperature distribution during laser-induced thermotherapy in normal and tumorous rabbit liver were correlated. Lower absorption and scattering led to a higher optical and thermal penetration depth in the tumor tissue.

Einleitung

Die laserinduzierte Thermotherapie (LITT) hat sich seit ihrer Erstbeschreibung durch Bown 1983 zu einem vielversprechenden Verfahren der in-situ-Ablation von Lebertumoren entwickelt [1]. Über eine intratumorös plazierte Laserfaser wird hierbei thermische Energie appliziert, die eine letale Zellschädigung und Tumornekrose induziert. Ein Nachteil der klinischen Anwendung der LITT besteht darin, daß die Größe des resultierenden Koagulationsvolumens nicht exakt vorhergesagt werden kann und ebenso intraoperativ nicht exakt beurteilt werden kann [2, 3]. Das Ausmaß dieses Koagulationsvolumens wird im wesentlichen durch die intrahepatische Licht- und Temperaturverteilung während der Laserapplikation bestimmt [4]. Ziel der vorliegenden tierexperimentellen Studie war es, die ex-vivo gemessenen optischen Parameter als Maß für die intrahepatische Lichtverteilung zu bestimmen und diese mit der interstitiellen in-vivo Temperaturverteilung zu korrelieren, um so reproduzierbare Behandlungsparameter für eine effektive Dosimetrie erzielen zu können.

Material und Methode

10 Chinchilla-Bastard-Kaninchen wurden mit einer VX-2-Tumorsuspension intrahepatisch beimpft (Gruppe I, intratumoröse Messung). Am 21. Tag erfolgte die LITT der Tumoren (Durchmesser 26±3 mm) durch einen Nd:YAG-Laser (1064 nm, 5 Watt, 900 s). Während

Tabelle 1. Ergebnisse der optischen Parameter und der interstitiellen Maximaltemperatur von VX2-Tumorgewebe und gesunder Hasenleber

	Absorptionskoeffizient (mm^{-1})	Streukoeffizient (mm^{-1})	optische Eindringtiefe (mm)	Temperatur (°C)	
				5 mm	10 mm
Gruppe I Tumor	0,017±0,001	7,32±0,16	5,7±0,16	62,3±3,3	54,2±3,8
Gruppe II Leber	0,034±0,002	10,88±0,33	2,5±0,24	72,3±4,2	48,7±2,8

der gesamten Applikation wurde die interstitielle Temperaturmessung mit Thermosensoren durchgeführt (intratumoröse Messung). Die Thermosensoren wurden in definiertem Abstand von 5 mm (applikatornah) und 10 mm (applikatorfern) plaziert. Als Vergleichsgruppe dienten 10 Tiere ohne Tumor (Gruppe II, intrahepatische Messung). Für die Messung der optischen Parameter (Absorptionskoeffizient, Streukoeffizient, optische Eindringtiefe) wurden hepatische Gewebeproben (gesund/tumorös) von allen Tieren gewonnen. Die optischen Parameter konnten dann mit einem eigens entwickelten Doppel-Ulbrichtkugel-Meßplatz bestimmt werden [3]. Die Auswertung der Meßdaten erfolgte mit Hilfe eines Software-Rechenprogramms.

Ergebnisse

Die Analyse der optischen Parameter zeigte, daß sowohl der Absorptionskoeffizient als auch der Streukoeffizient im Tumorgewebe signifikant niedriger waren als im gesunden Lebergewebe (Tabelle 1). Hieraus resultierte mit 5,7 mm (Tumor) versus 2,5 mm (gesunde Leber) eine um 125% höhere optische Eindringtiefe des Laserlichtes in das Tumorgewebe ($p<0,01$). Bezüglich der interstitiellen in-vivo-Temperaturverteilung fanden sich Unterschiede zwischen der applikatornahen Messung (5 mm) und der applikatorfernen Messung (10 mm).

In Gruppe I (intratumoröse Messung) war *5 mm* vom Applikator eine um 10°C niedrigere Maximaltemperatur nachzuweisen als in Gruppe II (intrahepatische Messung). Dieses Verhältnis drehte sich bei der Messung im größeren Abstand vom Applikator (*10 mm*) um. Hier war die Temperatur in Gruppe I (intratumorös) um 5,5°C höher als in der gesunden Vergleichsgruppe ($p<0,01$).

Die Ergebnisse zeigen, daß neben der höheren optischen Eindringtiefe für das Tumorgewebe auch eine erhöhte thermische Eindringtiefe mit höherer applikatorferner Temperatur für das Tumorgewebe nachzuweisen war. Hieraus resultierte ein signifikant gesteigerter Durchmesser der Koagulationsnekrose von 39 (31–43) mm im Tumorgewebe im Vergleich zu 27 (19–32) mm im gesunden Lebergewebe.

Diskussion und Zusammenfassung

Erstmals gelang es in dieser Studie, Daten der optischen Parameter von gesundem und tumorösem Lebergewebe mit Daten der interstitiellen Temperaturverteilung während der LITT zu korrelieren. Die ex-vivo gewonnenen Daten der optischen Parameter zeigten eine höhere optische Eindringtiefe im Tumorgewebe, hervorgerufen durch niedrigere Absorption und Streuung. Korrelierend zu der erhöhten optischen Eindringtiefe war die applikatorferne Temperatur *in-vivo* im Tumorgewebe erhöht. Das Tumorgewebe wies somit neben einer erhöhten optischen Eindringtiefe zusätzlich eine erhöhte thermische Eindringtiefe auf, was mit einem vergrößertem Koagulationsvolumen im Tumorgewebe einherging.

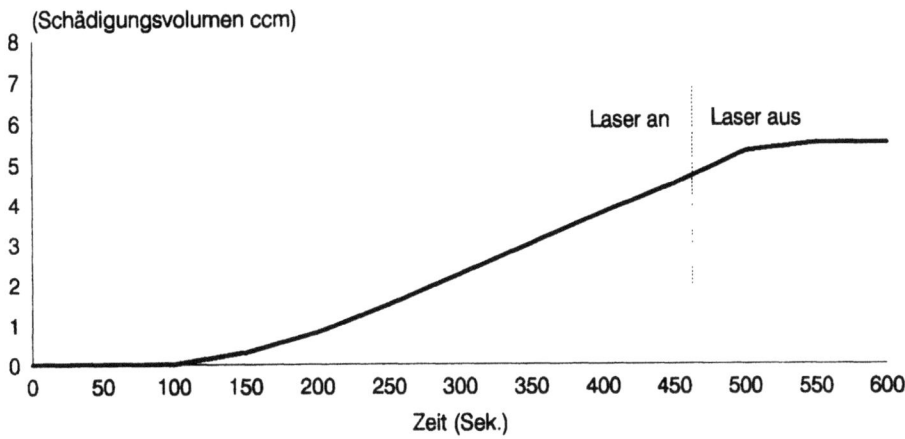

Abb. 1. Simulation des zu erwartenden Schädigungsvolumens (1064 nm, 5 W, 480 s)

Die gleichzeitig beobachtete niedrigere applikatornahe Temperatur im Tumorgewebe bewirkt einen weiteren Vorteil. Bei interstitieller Laserapplikation ermöglicht dies eine höhere energetische Belastung des Zielgewebes, ohne daß die Gefahr der Applikatorzerstörung auftritt. Insgesamt kann durch diese Faktoren bei entsprechend adaptierter Laserleistung im Tumor ein höheres Zielvolumen erreicht und somit ein größeres Tumorareal therapiert werden. Mit Hilfe dieser experimentellen Daten ist die Grundlage geschaffen, ein Computersimulationsprogramm zu entwickeln, durch das, bei vorgegebenen Applikationsparametern, ein Schädigungsvolumen prätherapeutisch vorhergesagt werden kann (Abb. 1). Dies ermöglicht eine optimierte Bestrahlungsplanung mit einer maximalen Schädigung des Tumorgewebes bei minimaler Schädigung des umliegenden gesunden Gewebes.

Literatur

1. Bown SG (1983) Phototherapy of tumors. World J Surg 7: 700–709
2. Germer CT, Albrecht D, Roggan A, Isbert C, Buhr HJ (1997) Experimental study of laparoscopic laser-induced thermotherapy for liver tumors. Br J Surg 84: 317–320
3. Pickering JW, Prahl SA, Beek JF, Van Gemert MJC (1993) Double integrating sphere system for measuring the optical properties of tissue. Appl Opt 32: 399–412
4. Ritz JP, Roggan A, Albrecht D, Germer CT, Buhr HJ (1997) Heat induced changes of the optical properties of liver tissue. SPIE Proc 3193: 80–87

Unterschiede in den Eigenschaften interstitieller Verfahren und deren Einfluß auf die klinische Anwendung

C. Brunken, X. Rogiers, S. Topp, J. R. Izbicki und C. E. Broelsch

Abteilung für Hepatobiliäre und Transplantationschirurgie, Universitätskrankenhaus Eppendorf, Martinistraße 52, D-20246 Hamburg

Differences in the Properties of Interstitial Techniques and Their Influence on Clinical Application

Summary. The effects of percutaneous ethanol injection (PEI) and cryosurgery (CS) on normal liver tissue are investigated in a mini-pig model. It was not possible to create a circumscribed, reproducible necrosis by PEI; there was a high incidence of thromboembolic complications. Due to the discrepancy between the temperatures necessary to induce freezing and to induce total cell destruction, the necroses were smaller than the ice balls induced by CS and contained vital cells in their periphery. In conclusion, PEI should not be used when ethanol spreading into normal parenchyma has to be assumed, and the difference in size between ice ball and complete necrosis has to be considered in tumor treatment by CS.

Einleitung

Fortgeschrittenes Tumorstadium, ungünstige Lage der Herde, assoziierte Leberzirrhose oder Komorbidität machen eine radikale Resektion von malignen Lebertumoren in etwa 80% der Fälle unmöglich. Diese Zahl macht deutlich, wie notwendig die Suche nach wirkungsvollen palliativen Therapieoptionen ist. Ein relativ neues Therapiekonzept ist die interstitielle Therapie. Prinzip aller Varianten dieses Verfahrens ist die lokale Induktion einer Nekrose durch eine direkt applizierte Noxe. Vom Wirkungsprinzip können thermische Verfahren von Methoden unterschieden werden, bei denen ein toxisches Agens injiziert wird. PEI (perkutane Ethanol Injektion) ist die etablierteste Therapieform durch Injektion eines toxischen Agens. Sie kommt überwiegend zur Therapie des nicht resektablen HCC, aber auch bei der Behandlung von Metastasen zur Anwendung. Schwerwiegende Nebeneffekte sind äußerst selten [1]. Die Kryochirurgie (KC) ist das am häufigsten angewendete thermische Verfahren. Trotz der zunehmenden Verbreitung dieser Verfahren ist die Wirkung auf gesundes Lebergewebe nur wenig untersucht, obwohl Kenntnisse hierüber notwendig sind, da es bei der kompletten Destruktion eines diffus wachsenden Tumors immer auch zum Untergang von gesundem Lebergewebe am Tumorrand kommt. Bei der Induktion einer Sicherheitszone um einen Tumor kommt es ebenfalls zur Nekrotisierung von gesundem Lebergewebe. In dieser Studie werden Wirkungen und Nebenwirkungen bei der Ablation von Lebergewebe durch PEI und KC untersucht. Die Reproduzierbarkeit der Nekrosen sowie die Genauigkeit des sonographischen Monitorings werden erfaßt.

Material und Methoden

Jeweils sechs Göttinger Minischweine wurden mit PEI oder mit KC behandelt. Ziel der Behandlung war die Induktion einer 5 cm durchmessenden Lebernekrose durch PEI oder KC.

PEI Gruppe: Es besteht eine direkte Korrelation zwischen injiziertem Ethanolvolumen und Nekrosegröße [4]. Daher sollte durch die Injektion von 64 ml absolutem Ethanol die Induktion einer 5 cm durchmessenden Nekrose möglich sein. Das Ethanolvolumen wurde fraktioniert verabreicht. Jedes Tier erhielt sonographisch kontrolliert 8 perkutane Injektionen mit je 8 ml 95% Ethanol. Der Versuchsaufbau und die erfaßten Parameter sind in Tabelle 1 dargestellt. Die Eingriffe am Tag 0 wurden in Vollnarkose durchgeführt. Die nachfolgenden Injektionen fanden jeden dritten Tag unter Sedation statt. Die letzte Injektion wurde von einer 21 tägigen Beobachtungsphase gefolgt. Der Versuch wurde mit der Sektion der Tiere beendet. Histologische Schnitte wurden von der Lebernekrose sowie repräsentativen Anteilen von Lunge und Leber gefertigt. Hämalaun-Eosin Färbungen sowie immunhistochemische Färbungen mit monoklonalen Antikörpern gegen Pan-Cytokeratin zur Darstellung vitaler Hepatozyten wurden durchgeführt.

KC Gruppe: Betäubung und Monitoring entsprach der PEI Gruppe. Nach Eröffnung des Abdomens wurde eine 10 mm durchmessende Kryosonde auf das Leberparenchym aufgesetzt. Eine 5 cm durchmessende Kryoläsion wurde durch zwei Gefrier-Tau Zyklen erzeugt. Dieser Vorgang wurde durch intraoperativen Ultraschall überwacht. Sektion und histologische Aufarbeitung nach Abschluß der Beobachtungsphase entsprach dem Vorgehen in der ersten Gruppe.

Ergebnisse

Komplikationen PEI Gruppe: Bei 10 Injektionen (28%) kam es zu Komplikationen. Drei Injektionen endeten letal (Tabelle 1). Komplikationen traten in Form eines Anstiegs von zentralvenösem und pulmonalarteriellem Druck sowie Schnappatmung oder Apnoe auf. Das Auftreten von Apnoe war in allen Fällen mit einem Anstieg des ZVD um mehr als 100% vergesellschaftet. Blutdruck und Herzfrequenz änderten sich initial nicht. Diese Befundkonstellation ist pathognomonisch für das Auftreten einer Lungenembolie.

Tabelle 1. Versuchsablauf PEI Gruppe. Zeitpunkt der Ethanolinjektionen, Untersuchungen, Komplikationen und Exitus

Zeit	n Injektion	Untersuchung	n Komplikation	n Exitus
Tag 0	1. Injektion	US[a], ZVD, HF, AF, BAK[b], PAD, RR, BAK(lv)[c], Lab.	2	
Tag 3	2. Injektion	US[a], ZVD, HF, AF, BAK[b], Lab.	1	1
Tag 6	3. Injektion	US[a], ZVD, HF, AF, BAK[b], Lab.	1	
Tag 9	4. Injektion	US[a], ZVD, HF, AF, BAK[b], Lab.	1	1
Tag 12	5. Injektion	US[a], ZVD, HF, AF, BAK[b], Lab.	2	
Tag 15	6. Injektion	US[a], ZVD, HF, AF, BAK[b], Lab.	1	1
Tag 18	7. Injektion	US[a], ZVD, HF, AF, BAK[b], Lab.	1	
Tag 21	8. Injektion	US[a], ZVD, HF, AF, BAK[b], Lab.	1	
Tag 28		US[a], Lab.		
Tag 35		US[a], Lab.		
Tag 42		US[a], Lab., Sektion		

[a] Ultraschall; [b] Blutalkoholkonzentration; [c] Blutalkoholkonzentration (Lebervene)

Ultraschall PEI Gruppe: Während aller Injektionen zeigten sich ausgeprägte echoreiche Reflexe in Blutgefäßen, die der Injektionsstelle benachbart waren. Während kurz nach der Injektion alle PEI Läsionen einfach zu identifizieren waren, konnten 3 Tage nach Injektion nur noch 33% sicher ausgemacht werden. Am Ende der Beobachtungsphase war eine sichere Identifikation nur noch in Einzelfällen möglich.

Sektion PEI Gruppe: Die gemessenen Nekrosevolumina betrugen im Mittelwert 1,2 cm^3 (Standardabweichung 1,4 cm^3). Die angestrebte Nekrosegröße (64 cm^3) wurde in keinem Fall erreicht. Innerhalb der Nekrosen waren Areale mit vitalem Lebergewebe sichtbar, die Ränder der Nekrosen waren stark zerklüftet. Innerhalb der Nekrose fanden sich beschädigte Gefäße mit intraluminal gelegenen Hepatozyten. Das intraluminale Vorliegen von Hepatozyten in unbeschädigten Lebervenen, abseits der Nekrosen konnte bei allen Tieren der PEI Gruppe immunhistochemisch nachgewiesen werden. Bei den Tieren, die an Komplikationen der PEI verstorben waren, ließ sich die Lungenembolie histologisch bestätigen. Epitheliale Zellen mit der Morphologie von Hepatozyten wurden innerhalb der Emboli gefunden.

Komplikationen KC Gruppe: Die Herzkreislauffunktion während und nach Kryochirurgie war unauffällig.

Ultraschall KC Gruppe: Intraoperativ waren die Kryosonde und die Größenzunahme der Vereisungszone sonographisch einfach zu beobachten. Die Vereisung fand streng konzentrisch um die Sonde statt. Das umgebende Lebergewebe zeigte keine Auffälligkeiten. Der Durchmesser der Läsion nahm während der Beobachtungsphase kontinuierlich ab.

Sektion KC Gruppe: Zum Zeitpunkt der Sektion waren die Nekrosen signifikant kleiner (Mittelwert 8,1 cm^3, Standardabweichung 7,5 cm^3), als die induzierte Kryoläsion (64 cm^3). Die Nekrosen waren rund und glatt begrenzt. In der Peripherie der Nekrose zeigten sich Inseln mit vitalem Gewebe. Die Zellen in der Nähe der Portalfelder befanden sich in einem besseren Zustand als die zentral im Leberläppchen gelegenen Zellen, so daß ein inhomogenes Bild resultierte. Lebergewebe außerhalb der Nekrosen sowie Lungen zeigten keine pathologischen Veränderungen. Es wurden keine intravaskulär gelegenen Hepatozyten gefunden.

Diskussion

Bei der Ablation von Lebergewebe treten unerwartete Effekte auf. Mikroskopische Untersuchungen von hepatozellulären Karzinomen, die auch PEI therapiert wurden, zeigten eine homogene Nekrotisierung des Tumors. Die Tumorkapsel definierte in allen Fällen die Grenze der Nekrose. Sowohl Leber- als auch Tumorgewebe jenseits dieser morphologischen Grenze wurden nicht affektiert [3]. Das Fehlen dieser Barriere führt bei der PEI von gesundem Lebergewebe zu einer ungerichteten Ausbreitung des Ethanols mit den beschriebenen Folgen. Unsere Studie zeigt, daß eine gezielte Ablation von Lebergewebe durch PEI nicht möglich ist. Die Anwendung bei diffus wachsenden Tumoren ohne ausgeprägte morphologische Grenzen solle daher unterbleiben, da am Tumorrand mit dem Abstrom von Ethanol ins Leberparenchym zu rechnen ist. Unerwartete Effekte können auftreten, eine komplette Tumornekrotisierung erscheint unwahrscheinlich. Die Induktion einer Sicherheitszone ist durch PEI nicht möglich.

Die Resultate der Kryoablation von gesundem Lebergewebe in unserer Studie ähneln den Ergebnissen bei der klinischen Anwendung. Dennoch fiel auf, daß die am Ende der Beobachtungsphase gemessene Nekrosegröße immer deutlich kleiner als die Größe der induzierten Vereisung war. Dies ist zum Teil durch den fibrotischen Umbau der Nekrosen bedingt. Ein weiterer Grund hierfür ist die Differenz zwischen den Temperaturen, die für eine Vereisung, bzw. für die Induktion einer kompletten Nekrose notwendig sind. Eine Vereisung entwickelt sich bei Temperaturen zwischen 0 °C und −10 °C, während die Nekrose von perfundiertem Gewebe erst bei Temperaturen zwischen −20 °C und −60 °C zu erwarten ist [2]. Das Auftreten von vitalen Zellen in der Peripherie der Nekrose sowie der bessere Zustand der Zellen in der Nähe der Periportalfelder läßt sich ebenfalls durch diese Temperaturdifferenz erklären. Die Temperaturen waren niedrig genug, um eine Vereisung sowie eine partielle Nekrose zu erzielen, reichten aber für eine komplette Devitalisierung des Gewebes nicht aus. Der für makroskopische Blutgefäße beschriebene Isoliereffekt zeigt sich auch auf der Ebene der Periportalfelder. Aufgrund dieses Effektes gelten für Lebergewebe nur Temperaturen von unter –50 °C als sicher letal [2]. Diese Temperaturen werden an der Grenze der Kryoläsion weit überschritten [2].

Bei beiden Verfahren ist die Zone der kompletten Gewebsdestruktion sonographisch nicht exakt darstellbar. Die histologische Aufarbeitung zeigte bei vielen Techniken vitales Gewebe innerhalb der homogen erscheinenden Nekrosen.

Literatur

1. Livraghi T, Bolondi L, Lazzaroni S (1992) Percutaneous ethanol injection in the treatment of hepatocellular carcinoma in cirrhosis. A study on 207 patients. Cancer 69: 925–929
2. Ravikumar TS, Steele G, Kane R, King V (1991) Experimental and Clinical Observations on Hepatic Cryosurgery for Colorectal Metastases. Cancer Res 51: 6323–6327
3. Shiina S, Tagawa K, Unuma T, Takanashi R, Yoshiura K, Komatsu Y (1991) Percutaneous ethanol injection therapy for hepatocellular carcinoma; A histopathologic study. Cancer 68: 1524–1530
4. Shiina S, Tagawa K, Unuma T, Terano A (1990) Percutaneous Ethanol Injection Therapy for the Treatment of Hepatocellular Carcinoma. AJR 154: 947–951

Lokoregionäre Rezidive von Extremitätenmelanomen nach hyperthermer Extremitätenperfusion: Sind Re-Perfusionen sinnvoll?

T. Meyer, J. Göhl und W. Hohenberger

Chirurgische Klinik und Poliklinik, Universität Erlangen-Nürnberg, Krankenhausstraße 12, D-91054 Erlangen

Locoregional Recurrence of Limb Melanomas After Hyperthermal Limb Perfusion: Do Reperfusions Make Sense?

Summary. Isolated limb reperfusion in patients with locoregional recurrence after previous isolated limb perfusion achieves local tumor control in a high percentage of cases. One of the main aims of the repeat procedure is limb salvage, which was possible in 96% of our patients. Complication rate of reperfusion is acceptably low.

Einleitung

Die hypertherme isolierte Extremitätenperfusion (HILP) gilt als Therapieverfahren der Wahl bei nichtresektablen, lokoregionären Rezidiven von Extremitätenmelanomen, insbesondere in Form von multiplen Intransitmetastasen. Trotz der hohen Rate kompletter Remissionen nach Erstperfusion von mittlerweile 80–90%, entwickeln 40–50% der Patienten im weiteren Verlauf erneut lokoregionäre, z. T. multiple Metastasen [4]. In dieser Situation stellt sich die Frage, ob eine Re-Perfusion der befallenen Extremität eine erfolgversprechende Behandlungsmaßnahme darstellt. Für die Re-Perfusion existieren vergleichsweise begrenzte Erfahrungen und der Datenvergleich zwischen einzelnen Behandlungszentren erscheint problematisch (unterschiedliche Patientenkollektive, Perfusionstechniken/-modalitäten und Zytostatika). Bei einem potentiell erhöhten Komplikationsrisiko der Re-Perfusion treten alternative Behandlungsoptionen wie CO_2-Laserabtragung, Bestrahlung ± Hyperthermie, Chemo-/Immuntherapie u. a. in Konkurrenz zur wiederholten Perfusionstherapie [2]. Es erschien deshalb von Interesse, den Effekt einer wiederholten Perfusionsbehandlung zu untersuchen.

Patienten und Methode

Zwischen 1976 und 1997 wurden 25 Patienten, darunter 17 Frauen und 8 Männer mit einem Durchschnittsalter von 45 Jahren (31–67 Jahre), einer wiederholten HILP unterzogen. Gemessen am Gesamtkrankengut der Extremitätenperfusion in diesem Zeitraum (n = 440) entspricht dies einem Anteil von unter 10%. 24 Patienten wurden zweimal, eine Patientin dreimal perfundiert. Die erstmalige HILP war bei 15 Patienten in prophylaktischer Intention (Stadium I nach M. D. Anderson) erfolgt, bei den übrigen in therapeutischer Indikation (Stadium III A n = 4, Stadium III B n = 5, Stadium III AB n = 1). Zum Zeitpunkt der Re-Perfusion lagen bei 24 Patienten meist multiple Intransitmetastasen vor (III A), in einem Fall mit zusätzlichen inguinalen Lymphknotenmetastasen (III AB). Das Intervall zwischen 1. und 2. HILP betrug median 39 Monate (8–118 Monate), die Nachbeobachtung nach der Re-Perfusion (Stichtag 01. 01. 1998) belief sich auf 88 Monate median (7–210 Monate).

1992 wurde die Perfusionstechnik bei gleichbleibender Dosierung der verwendeten Zytostatika Melphalan (dosiert nach Körpergewicht) und Dactinomycin (1 mg Bolus) auf der Basis experimenteller Untersuchungen modifiziert: Die Perfusionszeit wurde auf 90 Minuten verlängert (vorher max. 60 Min.), Melphalan kontinuierlich über 20 Minuten in den arteriellen Schenkel infundiert (vorher fraktionierter Bolus, venöser Schenkel) und die Gewebetemperatur über die Perfusionszeit bei 40–41,5 °C konstant gehalten (vorher max. 41,5 °C, inkonstanter Verlauf).

Ergebnisse

Intraoperativ kam es in einem Fall bei geplanter Re-Perfusion zu einer schweren Blutung aus der A. fem. com. Nach Gefäßrekonstruktion gelang die Re-Perfusion 2 Monate später über einen transabdominellen Zugang mit Kanülierung der externen Iliakalgefäße. Die postoperative Komplikationsrate nach 1. und 2. HILP war nicht wesentlich verschieden (36% vs. 32%). Während sich Wundheilungsstörungen (n = 3 vs. n = 1) und persistierende Lymphfisteln (n = 4 vs. n = 2) häufiger nach der 1. HILP entwickelten, stellten sich schwere Lymphödeme nach der Re-Perfusion öfter ein (n = 1 vs. n = 4).

Bei 10 von 11 Patienten mit in situ belassenen Tumoren konnte innerhalb von 6 Wochen nach der 2. HILP eine klinisch komplette Remission erreicht werden (91%). Bei den übrigen 14 Patienten wurden die metastatischen Läsionen synchron bei der Re-Perfusion exzidiert, so daß eine Remissionsbeurteilung nicht möglich war. 11 von 25 Patienten (44%) entwickelten nach einem medianen Intervall von 14,5 Monaten nach Re-Perfusion ein lokoregionäres Rezidiv, die mediane Überlebenszeit betrug global 40 Monate. Die Gruppe der Patienten mit simultan während der 2. HILP exzidierten Tumoren zeigte leichte Vorteile hinsichtlich der Rate und des medianen Intervalles bis zum Auftreten lokoregionärer Rezidive sowie hinsichtlich der medianen Überlebenszeit, die jedoch wegen der geringen Fallzahl und der retrospektiv nicht erfaßbaren Tumorlast nicht signifikant erscheinen.

Nach einem medianen Follow-up von 88 Monaten nach der 2. HILP waren noch 9 Patienten (36%) am Leben, davon sechs ohne derzeit nachweisbaren Tumor (24%). Drei Patienten hatten Fernmetastasen, einer davon zusätzlich ein lokoregionäres Rezidiv. 16 Patienten (64%) waren an Fernmetastasen verstorben, 4 davon mit lokoregionären Tumormanifestationen. Das Gesamt-Überleben, berechnet nach Kaplan-Meier, betrug nach 5 Jahren 46% und nach 10 Jahren 36% (Abb. 1).

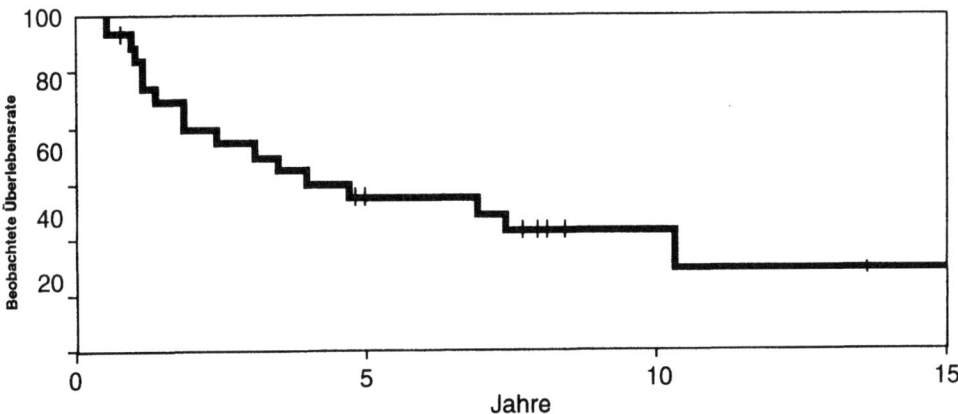

Abb. 1. Prognose (overall survival) nach Re-Perfusion (observed cumulative survival, Kaplan-Meier)

Diskussion und Schlußfolgerung

Nach Literaturangaben bewegen sich die kompletten Remissionsraten nach Zweit- und Mehrfachperfusion mit verschiedenen Zytostatika zwischen 44 und 74%, die Lokalrezidivraten nach medianen Intervallen von 6–14 Monaten zwischen 40 und 71% [1, 2]. Die eigenen Erfahrungen bestätigen, daß mit einer Re-Perfusion in vielen Fällen eine lokale Tumorkontrolle (10/11 evaluierbare Patienten) mit ähnlicher Lokalrezidivrate (44%) und ähnlichem Intervall bis zum Rezidiv (14,5 Monate median) erreicht werden kann. Selbst nach einer 3. HILP beobachteten wir bei einer Patientin eine 4 Jahre anhaltende Remission. Zur Beurteilung des Therapieeffektes sollte der Tumor zunächst belassen werden und 6 Wochen nach Re-Perfusion exzidiert werden, um eine histologische Remissionsbeurteilung zu ermöglichen.

Die Komplikationsrate nach einer 2. HILP erscheint gegenüber einer vorangegangenen Perfusion nicht erhöht zu sein und somit akzeptabel. Die unterschiedliche Häufung einzelner Komplikationen im eigenen Krankengut sind sicherlich durch die im Zusammenhang mit der Erstperfusion regelhaft durchgeführte radikale Lymphdissektion mitverursacht (Wundheilungsstörungen, Lymphfisteln), während das häufigere Lymphödem nach Zweitperfusion durch die zusätzliche perfusionsbedingte Beeinträchtigung des Lymphabflusses zu erklären ist. Um gefäßassoziierte Komplikationen bei der oftmals fragilen Gefäßwand zu vermeiden, empfiehlt sich nach vorangegangener Perfusion mit Lymphdissektion der transabdominelle Zugang bei der Re-Perfusion. Ein wesentlicher Aspekt bei der Indikationsstellung zur Re-Perfusion ist der Extremitätenerhalt. Nach den aus der Literatur verfügbaren Daten kann in 90–100% die Amputation der Extremität vermieden werden [2, 3]. Im eigenen Krankengut mußte nur in einem Fall eine Unterschenkelamputation vorgenommen werden (Extremitätenerhalt 96%).

Ob durch die Verwendung anderer Zytostatika wie z. B. Tumornekrosefaktor im Vergleich zum Standardtherapeutikum Melphalan die Remissionsrate erhöht und die Lokalrezidivrate gesenkt werden kann, bleibt ungewiß. Bartlett et al. [1] konnten zwar durch eine Re-Perfusion mit Melphalan und TNF eine komplette Remission bei 71% der Patienten erzielen, 12 von 17 Patienten (71%) entwickelten nach einem medianen Intervall von nur 6 Monaten erneut ein Lokalrezidiv.

Unabhängig davon wird die Prognose entscheidend durch das Auftreten von Fernmetastasen determiniert. Von 16 verstorbenen Patienten im eigenen Krankengut hatten nur 4 ein Lokalrezidiv. Krementz et al. berichteten 1992 über 158 Patienten mit Mehrfachperfusionen und beschrieben eine globale Überlebensrate im Stadium III (A–AB) von 29% nach 5 Jahren und von 12% nach 10 Jahren [3]. Die von uns beobachteten Überlebensraten liegen mit 46% und 36% für das Stadium III A zwar höher, der Datenvergleich ist aber wegen des inhomogenen Patientenkollektivs bekanntermaßen problematisch. Deutlich wird jedoch, daß für einzelne Patienten ein Langzeitüberleben erreicht werden kann.

Aufgrund des hohen technischen und finanziellen Aufwandes wird sich eine Mehrfachperfusion allerdings in Zukunft mit anderen konkurrierenden Verfahren messen müssen, für die aber eine ähnlich gute Effektivität bisher noch nicht nachgewiesen ist [2].

Literatur

1. Bartlett DL, Grace M, Alexander HR, Libutti SK, Fraker LF (1997) Isolated limb reperfusion with tumor necrosis factor and melphalan in patients with extremity melanoma after failure of isolated limb perfusion with chemotherapeutics. Cancer 80: 2084–2090
2. Klop WMC, Vrouenrats BC, van Geel BN, Eggermont AMM, Klaase JM, Nieweg OE, Kroon BBR (1996) Repeat isolated limb perfusion with melphalan for recurrent melanoma of the limbs. J Am Coll Surg 182: 467–472
3. Krementz ET, Carter RD, Sutherland CM, Muchmore JH, Ryan RF, Creech O Jr (1994) Regional chemotherapy for melanoma. A 35-year experience. Ann Surg 220: 520–535
4. Meyer Th, Göhl J, Hohenberger W (1998) Hyperthermic isolated limb perfusion – 23-years' experience and improvement of results by modification of technique. Onkologie 21: 198–202

Der Metastasendurchmesser ist entscheidend für das lokale Behandlungsergebnis nach Kryotherapie colorectaler Lebermetastasen

J. K. Seifert[1,2], Th. Junginger[2] und D. L. Morris[1]

[1] UNSW Department of Surgery, St. George Hospital, Sydney, Australia
[2] Klinik für Allgemein- und Abdominalchirurgie, Johannes-Gutenberg-Universität Mainz, Langenbeckstraße 1, D-55131 Mainz

Metastasis Diameter is Decisive for the Results of Cryotherapy for Colorectal Metastases

Summary. In a retrospective analysis we aimed to assess the incidence of local recurrence at the cryosite as well as possible prognostic indicators for the disease-free interval at the cryosite following hepatic cryotherapy for non-resectable colorectal metastases. At a median follow-up of 22 months, 66 of 85 patients had developed tumor recurrence, involving local recurrence at the cryosite in 28 patients, with cryoablated metastases of >3 cm being associated with shorter disease-free intervals at the cryosite. Improvements in probe placement and monitoring of the freezing process are required to allow successful treatment of large liver metastases.

Einleitung

Trotz ermutigender Berichte über niedrige Komplikationsraten und günstige Überlebenszeiten nach Kryotherapie nicht-resektabler Lebermetastasen colorectaler Carcinome [1–5] treten in unterschiedlicher Häufigkeit Lokalrezidive am Ort der Kryoablation auf [1, 3], wodurch der Nutzen dieser Behandlungsmethode eingeschränkt wird. In einer retrospektiven Analyse des eigenen Krankengutes sollte die Häufigkeit von Lokalrezidiven nach Kryotherapie colorectaler Lebermetastasen erfaßt und mögliche prognostische Indikatoren identifiziert werden.

Patientengut und Methodik

Zwischen 4/90 und 5/97 wurde im St. George Hospital in Sydney bei 116 Patienten eine Kryoablation colorectaler Lebermetastasen durchgeführt. Bei 85 Patienten gelang makroskopisch eine komplette Ablation aller Metastasen mit ausreichendem Sicherheitsabstand. Die Akten dieser 85 Patienten wurden retrospektiv analysiert und die Nachbeobachtung bis zum 01. 07. 1997 aktualisiert. Das mittlere Alter der Patienten war 60 Jahre (31–78), 63 Patienten waren männlich (74%). Im Mittel wurden 2,9 (1–9) Metastasen kryotherapiert, wobei der

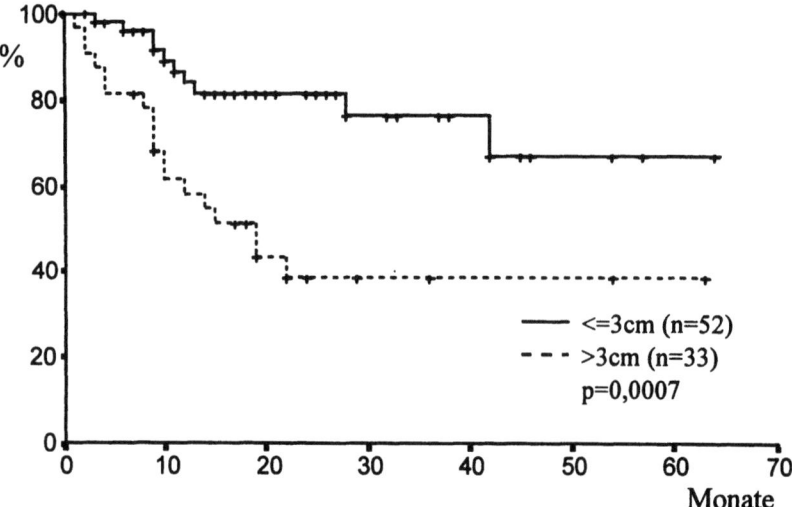

Abb. 1. Lokalrezidivfreie Zeit in Abhängigkeit vom Durchmesser der kryotherapierten Lebermetastasen

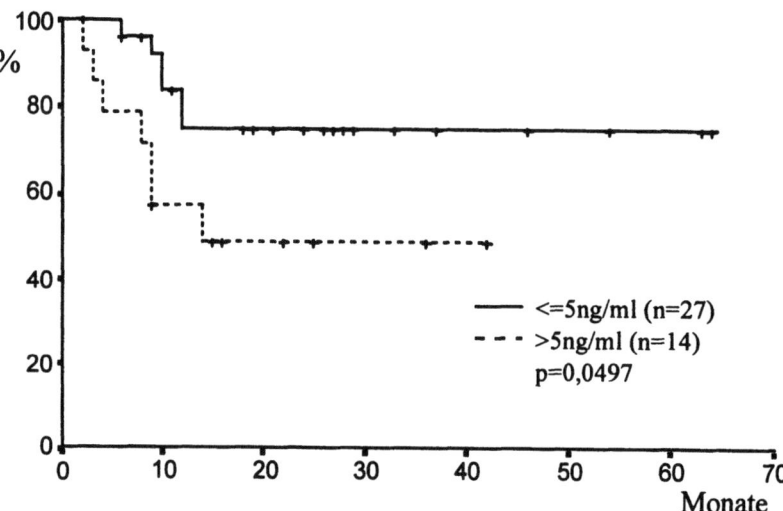

Abb. 2. Lokalrezidivfreie Zeit in Abhängigkeit vom postoperativen CEA-Serumspiegel (falls präoperativ erhöht)

mittlere Metastasendurchmesser 3,4 cm betrug. Es wurden dreimonatliche Nachsorgeuntersuchungen mit Bestimmung des Serum-CEA, abdomineller CT und ggf. weiterführenden Untersuchungen durchgeführt. Ein Lokalrezidiv wurde definiert als Größenzunahme einer kryotherapierten Metastase oder bei histologischem Tumornachweis in der Biopsie von Kryoläsionen, die nach einem Jahr nicht komplett zurückgebildet waren. Die lokalrezidivfreie Zeit wurde nach Kaplan-Meier berechnet. Mögliche prognostische Indikatoren (Alter, Geschlecht, syn- versus metachrone Metastasierung, Grading, Anzahl und Durchmesser der Metastasen, prä- und postoperativer CEA-Serumspiegel) wurden univariant mit dem Log-Rank-Test und multivariant mit einer Cox-Regression (Cox's Proportional Hazard Model) auf einen Einfluß auf die lokalrezidivfreie Zeit untersucht.

Ergebnisse

Ein Patient (1,2%) verstarb postoperativ an einem Myokardinfarkt. Komplikationen traten bei 22/85 Patienten (25,9%) auf. Nach einer medianen Nachbeobachtungszeit von 22 Monaten (0–64) sind 49 Patienten verstorben. Die mediane Überlebenszeit betrug 30 Monate. 66 Patienten haben ein Tumorrezidiv entwickelt, unter Beteiligung folgender Lokalisationen: Lokalrezidiv an einer der Kryoläsionen (n=28); restliche Leber (n=47); Lungenmetastasen (n=29); Lokalrezidiv des Primärtumors (n=8); Peritonealcarcinose (n=7); Knochenmetastasen (n=7). Bei nur 9 Patienten (10,6%) war ein Lokalrezidiv an der Kryoablationsstelle die einzige Rezidivlokalisation beim Auftreten eines Tumorrezidivs. Die mittlere rezidivfreie Zeit an der Kryoläsion betrug 43 Monate mit einer 3-Jahres-Lokalrezidivfreiheit von 60,3%.

Von den getesteten Faktoren hatten in der univariaten Analyse nur ein Metastasendurchmesser von >3 cm (Abb. 1) und postoperativ persistierend erhöhte CEA-Serumspiegel (Abb. 2) einen ungünstigen Einfluß auf die lokalrezidivfreie Zeit. In der multivariaten Analyse war einzig ein Metastasendurchmesser von >3 cm mit einem erhöhten Lokalrezidivrisiko verbunden (B=0,63±0,20 [S. E.], $p<0,01$, Exp(B)=1,87, 95% Konfidenzintervall 1,27–2,76).

Schlußfolgerung

Bei etwa zwei Drittel der Patienten mit nicht-resektablen Lebermetastasen colorektaler Carcinome ist nach vollständiger Kryoablation der Metastasen langfristig eine lokale Tumorkontrolle zu erzielen. Bei Metastasen von mehr als 3 cm Durchmesser besteht ein deutlich erhöhtes Lokalrezidivrisiko. Eine Optimierung der technischen Voraussetzungen für die Kryoablation größerer Metastasen ist zu fordern (Bestimmung der kritischen Temperatur zur Kryodestruktion menschlicher colorectaler Metastasen, Optimierung der räumlichen Sondenanordnung und der entstehenden dreidimensionalen Temperaturverteilungsmuster bei der Verwendung multipler Sonden, Verbesserung der intraoperativen Kontrolle der Eisballausdehnung). Derzeit sollte die hepatische Kryotherapie bevorzugt bei nicht-resektablen Metastasen von bis zu 3 cm Durchmesser eingesetzt werden.

Literatur

1. Adam R, Akpinar E, Johann M, Kunstlinger F, Majno P, Bismuth H (1997) Place of cryosurgery in the treatment of malignant liver tumors. Ann Surg 225:39
2. Morris DL, Ross WB, Iqbal J, McCall JL, King J, Clingan PR (1996) Cryoablation of hepatic malignancy: An evaluation of tumour marker data and survival in 110 patients. GI Cancer 1:247
3. Ravikumar TS, Steele G Jr, Kane R, King V (1991) Experimental and Clinical Observations on Hepatic Cryosurgery for Colorectal Metastases. Cancer Research 51:6323
4. Shafir M, Shapiro R, Sung M, Warner R, Sicular A, Klipfel A (1996) Cryoablation of unresectable malignant liver tumors. Am J Surg 171:27
5. Weaver ML, Atkinson D, Zemel R (1995) Hepatic cryosurgery in treating colorectal metastases. Cancer 76:210

Intraarterielle (5-FU/FA bzw. FUDR) versus systemische Chemotherapie (5-FU/FA) nicht-resektabler kolorektaler Lebermetastasen

H.-J. Gassel[1], H. H. Müller[2], P. Mattes[3], R. Stieger[4], H. Schramm[5] und M. Lorenz[6] für Arbeitsgruppe: Lebermetastasen (Studienleiter: M. Lorenz)

[1] Chirurgische Universitätsklinik, Universität Würzburg, Josef-Schneider-Straße 2, D-97080 Würzburg
[2] Institut für Medizinische Biometrie, Philipps-Universität, Bunsenstraße 3, D-35037 Marburg
[3] Abt. für Allgemeinchirurgie, Städtisches Klinikum, Hirschlandstraße 97, D-73730 Esslingen
[4] Klinik für Chirurgie, Kantonspital, Rorschacherstraße, CH-9007 St. Gallen
[5] Chirurgische Klinik, Klinikum Gera, Straße des Friedens 122, D-07548 Gera
[6] Klinik für Allgemein- und Gefäßchirurgie, Johann Wolfgang Goethe-Universität, D-60590 Frankfurt am Main

Hepatic Arterial Infusion (5-FU/FA and FUDR rsp.) Versus Systemic Chemotherapy for the Treatment of unresectable Liver Metastases from Colorectal Carcinoma

Summary. The relative efficacy of HAI FUDR, HAI 5-FU/FA, and iv 5-FU/FA chemotherapy for the treatment of unresectable colorectal liver metastases was compared in a prospective randomized clinical trial. The response rate after HAI treatment was significantly higher as compared to iv treatment with no statistical benefit regarding survival and time to progression. HAI FUDR treatment was inferior as compared to HAI or iv 5-FU/FA. IV 5-FU/FA-therapy is therefore the method of choice outside clinical trials.

Einleitung

Mehr als 50% der Patienten mit kolorektalem Carcinom entwickeln Lebermetastasen. Davon sind höchstens 15–25% durch kurative Leberresektionen therapierbar [1]. Zur Behandlung der Patienten mit nicht resektablen Lebermetastasen stehen intravenöse (iv) und intraarterielle (HAI) Formen der Chemotherapie mit 5-Fluorouracil (5-FU) und Folinsäure (FA) bzw. das 5-FU Analogon Fluoro-2-deoxyuridin (FUDR) zur Verfügung. Kürzlich publizierte Metaanalysen haben eine deutlich höhere Ansprechrate und signifikant längere Überlebenszeiten nach HAI versus systemischer Therapie gezeigt [2]. Ziel der vorliegenden multizentrischen, dreiarmigen, randomisierten Studie war es, die Wirksamkeit von HAI FUDR im Vergleich zu HAI FU/FA und systemischer FU/FA-Behandlung anhand des Zielkriteriums progressionsfreie Zeit zu untersuchen.

Patienten und Methoden

Vom 03.04.1991–07.06.1995 wurden die Patienten (>18 Jahre, Karnofsky-Index >70%, CEA <2,5 mg%, AP <1.200 IU/l, Bilirubin <4 mg%, Tumorvolumen in der Leber <75%) nach standardisierter Vordiagnostik (CT, Angiographie, Röntgen-Thorax, CEA/CA19-9-Bestimmung) mit irresektablen colorektalen Lebermetastasen in die Studie aufgenommen. Ausgeschlossen wurden Patienten mit nicht vollständiger Resektion des Primärtumors, extrahepatischer Metastasierung, vorausgegangener Chemotherapie sowie Zeichen des portalvenösen Verschlusses. Nach Ausschluß intraabdomineller extrahepatischer Metastasen wurden bei für HAI vorgesehenen Patienten zunächst eine Cholecystektomie und anschließend eine Einlage eines intraarteriellen Katheters an die A. hepatica propria über die A. gastroduodenalis vorgenommen und mit einem s.c. Portsystem verbunden. Die Patienten, die für eine intravenöse Therapie randomisiert waren, erhielten ein i.v. Portsystem. Die HAI bzw. systemische 5-FU/FA-Therapie erfolgte als Kurzinfusion über 15 min mit 200 mg/m^2/d FA und kontinuierliche Gabe von 5-FU /1.000 mg/m^2/d/5d/28d) auf ambulanter Basis. Wegen hoher Raten an intolerabler Stomatitis wurde ab Dezember 1993 auf 800 mg/m^2 gesenkt. HAI FUDR wurde in einer Dosierung von 0,2 mg/m^2/d/14d/28d über den Port appliziert. HAI FUDR wurde nach drei Zyklen auf 0,15 mg/kg/d/14d/28d gesenkt. Die zugeteilte Therapie wurde beendet nach Progression oder komplettem Ansprechen und zwei konsolidierenden Zyklen. Regelmäßige CT und Röntgen-Thorax-Kontrollen dienten der Prüfung des Zielkriteriums. Ein komplettes Ansprechen wurde definiert als Verschwinden sämtlicher Symptome und Krankheitszeichen im CT sowie Normalisierung des CEA-Wertes. Als partielles Ansprechen wurde eine 50%ige Reduktion der zwei größten Leberherde und mind. 30%iger Rückgang des pathologisch erhöhten CEA-Spiegels gewertet. Weniger als 50%ige Größenreduktion und bis zu 20%ige Zunahme der beiden größten Tumore bei stabilen CEA-Werten wurde als gleichbleibende Erkrankung definiert. Progression lag vor bei mehr als 25%iger Größenzunahme der Referenzmetastase. Als primäres Zielkriterium wurde die Zeit bis zur Progression einschließlich Tod (gemessen ab Randomisierungszeit) gewählt. Der Alphafehler wurde mit 5% festgelegt, die Power der Studie mit 1-Beta=0,8 festgesetzt. Die statistischen Analysen basierten auf dem Cocktest für die Zeit bis zur Progression. Zur deskriptiven Subgruppenanalyse wurde das Tumorvolumen der Leber herangezogen. Dabei wurde unterschieden zwischen ≤25% und >25% Tumorvolumen.

Ergebnisse

Es wurden insgesamt 168 Patienten (57 HAI 5-FU/FA, 54 HAI FUDR, 57 iv5-FU/FA) aus 25 Teilnehmerzentren eingebracht. Gleichmäßig verteilt über die drei Arme waren die Parameter Alter, Geschlechtsverteilung, Karnofsky-Index, Primärtumorlokalisation und Metastasenzahl. Die intraop. Diagnostik in den HAI-Armen zeigte, daß 90% der Metastasen beidseitig lokalisiert waren. Ein Wechsel der zugewiesenen HAI 5-FU/FA-Therapie zur systemischen 5-FU/FA-Therapie (n=13) fand statt wegen extrahepatischer Metastasen (n=6), abnormaler Gefäßsituation (n=2), Fehlperfusion (n=2) und Dissektion der A. hepatica propria (n=1), primärer Katheterokklusion (n=1) und ohne Angabe von Gründen. Wegen technischer Komplikationen wurde in 16 von 41 Fällen unter HAI 5-FU/FA-Therapie im Vergleich zu 3 von 38 Fällen unter HAI FUDR-Therapie und in keinem Fall unter iv5-FU/FA die Behandlung abgebrochen.

Todesfälle/Todesursache

Zusammenfassend verstarben 47% der HAI 5-FU/FA-therapierten Patienten an einer Progression in der Leber und 41,7% der Patienten an allgemeiner Tumorprogression. Nach HAI FUDR war die Rate an progressionsbedingten Todesfällen in der Leber geringer, jedoch fand sich mit 59,2% eine deutlich erhöhte generelle Tumorprogression. Die Ergebnisse nach iv5-FU/FA-Behandlung waren vergleichbar mit denen nach HAI 5-FU/FA-Behandlung. Die 30 Tage-Mortalität der Patienten in der HAI-Therapiegruppe betrug 7/111 (6,3%) und 1/75 (1,8%) nach systemischer Therapie.

Toxizität

Die Toxizität von insgesamt 1079 Zyklen wurde erfaßt. In 41,6% der Zyklen war die HAI FUDR-Therapie ohne Nebenwirkungen durchführbar, hingegen traten bei beiden 5-FU/FA-Schemata (HAI und iv) 20% Nebenwirkungen nach WHO Grad 1 und 2 auf. Sowohl nach HAI 5-FU/FA als auch nach iv5-FU/FA-Therapie traten in 11% der Fälle Stomatitiden und in 8% (HAI) bzw. 4,7% (iv) Übelkeit auf. Nur nach HAI FUDR trat in drei Fällen eine schwere biliäre Sklerose ein.

Ansprechrate, Überlebenszeit, Zeit bis zur Progression

Das primäre Ansprechen (komplette und partielle Remission) betrug nach HAI 5-FU/FA 45%, nach HAI FUDR 43% und nach iv5-FU/FA 19,7% und war somit nach intraarterieller Therapie signifikant ($p < 0,0195$) höher als nach systemischer Gabe. Mit 41,5% war die Rate extrahepatischer Metastasierung nach HAI FUDR-Therapie statistisch signifikant erhöht im Vergleich zur HAI 5-FU/FA (12,5%) und iv5-FU/FA-Therapie (18,3%) ($p < 0,025$). Die mediane Überlebenszeit betrug 18,7 Monate nach HAI 5-FU/FA, 12,7 Monate nach HAI FUDR und 17,6 Monate nach iv5-FU/FA. Statistisch war dies nicht unterschiedlich. Die mediane progressionsfreie Zeit berechnete sich auf 9,2 Monate nach HAI 5-FU/FA versus 5,9 nach HAI FUDR und 6,6 Monaten 5-FU/FA-iv-Therapie. Ein Trend zugunsten der HAI 5-FU/FA-Therapie war erkennbar. Die deskriptive Subgruppenanalyse, stratifiziert nach Tumorvolumen ($\leq 25\%$) in der Leber ergab einen Vorteil für HAI 5-FU/FA mit 11,6 Monaten ggü. FUDR und 5-FU/FA iv (6,1 bzw. 5,5 Monate) Zeit zur Progression.

Diskussion

Die Ergebnisse der dargestellten dreiarmigen prospektiv randomisierten Studie zeigen eine deutlich höhere Ansprechrate nach intraarterieller Therapie im Vergleich zur systemischen Therapie. Allerdings zeigen sich keine signifikanten Unterschiede in der medianen Überlebenszeit der Patienten, zurückzuführen auf die frühzeitige Entwicklung extrahepatischer Metastasierung nach arterieller Therapie. Im Widerspruch zur Literatur [3] scheint die iv Therapie, zumindest der HAI FUDR-Therapie, damit nicht unterlegen. Die HAI-FUDR-Therapie ist ggü. der HAI 5-FU/FA-Therapie aufgrund des Auftretens der biliären Sklerose und der extrahepatischen Metastasierung unterlegen. Der beschriebene Benefit der HAI 5-FU/FA-Behandlung ggü. der systemischen 5-FU/FA-Behandlung bei einem Tumorvolumen von $\leq 25\%$ (deskriptive Subgruppenanalyse) ist statistisch nicht abgesichert. Eine HAI-Therapie kann derzeit nur für Studien unter GCP-Richtlinien empfohlen werden. Ein Ziel muß die Reduktion der intra- und postop. Komplikationen sein. Das spezifische Problem der extrahepatischen Tumorprogression nach HAI FUDR-Therapie ist auf die hohe Eliminationsrate des FUDR in der Leber und damit mangelnde extrahepatische Konzentration zurückzuführen und bestätigt die Ergebnisse früherer Arbeiten [4]. Schlußfolgernd darf somit aus dieser Studie eine iv5-FU/FA-Therapie als Standardtherapie empfohlen werden. Die Bedeutung einer hochdosierten wöchentlichen Applikation, ggf. in Kombination mit weiteren Cytostatica ist Gegenstand derzeitiger Studien.

Literatur

1. Silverberg E, Boring C, Squires BJ (1990) Cancer Statistics CA 40: 9–26
2. Harmantas A, Rotstein LE, Langer B (1996) Regional vesus systemic chemotherapy in the treatment of colorectal carcinoma to the liver. Is there a survival difference? Meta-Analysis of the published literature. Cancer 78: 1639–1645
3. Meta-Analysis Group in Cancer (1996) Reappraisal of hepatic arterial infusion in the treatment of nonresectable liver metastases from colorectal cancer. J Nat Cancer Inst 88: 252–258
4. Lorenz M, Staib-Sebler E, Koch B, Gog C, Waldeyer M, Encke A (1997) The value of postoperative hepatic arterial infusion following curative liver resection. Anticancer Research: 3825–3834

Onkologie: Molekularbiologie

Untersuchung der Proteinexpression von hMSH2 und hMLH1 bei HNPCC: Evaluation einer Prescreening-Methode

S. Vossen[1], G. Möslein[1], M. Katzer[2], H. E. Gabbert[2], W. Müller[2], C. Wirtz[2], P. E. Goretzki[1] und H. D. Röher[1]

[1] Abteilung für Allgemeine und Unfallchirurgie, Heinrich-Heine-Universität, Moorenstraße 5, D-40225 Düsseldorf
[2] Abteilung für Pathologie

Investigating the Protein Expression of hMSH2 and hMLH1 for HNPCC: Evaluation of a Prescreening Method

Summary. We show that immunohistochemistry for hMSH2 and hMLH1 is an easy and reproducible routine procedure. The interpretation of the staining results is unequivocal and investigator-independent. It is now necessary to validate the specificity and sensitivity of the method in a multicenter study with tumors of known mutations. As a consequence perhaps MIN testing may be replaced by immunohistochemistry as a first-line pretesting for HNPCC, reducing cost and time required.

Zusammenfassung. Zusammenfassend konnte unsere Arbeit zeigen, daß die Immunhistochemie als einfaches und in der Routinediagnostik leicht anwendbares Verfahren eine eindeutige Interpretierbarkeit des Färbeergebnisses zuläßt. In großen multizentrischen Studien sollte die Methode an einer ausreichenden Anzahl von HNPCC-Tumoren mit nachgewiesener Mutation auf Spezifität und Sensibilität überprüft werden. Die Konsequenz könnte zu einem Verzicht von MIN-Untersuchungen führen, da die Immunhistochemie auf einfache Weise HNPCC-spezifische Veränderungen aufdecken kann.

Einleitung

Hereditary non-polyposis colorectal cancer (HNPCC) ist das häufigste, bisher erkannte, autosomal dominant vererbte Karzinomsyndrom (5–10% aller kolorektalen Karzinome). Die klinische Diagnostik basiert auf einer genauen Familien- und Eigenanamnese. Die molekulargenetische Grundlage dieses Prädispositionssyndroms ist ein Defekt im Mismatch-Repair-Pathway. Die verantwortlichen Keimbahnmutationen können als „Goldstandard" durch direkte Sequenzierung nachgewiesen werden. In 50–60% der Fälle betreffen die Mutationen die Genorte der Proteine hMSH2 und hMLH1. In der jüngeren Vergangenheit gelang es, eine immunhistochemische Färbung zu etablieren, die die verminderte Expression des betroffenen Proteins im Tumor sichtbar machen kann. Vorangegangene Veröffentlichungen zeigten, daß diese Ergebnisse immer mit dem Ergebnis der Sequenzanalyse übereinstimmten. So kann man hoffen, daß die als Routinemethode leicht zu etablierende und schnell durchführbare Immunhistochemie als Prescreening-Methode für das Vorliegen von HNPCC dienen kann und durch den Hinweis auf den Genlocus den zeit- und kostenintensiven Sequenzieraufwand reduzieren wird.

Das Ziel unserer Untersuchung war es, die eindeutige Interpretierbarkeit des immunhistochemischen Färbeergebnisses zu überprüfen. Außerdem sollte bei einem größeren Patientenkollektiv die Rate der verminderten Proteinexpression für die Proteine hMSH2 und hMLH1 ermittelt werden.

Material und Methode

Tumorgewebe von 36 Patienten wurde immunhistochemisch für die Proteine hMLH1 und hMSH2 gefärbt. Die Patienten können in drei Subgruppen unterteilt werden:
a) 9 HNPCC-Patienten gemäß den harten Amsterdamer-Kriterien mit ausschließlich kolorektalen Karzinomen in der Familie.
b) 17 HNPCC-Patienten gemäß den neu definierten Amsterdamer-Kriterien, d.h. mit HNPCC-assoziierten Karzinomen in der Familie (Endometrium-Ca., Magen-Ca., Ovarial-Ca., Mamma-Ca., Prostata-Ca., Lungen-Ca., u. a.)
c) 10 Patienten, die aufgrund ihres Alters, ihrer ungewöhnlichen metachronen Karzinomhäufung oder ihrer Familienanamnese auffällig waren.

Immunhistochemisch wurden 2–4 µm dicke Paraffinschnitte mittels der Avidin-Biotin-Methode gefärbt. Zunächst wurden die Schnitte über Nacht bei 60 °C inkubiert und dann mittels Xylol und einer absteigenden Alkoholreihe deparaffinisiert und rehydriert. Nach Blockierung der endogenen Peroxidase-Aktivität mit 3%igem H_2O_2 und einer 20 minütigen Hitzebehandlung in der Mikrowelle, wurden die Präparate kurz in PBS getaucht und dann mit Normalserum vom Pferd für 10 Minuten überschichtet, um unspezifische Proteinbindungen zu unterbinden. Über Nacht wurden die Schnitte dann mit dem Primärantikörper bei 4 °C inkubiert: MLH1 (purified mouse anti human von PharMingen) und MSH2 (monoclonal mouse IgG von Oncogene). Nach kurzem Waschen mit PBS-Puffer wurden die Präparate mit dem biotinylierten Brückenantikörper (horse anti mouse) für 25 min bei Raumtemperatur überschichtet. Danach wurde der Avidin-Biotin-Complex hinzugefügt, dann folgte eine Inkubation für 10 min mit DAB und für 1 min mittels Hämalaun. Die Schnitte mußten dann mit einer aufsteigenden Alkoholreihe und Xylol dehydriert werden.

Diese Schnitte wurden von zwei Pathologen unabhängig voneinander beurteilt. Im Normalfall zeigten die Gewebe eine Färbung der Zellkerne. Zeigten im Gegensatz dazu die Zellkerne der Tumorzellen keine Färbung, wurde dieses Färberesultat als verminderte Proteinexpression gedeutet. Als Ergebnis wurde eine Unterteilung der Tumore in solche mit normaler und verminderter Expression vorgenommen.

Ergebnisse

Die Beurteilung der Färbeergebnisse war für 99 von 100 Schnitten für beide Untersucher übereinstimmend.

Es wurde insgesamt eine verminderte Proteinexpression bei 8 Patienten gefunden. Diese teilten sich unter die beiden Proteine wie folgt auf: 4 für hMLH1, 4 für hMSH2 und in einem Fall für beide. Tabelle 1 zeigt die Ergebnisse aufgegliedert für die unterschiedlichen Patientengruppen.

Diskussion

Unsere Untersuchung zeigte an einem größeren Patientenkollektiv (n=36), daß die immunhistochemische Färbung für hMLH1 und hMSH2 eine eindeutige und leichte Interpretierbarkeit der Färbeergebnisse zuläßt. Für 100 Tumorpräparate fanden die Untersucher bis auf eine Ausnahme übereinstimmende Ergebnisse. In vorangegangenen Untersuchungen, an denen auch Mitglieder unserer Arbeitsgruppe beteiligt waren, konnte gezeigt werden, daß

Tabelle 1. Anzahl von Patienten mit verminderter Proteinexpression

Patientengruppe	hMLH1	hMSH2	hMSH2+ hMLH1
HNPCC-Patienten mit kolorektalen Karzinomen in der Familie (n=9)	3	0	0
HNPCC-Patienten mit assoziierten Karzinomen in der Familie (n=17)	1	2	0
auffällige, nicht HNPCC Patienten (n=10)	0	1	1

das immunhistochemische Färbeergebnis gut mit molekulargenetischen Untersuchungsergebnissen (MIN, Sequenzierung) korreliert. Nach den Untersuchungen von Thibodeau et al. [1] zeigten von 19 MIN+-Tumoren 14 eine verminderte Proteinexpression entweder von hMLH1 oder von hMSH2. Einer von diesen zeigte eine verminderte Proteinexpression von beiden Genprodukten. Bei 7 von den 14 Tumoren mit verminderter Proteinexpression konnte der Mutationsnachweis mittels direkter Sequenzierung erfolgen. In jedem Fall korrelierte das Gen des Mutationsnachweises mit dem entsprechenden verminderten Genprodukt. Bei einem der Tumore gelang der Nachweis einer Missense-Mutation in hMLH1, ohne daß die Proteinexpression vermindert gewesen wäre.

Dietmaier et al. [2] unterteilten die MIN+-Tumore in hoch und niedrig instabile Tumore. Bei 14 von 15 hochinstabilen Tumoren konnte der Nachweis einer verminderten Proteinexpression geführt werden. In 6 Fällen betraf dies hMLH1 und in 8 Fällen hMSH2. Alle niedriginstabilen Tumore hatten ein normales Proteinexpressionsmuster. Außerdem wird in dieser Arbeit eine weitere Gruppe von untersuchten Tumoren erwähnt. Von 103 kolorektalen Karzinomen waren 25 hochstabil in bezug auf ihre Mikrosatelliten, von diesen zeigten 23 eine verminderte Proteinexpression; diese teilte sich zu gleichen Teilen auf hMLH1 und hMSH2 auf. Alle anderen entweder niedrig instabilen oder stabilen Tumore zeigten eine normale Proteinexpression.

In der vorliegenden Arbeit wurden die Patienten aufgrund ihrer Familienanamnese klassifiziert. Bewußt wurde auf eine vorhergehende Bestimmung des Mikrosatellitenstatus verzichtet. In der Gruppe der Patienten, die nicht einer HNPCC-Familie angehörten, waren nur 2 Patienten von einer verminderten Proteinexpression betroffen. Auffällig war, daß einer dieser Patienten eine verminderte Proteinexpression für beide Proteine aufwies. Ob die verminderte Expression von hMSH2 bei diesem Patienten aufgrund des innerhalb dieses Gens liegenden Mikrosatelliten ist oder ursächlich mit einer krankheitsbringenden Mutation zusammenhängt, muß in weiteren Untersuchungen geklärt werden. Die Familienanamnese des Patienten war auffällig, da 5 von 5 Geschwistern an einem HNPCC-assoziierten Tumor erkrankt waren, aber beide Elternteile gesund sind. Ein Drittel der HNPCC-Patienten, die in ihrer Familie nur kolorektale Tumoren aufwiesen zeigten entweder für hMLH1 oder hMSH2 eine verminderte Proteinexpression. Dieser Prozentsatz ist niedriger als erwartet. Die Veröffentlichung von Thibodeau und Mitarbeitern läßt einen Rückschluß auf die klinische Diagnose von HNPCC zu. Nur ein Viertel der Tumore von HNPCC-Patienten ist MIN+. Berücksichtigt man außerdem, daß in dieser Arbeit bei einem Viertel der MIN+-Tumore eine normale Proteinexpression vorliegt, liegt die Anzahl der HNPCC-Tumore mit einer verminderten Proteinexpression genau wie in unseren Untersuchungen bei 33%. Sicherlich ist dieser Vergleich wegen der in beiden Arbeiten nur geringen Patientenzahlen nur bedingt zulässig.

Literatur

1. Thibodeau StN et al. (1996) Altered expression of hMSH2 and hMLH1 in tumors with mikrosatellite instability and genetic alterations in mismatch repair genes. Cancer Research 56: 4836–4840
2. Dietmaier W et al. (1997) Diagnostic microsatellite instability; definition and correlation with mismatch repair protein expression. Cancer Research 57: 4749–4756

Mutationslokalisation als Wegweiser zur operativen Taktik bei FAP?

M. Kadmon[1], A. Tandara[1], C. Dupon[2], J. Gebert[2], M. von Knebel-Doeberitz[2] und Ch. Herfarth[1]

[1] Allgemeinchirurgie, [2] Sektion Molekulare Diagnostik und Therapie, Chirurgische Universitätsklinik, Kirschnerstraße 1, D-69120 Heidelberg

Mutation Localization as Guide to Operative Tactic for FAP?

Summary. Restorative proctocolectomy and ileal pouch–anal anastomosis (IPAA) is considered the operative therapy of choice for the prophylactic treatment of FAP. Recently, Vasen and coworkers [5] after correlating the incidence of metachronous rectal cancer with the site of the causative APC mutation suggested subtotal colectomy and IRA to be the primary treatment in patients with mutations proximal to codon 1250, whereas IPAA should be performed in those with mutations beyond this codon. Mutation analysis in our patients after IRA, however, shows the majority of APC mutations to be located proximal to codon 1250 even in those patients with severe rectal polyposis and metachronous rectal cancer, thus not supporting the therapeutic recommendations of Vasen and coworkers.

Einleitung

Die familiäre adenomatöse Polyposis coli (FAP) ist eine genetisch determinierte Erkrankung, die durch verschiedene Mutationen des APC-Gens auf dem langen Arm von Chromosom 5 verursacht wird. Der klassische Phänotyp ist durch die frühe Entwicklung tausender adenomatöser Polypen im gesamten Kolorektum gekennzeichnet. Therapie der Wahl ist die restaurative Proktokolektomie und ileoanale Pouchanlage (IAP), die maximale Radikalität mit sehr guten funktionellen Ergebnissen verbindet. Obwohl die Inzidenz metachroner Rektumkarzinome 10–20 Jahre nach IRA zwischen 12 und 20% angegeben [1, 2] und zum Teil noch wesentlich höher geschätzt wird [3, 4], favorisieren einige Zentren nach wie vor die subtotale Kolektomie und ileorektale Anastomose (IRA). Eine aktuelle Studie der Arbeitsgruppe um Vasen an 87 Patienten mit bekannter APC-Mutation suggeriert eine Korrelation der rektalen Polypenprogression nach IRA mit der Mutationslokalisation [5]. Aus der signifikant geringeren Frequenz sekundärer Rektumexstirpationen bei Mutationen proximal des Codons 1250 wird die Indikation zur subtotalen Kolektomie und IRA abgeleitet, während nur bei Mutationen am 3'-Ende von Codon 1250 die radikale kontinenzerhaltende Proktokolektomie und IAP empfohlen wird [5].

Ergebnisse des Heidelberger Polyposis-Registers

Krankheitsverlauf nach subtotaler Kolektomie und IRA

In unserem Krankengut überschauen wir den Krankheitsverlauf von insgesamt 50 Patienten nach subtotaler Kolektomie und IRA (Abb. 1). Nach einem mittleren Beobachtungszeitraum von 10,5 Jahren zeigten 43 Patienten eine Polypenprogression, sechs Patienten entwickelten trotz halbjährlicher Rektoskopien metachrone Rektumkarzinome. Nur bei einem einzigen Patienten finden sich drei Jahre postoperativ keine Rektumadenome. In 24 Fällen war aufgrund eines schweren rektalen Polypenbefalls oder eines metachronen Karzinoms eine sekundäre Proktektomie erforderlich, die bei 20 Patienten kontinenzerhaltend unter Anlage eines ileoanalen J-Pouches erfolgte, während in vier Fällen nur eine Rektumexstirpation mit terminalem Ileostoma in Frage kam (Abb. 1).

Korrelation des rektalen Polypenbefalls nach IRA mit dem APC-Genotyp

Die Nachweisrate an APC-Mutationen in unserem Krankengut beträgt 69%. Bei Patienten mit subtotaler Kolektomie und IRA ist in 30 Fällen die APC-Mutation bekannt, bei 13 Patienten wurde bisher keine Mutation gefunden, in 7 Fällen liegt uns keine DNA vor. In der Gruppe der Patienten mit einer geringgradigen Polypenprogression des Restrektums nach IRA ist die Mutation in der überwiegenden Mehrzahl (11 von 14 Fällen) proximal von Codon 1250 lo-

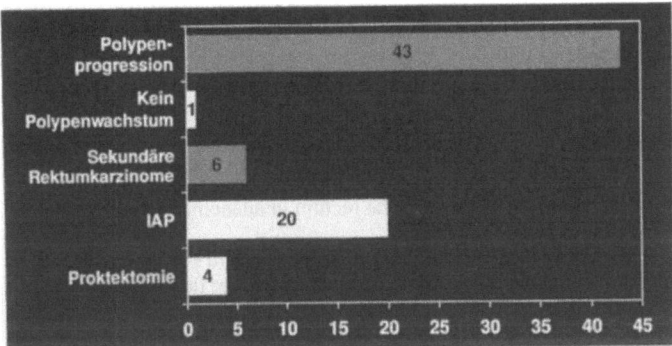

Abb. 1. Krankheitsverlauf und sekundäres chirurgisches Vorgehen nach IRA bei n = 50 Patienten. Mittlerer Beobachtungszeitraum 10,5 Jahre

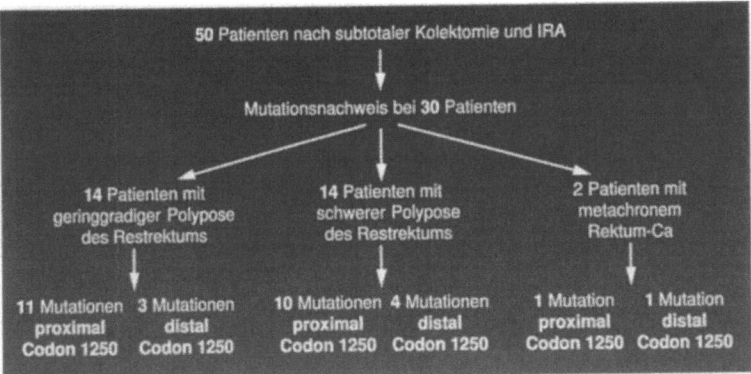

Abb. 2. Mutationslokalisation proximal und distal Codon 1250 bei Patienten mit IRA (n = 30) in Relation zum Schweregrad des rektalen Polypenbefalls

kalisiert, was die These der Arbeitsgruppe um Vasen stützt (Abb. 2). Auch der Patient ohne Polypen im Restrektum trägt eine Mutation vor Codon 1250. In der Gruppe der Patienten mit schwerer Rektumpolypose allerdings finden sich ebenfalls in 10 von 14 Fällen Mutationen proximal von Codon 1250, während nur 4 Patienten Mutationen distal davon aufweisen. Selbst eine der beiden Patientinnen mit sekundärem Rektumkarzinom nach IRA hat eine Mutation proximal von Codon 1250 (Abb. 2).

Diskussion

Die Ergebnisse der molekularen Diagnostik in unserem Patientengut mit subtotaler Kolektomie und IRA können die Empfehlung der Arbeitsgruppe um Vasen, die Mutationslokalisation als Entscheidungshilfe für das operative Vorgehen zu nutzen [5], nicht stützen. Bei Patienten mit geringgradiger Polypenprogression nach IRA ist zwar die überwiegende Mehrzahl der Mutationen proximal von Codon 1250 lokalisiert, aber gerade in der Gruppe der Patienten mit schwerem rektalem Polypenbefall oder metachronen Rektumkarzinomen finden sich ebenfalls überwiegend Mutationen proximal von Codon 1250, was den Beobachtungen von Vasen und seinen Mitarbeitern widerspricht. Dementsprechend resultiert aus der molekularen Diagnostik keine Veränderung unserer chirurgischen Taktik. Die restaurative Proktokolektomie und IAP bleibt das chirurgische Vorgehen der Wahl an unserer Klinik, unabhängig von der Mutationslokalisation. Die subtotale Colektomie und IRA dagegen bleibt Ausnahmefällen vorbehalten. Aufgrund der Schwierigkeit einer sicheren endoskopischen Nachsorge nach IRA, die sich in unserem Krankengut in sechs Fällen metachroner Rektumkarzinome trotz engmaschiger Rektoskopien widerspiegelt, empfiehlt sich bereits bei schwerem Polypenbefall des Rektums oder bei zunehmendem Dysplasiegrad der Polypen die frühzeitige restaurative Proktektomie und IAP.

Literatur

1. Bussey HJ, Eyers AA, Ritchie SM, Thomson JP (1985) The rectum in adenomatous polyposis: the St. Mark's policy. Br J Surg 72 Suppl: S29–31
2. De Cosse JJ, Bülow S, Neale K, Järvinen H, Alm T, Hultcrantz R, Moesgaard F, Costello C and the Leeds Castle Polyposis Group (1992) Rectal cancer risk in patients treated for familial adenomatous polyposis. Br J Surg 79: 1372–1375
3. Heimann TM, Bolnick K, Aufses AH Jr (1986) Results of surgical treatment for familial polyposis coli. Am J Surg 152: 276–278
4. Iwama T, Mishima Y, Utsunomiya J (1993) The impact of familial adenomatous polyposis on the tumorigenesis and mortality at the several organs. Its rational treatment. Ann Surg 217: 101–108
5. Vasen HFA, van der Luijt RB, Slors JFM, Buskens E, de Ruiter P, Baeten CGM, Schouten WR, Oostvogel HJM, Kuijpers JHC, Tops CMJ, Khan PM (1996) Molecular genetic tests as a guide to surgical management of familial adenomatous polyposis. Lancet 348: 433–435

Rektumkarzinome bei HNPCC

G. Möslein[1], H. Nelson[2], S. Thibodeau[3] und R. R. Dozois[2]

[1] Klinik für Allgemeine und Unfallchirurgie, Heinrich-Heine-Universität, Moorenstraße 5,
D-40225 Düsseldorf
[2] Department of Colorectal Surgery,
[3] Department of Molecular Genetics, Mayo Clinic, Rochester

Hereditary Nonpolyposis Colorectal Cancer

Summary. The true incidence of rectal cancer in HNPCC is still unknown. In our retrospective series analyzing 42 probands from HNPCC families, we found rectal cancer primaries in 29% of our probands. Patients with a first cancer diagnosed in the rectum developed metachronous colon cancer in 54% of the cases. These numbers indicate a requirement to discuss the most appropriate surgical procedure for preventive intervention (ileorectal anastomosis versus ileoanal pouch procedure).

Einleitung

„HNPCC" (= hereditary nonpolyposis colorectal cancer) oder das „Lynch-Syndrom" ist mit einer geschätzten Genträgerfrequenz von 1:200 wahrscheinlich die häufigste hereditäre Karzinomerkrankung überhaupt [1, 2]. Es handelt sich hierbei um eine autosomal dominant vererbte Erkrankung, die durch das frühe Auftreten von überwiegend rechtsseitig lokalisierten colorektalen Karzinomen charakterisiert ist [3, 4]. Das Syndrom ist häufig mit syn- und metachronen Colonkarzinomen sowie mit Karzinomen anderer Organlokalisationen assoziiert, vor allem mit Endometrium-, Magen- und Dünndarmkarzinomen, sowie Karzinomen der ableitenden Harnwege.

Durch das Fehlen eines Biomarkers war man bei der Identifizierung von HNPCC-Familien bis vor kurzem ausschließlich auf die Erhebung einer positiven Familienanamnese angewiesen. Die „International Collaborative Group" (ICG-HNPCC) erarbeitete 1991 die sogenannte „Amsterdamer Kriterien" als Grundlage für eine klinische Definition des Syndroms und als gemeinsame Basis für wissenschaftliche Studien. Diese liegen vor, wenn mindestens drei Familienangehörige aus zwei Generationen ein colorektales Karzinom aufweisen, wobei zwei von ihnen erstgradig miteinander verwandt sein müssen. Bei einem Patienten muß die Diagnose vor dem 50. Lebensjahr gestellt worden sein. Heute weiß man, daß diese Kriterien zu streng gefaßt sind.

In der Literatur findet man sehr wenige Angaben zu dem Auftreten von Rektumkarzinomen bei HNPCC-Patienten. Die von H. Lynch in den 80er Jahren eine „subtotale Colektomie" durchzuführen, läßt das Auftreten dieser Lokalisation außen vor. Sollte sich zeigen, daß Rektumkarzinome in HNPCC-Familien häufig vorkommen, so müßte die Frage gestellt werden, ob als präventiver Eingriff die Durchführung einer totalen Proktocolektomie mit Mukosektomie und ileoanaler Pouchanlage, parallel zu der Empfehlung bei der FAP (familiären adenomatösen Polyposis), gerechtfertigt ist.

Material und Methode

Durch die Diagnosedatei der Mayo-Klinik in Rochester wurden 429 Patienten identifiziert, die entweder <55 Jahre alt waren, als die Diagnose eines colorektalen Karzinoms gestellt wurde, multiple colorektale Karzinome oder eine familienanamnestische Karzinomhäufung aufwiesen. Bei Probanden, die die einzigen an der Mayo-Klinik behandelten Patienten der Familie waren, wurden die familienanamnestischen Angaben berücksichtigt, die in der Krankenakte dokumentiert waren. Meistens jedoch konnten diese Angaben verifiziert und ergänzt werden dadurch, daß weitere Karzinompatienten der Familie an der Klinik behandelt wurden und/oder Krankenakten von betroffenen Angehörigen aus anderen Kliniken angefordert werden konnten. Um in die Studie einbezogen zu werden, mußte eine Nachbeobachtungsdauer von mindestens 2 Jahren dokumentiert sein.

Ergebnisse

Tumorspektrum und Altersverteilung

42 nicht miteinander verwandte HNPCC-Patienten mit einem Nachbeobachtungszeitraum von 2–44 Jahren wurden in der retrospektiven Analyse berücksichtigt. Insgesamt wurden 98 Malignome diagnostiziert. Tabellen 3 und 4 fassen die Tumorlokalisationen unter Berücksichtigung der Diagnosesequenz zusammen.

Wie erwartet, war die häufigste Organlokalisation das rechtsseitige Colon (34 Karzinome), gefolgt von 19 Rektumkarzinomen und 13 linksseitigen Colonkarzinomen. Bei 42 Probanden wurden insgesamt 66 colorektale Karzinome beobachtet. Achtzehn Patienten wiesen nur ein colorektales und drei ein Endometriumkarzinom auf. 21 Patienten hatten multiple colorektale Karzinome. 52% waren rechtsseitige Colonkarzinome, 20% linksseitige Colonkarzinome und 29% Rektumkarzinome. Bei 6 Patienten war ein Rektumkarzinom das Zweitkarzinom.

Extracolonische Karzinome: Die häufigste extracolonische Organmanifestation in dieser Studie waren Hautmalignome (9 Patienten) gefolgt von Endometriumkarzinomen (8 Patientinnen). Weitere extracolonische Karzinome waren Mammakarzinome (3 Patientinnen), Ovarialkarzinome (2 Patientinnen), Prostatakarzinome (2 Patienten), Dünndarmkarzinome (2 Patienten), Lungen-, Epiglottis-, Nieren- und Blasenkarzinome bei jeweils einem Patienten.

Colorektale Karzinome
Um das Auftreten und die Sequenz bei multiplen Karzinomen dieses Organsystems zu analysieren, berücksichtigt die folgende Einteilung die jeweils erste Karzinomdiagnose bei Patienten:

Rechtsseitige Colonkarzinome: Ingesamt wurde ein rechtsseitiges Colonkarzinom als initiale Karzinomdiagnose bei 17 Patienten gestellt. Elf Patienten (65%) entwickelten weitere colorektale Karzinome, wobei 8 (47%) metachron und 3 (18%) synchron auftraten. Die Lokalisation war bei sieben Patienten rechtsseitig und bei jeweils drei Patienten im linken Colon oder Rektum. Der zeitliche Abstand der metachronen Läsionen betrug 5–41 Jahre, mit einem durchschnittlichen Intervall von 25 Jahren.

Linksseitige Colonkarzinome: Drei von insgesamt 9 Patienten (33%) entwickelten im weiteren Verlauf eine metachrone colorektale Läsion, von denen 2 im Rektum und eine im Colon

Tabelle 1. Lokalisation metachroner colorektaler Karzinome eingeteilt nach der Lokalisation des Erstkarzinoms

Lokalisation metachroner Karzinome

Erstes Karzinom (n)	anschließendes Karzinom:	
	Colon-Ca-Intervall	Rektum-Ca-Intervall
Rechtes Colon (n=17)	47% – 8 Jahre	18% – 20 Jahre
Linkes Colon (n=9)	22% – 16 Jahre	22% – 14 Jahre
Rektum (n=13)	44% – 7 Jahre	–

ascendens lagen. Ein Patient mit metachronem Rektumkarzinom entwickelte desweiteren noch ein Cäcumkarzinom. Der Zeitabschnitt zwischen dem primären Colonkarzinom und dem metachronen Karzinom betrug 7–20 Jahre mit einem durchschnittlichen Intervall von 13,5 Jahren.

Rektumkarzinome: Insgesamt 13 HNPCC-Probanden entwickelten als erstes Karzinom ein Rektumkarzinom; 6 von ihnen bildeten im Nachbeobachtungszeitraum kein weiteres Karzinom. Alle 7 (54%) Zweitkarzinome befanden sich im rechtsseitigen Colonabschnitt, wobei 2 Patienten nicht nur ein, sondern zwei weitere Karzinome entwickelten. Der Zeitabschnitt zwischen primärem Rektumkarzinom und anschließendem Colonkarzinom betrug 2–14 Jahre, mit einem durchschnittlichen Intervall von 7,4 Jahren (Tabelle 1).

Bei insgesamt 6 Patienten wurde die Diagnose eines Rektumkarzinoms als zweite Karzinomdiagnose gestellt. Bei 3 Patienten war das vorangehende Karzinom ein rechtsseitiges Colonkarzinom, bei 2 Patienten ein linksseitiges Colonkarzinom und bei einer Patientin ein Endometriumkarzinom.

Diskussion

In einer retrospektiven Analyse von 42 nicht miteinander verwandten HNPCC-Probanden wurde das Tumorspektrum und die Altersverteilung bei Karzinomdiagnose analysiert. Die in der Literatur beschriebene häufigste Karzinomlokalisation im rechten Colon bestätigte sich auch in diesem Patientenkollektiv. Interessanterweise jedoch war die Rate an Rektumkarzinomen in dieser Population ebenfalls hoch. Patienten, bei denen die erste Karzinomdiagnose ein Rektumkarzinom war, entwickelten in 64% der Fälle ein weiteres colorektales Karzinom, wobei dieses bei allen im rechtsseitigen Colon lokalisiert war. Häufigste extracolonische Organbeteiligungen waren Endometrium- und Hautkarzinome. Während die hohe Rate an Endometriumkarzinomen bereits häufiger publiziert worden ist, erscheint die Häufung von Hautmalignomen überraschend. Möglicherweise spielt die besondere Struktur der Mayo-Klinik hier eine Rolle: bei sehr vielen Patienten, die wegen ihres Karzinoms an der Klinik behandelt wurden, wurde eine dermatologische Konsiluntersuchung veranlaßt, die zu den entsprechenden gut dokumentierten Fällen führte.

Bei einem Rektumkarzinom als Erstmanifestation war das Intervall bis zum Auftreten eines metachronen Colonkarzinoms mit 7 Jahren sehr kurz, was ein hohes Malignitätspotential dieser Patienten signalisieren könnte. Es war signifikant kürzer als das Intervall bei Patienten mit einem initialen Colonkarzinom bis zum Auftreten eines metachronen Colonkarzinoms. Trat ein Rektumkarzinom als metachrone Läsion auf, so war das Intervall zwischen Erst- und Zweitkarzinom deutlich länger als das Intervall zwischen einem primären Rektumkarzinom und einem metachronen Colonkarzinom. Die Frage nach einer adäquaten chirurgischen Therapie bei HNPCC-Patienten, die ein Rektumkarzinom als Erstkarzinom aufweisen, muß in Hinblick auf präventivchirurgische Maßnahmen (präventive Colektomie) weiter diskutiert werden.

Zytokinregulierte Expression von Fas-Ligand durch Kolonkarzinomzellen

S. Wimmenauer, P. K. Baier, A. Steiert, K. D. Rückauer und E. H. Farthmann

Abteilung Allgemeine Chirurgie mit Poliklinik, Universitätsklinik Freiburg, Hugstetter Straße 55, D-79106 Freiburg

Cytokine Regulated Expression of Fas Ligand by Colorectal Carcinoma Cells

Summary. We studied the proliferative response of tumor-infiltrating lymphocytes (TIL) from colorectal carcinomas to rIL-2 as well as their cytotoxic activity which was reduced as compared to autologous peripheral blood lymphocytes. We observed TIL to be polyclonal and asked if Fas-ligand-expressing tumor cells are responsible for the elimination of specific T-cells. Therefore we studied the expression of Fas-ligand by LS174T colon carcinoma cells which we showed to be induced by cytokines.

Einleitung

Die Expression von Fas-Ligand (FasL) durch maligne Zellen kann als möglicher Escape-Mechanismus von Tumorzellen gegenüber dem Immunsystem gedeutet werden. FasL-positive Tumorzellen könnten hierbei selbst das apoptotische Signal an aktivierte Fas-positive T-Zellen vermitteln [1]. In diesem Kontext müssen Tumor-infiltierende Lymphozyten (TIL) in einem neuen Licht gesehen werden, da möglicherweise die spezifischen tumorreaktiven Effektorzellen durch FasL-vermittelte Apoptose eliminiert worden sind. Hieraus ergaben sich die folgenden Fragen: Gibt es eine Akkumulation spezifischer tumorreaktiver T-Zellen im lymphozytären Infiltrat kolorektaler Karzinome? Exprimieren kolorektale Karzinomzellen FasL und ist diese Expression zytokinreguliert? Induzieren Zytokine darüber hinaus die Expression von Adhäsionsmolekülen, die mit der Metastasierungsfähigkeit kolorektaler Karzinomzellen in Zusammenhang stehen?

Material und Methode

Isolation von infiltrierenden Lymphozyten aus kolorektalen Karzinomen (TIL) und aus normaler Kolonmukosa (MIL). Stimulation der TIL sowie autologer peripherer Blutlymphozyten (PBL) mit 250 U/ml rIL-2. Zytotoxizitätstest der TIL und PBL gegen K562 und Daudi sowie gegen autologe Tumorzellen im standard ^{51}Cr-release assay. Semiquantitative PCR zur Analyse der variablen Regionen der T-Zell Rezeptor-β-Kette von TIL, PBL und MIL. Prüfung der Klonalität durch Klonierung in E. coli und Sequenzierung. Durchflußzytometrische Untersuchung der Expression von FasL sowie der Adhäsionsmoleküle ICAM-1, N-CAM und

CD44s, CD44v6, CD44v10 durch LS174T Kolonkarzinomzellen. Stimulation von LS174T mit 0,05 ng/ml und 0,5 ng/ml rTNFα, 10 U/ml und 100 U/ml rIFN-τ sowie 100 U/ml und 1000 U/ml rIL-2.

Ergebnisse

Unter Stimulation der TIL und PBL mit 250 U/ml rIL-2 wurden nach 14 Tagen die folgenden Proliferationsraten beobachtet: TIL 10,7 ± 11,2, PBL 15,2 ± 18,0 (n = 29). Im ^{51}Cr-release assay zeigten die TIL gegenüber den PBL in 5 von 5 Fällen eine geringere zytotoxische Aktivität gegen allogene K562- und Daudi-Zellinien sowie autologe Tumorzellen. Die semiquantitative PCR-Analyse der variablen Regionen der β-Ketten des T-Zell Rezeptors von TIL, PBL und MIL ergab ein heterogenes Bild mit geringer Überrepräsentation der vβ-9-Kette in den TIL (Abb. 1). Die Klonierung des PCR-Produktes von vβ-9 der TIL in E. coli mit anschließender Sequenzierung zeigte eine Polyklonalität des T-Zellrezeptors. Die flowzytometrische Untersuchung der FasL-Expression durch LS174T-Kolonkarzinomzellen zeigte eine

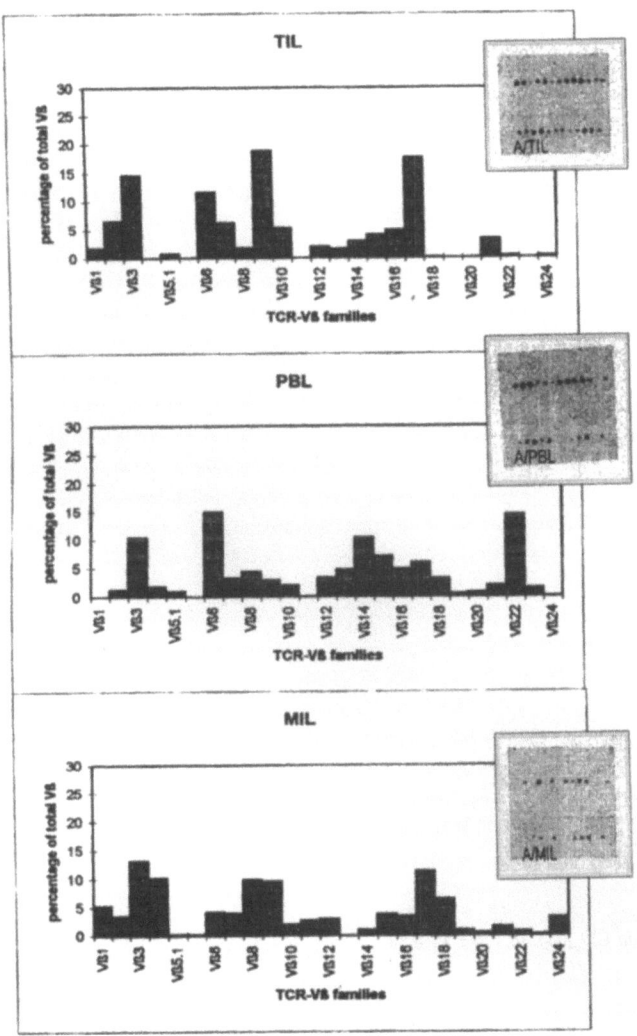

Abb. 1. Semiquantitative PCR der variablen β-Ketten des T-Zell Rezeptors bei TIL, PBL und MIL

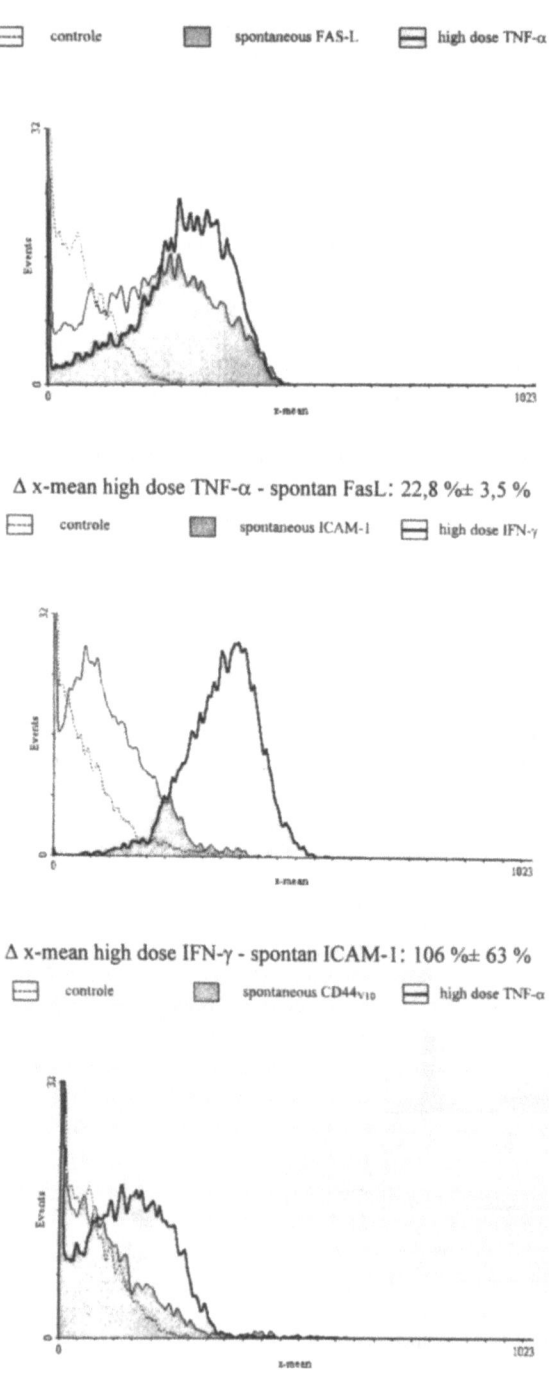

□ controle   ▨ spontaneous FAS-L   ▭ high dose TNF-α

Δ x-mean high dose TNF-α - spontan FasL: 22,8 %± 3,5 %

□ controle   ▨ spontaneous ICAM-1   ▭ high dose IFN-γ

Δ x-mean high dose IFN-γ - spontan ICAM-1: 106 %± 63 %

□ controle   ▨ spontaneous CD44$_{V10}$ ▭ high dose TNF-α

Δ x-mean high dose TNF-α - spontan CD$_{44V10}$: 38,7%± 17,8 %

Abb. 2

signifikant vermehrte Expression von FasL unter Stimulation mit rTNFα (Abb. 2). rIL-2 und rIFN-τ beeinflußten die FasL-Expression von LS174T nicht signifikant. Die Kokultivierung von allogenen Lymphozyten mit LS174T führte ebenfalls zu einer vermehrten Expression von FasL. Fas als korrespondierender Rezeptor für FasL wurde von LS174T nicht exprimiert. Zur Kontrolle unserer Zytokin-Stimulationsexperimente untersuchten wir die Expression von ICAM-1, N-CAM, CD44s, CD44v6 und CD44v10 durch LS174T. Eine dosisabhängige Induktion der ICAM-1 Expression wurde unter rIFN-τ Stimulation beobachtet sowie eine verstärkte Expression von CD44v10 unter rTNFα (Abb. 2).

Diskussion

Die Untersuchung der proliferativen Antwort der TIL auf Stimulation mit rIL-2 sowie deren zytotoxische Aktivität gegen autologe Tumorzellen lassen die TIL nicht als Akkumulation tumorspezifischer T-Zellen erscheinen [2]. Dies wird erhärtet durch den Nachweis der Polyklonalität der vβ-Ketten des T-Zellrezeptors der TIL [3]. Es stellte sich daher die Frage nach einer vorangegangenen Elimination spezifischer tumorreaktiver T-Zellen in den TIL. Der Nachweis einer spontanen Expression von FasL durch LS174T Kolonkarzinomzellen weist auf eine potentielle FasL-vermittelte Elimination aktivierter T-Zellen durch Tumorzellen hin. Darüber hinaus muß die Induzierbarkeit der FasL-Expression durch TNFα wie auch die zytokin-induzierte Expression von Adhäsionsmolekülen wie CD44v10 bei der Beurteilung der Funktion von TIL im kolorektalen Karzinom berücksichtigt werden. So könnten die TIL durch parakrine Zytokinfreisetzung selbst das apoptotische Signal induzieren, über FasL-positive Tumorzellen aktivierte T-Zellen eliminieren. Darüber hinaus könnten Zytokine die Expression von Adhäsionsmolekülen begünstigen, die mit der Metastasierungsfähigkeit der Tumorzelle in Zusammenhang stehen [4].

Literatur

1. Zeytun A, Hassuneh M, Nagarkatti M, Nagerkatti PS (1997) Fas-Fas Ligand-based interactions between tumor cells and tumor specific cytotoxic T lymphocytes: a lethal two way street. Blood 90: 1952–1959
2. Wimmenauer S, Keller H, Rahner S, Kirste G, von Bergwelt M, Meyer A, von Kleist S, Farthmann EH (1994) Phenotypical and functional characteristics of tumor-infiltrating lymphocytes from colon carcinomas stimulated with rIL-2 and rIL-4 in vitro: Comparison with lymphocytes of the normal colon mucosa and the peripheral blood. Anticancer Res 14: 963–968
3. Baier PK, Wimmenauer S, Hirsch T, von Specht BU, von Kleist S, Keller H, Farthmann EH (1998) Analysis of the T-cell receptor variability of tumor-infiltrating lymphocytes in colorectal carcinomas. Tumor Biol 19: 205–212
4. Wimmenauer S, Keller H, Rückauer KD, Rahner S, Wolff-Vorbeck G, Kirste G, von Kleist S, Farthmann EH (1997) Expression of CD44, ICAM-1 and N-CAM in colorectal cancer. Correlation with the tumor stage and the phenotypical characteristics of tumor-infiltrating lymphocytes. Anticancer Res 17: 2395–2400

Ribozym-targeting als gentherapeutisches Verfahren zur Behandlung maligner Tumore

H. Juhl[1], F. Czubayko[2] und D. Henne-Bruns[1]

[1] Klinik für Allgemeine Chirurgie und Thoraxchirurgie der Christian-Albrechts-Universität, Arnold-Heller-Straße 7, D-24105 Kiel
[2] Institut für Pharmakologie, Universität Marburg

Ribozyme-targeting for Genetherapy of Malignant Tumors

Summary. Using HER-2- and pleiotrophin-targeting ribozymes we demonstrated that ribozymes can be used to identify molecules which are highly relevant for tumor growth. Furthermore, ribozymes may be a useful new tool for a highly specific and efficient adjuvant therapy.

Zusammenfassung. Am Beispiel des Wachstumsfaktorrezeptors HER-2 und dem heparin-bindenden Wachstumsfaktor Pleiotrophin wurde gezeigt, daß Ribozyme zur Identifikation wachstumsrelevanter Faktoren genutzt werden können. Darüber hinaus bietet die Applikation von Ribozymen die Aussicht auf eine neue hochspezifische und effiziente Therapie, insbesondere im Rahmen adjuvanter Behandlungskonzepte.

Einleitung

Verschieden experimentelle Arbeiten der letzten Jahre konnten zeigen, daß Ribozyme zur Inhibition wachstumsrelevanter Faktoren und damit potentiell zur Tumortherapie verwendet werden können.

An zwei Beispielen soll die hochspezifische und effiziente Wirkung dieser RNA-Moleküle, die an eine vorgegebene Ziel-RNA komplementär binden und sie katalytisch spalten, aufgezeigt werden. Untersucht wurde die Wirkung auf das HER-2 Oncogenprodukt, einem Wachstumsfaktorrezeptor der EGF-Familie, das von ca. 20–30% der Adenokarzinome (Mamma, Gastrointestinaltrakt u. a.) überexprimiert wird [1]. Weiterhin wurde als Angriffspunkt das Pleiotrophin (PTN) gewählt, einem heparin-bindenden Wachstumsfaktor. Eine physiologische Funktion konnte für PTN bisher im Rahmen der embryonalen Hirnentwicklung nachgewiesen werden [2]. Daneben wurde PTN kürzlich als essentieller Angiogenesefaktor bei malignen Melanomen identifiziert [3]. Inwieweit PTN für das Wachstum gastrointestinaler Karzinome von Bedeutung ist, wurde bisher nicht untersucht.

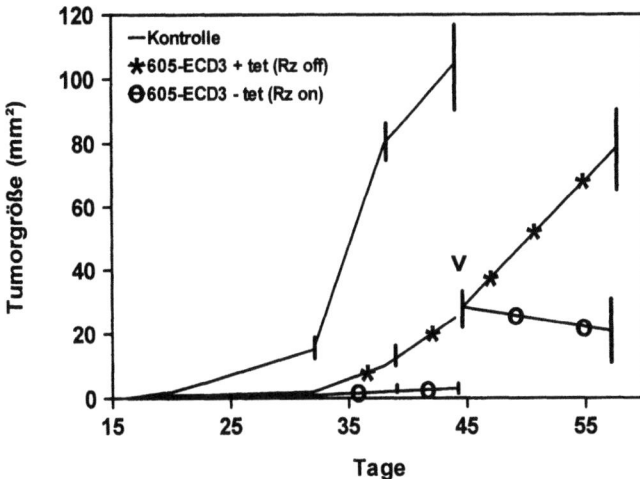

Abb. 1. Ribozym-targeting von HER-2 unter Verwendung eines Tetrazyklin-regulierten Expressionssystems. Nackt-Mäusen wurden s.c. SKOV3 Ovarialkarzinomzellen injiziert (n = 6 pro Gruppe). Dargestellt ist die Größenzunahme der Tumoren bei Applikation der Wildtyp-Zellen (Kontrolle) und der Ribozym-transfizierten Zellen (605-ECD3). Letztere wuchsen mit (+tet) und ohne (–tet) Tetrazyklin Behandlung. Einer Tiergruppe wurde Tetrazyklin zu einem späten Zeitpunkt (v) entzogen, um die Wirkung der Ribozyme auf etablierte solide Tumore zu prüfen

Methoden und Ergebnisse

Ribozym-targeting von HER-2

Unter Verwendung eines Tetrazyklin-regulierten Promotersystems (tet-off) erfolgte die stabile Transfektion von SKOV3-Ovarialkarzinomzellen mit einem Ribozym, das gegen die RNA der extrazellulären Domäne von HER-2 gerichtet ist (605-ECD3). Die Expression von 605-ECD3 führte zu einer Inhibition der mRNA Bildung (Northernblot) und einer Reduktion der HER-2 Proteinexpression (FACS-Analyse) um 90%. Die Ribozymexpression und konsekutiv die HER-2 Bildung ließ sich durch Tetrazyklingabe aufheben. In vivo Versuche (s.c. Injektion von Tumorzellen in Nackt-Mäuse) haben gezeigt, daß hierdurch die Tumorbildung fast vollständig unterdrückt wird, wobei auch in vivo durch Tetrazyklingabe (s.c. Implantation von Tetrazyklin-pellets) die Ribozymexpression blockiert werden konnte. Eine Ribozymbehandlung fortgeschrittener Tumore (Tetrazyklinentzug nach Tumoretablierung) führte zur Remission (Abb. 1).

Ribozym-targeting von Pleiotrophin

Zunächst wurde geklärt, ob und in welchem Umfang PTN bei gastrointestinalen Karzinomen exprimiert wird. Es wurde Primärtumorgewebe von 49 Magen-, 19 Colon- und 14 Pankreaskarzinompatienten, sowie korrespondierendes Normalgewebe (Magen: n = 3, Colon: n = 11 und Pankreas: n = 4) immunhistochemisch (Immunperoxidase-Technik) untersucht. PTN wurde bei 53% der Magen-, 63% der Colon- und 79% der Pankreaskarzinome exprimiert. Im Normalgewebe fand sich keine Positivität für PTN. Mit Hilfe eines neu entwickelten ELISA-Testverfahrens [4] wurde versucht, PTN in Serumproben von 87 Magen-, 65 Colon- und 40 Pankreaskarzinompatienten sowie 28 Normalseren (Blutspender) nachzuweisen. Es zeigte sich im Kontrollkollektiv ein PTN-Mittelwert von 28 pg/ml (0–106 pg/ml). Im Mittel war PTN bei sämtlichen Tumoren signifikant erhöht (Colon-Ca.: 167 pg/ml [0–2447 pg/ml], Magen-Ca.: 88 pg/ml [0–1450 pg/ml], Pankreas-Ca.: 229 [0–637 pg/ml]. Definiert man einen

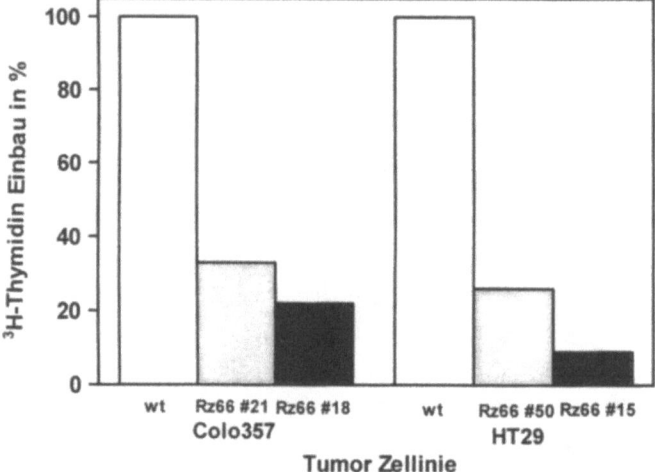

Abb. 2. ^{3}H-Thymidin Proliferationsassay der Wildtyp (*wt*) Pankreaskarzinomzellinie Colo357 und der Colonkarzinomzellinie HT29 im Vergleich zu zwei Zellclonen, die das gegen PTN gerichtete Ribozym Rz66 exprimieren

tumorverdächtigen PTN-Serumwert mit >106 pg/ml (100% Spezifität), war PTN bei 10% der Colon-, 23% der Magen- und 50% der Pankreaskarzinompatienten pathologisch erhöht.

Czubayko et al. konnte zeigen, daß das Ribozym-targeting von PTN bei Melanomzellen die Tumorbildung und insbesondere die Metastasierung unterdrückt [5]. Das in diesen Versuchen verwendete Ribozym wurde stabil in die Pankreaskarzinomzellinie Colo 357 und die Colonkarzinomzellinie HT29 transfiziert. Von beiden Zellinien konnten mehrere Clone identifiziert werden, in denen die Ribozymexpression zu einer Inhibition der Proliferationsrate (^{3}H-Thymidin Assay) um 80–95% führt (Abb. 2). Durch exogene Gabe von PTN-angereichertem Medium konnte dieser Effekt teilweise aufgehoben werden. PTN scheint somit bei diesen Tumorzellen als autocriner Wachstumsfaktor zu wirken.

Diskussion

Ribozyme eignen sich zur gezielten und effizienten Inhibition wachstumsrelevanter Faktoren und können genutzt werden, um deren zellbiologische Bedeutung für das Tumorwachstum zu analysieren. Darüber hinaus bieten Ribozyme aber auch die Aussicht auf eine neue hochspezifische Tumorbehandlung, insbesondere im Rahmen adjuvanter Therapiekonzepte. Es erscheint möglich, nach individueller Diagnostik des Patienten bzw. des resezierten Tumors spezifische wachstumsrelevante Faktoren, wie z. B. das HER-2, zu identifizieren und selektiv zu inhibieren. Im Falle des PTN zeichnet sich dabei die Möglichkeit ab, ein potentielles Angriffsziel im Serum auch im postoperativen Verlauf nachzuweisen und als Indikation zu einer spezifischen Ribozymtherapie zu werten. Haupthindernis in der klinischen Anwendung stellt das bisher nicht befriedigend gelöste Problem der spezifischen Tumoranreicherung in vivo dar. Neben neuen Vektorsystemen könnte die Herstellung stabiler, synthetischer Ribozyme einen Lösungsansatz bilden.

Literatur

1. Juhl H, Downing S, Wellstein A, Czubayko F (1997) HER-2/neu rate limiting for ovarian cancer growth: conditional depletion of HER-2/neu by ribozyme-targeting. J Biol Chem 272: 29482–29486
2. Riegel A, Wellstein A (1994) The potential role of the heparin-binding growth factor pleiotrophin in breast cancer. Breast Cancer Res Treatment 31: 309–314
3. Czubayko F, Riegel AT, Wellstein A (1994) Ribozyme-targeting elucidates a direct role of pleiotrophin in tumor growth. J Biol Chem 269: 21358–21363
4. Sottou B, Juhl H, Hackenbruck J, Röckseisen M, Klomp H-J, Raulais D, Vigny M, Wellstein A (1998) Relationship between serum concentrations of the growth factor pleiotrophin and pleiotrophin-positive tumors. J Natl Cancer Inst 90(19): 1468–1473
5. Czubayko F, Schulte AM, Berchem GJ, Wellstein A (1996) Melanoma angiogenesis and metastasis modulated by ribozyme targeting of the secreted growth factor pleiotrophin. Proc Natl Acad Sci USA 93: 14753–14758

Onkologie: Bildgebung

Volumetrie umschriebener Leberveränderungen mit der 3-D-Sonographie im Vergleich zur 3-D-Computertomographie

H. Lang[1], G. K. Wolf[2], M. Prokop[3], A. Weimann[1], R. Pichlmayr[1] und W. G. Zoller[4]

[1] Klinik für Abdominal- und Transplantationschirurgie, Medizinische Hochschule Hannover, Carl-Neuberg-Straße 1, D-30625 Hannover
[2] Medizinische Poliklinik, Klinikum Innenstadt, Ludwig-Maximilian-Universität München, Pettenkoferstraße 8, D-80336 München
[3] Abteilung für Diagnostische Radiologie, Medizinische Hochschule Hannover, Carl-Neuberg-Straße 1, D-30625 Hannover
[4] Klinik für Allgemeine Innere Medizin, Katharinenhospital Stuttgart, Kriegsbergstraße 60, D-70174 Stuttgart

Volume Measurement of Focal Hepatic Lesions: Comparison of Three-Dimensional Ultrasound with Three-Dimensional Computed Tomography

Summary. The accuracy of volume measurement using three-dimensional ultrasound (3D-US) in comparison to three-dimensional computer tomography (3D-CT) was evaluated in 11 patients. The deviation of tumor volumes measured with 3D-US (ellipsoid formula) from 3D-CT was −28% to +9% and for 3D-US (planimetry reconstruction) from 3D-CT was −21% to +9%. These data show that volume measurement using 3D-US provides comparable results to 3D-CT. Clinically, 3D-US could be helpful in the follow-up of patients with non-resectable tumors or in planning liver resections by assessing the volume of liver tissue remaining after resection or by a better visualization of the topography of liver tumors and major hepatic structures.

Einleitung

Die Volumenbestimmung fokaler Leberläsionen ist für die Therapieplanung und Therapiekontrolle maligner Lebererkrankungen klinisch von großer Bedeutung. In der vorliegenden Studie wurde die Genauigkeit der Volumenbestimmung umschriebener Leberveränderungen mit Hilfe der 3-D-Sonographie (3-D-US) und der Computertomographie (3-D-CT) verglichen.

Patienten und Methode

Insgesamt wurden 42 umschriebene Leberveränderungen (2 Echinokokkus- und 1 Leberzyste, 7 HCC, 6 FNH, 3 Hämangiome, 23 Metastasen) mittels konventioneller (2-D-US) sowie

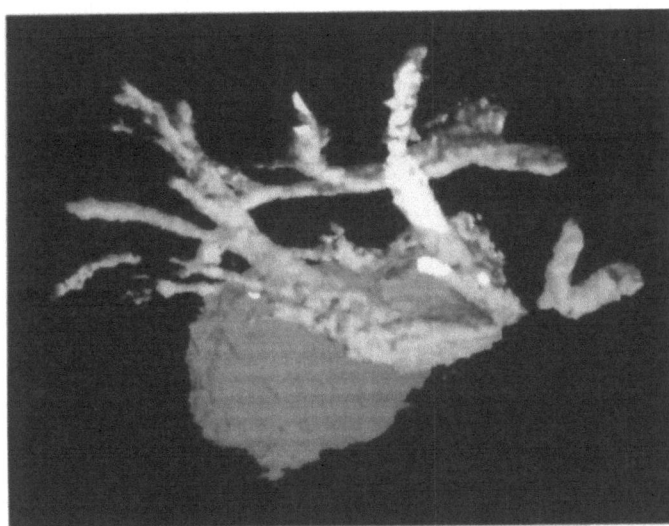

Abb. 1. Lebermetastase mit partieller Darstellung der rechten Lebervene und des rechten Pfortaderhauptastes nach Oberflächenrekonstruktion als 3-D-Bild

3-D-Sonographie untersucht. Für die Sonographie wurde ein 3,5 MHz Schallkopf verwendet. Die Leberbefunde wurden mit dem 2-D-US in zwei möglichst senkrecht zueinander stehenden Ebenen vermessen und das Volumen nach der Ellipsoidformel (Vol = $1/6 \cdot \pi \cdot$ Länge · Breite · Höhe) errechnet. Für den 3-D-US stand die 3-D-Workstation der Firma ViewPoint Bildverarbeitung GmbH, Weßling, zur Verfügung. Die Aufnahme eines dreidimensionalen Datensatzes erfolgte anhand maximal 75 konventioneller Bilder (Abb. 1). Für die 3-D-Sonographie wurden die Volumina der Leberrundherde sowohl mittels der Ellipsoidformel als auch mit Hilfe einer planimetrischen Rekonstruktion ermittelt. Zur Bestimmung der Interuntersuchervariabilität wurden die Befunde jeweils von zwei unabhängigen Untersuchern erhoben. Die Intrauntersuchervariabilität wurde durch wiederholtes Vermessen von Läsionen auf verschiedenen Scans durch einen Untersucher ermittelt.

Von 11 Patienten lag ein CTAP in Spiraltechnik mit einem Rekonstruktionsintervall von 3 mm vor. Die Volumenberechnung im CT erfolgte planimetrisch.

Statistik: Für die Intra- und Interuntersuchervariabilität wurde der Student-T-Test für verbundene Stichproben benutzt, das Maß der Übereinstimmung zwischen zwei Untersuchern wurde mit dem Konkordanzindex κ von Cohen beschrieben. Die Ergebnisse der Volumenbestimmungen wurden mit dem Vorzeichen-Rang-Test von Wilcoxon überprüft ($\alpha = 0,05$). Als planimetrischer Referenzwert des 3-D-US wurde der Mittelwert der Ergebnisse beider Untersucher gewählt.

Ergebnisse

Die prozentuale Abweichung der beiden Untersucher voneinander betrug im Mittel 10,6%. Bei einem p-Wert von 0,0653 unterschieden sich die Messungen nicht signifikant voneinander. Der Konkordanzindex κ von 0,886 zeigt eine sehr gute Übereinstimmung der Untersucher an. Die Intrauntersuchervariabilität betrug 5%.

Bei 11 Patienten lagen Volumenberechnungen nach 2-D- und 3-D-Sonographie sowie nach CTAP-Untersuchungen vor. Sämtliche Methoden unterschieden sich hinsichtlich der Volumenbestimmung signifikant voneinander. Das Konfidenzintervall lag für 2-D-Ellipsoid und 3-D-CT zwischen 0,38 und 1,68 (d.h., 95% der Abweichungen lagen innerhalb −62% und +68%). Für 3-D-Ellipsoid und 3-D-CTAP lag das Konfidenzintervall zwischen 0,72 bis

Tabelle 1. Methodenvergleich zwischen 2-D-Ultraschall (2-D-US), 3-D-Computertomographie (3-D-CT) sowie 3-D-Ultraschall (3-D-US)

	95% der Abweichungen	p-Wert	Relative Abweichung (%)
2-D-US – 3-D CT	−62%–+68%	0,0125	32
3-D-Ellipsoid – 3-D-CT	−28%–+9%	0,0166	11,4
3-D-Planimetrie – 3-D-CT	−21%–+9%	0,0059	8,7

1,09 (−28% bis +9%) und für 3-D-Planimetrie und 3-D-CTAP zwischen 0,79 bis 1,09 (−21% bis +9%) (Tabelle 1).

Diskussion

Die Volumenbestimmung umschriebener Läsionen mit Hilfe des 2-D-US geht mit erheblichen Abweichungen vom 3-D-CT oder dem 3-D-US einher [1]. Diese Ungenauigkeiten werden in erster Linie darauf zurückgeführt, daß bei 2-D-US die drei räumlichen Komponenten Länge, Breite und Tiefe nicht immer exakt senkrecht zueinander gewählt werden, da sie vom Untersucher freihändig eingestellt werden müssen. Darüber hinaus setzt die Volumenberechnung nach der Ellipsoidformel einen gleichmäßigen geometrischen Körper voraus, was jedoch bei Tumoren nicht zwangsläufig gegeben ist. Im Gegensatz zum 2-D-US liegen bei der Berechnung des Volumens mittels 3-D-US (Ellipsoidformel) die drei Achsen im Raum immer senkrecht zueinander, so daß hier eine deutlich höhere Genauigkeit erzielt wird. Die verbleibende Ungenauigkeit kann ebenfalls durch die Formabweichung der Tumoren vom Ellipsoid erklärt werden [2].

Die beste Übereinstimmung mit dem CT erzielte in unserer Untersuchung die 3-D-Planimetrie, wobei der noch bestehende Meßfehler auf einer nicht exakten Umkreisung der Tumoren bei der Ausmessung beruhen könnte. Die Volumetrie mittels CT gilt derzeit als der Gold-Standard, wobei in Studien am Phantom eine Abweichung der Volumina von lediglich 3,12% gemessen wurden [3]. Auf eine Überprüfung der mittels 3-D-US und 3-D-CT gemessenen Volumina an den chirurgisch entfernten Tumoren wurde verzichtet, da diese häufig sehr unterschiedlich vaskularisiert sind und daher nach Resektion nur bedingt als Vergleich herangezogen werden dürfen.

Zusammenfassend kann gesagt werden, daß mit der 3-D-Sonographie eine praktikable, nichtstrahlenbelastende und untersucherunabhängige Methode zur Volumenbestimmung umschriebener Leberveränderungen gegeben ist. Die Ergebnisse zeigen, daß die 3-D-Sonographie beispielsweise bei Verlaufsuntersuchungen von Tumoren als alternatives Verfahren zur Computertomographie eingesetzt werden kann. Weiterhin könnte die 3-D-Sonographie bei der Planung von Leberresektionen durch Abschätzung des verbleibenden Lebervolumens sowie durch eine verbesserte topographische Zuordnung von Tumoren zu zentralen Leberstrukturen hilfreich sein.

Literatur

1. Szebeni A, Beleznay E (1992) New simple method for thyroid volume determination by ultrasonography. J Clin Ultrasound 20:329
2. Zoller WG, Ließ H, Roth C, Umgelter A (1993) Clinical application of three-dimensional sonography in internal medicine. Clin Invest 71:226
3. Nawaratne S, Fabiny R, Brien JE, Zalcberg J et al. (1997) Accuracy of volume measurement using helial CT. J Comput Assist Tomogr 21:481–486

Perspektiven der virtuellen Kontrolle viszeralchirurgischer Eingriffe im offenen MRT

F. P. Müller[1], E. Delmes[1], V. Fiedler[2], M. Schröder[3], W. U. Schmidt[1] und P. R. Verreet[1]

[1] Klinik für Allgemein- und Viszeralchirurgie, [2] Institut für Röntgendiagnostik,
[3] Verwaltung des Klinikums Krefeld, Lutherplatz 40, D-47805 Krefeld

Perspectives on Virtual Control of Visceral Surgery in Open MRI

Summary. Since July 1997 we have operated on 23 patients with different visceral surgical diagnoses in an open-configured Magnetic Resonance System (MRI). Among them we found 7 patients with benign soft tissue tumors, 5 patients with anal fistulas, 1 patient with an abscess on the pelvic wall, 1 patient with a rectocele, 1 patient with an inoperable, restrictive oesophageal carcinoma, and 8 patients with metastatic lesions in the liver. In the last 8 patients we performed MRI-guided laser-induced interstitial thermotherapy, in one patient in an open development. We did not face any postoperative complications. The median duration of the intervention was 2 hours, pre- and postscans included. Our experiences show that it is possible to carry out visceral surgical interventions in the open-configured MRI. The main indications we see now are anal fistulas, soft tissue tumors and MRI-guided laser-induced interstitial thermotherapy of liver metastases.

Zusammenfassung. Seit dem 1. 7. 1997 wurden 23 Patienten mit unterschiedlichen Erkrankungen im offenen MRT operiert. Hierbei handelt es sich um 7 Patientent mit einem Weichteiltumor, 5 Patienten mit einer perianalen Fistel, einer Patientin mit einem sacralen Abszeß bei Gardner-Syndrom, einer Patientin mit einer hinteren Rektozele, einem Patienten mit einem inoperablen Ösophagustumor und 8 Patienten mit metachronen Metastasen kolorektaler Karzinome. Bei den Lebermetastasen ist eine MRT-gesteuerte Laserinduzierte interstitielle Thermo-Therapie (LITT) durchgeführt worden, wobei bei einem Patienten diese LIT-Therapie offen erfolgte. Eine MRT-kontrollierte Stenteinlage erfolgte bei dem Patienten mit dem Ösophaguskarzinom. Postoperative Komplikationen traten nicht auf. Insgesamt erfuhren die ausgewählten definierten viszeralchirurgischen Indikationen durch die interventionelle MRT-Kontrolle einen deutlich operativ technischen Zugewinn. Die Praktikabilität ist aufgrund der Gerätegeometrie eingeschränkt. Erste Daten zur Sinnhaftigkeit der Indikationen und zur Prozeßkostenanalyse ermutigen zu klar konzipierten Studien. Unseres Erachtens stellen perianale Fisteln, Weichteiltumoren und MRT-kontrollierte Laserinduzierte interstitielle Thermotherapie von Lebermetastasen die Hauptindikation für die offene interventionelle MR-kontrollierte Viszeralchirurgie dar.

Von Müller et al. wurden 1986 erstmals MRT-kontrollierte Biopsien von Lebertumoren beschrieben [3]. 1994 hat General Electric sein erstes offenes MRT in Boston aufgestellt. Hierdurch lassen sich MRT-kontrollierte Operationen bei relativ hoher Bildqualität (0,5 Tesla) mit MRT-kompatiblen Instrumenten ausführen. Es folgten 10 weitere Standorte, hierunter das Klinikum Krefeld. Von Anfang an standen neurochirurgische Interventionen im Vordergrund. Erst im letzten Jahr haben sich auch andere Disziplinen wie Urologie, Gynäkologie und die Allgemein- und Viszeralchirurgie mit Operationen im offenen MRT auseinandergesetzt [1]. Während der diagnostische Wert der Magnetresonanzverfahren in der Allgemein- und Viszeralchirurgie bestätigt ist, soll in einer Pilotstudie der mögliche Gewinn durch das zweidimensionale „Echtzeit-Bild" in 4 Ebenen im Hinblick auf möglichen Zugewinn für den operativen Eingriffsablauf überprüft werden.

Material und Methoden

Seit dem 1.7.1997 sind Operationen im Signa SP mit 0,5 Tesla und einem vertikalen Arbeitsplatz von 58 cm möglich. Im Zeitraum vom 16.10.1997 bis zum 25.03.1998 wurden 4 Kategorien viszeralchirurgischer Eingriffe am Zentrum für Chirurgie des Klinikum Krefeld im offenen MRT verfolgt: Hierzu zählt die Weichteiltumorchirurgie, die perianale Fistelchirurgie, die MRT-gesteuerte Laser-induzierte Thermo-Therapie (LITT) von Lebermetastasen und zukünftig die endoskopische Stentapplikation z.B. bei Ösophagustumoren. Insgesamt sind 23 Patienten (11 Frauen, 12 Männer, Durchschnittsalter 46 Jahre) mit unterschiedlichen Erkrankungen im offenen MRT operiert worden. In der Tabelle 1 sind die einzelnen Diagnosen und Operationen aufgeführt.

Bei einem 65jährigen Patienten wurde die kontrollierte Laserinduzierte interstitielle Thermotherapie von 4 Lebermetastasen (n = 2 Metastasen im 8. Segment, n = 1 im 2. Segment und n = 1 im 3. Segment) nach tiefer anteriorer Rektumresektion bei Rektumkarzinom (T3N1M1) und postoperativer Radiochemotherapie offen durchgeführt, da sich im Pre-Scan zeigte, daß die Lebermetastase sich im 2. Segment in unmittelbarem Kontakt zum Magen befand. Um hier keine thermische Schädigung der Magenwand in Kauf zu nehmen, erfolgte die Lasertherapie nach Laparotomie und Präparation der Magenwand vom Leberhilus. Für die kontrollierte Laserinduzierte interstitielle Thermotherapie wurde ein Nd: YAG-Laser (λ=1064 nm, Dornier Medizintechnik, Germering, Germany, Model 4060N) benutzt. Die Laserzeit betrug in Abhängigkeit der Größe der Metastase bis zu 25 Minuten/Metastase mit 20–25 Watt, einer Kühltemperatur von 20 °C und einer Flußrate über den Kühlkatheter von 60 ml/min. Die postoperative Phase verlief bei allen Patienten komplikationslos. Die Patienten mit kontrollierter Laserinduzierter Thermotherapie verließen nach 2 Tagen die Klinik, nachdem ein Kontroll-Scan am Folgetag durchgeführt worden ist. Die mittlere Operationzeit betrug bei den Analfisteln 2 Stunden, bei den Weichteiltumoren 1 1/2 Stunden. Der Zeitaufwand bei der

Tabelle 1. Diagnose und Operationsverfahren bei 22 Patienten im offenen MRT

Diagnose	Therapie	Anzahl (n)
Lebermetastase	LITT[a]	8
Analfistel	Fistelexcision	5
Lipom der Schulter	Exstirpation	2
M. Hodgkin	LK-Exstirpation	2
sacraler Abszeß bei Gardner-Syndrom	Proctomucosektomie, Abszeßdrainage	1
Thoraxwandtumor (Abszeß)	Excision	1
Glutealtumor (Lipom)	Exstirpation	1
Lipom re. Oberschenkel	Exstirpation	1
stenosierendes Ösophagus-Ca.	Stenteinlage	1
hintere Rectozele, Steißbeinzystenrezidiv	Revision, Vicrylkisseneinlage	1

[a] Laserinduzierte interstitielle Thermotherapie, wobei bei einem Patienten eine offene LIT-Therapie erfolgte

Tabelle 2. Bewertungskriterien viszeralchirurgischer Eingriffe am offenen MRT

Eingriffsart	Sinnhaftig-keit	Praktika-bilität	operativ technischer Zugewinn	Prozeßkosten-analyse
Weichteilchirurgie	3	1	3	1
Fistelchirurgie	3	2	3	1
LITT[a]	3	3	3	2
endoskopische Stenteinlage	2	1	3	2

[a] kontrollierte Laserinduzierte interstitielle Thermotherapie

kontrollierten interstitiellen Laserinduzierten Thermotherapie lag bei ca. 2 Stunden pro Metastase.

Die oben genannten Eingriffe wurden im Hinblick auf Sinnhaftigkeit, Praktikabilität, operativ technischen Zugewinn und vergleichende Prozeßkostenanalyse überprüft. Die einzelnen Eingriffe wurden nach einem Punktesystem (0 = mangelhaft, 1 = befriedigend, 2 = gut, 3 = sehr gut) bewertet (siehe Tabelle 2). Hierbei ist zu berücksichtigen, daß MRT-kompatible Instrumente zur Zeit nur für die Viszeralchirurgie über eine Sonderanfertigung zu erhalten sind. Somit ist die Praktikabilität zur Zeit mit Ausnahme der kontrollierten Laserinduzierten Thermotherapie deutlich eingeschränkt.

Diskussion

Neurochirurgische Operationen im offenen MRT sind international anerkannt und bereichern das Spektrum minimal invasiver Eingriffe des Neurokranium [3].

Dennoch stehen sowohl Technik als auch klinische Anwendung interventioneller MR-Verfahren am Anfang. Daher ist es sinnvoll, zunächst überschaubare Eingriffe am offenen MRT durchzuführen. So waren unter den ersten 60 neurochirurgischen Eingriffen in Boston 40 Biopsien von benignen oder malignen Tumoren des Neurokranium. Von viszeralchirurgischen Eingriffen im offenen MRT wird bisher kaum in der Literatur berichtet [1]. Auch wir begannen mit überschaubaren Eingriffen, zumal notwendige, MRT-kompatible Operationsinstrumente zum jetzigen Zeitpunkt in der erforderlichen Güte nicht zur Verfügung standen. So standen zunächst gutartige Weichteiltumoren im Vordergrund. Hierbei bestach die kontinuierliche optische Überwachung des Operationssitus im „real-time"-Bild, wobei alle 2 Sekunden ein Bild des Operationssitus 1,5 Sekunden versetzt eingespielt werden konnte. Hierdurch war es möglich, angrenzende Strukturen zu identifizieren und sich jederzeit über die Radikalität des Eingriffs zu informieren. Bei den 6 Patienten mit perianalen Fisteln (hierbei handelte es sich ausnahmslos um intersphinktäre Fisteln), konnte intraoperativ der sphincter ani externus und internus identifiziert werden und somit die Lagebeziehung der Fistel zum Schließmuskel verfolgt werden.

Somit ist hier insbesondere bei hohen Fisteln ein deutlicher technischer Zugewinn zu erwarten.

Der Wert der kontrollierten Laserinduzierten interstitiellen Thermotherapie von Lebermetastasen als palliative Therapie ist in der Literatur hinreichend beschrieben [2, 5]. Durch das offene MRT kann an einem Ort der Katheter in metachronen Lebermetastasen zielgenau plaziert werden und zudem ein Fortschreiten der Koagulationszone über Analogskalen verfolgt werden [5]. Hierbei besteht auch die Möglichkeit, zwischen Koagulationszone und verbliebenem Tumor zu differenzieren. Somit ermöglicht das offene MRT eine deutliche Zeiteinsparung unter optimalen Bedingungen.

Auch bei endoskopischen Stenteinlagen unter MRT-Kontrolle kann nicht nur der Stent optimal plaziert werden, sondern auch gleichzeitig bei der Ausdehnung des Stents die Reaktion des tumornahen Gewebes beurteilt werden. Leider geben die zur Verfügung stehenden

Endoskope noch zahlreiche Artefakte, so daß zum jetzigen Zeitpunkt eine optimale Bildgebung nicht möglich ist.

Insgesamt kann anhand des vorliegenden Patientenguts zwar noch keine definitive Aussage bezüglich der Sinnhaftigkeit, der Praktikabilität und dem operativ technischen Zugewinn von viszeralchirurgischen Operationen im offenen MRT gemacht werden, jedoch kann ein deutlicher Zugewinn für minimal invasive Operationsverfahren zukünftig erwartet werden.

Literatur

1. Gould S, Darzi A (1997) The magnetic resonance operating theatre. Br J Surg 84: 595–597
2. Klotz HP, Flury R, Erhart P, Steiner P, Debatin JF, Uhlschmid G, Largiader F (1997) Magnetic resonance-guided Laparoscopic interstitial laser therapy of the liver. Am J Surg 174: 448–451
3. Moriarty ThM, Kikinis R, Jolesz FA, Black PM, Alexander E (1996) Magnetic resonance imaging therapy. Neurosurgery clinics of North America 7: 323–331
4. Mueller PR, Stark DD, Simeone IF (1986) MR-guided aspiration biopsy: needle design and clinical trials. Radiology 161: 605–609
5. Vogl TJ, Mack MG, Hirsch H-H, Müller P, Weinhold N, Wust P, Philipp C, Roggan A, Felix R (1997) In vitro Evaluierung der MR-Thermometrie zum Einsatz der laserinduzierten Thermotherapie. Fortschr Röntgenstr 167: 638–644

Kann die Dignität von Pankreastumoren durch die Positronen-Emissions-Tomographie (PET) sicher genug beurteilt werden?

A. Sendler[1], N. Avril[2], J. D. Roder[1], M. Schwaiger[2] und J. R. Siewert[1]

[1] Chirurgische und [2] Nuklearmedizinische Klinik, TU München, Klinikum rechts der Isar, D-81644 München

Can the Malignancy of Pancreatic Tumors be Judged Well Enough by Positron Emission Tomography (PET)?

Summary. We made PET scans using 18 FDG for 46 patients admitted for pancreatic surgery. The method yielded a sensitivity of 86% and a specificity of 67%. PET does not allow precise exclusion of malignant tumors and therefore invasive diagnostic procedures may not be reduced.

Einleitung

Die Differenzierung zwischen Pankreatitis und Pankreaskopfkarzinom ist oft ein diagnostisches Problem. Die Darstellung des Glucosestoffwechsels eines Tumors mittels ^{18}Fluorodesoxyglucose (^{18}FDG) durch die Positronen-Emissions-Tomographie (PET) könnte eine nicht-invasive Unterscheidung zwischen malignem und benignem Gewebe ermöglichen. Bei Pankreastumoren unklarer Genese wurde in ersten Untersuchungen von hoher Sensitivität und Spezifität (bis zu 98%) berichtet [1]. Ziel vorliegender prospektiver Studie war es, diese Daten in der Pankreasdiagnostik zu evaluieren.

Patienten und Methode

46 Patienten, die mit einer Raumforderung des Pankreas eingewiesen worden waren, erhielten eine PET mit ^{18}FDG. 35 Patienten wurden operiert, bei weiteren 5 Patienten wurde die Diagnose durch eine Biopsie gesichert. 6 Patienten mit chronischer Pankreatitis wurden nachbeobachtet (Median 26 Monate). Die PET wurde in einem Siemens PET Scanner (ECAT 951R/31) durchgeführt. Die Auswertung wurde durch drei unabhängige Untersucher vorgenommen, die weder die Verdachtsdiagnose noch die Ergebnisse anderer Untersuchungen kannten. Die Intensität der ^{18}FDG-Anreicherung im Pankreas wurde mit einer 5-Punkte-Skala bewertet (I = gering – V = hoch). Die Ergebnisse wurden mit der Histologie (n = 40) oder mit dem Follow up der Patienten korreliert.

Tabelle 1. Ergebnisse der Film- bzw. Monitor-Beurteilung von 46 Patienten mit einer Raumforderung des Pankreaskopfes. Vorhersagewerte für Pankreaskarzinom

	Film-Beurteilung	Monitor-Beurteilung
Sensitivität	85%	85%
Spezifität	67%	75%
pos. Vorhersagewert	88%	90%
neg. Vorhersagewert	61,5%	64%
Genauigkeit	80,5%	82%

Ergebnisse

Betrachtet man die Skalenwerte III–V als repräsentativ für ein malignes Geschehen, ergeben sich folgende Ergebnisse: Sensitivität 85%, Spezifität 67%, positiver Vorhersagewert (für Pankreaskarzinom) 88%, negativer Vorhersagewert (für Pankreaskarzinom) 62%, Treffsicherheit 81%. Tabelle 1 zeigt die Ergebnisse der visuellen Beurteilung der Filme oder nach Messung der ^{18}FDG-Aufnahme am Monitor.
Falsch-positive und falsch-negative Ergebnisse.

Bei allen vier falsch positiven Befunden fand sich eine chronische Pankreatitis, ein Patient hatte eine chronische Pankreatitis mit einer fokalen, floriden Entzündung. Bei allen vier Patienten wurde 3–17 Tage vor der PET-Untersuchung eine ERCP durchgeführt. Von den 11 Patienten mit chronischer Pankreatitis waren 4 Befunde falsch-positiv.

Drei der fünf Patienten mit falsch negativen Ergebnissen hatten ein Adenokarzinom des Pankeas, ein Patient hatte ein mucinöses Adenokarzinom (geringer Anteil von Tumorzellen). Die Größe der Karzinome betrug 2,5–6 cm. In einem weiteren Fall wurde ein neuroendokriner Tumor (Gastrinom) von 1 cm Durchmesser histologisch gesichert.

Diskussion

Vorausgegangene Studien berichten von hoher Sensitivität und Spezifität (96 bzw. 94%) bei der Evaluation der unklaren Raumforderung des Pankreas mit ^{18}FDG PET [1–3].

Vorliegende Untersuchung kann diese positiven Daten nicht bestätigen. Bei der Differentialdiagnostik einer Raumforderung des Pankreas bietet die PET eine ausreichende Sensitivität (85%). Die geringe Spezifität (67%) und der geringe negative Vorhersagewert für Pankreaskarzinome (62%) erlauben jedoch nicht, maligne Tumore auszuschließen. Ein Problem aller bisherigen Studien, auch der vorliegenden, ist, daß sich in dem untersuchten Patientenkollektiv eine hohe Prävalenz von Pankreaskarzinomen findet, da die Patienten bereits mit der Verdachtsdiagnose Pankreaskarzinom an operative Zentren zugewiesen waren.

Die Treffsicherheit der Methodik ist in dieser Untersuchung zu gering, um Patienten mit einer unklaren Raumforderung und negativen PET von einer Operation auszuschließen. Darüber hinaus ist bei Patienten mit rezidivierender, chronischer Pankreatitis das Risiko der malignen Transformation deutlich erhöht [4]. Patienten mit unklaren Befunden im konventionellen Staging (Spiral CT) und einem positiven oder auch nur verdächtigen Befund im PET sollten operiert werden. In erfahrenen Zentren ist die Mortalität der Pankreasresektion unter 5%. In zweifelhaften Fällen ist die Laparotomie und Resektion besser als eine offene Biopsie.

Im Gegensatz zu den Ergebnissen anderer Studien ist nicht zu erwarten, daß durch die PET die Zahl invasiver Maßnahmen in der Pankreasdiagostik reduziert wird.

Literatur

1. Inokuma T, Tamaki N, Torizuka T, Magata Y, Fujii M, Yonekura Y, Kajiyama T, Ohshio G, Imamura M, Konishi J (1995) Evaluation of pancreatic tumors with positron emission tomography and F-18 fluorodeoxyglucose: comparison with CT and US. Radiology 195: 345–352
2. Bares R, Dohmen BM, Cremerius U, Fass J, Teusch M, Büll U (1996) Ergebnisse der Positronenemissionstomographie mit Fluor-18-markierter Fluordesoxyglucose bei Differentialdiagnose und Staging des Pankreaskarzinoms. Radiologe 36: 435–440
3. Stollfuss JC, Glatting G, Friess H, Kocher F, Berger HG, Reske SN (1995) 2-(fluorine-18)-fluoro-2-deoxy-D-glucose PET in detection of pancreatic cancer: value of quantitative image interpretation [see comments]. Radiology 195: 339–344
4. Lowenfels AB, Maisonneuve P, Cavallini G, Ammann RW, Lankisch PG, Andersen JR, Dimagno EP, Andren Sandberg A, Domellof L (1993) Pancreatitis and the risk of pancreatic cancer. International Pancreatitis Study Group. N Engl J Med 328: 1433–1437

Einfluß der MR-Mammographie auf das chirurgische Vorgehen bei der operativen Behandlung des Mammakarzinoms

W. Gatzemeier[1], T. Liersch[1], A. Stylianou[1], A. Buttler[1], U. Fischer[2] und H. Becker[1]

[1] Abteilung für Allgemeinchirurgie, [2] Abteilung für Röntgendiagnostik,
Universitätsklinikum Göttingen, Robert-Koch-Straße 40, D-37075 Göttingen

Influence of MR Mammography on the Surgical Procedure for the Operative Treatment of Breast Cancer

Summary. In addition to conventional imaging techniques, magnetic resonance (MR) mammography is an important tool in the diagnosis of breast cancer. It has proved to be the method of choice especially for the differential diagnosis of discrepant findings between mammography and ultrasound as well as the detection of multifocal and multicentric disease. In this context MR mammography is a meaningful method for the planning of breast preserving surgery and seems likely to become routine practice as long as the preconditions for high quality performance are guaranteed.

Neben der klinischen Untersuchung und den konventionellen apparativen Untersuchungsverfahren (Mammo- und Sonographie) der Brustdrüse gewinnt die Magnetresonanz-(MR-)Mammographie zunehmend an Bedeutung. Ihr Stellenwert definiert sich insbesondere bei diskrepanten Befunden zwischen den konventionellen diagnostischen Methoden sowie bei der Unterscheidung zwischen narbigen Veränderungen und In-Brust-Rezidiven nach brusterhaltender Therapie. Darüber hinaus scheint mit diesem Verfahren der Ausschluß einer Multifokalität bzw. einer Multizentrizität bei malignen Veränderungen eher möglich zu sein als mit der Röntgenmammographie [1].

Mit Hilfe einer zusätzlichen Kontrastmittelapplikation können zeitliche und morphologische Veränderung der Signalintensität beobachtet werden. Diese dynamische Untersuchungstechnik wird heute von den meisten Arbeitsgruppen als die Methode der Wahl zur exakten Analyse eines Herdbefundes angesehen [2, 3]. Mit der MR-Mammographie kann, als ein tumorspezifisches Zeichen, eine Neovaskularisation im Rahmen der Tumorangiogenese nachgewiesen werden. Diese ist ab einer Tumorgröße von 3 mm auch histologisch nachvollziehbar. Gleichzeitig ist dies auch die untere Nachweisgrenze eines Mammakarzinoms in der MR-Mammographie. Unsere Studie nimmt einerseits zur Frage des zusätzlichen Informationsgewinns seitens der MR-Mammographie bei konventionell suspekten Befunden Stellung. Andererseits soll gezeigt werden, inwieweit dadurch das operative Vorgehen beeinflußt wird.

In der Zeit von 3/94 bis 9/97 wurden in einer prospektiven Untersuchung 125 Patientinnen, bei denen der klinische oder mammographische bzw. sonographische Verdacht auf ein Mammakarzinom bestand, zusätzlich einer MR-Mammographie zugeführt.

Von 112 Patientinnen mit einem medianen Alter von 58,5 Jahre (33–91 Jahren) lagen zum Auswertungszeitpunkt vollständige Daten vor. Alle suspekten Herde wurden exstirpiert; bei nicht palpablen Läsionen geschah dies nach präoperativer (sono-, mammo-, MR-mammographischer) Markierung. Intraoperativ erfolgte eine Schnellschnittuntersuchung des Exzisats, deren Ergebnis das weitere operative Vorgehen bestimmte. Sonographisch wurden 56 Läsionen als suspekt eingestuft. Die histologische Beurteilung ergab 53 maligne sowie 3 benigne Veränderungen. Von 56 sonographisch nicht eindeutig klassifizierbaren oder überhaupt nicht darstellbaren Läsionen waren immerhin 38 maligne.

Bei mammographisch als eindeutig suspekt beschriebenen Veränderungen waren 55 von 61 maligne. Immerhin 26 von den 37 nicht eindeutig als suspekt klassifizierten Läsionen waren histologisch bösartig. Bei den als nicht suspekt beschriebenen 14 Fällen fanden sich 10 Karzinome. Die MR-Mammographie lieferte die folgenden Ergebnisse: in 56 Fällen wurde der konventionell erhobene Befund bestätigt (49 maligne, 7 benigne Veränderungen). In 4 Fällen, die mammographisch und/oder sonographisch als eindeutig suspekt angesprochen wurden, ergab die MR-Mammographie keinen eindeutigen Befund. Histologisch fanden sich 2 benigne und 2 maligne Läsionen (1 DCIS und ein lobuläres Karzinom).

Ein im Gegensatz zur konventionellen Untersuchung allein mit der MR-Mammographie als nicht suspekt beschriebener Herd wurde histologisch als Karzinom (pT1) diagnostiziert.

Mit Hilfe der MR-Mammographie wurden 46 Läsionen diagnostiziert (Abb. 1), welche bei den konventionellen Untersuchungen nicht sichtbar waren; davon waren 28 maligne. In 13 Fällen wurden durch die zusätzliche MR-Mammographie weitere ipsilaterale maligne Läsionen im Sinne eines multifokalen Karzinoms diagnostiziert. 10 dieser Patientinnen konnten brusterhaltend therapiert werden, 3 wurden aufgrund der Tumorgröße mastektomiert. Bei 12 der durch die MR-Mammographie diagnostizierten Malignome handelte es sich um vorher nicht als solche erkannte multizentrische, d.h. in verschiedenen Quadranten lokalisierte Karzinome. In allen diesen Fällen erfolgte eine modifiziert radikale Mastektomie. Die 3 durch die MR-Mammographie neu entdeckten kontralateralen Karzinome konnten jeweils brusterhaltend therapiert werden. Die 18 histologisch als benigne diagnostizierten Läsionen wurden in toto exstirpiert; weitere operative Maßnahmen waren nicht notwendig.

Eine Zusammenfassung der Ergebnisse ist in Tabelle 1 dargestellt.

Die MR-Mammographie ist somit eine wichtige diagnostische Ergänzung bei Patientinnen mit dem Verdacht auf ein Mammakarzinom. Durch die im Vergleich zur konventionel-

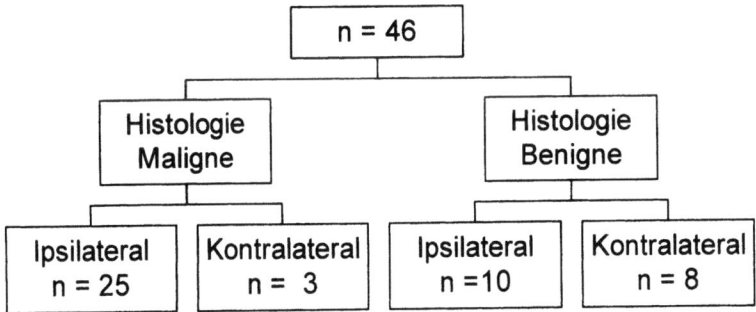

Abb. 1. Zusätzliche durch die MR-Mammographie diagnostizierte Läsionen

Tabelle 1. Ergebnisse und Zusammenfassung

- 56×Bestätigung der suspekten Befunde
- 46×weitere Läsionen: 25×ipsi- und 3×kontralaterale, bisher nicht bekannte maligne Veränderungen
- 13×Multifokalität
- 12×Multizentrizität mit konsekutiver Mastektomie
- MR-Mammographie ist ein wichtiges Instrument bei der Diagnostik des Mammakarzinoms und beeinflußt in erheblichem Maß das operative Vorgehen

len Diagnostik deutlich erhöhte Sensitivität wird das operative Vorgehen maßgeblich beeinflußt. Die Daten hinsichtlich der Spezifität schwanken in Abhängigkeit von der Methode und dem Patientenkollektiv zwischen 30% und 97%. Mit zunehmender Erfahrung konnten wir mittlerweile den Anteil an falsch positiven Befunden auf unter 20% senken.

Das Ziel der Mammadiagnostik besteht in der durch Früherkennung erreichbaren Senkung der Mortalität beim Mammakarzinom. Bisher konnte durch die konventionelle Mammographie – allerdings nur unter Screeningbedingungen – die Sterblichkeitsrate in den USA und Skandinavien um bis zu 30% reduziert werden.

Derzeit beschränkt sich dies jedoch auf die Altersgruppe ab 50 Jahren. In Anbetracht der Zunahme der Erkrankung bei jüngeren Frauen besteht somit der Bedarf nach verbesserten diagnostischen Verfahren. Aufgrund unserer Ergebnisse sehen wir in der Weiterbildung der MR-Mammographie eine geeignete Methode, diesem Ziel näher zu kommen. Allerdings sollte vorerst ihre routinemäßige Anwendung nur Einrichtungen mit adäquater apparativer Ausrüstung, vor allem aber mit besonders erfahrenen Untersuchern, vorbehalten bleiben.

Literatur

1. Kaiser WA (1996) MR-Mammographie – eine kritische Bestandsaufnahme. Fortschr Röntgenstr 165(5): 425–427
2. Fischer U, von Heyden D, Vosshenrich R, Vieweg I, Grabbe E (1993) Signalverhalten maligner und benigner Läsionen in der dynamischen 2-D-MRT der Mamma. Fortschr Röntgenstr 158: 287–292
3. Heywang-Köbrunner SH, Haustein J, Pohl C, Beck R, Lommatsch B, Untsch M, Nathrath WBJ (1994) Contrast enhanced MR imaging of the breast: Comparison of two different doses of gadopentetate Dimeglumine. Radiology 191: 639–646

Interdisziplinäre Onkologie

Kann die nichtinvasive Gadolinium 3D-MR-Subtraktionsangiographie der Viszeralarterien die konventionelle intraarterielle Katheterangiographie ersetzen?

C. F. Krieglstein[1], T. Allkemper[2], C. Anthoni[1] E. Rummeny[2], P. Reimer[2] und N. Senninger[1]

[1] Klinik und Poliklinik für Allgemeine Chirurgie und [2] Institut für Klinische Radiologie, WWU Münster, Waldeyerstraße 1, D-48129 Münster

Can Noninvasive 3D gadolinium MR Subtraction Angiography of the Visceral Arteries Replace Conventional Intra-Arterial Catheter Angiography?

Summary. Classic catheter angiography is compared with 3D gadolinium MR angiography for evaluation of the vascular anatomy of the celiac trunk, liver supplying arteries, and the portal venous system. Based on 10 patients, this study shows the value of this new non-invasive method of angiography for the diagnosis of visceral vascular anatomy. For this diagnosis MR angiography is expected to replace conventional angiography in the near future.

Einleitung

Zur Operationsplanung ist für eine Reihe von viszeralchirurgischen Eingriffen die exakte präoperative Kenntnis der Anatomie und der Strömungsverhältnisse von Viszeralgefäßen notwendig. Als „golden standard" für die zuverlässige bildgebende Darstellung dieser Gefäße ist zur Zeit die selektive intraarterielle Katheterangiographie etabliert. Wesentliche Fortschritte im hard- und software-Bereich ermöglichen es aber inzwischen mit Hilfe moderner MR-Geräte 3D-MR-Angiogramme in Sequenzen <30 s aufzunehmen. Damit erreichen diese erstmals eine bezüglich der Gefäßanatomie aussagekräftige Auflösung. Als nichtinvasives, ambulant durchführbares Untersuchungsverfahren tritt die MR-Angiographie somit in Konkurrenz mit der konventionellen Angiographie. Ziel unserer Untersuchung war es, die Qualität der MR-Angiographie am Beispiel der leberversorgenden Gefäße im Vergleich zur konventionellen Katheterangiographie zu bestimmen.

Patientengut und Methodik

Zwischen 6/97 und 9/97 wurde bei 10 Patienten, bei denen im Rahmen der Operationsvorbereitung eine konventionelle Katheterangiorahie der Viszeralgefäße über die A. femoralis in standardisierter Technik erfolgt war, auch eine MR-Angiographie durchgeführt. Diese erfolgte auf einem 1,5 T System (Magnetom Vision, Siemens AG) mit ultraschnellem Gradientensystem (24 mT/m) und Bildverstärkung mittels EPI-Booster (*E*cho *P*lanar *I*maging). Vor der maschinellen Kontrastmittelinjektion (0,2 mmol Gadolinium/kg Körpergewicht, i.v.) wurde die Kreislaufzeit individuell bestimmt und eine native Messung durchgeführt. Anschließend folgte die 3D-Rekonstruktion. Von 2 jeweils unabhängigen Untersuchern wurden die Resultate beider bildgebenden Verfahren nach folgenden Kriterien beurteilt:

1. Zuordnungsfähigkeit der Gefäßanatomie des Truncus coeliacus entsprechend der Klassifikation von Lippert/Pabst.
2. Zuordnungsfähigkeit der Gefäßanatomie der leberversorgenden Arterien entsprechend der Klassifikation von Lippert/Pabst.
3. Durchgängigkeit der portalvenösen Strombahn.

Ergebnisse

Mit der konventionellen Katheterangiographie konnte in 10 von 10 Fällen eine klare Zuordnung der Gefäßanatomie von Truncus coeliacus und leberversorgenden Arterien nach Lippert/Pabst erreicht werden. Auch die portalvenöse Strombahn war in allen Untersuchungen ausreichend beurteilbar (Tabelle 1).

Die besten Ergebnisse der MR-Angiographie wurden mit einer Subtraktion der arteriellen bzw. portalvenösen Phase von der nativen Messung unter Verwendung von 0,2 mmol Gadolinium/kg Körpergewicht erzielt. Die Gefäßanatomie im Truncusabschnitt konnte so in 8 von 10 Fällen korrespondierend zur konventionellen Angiographie dargestellt und nach Lippert/Pabst zugeordnet werden (Tabelle 1).

Im Bereich der leberversorgenden Arterien war dies in 9 von 10 Patienten möglich (Tabelle 1). Eine Gefäßvariante Versorgung der Leber über eine A. hepatica dextra aus der A. mesenterica sup. wurde dabei in 2 von 2 Fällen erkannt. Eine Zusatzversorgung der linken Leberhälfte aus der A. gastrica sinistra wurde in 1 von 2 Fällen mittels MR-Angio erkannt. Nicht erkannt wurde eine im Truncus-Bereich früh abgehende A. gastrica sin. (<1,5 mm Durchmesser) sowie eine vierte Arterie (ebenfalls <1,5 mm), die vom Truncus zum dorsalen Pankreas zog. Im Bereich der leberversorgenden Arterien wurde einmal eine akzessorische Leberarterie aus der A. gastrica sinistra (<1,5 mm) nicht erkannt. Die portalvenöse Strombahn konnte mit der MR-Angiographie problemlos und sicher (10 von 10) beurteilt werden.

Tabelle 1. Ergebnistabelle: Vergleich konv. Angiographie (Angio) versus MR-Angiographie (MR). Zuordnung der Gefäßanatomie nach Lippert/Pabst anhand der bildgebenden Verfahren. X=Zuordnung nicht möglich. Schattiert=Gefäßvarianten mit Zusatzversorgung der Leber aus A. gastrica sin. (1D) bzw. A. mesenterica sup. (2B). +=Portalvenöse Strombahn beurteilbar

Patienten:	Truncus coeliacus		Leber – Arterien		Poral – venös	
	Angio	MR	Angio	MR	Angio	MR
Patient 1	1B	1B	1A	1A	+	+
Patient 2	1C	1C	**1D**	**1X**	+	+
Patient 3	**1B**	**1X**	1A	1A	+	+
Patient 4	1B	1B	1A	1A	+	+
Patient 5	**1C**	**1X**	1A	1A	+	+
Patient 6	1A	1A	1A	1A	+	+
Patient 7	1B	1B	1A	1A	+	+
Patient 8	1B	1B	**2B**	**2B**	+	+
Patient 9	1A	1A	**2B**	**2B**	+	+
Patient 10	1B	1B	**1D**	**1D**	+	+
Gesamt:	**10/10**	**8/10**	**10/10**	**9/10**	**10/10**	**10/10**

Diskussion

Wie unsere Untersuchung zeigt, können die Viszeralgefäßabgänge des Truncus coeliacus, die leberversorgenden Arterien und das portalvenöse Stromgebiet mit der Katheterangiographie sicher und mit der MR-Angiographie für die meisten Fragestellungen ausreichend sicher dargestellt werden. Ein Verbesserungspotential verbleibt im Bereich der räumlichen Auflösung kleinkalibriger Gefäßvarianten <1,5 mm. Mit der MR-Angiographie steht damit ein in den meisten Fragen aussagekräftiges diagnostisches Mittel zur Verfügung, das im Vergleich zur konventionellen Angiographie eine Strahlenbelastung vermeidet und eine nicht invasive, ambulant durchführbare Untersuchung darstellt. Im Vergleich zur konventionellen Angiographie verhält sich die MR-Angiographie kostenneutral bis günstiger und kann aufgrund der genannten Vorteile die konventionelle Katheterangiographie in den meisten Fragestellungen ersetzen.

Literatur

1. Lippert H, Pabst R (1984) Arterial variations in man – Classification and frequency. J. F. Bergmann Verlag, München
2. Nicholas AM (1966) Newer anatomy of the liver and its variant blood supply and collateral circulation. Am J Surg 112: 337–347

Strategie und Ergebnisse der interdisziplinären Therapie von Ovarialkarzinomen

Ch. Ruf[1], E. Kohlberger[1], T. Bauknecht[2] und E. H. Farthmann[1]

[1] Chirurgische Universitätsklinik und [2] Universitäts-Frauenklinik, Albert-Ludwigs-Universität, Hugstetter Straße 55, D-79106 Freiburg

Strategy and Results in the Interdisziplinary Therapy of Ovarian Cancer

Summary. In this retrospective trial we analyzed the data for 200 patients with serous papillary ovarian cancer. The patients were treated with various operation strategies following an interdisciplinary conference among a surgeon, a gynecologist, and an oncologist. Mean overall survival was 26 months. It was significantly better in patients with primary and secondary debulking operations in combination with sufficient postoperative chemotherapy. The morbidity rate reached 16.8%, the overal mortality rate was 5.7%. The mortality for the first surgical intervention was 0%.

Einleitung

Das Ovarialkarzinom gehört zum gynäkologischen Fachbereich, es wird jedoch sehr schnell zu einem viszeralchirurgischen Problem, wenn die Organgrenzen überschritten werden. Da dieser Tumor in den meisten Fällen erst spät diagnostiziert wird, liegt bei den meisten Patientinnen schon ein fortgeschrittenes Tumorstadium vor. Das Ovarialkarzinom ist somit ein Paradebeispiel für eine interdisziplinäre Therapiestrategie.

Hinzu kommt, daß – aufgrund der besonderen Tumorbiologie – eine Tumormassenreduktion in Verbindung mit einer postoperativen Chemotherapie die Überlebensprognose der Patientinnen verbessert. Dies steht in krassem Gegensatz zu den Erfahrungen bei gastrointestinalen Malignomen, bei denen eine R1- oder R2-Situation primär nicht anzustreben ist. In unserer retrospektiven Studie wollten wir zeigen, ob das Tumordebulking bei der Erstmanifestation und beim ersten Rezidiv in Verbindung mit einer postoperativen Chemotherapie sinnvoll ist, ob Morbidität und Mortalität das chirurgische Vorgehen rechtfertigen und welche Überlebensprognosen sich ergeben.

Patienten und Methoden

In einer retrospektiven Untersuchung wurden die Daten von 200 Patientinnen analysiert, die von 1988 bis 1997 an der Chirurgischen Universitätsklinik und Univ.-Frauenklinik mit der Diagnose Ovarialkarzinom behandelt wurden. Alle Patientinnen hatten denselben histologischen Typ: ein serös-papilläres Ovarialkarzinom. Die Patientinnen waren im Mittel 60 Jahre alt (Altersspanne: 20–87 Jahre). Der Erkrankungsgipfel lag zwischen dem 50. und 70. Lebensjahr. Die postoperative Chemotherapie erfolgte in der Regel in wiederholten Zyklen mit platinhaltigen Chemotherapeutika und Cyclophosphamid zum Teil ergänzt durch Taxol und Vepesid.

Die Stadienklassifikation erfolgte nach dem Vorschlag der FIGO (1987). Nach dieser Klassifikation waren von den 200 Patientinnen 8% im Stadium I, 6,5% im Stadium II, 70,5% im Stadium III und 14,5% im Stadium IV. Die Grading-Stratifizierung zeigte 9,5% G1-Tumoren, 31% G2-Tumoren und 59,5% G3-Tumoren.

Alle 200 Patientinnen wurden hysterektomiert, die Adnexe und das Omentum majus entfernt. Es wurden insgesamt 150 viszeralchirurgische Eingriffe durchgeführt, die das gesamte abdominalchirurgische Spektrum umfaßten: Enterostomaanlagen, Umgehungsanastomosen, Dünndarmresektionen, Dickdarmsegmentresektionen, rechts- und linksseitige Hemikolektomien, anteriore Rektumresektionen, Gastrektomien, B II-Resektionen, Gastroenterostomien und Cholezystektomien.

Die Auswertung der Daten hinsichtlich der Signifikanz eines Ergebnisses erfolgte mit dem LOG RANK- und Tarone Test und dem Statistikprogramm SPSS.

Ergebnisse

Bei 49% aller Patientinnen mit serös papillärem Ovarialkarzinom mußten viszeralchirurgische Eingriffe durchgeführt werden. Bei 38% dieses Patientenkollektivs war der viszeralchirurgische Eingriff bei der primären Operation – bei der Hysterektomie und Entfernung der Adnexe – notwendig; nach Festlegen einer gemeinsamen interdisziplinären gynäkologisch-viszeralchirurgischen Therapiestrategie. Bei den übrigen 62% wurde sekundär (meist palliative Indikation) ein viszeralchirurgischer Eingriff erforderlich. Es wurden 38 Enterostomata angelegt, 28 Umgehungsanastomosen, 20 Dünndarmresektionen, 17 Dickdarmresektionen, 7 linksseitige und 4 rechtsseitige Hemikolektomien, 7 anteriore Rektumresektionen, 1 Gastrektomie, 1 B II-Resektion, 5 Gastroenterostomien, 3 Splenektomien, 1 Cholezystektomie, 7 Adhäsiolysen und 11 andere Operationen.

Die Morbidität dieser viszeralchirurgischen Eingriffe (n=95) lag bei 16,8%. Differenziert man zwischen Primär- und Sekundär-Operation, so verzehnfacht sich die Morbidität der primären Operation mit 2,6% auf 26,8% bei der sekundär durchgeführten Operation. Ähnlich verhält es sich mit der Morbidität, die bei der Primär-Operation bei 0% liegt und bei der Sekundär-Operation auf 5,7% ansteigt.

In der Primär-OP Gruppe (n=39) trat an interventionspflichtigen Komplikationen nur 1 postoperativer Ileus auf. Demgegenüber fanden sich bei der Sekundär-OP Gruppe (n=56) 2 Blutungen, 4 Abszesse, 3 Anastomoseninsuffizienzen, 4 postoperative Ileuszustände und 2 Sepsisfälle.

Die mittlere Überlebenszeit aller Patientinnen (n=200) lag bei 26 Monaten (0–99 Monate). Der postoperative Tumorrest nach primärer und sekundärer Debulking Operation beeinflußte sigifikant (p=0,05) die Überlebensprognose. Die statistische Analyse der Patientinnen im FIGO IIIc Stadium (n=121) ergab folgendes Ergebnis: Patientinnen mit einer postoperativen R0-Situation hatten in Verbindung mit einer Chemotherapie die beste Überlebensprognose mit im Mittel 39 Monaten. Bei einem Tumorrest von unter 2 cm Durchmesser lag die mittlere Überlebenszeit bei 31 Monaten und verblieb ein Tumorrest von über 2 cm überlebten die Patientinnen im Mittel nur 19 Monate. Wurde bei Auftreten des ersten Rezidivs eine erneute Debulking-Operation mit postoperativer Chemotherapie durchgeführt, so überlebten die Patientinnen nach Auftreten des Rezidivs im Mittel 16 Monate gegenüber 10 Monaten ohne Debulking-Operation.

Auch die Qualität und Quantität der postoperativen Chemotherapie beeinflußte signifikant die Überlebensprognose: Patientinnen, die sich einer kompletten und mehrfachen Chemotherapie unterzogen, überlebten im Mittel 33 Monate. Die mittlere Überlebenszeit von Patientinnen, die eine Chemotherapie ablehnten, lag bei nur 7 Monaten; wurde die Chemotherapie vorzeitig abgebrochen, lag die Überlebenszeit im Mittel bei 12 Monaten.

Diskussion

Die Hauptproblematik bei Patientinnen mit Ovarialkarzinomen liegt in der zu spät gestellten Diagnose, konsekutiv liegen meist sehr fortgeschrittene Tumorstadien vor mit entsprechend schlechter Überlebensprognose. In zahlreichen Studien, wie auch in unserer Analyse, konnte gezeigt werden, daß eine Debulking Operation in Verbindung mit einer suffizienten z. T. mehrfach durchgeführten Chemotherapie die Überlebensprognose verbessern kann. Die dabei auftretende Morbidität und Mortalität rechtfertigen die interdisziplinäre Therapiestrategie. Dies gilt insbesondere bei der Primäroperation. Sekundär durchgeführte Operationen erhöhen die Morbidität und Mortalität erheblich, ebenso wie ausgedehnte Tumormanifestationen. Hempling et al. [2] berichtet über eine Steigerung der chirurgischen Morbidität von 10,8% auf 28,5%, wenn bei der Sekundär-Operation ausgedehnte Tumorrezidive vorliegen.

Die primäre Debulking-Operation erbrachte in unserem Patientenkollektiv eine um so bessere Überlebensprognose, je weniger Resttumor postoperativ verblieb. Dies deckt sich auch mit den Ergebnissen anderer Studien [3, 4, 5]. Dennoch ist die Überlebensprognose auch bei postoperativem Tumorrest von null schlecht [1, 2]. Die längste Überlebensdauer in unserem Kollektiv lag bei 99 Monaten, es starben alle Patientinnen mit einer Ausnahme (Autounfall) an Rezidiven des Ovarialkarzinoms; eine Kuration war folglich nicht möglich. Kontrovers diskutiert werden sekundäre Debulking-Operationen [1, 3]. Hier profitieren die Patientinnen nur dann von der Operation, wenn nach Ansprechen der primären postoperativen Chemotherapie ein längeres rezidivfreies Intervall auftrat. Bei langsamer Progression unter Chemotherapie profitierten die Patientinnen von der sekundären Debulking-Operation nicht (eigene Untersuchung [4, 5]). Insgesamt ergibt sich nach suffizienter Primäroperation mit Ansprechen der additiven Chemotherapie ein Überlebensvorteil von 2–3 Jahren [2, 3, 4]. Die sekundäre Debulking-Operation mit Chemotherapie zeigte in der Studie von Jänicke et al. [4] eine mittlere Überlebenszeit von 12 bis 29 Monate, in unserem Kollektiv lag sie bei 16 Monaten. Diese Überlebenszeiten konnten in anderen Studien jedoch auch nach alleiniger Chemotherapie erzielt werden [1, 3].

Die gezeigten Ergebnisse zeigen, daß weitere prospektive Studien nötig sind, um insbesondere den Effekt eines sekundären Debulkings zu evaluieren und die Frage nach der erzielten Lebensqualität unter dieser Therapiestrategie zu beantworten.

Literatur

1. Girling JC, Soutter WP (1996) Cytoreductive surgery in the primary management of advanced epithelial ovarian carcinoma: a topic for debate. Int J Gynecol Cancer 6: 81–84
2. Hempling RE, Wesolowski JA, Piver MS (1997) Second-look laparotomy in advanced ovarian cancer: a critical assessment of morbidity and impact on survival. Ann Surg Oncol 4: 349–354
3. Ing G, Semrad M, Jordan S, Latino F, Watring WG (1995) Surgery and prognosis in stage III epithelial ovarian cancer. Int J Gynecol Cancer 5: 416–420
4. Jänicke F, Schattenmann G, Kuhn W, Graeff H, Sievert JR (1994) Sekundäre Debulking-Operation beim Ovarialcarcinom. Chirurg 65: 10–17
5. Pfleiderer A, Meerpohl HG (1994) Standard der Chemotherapie beim Ovarialcarcinom. Chirurg 65: 18–22

Urologische Rekonstruktionen im Rahmen einer interdisziplinären pelvinen Exenteration zur Behandlung organüberschreitender Tumoren des kleinen Beckens

M. Aleksic[1], U. v. Heyden[1], B. Ulrich[1] und B. J. Schmitz-Dräger[2]

[1] Chirurgische Klinik, Krankenhaus Gerresheim, Kliniken der Landeshauptstadt Düsseldorf, D-40225 Düsseldorf
[2] Urologische Klinik, Heinrich-Heine-Universität Düsseldorf, Moorenstraße 5, D-40225 Düsseldorf

Urological Reconstruction in the Context of an Interdisciplinary Pelvic Exenteration for the Treatment of Multiorganic Tumors of the Lesser Pelvis

Summary. In radical surgical treatment of primary or recurrent locally advanced pelvic carcinoma involving the bladder, urinary diversion after cystectomy significantly increases the overall morbidity rate. Analyzing 20 patients retrospectively who underwent total pelvic exenteration from 1988–1997, we found that reconstruction by ileal conduit can be performed safely but leaves the patient with a (mostly second) stoma. The advantage of continence with pouch or neobladder reconstruction needs to be weighed up in view of the more demanding and complicating surgical technique, hence it should be reserved for younger, cooperative patients presenting with a favorable long term prognosis.

Die operative Therapie lokal fortgeschrittener Tumoren des kleinen Beckens erfordert ggf. neben einer Rektumresektion bzw. -exstirpation eine simultane Zystektomie, was angesichts insbesondere bei Rezidivkarzinomen bereits vorausgegangener multimodaler Maßnahmen die ultimative Behandlungsform darstellt [1]. Diese totale pelvine Exenteration bedeutet für den Patienten zumeist eine dauerhafte und entsprechend belastende Stuhl- und Urinableitung über Stomata. Dabei erhöht vor allem die Art der Harnableitung die Gesamtmorbidität. Anhand von 20 retrospektiv ausgewerteter Krankengeschichten von Patienten, die in einem Zeitraum von 1988–1997 in unserer Abteilung in Zusammenarbeit mit Kollegen der Urologischen Klinik der Heinrich-Heine-Universität Düsseldorf operiert wurden, erwies sich die Anlage eines Ileum conduits in 10 von 11 Fällen als problemlos.

Bei 3 von 4 Pouchrekonstruktionen traten Komplikationen in Form einer konservativ zu beherrschenden Pyelonephritis, einer Abflußstörung nach Uretersplintdislokation, die eine perkutane Nephrostomie erforderlich machte, sowie eine Urinfistel, welche trotz operativer Revision letztlich zum Pouchverlust und sekundären Conduitanlage führte, auf.

Bei 2 Patienten wurde eine orthotope Neoblasenrekonstruktion gewählt. Hier entwickelte sich zum einen eine bougierungsbedürftige Urethraanastomosenstenose. Bei dem anderen Patienten persistierte eine nächtliche Inkontinenz.

Somit spiegeln sich bei dieser auch nur kleinen Patientenzahl tendenziell die Komplikationen wider, die aus dem urologischen Krankengut allgemein bekannt sind [2]. Der Vorteil einer kontinenten Harnableitung ist mit einem erhöhten perioperativen Risiko verbunden, wobei der eigentliche Kontinenzmechanismus beim Pouch und die notwendige Detubularisation des ausgeschalteten Darmsegmentes eine Reoperationsrate von bis zu 35% nach sich ziehen. Auch wenn sich die Kontinenzrate im Verlauf bessert und ohnehin diesbezüglich keine einheitliche Definition besteht, so ist doch in ca. 10% mit einer partiellen Inkontinenz zu rechnen [3].

Unter Berücksichtigung der Tumorcharakteristika und Prognose unseres Patientenkollektivs (7 Primärkarzinome, 12 Rezidivkarzinome, 1 radiogenen Rektum-Blasen-Fistel nach Rektumkarzinom; Tumorstadien: 5×pT4, 1×ypT3, 1×pT3, 12×rpT4; R0-Rate 85%) mit einer durchschnittlichen Gesamtüberlebenszeit von 32,6 Monaten erscheint daher die technisch weniger aufwendige Harnableitung durch Ileum conduit als primär angezeigt [4]. In Abhängigkeit von Vorbehandlung (Radiatio), intraoperativem Befund, eventuell durchzuführenden adjuvanten Therapien und vor allem dem Wunsch und der Kooperationsfähigkeit des Patienten sollte aber im Einzelfall ebenso eine kontinente Harnableitung in Erwägung gezogen werden.

Literatur

1. Kraybill WG, Lopez MJ, Bricker EM (1988) Total pelvic exenteration as a therapeutic option in advanced malignant disease of the pelvis. Surg Gynecol Obstet 166: 259–263
2. Schmitz-Dräger BJ, Ackermann R Supravesikale Harnableitung im Rahmen gynäkologisch-urologischer Eingriffe. In: Bender S (Hrsg) Klinik der Frauenheilkunde und Geburtshilfe (3. Auflage), Band 9: Gutartige gynäkologische Erkrankungen II. Urban und Schwarzenberg
3. Hautmann RE, Miller K, Steiner U, Wenderoth U (1993) The ileal neobladder: 6 years of experience with more than 200 patients. J Urol 150: 40–45
4. Aleksic M, Hennes M, Schmitz-Dräger BJ, Ulrich B (1998) Indikationsstellung und Verlauf bei der totalen pelvinen Exenteration. Chirurg 69: 450–454

Organübergreifende Karzinome des Hypopharynx mit Oesophagusbefall – multidisziplinäres Behandlungskonzept

M. K. Schilling, P. Zbären[1], R. Greiner[2] und M. W. Büchler

Klinik für Viszerale und Transplantationschirurgie, Universität Bern, Inselspital, CH-3010 Bern
[1] Klinik für Otorhinolaryngologie, Universität Bern, Inselspital, CH-3010 Bern
[2] Klinik für Radioonkologie, Universität Bern, Inselspital, CH-3010 Bern

Multiorganic Hypopharyngeal Cancer Including the Esophagus – Multidisciplinary Treatment Plan

Summary. In UICC stage IV hypopharnygeal cancer, a radical approach with circular laryngo-pharyngo-esophagectomy with ipsilateral radical neck dissection and contralateral modified radical neck dissection, reconstruction of the pharynx defect with a fundus-rotation-gastroplasty, and postoperative high-dose cervical radiotherapy improves long term survival and maintains a good quality of life.

Zusammenfassung. Bei Patienten mit Stadium IV Hypopharynxkarzinomen kann durch einen radikalen Ansatz mit zirkulärer Laryngo-Pharyngektomie, ipsilateraler radikaler Neck-Dissection und kontralateraler modifizierter radikaler Neck-Dissection mit einer hochdosierten postoperativen Strahlentherapie ein überdurchschnittlich hohes Langzeitüberleben erzielt werden. Die Rekonstruktion mittels Fundusrotationsplastik erlaubt bei allen Patienten die orale Nahrungsaufnahme, was eine hohe Gesamtzufriedenheit mit der Operation erzielt.

Einleitung

Plattenepithelkarzinome des Hypopharynx haben eine extrem schlechte Prognose [1] und infiltrieren zum Zeitpunkt der klinischen Präsentation in 10% bereits den proximalen Oesophagus. Therapeutisch kurative Behandlungsoptionen organübergreifender Hypopharynxkarzinome beinhalten notwendigerweise eine zirkuläre Laryngopharyngektomie mit partieller oder totaler Oesophagektomie und Neck-Dissection [2, 3]. Die Ausgedehntheit derartiger operativer Eingriffe drängt die Frage nach einer optimalen Rekonstruktion des Pharynxdefektes auf, welche innerhalb der letzten Jahrzehnte durch verschiedene (plastisch-)rekonstruktive Verfahren angegangen wurde. Freie Interponate aus musculocutanen Lappen oder freie Jejunuminterponate kompromittieren den konsequenten Einsatz einer hochdosierten Radiotherapie im Bereich des Halses, welche lokale Rezidivfreiheit und Langzeitüberleben verbessert. In vorliegender Arbeit wird ein multidisziplinäres Behandlungskonzept für Stadium IV-Hypopharynxkarzinome vorgestellt, in welchem nach zirkulärer Laryngo-Pharyngo-Oesophagektomie mit ipsilateraler radikaler Neck-Dissection und kontrolateraler modifiziert-radikaler Neckdissection die Nahrungspassage mittels einer Fundusrotationsmagenplastik [4, 5] wieder hergestellt wird. An diese operative Therapie schließt sich eine Strahlentherapie mit einer Herddosis von 50–65 Gy an.

Patienten und Methoden

Vom Februar 1994 bis April 1997 wurden 9 Patienten mit UICC-Stadium IV Hypopharynxkarzinomen in das nachfolgende multidisziplinäre Behandlungskonzept einbezogen. Die Daten aller Patienten wurden prospektiv erfaßt und fortlaufend aufdatiert. Das durchschnittliche Alter zum Zeitpunkt des Klinikeintrittes war 58 Jahre (Spannweite 45–75 Jahre). Die Patienten präsentierten sich im Durchschnitt mit einer 5-monatigen Anamnese von Schluckbeschwerden, Inappetenz und teilweise Heiserkeit. Der durchschnittliche Gewichtsverlust betrug zum Zeitpunkt des Klinikeintrittes 6 kg, das operative Risiko ASA 3 (Spannweite 2–4). Das präoperative Staging bestehend aus zervikalem Computertomogramm/MRI, Laryngo-Pharyngoskopie und Oesophagogastroskopie ergab bei allen Patienten ein fortgeschrittenes Hypopharynxkarzinom im Stadium IV.

Operatives Vorgehen

Entscheidend für die operative Planung und chirurgische Durchführung ist die enge Zusammenarbeit zwischen onkologisch erfahrenen HNO-Chirurgen und Viszeralchirurgen. Es erfolgt zunächst die ausgiebige zervikale Exploration über einen nach laterokranial geführten Kocher'schen Kragenschnitt. Bei der zervikalen Exploration wird zunächst eine Infiltration der Arteria carotis ausgeschlossen. Daran schließt sich eine zirkuläre Pharyngo-Laryngektomie mit ipsilateral radikaler Neck-Dissection und kontralateral modifiziert-radikaler bzw. modifizierter Neck-Dissection. Auf eine strenge en bloc-Resektion des Larynx-Pharynx-Oesophagus-Präparates wird dabei großer Wert gelegt. An die komplette Mobilisation des zervikalen Larynx-Pharynx-Oesophaguspräparates schließt sich eine transhiatale Oesophagektomie nach Orringer. Aus dem Magen wird unter Erhalt der Groß- und Kleinkurvaturarkade ein Rotationslappen aus dem Magenfundus geformt. Diese Fundusrotationslappenplastiken haben gegenüber konventionellen Magenplastiken den Vorteil der größeren Schlauchlänge und höheren Durchblutung des Magenschlauches [4]. Derart gewonnene Magenschläuche ließen sich bei allen 9 Patienten spannungsfrei mit dem mittleren Pharynx anastomosieren.

Postoperative Radiotherapie

Ab der 3–4 postoperativen Woche erfolgt die adjuvante Strahlentherapie der Halsregion mit einer Herddosis von 50–65 Gy.

Ergebnisse

Entsprechend der Einschlußkriterien fanden sich im definitiven histologischen Staging 8 den Hypopharynx überschreitende Plattenepithelkarzinome entsprechend T4, bei 6 der 9 Patienten gleichzeitig eine Invasion regionaler Lymphknoten durch das Karzinom. Die durchschnittliche Operationsdauer für die zirkuläre Laryngo-Pharyngo-Oesophagektomie mit Neck-Dissection und Magenhochzug betrug 7,75 Stunden, der durchschnittliche Blutverlust 2200 ml ± 950 ml, welcher eine Transfusion von 4 ± 2 Erythrozytenkonzentraten erforderlich machte. An postoperativen Komplikationen traten eine Nervus-accessorius-Läsion, ein Arteria-cerebri-media Infarkt mit vorübergehender Hemiplegiesymptomatik rechts auf, bei einem Patienten kam es durch Druck der Trachealkanüle zu einer lateralen Magenschlauchnekrose. Die sich darauf entwickelnde tracheooesophageale Fistel wurde mittels Hautmuskellappen interponiert. Bei einem Patienten kam es unmittelbar postoperativ zu einem ausgedehnten Vorderwandinfarkt, an welchem der Patient verstarb. Bei zwei Patienten war eine verlängerte postoperative Intubation erforderlich, davon bei einem Patienten mit den klinischen Zeichen eines ARDS. Der durchschnittliche Klinikaufenthalt war 24 ± 12 Tage.

Sämtliche Patienten wurden in regelmäßigen Abständen klinisch untersucht. Bei Hinweisen auf Rezidive wurde eine erneute Abklärung durchgeführt. Im Nachbeobachtungszeitraum von 35 ± 12 Monaten trat bei einem Patienten im dritten postoperativen Monat ein Lymphknotenrezidiv auf, an welchem der Patient verstarb. Das 3-Jahresüberleben für das gesamte Patienenkollektiv betrug ab Klinikeintritt somit 7 von 9 (77%).

Diskussion

Die schlechte Prognose der Plattenepithelkarzinome des Hypopharynx läßt sich auf das biologische Verhalten dieser Tumoren sowie die Invasion benachbarter Strukturen zum Zeitpunkt der klinischen Präsentation zurückführen. Prospektiv randomisierte Studien mit eindeutigen Überlebensvorteilen für multimodale Therapien incl. chirurgische Resektion gegenüber alleiniger Strahlentherapie oder kombinierter Strahlenchemotherapie fehlen, so daß vielfach von einer Resektion des Larynx abgesehen wird. Im eigenen Patientengut konnte bei 9 Patienten mit einem Stadium IV Hypopharynxkarzinom durch einen radikalen Therapieansatz mit zirkulärer Laryngo-Pharyngektomie, Neck-Dissection sowie hochdosierter postoperativer Strahlentherapie bis 65 Gy ein hohes 3-Jahresüberleben von 77% erzielt werden. Die Rekonstruktion wurde mittels Fundusrotationsgastroplastik durchgeführt, welche in allen 9 Patienten in einer spannungsfreien gut durchbluteten Anastomose zwischen Magenschlauch und Restpharynx führte. Die routinemäßig zwischen dem 5. und 7. postoperativen Tag durchgeführte Gastrographin-Darstellungen des Magenschlauches zeigte bei einem Patienten eine Leckage aus der lateralen Magenwand im Bereich der Trachealkanüle, welche bei Drucknekrose der Trachealkanüle im Bereich des Schlauches imponierte. Leckagen auf Höhe der Anastomosen war bei keinem Patienten nachweisbar. Nach Ausschluß einer Leckage wurde routinemäßig mit der peroralen Ernährung begonnen. Rekonstruktionen von Hypopharynx-Oesophagus-Defekten reichen von gestielten musculocutanen Lappen über freie tubulisierte musculocutane Lappen über Jejunum- und Koloninterponate bis zu Mageninterponaten. Während in der Literatur häufig freie Jejunalinterponate zum Ersatz eines Hypopharynx-Oesophagus-Defektes favorisiert werden, zogen wir aus mehreren Gründen ein Interponat mittels Fundusrotationsmagenplastik vor: Mageninterponate erlauben eine höhere Strahlenapplikation als Jejunuminterponate, was eine hochdosierte adjuvante Bestrahlung der Halsregion erlaubt. Im Gegensatz zu Jejunuminterponaten [6] konnte bei allen Patienten eine langzeit-orale Ernährung erzielt werden, was zu einer Gesamtzufriedenheit mit der Operation von 67 plus/minus 12% anhand einer visual analogy scale führte.

Literatur

1. Bottger T, Bumb P, Junginger T (1995) Free small intestine transplantation with microvascular anastomosis for complete replacement of the hypopharynx and cervical esophagus. Chirurg 66(6): 625–629
2. Fini-Storchi O, Lo Russo D, Agostini V, Libonati GA, Pastorelli E (1990) Surgical treatment in 155 cases of hypopharyngeal carcinoma: analysis of results and causes of failure. Acta Otorhinolaryngol Ital 10(4): 337–346
3. Lau WF, Lam KH, Wei WI (1987) Reconstruction of hypopharyngeal defects in cancer surgery: do we have a choice? Am J Surg 154(4): 374–380
4. Schilling MK, Redaelli C, Zbären P, Baer HU, Seiler Ch, Friess H, Büchler MW (1997) First clinical experience with fundus rotation gastroplasty as a substitute for the oesophagus. Br J Surg 84: 126–128
5. Schilling MK, Mettler D, Redaelli C, Büchler MW (1997) Circulatory and anatomic differences among experimental gastric tubes as esophageal replacement. World J Surg 21: 992–997
6. Barrett WL, Gluckman JL, Aron BS (1997) Safety of radiating jejunal interposition grafts in head and neck cancer. Am J Clin Oncol 20(6): 609–612

Interdisziplinäre multimodale Therapie fortgeschrittener hypopharynx- und proximaler Oesophaguskarzinome

J. Faß[1], B. Dreuw[1], B. Korves[2], S. von Saldern[3], B. Andreopoulos[4] und V. Schumpelick[1]

[1] Klinik für Chirurgie, [2] HNO, [3] Plastische Chirurgie und [4] Strahlentherapie, RWTH Aachen, Pauwelstraße 30, D-52057 Aachen

Interdisciplinary Multimodal Therapy for Advanced Cancer of the Hypopharynx and Cervical Esophagus

Summary. A multimodal interdisciplinary concept including an aggressive neoadjuvant radiochemotherapy and a multivisceral resection with esophagolaryngectomy and bilateral modified neck dissection was introduced for the treatment of tumors of the cervical esophagus and hypopharynx. In 75% of the patients a R0-resection was achieved resulting in a 5-year survival rate of 38.5% and good functional results. Free jejunal interposition was the most favorable reconstruction because gastric transposition was followed by an increased rate of anastomotic insufficiencies and stenoses requiring bouginage.

Zusammenfassung. Durch einen multimodalen, interdisziplinären Ansatz unter Einbeziehung eines aggressiven neoadjuvanten Konzeptes ist es gelungen, die Prognose der Hypopharynx- und proximalen Oesophaguskarzinome auf das Niveau der suprabifurkalen Neoplasien der Speiseröhre anzuheben. Bei einer R0-Resektionsquote von 75% konnte in dieser Patientengruppe ein Langzeitüberleben bei 38,5% der Patienten erreicht werden. Die Rekonstruktion sollte, wenn immer möglich, durch eine freie Jejunuminterposition erfolgen, da die Magentransposition mit hoher Pharyngogastrostomie bezüglich Anastomosenheilung und Stenoserate ein erhöhtes Risiko aufweist. Die langfristigen funktionellen Ergebnisse sind jedoch bei beiden Verfahren zufriedenstellend.

Einleitung

Fortgeschrittene Hypopharynxkarzinome und proximale Oesophaguskarzinome sind bekannt für ihre schlechte Prognose und problematische postoperative Ergebnisse [2–4]. Die therapeutischen Probleme ergeben sich bei diesen Tumoren aus einer frühzeitigen Infiltration von Nachbarorganen, wie der großen Gefäße oder der Trachea, einer komplexen Lymphknotenmetastasierung sowie dem häufig durch Alkoholismus und schweren Nikotinabusus hervorgerufenen schlechten Allgemeinzustand der Patienten. Darüber hinaus kommen vor allem die Hypopharynxkarzinome häufig als Rezidive nach organerhaltender Vorbehandlung mit Strahlentherapie und limitierter Chirurgie zur Resektion. Bedingt durch die anatomischen Verhältnisse und eine zum früheren Zeitpunkt durchgeführte Radiotherapie, kann die Rekonstruktion zudem problematisch sein [5].

Andererseits weisen die proximalen Tumoren des Oesophagus und Hypopharynx gute Voraussetzungen für die radikale locoregionäre Resektion auf und bieten keine Limitierung der Radiotherapie durch strahlensensible Nachbarorgane [2]. Darüber hinaus sind chirurgische Komplikationen selten lebensbedrohlich, so daß sich bei dieser Entität gute Voraussetzungen für eine multimodale Therapie mit erweiterten Resektionen bietet [4].

Patienten und Methoden

Von insgesamt 386 resezierten Oesophaguskarzinomen der Jahre 1986 bis 1997 entfielen 47 Fälle auf den zervikalen Oesophagus und Hypopharynx entsprechend 23,7% aller Plattenepithelkarzinome und 12,2% aller Speiseröhrenmalignome. Unser Konzept bei dieser Entität schließt die präoperative neoadjuvante Radiochemotherapie mit der Einstrahlung von 40 Gray in 20 Fraktionen unter Cisplatintherapie ein. Bei stattgehabter früherer Radiotherapie wird alternativ eine intraoperative Radiotherapie durchgeführt. Die Resektion umfaßt eine (Oesophago-)Pharyngolaryngektomie mit beidseits modifiziert radikaler Neck-Dissection und wird gemeinsam von den Kliniken für Chirurgie und HNO durchgeführt. Wenn onkologisch möglich, erfolgt die Resektion nur von zervikal mit anschließender freier Jejunuminterposition zwischen Hypopharynx und Oesophagus in Höhe des Jugulums (n=26). Hier wurden die besten funktionellen Ergebnisse beobachtet [1]. Bei dieser Rekonstruktion erfolgt der mikrovaskuläre Gefäßanschluß durch die Klinik für Plastische Chirurgie. Der obere Tumorrand ist selten mehr als 2 cm von der unteren Begrenzung des Larynx entfernt, so daß die Laryngektomie bei diesen Tumoren meist nicht zu umgehen ist und bei uns bisher immer durchgeführt wurde (Tabelle 1). Läßt sich über den zervikalen Zugang nicht ein distaler Sicherheitsabstand von mindestens 2 cm erzielen, wird das Karzinom als suprabifurkales Oesophaguskarzinom definiert und mit en bloc Oesophagektomie und transmediastinaler Magentransposition behandelt (n=20). Dabei lag in zwei Fällen ein Doppelkarzinom von Hypopharynx und tubulärem Oesophagus vor. Ein Patient mit Doppelkarzinom war BII-magenreseziert, so daß hier die Gastrooesophagopharyngolaryngektomie mit Coloninterposition notwendig wurde. Als Kontraindikationen für die Resektion sahen wir eine Invasion großer Gefäße oder der prävertebralen Fascie sowie das Vorliegen von Fernmetastasen an.

Als additive Therapie wurde bei 34 Patienten eine neoadjuvante Chemotherapie und bei vier Patienten eine intraoperative Radiotherapie durchgeführt. Bei 14 Patienten wurde postoperativ eine Radiochemotherapie im Sinne einer Dosisaufsättigung durchgeführt. 9 Patienten erhielten keine additive Therapie. 3 von ihnen waren schon zu einem früheren Zeitpunkt ausbestrahlt und 6 Patienten hatten einen nicht wandüberschreitenden Tumor.

Tabelle 1. Tumorlokalisation, Resektionsausmaß und Rekonstruktionsmethoden bei 47 Patienten mit proximalem Oesophagus- und Hypopharynxkarzinom

Tumorlokalisation	Resektionausmaß	Rekonstruktion
Hypopharynx (n=31) → 26 / → 5	Pharyngolaryngektomie (n=26)	→ freie Jejunuminterposition (n=26)
prox. Oesoph. (n=16) → 15 / → 1	Oesophagopharyngolaryngektomie (n=20)	→ Magentransposition (n=20)
	Gastrooesophagopharyngolaryngektomie (n=1)	→ Coloninterposition (n=1)

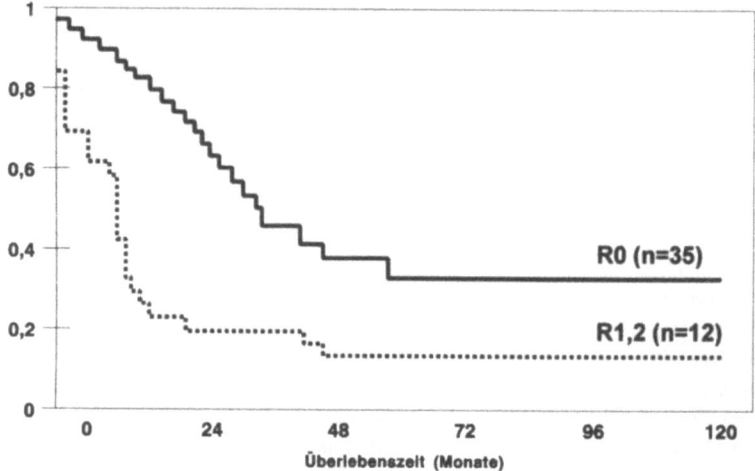

Abb. 1. Prognose von 47 Patienten mit proximalem Oesophagus- und Hypopharynxkarzinom nach multimodaler, interdisziplinärer Therapie in Abhängigkeit von der Residualtumorklassifikation

Ergebnisse

Bei 75% der Patienten war eine R0-Resektion möglich. Insgesamt 8 Patienten erlitten eine Frühkomplikation, wobei 3 Patienten mit Magentransposition eine Anastomoseninsuffizienz aufwiesen. 1 Patient verstarb aus dieser Gruppe (Letalität: 2,1%). An Spätkomplikationen traten bei 4 Patienten nach Magentransposition bougierungsbedürftige Stenosen auf. Schlußendlich war jedoch bei allen Patienten eine befriedigende Nahrungspassage zu verzeichnen. Bei den onkologischen Ergebnissen konnte in der Gruppe der R0-resezierten Patienten ein Langzeitüberleben bei 38,5% erzielt werden (Abb. 1). Es gab jedoch auch 2 Langzeitüberlebende in der primär palliativ resezierten Gruppe, was wir auf die postoperative Radiochemotherapie zurückführen. Erhebliche prognostische Bedeutung hatte ein Lymphknotenbefall. Bei den Patienten mit positiven Lymphknoten war lediglich ein Langzeitüberlebender zu verzeichnen. Die Lokalisation (Hypopharynx versus proximaler Oesophagus) hatte, anders als früher berichtet [3, 4] in unserem Regime keinen Einfluß auf die onkologischen Ergebnisse.

Literatur

1. Faß J, Braun J, Klimek H, Tittel A, Silny J, Schumpelick V (1993) Funktionelle Ergebnisse der freien Jejunuminterposition nach radikaler Resektion des Hypopharynx-Karzinomes. Langenbeck's Arch Chir, Chirurgisches Forum 111–115
2. Giuli R, Gignoux M (1980) Treatment of carcinoma of the esophagus – Retrospective study of 2400 patients. Ann Surg 192(1): 44–53
3. Jacobi CA, Müller JM, Zieren HU (1994) Chirurgische Therapie des zervikalen Speiseröhrenkarzinoms. Zentralbl Chir 119: 220–224
4. Peracchia A, Bardini R, Ruol A, Segalin A, Castoro C, Asolati M, Tiso E (1990) Surgical management of carcinoma of the hypopharynx and cervical esophagus. Hepato-gastroenterol 37: 371–375
5. Spiro RH, Bains MS, Shah JP, Strong EW (1991) Gastric transposition for head and neck cancer: A critical update. Am J Surg 162: 348–352

Resektion und Ersatz der cervikalen Speiseröhre und des Hypopharynx – eine interdisziplinäre Aufgabe für Viszeral-, Mikro- und HNO-Chirurgen

J. Kiene[1], A. Jung[2], N. Grünewald[1], F. Vossmann[3] und I. Klempa[1]

[1] Klinik für Allgemein- und Gefäßchirurgie, [2] HNO-Klinik und [3] Klinik für Plastische Chirurgie, Zentralkrankenhaus, St.-Jürgen-Straße, D-28205 Bremen

Resection and Replacement of the Cervical Esophagus and the Hypopharynx – an Interdisciplinary Task of Visceral-, ENT- and Microsurgery

Summary. From 1984 to 1996, 136 carcinomas of the esophagus and 8 of the hypopharynx were resected using 3 different procedures (94 transmediastinal, 36 transthoracic, 14 cervicoabdominal). The hospital mortality rate for cervicoabdominal resection (0%) is unequivocally lower than that of the transmediastinal (17.1%) or transthoracic (14.3%) methods. The 5-year survival rates are not significantly different (24%, 22%, 17%).

Zusammenfassung. 136 Ösophagus- und 8 Hypopharynxcarcinome wurden von 1984 bis 1996 in 3 Therapiegruppen (94 transmediastinal, 36 transthorakal, 14 cervicoabdominal) reseziert. Die Klinikletalität vom cervicoabdominalen Vorgehen mit Jejunuminterponat (0%) ist deutlich geringer als beim transmediastinalen (17,1%) oder transthorakalen (14,3%) Verfahren mit Magenhochzug oder Koloninterponat. Die 5-JÜR unterscheiden sich mit 24%, 22% und 17% nicht statistsch signifikant.

Schlüsselwörter: Ösophagusresektion – Ösophaguscarcinom – Jejunuminterponat

Wir berichten über unsere Ergebnisse bei der Resektion und dem Ersatz des Ösophagus und des Hypopharynx. Besondere Aufmerksamkeit gilt dabei der kleinen Gruppe von interdisziplinär operierten Patienten mit Jejunuminterponat. In unserem Klinikum werden seit 1990 diese in enger Zusammenarbeit von Visceral-, HNO- und Mikrochirurgen behandelt. Vergleichen möchten wir die Ergebnisse und typischen Probleme mit dem größeren Patientenkollektiv der ausgedehnten, transmediastinal oder transthroakal durchgeführten Ösophagusresektionen.

Patientendaten

Insgesamt konnten 136 Ösophagus- und 8 Hypopharynxcarcinome sowie eine Laugenverätzung in die Auswertung einbezogen werden, wobei eine statistische Aufarbeitung nur bei den Ösophaguscarcinomen sinnvoll ist.

Der Altersdurchschnitt der Ösophaguscarcinompatienten lag bei 58 Jahren, der Häufigkeitsgipfel im 6. und 7. Dezennium, ähnlich ist die Altersstruktur bei den Hypopharynxcarcinomen. In der Geschlechtsverteilung findet sich in beiden Gruppen ein deutliches Überwiegen der Männer mit 6,5:1 bzw. 7:1. Der Alkoholabusus spielt bei den Adenocarcinomen eine untergeordnete Rolle (10%), kommt aber bei mindestens 45% der Plattenepithelcarcinompatienten vor.

Bei den Stadien der resezierten Carcinome fällt eine unterschiedliche Verteilung zwischen beiden Carcinomgruppen auf. Während nur 2 von 136 Ösophaguscarcinomen dem Stadium IV angehörten, war dies bei 5 von 8 Hypopharynxcarcinomen der Fall. Da alle Hypopharynxcarcinome mit einem Jejunuminterponat versorgt wurden, beeinträchtigt die ungünstige Stadienverteilung auch die postoperative Überlebenszeit dieser Therapiegruppe.

8 Hypopharynxcarcinome und 5 cervicale Ösophaguscarcinome wurden mit Jejunuminterponat versorgt, die übrigen 3 cervicalen Ösophaguscarcinome waren vor 1990 mit Magenhochzug rekonstruiert worden. Im intrathorakalen Ösophagus fanden sich 89 Plattenepithelcarcinome (8 proximales, 45 mittleres, 36 distales Drittel) und 40 Adenocarcinome (distales Drittel).

Operative Therapie

Die Ösophagusresektion erfolgte bei uns 14× auf cervicoabdominellem Weg, 94× transmediastinal und 35× transthorakal. In den letzten beiden Gruppen wurde der Speiseweg standardisiert durch Magenhochzug rekonstruiert, 4× war die Rekonstruktion durch Koloninterponat erforderlich. Die 14 cervicoabdominell resezierten Patienten wurden alle mit einem Jejunuminterponat versorgt. Diese Aufgabe wird bei uns interdisziplinär durch 3 OP-Teams gelöst und soll im Folgenden näher beschrieben werden.

Die HNO-Ärzte beginnen mit der Resektion des Tumorpräparates. Dazu wird über einen U-förmigen Hautschnitt ein hochklappbarer Gluck-Sörensen-Lappen gebildet. Nach der cervicolateralen, beidseitigen Lymphknotendissektion erfolgt die Präparation des Larynx, Pharynx und des cervicalen Ösophagus. Die Trachea wird unter der 4. Knorpelspange abgesetzt, anschließendes Umintubieren. Schließlich wird der Kehlkopf über der Epiglottis abgesetzt und der Hypopharynx sowie cervicale Ösophagus reseziert.

Durch die Visceral- und Mikrochirurgen wird nach medianer Laparotomie eine Dünndarmschlinge mit möglichst langem Gefäßstiel ausgesucht, wobei die 2. oder 3. Jejunalschlinge dafür meist am besten geeignet ist. Der Mesenterialstiel wird skelettiert und die Durchblutung des Präparates nochmals in situ geprüft. Anschließende Präparatentnahme und Anlage einer PEG. Parallel dazu präpariert ein zweiter Mikrochirurg bereits die cervicalen Anschlußgefäße, wobei hier die A. und V. thyreoidea superior bevorzugt werden.

Nun wird das Jejunuminterponat End-zu-End mit dem Ösophagus und dem Pharynxrest anastomosiert. Erst danach werden die arterielle und venöse Anastomose unter Operationsmikroskop mit 8×0-Fäden gelegt.

Abschließend wird das definitive Tracheostoma und ein ca. 1×1 cm großes Silikonfenster in der Haut fixiert. Das Silikonfenster dient der postoperativen Kontrolle der Interponatdurchblutung.

Auswertung

Betrachtet man sich die operativen Ergebnisse (Tabelle 1) so sind trotz der sehr unterschiedlich großen Therapiegruppen in einigen Eckdaten Vergleiche möglich.

Die Klinikletalität als wichtigster Parameter zeigt mit 17,1% und 14,3% in unserem Patientengut keinen signifikanten Unterschied zwischen transmediastinalem und transthorakalem Vorgehen, während der Unterschied zum cervicoabdominalen Verfahren (0%) eindeutig ist. Die 30-Tage-Letalität in den beiden erstgenannten Gruppen lag bei 8,5% bzw. 5,7%. Nahtinsuffizienzen sind beim Jejunuminterponat etwas häufiger, wobei hier auch 2 Anasto-

Tabelle 1. Operative Ergebnisse bei 143 Ösophagusresektionen, alle TNM-Stadien

	transthorakal	transmediastinal	cervicoabdominal
Patientenzahl	35	94	14
Klinikletalität	5 (14,3%)	16 (17,1%)	0 (0%)
Nahtinsuffizienz	1 (2,8%)	11 (11,7%)	2 (14,3%)
Revisionen	3 (8,6%)	7 (7,4%)	2 (14,3%)
Recurrensparese	4 (11,4%)	13 (13,8%)	1/5 (20%)
OP-Dauer (h)	5,5	4,5	11,5
Pneumonien	13 (37,1%)	32 (34,0%)	3 (21,4%)
Beatmung (d)	9,1	5,7	1,7

mosen cervical liegen, statt der einen beim Magenhochzug. Revisionen waren beim transmediastinalen und transthorakalen Vorgehen v.a. bei sekundären Blutungen oder septischen Komplikationen erforderlich. Beim Jejunuminterponat waren die Revisionen wegen 2 Interponatnekrosen erfolgt, wobei diese jeweils in zweizeitigem Vorgehen explantiert und durch ein Zweitimplantat ersetzt wurden.

Erwähnenswert ist die durchschnittlich doppelt so lange OP-Zeit beim cervicoabdominellen Verfahren sowie die nur halb so hohe postoperative Pneumonierate als ein wesentlicher Parameter für die postoperative Morbidität.

In der durchschnittlichen Nachbeatmungsdauer ist in allen 3 Therapiegruppen eine routinemäßige, protrahierte Ausleitung über 24 Stunden enthalten. Die Recurrensparesen wurden bei routinemäßigen Nachuntersuchungen im Rahmen des stationären Erstaufenthaltes festgestellt.

Die Analyse der Überlebenskurven nach Kaplan-Meier ergab keinen relevanten Unterschied zwischen transmediastinalem und transthorakalem Vorgehen. Die cervicoabdominalen Patienten profitieren anfangs von der geringeren Klinikletalität (Abb. 1). Der weitere Kurvenverlauf nähert sich dann jedoch den beiden anderen Kurven an. Eine wesentliche Ursache dürfte die anfangs gezeigte, ungleiche Verteilung der Tumorstadien sein. Bei einer gleichen Verteilung der Tumorstadien ist eine bessere Überlebenskurve der cervicoabdominellen Therapiegruppe zu vermuten. Die 5-JÜR sind mit 23,8%, 21,7% und 16,9% statistisch nicht signifikant unterschiedlich (p=0,44).

Abbildung 2 zeigt den Verlauf nach UICC-Stadien unter Berücksichtigung der lokalen Tumorausdehnung und des Nodalstatus. Interessant dabei ist das Überkreuzen der IIa- und IIb-Kurven, so daß hier wohl der höhere pT-Status in IIa stärkeren Einfluß als das Vorhandensein von regionalen Lymphknotenmetastasen in IIb hat. Es ergeben sich 5-JÜR für die

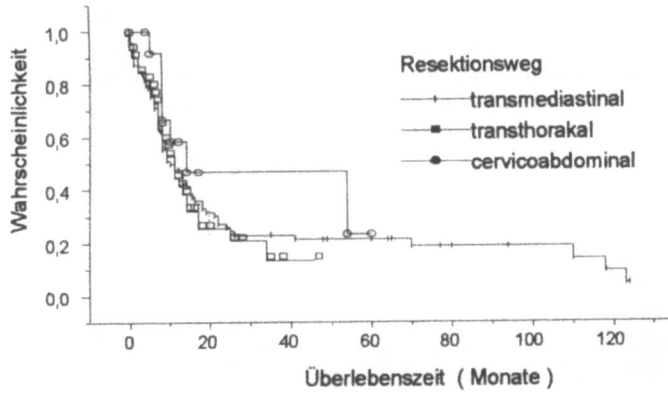

14 cervicoabdominale, 35 transthorakale, 94 transmediastinale Resektionen

Abb. 1. Einfluß Resektionsweg auf das Überleben (nach Kaplan-Meier; 143 Patienten; p=0,44)

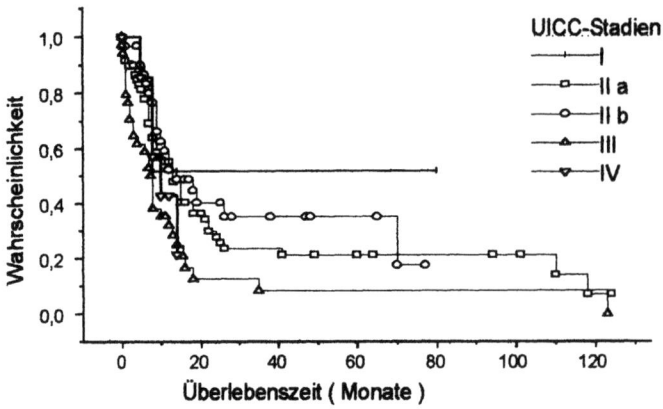

Stad. I = 9, IIa = 61, IIb = 31, III = 34, IV = 7 (5 HPX)

Abb. 2. Stadienabhängige Überlebenswahrscheinlichkeit (nach Kaplan-Meier; 142 Patienten; p = 0,064)

Stadien I, IIa, IIb und III von 51,8%, 21,2%, 35,2% und 8% (p = 0,06). Ein geordneteres Bild ergibt sich bei alleiniger Betrachtung der lokalen Tumorgröße. Dabei ist der Unterschied zwischen pT 1, 2, 3 und 4 mit einer 5-JÜR von 51,3%, 28,6, 10,0% und 16,6% hochsignifikant (p = 0,01). Nicht signifikant war in unserem Patientengut die Differenz der Überlebenskurven von N0 und N1 (p = 0,19).

Diskussion

Im Gegensatz zur nahezu vollständigen Resektion des Ösophagus ist die alleinige cervicale Resektion mit einer deutlich niedrigeren postoperativen Morbidität und Letalität [1–5] behaftet. Bezüglich OP-Zeit und Personaleinsatz (3 OP-Teams) ist die interdisziplinär durchgeführte Rekonstruktion zwar aufwendiger [4] als der durch ein OP-Team durchgeführte Magenhochzug, erfordert aber im postoperativen Verlauf nur einen kurzen intensivmedizinischen Aufenthalt [3]. Zwei Drittel der Patienten konnten nach Jejunuminterponat gut schlucken, keiner klagte über einen gastroösophagealen Reflux. Damit ist diese Form der Speisewegrekonstruktion funktionell dem Magenhochzug und dem Koloninterponat überlegen [4, 5].

In unserem Patientengut gab es keine signifikanten Unterschiede in der 5-JÜR zwischen den transmediastinal, transthorakal und cervicoabdominal resezierten Patienten. Dabei entsprechen die Ergebnisse mit 16,9% bis 23,8% den Resultaten anderer Therapiezentren [1, 2]. Eine höhere 5-Jahresüberlebensrate (40%) beim Hypopharynxcarcinom nach operativer Therapie ist beschrieben [4], konnte allerdings bei ähnlich ungünstigen Tumorstadien wie in unserem Patientengut auch von anderen Operateuren nicht erreicht werden [3].

Literatur

1. Watson A (1994) Operable esophageal cancer: Current results from the West. World J Surg 18: 361–366
2. Poon RTP, Law SYK, Chu KM, Branicki FJ, Wong J (1998) Esophagectomy for carcinoma of the esophagus in the elderly. Results of current surgical management. Ann Surg 227: 357–364
3. Böttger T, Bumb P, Junginger T (1995) Das freie Dünndarmtransplantat mit mikrovaskulärem Anschluß zum vollständigen Ersatz des Hypopharynx und cervicalen Oesophagus. Chirurg 66: 625–629
4. Meyer HJ, Terrahe K (1993) 200 freie Jejunumtransplantationen: Lohnt der große Aufwand? Laryngo-Rhino-Otol 72: 551–557
5. Schumpelick V, Dreuw B, Ophoff K, Fass J (1995) Ösophagusersatz – Indikation, Technik, Ergebnisse. Leber Magen Darm 25: 21–26

Minimal invasive Chirurgie I: Herz, Thorax, Magen

Minimal-invasiv-chirurgische Behandlung der koronaren Mehrgefäßerkrankung

V. Gulielmos, M. Knaut, R. Cichon, T. Jost und S. Schüler

Herz- und Kreislaufzentrum der Technischen Universität Dresden, Fetscherstraße 76, D-01307 Dresden

Minimally Invasive Surgical Treatment of Coronary Artery Multivessel Disease

Summary. To reduce surgical trauma and median sternotomy related complications in cardiac surgery, a new minimally invasive surgical technique has been developed for the treatment of coronary artery multivessel disease using a small left lateral chest incision in the 3rd intercostal space. This technique enables direct LIMA harvesting and performance of bypass surgery upon all coronary vessels with cardiopulmonary bypass and cardioplegic arrest. So far, 123 patients have been treated with this procedure and survived with fewer complications, and we believe that routine application of this procedure will lead to reduced morbidity in patients receiving coronary artery bypass surgery, short hospital stay and early covalescence, combined with good cosmetic results.

Einleitung

Der Trend der allgemeinen Chirurgie, das chirurgische Trauma zu reduzieren, kam auch in die Herzchirurgie, und so wurden minimal-invasiv-chirurgische Techniken für die Behandlung der koronaren Herzerkrankung (KHK) [1, 2] entwickelt. Im März 1996 wurde an unserer Institution erstmals in Europa die Port-Access-Technik eingeführt, eine Technik welche ohne die mediane Sternotomie die heutigen Standards der modernen Herzchirurgie (extrakorporale Zirkulation, kardioplegischer Stillstand) beibehält. Nach den Erfahrungen, die wir mit diesem System zur Behandlung der koronaren Eingefäßerkrankung gewonnen haben, wurde eine minimal-invasiv-chirurgische Technik für die Behandlung der koronaren Mehrgefäßerkrankung entwickelt. Im Folgenden werden die Patientenauswahl und die chirurgische Technik vorgestellt.

Material und Methoden

Zwischen November 1996 und April 1998 wurden 123 Patienten (101 männlich, 22 weiblich, Alter 61,2±8,9 Jahre) mit einer koronaren Eingefäß-, Zweigefäß- und Dreigefäßerkrankung ausgewertet. Als Ausschlußkriterien galten stark verkalkte Aorta, Übergewicht (>130% BMI) und eingeschränkte linksventrikuläre Funktion (LVEF <35%). Die präoperative Auswertung ergab, daß 16 der Patienten (13,0%) in der CCS-Klasse 1, 65 (52,9%) in

Tabelle 1. Stenosierte Koronararterien, versorgte Koronararterien und verwendetes Bypassmaterial

Stenosierte Koronararterien (n = 123)		Versorgte Koronararterien und verwendetes Bypassmaterial (n = 123)	
RIVA	27	LR	30
RIVA Muskelbrücke	1	LR + VB (RCA, R. marg.)	7
RIVA und R. diag.	24	LR + VB (RCA, R. diag.)	1
RIVA und R. intermed.	2	LR + VB (R. marg., R. diag.)	3
RIVA und RCX	13	LR + VB (R. marg., R. intermed.)	1
Hauptstamm	7	LR + VB (R. marg.)	16
Ostium	2	LR + VB (R. marg., RIVP)	1
Hauptstamm und RCA	4	LR + VB (R. marg., RIVP, R. diag.)	1
RIVA und RCA	10	LR + VB (R. marg., RCX, RCA)	1
RIVA, RCA und R. diag.	5	LR + VB (RCX)	2
RIVA, RCX und R. diag.	6	LR + VB (RCA)	11
RIVA, RCA und R. intermed.	1	LR + VB (IB)	5
RIVA, RCX und RCA	18	LR + VB (R. diag.)	32
RIVA, RCA, RCX und R. intermed.	3	LR + VB (R. diag. 1, 2)	2
		LR + VB (RIVP)	1
		VB (RIVA)	1
		LIMA-„FG" (RIVA)	1
		LIMA-„FG" (RIVA) + VB (R. diag.)	1
		LIMA-„FG" (RIVA) + VB (RCX)	1
		LIMA-„FG" (RIVA) + VB (R. intermed.)	1
		LR + RA-„FG" (R. intermed.) + VB (RCA)	1
		Ostiumplastik	2
		MBD (RIVA)	1

R. diag., Ramus diagonalis; FG, Free-Graft; R. intermed., Ramus intermedius; LR, LIMA (RIVA); MB, Ramus marginalis der Circumflexarterie; VB, Venenbrücke; RCX, Ramus circumflexus; RA, Radialarterie; MBD, Muskelbrückendissektion

CCS-Klasse 2, 39 (31,7%) in CCS-Klasse 3 und 3 Patienten (2,4%) in CCS-Klasse 4 waren. Im NYHA-Stadium I befanden sich 37 Patienten (30,1%), im NYHA-Stadium II 64 Patienten (52,0%) und im NYHA-Stadium III 22 Patienten (17,9%). Die genaue Koronarmorphologie der Patienten, die für diese Technik vorgesehen waren, ist der Tabelle 1 zu entnehmen.

Technik

Zur Operation liegt der Patient in Rückenlage und Intubationsnarkose mit einem Gummikissen unter der linken Schulter. Der linke Arm ist dorsal von der posterioren Axillarlinie am Körper gelagert. Über einen 6 bis 9 cm kleinen Hautschnitt im 3. Interkostalraum werden die obere und die untere Rippe an ihrem sternalen Ende durchtrennt, ohne sie zu entfernen. Ein kleiner Wundspreizer erlaubt die Präparation der Brustwandarterie als Pedikel von der 1. bis zur 5. oder 6. Rippe. Parallel dazu werden Segmente der Vena saphena magna entnommen, falls eine weitere Revaskularisation mittels Venenbrücken geplant ist. Der rechte Vorhof wird perkutan über die rechte Femoralvene kanüliert.

Nach Längseröffnung des Perikards werden Haltenähte zwischen dem Perikardium und den Weichteilen gelegt, so daß die Aorta in Richtung des chirurgischen Zugangs gezogen wird. Nach Vorlegen von Kanülierungsnähten erfolgt die Einführung der aortalen Rückflußkanüle und die extrakorporale Zirkulation wird aufgenommen. Unter systemischer Kühlung und nach Abklemmen der Aorta ascendens mit einer konventionellen Aortenklemme wird der kardioplegische Stillstand mittels antegrader kalter Kardioplegie induziert. Während des kardioplegischen Stillstands wird das Herz zur Einstellung der rechten Koronararterie nach links rotiert. Um Zugang zum linken Koronarsystem zu erlangen, rotieren wir das Herz nach rechts. Zunächst fertigen wir die Anastomosen zwischen den Venenbrücken und dem Koronargefäß und als letztes zwischen der linken Arteria thoracica interna (LITA) und dem RIVA in End-zu-Seit-Technik. Nach ausgiebiger antegrader Entlüftung der Aorta ascendens und nach Lösen der Aortenklemme wird die Koronarzirkulation freigegeben. Nach tangentialer Ausklemmung der Aorta ascendens erfolgt das Anlegen der proximalen Venenbypass-Anastomosen und nach Entlüften der Venenbypässe die Freigabe der Bypass-Zirkulation. Der Patient wird von der extrakorporalen Zirkulation abtrainiert und arterielle und venöse Kanülen werden entfernt. Wir antagonisieren Heparin mit Protamin und verschließen nach erfolgter Blutstillung teilweise das Perikard. Die bereits durchtrennten Rippen werden mit dem Sternum sowie miteinander mittels Drahtcerclagen readaptiert. Nach Legen von zwei Pleuradrainagen erfolgt der schichtweise Wundverschluß. Mit Ausnahme von 4 Patienten wurden immer LIMA-Bypässe zum RIVA gefertigt, sowie Venen, Radialarterien oder RIMA mit den anderen Koronararterien anastomosiert. Ein Patient erhielt eine RIVA-Muskelbrückendissektion, 2 Patienten eine Ostiumplastik und ein weiterer Patient einen aortokoronaren Venenbypass zum RIVA. Die versorgten Koronargefäße und das Bypassmaterial werden in Tabelle 1 aufgeführt.

Ergebnisse

Alle Patienten überlebten den Eingriff (bis zu 29 Monate postoperativ). Die Operationszeit betrug 265±71,9 min, die LIMA-Präparationszeit 43±18,5 min, extrakorporale Zirkulationszeit 91±34,1 min, Aortenabklemmzeit 49,5±20,2 min, Beatmungszeit 260±147,7 min, der Aufenthalt auf der Intensivstation 1±0,4 Tage und die Krankenhausverweildauer 6±1,4 Tage. Es zeigten sich keine perioperativen Infarkte bzw. keine Notwendigkeit zur Unterstützung mit inotropen Substanzen. Zwei Patienten mußten wegen einer Nachblutung revidiert werden. Drei weitere Patienten mußten wegen einer stark verkalkten Aorta ascendens zur medianen Sternotomie konvertiert werden. Weitere postoperative Komplikationen waren Wundinfektionen (n=3) und eine Thoraxwandhernie.

Zu Beginn der Anwendung dieser Technik wurde die Vena femoralis über eine Inzision freigelegt. Dabei traten postoperative Wundheilungsstörungen (n=3) sowie Lymphfisteln (n=4) auf. Diese Technik wurde dann verlassen und die Vene wurde perkutan kanüliert. Bei den so behandelten Patienten wurden solche Komplikationen nicht mehr beobachtet.

Die 12-Wochen-Nachuntersuchung wurde bei 53 Patienten (43,1%) durchgeführt und zeigte bei 2 Patienten (3,8%) Angina-pectoris-ähnliche Symptome. Diese beiden Patienten wurden erneut angiographiert und beim ersten zeigte sich eine Stenose der RIVA-Anastomose, beim anderen eine de novo Stenose des RIVA 2 cm distal der LIMA-Anastomose. Beide Patienten bekamen eine komplikationslose perkutane transluminale Koronarangioplastie und waren danach beschwerdefrei. Die postoperative Auswertung nach 3 Monaten ergab, daß sich 33 (62,3%) Patienten in NYHA-Klasse I, 19 Patienten (35,8%) im NYHA-Klasse II und 1 Patient (1,9%) in NYHA-Klasse III befanden. Der CCS-Klasse I waren 51 Patienten (96,2%), der CCS-Klasse 2 und 3 je ein Patient (1,9%) zuzuordnen. Bei der Schmerzanalyse 3 Monate postoperativ zeigten sich lediglich bei einem Patienten (1,9%) leichte Schmerzen bei körperlicher Belastung.

Diskussion

Die chirurgische Behandlung der KHK mit Stenose des RIVA wurde in den letzten Jahren standardisiert [3]. Der bisherige Standardzugang zur Koronargefäßchirurgie – die mediane Sternotomie – wird in zunehmendem Maße wegen seiner Komplikationen [4] kritisiert. Vor diesem Hintergrund entstanden minimal-invasiv-chirurgische Techniken, welche über eine kleine laterale Thoraxinzision die Behandlung der KHK möglich machen. Die beschriebene Technik sieht den Einsatz der extrakorporalen Zirkulation und des kardioplegischen Stillstands unter Vermeidung einer Kanülierung der Femoralarterie vor, welche eine höhere Gefahr für Gefäßverletzungen – insbesondere Aortendissektionen – in sich birgt [5]. Die Erfah-

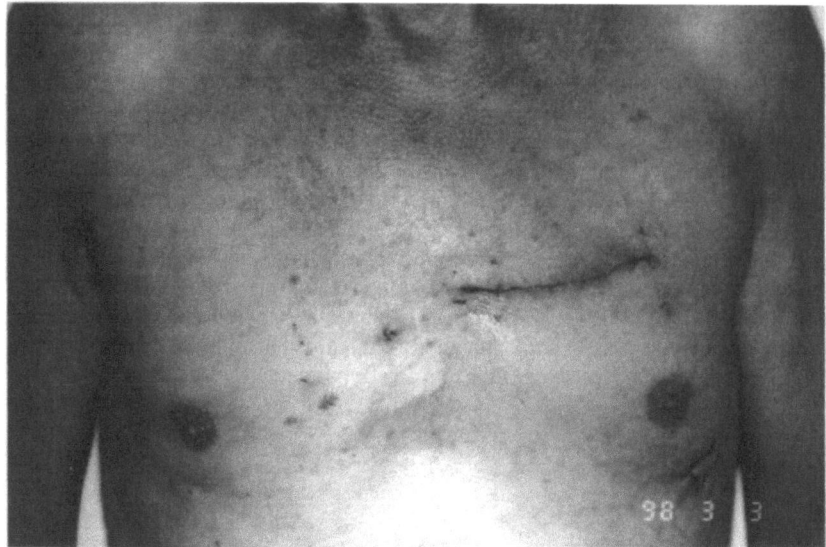

Abb. 1. Kosmetisches Ergebnis bei Zustand nach minimal-invasiv-chirurgischer Behandlung der koronaren Mehrgefäßerkrankung

rung mit dieser Technik zeigt, daß trotz der reduzierten Thoraxinzision ein Zugang zu allen Koronargefäßen möglich ist. Die vorgestellte Technik ermöglicht das Verfolgen eines modernen Konzeptes der chirurgischen Behandlung der KHK, wie z.B. die Anwendung beider Arteriae thoracicae internae und Einsatz der Radialarterie als Konduit. Die geringe perioperative Mortalität mit dieser neuen Technik sowie die reduzierte Krankenhausverweildauer erlauben einen routinemäßigen Einsatz dieser Technik auch bei einem größeren Patientengut. Die erzielten exzellenten kosmetischen Ergebnisse (Abb. 1), machen diese alternative Technik gegenüber der konventionellen Bypasschirurgie zusätzlich attraktiv.

Literatur

1. Stevens JH, Burdon TA, Peters WS et al. (1996) Port-access coronary artery bypass grafting: a proposed surgical method. J Thorac Cardiovasc Surg 111: 567–573
2. Benetti FJ, Ballester C, Sani G, Boonstra P, Grandjean J (1995) Video assisted coronary bypass surgery. J Card Surg 10: 620–625
3. Boylan MJ, Lytle BW, Loop FD, Taylor PC, Borsh JA, Goormastic M, Cosgrove DM (1994) Surgical treatment of isolated left anterior descending coronary stenosis. J Thorac Cardiovasc Surg 107: 657–662
4. Zacharias A, Habib RH (1996) Factors predisposing to median sternotomy complications. Deep vs superficial infection. Chest 110: 1173–1178
5. Reichenspurner H, Gulielmos V, Wunderlich J, et al. (1998) Port-Access™ coronary artery surgery with the use of cardiopulmonary bypass and cardioplegic arrest – clinical experiences with 42 cases. Ann Thorac Surg 65: 413–419

Minimal-invasive Thoraxchirurgie – Bilanz nach 5 Jahren

B. Passlick, C. Born und O. Thetter

Chirurgische Klinik und Poliklinik, Klinikum Innenstadt, Ludwig-Maximilians-Universität München, Nußbaumstraße 20, D-80336 München

Minimally Invasive Thoracic Surgery – Results after 5 Years

Summary. A prospective study documented all minimally invasive operations performed in the department of thoracic surgery between 1992 and 1996. The most frequent indications were: lung biopsy (n = 181, 30.9%), coin lesions of unknown origin (n = 179; 30.5%), pneumothoraces (n = 133; 22.7%), pleura effusions (n = 19; 3.2%), and pleura empyema (n = 13; 2.2%). The majority (82.6%) of the minimally invasive procedures were completed without conversion; in 6.0% an extension (<5 cm) of one of the trocar incisions was necessary and in 11.5% an anterolateral thoracotomy. It is demonstrated that a wide spectrum of thoracic operations can be performed by the minimally invasive approach

Zusammenfassung. In einer prospektiven Dokumentationsstudie wurden über einen 5-Jahreszeitraum (1992–1996) alle minimal-invasiven Eingriffe (n=611) einer thoraxchirurgischen Abteilung erfaßt. Die häufigste Indikation zur minimal-invasiven Operation waren bioptisch abzuklärende Lungengerüstprozeße (n=181, 30,9%), gefolgt von Lungenrundherden unklarer Ätiologie (n=179; 30,5%), Pneumothoraces (n=133; 22,7%), Pleuraergüssen (n=19; 3,2%) und Pleuraempyemen (n=13; 2,2%). Von den minimal-invasiven Operationen konnten 82,6% ohne Schnitterweiterung beendet werden, bei 6,0% war eine Erweiterung zur VATS (Schnitterweiterung <5 cm) notwendig und bei 11,5% eine anterolaterale Thorakotomie. Der häufigste Grund zur Erweiterung der Operation waren technische Gründe (n=53), gefolgt von onkologischen Notwendigkeiten (Lobektomie bei Nachweis eines operablen Karzinoms; n=24), sowie ausgeprägten Adhäsionen (n=15) und Blutungen (n=9). Es zeigt sich, daß mit Hilfe minimal-invasiver Operationstechniken kann ein breites Spektrum thoraxchirurgischer Erkrankungen erfolgreich diagnostiziert und therapiert werden kann.

Einleitung

An Stelle der üblichen lateralen Thorakotomie werden in den letzten Jahren zunehmend minimal-invasive, thorakoskopische Operationstechniken bei verschiedenen thoraxchirurgischen Erkrankungen eingesetzt. Es erscheint daher notwendig resümierend Bilanz zu ziehen, um die Wertigkeit des operativen Zugangs im klinischen Alltag zu bestimmen. Erste Auswertungen der Operationsergebnisse haben gezeigt, daß der minimalinvasive Zugang insbesondere bei der Abklärung des pulmonalen Rundherds und bei der operativen Behandlung des primären Spontanpneumothorax einen hohen Stellenwert zu haben scheint [1–3].

Methoden

Alle zwischen 1992–1996 durchgeführten minimal-invasiven, thoraxchirurgischen Operationen wurden hinsichtlich der Indikationsstellung, der Art des operativen Zugangs, der Notwendigkeit von Schnitterweiterungen, einschließlich intraoperativer Komplikationen, sowie hinsichtlich der Effektivität des Zugangs untersucht. Als minimal-invasive Operationen (MIC) wurden nur Operationen gewertet, bei denen ausschließlich die notwendigen Trokarinzisionen vorgenommen wurden. Als Video-assistierte Eingriffe (VATS) galten Operationen mit Schnitterweiterungen von bis zu 5 cm; alle anderen Operationen wurden als Thorakotomie gewertet. Die Dokumentation der Daten erfolgte prospektiv in einer Datenbank.

Ergebnisse und Schlußfolgerung

Insgesamt wurden 611 Eingriffe bei 241 (39,4%) Frauen und 370 Männern (60,6%) (medianes Alter: 53 Jahre; Range: 16–92) durchgeführt. 585 (95,7%) Operationen wurden primär als MIC Eingriff begonnen, 26 (4,3%) als VATS. Von den minimal-invasiven Operation konnten 483 (82,6%) ohne Schnitterweiterung beendet werden, bei 35 (6,0%) war eine Erweiterung zur VATS notwendig und bei 67 (11,5%) eine Thorakotomie. Der häufigste Grund zur Erweiterung der Operation waren technische Gründe (n=53), gefolgt von onkologischen Notwendigkeiten (Lobektomie bei Nachweis eines operablen Karzinoms; n=24), sowie ausgeprägten Adhäsionen (n=15) und Blutungen (n=9). Die Umstiegsrate blieb über den erfaßten Zeitraum hin konstant. Die häufigste Indikation zur primär minimal-invasiven Operation waren bioptisch abzuklärende Lungengerüstprozesse (n=181, 30,9%), gefolgt von Lungenrundherden unklarer Ätiologie (n=179; 30,5%), Pneumothoraces (n=133; 22,7%) Pleuraergüssen (n=19; 3,2%) und Pleuraempyemen (n=13; 2,2%). Darüber hinaus wurden verschiedene seltenere Erkrankungen minimal-invasiv operiert (Pleuratumoren, Mediastinaltumoren, Perikardzysten, bronchogene Zysten, Chylothorax, usw.). Eine detaillierte Analyse der operativen Techniken bei den verschiedenen Erkrankungen zeigt, daß insbesondere bei Hämatothoraces (40,0%), bei sekundären Pneumothoraces (26,9%), sowie bei Empyemen (15,4%) mit einer Erweiterung des operativen Zugangs gerechnet werden muß.

Mit Hilfe minimal-invasiver Operationstechniken kann ein breites Spektrum thoraxchirurgischer Erkrankungen erfolgreich diagnostiziert und therapiert werden. Die Grenzen des Verfahrens ergeben sich aus technischen Problemen, so wie bei malignen Erkrankungen.

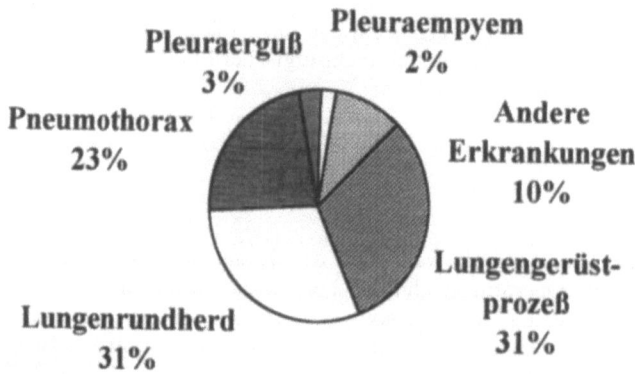

Abb. 1. Indikationen zur Operation bei 611 minimal-invasiven Operationen am Thorax

Literatur

1. Passlick B, Born C, Sklarek J, Zoller J, Thetter O (1997) Effektivität der minimal-invasiven Thoraxchirurgie in der Diagnostik pulmonaler Rundherde. Zentralbl Chir 122: 633–636
2. Passlick B, Born C, Häussinger K, Thetter O (1998) Efficiency of video-assisted thoracic surgery (VATS) for primary and secondary spontaneous pneumothorax. Ann Thorac Surg 65: 324–327
3. Mouroux J, Elkaim D, Padovani B, Myx A, et al. (1996) Video-assisted thoracoscopic treatment of spontaneous pneumothorax: Technique and results of one hundred cases. J Thorac Cardiovasc Surg 112: 385

Bedeutung der Herz-Lungen-Maschine für das Konzept der minimal-invasiven Herzchirurgie

F. Redling[1], R. Prondzinsky[2], R. Witthaut[2], P. Fraunberger[3], K. Werdan[2] und H.-R. Zerkowski[1]

[1] Klinik für Herz- und Thoraxchirurgie und [2] Lehrstuhl für Kardiologische Intensivmedizin, Martin-Luther-Universität Halle-Wittenberg, Ernst-Grube-Straße 40, D-06120 Halle/Saale, [3] Institut für Klinische Chemie, Ludwig-Maximilians-Universität München

Significance of Heart-Lung Machines for Minimally Invasive Heart Surgery

Summary. Proinflammatory cytokines have been implicated in mediating myocardial dysfunction in a systemic inflammatory reaction following open heart surgery with extracorporeal circulation (ECC). The present study aimed to distinguish the surgical impact on cytokine release from the influence of ECC in a model of supported angioplasty. The extracorporeal circulation and not surgical trauma was found to be the main trigger of the systemic inflammatory response.

Minimal-invasive Herzchirurgie läßt sich einerseits rein mechanistisch über die Größe des Eingriffs bzw. des chirurgischen Zugangsweges, andererseits von einem mehr (patho)physiologischen Standpunkt aus definieren. Chirurgisch gesehen bedeutet minimal-invasiv „minimal-access" oder „Schlüssellochchirurgie"; von einer eher physiologischen Betrachtungsweise her bedeutet der Terminus für die Herzchirurgie die Vermeidung oder Reduzierung negativer Einflüsse auf das Herz-Kreislaufsystem. Der Terminus minimal-invasive Herzchirurgie subsummiert denn auch unterschiedliche Vorgehensweisen, von der Bypassversorgung der koronaren Eingefäßerkrankung via Sternotomie unter Verzicht auf die Herz-Lungen-Maschine (HLM), bis hin zum Klappeneingriff oder Mehrfachbypass via „begrenztem thorakalem Zugang" unter extrakorporaler Zirkulation (EKZ). Die Mechanismen einer möglichen Beeinflussung der Herzfunktion nach Operationen am offenen Herzen unter Zuhilfenahme der HLM sind noch nicht vollständig geklärt. Ein wichtiger Faktor in diesem komplexen Geschehen scheint die Freisetzung von Zytokinen und die damit assoziierte systemische Entzündungsreaktion (SIRS = Systemic Inflammatory Response Syndrome) zu sein [1]. Die bisher vorliegenden Studien sind ungeeignet, den Einfluß der EKZ während des Eingriffs mit HLM von dem des chirurgischen Traumas abzugrenzen [1–3, 5]. Ziel dieser Studie war es deshalb, zu untersuchen, ob die HLM-gestützte Angioplastie ein geeignetes Modell zur Evaluation des Chirurgie-unabhängigen Einflusses der EKZ ist.

Methode

In Anlehnung an die Kriterien der National Registry for Supported Angioplasty sahen wir die Indikation zum Eingriff bei einer Ejektionsfraktion (EF) <25% und/oder einer Versorgung >50% verbliebenen vitalen Myokards durch die zur Angioplastie vorgesehenen Zielstenose bei gleichzeitig fehlender (technischer) Möglichkeit zur operativen Bypassversorgung [4]. Der Anschluß an die HLM erfolgte in Allgemeinnarkose mit 15–17 Fr arterieller Kanüle via A. femoralis, respektive 900 mm langer 22 Fr Kanüle, die via V. femoralis im rechten Vorhof plaziert wurde. Verwendet wurde eine Standard HLM mit Membranoxygenator, Roller- oder Zentrifugalpumpe und kolloidalem Priming (Stoeckert, München, Deutschland). Die Maschinenleistung konnte damit von 40–50% auf 60–100% während der Koronardilatation gesteigert werde. Plasma-Spiegel der Zytokine Interleukin-6 (IL-6), Tumornekrosefaktor alpha (TNFα) sowie der löslichen Tumornekrosefaktor-Rezeptoren p55 und p75 (TNF-R-p55 und TNF-R-p75) wurden aus arteriellen Blutentnahmen vor HLM, nach 5, 10, 20, 30, 60 Minuten und nach 2, 5, 12 und 24 Stunden bestimmt (EASIA, Medgenix, Ratingen, Deutschland; ELISA Hofmann-La Roche, Basel, Schweiz).

Ergebnisse

13 Patienten (11 Männer und 2 Frauen), mittleres Alter 59,8 ± 6,6 (44–76) Jahre, mittlere EF 45 ± 18 (17–81)%, wurden diesem Eingriff unterzogen. Hierbei wurden durchschnittlich 1,3 ± 0,6 (1–3) Gefäße aufgedehnt. Eine Patientin verstarb mehrere Stunden nach Ballondilatation und Stentimplantation im kardiogenen Schock nach Thrombosierung des eingebrachten Koronarstents. Bei allen anderen Patienten war die Ballondilatation erfolgreich. Die EKZ-Zeit betrug 78 ± 34 (51–150) min. Hierbei wurden 53% flow erreicht, der während der Dilatation auf 85% gesteigert werden konnte, entsprechend rechnerischen Herzindizes von 1,3 (1,0–1,9), respektive 2,1 (1,6–2,4) l/min/m^2, bei einem full flow von 3,62 (4,13–4,93) l/min.

Die Zytokinplasmaspiegel von IL-6, TNFα, TNF-R-p55 und TNF-R-p75 sind in Abb. 1 und Abb. 2 dargestellt.

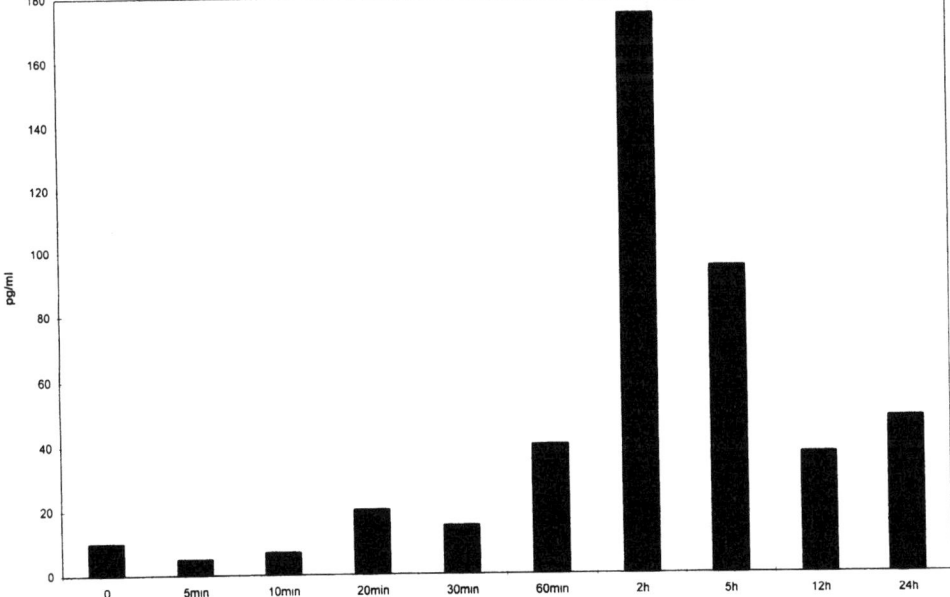

Abb. 1. IL-6 Plasmaspiegel

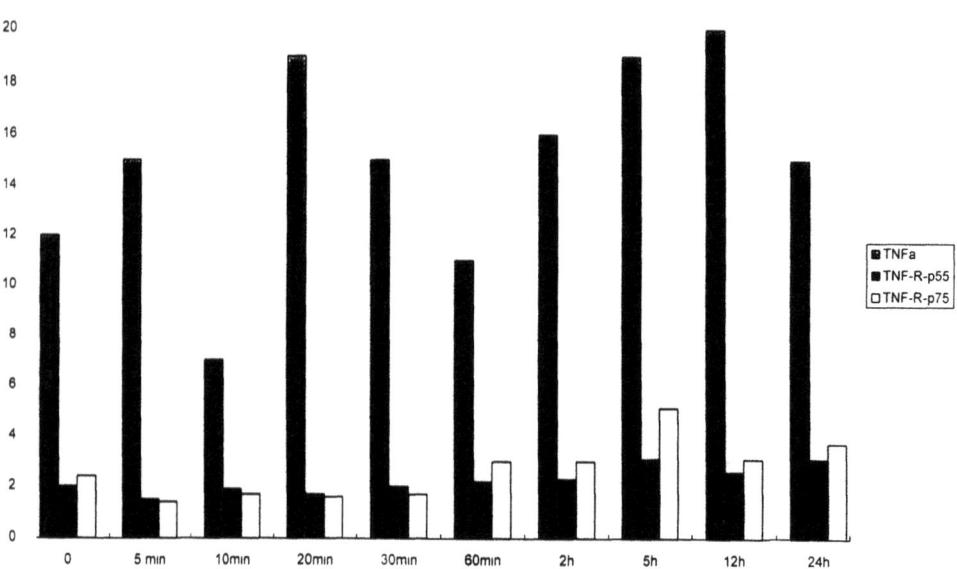

Abb. 2. Plasmaspiegel von TNFα, TNF-R-p55 und TNF-R-p75

Diskussion

Eine beachtliche Anzahl von Studien befaßt sich mit dem Problem der Störung der myokardialen Pumpfunktion als Folge des herzchirurgischen Eingriffs [1–3, 5]. Es konnte gezeigt werden, daß es zur Freisetzung von Zytokinen in den systemischen Kreislauf während und nach EKZ kommt. Diese proinflammatorischen Zytokine scheinen eine kausale Rolle bei der Entstehung der Pumpfunktionsstörung zu spielen. Die große Variabilität dieser Studien bezüglich Patienten, angewandter Operationsverfahren und untersuchter klinischer und laborchemischer Parameter, erlaubte bisher allerdings keine allgemeingültigen Aussagen, die Determinanten dieser Zytokinausschüttung betreffend, d.h. eine Abgrenzung des Einflusses des operativ-chirurgischen Traumas vom Einfluß der HLM selbst, war bisher nicht möglich. In unserem Modell der HLM-gestützten Angioplastie kann nunmehr der Anteil der EKZ unter Vernachlässigung oder Ausschluß der Auswirkungen des chirurgischen Traumas der Sternotomie, der Manipulation am Herzen, der Ischämie während Aortenabklemmung und der evtl. Kardioplegiegabe untersucht werden. Die in Abb. 1 und 2 dargestellten Zytokinplasmaspiegel entsprechen qualitativ und in ihrem zeitlichen Verlauf den in früheren Studien, aufgezeigten Ergebnissen bei unkompliziert verlaufenden Bypassoperationen [2]. Typisch erscheinen die IL-6-Doppelgipfel nach 90 min EKZ, respektive im Zeitraum 12–24 h später [2]. Die bereits vor EKZ erhöhten TNFα und IL-6-Werte bestätigen vorausgegangene Studien, in denen eine entsprechende Erhöhung in Abhängigkeit vom Grad der Herzinsuffizienz bzw. der Einschränkung der linksventrikulären Pumpfunktion gefunden werden konnten [3, 5]. Das Myokard wird als überwiegende Quelle der Zytokinsynthese während der EKZ angesehen [1], der Einfluß des chirurgischen Traumas erscheint nach unseren Ergebnissen vernachlässigbar. Klinisch gesehen ist die HLM-unterstützte Angioplastie eine relativ sichere und verläßliche Therapiemaßnahme bei einem streng ausgewählten Kollektiv von Hochrisikopatienten, die keiner operativen Therapieform zugänglich sind. So beträgt die Hospitalmortalität bei bisher über 800 Patienten rund 7% [4] (in unserer Studie 7,7%).

Conclusio und Ausblick

Die HLM-gestützte Angioplastie ist ein verläßliches Modell zur Abgrenzung des chirurgischen Einflusses auf die systemische Entzündungsreaktion von dem der EKZ. Die EKZ ist der Hauptauslöser der Zytokinausschüttung. Weitere Studien sind notwendig, um die biologisch-immunologischen Folgen von „minimal-access"-Chirurgie und minimal invasiver Herzchirurgie (ohne EKZ) zu evaluieren. Hierbei steht zunächst die weitere Aufschlüsselung verschiedener Komponenten des Immunsystems und deren Zusammenwirken an erster Stelle. Ein verbessertes Verständnis der Entstehung der Zytokine, ihrer Rezeptoren und Signaltransduktionswege ist Voraussetzung zur Entwicklung von Therapie- bzw. Protektionsmöglichkeiten.

Literatur

1. Deng MC, Roeder N, Plenz G, Erren M, Brisse B, Soeparwata R, Scheld HH (1997) Proinflammatorische Zytokine und kardiale Pumpfunktion. Z Kardiol 86: 788–802
2. Hennein HA, Ebba H, Rodriguez JL, Merrick SH, Keith FM, Bronstein MH, Leung JM, Mangano DT, Greenfield LJ, Rankin JS (1994) Relationship of the proinflammatory cytokines to myocardial ischemia and dysfunction after uncomplicated coronary revascularization. J Thorac Cardiovasc Surg 108: 626–635
3. Pilz G, Fraunberger P, Appel R, Kreuzer E, Werdan K, Walli A, Seidel D (1996) Early prediction of outcome in score-identified, postcardiac surgical patients at high risk for sepsis, using soluble tumor necrosis factor receptor-p55 concentrations. Crit Care Med 24: 596–600
4. Tommaso CL, Vogel RA (1994) National Registry for Supported Angioplasty: Results and Follow-Up of Three Years of Supported and Standby Supported Angioplasty in High-Risk Patients. Cardiology 84: 238–244
5. Torre-Amione G, Kapadia S, Benedict C, Oral H, Young JB, Mann DL (1996) Proinflammatory Cytokine Levels in Patients With Depressed Left Ventricular Ejection Fraction: A Report From the Studies of Left Ventricular Dysfunction (SOLVD). J Am Coll Cardiol 27: 1201–1206

Laparoskopische Antirefluxchirurgie bei gastroösophagealer Refluxkrankheit. Diagnostik, Operationstechnik und Ergebnisse bei 143 Patienten

E. Kleimann und H. J. Halbfaß

Klinik für Allgemeinchirurgie, Städtische Kliniken, Dr.-Eden-Straße 10, D-26133 Oldenburg/Ol.

Laparoscopic Antireflux Surgery for Gastroesophageal Reflux Disease. Diagnosis, Operational Technique and Results for 143 Patients

Summary. Within the period March 1994 to March 1998, 143 patients with gastroesophageal reflux disease (GERD) underwent laparoscopic antireflux surgery. According to manometric studies, 76 patients underwent short-floppy laparoscopic Nissen fundoplication, 42 patients with impaired motility had a Toupet hemifundoplication, and 25 patients had an anterior Dor hemifundoplication. Recurrent reflux symptoms appeared in 6.3% after 16.7 ± 12 months of follow-up (Nissen 2.6%, Toupet 2.3%, Dor 24%, $p<0.01$). Persistent dysphagia with reoperation occurred in 2.1% (Nissen 2.6%, Toupet 2.3%, Dor = 0%, n.s.). Follow-up included assessment of the Visick score and patient satisfaction with operation results. Excellent or good results were found in 92% of the patients.

Im Zeitraum zwischen März 1994 und März 1998 wurden an der Klinik für Allgemeinchirurgie der Städtischen Kliniken Oldenburg insgesamt 143 Patienten mit einer chronischen Refluxkrankheit laparoskopisch operiert. Seit Einführung dieser Operationstechnik konnte ein stetiger Anstieg der Operationsfrequenzen verzeichnet werden. Das Durchschnittsalter der 60 Frauen und 83 Männer betrug $47,9 \pm 14$ Jahre (17–72). Drei Monate postoperativ wurden die Patienten klinisch und anhand eines standardisierten Fragebogens nachuntersucht. Bei einem Teil der Patienten, die sich dazu bereit erklärten, erfolgten zu diesem Zeitpunkt manometrische Kontrolluntersuchungen. Die weiteren Kontrollen (in der Regel telefonische Befragungen) waren nach 6 und 12 Monaten und anschließend jährlich.

Die präoperative Diagnostik umfaßte die aktuelle Endoskopie, eine Röntgen-Breischluck-Untersuchung, die Langzeit-pH-Metrie sowie die stationäre Ösophagusmanometrie. Diese beinhaltete die Durchzugsmanometrie des unteren Ösophagussphincters sowie die Motilitätsuntersuchung in der Naß-Schluck-Technik. Bei Patienten mit endoskopisch und pH-metrisch nachgewiesener Refluxkrankheit und erforderlicher medikamentöser Dauertherapie mit einem Protonenpumpeninhibitor erfolgten die manometrischen Untersuchungen. Bei Insuffizienz des unteren Ösophagussphincters ergab sich die Operationsindikation bei unzureichendem medikamentösen Therapieerfolg sowie bei Ablehnung der medikamentösen Dauerbehandlung von seiten des Patienten mit dem Wunsch nach einem alternativen Therapieverfahren. Bei manometrisch normaler Ösophagusmotilität erfolgte eine Fundoplikatio nach Nissen mit kurzer, lockerer Manschette unter Mobilisation der oberen Fundusregion. Eine

Ösophagusmotilitätsstörung wurde angenommen bei mehr als 30% nicht weitergeleiteter Schluckakte, schwacher Kontraktionsamplitude (<25 mmHg in mehr als 30%) sowie bei Vorliegen von mehr als 10% simultaner Kontraktionen. Diese Kriterien trafen auf 32% der Patienten zu. Diese Patienten erhielten eine hintere 240°-Hemifundoplikatio nach Toupet (in der Anfangszeit nach Dor) ebenfalls unter Mobilisation der oberen Fundusabschnitte. Eine weitere Indikationsgruppe waren die Patienten mit begleitender paraösophagealer Hernie, hier erfolgte eine hintere Hiatoplastik sowie eine vordere Gastropexie in Kombination mit einer Toupet'schen Hemifundoplikatio.

Im einzelnen wurden folgende Operationen durchgeführt: Nissen n=76, Toupet n=42 (8 Patienten mit paraösophagealer Hernie eingeschlossen), Dor n=25 (12 paraösophageale Hernien eingeschlossen).

Die Operationszeiten unterlagen einer Lernkurve. Die anfänglichen Zeiten von 200 Minuten konnten nachfolgend auf durchschnittlich 136±32 min gesenkt werden. Hier hatte die Verwendung des Ultraschalldissektors (Ultracision®) signifikanten Einfluß ($p<0,05$) auf die Reduzierung der Operationszeit.

Zwei Operationen wurden konvertiert (1,4%), in einem Fall bei Milzverletzung, in dem anderen Fall bei sogenanntem „short-esophagus", hier war eine konventionelle Collis-Plastik erforderlich. Als weitere Komplikationen verzeichneten wir Pneumothorax (6,3%), Vagotomiesyndrom (0,7%), thorakale Hernierung der Fundoplikatio mit laparoskopischer Reoperation (2,1%) und eine Magenperforation bei ausgerissener Naht (0,7%).

Über einen mittleren Nachbeobachtungszeitraum von 16,7±12 Monaten (1–48) traten 9 Refluxrezidive auf (6,3%). (Nissen 2,6%, Toupet 2,3%, Dor 24%, $p<0,01$.) Aufgrund der hohen Rezidivrate in der Dor-Gruppe haben wir diese Technik aufgegeben. Die Rate der persistierenden Dysphagie, welche eine Reoperation erforderlich machte, trug 2,1% (Nissen 2,6%, Toupet 2,3%, Dor 0%). Hier bestand kein signifikanter Unterschied zwischen den Gruppen. Im Rahmen der Nachuntersuchungen wurde ein Fragebogen eingesetzt. Hier wurde einerseits die Symptomatik erfaßt (Abdominal-, Thorax-, Wundschmerz, Dysphagie mit Gradeinteilung, Sodbrennen, Säurereflux, Medikamenteneinnahme, Diarrhoe, Obstipation, Völlegefühl, Meteorismus), andererseits konnten die Patienten ihr Operationsergebnis selbst anhand einer 4-Punkte-Skala mit den Kategorien „sehr gut", „gut", „mäßig" und „schlecht" bewerten. Aus der Symptomatik wurde ein modifizierter Visick-Score (I–IV) abgeleitet. Zum Zeitpunkt der letzten Kontrolle zeigten sich folgende Scorewerte: Visick I (keine Symptome)=63,6%, Visick II (minimale Symptome, keine Änderung der Lebensgewohnheiten oder Arztbesuch)=30,1%, Visick III (sigifikante Symptome mit Änderung der Lebensgewohnheiten und Arztkonsultation)=6,3%, Visick IV (schwere Symptome, reoperationswürdiger Befund)=0%. In der Gesamtgruppe zeigten sich 92% der Patienten mit dem Operationsergebnis „sehr gut" oder „gut" zufrieden (Patient 1–50=88%, Patient 51–100=92%, Patient 101–132=97,7%) (Abb. 1). Auf die Frage, ob sie die gleiche Operation nochmals vornehmen lassen würden, antworteten 95,8% (137/143) der Patienten uneingeschränkt mit ja.

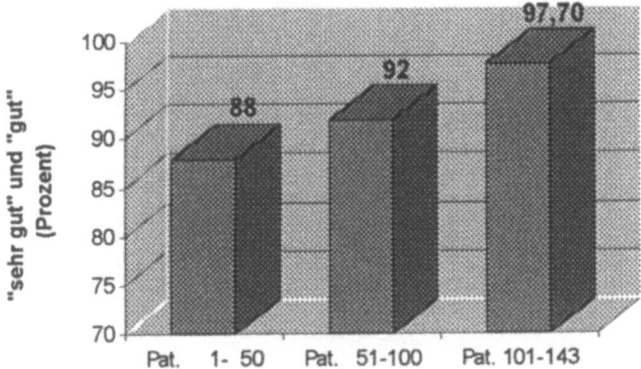

Abb. 1. Patientenzufriedenheit

Nach unseren vorliegenden Erfahrungen läßt sich sagen, daß mit der laparoskopischen Antirefluxchirurgie bei hohem Patientenkomfort und geringer postoperativer Morbidität in 90 bis 95% gute bis sehr gute Ergebnisse erzielt werden können.

Unserer Meinung nach ist sie somit nicht nur zur Behandlung therapierefraktärer Fälle, sondern gerade auch als Alternativverfahren zur medikamentösen Dauertherapie geeignet.

Literatur

1. Laws HL, Clements RH, Swillie CM (1997) A randomised, prospective comparison of the Nissen fundoplication versus the Toupet fundoplication for gastroesophageal reflux disease. Annals of surgery, Vol 225. No 6, 647–654
2. Wetscher GJ et al. (1997) Tailored antireflux surgery for gastroesophageal reflux disease: effectiveness and risk of postoperative dysphagia. World J Surg 21:605–610
3. Kauer WKH, Peters JH, DeMeester TR, Heimbucher J, Ireland AP, Bremner CG (1995) A tailored approach to antireflux surgery. The Journal of Thoracic and Cardiovascular Surgery. Vol 110, No 1, 141–146

Wiederentdeckte Verfahren – Die laparoskopische Gastrostomie nach Janeway im Vergleich zur Witzel-Fistel

J.-P. Ritz, C. T. Germer, D. Albrecht und H. J. Buhr

Abteilung für Allgemein-, Gefäß- und Thoraxchirurgie, Universitätsklinikum Benjamin Franklin, Freie Universität Berlin, Hindenburgdamm 30, D-12200 Berlin

Rediscovered Techniques – Laparoscopic Gastrostomy According to Janeway Compared to the Witzel Fistula

Summary. We present the results of 20 patients with a laparoscopic gastrostomy according to Janeway. The laparoscopic gastrostomy was associated with less operation time, less analgetic consumption, and less discomfort in comparison to 24 patients with a Witzel fistula.

Einleitung

Die percutane endoskopische Gastrostomie (PEG) stellt das Standardverfahren für die Aufrechterhaltung der enteralen Nutrition über eine Ernährungsfistel dar. Patienten, die aufgrund eines nicht passierbaren, stenosierenden Tumors im Pharynx oder Ösophagus nicht endoskopiert werden können, benötigen ein komplikationsarmes und effektives Alternativverfahren. Die konventionellen über eine Laparotomie angelegten Verfahren wie die Witzel- oder Kader-Fistel sind teilweise mit hohen Komplikationsraten behaftet [4, 5]. Eine Alternative stellen hier minimal invasive Verfahren dar. Die laparoskopische Gastrostomie nach Janeway ist eine Weiterentwicklung der bereits 1913 beschriebenen konventionellen Technik. Das hierbei aus einer Längsfalte im Magenkorpus gebildete Stoma wird durch den Musculus rectus abdominis ausgeleitet, welcher eine Sphinkterersatzfunktion übernimmt und dem Patienten die Unannehmlichkeit eines permanent liegenden Katheters erspart [2]. Anhand der größten bisher beschriebenen Serie stellen wir die Ergebnisse der laparoskopischen Gastrostomie nach Janeway im Vergleich zur konventionell angelegten Witzel-Fistel dar.

Material und Methode

In einer retrospektiven Studie wurden die Krankenakten aller Patienten analysiert, die zwischen Januar 1995 und Dezember 1997 in der Abteilung für Allgemein-, Gefäß- und Thoraxchirurgie des Universitätsklinikums Benjamin Franklin ein laparoskopisches Gastrostoma nach Janeway oder eine konventionelle Witzel-Fistel erhielten, und die Daten hinsichtlich des intra- und postoperativen Verlaufes ausgewertet. Die statistische Analyse erfolgte mittels Chi-Quadrat-Test.

Ergebnisse

Im Untersuchungszeitraum wurde bei 20 Patienten (14 m, 6 w) ein laparoskopisches Gastrostoma nach Janeway (LG) und bei 24 Patienten (20 m, 4 w) eine konventionelle Witzel-Fistel (WF) angelegt. Das Durchschnittsalter der Patienten betrug 59,8 Jahre (38–77). Op-Indikationen waren hochgradig stenosierende Pharynxkarzinome in 27 und Ösophaguskarzinome in 13 Fällen. Weiterhin bestand eine ösophagotracheale Fistel und ein stenosierendes Cardia-Ca bei jeweils 2 Patienten. Die Patienten mit LG wiesen eine im Mittel um 13 Minuten kürzere Operationsdauer auf als die Pat. mit WF ($p<0,05$). Gleichzeitig war jedoch die Anzahl an abdominellen Voroperationen bei WF-Patienten höher als bei LG-Patienten (Tabelle 1). Intraoperative Komplikationen waren nicht zu verzeichnen. Eine zusätzliche Analgesie wurde im postoperativen Verlauf lediglich bei 1 Patienten mit LG erforderlich im Vergleich zu 7 Pat. mit WF ($p<0,05$). Nach 3 Tagen wurde in beiden Gruppen mit der Nahrungsapplikation begonnen. Bei 16 Patienten mit LG konnte der Ernährungskatheter nach erfolgter Nahrungszufuhr wieder entfernt werden, während alle Patienten mit WF einen permanent liegenden Katheter benötigten ($p<0,05$). Die Verweildauer wies mit 10,6 Tagen (LG) versus 13,2 Tagen (WF) keinen signifikanten Unterschied auf. Die postoperativ aufgetretenen Komplikationen sind aus Abb. 1 ersichtlich. 4 Patienten mit LG und 7 Patienten mit WF hatten behandlungspflichtige Komplikationen, ein Patient mit WF verstarb nach fulminanter Lungenembolie. Hier bestanden keine signifikanten Unterschiede zwischen beiden Gruppen.

Diskussion und Zusammenfassung

Mit dem laparoskopischen Gastrostoma nach Janeway wird eine bewährte konventionelle Operationstechnik konsequent auf die minimal-invasive Chirurgie übertragen. Durch die Verwendung eines endoskopischen Klammernahtgerätes kann sie technisch einfach angelegt werden und ist für den Patienten vorteilhaft, da in der Mehrzahl der Fälle auf die kontinuierliche

Tabelle 1. Ergebnisse des operativen Vorgehens bei laparoskopischer Gastrostomie und konventioneller Witzel-Fistel ([a]=$p<0,05$)

	Op-Dauer (min)	Abdom. Vor-Op	intraop Kompl	zusätzl. Analgesie	1. Nahrungsapplikat. (d)	permanente Katheterlage	med. ÜLZ (Mon.)
Janeway	39 (20–65)[a]	2	0	1[a]	3,3 (2–5)	4[a]	2,5
Witzel	52 (25–124)	7	0	7	3,7 (2–7)	24	2,7

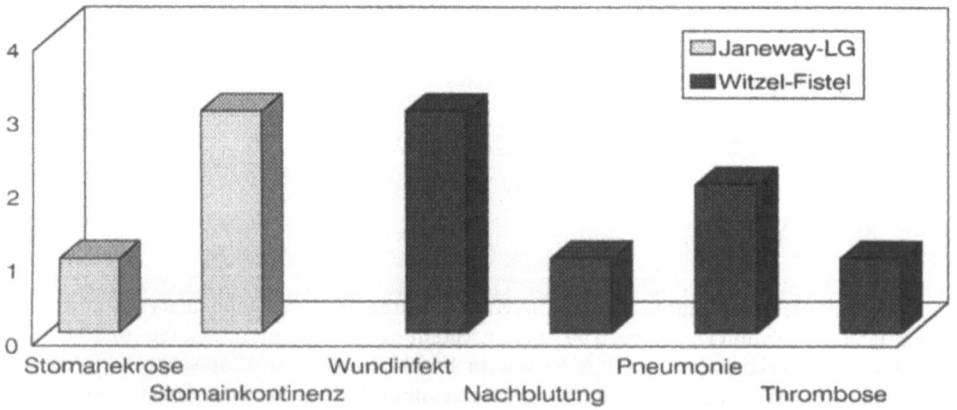

Abb. 1. Komplikationen nach laparoskopischer Janeway-Gastrostomie und Witzel-Fistel

Einlage eines Ernährungskatheters verzichtet werden kann. Durch den von Mukosa ausgekleideten Magenschlauch droht kein Verschluß des Stomas, selbst wenn der Katheter über einen längeren Zeitraum nicht eingeführt wird [3]. Der Vergleich der Ergebnisse des LG mit den Komplikationsraten anderer Alternativverfahren zeigt, daß lediglich die PEG-Sonde eine niedrigere methodenbedingte Morbiditäts- und Letalitätsrate hat [1, 4, 5]. Dies deckt sich mit den Ergebnissen unserer Studie, wo insgesamt 4 Patienten mit LG Komplikationen entwickelten. Bei unserem ersten Patienten trat eine Stomanekrose auf, die eine Relaparotomie erforderlich machte. Drei weitere Patienten mit radiologisch und klinisch nachgewiesener Stomainkontinenz benötigten pflegerische Maßnahmen der resultierenden Hautirritationen. Bei gleichzeitig kürzerer Operationszeit, geringerem Analgetikabedarf und rascherer Mobilisierung im Vergleich zu den Patienten mit einer Witzel-Fistel, steht ein Verfahren zur Verfügung, das dem Patienten durch die partielle Kontinenz des Stomas zusätzlich mehr Lebensqualität ermöglicht, ohne daß häufigere Komplikationen zu verzeichnen wären. Wir halten die laparoskopische Gastrostomie nach Janeway für eine sinnvolle Alternative zu den konventionellen chirurgischen Verfahren der paraösophagealen Ernährung, wenn eine PEG-Sondeneinlage nicht möglich ist. Es sind jedoch weitere prospektive Studien erforderlich, um die Ergebnisse dieses Verfahrens an einem größeren Patientengut zu evaluieren.

Literatur

1. Hul MA, Rawlings J, Murray FE, Field J, McIntyre AS, Mahida YR, Hawkey CJ, Allison SP (1993) Audit of outcome of long-term enteral nutrition by percutaneous endoscopic gastrostomy. Lancet 341: 869–872
2. Janeway HH (1913) Eine neue Gastrostomiemethode. MMW 60: 1705–1707
3. Meyer G, Rau H, Strauss T (1995) The laparoscopic Janeway gastrostomy. Chirurg 66: 719–723
4. Stern JS (1986) Comparison of percutaneous endoscopic gastrostomy with surgical gastrostomy at a community hospital. Am J Gastroenterol 81: 1171–1173
5. Wolfsen HC, Kozarek RA, Ball TJ, Patterson DJ (1990) Long-term survival in patients undergoing percutaneous endoscopic gastrostomy and jejunostomy. Am J Gastroenterol 85: 1120–1122

Ergebnisse nach laparoskopischer Fundoplikatio zur Behandlung der gastroösophagealen Refluxkrankheit

R. Raakow, J. Langrehr, H. Keck und P. Neuhaus

Chirurgische Klinik, Charité, Campus Virchow-Klinikum, Humboldt-Universität zu Berlin, Augustenburger Platz 1, D-13353 Berlin

Results of Laparoscopic Fundoplication for Therapy of Gastroesophageal Reflux Disease

Summary. We report on 48 patients, treated by laparoscopic fundoplication for pronounced gastroesophageal reflux disease. The results show that laparoscopic fundoplication is a very safe, gentle, and successful procedure for the therapy of gastroesophageal reflux disease. We regard laparoscopic fundoplication as a good alternative to long term medical therapy if a careful diagnosis and indication is provided.

Key words: Gastroesophageal reflux disease – Laparoscopic Nissen fundoplication – Selection of patients

Zusammenfassung. Berichtet wird über 48 Patienten, bei denen wegen einer ausgeprägten gastroösophagealen Refluxkrankheit eine laparoskopische Fundoplikatio durchgeführt wurde. Die Ergebnisse zeigen, daß die laparoskopische Fundoplikatio ein sehr sicheres, schonendes und erfolgreiches Verfahren zur Therapie der gastroösophagealen Refluxerkrankung ist. Bei sorgfältiger Indikationsstellung halten wir die laparoskopische Fundoplikatio für eine gute Alternative zur medikamentösen Dauertherapie.

Schlüsselwörter: Gastroösophageale Refluxkrankheit – Laparoskopische Nissen-Fundoplikatio – Patientenauswahl

Unter einem symptomatischen gastroösophagealen Reflux leidet in den Industrieländern bis zu ein Fünftel der erwachsenen Bevölkerung. Komplikationen, die eine langfristige Behandlung notwendig machen, treten bei etwa 20% dieser Patienten auf [4]. Als Alternative zur medikamentös-konservativen Therapie wird in den letzten Jahren nach Einführung laparoskopischer Techniken zunehmend wieder ein operatives Vorgehen diskutiert [4]. Als Beitrag zu dieser Diskussion möchten wir unsere prospektiv erhobenen Ergebnisse nach laparoskopischer Fundoplikatio vorstellen.

Patienten und Methoden

Von Dezember 1995 bis März 1998 wurden an der Chirurgischen Klinik der Charité, Campus Virchow-Klinikum, 48 Patienten (28 Frauen, 20 Männer) mit einem medianen Alter von 43 (25–68) Jahren wegen einer ausgeprägten gastroösophagealen Refluxkrankheit laparo-

Tabelle 1. Indikationsstellung zur laparoskopischen Fundoplikatio

Indikation	Patienten (n)
Keine Beschwerdefreiheit unter konservativer Therapie	4
Wunsch nach Medikamentenunabhängigkeit	41
Medikamentenunverträglichkeit	3

skopisch operiert. Indikationen waren eine Refluxösophagitis 1.–3. Grades unter maximaler medikamentöser Therapie mit Protonenpumpeninhibitoren bei Tagesdosen bis 120 mg Omeprazol, der Wunsch, von der länger als ein Jahr währenden medikamentösen Dauertherapie mit frustranen Auslaßversuchen unabhängig zu werden und Unverträglichkeiten gegen Protonenpumpenhemmer (Tabelle 1). Die klinische und endoskopische Indikationsstellung wurde diagnostisch grundsätzlich ergänzt durch eine pH-Metrie über 24 Stunden und eine Ösophagusmanometrie. Dabei ließ sich bei allen Patienten ein ausgeprägter Säurereflux objektivieren; manometrisch war der Druck am unteren Ösophagussphinkter im Mittel auf $10{,}71 \pm 4{,}28$ mmHg erniedrigt.

Als operative Standardtechnik wurde eine lockere 360° Fundoplikatio nach Nissen mit einer kurzen, ca. 1,5 cm langen Manschette bei 47 Patienten durchgeführt. In einem Fall erfolgte aus technischen Gründen bei sehr kleinem Magenfundus nur eine dorsale Hemifundoplikatio n. Toupet. Die vollständige Mobilisierung des Magenfundus mit Dissektion der Vasa gastricae breves wurde prinzipiell vorgenommen. Bei 46 Patienten erfolgte zusätzlich zur Fundoplikatio eine dorsale Hiatoplastik wegen eines erweiterten Hiatus oesophageus und vorbestehender Hiatusgleithernie.

Die prospektive Evaluierung des postoperativen Ergebnisses beinhaltet neben standardisierten halbjährlichen Befragungen eine pH-Metrie (24 Stunden) und Ösophagusmanometrie 6–12 Monate nach dem Eingriff.

Ergebnisse

Alle 48 aufeinanderfolgenden Eingriffe konnten ohne intraoperative Komplikationen oder die Notwendigkeit einer Konversion zur konventionellen Operationstechnik durchgeführt werden. In keinem Fall war die Gabe von Blutkonserven notwendig. Die mittlere Operationszeit betrug 140 (90–240) Minuten. Auch im frühen postoperativen Verlauf wurden keine Irregularitäten beobachtet. Die Entlassung aus der Klinik erfolgte nach einer mittleren Krankenhausverweildauer von 6,5 Tagen. Bis zur vollen Wiederaufnahme der normalen Tätigkeit benötigten die Patienten nach der Operation durchschnittlich 26 Tage.

Nach einer mittleren postoperativen Beobachtungszeit von 12 (1–27) Monaten haben 46 Patienten (95,8%) subjektiv funktionell von dem Eingriff deutlich profitiert. 44 dieser Patienten sind völlig beschwerdefrei, zwei weitere Patienten beurteilen die Operation trotz mäßiger Refluxsymptome bzw. eines leichten Gas-Bloat-Syndroms ebenfalls als erfolgreich (Tabelle 2).

Ein ungünstiges postoperatives Ergebnis muß für 2 Patienten (4,2%) bilanziert werden. In einem Fall entwickelte sich nach anfänglicher Beschwerdefreiheit ab dem 2. postoperativen Monat wieder eine ausgeprägte Refluxsymptomatik mit der Notwendigkeit einer medikamentösen Behandlung. Im zweiten Fall führte das Rezidiv der im Rahmen des laparoskopischen Eingriffs verschlossenen Hiatushernie bei funktionell intakter Fundoplikatio zu Thoraxdruckbeschwerden, die eine Reoperation mit Reparation des Hernienrezidivs notwendig machten.

Die bisher vorliegenden Daten der postoperativ durchgeführten pH-Metrie und Ösophagusmanometrie zeigen bei den beschwerdefreien Patienten eine vollständige Aufhebung des pathologischen Refluxes und eine weitgehend normalisierte Funktion des unteren Ösophagussphinkters.

Tabelle 2. Subjektiv funktionelles Ergebnis nach laparoskopischer Fundoplikatio

Ergebnis		Patienten (n)	Anteil (%)
Beschwerdefreiheit	(++)	44	91,6
mäßiger Reflux	(+)	1	2,1
leichtes Gas-Bloat-Syndrom	(+)	1	2,1
deutlicher Reflux	(–)	1	2,1
Hiatushernienrezidiv	(–)	1	2,1

Diskussion

Seit der Erstbeschreibung einer laparoskopisch durchgeführten Fundoplikatio 1991 durch Dallemagne erlebt die operative Therapie der gastroösophagealen Refluxkrankheit eine Renaissance. Unsere Ergebnisse und die Mitteilungen anderer Autoren [1, 3, 4] bestätigen die Richtigkeit dieser Entwicklung. Die laparoskopische Fundoplikatio nach Nissen ist ein sehr wirkungsvolles und komplikationsarmes Verfahren zur Behandlung dieses Krankheitsbildes mit allen Vorteilen des minimal-invasiven Zugangs. Durch die Funktionswiederherstellung des unteren Ösophagussphinkters hat das operative Vorgehen im Gegensatz zur medikamentösen Behandlung einen kausalen Therapieansatz [2]. Voraussetzung für das Erreichen guter Ergebnisse sind jedoch eine sorgfältige Diagnostik und die Beachtung operationstechnischer Details [2]. Indikationen zur Fundoplikatio bestehen beim Wunsch des Patienten nach Unabhängigkeit von einer medikamentösen Langzeittherapie, bei einer unvollständigen Beschwerdefreiheit unter konservativer Therapie und bei Medikamentenunverträglichkeiten [5]. Für diese Patienten bietet sich die laparoskopische Fundoplikatio aus unserer Sicht als eine gute Alternative zur dauerhaften Medikamenteneinnahme an.

Literatur

1. Anvari M, Allen C (1998) Laparoscopic Nissen Fundoplication. Ann Surg 227: 25–32
2. Fuchs KH, Feussner H, Bonavina L, Collard JM, Coosemans W (1997) Current status and trends in laparoscopic antireflex surgery: Results of a consensus meeting. Endoscopy 29: 298–308
3. Perdikis G, Hinder RA, Lund RJ, Raiser F, Katada N (1997) Laparoscopic Nissen fundoplication: Where do we stand? Surg Laparosc Endosc 7: 17–22
4. Spechler SJ (1992) Comparison of medical and surgical therapy for complicated gastroesophageal reflux disease in veterans. N Engl J Med 326: 786–792
5. Stein HJ, Feussner H, Siewert JR (1998) Indikation zur Antirefluxchirurgie des Oesophagus. Chirurg 69: 132–140

Minimal-invasive Chirurgie II: Kolon, Rektum, Varia

Laparoskopisch-colorektale Resektion – ein Routineverfahren?

L. Köhler und H. Troidl

II. Chirurgischer Lehrstuhl der Universität zu Köln, Klinikum Köln Merheim, Ostmerheimer Straße 200, D-51109 Köln

Laparoscopic Colorectal Resection – A Routine Procedure?

Summary. Out of 234 elective patients 162 (69%) with colorectal disease were resected by laparoscope. The conversion rate was 8.5%. Mortality and morbidity were low. Patients' recovery was quick. A total of 96 patients were operated because of colorectal cancer. The number of resected lymph nodes and resection margins was sufficient. No port metastases were observed. Six patients developed either perineal or hepatic tumor recurrence.

Während die laparoskopische Cholezystektomie sich zum Standardverfahren bei der symptomatischen Steingallenblase entwickelt hat, werden laparoskopische Eingriffe am Colorektum immer noch kontrovers diskutiert.

Nach Frazier und Mosteller [1] sollten neue Technologien anhand folgender Bewertungskriterien evaluiert werden: Sicherheit und Wirksamkeit (Machbarkeit, Feasibility), Vorteil für Patient und Chirurg, generelle Anwendbarkeit (Effectiveness) und Kosten-Nutzen- bzw. Kosten-Effektivitäts-Verhältnis.

Ziel unserer Untersuchung war es, die laparoskopische colorektale Chirurgie anhand dieser Bewertungskriterien zu untersuchen. Neben der Ermittlung intraoperativer Komplikationen und dem postoperativen Verlauf, wurden auch die Tumorrezidivraten nach operativer Versorgung colorektaler Karzinome ermittelt.

Methodik

Von August 1995 bis Februar 1998 wurden 234 Patienten elektiv am Colon oder Rektum in Köln Merheim operiert. Alle Patienten wurden prospektiv erfaßt. 162 Patienten (69,2%) wurden laparoskopisch und 52 Patienten (22,2%) primär offen operiert. Bei 20 Patienten (8,5%) mußte konvertiert werden. Von den laparoskopisch operierten Patienten wurden 96 aufgrund eines Malignoms (84mal unter kurativer Absicht) und 66 aufgrund einer benignen Erkrankung operiert (Tabelle 1).

Ergebnis

Die mittlere Operationszeit betrug 121 Minuten (65–246 Minuten) und der geschätzte Blutverlust 131 ml (92–384 ml). 4% der Patienten mit einem präoperativen Hämoglobin > 10 g/dl

Tabelle 1. Art der durchgeführten laparoskopischen colorektalen Resektionen (*n* = 162)

Maligne Erkrankung	96
kurativ	
– Hemicolektomie rechts und links	17
– Sigmaresektion	31
– tiefe anteriore Resektion	18
– abd. perineale Rektumamputation	18
palliativ	
– Hemicolektomie rechts und links	2
– Sigmaresektion	4
– tiefe anteriore Resektion	3
– abd. perineale Rektumamputation	3
Benigne Erkrankung	66
– Sigmaresektion (Divertikulitis)	34
– Wiederanschluß nach Hartmann-Op	10
– Colonsegmentresektion (Adenom)	7
– Proktocolektomie mit Pouchanlage (Colitis)	8
– Prolaps, Obstipation, Inkontinenz	7

mußten intra- oder postoperativ transfundiert werden. Die Operationsdauer hat sich während der Beobachtungsphase sukzessive verkürzt. Sie betrug zu Beginn im Mittel 170 Minuten, z. Zt. beträgt sie im Mittel 105 Minuten für eine Sigmaresektion.

139 (86%) der 162 Patienten hatten einen völlig unkomplizierten postoperativen Verlauf. Die Krankenhausmortalität war 1,2%. Ein Patient verstarb am 5. postoperativen Tag aufgrund eines Myokardinfarktes, ein anderer Patient im Rahmen eines Multiorganversagens bei Anastomoseninsuffizienz am 49. postoperativen Tag.

6/162 Patienten (3,7%) mußten reoperiert werden. Ursache war dreimal eine Anastomoseninsuffizienz, einmal eine rektovaginale Fistel sowie zweimal eine intra-abdominelle Blutung.

6/138 Patienten (4,3%) mit einer Anastomose entwickelten eine Insuffizienz. Drei dieser Patienten wurden reoperiert, wobei bei zweien laparoskopisch das kleine Becken gespült und eine Zieldrainage eingelegt wurde. Bei einem Patienten wurde ein Stoma angelegt. Die Patientin mit der rektovaginalen Fistel wurde mit einem temporären Ileostoma versorgt. Zwei Patienten mit einer Anastomoseninsuffizienz konnten konservativ, d. h. mit Antibiose und parenteraler Ernährung, behandelt werden.

Die postoperativen Komplikationen der Patienten waren in ihrer Häufigkeit gering. Einmal wurde eine Lungenembolie beobachtet und drei Patienten entwickelten eine Pneumonie bzw. einen Harnwegsinfekt. 4,9% der Patienten wiesen ein Bauchdeckenhämatom auf. Die Wundinfektionsrate betrug im Bereich der Trokare 3,7%, perineal 14% und im Bereich der Minilaparotomie 5,5%.

Die Patienten zeigten postoperativ eine rasche Rekonvaleszenz. Der erste Stuhlgang trat im Mittel nach 3,4 Tagen auf. Die Patienten konnten nach 3,2 Tagen Normalkost zu sich nehmen. Die Krankenhausverweildauer betrug im Mittel 8,1 (6–14) Tage. 79% der Patienten konnten bereits im Operationssaal extubiert werden, nur 10% der Patienten mußten postoperativ auf der Intensivstation überwacht werden.

Bei den Tumorpatienten war die Resektatlänge 27,1 cm. Die distalen und proximalen Tumorresektatabstände bei Colontumoren betrugen im Mittel 13,2 cm bzw. 7,9 cm, bei Rektumtumoren 18,6 cm proximal bzw. 3,4 cm distal.

Im Mittel wurden 13 (5–46) Lymphknoten bei den aufgrund eines Carcinoms unter kurativer Absicht operierten Patienten entfernt.

Bei einer mittleren Follow-Up-Zeit von 14 Monaten wurden bisher keine Portmetastasen beobachtet. Die obere Grenze des Konfidenzintervals nach der 3/n-Regel von Hanley für das Auftreten von Portmetastasen beträgt somit 3/82, d. h. 4%.

Bei 6 Patienten trat ein Tumorrezidiv auf. Hierbei handelt es sich dreimal um ein perineales Rezidiv nach abdomino-perinealer Rektumamputation (Ausgangsstaging: T4N2, T2N0, T3N0). Zwei Patienten haben inzwischen Lebermetastasen entwickelt (Tumorstadium jeweils T3N2). Ein Patient mit einem T2N0-Tumor entwickelte 18 Monate nach Hemicolektomie links ein Anastomosenrezidiv.

Diskussion

Wir und andere konnten zeigen, daß die Sicherheit und die Wirksamkeit der laparoskopischen Techniken zumindest bei benignen Erkrankungen des Colorektums gegeben ist [2]. Sicher wird die Bedeutung der laparoskopischen Chirurgie beim Carcinom weiterhin kontrovers diskutiert werden. Der Vorteil für den Patienten besteht in der rascheren Rekonvaleszenz. Direkte Vorteile für den Chirurgen sind nicht auszumachen.

In unserer Klinik ist die laparoskopische colorektale Resektion immerhin bei 69% der am Colorektum elektiv operierten Patienten möglich, wobei die Umsteigerate mit 9% niedrig ist. Betont werden muß aber, daß wir an den laparoskopischen Techniken besonders interessiert sind und in der Klinik Erfahrungen mit diesen Techniken bestehen. Insgesamt ist der Stellenwert der laparoskopischen colorektalen Chirurgie in Deutschland sicher noch als gering anzusehen, da sie bisher nur in Zentren durchgeführt wird.

Die postoperative Morbidität und Mortalität nach laparoskopischer colorektaler Resektion ist gering. Die Rekonvaleszenz der Patienten sowie die Krankenhausverweildauer ist kurz.

Die Radikalitätskriterien der Tumorchirurgie können eingehalten werden; so ist die Lymphknotendissektion ebenso ausreichend wie der Abstand der Resektionsränder zum Tumor. Das Portmetastasenproblem scheint eher überschätzt worden zu sein. Randomisierte Studien stehen aber aus.

Eine Aussage zu Kosten/Nutzen- bzw. Kosten/Effektivitätsverhältnissen kann bisher nicht gemacht werden, da hierzu noch keinerlei Ergebnisse vorliegen. Betont werden muß jedoch, daß auch für die konventionellen Techniken eine direkte Berechnung des Kosten/Nutzen- bzw. des Kosten/Effektivitätsverhältnisses in der Literatur bisher nicht erfolgt ist [3].

Literatur

1. Frazier HS, Mosteller F (1995) Medicine worth paying for. Assessing medical innovations. Harvard University Press, Cambridge, London
2. Köhler L, Rixen D, Troidl H (1998) Laparoscopic colorectal resection for diverticulitis. Int J Colorectal Dis 13:43
3. Köhler L, Holthausen U, Troidl H (1997) Laparoskopische colorectale Chirurgie – Versuch der Bewertung einer neuen Technologie. Chirurg 68:794

Laparoskopische kolorektale Resektionen: Indikation, Operationstaktik und Ergebnisse bei 410 prospektiv untersuchten Fällen

E. P. M. Lorenz, J. Konradt, G. Ehren und F. Ernst

Städtisches Krankenhaus Zehlendorf, Bereich Behring, Gimpelsteig 3–5, D-14165 Berlin

Indications, Surgical Strategies and Results in a Prospective Study of 410 Cases of Laparoscopic Colorectal Resection

Summary. From April 1993 to August 1997 410 patients underwent laparoscopic surgery for colon and rectal diseases. In the beginning we only operated on patients with benign disorders. Since July 1995 colorectal malignancies have also been resected. A total of 181 patients (47.6%) with benign colorectal deseases were operated on; 116 patients (31%) had diverticulosis, diverticulitis or benign tumor; 26 with rectal prolapse were resected in MIS-technique. In all, 199 patients were treated for colorectal malignicies, 171 (85.9%) with curative intention. *Results:* Mean operation time was between 60 and 520 min. After 40 operations the learning curve had reduced the operation time significantly. Severe complications appeared in 4.7% of all cases.

Zusammenfassung. In der Zeit vom April 1993 bis zum August 1997 wurden in der Chirurgischen Abteilung des Städtischen Krankenhauses Zehlendorf, örtl. Bereich Behring, insgesamt 410 Patienten minimal-invasiv am Kolon oder Rektum operiert. Bei dreißig Patienten wurde laparoskopisch ein Anus praeter angelegt. Die Indikation zur minimal-invasiven Operation am Kolon und Rektum wurde zunächst nur bei gutartigen Erkrankungen gestellt. Ab Juli 1995 wurden auch maligne Erkrankungen im Rahmen einer multizentrischen prospektiven Beobachtungsstudie nach onkologischen Richtlinien behandelt. In 181 Fällen (47,6%) wurden Patienten mit gutartigen, kolorektalen Erkrankungen operiert. Es handelte sich bei 116 Patienten (31%) um Divertikulose, Divertikulitis bzw. Divertikeltumor. 29 Patienten wurden mit einem Rektumprolaps bzw. einer ausgeprägten Rektozele in MIC-Technik reseziert. 199 Patienten mit kolorektalen Karzinomen wurden nach onkologischen Kriterien reseziert, davon 171 (85,9%) mit kurativer Zielsetzung. Die durchschnittliche Operationszeit betrug je nach Operationsart zwischen 60 und 520 min und zeigten eine Lernkurve mit einer durchschnittlichen Reduktion um 30 min nach 40 Eingriffen. Schwere, revisionspflichtige Komplikationen traten in 4,7% der Fälle auf.

In chirurgisch anatomischen und in klinischen Studien konnte nachgewiesen werden, daß das Ausmaß laparoskopischer kolorektaler Resektionen dem von konventionellen Eingriffen entspricht.

Anders zu bewerten ist der onkologische Stellenwert laparoskopischer Resektionen bei kolorektalen Karzinomen. Sie wurden zunächst zur palliativen oder nur bei sehr kleinen Tumoren zur kurativen Behandlung eingesetzt. Die allgemeine Bedeutung laparoskopischer Techniken und ihr klinischer Stellenwert bei der elektiven chirurgischen Behandlung kolorektaler Karzinome ist bis zum heutigen Tage nicht evaluiert. Aus diesem Grunde sollte die minimal-invasive Technik zur Behandlung kolorektaler Karzinome nur im Rahmen von kontrollierten, prospektiven Studien durchgeführt werden.

Ergebnisse

In der Zeit von April 1993 bis August 1997 wurden insgesamt 410 Patienten minimal-invasiv am Kolon oder Rektum operiert. Bei 30 Patienten erfolgte eine laparoskopisch assistierte Anus-praeter-Anlage, bei Patienten mit ausgeprägtem, perianalem Fistelleiden ($n=16$), bei Patienten mit radiogener rektovaginaler Fistel ($n=8$) und 6mal bei Patienten mit Ileus bei ausgedehnten Rektosigmoidkarzinom-Rezidiv. In 181 Fällen (47,6%) wurden Patienten mit gutartigen, kolorektalen Erkrankungen operiert. Es handelte sich bei 116 Patienten (31%) um Patienten mit Divertikulose, Divertikulitis bzw. Divertikeltumor. Dabei reichte das Spektrum von der relativ blanden Form der Sigmadivertikulitis bis zu schwerst abszedierenden Formen, z. T. mit gedeckter Perforation bzw. Auftreten von enterovaginalen bzw. enteroenteralen Fisteln. Wir operierten laparoskopisch 29 Patienten mit einem Rektumprolaps bzw. einer ausgeprägten Rektozele und behandelten laparoskopisch assistiert 20 Patienten mit endoskopisch nicht abtragbaren Adenomen im gesamten Kolonrahmen.

Onkologische Resektionen

Im o.g. Zeitraum wurden 199 Patienten mit kolorektalen Karzinomen in minimal-invasiver Technik operiert. 46% der Patienten ($n=91$) hatten ein Rektum-Karzinom, 34% ein Sigma-Karzinom ($n=68$). Die restlichen Karzinome befanden sich im Coecum, Colon ascendens oder den rechten Flexur.

Über 50% der Patienten befanden sich im UICC-Stadium I und II. Die durchschnittlich vom Pathologen bestätigte Lymphknotenanzahl lag bei 11 mit einer Schwankungsbreite von 0–23 bei trunkulärer Ligatur der entsprechenden Versorgungsgebiete. Die durchschnittliche Operationsdauer betrug je nach Operationsart zwischen 55 und 520 min, wobei Ileocoecalresektion und Hemicolektomie rechts laparoskopisch assistiert zwischen 1,5 und 2 Std. durchführbar waren. Bei der laparoskopisch assistierten abdomino-perinealen Rektumexstirpation schwankten die Operationszeiten zwischen 130 und 520 min, im Median 275 min.

Der intraoperative Blutverlust nach laparoskopischen Resektionen durchschnittlich 240 ± 130 ml geschätzt. Es wurden insgesamt bei 43 Patienten = 10% eine Bluttransfusion notwendig, wobei im Durchschnitt zwei Erythrozytensedimente appliziert wurden (minimal 1, maximal 7).

Komplikationen und postoperativer Verlauf

In dem vorgestellten Krankengut traten insgesamt bei 17 Patienten schwere chirurgische Komplikationen mit operativer Revisionspflichtigkeit auf. Hierbei handelte es sich bei 9 Patienten um eine intraabdominelle Nachblutung aus den epigastrischen Gefäßen, bei 5 Patienten trat eine Anastomoseninsuffizienz mit diffuser Peritonitis auf, bei einem Patienten entwickelte sich ein Douglas-Spätabszeß und bei einem anderen Patienten ein mechanischer Dünndarmileus, ausgelöst durch eine Trokarhernie. Bei insgesamt 27 Patienten wurde die Konversion zur konventionellen Operationsmethode erforderlich. Leichte chirurgische Komplikationen wie Harnwegsinfekt, Wundheilungsstörung, postoperative Atonie zeigten sich bei 102 Patienten (=26,8%). 32 Patienten erlitten perioperativ allgemeine Komplikationen wie kardiopulmonale Insuffizienz, Myokardinsuffizienz, Aspiration und Apoplex (=8,4%).

Die Letalität im vorgestellten Patientengut betrug 1,2%.

Literatur

1. Alexander RJT, Jaques BC, Mitchell KG (1993) Laparoscopically assisted colectomy and wound recurrence. Lancet 341: 249–250
2. Bärlehner E, Heukrodt B, Schwetling R (1996) Laparoscopic rectosigmoid resection for carcinoma. In: Farthmann EH, Meyer C, Richter HA (Eds) Current Aspects of Laparoscopic Colorectal Surgery. Springer Verlag, Berlin-Heidelberg-New York, pp 224–231
3. Faust H, Reichel K (1995) Laparoskopische Kolonresektion – Ist eine onkologische Resektion auf laparoskopischem Wege möglich? Min Invas Chir 4: 29–32

Erste Anwendungen eines neuen Trokarsystems zur nichtlaparoskopischen intraluminalen Chirurgie

S. Benz, J. Gabriel, F. Pfeffer und U. T. Hopt

Klinik und Poliklinik für Allgemeine und Transplantationschirurgie, Universität Rostock, Schillingallee 35, D-18055 Rostock

First Clinical Application of a New Trocar System for Nonlaparoscopic Intraluminal Surgery

Summary. Instruments that have been used in flexible endoscopy have always been confined to the working channel of the endoscope. We have therefore developed a device that allows transabdominal manipulation in the stomach under gastroscopic control with a device similar to a percutaneous endoscopic gastrostomy (PEG). For the first clinical application of this device it was used in order to perform pseudocystogastrostomy in patients with pancreatic pseudocysts.

Einleitung

Bisher waren komplexe Interventionen in der flexiblen Endoskopie dadurch limitiert, daß nur Instrumente verwendet werden konnten, die auch durch den Arbeitskanal des Endoskopes geschoben werden konnten. Komplexe Manipulationen wie beispielsweise Umstechungsligaturen waren bisher nicht möglich. Wir haben daher ein System entwickelt, das auf dem Prinzip der perkutanen endoskopischen Gastrostomie basiert mit dem unter gastroskopischer Kontrolle ein transabdomineller Zugang zum Magenlumen geschaffen werden kann. Als erste klinische Anwendung wurde das System zur Drainage von retrogastralen Pankreaspseudozysten eingesetzt. Bisher wurde die endoskopische Pseudozystogastrostomie so durchgeführt, daß die Pseudozyste vom Magen aus durch ein Gastroskop mit einem Diathermiemesser punktiert und dann ein transmuraler Pigtailkatheter eingelegt wurde. Die Technik weist allerdings noch eine erhebliche Komplikationsrate auf. Die Hauptkomplikationen Blutung und Perforation sind im wesentlichen durch die Diathermiepunktion bedingt. Wir haben daher unser neu entwickeltes Trokarsystem für die intraluminale Chirurgie eingesetzt, um retrogastrale Pankreaspseudozysten transmural in Seldingertechnik zu drainieren.

Methode

Das Trokarsystem besteht aus einer 7-mm-Teflonhülse, die an ihrem distalen Ende eine flexible Andruckplatte mit 20 mm Durchmesser trägt. Zum Einbringen des Systems wird auf das proximale Ende der Hülse ein Konus aufgeschraubt, der an seiner Spitze eine Öse trägt.

Die Insertion selbst ist identisch mit der Einlage einer PEG in Fadendurchzugstechnik: Der Patient wird gastroskopiert und an der Stelle der besten Diaphanoskopie der Magen in Lokalanästhesie transabdominell punktiert. Durch die Punktionskanüle wird ein Faden in den Magen vorgeschoben und dort mit einer Faßzange im Gastroskop gefaßt und zum Mund herausgeführt. Das orale Ende des Fadens wird dann an der Öse im Konus der Trokarhülse angeknotet. Danach kann die Trokarhülse durch Zug am bauchdeckenseitigen Ende des Fadens bis in die Bauchdecke zurückgezogen werden. Um eine Leckage von Mageninhalt zu verhindern, wird von außen eine zweite Andruckplatte aufgeschraubt, so daß die Magenvorderwand an die vordere Bauchwand gepreßt wird. Der Konus am proximalen Ende der Hülse wird durch ein Klappenventil ersetzt, wie es in der Laparoskopie üblich ist. Damit entsteht ein luftdichter Zugang zum Magenlumen, durch den unter gastroskopischer Sicht beliebige Instrumente im Magen verwendet werden können. Nach der Intervention wird die Hülse gekürzt und mit einem Verschlußbolzen wasserdichten verschlossen. Zehn Tage nach der Intervention kann das System bei einer Gastroskopie wie eine PEG mit der Diathermieschlinge entfernt werden.

Zur Drainage von Pankreaspseudozysten wird zunächst das Trokarsystem eingelegt. Die Lokalisation der Zyste kann durch Ultraschall oder CT vorgenommen werden. Danach erfolgt durch das Trokarsystem die Punktion der Zyste und Einlage einer 14-Ch-Pigtaildrainage in Seldingertechnik. Die Zyste kann für wenige Tage zunächst extern abgeleitet und gegebenenfalls lavagiert werden. Danach wird der Pigtailkatheter gekürzt und in den Magen zurückverlagert. Die Entfernung des Pigtails wird ca. 3–6 Monate nach der Erstintervention vorgenommen.

Ergebnisse

Mit dieser Technik haben wir bislang an 3 Patienten 4 Pseudozysten drainiert. Dabei wurden 2 Zysten unter gastroskopischer und 2 unter CT-Kontrolle punktiert. Bei 2 Patienten kam es nach der Intervention zu einem völligen Verschwinden der Zysten. Technische Komplikationen wurden nicht beobachtet. Bei einem Patienten mit einer sehr großen postakuten retrogastralen Pseudozyste wurde diese zunächst erfolgreich drainiert. Acht Tage nach der Erstintervention zeigte sich im CT jedoch eine fraglich infizierte Pseudozyste auf der Pankreasvorderfläche. Diese wurde ebenfalls durch noch liegenden Trokar CT-gestützt transgastrisch drainiert. Allerdings entwickelte der Patient 5 Tage nach dieser Drainage erneut Fieber. Bei der daraufhin durchgeführten Laparotomie fanden sich ausgedehnte infizierte Nekrosen. Der Patient wurde daraufhin mit einer Pseudozytojejunostomie versorgt.

Diskussion

Bisher wurden lediglich einzelne Fallberichte publiziert, in denen über eine Verwendung von Standard-PEGs als Zugang zum Magenlumen berichtet wurde. Filipi hat kürzlich über eine Serie von Antirefluxoperationen an Pavianen berichtet, die unter Verwendung eines ähnlichen Systems wie des unseren, durchgeführt wurden [2]. Technisch unterscheidet sich das Einlegen des Trokarsystems nur minimal von der Einlage einer PEG und stellt daher für den geübten Endoskopiker ein Routineverfahren dar. Wir glauben daher, daß dieses Trokarsystem einen einfachen und sicheren chirurgischen Zugang zum Magenlumen ermöglicht und daher eine neue Art der intraluminalen Chirurgie unter gastroskopischer Kontrolle erlaubt.

Nachdem früher die chirurgische interne Drainage von Pankreaspseudozysten, insbesondere die Pseudozystojejunostomie als Goldstandard galt, treten in den letzten Jahren interne interventionelle Drainagen in den Vordergrund [1]. Bei der Pseudozystogastrostomie sind die Ergebnisse allerdings noch unbefriedigend und schwere Komplikationen, wie Blutungen und Perforationen nicht selten [1]. Die meisten dieser Komplikationen entstehen durch die endoskopische Punktion der Zyste mit einem Diathermiemesser [1]. Der theoretische Vorteil unserer Methode liegt demgegenüber darin, daß die Punktion der Zyste in Seldingertechnik durchgeführt werden kann, wodurch wir eine geringere Komplikationsrate erwarten. Die Technik erlaubt weiterhin die Intervention CT-gesteuert durchzuführen, so daß eine direkte endoskopische Visulaisierung der Zyste nicht notwendig ist. Zusammenfassend halten wir dieses neue System nach unseren ersten Erfahrungen für eine Bereicherung des interventionellen Spektrums und denken, daß der Einsatz insbesondere für problematische Punktionen sinnvoll ist.

Literatur

1. Beckingham IJ, Krige JEJ, Bornmann PC, Terblanche J (1997) Endoscopic management of pancreatic pseudocysts. Br J surgery 84: 1638–1645
2. Mason RJ, Filipi CJ, De Meester TR (1997) A new intraluminal antigastroesophageal reflux procedure in baboons. Gastrointest Endosc 45: 283–290

Die endoskopisch assistierte Lipomentfernung

A. Berger und U. Tanzella

Klinik für Plastische, Hand- und Wiederherstellungschirurgie, Medizinische Hochschule Hannover, Podbielskistraße 380, D-30659 Hannover

Endoscopically Assisted Removal of Lipomas

Summary. Since 1994 we have been removing large capsulated lipomas which are localised in an esthetically exposed and/or functional region using endoscopically assisted technique. This technique is minimally invasive and allows optimal visualisation of the tumour during the removal. Only a small incision is required to prepare the tumour in toto with capsula. With the endoscopic control of the wound we can avoid greater haematomas, which is very important for wound healing.

Zusammenfassung. An unserer Klinik werden seit 1994 bis zu 9 cm große Lipome, die an funktionell und ästhetisch exponierten Stellen gelegen sind, endoskopisch assistiert entfernt. Vorteil dieser Methode ist die minimale Invasivität und die Möglichkeit, unter optimaler Sicht mit kleiner Inzision an unauffälliger Stelle den Tumor in toto mit Kapsel der histologischen Untersuchung zuzuführen. Eine optimale Blutstillung und Kontrolle der Wundhöhle auf Hämatom ist für die Wundheilung zudem von Bedeutung.

Einleitung

Lipome sind die häufigsten gutartigen Weichgewebetumoren des Menschen. Sie treten solitär oder auch multipel auf, sind weich, frei gegen die darüberliegende Hautschicht verschieblich und selten druckdolent. Sie können am ganzen Körper lokalisiert sein, treten aber öfter im Bereich der Schulter, des Rückens, des Stammes, selten im Gesicht auf. Häufig erreichen Lipome eine Größe von über 5 cm Durchmesser und stellen damit ein nicht nur funktionelles, sondern in Abhängigkeit von der Lokalisation auch ästhetisches Problem für die Patienten dar.

Die chirurgische Entfernung sollte sich an folgenden Gesichtspunkten orientieren: 1. Die Entfernung des Lipoms sollte in toto mit Kapsel erfolgen. 2. Die Entfernung sollte atraumatisch unter optimaler Sicht durchgeführt werden. 3. Ein narbensparendes Verfahren mit möglichst versteckter Lokalisation der Inzision ist anzustreben. Bisher ist die Therapie der Wahl die Exzision mit Schnittführung über dem Tumor. Ein anderes Verfahren, welches in den letzten Jahren breite Anwendung findet, ist die Liposuktion. Mit dem Einsatz von endoskopischen Verfahren in der Plastischen Chirurgie und der damit einhergehenden Verfeinerung von endoskopischem Instrumentarium ist es heute möglich, unter optimaler Sicht einen Tumor atraumatisch in toto zu entfernen.

Material und Methoden

Im folgenden werden wir die Technik anhand von drei exemplarischen Fällen aus unserer Klinik demonstrieren. Es handelte sich im ersten Fall um eine 51jährige Patientin, welche ein Lipom links periumbilikal von 8 cm Durchmesser aufwies. Im zweiten Fall saß das Lipom ventral an der rechten Schulter einer 62jährigen Patientin und wies einen Durchmesser von 9 cm auf. Im dritten Fall handelte es sich um ein 3,5 cm großes Lipom im Bereich der Stirn bei einer 57jährigen Patientin. Bei den drei Patientinnen handelte es sich um sowohl ästhetisch als auch funktionell behindernde Weichteiltumore.

Die Operation wurde in Allgemeinnarkose durchgeführt. Es wurde eine Inzision von maximal 2,5 cm Länge gewählt. Diese wurde jeweils so plaziert, daß ein Entfernen des Tumors gut möglich, die Narbe später kaum oder gar nicht sichtbar war. Das Stirnlipom wurde von einer Inzision 1 cm distal des Haaransatzes, das Bauchlipom vom Nabel aus und das Schulterlipom von axillär aus entfernt. Nach Inzision erfolgte mit dem Endoinstrumentarium die Präparation des Lipoms nach Einführen eines 4-mm-Endoskops mit 30°-Optik. Da wir uns in nicht präformierten Höhlen bewegen, bedarf es der Elevation des Hautmantels. Dies geschieht durch einen Retraktor. Alle Instrumente sind bis zur Spitze isoliert, so daß eine optimale Blutstillung unter Sicht möglich ist. Das Lipom wird teils stumpf, teils scharf herauspräpariert und in toto mit Kapsel unter Sicht entfernt. Anschließend erfolgt eine nochmalige Kontrolle der Wundhöhle auf Bluttrockenheit mit dem Endoskop und die Einlage einer Drainage.

Alle Lipome konnten mit dieser Technik bei einer durchschnittlichen Operationszeit von 60 Minuten in toto entfernt und der histologischen Begutachtung unversehrt zugeführt werden. Komplikationen traten nicht auf. Die ästhetischen und funktionellen Ergebnisse nach einem Jahr waren sehr befriedigend, da die Narben jeweils klein und unauffällig lokalisiert waren (Abb. 1 und 2).

Diskussion

Der Vorteil der Endoskopie liegt in ihrem minimal-invasiven Charakter. Mit Hilfe der Visualisierung auf dem Bildschirm mit Vergrößerungseffekt ist es möglich, unter Verwendung einer minimalen Inzision an entlegeneren Stellen zu operieren, ohne größere Gewebetrau-

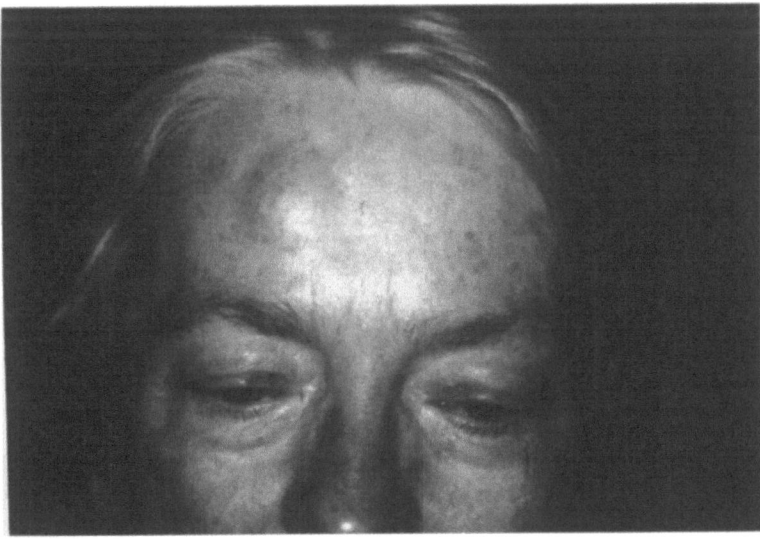

Abb. 1. Patientin mit einem Stirnlipom präoperativ

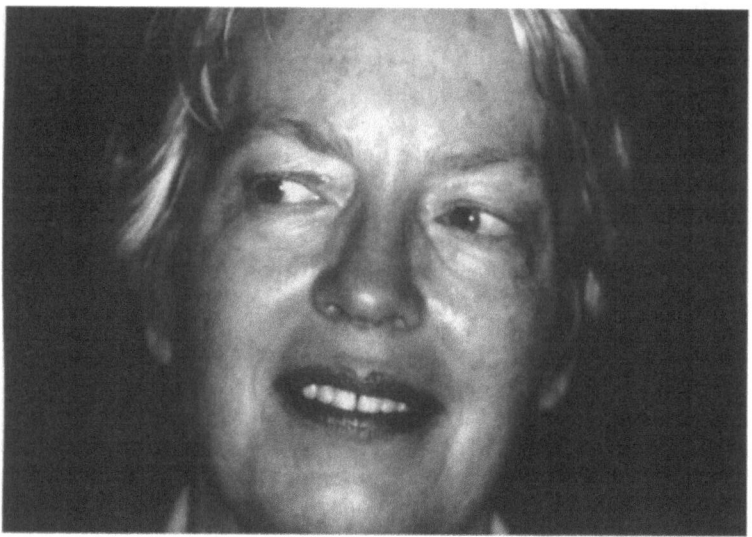

Abb. 2. Patientin postoperativ nach endoskopischer Entfernung des Stirnlipoms

mata zu setzen. Bei der endoskopischen Lipomentfernung liegt deren Vorteil in der Vermeidung einer großen Narbe an exponierter Stelle. Durch den Einsatz des Endoskops ist es möglich, eine kleine Inzision an unauffälliger Stelle zu plazieren. Ein weiterer Gewinn ist die Möglichkeit der kompletten Tumorentfernung mit Kapsel unter Sicht. Die ist besonders vor der endgültigen histologischen Sicherung der Gewebedignität von großer Bedeutung. Schließlich erlaubt die endoskopische Methode eine exakte Blutstillung und damit eine Vermeidung von Hämatomen und Seromen, die zu Wundkomplikationen führen können [1, 2]. Die konventionelle chirurgische Technik benötigt zur kompletten Entfernung eines großen Lipoms eine lange Inzision direkt über dem Tumor. Wird der Schnitt aus kosmetischen Gründen entfernt gelegt, so bedarf es ohne Endoskop einer langen Unterminierungsstrecke, welche blind zurückgelegt wird. Ebenso erfolgt die Präparation des Tumors blind, so daß eine Verletzung seiner Integrität möglich ist. Die Liposuction von großen Lipomen ist in den letzten Jahren ebenfalls beschrieben worden [3]. Der Vorteil dieser Methode liegt in der kleinen Inzision und der Möglichkeit, durch angleichende Liposuction der Lipomumgebung eine glatte Oberfläche zu schaffen und somit ein ästhetisch optimales Ergebnis zu erzielen. Mit der Liposuctionstechnik ist es jedoch nicht möglich, den Tumor intakt mit Kapsel zu bergen, Blutungen direkt zu stillen und die Wundhöhle zu inspizieren. Lipomreste könnten so in situ verbleiben. Nach unserer Erfahrung bietet die endoskopisch assistierte Lipomentfernung ein geeignetes Verfahren, um große abgekapselte Tumoren in toto unter optimaler Sicht bei Vermeidung von großen Narben atraumatisch zu entfernen.

Literatur

1. Takeuchi M, Nozaki M, Sasaki K (1997) Endoscopic-assisted transaxillary Removal of Lipomas in the Back and Shoulder Region. Ann Plast Surg 38(2): 109–114
2. Pozner JN, Canick ML, Ramirez OM (1996) Endoscopically assisted Lipoma removal. Plastic Reconstr Surg 98(2): 376–377
3. Rubenstein R, Roenigk HH, Garden JM (1985) Liposuction for Lipomas. J Dermatol Surg Oncol 11: 1070–1074

Minimal-invasive Chirurgie III: Galle

Chirurgisch-interventionell endoskopisches Behandlungskonzept von Gallenwegsläsionen nach laparoskopischer Cholecystektomie

R. Raakow, S. Schmidt, M. Knoop und P. Neuhaus

Chirurgische Klinik, Charité, Campus Virchow-Klinikum, Humboldt-Universität zu Berlin,
Augustenburger Platz 1, D-13353 Berlin

Interdisciplinary Management of Bile Duct Injuries Following Laparoscopic Cholecystectomy

Summary. In this study we analysed 25 patients with bile duct injuries following laparoscopic cholecystectomy retrospectively. Reconstructive surgery was necessary in 24 patients with bile duct lesions that could not be treated endoscopically. After a mean follow-up of 28 months (3–65) we have good functional outcome in the majority of patients, however, one patient required liver transplantation because of secondary biliary cirrhosis.

Key words: Laparoscopic cholecystectomy – Bile duct injuries – Therapy

Zusammenfassung. Berichtet wird retrospektiv über die Therapie und den Verlauf von 25 Patienten mit Gallenwegsläsionen infolge einer laparoskopischen Cholecystektomie. Bei 24 Patienten bestanden keine endoskopischen Therapiemöglichkeiten, so daß ein rekonstruktiver operativer Eingriff notwendig wurde. Nach einer mittleren Nachbeobachtungszeit von 28 (3–65) Monaten besteht bei dem überwiegenden Teil der Patienten ein gutes funktionelles Ergebnis, bei einer Patientin mußte jedoch wegen einer sekundär-biliären Zirrhose eine Lebertransplantation durchgeführt werden.

Schlüsselwörter: Laparoskopische Cholecystektomie – Gallenwegsläsionen – Therapie

Seit Anfang der neunziger Jahre hat sich die laparoskopische Cholecystektomie als Standardverfahren zur Behandlung der symptomatischen Cholecystolithiasis durchgesetzt. Folgenschwerste Komplikationen dieses Eingriffs sind iatrogene Gallenwegsverletzungen, deren Häufigkeit mit 0,2–0,7% angegeben wird [1, 4]. Die Prognose dieser Verletzungen hängt neben dem Läsionstyp entscheidend vom diagnostisch-therapeutischen Management ab, das wir am Beispiel unserer retrospektiv analysierten Erfahrungen und Ergebnisse vorstellen möchten.

Patienten und Methoden

Von Januar 1990 bis Februar 1998 wurden an der Chirurgischen Klinik der Charité, Campus Virchow-Klinikum 25 Patienten (14 Frauen, 11 Männer) mit einem medianen Alter von 47 (19–69) Jahren wegen einer iatrogenen Gallengangsläsion nach laparoskopischer Cholecystektomie behandelt. 20 Patienten waren von auswärtigen Kliniken zugewiesen, die übrigen ($n=5$) entstammten dem eigenen Krankengut mit 1085 laparoskopischen Cholecystektomien. Neben der üblichen Diagnostik (klinischer Befund, Labor, Sonographie) wurden alle Läsionen mit einer ERC(P) gesichert. Die Klassifizierung erfolgte entsprechend einem Vorschlag von Sievert [5] in postoperative Gallenfisteln (Typ I), Spätstenosierungen des D. hepatocholedochus (Typ II), tangentiale Läsionen (Typ III) und Defektläsionen (Typ IV) (Tabelle 1). Bei Verdacht auf Kompromittierung der arteriellen Durchblutung bei den Läsionstypen III und IV wurde zusätzlich eine Angiographie durchgeführt.

Ergebnisse

Insgesamt wurden in unserer Klinik 30 operative und endoskopische Eingriffe zur Behandlung der Gallenwegsläsionen bei 25 Patienten durchgeführt (Tabelle 2). 12 Patienten waren wegen der Gallengangsverletzung bereits auswärts endoskopisch ($n=3$) oder operativ ($n=9$) vorbehandelt worden.

Typ-I-Läsionen bestanden bei 3 Patienten, 2 waren auf eine Stumpfinsuffizienz des D. cysticus und eine weitere auf einen offenen akzessorischen Gallengang zurückzuführen. Während eine Cysticusstumpfinsuffizienz endoskopisch durch Papillotomie und Stenteinlage therapiert werden konnte, war bei den anderen 2 Patienten eine Laparotomie mit Nahtverschluß der Gallefistel notwendig.

Wegen einer narbigen Stenose des D. hepatocholedochus (Typ II) wurden 9 Patienten behandelt. Die Diagnose wurde im Mittel 2 (1–17) Monate nach der Cholecystektomie gestellt. Die ausschließlich operative Therapie erfolgte in 8 Fällen als End-zu-Seit-Hepatico-Jejunostomie nach Y-Roux. Bei einem Patienten mit kurzstreckiger Striktur war die End-zu-End-Anastomosierung über einem T-Drain möglich. Besonders erwähnenswert ist ein Fall mit Typ-II-Läsion. Bei dieser Patientin wurde die narbige Stenose zunächst über 14 Monate in einem peripheren Krankenhaus trotz rezidivierender Cholangitiden und beginnender Destruktion des intrahepatischen Gallengangsystems mit einem dünnlumigen Stent behandelt. Durch die von uns hiernach angelegte Hepatico-Jejunostomie konnte die fortschreitende Entwicklung einer sekundär biliären Zirrhose nicht aufgehalten werden, so daß insgesamt 26 Monate nach der Cholecystektomie eine Lebertransplantation durchgeführt werden mußte.

Eine tangentiale Läsion (Typ III) betraf 9 Patienten. Hier mußte in 6 Fällen eine Hepatico-Jejunostomie durchgeführt werden, nachdem vorherige Übernähungen oder End-zu-End-Anastomosen (5 Fälle von auswärts) stenotisch geworden waren. Zweimal wurde eine Choledocho-Choledochustomie angelegt. In einem weiteren Fall wurde der abgesetzte D. hepaticus dextra über eine selektive Hepatico-Jejunostomie wieder abgeleitet.

4 Patienten wurden mit ausgedehnten Defektläsionen (Typ IV) zugewiesen, die in allen Fällen die Hepatico-Jejunostomie nach Hepp-Couinaud notwendig machten.

Nach einer mittleren Beobachtungszeit von 28 (3–65) Monaten sind 24 der in beschriebener Form versorgten Patienten einschließlich der transplantierten beschwerdefrei. Bei ei-

Tabelle 1. Behandelte Gallengangsläsionen

Läsion	Typ n. Sievert	Anzahl (n)
Postoperative Gallefistel	I	3
Spätstenosierung des DHC	II	9
Tangentiale Läsion	III	9
Defektläsion	IV	4

Tabelle 2. Durchgeführte operative und endoskopische Eingriffe infolge von Gallengangsläsionen bei 25 Patienten am Virchow-Klinikum

Eingriff	Anzahl (n)
Hepatico-Jejunostomie nach Y-Roux	20
Übernähung von Gallefisteln	2
Choledocho-Choledochustomie	4
Endoskopische Stenteinlage	2
PTCD	1
Lebertransplantation	1

nem Patienten ist es nach Hepatico-Jejunostomie wegen Typ-IV-Läsion zu einer Anastomosenstenose gekommen, welche die Anlage einer PTCD notwendig machte.

Diskussion

In prospektiven Sammelstatistiken ist die laparoskopische Cholecystektomie unverändert mit iatrogenen Gallenwegsverletzungen in einer Rate von 0,2–0,7% belastet [1, 4]. Die Behandlungsart ist abhängig vom Läsionstyp und dem Zeitpunkt der Diagnosestellung [3, 5]. Für die einfachen Läsionsformen (Typ I und II) besteht neben der operativen Revision die Möglichkeit einer endoskopischen Therapie [2]. Unsere Ergebnisse zeigen aber, daß dies auch hier nur in Ausnahmefällen möglich und langfristig sinnvoll ist. Der überwiegende Anteil von Patienten mit iatrogenen Gallengangsläsionen benötigt eine operative Korrektur, sehr häufig in Form einer Hepatico-Jejunostomie. Die Versorgung von Defektläsionen ist chirurgisch-technisch anspruchsvoll und erfordert immer eine bilio-digestive, z.T. intrahepatische Anastomose [5]. Die operative Reparatur komplexer Gallenwegsverletzungen sollte deshalb generell in spezialisierten Zentren durchgeführt werden. Im Einzelfall ist das therapeutische Konzept durch eine interdisziplinäre Kooperation zwischen Chirurgen und Gastroenterologen zu optimieren.

Literatur

1. Adamsen S, Hansen OH, Funch-Jensen P, Schulze S, Stage JG, Wara P (1997) Bile duct injury during laparoscopic cholecystectomy: a prospective nationwide series. J Am Coll Surg 184: 571–578
2. Born P, Neuhaus H (1994) Möglichkeiten der Endoskopie bei Gallenwegsläsionen. Chirurg 65: 758–765
3. Olsen D (1997) Bile duct injuries during laparoscopic cholecystectomy. Surg Endosc 11: 133–138
4. Russel JC, Walsh SJ, Mattie AS, Lynch LT (1996) Bile duct injuries, 1989–1993: a statewide experience. Arch Surg 131: 382–387
5. Siewert JR, Ungeheur A, Feussner H (1994) Gallenwegsläsionen bei laparoskopischer Cholecystektomie. Chirurg 65: 748–757

Therapie und Verlauf von Verletzungen nach laparoskopischen Operationen

P. Lübke[1], H. Witzigmann[1], M. Otto[1], B. Klötzer[1], J. Mössner[2] und J. Hauss[1]

[1] Klinik für Abdominal-, Transplantations- und Gefäßchirurgie,
[2] Medizinische Klinik und Poliklinik II, Universität Leipzig, Liebigstraße 21, D-04103 Leipzig

Treatment and Outcome of Injuries After Laparoscopic Surgery

Summary. From May 1993 to September 1997 we treated 22 patients with complications after laparoscopic surgery. We report on 18 patients after laparoscopic cholecystectomy, three patients after diagnostic laparoscopy and one after TAPP. Two patients died (hepatic failure and without any possibility of definitive therapy) and the injuries of the other 20 patients were repaired.

Einleitung

Minimalinvasive Eingriffe führen zu Komplikationen und Verletzungsmustern, die sich im Vergleich zur „prälaparoskopischen Ära" erheblich gewandelt haben und komplexer geworden sind.

Am Beispiel der laparoskopischen Cholecystektomie (LCC) lassen sich am besten die Entwicklungsstadien der konventionellen zu den laparoskopischen Eingriffen darstellen.

Bei konventioneller Cholecystektomie liegt die Inzidenz von Komplikationen seit Jahren bei 0,5, die Mortalität liegt um die 0%. Die Inzidenz der Gallengangsverletzungen bei der LCC wird in der Literatur zwischen 0,2 bis 1,2% angegeben.

Eine frühe Arbeit von Meyer 1991 des „The Southern surgical club" [1] zeigt in Auswertung von 1518 Fällen eine Inzidenz um die 0,5%. Es ist naheliegend, daß in der Anfangszeit die LCC nur von erfahrenen Chirurgen durchgeführt wurde, womit die geringe Verletzungsrate zu erklären ist.

Die Arbeit von Richardson et al. [2] aus 1996 zeigt diesen Trend noch deutlicher. Hier wurden zusätzlich die einzelnen Jahre 1991 bis 1995 ausgewertet. In der Anfangszeit lag die Inzidenz bei 0,45, stieg dann auf 0,8 und lag zum Ende der Auswertung bei 0,4%. Gleichzeitig konnte er zeigen, daß mit einer häufigeren Anzahl an Eingriffen pro Chirurg die Rate der Komplikationen sank. Das Zitat von Shea et al.: „Common bile duct injuries were infrequent in early studies, increased for studies initiated in early 1990, and subsequently decreased" [3] aus 1996 faßt diesen Trend wohl am deutlichsten zusammen. Regöly-Merei et al. [4] zeigt in Auswertung von 26440 Fällen die weiter abnehmende Frequenz an Komplikationen über einen Zeitraum von 4 Jahren in einer Sammelstatistik aus 89 Kliniken.

Patienten

Unser Patientengut von Mai 1993 bis September 1997 umfaßt 22 Patienten. Davon wurden uns 20 entweder überwiesen oder von uns konsiliarisch vor Ort behandelt. Zwei Patienten stammen aus unserem eigenen Patientengut. Die Komplikationen entstanden in 18 Fällen bei LCC, in 3 Fällen bei diagnostischen Laparoskopien (DL) und einmal bei einer transperitonealen Leistenbruchversorgung (TAPP).

Das Diagramm (Abb. 1) zeigt recht deutlich am Beispiel unserer Fallzahl, daß bei Einführung der LCC in unserem Einzugsgebiet und dem daraus resultierenden Lerneffekt die Anzahl der uns zugewiesenen Patienten mit Verletzungen nach minimalinvasiven Eingriffen am höchsten war und sie mit steigender Erfahrung über die Jahre stetig abgenommen hat und zur Zeit bei 2 bis 3 Rekonstruktionseingriffen pro Jahr liegt.

Wir teilten die Fälle von Verletzungen bei LCC nach der von Siewert et al. [5] vorgeschlagenen Klassifikation ein. Sie berücksichtigt eine exakte Aussage über Ort und Art, sowie den Schweregrad der Verletzung, insbesondere die kombinierte Verletzung mit Einbeziehung des Gefäßsystems. Unsere Daten weisen mit 7 Fällen (Siewert II) auf eine überwiegende Spätstenosierung im Krankengut hin. Desweiteren beobachteten wir 2 Siewert-I-, 2 Siewert-IIIa-, eine Siewert-IIIb- und jeweils eine Siewert-IVa- und Siewert-IVb-Verletzung. In 3 Fällen beobachteten wir untypische Komplikationen, wie 2 subkapsuläre Leberhämatome und einen subphrenisch/subhepatischen Abszeß nach LCC.

Zusätzlich wurde uns ein Patient unter dem Verdacht einer akuten postoperativen Thrombose bei Zustand nach TAPP überwiesen. Intraoperativ stellte sich ein Clipverschluß der V. iliaca externa dar.

Bei der Behandlung der uns überwiesenen und eigenen Patienten lassen wir uns von klinischen und laborchemischen Aspekten, gefolgt von der Sonographie, der ERC (P) und der Computertomographie leiten.

2 Cysticusinsuffizienzen wurden übernäht. Die intraoperativ erkannte Läsion des D. hepatocholedochus wurden nach Einlage eines T-Drains ebenfalls übernäht. Eine Verletzung einer atyp. A. hepatica dextra wurde durch eine End-End-Anastomose versorgt. Eine kombinierte Gefäß- und D.-hepatocholedochus-Verletzung wurde mit einer direkten Gefäßnaht und einer Roux-Y-Hepaticojejunostomie versorgt. Die Hemihepatektomie rechts machte sich bei einer kombinierten Gefäß- und D.-Hepatocholedochusverletzung im Sinne einer Siewert-IIIa-Läsion nach erheblich verzögerter Vorstellung erforderlich. 8 Spätstenosen wurden uns ca. 1,5 bis 36 Monate postoperativ zur Rekonstruktion überwiesen. Bei Defekten mit Beteiligung der Hepatikusgabel wurde die Roux-Y-Hepaticojejunostomie nach Hepp-Couinaud durchgeführt. Eine Patientin wurde unter den Zeichen eines akuten Abdomens laparotomiert. Intraoperativ zeigte sich ein Kapseleinriß der Leber. Ein subkapsuläres Hämatom wurde konservativ behandelt. In einem Fall wurde ein subphrenischer/subhepatischer Abszeß drainiert.

Bei Verletzung der A. epigastrica inferior wurde das Hämatom ausgeräumt und das Gefäß ligiert, die Verletzung der A. iliaca externa übernäht.

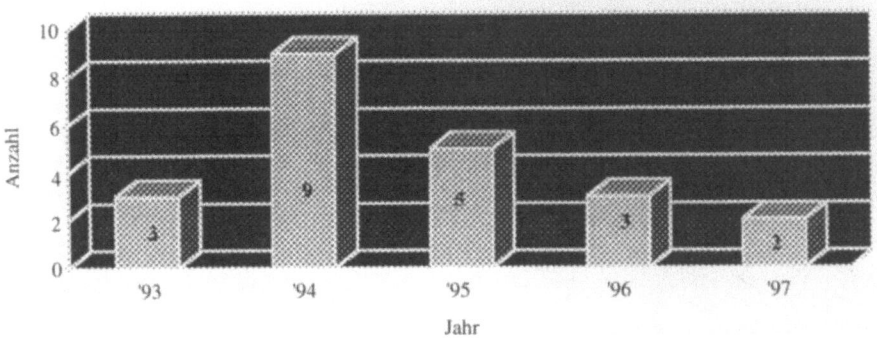

Abb. 1

Eine Patientin wurde uns bei Zustand nach diagnostischer Laparoskopie erheblich verzögert vorgestellt, so daß sie unmittelbar nach Einlieferung verstarb. In der Autopsie zeigte sich eine ausgedehnte 4-Quadranten-Peritonitis, hervorgerufen durch eine Trokarverletzung des Dünndarms.

Ergebnisse

Nach unseren Rekonstruktionseingriffen trat einmal eine Stenose der Hepaticojejunostomie auf, so daß sich eine Neuanlage erforderlich machte. Einmal wurde die Fußpunktanastomose bei rezidivierender Cholangitis weiter distal angelegt. Neben der schon vorgestellten Patientin verstarb eine weitere Patientin am Leberversagen nach Hemihepatektomie rechts. Von einer Lebertransplantation mußten wir aufgrund der bestehenden Sepsis Abstand nehmen.

Diskussion

Zusammenfassend muß gesagt werden, daß die Komplikationsrate nach laparoskopischen Operationen insgesamt im Laufe der Jahre weiter abnimmt, die Verletzungsmuster aber erheblich andersgeartet und häufig komplexer sind. Die eigene Erfahrung hat gezeigt, daß bei einer frühzeitigen Vorstellung und einer adäquaten Primärtherapie gute Ergebnisse erzielt werden können.

Literatur

1. Meyer WC (1991) The southern surgical club. A prospective analysis of 1518 laparoscopic cholecystectomies. N Engl J Med 324: 1073–1078
2. Richardson MC, Bell G, Fullarton GM (1996) The west of scotland laparoscopic cholecystectomy audit group: Incidence and nature of bile duct injuries following laparoscopic cholecystectomy: an audit of 5913 cases. Br J Surg 83: 1356–1360
3. Shea JA, Healey MJ, Berlin JA, Clarke JR, Malet PF, Staroscik RN, Schwartz JS, Williams SV (1996) Mortality and complications associated with laparoscopic cholecystectomy: A meta-analysis. Ann Surg 224: 609–620
4. Regöly-Merei J, Ihasz M, Szeberin Z, Sandor J, Mate M (1998) Biliary tract complications in laparoscopic cholecystectomy. A multicenter study of 148 biliary tract injuries in 26,440 operations. Surg Endosc 12: 294–300
5. Siewert JR, Ungeheuer A, Feussner H (1994) Gallengangsläsionen bei laparoskopischer Cholecystektomie. Chirurg 65: 748–757

Die laparoskopische Sonographie als Standard der intraoperativen Gallenwegsevaluierung im Rahmen der laparoskopischen Cholecystektomie

H.-F. Weiser und M. Birth

I. Chirurgische Klinik für Allgemein-, Viszeral- und Thoraxchirurgie, Diakoniekrankenhaus, D-27342 Rotenburg (Wümme)

Laparoscopic Sonography as a Standard Means of Intraoperative Bile Duct Assessment During Laparoscopic Cholecystectomy

Bei der unkomplizierten Cholecystolithiasis flächendeckender Standard, hat sich die laparoskopische Cholecystektomie zunehmend auch bei komplizierten Ausgangsbefunden durchgesetzt. Gerade in solchen Fällen steht der Chirurg häufig vor Situationen, in denen zweidimensionale Bildschirmdarstellung des Situs und fehlende Palpationsmöglichkeit zum Problem werden können, so daß die intraoperative röntgenologische Darstellung der Gallenwege (IOC) zur Klärung der Anatomie herangezogen werden muß. Entscheidender Nachteil der IOC ist die nur begrenzte Untersuchungsfrequenz pro Operation, d.h. in der Regel die einmalige Darstellung der intra- und extrahepatischen Gallenwege zu einem definierten Operationszeitpunkt. Hinzu kommen methodenspezifische, unbefriedigende Leistungsdaten der IOC, wie falsch-positive Steinnachweise in 3–16% der Fälle mit der Folge unnötiger Konversionen bzw. endoskopischer Gallengangsrevisionen. Die eingeschränkte technische Realisierbarkeit von 75–90% im Rahmen der minimal-invasiven Chirurgie spricht ebenso gegen die IOC wie Strahlenbelastung und zusätzlicher materieller und zeitlicher Aufwand.

Nachdem mittlerweile leistungsfähige, flexible Ultraschallsonden zur Verfügung stehen, bietet sich dem Chirurgen bei der Suche nach Alternativen zur IOC mit der Sonographie ein aus Diagnostik und offener Chirurgie vertrautes Verfahren für den Einsatz im Rahmen der minimal-invasiven Chirurgie an [1–3].

Ziel unserer Untersuchungen war die Längsdarstellung des gesamten extrahepatischen Gallengangsystems einschließlich aller Nachbarstrukturen im Ligamentum hepato-duodenale mittels laparoskopischer-intraoperativer Sonographie (LIOS), der Vergleich der Aussagefähigkeit von LIOS zur Standard-IOC, der sonographische Nachweis iatrogener Gallenwegsläsionen und last but not least ein Kostenvergleich beider Verfahren.

Methodik

1. Von Juni 1994 bis April 1996 wurden im Rahmen einer prospektiv randomisierten Vergleichsstudie 518 Patienten intraoperativ sonographiert/cholangiographiert und die Leistungsdaten von LIOS und IOC bezüglich Durchführbarkeit, Darstellbarkeit der Gallenwege,

Steinnachweis bzw. -ausschluß, Auftreten von Komplikationen und Zeitaufwand verglichen.
2. Zur exakten Kostenanalyse erfolgte bei jeweils 40 Patienten eine prospektive Erfassung der Gesamtkosten für LIOS und IOC.
3. Tierexperimentell wurde das Potential der LIOS hinsichtlich Darstellbarkeit iatrogener Gallenwegsläsionen evaluiert.

Für alle Untersuchungen verwendeten wir eine Ultraschallsonde mit einem vom Handgriff aus steuerbaren flexiblen Schallkopf. Die Sondenspitze trug einen 60°-Konvex-Array mit 20 mm Radius. Die Nennfrequenz war zwischen 5, 6,5 und 7,5 MHz frei wählbar. Betriebsarten waren B- und M-Bild, der Farbdopplereinsatz war möglich. Der Außendurchmesser der Sonde betrug 9,5 mm und erlaubte die Plazierung über 10/11 mm Standardtrokare.

Ergebnisse

Während sich die Sonographie bis auf 2 bei allen Patienten durchführen ließ, mußten wir bei 41 Patienten wegen anatomischer, operations- oder gerätetechnischer Probleme auf das Cholangiogramm verzichten. Bei der Darstellbarkeit des chirurgisch relevanten, extrahepatischen Gallengangsystems gab es keine signifikanten Unterschiede zwischen LIOS und IOC. Lediglich die Einmündung des Ductus cysticus und der intrapankreatische, d. h. präpapilläre Choledochusabschnitt ließen sich cholangiographisch übersichtlicher demonstrieren. Die Beurteilung des intraligamentären Gefäßverlaufes sowie die exakte Ortung der Clipposition gelang methodenspezifisch nur mit der LIOS rasch und zuverlässig. Sonographisch gelang der Nachweis von „unsuspected stones" in 20 von 24 Fällen, während cholangiographisch 23 Konkremente primär dargestellt werden konnten. Zugleich zeigte die IOC 5 falsch-positive Befunde. Der Zeitaufwand für LIOS und IOC betrug 10 bzw. 16 Minuten (Tabelle 1).

Die prospektive Erfassung der Untersuchungskosten bei 40 Patienten ergab durchschnittliche Materialkosten von 6 DM für die Sonographie und 85,70 DM für die Cholangiographie. Unter Berücksichtigung der in unserem Haus ermittelten Untersuchungszeiten konnten die Personalkosten pro sonographischer bzw. cholangiographischer Einzeluntersuchung auf 49 DM, respektive 112 DM beziffert werden. Nur eingeschränkt zu ermitteln waren laufende Sachkosten für den OP-Betrieb. Reparaturaufwendungen wurden separat gewertet. Unter Berücksichtigung aller Kostenkomponenten stellt sich das sonographische Verfahren mit einem Einsparpotential von 107 DM pro Untersuchung deutlich kosteneffizienter als die Cholangiographie dar [4].

Tabelle 1

Ergebnisse (%)	IOC	vs.	LIOS
* Durchführbarkeit:	92,1		99,6
* Darstellbarkeit:			
– Hepaticusgabel	89,2		96,6
– D. hepaticus	90,2		98,6
– Cysticuseinmündung	86,1		31,5
– D. chol., intralig.	91,1		99,0
präpap.	91,1		84,7
* DHC-Konkremente ($n=24$)			
– richtig positiv	95,8		83,0
– falsch positiv	20,8		0
* Untersuchungszeit (min)	16 (5–45)		10 (4–30)

n=518

Tabelle 2. Sonographischer Nachweis iatrogener Gallengangsverletzungen

		Erkennung			
		ja	(exakt/partiell)		nein
* 23 Hybridschweine					
* Kontrollgruppe	8	8	8	–	–
* Läsionen DHC n ges. =	49	48	44	4	1
– Einengung	9	8	8	–	1
– Verschluß	9	9	7	2	–
– partielle Läsion	7	7	4	3	–
– Durchtrennung	6	6	4	2	–
– Durchtrennung zw. Clips	7	7	5	2	–
– Exzision zw. Clips	11	11	8	3	–

⇒ Läsionen reproduzierbar nachweisbar!

Ergänzend zu den klinischen Untersuchungen überprüften wir an 23 Hybrid-Schweinen die sonographische Darstellbarkeit definierter iatrogener Läsionen. Art und Reihenfolge der Läsionen wurden entsprechend Randomplan gesetzt, die Untersuchung erfolgte einfach blind. Die vollständige Längsdarstellung des extrahepatischen Gallengangsystems gelang bei allen 23 Tieren. 8 als Kontrolle unversehrt gebliebene Gallengänge wurden sicher und reproduzierbar als intakt erkannt. 48 von 49 Läsionen wurden als solche erkannt. Lediglich eine Läsion entzog sich dem sonographischen Nachweis. 44 Befunde wurden exakt klassifiziert. In 12 Fällen konnte die Diagnose einer Läsion ohne exakte Zuordnung zum Verletzungstyp gestellt werden (Tabelle 2).

Schlußfolgerung

Aufgrund der vorliegenden Ergebnisse steht mit der LIOS ein intraoperatives Verfahren zur sicheren Beurteilung der Gallenwege zur Verfügung, das
1. gut praktikabel und kontraindikationslos nahezu immer einsetzbar ist,
2. bei der Gallenwegsdarstellung zur IOC vergleichbare Leistungsdaten bietet, deutliche methodische Vorteile aufweist (unbegrenzte Wiederholbarkeit, Darstellung auch der Gefäßstrukturen einschließlich anatomischer Varianten im Ligamentum hepato-duodenale, fehlende Strahlenbelastung, fehlende Nebenwirkungen),
3. den Nachweis der Intaktheit bzw. von iatrogenen Gallenwegsläsionen auch *nach* durchgeführter Cholecystektomie erlaubt,
4. mit geringerem Material- und Zeitaufwand einhergeht und damit deutlich kosteneffizienter ist als die IOC.

Literatur

1. Straßberg SM, Hertl M, Soper NJ (1995) An analysis of the problem of biliary injury during laparoscopic cholecystectomy. J Am Coll Surg 180: 101–125
2. Birth M, Ehlers KU, Delinikolas K, Weiser HF (1998) Prospective randomized comparison of laparoscopic ultrasonography using a flexible-tip ultrasound probe and intraoperative dynamic cholangiography during laparoscopic cholecystectomy. Surg Endosc 12: 30–36
3. Caroll BJ, Birth M, Phillips EH (1998) Common bile duct injuries during laparoscopic cholecystectomy that result in litigation. Surg Endosc 12: 310–314
4. Birth M, Niggemann L, Weiser HF (1998) Sonographieren oder cholangiographieren? Ein Kostenvergleich der intraoperativen Gallengangsdiagnostik im Rahmen der laparoskopischen Cholezystektomie. Min Inv Chir 7: 26–28

Neue Aspekte der laparoskopischen Cholangiographie

St. Klima und B. Schyra

Chirurgische Klinik, Klinikum Bernburg, Akademisches Lehrkrankenhaus der Universität Halle, Kustrenaer Straße 98, D-06406 Bernburg

New Aspects of Laparoscopic Cholangiography

Summary. Cholangiography does not prevent bile duct injury, but if performed properly, it can identify impending injury before hand. We present a modified form of laparosopic cholecystcholangiography; only 5 min are required to perform this technique. Some 408 consecutive peroperative cholangiographies are analyzed. We recommend this method, which decreases the risk of bile duct injuries, reveals occult bile duct stones in 4.2%, and gives the opportunity to approximate the gold standard of cholecystectomies.

Zusammenfassung. Die Cholangiographie kann nicht eine Gallengangsverletzung verhindern, aber wenn sie korrekt ausgeführt ist, läßt sie die Gefahr einer drohenden Verletzung erkennen (D. Olsen). Vorstellung einer modifizierten, laparoskopischen Cholezystcholangiographie, die in dieser Technik keine „Lernkurve" und nur 5 Minuten verlängerte Operationszeit erfordert. Die Auswertung von 408 konsekutiven intraoperativen Cholangiographien ergibt, daß diese Methode empfohlen werden kann, denn sie vermindert das Risiko der iatrogenen Gallenwegsverletzung, deckte in 4,2% occulte Gallengangssteine auf und könnte dazu beitragen, sich dem Gold-Standard der Cholezystektomie wieder zu nähern.

„Die Cholangiographie kann nicht eine Gallengangsverletzung verhindern, aber wenn sie korrekt ausgeführt ist, läßt sich die Gefahr einer drohenden Verletzung erkennen, bevor der Schweregrad der Verletzung sich ausweitet. Das Vorkommen der Gallenwegsverletzung ist nicht eine Folge der laparoskopischen Technik, sondern Ausdruck des Versagens des Chirurgen, sein Wissen und Können, das er bei der offenen Operation erworben hat, auf die laparoskopische Technik zu übertragen" (D. Olsen [Nashville, USA], 1997).

Die intraoperative Cholangiographie (IOC), 1931 von Mirizzi eingeführt, zählte schon nach 20 Jahren zum Goldstandard jeder Gallenoperation. Nach weiteren 20 Jahren war es ein Kunstfehler, sie nicht anzuwenden, und wieder 20 Jahre später, nach 1990, haben wir uns weitgehend von ihr abgewandt.

Wo liegen die Ursachen dieser Entwicklung? Die Antwort lautet: Das Verhältnis von Aufwand und Nutzen hat sich geändert. Der Nutzen ist geblieben, der Aufwand wurde größer, bedingt durch die laparoskopische Technik. In prospektiven, randomisierten Studien (Gigot [1997], Ladocsi [1997], Nies [1997]) wird für die IOC eine zusätzliche Operationszeit von 15 bis 20 Minuten errechnet, Catheline ermittelte sehr exakt 17,6 Minuten.

Wir haben deshalb eine Methode favorisiert, die den zeitlichen Aufwand wesentlich verringert (<5 min), so daß das Verhältnis von Aufwand und Nutzen wieder vertretbar wird.

Technische Ausführung

1) Intraoperative Darstellung des Situs der Gallenblase. Ansetzen einer Faßzange hinter dem Infundibulum. Steine in Zystikusnähe werden in die Gallenblase geschoben.
2) Punktion des Gallenblaseninfundibulums mit einer modifizierten Kanüle mit 4 mm Einstichtiefe. Gallenflüssigkeit wird abgesaugt, Kontrastmittel injiziert.
3) Entfernen aller intraabdominellen Instrumente – Durchleuchtung und Röntgen-Aufnahme mit dem C-Bogen. Falls erforderlich, wird die Punktionsstelle mit einem kontrastneutralen Clip verschlossen.

In einer prospektiven Studie wurde die angegebene Methode bei 408 konsekutiven laparoskopischen Cholangiographien analysiert.

Es ergaben sich folgende Resultate:

1) Es gab – außer wenigen Extravasaten von Kontrastmittel oder Galle – keine Komplikationen.
2) Dieses Verfahren benötigt keine „Lernkurve" (wie z. B. die Zystikuspunktion).
3) Die Operationszeit verlängerte sich bei den letzten 200 Operationen um durchschnittlich 5 min.
4) Bei 17 Patienten (=4,2%) wurden occulte Choledochussteine gefunden (identisch mit den Literaturangaben (s. Tabelle 1). In allen Fällen postoperative Steinextraktion über eine ERC.
5) Die intraoperative Cholangiographie war in 8,4% nicht ausführbar (z. B. wegen Tonnensteinen in 3%) oder nicht auswertbar (z. B. wegen Zystikusverschlußsteinen).
6) In der Vergleichsgruppe ohne Cholangiographie kam es bei 400 Operationen zu 2 Verletzungen des Choledochus, die eine Rekonstruktion erforderten Bei 408 Operationen mit Cholangiographie kam es nur in einem Fall zu einem Einriß des Choledochus an der Zystikuseinmündung, der nach Stenteinlage ausheilte.
7) Wir fanden einige bemerkenswerte Gallenwegsanomalien, deren Kenntnis die Sicherheit der weiteren Präparation erhöhte und die Verletzungsgefahr für den Choledochus verringerte.

Bei einer Einmündung des Ductus cysticus in den rechten D. hepaticus (s. Abb. 1) liegt immer eine potentielle Verletzungsgefahr vor, weil der linke Hepaticusast dann intraoperativ irrtümlicherweise als Choledochus interpretiert wird. Der extrem kurze oder gelegentlich fehlende Zysticus stellt ein Operationsrisiko dar. Wenn man diesen Befund intraoperativ röntgenologisch darstellt, erhöht sich die Sicherheit für den Operateur und für den Patienten. Wir fanden weiterhin einen langstreckigen Verlauf des Zysticus parallel zum Choledochus. Die vorherige Kenntnis dieser Situation ist für die weitere Präparation wesentlich, denn eine intraoperative Verwechslung hätte katastrophale Folgen.

Die Angaben der internationalen Literatur zur Risikominderung der Gallengangsverletzung durch ein intraoperatives Cholangiogramm sind nicht einheitlich. Retrospektive Analysen ergeben unterschiedliche Aussagen. Gigot (1997) fand bei 9959 Cholezystekto-

Tabelle 1. Nachweis occulter Gallengangssteine durch intraoperative Cholangiographie

Autor	Häufigkeit	Patientenzahl
Nies	2,7%	138
O'Donovan	4–6%	310
Rothlin	2,4%	85
Kullmann	6%	590
Jorgensen	6,4%	557
Fiore	1,7%	1002 low risk patients
Eigene Ergebnisse	4,2%	408

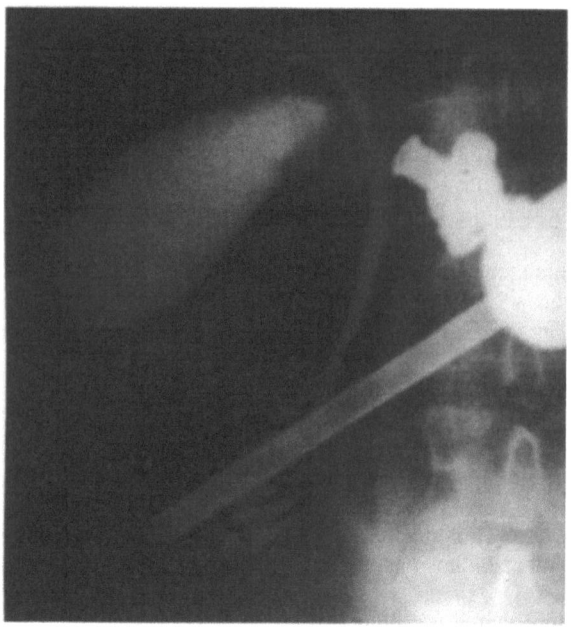

Abb. 1

mien 65 Gallengangsverletzungen. In 34% (bei 3386 Patienten) war eine laparoskopische Cholangiographie erfolgt. Die Erkennung der Verletzung und das Endergebnis der Behandlung war in der Gruppe mit Cholangiographie signifikant besser als in der Gruppe ohne laparoskopische Cholangiographie (68% vs. 32%, $p = 0{,}007$).

Adamsen (1996) fand bei 7654 Operationen mit 57 Gallengangsverletzungen (0,74%) keinen signifikanten Unterschied zwischen den Gruppen ohne (43 Patienten) und mit (14 Patienten) laparoskopischer Cholangiographie. Die Mehrzahl der Autoren prospektiver und retrospektiver Studien Gigot (1997), Tusek (1997), Millat (1997), Olsen (1997), Rothlin (1997), Fox (1996), Caroll (1996), Fligelstone (1996) kommt zu folgendem Ergebnis: Das intraoperative Cholangiogramm vermindert das Risiko der Gallenwegsverletzung und schafft bessere Voraussetzungen für das frühzeitige Erkennen und das effektivere Behandeln von Gallenwegsläsionen. A. Fox faßte diese Ansichten in der Kurzform zusammen: Peroperative cholangiography provides a „road-map" of biliary anatomy.

Die wesentliche Zielstellung der intraoperativen Cholangiographie ist das rechtzeitige Erkennen von Gallenwegsanomalien und pathologischen Strukturen der Gallenwege. Der intraoperativ übersehene Choledochusstein hat nicht mehr – wie vor 20 Jahren – die fatale Konsequenz einer Rezidivoperation, sondern die Behandlungsstrategie wird das therapeutische Splitting sein. Es ist dabei nicht mehr so wesentlich, ob diese Diagnose intraoperativ oder postoperativ gestellt wurde. Unter Berücksichtigung dieser Resultate und nach Auswertung der eigenen Ergebnisse sind wir der Ansicht, daß der Standpunkt zur intraoperativen Cholangiographie neu definiert werden sollte. Wir können die angegebene, modifizierte Technik der laparoskopischen Cholangiographie uneingeschränkt empfehlen, denn sie verändert durch einfachste Handhabung das Verhältnis von Aufwand und Nutzen dieser Methode, und sie könnte dazu beitragen, sich dem Gold-Standard der Cholezystektomie zu nähern.

Literatur

1. Gigot J, Etienne J (1997) The dramatic reality of biliary tract injury during laparoscopic cholecystectomy survey of 65 patients. Surg Endosc 11(12): 1171–1178
2. Fiore NF, Ledniczky G (1997) An analysis of perioperative cholangiography in one thousand laparoscopic cholecystectomies. Surgery 122(4): 817–821
3. Olsen D (1997) Bile duct injuries during laparoscopic cholecystectomy. Surg Endosc 11(2): 133–138
4. O'Donovan AN, O'Sullivan G (1997) Prospective trial of the role of fine bore intubation of the cystic duct at the time of operative cholangiography. J Am Coll Surg 84(3): 262–264
5. Fox AD, Baigrie RJ (1996) Perioperative cholangiography through the gallbladder (cholecystocholangiography) during laparoscopic cholecystectomy. Surg Laparosc Endosc 6(1): 22–25

Die intraoperative Routine-Cholangiographie bei der laparoskopischen Cholecystektomie

K. Ludwig und D. Lorenz

Klinik und Poliklinik für Chirurgie, Universität Greifswald, Loefflerstraße 23, D-17487 Greifswald

Intraoperative Routine Cholangiography in Laparoscopic Cholecystectomy

Summary. In the present study of 1000 patients undergoing laparoscopic cholecystectomy we report the results of intraoperative routine cholangiography (IOC). IOC was feasible in 89.2% of the patients and presented a complete depiction of the extrahepatic bile system in 98.1%. Anatomic variations of the bile system which subsequentely affected the operative management were found in 12.6% by IOC. In conclusion we recommend that using IOC anatomic variations of the bile system can be visualised and therefore accidental injuries avoided.

Patienten und Methode

In der vorliegenden Studie wurde bei 1000 Patienten, die sich an der Chirurgischen Universitätsklinik Greifswald zwischen 1991 und 1998 einer laparoskopischen Cholecystektomie unterzogen, eine prospektive Analyse der Intraoperativen Cholangiographie (IOC) durchgeführt. Das Durchschnittsalter der Patienten betrug 44,8 (14–84) Jahre. Dabei handelte es sich um 786 Frauen und 214 Männer. Die IOC erfolgte in der Initialphase der Operation mittels RÖ-Katheter bzw. einer RÖ-Zange der Fa. Braun (Art.-Nr.: 101311/4) über einen transcystischen Zugang mit 10–20 ml Peritrast® 300–60%. Die per C-Bogen und Bildkette dokumentierten Cholangiographfie-Aufnahmen wurden bezüglich Detailerkennbarkeit, anatomischer Normvarianten, akzessorischer Gallengänge und okkulter Gallengangssteine untersucht.

Ergebnisse

Im Gesamtkrankengut wurden 923 Cholecystektomien laparoskopisch beendet. Die Konversionsrate betrug vor IOC 3,6%, insgesamt 8,7%. Somit konnten 849 dokumentierte laparoskopische IOC, was einer Durchführbarkeit von 89,2% entspricht, analysiert werden. Eine Cysticus-Intubation war in 92 Fällen wegen filiformer Gangverhältnisse oder zu prominenter Heister-Falte nicht möglich. 31mal mußte wegen Kontrastmittelunverträglichkeit oder technischer Probleme auf eine IOC verzichtet werden. Bei 7 Patienten war eine direkte Sicht auf alle extrahepatisch biliären Strukturen möglich.

Der mediane Zeitaufwand für die IOC betrug 13 (5–27) Minuten, wobei eine deutliche Abnahme über den Beobachtungszeitraum zu registrieren war.

Tabelle 1. Insgesamt wurden durch die IOC in 126 Fällen (12,6%) anatomische Normvarianten, Gallengangssteine oder Dc.-choledochus-Verletzungen im eigenen Krankengut diagnostiziert

Art des Befundes	Anzahl ($n = 126$)	Prozent (Gesamt: 12,6%)
akzessorischer Gallengang	50	5%
Cysticusmündung papillennah (Parallelverlauf)	24	2,4%
Cysticusmündung im Bereich der Hepaticusgabel	13	1,3%
rudimentärer Cysticus	9	0,9%
Cysticusmündung in Dc. hepat. dexter	6	0,6%
Dc.-choledochus-Verletzung	1	0,1%
okkultes Dc.-choledochus-Konkrement	23	2,3%

Eine vollständige Detailerkennbarkeit aller Gangabschnitte war in 98,1% der cholangiographierten Patienten möglich. Operationstaktisch relevante Normvarianten wurden in 12,6% der Fälle gefunden. Dabei dominierten atypische Cysticusverläufe und -mündungen in 4,8% sowie akzessorische Gallengänge in 5% (Tabelle 1).

Therapeutisch wurde aufgrund der IOC bei 52 Patienten das weiter präparatorische Vorgehen modifiziert bzw. in 34 Fällen konvertiert. 38 akzessorische Gallengänge konnten dargestellt und selektiv versorgt werden. Bei der angegebenen Dc.-choledochus-Verletzung handelte es sich um eine Minimal-Inzision zur IOC bei Mißidentifikation (vermeintlich Dc. cysticus). Es erfolgte die Konversion, direkte Naht und T-Drainage. Wegen okkulter Gallengangssteine konvertierten wir in 5 Fällen (3 Patienten bei Z.n.-B-II-Resektion) zur Gallengangsrevision. Bei 18 Patienten wurde postoperativ eine ERC und dabei in 10 Fällen mit Papillotomie und Steinextraktion durchgeführt.

Im Gesamtkollektiv der 1000 Patienten ereigneten sich 3 Choledochusverletzungen (0,3%). Bei 2 dieser Patienten war zuvor auf eine IOC wegen Unmöglichkeit der Cysticusintubation verzichtet worden. Alle Verletzungen wurden primär erkannt und konnten nach Konversion in 2 Fällen durch direkte Naht bzw. in einem Fall durch End-zu-End-Anastomosierung mit jeweiliger T-Drainage komplikationslos behandelt werden.

Diskussion

Die von P. L. Mirizzi 1931 inaugurierte IOC ist mit Einführung der laparoskopischen Cholecystektomie aus dem Standard-Repertoire in deutschen OP-Sälen verschwunden. Einer Umfrage von Krämling zufolge wird lediglich in 2,5% der Einrichtungen obligat, in 55% selektiv cholangiographiert [2]. Diametral ist es zu einem Anstieg der artifiziellen Choledochusläsionen um das 2–3fache bei der minimal-invasiven Technik (0,8–0,9%) im Gegensatz zur „offenen" Cholecystektomie (0,3%) gekommen [4]. Protagonisten der IOC sehen deshalb ihre Indikation heute eher in der Darstellung und intraoperativen Orientierung des extrahepatischen Gallengangsystems, als in der Entdeckung okkulter Gangkonkremente [3]. Durch die IOC können mit hoher Detailerkennbarkeit (98,1%, eigene Untersuchung) Cysticusverläufe und -mündungen, die Lage des Hauptgallenganges und damit die räumlichen Verhältnisse zwischen Präparationsbereich und Dc. choledochus definiert werden. Bei exakter Durchführung und Interpretation der IOC werden anatomische Normvarianten sicher erkannt, so daß operationstaktisch wesentliche Hinweise gewonnen und unter Umständen eine Entscheidungshilfe zur Konversion bei problematischer Anatomie gegeben ist. Im vorliegenden Krankengut wurde immerhin bei jedem 10. Patienten eine abweichende anatomische Variante des extrahepatischen Gangsystems gefunden. Weiser et al. wiesen auf die Möglichkeit der intraoperativen Ultraschall-Untersuchung (IUS) hin [5]. Nach unserer Meinung ist mit dieser Methodik eine ebenfalls gute Einschätzung der intraoperativen Situation durchführbar. Allerdings liegen die Schwächen des IUS in der Beurteilung der wichtigen Cysticusanatomie sowie des präpapillären Bereiches. Darüber hinaus dürfte ein flächendeckender Einsatz mit hoher Erfahrung des Untersuchers nur schwer zu realisieren sein, so daß die globale Empfehlung dieser Methode wenig erfolgversprechend ist. Letztlich gilt es, dem Operateur ein Instrument zur Seite zu stellen, um das Komplikationsrisiko für Patient, Chirurg und Methode zu minimieren. Ein hundertprozentiger Schutz vor iatrogenen Choledochusläsionen ist auch durch den Einsatz der Routine-IOC nicht zu erzielen. So haben wir im eigenen Patientenkollektiv 3 Verletzungen (0,3%) gesehen. Dabei haben sich allerdings 2 Läsionen (1,4%) in der Subgruppe der Patienten, die nicht cholangiographiert werden konnten, und nur 1 Verletzung (0,1%) im IOC-versorgten Kollektiv ereignet. Zu gleichlautenden Ergebnissen kommen Buanes et al., die in einer skandinavischen Multicenterstudie eine signifikante Senkung der Verletzungsrate durch die IOC nachweisen konnten [1].

Anhand der vorliegenden Ergebnisse halten wir die Routine-IOC bei der laparoskopischen Cholecystektomie für indiziert. Der operative Zeitverzug und ihre Kosten sind gering, Komplikationen durch die IOC sind nicht zu erwarten. Damit kann die IOC als praktikables präventives Vorgehen zur Verringerung der iatrogenen Verletzungsrate verstanden werden.

Literatur

1. Buanes T, Adamsen S, Hjelmquist B, Ovaska J (1997) The scandinavian national registries of laparoscopic cholecystectomy. A comperative audit (abstract). Surg Endosc 11:184
2. Krämling HJ, Lange V, Heberer G (1993) Aktueller Stand der Gallensteinchirurgie in Deutschland. Chirurg 64:295
3. Reichel K, Faust H (1997) Routinemäßige intraoperative Cholangiographie bei der laparoskopischen Cholezystektomie. Chir Gastroenterol 13:228
4. Siewert JR, Ungeheuer A, Feussner H (1994) Gallenwegsläsionen bei laparoskopischer Cholecystektomie. Chirurg 65:748
5. Weiser H, Birth M (1998) Die laparoskopische Sonographie als Standard der intraoperativen Gallenwegsevaluierung im Rahmen der laparoskopischen Cholecystektomie. Vortrag (FV 333) auf dem 115. Kongreß der Deutschen Gesellschaft für Chirurgie, Berlin, 02.05.98

Transplantation: Leber, Herz

Chronische Leber-immunologische Faktoren bei Ischemic type bilary lesions (ITBL) → reduzierte Th1- und verstärkte Th2-Antwort

M. Golling[1], S. Zipperle[2], R. Weimer[2], G. Otto[1], Ch. Herfarth[1], G. Opelz[2] und E. Klar[1]

[1] Abteilung für Allgemeine Chirurgie und [2] Abteilung für Transplantationsimmunologie, Universität Heidelberg, [1] Kirschnerstraße 1 (INF 110) und [2] INF 305, D-69120 Heidelberg

Chronic Immunological Factors in Ischemic Type Biliary Lesions (ITBL): Decreased Th1 and Increased Th2 Response

Summary. Compared to patients with a stable liver function, we found a decreased Th1 and increased Th2 response in patients presenting with ischemic type biliary lesions following liver transplantation. It remains open to speculation whether these immunological changes were induced by the damage of the bile ducts, occur as an additional damaging factor or are found as an epiphenomenon in patients with liver transplant dysfunction.

Einleitung

Intra- und extrahepatische Gallenwegsläsionen bei lebertransplantierten Patienten sind nach ABO-Inkompatibilität, im Rahmen einer chronischen Rejektion und nach chirurgisch induzierten Komplikationen der Gallengangsanastomose sowie rezidivierenden aszendierenden Cholangitiden und vaskulärer Ischämie bekannt. Bei Ausschluß o.g. Ursachen und äquivalenten Veränderungen am Gallenwegssystem wird der Terminus ischemic type biliary lesions (ITBL) verwendet. Th1- und Th2-Zytokine spielen im Rahmen der zellulären und humoralen Immunantwort nach allogener Transplantation eine bedeutende Rolle. Immunologische Arbeiten aus unserer Arbeitsgruppe zeigen einen Einfluß der T- und CD4+-T-Zell-Helferfunktion und erniedrigten IL-10-Sekretion auf die stabile Transplantatfunktion und das Auftreten von akuten Rejektionen [1].

Da ITBls – bei unklarer Ätiologie – makromorphologische ähnliche Veränderungen wie bei eindeutig immunologisch bedingten Ursachen (AB0-Inkompatibilität, chronische Rejektionen) zeigen, untersuchten wir unsere ITBL-Patienten im Hinblick auf ihre T-Helferfunktion, B-Zell/Monozyten- und Zytokinantwort.

Patienten

Eingeschlossen wurden 10 Patienten mit ITBL (Typ A [$n=2$]: intra- und extrahepatische Gallenwegsläsionen, Typ B [$n=8$]: exclusiv extrahepatische Läsionen) und 38 Patienten mit stabiler Transplantatfunktion (SGF) > 1 Jahr nach Transplantation. Als laborchemisch stabil galten Patienten mit einer GPT < 30 U/l, GGT < 50 U/l, Bilirubin < 1,5 mg/dl und einer Cholinesterase (CHE) > 3,0 kU/IE. Die Patientengruppen waren hinsichtlich Alter, Geschlecht, Grunderkrankung, Zeit nach Transplantation und Spiegel der Immunsuppression vergleichbar. 20 gesunde Blutspender dienten als Kontrollen (CP).

Methodik

Patienten-T- bzw. -CD4+-T-Zellen wurden mit Kontroll-B-Zellen und PWM für 6 Tage kultiviert. PWM wurde zur T-Zell-abhängigen B-Zellstimulation, SAC zur T-Zell- und monozytenunabhängigen B-Zellstimulation verwendet. Die Anzahl der immunglobulinsezernierenden Zellen (ISC) wurden mit Hilfe des Reverse-Haemolyse-Plaque-Tests, die Zytokinantwort von T-Zellen (IL-2, IFN-γ, IL-4, IL-10), B-Zellen und Monozyten mittels ELISA aus den Kulturüberständen bestimmt. Die Ergebnisse wurden mittels Wilcoxons rank-sum-Test auf ihre Signifikanz hin evaluiert.

Ergebnisse

Von 21 Patienten mit ITBL (13%, 165 Lebertransplantationen 6/87 bis 3/93) waren 2 völlig asymptomatisch, 7 verstarben im postoperativen Verlauf (Typ A: $n=6$), von den verbliebenen 12 wurden 10 mit einer klinisch stabilen (Karnofsky $\geq 80\%$), laborchemisch instabilen Situation in die Studie eingeschlossen und mit 38 SGF-Patienten hinsichtlich ihres Immunprofils verglichen. Kritisch angemerkt werden muß, daß es sich bei den untersuchten ITBL-Patienten bereits um eine Selektion der trotz chronischer Leberdysfunktion insgesamt klinisch stabilen, nicht retransplantierten, überwiegend Typ-B-Patienten handelt. Die Laborparameter zeigen trotz insgesamt erhöhten Transaminasen und Cholestaseparameter bei normwertigen Syntheseparametern keine signifikanten Unterschiede (Tabelle 1).

Immunologisch zeigen SGF-Patienten im Verhältnis zu ITBL-Patienten eine signifikant verminderte IL-2R- und TNF-αR-Expression ($p<0,05$) auf B-Zellen. Die T- und CD4+-Zell-Helferaktivität und B-Zellantwort (ISC, IL-6, IL-10) zeigen keine Unterschiede zwischen SGF- und ITBL-Patienten. Bei ITBL-Patienten fand sich jedoch eine signifikant erniedrigte T-Zell-IL-2-Sekretion (64 ± 10, SGF; 17 ± 9, ITBL, $p<0,005$) und eine deutlich erhöhte IL-10-Antwort (67 ± 10, SGF; 105 ± 19, ITBL).

Diskussion

Nicht anastomosenassoziierte, biliäre Komplikationen werden nach Lebertransplantation in 3–17% der Patienten gefunden [2]. Sie sind mit einer erhöhten Morbidität, in eigenen Untersuchungen jedoch mit keiner signifikant erhöhten Mortalität verbunden. Die Ätiologie dieser Gallenwegsveränderung ist bis dato ungeklärt. Refraktäre bzw. rezidivierende Rejektionen als auch Rezidive der Grunderkrankung (PSC) werden als weitere mögliche Ursachen diskutiert. In unserem Krankengut stellten wir als einzigen potentiellen Risikofaktor die kalte

Tabelle 1

Gruppe	GOT	GPT	AP	GGT	Bilirubin	Quick	CHE
SGF	12±4	16±6	134±19	24±19	0,6±0,2	108±11	5,4±0,9
ITBL	21±15	30±21	282±131	70±68	1,1±0,7	96±21	4,4±1,9
p	n.s.	n.s.	n.s.	n.s.	n.s.	n.s.	n.s.

Ischämiezeit (< vs. >10 Std., 7% vs. 25%, $p<0,05$), als einzigen signifikanten Laborparameter in der postoperativen Phase die alk. Phosphatase 4 Wochen nach LTX (850 ± 582 IU/L ITBL; 464 ± 394 IU/L Kontrollen, $p<0,01$) fest [3]. Unter Berücksichtigung eines „differenzierten" Ischämie/Reperfusionsschadens für Leberparenchym und Gallengangsepithel sind lokalisierte immunologische Aktivierungsvorgänge als pathogenetische Ursache denkbar, insbesondere da vermutet wird, daß eine kurze Ischämiezeit und eine simultane arterielle/portale Perfusion den Gallengangsschaden minimiert [4].

Das Th1/Th2-Paradigma ist ein von vielen Autoren favorisiertes Modell zur Interpretation des Zytokinprofils nach Transplantationen [5]. In der Induktionsphase scheint eine verstärkte Th1-Antwort die Rejektion, eine Hochregulation der Th2-Zytokine die Akzeptanz/Toleranz zu begünstigen. Für die Erhaltungsphase ist dies keineswegs gesichert [5]! Die verminderte Th1- und erhöhte Th2-Antwort bei ITBL- im Vergleich zu SGF-Patienten lassen eine immunologische Genese vermuten, dezidierte Aussagen zur Ätiologie verbieten sich jedoch aufgrund der geringen Patientenzahl und der teilweise schwachen Signifikanz.

Schlußfolgerung

Im Vergleich zu Patienten mit stabiler Transplantatfunktion zeigen Patienten mit einer ITBL eine verminderte Th1- und verstärkte TH2-Antwort. Eine erhöhte IL-10-Antwort könnte eine B-Zell-/Monozytenantwort induzieren, die zu einer inflammatorischen Immunantwort gegen die Gallenwege führt. Ob es sich dabei um ein primäres Geschehen, einen additiv kausalen Faktor oder ein Epiphänomen im Rahmen der eingeschränkten Organfunktion handelt ist ungeklärt.

Literatur

1. Weimer R, Zipperle S, Daniel V, Carl S, Staehler G, Opelz G (1996) Pretransplant CD4 helper function and IL-10 response predict risk of acute kidney graft rejection. Transplantation 62: 1606–1614
2. Sanchez-Urdazapal L, Gores GJ, Ward EM, Maus TP, Wahstrom HE, Moore SB, Wiesner RH, Krom RAF (1992) Ischemic-type biliary complications after orthopedic liver transplantation. Hepatology 16(1): 49–53
3. Otto G, Roeren T, Golling M, Datsis K, Hofmann WJ, Herfarth Ch, Theilmann L (1995) Ischemic type lesions der Gallenwege nach Lebertransplantation: 2-Jahres-Ergebnisse. Zentralbl Chir 120: 450–454
4. Sankary HN, McChesney L, Frye E, Cohn S, Foster P, Wiliams J (1995) A simple modification in operative technique can reduce the incidence of nonanastomotic biliary strictures after orthotopic liver transplantation. Hepatology 21(1): 63–69
5. Kelso A (1995) Th1 and Th2 subsets: paradigma lost? Immunology today 16(8): 374–379

Ätiologische Faktoren und Inzidenz der ITBL nach Lebertransplantation

J. M. Langrehr[1], A. Schneller[1], R. Neuhaus[1], T. Vogl[2], R. Hintze[3] und P. Neuhaus[1]

[1] Klinik für Allgemein-, Visceral- und Transplantationschirurgie, [2] Strahlenklinik und Poliklinik, [3] Klinik für Innere Medizin m. S. Hepatologie und Gastroenterologie, Charité Campus Virchow-Klinikum, Humboldt-Universität zu Berlin, Augustenburger Platz 1, D-13353 Berlin

Etiological Factors and Incidence of ITBL After Liver Transplant

Summary. Ischemic type biliary lesions (ITBL) are defined as non-ischemic and non-immunological destruction of the graft's biliary tree after liver transplantation. In a retrospective analysis we investigated possible etiological factors and the incidence of ITBL. Differing from previous studies, the incidence of ITBL was low (2.6%) and we did not observe a significant effect of cold ischemic time or initial peak transaminases, as indicator of the reperfusion injury. However, we detected a significant decrease in the incidence of ITBL in self-retrieved organs and in organs preserved with arterial pressure perfusion.

Einleitung

Die komplikationslose Rekonstruktion des Gallengangsystems ist häufig als die „Achilles-Ferse" der Lebertransplantation bezeichnet worden. Während durch Verbesserungen in der chirurgischen Technik die Rate der Anastomosenkomplikationen in verschiedenen Zentren auf unter 5% gesenkt werden konnte [1], sind ischämische Gallengangsläsionen, die nicht an der Anastomose lokalisiert sind, mehr in den Vordergrund getreten. Als Ursachen für ischämische Gallengangsveränderungen kommen ein Verschluß der *arteria hepatica*, die obliterative Vasculopathie bei chronischer Abstoßung und die Kombination aus chronischer Vasculopathie und direkter Schädigung des Gallengangepithels in Frage [2]. Da diese Ursachen nur auf einen Teil der Fälle zutreffen, wurden 1992 „diffuse oder isolierte Veränderungen des Gallengangsystems einer Transplantatleber, die ischämischen Gallengangsläsionen gleichen, für die aber ischämische oder andere Ursachen ausgeschlossen sind" als „Ischemic-Type-Biliary-Lesions" (ITBL) beschrieben [2, 3]. Während neben einer verlängerten kalten Ischämiezeit auch immunologische Faktoren als ätiologische Faktoren diskutiert werden, ist die Ätiologie letztlich unklar [4, 5]. Wir analysierten daher unser Krankengut in Hinblick auf mögliche ätiologische Faktoren und die Inzidenz der ITBL nach Lebertransplantation.

Patienten und Methoden

Zwischen August 1988 und August 1997 wurden 926 orthotope Lebertransplantationen bei 845 Patienten durchgeführt. Das mittlere Alter betrug 48 Jahre (Spannweite 1,5 bis 73 Jahre) und es wurden 383 Frauen und 545 Männer transplantiert. Für die retrospektive Analyse wurden nur primäre, blutgruppengleiche Transplantationen bei erwachsenen Patienten berücksichtigt ($n = 796$). Nach Ausschluß anderer möglicher Ursachen wurde in 21 Fällen eine ITBL diagnostiziert. Alle Transplantate wurden portal-venös und arteriell mit University of Wisconsin-Lösung perfundiert und konserviert und alle von unserem Zentrum entnommenen Transplantate wurden unter standardisierten Bedingungen (Cholecystektomie, Belassung des Hüllgewebes am Ductus choledochus, gründliches Spülen des Gallengangsystems mit 70–100 ml Konservierungslösung) präpariert. Seit Februar 1992 wurden alle von unserem Zentrum entnommenen Transplantate mit arterieller Druckperfusion konserviert, wobei ein mittlerer Perfusionsdruck (gemessen an der Perfusionskanülenspitze) von 70–80 mm Hg eingehalten wurde.

Die Primärindikationen zur Lebertransplantation waren in der Patientengruppe mit ITBL ($n = 21$) und dem Vergleichskollektiv ($n = 775$) nicht unterschiedlich verteilt. Den Hauptanteil machten postnekrotische Zirrhosen aus (75%), etwa 15% entfielen auf die cholestatischen Erkrankungen und akutes Leberversagen, Tumore, Stoffwechselerkrankungen und weitere Diagnosen ergaben summiert die restlichen 10% der Fälle. Auch die demographischen Daten der Patientengruppen waren nicht signifikant unterschiedlich.

Die Überlebenskurven wurden nach der „life-table"-Methode berechnet und die Signifikanz von etwaigen Unterschieden nach Kaplan-Meier analysiert.

Ergebnisse

Die Patienten in der Gruppe mit ITBL erreichten ein aktuarisches 5-Jahres-Überleben von 89% und war damit nicht signifikant unterschiedlich zu den Patienten des Vergleichskollektivs, die eine 5-Jahres-Überlebensrate von 83,2% zeigten. Im Gegensatz dazu war das aktuarische 5-Jahres-Transplantatüberleben in der ITBL-Gruppe (28,8%), verglichen mit der aktuarischen 5-Jahres-Transplantatüberlebensrate von 78,1% im Kontrollkollektiv signifikant vermindert ($p < 0,01$). Die Analyse der möglichen ätiologischen Faktoren ergab, daß die kalte Ischämiezeit, die Operationsdauer und der mittlere initiale GOT-Spitzenwert, als Anhalt für den Reperfusionsschaden, keinen signifikanten Einfluß auf die Inzidenz der ITBL zeigten. Jedoch ergab der Vergleich der Inzidenz der ITBL in den Gruppen von Patienten mit zugeschickten versus selbst entnommenen Transplantaten und von Transplantaten, welche mit arterieller Druckperfusion versus alleiniger Schwerkraftperfusion konserviert wurden im Wilcoxon-Rank-Sum-Test einen signifikant-negativen Einfluß der geschickten Transplantate und der nur mit Schwerkraftperfusion konservierten Transplantate ($p < 0,05$).

Diskussion

Die bisher zur Ätiologie und Inzidenz der ITBL veröffentlichten Berichte zeigen, daß eine über 10 Stunden verlängerte kalte Ischämiezeit und der initiale GOT-Anstieg als Anhalt für den Reperfusionsschaden einen signifikanten Einfluß auf die Inzidenz der ITBL haben und im Mittel eine Inzidenz der ITBL von etwa 10% beschrieben wird [2–5]. In unserer Analyse war die Inzidenz der ITBL mit 2,6% verhältnismäßig gering. Dieses Ergebnis führen wir auf die standardisierte Technik der Organentnahme (Cholecystektomie, Belassung des Hüllgewebes am Ductus choledochus, gründliches Spülen des Gallengangsystems mit 70–100 ml Konservierungslösung) und der Verwendung von arterieller Druckperfusion zur Konservierung des Transplantates zurück. Obwohl die kalte Ischämiezeit in unserer Analyse keinen signifikanten Einfluß auf die Inzidenz der ITBL zeigte, sollte die kalte Ischämiezeit so kurz wie möglich gehalten werden, um eine gute Transplantatqualität zu sichern.

Literatur

1. Neuhaus P, Blumhardt G, Bechstein WO, Steffen R, Platz KP, Keck H (1994) Technique and results of biliary reconstruction using side-to-side choledochostomy in 300 orthotopic liver transplants. Ann Surg 219: 426–434
2. Sanchez-Urdazpal L, Gores GJ, Ward EM, Maus TP, Wahlstrom HE, Moore SB, Wiesner RH, Krom RAF (1992) Ischemic-type biliary complications after orthotopic liver transplantation. Hepatology 16: 49–53
3. Li S, Stratta RJ, Langnas AN, Wood RP, Marujo W, Shaw BW (1992) Diffuse biliary tract injury after orthotopic liver transplantation. Am J Surg 164: 536–540
4. Sanchez-Urdazpal L, Gores GJ, Ward EM, Maus TP, Buckel EG, Steers JL, Wiesner RH, Krom RAF (1993) Diagnostic features and clinical outcome of ischemic-type biliary complications after liver transplantation. Hepatology 17: 605–609
5. Otto G, Roeren T, Golling M, Datsis K, Hofmann WJ, Herfarth C, Theilmann L (1995) Ischemic Type Lesions der Gallenwege nach Lebertransplantation: 2-Jahres-Ergebnisse. Zentralbl Chir 120: 450–454

Plasmaseparation und Bilirubinadsorption zur Therapie der excessiven Hyperbilirubinämie nach Lebertransplantation

R. Ott, G. Born, V. Müller und F. Köckerling

Chirurgische Universitätsklinik Erlangen, Krankenhausstraße 12, D-91054 Erlangen

Plasma Separation and Bilirubin Adsorption for Treatment of Excessive Jaundice After Liver Transplantation

Summary. Reduction of bilirubin levels by various means has been proposed as symptomatic therapy for excessive jaundice in various end-stage liver diseases, since it exerts multiple toxic effects and may thereby promote multiple organ failure. Plasma separation and bilirubin adsorption by an anion-exchange column (BR-350) performed in four patients with excessive hyperbilirubinemia after liver transplantation resulted in a 29%–70% reduction in total serum bilirubin, accompanied by significant improvement of multiple organ failure or encephalopathy in three patients. Bilirubin adsorption may be beneficial in complicated jaundice after hepatic transplantation and should further be evaluated for its clinical indications.

Key words: Liver transplantation – Bilirubin adsorption – Multiple organ failure

Schlüsselwörter: Lebertransplantation – Bilirubinadsorption – Multiorganversagen

Einleitung

Ein hochgradiger Ikterus bewirkt vielfache toxische Effekte an unterschiedlichen Organsystemen und gilt als wesentlicher Co-Faktor bei der Entstehung des Multiorganversagens (MOV). Für verschiedene Lebererkrankungen wurden durch Reduktion des Bilirubins mittels unterschiedlicher Verfahren – zumindest temporär – günstige Effekte berichtet [1–4]. Für den Einsatz nach Lebertransplantation liegen bislang jedoch noch keine Erkenntnisse vor [5]. Im folgenden werden die biochemischen und klinischen Effekte dieses Verfahrens bei lebertransplantierten Patienten berichtet.

Material und Methode

Im Zeitraum von 1992 bis 1997 trat nach vier von insgesamt 147 Lebertransplantationen eine excessive Hyperbilirubinämie (>45 mg/dl) auf, die durch eine Plasmaseparation und Bilirubinadsorption (BA) mittels einer Anionentauschersäule (BR-350) behandelt wurde. Ursächlich waren vorausgegangene Massivtransfusionen, vaskuläre Komplikationen (Arteria-hepatica-Thrombose bzw. Pfortaderstenose) sowie in einem Fall eine chronische Transplantatabstoßung, wobei ein Galleabflußhindernis stets ausgeschlossen wurde. Die Indikation zur Bilirubinadsorption wurde in drei Fällen aufgrund eines Multiorganversagens gestellt, einmal wegen einer progredienten Encephalopathie (bei normwertigem Ammoniak).

Über einen konventionellen Zweilumen-Dialysekatheter wurde den Patienten venöses Blut (80–120 ml/min) entnommen und über einen Polypropylenfilter (PF 2000, Fa. Gambro, Hechingen) das Plasma separiert. Dieses wurde anschließend über eine Anionenaustauschersäule, bestehend aus einem Celluloseacetatfilter und einem Styrendivinylbenzen-Copolymerharz (Plasmasorb BR-350, Diamed, Köln) gepumpt und zusammen mit dem zellreichen Blut aus dem Plasmaseparator dem Kreislauf wieder zurückgeführt.

Ergebnisse

Insgesamt wurden 12 Behandlungszyklen, die zwischen 120 und 240 Minuten dauerten, durchgeführt. Die dadurch erzielte Reduktion des Serumbilirubins pro Zyklus schwankte dabei zwischen 7 und 35% (Ø 23%). Insgesamt konnten durch die 2 bis 4 Behandlungszyklen pro Patient das Serumbilirubin um 46%, 70%, 29% bzw. 49% des Ausgangswertes gesenkt werden (Tabelle 1). Parallel mit der Reduktion des Bilirubins wurde in drei von vier Fällen eine signifikante Besserung der klinischen Symptomatik, insbesondere der Encephalopathie beobachtet. Bei zwei Patienten mit manifestem Multiorganversagen trat außerdem eine Rückbildung von cholämischen Pericardergüssen, hämodynamische Stabilisierung und Erholung der respiratorischen Funktion ein, während bei einer Patientin (#4) ein klinischer Effekt der BA nicht nachweisbar war. Alle mit der BA behandelten Patienten überlebten (#3 nach Retransplantation). Komplikationen oder Nebenwirkungen des Verfahrens wurden nicht beobachtet.

Tabelle 1. Ursachen der Hyperbilirubinämie, Indikationen, biochemische und klinische Effekte der Bilirubinadsorption

Patient	Ursache der Hyperbilirubinämie	Indikation	Anzahl Sitzungen	Bilirubin (mg/dl)		Bilirubinreduktion (%)
				vor	nach	
#1	Massivtransfusion	MOV	2	58,3	31,6	46
#2	Art. Hepatica-Thrombose	MOV	4	55,6	16,5	70
#3	Pfortaderstenose	Encephalopathie	3	49,1	34,7	29
#4	Chronische Abstoßung	MOV	3	59,6	30,4	49

Diskussion

Eine Hyperbilirubinämie nach OLT kann durch eine Dysfunktion des Transplantates (Abstoßung, Infektion, Gefäßkomplikationen, etc.), Galleabflußstörungen oder eine sog. funktionelle Cholestase hervorgerufen werden. Sie wird jedoch auch durch transplantatunabhängige Faktoren, wie Massivtransfusionen, Resorption großer Hämatome, schwere Allgemeininfektionen oder medikamentös-toxisch verursacht [5]. Eine unkomplizierte Hyperbilirubinämie allein wird zwar in der Regel toleriert, in Kombination mit anderen toxischen Insulten wie Sepsis, Abstoßungsreaktionen oder chirurgischen Komplikationen wirkt sie jedoch offensichtlich an der Entstehung des Multiorganversagens mit [2]. So ist vor allem eine Neurotoxizität bzw. Induktion einer Encephalopathie sowie eine cholämische Nephrose experimentell und klinisch bekannt. Auch direkt toxische Wirkungen an Hepatocyten, surfactant-bildende Pneumocyten vom Typ I sowie an immunkompetenten Zellen (Monozyten) werden beschrieben [2, 3, 5]. Umgekehrt wurden von verschiedenen Untersuchern eine klinische Besserung der betroffenen Organfunktionen durch bilirubinreduzierende Verfahren berichtet [1–5]. Auch unsere Erfahrungen bei Lebertransplantierten zeigen, daß es sich bei der BA offensichtlich nicht um reine Laborkosmetik handelt, sondern tatsächlich um eine wirksame symptomatische Therapie, die bei solch komplizierten Verläufen von großem Nutzen sein kann. Die klinischen Effekte der Bilirubinreduktion sind allerdings wissenschaftlich noch nicht hinreichend bewiesen, da bislang nur wenige Patienten kasuistisch mit diesem Verfahren behandelt wurden. Außerdem werden durch die BA auch andere Toxine, wie Gallensäuren und aromatische Aminosäuren in erheblichem Umfang (ca. 30%) mit eliminiert [2, 3].

Im Hinblick auf die potentiell günstigen Effekte erscheint es gerechtfertigt, die Bilirubinadsorption, trotz der hohen Kosten (ca. 2500 DM/Zyklus), weiter experimentell sowie klinisch zu evaluieren und Indikationen für ihren Einsatz festzulegen. Aufgrund unserer Erfahrungen bei Lebertransplantierten würden wir dieses Verfahren bei einer Hyperbilirubinämie über 40 mg/dl *und* gleichzeitiger Niereninsuffizienz, Encephalopathie *oder* Multiorganversagen einsetzen. Die BA sollte unter diesen Bedingungen auch dann durchgeführt werden, wenn das Transplantatversagen irreversibel und eine Retransplantation indiziert ist, um die Ausgangsbedingungen hierzu zu verbessern.

Literatur

1. Alarabi AA, Wikstrom B, Loof L, Danielson BG (1992) Treatment of pruritus in cholestatic jaundice by bilirubin and bile acid-adsorbing resin plasma perfusion. Scand J Gastroenterol 27(3): 223–226
2. Geiger H, Klepper J, Lux P, Heidland A (1992) Biochemical assessment and clinical evaluation of a bilirubin adsorbent column (BR-350) in critically ill patients with intractable jaundice. Int J Art Org 15: 35–39
3. Malchesky PS (1994) Nonbiological liver support: historic overview. Artif Org 18: 342–347
4. Morimoto T, Matsushima M, Sowa N, Ide K, Sawanishi K (1989) Plasma adsorption using bilirubin-adsorbent materials as a treatment for patients with hepatic failure. Artif Org: 13 447–13 452
5. Ott R, Rupprecht H, Born G, Müller V, Reck Th, Hohenberger W, Köckerling F (1998) Plasma separation and bilirubin adsorption after complicated liver transplantation: a therapeutic approach to excessive hyperbilirubinemia. Transplantation 65(3): 434–437

Durchflußzytometrie-gesteuerte Induktionstherapie mit ATG und nichtinvasives Abstoßungsmonitoring – ein modernes Managementkonzept nach Herztransplantation

F. M. Wagner, S. M. Tugtekin, K. Matschke, U. Platzbecker, V. Gulielmos und S. Schüler

Herz- und Kreislaufzentrum, Technische Universität Dresden, Fetscherstraße 76, D-01307 Dresden

Flow Cytometric ATG Induction Therapy and Noninvasive Monitoring of Graft Rejection: A New Treatment Concept After Heart Surgery

Summary. We introduce our concept of non-invasive transplant monitoring. The introduction of individualized immunosuppression by means of flow cytometry leads to a lower incidence of acute graft rejection and preserves immuncompetence. With the simultaneous use of echocardiography and intramyocardial electrogram (IMEG) acute graft rejections can be safely identified without using any invasive method.

Einleitung

Die orthotope Herztransplantation stellt die Therapie der Wahl bei terminaler Herzinsuffizienz dar [1]. Die Basis für eine erfolgreiche Therapie bilden eine adäquate Einstellung der Immunsuppression sowie eine konsequente Erfassung und Behandlung von Abstoßungsreaktionen. Die durchflußzytometrische Bestimmung der monozytären HLA-DR-Expression und der Lymphozytenzahlen erlaubt die Beurteilung der frühpostoperativen Immunlage nach HTX und somit die Vermeidung unnötiger Immunsuppression [2, 3]. Die Anwendung der standardisierten Echokardiographie in Kombination mit dem täglich abgeleiteten intramyokardialen EKG (IMEG) ermöglichen eine zuverlässige Überwachung der Transplantatfunktion nach HTX und damit eine Reduktion bzw. Vermeidung von endomyokardialen Biopsien (EMB) [4]. Im folgenden werden die Erfahrungen mit diesen Techniken an unserem Transplantationszentrum dargestellt.

Methoden

Von Februar 1996 bis September 1997 erhielten 27 Patienten (Alter 28–67 Jahre) eine orthotope HTX. Die prä- bzw. intraoperative Induktion der Immunsuppression erfolgte durch Cyclosporin p.os. und Azathioprin sowie intravenöser (i.v.) Gabe von Methylprednisolon (MP; 500 mg). 8 Stunden postoperativ folgte die erste Gabe ATG (Merieux 1,5 mg/kg KG). Die weitere Gabe von ATG erfolgte nur, wenn am 1. postoperativen Tag die HLA-DR-Expression der Monozyten >70% und die T-Lymphozyten (T-LyZ) >500/ml waren. Die weitere Immunsuppression bestand aus einer Standarddreifachkombination mit Cyclosporin,

Azathioprin und Steroiden. Die Einstellung der Immunsuppression erfolgte mittels täglicher Cyclosporinspiegel- und Blutbildkontrollen sowie zweitägiger Durchführung einer Durchflußzytometrie.

Akute Abstoßungsreaktionen (AR) wurden durch regelmäßige echokardiographische Kontrolle der Transplantatfunktion unter besonderer Berücksichtigung von Wanddickenveränderungen, Te-Zeit und der diastolischen Funktion sowie Veränderungen der intramyokardialen Spannungsamplitude des IMEGs diagnostiziert.

Lediglich bei diskrepanten Befunden in beiden Untersuchungsmethoden wurde eine endomyokardiale Biopsie unter echokardiographischer Kontrolle durchgeführt. Die Behandlung von AR erfolgte durch eine dreitägige intravenöse MP-Bolustherapie. Der Therapieerfolg wurde mittels Echokardiographie und täglicher IMEG-Aufnahme kontrolliert.

Ergebnisse

Die intraoperative Letalität war 0%. 25 Patienten erhielten nur eine Dosis ATG. Bei 2 Patienten wurde eine weitere Dosis am 2. bzw. 3. postoperativen Tag notwendig, da durchflußzytometrisch ein erneuter Anstieg der Lymphozyten auf >500/ml auftrat. Bei allen anderen Patienten wurde dieser Wert frühestens am 8. postoperativen Tag erreicht. 19 Patienten hatten keine AR, bei 8 Patienten wurde je eine AR diagnostiziert (0,03 AR/Patientenmonat). Eine EMB zur Absicherung der Diagnose wurde in 15 Fällen durchgeführt. Alle AR waren nach einer einmaligen dreitägigen MP i.v. Bolusgabe rückläufig. Bei keinem der Patienten wurde perioperativ ein Absinken der HLA-DR-Expression unter 60% beobachtet (Tabelle 1). Die durchschnittliche Infektionsinzidenz lag bei 0,1/Patientenmonat (viral $n=13$, fungal $n=4$, parasitär $n=2$, bakteriell $n=4$). Ein Patient verstarb am 10. postoperativen Tag an einer Candida-Sepsis, eine weitere Patientin an Multiorganversagen 45 Tage postoperativ. In zwei weiteren Fällen waren plötzlicher Herztod bzw. eine parasitäre Infektion 6 Monate nach HTX die Todesursache. Die perioperative Mortalität betrug somit 3,7%. Die 12- und 18-Monate-Überlebensraten sind je 85,2%.

Tabelle 1. Verlauf der monozytären DR-Expression in Korrelation zur Lymphozytenzahl

postop. Tag	1.	2.	3.	4.	5.	6.	7.	8.	9.	10.
LyZ-Zahl	155±75	98±61	190±97	381±109	220±82	347±87	241±150	571±96	612±110	415±19
HLA-DR-Expression	63±29	73±43	68±12	69±27	64±18	85±24	69±20	71±18	63±12	79±19

Schlußfolgerung

Die aufgeführten Ergebnisse zeigen, daß durch eine individualisierte Immunsuppression eine deutliche Reduktion der AR bei erhaltener Immunkompetenz möglich ist, was sich in einer niedrigen Infektionsinzidenz und -mortalität widerspiegelt. Durch die Kombination von Echokardiographie und IMEG läßt sich mit zwei nichtinvasiven Verfahren mit hoher Sicherheit eine akute Abstoßungsreaktion erkennen und der Therapieerfolg sicher beurteilen.

Insgesamt bestätigen die erzielten Überlebensraten den Erfolg des Konzepts des nichtinvasiven Abstoßungsmonitorings.

Literatur

1. Cooper DKC, Miller LW, Patterson GA (1996) The transplantation and replacement of thoracic organs. Kluwer Academic Publishers, Dordrecht, Boston, London
2. Rose ML, Yacoub M (1993) Immunology of heart and lung transplantation. Edward Arnold, Sevenoaks, pp 3–21
3. Garner RJ, Springgate C, Hoyt T (1989) Immune monitoring of blood in heart transplant recipients: application of flow cytometrie. Semin Diagn Pathol 6: 83
4. Warnecke H, Muller J, Cohnert et al (1992) Clinical heart transplantation without routine endomyocardial biopsy. J Heart Lung Transplant 11: 1093

Transplantation: Niere, Pankreas

33 Jahre Nierentransplantation in Zürich

F. Largiadèr, M. Weber, D. Inderbitzin, R. Schlumpf und D. Candinas

Klinik für Viszeralchirurgie, Department Chirurgie, Universitätsspital, Rämistrasse 100, CH-8091 Zürich

The Zurich Experience with 33 Years of Renal Transplantation

Summary. This article summarizes our experience with renal transplantation over the past 33 years and shows progressive improvement of the clinical outcome over time. In parallel we observed an increasing proportion of elderly recipients and diabetics. The increasing shortage of cadaver grafts was compensated by using donor hearts from legally dead donors (heart no longer beating) and establishing a living donor program.

Einleitung

Seit der ersten Nierenallotransplantation der Schweiz, die am 17. Dezember 1964 am Universitätsspital Zürich durchgeführt wurde, sind bis Juli 1997 an unserer Institution insgesamt 1703 NTPL durchgeführt worden. In dieser Zeit hat sich die NTPL von einem seltenen Verfahren bei kritisch kranken Patienten zu einer standardisierten, häufig angewandten Methode gewandelt. Ziel dieser Arbeit war es, den Wandel in der Transplantationsmedizin – von der Pionierzeit hin zur etablierten Routine – anhand unserer Erfahrungen darzustellen und im Rückblick auf einige Besonderheiten in unserem Programm hinzuweisen.

Patienten und Methoden

Diese retrospektive Analyse umfaßt 1703 NTPL, darunter 113 kombinierte Nieren- und Pankreastransplantationen, die zwischen Dezember 1964 und Juli 1997 an unserem Zentrum durchgeführt wurden. Der 33jährige Zeitraum wurde entsprechend der verschiedenen Entwicklungsschritte in vier Phasen unterteilt: die initiale Phase (1964–1971; $n=100$) entspricht der Pionierzeit; die zweite Phase (1972–1981; $n=579$) entspricht der Phase der wachsenden klinischen Akzeptanz; die dritte Phase (1982–1991; $n=682$) ist durch den Routineeinsatz von Cyclosporin und ein standardmäßiges Matching für Klasse I und II Antigene gekennzeichnet; die vierte Phase (1992–1997; $n=342$) entspricht den heutigen Verhältnissen. Die Patientenpopulation in den vier untersuchten Zeitabschnitten ist durch einen zunehmenden Anteil an älteren Empfängern gekennzeichnet. Das Durchschnittsalter bei der Transplantation stieg von 35 Jahren während der ersten Phase auf 42 Jahre während des letzten untersuchten Zeitraumes an und der Anteil der über sechzigjährigen Patienten wuchs von 1% auf 14,3%. Während in den ersten Phasen hauptsächlich Männer transplantiert wurden (Verhältnis Männer zu Frauen 65:35), fand in der letzten Periode eine Umkehr dieses Verhältnisses statt. Eine weitere demographische Veränderung betrifft die relative Zunahme von Patienten mit einem Diabetes mellitus als Grundleiden (von 0% auf aktuell 19,1%) und eine stetige Zunahme von Patienten, die auf ein Retransplantat warten. An der chirurgischen Technik der Nierentransplantation hat sich, von verschiedenen Modalitäten der Organkonservierung abgesehen, in den letzten drei Jahrzehnten hingegen kaum etwas geändert. Wesentliche Änderungen fanden jedoch bei den Maßnahmen zur Immunsuppression statt [1].

Resultate

Das Patienten- und Transplantatüberleben (Tabelle 1) war durch eine stetige Verbesserung, vor allem in der Anfangsphase charakterisiert. Als Ausdruck davon berechnete sich auch eine periodische Zunahme der Transplantathalbwertszeit. Auffallend ist jedoch ein relatives Stagnieren der erzielten Resultate in den jüngsten Zeitabschnitten.

In allen Zeitabschnitten waren Infektionen, gefolgt von kardiovaskulären Erkrankungen und Malignomen die Haupttodesursache. Die Inzidenz an de-novo-Malignomen lag zwischen 6,3–9,8%.

Ein optimales HLA-Matching zwischen Spender und Empfänger war durch eine limitierte Auswahlmöglichkeit erschwert, wobei 84% aller Transplantate von lokalen Spendern stammten. Einen signifikanten Effekt bezüglich Transplantatüberleben konnte einzig für eine Übereinstimmung im HLA-DR-Locus nachgewiesen werden (Abb. 1).

Tabelle 1. Aktuelles Patienten- und Transplantatüberleben (in runden Klammern) in Prozent aufgeschlüsselt nach Periode der Nierentransplantation. T 1/2 bezeichnet die Transplantathalbwertszeit in Jahren

Patienten (Transplantat)	1964–1971	1972–1982	1982–1991	1992–1997
1 Jahr (%)	68	84	91	91
	(58)	(65)	(80)	(81)
5 Jahre (%)	50	68	81	–
	(38)	(42)	(66)	
10 Jahre (%)	40	53	71	–
	(27)	(31)	(52)	
20 Jahre (%)	20	–	–	–
	(13)			
T 1/2	9.5	12	17.1	19.7

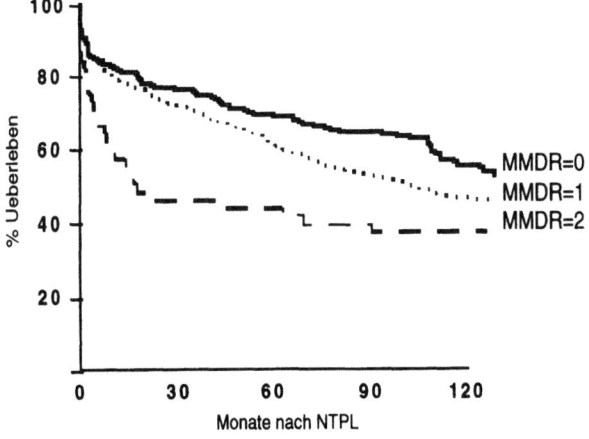

Abb. 1. Transplantatüberleben in Abhängigkeit der Anzahl Mismatches im DR-Locus (*MMDR*)

Um den zunehmenden Mangel an klassischen Leichenspendernieren einigermaßen auszugleichen, haben wir einerseits die Nierenspende im Kreislaufstillstand [2] mit gutem Erfolg praktiziert (10% der Nieren stammen aus dieser Spende), und andererseits ein Programm zur Lebendnierenspende etabliert (15% Anteil).

Diskussion

Während in den ersten Phasen der Entwicklung der Nierentransplantation eine stetige Verbesserung der Erfolgsraten erzielt werden konnte, ist die Ausgangslage heutzutage durch einen zunehmenden Anteil an Risikoempfängern und das Ausweichen auf alternative Spenderressourcen gekennzeichnet.

Literatur

1. Candinas D, Sutherland D, Binswanger U, Largiadèr F, Schlumpf R (1996) A novel dextran based preservation solution. Transplant Int 9: 32–37
2. Schlumpf R, Weber M, Weinreich T, Klotz H, Zollinger A, Candinas D (1995) Transplantation of kidneys from non-heart-beating donors – an update. Transplant Proc 27: 2942–2944

Nieren-Retransplantation im Zeichen des Organmangels

D. Candinas, M. Weber, D. Inderbitzin, R. Schlumpf und F. Largiadèr

Klinik für Viszeralchirurgie, Departement Chirurgie, Universitätsspital Zürich, Rämistraße 100, CH-8091 Zürich

Kidney Retransplantation and Organ Shortage

Summary. This article reviews our experience with renal regrafting in the past 16 years with particular emphasis on long-term outcome and prognostic parameters. Among 1094 renal transplantats there were 15.8% regrafts, and the proportion of patients awaiting a regraft procedure on our current waiting list is 33%. Graft and patient survival was similar for first and second transplants, but was significantly reduced when a third graft was performed. The main prognostic parameters were the time of function of the previous graft, mismatch for HLA-DR and the presence of panel-reactive antibodies.

Einleitung

Bedingt durch den limitierten Langzeiterfolg nach Nierentransplantation und der zunehmenden Lebensdauer der Empfänger durch eine optimierte Behandlung von Komorbiditätsfaktoren wird an vielen Zentren eine wachsende Anzahl Patienten für eine Nierentransplantation (ReTx) evaluiert. Eine optimale Allokation wird einerseits durch den Organmangel und andererseits durch das Fehlen verläßlicher prognostischer Kriterien erschwert. In dieser retrospektiven Analyse haben wir die Ergebnisse der letzten 16 Jahre nach ReTx an unserem Zentrum im Hinblick auf Langzeitresultate und prognostische Kriterien untersucht.

Patienten und Methoden

Von total 1094 Nierentransplantationen, die zwischen Januar 1981 und Juli 1996 an unserem Zentrum durchgeführt wurden, handelte es sich in 173 (15,8%) Fällen um eine ReTx (148 Zweit-Tx, 20 Dritt-Tx, 4 Viert-Tx, 1 Fünft-Tx). ReTx wurden durchwegs unter Vermeidung früherer Fremdidentitäten bei aktuell negativem T-Zell-Crossmatch (und B-Zell-Crossmatch seit 1996) durchgeführt. Die Empfänger eines Retransplantates erhielten als Standardtherapie eine Induktionsbehandlung mit einem polyclonalen Antilyphocytenserum (ATG), kombiniert mit Cyclosporin (seit 1982), Azathioprin oder Mycophenolat Mofetil (seit 1996) und Prednison. Abstoßungen wurden nach einem Stufenschema mit Steroidstößen, ATGAM und OKT3 behandelt. Organe von non-heartbeating donors wurden nicht zur Retransplantation verwendet.

Resultate

Während der Anteil durchgeführter ReTx über den untersuchten Zeitraum innerhalb einer stabilen Bandbreite schwankte, beobachteten wir eine konstante Zunahme von Patienten für eine ReTx auf unserer Warteliste (aktueller Stand 33%). Das Transplantatüberleben nach Nierenersttransplantation und Zweittransplantation war praktisch identisch ($p=0,42$), unterschied sich jedoch signifikant ($p=0,03$) zwischen Zweit- und Dritt-Transplantation (Transplantatüberleben nach 5 Jahren bzw. 10 Jahren für Zweit-Tx: 66% bzw. 48%; für Dritt-Tx: 42% bzw. 22%, Abb. 1). Gleichzeitig unterschied sich auch das Patientenüberleben signifikant zwischen Zweit- und Dritt-Transplantation, während zwischen Erst- und Zweit-Transplantation kein Unterschied zu beobachten war (Abb. 2).

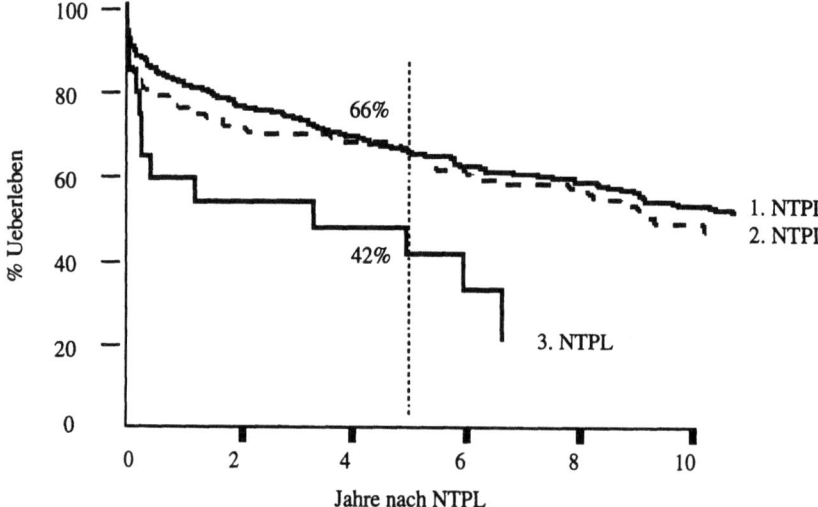

Abb. 1. Transplantatüberleben, aufgeschlüsselt nach Anzahl der durchgeführten Nierentransplantationen (*NTPL*). Statistisch signifkanter Unterschied zwischen 2. und 3. NTPL ($p=0,03$; long-rank)

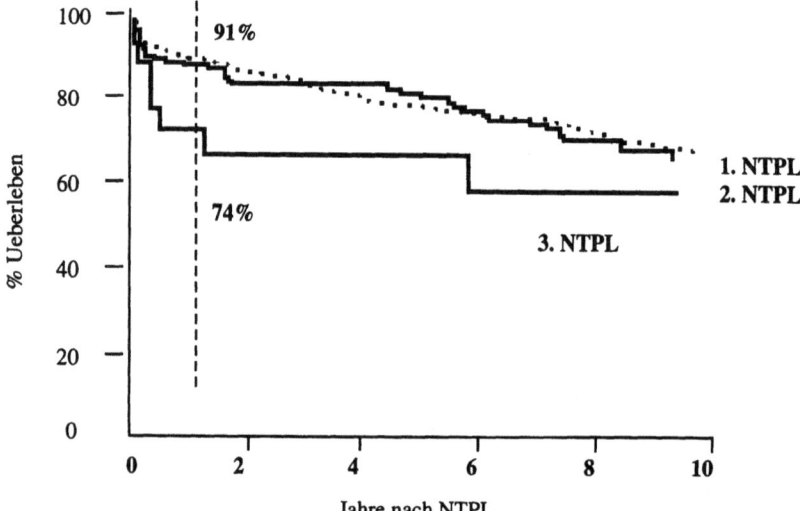

Abb. 2. Patientenüberleben, aufgeschlüsselt nach Anzahl der durchgeführten Nierentransplantationen (*NTPL*). Statistisch signifikanter Unterschied zwischen 2. und 3. NTPL ($p=0,001$; long-rank)

Die kleine Patientenzahl mit Dritt-Tx erlaubte keine Identifikation von prognostischen Faktoren. Hingegen erwiesen sich in der univariaten Analyse das Vorliegen panel-reaktiver Antikörper (PRA ≥ 10), ein Mismatching für den HLA-DR-Locus und die Funktionsdauer des ersten Transplantates als Parameter mit signifikantem Einfluß auf den Langzeitverlauf von Nierenzweittransplantaten. Spender- und Empfängeralter, Geschlecht, Grundleiden, Mismatch für HLA-A, HLA-B und Dauer der kalten Ischämiezeit waren diesbezüglich ohne nachweisbaren signifikanten Einfluß.

Diskussion

Der zunehmende Anteil an Kandidaten für eine Nierenretransplantation steht im Kontrast zum sich verschärfenden Organmangel. Trotzdem scheint uns aufgrund unserer Resultate bei selektionierten Patienten eine Nierenzweit-Transplantation auch bei knapper werdenden Ressourcen absolut gerechtfertigt. Prognostische Faktoren wie die Funktionsdauer des ersten Transplantates und das PRA-Niveau helfen im Zweifelsfall, geeignete oder ungeeignete potentielle Empfänger von Nierenzweit-Transplantation näher zu charakterisieren. Bei der Zuordnung eines Transplantates sollte im Fall einer Nierenretransplantation einem optimalen HLA-DR-Matching Priorität eingeräumt werden. In Anbetracht der stagnierenden Ergebnisse für Nierendritt-Transplantationen auf tiefem Niveau, mit einer 1-Jahres-Mortalität von 26% und einem 5-Jahres-Transplantatüberleben von lediglich 42%, sollte die Indikation zur Nierendritt-Transplantation äußerst zurückhaltend gestellt werden.

Literatur beim Verfasser.

Video

Hernien

Präperitoneale Netzplastik bei beidseitigen Hernien

F. Hoch und G. Müller

Chirurgische Klinik, Caritaskrankenhaus, Wachbacher Straße 52, D-97980 Bad Mergentheim

Open Technique for Preperitoneal Repair of Bilateral Hernias

Summary. Bilateral hernias are common. In recent years we have preferred to treat recurrent hernias or one recurrent and one first diagnosed hernia with a modification of the Rignault technique. Two meshes were used for each side. Only one small, oblique incision, common instruments and two polypropylene meshes were used. The video shows the technique and describes the important steps of the operation which we perform with the patient under spinal anesthesia. We prefer this technique to all others because of the excellent results, patient comfort, short hospital stay, short operating time, good cosmetic and early functional results, and the fact that there is no need for full anesthesia.

Key words: Bilateral hernias – Hernia repair – Mesh

Zusammenfassung. Doppelseitige Leistenhernien treten beim männlichen Patienten in ca. 10% auf. Wir haben für doppelseitige Hernien und Rezidivhernien eine Technik in Form einer offenen präperitonealen Netzplastik nach Rignault modifiziert und wollen dies im Video darstellen. Die Technik entspricht im wesentlichen der laparoskopischen Hernioplastik. Die wesentlichen Unterschiede sind der Einsatz von normalchirurgischem Instrumentarium und Regionalanästhesie. Methodenspezifische Nachteile sowie Indikation und Technik werden dargestellt. Die Vorteile der Methode werden besonders hervorgehoben.

Schlüsselwörter: Doppelseitige Hernien – Präperitoneale Netzplastik

100 total extraperitoneale Hernioplastiken der Leiste. Technik und Ergebnisse eines Kreiskrankenhauses in der Einführungsphase

D. Schröder, D. Futtig, J. Klag und Ch. Krause

Kreiskrankenhaus Eschwege, Elsa-Brandström-Straße 1, D-37269 Eschwege

One Hundred Cases of Total Extraperitoneal Hernia Repair. Technique and Results of a Basic Surgical Department (Kreiskrankenhaus) at the Beginning

Summary. In this film we show the surgical procedure and results of 100 hernia repair operations using the total extraperitoneal technique. The results are based on 100 patients with an average age of 49.5 years. The instruments used, the positions of the operating team, the technical approach and the placement of the trochars are all demonstrated. The preparation technique is shown so that it can be adapted by anyone who is experienced in endoscopic operation procedures. Intra- and postoperative complications are demonstrated and discussed. The economic aspects are mentioned.

Key words: Hernia repair – Techniques – Results

Zusammenfassung. Auf der Basis von 100 Patienten mit einem Durchschnittsalter von 49,5 Jahren werden das operative Vorgehen sowie die Ergebnisse von 100 Operationen einer Leistenhernie in total präperitonealer Technik geschildert. Die verwandten Instrumente, die Anordnung des Operationsteams, die Technik des Zugangs sowie die Plazierung der Trochare werden demonstriert. Die Präparation wird so dargestellt, daß das Operationsverfahren bei hinreichender Erfahrung adaptiert werden kann. Die intra- und postoperativen Komplikationen werden geschildert und erläutert. Ökonomische Aspekte werden diskutiert.

Schlüsselwörter: Präperitoneale Hernioplastik – Technik – Ergebnisse

Die Rekonstruktion der Bauchdecke bei Narbenhernien

F. Hoch und G. Müller

Chirurgische Klinik, Caritaskrankenhaus, Wachbacher Straße 52, D-97980 Bad Mergentheim

Prosthetic Materials for Repair of Major Incisional Hernias

Summary. Most incisional hernias are seen after medial laparotomies. For primary repair without mesh a 40% recurrence rate is published. The video shows a modified technique after Chevrel using a polypropylene mesh for repair of large defects after medial laparotomy. The operation steps, dissection of the hernia, tension-free closure, and the running suture technique for mesh fixation are shown. After more than 100 large (and giant) hernias we have seen less than 10% recurrence since 1990. For large hernias the described technique is now our standard technique for midline hernias.

Key words: Incisional hernia – Hernia repair – Mesh

Zusammenfassung. Die meisten Narbenhernien entstehen nach medianer Laparotomie. Die operativen Ergebnisse bei Narbenhernien sind nach wie vor schlecht. Im Durchschnitt wird über 40 bis 60% Rezidive berichtet. Mit dem Einsatz von alloplastischem Material zeigt sich, daß man große und sehr große Narbenbrüche sicher verschließen und die Rezidivraten senken kann. Das Video zeigt eine modifizierte Technik nach Chevrel, die in unserer Klinik bei mehr als 100 Patienten angewendet wurde. Die Operationsschritte, die Implantation des Polypropylennetzes und besondere Hinweise einschließlich einer Würdigung der Ergebnisse werden im Film dargestellt.
Schlüsselwörter: Narbenhernie – Netzplastik

Die laparoskopische Reparation ventraler Bauchwandhernien

E. Bärlehner

Klinikum Berlin-Buch, Chirurgische Klinik, Hobrechtsfelder Chaussee 100, D-13122 Berlin

Repair of Ventral Abdominal Hernias by the Laparoscopic Procedure

Summary. The management of incisional hernias is still a problem. At present tension free implantation of alloplastic meshes shows the best results. Minimally invasive mesh implantation is feasible by laparoscopy. The video demonstrates the technical details. Basic principles are the use of fine-woven polypropylene meshes, a 5 cm overlapping of hernia edges, and intramural suture anchoring with the demonstrated technique. The general benefits of laparoscopy, in addition to a low infection rate of less than 2% and a recurrent rate of 3.5% after a follow-up of 5 years can be considered an advantage in repairing ventral hernias.
Key words: Ventral abdominal hernias – Laparoscopic procedure – Mesh application – Onlay technique

Zusammenfassung. Die Behandlung des Narbenbruches bleibt ein aktuelles Problem. Mit spannungsfreier Kunstnetzimplantation sind derzeit die besten Ergebnisse zu erreichen. Auf laparoskopischem Wege ist die Netzimplantation minimal-invasiv möglich. In einem Video werden die technischen Details dargestellt. Grundprinzipien sind Verwendung feinmaschiger polyfilamentärer Polypropylennetze, Überlappung der Bruchpfortenränder um 5 cm und eine sichere intramurale Nahtverankerung in der von uns dargestellten Technik. Die Summation von allgemeinen Vorteilen der MIC, Infektionsrate von kleiner 2% und Rezidivraten von 3,5% nach maximal 5 Jahren Beobachtung, stellen einen Fortschritt in der Narbenbruchoperation dar.
Schlüsselwörter: Ventrale Bauchwandhernien – Laparoskopische Operation – Onlay-Technik

Die extraperitoneale Hernioplastik mit dem Videoskop

F. Schütze und J. Limmer

Klinik für Allgemein-, Thorax- und Gefäßchirurgie, Winterbergkliniken, Theodor-Heuss-Straße, D-66119 Saarbrücken

The Extrapertioneal Hernia Repair with the Videoscope

Summary. Videoscopic repair of inguinal hernias is being accepted more and more all over the world. After the transperitoneal technique the extraperitoneal operation was introduced. To perform the extraperitoneal procedure there is a need for relatively expensive single-use material. We therefore developed a technique for preparation of extraperitoneal space using a special videoscope normally used for mediastinoscopy and perforans ligation. We have already operated on 78 patients with this technique, with a mean operating time of 48 min. In comparison to 243 other extraperitoneal hernia repairs, the complication rate was equal. We think that in the hands of surgeon experienced in videoscopy this technique is an alternative to the more expensive methods.

Key words: Videoscopy – Hernia

Zusammenfassung. Bei der videoskopischen Versorgung von Leistenhernien hat nach der transperitonealen Technik die extraperitoneale Technik Einzug gehalten. Für die extraperitoneale Operation wurde bisher relativ teures Einmal- oder Mehrwegmaterial verwendet, um einen extraperitonealen Zugang zu gewinnen. Das Video demonstriert eine in unserer Klinik entwickelte Technik mit der der extraperitoneale Raum unter Verwendung des Videoskops der Firma ETB dargestellt wird. Das Instrument wurde bisher verwendet für die Mediastinoskopie und die Perforansligatur. An unserer Klinik wurden bisher 78 Patienten mit dieser Technik operiert, die durchschnittliche OP-Zeit beträgt 48 Minuten. In dem Vergleich zu den 243 vorher extraperitoneal operierten Patienten befindet sich keine erhöhte Komplikationsrate. Für den erfahrenen videoskopischen Operateur stellt diese Technik eine Alternative zu den teueren Einwegmaterialien dar.

Ösophagus, Magen

Laparoskopische Magenresektion

L. Grzybowski, I. Baca und V. Götzen

Klinik für Allgemein- und Unfallchirurgie, Zentralkrankenhaus Bremen-Ost, Züricher Straße 40, D-28325 Bremen

Laparoscopic Gastric Resection Techniques

Summary. With experience and the development of special equipment, the spectrum of possibilities for laparoscopic surgery has increased. Even gastric surgery takes part in this process. The technique in different laparoscopic procedures on the stomach are shown in our video. In 14 patients laparoscopic procedures on the stomach were used in our hospital. In 5 patients a perforated ulcus was sutured laparoscopically. Resection Billroth I (BI) was done in 3 cases and Billroth II (BII) in one case for benign disease and one for a malignancy. In 4 patients a wedge resection of the gastric wall was done because there was no malignancy. The follow-up was without complications in all patients. All showed faster reconvalescence with less postoperative pain. Investigations after 6 and 18 months showed that all patients were well. Different laparoscopic gastric resection procedures are technically feasible and can be done with all the advantages of minimally invasive techniques.

Key words: Laparoscopy – Gastric surgery – Technique

Zusammenfassung. Mit zunehmender Erfahrung und fortschreitender Instrumententwicklung wächst das Spektrum der operativen Möglichkeiten für laparoskopische Eingriffe. Bei 14 Patienten wurden laparoskopische Verfahren am Magen in unserer Klinik angewandt. Bei 5 Patienten wurde ein perforiertes Ulcus lap. übernäht. Magenresektion nach B I wurde 3- und nach B II 1mal wegen gutartiger und 1mal wegen bösartiger Magenerkrankung vorgenommen. 4 Patienten erhielten eine Wedge-Resektion der Magenwand wegen gutartiger Erkrankung. Der postoperative Verlauf gestaltete sich bei allen Patienten komplikationslos. Insgesamt waren bei den Patienten verminderte postoperative Schmerzen und eine schnellere Rekonvaleszenz zu beobachten. Die Nachuntersuchungen nach 6 und 12 Monaten zeigten alle Patienten wohlauf. Verschiedene Verfahren der laparoskopischen Magenresektion können mit allen Vorteilen der minimal-invasiven Technik durchgeführt werden.

Schlüsselwörter: Laparoskopie – Magenchirurgie – Technik

Die thorakoskopische Exstirpation benigner Oesophagustumore mit assistierter Oesophagoskopie

M. Pross, Th. Manger, S. Wolff und H. Lippert

Klinik für Chirurgie, Otto-von-Guericke-Universität, Leipziger Straße 44, D-39120 Magdeburg

Thoracoscopic Enucleation of Benign Esophageal Tumors Combined with Esophagoscopy

Summary. Benign tumors of the esophagus are found in 0.12–2% of esophageal tumors. It is a rare tumor entity of the esophagus. Traditionally, extirpation is performed by thoracotomy. The trauma of this approach is in contrast to the small size of the benign tumor. Thoracoscopic surgery is an attractive alternative to the conventional method because of the smaller access site. We show the operation technique (thoracoscopy and esophagoscopy) and the pre- and postoperative results. Simultaneous esophagoscopy with translumination of the esophagus ensures high quality of surgical preparation. The risk of perforation is lower.

Key words: Thoracoscopy – Esophagoscopy – Translumination

Zusammenfassung. Gutartige Tumore des Ösophagus sind mit 0,12–2% aller Ösophagustumore sehr selten. Die konventionelle Therapie bestand in einer der Lokalisation angepaßten Thorakotomie mit nachfolgender Enukleation des Tumors. Das Operationstrauma ist bei dieser Methode im Gegensatz zum kleinen benignen Tumor groß. Die minimal-invasive Chirurgie stellt gerade für benigne Tumore eine therapeutische Alternative dar. Wir demonstrieren die Untersuchungsbefunde, die Operationsmethode (thorakoskopisch sowie intraluminär) und den postoperativen Zustand. Durch die simultane Oesophagoskopie mit Diaphanoskopie der Oesophaguswand ist die präparatorische Sicherheit erhöht und das Risiko einer Schleimhautperforation minimiert.

Schlüsselwörter: Thorakoskopie – Oesophagogastroskopie – Diaphanoskopie

Technik der laparoskopischen Versorgung eines perforierten Duodenalulcus (10 min 30 s)

S. Brönnimann und H. E. Wagner

Abteilung für Viszeralchirurgie, Regionalspital, CH-3600 Thun

Technique of Laparoscopic Repair of a Perforated Duodenal Ulcer (10 min, 30 s)

Summary. Perforation of a duodenal ulcer occurs relatively frequently and requires emergency surgery. Outflow of the stomach contents and bile and pancreatic secretions result in secondary peritonitis, which requires emergency peritoneal lavage and closure of the perforation. This video introduces our laparoscopic treatment technique. An introduction to preoperative preparations is followed by intraoperative videoscopic pictures, providing a precise demonstration of the diagnostic procedure, the technique of laparoscopic ulcer suturing, formation of a omental patch and the final peritoneal lavage. Laparoscopic treatment of a duodenal perforation is comparable to the open method in terms of the time required and the safety and morbidity. In addition to the diagnostic advantages, it is possible with this method to avoid a laparotomy. Moreover, there is less need for postoperative analgesics and the recovery period is shorter.

Key words: Duodenal ulcer – Perforation – Laparoscopy

Zusammenfassung. Die Perforation eines Ulcus duodeni ist ein relativ häufiger chirurgischer Notfall. Der Austritt von Mageninhalt, Galle und Pankreassekret führt zu einer sekundären Peritonitis, die eine notfallmäßige Peritoneallavage und den Verschluß der Perforation notwendig macht. In diesem Video stellen wir unsere laparoskopische Versorgungstechnik vor. Nach Darstellung der präoperativen Vorbereitungen wird, mittels intraoperativen videoskopischen Aufnahmen, das diagnostische Vorgehen, die Technik der laparoskopischen Ulcusübernähung, die Anlage einer Netzplombe und die abschließende Peritoneallavage präzise demonstriert. Die laparoskopische Versorgung der Duodenalperforation ist mit der offenen Methode bezüglich Zeitaufwand, Sicherheit und Morbidität vergleichbar. Nebst den diagnostischen Vorteilen, kann eine Laparotomie vermieden werden. Der postoperative Schmerzmittelverbrauch ist kleiner und die Erholungszeit kürzer.

Schlüsselwörter: Ulcus duodeni – Perforation – Laparoskopie

Leber, Galle, Pankreas

Virtuelle 3D-Operationsplanung in der Leberchirurgie

G. Glombitza, W. Lamadé, M. R. Göpfert, A. M. Demiris, H.-P. Meinzer, Th. Lehnert und G. Otto

Abteilung MBI (H0100), Deutsches Krebsforschungszentrum, Im Neuenheimer Feld 280, D-69120 Heidelberg

Virtual 3D Operation Planning for Liver Surgery

Summary. The aim of our study was to develop a preoperative, quantitative operation planning system for liver surgery. Although the generally accepted indication criteria for liver resection are converging, there is disagreement about what is technically and biologically feasible and meaningful, particularly in the case of multiple metastasis formation. The most important step for operation planning is an exact knowledge of the localization of the tumor relative to the liver vessels. The three tissue classes, parenchyma, tumor and vessels, are segmented semiautomatically in contrast-enhanced spiral CT scans. After a definition of a security margin for the tumor, the computer system virtually resects the dependent parts of the liver parenchyma and for the first time facilitates quantitative liver resection planning.

Key words: Liver – Tumor resection – Operation planning – Visualization

Zusammenfassung. Ziel unserer Studie ist die präoperative, quantitative Operationsplanung für den Bereich der Leberchirurgie. Trotz Konvergenz der allgemein akzeptierten Indikationskriterien für die Leberresektion herrscht besonders bei multipler Metastasierung noch weithin Uneinigkeit darüber, was technisch und biologisch sinnvoll als auch machbar ist. Der entscheidende Schritt in der Operationsplanung ist das genaue Verständnis der Tumorlokalisation in Bezug zu den Lebergefäßen. Die drei Gewebeklassen Leberparenchym, Lebergefäße und Lebertumor werden in kontrastmittelverstärkten Spiral-CT-Aufnahmen semiautomatisch segmentiert. Die Sicherheitsabstände um den virtuellen Tumor werden definiert und das Computersystem reseziert virtuell die abhängigen Lebergewebebereiche und bietet so erstmals die Möglichkeit, Leberresektionen quantitativ zu planen.

Schlüsselwörter: Leber – Tumorresektion – Operationsplanung – Visualisierung

Duodenumerhaltende Pankreaskopfresektion: Chirurgische Therapie der Wahl bei chronischer Pankreatitis mit entzündlichem Pankreaskopftumor

W. Uhl, G. Curti, H. U. Baer und M. W. Büchler

Klinik für Viszerale und Transplantationschirurgie, Universitätsklinik Bern, Inselspital, CH-3010 Bern

Duodenum-Preserving Pancreatic Head Resection: Operative Procedure of Choice in Patients with Chronic Pancreatitis and Inflammatory Enlargement of the Pancreatic Head

Summary. 30–40% of patients with chronic pancreatitis develop an inflammatory tumor in the pancreatic head with stenosis of the pancreatic and/or common bile duct, duodenum and retropancreatic vessels. In the past partial duodenopancreatectomy has been performed in such cases; however, this surgical approach exceeds necessity in this benign disease. The video shows the background and operative technique of the duodenum-preserving pancreatic head resection, which was introduced by Beger in 1972, including early and late (median follow-up 6 years) results in 298 patients who underwent this operation. Postoperative morbidity was 28.5%, in-hospital mortality 1%; 88% of the patients were completely free of pain or had infrequent mild episodes and 63% were able to return to work. The main advantages of this operation in comparison with the Whipple procedure are: resection of the pacemaker of the disease without loss of healthy organs, preservation of the duodenal passage and a low incidence of new diabetes mellitus (2%), a safe operation with low morbidity and mortality, a high rate of freedom from pain and professional rehabilitation. The duodenum-preserving pancreatic head resection should be considered a valuable alternative in the treatment of patients with chronic pancreatitis and pancreatic head enlargement.

Key words: Chronic pancreatitis – Surgery – Duodenum-preserving pancreatic head resection

Zusammenfassung. 30–40% der Patienten mit chronischer Pankreatitis entwickelt einen entzündungsbedingten Pankreaskopftumor, der zur Stenose des D. pancreaticus/choledochus, Duodenums und der retropankreatischen Gefäße führen kann. In der Vergangenheit wurde bei diesen Fällen eine partielle Duodenopankreatektomie durchgeführt, die das Therapieziel bei dieser benignen Erkrankung überschreitet. Im Video wird die duodenumerhaltende Pankreaskopfresektion, die von Prof. Beger 1972 inauguriert wurde, mit den Therapieergebnissen bei 298 Patienten dargestellt. Die postoperative Morbidität betrug 28,5% mit einer Klinikletalität von 1%. Im Follow-up (im Median 6 Jahre) waren 88% der Patienten dauerhaft völlig schmerzfrei oder hatten nur milde Schmerzschübe, 63% der Patienten konnten ihre Arbeit wieder aufnehmen. Vorteile dieser Operationsmethode gegenüber der Whippelschen Operation sind: Entfernung des Krankheitsherdes/Schrittmachers der Erkrankung ohne Verlust gesunder Organe, Erhaltung der Duodenalpassage mit niedriger Neuinzidenz eines Diabetes mellitus (2%), sichere Operationsmethode mit niedriger Morbidität und Lealität und im Langzeitverlauf hohe Schmerzfreiheitsrate mit beruflicher Rehabilitation. Die duodenumerhaltende Pankreaskopfresektion stellt bei Patienten mit chronischer Pankreatitis und einem entzündlichen Pankreaskopftumor eine wichtige chirurgische Alternative dar.

Schlüsselwörter: Chronische Pankreatitis – Chirurgische Therapie – Duodenumerhaltende Pankreaskopf-Resektion

Sonographisch gestützte Drainage einer infizierten Pseudozyste nach nekrotisierender Pankreatitis

W. Albert, M. Freitag und K. Ludwig

Klinik für Allgemein- und Abdominalchirurgie, Krankenhaus Dresden-Friedrichstadt, Friedrichstraße 41, D-01067 Dresden

Ultrasound Guided Drainage of Infected Pseudocysts after Necrotisizing Pancreatitis

Summary. Acute pancreatitis leads to several serious complications. Pancreatic necrosis, peripancreatic liquid collections and pseudocysts play an important role. Intervention is necessary if infection signs occur, e.g. given after bleeding into a cyst. In this situation minimally invasive procedures are possible such as that demonstrated in this video. Drainage, performed under local anesthesia, can stabilize the patient's condition and avoid an operation. Indication, diagnosis, application of the tube in the Seldinger technique under ultrasound, and X-ray control are all demonstrated. This procedure has been carried out on 50 patients during 66 treatments, with an operation frequency of 24%.

Key words: Pancreatitis – Drainage – Ultrasound

Zusammenfassung. Bei Auftreten von Komplikationen bei Patienten mit akuter Pankreatitis spielen neben Nekrosen des Organes selbst peripankreatische Exsudationen und im weiteren Verlauf Pseudozysten eine entscheidende Rolle. Insbesondere bei Infektion dieser Prozesse, beispielsweise nach Einblutung, macht sich eine Entlastung erforderlich. Diese kann minimal-invasiv erfolgen wie im Video am Beispiel der Drainageeinlage demonstriert. Da in Lokalanästhesie möglich, verhilft sie dem Patienten zu einer Stabilisierung des Zustandes und bietet die Chance des Umgehens der Operation. Dargestellt werden Indikation, Diagnostik, Drainageapplikation in Seldinger Technik unter Ultraschall- und Röntgensicht sowie Fortsetzung der Drainagebehandlung. Durchführung an 50 Patienten in 66 Sitzungen, Operationsfrequenz 24%.

Schlüsselwörter: Pankreatitis – Drainage – Sonographie

Kolon, Rektum

Technik der totalen Entfernung des Mesorektums zur radikalen Therapie des Rektumkarzinoms

R. Heald, Th. Junginger, A. Heintz und M. Konerding

Klinik und Poliklinik für Allgemeinchirurgie, Langenbeckstraße 1, D-55101 Mainz

Total Mesorectal Excision for Treatment of Rectal Cancer

Summary. The video presents the technique of total mesorectum excision based on the anatomical situation in the pelvis. Stepwise the mobilization of the sigma, ligation of the inferior mesenteric artery and vein, preserving of the autonomic nerve plexuses, dissection of the mesorectum and preservation of the inferior hypogastric nerves are demonstrated. The anatomic relationship of the nervi erigentes are shown. The technique of low anterior resection with a short stapled pouch is represented.

Key words: Total mesorectum excision – Rectal carcinoma

Zusammenfassung. Der Film stellt, ausgehend von der anatomischen Situation im kleinen Becken, die einzelnen Schritte der Mesorektumentfernung beim Rektumkarzinom dar. Demonstriert werden die Lösung des Sigmas vom Retroperitoneum, die Unterbindung der A. und V. mesenterica inferior unter Schonung des Plexus hypogastricus sowie die zirkuläre Freipräparation des Mesorektums unter Schonung der hypogastrischen Nerven bis zum Beckenboden dargestellt. Am anatomischen Präparat wird der Verlauf des Plexus hypogastricus und der N. erigentes gezeigt. Als kontinenzerhaltendes Verfahren erfolgt die Wiederherstellung der Darmpassage mit einem kurzen Dickdarm-Pouch.

Schlüsselwörter: Rektumkarzinom – Mesorektumentfernung

ABS – Artificial Bowel Sphincter. Eine neue Methode zur Kontinenzwiederherstellung

R. Ruppert, F. Glass und D. Staimmer

Städtisches Krankenhaus München-Neuperlach, Oskar-Maria-Graf-Ring 51, D-81737 München

ABS Artificial Bowel Sphincter. A New Method of Treating Fecal Incontinence

Summary. The video shows a new technique for treating incontinence with an artificial device. Anal incontinence due to a neuromuscular disorder or so-called idiopathic incontinence cannot be treated successfully by local repair. The sphincter used currently is a modification of the artificial urinary sphincter from 1972. The first implantation of such a device for fecal incontinence was done by Christiansen from Copenhagen in 1986. There are some other reports of successful implantations from Lehur, France, and Rothenberger, Minneapolis, USA. The video shows the surgical technique of implantation, with a transverse incision, placement of the device around the anal canal, placement of the pump in the labium majus and placement of the pressure-regulating balloon extraperitoneally to the left of the bladder.

Key words: ABS – Incontinence – Sphincter

Zusammenfassung. Das Video zeigt eine Alternative zur Wiederherstellung der Stuhlinkontinenz für Patienten mit idiopathischer Inkontinenz und Patienten, bei denen alle konventionellen chirurgischen Rekonstruktionsverfahren fehlgeschlagen sind. Das ABS, 1972 erstmalig bei der Harninkontinenz eingesetzt, wurde, nachdem es sich in der Urologie bewährt hat, 1986 erstmalig von Christiansen aus Copenhagen zur Therapie der Stuhlinkontinenz verwendet. Weitere Erfahrungsberichte liegen aus Frankreich von Lehur und aus Minneapolis von Rothenberger vor. Das Video zeigt die Operationstechnik mit perinealem Zugang und Implantation des Devices mit Plazierung der mechanischen Pumpe in der Labia majores und Plazierung des druckregulierenden Ballons im Cavum Rezii.

Schlüsselwörter: ABS – Inkontinenz – Sphinkter

Technik der Proktokolektomie (IPAA) mit double-stapling-Technik und Erhaltung der anal transitional zone

R. Ruppert, F. Glass und D. Staimmer

Städtisches Krankenhaus München-Neuperlach, Oskar-Maria-Graf-Ring 51, D-81737 München

Restorative Proctocolectomy and Stapled Ileal Pouch Anal Anastomosis (IPAA) with Preservation of the Anal Transitional Zone

Summary. The video tape shows the technique of restorative proctocolectomy with stapled ileal pouch anal anastomosis (IPAA) in the treatment of ulerative colitis (UC) and familial adenomatous polyposis (FAP) without mucosectomy. Preservation of the anal transitional zone, which means preserving 2 cm of mucosa proximal to the dendate line, leads to a lower rate of leakage and nocturnal soiling. The video shows the complete construction of a 20 cm J-pouch and a double-stapling anastomosis.

Key words: Proctocolectomy – Double-stapling – IPAA – Mucosectomy

Zusammenfassung. Das Video zeigt die operative Technik der Proktokolektomie mit Bildung eines J-Pouches und Doppelstapler-Anastomose ohne Mukosektomie. Durch die Erhaltung der Übergangszone im Analkanal, d. h. Erhaltung von 2 cm Mukosa oberhalb der Linea dendata kommt es zu einer deutlich verbesserten Sensitivität und Kontinenz der betroffenen Patienten. Der Film zeigt die Bildung eines 20 cm langen Ileumpouches mit Doppelstapler-Anastomose.

Schlüsselwörter: Proktokolektomie – Pouch – Doppelstapler – Mukosektomie

Endoskopische Therapie großer kolorektaler Polypen

J. M. Doniec, M. Löhnert, T. Birkner und H. Grimm

Klinik für Allgemeine Chirurgie, Arnold-Heller-Straße 7, D-24105 Kiel

Endoscopic Therapy of Large Colorectal Polyps

Summary. The aim of this study was to find out the possibilities and risks of endoscopic snare removal of colorectal polyps larger than 3 cm. Eighty-five patients with 65 sessile and 20 pedunculated polyps were included. Sessile polyps were removed with piecemeal techniques. Histologically, 74 adenoma were found, 38 of them with a carcinoma in situ. Eleven further adenoma had an invasive component. Most polyps (78) were removed in one procedure; for larger ones 2-8 treatments were needed. Five patients were operated on after polypectomy because of an invasive component – no carcinoma was found in resected specimens. Four patients showed bleeding after the polypectomy, which was treated by endoscopy. One patient with T1 carcinoma of the cecum had to be operated on because of perforation. The follow-up (4–60 months) showed two adenoma recurrences, which were removed by snare, and one recurrence of a carcinoma (treated with operative resection). The endoscopic polypectomy is a safe and efficient method and represents an alternative method of treating large colorectal polyps.

Key words: Endoscopic polypectomy – Sessile adenoma – Piece meal technique

Zusammenfassung. Das Ziel dieser Studie war es, die Möglichkeiten und Risiken der endoskopischen Abtragung großer (>3 cm) kolorektaler Polypen zu untersuchen. Es wurden 85 (65 breitbasige und 20 gestielte) Polypen abgetragen. Die breitbasigen Polypen wurden in piece-meal-Technik entfernt. Histologisch fanden sich 74 Adenome (davon 38 Ca in situ), 11 Adenome mit invasiver Komponente. Die komplette Polypektomie erfolgte bei den meisten Patienten (78) einzeitig. 5 Patienten wurden anschließend wegen eines invasiven Carcinoms reseziert – histologisch wurden im Op-Präparat keine Tumorreste gefunden. Eine Blutung trat bei 4 Patienten nach der Polypektomie auf, eine Perforation einmal (bei T1-Zökumkarzinom). Im Follow-Up (Beobachtungszeit 4–60 Monate, mittlere 29 Monate) wurden 2 Rezidive eines Adenoms (endoskopisch abgetragen) und 1 Rezidiv eines Karzinoms (operative Resektion) festgestellt. Die endoskopische Polypektomie ist eine sichere und suffiziente Methode/Alternative in Behandlung der großen kolorektalen Polypen.

Schlüsselwörter: Endoskopische Polypektomie, Breitbasiger Adenom – Piece-meal-Technik

Allgemein-, Endokrine Chirurgie

Standardisierte Untersuchungstechnik zum laparoskopisch-sonographischen Staging von Tumoren der Peritonealhöhle

M. Birth, K. Delinikolas und H. F. Weiser

I. Chirurgische Klinik für Allgemein-, Viszeral- und Thoraxchirurgie, Diakoniekrankenhaus Rotenburg/W., D-27342 Rotenburg/Wümme

Standardized Intraoperative Ultrasound Examination Technique During Diagnostic Laparoscopy for Tumor Staging

Summary. The intraoperative ultrasonography can compensate the restrictions of diagnostic laparoscopy for preoperative tumor staging, like loss of tactile sensation and two-dimensional presentation of the operative field, with the goal of assessing the stage of the primary tumor as well as detecting metastasis of the lymph nodes or other abdominal organs with high sensitivity. It also offers the possibility to recognize tumor infiltration of blood vessels, to differentiate cystic and solid tumors and to perform biopsies under ultrasound guidance. In this video, technical and methodical basements of laparoscopic ultrasound, including Color Doppler application, are demonstrated. A standardized examination technique especially considering the liver, the stomach and the pancreas, including the local lymph nodes, is introduced and the normal ultrasound findings are presented.

Key words: Tumor staging – Laparoscopic ultrasound – Ultrasonography – Diagnostic laparoscopy

Zusammenfassung. Durch die intraoperative Sonographie können Defizite der diagnostischen Laparoskopie, wie Verlust der taktilen Sensibilität und zweidimensionale Bildschirmdarstellung, mit dem Ziel kompensiert werden, die lokale Tumorausdehnung sowie das Ausmaß von Lymphknoten- und abdomineller Fernmetastasierung mit hoher Sensitivität zu erfassen. Weiterhin bietet die Sonographie die Möglichkeit, eine Tumorinfiltration von Gefäßwänden zu erkennen, zystische von soliden Tumoren zu differenzieren sowie bildgestützte Biopsien durchzuführen. Dargestellt werden technische und methodische Grundlagen einschließlich Farbdoppler-Einsatz, der standardisierte Untersuchungsgang der laparoskopischen Sonographie unter besonderer Berücksichtigung von Leber, Magen und Pankreas einschließlich entsprechender Lymphabstromgebiete sowie der sonographische Normalbefund im Rahmen des Tumorstagings.

Schlüsselwörter: Tumorstaging – Laparoskopischer Ultraschall – Diagnostische Laparoskopie

Ultra Cision Harmonic Scalpel: Möglichkeiten und Vorteile für die laparoskopische Chirurgie

V. Lange

Chirurgische Abteilung, Schloßpark-Klinik, Heubnerweg 2, D-14059 Berlin

Harmonic Scalpel: Possibilities and Advantages in Laparoscopic Surgery

Summary. The transformation of high-frequency current into ultrasound waves of 55 kHz means a new technology of preparation in surgery. The energy is conducted to the tip of a hook or scissor, which produces when activated, very localized heating of tissue (maximum 82 °C) compared to the generally used cautery. Theoretically this should reduce the risk of burns as known from monopolar electrocautery. The video demonstrates preparatory steps in different laparoscopic procedures and shows the advantages of this technique in laparoscopic surgery.

Key words: Laparoscopic surgery – Harmonic scalpel – New technology

Zusammenfassung. Die Umwandlung von Hochfrequenzstrom in Ultraschallschwingungen mit sehr hoher Frequenz beim vorgestellten System von 55 kHz, die auf eine Klinge oder Schere fortgeleitet werden, stellt eine in der Chirurgie physikalisch neuartige Technik zur Präparation dar. Die hochfrequent schwingenden Instrumente produzieren eine extrem lokalisierte, im Vergleich zum Strom relativ niedrige Wärmewirkung von maximal 82 °C. Dies bedeutet theoretisch eine größere Sicherheit für den Patienten, weil Verbrennungsrisiken, wie sie für die üblicherweise angewandte monopolare Hochfrequenzchirurgie bestehen, entfallen. Das Video zeigt an exemplarischen Operationsschritten für verschiedene Eingriffe die Vorteile dieses Instrumentariums in der laparoskopischen Chirurgie.

Schlüsselwörter: Laparoskopische Chirurgie – Ultraschall-Skalpell – Neue Technologie

Die retroperitoneoskopische Adrenalektomie-Technik und Ergebnisse eines neuen Operationsverfahrens

M. K. Walz, K. Peitgen, R. Giebler und F. W. Eigler

Abteilung für Allgemeine Chirurgie, Universitätsklinikum, Hufelandstraße 55, D-45122 Essen

Retroperitoneoscopic Adrenalectomy: Technique and Results of a New Surgical Method

Summary. Posterior retroperitoneoscopic adrenalectomy is a new method which combines the advantages of the open conventional approach with minimally invasive methods. With the patient in prone position three trocars are inserted into the retroperitoneum below the 12th rib. This allows precise exploration and mobilisation of the adrenal gland. The main adrenal vein has to be prepared medially (right side) or caudally (left side) and separated between clips. Finally, the adrenal gland is removed using a waterproof bag. Our experience (7/94–9/97) of 84 posterior retroperitoneoscopic adrenalectomies for benign neoplasias or tumors (diameter ≤6 cm) demonstrates that this approach is safe and fast (mean operation time 110 min) and causes hardly any postoperative pain and morbidity.

Key words: Adrenalectomy – Retroperitoneoscopic approach – Minimally invasive surgery

Zusammenfassung. Die retroperitoneoskopische Adrenalektomie ist eine neuartige Methode, die die Vorteile des offenen dorsalen Zugangs mit minimal-invasiven Methoden verbindet. In Bauchlage des Patienten werden unter Fingerführung drei Trokare in das Retroperitoneum kaudal der 12. Rippe eingebracht. Die Nebenniere wird dargestellt und mobilisiert. Die adrenale Hauptvene muß medial (rechts) bzw. kaudal (links) exakt präpariert und zwischen Klipps durchtrennt werden. Abschließend wird das Organ in einem flüssigkeitsdichten Beutel geborgen. Unsere bisherigen Erfahrungen (7/94–9/97) nach 84 dorsalen retroperitoneoskopischen Adrenalektomien bei Hyperplasien und benignen Tumoren (Größe bis 6 cm) belegen, daß diese sichere Methode bei kurzer Operationszeit (Mittel: 110 min) zu einer geringen postoperativen Schmerzbelastung führt.

Schlüsselwörter: Adrenalektomie – Retroperitoneoskopie – Minimal-invasive Chirurgie

Unfallchirurgie

Die Gleitnagelosteosynthese (GN) als universelles Implantat bei per- und subtrochanteren Femurfrakturen

W. Friedl

Chirurgische Klinik II, Klinikum Aschaffenburg, Am Hasenkopf 1, D-63739 Aschaffenburg

The Gliding Nail Osteosynthesis: A Universal Implant for Stabilisation of Per- and Subtrochanteric Femur Fractures

Summary. The gliding nail shows the advantages of locked nail systems, of the gliding screw characteristics, but also of the dynamic impaction not only in femur neck, but also in femur shaft direction as well as advantages of the double-T profile of the neck blade. The double-T profile shows the highest moment of resistance for a given surface. Therefore it gives not only a high loading capacity but also secures the gliding characteristics of the blade. The double-T profile gives also a rotation stability in relation to the nail but also to the head/neck bone fragment without a set screw and the perforation through the cancellous osteoporotic bone is minimal compared with other profiles. The operation technique with introduction of the nail and blade with a targeting device and guide wire, the biomechanical examinations, the clinical indication and results are presented.

Key words: Pertrochanteric fractures – Subtrochanteric fractures – Gliding nail

Zusammenfassung. Der Gleitnagel vereinigt die Vorteile des Verriegelungsnagelsystems, die Vorteile des Laschengleitprinzips, die Vorteile der Dynamisierung nicht nur in Schenkelrichtung, sondern auch in Femurschaftrichtung mit den Vorteilen des Doppel-T-Profils des Schenkelhalskraftträgers. Das Doppel-T-Profil weist das höchste Widerstandsmoment bei gegebener Querschnittsfläche auf. Dies führt zu einer Sicherung des Laschengleitprinzips neben einer Erhöhung der Belastbarkeit. Gleichzeitig besteht eine sichere Rotationsstabilität nicht nur gegenüber dem Nagel, sondern auch dem Kopf-/Halsfragment und eine verminderte Durchschneidegefahr bei osteoporotischer Knochenstruktur. Die Implantationstechnik mit Einbringung sowohl des Nagels wie der Klinge mit Hilfe eines Zielbügels und Führungsdrahtes, die experimentellen Untersuchungen sowie die klinischen Indikationen und Behandlungsergebnisse werden dargestellt.

Schlüsselwörter: Pertrochantere Frakturen – Subtrochantere Frakturen – Gleitnagel

Was ist ein SLAC-Wrist?

M. Peter und W.-G. Steinmetz

Plastische Chirurgie und Handchirurgie, Chirurgische Universitätsklinik Würzburg,
Josef-Schneider-Straße 2, D-97080 Würzburg

What is a SLAC Wrist?

Summary. This video shows causes, forms and clinical examples of carpal collapse. This condition is called „SLAC wrist" in the Anglo-American literature. Changes in the biomechanics of the carpus caused by scapholunate dissociation or scaphoid pseudoarthrosis cause pathologic pressure distribution, which then leads to massive degenerative arthrosis. Following a non-diagnosed lesion there may be an interval of several years without symptoms. Only much later, when the patients develop painful loss of motion, do they consult a hand surgeon. The underlying causes of carpal collapse are outlined. Various forms can be differentiated by localization of arthrosis. Several clinical examples including X-ray, computer tomography and arthroscopy are presented in this video.

Key words: Wrist – Carpal collapse – Educational video

Zusammenfassung. Der Videofilm zeigt Entstehung, Formen und klinische Beispiele des karpalen Zusammenbruchs, der in der angloamerikanischen Literatur als SLAC-Wrist bezeichnet wird. Die Veränderung des karpalen Gefüges durch eine skapholunäre Dissoziation oder eine Skaphoidpseudarthrose führt zu mechanischen Fehlbelastungen, die sich in ausgeprägten degenerativen Abnützungserscheinungen niederschlagen. Über Jahre können diese nach nicht diagnostizierten Verletzungen symptomlos bleiben, bis sie schließlich den Patienten aufgrund der schmerzhaften Bewegungseinschränkung in die Klinik führen. Wie ein karpaler Kollaps entsteht, wird erklärt. Welche unterschiedlichen Formen sich aufgrund der Lokalisation der Arthrosen unterscheiden lassen, wird anschließend dargestellt. Klinische Beispiele mit radiologischem, computertomographischem und arthroskopischem Bild runden den Videofilm ab.

Schlüsselwörter: Handgelenk – Karpaler Kollaps – Lehrvideo

Komplikationen nach endoskopischer Karpaltunnelspaltung

M. Peter, W.-G. Steinmetz und H.-P. Keller

Plastische Chirurgie und Handchirurgie, Chirurgische Universitätsklinik Würzburg,
Josef-Schneider-Straße 2, D-97080 Würzburg

Complications Seen in Endoscopic Carpal Tunnel Release

Summary. This video shows clinical cases of complications encountered in endoscopic carpal tunnel release. A review of the literature reporting specific complications is presented. The complication with probably the most severe consequences is iatrogenic total severance of the median nerve. However, also a partial separation or splitting of the nerve followed by scarring can cause significant problems and distress for the patient. The described complications show that overenthusiastic use of endoscopic carpal tunnel release without experience and unaware of the possible pitfalls can lead to dramatic consequences.

This endoscopic procedure should only be used by a surgeon with experience in microsurgical techniques who is able to handle every possible complication himself.

Key words: Endoscopic carpal tunnel release – Complications – Video

Zusammenfassung. Der Videofilm zeigt anhand von Fallbeispielen Komplikationsmöglichkeiten bei der endoskopischen Karpaltunnelspaltung auf und setzt sich zudem mit den in der Literatur bisher genannten Komplikationen auseinander. Als folgenreichste Komplikation ist die iatrogene Durchtrennung des N. medianus zu nennen. Aber auch eine Teildurchtrennung oder Auffaserung des Nerven mit narbigen Verwachsungen ist für den Patienten äußerst belastend. Die dargestellten Komplikationen zeigen, daß eine kritiklose und allzu enthusiastische Anwendung der endoskopischen Karpaltunnelspaltung ohne entsprechende Erfahrung für den Patienten äußerst dramatische Folgen nach sich zieht. Das Verfahren sollte nur der Operateur anwenden, der auch jede mögliche Komplikation mikrochirurgisch sofort beherrschen kann.

Schlüsselwörter: Karpaltunnel – Endoskopische Spaltung – Komplikationen – Video

Gefäßchirurgie

Laparoskopische Thrombendarteriektomie der Aorta im infrarenalen Abschnitt

L. Barbera, A. Mumme, M. Kemen und V. Zumtobel

Chirurgische Klinik, Ruhr-Universität am St.-Josef-Hospital, Gudrunstraße 56, D-44791 Bochum

The Laparoscopic Thrombendarterectomy of the Infrarenal Aorta

Summary. *Objective:* Aortic surgery is associated with significant complications depending on the invasiveness of the access route. Less invasive techniques are needed to decrease this morbidity. *Subject and method:* A 52-year-old male patient presented with a significant stenosis of the intrarenal aorta and severe claudication. A laparoscopic thrombendarterectomy (TEA) of the infrarenal aorta was planned. A transabdominal approach using a pneumoperitoneum was used to expose and cross-clamp the aorta and the iliac arteries. TEA and suturing of the Dacron patch were also performed totally laparoscopically. *Results:* The patient experienced a very comfortable postoperative course and was discharged after 6 days. The ischemic symptoms disappeared. *Conclusion:* Laparoscopic TEA of the infrarenal aorta is feasible and effective. This approach may reduce the morbidity of the aortic surgery.

Key words: Occlusive disease – Aortic surgery – Laparoscopy

Zusammenfassung. Ausschlaggebend für die Morbidität aorto-iliakaler Gefäßrekonstruktionen ist der Zugangsweg. Daher sind Maßnahmen sinnvoll, die den Zugangsweg zu den Arterien weniger invasiv gestalten. Bei einem 52jährigen Patient wurde wegen einer symptomatischen subtotalen Stenose der bifurkationsnahen Aorta die Indikation zu einer Thrombendarteriektomie (TEA) gestellt. Auf laparoskopischem Wege wurden die infrarenale Aorta und die proximalen Abschnitte der Aa. iliacae com. freigelegt und abgeklemmt. Die Ausschälplastik und die Aufnaht eines Dacronpatches erfolgten ebenso vollständig laparoskopisch. Bei regelrechtem Verlauf konnte der Patient am sechsten postoperativen Tag entlassen werden. Eine Claudicatio lag nicht mehr vor. Die laparoskopische TEA der infrarenalen Aorta ist ein interessantes Verfahren, mit dem die Morbidität des Zugangsweges möglicherweise verringert werden kann.

Schlüsselwörter: AVK – Ausschälplastik – Aortenchirurgie – Laparoskopie

Die endoskopische Gewinnung der Vena Saphena Magna

G. Gillrath, Ch. Schmitz, H. Vetter und B. Reichart

Herzchirurgische Klinik der LMU am Augustinum, Wolkerweg 16, D-81375 München

Endoscopic Saphenous Vein Harvesting

Summary. The use of the saphenous vein as a graft for an aortocoronary bypass is an essential procedure of coronary surgery. With the traditional harvesting method, the length of the incision depends on the bypass numbers and, often, extends over the entire length of the leg. As a consequence of this, comparatively large wounds occur, which foster the development of wound complications. With endoscopic saphenous vein harvesting (ESVH) the extraction of the saphenous vein is effected by minimal skin incisions. By means of endoscopic instruments a working canal is created above the vein and the vein is dissected from its bed under direct vision. Due to a decreased number of wound complications, notably patients with obesity, diabetes mellitus and peripheral vascular disease profit from the endoscopic technique.

Key words: Endoscopic saphenous vein harvesting

Zusammenfassung. Die Verwendung der Vena Saphena Magna zur Anlage aortokoronarer Bypasses ist ein Standardverfahren der Koronarchirurgie. Bei der konventionellen Entnahmetechnik richtet sich die Länge des Schnitts nach der benötigten Bypasszahl und erstreckt sich häufig über die gesamte Länge des Beins, so daß relativ große Wunden resultieren, die das Auftreten von Wundheilungsstörungen begünstigen. Bei der endoskopischen Entnahmetechnik erfolgt die Präparation der Vene durch minimale Hautinzisionen. Mit Hilfe endoskopischer Instrumente wird ein Arbeitskanal über der Vene geschaffen und die Vene unter visueller Kontrolle aus ihrem Bett gelöst. Aufgrund der geringen Zahl von Wundheilungsstörungen ist die endoskopische Technik insbesondere bei Patienten mit Adipositas, Diabetes mellitus und peripherer Verschlußkrankheit vorteilhaft.

Schlüsselwörter: Endoskopische Venenentnahme

Plastische Chirurgie

Die endoskopische Entnahme des Nervus suralis

B. Rieck[1], U. Tanzella[2], A. Krause-Bergmann[2] und A. Berger[2]

[1] Klinik für Plastische Chirurgie und Handchirurgie, Städtisches Krankenhaus Hildesheim, Weinberg 1, D-31134 Hildesheim
[2] Klinik für Plastische, Hand- und Wiederherstellungschirurgie der Med. Hochschule, Podbielskistraße 380, D-30659 Hannover

Endoscopic Harvesting of the Sural Nerve

Summary. We present an experimental study to harvest the sural nerve in humans by endoscopic means. This procedure is supposed to be less traumatic to the nerve than harvesting with the ring stripper and less traumatic to the leg than conventional harvesting with serial skin incisions. We use a 10 mm straight endoscope of 26 cm length as is used for endoscopic perforans vein division, and common 5 mm endoscopic scissors and forceps. The space produced by the endoscope itself is wide enough to allow for good separation of the nerve and the lesser saphenous vein. Branches of the nerve can be easily visualized and divided without trauma to the nerve trunk; branches of the vein can be clipped. Some 25 cm of nerve can be harvested from one incision behind the lateral ankle, and transillumination helps to find another incision for further dissection. The nerve is of good quality without constriction, and we are performing microscopic studies to check its internal integrity before we clinically apply the procedure.

Key words: Sural nerve – Graft – Harvesting – Endoscopy

Zusammenfassung. Wir stellen ein zunächst noch experimentelles Verfahren vor, den Nervus suralis endoskopisch zu entnehmen. Es wird angestrebt, den Nerven schonender zu entnehmen als mit stumpfen Hilfsmitteln wie dem Stripper, und den Unterschenkel besser zu schonen als mit den herkömmlichen Querinzisionen. Wir benutzen das Instrumentarium der Endoskopischen Perforansdiszision: ein 10-mm-Endoskop mit 26 cm Länge sowie 5-mm-Scheren und Haltezangen. Der Raum, den das Endoskop selbst schafft, genügt, um den Nerven von der V. saphena parva abzupräparieren. Äste des Nerven können gut dargestellt und scharf durchtrennt werden, Venenäste werden geclipt. 25 cm des Nerven können von einer Inzision hinter dem Außenknöchel entnommen werden. Für längere Transplantate hilft die Transillumination, den zweiten Zugang am Unterschenkel zu finden. Der Nerv ist makroskopisch von guter Qualität und ohne Einschnürungen. Derzeit prüfen wir in einer mikroskopischen Studie die innere Beschaffenheit des Nerven, bevor wir das Verfahren klinisch anwenden.

Schlüsselwörter: Nervus suralis – Transplantat – Entnahme – Endoskopisch

Prinzipien, Anatomie und Technik des distal gestielten Arteria-suralis-Insellappens

O. Kauder, W. G. Steinmetz und M. Peter

Plastische Chirurgie und Handchirurgie, Chirurgische Universitätsklinik Würzburg, Josef-Schneider-Straße 2, D-97070 Würzburg

The Distally Based Sural Artery Flap: Anatomy, Principles and Technique

Summary. The distally based sural artery island flap, described first by Masquelet et al. as distally based neuro-cutaneous flap, is a fascio-cutaneous axial pattern flap type I (Mathes and Nahai), nourished by the vascular axis of the sural neuro-vascular bundle. By anatomically constant anastomosis to the fibular artery, about 5–6 cm proximal to the lateral malleolus, retrograde perfusion of the flap is established through the sural artery. The flap is drained by a venous reticulum around the sural nerve, which itself is sacrificed by harvesting the flap. The distal two thirds of the calf can be used safely as donor area. Defects as distal as the tarsus can be closed by this flap. In this video, we demonstrate the anatomical basics, principles of planning and operative technique using the example of a 34-year-old man with a chronic, post-traumatic ulcer at the tendon of Achilles. The defect size was 3×4 cm. The pedicle length was 8 cm.

Key words: Flap – Sural – Reconstruction – Leg

Zusammenfassung. Der distal gestielte A.-suralis-Insellappen, zuerst von Masquelet et al. beschrieben als distal gestielter Nerv-Hautlappen, ist ein axial gefäßgestielter, faszio-kutaner Lappen Typ I (nach Mathes und Nahai), der durch die vaskuläre Achse des N. suralis versorgt wird. Durch anatomisch konstante Anastomosen zur A. fibularis, 5 cm proximal des Malleolus lateralis, wird eine retrograde Lappenperfusion durch die A. suralis gewährleistet. Als drainierendes Gefäß dient ein venöses Geflecht um den N. suralis, welcher bei der Lappenhebung geopfert wird. Die distalen zwei Drittel des Unterschenkels können als Spendergebiet verwendet werden, so daß ein Defektverschluß bis zur Fußwurzel möglich ist. Der Videofilm zeigt die anatomischen Grundlagen, Prinzipien der Planung und der operativen Technik am Beispiel eines 34jährigen Patienten mit einem chronischen, posttraumatischen Ulkus über der Achillessehne. Die Defektgröße betrug 4×3 cm. Die Länge des Gefäßstiels betrug 8 cm.

Schlüsselwörter: Lappen – Suralis – Rekonstruktion – Bein

Indikation, Durchführung und Technik der Mammareduktionsplastik in vertikaler Narbentechnik

W.-G. Steinmetz, M. Peter und P. Eckert

Plastische Chirurgie und Handchirurgie, Chirurgische Universitätsklinik, Josef-Schneider-Straße 2, D-97070 Würzburg

Indications and Technique for Vertical Scar Reduction Mammaplasty

Summary. The video, which was produced in house, is mainly aimed at plastic surgery residents and students. The underlying principles and indications for reduction mammaplasty are explained. The operation itself is presented in form of an easily reproducible modification of the typical vertical scar technique. Furthermore, necessities of pre- and postoperative patient management are featured.

Key words: Reduction mammaplasty – Vertical scar technique – Video

Zusammenfassung. Das in Eigenproduktion erstellte Video richtet sich vor allem an Assistenten in der Weiterbildung zum Plastischen Chirurgen und an Studenten. Die Grundlagen zur Indikationsstellung der Mammareduktionsplastik sowie die Durchführung der Operation in einer leicht nachvollziehbaren Modifikation werden filmisch aufgearbeitet. Darüber hinaus wird auf Notwendigkeiten bei der Patientenführung prä- und postoperativ eingegangen.

Schlüsselwörter: Mammareduktionsplastik – Vertikale Narbentechnik – Video

Einsatz resorbierbarer Materialien in der Oberbauchchirurgie

W. Mokros und J. Roßmüller

Städtisches Klinikum Magdeburg, Klinik für Chirurgie, Krankenhaus Altstadt, Max-Otten-Straße 11–15, D-39104 Magdeburg

Application of Absorbable Materials in the Upper Gastrointestinal Tract

Summary. Demonstration of the technique after gastrectomy. The pouch formation was made with Poly-GIA 75 and the duodenal occlusion via linear stapler with polysorb magazine 060. Fundamental formation of the end-to-side anastomosis by means of a Valtrac ring. Demonstration of the intrathoracic formation of anastomosis after esophago-cardia resection such as esophagoantrostomy or esophagojejunostomy by means of a Valtrac ring. Demonstration of the linear stapler by means of polysorb magazine 110 after pancreas resection. The prospective evaluation of the number of patients resulted in a clearly recognizable lower rate of intra- and postoperative complications when using absorbable materials than with staplers with metal magazines.

Key words: Gastrectomy – Reconstruction – Polysorb stapler – Valtrac ring

Zusammenfassung. Demonstration der Technik nach Gastrektomie. Die Pouchbildung erfolgte mit Poly-GIA 75 und der Duodenalverschluß mittels Linearstapler mit Polysorbmagazin 060. Grundsätzliche Bildung der Fußpunktanastomose mit Valtrac-Ring. Demonstration der Anastomosenbildung nach Ösophaguskardiaresektion intrathorakal als Ösophagoantrostomie oder Ösophagojejunostomie mittels Valtracring. Demonstration der Verwendung des Linearstaplers mit Polysorbmagazin 110 nach Pankreasresektion. Die prospektive Auswertung des eigenen Krankengutes ergab bei der Verwendung von resorbierbaren Materialien eine deutlich niedrigere Rate von intra- und postoperativen Komplikationen im Vergleich zur Anwendung von Staplern mit Metallmagazinen.

Schlüsselwörter: Gastrektomie – Rekonstruktion – Polysorbstapler – Valtracring

Poster

Allgemeines

Das Syndrom des Fünften Tages

Th. Doede, K. Hoffmann, K. Graffmann-Weschke und J. Waldschmidt

Abteilung für Kinderchirurgie, Universitätsklinikum Benjamin Franklin, Hindenburgdamm 30, D-12200 Berlin

The Syndrome of the Fifth Day

Summary. Antibiotically manageable infections in the right lower abdomen are frequently reported in connection with laparoscopic appendectomy („Syndrome of the fifth day"). This clinical course was observed in 35 (7.9%) of 461 children. Chronic appendicitis was observed in 33 (9.17%) of 360 children and acute forms in 2 (1.98%) of 101 children. None required reoperation, 30 only antibiotic therapy, and 5 children were provided with a drainage. The „syndrome of the fifth day" after laparoscopic appendectomy is not a rare complication. Possible etiologies include the untreated appendix stump and thermic damage. Treatment is conservative; a drain can be placed if necessary.

Key words: Laparoscopy – Appendicitis – Infection

Zusammenfassung. Bei der laparoskopischen Appendektomie wird gehäuft über antibiotisch beherrschbare Infektionen im rechten Unterbauch berichtet („Syndrom des Fünften Tages"). Von 461 Kindern kam es 35mal zu solchen Verlaufsformen (7,59%). Bei 33 Kindern lag eine chronische Appendizitis vor (gesamt 360, 9,17%), bei 2 Kindern akute Formen (gesamt 101, 1,98%). Kein Patient bedurfte einer erneuten Operation, 30 nur der antibiotischen Therapie, 5 Kinder wurden mit einer Drainage versorgt. Das „Syndrom des Fünften Tages" nach laparoskopischer Appendektomie ist keine seltene Komplikation. Ätiologisch kommen der unversorgte Appendixstumpf sowie thermische Schädigungen in Betracht. Die Therapie ist konservativ, gegebenenfalls eine Drainage.

Schlüsselwörter: Laparoskopie – Appendizitis – Infektion

Gastrointestinale Tumoren bei Morbus Recklinghausen

S. Frick

Chirurgische Klinik, Caritasklinik, Rheinstraße 2, D-66113 Saarbrücken

Gastrointestinal Tumors Associated with Recklinghausen's Disease

Summary. Some 10–25% of patients with neurofibromatosis 1 have a risk to develop intraabdominal tumors (solitary or multiple) without any symptoms. These tumors are located in the mesenterium, inside and outside small and large bowel, in vessels, in endocrine organs and in the urinary system. In NF 1 the association with malignant tumors is 4 times higher than in the normal population. Routine sonographic examination and radical surgery (extirpation of intraabdominal neurofibromas) is necessary.

Key words: Type 1 neurofibromatosis, Risk of cancer, Obstruction by tumor

Zusammenfassung. 10–25% der Patienten mit NF 1 entwickeln solitäre oder multiple intraabdominelle Tumoren an Mesenterium, Darm, Gefäßen, Endokrinium und Harnwegen. Wiederum 25% dieser Tumoren entwickeln im Laufe der Zeit Malignität. Die Tumore sind generell symptomarm, selbst bei überdurchschnittlicher Größe. Daraus ergibt sich zum einen die Notwendigkeit einer routinemäßigen Kontrolle (Abdomensonographie) als auch zum anderen die erweiterte Indikation zur Durchführung einer radikalen Neurofibromexstirpation als krebsprophylaktische Maßnahme. Die NF 1 ist darüber hinaus 4mal häufiger mit anderen malignen Geschwülsten assoziiert.

Schlüsselwörter: Neurofibromatose 1 – Krebsrisiko – Tumorobstruktion

Pneumatosis cystoides intestinalis: Endoskopische Zystenpunktion zur Sicherung der Diagnose und eine neue Theorie zur Pathohistogenese

J. Höer, S. Truong, N. Virnich, L. Füzesi und V. Schumpelick

Chirurgische Universitätsklinik, RWTH Aachen, Pauwelsstraße 30, D-52074 Aachen

Pneumatosis Cystoides Intestinalis: Endoscopic Puncture of Endoluminal Cysts – A Safe Way to Diagnosis and a New Theory of Histopathogenesis

Summary. Pneumatosis cystoides intestinalis (PCI) is a rare disease of unknown origin with the formation of gas-filled cysts in the intestinal wall. The endoscopic appearance is misleading and diagnostic endoscopic „polypectomy" often leads to intestinal perforation. In five patients with primary PCI we have secured the diagnosis by endoscopically puncturing a cystic lesion. After puncturing, the lesion returns entirely to the level of the surrounding mucosa, thus securing the diagnosis and markedly reducing the risk of intestinal perforation. Histologically and immunohistochemically, the lesions are pseudocysts with histiocytes and foreign-body giant cells adherent to the wall as a sign of secondary organisation of endoluminal gas forced in the bowels wall through a breach of mucosal integrity. This underlines the mechanical theory of PCI development.

Key words: Pneumatosis cystoides intestinalis – Diagnosis

Zusammenfassung. Pneumatosis cystoides intestinalis (PCI) ist eine Erkrankung ungeklärter Pathogenese mit der Entwicklung gasgefüllter Zysten in der Darmwand. Das endoskopische Bild verleitet zum Versuch der Polypektomie mit der Folge häufiger Darmperforationen. Wir haben bei Verdacht auf PCI diese Läsionen endoskopisch punktiert und das Gas abgesaugt (5 Fälle). Die Veränderungen kehren dann vollständig in das Niveau der umgebenden Schleimhaut zurück. Dieses Vorgehen sichert die Diagnose und senkt das Perforationsrisiko. Histologisch und immunhistochemisch entsprechen die Läsionen Pseudozysten. Die Auskleidung der Wände mit Histiozyten und Fremdkörperriesenzellen spricht für eine sekundäre Organisation von durch Schleimhautläsionen eingedrungenem Darmgas und stützt die mechanische Theorie der Entstehung der PCI.

Schlüsselwörter: Pneumatosis cystoides intestinalis – Diagnose

Laparoskopische Splenektomie

M. W. Wichmann, G. Meyer, H.-G. Rau und F. W. Schildberg

Chirurgische Klinik und Poliklinik der LMU, Klinikum Großhadern, Marchioninistraße 15, D-81377 München

Laparoscopic Splenectomy

Summary. Laparoscopy offers a novel approach for surgical treatment in patients requiring splenectomy. In 26 patients this technique was used for various hematologic or oncologic disorders. Long-term hematologic success was achieved in 87% of all patients available for follow-up evaluation. Our results at 17 months after surgery clearly indicate that laparoscopic splenectomy is a safe and successful procedure in patients suffering from benign hematologic disorders but should be carefully evaluated in cancer patients. Laparoscopic splenectomy offers the well-known advantages of minimal invasive surgery as well as the surgical effectiveness of the open approach.

Key words: Laparoscopy – Splenectomy – Clinical study – Follow-up evaluation

Zusammenfassung. Mit dem laparoskopischen Zugang steht eine neue therapeutische Option für viele Patienten mit Indikation zur Splenektomie zur Verfügung. Bei 26 Patienten wurde dieses Verfahren wegen verschiedener hämatologischer und onkologischer Erkrankungen eingesetzt. Bei 87% der nachuntersuchten Patienten wurde ein langfristiger hämatologischer Erfolg erreicht. Unsere Ergebnisse 17 Monate postoperativ zeigen, daß die laparoskopische Splenektomie ein sicheres und erfolgreiches Verfahren bei gutartigen hämatologischen Störungen ist, bei bösartigen Erkrankungen jedoch mit Vorsicht einzusetzen ist. Die laparoskopische Splenektomie bietet die bekannten Vorteile der minimal-invasiven Chirurgie und ist chirurgisch gleich effektiv wie das offene Verfahren.

Schlüsselwörter: Laparoskopie – Splenektomie – Klinische Studie – Nachuntersuchung

Allgemeinchirurgische Eingriffe nach Herztransplantation (HTX) – Risiken und Grenzen

A. Tittel, J. Höer und V. Schumpelick

Chirurgische Universitätsklinik und Poliklinik, RWTH Aachen, Pauwelsstraße 30, D-52074 Aachen

General Surgical Operations After Heart Transplantation (HTX) – Risks and Limits

Summary. A presentation of 2 case reports and a review of the literature were performed to analyse indications and results of general surgery after HTX. Some 12% of all patients after HTX undergo general surgery. Lethality of emergency surgery is high (21%) in comparison to elective surgery (0–7%). Two-thirds of general surgery interventions after HTX are emergency operations. Main indications are colonic perforations, ulcer complications and cholecystitis. Cholelithiasis and hernias are most frequent indications for elective surgery. Diagnosis of (even asymptomatic) cholelithiasis indicates early elective cholecystectomy. Aggressive work-up of abdominal complaints after HTX and early operative therapy improve the prognosis of these patients.

Key words: General surgery – Heart transplantation – Indications – Results

Zusammenfassung. Anhand zweier Fallberichte und einer Auswertung der Literatur werden die Indikationen und Ergebnisse allgemein-chirurgischer Eingriffe nach HTX dargestellt. 12% aller HTX-Patienten müssen sich allgemein-chirurgischen Operationen unterziehen. Die Letalität allgemein-chirurgischer Notfalleingriffe nach HTX ist hoch (21%) im Vergleich zur Letalität elektiver Eingriffe (0–7%). 2/3 der allgemein-chirurgischen Operationen nach HTX sind Notfalleingriffe. Hauptindikationen sind Cholezystitiden, Kolonperforationen und Ulkuskomplikationen. Cholelithiasis und Hernien sind die häufigste Indikation zur elektiven Chirurgie. Der Nachweis einer (auch asymptomatischen) Cholelithiasis indiziert die frühzeitige elektive Cholezystektomie. Eine aggressive Diagnostik abdomineller Beschwerden nach HTX und eine frühzeitige operative Therapie verbessern die Prognose der Patienten signifikant.

Schlüsselwörter: Allgemeinchirurgie – Herztransplantation – Indikationen – Ergebnisse

Prophylaxe und Therapie rezidivierender Adhäsionen mit einer Silikon-Folie – vorläufige Mitteilung

H. R. Willmen und B. Mies

Chirurgische Klinik, Kreiskrankenhaus Grevenbroich, von-Werth-Straße 5, D-41515 Grevenbroich

Implantation of a Silicone Film to Prevent and Treat Recurrent Adhesions: Preliminary Information

Summary. Since 1995, 21 patients suffering from recurrent, symptomatic intestinal adhesions to the anterior abdominal wall have undergone treatment with a silicone film implanted in 12 conventional and 9 laparoscopic surgical procedures. The film was removed again 12 days after surgery. It causes no complications in any of these cases. All patients have remained symptom-free. 12 laparoscopic follow-up examinations showed that there had been no new formation of intestinal adhesions to the anterior abdominal wall. The application of the new treatment method is primarily recommended for severe cases of symptomatic adhesions.

Key words: Adhesions – Silicone film

Zusammenfassung. Seit 1995 wurden 21 Patienten wegen rezidivierender, symptomatischer intestinaler Verwachsungen zur vorderen Bauchwand mit einer Silikon-Folie 12× konventionell und 9× laparoskopisch behandelt. Die Entfernung der Folie erfolgte am 12. postoperativen Tag. Folienbedingte Komplikationen traten nicht auf. Alle Patienten sind bisher beschwerdefrei. Bei 12 laparoskopischen Kontrollen konnten keine Verwachsungen des Darms mit der vorderen Bauchwand mehr nachgewiesen werden. Die neue Behandlungsmethode wird zunächst für besonders verzweifelte Fälle symptomatischer Verwachsungen empfohlen.

Schlüsselwörter: Adhäsionen – Silikon-Folie

Einfaches und effizientes Erfassungssystem für internes Qualitätsmanagement chirurgischer Abteilungen

B. Röhrich, H. Liebner und R. Kunz

St.-Joseph-Krankenhaus, Bäumerplan 24, D-12101 Berlin

A Simple and Efficient Data System for Internal Quality Management in Surgical Departments

Summary. According to the need for quality management and the documentation of complications the surgery department I at the St. Joseph Hospital in Berlin developed an MS ACESS database which allows linkage with existing data from the administration system. The workup of each patient takes 3 min. Reports are integrated as dynasets and provide support for actual quality management. The databank fits into many computerized environments and is upgradable. We supply it as freeware. Contact: http://home.t-online.de/home/Dr.Roehrich; e-mail: Dr.Roehrich@t-online.de

Key words: Surgery – Quality management – Complications – Database

Zusammenfassung. Entsprechend der Forderung nach Qualitätsmanagement und zur kontinuierlichen Erfassung von Komplikationen wurde an der Chirurgischen Abteilung I des St.-Joseph-Krankenhauses in Berlin Tempelhof eine Datenbank unter MS ACESS entwickelt, die die Verknüpfung mit vorhandenen Daten aus der Patientenverwaltung erlaubt. Die Bearbeitungszeit beträgt 3 min/Patient. Integrierte Berichte unterstützen zeitnahes Qualitätsmanagement. Das Ergebnis ist in die verschiedensten datentechnischen Umgebungsbedingungen einpaßbar und modular erweiterbar. Die Datenbank wird als freeware zur Verfügung gestellt. Kontakt: http://home.t-online.de/home/Dr.Roehrich; e-mail: Dr.Roehrich@t-online.de

Schlüsselwörter: Chirurgie – Qualitätsmanagement – Komplikationen – Datenbank

Rekonstruktionsmöglichkeiten kombinierter Defekte durch Variation des freien Dünndarmtransfers

A. Frick, R. G. H. Baumeister und K. Mees

Chirurgische Universitätsklinik, Plastische, Hand-, Mikrochirurgie, Klinikum Großhadern, Marchioninistraße 15, D-81377 München

Reconstruction of Combined Defects by Variation of Free Bowel Transplantation

Summary. In extensive defects at the neck reconstruction of food passage, speech and soft tissue may become necessary. Variations of free small bowel transplantation enable a one-stage procedure. The nutrient vessels are anastomosed microsurgically to neck vessels. The jejunal segment can be divided into three parts. Restoration of pharynx and proximal oesophagus is the main scope. After laryngectomy a loop can be formed between tracheal and jejunal stump. An antimesenterially opened and mucosectomized segment with a split skin graft can cover a soft tissue defect. For the whole reconstruction only one arterial and one venous microanastomosis are necessary.

Key words: Microsurgery – Plastic tissue reconstruction

Zusammenfassung. Komplexe Defekte am Hals können eine Rekonstruktion von Nahrungspassage, Sprechfunktion und bedeckenden Weichteilen notwendig machen. Variationen der freien Dünndarmtransplantation ermöglichen alle Defekte in einer einzeitigen mikrochirurgischen Operation wiederherzustellen. Die ernährende Gefäßarkade des Jejunumtransplantates wird am Hals mikrochirurgisch anastomosiert. Es kann in bis zu drei Segmente geteilt werden. Der Ersatz von Pharynx- und Ösophagusanteilen ist Hauptanwendungsgebiet. Zum Sprachersatz kann eine Schlinge zwischen cranialem Trachea- und Hauptjejunumtransplantat gebildet werden. Ein verbleibender Hautweichteildefekt kann mittels eines antimensenterial eröffneten und mukosektomierten Jejunumsegmentes und einem Spalthauttransplantat gedeckt werden. Die gesamte Rekonstruktion bedarf nur einer arteriellen und einer venösen Mikroanastomose.

Schlüsselwörter: Mikrochirurgie – Plastischer Gewebeersatz

In memoriam Prof. Dr. Rudolf Pichlmayr

E. Göksoy[1], H. Kalafat[1], A. Altintaş[2], L. Kaptanoğlu[1] und C. Gökdoğan[1]

[1] Abteilung für Chirurgie und [2] Abteilung für Geschichte der Medizin, Medizinische Fakultät Cerrahpaşa der Universität Istanbul, TR-34303 Istanbul

Surgery in Turkey from the Beginnings to the Present Time

Summary. The development of surgery in Turkey can be described in four phases. Some knowledge of the „pre-Islamic phase" can be gleaned from Uighur artefacts, which reveal evidence of cautery procedures. The renowned Islamic physician Ibn Sina (Avicenna) was active in the „early Islamic phase". His book *Canon of Medicine* remained a standard work right up to the 16th century. The „Seldschukic phase" was characterised by the construction of exemplary hospitals. The "Osmanic phase" embraced the life and work of another famous Islamic doctor, Serafeddin Sabuncuoglu, author of the world-renowned illustrated surgical text, *Cerrahiyyet-ül Haniyye*. Modern surgical techniques featuring asepsis, antisepsis and anaesthesia were introduced from 1890 onwards. Following the foundation of modern Turkey, education was modernised. The former Dar-ül-Funun University was closed in 1933 and the new Istanbul University opened. Professor Rudolf Nissen worked there from 1933 to 1939.

Key words: Surgery in Turkey – History of medicine

Zusammenfassung. Die Entwicklung der Türkischen Chirurgie kann in vier folgenden Phasen eingeteilt werden. Kenntnisse über die „Vor-Islamische Phase" finden wir in den Uigurischen Beweisstücken. Zu dieser Zeit finden wir Auskünfte wie Zerstörung der Gewebe mittels Glüheisen (Kauterisation). In der „Früh-islamischen Phase" sehen wir einen der bekanntesten Ärzte, İbn Sina (Avicenna). Sein Buch „Kanon der Medizin" wurde das scholastische Standardwerk bis zum XVI. Jahrhundert. Die „Seldschukische Phase" ist mit herrlichen, beispielhaften Krankenhäusern berühmt, die „Osmanische Phase" ist mit seinem erfolgreichsten Arzt, Şerafeddin Sabuncuoğlu berühmt. Er schrieb weltberühmte, illustrierte Chirurgiebücher (Cerrahiyyet – ül Haniyye). Die moderne Chirurgie mit Asepsis, Antisepsis und Anästhesie wurde nach 1890 angewandt. Nach der Gründung der modernen Türkei wurde die Ausbildung in den Schulen modernisiert. Die ehemalige Universität „Dar-ül-Funun" wurde 1933 geschlossen und die neue „Istanbul-Universität" eröffnet. Prof. Rudolf Nissen hat hier von 1933–1939 gearbeitet.

Schlüsselwörter: Türkische Chirurgie – Phasen der Türkischen Chirurgie – Geschichte der Medizin

Qualität klinischer Studien an Patienten mit chronischen Wunden

S. Coerper, M. Schäffer, G. Köveker und H. D. Becker

Chirurgische Universitätsklinik, Allgemeine Chirurgie, Hoppe-Seyler-Straße 3, D-72076 Tübingen

Quality of Clinical Studies on Patients with Chronic Wounds

Summary. For chronic wounds there is an enormous supply of different wound dressings or locally acting agents, but also a lack of controlled studies. The wound care unit in Tübingen participated in 4 multicenter trials to evaluate the efficacy of growth factors. In all 4 studies there was a big variation in center size and number of patients, the patient profile was heterogeneous and the definition of chronicity was questionable. But there are studies demonstrating prognostic factors for wound healing such as compliance, ischemia, wound localisation and intensity of surgical debridement. Therefore a homogeneous patient profile and standardised wound care is the supposition for wound healing studies. We conclude that good clinical wound healing studies may be realised only in specialised wound care centers, which should be established.

Key words: Chronic wounds – Studies

Zusammenfassung. Das Angebot lokaler Wundauflagen zur Behandlung chronischer Wunden ist groß. Die wenigsten Produkte sind jedoch durch kontrollierte Studien überprüft. Die Wundsprechstunde in Tübingen war an vier Multizenterstudien zur Lokaltherapie mit Wachstumsfaktoren beteiligt. Problematisch war hier stets das heterogene Patientenkollektiv und die unterschiedliche Definition der Chronizität der Wunde. In einer eigenen prospektiven Studie konnten wir die Compliance, den Grad der Ischämie und die Lokalisation als Prognosefaktoren für die Heilung identifizieren. Andere Studien zeigen den Einfluß des Debridements. Daher ist es fraglich, ob klinische Studien an Patienten mit chronischen Wunden sinnvoll sind, wenn es nicht gelingt, das Patientenkollektiv zu homogenisieren. Zur Rekrutierung eines großen homogenen Patientenkollektivs und Sicherstellung einer standardisierten Therapie wären spezielle Kompetenz- und Studienzentren sinnvoll.

Schlüsselwörter: Chronische Wunden – Studien

Laparoskopisch gestützte peritoneo-venöse Shunt-Implantation

A. J. Coburg, Th. Carus und Th. Sarwas

Städtische Kliniken Neuss, Preußenstraße 84, D-41456 Neuss

Laparoscopically Assisted Implantation of Peritoneo-Venous Shunt

Summary. The peritoneo-venous DENVER shunt for intractable ascites previously has been introduced into the abdominal cavity through a subcostal incision. Despite a peritoneal purse string suture, considerable loss of ascites was inevitable; the positioning was uncontrolled. By laparoscopy these disadvantages are avoided. The shunt is pulled inwards by a 5-mm forceps under endovision control and placed in a freely floating position. The method was applied in five patients; no loss of ascites and no other problems occurred. The procedure lasted 36–55, mean 47 min. The method was feasible and advantageous compared to conventional implantation.

Key words: Peritoneo-venous shunt – Laparoscopic implantation

Zusammenfassung. Die konventionelle Implantation des DENVER-Shunts erfolgte durch eine kleine Laparotomie am rechten Rippenbogen. Erhebliches Ausströmen von Aszites ist dabei unvermeidlich, die Placierung der Shunt-Spitze im Unterbauch unsicher. Durch Laparoskopie können diese Nachteile vermieden werden. Der Shunt wird durch den kleinen Rippenbogenrandschnitt mittels Faßzange 5 mm unter Endovision in die Bauchhöhle gezogen und frei flottierend placiert. Die Methode wurde bei 5 Patienten angewandt. Es traten kein Aszitesverlust und keine chirurgischen Probleme auf. Die Operationsdauer betrug 36–55 min, im Mittel 47 min. Die Methode hat sich als gut praktikabel und vorteilhaft für die Patienten erwiesen.

Schlüsselwörter: Peritoneo-venöser Shunt – Laparoskopische Implantation

Die isologe intraperitoneale Mesothelzelltransplantation zur Verbesserung der mesothelialen Wundheilung

P. Bertram, M. Hoopmann, L. Tietze, K.-H. Treutner und V. Schumpelick

Chirurgische Klinik und Poliklinik, RWTH Aachen, Pauwelsstraße 30, D-52057 Aachen

Intraperitoneal Isologous Mesothelial Cell Transplantation for Mesothelial Wound Healing Improvement

Summary. *Introduction:* Postoperative adhesions after abdominal surgery may cause intestinal obstruction, infertility and pain. *Methods:* Three groups each of 10 isologous Lewis rats were used. Group I were used as mesothelial cell donor. Laparotomy was performed and omentum majus harvested. Mesothelial cells were separated and cultured. Group II (trial) was laparotomized and adhesions were induced by standardized abrasion of defined areas of the peritoneal cavity. A defined mesothelial cell suspension was injected intraperitoneally. Group III (control) received an injection of culture medium only. After ten days the animals were sacrificed, the adhesions were dissected, and the areas of adhesions were computed via digitizer board. *Results:* Group II developed 122.7 ± 176.7 mm^2 adhesion area. Group III developed 310.5 ± 179.1 mm^2 adhesion area. Autologous mesothelial cell transplantation (Group II) led to reduction of adhesion formation of more than 60% compared to control (Group III). This difference is significant ($p<0.01$). *Conclusions:* Intraperitoneal mesothelial cell transplantation is an effective procedure to reduce the formation of adhesions.

Key words: Peritoneal adhesions – Wound healing – Mesothelium implant

Zusammenfassung. *Einleitung:* Postoperative Adhäsionen können einen Darmverschluß, Infertilität sowie Schmerzen verursachen. *Methodik:* Drei Gruppen à 10 isologer Lewis-Ratten wurden im Experiment eingesetzt. In Gruppe I wurden Mesothelzellen durch Laparotomie gewonnen und in vitro kultiviert. In Gruppe II (Versuchsgruppe) wurden nach Laparotomie standardisierte und definierte Peritonealverletzungen induziert. Eine definierte Menge der kultivierten Mesothelzellsuspension wurde intraperitoneal installiert. Gruppe III (Kontrolle) erhielt eine Installation von Kulturmedium ohne Zellen. Nach zehn Tagen wurden die Tiere getötet, die Verwachsungen präpariert und über einen Personalcomputer digitalisiert vermessen. *Ergebnisse:* Gruppe II entwickelte eine durchschnittliche Verwachsungsfläche von $122{,}7 \pm 176{,}7$ mm^2. In Gruppe III betrug das Ausmaß der Verwachsungen $310 \pm 179{,}1$ mm^2. Die isologe Mesothelzelltransplantation führte zu einer Reduktion der Verwachsungsflächen um 60% im Vergleich zur Kontrollgruppe. Dieser Unterschied war signifikant ($p<0{,}01$). *Fazit:* Die autologe intraabdominelle Mesothelzelltransplantation ist ein geeignetes Verfahren zur Reduktion postoperativer Adhäsionen.

Schlüsselwörter: Intraabdominelle Adhäsionen – Wundheilung – Mesothelzelltransplantation

Die Oberflächen-Ultrastruktur des chirurgischen Handschuhs – eine ultrastrukturelle Studie

G. Röper, C. Willy und H. Gerngroß

Abteilung für Chirurgie, BWK Ulm, Oberer Eselsberg 40, D-89081 Ulm/Donau

The Ultrastructure of Operation Gloves: An Experimental Study

Summary. Powder particles of operation gloves are able to induce postoperative complications. For this reason we wondered: 1. Could several cleaning procedures guarantee a powder-free glove surface? 2. Does a powder-free operation glove change its surface induced by these cleaning measurements? We prepared 4 powdered (PG) and 6 powder-free (PFG) operation gloves with different cleaning procedures. Subsequently we examined the samples in a scanning electron microscope. Up to the cleaning procedure with Polyvinylpyrrolidone iodine (PVPJ), every PG showed a persisting powdered surface. No PFG showed a changing of its surface structure. Just PVPJ was able to detach the powder of two PG and changed the surface structure of one PFG. Additional PVPJ caused multiple lesions on one PFG and two PG. We recommend strongly the usage of PFG. The meaning of the lesions requires further studies.

Key words: Scanning electron microscope – Operation gloves – Powder-free – Granuloma

Zusammenfassung. Puderablösungen von OP-Handschuhen führen im Wundgebiet zu postoperativen Komplikationen. Fragestellung: 1. Führen Reinigungsverfahren an bepuderten Handschuhen (PH) zu puderfreien Handschuhoberflächen? 2. Ändert sich nach Reinigungsmaßnahmen die Oberflächenstruktur puderfreier Handschuhe (PFH)? Mit dem Rasterelektronenmikroskop wurden 4 PH und 6 PFH nach verschiedenen Reinigungsmaßnahmen einer Oberflächenanalyse unterzogen. Bis auf die Reinigung mit Polyvinylpyrrolidonjod (PVPJ) kam es bei keinem PH zu Puderablösungen. Kein PFH zeigte Oberflächenveränderungen. PVPJ induzierte bei 1 PH Puderabrieb, bei 2 PFH eine Oberflächenveränderung und setzte dabei multiple Läsionen. Die Benutzung der PFH ist somit dringend zu empfehlen. Die Bedeutung der Läsionen für die Durchlässigkeit der OP-Handschuhe ist durch weitere Studien zu klären.

Schlüsselwörter: Rasterelektronenmikroskop – Operationshandschuhe – Puderfrei – Granulombildungen

Molekularbiologie

Molekulare Diagnostik beim hereditären und sporadischen colorectalen Carcinom – Erste eigene Ergebnisse

C. Bulitta, J. Plaschke, M. Hahn, H. K. Schackert und Th. Junginger

Klinik und Poliklinik für Allgemein- und Abdominalchirurgie, Langenbeckstraße 1, D-55101 Mainz

Molecular Diagnostic Testing in Patients with Hereditary and Sporadic Colorectal Cancer: First Results

Summary. Since August 1996 we are conducting in collaboration molecular diagnostic testing in our patients with colorectal cancer. In 26 of 51 colon cancers so far studied, we found 4 cases with microsatellite instability (MSI+), 3 had a positive family history, and 2 fullfilled Amsterdam criteria for HNPCC syndrome. Immunohistochemistry showed defects of MLH1 in 3 and of MSH2 in 1 case respectively. One mutation at −1 splice donor site of exon 15 MLH1 was already detected. In 14 of 47 rectal cancer patients so far studied, we found MSI+ phenotype twice and one patient had a positive family history. Both cases showed defects in MLH1 immunohistochemically. Further sequence analysis is pending. We conclude that molecular diagnostic testing in patients with hereditary colorectal cancer allows identification of persons at risk, early detection of disease and possibly even prevention. In patients with sporadic colorectal cancer new molecular markers with prognostic value are conceivable.

Key words: Microsatellite instability – DNA mismatch repair – Colorectal cancer – HNPCC

Zusammenfassung. Wir führen seit August 1996 in Kooperation bei colorectalen Carcinomen molekulare Diagnostik durch. Bisher sind 26 von 51 Coloncarcinomen untersucht; 4 wiesen Mikrosatelliteninstabilität (MSI+) auf, 3 hatten eine positive Familienanamnese, 2 erfüllten die Amsterdamkriterien für das HNPCC-Syndrom. Die Immunhistochemie wies dreimal Defekte in MLH1 und einmal in MSH2 nach. Bislang ist eine Mutation in Exon 15 MLH1 −1 Splice Donor Site identifiziert. Rectumcarcinome sind derzeit 14 von 47 untersucht; 2 waren MSI+, 1 Patient hatte eine positive Familienanamnese. Immunhistochemisch war in beiden Fällen MLH1 defekt. Die Sequenzanalyse ist noch nicht abgeschlossen. Nach unseren Ergebnissen ermöglicht molekulare Diagnostik beim hereditären colorectalen Carcinom die Identifizierung von Risikopersonen, eine effektive Früherkennung und vielleicht auch die Prävention. Bei sporadischen Formen sind neue molekulare Marker mit prognostischem Wert denkbar.

Schlüsselwörter: Mikrosatelliteninstabilität – DNA-Mismatch Repair – Colorectales Carcinom – HNPCC

Die Bedeutung der Image-DNA-Zytometrie des Mammakarzinoms für seine operative Therapie

H. Stratmann, A. Hirner und R. Bollmann

Chirurgische Universitätsklinik Bonn, Sigmund-Freud-Straße 25, D-53105 Bonn

The Importance of Image DNA Cytometry for Operative Management of Breast Cancer

Summary. We investigated 401 breast cancer tissues by means of image DNA cytometry looking for a correlation between our cytological results and the classical prognostic features for tumor staging. In correspondence with other investigations tumors with aneuploidy as well as node-positive Tumors show a significantly higher DNA index and DNA malignancy rate in the tumor stages T_1, T_2 and T_4, than diploid carcinoma. The results indicate that a high-risk and a low-risk collective can possibly be defined with different relapse percentages and survival rates. We want to discuss if it seems to be better to give adjuvant chemotherapy to a patient with a node-negative but DNA high-risk breast cancer, and if on the other hand axillary lymphadenectomy in T_{1a} DNA low-risk carcinoma is really necessary.

Key words: Image DNA cytometry – Breast cancer

Zusammenfassung. 401 Mammakarzinompräparate wurden mittels der Image-DNA-Zytometrie untersucht, um herauszufinden, ob eine Korrelation zwischen den bildzytometrischen Befunden und den klassischen Prognoseparametern des Tumorstagings besteht. Dabei zeigte sich, daß sowohl aneuploide Karzinome als auch nodal-positive Karzinome einen signifikant höheren DNA-Index und DNA-Malignitätsgrad (DNA-MG) in den Tumorstadien T_1, T_2 und T_4 aufweisen als vergleichsweise diploide und nodal-negative Karzinome. Somit scheint ein high-risk- und ein low-risk-Patientinnenkollektiv definierbar zu sein mit einer jeweils auch unterschiedlichen Rezidiv- und Überlebensprognose. Zu diskutieren ist, ob bei nodal-negativen DNA-high-risk-Karzinomen eine adjuvante Chemotherapie zu empfehlen ist und bei T_{1a}-Karzinomen mit einem DNA-low-risk-Stadium auf eine axilläre Lymphadenektomie verzichtet werden kann.

Schlüsselwörter: Image-DNA-Zytometrie – Mammakarzinome

Platelet derived wound healing factors (PDWHF®) in der Therapie chronisch venöser Ulzerationen

S. Gregor, F. Schellhammer, A. Gaitzsch und H. Troidl

II. Chirurgischer Lehrstuhl, Universität Köln, Ostmerheimer Straße 200, D-51109 Köln

Platelet-Derived Wound Healing Factors (PDWHF) in the Treatment of Chronic Venous Ulcers

Summary. We investigated the effect of topical application of platelet-derived wound healing factors (PDWHF) in the treatment of chronic venous ulcers due to postthrombotic syndrome in a prospective, non-controlled observation study. Seventeen patients with

25 ulcers [resistance to conventional treatment: 27 (9–48) weeks, history of ulcer: 15 (0.5–39) years] were included. Six ulcers were of stage I, 16 were of stage II and 2 were of stage III (Knighton). Ulcers of stage I, II showed 100% epithelialization after 49 days (50% after 8, 80% after 16). Ulcers of stage III showed 87% epithelialization after 182 days. The topical application of PDWHF seems to be one possible tool in the therapy of venous ulcers due to postthrombotic syndrome. Further studies with fewer methodological limitations have to be undertaken to investigate the possible benefits of this therapeutic concept.

Key words: Growth factors – Wound healing – Venous ulcers – Postthrombotic syndrome

Zusammenfassung. Die Bedeutung der lokalen Applikation von autologen thrombozytären Wachstumsfaktoren für die Therapie rein chronisch venöser Ulzerationen wurde in einer prospektiven Beobachtungsstudie an 17 Patienten mit 25, seit durchschnittlich 27 (9–48) Wochen [Ulkusanamnese durchschnittlich 15 (0,5–39) Jahre] bestehenden, therapieresistenten Ulzerationen [Stadium (St.) I, II nach Knighton, $n=22$, St. III, $n=3$] untersucht. Im St. I, II wurden 100% Epithelisierung nach durchschnittlich 49 Tagen (50% nach 8, 80% nach 16 Tagen), im St. III 87% Epithelisierung nach durchschnittlich 182 Tagen erreicht. Trotz der methodischen Limitierungen scheinen autologe Wachstumsfaktoren eine therapeutische Option bei therapieresistenten venösen Ulzera zu sein. Es sollten randomisierte, verblindete Studien durchgeführt werden, um den Placebo- und/oder Hawthorne-Effekt zu limitieren, eine exakte Indikationsstellung zu ermöglichen, und das zum Teil noch rudimentäre Wissen über die Wirkungsweise der Wachstumsfaktoren zu erweitern.

Schlüsselwörter: Wachstumsfaktoren – Wundheilung – Ulkus cruris – Postthrombotisches Syndrom

Prävalenz disseminierter Tumorzellen im Knochenmark bei Patienten mit gastrointestinalen Karzinomen – Korrelation mit klinischen Parametern

T. Kerner, T. Hauzenberger, W. Dietmaier und K.-W. Jauch

Klinik und Poliklinik für Chirurgie, Universität Regensburg, D-93042 Regensburg

Prevalence of Disseminated Tumor Cells in Bone Marrow of Patients with Gastrointestinal Cancer – Correlation with Clinical Parameters

Summary. By immunocytochemical methods, in more than 50% of patients with gastrointestinal cancer (58 gastric cancer, 46 colon und 31 rectal cancer patients) disseminated tumor cells were detected in bone marrow at surgery (52% in gastric and colon cancer respectively, 55% in rectal cancer). Tumor cell dissemination was observed even in early tumor stages. A correlation between bone marrow involvement and established clinical pathological criteria (TNM, UICC) could only be demonstrated for lymph node metastases in colon cancer. The prognostic relevance of immunocytochemically detectable bone marrow micrometastases remains to be determined by long-term clinical follow-up.

Key words: Cancer – Bone marrow – Minimal residual disease – Immunocytochemistry

Zusammenfassung. In über der Hälfte aller Patienten mit gastrointestinalen Karzinomen (58 Magenkarzinome, 46 Kolonkarzinome, 31 Rektumkarzinome) wurden immuncytochemisch disseminierte Tumorzellen im Knochenmark zum Operationszeitpunkt nachgewiesen (52% bei Magen- und Kolonkarzinom, 55% bei Rektumkarzinom). Bereits in niedrigen Tumorstadien kann diese Tumorzelldissemination vorliegen. Eine Korrelation mit etablierten klinisch-pathologischen Parametern (TNM, UICC) besteht dabei nur für den Lymphknotenbefall beim Kolonkarzinom. Inwieweit sich der Nachweis disseminierter Tumorzellen im Knochenmark als Prognoseparameter eignet, muß durch die Nachbeobachtung der Patienten geklärt werden.

Schlüsselwörter: Karzinom – Knochenmark – Minimale residuale Erkrankung – Immunzytochemie

Pseudocarzinomatöse Dysplasien als Folge der Chemoembolisation der Leber

U. Wolters, R. Metzger, R. Fischbach[1], Th. Zirbes[2] und A. H. Hölscher

Klinik und Poliklinik für Visceral- und Gefäßchirurgie, Universitätsklinik Köln, Josef-Stelzmann-Straße 9, D-50924 Köln
[1] Institut und Poliklinik für Radiologische Diagnostik, Universität Köln
[2] Institut für Pathologie, Universität Köln

Relevant Gastric Cell Dysplasia After Hepatic Chemoembolisation

Summary. Side effects of patients treated with interventional chemoembolisations because of inoperable liver metastasis have already been described, but not pseudocarcinomatous lesions of the stomach. *Material and methods:* In a period of 2 years 72 patients were chemoembolized with the help of a standard protocol. Patients who developed gastrointestinal pains were examined by gastroscopy. *Results:* Nine out of 72 patients suffered gastrointestinal symptoms. In all cases, we found a reactive gastritis. Three of 9 patients showed severe pseudocarcinomatous epithelial atypia; non-carcinomatous nature could be verified only after careful histologic examination. *Conclusion:* Chemoembolisation may induce marked pseudocarcinomatous epithelial atypia of the gastric mucosa, which may be mistaken for carcinoma.

Key words: Hepatic chemoembolisation – Toxic side effects – Pseudocarcinomatous gastric atypia

Zusammenfassung. *Problemstellung:* In Folge einer Chemoembolisation der Leber bei inoperablen malignen Lebertumoren kann es zu Ulcusbildung kommen, dessen histologische Abklärung durch dysplastische Veränderungen bei der Abgrenzung zum Magencarzinom erschwert ist. *Material und Methoden:* In einem Zeitraum von 2 Jahren wurden 72 Patienten mit Hilfe eines Standardprotokolls aufgrund inoperabler Lebermetastasen chemoembolisiert. Bei Entwicklung gastrointestinaler Beschwerden wurden diese Patienten einer Gastroskopie unterzogen. *Ergebnisse:* 9 der 72 Patienten entwickelten eine gastrointestinale Symptomatik. In allen Fällen wurde eine reaktive Gastritis diagnostiziert. 3 der 9 Patienten wiesen darüber hinaus hochgradige carzinomatöse Epitheldysplasien auf, die eine histologische Differenzierung gegenüber einem Magencarzinom sehr schwierig machen. *Schlußfolgerung:* In Folge einer Chemoembolisation der Leber kann es zu pseudocarzinomatösen Veränderungen der Magenschleimhaut kommen. Nur durch multiple Biopsien kann in Kenntnis dieser Problematik eine Differenzierung zum Magencarzinom erfolgen.

Schlüsselwörter: Chemoembolisation – Toxische Schädigung – Pseudocarzinomatöse Veränderungen des Magens

Literatur

1. Kemeny N, Daly J, Reichmann B, Geller N, Botet J, Odermann P (1987) Intrahepatic or systemic infusion of fluorodeoxyuridine in patients with liver metastases from colorectal carcinoma. A randomized trial. Ann Intern Med 107: 459–465
2. Nakamura H, Hashimoto T, Oi H, Swada S, Furui S (1991) Prevention of gastric complications in hepatic arterial chemoembolization. Balloon catheter occlusion technique. Acta Radiol 32: 81–82

Xenogene Nerventransplantation nach Gentransfer

D. Hebebrand, M. Lehnhardt, D. Wagner und H. U. Steinau

Klinik für Plastische Chirurgie und Schwerbrandverletzte, BG-Universitätsklinik „Bergmannsheil", Bürkle-de-la-Camp-Platz 1, D-44789 Bochum

Xenogeneic Nerve Transplantation After Gene Transfer

Summary. *Introduction:* Xenogeneic nerve transplantation could offer an alternative option in reconstruction of large segmental defects after mutilating trauma or tumor resection. *Methods:* Nerve segments (2 cm) of hamsters (golden Syrian) were transplanted into 8-week-old mice (Balb/C) after being exposed to adenoviral vectors (ad5βGal) by perineural ($n=12$), intraneural ($n=12$), or extraneural ($n=12$) infiltration or by isolated limb perfusion ($n=12$). *Results:* In all nerve segments vectors could be detected. Best transfection rates were seen after intraneural infiltration and after perfusion for up to 11 days and verified by PCR. *Conclusion:* Locoregional immunosuppression and gene transfer in combination could possibly improve the effects of gene transfer and minimize the toxicity.

Key words: Xenotransplantation – Gene transfer – Immunosuppression – Nerve

Zusammenfassung. *Einleitung:* Xenogene Nerventransplantationen können eine alternative Methode zur Rekonstruktion langstreckiger Nervendefekte nach mutilierenden Traumen oder Tumoren darstellen. *Methoden:* Hamsternervensegmente (2 cm) wurden in einen Ischiadikusdefekt von 8 Wochen alten Mäusen (Balb/C) orthotop transplantiert und zuvor mit einem adenoviralen Vektor (ad5βGal) perineural ($n=12$), intraneural ($n=12$), extraneural ($n=12$) infiltriert oder nach isolierter Extremitätenperfusion ($n=12$) entnommen. *Ergebnisse:* In allen Nervensegmenten konnten die Zielvektoren nachgewiesen werden. Nach intraneuraler Infiltration sowie nach Perfusion konnten die besten Transfektionsraten mit bis zu 11 Tagen erzielt werden. Der Nachweis erfolgte durch PCR. *Schlußfolgerung:* Die Kombination von lokoregionaler Immunsuppression und Gentransfer kann effektiver sein und die Toxizität reduzieren.

Schlüsselwörter: Xenotransplantation – Gentransfer – Immunsuppression – Nerven

Neue Strategie zur Identifizierung von Tumorantigenen gastrointestinaler Karzinome

B. Weber, M. Schirle, W. Keilholz, H. D. Becker, H. G. Rammensee und S. Stevanovic

Chirurgische Universitätsklinik Tübingen, Hoppe-Seyler-Straße 3, D-72076 Tübingen

A Novel Strategy for Identification of Tumor Antigens of Gastrointestinal Carcinomas

Summary. We present a method for the identification of tumor antigens without tedious lymphocyte cultivation and testing. Tumor-associated proteins like *p53*, *ras* or CEA were screened for potential MHC class I binding peptides. Predicted peptides were synthesized, tested for MHC binding and used to calibrate an analytical system consisting of HPLC and mass spectrometer. By application of calibrating peptides it is possible to enhance the specificity of our system, and single peptides can be detected in tumor MHC preparations representing mixtures of 10,000 to 100,000 peptides. Based on these findings strategies for the generation of cytotoxic T-lymphocytes can be applied.

Key words: Immunotherapy – Peptide vaccination

Zusammenfassung. Wir stellen hier eine Methode zur Identifizierung von Tumorantigenen vor, die keine aufwendige Kultivierung und Testung von Lymphozyten erfordert: In einem ersten Schritt werden bekannte Tumor-assoziierte Proteine wie z. B. *p53*, *ras* oder CEA auf mögliche MHC Klasse I bindende Peptide untersucht. Die vorhergesagten Peptide werden synthetisiert und zur Eichung eines Analysesystems aus HPLC und Massenspektrometer eingesetzt. Durch die Verwendung solcher Eichpeptide kann die Sensitivität des Nachweissystems soweit erhöht werden, daß einzelne Peptide in MHC-Präzipitationen von Tumormaterial, d. h. aus einer Mischung von 10 000 bis 100 000 Peptiden nachgewiesen werden können. Erkenntnisse aus diesen Experimenten sollen zur Stimulation zytotoxischer T-Lymphozyten angewandt werden.

Schlüsselwörter: Immuntherapie – Peptid-Vakzinierung

Hernien

Trokarkomplikationen in der laparoskopischen Hernienchirurgie und Aspekte der Prävention

R. Weiner, H. Bockhorn und D. Wagner

Chirurgische Klinik, Krankenhaus Nordwest, Steinbacher Hohl 2–26, D-60488 Frankfurt a. M.

Trocar-Related Complications During Laparoscopic Hernia Repair and Aspects of Their Prevention

Summary. A new blunt dilator and radially expandable sleeve hernia were used to prevent trocar related complications during laparoscopic hernia repair. The access needle was inserted into the radially expandable sleeve and the assembly was inserted into the patient. The step device is less likely to produce a serious vascular or visceral injury than a convention trocar. The rate of local bleeding was only 3.5% in 259 patients using step devices. After 264 procedures with sharp trocars the rate was 13.6%. In addition, the defects in the abdominal wall produced are considerably smaller than those produced with conventional trocars and may not require routine fascial closure.

Key words: Blunt dilator – Safer trocar placement – Fascia defects

Zusammenfassung. Zur Vermeidung von Trokarkomplikationen wurde im Rahmen laparoskopischer Hernienoperationen neuartige Dilatationstrokare (Step) eingesetzt. Durch Dilatieren einer Manschette, die mittels einer Veress-Kanüle eingeführt wird, lassen sich Trokare bis 12 mm sicher einführen. Die Traumatisierung und Verletzungsgefahr wird gegenüber herkömmlichen „scharfen" Trokaren herabgesetzt. Bei 259 Eingriffen mit Step-System traten nur 3,5% lokale Blutungen, bei 264 Operationen mit scharfen Trokaren jedoch in 13,6% Blutungskomplikationen auf. Durch kleinere Wunden wird die Möglichkeit einer späteren Herniation herabgesetzt.

Schlüsselwörter: Dilatationstrokar – Sichere Trokarführung – Fasziendefekte

Erste Erfahrungen mit der laparoskopischen total extraperitonealen Hernienplastik (TEPP)

D. Grothe, N. Yücel und H.-D. Schmidt

St.-Johannes-Hospital, An der Abtei 7-11, D-47166 Duisburg

First Experiences with Laparoscopic Total Extraperitoneal Hernia Repair (TEPP)

Summary. From June 1996 until July 1997 we carried out 132 preperitoneal hernioplastics. We treated 56 indirect, 46 direct, 29 combined and one femoral hernia. On 48 occasions recurrent hernias were treated. All patients received a follow-up examination two weeks, 6 months, and 12 months after operation. Eleven patients had postoperative complications: once time a preperitoneal hematoma with dislocation of the mesh, twice a totally reversible dys-, paraesthesia of the nervus cutaneous femoris lateralis, three times an epidymitis, and five times a preperitoneal seroma. Now the advantages for this method of operation are to be seen in a reduced period of hospitalization and an earlier physical strain of patients. This method is indicated for patients with recurrent hernias or combined hernias.

Key words: Total extraperitoneal hernioplasty – TEP – Preperitoneal hernioplasty

Zusammenfassung. Im Zeitraum Juni 1996 bis July 1997 führten wir 132 praeperitoneale Hernienplastiken durch. Insgesamt wurden 56 indirekte, 46 direkte, 29 kombinierte und eine Femoralhernie therapiert. In 48 Fällen handelte es sich dabei um eine Rezidivhernie. Alle Patienten wurden nach 2 Wochen, nach 6 und 12 Monaten nachuntersucht. Bei 11 Patienten traten postoperative Komplikationen auf: einmal ein praeperitoneales Hämatom mit Dislokation des Netzes, zweimal eine vollständig reversible Dys-, Paraesthesie im Versorgungsgebiet des Nervus cutaneus femoris lateralis, dreimal eine Epidymitis und fünfmal ein Serom. Die Vorteile der Methode sehen wir derzeit in der verkürzten Rekonvaleszenz und der verkürzten Arbeitsunfähigkeit der Patienten. Als Indikation des Verfahrens sehen wir die Rezidivhernie und die kombinierten Defekte der Leiste.

Schlüsselwörter: Total extraperitoneale Hernienplastik – TEP – Extraperitoneale Hernienplastik

Hängt das postoperative Schmerzniveau nach Shouldice-Reparation von den induzierten Spannungskräften ab?

Ch. Peiper, A. Füting, K. Junge und V. Schumpelick

Chirurgische Universitätsklinik, RWTH Aachen, Pauwelsstraße 30, D-52057 Aachen

Is There Any Relation Between the Traction Force and the Postoperative Pain Level in Shouldice Repair?

Summary. The suture tension during Shouldice repair of a primary inguinal hernia is said to be responsible for the elevated postoperative pain level in comparison to the „tension-free" method. Twenty patients underwent intraoperative analysis of the traction force between the lateral edge of the rectus sheath and the iliopubic tract before and after closure of the hernial gap. The constant of elasticity of the abdominal wall in the inguinal region was calculated as well. These parameters were correlated with the postoperative pain level, which was recorded using a visual analogous score and analyzing the pain related respiratory parameters FEV1 and vital capacity. No positive correlation could be detected. We found no evidence for the hypothesis that high traction forces induce an elevated level of postoperative pain during inguinal hernia repair.

Key words: Inguinal hernia repair – Pain analysis – Traction force

Zusammenfassung. Die Nahtspannung bei der Shouldice-Reparation primärer Leistenhernien soll das im Vergleich zu den spannungsfreien Verfahren höhere postoperative Schmerzniveau verursachen. Bei 20 Patienten wurden mit einem intraoperativ einsetzbaren Meßinstrument die Spannungskräfte zwischen lateralem Rand der Rektusscheide und Tractus iliopubicus vor und nach Verschluß der Bruchlücke sowie der Elastizitätskoeffizient der inguinalen Bauchdecke ermittelt. Diese Werte wurden mit dem postoperativen Schmerzniveau, erfaßt durch visuelle Analogskala und die schmerzabhängigen Lungenfunktionsparameter FEV1 und Vitalkapazität, verglichen. Hierbei konnte keine positive Korrelation gefunden werden. Wir haben keinen Hinweis für die Hypothese gefunden, daß hohe Nahtkräfte bei der Leistenhernienoperation ein hohes postoperatives Schmerzniveau verursachen.

Schlüsselwörter: Leistenhernien-Reparation – Schmerzanalyse – Spannungskräfte

Diagnostik von Leistenhernien bei laparoskopischen Eingriffen

C. M. Seiler, M. Imhof, J. Zacherl, K. Paya, R. Függer und N. Senninger

Klinik und Poliklinik für Allgemeine Chirurgie, WWU Münster, Waldeyerstraße 1, D-48149 Münster

Diagnosis of Inguinal Hernias During Laparoscopic Procedures

Summary. In a prospective study of patients undergoing a laparoscopic procedure other than a hernia repair, clinical findings were documented and compared after anatomy and laparoscopic after Nyhus classification. A postoperative control exam was made if a hernia was only detected by laparoscopy. Between 1994 and 1996, 237 patients (156 female, 81 male) with a median age of 43 years (1–81) were examined. Preoperatively, in 4 patients hernias were detected. Laparoscopy revealed 14 hernias in 12 patients. In the postoperative clinical control there was no evidence for a clinical hernia. The median diagnostic time was 5 min (1–20 min) with 8% diagnostic time during the whole procedure. The sensitivity for laparoscopy as a diagnostic test is 100% and specificity is 94%. With a sensitivity of 100% for hernias, diagnostic laparoscopy is a valuable test for the control of results of the clinical exam in patients underoing a laparoscopic procedure. Adhesions can impede the laparoscopic view.

Key words: Minimal invasive surgery – Inguinal hernia – Diagnostic test

Zusammenfassung. Prospektive Untersuchung bei Patienten mit Indikation zu einem laparoskopischen Eingriff, außer Hernienoperationen. Klinische Einteilung nach anatomischen Kriterien; laparoskopischer Befund nach Nyhus; postoperative Kontrolle bei laparoskopischer Feststellung einer neuen Hernie. 237 Patienten (156 Frauen, 81 Männer) wurden von 1994 bis 1996 erfaßt. Präoperativ wurde bei 4 Patienten eine Leistenhernie festgestellt. Die Laparoskopie zeigte weitere 14 Hernien bei 12 Patienten. Postoperative Untersuchungen bei diesen Patienten zeigten keine Hernia inguinalis. Die laparoskopische Diagnostikzeit lag im Median bei 5 Minuten (1–20 min). Für die Laparoskopie als diagnostischer Test ergab sich eine Sensitivität von 100% und Spezifität von 94%. Die Laparoskopie ist mit einer Sensitivität von 100% zur Diagnostik der Leistenregion bei Patienten mit geplanten minimal-invasiven Eingriffen geeignet. Einschränkungen sind durch Adhäsionen möglich.

Schlüsselwörter: Minimal-invasive Chirurgie – Leistenhernie – Diagnostik

Laparoskopie bei gedeckter Zwerchfellruptur

O. Horstmann, T. Neufang, S. Post und H. Becker

Klinik und Poliklinik für Allgemeinchirurgie, Robert-Koch-Straße 40, D-37070 Göttingen

Laparoscopy for Blunt Diaphragmatic Rupture

Summary. Despite the high accuracy of non-invasive procedures, diagnosis of blunt diaphragmatic rupture (BDR) still remains a challenging problem. In our opinion the indication for an exploratory laparoscopy is restricted to the hemodynamic stable patient without intestinal injury. We report the records of five patients where a BDR was diagnosed by emergency laparoscopy ($n=3$) or in the postprimary period ($n=2$). There was a good visualisation of right ($n=1$) and left ($n=4$) sided defects; after insertion of a blocked chest tube the defect was closed laparoscopically. There were no specific intra- or postoperative complications. We therefore recommend diagnostic laparoscopy as a useful tool in BDR. In selected patients, primary closure of the defect may be achieved without laparotomy.

Key words: Emergency laparoscopy – Blunt diaphragmatic rupture

Zusammenfassung. Die Diagnostik geschlossener traumatischer Zwerchfellrupturen (TZR) bleibt problematisch. Die Indikation zur diagnostischen Laparoskopie (DL) beim stumpfen Bauchtrauma ergibt sich u. E. nur bei Hb- und kreislaufstabilen Patienten ohne weitere intestinale Verletzung. Wir berichten über 5 Patienten, bei denen im Notfall ($n=3$) oder in der postprimären Phase ($n=2$) eine TZR laparoskopisch gesichert wurde. Sowohl links- ($n=4$) als auch rechtsseitige Defekte ($n=1$) konnten gut sichtbar gemacht werden, nach Plazierung einer abgeklemmten Thoraxdrainage wurde der Defekt laparoskopisch versorgt. Verfahrensspezifische intra- oder postoperative Komplikationen haben wir nicht beobachtet. Wir halten daher die DL für eine sinnvolle Ergänzung des diagnostischen Spektrums bei TZR, wobei eine Laparotomie zur Defektversorgung bei strenger Indikation nicht erforderlich ist.

Schlüsselwörter: Notfall-Laparoskopie – Gedeckte Zwerchfellruptur

Hohes Alter – Indikation oder Kontraindikation für die laparoskopische colorektale Chirurgie?

O. Schwandner, T. H. K. Schiedeck und H.-P. Bruch

Klinik für Chirurgie, Medizinische Universität zu Lübeck, Ratzeburger Allee 160, D-23538 Lübeck

Advanced Age – Indication or Contraindication for Laparoscopic Colorectal Surgery?

Summary. To evaluate the role of laparoscopic colorectal surgery in relation to advanced age, the results of patients older than 70 years were compared to younger groups by age (up to 50 years, 51–70 years) using statistical analysis (chi-square-test, t-test; $p<0.05$ statistical significant). Within 5 years, 298 patients underwent minimally invasive surgery: 95 patients (31.9%) were older than 70 years, 35.8% showed changes in ECG, 45.3% had pathological spirometric results. Pelvic floor disorders were the most common indications for surgery; malignant disease was more frequent in older patients. There were no significant differences related to conversion, morbidity and overall laparotomy rate ($p>0.05$). However, duration of surgery, stay on ICU and postoperative hospital stay were significantly prolonged in patients over 70 years of age ($p<0.05$). The outcome in older patients is similar to that noted in younger patients. In conclusion, advanced age is no contraindication for laparoscopic colorectal surgery.

Key words: Laparoscopic colorectal surgery – Age

Zusammenfassung. Um den Stellenwert laparoskopischer colorektaler Eingriffe im hohen Alter zu evaluieren, wurden die Ergebnisse bei Patienten über 70 Jahre mit denen jüngerer Altersgruppen (–50 Jahre, 51–70 Jahre) verglichen (Chi-Quadrat-Test, t-Test; $p<0,05$ statistisch-signifikant). Innerhalb von 5 Jahren wurden 298 Patienten operiert. 95 Patienten (31,9%) waren über 70 Jahre alt. 35,8% der über 70jährigen zeigten EKG-Veränderungen, in 45,3% bestanden pathologische Veränderungen in der Lungenfunktion. Beckenbodenfunktionsstörungen stellten die häufigste OP-Indikation dar, maligne Befunde waren bei älteren Patienten häufiger. Keine signifikanten Unterschiede zeigten sich in bezug auf Konversion, Morbidität und Laparotomierate ($p>0,05$). Hingegen waren OP-Dauer, Intensivstationsaufenthalt und postoperative Liegezeit bei den über 70jährigen signifikant verlängert ($p<0,05$). Die Ergebnisse bei älteren Patienten sind mit denen jüngerer Patienten vergleichbar. Das hohe Alter stellt keine Kontraindikation für die laparoskopische colorektale Chirurgie dar.

Schlüsselwörter: Laparoskopische colorektale Chirurgie – Alter

Sepsis

Analyse der stationären Behandlungskosten bei diffuser sekundärer Peritonitis

K. Welcker, J. Lederle, M. Schorr, C. Waydhas, M. Jochum und M. Siebeck

Chirurgische Klinik und Poliklinik, Klinikum Innenstadt, Ludwig-Maximilians-Universität, Nußbaumstraße 20, D-80336 München

Cost of Care for Secondary Peritonitis

Summary. In a prospective, randomized, controlled study of patients ($n=36$) with diffuse secondary peritonitis, the cost of care was analyzed (control group $n=19$, therapy group $n=17$). The therapy group was treated additionally adjuvant with intravenous antithrombin III infusion on 140% of normal plasma level for four days and two intraperitoneal installations of fresh frozen serum. Total costs of hospital treatment: average 43,510 DM per patient (control group average 49,616 DM, therapy group average 36,683 DM plus 10,082 DM for at III). 82% of the costs are produced on ICU (average 36,047 DM). The cost for staff (average 28.9%), medicine (average 21.9%) and transfusions (average 13.6%) are huge components. The cost of care for the therapy group appears to be lower due to shorter treatment on ICU and fewer hemofiltrations and shorter artificial respiration and lower costs for operations, medicine and transfusions. There is no cost increase for secondary peritonitis by adjuvant therapy with at III.

Key words: Secondary peritonitis – Cost of care – Antithrombin III

Zusammenfassung. In einer prospektiven randomisierten kontrollierten Studie an Patienten mit diffuser sekundärer Peritonitis wurden die stationären Behandlungskosten analysiert ($n=36$, Kontrollgruppe $n=19$, Therapiegruppe $n=17$). Die Therapiegruppe erhielt zur Standardtherapie eine postoperative viertägige adjuvante Therapie mit Antithrombin III i.v. auf 140% der Norm, und 2 Einheiten fresh-frozen-Serum intraperitoneal. Gesamtkosten der Behandlung: Ø 43 510,– DM pro Patient (Kontrolle: Ø 49 616,– DM, Therapie: Ø 36 683,– DM zuzüglich Ø 10 082,– DM für AT III). 82% der Kosten entfallen auf die ICU (Ø 36 047,– DM). Die Personal- (Ø 28,9%), Medikamenten- (Ø 21,9%) und Blutproduktekosten (Ø 13,6%) sind die größten Einzelposten. Die Therapiegruppe ist durch kürzere Intensiv-Hämofiltrations- und Beatmungszeiten, niedrige OP-Kosten sowie Medikamenten- und Blutproduktebedarf preiswerter. Die adjuvante AT-III-Gabe verteuert damit die Behandlung nicht.

Schlüsselwörter: Sekundäre Peritonitis – Klinische Behandlungskosten – Antithrombin III

Ungewöhnliche Ursache der purulenten Mediastinitis (Fallbesprechung)

S. Smutný und Z. Jech

I. Chirurgische Klinik, Motolspital, CZ-150 06 – Prag 5 – Motol

Unusual Cause of Purulent Mediastinitis: Case Discussion

Summary. Only very few cases of perforation of the stomach into the mediastinum are found in the literature. We treated a female patient who was sent to our clinic with troubles of unknown origin. We performed an operation to look for clinical cause of peritonitis. During the operation we found no signs of peritonitis. The incision was extended by means of thoraco-phreno-laparotomy and a perforation of the wall of the stomach with a purulent mediastinitis was discovered. Despite the fact that we noticed a brachyoesophagus, we decided to remove the stomach in situ (in the mediastinum) and drained the left pleural cavity.

Key words: Perforation – Purulent mediastinitis – Resection of stomach

Zusammenfassung. In der Weltliteratur sind nur seltene Fälle von Magenperforation ins Mediastinum beschrieben. Die Autoren dieses Artikels sahen eine Patientin, die mit unklaren Beschwerden zu uns eingewiesen wurde. Wegen der klinischen Zeichen einer Peritonitis wurde operiert. Während der Operation war keine Entzündung in der Bauchhöhle nachzuweisen, der Schnitt wurde als Thoraco-Phrenice-Laparotomie erweitert und eine Perforation des Magens mit einer purulenten Mediastinitis gefunden. Da es sich auch um einen Brachyoesophagus handelte, entschieden wir uns zur Resektion des Magens in situ (im Mediastinum) und zur Drainage der linken Pleurahöhle.

Schlüsselwörter: Perforation – Purulente Mediastinitis – Magenresektion

Sepsistherapie durch sonographiegeführte perkutane Drainage abdomineller Abszesse

H. P. Heistermann, R. Horstmann*, H.-W. Krawzak* und G. Hohlbach*

* Chirurgische Universitätsklinik Marienhospital, Hölkeskampring 40, D-44625 Herne (*jetzige Anschrift:* Chirurgische Abteilung, Krankenhaus Porz am Rhein, Urbacher Weg 19, D-51149 Köln)

Sepsis Treatment by Ultrasound Guided Percutaneous Drainage of Intraabdominal Abscesses

Summary. With the widespread use of ultrasonography percutaneous treatment of intraabdominal abscesses competes with surgical management. We use our personal experience to describe the current status of ultrasound guided percutaneous drainage of intraabdominal abscesses. Since 1992 we have performed 39 drainages in 37 patients. The most frequent cause of abscesses was following surgery. Successful treatment was obtained in 25 cases, including two cases of repeat drainage. Six drainages were effective for palliation. One patient with liver cirrhosis died of peritonitis. In most cases of intraabdominal abscesses, ultrasound guided percutaneous drainage can be recommended because it offers high curability with little mortality.

Key words: Intraabdominal abscess – Percutaneous drainage – Ultrasound

Zusammenfassung. Mit dem breiten Einsatz von Ultraschall konkurriert die interventionelle Drainage mit dem chirurgischen Vorgehen. Aus unserer eigenen Erfahrung versuchen wir die Beschreibung des aktuellen Standes der ultraschallgeführten perkutanen Drainage intraabdomineller Abszesse. Seit 1992 führten wir bei 37 Patienten 39 Drainageeinlagen durch. In der Mehrzahl entstanden die Abszesse postoperativ. 25 Patienten konnten geheilt werden, einschließlich zweier Fälle mit Rezidivdrainage. 6 Drainagen waren als Palliation effektiv. Ein Patient mit Leberzirrhose verstarb an generalisierter Peritonitis. Bei fast allen intraabdominellen Abszessen ist ein sonographiegeführter perkutaner Drainageversuch wegen seiner hohen Heilungsrate bei niedriger Mortalität gerechtfertigt.

Schlüsselwörter: Intraabdominelle Abszesse – Perkutane Drainage – Ultraschall

Zwei-Phasen-Konzept zur Therapie des infizierten Sinus Pilonidalis

U. Konrad und H.-H. Lauterbach

Marquardsenstraße 2, D-91054 Erlangen

Two-Step Treatment of Inflamed Pilonidal Sinus

Summary. This method of treating the inflamed pilonidal sinus includes two steps: – The first step is to incise the infected hole or to puncture and to irrigate it with saline until the plegmonous alterations are healed up. – After one or two weeks the sacral dermoid is excised radically under antibiotic therapy and the tissue defect is covered by a Limberg transposition flap. The pretreatment described as „first-step" brings a considerable shortening of the healing period compared to the traditional method of excision and healing by open granulation. The two-step treatment enables the tissue defect to be covered without any tension or a cavity.

Key words: Pilonidal sinus – Sacral dermoid – Limberg transposition flap

Zusammenfassung. Die Behandlung des phlegmonösen Pilondialsinus nach dem vorgestellten Konzept erfolgt in zwei Schritten: – Primärbehandlung durch kleine Inzision oder Punktion und Spülung der infizierten Höhle bis zur Abheilung der phlegmonösen Veränderungen. – Nach 1–2 Wochen erfolgt, unter passagerer antibiotischer Therapie, die radikale Exzision des Sakraldermoids und die Defektdeckung mit einem Transpositionslappen nach Limberg. Die beschriebene Vorbehandlung bis zum Rückgang der phlegmonösen Veränderungen verkürzt die Gesamtkrankheitsdauer im Verlauf zum primär offenen Verfahren erheblich. Sie ermöglicht die primär definitive und spannungsfreie Defektschließung ohne Hohlraum.

Schlüsselwörter: Pilonidalsinus – Sacraldermoid – Limberg-Plastik

Perioperative Therapie

Messungen des Energiebedarfs und der Körperzusammensetzung beim kritisch Kranken auf der Intensivstation

L. Bastian, A. Weimann, O. Selberg, C. Stan und G. Regel

Unfallchirurgische Klinik, Medizinische Hochschule, Carl-Neuberg-Straße 1, D-30625 Hannover

Measurements of Energy Expenditure and Body Composition in Critically Injured Patients

Summary. Evaluation of bedside methods for measurement of energy expenditure (indirect calorimetry) and body composition (B. I. A.) in severely injured patients. *Patients after trauma:* 27 patients (19 M, 8 F), age 34.5 ± 15.5 years, body size 174.3 ± 10.7 cm, body weight 77.4 ± 13.4 kg, APACHE II score 8.2 ± 4.3 pts., Injury Severity Score (ISS) 39.8 ± 11.4 pts., mortality 5/27 (19%). *Results:* Energy expenditure 1903 ± 450 kcal/day 1, 2738 ± 623 kal/day 14, 2431 ± 674 kcal/day 28, significant correlation between TEE and Apache II only on day 1, no significant correlation between TEE and MOF scores, no significant correlation between body water changes and phase angle in the second week after trauma. *Conclusion:* Indirect calorimetry is practicable in the severely injured patient, but energy expenditure can also estimated by 35–40 kcal/kg/day. Due to extraordinary expansion of the extracellular space and body water, monofrequent B. I. A. using our calculation formula is not a reliable tool for the critically ill.

Key words: Indirect calorimetry – Body impedance analysis – Clinical nutrition

Zusammenfassung. Überprüfung der Durchführbarkeit und Aussagekraft von bedside-Methoden zur Messung der Körperzusammensetzung (Bioelektrische Impedanzanalyse, B. I. A.) und des Energiebedarfes (Indirekte Kalorimetrie) an schwerstpolytraumatisierten Patienten. *Patienten nach Polytrauma:* 27 Patienten (19 M, 8 W), Alter 34,5 ± 15,5 Jahre, Körperlänge 174,3 ± 10,7 cm, Körpergewicht 77,4 ± 13,4 kg, APACHE-II-Score 8,2 ± 14,3 Punkte, Letalität 5/27 (19%). *Ergebnisse:* Energiebedarf 1903 ± 450 kcal/Tag 1, 2738 ± 623 kcal/Tag 14, 2431 ± 674 kcal/Tag 28, signifikante Korrelation zwischen TEE und Apache II nur an Tag 1, keine signifikante Korrelation zwischen TEE und MOV-Scores, keine signifikante Korrelation zwischen Flüssigkeitsbilanzen und Phasenwinkel in der zweiten Woche nach dem Trauma. *Schlußfolgerung:* Indirekte Kalorimetrie ist auch beim polytraumatisierten Patienten durchführbar, der Energiebedarf läßt sich aber auch in der kritischen Phase schätzen (35–40 kcal/kg/Tag). Die B. I. A. ist gerade in der kritischen Phase bei massiver Flüssigkeitseinlagerung nicht verwertbar.

Schlüsselwörter: Indirekte Kalorimetrie – Körperimpedanzanalyse – Künstliche Ernährung

Substitutionstherapie beim funktionellen und organischen Kurzdarmsyndrom

Ch. J. Decker-Baumann, J. Stern, F.-X. Huber und Ch. Herfarth

Chirurgische Universitätsklinik, Im Neuenheimer Feld 110, D-69120 Heidelberg

Home Parenteral Nutrition in Patients with Short Bowel Syndrome After Proctocolectomy

Summary. Restorative proctocolectomy with ileoanal reservoir and temporary loop-ileostomy can cause short bowel syndrome in patients with high stoma output. Twelve patients with ileostomy output > 1500 ml/d received home parenteral nutrition as a supplement to oral nutrition to avoid complications from short bowel syndrome. During therapy we observed a significant reduction of ileostomy output. The nutritional support significantly improved body weight, body cell mass and plasma proteins. Electrolyte plasma levels and kidney function were normalized. The results demonstrate that home parenteral support is a safe and efficient therapy to prevent short bowel syndrome in patients with high loop-ileostomy output. Regular monitoring and adaptation of the therapy is mandatory.

Key words: Proctocolectomy – Short bowel – Home parenteral nutrition

Zusammenfassung. Bei Patienten nach restaurativer Proktocolektomie mit ileoanalem Pouch kann während der Zeit der protektiven Loop-Ileostomie ein Kurzdarmsyndrom auftreten. Zur Vermeidung solcher Komplikationen wurde bei 12 Patienten mit Stomaverlusten > 1500 ml/d eine heimparenterale Substitutionstherapie als Support zur oralen Kost durchgeführt. Unter der Therapie kam es zu einer signifikanten Reduktion der Stomaverluste, einer signifikanten Zunahme des Körpergewichtes, der body cell mass und der Plasmaproteine. Plasmaelektrolyte und Nierenwerte wurden verbessert. Somit ist die heimparenterale Substitution eine sichere und effiziente Maßnahme zur Vermeidung des Kurzdarmsyndromes, wenn die Therapie engmaschig überwacht und bei Bedarf adaptiert wird.

Schlüsselwörter: Proctocolektomie – Kurzdarm – Heimparenterale Substitution

Patientenorientierte, risikoadaptierte Tumornachsorge bei Patienten mit kolorektalem Karzinom

M. Schorr, M. Siebeck und W. G. Zoller

Chirurgische Klinik und Poliklinik, Klinikum Innenstadt LMU München, Nußbaumstraße 20, D-80336 München

Colorectal Cancer: a Rational Follow-Up Program Adapted to Patients' Individual Risk of Recurrence

Summary. Follow-up programs in patients with colorectal cancer have been criticized concerning their efficacy. Uniform programs for all patients as practised during the last decade neither influenced survival nor improved the number of secondary tumor resections for cure. Therefore we developed a follow-up program that considers patients' health, status of resection at primary operative therapy, and risk of tumor recurrence based on postoperative tumor staging. Under these conditions we divided patients into three groups: patients with low risk of tumor recurrence, patients with high risk, and patients treated under palliative aspects. Thus costs of follow-up programs can theoretically be reduced by more than 50%.

Key words: Colorectal cancer – Follow-up – Efficacy

Zusammenfassung. Studien der letzten 10 Jahre stellen die Effektivität der bisher bei Patienten mit kolorektalem Karzinom durchgeführten Tumornachsorge in Frage. Die starren Schemata für alle Patienten haben keine wesentliche Verlängerung der Lebenszeit bzw. keine frühzeitige Intervention mit kurativem Therapieansatz ermöglicht. Wir stellen ein Nachsorgekonzept vor, das den Allgemeinzustand des Patienten, die Resektionssituation bei der Primärtherapie sowie das Rezidivrisiko in Abhängigkeit vom Tumorstadium berücksichtigt. Damit ist eine Einteilung in 3 Gruppen möglich: Patienten mit niedrigem und hohem Risiko sowie Patienten, die palliativ therapiert werden sollten. Dadurch kann theoretisch eine Reduktion der Gesamtkosten für die Tumornachsorge um mehr als 50% erreicht werden.

Schlüsselwörter: Kolorektales Karzinom – Tumornachsorge – Effektivität

Prospektiv-randomisierte Studie zu Effektivität und Ökonomie der Eindosis-Antibiotikaprophylaxe bei penetrierenden Traumen von Abdomen, Thorax und Extremitäten

A. Schmidt-Matthiesen, A. Encke, H. Röding und J. Windolf

Zentrum der Chirurgie, J.-W.-Goethe-Universität, Theodor-Stern-Kai 7, D-60590 Frankfurt am Main

A Prospective Randomized Comparison of Single Versus Multiple Dose Antibiotic Prophylaxis in Penetrating Trauma. Effectiveness and Economics

Summary. The clinical efficacy of a single dose of ceftriazone 2 g with cefoxitin 2 g given thrice daily for three days was compared in 205 patients. Patients had to have a penetrating injury to only one part of the body, reach the hospital within two hours and receive surgery within 16 hours of being injured. Patients with preexistent infection, immundeficiency, burns, open or grade II/III craniocerebral trauma were excluded. This study was carried out at two centers. Beside the costs of antibiotic treatment, the target variable was the occurrence of bacterial infections within ten days. 96% of the ceftriaxone ($n=97$) and 95% of the cefoxitin ($n=98$) remained infection-free. No deep infection, abscess, phlegmon or sepsis was seen. No additional surgery or intensive care due to infection was required. At 442.53 DM versus 97.33 DM, the average total cost of delivering antibiotic treatment was significantly lower in the ceftriaxone group ($p<0.001$). Prophylaxis in penetrating trauma with a single dose of ceftriaxone is safe and has practical and economic advantages.

Key words: Penetrating trauma – Antibiotic prophylaxis

Zusammenfassung. Bei 205 Patienten mit penetrierender Verletzung wurden an 2 Zentren die Effektivität und Gesamtkosten einer frühestmöglichen Antibiotikaprophylaxe prospektiv-randomisiert zwischen Ceftriaxon 2 g Einmalgabe und dreitägig dreimal 2 g Cefoxitin verglichen. Ausschlußkriterien: unter anderem Immunschwäche, schwere SHT, Verbrennungen, präexistente bakteriologische Infekte. Randomisiert wurde stratifiziert nach Abdomen/Thorax/Extremitäten. Zielvariable war ein bakteriologischer Infekt in den ersten 10 Tagen, Begleitvariable die AB-*Gesamt*kosten. Drop out 11 Patienten, 97 Patienten in der Ceftriaxon- und 98 Patienten in der Cefoxitingruppe, deren Zusammensetzung gleich war. Häufigste Verletzungen waren offene Brüche und ausgedehnte Weichteilschäden. Die AB-Prophylaxe war mit 96% in der Ceftriaxon- und 95% in der Cefoxitingruppe voll wirksam. Es fand sich kein tiefer Infekt, keine Sepsis, infektgebundene Reoperation oder Intensivpflichtigkeit. Äquipotent war die Prophylaxe mit Ceftriaxon (97,33 DM) der mit Cefoxitin (442,53 DM) ökonomisch signifikant überlegen.

Schlüsselwörter: Antibiotika – Indikation – Substanzwahl – Ökonomie

Prospektive, randomisierte Magensonden- und Kostaufbaustudie bei kolorektalen Eingriffen

H. Hofheinz, K. Oestreich, A. Richter, E. Hagmüller, J. Sturm und M. Trede

Chirurgische Universitätsklinik Mannheim gGmbH, Theodor-Kutzer-Ufer, D-68135 Mannheim

Prospective Randomized Study on the Use of the Nasogastric Tube and Postoperative Feeding After Colorectal Surgery

Summary. A prospective clinical trial was started to study the need for a nasogastric tube after colorectal surgery and the pros and cons of early oral feeding. Patients who underwent elective colorectal surgery were randomized into 2 groups: "A" without a ng tube (early oral feeding from day 1), "B" with a ng tube until the 3rd postoperative day (feeding afterwards). Patients were monitored for subjective and objective data. 50 patients (of comparable demographic data) were in each group. 8 patients of group B did not tolerate the tube and it had to be taken out. There was no significant difference between the groups concerning nausea, vomiting, meteorism, first peristalsis, and first bowel movements, complication rate (8% vs. 11%) or duration of hospital stay. In conclusion a ng tube is not necessary and early oral feeding is tolerated after elective colorectal surgery.

Key words: Colorectal surgery – Nasogastric tube – Early feeding

Zusammenfassung. Um den Nutzen der Magensonde und der frühen Oralisierung nach elektiven kolorektalen Eingriffen zu überprüfen, wurden in 2 vergleichbaren Gruppen je 50 Patienten prospektiv randomisiert. Gruppe „A" ohne Magensonde (ab Tag 1 oralisiert), Gruppe „B" mit Magensonde bis zum 3. postoperativen Tag (dann oralisiert). Subjektive Parameter und objektive wurden erfaßt. Bei 8 Patienten der Gruppe „B" mußte die Sonde vorzeitig wegen Belästigung entfernt werden. Zwischen beiden Gruppen fand sich kein signifikanter Unterschied bezüglich Übelkeit, Meteorismus, erste Peristaltik und erster Stuhlgang, Komplikationsrate (8% vs. 11%) oder Aufenthaltsdauer. Folglich ist eine Magensonde nach elektiven kolorektalen Eingriffen nicht nötig, und die frühe Oralisierung wird gut toleriert.

Schlüsselwörter: Magensonde – Kostaufbau – Kolorektale Chirurgie

Akutes Abdomen

Sicherung der Ulcusperforation durch Ultraschall-Darstellung vereinfacht chirurgischen Handlungsablauf

M. Wüstner und H. Becker

Abteilung Allgemeinchirurgie, Universitätsklinik, Robert-Koch-Straße 40, D-37075 Göttingen

Visualizing Ulcer Perforation by Sonography Facilitates Preoperative Diagnosis

Summary. Since March 1996 we have searched systematically for sonographic signs of ulcer perforation in all clinically suspect cases. We detected an ulcer perforation in seven of eight patients directly. In one patient indirect sonographic signs made the diagnosis of ulcer perforation probable. Sonographically, ulcer perforation occurred in various forms. The most frequent ($n=5$) was a T-, H- or h-shaped transmural gas channel (echodense, well contrasting against the poor echogenic wall of the antrum/pylorus). Advantages of ultrasound diagnosis of ulcer perforation in this study: 1) One correct prediction despite previous negative clinical evaluation. 2) Three correct predictions despite missing free gas in plain X-ray. 3) One correct prediction of initially covered ulcer perforation.

Key words: Ulcer perforation – Diagnosis – Sonography

Zusammenfassung. Wir suchen seit März 1996 bei allen Patienten mit klinischem Verdacht systematisch nach sonographischen Korrelaten einer Ulcusperforation. Unter bisher 8 Patienten konnte die Ulcusperforation siebenmal sonographisch direkt dargestellt und bei einem durch indirekte Zeichen wahrscheinlich gemacht werden. Die Ulcusperforation zeigte sich in verschiedenen Erscheinungsformen, am häufigsten (5×) als T-, H- oder h-förmige transmurale Gasstraße (sehr echoreich, gut gegen die echoarme Antrum/Blbuswand kontrastierend). Vorteile durch sonographische Diagnose im bisherigen Patientengut: 1. Einmal richtige Vorhersage trotz vorangegangener klinisch negativer Beurteilung. 2. Dreimal richtige Vorhersage trotz Fehlens freier Luft im Röntgenbild. 3. Einmal richtige Vorhersage einer zunächst gedeckten Ulcusperforation.

Schlüsselwörter: Ulcusperforation – Diagnostik – Sonographie

Dünndarm/Kolon/Rektum, gutartig

Laparoskopisch assistierte restorative Proktokolektomie

L. Köhler und H. Troidl

II. Chirurgischer Lehrstuhl, Universität Köln, Ostmerheimerstraße 200, D-51109 Köln

Laparoscopically Assisted Restorative Proctocolectomy

Summary. The *aim* of the study was to investigate if laparoscopic assisted pouch construction (LAP) is feasible and if it offers any advantages to patients. *Methods:* 8 consecutive patients with ulcerative colitis were operated upon laparoscopically. The control group consisted of 8 patients matched for age, sex, diagnosis and duration of the disease. *Results:* LAP was feasible in all patients but lasted longer (4.5 h versus 3.5 h). Blood loss and number of blood transfusions did not differ. The postoperative complication rate was equally low in both groups. Postoperative reconvalescence was quick in both groups, but hospital stay was longer in the conventionally treated group (11 days versus 15 days). Stool frequency, continence and medication did not differ 3, 6 and 9 months after the operation. Cosmetics were better after LAP. *Conclusion:* LAP is technically feasible but has only a few advantages over conventional techniques.

Key words: Ulcerative colitis – Laparoscopically assisted restorative proctocolectomy

Zusammenfassung. *Ziel* war festzustellen, ob eine laparoskopisch assistierte Pouchanlage (LAP) technisch möglich ist und dem Patienten einen Vorteil bietet. *Methode:* 8 konsekutive Patienten mit einer Colitis ulcerosa wurden laparoskopisch operiert. 8 für Alter, Geschlecht, Diagnose und Krankheitsdauer angeglichene offen operierte Patienten dienten zur Kontrolle. *Ergebnis:* Bei allen gelang die LAP, dauerte aber länger (4,5 vs. 3,5 Std.). Blutverlust und Anzahl der Blutkonserven unterschieden sich nicht. Die postoperative Komplikationsrate war in beiden Gruppen gleich niedrig. Die Rekonvaleszenzdauer war in beiden Gruppen gleich, aber LAP-Patienten konnten früher (11 vs. 15 Tage) entlassen werden. Stuhlfrequenz, Kontinenz und Medikamenteneinnahme unterschied sich nach 3, 6 und 9 Monaten nicht. Das kosmetische Ergebnis war nach LAP besser. *Schlußfolgerung:* Die LAP ist technisch möglich, hat aber nur wenige Vorteile für die Patienten gegenüber dem offenen Verfahren.

Schlüsselwörter: Colitis ulcerosa – Laparoskopisch assistierte restorative Proktokolektomie

M. Crohn: Minimale Chirurgie bei Dünn- und Dickdarmbefall – Einfluß auf die Rezidivrate?

A. Hofmeister, C. Adam, H.-J. Mappes und G. Ruf

Chirurgische Universitätsklinik Freiburg, Hugstetterstraße 55, D-79106 Freiburg

Minimal Resection Versus Stricture Plastic of the Small Bowel and Large Bowel in Crohn's Disease Patients – Does It Make a Difference?

Summary. Local recurrent stenosis is a common problem in the surgical treatment of Crohn's disease (CD). Stricture plastic is still believed to be critical in these patients because inflamed tissue remains. *Method:* We compared retrospectively (1988–1997) the outcome after minimal resection or stricture plastic of the small bowel ($n = 105$) and large bowel ($n = 42$) for CD manifestations in 93 patients. Statistics were done by χ^2 analysis and nonparametric Mann-Whitney test. *Results:* No difference was found for local recurrency in small bowel and large bowel ($p = 0.12$ and $p = 0.48$, respectively), remaining inflamed tissue at the resection margin ($p = 0.46$ and $p = 0.9$, respectively), and the time interval until recurrency in the small bowel ($p = 0.46$). *Conclusions:* Stricture plastic is a safe and bowel-perserving surgical option in CD patients even for manifestations in the colon.

Key words: Crohn's disease – Stricture plastic – Local recurrency

Zusammenfassung. Die chirurgische Therapie des M. Crohn (MC) ist erschwert durch das häufige Auftreten eines Lokalrezidivs. Die Strikturenplastik ist nach wie vor umstritten, da das entzündete Gewebe vollständig in situ verbleibt. *Methode:* Wir verglichen retrospektiv (1988–1997) die Ergebnisse nach sparsamer Resektion oder Strikturoplastik bei 105 Dünn- und 42 Dickdarmeingriffen bei 93 MC-Patienten. Die statistische Auswertung erfolgte mittels χ^2-Analyse und dem nonparametrischen Mann-Whitney-Test. *Ergebnisse:* Es fand sich kein Unterschied in der Häufigkeit lokaler Rezidive im Dünn- und Dickdarm ($p = 0.12$ und $p = 0.48$), dem Verbleib von entzündetem Gewebe an den Resektionsrändern ($p = 0.46$ und $p = 0.9$) oder dem Intervall bis zum Rezidiv im Dünndarm ($p = 0.46$). *Schlußfolgerung:* Die Strikturoplastik ist gleichwertig der sparsamen Resektion und somit ein sinnvolles, darmerhaltendes chirurgisches Verfahren bei MC-Patienten.

Schlüsselwörter: M. Crohn – Stricturoplastik – Lokalrezidiv

Der Pfannenstielschnitt als alternativer Zugang bei der laparoskopischen oder konventionellen Sigmaresektion

K. Wellmann, O. Deling und R. Kolvenbach

Chirurgische Klinik, Augusta-Krankenhaus, Amalienstraße 9, D-40472 Düsseldorf

The Pfannenstiel Incision: An Alternative Access for Open and Laparoscopically Assisted Resection of Colon and Rectum

Summary. We favor the Pfannenstiel incision using the ENDO-HAND for colorectal resections. We applied this access in a small group of patients undergoing laparoscopically assisted or open colectomy. Compared to midline laparotomy the advantages of this incision are less wound infection (6.25%), less direct postoperative pain, better aesthetic appearance and especially a low rate of pulmonary complications. In spite of the unusual technique – in general surgery a midline incision is generally used – sufficient access to the operating area can be obtained and laparoscopically assisted or open resection can be performed. Incisional hernia is a rare complication in the literature reports.

Key words: Pfannenstiel incision – Resection of the recto-sigmoid – ENDO-HAND – Laparoscopically assisted resection

Zusammenfassung. Inspiriert durch die Vorgehensweise bei der Anwendung der ENDO-HAND haben wir in einem ausgewählten Patientengut anstatt der Unterbauchmedianlaparotomie einen kleinen Pfannenstielschnitt bei Sigma- oder Rektumresektionen durchgeführt. Insbesondere bei laparoskopisch-assistierten oder sparsamen Resektionen scheint dieser Schnitt Vorteile zu zeigen. Neben einer niedrigen Rate an Wundheilungsstörungen (6,25%) zeichnet sich dieses Vorgehen durch eine geringe cardio-pulmonale Komplikationsrate und geringere Beeinträchtigung der Patienten aus. Trotz der für den Chirurgen ungewohnten Schnittführung läßt sich ein erstaunlich guter Situs erreichen und eine sichere Resektion – laparoskopisch oder konventionell – durchführen. Weiterhin ist aufgrund der Ergebnisse in der Literatur mit einer sehr niedrigen Rate an Narbenhernien zu rechnen.

Schlüsselwörter: Pfannenstielschnitt – Rektosigmoidale Resektionen – ENDO-HAND – Laparoskopie

Das zystische Hamartom als seltene Differentialdiagnose eines retrorektalen Tumors – Eine Fallbeschreibung

J. Hondyk, C. Peiper, I. Stamm, K. Küchemann und S. Horsch

Chirurgische Abteilung, Krankenhaus Porz am Rhein, Urbacher Weg 19, D-51149 Köln

The Cystic Hamartoma – A Rare Differential Diagnosis of a Retrorectal Tumor

Summary. The retrorectal cystic hamartoma or tailgut cyst originates in embryology as a relic from the posterior gut, distal to the cloacal membrane. This kind of tumor is rarely reported in literature. The case of a 21 year old woman, whose clinical report, radiological diagnosis, operation, histopathology and follow-up we describe, emphasizes the importance of an exact pre-operative diagnosis. The tumor has to be resected quickly and completely by a transanal, transsacral or abdominosacral approach to minimize the complications caused by its size and to avoid a 2% possible malignant change into adenocarcinoma.

Key words: Tailgut cyst – Retrorectal cystic hamartoma – Retrorectal tumors

Zusammenfassung. Das retrorektale zystische Hamartom oder „Tailgut-Cyst" findet seinen Ursprung in der Embryologie als Relikt aus dem letzten Teil des Darmrohres, distal der Kloakenmembran. In der Literatur wird über diesen Tumor nur sehr selten berichtet. Der Fall einer 21jährigen, Patientin dessen Klinik, radiologische Diagnostik, Operation, Histologie und Verlauf wir darstellen, unterstreicht die Bedeutung einer exakten präoperativen Diagnostik. Der Tumor ist ohne Zuwarten und in toto zu exstirpieren, um die durch seine Größe hervorgerufene Komplikationsrate minimieren und eine in 2% der Fälle mögliche maligne Entartung verhindern zu können. Hierzu bieten sich der transanale, der transsakrale oder der abdominosakrale Zugang an.

Schlüsselwörter: Schwanzdarmzyste – Retrorektales zystisches Hamartom – Tumoren des Retrorektalraumes

Morbus Crohn-Rezidiv im neoterminalen Ileum nach Ileozökalresektion

M. Rentsch, A. Fürst, M. Anthuber und K.-W. Jauch

Klinik und Poliklinik für Chirurgie, Universität Regensburg, Franz-Josef-Strauß-Allee 11, D-93042 Regensburg

Recurrence of Crohn's Disease in the Neoterminal Ileum After Ileocecal Resection

Summary. Recurrence of Crohn's disease requiring repeated surgical therapy represents a therapeutic problem, which is accompanied by extended resections of the gastrointestinal tract. A retrospective analysis of our patients ($n = 137$) with the diagnosis Crohn's disease showed 64 who unterwent ileocecal resection and 16 with recurrence of the disease in the neoterminal ileum. Reasons for reoperation were 8 stenoses in the anastomotic area, 5 progressed fistula diseases and 3 combined fistula-stenosis patterns. 7 ileoascendostomas, 7 ileotransversostomas and 3 definitive ileostomas were performed. In spite of standardized regimens for preventive treatment against recurrence (5-ASA monotherapy), a high degree of heterogeneity in preventive drug therapy against postoperative recurrence of Crohn's disease was evident.

Key words: Crohn's disease – Recurrence – Retrospective clinical analysis

Zusammenfassung. Das operationspflichtige Morbus-Crohn-Rezidiv nach Ileozökalresektion stellt ein therapeutisches Problem dar, welches häufig Re-Eingriffe mit zum Teil ausgedehnten Resektionen erfordert. Die retrospektive Analyse unseres Patientenguts ($n = 137$) mit Morbus Crohn zeigt 64 Patienten, bei denen eine Ileozökalresektion durchgeführt wurde und 16 Patienten mit Rezidiv im neoterminalen Ileum. Gründe für die Re-Operation waren 8 Anastomosenstenosen, 5 Fistelbildung und dreimal die Kombination Stenose/Fistel. Es wurden 7 erneute Ileoascendostomien, 7 Ileotransversostomien und zwei endständige Ileostomien angelegt. Trotz standardisierten Empfehlungen für die medikamentöse Rezidivprophylaxe (Monotherapie mit 5-ASA) fiel eine hohe Heterogenität in der medikamentösen Rezidivprophylaxe auf.

Schlüsselwörter: Morbus Crohn – Rezidiv – Retrospektive klinische Analyse

Die rechtzeitige Operationsindikation bei der akuten Sigmadivertikulitis: Die frühe elektive Resektion!

O. Hansen, F. Graupe und W. Stock

Chirurgische Abteilung, Marien-Hospital, Rochusstraße 2, D-40479 Düsseldorf

The Opportune Surgical Indication in Acute Sigmoid Diverticulitis: Early Elective Resection

Summary. In our department early elective resection is performed 5 to 7 days after hospital admission in cases of acute symptoms with clinically and radiologically confirmed diagnosis of a wall penetrating diverticulitis. 437 patients were early elective resected from 1980 to 1997. The insufficiency rate was 1.4% and lethality rate 0.2%. The preoperative mentioned "first attack" of the disease showed histologically in many cases (79.1%) a dissimulation in a chronic-recurrent inflammation. Analysis of literature showed the recurrence rate was only 3% after surgery and 25–30% after medical treatment. Early elective resection with low morbidity and lethality is the definite and safe therapy for diverticulitis.

Key words: Diverticulitis – Early elective resection – First attack

Zusammenfassung. In unserer Abteilung wird die frühe elektive Resektion innerhalb von 5–7 Tage nach stationärer Aufnahme mit akuter Symptomatik bei klinisch und radiologisch gesicherter Diagnose einer wandüberschreitenden Divertikulitis durchgeführt. Von 1980–1997 wurden 437 Patienten früh elektiv operiert. Die Insuffizienzrate betrug 1,4%, die Letalität 0,2%. Der präoperativ angegebene „erste Schub" der Erkrankung stellte sich histologisch in den meisten Fällen (79,1%) als Dissimulation bei bereits chronisch entzündlichem Krankheitsbild heraus. In der Literaturanalyse zeigt sich nach chirurgischer Therapie eine Rezidivrate von circa 3%, nach internistischer Therapie dagegen von 25–30%. Die frühe elektive Resektion ist bei geringer Morbidität und Letalität die definitive Therapie der Divertikulitis.

Schlüsselwörter: Divertikulitis – Frühe elektive Resektion – Erster Schub

Ergebnisse der transanalen, endoskopischen Operationstechnik beim benignen Rektumpolypen

A. Heintz, M. Mörschel und Th. Junginger

Klinik und Poliklinik für Allgemein- und Abdominalchirurgie, Johannes-Gutenberg-Universität Mainz, Langenbeckstraße 1, D-55101 Mainz

Results of Transanal Endoscopic Microsurgery in Benign Polyps of the Rectum

Summary. With the transanal endoscopic microsurgery developed by Buess, local excision of sessile polyps of the rectum is possible up to the rectosigmoid with a good view via stereoscopic optics. The technique is associated with a low complication rate (2.9%), low mortality (0.9%) and good results in the follow-up ($n=241$, 1985–1996, local recurrence rate 5%, mean follow-up 56 months, ±35 months).

Key words: Rectal polyps – Endoscopic surgery – Local excision

Zusammenfassung. Die von Buess entwickelte transanale, endoskopische Operationstechnik ermöglicht die Abtragung breitbasiger Polypen unter guter Sicht über eine stereoskopische Optik bis zum rektosigmoidalen Übergang. Bei niedrigen Komplikationsraten (2,9%) und niedriger Letalität (0,9%) sind auch die Ergebnisse im Langzeitverlauf günstig ($n=241$, 1985–1996, Rezidivrate 5%, durchschnittliche Nachbeobachtungszeit 56 Monate ±36).

Schlüsselwörter: Rektumpolyp – Endoskopische Chirurgie – Lokale Excision

Ergebnisse der chirurgischen Behandlung des Morbus Crohn

K. Welcker, M. Siebeck, K. Loeschke und W. Zoller

Chirurgische Klinik und Poliklinik, Klinikum Innenstadt, Ludwig-Maximilian-Universität, Nußbaumstraße 20, D-80336 München

Results of the Surgical Treatment of Crohn's Disease

Summary. In a retrospective analysis we studied the surgical results and outcome of 82 patients (51 female, 31 male, average age 36.9 years) operated on for Crohn's disease between 1990 and 1995. From 62 patients (76%) follow-up-data were available for 10 years since first operative therapy or 5 years since the last operation. Localization: 86% terminal ileum, 56% colon, 34% anorectum. Indication for primary surgical intervention: emergency 45%, perianal abcess 35%, subileus/stenosis 15%, enterocutaneous fistula 10%. Indication for subsequent operations: emergency 56%, perianal abcess 91%, subileus/stenosis 29%, enterocutaneous fistula 31%. Duration from the diagnosis of Crohn's disease until the first operative intervention: 4.4 years, by an average of 3.3 operations per patient. Postoperative symptom-free 73%, medication-free 62%, no subsequent operations 89%, feeling better 97%. Surgical intervention reduces postoperative medication for Crohn's disease.

Key words: Crohn's disease – Surgical intervention

Zusammenfassung. In einer retrospektiven Untersuchung wurden alle zwischen 1990 und 1995 operierten Patienten mit Morbus Crohn erfaßt ($n=82$, $w=51$, $m=31$, Alter: Ø 36,9 Jahre). Von 62 Patienten (76%) wurden über 10 Jahre seit der Primär-Operation, bzw. 5 Jahre seit der letzten Operation follow-up-Daten ermittelt. Crohnbefall: 86% terminales Ileum, 56% Colon, 34% anorektaler Bereich. Indikationen der Primär-Operation: Notfall: 45%, perianaler Abzeß/Fistel: 35%, Subileus/Stenose: 15%, enterocutane Fistel: 10%. Indikation der Folge-Operation: Notfall: 56%, perianaler Abzeß/Fistel: 91%, Subileus/Stenose: 29%, enterocutane Fistel: 31%. Von der Diagnosestellung bis zur ersten Operation vergingen durchschnittlich 4,4 Jahre, bei Ø 3,3 Operationen pro Patient. Die Nachbefragung 3/98 ergab: Beschwerdefreiheit: 73%, keine Medikamente: 62%, keine erneute Operation: 89%, gebessertes Befinden: 97%. Der Medikamentenbedarf kann durch die operative Therapie bei M. Crohn reduziert werden.

Schlüsselwörter: Morbus Crohn – Chirurgische Therapie

Chirurgische Therapie hoher anorektaler und rektovaginaler Fisteln mittels transanaler endorektaler Verschiebelappenplastik

S. Willis, M. Rau, E. Schippers und V. Schumpelick

Chirurgische Universitätsklinik und Poliklinik, RWTH Aachen, Pauwelsstraße 30, D-52057 Aachen

Surgical Therapy of Anorectal and Rectovaginal Fistulae by Endorectal Advancement Flap

Summary. Twenty-two patients with high-level anorectal and 15 with rectovaginal fistulae were treated with an endorectal advancement flap between 1986 and 1997. By using this method, sphincterotomy could be avoided and the external sphincter was kept completely intact. The rate of primary healing was 81% (30 of 37 patients). Continence was undisturbed in all patients postoperatively. There were four recurrences of Crohn's disease (33%; 2 anorectal, 2 rectovaginal) and one recurrence after traumatic anorectal fistula. There were no recurrences after cryptoglandular fistulae. In our hands the endorectal advancement flap seems to be an effective and uncomplicated method in the treatment of high-level anorectal or rectovaginal fistulae, even in Crohn's disease.

Key words: Fistula – Anal – Rectovaginal – Therapy

Zusammenfassung. Von 1986 bis 1997 wurden 22 Patienten mit hohen anorektalen und 15 Patientinnen mit rektovaginalen Fisteln mit einer endorektalen Mukosa-Muskel-Verschiebelappenplastik behandelt. Eine Spaltung des M. sphincter ani externus wird hierbei vermieden und der Anorektalring erhalten. Die primäre Heilungsrate betrug 81% (30/37 Patienten). Postoperative Kontinenzstörungen wurden nicht beobachtet. Rezidive traten bei 4 von 12 Patienten mit M. Crohn (33%; 2 anorektal, 2 rektovaginal) und 1 Patienten mit traumatischer anorektaler Fistel auf. Es fanden sich keine Rezidive in der Gruppe der Patienten mit kryptoglandulären Fisteln. Diese Methode stellt somit ein unkompliziertes und rezidivarmes Verfahren zur Behandlung hoher anorektaler und rektovaginaler Fisteln dar, das auch bei Vorliegen eines M. Crohn erfolgreich angewandt werden kann.

Schlüsselwörter: Fistel – Anal – Rektovaginal – Therapie

Laparoskopie: ein dehnbarer Begriff der Kolonresektion

O. Schöb, D. Candinas, R. Schlumpf, F. Hetzer und F. Largiadèr

Klinik für Viszeralchirurgie, Universitätsspital, Rämistraße 100, CH-8091 Zürich

Laparoscopy: An Adaptable Understanding for Colon Resection

Summary. The term "laparoscopy" used for minimally invasive colon resection does not allow any conclusion about the real invasiveness of the procedure. Furthermore, laparoscopy is not a protected and clearly outlined definition and many different procedures (e.g. completely laparoscopic resection, laparoscopically assisted resection) are summarized under the term laparoscopy. We present 24 left-sided colon resections which are done completely intracorporeally, using the Endopursestring applicator and linear resector and a circular stapler device for reanastomoses of the bowel. It was possible to perform 22 of 24 procedures completely laparoscopically, the complication rate was low, and feasibility of the completely laparoscopic colon resection procedure could be demonstrated.

Key words: Laparoscopic colon procedures – Feasibility – Technique

Zusammenfassung. Die laparoskopische Kolonresektion ist oft mehr Begriff als Operation und es werden laparoskopisch assistierte wie komplett laparoskopische Verfahren unter diesem Begriff zusammengefaßt. Wir demonstrieren hier unsere Resultate bei 24 linksseitigen, komplett laparoskopisch durchgeführten Kolonresektionen bei Divertikulose. 22 der 24 Resektionen konnten vollständig laparoskopisch mit intrakorporeller Anlage der Anastomose unter Verwendung des Tabaksbeutel-Instrumentes EPR 18/70 und eines Zirkularstaplers angefertigt werden. Perioperative und postoperative Komplikationsrate waren niedrig (eine Anastomosen-Insuffizienz, eine Anastomosenstriktur pneumatisch dilatiert). Linksseitig ist eine komplett intrakorporelle laparoskopische Resektion durchführbar. Der Begriff laparoskopische Kolonresektion sollte für diese Operationstechnik reserviert bleiben.

Schlüsselwörter: Laparoskopische Kolonresektion – Operationstechnik

Laparoskopische Sigmaresektion wegen Divertikulitis

Th. Carus, W. Grebe, D. Hekers und A. J. Coburg

Städtische Kliniken Neuss, Chirurgische Klinik I, Preußenstraße 84, D-41464 Neuss

Laparoscopic Sigmoid Resection for Diverticulitis

Summary. *Background:* The indication for sigmoid resection is recurrent or complicated diverticulitis (stenosis, hemorrhage, perforation). *Methods:* Between 1993 and 1997, 81 laparoscopic sigmoid resections, 57% with recurrent and 35% with stenotic diverticulitis (8% other causes) were performed. Resection and anastomosis were completed laparoscopically in 44%, laparoscopically assisted in 48% and by Hartmann operation in 8%. *Results:* The mean operation time of 125 min was only slightly raised, compared to the open procedure. One anastomosic leakage and three wound infections occurred as surgical complications. As a benefit for the patients there was an earlier return to normal bowel activity, less need of analgesics, and faster mobilization. *Conclusion:* With proper laparoscopic training this method is a safe and effective surgical treatment for recurrent or complicated sigmoid diverticulitis.

Key words: Laparoscopic surgery – Sigmoid resection – Diverticulitis

Zusammenfassung. Die Indikation zur Sigmaresektion besteht bei rezidivierender und komplizierter Divertikulitis (Stenose, Blutung, Perforation). Von 1993 bis 1997 wurden 81 laparoskopische Sigmaresektionen durchgeführt, 57% wegen rezidivierender und 35% wegen stenosierender Divertikulitis (8% andere Gründe). Die Resektion und Anastomosierung erfolgte bei 44% vollständig laparoskopisch, bei 48% laparoskopisch assistiert und bei 8% als Hartmann-Operation. Die Operationszeit war mit einem Median von 125 min nur gering gegenüber dem offenen Vorgehen verlängert. An Komplikationen traten eine Anastomoseninsuffizienz und drei lokale Wundheilungsstörungen auf. Die Vorteile für den Patienten zeigten sich in früherem Einsetzen der Darmtätigkeit, geringerem Bedarf an Analgetika sowie schnellerer Mobilisierung. Die Methode kann bei entsprechender laparoskopischer Erfahrung empfohlen werden.

Schlüsselwörter: Laparoskopische Chirurgie, Sigmaresektion, Divertikulitis

Ösophagus/Magen, gutartig

Laparoskopische Resektion von Magenwandtumoren

K. Böttcher, H. Feussner, H. J. Dittler, M. Etter, J. D. Roder und J. R. Siewert

Chirurgische Klinik und Poliklinik, Technische Universität München, Klinikum rechts der Isar, Ismaninger Straße 22, D-81675 München

Laparoscopic Wedge Resection of Gastric Stroma Tumors

Summary. Laparoscopic gastric wedge resection in rendezvous-technique (i.e. intraoperative gastroscopy and laparoscopic tumor resection employing the Endo-GIA) allows resection of gastrointestinal stroma tumors up to a diameter of 5 cm, provided the tumor is located in the area of the anterior gastric wall or the greater curvature. Tumors located in the proximity of the gastric cardia or pylorus represents a contra-indication for laparoscopic wedge resection, since this may result in inadequate narrowing or stenosis. Laparoscopic gastric wedge resection is a safe and easy-to-perform procedure. So far we have gained experience with this technique in ten patients with benign gastric stroma tumors. A laparoscopic resection was possible in eight patients; in 2 patients a conversion to laparotomy was necessary due to tumor location in the prepyloric antrum.

Key words: Gastrointestinal stroma tumor – Laparoscopic gastric wall resection

Zusammenfassung. Mit der laparoskopischen Magenwandresektion in Rendezvoustechnik (intraoperative Gastroskopie – laparoskopische Tumorresektion mit dem Endo GIA) lassen sich gastrointestinale Stromatumoren bis zu einem Durchmesser von 5 cm bevorzugt im Bereich der Magenvorderwand und der großen Kurvatur resezieren. Eine Kontraindikation stellen Tumoren im Bereich der Kardia und des präpylorischen Antrums dar, da eine laparoskopische Resektion zu einer Stenosierung führen würde. Die Methode ist außerordentlich einfach und sicher durchführbar. Bisher konnten wir mit dieser Methode bei 10 Patienten mit benignen gastrointestinalen Stromatumoren Erfahrungen sammeln, bei 8 Patienten gelang die laparoskopische Tumorresektion, bei 2 Patienten mußte wegen Lokalisation im präpylorischen Antrum offen reseziert werden.

Schlüsselwörter: Gastrointestinaler Strumatumor – Laparoskopische Magenwandresektion

Die Lernkurve bei laparoskopischer Fundoplicatio

J. Miholic, M. Remzi, G. Bischof, R. Függer und G. Stacher

Universitätsklinik für Chirurgie, Allgemeines Krankenhaus, Währinger Gürtel 18, A-1090 Wien

Laparoscopic Fundoplication: The Learning Curve

Summary. The first 104 laparoscopic fundoplications of one institution were analyzed to evaluate eventual relationships between learning curve and early functional results. The operations were carried out by four surgeons within 24 months. Fourteen patients had previous operations in the left upper quadrant. In nine cases a conversion to open laparotomy was carried out, six times in the first 20 cases, and three times in the subsequent 20, but never thereafter. The surgeon's experience was the only factor associated with conversion. In cases with previous surgery operation time was 253 ± 69 min, and 155 ± 66 min in the other patients ($p<0.01$). The duration of the operation decreased continuously during the series, but from case number 61 on the decrease was not significant. There was no association observed between the case number within the series and the functional results.

Key words: Laparoscopy – Fundoplication

Zusammenfassung. Im Rahmen einer prospektiv dokumentierten Serie von laparoskopischer Fundoplicatio werden Kriterien des Lernprozesses und funktionelle Ergebnisse evaluiert. Innerhalb 24 Monaten wurde bei 104 Patienten mit gastroösophagealem Reflux von 4 Operateuren eine laparoskopische Fundoplicatio begonnen. 14 Patienten hatten offene Voroperationen im linken Oberbauch. 9mal wurde konvertiert: 6mal bei den 20 ersten Fällen (30%), dreimal bei den zweiten 20 (15%), dann aber nicht mehr. Statistisch war die Erfahrung des Operateurs (Patientennummer innerhalb der Serie) der einzige Risikofaktor für Konversion. Bei Voroperierten betrug die Operationsdauer 253 ± 69 Minuten (Mittelwert $\pm$ SA), sonst 155 ± 66 Minuten ($p<0,01$). Die Operationsdauer nahm während der Serie ab, ab dem 60. Fall statistisch nicht mehr signifikant. Kein Zusammenhang wurde gesehen zwischen der Patientenzahl und dem Beschwerdescore oder der pH-Metrie.

Schlüsselwörter: Laparoskopie – Fundoplicatio

Erste klinische Erfahrungen mit der laparoskopischen Refundoplikatio

M. Fein, K.-H. Fuchs, S. M. Freys und J. Heimbucher

Chirurgische Universitätsklinik, Josef-Schneider-Straße 2, D-97080 Würzburg

First Clinical Results of Laparoscopic Refundoplication

Summary. From 12/93 to 6/97, 12 patients (7 m, 5 f, age: 13–61 years) were scheduled for laparoscopic refundoplication for treatment of recurrent disease in nine patients and severe dysphagia in three. Six patients underwent a previous laparoscopic procedure, including four operated in our hospital (Re-Op frequency 3%; 4/120). Preoperative workup identified a disrupted wrap in three patients and loss of function in six patients with remnants of the primary repair. Dysphagia was caused by a too tight wrap in one patient and by a herniated wrap in two patients. Median operative time was 4 h. Adhesions resulted in early conversion in four patients following open primary procedures. After 9–51 months, nine patients were free of symptoms, three noticed occasional heartburn or bloating. Laparoscopic refundoplication is possible with good results especially in patients following laparoscopic primary antireflux repair.

Key words: Antireflux surgery – Laparoscopy – Reoperation

Zusammenfassung. Von 12/93 bis 6/97 wurde bei 12 Patienten (7 M, 5 W, Alter: 13–61 Jahre) eine laparoskopische Refundoplikatio geplant, bei 9 Patienten aufgrund eines Refluxrezidives und bei 3 Patienten aufgrund einer schweren Dysphagie. 6 Patienten waren laparoskopisch voroperiert, davon 4 in der eigenen Klinik (Re-Op-Rate 3%; 4/120). Die prä-Op-Diagnostik zeigte eine offene Manschette bei 3 Patienten und eine unzureichende Funktion der Erst-Op bei 6 Patienten. Ursache für die Dysphagie war einmal eine zu enge Manschette und in 2 Fällen eine intrathorakale Hernierung. Die Op-Zeit betrug median 4 Stunden. Wegen Verwachsungen war bei 4 offen voroperierten Patienten ein früher Umstieg notwendig. 9 Patienten waren nach 9–51 Monaten beschwerdefrei, 3 gaben gelegentlich Sodbrennen oder Völlegefühl an. Eine laparoskopische Refundoplikatio ist insbesondere bei laparoskopisch Voroperierten mit gutem Ergebnis möglich.

Schlüsselwörter: Refluxchirurgie – Laparoskopie – Reoperation

Ulkusrezidiv nach Magenresektion – Ist eine erneute Resektion sinnvoll?

F. Seidel, J. W. Heise, C. Schroeders und H.-D. Röher

Klinik für Allgemein- und Unfallchirurgie, Heinrich-Heine-Universität, Moorenstraße 5, D-40225 Düsseldorf

Recurrent Ulcer After Gastric Resection – Does Re-Resection Make Sense?

Summary. Even in the era of *Helicobacter pylori* (H.p.) gastroduodenal ulcers, resistant to medical therapy, and the recurrence of ulcers after resection, supposed to be definitive surgery, are an often unsolved problem. In our prospective database of operated ulcer patients (2/89 to 7/97, $n=341$) we identified $n=14$ patients (4.1%) who had an ulcer relapse after resection. With a mean history of complaints of 11.9 years the patients underwent on average 2.8 operations. Of these 71% were H.p.-negative, the others were not investigated pathologically. 57% (3 of those with total gastrectomy) had continuing complaints, in some cases comparable to the preoperative. The attempt to relate the cause of recurrence precisely to technical or somatic reasons ignores in our opinion the obvious multifactorial causality in this collective. In H.p.-negative medically resistant ulcers, re-resection appears very doubtful.

Key words: Recurrent ulcer – H.p.-negative – Gastric resection

Zusammenfassung. Die medikamentös therapieresistente Ulkusläsion und das Erkrankungsrezidiv nach vermeintlich definitiver Chirurgie i. S. einer Resektion ist auch im Zeitalter des *Helicobacter pylori* (H.p.) ein vielfach ungelöstes Problem. In unserem prospektiv dokumentierten Krankengut operierter Ulkuspatienten (2/89 bis 7/97, $n=341$) fanden sich $n=14$ Patienten (4,1%), die das Kriterium Ulkusrezidiv nach Re-Resektion erfüllten. Bei einer durchschnittlichen Beschwerde-Anamnese von 11,9 Jahren hatten sich die Patienten im Mittel 2,8 Operationen unterzogen. H.p.-negativ waren 71%, zu den übrigen existierte keine diesbezügliche pathologische Stellungnahme. 57% (3 davon waren restgastrektomiert) gaben fortdauernde Beschwerden an, die in einigen Fällen denen präoperativ vergleichbar waren. Der Versuch, die Rezidivulkusursache eindeutig operationstechnischen Fehlern oder anderen somatischen Ursachen zuzuordnen, verdrängt u. E. die in diesem Krankengut offenbar multifaktorielle Kausalität. Die Magennachresektion als vermeintlich definitive Therapie beim H.p.-negativen, medikamentös therapierefraktären Patienten steht damit zur Diskussion.

Schlüsselwörter: Rezidivulkus – H.p.-negativ – Magenresektion

Die anteriore Hemifundoplikatio in der Behandlung der gastroösophagealen Refluxkrankheit

G. Meyer, T. P. Hüttl, D. Arck, C. Otahal, M. Kaps und F. W. Schildberg

Chirurgische Klinik und Poliklinik, Universität München, Klinikum Großhadern, Marchioninistraße 17, D-81377 München

The Anterior Hemifundoplication in the Treatment of Gastroesophageal Reflux Disease

Summary. Since 1995 43 patients with gastroesophageal reflux disease have been treated and evaluated in a prospective study using a modified anterior hemifundoplication and corpopexy. One patient required conversion to an open procedure, another patient operative revision due to bleeding; the mortality was 0. With a median follow-up of 1.5 years no symptomatic recurrence or mechanical side effect were observed. By manometry 1 year after operation ($n=23$) we found a significant increase in the length and pressure of the LES, while 24-h pH studies showed a significant decrease in acid exposure (DeMeester score 5.6 ± 4.3 versus 59.5 ± 28.9). Therefore we consider the anterior hemifundoplication an effective alternative to the classical 360° fundoplication with the advantage of a lower incidence of mechanical complications.

Key words: Laparoscopic fundoplication – Hemifundoplication – Antireflux surgery – Gastroesophageal reflux disease (GERD)

Zusammenfassung. Von 1995 bis heute wurden 43 Patienten mit einer anterioren Hemifundoplikatio und vorderen Corpopexie bei Refluxkrankheit versorgt und prospektiv evaluiert. Es erfolgte je 1 Konversion und Revision (Nachblutung), die Letalität war 0. Bei einem medianen Nachbeobachtungszeitraum von 1,5 Jahren traten bisher weder ein symptomatisches Rezidiv noch persistierende mechanische Post-Fundoplikatio-Symptome auf. Manometrisch fand sich nach 1 Jahr ($n=23$) eine signifikante Längenzunahme sowie ein signifikanter Druckanstieg im unteren Ösophagussphinkter bei einer Normalisierung des präoperativ pathologischen sauren Refluxes (DeMeester-Score: $5,6\pm4,3$ vs. $59,5\pm28,9$). Wir erachten daher die anteriore Hemifundoplikatio als eine effektive Alternative zur 360°-Fundoplikatio mit dem Vorteil eines geringeren Risikos für mechanische Komplikationen.

Schlüsselwörter: Laparoskopische Fundoplikatio – Anteriore Hemifundoplikatio – Gastroösophageale Refluxkrankheit (GERD) – Antirefluxchirurgie

Ergebnisse nach laparoskopischer Fundoplikatio

C. W. Kley, T. Neufang, I. Leister und H. Becker

Klinik und Poliklinik für Allgemeinchirurgie, Zentrum Chirurgie I, Georg-August-Universität Göttingen, Robert-Koch-Straße 40, D-37075 Göttingen

Results After Laparoscopic Fundoplication

Summary. From 7/92 to 3/98 45 patients underwent a laparoscopic Nissen fundoplication for severe reflux disease. Since 5/96 we have mobilized the complete gastric fundus in 23 patients. In this group 5% of the patients complained of heartburn, 5% of regurgitation and 30% reported postoperative symptoms of "gas-bloat". The rate of dysphagia was 5%. In contrast, 13.6% of patients without complete fundus mobilization complained of heartburn, 9.1% of regurgitation and 45.5% reported symptoms of "gas-bloat". The rate of dysphagia in this group of patients was 18.2%. Severe reflux disease can be treated very effectively by laparoscopic Nissen fundoplication. It is possible to reduce the postoperative complications by using a better technique, but surprisingly the postoperative complaints are still high.

Key words: Laparoscopic Nissen fundoplication – Reflux disease

Zusammenfassung. Von 7/92 bis 3/98 wurde bei 45 Patienten eine laparoskopische Fundoplikatio bei höhergradiger Refluxerkrankung durchgeführt. Bei allen Patienten wurde eine 360°-Fundoplikatio nach Nissen-Rossetti angelegt. Seit 5/96 wurde bei bislang 23 Patienten eine komplette Fundusmobilisation durchgeführt. In der Gruppe der mit kompletter Fundusmobilisation operierten Patienten klagten postoperativ 5% über Sodbrennen, 5% über Regurgitation und 30% über Meteorismus („gas-bloat"). Die Dysphagierate lag bei 5%. Demgegenüber klagten von den ohne komplette Fundusmobilisation operierten Patienten 13,6% über Sodbrennen, 9,1% über Regurgitation und 45,5% über Meteorismus bei einer Dysphagierate von 18,2%. Die schwere Refluxerkrankung kann durch die laparoskopische Fundoplikatio wirksam therapiert werden. Wenn auch die Rate an postoperativen Komplikationen durch technische Maßnahmen gesenkt werden kann, ist das überraschend hohe Auftreten unerwünschter postoperativer Folgeerscheinungen bemerkenswert.

Schlüsselwörter: Laparoskopische Fundoplikatio – Nissen-Rossetti – Refluxerkrankung

Leber, Galle, Pankreas, gutartig

Dynamik der Proteasen-Aktivierung bei milder vs. schwerer experimenteller akuter Pankreatitis

H.-U. Schulz, Si-Feng Chen, W. Halangk und H. Lippert

Klinik für Chirurgie, Universitätsklinikum Magdeburg, Leipziger Straße 44, D-39120 Magdeburg

Activation of Pancreatic Proteases in Mild Versus Severe Experimental Acute Pancreatitis

Summary. Therapeutic application of proteinase inhibitors in acute pancreatitis (AP) requires accessibility of the respective ligand. To investigate therapeutic windows for use of antiproteases, we measured total protease activity and TAP concentration in the pancreas of rats suffering from mild cerulein-induced versus severe taurocholate-induced AP. In both models, active proteases appeared in the pancreas already at 10 min and peaked at 2 h after induction of AP. Morphological changes typical of AP follow the course of protease activation with a delay of about 2–4 h. In severe AP, protease and TAP values of surviving animals did not differ from those of rats with mild AP. However, TAP and protease values were higher in deceased versus surviving rats. Thus, activation of pancreatic proteases is a critical determinant of pancreatitis severity and lethality. This study provides a rationale for therapy using antiproteases only in the very early phase of AP.

Key words: Acute pancreatitis – Proteases – TAP – Rat

Zusammenfassung. Die Pharmako-Therapie der akuten Pankreatitis (AP) erfordert die Zugänglichkeit des jeweiligen Liganden. Zur Evaluierung therapeutischer Fenster für Antiproteasen untersuchten wir die Proteasen-Aktivität und TAP-Konzentration im Pankreas von Ratten mit milder Cerulein- vs. schwerer Taurocholat-induzierter AP. In beiden Modellen waren bereits nach 10 min aktive Proteasen nachweisbar, deren Peak nach 2 h auftrat. Die für die AP typischen morphologischen Veränderungen folgten der Proteasen-Aktivierung mit einer Latenz von 2–4 h. Bei schwerer AP fanden sich hinsichtlich TAP und Proteasen-Aktivität keine Unterschiede zwischen überlebenden Ratten im Vergleich zur milden AP. Verstorbene Tiere hatten jedoch höhere TAP- und Proteasen-Werte als die überlebenden. Somit stellt die Proteasen-Aktivierung eine entscheidende Determinante des AP-Schweregrades und der Letalität dar. Eine Rationale zum Einsatz von Proteinase-Inhibitoren existiert nur in der initialen Phase der AP.

Schlüsselwörter: Akute Pankreatitis – Proteasen – TAP – Ratte

Die Choledochusstenose als lokale Komplikation bei chronischer Pankreatitis – ein prognostischer Fehler?

W. Schlosser, M. H. Schoenberg und H. G. Beger

Chirurgische Klinik I, Universität Ulm, Steinhövelstraße 9, D-89075 Ulm

The Common Bile Duct Stenosis as a Local Complication of Chronic Pancreatitis with Inflammatory Mass in the Head of the Pancreas – A Prognostic Factor?

Summary. Of all patients with chronic pancreatitis (CP) 15–30% develop an inflammatory mass in the head of the pancreas (IMH). Besides severe abdominal pain, a stenosis of the common bile duct can occur. In a comparison of 442 patients with CP, treated between 1972 and 1997 in our department, 38% of the patients with IMH revealed a common bile duct stenosis. These patients had a significantly higher incidence of endocrine impairment (61 versus 43%; $p<0.05$). The rate of postoperative complications and relaparotomy following duodenum-preserving pancreatic head resection (DPPHR) was also elevated. The common bile duct stenosis in patients with CP and IMH leads to an elevated operative risk and higher postoperative morbidity, therefore, the DPPHR should be performed before development of local complications.

Key words: Chronic pancreatitis – Common bile duct stenosis – Duodenum-preserving pancreatic head resection

Zusammenfassung. 15–30% aller Patienten mit chronischer Pankreatitis (CP) entwickeln einen entzündlichen Pankreaskopftumor (IMH), wobei es neben schwersten Oberbauchschmerzen auch zu Stenosierungen des Choledochus kommen kann. Ein Vergleich der Patienten im eigenen Krankengut zwischen 1972 und 1997 von 442 Patienten mit CP ergab das Vorliegen einer Choledochusstenose bei 38% der Patienten mit IMH. Diese Patientengruppe wies signifikant häufiger eine Einschränkung der endokrinen Funktion auf (61% vs. 43%; $p<0,05$). Die postoperative Komplikationsrate nach duodenumerhaltender Pankreaskopfresektion (DEPKR) und die Relaparotomierate waren ebenfalls erhöht. Da die Choledochusstenose bei CP und IMH zu einem erhöhten operativen Risiko und erhöhter postoperativer Morbidität führt, sollte die DEPKR bei IMH vor dem Auftreten von lokalen Komplikationen durchgeführt werden.

Schlüsselwörter: Chronische Pankreatitis – Choledochusstenose – Duodenumerhaltende Pankreaskopfresektion

Chirurgische Therapie der Folgen der chronischen Pankreatitis

H. Witzigmann, D. Uhlmann, R. Schwarz, K. Kohlhaw, F. Geißler, V. Keim und J. Hauss

Chirurgische Klinik II, Universität Leipzig, Liebigstraße 20a, D-04103 Leipzig

Surgical Management of Chronic Pancreatitis

Summary. The aim of surgical intervention in chronic pancreatitis (CP) is the therapy of pain and complications as well as maintenance of exocrine and endocrine function. From 1993–1997 54 patients with CP underwent surgery: Kausch-Whipple OP ($n=19$), duodenum-preserving resection (DP, $n=8$), cystojejunostomy ($n=13$), resection of the pancreatic tail ($n=4$). The patients suffered from pain ($n=17$), stenosis of the common bile duct ($n=16$), stenosis of the duodenum ($n=3$) pancreato-pleural fistula ($n=1$) and complications of fals cysts ($n=7$). There was no postoperative mortality. Relaparotomy due to complications was neccessary in six patients. According to a gastrointestinal quality of life index, the best postoperative results were seen after pancreaticoduodenectomy and DP, with no significant differences. The correct decision for operation and technique provides good results, especially improvement in the quality of life. For surgical treatment the DP is recommended.

Key words: Chronic pancreatitis – Complications – Therapy

Zusammenfassung. Ziele der chirurgischen Therapie bei der chronischen Pankreatitis (CP) sind die Verhinderung von Komplikationen, der Erhalt der exokrinen und endokrinen Funktion sowie Schmerzfreiheit. Von 1993–1997 wurden 54 Patienten mit CP operiert: OP nach Kausch-Whipple (KW, $n=19$), duodenumerhaltende Pankreaskopfresektion (DP, $n=8$), Zystojejunostomie ($n=13$), Pankreaslinksresektion ($n=4$) u. a. ($n=4$). Therapierefraktäre Schmerzen ($n=17$), Choledochusstenose ($n=16$), Karzinomverdacht ($n=9$), Duodenalstenose ($n=3$) sowie Pseudozysten mit Komplikationen ($n=7$) stellten die OP-Indikation dar. Die OP-Letalität war 0%. Sechsmal wurden postoperative Komplikationen mit Notwendigkeit zur Relaparotomie beobachtet. Ein gastrointestinaler Lebensqualitätsindex ergab die besten Ergebnisse nach KW und DP, ohne signifikante Unterschiede. Die Art der OP richtet sich nach der Morphologie, wobei die DP als organerhaltender Eingriff gegenüber der KW bevorzugt werden sollte.

Schlüsselwörter: Chronische Pankreatitis – Komplikationen – Therapie

Entwicklung der konventionellen Gallengangschirurgie zwischen 1977 und 1996

B. Gebhard, R. Resch, P. Goetzinger und R. Fuegger

Universitätsklinik für Chirurgie, Währinger Gürtel 18–20, A-1090 Wien

Common Bile Duct (CBD) Surgery – Development From 1977 To 1996

Summary. Between 1977 and 1996 1200 patients underwent primary or secondary CBD surgery. Periods before and after the establishment of laparoscopic cholecystectomy (LC) in 1992 are reviewed. In primary surgery (836 patients) the mean age was 65, sex ratio f/m 1.4. The number of interventions decreased from 274 (1977–1981) to 98 (1992–1996). Morbidity before 1992 was 8.8%, after 1992 11.2%, overall morbidity was 9.1%. Mortality increased from 4.8 to 7.2% after 1992 (overall mortality 5.1%). In the case of preoperative endoscopic papillotomy, mortality was 12.5%. 364 patients had secondary CBD surgery(mean age 52.5; sex ratio f/m 2.7). The number of interventions decreased from 164 (1977–1981) to 17 (1992–1996). No change in morbidity (10.4%) or mortality (5.2%) after 1992 could be detected. Advanced endoscopic and laparoscopic techniques led to a decrease in CBD surgery, but due to a negative selection of patients overall mortality and morbidity increased.

Key words: Common bile duct surgery – Choledocholithiasis – Complications – Laparoscopic cholecystectomy

Zusammenfassung. Zwischen 1977 und 1996 wurden 1200 Patienten einem Gallengangseingriff unterzogen. Vier Zeitperioden wurden erhoben und die Ergebnisse vor und nach Einführung der laparoskopischen Cholezystektomie (LC) verglichen. 836 Patienten wurden primär operiert, medianes Alter war 65, sex ratio w/m 1,4. Die Anzahl der Eingriffe sank von 274 (1977–1981) auf 98 von 1992–1996. Die Morbidität vor Einführung der LC betrug 8,8%, danach 11,2%, gesamt 9,1%. Die Mortalität (gesamt 5,1%) stieg von 4,8% auf 7,2% nach 1992. In Kombination mit einer EPT stieg die Mortalität auf 12,5%. 264 Patienten wurden sekundär operiert, medianes Alter war 52,5, sex ratio f/m 2,7. Die Eingriffe sanken von 164 (1977–1981) auf 17 (1992–1996). Mortalität (5,2%) oder Morbidität (10,4%) zeigten keine Tendenzen. Die verbesserten laparoskopischen und endoskopischen Methoden führten zu einem Rückgang der konv. Gallengangschirurgie und durch negative Selektion der Patienten zu einer erhöhten Morbidität und Mortalität.

Schlüsselwörter: Choledochuschirurgie – Choledocholithiasis – Laparoskopische Cholezystektomie – Morbidität

Die Wertigkeit der Pankreoskopie in der Abklärung zystischer Pankreasprozesse

F. J. Zender, F. U. Zittel, J. F. Riemann und K. Schönleben

Chirurgische Klinik, Klinikum Ludwigshafen, Bremserstraße 79, D-67063 Ludwigshafen

Value of Pancreoscopy in Diagnosis of Cystic Tumors of the Pancreas

Summary. Cystadenomas of the pancreas are rare neoplasms, thus their exact diagnosis is of considerable importance. The serous and the mucinous cystadenoma and, as a newer entity, the mucinous-ductal ectasia (MDE) must be distinguished. While the first is benign and thus can be treated conservatively if there are no local complications, both latter forms demand a radical resection because of their potential malignancy, however, they have a good prognosis. Misdiagnosis and confusion with pancreatic pseudocysts are reported in the literature. Pancreoscopy increases decisively the diagnostic possibilities by visualizing tumors of head and body of the pancreas with the possibility of taking a precise sample even of small tumors. We report on 12 patients with mucinous cystadenoma or MDE. In six patients the exact diagnosis was made preoperatively by means of pancreoscopy. Pancreoscopy plays an important role in the diagnosis of cystic tumors of the pancreas.

Key words: Pancreas – Cystadenoma – Pancreoscopy – Mucinous-ductal ectasia

Zusammenfassung. Zystadenome des Pankreas sind seltene Tumore, deren exakte Diagnostik jedoch von erheblicher Relevanz ist. Man unterscheidet das seröse und das muzinöse Zystadenom und, als neuere Entität, die muzinös-duktale Ektasie (MDE). Während ersteres nie entartet und deshalb bei Fehlen lokaler Verdrängungserscheinungen konservativ behandelt wird, zwingt die maligne Potenz der beiden letzten Formen zur radikalen Resektion mit dann sehr guter Prognose. Fehldiagnosen und Verwechslung mit Pseudocysten sind in der Literatur beschrieben. Die Pankreoskopie bereichert das diagnostische Instrumentarium durch Visualisierung v. a. der Kopf- und Corpusprozesse mit der Möglichkeit einer gezielten Probeentnahme auch kleiner duktaler Pankreasprozesse entscheidend. Wir berichten über 12 Patienten mit muzinösem Zystadenom oder MDE. Bei 6 konnte präoperativ mittels Pankreoskopie die exakte Diagnose gestellt werden. Die Pankreoskopie hat somit einen hohen Stellenwert in der Abklärung von cystischen Pankreas prozessen.

Schlüsselwörter: Pankreas – Zystadenom – Muzinös-duktale Ektasie – Pankreoskopie

Lebensqualität und Organfunktion nach schwerer Pankreatitis

H. Hofheinz, A. Joos, K. Wendl, J. Gaa und A. Richter

Chirurgische Klinik, Universitätsklinikum Mannheim, Theodor-Kutzer-Ufer 1–3, D-68167 Mannheim

Quality or Life and Organ Function After Severe Pancreatitis

Summary. After operated necrotizing pancreatitis (1990–1996) 32 patients were evaluated (=82%). The quality of life (GLQI Index) was just slightly lower than in comparable, healthy persons (120.8). 92% could be re-integrated in their former social surroundings. Only 18% developed insulin-dependent diabetes as a result of their disease; 14% reported digestion problems. An exocrine pancreas insufficiency was detected in 35% of the patients by measuring elastase concentration in the stool. Radiological examinations (CT, MRT) showed good morphology in all the remaining organs. Therefore our results suggest, that even after severe, necrotizing pancreatitis, a good quality of life and satisfactory organ function can be achieved. This can be documented by laboratory, radiological and the clinical results.

Key words: Necrotizing pancreatitis – Quality of life

Zusammenfassung. 32 Patienten nach operativ versorgter nekrotisierender Pankreatitis (1990–1996) wurden nachuntersucht (=82%). Die Lebensqualität (Gesamt-GLQI-Index) war nur geringfügig niedriger (105,26) als der Wert eines vergleichbaren Kollektivs normaler Probanden (120,8). 92% fühlten sich wieder in ihr gewohntes soziales Umfeld integriert. Nur 18% sind infolge der Erkrankung insulinpflichtige Diabetiker geworden. Verdauungsprobleme wurden von 14% der Patienten angegeben. Eine exokrine Pankreasinsuffizienz wurde bei 35% der Patienten mittels Elastasebestimmung im Stuhl festgestellt. Radiologisch (CT, MRT) zeigte sich in allen Fällen eine gute Morphologie der Restorgane. Es ist daher festzustellen, daß diese Patienten auch nach protrahierten Verläufen der schweren Pankreatitis eine gute Lebensqualität und eine befriedigende Organfunktion erreichen können. Diese lassen sich sowohl laborchemisch, radiologisch und klinisch dokumentieren.

Schlüsselwörter: Nekrotisierende Pankreatitis – Lebensqualität

Minimal-invasive Chirurgie im Kindesalter: Simultane Cholezystektomie und Milzexstirpation

Th. Jacobi, U. Wehrmann, P. Göbel, D. Roesner und H. D. Saeger

Klinik und Poliklinik für Viszeral-, Thorax- und Gefäßchirurgie, Universitätsklinikum CGC, TU Dresden, Fetscherstraße 74, D-01307 Dresden

Minimally Invasive Surgery in Childhood: Simultaneous Laparoscopic Splenectomy and Cholecystectomy

Summary. At present, the benefits of minimally invasive operative techniques for some indications such as laparoscopic cholecystectomy, diagnostic laparoscopy and thoracoscopy are undisputed. Laparoscopic splenectomy in the management of hematologic disorders in adults is also gaining in significance. In contrast, advantages of minimally invasive surgery in childhood are not so clear. Questions regarding efficiency, costs and morbidity are still difficult to answer. Problems concerning the miniaturization of instruments have not been solved as yet. We operated on a child with hereditary spherocytosis and symptomatic cholecystolithiasis simultaneously. Problems of minimally invasive surgery in childhood are shown by means of case reports, considering in particular diagnosis, intraoperative management and postoperative progress.

Key words: Laparoscopic splenectomy – Simultaneous operation – MIS in childhood

Zusammenfassung. Die Vorteile minimal-invasiver Operationstechniken sind heute für einige Indikationen wie die laparoskopische Cholezystektomie, die diagnostische Laparoskopie und die Thorakoskopie unbestritten. Zunehmende Bedeutung gewinnt auch die laparoskopische Splenektomie im Rahmen der Behandlung hämatologischer Erkrankungen im Erwachenenalter. Demgegenüber ist der Vorteil der minimal-invasiven Chirurgie im Kindesalter noch nicht so offensichtlich. Es stellen sich Fragen nach Effizienz, Kosten und Morbidität. Probleme der Instrumentenminiaturisierung sind noch nicht gelöst. Wir operierten ein Kind mit hereditärer Sphärozytose und symptomatischer Cholezystolithiasis laparoskopisch als Simultaneingriff. Anhand einer Kasuistik wird die Problematik der minimal-invasiven Chirurgie im Kindesalter dargestellt, wobei besondere Berücksichtigung Indikationsstellung, intraoperatives Management und postoperativer Verlauf finden.

Schlüsselwörter: Laparoskopische Splenektomie – Simultan-Operation – MIC im Kindesalter

Intraoperative Cholangiographie bei der laparoskopischen Cholecystektomie: ja oder nein? Vergleichende Untersuchungen bei 2600 Patienten

F. J. Zender, F. U. Zittel und K. Schönleben

Chirurgische Klinik, Klinikum Ludwigshafen, Bremserstraße 79, D-67063 Ludwigshafen

Intraoperative Cholangiography During Laparoscopic Cholecystectomy: To Do or Not to Do? Comparative Examinations in 2600 Patients

Summary. Discussion continues whether intraoperative cholangiography (IOC) during laparoscopic cholecystectomy (LC) should be performed selectively or routinely. Supporters of the selective approach argue with additional costs for material and time, the X-ray exposure, possible overdiagnostic and -therapy by a false positive examination and the possible violation of the common duct during a routinely performed IOC. In the beginning no IOC was done in 895 cases out of a total of 2600 LC in our hospital. However, with increasing practice, IOC was routinely performed in 1705 cases, abandoning the preoperative intravenous cholangiotomography. We succeeded in 89% of intended IOCs. Of the examinations 1402 (82%) were normal, 40 abnormalities of the biliary tree (2.3%) and 42 (2.5%) common duct stones were detected. IOC prolonged operation time by an average of 6.25 min; there were no specific complications. In both groups there was no significant difference in postoperative complications. We recommend for the routine use of IOC during LC.

Key words: Intraoperative cholangiography – Laparoscopic cholecystectomy – Abnormalities of the biliary tree – Common duct stones

Zusammenfassung. Die selektive oder routinemäßige intraoperative Cholangiographie (IOC) während der laparoskopischen Cholecystektomie (LC) wird weiterhin kontrovers diskutiert. Die Anhänger des selektiven Vorgehens führen die zusätzlichen Kosten an Material und Zeit, die Strahlenbelastung, die mögliche Überdiagnostik und -therapie durch eine falsch positive Untersuchung und die potentielle Gefährdung des D. Choledochus bei der prinzipiell erfolgenden IOC an. Bei 2600 LC wurde zunächst in 895 Fällen keine IOC angestrebt, dann aber die präoperative iv. Cholangiotomographie durch die IOC ersetzt ($n = 1705$). 89% waren definitiv erfolgreich, 1402 (82%) Untersuchungen unauffällig, 40mal (2,3%) konnten Anomalien und 42mal nicht vermutete Gangsteine entdeckt (2,5%) werden. Die durchschnittliche Verlängerung der Operationsdauer betrug 6,25 Minuten, es gab keine methodenspezifischen Komplikationen, die postoperative Komplikationsrate war bei beiden Gruppen nicht signifikant verschieden. Wir plädieren für die routinemäßige Anwendung der IOC bei der LC.

Schlüsselwörter: Laparoskopische Cholecystektomie – Intraoperative Cholangiographie – Gallenwegsanomalien – Choledocholithiasis

Das komplizierte Gallensteinleiden in der Schwangerschaft – Laparoskopische und endoskopische Therapie

P. Sungler[1], H. Steiner[2], J. Holzinger[1], H. W. Waclawiczek[1] und O. Boeckl[1]

[1] I. Chirurgische Klinik und [2] Frauenklinik, Ludwig-Boltzmann-Institut für experimentelle und gastroenterologische Chirurgie, Landeskliniken Salzburg, Müllner Hauptstraße 48, A-5020 Salzburg

Complicated Gallstone Disease During Pregnancy – Laparoscopic and Endoscopic Therapy

Summary. *Background:* Symptomatic gallstones with colics, cholecystitis, bile duct stones and pancreatitis may be problematic during pregnancy. The objective of our study was to evaluate the safety and efficacy of laparoscopic cholecystectomy (LC) and/or endoscopic retrograde cholangiography (ERC) during pregnancy. *Methods:* Prospective evaluation of all pregnant patients with gallstone disease, necessitating ERC or LC. *Results:* Fifteen patients required surgical (11) and/or endoscopic (6) therapy for biliary colic (10), incarcerated papillary stones (3) or pancreatitis (2). Gestational age was from 13 to 32 weeks. Reduced-pressure pneumo-peritoneum was used in ten patients. Open conversion was necessary in one patient, there were no preterm deliveries, fetal loss, teratogenicity, or maternal morbidity. *Conclusion:* If conservative treatment fails, LC and ERC are feasible and safe for treating severely symptomatic patients.

Key words: Gallstones – Pregnancy – Laparoscopic cholecystectomy – Endoscopy

Zusammenfassung. *Grundlagen:* Das komplizierte Gallensteinleiden mit Koliken, Cholecystitis, Choledocholithiasis und biliärer Pankreatitis stellt nach wie vor eine Problematik während der Schwangerschaft dar. Ziel der Studie ist die Dokumentation einer sicheren laparoskopischen Cholezystektomie (LC) und/oder endoskopischen retrograden Cholangiographie (ERC) in der Schangerschaft. *Methodik:* Prospektive Erfassung der mittels LC und/oder ERC behandelten Schwangeren. *Ergebnisse:* Fünfzehn Patientinnen (13. bis 32. Woche) mußten chirurgisch (11) und/oder endoskopisch (6) wegen Gallenkoliken (10), Ikterus (3) und Pankreatitis (2) behandelt werden. Reduziertes Pneumoperitoneum wurde bei 10 Fällen angewandt, eine Konversion und keine Frühgeburt, Fruchttod, Teratogenität oder mütterliche Komplikation trat auf. *Diskussion:* Bei Versagen der konservativen Therapie stellt die LC und ERC eine sichere und effiziente Therapie bei schwer symptomatischen Patientinnen dar.

Schlüsselwörter: Kompliziertes Gallensteinleiden – Gravidität – Laparoskopische Cholecystektomie

Kongenitale Pankreaspseudozyste – die Rarität unter den zystischen Tumoren im Neugeborenenalter

P. Büchin, G. Steinau, K.-P. Riesener und V. Schumpelick

Chirurgische Universitätsklinik, RWTH Aachen, Pauwelsstraße 32, D-52057 Aachen

Congenital Pancreatic Pseudocyst: the Rarity of Cystic Tumors in a Neonate

Summary. Pancreatic pseudocysts have only been reported in four cases in the fetus or newborn. We report another case of a histologically proven pancreatic pseudocyst in a neonate, which was detected intraoperatively. A prenatal sonogram had suggested the presence of a cystic abdominal mass, which was confirmed postnatally. An upper GI examination showed a duodenal sweep to be compressed by an extraluminal mass. Laparotomy was performed in the second week of life, because of the increase in lipase, amylase and bilirubin, although the cystic mass was getting larger. Intraoperatively a cystic mass in the head of the pancreas was found. Because of the location of the cyst, internal drainage was preferred. In contrast, those cysts located within the pancreatic body and tail could be surgically excised. Congenital pancreatic pseudocysts are extremely rare; however, this entity should be given consideration when cystic lesions are detected in the upper abdomen during the fetal and newborn periods.

Key words: Congenital pancreatic pseudocyst

Zusammenfassung. Kongenitale Pankreaspseudozysten wurden bisher in der Weltliteratur nur in 4 Fällen veröffentlicht. Wir stellen einen Fall einer histologisch gesicherten Pankreaspseudozyste beim Neugeborenen vor, die erst intraoperativ zugeordnet werden konnte. Bereits präpartal wurde sonographisch eine zystische Raumforderung im Oberbauch beschrieben, was sich postpartal bestätigte. In der MD-Passage zeigte sich, daß das Duodenum durch eine extraluminäre Raumforderung bogig aufgespannt war. In der 2. Lebenswoche wurde eine explorative Laparotomie durchgeführt, da es zu einem starken Anstieg von Lipase, Amylase und Bilirubin kam. Wegen der Lokalisation im Pankreaskopf wurde eine Zystojejunostomie durchgeführt. Wäre die Zyste im Korpus- oder Schwanzbereich gelegen, so könnte eine Resektion erfolgen. Eine kongenitale Pankreaspseudozyste ist sehr selten, dennoch sollte sie in die Differentialdiagnose einer zystischen Struktur im Oberbauch mit eingeschlossen werden.

Schlüsselwörter: Kongenitale Pankreaspseudozyste

Eine Differentialdiagnostik der Pancreatitis acuta in der Koexistenz mit der Choledocholithiasis

Z. Krasiński, G. Oszkinis, M. Gabriel, D. Strzelecka und F. Pukacki

Klinik für Allgemeine und Gefäßchirurge, Medizinische Universität, ul. Długa 1–2, PL-61848 Poznań

Differential Diagnosis of Biliary Pancreatitis

Summary. The usefulness of chosen clinical parameters and laboratory tests in the diagnosis of gallstone-related pancreatitis was examined in 163 patients with acute pancreatitis. In all patients the results of laboratory tests obtained on the day of admission were compared with the results of imaging studies. Our study confirmed high predictive values of the three parameters ALAT (specificity 96%, sensitivity 77%), bilirubin (specificity 98%, sensitivity 87%) and sex (specificity 98%, sensitivity 75%). We did not find a statistically significant relation between age, elevated levels of amylase, AspAT and the biliary etiology of AP.

Key words: Acute pancreatitis – Choledocholithiasis – Differential diagnosis

Zusammenfassung. Es wurde geprüft, ob die laborchemischen Untersuchungen bei Nachweis einer Choledocholithiasis im Verlauf der Pancreatitis acuta (PA) hilfreich sein können. Es wurden 163 Patienten mit PA-Symptomen untersucht. In allen Fällen wurden zahlreiche Laborparameter sowie auch Röntgenuntersuchungsergebnisse analysiert. Eine statistische Analyse zeigt, daß ein frühzeitiger Anstieg von drei der untersuchten Parametern (ALAT, Bilirubin und Geschlecht) eine Koexistenz der Pancreatitis acuta und Choledocholithiasis nachweisen kann. Das betrifft ALAT (Sensitivität 77% und Spezivität 96%), Bilirubin (entsprechend 87% und 98%) sowie Geschlecht (entsprechend 75% und 98%). Es wurde kein signifikanter Zusammenhang zwischen ASPAT-Spiegel, Amylase-Spiegel sowie Alter und PA nachgewiesen.

Schlüsselwörter: Pancreatitis acuta – Choledocholithiasis – Laborchemische Differentialdiagnostik

Laparo-endoskopische Therapie der biliären Pankreatitis

P. Sungler, J. Holzinger, H. W. Waclawiczek und O. Boeckl

I. Chirurgische Klinik und Ludwig-Boltzmann-Institut für experimentelle und gastroenterologische Chirurgie, Landeskliniken Salzburg, Müllner Hauptstraße 48, A-5020 Salzburg

Laparoendoscopic Therapy of Biliary Pancreatitis

Summary. *Background:* Common bile duct stones are the most important factor in acute pancreatitis (AP). Although laparoendoscopic surgery plays a major role in treatment of AP, time and invasiveness are still uncertain. *Methods:* Of 1746 patients admitted for symptomatic biliary disease, 172 had AP; all were prospectively treated by endoscopic retrograde cholangiopancreatography (ERCP) and subsequent laparoscopic (L) cholecystectomy (C), when indicated. *Results:* ERCP revealed common bile duct stones in 103 patients, incarcerated in 53, passed in an additional 25 with concomitant papillary stenosis (23), duodenal diverticula (30) and common channel (8). In 104 patients subsequent C was indicated, 85 were attempted LC. Overall morbidity was 10%, but only 4.7% in the LC group; conversion was 12%. *Conclusions:* Urgent ERCP at admission favours all patients with obstruction, cholangitis and AP without increasing morbidity. Subsequent early LC is the ideal minimally invasive treatment option to prevent recurrences.

Key words: Acute pancreatitis – Gallstones – Laparoscopic cholecystectomy – ERCP

Zusammenfassung. *Grundlagen:* Gallensteine spielen bei der Entstehung einer akuten Pankreatitis (AP) eine entscheidende Rolle. Obwohl die laparoskopische (L) Cholezystektomie (C) und ERCP anerkannte Behandlungsformen darstellen, sind sowohl Zeitpunkt als auch Invasivität noch in Diskussion. *Methodik:* Von 1746 wegen Gallenwegserkrankungen aufgenommenen Patienten hatten 172 eine AP, welche bei allen prospektiv mittels ERCP und Cholezystektomie, so angezeigt, behandelt wurde. *Ergebnisse:* Die ERCP zeigte Gallengangssteine bei 103 Patienten, inkarzeriert bei 50, zusätzlich Steinpassagen (25), Papillenstenosen (23), Duodenaldivertikel (30) und Common Channel (8). Bei 104 Patienten war eine C angezeigt, davon LC bei 85. Gesamtmorbidität war 10%, aber nur 4,7% bei der LC, Konversionen erfolgten in 12%. *Diskussion:* Die dringliche ERCP behebt die obstruktive Cholangitis und verhindert schwere Verlaufsformen. Die LC ist die minimal-invasive Therapieergänzung zur Verhinderung von Rezidiven.

Schlüsselwörter: Akute Pankreatitis – Gallensteine – Laparoskopische Cholezystektomie – ERCP

Laparoskopische versus offene Behandlung von Patienten mit akuter Cholezystitis

M. Kisser, T. Koperna und F. Schulz

Abteilung für Allgemeinchirurgie, KH-Lainz, Wolkersbergenstraße 1, A-1130 Wien

Laparoscopic Versus Open Treatment of Patients with Acute Cholecystitis

Summary. From 1991 to 1995 we performed 49 laparoscopic cholecystectomies (LC) with the diagnosis of acute cholecystitis. These patients were compared with the same number of patients who were comparable in terms of age, severity of inflammation and co-morbidity and who underwent open cholecystectomy (OC). The rate of conversion (44.9%) correlated with the severity of inflammation. The overall rate of successful LC increased during the study to 67%. In patients in whom the leukocyte count decreased within 4 days of conservative treatment, a successful LC was performed in 91.7% of cases, while all patients whose leukocyte count showed no reduction required conversion to OC ($p = 0.0001$). The complication rate after LC is lower with respect to wound infection and pneumonia. We conclude that the degree of inflammation and its response to conservative treatment are clear indications of the chance of successful delayed LC within the first week. Hence, all patients whose leukocyte count does not decrease after antibiotic treatment should be treated with OC.

Key words: Acute cholecystitis – Laparoscopic cholecystectomy

Zusammenfassung. Wir verglichen 49 Patienten, die zwischen 1991 und 1995 mit der Diagnose akute Cholezystitis laparoskopisch operiert wurden, mit 49 konventionell Operierten mit vergleichbaren Daten. Ziel war es, präoperative Faktoren für das Gelingen einer laparoskopischen Cholezystektomie (LC) zu finden. Die Umstiegsrate (44,9%) korrelierte mit der Schwere der Entzündung und sank im untersuchten Zeitraum auf 33% ab.

Bei Patienten, deren Leukozytenzahl innerhalb von 4 Tagen antibiotischer Therapie fiel, wurde die LC in 91,7% erfolgreich beendet, während sie bei Patienten, die keinen Leukozytenabfall gezeigt hatten, nie erfolgreich beendet wurde ($p = 0{,}0001$). Bezüglich postoperativer Wundinfektion und Pneumonie ist die Komplikationsrate bei LC deutlich geringer. Wir schließen daraus, daß Entzündungsgrad und Effekt einer antibiotischen Therapie klare Hinweise auf den Erfolg einer verzögerten LC innerhalb einer Woche geben. Bei fehlendem Ansprechen auf konventionelle Therapie ist von einer LC abzuraten.

Schlüsselwörter: Akute Cholezystitis – Laparoskopische Cholezystektomie

Laparoskopische Entdeckelung von Leberzysten – Ergebnisse nach 5 Jahren

T. Strauss, G. Meyer, H. G. Rau und F. W. Schildberg

Chirurgische Klinik und Poliklinik, LMU München, Klinikum Großhadern, Marchioninistraße 15, D-81377 München

Laparoscopic Deroofing of Liver Cysts – Results After 5 Years

Summary. Since 9/1991 we have operated on 24 patients (18 with monocystic, 6 with polycystic liver disease) with symptomatic non-hydatid liver cysts. All cysts were deroofed laparoscopically without any conversion. Of the patients 92% became asymptomatic after the operation. 33% of the patients underwent concomitant minimal-invasive procedures. Major complications occurred in 8.3% of the patients. The mean follow-up period was 29.2 months (1–66,25). Symptomatic recurrences occurred in 12% of the patients, asymptomatic in 17%. Symptoms were not affected by the operation in 8.3% of the patients. The symptomatic recurrences were not significantly greater than the asymptomatic ones. So far, the results with laparoscopic deroofing of liver cysts are at least comparable to open surgery. Although long-term assessment of the recurrence rate is necessary, we recommend this technique to centres with experience in laparoscopy and liver surgery.

Key words: Liver cysts – Laparoscopy – Deroofing

Zusammenfassung. Seit 9/1991 wurden bei uns 24 Patienten (18 mit monozystischer, 6 mit polyzystischer Lebererkrankung) an symptomatischen, nicht-parasitären Leberzysten operiert. Alle Zysten wurden ohne konvertieren zu müssen laparoskopisch entdeckelt. 92% der Patienten wurden durch die Operation asymptomatisch. 33% der Patienten hatten begleitende minimal-invasive Eingriffe. Ernste Komplikationen traten bei 8,3% der Patienten auf. Die mittlere Nachbeobachtungszeit betrug 29,2 Monate (1–66,25). Symptomatische Rezidive traten bei 12% der Patienten auf, asymptomatische bei 17%. Bei 8,3% wurden die Symptome durch die Operation nicht beeinflußt. Die symptomatischen Rezidive waren nicht signifikant größer als die asymptomatischen. Bisher sind die Ergebnisse der laparoskopischen Leberzystenentdeckelung mindestens vergleichbar zur offenen Chirurgie. Trotz noch erforderlicher Langzeitbeobachtung können wir die Methode Zentren mit Erfahrung in laparoskopischer und Leberchirurgie empfehlen.

Schlüsselwörter: Leberzysten – Laparoskopie – Entdeckelung

Die Cholezystektomie seit Einführung der minimal-invasiven Chirurgie

R. Peterli, U. Herzog, J. P. Schuppisser und P. Tondelli

Allgemeinchirurgische Klinik, St. Claraspital, CH-4016 Basel

Cholecystectomy Since the Introduction of the Minimal Invasive Technique

Summary. We investigated the changes in indications, duration of the operation, morbidity and mortality of a prospective series of 2650 cholecystectomies (CE) performed at a single institution between 1990 and 1997; 1929 lap. CE (73%), 203 conversions (conv) (7.5%), 518 primary open CE (open; 19.5%). The indication for lap. CE could be increased in time, the duration of the operation decreased individually in the first half year and afterwards remained constant due to the increasing capability of treating more complex pathologies laparoscopically. The conversion rate sank from 10% at the beginning to 6.7%. The morbidity was low due to a constant team of surgeons: lap. CE 2.2% (bile duct injuries 0.1%), conv 5% and open CE 12%, the mortality was 0 for lap. CE, 0.5% for conv and 1% for open CE.

Key words: Cholecystectomy – Laparoscopy – Minimal-invasive – Complication

Zusammenfassung. Anhand einer prospektiven Serie von 2650 an einer Institution durchgeführten Cholezystektomien (CE) wurden Veränderungen zwischen 1990 und 1997 der Indikationsstellung, Operationsdauer, Umsteigerate, Morbidität und Mortalität untersucht. 1929 (73%) lap. CE, Umsteiger (Um) 203 (7,5%), primär konventionelle CE (konv) 518 (19,5%). Die Indikation zur lap. CE hat sich laufend erweitert, die Operationsdauer verkürzte sich individuell nur im 1. Halbjahr, blieb anschließend konstant durch laparoskopische Bewältigung auch komplexer Pathologien. Die Umsteigerate nahm von 10% auf 6,7% ab. Die Morbidität war gering durch konstantes Team von Operateuren: lap. CE 2,2% (Gallengangsverletzungen 0,1%), Um 5%, konv 12%, die Mortalität war bei lap. CE 0, bei Um 0,5%, bei konv CE 1%.

Schlüsselwörter: Cholezystektomie – Laparoskopie – Minimal-invasiv – Komplikationen

Technik und Ergebnisse der intraoperativen Cholangiographie bei laparoskopischer Cholezystektomie

G. Görtz, B. Overhage und H. Senyurt

St.-Marien-Hospital Lünen, Chirurgische Klinik I, Altstadtstraße 23, D-44534 Lünen

Technique and Results of Intraoperative Cholangiography in Laparoscopic Cholecystectomy

Summary. Cholangiography was routinely performed in 695 laparoscopic cholecystectomies. Of these 12% patients showed therapeutically relevant findings. In 49 patients (7%) common duct stones were observed, in 35 patients (5%) an abnormal anatomic cystic duct was evident: short cystic duct (5), crossing the common bile duct (26), abnormal cystic draining into the right hepatic duct (4) and deep insertion in the common duct (2), duodenal diverticulum (3), cholangitis sclerosans (1), common duct injury (3). Common duct stones were laparoscopically removed in 13 of 49 cases. The remaining 36 patients were treated by ERC postoperatively. By using simple X-ray and catheter techniques, the laparoscopic cholangiography takes no more than 7 min. Direct laparoscopic cholangiography should be recommended routinely so that in cases with abnormal findings differentiated therapy can be performed and possible injuries are avoided.

Key words: Laparoscopic cholangiography − Anatomic variation of the cystic bile duct − Common duct stones

Zusammenfassung. Die routinemäßige intraoperative Cholangiographie bei 695 laparoskopischen Cholezystektomien stellte bei 12% aller Patienten einen therapierelevanten Befund an den Gallenwegen fest. Die Inzidenz eines Gallengangssteins betrug 7% (49), bei 5% (35) wurden anatomische Besonderheiten des Zystikusverlaufes gefunden: atypische Zystikuseinmündung (4), Kreuzung des Choledochus (26), tiefe Einmündung (2), sehr kurzer Zystikus (5), Duodenaldivertikel (3), sklerosierende Cholangitis (1), versehentliche Eröffnung des Choledochus (3). 36 Patienten wurden postoperativ durch ERC saniert. Durch die einfache Röntgen- und Kathetertechnik konnte die Zeit für die Cholangiographie auf durchschnittlich 7 min reduziert werden. Die laparoskopische Cholangiographie wird routinemäßig empfohlen, um bei auffälligen Befunden eine differenzierte Therapie vornehmen zu können und mögliche Fehler zu vermeiden.

Schlüsselwörter: Laparoskopische Cholangiographie − Anatomische Varianten des Zystikus − Choledochussteine

Ökonomische Beurteilung der Therapie der Pankreatitis LKF versus tatsächliche Kosten

G. Malekpour, R. Bauer, P. Muckenhuber und R. Zwrtek

LBI für Ökonomie in der Chirurgie, Propst-Führer-Straße 4, A-3100 St. Pölten

Economic Criteria of the Therapy of Pancreatitis LKF System Versus Real Costs

Summary. This retrospective study includes 120 patients suffering from pancreatitis. For each we performed a cost/effectiveness calculation taking their particular data and treatment into consideration. Subdivisions were performed by using criteria such as cause and treatment. Including all costs, the hospital had a monetary loss of 2,420,172 ATS. The main results of this study were the demand for the installation of a calculation group for necrotizing pancreatitis and the early transfer of these patients to economically experienced centers for optimal treatment.

Key words: Pancreatitis − Costs − Transparence/reality LKF system − Health politics

Zusammenfassung. Die retrospektive Studie beinhaltet 120 Pankreatitispatienten. Anhand der Patientendaten sowie der Therapieabläufe wurde für jeden gesondert eine Kosten-Ertrags-Rechnung erstellt. Die Aufsplittung in Untergruppen erfolgte sowohl nach Kriterien der Krankheitsursachen, als auch nach der Therapie. Nach Einbeziehung aller Kosten resultierte ein Minussaldo für den Kostenträger von 2 420 172 ATS. Für die nekrotisierende Pankreatitis ergab sich einerseits die Forderung nach einer eigenen Verrechnungsgruppe, andererseits eine möglichst frühe Transferierung an entsprechende Zentren, wo aufgrund der Erfahrung betriebswirtschaftlich optimal behandelt werden kann.

Schlüsselwörter: Pankreatitis − Kostentransparenz/-wahrheit LKF-System − Gesundheitspolitik

MIC

Infektionen und Infektionsprävention in der MIC

H.-D. Czarnetzki, S. Schulz und M. Jantschulev

Klinik für Chirurgie, Klinikum Südstadt Rostock, Südring 81, D-18059 Rostock

Infection and Prevention of Infection During Minimally Invasive Surgery (MIS)

Summary. Type and construction of the instruments and optics, as well as the techniques of disinfektion and sterilization of the used tools and the methods of operation (for example, using safety bags and trocars, staplers or drainages) can cause or avoid infection in minimally invasive surgery. A comparison of 1987–1990 (without MIS) to 1991–1995 (30% MIS) resulted in infection rates in our surgical department of 4.6 to 3.2% and wound infection as 2.7 to 1.9%. Furthermore, not using safety bags resulted in 1994 4.7% and with safety bag 1995, 2.7% at cholecystectomy. The importance of the used devices and operating techniques as well as antibiotics (systemic and local) is demonstrated.

Key words: Infection – Prevention of infection – Minimally invasive surgery

Zusammenfassung. Nosokomiale Infektionen können bei der MIC durch die Art und den Aufbau der verwendeten Instrumente und Optiksysteme sowie deren Reinigungs-, Desinfektions- und Sterilisationsmöglichkeiten und durch die angewendeten Operationstechniken selbst (z. B. Verzicht auf Bergebeutel und Bergetrokare, Klammernahttechniken, Lavage, Drainagen) hervorgerufen werden. Durch die permanente Erfassung nosokomialer Infektionen in unserer Klinik seit 30 Jahren fanden wir beim Vergleich zweier Zeiträume von 1987–1990 (keine MIC) zu 1991–1995 (30% MIC in der Visceralchirurgie) eine Senkung der Hospitalinfektionen von 4,6 auf 3,2% und speziell bei Wundinfektionen von 2,7 auf 1,9% durch den Einsatz von Bergebeuteln, entsprechende Techniken und systemische und lokale Antibiose.

Schlüsselwörter: Infektion – Infektionsprävention – Minimal-invasive Chirurgie

Unfallchirurgie

Validisierung einer Technik zur Erzeugung und intramedullären Stabilisierung standardisierter, geschlossener Frakturen an der Rattentibia

A. Probst, H. Jansen, U. Bick und H. U. Spiegel

Klinik für Unfall- und Handchirurgie, WWU Münster, Waldeyerstraße 1, D-48149 Münster

Validation of a Closed Fracture Model in Rats

Summary. In rats we devised a procedure for fixing lower leg fractures using intramedullary nails which differ in bending rigidity. Ex vivo we inserted a silicone cannula into the intact diaphysis of a rat tibia which was then fractured by a three-point bending technique. The fracture was stabilized by inserting either a stainless steel nail or a polypropylene nail into the silicone cannula. Biomechanical testing showed that the initial stiffness of the fractures differed by a factor of 16 between the two nail types. In vivo, 16 Wistar rats were operated on by the same technique so as to study callus formation. Four weeks after fracture, the callus size differed significantly between the steel nailed group and the polypropylene nailed group. Thus mechanically differing internal fixation devices lead in rats to different callus responses, all other factors being kept equal.

Key words: Fracture – Callus – Rigidity – Rat

Zusammenfassung. An der Ratte wurde eine Technik entwickelt, bei der standardisierte Unterschenkelfrakturen mit unterschiedlich biegesteifen Materialien stabilisiert werden können. Ex vivo wurden flexible Silikonschläuche in die Tibiamarkhöhlen eingeführt und dann in einer Dreipunktbiegetechnik frakturiert. Mit Stahl- oder Polypropylenstifte, die durch die Silikonschläuche eingebracht wurden, wurden die Frakturen stabilisiert. Biomechanisch sind die stahlstabversorgten Frakturen 16mal steifer als die polypropylenstabversorgten Frakturen. In vivo ist die Kallusbildung vier Wochen nach der Frakturierung bei den polypropylenstabversorgten Frakturen signifikant größer als bei den stahlversorgten. Es liegt ein standardisiertes, reproduzierbares Modell geschlossener Tibiafrakturen an der Ratte vor, bei dem durch Biegestefigkeit des Osteosynthesematerials die Kallusbildung beeinflußt werden kann.

Schlüsselwörter: Knochenbruch – Ratte – Modellvalidierung

Der proximale Femurnagel (PFN) der AO – erste Erfahrungen und Nachkontrolle in der Gerontotraumatologie

P. Holzman und R. Ruckert

Orthopädische Klinik, Bürgerspital, CH-4500 Solothurn

The Proximal Femoral Nail (PFN) of the AO in Geriatric Traumatology – Experience and Follow-Up

Summary. We report our experience with the implantation of the new PFN of the AO, the early postoperative period and a follow-up after 5 months in 23 polymorbid patients over 65 years (mean 83 years) treated consecutively for an unstable fracture of the proximal femur. *Results:* The mean operation time was 60 min, mean blood loss was 200 ml. Special importance must be attached to the correct positioning of guide wire and nail and reduction of the fracture after the insertion of the nail. Seven systemic complications occurred (3 cns, 3 cardiac, 1 hepatic), two of the cardiac complications were fatal, two patients had a deep venous thrombosis. After 5 months 17 out of 21 patients had returned to their own home, 4 lived in nursing homes, 15 had no or slight pain and considered their quality of life not or insignificantly reduced. *Conclusion:* After a learning curve the PFN is a safe and minimal invasive treatment offering few complications in traumatology.

Key words: Instable proximal femoral fracture – PFN – Geriatric traumatology

Zusammenfassung. An 23 konsekutiv mit dem proximalen Femurnagel (PFN) versorgten polymorbiden über 65jährigen Patienten (Median 83jährig) mit instabilen Frakturen des proximalen Femurs wurden die operativen Erfahrungen, der postoperative Frühverlauf und eine Nachkontrolle nach 5 Monaten durchgeführt. *Ergebnisse:* Mediane Operationszeit betrug 60 min, der mediane Blutverlust 200 ml. Intraoperativ muß auf die korrekte Insertionsstelle des Führungsdrahtes, des Nagels und auf die korrekte Reposition nach Nagelinsertion geachtet werden. Systemische Komplikationen traten 7 (3 ZNS, 3 kardiale, 1 hepatische), davon 2 tödliche und 2 tiefe Unterschenkelthrombosen auf. Nach 5 Monaten: Von 21 Patienten lebten 17 wieder in ihrer alten Umgebung, 4 im Pflegeheim, 15 Patienten hatten keine oder wenig Schmerzen und empfanden ihre Lebensqualität nicht oder nur mäßig eingeschränkt. *Schlußfolgerung:* Nach einer Lernkurve ist der PFN ein sicheres, schonendes und komplikationsarmes Verfahren in der Gerontotraumatologie am nicht-universitären Spital.

Schlüsselwörter: Instabile proximale Femurfraktur – PFN – Gerontotraumatologie

Intra- und postoperative Komplikationen bei der Stabilisierung von Femurmetastasen

J. Schmidt, U. Petereit und K. H. Winkler

Klinikum Erfurt GmbH, Klinik für Unfall-, Hand- und Wiederherstellungs-Chirurgie, Nordhäuser Straße 74, D-99089 Erfurt

Intra- und Postoperative Complications During Stabilization of Femur Metastasis

Summary. The quality of living of tumor patients is limited by the danger of fracture, pain or pathologic fracture. The question is whether a palliative operation is a tolerable risk. We could show in our study, by observing intra- and postoperative hypotension, that preoperative anemia indicates circulatory complications. Limited dysregulation of blood clotting causes no circulatory complications or postoperative hemorrhagia. Irradiation and chemotherapy indicate preoperative anemia.

Key words: Femur metastasis – Palliative stabilization – Preoperative Anemia

Zusammenfassung. Die Lebensqualität von Tumorkranken ist oftmals durch Frakturgefahr, Schmerz oder Fraktur beeinträchtigt. Die Frage stellt sich, ob ein palliativer operativer Eingriff ein tolerables Risiko darstellt. In unserer Studie konnten wir anhand von intra- und postoperativem Blutdruckabfall zeigen, daß sich Kreislaufkomplikationen durch eine praeoperative Anämie andeuten und daß durch die Regulierung von Blutbildveränderungen diese Komplikationen sich vermeiden lassen können. Gerinnungsstörungen spielen nur eine untergeordnete Rolle. Vorbestrahlung und Chemotherapie bedingen in überwiegendem Maße eine postoperative Anämie.

Schlüsselwörter: Femurmetastasen – Palliative Stabilisierung – Praeoperative Anämie

Fortschritte bei der bildgebenden Diagnostik der Tibiakopffraktur durch MR und CT. Eine prospektive, vergleichende Untersuchung

A. Prokop[1], R. Fischbach[2], C. Burger[1], U. Hahn[1] und K. E. Rehm[1]

[1] Unfall-, Hand- und Wiederherstellungschirurgie und [2] Radiologie, Universität zu Köln, Joseph-Stelzmann-Straße 9, D-50924 Köln

Advances in the Diagnosis of Tibial Head Fracture with MRI and CT Scan. A Prospective Study

Summary. Between 1995 and 1997, 22 patients with fractures of the tibial head (AO classification: B $n=16$, C $n=6$) were included in the present study and examined by X-ray tomography, MRI and CT. Conventional tomography underestimated the extent of these fractures in two cases as compared with MRI and CT. In two patients small fragments could not be detected with MRI. In 70% of patients, 53 concomitant soft tissue damage was visualized by MRI, whereas CT scan and clinical examination failed to verify the additional soft tissue injury. Interpretation of CT scans did not pose serious constraints even for inexperienced examiners, however, analysis of the MRI often required proficient radiologists. In summary, CT and MRI appeared superior to conventional tomography in identifying the type and extent of injury to the tibial head. Particularly MRI appeared more sensitive to the proper diagnosis of associated soft tissue injuries.

Key words: Tibial head fracture – Tomography – MRI – CT

Zusammenfassung. Vom 1.1.1995 bis 1.10.1997 wurden 22 Patienten (AO-Klassifikation: 16 B- und 6 C-Frakturen) untersucht. In der konventionellen Tomographie wurden die Frakturen in ihrer Ausdehnung 2× unterschätzt. Bei 2 Patienten konnten im MR kleine Fragmente nicht sicher identifiziert werden. In 70% der Fälle wurden insgesamt 53 begleitende Weichteilverletzungen im MR festgestellt, die im CT nicht faßbar waren und bei einer klinischen Untersuchung nicht erhoben werden konnten. Die Interpretation der CTs war auch dem ungeübten Betrachter ohne Schwierigkeiten möglich, während die Beurteilung der Kernspintomogramme Erfahrung voraussetzte. CT und MR sind der konventionellen Tomographie überlegen. Traumaassoziierte Weichteilverletzungen lassen sich kernspintomographisch besser darstellen.

Schlüsselwörter: Tibiakopffraktur – Tomographie – MR – CT

Die externe patello-tibiale Transfixation – Ein neues Behandlungskonzept bei Rekonstruktionseingriffen am distalen Kniestreckapparat

B. Ishaque, E. Ziring, J. Petermann, S. Hohe und L. Gotzen

Abteilung für Unfallchirurgie, Philipps-Universität Marburg, Baldingerstraße, D-35033 Marburg

The External patello-tibial Transfixation – A New Method for Reconstruction of the Distal Extensor Mechanism

Summary. Operative reconstruction of the distal extensor mechanism of the knee joint requires an inner or outer protection during phases of healing and rehabilitation. The follow-up of our study will point out that the external patello-tibial transfixation with a special fixture as protection for the operative reconstruction, allows a dynamic and early functional rehabilitation without limitations to the movement spectrum of the knee joint. Criteria for our follow-up were the clinical status according to the IKDC score, measurement of the isocinetic muscle strength and radiological measurement of the patella cavity according the Index of Blackburne & Peel. The 2-year follow-up strengthens our opinion that the external patello-tibial transfixation is an effective method to protect an operative reconstruction of the distal extensor mechanism and its healing process.

Key words: MPT fixture – IKDC score – Injuries of the distal extensor mechanism

Zusammenfassung. Operative Rekonstruktionen nach Läsionen des distalen Streckapparates am Kniegelenk erfordern eine interne oder externe Protektion während der Heilungs- und Rehabilitationsphase. Es wird anhand einer Nachuntersuchungsserie gezeigt, daß durch die externe patello-tibiale Transfixation mit einem speziellen Fixateur zum Schutz der Rekonstruktion eine dynamische und frühfunktionelle Nachbehandlung ohne Limitierung des Bewegungsumfanges möglich ist. Nachuntersuchungskriterien waren der klinische Befund anhand des IKDC-Scores, eine isokinetische Muskelkraftbestimmung, sowie die radiologische Bestimmung der Patellahöhe nach dem Index von Blackburne &

Peel. Anhand der guten Zwei-Jahresergebnisse konnte gezeigt werden, daß die externe patello-tibiale Transfixation eine effektive Methode zur Protektion operativer Rekonstruktionen am distalen Kniestreckapparat darstellt.

Schlüsselwörter: MPT-Fixateur – IKDC-Score – Verletzungen des distalen Streckapparates

Kernspintomographie und Kernspinarthrographie im Spiegel der Arthroskopie des Handgelenkes

M. Peter, W. Nickels, W.-G. Steinmetz und W. Kenn

Plastische Chirurgie und Handchirurgie, Chirurgische Universitätsklinik Würzburg, Josef-Schneider-Straße 2, D-97080 Würzburg

MRI and MRI Arthrography Compared to Arthroscopy of the Wrist

Summary. From October 1992 to January 1998 we performed 153 arthroscopies of the wrist. In various studies the value of different diagnostic tools was tested. Arthroscopy of the wrist was considered to be the "gold standard". In lesions of the scapholunate ligament MRI arthrography yielded the best results. Sensitivity was 67%, specificity 100%, positive predictive value 100%, negative predictive value 85% and accuracy 87%. In lesions of the TFCC, MRI had the best results regarding sensitivity 86%, negative predictive value 82% and accuracy 86%. MRI arthrography had better results only in the specificity of 100% and a positive predictive value of 100%.

Key words: Wrist – Arthroscopy – MRI – MRI arthrography

Zusammenfassung. Von Oktober 1992 bis Januar 1998 wurden 153 Arthroskopien des Handgelenkes durchgeführt. In verschiedenen Studien wurde die Aussagekraft unterschiedlicher diagnostischer Verfahren geprüft. Die Arthroskopie des Handgelenkes galt dabei als Goldstandard. Bei Verletzungen des skapholunären Bandes erreichte die Kernspinarthrographie die höchste Aussagekraft mit einer Sensitivität von 67%, einer Spezifität von 100%, einem positiven prädiktiven Wert von 100%, einem negativen prädiktiven Wert von 85% und einer Genauigkeit von 87%. Bei Läsionen des TFCC erreichte die Kernspintomographie eine Sensitivität von 86%, einen negativen prädiktiven Wert von 82% und eine Genauigkeit von 86%. Die Kernspinarthrographie war mit 100% Spezifität und 100% positivem prädiktivem Wert nur in diesen Punkten aussagekräftiger.

Schlüsselwörter: Handgelenk – Arthroskopie – Kernspintomographie – Kernspinarthrographie

Metaanalyse einer verheerenden Traumafolge

H. Rieger, K.-H. Dietl, A. Probst und H.-S. Neumann

Klinik für Unfall- und Handchirurgie, Westfälische Wilhelms-Universität, Waldeyerstraße 1, D-48129 Münster

Statistical Analysis of a Devastating Injury

Summary. Traumatic hemipelvectomy is a rare and near-lethal injury. From 1945 to 1966 only 67 survivors were reported in the literature. Of the survivors 85.2% were male and 14.8% were female with a mean age of 21.3 years (range 3 to 36 years). Mostly they were injured as cyclists (47.8%) or as pedestrians (14.5%). 71.2% had genito-urinary injuries, 67.8% anorectal lesions, and 48.3% associated extrapelvic lesions. The main treatment principle is an emergency operation with completion of the amputation in all cases of near-total hemipelvectomy, safe diversion of the fecal stream and urinary flow, and repeated débridements.

Key words: Hemipelvectomy

Zusammenfassung. Die traumatische Hemipelvektomie ist ein seltenes Vernetzungsmuster und nahezu immer tödlich. Bis Ende 1996 wurden einschließlich eines eigenen Patienten nur 67 Überlebende publiziert. 85,2% der Überlebenden waren männlich und 14,8% weiblich, das Durchschnittsalter betrug 21,3 Jahre (3–36 Jahre). Die meisten Patienten verunglückten als Zweiradfahrer (47,8%) oder Fußgänger (14,5%). 71,2% hatten Urogenitalverletzungen, 67,8% anorektale Zerreißungen und 48,3% extrapelvine Begleitverletzungen. Die wesentlichen Prinzipien der Behandlung waren die offensive Blutungskontrolle mit Vervollständigung der Hemipelvektomie im Fall der subtotalen Amputation, die Prävention einer Sepsis mit Sicherung der Harn- und Stuhlableitung sowie wiederholte Débridements.

Schlüsselwörter: Hemipelvektomie

Der Einfluß postoperativer Bestrahlung auf die Suppression heterotoper Ossifikationen – enzymatische Untersuchungen und histologische Beobachtungen in vivo

St. A. Esenwein, S. Sell, G. Herr und W. Küsswetter

Berufsgenossenschaftliche Kliniken Bergmannsheil, Universitätsklinik, Chirurgische und Unfallchirurgische Klinik, Bürkle-de-la-Camp-Platz 1, D-44789 Bochum

Influence of Postoperative Irradiation on the Suppression of Heterotopic Ossifications – Enzymatic Examinations and Histological Observations in Vivo

Summary. Postoperative irradiation of the operation field is regarded as an established method of preventing heterotopic ossifications after implantation of an endoprosthesis of the hip. Over a period of 60 days in 28 adult male Wistar rats the influence of a single-dose irradiation of 7 Gy on the development of induced heterotopic ossifications of one side was examined and compared to the non-irradiated opposite side. The explants were examined histologically and the activity of bone-specific alkaline phosphatase was evaluated in the extracted specimens. The examinations underline damage to the migratory, proliferating mesenchymal stem cell populations by irradiation doses which had relatively small effects on preosteoblasts, osteoblasts, chondroblasts and other specialized cell forms. The mechanism found indicates the necessity of early postoperative intervention using radiation therapy to prevent heterotopic ossifications.

Key words: Heterotopic ossifications – Postoperative irradiation – In vivo study

Zusammenfassung. Die postoperative Bestrahlung des Operationsgebietes gilt als etabliertes Verfahren zur Prophylaxe der heterotopen Ossifikationen nach Endoprothesenimplantation. Über einen Zeitraum von 60 Tagen wurde an 28 adulten männlichen Wistarratten der Einfluß einer einzeitigen lokalen Bestrahlung von 7 Gy auf die Ausbildung induzierter heterotoper Ossifikationen im Vergleich zur unbestrahlten Gegenseite untersucht. Die entnommenen Explantate wurden histologisch untersucht und die Aktivität der knochenspezifischen alkalischen Phosphatase in den Ossikeln bestimmt. Die Untersuchungen unterstreichen eine Schädigung der migratorischen, proliferierenden, mesenchymalen Zellpopulationen durch Bestrahlungsdosen, die einen relativ geringen Effekt auf Präosteoblasten, Osteoblasten, Chondroblasten und andere spezialisierte Zellformen haben. Der gefundene Wirkungsmechanismus weist auf die Notwendigkeit einer möglichst frühen postoperativen strahlentherapeutischen Intervention zur Prophylaxe heterotoper Ossifikationen hin.

Schlüsselwörter: Heterotope Ossifikationen – Postoperative Bestrahlung – In-vivo-Studie

Die operative Versorgung dislozierter Calcaneusfrakturen nach Schellmann/Palmer unter Einsatz von Keramik aus boviner Spongiosa

R.-K. Homayoun, W. Wesemann, R. Kayser und K. Kürten

Abteilung für Allgemein-, Visceral- und Unfallchirurgie, Kreiskrankenhaus Gardelegen, Ernst-von-Bergmann-Straße 22, D-39638 Gardelegen

Operative Treatment of Displaced Calcaneal Fractures According to Schellmann and Palmer with Bovine Cancellous Bone Grafting

Summary. We have reviewed the results of 25 operations performed on 23 patients with displaced fractures of the calcaneus. We used a bovine cancellous bone grafting based on the hydroxylapatid Pyrost. None of the patients showed signs of osteomyelitis or loss of reposition. In two cases we observed slight necrosis of the wound lips and in four cases one k-wire went percutaneous. 12 months after operation 14 of 21 patients had a good or excellent result as determined by the Rowe score. These results show that the implantation of Pyrost can be recommended in cases of intraarticular calcaneal fractures with cancellous bone deficits.

Key words: Calcaneal fracture – k-Wiring – Bovine cancellous bone grafting

Zusammenfassung. 25 dislozierte Calcaneusfrakturen von 23 Erwachsenen wurden frühsekundär nach der oben genannten Methode versorgt. Dabei wurden Spongiosadefekte im Calcaneus über eine Stichincision mit Hydroxylapatitkeramik aus boviner Spongiosa

(Pyrost®) aufgefüllt. Dieses Vorgehen erwies sich als komplikationsarm (keine Osteitis, kein Repositionsverlust, zeitgerechte Frakturheilung, 2 oberflächliche Wundrandnekrosen, 4 Drahtperforationen durch die Haut) und bot nach durchschnittlich 12 Monaten bei 2/3 der 21 nachuntersuchten Patienten sehr gute bis gute Ergebnisse nach dem Score von Rowe. Pyrost® eignet sich gut als Knochenersatzstoff für Spongiosadefekte im frakturierten Calcaneus.

Schlüsselwörter: Calcaneusfraktur – Bohrdrahtosteosynthese – Knochenersatzstoff

Fixateur externe an der Hand – nur am Knochen rezidiert?

R. Slodicka, I. Birnich, H. Göbel und A. Ekkernkamp

Unfallkrankenhaus Berlin, Rapsweg 55, D-12683 Berlin

Fixateur Externe On the Hand – Only for Osseal Indications?

Summary. The immobilisation of the hand after an injury or elective operation is necessary and can be done using various methods. Use of fixateur externe is common in osseal injuries of the hand. The author's present the indications and examples of fixateur externe on the hand for therapy of the soft tissues (skin, tendons, contractures, flaps). The advantages and disadvantages are discussed.

Key words: Fixateur externe – Hand – Soft tissue

Zusammenfassung. Ruhigstellung der Hand nach Verletzung und nach elektiven Operationen ist notwendig und ist mit vielen Methoden durchführbar. Die Benutzung des Fixateur externe ist verbreitet bei knöchernen Läsionen der Hand. Die Autoren zeigen Indikationen und Beispiele der Anwendung des Fixateur externe, an der Hand, bei der Therapie, an den Weichteilen (Haut, Sehnen, Kontrakturen, Lappen). Vor- und Nachteile des Fixateur externe werden diskutiert.

Schlüsselwörter: Fixateur externe – Hand – Weichteile

Laserbehandlung degenerativer Knorpelschäden

H. Rudolph, V. Studtmann und R. R. Lehmann

II. Chirurgische Klinik für Unfall-, Wiederherstellungs-, Gefäß- und Plastische Chirurgie, Diakoniekrankenhaus, Elise-Averdieck-Straße 17, D-27342 Rotenburg

Laser Treatment of Degenerative Cartilage Lesion

Summary. The first impressions of *cartilage sealing* by chondroplasty with the 1320 nm Neodym: YAG- and Holmium: YAG-laser have now been confirmed by light and electron microscopic investigations. Six months after laser treatment, hyaline articular cartilage is found with normal cartilage matrix and juvenile chondrocytes having endoplasmic reticulum in abundance as sign of high synthetic activity. No other procedure has achieved comparable effects in the treatment of degenerative cartilage lesions. Cartilage recovery seems to start at the *osteochondral boundary*. Further investigations in this area are required to shed light in particular on the sequence of the regeneration process.

Key words: Laser – Chondroplasty – Arthroscopy

Zusammenfassung. Licht- und elektronenmikroskopische Untersuchungen bestätigen den Eindruck der *Knorpelversiegelung* bei der Chondroplastie mit 1320 Neodym- und Holmium: YAG-Laser. 6 Monate nach Laserbehandlung findet sich wieder hyaliner Gelenkknorpel mit normal aufgebauter Knorpelmatrix und jugendlichen Chondrocyten mit reichlich endoplasmatischen Reticulum als Zeichen hoher synthetischer Aktivität. Eine derartige Wirkung in der Behandlung degenerativer Knorpelschäden konnte bisher mit keinem anderen Verfahren erzielt werden. Ausgangspunkt für die Knorpelerholung scheint die *osteochondrale Grenzzone* zu sein. Hier müssen weitere Untersuchungen ansetzen und Klarheit, insbesondere auch über den zeitlichen Ablauf der Regenerationsvorgänge schaffen.

Schlüsselwörter: Laser – Chondroplastie – Arthroskopie

Ergebnisse und Rezidivprophylaxe nach ankylosierenden heterotopen Ossifikationen in der Hüftchirurgie

E. J. Müller, M. Wick, M. P. Hahn und G. Muhr

Chirurgische Klinik und Poliklinik, BG-Kliniken Bergmannsheil, Ruhruniversität, Postfach 10 02 50, D-44702 Bochum

Heterotopic Bone Formation in total Hip Replacement: Operative Treatment and Prophylactic Measurements

Summary. Resection of heterotopic bone formation following THR was performed in 21 patients. According to Brooker et al. the ossifications were graded as type III in 14 (66.7%) patients and type IV in seven (33.3%) patients. Postoperatively, indomethacin (3×50 mg p.o.) was administered for 6 weeks in combination with a mucoprotective agent (Sucralfat 3×1 g/die). One year after operation, 19 (90.4%) of the 21 patients were asymptomatic. Hip flexion had improved 40° (20°–60°) on average, internal rotation 8° (0°–20°) on average and external rotation of the hip joint 14° on average. Gastrointestinal side effects due to the administration of indomethacin had to be notified in one patient (4.8%). In another patient recurrence of heterotopic bone formation was documented radiographically.

Key words: Heterotopic bone formation – Resection – Prophylaxis

Zusammenfassung. Bei 21 Patienten wurden heterotope Ossifikationen nach Implantation einer Hüftgelenks-TEP operativ entfernt. Nach Brooker et al. lagen bei 14 (66,7%) Patienten Typ-III- und bei 7 (33,3%) Patienten Typ-IV-Ossifikationen vor. Postoperativ wurde für sechs Wochen Indomethacin in einer Dosierung von 3×50 mg p.o. in Kombination mit einem Mukoprotektivum (Sucralfat 3×1 g/d) verabreicht. Ein Jahr postoperativ waren 19 (90,4%) der 21 Patienten vollkommen beschwerdefrei. Eine Zunahme der Hüftgelenksbeugung von durchschnittlich 40° (20°–60°), der Innenrotation von 8° (0°–20°) sowie der Außenrotation von 14° konnte dokumentiert werden. Unerwünschte gastro-intestinale Nebenwirkungen waren bei einem Patienten (4,8%) aufgetreten. Radiologisch war bei einem Patienten (4,8%) ein Rezidiv der Ossifikationen zu verzeichnen.

Schlüsselwörter: Heterotope Ossifikationen – Resektion – Prophylaxe

Die Planung der operativen Strategien bei rheumatischen Erkrankungen mit Hilfe der Kernspintomographie

U. Schmidbauer[1], D. Wagner[2], G. Bachmann[2], A. Berger[1] und W. S. Rau[2]

[1] Klinik für Plastische, Hand- und Wiederherstellungschirurgie, Medizinische Hochschule Hannover, Podbielskistraße 380, D-30659 Hannover
[2] Diagnostische Radiologie, Justus-Liebig-Universität, Klinikstraße 29, D-35385 Gießen

The Influence of MRI on the Surgical Strategy in Rheumatoid Arthritis

Summary. Rheumatoid arthritis concerns mainly the soft tissue of the joints and tendons but also the cartilage and the bone of the joint. The degree of destruction of the different tissues correlates with the complaints of the patient. We examined 30 patients with chronical polyarthritis and correlated the MRI examination of one hand of each patient with the clinical findings. The MRI examination presented a high resolution picture of the soft tissues, especially of the inflamed tissue. The changes of the synovia were also well defined. The uptake of the Gd-DTPA correlated with the laboratory results regarding the inflammation. The MRI presentation was very useful to demonstrate the destruction of tendons and ligaments within an area of inflamed tissue.

Key words: MRI – Presentation – Rheumatoid arthritis

Zusammenfassung. Rheumatische Erkrankungen betreffen die Weichteile im Bereich von Gelenken und Sehnen, sowie Knochen und Knorpel im Bereich der Gelenke. Wir untersuchten daher die Möglichkeiten der Kernspintomographie (MRT) am Beispiel der Hand. Bei 30 Patienten mit chronischer Polyarthritis wurde jeweils eine Hand an einem Magnetom 1,5 Tesla untersucht und nach Gabe von Kontrastmittel in hochauflösender Technik dargestellt. Zusätzlich korrelierten wir die Befunde mit der Klinik und den Entzündungsparametern. Bei allen Patienten ließen sich die Ausdehnung des entzündlichen Pannus und die Veränderungen der Synovia gut abgrenzen. Insbesondere war die MRT wertvoll bei der Abgrenzung von Sehnen und Bändern innerhalb der entzündlichen Veränderungen sowie der Einschätzung einer bereits erfolgten Destruktion.

Schlüsselwörter: Operationsplanung rheumatischer Erkrankungen – Kernspintomographie

Die monosegmentale Instrumentation und Fusion als minimal-invasives Verfahren in der Behandlung instabiler Verletzungen der thorakolumbalen Wirbelsäule

A. Junge, K. Giannadakis, T. von Garrel und L. Gotzen

Klinik für Unfallchirurgie, Baldingerstraße, D-35033 Marburg

One-Level Internal Fixator Instrumentation as a Minimally Invasive Procedure in Fractures of the Thoracolumbar Spine

Summary. *Purpose of the study:* Evaluation of indications and results of one-level stabilization. *Material and methods:* A total of 72 one-level stabilizations were performed

(1991–1997) and so far 45 patients have had a clinical and radiologic follow-up examination. The operative technique differs from the procedure in multi-level instrumentations. Instrumentation is combined with transpedicular and posterior bone grafting. *Results:* In all, 38 patients were completely free of pain or suffered only slight pain during strong physical stress. Seven patients had pain during slight physical stress or at rest. The Cobb angle changed from 16.2° preoperatively to 5.3° after the operation and 8.4° at the time of the follow-up examination. *Conclusion:* Posterior one-level stabilization can be performed successfully without inclusion of uninjured motion segments.

Key words: Thoracolumbar spine – Internal fixator – One-level instrumentation

Zusammenfassung. *Ziel der Studie:* Ausarbeitung der Indikation und der Ergebnisse der monosegmentalen Fusion. *Material und Methode:* In den Jahren 1991–1997 wurden 72 monosegmentale Fusionen durchgeführt, 45 Patienten konnten mittlerweile klinisch und radiologisch nachuntersucht werden. Die operative Technik unterscheidet sich von der bei der mehrsegmentalen Instrumentation und beinhaltet eine dorsale sowie eine transpedikuläre Spongiosaplastik. *Ergebnisse:* 38 Patienten waren beschwerdefrei oder klagten lediglich über Schmerzen bei stärkerer körperlicher Belastung, 7 Patienten litten unter Schmerzen bei leichter körperlicher Belastung oder in Ruhe. Der Cobb-Winkel änderte sich von 16,2° präoperativ über 5,3° postoperativ zu 8,4° bei der Nachuntersuchung. Das Bewegungsausmaß der Patienten entsprach dem einer Normalpopulation.

Schlüsselwörter: Thorakolumbale Wirbelsäule – Fixateur interne – Monosegmentale Fusion

Knorpelersatzoperationen bei begrenzten Verletzungen und osteochondralen Defekten des Kniegelenkes

U. Göhring und W. Friedl

Chirurgische Klinik II, Klinikum Aschaffenburg, Am Hasenkopf 1, D-63739 Aschaffenburg

Cartilage Replacement Operation in Limited Injuries and Osteochondral Defects of the Knee

Summary. From 1995–1997 26 patients with flake lesions ($n=5$) or limited cartilage defects ($n=21$) of the knee were treated by cartilage transplantation. No weight-bearing was ordered postoperatively for 4 weeks, while unlimited physiotherapy was performed. No postoperative complications were observed in 88.4%. Excellent or good results in 16 of 20 reevaluated patients (80%) may suggest that this treatment seems to be a good alternative regimn in comparison to Pridie drilling or arthroplasty, specially in limited defects in the main bearing area of the medial and lateral condyle.

Key words: Knee – Limited cartilage defect – Cartilage transplantation

Zusammenfassung. Zwischen 1995 und 1997 wurden 26 Patienten mit Flakeverletzungen ($n=5$) oder begrenzten Knorpeldefekten ($n=21$) des Kniegelenkes durch eine Knorpeltransplantation behandelt. Eine Entlastung wurde für 4 Wochen postoperativ verordnet bei freier Krankengymnastik. Bei glattem postoperativem Verlauf in 88,4% und sehr gutem oder gutem Ergebnis in 16 von 20 nachuntersuchten Patienten (80%) erscheint diese Therapie eine gute Alternative zur Pridie-Bohrung oder Abrasionsarthroplastik zu sein – insbesondere bei begrenzten Defekten in der Hauptbelastungszone der medialen und lateralen Femurcondyle.

Schlüsselwörter: Kniegelenk – Begrenzter Knorpeldefekt – Knorpeltransplantation

Gefäßchirurgie

Ökonomie der Carotisendarteriektomie: Eine Kosten-Nutzwert-Analyse

E. Jakubowski, J. O'Sullivan, R. Busse, F. Sassi und F. W. Schwartz

Abteilung Epidemiologie, Sozialmedizin und Gesundheitssystemforschung, Medizinische Hochschule Hannover, OE 5410, D-30623 Hannover

Economics of Carotidendarterectomy: A Cost-Utility-Analysis

Summary. We report the following results of a cost-utility analysis of carotidendarterectomy (CEA) in the prevention of stroke for the US health care setting: (1) In neurologic symptomatic patients with high-grade carotid stenosis, CEA is the most cost-efficacious strategy in comparison with prophylactic aspirin medication, and with doing nothing; (2) in symptomatic patients with low-grade carotid stenosis and asymptomatic patients with high-grade carotid stenosis, medication is most cost-efficacious of the three strategies. In asymptomatic patients, the incremental analysis tends to guide a decision against CEA. The initial result is robust with a reduction of the perioperative complication rate to 0% in the sensitivity analysis. The deviation of this result to the German guideline for CEA indication in asymptomatic patients for centres with low complication rates has to be assessed in regard to the different cost structures between countries. We propose a costing study for CEA in the German health care system.

Key words: Carotidendarterectomy – Cost-utility analysis – Clinical Practice Guidelines

Zusammenfassung. Eine Kosten-Nutzwert-Analyse der Carotisendarteriektomie (CEA) in der Schlaganfallprophylaxe ergab für das US-Gesundheitssystem folgende Ergebnisse: 1. In neurologisch symptomatischen Patienten mit hochgradiger Carotisstenose ist CEA die kosten-effektivste Strategie im Vergleich mit Aspirinmedikation und dem Verzicht auf eine medizinische Prophylaxe. 2. In symptomatischen Patienten mit niedriggradiger Carotisstenose und asymptomatischen Patienten mit hochgradiger Carotisstenose ist Aspirinmedikation am kosten-effektivsten. Das Ergebnis der Inkrementalanalyse spricht tendentiell gegen eine Entscheidung für CEA bei asymptomatischen Patienten. In der Sensitivitätsanalyse ändert sich das Basisergebnis auch nicht bei Erniedrigung der perioperativen Komplikationsrate auf 0%. Dieses zu der deutschen Leitlinie abweichende Ergebnis muß mit Rücksicht auf die unterschiedlichen Kostenstrukturen im internationalen Vergleich bewertet werden und legt eine Kosten-Analyse in Deutschland nahe.

Schlüsselwörter: Carotisendarteriektomie – Kosten-Nutzen-Analyse – Leitlinien

Die endoskopische Perforansdissektion –
Ein Fortschritt in der Klinik?

K. Zarras, F. Graupe, O. Hansen, H. G. Mackrodt und W. Stock

Chirurgische Abteilung, Marien-Hospital, Rochusstraße 2, D-40479 Düsseldorf

The Endoscopic Perforans Dissection – Progress in the Clinic?

Summary. From September 1, 1995 to April 30, 1997, 299 patients underwent 400 endoscopic perforans dissections. In a prospective study the morbidity, effectiveness and practicability of this surgical technique were investigated. We think that besides a chronic ulcer clear demonstration of two insufficient perforating veins by phlebography or Doppler sonography are indications for endoscopic perforans dissection. All preoperative demonstrated perforans veins insufficiencies could be intraoperatively indentified and were coagulated or clipped. In five patients (1.3%) technical problems occurred; especially in very obese legs the precise demonstration of the subfascial space was restricted. The complication rate was 5%. A hematoma in the dissection canal occurred in 18 cases, where nine patients developed compartment-like symptoms in the operated lower leg. Hereby the compartment pressure measured in the superficial flexor compartment ranged between 22 and 28 mm Hg, dangerous values for a compartment syndrome. In one case the symptoms were progressive, so that we had to perform a fasciotomy. Two patients had a wound infection which could be treated ocally.

Key words: ESDP – Morbidity – Compartment

Zusammenfassung. Vom 01.09.1995 bis zum 30.04.1997 wurden im Rahmen einer prospektiven Studie bei 299 Patienten 400 endoskopische Perforansdissektionen durchgeführt und diese Operationstechnik bezüglich Morbidität, Effektivität und Praktikabilität untersucht. Die Indikation zur EPD sehen wir neben dem Ulcus cruris bei zwei eindeutig phlebo- oder dopplersonographisch nachgewiesenen insuffizienten Perforansvenen. Alle präoperativ dargestellten Perforansinsuffizienzen konnten intraoperativ identifiziert und koaguliert oder geclippt werden. Bei 5 Patienten (1,3%) traten operationstechnische Probleme auf; insbesondere bei sehr adipösen Beinen war eine optimale Darstellung des subfaszialen Raumes nur eingeschränkt möglich. Die Komplikationsrate lag bei 5%. In 18 Fällen bildete sich ein Hämatom im Dissektionskanal, wobei 9 Patienten eine kompartmentähnliche Symptomatik im operierten Unterschenkel entwickelten. Dabei zeigten sich in der Kompartmentdruckmessung in der oberflächlichen Beugerloge Werte zwischen 22 und 28 mm Hg, die sich im Bereich eines drohenden Kompartmentsyndroms bewegten. In einem Fall war die Symptomatik progredient, so daß wir eine Fasziotomie durchführen mußten. Bei den übrigen Patienten verschwanden die Beschwerden unter antiphlogistischer Therapie. In 2 Fällen kam es zu einer Wundinfektion, die lokal therapiert werden konnte.

Schlüsselwörter: ESDP – Morbidität – Kompartment

Die endoskopische Entnahme der Vena saphena magna zur peripheren Gefäßrekonstruktion

A. Meyer, G. Omlor, J. Fischbein und C. Alemdar

Klinik für Allgemeine, Viszeral- und Gefäßchirurgie, Katholische Kliniken Essen-Nord, Hospitalstraße 24, D-45329 Essen

Endoscopic Vein Harvesting in Peripheral Bypass Surgery

Summary. Endoscopic subcutaneously vein harvesting was performed in ten patients who underwent lower extremity arterial bypass. We used an especially developed video-assisted instrumentarium for harvesting the saphenous vein. It was possible to remove the vein through two skin incisions. The mean age of the patients was 62.5 years. The mean harvesting time was 81 min and the average length of the harvested vein was 50 cm. In six patients we removed the vein from the affected leg. All patients developed subcutaneous hematoma. In one case a severe abscess required the amputation of the thigh. One vein had to be repaired. Conversion to the open procedure was required in one patient due to an uncertain course in an obese thigh. In the last four patients the vein was harvested from the opposite leg. No complications occurred. Endoscopic vein harvesting in peripheral bypass surgery may offer a benefit in well-selected patients.

Key words: Endoscopic vein harvesting – Bypass surgery – Peripheral vascular disease

Zusammenfassung. Bei 10 Patienten mit pAVK erfolgte die Gefäßrekonstruktion an der unteren Extremität mittels endoskopisch entnommener Vena saphena magna. Wir verwendeten dazu ein spezielles video-assistiertes Instrumentarium, mit dem die Vene über zwei Hautschnitte entfernt werden konnte. Das Durchschnittsalter der Patienten betrug 62.5 Jahre. Die mittlere Entnahmedauer lag bei 81 min und die durchschnittliche Venenlänge betrug 50 cm. Bei 6 Patienten entfernten wir die Vene vom betroffenen Bein. Alle Patienten entwickelten subkutane Hämatome. In einem Fall mußte bei Abszeß eine Oberschenkelamputation durchgeführt werden. Ein Venendefekt wurde übernäht. Bei einem Patienten konvertierten wir zur offenen Venenentnahme. Bei 4 Patienten entfernten wir die Vene vom kontralateralen Bein. Komplikationen traten nicht auf. Die endoskopische Entnahme der Vena saphena magna zur peripheren Gefäßrekonstruktion ist bei strenger Patientenselektion durchaus indiziert.

Schlüsselwörter: Endoskopische Venenentnahme – Bypasschirurgie – Periphere AVK

Intraabdominelle Simultaneingriffe bei gefäßchirurgischen Patienten – Zukunftsperspektive?

C. Tonus, D. Debertshäuser, P. Heinisch und H. Nier

Chirurgische Klinik I, Städtische Kliniken Offenbach, Starkenburgring 66, D-63069 Offenbach

Future Perspective of Intraabdominal Simultaneous Operative Procedures in Vascular Surgical Patients

Summary. This retrospective study analysed the perioperative morbidity and mortality after reconstructions of the aorta abdominalis and simultaneous, nonvascular-related operations ($n=33$). The objective was to answer the question of whether we should perform abdominal simultaneous interventions during vascular surgery. In spite of all kinds of perioperative complications, including emergency cases, the morbidity and the mortality corresponded to the results after single vascular interventions. The number of wound infections did not increase, nor did infections in grafts develop. The rate of postoperative bleeding of visceral organs – caused by the necessity of intraoperative administration of heparin – did not increase. Simultaneous interventions should be considered in the elderly and in patients with a high grade of comorbidity.

Key words: Vascular surgery – Simultaneous intervention – Morbidity – Mortality

Zusammenfassung. In der vorliegenden Arbeit wurde anhand einer retrospektiven Studie an 33 Patienten die perioperative Morbidität und Letalität nach Rekonstruktionen an der Aorta abdominalis und einzeitig durchgeführten, abdominalchirurgischen Zusatzeingriffen untersucht. Zielsetzung war die Beantwortung der kontrovers diskutierten Frage, inwieweit die Indikation zu intraabdominellen Simultaneingriffen bei primär gefäßchirurgischen Patienten zu vertreten und zu stellen ist. Trotz Dokumentation selbst geringster Komplikationen und Einbeziehung notfallmäßiger Interventionen bewegte sich die Morbidität und Letalität des vorliegenden Krankengutes im oberen Grenzbereich der jeweiligen Einzeloperationen. So traten insbesondere weder Wundheilungsstörungen noch Protheseninfekte häufiger als in vergleichbaren, ausschließlich gefäßchirurgischen Kollektiven auf. Auch Nachblutungen an einzeitig versorgten Organen konnten trotz der intraoperativ applizierten Heparinisierung nicht vermehrt registriert werden. Allerdings sollte die Indikation zum Simultaneingriff bei alten Menschen und Patienten höherer ASA-Klassifikation sehr zurückhaltend gestellt werden.

Schlüsselwörter: Gefäßchirurgie – Simultaneingriff – Morbidität – Letalität

Bundespflegesatzverordnung und Aneurysmachirurgie: Unter welchen Voraussetzungen ist die Patientenverordnung kostendeckend?

M. Walter, J. Overhaus, J. Heckenkamp und H. Erasmi

Universitätsklinikum Charité, Medizinische Fakultät der Humboldt-Universität zu Berlin, Klinik für Allgemein-, Viszeral-, Gefäß- und Thoraxchirurgie, Schumannstraße 20/21, D-10117 Berlin

"Bundespflegesatzverordnung" and Surgery of Abdominal Aortic Aneurysm: Under Which Circumstances Is Treatment Balanced?

Summary. Since January 1, 1996, surgical treatment is paid for *"Sonderentgelt"* and *"Fallpauschale"*. In a prospective study on 161 patients of both sexes we analyzed under which circumstances abdominal aortic surgery for aneurysm could be carried out and balanced out financially. In 161 patients tube and bifurcated grafts were implanted in elective and emergency surgery. Elective surgery was fully financed by a *"Sonderentgelt"*, a surplus of DM 243,–/patient could be achieved, whereas emergency surgery was not balanced at all, with a deficit of DM 3270,–/patient ($p<0.0004$). Considering the whole collective, a positive financial balance was demonstrated. In conclusion, abdominal aortic aneurysm repair is financially balanced in a proportion of elective vs. emergency surgery of 4.6 to 1.

Key words: *Bundespflegesatzverordnung* – *Sonderentgelt* – Abdominal aortic surgery

Zusammenfassung. Seit 1.1.1996 gilt die Bundespflegesatzverordnung, die die Finanzierung verschiedener chirurgischer Erkrankungen mittels Sonderentgelten bzw. Fallpauschalen gewährleisten soll. Mittels einer prospektiven Verlaufsbeobachtung und Kostenanalyse wurde der Frage nachgegangen, ob mit diesem Finanzierungssystem eine kostendeckende Behandlung des infrarenalen Aortenaneurysmas möglich ist. In die Untersuchung gingen insgesamt 161 Patienten beiderlei Geschlechts ein, bei denen elektiv oder im Stadium der Ruptur Aortenaneurysmen mittels Implantation einer Rohr- oder Y-Prothese behandelt wurden. Hierbei konnte belegt werden, daß die elektive Aneurysmachirurgie kostendeckend möglich ist bzw. ein Überschuß von 243,- DM/Patient erwirtschaftet werden kann. Bei Noteingriffen ergibt sich dagegen ein Defizit von 3270,- DM/Patient ($p<0{,}0004$). Bei Betrachtung des Gesamtkollektivs konnte jedoch eine positive Bilanz errechnet werden. Hieraus folgt, daß bei einem prozentualen Verhältnis von Elektiv- zu Notfalleingriffen von 4.6:1 bei Aortenaneurysmen eine kostendeckende Behandlung der Betroffenen möglich ist.

Schlüsselwörter: Bundespflegesatzverordnung – Sonderentgelt – Aortenaneurysma

Staphylococcus-aureus-Arteriitis nach PTA und Stent

H. Stöckmann und G. Müller

Medizinische Universität zu Lübeck, Ratzeburger Allee 160, D-23538 Lübeck

Staphylococcus aureus Arteritis Following PTA and Stent Implantation

Summary. Vascular infections after percutaneous endovascular procedures are rare complications. We report a case of bacterial arteritis following PTA and stent implantation into an iliac artery. It was complicated by septic embolization, ipsilateral empyema of the knee joint and formation of an infected false aneurysm. Contamination of the stent with *Staphylococcus aureus* is likely to be the cause. The treatment included the resection of the infected arterial segment, removal of the stent and reconstruction with autologous material.

Key words: PTA – Arterial stent implantation – Bacterial arteritis – *Staphylococcus aureus*

Zusammenfassung. Gefäßinfektionen nach perkutanen endovaskulären Maßnahmen sind selten. Wir berichten von einer bakteriellen Arteriitis nach PTA und Stentimplantation in eine Iliacalarterie mit konsekutiver arterieller Embolisierung, ipsilateralem Kniegelenksempyem und Ausbildung eines infizierten Aneurysma spuriums. Als Ursache muß eine Kontamination des Stents mit Staphylococcus aureus angenommen werden. Die Behandlung bestand in der Resektion des entzündeten Gefäßabschnittes mit Stententfernung und autologer Rekonstruktion.

Schlüsselwörter: Perkutane Angioplastie – Arterielle Stentimplantation – Bakterielle Arteriitis – Staphylococcus aureus

Chirurgische Eingriffe des Bauchaortenaneurysmas bei hohem Alter (über 80 Jahre alt)

M. Okada, T. Sugimoto, M. Yoshida, K. Ataka und Y. Maniwa

II. Chirurgische Universitätsklinik Kobe, Kusunoki-cho 7-5-2, 650-0017 Kobe, Japan

Operative Management for Abdominal Aortic Aneurysm (AAA) in Patients Over 80 Years

Summary. The number of the patients with AAA is now increasing in Japan. During the past 15 years, we have operated on 256 patients with AAA. There were 25 patients over 80 years of age, 16 males and nine females. The age ranged from 80 to 93 years of age (mean 82.3). Emergency operation was carried out in eight cases, including five with preoperative shock. Operative indications consisted of rupture, aneurysmal size more than 6 cm in diameter, and severe abdominal pain. A majority received Y graft implantation after resection of AAA, and the inferior mesenteric artery (IMA) was reconstructed if this artery was open. The operative result was so excellent that only three patients with preoperative shock died due to multi-organ failure and this was dependent of the preoperative situation of the patient and the surgical technique as well as the vascular graft.

Key words: Abdominal aortic aneurysma (AAA) – Vascular graft – Reconstruction of IMA – Age over 80 years

Zusammenfassung. Innerhalb von 15 Jahren haben wir 256 Patienten mit BAA operiert. Bei uns wurden 25 Patienten (16 Männer, 9 Frauen) über 80 Jahre alt operiert. Die Älteren waren 80–93 Jahre alt, Notoperation wurde bei 8 Fällen mit ruptiertem BAA durchgeführt. Fünf Fälle davon hatten schwergradige Schockzustände präoperativ. Sonstige 20 Fälle wurden elektiv operiert. Die Indikation zur Operation waren ein ruptiertes BAA, ein Durchmesser von mehr als 6 cm, eventuell heftige Bauchschmerzen. Als operativer Eingriff wurde meistens eine Y-förmige Gefäßprothese nach der Resektion des BAA implantiert. Wenn die Arteria mesenterica inferior (IMA) offen war, haben wir immer die IMA-Rekonstruktion durchgeführt, um eine Colonischämie möglichst zu vermeiden. Die Operationsergebnisse waren ausgezeichnet. 22 Fälle überlebten ohne Komplikationen. Drei Fälle mit präoperativem Schockzustand wegen Ruptur waren an Nierenversagen, Multi-Organversagen und Blutverlust gestorben. Wie diese Erfahrungen zeigen, haben wir ausgezeichnete Ergebnisse bekommen. Es gab keinen Unterschied in den Operationsergebnissen bei den Patienten unter und über 80 Jahren. Die Indikation zur Operation, ihre Technik und die Gefäßprothese sind wichtige Faktoren für besser Ergebnisse.

Schlüsselwörter: Bauchaortenaneurysma (BAA) – Gefäßprothese – Rekonstruktion (IMA) – Hohes Alter, über 80 Jahre alt

Die Aortenruptur als seltene Komplikation der Salmonellose

H. Bergert, M. Nagel, D. Ockert und H.-D. Saeger

Klinik und Poliklinik für Viszeral-, Thorax- und Gefäßchirurgie, Technische Universität Dresden, Fetscherstraße 74, D-01307 Dresden

Aortic Rupture as an Uncommon Complication of Salmonellosis

Summary. A 50-year-old patient entered the hospital with a 3-week history of back pain, fever and leucocytosis. A ruptured aortic aneurysm (CT scan) was suspected and so a laparotomy was performed. During operation a para-aortic abscess with penetration of posterior aortic wall and left renal artery was detected. Consequently, the aorta and left renal artery were resected proximal to the abscess; an axillofemoral bypass was indicated for circulation in the lower limb. Four weeks later an enlarged pulsatile mass was noted as an aortic stump aneurysm. As a result the aorta was resected proximal of coeliac axis; visceral reconstruction was done with an aorto-coeliac and aorto-renal saphenous vein bypass. After 6 months hemicolectomy and a aorto-mesenteric vein bypass were necessary because of *Salmonella* reinfection with ischaemic colon perforation. The present case history emphasizes the importance to know about this rare and uncommon complication of *Salmonella* infection.

Key words: Aortitis – Aortic salmonellosis

Zusammenfassung. Ein 50jähriger Patient wurde wegen Rückenschmerzen, febrilen Temperaturen und Leukozytose stationär aufgenommen. Die unter Verdacht auf ein rupturiertes Aortenaneurysma durchgeführte Laparotomie erbringt einen paraaortalen Abszeß mit Penetration der Aortenhinterwand und der linken Nierenarterie. Daraufhin wird die Aorta über dem Abszeß unter Mitnahme der linken Nierenarterie reseziert, die Durchblutung der unteren Extremität erfolgt über einen axillo-bifemoralen Bypass. 4 Wochen später bildet sich ein septisches Aortenstumpfaneurysma. Daraufhin wird die Aorta oberhalb des Truncus coeliacus abgesetzt, die Rekonstruktion erfolgte über einen aorto-coeliacalen und aorto-renalen Saphenabypass. Nach 6 Monaten kam es zu einer Rezidivsalmonellose mit ischämischer Colon-ascendens-Perforation, woraufhin neben der Hemikolektomie die Anlage eines aortomesenterialen Bypass notwendig wurde. Der dargestellte Fall hebt die Bedeutung des Wissens um diese seltene Salmonellenkomplikation hervor.

Schlüsselwörter: Salmonelleninfektion – Aortitis

Die Rolle der Entzündungsprozesse bei der Entwicklung der aorto-iliakalen Aneurysmen

G. Oszkinis, M. Gabriel und Z. Krasinski

Klinik für Allgemeine und Gefäßchirurgie, Medizinische Universität, Ul. Długa 1-2, PL-61 848 Poznań

The Role of Inflammation in the Pathogenesis of Abdominal Aortic and Iliac Artery Aneurysms

Summary. The aim of the study was a retrospective analysis of histopathological changes in abdominal aortic and iliac aneurysms to compare the degrees of inflammation in the aneurysm wall. The analysis was carried out in 70 patients. The microscopic sections were stained by haematoxylin-eosine and elastin van Gieson. A histological inflammation scale of aneurysms (HISA-grade 0, 1, 2, 3, A) was used to compare the patient's histopathological changes. Grade 0, no inflammation was detected in 13 patients, localised non-specific lymphocytic infiltration (grade 1) was observed in 35 persons, diffuse lymphoplasmocytic infiltrates were seen in 13 patients (grade 2), severe chronic inflammation with wall-thickening (grade 3) in three patients and signs of an acute inflammation process in 3 cases (grade A). The study confirms the role of an inflammatory process in the pathogenesis of AAA.

Key words: Abdominal aortic aneurysm – Inflammation

Zusammenfassung. Es wurde eine histopathologische Beurteilung der Aortenaneurysmawände durchgeführt, um den Grad der Degenerationsprozesse zu beurteilen. Es wurden 70 Patienten mit Aneurysmen des aorto-iliakalen Abschnittes untersucht. Die Kryopräparate wurden nach Hematoxylin-Eosin und Van-Gieson gefärbt. Das Fortschreiten des Entzündungsprozesses wurde mittels HISA-Skala beurteilt. Es wurden bei 13 Patienten keine Entzündungsprozesse (HISA-Klasse 0), in 35 Fällen eine unspezifische Lymphozytinfiltration (1. Klasse), in 13 Fällen Lymphozyten- und Plasmozytinfiltration (2. Klasse), bei 6 Patienten Zeichen der chronischen, fortgeschrittenen Entzündung mit signifikanter Senkung der Wandstärke (3. Klasse) und in 3 Fällen Zeichen der akuten Entzündung nachgewiesen. Die Studie zeigte, daß bei einem Großteil der Patienten Entzündungsprozesse für die Entwicklung der Aortenaneurysmen verantwortlich sein können.

Schlüsselwörter: Aortenaneurysma – Entzündungsprozeß

Die Takayasu-Arteriitis – Seltene Ursache für Gefäßverschlüsse im Jugendalter

F. Adili und M. Gawenda

Klinik und Poliklinik für Visceral- und Gefäßchirurgie, Universität Köln, Joseph-Stelzmann-Straße 9, D-50931 Köln

Takayasu's Arteritis – A Rare Cause of Vascular Occlusion in Young Adults

Summary. Takayasu's arteritis is a chronic inflammatory disease of unknown origin that affects the aorta and its major branches. It was first described in a young female with visual impairment and absent carotid pulses by the Japanese ophthalmologist Takayasu in 1908. Although it was thought that only Asians acquire the disease, a yearly incidence of 2.6/1 million in the western hemisphere was reported. Takayasu's arteritis can be present in all age groups; however, it affects women in the second and third decades of life nine times more often than men in a comparable age group. Takayasu's arteritis is first characterized by fever, malaise, arthritis, and arthralgia. Later, progressive arterial stenoses and occlusion, predominantly of the cerebral and upper extremity circuits, occur. It has been suggested that Takayasu's arteritis may be an autoimmune disease, and corticosteroids as well as immunosuppressive drugs may be beneficial as an adjunct to surgical revascularization in selected patients.

Key words: Takayasu's arteritis – Arteritis – Aorta – Stenosis – Inflammation

Zusammenfassung. Die Takayasu-Arteriitis ist eine chronisch-entzündliche Erkrankung unbekannter Ursache, die in erster Linie die Aorta und ihre größeren Äste befällt. Der japanische Ophthalmologe Takayasu beschrieb das Syndrom erstmals 1908 bei einer jungen Frau mit einer Sehbehinderung und fehlenden Karotispulsen. Obwohl zunächst angenommen wurde, daß ausschließlich Asiaten an Takayasu-Arteriitis erkranken können, wurde für die westliche Welt eine jährliche Erkrankungsinzidenz von 2,6 Fällen pro 1 Million berichtet, wobei Frauen mit einem Erkrankungsgipfel in der zweiten und dritten Lebensdekade neunmal häufiger betroffen sind als gleichaltrige Männer. Die Erkrankung beginnt zunächst mit Fieber, allgemeinem Unwohlsein, Arthralgien und Arthritis. Später kommt es zu Gefäßstenosen und -verschlüssen, insbesondere der extrakraniellen hirnversorgenden Gefäße und im Bereich der oberen Extremitäten. Da vermutet wird, daß Takayasu-Arteriitis eine Autoimmunerkrankung sein könnte, wird neben einer supportiven Therapie mit Kortikosteroiden und Immunsuppressiva, eine chirurgische Revaskularisation in ausgewählten Fällen empfohlen.

Schlüsselwörter: Arteriitis – Aorta – Stenose – Entzündung

Die Vena femoralis superficialis als Gefäßersatz bei der chirurgischen Therapie eines mykotischen Aneurysmas der A. iliaca communis; ein Fallbericht

A. Schütz[1], W. R. Marti[2], L. Gürke[1] und P. Stirnemann[1]

[1] Abteilung für Gefäßchirurgie und [2] Abteilung für Allgemeinchirurgie, Universitätsspital, Kantonsspital Basel, Departement Chirurgie, CH-4031 Basel

Reconstruction of a Mycotic Aneurysmatic Common Iliac Artery Using a Superficial Femoral Vein Graft

Summary. A 38-year-old polytoxicomanic male patient developed an occlusion of both popliteal arteries associated with an aneurysm of a right common iliac artery. A septic cause was suspected and an antimycotic therapy was instituted, but the diameter of the aneurysm increased to 3 cm over 6 months. Moreover, multiple periarterial abcesses occurred. The aneurysm was resected and the iliacal axis reconstructed in situ, using a superficial femoral vein interposition. Six months after operation, patency was confirmed by duplex sonography. Phlebodynamic examinations showed normal flow functions at the donor site.

Key words: Mycotic aneurysm – In situ reconstruction – Superficial femoral vein graft

Zusammenfassung. Ein 38jähriger polytoxikomaner Patient entwickelte im Rahmen einer Candida-Sepsis ein sackförmiges Aneurysma der rechten A. iliaca communis. Bei Verdacht auf eine infektiöse Ursache wurde eine antimykotische Therapie eingeleitet. Ultraschall-Verlaufskontrollen zeigten dennoch ein Aneurysma-Wachstum. Die Indikation zur operativen Sanierung wurde gestellt. Das Aneurysma konnte reseziert werden. Die Beckenachse ließ sich mit einem Segment der V. femoralis superficialis in situ rekonstruieren. Eine duplexsonographische Kontrolle 6 Monate später zeigte ein einwandfreies Funktionieren des Interponates. Die Ergebnisse der phlebodynamischen Untersuchung an der betreffenden Gliedmasse waren unauffällig.

Schlüsselwörter: Mykotisches Aneurysma – In-situ-Rekonstruktion – V.-femoralis-superficialis-Interponat

Management von Bypassverschlüssen am Bein

H. Bergert, M. Nagel, D. Ockert und H.-D. Saeger

Klinik und Poliklinik für Viszeral-, Thorax- und Gefäßchirurgie, Technische Universität Dresden, Fetscherstraße 74, D-01307 Dresden

Management of Failing Bypass Grafts in the Lower Limb

Summary. Is an expensive re-operation for failing bypass grafts in the lower limb really useful or is it preferable to perform amputation simultaneously. From October 1993 to June 1997 we have treated 32 patients with failing bypass grafts in the lower limb. Of the failing grafts 53% were femoropopliteal bypass grafts followed by 31% failing femorodistal grafts. Immediate failures within the first 3 postoperative days were observed in

11 patients, early failures in 14 patients and late failures in seven patients. Overall 91% ($n=29$) of patients with failing grafts underwent arterial re-operation. Two third of the re-operation procedures were successful. A secondary graft failure after re-operation occurred in one third of the cases ($n=10$) but only one fourth of these patients ($n=7$) underwent amputation. The present results show that an early repair of failing bypass grafts in the lower limb may lead to a distinct reduction of the amputation rate.

Key words: Bypass grafts – Failure rate

Zusammenfassung. Lohnt ein aufwendiges Reoperationsverfahren beim Bypassverschluß am Bein oder sollte man in diesem Fall die Amputation bevorzugen? Im Zeitraum von Oktober 1993 bis Juni 1997 wurden an unserer Klinik 32 Bypassverschlüsse am Bein behandelt. Den größten Anteil an den Verschlüssen haben die femoro-poplitealen Bypässe mit 53% gefolgt von den femoro-cruralen Bypässen mit 31%. Der Sofortverschluß innerhalb der ersten 3 postoperativen Tage konnte bei 11 Patienten, der Frühverschluß bei 14 Patienten und der Spätverschluß bei 7 Patienten beobachtet werden. Insgesamt wurden 91% ($n=29$) der Bypassverschlüsse korrigiert, zwei Drittel davon erfolgreich. Bei einem Drittel der Patienten ($n=10$) kam es zu einem Reverschluß nach Bypassrevision, aber nur bei einem Viertel der Patienten ($n=7$) mußte amputiert werden. Es zeigt sich anhand unseres Patientengutes deutlich, daß besonders die frühzeitige Bypassverschlußrevision zu einer deutlichen Reduktion der Amputationsrate führt.

Schlüsselwörter: Bypassverfahren – Bypassverschluß

Biokompatibilität von autolog Endothelzell-beschichteten 4-mm-PTFE-Prothesen zur Koronar-Revaskularisation

H. R. Laube, J. Duwe, W. Rutsch und W. Konertz

Klinik für Herzchirurgie, Universitätsklinikum Charité, Humboldt-Universität Berlin, Schumannstraße 20/21, D-10098 Berlin

Biocompatibility of Autologous Endothelial Cell Seeded 4-mm PTFE Vascular Grafts for Coronary Artery Revascularization

Summary. Ten patients (median: 72 years) received 14 autologous endothelial cell (EC) seeded 4-mm poly-tetrafluoro-ethylene (PTFE) vascular bypass grafts for coronary artery revascularization. The postoperative course was without complications in all patients except one with a re-coronary bypass operation who died of multi-organ failure (MOF) 3 weeks postoperatively. Wound complications or perioperative myocardial infarctions did not occur. After a mean postoperative follow-up of 17.5 (5–30) months the angiographic controls of the aortocoronary EC-seeded PTFE bypass grafts showed 11 patent bypasses out of 12 (patency 91.7%). Angiographically a smooth luminal borderline without stenotic regions could be demonstrated. The percutaneous transluminal angioscopic evaluation showed a glossy white and smooth endoluminal graft surface without any fibrin, platelet or erythrocyte deposits. Intravascular ultra sound (IVUS) confirmed the angiographic and angioscopic results.

Key words: Coronary artery bypass surgery – Endothelial cell seeded PTFE grafts – bFGF

Zusammenfassung. 10 Patienten (Median 72 Jahre) mit symptomatischer koronarer Herzkrankheit wurden mit 14 autolog endothel-besiedelten 4-mm-Poly-Tetra-Fluor-Äthylen(PTFE)-Gefäßprothesen als Koronarbypass versorgt. Im postoperativen Verlauf traten weder eine Wundheilungsstörung noch ein perioperativer Myokardinfarkt auf. Ein Patient mit einer Re-Bypass-Operation verstarb 3 Wochen postoperativ am Multi-Organversagen. Bei einer Nachbeobachtungszeit von im Mittel 17,5 (5–30) Monaten zeigten angiographische, angioskopische und intravaskuläre Ultraschall(IVUS)-Untersuchungen, daß 11 von 12 (91,7%) der endothel-besiedelten Koronarprothesen offen sind. Angiographisch stellten sich glattwandige Grafts ohne Stenosen dar, die angioskopisch eine glatte, weißlich-glänzende Wand frei von Fibrin-, Erythrozyten- oder Thrombozytenablagerungen aufwiesen. Dieser Befund wurde im IVUS bestätigt.

Schlüsselwörter: Koronare Bypasschirurgie – Endothelzellen-besiedelte PTFE-Prothesen – bFGF

Das primäre Sarkom der Vena cava inferior – Diagnostik und Therapie

S. Rudolph, K. Ridwelski, P. Buhtz, J. Fahlke, Th. Manger und H. Lippert

Klinik für Chirurgie, O.-v.-Guericke-Universität Magdeburg, Leipziger Straße 44, D-39120 Magdeburg

Diagnosis and Therapy of Primary Sarcoma of the Inferior Vena Cava

Summary. In the literature less than 200 cases of leiomyosarcoma of the inferior vena cava have been described. Between 1993 and 1997 we operated on four patients with this kind of tumor. All the patients had no or nonspecific symptoms. For diagnosis we used CT, MRT and cavography. The resection of the tumor was done as a partial resection of the wall of the inferior vena cava and closed with a Gore-Tex patch. One patient died of pulmonary metastasis after 32 months. The other patients are alive and still free of tumor.

Key words: Vena cava inferior – Leiomyosarcoma – Therapy

Zusammenfassung. In der Literatur existieren weniger als 200 Fallbeschreibungen von einem Leiomyosarkom der V. cava inferior. Im Zeitraum von 1993 bis 1997 operierten wir 4 Patienten, die an einem solchen Tumor erkrankt waren. Die Patienten waren zum Teil völlig symptomlos oder litten an unspezifischen Symptomen. Die Diagnostik ist nur durch CT, MRT und Cavographie möglich. Die Tumorresektion erfolgte als partielle Cavawandresektion. Der entstandene Defekt wurde durch einen Gore-Tex-Patch verschlossen. Ein Patient starb nach 32 Monaten an Lungenmetastasen. Die anderen Patienten leben noch tumorfrei.

Schlüsselwörter: V. cava inferior – Leiomyosarkom – Therapie

Gestörte Wundheilung bei paVK IV: lokaler Mangel an Wachstumsfaktoren?

E. Kollig, U. Eickhoff, M. Kemen, V. Zumtobel und G. Muhr

BG-Kliniken Bergmannsheil, Chirurgische Universitätsklinik, Bürkle-de-la-Camp-Platz 1, D-44789 Bochum

Impaired Wound Healing in AOD Stage IV: Local Deficiency of Growth Factors?

Summary. In a prospective study, wound biopsies of ten patients were investigated after open amputation of lower limbs to characterize alterations of the complicated wound healing in stage IV arterial occlusive disease (AOD). Biopsies were taken on days 0, 10 and 20. The following parameters were investigated by immunohistological techniques: cellular infiltrate (CD68, PMN-elastase), angiogenesis (v.-Willebrandt's factor) and expression of growth-factors bFGF and TGF-β. Wound healing in stage IV AOD presents with cellular infiltrate, angiogenesis and expression of growth factors bFGF and TGF-β. Hence, a deficiency of the infestigated parameters seems not to be the cause or an accompanying phenomenon in the patients with severe vascular problems.

Key words: Arterial occlusive disease – Wound healing – Growth factors

Zusammenfassung. Um eventuelle Abweichungen vom regelrechten Heilverlauf darzustellen, wurden prospektiv bei 10 Patienten mit nicht revaskularisierbarer paVK im Stadium IV nach offener Amputation der unteren Gliedmaße Wundbiopsien untersucht. Diese wurden an den Tagen 0, 10 und 20 entnommen, (immun)histologisch wurden die Infiltratzusammensetzung (CD68, PMN-Elastase), die Angiogenese (v.-Willebrandt-Faktor), und Expression von Wachstumsfaktoren (bFGF, TGF-β) nachgewiesen. Es konnten die Ausbildung eines entzündlichen Infiltrates, eine Angiogenese und die Expression der Wachstumsfaktoren bFGF und TGF-β dargestellt werden. Ein Mangel dieser Faktoren scheint somit nicht ursächlich für die komplizierte Wundheilung der paVK IV zu sein.

Schlüsselwörter: Gefäßerkrankung – Wundheilung – Wachstumsfaktoren

Appendizitis

Qualitätskontrolle in der Kinderchirurgie – Meßsonde-Appendektomie ($n = 289$)

L. Meyer-Junghänel, R. Götte, R. Kunz und J. Waldschmidt

Chirurgische Abteilung I, St.-Joseph-Krankenhaus, Bäumerplan 24, D-12101 Berlin

Quality Control in Pediatric Surgery – Indicator Appendectomy ($n = 289$)

Summary. Useful quality control has to consider the frequently conducted operations in an individual clinic. At the Pediatric Surgery Department of St. Joseph Hospital in Berlin/Germany 289 appendectomies were done within 1½ years, from 1996 also using laparoscopic technique. The overall complication rate was 8.6%. In the beginning of MIC, the appendectomy complication rate was higher. Due to continuous quality control and following modifications of some technical aspects the complication rate became acceptable. Histopathology, laboratory results and complications are analysed and technical modifications of MIC-appendectomy are discussed.

Key words: Quality control – Appendectomy – Pediatric surgery

Zusammenfassung. Eine sinnvolle Qualitätskontrolle in der Kinderchirurgie muß die in einer Klinik häufig durchgeführten Eingriffe erfassen. In der Kinderchirurgie des St.-Joseph-Krankenhauses in Berlin wurden in 1½ Jahren 289 Appendektomien bei Kindern durchgeführt, ab 1996 auch laparoskopisch. Die Komplikationsrate lag insgesamt bei 8,6%. Anfänglich erhöhte Komplikationen der MIC-Appendektomien wurden durch laufende Qualitätskontrolle und Modifikation der Therapie korrigiert. Die Histopathologie, Laborbefunde und Komplikationen werden analysiert und Veränderungen der MIC-Technik diskutiert.

Schlüsselwörter: Qualitätskontrolle – Appendektomie – Kinderchirurgie

Reduziert die laparoskopische Appendektomie die Dauer der Rekonvaleszenz und der Arbeitsunfähigkeit? Ergebnisse einer prospektiv-randomisierten Studie

K. Bauwens[1], W. Schwenk[2], B. Böhm[2], O. Hasart[2] und J. M. Müller[2]

[1] Unfallkrankenhaus Berlin, Klinik für Unfall- und Wiederherstellungschirurgie, Rapsweg 55, D-12683 Berlin
[2] Universitätsklinik und Poliklinik für Chirurgie der Charité, Schumannstr. 20/21, D-10117 Berlin

Convalescence and Time to Return to Work After Laparoscopic and Open Appendectomy: Results of a Prospective Randomized Study

Summary. To evalute whether laparoscopic appendectomy shortens the convalescence and the postoperative period until return to work, 52 patients with a mean age of 29.5 ± 10.1 years were randomized to open ($n=28$) or laparoscopic appendectomy ($n=26$). Postoperative morbidity was comparable between the two groups. After laparoscopic appendectomy pain was rated significantly lower only on the first, second and fourth postoperative day when compared to the conventional group. There were no difference in postoperative fatigue between the groups. Time to return to work was 17.0 ± 6.2 days in the laparoscopic group and 18.2 ± 6.0 days in the conventional group ($p=0.5$). Laparoscopic appendectomy has no advantages in terms of convalescence and time to return to work when compared to open appendectomy and should therefore be limited to selected cases.

Key words: Appendectomy – Convalescence – Laparoscopic surgery – Time to return to work

Zusammenfassung. Zur Überprüfung der Arbeitsunfähigkeitsdauer und der Rekonvaleszenz nach Blinddarmentfernung wurden in einer prospektiv-randomisierten Studie 52 Patienten konventionell ($n=28$) oder laparoskopisch ($n=26$) appendektomiert. Das Durchschnittsalter betrug $29,5 \pm 10,1$ Jahre. Die Inzidenz allgemeiner und lokaler Komplikationen war in beiden Gruppen vergleichbar. Die Schmerzen wurden von den laparoskopischen Patienten lediglich am 1., 2. und 4. Tag als signifikant geringer angegeben. Bei der postoperativen Fatigue bestanden zu keiner Zeit signifikante Unterschiede zwischen beiden Gruppen. Die Dauer der Arbeitsunfähigkeit war mit $17,0 \pm 6,2$ Tagen nach laparoskopischer Operation ebenso lang wie nach konventioneller Appendektomie ($18,2 \pm 6,0$ Tage) ($p=0,5$). Angesichts dieser Ergebnisse sollte die laparoskopische Appendektomie nicht als Standardverfahren empfohlen werden, sondern auf ausgewählte Fälle beschränkt werden.

Schlüsselwörter: Appendektomie – Arbeitsunfähigkeitsdauer – Laparoskopische Chirurgie – Rekonvaleszenz

Laparoskopische versus offene Appendektomie – eine Meta-Analyse randomisierter kontrollierter Studien

S. Sauerland, U. Holthausen, R. Lefering und E. Neugebauer

Biochemische und Experimentelle Abteilung, II. Chirurgischer Lehrstuhl, Universität zu Köln, Ostmerheimer Straße 200, D-51109 Köln

Laparoscopic vs. Open Appendectomy: A Meta-Analysis of Randomized Controlled Trials

Summary. We compared laparoscopic (LA) and open appendectomy (OA) by pooling the results of 26 randomized controlled trials within a meta-analysis. LA prolonged operating time in nearly all studies. The overall complications were comparable between the two techniques. Nevertheless, the rate of wound infections was significantly reduced, while the rate of intraabdominal abscesses was non-significantly increased. LA reduced postoperative pain, shortened hospital stay and eased return to work or full activity, but the different outcome definitions caused considerable heterogeneity among the studies. As most studies were flawed by poor methodology, our results must be interpreted cautiously. In spite of the benefits of LA both approaches are legitimate for acute appendicitis.

Key words: Appendectomy – Meta-analysis – Appendicitis – Complications

Zusammenfassung. Wir verglichen laparoskopische (LA) und offene Appendektomien (OA), indem wir die Ergebnisse von 26 randomisierten Studien in einer Meta-Analyse poolten. Für LA zeigte sich eine verlängerte Operationszeit. Die Gesamtkomplikationsrate war vergleichbar. Die Rate von Wundinfekten jedoch war signifikant niedriger nach LA, während intraabdominelle Abszesse tendenziell häufiger auftraten. Vorteile für die LA zeigten sich hinsichtlich des postoperativen Schmerzes, der Liegedauer und der Rekonvaleszenz, obwohl uneinheitliche Definitionen zu deutlicher Heterogenität zwischen den Studien führten. Da außerdem die meisten Studien methodische Schwächen aufwiesen, sind die Ergebnisse vorsichtig zu interpretieren. Beide Verfahren sind therapeutisch legitim.

Schlüsselwörter: Appendektomie – Meta-Analyse – Appendizitis – Komplikationen

Entwicklung der laparoskopischen Appendektomie zur Standardmethode der Appendicitisbehandlung in einem Schwerpunktkrankenhaus von 1994–1997

T. J. Krawczyk, M. Schirmbeck und M. M. Linder

Chirurgie I, Klinikum, Krumenauerstraße 25, D-85049 Ingolstadt

Development of Laparoscopic Appendectomy to Standard Procedure in the Therapy of Appendicitis from 1994 to 1997

Summary. Of the 131 consecutive appendectomies in the surgical department of the Klinikum Ingolstadt from 01–08/1997 84% were done laparoscopically (194: 35.5% of 169).

The conversion rate decreased to 9% (1994: 29%) and the rate of complications to 11% (1994: 17%), of these only 5% in the laparoscopic appendectomy (LAE) group. In 1997 the LAE is – compared to 1994 – absolutely and relatively (compared with open appendectomy=OAE) faster (45 instead of 74 min vs. OAE: 49 min), the hospitalization time was shorter (4.8 instead of 5.9 d vs. OAE: 6.0 d) and the need for analgetics was reduced (1.7 instead of 2.4 days vs. OAE: 1.9 days). In a follow-up in 1994 we found a higher patient acceptance for LAE (cosmetic satisfaction 94% vs. OAE: 69%) and a more rapid reconvalescence to absolute physical wellness (4.0 weeks vs. OAE: 7.2). Following this experience and because of its higher diagnostic value, we favor the laparoscopic route for appendectomy.

Key words: Appendicitis – Laparoscopy – Appendectomy

Zusammenfassung. Laparoskopisch wurden 84% der 131 konsekutiven Appendektomien von 01–08/1997 in der Chirurgie I des Klinikums Ingolstadt operiert (1994: 35,5% von 169). Die Konversionsrate sank auf 9% (1994: 29%), die Gesamtkomplikationsrate auf 11% (1994: 17%), davon waren 5% bei laparoskopischer Appendektomie (LAE) aufgetreten. 1997 ist die LAE seit 1994 absolut und relativ (im Vergleich zur offenen Appendektomie=OAE) schneller geworden (45 statt 74 min vs. OAE: 49 min), benötigte kürzere Hospitalisation (4,8 statt 5,9 d vs. OAE: 6,0 d) und kürzere Analgetikagabe (1,7 statt 2,4 d vs. OAE: 1,9 d). Die Patientenakzeptanz der LAE ist in unserer Umfrage aus 1994 höher (kosmetische Zufriedenheit: 94% vs. OAE: 69%) und die Zeit bis zur völligen Gesundung kürzer (4,0 vs. OAE: 7,2 Wochen). Wegen dieser Daten und des zusätzlich höheren diagnostischen Wertes bevorzugen wir den laparoskopischen Weg.

Schlüsselwörter: Appendizitis – Laparoskopie – Appendektomie

Die laparoskopische Appendektomie mit resorbierbaren Clips – eine Anfängeroperation

D. Sievers, S. Barkhausen und E. Gross

I. Chirurgie, Allgemeines Krankenhaus Barmbek, Rübenkamp 148, D-22291 Hamburg

Laparoscopic Appendectomy with Resorbable Clips – An Operation for Beginners

Summary. From September 1991 to Dezember 1997 laparoscopic appendectomy was performed in 554 cases. For preparation of the mesoappendix and closure of the appendix stump we use resorbable PDS clips. The following complications developed: complications during the operation in six cases (1.1%), postoperative intraabdominal complications in nine cases (1.6%) and postoperative local complications in 14 cases (2.5%). The rate of laparoscopic procedure in appendectomy was 96% in 1997. The laparoscopic appendectomy by use of resorbable clips is a simple and safe procedure which is gaining the status of an operation for beginners in surgery again.

Key words: Laparoscopic appendectomy – Operation for beginners

Zusammenfassung. Von September 1991 bis Dezember 1997 wurden 554 Patienten laparoskopisch appendektomiert. Die Skelettierung des Mesenteriolums sowie das Absetzen der Appendix erfolgt mittels PDS-Clips. Intraoperative Komplikationen sind bei 6 Patienten (1,1%), postoperative intraabdominelle Komplikationen bei 9 Patienten (1,6%) und postoperative lokale Komplikationen bei 14 Patienten (2,5%) aufgetreten. Die Rate der laparoskopisch appendektomierten Patienten beträgt 96% im Jahr 1997. Die laparoskopische Appendektomie mittels resorbierbaren Clips ist eine technisch einfache und sichere Methode und macht diesen Operationseingriff wieder zu einer Anfängeroperation.

Schlüsselwörter: Laparoskopische Appendektomie – Anfängeroperation

Laparoskopische Appendektomie: Eine Ausbildungsoperation?

D.Gianom, O. Schöb, R. Schlumpf und F. Largiadèr

Departement Chirurgie, Universitätsspital, Rämisstraße 100, CH-8091 Zürich

Laparoscopic Appendectomy: A Beginner's Operation?

Summary. The question of whether laparoscopic appendectomy (LA) can be safely performed in daily clinical practice by residents in a teaching hospital, remains unclear. We analyzed, therefore, retrospectively 434 consecutive laparoscopies for clinically suspected appendicitis. Of the operations 61.3% were performed by residents, 38.7% by staff surgeons. The resident's group had a longer operation time (85 vs. 76 min), a higher conversion rate (14% vs. 11%) and a higher complication rate (12% vs. 11%). None of the results were statistically significantly different. We conclude that LA is suitable for training purposes. However, depending on the inflammation status, the laparoscopic procedure might require continuing instruction of residents by experienced staff surgeons.

Key words: Laparoscopic appendectomy

Zusammenfassung. Die Frage, ob die Qualität der laparoskopischen Appendektomie (LA) auch in einer Klinik mit Lehrauftrag mit einer großen Zahl an unerfahrenen Operateuren gewährleistet ist, ist ungeklärt. Wir analysierten retrospektiv 434 LA. 61,3% der Eingriffe wurden von Chirurgen in Weiterbildung, 38.7% von Fachärzten durchgeführt. Chirurgen in Weiterbildung hatten eine längere Operationszeit (85 bzw. 76 min), eine höhere Umsteigerate (14% bzw. 11%) und eine höhere Komplikationsrate (12% bzw. 11%). Keine statistische Signifikanz. Wir schließen daraus, daß sich die LA als Ausbildungsoperation eignet. Die geringgradig schlechteren Resultate der in Weiterbildung stehenden Chirurgen können und müssen jedoch durch einen hohen Einsatz erfahrener Chirurgen in der Vermittlung der Operationstechnik kompensiert werden.

Schlüsselwörter: Laparoskopische Appendektomie

Thoraxchirurgie

Klinische Erfahrungen der beiderseitigen thorakalen Sympathektomie durch KTP-Laser für Hyperhidrosis

Y. Maniwa, M. Okada, H. Yamamoto und M. Yoshida

II. Chirurgische Universitätsklinik Kobe, Kusonoki-cho 7-5-2, 650-0017 Kobe, Japan

Clinical Experience of Bilateral Thoracic Sympathectomy by KTP Laser for Hyperhidrosis

Summary. *Objects:* 23 patients whose daily lives were disturbed by Palmar sweating. *Method:* The thoracic cavity was opened by skin incision of 6 mm. Bronchofiberscope (BFS) with a special trokar were routinely utilized. When the sympathicus was stimulated electrically, the temperature and blood flow of the palm were decreased temporarily. This phenomenon indicated the reaction of the intrathoracal sympathicus. Therefore, we resected only the ganglions T2~4 with KTP laser. The temperature and blood flow of the palm were subsequently increased. These procedures were applied simultaneously. *Results:* In all cases, the abnormal sweating was completely suppressed, and no complications developed. This procedure did not cause any side effects to the heart, such as bradycardia. Serum adrenalin and noradrenalin were decreased postoperatively. *Conclusions:* With BFS and our trokar, the surgeon could observe and operate in the thoracic cavity sufficiently. With KTP, Ganglions were resected selectively. This procedure was minimally invasive.

Key words: Hyperhidrosis – Sympathectomy – Thoracoscopic surgery – KTP laser

Zusammenfassung. *Zielgruppe:* 23 Patienten mit Schwitzen der Handflächen, die das normale Leben erheblich beeinträchtigten. *Methode:* Die Thoraxhöhle wurde durch einen Hautschnitt von 6 mm eröffnet. Ein Bronchofiberskop (BFS) mit speziellem Trokar wurde eingeführt. Wenn der Sympathicus mit elektrischem Strom stimuliert wurde, sanken Temperatur und Blutstrom des Handtellers vorübergehend ab. Dieses Phänomen bestätigte eine Reaktion des intrathorakalen Sympathicus. Danach resezierten wir nur die Ganglia T2~4 mit KTP-Laser. Temperatur und Blutstrom stiegen danach an. Diese Behandlungen wurden beiderseits zugleich gemacht. *Ergebnis:* Bei allen Fällen wurde abnormes Schwitzen nicht festgestellt und keine Komplikationen erkannt. Die Sympathektomie zeigte keine Nebenwirkung auf das Herz wie Bradycardie. Serum-Adrenalin und Noradrenalin sanken nach der Operation ab. *Schluß:* Mit BFS und unserem Trokar konnten der Operateur die Thoraxhöhle innen genügend anschauen und behandeln. Diese Behandlung ist daher minimal-invasive Chirurgie.

Schlüsselwörter: Hyperhidrosis – Sympathectomie – Thorakoskopische Chirurgie – KTP-Laser

Paraösophageale bronchogene Zysten

G. Aydemir[1], M. Wolff[1], N. Hortling[2] und A. Hirner[1]

[1] Chirurgische Klinik und Poliklinik, [2] Radiologische Klinik, Rheinische Friedrich-Wilhelms-Universität Bonn, Sigmund-Freud-Straße 25, D-53105 Bonn

Bronchogenic Cysts of the Esophagus

Summary. Bronchogenic cysts are classified as a group of cystic malformations of the central type. The paraesophageal localisation is extremely rare. These cysts are often located intramurally while the esophageal mucosa is always intact. The clinical appearance varies from asymptomatic cases up to severe dysphagia. Apart from the routine endoscopy and the Barium meal, we also recommend a CAT-Scan of the chest and endoscopic ultrasonography. Because of possible infection or development of a fistula, the puncture through the esophageal mucosa should be avoided. In symptomatic as well as in asymptomatic cases we recommend the complete extirpation as complications like malignant transformation or superinfection can occur. Though they are extremely rare, paraesophageal bronchogenic cysts should be considered in the differential diagnosis of esophageal tumors.

Key words: Bronchogenic cysts – Esophageal tumor – Benign

Zusammenfassung. Bronchogene Zysten werden nach Spencer zu den zystischen Malformationen vom zentralen Typ gezählt. Die paraösophageale Lage ist extrem selten. Die Zysten liegen häufig intramural bei stets intakter Ösophagusschleimhaut. Die Klinik reicht von asymptomatisch bis hin zu schweren Dysphagien. Neben der Endoskopie und dem Ösophagusbreischluck empfiehlt sich die Durchführung einer CT-Thorax und Endosonographie. Eine Punktion der Zysten durch die Schleimhaut sollte wegen der Infektionsgefahr oder der Möglichkeit einer Fistelung unterlassen werden. Wegen der Gefahr einer Superinfektion oder malignen Entartung sollte sowohl in symptomatischen als auch in asymptomatischen Fällen die komplette Exstirpation erfolgen. Paraösophageale bronchogene Zysten müssen als seltene Differentialdiagnose eines Ösophagustumors bedacht werden.

Schlüsselwörter: Bronchogene Zysten – Ösophagustumor – Benigne

Erweiterte Lungenresektionen – sind sie sinnvoll?

M. Frenken und B. Ulrich

Chirurgische Klinik, Krankenhaus Düsseldorf-Gerresheim, Gräulinger Straße 120, D-40625 Düsseldorf

Extended Pulmonary Resections: Are They Worth Doing?

Summary. Since 1991 we have performed 21 extended operations for lung cancer stage IIIa ($n=12$), stage IIIb ($n=6$), or stage IV ($n=2$) and for malignant pleural mesothelioma ($n=1$). Age of the patients was 63 ± 8 years. The operation consisted of a pneumonectomy (14), lobectomy (6) or an atypical resection (1), extended by resection of pericardium (12), chest wall (10), diaphragm (4), left atrium (2), aortic and esophageal outside layers (2 each) or superior vena cava (1). Seven times, the operation was indicated for palliative reasons. Free surgical resection margin could be achieved in 10 patients. Hospital mortality was 9.5%, morbidity was 38%. Estimated survival rates after 6, 12, 18, and 24 months were 81%, 51%, 27% and 9%. Most of the late deaths were due to metastatic disease. One patient is still alive without signs of recurrence for more than 53 months.

Key words: Extended pulmonary resections – Pulmonary resections-extended – Lung cancer – Pleural mesothelioma

Zusammenfassung. Von 1/1991 bis 8/1997 führten wir 21 erweiterte Lungenresektionen bei Bronchialkarzinom im Stadium IIIa ($n=12$), IIIb ($n=6$) oder IV ($n=2$) oder bei malignem Pleuramesotheliom ($n=1$) durch (Alter: 63 ± 8 Jahre). Die Operation bestand in einer Pneumonektomie (14), Lobektomie (6) oder atypischen Resektion (1), erweitert um eine Resektion von: Perikard (12), Thoraxwand (10), Zwerchfell (4), linkem Vorhof (2), äußerer Aorten- und Ösophaguswand (je 2) bzw. Vena cava superior (1). Bei 7 Patienten erfolgte der Eingriff in palliativer Intention. Bei 10 Eingriffen gelang eine R_0-Resektion. Die postoperative Letalität betrug 9,5%, die Morbidität 38%. Die 6-, 12-, 18- und 24-Monate-Überlebenszeiten betrugen 81%, 51%, 27% und 9%, die meisten Patienten verstarben an Fernmetastasen. Ein Patient lebt rezidivfrei seit >53 Monaten.

Schlüsselwörter: Erweiterte Lungenresektionen – Lungenresektionen; erweitert – Bronchialkarzinom – Pleuramesotheliom

Stellenwert der Thorakoskopischen Chirurgie bei Patienten mit Verdacht auf Lungenmetastasen

E. Stoelben, D. Ockert, U. Wehrmann und H. D. Saeger

Chirurgische Universitätsklinik, Fetscherstraße 74, D-01307 Dresden

Clinical Relevance of Thoracoscopic Surgery for Lung Metastases

Summary. We use thoracoscopic resection only in diagnostic intention and thoracotomy for radical resection in the treatment of lung metastases. Is this differential approach still valuable? Between 10/1993–2/1998 we performed 22 thoracoscopic resections and 43 thoracotomies for lung metastases (without germ cell tumors). In the thoracoscopic operations conversion for technical problems was necessary in two cases. In 13 patients (59%) only benign lesions had been found. After thoracotomy in eight cases bronchial carcinoma was confirmed by histological examination. In 43% of the cases ($n=35$) additional lesions were detected intraoperatively by palpation of the lungs. Histopathologic examination revealed benign lesions in 9% and malignant in 34%. The result of lung metastases resection is highly dependent on complete extirpation. We therefore conclude that lung metastases should be removed by open thoracotomy for curative resection and by thoracoscopy for diagnostic approach and histological confirmation.

Key words: Lung metastases – Thoracoscopy

Zusammenfassung. Lungenmetastasen werden zu diagnostischen Zwecken thorakoskopisch und in kurativem Ansatz durch Thorakotomie reseziert. Ist dieses Vorgehen sinnvoll? Im Zeitraum von 10/1993–2/1998 wurden 22 thorakoskopische Eingriffe und 43 Thorakotomien wegen Lungenmetastasen (ohne Hodenkarzinome) durchgeführt. In der Thorakoskopie-Gruppe mußte zweimal aus operationstechnischen und 3mal aus onkologischen Gründen umgestiegen werden. Bei 13 Patienten (59%) fanden sich gutartige Rundherde. In der Thorakotomie-Gruppe wurden acht Bronchialkarzinome nachgewiesen. In 43% der übrigen Patienten ($n=35$) fanden sich intraoperativ mehr Rundherde als praeoperativ im CT-Thorax angenommen worden war. Davon waren 9% gutartige Rundherde und in 34% weitere Metastasen. Die Radikalität des Eingriffs stellt einen wichtigen prognostischen Faktor dar. Wir empfehlen daher weiterhin die thorakoskopische Operation zur diagnostischen Abklärung und die Thorakotomie zur Resektion von Lungenmetastasen unter kurativem Ansatz.

Schlüsselwörter: Lungenmetastasen – Thorakoskopie

Pulmonale Aspergillome – klinische und operative Therapie

M. Kästel, W. Meyer und Ch. Gebhardt

Klinik für Abdominal-, Thorax- und Endokrine Chirurgie, Klinikum Nürnberg, Flurstraße 17, D-90419 Nürnberg

Pulmonary Aspergilloma – Clinical Manifestations of Operative Therapy

Summary. Several cases of pulmonary aspergilloma are shown with their radiological findings and the surgical specimens. Between 1992 and 1998, 19 patients underwent thoracotomy for treatment of pulmonary aspergilloma. The most common indications for operation were hemoptysis (6) and indeterminate mass (6). Lobectomy was the most frequent operation (11). Underlying lung diseases were bronchiectasis (10), tuberculosis (3), carcinomas (2), blebs (2), epitheloid granuloma and empyema after pneumonectomy. 3 patients had postoperative complications, another 3 died later because of liver failure, septicaemie and persisting air leakage and sepsis. We recommend early resection of aspergilloma with cavities and inflammatory reaction of the surrounding tissue, even cases with few symptoms in low risk patients. High risk patients should be operated on only in cases of life threatening complications.

Key words: Pulmonary aspergilloma – Cavities – Haemoptysis – Surgery

Zusammenfassung. Es werden exemplarisch Patienten mit pulmonaler Aspergillose mit ihren Röntgenbefunden sowie den chirurgischen Präparaten dargestellt. Zwischen 1992 und 1998 wurden 19 Patienten bei Aspergillose thorakotomiert. Häufigste Indikation zur OP waren Hämopthysen (6) und unklare Raumforderungen (6). Die Lobektomie war der häufigste Eingriff. Die zugrundeliegende Lungenerkrankung waren Bronchiektasien (10), TB (3), Karzinom (2), Bullae (2), Epitheloidgranulom und Empyem nach Pneumonektomie. 3 Patienten hatten postoperative Komplikationen, weitere 3 starben im Verlauf an Leberversagen, allgemeiner Sepsis sowie persistierender Fistel und Sepsis. Es empfiehlt sich auch bei geringer Symptomatik eine frühzeitige Resektion der Aspergillome in präformierten Höhlen mit entzündlicher Umgebungsreaktion bei low-risk-Patienten, bei high-risk-Patienten nur in Fällen lebensbedrohlicher Komplikationen.

Schlüsselwörter: Pulmonale Aspergillome – Hohlräume – Hämoptysen – Chirurgie

Rezidive und Defekte im Thoraxbereich bei onkologischen Erkrankungen – eine interdisziplinäre Herausforderung

H. Menke, K. Schultheis, D. Borquez und R. R. Olbrisch

Klinik für Plastische Chirurgie, Diakoniewerk Kaiserswerth, Düsseldorf, Kreuzbergerstraße 79, D-40489 Düsseldorf

Recurrent Tumor and Thoracic Wall Defects – An Interdisciplinary Challenge

Summary. The results of the treatment of 45 patients with a former history of breast cancer and thoracic wall defects after recurrent tumor are presented. Even large defects (>800 cm^2) were closed using the armamentarium of musculocutaneous flaps with a low morbidity rate (18%). Lymphangiosis carcinomatosa was found in 52%. This emphasizes the necessity of additional treatment, which was performed in 78%. Because the disease free time was disappointing, new treatment modalities like HDCT were started. Further results have to be discussed.

Key words: Recurrent cancer – Thoracic wall defects – HDCT

Zusammenfassung. 45 Patienten wurden aufgrund eines Mammakarzinomrezidives im Thoraxwandbereich operiert. Defekte von einer Größe bis über 800 cm^2 konnten mit den vielfältigen Möglichkeiten musculokutaner Lappenplastiken bei niedriger Komplikationsrate (18%) gedeckt werden. Trotz der ausgedehnten Resektion wurde in 52% eine Lymphangiosis carcinomatosa nachgewiesen, was die Bedeutung adjuvanter Maßnahmen unterstreicht. Die rezidivfreien Intervalle waren unbefriedigend, so daß neue Therapiemodalitäten, wie die vielversprechende Hochdosischemotherapie, eingesetzt wurden.

Schlüsselwörter: Thoraxrandrezidiv – Lappenplastik – Chemotherapie

Wertigkeit ausgedehnter chirurgischer Resektionen in der Behandlung von Pancoast-Tumoren

Ch. Kugler, S. Schießer, T. Muley, D. Latz, J. Schirren und H. Dienemann

Chirurgische Abteilung, Thoraxklinik, Amalienstraße 5, D-69126 Heidelberg

Value of Extended Resections in the Treatment of Pancoast Tumors

Summary. Between 1986 and 1995, 46 patients suffering from pancoast-tumors underwent surgery alone or surgery in combination with pre and/or postoperative radiotherapy. Completeness of resection (R_0 in 24 cases) and mediastinal lymph node involvement (N_2/N_3) were found to be of prognostic significance. Overall 5-year-survival was 28%. Improvement of clinical symptoms could be achieved in 50% of cases under therapy. Based on the data, exclusion of patients with mediastinal lymph node involvement from surgery should be recommended. An incomplete resection (R1/2) had to be left in some cases, because of the reduced predictive value of pretherapeutical diagnostic procedures.

Key words: Pancoast tumor – Prognostic factors – Extended resections

Zusammenfassung. 46 Patienten mit Pancoast-Tumor wurden zwischen 1986 und 1995 kombiniert chirurgisch-strahlentherapeutisch oder nur chirurgisch behandelt. Signifikante Prognosefaktoren waren: Die Radikalität der Resektion (R_0 bei $n=24$) und der Tumorbefall mediastinaler Lymphknoten (N_2/N_3). Das 5-Jahres-Überleben im Gesamtkollektiv betrug 28%. In 50% der Fälle wurde die subjektive Beschwerdesymptomatik deutlich gebessert. Aus prognostischen Gründen sollten Patienten mit mediastinalem Lymphknotenbefall aufgedeckt und von der Operation ausgeschlossen werden. Eine R1/2-Situation war in einigen Fällen nicht vermeidbar und aufgrund der begrenzten Aussagekraft der präoperativen Diagnostik nicht vorhersehbar.

Schlüsselwörter: Pancoasttumoren – Prognostische Faktoren – Ausgedehnte Resektionen

Chirurgisches Vorgehen und eigene klinische Erfahrungen bei Defekten der Thoraxwand

G. Holle, N. Kania, A. Peek, B. Dippe und K. Exner

Klinik für Plastische und Wiederherstellungschirurgie am St.-Markus-Krankenhaus, W.-Epstein-Straße 2, D-60431 Frankfurt/M.

Surgical Management and Our Own Clinical Experience with Complex Chest-Wall Defects

Summary. Our experience with 232 chest wall reconstructions after major resection of malignant tumors (126), rdiation or infection caused necrosis of the sternum (21), or several ribs (87) is reviewed. Aggressive wide debridement was followed by coverage and reconstruction of the chest wall with musculocutaneous flaps such as latissimus dorsi (54%), rectus abdominis (19%), pectoralis major (6%), local rotation flaps (6%) and free flaps (12%). In all patients stabilisation of the chest wall was exclusively achieved by use of myocutaneous flaps and was done without any alloplastic material. Complications due to minor flap necrosis (11%), wound dehiscence (3%), infection (7%) and death (1%) were registered. The mean time of hospitalisation was 24 days. We conclude that chest wall reconstruction using autogenous tissue is safe and provides sufficient stability and function.

Key words: Chest wall – Musculocutaneous flaps – Pleural defects – Rib resection

Zusammenfassung. Die vorliegende Studie beschreibt unsere Erfahrungen mit 232 Thoraxwandrekonstruktionen nach Resektion von bösartigen Tumoren ($n=126$), radiogenen oder infektiösen Osteolysen des Sternums ($n=21$) oder mehreren Rippen ($n=87$). Radikalem Debridement folgte die Defektdeckung mit latissimus-dorsi-Lappen (54%), rectus-abdominis-Lappen (19%), pectoralis-major-Lappen (6%), lokalen Schwenklappen (9%) und freien Lappenplastiken (12%). Stabilisierung der Thoraxwand konnte ausschließlich mit myokutanen Lappen, unter Verzicht auf alloplastische Materialien erzielt werden. Komplikationen umfaßten Lappenteilnekrosen (11%), Wunddehiszenzen (3%), Infekte (7%) und Tod (1%). Die mittlere stationäre Verweildauer betrug 24 Tage. Autologer Gewebetransfer an der Thoraxwand ist sicher und erzielt zügig suffiziente Stabilität und Funktion.

Schlüsselwörter: Muskellappen – Rippenresektion – Thoraxwand – Pleuraersatz

Lungenblastom: Ein klinisch und pathologisch extrem seltener Tumor im multimodalen Therapiekonzept

W. Meyer, M. Kästel, H. O. Mittelmeier und Ch. Gebhardt

Klinik für Abdominal-, Thorax- und Endokrine Chirurgie, Klinikum Nürnberg, Flurstraße 17, D-90419 Nürnberg

Pulmonary Blastoma: Multimodal Treatment of a Clinical and Pathological Rare Tumor

Summary. The pulmonary blastoma is a rare malignant primary lung tumor with a characteristic pathohistologic mixture of embryonic immature epithelial and mesenchymal tissue components. In spite of the large size of these tumors the patients often remain clinically inapparent for a long time. The presented patient shows a pulmonary blastoma of the left upper lobe with a diameter of nearly 20 cm, which could be resected by an extended pneumonectomy. The 5-year follow-up showed no recurrence after adjuvant percutaneous radiation therapy following surgery. With an average 5-year survival rate of 16% the prognosis of pulmonary blastomas is generally poor. The radical resection should be the treatment of choice.

Key words: Neoplasms of the lung – Pulmonary blastoma

Zusammenfassung. Das pulmonale Blastom ist ein seltener maligner primärer Lungentumor mit einer pathohistologisch charakteristischen Mischung embryonal unreifer epithelialer und mesenchymaler Gewebskomponenten. Diese Tumoren bleiben trotz ihres enormen Größenwachstums klinisch oft lange inapparent. So auch bei einer kasuistisch vorgestellten Patientin mit einem knapp 20 cm durchmessenden organüberschreitenden Lungenblastom des linken Oberlappens, das durch erweiterte Pneumonektomie kurativ entfernt werden konnte. Nach adjuvanter percutaner Radiatio lebt die Patientin 5 Jahre später rezidivfrei. Mit einer durchschnittlichen 5-Jahresüberlebenszeit von ca. 16% ist die Prognose der Lungenblastome jedoch eher ungünstig, wobei die radikale Exstirpation die Therapie der Wahl darstellt.

Schlüsselwörter: Maligne Lungentumore – Pulmonales Blastom

Bildgebung

Die MR-Cholangiopankreaticographie (MRCP) zur Operationsplanung

R. Kabelitz, F. Eder, H. Putzki, F. Fronzeck und U. Risch

Chirurgische Klinik, St.-Salvator-Krankenhaus Halberstadt, Gleimstraße 5, D-38820 Halberstadt

MR-Cholangiopancreaticography in the Preoperative Planning of Operations

Summary. Magnetic Resonance Cholangiopancreaticography (MRCP) is a noninvasive diagnostic procedure of examination of the gallbladder, the biliary ducts and the pancreatic duct system without exposure of the patient to X-rays or contrast media. 91 patients were examined for one of the following reasons: suspected choledocholithiasis, benign or malignant bile duct stenosis, chronic pancreatitis with dilatation of the pancreatic duct, complications of biliary-enteric anastomoses. MRCP has proven to be a reliable technique with good correlation to the results of other diagnostic procedures, e.g. ERCP, and to intraoperative findings.

Key words: Magnetic resonance cholangiopancreaticography – Bile duct stenosis – Common bile duct stones

Zusammenfassung. Die Magnetresonanz-Cholangiopancreaticographie (MRCP) ist ein nichtinvasives diagnostisches Verfahren zur Untersuchung der Gallenblase, der Gallenwege und des Pankreasganges ohne Belastung des Patienten durch Röntgenstrahlen oder Kontrastmittel. 91 Patienten wurden untersucht aus einem der folgenden Gründe: Verdacht auf Choledocholithiasis, gut- oder bösartige Gallengangstenose, chronische Pankreatitis mit Dilatation des Pankreasganges, Komplikationen von biliodigestiven Anastomosen. Die MRCP hat sich als zuverlässige Untersuchungstechnik erwiesen mit guter Korrelation zu den Ergebnissen anderer diagnostischer Verfahren, z. B. ERCP, und zu intraoperativen Befunden.

Schlüsselwörter: Magnetresonanz-Cholangiopancreaticographie – Choledocholithiasis – Gallengangsstenosen

Die diagnostische und therapeutische Wertigkeit der Magen-Darm-Passage mit Gastrografin (MDP-G) bei der Verdachtsdiagnose eines Ileus

I. Schlüper, K.-P. Riesener, P. Haage und V. Schumpelick

Chirurgische Klinik und Poliklinik, Pauwelstraße 30, D-52057 Aachen

The Diagnostic and Therapeutic Role of Oral Gastrografin in Diagnosis of Bowel Obstruction

Summary. In spite of clinical, ultrasound and X-ray examinations of abdomen, the diagnosis of bowel obstruction is in about 10% of cases not possible. In these cases an enteroclysma with Gastrografin can be helpful. The diagnosis of bowel obstruction was not sure in 30 patients in 1996. In this cases a stop page of enteroclysma was found in 7%, a slowing down was found in 50% and a normal enteroclysma was found in 37%. In 7% an enteroclysma was not possible. 40% required operative treatment (17% directly – 2 adhesiolysis, 3 narrowings of tumor; 23% after average 7 days – 2 adhesiolysis, 5 narrowings of tumor). 60% required no operative treatment. Conclusion: An enteroclysma with Gastrografin is helpful, when the diagnosis of ileus is not clear. But a continuous enteroclysma does not exclude a laparotomy.

Key words: Bowel obstruction – Enteroclysma – Gastrografin

Zusammenfassung. Trotz Klinik, Sonographie und Rö-Abdomen ist bei ca. 10% der Fälle ein eindeutiger Ausschluß eines Ileus nicht möglich. Hier kann eine MDP-G zur Diagnosefindung beitragen. Bei 30 Patienten zeigte sich bei 7% ein Passagestop, bei 50% eine verzögerte Passage, bei 37% eine normale Passage und bei 7% war eine MDP-G nicht möglich. 40% mußten operiert werden. Davon 17% notfallmäßig (2×Bridenileus, 3×Tumorstenose) und 23% frühelektiv nach durchschnittlich 7 Tagen (2× Adhäsiolyse, 5× Tumorstenose). 60% mußten nicht operiert werden. Eine MDP-G kann bei unklaren Fällen zur weiteren Ileusdiagnostik beitragen und gegebenenfalls therapeutisch wirksam sein, schließt aber trotz durchgängiger Passage nicht in jedem Fall die Notwendigkeit einer Laparotomie aus.

Schlüsselwörter: Ileus – Magen-Darm-Passage – Gastrografin

Unterschiedliches Staging durch Anale Endosonographie und Kernspintomographie in der Therapieüberwachung des Anal-Karzinoms

A. J. Kroesen, T. Wiegel, T. Vogl, W. Hinkelbein und H. J. Buhr

Chirurgische Klinik I, Allgemein-, Gefäß- und Thoraxchirurgie, Universitätsklinikum Benjamin Franklin, Hindenburgdamm 30, D-12200 Berlin

Different Staging by Anal Endosonography and MRI in the Surveillance of Therapy of Anal Carcinomas – New Diagnostic Approaches?

Summary. The present study was designed to analyse whether endosonography and MRI show comparable results in the diagnosis and follow-up of anal carcinomas. *Methods:* We examined 30 patients (f: m = 14: 16; Age 59 (45 – 78) years). 12 had stage I, 12 stage II and 6 stage III tumours. *Results:* 24 reports showed congruent results for both methods. Four times the tumour was underestimated by endosonography and 2 times in MRI. The underestimated tumours of endosonography were all T4 tumours at the internal anal orifice whereas the tumours understaged by MRI were in the middle of the anal canal. *Conclusions:* Both methods seem to be safe. In case of tumours at the internal anal orifice MRI should be used primarily whereas the examination of the anal canal shows the best results with endosonography.

Key words: Anal carcinoma – Endosonography – MRI – Staging

Zusammenfassung. Ziel dieser prospektiven Studie ist es, zu analysieren, ob die Kernspintomographie (NMR) Zusatzinformationen gegenüber der analen Endosonographie beim Anal-Ca erbringt. *Methode:* Wir untersuchten 30 Patienten. Das Alter betrug 59 (45 – 78) Jahre, das Geschlechtsverhältnis w: m = 14: 16. 12 Patienten im Tumorstadium I, 12 Tumorstadium II, 6 Tumorstadium III. *Ergebnisse:* 24 Befunde waren mit beiden Verfahren übereinstimmend, 4mal bestand in der Endosonographie ein Understaging und 2mal im NMR ein Understaging. *Schlußfolgerung:* Die Kernspintomographie muß bei endosonographisch schlecht einsehbaren Tumoren des meatus ani internus mit ventralen Tumorausläufern ergänzend angewendet werden. Hier besteht für die Endosonographie die Gefahr eines Understagings. Der Vorteil der EUS besteht im Analkanal, wegen Understaging im MRT.

Schlüsselwörter: Analkarzinom – Endosonographie – MRT – Staging

Risikominimierung durch Ultraschall: Pleurapunktion unter permanent sonographischer Sicht

M. Freitag, W. Albert, S. Tempel und K. Ludwig

Klinik für Abdominal- und Allgemeinchirurgie, Krankenhaus Dresden-Friedrichstadt, Friedrichstraße 41, D-01067 Dresden

Minimization of Risks by Ultrasound: Puncture of the Pleura Continuously Monitored by Ultrasound

Summary. The risk of blind thoracocentesis poses a danger of damage to the intercostal artery or iatrogenic pneumothorax, especially in cases of reduced cooperativeness. Of 204 patients with 308 pleural effusions, respectively, 18 haematothoraces were punctured under continuous sonographic guidance. 590±430 ml of pleural fluid could be aspirated. 24% of the patients were artificially respirated of whom, 40% were partially and 36% completely cooperative. 64% were treated in the ICU. The 15 physicians who had done these punctures (1–168 punctures/physician) caused a total of 4 pneumothoraces which had to be drained, two minimal pneumothoraces needing only to be observed and the damage of one intercostal artery. 50% of the pleural effusions were completely evacuated as shown by X-ray. Puncture of pleura under continuous sonographic observation is a safe method, which is easy to learn especially for uncooperative patients, because it minimizes the risk of puncture.

Key words: Pleural fluid – Puncture – Sonographic guidance

Zusammenfassung. Risiken der Pleurablindpunktion sind Verletzung einer Interkostalarterie, häufiger der iatrogene Pneumothorax – besonders bei eingeschränkter Kooperativität des Patienten. 204 Patienten mit 308 punktionspflichtigen Pleuraergüssen bzw. 18 Hämatothoraces wurden unter permanent sonographischer Sicht punktiert. 590±430 ml ließen sich gewinnen. 24% der Patienten waren beatmet, 40% teil- bzw. 36% kooperativ. 64% der Patienten lagen auf ITS bzw. Wachstation. Bei 15 punktierenden Ärzten (1–168 Punktionen/Arzt) traten 4 drainagepflichtige Pneumothoraces, zweimal ein kontrollbedürftiger Spitzenpneu sowie eine Intercostalarterienverletzung auf. Eine röntgenologisch nachgewiesene, vollständige Ergußentfernung war in der Hälfte aller Fälle möglich. Die Pleurapunktion unter permanent sonographischer Sicht ist eine leicht erlernbare und sichere Methode, die insbesondere bei unkooperativen Patienten das Punktionsrisiko minimiert.

Schlüsselwörter: Pleurale Flüssigkeit – Punktion – Ultraschall

Endokrine Chirurgie

Metastasenchirurgie, Palliation und Tumorreduktion bei Patienten mit Karzinoiden – der Stellenwert chirurgischer Maßnahmen

S. Schmidbauer, K. Hallfeldt, A. Trupka, H. Vukoja und L. Schweiberer

Chirurgische Klinik und Poliklinik, Klinikum Innenstadt, Ludiwg-Maximilians-Universität München, Nußbaumstraße 20, D-80336 München

Surgery of Metastases, Palliation and Debulking Surgery in Patients with Carcinoid – The Value of Surgical Procedures

Summary. Our patients with carcinoid tumors are treated according to the recommendations of the Munich Tumor Center by a team of specialists in endocrinology, oncology, surgery, and radiology. The intention of treatment is to minimize or avoid the complications of local tumor disease (e.g., bleeding, obstruction) and of symptoms of hormonal excess and generalisation in order to improve quality of life. In this retrospective analysis of 29 patients with intestinal carcinoid tumors or their intestinal metastases that we treated from 1985 to 1997, 20 patients showed metastases when a carcinoid tumor was diagnosed, five of them singular, 15 multiple. Thirteen patients were suffering from a typical carcinoid syndrome. Four of these 20 patients died of tumor (1, 1, 4 and 9 years after first diagnosis). The others showed courses of up to 10 years with good quality of life in the follow-up examinations. Some patients with advanced disease needed some surgery for tumor debulking and resection of metastases. Hepatic arterial chemotherapy and chemoembolization after implantation of port catheters seem to be very beneficial therapeutic options in patients with liver metastases. A fixed part of the therapeutic regime is adjuvant chemotherapy with 5-FU and streptozotozin and symptomatic therapy with octreotide.

Key words: Carcinoid – Surgery – Debulking – Intestine

Zusammenfassung. Im interdisziplinären Team mit Endokrinologen, Onkologen und Radiologen behandeln wir nach den Maßgaben des Münchener Tumorzentrums Patienten mit Karzinoiden. Ziel der Interventionen ist, die Folgen der lokalen Tumorerkrankung (z. B. Blutung, Obstruktion) wie auch der Hormonproduktion und Tumorgeneralisation zu reduzieren bzw. zu vermeiden, letztendlich also vor allem die Lebensqualität zu verbessern. In dieser retrospektiven Analyse von 29 Patienten mit primär intestinalen Karzinoiden bzw. intestinaler Metastasierung, die zwischen 1985 und 1997 in unserer Behandlung standen, zeigt sich: 20 Patienten hatten zum Zeitpunkt der Diagnosestellung Metastasen, in 5 Fällen waren diese singulär, in 15 Fällen multipel. Unter einer typischen Karzinoid-Symptomatik litten 13 Patienten. 4 der 20 Patienten sind inzwischen tumorbedingt verstorben (1, 1, 4, 9 Jahre nach Erstdiagnose), bei den anderen sind Krankheitsverläufe bis über 10 Jahre bei subjektiv guter Lebensqualität zu beobachten, bei diesen waren bis zu 5 Operationen von Metastasen oder zum Debulking notwendig, ein wesentlicher Therapieansatz besteht auch in der regionalen Hochdosischemotherapie oder Embolisation der Leber nach Implantation eines Port-Katheters. Fester Bestandteil des Therapieregimes ist die adjuvante Chemotherapie mit 5-FU und Streptozotozin sowie die Therapie mit Octreotid.

Schlüsselwörter: Karzinoid – Chirurgie – Debulking – Intestinum

Lernkurve bei retroperitoneoskopischer Adrenalektomie

A. Heintz und Th. Junginger

Klinik und Poliklinik für Allgemein- und Abdominalchirurgie, Johannes-Gutenberg-Universität Mainz, Langenbeckstraße 1, D-55101 Mainz

Learning Curve After Retroperitoneoscopic Adrenalectomy

Summary. Between 4/1994 and 3/1998, we performed 43 retroperitoneoscopic adrenalectomies. In total, 58 of 63 procedures could be performed successfully. Starting with the technique of retroperitoneoscopic adrenalectomy, operation time on the right side was much longer than on the left side [180 (95–330) versus 140 (75–290) min], after a learning curve of 30 operations, the operation times were similar [125 (70–185) versus 110 (45–240) min].

Key words: Laparoscopic adrenalectomy – Learning curve

Zusammenfassung. Von 4/1994 bis 3/1998 wurden 63 retroperitoneoskopische Adrenalektomien durchgeführt. 58 von 63 Operationen konnten erfolgreich retroperitoneoskopisch beendet werden. Anfänglich waren die Operationszeiten auf der rechten Seite deutlich länger als linksseitig [180 (95–330) versus 140 (75–290) Minuten], nach einer Lernkurve von 30 Operationen waren die Zeiten vergleichbar [125 (70–185) versus 110 (45–240) Minuten].

Schlüsselwörter: Laparoskopische Adrenalektomie – Lernkurve

Chirurgische Therapie des primären Hyperparathyreoidismus. Ergebnisse einer 10jährigen prospektiven Beobachtungsstudie

S. Walgenbach, C. Hommel, G. Bernhard und Th. Junginger

Klinik und Poliklinik für Allgemein- und Abdominalchirurgie, Langenbeckstraße 1, D-55101 Mainz

Surgical Therapy for Primary Hyperparathyroidism: Results of a 10-year Prospective Follow-up Study

Summary. The clinical course, persistence and recurrence rates after surgery for primary hyperparathyroidism were prospectively evaluated. From 1 August 1987 to 31 December 1997, 329 patients were investigated. Catamnestic data were obtained on the basis of a standardized follow-up in 95.1% of all patients (1 to 11 reexaminations; follow-up: 1–108 mo, median 24 mo). Surgical cure was obtained in 97.8% of the patients following first-time neck exploration ($n=321$). In seven patients (2.2%) persistent diseases required reexplorations. To date, no patient developed recurrence. Postoperatively 80% of patients fully recovered from all symptoms of hypercalcaemic syndrome. Bone pain persisted in 31% of the patients. This prospective study revealed unequivocal data on the postoperative course of symptoms attributable to primary hyperparathyroidism.

Key words: Primary hyperparathyroidism – Prospective long-term follow-up study

Zusammenfassung. In einer prospektiven Studie wurden klinischer Verlauf, Persistenz- und Rezidivrate nach operativer Therapie des primären Hyperparathyreoidismus ermittelt. Vom 01.08.1987 bis 31.12.1997 wurden 329 Patienten erfaßt und durch standardisierte Nachbeobachtung bei 95,1% der Patienten katamnestische Daten erhoben (1–11 Nachuntersuchungen; Nachbeobachtung: 1–108 Monate, Median 24 Monate). Die chirurgische Erfolgsrate betrug 97,8% bei Erstmanifestation des Hyperparathyreoidismus ($n=321$). Bei 7 Patienten (Persistenz: 2,2%) waren Reexplorationen erforderlich. Bisher trat kein Rezidiv auf. Bei 80% der Patienten mit präoperativen Symptomen eines Hyperkalzämie-Syndroms waren diese komplett regredient. Knochenschmerzen persistierten in 31%. Unsere Langzeitstudie lieferte exakte Daten zum Verlauf nach operativer Therapie des primären Hyperparathyreoidismus.

Schlüsselwörter: Primärer Hyperparathyreoidismus – Prospektive Beobachtungsstudie

Hard- und Softwareentwicklung für eine echtzeitfähige Verarbeitung der Biosignale beim Intraoperativen Monitoring des Nervus laryngeus recurrens

R. Brandner, W. Lamadé, R. Schall und Ch. Herfarth

Institut für Medizinische Biometrie und Informatik, Abteilung Medizinische Informatik, Universität Heidelberg, Im Neuenheimer Feld 400, 69120 Heidelberg

Hardware and Software Development for Real-Time Processing of Biosignals During Intraoperatively Monitoring the Recurrent Laryngeal Nerve

Summary. Based on a newly developed double ballooned tube (Lamadé tube, Ruesch) it has become possible for the first time to monitor continuously and nontraumatically the recurrent laryngeal nerve. The nerve is stimulated through the trachea by electrodes located an the distal tube balloon. The response to the stimulation is drawn off by electrodes placed an the proximal balloon. A standard EMG device with an IEC–bus interface (Dantec-Medtronic), which is used to stimulate and draw off the response, transmits the biosignals into a notebook, so that the biosignals can be analyzed. A new MS-Windows application extinguishes external disruptions, makes out intraoperative signal changes caused by strains on nerves and makes it possible to pass them on acoustically to the surgeon in real time. Besides continuous monitoring this procedure also makes it possible to evaluate the stimulations in the surgery area in order to identify the nerve and to analyze the nerve's conductivity after surgery.

Key words: Recurrent laryngeal nerve – Monitoring – Hardware and software development – Processing of biosignals

Zusammenfassung. Auf der Basis eines neuentwickelten Doppelballontubus (Lamadé©-Tubus, Firma Rüsch©) ist erstmals ein atraumatisches, kontinuierliches Monitoring des Nervus laryngeus recurrens möglich. Die Stimulation des Nerven erfolgt transtracheal über Elektroden am distalen Tubusballon, die Ableitung der Reizantwort über Elektroden am proximalen Ballon. Von einem Standard-EMG-Gerät mit IEC-Bus-Schnittstelle (Firma Dantec-Medtronic©), welches zur Stimulation und Ableitung verwendet wird, werden die Biosignale in ein handelsübliches Notebook zur Auswertung übertragen. Durch die erstellte MS-Windows Applikation können externe Störungen unterdrückt und intraoperative Signalveränderungen infolge von Nervenbelastungen in Echtzeit erkannt und akustisch an den Operateur weitergegeben werden. Neben dem kontinuierlichen Monitoring ermöglicht das Verfahren die Auswertung von Stimulationen im OP-Feld zur Identifikation des Nerven und die postoperative Analyse der Leitfähigkeit.

Schlüsselwörter: Nervus laryngeus recurrens – Monitoring – Hard- und Softwareentwicklung – Biosignalverarbeitung

Häufigkeit und klinische Symptomatik der doppelseitigen Recurrensparese nach Schilddrüsenoperation

Th. Friedrich, U. Eichfeld, U. Hänsch, I. Dähnert, M. Steinert und M. Schönfelder

Chirurgische Klinik I, Universität Leipzig, Liebigstraße 20a, 04103 Leipzig

Frequency and Clinical Symptoms of Bilateral Vocal-Cord Paralysis in Thyroid Gland Surgery

Summary. In this study (1126 patients) a permanent bilateral vocal cord paralysis (persisting 1 year postoperative) occurred in 0.3%. After operation of simple goiter we found a permanent bilateral recurrent nerve palsy in 0.1%. After resection due to thyroid carcinoma there is a documented bilateral palsy rate of 0.9% and after operation of recurrent goiter, 1.9%. Immediately postoperative symptoms of bilateral vocal cord paralysis are very different. Four patients had no symptoms. Four patients suffered from dysphonia and four patients from dyspnoe with extreme stridor. In these cases reintubation and tracheotomy were necessary after a few minutes, 3–4 h, and 5 days postoperative. These different clinical symptoms are due to the different grade of laryngeal nerve damage and the resulting position of vocal cords.

Key words: Bilateral vocal cord paralysis – Thyroid gland – Dyspnoe

Zusammenfassung. Die Häufigkeit der permanenten doppelseitigen Recurrensparese (>1 Jahr persistierend) nach Schilddrüsenoperationen bei präoperativ frei beweglichen Stimmlippen beträgt in der vorliegenden Untersuchung (n=1126) 0,3%. Für die Erstoperation einer nichtmalignen Struma wurde eine permanente doppelseitige Pareserate von 0,1%, für Karzinomoperationen von 0,9% und für Operationen von Rezidivstrumen von 1,9% ermittelt. Die unmittelbar postoperative klinische Symptomatik doppelseitiger Paresen reichte von Beschwerdefreiheit (n=4) bei beidseits inkompletter Parese über Heiserkeit (n=4) bis zu hochgradiger Dyspnoe (n=4). In diesen Fällen waren im postoperativen Intervall von Minuten über 3–4 Stunden bis zu 5 Tagen Reintubation und Tracheotomie erforderlich. Die Gründe für die variable Symptomatik liegen im Ausmaß der Recurrensschädigung und der daraus resultierenden Stellung der Stimmlippen begründet.

Schlüsselwörter: Doppelseitige Recurrensparese – Schilddrüse – Dyspnoe

Langzeitergebnisse der chirurgischen Therapie der Immunthyreopathie

E. Möbius, A. Zielke, B. Niermann und M. Rothmund

Klinik für Allgemeinchirurgie, Philipps-Universität Marburg, Baldingerstraße/Lahnberge, D-35033 Marburg

Long-Term Results of Surgical Therapy of Graves' Disease

Summary. We reviewed the course of 99 patients operated on for Graves' disease during a 9-year period, 45 of whom underwent bilateral near-total resections, 49 unilateral total lobectomy and contralateral subtotal resections (Dunhill procedure), and five total thyroid resections. A median 42 months postoperatively, follow-up revealed permanent vocal nerve palsy in two and persistent hypoparathyroidism in four patients. Both complications were related to the amount of tissue removed ($p < 0.05$); however, significant differences with regard to the different surgical approaches were not observed. At follow-up, no patient had recurrent hyperparathyroidism. Of 48 patients with endocrine ophthalmopathy, 73% experienced an improvement in symptoms. It is concluded that either operative approach is appropriate in the surgical management of Graves' disease.

Key words: Thyroid surgery – Graves' disease – Complications – Long-term results

Zusammenfassung. In der vorliegenden Studie wurden 99 Patienten mit Morbus Basedow nachuntersucht, die im Zeitraum 1987 bis 1996 operativ behandelt wurden. Es erfolgte in 45 Fällen eine subtotale Schilddrüsenresektion bds., in 49 Fällen eine Dunhill-Operation und in fünf Fällen eine Thyreoidektomie. Bei der im Median 42 Monate postoperativ durchgeführten Nachuntersuchung fanden wir zwei Patienten mit einer permanenten Recurrensparese; vier Patienten wurden wegen eines persistierenden Hypoparathyreoidismus behandelt. Bei diesen Komplikationen zeigt sich eine Korrelation zur Menge des bei der Operation resezierten Schilddrüsengewebes ($p < 0,05$). Ein signifikanter Unterschied zwischen den einzelnen Operationsverfahren konnte nicht festgestellt werden. Zum Zeitpunkt der Nachuntersuchung bestand bei keinem Patienten ein Hyperthyreoserezidiv. Bei insgesamt 48 Patienten mit Endokriner Orbitopathie kam es in 73% der Fälle zu einer Befundbesserung.

Schlüsselwörter: Schilddrüsenchirurgie – Morbus Basedow – Komplikationen – Langzeitergebnisse

Chirurgische Therapie des Insulinoms – eine Komplikationsanalyse

W. F. A. Hiller, J. H. Simanowski und F. Schuppert

Klinik für Abdominal- u. Transplantationschirurgie, Medizinische Hochschule Hannover, Carl Neuberg Straße 1, 30623 Hannover

Analysis of the Complications of Surgical Therapy of Insulinoma

Summary. Complications in the treatment of insulinoma were analysed retrospectively in 27 patients. Inspection, palpation and intraoperative ultrasound were highly sensitive in localising the tumours. However, surgical therapy had a high morbidity (10/27) and mortality (3/27). Our experience shows that it is mandatory to exclude MEN I preoperatively, as insulinomas are most often multiple in these patients. In MEN patients we perform a diagnostic intra-arterial calcium stimulation with portal venous sampling and a left subtotal pancreatectomy in case of an adenomatosis. Local excision of tumours located near the pancreatic duct have a high risk of developing fistulae. Therefore, we prefer segmental resection with drainage via a pancreato-jejunostomy or a Whipple procedure if necessary. Alternatively, a second look operation is performed on the next day. Additionally, prophylaxis with octreotide is administered.

Key words: Insulinoma – Analysis of complications

Zusammenfassung. Bei 27 Patienten wurden Komplikationen in der Therapie des Insulinoms retrospektiv erfaßt. Während die Lokalisation durch Inspektion, Palpation und intraop. Sonographie auch für multilokuläre Tumoren zuverlässig ist, ist die Operation mit hoher Morbidität (10/27) und Letalität (3/27) behaftet. Unsere Erfahrungen zeigen, daß präoperativ eine MEN I ausgeschlossen werden sollte, da Insulinome hier meist multipel auftreten. Wir führen bei MEN-Patienten eine diagnostische stufenweise i.a. Calciumstimulation mit portalvenöser Insulinbestimmung und bei Adenomatose eine subtotale Pankreaslinksresektion durch. Lokale Exstirpationen gangnaher größerer Insulinome sind mit einem hohen Risiko der Fistelbildung behaftet. Daher erfolgt bei solchen Patienten eine Segmentresektion des Pankreas mit Anlage einer Pankreato-Jejunostomie oder ggf. eine part. Duodenopankreatektomie bzw. eine geplante Revisionsoperation am Folgetag unter Octreotidprophylaxe.

Schlüsselwörter: Insulinom – Komplikationsanalyse

Zum Einfluß der Recurrensdarstellung und der Ligatur der A. thyreoidea inferior auf die Komplikationsrate in der Schilddrüsenchirurgie

N. Nikolov und A. Lachmann

Auguste-Viktoria-Krankenhaus, Rubensstraße 125, 12157 Berlin

The Influence of Recurrent Treatment and the Ligature of A. thyreoidea on the Rate of Complications for Thyroid Surgery

Summary. The postoperative complications of 206 thyroid operations were examined by a retrospective study. The rate of transient recurrent paralysis was 2.9%. 1.9% of the patients suffered from a permanent paralysis of the vocal cords. After treatment, 1.0% of the patients had permanent paralysis. Without treatment the frequency of permanent paralysis was 1.2%. A substitutional indigenous hypocalcemia appeared in 1.4% of the patients. The analysis of our results shows that due to treatment of the n. recurrens the rate of complications concerning the permanent paralysis of the vocal cords could not be decreased significantly. In our opinion the ligature of the A. thyreoidea inferior is useful for the preparation of the thyroid and does not influence significantly the incidence of recurrensparesen. For a remarkable larger number of patients the both sides ligatures of A. thyreoidea inferior leads to a temporarily asymptomatic decline of serum calcium without influencing the frequency of permanent hypocalcemia significantly.

Key words: Recurrent paralysis – Hypocalcemia – Thyroid surgery

Zusammenfassung. Die postoperativen Komplikationen von 206 Schilddrüseneingriffen wurden in einer retrospektiven Studie untersucht. Die Rate der transienten Recurrensparesen lag bei 2,9%. Eine permanente Stimmbandlähmung trat bei 1,9% der Patienten auf. Nach Darstellung des N. recurrens kam es in 1,0% der Patienten zu permanenten Recurrensparesen. Ohne Darstellung lag die Häufigkeit der permanenten Paresen bei 1,2%. Eine substitutionsbedürftige Hypokalzämie trat bei 1,4% der Patienten auf. Die Analyse unserer Ergebnisse zeigt, daß durch die Darstellung des N. recurrens die Komplikationsrate bezüglich der permanenten Stimmbandlähmung nicht signifikant verringert werden kann. Die Ligatur der A. thyreoidea inferior ist u. E. bei der Präparation der Schilddrüse hilfreich und beeinflußt nicht signifikant die Inzidenz der Recurrensparesen Die beidseitige Ligatur der A. thyreoidea inferior führt bei Signifikanz mehr Patienten zu einem passageren, asymptomatischen Abfall des Serumkalziums, ohne die Häufigkeit der permanenten Hypokalzämien relevant zu beeinflussen.

Schlüsselwörter: Recurrensparese – Hypokalzämie – Schilddrüse

Wertigkeit der Aspirationszytologie in der Diagnostik des Schilddrüsenkarzinoms

E. Brune und G. Hohlbach

Chirurgische Universitätsklinik Marienhospital, Ruhr-Universität Bochum, Hölkeskampring 40, 44625 Herne

Value of Aspiration Cytology as a Diagnostic Tool in Cancer of the Thyroid Gland

Summary. In a retrospective study 359 operative interventions of the thyroid gland were analyzed to evaluate the role of preoperative aspiration cytology. Fine needle biopsy was performed in 16.2% of our cases: 82.8% showed benign cytology and in 17.2% of the patients, malignant cells were observed. All results with malignant tissue were confirmed by histological findings. In only one case was preoperative benign cytology revised by histology (false-negative). In conclusion, in 6.9% of our patients we found thyroid cancer showing that aspiration cytology should become routine to plan resection and postoperative therapy.

Key words: Thyroid carcinoma – Diagnostics – Fine needle aspiration

Zusammenfassung. Im Rahmen einer retrospektiv angelegten Studie wurde die Wertigkeit der präoperativen Feinnadelzytologie in bezug auf die Planung eines operativen Eingriffs an der Schilddrüse, der Patientenaufklärung und der postoperativen Therapie evaluiert. Das Kollektiv setzte sich aus 359 Eingriffen an der Schilddrüse zusammen, wobei in lediglich 16,2% der Fälle eine zytologische Untersuchung erfolgte. Bei zytologisch hochgradigem Verdacht auf ein Malignom konnte dieses histologisch in allen Fällen bestätigt werden. In nur einem Fall mußte die benigne Zytologie intraoperativ revidiert werden (falsch-negative Aussage). Aus unserer Sicht sollte aufgrund der hohen Aussagefähigkeit die Zytologie mehr in das präoperative Routineprogramm eingebunden werden.

Schlüsselwörter: Schilddrüsenkarzinom – Diagnostik – Aspirationszytologie

Veränderter Operationszeitpunkt durch molekularbiologisches Screening der MEN II-assoziierten medullären Schilddrüsenkarzinome

H. G. Hotz, N. Runkel und H. J. Buhr

Chirurgische Klinik I, Universitätsklinikum Benjamin Franklin, FU Berlin, Hindenburgdamm 30, 12200 Berlin

MEN II-Associated Medullary Thyroid Carcinoma: Does Molecular Genetic Screening Change the Time of Operation?

Summary. MEN-II-associated hereditary medullary carcinomas of the thyroid are characterized by an early clinical manifestation. Early and radical surgical therapy is therefore decisive to cure the patients. This study evaluates whether the recently available molecular genetic screening is more effective than the biochemical screening, which was the previous diagnostic standard. It is shown that the molecular genetic screening detects affected family members earlier and with greater specificity than the biochemical testing. A potential curative prophylactic thyroidectomy at pre-school age is recommended for gene carriers.

Key words: MEN II – Medullary thyroid carcinoma – Screening – Prophylactic operation

Zusammenfassung. Die im Rahmen des MEN II-Syndroms auftretenden hereditären medullären Schilddrüsenkarzinome sind durch eine frühe klinische Manifestation charakterisiert. Für die Kuration der Patienten ist die rechtzeitige operative Therapie entscheidend. Diese Studie untersucht, ob die neuerdings verfügbare molekulargenetische Untersuchung ein effektiveres Screening als der bisherige Standard der biochemischen Diagnostik ermöglicht. Es kann gezeigt werden, daß das molekulargenetische Screening betroffene Familienmitglieder früher und sicherer als die biochemische Methode erkennt. Genträger können einer potentiell kurativen prophylaktischen Thyreoidektomie im Vorschulalter zugeführt werden.

Schlüsselwörter: MEN II – Medulläres Schilddrüsenkarzinom – Screening – Operationszeitpunkt

Laparoskopische transperitoneale Adrenalektomie

S. Piatek, T. Manger, M. Pross, D. Kunz und H. Lippert

Klinik für Chirurgie, Otto-von-Guericke-Universität, Leipziger Straße 44, D-39120 Magdeburg

Laparoscopic Transperitoneal Adrenalectomy

Summary. We report on our own experience with 13 laparoscopic transperitoneal adrenalectomies performed in 9 cases unilaterally and in 2 additional cases bilaterally during April 1996 and February 1998 in 11 patients aged from 20 to 70 years. The indications were in five cases pheochromocytoma (operated on bilaterally in two cases), and in the remaining cases adrenal Cushing's syndrome ($n=3$), Conn's adenoma ($n=1$) and incidentaloma ($n=2$). Median tumor size was 3.3 cm in diameter (range 1.7–5.0). The duration of surgery was approximately 240 min for bilateral adrenalectomy and 125 min for unilateral adrenalectomy, with an intraoperative blood loss of about 50 to 400 ml. Rapid convalescence, reduced postoperative pain and short hospital stay characterized the postoperative course after the laparoscopic procedure. The median postoperative stay was 6 days (range 3–14). Serum levels of interleukin 6 and 10 underline the minimal invasiveness of this technique, since there were only small increases in interleukin 6 and interleukin 10.

Key words: Adrenal gland tumors – Minimally invasive surgery – Laparoscopy and immune response

Zusammenfassung. Berichtet wird über eigene Erfahrungen basierend auf 13 im Zeitraum von April 1996 bis Februar 1998 durchgeführten laparoskopischen Adrenalektomien – neunmal einseitig, zweimal einzeitig bilateral – bei 11 Patienten im Alter zwischen 20 und 70 Jahren. Indikationen zur Operation waren in 5 Fällen ein Phäochromozytom, davon zweimal bilateral, in 3 Fällen ein adrenales Cushing-Syndrom, 2 Inzidentalome und 1 Conn-Adenom. Die mediane Tumorgröße betrug 3,3 cm (1,7–5,0 cm). Die Operationszeiten zur bilateralen Adrenalektomie lagen im Mittel bei 240 min, die der einseitigen bei 125 min. Der intraoperative Blutverlust lag zwischen 50 und 400 ml. Schnelle Rekonvaleszenz, geringer Schmerzmittelverbrauch und kurzer Krankenhausaufenthalt kennzeichneten den postoperativen Verlauf. Der stationäre Aufenthalt belief sich auf 6 Tage (3–14 Tage). Im peri- und postoperativen Immunmonitoring zeigten sich nur geringe Erhöhungen des proinflammatorischen IL-6 bzw. des inhibitorischen IL-10, was die geringe Invasivität des Eingriffs reflektiert.

Schlüsselwörter: Nebennierentumoren – Minimalinvasive Chirurgie – Laparoskopie und Immunantwort

Vergleich der Komplikationen zwischen alternativen Operationsverfahren in der Therapie benigner Schilddrüsenerkrankungen

T. Steinmüller, N. Rayes, J. Klupp und P. Neuhaus

Charité, Klinik für Allgemein-, Viszeral- und Transplantationschirurgie, Campus Virchow-Klinikum, Humboldt-Universität Berlin, Augustenburger Platz 1, D-13353 Berlin

Comparison of Complications Between Alternative Surgical Approaches for Benign Thyroid Disease

Summary. The unilateral hemithyroidectomy with contralateral subtotal thyroid resection proves advantageous over the bilateral subtotal resection concerning recurrent disease, radicality and surgical variability. However, this concept is not generally accepted as a standard procedure for fear of a higher complication rate. In a retrospective analysis we investigated 2019 thyroid resections. There were no statistically significant differences in the occurrence of complications between the two procedures. Analysing the hemithyroidectomy versus the contralateral subtotal resection sides in each patient (576 "nerves at risk"), we found 2.8% transient and 0.5% permanent recurrent nerve palsies on the hemithyroidectomy side versus 2,4 und 0.2% on the subtotal resection side (not significant).

Key words: Subtotal thyroid resection – Complication

Zusammenfassung. Die einseitige Hemithyreoidektomie mit kontralateraler subtotaler Resektion zur Therapie der Struma multinodosa bietet im Vergleich zur subtotalen Resektion beidseits zahlreiche Vorteile bezüglich des Rezidivs, der Radikalität und der operativen Variabilität; vielerorts wird dieses chirurgische Vorgehen als Standardverfahren jedoch wegen einer vermeintlich höheren Komplikationsrate abgelehnt. In einer retrospektiven Analyse wurden 2019 Schilddrüsenoperationen untersucht. Zwischen den beiden o. g. Verfahren fanden sich keine statistisch signifikanten Unterschiede bezüglich der Komplikationsrate. In der sehr aussagekräftigen seitengetrennten Analyse bei der Hemithyreoidektomie auf der einen und der subtotalen Resektion auf der anderen Seite (gleicher Operateur, gleicher Patient) kam es bei 576 „nerves at risk" in 3,8% zur transienten und in 0,5% zur permanenten Rekurrensparese auf der Seite der Hemithyreoidektomie, auf der Seite der subtotalen Resektion in resp. 2,4% und 0,2% (nicht signifikant).

Schlüsselwörter: Subtotale Schilddrüsenresektion – Komplikation

Komplettierungs- und Wiederholungsoperationen beim differenzierten Schilddrüsencarcinom

N. Runkel, S. C. Neu-Schrag, H. G. Hotz, H.-T. Dress und H. J. Buhr

Chirurgische Klinik I, Universitätsklinikum Benjamin Franklin, FU Berlin, Hindenburgdamm 30, 12200 Berlin

Completion Thyroidectomy and Reoperation for Differentiated Thyroid Cancer

Summary. The aims of surgery for differentiated thyroid cancer are thyroidectomy and lymphadenectomy with low morbidity. This study examines the results of late completion thyroidectomy (CT) 1–6 months after incomplete initial surgery and of repeat operations (RO) for locoregional recurrence. We performed 19 CT including 13 cervicocentral lymphadenectomies. Cancer was confirmed in 9 patients. There was one transient paresis of the laryngeal nerve. ROs were performed in 17 patients in the cervicocentral (12), cervicolateral (10), and mediastinal (4) compartments. There was one permanent nerve palsy and one permanent hypocalcemia. These results indicate that radical thyroidectomy with cervicocentral lymphadenectomy can be performed safely as a second stage procedure in experienced centers. This concept is supported by the fact that RO are associated with a substantial rate of morbidity.

Key words: Thyroid cancer – Thyroidectomy – Postoperative complications

Zusammenfassung. Das Ziel der Chirurgie des differenzierten Schilddrüsencarcinoms ist die Thyreoidektomie mit Lymphadenektomie bei minimaler Morbidität. Die Studie untersucht die Ergebnisse der späten Komplettierungsthyreoidektomien (KT) 1–6 Monate nach inkompletter Voroperation und der Wiederholungseingriffe (WO) wegen Lokalrezidiv. 19 KT wurden durchgeführt und dabei 13mal das cervicocentrale Kompartment vollständig ausgeräumt. Tumorreste fanden sich 9mal. Postoperativ trat eine transiente Rekurrensparese auf. Bei 17 Patienten erfolgten WO cervicocentral (12), cervicolateral (10) und mediastinal (4). Es wurden eine permanente Rekurrensparese und ein dauerhafter Hypoparathyreoidismus beobachtet. Die Ergebnisse zeigen, daß KT nach den onkologischen Leitlinien der DGC in erfahrenen Zentren mit geringer Morbidität durchgeführt werden können. KT sollten deshalb immer angestrebt werden, auch deshalb, weil WE im zentralen Kompartment mit einer höheren Komplikationsrate behaftet sind.

Schlüsselwörter: Schilddrüsencarcinom – Thyreoidektomie – Postoperative Komplikationen

Diagnostik und Therapie des Gastrinoms – eine Herausforderung für die endokrine Chirurgie

W. F. A. Hiller, B. Nashan und F. Schuppert

Klinik für Abdominal- u. Transplantationschirurgie, Medizinische Hochschule Hannover,
Carl Neuberg Straße 1, 30623 Hannover

Diagnosis and Therapy of Gastrinoma – a Challenge for Endocrine Surgery

Summary. We analysed retrospectively 24 operations in 18 patients for gastrinoma (15 malignant, 3 benign, 7 MEN; Localisation: 8 pancreatic, 6 duodenal, 4 metastatic). For preoperative localisation SMS-scintigraphy and SASI-tests were most sensitive. Two gastrinomas were detected intraoperatively by duodenotomy and transillumination. 13 of 16 primary operations led to normogastrinaemia. In 6 of 7 patients operated upon, the primary operation was not performed under oncologic criteria for persistent tumour or metastases. Through repeat operation on 5 of these patients under oncological criteria, two became normogastrinaemic long-term and two, at least temporarily. Therefore a systematic lymphadenectomy should be performed in all operations for gastrinoma. When at least two duodenal gastrinomas are found, a Whipple's operation may be indicated due to the high probability of the existence of additional duodenal tumours.

Key words: Gastrinoma – Diagnosis – Operative treatment

Zusammenfassung. Bei 18 Patienten mit Gastrinom (15 maligne, 3 benigne, 7 MEN; Lokalisation: 8 im Pankreas, 6 im Duodenum, 4 Metastasen) wurden 24 Operationen retrospektiv analysiert. Zur präoperativen Lokalisation waren SMS-Szintigraphie und SASI-Test am sensitivsten. Intraoperativ wurden 2 Gastrinome nur durch Duodenotomie und Transillumination gefunden. 13/16 Primäroperationen führten zu Normogastrinämie. Bei 6 von 7 Patienten mit persistierendem Primärtumor oder Metastasen war die Erstoperation nicht unter onkologischen Kriterien erfolgt. Durch eine Nachoperation unter onkologischen Kriterien bei 5 dieser Patienten konnte je 2mal eine anhaltende bzw. eine passagere Eugastrinämie erreicht werden. Eine systematische Lymphadenektomie sollte daher bei allen Gastrinomoperationen erfolgen. Werden 2 Duodenalgastrinome gefunden, sollte wegen der hohen Wahrscheinlichkeit des Vorliegens weiterer duodenaler Tumore eine Whipple'sche Operation erwogen werden.

Schlüsselwörter: Gastrinom – Diagnostik – Operative Therapie

Transplantation

Hepatozytentransplantation unter Einsatz dreidimensionaler hochporöser Matrices. Ergebnisse nach dem ersten Jahr der Implantation

P. M. Kaufmann, U. Kneser, H. Fiegel, J. Pollok, H. Herbst, D. Kluth, X. Rogiers und C. E. Brölsch

Abteilung für Chirurgie, Abteilung für Kinderchirurgie und Institut für Pathologie, Universitätsklinikum Eppendorf, Universität Hamburg, Martinistraße 52, D-20246 Hamburg

Hepatocyte Transplantation Using Three-dimensional Highly Porous Matrices. Results After the First Year of Transplantation

Summary. Background: Heterotopic hepatocyte transplantation is currently under investigation as an alternative to liver transplantation. To date there are no long term results with this technique available. **Methods:** Lewis rats served as donors and recipients, respectively. Prevascularized polyvinyl-alcohol matrices were injected with a hepatocyte suspension. At 1 and 12 months after transplantation, specimens were analyzed by morphologic and morphometric methods. **Results:** At each time point hepatocytes appeared morphologically normal. Between one month and one year there was an increase in hepatocyte area ($P < 0.05$). **Conclusion:** Long-term hepatocyte transplantation using highly porous three-dimensional matrices is feasible.

Key words: Liver replacement – Tissue engineering – Hepatocyte transplantation – Matrix

Zusammenfassung. Einleitung: Heterotope Leberzelltransplantation als Alternative zur Organtransplantation ist Gegenstand intensiver Forschung. Mit dieser Technik sind noch keine Langzeitergebnisse beschrieben. **Technik:** Lewis-Ratten dienten als Spender und Empfänger. Eine Hepatozytensuspension wurde in prävaskularisierte Polyvinylalkohol-Polymere injiziert. Nach 1 und 12 Monaten wurden die Matrizes histologisch und morphometrisch untersucht. **Resultate:** Die Hepatozyten sahen zu beiden Zeitpunkten morphologisch gesund aus. Zwischen einem Monat und einem Jahr vergrößerte sich die Hepatozytenoberfläche ($p < 0.05$). **Fazit:** Die Langzeittransplantation von Hepatozyten ist mit Hilfe hochporöser dreidimensionaler Matrizes erfolgreich durchführbar.

Schlüsselwörter: Leberersatz – Tissue Engineering – Hepatozytentransplantation – Matrix

Das Infektionsrisiko und die Rolle der Spurenelemente bei Niereninsuffizienz und nach Nierentransplantation

B. Matthies, H. Lippert, K.-H. Neumann und R. Kielstein

Otto-von-Guericke-Universität Magdeburg, Medizinische Fakultät, Zentrum für Chirurgie, Leipziger Straße 44, 39120 Magdeburg

The Risk of Infection and the Role of Trace Elements in Renal Failure and After Kidney Transplantation

Summary. In a group of patients with preterminal renal failure ($n=53$), terminal renal failure before dialysis treatment ($n=71$), and after kidney transplantation ($n=15$), we examined the amount of selen, aluminium, zinc, magnesium and copper in the serum using the method of AAS. The mean period of treatment for all patients was 42 months, the mean age, 54 years. All of the trace elements were found to be within their physiological range without any significant difference in concentration in all three groups of patients. For zinc, we detected borderline concentrations of 10.4 mol/l. However, significant correlations were found between a lowered zinc and aluminium concentration and an increased risk of infection. We suggest monitoring the leven of trace elements in dialysis patients once a year, as well as in the case of suspected clinical manifestations of deficiency symptoms. This should be followed by the necessary substitutions (e.g. zinc 3–15 mg p.o./day).

Key words: Organ transplantation – Trace elements – Risk of infection

Zusammenfassung. Es wurde ein Patientenkollektiv mit präterminaler ($n=53$) und terminaler NI ($n=71$) vor der Dialyse und nach NT ($n=15$) auf ihren Gehalt der Spurenelemente Selen, Aluminium, Zink, Magnesium und Kupfer mit Hilfe der AAS untersucht. Die mittlere Behandlungsdauer aller Patienten betrug 42 Monate, das mittlere Alter 54 Jahre. Alle bestimmten Spurenelemente lagen innerhalb der Normbereiche ohne signifikanten Konzentrationsunterschied in den 3 Patientengruppen. Für Zink fanden sich grenzwertige Konzentrationen von 10,4 mol/l. Aber es zeigten sich signifikante Korrelationen von abnehmenden Zink- und Aluminiumkonzentrationen mit einem erhöhten Infektionsrisiko. Wir empfehlen eine Bestimmung des Spurenelementgehaltes bei Dialysepatienten 1×Jahr sowie bei klinischer Symptomatik einer Mangelerscheinung und eine entsprechende Substitution (z. B. Zn: 3–15 mg p.o./Tag).

Schlüsselwörter: Organtransplantation – Spurenelemente – Infektionsrisiko

Langzeitverlauf nach Nierentransplantation bei Morbus Fabry

D. Inderbitzin, M. Weber, R. Schlumpf, F. Largiadèr und D. Candinas

Departement Chirurgie, Universitätsspital Zürich, Klinik für Viszeralchirurgie, Rämisstraße 100, CH-8091 Zürich

A Single-Center Experience of Renal Transplantation in Fabry's Disease

Summary. The genetically determined deficiency of α-galactosidase (Fabry's disease; FD) leads to renal, cardiac and systemic accumulation of trihexosylceramid and to end-stage renal disease (ESRD) in early adulthood. This is a single-center report on the long-term outcome of kidney transplantation (KTx) in patients with FD. **Results:** Between 1963 and 1996 FD was the cause of ESRD in 6 (0.4%) out of 1703 patients undergoing KTx at our center. Dialysis was initiated at the median age of 40 (32–45) years. Non-renal symptoms of FD included cardiac (50%), cutaneous (67%), and ocular (17%) manifestations. Actuarial patient and graft survival at 5 years were 100% and 83%, respectively. Survival rates at 10 years were 75% and 56%, respectively. **Conclusion:** The prognosis after KTx in patients with FD is comparable to the outcome achieved in other indications.

Key words: Fabry's disease – Kidney transplantation – Patient survival – Graft survival

Zusammenfassung. Das X-chromosomal vererbte Fehlen der α-Galaktosidase (Morbus Fabry; MF) führt zu renaler, kardialer und systemischer Ablagerung von Trihexosylceramid und zu einer terminalen Niereninsuffizienz. Wir untersuchten den Langzeitverlauf nach Nierentransplantation (NTPL) bei Patienten mit MF. **Resultate:** Von 1703 Patienten, die zwischen 1963 und 1996 an unserem Zentrum eine NTPL erhielten, litten 6 Patienten (0,4%) an einem MF. Mit 40 (32–45) Jahren kamen diese Patienten zur Dialyse. Extrarenale Manifestationen des MF waren kardial (50%), kutan (67%) und okulär (17%). Das aktualisierte Patienten- und Transplantatüberleben nach 5 Jahren betrug 100%, respektive 83%; nach 10 Jahren 75%, respektive 56%. **Schlußfolgerung:** Der Verlauf nach NTPL bei MF entspricht dem Verlauf nach NTPL bei anderen Indikationen.

Schlüsselwörter: Morbus Fabry – Nierentransplantation – Patientenüberleben – Transplantatüberleben

Postoperative Verlaufskontrolle nach Nierentransplantation: Kontrastmittelverstärkte Farbduplexsonographie oder Szintigraphie?

O. Richter[1], J. Müller[2], R. Schwarz[1], K. Kohlhaw[1], S. Richter[1] und J. Hauss[1]

[1] Klinik für Abdominal-, Transplantations- und Gefäßchirurgie, [2] Klinik für Diagnostische Radiologie, Universität Leipzig, Liebigstraße 20a, 04103 Leipzig

Follow-up After Kidney Transplantation: Contrast Enhancement Agent Color Doppler Sonography or Scintigraphy?

Summary. After kidney transplantation complications can be observed by color Doppler sonography and scintigraphy. Sonographically, a reduced perfusion was shown in 16% of cases but normal results were detectable after iv-application of contrast enhancement agent Levovist. In particular, regional perfusional disturbances (upper ⅓ of the kidney) were more often diagnosed false-positively by scintigraphy. There is no additional information for treatment given by scintigraphy. Color Doppler sonography should be done in cases of inadequate perfusional detection, in combination with the contrast enhancement agent Levovist.

Key words: Transplantation – Sonography – Scintigraphy – Levovist

Zusammenfassung. Die nach Nierentransplantation aufgetretenen Komplikationen wurden duplexsonographisch und szintigraphisch nachgewiesen. Eine in 16% der 120 duplexsonographischen Untersuchungen festgestellte Perfusionsstörung konnte nach iv-Kontrastmittelapplikation entkräftet und als Normbefund eingestuft werden. Besonders in der Beurteilung der regionalen Perfusionsstörungen (oberes Nierendrittel) weist die

Szintigraphie eine deutlich höhere Fehlerquote auf. Für die Therapieplanung in der frühen postoperativen Transplantationsphase bietet die Szintigraphie keinen zusätzlichen Informationsgewinn. Bei unzureichender Beurteilbarkeit sollte eine Kontrastmittel-FKDS (Levovist®) durchgeführt werden.

Schlüsselwörter: Transplantation – Sonographie – Szintigraphie – Levovist

Mitteldeutscher Transplantationsverbund: 2-Jahres-Bilanz der Regionalisierung am Beispiel Herztransplantation

F. Rüter[1], M. Grapow[1], H. Lilie[2] und H.-R. Zerkowski[1]

[1] Klinik für Herz- und Thoraxchirurgie, Martin-Luther-Universität Halle-Wittenberg, Ernst-Grube-Straße 40, D-06097 Halle/Saale
[2] Lehrstuhl für Strafrecht, Strafprozeßrecht und Medizinrecht, Martin-Luther-Universität Halle-Wittenberg

Mid-German Transplant Region: 2-Year Results of Regionalization of Heart Transplantation

Summary. The discrepancy between supply and demand of donor organs forces us to improve willingness of organ donation and organ allocation. Mid-German Transplant Region (MDTV: Sachsen, Sachsen-Anhalt & Thüringen) with its centers in Halle, Dresden, and Leipzig was founded in 1994 as a model for the future. The number of donors (41, 1995; 69, 1996; 91, 1997) as well as the number of heart transplantations (15, 1995; 50, 1996; 62, 1997) significantly increased in the MDTV compared to the rest of Germany due to regionalization of organ sharing in the geographically identical region of allocation. In agreement with the German transplant law requiring equal success rates for all patients, a waiting list is compiled, which is regionally split but standardized based on medical criteria. The reduction of ischemia makes regionalization and the distance factor prognostically relevant for long-term survival.

Key words: Organ donation – Organ sharing – Regionalization – Transplantation law

Zusammenfassung. Die Diskrepanz zwischen Organangebot und -bedarf zwingt zur Verbesserung der Spendebereitschaft und Organallokation. Im 1994 als Zukunftsmodell gegründeten Mitteldeutschen Transplantationsverbund – Herz – (MDTV: Sachsen, Sachsen-Anhalt, Thüringen) mit den Herztransplantationszentren Halle, Dresden und Leipzig wurden durch Regionalisierung der Organspende – bei geographisch identischer Allokationsregion und bundesweit stagnierenden Zahlen sowohl Spender- (41/'95, 69/'96, 91/'97) als auch Transplantationszahlen deutlich gesteigert (15/'95, 50/'96, 62/'97). Entsprechend der vom Tx-Gesetz geforderten bundesweit gleichen Erfolgsaussicht für alle Patienten wird eine zwar segmentierte aber nach medizinischen Kriterien einheitlich geführte Warteliste realisiert, die durch Regionalisierung/Distanzfaktor eine medizinisch sinnvolle Berücksichtigung der Ischämiezeit, als prognostisch relevanten Marker für das Langzeitüberleben berücksichtigt.

Schlüsselwörter: Organspende – Allokation – Regionalisierung – Transplantationsgesetz

Transplantatnierenarterienfluß bei offener und bei verschlossener Beinstrombahn

B. Wittrin, M. Arlt, K.-H. Dietl und N. Senninger

Klinik und Poliklinik für Allgemeinchirurgie, Westfälische Wilhelmsuniversität Münster, Waldeyerstraße 1, D-48129 Münster

Blood Flow in Kidney Graft During Transplantation – Effects of Clamping the A. iliaca externa Distal to the Arterial Anastomosis

Summary. During kidney transplantation 23 patients (43; age 12–64±14 years) underwent a blood flow measurement (transit time blood flow meter): **1)** blood flow of the kidney graft artery (kga) with normal/clamped distal A. iliaca externa (Aie), **2)** blood flow of Aie before/after reperfusion of kga. **Results:** 1) There is not a significant correlation between the age of the donor and blood flow of kga. The kga flow rises from 347±143 (120–700) to 365±140 (130–680) ml/min ($p=0.031$, Wilcoxon test). 2) There is not a significant correlation between the age of the patient and blood flow of Aie. The Aie flow decreases after reperfusion of the kidney graft from 412±138 (140–660) to 367±137 (98–600) ml/min ($p=0.003$, Wilcoxon test). **Conclusion:** 1) In cases with small kga flow an intraoperative clamping of the distal Aie can raise the kga flow. 2) The kidney graft should be transplanted to the side with better blood supply.

Key words: Kidney transplantation – Blood flow – Perfusion

Zusammenfassung. Es wurden bei 23 Pat. (43 J (12–64)±14 J) im Rahmen der heterotopen Nierentransplantation **1)** der Transplantatarterienfluß (Tna) bei offener/geschlossener distaler A. iliaca externa (Aie) und **2)** der Fluß in der Aie vor/nach Freigabe der Tna mit dem Blutflußmeßgerät HT 207 (Fa. Transonic Systems Inc.) bestimmt. Ergebnis: 1) Der Tna-Fluß zeigte mit dem Spenderalter keine signifikante Korrelation. Der Tna-Fluß stieg nach distaler Abklemmung der Aie von 347±143 (120–700) auf 365±140 (130–680) ml/min (p=0,031 Wilcoxon-Test). 2) Der Aie-Fluß zeigte mit dem Patientenalter keine signifikante Korrelation. Der Aie-Fluß fiel nach Freigabe der Tna von 412±138 (140–660) auf 367±137 (98–600) ml/min (p=0,003 Wilcoxon-Text). **Resultat:** 1) Bei geringem Tna-Fluß kann ein passageres Abklemmen der distalen Aie eine Flußsteigerung in der Tna bewirken. 2) Die Transplantation sollte auf die besser durchblutete Seite erfolgen.

Schlüsselwörter: Nierentransplantation – Blutfluß – Durchblutung – Reperfusion

Diagnostische Relevanz von Procalcitoninspiegeln nach Lebertransplantation (LTX)

M. Pross[1], Th. Manger[1], D. Kunz[2], W. König[2] und H. Lippert[1]

[1]Klinik für Chirurgie, [2]Klinik für Mikrobiologie, Otto-von-Guericke Universität, Leipziger Straße 44, D-39120 Magdeburg

Diagnostic Relevance of Procalcitonin after Liver Transplantation

Summary. The serum level of procalcitonin was observed to be a powerful predictor of the clinical course of patients after liver transplantation. Procalcitonin should be determined during the first 5–7 days postoperatively. A continuous reduction of this parameter (50% over 24 h) is indicative for normal recovery. Additionally, IL-6 levels in corresponding blood-drainage pairs were useful for the differentiation of local inflammatory processes versus systemic inflammation. The differential diagnosis between rejection, viral infection and immunotherapeutic oversuppression was supported by analyzing the individual time course of T-cell counts, activated T cell subpopulations and HLA-DR expression on monocytes.

Key words: Liver transplantation – Procalcitonin – T cell subpopulation

Zusammenfassung. Nach LTX ist das Procalcitonin ein aussagekräftiger prognostischer Parameter für den klinischen Verlauf. Es sollten keine Einzelwerte, sondern der 5–7tägige Verlauf von PCT-Serumspiegeln beurteilt werden. Ein komplikationsloser Verlauf wird durch einen kontinuierlichen Abfall der PCT-Werte (Halbierung in 24 h) angezeigt. Ergänzend helfen IL-6 Spiegel im Serum als auch in Drainageflüssigkeiten zur Differenzierung zwischen lokal begrenzten und systemischen Entzündungsreaktionen. Die Veränderungen der T-Lymphozytensubpopulationen sowie der HLA-DR Expression auf Monozyten sind nützlich in der Differenzierung zwischen Rejektion, Virusinfektion und immunologischer Übersuppression.

Schlüsselwörter: Lebertransplantation – Procalcitonin – T-Zellsubpopulationen

Lebertransplantation bei hepatopulmonalem Syndrom

M. Pross[1], Th. Manger[1], T. Welte[2], S. Klauck[2] und H. Lippert[1]

[1]Klinik für Chirurgie, [2]Zentrum für Innere Medizin, Otto-von-Guericke Universität, Leipziger Straße 44, D-39120 Magdeburg

Liver Transplantation by Hepatopulmonary Syndrome

Summary. Hypoxaemia is highly frequent in patients with chronic liver diseases (23% of our patients). Hepatopulmonary syndrome (HPS) is less common (5.8% in our group) in patients with liver cirrhosis. Screening (lung function test, blood gas analysis, orthodeoxia, echocardiography) to identify these patients is necessary because the combination of chronic liver damage and HPS exhibits a high mortality. Two of these patients were treated by orthotopic liver transplantation. The lung function improved markedly in both patients during the postoperative follow-up. Since liver transplantation is the only causal therapy of HPS, we conclude that a clearly diagnosed HPS should lead to the decision for transplantation.

Key words: Liver transplantation – Hepatopulmonary syndrome – Lung function

Zusammenfassung. Bei Patienten mit einer chronischen Lebererkrankung ist nicht selten eine Hypoxie zu sichern (23% in unserem Krankengut). Nur eine kleine Anzahl dieser Patienten bilden ein Hepatopulmonales Syndrom (HPS) aus (5,8%). Es ist sinnvoll, diese Patienten durch ein gezieltes Screening (Lungenfunktionstest, Blutgasanalyse, Orthodeoxia, Kontrastechokardiographie) herauszufinden, da die Mortalität bei Patienten mit einem chronischen Leberschaden und einem HPS höher ist. Eine Lebertransplantation (LTX) wurde bei 2 dieser Patienten durchgeführt. Die Lungenfunktionswerte besserten sich im postoperativen Verlauf deutlich. Die Indikation zur LTX ist bei gesichertem HPS zu forcieren, denn sie ist die einzige kausale Therapie des HPS.

Schlüsselwörter: Lebertransplantation – Hepatopulmonales Syndrom – Lungenfunktion

Eine neue Technik zur Arterialisierung der Pfortader bei der orthotopen Rattenlebertransplantation

V. Müller, T. Reck, R. Ott, W. Hohenberger und F. Köckerling

Chirurgische Universitätsklinik Erlangen, Krankenhausstraße 12, D-91054 Erlangen

A New Technique for the Arterialization of the Portal Vein in Orthotopic Rat Liver Transplantation

Summary. In cases of thrombosis of the portal vein, the clinical orthotopic liver transplantation (OLT) is very difficult to perform. However, the technique of total arterialization of the liver graft could be performed. The aim of the present study was to develop a new technique for the arterialization of the portal vein in orthotopic rat liver transplantation. The OLT technique with re-arterialization described by Engemann was used and modified for this new technique. The graft was arterialized by the hepatico-aortal segment over the donor A. hepatica propria, and the portal vein over the donor aorta abdominalis. The caudal end was end-to-side anastomosed to the recipient aorta. The survival rate was 50% in the first operations. The long-term survival of the recipients and the effects to the graft must be investigated in further experiments.

Key words: Rat liver transplantation – Arterialization – Portal vein

Zusammenfassung. Eine vorbestehende Thrombose der Pfortader kann bei Lebertransplantat-Empfängern für die Wiederherstellung des portalen Blutflusses eine gefäßtechnisch sehr schwierige Situation darstellen. Die vollständige Arterialisierung der spenderseitigen Pfortader über ein aorto-portales Interponat könnte einen therapeutischen Ansatz darstellen. Die Arterialisierung der Pfortader wurde auf der Grundlage der von Engemann beschriebenen Technik der orthotopen Rattenlebertransplantation entwickelt. Dieses hepatico-aortale Segment dient in dem neuen Modell gleichzeitig als portal-aortales Interponat zur direkten Arterialisierung der Pfortader. Der Abfluß des portalen Blutes erfolgt hierbei über einen porto-cavalen Shunt. Die technische Durchführung der portalen Arterialisation ist bei der Ratte mit der verwendeten Technik möglich. Es lassen sich vergleichbare Überlebensraten wie mit der Standardtechnik erreichen. Die Langzeitüberlebensrate und die damit verbundenen Auswirkungen auf das Transplantat müssen in weiteren Experimenten noch untersucht werden.

Schlüsselwörter: Rattenlebertransplantation – Arterialisierung der Pfortader

Onkologie – Allgemein

Riesenleiomyom des Ovars – 5-Jahres-Follow-Up

D. Khaffaf, H. Khaffaf und K. Dittrich

A.ö. KH Hollabrunn, Robert-Löfflerstraße 20, A-2020 Hollabrunn

Giant Ovarian Leiomyoma – 5-Year Follow-up

Summary. Leiomyomas of the ovary are rare, small tumors (<3 cm) which usually are not associated with any clinical symptoms. We report on a 50-year-old, mentally handicapped female patient with acute abdomen, dyspnea and bilateral hydronephrosis caused by a giant tumor originating from the right ovary (11650 g, 36×32×25 cm). Histopathologic evaluation revealed a giant ovarian leiomyoma. Postoperative kinking of both ureters persisted, causing moderate hydronephrosis. 5 year follow-up shows the patient free of symptoms, without any signs of hydronephrosis in pyelography. Leiomyomas of the ovary rarely extend to such dimensions compromising abdominal organ function. However, even in such cases surgical intervention may result in complete functional restitution with a good long-term outcome.

Key words: Leiomyoma – Ovary – Hydronephrosis

Zusammenfassung. Leiomyome des Ovars sind seltene, kleine (<3 cm), meist asymptomatische Tumore. Wir berichten über eine 50jährige, geistig retardierte Patientin mit akutem Abdomen, Dyspnoe und beidseits ausgeprägter Hydronephrose, verursacht durch einen riesigen Tumor des rechten Ovars (11650 g, 36×32×25 cm). Der histologische Befund ergab ein Riesenleiomyom des Ovars. Eine Knickbildung der Ureteren sowie eine mäßige Hydronephrose blieb postoperativ bestehen. 5 Jahre nach der Operation ist die Patientin beschwerdefrei, die IVP unauffällig. Sehr selten können Leiomyome des Ovars solche enorme Ausmaße erreichen und damit zu sekundärer Organschädigung führen. Durch entsprechende chirurgische Intervention kann auch in diesen Fällen eine vollständige Restitutio der Folgeerscheinungen mit günstigem Langzeitergebnis erzielt werden.

Schlüsselwörter: Leiomyom – Ovar – Hydronephrose

Inwieweit kann ABBI* System die radiologisch markierte PE ersetzen?

Ch. Tausch, F. Kugler und M. Aufschnaiter

Chirurgische Abteilung, Krankenhaus der Barmherzigen Schwestern, Seilerstätte 4, A-4010 Linz

The Role of ABBI* System in Comparison With the Open Biopsy by Radio-Guided Wire Localisation

Summary. Until now the identification of a non-palpable mammary lesion by radio-guided wire localisation has been quite unpleasant for the patient and also a time-consuming procedure. The ABBI* system uses a disposable instrument under local anaesthesia. It is done in one operation as an out-patient treatment and is therefore comparatively comfortable. The surgeon makes a small incision and checks his work on digitally manipulated pictures. Lesions close to the chest wall and lesions over 20 mm can not be treated by the ABBI* system. During the past 12 months, 102 ABBI*-excisions were performed without complications. During the same period of time, 66 radio-guided probe excisions took place. We think the ABBI* system is an ideal addition to the range of procedures at a breast care center.

Key words: ABBI* system – Radio-guided wire localisation – Local anaesthesia – Comfort

Zusammenfassung. Die operative Abklärung von nicht tastbaren Mammaherden mittels der radiologischen Drahtmarkierung stellte bisher ein aufwendiges Verfahren dar. ABBI* System verwendet ein Einmalinstrument in Lokalanästhesie. Es wird in einem Arbeitsgang als ambulanter Eingriff durchgeführt und ist somit für die Patientin vergleichsweise komfortabel. Der Operateur kommt mit kleinsten Hautincisionen aus und kontrolliert den Operationsfortschritt auf digital verarbeiteten Röntgenaufnahmen. Thoraxwandnahe Herde und Herde über 20 mm können mit ABBI* System nicht behandelt werden. In nunmehr 12 Monaten führten wir 102 ABBI-Excisionen komplikationsfrei durch und im selben Zeitraum zählten wir 66 radiologisch markierte PE's. Wir glauben, daß ABBI* System eine ideale Ergänzung im Angebotsspektrum eines Brustzentrums darstellt.

Schlüsselwörter: ABBI* System – Rad. Markierung – Lokalanästhesie – Komfort

Onkologie – Ösophagus/Magen

Kann durch die präoperative Immunfunktion die postoperative Morbidität abgeschätzt werden? Eine prospektive Analyse bei Patienten mit einem Magenkarzinom

C. A. Jacobi, J. Ordemann, R. Stößlein und J. M. Müller

Universitätsklinik für Chirurgie, Humboldt-Universität, Charité, Schumannstraße 20/21, D-10117 Berlin

Does Preoperative Immune Function Correlate With Postoperative Morbidity? A Prospective Analysis of Patients With Gastric Carcinoma

Summary. Preoperative immuncompetence of 47 patients with gastric adenocarcinoma and its correlation with postoperative complications was determined to analyse factors due to increased morbidity after gastrectomy. The following immunologic parameters were evaluated before surgery: expression of CD3, CD4 and CD8 on lymphocytes and of HLA-DR and CD14 on monocytes, as well as the plasma levels of IL-6 and IL-10. Preoperative expression of CD3 and CD4 on lymphocytes showed a negative correlation with the incidence of local wound infection ($n=10$) ($P<0.05$) whereas preoperative plasma levels of IL-10 showed a positive correlation with the incidence of pulmonary and septic complications ($P<0.05$). These findings were independent of the surgical approach or its duration. Preoperative restoration of the immune competence in gastric cancer patients might lead to a decrease of morbidity after gastrectomy.

Key words: Gastric cancer – Immune competence – Morbidity

Zusammenfassung. In einer prospektiven Studie wurde die präoperative Immunfunktion von Magenkarzinompatienten ($n=47$) analysiert und deren Korrelation mit den postoperativen Komplikationen ermittelt. Folgende Parameter wurden erfaßt: Expression von CD3, CD4 und CD8 auf Lymphozyten, HLA-DR und CD14 auf Monozyten sowie die Plasmaspiegel der Zytokine IL-6 und IL-10. Unabhängig von der Operationsdauer oder dem Resektionsverfahren bestand ein negativer Zusammenhang zwischen den CD3+ Lymphozyten und CD4+ T-Zellen sowie der Inzidenz lokaler Wundinfektionen ($n=10$) ($p<0,05$), hingegen korrelierten die IL-10 Spiegel positiv mit dem Auftreten pulmonaler und septischer Komplikationen ($p<0,05$). Eine präoperative Wiederherstellung der Immunfunktion bei Magenkarzinompatienten sollte angestrebt werden, um die postoperative Morbidität zu senken.

Schlüsselwörter: Magenkarzinom – Immunfunktion – Morbidität

Endosonographie im diagnostischen Konzept von Ösophagustumoren

P. Kienle, Ch. Kuntz, K. Buhl, T. Lehnert und Ch. Herfarth

Chirurgische Universitätsklinik Heidelberg, Im Neuenheimer Feld 110, D-69120 Heidelberg

Endosonography in the Diagnostic Concept of Esophageal Tumors

Summary. CT scan was previously considered as the most important staging method for esophageal tumors, although better results have been published in the literature for endosonography. Since 1995 we staged 52 patients with benign and malignant esophageal tumors endosonographically, whereby eight tumors could not be passed due to high-grade stenosis. Of the 44 tumors which could be staged endosonographically, 31 were resected, four only operatively explored due to inoperability, three primarily treated by radiochemotherapy due to advanced local infiltration (T4), and the remaining six benign lesions were clinically followed. Endosonography was compared to postoperative histology or intraoperative findings in 35 patients. The evaluation of the remaining nine patients was based on CT results or the clinical course. The T-category was correctly classified by endosonography in 38 of 44 patients, and the N-category was correctly judged in 36 of 44 (accuracy 86%/82%). Preoperative staging is possible endosonographically with adequate precision.

Key words: Esophageal tumors – Endosonography – CT

Zusammenfassung. Das CT galt bisher als wichtigste Staginguntersuchung bei Ösophagustumoren, für die Endosonographie werden in der Literatur jedoch bessere Ergebnisse angegeben. Seit 1995 endosonographierten wir 52 Patienten mit Ösophagustumoren unklarer Dignität, wobei 8 wegen einer höhergradigen Stenose nicht passiert werden konnten. Von den 44 beurteilbaren Tumoren wurden 31 reseziert, 4 bei Inoperabilität nur exploriert, 3 wegen ausgedehnter Infiltration (T4) primär der Radiochemotherapie zugeführt und die verbleibenden 6 benignen Befunde klinisch kontrolliert. Die Endosonographie wurde bei 35 Patienten mit der postoperativen Histologie bzw. dem intraoperativen Befund verglichen, bei den restlichen 9 mußte der CT-Befund oder klinische Verlauf zur Beurteilung herangezogen werden. Die T-Kategorie konnte bei 38 von 44, die N-Kategorie bei 36 von 44 Patienten richtig beurteilt werden (accuracy 86%/82%). Das präoperative Staging ist endosonographisch mit ausreichender Genauigkeit möglich.

Schlüsselwörter: Ösophagustumoren – Endosonographie – CT

Goseki-Klassifikation beim Magenkarzinom: Vergleich mit etablierten histopathologischen Klassifikationen

S. P. Mönig, S. E. Baldus, T. K. Zirbes, W. Schröder, H. P. Dienes und A. H. Hölscher

Klinik und Poliklinik für Viszeral- und Gefäßchirurgie, Universität Köln, Joseph-Stelzmann-Straße 9, D-50924 Köln

Goseki Histological Grading of Gastric Cancer: Comparison with Existing Systems of Grading

Summary. In 1992 Goseki described a novel grading system of gastric cancer based on tubular differentiation and mucin secretion. The aim of this study was to compare the Goseki grading with the currently used grading systems and to define the prognostic significance of the Goseki classification system. The present study comprises 165 patients with primary gastric cancer (D2-gastrectomy). The median follow-up for surviving patients was 43 months. The Goseki classification was found to correlate with the WHO and Lauren classification as well as with conventional grading. Mucin-rich tumors (Goseki II and IV) correlated significantly with advanced TNM stage. Prognosis is particularly related to mucin content: patients with mucin-poor cancers show a survival advantage (statistically not significant).

Key words: Gastric carcinoma – Grading system – Goseki classification

Zusammenfassung. 1992 wurde von Goseki eine neue histopathologische Klassifikation der Magenkarzinome vorgeschlagen, die sich auf den Grad der intrazytoplasmatischen Schleimbildung und den Grad der tubulären Differenzierung stützt. In einer Studie sollte die Frage geklärt werden, ob die Goseki-Klassifikation mit den etablierten Klassifikationen korreliert und ob diese Klassifikation Patienten mit ungünstigerer Prognose definieren kann. Insgesamt wurden 165 Präparate (D2-Gastrektomie) histopathologisch aufgearbeitet. Die mittlere Nachbeobachtungszeit lag bei 43 Monaten. Die Goseki-Klassifikation korreliert mit den etablierten histologischen Klassifikationen (WHO, Lauren, Grading). Mucinreiche Tumoren (Goseki II und IV) waren signifikant häufiger in fortgeschrittenen TNM-Stadien anzutreffen. Mucinarme Tumoren zeigten eine bessere Prognose als mucinreiche Tumoren (statistisch nicht signifikant).

Schlüsselwörter: Magenkarzinom – Grading – Goseki Klassifikation

Postoperative Letalität und Komplikationsrate nach erweiterter D3-Lymphknotendissektion beim in kurativer Intention resezierten Magenkarzinom

K. Günther, T. Horbach, S. Merkel und W. Hohenberger

Chirurgische Klinik mit Poliklinik, Universität Erlangen, Krankenhausstraße 12, D-91054 Erlangen

Postoperative Mortality and Complications Following D3 Lymph Node Dissection in Gastric Cancer Operated on With Curative Intent

Summary. In a retrospective study we analyzed postoperative mortality and complications following D3 lymph node dissection (LND) in 76 patients (November, 1995–August, 1997) with gastric adenocarcinomas operated on with curative intent (45.3 lymph nodes per patient, lymph node ratio: 0.16). In comparison with a historic control group of 383 patients (1982–1989) in whom D2 dissection was performed, the mortality rate of the new procedure was lower (1% vs 6.8%), while the overall complication rate was identical (34% vs 32.1%). In particular, no anastomotic leakage (vs 9.4%) and fewer non-surgical complications (17.1% vs 27.9%) occurred. The reoperation rate was 1% vs 9.7%. However, in 6% of the patients drainage tubes had to be inserted under CT guidance. The average stay in hospital remained unchanged (21.9 vs 20.7 days). D3 LND appears to be a safe procedure with no immediate disadvantage for the patient.

Key words: Gastric cancer – Lymph node dissection – Mortality – Complication

Zusammenfassung. Bei 76 wegen eines Magenadenocarcinoms in kurativer Absicht operierten Patienten (11'95–8'97) wurde die postoperative Letalität und Komplikationsrate nach D3-Lymphknotendissektion (LND) retrospektiv analysiert (45,3 LK/Patient, Lymph node ratio: 0,16). Im Vergleich mit einer historischen Kontrollgruppe von 383 Patienten ('82–'89) unseres Hauses, bei denen eine D2-Dissektion erfolgte, war die Letalitätsrate des neuen Verfahrens niedriger (1% vs 6,8%), während die Gesamtkomplikationsrate gleich blieb (34% vs 32,1%). Es traten keine Anastomoseninsuffizienz (vs 9,4%) und weniger nicht-chirurgische Komplikationen auf (17,1% vs 27,9%). Die Relaparotomierate betrug 1% vs 9,7%. Allerdings mußten bei 6% der Patienten CT gesteuerte Drainagen gelegt werden. Die durchschnittliche Krankenhausverweildauer blieb gleich (21,9 vs 20,7 Tage). Die D3 LND ist ein sicheres, ohne unmittelbaren Nachteil behaftetes Verfahren.

Schlüsselwörter: Magencarcinom – Lymphknotendissektion – Letalität – Komplikation

Einfluß der Pouchrekonstruktion auf die Lebensqualität und das Körpergewicht nach Gastrektomie

B. Hoksch, K. Zippel, S. Promnitz und H. Zieren

Chirurgische Klinik, Charité, Campus Mitte, Schumannstraße 20/21, D-10117 Berlin

Influence of a Pouch-Reconstruction on Quality of Life and Body Weight After Gastrectomy

Summary. A prospective randomized study was performed to examine the importance of a pouch reconstruction positioned between the esophagus and duodenum after gastrectomy. The reconstruction was made by an interposition of 40 cm of jejunal bowel without a pouch or by an interposition of a jejunal bowel with a small or great pouch (7 cm or 15 cm). At fixed postoperative time points, standardized scintigraphic measurements were performed. The quality of life was evaluated by the EORTC quality of life questionnaire. Patients with a pouch were found to have a better life quality level. Furthermore, weight increase of patients correlates with the prolonged transit time in the scintigraphic measurements. These findings suggest that interposition of a jejunal pouch reservoir between the esophagus and duodenum can lead to a better quality of life through a prolonged transit time.

Key words: Esophago-duodenal pouch reconstruction – Interposition – Quality of life

Zusammenfassung. In einer prospektiv-randomisierten Studie wurde der Frage nachgegangen, ob nach Gastrektomie mit anschließender ösophago-duodenaler Jejunuminterposition durch eine Pouchrekonstruktion verschiedener Größe eine Verbesserung der Lebensqualität erreicht werden kann. Die Passagerekonstruktion erfolgte durch eine ösophago-duodenale Jejunuminterposition ohne Pouch oder eine ösophago-duodenale Jejunuminterposition mit Pouch verschiedener Größe (7 oder 15 cm). Zu definierten postoperativen Zeitpunkten wurde die Lebensqualität der Patienten mit dem EORTC-Fragebogen erhoben. Gleichzeitig erfolgte eine standardisierte szintigraphische Messung des Nahrungstransites. Patienten mit einer Pouchrekonstruktion zeigen im Trend eine bessere Lebensqualität als die Patienten ohne Pouchrekonstruktion, korrelierend mit einer günstigeren Gewichtsentwicklung und der Verzögerung des Nahrungstransites in der Szintigraphie.

Schlüsselwörter: Ösophago-duodenale Pouchinterposition – Lebensqualität

Stenosierender Granularzelltumor (Abrikossoff) des Ösophagus. Diagnostik und Therapie anhand eines Fallbeispiels

L. Backheuer, N. Huschitt und M. Weber

Westpfalzklinikum, Chirurgische Klinik I, D-67653 Kaiserslautern

Obstructing Granular Cell Tumor (Abrikossoff) of the Esophagus. A Case Report and Discussion of Management Treatment

Summary. Granular cell tumors of the esophagus are rare, mostly benign, submucosal neoplasma. The therapy of choice is surgical enucleation which leads to complete tumor removal and is a procedure of minimal risk. Treatment by endoscopic procedures should only be performed if endoscopic ultrasonographic demonstration shows no infiltration of the muscularis propria and the tumor size does not exceed 2 cm in diameter. Esophageal resection can be indicated if malignancy is expected or has been shown by microscopic examination.

Key words: Granular cell tumor of the esophagus – Benign tumor of the esophagus – Abrikossoff's tumor of the esophagus

Zusammenfassung. Der Granularzelltumor des Ösophagus ist ein seltener, meist gutartiger, submukös wachsender Tumor. Die Therapie der Wahl ist die chirurgische Enukleationsresektion, die mit geringem Risiko zur vollständigen lokalen Tumorfreiheit führt. Endoskopische Therapieverfahren sind nur bei gestielten Tumoren gerechtfertigt, wenn die Muscularis propria endosonographisch nicht infiltriert ist und bei Tumoren <2 cm im Durchmesser. Die Ösophagusresektion kann bei begründetem Malignomverdacht oder bei histologischem Malignomnachweis erforderlich sein.

Schlüsselwörter: Granularzelltumor des Ösophagus – Benigner Ösophagustumor – Abrikossofftumor des Ösophagus

Maßgeschneiderter Ansatz bei der chirurgischen Therapie des Magenkarzinoms

J. Petermann, I. K. Schumacher, H. Thomas, A. Hoene und D. Lorenz

Chirurgische Universitätsklinik Greifswald, Loefflerstraße 23b, D-17487 Greifswald

Tailored Approach to Surgical Therapy of Gastric Cancer

Summary. We reviewed 284 patients with gastric cancer treated from 1987 to 1996. Stage distribution, resection rates, and stage-related survival rates were analyzed. Mortality and morbidity were lower if subtotal gastrectomy had been performed. Gastrointestinal Quality of Life Index (GLQI) was significantly higher in the subtotally resected group. The survival rates did not differ significantly. We conclude that subtotal gastrectomy should be performed in cases of distal tumor site and T1 and T2 stages. In gastric cancer, located in the proximal and middle third, total gastrectomy should be the method of choice. In some cases with high comorbidity, subtotal gastrectomy can be performed even in T3 and T4 stages when a sufficiently wide proximal tumor-free margin can be achieved.

Key words: Gastric cancer – Morbidity – Mortality – Subtotal gastrectomy

Zusammenfassung. 284 Patienten mit Magenkarzinom wurden in den Jahren 1987 bis 1996 operiert. Stadienverteilung, Resektionsraten, stadienbezogene Überlebensraten wurden analysiert. Wir fanden eine im Vergleich mit der totalen Gastrektomie geringere Morbidität und Mortalität bei der subtotalen Gastrektomie. Die Überlebensraten zeigten keine signifikanten Unterschiede. Die Lebensqualität war in der subtotal resezierten Gruppe signifikant höher. Aus unseren Ergebnissen schlußfolgern wir, daß bei distalen Tumoren im Stadium T1 und T2 die subtotale Gastrektomie durchgeführt werden sollte. Bei Tumoren im proximalen und mittleren Drittel soll grundsätzlich die Gastrektomie erfolgen. Bei erheblicher Komorbidität kann auch bei T3 und T4 subtotal gastrektomiert werden, wenn oral die entsprechenden oralen Sicherheitsgrenzen eingehalten werden, d. h. 5 cm beim intestinalen und 10 cm beim diffusen Typ.

Schlüsselwörter: Magenkarzinom – Morbidität – Letalität – subtotale Gastrektomie

Vergleich der Lebensqualität des resezierten und interventionell behandelten Ösophaguscarcinoms

G. Brünagel, K. Boeder, A. Hirner und Th. Riemenschneider

Chirurgische Klinik und Poliklinik, Universität Bonn, Sigmund-Freud-Straße 24, D-53105 Bonn

Comparison of the Quality of Life in Operatively and Interventionally Treated Patients with Esophageal Cancer

Summary. To optimize a therapeutic treatment, the quality of life was analyzed and documented in 100 patients with esophageal cancer (1989–1992). In all, 53 patients underwent an operation, while 47 patients were conservatively (palliative) treated. Determination of the quality of life can be used as a prognostic parameter during the follow-up. However, the quality of life at the time point of diagnosis is of no significant value in the judgement of the early postoperative risk. Nevertheless, together with tumor-specific and general clinical parameters it can provide further information in the determination of the long-term risk. Considering the survival rate and the quality of life as well as the general and local operability, the esophageal resection is the first choice for the treatment of esophageal cancer.

Key words: Esophageal cancer – Quality of life

Zusammenfassung. Bei 100 Patienten mit Ösophaguscarcinom wurde der Verlauf der Lebensqualität (1989–92) dokumentiert und analysiert, um eine optimale Auswahl der Therapieplanung erfassen zu können. 53 Patienten wurden reseziert, 47 Patienten wurden palliativ behandelt. Die Lebensqualität ist im Erkrankungsverlauf als prognostisch relevantes Beurteilungskriterium verwendbar. Die Lebensqualität zum Zeitpunkt der Diagnosestellung stellt keinen aussagekräftigen Parameter zur Abschätzung des operativen Frührisikos dar, zur Abschätzung des Langzeitrisikos liefert sie gemeinsam mit tumorspezifischen und allgemein klinischen Parametern weitere Information. Die Resektion der Speiseröhre stellt unter der Berücksichtigung der Überlebensrate und der Lebensqualität unter Voraussetzung der allgemeinen und lokalen Operabilität die Therapie der Wahl beim Ösophaguscarcinom dar.

Schlüsselwörter: Lebensqualität – Ösophaguscarcinom

Effekte einer längerfristigen, postoperativen, proteinreichen Substratzufuhr nach Ösophagus- und Magenresektion

M. Elbers, D. Drücke, E. Awwad und D. Löhlein

Chirurgische Klinik, Städtische Kliniken Dortmund, Beurhausstraße 40, 44137 Dortmund

Effects of a Long-Term Postoperative Protein-Enriched Liquid Diet Following Esophageal and Gastric Resection

Summary. Two consecutive studies investigated the effects of postoperative protein-enriched enteral nutrition in 20 gastric carcinoma patients and 20 esophageal carcinoma patients following esophageal and gastric resection. Starting on day 5 after surgery, supplemented patients received a protein-rich liquid sip feed (3×200 ml/d, 600 kcal/d, proteins: 54 g/d) over a period of 3 weeks in addition to the standard hospital diet received by the controls. This protein-enriched nutrition resulted in reduced weight loss following esophageal resection, prevented significantly a further reduction of the body cell mass following gastric resection, and resulted in a significant increase of the body cell mass following esophageal resection, a significant increase of muscular strength, and a significant improvement in quality of life following both esophageal and gastric resection.

Key words: Gastric cancer – Esophageal cancer – Enteral nutrition – Body cell mass

Zusammenfassung. In zwei konsekutiven Studien mit 20 Magen- und 20 Ösophaguskarzinom-Patienten wurden die Effekte einer postoperativen, proteinreichen, enteralen Ernährung nach Magen- und Ösophagusresektion untersucht. In den supplementierten Gruppen wurde im Vergleich zu den Kontrollen zum normalen Kostaufbau ab dem 5. postoperativen Tag für 3 Wochen eine proteinreiche Trinknahrung (3×200 ml/d, 600 kcal/d, Proteine: 54 g/d) appliziert. Diese proteinreiche Ernährung führte nach Ösophagusresektion zu einer Reduktion des Gewichtsverlustes; verhinderte nach Magenresektion signifikant eine weitere Abnahme der Körperzellmasse und führte nach Ösophagusresektion zu einer signifikanten Zunahme der Körperzellmasse; führte nach Ösophagusresektion zu einer signifikanten Steigerung der Muskelkraft sowie nach Ösophagus- und Magenresektion zu einer signifikanten Verbesserung der Lebensqualität.

Schlüsselwörter: Magenkarzinom – Ösophaguskarzinom – Enterale Ernährung – Körperzellmasse

„Single-Shot"-Prophylaxe mit Ceftriaxon in der elektiven Magenkarzinomchirurgie

K.-J. Bauknecht, A. Lachmann und N. Nikolov

Auguste-Viktoria-Krankenhaus, Rubensstraße 125, D-12157 Berlin

Antibacterial Chemoprophylaxis in Surgery for Gastric Carcinoma

Summary. The goal of our study was the retrospective assessment of local and systemic infections in patients undergoing surgery for gastric carcinoma during the past 8 years. We evaluated 89 patients who underwent elective gastrectomy, comparing the effectiveness of different preoperative prophylactic treatments. Our study showed no advantage of a prolonged (24 h or more) over a „single shot" prophylaxis. There was no significant difference in superficial or deep wound infections among the two groups. Regarding systemic infections and duration of postoperative care, best results were achieved using a single dose (2 g) of ceftriaxone 30–60 min before surgery. Therefore, we recommended a single shot prophylaxis with 2 g of ceftriaxone for elective surgery for gastric carcinoma.

Key words: Gastric surgery – Antibiotic prophylaxis – Local and systemic infections

Zusammenfassung. Ziel dieser Untersuchung war die retrospektive Betrachtung unseres Patientengutes der letzten 8 Jahre hinsichtlich postoperativer lokaler und systemischer infektiöser Komplikationen in der Magenkarzinomchirurgie. Die Auswertung umfaßte 89 Patienten, bei welchen eine elektive Gastrektomie durchgeführt wurde. Verglichen wurden die in der Effektivität verschiedenen Regime der präoperativen Antibiotikaprophylaxe. Die Ergebnisse unserer Studie bewiesen, daß eine Langzeit-Prophylaxe (24 Std. u. länger) keine Vorteile im Vergleich zu der „single shot"-Prophylaxe hat. Die Häufigkeit der aufgetretenen oberflächlichen und tiefen Wundinfektionen in verschiedenen Prophylaxe-Regimen sind nicht signifikant unterschiedlich. Die besten Resultate hinsichtlich systemischer Infektionen und postoperativer Verweildauer zeigte die Einmalgabe von 2,0 g Ceftriaxon 30–60 min. präoperativ. Anhand unserer Ergebnisse ist die „single shot"-Prophylaxe mit 2,0 g Ceftriaxon in der elektiven Magenkarzinomchirurgie zu empfehlen.

Schlüsselwörter: Magenchirurgie – Antibiotikaprophylaxe – Infektionen

Perioperatives Risiko der Gastrektomie beim alten Patienten

A. Schwarz, M. Jung, M. H. Schoenberg und H.-G. Beger

Chirurgische Klinik I, Universität Ulm, Steinhövelstraße 9, D-89075 Ulm

Perioperative Risk of Total Gastrectomy in Old Patients

Summary. In the Department of Surgery, University of Ulm, 801 patients with gastric cancer were operated on between 01.01.82 and 31.12.97. Of the patients treated by total gastrectomy (n=471) 36% have been older than 70 years. The retrospective analysis of our gastrectomized patients >70 years (vs <70 years) did not show a significant difference with regard to leakage of the anastomosis (1.8% vs 2%) or to 30-day mortality (2.4% vs 1.3%). The patients who died within 30 days p.o. showed significantly more risk factors. In our patients, the patient's age is not an independent risk factor for morbidity and mortality after total gastrectomy.

Key words: Total gastrectomy – Risk factors – Age – Morbidity

Zusammenfassung. In der Chirurgischen Klinik I der Universität Ulm wurden vom 01.01.82 bis 31.12.97 insgesamt 801 Patienten mit Magenkarzinom operiert. Resektabel waren 656 Patienten (82%). Von den Gastrektomierten (n=471) waren 36% älter als 70 Jahre (168/471) und 4,5% älter als 80 Jahre (21/471). Die Analyse unserer gastrektomierten Patienten über 70 Jahre (vs unter 70 J) ergibt keinen signifikanten Unterschied hinsichtlich der Anastomoseninsuffizienzrate (1,8% vs 2%) und der 30-Tage-Letalität (2,4% vs 1,3%). In unserem Patientengut stellt das Lebensalter keinen eigenständigen Risikofaktor für Morbidität und Frühletalität nach Gastrektomie dar.

Schlüsselwörter: Gastrektomie – Risikofaktoren – Alter – Morbidität

Chirurgische Therapieergebnisse beim Adenokarzinom des Ösophagus

P. Piso und J. Jähne

Klinik für Abdominal- und Transplantationschirurgie, Medizinische Hochschule Hannover, D-30623 Hannover

Esophageal Adenocarcinoma – Results of Surgical Therapy

Summary. Esophageal adenocarcinomas have had an increased incidence over past decade. We retrospectively analyzed our results in the surgical therapy of these tumors. Between 10/1986 and 2/1997, 56 patients (men: $n=49$, women: $n=7$, median age 59 years) were operated upon. Of all patients, 41 had a Barrett esophagus. The resectability was 94.6% ($n=53$) and in 89.3% ($n=50$) of cases transthoracic, subtotal esophagectomy with 2-field lymphadenectomy and gastric interposition was performed. In 76.8% of patients ($n=44$) a R0 resection was possible. Postoperative morbidity and mortality were 33% and 1.8%, respectively. Prognosis after resection (median survival: 16 months) was determined by tumor stage and R classification. We concluded that, unlike squamous carcinoma, postoperative morbidity and mortality are rather low. However, survival is, even after radical resection, still unsatisfactory and multimodal treatment modalities should be taken into consideration.

Key words: Esophagus – Adenocarcinoma – Resection

Zusammenfassung. Die Adenokarzinome des Ösophagus zeigen eine Inzidenzzunahme. Wir haben die chirurgischen Therapieresultate bei diesen Tumoren retrospektiv untersucht. Zwischen 10/1986 und 2/1997 wurden 56 Patienten (Männer: n=49, Frauen: n=7, medianes Alter: 59 Jahre) operiert. Einen Barrett-Ösophagus wiesen 41 Patienten auf. Bei einer Resektabilität von 94,6% wurde in 89,3% (n=50) der Fälle eine subtotale Ösophagektomie mit 2-Felder-Lymphadenektomie und abdomino-thorakalem Magenhochzug durchgeführt. In 76,8% der Fälle gelang eine R0-Resektion. Die postoperative Morbidität und Letalität betrug 33% bzw. 1,8%. Die Prognose nach Resektion (mediane ÜLZ: 16 Monate) wurde entscheidend vom Tumorstadium und von der R-Klassifikation beeinflußt. Die transthorakale Ösophagektomie kann mit niedriger postoperativer Letalität durchgeführt werden. Die Überlebenszeiten sind allerdings unbefriedigend, so daß multimodale Therapiekonzepte weitergehend analysiert werden sollten.

Schlüsselwörter: Ösophagus – Adenokarzinom – Resektion

Hat der Stent den Tubus in der palliativen, endoskopischen Therapie inoperabler Ösophagus- und Kardiakarzinome abgelöst?

S. A. Müller, S. N. Truong, M. Jansen und V. Schumpelick

Chirurgische Universitätsklinik, RWTH Aachen, Pauwelsstraße 30, D-52057 Aachen

Is There a Place for Plastic Tubes in the Therapy of Incurable Cancer of the Esophagus and Esophagogastric Junction?

Summary. Since introducing the self-expanding metal stent, the palliative endoscopic therapy of incurable cancer of the esophagus and the esophagogastric junction has become safer, especially in tortuous and kinked strictures. Advantages of stent implantation are easy placement and reduction in the rates of early morbidity. With regard to effectiveness and late complications there is no difference between metal stent and plastic tube implantation. A major complication in stent implantation is the pressure necrosis of the esophageal wall with consecutive bleeding. In view of the costs the plastic tube is an alternative if the stenosis is not tight and without angulation.

Key words: Esophageal carcinoma – Endoscopy – Metal stent – Plastic tubes

Zusammenfassung. Mit Einführung der Stentimplantation hat die palliative Therapie der malignen Ösophagus- und Kardiastenosen, insbesondere bei hochgradigen und verwinkelten Befunden, ein sicheres Verfahren hinzugewonnen. Die Stentimplantation zeichnet sich besonders durch ihre niedrige Frühkomplikationsrate bei einfacher Plazierungstechnik aus. Bei den Spätkomplikationen, dem technischen Erfolg und der Senkung des Dysphagiegrades zeigen sich zwischen Tubus- und Stentimplantation keine signifikanten Unterschiede. Eine gefürchtete Komplikation des Stents ist die Drucknekrose mit Gefäßarrosion. Unter zunehmendem Kostendruck ist der Tubus bei mittelgradigen Stenosen durchaus eine Alternative.

Schlüsselwörter: Ösophaguskarzinom – Endoskopische Therapie – Stent – Tubus

Mesenchymale Tumoren des Magens

W. Mokros, G. Schönfeld und J. Roßmüller

Städtisches Klinikum Magdeburg, Klinik für Chirurgie, Krankenhaus Altstadt, Max-Otten-Straße 11–15, D-39104 Magdeburg

Mesenchymal Stomach Tumours

Summary. In 344 resections within 5 years 5.8% mesenchymal stomach tumours were found. Case history, preoperative endoscopy and biopsy resulted mainly in only a suspected diagnosis. The kind of operative therapy – local excision, resection or gastrectomy – was dependent on the local results and had no influence on the prognosis. In 6 out of 20 patients there was a diffuse metastasis during the first or second year after the operation. Tumours of more than 5 cm and the presence of a high rate of mitosis turned out to be prognostically disadvantageous. Critically considered, the only operative therapy of potentially malignant and malignant mesenchymal stomach tumours was not sufficient.

Key words: Stomach tumours – Frequency – Therapy – Prognosis

Zusammenfassung. Mesenchymale Tumoren des Magens fanden sich bei 344 Resektaten in 5,8% im Zeitraum von 5 Jahren. Anamnese, präoperative Endoskopie und Biopsie ergaben überwiegend nur eine Verdachtsdiagnose. Die Art der operativen Therapie – Lokalexzision, Resektion oder Gastrektomie – war vom Lokalbefund abhängig und hatte keinen Einfluß auf die Prognose. Bei 6 von 20 Patienten kam es zur diffusen Metastasierung im ersten oder zweiten postoperativen Jahr. Prognostisch ungünstig erwiesen sich Tumoren über 5 cm und der Nachweis hoher Mitoseraten. Kritisch muß eingeschätzt werden, daß bei potentiell malignen oder malignen mesenchymalen Tumoren des Magens die alleinige operative Therapie nicht ausreichend war.

Schlüsselwörter: Magentumoren – Häufigkeit – Therapie – Prognose

Langzeitergebnisse nach multimodaler Therapie des lokal fortgeschrittenen Ösophaguscarcinoms

M. K. Walz, M. Stahl, H. Wilke, M. Stuschke und F. W. Eigler

Abteilung für Allgemeine Chirurgie, Universitätsklinikum, Hufelandstraße 55, D-45122 Essen

Long-Term Results After Multimodal Treatment of Locally Advanced Esophageal Carcinomas

Summary. Seventy-seven patients (3/91–7/94) with locally advanced carcinoma of the esophagus were treated preoperatively with combined chemoradiotherapy (2–3 cycles and 40 Gy radiation). Following transthoracic resection of the esophagus the continuity was regained by a gastric tube and cervical anastomosis. Treatment-related mortality was 11.7%. For different reasons, 29 patients were not resected: 16 of them received a high-dosage radiation therapy of 60–67 Gy. Of 48 resected patients (42×R0, 1×R1, 5×R2), 13 showed complete remission. The 5-year-survival rate is 26% for resected patients and 27% for patients with high-dosage radiation therapy. The results demonstrate an improvement of long-term results for locally advanced esophageal cancer by multimodal treatment.

Key words: Esophageal carcinoma – Multimodal treatment – Long-term results

Zusammenfassung. Bei 77 Patienten (3/91–7/94) mit lokal fortgeschrittenem Ösophaguscarcinom wurde eine neoadjuvante Chemo-Radiotherapie (2–3 Zyklen, 40 Gy) durchgeführt. Nach transthorakaler Ösophagusresektion erfolgte die Wiederherstellung der Passage mittels Magenhochzug. Die therapiebedingte Letalität betrug 11,7%. Bei 29 Patienten wurde keine Ösophagusresektion durchgeführt, 16 Patienten dieser Gruppe erhielten eine definitive Strahlentherapie von 60–67 Gy. Bei 48 Patienten wurde die Speiseröhre reseziert (42×R0, 1×R1, 5×R2; 13×CR). Die 5-Jahresüberlebenswahrscheinlichkeit beträgt nach Resektion 26%, bei nicht-resezierten, definitiv bestrahlten Patienten 27%. Die Ergebnisse belegen eine Verbesserung der Langzeitprognose des lokal fortgeschrittenen Ösophaguscarcinoms mittels multimodaler Therapie.

Schlüsselwörter: Ösophaguscarcinom – Multimodale Therapie – Langzeitergebnisse

Abdomino-thorakoskopische Ösophagusresektion – eine tierexperimentelle Studie

F. Marusch, A. Koch und I. Gastinger

Carl-Thiem-Klinikum, Chirurgische Klinik, Thiemstraße 111, D-03048 Cottbus

The Abdomino-thoracoscopic Oesophagectomy – A Study Based on Animal Trials

Summary. The abdomino-thoracoscopic oesophagectomy aims to avoid thoracotomy within the scope of treatment of the T1/T2 oesophageal carcinoma in intrabifurcal position. The clearly visible and blood-saving approach of the oesophagus dissection are of special importance. The lymphadenectomy of the field II seems to be practicable. A major oncological issue is the salvage of the oesophagus, especially the transcervical passage of the unprotected tumour-bearing oesophagus. The final importance of the thoracoscopic approach in the resection of oesophageal malignancies must be evaluated further. For now, our animal-based-study results prove the practicability of this method for selected single indications in the surgery of oesophagus.

Key words: Oesophagectomy – Thoracoscopy – Oesophageal carcinoma – Stomach substitute

Zusammenfassung. Die abdomino-thorakoskopische Ösophagusresektion im Rahmen der Therapie des T1/T2-Ösophaguskarzinoms in infrabifurkaler Lage hat die Vermeidung der Thorakotomie zum Ziel. Hervorzuheben ist die sehr übersichtliche und blutsparende Dissektion des Ösophagus. Die Lymphadenektomie des Feldes II scheint möglich zu sein. Ein onkologisches Problem liegt in der Bergung des Ösophagus d. h. im Durchzug des ungeschützten Präparates nach zervikal. Der endgültige Stellenwert des thorakoskopischen Zuganges zur Resektion ösophagealer Malignome muß erst noch evaluiert werden. Die tierexperimentellen Untersuchungen weisen die Machbarkeit bei ausgewählten Einzelindikationen in der Chirurgie des Ösophagus nach.

Schlüsselwörter: Ösophagusresektion – Thorakoskopie – Ösophaguskarzinom – Magenersatz

Intraoperative hypertherme Chemotherapie des fortgeschrittenen Magenkarzinoms

S. Stephan, A. Singal, H. Becker und S. Post

Klinikum für Allgemeinchirurgie, Universität Göttingen, Robert-Koch-Straße 40, D-37075 Göttingen

Intraoperative Hyperthermic Peritoneal Chemotherapy (IHPC) for Gastric Cancer

Summary. After curative gastrectomy for serosa-penetrating gastric cancer (T3-GC), IHPC is believed to reduce the incidence of peritoneal carcinosis (PC) and to prolong survival. *Methods:* In a prospective phase I study, 9 patients with T3NxMx-GC were selected to receive IHPC with MMC and CDDP after curative D2-gastrectomy. *Results:* All patients had nodal, and 4 patients had distant metastases. Six (66%) suffered from postoperative complications (renal failure, pancreatitis, pancreatic fistula). Thirty-day mortality was 0%, 90-day mortality 22%. Seven patients developed PC. Probability of survival after 1 year is 28%. *Conclusion:* Advanced regional lymphatic spread may have been responsible for the failure of IHPC. The observed rate of complications does not recommend IHPC in advanced nodal stages.

Key words: Gastric cancer – Adjuvant therapy – Chemotherapy – Complications

Zusammenfassung. Nach kurativer Gastrektomie bei Serosa-infiltrierendem Magenkarzinom (T3-GC) soll die IHPC eine Peritonealkarzinose (PC) verhindern und das Überleben verlängern. *Methode:* In einer prospektiven Phase-I Studie erhielten 9 Patienten mit T3NxMx-GC nach D2-Gastrektomie eine IHPC mit MMC und CDDP. *Ergebnisse:* Alle Patienten hatten LK-, 4 Patienten Fernmetastasen. 6 (66%) erlitten Komplikationen (Nierenversagen, Pankreatitis, Pankreasfistel). Die Letalität lag nach 30 Tagen bei 0%, nach 90 Tagen bei 22%. 7 Patienten entwickelten eine PC. Die Überlebenswahrscheinlichkeit nach 1 Jahr ist 28%. *Schlußfolgerungen:* Eine fortgeschrittene regionale lymphatische Metastasierung mag für das Versagen der IHPC verantwortlich sein. Angesichts des hohen Komplikationsrisikos können wir die IHPC in solchen Tumorstadien nicht empfehlen.

Schlüsselwörter: Magenkarzinom – Adjuvante Therapie – Chemotherapie – Komplikationen

Mehrmalige erfolgreiche operative Resektion eines Kardia-Karzinom-Rezidivs

T. Zinner, L. Baron und A. Holzgreve

Krankenhaus Neukölln, Klinik für Allgemeinchirurgie, Rudower Straße 48, D-12351 Berlin

Multiple Successful Surgical Treatment for Cardia Carcinoma Recurrence

Summary. The authors report on a 76-year-old patient with cardia carcinoma and partial gastric resection as well as oesophagogastric anastomosis in 9/96 from outside our hospital (Histo: pT3, pN2, Rx, G4). In 11/96, there was anastomotic adeno carcinoma recurrence, including the distal oesophagus. Surgical treatment: resection of the anastomosis, residual gastric resection as well as end-to-side oesophagojejunal anastomosis (Roux-Y) outside our hospital (Histo: pT3, pN2, R1, G4). In 1/97, anastomotic adeno carcinoma recurrence occurred again. Good condition of the patient and no secondary dissemination of the carcinoma. Surgical treatment: transhiatal oesophagectomy with jejunal interposition and cervical anastomosis in our hospital (Histo: pT4, pN2, R0, G4). 9 months of carcinoma-free life.

Key words: Cardia carcinoma – Surgical treatment – Recurrence carcinoma

Zusammenfassung. Berichtet wird über eine 76-jährige Patientin mit Magen-Kardia-Karzinom und oberer Magenteilresektion sowie Restmagen-Oesophagostome 9'96 in einem auswärtigen Haus. Histo: pT3, pN2, Rx, G4. Bei Adeno-Karzinomrezidiv im Anastomosenbereich mit Beteiligung des distalen Oesophagus 11'96 Anastomosenresektion, Restmagen-Nachresektion und Blindverschluß sowie termino-laterale Oesophago-Jejunostomose nach Roux-Y. Histo: pT3, pN2, R1, G4, Lymphangiosis carcinomatosa. Bei erneutem Rezidiv im Anastomosenbereich, jedoch gutem Allgemeinzustand und ohne sekundäre Tumormanifestation 1'97 in unserem Haus transmediastinale Oesophagusresektion mit Jejuminterponat und collarer Anastomose. Histo: pT4, pN2, R0, G4. Neun Monate tumorfreies Überleben.

Schlüsselwörter: Kardia-Karzinom – Chirurgische Therapie – Rezidiv-Karzinom

Multiviscerale Resektionen beim Magenkarzinom: Früh- und Spätergebnisse unserer Serie 1983–1992

S. Repše, M. Omejc, R. Juvan und F. Jelenc

Chirurgische Gastroenterologische Uni-Klinik, Klinisches Zentrum Ljubljana, Zaloška 7, SLO-1525 Ljubljana

Multivisceral Resections in Gastric Cancer: Early and Late Results of Our Series, 1983–1992

Summary. Background: Results of multivisceral resections in patients with gastric cancer were analyzed. **Methods:** Among 770 patients who underwent a radical or palliative procedure (R0, R1, R2) in the period from 1.1.1983 to 31.12.1992, multivisceral resection (splenectomy not included) was performed in 40 cases; in 13 cases, distal subtotal resection (DSR), in 27 cases, total gastrectomy (TG). **Results:** Postoperative mortality (30 days) was 5% (2/40). Five-year survival rate was 15.8% (23.1% after DSR and 12% after TG). Average survival of all patients with multivisceral resections was 20.4 months (after DSR 28.6 months, after TG 17.7 months). There were still four patients alive at the end of 1996; three after TG (5, 6 and 9 years) and one patient 6 years after DSR. **Conclusion:** Our results support the decision for R0 multivisceral resection in patients with advanced gastric cancer (T4).

Key words: Gastric cancer – Multivisceral resection – Results

Zusammenfassung. Grundlagen: Die Ergebnisse der multivisceralen Resektionen beim Magenkarzinom wurden evaluiert. **Methodik:** Im Zeitraum vom 1.1.1983 bis 31.12.1992 ist bei 40 von 770 radikal oder palliativ resezierten Patienten (R0, R1, R2) eine multiviscerale Resektion (Splenektomien nicht inbegriffen) durchgeführt worden; bei 13 distale subtotale Resektion (DSR) und bei 27 totale Gastrektomie (TG). **Ergebnisse:** Die postoperative Letalität (30 Tage) betrug 5% (2/40) und die gesamte 5-Jahresüberlebensrate 15,8% (23,1% nach DSR und 12% nach TG). Das mittlere Überleben aller multivisceral resezierten Patienten war 20,4 Monate (nach DSR 28,6 Monate, nach TG 17,7 Monate). Ende 1996 lebten noch 4 Patienten: 3 nach TG (5, 6 und 9 Jahre) und 1 Patient 6 Jahre nach DSR. **Schlußfolgerung:** Multiviscerale Resektionen sind beim T4 Magenkarzinom und bei R0 Resektion sinnvoll. Unsere Resultate rechtfertigen diese Indikationsstellung.

Schlüsselwörter: Magenkarzinom – Multiviscerale Resektionen – Ergebnisse

Onkologie – Kolon/Rektum

Erfassung der deutschen Patienten mit Peutz-Jeghers-Syndrom und familiärer juveniler Polyposis

T. Vogel, G. Möslein und H. D. Röher

Abteilung für Allgemein- und Unfallchirurgie, Medizinische Einrichtungen der Heinrich-Heine-Universität, Moorenstraße 5, D-40225 Düsseldorf

Registration of German Patients with Peutz-Jeghers Syndrome and Familial Juvenile Polyposis

Summary. The gene for Peutz-Jeghers syndrome (PJS) was sequenced on chromosome 19p13.3. The gene responsible for familial juvenile polyposis (FJP) has been mapped to chromosome 10q22. Since both conditions are coupled with an increased risk for malignancy, it is necessary to establish a genotype–phenotype correlation. In this way, families with a high risk for malignancy may be identified. In order to do so, we wrote to all 760 hospital departments for gastroenterology, pediatrics, pediatric surgery, and dermatology in Germany, asking for cooperation. Eighty departments consented to submit blood samples and clinical data. Up until now four families with 20 blood relations of the index patients are in the study. Eleven cases of PJS are certified among these. Two malignancies occurred in only one family, both at a young age (33 and 35 years, respectively). A high-risk mutation in this family may be the reason.

Key words: Peutz-Jeghers syndrome – Familial juvenile polyposis – Inherited cancer predisposition – Patient registry

Zusammenfassung. Das Gen im Peutz-Jeghers-Syndrom wurde auf Chromosom 19p13.3 sequenziert. Das Gen für familiäre juvenile Polyposis wurde auf Chromosom 10q22 gemappt. Da beide Krankheiten mit einem erhöhten Malignomrisiko einhergehen, muß nun eine Genotyp–Phänotyp Korrelation hergestellt werden. Hierdurch können Familien mit einem erhöhten Krebsrisiko identifiziert werden. Hierfür haben wir alle 760 Krankenhausabteilungen für Gastroenterologie, Pädiatrie, Kinderchirurgie und Dermatologie in Deutschland angeschrieben und um Mitarbeit gebeten. 80 Abteilungen stimmten zu, Patientendaten und Blutproben zu übermitteln. Bis jetzt sind 4 Familien mit 20 Blutsverwandten der Indexpatienten gemeldet. Hiervon sind 11 mit PJS diagnostiziert. 2 Malignome traten in einer Familie in jungem Alter (33 und 35 Jahre) auf. In dieser Familie könnte also eine Hochrisikomutation vorliegen.

Schlüsselwörter: Peutz-Jeghers-Syndrom – Juvenile familiäre Polyposis – Ererbte Krebsdisposition – Patientenregister

Radioimmuntherapie mit 131-I-markiertem Anti-CEA-IgG nach kurativer Resektion hepatisch rezidivierter kolorektaler Karzinome

T. Liersch[1], T. Behr[2], S. Post[1], W. Becker[2], W. Gatzemeier[1] und H. Becker[1]

[1]Abteilung Allgemeinchirurgie, [2]Abteilung Nuklearmedizin, Universitätsklinikum Göttingen, Robert-Koch-Straße 40, D-37075 Göttingen

Radioimmunotherapy with 131-I-Anti-CEA-IgG of Relapsed Colorectal Cancer After Resection of Liver Metastases

Summary. After curative resection of hepatic metastases followed by adjuvant chemotherapy, the 5-year survival of advanced colorectal cancer is only 30%. Using the monoclonal murine anti-CEA-IgG antibody (ab) F023DC5, we have investigated the toxicity and effectivity of this new therapy within a continued phase I/II study. Until now, 31 patients with persistent metastatic disease (I) and 16 patients after R0 resection of metastases (II) (9× hemihepatectomia, 7× atypical resection) were treated with a single infusion of the ^{131}I-ab. In phase I, the maximal tolerable dose was determined at 110 mCi/m^2, and no allergy but temporary leuko-/thrombopenia was seen (≤WHO II/III). During an observation period of 12 months (median) of phase I, 2/31 CR, 8/31 PR and 12/31 SD (≥3 months) occurred. In phase II, during a period of 20 months, 7/16 patients remained disease-free, 9/16 relapsed within 3 to 9 months (5× hepar, 4× pulmo), while 3/16 patients died by progression of cancer within 4 to 9 months. The F023DC5 anti-CEA ab is a well-tolerated therapy, and further follow-up will show its long-term efficacy.

Key words: Colorectal cancer – Resection of metastases – Anti-CEA-antibody therapy

Zusammenfassung. Die 5-JÜL bei hepatisch rezidivierten kolorektalen Ca. nach R0-Resektion liegt trotz adjuvanter Chemotherapie unter 30%. In einer prospektiven Phase I/II Studie wird z. Zt. der murine ^{131}I-Anti-CEA-Ak F023DC5 (IgG) hinsichtlich seiner Toxizität und Effektivität geprüft. Bisher wurden 31 Pat. mit manifester metastatischer Erkrankung (Phase I) und 16 Pat. nach R0-Metastasenresektion (Phase II; 7× re. und 2× li. Hemihepatektomie, 7× atyp. Resektion) 1× mit ^{131}I-Anti-CEA-Ak-Infusion behandelt. In Phase I wurde ein Dosisniveau von 110 mCi/m^2 ermittelt; allergische Reaktionen traten nicht auf, hingegen passagere Leuko-/Thrombopenien (≤WHO II/III). Im Beobachtungsintervall (BI) von 12 Mon. (Median) zeigten sich in Phase I 2/31 CR, 8/31 PR und 12/31 SD (≥3 Mon.). In Phase II blieben im BI von 20 Mon. 7/16 Pat. tumorfrei; bei 9/16 trat ein Rezidiv innerhalb von 3 bis 9 Monaten auf (5× hepar, 4× pulmo), 3/16 Pat. verstarben durch TU-Progress. Die Anti-CEA-Ak-Therapie nach R0-Lebermetastasenresektion ist eine gut verträgliche Therapie, zu deren langfristigen Effektivität z. Zt. noch keine Aussage möglich ist.

Schlüsselwörter: Kolorektale Karzinome – Metastasenresektion – Anti-CEA-Ak-Therapie

Die Anastomoseninsuffizienz nach tiefer anteriorer Rektumresektion – Eine retrospektive Analyse

A. Weimann, D. Neugebauer und R. Raab

Klinik für Abdominal- und Transplantationschirurgie, Medizinische Hochschule Hannover,
D-30623 Hannover

Anastomotic Dehiscence After Low Anterior Rectal Resection – A Retrospective Analysis

Summary. An unicentric study reviewed 94 cases of anastomotic dehiscence after rectal resection between 1977 und 1996. Patients were matched according to age, gender and time of surgery with a control group (statistical analysis: Mann-Whitney-u and Chi-Square-Test, Cox regression analysis; $p<0.05$). An univariate analysis revealed significance to develop dehiscence for male and high-risk patients, low anastomosis, number of intraoperative blood transfusions, and tumor grading (G3). No influence was observed for the surgeon and the technique of anastomosis (hand vs. stapler). Anastomotic dehiscence occurred without difference in patients with and without protective stoma. Patients without stoma developed significantly more often peritonitis than those with stoma, while no influence could be observed for surgical mortality. Excluding gender the multivariate analysis confirmed the independent influence of the significant factors. This study emphasizes the prognostic relevance of meticulous and blood-saving surgical technique. The value of protective stoma remains open.

Key words: Anterior rectal resection – Anastomotic dehiscence

Zusammenfassung. In den Jahren 1977–1996 unizentrisch aufgetretene 94 Fälle einer Anastomoseninsuffizienz nach tiefer anteriorer Rektumresektion wurden mit einer nach Alter, Geschlecht und Operationszeitpunkt „gematchten" Kontrollgruppe statistisch verglichen (Mann-Whitney-u, Chi-Quadrat-Test, Regression nach Cox, $p<0.05$). Univariat zeigten folgende Faktoren einen Einfluß auf das Auftreten einer Anastomoseninsuffizienz: männliches Geschlecht, Einstufung als Risikopatient, Anastomosenhöhe, Anzahl intraoperativ gegebener Blutkonserven und Tumorgrading (G3). Ein Einfluß des Operateurs sowie der Anastomosentechnik (Handnaht vs. Stapler) wurde nicht beobachtet. Eine Insuffizienz trat ohne signifikanten Unterschied von der Häufigkeit der Anlage eines protektiven Stomas auf. Hierbei entwickelten Patienten ohne Stoma signifikant häufiger eine Peritonitis als solche mit Stoma. Ein Einfluß auf die Letalität bestand nicht. Mit Ausnahme des Geschlechts bestätigte die multivariate Analyse die Unabhängigkeit der Faktoren. Die Ergebnisse zeigen vor allem den Wert einer schonenden und blutsparenden Operationstechnik. Offen bleibt der Wert der Anlage eines protektiven Stomas.

Schlüsselwörter: Anteriore Rektumresektion - Anastomoseninsuffizienz

EORTC/MRC: intravenöse vs. intraarterielle Chemotherapie bei colorektalen Lebermetastasen, Information über eine randomisierte Studie

F. Roelofsen, J. P. Arnaud, D. Kerr und C. McArdle

Ev. Bethesda Krankenhaus, Bocholder Straße 11–13, 45355 Essen

EORTC/MRC: Intravenous vs. Intraarterial Chemotherapy for Colorectal Liver Metastases – Information on a Randomized Trial

Summary. In an ongoing study of the Medical Research Council, Great Britain, and the EORTC Gastro Intestinal Tract Cancer Cooperative Group, an intravenous treatment according to the de Gramont schedule is compared to a corresponding scheme with intraarterial application of 5 FU giving rise to identical systemic concentrations of the drug. The treatment is given for six cycles, then a first evaluation is made. In case of stabilisation or remission, treatment is continued until progression. Within a quality of life evaluation patients' compliance is tested by randomisation; the questionnaire (EORTC QL 30) is filled in at home or in the hospital. Primary endpoint of the study is survival; secondary endpoints are toxicity and quality of life. At least 312 evaluable patients are needed to detect a 50% increase in median survival. Investigators are welcome to join the study.

Key words: Colorectal liver metastases – Intravenous de Gramont treatment – Intraarterial application – Randomized study

Zusammenfassung. In einer randomisierten Studie des Medical Research Council in Großbritannien und der Arbeitsgruppe für Magen-Darm-Tumoren der EORTC wird eine intravenöse Behandlung nach dem de Gramont Schema verglichen mit einer entsprechenden intraarteriellen Gabe von Fluorouracil in einer Dosierung, die zu identischen systemischen Spiegeln führt. Die Behandlung erfolgt zunächst über sechs Zyklen, bei Remission oder Stabilisierung weiterhin bis zur Progression. In einer Untersuchung zur Lebensqualität (EORTC QL 30) wird die Compliance der Patienten überprüft; das Ausfüllen der Fragebögen erfolgt zu Hause oder in der Klinik. Ziel der Studie ist primär die Beurteilung der Überlebenszeit, sekundär ein Vergleich von Toxizität und Lebensqualität. Mindestens 312 Patienten sind notwendig, um eine 50prozentige Verlängerung der medianen Überlebenszeit nachzuweisen.

Schlüsselwörter: Colorektale Lebermetastasen – Intravenöses de Gramont Schema – Intraarterielle Applikation – Randomisierte Studie

Stellenwert des 18-FDG-PET für die Diagnostik und Therapie des kolorektalen Karzinomrezidivs/-metastasen

A. Imdahl, M. J. Reinhard, E. Nitzsche, A. Dingeldei, P. Baier und G. Ruf

Chirurgische Universitätsklinik, Hugstetter Straße 55, D-79106 Freiburg

Impact of 18-FDG-PET for Diagnostic Therapy of Colorectal Cancer Recurrence

Summary. Within the follow-up of patients with resected colorectal carcinomas, a recurrence of the tumor is sometimes not detectable despite a CEA increase. It was questioned whether a F-18-FDG-PET can detect a locoregional or a distant metastasis. The investigation (n=43) was performed 90–120 min after tracer application (350±Mbq. i.v.). A standard uptake value above ≥4 was regarded as malignant. Sixteen patients showed a locoregional recurrence, 17 liver metastases, and 5 patients showed other distant metastases (double-entries). In 5 of 43 patients previously unknown lung metastases were detected; in 4 of the 43 patients the PET-findings led to a change of therapy. The sensitivity and specificity of the PET was comparable to the values obtained by computer tomography (0.94 vs 0.92 and 0.88 vs 0.96 for local recurrence). If other diagnostic methods fail to detect a tumor despite an elevated CEA value, we consider this method as a useful additional option.

Key words: FDG-PET – Colorectal cancer – Recurrence

Zusammenfassung. In der Tumornachsorge eines kolorektalen Karzinoms wird häufig ein CEA-Anstieg festgestellt, ohne daß sich ein Tumorrezidiv nachweisen läßt. Es stellte sich die Frage, ob durch den Einsatz des F-18-FDG-PET ein lokoregionäres Rezidiv oder eine Fernmetastasierung erkannt werden kann. Insgesamt erhielten 43 Patienten ein F-18-FDG-PET. Die Untersuchung erfolgte 90–120 min. nach Tracerapplikation (350±50 Mbq i.v.). Ein Standarduptakevalue über 4 wurde als maligne gewertet. 16 Patienten hatten ein lokoregionäres Rezidiv, 17 Lebermetastasen, 9 Lungenmetastasen und 5 andere Fernmetastasen. Bei 5 der 43 Patienten wurden bis dahin unbekannte Lungenmetastasen nachgewiesen, in 4 der 43 Fälle bewirkte der PET-Befund eine Änderung der Therapiestrategie. Die Sensitivität und die Spezifität des PET war für die Lebermetastasen mit 0,94 bzw. 0,92 und für die Lokalrezidive mit 0,88 bzw. 0,96 vergleichbar mit den Werten der Computertomographie. Wir halten diese Untersuchung bei Patienten mit einem erhöhten CEA-Wert für hilfreich, sofern andere Untersuchungsverfahren keinen Tumornachweis führen können.

Schlüsselwörter: PET – Kolorektales Karzinom – Kolorektales Karzinomrezidiv

Lebensqualität beim Rektumkarzinom: Ein Parameter der Ergebnisqualität in der onkologischen Chirurgie: Erste Daten

Ch. Schmidt, M. Löhnert, P. Rzehak, Th. Küchler und B. Kremer

Klinik für Allgemeine und Thoraxchirurgie, Christian-Albrechts-Universität zu Kiel, Arnold-Heller-Straße 7, D-24105 Kiel

Quality of Life (QoL) in Colorectal Cancer: an Outcome Parameter in Oncological Surgery – First Data

Summary. In prestudies a specific module for colorectal cancer patients was developed according to the guidelines of the EORTC. This tumor-specific instrument was used together with the EORTC-QLQ-C-30 questionnaire for QoL. The two questionnaires were sent by mail, in combination with an instrument for incontinence and handling of a colostomy, to 918 patients. The following data deals with the first 250 patients who received these questionnaires 1–5 years after the operation. Accceptance was extremely high (>95% responders). Focus was put on the impact of TNM status, colostomy, grade of incontinence and sexuality on QoL. The analysis was age-adjusted. Within the TNM groups no significant differences of QoL were seen. Presence of colostomy had no significant effect on QoL but highly significant negative impact on sexuality ($p = 0.02$). Significant negative effect of grade of incontinence was seen on QoL. Missing of the expected negative impact of colostomy on QoL could be an effect of the amount of patients within this group ($n = 29$). The great acceptance of the instruments used is a positive signal for further studies.

Key words: Quality of life – Colorectal cancer – Incontinence – Colostomy

Zusammenfassung. In Vorstudien wurde ein für das Rektumkarzinom spezifisches Modul nach den Richtlinien der EORTC entwickelt. Dieses wurde mit dem EORTC-QLQ-C-30 Fragebogen zur Lebensqualität (LQ) kombiniert. Die Fragebögen wurden um ein Instrument für Inkontinenz und Anus praeter (AP)-Handhabung erweitert und 918 Patienten zugeschickt. In einer ersten Erhebungswelle wurden 250 Patienten 1–5 Jahre postoperativ angeschrieben. Die Rücklaufquote lag mit >95% sehr hoch. Dem Einfluß von TNM-Stadium, AP, Inkontinenzgrad und Sexualität auf die LQ wurde besondere Aufmerksam geschenkt. Als Co-Variable diente das Alter der Patienten. Innerhalb der TNM-Gruppen waren keine signifikanten Unterschiede der LQ zu finden. Das Vorhandensein eines AP hatte keinen Einfluß auf die LQ, jedoch einen signifikant negativen Effekt auf die Sexualität der Patienten ($p = 0{,}02$). Ein signifikant negativer Effekt zeigte sich beim Grad der Inkontinenz auf die LQ. Das Ausbleiben des erwarteten negativen Effekts eines AP auf die LQ ist möglicherweise auf zu geringe Fallzahlen in der Gruppe zurückzuführen ($n = 29$). Auf jeden Fall ist die hohe Akzeptanz der verwendeten Instrumente als positives Signal für weitere Studien dieser Art zu sehen.

Schlüsselwörter: Lebensqualität – Rektumkarzinom – Inkontinenz – Anus praeter

Notfallseingriffe bei Coloncarzinomen im Alter

T. Koperna, M. Kisser und F. Schulz

Abteilung für Allgemeinchirurgie, KH-Lainz, Wolkersbergenstraße 1, A-1130 Wien

Emergency Surgery for Colon Cancer in the Aged

Summary. From 1986 through 1995 we retrospectively examined 99 patients with colon cancer that first became clinically manifested in an emergency situation. The lower mortality rate following primary resection is achieved by preselection of patients. The preselection is such that patients in poor general condition who have tumors in advanced stages are not treated by resection. The significantly ($p = .03$) highest postoperative mortality rate in patients who underwent primary resection after tumor perforation reflects the necessity of resection in those cases regardless of higher comorbidity. In an emergency situation, initial minimal surgery followed by staged resection is a feasible alternative to treat patients with a higher comorbidity and an intraoperatively established greater spread of tumor. This procedure permits delayed radical resection at the lowest rate of clinical mortality for this age group and is especially suitable for frail aged patients in poor condition. The advantages of staged resection can be demonstrated by the fact that more patients with a higher comorbidity survive.

Key words: Colon cancer – Emergency surgery – Staged resection – Aged

Zusammenfassung. Wir untersuchten retrospektiv 99 Patienten, die zwischen 1986 und 1995 in einer Notfallsituation als Erstmanifestation eines Coloncarzinoms operiert wurden. Die geringere Mortalitätsrate nach primärer Resektion wird durch eine Vorselektion der Patienten erreicht, und zwar dadurch, daß fortgeschrittene Tumoren bei Patienten in schlechtem Allgemeinzustand primär nicht resezierend behandelt wurden. Die signifikant höchste postoperative Mortalität (p = .03) bei Patienten, die nach einer Tumorperforation primär reseziert wurden, reflektiert die Notwendigkeit einer Resektion in diesen Fällen trotz hoher Comorbidität. Die primäre chirurgische Minimalbehandlung und zweizeitige Resektion stellt bei Patienten mit hoher Comorbidität und fortgeschrittenen Tumorstadien eine gangbare Alternative in Akutsituationen dar, und führt bei diesen zu einer höheren Überlebensrate.

Schlüsselwörter: Coloncarzinom – Akutoperation – Zweizeitige Resektion – Hohes Alter

Antithrombin III und lokale Serumgabe als adjuvante Therapie bei Patienten mit diffuser, sekundärer Peritonitis

M. Schorr, N. Zügel, M. Jochum und M. Siebeck

Chirurgische Klinik und Poliklinik, Klinikum Innenstadt, LMU München, Nußbaumstraße 20, D-80336 München

Antithrombin III Intravenously and Fresh Frozen Serum Intraperitoneally as Adjuvant Therapy in Patients with Diffuse, Secondary Peritonitis

Summary. In a prospective, randomized, controlled study with 50 patients (control $n=26$, therapy $n=24$) with diffuse, secondary peritonitis an adjuvant therapy was tested: it consisted of a continuous, intravenous antithrombin III infusion such as to achieve a level of 140% of normal plasma level for the first 4 postoperative days; in addition, 2 intraperitoneal instillations of 300 ml fresh frozen serum within the first 6 postoperative hours were made to stabilize the intraabdominal defense mechanisms. The 90-day mortality was 6/26 (23%) in the control group and 6/24 (25%) in the therapy group. Under therapy there was a partly significant reduction of substitution of blood products, reduced cardiac failure with lower application of catecholamines, as well as shorter time of mechanical ventilation and shorter stay at ICU (n.s.).

Key words: Peritonitis – Organ failure – Antithrombin III

Zusammenfassung. In einer prospektiven, randomisierten, kontrollierten Studie an 50 Patienten (Kontrolle $n=26$, Therapie $n=24$) mit diffuser, sekundärer Peritonitis wurde eine adjuvante Therapie mit AT III und fresh frozen serum (FFS) durchgeführt. In der Therapiegruppe wurde über 4 Tage AT III intravenös appliziert, um den Spiegel auf 140% des Plasmanormwertes anzuheben; in den ersten 6 postoperativen Stunden wurden 2 FFS intraperitoneal appliziert, um die lokale Infektabwehr im Bauchraum zu stabilisieren. Die 90-Tage Mortalität lag bei 6/26 (23%) in der Kontrollgruppe und bei 6/24 (25%) in der Therapiegruppe. Es zeigte sich eine teils signifikante Reduktion der substituierten Blutprodukte, ein niedrigerer Katecholaminverbrauch und eine Verkürzung der Beatmungstage sowie des Aufenthalts auf Intensivstation (n.s.).

Schlüsselwörter: Peritonitis – Organversagen – Antithrombin III

Frühergebnisse nach laparoskopischer kolorektaler Resektion beim Karzinom

V. Götzen, I. Baca, Ch. Schultz und L. Grzybowski

Klinik für Allgemein- und Unfallchirurgie, Zentralkrankenhaus Bremen-Ost, Züricher Straße 40, D-28325 Bremen

Early Results of Laparoscopic Colorectal Surgery in Carcinoma

Summary. Since 1993, 100 patients with colorectal cancer were operated laparoscopically. Laparoscopic colon resections in malignant diseases follow oncologic surgical principles. The number of harvested lymph nodes is similar to conventional surgery. The operations consisted of 29 right hemicolectomies, 5 transverse resections, 4 left hemicolectomies, 35 sigmoid resections, 11 low anterior resections and 16 abdominoperineal resections. During the postoperative period, we saw a markedly faster recovery, reduced postoperative pain and a lower complication rate. No rise in recurrence rate was observed during the follow-up period (mean follow-up: 25 months).

Key words: Laparoscopy – Colorectal surgery – Carcinoma

Zusammenfassung. Seit 1993 wurden 100 Patienten mit einem Durchschnittsalter von 68 Jahren wegen eines colorektalen Carcinoms laparoskopisch assistiert operiert. Die Resektionstechnik mit intra- oder extrakorporaler Anastomosierung folgt den onkologisch chirurgischen Kriterien. Die Anzahl der mitentfernten Lymphknoten ist vergleichbar der Anzahl bei konventionellem Vorgehen. Es wurden 29 Hemikolektomien re., 5 Transversumresektionen, 4 Hemicolektomien li., 35 Sigmaresektionen, 11 Rektumresektionen und 16 Rektumamputationen durchgeführt. Insgesamt verzeichneten wir postoperativ eine deutlich schnellere Rekonvaleszenz, geringere postoperative Schmerzen, niedrigere Komplikationsraten. Die Nachbeobachtungszeit betrug durchschnittlich 25 Monate, es zeigte sich kein Anstieg von Rezidiven.

Schlüsselwörter: Laparoskopie – Kolorektale Chirurgie – Karzinom

Einfluß der neoadjuvanten Radiochemotherapie auf operative Therapie und postoperative Komplikationen beim fortgeschrittenen Rektumkarzinom – präliminäre Ergebnisse einer prospektiv randomisierten Studie

C. H. Schick, A. Altendorf-Hofmann, R. Sauer, R. Fietkau und W. Hohenberger

Chirurgische Universitätsklinik, Krankenhausstraße 12, D-91054 Erlangen

The Influence of Neoadjuvant Radiochemotherapy on Surgical Therapy and Postoperative Complications in Advanced Rectal Cancer – Preliminary Results of a Prospective Randomized Clinical Trial

Summary. Patients with advanced rectal cancer (Mason CS III/IV, uT3/4 or uN+) were randomly assigned to pre-(nRCT; 50.4 Gy and 2 preoperative of 6 courses of 5-FU) or postoperative (aRCT) radiochemotherapy. Data on 21 patients after nRCT, and on 30 after aRCT were available for statistical analysis. Median distance of carcinoma from the anocutaneous line was 7 cm (1–14 cm) in both groups. Sphincter-saving surgery was performed in 91% (nRCT) and 77% (aRCT), respectively (P=0.220). Protective ileostomies were necessary in 9/19 patients (nRCT), and in 7/21 patients (aRCT). The postoperative period was without complications in 95% for nRCT patients, and 67% for aRCT (p=0.016). Two patients in the aRCT group died postoperatively (pulmonary embolism, cardiac failure). Four patients in the aRCT group developed anastomotic leakage; none did in the nRCT group (p=0.065). Neoadjuvant radiochemotherapy does not lead to an increase of postoperative morbidity and mortality. The study is still prospective.

Key words: Rectal cancer – Neoadjuvant therapy – Adjuvant therapy – Postoperative complications

Zusammenfassung. Patienten mit fortgeschrittenem Rektumkarzinom (Mason CS III/IV, uT3/4 oder uN+) wurden randomisiert entweder neoadjuvant mit 50,4 Gy und 2 präoperativen von insgesamt 6 Kursen 5-FU (nRCT) oder adjuvant postoperativ (aRCT) behandelt. Bislang ausgewertet wurden 21 (nRCT) bzw. 30 Patienten (aRCT). Die mediane Höhe des Rektumkarzinoms lag jeweils bei 7 (1–14) cm. Nach nRCT betrug der Anteil sphinktererhaltender Eingriffe 91%, bei aRCT 77% (p=0,220). Protektive Stomata waren bei 9/19 (nRCT) bzw. 7/21 (aRCT) kontinenzerhaltenden Operationen erforderlich. Der postoperative Verlauf war in 95% (nRCT) bzw. 67% (aRCT) komplikationslos (p=0,016). In der nRCT-Gruppe wurde keine Anastomoseninsuffizienz beobachtet, in der aRCT-Gruppe vier (p=0,065). Die neoadjuvante Radiochemotherapie führt zu keiner Erhöhung der postoperativen Morbidität oder Mortalität. Langzeitergebnisse liegen bislang nicht vor. Die Studie ist noch offen.

Schlüsselwörter: Rektumkarzinom – Neoadjuvante Therapie – Adjuvante Therapie – Postoperative Komplikationen

Der zirkuläre mesorektale Resektionsrand, ein wichtiger Faktor zur Beurteilung der R0-Situation rektaler Karzinome

M. Mörschel, H. K. Wolf, N. Simiatonaki, A. Heintz und Th. Junginger

Klinik für Allgemeinchirurgie, Joh.-Gutenberg-Universität- Langenbeckstraße 1, D-55101 Mainz

The Circumferential Resection Margin – An Important Factor in the Evaluation of the Curative Resection of Rectal Carcinomas

Summary. A prospective study was carried out from March until December 1997 on 41 pathologically processed rectal preparations following total mesorectal excisions. All of the 15 pT1 and pT2 tumors proved to have an adequate, safe distance to the circumferential resection margin. However, in 6 of the 26 pT3 and pT4 tumors which were examined (23.1%), an infiltration of the circumferential resection margin was determined, or the distance to the tumor was less than 1 mm. Because on all patients there was a distal safety distance of at least 2.5 cm, the patients who had the conventionally processed rectum preparations and were evaluated solely on the distal resection margin were falsely classified as R0 resected. In our collection of clinical cases, the additional processing of the circumferential resection margin was shown to be a deciding factor in the evaluation of R0 status following the surgical therapy of rectal carcinomas.

Key words: Rectal carcinoma – Pathological processing – Circumferential resection margin

Zusammenfassung. Von März bis Dez. 1997 wurden 41 Rektumpräparate nach totaler mesorektaler Exzision in Modifikation der von Scott et al (Br. J. Surg. (1995) 82: 1031) beschriebenen Technik pathologisch aufgearbeitet. Bei allen 15 pT1- und pT2-Tumoren bestand ein ausreichender Sicherheitsabstand zum zirkumferentiellen Resektionsrand. Bei 6 der 26 untersuchten pT3- und pT4-Tumoren (23,1%) konnte eine Infiltration des zirkumferentiellen Resektionsrandes oder ein Tumorabstand kleiner 1 mm nachgewiesen werden. Da bei allen Patienten ein distaler Sicherheitsabstand von mindestens 2,5 cm bestand, wären diese Patienten bei konventioneller Aufarbeitung der Rektumpräparate und nach alleiniger Beurteilung des distalen Resektionsrandes fälschlicherweise als R0-reseziert eingeordnet worden. Die zusätzliche Aufarbeitung des zirkumferentiellen Resektionsrandes zeigte sich als entscheidender Faktor zur Beurteilung der R0-Situation nach chirurgischer Therapie rektaler Karzinome.

Schlüsselwörter: Rektumkarzinom – Pathologische Aufarbeitung – Zirkumferentieller Resektionsrand

Staging des Rektumkarzinoms mit Doppelkontrast-MRT Korrelation mit Endosonographie und Histologie

L. Rothmeier, B. A. Kersting-Sommerhoff, K. H. Dittler, A. Annweiler und P. Gerhardt

Röntgendiagnostik, Klinikum rechts der Isar, TU München, Ismaningerstraße 22, D-81675 München

Staging of Rectal Cancer with Double-Contrast Enhanced MR Imaging – Correlation with EUS and Histological Findings

Summary. Thirty-six patients with rectal masses underwent preoperative MRI on a 1.5 T system after rectal instillation of the superparamagnetic CM ferristene (Abdoscan®, Nycomed, Oslo). Axial and sagittal T1 and TSE T2 sequences before, and T1 sequences after i v gadodiamide injection (Omniscan®, Nycomed, Oslo) were obtained using a conventional body coil. Results were compared with EUS in 31 patients and correlated with histological results following surgery (23) and clinical/biopsy findings (13 patients underwent R/CTX). MR staging was correct in 34/36 cases (94%), 2 tumors were overstaged as T3. EUS was correct in 100%. Rectal wall layers were best seen on T1 double contrast images and on TSE T2 images. MRI with superparamagnetic rectal CM and i v gadodiamide injection is a reliable technique for staging rectal cancer preoperatively.

Key words: MR-staging – Rectal masses – Superparamagnetic CM

Zusammenfassung. 36 Patienten mit Rektumtumoren wurden präoperativ mit einem 1,5 T-Gerät nach rektaler Instillation eines superparamagnetischen Kontrastmittels untersucht. Axiale und sagittale T1- und TSE T2-Sequenzen vor und T1-Sequenzen nach i.v. Gabe von KM wurden unter Verwendung einer Bodyspule gewonnen. Es wurden die T-Stadien festgelegt entsprechend der TNM-Klassifikation ohne Kenntnis des klinischen Befundes. Die Ergebnisse wurden verglichen mit denen der Endosonographie und korreliert mit den histologischen Ergebnissen bzw. den klinischen Verläufen oder bioptischen Ergebnissen. Das MRT-Staging war korrekt in 34 von 36 Fällen (94%), in 2 Fällen wurde in der MRT ein T2-Karzinom als T3-Stadium gewertet. Die Endosonographie zeigte eine Treffsicherheit von 100%. Doppelkontrast-MRT ist somit eine zuverlässige Untersuchungsmethode.

Schlüsselwörter: MRT – Rektumtumoren – Superparamagnetisches KM – T-Staging

Die lokoregionäre Rezidivrate nach kontinenzerhaltenden Eingriffen beim T4-Rektumkarzinom

C. Boos, M. Melullis, A. Weigel, U. Roblick und H.-P. Bruch

Klinik für Chirurgie, Medizinische Universität zu Lübeck, Ratzeburger Allee 160, D-23538 Lübeck

Local Recurrence Rate after Low Anterior Resection of T4-Stage Rectal Cancer

Summary. Of palliative operated (R1/2) patients with T4-stage rectal cancer, 75% die within 2 years. Patients with R0-low anterior resection have a 4-year survival rate of 50%.

Approximatively 25% of these high-risk patients suffer from local recurrence. Although these patients will die from their metastases, their quality of life is improved because of significant reduction of local tumor complications and preserved sphincter function. Therefore inoperability of T4-stage rectal cancer should be judged only by an experienced visceral surgeon. Neoadjuvant radio-chemotherapy in combination with hyperthermia followed by surgical treatment should be evaluated with caution in every case.

Key words: Rectal cancer – Local recurrence

Zusammenfassung. Nicht kurativ operierte Patienten mit T4-Rektumkarzinom versterben in 75% der Fälle innerhalb von 2 Jahren. Gelingt die kurativ kontinenzerhaltende Operation, überleben die Hälfte der Patienten das dritte und vierte postoperative Jahr. Nur ein Viertel dieser Hochrisikopatienten entwickelt jedoch ein lokoregionäres Rezidiv nach tiefer anteriorer Resektion. Die Patienten versterben zwar an der Fernmetastasierung ihres Grundleidens, jedoch mit deutlich reduzierten lokalen Tumorkomplikationen und erhaltener Kontinenz. Die Inoperabilität des T4-Karzinoms sollte deshalb nur von einem in der multiviszeralen en-bloc Resektion erfahrenen Viszeralchirurgen diagnostiziert werden, um den Patienten gegebenenfalls einer neoadjuvanten Radiochemotherapie zuzuführen.

Schlüsselwörter: Rektumkarzinom – Lokoregionäre Rezidivrate

Die Effektivität ambulant und stationär durchgeführter Diagnostik beim Rektumkarzinom

U. Wolters, B. Krug, S. Wichmann und A. H. Hölscher

Klinik und Poliklinik für Visceral- und Gefäßchirurgie, Universitätsklinik Köln,
Josef-Stelzmann-Straße 9, D-50924 Köln

Resection of Rectal Carcinomas: A Prospective Analysis of Preoperative Diagnostics in Out- and In-Patients

Summary. *Purpose:* The aim of the study was to assess which kinds of examination are indicated by general practitioners and which by operating surgeons in order to establish a diagnosis of rectal carcinoma. *Material and methods:* All patients with a tentative diagnosis of a colorectal tumor during 2½ years were prospectively analyzed. The analysis (in- and out-patients) was carried out on the interoperative findings. *Results:* From 161 patients we documented 251 out-patient and 458 in-patient examinations. The repetition of the examinations showed in 55 cases new or more accurate results. The preoperative assessment of liver metastasis was based on US in 100% in in-patients and 64% in out-patients. The sensitivity of a CT in summary was low (in-patients 50%, out-patients 26%). The costs for repeated examinations including longer preoperative stay were 36,950 DM (684 DM per patient). *Conclusion:* Guidelines accepted by all physicians involved and more intensive communication between general practitioners and operating surgeons are mandatory in order to avoid repeat examinations and to economize on preoperative diagnostics.

Key words: Colorectal carcinoma – Preoperative diagnosis – Economics – Quality assurance

Zusammenfassung. *Einleitung:* Ziel war, herauszufinden, welche Untersuchungsmethoden mit welcher Sensitivität zur Diagnose und Operationsplanung beim Rektumkarzinom im ambulanten bzw. stationären Bereich angewandt wurden. *Material und Methode:* Im

Rahmen einer prospektiven Beobachtungsstudie über 2½ Jahre wurden alle Patienten mit der Diagnose „Rektumkarzinom" berücksichtigt und die Ergebnisse (ambulant oder stationär) mit dem intraoperativen Befund verglichen und ihre Sensitivität berechnet. *Ergebnisse:* Bei insgesamt 161 Patienten wurden auswärts 251, intern 458 Untersuchungen vorgenommen. 55 stationär durchgeführte Wiederholungsuntersuchungen zeigten für die OP-Planung relevante neue Befunde. Die Sensitivität der Ultraschalluntersuchung zur Abklärung von Lebermetastasen betrug klinikintern 100%, im ambulanten Bereich 64%. Die Sensitivität der CT Untersuchungen war niedrig (stationär 50%, ambulant 26%). Berücksichtigt man die GOÄ, unter Einbeziehung des zusätzlich benötigten stationären Aufenthaltes, so wurden 36.950 DM (684 DM pro Patient) für Wiederholungsuntersuchungen verwandt. *Schlußfolgerung:* Allgemein akzeptierte und interdisziplinär entwickelte Leitlinien zwischen allen beteiligten Fachgebieten im niedergelassenen und stationären Bereich sind notwendig zur Vermeidung von Wiederholungsuntersuchungen und zur Ökonomisierung der operativen Diagnostik.

Schlüsselwörter: Colorektales Carzinom – Präoperative Diagnostik – Ökonomie – Qualitätssicherung

Der Colon-Pouch als Neorektum nach tiefer anteriorer Rektumresektion

N. Runkel, A. Kroesen, E. Riede, M. Kruschewski und H. J. Buhr

Chirurgische Klinik I, Universitätsklinikum Benjamin Franklin, FU Berlin, Hindenburgdamm 30, D-12200 Berlin

Colon Pouch as Neorectum after Low Anterior Resection

Summary. The colon pouch (CP) is a relatively new type of neorectum. This prospective study analyzes the course after low anterior resection, TME and CP-rectal ($n=7$) or CP-anal ($n=25$) anastomosis. Postoperative complications occurred in 9 patients with one cardiac death. Two of 3 anastomotic insufficiencies could be managed conservatively. Anal sphincter function was reduced up to 30% but the clinical continence score according to Miller was excellent in all patients. The defecation parameters were good in 90% of cases. Stool frequency lowered to 1.6 (1–3) per day within 6 months. Thus, the CP is a neorectum with few complications and satisfactory function.

Key words: Rectal resection – Neorectum – Colon pouch – Continence

Zusammenfassung. Der Colon-Pouch (CP) ist eine relativ neue Form des Rektumersatzes. Die Studie untersucht prospektiv den Verlauf nach tiefer anteriorer Rektumresektion, TME und CP-rektaler ($n=7$) oder CP-analer Anastomose ($n=25$). Postoperativ traten bei 9/32 Patienten Komplikationen auf mit einem cardialen Todesfall. Zwei von 3 Anastomoseninsuffizienzen konnten konservativ behandelt werden. Die Analsphinkterfunktion verringerte sich postoperativ um bis zu 30%, trotzdem war der klinische Kontinenzscore nach Miller bei allen Patienten exzellent. Die einzelnen Defäkationsqualitäten waren bei 90% der Patienten gut. Innerhalb von 6 Monaten sank die Stuhlfrequenz auf 1,6 (1–3)/Tag ab. Der CP ist somit ein Neorektum mit geringer postoperativer Komplikationsrate und zufriedenstellender Funktion.

Schlüsselwörter: Rektumresektion – Neorektum – Colon-Pouch – Kontinenz

Nachsorgeschema des Kolonkarzinoms: Einsparungsmöglichkeiten ohne Qualitätsminderung

S. Merkel, K. E. Matzel, I. Schneider und W. Hohenberger

Chirurgische Universitätsklinik Erlangen, Krankenhausstraße 12, D-91054 Erlangen

Protocol for Follow-up Care of Colon Carcinoma: Saving Without Reduction of Quality

Summary. To increase efficiency the "Project group colorectal cancer", Tumorzentrum Erlangen-Nürnberg, developed a new protocol for follow-up care. It applies to asymptomatic patients after R0 resection of a singular colon carcinoma in stage I–III (carcinoma of the sigma or rectum are excluded). The diagnosis of distant metastasis amenable to curative resection (1984–1993 rate of distant metastasis 23%, 25% underwent R0 resection, n = 272) gains more importance than the rare diagnosis of local recurrences (1984–1993 rate of local recurrences 5%, 1 of 13 patients underwent R0 resection). Our modification of the protocol for follow-up care by prolongation of the intervals of examination results in a cost reduction of up to 30%.

Key words: Colon carcinoma – Follow-up care – Quality – Reduction in costs

Zusammenfassung. Mit dem Ziel der Effizienzsteigerung entwickelte die „Projektgruppe Kolorektales Karzinom" des Tumorzentrums Erlangen-Nürnberg ein neues Nachsorgeprogramm. Es gilt für asymptomatische Patienten nach R0-Resektion eines solitären Kolonkarzinoms (ohne Sigma- und Rektumkarzinom) der UICC-Stadien I–III. Dabei kommt der Diagnose kurativ resezierbarer Fernmetastasen (1984–1993 Fernmetastasenrate 23%, davon 25% kurativ reseziert, n = 272) ein höherer Stellenwert zu als der selteneren Diagnose von Lokalrezidiven (1984–1993 Lokalrezidivrate 5%, 1 von 13 Patienten kurativ operiert). Die Modifikation des Nachsorgeprogramms durch Verlängerung der Untersuchungsintervalle kann eine Kostenersparnis von mehr als 30% bewirken.

Schlüsselwörter: Kolonkarzinom – Nachsorge – Qualitätsmanagement – Einsparungen

Lynch-II-Syndrom – 39-jähriger Patient mit Adenokarzinom des Dünndarmes als Indexpatient

D. Krenz, M. Jungck, K. Selbach und H. Feustel

Missionsärztliche Klinik, Salvatorstraße 7, D-97074 Würzburg (*jetzige Anschrift:* Chirurgische Universitätsklinik Regensburg, Franz-Josef-Strauß-Allee 11, D-93053 Regensburg)

Lynch-II-Syndrom – A 39-year-old Patient with Small Bowel Adenocarcinoma as a Member of a HNPCC Family

Summary. Small bowel adenocarcinomas are rare malignancies. They only account for 1–2% of all malignant gastrointestinal tumors. Prognosis is poor with a 5-year survival rate of only 20–25%. Unusual tumor localizations in young patients are often associated with inherited cancer predisposition. In our presentation of a young man with jejunal adenocarcinoma, the modified Amsterdam criteria for HNPCC in family history, also including extracolonic manifestations, are completely fulfilled. Genetic testing detected instability in microsatellites in tumor samples. Tests for defects in the mismatch-repair gene system are still being run. The consequences of a defective repair system for family members not clinically involved are discussed.

Key words: Small bowel adenocarcinoma – HNPCC – Lynch Syndrome

Zusammenfassung. Adenokarzinome des Dünndarmes sind seltene Tumoren. Sie machen lediglich 1–2% aller bösartigen gastrointestinalen Tumoren aus. Die Prognose ist mit einer 5-Jahres-Überlebensrate von 20–25% ungünstig. Tumorerkrankungen ungewöhnlicher Lokalisation bei jungen Patienten sollten immer an eine vererbliche Malignomerkrankung denken lassen. In unserer Kasuistik eines jungen Mannes mit einem jejunalen Adenokarzinom sind die modifizierten Amsterdam-Kriterien für HNPCC in der Familienanamnese erfüllt. Die genetische Testung von Tumorproben erbrachte die typische Mikrosatelliteninstabilität. Die Sequenzierung zur Detektion eines Defektes im Mismatch-Repair-Gen-System ist noch im Gange. Die Konsequenz eines Repair-Defektes für klinisch gesunde Verwandte wird diskutiert.

Schlüsselwörter: Dünndarmadenokarzinome – HNPCC – Lynch Syndrom

Onkologie – Leber/Galle/Pankreas

Palliative chirurgische und Chemotherapie bei inoperablem Pankreas-Karzinom

T. Wilhelm, A. Charles, N. Niederle und M. Siedek

Chirurgische Klinik, St. Elisabeth-Krankenhaus, Werthmannstraße 1, D-50935 Köln

Palliative Surgical and Chemotherapy of Inoperable Pancreatic Carcinoma

Summary. During a phase II study, 46 patients with inoperable pancreatic carcinoma were treated by a palliative bypass operation followed by chemotherapy (5-FU, folin acid and cisplatin). 24 patients were studied for more than 2 xears (13 male, 11 female, med. age 59 y). All tumors were locally inoperable, 8 patients showed liver metastases, 3 had peritoneal carcinosis. The median survival time was 10.5 months, the median performance state (WHO) was I for about 8.4 months after operation. 2 patients could be resected (R0) 15/22 months after chemotherapy and tumor reduction.

Key words: Pancreatic carcinoma – Palliative therapy – Chemotherapy

Zusammenfassung. In einer Phase-II-Studie wurden insgesamt 46 Patienten mit inoperablem Pankreaskarzinom nach palliativer Bypassoperation einer Chemotherapie unterzogen (5-FU, Folinsäure, Cisplatin). 2-Jahres-Ergebnisse über 24 Pat. liegen vor (13m, 11w, med. Alter 59 J.). Alle Tumoren waren lokal inoperabel, 8 Pat. wiesen Leber- und 3 Peritonealmetastasen auf. Die mediane Überlebenszeit beträgt 10,5 Monate, 3 Pat. leben über 2 Jahre (3–31 Mon.). Im Mittel befanden sich die Pat. 8,4 Monate nach der Operation im Performance-Status 1 (WHO). 2 Pat. konnten nach der Chemotherapie sekundär reseziert werden (R0).

Schlüsselwörter: Pankreas-Karzinom – Palliation – Chemotherapie

Erfahrungen mit der Pankreatikogastrostomie bei der partiellen Duodenopankreatektomie mit Implantation des Restpankreas in die Magenhinterwand

A. Lachmann, K.-J. Bauknecht und N. Nikolov

Auguste-Viktoria-Krankenhaus, Rubensstraße 125, D-12157 Berlin

Experiences with Pancreaticogastrostomy Concerning Partial Duodenopancreatectomy with Implantation of the Remaining Pancreas into the Back Wall of the Stomach

Summary. The first partial duodenopancreatectomy in the world was carried out in 1912 by Prof. Kausch in the Auguste-Viktoria Hospital in Berlin-Schöneberg. Between 1989 and 1997, 38 patients suffering from pancreas head carcinoma were treated in the Auguste-Viktoria Hospital. The patients' average age was 68.5 years. In 31.5% of the cases a duodenopancreatectomy according to Kausch-Whipple could be carried out. For 41.6% of the patients an R0 resection was done. As for the localization, in 78% of the cases a ductual carcinoma was seen and for 22% a papillary carcinoma appeared. Three patients had an enlarged pancreas resection. The perioperative morbidity was 25% (n=3) and the perioperative mortality was 8.3% (n=1). Concerning the operation the partial pancreas resection by Kausch-Whipple was carried out with the implantation of the remaining part of the pancreas into the back wall of the stomach. Six patients had an occlusion of the pancreas passage due to ethibloc. Concerning elderly patients as well as the existing multimorbidity of the patients we consider the operating technology to be highly suitable.

Key words: Pancreas head carcinoma – Dudodenopancreatectomy

Zusammenfassung. Die weltweit erste partielle Duodenopankreatektomie erfolgte im Jahr 1912 im Auguste-Viktoria-Krankenhaus in Berlin-Schöneberg durch Prof. Kausch. Im Zeitraum von 1989 bis 1997 wurden im Auguste-Viktoria-Krankenhaus 38 Patienten mit der Diagnose Pankreaskopfkarzinom behandelt. Das durchschnittliche Lebensalter der Patienten betrug 68,5 Jahre. Eine Duodenopankreatektomie nach Kausch-Whipple konnte in 31,5% der Fälle vorgenommen werden. Eine R0-Resektion erfolgte in 41,6%. Hinsichtlich der Lokalisation zeigte sich in 78% der Fälle ein duktales Karzinom, in 22% ein Papillenkarzinom. Eine erweiterte Pankreasresektion erfolgte bei 3 Patienten. Während die perioperative Morbidität 25% (n=3) betrug, lag die perioperative Mortalität bei 8,3% (n=1). Operativ wurde die partielle Pankreasresektion nach Kausch-Whipple mit Implantation des verbleibenden Anteils der Bauchspeicheldrüse in die Magenhinterwand vorgenommen. Bei 6 Patienten erfolgte der Verschluß des Pankreasganges mit Ethibloc. Wir halten diese technisch anspruchsvolle Operationstechnik auch hinsichtlich des zumeist fortgeschrittenen Alters sowie der bestehenden Multimorbidität der Patienten für einen geeigneten Eingriff.

Schlüsselwörter: Pankreaskopfkarzinom – Duodenopankreatektomie

Ein neues Modell zur in vivo Untersuchung radiogener Effekte auf die Tumormikrozirkulation des experimentellen Pankreaskarzinoms

E. Ryschich, J. Schmidt, T. Löffler, M. Eble und E. Klar

Chirurgische Klinik, Universität Heidelberg, Im Neuenheimer Feld 110, D-69120 Heidelberg

A New Model for In Vivo Analysis of the Radiogenic Effects on Tumor Microcirculation of Experimental Pancreatic Cancer

Summary. We describe a model for the investigation of the radiogenic effects on tumor microcirculation and morphology of experimental pancreatic cancer. A ductal pancreatic tumor cell line (DSL6A) was used. The tumors were irradiated (15 Gy) 4 weeks after i.p. inoculation. The tumor microcirculation (erythrocyte velocity, leukocyte-endothelium interaction) was assessed by intravital microscopy. The rate of necrosis and apoptosis were used as a morphological parameter to compare with tumor microcirculation. This model is suitable for the investigation of the effect of the radiation on the tumor microcirculation and morphology of the experimental pancreatic cancer. No significant changes could be shown in the early phase (5 days) after irradiation.

Key words: Pancreatic cancer – Irradiation – Model – Tumor microcirculation

Zusammenfassung. Die Erarbeitung einer experimentellen Methode zur Untersuchung der Bestrahlung beim Pankreaskarzinom war das Ziel der Studie. Als Tumormodell wurde das duktal-differenzierte Pankreaskarzinom der Ratte der Zellinie DSL6A verwendet. Die Elektronenbestrahlung des Tumors (15 Gy) erfolgte 4 Wochen nach der i.p. Tumorinokulation. Die Tumormikrozirkulation (Erythrozytengeschwindigkeit, Leukozyten-Endothel-Interaktion) mittels Intravitalmikroskopie und die morphologischen Veränderungen wurden analysiert. Das vorgestellte Modell ist ein gut geeignetes Verfahren zur in vivo Analyse radiogener Effekte auf die Mikrozirkulation und Morphologie beim experimentellen Pankreaskarzinom. In der Frühphase nach der Bestrahlung (5 Tage) zeigt sich noch kein Effekt auf die Tumormikrozirkulation und Apoptoserate des Tumors.

Schlüsselwörter: Pankreaskarzinom – Bestrahlung – Modell – Tumormikrozirkulation

Fraglicher Nutzen palliativer Resektionen beim Pankreaskarzinom?

R. Kasperk, K.-P. Riesener und V. Schumpelick

Chirurgische Universitätsklinik, Klinik und Poliklinik, RWTH Aachen, Pauwelsstraße 30, D-52074 Aachen

Questionable Benefit of Palliative Resections for Pancreatic Cancer

Summary. A greatly reduced mortality and an acceptable morbidity of pancreatic head resection seems to recommend this operation even for palliative situations. With respect to postoperative survival, we found in a group of 100 patients who had been operated upon for pancreatic cancer a clear superiority of resection over bypass or exploration. Among resected patients a significant survival advantage was found only for R0 or R1 cases but not for R2 resected patients. As the feasibility of a resection can often only be determined during the operation, this resection should always be aimed at, in order not to lose a possible survival benefit.

Key words: Pancreatic cancer – Resection – Palliation – Survival

Zusammenfassung. Die erheblich reduzierte Letalität wie auch die heute zumeist gut beherrschbare Morbidität der Pankreaskopfresektion, läßt den Einsatz dieser Operation auch in der Palliativsituation als möglich erscheinen. Hinsichtlich des postoperativen Überlebens findet sich im eigenen Kollektiv von insgesamt 100 Patienten, die wegen eines Pankreaskarzinoms operiert wurden, eine deutliche Überlegenheit der Resektion gegenüber Bypass oder gar Exploration. Innerhalb der Resektionsgruppe besteht ein signifikanter Überlebensvorteil allerdings nur für R0- oder R1-resezierte, nicht aber für R2-resezierte Patienten. Da es sich oft erst spät intraoperativ entscheidet, ob eine Resektion de facto möglich ist, sollte diese stets angestrebt werden, um nicht einen potentiellen Überlebens-Benefit zu vergeben.

Schlüsselwörter: Pankreaskarzinom – Resektion – Palliation – Überleben

Gallenblasenkarzinom: Aggressive Chirurgie ja oder nein?

R. Canelo, Th. Lorf, B. Sattler und B. Ringe

Klinik für Transplantationschirurgie, Georg-August-Universität Göttingen, Robert-Koch-Straße 40, D-37075 Göttingen

Gallbladder Carcinoma: Aggressive Surgery, Yes or No?

Summary. Introduction: The prognosis for gallbladder carcinomas is poor. 5-year survival without therapy is below 5%. More than 50% of incidental carcinomas are in stage I–II. Patients and methods: 23 patients (14 women, 9 men), median age 60.4 (47–85) years, T1: 1, T2: 3, T3: 6 and T4: 13 patients. Elective surgery in early stages comprised extended cholecystectomy with radical lymphadenectomy. Results and conclusion: The survival rate after 6 months was 65% in T2, 80% in T3, and 20% in T4. The prognosis for incidental carcinomas was more favorable, since the survival rate was greater than 6 months, regardless to tumor stage. Radical surgery is indicated in the early stages, not just with a view to radicality, but also as a palliative approach.

Key words: Gallbladder carcinoma – Incidental carcinoma – Radical surgery

Zusammenfassung. Einleitung: Gallenblasenkarzinome haben eine ungünstige Prognose. Eine 5-Jahres-Überlebensrate ohne Therapie liegt bei unter 5%. Mehr als 50% der inzidentiellen Karzinome betreffen die Stadien I–II. Patienten und Methoden: 23 Patienten (14 w, 9 m), medianes Alter 60,4 (47–85) Jahre. T1: 1, T2: 3, T3: 6 und T4: 13 Patienten. Die elektive Operation im Frühstadium bestand aus einer erweiterten Cholezystektomie mit radikaler Lymphadenektomie. Ergebnisse und Schlußfolgerung: Die Überlebensrate nach 6 Monaten war bei T2: 65%, T3: 80% und T4: 20%. Beim inzidentiellen Karzinom war die Prognose günstiger, da unabhängig vom Tumorstadium die Überlebenszeit über 6 Monate lag. Im Frühstadium ist eine radikale Operation nicht nur unter dem Gesichtspunkt der Radikalität sondern auch der Palliation angezeigt.

Schlüsselwörter: Gallenblasenkarzinom – Inzidentielles Karzinom – Radikale Operation

Reduzierung von Komplikationen nach Kausch-Whipple Operation durch modifizierte Technik der Pankreatojejunostomie

J. M. Langrehr, H. Keck, M. Knoop und P. Neuhaus

Chirurgische Klinik, Charité, Campus, Virchow-Klinikum, Augustenburger Platz 1, D-13353 Berlin

Reduction of morbidity after Kausch-Whipple Procedure by Modified Suture Technique for Pancreatojejunostomy

Summary. A dehiscence rate for pancreatojejunostomy of between 6% and 19% following partial pancreatoduodenectomy is reported in the recent literature. To increase the safety of the anastomosis we developed a new technique for the pancreatojejunostomy. Following intubation of the pancreatic duct with a silicon tube, the pancreatojejunostomy is performed using an U-technique with 4 or 5 double-armed sutures. In 54 Whipple procedures performed with the new technique we observed 1 (1.9%) dehiscence of the pancreatojejunostomy, whereas in 219 Whipple procedures performed with the interrupted suture technique, we detected 8 (3.7%) dehiscences. This new technique is simple and results in a low rate of perioperative complications.

Key words: Kausch-Whipple operation – Anastomotic dehiscence

Zusammenfassung. Bei der partiellen Duodenopankreatektomie ist die pankreatojejunale Nahtverbindung nach wie vor die kritische Anastomose mit Insuffizienzraten von 5% bis 19%. Um die Anastomosensicherheit zu verbessern, haben wir eine technisch einfache, schnell durchführbare und sichere Anastomose in Matratzennahttechnik entwickelt. Bei insgesamt 54 Patienten führten wir die neue Anastomosentechnik durch. Lediglich bei einem Patienten (1,9%) mit Pankreaskopfkarzinom kam es zu einer Nahtinsuffizienz an der Pankreatojejunostomie. Demgegenüber steht eine Inzidenz von 3,7% im Vergleichskollektiv (n=219). Die neue Technik ist einfach und reduziert die Rate der Insuffizienzen der pankreatojejunalen Anastomose und perioperativer Komplikationen.

Schlüsselwörter: Kausch-Whipple-Operation – Anastomosensicherheit

Das übersehene Pankreaskarzinom – ein Problem der laparoskopischen Cholecystektomie?

G. Klaebisch, M. Mory, D. Lorenz, A. Richter und M. Trede

Chirurgische Klinik, Universitätsklinikum, Theodor-Kutzer-Ufer, D-68165 Mannheim

Missed Carcinoma of the Pancreas – A Pitfall in Laparoscopic Cholecystectomy?

Summary. Laparoscopic cholecystectomy (LC) is now the treatment of choice for gallstone disease. A report is made of five patients (mean age 66 years) with advanced tumors of the pancreas who had previously undergone LC. All patients complained of atypical pain before LC. The mean diagnostic delay was 12 months with a range of 4 to 18 months. Four tumors were resected, all showed metastatic lymph node. The limitation of visualization, inspection and palpation during laparoscopy contributed to the missed diagnosis. We therefore emphasize the need for careful history taking, investigation and correlation with gallstone symptoms, especially in elderly patients, before proceeding with laparoscopic cholecystectomy. If needed, additional investigations (e.g., radiologic studies) are recommended.

Key words: Laparoscopic cholecystectomy – Unrecognized carcinoma of the pancreas – Delay in diagnosis

Zusammenfassung. Die laparoskopische Cholecystektomie (Lap CE) ist zum Standardvorgehen beim Gallensteinleiden geworden. Wir berichten über fünf Patienten (Durchschnittsalter 66 Jahre) mit einem Pankreaskarzinom, bei denen zuvor eine Lap CE durchgeführt wurde. In allen Fällen lag präoperativ ein atypisches Beschwerdebild vor. Die Diagnose wurde im Mittel mit 12 Monaten Verspätung gestellt (Intervall 4 bis 18 Monate). In vier Fällen konnte eine Resektion erfolgen, in allen Präparaten zeigte sich eine lymphogene Metastasierung. Die Laparoskopie ermöglicht keine Palpation der intraabdominellen Organe. Entsprechend hoch ist das Risiko, eine Tumordiagnose zu verschleppen. Wir empfehlen eine sorgfältige präoperative Evaluierung, Abweichungen vom erwarteten glatten postoperativen Verlauf müssen zu einer konsequenten Diagnostik Anlaß geben.

Schlüsselwörter: Übersehenes Pankreaskarzinom – Laparoskopische Cholecystektomie – Verzögerung in der Tumordiagnose

Frühergebnisse der chirurgischen Behandlung des hepatozellulären Karzinoms (HCC) bei Patienten mit Leberzirrhose

D. Ockert, R. Hofmann, E. Stoelben, M. Nagel und H. D. Saeger

Klinik und Poliklinik für Viszeral-, Thorax- und Gefäßchirurgie, Universitätsklinikum CGC, TU Dresden, Fetscherstraße 74, D-01307 Dresden

Early Results after Resection of Hepatocellular Carcinoma in Non-cirrhotic Livers

Summary. Hepatocellular carcinomas (HCC) often occur in cirrhotic livers or patients with chronic hepatitis B or C. In the last four years we operated on 28 patients with HCC, but we found a cirrhosis in only 14 of them. Serologically there were markers for an old hepatitis A in four patients. All tumors could be resected except one, which had a multiocular growth. We performed 5 segmentectomies, 4 hemihepatectomies and 4 resections of two and three segments. All patients have survived so far. Resection of HCC appears as the treatment of choice in patients without cirrhosis of the liver.

Key words: Hepatocellular carcinoma – Non-cirrhotic liver – Resection

Zusammenfassung. Hepatozelluläre Karzinome (HCC) treten üblicherweise in vorgeschädigten Lebern auf. Als Risikofaktor gelten Zirrhose, Hepatitis B und C. In dem eigenen Krankengut der letzten vier Jahre wurden 28 Operationen vorgenommen wegen eines HCC. Davon lag bei immerhin 14 Patienten (50%) keine Zirrhose vor. Bei nur 4 dieser Patienten konnte serologisch eine durchgemachte Hepatitis A nachgewiesen werden.

Bis auf einen Tumor, der multilokulär wuchs, konnten alle HCC's reseziert werden. Davon 5 durch Segmentresektion, 4 durch Hemihepatektomie und 4 durch Resektion mehrerer Segmente. Perioperativ verstarb kein Patient. Die Resektion stellt bei HCC in nicht zirrhotisch umgebauten Lebern den Eingriff der Wahl dar.

Schlüsselwörter: Hepatozelluläres Karzinom – Nicht-zirrhotische Leber – Resektion

Stellenwert und Nutzen von MRT, CT und CTAP in der Diagnostik maligner Lebertumoren bei Leberzirrhose: eine Nachuntersuchung an lebertransplantierten Patienten

N. Schwarz, A. Mueller, M. Born und A. Hirner

Klinik für Chirurgie, Rheinische Friedrich-Wilhelms Universität, Sigmund-Freud-Straße 25, D-53127 Bonn

The Value of Magnetic Resonance Imaging (MRI), Computed Tomography (CT) and CT Arterial Portography (CTAP) in Detecting Malignant Liver Lesions in Patients with Cirrhosis: An Analysis in Liver Transplanted Patients

Summary. The detection of hepatocellular carcinoma in cirrhotic liver remains difficult despite modern radiological examination techniques. The pathological examination regularly reveals unknown tumor lesions. The tumor stage is important for the choice of therapy and the long term clinical outcome. We compared retrospectively the preoperative imaging consisting of MRI, CT and CTAP in 48 patients with liver cirrhosis Child B/C who underwent an orthotopic liver transplantation (OLTX). The radiological detections were compared with the results of the histopathologic findings after OLTX. MRI showed a small increase in detection of lesions under 2 cm. MRI, CT and CTAP showed similar results with a sensitivity of 72%, 68% and 66%, respectively.

Key words: Hepatocellular carcinoma – MRI – CT – CTAP

Zusammenfassung. Die Diagnostik eines hepatozellulären Carcinoms (HCC) in einer zirrhotischen Leber ist trotz moderner Schnittbildverfahren schwierig. Regelmäßig werden zuvor nicht diagnostizierte Herde in der pathologischen Aufarbeitung entdeckt. Das Tumorstadium hat großen Einfluß auf die Auswahl der Behandlungsart und die Langzeitergebnisse. Die präoperativen Bilder aus Kernspinuntersuchungen (MRT), Computertomographien (CT) und portal verstärkten Computertomographien (CTAP) von 48 Patienten mit Leberzirrhose Child-Stadium B/C, die sich seit 1992 einer Lebertransplantation unterzogen hatten, wurden retrospektiv ausgewertet und mit dem Ergebnis aus der pathologischen Aufarbeitung der gesamten Leber verglichen. Die MRT besitzt nur bei Tumoren unter 2 cm Durchmesser eine bessere Sensitivität. Die Treffsicherheit lag für MRT, CT und CTAP respektive bei 72%, 68% und 66%.

Schlüsselwörter: Hepatocelluläres Carcinom – MRT – CT – CTAP

Pankreaskarzinom: Was ist die adjuvante Standardtherapie beim resezierten Tumor?

H. Friess, H. G. Beger, J. Neoptolemos, C. Bassi, L. Fernandez-Cruz,
M. W. Büchler und die Mitglieder der ESPAC-1 Studiengruppe

Klinik für Viszerale und Transplantationschirurgie, Universität Bern, Inselspital, CH-3010 Bern

Pancreatic Cancer: What is the Standard Adjuvant Therapy in Resected Tumors?

Summary. In recent years significant progress has been made in surgical treatment of pancreatic cancer. However, whether there is a benefit from adjuvant therapy after tumor resection remains controversial. Studies addressing this question up until now have included low patient numbers, and therefore no valid recommendation for standard therapy has been made. Now, in a randomized trial involving 360 patients from 47 hospitals in 9 European countries, the European Study Group for Pancreatic Cancer (ESPAC) is evaluating four adjuvant therapy options following tumor resection of pancreatic cancer: a) no further treatment, b) systemic chemotherapy (6 cycles), c) postoperative radiotherapy, d) combination of radiotherapy and chemotherapy. Presently there appears to be a tendency toward survival benefit following chemotherapy. The definitive results, expected in Autumn 1999, will clearly show which adjuvant treatment protocol can be recommended for treatment of resected pancreatic cancer in the future.

Key words: Pancreatic cancer – Controlled randomized study – Chemotherapy – Radiotherapy

Zusammenfassung. Obgleich erhebliche Fortschritte in der chirurgischen Therapie des Pankreaskarzinoms erzielt werden konnten, ist der Nutzen einer adjuvanten postoperativen Therapie umstritten. Studien, die zu diesem Fragenkomplex in den achtziger Jahren vorgenommen wurden, schlossen nur geringe Patientenzahlen ein, so daß Tendenzen aber keine aussagekräftigen Therapieempfehlungen hieraus abgeleitet werden konnten. Die European Study Group for Pancreatic Cancer (ESPAC) hat sich zum Ziel gesetzt, vier adjuvante Therapieschemata nach resektiver Chirurgie beim Pankreaskarzinom vergleichend zu evaluieren: a) keine adjuvante Nachbehandlung, b) systemische Chemotherapie, 6 Zyklen 5-Fluorouracil und Leucovorin, c) postoperative Radiotherapie mit 40 Gy und d) eine Kombinationsbehandlung von Radiotherapie gefolgt von 6 Zyklen Chemotherapie. Bisher wurden 360 Patienten aus 47 Kliniken in 9 europäischen Ländern randomisiert. Wenngleich die Endauswertung erst im Herbst 1999 zu erwarten ist, läßt sich ein Trend zum Nutzen der Chemotherapie erkennen. Die endgültigen Resultate werden aber erst zeigen, welche Behandlung in Zukunft beim Pankreaskarzinom postoperativ empfohlen werden kann, und mit welcher Therapie sich in Zukunft neue Therapieoptionen messen müssen.

Schlüsselwörter: Pankreaskarzinom – Kontrollierte randomisierte Studie – Chemotherapie – Radiotherapie

Palliative operative Therapie des nicht resektablen Pankreaskarzinoms

W. Meyer, D. Regnet, K.-H. Schultheis und Ch. Gebhardt

Klinik für Abdominal-, Thorax- und Endokrine Chirurgie, Klinikum Nürnberg, Flurstraße 17, D-90419 Nürnberg

Palliative Surgical Procedures in Non-resectable Pancreatic Carcinoma

Summary. The ductal pancreatic carcinoma still has a poor prognosis. At the time of diagnosis more than 80% of the patients present with a far advanced disease. In our hospital only 113 of 337 patients (33.5%) underwent surgery with curative intention. In 224 patients the tumors were not resectable. A bypass operation, i.e. a hepaticojejunostomy and/or a gastroenterostomy, was carried out in 136 cases. The operative risk as well as the survival time increased with the number of bypasses performed. Compared to endodrains, surgical biliodigestive anastomosis as well as primary prophylactic gastroenterostomy showed a benefit.

Key words: Pancreatic cancer – Surgical palliation

Zusammenfassung. Das ductale Pankreaskarzinom hat weiterhin eine schlechte Prognose, da ca. 80% der Patienten zum Zeitpunkt der Diagnosestellung bereits weit fortgeschrittene Tumorstadien aufweisen. Von 337 an unserer Klinik operierten Patienten mit Adenocarcinom des Pankreas konnten 113, entsprechend 33,5% in kurativer Intention reseziert werden. Bei 224 Patienten waren die Tumoren nicht mehr resektabel, wobei davon 136 Patienten chirurgische Bypässe im Sinne einer Hepaticojejunostomie und/oder GE erhielten. Das operative Risiko, jedoch auch die Überlebenszeit stieg mit der Anzahl angelegter Bypässe. Die biliodigestive Anastomose erwies sich im Vergleich zur Endodrainage als vorteilig, ebenso die primär prophylaktische Anlage einer GE.

Schlüsselwörter: Inoperables Pankreaskarzinom – Palliative operative Therapie

Tumore der Papilla Vateri – Wertigkeit der Minisonden-Sonographie beim präoperativen Staging

J. Menzel, U. Sulkowski, N. Hoepffner, W. Domschke und N. Senninger

Medizinische Klinik und Poliklinik B, Westfälische Wilhelms-Universität Münster, Albert-Schweitzer-Straße 32, D-48149 Münster

Tumors of the Papilla of Vater – Miniprobe Sonography in Preoperative Staging

Summary. An adenoma-carcinoma sequence exists for the papilla of Vater. We evaluated intraductal ultrasonography (IDUS) in preoperative staging of polypoid tumors at the papilla of Vater. 23 patients (10f, 13m) with polypoid tumors of the papilla of Vater (11 carcinomas, 12 adenomas) were examined using a 2 mm ultrasonic probe (ALOKA) during ERCP. Every tumor was resected surgically. Tumor detection rate: IDUS 95.7% ($p < 0.005$),

EUS 61.1%, CT 43.5%. Sensitivity: IDUS 90.9%, EUS 44.4%; specificity: IDUS 75%, EUS 33.3%; accuracy: IDUS 82.6%, EUS 38.9% (p<0.008). ERCP plus IDUS is superior to conventional imaging techniques in preoperative locoregional staging of tumors of the papilla of Vater.

Key words: Intraductal ultrasonography – IDUS – Papilla of Vater

Zusammenfassung. Für Adenome der Papilla Vateri gilt eine Adenom-Karzinom-Sequenz. Die Wertigkeit der intraduktalen Sonographie (IDUS) im präoperativen Staging wurde evaluiert. 23 Patienten (10F, 13M) mit polypoiden Prozessen der Papilla Vateri (11× Karzinom, 12× Adenom) wurden mit Ultraschallsonden (2 mm; ALOKA) während der ERCP untersucht. Alle Patienten wurden operiert. Tumordarstellbarkeit: IDUS 95,7% (P<0,005), EUS 61,1%, CT 43,5%. Sensitivität IDUS: 90,9%, EUS: 44,4%; Spezifität IDUS: 75%, EUS: 33,3%; Treffsicherheit IDUS: 82,6%, EUS; 38,9% (P<0,008). Die ERCP mit intraduktaler Sonographie ist den konventionellen bildgebenden Verfahren im lokoregionären Staging von Tumoren der Papilla Vateri überlegen.

Schlüsselwörter: Intraduktale Sonographie – IDUS – Papilla Vateri

Metastasentherapie

ICG vermittelte, lokale photochemische Therapie von Hautmetastasen – Erste Erfahrungen einer palliativen Behandlung

W. E. Thasler, C. Abels, S. Karrer, W. Bäumler, S. Ruf, R.-M. Szeimies und K.-W. Jauch

Klinik und Poliklinik für Chirurgie, Klinikum der Universität Regensburg, Franz-Josef-Strauß-Allee 11, D-93042 Regensburg

ICG-Mediated Local Photochemical Therapy of Cutaneous Metastasis Evaluation of a Palliative Treatment

Summary. The results of ICG-mediated photochemotherapy for superficial cutaneous metastases and a solid subcutaneous metastasis after i.v. application of ICG (2×2 mg/kg b.w.) with either surface or interstitial irradiation are reported. The irradiation (10–100 J/cm^2) was performed using a diode laser ($\lambda = 805$ nm; light intensity 3 W/cm^2). The treated area showed clinically and histologically tumor destruction, probably due to photothermal and photodynamic effects on the fragile tumor microvasculature. These first results demonstrate the efficacy of ICG-mediated photochemotherapy for cutaneous and subcutaneous metastases and might offer a new therapeutic option for patients with limited operability.

Key words: Photochemical therapy – Indocyanine green – Cutaneous metastasis

Zusammenfassung. Die photochemische Therapie mit ICG unter Verwendung eines Diodenlasers ($\lambda = 805$ nm, Lichtintensität 3 W/cm^2) wurde sowohl bei Hautmetastasen als oberflächliche Behandlung, als auch bei einer solitären subkutanen Metastase als interstitielle Behandlung durchgeführt. Nach zweimaliger i.v. Applikation von ICG (2×2 mg/kg KG) erfolgte die anschließende Bestrahlung mit einer Lichtdosis von 10–100 J/cm^2. Klinisch und histologisch zeigte sich im bestrahlten Bereich eine Tumorzerstörung, die sehr wahrscheinlich durch photothermische und photodynamische Effekte im fragilen Tumorgefäßsystem vermittelt wird. Erste Erfahrungen belegen exemplarisch die Wirksamkeit einer photochemischen Therapie mit ICG in der Behandlung kutaner Metastasen und eröffnen eine neue therapeutische Option in der Behandlung von Patienten mit eingeschränkter Operabilität.

Schlüsselwörter: Photochemische Therapie – Indocyaningrün – Hautmetastasen

Prognosefaktoren nach Resektion colorectaler Lebermetastasen

J. K. Seifert, T. F. Weigel, U. Gönner und Th. Junginger

Klinik für Allgemein- und Abdominalchirurgie, J.-Gutenberg-Universität, Langenbeckstraße 1, D-55101 Mainz

Prognostic Indicators Following Resection of Colorectal Liver Metastases

Summary. We attempted to identify possible prognostic indicators following resection of colorectal liver metastases in a retrospective analysis of 120 patients undergoing liver resection for colorectal metastases between 9/85 and 12/96 in our institution. Morbidity and hospital mortality were 28.3% and 5.8%, respectively. Median and 5-year survival were 30 months and 31%, respectively. The prime prognostic indicator was the completeness of resection with clear margins (R0 resection, $p=0.0005$). In patients undergoing R0 resection (hospital mortality excluded, $n=98$) only a diameter of the largest liver metastasis of >3.5 cm ($p=0.0005$), perioperative transfusion of ≥10 units packed red cells ($p=0.02$) and the use of large anatomical liver resections ($p=0.006$) were associated with an inferior prognosis in univariate analysis. Multivariate analysis revealed the diameter of liver metastases as the only independent prognostic indicator. In patients undergoing resection of large (>3.5 cm) colorectal liver metastases adjuvant therapies may be justified.

Key words: Liver metastases – Liver resection – Prognostic indicators

Zusammenfassung. In einer retrospektiven Analyse des eigenen Krankengutes sollten mögliche Prognosefaktoren nach Resektion colorectaler Lebermetastasen bestimmt werden. Von 9/85 bis 12/96 wurden bei 120 Patienten Resektionen colorectaler Lebermetastasen durchgeführt. Die Morbidität und Krankenhausmortalität betrugen 28,3% und 5,8%. Die mediane und 5-Jahres-Überlebenswahrscheinlichkeit betrugen 30 Monate und 31%. Der wichtigste Prognosefaktor war die R0-Resektion (p=0,0005). Innerhalb der Patienten mit R0-Resektion (Mortalität ausgeschlossen, n=98) hatte in der univariaten Analyse nur ein Metastasendurchmesser von >3,5 cm (p=0,0005), perioperativer Blutersatz ≥10 EK (p=0,02) und die Anwendung großer anatomischer Resektionen (p=0,006) einen ungünstigen prognostischen Effekt. In der multivariaten Analyse war der Metastasendurchmesser der einzige unabhängige Prognosefaktor. Bei Patienten mit Resektion großer (>3,5 cm) Lebermetastasen könnten adjuvante Therapien sinnvoll sein.

Schlüsselwörter: Lebermetastasen – Leberresektion – Prognosefaktoren

Chirurgische Therapie des Lokalrezidivs in der Leber nach Leberresektion wegen kolorektaler Metastasen

A. Ulrich, M. Wolff und A. Hirner

Klinik und Poliklinik für Chirurgie, Rheinische Friedrich-Wilhelms-Universität Bonn, Sigmund-Freud-Straße 25, D-53105 Bonn

Surgical Therapy of Local Recurrence After Liver Resection for Colorectal Metastases

Summary. Method: Retrospective study. Aim: Do morbidity and mortality after repeat liver resections for colorectal metastases increase in comparison with first resections? Between 1/89 and 8/97 50 resections and 12 repeat resections – interval between first and repeat resection 11.4 months – were carried out. Results: Complications after first/(repeat) resection: 0/12 (1/50) bleeding, 1/12 (4/50) pleura effusion, 1/12 (2/50) bile fistula, 0/12 (1/50) peritonitis, 0/12 (6/50) abscess/hematoma. 30-day mortality: 0/12 (1/50); actual average survival rate after 24 months: 62 (56)%; average follow-up time: 23.4 (27.2) months; actual recurrence-free survival time: 21.1 (22.4) months. Conclusion: Complication and survival rate of repeat resections are comparable to first resections; resection provides a chance of longer survival (psychological advantage); standardized follow-up after resection of liver metastases is indicated.

Key words: Colorectal liver metastases – Liver resection – Repeat resection

Zusammenfassung. Methodik: retrospektive Studie. Ziel: Sind Morbidität und Mortalität nach Zweitresektion kolorektaler Lebermetastasen im Vergleich zum Ersteingriff erhöht? Zwischen 1/89 und 8/97 wurden 50 Erst- und 12 Zweitresektionen – Interval zwischen Erst- und Zweitresektion 11,4 Monate – durchgeführt. Ergebnisse: Komplikationen bei Erst-/(Zweitresektion): 0/12 (1/50) Nachblutung, 1/12 (4/50) Pleuraerguß, 1/12 (2/50) Gallefistel, 0/12 (1/50) Peritonitis, 0/12 (6/50) Bauchdeckenabszeß/-hämatom. 30-Tage-Mortalität: 0/12 (1/50); aktuarische mittlere Überlebensrate nach 24 Monaten: 62 (56)%; mittlere Nachbeobachtungszeit: 23,4 (27,2) Monate; aktuarische rezidivfreie Überlebenszeit: 21,1 (22,4) Monate. Schlußfolgerung: Vergleichbare Komplikations- und Überlebensrate der Zweit- gegenüber Erstresektionen; Chance des Langzeitüberlebens (psychologischer Vorteil) durch Zweitresektion; schematisierte Tumornachsorge ist auch nach Lebermetastasenresektion gerechtfertigt.

Schlüsselwörter: Kolorektale Lebermetastasen – Leberresektion – Zweitresektion

Kryotherapie des Schnittrandes nach Resektion colorectaler Lebermetastasen mit inadequatem (< 1 cm) oder fehlendem Sicherheitsabstand

J. K. Seifert[1,2], Th. Junginger[2] und D. L. Morris[2]

[1]UNSW Dept. Surgery, St. George Hospital, Kogarah, Sydney, NSW 2217, Australia
[2]Klinik für Allgemein- und Abdominalchirurgie, J.-Gutenberg-Universität, Langenbeckstraße 1, D-55101 Mainz

Cryotherapy of the Resection Edge Following Liver Resection of Colorectal Metastases with Inadequate (<1 cm) or Involved Resection Margin

Summary. Our aim was to assess the morbidity and efficacy of cryotherapy of the resection edge following liver resection for colorectal metastases with inadequate (< 1 cm) or involved resection margin. Cryotherapy of the resection edge was performed intraoperatively in 44 patients following resection of colorectal liver metastases with involved ($n = 24$) or inadequate ($n = 20$) margins between 4/90 and 5/97. Hospital mortality and morbidity were 4.5 and 21.4%. At a median follow-up of 19 months (0–47) 16 patients are alive and disease-free. 26 patients, of whom 15 have died, developed tumour recurrence ($n = 19$ involving the liver, $n = 5$ at the resection edge). The mean and 3-year disease-free survival at the resection edge were 36 months and 81%. The median and 3-year survival were 33 months and 50%. Cryotherapy of the resection edge following liver resection for colorectal metastases with involved or inadequate resection margin is feasible with aceptable morbidity and considerably improves local disease control.

Key words: Liver metastases – Liver resection – Cryotherapy – Resection edge

Zusammenfassung. Ziel dieser Untersuchung war es, die Morbidität und Effizienz der Kryotherapie eines inadequaten (< 1 cm) oder befallenen Schnittrandes nach Resektion colorectaler Lebermetastasen zu erfassen. Von 4/90 bis 5/97 wurde bei 44 Patienten nach Resektion colorectaler Lebermetastasen ($n = 24$ Schnittrand befallen, $n = 20$ Schnittrand frei, < 1 cm) intraoperativ der Schnittrand auf 1 cm Tiefe kryotherapiert. Die Klinik-Mortalität und -Morbidität betrugen 4,5% und 21,4%. Nach einer medianen Nachbeobachtungszeit von 19 Monaten (0–47) leben 16 Patienten rezidivfrei. 26 Patienten, von denen 15 verstorben sind, haben ein Tumorrezidiv entwickelt (davon 19 hepatisch, 5 am Resektionsrand). Die mittlere und 3-Jahres-Rezidiv-Freiheit am Schnittrand betrug 36 Monate und 81%. Die mediane und 3-Jahres-Überlebensrate betrug 33 Monate und 50%. Kryotherapie des Schnittrandes nach Leberresektion mit inadequatem oder fehlendem Sicherheitsabstand ist mit vertretbarer Morbidität durchführbar und verbessert die lokale Tumorkontrolle.

Schlüsselwörter: Lebermetastasen – Leberresektion – Kryotherapie – Resektionsrand

Leberteilresektion wegen Metastasen verschiedener Primärtumoren

J. Fuhlroth, J. Fahlke, K. Ridwelski, Th. Manger und H. Lippert

O-v-G-Universität, Medizinische Fakultät, Klinik für Chirurgie, Leipziger Straße 44, D-39120 Magdeburg

Partial Liver Resection Due to Metastases of Different Primary Tumors

Summary. From 1994 to 1996, a total of 102 patients received a partial liver resection due to secondary tumor manifestation following different primary tumors. The tumor-free interval lasted for 22 month on average. Postoperative morbidity after liver resection was shown to be 17.6% and lethality during hospitalization was 1%. During the survey interval, 62 patients developed new metastases, 30 an isolated liver metastasis, and 12 underwent a further resection. Surgical intervention is our recommended therapy of liver metastases in colorectal primary tumors, the most important prognostic factor being the radicality of liver resection. Thus we were able to achieve a 3-year survival rate of 44% in our group of colorectal tumor patients. Due to the different profile of metastasis development in noncolorectal tumors, the indication for liver resection in these cases needs to be modified individually.

Key words: Liver metastases – Liver resection – Colorectal carcinoma

Zusammenfassung. Von 1994–1996 wurde bei 102 Patienten eine Leberteilresektion wegen Metastasen verschiedener Primärtumoren mit kurativer Zielstellung durchgeführt. Das tumorfreie Intervall betrug im Durchschnitt 22 Monate. Die postoperative Morbidität betrug 17,6% und die Krankenhausletalität 1%. Im Beobachtungszeitraum trat bei 62 Patienten eine erneute Metastasierung auf, in 30 Fällen eine isolierte Lebermetastasierung, 12 wurden nochmals reseziert. Die chirurgische Therapie von Lebermetastasen ist besonders bei kolorektalen Primärtumoren die Therapie der Wahl. Der wichtigste prognostische Faktor ist die Radikalität der Leberresektion. Damit erreichten wir bei der kolorektalen Patientengruppe eine 3-Jahres-Überlebensrate von 44%. Da nichtkolorektale Tumoren ein andersartiges Metastasierungsprofil aufweisen, ist die Indikation zur Leberresektion individuell festzulegen.

Schlüsselwörter: Lebermetastasen – Leberresektion – Kolorektale Karzinome

Ergebnisse der Metastasenchirurgie des Nierenzellkarzinoms

F. Dobrowolski, E. Stoelben, D. Ockert und H. D. Saeger

VTG-Chirurgie, Universitätsklinikum Carl Gustav Carus, Fetscherstraße 74, D-01307 Dresden

Results of the Surgical Treatment of Metastatic Renal Cell Carcinoma

Summary. We performed a resection of solitary or multiple metastases in one organ in 18 cases (15 male and 3 female patients) during the period 1.10.93 to 1.4.98 (7 resections of pulmonary metastases, 4 resections for liver metastases, 5 resections for pancreatic metastases, 1 resection of a skin metastasis, a cava resection because of a local relapse). There were 13 solitary metastases. The median survival was 15 month after the resections of the metastases. The maximal survival time was 56 months. There have been five deaths during the observation period. Because of the poor prognosis of the conservative management of metastatic disease, the surgical treatment offers the best option and can sometimes result in long-time survival.

Key words: Renal cell carcinoma – Metastasis

Zusammenfassung. Beim metastasierenden Nierenzellkarzinom ist die Chemotherapie weitgehend ineffektiv und auch die Immuntherapie besitzt nur eine begrenzte Response. Im Zeitraum vom 1.10.93–1.4.98 wurden bei insgesamt 18 Patienten (15 Männer, 3 Frauen, Altersmedian 57 Jahre) Metastasen eines Nierenzellkarzinoms reseziert (7 Lungenmetastasenresektionen, 4 Resektionen bei Lebermetastasen, 5 Resektionen bei Metastasen im Pankreas, Resektion einer Hautmetastase und eine Cavaresektion bei einem lokoregionären Rezidiv). In 13 Fällen handelte es sich um eine Solitärmetastase. Die mediane Überlebenszeit nach der ersten Metastasenresektion beträgt 15 Monate (Maximum 56 Monate). 5 Patienten sind verstorben. Bei der schlechten Prognose des metastasierenden Nierenzellkarzinoms zeigt sich, daß die chirurgische Therapie bei einem Organbefall die beste Option darstellt und in vereinzelten Fällen zu einem Langzeitüberleben führt.

Schlüsselwörter: Nierenzellkarzinom – Metastase

Effektivität und Kostenanalyse der Tumornachsorge unter besonderer Berücksichtigung der Metastasenresektion bei gastrointestinalen Karzinomen in einem Allgemeinkrankenhaus

M. Ketteniß, B. Schellen, B. Ulrich und M. Aleksic

Kliniken der Landeshauptstadt Düsseldorf, Krankenhaus Gerresheim, Chirurgische Klinik, Gräulingerstraße 120, D-40625 Düsseldorf

Efficiency and Analysis of Costs Caused by Follow-Up in Cancer with Special Regard to Resection of Metastasis in Gastrointestinal Carcinoma

Summary. From 1986 to 1997, 1115 patients who underwent resection of a gastrointestinal tumor were admitted to our follow-up program. In 75 patients (6.7%) distant metastases were detected. After esophageal or gastric cancer such metastases presented as irresectable. In colorectal carcinoma in 16 patients 14 liver resections and 2 lung resections were performed with low morbidity and without any lethal course. In 7 patients (46.6%) there were recurrences after liver resection. Regarding patients treated for colorectal cancer, average costs of 1087 DM resulted, whereas costs for patients with esophageal or gastric carcinoma were 304 DM during their follow-up.

Key words: Follow-up examination – Resection of metastasis – Costs

Zusammenfassung. Von 1986 bis 1997 wurden 1115 Patienten nach Resektion eines gastrointestinalen Karzinoms in die Nachsorge aufgenommen. Bei 75 (6,7%) wurden Fernmetastasen entdeckt. Nach einem Oesophagus- oder Magenkarzinom waren keine entdeckten Fernmetastasen resektabel. Bei kolorektalen Karzinomen konnten bei 16 Patienten 14 Leber- und 2 Lungenresektionen mit geringer Morbidität und ohne Letalität durchgeführt werden. Bei 7 Patienten (46,6%) trat nach Leberresektion ein Rezidiv auf. Für Patienten mit einem kolorektalen Karzinom wurden durchschnittlich 1087.00 DM, für Patienten mit einem Oesophagus- oder Magenkarzinom 304.00 DM für die Nachsorge aufgewendet.

Schlüsselwörter: Tumornachsorge – Metastasenresektion – Nachsorgekosten

Wertigkeit und Aufwand präoperativer Diagnostik zur Prüfung der Resektabilität von Lebermetastasen colorektaler Carcinome

R. Imig, P. Heinz, D. Wagner, T. Forer und H. Bockhorn

Krankenhaus Nordwest, Steinbacher Hohl, D-60488 Frankfurt/M.

Value and Expenditure of Preoperative Diagnostics to Predict Resectability of Liver Metastasis in Colorectal Cancer

Summary. The survival time of patients with colorectal cancer is dependent on the occurrence of liver metastases. With a 5-year survival rate between 20 and 45% surgical resection is the first choice of therapy. In preoperative detection of liver metastases the CT-AP (CT scan during arterial portography) is established as golden standard. 17 patients underwent preoperativ abdomen ultrasonography with Doppler ultrasonography, as well as a CT-AP. The data were compared retrospectively with intraoperative findings and histological results. Due to artificial overestimation of the overall number of liver metastases, CT-AP has a low specificity. As an invasive and expensive examination with a low cost-benefit relation, preoperative expenditures should be considered. Ultrasonography is a non-invasive, cost-effective procedure with a similarly high specificity and sensitivity in the detection of liver metastases. Results with 3D and contrast-enhanced ultrasonography remain to be reported.

Key words: Colorectal cancer – Liver metastasis – CT-AP – Ultrasonography

Zusammenfassung. Die Überlebenszeit von Patienten mit colorektalen Carcinomen wird im wesentlichen durch Lebermetastasierung bestimmt. Mit einer 5JÜR zwischen 20 und 45% ist die chirurgische Resektion die Therapie der Wahl. Als golden standard hat sich in der präoperativen Diagnostik zur Metastasendetektion die CT-AP (Portangio-CT) durchgesetzt. Bei 17 Patienten wurde präoperativ eine Abdomensonographie mit Dopplersonographie sowie eine CT-AP durchgeführt. Die erhobenen Daten wurden retrospektiv mit den intraoperativen und histologischen Befunden verglichen. Durch Perfusionsartefakte wird mittels CT-AP die Metastasenhäufigkeit überschätzt. Angesichts des invasiven Charakters sowie des Kostenaufwandes der CT-AP, ist in Zeiten zunehmend knapper werdender Ressourcen der apparative Aufwand zu überdenken. Mit der Sonographie steht ein nicht invasives kostengünstiges Verfahren zur Verfügung, das eine ähnlich hohe Spezifität und Sensitivität aufweist und ebenfalls eine sichere Segmentzuordnung ermöglicht. Ergebnisse mit 3D- und Kontrastmittelsonographie bleiben abzuwarten.

Schlüsselwörter: Lebermetastasen – Colorektale Carcinome – CT-AP – Sonographie

Die pelvine Exenteration aus urologischer Sicht

R. Hartung

Urologische Klinik und Poliklinik, Technische Universität München, Klinkum rechts der Isar, Ismaninger Straße 22, D-81675 München

Pelvic Exenteration: Viewpoint of the Urologist

Summary. Pelvic surgery may be performed as a combined procedure in cooperation with the general surgeon, the urologist or gynecologist. It is mainly performed in primary or recurrences of colorectal cancers, gynecological tumors or soft tissue tumors of the pelvis. Radical surgery is mandatory but, at the same time, urinary diversion should be performed with good function. The urinary diversion to be established has to be discussed preoperatively if data show that partial bladder resection is not possible. After radical cystectomy in most patients urinary diversion by ileum conduit is suitable since tumor extension to other organs of the pelvis in either primary or recurrent disease needs radical surgery so that an orthotopic bladder substitute is not possilbe. Most frequent surgery for the urologist is distal ureter repair followed by partial bladder resection with or without a ureteral implant, followed finally by radical cystectomy.

Key words: Pelvic surgery – Urinary diversion

Zusammenfassung. Die interdisziplinäre Beckenchirurgie wird bei Primärtumor oder Rezidiv von Colon- oder Rektaltumoren, gynäkologischen Tumoren und extravesikalen Weichteiltumoren durchgeführt. Entscheidend für das operative Vorgehen ist die Radikalität der Tumorentfernung sowie die Erstellung einer ausreichenden Funktionalität der Harnableitung. Die möglichen Formen der Harnableitung sind präoperativ festzulegen, wenn die Blasenteilresektion nicht sinnvoll erscheint. So ist nach Zystektomie meist eine einfache Form der Harnableitung in Form eines Ileum conduits angezeigt, da die organübergreifende Tumorausdehnung bei Primärtumor oder Rezidiv die Sanierung des Beckens so radikal wie möglich erfordert und damit den orthotopen Blasenersatz nicht möglich macht. Ingesamt stehen der Häufigkeit nach die Korrektur von Harnleiterdefekten im distalen Bereich an erster Stelle, gefolgt von Blasenteilresektion mit oder ohne Harnleiterneueinpflanzung und dann die radikale Zystektomie.

Schlüsselwörter: Beckenchirurgie – Harnableitung

Die simultane Resektion von colorektalem Primärkarzinom und synchronen Lebermetastasen

F. Del Bello, I. Vogel, D. Henne-Bruns und B. Kremer

Klinik für Allgemeine Chirurgie und Thoraxchirurgie, CAU Kiel, Arnold-Heller-Straße 7, D-24105 Kiel

Simultaneous Resection of Colorectal Cancer and Synchronous Liver Metastases

Summary. Of all patients with colorectal carcinoma at the time of diagnosis 20–30% show liver metastases. The simultaneous resection of synchronous liver metastases is controversial. Counterarguments are a potentially increased mortality and lethality based on reduced liver function, and the estimation of synchronous liver metastases as a negative prognostic factor. We compared 40 patients with synchronous and 93 with metachronous R0-resected liver metastases of colorectal primary tumours. An increased morbidity or lethality due to a simultaneous resection was not observed. In 25% of patients with synchronous liver metastases we could obtain a 5-year survival rate. The 5-year survival rate of metachronous resected patients was 35%, without liver resection 0%.

Key words: Colorectal cancer – Liver metastases – Synchronous – Metachronous

Zusammenfassung. 24–30% aller Patienten mit colorectalem Karzinom weisen zum Diagnosezeitpunkt bereits Lebermetastasen auf. Die simultane Resektion synchron aufgetretener Lebermetastasen wird kontrovers diskutiert. Gegenargumente sind eine potentiell erhöhte Morbidität und Letalität auf dem Boden einer gestörten Leberfunktion sowie die Wertung synchroner Lebermetastasen als negativer prognostischer Faktor. Verglichen wurden 40 Patienten mit synchron und 93 mit metachron R0-resezierten Lebermetastasen colorectaler Primärtumore. Es wurde keine erhöhte Morbidität und Letalität bei simultanem Operationsvorgehen beobachtet. Bei 25% der Patienten mit synchronen Lebermetastasen kann ein 5-Jahres-Überleben erreicht werden, die 5-Jahres-Überlebensrate metachron resezierter Patienten liegt bei 35%, ohne Leberresektion bei 0%.

Schlüsselwörter: Colorektales Karzinom – Lebermetastasen – Synchron – Metachron

Resektion von Lebermetastasen bei Weichgewebssarkomen

R. Seelos, M. Schwarzbach, F. Willeke, T. Lehnert und Ch. Herfarth

Chirurgische Universitätsklinik, Im Neuenheimer Feld 110, D-69120 Heidelberg

Resection of Liver Metastases from Soft Tissue Sarcoma

Summary. Out of 271 sarcoma patients treated from 3/88 to 6/96, 17 patients who had surgery for liver metastases were analysed retrospectively. Resection was curative in five and palliative in four cases, eight patients were not resectable upon exploration. All primary tumors were truncally located. The predominant histology was leiomyosarcoma (41%). Differentiation was low grade in 53% and medium grade in 47%. Median survival was 56 months after resection versus 5 months after mere exploration. Morbidity and mortality were 22/0% after resection and 25/12.5% after exploration, respectively. Resection of liver metastases is indicated if curative resection seems achievable.

Key words: Sarcoma – Liver metastases – Resection

Zusammenfassung. Von 271 Patienten, die wegen Sarkomen von 3/88 bis 6/96 behandelt wurden, wurden 17 Patienten, die aufgrund von Lebermetastasen operiert wurden, retrospektiv analysiert. Fünfmal konnte eine kurative und viermal eine palliative Resektion erfolgen, 8 Patienten wurden explorativ laparotomiert. Alle Primärtumoren waren im Rumpfbereich lokalisiert, histologisch dominierte das Leiomyosarkom (41%). 53% der Tumoren waren niedrig und 47% mittelgradig differenziert. Resektable Patienten überlebten median 56 Monate versus 5 Monate bei alleiniger Exploration. Morbidität und Mortalität betrugen 22%/0% für die Resektion und 25%/12,5% für die Exploration. Eine Resektion von Lebermetastasen ist indiziert, wenn eine R0-Resektion möglich erscheint.

Schlüsselwörter: Sarkom – Lebermetastasen – Resektion

Intraarterielle Chemotherapie kolorektaler Lebermetastasen – Langzeitresultate

H. P. Klotz, W. Weder, U. Metzger und F. Largiadèr

Departement Chirurgie, Universitätsspital, Rämistraße 100, CH-8091 Zürich

Intraarterial Chemotherapy for Colorectal Liver Metastases – Long-Term Results

Summary. In a retrospective study we evaluated the long-term results of intraarterial chemotherapy for inoperable colorectal liver metastases and the value of the modulation of 5-Fluorouracil (5-FU) with Leucovorin (LV). From 1983–1995 41 patients were treated, 29 in group 1 with 5-FU ± Mitomycin C, 12 in group 2 with 5-FU and LV. Cycles (5 days) were repeated every 4 weeks. The effect of the therapy was evaluated by CT scan and CEA level. Catheter complications occurred in 13.7% of cycles after a mean time of 12 month. In both groups 75% of patients showed a tumor response (CR, PR or SD). The time to progression was 13.2 (0–31) months in group 1 and 15.1 (2–41) months in group 2. Patient survival was 16.8 (0–31) months in group 1 and 23.6 (2–48) months in group 2. Gastrointestinal and haematological toxicity was higher when LV was added to the cycle. Intraarterial chemotherapy has a low long-term complication rate and a high tumor response rate. The combination of 5-FU and LV resulted in prolonged patient survival.

Key words: Liver metastases – Colorectal cancer – Intraarterial chemotherapy

Zusammenfassung. Die vorliegende Studie evaluiert die Langzeitresultate der intraarteriellen Chemotherapie inoperabler kolorektaler Lebermetastasen und den Stellenwert der Modulation von 5-Fluorouracil (5-FU) mit Leucovorin (LV) im Therapieschema. Von 1983–1995 wurden 41 Patienten behandelt, 29 in Gruppe 1 mit 5-FU mit/ohne Mitomycin C, 12 in Gruppe 2 mit 5-FU und LV. Die Therapiezyklen erfolgten während 5 Tagen ambulant und wurden alle 4 Wochen wiederholt. Der Therapieeffekt wurde mittels CEA-Titer-Verlauf und Computertomographie des Abdomens kontrolliert. Katheterkomplikationen traten in 13,7% der Zyklen nach 12 Monaten auf und führten bei 4 Patienten zum vorzeitigen Therapieabbruch. In beiden Gruppen sprachen 75% der Patienten auf die Therapie an (CR, PR oder SD). Die Zeit bis zur Tumorprogression betrug 13,2 (0–31) Mt in Gruppe 1 vs. 15,1 (2–41) Mt in Gruppe 2. Die Überlebenszeit betrug 16,8 (0–31) Mt in Gruppe 1 und 23,6 (2–48) Mt in Gruppe 2. Der Zusatz von LV zum Therapieschema führte zu einer vermehrten gastrointestinalen und hämatologischen Toxizität. Die intraarterielle Chemotherapie zeigt bei geringer Langzeitkomplikationsrate ein hohes Tumoransprechen. Die Modulation von 5-FU mit LV führt zu einer tendenziellen Verlängerung des Patientenüberlebens.

Schlüsselwörter: Lebermetastasen – Kolorektales Karzinom – Intraarterielle Chemotherapie

Magnetresonanztomographie der Leber zur prä- und postoperativen Beurteilung kryotherapierter Lebertumoren

G. Schneider, G. Schüder, D. Gohl, G. Pistorius, R. Seidel, G. Feifel und B. Kramann

Abteilung Exp. Radiologie, Institut für Radiodiagnostik, Universität des Saarlandes, D-66421 Homburg

Pre- and Postoperative Magnetic Resonance Imaging of Liver Tumors in Patients Undergoing Cryotherapy

Summary. The purpose of the study was to evaluate liver MRI for assessment and follow-up of patients with malignant liver tumors undergoing cryotherapy. Liver lesions were investigated, characterizing number, differential diagnosis, distribution, as well as complete or incomplete postoperative destruction. 58 patients underwent MRI before and after cryotherapy of unresectable HCC, CCC or metastases using T1-w and T2-w sequences, epiplanar sequences and dynamic contrast-enhanced (CE) T1-w sequences (breath holding technique). In 49/58 patients all intraoperatively verified lesions could be detected (7 percutaneous therapy). Seven lesions in four patients could not be detected (due to subcapsular location or diameter <5 mm). In case of complete cryodestruction a hypervascular continuous rim surrounding the lesion was observed in CE-delayed phase imaging, discontinuity in case of incomplete therapy. Cryolesions were reduced in size with scarification between 2 and 6 months. Cryolesions demonstrating rim discontinuity showed tumor recurrence in this area in follow-up studies.

Key words: Cryotherapy – Livermetastasis – Liver Diagnostics – Magnetic Resonance Imaging

Zusammenfassung. Ziel war die Evaluierung der MRT der Leber bez. Indikation und Nachkontrolle maligner Lebertumoren bei Kryochirurgie. Beurteilt wurden Anzahl, Differentialdiagnose und Verteilung von Leberläsionen, sowie die komplette bzw. inkomplette Erfassung postoperativ. Untersucht wurden 58 Patienten vor und nach Kryotherapie inoperabler primärer Lebertumoren bzw. Lebermetastasen mittels T_1gew., T_2gew., epiplanarer Sequenzen in Atemanhaltetechnik, sowie dyn. T_1 Sequenzen. Bei 49/58 Patienten wurden alle intraoperativ nachweisbaren Läsionen diagnostiziert (7 Pat. perkutan therapiert). 7 subkapsuläre Herde wurden bei 4 Pat. nicht detektiert. Bei vollständiger Erfassung eines Herdes stellte sich ein geschlossener hypervaskularisierter Randsaum dar, welcher bei unvollständiger Erfassung von Tumorgewebe unterbrochen wurde. Nach 2 Monaten kam es zur Größenabnahme der Kryoläsionen mit narbigen Restveränderungen bis ca. 6 Monate postop. Bei Läsionen mit unterbrochenem Randsaum wurden im Verlauf Tumorrezidive detektiert.

Schlüsselwörter: Kryotherapie – Lebermetastasen – Leberdiagnostik – Magnetresonanztomographie

Kryochirurgie primärer und sekundärer Lebertumore – Technik und Stellenwert der MR-Bildgebung

H. P. Klotz, D. Gianom, P. Hilfiker, S. Wildermuth und F. Largiadèr

Departement Chirurgie, Universitätsspital, Rämistraße 100, CH-8091 Zürich

Cryosurgery of Primary and Secondary Liver Tumors – Technique and Value of MR Imaging

Summary. Cryosurgery represents a well-established method to treat inoperable primary or metastatic liver lesions. We demonstrate the cryosurgical technique and the value of MR imaging during the follow-up. We used an ERBE CRYO 6 with six cryoprobes of 3.2 mm in diameter. Cryoablation could be applied in a safe and quick procedure. The small diameter of the cryoprobes produce minimal trauma of the surrounding liver tissue and can be introduced percutaneously under ultrasonographic control. Gadolinium-enhanced MR imaging after 7 and 21 days revealed a shrinking necrotic lesion with peripheral contrast enhancement, corresponding to a zone of granulation tissue. MR imaging is a suitable method for follow-up of cryolesions in the liver. Further investigation should focus on MR guidance of the procedure itself.

Key words: Cryosurgery – Liver tumors – MR imaging

Zusammenfassung. Kryochirurgie stellt inzwischen eine gut etablierte Methode zur Behandlung inoperabler primärer oder sekundärer Lebertumore dar. Wir stellen die kryochirurgische Technik und den Wert der MR-Bildgebung in der Nachsorge vor. Verwendet wurde ein ERBE CRYO 6 Gerät mit sechs simultan aktivierbaren Sonden von 3,2 mm Durchmesser. Die Kryoablation konnte rasch und sicher durchgeführt werden. Der kleine Sondendurchmesser verursachte ein minimales Gewebetrauma und erlaubte auch ein perkutanes Einführen der Sonden und Ultraschallsteuerung. Die Gadolinium verstärkte MR-Bildgebung nach 7 und 21 Tagen zeigte eine schrumpfende nekrotische Läsion mit einem peripheren Randenhancement, entsprechend einer Granulationsgewebezone. Die MR-Bildgebung hat sich zu einer geeigneten Methode für die Nachkontrolle der Kryochirurgie der Leber entwickelt. Weitere Anstrengungen gelten der direkten MR-Kontrolle der Kryoablation selbst.

Schlüsselwörter: Kryochirurgie – Lebertumore – MR-Bildgebung

Adjuvante Chemotherapie nach R0-Resektion kolorektaler Lebermetastasen

K.-P. Riesener, R. Kasperk, Li Cheng und V. Schumpelick

Chirurgische Universitätsklinik und Poliklinik, RWTH Aachen, Pauwelsstraße 30, D-52057 Aachen

Adjuvant Chemotherapy Following R0 Resection of Colorectal Hepatic Metastases

Summary. We performed R0 resections of colorectal hepatic metastases in 109 consecutive patients. In 50 patients of this group an arterial port system was implanted for adjuvant regional chemotherapy. The remaining 59 patients were not treated. In 73% of the treated patients mostly minor complications occurred and led to discontinuation of the therapy in nine patients. Survival estimations revealed a marked, although statistically non-significant improvement of survival during the first three postoperative years, while the 5-year survival rate remained unaffected. The number, localization, and resectability of tumour recurrences were not influenced by the adjuvant chemotherapy. The improvement in short-term survival following adjuvant chemotherapy after hepatic resection might reflect a delayed manifestation of tumour recurrences in these patients.

Key words: Colorectal neoplasm – Secondary liver neoplasms – Regional chemotherapy

Zusammenfassung. Bei 109 Patienten erfolgte eine R0-Resektion von Lebermetastasen colorektaler Karzinome. 50 Patienten erhielten zusätzlich ein Portsystem zur adjuvanten regionalen arteriellen Chemotherapie. 59 Patienten wurden nicht adjuvant therapiert. Während der Therapie traten bei 73% der Patienten Komplikationen auf. Bei neun Patienten mußte die Therapie deshalb abgebrochen werden. In der behandelten Gruppe zeigte sich ein deutlicher, jedoch statistisch nicht signifikanter Überlebensvorteil während der ersten drei postoperativen Jahre, während die 5-Jahres-Überlebensrate gleich war. Die Häufigkeit, Lokalisation und Resektabilität von Tumorrezidiven wurde durch die adjuvante Therapie nicht beeinflußt. Die beobachtete Verbesserung der kurzfristigen Überlebensrate könnte eine durch die Therapie verzögerte Manifestation von Rezidiven reflektieren.

Schlüsselwörter: Kolorektales Karzinom – Lebermetastasen – Regionale Chemotherapie

Adjuvante intraarterielle Chemotherapie nach R0-Resektion kolorektaler Lebermetastasen: Eine prospektiv randomisierte Studie

C. Rudroff, A. Altendorf-Hofmann, R. Stangl und J. Scheele

Klinik für Allgemeine und Viszerale Chirurgie, FSU Jena, Bachstraße 18, D-07740 Jena

Prospective Randomized Trial on Adjuvant Hepatic Artery Infusion Chemotherapy After R0 Resection of Colorectal Liver Metastases

Summary. Hepatic recurrence is the predominant site of tumor relapse after curative treatment of colorectal cancer. The prognostic benefit of R0 resection of liver metastases is evident. Our study aimed to assess the prognostic relevance of adjuvant chemotherapy with 5 FU and Mitomycin C after R0 resection of liver metastases in patients with primary tumor DUKES C. The 5-year survival rate was 34%. There was no statistical difference between the resection only and the chemotherapy-treated group. The trial showed no prognostic benefit from adjuvant intraarterial infusion chemotherapy after R0 resection of colorectal liver metastases. Current literature data also fail to support such adjuvant chemotherapy. Routine use outside of controlled trials cannot be recommended.

Key words: Liver metastases – Colorectal cancer – Adjuvant chemotherapy

Zusammenfassung. Lebermetastasen sind der Hauptmanifestationsort für kolorektale Tumorrezidive. In etwa 20% der Fälle kann eine R0-Resektion dieser Lebermetastasen mit einer 5-Jahres-Überlebensrate von 35–40% durchgeführt werden. Diese Studie sollte den

Wert einer adjuvanten intraarteriellen Chemotherapie mit 5-FU und Mitomycin C nach R0-Resektion von Lebermetastasen bei Patienten mit Primärtumorstadium DUKES C im Hinblick auf eine weitere Prognoseverbesserung klären. Die 5-Jahres-Überlebensrate der Patienten war 34%. Hierbei zeigte sich kein signifikanter Unterschied zwischen der Gruppe mit und ohne adjuvante Chemotherapie und somit kein prognostischer Vorteil durch eine adjuvante intraarterielle Chemotherapie nach R0-Resektion kolorektaler Lebermetastasen. Dies liegt in Übereinstimmung mit neueren Daten der Literatur. Die routinemäßige Anwendung einer solchen Therapie kann nicht empfohlen werden.

Schlüsselwörter: Lebermetastasen – Kolorektales Karzinom – Adjuvante Chemotherapie

Sachverzeichnis

Abschlußveranstaltung 36
Achalasie 1139
– Inzidenz, Prävalenz und Prognose 1357
Adipositaschirurgie
– laparoskopische „gastric banding" Operation 1007, 1010, 1013, 1017
– Modeerscheinung oder Spezialgebiet? 1004
– Reduzierung der Begleiterkrankungen 1017
Adrenalektomie 1038
Advanced Breast Biopsy Instrumentation (ABBI) 379
Akutes Abdomen
– Laparoskopie 985
– nach kardiochirurgischen Eingriffen 988
– Sicherung der Ulcusperforation durch Ultraschall-Darstellung 1627
Analfisteln
– bei Morbus Crohn 998
Analkarzinom
– anale Endosonographie und Kernspintomographie 1695
– Besonderheiten und therapeutische Konsequenz 363
– kombinierte Radiochemotherapie 1426
Analsphinkterinsuffizienz
– aktives Biofeedbacktraining 976
– artificial bowel sphincter 1585
– dynamische Gracilisplastik 488
– Lebensqualität mit Stuhlinkontinenz 973
– passive Elektrostimulationstherapie 976
– sakrale Spinalnervenstimulation 494
– Versuch der anorektalen Wiederherstellung 482
Appendizitis
– Ultraschalluntersuchung 1114, 1117
– Wertigkeit der rektalen Untersuchung 1120
Arbeitszeitgesetz
– aus der Sicht des nicht-leitenden Chirurgen 802
– Auswirkungen für den jungen Chirurgen 806
– Realisierung an einer Universitätsklinik 799
– zeitliche und wirtschaftliche Grenzen 795
arterielle Verschlußkrankheit 528
Aus- und Weiterbildung
– Ausbildung von Gastärzten aus Entwicklungsländern 832
– endoskopische Cholezystektomie 813
– Europäisierung der Ausbildung 789
– Forschungsaufenthalt im Ausland 836

– im Ausland 822
– Ist die Weiterbildung zum Facharzt für Chirurgie ausreichend? 791
– klinische Anatomie 816
– multimediale CD-ROM-Reihe 885
– Operationskatalog und klinische Realität 790
– Spezialisierung in Europa 822
– Weiterbildung in den USA 840

Barrett-Karzinom
– chirurgische Leitlinien 304
– spezielle Therapiekonsequenz 295
Beckenchirurgie
– pelvine Exenteration aus urologischer Sicht 1765
Bildgebende Diagnostik
– Beurteilung der Dignität von Pankreastumoren durch PET 1485
– Endosonographie im Bereich Kolon- und Rektumchirurgie 271
– F-18-FDG-Positronen-Emissions-Tomographie 261
– Fortschritte der bildgebenden Diagnostik der Tibiakopffraktur durch MR und CT 1659
– im Bereich des
– – Kolons und Rektums (Hydro-CT, MRT, virtuelle Endoskopie) 270
– – Pankreas (CT, MRT, MR-Angio, Hydro-CT, MRCP) 274
– – Thorax (CT, MRT, Intervention) 255
– Kernspintomographie und Kernspinarthrographie des Handgelenkes 1661
– kontrastverstärkte Magnetresonanzangiographie 1308
– konventionelle intraarterielle Katheterangiographie 1491
– Magen-Darm-Passage mit Gastrografin bei Verdacht auf Ileus 1694
– Magnetresonanztomographie beim präoperativen Staging des Magenkarzinoms 1367
– Mini-Sondensonographie und konventionelle Endosonographie 1354
– MR-Cholangiopankreaticographie (MRCP) 1693
– MR-Mammographie beim Mammakarzinom 1488
– nichtinvasive Gadolinium 3D-MR-Subtraktionsangiographie 1491

- Operationsplanung rheumatischer Erkrankungen mit Hilfe der Kernspintomographie 1666
- PET 1264
- Pleurapunktion unter permanent sonographischer Sicht 1696
- videoassistierte Thorakoskopie 1268
- viszeralchirurgische Eingriffe im offenen MRT 1481
- Volumetrie von Leberveränderungen mit 3-D-Sonographie oder 3-D-CT 1478

Chirurgischer Nachbar Polen
- gemeinsames chirurgisches Erbe 705
- The Prospective Multicenter Trial of Gastric Cancer 710

Colitis ulcerosa
- Dauer der konservativen Therapie 153
- Indikationen zur restorativen Proktokolektomie 468
- Komplikationen
- - in Verbindung mit der Chirurgie 154
- - nach totaler Kolektomie und J-Pouch-Anlage 478
- konservative Therapie und chirurgische Folgerungen 148
- Pouchitis 154

Colonkarzinom
- Analyse der Ergebnisse der Kolonkarzinomchirurgie 323
- molekularbiologisches Grundlagenwissen 318
- Nachsorgeschema 1746
- Notfalleingriffe im Alter 1739

Colorektales Karzinom
- fraktionierte, interstitielle postoperative HDR-/PDR-Brachytherapie 1383
- intraarterielle Hochdosistherapie mit 5-FU und Folinsäure bei Lebermetastasen 1441
- intraarterielle versus systemische Chemotherapie bei Lebermetastasen 1458
- Kryotherapie bei Lebermetastasen 1455
- laparoskopische colorektale Resektion 1740
- laserinduzierte Thermotherapie bei Lebermetastasen 1438
- molekulare Diagnostik 1609
- multiviszerale Resektion 327, 1386
- Tumornachsorge 1624
- Zytokinregulierte Expression von Fas-Ligand 1470

Darmchirurgie
- Analsphinkterinsuffizienz
- - aktives Biofeedbacktraining 976
- - artificial bowel sphincter 1585
- - dynamische Gracilisplastik 488
- - Lebensqualität mit Stuhlinkontinenz 973
- - passive Elektrostimulationstherapie 976
- - sakrale Spinalnervenstimulation 494

- - Versuch der anorektalen Wiederherstellung 482
- Anastomoseninsuffizienz nach tiefer anteriorer Rektumresektion 1735
- Colon-Pouch als Neorektum nach tiefer anteriorer Rektumresektion 1745
- Colondivertikulitis
- - Diagnostik: Fortschritt durch das Becken-CT? 170
- - Therapiekonzepte aus chirurgischer Sicht 166
- - verzögerte Indikation zur einseitigen Kontinenzresektion 174
- colorektale Chirurgie 619
- endoskopische Therapie colorektaler Polypen 1587
- Endosonographie 271
- Ernährung nach elektiver Colonchirurgie 1094
- frühpostoperative Komplikationen 1393
- Funktionskontrollen vor und nach sphinktererhaltender Rektumexstirpation 459
- ileoanale Pouchanlage bei FAP 1411
- Komplikationen nach totaler Colektomie und J-Pouch-Anlage 478
- laparoskopisch assistierte restorative Proktocolektomie 1628
- laparoskopische Versorgung eines perforierten Duodenalulcus 1580
- Megacolon beim Erwachsenen 979
- perineale kontinente Colostomie 467
- Pfannenstielschnitt bei Sigmaresektion 1629
- Proktocolektomie mit double-stapling-Technik 1586
- Rektumresektion 251
- - tiefe anteriore 1393
- restorative Proktocolektomie
- - bei Dickdarmsystemerkrankungen 468
- - Komplikationen und Spätergebnisse 472
- restorative Rektumentfernung 454
- Resultate der sphinktererhaltenden Rektumresektion 462

Das spezielle Thema 619
- colorektale Chirurgie 619
- die amerikanische Erfahrung 702
- Forschungsförderung 732, 738, 741
- Nervenkompressionssyndrome an der oberen Extremität 627, 630, 635, 641
- perioperative Schmerztherapie 661, 666, 673, 677
- perioperatives Risiko 647, 655
- Prozedurenklassifikation 744, 748, 752, 757, 764
- unser chirurgischer Nachbar Polen 705, 707, 710, 717, 720
- Vermittlung und Akkumulation von Wissen 724, 728
- Wundverschluß und Wundheilung 678, 683, 689, 694, 698

DER CHIRURG 724
Deutsche Gesellschaft für Chirurgie 732

diabetischer Fuß 1249
Dünndarmmalignome
- Prognoseunterschiede 1417

Eingriffe im Bereich des kleinen Beckens
- pelvine Exenteration 246, 250
- Rektumresektion 251
Endoskopie
- Diagnostik der Nahtinsuffizienz im Gastrointestinaltrakt 1146
- Differentialtherapie der Achalasie 1139
- Fas/FasLigand mRNA in Helicobacter-pylori-infizierter Mukosa 1150
- kombinierte pH-Metrie und Multiple Impedanzvariometrie 1143
- transorale videoendoskopische Ösophago-Divertikulotomie des Zenker'schen Divertikels 1136
endoskopisch perkutane Jejunostomie 1096
Ernährungstherapie
- Beeinflussung von SIRS und MOV 1083
- Einfluß von Alanyl-Glutamin auf Immunsuppression und Morbidität 605
- endoskopisch perkutane Jejunostomie 1096
- endoskopische Therapie der gastro-jejunalen Dissoziation 1102
- immunneutrale Lipidemulsion 599
- längerfristige, postoperative, proteinreiche Substratzufuhr nach Ösophagus- und Magenresektion 1724
- Magensonden- und Kostaufbaustudie bei colorektalen Eingriffen 1626
- nach elektiver Colonchirurgie 1094
- operative Katheterjejunostomie 1096
- optimierte postoperative Ernährung 587
- Pankreatitis und Translokation 596
- Relevanz präoperativer Ernährungstherapie 592

F-18-FDG-Positronen-Emissions-Tomographie 261
Familiäre adenomatöse Polyposis coli 1165, 1411
- Indikationen zur restorativen Proktocolektomie 468
- Mutationslokalisation 1464
familiäre juvenile Polyposis 1733
Forschungsassistent in den USA 702
Forschungsförderung
- Deutsche Gesellschaft für Chirurgie 732
- durch den SNF 738
- in Deutschland 741
Fortschrittsberichte 255
- aktuelle Konzepte der Ernährungstherapie 587, 592, 596, 599, 605
- akute Pankreatitis 421, 427, 434, 439
- Analsphinkterinsuffizienz 482, 488, 494
- Barrett-Karzinom und Magenkarzinom 295, 300, 304, 312

- bildgebende Diagnostik 255, 261, 270, 271, 274
- Colonkarzinom 318, 323, 327
- Gefäßchirurgie
- - periphere Gefäßrekonstruktionen 528, 532, 538, 544
- - supraaortische und abdominelle Gefäßrekonstruktionen 517, 521, 527
- Leber-/Gallenwegstumoren 342, 343, 348, 352
- Mammakarzinom 374, 379, 384
- Ösophaguskarzinom 281, 284, 290
- Pankreaskarzinom 405, 411
- Plastische Chirurgie 547, 550, 554, 560
- portale Hypertension und Varizenblutung 443, 451
- Rektumkarzinom 331, 337, 338
- restorative Proktektomie (coloanale Anastomose) 454, 459, 462, 467
- restorative Proktocolektomie (ileoanale Anastomose) 468, 472, 478
- seltene Tumoren 356, 359, 362, 363, 369
- Sepsistherapie in der Chirurgie 612, 615
- Thoraxchirurgie 498, 507, 512
- Unfallchirurgie
- - Gelenkfrakturen, Beindeformität, Knochenersatz, Beckenverletzungen 581
- - Osteosynthese, Knorpeldefekte, Frakturen bei Kindern, Osteitis 568, 577
- Weichteiltumoren 388, 393, 399
Forum Junge Chirurgie 767
- Arbeitszeitgesetz 765, 799, 802, 806
- Aus- und Weiterbildung 789, 790, 791
- Multimedia
- - CD-Rom 877, 880, 882, 885
- - Internet 888, 892, 896, 897, 900, 904
- - Ökonomie/Qualitätssicherung 847, 850, 854, 861, 864, 870
- perioperative Therapieprobleme 767, 779, 785
- Spezialisierung 820
- Weiterbildung im Ausland 822, 832, 836, 840, 845
Freie Vorträge 973

Gallenblasenkarzinom 1751
Gallengangskarzinom
- zusätzliche Pfortaderresektion 1335
Gallensteine
- chirurgischer Ultraschall 1133
Gastrinom-Diagnostik und -Therapie 1708
Gastrointestinale Stromatumoren 356
Gefäßchirurgie
- allogene Arterientransplantate als aorto-iliakofemoraler Gefäßersatz 1302
- Aortenruptur als seltene Komplikation der Salmonellose 1674
- arterielle Verschlußkrankheit 528
- aszendierende Varikophlebitis 1237, 1240
- Bauchaortenaneurysma bei hohem Alter 1673

- Bypassverschlüsse am Bein 1677
- Carotischirurgie 517
- Carotisdesobliteration 1246
- Computer-based Training am Beispiel der A. carotis 877
- computergesteuerte Evaluation der Aortenaneurysma-Morphologie 105
- diabetischer Fuß 1249
- dilatative versus obliterierende Arteriopathie 1299
- dringliche Carotisrekonstruktion 521
- Eingriffe am aorto-iliakalen Gefäßabschnitt 528
- endoskopische Entnahme der Vena saphena magna 1595, 1670
- endoskopische Perforansdissektion 1669
- Entzündungsprozesse bei der Entwicklung der aorto-iliakalen Aneurysmen 1675
- Ersatzmaterialien 1256
- Implantation von Prothesen im aortofemoralen Abschnitt 1299
- infrarenales Bauchaortenaneurysma
- – endovaskuläre Rekonstruktion 1227, 1230
- Kombination von
- – minimalinvasiven und konventionellen Operationsmethoden 1295
- – Profundaplastik und Pharmakotherapie 1252
- – Kontrolle der Offenheit von Koronarbypässen 1308
- Langzeitergebnisse nach distalem Bypass 538
- laparoskopische Thrombendarteriektomie der Aorta im infrarenalen Abschnitt 1594
- minimalinvasive Gewinnung von Venasaphena-magna-Segmenten 1305
- Operationsplanung zur Notfallcrossektomie durch Duplexsonographie 1240
- PAVK im Stadium III/IV 1252
- peripherer Prothesen-Bypass 544
- primäres Sarkom der Vena cava inferior 1679
- Protheseninfektionen 1302
- simultane vaskuläre und endovaskuläre Chirurgie 532
- Staphylococcus-aureus-Arteriitis nach PTA und Stent 1672
- stentgestützte Aneurysmabehandlung 1234
- supraaortische 527
- Takayasu-Arteriitis 1676
- transprothetische Angioplastie 532
- Varikose 1240
- venöse Ulcera 1243
- Veränderungen an den Vertebralarterien 1246
Gynäkomastie 1282

Heidelberger Polyposisregister 1411
Hernienchirurgie
- chirurgische Anatomie der Leiste 963
- extraperitoneale Hernioplastik mit dem Videoskop 1578
- laparoskopische

- – Reparation ventraler Bauchwandhernien 1577
- – total extraperitoneale Hernienplastik 1616
- laparoskopischer Verschluß von Rezidiv-Hernien 1031
- Lebensqualität nach Leistenhernienoperation 1020
- Leistenhernienchirurgie in Lokalanästhesie 1024
- Narbenhernienrekonstruktion unter definierter, tensiometrisch gemessener Spannung 1027
- postoperatives Schmerzniveau nach Shouldice-Reparation 1617
- präperitoneale Netzplastik 1575
- Rekonstruktion der Bauchdecke bei Narbenhernien 1576
- total extraperitoneale Hernioplastiken der Leiste 1576
- Trokarkomplikationen 1615
Herz-Lungen-Maschine
- Bedeutung bei der minimal-invasiven Herzchirurgie 1516
HNPCC
- Immunhistochemie 1461
- Molekularbiologie 1461
- operative Strategie 1408
- Rektumkarzinome 1467
humanes Genomprojekt 90
Humanität und Wissenschaft 909, 916
Hyperthyreose 1048
Hypopharynxkarzinome
- mit Ösophagusbefall 1499, 1502, 1505

Instillationsvakuumversiegelung 1197
Insulinom-Therapie 1702
Intensivkurse für Technik 951
- Chirurgische Anatomie und technische Konsequenz
- – Behandlung des Weichteilschadens 964
- – Leistenhernienchirurgie 963
- – Operationen an der Lunge 956
- – Ösophagusresektion und Magenhochzug 951, 955
- – Wiederherstellung der schwer geschädigten Hand 968
Intensivmedizin
- aus der Sicht von Patienten, Angehörigen und Pflegepersonal 785
- endoskopische Therapie der gastro-jejunalen Dissoziation 1102
- kinetische Therapie bei posttraumatischem Lungenversagen 1091
- Prophylaxe der nosokomialen Pneumonie 1071

juvenile Knochenzysten 1163

Kardia-Karzinom-Rezidiv 1731
Karzinoide

- Metastasenchirurgie, Palliation und Tumorreduktion 1697

KHK
- minimal-invasive Chirurgie 1509

Kinderchirurgie
- anorektale Fehlbildungen 1153, 1157
- chronisch entzündliche Darmerkrankungen 228
- Diagnostik des nicht tastbaren Hodens 116
- Differenzierung von Sphinkterinsuffizienz und Obstipation 1153
- elastische Markraumschienung 1160
- endokrine Chirurgie 221
- familiäre adenomatöse Polyposis coli 468, 1165, 1411, 1464
- Frakturversorgung am wachsenden Skelett 577
- Gewebemanagement 1175
- instabile Unterarmschaftfraktur 1160
- juvenile Knochenzysten 1163
- kongenitale Pankreaspseudozyste 1650
- Langzeiterfolg nach operiertem gastroösophagealem Reflux 212
- MIC im Kindesalter: Simultane Cholezystektomie und Milzexstirpation 1647
- minimal-invasive 1175
- Nebenniere 225
- Pankreaschirurgie 224
- Pena-Operationen 1157
- Qualitätskontrolle bei der Appendektomie 1681
- Reduktion des Sepsisrisikos bei Neu- und Frühgeborenen mit Stomata 1172
- Resektion der Trachea und Bifurkation 512
- restorative Proktocolektomie und ileoanale Pouchanlage 1165
- sakrococcygeale Teratome 1168
- Schilddrüsenchirurgie 222

Klinische Forschung 921

Knochentumoren
- interskapulothorakale Resektion nach Tikhoff-Linberg 1414

Kodisziplinäre Arbeit in der Chirurgie
- Chirurgie und Anästhesie 212, 215
- chronisch-entzündliche Darmerkrankungen 148
- Colitis ulcerosa 148, 153, 154
- Colondivertikulitis 166, 170, 174
- differenziertes Schilddrüsenkarzinom 200, 203
- Eingriffe im Bereich des kleinen Beckens 246, 250, 251
- Kinderchirurgie und Viszeralchirurgie 221, 228
- Metastasenchirurgie 134, 138, 143
- Morbus Crohn 160
- Onkologie 129
- perioperative Therapie 215
- retroperitoneale Eingriffe 234, 240
- Therapieplanung bei soliden Tumoren 129
- Transplantationschirurgie und -medizin 178, 184, 185, 191, 197
- Viszeralchirurgie, Urologie und Gynäkologie 234, 240, 246, 250, 251

Kongreß-Abstract 728

Krankenhausführung
- Erfolgsfaktoren 926

Kurzdarmsyndrom 1624

LANGENBECKS ARCHIV FÜR CHIRURGIE 724

Laparoskopie
- Antirefluxtherapie bei gastroösophagealer Refluxkrankheit 1520
- Behandlungskonzept von Gallenwegsläsionen nach laparoskopischer Cholezystektomie 1541
- bei gedeckter Zwerchfellruptur 1618
- bei Verdacht auf Morbus Crohn im Kindesalter 124
- Cholangiographie 1550, 1554, 1648
- colorektale Chirurgie im hohen Alter 1619
- colorektale Resektion 1529, 1532
- des Neugeborenen 120
- Diagnostik von Leistenhernien bei laparoskopischen Eingriffen 1617
- Fundoplikatio 1638, 1641
- - bei gastroösophagealer Refluxkrankheit 1526
- Gastrostomie nach Janeway im Vergleich zur Witzel-Fistel 1523
- intraoperative Cholangiographie bei der laparoskopischen Cholezystektomie 1648, 1654
- Therapie und Verlauf von Verletzungen 1544

laparoskopische
- Appendektomie und Dauer der Rekonvaleszenz und Arbeitsunfähigkeit 1682
- Colonresektion 1635
- Entdeckelung von Leberzysten 1653
- Magenresektion 1579
- Sigmaresektion wegen Divertikulitis 1635
- Sonographie zur intraoperativen Gallenwegsevaluierung 1547
- versus offene Appendektomie 1683

Leber-/Gallenwegstumoren
- fortgeschrittenes Gallenblasenkarzinom 348
- Jetcutting versus Ultraschallaspirator bei Leberteilresektionen 342
- konservative Therapie 343
- primär maligne 342
- Resektion der rechten Leberarterie 352

Leberchirurgie
- Leberresektion 74
- Lebertransplantation 75
- virtuelle 3D-Operationsplanung 1582

Leberkarzinom
- diagnostische Laparoskopie 1331
- hepatozelluläres Karzinom bei Leberzirrhose 1753
- MRT, CT und CTAP in der Diagnostik maligner Lebertumoren bei Leberzirrhose 1754

1777

Lebertumoren
- Ablation von Lebergewebe 1448
- LITT 1445
- Unterschiede in den Eigenschaften interstitieller Verfahren 1448

Leitlinien
- Barrett-Karzinom 304
- Magenkarzinom 304
- Ösophaguskarzinom 284
- perioperative Schmerztherapie 666

Lipome
- endoskopisch assistierte Entfernung 1538

Liposarkome des Mediastinums 369
LITT bei Lebertumoren 1445
Lungenemphysem 1260
Lungenkarzinome
- Lungenblastom 1692

Lungenresektion 956
Lynch-Syndrom 1408, 1746

Magenchirurgie
- ileo-coecales Segment als Magenersatz 66
- laparoskopische Magenresektion 1579
- Pouchrekonstruktion nach Gastrektomie 1722

Magenhochzug 951, 955
Magenkarzinom
- Antibiotikaprophylaxe in der Magenkarzinomchirurgie 1725
- Bedeutung von Apoptose-Induktoren/Inhibitoren 1360
- Beeinflußt der Pouch den Nahrungstransit nach Gastrektomie? 1377
- chirurgische Leitlinien 304
- Diagnostik und Staging 300
- EORTC-Studie zur neoadjuvanten Therapie 717
- erweiterte D3-Lymphknotendissektion 1721
- Goseki-Klassifikation 1720
- intraoperative hypertherme Chemotherapie 1730
- intraperitoneale Aktivkohle-Mitomycintherapie 1363
- Lokalrezidiv 1373
- maßgeschneiderte Therapie 1723
- mit/ohne adjuvante intraoperative Radiotherapie 1360
- multiviszerale Resektionen 1732
- perioperatives Immunmonitoring 1370
- prae-, intra- und postoperative Zusatztherapie 312
- präoperative Immunfunktion und postoperative Morbidität 1718
- präoperatives Staging 1367
- The Prospective Multicenter Trial of Gastric Cancer 710
- Wertigkeit der Magnetresonanztomographie 1367

Magentumoren
- mesenchymale 1728

maligne Tumoren
- Ribozym-targeting als gentherapeutisches Verfahren 1474

Malignes Melanom
- elektive Lymphknotendissektion 1319
- lokoregionäre Metastasierung 1432
- sentinel-node-Biopsie (SNB) 1319

MALT-Lymphome 1421
Mammakarzinom
- ABBI* System und rad. mark. PE 1717
- Advanced Breast Biopsy Instrumentation (ABBI) 379
- Image-DNA-Zytometrie 1610
- MR-Mammographie 1488
- Sentinel Node Detektion 384
- stereotaktische Tumorbiopsie und Tumorexstirpation 374, 379

Megacolon beim Erwachsenen 979
Melanome
- Re-Perfusion bei lokoregionärem Rezidiv nach hyperthermer Extremitätenperfusion 1452

Metastasenchirurgie
- des Nierenzellkarzinoms 1762
- Knochenmetastasen 134
- Kryochirurgie von Lebertumoren 1769
- Lebermetastasenresektion 143
- Lungenmetastasen 138
- laserinduzierte Thermotherapie (LITT) bei Lebertumoren 1445
- Lebermetastasen bei colorektalen Karzinomen 1438, 1441, 1455, 1458, 1734, 1736, 1759, 1760, 1761, 1764, 1765, 1767, 1769, 1770
- lokoregionäre Metastasierung beim malignen Melanom 1432
- lokoregionäre Rezidive von Extremitätenmelanomen 1452
- Peritonealkarzinose 1435
- photochemische Therapie von Hautmetastasen 1758
- pulmonale Metastasierung des Nierenzellkarzinoms 1429

Minimal-invasive Chirurgie
- Diagnostik des nicht tastbaren Hodens 116
- endoskopisch assistierte Lipomentfernung 1538
- Frakturen der Brust- und Lendenwirbelsäule 108
- Herzchirurgie 1516
- Infektionen und Infektionsprävention 1656
- koronare Mehrgefäßerkrankung 1509
- Nebennierenentfernung 113
- neues Trokarsystem zur nichtlaparoskopischen intraluminalen Chirurgie 1535
- Thoraxchirurgie 1513

Morbus Crohn
- Analfisteln 998
- chirurgische Behandlung 1633
- in der Kinderchirurgie 228
- Laparoskopie bei Verdacht im Kindesalter 124
- longitudinale Therapieplanung mit rechtzeitiger Operationsindikation 160

- minimale Chirurgie bei Dünn- und Dickdarmbefall 1629
- rektovaginale Fisteln 1002
- Rezidiv im neoterminalen Ileum nach Ileozökalresektion 1631
- Risikofaktoren für den postoperativen Verlauf nach Resektion 991
- Transforming Growth Factor-BETAs 994

Morbus Dupuytren 1292
Mortalitäts- und Morbiditätskonferenz 655
Multimedia
- Akzeptanzanalyse der Internetpräsentation 888
- CD-Rom 880, 885
- Computer-based Training am Beispiel der A. carotis 877
- computergestütztes Lernprogramm für die Lebertransplantation 882
- Datensammlung mit WWW und Internet 896
- Informationsaustausch via Internet-Möglichkeiten 892
- PC-basierte Videokonferenzsysteme 904
- Telechirurgie 897
- Telekommunikation im chirurgischen Alltag 900
- Verbesserung der chirurgischen Aus- und Weiterbildung 885

Nebennierenresektion 1038
Nervenkompressionssyndrome
- im seitlichen Halsdreieck 630
- Pathophysiologie der Nervenkompression 627
- Rezidiveingriffe nach Karpaltunnelspaltung 641
- Ulnariskompression im Bereich der Handwurzel 635

Neue Ansätze in der Chirurgie 53
- Aortenaneurysma 105
- biologische Osteosynthese 61
- Diagnostik des nicht tastbaren Hodens 116
- Frakturen der Brust- und Lendenwirbelsäule 108
- humanes Genomprojekt 90
- ileo-coecales Segment als Magenersatz 66
- Laparoskopie bei Verdacht auf Morbus Crohn 124
- Laparoskopie des Neugeborenen 120
- Mikrozirkulationsstörung als Schlüssel für die operationstaktische Planung 72
- minimale/minimal-invasive Chirurgie 108
- molekulare Erkenntnisse 79, 86
- Nebennierenentfernung 113
- Sauerstoffradikale 78
- Tumortherapie mit molekularbiologischen Verfahren 79
- Unfallchirurgie 86
- virtuelle Operationsplanung 93, 101, 105
- virtuelle Realität 101
- Viszeralchirurgie 53

Neuroendokrine Tumoren
- chirurgisch-taktisches Vorgehen 359
- intraoperative isotopengeführte Sondenlokalisation 1034
- Klassifizierung 360
- subtotale retroperitoneoskopische Nebennierenresektion 1038
- Therapie von Fernmetastasen 362

Nierenzellkarzinom
- Prognosefaktoren und Operationsindikationen bei pulmonaler Metastasierung 1429

Non-Hodgkin-Lymphom
- intestinales 1421
- therapeutische Strategie 1421

Öffentlichkeitsarbeit
- Bild der Chirurgie in der Öffentlichkeit 944

Ökonomie/Qualitätssicherung
- ambulante kodisziplinäre risikoadaptierte Operationsvorbereitung 861
- Controlling am Beispiel der beidseitigen Schilddrüsenresektion 850
- DRG-System 864
- geographische Informationssysteme 870
- Online-Infektionserfassung 847
- Schätzverfahren zur Budgetfindung 864
- Total Quality Management 847
- Umgang mit Antibiotika 854

Onkologie
- Entwicklung und Bedeutung 707
- Tumore des Sacrums 1324

operative Katheterjejunostomie 1096
OPS-301/ICPM 748
Ösophaguschirurgie
- Früh- versus Spätextubation 1074
- Ösophagusresektion 951, 955
- thorakoskopische Exstirpation benigner Tumoren 1580

Ösophaguskarzinom
- Adenokarzinom 1727
- Endosonographie bei Ösophagustumoren 1719
- Inzidenz, Prävalenz und Prognose 1357
- Lebensqualität des resezierten und interventionell behandelten Ösophaguskarzinoms 1724
- Leitlinien der chirurgischen Therapie 284
- multimodale Therapie des lokal fortgeschrittenen Karzinoms 1729
- perioperative Maßnahmen 290
- präoperative Diagnostik 281
- präoperatives Staging 1354
- proximales bei Hypopharynxkarzinomen 1499, 1502, 1505
- Rückfallrisiko 290
- Stadiendefinition 281
- stenosierender Granularzelltumor (Abrikossoff) des Ösophagus 1722
- Stent bei inoperablen Ösophagus- und Kardiakarzinomen 1728

Osteosynthese
- biologische 61
Ovarialkarzinom
- interdisziplinäre Therapie 1494
- Riesenleiomyom 1716

Pankreaschirurgie
- Kausch-Whipple-Operation und modifizierte Technik der Pankreatojejunostomie 1752
- Pankreatikogastrostomie bei der partiellen Duodenopankreatektomie 1749
- Radikalitätsprinzip bei Zystadenomen 1341
- unklarer Pankreaskopftumor 1123
Pankreaskarzinom
- adjuvante Standardtherapie 1755
- erweiterte partielle Duodenopankreatektomie 1338
- fortgeschrittenes 1344
- Hormontherapie mit Octreotid und Tamoxifen 1348
- isolierte hypoxische Perfusion mit Mitomycin C 1351
- Konsequenzen aus molekularbiologischen Kenntnissen 405
- lokoregionäre und systemische Therapie 1344
- Magnetresonanztomographie in der Diagnostik von Gefäßinfiltrationen 1328
- Nutzen palliativer Resektionen 1750
- palliative chirurgische Therapie und Chemotherapie 1748
- palliative operative Therapie 1756
- Resektion tumorinfiltrierter Gefäßabschnitte 1338
- Rezidiv 1348
- Schlußfolgerungen und Perspektiven 411
- übersehenes 1752
Pankreatitis
- akute 73
- - konservative Therapie 434
- - pankreatogene Sepsis 439
- - Prädiktoren der komplizierten Verlaufsform 427
- - Rolle der Proteasenaktivierung in der Pathophysiologie 421
- biliäre 1130
- Choledochusstenose als lokale Komplikation bei chronischer Pankreatitis 1643
- chronische
- - Pankreaspseudozysten 1127
- - mit entzündlichem Pankreaskopftumor 1583
- Drainage einer infizierten Pseudozyste nach nekrotisierender Pankreatitis 1584
- Lebensqualität und Organfunktion nach schwerer Pankreatitis 1646
- nutritive Strategien 596
- Proteasen-Aktivierung 1642
perioperative Therapie 215
- bei HIV-Infektionen 1107

- Energiebedarf und Körperzusammensetzung beim kritisch Kranken auf der Intensivstation 1623
Perioperative Therapieprobleme
- Intensivmedizin aus der Sicht von Patienten, Angehörigen und Pflegepersonal 785
- Thromboembolieprophylaxe 767, 779, 1200, 1213
Perioperatives Risiko
- Interaktionen von perioperativen Prophylaxen 647
- Thrombophlebitis profunda nach Gallenblasenentfernung 1105
Peritonealkarzinose 1435
Peritonitis
- Antithrombin III und lokale Serumgabe bei diffuser, sekundärer Peritonitis 1740
- Vermeidung von Abdomenröntgenaufnahmen 982
Peutz-Jeghers-Syndrom 1733
Plastische Chirurgie
- allogene vaskularisierte Transplantate 1285
- autologe Brustrekonstruktion 971
- chirurgisches Vorgehen bei Defekten der Thoraxwand 1691
- der freie „Notfall"-rectus-abdominis-Transfer zur Defektdeckung bei Handverletzungen 1194
- distal gestielter Arteria-suralis-Insellappen 1597
- Einsatz resorbierbarer Materialien in der Oberbauchchirurgie 1598
- endoskopische Entnahme des Nervus suralis 1596
- Fingerbeugesehnenrekonstruktionen in der Zone 2 1288
- Geweberperfusion nach freier mikrovaskulärer Gewebetransplantation 1271
- Komplikationen nach endoskopischer Karpaltunnelspaltung 1592
- Mammareduktionsplastik in vertikaler Narbentechnik 1597
- Morbus Dupuytren 1292
- Rekonstruktionsmöglichkeiten bei der Plexusbrachialis-Lähmung
- - „direkte nervale" Rekonstruktion 547
- - geburtsbedingte Plexuslähmung 560
- - Grundlagen 547
- - muskuläre Ersatzoperationen 554
- - Neurotisationen 550
- Rekonstruktionsmöglichkeiten bei schweren Handverletzungen 968
- STT-Arthrodese bei aseptischer Lunatumnekrose 1274
- Therapie der Gynäkomastie 1282
- Unterbauch-Perforanslappen 971
- xenogene Nerventransplantation 1279
Plenarsitzungen
- Humanität und Wissenschaft 909, 916
- klinische Forschung und Grundlagenwissenschaften 921

- strategische Krankenhausführung und Qualitätsvergleich 926, 938, 944
Plexus-brachialis-Lähmungen
- „direkte nervale" Rekonstruktion 547
- geburtsbedingte 560
- Grundlagen 547
- muskuläre Ersatzoperationen 554
- Neurotisationen 550
Pneumatosis cystoides intestinalis 1600
Polytrauma
- prädiktive Rolle von IL-6 für das MODS 1086
Portale Hypertension und Varizenblutung
- Einfluß eines Shunts auf spätere Lebertransplantation 451
- Shunt bei prähepatischem Block 443
Posterausstellung
- Akutes Abdomen
- - Sicherung der Ulcusperforation durch Ultraschall-Darstellung 1627
- Allgemeines
- - allgemeinchirurgische Eingriffe nach Herztransplantation 1602
- - Das Syndrom des fünften Tages 1599
- - Erfassungssystem für internes Qualitätsmanagement 1603
- - Gastrointestinale Tumoren bei Morbus Recklinghausen 1600
- - In memoriam Prof. Dr. Rudolf Pichlmayr 1604
- - isologe intraperitoneale Mesothelzelltransplantation 1607
- - klinische Studien an Patienten mit chronischen Wunden 1605
- - laparoskopisch gestützte peritoneo-venöse Shunt-Implantation 1606
- - laparoskopische Splenektomie 1601
- - Oberflächen-Ultrastruktur des chirurgischen Handschuhs 1608
- - Pneumatosis cystoides intestinalis 1600
- - Prophylaxe und Therapie rezidivierender Adhäsionen mit einer Silikon-Folie 1602
- - Rekonstruktionsmöglichkeiten kombinierter Defekte durch Variation des freien Dünndarmtransfers 1604
- Appendizitis
- - Entwicklung der laparoskopischen Appendektomie zur Standardmethode 1683
- - laparoskopische Appendektomie als Ausbildungsoperation 1685
- - laparoskopische Appendektomie mit resorbierbaren Clips 1684
- - laparoskopische Appendektomie und Dauer der Rekonvaleszenz und Arbeitsunfähigkeit 1682
- - laparoskopische versus offene Appendektomie 1683
- - Qualitätskontrolle in der Kinderchirurgie 1681
- Bildgebung
- - anale Endosonographie und Kernspintomographie beim Anal-Karzinom 1695
- - Magen-Darm-Passage mit Gastrografin bei Verdacht auf Ileus 1694
- - MR-Cholangiopankreaticographie (MRCP) 1693
- - Pleurapunktion unter permanent sonographischer Sicht 1696
- Dünndarm/Kolon/Rektum, gutartig
- - chirurgische Behandlung des Morbus Crohn 1633
- - laparoskopisch assistierte restorative Proktocolektomie 1628
- - laparoskopische Colonresektion 1635
- - laparoskopische Sigmaresektion wegen Divertikulitis 1635
- - Morbus-Crohn-Rezidiv im neoterminalen Ileum nach Ileozökalresektion 1631
- - Morbus Crohn: Minimale Chirurgie bei Dünn- und Dickdarmbefall 1629
- - Pfannenstilschnitt bei Sigmaresektion 1629
- - rechtzeitge Operationsindikation bei der akuten Sigmadivertikulitis 1632
- - Therapie hoher anorektaler und rektovaginaler Fisteln 1634
- - transanale, endoskopische Operationstechnik beim benignen Rektumpolypen 1633
- - zystisches Hamartom als Differentialdiagnose eines retrorektalen Tumors 1630
- endokrine Chirurgie
- - Aspirationszytologie in der Diagnostik des Schilddrüsenkarzinoms 1704
- - benigne Schilddrüsenerkrankungen – Komplikationen der Therapien 1706
- - differenziertes Schilddrüsenkarzinom 1707
- - doppelseitige Recurrensparese nach Schilddrüsenoperationen 1700
- - Einfluß von Recurrensdarstellung und Ligatur der A. thyreoidea inferior auf die Komplikationsrate 1703
- - Gastrinom-Diagnostik und -Therapie 1708
- - Immunthyreopathie-Therapie 1701
- - Insulinom-Therapie 1702
- - intraoperatives Monitoring des Nervus laryngeus recurrens 1699
- - laparoskopische transperitoneale Adrenalektomie 1705
- - MEN II-assoziierte medulläre Schilddrüsenkarzinome 1704
- - Metastasenchirurgie, Palliation und Tumorreduktion bei Karzinoiden 1697
- - primärer Hyperparathyreoidismus 1698
- - retroperitoneoskopische Adrenalektomie – Lernkurve 1698
- Gefäßchirurgie
- - Aortenruptur als seltene Komplikation der Salmonellose 1674
- - Bauchaortenaneurysma bei hohem Alter 1673
- - Biokompatibilität von autolog Endothelzellbeschichteten 4-mm-PTFE-Prothesen zur Koronar-Revaskularisation 1678

- - Bundespflegesatzverordnung und Aneurysmachirurgie 1671
- - Bypassverschlüsse am Bein 1677
- - endoskopische Entnahme der Vena saphena magna 1670
- - endoskopische Perforansdissektion 1669
- - Entzündungsprozesse bei der Entwicklung der aorto-iliakalen Aneurysmen 1675
- - gestörte Wundheilung bei paVK IV 1680
- - intraabdominelle Simultaneingriffe bei gefäßchirurgischen Patienten 1670
- - Ökonomie der Carotisendarteriektomie 1668
- - primäres Sarkom der Vena cava inferior 1679
- - Staphylococcus-aureus-Arteriitis nach PTA und Stent 1672
- - Takayasu-Arteriitis 1676
- - Vena femoralis superficialis als Gefäßersatz 1677
- Hernien
- - Diagnostik von Leistenhernien bei laparoskopischen Eingriffen 1617
- - Laparoskopie bei gedeckter Zwerchfellruptur 1618
- - laparoskopische colorektale Chirurgie im hohen Alter 1619
- - laparoskopische total extraperitoneale Hernienplastik 1616
- - postoperatives Schmerzniveau nach Shouldice-Reparation 1617
- - Trokarkomplikationen in der laparoskopischen Hernienchirurgie 1615
- Leber/Galle/Pankreas, gutartig
- - chirurgische Therapie der Folgen der chronischen Pankreatitis 1644
- - Choledochusstenose als lokale Komplikation bei chronischer Pankreatitis 1643
- - Cholezystektomie seit Einführung der MIC 1654
- - Differentialdiagnostik Pancreatitis acuta in der Koexistenz mit Choledocholithiasis 1651
- - Entwicklung der konventionellen Gallengangschirurgie 1644
- - intraoperative Cholangiographie bei der laparoskopischen Cholezystektomie 1648, 1654
- - kongenitale Pankreaspseudozyste 1650
- - laparo-endoskopische Therapie der biliären Pankreatitis 1651
- - laparoskopische Entdeckelung von Leberzysten 1653
- - laparoskopische versus offene Behandlung bei akuter Cholezystitis 1652
- - Lebensqualität und Organfunktion nach schwerer Pankreatitis 1646
- - MIC im Kindesalter: Simultane Cholezystektomie und Milzexstirpation 1647
- - ökonomische Beurteilung der Therapie der Pankreatitis LKF versus tatsächliche Kosten 1655
- - Pankreoskopie in der Abklärung zystischer Pankreasprozesse 1645
- - Proteasen-Aktivierung bei akuter Pankreatitis 1642
- - Therapie des komplizierten Gallensteinleidens in der Schwangerschaft 1649
- Metastasentherapie
- - adjuvante Chemotherapie nach R0-Resektion colorektaler Lebermetastasen 1769, 1770
- - Effektivität und Kostenanalyse der Tumornachsorge 1763
- - intraarterielle Chemotherapie colorektaler Lebermetastasen 1767
- - Kryochirurgie von Lebertumoren 1769
- - Kryotherapie des Schnittrandes nach Resektion colorektaler Lebermetastasen mit inadequatem oder fehlendem Sicherheitsabstand 1761
- - Leberteilresektion wegen Metastasen verschiedener Primärtumoren 1762
- - Lokalrezidiv nach Leberresektion wegen colorektaler Metastasen 1760
- - Metastasenchirurgie des Nierenzellkarzinoms 1762
- - MRT zur Beurteilung kryotherapierter Lebertumoren 1768
- - pelvine Exenteration aus urologischer Sicht 1765
- - photochemische Therapie von Hautmetastasen 1758
- - Prognosefaktoren nach Resektion colorektaler Lebermetastasen 1759
- - Prüfung der Resektabilität von Lebermetastasen colorektaler Karzinome 1764
- - Resektion von Lebermetastasen bei Weichgewebssarkomen 1766
- - simultane Resektion von colorektalem Primärkarzinom und Lebermetastasen 1765
- MIC
- - Infektionen und Infektionsprävention in der MIC 1656
- Molekularbiologie
- - Identifizierung von Tumorantigenen gastrointestinaler Karzinome 1614
- - Image-DNA-Zytometrie des Mammakarzinoms 1610
- - molekulare Diagnostik beim colorektalen Karzinom 1609
- - Platelet derived wound healing factors in der Therapie chronisch venöser Ulcerationen 1610
- - Prävalenz disseminierter Tumorzellen im Knochenmark bei Patienten mit gastrointestinalen Karzinomen 1611
- - Pseudocarzinomatöse Dysplasien als Folge der Chemoembolisation der Leber 1612
- - xenogene Nerventransplantation nach Gentransfer 1613
- Onkologie – Allgemein

- – ABBI* System und rad. mark. PE 1717
- – Riesenleiomyom des Ovars 1716
- Onkologie – Kolon/Rektum
- – 18-FDG-PET bei Diagnostik und Therapie von colorektalen Karzinomrezidiven/-metastasen 1737
- – Anastomoseninsuffizienz nach tiefer anteriorer Rektumresektion 1735
- – Antithrombin III und lokale Serumgabe bei diffuser, sekundärer Peritonitis 1740
- – Colon-Pouch als Neorektum nach tiefer anteriorer Rektumresektion 1745
- – Diagnostik beim Rektumkarzinom 1744
- – intravenöse vs. intraarterielle Chemotherapie bei colorektalen Lebermetastasen 1736
- – laparoskopische colorektale Resektion beim Karzinom 1740
- – Lebensqualität beim Rektumkarzinom 1738
- – lokoregionäre Rezidivrate nach kontinenzerhaltenden Eingriffen beim T4-Rektumkarzinom 1743
- – Lynch-II-Syndrom 1746
- – Nachsorgeschema des Colonkarzinoms 1746
- – neoadjuvante Radiochemotherapie beim fortgeschrittenen Rektumkarzinom 1741
- – Notfallseingriffe bei Colonkarzinomen im Alter 1739
- – Peutz-Jeghers-Syndrom und familiäre juvenile Polyposis 1733
- – Radioimmuntherapie mit 131-I-markiertem Anti-CEA-IgG hepatisch rezidivierter colorektaler Karzinome 1734
- – Staging des Rektumkarzinoms mit Doppelkontrast-MRT 1743
- – zirkulärer mesorektaler Resektionsrand 1742
- Onkologie – Leber/Galle/Pankreas
- – adjuvante Standardtherapie beim Pankreaskarzinom 1755
- – Gallenblasenkarzinom 1751
- – hepatozelluläres Karzinom bei Leberzirrhose 1753
- – Kausch-Whipple-Operation und modifizierte Technik der Pankreatojejunostomie 1752
- – MRT, CT und CTAP in der Diagnostik maligner Lebertumoren bei Leberzirrhose 1754
- – Nutzen palliativer Resektionen beim Pankreaskarzinom 1750
- – palliative chirurgische Therapie und Chemotherpie beim inoperablen Pankreaskarzinom 1748
- – palliative operative Therapie des nicht resektablen Pankreaskarzinoms 1756
- – Pankreatikogastrostomie bei der partiellen Duodenopankreatektomie 1749
- – Tumoren der Papilla Vateri und Minisonden-Sonographie 1756
- – Tumormikrozirkulation des experimentellen Pankreaskarzinoms 1750
- – übersehenes Pankreaskarzinom 1752
- Onkologie – Ösophagus/Magen
- – abdomino-thorakoskopische Ösophagusresektion 1730
- – Adenokarzinom des Ösophagus 1727
- – Antibiotikaprophylaxe in der Magenkarzinomchirurgie 1725
- – Endosonographie bei Ösophagustumoren 1719
- – erweiterte D3-Lymphknotendissektion beim Magenkarzinom 1721
- – Goseki-Klassifikation beim Magenkarzinom 1720
- – intraoperative hypertherme Chemotherapie beim Magenkarzinom 1730
- – Kardia-Karzinom-Rezidiv 1731
- – längerfristige, postoperative, proteinreiche Substratzufuhr nach Ösophagus- und Magenresektion 1724
- – Lebensqualität des resezierten und interventionell behandelten Ösophaguskarzinoms 1724
- – maßgeschneiderte Therapie des Magenkarzinoms 1723
- – mesenchymale Magentumoren 1728
- – multimodale Therapie des lokal fortgeschrittenen Ösophaguskarzinoms 1729
- – multiviszerale Resektionen beim Magenkarzinom 1732
- – perioperatives Risiko der Gastrektomie beim alten Patienten 1726
- – Pouchrekonstruktion nach Gastrektomie 1722
- – präoperative Immunfunktion und postoperative Morbidität 1718
- – stenosierender Granularzelltumor (Abrikossoff) des Ösophagus 1722
- – Stent bei inoperablen Ösophagus- und Kardiakarzinomen 1728
- Ösophagus/Magen, gutartig
- – anteriore Hemifundoplikation bei gastroösophagealer Refluxkrankheit 1640
- – Ergebnisse nach laparoskopischer Fundoplikatio 1641
- – laparoskopische Refundoplikatio 1638
- – laparoskopische Resektion von Magenwandtumoren 1637
- – Lernkurve bei laparoskopischer Fundoplikatio 1638
- – Ulkusrezidiv nach Magenresektion 1639
- Perioperative Therapie
- – Eindosis-Antibiotikaprophylaxe bei penetrierenden Traumen 1625
- – Energiebedarf und Körperzusammensetzung beim kritisch Kranken auf der Intensivstation 1623
- – Magensonden- und Kostaufbaustudie bei colorektalen Eingriffen 1626

- – Substitutionstherapie beim Kurzdarmsyndrom 1624
- – Tumornachsorge bei Patienten mit colorektalem Karzninom 1624
- Sepsis
- – sonographiegeführte perkutane Drainage abdomineller Abszesse 1621
- – stationäre Behandlungskosten bei diffuser sekundärer Peritonitis 1620
- – ungewöhnliche Ursache der purulenten Mediastinitis 1621
- – Zwei-Phasen-Konzept zur Therapie des infizierten Sinus pilonidalis 1622
- Thoraxchirurgie
- – ausgedehnte chirurgische Resektionen bei Pancoast-Tumoren 1690
- – beiderseitige thorakale Sympathektomie bei Hyperhidrosis 1686
- – chirurgisches Vorgehen bei Defekten der Thoraxwand 1691
- – erweiterte Lungenresektionen 1687
- – Lungenblastom 1692
- – paraösophageale bronchogene Zysten 1687
- – pulmonale Aspergillome 1689
- – Rezidive und Defekte im Thoraxbereich bei onkologischen Erkrankungen 1690
- – thorakoskopische Chirurgie bei Verdacht auf Lungenmetastasen 1688
- Transplantation
- – Arterialisierung der Pfortader bei Lebertransplantation 1715
- – Hepatozytentransplantation 1709
- – Infektionsrisiko und Rolle der Spurenelemente nach Nierentransplantation 1710
- – Lebertransplantation bei hepatopulmonalem Syndrom 1714
- – Mitteldeutscher Transplantationsverbund – Herz 1712
- – Nierentransplantation bei Morbus Fabry 1710
- – postoperative Verlaufskontrolle nach Nierentransplantation 1711
- – Procalcitoninspiegel nach Lebertransplantation 1713
- – Transplantatnierenarterienfluß bei offener und verschlossener Beinstrombahn 1713
- Unfallchirurgie
- – Einfluß postoperativer Bestrahlung auf die Suppression heterotoper Ossifikationen 1662
- – Erzeugung und intramedulläre Stabilisierung geschlossener Frakturen an der Rattentibia 1657
- – externe patello-tibiale Transfixation 1660
- – Fixateur externe an der Hand 1664
- – Fortschritte der bildgebenden Diagnostik der Tibiakopffraktur durch MR und CT 1659
- – intra- und postoperative Komplikationen bei der Stabilisierung von Femurmetastasen 1659
- – Kernspintomographie und Kernspinarthrographie des Handgelenkes 1661
- – Knorpelersatzoperationen des Kniegelenkes 1667
- – Laserbehandlung degenerativer Knorpelschäden 1664
- – Metaanalyse einer verheerenden Traumafolge 1662
- – monosegmentale Fusion bei instabilen Verletzungen der thorakolumbalen Wirbelsäule 1666
- – Operationsplanung rheumatischer Erkrankungen mit Hilfe der Kernspintomographie 1666
- – proximaler Femurnagel der AO 1658
- – Rezidivprophylaxe nach ankylosierenden heterotopen Ossifikationen in der Hüftchirurgie 1665
- – Versorgung dislozierter Calcaneusfrakturen nach Schellmann/Palmer 1663

postoperative Komplikationen
- Therapieumkehr durch Lungenwassermessung 1099

Preisverleihungen
- Fritz-Linder-Preis (Forumpreis) 43
- Posterpreis 43
- Preisträger der freien Vorträge 44
- Videopreis 43

primärer Hyperparathyreoidismus 1698
Prozedurenklassifikation
- Europäische Vornorm 752
- Klassifikation chirurgischer Eingriffe 744
- OPS-301/ICPM 748
- Procedure Coding System
- – Bewertungsverfahren beim BMG 764
- – Hintergrund und Aufbau 757
- Prozedurenschlüssel 757

Publikationen 724, 728

Qualitätskontrolle bei Appendektomie 1681
Qualitätsmanagement
- Erfassungssystem für internes Qualitätsmanagement 1603

Qualitätssicherung 847, 850, 854, 861, 864, 870
- Mortalitäts- und Morbiditätskonferenz 655

Qualitätsvergleich
- Krankenhausvergleich 938

Reisestipendien 44
Rektumkarzinom
- adjuvante Radiochemotherapie mit 5-FU und Folsäure 1397
- anteriore Rektumresektion und abdominoperineale Rektumexstirpation 331
- bei HNPCC 1408, 1467
- Beta-Catenin Expression 1380
- Diagnostik 1744
- erweiterte Resektion durch interdisziplinäre Zusammenarbeit 338

- interdisziplinäre Sakrumresektion 1400
- Lebensqualität 1738
- lokoregionäre Rezidivrate nach kontinenzerhaltenden Eingriffen 1743
- Lynch-Syndrom 1408
- molekularbiologisches Grundlagenwissen 318
- multiviszerale Resektion 337
- neoadjuvante Radiochemotherapie beim fortgeschrittenen Rektumkarzinom 1741
- präoperative Therapie 1404
- restorative Rektumentfernung 454
- sakrales Rezidiv 1400
- Staging mit Doppelkontrast-MRT 1743
- totale Entfernung des Mesorektums 1585
- zirkulärer mesorektaler Resektionsrand 1742

retroperitoneale Eingriffe
- Cavazapfen beim Nierenkarzinom 234
- Tumorembolie der V. cava bei Nierenzellkarzinom 240

retroperitoneale Lymphangiome
- transkutane und laparoskopische Laseranwendung 399

retroperitoneales Weichteilsarkom 388
Ribozym-targeting 1474
Richtlinien und Ratschläge
- Kongreß-Abstract 728

sakrococcygeale Teratome 1168
Sauerstoffradikale 78
Schädel-Hirn-Trauma
- minimalinvasive percutane Ventrikulostomie 1179
- Ursachen zerebraler Perfusionsstörungen 1208

Schilddrüsenchirurgie
- benigne Schilddrüsenerkrankungen – Komplikationen der Therapien 1706
- Chirurgie der Knotenstruma 1051
- doppelseitige Recurrensparese nach Schilddrüsenoperationen 1700
- Monitoring des Nervus laryngeus recurrens 1055, 1058, 1699
- Risiko der Recurrensparese 1051
- zweizeitige Thyreoidektomie 1061

Schilddrüsenerkrankungen
- benigne 1044
- Hyperthyreose 1048
- Immunthyreopathie-Therapie 1701

Schilddrüsenkarzinom
- „mikrochirurgische" Technik 720
- Aspirationszytologie in der Diagnostik 1704
- Ausmaß der Lymphadenektomie 203
- C-Zell-Karzinom 1041
- differenziertes 200, 203, 1061, 1707
- geographische Differenzen 200
- medulläres 720
- MEN II-assoziierte medulläre Schilddrüsenkarzinome 1704

Schlußveranstaltung

- Festvortrag: „Der Behandlungsanspruch des Patienten und der Vorbehalt des Finanzierbaren" 47

Schmerztherapie
- Effizienz eines akuten Schmerzdienstes 673
- Empfehlungen und Leitlinien 666
- postoperatives Schmerzmanagement 677
- Zusatzbezeichnung „Spezielle Schmerztherapie" 661

sentinel-node-Biopsie (SNB) 1319
Sepsis
- Beeinflussung durch Ernährungstherapie 1083
- Immunstimulation durch G-CSF (Neupogen®) 1077
- Induktion der frühen Endotoxin-Toleranz mit atoxischem Endotoxin 1067
- Plasmaseparation kombiniert mit CVVHF 1080
- prädiktive Rolle von IL-6 1086
- Prophylaxe 1067
- Reduktion des Sepsisrisikos bei Neu- und Frühgeborenen mit Stomata 1172
- sonographiegeführte perkutane Drainage abdomineller Abszesse 1621
- stationäre Behandlungskosten bei diffuser sekundärer Peritonitis 1620

Sepsistherapie
- Dauer der Antibiotikatherapie 612
- Fokussanierung 612
- spezielle Therapieansätze zur Durchbrechung der Kaskade 615

Spezialisierung
- Lohnt sich die Selbständigkeit? 820

Strahlenbelastung
- durch intraoperatives Röntgen 1111

Takayasu-Arteriitis 1676
Telechirurgie
- Erfahrungen aus den USA 897

Telekommunikation 900
Thoraxchirurgie
- ausgedehnte chirurgische Resektionen bei Pancoast-Tumoren 1690
- beiderseitige thorakale Sympathektomie bei Hyperhidrosis 1686
- bilaterale thorakoskopische Lungenvolumenreduktionschirurgie 1260
- Emphysem 1260
- maligne Pleuraergüsse 1268
- Nachweis extrathorakaler Metastasen 1264
- nicht kleinzelliges Bronchialkarzinom 1264
- paraösophageale bronchogene Zysten 1687
- plastische Rekonstruktion der bestrahlten Thoraxwand 507
- Pleuramesotheliom 498
- Pleurodese 1268
- pleuroperitonealer Shunt 1268
- pulmonale Aspergillome 1689
- Resektion der Trachea und Bifurkation 512

- Rezidive und Defekte im Thoraxbereich bei onkologischen Erkrankungen 1690
- thorakoskopische Chirurgie bei Verdacht auf Lungenmetastasen 1688
- videoassistierte Thorakoskopie 1268

Thromboembolieprophylaxe 767, 779, 1200
- Dosisanpassung niedermolekularen Heparins anhand TAT- und D-Dimer-Verlauf 1213
- rechtliche Aspekte 779

Thrombophlebitis profunda 1105

Tikhoff-Linberg Operation 1414

Transplantationschirurgie und -medizin 178
- computergestütztes Lernprogramm für die Lebertransplantation 882
- Hepatozytentransplantation 1709
- Herztransplantation
- – Durchflußzytometrie-gesteuerte Induktionstherapie mit ATG 1566
- – nichtinvasives Abstoßungsmonitoring 1566
- Intensivierung der Organspende durch Regionalisierung 191
- isologe intraperitoneale Mesothelzelltransplantation 1607
- Lebertransplantation
- – Arterialisierung der Pfortader 1715
- – bei hepatopulmonalem Syndrom 1714
- – excessive Hyperbilirubinämie 1563
- – Ischemic type bilary lesions (ITBL) 1557, 1560
- – Kupfferzell-abhängiger Reperfusionsschaden 185
- – Plasmaseparation und Bilirubinadsorption 1563
- – Procalcitoninspiegel 1713
- Mitteldeutscher Transplantationsverbund – Herz 1712
- Nierentransplantation 184
- – bei Morbus Fabry 1710
- – Infektionsrisiko und Rolle der Spurenelemente 1710
- – postoperative Verlaufskontrolle 1711
- – Retransplantation im Zeichen des Organmangels 1571
- – seit 33 Jahren in Zürich 1568
- – Transplantatnierenarterienfluß bei offener und verschlossener Beinstrombahn 1713
- Pankreastransplantation 178
- perkutane minimal invasive autologe Spongiosatransplantation 1218
- Verteilungsgerechtigkeit 197
- xenogene Nerventransplantation 1279

Tumorchirurgie
- molekularbiologische Verfahren 79
- Therapieplanung bei soliden Tumoren 129
- Tumor Board 129

Tumore des kleinen Beckens
- urologische Rekonstruktionen bei interdisziplinärer pelviner Exenteratio 1497

Tumore des Sacrums 1324

Unfallchirurgie
- abdominales Kompartmentsyndrom (AKS) 1189
- Analyse der Beingeometrie 581
- autologe Chondrozytentransplantate 1205
- Bauchtrauma 1189
- Beckentrauma 1189
- Classic Nagel nach Richards 1191
- dislozierte proximale Humerusfraktur 1211
- Dosisanpassung niedermolekularen Heparins anhand TAT- und D-Dimer-Verlauf 1213
- externe patello-tibiale Transfixation 1660
- Fixateur externe an der Hand 1664
- Frakturen der Brust- und Lendenwirbelsäule 108
- Frakturversorgung am wachsenden Skelett 577
- Gleitnagel 1224
- Gleitnagelosteosynthese bei per- und subtrochanteren Femurfrakturen 1591
- indirekte traumatische Zwerchfellruptur 1221
- instabile Unterarmschaftfraktur im Kindesalter 1160
- intra- und postoperative Komplikationen bei der Stabilisierung von Femurmetastasen 1659
- karpaler Kollaps 1592
- Klingengeometrie 1224
- Knorpeldefektbehandlung 568
- Knorpelersatzoperationen des Kniegelenkes 1667
- kurzes Verriegelungsnagelsystem des proximalen Femurendes 1224
- minimale/minimal-invasive Chirurgie 108
- molekularbiologische Forschung 86
- monosegmentale Fusion bei instabilen Verletzungen der thorakolumbalen Wirbelsäule 1666
- perkutane minimal invasive autologe Spongiosatransplantation 1218
- pertrochantere Frakturen 1191
- postoperative Thromboseprophylaxe 1213
- proximaler Femurnagel der AO 1658
- Regeneration von hyalinem Knorpel 1205
- retrograder Tibianagel bei proximaler Tibiafraktur 1182
- SLAC-Wrist 1592
- Thromboembolieprophylaxe 1200, 1213
- unaufgebohrter Marknagel 1191
- Versorgung dislozierter Calcaneusfrakturen nach Schellmann/Palmer 1663
- Wund- und Knochenheilung 86

venöse Ulcera 1243

Videositzung
- Allgemeinchirurgie
- – laparoskopisch-sonographisches Staging von Tumoren der Peritonealhöhle 1588
- – Ultra Cision Harmonic Scalpel 1589
- Duodenum

– – laparoskopische Versorgung eines perforierten Duodenalulcus 1580
– endokrine Chirurgie
– – retroperitoneoskopische Adrenalektomie-Technik 1589
– Gefäßchirurgie
– – endoskopische Gewinnung der Vena Saphena Magna 1595
– – laparoskopische Thrombendarteriektomie der Aorta im infrarenalen Abschnitt 1594
– Hernien
– – extraperitoneale Hernioplastik mit dem Videoskop 1578
– – laparoskopische Reparation ventraler Bauchwandhernien 1577
– – präperitoneale Netzplastik 1575
– – Rekonstruktion der Bauchdecke bei Narbenhernien 1576
– – total extraperitoneale Hernioplastiken der Leiste 1576
– Leber
– – virtuelle 3D-Operationsplanung in der Leberchirurgie 1582
– Magen
– – laparoskopische Magenresektion 1579
– Ösophagus
– – thorakoskopische Exstirpation benigner Tumoren 1580
– Pankreas
– – chronische Pankreatitis mit entzündlichem Pankreaskopftumor 1583
– – Drainage einer infizierten Pseudozyste nach nekrotisierender Pankreatitis 1584
– Plastische Chirurgie
– – distal gestielter Arteria-suralis-Insellappen 1597
– – Einsatz resorbierbarer Materialien in der Oberbauchchirurgie 1598
– – endoskopische Entnahme des Nervus suralis 1596
– – Mammareduktionsplastik in vertikaler Narbentechnik 1597
– Rektum
– – artificial bowel sphincter 1585
– – endoskopische Therapie colorektaler Polypen 1587

– – Proktocolektomie mit double-stapling-Technik 1586
– – totale Entfernung des Mesorektums beim Rektumkarzinom 1585
– Unfallchirurgie
– – Gleitnagelosteosynthese bei per- und subtrochanteren Femurfrakturen 1591
– – karpaler Kollaps 1592
– – Komplikationen nach endoskopischer Karpaltunnelspaltung 1592
– – SLAC-Wrist 1592
virtuelle Operationsplanung 93, 101, 105
Viszeralchirurgie
– Mikrozirkulationsstörung als Schlüssel für die operationstaktische Planung 72
– zwischen Zugangstrauma und Radikalität 53
Volumensubstitution 1088

Weichteilschaden
– Definitivversorgung 964
Weichteiltumoren
– gliedmaßenerhaltende Resektion mit intraoperativer Radiotherapie 1312
– interskapulothorakale Resektion nach Tikhoff-Linberg 1414
– multimodales Therapiekonzept 1312, 1316
– Resektion von Lebermetastasen bei Weichgewebssarkomen 1766
– retroperitoneale Lymphangiome 399
– retroperitoneales Weichteilsarkom 388
– Stellenwert molekularbiologischer Erkenntnisse 393
– Weichgewebesarkome 1312, 1316
„Wissen – Können – Machen" 36
Wundheilung
– biologische Wundklebesysteme 683
– chirurgisch induzierte Angiogenese 1186
– chronische Wunden 689, 698, 1186
– Einfluß von Verbandmaterialien 694
– gestörte Wundheilung bei paVK IV 1680
– Instillationsvakuumversiegelung 1197
– interdisziplinäre Behandlungskonzepte 698
– molekularbiologische Kenntnisse 678
– nutritiver Lappen 1186

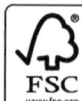

MIX
Papier aus verantwortungsvollen Quellen
Paper from responsible sources
FSC® C105338

If you have any concerns about our products,
you can contact us on
ProductSafety@springernature.com

In case Publisher is established outside the EU,
the EU authorized representative is:
**Springer Nature Customer Service Center GmbH
Europaplatz 3, 69115 Heidelberg, Germany**

Printed by Libri Plureos GmbH
in Hamburg, Germany